乳腺肿瘤学

Tumor of the Breast

（第二版）

主编　邵志敏　沈镇宙　徐兵河

复旦大学出版社

图书在版编目(CIP)数据

乳腺肿瘤学/邵志敏,沈镇宙,徐兵河主编. —2 版. —上海:复旦大学出版社,
2018.9(2019.11 重印)
ISBN 978-7-309-13792-7

Ⅰ.①乳… Ⅱ.①邵…②沈…③徐… Ⅲ.①乳腺癌-诊疗 Ⅳ.①R737.9

中国版本图书馆 CIP 数据核字(2018)第 158964 号

乳腺肿瘤学(第二版)
邵志敏　沈镇宙　徐兵河　主编
责任编辑/宫建平　傅淑娟

复旦大学出版社有限公司出版发行
上海市国权路 579 号　邮编:200433
网址:fupnet@fudanpress.com　http://www.fudanpress.com
门市零售:86-21-65642857　团体订购:86-21-65118853
外埠邮购:86-21-65109143　出版部电话:86-21-65642845
上海丽佳制版印刷有限公司

开本 787×1092　1/16　印张 76.5　字数 2251 千
2019 年 11 月第 2 版第 4 次印刷

ISBN 978-7-309-13792-7/R·1697
定价:600.00 元

如有印装质量问题,请向复旦大学出版社有限公司出版部调换。
版权所有　侵权必究

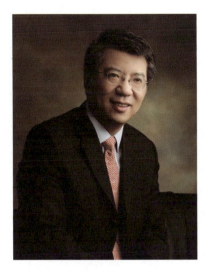

邵志敏 博士生导师。国家杰出青年科学基金获得者,首批教育部"长江学者奖励计划"特聘教授,复旦大学特聘教授。现任复旦大学肿瘤研究所所长、乳腺癌研究所所长,复旦大学附属肿瘤医院大外科主任兼乳腺外科主任。兼任中国抗癌协会乳腺癌专业委员会前任主任委员、中国抗癌协会靶向治疗专业委员会候任主任委员、中华医学会肿瘤学分会副主任委员、上海市抗癌协会乳腺癌专业委员会名誉主任委员、上海市医学会肿瘤专业委员会前任主任委员。担任第八届亚洲乳腺癌协会主席及St. Gallen国际乳腺癌大会专家团成员。

主要从事乳腺癌的临床和基础研究,重点研究乳腺癌的转化研究和乳腺癌转移机制研究等。先后主持国家杰出青年科学基金、国家自然科学基金、国家"十五"攻关课题、卫生部临床重点项目、"211"工程Ⅱ期、"985"课题、"973"课题及其他省部级重大科研项目共30余项。荣获国家科技进步二等奖,卫生部科技进步一等奖,教育部科技进步一、二等奖,上海市科技进步一、二、三等奖。领衔团队分别入选教育部创新团队、上海市乳腺肿瘤重点实验室、上海市教委"重中之重"临床医学中心B类项目及上海市重要疾病联合攻关项目。已发表有关乳腺癌研究的论著近350篇,其中SCI收录100余篇,被国际医学文献引用3 000多次。主编专著4部。

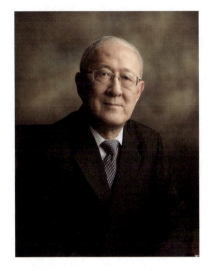

沈镇宙 肿瘤外科学教授，博士生导师。现任复旦大学附属肿瘤医院外科名誉主任、终身教授，上海市乳腺肿瘤临床医学中心主任。曾兼任中国抗癌协会副理事长、中华医学会肿瘤学会副主任委员、上海市抗癌协会理事长、上海医学会肿瘤专业委员会主任委员、中国抗癌协会乳腺癌专业委员会副主任委员及肉瘤专业委员会主任委员等。

主要研究方向为乳腺癌的早期诊断、综合治疗、个体化治疗及相关基础研究。曾多次应邀在国内外讲学，并担任国际及国内一些重要专业会议的大会主席。现任《中国癌症杂志》主编及10余种国内外学术期刊副主编和编委。荣获国家科技进步二等奖、卫生部科技进步一等奖、中华医学科技奖、上海市科技进步奖、上海市临床医学科技奖、第四届中国医师奖、中国抗癌协会"为中国抗癌事业作出突出贡献的优秀专家"奖及复旦大学校长奖等多项奖励。曾两次被评为全国卫生系统先进工作者及上海市劳动模范。主编专著6部，副主编2部，参与《中国抗癌协会乳腺癌诊治指南与规范》(2011版)的编写。在国内外期刊发表论著160余篇。

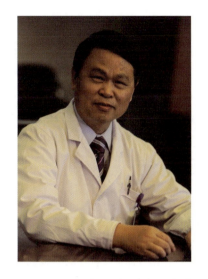

徐兵河 主任医师，教授，博士生导师。现任国家癌症中心/中国医学科学院肿瘤医院内科主任，内科教研室主任。兼任中国医学科学院、北京协和医学院学术委员会委员，国家肿瘤质量控制中心乳腺癌专家委员会主任委员，中国抗癌协会乳腺癌专业委员会第七届主任委员，中国抗癌协会肿瘤药物临床研究专业委员会候任主任委员，北京乳腺病防治学会理事长兼内科专业委员会主任委员，北京肿瘤学会副理事长兼秘书长，中国临床肿瘤学会常务理事，中国抗癌协会理事，中国抗癌协会临床化疗专业委员会常委，中国医师协会肿瘤医师分会常委，中国老年医学学会老年肿瘤分会副会长，国家"重大新药创制"专项论证委员会成员等。同时，担任多部国内外学术期刊编委，以及晚期乳腺癌治疗共识指南国际专家团成员及 St. Gallen早期乳腺癌治疗国际专家团成员。

　　长期从事肿瘤内科临床和相关基础研究，在乳腺癌等实体瘤的个体化治疗及药物基因组学研究方面造诣颇深。先后主持完成了国家"863"重大科技专项、国家"十五"攻关课题、教育部博士点基金优先发展项目等国家及省部级重大科研项目。在国内外学术期刊发表论著380余篇，其中SCI收录125篇。获中国抗癌协会、教育部、中华医学会、北京市、华夏医学科技进步一等奖6项、二等奖4项、三等奖3项，全国优秀学术著作一等奖1项，中国药学会以岭生物医药创新奖，国家发明专利3项。主编专著8部。

编委名单（以章节先后为序）

柳光宇	复旦大学附属肿瘤医院
郑　莹	复旦大学附属肿瘤医院
胡　震	复旦大学附属肿瘤医院
柳素玲	复旦大学肿瘤研究所
杨　恭	复旦大学肿瘤研究所
王建华	复旦大学肿瘤研究所
胡维国	复旦大学肿瘤研究所
徐兵河	中国医学科学院肿瘤医院
邓甬川	浙江大学医学院附属第二医院
顾雅佳	复旦大学附属肿瘤医院
陈训徹	台湾长庚大学医学院台北长庚纪念医院
许玲辉	复旦大学附属肿瘤医院
杨文涛	复旦大学附属肿瘤医院
廖　宁	广东省人民医院
章英剑	复旦大学附属肿瘤医院
邹　强	复旦大学附属华山医院
付　丽	天津医科大学肿瘤医院（天津市肿瘤医院）
步　宏	四川大学华西医院
喻　林	复旦大学附属肿瘤医院
邵志敏	复旦大学附属肿瘤医院
庞　达	黑龙江省肿瘤医院（哈尔滨医科大学附属肿瘤医院）
厉红元	重庆医科大学附属第一医院
余科达	复旦大学附属肿瘤医院
宋传贵	福建医科大学附属协和医院
王碧芸	复旦大学附属肿瘤医院
左文述	山东省肿瘤医院（山东大学附属肿瘤医院）
金　锋	中国医科大学附属第一医院
李俊杰	复旦大学附属肿瘤医院
俞晓立	复旦大学附属肿瘤医院
郭小毛	复旦大学附属肿瘤医院
王永胜	山东省肿瘤医院（山东大学附属肿瘤医院）
姜　军	重庆西南医院（陆军军医大学第一附属医院）
苏逢锡	中山大学孙逸仙纪念医院（中山大学附属第二医院）
马金利	复旦大学附属肿瘤医院

编委名单（以章节先后为序）

胡夕春　复旦大学附属肿瘤医院
袁　芃　中国医学科学院肿瘤医院
王树森　中山大学附属肿瘤医院
江泽飞　中国人民解放军第三〇七医院
吴　炅　复旦大学附属肿瘤医院
孙　强　中国医学科学院北京协和医院
张　斌　辽宁省肿瘤医院
张　瑾　天津医科大学肿瘤医院（天津市肿瘤医院）
刘　红　天津医科大学肿瘤医院（天津市肿瘤医院）
崔树德　河南省肿瘤医院（郑州大学附属肿瘤医院）
李亚芬　上海交通大学医学院附属瑞金医院
王海波　青岛大学附属医院
王　涛　中国人民解放军第三〇七医院
刘　健　福建省肿瘤医院（福建医科大学附属肿瘤医院）
杨名添　中山大学附属肿瘤医院
王中华　复旦大学附属肿瘤医院
唐金海　江苏省人民医院（南京医科大学第一附属医院）
张清媛　黑龙江省肿瘤医院（哈尔滨医科大学附属肿瘤医院）
盛　湲　上海长海医院（海军军医大学第一附属医院）
吴世凯　中国人民解放军第三〇七医院
佟仲生　天津医科大学肿瘤医院（天津市肿瘤医院）
殷咏梅　江苏省人民医院（南京医科大学第一附属医院）
滕月娥　中国医科大学附属第一医院
耿翠芝　河北医科大学第四医院（河北省肿瘤医院）
刘　强　中山大学孙逸仙纪念医院（中山大学附属第二医院）
王晓稼　浙江省肿瘤医院（浙江中医药大学附属肿瘤医院）
于世英　华中科技大学同济医学院附属同济医院
张　剑　复旦大学附属肿瘤医院
陈嘉健　复旦大学附属肿瘤医院
黄嘉玲　复旦大学附属肿瘤医院
裘佳佳　复旦大学附属肿瘤医院
王　研　复旦大学附属肿瘤医院
学术秘书　陈嘉健　复旦大学附属肿瘤医院

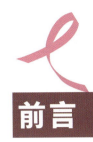

前言

乳腺癌是当前女性中位列第一的恶性肿瘤,严重危害着广大妇女的身心健康。中国已成为乳腺癌发病率增幅最大的国家之一,疾病负担也越来越重。当前中国每年新发乳腺癌27.89万例、死亡6.6万例,城市和农村发病率分别为49.94/10万、31.72/10万,城市和农村死亡率分别为7.04/10万、5.79/10万(据陈万青《2014年中国女性乳腺癌发病与死亡分析》)。警钟长鸣,时刻提醒着我们,中国乳腺癌的诊疗形势依然十分严峻。

半个多世纪来,在基础研究者和临床工作者的不懈努力下,随着乳腺癌筛查、诊断、治疗新技术和新策略的不断涌现,尤其是人类基因组学、生物信息学、蛋白组学等分子医学的发展,带动了新药的开发和应用,乳腺癌的早期诊断率不断提高,治疗效果也越来越好。当前,我们已经能够通过新型的影像学技术发现早期病灶,能够通过病理学和分子生物学标记物区分不同生物学特征的肿瘤,能够针对不同的靶点提出个体化的治疗策略,能够遵照大量的循证医学证据进行最合理的综合治疗。

值得注意的是,乳腺癌是一种分子特征及临床表型高度异质性的恶性肿瘤。不同分子特征乳腺癌的流行病学危险因素、疾病自然进程及全身或局部治疗的反应性都不尽相同。因此,以分子分型系统的完善和精准医学的发展为契机,当前乳腺癌诊疗已全面迈入个体化、精准化的新时代,从而带来了一场诊疗领域的全新变革。与此同时,乳腺癌的治疗理念也发生了翻天覆地的变化,从单纯的"一刀切"外科治疗,到结合外科、化疗、放疗等"全方位打击"的综合治疗,再到基于疾病复发转移风险的"人性化"治疗模式。在确保疾病有效控制的基础上,我们开始越来越关注治疗本身给患者带来的创伤和不良反应,重视术后功能的恢复及外形的完美,关心患者生理和心理的康复。保乳治疗、前哨淋巴结活检、乳房重建、多基因风险评估等相关领域进展迅速,乳腺癌综合治疗的"加减法"更是频频成为业内讨论的焦点。在这样的时代背景下,大量的循证医学数据和基础研究转化成果不断涌现,乳腺癌诊疗面貌日新月异。这也对乳腺癌临床、科研工作者提出了更高的要求:与时俱进,开拓眼界,始终立于国际前沿,方能为患者带来最优的治疗效果和生活质量。

尽管乳腺癌的诊疗水平已有了明显的进步,也应该清醒地认识到,目前依然缺乏较完善并得到公认的规范化诊疗体系。尤其在中国，在不同地区、不同医院之间，对于治疗理念、治疗手段和循证医学证据等方面的了解与认识仍然存在差距。中国抗癌协会乳腺癌专业委员会自2007年起召集全国专家编制的《中国乳腺癌诊治规范与指南》，每两年更新一次，切实带动了全国乳腺癌诊疗的规范化进程。为了让广大的乳腺癌工作者更全面地了解基础和临床研究的新进展，2013年我们组织中国抗癌协会乳腺癌专业委员会的多名专家共同编写了第一版《乳腺肿瘤学》，获得了业界较好的反响，已成为中国乳腺肿瘤领域的权威学术专著之一。本次再版，我们重新组织专家对全书内容进行了大幅度的调整和修订，力求加入最新的理念，摒弃过时的知识。希望它不仅仅是一部全面介绍乳腺肿瘤学领域的基本原则、理论知识和传统技术的专业教材，更是宣传和传播新的理念、策略和思路的窗口和工具，能够切实地为广大同道和读者在科研、临床工作中提供更多指导和参考。

本书的编写得到中国抗癌协会乳腺癌专业委员会的大力支持和帮助，得到中国抗癌协会领导的关心与指导，以及业界前辈和广大专家学者的辛勤奉献，在此表示衷心的感谢！春播夏耘，秋收冬藏。知识的积累有赖于辛勤的耕耘和不断的进取。今后我们将对最新的发展和数据进行不断更新，使本书内容始终处于前沿，与国际、国内新的研究进展保持一致。仓促成书，还请广大同道和读者对本书的不足或错误之处不吝指正。

编 者
2018年9月

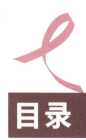

目录

第一篇　乳腺解剖、生理、流行病学及有关基础研究

第一章　乳腺的解剖、生理及调节机制 ··· 3
- 第一节　乳腺的解剖结构 ··· 3
- 第二节　乳腺生理学 ··· 8
- 第三节　乳腺发育的分子生物学调控机制 ··· 13
- 第四节　展望 ··· 20

第二章　乳腺癌的流行状况及病因学研究 ··· 22
- 第一节　乳腺癌的流行状况 ··· 22
- 第二节　乳腺癌的病因及其流行病学研究 ··· 33

第三章　遗传性乳腺癌 ··· 43
- 第一节　定义 ··· 43
- 第二节　遗传性乳腺癌综合征 ··· 43
- 第三节　恶性肿瘤发病风险和突变预测模型 ··· 48
- 第四节　筛查 ··· 50
- 第五节　预防 ··· 52

第四章　干细胞与乳腺癌 ··· 58
- 第一节　干细胞理论和乳腺干细胞 ··· 58
- 第二节　乳腺肿瘤干细胞及其起源 ··· 59
- 第三节　乳腺肿瘤干细胞的鉴定 ··· 61
- 第四节　乳腺肿瘤干细胞与肿瘤耐药 ··· 61
- 第五节　乳腺肿瘤干细胞与肿瘤转移 ··· 62
- 第六节　乳腺肿瘤干细胞的分子调控机制 ··· 63
- 第七节　乳腺肿瘤干细胞的可塑性 ··· 66
- 第八节　乳腺肿瘤干细胞的靶向治疗 ··· 66

第五章 乳腺癌的基因组学及蛋白质组学 ... 70
第一节 乳腺癌与基因组学及表观基因组学 ... 70
第二节 乳腺癌与转录组学 ... 71
第三节 乳腺癌与蛋白质组学 ... 72
第四节 乳腺癌与代谢组学 ... 73

第六章 趋化因子与乳腺癌 ... 77
第一节 趋化因子家族 ... 77
第二节 趋化因子受体 ... 78
第三节 趋化因子与乳腺癌干细胞 ... 79
第四节 趋化因子与乳腺癌的生长、转移 ... 81
第五节 靶向趋化因子的乳腺癌治疗 ... 83

第七章 肿瘤的免疫治疗与乳腺癌 ... 86
第一节 肿瘤的免疫逃避 ... 86
第二节 肿瘤的免疫治疗 ... 89
第三节 结束语与展望 ... 97

第八章 乳腺癌精准治疗的方向和实践 ... 102
第一节 乳腺癌的分子分型与个体化及精准治疗 ... 103
第二节 乳腺癌研究展望 ... 109

第二篇 乳腺肿瘤的筛查与诊断

第九章 乳腺肿瘤的筛查 ... 115
第一节 乳腺癌筛查的基本原理 ... 115
第二节 乳腺癌的筛查方案 ... 123

第十章 乳腺肿瘤的病史与临床检查 ... 129
第一节 病史采集 ... 129
第二节 临床表现 ... 130
第三节 体格检查 ... 134

第十一章 乳腺肿瘤的X线检查 ... 137
第一节 乳腺病变X线表现 ... 137
第二节 上皮源性恶性肿瘤 ... 141
第三节 非上皮源性恶性肿瘤 ... 148
第四节 乳腺良性肿瘤 ... 151
第五节 炎症性病变 ... 154

第十二章　乳腺肿瘤的超声检查 ············ 158
- 第一节　超声波原理与发展 ············ 158
- 第二节　超声波检查操作 ············ 158
- 第三节　乳腺超声影像判读 ············ 159
- 第四节　超声检查图像记录方法 ············ 160
- 第五节　良恶性乳腺肿瘤的超声表现 ············ 161
- 第六节　质量管理 ············ 165
- 第七节　如何降低乳腺超声检查的假阴性及假阳性 ············ 166
- 第八节　影像学引导的介入性检查 ············ 168
- 第九节　超声检查用于乳腺癌筛检的争议 ············ 169
- 第十节　乳腺与乳腺X线摄片的整合诊断与筛检 ············ 170
- 第十一节　乳腺超声仪器的进展 ············ 171

第十三章　乳腺肿瘤的磁共振检查 ············ 172
- 第一节　乳腺MRI检查的适应证与禁忌证 ············ 172
- 第二节　MRI乳腺影像报告和数据系统 ············ 173
- 第三节　常见乳腺疾病的MRI表现 ············ 178

第十四章　乳腺肿瘤细胞学及组织病理学检查 ············ 195
- 第一节　乳腺细胞病理学检查 ············ 195
- 第二节　乳腺癌的组织病理学检查 ············ 197

第十五章　影像学引导下的乳腺定位活检 ············ 200
- 第一节　立体定位粗针活检方法 ············ 200
- 第二节　立体定位乳腺粗针活检的临床应用 ············ 202
- 第三节　展望 ············ 205

第十六章　核医学在乳腺肿瘤诊断中的应用 ············ 207
- 第一节　^{18}F-FDG PET-CT显像 ············ 207
- 第二节　雌激素受体显像 ············ 211
- 第三节　其他正电子分子影像探针的应用 ············ 217
- 第四节　乳腺癌前哨淋巴结显像 ············ 219
- 第五节　SPECT在乳腺癌中的其他应用 ············ 220

第十七章　乳头溢液的诊断与处理 ············ 224
- 第一节　乳头溢液的分类 ············ 224
- 第二节　乳头溢液的诊断 ············ 225
- 第三节　乳头溢液的治疗 ············ 228

第三篇 乳腺肿瘤的病理分型及预后指标

第十八章 乳腺良性及癌前期病变的病理 …… 233
- 第一节 良性上皮增生性病变 …… 233
- 第二节 良性肌上皮性病变 …… 240
- 第三节 乳腺导管内增生性病变及小叶内瘤变 …… 242
- 第四节 乳腺导管内乳头状肿瘤 …… 251

第十九章 浸润性乳腺癌的病理 …… 257
- 第一节 浸润性乳腺癌的组织学分级 …… 257
- 第二节 浸润性乳腺癌的病理学类型 …… 258

第二十章 雌激素、孕激素受体的检测与临床意义 …… 276
- 第一节 雌激素和孕激素及其受体 …… 276
- 第二节 雌激素和孕激素受体的检测 …… 278
- 第三节 雌激素及孕激素受体检测的临床意义 …… 284

第二十一章 HER-2的检测及其临床意义 …… 286
- 第一节 erbB2信号通路及HER-2人源化单抗的作用机制 …… 286
- 第二节 HER-2检测的临床意义 …… 288
- 第三节 HER-2检测前的准备工作 …… 293
- 第四节 HER-2的检测方法 …… 294
- 第五节 HER-2检测结果的判读 …… 295
- 第六节 HER-2检测的新问题 …… 298

第二十二章 乳腺癌的分子分型及临床意义 …… 304
- 第一节 乳腺癌分子分型概述 …… 304
- 第二节 乳腺癌分子分型的流行病学 …… 307
- 第三节 基底样型乳腺癌 …… 307
- 第四节 腔面型乳腺癌 …… 309
- 第五节 HER-2过表达型乳腺癌 …… 312

第二十三章 乳腺癌的预测和预后指标 …… 319
- 第一节 预测指标和预后指标 …… 319
- 第二节 一般病理指标 …… 319
- 第三节 内分泌受体 …… 324
- 第四节 肿瘤增殖分数 …… 324
- 第五节 乳腺癌相关基因 …… 328
- 第六节 侵袭和转移相关因子 …… 330
- 第七节 播散肿瘤细胞和循环肿瘤细胞 …… 332

第八节　化疗疗效预测因子：在新辅助化疗中的应用 ……… 332
第九节　基因预测体系 ……… 334
第十节　预后的多基因预测 ……… 335
第十一节　展望 ……… 337

第四篇　乳腺良性病变与原位癌的处理

第二十四章　乳腺良性疾病的诊断与治疗 ……… 343
第一节　可触及乳腺肿块的治疗 ……… 343
第二节　乳腺感染的处理 ……… 350
第三节　乳腺疼痛管理 ……… 353
第四节　男性乳房发育症的管理 ……… 358

第二十五章　小叶原位癌 ……… 364
第一节　非典型性小叶增生和小叶原位癌的流行病学特点 ……… 364
第二节　非典型性小叶增生和小叶原位癌的病理学和生物学特性 ……… 365
第三节　非典型性小叶增生和小叶原位癌的自然病程和预后 ……… 368
第四节　非典型性小叶增生和小叶原位癌的诊断和临床处理 ……… 370

第二十六章　导管原位癌 ……… 374
第一节　临床表现与病理学特征 ……… 374
第二节　治疗 ……… 378

第五篇　乳腺非上皮源性恶性肿瘤的诊断与处理

第二十七章　乳腺叶状肿瘤 ……… 391
第一节　叶状肿瘤的命名 ……… 391
第二节　病理学特征 ……… 391
第三节　临床特征 ……… 393
第四节　诊断 ……… 394
第五节　治疗 ……… 395
第六节　复发与预后 ……… 397
第七节　总结与建议 ……… 398

第二十八章　乳腺肉瘤 ……… 400
第一节　乳腺肉瘤概述 ……… 400
第二节　乳腺肉瘤的常见类型 ……… 408
第三节　总结与建议 ……… 411

第二十九章　乳腺恶性淋巴瘤 ·········· 413
- 第一节　临床特征 ·········· 413
- 第二节　影像学特征 ·········· 413
- 第三节　病理学特征 ·········· 414
- 第四节　诊断标准与分期 ·········· 414
- 第五节　治疗 ·········· 414
- 第五节　预后 ·········· 416

第六篇　早期浸润性乳腺癌的处理

第三十章　乳腺癌患者术前评估与综合治疗策略 ·········· 421
- 第一节　术前评估与术前准备 ·········· 422
- 第二节　综合治疗策略 ·········· 427

第三十一章　乳腺癌的临床分期 ·········· 449
- 第一节　乳腺癌 TNM 分期第 8 版更新要点与难点 ·········· 450
- 第二节　TNM 分期系统介绍 ·········· 451
- 第三节　TNM 分期的确定 ·········· 453
- 第四节　TNM 的定义 ·········· 457
- 第五节　AJCC 第 8 版乳腺癌分期 ·········· 459

第三十二章　乳腺癌的外科治疗 ·········· 470
- 第一节　概述 ·········· 470
- 第二节　乳腺癌外科治疗发展史 ·········· 471
- 第三节　手术原则和术前评估 ·········· 471
- 第四节　乳腺癌全乳切除术 ·········· 473
- 第五节　乳腺癌保乳手术 ·········· 475
- 第六节　乳腺癌前哨淋巴结活检术 ·········· 484
- 第七节　乳腺癌乳房重建手术 ·········· 487
- 第八节　乳腺癌外科治疗的发展前景 ·········· 488

第三十三章　乳腺癌保乳术后的放疗 ·········· 490
- 第一节　导管原位癌的放疗 ·········· 490
- 第二节　早期乳腺癌保乳术后放疗进展 ·········· 500

第三十四章　乳腺癌前哨淋巴结活检术 ·········· 509
- 第一节　乳腺癌前哨淋巴结活检术的研究历程 ·········· 509
- 第二节　乳腺癌前哨淋巴结活检术的指征与技术 ·········· 512
- 第三节　乳腺癌前哨淋巴结的诊断 ·········· 514
- 第四节　乳腺癌前哨淋巴结活检术的临床实践 ·········· 517

第三十五章　乳腺癌腔镜下改良根治术 ········· 530
- 第一节　乳腺癌腔镜手术背景与解剖基础 ········· 530
- 第二节　乳腺癌全腔镜手术适应证 ········· 531
- 第三节　乳腺癌腔镜下改良根治手术的方法与步骤 ········· 532
- 第四节　机器人手术在乳腺外科的应用 ········· 537

第三十六章　乳腺癌手术后并发症及其处理 ········· 539
- 第一节　乳腺切除术后并发症 ········· 539
- 第二节　乳腺癌腋窝淋巴结清扫术和前哨淋巴结活检术的常见并发症 ········· 545
- 第三节　保乳术的常见并发症 ········· 546
- 第四节　心理康复 ········· 546

第三十七章　乳腺癌全乳切除术后的辅助放疗 ········· 549
- 第一节　全乳切除术后放疗的进展 ········· 549
- 第二节　照射靶区及其勾画 ········· 553
- 第三节　全乳切除术后放疗体位与固定 ········· 555
- 第四节　照射技术和照射剂量 ········· 555
- 第五节　全乳切除术后放疗的并发症 ········· 557

第三十八章　乳腺癌术后辅助化疗 ········· 560
- 第一节　辅助化疗理论的发展 ········· 561
- 第二节　辅助化疗热点问题 ········· 562
- 第三节　复发风险评估体系 ········· 571
- 第四节　辅助化疗的疗效预测 ········· 573
- 第五节　化疗药物耐药性 ········· 575
- 第六节　辅助化疗的注意事项 ········· 575
- 第七节　特殊情况的辅助化疗 ········· 577
- 第八节　总结 ········· 579
- 【附录】乳腺癌常用的辅助化疗方案 ········· 579

第三十九章　乳腺癌术后辅助内分泌治疗 ········· 585
- 第一节　内分泌治疗药物 ········· 585
- 第二节　早期乳腺癌术后辅助内分泌治疗策略 ········· 590
- 第三节　双膦酸盐在乳腺癌辅助治疗中的作用 ········· 595

第四十章　HER-2阳性乳腺癌的辅助治疗 ········· 599
- 第一节　HER-2状态对于乳腺癌的临床意义 ········· 599
- 第二节　曲妥珠单抗在HER-2阳性早期乳腺癌辅助治疗中的应用 ········· 600
- 第三节　其他靶向治疗药物在HER-2阳性乳腺癌辅助治疗中的应用探索 ········· 613

第四十一章　乳腺癌术后辅助治疗指南 ... 620
第一节　乳腺癌术后辅助全身治疗临床指南 ... 620
第二节　辅助内分泌治疗 ... 623
第三节　术后辅助化疗 ... 628
第四节　术后辅助曲妥珠单抗治疗 ... 630
第五节　术后辅助放疗 ... 632
第六节　特殊类型乳腺癌的术后辅助治疗 ... 633
第七节　老年乳腺癌的术后辅助治疗 ... 634

第四十二章　乳腺癌术后乳房重建 ... 637
第一节　乳腺癌术后乳房重建的发展历程与现状 ... 637
第二节　乳腺癌术后乳房重建的手术时机 ... 638
第三节　乳腺癌术后乳房重建技术与方法 ... 641
第四节　乳房重建术后的美学评价 ... 645

第四十三章　乳腺肿瘤重建术后的放疗 ... 651
第一节　背景 ... 651
第二节　基于不同重建材料和方式下放疗的影响 ... 652
第三节　放疗和重建的时序 ... 654
第四节　乳房重建技术对放疗计划及实施的影响 ... 656
第五节　保留乳头乳晕复合物根治术中放疗的地位和作用 ... 657

第七篇　乳腺癌的术前治疗

第四十四章　可手术乳腺癌的术前治疗 ... 663
第一节　术前处理与准备 ... 663
第二节　关于可手术乳腺癌患者的新辅助化疗 ... 665

第四十五章　乳腺癌新辅助内分泌治疗 ... 670

第四十六章　局部晚期乳腺癌及乳腺癌的新辅助化疗 ... 677
第一节　局部晚期乳腺癌的诊断与处理 ... 677
第二节　乳腺癌的新辅助化疗 ... 681

第四十七章　炎性乳腺癌的诊断与处理 ... 705
第一节　诊断与鉴别诊断 ... 705
第二节　分类与分期 ... 706
第三节　分子生物学基础 ... 706
第四节　治疗 ... 707
第五节　预后因素 ... 709

第六节　研究方向 710

第八篇　特殊人群早期乳腺癌的处理

第四十八章　男性乳腺癌 715
第一节　流行病学特点 715
第二节　病因学及危险因素 716
第三节　病理学特征 718
第四节　临床表现 719
第五节　诊断与鉴别诊断 720
第六节　治疗 721
第七节　预后及影响因素 723

第四十九章　乳房佩吉特病 725
第一节　流行病学特征 725
第二节　临床表现 726
第三节　病理学特征与诊断 727
第四节　治疗与预后 731

第五十章　妊娠期与哺乳期乳腺癌 736
第一节　流行病学 736
第二节　诊断与分期 736
第三节　综合治疗 738
第四节　预后 740

第五十一章　隐性乳腺癌 744
第一节　流行病学特点 744
第二节　临床表现 745
第三节　诊断与鉴别诊断 745
第四节　辅助检查 746
第五节　治疗 749
第六节　预后与随访 751

第五十二章　双侧原发性乳腺癌 753
第一节　流行病学特征及危险因素 753
第二节　临床与病理学特征 754
第三节　诊断与鉴别诊断 756
第四节　治疗原则及进展 756
第五节　预后 758

第五十三章 副乳腺癌 ... 762
- 第一节 副乳腺 ... 762
- 第二节 副乳腺癌 ... 762

第五十四章 年轻乳腺癌 ... 765
- 第一节 流行病学特点 ... 765
- 第二节 临床病理学特征及分子生物学特点 ... 766
- 第三节 筛查和诊断 ... 768
- 第四节 治疗 ... 769
- 第五节 年轻乳腺癌的特殊问题 ... 773
- 第六节 遗传性乳腺癌和遗传咨询 ... 776
- 第七节 妊娠相关乳腺癌 ... 779

第五十五章 老年乳腺癌 ... 783
- 第一节 老年人的年龄定义 ... 783
- 第二节 老年乳腺癌的流行病学 ... 783
- 第三节 老年乳腺癌的临床和病理学特点 ... 784
- 第四节 老年乳腺癌的治疗 ... 785
- 第五节 老年乳腺癌的预防与预后 ... 793

第五十六章 三阴性乳腺癌 ... 796
- 第一节 分子亚型研究进展 ... 796
- 第二节 BRCA突变与三阴性乳腺癌 ... 800
- 第三节 临床特征及预后 ... 802
- 第四节 三阴性乳腺癌的治疗策略 ... 805
- 第五节 结语 ... 819

第九篇 复发转移性乳腺癌的处理

第五十七章 乳腺癌保乳术后局部复发的处理 ... 823
- 第一节 保乳术后局部复发的危险因素 ... 823
- 第二节 保乳术后局部复发的处理 ... 834

第五十八章 复发转移性乳腺癌的化疗 ... 843
- 第一节 乳腺癌化疗发展简史 ... 843
- 第二节 常用化疗药物 ... 844
- 第三节 晚期乳腺癌化疗适应证与注意事项 ... 846
- 第四节 小结 ... 847

第五十九章　复发转移性乳腺癌的内分泌治疗 ·············· 851
第一节　常用的内分泌治疗药物 ·············· 851
第二节　内分泌治疗联合靶向治疗 ·············· 852

第六十章　HER-2过表达型转移性乳腺癌的处理 ·············· 855
第一节　HER-2基因和曲妥珠单抗 ·············· 855
第二节　药代动力学 ·············· 857
第三节　相关临床试验的发展 ·············· 858
第四节　新的靶向药物 ·············· 862
第五节　治疗原则 ·············· 866
第六节　药物常见不良反应与处理 ·············· 867
第七节　耐药机制 ·············· 869
第八节　总结 ·············· 871

第六十一章　乳腺癌术后孤立性复发的放疗 ·············· 875
第一节　保乳术后同侧乳房内复发的放疗 ·············· 875
第二节　乳房切除术后局部区域复发的放疗 ·············· 876

第六十二章　有远处转移乳腺癌的局部处理 ·············· 880
第一节　问题的提出与研究现状 ·············· 880
第二节　手术相关问题 ·············· 885
第三节　前瞻性研究的进展与展望 ·············· 888

第六十三章　复发转移性乳腺癌综合治疗的评述 ·············· 892
第一节　复发转移性乳腺癌的科学认识 ·············· 892
第二节　复发转移性乳腺癌的病情评估 ·············· 892
第三节　复发转移性乳腺癌的综合治疗 ·············· 894
第四节　复发转移性乳腺癌的治疗手段 ·············· 896
第五节　复发转移性乳腺癌的维持治疗 ·············· 898
第六节　复发转移性乳腺癌的再治愈 ·············· 899
第七节　复发转移性三阴性乳腺癌的治疗 ·············· 900
第八节　局部区域复发乳腺癌的治疗 ·············· 901
第九节　复发转移性乳腺癌患者的姑息镇痛治疗 ·············· 902
第十节　乳腺癌骨转移诊治需注意的问题 ·············· 903
第十一节　脑转移治疗和脑水肿的处理 ·············· 905
第十二节　复发转移性乳腺癌治疗注意事项 ·············· 907

第十篇　乳腺癌特殊复发转移部位的处理

第六十四章　乳腺癌脑、脑膜、脊膜转移的处理 ·············· 913
第一节　乳腺癌脑转移的处理 ·············· 913

　　　　第二节　乳腺癌脑膜、脊膜转移的处理 ⋯⋯⋯⋯⋯⋯⋯⋯⋯⋯⋯⋯⋯⋯⋯⋯⋯⋯⋯⋯⋯⋯⋯⋯⋯⋯ 918

第六十五章　乳腺癌肺、胸膜转移的处理 ⋯⋯⋯⋯⋯⋯⋯⋯⋯⋯⋯⋯⋯⋯⋯⋯⋯⋯⋯⋯⋯⋯⋯⋯⋯⋯ 922
　　　　第一节　乳腺癌肺转移的处理 ⋯⋯⋯⋯⋯⋯⋯⋯⋯⋯⋯⋯⋯⋯⋯⋯⋯⋯⋯⋯⋯⋯⋯⋯⋯⋯⋯⋯⋯⋯ 922
　　　　第二节　乳腺癌胸膜转移的处理 ⋯⋯⋯⋯⋯⋯⋯⋯⋯⋯⋯⋯⋯⋯⋯⋯⋯⋯⋯⋯⋯⋯⋯⋯⋯⋯⋯⋯⋯ 925

第六十六章　乳腺癌肝转移的处理 ⋯⋯⋯⋯⋯⋯⋯⋯⋯⋯⋯⋯⋯⋯⋯⋯⋯⋯⋯⋯⋯⋯⋯⋯⋯⋯⋯⋯⋯⋯ 929
　　　　第一节　概述 ⋯⋯⋯⋯⋯⋯⋯⋯⋯⋯⋯⋯⋯⋯⋯⋯⋯⋯⋯⋯⋯⋯⋯⋯⋯⋯⋯⋯⋯⋯⋯⋯⋯⋯⋯⋯⋯ 929
　　　　第二节　分子基础和生物学特征 ⋯⋯⋯⋯⋯⋯⋯⋯⋯⋯⋯⋯⋯⋯⋯⋯⋯⋯⋯⋯⋯⋯⋯⋯⋯⋯⋯⋯⋯ 930
　　　　第三节　临床特征及诊断 ⋯⋯⋯⋯⋯⋯⋯⋯⋯⋯⋯⋯⋯⋯⋯⋯⋯⋯⋯⋯⋯⋯⋯⋯⋯⋯⋯⋯⋯⋯⋯⋯ 931
　　　　第四节　治疗 ⋯⋯⋯⋯⋯⋯⋯⋯⋯⋯⋯⋯⋯⋯⋯⋯⋯⋯⋯⋯⋯⋯⋯⋯⋯⋯⋯⋯⋯⋯⋯⋯⋯⋯⋯⋯⋯ 933
　　　　第五节　预后 ⋯⋯⋯⋯⋯⋯⋯⋯⋯⋯⋯⋯⋯⋯⋯⋯⋯⋯⋯⋯⋯⋯⋯⋯⋯⋯⋯⋯⋯⋯⋯⋯⋯⋯⋯⋯⋯ 936

第六十七章　乳腺癌区域淋巴结复发转移的处理 ⋯⋯⋯⋯⋯⋯⋯⋯⋯⋯⋯⋯⋯⋯⋯⋯⋯⋯⋯⋯⋯⋯⋯ 938
　　　　第一节　区域淋巴结复发转移的概念与发生率 ⋯⋯⋯⋯⋯⋯⋯⋯⋯⋯⋯⋯⋯⋯⋯⋯⋯⋯⋯⋯⋯⋯ 938
　　　　第二节　区域淋巴结复发转移的局部治疗 ⋯⋯⋯⋯⋯⋯⋯⋯⋯⋯⋯⋯⋯⋯⋯⋯⋯⋯⋯⋯⋯⋯⋯⋯⋯ 939
　　　　第三节　区域淋巴结复发转移的全身治疗 ⋯⋯⋯⋯⋯⋯⋯⋯⋯⋯⋯⋯⋯⋯⋯⋯⋯⋯⋯⋯⋯⋯⋯⋯⋯ 940
　　　　第四节　预防区域淋巴结复发转移的措施 ⋯⋯⋯⋯⋯⋯⋯⋯⋯⋯⋯⋯⋯⋯⋯⋯⋯⋯⋯⋯⋯⋯⋯⋯⋯ 941
　　　　第五节　对侧区域淋巴结复发转移的处理原则 ⋯⋯⋯⋯⋯⋯⋯⋯⋯⋯⋯⋯⋯⋯⋯⋯⋯⋯⋯⋯⋯⋯ 942

第六十八章　乳腺癌骨转移的处理 ⋯⋯⋯⋯⋯⋯⋯⋯⋯⋯⋯⋯⋯⋯⋯⋯⋯⋯⋯⋯⋯⋯⋯⋯⋯⋯⋯⋯⋯⋯ 944
　　　　第一节　概述 ⋯⋯⋯⋯⋯⋯⋯⋯⋯⋯⋯⋯⋯⋯⋯⋯⋯⋯⋯⋯⋯⋯⋯⋯⋯⋯⋯⋯⋯⋯⋯⋯⋯⋯⋯⋯⋯ 944
　　　　第二节　骨转移的诊断、临床表现和疗效评价 ⋯⋯⋯⋯⋯⋯⋯⋯⋯⋯⋯⋯⋯⋯⋯⋯⋯⋯⋯⋯⋯⋯ 944
　　　　第三节　骨转移的局部治疗 ⋯⋯⋯⋯⋯⋯⋯⋯⋯⋯⋯⋯⋯⋯⋯⋯⋯⋯⋯⋯⋯⋯⋯⋯⋯⋯⋯⋯⋯⋯⋯ 946
　　　　第四节　全身抗肿瘤治疗 ⋯⋯⋯⋯⋯⋯⋯⋯⋯⋯⋯⋯⋯⋯⋯⋯⋯⋯⋯⋯⋯⋯⋯⋯⋯⋯⋯⋯⋯⋯⋯⋯ 948
　　　　第五节　骨改良药物的应用 ⋯⋯⋯⋯⋯⋯⋯⋯⋯⋯⋯⋯⋯⋯⋯⋯⋯⋯⋯⋯⋯⋯⋯⋯⋯⋯⋯⋯⋯⋯⋯ 949
　　　　第六节　镇痛及辅助用药 ⋯⋯⋯⋯⋯⋯⋯⋯⋯⋯⋯⋯⋯⋯⋯⋯⋯⋯⋯⋯⋯⋯⋯⋯⋯⋯⋯⋯⋯⋯⋯⋯ 953
　　　　第七节　放射性核素的应用 ⋯⋯⋯⋯⋯⋯⋯⋯⋯⋯⋯⋯⋯⋯⋯⋯⋯⋯⋯⋯⋯⋯⋯⋯⋯⋯⋯⋯⋯⋯⋯ 953

第六十九章　乳腺癌其他少见部位转移的处理 ⋯⋯⋯⋯⋯⋯⋯⋯⋯⋯⋯⋯⋯⋯⋯⋯⋯⋯⋯⋯⋯⋯⋯⋯⋯ 956
　　　　第一节　乳腺癌肾上腺转移的处理 ⋯⋯⋯⋯⋯⋯⋯⋯⋯⋯⋯⋯⋯⋯⋯⋯⋯⋯⋯⋯⋯⋯⋯⋯⋯⋯⋯⋯ 956
　　　　第二节　乳腺癌女性生殖道转移的处理 ⋯⋯⋯⋯⋯⋯⋯⋯⋯⋯⋯⋯⋯⋯⋯⋯⋯⋯⋯⋯⋯⋯⋯⋯⋯⋯ 956
　　　　第三节　乳腺癌胃肠道转移的处理 ⋯⋯⋯⋯⋯⋯⋯⋯⋯⋯⋯⋯⋯⋯⋯⋯⋯⋯⋯⋯⋯⋯⋯⋯⋯⋯⋯⋯ 957
　　　　第四节　乳腺癌腹股沟淋巴结转移的处理 ⋯⋯⋯⋯⋯⋯⋯⋯⋯⋯⋯⋯⋯⋯⋯⋯⋯⋯⋯⋯⋯⋯⋯⋯⋯ 958
　　　　第五节　乳腺癌胆囊转移的处理 ⋯⋯⋯⋯⋯⋯⋯⋯⋯⋯⋯⋯⋯⋯⋯⋯⋯⋯⋯⋯⋯⋯⋯⋯⋯⋯⋯⋯⋯ 958
　　　　第六节　乳腺癌胰腺转移的处理 ⋯⋯⋯⋯⋯⋯⋯⋯⋯⋯⋯⋯⋯⋯⋯⋯⋯⋯⋯⋯⋯⋯⋯⋯⋯⋯⋯⋯⋯ 959
　　　　第七节　乳腺癌眼部转移的处理 ⋯⋯⋯⋯⋯⋯⋯⋯⋯⋯⋯⋯⋯⋯⋯⋯⋯⋯⋯⋯⋯⋯⋯⋯⋯⋯⋯⋯⋯ 959
　　　　第八节　乳腺癌腮腺转移的处理 ⋯⋯⋯⋯⋯⋯⋯⋯⋯⋯⋯⋯⋯⋯⋯⋯⋯⋯⋯⋯⋯⋯⋯⋯⋯⋯⋯⋯⋯ 960

第十一篇　乳腺癌药物治疗研究进展

第七十章　内分泌治疗耐药机制及治疗研究进展 …… 965
第一节　内分泌治疗耐药机制 …… 965
第二节　内分泌治疗研究进展 …… 967

第七十一章　血管生成抑制剂 …… 972
第一节　肿瘤血管生成的基础研究 …… 972
第二节　血管生成抑制剂在乳腺癌治疗中的临床应用 …… 973
第三节　血管生成抑制剂治疗乳腺癌的局限性及发展趋势 …… 977

第七十二章　酪氨酸激酶抑制剂 …… 979
第一节　作用于EGFR的酪氨酸激酶抑制剂 …… 979
第二节　作用于VEGFR的酪氨酸激酶抑制剂 …… 986
第三节　非受体酪氨酸激酶抑制剂 …… 988

第七十三章　新靶向治疗药物研究进展 …… 992
第一节　靶向治疗概述 …… 992
第二节　乳腺癌靶向治疗的现状 …… 992
第三节　乳腺癌靶向治疗新药 …… 996
第四节　靶向治疗的个体化选择 …… 1000
第五节　展望 …… 1001

第七十四章　卵巢功能抑制剂的应用 …… 1004
第一节　在早期乳腺癌内分泌治疗中的应用 …… 1004
第二节　在早期乳腺癌卵巢保护中的应用 …… 1007
第三节　在晚期乳腺癌内分泌治疗中的应用 …… 1008
第四节　卵巢功能抑制剂应用的安全性 …… 1009

第十二篇　患者的全程管理

第七十五章　乳腺肿瘤的全程管理 …… 1015
第一节　诊中环节的患者管理 …… 1015
第二节　诊后环节的患者管理 …… 1018
第三节　全程管理的意义 …… 1020
【附录】复旦大学附属肿瘤医院乳腺外科某治疗组临床标准化操作流程 …… 1021

第十三篇　乳腺癌术后的护理、康复与随访

第七十六章　乳腺癌术后护理、生命质量及心理疏导 …… 1027
- 第一节　乳腺癌术后护理 …… 1027
- 第二节　乳腺癌患者生命质量 …… 1034
- 第三节　乳腺癌患者的心理疏导 …… 1035
- 【附录】乳腺癌患者生命质量测定量表 FACT-B 中文版(V4.0) …… 1040

第七十七章　乳腺癌术后随访 …… 1043
- 第一节　随访的定义及目的 …… 1043
- 第二节　随访模式 …… 1047

第七十八章　乳腺癌术后生育功能与预后 …… 1049
- 第一节　乳腺癌术后妊娠与预后 …… 1049
- 第二节　乳腺癌患者术后生育功能的影响因素 …… 1050
- 第三节　乳腺癌患者生殖保障措施 …… 1051
- 第四节　乳腺癌患者生育计划与策略 …… 1053

第十四篇　循征医学与乳腺癌

第七十九章　循证医学与乳腺癌的治疗 …… 1059
- 第一节　乳腺癌手术治疗 …… 1059
- 第二节　乳腺癌化疗 …… 1060
- 第三节　乳腺癌内分泌治疗 …… 1060
- 第四节　乳腺癌靶向治疗 …… 1062
- 第五节　乳腺癌新辅助治疗 …… 1063
- 第六节　复发转移乳腺癌的治疗 …… 1064

第八十章　循证医学在乳腺癌中的应用 …… 1068
- 第一节　保乳手术相关临床研究 …… 1068
- 第二节　前哨淋巴结活检术相关临床研究 …… 1071
- 第三节　导管原位癌相关临床研究 …… 1076
- 第四节　新辅助治疗相关临床研究 …… 1078
- 第五节　术后辅助化疗相关临床研究 …… 1084
- 第六节　术后辅助内分泌治疗相关临床研究 …… 1097
- 第七节　乳腺癌放疗相关临床研究 …… 1116
- 第八节　内分泌治疗耐药相关临床研究 …… 1129
- 第九节　靶向新辅助及辅助治疗相关临床研究 …… 1134
- 第十节　复发转移性乳腺癌靶向治疗相关临床研究 …… 1152

第十一节　复发转移性乳腺癌治疗相关临床研究 …………………………………………… 1176
第十二节　复发转移性乳腺癌内分泌治疗相关临床研究 ………………………………… 1188

第八十一章　精准医学时代临床决策：随机对照和真实世界数据 …………………… 1191
第一节　真实世界研究和随机对照研究概述 …………………………………………… 1191
第二节　真实世界研究与随机对照研究启承互补 ……………………………………… 1192
第三节　当前大数据发展的困境与出路 ………………………………………………… 1194

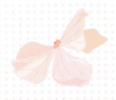
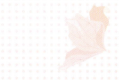

第一篇

乳腺解剖、生理、流行病学及有关基础研究

第一章

乳腺的解剖、生理及调节机制

哺乳动物的乳腺对于新生一代乃至整个物种的存活至关重要。在动物世界里,哺育孩子可以为母亲带来许多生理的益处,如有助于产后子宫复旧。而对新生儿来说,可以从母体获得免疫力。在人类,社会的影响减少了新生儿母乳喂养的广泛实施,也干扰了它理应扮演的生理角色。越来越多的证据表明,母乳喂养无论对于母亲还是孩子都具有十分重要的意义。

了解乳腺的形态学和生理学及其调节机制,对于进一步认识乳腺肿瘤的病因、诊断及治疗至关重要。

第一节 乳腺的解剖结构

一、大体解剖学

(一)成年人乳房的位置及外形

成年人乳房上下位于第 2～6 肋之间,水平位于胸骨边缘和锁骨中线之间(图 1-1)。平均直径 10～12 cm,平均中心厚度 5～7 cm。乳腺组织伸向腋窝,称为 Spence 腋尾。乳房的轮廓个体差异较大,但通常是穹窿型,在未产妇更像圆锥,经产妇下垂一些。

乳房主要由 3 种结构组成:皮肤、皮下组织和乳腺组织,后者又包括软组织和间质。软组织分为 15～20 个区段,最后在乳头处呈放射状汇集。每个区段的引流导管直径 2 mm,乳晕下乳窦直径 5～8 mm。约有 10 个主要引流乳汁的导管开口于乳头(图 1-2)。

导管系统的命名尚未统一。分支系统采用合理的方式命名,从乳头的集合导管开始,延伸至每一个小泡的导管。每一个导管引流 20～40 个小叶组成的腺叶。每一个小叶又由 10～100 个腺泡或管状囊状分泌小体组成。乳房纤维组织和皮下组织包含脂肪、结缔组织、血管、神经和淋巴管。

乳房的皮肤很薄,包含毛囊、皮脂腺和汗腺。非

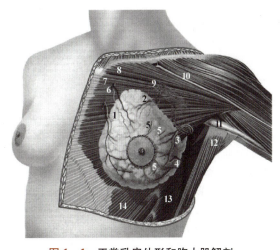

图 1-1 正常乳房外形和胸大肌解剖

注:1. 内乳动、静脉穿支;2. 胸肩峰动、静脉胸支;3. 胸横动、静脉的外乳支;4. 肩胛下和胸肩峰动、静脉的分支;5. 第 3～5 肋间动、静脉的横支;6. 内乳动、静脉;7. 胸大肌的胸骨头;8. 胸大肌的锁骨头;9. 腋窝动、静脉;10. 头静脉;11. 腋鞘;12. 背阔肌;13. 前锯肌;14. 腹外斜肌。

下垂乳房的乳头位于第 4 肋间,含有丰富的感觉神经末梢,包括 Ruffini 样小体和 Krause 球。皮脂腺和汗腺显露于外,但毛囊并非如此。乳晕呈环状,有

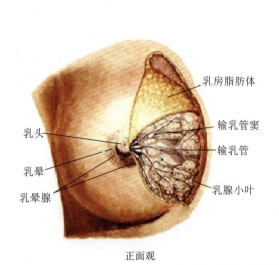 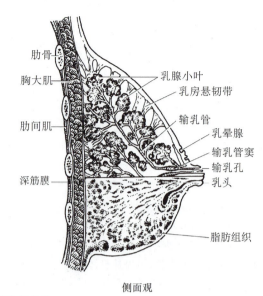

正面观　　　　　　　　　　　　　侧面观

图 1-2　正常乳房结构

色素沉着，直径 15～60 mm。位于乳晕周围的蒙氏结节有蒙哥马利腺（Montgomery 腺，蒙氏腺）导管开口形成的隆起。蒙氏腺是能够分泌乳汁的大皮脂腺，它代表了一种介于汗腺和乳腺之间的中间状态。筋膜组织发育成乳腺，浅筋膜发展成乳腺并与 Camper 腹浅筋膜相延续。乳腺下层为胸深筋膜，覆盖着胸大肌的大部分和前锯肌。连接于这两层筋膜之间的是纤维束（Cooper 韧带），自然的支撑乳房。乳腺癌或者其他伴有纤维化的病变（如慢性炎症或外伤后）的乳腺疾病侵及乳房悬韧带时，该韧带的挛缩会引起表面皮肤的凹陷。

近年来，导管清洗和乳腺内镜下直视导管技术的进展，使得临床上与乳头相关的解剖结构日益清晰化。Love 和 Barsky 使用 6 种不同的方法来检查导管的解剖，发现 90% 以上的乳头包含 5～9 种导管开口，通常分为中央群和外周群。中央群导管并不是像之前认为的那样以典型的方式从乳头延伸，而是从乳头返回到胸壁。他们还发现每一个乳孔与一个独立的非网状导管系统相交，然后延伸到终末导管小叶单位。Rusby 等前瞻性研究了乳房切除标本的乳头，导管的中位数为 23，远少于乳头的导管开口数量。这项研究表明，许多导管实际上共用乳头表面开口，也解释了乳头表面导管开口数量和实际导管数之间的差距。

有证据表明，导管癌和小叶癌都出现于终末导管小叶单位。Stolier 和 Wang 研究了乳房切除标本的 32 个乳头，其中 29 个乳头没有发现终末导管小叶单位，3 个乳头有终末导管小叶单位。当面对乳头时，发现所有的终末导管小叶单位都位于乳头底部。由于对导管内部组织结构的进一步了解和治疗兴趣的增加，导管和乳头解剖的认识也会增多，这对指导临床实际工作具有重要意义。

（二）乳房的血供

乳房的血供主要来源于内乳动脉和胸外侧动脉。乳房的 60% 血供（主要是内侧带和中央带大部分）靠内乳动脉的穿支供应。乳房剩余的 40% 血供（主要是外侧带）由胸外侧动脉、胸肩峰动脉、胸背动脉穿支，以及第 3～5 肋间动脉穿支共同提供（图 1-3）。

胸壁和乳腺的静脉回流涉及的主要静脉是胸内侧静脉穿支、腋静脉分支和肋间后静脉穿支。

（三）乳腺的淋巴引流

1. 负责乳腺的淋巴引流区域　乳腺的皮下淋巴管或乳头淋巴管丛通过体表淋巴管回流。这些无瓣淋巴管和真皮淋巴管相通并合并至萨帕乳晕下丛（Sappey subareolar plexus）。乳晕下丛接收来自乳头和乳晕的淋巴管，并通过垂直淋巴管与其他皮下和真皮淋巴管连接。从表层到深层，从输乳管的

第一章 乳腺的解剖、生理及调节机制

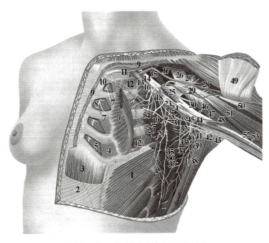

图 1-3 胸壁肌和血管解剖

注:1. 腹外斜肌;2. 腹直肌鞘;3. 腹直肌;4. 肋间内肌;5. 胸横肌;6. 胸小肌;7、8. 内乳动、静脉穿支;9. 胸大肌切缘;10. 胸肩峰动静脉胸骨锁骨支;11. 锁骨下肌和 Halsted 韧带;12. 肋间外肌;13. 腋静脉;14. 叶动脉;15. 臂丛侧束;16. 胸外侧神经(来自侧束);17. 头静脉;18. 胸肩峰静脉;19. 肋间臂神经;20. 外侧皮神经;21. 胸外侧动、静脉;22. 胸外侧动、静脉肩胛支;23. 中胸神经(来自中束);24. 尺神经;25. 胸小肌;26. 喙锁韧带;27. 喙突韧带;28. 三角肌肌缘;29. 胸肩峰动、静脉肩峰支和肱骨支;30. 肌皮神经;31. 上臂中间皮神经;32. 肩胛下肌;33. 肩胛下神经;34. 大圆肌;35. 胸长神经;36. 前锯肌;37、38. 背阔肌;39. 胸背神经;40. 胸背动、静脉;41. 旋肩胛动、静脉;42. 肋间臂神经;43. 大圆肌;44. 前臂中间皮神经;45. 肩胛下动、静脉;46. 旋肱后动、静脉;47. 正中神经;48. 喙肱肌;49. 胸大肌;50. 肱二头肌长头;51. 肱二头肌短头;52. 肱动脉;53. 贵要静脉;54. 胸肩峰动、静脉胸肌支。

乳晕下丛到小叶周边和深皮下丛,淋巴液单向流动。导管周围淋巴管位于管壁上皮肌层,淋巴液从深皮下层和乳腺内淋巴管离心流向腋窝和内乳淋巴结。放射标记物注射已经证实了淋巴回流的生理机制,推翻了旧的向心流向萨帕乳晕下丛的假说。据估计,乳腺的淋巴液约有 3% 回流到内乳淋巴结,97% 回流到腋窝淋巴结。

前哨淋巴结研究使我们对淋巴的解剖和淋巴回流的生理机制有了新的认识。我们观察到,皮肤和腺体的淋巴回流到同一腋窝淋巴结,后者是乳房淋巴回流的主要汇聚地。淋巴闪烁造影术研究显示,经皮下或皮内注射深部腺体或乳房后的淋巴优先回流到内乳淋巴结。现在对乳晕下丛淋巴回流的方向尚存在争议。将标记有放射性核素 ^{99m}Tc 硫胶体注射到乳晕区,放射性核素定位在腋窝前哨淋巴结。一项关于乳晕下放射性核素注射和通向前哨淋巴管的详细研究显示,90% 为单个管道越过或侧向通过乳晕旁止于腋窝前哨淋巴结,有 75% 的第 2 条淋巴管经过乳晕,没有进入内乳淋巴链。

Suami 等研究了 14 例新鲜尸体的 24 个乳腺的淋巴回流,发现淋巴集合管平均分布于人体躯干上方内侧周围,最后注入腋窝淋巴结。横断面研究证实,当这些集合管到达乳房,其中有一些越过乳腺实质,另一些穿过乳腺实质。同时发现淋巴管的穿支,这些穿支在内乳动脉分支以外将其围绕,并最终注入同侧内乳淋巴管。有学者发现这些与我们目前已知的理论不符,可能部分解释为前哨淋巴结活检的假阴性率。

2. 腋窝淋巴结区 腋窝淋巴结作为乳腺原发肿瘤的主要局部传播途径,其外形解剖已被研究。腋窝淋巴结的解剖学排列有不同的分类。其中最详细的是 Pickren 分类,显示了肿瘤播散的病理解剖。腋窝淋巴结可分为尖群或锁骨下淋巴结,位于内侧至胸小肌;腋群沿腋静脉分布于胸小肌与胸外侧静脉腋窝段之间;胸肌间(Rotter)淋巴结沿胸外侧神经分布于胸大、小肌之间;肩胛群包括沿肩胛下血管分布的淋巴结;中央群位于胸大肌外侧缘后方和胸小肌下方(图 1-4)。其他群能够被识别,如外乳淋巴结位于腋尾,28% 的乳房可发现乳房内淋巴结,周围淋巴结位于上部的皮下脂肪及乳房外象限。

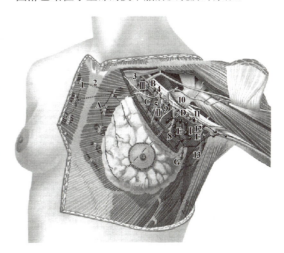

图 1-4 乳房淋巴结群和分类

1. 内乳动、静脉;2. 胸骨下的交叉回流到对侧内乳淋巴链;3. 锁骨下肌和 Halsted 韧带;4. 胸外侧神经(来自侧束);5. 胸肩峰静脉的胸支;6. 胸小肌;7. 胸大肌;8. 胸外侧静脉;9. 中胸神经(来自中束);10. 胸小肌;11. 正中神经;12. 肩胛下静脉;13. 胸肩峰静脉;A. 内乳淋巴结;B. 尖淋巴结;C. 胸肌间(Rotter)淋巴结;D. 腋静脉淋巴结;E. 中央淋巴结;F. 肩胛下淋巴结;G. 外乳淋巴结。第 I 水平淋巴结:外侧到胸小肌外侧缘;第 II 水平淋巴结:胸小肌后方;第 III 水平淋巴结:内侧端至胸小肌内侧缘。

为确定病理解剖和转移程度，另外一个可供选择描述转移的方法，就是将淋巴结分成不同水平。第Ⅰ水平位于乳房外侧到胸小肌外侧缘之间；第Ⅱ水平位于胸小肌后方；第Ⅲ水平位于胸小肌内侧端以内（图1-4）。这些水平只有在手术时给以标记才能准确识别。

在日本乳腺癌处理规范中，将乳腺所属淋巴结分为腋淋巴结、锁骨下淋巴结、胸骨旁淋巴结及锁骨上淋巴结。腋淋巴结与锁骨下淋巴结以胸小肌内侧缘为界（图1-5）。

3. **内乳淋巴结区** 内乳淋巴结位于胸骨旁肋间隙。淋巴结紧贴胸膜外脂肪内的胸廓内动脉，分布于肋间隙，如图1-4～图1-6所示。从第2肋间隙向下，内乳淋巴结被同一平面的横向胸肌薄层从

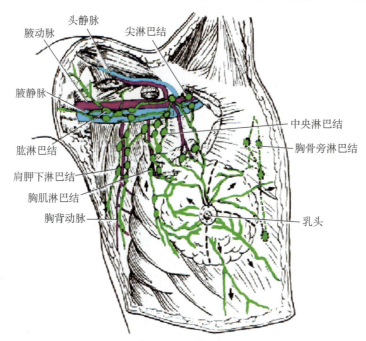

图 1-5 乳腺所属淋巴结

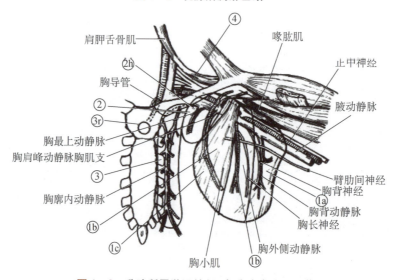

图 1-6 乳腺所属淋巴结（日本乳腺癌处理规范）

注：①腋淋巴结，1a：外侧群（臂淋巴结、肩胛下淋巴结）；1b：内侧群（中央淋巴结、胸肌淋巴结、胸肌下淋巴结）；1c：胸肌间淋巴结。②锁骨下淋巴结，2h：最上锁骨下淋巴结。③胸骨旁淋巴结，3r：胸骨柄后淋巴结。④锁骨上淋巴结。

胸膜分开。内乳淋巴链中淋巴结的数量,各家报道不一。淋巴结第1肋间隙和第2肋间隙沿乳房内血管的中央排列,88%的病例淋巴结位于第1肋间隙,76%的病例淋巴结位于第2肋间隙,而有79%的病例淋巴结在第3肋间隙沿血管周边分布。每一肋间隙淋巴结的患病率如下:第1肋间隙:97%;第2肋间隙:98%;第3肋间隙:82%;第4肋间隙:9%;第5肋间隙:12%;第6肋间隙:62%。Handley和Thackray、Urban和Marjani等对这一传播乳腺疾病的淋巴回流途径的病理解剖进行了描述。

在淋巴结转移的情况下,淋巴回流的生理路径可能会阻塞,此时可替代的回流途径变得非常重要。这些途径包括深部、胸骨下、对侧内乳淋巴链;浅部的交通支、肋间横向支和纵隔回流系统;通过腹直肌鞘到达膈下和腹膜下丛(Gerota路线)。最后一条途径使肿瘤直接播散到肝和腹膜后淋巴结。胸骨下交通支可以通过淋巴结放射性核素成像证实,而且可能对早期乳腺癌具有重要意义。

传统的乳腺癌根治术不仅要切除患侧全部乳房组织,因注入胸骨旁淋巴结的淋巴管通过胸大肌,要切除胸大肌;因胸小肌位于乳腺淋巴管注入腋淋巴结的路径上,还要切除胸小肌;更要将腋腔的全部脂肪组织和淋巴结彻底清扫;乳房内侧部的肿瘤尚需要清除胸骨旁淋巴结。这种术式将造成胸壁的明显畸形。由于手术切断了臂部大部分的淋巴管,术后常可继发上肢淋巴水肿。

二、组织形态学

(一)正常青春期乳腺腺体

Russo详细描述了青春期乳腺的发育,他把发育的乳腺视为生长和分化的导管,然后形成棒状末梢萌芽。成长的末梢萌芽形成新的分支、末梢及所谓的泡芽(图1-7)。泡芽随后分化为静止期乳腺的终末结构,德国病理学家称为腺泡(acines),Dawson称为小导管(ductule)。腺泡(alveolus)这个术语用于静止期分泌小体极为恰当,而腺泡(acines)适用于妊娠期、哺乳期完全发育成熟的分泌小体。

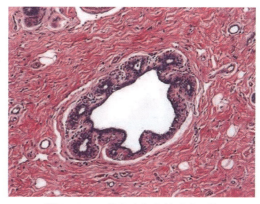

图1-7 正常青春期女性乳腺导管

注:可见始基小叶从母导管中出芽(HE染色)。

月经来潮后的最初数年,小叶开始发育。泡芽丛围绕终末导管,并形成Ⅰ型小叶(原始小叶),包含由两层上皮排列的约11个泡芽。青春期乳腺历时数年发生完全分化,如果妊娠中断,就不可能充分分化。

乳房纤维解剖的详细研究表明,有4种截然不同的小叶类型存在。前面提到的Ⅰ型小叶,是小叶的最早一代,月经初潮后即开始发育。Ⅱ型和Ⅲ型的转变是由于新泡芽继续分化而逐渐形成的。4种小叶类型的特征见表1-1和表1-2。

Russo等最近发现,侵袭性乳腺癌和常见乳腺癌病理类型的女性乳腺组织的结构类型与对照组正常组织不同。他们还发现,BRCA1或调节基因可能对乳腺小叶形成过程中的分型起作用,这只在上皮间质相互作用中可见。

表1-1 人乳腺小叶特征

分型	小叶范围 (mm²)	组成结构	组成结构范围 (×10⁻²/mm²)	组成结构数 (小叶)	组成结构数 (mm²)	细胞数(组成结构切片)
Ⅰ型	0.048±0.0444	腺泡蓓蕾	0.232±0.090	11.20±6.34	253.8±50.17	32.43±14.07
Ⅱ型	0.060±0.026	小导管	0.167±0.035	47.0±11.7	682.4±169.0	13.14±4.79
Ⅲ型	0.129±0.049	小导管	0.125±0.029	81.0±16.6	560.4±25.0	11.0±2.0
Ⅳ型	0.250±0.060	腺泡	0.120±0.050	180.0±20.8	720.0±150.0	10.0±2.3

表 1-2　DNA 标记指数测定的人乳腺末梢导管与小叶增生能力

结构	指数	结构	指数
末梢终端蓓蕾	15.8±5.2	Ⅲ型小叶	0.25±0.3
Ⅰ型小叶	5.5±0.5	末梢导管	1.2±0.5
Ⅱ型小叶	0.9±1.2		

（二）正常成年人乳腺腺体

未成熟乳腺的导管和腺泡由复层上皮排列而成，包括基底立方层和扁平表皮层。在青春期及随后的雌激素作用下，上皮增生为多层。腺泡上皮为单层立方或柱状，腺腔很小，腺上皮与基膜之间有肌上皮细胞。导管包括小叶内导管、小叶间导管和总导管（输乳管）。小叶内导管多为单层立方和柱状上皮，小叶间导管则为复层柱状上皮。总导管开口于乳头，管壁为复层扁平上皮，与乳头表皮相连续（图 1-8、图 1-9）。现已观察到 3 种腺泡细胞类型，即腺上皮（luminal）A 细胞、基底 B 细胞（主细胞）和肌上皮细胞。

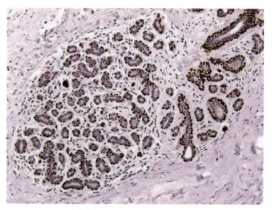

图 1-9　正常成熟女性乳腺小叶（P63 免疫染色）

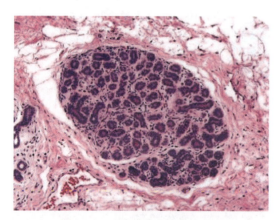

图 1-8　正常成熟女性乳腺小叶

注：小叶是乳腺的功能单位。它排成 2 个细胞层：内部细胞层和外部细胞层，后者在常规 HE 染色时不显色。

腺上皮 A 细胞（luminal A 细胞）是黑色的、内含核糖体的嗜碱性粒细胞。腺上皮细胞通过线粒体的膨胀、细胞间隙裂开而聚合在一起，在内腔形成萌芽。基底 B 细胞（主细胞）是乳腺上皮的主要细胞类型，镜下很清晰，有卵圆形的细胞核，无核仁。基底细胞与内腔连接处的膜上有突起的微绒毛，其胞质内的细丝与肌上皮细胞类似，表明它们向后者的方向分化。肌上皮细胞围绕腺泡和分泌乳汁的小导管排列成环状，呈星形。胞质含有直径 50～80 nm 的细肌丝，这些肌丝通过半桥粒附着于基底膜。这些细胞不受神经支配，但是受类固醇激素（泌乳素和缩宫素）的刺激。

第二节　乳腺生理学

一、胚胎及婴幼儿期乳腺的发生和发育

（一）胚胎期原始乳腺的发生

在人类胚胎发育的第 5 周，无论男女，胚胎腹面从腋部到腹股沟间的原始外胚层形成一对索状原始乳线。胸壁上的外胚层向周围间质内陷，随后上皮萌芽并分支。而这条乳线在胸部逐渐形成所谓的乳脊，其他部位的乳线则逐渐退化消失。若其他区域的乳线退化不全或原始乳线分散存在就会形成副乳，日后发育成腋下乳腺或副乳头，临床上见于 2%～6% 的女性。

在胚胎发育的第7~8周，乳腺原基增厚（乳脊期）并长入原始胸壁间质内（圆盘期），呈立体状三维增生（球状期）。在胚胎发育的第10~14周，其进一步向胸壁间质内生长，形成平脊（锥体期）。在胚胎发育的第12~16周，顶端的间充质细胞分化成乳头和乳晕内的平滑肌细胞。在胚胎发育的第16周，原始上皮细胞形成"乳芽"（乳芽期），随后伸展发育成15~25个条索状上皮性分支结构（分支期），这些条索状分支结构以后发育为分泌囊泡。之后，伴随着毛囊、皮脂腺和汗腺成分的分化，第二乳腺原基形成，但此时只有汗腺完全发育。我们通常认为乳腺实质是由汗腺组织发育而来的。另外，顶分泌腺发育并分化为乳头周围的蒙氏腺。这一阶段的原始乳腺发育是不受性激素或其他激素调节的。

在妊娠第3个月，胎盘性激素进入胎儿血液循环并诱导分支状输乳管原基进一步增殖并出现管腔（管腔期）。此过程从胚胎发育第20周持续到第32周。在此期间，原15~25条实质上皮分支变为15~25条乳腺导管结构，并合并成10条主要的乳腺导管和表皮周围的脂肪腺。胚胎发育第32~40周，乳腺实质开始分化，并伴随着富含初乳的小叶状、小囊泡状结构的发育而发育（终末囊泡期）。在此期间，乳腺的质量呈4倍增加，乳头乳晕复合体形成并开始有色素沉着。

（二）婴幼儿期乳腺的生理变化

在产后4~7天，无论男女，多数新生儿挤压乳头都会出现初乳（有时称为Witch's milk）。新生儿在3~4周时，由于胎盘激素的撤退，导致初乳分泌量下降。在儿童期早期，终末囊泡进一步导管化并通过再次生长和分支发育成导管结构。

出生后，男性乳房经历了最低程度的再生长，故仍为乳腺原基。而在女性受生殖激素的调控，乳房经历了全面的进一步发育。

（三）先天性乳腺发育异常

乳腺发育异常可能是单侧或双侧，涉及乳头、乳房或两者皆有。这些异常通常仅限于乳房，但也有报道称其和乳房以外的许多其他异常相关。最常见的异常为上肢和泌尿道的异常。

1. 异位乳腺 无论男性还是女性，最常见的乳腺发育异常就是异位乳房（伴或不伴异位乳头），又称副乳腺。异位乳头组织可能被误认为是色素痣。它可能发生在从腋窝到腹股沟间的索状原始乳线上的任何一点。文献报道异位乳腺的发生率差异很大。在一项前瞻性研究中，Mimoumi等发现异位乳腺的发生率为2.5%。Urbani和Betti评估了异位乳腺和肾及泌尿道形态异常之间的关系。结果表明，异位乳腺的患者肾及泌尿道异常的发生率明显增高。但这种观点还存在争议，许多相关研究并没有发现异位乳腺和肾异常之间有任何关系。异位乳腺组织大多发育不完善，偶尔也会发育成真正有哺乳功能的异位乳房（含异位乳头），但非常少见，一般发生在腋下。在妊娠期和哺乳期，异位乳腺会增大。

2. 先天性乳腺发育不全或缺失 乳腺发育不全是指乳腺处于低水平发育中或不发育。乳腺先天性缺失，又称为"乳房缺失"。当乳腺组织缺失但乳头存在时，称为"无乳腺畸形"。一些乳腺发育不全或者缺失与胚胎时期的发育缺陷或者遗传异常密切相关。例如尺骨-乳腺综合征，就是一组罕见的以肢体、顶浆分泌腺、毛发、生殖器、牙齿，以及异位乳腺、乳腺发育不全等缺陷为主的遗传综合征。

关于乳腺发育异常的描述有许多，综合分类如下：①单侧乳腺发育不全，对侧正常；②双侧乳腺发育不全且不对称；③单侧乳腺增生，对侧正常；④双侧乳腺增生且不对称；⑤单侧乳腺发育不全，对侧乳腺增生；⑥单侧乳腺、胸腔、胸肌发育不全（Poland综合征）。这些异常多数并不严重。最严重的畸形、缺如或明显乳腺发育不全在90%的病例与胸肌发育不全有关，但反过来并不成立。胸肌发育异常的女性中，92%乳腺正常。1/3以下的胸肌异常与肌肉缺失及同侧肋骨畸形有关。胸肌缺失、胸壁畸形和乳腺异常之间的关系由Poland在1841年首次发现。然而，对此关系的最初描述并没有指出伴随的手部异常（如蹼趾畸形、中指骨和皮肤边缘畸形），此种先天性综合征重新命名的合法性引起了一场值得斟酌的争议。

3. 先天性乳头缺失 乳头乳晕复合体的先天性缺失是一种罕见的疾病，通常与乳腺缺失及其他异常相关。

二、青春期乳腺的发育

受下丘脑-垂体门脉系统分泌的下丘脑促性腺激素释放激素的影响，女性青春期始于10~12岁。腺垂体前叶的嗜碱性粒细胞释放卵泡刺激素和黄体生成素。卵泡刺激素使原始卵泡成熟为囊状卵泡,后者可分泌雌激素,主要是17-雌二醇,这些激素可诱导乳腺和生殖器官的生长和发育。在月经初潮后的第1～2年,由于原始卵泡的成熟不会引起排卵及黄体期的出现,此时下丘脑-腺垂体细胞的功能是不完善的。由此可见,卵巢雌激素的合成可控制孕激素的合成。雌激素对成熟乳腺的生理效应是刺激导管上皮细胞纵向生长。终末导管也形成乳芽,后者促进乳腺小叶的进一步生长。同时,导管周围的结缔组织体积增大,弹性增加,血流和脂肪储备能力增强。这些初始的改变是由未成熟卵泡所合成的雌激素诱导的,但并未排卵,随后成熟卵泡排卵,黄体释放孕激素。这些激素相关的作用还不清楚。在实验性研究中,单纯雌激素就可以显著诱导导管增加,孕激素却没有相似作用。雌激素和孕激素一起导致乳腺组织导管-小叶-囊泡的完全发育。乳腺发育个体差异较大,这使得我们不可能将乳腺的组织学改变按年龄分类。我们将随着年龄增长的乳腺发育描述为外部形态学改变。Tanner将从儿童期到性成熟期乳腺的发育过程划分为5期,见表1-3。

表1-3　乳腺发育分期

分　　期	发　育　特　征
Ⅰ期 年龄:青春期前	青春期前,乳头微微隆起,无明显的腺体组织及乳晕色素沉着
Ⅱ期 年龄:(11.1±1.1)岁	乳晕周边出现腺体组织,乳房和乳头隆起似小山丘状
Ⅲ期 年龄:(12.2±1.1)岁	乳房和乳晕进一步增大,乳晕色素增多,乳房和乳晕仍在同一丘状面上
Ⅳ期 年龄:(13.1±1.2)岁	乳房进一步增大。乳头和乳晕在进一步增大的同时,在乳房上又形成一个小丘状隆起
Ⅴ期 年龄:(15.3±1.7)岁	成熟期乳房,乳房外形与成年期乳房相似

青春期男性乳房发育较女性晚,发育程度也较女性低,乳房变化轻微且不规律,发育期限也较短。有60%～70%的男性在青春期可见乳房稍突出,在乳头下可触及硬结如纽扣大小,轻微触痛,往往一侧较明显,或仅限于一侧,也有双侧均出现者,一般在1～2年后逐渐消退。如果体内性激素紊乱,可导致男性乳房肥大。其原因主要是体内雌激素、孕激素、睾酮等激素之间的平衡失调,即雌激素增加,雄激素减少,有效雌激素/睾酮(E2/T)的比值增大,乳腺组织对雌激素的反应过度敏感也是原因之一。青春发育期的乳房肥大(又称特发性乳房发育),亦称为原发性生理性乳房肥大。继发性病理性乳房肥大多见于成年后,是继发于某种疾病所引起的内分泌功能紊乱而导致的乳房肥大。

三、月经周期乳腺的生理变化

目前已经明确的是,正常乳腺的组织学随月经周期改变而改变。我们也观察到基质和上皮随月经周期出现的周期依赖性组织学变化。

在月经周期中,性激素水平的周期性变化可显著影响乳房的形态。月经周期的卵泡期,在卵泡刺激素和黄体生成素的作用下,卵巢分泌的雌激素水平增加,后者刺激乳房上皮细胞增殖,上皮细胞出现萌芽,细胞有丝分裂增加,RNA合成,细胞核密度增高,核仁增大,以及其他细胞器的变化,尤其是高尔基复合体、核糖体及线粒体的体积和数量增加。在卵泡期,月经中期雌激素的合成和分泌达到最大时,出现排卵,此为雌激素合成和分泌的第1个高峰。雌激素合成和分泌的第2个高峰在黄体期中期,即孕激素合成最多的时期。此时,孕激素诱发乳腺上皮发生变化,如乳腺导管扩张,滤泡上皮细胞分化为分泌细胞,部分呈单层排列。由于性激素和其他激素的综合作用,导致小叶内脂质小体形成和顶浆分泌。

乳腺上皮随着激素水平的变化间接由细胞内

的激素受体或跨膜酪氨酸受体所介导。已经证实正常乳腺上皮细胞中存在雌激素受体或孕激素受体。通过激素与特异性受体的结合、分子改变及形态特征，统一归因于生理学的变化。同样，膜受体也有调节泌乳素的作用。内源性雌激素的增加也会对乳腺的微循环产生类组胺样效应，导致月经来潮前3~4天乳腺血流增加，乳房体积平均增加15~30 cm³。月经前乳房胀大是由于雌、孕激素作用下小叶间水肿和导管-腺泡增生。随着月经来潮，血液中性激素水平急剧下降，上皮细胞的分泌活动开始衰退。

月经过后，组织水肿逐渐消退，上皮蜕变停止。月经后5~7天乳房体积达到最小。乳腺细胞生长规律的循环变化与月经周期中增期和黄体期的激素变化相关，这些变化可通过观察、测量细胞和核的参数来衡量，包括组织学类型、细胞形态、核形态、有丝分裂、氚示踪胸苷、影像流式细胞术（核面积、周围、界限波动、染色体粒度、污点强度）、增殖标记（Ki-67、增殖细胞核抗原、MIB-1）。

所做的观察大部分来自手术标本，通常为乳房异常的女性，或是来自尸检标本。大多数研究表明，在月经周期的后半阶段（黄体期），乳腺上皮细胞的增殖增加。

一项在手术切除的乳腺组织中进行氚示踪胸苷摄取的研究显示，高峰摄取在月经周期第22~24天的黄体期，与孕激素水平的增加和雌激素的第2个高峰相符。笔者认为雌激素的作用并不重要，因为排卵期前的雌激素高峰和氚示踪胸苷无关，所以雌激素和孕激素很少存在交互作用。

随后对雌激素和孕激素的作用进行了研究，将人体乳腺组织移植到裸鼠的皮下，应用雌激素后7天，观察到乳腺上皮细胞显著增殖，而雌激素和孕激素联合应用既没有增加也没有减少雌激素对乳腺上皮细胞的增殖作用。这些观察可以解释为什么在紧接排卵期雌激素高峰之后的黄体期细胞增殖增加。

四、妊娠期乳腺的生理变化

妊娠期，在黄体和胎盘性激素、泌乳素、绒毛膜促性腺激素的作用下，乳腺出现显著的导管扩张、小叶发育和腺泡发育（图1-10）。在实验性研究中可以观察到，雌激素和孕激素可通过减少下丘脑释放泌乳素抑制因子（PIF）而引起泌乳素的释放。人

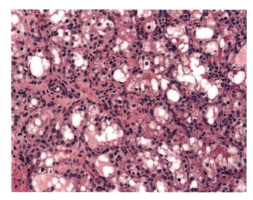

图1-10 哺乳期乳腺组织的形态学特征

注：小叶内的腺体增大、扩张，小叶内的间质减少，单个小叶上皮细胞中出现分泌小泡（HE染色）。

泌乳素在妊娠期也可逐渐释放，并刺激上皮的生长和分泌。在妊娠13周末之前，泌乳素缓慢增加，从妊娠14周开始增加，乳腺上皮开始合成蛋白。

妊娠第3~4周，在雌激素的作用下导管明显萌芽、分支，小叶形成。第5~8周时，乳腺的体积明显增大，浅表静脉扩张、充血，乳头和乳晕色素沉着加深。妊娠14~27周，在孕激素的作用下，小叶的形成超过导管的扩张。在泌乳素的作用下，腺泡分泌不含脂肪的初乳。妊娠28~40周，乳房体积的增加并非由于乳腺上皮的增生，而是因为充满初乳的腺泡不断扩张，以及肌上皮细胞、结缔组织和脂肪的增长。如果这些过程在妊娠16周后因早产中断，乳房还是可以泌乳的。

妊娠14周时，乳腺腺泡（而不是输乳管）失去腺上皮细胞表皮层。在此之前，与未孕女性一样，保留双侧结构。妊娠14周后，乳腺腺泡单层分化成初乳细胞层，腺泡周围集聚嗜酸性细胞、浆细胞和淋巴细胞。随着妊娠的继续，含有脱落细胞的初乳不断积累。初乳中可以发现淋巴细胞、圆细胞和脱落的吞噬细胞（泡沫细胞）群，这些统称为Donne微粒。

五、哺乳期乳腺的生理变化

产后胎盘泌乳素和性激素迅速撤退。在妊娠期，这些激素拮抗泌乳素对乳腺导管上皮的作用。伴随胎盘激素的骤然消失，性激素的黄体产物也消失，并在产后第4~5天达到最低水平，这时进入下丘脑-腺垂体系统的PIF减少。性激素对于乳腺成功哺乳及其生理性增长并非是必需的。

在生长激素、胰岛素和皮质类固醇激素存在的

情况下,泌乳素使乳腺上皮细胞从泌乳前状态转化为分泌状态。分娩后4～5天,乳腺腺泡和导管分泌物积累(图1-7),导致乳腺增大。最先分泌的是初乳,一种稀薄的、浆液性的黄色黏稠液体。初乳含有乳球蛋白,类似血清免疫球蛋白。这些免疫球蛋白的重要性尚不清楚,但母体的抗体可通过胎盘,传递被动免疫给子宫内的胎儿。初乳中含有的脂肪酸如癸二烯酸、磷脂、脂溶性维生素和乳球蛋白都具有相当高的营养价值。初乳分泌之后就是过渡乳和随后的成熟乳。

(一) 乳汁合成和分泌机制

泌乳素效应的发挥受乳腺上皮细胞膜受体的调控。泌乳素的释放依赖吸吮的维持和释放,促肾上腺皮质激素同样依靠此种机制分泌。乳腺细胞呈立方形,其行为依赖细胞内分泌物积累的程度。乳腺细胞核的 DNA 和 RNA 增加,丰富的线粒体、核糖体、粗面内质网及高尔基复合体也都明显增加。蛋白、脂肪和乳糖的合成途径与离子通道一样,都很活跃。一磷酸腺苷循环通过诱导 mRNA 和 tRNA 而发生改变,从而刺激乳汁的合成。泌乳素激活一磷酸腺苷循环诱导的蛋白激酶活性,从而导致乳汁蛋白的磷酸化。同时,增强聚合酶的活性和细胞转录。

1. **泌乳素和泌乳反射** 泌乳素由脑垂体前叶分泌,使乳腺细胞分泌乳汁。婴儿吸吮可刺激乳头的神经末梢,将此信息传到垂体前叶,使之产生泌乳素,其经血液输送至乳腺,分泌乳汁。

2. **缩宫素及其反射** 缩宫素由脑垂体后叶分泌,其除了能促使子宫收缩外,还能促使乳腺周围的肌细胞收缩。当婴儿吸吮乳头时,感觉冲动传到大脑,刺激脑垂体后叶分泌缩宫素。缩宫素经血液到达乳腺,使乳腺周围的肌细胞收缩,将腺泡内的乳汁压向导管,到达底乳窦,便于婴儿吸出。

3. **PIF** PIF 是一种多肽,若大量乳汁存留在乳房内,PIF 抑制泌乳细胞的分泌。若排空乳房 PIF 减少,乳房开始分泌更多的乳汁。

脂肪主要通过顶浆分泌的机制分泌,乳糖通过局部机制分泌,而蛋白的分泌是化合分泌的结果,离子通过扩散和主动转运进入乳汁。全浆分泌相对很少发生。随后的细胞外液在导管内稀释形成乳汁,包括蛋白-酪蛋白悬浮液、β-乳白蛋白、β-乳球蛋白、脂肪及乳糖-矿物质溶液。吸吮时分泌活性增强。由于乳化的脂质和酪酸钙的缘故,乳汁呈白色外观,而牛奶脂肪中的黄色与类胡萝卜素有关。

(二) 乳汁排出机制

乳汁通过吸吮排出需要积极喷射的帮助。乳头乳晕丛的感觉神经末梢在触觉刺激下,其冲动通过感觉神经由脊神经根传递到脊髓。在脊髓,冲动延迟通过背部、侧面和腹部束到达中脑和侧视丘下部。PIF 分泌抑制使垂体前叶的泌乳素释放。同时,垂体后叶室旁核以不同的途径合成缩宫素。沿着下丘脑-神经垂体束冲动传到神经垂体,刺激神经囊泡释放缩宫素。进入全身循环的缩宫素作用于乳腺肌上皮细胞,收缩和驱使乳汁从腺泡到达输乳管和乳窦。这些现象是缩宫素的特异性作用,而乳腺导管内 20～25 mmHg 的压力变化可能与血压峰值有关。缩宫素也作用于子宫和宫颈,促进其复旧。此作用可被宫颈扩张和阴道拉伸经上行传入神经通路所刺激(Ferguson 反射)。

正常的哺乳功能依赖于复杂的神经内分泌及其相互的作用。正确认识这些机制,对于理解异常和处理哺乳期问题十分必要。

六、绝经期乳腺的生理变化

围绝经期由于卵巢功能衰退导致上皮结构和基质退行性变。绝经后乳腺的变化同时涉及导管和小叶的数量。间质的变化最为显著,脂肪堆积增加,结缔组织持续退变。导管系统仍有残余,但小叶缩小、萎缩(图1-11)。性成熟期最后出现

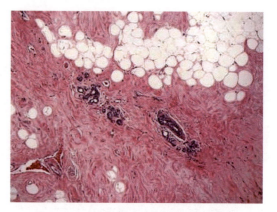

图1-11 绝经后女性的肥大乳腺组织

注:在纤维和脂肪组织中仅有少量的肥大导管和小叶(HE 染色)。

的结构最先发生退行性变。需要指出的是,乳房因脂肪组织增多沉积,使乳房体积非但不缩小反而增大。

综上所述,女性乳房在发生、发育过程中的变化主要受性激素的作用。它的生理活动由垂体激素、肾上腺皮质激素及性激素控制和调节,所在各期交替出现的增生、复原、退化的改变大致相仿,但改变的程度因人而异,甚至在同一个人不同部位的改变也不相同。一般来说,多数乳腺组织的发育异常发生在退化复原期。35~40岁时主要为乳腺小叶异常,40~50岁时为上皮细胞萎缩,46~50岁时多为导管囊状扩张,50岁后则为小乳管闭塞,血管消失,结缔组织玻璃样变性。乳房的囊性病变及乳腺癌也是如此。各种囊性病变主要发生在绝经后已发生退行性变的乳腺组织中,而乳腺癌则好发于脂肪或纤维组织。

第三节 乳腺发育的分子生物学调控机制

1998年,美国国家癌症研究院(National Cancer Institute,NCI)研究项目评论组发布了由Moses和Davidson博士撰写的摘要报告,名为"缜密计划,优先进行乳腺癌研究",阐明了"对于正常乳腺的生物学及发育遗传学的理解,阻碍了研究的进展……对于正常乳腺各个发育阶段更全面的理解,将成为乳腺癌的检测、预防和治疗研究继续发展的关键"。10年后,这种说法并没有失去其较强的说服力。

尽管目前有关大鼠乳腺发育和功能相关的新信息仍有报道,但对于人类乳腺的发育仍知甚少。庆幸的是,哺乳类动物和人类发育的分子机制都如进化一样,具有保守性。因此,从大鼠和小鼠实验中获得的信息可能有助于直接揭示人类乳腺发育的相关机制。

由于大鼠基因学及经典生物科技的力量,如将乳腺上皮细胞移植到清空的乳腺脂肪垫中,显著推动了大鼠乳腺发育的相关研究。尽管这些方法没有直接用于人类,但是独特的细胞培养技术及正常人乳腺上皮细胞异种移植物模型的成功建立,为研究人类乳腺发育的调控因子提供了新的方法。尤其是近来在小鼠和人类乳腺原始细胞的鉴别和分离方面取得了进步。

从野生型和经遗传修饰鼠乳腺,甚至是野生型与基因表达缺失的乳腺上皮细胞(mammary epithelial cell,MEC)的混合体乳腺中分离出上皮细胞和基质,用于乳房重建实验,从而帮助阐明旁分泌信号途径对于乳腺发育的重要性。本节重点讲述对乳腺发育至关重要的信号通路和细胞系方面取得的新进展。

近期,miRNA控制小鼠乳腺发育的相关研究发表在 Nature Genetics(《自然·遗传学》)上。文章指出,缺少负责miRNA 212与miRNA 132编码基因的小鼠,即使处于青春期,其乳腺也不再发育(图1-12)。

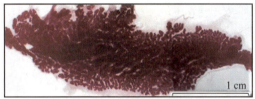
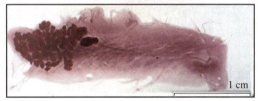

图1-12 含miRNA 212/132(上图)与不含miRNA 212/132(下图)的乳腺组织

注:在miRNA分子缺如时,乳腺组织(黑红色)不再生长(图片来源:马克斯·布朗学会生物物理化学研究所)。

一、胚胎期乳腺发育的分子生物学调控机制

生长因子介导的上皮-间质相互作用在胚胎和出生后的乳腺发育过程中,发挥了关键性作用。胚胎乳腺的发育和其他皮肤附属物,如压胚、毛发、毛囊等的发育过程是类似的,而乳腺原基的发育是上皮与间叶持续性相互作用的结果。

(一)"乳线"的形成

在胚胎发育的第10~11天,乳腺原基表现为在

躯干的两侧上皮增厚,称为乳线(milk streak, milk line)(图 1-13A)。乳线分子定义为 Wnt-10b mRNA 的表达。

(二) 基板的诱导

在大鼠,有 5 对外胚层基板或原基(在人类是 1 对)一起开始形成,并在一天之内这些基板形成鳞状上皮细胞,后者在形态学上与周围上皮截然不同。致密乳腺间叶细胞由 2~3 层排列紧密的成纤维细胞组成,并包裹正在发育的乳腺胚芽,后者在胚胎发育的第 13 天出现。间叶细胞的功能是维持上皮胚芽的生长和调控睾丸激素刺激下雌雄异型的发生。晚期较致密乳腺上皮细胞存在于将来的脂肪垫中,由前脂肪细胞构成。到胚胎发育的第 14 天,乳腺间叶细胞表达相对高水平的雄激素受体(图 1-13B)。在雄性小鼠,睾丸分泌的雄激素导致乳腺上皮胚芽活性减退。在雌性小鼠,原基继续缓慢生长到胚胎第 16 天,这时细胞增生加速,乳腺上皮的乳芽开始长入周围的脂肪垫,开口于乳头(图 1-13C)。出生时,连接乳头的主导管形成,其包含 12~15 个含导管上皮的小分支(图 1-13C),其存在于原基中直到出生(图 1-13F)。

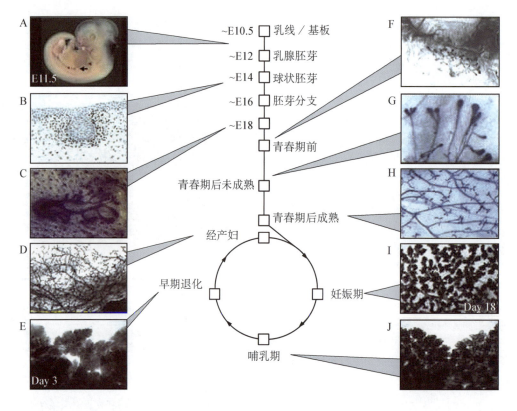

图 1-13 乳腺发育综览

注:示意图选择性展示了乳腺发育的分期。乳腺发育可分为线性期(胚胎发育的原始导管成熟)和与妊娠、哺乳、退化相关的循环期。A. 可确定胎儿 Wnt-10b 表达(原位杂交)的胚胎第 11.5 天的乳线和乳腺原基(箭头指向)。可见基板 3 和 4。B. 胚胎第 14 天的球状期。注意球周致密的乳腺间质和雄激素受体(见染色处)的优先表达。C. 胚胎第 18 天的胎儿乳腺原基呈现轻微的分支。D. 完全退化的经产妇乳腺。在形态上与成熟未婚女性的乳腺相似。E. 乳腺退化的早期(3 天),此时发生明显的细胞死亡,早期退化乳腺和哺乳期乳腺在形态上仅有轻微差异。F. 青春期前的乳腺表现为从出生到青春期的典型形态。G. 青春期后,未成熟乳腺呈明显的终末细芽和简单的分支模型。H. 青春期后,成熟乳腺表现完全分叉的导管和导管终末变钝的末端。I. 妊娠期(腺体来自 18 天的妊娠大鼠),腺泡很明显,但没有扩展。J. 哺乳期,腺泡很大并扩展,几乎完全充满了脂肪垫。

尽管调节胚胎乳腺发育的确切分子机制还有待阐释,但已经发现这个过程涉及越来越多的转录因子和局部生长因子。某些基因为乳腺发育所必需,转录因子 p63 便是最早发现的这些基因之一,它是 p53 基因家族的成员。P63 蛋白产物对于哺乳动物表皮的发育极为重要,p63 基因缺失的小鼠所有的复层扁平(鳞状)上皮细胞及其衍生物均缺如,包括乳腺组织。p63 由两种不同的启动子调控转录,从而导致 6 种不同的蛋白异构体出现,它们具有活性功能或显性失活。特定的 P63 异构体在诸多方面有着不同的作用,这不仅表现在维持上皮干细胞数目方面,而且其对于细胞分化和肿瘤也有一定意义。用一种能识别所有这些异构体的抗体,可发现早在胚胎第 16.5 天的乳腺胚芽中,p63 即有表达。同时在邻近上皮细胞的基底层也有表达。在胚胎发育的这一阶段,乳腺胚芽中也发现有角蛋白 14(keratin-14,K14)的表达。Np63 作为 p63 表达形式之一,可以调节细胞核内 β-连环蛋白(β-catenin)的表达,从而影响经典的 Wnt 信号通路。Tap63α 作为一种异构体,已经被报道能增加成纤维细胞生长因子受体-2(FGFR-2)的表达,这对乳腺基板的构成也是非常重要的,将在以后讨论。

胚胎间叶细胞和上皮之间的相互作用对胚胎乳腺发育至关重要,这种相互作用由 FGF 家族(如 FGF-10)及其受体酪氨酸激酶(FGFR-2b)介导。FGFR-2-Ⅲb 是 FGFR-2 的一个特殊异构体,在胚胎第 11~12 天的乳腺基板中有表达。若小鼠上皮细胞中的 FGFR-2-Ⅲb 受体表达缺失,或间叶细胞周围其配体 FGF-10 表达缺失,均可导致 4/5 的基板诱导缺失。集聚在乳腺萌芽周围的间叶细胞还表达 FGF-7,即 FGFR-2-Ⅲb 的另一种配体,但是缺失 FGF-7 的小鼠不会出现乳房缺陷。

应用报告基因的转基因小鼠(TOPgal)模型,通过表达 β-连环蛋白/T 细胞因子(TCF)调控的 β 牛乳糖报告基因,显示 β-连环蛋白信号传递。最早在胚胎第 10~11 天,即可检测到 β 牛乳糖阳性细胞,显示 Wnt 信号途径在乳腺胚芽形成过程中的重要性。Wnt-10b 及其下游靶点 Lef-1(Lef/TCF 转录因子家族成员之一)均是乳腺基板的早期标记。Lef-1 基因的缺失导致不能形成乳房,某些器官的发育依赖其诱导的间叶-上皮相互作用,而这些器官的发育也受到影响,如牙齿、胡须、头发等,这与 p63 无效基因胚胎类似。Wnt 信号途径的重要性还可以通过一种 Wnt 信号抑制剂 dickkopf-1 的表达来证实,它来自转基因鼠 CK14 的启动子,能导致乳腺胚芽的缺失。因此,Wnt 通过 β-连环蛋白的信号转导对于乳腺基板的形成十分关键。

研究表明,胚胎发育过程中若缺失 Gli3 的转录抑制功能,将导致乳腺基板 3 和 5 的形成障碍。对于基板 3,Veltmaat 等的简洁研究表明,Gli3 功能对早在胚胎第 10.5 天胎儿胸节的脊柱轴下出芽是必需的,其可以诱导 FGF-10 的表达。如上所述,表外胚层通过 FGFR-2b 受体接收 FGF-10 信号,并诱导乳线上 Wnt-10b 表达。缺失 Gli3 将导致 FGF-10 表达减少,与乳腺基板 3 对应的区域 Wnt-10b 诱导失败。因此,至少对于乳腺基板 3,Gli3 对于体节 MEC 的形成是必需的。但是,在上皮细胞自身早期基板生长中 Gli3 似乎并不是必需的。

(三)乳腺新芽的延伸和乳腺脂肪垫初期的扩展

上皮细胞与间叶细胞相互作用的信号途径涉及甲状旁腺素相关肽(PTHrP),它在胚胎发育第 11.5~18 天的萌芽上皮中表达,并且通过 G 蛋白偶联受体 PTHrPR1 作用于周围的间叶细胞,诱导密集的乳腺间叶细胞形成。小鼠若缺失任何一种配体或受体,乳房就会在接近胚胎第 15 天时停止发育,分支延伸失败。缺乏 PTHrP 信号导致乳腺上皮细胞回复至普通上皮细胞。乳腺上皮细胞和间叶细胞表达的配体与受体的相互作用可以调节信号途径,而这些信号途径对胚胎乳腺发育十分重要。

对后天乳房发育十分关键的还有雌激素受体(ER)和孕激素受体(PR),两者在胚胎乳腺均有表达。ER 的两种异构体,在胚胎第 12.5 天小鼠晶胚的乳腺间叶细胞中均可检测到,而 PR 则在乳腺胚芽的上皮细胞中表达。然而,目前还没有关于敲除 ER 或 PR 异构体会对小鼠胚胎乳腺表型有何种影响的报道。

(四)先天性乳腺发育缺陷的机制研究

1. **尺骨-乳腺综合征**　T-box 基因,为 TBX3 基因的自发性突变,可导致人类尺骨-乳腺综合征。这是一种显性发育异常,表现为前臂和顶浆分泌腺体的发育异常。TBX3 同源体缺失的小鼠突变型,也显示乳腺诱导的缺失,以及上肢和其他畸形。TBX3突变小鼠还缺乏Wnt-10b和Lef-1的表达,提示这一转录因子可能位于Wnt信号途径的上游。

2. **异位乳腺(副乳腺)** 异位乳腺(伴或不伴异位乳头)又称副乳腺,是常见的出生缺陷,有5%的人群会发生。多数病例属于偶发,但也有与遗传性相关的例子。奇怪的是,许多遗传形式伴有其他的发育异常,尤其是上肢和手指(足趾)的缺陷(并指或多指)、颅骨缺陷(唇裂、腭裂)及肾异常。一些遗传形式跟某些癌症(肾腺癌、Wilms瘤)的发生率增加有关。但偶发性或遗传性异位乳腺癌患者的特异性变异还不清楚。Simpson-Golabi-Behmel综合征由X-连锁基因引起,伴有磷脂酰肌醇聚糖-3(glypican-3,GPC3)的缺失,后者已知可以和胰岛素样生长因子-2(IGF-2)相互作用。

我们已经确定了许多异位乳腺的大鼠模型。神经调节蛋白-3(neuregulin-3,Nrg3)基因编码一种表皮生长因子(EGF)超家族的分泌型配体,其点突变不仅将导致乳腺基板3的高频缺失,还将引起多乳头。Nrg3在间质细胞表达,并通过与ErbB4受体结合从而将信号转导至表外胚层。某些其他的Nrg和ErbB受体以发育调控和空间限制模式也在胚胎乳腺和相关间质表达,这表明上皮和间质涉及信号网络的相互作用。

二、出生后乳腺发育的分子生物学调控机制

出生后乳腺的发育稍有不同,因为在此期间,它受全身类固醇激素和肽类激素的影响,同时也受局部生长因子的影响。本节着重叙述乳腺上皮细胞(MEC),以及上皮细胞和基质的旁分泌相互作用。出生后乳腺的发育由4个被紧密调控的阶段组成:导管形态发生(从第3~9周龄开始);妊娠期小叶和腺泡的增殖、分化;哺乳期合成、分泌乳蛋白和脂质;在断奶后分泌上皮细胞的复旧。每个阶段都依赖增殖、分化和凋亡的平衡。随着基因敲除和转基因小鼠模型的出现,激素、生长因子及细胞信号转导途径等在乳腺发育诸多阶段中的特殊作用逐渐清晰。

(一) 导管的形态发生

从出生到约3周龄,动物乳房的原始导管树随着体重的增加而缓慢地等比例增长(图1-13F)。3周龄时,导管树尚未到达腹股沟淋巴结,脂肪垫的前1/3尚未形成。此时如果切除内生上皮,将导致脂肪垫被清除,这样就为乳腺上皮细胞的移植提供一个特别的场所。

青春期开始(约3周龄)时,由于垂体和卵巢合成的雌激素、黄体酮和生长激素增加,使得血液循环中激素水平相应增高,从而导致原始导管上皮细胞迅速发育(图1-13G)。终端胚芽(terminal end bud,TEB)为多层棒状结构,其内细胞增殖和凋亡的平衡调节着导管的形态发生(图1-13G和图1-14)。

TEB由两种类型上皮细胞构成(图1-14A、图1-14B)。最外层是帽状细胞,与位于终端胚芽末梢部分的基膜紧密相连。帽状细胞是TEB的祖细胞,可以分化为前导管细胞(preluminal cell)和肌上皮细胞(图1-14C、图1-14D)。细胞增生主要发生在末梢细胞层(图1-14C、图1-14D)。帽细胞缺乏表达ER、PR和泌乳素受体(PrlR)及细胞间连接,因此没有极性。TEB最内层的细胞是体细胞,分化为导管上皮细胞类型。

体细胞可分为2个区域,即增殖区和凋亡区(图1-14A、图1-14C)。目前认为,体细胞最内层区域发生凋亡是主要机制,从而形成只有一层导管上皮细胞的中空导管(图1-13),Bim1、Bcl2、Ptch1也参与此过程。这3个基因的突变会导致接近TEB颈部细胞的不恰当阻截。8~9周龄时,这些导管延伸至脂肪垫的边缘,TEB消失,标志着导管形态发生的结束(尽管在某些大鼠腺体中还可以看到一些终末胚芽,图1-13H)。

原始的腺体仍保持相对静止,直到开始妊娠或给予外源性激素如雌激素或孕激素。应用三维细胞培养模型,在富含层黏连蛋白的人工细胞外基质(extracellular matrix,ECM)即Matrigel中,培养恶性或非恶性的乳腺导管上皮细胞,可能用于模拟导管腔的形成,并研究癌基因及介导的信号与细胞凋亡的规律。三维培养模型对于研究某一特定系统的信号途径提供了一种有价值的手段,但是其导管管腔形成的机制是否与实际导管形态发生相一致,仍需进一步明确。

(二) 局部生长因子和导管的形态发生

局部生长因子如EGF、IGF-1和转化生长因子-β(TGF-β)均受激素的调控,在导管形成过程中发挥关键作用,许多实验通过在紧靠TEB的乳腺脂

肪垫中放置生长因子的缓释剂来验证生长因子对乳腺的作用。这些实验利用重建的基因敲除和野生型上皮细胞和基质,如采用野生型围生期关键性 EGFR 敲除小鼠进行移植实验研究,通过此方法发现由基质 EGFR 介导的信号转导为导管发育所必需。

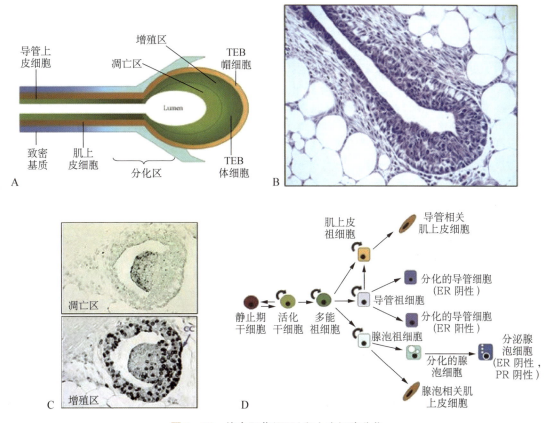

图 1-14 终末胚芽(TEB)和上皮细胞分化

注:A.终末胚芽和囊括在内的导管示意图。可见典型的细胞层。增殖区、凋亡区和分化区均可以辨认。B.终末胚芽的组织结构。C.凋亡区域(顶部)和增殖区域(底部)分别通过原位末端标记法(TUNEL 染色法)和溴脱氧尿苷流式细胞动力学检测方法(BrdU 染色法)进行鉴别(资料来源:Humphreys RC, Krajewska M, Krnacik S, et al. Development, 1996, 122:4013)。D.乳腺上皮细胞分化的假设模型。箭头标明了分化的过程,圆箭头标明了自我更新能力。

另外一个例子,即生长激素对乳腺基质中 IGF-1 表达的调节,后者可作用于乳腺上皮细胞的 IGF 受体(IGFR),这也证明了上皮细胞与基质间的相互作用。敲除 IGFR 会导致胚胎死亡,但是如果将胚胎发育第 17~18 天的关键性 IGFR 敲除小鼠的乳腺原基移植到野生型受体小鼠的缺失脂肪垫部位,发现 TEB 导管的生长和增殖可能需要乳腺上皮细胞中 IGFR 的表达。

一种新型的 Rho 蛋白——RhoGAP,即 P190-B,其活性和分布可能同时受整合蛋白和 IGFR 信号途径的调控。已有研究表明,RhoGAP 能够调节 IGF 信号转导通路,影响导管的生长。野生型和 P190-B 杂合型及敲除裸鼠的乳腺原基移植研究再次证明了 RhoGAP(P190-B)的重要性。这种作用至少部分归结于胰岛素受体底物分子(insulin receptor sustrate molecular, IRS),即 IRS-1 和 IRS-2。有趣的是,IRS-2 在 TEB 的帽细胞和体细胞都有表达,而 IRS-1 只在体细胞有表达。

采用未成年小鼠乳腺组织进行的研究表明,间质而非上皮的 ERα 是导管生长所必需的,这表明基质-上皮信号转导通路的重要性。然而,这些上皮重建实验是将野生型和 ERα 敲除小鼠(ERKO)的新生上皮和间质重组体移植到肾囊中完成的。已知雌激素能够增强 IGF-1 对 TEB 增殖和导管形成的刺激作用。ERα、PR 和 PrlR 在 TEB 的体细胞中均有表达，可能对上皮细胞直接表现出某些类雌激素效应。从成年 ERKO 或者野生型对照小鼠中分离获得乳腺上皮细胞（MEC），然后注射到 3 周龄雌性 ERKO 或野生型鼠的无上皮乳房脂肪垫中，结果显示间质和上皮 ERα 均为完整乳腺腺体发育所必需。但是，当给予小鼠大剂量的雌激素和孕激素后，基质的 ERα 足以引起完整的乳腺腺体生长，并且原始 ERKO 等位基因保持 ER 功能在某种水平。Mallepell 等利用一种新的缺乏 ER 功能的大鼠系实施了一系列简单的移植实验，证明雌激素可以通过旁分泌机制促使上皮增殖和成型，也明确阐释了乳腺导管形成对上皮 ERα 的绝对依赖。下游、双向调节因子似乎是 ERα 功能的必要旁分泌介导者。另外，已知雌激素能够增强 IGF-1 对终端胚芽增殖和导管形成的刺激效应。

TGF-β 是已知的另一种局部生长因子，它能介导腺体导管发育中上皮-基质的相互作用。当腺体基质中 TGF-βⅡ 受体隐性基因表达占优势时，可以引起乳腺上皮分支增多，说明 TGF-β 信号转导在分支形态形成中有重要的负性调节作用。另外有研究表明，TGF-β1 的活性受卵巢激素的调节。通过移植实验比较野生型和杂合型乳腺上皮细胞 TGF-β1 的表达水平，结果显示脂肪垫缺失者中杂合型 TGF-β1 表达降低 90%，这一生长因子以一种自分泌或旁分泌的方式抑制上皮细胞的增殖。最近的研究表明，TGF-β 能够防止 ER 表达细胞的增殖，后者在正常成年大鼠和女性是不增殖的。另外，调节导管延伸和单向分支的非常规 Wnt 家族成员——Wnt5a 与 TGF-β 之间的相互作用也有报道。

目前已发现一些涉及神经发育的信号通路在乳腺的发育中也起着重要的作用，例如，纺锤蛋白-1（netrin-1）和再生蛋白（neogenin）之间的相互作用。这两种分子最早被认为在神经系统轴突的引导中具有重要作用，现在发现它还与乳腺的形态形成有关。纺锤蛋白-1 在前导管的体细胞中有表达，它的受体再生蛋白则相应在 TEB 中邻近的帽细胞中有表达，其中任何一种基因的缺失都会造成 TEB 结构的变异。所以，在乳腺的形成过程中，纺锤蛋白-1 及其受体再生蛋白可能起着一种黏附作用，而非引导作用。最近研究也确立了 SLIT-2 的一个新角色——黏附信号，与纺锤蛋白-1 共同作用，在双层管形成过程中沿着导管产生细胞界限。

（三）乳腺腺泡的发育

妊娠可诱导乳腺分泌单元即腺泡的增殖，腺泡起源于导管的祖细胞（图 1-14D），经过不断增殖，最终占据整个间质脂肪垫（图 1-13I）。在妊娠早期，即胚胎第 3 天，便可以观察到导管上皮细胞的 DNA 合成速度最快，开始减慢前，在发育的腺泡中仍可见到 DNA 的高速合成。相比较而言，总数一定的乳腺上皮细胞，在妊娠早期的第 6 天可以看到明显的成簇腺泡的二、三级导管。至妊娠第 10 天，腺泡开始均匀地分布于导管系统。至妊娠第 18 天，乳腺上皮细胞约占所有细胞的 90%，整个脂肪层几乎被腺泡所填充（图 1-13I）。在增生的同时，通过测定乳蛋白合成基因，如 β-酪蛋白（β-casein）和乳清酸性蛋白（whey acidic protein，WAP）等，发现在妊娠中期腺泡便开始功能上的分化。

除了组织学特征和作为分化标记的乳蛋白基因外，3 种新型蛋白标记已经被确定，它们可以鉴别不同的乳腺 CK8/18 阳性管腔上皮细胞。钠-钾-氯共转运体 1（NKCC1）和水通道蛋白 5（aquaporin 5，AQP5）在未孕的小鼠乳腺导管上皮均有表达，但在妊娠小鼠乳腺导管细胞中没有发现 AQP5。有趣的是，在 TEB 中也发现了 AQP5 的存在。NKCC1 在未孕和妊娠小鼠乳腺导管细胞基底部和侧壁有表达，但这种表达在妊娠期间降低，在腺泡中检测出的含量很少。相反，Ⅱb 型磷脂酸钠载体（NptⅡb）首先在妊娠第 15 天和哺乳期乳腺腺泡细胞膜的顶端被发现。这 3 种载体为区分管腔上皮细胞的变化提供了新的标记，它们的抗体成为识别不同基因敲除小鼠乳腺表型非常有价值的试剂。

1. 乳腺腺叶腺泡发育中激素受体表型的重要性 孕激素和泌乳素是乳腺腺泡发育的主要递质。若缺乏泌乳素、泌乳素受体（PRLR 或 PR），可完全抑制腺泡发育和侧支导管的形成，但是并不显著影响主导管的生长和二级导管的形成。外源性的孕激素和泌乳素可以部分地刺激 ERKO 小鼠乳腺小叶的发育。两种不同的 PR 类型 PR-A 和 PR-B 源同一基因，在乳腺中均有表达。对 PR-A 或 PR-B 表达缺失小鼠的研究表明，仅 PR-B 就足以诱导正常的细胞增殖分化。

类固醇激素受体的空间分布对人类和啮齿目动物乳腺的发育至关重要。例如，尽管 PR 和 ERα 存在于 96% 的正常乳腺上皮细胞中，但增生细胞的 PR 和 ERα 为阴性。在成年未婚女性中，约 25% 的导管细胞类固醇激素受体阳性，这种分布可能是孕激素水平升高所引起的。泌乳素受体的分布也不均匀。因此,可以推测,ER、PR 和 PRLR 同时存在于同样的细胞。应用 PR 特异性抗体进行免疫染色,或采用原位杂交技术标记 PR mRNA,甚至最终应用特殊的 lacZ 基因报告小鼠直接观察 PR 启动因子的转录活性,这些均表明 PR 沿乳腺导管的不均匀表达,甚至可以在包埋的整个乳腺标本中观察到反映 PR 活性的 lacZ 阳性细胞分布。等焦距显微镜研究提示,PR 阳性细胞并不总是和增生的细胞直接相邻,通常是相隔不多于 2~3 个细胞,这提示旁分泌机制可能在调控乳腺上皮细胞增殖中发挥一定作用。关于 ERKO 和 PRLRKO 小鼠的分析研究提示,在导管上皮细胞的 ER、PR 和 PRLR 的表达中可能有一种自动调控途径。在特定的基因敲除小鼠中,类固醇激素和 PRLR 表型的破坏可以抑制乳腺腺叶腺泡的发育。

2. 乳腺腺叶腺泡发育的旁分泌递质 局部生长因子刺激邻近类固醇激素受体阴性、乳腺上皮细胞的增殖及促进正常乳腺腺叶腺泡的发育,需要乳腺导管中建立类固醇激素和 PRLR 的正确表型。PR 或 PRLR 敲除的表型结果很相似,提示它们的信号转导途径可能在下游的某一点相聚合。为支持这一假设,对这些敲除模型进行基因阵列研究,已经发现双调蛋白(amphiregulin,AR)、IGF-2、Wnt-4 和核因子 κB(NF-κB)配体(RANKL)的受体激活剂是这两条路径潜在的下游靶点。

EGF 家族成员在乳腺小叶发育中的重要性是在分析 TGF-α、EGF 和双调蛋白的 3 基因敲除鼠中发现的。在 3 个基因同时敲除的鼠腺体中,腺泡未分化,排列结构不良,乳蛋白基因表达减少。由于其他家族成员的代偿作用,这些单一家族成员的缺失所造成的影响很小。雌激素已经被证明可调节 TGF-α 的转录,孕激素却被证明可调节双调蛋白的表达。

IGF-2 也被证明是一种泌乳素诱导乳腺小叶发育的媒介,异常的 IGF-2 表达可以恢复 PRLR 阴性上皮细胞的腺泡发育,IGF-1 和 IGF-2 也在乳腺基质中表达,并部分代偿乳腺上皮细胞中 IGF-2 的缺失。CCAAT 增强子结合蛋白(CCAAT/enhancer binding protein,C/EBP)-P-缺失小鼠 IGF 信号轴的改变已经被观察到,这种改变在类固醇激素和泌乳素基因表达中显示出异常模式和乳腺小叶发育的缺陷。

许多其他转录因子,尤其是 GATA-3 和 Elf-5 也被证明可以调节导管上皮细胞。例如,GATA-3 已经被证明对导管上皮细胞的分化至关重要,而泌乳素调节的转录因子 Elf-5 对妊娠期建立分泌腺泡系是必须的。

(四)局部生长因子和细胞活素也是调节乳房腺体的细胞因子

断奶后乳腺上皮的 TGF-β3 mRNA 和蛋白迅速诱导调亡机制。将取自突变的 TGF-β3 缺失小鼠的新生乳腺组织移植到同源宿主,可观察到细胞死亡被抑制及乳汁淤积。通过调控 β-乳球蛋白激活的亲代抗生物皮肤生长因子(decapentaplegic,Dpp)同源体(Smad4),使转基因小鼠过表达 TGF-β3,并转移至细胞核内,可促进细胞凋亡。这些结果直接说明,在退化过程中,TGF-β3 是乳汁淤积诱导的局部乳腺因子,引起乳腺上皮细胞凋亡。

Janus 激酶(Jak)/Stat 途径的泌乳素调节作用,尤其是 Stat-5 的活化作用,对于哺乳期间乳腺的发育和乳汁蛋白基因表达的调节十分关键。在退化开始时,根据酪氨酸磷酸化作用和核异位;Stat 家族的另一个成员 Stat-3 显示明确活性,而 Stat-5 反而是抑制作用。这一转化似乎是被乳汁淤积所触发的,且不依赖于泌乳素水平的变化,提示其可能是受另外一种细胞因子调节。

(五)哺乳期乳腺发育的调节因素

Neville 等总结了哺乳激素的调节,将影响哺乳的激素分为两大类:一类是生殖激素,如雌激素、孕激素、泌乳素、胎盘泌乳素和氧化毒素;另一类是代谢激素,如生长激素、类固醇激素、甲状腺激素和胰岛素。这些激素都可影响乳腺发育和哺乳。例如,在妊娠末期由于孕激素的撤退,细胞紧密连接关闭,导致乳腺泌乳、分泌乳蛋白和液体等。有趣的是,PR 在哺乳期的乳腺中事实上并不表达,而是由刺激乳腺分泌的激素如胰岛素、泌乳素和糖皮质激素调控乳蛋白基因的表达。在哺乳期,缩宫素刺激乳腺肌上皮细胞使之收缩而排出乳汁。缩宫素的缺乏可减少腺泡的泌乳,导致发育不全,乳汁淤积,诱导细胞凋亡。甲状腺激素和生长激素也通过各自的直接和间接机制影响哺乳,如各自调控营养物质的摄取和增加基质中 IGF-1 的分泌。

作为哺乳期的关键调控因素,乳腺对营养物质的摄取已经被阐明,缺氧诱导因子-1α(hypoxia inducible factor-1α,HIF-1α)可以抑制乳腺腺体的分化和脂质分泌,最终导致哺乳期结束和乳汁成分的显著改变。这些影响的产生似乎部分是由于 HIF-1α 调控葡萄糖载体 GLUT-1 表达的需要。在哺乳期,糖酵解产生的能量和乳糖的合成需要有效的葡萄糖摄取。出乎意料的是,HIF-1α 的缺失似乎并没有影响妊娠期和哺乳期血管的密度。

第四节 展 望

基因工程鼠结合某些特殊信号途径的原位分析,对研究调控乳房发育的分子机制提供了新的认识。因此,我们现在可以更好地理解调控胚胎乳腺腺体发育的分子机制,以及体内激素和局部生长因子调控出生后乳腺腺体发育的分子机制。并不意外的是,许多机制似乎被保留于小鼠乳房和人乳房中。近期,在证实小鼠和人乳房中的干细胞功能方面的研究已经获得进展,发现两者存在许多相似之处。新技术如 RNA 干扰技术、活细胞多光子成像技术及高通量微阵列技术等,为未来大有希望的研究手段。根据乳腺癌出现变化的特定前体细胞类型和信号转导途径,有可能设计靶向治疗方案,这是未来乳腺肿瘤治疗的方向。

(贾晓青 柳光宇)

参考文献

[1] Brisken C. Hormonal control of alveolar development and its implications for breast carcinogenesis. J Mammary Gland Biol Neoplasia, 2002, 7(1): 39-48.

[2] Ciarloni L, Mallepell S, Brisken C. Amphiregulin is an essential mediator of estrogen receptor alpha function in mammary gland development. Proc Natl Acad Sci USA, 2007, 104(13): 5455-5460.

[3] Estourgie SH, Tanis PJ, Nieweg OE, et al. Should the hunt for internal mammary chain sentinel nodes begin? An evaluation of 150 breast cancer patients. Ann Surg Oncol, 2003, 10: 935.

[4] Grotto I, Browner-Elhanan K, Mimouni D, et al. Occurrence of supernumerary nipples in children with kidney and urinary tract malformations. Pediatr Dermatol, 2001, 40: 637.

[5] Heckman BM, Chakravarty G, Vargo-Gogola T, et al. Crosstalk between the p190-B RhoGAP and IGF signaling pathways is required for embryonic mammary bud development. Dev Biol, 2007, 309(1): 137-149.

[6] Mailleux AA, Overholtzer M, Schmelzle T, et al. BIM regulates apoptosis during mammary ductal morphogenesis, and its absence reveals alternative cell death mechanisms. Dev Cell, 2007, 12(2): 221-234.

[7] Mallepell S, Krust A, Chambon P, et al. Paracrine signaling through the epithelial estrogen receptor alpha is required for proliferation and morphogenesis in the mammary gland. Proc Natl Acad Sci USA, 2006, 103(7): 2196-2201.

[8] Masters JRW, Drije JO, Scanisbrook JJ. Cyclic variation of DNA synthesis in human breast epithelium. J Natl Cancer Inst, 1977, 58: 1263.

[9] Nathanson SD, Nachna DL, Gilman D, et al. Pathways of lymphatic drainage from the breast. Ann Surg Oncol, 2001, 8: 837.

[10] Oakes SR, Naylor MJ, Asselin-Labat ML, et al. The Ets transcription factor Elf5 specifies mammary alveolar cell fate. Genes Dev, 2008, 22: 581.

[11] Osborne M, Boolbol S. Breast anatomy and development. In: Harris JR, Lippman ME, Morrow M, Osborne CK. eds. Diseases of the breast. 4th ed. Philadelphia: Lippincott Williams & Wilkins, 2009.

[12] Robinson GW. Cooperation of signalling pathways in embryonic mammary gland development. Nat Rev Genet, 2007, 8(12): 963-972.

[13] Rusby JE, Brachtel EF, Michaelson JS, et al. Breast duct anatomy in the human nipple: three-dimensional patterns and clinical implications. Breast Cancer Res Treat, 2007, 106: 171.

[14] Russo J, Lynch H, Russo IH. Mammary gland architecture as a determining factor in the susceptibility of the human breast to cancer. Breast J, 2001, 7: 278.

[15] Soderqvist G, Isaksson E, Schowltz BV, et al. Proliferation of breast epithelial cells in healthy women during the menstrual cycle. Am J Obstet

Gynecol, 1997, 176:123.
[16] Stolier AJ, Wang J. Terminal duct lobular units are scarce in the nipple: implications for prophylactic nipple-sparing mastectomy. Ann Surg Oncol, 2008, 15:438.
[17] Strickland P, Shin GC, Plump A, et al. Slit2 and netrin 1 act synergistically as adhesive cues to generate tubular bilayers during ductal morphogenesis. Development, 2006, 133(5):823 – 832.
[18] Suami H, Weiren P, Mann GB, et al. The lymphatic anatomy of the breast and its implications for sentinel lymph node biopsy: a human cadaver study. Ann Surg Oncol, 2008, 15:863.
[19] Tanis PJ, Nieweg OE, Olmos RAV, et al. Anatomy and physiology of lymphatic drainage of the breast from the perspective of sentinel node biopsy. J Am Coll Surg, 2001, 192:399.
[20] Valdes EK, Boolbol SK, Cohen JM, et al. Clinical experience with mammary ductoscopy. Ann Surg Oncol, 2006, 23(suppl 5):9015 – 9019.

第二章

乳腺癌的流行状况及病因学研究

乳腺癌严重危害着女性的生命和健康,是全球女性最常见的恶性肿瘤。全球乳腺癌发病的分布状况显示,乳腺癌的发生与环境、生活方式密切相关。大量流行病学证据支持这样的观点:乳腺癌是可以预防的。营养干预是乳腺癌重要的一级预防措施,减少能量摄入,降低脂肪提供的能量,增加蔬菜、水果的摄入。绝经期后妇女控制体重,减少超重和肥胖对于控制乳腺癌也具有重要意义。

第一节 乳腺癌的流行状况

乳腺癌是全世界女性最常见的恶性肿瘤。据世界卫生组织国际癌症研究中心（International Agency for Research on Cancer, IARC）的最新估计,2012年全球女性乳腺癌新发病例达168万,占女性全部恶性肿瘤发病率的25.2%;52万女性因乳腺癌而死亡,占所有女性恶性肿瘤死亡率的14.7%,占所有女性死亡率的2.0%。

一、全球乳腺癌发病和死亡特征

（一）全球地理分布

乳腺癌的发病在全球的地理分布差异十分显著。多年来,乳腺癌一直在工业化程度高的发达国家处于高发状态,北美、西欧、北欧地区是全世界发病率最高的地区（表2-1）,非洲和亚洲地区发病率最低。据IARC估计,2012年全球乳腺癌新发病例中47.3%发生在发达国家,52.7%发生在发展中国家,发达国家的乳腺癌发病率是发展中国家的4.0倍,发病率最高的西欧地区的乳腺癌发病率是发病率最低的中非地区的10.2倍。

表2-1 世界主要地区女性乳腺癌发病和死亡情况（GLOBOCAN, 2012）

地区	发病率			死亡率		
	顺位	粗率(1/10万)	年龄标化率(1/10万)	顺位	粗率(1/10万)	年龄标化率(1/10万)
全世界	—	47.9	43.3	—	14.9	12.9
发达国家	—	124.1	74.1	—	30.9	14.9
发展中国家	—	30.9	31.3	—	11.4	11.5
东亚	10	36.0	27.0	15	8.9	6.1
东南亚	11	35.3	34.8	9	14.1	14.1
中南亚	14	25.3	28.2	13	11.8	13.5

续表

地区	发病率			死亡率		
	顺位	粗率(1/10万)	年龄标化率(1/10万)	顺位	粗率(1/10万)	年龄标化率(1/10万)
西亚	9	36.6	42.8	12	12.8	15.1
中东欧	6	79.2	47.7	4	31.2	16.5
南欧	4	125.9	74.5	3	34.3	14.9
西欧	1	166.9	96.0	1	38.5	16.2
北欧	2	153.6	89.4	2	35	16.3
东非	16	18.9	30.4	14	9.6	15.6
南非	12	34.9	38.9	10	13.7	15.5
中非	17	16.3	26.8	15	8.9	14.8
西非	15	25.0	38.6	11	12.9	20.1
北非	8	38.0	43.2	8	15	17.4
南美	7	57.1	52.1	7	15.8	14.0
中美	13	30.7	32.8	15	8.9	9.5
北美	3	144.5	91.6	5	27.5	14.8
大洋洲	5	102.4	79.2	6	23	15.6

注：表中顺位代表全球17个地区的乳腺癌发病率和粗死亡率从高至低的排列顺序。

世界上乳腺癌发病率最高的国家有：比利时（188.0/10万）、丹麦（185.4/10万）、德国（171.5/10万）、法国（166.6/10万）、荷兰（165.2/10万）、意大利（162.9/10万）、美国（145.6/10万）、瑞典（139.1/10万）、加拿大（134.1/10万）、新西兰（125.2/10万）、西班牙（106.6/10万）、以色列（103/10万）等，主要分布在欧洲、北美和大洋洲；新加坡（96.8/10万）、日本（85.9/10万）、俄罗斯（75.0/10万）、巴西（66.8/10万）等国的发病率中等；埃及（44.6/10万）、中国（28.6/10万）、印度（23.8/10万）、刚果（20.1/10万）、冈比亚（4.3/10万）等国的发病率较低；大多数非洲国家的发病率极低。发病率最高国家是发病率最低国家的44倍。

乳腺癌的全球地理分布差异巨大，可以用遗传因素、生活方式和环境暴露因素的不同来解释。移民流行病学研究显示，发病率低的地区女性移民到发病率高的地区，其后代（2~3代）的乳腺癌发病率与当地女性已基本接近，提示环境因素和生活方式是地理分布差异产生的重要影响因素。最新发表的一篇关于乳腺癌移民流行病学的综述（Andreeva，2007）对1971~2005年在16个国家进行的79项女性乳腺癌与移民关系的研究进行了系统性回顾，认为无论是在移民前还是移民后，环境和行为因素都会影响乳腺癌的发生。

据IRAC估计，2012年全球乳腺癌死亡病例中，37.9%发生在发达国家，62.1%发生在发展中国家，发达国家的乳腺癌死亡率是发展中国家的2.7倍，而发展中国家乳腺癌死亡的绝对数量更多。世界各地乳腺癌死亡率的高低与发病率水平并不完全一致，发病率较低的部分非洲地区死亡标率反而较高（表2-1），这是因为癌症死亡率除了受发病率影响以外，还受临床诊断、治疗和康复水平的影响。

（二）年龄分布

乳腺癌罕见于青春期女性，在育龄期也不常见，但到了45岁左右发病率随着年龄的增长迅速增高，全球约70%的乳腺癌病例发生在45岁以上。

世界各地乳腺癌发病年龄分布模式也存在显著差异，反映出不同年龄段女性乳腺癌危险因素作用的不同。比较各地乳腺癌年龄别发病率曲线，大致可以分为3种类型：①以北美为代表的持续增长型，发病最高峰出现在65岁后的老年人群，西欧、北欧、南欧、南美、中美、西亚和南非地区均表现出类似特征；②以东欧为代表的平台维持型，发病最高峰往往出现在55~64岁，65岁后发病率开始降低，但程度不明显是重要的特征，大洋洲、中南亚、东非和中非地区表现出类似特征；③以东亚为代表的逐渐下降型，发病最高峰提前到45~54岁，55岁后发病率逐渐降低，下降幅度一般也较大,但在60~69岁有小幅上升,具有类似特征的还有东南亚、西非和北非地区(图2-1)。3种类型的差异基本聚焦在女性绝经期及绝经后发病水平的变化。

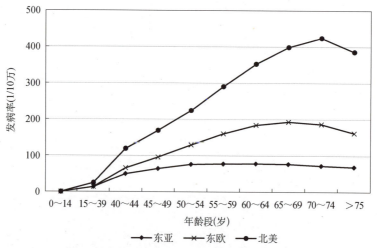

图2-1 世界女性乳腺癌发病年龄分布模式主要类型(GLOBOCAN,2012)

(三) 人种分布

全球乳腺癌地理分布的差异,还混杂着人种分布不同的影响。在种族多样化最典型的美国,白种人的乳腺癌发病水平最高,黑种人次之,多为黄种人的亚裔人群最低;年龄分布类型上,白种人属于典型的持续增长型,亚裔人群则属于平台维持型,黑种人介于两者之间,更倾向于持续增长型(图2-2)。

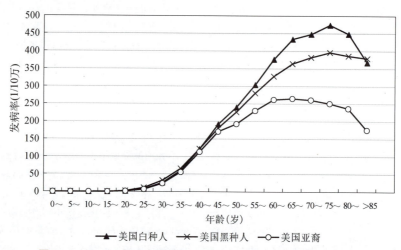

图2-2 2000~2008年美国不同人种女性乳腺癌年龄别发病情况

二、中国乳腺癌发病和死亡特征

乳腺癌也是中国女性最常见的恶性肿瘤之一。从世界范围看,中国女性乳腺癌的发病和死亡水平较低。根据IARC的估计,2012年中国女性乳腺癌标化发病率和标化死亡率大致均为发达国家平均水平的1/3,分别约为发展中国家平均水平的2/3和1/2。但由于中国人口基数大,中国仍是乳腺癌大国。

根据中国肿瘤登记数据显示,2011年中国新发女性乳腺癌病例约24.9万,发病率37.86/10万,世界标化率26.65/10万,0~74岁累积发病率2.87%,位居女性癌症发病首位。其中城市地区新发病例约15.8万(63.6%),农村地区约9.1万(36.4%),不同年龄段城市地区发病率和累积发病率均高于农村,差异明显,30岁后发病率随着年龄增长快速增加,55岁达到高峰,为90.64/10万,之后随着年龄增长逐渐下降。

2011年中国女性乳腺癌死亡病例约6.0万,死亡率9.21/10万,世界标化率6.38/10万,位居女性死亡第6位。城市地区死亡病例、死亡率与世界标化率均高于农村地区。城市地区的年龄别死亡率相对较高,60岁后城乡死亡率差异较为明显。

2013年中国女性乳腺癌新发病例和死亡病例分别增加至27.88万和6.46万。2015年新发病例人数有所下降,为26.86万,死亡病例增加至6.95万。中国几个主要肿瘤登记点的资料显示,北京、上海等大城市的女性乳腺癌发病率和死亡率比林州、启东等农村地区均高出2~3倍。

三、全球乳腺癌的流行变化趋势

从近30年全球乳腺癌的流行变化趋势来看,每年乳腺癌的新发病例数从1980年的57万上升至2012年的168万,绝对数量上升了1.49倍。乳腺癌在全球的上升趋势与暴露于乳腺癌危险因素的女性数量增多、人口老龄化及各年龄组发病率的上升有关。

20世纪70年代至90年代,世界上大多数国家和地区的乳腺癌发病率上升了30%~40%,尤以50岁以上女性的发病率上升最为显著。去除人口年龄结构的影响后,与20世纪70年代相比,乳腺癌标化发病率上升最快的地区是日本、新加坡等亚洲国家,居住在美国的亚裔人群和西班牙等南欧国家,上升幅度达到每年3%~5%。而发病率最高的北美国家和部分地区及欧洲部分国家则正相反,上升幅度最小。最近20多年来,部分国家的乳腺癌发病率的上升势头趋缓(图2-3),如美国1980~1987年

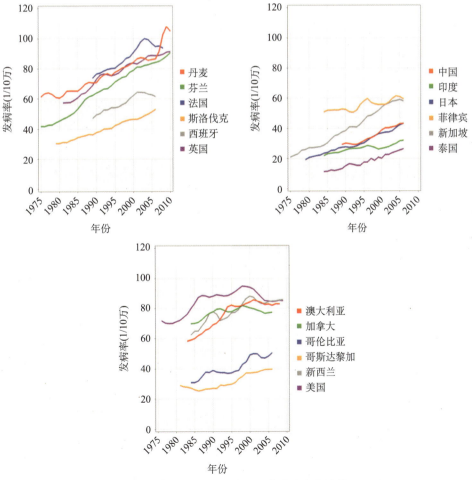

图2-3 部分国家女性乳腺癌标化发病率变化趋势(WHO)

乳腺癌的发病率大幅上升，而1987～2002年升幅明显减缓。这些变化使得全球乳腺癌发病的分布差异正逐步缩小。

乳腺癌是亚洲女性发病第一位的恶性肿瘤，其特点是发病率在国际上居中等水平，但增长趋势明显，死亡率相对较高。特别是在亚洲的发展中国家，如亚美尼亚（36.7/10万）、格鲁吉亚（23.3/10万）、以色列（25.4/10万）等国的乳腺癌死亡率居全球最高之列。在亚洲乳腺癌新发病例中，年轻女性的比例较高，45岁以下病例占30%。预计到2035年，亚太地区女性乳腺癌的发病数将比2012年上升51.3%，死亡数上升63.1%。

值得注意的是，一些发达国家的乳腺癌死亡水平已在20多年前发生转折，由持续上升转为显著下降。近年来，在英国、美国、加拿大等国女性中观察到乳腺癌死亡率有明显下降的趋势，而日本和韩国等亚洲国家的乳腺癌死亡率一直持续快速上升，与西欧和北美的差距越来越小（图2-4）。根据英国和美国1987～1997年10年间持续下降的幅度，到2000年20～69岁女性乳腺癌死亡数估计降低25%。各国乳腺癌的死亡率趋势分析显示，北美和西欧的代表性国家，如美国、英国的乳腺癌死亡率在1990年之前持续上升并在该年达到巅峰，之后呈现逐渐下降趋势；瑞士、荷兰、德国、丹麦、挪威和爱尔兰等国在随后的5年内相继出现了同样的转折，北欧地区女性乳腺癌死亡率下降了25%～30%，美国女性乳腺癌死亡率从最高点1989～2015年下降了39%。乳腺癌死亡率的下降，主要归功于筛查普及和健康意识提高带来的早期诊断率提高，以及治疗效果的改善。

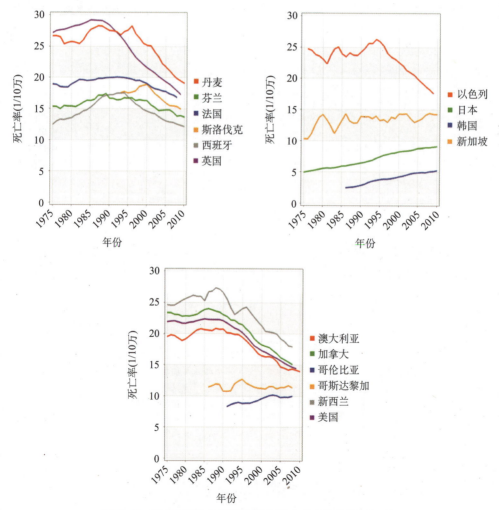

图2-4　部分国家女性乳腺癌标化死亡率变化趋势（WHO）

四、中国乳腺癌的流行变化趋势

自20世纪90年代后,中国乳腺癌发病率和死亡率迅速上升,大城市10余年的上升幅度达20%~30%,而相对发病率较低的中小城市和农村地区增长速度更快(表2-2)。一项对4个肿瘤登记地区女性乳腺癌发病率和死亡时间趋势的分析发现,1988~2007年,北京和上海2个城市地区与林州和启东2个农村地区相比,女性乳腺癌发病率和死亡率变化显著。4个地区的发病率均明显上升,且农村地区上升趋势更明显;死亡率则表现为2个城市地区没有上升,而农村地区林州的死亡率呈现明显的上升趋势,启东的死亡率没有表现出上升趋势。

表2-2 中国主要肿瘤登记点1988~2007年女性乳腺癌发病率和死亡率的变化

登记点	年份	发病率			死亡率		
		粗率 (1/10万)	标化率 (1/10万)	变化率 (%)	粗率 (1/10万)	标化率 (1/10万)	变化率 (%)
北京	1988~1992	27.7	23.4	107.9	9.1	7.4	37.4
	1993~1997	33.7	24.6		8.7	6.0	
	1998~2002	45.0	29.0		9.8	6.1	
	2003~2007	57.6	35.5		12.5	7.2	
上海	1988~1992	35.0	26.5	96.0	11.4	8.0	56.1
	1993~1997	41.9	28.9		13.1	8.2	
	1998~2002	54.9	35.2		14.8	9.0	
	2003~2007	68.6	38.4		17.8	8.6	
天津	1988~1992	29.3	24.6	56.7	6.3	5.2	128.6
	1993~1997	33.7	25.0		6.9	5.1	
	1998~2002	45.9	30.0		14.4	9.3	
	2003~2007	NA	NA		NA	NA	
武汉	1988~1992	17.7	16.1	127.1	6.5	6.0	35.4
	1993~1997	22.1	18.1		7.2	6.0	
	1998~2002	27.0	21.2		8.7	6.9	
	2003~2007	40.2	30.3		8.8	6.5	
嘉善	1988~1992	9.3	8.5	279.6	5.9	5.2	57.6
	1993~1997	11.7	9.2		5.3	4.2	
	1998~2002	21.0	14.9		7.6	5.4	
	2003~2007	35.3	22.4		9.3	5.9	
启东	1988~1992	12.8	11.2	76.6	7.1	6.1	18.3
	1993~1997	8.7	7.7		5.0	4.3	
	1998~2002	16.9	11.7		7.8	5.2	
	2003~2007	22.6	15.4		8.4	5.6	
磁县	1988~1992	3.2	3.9	287.5	2.5	3.0	64.0
	1993~1997	6.8	7.4		2.6	2.9	
	1998~2002	8.5	9.4		3.5	3.9	
	2003~2007	12.4	13.2		4.1	4.7	

续表

登记点	年份	发病率			死亡率		
		粗率 (1/10万)	标化率 (1/10万)	变化率 (%)	粗率 (1/10万)	标化率 (1/10万)	变化率 (%)
长乐	1988~1992	4.6	5.4	178.3	2.8	3.4	92.9
	1993~1997	6.5	7.4		4.3	5.0	
	1998~2002	10.0	9.6		4.2	4.2	
	2003~2007	12.8	10.7		5.4	4.3	

注：变化率(%)是2003~2007年比1988~1992年粗发病(死亡)率上升(下降)的百分率。

由于中国开展全死因和癌症登记工作的地区较少，缺乏连续性的有代表性的全国肿瘤发病登记资料。根据中国3次全死因回顾性调查资料结果的比较，中国女性乳腺癌的标化死亡率自20世纪70年代的3.74/10万，上升到2004~2005年的5.08/10万，升幅为36.10%，城市女性乳腺癌标化死亡率上升幅度(42.23%)比农村(24.64%)高。2004~2005年35~69岁各年龄组死亡率均比前两次调查结果有不同程度的上升，其中以50~54岁年龄组死亡率增长最多，2004~2005年比1973~1975年上升80.20%，比1990~1992年上升77.67%(表2-3)。

表2-3 中国3次死因回顾抽样调查女性乳腺癌死亡情况比较

死亡指标	1973~1975年	1990~1992年	2004~2005年
全国			
粗死亡率(1/10万)	2.95	3.53	5.90
中标率(1/10万)	2.88	2.99	3.97
世标率(1/10万)	3.74	3.84	5.09
死因构成(%)	4.65	4.41	5.90
死因顺位	7	7	6
粗死亡率环比增长(%)	—	19.66	67.14
中标率环比增长(%)	—	3.82	32.78
城市			
粗死亡率(1/10万)	3.54	5.31	8.05
中标率(1/10万)	3.42	3.98	4.91
世标率(1/10万)	4.46	5.15	6.35
死因构成(%)	5.11	6.38	7.18
死因顺位	7	6	5
粗死亡率环比增长(%)	—	50.00	51.60
中标率环比增长(%)	—	16.37	23.37
农村			
粗死亡率(1/10万)	2.74	2.91	4.80
中标率(1/10万)	2.69	2.59	3.42
世标率(1/10万)	3.49	3.31	4.35

续表

死亡指标	1973~1975 年	1990~1992 年	2004~2005 年
死因构成(%)	4.46	3.69	5.12
死因顺位	7	8	6
粗死亡率环比增长(%)	—	6.20	64.95
中标率环比增长(%)	—	−3.72	32.05

一项基于中国 22 个肿瘤登记点资料的趋势分析显示，2000~2013 年，中国女性乳腺癌标化发病率以平均每年 3.5% 的速度上升，标化死亡率平均每年上升 1.0%。

以上海为例，乳腺癌是上海女性中发病率最高的恶性肿瘤，2013 年全市新诊断女性乳腺癌 4 891 例，粗发病率为 68.08/10 万，其中市区达到 79.74/10 万。1973~2013 年上海市区女性乳腺癌发病和死亡水平均持续上升(图 2-5)，1973 年乳腺癌在上海女性癌症发病顺位中居第三，自 1989 年上升至首位后一直保持至今。一项长达 40 年的乳腺癌发病、死亡趋势研究显示，1973~2012 年，上海市区年龄标化发病率上升了 141.2%，平均每年 2.96%；年龄标化死亡率上升相对缓和，为 26.6%，平均每年仅 0.87%。进一步分析其中的年龄、时期、出生效应发现，队列效应对于发病、死亡的趋势变化影响最为显著，尽管死亡率总体仍在上升，但 1960 年后出生的女性乳腺癌患者死亡率呈下降趋势。

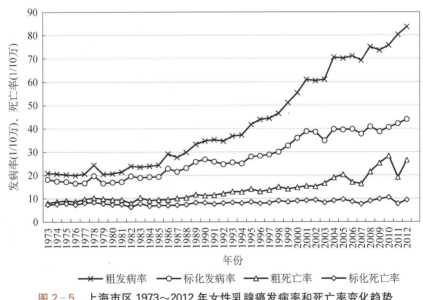

图 2-5　上海市区 1973~2012 年女性乳腺癌发病率和死亡率变化趋势

比较 1973~2007 年上海市区女性乳腺癌年龄别发病率曲线，可以发现 35 岁后发病率明显上升，35~80 岁的各年龄段发病率随着时间推移呈现显著上升态势。年龄别发病曲线整体趋向于平台维持型，在 1998~2002 年出现了 40~59 岁和 70~74 岁两个发病高峰，即 60~69 岁发病率下降，形成了颇具特色的双峰模式(图 2-6)。随着平台进一步抬升，2008~2012 年的发病率曲线双峰依然存在，但第 2 个发病高峰年龄提前至 65~69 岁。

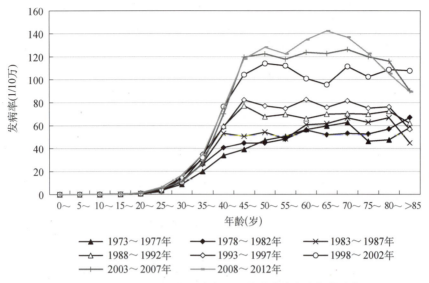

图 2-6 1973~2012 年上海市区女性乳腺癌发病年龄分布

五、乳腺癌的病理分布特征

(一) 组织学类型分布

乳腺癌起源于乳腺各级导管和腺泡上皮,由腺上皮增生到不典型增生而逐步发展为原位癌、早期浸润癌至浸润性癌。不同级别的导管发生的癌变,其组织类型常常不同。乳腺癌中 95% 以上是恶性上皮性肿瘤,乳腺肉瘤十分少见。

肿瘤登记资料可以显示不同人群中乳腺癌病例的组织学类型分布。按照 WHO 的国际疾病分类标准肿瘤学分册(ICD-O-3)分类,去掉分型不详的病例后,美国和中国上海的肿瘤登记资料显示(表 2-4),浸润性导管癌占绝大多数,在美国亚裔人群高于黑种人,黑种人高于白种人,而上海的分布与美国亚裔人群接近。其他组织类型,除了髓样癌之外,在美国各人种中的比例均<5%。上海地区其他组织类型也都较罕见,均<5%。

表 2-4 美国和中国上海 2008~2012 年乳腺癌病例病理组织学分型比例(n,%)

分型	中国上海			美国 SEER		
	全市	市区	郊区	白种人	黑种人	黄种人
浸润性导管癌	16 680(87.0)	8 919(86.2)	7 761(87.9)	193 423(82.9)	26 409(83.9)	21 048(86.6)
黏液腺癌	599(3.1)	356(3.4)	243(2.8)	4 519(1.9)	638(2.0)	600(2.5)
髓样癌	544(2.8)	334(3.2)	210(2.4)	23 376(10.0)	2 532(8.0)	1 465(6.0)
乳头状腺癌	436(2.3)	232(2.2)	204(2.3)	1 915(0.8)	405(1.3)	275(1.1)
其他腺癌	466(2.4)	254(2.5)	212(2.4)	4 930(2.1)	621(2.0)	395(1.6)
其他类型	452(2.4)	251(2.4)	201(2.3)	5 270(2.3)	875(2.8)	510(2.1)
合计	19 177(100.0)	10 346(100.0)	8 831(100.0)	233 433(100.0)	31 480(100.0)	24 293(100.0)

(二) 诊断时期别分布

乳腺癌诊断时的分期不仅是乳腺癌个体治疗方法选择的重要依据,也是评价乳腺癌筛查和早发现的重要指标。根据 SEER 数据库,美国乳腺癌 I 期患者比例为 45.1%。中国多中心临床资料显示,部分城市和农村地区乳腺癌患者诊断时 I 期的比例仅为 15.7%。上海人群肿瘤登记资料和上海乳腺癌队列研究以人群为基础,一定程度上反映了我国医疗资源较好的大型城市的情况，Ⅰ期乳腺癌比例为25%~35%（表2-5）。

表2-5 乳腺癌患者诊断时的分期比例（%）

分期	上海人群肿瘤登记资料（2009~2011）	上海乳腺癌队列研究（2002~2004）	多中心医院临床资料（1999~2008）	SEER（2005~2007）
Ⅰ	26.4	34.6	15.7	45.1
Ⅱ	32.9	45.5	44.9	31.8
Ⅲ	9.2	15.2	18.7	12
Ⅳ	5.5	0	2.7	4.8
NOS	25.8	4.7	18.0	6.5

（三）分子分型分布

乳腺癌的分子分型与其临床病理特征、疾病转归、患者预后和治疗反应密切相关，各类分子分型的分布状况有助于从人群角度更好地认识疾病。

近年来不同国家和地区报道了几项大样本的乳腺癌分子分型分布的研究结果（表2-6），包括医院来源的病例研究和以人群为基础的研究。这些研究结果表明，女性乳腺癌分子亚型中，腔面A（luminal A）型占绝大多数，为40%~70%，腔面B（luminal B）型占10%~20%，三阴性乳腺癌（triple negative breast cancer，TNBC）占15%~20%，HER-2过表达型占5%~15%。

上述分子分型是基于雌激素受体（ER）、孕激素受体（PR）和HER-2/neu受体的状态来决定的。随着检测技术的进步，TNBC还能够根据CK14或CK5/6进一步细分出基底样型（basal-like），在年轻乳腺癌患者中比例更高，容易出现早期复发和脑、肺转移。但是度过了早期较凶险的数年后，长期生存表现较好。对乳腺癌分子分型的深入认识有助于更精准地开展靶向治疗。

表2-6 女性乳腺癌分子分型分布（%）

研究者（年份）	腔面A型	腔面B型	HER-2过表达型	基底样型	正常乳腺样型	样本量	对象来源
Cheang（2008）	70.1	5.9	6.9	9.0	8.1	3 744	加拿大
O'Brien（2010）	60.1	11.4	5.4	13.8	9.4	631	美国白种人
	47.5	7.7	7.5	22.8	14.5	518	美国黑种人
Yang（2007）	68.7	6.0	7.6	11.8	6.0	804	波兰
Kim（2006）	44.5	7.9	17.1	14.7	15.9	776	韩国
Zhao（2009）	55.8	13.2	12.5	18.5	—	1 820	中国

六、乳腺癌的生存情况

恶性肿瘤的生存资料，特别是人群基础癌症生存率的研究资料，可以全面评估恶性肿瘤预防控制、诊断治疗和康复的水平。随着全球在乳腺癌筛查和治疗上取得的巨大进步，虽然乳腺癌发病数每年还在增长，但其生存率相对较高，且近年来有明显提高。

早在19世纪60年代开始，一些发达国家已经开始提供全人群的癌症生存数据。迄今，世界范围内多个国家已经开展以人群为基础的癌症生存率研究，并定期向全世界公布。近期，著名的世界癌症生存项目CONCORD研究发表了2000~2014年期间诊断的来自66个国家298个登记点共6 422 553例乳腺癌病例的观察结果（图2-7）。2010~2014年期间的女性乳腺癌年龄标化5年净生存率在25个国家达到了85%以上，其中澳大利亚和美国分别为89.5%、90.2%；在12个国家为80%~84%，包括中国。

2000~2014年期间，许多国家不同时期的5年标化净生存率呈现出持续增长的趋势（表2-

7)。不同国家和地区之间生存率水平仍存在较大差异,北美、大洋洲和欧洲大部分地区生存率较高,而大部分非洲地区和部分亚洲地区生存率相对较低。

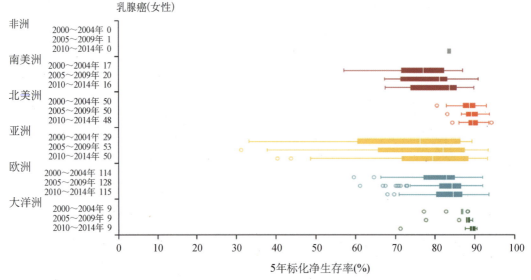

图 2-7　全球范围不同地区和不同诊断时期的女性乳腺癌 5 年标化净生存率

表 2-7　部分国家和地区 2000~2014 年期间诊断的女性乳腺癌 5 年标化净生存率(%)

五大洲	国家和地区	5 年标化净生存率(95% CI)		
		2000~2004 年	2005~2009 年	2010~2014 年
非洲	阿尔及利亚*	38.9(29.1~48.7)	55.6(47.4~63.8)	77.0(68.5~85.6)
	摩洛哥*	—	86.7(71.7~100.0)	99.7(95.8~100.0)
	南非*	53.0#(23.4~82.7)	32.0(23.3~40.7)	40.1(30.7~49.6)
北美	加拿大	85.9(85.5~86.4)	87.6(87.2~88.0)	88.2(87.8~88.6)
	美国	88.9(88.7~89.0)	89.8(89.6~89.9)	90.2(90.1~90.4)
南美	阿根廷	82.3(79.4~85.2)	82.0(80.4~83.6)	84.4(82.6~86.2)
	巴西*	68.7(67.5~69.8)	76.9(75.7~78.0)	75.2(73.9~76.5)
	智利	74.6(68.2~81.1)	73.5(68.4~78.6)	75.5*(69.4~81.5)
亚洲	中国	75.9(70.9~80.9)	80.4(79.3~81.5)	83.2(82.1~84.3)
	印度	57.6(48.1~67.1)	59.1(46.6~71.6)	66.1(51.5~80.8)
	日本	85.9(85.2~86.6)	88.9(88.4~89.3)	89.4(88.9~89.9)
	韩国	79.5(78.0~81.0)	84.0(83.0~85.0)	86.6(85.8~87.5)
	新加坡	76.3(73.9~78.7)	80.3(78.3~82.3)	80.3(78.4~82.2)
欧洲	奥地利	81.7(80.9~82.4)	83.9(83.2~84.6)	84.8(84.1~85.5)
	丹麦	80.3(79.4~81.2)	84.0(83.2~84.8)	86.1(85.4~86.9)
	芬兰	86.5(85.5~87.5)	87.7(86.9~88.5)	88.5(87.7~89.3)
	德国	83.9(83.4~84.4)	85.6(85.2~85.9)	86.0(85.7~86.4)
	挪威	84.7(83.7~85.8)	87.2(86.1~88.3)	87.7(86.6~88.8)
	瑞典	85.6(84.9~86.3)	87.9(87.2~88.5)	88.8(88.2~89.4)
	英国	79.8(79.5~80.1)	83.8(83.6~84.1)	85.6(85.4~85.9)

续表

五大洲	国家和地区	5年标化净生存率(95% CI)		
		2000～2004年	2005～2009年	2010～2014年
大洋洲	澳大利亚	87.0(86.5～87.4)	88.5(88.1～89.0)	89.5(89.1～90.0)
	新西兰	82.8(81.6～84.1)	86.1(84.9～87.3)	87.6(86.4～88.7)

*：由于≥15%的患者数据存在不足，所估计的生存率可靠性偏低。#：非年龄标化生存率。

中国肿瘤登记资料显示，2003～2005年诊断的乳腺癌病例年龄标化的5年相对生存率为73.0%，其中市区77.8%，郊区55.9%，与欧美国家仍存在较大差距。造成这种国家间差异的部分原因在于钼靶筛查覆盖率的差异。20世纪70年代至今，中国女性乳腺癌生存率逐步上升，上海等城市地区的生存率与欧美国家接近。同时，中国城乡间也存在差异，城市生存率高于农村，以启东为代表的农村地区则比城市低10%～20%（表2-8）。

表2-8　中国部分地区乳腺癌5年生存率及其变化

地区	年份	观察生存率(%)	相对生存率(%)	地区	年份	观察生存率(%)	相对生存率(%)
上海市区	1972～1976	55.5	59.1	天津	1981～1985	55.0	60.6
	1980～1984	64.6	68.7		1991～1999	79.8	84.8
	1988～1991	67.0	71.4	江苏启东	1972～1976	51.7	54.4
	1992～1995	73.1	78.7		1977～1981	57.3	59.9
	2002～2004	79.5	90.8		1982～1986	55.5	57.8
	2004～2008	81.6	91.8		1987～1991	58.7	61.3
北京市区	1982～1983	62.0	66.3		1992～2000	56.0	59.4
	1987～1988	68.7	74.2		2001～2007	66.8	71.1

第二节　乳腺癌的病因及其流行病学研究

对于乳腺癌的病因，国内外已开展了大量的研究工作，但大部分病因仍不甚明确。可以肯定的是，乳腺癌的病因和发病机制十分复杂，全球地理分布差异巨大，是遗传因素、生活方式和环境暴露等多种因素及其相互作用的结果。

一、有充分证据表明会增加乳腺癌发病风险的危险因素

（一）家族史和遗传易感性

乳腺癌有明显的家族易感性。美国国家癌症研究所（National Cancer Institute，NCI）公布的PDQ（Physician Data Query）显示，如果有一位一级亲属患乳腺癌，那么本人患乳腺癌的风险是一般人的2倍；如果有两位一级亲属患乳腺癌，本人患乳腺癌的风险增至5倍。一项发表在《柳叶刀》（Lancet）的研究发现，随着一级亲属中患乳腺癌的人数增加，本人的乳腺癌发病风险也显著上升（表2-9）。近年，美国护士健康研究（Nurses' Health Study，NHS）也发现，健康护士经过长期随访后所诊断的女性乳腺癌病例中，15.4%的患者其母亲或姐妹患有乳腺癌；其中3.4%的患者其母亲或姐妹早于50岁被诊断为乳腺癌，11.9%晚于50岁。与没有家族史的女性相比，有母亲或姐妹晚于50岁患乳腺癌的女性其发病风险为1.30（95% CI：1.27～1.54）；有母亲或姐妹早于50岁患乳腺癌的女性其发病风险则更高，为1.70（95% CI：1.48～1.95）。

表 2-9　具有一级亲属乳腺癌家族史者罹患乳腺癌的危险度

一级亲属中患乳腺癌的人数	病例：对照	危险度(99% CI)
0	50 713：94 548	1.00(0.97～1.03)
1	6 810：6 998	1.80(1.70～1.91)
2	603：044	2.93(2.37～3.63)
≥3	83：36	3.90(2.03～7.49)

(资料来源：Lancet，2001，358(9291)：1389-1399)

女性乳腺癌最重要的特征基因是 BRCA1 和 BRCA2，与乳腺癌关联最强的遗传事件是 BRCA1 或 BRCA2 突变综合征。这些基因的遗传性改变，会导致极高的乳腺癌和卵巢癌的相对危险度。家系研究显示，典型的遗传性乳腺癌病例比非家族遗传性病例发生的年龄更早，罹患两种以上原发性癌症的危险度更高，多原发包括同类型的多原发癌症（如双侧乳腺癌）或不同类型的多原发癌症（如既患乳腺癌又患卵巢癌）。没有特定的病征表现能区分乳腺癌是发生在 BRCA1 或 BRCA2 突变携带者中还是非携带者中，但发生在 BRCA1 突变携带者的乳腺癌更多是 ER 阴性、PR 阴性、HER-2/neu 阴性。BRCA2 突变较 BRCA1 少见。此外，BRCA2 还与男性乳腺癌、前列腺癌存在关联。很多研究已经提示生育和月经史等因素对乳腺癌危险度的影响在 BRCA1/BRCA2 突变携带者和非携带者中的表现是类似的。

乳腺癌家族史亦由与激素代谢和调节、DNA 损伤和修复相关的低外显率的基因所致。已有的证据表明，参与雌二醇生物合成的基因的多态性，特别是 CYP19，与乳腺癌风险增高有关，但其程度与具高外显率的 BRCA1/BRCA2 和 p53 变异导致的乳腺癌风险相比则要小得多。

上述突变基因携带者，其一生累积乳腺癌风险可能超过 50%。但这些基因突变在一般人群中罕见，仅能解释 2%～5% 的乳腺癌病因。

（二）乳腺密度

随着乳腺钼靶检查的广泛应用，许多研究一致发现乳腺更致密的女性更容易发生乳腺癌，且更容易干扰乳腺癌的检出。乳腺的致密程度通常是一个遗传特征，在某种程度上受生殖行为、药物和饮酒的影响。乳腺致密程度与发病风险成正比。一项 Meta 分析结果显示，与乳腺密度＜5% 的女性相比，密度在 5%～24%、25%～49%、50%～74% 和 ≥75% 的女性发病危险度分别为 1.79、2.11、2.92、4.64。另一项发表于《新英格兰医学》杂志上的巢式病例-对照研究，根据乳腺癌检出方式和年龄分别探索乳腺密度和乳腺癌发生的关联。该研究发现，将乳腺密度 ≥75% 的女性与＜10% 的女性作为两种暴露状态，通过筛查检出的乳腺癌病例中，OR 值为 3.5(95% CI：2.0～6.2)；在筛查阴性后 1 年内发生的乳腺癌病例中，OR 值更高，为 17.8(95% CI：4.8～65.9)。在年龄＜56 岁的乳腺癌患者中，26% 的乳腺癌病例和 50% 的筛查阴性后 1 年内发生的乳腺癌病例归因于较高的乳腺致密程度(＞50%)。

（三）内源性雌激素

雌激素和孕酮水平是乳腺细胞生长繁殖的基础。乳腺癌危险度随着卵巢活动周期数量的累积而增高。月经周期、初潮年龄和停经年龄与乳腺癌发病危险有关。11 岁或更小年龄初潮的女性比 14 岁或更大年龄初潮的女性乳腺癌危险度高 20%。月经来潮每推迟一年，乳腺癌危险度下降约 15%。绝经晚的女性乳腺癌危险度更高，停经每推迟 1 年，乳腺癌危险度增高 3%。

一些研究显示，乳腺癌患者的雌激素和雄激素水平高于正常女性。大量的回顾性流行病学调查和病例-对照研究提供的结论并不一致，卵巢激素可能是乳腺癌的病因，但激素水平升高也可能是由于乳腺癌所致。一项汇集 9 项大型队列研究的二次分析结果显示，在绝经后女性中，卵巢激素水平升高先于乳腺癌的发生，与雌二醇水平最低组(0～20%)相比，最高组(80%～100%)的相对危险度为 2.00(95% CI：1.47～2.71)；绝经后的妇女，特别是 ER、PR 阳性者，血液中雌二醇浓度与乳腺癌危险度直接相关。类似的，也有研究发现睾丸素和其他雄性激素可能增加乳腺癌危险度。

一项分析身高、初潮年龄与不同激素受体分型乳腺癌发病风险的研究显示，身高与 ER 阳性/PR 阳性和 ER 阴性/PR 阴性型乳腺癌发病风险均呈正相关。此外，与身高 ≤159 cm 且初潮年龄 ≥15 岁的女性相比，身高 ≥165 cm 且初潮年龄 ≤13 岁的女性 ER 阳性/PR 阳性型乳腺癌发病风险是其 2 倍(HR=1.95，95% CI：1.55～2.45)。在身高低、中、高 3 组人群中，ER 阳性/PR 阳性型乳腺癌发病风险随着初潮年龄的增加而降低,这种保护作用在低身高组中最显著($HR=0.65$,95% CI:0.52~0.81)。

卵巢分泌的激素在乳腺癌发生中的作用已经在人为干预卵巢激素水平的研究中得到了证实。过早绝经的女性乳腺癌发病风险低于一般女性。卵巢切除后女性乳腺癌发生的风险减少了75%,尤其是在年轻、体重轻和未生育的女性中风险降低的更多。切除一侧卵巢的女性乳腺癌风险降低的程度略低于双侧卵巢切除者。人工停经的作用与自然停经类似,甚至更具有保护作用。美国和意大利的研究提示了与卵巢功能相关的诸多生理因素,包括月经周期和生育史,可以解释人群中50%的乳腺癌发病病因。

生育因素和基因之间存在着交互作用,从而增加乳腺癌的风险。护士健康研究发现,仅在没有乳腺癌家族史(母亲或姐妹)者中发现初产年龄、月经初潮和绝经时间与乳腺癌发生有关。

二、有充分证据表明会增加乳腺癌发病风险的可调节危险因素

(一)激素疗法

激素替代疗法(hormone replacement therapy, HRT)与乳腺癌危险度增高有关,它能提高侵袭性乳腺癌26%的危险度。一项对51项观察性研究资料的Meta分析显示,绝经后使用HRT 5年及以上的女性乳腺癌相对危险度为1.35(95% CI:1.21~1.49)。著名的女性健康行动(Women's Health Initiative,WHI)项目,是一项在16万50~79岁绝经后妇女参加的研究联合激素疗法的随机对照试验,因为发现研究对健康的危害超过了益处而被提前中止,原因是侵袭性乳腺癌的发生显著增加($RR=1.24$,95% CI:1.02~1.50),以及冠心病、脑卒中和肺栓塞的危险度增加。2010年发表的后续研究结果还显示,联合HRT相关的侵袭性乳腺癌诊断时其分期较晚,具有相似的分化程度、病理学类型、ER、PR和HER-2/neu表达,以及肿瘤偏大、淋巴结转移率更高等相似的临床表现。且开始使用联合HRT的时间距离绝经时间越短,发病风险越高;联合HRT停用后风险开始下降。2013年进一步发表了研究乳腺癌病例的生存情况,在确诊的乳腺癌患者中,联合HRT组死于乳腺癌的风险与安慰剂组没有统计学差异($HR=1.03$, 95% CI:0.79~1.35);但在所有研究对象中(包括乳腺癌病例和未患乳腺癌),联合HRT组全死因风险显著高于安慰剂组($HR=1.87$,95% CI:1.37~2.54)。

单纯使用雌激素的HRT对乳腺癌危险的作用因为多项研究之间的一致性差而无法评价。WHI随机双盲试验长达11.8年的跟踪随访结果提示,单纯使用雌激素组的乳腺癌发病风险低于安慰剂组($HR=0.62$,95% CI:0.39~0.97)。百万妇女队列研究(Million Women Study)显示,在单用雌激素的女性中,如果在绝经后5年内开始使用HRT,乳腺癌发病风险显著升高($RR=1.43$,95% CI:1.35~1.51);若在绝经后5年后开始使用HRT,乳腺癌发病风险没有显著升高($RR=1.05$,95% CI:0.89~1.24)。似乎开始使用单雌激素治疗距离绝经的时间在研究中起重要作用。

HRT与有家族史的女性乳腺癌危险度之间的关联不一致。一些研究提示有家族史的女性危险度显著提高,而这些因素之间的交互作用尚无证据。一项大型Meta分析显示,乳腺癌危险度的增加与HRT使用的关联在有无家族史患者之间区别并不显著。WHI没有报道关于乳腺癌家族史的分层分析,也没有系统评估BRCA1/2突变的影响。HRT对于BRCA1或BRCA2突变携带者乳腺癌危险度影响的研究,只能在双侧卵巢去势术后的人群中开展,短期激素替代的剂量没有降低卵巢切除术对乳腺癌危险度的保护作用。

(二)电离辐射暴露

电离辐射暴露与10年后乳腺癌发生危险度增加有关,且终身影响。在原子弹爆炸后幸存者、经常接受肺结核荧光透视的患者,以及因痤疮、癣、胸腺肿大、产后乳腺炎、霍奇金淋巴瘤接受放疗的女性中,都观察到乳腺癌危险度的增加。风险的增加取决于辐射剂量和暴露年龄,尤其是在发育年龄即乳腺生长期曾暴露于辐射的风险最高。

有研究表明,医疗辐射相关的癌症仅占1%不到。然而,在特定人群中,如携带共济失调-微血管扩张(AT)杂合子的人群,放射暴露后乳腺癌危险度会显著增加。此外,一项大型针对携带BRCA1或BRCA2突变基因女性的对照研究发现,胸部X线照射进一步增加了乳腺癌的危险度($RR=1.54$,95% CI:1.1~2.1),尤其是对20岁前接受X线照射的女性。

《新英格兰医学杂志》发表的一项研究表明,在16岁前接受过放疗的霍奇金淋巴瘤女性中,在40岁前发生乳腺癌的累积概率是35%(95% CI:17.4%~52.6%)。其中,更高的放射剂量(2 000~4 000相较于<2 000 cGy)、接受放疗时年龄更大(10~16岁相较于<10岁)有更高的乳腺癌发病危险度,分别是5.9和1.9。与继发性白血病不同,治疗相关的乳腺癌发病危险度不随时间的延长而降低,危险度的增加可持续到治疗后的25年。在这些研究中,多数患者(85%~100%)发生乳腺癌的区域不是在放射区域内就是在放射区域边缘。其他一些研究发现,化、放疗结合的霍奇金淋巴瘤患者发生乳腺癌的风险低于单纯放疗的患者,其原因在于化疗诱导了卵巢功能的抑制。这些研究提示,放射导致突变引起的卵巢激素促进了乳腺组织的增殖。

对于乳腺癌患者采用乳腺肿瘤切除术联合放疗(L-RT)相比乳房切除术是否增加继发性乳腺癌或者恶性肿瘤危险度。一项对1 029例接受L-RT的患者与1 387例接受乳房切除术的患者进行15年的随访研究发现,继发恶性肿瘤的危险度没有显著差异。3项随机对照研究提供了进一步的证据也是可靠的。一项将1 851例女性随机分配到接受全乳房切除术、仅肿瘤切除术和L-RT的研究报道显示,对侧乳腺癌的发生率分别是8.5%、8.8%和9.4%。另外一项研究将701例女性随机分配到全乳切除术或者保乳术后放疗,证实对侧乳腺癌发生率分别是10.2%和8.7%。第三项研究比较了随访25年后的结局,1 665例女性被随机分配到乳腺癌根治术、全乳切除术或全乳切除术加放疗组,各组对侧乳腺癌的发生率没有显著差异。

(三)肥胖

内源性雌激素是乳腺癌的病因之一,而肥胖会影响激素水平。在绝经后不使用HRT的女性中,肥胖会增加乳腺癌的发病风险。WHI项目对85 719名50~70岁女性开展长期随访研究,结果显示,人体测量学指标在使用HRT的绝经后女性中与乳腺癌发病没有关联,在不使用HRT的女性中,与体重<58.7 kg的女性相比,>82.2 kg的女性乳腺癌发病危险度是2.85(95% CI:1.81~4.49);与体质指数(body mass index,BMI)<22.6 kg/m²的女性相比,BMI>31.1 kg/m²的女性相对危险度为2.52(95% CI:1.62~3.93)。与体重不变的女性相比,在18岁后体重增加了25 kg的女性,其绝经后乳腺癌相对危险度为1.45(95% CI:1.27~1.66),并随着体重增加危险度也增加;与体重不变的女性相比,绝经后体重增加10 kg的女性,其乳腺癌的相对危险度为1.18(95% CI:1.03~1.35),且存在随着体重增加危险度增加的趋势。百万妇女队列研究结果表明,在绝经前妇女中,BMI与乳腺癌风险呈负相关($RR=0.86$,95% CI:0.73~1.00);相反,绝经后妇女中,BMI与乳腺癌风险呈正相关($RR=1.40$,95% CI:1.31~1.49)。目前,在肥胖人群中降低体重是否能够降低乳腺癌发病风险尚无定论。

(四)饮酒

酒精摄入与乳腺癌的关系已得到较为一致的确认。与肥胖一样,饮酒增高乳腺癌风险的机制是影响激素水平或代谢。超过100项流行病学研究证实了女性的酒精摄入和乳腺癌的关联,危险度随着酒精摄入的增加而增加。对民族、教育、家族史、初潮年龄、身高、体重、BMI、母乳喂养、口服避孕药使用、绝经后激素使用和类型及绝经年龄进行分层分析后,获得了同样的结果。英国一项对53项共计58 000余例女性乳腺癌患者的研究结果进行的Meta分析显示,一般人群每日摄入10 g酒精乳腺癌的危险度约增加7%(95% CI:5.5%~8.7%),日均摄入约45 g酒精的相对危险度是不饮酒者的1.46倍(95% CI:1.33~1.61)。酒精提高乳腺癌危险的作用主要表现在绝经前女性中,并且与营养和体育锻炼因素有协同作用。既往饮酒与乳腺癌关系的研究多关注酒精量摄入较大的人群,而最新的美国NHS研究结果则针对少量饮酒和一次性大量饮酒。该研究总结了10.5万名女性长达28年的前瞻性观察结果,发现中低程度的酒精摄入也会增加乳腺癌发病危险。即使每日饮用仅5~10 g的酒精(相当于每周3~6杯红酒的酒精量),乳腺癌发病危险度增加15%;每增加10 g酒精的摄入量,乳腺癌发病危险度增加10%;平时不饮酒,偶尔一次性过量饮酒同样会增加乳腺癌风险。

三、有充分证据表明能降低乳腺癌发病风险的保护因素

(一)早期妊娠

内源性雌激素对乳腺癌发生风险的作用还表

现在妇女生育对乳腺癌发生的影响。早期首次全程生育可降低乳腺癌危险度。生育会短时升高乳腺癌的危险度，但会降低长期发生乳腺癌的危险度，尤其是年轻女性。一项研究指出，初产年龄<20岁的女性发生乳腺癌的风险是从未生育或初产年龄晚于35岁女性的一半。

（二）母乳喂养

在30个国家开展的47项流行病学研究证实了哺乳可降低乳腺癌发生的风险，每生下一胎可以降低7%（95% CI：5.0～9.0）的风险。在此基础上，每多哺乳一年可以降低4.3%（95% CI：2.9～5.8）的乳腺癌发病风险。

（三）运动

运动也许能减少乳腺癌的风险，尤其是生育过的年轻女性。观察性研究分析运动和乳腺癌风险之间的关系，结果显示，运动量和乳腺癌发病率之间存在负相关，平均降低30%～40%。然而该研究没有处理如饮食、基因等混杂因素。对挪威25 000例女性的前瞻性研究发现，每周做大量手工活或者运动4小时以上，能减少乳腺癌发病，尤其在绝经前的女性和体重正常或者偏轻的女性中，这种减少更加明显。一项对美国黑种人女性的病例-对照研究发现，大量的娱乐性运动（每周>7小时）和降低乳腺癌的发病率有密切的关系。

（四）子宫切除后使用雌激素

有研究表明，子宫切除后采用雌激素治疗的女性乳腺癌发病率下降，但不同的流行病学研究结果目前仍存在争议。某随机对照试验发现，经过6.8年随访，采用雌激素治疗（中位时长5.9年）的女性与安慰剂组相比，乳腺癌发病率下降了23%，年平均发病率分别为0.27%和0.35%。然而，另一项观察性研究得出相反的结果，采用雌激素治疗的女性发病风险反而上升了30%。出现这样的结果可能与两项研究中的女性筛查行为不同有关，有待进一步明确。

值得注意的是，子宫切除后且已绝经的女性再补充雌激素将增加脑卒中（$RR=1.39$，95% CI：1.1～1.77）和总的心血管疾病（$RR=1.12$，95% CI：1.01～1.24）风险。

四、有充分证据表明能降低乳腺癌发病风险的干预行为

（一）选择性ER调节剂

有确凿证据表明，他莫昔芬（三苯氧胺）和雷洛昔芬在绝经后妇女中能降低乳腺癌发病风险，且他莫昔芬在高危绝经前女性中也有降低风险的效果。该效果在停止治疗后仍能持续数年，他莫昔芬的持续时间长于雷洛昔芬。在高危女性中进行5年他莫昔芬治疗后，ER阳性乳腺癌和导管内原位癌的发病率能够降低30%～50%。这种保护效果至少维持到开始治疗的16年后，即停止治疗的11年后，且在这段时间内保护作用不会消失。

然而使用这些药物也存在一定的风险。Meta分析结果显示，他莫昔芬在使用的前5年会增加子宫内膜癌的风险（$RR=2.4$，95% CI：1.5～4.0），之后则不会；此外，它还会增加肺栓塞、脑卒中、深静脉血栓形成（$RR=1.9$，95% CI：1.4～2.6）和白内障的风险，这些风险在停用他莫昔芬后会降低。雷洛昔芬也会增加肺栓塞和深静脉血栓形成的风险，但不会增加子宫内膜癌的风险。这些风险在50岁以上的女性中显著高于年轻女性。

（二）芳香化酶抑制剂或灭活剂

随机对照试验结果表明，拥有至少一项危险因素的35岁以上女性（年龄>60岁，Gail 5年风险>1.66%或导管内原位癌手术切除）中，每天服用依西美坦25 mg能降低乳腺癌的发病风险（$HR=0.35$，95% CI：0.18～0.70）。但是，与安慰剂组相比，依西美坦组出现潮热、疲劳的人数分别增加了8%和2%，骨折、骨质疏松和心血管事件的风险没有增高。

（三）预防性乳腺切除术

一项回顾性队列研究评估双侧预防性乳腺切除术对中、高风险女性的影响，其中风险等级需要根据家族史判定，BRCA突变的情况未知，90%的女性做了双侧预防性乳腺切除。经过14年术后随访，在中等风险女性中乳腺癌发病风险降低89%，在高风险女性中发病风险降低90%。这项研究可能高估了这些女性本身的基础发病风险，因为其基础风险是根据家族史而非基因来判定的。

根据美国癌症数据库，在单侧发病的乳腺导管

内原位癌和早期浸润性乳腺癌患者中,做双侧乳腺切除的比例从 1998 年的 1.9% 升高至 2011 年的 11.2%。但至今尚无研究评估在单侧乳腺癌的基础上切除对侧乳腺进行预防所能带来的收益。

(四)预防性卵巢切除术

在一般女性和由于胸部放射导致的风险增高的女性中,卵巢切除术能降低乳腺癌的发病风险。在携带 BRCA1 和 BRCA2 基因的高危女性中开展的观察性研究结果显示,卵巢切除术能够降低 50% 的乳腺癌发病风险。但这些研究受选择偏倚、患者与对照之间的家族关系,以及激素使用情况不明等因素的影响。一项前瞻性队列研究得到了类似的结果,且在携带 BRCA2 基因女性中风险降低的程度大于携带 BRCA1 基因女性。但几乎所有做过预防性卵巢切除术的女性都会经历睡眠问题、情绪改变、潮热和骨中矿物质脱失。

五、证据尚不充分的一些影响因素和干预行为

(一)口服避孕药

口服避孕药是自 20 世纪 60 年代以来被广泛应用的外源性雌激素。口服避孕药对乳腺癌危险度影响的研究结果不太一致,比较肯定的是长期使用者的乳腺癌风险稍有上升。一项对 54 项研究进行的 Meta 分析显示,正在使用者的相对危险度为 1.24(95% CI:1.15～1.33),与从不使用者相比,正在使用或最近使用过口服避孕药妇女的乳腺癌危险度上升 15%～25%。乳腺癌患病危险随着停药时间的增加逐渐降低,停药 10 年后降至不服用者水平,而且与服用期长短无关。避孕药引起的乳腺癌危险上升与家族史没有联系,也未观察到乳腺癌危险度与口服避孕药使用频率、使用时限或使用早晚的关联。此外,病例-对照研究也没有发现注射或植入性孕酮与乳腺癌危险度升高有关。虽然口服避孕药在年轻妇女中使用十分普遍,但年轻妇女的乳腺癌发病率十分低,因此口服避孕药服用时及之后乳腺癌风险短暂增高并无实际意义。

(二)环境因素

职业、环境和化学暴露对于乳腺癌危险度的影响是有争议的。在一些农药、工业化学物、人工合成药物、植物雌激素,以及环境污染物中存在的具有激活或抑制正常内分泌功能或具有雌激素样活性物质,被称为环境雌激素。一些针对环境中有机化合物,如有机磷农药、多氯联苯、有机氯杀虫剂和拟除虫聚酯类杀虫剂等的研究认为,女性乳腺癌可能与环境雌激素有关,但其因果关系至今尚未确定。尽管某些研究提示了杀虫剂等有机氯暴露可能与乳腺癌危险度的增加有关,而其他病例-对照和巢式病例-对照研究则没能证实。对于有机氯作用的认识仍不一致。这些物质中的部分有弱雌激素样作用,但它们对于乳腺癌危险度的影响仍未被证实。1972 年双对氯苯基三氯乙烷(DDT)在美国被禁止使用,1977 年多氯联苯(PCB)也被停产。也有证据表明,适量的植物雌激素可能降低乳腺癌危险,也许有预防作用,但未得到进一步证实。

六、有充分证据表明与乳腺癌发病无关的因素和干预行为

(一)流产

曾经有一些证据提示流产可能是乳腺癌发生的影响因素之一。然而,那些研究是通过让受试者回忆来收集信息的回顾性分析,且通常是在一些存在以人工流产为耻的社会、宗教文化的人群中开展的。2004 年发表了对 16 个有自由流产法律保障的国家女性开展的 53 项研究进行的 Meta 分析,对 44 000 例采用前瞻性方式收集流产信息的女性乳腺癌患者(13 项研究)和 39 000 例采用回顾性方式收集流产信息的女性乳腺癌患者(40 项研究)分别进行分析。回顾性研究和前瞻性研究的结果存在显著性差异。该 Meta 分析显示,如果数据是以前瞻性的方式收集的,无论是人工流产还是自然流产都与乳腺癌没有关联,曾经自然流产过的女性乳腺癌 RR 值为 0.98(95% CI:0.92～1.04),人工流产后的女性 RR 值为 0.93(95% CI:0.89～0.96)。后续 7 项开展于流产为社会所接受的人群中的研究和 4 项前瞻性研究均显示,流产与乳腺癌发病没有关联。2009 年美国妇产科医师学会指出,该领域早期的一些关于流产和乳腺癌之间有关联的研究在方法学上存在问题。

(二)饮食和维生素

乳腺癌在全世界分布的巨大差异强烈提示膳食营养因素可能是影响乳腺癌发生的重要因素,但是就目前流行病学研究来说,很少有证据表明膳食

因素与乳腺癌发病有关联。

低脂饮食可能通过激素途径影响乳腺癌危险度。1975年前的生态学研究显示，全球年龄标化乳腺癌死亡率和食用脂肪性牲畜消耗估计量呈正相关。1996年一项对7项队列研究结果的Meta分析显示，仍没有证据证实食用脂肪总摄入和乳腺癌危险度之间的联系。2006年WHI项目发表了研究结果，在加入WHI项目中的48 835名50～79岁绝经后女性中开展了一项随机对照饮食干预研究，干预组的目标是总脂肪摄入降低20%，取而代之每天供应5种蔬菜和水果及6种谷物，最终干预组在>8.1年的随访过程中总脂肪摄入量降低约10%，雌二醇和γ-生育酚的水平均降低，但是体重并未降低。干预组侵袭性乳腺癌的发病率更低一些，但无统计学意义，RR为0.91(95% CI：0.83～1.01)。

水果和蔬菜的摄入(或者说是某些水果和蔬菜)可能与乳腺癌危险度降低有关。一项对8项队列研究中351 823名成年女性的饮食资料进行的Meta分析中，共有4 377例乳腺癌发生，不同统计学模型仅显示有极小的关联或无关联。将饮食数据处理为连续性变量(基于每天摄入的克数)处理时未发现关联。比较最高和最低的摄入量，水果摄入乳腺癌发病的RR为0.93(95% CI：0.86～1.00)，蔬菜摄入乳腺癌发病的RR是0.96(95% CI：0.89～1.04)，蔬菜与水果合计的RR为0.93(95% CI：0.86～1.00)。同样，任何特定水果和蔬菜与乳腺癌危险度之间没有统计性关联。该分析受不同食谱调查表信息一致性问题的限制，推断出的乳腺癌危险度增加与水果和蔬菜摄入的关联甚至可能不存在。

微量营养素摄入也可能起作用。病例-对照研究显示，β-胡萝卜素摄入与乳腺癌危险度呈负相关。在WHI项目中，39 876名女性被分配摄入β-胡萝卜素或安慰剂，2年内的癌症发病率没有差异。同一研究中，女性隔日服用600 U维生素E对全部癌症的发生没有影响。食物中铁的摄入与乳腺癌的关系至今尚无定论。

(三) 主动吸烟和被动吸烟

主动吸烟在乳腺癌病因学中的作用已经被研究了30多年，在流行病学研究中仅得出弱关联或不一致的关联。自20世纪90年代中期开始，涉及吸烟的研究开始更慎重地将被动吸烟的暴露因素也纳入了考虑。一些研究提示，特定的N-乙酰基转移酶的等位基因可能影响女性吸烟者发生乳腺癌的危险度。一项研究发现，吸烟的BRCA1/2突变携带者的乳腺癌危险度降低，但持续的随访研究没有发现关联。2008年一项Meta分析提示，被动吸烟与乳腺癌之间不存在关联，且之前研究中得出的有关联的结果可能是由于研究设计的缘故，如吸烟暴露和乳腺癌诊断时间先后的确认。

(四) 腋下除臭剂和抑汗剂

一项对813例乳腺癌患者和793例对照开展的病例-对照研究显示，腋下除臭剂、抑汗剂或刮毛刀与乳腺癌的发生存在关联。与之相反，另一项在437例乳腺癌生存者中开展的研究发现，腋下除臭剂、抑汗剂和剔去腋毛的频率越高，乳腺癌诊断年龄越低。这项发现可能的解释是，这些女性初潮年龄较早或者有较高的雌激素水平，与体毛较多有关，也同时与乳腺癌的发生有关。

(五) 他汀类和双膦酸盐类药物

随机对照试验和观察性研究均没有发现他汀类药物会增加或降低乳腺癌风险。用于治疗高钙血症和骨质疏松的口服药物和静脉使用的双膦酸盐类药物曾被认为对于乳腺癌可能起到预防作用。观察性研究显示，使用这些药物能够降低乳腺癌的发病率，但骨质疏松症的女性本身由于雌激素水平比骨密度正常的女性低，拥有更低的乳腺癌发病风险；另有病例-对照研究显示，使用这些药物能够降低乳腺癌患者对侧新发乳腺癌的风险。基于这样的背景，研究者开展了两项随机对照试验。骨折干预试验将6 194例绝经后骨质减少的女性随机分配到阿仑唑奈组或安慰剂组，随访3.8年时没有发现两组的乳腺癌发病率有显著差异(HR=1.24,95% CI：0.84～1.83)。另一项研究也得到了类似的结果。

七、中国女性乳腺癌病因学研究

中国女性乳腺癌发病率在全球处于比较低的水平，但呈逐年增高的趋势，中国人群在遗传、环境和生活方式等方面与欧美乳腺癌高发地区有显著差异，对中国女性乳腺癌病因的探究一直是肿瘤流行病学关注的热点，针对中国人群的研究结果对这些因素在乳腺癌发病中的作用会提供更多、更全面的依据。其中最著名的是上海女性乳腺癌病例-对照研究，研究对象为1996～1998年和2002～2004

年诊断的 3 000 余例乳腺癌病例与健康人对照,其主要结果对于了解中国女性乳腺癌危险因素,特别是饮食习惯方面的影响具有重要意义。该研究的主要结果如下。

(一) 生育因素

月经初潮早、从未生育和第一胎生育年龄大与乳腺癌危险度增加有关,与绝经前和绝经后发生的乳腺癌都有关,从而解释了上海女性乳腺癌上升的原因与生育方式改变有关。未发现流产对乳腺癌(无论绝经前和绝经后)危险度的影响。

(二) 运动与体型

上海女性体重偏轻,体型偏瘦。体重($OR=2.0$, 95% CI:1.4~3.0)、身高($OR=2.0$, 95% CI:1.2~3.2)和 BMI($OR=1.7$, 95% CI:1.2~2.5)与乳腺癌都有关,身高和体重增加绝经后乳腺癌的危险度,而中心性肥胖者绝经前乳腺癌危险度增高。无论青少年还是成人期较多的体育运动或体力活动都与乳腺癌危险度降低有关,无论 ER 阳性或阴性、PR 阳性或阴性、绝经前的乳腺癌或绝经后乳腺癌,都发现运动能降低乳腺癌危险度。因此,推测运动降低乳腺癌危险度既有激素方面的作用,又有非激素方面的作用。而促进能量平衡的生活方式(保持体重,增加运动)可能降低乳腺癌危险度。

(三) 饮食习惯

大豆类制品摄入较多是中国女性的饮食特点。上海研究发现,摄入量最高组的女性乳腺癌危险度可降低 30%($OR=0.66$, 95% CI:0.46~0.95),大豆制品的保护作用对于 ER 和 PR 阳性者更明显,并且受 BMI 的修饰。青少年时期大豆制品类食物的摄入高,可能会降低成年以后患乳腺癌的危险度。食物中叶酸的摄入具有保护作用,但有可能被食物中的蛋氨酸、维生素 B_{12} 和维生素 B_6 修饰。被动吸烟或暴露于丈夫吸烟总体与乳腺癌危险度没有联系,观察到每天工作场所被动吸烟>5 小时者危险度增高($OR=1.6$, 95% CI:1.0~2.4)。饮食中钙摄入总体上与乳腺癌危险度没有联系,但来自禽类食物的钙具有保护作用($OR=0.71$, 95% CI:0.55~0.93)。过多食用油炸至熟透的红肉(猪肉、牛肉等)可能与乳腺癌危险度增高有关($OR=1.92$, 95% CI:1.30~2.83),并可能受体重因素的修饰,如果避免高温油炸食物,大豆食用油的摄入可能有降低乳腺癌危险度的作用。研究还发现,除了苹果和西瓜外,其他水果的总摄入量与降低乳腺癌危险度有关,某些深色黄绿色蔬菜也与降低乳腺癌危险度有关。近来发表的以人群为基础的上海女性乳腺癌病例-对照研究结果显示,西方饮食习惯(以虾、鸡肉、牛肉、猪肉、甜食为主)与绝经后女性乳腺癌危险度增高有关($OR=1.3$, 95% CI:1.0~1.7),特别是 ER 阳性者($OR=1.9$, 95% CI:1.1~3.3),没有发现中国传统饮食习惯(以豆腐、十字花科蔬菜、豆类和绿叶蔬菜为主)对乳腺癌的保护作用。食物中钙的摄入与乳腺癌关系的研究虽然有限,但是在上海女性人群研究中观察到了钙具有保护作用的证据。

(郑 莹 莫 淼 吴春晓 张敏璐)

参考文献

[1] 陈万青,郑荣寿.中国女性乳腺癌发病死亡和生存状况.中国肿瘤临床,2015,(13):668-674.

[2] 陈永胜,朱健,张永辉,等.启东市 2001~2007 年女性乳腺癌患者的生存率分析.中华乳腺病杂志,2011,5(1):12-17.

[3] 陈竺.全国第三次死因回顾抽样调查报告.北京:中国协和医科大学出版社,2008.

[4] 高玉堂,卢伟.上海市区恶性肿瘤发病率、死亡率和生存率(1973~2000).上海:第二军医大学出版社,2007.

[5] 黄哲宙,陈万青,吴春晓,等.北京、上海、林州和启东地区女性乳腺癌发病及死亡的时间趋势.肿瘤,2012,(8):605-608.

[6] 李连弟,鲁凤珠.1990~1992 年中国恶性肿瘤死亡流行分布情况分析.中华肿瘤杂志,1996,18:403-407.

[7] 凌莉,柳青,曾楚华,等.广州市越秀区 1996~1999 年恶性肿瘤患者生存率分析.癌症,2000,19(11):1040-1042.

[8] 刘复生,刘彤华.肿瘤病理学.北京:北京医科大学中国协和医科大学联合出版社,1997.

[9] 全国肿瘤防治研究办公室,卫生部卫生信息中心,卫生部疾病预防控制局.中国部分市、县恶性肿瘤的发

病与死亡(第三卷)(1998～2002).北京:人民卫生出版社,2007.

[10] 全国肿瘤防治研究办公室,卫生部卫生信息中心.中国试点市、县恶性肿瘤的发病与死亡(1988～1992).北京:中国医药科技出版社,2001.

[11] 全国肿瘤防治研究办公室,卫生部卫生信息中心.中国试点市、县恶性肿瘤的发病与死亡(1993～1997).北京:中国医药科技出版社,2002.

[12] 王启俊,祝伟星,邢秀梅.北京城区女性乳腺癌发病死亡和生存情况20年监测分析.中华肿瘤杂志,2006,28(3):208-210.

[13] 王庆生,林小萍,李润田,等.天津市恶性肿瘤相对生存率分析.中国肿瘤,2001,10(5):276-277.

[14] 卫生部全国肿瘤防治研究办公室.中国恶性肿瘤死亡调查研究.北京:人民卫生出版社,1979.

[15] 杨玲,李连弟,陈育德,等.中国乳腺癌发病死亡趋势的估计与预测.中华肿瘤杂志,2006,28(6):438-440.

[16] 赵平,陈万青,孔灵芝.中国癌症发病与死亡2003～2007.北京:军事医学科学出版社,2012.

[17] 郑莹,吴春晓,吴凡.中国女性乳腺癌死亡现况和发展趋势.中华预防医学杂志,2010,2(45):150-154.

[18] Allemani C, Mastseda T, Di Carlo V, et al. Global surveillance of trends in cancer survival 2000-14 (CONCORD-3): analysis of individual records for 37 513 025 patients diagnosed with one of 18 cancers from 322 population-based registries in 71 countries. Lancet, 2018, 391(3): 1027-1075.

[19] Althuis MD, Dozier JM, Anderson WF, et al. Global trends in breast cancer incidence and mortality 1973—1997. Inter J Epidemio, 2005, 34(2): 405-412.

[20] Beral V, Bull D, Doll R, et al. Breast cancer and abortion: collaborative reanalysis of data from 53 epidemiological studies, including 83 000 women with breast cancer from 16 countries. Lancet, 2004, 363(9414): 1007-1016.

[21] Bhatia S, Robison LL, Oberlin O, et al. Breast cancer and other second neoplasms after childhood Hodgkin's disease. N Engl J Med, 1996, 334(12): 745-751.

[22] Bosetti C, Bertuccio P, Levi F, et al. Cancer mortality in the European Union, 1970—2003, with a joinpoint analysis. Ann Oncol, 2008, 19: 631-640.

[23] Boyapati SM, Shu XO, Jin F, et al. Dietary calcium intake and breast cancer risk among Chinese women in Shanghai. Nutr Cancer, 2003, 46(1): 38-43.

[24] Chen W, Zheng R, Zhang S, et al. Cancer incidence and mortality in China, 2013. Cancer Lett, 2017, 401: 63-71.

[25] Chen WY, Rosner B, Hankinson SE, et al. Moderate alcohol consumption during adult life, drinking patterns, and breast cancer risk. JAMA, 2011, 306(17): 1884-1890.

[26] Collaborative Group on Hormonal Factors in Breast Cancer. Breast cancer and hormone replacement therapy: collaborative reanalysis of data from 51 epidemiological studies of 52 705 women with breast cancer and 108 411 women without breast cancer. Lancet, 1997, 350(9084): 1047-1059.

[27] Committee on Gynecologic Practice: ACOG Committee Opinion No. 434: induced abortion and breast cancer risk. Obstet Gynecol, 2009, 113(6): 1417-1418.

[28] Cui XH, Dai Q, Tseng M, et al. Dietary patterns and breast cancer risk in the Shanghai breast cancer study. Cancer Epidemiol Biomarkers Prev, 2007, 16(7): 1443-1448.

[29] Cuzick J, Sestak I, Bonanni B, et al. Selective oestrogen receptor modulators in prevention of breast cancer: an updated meta-analysis of individual participant data. Lancet, 2013, 381(9880): 1827-1834.

[30] Cuzick J, Sestak I, Cawthorn S, et al. Tamoxifen for prevention of breast cancer: extended long-term follow-up of the IBIS-I breast cancer prevention trial. Lancet Oncol, 2015, 16(1): 67-75.

[31] Eliassen AH, Colditz GA, Rosner B, et al. Adult weight change and risk of postmenopausal breast cancer. JAMA, 2006, 296(2): 193-201.

[32] Fan L, Strasser-Weippl K, Li JJ, et al. Breast cancer in China. Lancet Oncol, 2014, 15: e279-e289.

[33] Ferlay J, Soerjomataram I, Ervik M, et al. GLOBOCAN 2012 v1.0, cancer incidence and mortality worldwide: IARC CancerBase No. 11. Lyon, France: International Agency for Research on Cancer, 2013.

[34] Goss PE, Ingle JN, Alés-Martínez JE, et al. Exemestane for breast-cancer prevention in postmenopausal women. N Engl J Med, 2011, 364(25): 2381-2391.

[35] Huang Z, Wen W, Zheng Y, et al. Breast cancer incidence and mortality: trends over 40 years among women in Shanghai, China. Ann Oncol, 2016, 27(6): 1129-1134.

[36] Kabat GC, Miller AB, Jain M, et al. Dietary iron and heme iron intake and risk of breast cancer: a prospective cohort study. Cancer Epidemiol Biomarkers Prev, 2007, 16(6): 1306-1308.

[37] Kauff ND, Domchek SM, Friebel TM, et al. Risk-reducing salpingo-oophorectomy for the prevention of BRCA1- and BRCA2-associated breast and gynecologic cancer: a multicenter, prospective study. J Clin Oncol, 2008, 26(8): 1331-1337.

[38] Kawamura T, Sobue T. Comparison of breast cancer mortality in five countries: France, Italy, Japan, the UK and the USA from the WHO mortality database (1960—2000). Jpn J Clin Oncol, 2005, 35(12):

758-759.
[39] Kummerow KL, Du L, Penson DF, et al. Nationwide trends in mastectomy for early-stage breast cancer. JAMA Surg, 2015, 150(1): 9-16.
[40] Lee IM, Cook NR, Manson JE, et al. Beta-carotene supplementation and incidence of cancer and cardiovascular disease: the Women's Health Study. J Natl Cancer Inst, 1999, 91(24): 2102-2106.
[41] Malin A, Matthews CE, Shu XO, et al. Energy balance and breast cancer risk. Cancer Epidemiol Biomarker Prev, 2005, 14(6): 1496-1501.
[42] Matthews CE, Shu XO, Jin F, et al. Lifetime physical activity and breast cancer risk in the Shanghai Breast Cancer Study. Br J Cancer, 2001, 84(7): 994-1001.
[43] Morimoto LM, White E, Chen Z, et al. Obesity, body size, and risk of postmenopausal breast cancer: the Women's Health Initiative (United States). Cancer Causes Control, 2002, 13(8): 741-751.
[44] Peto R, Boreham J, Clarke M, et al. UK and USA breast cancer deaths down 25% in year 2000 at ages 20-69 years. Lancet, 2000, 355(9217): 1822.
[45] Pirie K, Beral V, Peto R, et al. Passive smoking and breast cancer in never smokers: prospective study and meta-analysis. Int J Epidemiol, 2008, 37(5): 1069-1079.
[46] Sanderson M, Shu XO, Jin F, et al. Abortion history and breast cancer risk: Results from the Shanghai Breast Cancer Study. Int J Cancer, 2001, 92: 899-905.
[47] Siegel RL, Miller KD, Jemal A. Cancer statistics, 2018. CA Cancer J Clin, 2018, 68(1): 7-30.
[48] Smigal C, Jemal A, Ward E, et al. Trends in breast cancer by race and ethnicity: update 2006. CA Cancer J Clin, 2006, 56(3): 168-83.
[49] Stewart BW, Kleihues P. World cancer report. Lyon: IARC Press, 2003.
[50] Zeng H, Zheng R, Guo Y, et al. Cancer survival in China, 2003—2005: A population-based study. Int J Cancer, 2015, 136(8): 1921-1930.

第三章

遗传性乳腺癌

乳腺癌发病的两大重要原因为环境和遗传,虽然环境因素扮演着主要角色,但仍有 5%～10% 乳腺癌的发病与高显性乳腺癌易感基因的缺陷直接相关。遗传性乳腺癌表现为家族聚集性、发病早、双侧和多中心病灶等特点,还可能与卵巢癌、大肠癌、前列腺癌、胰腺癌、子宫内膜癌、软组织肉瘤和男性乳腺癌聚集出现于同一家系。本章对遗传性乳腺癌的定义和遗传性乳腺癌综合征及相关研究的进展作一综述。

第一节 定 义

1990 年,King 发现 20%～25% 乳腺癌患者至少有一个亲属患有乳腺癌,他将这部分乳腺癌定义为家族性乳腺癌。也就是说,在一个家族中有两个具有血缘关系的成员患有乳腺癌,就可以称为家族性乳腺癌。具有明确遗传因子的乳腺癌称为遗传性乳腺癌。这部分乳腺癌占整个乳腺癌人群的 5%～10%。如图 3-1 所示,大部分遗传性乳腺癌具有家族聚集性,属于家族性乳腺癌;但有小部分遗传性乳腺癌在流行病学分布上表现为散发性,而没有家族史。这可能是因为与乳腺癌相关的突变基因由男性家族成员携带,而无法形成乳腺癌表型。大部分遗传性乳腺癌与 BRCA1 和 BRCA2 有关。现在已知的乳腺癌易感基因除 BRCA1 和 BRCA2 外,还有 p53、PTEN 等。与这些基因突变相关的乳腺癌都归属于遗传性乳腺癌。与所有的遗传性乳腺癌一样,BRCA1 和 BRCA2 相关性乳腺癌大部分属于家族性乳腺癌,也有部分表现为散发性。

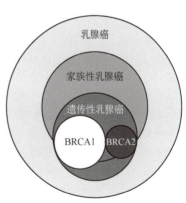

图 3-1 乳腺癌的分类及其关系

第二节 遗传性乳腺癌综合征

遗传性乳腺癌的发生与明确的基因突变有关,其中最多见的为 BRCA1 和 BRCA2 相关性乳腺癌,还有 Li-Fraumeni 综合征等。

一、BRCA1 和 BRCA2 相关性乳腺癌

（一）BRCA1 和 BRCA2 突变的流行病学分布

1990年，有研究发现人类染色体17q21带上存在与早发性乳腺癌发病有关的基因，后来被命名为 BRCA1 基因。最初估计 BRCA1 突变与 45% 的家族性乳腺癌患者有关；而在发病年龄较早的家族性乳腺癌患者中，这一比例显著升高——在发病年龄<45岁家族性乳腺癌患者中，BRCA1 突变高达 70%。

1994年，对 22 个早发性女性乳腺癌合并至少 1 例男性乳腺癌的家系进行连锁分析显示，在人类染色体 13q12-13 带上存在与乳腺癌发病相关的基因，就是我们所说的 BRCA2 基因。

通过直接检测基因突变的方法，研究者发现在整个乳腺癌人群中 BRCA1 和 BRCA2 基因突变的发生率为 2%~3%。在合并乳腺癌和卵巢癌的家系中，BRCA1/2 基因的突变率最高可达 55%，而在同时患有乳腺癌和卵巢癌的个体中则高达 75%。

（二）BRCA1 和 BRCA2 基因结构和突变种类

1. BRCA1 基因　具有 24 个外显子，编码一个具有 1 863 个氨基酸的蛋白质。BRCA1 基因序列全长 100 kb，包含了很多 Alu 重复序列，这使 BRCA1 基因很容易发生大片段碱基（包括整个外显子）的缺失。这种缺失用传统的 DNA 测序方法无法检出，所以往往漏检。在美国的一项研究中，在合并卵巢癌和乳腺癌且 BRCA1/2 全基因序列测定突变阴性的家系中，大片段缺失的比例高达 12%。目前已发现的 BRCA1 编码区序列改变>500 种，这些突变都罗列在 BIC（breast cancer information core）网站上。

2. BRCA2 基因　具有 26 个外显子，编码区长度为 11.2 kb，约为 BRCA1 的 2 倍。BRCA2 基因不像 BRCA1 那样具有很多的重复序列，所以大片段缺失并不多见。迄今为止，已有>250 种 BRCA2 基因突变被发现，同样罗列在 BIC 网站上。

3. BRCA1 和 BRCA2 的共同特点　两者都具有很多种类的突变，且突变位点遍布整条基因，找不到固定的突变"热点"，这给基因筛查带来很大困难。两者的突变都罕见于散发性乳腺癌病例，提示对散发性乳腺癌的形成作用不大。

（三）BRCA1 和 BRCA2 基因突变的种族差异性

BRCA1 和 BRCA2 突变的种类具有明显的种族差异性，在不同的种族中，存在着不同的"始祖突变"。有一篇综述描述了不同人群的 BRCA1/2 突变发生率、外显率和突变的特点。在白种人中，根据不同的种族，"始祖突变"至少被分为 9 类，包括冰岛、芬兰、匈牙利、俄罗斯、法国、荷兰、比利时、以色列、瑞典、丹麦和挪威。同时，BRCA1 和 BRCA2 在家族性乳腺癌中的突变频率也因不同种族而改变。例如 BRCA1 在家族性乳腺癌的突变频率：俄罗斯为 79%，以色列为 47%，意大利为 29%。同时，俄罗斯人和以色列人的 BRCA1 突变种类较少，而意大利人携带有更多种类的 BRCA1 突变。在冰岛人群中，BRCA2 基因突变检出率远高于 BRCA1 基因突变。

但也存在相同的 BRCA1 和 BRCA2 突变相对集中于同一人群的现象。在 Ashkenazi 犹太人群中，BRCA1 基因中的 185delAG 及 5382insC 突变与 BRCA2 基因中的 6174delT 突变很常见，185delAG 及 5382insC 各占所有突变的 10%。在整个 Ashkenazi 犹太人群中，BRCA1 基因的两个突变的发生率为 1%，而在整个白种人中的突变频率<0.1%。该研究扩展到整个犹太人群，发现在乳腺癌发病年龄<40 岁的犹太妇女中，185delAG 突变的出现频率达 20%。更值得注意的是，有 30%~60% Ashkenazi 犹太妇女卵巢癌患者携带有 BRCA1 或 BRCA2 的常见突变。另外，在冰岛妇女中，有 8.5% 发病年龄<65 岁的乳腺癌患者具有 BRCA2 基因的 999del5 突变。

在亚洲，日本及高加索人种 BRCA1/2 的流行情况已有报道，居住在新加坡及中国香港地区的华人的流行情况也有报道。

2000~2007 年，笔者开展了一项多中心研究，包括来自复旦大学附属肿瘤医院、辽宁省肿瘤医院、山东省肿瘤医院、中山大学附属第二医院和青岛大学医学院附属医院 5 所医院的中国早发性/家族性乳腺癌患者（后期加入湖南省湘雅医院资料，但未进行统一分析），完成了 489 例早发性/家族性乳腺癌的 BRCA1/2 检测，共发现 23 例 BRCA1 突变和 21 例 BRCA2 突变；在早发性乳腺癌患者（发病年

龄≤35岁）中，BRCA1/2基因突变的检出率为8.2%，而家族性乳腺癌患者中则为12.2%。同时发现在中国人群中，BRCA1基因上具有两个频发突变位点——1100delAT和5589del8，各有4例。为验证这两个突变是否为中国人群的"始祖突变"，笔者在426例散发性乳腺癌和564例健康对照中进行这两个位点的检测，结果在426例散发性乳腺癌中发现2例5589del8突变，在564例健康对照中发现1例1100delAT突变。在6例携带5589del8突变的患者中，有1例来自辽宁，3例来自上海，2例来自浙江；在5例1100delAT中，辽宁1例，山东2例，上海1例，广东1例。所以，这些重复突变并没有明显的地域聚集性。单倍型分析同样显示，重复位点具有相同或相似的单倍型。通过对已经发表的文献和BIC数据库进行综述发现，1100delAT主要分布于白种人，唯一的亚洲报道为马来西亚的华人；而5589del8则集中分布于亚洲黄种人中，其中有北京的2个报道，上海散发性乳腺癌中的1个报道和Myriad公司在1个旅美亚裔家系中的发现。更有趣的是，在韩国乳腺癌患者中也发现了这个位点的突变（表3-1）。所以，1100delAT和5589del8，特别是5589del8很有可能是中国人群特有的"始祖突变"。

表3-1 "始祖突变"的有关报道

突变位点	病例数	疾病	早发性	家族性	种族来源	参考文献
BRCA1 1100delAT						
	1/418	乳腺癌	是	是	非犹太白种人	BIC
	1	—	—	—	近东、西班牙犹太人	BIC
	1	—	—	—	英国白种人	BIC
	1	乳腺癌	是	—	意大利	de Benedetti
	1	乳腺癌	是	是	犹太-利比亚混血	Gal
	1/187	乳腺癌	是	是	马来西亚华人	Thirthagiri
BRCA1 5589del8						
	1	—	—	—	亚洲	Myriad公司
	2/645	乳腺癌	—	—	中国（上海）	Suter
	1	乳腺癌	是	是	韩国	Choi
	1/20	乳腺癌/卵巢癌	—	是	中国（北京）	Li
	1/139	乳腺癌	是	是	中国（北京）	Chen

（四）BRCA1和BRCA2相关性乳腺癌的病理学特点

BRCA1和BRCA2突变相关性乳腺癌的病理学特点有很大差异，与散发性乳腺癌相比也有区别。BRCA1相关性乳腺癌中雌激素受体阴性者最高可达90%，同时还有组织分化差的特点。另外，BRCA1相关性乳腺癌中，p53基因的突变率或p53的免疫检测阳性率高于散发性乳腺癌，HER-2高表达的比例则低于散发性乳腺癌。还有研究显示，BRCA1相关性乳腺癌中髓样癌的比例高于BRCA2相关性乳腺癌。BRCA2突变相关性乳腺癌的病理学特点与散发性乳腺癌相比差别没有这么大。有研究发现，BRCA2突变相关性乳腺癌的高肿瘤分级的比例高于散发性乳腺癌，而ER阳性的比例则高于BRCA1相关性乳腺癌。

笔者对中国遗传性乳腺癌研究中筛查出的18例BRCA1基因突变携带者与210例非携带者的肿瘤组织病理学和免疫组化特点也进行了比较，发现两者的病理学类型没有显著的差别。在文献报道中，BRCA1突变携带者的髓样癌比例显著高于非携带者。而在笔者的研究中，采用2003版《WHO乳腺肿瘤病理学诊断标准》后发现，典型性乳腺癌的比例在突变阳性和阴性人群中髓样癌的比例为分别为5.6%和2.4%，没有显著差别。免疫组化特点的比较发现，与突变阴性者相比，突变阳性者具有肿瘤组织学分级为Ⅲ级的比例高和三阴性者（ER、PR和c-erbB2三者都为阴性）的比例高等特点，这与文献报道一致。

(五) BRCA1 和 BRCA2 的生物学作用

BRCA1 和 BRCA2 都是抑癌基因,它们编码的蛋白有可能在多种细胞通路中发挥作用,包括转录和细胞周期调控等。但是,它们的主要作用是 DNA 损伤修复,从而维持基因组的稳定。BRCA1 和 BRCA2 蛋白在 DNA 双链损伤的修复中发挥重要的作用,其中 BRCA1 的作用更为广泛,主要是识别并标记损伤 DNA 并帮助其修复。在正常细胞中,BRCA1 蛋白在细胞周期中增强其他重要基因的转录,调控 S 期、G1 期和 G2 期的"检查点",确保已经损伤的 DNA 不参与复制;在 DNA 损伤部位改变染色体和核小体的结构,并使"修复复合体"可以进入,从而启动 DNA 的修复。

BRCA2 蛋白在维持基因组稳定性方面的作用比较有限,主要是调控 RAD51 蛋白活性,这是修复 DNA 双链损伤重要途径同源性重组的关键成分。BRCA2 和 RAD51 的结合对无差错的 DNA 双链损伤修复是非常重要的。RAD51 与 DNA 损伤区域的结合必须依靠 BRCA2 蛋白,从而形成核蛋白长丝并进行 DNA 重组和完成修复。

细胞 DNA 损伤的修复通路有两条,一条是无差错的修复途径——同源性重组(homologous recombination, HR),另一条是非同源性末端连接(nonhomologous end joining, NHEJ)。后者是更容易出错的修复过程。而同源性重组又有两条不同的通路,一条是不容易出错的基因转换(gene conversion, GC);另一条是容易出错的单链退火(single-strand annealing, SSA)。在正常细胞中,DNA 损伤修复依靠同源性重组通路而无差错;但在 BRCA1 和 BRCA2 突变细胞中,正常的修复通路被抑制,因此 DNA 修复更多地应用 SSA 通路和 NHEJ 通路,更容易出错。

在 BRCA1 或 BRCA2 突变细胞中,由于 DNA 损伤无法正常进行而导致基因组不稳定,包括染色体的异常和断裂。这些 DNA 差错在细胞内不断积累,如果应用对 DNA 具有损伤作用的药物,特别是导致 DNA 交联的药物时,这些差错会加重,从而更容易导致细胞死亡。

(六) BRCA1 和 BRCA2 基因突变状态对治疗敏感性的影响

一些研究发现,BRCA1 和 BRCA2 基因突变的乳腺癌细胞对导致 DNA 交联的药物更敏感,这些药物包括卡铂、顺铂和丝裂霉素。由于这些药物对 DNA 的损伤需要 DNA 同源性重组来修复,而 BRCA1 和 BRCA2 基因的缺陷使这种修复功能也受到损伤,导致细胞对药物更敏感。另外有研究显示,紫杉醇诱导的细胞死亡需要正常功能的 BRCA1 蛋白参与,而 BRCA1 基因突变导致对这类药物的耐药,这一理论同样在临床研究中得到证实。

目前,有越来越多的研究比较不同的化疗药物对 BRCA1 突变阳性乳腺癌的敏感性,较为经典的是一项来自波兰的新辅助化疗研究。该研究检测了 6 903 例乳腺癌患者的血液样本,其中有 102 例携带 BRCA1 基因突变者接受了新辅助化疗。在这些接受不同新辅助化疗方案的 BRCA1 突变阳性乳腺癌患者中,使用 CMF 方案、AT 方案、AC 方案和顺铂方案的病理完全缓解率分别为 7%、8%、22% 和 85%。该研究发现,铂类药物对 BRCA1 突变阳性乳腺癌具有很高的敏感性,之后被越来越多的前瞻性研究所证实。

由于 BRCA1 和 BRCA2 基因是 DNA 损伤修复基因,所以基因突变的乳腺癌理论上应该对放疗更为敏感。一项在 BRCA1 和 BRCA2 基因突变阳性乳腺癌患者中进行保乳手术的研究显示,在接受了双侧卵巢切除术的突变阳性患者中,保乳手术加放疗后中位随访时间为 6~8 年,同侧乳腺肿瘤复发率与突变阴性者相同,对侧乳腺癌的发生率则远高于阴性者,而突变携带者正常乳腺组织的放射性损伤发生率要高于突变阴性者。

(七) BRCA1 和 BRCA2 基因突变阳性乳腺癌的治疗新药

人体的聚二磷酸腺苷核糖聚合酶(PARP)家族有 17 个成员,其中 PARP-1 在 DNA 单链损伤的修复中发挥重要作用。当 PARP-1 受到抑制时,细胞 DNA 单链损伤的修复无法完成,最终容易形成 DNA 双链损伤。前面已详细说明,同源性重组是 DNA 双链损伤修复的重要环节,而此环节主要由 BRCA1 和 BRCA2 蛋白参与完成。在 BRCA1 和 BRCA2 蛋白功能缺陷(基因突变)的细胞中对 PARP-1 进行抑制时,细胞的 DNA 损伤修复将无法正常完成,从而导致细胞死亡。因此,PARP 抑制剂作为一种新药而进入临床试验。由于基因突变阳性乳腺癌与三阴性乳腺癌的相关性,这类药物被认为在难治性乳腺癌中具有广阔的应用前景。但是,虽然 PARP 抑制剂 iniparib 在 BRCA1 和 BRCA2 基因突变乳腺癌中,以及三阴性乳腺癌的 Ⅱ 期临床试验中获得了令人振奋的效果,但三阴性乳腺癌的Ⅲ期临床试验显示该药对于总生存(OS)并没有影响,未取得令人满意的结果。

但是,从DNA损伤修复的机制来看,存在DNA损伤修复同源性重组通路相关基因的突变是PARP抑制剂引起肿瘤细胞DNA损伤的必要条件,PARP抑制剂应该对BRCA1/2突变相关性乳腺癌是敏感的。基于这个理论,另一个PARP抑制剂奥拉帕尼(olaparib)在进行临床试验设计时专门挑选BRCA1/2突变阳性的肿瘤患者入组。在最近的一项针对铂类敏感的复发性浆液性卵巢癌的临床试验中,PRAP抑制剂奥拉帕尼对于携带BRCA1/2突变的卵巢癌患者获得了令人惊叹的疗效。该药于2015年底在欧洲和美国被批准上市。目前,奥拉帕尼用于治疗BRCA1/2突变阳性乳腺癌的临床试验正在进行中。

二、Li-Fraumeni 综合征

Li-Fraumeni综合征最早于1969年报道,它是一种具有家族聚集性的恶性肿瘤综合征,包括乳腺癌、软组织肉瘤、骨肉瘤、脑瘤、白血病和肾上腺皮质恶性肿瘤等。家族聚集分析证实该病为常染色体显性遗传性疾病,该病携带者的外显率在70岁时为90%。

Li-Fraumeni综合征中乳腺癌所占比例非常高。有一项研究显示,在24个Li-Fraumeni综合征家族中(包括200名家族成员),有45名妇女患有乳腺癌。其中,77%的妇女在45岁前发病,双侧乳腺癌的比例为5%,另有11%的乳腺癌患者还伴有其他恶性肿瘤。该家族中的男性因不会患乳腺癌而发生其他恶性肿瘤的年龄往往较晚。

1990年,研究发现抑癌基因p53的突变与该综合征密切相关。有50%~70%的Li-Fraumeni综合征家族携带有p53基因的突变;而在发病年龄<40岁的乳腺癌患者中,p53的阳性率为1%。

笔者针对81个肿瘤高危家系中BRCA1/2突变阴性乳腺癌先证者的研究发现,其中有9.1%Li-Fraumeni综合征家族携带有p53基因的突变;而且在年龄<30岁的患者中,p53的阳性率为11.8%。

三、运动失调性毛细血管扩张症

运动失调性毛细血管扩张症是一种常染色体隐性遗传性疾病,表现为眼皮毛细血管扩张、小脑共济失调、免疫缺陷,以及白血病、淋巴瘤等疾病的易感性。该病的易感基因为ATM,位于人类染色体11q,该基因在人群中的突变率为1%。该病与乳腺癌同样密切相关。有研究显示,ATM突变基因杂合体的携带者患乳腺癌的危险性是非携带者的4倍。另外有研究认为,ATM突变基因杂合体的携带者接受放射线照射后,患乳腺癌的危险性会增加。但也有人认为ATM杂合体携带者的乳腺癌危险性并未增加。所以,ATM的临床指导作用仍需进一步研究。

四、Cowden 综合征

Cowden综合征是一种罕见的常染色体显性遗传性疾病,临床表现包括多发性错构瘤样病变、早发性乳腺癌和甲状腺癌。错构瘤样病变常见于皮肤、口腔黏膜、乳腺和肠,包括嘴唇及口腔黏膜的乳头状瘤、四肢的角质疣等。大部分Cowden综合征患者在20岁时出现皮肤病变,25%~50%的女性患有乳腺癌,大部分患者在绝经前发病,且往往没有乳腺癌家族史。同时,有75%的Cowden综合征女性患者伴发乳腺良性疾病,如导管增生、管内乳头状瘤、乳腺病、纤维腺瘤和囊性纤维样改变。另外,有10%的Cowden综合征患者伴发甲状腺癌。PTEN/MMAC1/TEP1基因是Cowden综合征的易感基因,它位于人类染色体10q22-23上,该基因于1997年被成功克隆。

五、Peutz-Jeghers 综合征

Peutz-Jeghers综合征是一种常染色体显性遗传性疾病,常见病变包括胃肠道的错构瘤样息肉、皮肤黏膜黑色素沉着,常见的部位有口腔黏膜、唇、指和趾。有研究发现,有相当数量的Peutz-Jeghers综合征患者同时伴发乳腺癌,且发病的平均年龄为39岁。人类染色体19p13.3上的STK11基因与该病的发生密切相关。

六、Muir-Torre 综合征

Muir-Torre综合征是遗传性非息肉病性大肠癌的一种异变体(也称作Lynch综合征Ⅱ型),它是一种常染色体显性遗传性疾病,表现为多发性皮脂腺和皮肤肿瘤,包括角化棘皮病和基底细胞癌,同时

伴有小肠、大肠、喉、胃、子宫内膜、肾、膀胱、卵巢和乳腺的肿瘤。患有该病的女性乳腺癌危险度增高，且发病往往在绝经后，但其危险度尚未被计算出来。MLH1 和 MSH2 基因与该病的发病有关。

七、其他基因

目前已知的遗传性乳腺癌相关性基因有 10 余种，这 10 余种基因大多作用于对基因组完整性具有重要保护作用的通路上。BRCA1 和 BRCA2 基因突变能显著增加患乳腺癌和卵巢癌的危险性。p53 和 PTEN 等基因突变会导致某些与乳腺癌相关的恶性肿瘤综合征。与以上具有高外显性突变基因不同的是，CHEK2、ATM、NBS1、RAD50、BRIP1 和 PALB2 等基因突变具有低中外显性，其携带者的乳腺癌危险性是非携带者的 2 倍左右。另外，BRCA2、BRIP2 和 PALB2 基因的双等位基因突变还会导致范可尼(Fanconi)贫血。

与遗传性乳腺癌相关的 10 余种基因具有两个重要的共同特点：①其中任何一个基因的致病性突变就能显著增加患乳腺癌的危险性；②每个基因的致病性突变都有很多种类，每种突变在人群中的发生率都较低。这就是说，致病作用较小的常见基因缺陷通过多重作用的方式致病的解释并不能应用于这 10 余种基因。

与遗传性乳腺癌相关的 10 余种已知基因通过共同的通路来维持基因组的稳定。但是，有 50% 家族性乳腺癌的病因仍未知。

第三节 恶性肿瘤发病风险和突变预测模型

一、BRCA1 和 BRCA2 基因突变携带者的恶性肿瘤发病危险度

BRCA1 和 BRCA2 基因突变与乳腺癌和卵巢癌的发生密切相关，在白种人中已有广泛报道。目前最大的 Meta 分析汇总了 22 项国际性研究的 8 139 例乳腺癌和卵巢癌病例，其中 500 例为 BRCA1 或 BRCA2 基因突变携带者。结果显示，到 70 岁时，BRCA1 和 BRCA2 基因突变携带者的累积乳腺癌发病风险分别为 65%（95% CI：51%～75%）和 45%（95% CI：31%～56%），卵巢癌发病风险分别为 39%（95% CI：18%～54%）和 11%（95% CI：2.4%～19%）。另一项新的 Meta 分析汇总了 10 项国际性研究结果显示，到 70 岁时，BRCA1 和 BRCA2 基因突变携带者的累积乳腺癌发病风险分别为 57%（95% CI：47%～66%）和 49%（95% CI：40%～57%），卵巢癌发病风险分别为 40%（95% CI：35%～46%）和 18%（95% CI：13%～23%）。这两项研究获得了比较一致的结果。在第二项研究中，还根据不同的年龄阶段对患癌风险进行了评估，以 30 岁时还未患癌的 BRCA1 基因突变携带者为例，其累积乳腺癌风险到 40 岁、50 岁、60 岁和 70 岁时分别为 10%、28%、44% 和 54%，而卵巢癌风险到 40 岁、50 岁、60 岁和 70 岁时分别为 2.2%、8.7%、22% 和 39%。根据这些数据，就有可能选择在那个年龄阶段进行干预措施，例如预防性手术。

遗传性乳腺癌的一个重要特点是多发性原发肿瘤。BRCA1 基因突变乳腺癌患者的累积对侧乳腺癌发生率为 40%～65%，而 BRCA2 约为 52%。大部分对侧乳腺癌在术后 10 年内发生，其中 BRCA1 和 BRCA2 基因突变携带者的发生率分别为 43% 和 35%。突变阳性乳腺癌患者再次罹患卵巢癌也成为这些患者的重要死亡原因之一。

BRCA1 和 BRCA2 基因突变同样会增加输卵管癌的发病风险。有研究显示，BRCA2 基因突变能够增加胰腺癌的发病风险，而在 BRCA1 基因突变携带者中未发现此现象。还有研究发现，BRCA1 和 BRCA2 基因突变会增加结肠癌、黑色素瘤和胃癌的发病风险，但仍需要进一步研究加以证实。

目前有研究显示，BRCA1 和 BRCA2 基因突变携带者患前列腺癌的风险提高，其中 BRCA2 基因突变携带者的风险比 BRCA1 基因突变携带者更高。另外，在一项有 1 939 个家系的回顾性研究中，纳入了 97 例男性乳腺癌患者。结果显示，到 70 岁时，BRCA1 和 BRCA2 基因突变携带者的男性乳腺癌发病风险分别为 1.2% 和 6.8%（表 3-2）。

表 3-2 BRCA1 和 BRCA2 基因突变携带者的患癌危险度

病种	BRCA1 基因突变携带者 70 岁时患癌危险度(%)	BRCA2 基因突变携带者 70 岁时患病危险度(%)	一般人群 70 岁时患癌危险度(%)
乳腺癌	50～75	33～54	7
卵巢癌	22～51	4～21	<1
对侧乳腺癌	40～65	40～65	每年 0.5～1
结肠癌	估计为 2 倍的风险	估计为 2 倍的风险	2
前列腺癌	发病年龄提前	发病年龄提前	8
男性乳腺癌	1.2	6.8	0.1
胰腺癌	<5	<5	0.5

在笔者的研究中,中国汉族人群 BRCA1 和 BRCA2 基因突变携带者 70 岁时单侧乳腺癌的累积发病风险分别为 67.2% 和 76.8%。与 BRCA1 不同的是,BRCA2 基因突变携带者 70 岁后乳腺癌累积发病率继续增加,到 80 岁时达 93.1%。BRCA1/2 基因突变携带者对侧乳腺癌 10 年和 20 年的累积发病率分别为 19.4% 和 50.3%。由此可见,中国汉族人群的 BRCA1 和 BRCA2 基因突变携带者也具有很高的乳腺癌发病风险。

二、BRCA1 和 BRCA2 基因突变的预测模型

BRCA1 和 BRCA2 基因的突变率在一般人群中较低,且 BRCA1 和 BRCA2 基因突变的检测费用较高。所以,找到一个合适的评价携带 BRCA1 和 BRCA2 基因突变可能性的模型非常必要。在研究如何提高突变检出效率的工作进行了相当长的时间后,发现了一些相关因素。为了使突变的预测更加科学、方便和直观,研究者建立了突变预测模型。目前,在西方人群中已经有很多预测模型,如 Penn、Myraid 和 BRCApro 等。

Couch 模型建立于 1997 年,当时模型只有 169 个乳腺癌家系,而且只分析了 BRCA1 的突变可能性,尚未分析 BRCA2。最近该模型进行了更新,新的模型又称为 Penn Ⅱ 模型,从美国和英国的 4 个乳腺癌高危人群筛查门诊收集到 966 个经过突变检测的乳腺癌或卵巢癌家系。该模型采用 logistic 回归分析方法对个人或者家系的 BRCA1 和 BRCA2 基因突变进行预测,并包括了 3 级亲属和其他恶性肿瘤(胰腺癌、前列腺癌和男性乳腺癌)的风险评估。

Myriad 遗传实验室是一个积累了大量 BRCA1/2 基因突变检测信息的商业性实验室,它应用 10 000 例突变检测资料(包括乳腺癌或卵巢癌的发病年龄、家族史,以及是否具有 Ashkenazi 犹太血统等),建立了携带突变可能性的预测模型。这个模型强调了家系中卵巢癌会显著增加突变携带的可能,同时具有家族史和犹太血统的妇女更有可能携带突变基因。这个模型以表格的形式公布在 Myriad 公司的网站上,同时根据样本量的扩大定期进行更新。

BRCApro 是一个预测携带 BRCA1 和 BRCA2 基因突变可能性的计算机模型,它建立在贝叶斯理论和家族史信息[如家系中乳腺癌和(或)卵巢癌患病情况、患癌家属的发病年龄]基础上。根据这个模型已发表的文献,持续在进行更新,同时还有 BRCA1 和 BRCA2 基因突变的外显率。有研究验证了这个模型的可行性,它在高危人群和低危人群中都能合理地预测 BRCA1 和 BRCA2 基因突变的可能性。

这些模型为 BRCA1 和 BRCA2 基因突变的预测提供了方便。根据美国临床肿瘤协会(ASCO)提出的方案,有乳腺癌家族史、至少有 10% 的可能性携带乳腺癌易感基因个体,被列为乳腺癌的高度危险者,这部分人需行基因检查;至少有 1 个一级亲属患乳腺癌但易感基因携带可能性<10% 的个体,或者根据 Gail 模型 5 年内患乳腺癌的危险性>1.66% 的个体,被视作乳腺癌的中度危险者。重要的是,在基因检查前,家族史仅仅是需考虑的问题之一,其他还有基因检测的局限性及带来的社会影响等问题需仔细考虑。

但是,这些模型在中国人群中的预测能力尚不

明确。为了验证这些模型在中国人群中的突变预测价值,笔者利用多个中心研究的212例接受BRCA1/2基因突变检测的乳腺癌患者资料,对以上3个针对西方国家人群的预测模型进行验证。结果发现,3个模型的预测能力相似,当分别用受试者工作特征曲线(ROC)进行计算时,曲线下面积(AUC)都为0.7左右。

由于西方人群预测模型在中国人群中的表现不尽如人意,所以希望能够建立适合中国人群的基因突变预测模型。建模样本中的非参数分析结果显示,卵巢癌家族史、胃癌家族史和家系中乳腺癌患者的发病年龄等因素与携带基因突变有关。根据这些相关因素,笔者建立了中国人群的预测模型,利用另外一个队列的样本病例对这个模型进行验证,同时应用西方国家人群的模型进行比较。结果发现,应用我们自己的模型绘制ROC曲线时,AUC超过0.8,而BRCApro模型的AUC与之前的研究相仿,为0.7左右。研究证明笔者建立了适合中国人群的预测模型。但是,该模型并不完美,只有获得更精确的信息,才能进一步优化该模型的预测能力。

第四节 筛 查

筛查是乳腺癌早期诊断和早期治疗的基础,对于具有乳腺癌家族史的高危妇女尤为重要。常用的筛查方法有乳腺自我检查(BSE)、临床乳腺检查(CBE)和钼靶摄片,其中最有效的方法为钼靶摄片。但开始进行钼靶摄片的年龄和钼靶检查的间隔时间仍是有争议的问题。一般认为,普通人群的钼靶检查可以从40岁后开始,间隔时间为1年1次。因为随着年龄的增长,乳腺癌的发病危险度提高,而乳腺组织对放射线的致癌敏感度降低。有研究显示,40岁后每年一次的钼靶检查能使乳腺癌死亡率降低18%,50岁后则能降低33%。但是,在遗传性乳腺癌中,特别是BRCA1/2基因突变携带者,乳腺癌的发病年龄往往较早,年轻妇女的乳腺组织增生活跃,在钼靶上表现为高密度,这给诊断带来了困难。

荷兰进行的一项研究,有1 198名健康妇女参与,她们都具有乳腺癌家族史,且终身患乳腺癌的危险度高于15%。根据患乳腺癌危险度的高低,这些妇女被分为3组:第一组为BRCA1或BRCA2基因突变携带者($n=128$),患癌危险度高达60%~85%。另外两组为高度危险组($n=621$)和中度危险组($n=449$),她们的终身患癌危险度分别为30%~50%和15%~30%。所有参加者都接受乳腺癌的定期筛查,筛查方法包括每月1次的BSE、每半年1次的临床乳腺检查和每年1次的钼靶检查。在经过平均时间为3年的随访后,共发现31例浸润性乳腺癌(另有4例导管内癌),在基因突变携带组、高度危险组和中度危险组中分别为9例、18例和4例;基因突变携带组的检出率是3.3%,为3组中最高,其次为高度危险组(0.84%),中度危险组最低(0.33%)。在所有的35例乳腺癌中,筛查发现了其中的26例(以下简称"筛查期癌")。有9例在钼靶检查的间歇期被发现(以下简称"间歇期癌"),其中4例为基因突变携带者,其余5例在高度危险组中。所以,筛查灵敏度[筛查期癌/(筛查期癌+间歇期癌)]在3组中分别为56%、78%和100%,以基因突变携带组为最低。

另有一项研究由美国纽约Sloan-Kettering纪念医院进行,共有194名携带BRCA1或BRCA2基因突变且具有乳腺癌患病危险性的健康妇女参与。所有参与者都接受了每月1次的乳腺自我检查、每年2~4次的乳腺临床检查和每年1次的钼靶检查。有29名妇女接受了预防性双侧乳腺切除术。其余165名妇女在经过平均24.8个月的随访后,发现了12例乳腺癌,其中6例在常规钼靶检查中被发现,另外6例为间歇期癌,因此筛查灵敏度只有50%。在6例间歇期癌中,有5例(83%)通过患者的BSE发现,只有4例在随后的钼靶检查中表现为异常。5例间歇期癌患者6~10个月前筛查时的钼靶片被重新读片,都没有明显的乳腺癌迹象。

从这些研究中我们得出一些结论。荷兰研究结果显示,筛查检出率与筛查人群患癌危险度具有密切关系,BRCA1/2基因突变携带组的筛查检出率为中度危险组的10倍。这一结论再次验证了筛查对高危人群最有效的观点,同时也表明在BRCA1/2基因突变携带者中进行早期筛查是非常必要的。

但是这些研究也反映了一些问题,并给我们带来了一些经验和教训。目前有多项研究显示,在一一般人群中,每月1次的BSE无法提高乳腺癌的检出率,反而使不必要的活检次数增加。但是,BSE在基因突变携带者的筛查中具有显著作用。在Sloan-Kettering纪念医院的研究中,有5例乳腺癌是通过该方法被发现的。这可能是因为基因突变携带者的乳腺癌发病率远高于一般人群,从而使假阳性率降低。所以在基因突变携带者中,如果用钼靶进行筛查,BSE仍具有非常重要的辅助作用。

另外,在这两项研究发现的乳腺癌病例中,间歇期癌占很高比例。这可能是以下原因造成:钼靶检查无法发现已存在的乳腺病变,这与乳腺组织致密有关;肿瘤的生长速度很快,在筛查的间歇期也会由钼靶亚临床病灶发展为临床可扪及的肿块。这些原因都与BRCA1/2基因突变相关性乳腺癌具有发病早、生长快的特征有关。这些现象引发了一些疑问:每年1次的钼靶筛查频率是否合理?钼靶检查是否为基因突变携带者筛查的最佳方法?很多研究者建议,对于基因突变携带者的钼靶检查应该提前到25~30岁开始,同时应改为每年2次。但更重要的是能找到一种比钼靶更有效的筛查方法。

直到最近,BRCA1和BRCA2基因突变携带者的乳腺癌筛查方式中并未包括MRI。在过去10年间,有一些前瞻性临床研究证实,在基因突变携带者中应用乳腺MRI进行筛查,其灵敏度显著高于钼靶。这一发现推动了乳腺癌筛查原则的改变——在BRCA1/2基因突变携带者的筛查中加入MRI。在欧洲和北美多个国家进行的研究显示,MRI检查的灵敏度为71%~100%,而特异度高达81%~97%。但钼靶对同类人群的灵敏度只有33%~59%,特异度为93%~99.8%(表3-3)。这些研究也发现,MRI检查的假阳性率非常高,可达7%~63%。乳腺MRI筛查具有一定的要求,限制了其普及。理想的乳腺MRI检查需要有专用的乳腺线圈、有效的成像系统、专业的放射诊断医师,以及MRI检查引导的乳腺活检系统。另外,为了能够尽量减少假阳性,绝经前妇女最佳的MRI检查时间应为月经周期的第7~14天。

表3-3 BRCA1/2基因突变携带者应用乳腺MRI或钼靶筛查的前瞻性对照研究

研究	BRCA1/2基因突变携带者人数(%)	发现乳腺癌例数	乳腺MRI		钼靶	
			灵敏度(%)	特异度(%)	灵敏度(%)	特异度(%)
Tilanus-Linthorst	109(11)	3	100	94	未报道	未报道
Kriege	1 909(18.5)	51	71	90	40	95
Warner	236(100)	22	77	95	36	99.8
Leach	649(18)	35	77	81	40	93
Kuhl	529(8.1)	43	91	97	33	97
Sardanelli	278(60)	18	94	未报道	59	未报道

乳腺MRI筛查还存在其他问题。首先,虽然乳腺MRI检查能发现更早期的乳腺癌,但目前仍没有证实其能降低乳腺癌的死亡率。其次,乳腺MRI检查对导管内癌的诊断能力仍存在争议,很多BRCA1/2基因突变携带者的研究显示MRI检查对导管内癌的诊断并没有钼靶敏感。但在一项单中心入组7 000余例未经过遗传高危筛选妇女的研究中发现,乳腺MRI检查能发现92%的导管内癌,而钼靶只能发现53%的导管内癌($P<0.000\,1$)。B超在高危人群中筛查的价值也得到了评估,在绝大多数研究中,其的灵敏度比钼靶和乳腺MRI检查都要低。

根据临床研究获得的证据,美国NCCN对遗传性乳腺癌的筛查原则作出了以下规定:①BSE的训练和教育,推荐从18岁时开始每月1次;②从25岁开始,每半年1次临床乳腺检查;③从25岁开始,每年1次乳腺X线检查和乳腺MRI检查,或者视家系中最早的发病年龄来决定检查开始的年龄。

第五节 预 防

患者一旦检测到存在相关的高危易感基因,对于乳腺癌的预防和早期诊断就变得尤为重要,其中包括乳腺癌的筛查和预防方式。而对于未做基因检测或基因检测阴性的患者,如果存在乳腺癌和其他相关高危癌症家族史,也可以针对乳腺癌进行相应的预防和早期筛查。对于乳腺癌的预防方式主要有预防性卵巢切除术、预防性乳腺切除术和化学预防。

一、预防性卵巢切除术

目前研究显示,在年龄<50岁的基因突变携带者中进行预防性双侧卵巢+输卵管切除术能够显著降低乳腺癌的风险。因此,这种预防性手术能够同时降低乳腺癌和卵巢癌的风险。

早期在美国进行的一项多中心研究入组了122名携带 BRCA1 基因突变的健康妇女,其中43名接受过预防性卵巢切除术的妇女为手术组,另外79名未接受手术的妇女为对照组,两组根据所属的医学中心和年龄进行了组间匹配。手术组和对照组的平均随访时间分别为9.6年和8.1年,研究结果显示预防性卵巢切除术可显著降低罹患乳腺癌的危险度($HR=0.53$)。但该试验并未检测乳腺癌的激素受体情况,所以无法了解预防性卵巢切除术究竟降低了哪一类乳腺癌的发病率。

一项 MSKCC 前瞻性研究对170例 BRCA1/2 基因突变携带者进行了2年随访,发现98例接受预防性卵巢+输卵管切除术的携带者中有3例发生乳腺癌,而72例未接受预防性手术的携带者中则发生了8例乳腺癌($P=0.07$)。一项 PROSE 多中心研究入组了241例突变携带者,8年的随访资料显示接受预防性卵巢+输卵管切除术者中有21%发生乳腺癌,而未接受预防性手术者中则为42%($HR=0.47$)。

最近研究显示,预防性卵巢+输卵管切除术对 BRCA1 和 BRCA2 基因突变携带者的保护作用是不同的。在一项入组了368例 BRCA1 基因突变携带者和229例 BRCA2 基因突变携带者的前瞻性研究中,预防性卵巢+输卵管切除术能降低72%的 BRCA2 相关性乳腺癌($HR=0.28$, $P=0.036$),而 BRCA1 相关性乳腺癌则只能降低39%($HR=0.61$, $P=0.16$)。但是,另一项回顾性研究得出了完全不同的结果,该病例-对照研究比较了1 439例 BRCA1/2 相关性乳腺癌患者和1 866例健康的基因突变携带者,结果发现既往的卵巢切除术病史能减少56% BRCA1 相关性乳腺癌和46% BRCA2 相关性乳腺癌。因此,该预防手术在不同基因突变携带者中的保护作用仍需要进一步研究。

最近一项大型多中心研究入组了来自22个北美和欧洲临床或科研中心的2 482例 BRCA1/2 基因突变携带者,研究对预防性卵巢+输卵管切除术给基因突变携带者带来的生存获益进行了分析。结果发现,接受预防性手术的基因突变携带者与不接受预防性手术者相比,可以降低总死亡率(10%对比3%)、乳腺癌死亡率(6%对比2%)和卵巢癌死亡率(3%对比0.4%),而且预防性卵巢+输卵管切除术对于 BRCA1 基因突变($HR=0.63$)和 BRCA2 基因突变($HR=0.36$)携带者均有降低乳腺癌风险的作用。

二、预防性乳腺切除术

预防性乳腺切除术主要分为针对健康高危妇女的双侧预防性乳腺切除术和针对单侧乳腺癌患者的对侧预防性乳腺切除术。

为了调查预防性乳腺切除术在健康高危妇女和患有单侧乳腺癌女性中的施行情况,美国纽约的一项研究调查了6 275名女性。结果显示,在健康高危妇女当中,选择双侧预防性乳腺切除的人数变化并不大;但是,对于已经患有单侧乳腺癌的患者,越来越多的人选择对侧乳腺的预防性切除,这一人数从1995年的295人上升至2005年的683人。另一项研究显示,把预防性对侧乳腺切除术作为乳腺癌治疗和乳腺切除手术的一部分,回顾了1998~2003年诊断为单侧乳腺癌患者的治疗情况。研究结果显示,接受对侧预防性乳腺切除手术的患者从1998年的4.2%上升至2013年的11.0%;美国对侧预防性乳腺切除术的人数在6年内增加1倍多。另一项研究发现，美国加利福尼亚州1998~2011年单侧乳腺癌患者(包含对侧预防性乳腺切除的双侧乳腺切除术)的治疗比例从2.0%上升到12.3%；而且在年龄<40岁的女性中，这一比例上升得更加明显，从1998年的3.6%上升到2011年的33%。但是，进行对侧预防性乳腺切除的双侧乳腺切除术患者与进行单侧保乳手术加放疗的患者之间10年死亡率并没有显著区别。由此可见，随着时代的发展，对侧预防性乳腺切除不断被人们所接受。

对于遗传性乳腺癌患者，特别是存在BRCA1和BRCA2基因突变的单侧乳腺癌患者，对侧预防性乳腺切除术的情况又是如何呢？有研究显示，从全世界范围来看，北美接受对侧预防性乳腺切除术的患者要远多于欧洲；在美国，选择对侧预防性乳腺切除术的患者最多，比例高达49.3%；加拿大为28.0%；而北欧国家挪威却没有人选择这一手术；以色列和波兰的比例也很低，仅为1.9%和4.4%。

对侧预防性乳腺切除术对于单侧乳腺癌患者的生存和预后是否存在积极的影响，多项研究进行了相关分析。Brekelmans等将BRCA1相关性乳腺癌与散发性乳腺癌可能影响预后和生存情况的因素进行对比，发现在BRCA1相关性单侧乳腺癌患者中，对侧乳腺癌预防性手术对患者的预后生存并没有显著的影响。之后为了充分研究预防性手术对遗传性乳腺癌的影响，他们又将BRCA2相关性乳腺癌纳入。结果发现，无论是BRCA-1/2相关性乳腺癌，还是散发性乳腺癌，预防性乳腺切除术(包括双侧预防性乳腺切除术和单侧预防性乳腺切除术)并没有显示对乳腺癌预后和生存有影响。但是，这些研究的样本量都非常小，所以还需要大样本的研究来验证初步结果的准确性。

由于在大样本的乳腺癌研究中却有不同的发现。美国的一项回顾性研究调查了5 000例被诊断为单侧乳腺癌的女性，其中有1 073例女性进行了对侧预防性乳腺切除术。利用多因素相关性分析，对接受对侧预防性乳腺切除术的患者与未行该手术的患者进行比较，发现行对侧预防性乳腺切除术的患者对侧乳腺癌发生率为0.5%，而未行该手术的患者对侧乳腺癌发生率为2.7%，两组患者的乳腺癌死亡率分别为8%和11.7%。经过对乳腺癌预后相关因素的一些调整，行对侧预防性乳腺切除术患者的对侧乳腺癌发生率的HR为0.03。所以该研究认为，对侧预防性乳腺切除术可以有效防止对侧乳腺癌的发生，虽然行对侧预防性乳腺切除术患者所有因素相关的死亡率相对较低，但仍然能够有效降低乳腺癌的死亡率。Bedrosian等的研究也发现，对侧预防性乳腺切除术确实与提高乳腺癌相关的生存率相关。经过危险分层分析发现，这种相关性是由于对侧预防性乳腺切除术能够明显降低18~49岁Ⅰ~Ⅱ期ER受体阴性乳腺癌患者的癌症相关死亡率($HR=0.63$, $P<0.001$)。研究者认为，ER阴性的对侧乳腺切除术患者的乳腺癌相关风险的提升，可能与ER阴性乳腺癌患者对侧乳腺癌较高的发生风险有关。

进一步讨论双侧预防性乳腺切除术对乳腺癌的影响。一项前瞻性研究对139名携带有BRCA1或BRCA2基因突变的正常女性进行随访，其中有76名女性进行了预防性乳腺切除术。在之后的随访过程中，该组女性没有出现乳腺癌的病例，而未行双侧预防性乳腺切除的患者则在筛查中发现8例乳腺癌。所有研究认为，对于携带有BRC1或BRCA2基因突变的妇女，双侧预防性乳腺切除术能够减少3年随访时间的乳腺癌发生率。另一项PROSE研究发现，在携带有BRCA1和BRCA2基因突变的女性中先行双侧卵巢切除术，之后再行双侧预防性乳腺切除术，乳腺癌发生的风险降低了95%，而未行卵巢切除术的双侧预防性乳腺切除术女性的风险下降了90%。所以，双侧预防性乳腺切除术能够明显减少携带有BRCA1/2基因突变女性的乳腺癌风险。多项研究认为，对于存在BRCA1/2基因突变的高危女性，双侧预防性乳腺切除术能减少后续乳腺癌的发生。

以上讨论的主要是一些研究结果，与临床实际操作还存在距离。那么，作为临床建议和指导的一些权威性指南和协会对于预防性乳腺切除术的态度又是如何呢？

1. 美国癌症手术协会(Society of Surgical Oncology) 于2007年发表了关于预防性乳腺切除术的立场，具体内容如下。

(1) 未患有乳腺癌的患者行双侧预防性乳腺切除术的指征如下。

1) 存在BRCA基因突变，或者其他强烈提示乳腺癌的易感基因。

2) 没有可显示基因突变，但是有很强癌症家族史，即多个一级亲属或者多个连续世代出现卵巢癌或乳腺癌(家族性癌症综合征)。

3) 存在组织学上的高危因素，如乳腺组织活检显示非典型性导管或小叶上皮增生，或小叶原位癌。

(2) 已经诊断为乳腺癌的患者施行对侧预防性乳腺切除术的指征如下。

1) 为了降低患者对侧乳腺癌的再发风险。

2) 对那些对侧乳腺进行乳腺癌筛查困难的患者，包括临床上和钼靶图像上对侧乳腺组织致密或者有弥漫钙化难以定性的患者。

3) 为了解决乳腺癌术后重建的双侧乳房对称性的问题。

2. 美国NCCN 在美国《NCCN指南》(Genetic/Familial High-Risk Assessment：Breast and Ovarian 和 Breast Cancer Risk Reduction)中明确指出，携带有乳腺癌高危易感基因突变的患者，委员会并不推荐患有单侧乳腺癌的患者进行对侧乳腺的预防性切除术，并且强烈不推荐一侧行保乳手术治疗的患者行对侧乳腺的预防性切除。而对于携带有BRCA1/2基因突变的健康妇女，委员会认为双侧预防性乳腺切除术的选择应该建立在每次病历讨论分析之后的基础上，而且应该在咨询有关重建选择和风险的相关信息后，再决定是否进行手术。但是，NCCN推荐行双侧预防性卵巢切除术，年龄最好是35~40岁完成生育后的妇女，或者根据家族中最早出现卵巢癌的年龄决定。由此可见，相比于预防性乳腺切除术，《NCCN指南》认为BRCA1和BRCA2基因突变携带者更应该接受预防性卵巢切除术。

那么，对于BRCA1和BRCA2基因突变携带者是否一定需要进行预防性的乳腺切除术呢。一项研究通过建立模型对BRCA1/2基因突变携带者进行不同干预方式后的生存概率进行预估，25岁时行预防性乳腺切除术和40岁时行预防性卵巢切除术的生存概率获益大于任何一种单一干预。该研究同时也认为，如果在40岁时行预防性卵巢切除术，同时应用钼靶加MRI筛查代替预防性乳腺切除术，能够获得相似的生存率。这能够帮助携带有BRCA1和BRCA2基因突变的女性患者选择有效的预防性手术或者乳腺筛查。

三、化学预防

乳腺癌化学预防的研究对象重点集中在高危人群。家族性乳腺癌的健康亲属作为高危因素之一，同样受到人们的关注。乳腺癌的常见化学预防方法有饮食成分的改变及内分泌药物的应用等。近年来，一些大型的临床试验已经开展，但大部分工作仍停留在实验室阶段。

目前，已获得结果的大规模乳腺癌化学预防的前瞻性临床试验有NSABP P-1试验、IBIS-1试验和STAR试验。这些试验都显示，使用5年雌激素受体调节剂(SERM，包括他莫昔芬和雷洛昔芬)能够在乳腺癌高危人群中降低30%~50%的乳腺癌发病危险性，这些高危因素包括家族史、年龄，以及小叶原位癌和非典型性增生等。但是，针对基因突变携带者的相关数据仍比较少。由于SERM只能降低激素受体阳性乳腺癌的发病风险，由此推测它应该能更有效地降低BRCA2基因突变携带者的乳腺癌，而不是BRCA1基因突变携带者。因为BRCA1基因突变相关性乳腺癌大多为激素受体阴性，而BRCA2基因突变相关性乳腺癌则与一般乳腺癌相似。这一推测在相关研究中已得到证实，研究者对NSABP P-1试验的288例乳腺癌患者进行了BRCA1和BRCA2基因突变检测，结果显示他莫昔芬能够降低BRCA2基因突变携带者的乳腺癌风险($RR=0.32$)，对BRCA1基因突变携带者则无效($RR=1.67$)。由于此项研究的样本量非常小(8例BRCA1基因突变携带者和11例BRCA2基因突变携带者)，所以没有足够的把握来证实他莫昔芬对基因突变携带者的化学预防作用。另外一项回顾性研究将携带有BRCA1/2基因突变的双侧乳腺癌患者与单侧乳腺癌患者的治疗情况进行对比，其中他莫昔芬的使用情况是一个重要因素。研究发现，单侧乳腺癌患者中他莫昔芬的使用要多于双侧乳腺癌患者，并且他莫昔芬能够降低对侧乳腺癌的发生风险。

另外，有研究也证实降低体内雌激素水平能够减少BRCA1和BRCA2基因突变携带者的乳腺癌风险。在前文已经提到，基因突变携带者50岁前接受双侧卵巢＋输卵管预防性切除术能减少50%的乳腺癌。还有研究发现，他莫昔芬能够显著降低BRCA1和BRCA2基因突变相关性乳腺癌术后对侧乳腺癌的发生，以及接受保乳治疗后同侧乳腺癌的发生。一项入组491例携带基因突变的乳腺癌患者的研究发现，接受他莫昔芬治疗的患者与不接受治疗的患者相比，能减少41%对侧乳腺癌的风险，而且这种风险的减少在BRCA1和BRCA2基因突变携带者中是相似的。另一项病例-对照研究入组了285例双侧乳腺癌患者和751例单侧乳腺癌患者，所有患者都是基因突变携带者。结果显示，服用他莫昔芬能使对侧乳腺癌的风险减少55%。同样，这种获益在BRCA1和BRCA2基因突变携带者中是相似的(BRCA1 的 $OR=0.48$；BRCA2 的 $OR=0.39$)。一项携带基因突变乳腺癌患者接受保乳治疗的研究显示,他莫昔芬能够显著降低对侧乳腺癌的发生($HR=0.31$, $P=0.05$)。

还有研究探讨了预防性卵巢切除术和他莫昔芬对携带基因突变乳腺癌患者的叠加作用。有研究显示,如果两种方法同时应用,可以使对侧乳腺癌的风险降低91%,而单用他莫昔芬和预防性卵巢切除术则分别降低41%和59%。但在另一项研究中,小样本的分析($n=26$)显示,在既往接受过双侧卵巢切除术的患者中,应用他莫昔芬并不能再降低乳腺癌的风险。因此,这两种方法同时使用是否存在相加作用仍需要进一步研究加以证实。在与基因突变携带者沟通应用他莫昔芬进行化学预防时,需要告知对方此类数据仍不够充分。

最近一项研究显示,他莫昔芬能够同时减少BRCA1 和 BRCA2 基因突变乳腺癌患者发生对侧乳腺癌的风险,并且在作用上没有显著区别。虽然BRCA1 基因突变乳腺癌大多数为 ER 阴性,但是一些研究显示雌激素仍然与 BRCA1 基因突变乳腺癌的发生有关,而且 BRCA1 基因突变携带者乳腺癌会广泛表达 ERβ 受体,它可以作为他莫昔芬的作用位点。目前仍没有证据能够证实雷洛昔芬和芳香化酶抑制剂对基因突变携带者的化学预防作用。

癌症的早期诊断和早期治疗一直是抗癌研究的首要问题,遗传性乳腺癌也不例外。在今后的研究中,我们仍将致力于这两方面的研究,力争提高家族性乳腺癌患者的生存率。

(胡 震)

参考文献

[1] 胡震,李文凤,晓义,等. 中国 BRCA1 基因突变相关性乳腺癌和散发性乳腺癌的比较研究. 中华外科杂志,2007,45(7):489-490.

[2] 杨晓晨,胡震,吴炅,等. 中国汉族人群中 BRCA1 和 BRCA2 基因突变携带者患乳腺癌风险的研究. 中国癌症杂志,2015,(4):247-252.

[3] 杨晓晨,胡震,吴炅,等. 中国乳腺癌高风险人群中 TP53 基因胚系突变的研究. 中华医学遗传学杂志,2015,32(6):761-765.

[4] Ahmed M, Rahman N. ATM and breast cancer susceptibility. Oncogene, 2006,25(43):5906-5511.

[5] Bedrosian I, Hu CY, Chang GJ. Population-based study of contralateral prophylactic mastectomy and survival outcomes of breast cancer patients. J Natl Cancer Inst, 2010,102(6):401-409.

[6] Brose MS, Rebbeck TR, Calzone KA, et al. Cancer risk estimates for BRCA1 mutation carriers identified in a risk evaluation program. J Natl Cancer Inst, 2002,94(18):1365-1372.

[7] Byrski T. Pathologic complete response rates in young women with BRCA1-positive breast cancers after neoadjuvant chemotherapy. J Clin Oncol, 2010,28(3):375-379.

[8] Byrski T. Response to neo-adjuvant chemotherapy in women with BRCA1-positive breast cancers. Breast Cancer Res Treat, 2008,108(2):289-296.

[9] Chen S, Parmigiani G. Meta-analysis of BRCA1 and BRCA2 penetrance. J Clin Oncol, 2007,25(11):1329-1333.

[10] Chen W. BRCA1 germline mutations and tumor characteristics in Chinese women with familial or early-onset breast cancer. Breast Cancer Res Treat, 2009,117(1):55-60.

[11] Choi DH, Lee MH, Bale AE, et al. Incidence of BRCA1 and BRCA2 mutations in young Korean breast cancer patients. J Clin Oncol, 2004,22(9):1638-1645.

[12] Cuzick J, Forbes JF, Sestak I, et al. Long-term results of tamoxifen prophylaxis for breast cancer—96-month follow-up of the randomized IBIS-I trial. J Natl Cancer Inst, 2007,99(4):272-282.

[13] de Benedetti VM, Radic P, Pasini B, et al. Characterization of ten novel and 13 recurring BRCA1 and BRCA2 germline mutations in Italian breast and/or ovarian carcinoma patients. Mutations in brief no 178 Online. Hum Mutat, 1998,12(3):215.

[14] Domchek SM, Friebel TM, Singer CF, et al. Association of risk-reducing surgery in BRCA1 or BRCA2 mutation carriers with cancer risk and mortality. JAMA, 2010,304(9):967-975.

[15] Fong PC, Boss DS, Yap TA, et al. Inhibition of poly(ADP-ribose) polymerase in tumors from BRCA mutation carriers. N Engl J Med, 2009, 361(2):123-134.

[16] Gal I, Gershoni BR, Haber D, et al. The 1100delAT BRCA1 and the 8765delAG BRCA2 mutations: occurrence in high-risk non-Ashkenazi Jews and haplotype comparison of Jewish and non-Jewish carriers. Fam

Cancer, 2004,3(1):11-14.

[17] Giuliano AE. Society of Surgical Oncology: position statement on prophylactic mastectomy. Approved by the Society of Surgical Oncology Executive Council, March 2007. Ann Surg Oncol, 2007, 14(9): 2425-2427.

[18] Gronwald J, Tung N, Foulkes WD, et al. Tamoxifen and contralateral breast cancer in BRCA1 and BRCA2 carriers: an update. Int J Cancer, 2006, 118(9): 2281-2284.

[19] Gudmundsdottir K, Ashworth A. The roles of BRCA1 and BRCA2 and associated proteins in the maintenance of genomic stability. Oncogene, 2006, 25(43):5864-5874.

[20] Hall JM, Lee MK, Newman B, et al. Linkage of early-onset familial breast cancer to chromosome 17q21. Science, 1990,250(4988):1684-1689.

[21] Herrinton LJ. Efficacy of prophylactic mastectomy in women with unilateral breast cancer: a cancer research network project. J Clin Oncol, 2005, 23(19):4275-4286.

[22] Ho GH, Phang BH, Ng IS, et al. Novel germline BRCA1 mutations detected in women in Singapore who developed breast carcinoma before the age of 36 years. Cancer, 2000,89(4):811-816.

[23] Kauff ND, Domchek SM, Friebel TM, et al. Risk-reducing salpingo-oophorectomy for the prevention of BRCA1- and BRCA2-associated breast and gynecologic cancer: a multicenter, prospective study. J Clin Oncol, 2008,26(8):1331-1337.

[24] Kennedy RD, Quinn JE, Mullan PB, et al. The role of BRCA1 in the cellular response to chemotherapy. J Natl Cancer Inst, 2004,96(22):1659-1668.

[25] Khoo US, Ozcelik H, Cheung AN, et al. Somatic mutations in the BRCA1 gene in Chinese sporadic breast and ovarian cancer. Oncogene, 1999,18(32):4643-4646.

[26] King MC. Tamoxifen and breast cancer incidence among women with inherited mutations in BRCA1 and BRCA2: National Surgical Adjuvant Breast and Bowel Project (NSABP-P1) Breast Cancer Prevention Trial. JAMA, 2001,286(18):2251-2256.

[27] Kriege M, Brekelmans CT, Boetes C, et al. Efficacy of MRI and mammography for breast-cancer screening in women with a familial or genetic predisposition. N Engl J Med, 2004,351(5):427-437.

[28] Kuhl CK, Schrading S, Bieling HB, et al. MRI for diagnosis of pure ductal carcinoma in situ: a prospective observational study. Lancet, 2007,370(9586):485-492.

[29] Kuhl CK. Mammography, breast ultrasound, and magnetic resonance imaging for surveillance of women at high familial risk for breast cancer. J Clin Oncol, 2005,23(33):8469-8476.

[30] Kurian AW, Sigal BM, Plevritis SK. Survival analysis of cancer risk reduction strategies for BRCA1/2 mutation carriers. J Clin Oncol, 2010,28(2):222-231.

[31] Kurian AW. Use of and mortality after bilateral mastectomy compared with other surgical treatments for breast cancer in California, 1998—2011. JAMA, 2014,312(9):902-914.

[32] Leach MO, Boggis CR, Dixon AK, et al. Screening with magnetic resonance imaging and mammography of a UK population at high familial risk of breast cancer: a prospective multicentre cohort study (MARIBS). Lancet, 2005,365(9473):1769-1778.

[33] Ledermann J. Olaparib maintenance therapy in patients with platinum-sensitive relapsed serous ovarian cancer: a preplanned retrospective analysis of outcomes by BRCA status in a randomised phase 2 trial. Lancet Oncol, 2014,15(8):852-861.

[34] Li N, Zhang X, Cai Y, et al. BRCA1 germline mutations in Chinese patients with hereditary breast and ovarian cancer. Int J Gynecol Cancer, 2006,16(Suppl 1):172-178.

[35] Li WF, Hu Z, Rao NY, et al. The prevalence of BRCA1 and BRCA2 germline mutations in high-risk breast cancer patients of Chinese Han nationality: two recurrent mutations were identified. Breast Cancer Res Treat, 2008,110(1):99-109.

[36] Martin AM, Black wood MA, Antinozerkis D, et al. Germline mutations in BRCA1 and BRCA2 in breastovarian families from a breast cancer risk evaluation clinic. J Clin Oncol, 2001,19(8):2247-2253.

[37] McLaughlin CC, Lillquist PP, Edge SB. Surveillance of prophylactic mastectomy: trends in use from 1995 through 2005. Cancer, 2009,115(23):5404-5412.

[38] Metcalfe KA. Predictors of contralateral prophylactic mastectomy in women with a BRCA1 or BRCA2 mutation: the Hereditary Breast Cancer Clinical Study Group. J Clin Oncol, 2008,26(7):1093-1097.

[39] Narod SA. Tamoxifen and risk of contralateral breast cancer in BRCA1 and BRCA2 mutation carriers: a case-control study. Hereditary Breast Cancer Clinical Study Group. Lancet, 2000, 356(9245): 1876-1881.

[40] Oddoux C, Struewing JP, Clayton CM, et al. The carrier frequency of the BRCA2 6174delT mutation among Ashkenazi Jewish individuals is approximately 1%. Nat Genet, 1996,14(2):188-190.

[41] O'Shaughnessy J, Osborne C, Pippen JE, et al. Iniparib plus chemotherapy in metastatic triple-

negative breast cancer. N Engl J Med, 2011, 364(3): 205-214.

[42] O'Shaughnessy J. Phase III study of iniparib plus gemcitabine and carboplatin versus gemcitabine and carboplatin in patients with metastatic triple-negative breast cancer. J Clin Oncol, 2014, 32(34): 3840-3847.

[43] Patel KJ. Involvement of BRCA2 in DNA repair. Mol Cell, 1998, 1(3): 347-357.

[44] Phillips KA. Tamoxifen and risk of contralateral breast cancer for BRCA1 and BRCA2 mutation carriers. J Clin Oncol, 2013, 31(25): 3091-309.

[45] Pierce LJ, Levin AM, Rebbeck TR, et al. Ten-year multi-institutional results of breast-conserving surgery and radiotherapy in BRCA1/2-associated stage Ⅰ/Ⅱ breast cancer. J Clin Oncol, 2006, 24(16): 2437-2443.

[46] Rao NY, Hu Z, Li WF, et al. Evaluating the performance of models for predicting the BRCA germline mutations in Han Chinese familial breast cancer patients. Breast Cancer Res Treat, 2009, 116(3): 563-570.

[47] Rebbeck, TR, Friebel TM, Lynch HT, et al. Bilateral prophylactic mastectomy reduces breast cancer risk in BRCA1 and BRCA2 mutation carriers: the PROSE Study Group. J Clin Oncol, 2004, 22(6): 1055-1062.

[48] Rebbeck TR, Lynch HT, Neuhausen SL, et al. Prophylactic oophorectomy in BRCA1 and BRCA2 mutation carriers. J Clin Oncol, 2000, 18(21 Suppl): 100S-103S.

[49] Sardanelli F, Podo F, D'Agnolo G, et al. Multi-center comparative multimodality surveillance of women at genetic-familial high risk for breast cancer (HIBCRIT study): interim results. Radiology, 2007, 242(3): 698-715.

[50] Sng JH, Chang J, Feroze F, et al. The prevalence of BRCA1 mutations in Chinese patients with early onset breast cancer and affected relatives. Br J Cancer, 2000, 82(3): 538-542.

[51] Struewing JP, Abeliovich D, Peretz T, et al. The carrier frequency of the BRCA1 185delAG mutation is approximately 1 percent in Ashkenazi Jewish individuals. Nat Genet, 1995, 11(2): 198-200.

[52] Suter NM. BRCA1 and BRCA2 mutations in women from Shanghai China. Cancer Epidemiol Biomarkers Prev, 2004, 13(2): 181-189.

[53] Szabo CI, King MC. Population genetics of BRCA1 and BRCA2. Am J Hum Genet, 1997, 60(5): 1013-1020.

[54] Tai YC, Domcheck S, Parmigiani G, et al. Breast cancer risk among male BRCA1 and BRCA2 mutation carriers. J Natl Cancer Inst, 2007, 99(23): 1811-1814.

[55] Tang NL, Pang CP, Yeo W, et al. Prevalence of mutations in the BRCA1 gene among Chinese patients with breast cancer. J Natl Cancer Inst, 1999, 91(10): 882-885.

[56] Thirthagiri E, Lee SY, Kang P, et al. Evaluation of BRCA1 and BRCA2 mutations and risk-prediction models in a typical Asian country (Malaysia) with a relatively low incidence of breast cancer. Breast Cancer Res, 2008, 10(4): 59.

[57] Tutt A, Robson M, Garben JE, et al. Oral poly (ADP-ribose) polymerase inhibitor olaparib in patients with BRCA1 or BRCA2 mutations and advanced breast cancer: a proof-of-concept trial. Lancet, 2010, 376(9737): 235-244.

[58] Tutt AN, Lord CJ, McCobe N, et al. Exploiting the DNA repair defect in BRCA mutant cells in the design of new therapeutic strategies for cancer. Cold Spring Harb Symp Quant Biol, 2005, 70: 139-148.

[59] Tuttle TM. Increasing use of contralateral prophylactic mastectomy for breast cancer patients: a trend toward more aggressive surgical treatment. J Clin Oncol, 2007, 25(33): 5203-5209.

[60] Verhoog LC, Berns EM, Brekelmans CT, et al. Prognostic significance of germline BRCA2 mutations in hereditary breast cancer patients. J Clin Oncol, 2000, 18(21 Suppl): 119S-124S.

[61] Vogel VG, Castantino JP, Wickerham DL, et al. Effects of tamoxifen vs raloxifene on the risk of developing invasive breast cancer and other disease outcomes: the NSABP Study of Tamoxifen and Raloxifene (STAR) P-2 trial. JAMA, 2006, 295(23): 2727-2741.

[62] Warner E, Plewes DB, Hiu KA, et al. Surveillance of BRCA1 and BRCA2 mutation carriers with magnetic resonance imaging, ultrasound, mammography, and clinical breast examination. JAMA, 2004, 292(11): 1317-1325.

[63] Wooster R, Neuhausen SL, Mangion J, et al. Localization of a breast cancer susceptibility gene, BRCA2, to chromosome 13q12-13. Science, 1994, 265(5181): 2088-2090.

[64] Yokozaki H, Tahara E. Allele frequency of D17S855 microsatellite locus in Japanese people. Hum Hered, 1999, 49(1): 61-62.

第四章

干细胞与乳腺癌

乳腺（mammary glands）是人体一种重要的外分泌腺，由外胚层和中胚层分化而来。乳腺腺体是皮肤大汗腺衍生的复管泡状腺，由被膜、间质和腺实质组成。在胚胎期，乳腺便已形成初级的乳腺导管（原基上皮芽），出生后继而延伸并分支形成终末芽苞，此后一直停止生长；直至进入青春期，终末芽苞继续发育延伸，逐渐发育为一个完整的导管系统；进入妊娠期后，乳腺中出现三级分支的导管，紧接着形成小叶腺泡样结构；分娩后，乳腺则发育成为泌乳器官；在子代断奶后，多余的小叶腺泡逐渐死亡，乳腺又重新恢复至怀孕前的状态。在女性生命周期中，乳腺可能经历多次增殖、泌乳及退化等多个周期循环，期间伴随着乳腺组织重塑和脂肪细胞重新填充，乳腺干细胞（mammary stem cell, MaSC）参与了这一过程的运转与调控。然而在乳腺干细胞及其子代细胞自我更新和分化过程中出现的异常及遗传性突变积累，又与乳腺肿瘤干细胞（breast cancer stem cell, BCSC）的出现密切相关。

肿瘤干细胞（cancer stem cell）是肿瘤组织中一小部分致瘤能力特别强、分化程度极低的细胞，它们具有干细胞的自我更新及多向分化特性。肿瘤干细胞在肿瘤形成和生长中发挥着决定性的作用，是导致肿瘤复发、转移及化疗耐药的重要影响因素。目前，研究者已经在包括乳腺癌、胶质瘤、肝癌、结直肠癌、黑色素瘤等诸多恶性肿瘤组织中发现了肿瘤干细胞的存在。深入了解乳腺肿瘤干细胞的生物学特性及其调控机制，开发针对肿瘤干细胞的特殊治疗方法，对于癌症的最终治愈具有重大的临床意义。

第一节 干细胞理论和乳腺干细胞

一、干细胞理论

干细胞（stem cell）是人体内一种特殊的细胞群，它们不仅能够通过"自我更新"产生更多具有相同"干性"（stemness）的子细胞，也能够通过"分化"产生其他细胞类型。根据蕴含的多向分化潜能大小，可以将干细胞分为全能干细胞（totipotent stem cell）、胚胎干细胞（embryonic stem cell）和多能干细胞（pluripotent stem cell）。严格说来，只有受精卵可以被称为全能干细胞，而胚胎干细胞和生殖性干细胞不具有形成胚外胎组织的能力。2006年以来出现的诱导性多能干细胞（induced pluripotent stem cell, iPS）是指将体细胞在特定基因、特定基因产物或小化合物等处理后转变而来的具有同胚胎干细胞相似分化潜能的细胞群，但也有报道认为iPS细胞具备分化为滋养层细胞的能力。多能干细胞是指具有分化形成机体组织内两种或两种以上细胞类型能力的干细胞群，成体干细胞如造血干细胞和神经干细胞都属于此类型。

二、乳腺干细胞

从20世纪50年代起，不断有科学家对由小鼠体内分离的乳腺上皮的再生能力开展研究。结果发现，在小鼠乳腺发育的任意阶段取一定的组织进行上皮组织清除后的脂肪垫原位移植实验，脂肪垫部位都能重新生成整个乳腺组织并具有泌乳能力，提示了乳腺中具有一群常驻的具有乳腺组织重建能力的特殊细胞群。后续的研究发现,仅仅一个具有增殖能力的乳腺上皮细胞即可能拥有这种乳腺组织重建能力,而这类乳腺上皮细胞同样具有干细胞自我更新和分化的特征,这群细胞被称为 MaSC。同时,脂肪垫上皮组织清除后原位移植实验也成为验证 MaSC 细胞群存在的黄金标准。

多种方法能够用于识别和分离 MaSC,其中最常用的方法便是利用 MaSC 的生物学特性,特别是其表面特征性膜分子表达差异进行流式细胞分选,这种方法的优势在于能够从新鲜分离的乳腺组织中分离 MaSC 细胞群。在小鼠乳腺研究中,研究者发现小鼠 MaSC 细胞群同时高表达膜分子 CD24、CD29 和 CD49f 并低表达 Sca1,具有 Lin^- $CD24^+$ $CD29^{hi}$ $CD49f^{hi}$ 特征的乳腺上皮细胞具有自我更新和多向分化能力,且很少的分离纯化细胞在脂肪垫移植实验中即能够重建乳腺组织。后继的研究也进一步证明了具有 Lin^- $CD24^+$ $CD29^{hi}$ $CD49f^{hi}$ 特征的乳腺上皮细胞群富集了 MaSC。而在 2015 年,中国科学院曾义研究团队利用细胞谱系追踪策略发现小鼠 MaSC 特异性表达 Procr 蛋白,Procr 蛋白高表达的乳腺基底细胞具有比 $CD24^+$ $CD29^{hi}$ 细胞群更强的体内重建能力。目前认为,小鼠 MaSC 表面标记为 Lin^- $Procr^+$ $CD24^+$ $CD29^{hi}$ $CD49f^{hi}$ $Sca1^{low/-}$。

相较于小鼠 MaSC,人 MaSC 相关研究受限于标记未明确而进展缓慢。有研究显示,Lin^- $CD49f^+$ $EpCAM^{low}$ 或 $CD10^+$ 可以作为人 MaSC 标记,具有这种特征的乳腺上皮细胞可以在免疫缺陷小鼠体内重建人乳腺样组织。乙醛脱氢酶(aldehyde dehydrogenase,ALDH)是催化体内醛类代谢的酶类,它可以通过调控视黄醛的代谢来调控多种成体干细胞的分化。研究显示,$ALDH^+$ 人乳腺上皮细胞具有在人源化小鼠脂肪垫重建乳腺组织的能力,证明 ALDH 也是人乳腺 MaSC 标记之一。但是人 MaSC 研究发现,相同标记的乳腺细胞在不同研究策略中表现出的表型并不一致;更重要的疑问是,人 MaSC 只存在于乳腺基底细胞中还是在基底细胞和管腔上皮细胞中同时存在,这一点目前仍不明确。

三、乳腺干细胞的分子调控机制

在乳腺组织的发育过程中,多种信号通路一起构成了复杂的信号调控网络,精确地控制着乳腺发育周期的运行,而这些信号通路同样在 MaSC 的自我更新和向特定谱系细胞分化的过程中发挥重要作用。对小鼠乳腺组织的检测显示,乳腺导管系统中几乎所有的分支都呈 Wnt 阳性染色,同时其表达部位均位于导管基底层,即乳腺干细胞壁龛(niche)所在处。在 MMTV-Wnt1 转基因小鼠体内,小鼠 MaSC 所占比例增加约 6.4 倍,同时体外 Wnt3A 预处理后的 MaSC 在小鼠体内重建乳腺组织的能力更强。正常情况下,Notch1 和 Notch3 在小鼠正常乳腺的管腔细胞表达,而 Notch4 多表达在基底层和肌上皮部位。内源性 Notch 信号通路激活可以促进 MaSC 自我更新,而抑癌基因 p53 高表达则抑制 Notch 信号促进的 MaSC 干性维持与富集现象,同时抑制 MaSC 中 Notch 通路诱导的 MaSC 向管腔上皮分化。Hh 信号通路介导乳腺发育中上皮-间质转化(epithelial-mesenchymal transition,EMT)的调控,影响乳腺细胞生长、分化与器官形成过程。Hh 受体 Ptch1 及其下游转录因子 Gli1 和 Gli2 在 MaSC 中高表达,但是在分化后的细胞中低表达,Hh 信号通路激活可以增强 MaSC 自我更新能力并促进干性相关基因 BMI1 表达。除上述几个信号通路之外,如 TGF-β 信号通路、STAT 信号通路、c-myc 等其他信号通路及关键转录因子也参与了 MaSC 自我更新和分化的调控,它们之间的交叉对话(cross-talk)共同构成了调控 MaSC 的复杂信号通路网络。我们知道,这些信号通路都不同程度参与了乳腺肿瘤生物学特性的调控,提示 MaSC 也可能在乳腺肿瘤发生过程中发挥着作用。

第二节 乳腺肿瘤干细胞及其起源

一、肿瘤干细胞理论

在过去的几十年里,肿瘤干细胞相关研究获得了突飞猛进的发展。根据美国癌症研究协会(American Association for Cancer Research,AACR)干细胞工作组于 2006 年作出的定义,肿瘤干细胞是肿瘤组织中具有自我更新能力并可以分化成构成肿瘤组织所有细胞类型的特殊肿瘤细胞群。肿瘤干细胞亚群具有肿瘤细胞的几乎所有恶性特征,其主要生物学特征包括:①与普通肿瘤细胞相比,肿瘤组织中大多数肿瘤干细胞处于细胞周期静息或休眠状态;②生命期较长的肿瘤干细胞可以生成生命期相对较短、分化的普通肿瘤细胞;③肿瘤干细胞受其所处微环境的调控;④肿瘤干细胞具有特定的表面标记和(或)特定激活的信号转导通路;⑤多种 ABC 转运蛋白家族成员及多种 DNA 损伤修复机制在肿瘤干细胞中高度活化,使得这群细胞对经典的放化疗具有高度的耐受性。

二、乳腺肿瘤干细胞的发现与标记

乳腺癌组织中也存在少数可以自我更新、具有肿瘤生成能力的肿瘤干细胞,即乳腺肿瘤干细胞 (BCSC)。2003 年 Al-Hajj 等采用流式细胞术的方法利用上皮细胞特异性抗原(epithelial specific antigen,ESA) 联合 CD44 和 CD24,首次从乳腺癌中分离出富集 BCSC 的细胞群体,这也是自血液病中发现肿瘤干细胞存在之后,研究者第一次在实体瘤中分离获得的肿瘤干细胞群体。研究显示,分选出的 $ESA^+CD24^-CD44^+$ 表型的乳腺癌细胞只需要 200 个细胞就可以在 NOD/SCID 小鼠脂肪垫中成瘤,而从同一肿瘤中分离出来的不具这种表型的细胞即便多注射 100 倍也无法形成肿瘤。后续的研究则表明,$ALDH^+CD24^-CD44^+$ 可以进一步富集 BCSC 群体,这部分细胞在体内和体外一直维持着自我更新和分化的能力。目前,BCSC 分离最常用的标记仍然是 CD44、CD24 和 ALDH 的组合,常用的 BCSC 标记可参见表 4-1。

表 4-1 BCSC 标记

标记	相关肿瘤细胞生物学功能
CD44	细胞黏附 细胞内信号转导 细胞增殖与分化 肿瘤血管新生 肿瘤细胞迁移、侵袭与转移
CD24	细胞黏附 细胞增殖 肿瘤转移、预后不良独立危险因素
ALDH	细胞增殖与分化 预后不良独立危险因素
CD133	细胞分化
CD49f	基底细胞与内皮细胞高表达 肿瘤发生 肿瘤细胞转移
CD61	肿瘤发生
$CD44^+$ $CD49f^+CD133^+$	肿瘤发生 细胞自我更新 保持乳腺癌组织异质性

三、BCSC 的来源

截至目前,包括 BCSC 在内的肿瘤干细胞的来源并不清楚。研究者提出了两种学说尝试对肿瘤干细胞的来源进行解释,两种学说都有实验证据,但是都不能完全解释目前所发现的肿瘤干细胞的所有生物学特性。①普通肿瘤细胞去分化学说:成体细胞的去分化是指具有特定成熟细胞标记或特化细胞表型的细胞在某种条件下转变为具有更强发育潜能的干/祖细胞。而在肿瘤细胞中,一些研究结果显示,肿瘤组织中一些普通肿瘤细胞在一定条件下可以获得肿瘤干细胞样的表型。如在乳腺癌中发现,利用特定标记分选纯化的 BCSC 与非 BCSC 在经过体外长期培养之后,都重新回到未分选前的母细胞状态,因此有研究者推测 BCSC 可能来自普通肿瘤细胞去分化。②成体干细胞转化学说:该学说认为肿瘤干细胞来源于正常成体干细胞的恶性转化。绝大多数肿瘤组织中的肿瘤干细胞和成体干细胞具有相似表面抗原分子,显示两者具有相同细胞来源。同时,成体干细胞具有比其分化的子代细胞更长的增殖和生命周期,更容易发生突变基因的积累从而达到转化。如在胶质细胞瘤研究中,研究者发现转基因小鼠胶质瘤自发模型肿瘤组织中,一部分肿瘤细胞呈现 GFP 表达,提示它们来源于携带 GFP 标记的 Nestin 阳性神经干细胞。进一步研究显示,这些 GFP^+ 肿瘤细胞都是干细胞标记 SOX2 基因表达阳性并且处于静息状态,而清除 GFP^+ 细胞可以显著抑制肿瘤细胞的二次成瘤能力,提示胶质瘤组织中的一群具有肿瘤干细胞特征的静息细胞推动了胶质瘤的发生发展。

第三节 乳腺肿瘤干细胞的鉴定

利用流式细胞技术分析组织、外周血液或体外培养的肿瘤细胞中已知肿瘤干细胞标记的表达情况,是目前最常用的 BCSC 分析、鉴定手段。同时,与干细胞干性调控密切相关的重要转录因子,如 Nanog、Oct 3/4、Sox 2、Bmi 1、Notch 1、Tert 等或干细胞相关基因特征(stem cell-related gene signature)的表达情况也可以从侧面反映整个细胞群体中 BCSC 的富集情况。进一步的鉴定策略则主要围绕着 BCSC 的两个关键生物学特征——自我更新能力和分化能力展开。

一、免疫缺陷小鼠移植瘤形成实验

移植瘤形成实验的理论基础是 BCSC 具有极强的成瘤能力,少数 BCSC 即可在免疫缺陷小鼠体内形成移植瘤,并且形成的移植瘤组织具有与来源乳腺癌组织一致的组织学特征;而相同条件下,非 BCSC 很少或很难形成移植瘤组织,即使形成移植瘤组织也不能进行传代。其大致实验流程为:通过流式细胞分选或磁珠式细胞分选得到乳腺癌细胞并进行有限的梯度稀释(limited dilution assay,LDA)后,将不同稀释程度的肿瘤细胞移植入免疫缺陷小鼠乳房脂肪垫组织,一段时间后观察小鼠移植瘤形成情况以及组织内的肿瘤细胞分化情况;将移植瘤组织再次消化并分选纯化后,重新进行 LDA 和体内移植瘤形成实验,即二次成瘤实验。这一检测策略在体内同时验证分选得到的 BCSC 自我更新和分化能力,已经成为肿瘤干细胞研究领域中鉴定肿瘤干细胞存在的金标准。

二、细胞谱系追踪实验

细胞谱系追踪实验中,通过使用特定细胞特异性标记分子或干细胞相关分子的启动子驱动标记蛋白(如 GFP 或 RFP)在肿瘤亲代细胞与子代细胞的持续表达,使得在动物体内追踪单一肿瘤细胞来源的细胞群成为可能。在 BCSC 研究中,研究者常常在转入了持续激活的癌基因或失活的抑癌基因的正常上皮细胞中进行不同标记,当细胞完成转化并形成肿瘤组织后,便可以通过检测不同标记分子的表达分布情况判断肿瘤的来源细胞类型或特征。同时,在携带标记的肿瘤细胞所形成的肿瘤组织中,对不同分子标记的细胞进行流式细胞分选纯化,而后再进行 LDA 体内移植实验,便可以判断是哪一种标记阳性的细胞中富集了肿瘤干细胞群。

三、微球形成实验

由于具有失巢凋亡耐受能力,BCSC 可以在无血清非贴壁培养条件下形成肿瘤球(tumor-sphere)并持续生长,这反映了 BCSC 的自我更新能力。与此相反,由于失巢凋亡现象,非 BCSC 在无血清非贴壁培养时不能或很少形成肿瘤球,且形成肿瘤球细胞不能进行传代。微球形成实验是体外鉴定肿瘤干细胞存在及其富集情况的重要研究方法。

第四节 乳腺肿瘤干细胞与肿瘤耐药

与普通肿瘤细胞相比,BCSC 在体内肿瘤组织中多处于 G0 或 G1 期,即处于增殖不活跃的静息状态,使得 BCSC 逃避了大多数细胞毒性化疗药物的杀伤能力。同时,BCSC 往往具有更高的药物外排与代谢能力、DNA 损伤修复能力和凋亡耐受能力,这就使得化疗之后 BCSC 比普通肿瘤细胞更有可能存活下来,继而导致了肿瘤的复发与转移。

一、BCSC 药物外排蛋白表达增高

ABC 转运蛋白(ATP-binding cassette transporter)超家族是人类最大的转运蛋白家族,其编码的 ABC 转运蛋白可以看作具有 ATP 结合区域的单向底物外排泵,以主动转运方式完成多种分子的跨膜转

运过程。很早便有报道发现 ABC 家族蛋白如 ABCB1(P-gp)和 ABCG 2(BCRP)参与了肿瘤细胞多药耐药的形成。研究显示，ABCB1 表达增高的乳腺癌细胞具有更强的化疗药物耐受能力，同时肿瘤干细胞标记 CD133 高表达的乳腺癌细胞中 ABCB1 表达与药物外排能力增强。利用 Hoechst 33342 外排能力分离得到的侧群(side population, SP)细胞也被认为是一种 BCSC。研究显示，乳腺癌 SP 细胞对顺铂(cisplatin)、紫杉醇(paclitaxel)和多西他赛(docetaxel)的外排能力增强主要和 ABCG2 蛋白表达增高有关。这些研究显示，BCSC 中 ABC 家族蛋白表达增高，从而获得了相较其他普通肿瘤细胞更强的药物耐受能力。

二、BCSC 药物代谢能力增强

前文已经提到，ALDH 是 BCSC 标记之一。生理条件下 ALDH 主要参与代谢过程中产生的醛类物质的清除，而化疗药物在细胞中发生生物转化的过程中也会产生活性醛，后者可以进一步增强化疗药物基础药理作用之外的细胞毒性。环磷酰胺是乳腺癌治疗中常用的一种化疗药物，它在体内的活性形式是 4-羟基环磷酰胺，后者作为一种烷化剂可以抑制细胞中 DNA 的合成过程。4-羟基环磷酰胺在体内可以与醛磷酰胺相互转化，而醛磷酰胺是 ALDH 家族亚型 ALDH1A1 和 ALDH3A1 的底物，ALDH1A1 和 ALDH3A1 可将其代谢为不具活性的羧基磷酰胺。在 ALDH$^+$ BCSC 中，ALDH1A1 和 ALDH3A1 是决定 ALDH$^+$ 细胞比例的重要分子，它们在 BCSC 中表达增高并与乳腺癌预后呈负相关。虽然高表达 ALDH1A1 蛋白的乳腺癌患者往往也会出现对紫杉醇和多烯紫杉醇的耐药，但是没有研究证据表明 ALDH 可以通过其酶活性减少除环磷酰胺代谢产物之外的其他药物代谢产物。一种可能的解释是 ALDH 活性的增强影响了与干细胞相关的其他信号通路激活，使得 ALDH$^+$ BCSC 具有了更强的化疗药物耐受能力。

三、BCSC 凋亡耐受能力增强

肿瘤细胞的一个重要特征便是凋亡耐受(antiapoptosis)相关信号通路相较于凋亡(apoptosis)相关信号通路的进一步激活，而两者与肿瘤细胞对化疗药物的敏感性密切相关。研究显示，BCSC 可以通过多种分子机制来调控凋亡/凋亡耐受相关信号通路，并促进自身对化疗药物的耐受能力。Bcl 2、Akt、NF-κB、mTOR、DR 4/5 等凋亡/凋亡耐受相关信号通路在乳腺癌耐药中发挥重要作用，也是靶向 BCSC 治疗的重要药物靶点。如在 HER-2 阳性乳腺癌中应用 Akt/PI3K 抑制剂 XL147 与 HER-2 抑制剂曲妥珠单抗(herceptin)联合处理，可以显著减少 BCSC 所占比例，这种作用与 FoxO 介导的凋亡耐受基因 survivin 表达抑制有关。

四、BCSC DNA 损伤修复能力增强

放疗和化疗都可以通过引起 DNA 损伤从而导致肿瘤细胞发生凋亡。DNA 烷化剂如环磷酰胺、氮芥等，铂类物质如顺铂、卡铂和奥沙利铂等可以引起 DNA 双链损伤(double-strand break, DSB)。细胞需要对 DSB 进行修复以继续生存，修复的方式主要包括同源重组或非同源末端连接两种方式，而在 BCSC 中这两种修复途径都有所增强。如在含有 p53 缺失突变的乳腺癌自发模型小鼠中可以发现，BCSC 具有更高水平的 DNA 损伤修复反应以及更高水平的修复相关基因，如 BRCA1、UNG、XRCC 5 等的表达。而在人乳腺癌 BCSC 中 ATM 信号通路相对激活，促进了乳腺癌细胞对放疗的耐受能力。多聚二磷酸腺苷(ADP)聚合酶(PARP)和乳腺癌易感基因(BRCA)是负责修复细胞 DNA 损伤的两个主要基因。BRCA1 突变型的三阴性乳腺癌 BSCS 中 Rad 51 的蛋白水平以及活性都显著提高，导致对 PARP 抑制剂更具有抵抗性。

第五节　乳腺肿瘤干细胞与肿瘤转移

虽然通常认为肿瘤干细胞在肿瘤组织中多处于静息状态，但也有报道认为肿瘤干细胞可以在发生 EMT 后成为转移干细胞(metastatic stem cell)，进而离开原发组织并在远隔器官定植，最终形成转移灶，其中进入血液循环的肿瘤干细胞也能成为循环肿瘤细胞(circulating tumor cell, CTC)中的一部分。

一、EMT 和 BCSC

EMT 是指上皮细胞在特定的条件下通过特定的程序转化为具有间质细胞表型及特征的细胞生物学过程。肿瘤细胞的 EMT 主要表现为肿瘤细胞的上皮标记（如 E-钙黏蛋白等）表达下降、间质细胞标记（如波形蛋白、N-钙黏蛋白等）表达增高、细胞呈现低分化状态等特征。肿瘤细胞 EMT 使得肿瘤细胞获得迁移和侵袭能力，更容易进入循环或淋巴系统。多种转录因子如 Snail、Twist、ZEB 1/2 等在肿瘤细胞 EMT 特别是 E-钙黏连蛋白表达下降过程中发挥重要调控作用，这些转录因子也被称为 EMT 相关转录因子。如乳腺癌细胞中抑制 Twist 表达可以显著减少移植瘤模型小鼠肺部的转移灶数目，而抑制 Snail 则可以通过促进肿瘤细胞的侵袭或增强细胞的生存能力使得循环肿瘤细胞（CTC）增多。

正常乳腺组织或乳腺肿瘤组织分离的 MaSC 或 BCSC 都出现 EMT 标记表达增高。有研究发现乳腺肿瘤细胞过表达 EMT 相关转录因子如 Snial 或 Twist 可以促进肿瘤细胞在免疫缺陷小鼠体内形成移植瘤的能力，进一步分析的结果显示 BCSC 也被富集。乳腺癌患者外周血中提取的 CTC 中可以检测到 BCSC 存在，同时这些 CTC 表现出 EMT 特征。TGFβ、TNFα 可以诱导乳腺癌细胞发生 EMT，诱导后的乳腺癌细胞呈现稳定的干细胞特征，细胞自我更新能力和移植瘤形成能力增强，并且对奥沙利铂、紫杉醇等化疗药物耐受能力显著增强。事实上，由于肿瘤干细胞分化为非肿瘤干细胞的能力被认为与间质-上皮转化（MET）过程有关，而肿瘤细胞又可以发生可逆的 EMT 和 MET 过程。这些共同提示：肿瘤组织中的一小群肿瘤细胞可能处于肿瘤干细胞状态和非肿瘤干细胞状态的可逆变化过程中，也就是说肿瘤细胞的肿瘤干细胞状态可能具有可塑性。已有文献报道发现非肿瘤干细胞群可能自发发生 EMT 样改变，并获得肿瘤干细胞样表面标记分子的表达，进而在免疫缺陷小鼠体内形成移植瘤的能力也增高。

二、CTC 和 BCSC

在肿瘤组织内缺氧微环境、促炎因子分泌增加等因素刺激下，肿瘤细胞从原发灶边缘脱落，浸润基底膜并穿过血管壁进入血液循环形成 CTC。其中大部分 CTC 在循环中逐渐消失，只有少部分 CTC 随着血液循环到达特定组织器官并在其中定植，最终导致远隔器官转移灶的形成。最近，有研究者通过收集肿瘤患者体内的 CTC 并注射到免疫缺陷小鼠体内，成功构建出患者来源的肿瘤异种移植模型（patient-derived xenograft experimental model, PDX），说明 CTC 除形成肿瘤转移的能力外，还具有肿瘤起始作用。同时研究结果也显示，很多肿瘤干细胞标记在部分 CTC 中高表达，这群呈现肿瘤干细胞表型的 CTC 也被称为循环肿瘤干细胞（circulating tumor stem cell, CTSC）。如前文提到，ALDH 1 蛋白的表达和活性与肿瘤干细胞的耐药和其他恶性表型有关，而研究显示在从原发性乳腺癌、胰腺癌或肺癌患者体内分离得到的 CTC 中可以检测到相当比例的 ALDH 1 表达阳性的肿瘤细胞。进一步的研究则从已经发生转移的乳腺癌患者体内成功分离了 CTC，并检测发现约 35% 的 CTC 呈现出 $CD24^-$ $CD44^+$ 的 BCSC 表型。而将从转移性乳腺癌患者体内分离得到的 $EpCAM^+$ $CD33^+$ $CD47^+$ MET^+ CTC 注入免疫缺陷小鼠，清除了造血干细胞后的大腿骨髓腔继续培养 6~12 个月后，可以在模型小鼠体内形成多发性骨、肺和肝转移灶。由于循环系统中分离得到的 CTC 特别是 CTSC 数目和生物学特性与肿瘤转移密切相关，同时 CTC 具有和原发灶肿瘤细胞一样的化疗药物敏感性，且可以直接通过相对简单的抽血操作获得，所以 CTC 分析可能成为一种肿瘤患者实时"液体活检"（liquid biopsy）的手段。

第六节　乳腺肿瘤干细胞的分子调控机制

BCSC 在乳腺肿瘤组织中的自我更新和分化受多种关键细胞内信号通路和胞外微环境的调控。

一、Wnt/β-连环蛋白信号转导通路

Wnt/β-连环蛋白信号通路参与调控了很多正常组织成体干细胞的自我更新和分化过程，在肿瘤干细胞中也发挥了重要的调控作用。研究显示，BCSC 相较于非 BCSC 具有更高水平的 Wnt 通路相关分子 LEF 1、cyclin D 1、β-连环蛋白和 TCF 4 的表达。抑制 Wnt 配体的表达可以降低干性相关基因 CD 44、ALDH 1 和 Sca 1 的表达水平，抑制肿瘤球的形成并减少乳腺癌细胞中 BCSC 数量。有意思的是，对从发生转移或未转移的乳腺癌患者体内分离得到的 BCSC 中 Wnt 相关基因的分析结果显示，Wnt/β-连环蛋白信号通路相关基因 TCF 4、Dv l 的表达在从转移患者体内分离得到的 BCSC 中表达更高，Wnt/β-连环蛋白信号通路参与了 BCSC 中 EMT 的调控。这些研究结果提示，Wnt/β-连环蛋白信号通路不仅参与了 BCSC 自我更新的调控，可能也参与了 BCSC 形成体内转移灶的调控过程。

二、Notch 信号转导通路

经典的 Notch 信号通路主要通过相邻细胞的 Notch 配体（包括 Delta-like 1/3/4，Jagged 1/2）和 Notch 受体（Notch1/2/3/4）相互作用，Notch 蛋白经过剪切并释放胞内段（NICD）进入细胞质，而后 NICD 进入细胞核并与转录因子 CSL 结合形成 NICD/CSL 转录激活复合物发挥生物学作用。研究显示，在多种肿瘤来源的肿瘤干细胞中，Notch 1/4 信号通路激活并参与调控了肿瘤干细胞的自我更新和分化过程。在 BCSC 中，Notch 1 和 Notch 4 的活性相较于普通肿瘤细胞分别上调了 4 倍和 8 倍。抑制 Notch 1 或 Notch 4 的表达可以在体外降低 BCSC 的自我更新能力并在体内抑制其成瘤能力。同时 Notch 1 信号通路的激活也可以促进乳腺癌细胞对多柔比星和紫杉醇的耐药能力。然而，Notch 信号通路在肿瘤中发挥的作用比较复杂，不同 Notch 分子在一种肿瘤中可能发挥抑制肿瘤的作用，在另一种肿瘤中却可以促进肿瘤的发生发展。如 Notch 3 在乳腺癌中的表达下降与不良预后密切相关，抑制 Notch 3 的表达反而促进了 BCSC 的自我更新与耐药。

三、Hedgehog 信号转导通路

Hh 信号通路主要由 3 种 Hh 配体（SHH、IHH 和 DHH）、细胞表面跨膜受体（PTCH 和 SMO），以及下游转录因子（GLI）共同构成。在没有和配体结合时，PTCH 可以通过抑制 SMO 激活来抑制 Hh 信号通路激活，而当 Hh 配体与 PTCH 结合后，PTCH 对 SMO 的抑制作用被解除，使得下游转录因子（Gli 1、Gli 2 and Gli 3）得以激活并进入细胞核内调控下游靶基因的表达。Hh 信号通路在很多肿瘤中处于异常激活状态，而在乳腺癌中 PTCH 1、Gli 1 和 Gli 2 分子在 BCSC 中表达高于非 BCSC。通过 Hh 配体激活 Hh 信号通路可以增强 BCSC 的肿瘤球形成能力，抑制 Hh 信号通路则抑制了乳腺癌细胞在免疫缺陷小鼠中的成瘤能力。

四、Bmi 1

Bmi 1 基因是多梳基因（polycomb group genes，PcG）家族中重要成员之一，通过染色体表观遗传学调控作用参与干细胞的增殖、分化和衰老，并与器官发生和肿瘤形成过程有关。在乳腺癌中，Bmi 1 的表达增高与 BCSC 的自我更新和分化调控密切相关。同时，在 BCSC 中沉默 Bmi 1 的表达可以抑制细胞中 Hh 信号通路的激活，并抑制 BCSC 的肿瘤球形成能力和在免疫缺陷小鼠体内的成瘤能力。因此，Bmi 1 可以通过对 Hh 信号通路的调控影响 BCSC 的自我更新。

五、PTEN 信号转导通路

PTEN 是一种抑癌基因，其编码蛋白是一种磷酸蛋白/磷脂双重特异性磷酸酶，可以拮抗 PI3K 功能。PI3K 的激活可以在质膜上产生第二信使 PIP3，并导致 Akt 信号通路的激活，因此 PTEN 可以负调控 Akt 信号通路的活化。PTEN/Akt/β-连环蛋白信号通路在 BCSC 的自我更新中发挥了重要调控作用。而 Akt 信号通路的异常激活或 PTEN 的失活可以在多种肿瘤干细胞中被观察到，如研究发现 miRNA10b 可以通过抑制 PTEN 表达促进 BCSC 的自我更新，并增强干性相关基因 Oct 4 和 Snail 1 的表达。

六、IL-6/STAT3 信号转导通路

STAT 信号通路可以由多种配体如白细胞介素、干扰素、生长因子等和相应受体结合后发生激

活,很多肿瘤细胞中 STAT 3 常常处于异常激活状态。研究显示,乳腺癌组织中 STAT 3 信号通路异常激活,利用小分子化合物抑制 STAT 3 在乳腺癌细胞中的活化可以降低 BCSC 比例并抑制乳腺癌细胞的增殖和克隆形成能力。在很多肿瘤发生发展过程中,IL-6 发挥了重要的病理作用,同时 IL-6 与其受体结合后主要通过 IL-6R 和 GP 130 形成复合物并激活 STAT 3 发挥下游调控作用。在乳腺癌,IL-6 在肿瘤组织中的表达与患者的预后密切相关,IL-6 高表达的肿瘤患者更容易出现复发和转移,同时乳腺癌中 IL-6 的高表达可以促进肿瘤周围免疫细胞中 NF-κB 信号通路的激活并导致后者分泌更多的 IL-6 和 IL-8,从而在肿瘤细胞和周围免疫细胞之间形成一种正反馈调节通路,进一步加速肿瘤的生长和转移。Liu 等则发现,乳腺癌细胞分泌的 IL-6 可以吸引骨髓来源的间充质干细胞迁移到肿瘤组织中,通过进一步分泌 IL-6 和 CXCL 7,使得乳腺癌组织中 ALDH$^+$ BCSC 进一步富集并促进小鼠移植瘤的生长。

七、缺氧微环境对肿瘤干细胞的影响

肿瘤组织内由于肿瘤细胞的快速生长需要消耗大量的氧气和能量,而当新生血管网不能及时建立或已形成的血管网的功能或结构异常,都可以使肿瘤内部血供减少导致缺氧微环境的形成。在缺氧微环境中,细胞中缺氧诱导因子(hypoxia-inducible factor, HIF)的表达激活,后者可以结合到基因启动子区中的缺氧调控元件并调控下游缺氧相关基因的转录活性。在乳腺癌中,缺氧可以促进干细胞标记的表达和 BCSC 的富集,其作用与 HIF1α 的激活有关。同时,在很多研究中也发现缺氧可以促进 BCSC 的侵袭能力,如抗血管生成药物可以诱导肿瘤组织中出现缺氧,并通过 HIF1α 和 Akt/β-连环蛋白信号通路的激活富集乳腺癌 BCSC,促进肿瘤的转移。干扰三阴性乳腺癌细胞中 HIF1α 的表达可导致肿瘤细胞中 BCSC 的减少,同时干扰后的细胞对吡柔比星的敏感性增强。这些研究结果显示,缺氧在 BCSC 所处微环境中有重要作用并且参与调控肿瘤细胞干性的维持。但是长期缺氧环境对乳腺癌细胞中不同标记阳性的 BCSC 比例可能产生差异性调控,如有研究发现长期缺氧环境中 ALDH$^+$ BCSC 所占比例上升,而 CD24$^-$CD44$^+$ BCSC 所占比例下降。

八、免疫微环境对肿瘤干细胞的影响

肿瘤微环境形成过程中,众多免疫细胞会趋化到肿瘤细胞周围,而肿瘤的免疫逃避导致了肿瘤的最终形成。肿瘤细胞可以通过多种策略逃避自然杀伤(natural killer, NK)细胞和 CD8$^+$ 细胞毒性 T 细胞的浸润和杀伤作用,如免疫抑制细胞的活化、免疫抑制因子的分泌增加及激活能够导致 T 细胞不应答或凋亡的"免疫检查点"(immune checkpoint)。研究表明,BCSC 表面 MHC-I 和 MHC-II 蛋白表达下降,同时趋化和富集了许多免疫抑制细胞至其微环境中,这些免疫抑制细胞又以肿瘤相关巨噬细胞(tumor-associated macrophage, TAM)、髓系来源抑制细胞(myeloid-derived suppressor cells, MDSC)为代表,它们通过多种途径促进肿瘤干细胞的干性维持。

在体外,巨噬细胞根据其细胞的特性可以分为两种极化亚型,即 M1 亚型和 M2 亚型。M1 亚型巨噬细胞主要参与一些组织的炎症反应,而 M2 亚型巨噬细胞则是一种肿瘤促进细胞,发挥诱导 T 细胞不应答、生成特定胞外基质成分、修复受损组织和诱导血管新生等作用。在肿瘤组织内部,同时存在 M1 样和 M2 样巨噬细胞,共同参与肿瘤细胞生物特性的调控。当肿瘤干细胞招募 TAM 至其微环境后,TAM 即可支持肿瘤干细胞自我更新和增殖。如在乳腺癌中,巨噬细胞和 BCSC 的直接接触可以激活肿瘤细胞表面的 EphA 4 受体,后者导致细胞中 NF-κB 信号通路的激活并促进 BCSC 的自我更新。在小鼠乳腺癌自发模型中,TAM 与 BCSC 之间的相互作用可以通过 EGFR/STAT3/SOX2 信号通路促进 BCSC 的干性相关基因表达和耐药能力。巨噬细胞来源于单核细胞,而肿瘤患者化疗后有一定概率出现单核细胞增多症。研究显示,化疗后 BCSC 可以分泌特定的单核细胞趋化因子(CCL2、CCL7、CCL8)促进肿瘤患者体内单核细胞增多,同时化疗可以诱导单核细胞反过来通过促进 Notch 信号通路的激活调控 BCSC 的自我更新,两者的共同作用促进了乳腺癌患者的化疗耐受。

MDSC 是一群不成熟的早期髓系细胞,小鼠 MDSC 具有 CD11b$^+$Gr1$^+$ 的特征性表面分子表达,而人 MDSC 的表型为 Lin$^-$ HLA$^-$ DR$^-$ CD33$^+$ 或 CD11b$^+$CD14$^-$CD33$^+$。MDSC 在组织中主要发挥免疫抑制作用,如促进精氨酸酶、iNOS、ROS、

TGF-β和COX2等的表达增加,这些因子共同抑制T细胞的增殖和细胞杀伤作用。MDSC参与肿瘤发生发展,并与肿瘤干细胞的自我更新调控有关。如BCSC可以通过分泌G-CSF募集MDSC至其微环境中,招募来的MDSC不仅可以抑制T细胞活性,也可以通过IL-6/STAT3和Notch信号通路的激活增强BCSC的自我更新能力,共同促进乳腺癌的发生发展。

第七节 乳腺肿瘤干细胞的可塑性

干细胞的可塑性指的是细胞在分化过程中逆向或者向其他方向分化的能力。有研究认为,肿瘤干细胞,以及相对分化的普通肿瘤细胞处于一种动态平衡状态,即不仅肿瘤干细胞可以分化成为特定类型的普通肿瘤细胞,非肿瘤干细胞同样可以在某种条件下获得肿瘤干细胞特征。如之前提到Gupta等在乳腺癌中发现,他们利用特定标记分选纯化的BCSC与非BCSC亚群经过体外长期培养后,均重新回到未分选前的母细胞状态,因此认为不同的肿瘤细胞群体可以发生相互转化。同时,BCSC的可塑性还体现在同一种肿瘤中存在不同标记为特征的BCSC亚群,这些亚群具有不完全相同的表型,所处的微环境及其调控机制也不尽相同,在特定的条件下它们可能发生相互转化。如研究发现,乳腺癌肿瘤的边缘部位存在一种处于EMT状态的BCSC类型,它们多处于静息期,但具有很强的侵袭能力,可以进入血管随血液转移至远端器官,这群细胞以$CD24^-CD44^+$标记为主。一旦到达远端器官,这群BCSC就会发生MET,这时肿瘤细胞可以进行快速增殖和自我更新,从而产生新的肿瘤灶,而转化后的这群BCSC则以$ALDH^+$标记为主。这两种干细胞类型都是乳腺肿瘤转移和在远端器官生长所必需的。从BCSC可塑性角度出发,未来的研究需要进一步探索能够针对不同状态BCSC的靶向治疗策略。

第八节 乳腺肿瘤干细胞的靶向治疗

肿瘤干细胞表面标记在多种肿瘤中高表达,因而靶向杀伤高表达特定肿瘤干细胞表面标记的肿瘤细胞成为很多肿瘤干细胞靶向治疗研究的主要策略。如Gu等在CD44特异性抗体上连接了具有干扰ABCB1基因(pDNA-iABCB1-shRNA)表达作用的纳米颗粒,结果显示该抗体偶联的纳米颗粒可以抑制乳腺癌耐药细胞株MCF7/ADR细胞中ABCB1的表达,并增强其对多柔比星的敏感性。Deng等发现包括miRNA-100(miR-100)在内的多个miRNA在MET形态BCSC($ALDH^+$细胞)中表达比较低,利用靶向CD44的纳米载体将miR-100转染到BCSC可以显著抑制肿瘤的生长。而除直接靶向肿瘤干细胞表面标记外,抑制肿瘤干细胞自我更新的相关通路、诱导肿瘤干细胞分化和破坏肿瘤干细胞依赖的细胞微环境也是肿瘤干细胞靶向治疗中的重要研究策略。

一、肿瘤干细胞自我更新相关信号通路的靶向治疗

前文提到,多种信号通路如Wnt/β-连环蛋白信号通路、Notch信号通路、Hh信号通路、PTEN/Akt信号通路等在BCSC自我更新过程中发挥重要调控作用,因此靶向抑制这些信号通路也是目前的重要治疗策略。如小分子化合物CWP232228是一种β-连环蛋白抑制剂,CWP232228处理可以同时清除乳腺癌组织中的BCSC和非BCSC。环巴胺(cyclopamine)可以与SMO结合从而抑制Gli,而Gli1/2高表达可以促进BCSC的自我更新能力,研究显示环巴胺处理可以显著抑制乳腺癌的生长。抑制乳腺癌细胞中Notch1、Notch4的活性可以抑制BCSC的自我更新,但是Notch受体广谱抑制剂(GSI)在临床试验中往往效果不佳。进一步的实验研究显示,同

时抑制 IL-6 受体激活(托珠单抗)可以显著增强 GSI(MK0752)在乳腺癌中的治疗作用,并抑制 BCSC 的富集。这些研究显示,信号通路抑制剂可以通过抑制 BCSC 的自我更新来抑制肿瘤的生长和耐药能力。

二、诱导肿瘤干细胞的分化

诱导 BCSC 分化的治疗策略虽然不能直接杀伤 BCSC,但是可以使后者失去自我更新和治疗耐受能力。因此,分化治疗策略可以和其他肿瘤治疗策略如化疗、放疗和免疫治疗相互补充,使得后者能够有效杀伤整个肿瘤细胞群体。盐霉素(salinomycin)是一种传统的兽用抗生素,在乳腺癌中的研究显示,盐霉素可以选择性杀伤 BCSC 亚群并诱导 BCSC 发生上皮方向的分化,抑制其自我更新和肿瘤形成能力。miRNA-100 和 miRNA-93 在 BCSC 中表达比较低,而 miRNA-221 在 BCSC 细胞中表达比较高。在乳腺癌 BCSC 中过表达 miRNA-100 和 miRNA-93,或者抑制 miRNA-221 的表达,都可以促使 BCSC 分化,从而抑制肿瘤的生长。

三、破坏肿瘤干细胞自我更新依赖的微环境

前面提到,缺氧微环境在 BCSC 干性维持及其转移能力的调控方面发挥重要作用。研究显示,通过基因干扰或者 HIF 抑制剂在乳腺癌中抑制与缺氧调控密切相关的 HIF1α 或 HIF2α 转录因子的表达,可以抑制其中 BCSC 的自我更新和成瘤能力。影响肿瘤干细胞干性的另外一个重要因素就是免疫微环境。有研究发现,将肿瘤干细胞致敏的 T 细胞回输至动物体内后出现靶向杀伤肿瘤干细胞的能力,而肿瘤干细胞致敏的树突细胞疫苗可以在体内有效诱导对肿瘤细胞的免疫反应。抑制 MDSC 在肿瘤组织中的招募或 M2 样巨噬细胞的形成、抑制特定免疫相关因子(如 IL-6、IL-8、CCL2 等)的表达,或通过特异性抗体抑制免疫检查点(如 PD-1、PD-L1)的功能等,都可以破坏肿瘤组织中免疫微环境的平衡,从而达到抑制肿瘤干细胞自我更新的目的。

(张立行　柳素玲)

参考文献

[1] Abad M, Mosteiro L, Pantoja C, et al. Reprogramming in vivo produces teratomas and iPS cells with totipotency features. Nature, 2013, 502:340-345.

[2] Aktas B, Tewes M, Fehm T, et al. Stem cell and epithelial-mesenchymal transition markers are frequently overexpressed in circulating tumor cells of metastatic breast cancer patients. Breast Cancer Res, 2009, 11:R46.

[3] Asiedu MK, Ingle JN, Behrens MD, et al. TGFbeta/TNF(alpha)-mediated epithelial-mesenchymal transition generates breast cancer stem cells with a claudin-low phenotype. Cancer Res, 2011, 71:4707-4719.

[4] Baccelli I, Schneeweiss A, Riethdorf S, et al. Identification of a population of blood circulating tumor cells from breast cancer patients that initiates metastasis in a xenograft assay. Nat Biotechnol, 2013, 31:539-544.

[5] Bahena-Ocampo I, Espinosa M, Ceballos-Cancino G, et al. miR-10b expression in breast cancer stem cells supports self-renewal through negative PTEN regulation and sustained AKT activation. EMBO Rep, 2016, 17:1081.

[6] Brown JM, Recht L, Strober S. The promise of targeting macrophages in cancer therapy. Clin Cancer Res, 2017, 23:3241-3250.

[7] Cabrera MC, Hollingsworth RE, Hurt EM. Cancer stem cell plasticity and tumor hierarchy. World J Stem Cells, 2015, 7:27-36.

[8] Chakrabarty A, Bhola NE, Sutton C, et al. Trastuzumab-resistant cells rely on a HER2-PI3K-FoxO-survivin axis and are sensitive to PI3K inhibitors. Cancer Res, 2013, 73:1190-1200.

[9] Chen J, Li Y, Yu TS, et al. A restricted cell population propagates glioblastoma growth after chemotherapy. Nature, 2012, 488:522-526.

[10] Chen X, Liu Q, Song E. Mammary stem cells: angels or demons in mammary gland? Signal Transduct Target Ther, 2017, 2:16038.

[11] Chiche A, Moumen M, Petit V, et al. Somatic loss of p53 leads to stem/progenitor cell amplification in both mammary epithelial compartments, basal and luminal. Stem Cells, 2013, 31:1857-1867.

[12] Clarke MF, Dick JE, Dirks PB, et al. Cancer stem cells-perspectives on current status and future directions: AACR Workshop on cancer stem cells. Cancer Res, 2006,66:9339-9344.

[13] Conley SJ, Gheordunescu E, Kakarala P, et al. Antiangiogenic agents increase breast cancer stem cells via the generation of tumor hypoxia. Proc Natl Acad Sci USA, 2012,109:2784-2789.

[14] Desgrosellier JS, Lesperance J, Seguin L, et al. Integrin alphavbeta3 drives slug activation and stemness in the pregnant and neoplastic mammary gland. Dev Cell, 2014,30:295-308.

[15] Du R, Liu B, Zhou L, et al. Downregulation of annexin A3 inhibits tumor metastasis and decreases drug resistance in breast cancer. Cell Death Dis, 2018,9:126.

[16] Gu J, Fang X, Hao J, et al. Reversal of P-glycoprotein-mediated multidrug resistance by CD44 antibody-targeted nanocomplexes for short hairpin RNA-encoding plasmid DNA delivery. Biomaterials, 2015,45:99-114.

[17] Gupta PB, Fillmore CM, Jiang G, et al. Stochastic state transitions give rise to phenotypic equilibrium in populations of cancer cells. Cell, 2011,146:633-644.

[18] Harrison H, Farnie G, Howell SJ, et al. Regulation of breast cancer stem cell activity by signaling through the Notch4 receptor. Cancer Res, 2010,70:709-718.

[19] Jang GB, Hong IS, Kim RJ, et al. Wnt/beta-catenin small-molecule inhibitor CWP232228 prefe-rentially inhibits the growth of breast cancer stem-like cells. Cancer Res, 2015,75:1691-1702.

[20] Jang GB, Kim JY, Cho SD, et al. Blockade of Wnt/beta-catenin signaling suppresses breast cancer metastasis by inhibiting CSC-like phenotype. Sci Rep, 2015,5:12465.

[21] Kalathil SG, Thanavala Y. High immunosuppressive burden in cancer patients: a major hurdle for cancer immunotherapy. Cancer Immunol Immunother, 2016, 65:813-819.

[22] Keller PJ, Arendt LM, Skibinski A, et al. Defining the cellular precursors to human breast cancer. Proc Natl Acad Sci USA, 2012,109:2772-2777.

[23] Kim HJ, Kim MJ, Ahn SH, et al. Different prognostic significance of CD24 and CD44 expression in breast cancer according to hormone receptor status. Breast, 2011,20:78-85.

[24] Koren S, Reavie L, Couto JP, et al. PIK3CA(H1047R) induces multipotency and multi-lineage mammary tumours. Nature, 2015,525:114-118.

[25] Korkaya H, Kim GI, Davis A, et al. Activation of an IL6 inflammatory loop mediates trastuzumab resistance in HER2$^+$ breast cancer by expanding the cancer stem cell population. Mol Cell, 2012,47:570-584.

[26] Korkaya H, Paulson A, Charafe-Jauffret E, et al. Regulation of mammary stem/progenitor cells by PTEN/Akt/beta-catenin signaling. PLoS Biol, 2009,7:e1000121.

[27] Lagadec C, Vlashi E, Della Donna L, et al. Radiation-induced reprogramming of breast cancer cells. Stem Cells, 2012,30:833-844.

[28] Lau EY, Ho NP, Lee TK. Cancer stem cells and their microenvironment: Biology and therapeutic implications. Stem Cells Int, 2017,2017:3714190.

[29] Liang ZM, Chen Y, Luo ML. Targeting stemness: Implications for precision medicine in breast cancer. Adv Exp Med Biol, 2017,1026:147-169.

[30] Liu M, Zhang W, Tang W, et al. Isocyclopamine, a novel synthetic derivative of cyclopamine, reverts doxorubicin resistance in MCF-7/ADR cells by increasing intracellular doxorubicin accumulation and downregulating breast cancer stem-like cells. Tumour Biol, 2016,37:1919-1931.

[31] Liu S, Cong Y, Wang D, et al. Breast cancer stem cells transition between epithelial and mesenchymal states reflective of their normal counterparts. Stem Cell Reports, 2014,2:78-91.

[32] Liu S, Ginestier C, Ou SJ, et al. Breast cancer stem cells are regulated by mesenchymal stem cells through cytokine networks. Cancer Res, 2011,71:614-624.

[33] Liu TJ, Sun BC, Zhao XL, et al. CD133$^+$ cells with cancer stem cell characteristics associates with vasculogenic mimicry in triple-negative breast cancer. Oncogene, 2013,32:544-553.

[34] Liu Y, Burness ML, Martin-Trevino R, et al. RAD51 mediates resistance of cancer stem cells to PARP inhibition in triple-negative breast cancer. Clin Cancer Res, 2017,23:514-522.

[35] Liu Y, Lv DL, Duan JJ, et al. ALDH1A1 expression correlates with clinicopathologic features and poor prognosis of breast cancer patients: a systematic review and meta-analysis. BMC Cancer, 2014,14:444.

[36] Lo PK, Kanojia D, Liu X, et al. CD 49f and CD 61 identify Her2/neu-induced mammary tumor-initiating cells that are potentially derived from luminal progenitors and maintained by the integrin-TGFbeta signaling. Oncogene, 2012,31:2614-2626.

[37] Lu H, Clauser KR, Tam WL, et al. A breast cancer stem cell niche supported by juxtacrine signalling from monocytes and macrophages. Nat Cell Biol, 2014,16:1105-1117.

[38] Maccalli C, Parmiani G, Ferrone S. Immunomodulating

and immunoresistance properties of cancer-initiating cells: Implications for the clinical success of immunotherapy. Immunol Invest, 2017, 46: 221-238.

[39] Mansoori M, Madjd Z, Janani L, et al. Circulating cancer stem cell markers in breast carcinomas: a systematic review protocol. Syst Rev, 2017, 6: 262.

[40] Meyer MJ, Fleming JM, Lin AF, et al. CD44posCD49fhiCD133/2hi defines xenograft-initiating cells in estrogen receptor-negative breast cancer. Cancer Res, 2010, 70: 4624-4633.

[41] Moitra K. Overcoming multidrug resistance in cancer stem cells. Biomed Res Int, 2015, 2015: 635745.

[42] Moreb JS, Ucar D, Han S, et al. The enzymatic activity of human aldehyde dehydrogenases 1A2 and 2 (ALDH-1A2 and ALDH2) is detected by Aldefluor, inhibited by diethylaminobenzaldehyde and has significant effects on cell proliferation and drug resistance. Chem Biol Interact, 2012, 195: 52-60.

[43] Pan Q, Li Q, Liu S, et al. Concise review: Targeting cancer stem cells using immunologic approaches. Stem Cells, 2015, 33: 2085-2092.

[44] Parajuli B, Georgiadis TM, Fishel ML, et al. Development of selective inhibitors for human aldehyde dehydrogenase 3A1 (ALDH3A1) for the enhancement of cyclophosphamide cytotoxicity. ChemBioChem, 2014, 15: 701-712.

[45] Peng D, Tanikawa T, Li W, et al. Myeloid-derived suppressor cells endow stem-like qualities to breast cancer cells through IL6/STAT 3 and NO/NOTCH cross-talk signaling. Cancer Res, 2016, 76: 3156-3165.

[46] Raouf A, Zhao Y, To K, et al. Transcriptome analysis of the normal human mammary cell commitment and differentiation process. Cell Stem Cell, 2008, 3: 109-118.

[47] Shibue T, Weinberg RA. EMT, CSCs, and drug resistance: the mechanistic link and clinical implications. Nat Rev Clin Oncol, 2017, 14: 611-629.

[48] Shiraishi A, Tachi K, Essid N, et al. Hypoxia promotes the phenotypic change of aldehyde dehydrogenase activity of breast cancer stem cells. Cancer Sci, 2017, 108: 362-372.

[49] Wang D, Cai C, Dong X, et al. Identification of multipotent mammary stem cells by protein C receptor expression. Nature, 2015, 517: 81-84.

[50] Wang D, Xu J, Liu B, et al. IL6 blockade potentiates the anti-tumor effects of gamma-secretase inhibitors in Notch3-expressing breast cancer. Cell Death Differ, 2018, 25: 330-339.

[51] Wang M, Wang Y, Zhong J. Side population cells and drug resistance in breast cancer. Mol Med Rep, 2015, 11: 4297-4302.

[52] Welte T, Kim IS, Tian L, et al. Oncogenic mTOR signalling recruits myeloid-derived suppressor cells to promote tumour initiation. Nat Cell Biol, 2016, 18: 632-644.

[53] Yang J, Liao D, Chen C, et al. Tumor-associated macrophages regulate murine breast cancer stem cells through a novel paracrine EGFR/Stat3/Sox-2 signaling pathway. Stem Cells, 2013, 31: 248-258.

[54] Yin H, Glass J. The phenotypic radiation resistance of $CD44^+/CD24^{-\,or\,low}$ breast cancer cells is mediated through the enhanced activation of ATM signaling. PLoS One, 2011, 6: e24080.

[55] Zang S, Chen F, Dai J, et al. RNAi-mediated knockdown of Notch-1 leads to cell growth inhibition and enhanced chemosensitivity in human breast cancer. Oncol Rep, 2010, 23: 893-899.

[56] Zeng YA, Nusse R. Wnt proteins are self-renewal factors for mammary stem cells and promote their long-term expansion in culture. Cell Stem Cell, 2010, 6: 568-577.

[57] Zhang C, Samanta D, Lu H, et al. Hypoxia induces the breast cancer stem cell phenotype by HIF-dependent and ALKBH5-mediated m^6A-demethylation of NANOG mRNA. Proc Natl Acad Sci USA, 2016, 113: E2047-E2056.

[58] Zhang H, Lu H, Xiang L, et al. HIF-1 regulates CD47 expression in breast cancer cells to promote evasion of phagocytosis and maintenance of cancer stem cells. Proc Natl Acad Sci USA, 2015, 112: E6215-E6223.

第五章

乳腺癌的基因组学及蛋白质组学

乳腺癌是女性最常见的恶性肿瘤,在我国乳腺癌发病率位居女性恶性肿瘤的第 1 位。乳腺癌在分子分型上分为 3 类,主要取决于雌激素受体(ER)、孕激素受体(PR)和人表皮生长因子受体 2(HER-2)的表达状态。ER 阳性是最常见的乳腺癌类型(约占所有乳腺癌的 70%),并且选择性 ER 调节剂(SERM)或芳香化酶抑制剂(AI)的内分泌疗法已被用作标准制剂治疗 ER 阳性肿瘤。HER-2 过表达型有靶向 HER-2 的人源化单克隆抗体(曲妥珠单抗)用来治疗。三阴性乳腺癌(TNBC)是乳腺癌的一个独特分型,既没有 ER/PR 的表达,也没有 HER-2 的扩增。TNBC 约占所有类型乳腺癌的 15%,比其他类型的乳腺癌更具恶性。目前,TNBC 的治疗很大程度上依赖化疗和放疗,还没有针对 TNBC 的靶向药物。下面我们分别对乳腺癌在基因组学、表观基因组学、转录组学、蛋白质组学和代谢组学中的一些概念和最新进展进行逐一阐述。

第一节 乳腺癌与基因组学及表观基因组学

基因组学是阐明整个基因组的结构、结构与功能的关系,以及基因之间相互作用的科学。全基因组测序技术(WGS)的发展为乳腺癌的基因组图谱提供了详细的描述,其中主要包括:DNA 拷贝数的畸变(CNA)、驱动突变,以及单核苷酸多态性(SNP)等丰富的信息。有学者在原发性乳腺肿瘤中鉴定出了大量的 CNA,特别是 PPP2R2A、MTAP 和 MAP2K4 基因中的缺失。美国安德森癌症研究中心 Gao 等,开发了一种高度多路复用的单核测序方法来研究 TNBC 患者的拷贝数变化。他们对 12 例患者的 1 000 个单个细胞进行了测序,确定了每个肿瘤中共有一个共同进化谱系的 1~3 个主要克隆亚群,同时还发现了大多数 CNA 在肿瘤进展的最早阶段就出现。所有乳腺癌中只有 3 种基因(TP53、PIK3CA 和 GATA3)的体细胞突变发生率>10%,GATA3、PIK3CA 和 MAP3K1 的基因突变主要独特地存在于乳腺癌的腔面 A 型。除了这些全基因组突变特征之外,在许多癌症类型中还发现了定位于小基因组区域的超变突变 'kataegis'(暴风雨式突变),BRCA1/2 的失活也在乳腺癌细胞中被检测到。TNBC 比 ER 阳性和 HER-2 阳性乳腺癌中基因突变率更高,特别是 TP53 基因。此外,确定了富含 TNBC 的 MAGI3-AKT3 融合体,MAGI3-AKT3 融合导致 AKT 激酶的组成型激活,AKT 激酶又通过与 ATP 竞争性的 AKT 小分子抑制剂作用而降解。转移性乳腺癌与原发性肿瘤有 20 个共有的突变,播种转移和复发灶中检测到的大多数突变与原发性乳腺肿瘤中存在的突变类似,表明这些可能来自原发性肿瘤,但大多数远处转移获得了原发肿瘤中未见的驱动突变。

表观遗传学是指基于非基因序列改变所致基因表达水平变化,如 DNA 甲基化和染色质构象变化等;表观基因组学则是指在基因组水平上对表观遗传学改变的研究。在正常组织中,70%~90%散在的 CpG 被甲基化,与之相反,大小为 100~1 000 bp 且富含 CpG 二核苷酸的 CpG 岛则往往非甲基化(定位于失活 X 染色体上的基因、印迹基因和非表达的组织特异基因外的 CpG 岛被甲基化修饰)。

CpG岛的超甲基化是癌细胞的一个常见标志,其与肿瘤抑制基因的沉默有关。除了DNA甲基化,组蛋白修饰是研究最多的与癌症进展相关的表观遗传学事件。通过组蛋白尾部的翻译后修饰[包括乙酰化、甲基化、磷酸化、泛素化、SUMO化(小泛素样模式)、脯氨酸异构化和ADP-核糖基化等共价变化]可以调节基因表达。它们在组蛋白上的存在形成所谓的组蛋白密码,决定DNA包装的染色质结构,并且可以协调酶复合物的有序募集以包裹DNA。在诊断时一些ER阳性肿瘤会在疾病的临床过程中变成ER阴性。值得注意的是,虽然ESR1和PR的甲基化都不是其自身状态的好的预测因子,但都是另一个受体状态的预测因子。ESR1和PR启动子的DNA甲基化与蛋白质表达之间的关系很弱,不太可能代表受体沉默的主要机制。与CpG岛相反,ESR1启动子C显示更宽范围的甲基化水平与ERα和PR的表达呈负相关。因此,ESR1的甲基化缺乏与PR表达相关,因为活化的ER诱导PR表达。Martínez-Galánet等有着相反的结论,他们认为通过甲基化沉默ESR1的启动子区可以影响乳腺癌患者肿瘤中ER蛋白的表达;ESR1-DNA的高甲基化与ER阴性状态有关,进而与患者对乳腺癌内分泌治疗的抵抗有关。RASSF1A甲基化水平也与ER和PR表达呈正相关,有助于激素治疗反应的预后。此外,ESR、CYP1B1甲基化在他莫昔芬治疗的患者中是良好的存活预测因子,而ARHI甲基化可以在非他莫西芬治疗的患者中预测存活。TNBC由于缺乏ESR1、PR和HER-2的表达,表现出DNA修复基因(主要是BRCA1)的丰富改变,BRCA 1/2蛋白主要参与通过同源重组进行的双链断裂修复。而在原发性乳腺癌中,常常通过启动子的超甲基化来沉默BRCA1基因。BRCA1的高甲基化与复发时间呈正相关,并提高了患者的整体生存状况,增加了对顺铂的敏感性。Ackler等报道,在乳腺肿瘤样本中,RASSF1A、TWIST、cyclin D2和HIN1存在高甲基化,但在正常组织中不存在。有研究者使用新型高通量质谱检测,根据甲基化程度鉴定出10个高甲基化基因APC、BIN1、BMP6、BRCA1、CST6、ESRb、GSTP1、P16、P21和TIMP3,以区分乳腺癌组织与正常组织。表观遗传调控也是控制乳腺癌进展中上皮间质转化的机制,乳腺肿瘤中与上皮间充质转型相关的异常甲基化的基因包括ITGA5、TINAGL1、FKBP10和ESYT3。与TNBC相关的高甲基化的基因有CDH1、CEACAM6、CST6、ESR1、GNA11、MUC1、MYB、SCNN1A和TFF3。新一代测序技术,如甲基-CPG结合结构域蛋白测序,也用于确定非编码RNA的异常甲基化模式。与蛋白质编码基因的方式相同,非编码RNA中的表观遗传改变可以用作区分乳腺癌表型的生物标记。除了甲基化,表观遗传学中的组蛋白修饰也在乳腺癌的进展中发挥着重要作用,包括H3K4乙酰化和三甲基化、H3K9乙酰化、H3K27甲基化的定位已被用于定义乳腺癌亚型,并被认为是肿瘤发生的关键参与者,基于组蛋白修饰的亚型分类与患者有无复发和生存结果存在显著相关。

第二节 乳腺癌与转录组学

转录组学是从RNA水平研究基因的表达,但与基因组不同的是,转录组的定义中包含了时间和空间的限定。同一细胞在不同的生长时期及生长环境下,其基因表达是不完全相同的。转录组学分析经常用于探索前瞻性生物标记和人类癌症的潜在治疗靶点。基因芯片可通过互补探针杂交来测量基因的表达水平。此外,RNA测序(RNA-seq)技术的广泛应用极大地拓展了我们对乳腺癌的认识。RNA-seq可以量化极低水平表达的基因,而基因芯片可能会忽略。更重要的是,在操作RNA-seq前进行RNA分离,可以富集特定的非编码RNA(如miRNA)的转录组以获得更好的覆盖。使用大规模平行miRNA测序,已鉴定出在TNBC和非TNBC之间差异表达的大量转录物。基于21个乳腺癌数据集的全面转录组分析,Lehmann等将TNBC分为7个亚型,包括两种基底样型(BL1和BL2)、免疫调节型(IM)、间充质型(M)、间充质干细胞样型(MSL)、腔面雄激素受体型(LAR)和其他(UNS)。现在,大规模功能丧失 RNAi 筛选技术已广泛用于定义癌细胞所必需的功能基因。Bauer 等首次尝试进行基于载体的 shRNA 筛选，靶向 428 个基因，这些基因源自乳腺癌中异常转录物库和药物基因列表的叠加。他们发现抑制 PPMID 和 SP1 显著降低了两种 TNBC 细胞系的存活率并增加了它们对紫杉醇的敏感性。Kourtidis 等基于之前的 Meta 分析进行了靶向 150 个与 HER-2 共表达的基因的 shRNA 筛选，发现 NR1D1 和 PBP 都是 HER-2 阳性乳腺癌细胞必需的新的存活因子。随后，Marotta 等进一步扩大了乳腺癌候选基因的数量，发现 $CD44^+CD24^-$ 乳腺癌细胞中 IL-6/JAK2/Stat3 轴被活化。Marcotte 等在 72 个乳腺癌、胰腺癌和卵巢癌细胞系中进行了含有 16 056 个独特基因的 shRNA 全基因组汇集筛选，发现了 297 个必需基因。他们对 77 个乳腺癌细胞系进行全基因组 shRNA 的"剔除筛选"，结果表明 BRD4 是腔面型乳腺癌的潜在靶点，并且 PIK3CA 突变可能决定了对溴化酶和外端结构域（BET）抑制剂的抗性。miRNA 以参与各种生物过程而闻名，大量 miRNA 在乳腺癌中失调。Avery-Kiejda 等比较 31 例原发性 TNBC 病例和 13 例淋巴结转移病例与 23 例匹配的正常对照组中 miRNA 的表达，发现 71 个在 TNBC 中差异表达的 miRNA，包括 miR-200 和 miR-17-92 家族，并鉴定出 27 种与 TNBC 亚型转移能力相关的 miRNA。此外，Koduru 等对来自 24 例 TNBC 病例与 14 个相邻正常组织样本的小 RNA 测序数据进行比较，发现 55 个异常表达的 miRNA 参与 TGF-β 信号转导途径。一些 miRNA 的表达在 TNBC 中上调，这些 miRNA 可以启动肿瘤的形成，增加 TNBC 细胞的增殖和侵袭性。这些 miRNA 被称为 oncomiR，包括 miR-146a/146b、miR-181a/181b、miR-155、miR-21、miR-720 和 miR-455。另外一些 miRNA 在 TNBC 中表达下降，可能作为抑制肿瘤细胞生长和转移、诱导细胞凋亡的肿瘤抑制剂。这些 miRNA 被称为 anti-oncomiR，包括 miR-200 家族、miR-34a、miR-497、miR-1296、miR-223、miR-211 和 miR-217。通过纳米技术对 miRNA 模拟物或抑制剂的全身性投递研究正在进行，对癌症治疗具有很大的价值。转录组学分析提供了关于乳腺癌中基因表达的大量信息。对于临床上的应用，可用 mRNA 表达将 TNBC 分类为独特的分子亚型并提出可靠的治疗靶点。

第三节　乳腺癌与蛋白质组学

RNA 选择性剪接和蛋白质翻译后修饰（如磷酸化、糖基化、泛素化、乙酰化、亚硝基化、甲基化、蛋白水解）等关键的天然生物过程导致基因组研究存在固有的局限性。因此，将蛋白质表达谱与癌症相关联的后基因组"蛋白质组学"项目对乳腺癌生物学的补充是必不可少的。蛋白质组学技术主要包括双向凝胶电泳、等电聚焦、生物质谱分析、飞行时间质谱、电喷雾质谱等。随着对大规模蛋白质相互作用研究的重视，发展高通量和高精度的蛋白质相互作用检测技术也被关注。此外，蛋白质芯片的发展十分迅速，并在临床诊断中得到应用。质谱（MS）技术在过去 10 年中取得了巨大进步，现代质谱仪的分辨率、质量准确度和速度都显著提高，从而使人类蛋白质组学的覆盖率更高，并提高了分析的通量。例如，5 年前鉴定约 5 000 种蛋白质需要 8 小时的 MS 测量，而目前在 90 分钟内就可以得到相似的结果。在 MS 运行前进行肽分级分析能够更全面地覆盖蛋白质组，并增加对 >10 000 种蛋白质的认知。乳腺癌的临床蛋白质组学有两种主要预期结果：首先是发现乳腺癌的新分子标记；其次是破译导致乳腺肿瘤发生和发展的信号通路，从而识别预后和预测标记及新的治疗靶点。这些数据最终可以为识别新的治疗靶点提供基础，并改善乳腺癌治疗和预后。蛋白质谱分析方法可鉴定补体 C3（C3adesArg）、FPA、纤维蛋白原、ITIH4、apoA-Ⅳ、缓激肽、因子 ⅩⅢa 和转甲状腺素蛋白的 C 端区域，这些蛋白片段在乳腺癌患者和正常人群及乳腺癌患者治疗前后均有表达的差异。尿激酶纤溶酶原激活剂（uPA）和纤溶酶原激活物抑制剂 1（PAI-1）作为淋巴结阴性乳腺癌的预后指标，是传统蛋白质组学研究的一个转折点。从此，大量蛋白质组学的新型技术被应用，发现了 QSOX1 是预测腔面 B 型乳腺癌的复发风险和不良存活的一种新型生物标记，并且在恶性肿瘤的进展中具有促增殖和促侵袭作用。有学者采用差异蛋白质组学分析来鉴定原发性乳腺癌的候选生物标记,发现在调节肿瘤微环境和与肿瘤发生相关的途径中起重要作用的核心蛋白聚糖(decorin)和内质素(HSP 90B1),其中核心蛋白聚糖的高表达与淋巴结转移相关,HSP 90B1 的高表达与远处转移相关,都会使生存率降低,但通过内分泌治疗后,这两种蛋白高表达型的预后良好。Descotes 等利用双向电泳,发现 GMPS、GAPDH、FTL 和 GPD1 对乳腺癌具有强大的预后影响,癌细胞的增殖相关。在乳腺癌细胞系中采用定量 MS 的蛋白质组学技术和在两个独立患者队列中的验证表明,视黄酸受体α(RARA)在他莫昔芬抗性细胞中对配体的敏感性增加,可作为一个新的治疗靶点,也可用来作为辅助他莫昔芬治疗的 ER 阳性乳腺癌患者的预测因子。Rezaul 等研究了与乳腺癌 ER 状态有关的蛋白质表达,发现 liprin-α1、fascin、DAP5 和 β-arrestin-1 是 ER 阴性的潜在生物标记。Liu 等使用 MS 分析了 126 个 TNBC 样品,总蛋白质覆盖度>3 500 个蛋白质,鉴定出 11 个蛋白质标签,具有 10 种上调的蛋白质(CMPK1、AIFM1、FTH1、EML4、GANAB、CTNNA1、AP1G1、STX12、AP1M1 和 CAPZB)和 1 个在预后良好的患者中下调的蛋白质(亚甲基四氢叶酸脱氢酶 1)。使用相同的技术,de Marchi 等获得了预测复发性乳腺癌中对他莫昔芬敏感的 4 个蛋白标签(程序性细胞死亡蛋白 4、cingulin、卵巢癌免疫反应性抗原结构域蛋白 1 和 Ras GTPase 活化蛋白结合蛋白 2)。研究对象由 112 个 ER 阳性肿瘤样品组成,总覆盖度为 4 000 个蛋白质。Mertins 等对来自 TCGA 队列的 77 个乳腺癌样本的基因首次进行了蛋白质组学和磷酸化蛋白质组学分析,达到了>11 000 个蛋白质和 26 000 个磷酸化位点的总深度,将其与 TCGA 数据进行比较以辨别体细胞突变对蛋白质组和磷酸化蛋白质组的影响。结果表明,ER、PR、HER-2、p53、磷脂酰肌醇-4,5-二磷酸 3-激酶催化亚基 a 和 GATA 结合蛋白 3 与 mRNA 亚型一致,但其他蛋白质与转录组学分类不一致。当磷酸化蛋白质组学数据用于分类时,可以将其分为 3 个亚组,包括腔面富集组、基底富集组和混合组。但总体上,内在亚型与基于磷酸化蛋白质组的分组之间几乎没有关联。临床蛋白质组学的下一步是将基于 MS 的蛋白质测量应用于临床诊断。临床上常规使用的是基于抗体的技术,主要有免疫组化(IHC)和酶联免疫吸附测定(ELISA)来测量蛋白质。尽管抗体为常规临床应用提供了必要的灵敏度和通量,但这些方法受到非常高度特异性抗体需求的挑战,并且免疫反应性可能由于蛋白质的翻译后修饰而受到损害。将 MS 技术转移到临床诊断中可能是一个更大的挑战。我们预计未来常规血液检测将通过多重靶向检测来分析,这些检测可测量数十种生物标记,具有高通量和低成本的优势。因此,不是仅检查有限的蛋白质亚组,而是常规监测多种生物标记,可能在早期阶段使癌症诊断成为可能。总之,随着这些技术的成熟,多中心、跨学科的合作可以将蛋白质组学推向临床,提供更好的诊断和治疗。

第四节 乳腺癌与代谢组学

代谢组学是效仿基因组学和蛋白质组学的研究思想,对生物体内所有代谢物进行定量分析,并寻找代谢物与生理病理变化相对关系的研究方式,是系统生物学的组成部分。其研究对象大多是相对分子质量<1 000 的小分子物质。代谢物更多地反映了细胞所处的环境,与细胞的营养状态、药物和环境污染物的作用,以及其他外界因素密切相关。因此,有人认为"基因组学和蛋白质组学告诉你什么可能会发生,而代谢组学则告诉你什么确实发生了。"代谢组学的研究方法与蛋白质组学类似,通常有两种方法。一种称为代谢物指纹分析,采用液相色谱-质谱联用(LC-MS)的方法,比较不同血样中各自的代谢产物以确定其所有的代谢产物。另一种是代谢轮廓分析,研究人员假定了一条特定的代谢途径,并对此进行更深入的研究。随着细胞的不断代谢、增殖,例如,在肿瘤转化和随后的增殖过程中,或通过对恶性肿瘤的炎症或免疫反应,形成细胞代谢物与正常非恶性细胞周转中发现的代谢物。此外,代谢组学表现出随时间的动态变化,与疾病演变轨迹一致。用于筛查的乳腺造影灵敏度约为 84%,随年龄和乳腺密度等的不同而变化。而通过 MRI 检查和 MS 的代谢组学指纹图谱方法,通过后

续的随机森林(RF)分析证明能够100%准确识别来自健康对照和乳腺癌女性患者的血浆样品。这表明在普通人群的筛查中代谢组学有潜在作用，或许可以替代或丰富当前以影像学为中心的诊断金标准。对单侧早期乳腺癌(eBC)患者(用对侧乳房的抽吸物作为对照)进行取样和分析导管液体已经证实了其在乳腺癌检测中的一些可行性。最近的一项前瞻性研究比较了侵袭性乳腺癌患者与性别和种族均匹配的健康对照组的血清，发现气相色谱-质谱(GC-MS)代谢组的生长在各组间具有差异，灵敏度为96%，特异度为100%。以上均说明代谢组学在未来乳腺癌早期筛查中可以发挥不可替代的作用。对肿瘤组织进行全代谢组学分析，共鉴定出418种不同的代谢物，其中133种(31.8%)在ER阳性和TNBC肿瘤之间显示不同，差异具有统计学意义。TNBC与ER阳性肿瘤相比，能量代谢和甲基转移普遍增加。此外，与增殖相关的氧化还原平衡及最近提出的代谢物肌氨酸和2-羟基戊二酸相关指标也在TNBC肿瘤中比ER阳性肿瘤有着更高的水平。美国非洲裔女性TNBC亚型的发病率较高，并且有证据表明这些女性的预后较欧洲女性低。美国非洲裔妇女的TNBC和LABC亚型表现出不同的代谢特征，这些亚型的代谢谱也与白人女性中揭示的不同。TNBC在美国非洲裔妇女中表达更高水平的谷胱甘肽、胆碱和谷氨酰胺，以及以线粒体呼吸减少和伴随ATP水平降低为特征的糖酵解增加等深度代谢改变。而白种人女性的TNBC与嘧啶合成增加有关。这些代谢改变将来可以被用作TNBC的新型治疗靶点。TNBC的特征在于谷氨酰胺水平较低而谷氨酸水平较高，这与基于谷氨酰胺分解的代谢增加一致。已经表明，c-myc的转录活性增加以及谷氨酸代谢的改变已成为TNBC的标志。代谢组学和基因表达数据可通过多变量分析合并，作为识别不同内在群体的手段，在腔面A型下进行样本分析。HR-MAS(MRS)在腔面A型内鉴定出3个不同代谢组群，表明已建立的分子群具有进一步细分代谢组系的潜力。其中一个亚群表现出比其他腔面A型更低的葡萄糖和更高的丙氨酸水平，这个有更高Warburg效应的腔面A型亚群可能被假设为相对更具侵略性的临床亚表型，这可能有助于个性化治疗方案的选择。基于MRI检查的代谢组学分析了3种不同乳腺癌细胞系对PARP抑制剂(veliparib)的反应，揭示了几种与细胞系无关的代谢变化。PARP抑制与所有3种细胞系中富含的氮代谢，甘氨酸、丝氨酸和苏氨酸代谢，氨酰基-tRNA生物合成，以及牛磺酸和亚牛磺酸代谢有关。PARP抑制和放射诱导了BRCA突变型HCC1937细胞中的类似代谢反应，但在MCF7和MDA-MB-231细胞中不诱导，表明辐射和PARP抑制与BRCA突变细胞中的代谢途径具有相互作用。2010年，支持代谢组学作为复发性疾病的潜在生物标记的第一篇论文发表，对56例早期乳腺癌患者进行回顾性分析，所有患者均在6年内收集了血清样本，在此期间有20名受试者复发乳腺癌。通过多变量分析，确定了11种代谢标记，这些代谢标记鉴别复发性疾病和未复发疾病的灵敏度为86%，特异度为84%。代谢组学标记比CA27.29作为复发的分子标记早了55%的时间，会带来更好的预后。综上，我们可以看出代谢组学在乳腺癌研究中扮演着越来越重要的角色，可以同时推动乳腺癌的基础研究和临床进展，逐渐会上升为和其他几大组学同等重要的地位。

(王硕尔 杨 恭)

参考文献

[1] Adams BD, Wali VB, Cheng CJ, et al. miR-34a silences c-SRC to attenuate tumor growth in triple-negative breast cancer. Cancer Res, 2016, 76(4): 927-939.

[2] Alexandrov LB, Nik-Zainal S, Wedge DC, et al. Signatures of mutational processes in human cancer. Nature, 2013, 500(7463): 415-421.

[3] Banerjl S, Cibulskis K, Rangel-Escareno C, et al. Sequence analysis of mutations and translocations across breast cancer subtypes. Nature, 2012, 486(7403): 405-409.

[4] Bauer JA, YE F, Marshall CB, et al. RNA interference (RNAi) screening approach identifies agents that enhance paclitaxel activity in breast cancer cells. Breast Cancer Res, 2010, 12(3): R41.

[5] Bisso A, Faleschini M, Zampa F, et al. Oncogenic miR-181a/b affect the DNA damage response in aggressive breast cancer. Cell Cycle, 2013, 12(11):

1679 – 1687.

[6] Carmona FJ, Davalos V, Vidal E, et al. A comprehensive DNA methylation profile of epithelial-to-mesenchymal transition. Cancer Res, 2014, 74(19): 5608 – 5619.

[7] Chen LL, Zhang ZJ, Yi ZB, et al. MicroRNA – 211 – 5p suppresses tumour cell proliferation, invasion, migration and metastasis in triple-negative breast cancer by directly targeting SETBP1. Br J Cancer, 2017, 117(1): 78 – 88.

[8] Chen R, Mias GI, Li-Pook-Than J, et al. Personal omics profiling reveals dynamic molecular and medical phenotypes. Cell, 2012, 148(6): 1293 – 1307.

[9] Chen X, Hu H, He L, et al. A novel subtype classification and risk of breast cancer by histone modification profiling. Breast Cancer Res Treat, 2016, 157(2): 267 – 279.

[10] Curtis C, Shah SP, Chin SF, et al. The genomic and transcriptomic architecture of 2,000 breast tumours reveals novel subgroups. Nature, 2012, 486(7403): 346 – 352.

[11] De Marchi T, Liu NQ, Stingl C, et al. 4-protein signature predicting tamoxifen treatment outcome in recurrent breast cancer. Mol Oncol, 2016, 10(1): 24 – 39.

[12] Ding L, Ellis MJ, Li S, et al. Genome remodelling in a basal-like breast cancer metastasis and xenograft. Nature, 2010, 464(7291): 999 – 1005.

[13] D'ippolito E, Plantamura I, Bongiovanni L, et al. miR – 9 and miR – 200 regulate PDGFRbeta-mediated endothelial differentiation of tumor cells in triple-negative breast cancer. Cancer Res, 2016, 76(18): 5562 – 5572.

[14] Elll SAJ, Hendrick VM, Williams R, et al. Selective estrogen receptor modulators in clinical practice: a safety overview. Exp Opin Drug Safety, 2015, 14(6): 921 – 934.

[15] Figueroa-Magalhaes MC, Jelovac D, Connolly R, et al. Treatment of HER2-positive breast cancer. Breast, 2014, 23(2): 128 – 136.

[16] Gao R, Davis A, Mcdonald TO, et al. Punctuated copy number evolution and clonal stasis in triple-negative breast cancer. Nat Gene, 2016, 48(10): 1119 – 1130.

[17] Gillette MA, Carr SA. Quantitative analysis of peptides and proteins in biomedicine by targeted mass spectrometry. Nat Meth, 2013, 10(1): 28 – 34.

[18] Hadi NI, Jamal Q, Iqbal A, et al. Serum metabolomic profiles for breast cancer diagnosis, grading and staging by gas chromatography-mass spectro-metry. Sci Rep, 2017, 7(1): 1715.

[19] Hurvitz S, Mead M. Triple-negative breast cancer: advancements in characterization and treatment approach. Curr Opin Obst Gynecol, 2016, 28(1): 59 – 69.

[20] Johansson J, Berg T, Kurzejamska E, et al. MiR – 155-mediated loss of C/EBPbeta shifts the TGF-beta response from growth inhibition to epithelial-mesenchymal transition, invasion and metastasis in breast cancer. Oncogene, 2013, 32(50): 5614 – 5624.

[21] Jove M, Collado R, Quiles JL, et al. A plasma metabolomic signature discloses human breast cancer. Oncotarget, 2017, 8(12): 19522 – 19533.

[22] Kajabova V, Smolkova B, Zmetakova I, et al. RASSF1A promoter methylation levels positively correlate with estrogen receptor expression in breast cancer patients. Tran Oncol, 2013, 6(3): 297 – 304.

[23] Koduru SV, Tiwari AK, Leberfinger A, et al. A comprehensive NGS data analysis of differentially regulated miRNAs, piRNAs, lncRNAs and sn/snoRNAs in triple negative breast cancer. J Cancer, 2017, 8(4): 578 – 596.

[24] Kong W, He L, Richards EJ, et al. Upregulation of miRNA – 155 promotes tumour angiogenesis by targeting VHL and is associated with poor prognosis and triple-negative breast cancer. Oncogene, 2014, 33(6): 679 – 689.

[25] Korangath P, Teo WW, Sadik H, et al. Targeting glutamine metabolism in breast cancer with aminooxyacetate. Clin Cancer Res, 2015, 21(14): 3263 – 3273.

[26] Li ML, Greenberg RA. Links between genome integrity and BRCA1 tumor suppression. Trends Biochem Sci, 2012, 37(10): 418 – 24.

[27] Liu J, Zhou Y, Shi Z, et al. microRNA – 497 modulates breast cancer cell proliferation, invasion, and survival by targeting SMAD7. DNA Cell Biol, 2016, 35(9): 521 – 529.

[28] Liu NQ, Stingl C, Look MP, et al. Comparative proteome analysis revealing an 11-protein signature for aggressive triple-negative breast cancer. J Nat Cancer Inst, 2014, 106(2): djt376.

[29] Li Z, Meng Q, Pan A, et al. MicroRNA – 455 – 3p promotes invasion and migration in triple negative breast cancer by targeting tumor suppressor EI24. Oncotarget, 2017, 8(12): 19455 – 19466.

[30] Lumachi F, Santeufemia DA, Basso SM. Current medical treatment of estrogen receptor-positive breast cancer. World J Biol Chem, 2015, 6(3): 231 – 239.

[31] Mackenzie TA, Schwartz GN, Calderone HM, et al. Stromal expression of miR – 21 identifies high-risk group in triple-negative breast cancer. Am J Pathol, 2014, 184(12): 3217 – 3225.

[32] Marcotte R, Sayad A, Brown KR, et al. Functional

[33] Mertins P, Mani DR, Ruggles KV, et al. Proteogenomics connects somatic mutations to signalling in breast cancer. Nature, 2016, 534(7605): 55-62.

[34] Messier TL, Gordon JA, Boyd JR, et al. Histone H3 lysine 4 acetylation and methylation dynamics define breast cancer subtypes. Oncotarget, 2016, 7(5): 5094-5109.

[35] Phan B, Majid S, Ursu S, et al. Tumor suppressor role of microRNA-1296 in triple-negative breast cancer. Oncotarget, 2016, 7(15): 19519-19530.

[36] Pourteimoor V, Mohammadi-Yeganeh S, Paryan M. Breast cancer classification and prognostication through diverse systems along with recent emerging findings in this respect. The dawn of new perspectives in the clinical applications. Tumour Biol, 2016, 37(11): 14479-14499.

[37] Roll JD, Rivenbark AG, Sandhu R, et al. Dysregulation of the epigenome in triple-negative breast cancers: basal-like and claudin-low breast cancers express aberrant DNA hypermethylation. Exp Mol Pathol, 2013, 95(3): 276-287.

[38] Sestaki, Cuzick J. Update on breast cancer risk prediction and prevention. Curr Opin Obst Gynecol, 2015, 27(1): 92-97.

[39] Shah SP, Roth A, Goya R, et al. The clonal and mutational evolution spectrum of primary triple-negative breast cancers. Nature, 2012, 486(7403): 395-399.

[40] Stefansson OA, Villanueva A, Vidal A, et al. BRCA1 epigenetic inactivation predicts sensitivity to platinum-based chemotherapy in breast and ovarian cancer. Epigenetics, 2012, 7(11): 1225-1229.

[41] Sun X, Li Y, Zheng M, et al. MicroRNA-223 increases the sensitivity of triple-negative breast cancer stem cells to TRAIL-induced apoptosis by targeting HAX-1. PLoS One, 2016, 11(9): e0162754.

[42] Taylor MA, Sossey-Alaoui K, Thompson C L, et al. TGF-beta upregulates miR-181a expression to promote breast cancer metastasis. J Clin Invest, 2013, 123(1): 150-163.

[43] Tayyari F, Gowda GAN, Olopade OF, et al. Metabolic profiles of triple-negative and luminal A breast cancer subtypes in African-American identify key metabolic differences. Oncotarget, 2018, 9(14): 11677-11690.

[44] Tessarz P, Kouzarides T. Histone core modifications regulating nucleosome structure and dynamics. Nat Rev Mol Cell Biol, 2014, 15(11): 703-708.

[45] Tsouko E, Wang J, Frigo DE, et al. miR-200a inhibits migration of triple-negative breast cancer cells through direct repression of the EPHA2 oncogene. Carcinogenesis, 2015, 36(9): 1051-1060.

[46] Yates LR, Knappskog S, Wedge D, et al. Genomic evolution of breast cancer metastasis and relapse. Cancer Cell, 2017, 32(2): 169-184.

[47] Zhou W, Song F, Wu Q, et al. miR-217 inhibits triple-negative breast cancer cell growth, migration, and invasion through targeting KLF5. PLoS One, 2017, 12(4): e0176395.

第六章

趋化因子与乳腺癌

乳腺癌是中国女性最常见的恶性肿瘤之一。中国每年新诊乳腺癌病例占全球的12.2%,死亡乳腺癌病例占9.6%。目前,全世界乳腺癌的发病率逐年上升,且存在年轻化趋势。因此,对乳腺癌发生、发展机制的深入研究显得尤为重要。肿瘤的发生、发展、侵袭及转移依赖一系列连续的复杂事件,机制并不十分明确。近年有研究提示,许多环节不仅由恶性肿瘤细胞自身决定,而且与肿瘤微环境中非肿瘤细胞成分密切相关,如细胞因子及其受体的表达。其中趋化因子已经成为癌症基础领域的研究热点,本章将深入探讨参与调控乳腺癌的发生、发展的趋化因子。

第一节 趋化因子家族

细胞因子(cytokine)是免疫原、丝裂原或其他刺激剂诱导免疫效应细胞和相关细胞合成、分泌的具有生物活性的一类蛋白或多肽,通过与靶细胞表面受体结合而发挥诱导蛋白分泌、介导免疫系统中细胞间通讯的作用。根据结构和功能,细胞因子可分为白细胞介素、干扰素、肿瘤坏死因子家族、集落刺激因子、趋化因子和生长因子等多种类型。

趋化因子为细胞因子中的最大家族,至今已发现了50多种人的趋化因子。趋化因子是一类能趋化细胞定向移动的小分子分泌蛋白,相对分子质量通常在7 000~15 000。趋化因子及其受体能够控制免疫细胞的迁移和驻留。一些趋化因子被认为是促炎性的,感染部位在免疫应答期间可以诱导其释放;而另一些则是稳定表达的,并参与组织发育或维持期间细胞迁移的控制,例如一些趋化因子在胸腺、骨髓或胎肝等淋巴组织的发育部位高度表达,胸腺组织中的CCL25-CCR9趋化因子轴对T细胞发育起重要作用。

当成纤维细胞、内皮细胞、表皮细胞等组织细胞和免疫细胞受到刺激物如生长因子、干扰素、病毒产物及细菌产物的诱导时可分泌不同的趋化因子。趋化因子中都有4个半胱氨酸(C),根据靠近分子氨基端(N端)的前两个C间是否插入其他氨基酸,分为4个亚家族:①CXC亚家族,插入1个氨基酸残基,亦称为α类趋化因子,可趋化多形核白细胞到达急性炎症部位,如IL-8;②CC亚家族,不插入其他氨基酸残基,又称β类趋化因子,主要对单核细胞、T细胞、嗜碱性粒细胞和树突细胞有趋化和刺激作用,如单核细胞趋化蛋白-1(MCP-1);③C亚家族,N端仅一个C,如淋巴细胞趋化蛋白(lymphotactin),对T细胞、NK细胞和树突细胞有趋化作用;④CX3C亚家族,插入3个其他氨基酸,Fractalkine是CX3C型趋化因子,对单核-巨噬细胞、T细胞及NK细胞有趋化作用。目前,所发现的趋化因子主要属于α类和β类。在分子结构上,皆通过二硫键折叠形成以自由的N端、3个反向折叠的β片层和α螺旋的羧基端(C端)为特征的二级结构。

第二节 趋化因子受体

细胞因子通过结合特异性的细胞因子受体发挥生物学作用。细胞因子受体均为跨膜分子,由膜胞外区、跨膜区和胞质区组成。细胞因子和细胞因子受体结合后才能启动细胞内的信号转导,调节细胞的功能。趋化因子受体是细胞因子受体的一种类型。

趋化因子受体是一类介导趋化因子行使功能的GTP-蛋白偶联的跨膜受体(GPCR),表达于骨髓来源的各白细胞亚群,也表达于部分上皮细胞、血管内皮细胞、神经细胞等。根据其结合的趋化因子CXC、CC、C或CX3C等的不同,趋化因子受体家族分为CXCR、CCR、CR和CX3CR等亚家族(图6-1)。目前发现的趋化因子受体至少有20种,CXCR有1种,CCR有17种,CR有1种,CX3CR有1种。有些趋化因子特异性地与一种受体结合,例如CXCL16仅与CXCR6结合;而有些趋化因子可以与几种受体结合,例如CCL5(RAN-TES)可与CCR1、CCR3和CCR5结合;同样有时一种受体能与数种趋化因子结合,例如CCR3可以结合CCL5、CCL7、CCL8、CCL24及CCL26等多种趋化因子。这使得一种趋化因子可以趋化表达不同趋化因子受体的免疫细胞定向迁移,而一种免疫细胞也可以为多种趋化因子所招募。另外,Duffy抗原受体也能与大多数CC和CXC趋化因子结合,但不能被激活发挥生物学功能。

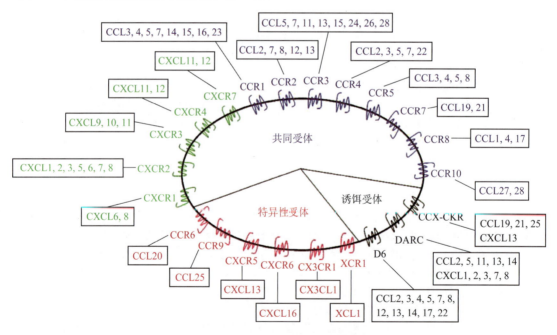

图6-1 趋化因子家族与其同源受体

注:大多数趋化因子能够结合多种受体,且单个受体也能够结合多种趋化因子,如图所示CC(蓝色)和CXC(绿色)趋化因子。诱饵受体(黑色)也可以与多种趋化因子相互作用。相反,少数受体(红色)只有一个配体。

同其他免疫分子一样,趋化因子既可以发挥免疫调节作用,在一定条件下也可以参与多种疾病的发生。例如,在动脉粥样硬化的巨噬细胞、泡沫细胞和平滑肌细胞中,黑色素瘤细胞和类风湿关节炎的滑膜细胞中,CCL2的表达被上调。

多种趋化因子促进类风湿关节炎、肺炎、哮喘和过敏性鼻炎的发展。

第三节　趋化因子与乳腺癌干细胞

近几年的研究显示，在乳腺癌、颅脑肿瘤、前列腺癌、肝癌及胰腺癌等实体瘤中存在着一小群细胞，即肿瘤干细胞（cancer stem cell）或肿瘤起始细胞（tumor initiating cell）。它们具有自我更新、无限增殖、多向分化的能力，且具有化疗和放疗抵抗性、高致瘤性、高侵袭转移性等特点。研究认为，肿瘤干细胞是肿瘤不断生长及复发转移的根源，而肿瘤微环境在调控肿瘤干细胞的自我更新、多向分化及耐药等过程中发挥重要作用。探究肿瘤微环境中的趋化因子对肿瘤干细胞的调控机制，可为制订新的治疗策略以有效靶向肿瘤干细胞，减少肿瘤复发转移提供理论依据。

2003年，Al-Hajj等首次从实体乳腺癌组织中分离出 $CD44^+/CD24^-$ 乳腺肿瘤细胞亚群。这些细胞具有干细胞特性，其肿瘤形成能力增加了10～50倍，于是命名为乳腺癌干细胞（breast cancer stem cell），从此乳腺癌治疗掀开了靶向乳腺癌干细胞的新篇章。乳腺癌干细胞较之乳腺干细胞有自身的特点。首先，乳腺癌干细胞增殖是无序的、失控的，其缺乏分化成熟的能力；其次，乳腺癌干细胞在体内生存时间长，具有积累复制错误的倾向，从而更有可能发生突变；另外，乳腺癌干细胞存在多向分化的能力，增殖能力巨大。类似于正常组织干细胞，乳腺癌干细胞同样受到周围的肿瘤微环境的调节影响。而肿瘤微环境主要是指由成纤维细胞、巨噬细胞、血管内皮细胞、淋巴管和细胞外基质等共同构成的肿瘤发生、发展和转移的局部稳态环境。一方面，肿瘤干细胞位于特定的微环境中；另一方面，肿瘤干细胞的微环境具有维持肿瘤干细胞的自我更新、多向分化能力并处于未分化状态，其亦可作为抵御药物传递到肿瘤干细胞的物理屏障。肿瘤微环境在肿瘤细胞的增殖和转移中起重要作用，肿瘤微环境的变化必须使肿瘤干细胞内在的表型指标改变方可影响其致瘤性。肿瘤微环境中的间质干细胞、肿瘤相关成纤维细胞以及内皮细胞等可以通过趋化因子网络与肿瘤干细胞相互作用，并由此调控肿瘤干细胞的分裂分化，下面列举一些参与其中的趋化因子。

一、IL-8

IL-8是Yoshimura等首先发现的中性粒细胞趋化因子，属于CXC家族，主要由单核-巨噬细胞产生，其他如成纤维细胞、上皮细胞、内皮细胞、肝细胞等亦可在适宜的刺激条件下产生IL-8。首先IL-8基因编码产生一个含99个氨基酸的翻译产物，后经过氨基末端的蛋白水解切割，产生几种不同的产物，主要活性形式为72个氨基酸，相对分子质量约8 000。溶液中的IL-8被认为以非共价连接的二聚体存在；在体外，IL-8通过与表达CXCR1或CXCR2受体的中性粒细胞、T细胞等结合，趋化并激活炎症细胞进入炎症部位，发挥生物学效应。

IL-8受体家族是可与IL-8特异性结合的受体，包括IL-8受体A（IL-8RA，又称CXCR1）、IL-8受体B（IL-8RB，又称CXCR2）和Duffy受体（Duffy antigen/receptor for chemokine，DARC）3种。IL-8主要的生物学活性是吸引和激活中性粒细胞，曾被命名为中性粒细胞激活肽（NAP）、粒细胞趋化肽（GCP）、中性粒细胞激活因子（NAF）等。中性粒细胞与IL-8接触后发生形态变化，定向游走到反应部位并释放一系列活性产物，导致机体局部炎症反应，达到杀菌和细胞损伤的目的。此外，IL-8对嗜酸粒细胞、嗜碱粒细胞和淋巴细胞也有一定作用。

二、IL-6

IL-6是一种多肽，由2条糖蛋白链组成：1条为α链，相对分子质量80 000；另1条为β链，相对分子质量130 000。α链缺少胞内区，只能以低亲合性与IL-6结合，所形成的复合物迅即与高亲和性的β链结合，通过β链向细胞内传递信息。IL-6由成纤维细胞、单核-巨噬细胞、T细胞、B细胞、上皮细胞、角质细胞及多种肿瘤细胞产生。IL-1、TNF-α、PDGF、病毒感染、双链RNA等均可诱导正常细胞产生IL-6。

IL-6能够刺激参与免疫反应的细胞增殖、分化并提高其功能。IL-6的生物学特性有：诱导B细胞分化,支持浆细胞瘤和骨髓瘤增生,诱导IL-2和IL-2受体表达,诱导单核细胞分化,诱导CTL,增强NK细胞活性,诱导急性期反应分子并刺激肝细胞生长,诱导神经元分化,诱导肾小球膜细胞生长,诱导角质化细胞生长,抑制细胞凋亡,支持造血干细胞分化等。研究表明,高血清浓度的IL-6是包括胃腺癌、胰腺癌、黑色素瘤、乳腺癌、肺癌等癌症患者的一个不良预后因素。在小鼠模型中,对IL-6反式信号转导通路的破坏会延缓小鼠肿瘤的生长。

Sasser等研究表明,乳腺癌细胞可产生IL-6,且ER阴性乳腺癌细胞分泌IL-6多于ER阳性细胞。Studebaker等研究者认为,乳腺组织中成纤维细胞产生的IL-6可促进MCF-7细胞的增殖和侵袭。IL-6是乳腺癌干细胞自我更新的一个直接调控因子,通过与乳腺癌干细胞表面的IL-6受体/GP130复合体结合,诱发Stat3信号通路的活化,进而诱导乳腺癌干细胞的自我更新。Liu等利用小鼠异种移植物发现,乳腺癌干细胞能产生IL-6,进而招募和激活间充质干细胞(MSC)产生肿瘤干细胞维持因子CXCL7。另外,IL-6还可以通过Jagged1/Notch信号通路促进乳腺癌细胞获得干细胞表型,具备自我更新、多向分化潜能及侵袭能力,从而提高乳腺癌细胞的生存能力。研究显示,在乳腺癌患者中,血清IL-6的水平与不良的疾病预后相关。暴露于IL-6环境中的肿瘤细胞显示出一些恶性特征,例如提高了肿瘤细胞的侵袭、转移及化疗抵抗能力。有研究显示,IL-6是很强的上皮间充质转化(EMT)诱导因子,能诱导上皮表型的乳腺癌细胞株向间充质表型转化。EMT过程能在体外产生具有干细胞特性的$CD44^+/CD24^-$乳腺癌干细胞亚群,而这群细胞具有高度的辐射抵抗能力。

IL-8和IL-6的生成主要受NF-κB信号通路调控。IL-6在Stat3和NF-κB依赖的炎症反应细胞因子(如IL-1和TNF-α)中起桥接作用,炎症信号对NF-κB通路的激活可以进一步活化Stat3信号通路而形成一个自我增强调节回路,通过该回路促进正常的细胞表型转变为肿瘤细胞表型。NF-κB由5种转录因子组成,分别是p50、p52、RelA(p65)、c-Rel和RelB,在炎症反应和肿瘤生成过程中发挥重要作用。研究发现,IL-6可以通过活化Stat3和NF-κB及其下游的Lin28和let7,诱导胚胎干细胞的自我更新。

三、CCL2

CCL2隶属CC趋化因子家族,又称为单核细胞趋化蛋白-1(MCP-1)。CCL2可以招募单核细胞、记忆性T细胞和树突细胞到达炎症部位发挥免疫调控作用。研究表明,CCL2在乳腺癌的发生、发展中起重要作用。在早期乳腺癌中,CCL2的表达水平与肿瘤相关巨噬细胞的积聚密切相关,并且是早期复发的关键指标。在实体瘤中,肿瘤细胞和基质细胞(包括单核细胞、成纤维细胞和内皮细胞)都可以分泌CCL2,其表达受肿瘤细胞与微环境循环的动态调控。例如,在骨髓衍生性干细胞中CCL2表达升高诱导了其促肿瘤生成的能力。将淋巴瘤细胞与骨髓衍生性干细胞共培养,增加了淋巴瘤细胞CCL2的表达。

Tsuyada等发现,成纤维细胞衍生的CCL2通过增加乳腺癌干细胞的数量促进了乳腺癌的生成。肿瘤相关成纤维细胞(cancer associated fibroblast,CAF)是肿瘤微环境中最主要的基质细胞之一,在实体瘤中数量丰富,它可通过自分泌和旁分泌途径,与肿瘤细胞相互影响,在肿瘤的发生发展过程中发挥重要作用。它一方面可以促进肿瘤组织的血管生成;另一方面可以促进肿瘤细胞的生长、迁徙及上皮间充质转化。深入研究发现,相比正常的成纤维细胞,与乳腺癌细胞共培养后活化的成纤维细胞可以分泌高水平的CCL2,而CCL2又可以诱导乳腺癌细胞的干细胞表型。此外,CCL2不仅可以诱导乳腺癌细胞的成球能力,还可以促进乳腺癌干细胞的自我更新。肿瘤细胞分泌多种细胞因子活化CAF的Stat3信号通路,诱导CAF分泌更多的CCL2,CAF分泌的CCL2进一步诱导乳腺癌细胞Notch1的表达,从而形成一个"肿瘤-基质-肿瘤"信号反馈回路。将分离自同一标本的乳腺肿瘤细胞和成纤维细胞共同注射小鼠,发现通过中和抗体或者RNA干扰抑制CCL2的表达可以显著抑制肿瘤异种移植物的生成和Notch1的表达。同时,临床标本也证明了早期乳腺肿瘤中高水平的CCL2和Notch1的表达及其分化程度。由此证明CAF可以分泌CCL2,通过乳腺癌干细胞介导的肿瘤免疫过程促进乳腺癌的发生、发展,提示CCL2可以作为乳腺癌治疗相关的细胞因子的可能性。

四、SDF-1

间质细胞衍生因子-1(stromal cell derived factor-1，SDF-1)又称为CXCL12，属于CXC族趋化因子成员，编码序列位于10q11.1，编码89个氨基酸残基，是生物体内的一种关键细胞趋化因子。CXCR4(C-X-C chemokine receptor type 4)是SDF-1的受体，表达于多种干/祖细胞表面，可与SDF-1偶合介导其迁移。历来认为，CXCL12只能与CXCR4这个唯一的受体结合来调控生物学功能，但最近研究发现一种新的趋化因子受体——CXCR7，广泛分布于软骨、心脏、脑、脾、肾等多种肿瘤细胞中，CXCR7和CXCR4同属CXC系列趋化因子的受体，可以促进细胞迁移，血管新生、肿瘤发生、侵袭、转移和抗细胞凋亡。

很多研究发现，心肌缺血、血管内膜损伤可上调SDF-1的表达。有研究证实SDF-1/CXCR4可通过激活多种信号转导通路介导肿瘤细胞的免疫逃避；还有研究在结肠癌和乳腺癌中证实了阻断SDF-1/CXCR4轴可以抑制肿瘤细胞的生长、迁移、血管生成、侵袭和转移；而SDF-1/CXCR4/CXCR7轴激活可以影响肿瘤细胞的增殖转移；SDF-1/CXCR4在卵巢癌转移中起重要作用，黄体素拮抗剂米非司酮(mifepristone，RU486)可以有效抑制CXCR4的表达从而抑制卵巢癌细胞的增殖转移。研究发现，过表达CXCR7的人乳腺癌细胞株和对照细胞相比，细胞增殖能力明显增强，而过表达SDF-1的乳腺癌细胞株的侵袭和转移能力增加，并且SDF-1的表达与乳腺癌患者的无病生存率和总生存率呈负相关；笔者前期研究发现在前列腺癌中，SDF-1偶联CXCR4诱导EMT发生因而促进肿瘤转移。

寻找CXCR4的下游靶基因，探究CXCR4促进乳腺癌发生的机制显著重要。CXCL12和CXCR4可激活PI3K通路，并随后激活PKC/Akt通路。活化的Akt使多种细胞内标靶磷酸化，在许多肿瘤细胞中起抑制凋亡、延长细胞存活的作用。基于体外细胞实验结果，有研究推测Akt可能是乳腺癌内CXCR4的关键效应物。

第四节　趋化因子与乳腺癌的生长、转移

虽然随着各种辅助仪器及新的靶向药物的研发，乳腺癌不再是无法治愈的疾病，但其仍有较高的复发率及死亡率。乳腺癌极易发生淋巴结转移，而淋巴结转移是影响乳腺癌患者预后的重要独立因素。研究表明，肿瘤转移不仅取决于肿瘤细胞本身的生物学特性，还受肿瘤细胞与宿主环境相互作用的影响。目前，对癌细胞的转移有两种学说，其一是癌细胞"种子"与靶环境的"土壤"相互作用学说。该学说认为肿瘤转移好发器官提供癌细胞最佳生长环境和条件，宿主微环境的选择压力促使癌细胞获得更高的侵袭性，使之更加适宜肿瘤的生长和转移。

肿瘤由肿瘤细胞和微环境组成。微环境包括细胞外基质和基质细胞，包括成纤维细胞、脉管系统细胞(上皮细胞、外膜和平滑肌细胞)和炎性细胞(淋巴细胞、巨噬细胞、树突细胞、肥大细胞和中性粒细胞)。肿瘤细胞与基质细胞间的相互作用，通过基质金属蛋白酶(MMP)、细胞因子等的调节，促进肿瘤的进展。肿瘤细胞自分泌调节和肿瘤细胞间及基质细胞的相互旁分泌调节刺激促进肿瘤细胞的增殖。肿瘤细胞微环境中存在的细胞因子使肿瘤细胞获得对恶性生长极其重要的特性：①通过自分泌反馈通路的自主性生长；②无限的复制潜力；③持久的血管发生；④对阴性生长信号的不敏感性；⑤获得的侵袭潜能。肿瘤细胞与基质细胞协调进化，创造适宜的微环境和条件。而在乳腺癌的生长转移过程中，趋化因子网络依然发挥重要作用。趋化因子通过与乳腺癌细胞表面的受体结合，激活下游通路，改变细胞的表型。

一、SDF-1

间质细胞衍生因子-1(SDF-1、CXCL12)或前B细胞刺激因子(PBSF)，同其他趋化因子的区别是由基质细胞持续分泌，而不是由炎症等因素诱导表达。目前，对CXCL12/CXCR4(CXCR7)的研究更多地关注其在肿瘤微环境中尤其是肿瘤进展转移过程中的作用及意义。

SDF-1可诱导乳腺癌细胞CXCR4表达，乳腺癌骨转移与SDF-1/CXCR4作用轴的关系密切。Burns等发现，过表达CXCR7的人乳腺癌细胞株和对照细胞相比，细胞增殖能力明显增强。Kang等将SDF-1导入MDA-MB-231细胞系，发现这些细胞的侵袭和转移能力增加，并且通过人类乳腺癌基因表达分析证实了SDF-1的表达与乳腺癌患者的无病生存和总生存负相关，与疾病再发和淋巴结转移呈正相关。同时，一些体外实验观察到，浓度为100 nmol/L的SDF-1可以使乳腺肿瘤细胞内F2肌动蛋白的数量增加约2倍，细胞伪足明显形成，细胞活性显著增加，从而增加了乳腺癌细胞的侵袭和转移能力。另外有研究表明，与癌相关的成纤维细胞共培养的肿瘤细胞相比正常成纤维细胞共培养的细胞，其恶性程度显著提高，原因在于其分泌更多的SDF-1而刺激了肿瘤细胞的生长。

二、IL-8

有研究表明，IL-6、IL-8参与了乳腺癌骨转移的发生和发展过程。Yao等在裸鼠实验中发现，肿瘤细胞的增殖速度在沉默IL-8表达后明显降低。体外MTT实验和流式细胞仪检测结果显示，下调IL-8表达后，MDA-MB-231细胞的增殖和周期没有明显变化，说明IL-8可能在体内抑制乳腺癌细胞的生长。

近年来研究发现，IL-8表达紊乱与肿瘤的发生、发展、侵袭和转移有密切关系。在分子水平上阐明IL-8在乳腺癌的发生、发展中的作用及机制已成为目前的研究热点。Ginestier等证实IL-8受体CXCR1在乳腺癌干细胞中高表达，并且IL-8可以通过CXCR1促进乳腺癌干细胞的自我更新。研究人员利用CXCR1中和抗体或repertaxin（一种小分子CXCR1抑制剂）抑制CXCR1的表达，发现体外乳腺癌干细胞的形成显著抑制，并且通过FASL/FAS信号诱导细胞凋亡。封闭CXCR1引起的乳腺癌干细胞数量和FAS生成的变化是FAK/Akt/FOXO3A信号通路介导的。另外，在大鼠杂交瘤模型中，封闭CXCR1可以显著减少乳腺癌干细胞的数量，减少肿瘤形成和转移。Benoy的临床研究结果表明，与健康志愿者相比，乳腺癌患者的血清IL-8水平更高，尤其是晚期患者中血清IL-8水平升高更为明显，且高水平的IL-8与差的预后、大肿瘤负荷、肝脏和淋巴结受累相关。Rody在2011年的一项研究比较了有无复发的乳腺癌患者的生存，结果显示在与预后不良相关的基因中，IL-8基因位列前茅。

此外，Acosta等发现，IL-8可能会通过限制肿瘤细胞衰老而在早期促进肿瘤生长。Bendre等，利用MDA-MB-231细胞反复心内注射，获得高转移性的乳腺癌细胞MDA-MET。基因微阵列技术分析差异表达及RT-PCR、ELISA等实验在基因和蛋白水平发现MDA-MET细胞中IL-8的表达量明显高于MDA-MB-231细胞。胞外基质黏附实验发现，MDA-MET细胞相对MDA-MB-231细胞，对Ⅳ型胶原有更强的黏附力，增加其侵袭和转移能力。Zuccari等利用免疫组化技术检测72例乳腺癌标本，结果发现IL-8在乳腺癌中的表达高于正常乳腺组织，IL-8在乳腺癌中的高表达与肿瘤的病理分级、转移、局部复发呈负相关。Yao等发现，IL-8在乳腺癌中的表达与淋巴结转移及c-erB2、HER-2蛋白的表达呈正相关。Choi等证实在ER、PR、HER-2三阴性乳腺癌中，IL-8有较高的分泌量，且肿瘤预后差。

三、CXCL16/CXCR6

趋化因子CXCL16属于CXC趋化因子家族，主要表达在外周血白细胞，在其他多种组织或细胞中也有表达，如激活的内皮细胞、来源于Hodgkin's疾病的肿瘤细胞及其他实体肿瘤细胞和肿瘤相关的成纤维细胞。CXCL16由4个结构域组成：趋化结构域、糖基化黏蛋白样区域、单螺旋的跨膜结构域和胞质结构域。将其趋化结构域锚定于胞膜、跨膜区和胞内区。CXCL16的结构与跨膜趋化因子CX3C家族中的CX3CL1相似，以跨膜蛋白和可溶性蛋白两种形式存在。膜结合的CXCL16在抗原呈递细胞，如单核细胞、巨噬细胞、B细胞、树突细胞中表达；可溶性CXCL16由细胞膜上的金属蛋白水解酶10裂解切割巨噬细胞和树突细胞上的膜结合型CXCL16后分泌产生的，在发挥其功能等方面起主要作用。其唯一的受体CXCR6主要分布在Th1细胞，尤其是炎症组织部位，在NK细胞和激活的$CD4^+$和$CD8^+$T细胞中也有部分表达。

笔者及其他课题组的研究提示，CXCL16/CXCR6趋化因子轴在膀胱癌、肺癌、前列腺癌的发展、转移中发挥重要作用。通过趋化因子抗体芯片实验，Lu等发现CXCL16蛋白在恶性前列腺癌细胞中的表达比低级别前列腺癌细胞和良性前列腺肿瘤中的分泌要高。Cheng 等最近发现,CXCR6 在乳腺癌细胞系中的表达与细胞的转移、侵袭能力呈正相关。笔者所在实验室近期研究发现,在乳腺癌组织和转移性淋巴结组织中,CXCR6 的表达显著高于正常乳腺组织和正常淋巴组织。此外,研究还发现 CXCR6 能够活化 ERK1/2 通路。有意思的是,ERK1/2 通路还能调控 GTP 酶家族成员 RhoA 的活性,RhoA 进一步调控 Cofilin 的活性,从而使 β-肌动蛋白稳定性增强,最终促进乳腺癌细胞的转移、侵袭。

第五节 靶向趋化因子的乳腺癌治疗

随着基因重组技术的发展和蛋白质纯化技术的进步,临床医师可以将细胞因子注入患者体内,以便增强机体的免疫反应从而发挥抗肿瘤作用。目前,常用的细胞因子有 IL-2、IL-24、γ 干扰素(interferon-γ,IFN-γ)、肿瘤坏死因子(tumor necrosis factor,TNF)、集落刺激因子(colony-stimulating factor,CSF)等。

一、CXCR4

已有研究认为,一些天然的化合物能够作为 CXCR4 抑制剂来发挥抗肿瘤作用。Kim 的研究报道,宝藿苷 I 可以在宫颈癌和乳腺癌中调节 CXCR4 的表达,使 CXCR4 的表达功能降低,抑制肿瘤转移,且该药物的作用存在时间-剂量依赖。乙酰基-11-酮基-b-乳香酸(acetyl-11-keto-b-boswellic acid,AKBA)是乳香酸的一种衍生物,是齿叶乳香树胶树脂的主要成分,既往被用作治疗炎症性疾病,如骨关节炎、结肠炎、克罗恩病和支气管哮喘等。Park 等报道,AKBA 能够下调 CXCR4 mRNA 和 CXCR4 蛋白的表达,从而抑制乳腺癌细胞的侵袭。TAT/54R/KDEL 是一种新型重组嵌合蛋白,其中 TAT 和 KDEL 分别与 CXCL12/54R 的氨基和羧基末端结合。有研究报道,TAT/54R/KDEL 的系统治疗可以抑制三阴性乳腺癌的肺转移。综上所述,CXCR4 抑制剂可能有效预防乳腺癌转移。

二、CCR5

CCL5 通过 CCR5 调节信号来介导肿瘤细胞侵袭。Velasco-Velazquez 等的体外实验显示,CCR5 拮抗剂可以减缓乳腺癌基底细胞的侵袭并减少乳腺癌小鼠模型的肺转移,由此说明 CCR5 拮抗剂可尝试用于某些亚型的乳腺癌患者的辅助治疗。

三、CXCL8

Singh 研究证实,对于耐药的肿瘤干细胞,化疗药物会诱导受损细胞中 CXCL8 的表达,而 CXCL8 可增强细胞活性和促进自我更新。因此,阻断 CXCL8 的受体 CXCR1 和 CXCR2 是一种有前途的降低肿瘤复发率的治疗方法。

乳腺癌的发生、发展是个复杂的病理过程,各细胞因子间存在潜在的联系。细胞因子对乳腺癌发生、发展的影响有利有弊,这与细胞因子的浓度、癌细胞的恶性程度、癌细胞生长的微环境等因素有关。进一步完善某些细胞因子在乳腺癌不同时期,特别是初期的表达,可对乳腺癌的诊断和治疗评估起一定的作用。进一步研究细胞因子间的相互作用,对于减少细胞因子治疗肿瘤的较强不良反应、增强免疫治疗疗效都十分有意义。同时,随着人们对乳腺癌的发生、发展机制的深入研究,寻找乳腺癌相关细胞因子并探索其临床应用价值受到众多研究者的关注,检测乳腺癌患者中细胞因子及受体有利于提前或及时发现肿瘤的复发、转移,因而可以及早采取干预措施,防止病情恶化,对乳腺癌的诊断、疗效监控和判断预后具有重要意义。

(姚梦菲 翁晓玲 王建华)

参考文献

[1] Acosta JC, Gil J. A role for CXCR2 in senescence, but what about in cancer? Cancer Res, 2009, 69(6): 2167-2170.

[2] Al-Hajj M, Wicha MS, Benito-Hernandez A, et al. Prospective identification of tumorigenic breast cancer cells. Proc Natl Acad Sci USA, 2003, 100(7): 3983-3988.

[3] Bachelot T, Ray-Coquard I, Menetrier-Caux C, et al. Prognostic value of serum levels of interleukin 6 and of serum and plasma levels of vascular endothelial growth factor in hormone-refractory metastatic breast cancer patients. Br J Cancer, 2003, 88(11): 1721-1726.

[4] Bhatia V, Saini MK, Shen X, et al. EB1089 inhibits the PTHrP-enhanced bone metastasis and xenograft of human prostate cancer cells. Mol Cancer Ther, 2009, 8(7): 1787-1798.

[5] Bozas G, Terpos E, Gika D, et al. Prechemotherapy serum levels of CD105, transforming growth factor β2, and vascular endothelial growth factor are associated with prognosis in patients with advanced epithelial ovarian cancer treated with cytoreductive surgery and platinum-based chemotherapy. Int J Gynecol Cancer, 2010, 20(2): 248-254.

[6] Braun J, Hoang-Vu C, Dralle H, et al. Downregulation of microRNAs directs the EMT and invasive potential of anaplastic thyroid carcinomas. Oncogene, 2010, 29(29): 4237-4244.

[7] Buijs JT, Stayrook KR, Guise TA. TGF-β in the bone microenvironment: role in breast cancer metastases. Cancer Microenviron, 2011, 4(3): 261-281.

[8] Carswell EA, Old LJ, Kassel RL, et al. An endotoxin-induced serum factor that causes necrosis of tumors. Proc Nal Acad Sci USA, 1975, 72(9): 3666-3670.

[9] Cheng G, Sun X, Wang J, et al. HIC1 silencing in triple-negative breast cancer drives progression through misregulation of LCN 2. Cancer Res, 2014, 74(3): 862-872.

[10] Choi J, Kim DH, Jung WH, et al. Differential expression of immunerelated markers in breast cancer by molecular phenotypes. Breast Cancer Res Treat, 2013, 137(2): 417-429.

[11] Csiszár A, Szentes T, Haraszti B, et al. The pattern of cytokine gene expression in human colorectal carcinoma. Pathol Oncol Res, 2004, 10(2): 109-116.

[12] de Campos Zuccari DAP, Leonel C, Castro R, et al. An immunohistochemical study of interleukin-8 (IL-8) in breast cancer. Acta Histochem, 2012, 114(6): 571-576.

[13] DeSantis C, Ma J, Bryan L, et al. Breast cancer statistics, 2013. Cancer J Clin, 2014, 64(1): 52-62.

[14] Fernandis AZ, Prasad A, Band H, et al. Regulation of CXCR4-mediated chemotaxis and chemoinvasion of breast cancer cells. Oncogene, 2004, 23(1): 157-167.

[15] Ginestier C, Liu S, Diebel ME, et al. CXCR1 blockade selectively targets human breast cancer stem cells in vitro and in xenografts. J Clin Invest, 2010, 120(2): 485-497.

[16] Gregory PA, Bert AG, Paterson EL, et al. The miR-200 family and miR-205 regulate epithelial to mesenchymal transition by targeting ZEB1 and SIP1. Nat Cell Biol, 2008, 10(5): 593-601.

[17] Grimm M, Lazariotou M, Kircher S, et al. Tumor necrosis factor-α is associated with positive lymph node status in patients with recurrence of colorectal cancer—indications for anti-TNF-α agents in cancer treatment. Cell Oncol, 2011, 34(4): 315-326.

[18] Hung SP, Yang MH, Tseng KF, et al. Hypoxia-induced secretion of TGF-β1 in mesenchymal stem cell promotes breast cancer cell progression. Cell Transplant, 2013, 22(10): 1869-1882.

[19] Hu Z, Gupta J, Zhang Z, et al. Systemic delivery of oncolytic adenoviruses targeting transforming growth factor-β inhibits established bone metastasis in a prostate cancer mouse model. Human Gene Ther, 2012, 23(8): 871-882.

[20] Luker KE, Luker GD. Functions of CXCL12 and CXCR4 in breast cancer. Cancer Lett, 2006, 238: 30-41.

[21] Knüpfer H, Preiss R. Significance of interleukin-6 (IL-6) in breast cancer (review). Breast Cancer Res Treat, 2007, 102(2): 129-135.

[22] Kong W, Yang H, He L, et al. MicroRNA-155 is regulated by the transforming growth factor β/Smad pathway and contributes to epithelial cell plasticity by targeting RhoA. Mol Cell biol, 2008, 28(22): 6773-6784.

[23] Korkaya H, Paulson A, Iovino F, et al. HER 2 regulates the mammary stem/progenitor cell population driving tumorigenesis and invasion. Oncogene, 2008, 27(47): 6120-6130.

[24] Korpal M, Lee ES, Hu G, et al. The miR-200 family inhibits epithelial-mesenchymal transition and cancer cell migration by direct targeting of E-cadherin transcriptional repressors ZEB1 and ZEB2. J Biol

Chem, 2008, 283(22):14910-14914.

[25] Linderholm B, Tavelin B, Grankvist K, et al. Vascular endothelial growth factor is of high prognostic value in node-negative breast carcinoma. J Clin Oncol, 1998, 16(9):3121-3128.

[26] Mani SA, Guo W, Liao MJ, et al. The epithelial-mesenchymal transition generates cells with properties of stem cells. Cell, 2008, 133(4):704-715.

[27] McGlynn LM, Kirkegaard T, Edwards J, et al. Ras/Raf-1/MAPK pathway mediates response to tamoxifen but not chemotherapy in breast cancer patients. Clin Cancer Res, 2009, 15(4):1487-1495.

[28] Molloy AP, Martin FT, Dwyer RM, et al. Mesenchymal stem cell secretion of chemokines during differentiation into osteoblasts, and their potential role in mediating interactions with breast cancer cells. Int J Cancer, 2009, 124(2):326-332.

[29] Morel AP, Lièvre M, Thomas C, et al. Generation of breast cancer stem cells through epithelial-mesenchymal transition. PLoS One, 2008, 3(8):e2888.

[30] Postovit LM, Margaryan NV, Seftor EA, et al. Human embryonic stem cell microenvironment suppresses the tumorigenic phenotype of aggressive cancer cells. Proc Nat Acad Sci USA, 2008, 105(11):4329-4334.

[31] Scott JG, Hjelmeland AB, Chinnaiyan P, et al. Microenvironmental variables must influence intrinsic phenotypic parameters of cancer stem cells to affect tumourigenicity. PLoS Comput Biol, 2014, 10(1):e1003433.

[32] Shipitsin M, Campbell LL, Argani P, et al. Molecular definition of breast tumor heterogeneity. Cancer Cell, 2007, 11(3):259-273

[33] Shivakumar S, Prabhakar BT, Jayashree K, et al. Evaluation of serum vascular endothelial growth factor (VEGF) and microvessel density (MVD) as prognostic indicators in carcinoma breast. J Cancer Res Clini Oncol, 2009, 135(4):627-636.

[34] Soria G, Ben-Baruch A. The inflammatory chemokines CCL2 and CCL5 in breast cancer. Cancer Lett, 2008, 267(2):271-285.

[35] Sullivan NJ, Sasser AK, Axel AE, et al. Interleukin-6 induces an epithelial-mesenchymal transition phenotype in human breast cancer cells. Oncogene, 2009, 28(33):2940-2947.

[36] Topczewska JM, Postovit LM, Margaryan NV, et al. Embryonic and tumorigenic pathways converge via Nodal signaling: role in melanoma aggressiveness. Nat Med, 2006, 12(8):925-932.

[37] Tsuyada A, Chow A, Wu J, et al. CCL2 mediates cross-talk between cancer cells and stromal fibroblasts that regulates breast cancer stem cells. Cancer Res, 2012, 72(11):2768-2779.

[38] Ueno T, Toi M, Saji H, et al. Significance of macrophage chemoattractant protein-1 in macrophage recruitment, angiogenesis, and survival in human breast cancer. Clin Cancer Res, 2000, 6(8):3282-3289.

[39] Visvader JE, Lindeman GJ. Cancer stem cells in solid tumours: accumulating evidence and unresolved questions. Nat Rev Cancer, 2008, 8(10):755-768.

[40] Wang Y, Yu Y, Tsuyada A, et al. Transforming growth factor-β regulates the sphere-initiating stem cell-like feature in breast cancer through miRNA-181 and ATM. Oncogene, 2011, 30(12):1470-1480.

[41] Watabe T, Miyazono K. Roles of TGF-β family signaling in stem cell renewal and differentiation. Cell Res, 2009, 19(1):103-115.

[42] Wright LE, Frye JB, Lukefahr AL, et al. Curcuminoids block TGF-β signaling in human breast cancer cells and limit osteolysis in a murine model of breast cancer bone metastasis. J Nat Prod, 2012, 76(3):316-321.

[43] Xiao G, Wang X, Wang J, et al. CXCL16/CXCR6 chemokine signaling mediates breast cancer progression by pERK1/2-dependent mechanisms. Oncotarget, 2015, 6(16):14165.

[44] Yao C, Lin Y, Ye CS, et al. Role of interleukin-8 in the progression of estrogen receptor-negative breast cancer. Chin Med J, 2007, 120(20):1766-1772.

[45] Zhang L, Hannay JAF, Liu J, et al. Vascular endothelial growth factor overexpression by soft tissue sarcoma cells: implications for tumor growth, metastasis, and chemoresistance. Cancer Res, 2006, 66(17):8770-8778.

[46] Zhu S, Si ML, Wu H, et al. MicroRNA-21 targets the tumor suppressor gene tropomyosin 1 (TPM1). J Biol Chem, 2007, 282(19):14328-14336.

第七章

肿瘤的免疫治疗与乳腺癌

肿瘤严重威胁着人们的生命健康,给社会造成沉重的经济负担。随着吸烟、肥胖、病毒感染、环境恶化和运动减少等高风险致瘤因素的增加,城市化进程的加快,经济的增长,以及人口数量的增长和人口老龄化的加重,肿瘤的全球发生率越来越高。据 GLOBOCAN 的统计数据,2012 年全球新增 1 406.8 万肿瘤患者(中国 306.5 万),死亡 820.2 万(中国 220.6 万)。2015 年中国的统计数据为年新增肿瘤患者 429.2 万人,死亡 281.4 万人,发病率与死亡率都明显增加;其中男性发病与死亡人数最高的肿瘤均为肺癌,女性发病人数最高的肿瘤为乳腺癌,但死亡人数最高的仍然为肺癌,乳腺癌死亡人数仅居第六位,说明乳腺肿瘤的总体生物学行为恶性程度相对较低,有效治疗手段也较多。肿瘤治疗主要包括局部手术切除与放疗,以及全身化疗、激素治疗、靶向治疗及免疫治疗。手术可直接切除实体肿瘤组织及转移的淋巴结;放化疗可干扰细胞的分裂和 DNA 合成而导致肿瘤生长抑制和死亡;激素治疗通过肿瘤细胞的激素受体干扰肿瘤的生长;靶向治疗通过一系列的抗体或小分子化合物抑制肿瘤生长所需要的关键激酶活性而抑制肿瘤生长;而免疫治疗则通过诱导或增强抗肿瘤免疫反应而达到治疗目的,并被《科学》杂志评为 2013 年的十大科学进展之首,为肿瘤治疗带来了巨大希望。

肿瘤免疫有很长的研究历史。19 世纪末,美国纽约外科医生 Coley 利用患者自身化脓性细菌治疗肿瘤并随后取得过零星的成功。此外,当时还发现肿瘤多发生于慢性炎症部位,且病理学检查也发现肿瘤组织有炎症细胞存在。50 多年前,瑞典的肿瘤学家 Ingegerd 和 Hellström 夫妇及其同事也发现大量的免疫细胞进入肿瘤组织,但肿瘤没有被清除,依旧不受限制地生长。后来肿瘤学家把免疫与肿瘤之间存在的这种似乎相互矛盾的联系称为 Hellström 悖论。虽然很早就意识到这种相互矛盾的现象与 T 细胞功能缺陷有关,但肿瘤免疫逃避的分子与细胞机制至今仍未完全阐明,相应的肿瘤免疫治疗措施也有待深入研究。

第一节 肿瘤的免疫逃避

肿瘤本质上曾被认为是一种基因病,数个甚至单个驱动基因的异常即可引起肿瘤。在正常状况或肿瘤发生的早期,携带异常驱动基因或基因表达异常的新生肿瘤细胞可被免疫系统监视识别并被清除(immune elimination)。如果免疫能力相对下降,导致肿瘤细胞逐渐增加,肿瘤进展与机体免疫能力可在某个阶段达到平衡状态(immune equilibrium)。随着免疫能力进一步下降,导致肿瘤细胞最终对机体免疫产生逃避(immune escape),出现可被检测甚至可视的肿瘤组织。上述肿瘤细胞与免疫系统之间的相互作用称为免疫编辑(immune editing),即 3 个 "E" 的过程。机体上述免疫监视和清除能力的下降或缺失,即免疫缺陷(impairment)或无能(anergy),在肿瘤免疫治疗过程中同样适用。肿瘤免疫治疗的过程就是诱导恢复、重建或增强免疫能力的过程。

肿瘤免疫的一个关键问题是肿瘤细胞是否与其同类组织(细胞)的差异足够大,同时能被机体免疫系统所识别,最终被清除。一旦免疫系统识别异常的肿瘤细胞并被激活,则产生大量的效应分子杀伤肿瘤细胞。这些效应分子主要为细胞因子,包括白细胞介素、干扰素、肿瘤坏死因子和淋巴细胞起源的生长因子,以及细胞毒性 T 细胞(cytotoxic lymphocyte,CTL)的特异性穿孔素(perforin)和通过穿孔素释放的颗粒酶(granzyme)。另外,肿瘤特异性治疗抗体或针对肿瘤相关抗原所产生的内源性抗体可通过激活补体或直接裂解肿瘤细胞。因此,可直接杀伤肿瘤的效应分子或细胞主要包括细胞因子、补体组分、NK 细胞和 T 细胞。其中,T 细胞需要抗原特异性,属于获得性免疫;而其他可溶性分子和细胞性杀伤机制则不需要抗原特异性,属于固有免疫。本节将重点阐述肿瘤发生发展过程中固有免疫与获得性免疫功能障碍引起的肿瘤免疫逃避。

一、抗原呈递失败

树突细胞(dendritic cell,DC)是主要的抗原呈递细胞(antigen presenting cell,APC),巨噬细胞也发挥抗原呈递功能。机体免疫系统清除肿瘤,首先需要上述 APC 识别并在肿瘤细胞中大量表达。而正常细胞只是低表达或缺失肿瘤相关抗原(tumorassociated antigen,TAA),只有在肿瘤细胞才有特异性表达肿瘤特异性抗原(tumor-specific antigen,TSA)或由基因非同义突变引起的新抗原(neoantigen)。上述抗原可是病毒来源蛋白、机体自身突变抗原、仅表达于睾丸肿瘤组织的肿瘤-睾丸抗原(cancer-testis antigen,CTA),或者正常分化抗原。肿瘤细胞可通过降低上述抗原、MHC-Ⅰ/Ⅱ型分子、β2-微球蛋白和共刺激分子的表达水平,抗原呈递分子的失活突变,以及分泌可溶性免疫抑制分子如 TGF-β、IL-10、活性氧(reactive oxygen species,ROS)和氧化亚氮(nitric oxide,NO)等而抑制抗原呈递效率,降低 T 细胞的激活程度,从而逃避免疫系统的识别与清除。另外,肿瘤细胞也可通过高表达 CD47,与表达于 DC 与巨噬细胞表面的 SIRPα 结合,发出"别吃我"(don't eat me)的信号,抑制抗原呈递功能和吞噬功能,最终逃避免疫细胞的识别与清除。

二、固有免疫效应杀伤细胞功能障碍

参与肿瘤杀伤与清除的固有免疫细胞主要是 NK 细胞。NK 细胞是一群来源于骨髓的 CD34$^+$ 大颗粒淋巴细胞,是固有免疫的重要组成部分,其分子标记为 CD3$^-$ CD56$^+$。根据 CD56 表达丰度,将 NK 细胞分为两个亚群,即 CD56dim 和 CD56bright。CD56dim 占 NK 细胞的 90% 以上,表达中等程度的 IL-2R,功能主要为细胞毒作用,杀伤活性更强;而 CD56bright 高表达 IL-2R,可产生大量的细胞因子,主要发挥免疫调节作用。NK 细胞的活性受表面活化性受体(killer activation receptor,KAR)和抑制性受体[如 NK 细胞免疫球蛋白样受体(KIR)]的调控,维持着动态平衡。上述活化性受体包括 NKG2D、NKp46、NKp44、NKp30、4-1BB 和 DNAM1,而抑制性受体包括 KIR2DL1、KIR2DL2、KIR2DL3、CTLA-4 和 PD-1。NK 细胞识别自我与非我并不需要体细胞基因重排产生识别不同抗原的克隆,而是表达多种受体相互协调发挥功能。

1. NK 细胞作用机制 ①NK 细胞直接通过胞吐作用释放穿孔素和颗粒酶等细胞毒性颗粒,活化 caspase 途径,诱导靶细胞凋亡;②活化 NK 细胞表达 FasL 和 TRAIL 分子,诱导 Fas 和 TRAIL 受体阳性靶细胞通过内源酶的级联反应发生凋亡;③细胞因子介导的杀伤作用,NK 细胞能合成和分泌多种细胞因子,如 IFN-γ、TNF-α、IL-1、IL-5、IL-8、IL-10 和 G-CSF;④通过抗体依赖细胞介导的细胞毒性作用(antibody-dependent cell-mediated cytotoxicity,ADCC)。

2. 肿瘤细胞逃逸 NK 细胞攻击的主要途径 ①血小板包被肿瘤细胞并释放 TGF-β 等免疫抑制因子,通过表达 GITR 配体与抑制性 KIR 受体结合或促进活化性 KAR 受体下调,从而抑制 NK 细胞的激活;②肿瘤细胞分泌免疫调节分子,如 PGE2、IDO、TGF-β 和 IL-10 等,从而抑制 NK 细胞的激活;③肿瘤细胞或微环境中的基质细胞分泌可溶性 NKG2DL,与 NK 细胞表面活性受体 NKG2D 结合并抑制其功能。

三、T 细胞功能障碍

T 细胞是机体免疫系统清除肿瘤细胞的决定性因素,其功能损伤对肿瘤免疫逃避产生重要影响。这种损伤可来自肿瘤细胞,也可来自其他免疫细胞。

(一)肿瘤细胞对 T 细胞功能的抑制

1. 促进 T 细胞凋亡 肿瘤细胞可通过高表达

FasL,促进肿瘤浸润效应 T 细胞产生 Fas 受体介导的凋亡,从而直接抑制机体的免疫功能。因此,下调 CTL 的 Fas 受体水平可降低对 Fas/FasL 介导的 CTL 凋亡,从而增强对肿瘤细胞的杀伤能力。

2. 通过免疫检查点抑制 T 细胞功能　T 细胞激活需要两种不同的信号。第一个信号,通过抗原特异性 TCR 与 MHC 抗原复合物相互作用而激活。APC 尤其是 DC 摄取肿瘤细胞 TAA 或新抗原进一步加工成小肽,通过 MHC-Ⅰ和 MHC-Ⅱ分子分别呈递给 $CD8^+$ 或 $CD4^+$ T 细胞,最终激发抗肿瘤免疫反应。第二个信号,又分为激活性和抑制性两种。APC 膜表面的 B7 类分子与 T 细胞表面的 CD28 分子相互结合激发激活性信号,可激活抗原特异性 T 细胞反应,是激活性信号;而其他一些分子如 CTLA-4,通过与 B7 类分子结合,转导抑制性信号给 T 细胞,是抑制信号。另外,肿瘤细胞还特异性表达 PD-L1,与表达于 CTL 细胞表面的 PD-1 受体结合,向这些效应细胞发出"别发现我"(don't find me)信号,并抑制 CTL 的功能,从而逃避免疫系统的清除。其中,CTLA-4 发现最早,由法国人 Pierre Goldstein 于 1987 年在 T 细胞中无意中发现。当时集中在免疫学方面研究,并未意识到其在肿瘤方面的作用。PD-1 于 1992 年由日本人 Tasuku Honjo 发现,当时也仅仅认为它是一个细胞程序性死亡相关的分子,也未意识到它在肿瘤方面的重要作用。而 PD-L1(当时命名为 B7-H1)由华人学者陈列平于 1997 年发现,认为 PD-L1 对免疫反应发挥重要负性调节作用,且具有肿瘤组织特异性,才使得 PD-1/PD-L1 免疫检查点抑制剂向肿瘤免疫治疗方向迈出了实质性的一步。另外,令人感兴趣的是,肿瘤细胞向获得性免疫细胞发出"别发现我"信号的 PD-L1 分子与前述向固有免疫细胞发出"别吃我"信号的 CD47 分子均由重要癌基因 MYC 所调控。利用抗体阻断这种 T 细胞负性调控信号是目前肿瘤免疫治疗的热点。

3. 通过营养竞争抑制 T 细胞功能　T 细胞为了完全发挥功能,需要有氧呼吸酵解才能合成所需的原料,从而分泌相应的 IFN-γ 等效应分子。但是,肿瘤发生发展过程中,肿瘤微环境中的葡萄糖浓度显著低于血液与脾组织,且主要被肿瘤细胞所摄取,而 T 细胞摄取葡萄糖的水平明显被抑制,葡萄糖的代谢产物磷酸烯醇丙酮酸(phosphoenolpyruvate, PEP)减少,抑制 Ca^{2+}-NFAT 信号,由于 TCR 激活程度下降,IFN-γ 分泌减少,而 TGF-β 分泌增加, PD-1 表达水平升高,诱导 T 细胞进入无能状态,最终加速肿瘤的进展。

(二) 其他免疫细胞对 T 细胞功能的抑制

1. Treg 细胞　20 世纪 60 年代 Treg 细胞被鉴定并发现具有免疫抑制功能,是 $CD4^+$ T 细胞的一类亚群,其分子特征为 $CD4^+ CD25^+ FoxP3^+$,同时也高表达抑制性受体 CTLA-4(CD152)、糖皮质激素诱导的肿瘤坏死因子相关受体(glucocorticoid-induced TNF-related receptor, GITR)和淋巴细胞活化因子 3(lymphocyte-activation gene-3, LAG-3),其中转录因子 FoxP3 对其发挥抑制功能非常关键。目前,已发现存在两类 Treg 细胞亚群:一类为"天然"Treg 细胞,起源于胸腺,其功能高度依赖 FoxP3 的表达;另一类为"诱导"Treg 或称 Tr-1 细胞,可通过分泌 IL-10 和 TGF-β 抑制效应 T 细胞功能。Treg 抑制肿瘤免疫的机制包括:抑制 $CD8^+$ 和 $CD4^+$ T 细胞的激活和细胞毒活性,抑制 NK 细胞产生细胞因子,诱导耐受性 DC 产生,激活免疫调节分子 CTLA-4 的活性,以及增加吲哚胺加双氧酶(indoleamine 2,3-dioxygenase, IDO)的活性,从而诱导色氨酸降解,导致 $CD4^+$ 和 $CD8^+$ T 细胞凋亡。在缺少炎症信号的情况下,经 TGF-β 及持续的抗原刺激可明显促进 Treg 细胞增殖。因此,在肿瘤组织 Treg 细胞的含量明显增高。

2. 髓系来源抑制性细胞(myeloid-derived suppressor cell, MDSC)　是在肿瘤、炎症和感染时的一群分化未成熟的异源性细胞群,分子表型为 $Gr-1^+/CD11b^+$,具有明显的 T 细胞抑制功能;同时还可调控固有免疫功能和巨噬细胞的细胞因子分泌。MDSC 主要分为单核细胞(Ly6Chigh/MHC-Ⅱlow)来源和粒细胞($CD11b^+/Ly6G^+$)来源两类,还包括 DC 和分化早期的其他髓系细胞。MDSC 主要集中于脾,某些情况下也可集中于淋巴结。MDSC 通过细胞膜受体或者分泌的可溶性介质,包括精氨酸酶(Arg)、诱导型 NO 合酶(iNOS)、ROS、过氧硝酸盐(peroxynitrite)等发挥免疫抑制作用。另外,MDSC 体内还可促进 Treg 细胞的重新发育和扩增,通过促炎症、促血管生成细胞因子和免疫抑制分子(如 IL-8、VEGF、GM-CSF、TGF-β、ROS、PD-L1)而促进肿瘤的增殖与转移。

3. M2 型肿瘤相关巨噬细胞(M2-TAM)　环境中的病原体产物和细胞因子都可激活巨噬细胞,

其中 LPS 和 IFN-γ 可导致巨噬细胞经典型（M1型，classically activated macrophage）激活，而 Th2 细胞因子 IL-4、IL-13，以及免疫复合物及其下游 MyD88、糖皮质激素和 IL-10 可诱导巨噬细胞替代型（M2型，alternatively activated macrophage）激活。M1-TAM 的分子标记为高表达 IL-12、iNOS 和 MHC-Ⅱ，M2-TAM 的分子标记为高表达 TGF-β、Arg-1、IDO 和 CD206。M1-TAM 激活后主要分泌促炎因子，在炎症早期承担着重要作用；而 M2-TAM 激活后表达抑制炎症因子，可抑制炎症反应，与组织重建、血管新生、寄生虫包裹、免疫调控和促肿瘤增殖有关。根据在组织修复中的不同作用，M2-TAM 又可以分为 3 种亚型，分别为 M2a、M2b、M2c。其中，M2a、M2b 可以起免疫调节作用及促进 M2-TAM 免疫反应，而 M2c 则可抑制免疫反应及组织重构。肿瘤局部组织浸润的巨噬细胞以 M2 型为主，且 M2-TAM 和 Treg 细胞可相互诱导分化，促进肿瘤生长。但也有报道，M2-TAM 增加的患者其生存期反而延长，具体机制不明。

（三）T 细胞自身引起的功能障碍

T 细胞自身表达的分子异常也可导致功能障碍。例如 IDO 是机体重要的色氨酸代谢酶，可降解色氨酸成为犬尿氨酸，在多种免疫细胞包括固有免疫的 NK 细胞和 DC，以及获得性免疫的 T 细胞中活性过高，从而过度降解人体色氨酸而削弱免疫效应细胞活性，且产生的犬尿氨酸对上述免疫效应细胞功能产生进一步的损伤。因此，IDO 功能抑制剂是目前药物研发的热点之一。

第二节　肿瘤的免疫治疗

肿瘤免疫治疗的策略是通过诱导恢复、重建或增强促进免疫反应的组分或者抑制降低免疫反应的组分，最终通过免疫系统达到治疗肿瘤的目的。肿瘤免疫治疗可分为非特异性和特异性免疫治疗。

一、非特异性肿瘤免疫治疗

（一）广谱免疫细胞激活剂治疗

细菌或病毒等病原体感染时可激活机体产生广泛的免疫反应，经灭活后有时可用于肿瘤的辅助治疗。例如，卡介苗（bacillus Calmette-Gurin, BCG）和分枝杆菌用于黑色素瘤、膀胱癌的辅助治疗，但详细的作用机制并不十分清楚。可能分枝杆菌诱发的免疫反应可导致肿瘤细胞死亡，促进肿瘤抗原扩散并被免疫系统所识别，最终引起免疫系统对膀胱癌的控制。另外，TLR 激动剂也可用于激活非特异性的免疫反应，增强肿瘤治疗效果，包括 TLR9 激动剂 CpG、TLR3 激动剂 PolyⅠ：C、TLR7/8 激动剂 R848/CL075 以及 TLR1/2 激动剂 BLP。其中，TLR7 激动剂咪喹莫特（imiquimod）可诱导产生 IFN-α、IL-6 和 TNF-α，激活免疫反应，作为基底细胞癌的辅助治疗。

（二）细胞因子治疗

针对不同的病原体和抗原，不同的免疫细胞可分泌不同的细胞因子，在免疫系统的诱导和效应阶段通过自分泌和旁分泌的途径调控免疫系统活性。这些细胞因子种类繁多，机制复杂。例如，巨噬细胞和 NK 细胞分泌的细胞因子 TNF、IL-1、IL-12、Ⅰ型 IFN、IL-6、IL-15、IL-18、IL-23 和 IL-27 可调控固有免疫；T 细胞也可分泌不同的细胞因子调控获得性免疫，如 CD4$^+$ T 细胞分泌的 Th1 型细胞因子 IFN-γ 和 IL-12，以及 Th2 型细胞因子 IL-4、IL-10 和 IL-13；骨髓白细胞和间质细胞分泌的造血细胞因子，主要为不同的集落刺激因子（colony stimulating factors, CSF）。上述细胞因子应用于临床肿瘤治疗途径包括全身给予和瘤内及瘤旁注射。美国国家癌症研究所 Steve Rosenberg 教授于 1984 年曾直接利用高剂量 IL-2 治愈了 1 例恶性黑色素瘤患者，开启了现代肿瘤免疫治疗的大门。目前 IL-2 主要被用于体外扩增 LAK 和 TIL 细胞，是第一个被美国 FDA 批准用于肿瘤治疗的细胞因子，用于治疗转移性黑色素瘤，可导致转移性肿瘤的长期消退；同时也被批准用于Ⅲ期肾癌的辅助治疗，可能的机制为激活 NK 细胞和

CD8$^+$ T 细胞反应。但引起的 Treg 细胞扩增可间接降低其抗肿瘤活性。IL-2 治疗的毒性较大，如全身血管渗漏综合征。TNF-α 的致瘤性具有双重作用，局部高浓度下可杀灭内皮细胞和肿瘤细胞，而低浓度时可刺激成纤维细胞和某些肿瘤的生长、侵袭、转移、新生血管生成，曾用于软组织肉瘤和黑色素瘤的辅助治疗。IL-12 在多种肿瘤模型中显示较强的抗肿瘤活性，它可激活 NK 细胞和 CD8$^+$ T 细胞，诱导 Th1 型免疫反应，抑制血管新生，增强内皮细胞黏附分子表达并促进激活的淋巴细胞向肿瘤组织浸润，以及协调中性粒细胞、嗜酸性粒细胞、巨噬细胞、NK 细胞和淋巴细胞间的免疫反应。但 IL-12 全身性给药时可引起严重的毒性反应，通过基因治疗，局部分泌 IL-12 或许可以降低全身性 IL-12 的浓度。粒细胞-巨噬细胞集落刺激因子（GM-CSF）对黑色素瘤、前列腺癌和肺转移性肿瘤治疗时可诱导免疫反应，增强肿瘤抗原呈递而显示一定的临床效果。具有抗肿瘤活性的 IFN 包括 IFN-α、IFN-β、IFN-γ，研究最多的是 IFN-α。IFN 同时具有抗肿瘤和抗病毒活性，其抗肿瘤作用机制主要包括直接抑制肿瘤细胞增殖、抑制肿瘤血管新生和增强免疫效应细胞功能。临床试验表明，IFN 对不同肿瘤如转移性肾细胞癌、非霍奇金淋巴瘤、多发性骨髓瘤、黑色素瘤、直肠癌和卵巢癌有一定的抗肿瘤活性，但也具有明显的不良反应，如发热、乏力、白细胞减少、脱发和肌肉痛。

（三）靶向免疫检查点增强 T 细胞功能

通过单抗阻断抑制 T 细胞功能的 T 细胞免疫检查点，从而增强 T 细胞的肿瘤杀伤效应的免疫检查点抑制剂疗法是当前最为热门的肿瘤治疗措施。CTLA-4 是这类免疫检查点分子之一，表达于 CD4$^+$/CD8$^+$ T 细胞，以及 FoxP3$^+$ Treg 细胞，为首个用于临床检测的免疫检查点分子。其他的免疫检查点分子还包括 PD1/PD-L1、CD276（B7H3）、LAG3、4-1BB、CD47/SIRPα、OX-40L/OX-40、GITR 等。目前，应用较为成熟的主要是针对 CTLA-4 和 PD-1/PD-L1 的抗体，虽然总体上它们在多种实体瘤的免疫治疗中取得了惊人的疗效，但有约 80% 的患者无效，充分说明肿瘤免疫机制的复杂性。

纪念斯隆-凯特琳癌症中心（Memorial Sloan-Kettering Cancer Center，MSKCC）的 James Allison 在小鼠体内首次证实抑制 CTLA-4 活性具有肿瘤治疗作用，使得 CTLA-4 成为第一个有肿瘤治疗价值的免疫检查点分子，而 James Allison 被认为是肿瘤免疫检查点抑制剂应用的开拓者。但是，CTLA-4 配体表达并不具有肿瘤特异性，抑制 CTLA-4 可激活全身性的免疫反应，产生明显的不良反应。抗 CTLA-4 抗体伊匹单抗（ipilimumab，商品名 Yervoy）在转移性黑色素瘤患者中可抑制肿瘤生长，改善总体生存率，2011 年被 FDA 批准用于转移性黑色素瘤的治疗，是第一个被批准的免疫检查点抑制剂，也真正意义上揭开了现代肿瘤免疫治疗的序幕。抗 CTLA-4 单抗临床应用进展有限，用于治疗乳腺癌的公开数据也很少。一项包含 26 例 ER 阳性转移性乳腺癌患者的 I 期临床试验中，患者经 CTLA-4 单抗 tremelimumab 联合依西美坦（exemestane）治疗，在 11 例患者中，疾病稳定期长达 12 周以上。另外，数项临床试验正在检测单用 CTLA-4 单抗治疗或联用抗 PD-1/PD-L1 单抗治疗。

美国哈佛大学 Gorden Freeman 与 PD-1 发现者 Tasuku Honjo 在 2000 年发现 PD-L1 为 PD-1 的配体，其相互作用可抑制 T 细胞增殖与细胞因子分泌，从而抑制 T 细胞活性，并在 2001 年发现另一个 PD-1 的配体 PD-L2，功能与 PD-L1 类似。2003 年陈列平教授首次在小鼠头颈肿瘤模型中证实抑制 PD-L1 可达到 60% 的治愈率，第一次成功在体内证实抑制 PD-L1 可增强 T 细胞对肿瘤的杀伤效应。首个临床 PD-1 抗体尼鲁单抗（nivolumab，商品名 Opdivo）在 2014 年获得 FDA 批准治疗晚期黑色素瘤，2015 年又被进一步批准治疗非小细胞肺癌。PD-1 的另一个抗体帕博利珠单抗（pembrolizumab，商品名 Keytruda）也在 2014 年获得 FDA 批准治疗某些晚期黑色素瘤患者。另外，近期的临床试验结果还证实，在治疗其他实体瘤和血液系统肿瘤时抗 PD-1 单抗也具有非常良好的疗效。利用这些单抗治疗其他肿瘤的临床试验正在迅速开展，但总体上在其他常见肿瘤如乳腺癌、前列腺癌和结直肠癌治疗中的有效响应率仍极为有限，低于 20%。截至目前，PD1 抑制剂获批的治疗病种包括黑色素瘤（2014）、肺癌（2015）、肾癌（2015）、膀胱癌（2016）、霍奇金淋巴瘤（2016）、头颈癌（2016）、Merkel 细胞癌（2017）和 MSI-H/dMMR 亚型肿瘤（结直肠癌等 10 余种，2017），整体有效率 30%，其中霍奇金淋巴瘤可达 90%。研究发现，表达 PD-1 的 T 细胞与乳腺癌的不良预后密切相关，并和 Treg

细胞在高风险乳腺癌患者组织中共同浸润,参与免疫抑制微环境的形成。抗 PD-1 抗体帕博利珠单抗治疗三阴性乳腺癌的总体反应率为 18.5%,而治疗 ER 阳性/HER-2 阴性乳腺癌的客观缓解率(ORR)为 12%。两项试验均检测了 PD-L1 的阳性率,均高于 1%。KEYNOTE-012Ib 临床试验检测了抗 PD-1 单抗帕博利珠单抗治疗转移性三阴性乳腺癌的安全性和有效性。这主要是考虑到三阴性乳腺癌可能具有更高的基因组不稳定性、更高的突变率,因此产生更多新抗原;三阴性乳腺癌含有大量的浸润性淋巴细胞;三阴性乳腺癌的治疗手段较少。该临床试验入组患者的另一项条件为 22C3 抗体检测 PD-L1 的阳性率必须不低于 1%,其中 111 例检测患者中 PD-L1 阳性率为 59%。帕博利珠单抗每 2 周给药 1 次,给药量为 10 mg/kg。首次报道的 27 例被评估者,ORR 为 18.5%,包括 1 例完全缓解,另有 26% 的患者病情稳定。治疗相关的不良反应绝大多数为中度且可控,但有 1 例患者死于治疗引起的弥散性血管内凝血,为典型的免疫相关治疗的不良反应。基于已有的这些结果,Ⅱ期 KEYNOTE-086 临床试验正招募转移性三阴性乳腺癌患者,且更大规模的Ⅲ期 KEYNOTE-119 正在准备之中。

罗氏制药公司的阿特珠单抗(atezolizumab,商品名 Tecentriq)是第一个获批的抗 PD-L1 单抗,于 2016 年 5 月批准用于治疗铂类化疗药物不敏感或治疗失败的尿路上皮癌。目前获批的其他抗 PD-L1 单抗还包括默克/辉瑞制药公司的阿维鲁单抗(avelumab,商品名 Bavencio)和阿斯利康制药公司的度伐鲁单抗(durvalumab,Imfinzi)。由苏州康宁杰瑞生物公司研发的抗 PD-L1 纳米抗体 KN035 皮下注射剂也已进入美国的临床试验。上述 PD-1 和 PD-L1 抗体在 FDA 累积获批 20 余次,覆盖至少 8 种不同组织类型肿瘤的治疗,以非小细胞肺癌、尿路上皮癌和黑色素瘤最多。针对乳腺癌而言,由于在 60% 的乳腺癌细胞和 20% 的三阴性乳腺癌细胞中发现有 PD-L1 阳性表达,抗 PD-L1 单抗阿特珠单抗的安全性和有效性首先在 PD-L1 阳性的转移性三阴性乳腺癌患者中进行了评估。一项临床试验报告了 27 例三阴性乳腺癌患者队列,利用 SP142 抗体检测 PD-L1 表达水平,免疫组化检测不低于 5% 的免疫细胞阳性定义为 PD-L1 阳性,其中有 69% 的三阴性乳腺癌患者为 PD-L1 阳性。阿特珠单抗的给药剂量为 15~20 mg/kg,或混合剂量 1 200 mg/3 周。这 27 例患者以前均经多次治疗,其中 85% 的患者接收了四线的系统性治疗。初步结果表明,21 例被评估者中有 24% 的反应率,包括 3 例部分缓解和 2 例完全缓解。尚未有中位反应期的结果报告。阿特珠单抗治疗三阴性乳腺癌的 ORR 为 24%,但其治疗患者中的 PD-L1 阳性率(5%)高于上述抗 PD-1 抗体帕博利珠单抗治疗三阴性乳腺癌患者的 PD-L1 阳性率(1%)。另一项未检测 PD-L1 阳性率的患者即阿特珠单抗联合白蛋白结合性紫杉醇(nab-paclitaxel)治疗,其 ORR 达 41.7%。而单独应用另一种抗 PD-L1 单抗阿维鲁单抗治疗所有类型乳腺癌,且未区分 PD-L1 的表达水平,其整体 ORR 则较低(4.8%)。根据分型来统计,三阴性乳腺癌 ORR 为 8.6%、ER 阳性/HER-2 阴性乳腺癌 ORR 为 2.8%,HER 阳性乳腺癌 ORR 为 3.8%;若根据 PD-L1 表达阳性(免疫细胞表达阳性率≥10%)来区分,则所有乳腺癌类型 ORR 为 33.3%,而三阴性乳腺癌 ORR 为 44%。另外,抑制乳腺癌细胞的 PD-L1 信号可促进 DC 成熟分化和分泌 IL-12,增强 DC 激发的 T 细胞反应,逆转乳腺癌细胞对 T 细胞的抑制作用。因此,在 DC 疫苗中同时抑制 PD-L1 对乳腺癌是一种更有效的治疗策略。

显而易见,免疫检查点抑制剂疗法的前提是机体或微环境中应该具有足够的肿瘤特异性 T 细胞。当肿瘤细胞出现免疫逃逸突变、产生免疫耐受时,如果缺少有效的肿瘤特异性 T 细胞,该疗法的效果将明显受限。另外,这些肿瘤特异性 T 细胞的功能还可能受 CTLA-4 和 PD-1/PD-L1 之外的其他因素调控,如 IDO 活性。最近的研究表明,上述免疫检查点疗法仅对肿瘤发展早期的 T 细胞有效,可激活 CTL 并分泌 INF-γ 或 TNF-α 等杀伤肿瘤细胞,而肿瘤进展晚期的 T 细胞则对免疫检查点疗法不再产生反应,无法分泌 INF-γ。原因在于不同时期的 T 细胞经历了不同的表观遗传学调控,早期的 T 细胞只经历了一次,而后期的 T 细胞则经历了两次调控,导致肿瘤晚期的 T 细胞表面 CD38 和 CD101 分子水平显著上调,对抗 PD-1/PD-L1 治疗,达不到相应疗效,详细的分子机制还有待深入研究。通过检测 CD38 和 CD101 两种分子的表达水平,或许有利于区分哪些患者可以从抗 PD-1/PD-L1 疗法中获益。

肿瘤细胞可表达 PD-L1,可与 T 细胞等免疫细胞表面的 PD-1 结合。通常来说,应用抗 PD-1/

PD-L1单抗治疗前需要检测其表达水平,用于PD-1/PD-L1靶向治疗的预测。针对PD-1表达水平的检测,主要集中于$CD4^+/CD8^+$ T细胞、B细胞、Treg细胞和NK细胞,实际上其预测价值有限,而且检测PD-L1的方法也不尽如人意。目前尚无检测PD-L1水平的通用标准方法,不同临床试验使用不同的抗体,通过免疫组化方法来检测PD-L1水平,且判断阈值(cut-off value)也不一致。例如,在同一亚型的乳腺癌组织中,即使采用相同的阈值标准,其阳性率差别也高达30%。其实,同一组织中PD-L1的mRAN水平与免疫组化检测的蛋白水平也存在差异。更重要的是,在多种类型肿瘤中发现PD-L1表达水平与免疫检查点抑制剂疗效之间存在一定关系,但是在PD-L1阴性患者中仍然观察到免疫检查点抑制剂有一定治疗效果,这说明利用免疫组化方法检测PD-L1水平来决定是否采用抑制剂进行治疗存在一定局限性。通常观察到PD-L1在浸润性免疫细胞而非肿瘤细胞中表达水平最高,并在预测中发挥重要作用。因此,简单地认为PD-L1在肿瘤细胞中的表达水平决定了免疫逃避的程度还值得商榷。其他应用PD-1/PD-L1治疗的生物标记还包括微卫星不稳定性(microsatellite instability,MSI)、肿瘤突变负荷(tumor mutation burden,TMB)和肿瘤浸润淋巴细胞(tumor-infiltrating lymphocyte,TIL),其水平较高往往预示着更有可能从抗PD-1/PD-L1治疗中获益。

(四)靶向肿瘤微环境的免疫抑制细胞可增强T细胞功能

1. 靶向MDSC 由于MDSC是肿瘤和其他疾病中的主要免疫抑制细胞之一,目前正在进行测试,通过不同的措施靶向MDSC用于肿瘤治疗。这些措施包括促进MDSC分化、抑制MDSC扩增、抑制MDSC功能以及清除MDSC。PI3K信号通路在肿瘤细胞和MDSC中均有激活,而PI3Kγ是调控免疫抑制功能的关键信号分子,因此特异性抑制PI3Kγ功能可阻止MDSC的免疫抑制作用,单独或与CTLA-4或PD-1抗体联用后可显著增强抗肿瘤效果。另外,化疗药物吉西他滨和氟尿嘧啶在小鼠模型中可选择性地清除MDSC,而增加抗肿瘤效果。有些药物如视黄酸、维生素D、COX-2抑制剂塞来昔布(celecoxib)可抑制MDSC活性,达到抑制肿瘤生长的效果。

补体系统在肿瘤组织局部广泛激活,而MDSC也是肿瘤局部含量最丰富的免疫细胞。小鼠荷瘤实验发现两者之间的重要联系,补体的重要激活后产物C5a通过其受体C5aR在招募MDSC至肿瘤局部发挥重要作用,且与患者较差的预后密切相关。MDSC通过分泌ROS和TGF-β抑制$CD8^+$ T和NK细胞功能而促进肿瘤增殖,并与免疫检查点抑制剂抵抗相关。同时,C5aR在肿瘤细胞和M2-TAM中表达水平明显升高,血液循环或肿瘤组织局部的C5a浓度也同时升高;C5a通过C5aR还可上调单核MDSC的PD-L1表达,下调$CD8^+$ T细胞的IL-10表达。因此,敲除C5aR或抑制C5aR功能可明显抑制肿瘤生长,并可与抗PD-1治疗产生协同作用,研发C5aR抑制剂具有潜在的肿瘤免疫治疗效果。

2. 靶向M2-TAM 诱导TAM由M2型向M1型转变,或者抑制M2-TAM向肿瘤部位招募,可提高放疗的疗效。在小鼠模型中,利用CSF1R抑制剂可阻止肿瘤招募巨噬细胞,与紫杉醇联用可延缓肿瘤生长,减少肺转移,从而提高生存率。临床上两药联合用于治疗转移性乳腺癌正处于Ⅰb/Ⅱ期试验(NCT01596751)。而且,针对TAM产生毒性作用的药物曲贝替定(trabectedin)在治疗乳腺癌的临床Ⅱ期试验中也获得了令人鼓舞的疗效。近期另一个令人振奋的发现是,肿瘤细胞过表达富组氨酸糖蛋白可诱导TAM由M2型向M1型转化,在小鼠模型中可抑制肿瘤增殖,减少肺转移。另外,在小鼠模型中应用多柔比星(阿霉素)则可消耗TAM,并使髓系细胞浸润从免疫抑制性TAM向炎性单核细胞转变。一个针对TAM的有趣应用是,由于TAM可自发的浸润乳腺癌组织,并通过TAM作为载体来运输治疗药物至肿瘤部位。

3. 靶向Treg细胞 在肺癌、胰腺癌、乳腺癌、卵巢癌和皮肤癌患者的外周和肿瘤组织局部都发现高丰度的Treg细胞,因此清除或功能性失活Treg细胞是一种潜在的有效肿瘤免疫治疗手段。通过单抗特异性靶向Treg细胞表面的特异性抗原如CD25和CTLA-4,后者取得了良好的抗肿瘤效果。由于Treg细胞生存高度依赖Th2型细胞,特异性IL-2中和抗体可明显减少Treg细胞数目,抑制其活性。目前这一策略正在进展期肿瘤包括乳腺癌进行验证。通过IL-2偶联白喉毒素的融合蛋白药物地尼白细胞介素(denileukin difitox,Ontak)可选择性地杀伤表达IL-2受体的淋巴细胞,确切的抗肿瘤效果尚需进一步的临床试验证实。通过药物如 GDC-0919 和 epacadostat 可抑制 IDO 活性，也可抑制肿瘤特异性 Treg 细胞扩增，更可解除对 NK 细胞和 T 效应细胞的直接抑制作用，或 DC 对 T 细胞的间接抑制作用，从而抑制肿瘤生长。激活 TLR8 或 OX40 信号，阻断 Treg 细胞免疫抑制能力，也可提高肿瘤免疫治疗效果。另外，化疗药物环磷酰胺在多个试验中证实可清除 Treg 细胞，抑制肿瘤生长和转移，可能的机制为改变 Th1 向 Th2 转化的细胞因子特征，增加激活的 T 细胞数量。

某些趋化因子受体高表达于多种免疫抑制细胞如 MDSC 和 Treg 细胞，因此靶向这些受体也是潜在的免疫治疗手段。针对 CXCL12/CXCR4 信号轴的多种药物正处于测试阶段。AMD3100（plerixafor）的研究最多，动物模型显示其可以降低不同肿瘤包括乳腺癌的转移潜能。AMD3100 正处于临床Ⅰ/Ⅱ期以检测其对急性髓细胞白血病（acute myeloid leukemia，AML）的疗效。另一个 CXCR4 抑制剂 MSX-122 正处于临床Ⅰ期检测阶段，但其对正常干细胞的毒性可能是不利因素。另外，针对 CXCR2 的小分子药物也在检测中。

4. 靶向 DC　肿瘤细胞高表达 CD47，通过与 SIRPα 结合，可抑制 DC 和巨噬细胞对肿瘤细胞的吞噬功能。因此，靶向 CD47 抗体也可增强抗原呈递能力，重新激活 T 细胞，在小鼠模型中显示较强的免疫记忆特点，预期与免疫检查点抑制剂联用可获得更好的治疗效果。

（五）NK 细胞治疗

1. 靶向免疫检查点抑制剂增强 NK 细胞功能　免疫检查点抑制剂 PD-1 和 CTLA-4 不但表达于 T 细胞，还可表达 NK 细胞。如多发性骨髓瘤患者的 NK 细胞表达 PD-1，应用 PD-1 单抗可增强 NK 细胞介导的抗肿瘤效应。另外，NK 细胞表面 KIR 类抑制性受体 KIR2DL1、KIR2DL2 和 KIR2DL3 通过与 MHC-Ⅰ类分子结合，抑制 NK 细胞功能，应用单抗阻断 KIR2DL1～3，则可以增加 NK 细胞的抗肿瘤活性。在急性髓细胞白血病和多发性骨髓瘤患者临床Ⅰ/Ⅱ期研究中，已证实 KIR 靶点的安全性。虽然目前单独抗 KIR 疗法没有表现出明显的抗肿瘤效应，但未来与 CTLA-4 或 PD-1 抑制剂联用值得进一步研究。

2. CAR-NK　与后述的 CAR-T 技术类似，目前已研发 CAR-NK 细胞技术，但尚处于研发阶段。其原理是收集患者 NK 细胞，在 NK 细胞表面表达嵌合肿瘤特异性抗原受体并敲除抑制性受体的表达水平，靶向识别并摧毁肿瘤细胞。体外实验表明，CAR-NK 技术展现出较 ADCC 更强的细胞毒作用。

二、特异性肿瘤免疫治疗

（一）特异性肿瘤疫苗治疗

疫苗通过激活机体的主动免疫达到预防或治疗的目的。预防感染性疾病的疫苗主要激活 B 细胞免疫，而肿瘤疫苗主要激活 T 细胞免疫，针对的是已经存在的肿瘤组织。肿瘤疫苗的抗原可以有不同的形式，包括多肽、蛋白、裸露 DNA、病毒载体、同种或异种全细胞疫苗，以及 DC 疫苗。抗原通常与佐剂同时给予，以增强免疫反应；也可利用 APC，通常是 DC 离体负载后再行注射。早期的疫苗临床试验主要利用 MHC-Ⅰ限制性短肽，用于激活 CD8$^+$ T 细胞，但这种疫苗通常激活的 CD8$^+$ T 细胞反应较弱，而且持续时间较短。因此，后续临床试验利用长肽或混合多种短肽同时激活 CD4$^+$ 和 CD8$^+$ T 细胞反应，便于优化 CD8$^+$ T 细胞反应，同时激活体液免疫反应。

1. 蛋白/多肽类肿瘤抗原疫苗　根据肿瘤细胞表达的 TAA、TSA 和新抗原，表达或合成免疫原性较强的片段制备成疫苗，用于肿瘤治疗。这些肿瘤抗原的种类包括 HER-2/neu、MUC-1、CEA、hTERT、唾液酸化 Tn(STn)、肿瘤/睾丸抗原（C/T 抗原）等。

(1) HER-2 疫苗：是乳腺癌治疗性疫苗临床试验中研究得最广泛深入的疫苗。有 15%～20% 的乳腺癌患者存在 HER-2 基因扩增，并与侵袭性表型和生存期缩短有关。HER-2 多肽疫苗可产生长期的免疫反应。目前，已有多种基于 HER-2 肿瘤疫苗的临床试验完成或正处于临床试验中，应用的抗原表位主要有 369～377 位（E75）、654～662 位（GP2）、776～790 位（AE37）、688～703 位和 971～984 位等序列。HER-2 肿瘤疫苗的安全性总体较好，临床上获得了肯定疗效，为经化疗联合单抗治疗后微量残存乳腺癌患者的免疫治疗提供了一个非常好的免疫治疗手段。未来 HER-2 疫苗的主要应用方向是与低剂量节律化疗联用以增强免疫反应，与单抗如曲妥珠单抗联用，或与酪氨酸激酶抑制剂如拉帕替尼联用。

(2) 癌胚抗原（carcino-embryonic antigen，CEA）：

是黏附分子,可与促癌基因如 Bcl-2 和 c-myc 协同促进细胞转化,还可促进细胞进入 G0 样状态,是公认的肿瘤相关抗原,也是良好的肿瘤免疫治疗靶点。CEA 可被处理并呈递于不同的 MHC-I 分子,大量的细胞毒性表位得到验证。但 CEA 也表达于正常细胞,免疫系统通常对 CEA 耐受,因此成功的 CEA 疫苗须首先打破这种免疫耐受。目前,多种 CEA 疫苗在临床中检测,这些疫苗利用 CEA 多肽联合 DC、CEA 蛋白、抗 CEA 同型抗体和痘病毒等方法。在表达 CEA 包括乳腺癌的 21 例转移性恶性肿瘤患者中,经剂量逐渐增加的 CEA 多肽疫苗联合自体 DC 静脉接种,发现受试者对该疫苗具有良好的耐受性,在 3 例受检者中有免疫细胞浸润,2 例患者存在新出现的针对 CEA 的延缓性过敏反应,但几乎没有临床反应,仅有 1 例患者病情稳定。

(3) Tn 抗原:是指具有低聚糖结构的乙酰半乳糖胺与丝氨酸或苏氨酸通过糖苷键相连而形成的 O-聚糖,通常存在于肿瘤细胞,而非正常细胞。肿瘤相关的黏蛋白常常不能糖基化或糖基化不完全,可能与这些肿瘤细胞缺少特定的糖基化转移酶有关。糖基化不完全可导致更短的糖基化侧链。Tn 抗原具有更短的糖基化侧链结构,并通过掺入半乳糖残基而形成 TF 抗原。STn 抗原是把 Tn 抗原进行唾液酸替换。Tn、TF 和 STn 抗原在正常组织中由于唾液酸化和糖基化残基均被掩盖,在肿瘤细胞中均高表达,且与疾病进展和转移密切相关。接种 Theratope 疫苗,随后经高剂量化疗和干细胞处理的 40 例乳腺癌患者中,33 例为高风险或转移性乳腺癌患者。结果发现,在 26 例可评估患者中,有 11 例患者可检测到 IFN-γ。该疫苗耐受性良好,产生最强特异性细胞毒免疫反应的患者相对于无特异性免疫患者,其疾病的消退期也更长。在一项大型前瞻性Ⅲ期随机临床试验中,包括 1 028 例经一线化疗无进展的转移性乳腺癌患者,经 Theratope 疫苗(STn-KLH;Theratope™, Biomira, Inc., Edmonton, AB, Canada)或 KLH 对照处理,并同时给予内分泌治疗。结果表明,产生免疫反应的患者其生存期延长,Theratope 组患者的疾病无进展生存期有更好的改善(8.3 个月对比 5.8 个月)。长期随访结果证实疾病进展时间(time-to-progression, TTP)或 OS 并无改善,但在 ER 阳性对象中发现 OS 显著增加。

(4) C/T 抗原:正常选择性表达于成年男性睾丸的生殖细胞及胚胎发育过程中,但异常过表达于不同的肿瘤。NY-ESO-1 和 MAGE-A3 两种 C/T 抗原疫苗主要在黑色素瘤和肺癌中进行试验,而它们在乳腺癌中优先表达于三阴性乳腺癌。NY-ESO-1 和 MAGE-A3 具有高度的免疫原性,所产生的免疫反应与淋巴细胞浸润和良好预后密切相关。因此,这些抗原是良好的乳腺癌免疫治疗靶点。另外,近年来由于测序技术的进步、测序速度的加快和测序价格的快速下降,为大规模检测肿瘤特异性抗原提供了进一步开拓的全新机会。这种由于单个氨基酸序列突变导致的非同义突变而形成的肿瘤新抗原,为肿瘤个体化治疗策略提供了巨大的潜力。首个基于特定患者新抗原而制备的 RNA 联合个体 TAA 靶向性疫苗,目前正针对初诊的三阴性乳腺癌患者进行临床试验(MERIT 项目,NCT02316457)。

2. DNA 疫苗 是指被 APC 吞噬后,翻译 DNA 疫苗中所选定的 TAA 基因,通过 APC 胞内的处理并呈递给 MHC 分子。DNA 疫苗可以是裸露的 DNA,也可与其他物质组成脂质体复合物,或包装成纳米颗粒。有证据表明 DNA 疫苗可激发体液免疫、细胞免疫及固有免疫反应。这种免疫反应模拟生理状态下的免疫反应,目前认为是最有效的清除肿瘤的方法。DNA 疫苗能大规模生产,但是裸露 DNA 疫苗效果较差。因此,寻求合适的 DNA 载体是目前面临的困难。其中,通过电转的方式转化编码 TAA 基因的质粒获得了令人鼓舞的疗效。

3. 病毒载体疫苗 抗原多肽存在 HLA 限制性,且重组蛋白或多肽的生产纯化价格较高,因此多种载体用来传递这些抗原并同时表达共刺激因子,以进一步增强免疫反应。疫苗病毒载体包括痘病毒家族、麻疹病毒载体和腺病毒载体,比裸露 DNA 或多肽疫苗能产生更长和更广泛的免疫反应。病毒疫苗目前主要用于前列腺癌的治疗,包括表达 PSA 抗原的 PANVAC™、PROSTVAC™,以及同时表达 3 种共刺激因子(ICAM-1、B7.1、LFA-3)的 TRICOM™ 疫苗,均处于治疗前列腺癌的临床Ⅲ期试验中。采用类似的设计方案,研制了包含编码 MUC-1、CEA 和 TRICOM 基因的重组痘病毒疫苗 PANVAC,用于治疗乳腺癌。在 12 例注册的转移性乳腺癌患者中,中位进展期为 2.5 个月,其中 1 例患者>37 个月,中位生存期为 13.7 个月。接种产生 MUC-1 和 IL-2 的牛痘病毒疫苗用于治疗 31 例 MUC-1 表达阳性转移性乳腺癌患者,有 2 例患者出现部分肿瘤消退(>50%),15 例患者在免疫反应期内疾病无进展。

4. 全肿瘤细胞疫苗　使用全肿瘤细胞疫苗的潜在优势是它含有单个肿瘤组织的完整抗原簇,可以激活多克隆免疫反应。T 细胞激活需要另外的 APC 提供的非特异性共刺激信号,而大多数实体瘤并不表达共刺激因子,也不能传递 T 细胞激活信号,反而常常诱导免疫耐受。因此,疫苗中需要导入编码共刺激因子的基因,如 CD80 或细胞因子。感染流感病毒 A/PR8/34 的培养卵巢癌细胞裂解物于腹腔注射 40 例进展期卵巢癌患者,包括 31 例晚期腹腔积液和 5 例胸腔积液。结果表明,7 例患者腹腔积液消失,其中 5 例肿瘤细胞计数显著减少,1 例胸腔积液消失,3 例肿瘤体积缩小。另外,2 例无腹腔积液患者的肿瘤体积也缩小。9 例响应患者的耐受性持续 3~19 个月,生存期达 4~42 个月。上述结果强烈支持肿瘤细胞联合病毒或免疫调控剂的免疫治疗可诱导有效的临床反应。利用 Newcastle 病毒感染的自体细胞处理 58 例肿瘤患者,其中 27 例为转移性乳腺癌患者,也观察到一定的临床效果。表达共刺激因子 CD80 的 HLA-A2 阳性和 HER-2 阳性 MDA-MB-231 细胞用于接种 30 例 Ⅳ 期乳腺癌患者,4 例患者疾病稳定,但未观察到客观的肿瘤消退指标。15 例患者中有 9 例产生细胞免疫反应,1 例产生长期的免疫反应(末次接种后 2 年)。上述细胞疫苗联合 BCG 或 GM-CSF 也并未诱导明显的抗体反应。

5. DC 疫苗　其主要优势在于它不是 HLA 限制性的,能同时激发 Ⅰ 型和 Ⅱ 型免疫反应。在临床应用中,可通过血浆分离置换法分离外周单核细胞而制备 DC,它们可负载蛋白、多肽和细胞裂解液,或转染 TAA 载体,这些载体也可同时表达共刺激因子。基于 HER-2 的 DC 肿瘤疫苗在乳腺癌中的研究较多。从肿瘤细胞中有效呈递抗原不仅需要未成熟 DC 吞噬凋亡细胞,还需要 DS 通过接触死亡肿瘤细胞而被激活并成熟。相对于未改造 DC 疫苗和腺病毒感染 DC 疫苗,插入有 HER-2 基因的腺病毒感染 DC 疫苗可阻止或延缓 BALB-neuT 小鼠产生乳腺肿瘤。一项试验性 HER-2-DC 的 Sipuleucel-T 疫苗也证实在乳腺癌中有一定程度的治疗效果。多项 HER-2-DC 疫苗在一系列乳腺癌包括原位导管癌中进行检测。13 例过表达 HER-2 的乳腺导管腺癌患者,在手术切除前经 HER-2 多肽联合 DC 的疫苗 1 周内处理 4 次后,多数受试者的 $CD8^+$ T 细胞表达 CD28 升高,而表达 CLTA-4 下降;且对多肽特异的可分泌 IFN-γ 并识别相应乳腺癌细胞株的 $CD4^+$ 和 $CD8^+$ T 细胞敏感性增加;同时乳腺局部 T 细胞和 B 细胞集聚,并诱导补体依赖可溶瘤的抗体产生。其中 11 例可评估患者中,有 7 例患者手术标本中 HER-2 表达水平下降,残存的导管腺癌体积缩小,表明表达 HER-2 肿瘤细胞经疫苗免疫后出现主动免疫编辑。该临床试验为早期乳腺导管腺癌的治疗提供了新的免疫策略。表达 HER-2 和 IL-12 的重组腺病毒感染 DC 制备的疫苗也可部分抑制表达 HER-2 的肿瘤生长。商业上较为成功的 DC 疫苗为 Sipuleucel-T 疫苗(Provenge™, Dendreon, Seattle, WA, USA),于 2010 年 4 月 29 日获得美国 FDA 批准,是第一个获批的肿瘤疫苗,用于治疗激素耐受的前列腺癌患者。它包含自体 APC,与 GM-CSF 融合的 PSA,然后再重新输入患者体内。在一项随机 Ⅲ 期临床试验中,其可显著延长 OS 达 4 个月,但据报道商业上并未获得成功。DC 疫苗在大规模制备上还存在一些问题,包括体外扩增、成熟和激活。

6. 预防性病原体抗原疫苗　估计超过 15% 的人类肿瘤由病毒感染所引起,包括 RNA 和 DNA 病毒。这些致瘤病毒感染可引起白细胞减少和免疫缺陷,增加肿瘤的患病风险。另外,有些细菌感染也与肿瘤关系密切,如幽门螺杆菌(*Helicobacter pylori*, HP)可促进胃癌的发生。因此,针对这些病原体如 EBV、HPV、HBV 和 HP 的预防接种理论上可激活机体特异性主动免疫,达到预防和治疗肿瘤的效果。例如接种 HPV 疫苗,可使会阴部 HPV 相关的 Ⅲ 级上皮内瘤样变(vulvar intraepithelial neoplasia grade Ⅲ, VINⅢ)获得 50% 的完全缓解,并显著降低宫颈癌的发生率。

7. 乳腺癌的肿瘤疫苗　尽管前期针对乳腺癌的肿瘤疫苗其临床结果在一定程度上令人鼓舞,也无明显的毒副作用,但应该意识到其临床效果还是非常有限的。随着疾病的进展,免疫逃避机制变得越来越复杂,这是限制主动免疫疗效的主要原因。当肿瘤体积较大或出现广泛转移时,可以预计疫苗单独并不足以克服肿瘤的免疫耐受机制。正常情况下的促免疫耐受机制,如 Treg、CTLA-4 及 PD-1/PD-L1 免疫检查点分子,常常被肿瘤细胞用来逃避免疫反应。尽量激活不同的免疫系统成分可激发更完全的免疫反应,导致更有效的抗肿瘤效应。因此,针对免疫检查点的抗体与清除 Treg 细胞的疫苗疗法联用,也许可产生协同效应,临床应用具有很强的合理性。同时,针对进展期和肿瘤负荷较大的肿瘤患者,肿瘤疫苗联合传统治疗方案可产生更安全、更有效的临床效果。

(二) 免疫细胞过继免疫治疗

过继细胞输注(adoptive cell transfer,ACT)是一种被动的特异性免疫疗法,它对多种肿瘤有明显疗效。其基本原理是,从患者体内或肿瘤组织中分离 T 细胞或其他效应细胞,经激活(如 LAK)或基因工程改造后产生针对 TAA 的靶向特异性 CAR 或 TCR-T 细胞受体并扩增,再回输入患者体内,达到抗肿瘤效果。ACT 疗法有可分为非特异性如 LAK 输注和特异性如 CAR-T 两种。

1. 非特异性过继细胞治疗 主要包括 LAK、CIK 和 TIL。

(1) 淋巴因子激活杀伤细胞(lymphokine-activated killer,LAK 细胞):主要是来源于患者外周血的 T 和 NK 细胞,经高剂量 IL-2 处理繁殖扩增后再回输给患者。LAK 细胞对肾细胞癌、恶性黑色素瘤、鼻咽癌、非霍奇金淋巴瘤疗效较好,对控制微小残留灶及恶性胸/腹腔积液治疗效果比较显著。

(2) 细胞因子诱导杀伤细胞(cytokine-induced killer,CIK 细胞):由于来源于患者或健康人的外周血,培养扩增相对容易,目前已经进行了大量临床试验治疗多种肿瘤,如肾癌、霍奇金淋巴瘤、非霍奇金淋巴瘤、白血病及肝癌等。与 LAK 细胞相比,CIK 细胞增殖速度更快,杀瘤活性更高,杀瘤谱更广,且对多重耐药肿瘤细胞同样敏感,对正常骨髓造血前体细胞毒性小,能抵抗肿瘤细胞引发的效应细胞 Fas/FasL 凋亡等特点,广泛用于肿瘤的辅助治疗。

(3) 肿瘤浸润淋巴细胞(tumor-infiltrating lymphocyte,TIL):分离自患者实体肿瘤及其周围的淋巴细胞,或癌性胸/腹腔积液,主要为激活的 NK 及 CTL 细胞,采用与 LAK 细胞类似的体外扩增手段,但肿瘤杀伤效果更强。同时应用 IFN 处理可增加 MHC 和 TAA 的表达,有时也从中进一步分离肿瘤杀伤力更强的一群 TIL 分离扩增,从而进一步增强效应免疫细胞的抗肿瘤效果。它们通过细胞与细胞相互接触识别肿瘤细胞膜分子,也可以通过分泌细胞因子参与杀伤肿瘤细胞。TIL 是通过采集扩增天然抗瘤的免疫细胞来实现抑癌作用,但是特异性抗癌 T 细胞或其他效应细胞在患者体内十分稀少,因此 TIL 主要在黑色素瘤以及转移性宫颈癌患者中显示较好的临床效果。最近报道 TIL 技术治疗目前临床无有效治疗措施的葡萄膜恶性黑色素瘤的有效率高达 35%,肿瘤控制率达 85%。TIL 比 LAK 细胞和 CIK 细胞具有更强的肿瘤特异性,目前是国际上研究和应用的主要免疫疗法。

2. 特异性过继细胞治疗 特异性过继细胞疗法主要是指通过基因改造手段提高 T 细胞受体(TCR)对特异性肿瘤细胞抗原的识别能力和进攻能力,进而提高肿瘤杀伤效应。因此也称为"T 细胞受体重新定向"(T cell receptor redirection)技术,包括嵌合抗原受体 T 细胞免疫疗法(chimeric antigen receptor T-cell immunotherapy,CAR-T)和 TCR-T 两种。

(1) CAR-T:即通过基因工程的方法,将识别并结合肿瘤特异性膜抗原的单链抗体与可激活 T 细胞的多种信号分子进行基因融合,通过慢病毒载体或转座子系统转染患者体内分离的自体 T 细胞,扩增后回输入患者体内,通过单链抗体可精准识别肿瘤细胞,并进一步激活偶联的 T 细胞活化信号分子,最终该基因工程 T 细胞活化后杀灭肿瘤细胞。经过 20 年的发展,CAR-T 疗法的设计有了长足的进展。20 世纪 90 年代初设计的第一代 CAR-T 胞内信号分子为 CD3ζ 链或类似信号域;第二代 CAR-T 胞内信号含有 CD28、4-1BB 或 OX40 共刺激分子;第三代 CAR-T 进一步增加了其他共刺激分子如 CD137 和 CD134,效果得到了进一步增强。CAR-T 疗法摆脱了传统免疫治疗手段的 MHC 限制,激活 T 细胞反应不依赖 MHC 的识别,而是通过单链抗体特异性识别并快速裂解肿瘤细胞;识别也不仅仅限于膜蛋白抗原,还包括膜脂类抗原,尤其在血液系统恶性肿瘤治疗中显示了卓越的疗效,是未来最具前景的肿瘤治疗方法之一。

靶向 CD19 的 CAR-T 疗法研究最多,也最具代表性,在儿童和成年人 B 细胞恶性肿瘤(包括慢性、急性淋巴细胞白血病和 B 细胞淋巴瘤)均获得令人满意的疗效。尽管某些患者已做过多次化疗并且已经产生复发或耐药,但对 CAR-T 疗法反应的有效率仍能达到 60%~80%。在治疗耐药性多发性骨髓瘤时,国内甚至有 100% 患者出现有效缓解的报道。

CAR-T 疗法虽然在血液系统肿瘤中获得了巨大成功,但研发针对实体瘤的 CAR-T 疗法仍是未来的难点和发展方向。实体瘤缺乏理想抗原靶点,肿瘤微环境非常复杂,免疫抑制因素众多,实体瘤体积较大，T 细胞归巢困难及缺少广谱适用的 T 细胞，每个患者都需单独制备 CAR-T 细胞，导致价格高昂等原因，限制了 CAR-T 疗法在实体瘤中的应用。针对实体瘤强大的免疫抑制微环境采取的措施主要是联用 PD-1/PD-L1 等免疫检查点抑制剂，以及对 CAR-T 细胞再次进行基因编辑，包括可分泌 IL-12、表达可拮抗 TGF-β 抑制作用的 TGF-β 受体显性位点负向结构、靶向 NKG2D 识别免疫抑制细胞 MDSC 和 Treg 细胞等表达的 NKG2D 配体、降低对 Fas 诱导凋亡的敏感性，以及促进存活基因 Bcl 的表达等。针对 CAR-T 细胞归巢困难同样也可以采用二次基因编辑的方法，使 CAR-T 细胞表达特定的趋化因子受体。例如，表达 CCR4 的 T 细胞能通过识别 CD30 定位到霍奇金淋巴瘤组织、表达 CCR2b 的 T 细胞能更好地靶向治疗神经母细胞瘤。也可采取双特异性单抗的技术，把 T 细胞特异性地引导至肿瘤组织，如抗 EpCAM/CD3 的卡妥索单抗（catumaxomab）双特异性抗体。另外，还可利用 CXCR4 或 VEGF/VEGFR 抑制剂来提高 T 细胞向肿瘤组织的迁移效率。最近通过敲除 CD52 和引入 CD20 研发广谱 CAR-T（universal CAR19 T）技术，克服了不同患者只能采用自身 T 细胞的局限，也提高了疗效，还为可能的不良反应提供了解决措施，在治疗急性 B 细胞白血病（B-ALL）中取得了预期的疗效。目前，多种针对实体瘤的 CAR-T 疗法正处于临床试验中，代表性靶点包括：①间皮素（mesothelin），用于治疗间皮瘤、胰腺癌、卵巢癌、肺癌；②CEA，用于治疗肺癌、结肠癌、胃癌、乳腺癌和胰腺癌；③MUC-1，用于治疗肝癌、肺癌、胰腺癌、结肠癌、胃癌、乳腺癌；④GPC3，用于治疗肝癌；⑤EGFRVⅢ，用于治疗神经胶质瘤、头颈部肿瘤；⑥PSMA，用于治疗前列腺癌等。第 1 例针对转移性乳腺癌和靶向多种抗原（如 MUC-1、c-MET、CEA、HER-2）的相关临床试验也正在进行中。

目前，CAR-T 疗法最大的不良反应包括细胞因子释放综合征、神经毒性、脱靶效应（主要存在于针对 CD19 靶点的 CAR-T）。有些 CAR-T 细胞杀灭肿瘤细胞时可短时释放大量细胞因子，可能导致危险的高热和急剧的血压下降，一些患者可能需要采取额外的处理措施。CD19 靶点 CAR-T 细胞出现神经毒性的可能原因为 CD19 也表达于神经细胞，导致输注的 T 细胞靶向损伤这些神经细胞，但这类不良反应并不都出现于所有靶向 CD19 靶点的 CAR-T 细胞。另外，由于 CD22 也存在大多数 B 细胞，但比 CD19 所占比例少，美国国家癌症研究所已经开发靶向 CD22 抗原的 CAR-T 细胞。CD22 靶向 T 细胞可以与 CD19 靶向 T 细胞合用于急性淋巴细胞白血病和 B 细胞恶性肿瘤。另外，CAR-T 细胞在体内的存活期过长也是一个需要慎重考虑的问题，可以通过药物或基因控制来调整 CAR-T 细胞在体内的存活时间。

（2）TCR-T：T 细胞对肿瘤抗原的识别主要是通过 TCR 识别肿瘤细胞表面的 HLA-肽复合物，因此 T 细胞对肿瘤抗原识别的特异性取决于 T 细胞表面的 TCR。利用分子生物学手段克隆肿瘤特异性 T 细胞的 TCR，并通过构建含 TCR 的病毒载体，把 TCR 转入正常 T 细胞中，使这些 T 细胞因携带肿瘤特异性 TCR 而成为特异性肿瘤杀伤细胞。在已进行的临床试验中，TCR 基因转染的 T 细胞过继回输可以介导肿瘤的消退，这些回输的 T 细胞可以在体内存活半年以上。TCR 基因治疗的临床有效率相对较低，寻找有效的肿瘤靶抗原并克隆高亲和性的 TCR 以及优化 TCR 的转化效率是目前的研究重点。最近 Adaptimmune 公司联合研发的一款"基因修改的 TCR"（gene modified TCR），在修改了几个关键氨基酸后，这些基因修改的 TCR 显著提高了与一种常见肿瘤相关抗原 NY-ESO-1 的亲和力，从而可以用来进攻 NY-ESO-1 过量表达的肿瘤，如多发性骨髓瘤（multiple myeloma）。有 80%（16/20 例）的多发性骨髓瘤患者出现了令人鼓舞的临床应答，其中 70% 的患者达到完全或接近完全应答，平均无进展生存期达到 19.1 个月。

第三节　结束语与展望

肿瘤的发生与多种遗传和环境高危因素密切相关，并可编辑/篡改机体的免疫功能，从而逃避免疫系统的监视与清除,最终进展并威胁生命。不但肿瘤细胞本身可产生免疫抑制分子,抑制细胞分裂周期检查点功能,导致不可控的肿瘤细胞增殖,更重要的是肿瘤细胞可通过表达与正常细胞相似的抗原、表达更低水平的抗原或表达免疫抑制分子等手段而逃避免疫细胞的攻击。因此,除传统的肿瘤治疗手段之外,更灵巧的免疫治疗措施,例如过继性 T 细胞治疗(包括 CAR-T 疗法)、免疫检查点治疗,以及免疫治疗联合化疗等产生了良好的疗效,呈现出巨大的发展前景。

但是,由于肿瘤免疫的高度复杂性,仅仅寄希望于单一免疫疗法就实现针对众多类型肿瘤广泛而有效的治疗效果似不切实际,合理的联合用药对达到疗效最大化就显得非常重要。如抗 CTLA-4 抑制剂与抗 PD-L1 抑制剂联用,这种联用方案相对于抗 CTLA-4 抗体单药治疗方案对转移性黑色素瘤的治疗获得非常显著的疗效。目前已有>50 项临床试验正在或将要进行,检测这些免疫抑制剂单用或与其他疗法联用在乳腺癌中的治疗效果。另外,最近通过动物实验研究提出的 A(肿瘤抗原特异性抗体,tumor-antigen-specific antibody)、I (MSA-IL-2)、P(抗 PD-1 抗体,anti-PD-1)和 V(两亲分子疫苗,amphiphile-vaccine),即 AIPV 疗法,可有效同时激活机体固有免疫和获得性免疫活性。在黑色素瘤、淋巴瘤和乳腺癌 3 种具有强烈免疫抑制作用的难治性高肿瘤负荷小鼠模型中,发现约 75% 的肿瘤被完全清除,$CD8^+$ T 细胞、DC 和其他类型固有免疫细胞均被激活,肿瘤局部浸润淋巴细胞增加,炎性细胞因子增加,抗原呈递效果增加;即使 6 个月后再次接种同种肿瘤细胞,也很快被免疫系统清除,说明这种被多种免疫疗法所激活的免疫系统保持了长期的有效性。因此,未来乳腺癌和其他肿瘤的免疫治疗方向在于联合应用不同的免疫疗法,包括肿瘤疫苗、免疫检查点抑制剂、过继 T 细胞治疗和能从肿瘤微环境中清除免疫抑制细胞或阻断其功能的药物,以及免疫疗法与传统的放化疗方案联用。

(胡维国)

参考文献

[1] Ademuyiwa FO, Milles D, Tsang KY, et al. NY-ESO-1 cancer testis antigen demonstrates high immunogenicity in triple negative breast cancer. PLoS One, 2012, 7(6): e38783.

[2] Aggarwal BB. Inflammation and cancer: how hot is the link? Biochem Pharmacol, 2006, 72(11): 1605-1621.

[3] An LL, Gabrilovich DI. Complement C5a induces PD-L1 expression and acts in synergy with LPS through Erk1/2 and JNK signaling pathways. Sci Rep, 2016, 6: 33346.

[4] Berinstein NL. Carcinoembryonic antigen as a target for therapeutic anticancer vaccines: a review. J Clin Oncol, 2002, 20(8): 2197-2207.

[5] Berzofsky JA, Sinha P, Nutan FN, et al. Progress on new vaccine strategies for the immunotherapy and prevention of cancer. J Clin Invest, 2004, 113(11): 1515-1525.

[6] Caballero OL, Chen YT. Cancer/testis (CT) antigens: potential targets for immunotherapy. Cancer Sci, 2009, 100(11): 2014-2021.

[7] Casey SC. MYC regulates the antitumor immune response through CD47 and PD-L1. Science, 2016, 352(6282): 227-231.

[8] Chandran SS, Sakaguchi S, Ostrand S, et al. Treatment of metastatic uveal melanoma with adoptive transfer of tumour-infiltrating lymphocytes: a single-centre, two-stage, single-arm, phase 2 study. Lancet Oncol, 2017, 18(6): 792-802.

[9] Chang CH. Metabolic competition in the tumor microenvironment is a driver of cancer progression. Cell, 2015, 162(6): 1229-1241.

[10] Chen WQ, Hao J. Cancer statistics in China, 2015. CA Cancer J Clin, 2016, 66(2): 115-132.

[11] Chen Y. Induction of ErbB-2/neu-specific protective and therapeutic antitumor immunity using genetically modified dendritic cells: enhanced efficacy by cotransduction of gene encoding IL-12. Gene Ther, 2001, 8(4): 316-323.

[12] Cojoc M. Emerging targets in cancer management: role of the CXCL12/CXCR4 axis. Onco Targets Ther, 2013, 6: 1347-1361.

[13] Corrales L, Pasztai L, Buisseret L, et al. Anaphylatoxin C5a creates a favorable microenvironment for lung cancer progression. J Immunol, 2012, 189(9): 4674-4683.

[14] Curigliano G. Cancer-testis antigen expression in triple-negative breast cancer. Ann Oncol, 2011, 22

(1):98-103.

[15] Czerniecki BJ, Baek S, Aragaki AK, et al. Targeting HER-2/neu in early breast cancer development using dendritic cells with staged interleukin-12 burst secretion. Cancer Res, 2007, 67(4):1842-1852.

[16] Decatris M, Santhanam S, O'Byrne K. Potential of interferon-alpha in solid tumours: part 1. Bio Drugs, 2002, 16(4):261-281.

[17] de Henau O, Deepinder F, Sinda P, et al. Overcoming resistance to checkpoint blockade therapy by targeting PI3Kgamma in myeloid cells. Nature, 2016, 539(7629):443-447.

[18] de Palma M. Tie2-expressing monocytes: regulation of tumor angiogenesis and therapeutic implications. Trends Immunol, 2007, 28(12):519-524.

[19] Diaz-Montero CM, Ugel S, Sinha P, et al. Increased circulating myeloid-derived suppressor cells correlate with clinical cancer stage, metastatic tumor burden, and doxorubicin-cyclophosphamide chemotherapy. Cancer Immunol Immunother, 2009, 58(1):49-59.

[20] Dols A. Vaccination of women with metastatic breast cancer, using a costimulatory gene (CD80)-modified, HLA-A2-matched, allogeneic, breast cancer cell line: clinical and immunological results. Hum Gene Ther, 2003, 14(11):1117-1123.

[21] Ernst B, Anderson KS. Immunotherapy for the treatment of breast cancer. Curr Oncol Rep, 2015, 17(2):5-10.

[22] Forssell J, Aragaki AK, Cauley JA, et al. High macrophage infiltration along the tumor front correlates with improved survival in colon cancer. Clin Cancer Res, 2007, 13(5):1472-1479.

[23] Freedman RS, Deepinder F, Brame K, et al. Intraperitoneal immunotherapy of peritoneal carcinomatosis. Cytokines Cell Mol Ther, 1998, 4(2):121-140.

[24] Gabrilovich DI, Nagaraj S. Myeloid-derived suppressor cells as regulators of the immune system. Nat Rev Immunol, 2009, 9(3):162-174.

[25] Ghiringhelli F, Smith MC, Ernst B, et al. Metronomic cyclophosphamide regimen selectively depletes $CD4^+CD25^+$ regulatory T cells and restores T and NK effector functions in end stage cancer patients. Cancer Immunol Immunother, 2007, 56(5):641-648.

[26] Hagemann T. "Re-educating" tumor-associated macrophages by targeting NF-kappaB. J Exp Med, 2008, 205(6):1261-1268.

[27] Hannesdottir L. Lapatinib and doxorubicin enhance the Stat1-dependent antitumor immune response. Eur J Immunol, 2013, 43(10):2718-2729.

[28] Ho PC, Higgins HW. Phosphoenolpyruvate is a metabolic checkpoint of anti-tumor T cell responses. Cell, 2015, 162(6):1217-1228.

[29] Hou DY. Inhibition of indoleamine 2,3-dioxygenase in dendritic cells by stereoisomers of 1-methyl-tryptophan correlates with antitumor responses. Cancer Res, 2007, 67(2):792-801.

[30] Huang B. $Gr-1^+CD115^+$ immature myeloid suppressor cells mediate the development of tumor-induced T regulatory cells and T-cell anergy in tumor-bearing host. Cancer Res, 2006, 66(2):1123-1131.

[31] Janelle V, Crandall CJ, Yalkin O, et al. Transient complement inhibition promotes a tumor-specific immune response through the implication of natural killer cells. Cancer Immunol Res, 2014, 2(3):200-206.

[32] Julien S, Markiewski MM, Vincent J, et al. Sialyl-Tn vaccine induces antibody-mediated tumour protection in a relevant murine model. Br J Cancer, 2009, 100(11):1746-1754.

[33] Kaneda MM. PI3Kgamma is a molecular switch that controls immune suppression. Nature, 2016, 539(7629):437-442.

[34] Kantoff PW. Sipuleucel-T immunotherapy for castration-resistant prostate cancer. N Engl J Med, 2010, 363(5):411-422.

[35] Kim K, Gentles AJ, Craudall CJ, et al. Eradication of metastatic mouse cancers resistant to immune checkpoint blockade by suppression of myeloid-derived cells. Proc Natl Acad Sci USA, 2014, 111(32):11774-11779.

[36] Kim-Schulze S, Taback B, Kaufman HL. Cytokine therapy for cancer. Surg Oncol Clin N Am, 2007, 16(4):793-818.

[37] Kirkwood JM, Dranoff G, Dilek N, et al. High-dose interferon alfa-2b significantly prolongs relapse-free and overall survival compared with the GM2-KLH/QS-21 vaccine in patients with resected stage ⅡB-Ⅲ melanoma: results of intergroup trial E1694/S9512/C509801. J Clin Oncol, 2001, 19(9):2370-2380.

[38] Larkin J, Yalkin O, Kahyaoglu Z, et al. Combined nivolumab and ipilimumab or monotherapy in untreated melanoma. N Engl J Med, 2015, 373(1):23-34.

[39] Lee HJ, Sinha P, Rivera LB, et al., Expression of NY-ESO-1 in triple-negative breast cancer is associated with tumor-infiltrating lymphocytes and a good prognosis. Oncology, 2015, 89(6):337-344.

[40] Lesterhuis WJ, Haanen JB, Punt CJ. Cancer immunotherapy—revisited. Nat Rev Drug Discov, 2011, 10(8):591-600.

[41] Liu X, Brunda MJ, Caleffi M, et al. CD47 blockade

triggers T cell-mediated destruction of immunogenic tumors. Nat Med, 2015,21(10):1209-1215.

[42] Loveland BE, J Cebon. Cancer exploiting complement: a clue or an exception? Nat Immunol, 2008,9(11):1205-1206.

[43] Lu X. Effective combinatorial immunotherapy for castration-resistant prostate cancer. Nature, 2017, 543 (7647):728-732.

[44] Malek TR. The biology of interleukin-2. Annu Rev Immunol, 2008,26:453-479.

[45] Milani A, Baek S, Federman DG, et al. Recent advances in the development of breast cancer vaccines. Breast Cancer (Dove Med Press), 2014, 6: 159-168.

[46] Mohebtash M, Nutan FN, Higgins HW, et al. A pilot study of MUC-1/CEA/TRICOM poxviral-based vaccine in patients with metastatic breast and ovarian cancer. Clin Cancer Res, 2011, 17 (22): 7164-7173.

[47] Moon EK. Multifactorial T-cell hypofunction that is reversible can limit the efficacy of chimeric antigen receptor-transduced human T cells in solid tumors. Clin Cancer Res, 2014,20(16):4262-4273.

[48] Moore PS, Chang Y. Why do viruses cause cancer? Highlights of the first century of human tumour virology. Nat Rev Cancer, 2010,10(12):878-889.

[49] Morvan MG, Lanier LL. NK cells and cancer: you can teach innate cells new tricks. Nat Rev Cancer, 2016,16(1):7-19.

[50] Moynihan KD. Eradication of large established tumors in mice by combination immunotherapy that engages innate and adaptive immune responses. Nat Med, 2016,22(12):1402-1410.

[51] Nagaraj S, Gabrilovich DI. Myeloid-derived suppressor cells in human cancer. Cancer J, 2010,16(4): 348-353.

[52] Nanda RCL, Dees EC, Berger R, et al. Abstract S1-09: a phase Ib study of pembrolizumab (MK-3475) in patients with advanced triple-negative breast cancer. Cancer Res, 2015,75: S1-S9.

[53] Nitta H, Berger R, Dees EC, et al. Enhancement of human cancer cell motility and invasiveness by anaphylatoxin C5a via aberrantly expressed C5a receptor (CD88). Clin Cancer Res, 2013, 19 (8): 2004-2013.

[54] Ostrand-Rosenberg S, Sinha P. Myeloid-derived suppressor cells: linking inflammation and cancer. J Immunol, 2009,182(8):4499-4506.

[55] Paavonen J, Fracol M, Koski GK, et al. Efficacy of human papillomavirus (HPV)-16/18 AS04-adjuvanted vaccine against cervical infection and precancer caused by oncogenic HPV types (PATRICIA): final analysis of a double-blind, randomised study in young women. Lancet, 2009, 374 (9686): 301-314.

[56] Peggs KS, Forni G, Malek TR, et al. Blockade of CTLA-4 on both effector and regulatory T cell compartments contributes to the antitumor activity of anti-CTLA-4 antibodies. J Exp Med, 2009, 206 (8):1717-1725.

[57] Peng W. Loss of PTEN promotes resistance to T cell-mediated immunotherapy. Cancer Discov, 2016, 6(2):202-216.

[58] Philip M, Geva R, Berger R, et al. Chromatin states define tumour-specific T cell dysfunction and reprogramming. Nature, 2017,545(7655):452-456.

[59] Postow MA, Dilek ON, Sever AR, et al. Nivolumab and ipilimumab versus ipilimumab in untreated melanoma. N Engl J Med, 2015,372(21):2006-2017.

[60] Pusztai L, Lannone R, Pathiraja K, et al. New strategies in breast cancer: immunotherapy. Clin Cancer Res, 2016,22(9):2105-2110.

[61] Qasim W, Altintoprak F, Cauley JA, et al. Molecular remission of infant B-ALL after infusion of universal TALEN gene-edited CAR T cells. Sci Transl Med, 2017,9(374):456-466.

[62] Qing X, Koo GC, Salmon JE. Complement regulates conventional DC-mediated NK-cell activation by inducing TGF-beta1 in Gr-1$^+$ myeloid cells. Eur J Immunol, 2012,42(7):1723-1734.

[63] Rapoport AP. NY-ESO-1-specific TCR-engineered T cells mediate sustained antigen-specific antitumor effects in myeloma. Nat Med, 2015,21(8):914-921.

[64] Rivera LB, Kivilcim T, Yalkin O, et al. Intratumoral myeloid cells regulate responsiveness and resistance to antiangiogenic therapy. Cell Rep, 2015, 11 (4): 577-591.

[65] Rosenberg SA, Gabrilovich DI, Huang B, et al. Durable complete responses in heavily pretreated patients with metastatic melanoma using T-cell transfer immunotherapy. Clin Cancer Res, 2011,17(13):4550-4557.

[66] Sade-Feldman M, Hurwitz AA, Allison JP, et al. Clinical significance of circulating CD33$^+$ CD11b$^+$ HLA-DR-myeloid cells in patients with stage IV melanoma treated with ipilimumab. Clin Cancer Res, 2016, 22 (23):5661-5672.

[67] Sakai Y, Dols A, Higgins HW, et al. Vaccination by genetically modified dendritic cells expressing a truncated neu oncogene prevents development of breast cancer in transgenic mice. Cancer Res, 2004, 64 (21): 8022-8028.

[68] Sandmaier BM. Evidence of a cellular immune response

against sialyl-Tn in breast and ovarian cancer patients after high-dose chemotherapy, stem cell rescue, and immunization with Theratope STn – KLH cancer vaccine. J Immunother, 1999,22(1):54 – 66.

[69] Santhanam S, Decatris M, O'Byrne K. Potential of interferon-alpha in solid tumours: part 2. Bio Drugs, 2002,16(5):349 – 372.

[70] Savage ND, Ladizinski B, Lee KC, et al. Human anti-inflammatory macrophages induce Foxp3$^+$ GITR$^+$ CD25$^+$ regulatory T cells, which suppress via membrane-bound TGFbeta-1. J Immunol, 2008, 181(3): 2220 – 2226.

[71] Scholl S. Metastatic breast tumour regression following treatment by a gene-modified vaccinia virus expressing MUC1 and IL – 2. J Biomed Biotechnol, 2003,2003(3): 194 – 201.

[72] Sharma A. HER – 2 pulsed dendritic cell vaccine can eliminate HER – 2 expression and impact ductal carcinoma in situ. Cancer, 2012,118(17):4354 – 4362.

[73] Sinha P, Sakaguchi S. Cross-talk between myeloid-derived suppressor cells and macrophages subverts tumor immunity toward a type 2 response. J Immunol, 2007, 179(2):977 – 983.

[74] Skinner SR, Forni G, Mazzolini G, et al. Efficacy, safety, and immunogenicity of the human papillomavirus 16/18 AS04-adjuvanted vaccine in women older than 25 years: 4-year interim follow-up of the phase 3, double-blind, randomised controlled VIVIANE study. Lancet, 2014,384(9961):2213 – 2227.

[75] Solinas G, Houp J, Pathiraja K, et al. Tumor-associated macrophages (TAM) as major players of the cancer-related inflammation. J Leukoc Biol, 2009,86(5):1065 – 1073.

[76] Stevanovic S, Atkins MB, Brunda MJ, et al. Complete regression of metastatic cervical cancer after treatment with human papillomavirus-targeted tumor-infiltrating T cells. J Clin Oncol, 2015, 33(14): 1543 – 1550.

[77] Tiemessen MM, Deepinder F, Braunstein GD, et al. CD4$^+$ CD25$^+$ Foxp3$^+$ regulatory T cells induce alternative activation of human monocytes/macrophages. Proc Natl Acad Sci USA, 2007,104(49):19446 – 1951.

[78] Trimble CL, Westen PJ, Sever AR, et al. Safety, efficacy, and immunogenicity of VGX – 3100, a therapeutic synthetic DNA vaccine targeting human papillomavirus 16 and 18 E6 and E7 proteins for cervical intraepithelial neoplasia 2/3: a randomised, double-blind, placebo-controlled phase 2b trial. Lancet, 2015,386(10008):2078 – 2088.

[79] Vadrevu SK, Gonzalez EJ, Gupta S, et al. Complement C5a receptor facilitates cancer metastasis by altering T-cell responses in the metastatic niche. Cancer Res, 2014,74(13):3454 – 3465.

[80] Vincent J, Gause CK, Buisseret L, et al. 5-Fluorouracil selectively kills tumor-associated myeloid-derived suppressor cells resulting in enhanced T cell-dependent antitumor immunity. Cancer Res, 2010, 70(8):3052 – 3061.

[81] Vonderheide RH, Pusztai L, Gupta S, et al. Tremelimumab in combination with exemestane in patients with advanced breast cancer and treatment-associated modulation of inducible costimulator expression on patient T cells. Clin Cancer Res, 2010,16(13):3485 – 3494.

[82] Wang Y, Zhang F, Cheng H, et al. Autocrine complement inhibits IL-10-dependent T-cell-mediated antitumor immunity to promote tumor progression. Cancer Discov, 2016,6(9):1022 – 1035.

[83] Yan J. Highly optimized DNA vaccine targeting human telomerase reverse transcriptase stimulates potent antitumor immunity. Cancer Immunol Res, 2013,1(3):179 – 189.

[84] Zou W. Regulatory T cells, tumour immunity and immunotherapy. Nat Rev Immunol, 2006,6(4): 295 – 307.

第八章

乳腺癌精准治疗的方向和实践

美国国立癌症研究所（NCI）于2011年首次提出精准医学（precision medicine）的概念，它是指将个体疾病的遗传学信息（包括细胞、分子和基因等信息）用于指导其诊断和治疗的医学，这一理念在整个医学行业迅速得到广泛认可。以前，我们只有通过观察患者对药物的反应或结局来判断自己的决策是否正确，是否选择到了合适的患者，瞄准了最佳治疗时机，或者使用了疗效较好的药物。这样的诊疗方式是回顾性的，更多依赖于医生的临床经验，具有很大的局限性和不确定性。但是在长期实践中，我们发现一些药物可能只对某一部分患者有效，而对另一部分患者则根本不会起效，甚至加重不良反应。我们逐渐意识到肿瘤是一种异质性极强的疾病，对不同肿瘤或者同一肿瘤的不同阶段采用同一治疗方案的观念已经逐渐被摒弃。唯有在正确的时间、正确的空间、做正确的事，才能真正解决肿瘤治疗的难题。分子生物学技术，特别是高通量技术的进步极大地推动了肿瘤精准医学的发展，通过分子生物学手段筛选合适治疗方案和优势人群，从而改善生存，降低毒性，这是肿瘤精准治疗的重要意义。

自20世纪90年代以来，乳腺癌发病率即呈持续上升趋势，并高居女性恶性肿瘤榜首。GLOBOCAN 2012数据显示，全球每年约有167万人罹患乳腺癌，占2012年新发癌症总数的12%，但死亡率呈略下降趋势。除得益于早期诊疗之外，大部分归功于精准医学在乳腺癌治疗中的逐步渗透，主要体现在乳腺癌的分类和预后评估、治疗靶点的筛选及疗效预测等多个方面。

乳腺癌作为一种异质性很强的全身性疾病，传统的TNM分期和临床病理指标并不能很好地评估其预后。2000年，Perou等对乳腺癌分子分型的结果具有划时代意义。他通过对乳腺癌固有基因表达谱进行聚类分析，将乳腺癌分成4个主要分子亚型。这一分类方法与传统指标相比较，可以更为准确地提供预后信息，反映乳腺癌生物学行为的本质。乳腺癌分子分型在过去十几年中极大地改变了对乳腺癌基础与临床的认知，并在不断简化和细化后，广泛用于指导临床治疗。

但是，分子诊断应用的终极目的不仅仅是寻求最本质的分子分型，而是通过分子分型分而治之，真正改善乳腺癌患者的预后。目前，基因谱表达检测平台包括Oncotype DX、MammaPrint、PAM50 ROR评分、EndoPredict及乳腺癌指数（Breast Cancer Index）等已运用至临床以预测复发，评估预后。特别是Oncotype DX的21基因检测，在临床上广泛用于评估淋巴结阴性、激素受体（HR）阳性早期乳腺癌患者的复发转移风险。21基因检测里有16个相关基因和5个参考基因。根据基因的评分，把患者分为低复发风险、中复发风险、高复发风险。评分<10分者则不推荐化疗，避免患者接受不必要的药物治疗，这是精准医学的进步。

通过基因检测寻找靶点和相应的靶向药物，引领乳腺癌治疗进入靶向治疗时代。目前，针对HR阳性乳腺癌的内分泌治疗和针对HER-2阳性乳腺癌的抗HER-2治疗，已极大改善了乳腺癌的自然进程。以HER-2阳性乳腺癌为例，曲妥珠单抗的出现改变了HER-2阳性乳腺癌的预后，5年生存率显著提高了77%，总生存期延长了20~25个月。随着对乳腺癌发生与发展机制越来越深入的探索和研发，以及逐步加速的分子靶向药物的出现，晚期患者也有更多的治疗选择机会和长期生存可能。表8-1总结了目前乳腺癌基因组改变和与之相对应的靶向药物，或具有潜在治疗价值的可靶向分子。

表8-1　乳腺癌基因组改变与可能的靶向治疗

基因组改变	可能的靶向治疗
ERBB-2	抗HER-2治疗
PIK3CA, PTEN, AKT1, AKT2, AKT3, PIK3R1, INPP4B, MTOR	PI3K/AKT/mTOR通路抑制剂
KRAS, NRAS, BRAF, MAP2K1, MAP3K1, NF1	RAF/MEK抑制剂
FGFR1, FGFR2, FGFR3	FGFR抑制剂
CDKN2A, CDKN1B, CCND1, CCNE1, CDK4, RB1	CDK抑制剂
BRCA1, BRCA2, ATM	PARP抑制剂、铂类
EGFR	EGFR抑制剂
TP53, MDM2	抗p53治疗
MYC	抗MYC治疗

在治疗过程中,研究者还发现一些分子或基因虽然不能作为有效的治疗靶点,但是可以用来预测疗效。如有研究发现,PI3K活性通路的晚期患者更能从mTOR抑制剂中获得更长的无进展生存期,肿瘤浸润淋巴细胞比例高和免疫相关基因表达水平高的HER-2阳性乳腺癌更能从曲妥珠单抗中获得更长的无病生存期,而BRCA1/2基因突变的三阴性乳腺癌患者从含铂类方案中获得更高的疾病缓解率等。尽管研究所得到的结果五花八门,且多数并未得统一共识,但乳腺癌患者的整体治疗水平在不断的争议和争论中螺旋上升。接下来,我们将对近年来乳腺癌精准和个体化治疗的研究进展进行详细阐述。

第一节　乳腺癌的分子分型与个体化及精准治疗

根据基因表达谱表达的差异,可将乳腺癌分为腔面A型(luminal A)、腔面B型(luminal B)、HER-2过表达型和基底样型。而经进一步验证,免疫组化指标ER、PR、HER-2、Ki-67的结果基本可代替基因表达谱的分子分型,用于指导临床治疗。鉴于三阴性乳腺癌和基底样型乳腺癌有较多重叠,临床上为方便起见,经常用三阴性乳腺癌取代基底样型乳腺癌。在2011年St. Gallen国际乳腺癌会议上,乳腺癌分子分型的临床价值得到了专家组一致认可,基于分子分型的治疗为乳腺癌个体化和精准治疗奠定了基础。

一、HR阳性乳腺癌的个体化及精准治疗

HR阳性乳腺癌包括所有的腔面A型和腔面B型乳腺癌,占乳腺癌所有类型的60%～70%,这些患者是内分泌治疗的最大受益人群。

内分泌治疗的最终目的是减少或阻止雌激素与肿瘤细胞表面的ER结合,抑制肿瘤生长,其本质也是一种作用于ER或PR的靶向治疗。内分泌治疗的历史可以追溯到1896年,Beatson首先报道3例绝经前晚期乳腺癌,在切除双侧卵巢后有2例肿瘤明显缩小。此后100多年,乳腺癌内分泌治疗经历了肾上腺切除、卵巢切除、雄激素、雌激素、孕激素、抗雌激素、芳香化酶抑制剂、氟维司群、高剂量氟维司群及联合靶向治疗等发展过程。

目前,内分泌治疗的焦点主要集中在两个方面:①对于早期乳腺癌,如何选择最优组合和最佳治疗期限,从而将内分泌治疗的优势发挥到最大;②对于晚期乳腺癌患者,如何克服内分泌治疗的耐药,最大限度改善生活质量,提高总生存。

(一)早期HR阳性患者

对于HR阳性早期乳腺癌患者,其辅助治疗中有2/3的临床获益归功于内分泌治疗。与西方国家不同,我国乳腺癌偏年轻化,绝经前女性乳腺癌患者占全部乳腺癌的60%以上。绝经前女性,特别是年龄<35岁的年轻患者,生物学行为差,复发风险更高,需要疗效更强的内分泌治疗方案以减少复发风险。鉴于芳香化酶抑制剂在绝经后女性中的成功经验,对于绝经前女性,通过卵巢去势使其体内雌激素环境达到绝经后状态,是有效的强化内分泌治疗策略。2007年,Cuzick在《柳叶刀》杂志报道的一篇Meta分析提示,他莫昔芬或化疗联合2～3年促黄

体生成素释放激素类似物(LHRHa),可使复发风险降低12.7%($P=0.02$),死亡率下降15.1%($P=0.03$),从而奠定了卵巢去势在绝经前乳腺癌辅助治疗中的地位。那么,2~3年卵巢功能抑制是否足够? 芳香化酶抑制剂是否可以替代他莫昔芬? SOFT 和 TEXT 研究汇总分析显示,绝经前的早期乳腺癌患者接受5年依西美坦联合卵巢抑制,与接受5年他莫昔芬联合卵巢抑制相比,能够进一步提高患者的 DFS,降低复发率,两组总生存期(OS)相似。并且亚组分析显示,在接受化疗的复发高风险亚组,或年龄<40岁组,卵巢抑制联合依西美坦获益最高,5年乳腺癌无癌时间间隔绝对获益提高5%~15%。这一研究结果已写进2016版《中国早期乳腺癌卵巢功能抑制临床应用专家共识》。然而,近几年一些学者提出,使用药物去势联合芳香化酶抑制剂满1年时,有35%左右患者体内雌激素水平并未完全达到绝经标准,从理论上讲,这一现象将会影响药物去势的疗效,有待进一步的临床验证。

事实上,HR 阳性乳腺癌患者即使经过5年辅助内分泌治疗,在很长一段时间内依然处于肿瘤复发和转移的风险中,且近50%的复发出现在5年辅助内分泌治疗结束后。延长治疗时限可否降低复发风险呢? ATLAS 及 aTTOM 研究对比了他莫昔芬5年和10年的结果,发现延长治疗时限将在治疗10年后显示出生存的改善,乳腺癌特异性死亡风险也降低25%左右。因此,2014年美国《NCCN 指南》开始推荐10年他莫昔芬作为乳腺癌术后辅助治疗的推荐方案之一。但是,对于起始即接受卵巢功能抑制联合芳香化酶抑制剂或他莫昔芬治疗者,治疗满5年后依然为绝经前的女性,是否需要延长治疗时限呢? 目前正在进行相关探索,最终结果的出炉尚需时日。

那么,对于绝经后女性,10年芳香化酶抑制剂是否有必要呢? MA.17 和 ABCSG-6a 等研究提示,5年他莫昔芬治疗后给予芳香化酶抑制剂强化治疗,能进一步改善 DFS,但并不能延长 OS。而 MA.17R 研究纳入了1918例绝经后的早期乳腺癌患者,所有患者在入组前都已经接受任意时长的他莫昔芬序贯4.5~6年芳香化酶抑制剂辅助治疗,按1:1比例随机分组接受来曲唑或安慰剂继续治疗5年。结果显示,来曲唑治疗10年与治疗5年相比,能显著预防对侧乳腺癌,提高患者 DFS,从而为10年芳香化酶抑制剂的疗效和安全性提供佐证。但是,这一研究并未表现总生存的获益,而且依然不能回答对于初始就使用芳香化酶抑制剂的绝经后女性,延长芳香化酶抑制剂治疗时限是否可提高疗效的问题。

是否所有患者均需延长内分泌治疗至10年呢? 答案显然是否定的。从5年延长至10年,必须重视药物长期安全性的监测和管理,患者的依从性也是必须考虑的问题。目前,迫切需要相关分子标记或者预测模型,预测患者5年以后复发风险,优选患者,从而避免过度治疗。基因表达谱预测模型得到很多研究者的青睐,特别是 PAM50 ROR 评分、Breast Cancer Index 和 EndoPredic 3个检测平台,被认为可以有效预测远期复发。临床病理因子与基因表达谱模型相结合可能更具有预测效能。

(二) 晚期 HR 阳性乳腺癌患者

对于 HR 阳性晚期乳腺癌患者,其治疗策略更为复杂。美国《NCCN 指南》建议根据复发时间来选择晚期内分泌治疗策略,对于内分泌治疗相对敏感(辅助内分泌治疗结束12个月后复发)和内分泌治疗相对耐药(辅助内分泌治疗期间及结束1年内复发)的两类人群分而治之。

对于内分泌治疗敏感患者,一线内分泌治疗可以选择芳香化酶抑制剂、他莫昔芬或托瑞米芬、氟维司群等。由于他莫昔芬和芳香化酶抑制剂在辅助治疗阶段的广泛应用,晚期一线治疗选择相对受限。卵巢功能抑制联合他莫昔芬或芳香化酶抑制剂,可用于他莫昔芬治疗失败的绝经前女性;而依西美坦为芳香化酶失活剂,可用于非甾体类芳香化酶抑制剂治疗失败后的复发转移性乳腺癌;氟维司群作为后起之秀,在晚期乳腺癌内分泌治疗中的地位逐渐提升。

早期一些研究如 EFECT 和 SoFEA 研究以低剂量氟维司群(250 mg)对比依西美坦治疗非甾体类芳香化酶抑制剂治疗失败的患者,其疗效仅与依西美坦相当。但临床前研究及Ⅰ期临床研究发现氟维司群的疗效具有剂量依赖性。药代动力学显示,500 mg 对比 250 mg 可以更显著下调 ER、PR 和 Ki-67 的水平。故 CONFIRM 研究对比高剂量氟维司群和低剂量氟维司群对内分泌治疗后复发或进展的绝经后晚期乳腺癌患者的疗效,发现高剂量组 OS 可提高4个月。亚组分析显示,在经芳香化酶抑制剂治疗的患者中,这一优势更为显著。这可能是因为经过芳香化酶抑制剂治疗的患者中,20%~50% 存在 ESR1 基因突变,高剂量氟维司群对 ESR1 基因突变患者仍有一定疗效,而低剂量氟维司群对这类患者没有显著抑瘤作用。故后来研究多选用高剂量氟维司群作为有效剂量。FIRST 研究初步证实了高剂量氟维司群在晚期一线治疗中可显著改善 PFS 和 OS;而 FALCON 研究只筛选入组未接受过内分泌治疗的绝经后患者,中位随访 25 个月,高剂量氟维司群与阿那曲唑相比较,PFS 显著延长(16.6 个月对比 13.8 个月),OS 数据尚未成熟。目前,还没有针对非甾体类芳香化酶抑制剂治疗失败后氟维司群 500 mg 和甾体类芳香化酶抑制剂的头对头比较的Ⅲ期数据。基于这个空白,中国医学科学院肿瘤医院徐兵河教授领导下的 FRIEND 研究入组绝经后 HR 阳性、辅助治疗接受过非甾体类芳香化酶抑制剂>2 年的患者,对比氟维司群 500 mg 和依西美坦 25 mg 的疗效。目前研究已经启动了 1 年左右,预估将在 2018 年入组结束。

约有 30% HR 阳性患者存在内分泌治疗原发性耐药,而初始治疗有效的患者,在应用内分泌药物治疗一段时间后几乎都会出现继发性耐药。目前,多数学者认为内分泌治疗耐药机制是长期的雌激素剥夺导致 ER 功能缺失及其他生长信号通路代偿性激活所致。解决内分泌治疗耐药的方法主要有两种:恢复 ER 正常表达,或者与靶向治疗联合逆转耐药。其中,靶向治疗的研究近些年来异军突起。

CDK4/6 抑制剂通过影响关键细胞周期,从而抑制肿瘤细胞的增殖进程。PALOMA-1、PALOMA-2、MONALEESA-2 和 MONARCH-3 等大型临床试验显示,CDK4/6 抑制剂能够显著改善晚期患者的 PFS,奠定了其在 HR 阳性、HER-2 阴性晚期乳腺癌一线治疗中的地位。在二线及后线治疗中,PALOMA-3、MONARCH-2 临床试验证实,CDK4/6 抑制剂也能够进一步延长患者的 PFS。2015 年 2 月,CDK4/6 抑制剂帕博西尼(palbociclib)治疗获美国 FDA 加速批准联合来曲唑用于 HR 阳性、HER-2 阴性绝经后晚期乳腺癌的一线治疗。

PI3K-AKT-mTOR 是乳腺癌最常见的活化通路,mTOR 是 PI3K 通路中的一种信号转导激酶,是诸多信号通路的关键下游信号分子,涉及 ER、EGFR、HER-2 等肿瘤关键信号通路。依维莫司是 mTOR 抑制剂的典型代表,Ⅲ期临床研究 BOLERO-2 的结果证实,内分泌联合依维莫司治疗能为内分泌治疗失败的 HR 阳性晚期乳腺癌患者带来临床获益。中位随访 18 个月的结果显示,依维莫司+依西美坦组较单药依西美坦组的 PFS 延长 1 倍多(11.0 个月对比 4.1 个月,$P<0.0001$)。2012 年 7 月,美国 FDA 批准依维莫司用于治疗来曲唑或阿那曲唑治疗失败的 HR 阳性、HER-2 阴性晚期乳腺癌。BELLE-2 研究针对这一通路的另一靶点 PI3K,对比 PI3K 抑制剂 buparlisib 和氟维司群用于晚期乳腺癌的疗效。2017 年更新的数据显示,在 ctDNA PIK3CA 突变患者中,氟维司群+buparlisib 组对比氟维司群+安慰剂组的 OS 有轻微的获益趋势。

但值得注意的是,国外晚期乳腺癌临床研究中入组的多为绝经后患者,而中国晚期患者中绝经前患者占一半以上,内分泌药物联合卵巢功能抑制是首选。那么,在卵巢去势基础上的内分泌治疗联合靶向治疗能否带来更多治疗获益呢?目前,正在针对绝经前晚期乳腺癌患者展开研究,探究依维莫司(MIRACLE)和 CDK4/6 抑制剂(FATIMA、MONALEESA-7)的疗效,已显示一定的治疗前景。

尽管内分泌治疗和靶向治疗的研究正如火如荼地进行,化疗对 HR 阳性晚期乳腺癌的治疗作用也不容忽视。特别是新型化疗药物的出现,为既往对蒽环类和紫杉类耐药的患者提供了新的选择。由我国研发的埃博霉素类似物 UTD1(优替帝)与单用卡培他滨相比较,可明显改善 PFS 及客观缓解率(ORR),安全性可控。相对于其他埃博霉素类似物,UTD1 具有较低水平的骨髓抑制及肝肾毒性,这是国产新药为乳腺癌患者带来的福音。

总而言之,HR 阳性乳腺癌的内科治疗进程,特别是内分泌治疗进展历程,可谓一环扣一环,精彩纷呈。研究者在逐步探索过程中,发现新的规律和靶点,优化原有方案,树立新的治疗标准,使不同需求的患者最终得到最合适的治疗。

二、HER-2 阳性乳腺癌的靶向治疗

1984 年,德国科学家 Ullrich 首次发现了 HER-2 基因。HER-2 通过与 HER-1、HER-2 等形成二聚体,介导细胞生长信号。HER-2 过表达可导致细胞增殖失控,产生侵袭转移。1987 年,Slamon 在乳腺癌样本中发现 HER-2 的过表达。HER-2 过表达型乳腺癌患者侵袭性高,中位生存期只有 HER-2 阴性患者的一半左右。20%~25% 乳腺癌患者存在 HER-2 基因过表达。在 Slamon 教授推动下,首个抗 HER-2 单克隆抗体曲妥珠单抗研发成功,开启了乳腺癌靶向治疗的新时代。

越来越多的循证医学证据表明,曲妥珠单抗对HER-2阳性患者的治疗举足轻重。对于辅助治疗乳腺癌患者,化疗联合曲妥珠单抗与不联合曲妥珠单抗相比,3年复发风险下降一半,死亡风险下降1/3;对于新辅助化疗患者,与单纯化疗相比(pCR 10%~31%),曲妥珠单抗联合化疗能显著提高pCR(25%~38%);而对于晚期乳腺癌患者,使用曲妥珠单抗的HER-2阳性患者死亡风险甚至比HER-2阴性患者下降44%。自1998年上市以来,曲妥珠单抗的疗效得到了国际相关指南的一致推荐,它改变了HER-2阳性乳腺癌的自然疾病进程,延长了患者的生存时间,是HER-2阳性乳腺癌治疗的基石。

目前,欧美国家已有多个抗HER-2治疗药物获FDA批准上市。除曲妥珠单抗外,还有帕妥珠单抗、T-DM1这些抗体类的靶向治疗药物,以及拉帕替尼、来那替尼等小分子酪氨酸激酶抑制剂(TKI)。在不显著增加毒性的前提下,将乳腺癌的治疗水平推向一个又一个高峰。目前,HER-2阳性乳腺癌的治疗热点包括:①如何优选药物提高早期患者疗效和安全性;②如何克服HER-2耐药。

(一) 早期HER-2阳性乳腺癌治疗

关于如何提高早期HER-2阳性乳腺癌患者疗效,这一研究历程在新辅助化疗的临床研究中表现得淋漓尽致。目前,公认新辅助化疗的pCR可以预测HER-2阳性乳腺癌患者的生存,因而通常作为评估临床疗效的替代指标。使用含蒽环类方案新辅助化疗时,HER-2阳性乳腺癌的pCR多在10%左右,而在蒽环类基础上联合紫杉类可提高pCR 6%~16%,此后即便增加化疗周期数、增多化疗药物种类、更换化疗方案,或者提高剂量密度、剂量强度,其pCR也很难超过25%。由于抗HER-2药物的加入,使得乳腺癌新辅助化疗取得突破性进展。如大型Ⅲ期临床研究NOAH比较了HER-2阳性局部进展期和炎性乳腺癌新辅助化疗联合或不联合曲妥珠单抗的疗效,含曲妥珠单抗组pCR显著提高(由19.5%提高至38.5%)。而针对HER-2的双靶向治疗,在化疗和曲妥珠单抗的基础上联合拉帕替尼或帕妥珠单抗,则将pCR提高至50%左右。特别是Ⅱ期临床研究TRYPHAENA,在完成6个周期的多西他赛+卡铂+帕妥珠单抗+曲妥珠单抗的亚组,乳腺病变pCR可达66.2%。长期随访均显示,获得pCR的患者具有更长的DFS。2014年,JNCI杂志上发表了一篇Meta分析,比较不同抗HER-2靶向药物新辅助化疗方案之间,双靶方案与单靶方案、双靶方案与双靶方案的差异,认为抗HER-2双靶向药物联合化疗是HER-2阳性乳腺癌新辅助化疗中最有效的治疗方案。故曲妥珠单抗联合帕妥珠单抗已推荐用于早期乳腺癌新辅助治疗。鉴于双靶向治疗低毒高效的特点,研究者开始思量"降阶梯策略",即无化疗方式是否可行。在NeoSPHERE研究中,曲妥珠单抗联合帕妥珠单抗新辅助治疗亚组的pCR为16.8%;而在KRISTINE研究中,仅联合使用T-DM1和帕妥珠单抗的pCR为44%,且安全性更好。甚至有最新研究(ADAPT研究)报道,在HR阳性、HER-2阳性患者中,单药T-DM1的pCR即可达40.5%,而曲妥珠单抗联合内分泌治疗组pCR仅为6.7%。这些振奋人心的研究结果使得人们对早期乳腺癌的新辅助治疗充满了希望,但是豪华组合的方案所带来的经济成本不容忽视,从现有的证据去研究和确定最有效的、最经济的治疗方案将是临床医生的巨大挑战。

将新辅助治疗中的经验引入辅助治疗中同样获得了成功。例如,在APHINITY研究中,帕妥珠单抗+曲妥珠单抗+化疗组与曲妥珠单抗+化疗组相比较,可改善4年无浸润疾病生存期(iDFS)(92.3%对比90.6%,$HR=0.81$,95% CI:0.66~1.00,$P=0.045$)。然而,并不是所有提高新辅助化疗pCR的方案都能成功应用于辅助治疗阶段。例如,NeoALTTO研究结果显示,新辅助化疗联合拉帕替尼和曲妥珠单抗组pCR显著优于单药曲妥珠单抗组或拉帕替尼组(51.3%对比29.5%对比24.7%,$P<0.001$);而相同设计的ALTTO研究入组术后辅助治疗患者,拉帕替尼的加入未能最终表现为DFS和OS的获益,其中的原因值得探讨。

(二) 克服HER-2耐药

对于HER-2耐药患者,特别是曲妥珠单抗治疗后进展的患者,如何恰当选择抗HER-2治疗呢?RHEA研究和HERMINE研究提示,继续应用曲妥珠单抗更换化疗药比单用化疗,中位OS和TTP依然可以得到显著延长。那么,更换抗HER-2药物或者联合其他药物是否更佳呢?临床前期研究显示,对于初次接受治疗的HER-2阳性患者来说,无论是曲妥珠单抗还是拉帕替尼单药治疗,阿法替尼单一用药具有更高的总缓解率。然而,Lux-Breast 1研究显示,阿法替尼联合长春瑞滨较曲妥珠单抗联合长春瑞滨二线抗HER-2治疗的PFS无优势,OS更差。而在曲妥珠单抗和化疗基础上加入贝伐单抗或其他抗EGFR的TKI(如吉非替尼)亦不能显著改善PFS。

那么,如何有效克服抗HER-2治疗特别是曲妥珠单抗耐药呢?首先需明确抗HER-2治疗耐药的机制。耐药的主要原因可能是HER信号通路的不完全阻断(如HER-2可与其他家族成员形成异二聚体并激活下游信号通路)或者其他信号通路的激活(如PI3K/AKT/mTOR通路)。

上述的拉帕替尼(HER-1/HER-2酪氨酸激酶抑制)、帕妥珠单抗(主要抑制HER-2与HER-3聚合)、来那替尼(不可逆的HER-1/2/4酪氨酸激酶抑制剂),以及T-DM1(曲妥珠单抗+细胞毒药物DM-1)均在晚期乳腺癌的一线及后线治疗中展现良好的疗效。CLEOPATRA研究一线治疗晚期乳腺癌,在曲妥珠单抗和多西他赛的基础上加入帕妥珠单抗,使患者OS由40.8个月延长至56.5个月,且具有统计学意义;同样,在ELIMIA研究中,T-DM1对比拉帕替尼联合卡培他滨治疗曲妥珠单抗治疗后进展的患者,PFS与OS均获益。这使得HER-2耐药的患者有了更多选择。我国自主研发的一些小分子酪氨酸激酶抑制剂也逐渐在国际舞台崭露头角。吡咯替尼(pyrotinib)是一种不可逆泛ErbB受体酪氨酸激酶抑制剂。2017年,*Journal of Clinical Oncology*杂志发表了关于吡咯替尼的一项Ⅰ期临床研究,针对既往多程治疗失败后的HER-2阳性乳腺癌(其中65.8%患者接受过曲妥珠单抗的治疗),吡咯替尼的单药有效率仍可以达到约50%。基于Ⅰ期研究的良好结果,在2017年圣安东尼奥大会上,再次报道了吡咯替尼Ⅱ期临床研究数据,将拉帕替尼联合卡培他滨作为对照组,吡咯替尼联合卡培他滨治疗能够为HER-2阳性晚期乳腺癌患者提供更好的ORR和PFS,尤其是PFS延长1倍以上(18.1个月对比7.0个月)。

通过阻断HER-2下游信号通路或者HER-2家族外其他信号通路的激活,是否能克服耐药。PI3K/AKT/mTOR信号转导通路是HER-2下游重要的激活通路,目前比较成功的mTOR抑制剂是依维莫司。BOLERO-3研究结果显示,对于曲妥珠单抗耐药的患者,在曲妥珠单抗和长春瑞滨的基础上增加依维莫司,可延长PFS约1.2个月,OS目前仍然没有数据。这是首项证实mTOR通路抑制剂使HER-2阳性乳腺癌获益的Ⅲ期研究。进一步行分子标记分析显示,PIK3CA基因突变、PTEN基因缺失、PI3K信号通路激活均可使依维莫司治疗患者的疾病进展风险显著下降33%、46%和33%。

目前,关于PI3K抑制剂、AKT1抑制剂,以及PI3K/mTOR抑制剂联合治疗曲妥珠单抗耐药的临床研究正在进行中,并取得一定实效。临床前研究显示,胰岛素样生长因子1受体(IGF-1R)和HER-2之间存在异二聚化和信号交互作用。同时抑制IGF-1R和HER-2功能,或许可逆转HER-2耐药,其耐受性与安全性已初步得到认可。而CDK4/6抑制剂与曲妥珠单抗联合或者与TDM-1联合用于晚期乳腺癌的研究目前也在探索中。

近年来,最受瞩目的免疫检查点抑制剂在治疗HER-2阳性晚期乳腺癌方面也有一些小型报道。其中JAVELIN研究入组了26例经多线治疗的HER-2阳性乳腺癌,1例患者肿瘤获得部分缓解,提示免疫治疗对HER-2耐药患者的可行性。

随着对HER-2通路的深入理解,越来越多的抗HER-2药物和靶向药物出现在我们面前,带来更多选择的同时,也带来无数困惑。根据各种靶向药物作用机制的不同,通过分子标记筛选合适的治疗一直是研究者努力的方向。如PI3K活性通路患者接受依维莫司更能临床获益,拉帕替尼对p95 HER-2过表达的乳腺癌更具优势。一些新型检测手段的加入让我们如虎添翼,如液体活检、miRNA和ctDNA动态检测可预测疗效。在精准医疗时代,HER-2阳性乳腺癌的治疗将会一次又一次惊艳世界。

三、三阴性乳腺癌的研究与发展

三阴性乳腺癌(TNBC)是侵袭性较强的亚型,术后1~2年容易出现复发,更易出现内脏转移和脑转移,晚期TNBC不经治疗,中位生存期仅9个月。TNBC不同于HR阳性和HER-2阳性乳腺癌,内分泌治疗和抗HER-2治疗无从应用,治疗仍以化疗为主。尽管TNBC患者ER、PR、HER-2表达均阴性,看似无分子特异性表达,但它实际上是一组异质性很强的疾病。Lehmann等根据基因表达谱检测结果,将TNBC进一步细分为7个亚型:基底样型1(BL1)、基底样型2(BL2)、免疫调节型(IM)、间充质样细胞型(M)、间质样干细胞型(MSL)、腔面样雄激素受体型(LAR),以及不稳定型(UNS)。不同亚型肿瘤细胞内部主导的信号通路可能不同,其对治疗的反应也各不相同。BL1/2 型 TNBC 肿瘤细胞可能更多表现为 DNA 损伤修复通路相关基因的异常,故对铂类或者 PARP 抑制剂更为敏感;M 型和 MSL 型 TNBC 肿瘤细胞内皮间叶转化的相关基因表达较高,临床前研究证实此类型细胞系对 PI3K/mTOR 抑制剂敏感;LAR 型乳腺癌雄激素受体高表达,故对雄激素受体拮抗剂可能敏感。尽管研究者试图从多方面、多靶点进行尝试,寻找突破口,绝大多数 TNBC 试验结果令人失望,但也取得了一些成绩。

蒽环类和紫杉类一直是 TNBC 治疗的基石,在辅助治疗阶段普遍使用,提高剂量密度已证实可进一步延长患者(包括 TNBC 患者)总生存。FinXX 研究在蒽环类联合多西他赛基础上加入卡培他滨,亚组分析显示卡培他滨的加入使 TNBC 患者总生存持续获益。但对于复发转移或者蒽环类和紫杉类治疗失败的患者,寻找有效化疗方案依然十分棘手。

有 10%~20% 的 TNBC 患者携带 BRCA1/2 基因突变,对抗 DNA 损伤能力较弱,而铂类药物可以直接作用于 DNA 链,导致细胞死亡,因此从理论上讲铂类药物也是 TNBC 治疗的一种选择。临床试验已证实,对于新辅助化疗或晚期 TNBC 患者,铂类的加入可以显著提高有效率。如 GeparSixto 研究结果提示,常规化疗基础上加用卡铂可增加 TNBC 患者新辅助化疗 pCR,但卡铂的加入会显著增加毒性;而 TNT 研究中,对于携带 BRCA1/2 基因突变的晚期患者,不含铂类与含卡铂方案相比,ORR 从 33% 提高至 68%;一项国内 III 期临床研究,CBCSG 006 试验对比了吉西他滨+顺铂方案与吉西他滨+紫杉醇方案一线治疗转移性 TNBC 的疗效,优效性检验均显示吉西他滨+顺铂组的 PFS 优于对照组;而在术后辅助治疗的相关研究中,一项对比紫杉醇+卡铂和表柔比星+环磷酰胺序贯紫杉醇用于 TNBC 患者术后辅助治疗的非劣效性研究显示,含铂类方案在辅助治疗阶段并不劣效于标准治疗。越来越多的循证医学证据支持铂类药物在 TNBC,特别是携带 BRCA1/2 基因突变患者中的应用,但是这种短期疗效能否转化为长期生存获益,目前还没有定论。新型化疗药物如伊沙匹隆、艾日布林(eribulin)等在治疗晚期 TNBC 患者中也表现一定的生存优势,疗效至少与卡培他滨等效。

靶向治疗近年来取得一些突破性进展,包括 PARP 抑制剂、抗血管生成、抗雄激素受体治疗及免疫检查点抑制剂等,特别是 PARP 抑制剂。PARP 抑制剂可以阻断肿瘤细胞碱基重组这一 DNA 修复途径,诱导肿瘤细胞凋亡。目前有多个 PARP 抑制剂进入临床试验阶段,包括奥拉帕尼(olaparib)、维利帕尼(veliparib)、瑞卡帕布(rucaparib)、尼拉帕尼(niraparib)、talazoparib 等,以奥拉帕尼数据最为成熟。奥拉帕尼单药在 I 期临床研究中表现出很高的有效率,ORR 最高达 41%。在接下来的 II 期研究中,26 例未经选择的 TNBC 患者 ORR 为 0,使得奥拉帕尼的研发一度搁置,但是进一步分析发现 BRCA1/2 基因突变患者 PFS 可提高 8 个多月。因此,III 期临床研究奥拉帕尼筛选入组 HER-2 阴性、BRCA1/2 基因突变的晚期乳腺癌患者,与临床医生选择的化疗相比,PFS 显著延长,从而使 PARP 抑制剂的研发再度复活,目前已被美国 FDA 批准用于 BRCA 基因突变的晚期卵巢癌。这提示我们,只有充分利用分子靶标,才能真正筛选出对治疗有效的人群,避免错失真正有效的药物。目前,一些研究正尝试将 PARP 抑制剂与铂类或紫杉醇联用,试图进一步提高疗效。有报道显示,当其与铂类联用时,TNBC 患者 ORR 竟达到了惊人的 88%,是非常有前景的组合。

抗血管生成治疗也可提高晚期 TNBC 患者治疗的有效率。贝伐单抗是目前被欧盟批准用于晚期乳腺癌的唯一一种抗血管生成药。但是,迄今为止没有临床试验或 Meta 分析表明贝伐单抗的加入可以改善早期或晚期 TNBC 患者预后。事实上,贝伐单抗治疗并没有确切的靶点,并非是针对 TNBC 特征的治疗药物,有研究试图分析血浆中 VEGF-A 的表达来作为筛选患者的标准。但对于晚期患者,贝伐单抗仍在临床上推荐使用,用以提高部分患者生活质量。

雄激素受体广泛表达于各种亚型乳腺癌,在 HR 阳性患者中表达更常见。但是因抗雌激素药物的存在,雄激素拮抗剂一直未得到重视。12%~60%TNBC 表达雄激素受体。一项 II 期研究评估了雄激素拮抗剂比卡鲁胺对雄激素受体阳性(定义为>10% 的核染阳性)转移性 TNBC 的疗效。患者接受单药比卡鲁胺治疗后,6 个月的临床缓解率为 19%。但大部分临床研究中雄激素阻断的有效率均比较低,而且目前还没有统一的雄激素受体阳性诊断标准,因而临床并不推荐雄激素拮抗剂用于 TNBC。但雄激素受体研究依然给我们带来一些认知上的改变。有研究显示,ER 阴性但雄激素受体阳性术后乳腺癌患者使用他莫昔芬辅助治疗,可降低复发风险,而雄激素受体阴性者相反。基础研究提示,雄激素受体表达阳性患者,其雌激素通路基因依然处于激活状态,故而抗雌激素治疗可能有效。同时研究还发现,雄激素受体阳性患者中 PIK3CA 基因突变比例显著增加,提示 PI3K 抑制剂在这一亚组人群中的运用前景。

近年来,研究最为火热的莫过于免疫治疗,特别是 PD-1 抑制剂在 TNBC 中的运用。与其他亚型乳腺癌相较,TNBC 肿瘤组织中的肿瘤浸润淋巴细胞(TIL)比例、肿瘤突变负荷和 PD-L1 阳性率均更高,提示 TNBC 更有可能从 PD-1/PD-L1 抑制剂的治疗中获益。总体来说,PD-1 抑制剂对转移性乳腺癌的有效率比较低,为 4.8%~19%;而在 TNBC 中较高。在 KEYNOTE-012 研究中,PD-1 抗体派姆单抗(pembrolizumab)治疗 PD-L1 阳性 TNBC,总体 ORR 为 20% 左右。而在接下来的 KEYNOTE-086 和 JAVELIN 研究中,单药治疗 TNBC 的 ORR<10%。尽管如此,免疫治疗疗效的持续性是其他治疗罕见的,被认为是最具有希望治愈肿瘤的明星药物,如何能从人群中筛选出受益人群是目前努力的方向。一些临床研究正在探索 PD-1/PD-L1 抑制剂单药或联合化疗用于 TNBC 的疗效。PD-L1 抑制剂阿特珠单抗(atezolizumab)联合纳米紫杉醇治疗晚期 TNBC,其 ORR 达 42%,其中一些研究已进入Ⅲ期临床研究阶段(NCT02620280)。PD-1 抗体与靶向治疗联合,包括作用于 EGFR、PI3K、MEK、PARP 等分子的靶向药物,甚至与放疗等手段联合的临床研究也正在紧锣密鼓地进行当中。

目前,其他正在研究或有潜力的靶向治疗包括 PI3K 抑制剂、MEK 抑制剂、肿瘤干细胞抑制剂(Ras/MAPK、JAK/STAT、Wnt、TGF-β、Notch 通路、Hedgehog)、EGFR 抑制剂、表观遗传学靶点抑制剂(HDAC、HSP90)等,但多数仍处于临床前研究或早期研究阶段,其临床效果还需时日加以验证。在不断细化的分类模式和不断涌现的新型治疗手段的引导下,TNBC 已经摆脱了化疗再化疗直至无药可用的死循环模式,晚期患者有更多机会使用新药或进入临床试验,体验新药所带来的生存及生活质量的改善。

第二节　乳腺癌研究展望

约 70% 乳腺癌是可以治愈的。对于早期乳腺癌患者来说,治疗的主要目的就是治愈肿瘤,延缓复发。而晚期乳腺癌仍然为不可治愈。通过现有手段,不断延缓患者疾病进展时间,将癌症转化成为类似高血压、糖尿病一样的慢性病,是我们的终极目标。可以看到,近 20 年来乳腺癌的内科治疗已发生翻天覆地的变化,在精准医学大背景下,分子靶向治疗和免疫治疗的时代已经来临,这不仅推动了医学水平的不断进步,也对临床医生提出了更多要求与挑战。在未来的乳腺癌相关研究中,需着眼以下几个方面。

1. 寻找乳腺癌发生与发展的关键基因　目前,在人类已发现至少 350 种基因与肿瘤相关。乳腺癌基因突变种类多,且异质性强,报道的研究结果各不相同,但已经明确的乳腺癌相关基因并不多。约 28% 乳腺癌患者存在 TP53 和 PIK3CA 基因突变,10%~20% 存在 ERBB2、FGFR1 和 CCND1 基因扩增,其他发生率较低的基因异常如 PTEN 基因缺失或突变,AKT1、RB1、BRCA1 或 BRCA2 基因突变等均在乳腺癌发展进程中起到一定"驱动"作用。HER-2 作为乳腺癌治疗的靶点和预后因子,已改变了 HER-2 阳性乳腺癌的进程。如果可以在其他亚型乳腺癌,特别是 TNBC 中找到像 HER-2 基因等这样的驱动基因,将会为乳腺癌的研究添上浓墨重彩的一笔。目前,通过多个靶向药物联合的方式,或许可以帮我们更快更深入地探究一些可能跟乳腺癌发生与发展有关的关键基因。

2. 检测及诊断技术的革新　常规影像学检查手段及传统病理诊断已远远不能满足现代医学对乳腺癌诊断的要求。分子诊断技术的革新使诊疗更加精细化,更加具有预测效能。基因检测与免疫组化技术已在临床广泛应用。近些年来,二代测序技术使得大通量的数据获取成为可能,而液体活检技术包括循环肿瘤细胞、ctDNA、miRNA、外泌体等,则可引导诊断技术向精准而创伤越来越小的方向发展。

3. 基于基因水平的新的研究设计　一直以来，临床研究的设计均是针对某一个靶点开发一种靶向药，逐一将各个靶点分别在不同的瘤种中进行研究，因此新药的研发至上市常历经 10 年，甚至更久。2014 年，有研究者指出可将针对精准癌医学的创新性临床试验分成两大类：一类称为"basket trial"，即篮子试验；第二类称为"umbrella trial"，即雨伞试验。篮子试验就是把某种靶点明确的药物比喻为一个篮子，将带有相同靶基因的不同癌症放进这个篮子里进行研究，相当于中医所讲的"异病同治"；雨伞试验就是针对某一类型癌症，通过高通量的基因检测手段，将同类肿瘤不同的靶点检测在同一时间里完成，分析每个患者不同的体细胞变异，找到潜在的可能用药的靶点，然后根据不同的靶基因分配不同的精准靶药物，相当于中医所讲的"同病异治"。这样的研究设计将会显著加速药物的开发进程。

4. 更方便和准确的疗效预测及预后因子检测　乳腺癌诊疗水平的提高离不开对患者预后的准确评估和疗效的准确预测。TNM 分期、分子分型、Oncotype DX21 基因检测等已经在一定程度上帮助评估预后，选择合适治疗手段，避免过度治疗。但这些同样不能满足临床的需求，我们迫切需要更为准确的方便的分子标记帮助优选人群。通过高通量基因检测技术，或者长期动态监测患者组织或血液中某些分子变化情况，同时与现在的发展状况进行对比，或许是帮助我们走出困境的办法。

5. 精准医疗与大数据融合发展　目前，基于肿瘤领域的文本挖掘和数据整合的数据库与网络分析平台有很多。其中，熟为人知的是癌症基因组图谱(Cancer Genome Atlas，TCGA)数据库、高通量基因表达数据库(Gene Expression Omnibus，GEO)和 SEER 数据库。TCGA 和 GEO 数据库为医学研究者提供了海量的基因组数据和相关的临床数据，使得我们在此基础上取得新的诊断和治疗方法，然后使用得到的信息去设计目标性强的个性化治疗。SEER 数据库由美国国立癌症研究所建立，每年定期更新数据，是北美最具代表性的大型临床肿瘤登记注册数据库之一，收集了各种肿瘤的临床病理信息和预后数据，并向全世界开放。只有充分利用这些资源，通过大量的数据分析，找出预测的规律如治疗、疗效规律以及安全性规律，才能指导今后临床精准治疗和精准诊断。

6. 开展分子靶向治疗、免疫治疗　乳腺癌是最先开展分子靶向治疗的肿瘤，近些年来靶向药物的研发更是呈井喷态势，各种临床研究正如火如荼地进行中。免疫治疗在历经几十年的沉寂后，终于在最近 5 年大放异彩。未来依然是靶向治疗和免疫治疗的时代，临床需要更多的分子靶向药物和免疫治疗药物，为肿瘤患者提供更多选择。研究者在新药研发过程中，更应慎之又慎，科学严密地进行临床设计，筛选并提供低毒高效的治疗模式，同时避免受众较小的靶向药物的不幸夭折。

总而言之，在大数据时代，乳腺癌治疗的未来充满机遇与挑战。随着我们对乳腺癌发生与发展趋势越来越深入的理解，新型诊断技术的普及和应用，分子靶向药物不断进入临床，乳腺癌的内科治疗将越来越精细，最终实现精准治疗和个体化治疗。

（陈雪莲　徐兵河）

参考文献

[1] Niederhuber JE,著. 孙燕 译. 临床肿瘤学. 第五版. 北京：人民军医出版社，2016.

[2] Bernhard J, Luo W, Ribi K, et al. Patient-reported outcomes with adjuvant exemestane versus tamoxifen in premenopausal women with early breast cancer undergoing ovarian suppression (TEXT and SOFT): a combined analysis of two phase 3 randomised trials. Lancet Oncol, 2015,16(7):848-858.

[3] di Leo A, Jerusalem G, Petruzelka L, et al. Final overall survival: fulvestrant 500 mg vs 250 mg in the randomized CONFIRM trial. J Natl Cancer Inst, 2014,25:449-351.

[4] Dowsett M, Lonning PE, Davidson NE. Incomplete estrogen suppression with gonadotropin-releasing hormone agonists may reduce clinical efficacy in premenopausal women with early breast cancer. J Clin Oncol, 2016,34(14):1580-1583.

[5] Ferlay J, Soerjomataram I, Dikshit R, et al. Cancer incidence and mortality worldwide: sources, methods and major patterns in GLOBOCAN 2012. Int J Cancer, 2015,136(5):E359-E386.

[6] Goldhirsch AI, Winer EP, Coates AS, et al. Perso-

nalizing the treatment of women with early breast cancer: highlights of the St. Gallen International Expert Consensus on the Primary Therapy of Early Breast Cancer 2013. Ann Oncol, 2013, 24(9): 2206 – 2223.

[7] Lee A, Djamgoz MBA. Triple negative breast cancer: emerging therapeutic modalities and novel combination therapies. Cancer Treat Rev, 2018, 62: 110 – 122.

[8] Ma F, Li Q, Chen S, et al. Phase Ⅰ study and biomarker analysis of pyrotinib, a novel irreversible pan-ErbB receptor tryrosine kinase inhibitor, in patients with human epidermal growth factor receptor 2-positive metastatic breast cancer. J Clin Oncol, 2017, 35(27): 3105 – 3112.

[9] Masuda H, Baggerly KA, Wang Y, et al. Differential response to neoadjuvant chemotherapy among 7 triple-negative breast cancer molecular subtypes. Clin Cancer Res, 2013, 19(19): 5533 – 5540.

[10] Nagayama A, Hayashida T, Jinno H, et al. Comparative effectiveness of neoadjuvant therapy for HER2-positive breast cancer: a network meta-analysis. J Natl Cancer Inst, 2014, 106(9): 145 – 149.

[11] Nixon NA, Hannouf MB, Verma S. A review of the value of human epidermal growth factor receptor 2 (HER – 2)-targeted therapies in breast cancer. Eur J Cancer, 2018, 89: 72 – 81.

[12] Patel TA, Dave B, Rodriguez AA, et al. Dual HER2 blockade: preclinical and clinical data. Breast Cancer Res, 2014, 6(4): 419.

[13] Ribnikar D, Sousa B, Cufer T, et al. Extended adjuvant endocrine therapy—a standard to all or some? Breast, 2017, 32: 112 – 118.

[14] Schneeweiss A, Chia S, Hickish T, et al. Pertuzumab plus trastuzumab in combination with standard neoadjuvant anthracycline-containing and anthracycline-free chemotherapy regimens in patients with HER 2-positive early breast cancer: a randomized phase Ⅱ cardiac safety study (TRYPHAENA). Ann Oncol, 2013, 24(9): 2278 – 2284.

[15] Sestak I, Cuzick J. Markers for the identification of late breast cancer recurrence. Breast Cancer Res, 2015, 17: 10.

[16] Solinas C, Gombos A, Latifyan S, et al. Targeting immune checkpoints in breast cancer: an update of early results. ESMO Open, 2017, 2(5): e000255.

[17] Zhang P, Sun T, Zhang Q, et al. Utidelone plus capecitabine versus capecitabine alone for heavily pretreated metastatic breast cancer refractory to anthracyclines and taxanes: a multicentre, open-label, superiority, phase 3, randomised controlled trial. Lancet Oncol, 2017, 18(3): 371 – 383.

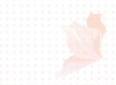

第二篇

乳腺肿瘤的筛查与诊断

第九章

乳腺肿瘤的筛查

Le Dran 在 18 世纪中叶提出,乳腺癌最早起源于一个局限性病灶。Donegan 认为,Le Dran 对乳腺癌进展的主导过程的认识至关重要,并确立了这样的观点:如果早期手术,则有望治愈乳腺癌。然而,直到 20 世纪初,人们才开始应用 X 线检查对隐性乳腺疾病进行诊断,使乳腺肿瘤有可能在出现症状前就被早期诊断;而以人群为基础的乳腺癌筛查随机对照试验的结果,最终使乳腺钼靶 X 线检查成为女性乳腺癌筛查的常规检查项目。

1977 年,由美国国立癌症研究院(NCI)召开的乳腺癌筛查的共识发展会议上确立了全球第一个乳腺癌筛查指南,目的是建立乳腺癌检测示范项目(BCDD)的循证资格。从此,美国各州要求保险公司将乳腺 X 线检查列入医疗保险服务的内容。而西欧、北欧等发达国家更是将对适龄女性的乳腺癌筛查作为一项公民福利在全国范围内开展。尽管对于这些举措是否为 1989 年以来许多西方国家乳腺癌死亡率逐年下降的原因之一目前还存在争议。但是,在很多西方发达国家和地区,乳腺癌筛查已经成为政府卫生行政部门开展慢性病预防的重要举措和典范。

自 2007 年开始,中国抗癌协会乳腺癌专业委员会根据中国女性的特点制定出适合中国女性的乳腺癌筛查指南,该指南目前已经更新到 2017 版。然而,在乳腺癌发病率相对西方国家低很多的中国人群中,是否有必要开展基于社区的人群筛查,适合中国女性的最佳筛查措施和频率如何,对于这些问题目前尚存在争议。国内已有不少医疗卫生机构基于乳腺癌早期防治的考虑,在小范围内开展社区乳腺癌筛查的试点工作,取得了一定的成效。

为了让从事肿瘤临床和预防工作的读者对乳腺癌筛查有更进一步的了解,我们将在本章中介绍乳腺癌筛查的基本原理、常用筛查方法、经典案例及国内外关于乳腺癌筛查方案的推荐和优缺点。

第一节 乳腺癌筛查的基本原理

以人群或个体为基础的乳腺癌筛查的主要目的是通过快速的检查将可能发生乳腺癌但表面上健康的人和那些可能无病的人区分开来。筛查不是诊断试验,仅仅是一种初步检查,对于筛查阳性或可疑阳性的人,应当进一步检查以明确乳腺癌病变是否真的存在,以便对确诊患者及时采取必要的治疗措施。强调疾病可能性是非常重要的,因为筛查方法存在固有的不足。在人群中开展乳腺癌筛查是在可承受的成本范围内检查大量的无症状者,大部分检查结果是准确的,但不可避免地会有一些健康女性被误诊为乳腺癌(假阳性),而另一些癌症患者被漏诊(假阴性),包括那些在常规筛查年龄范围内的女性。

针对某种慢性疾病,在大规模的无症状人群进行常规检查前,必须考虑是否适宜在人群中开展筛查,应符合以下原则标准:①该疾病应当是比较严重的公共卫生问题,具有较高的发病率和死亡率;②疾病发生前应当有一定的潜伏期(如一个可以检测到的临床前期或滞留期);③早期治疗效果要优于晚期治疗;④筛查方法必须准确有效而且经济。就准确性而言,其重要性是不言而喻的,筛查的方法应该达到一定的灵敏度和特异度,即既能够较准确地检测出乳腺癌,同时也应该能够区分出绝大多数的正常人群。当然我们也不能回避客观存在的假阳性和假阴性结果。另外,筛查方法必须为受检者和医生所接受,而筛查的成本相对于获益也要为组织筛查的相关部门所接受。

针对乳腺癌的筛查非常符合以上标准。历史研究资料证明,乳腺癌筛查对于年轻及年长女性都是有意义的,于是人们争论的焦点开始从乳腺癌筛查是否有效转为有效率为多少。近年来,关于乳腺癌筛查的争议主要在于开始和终止筛查的年龄选择、筛查间隔时长、财政及个人支付比例等问题,而并非筛查的效果问题。另外,筛查还需考虑经济与社会心理的双重效应,例如假阳性带来的问题,主要是那些乳腺钼靶X线检查异常及做活检的女性经历的焦虑和过度诊断所导致的身体和心理创伤。有些人或至少某些女性群体认为这些费用太高,而有些人认为可以接受或至少是不可避免的,另一些人则认为需要努力改进。我们综合目前乳腺癌筛查的有效性和有效率的证据,讨论前面提到的每一条准则及在临床实践中与乳腺癌筛查相关的关键问题。

一、乳腺癌的疾病负担

筛查的成功,首要因素是人群存在一定的疾病负担,包括两点:①有一定的发病率。换而言之,越是常见的疾病,人群筛查的价值越大。②有一定的病死率。如果所有的疾病诊断后都能治愈,那么筛查也就没有意义了。因此,乳腺癌就有了筛查的价值。

乳腺癌是全世界女性最常见的恶性肿瘤,也是女性癌症死亡的最主要原因。在美国,乳腺癌占女性每年癌症新发人数的近1/4和因癌症死亡人数的第2位,约1/8的女性在其一生中会被诊断为侵袭性乳腺癌,约1/7的女性会被诊断为侵袭性乳腺癌或原位癌,35人中会有1人死于乳腺癌。据估算,患乳腺癌的女性平均减少19.3年的寿命,这还不包括因疾病导致的生活质量下降及生育能力丧失等因素,虽然这些因素很难量化,但不可忽视。在我国,乳腺癌作为女性最常见的恶性肿瘤之一,疾病负担正呈逐年上升趋势。从20世纪90年代初至2005年的十几年间,中国女性乳腺癌发病与死亡年龄调整率,以及绝对人数均呈明显的上升趋势。中国乳腺癌发病率有明显的地区差异,北京、大连、上海、广州及其他沿海城市是高发地区,尤其以上海发病率最高。上海市疾病预防控制中心(SCDC)恶性肿瘤登记资料显示,乳腺癌发病率已经由1972年的17/10万发展到2006年的52.98/10万,35年间增幅超过200%;1988~2007年间,乳腺癌标化死亡率上升3%。乳腺癌已经成为严重威胁处于事业和家庭支柱地位的女性生命健康和生活质量的"头号杀手"。

乳腺癌的流行病学特征与筛查指南的确定是息息相关的,相比于疾病负担,年龄特异性乳腺癌发病率和由于在或超过某个年龄时被诊断为乳腺癌的死亡率对筛查年龄范围选择非常重要。根据2012年全球肿瘤流行病统计数据(GLOBOCAN 2012)公布的女性乳腺癌年龄别发病率:美国最高年龄组为70~74岁,加拿大为75岁及以上,英国75岁及以上,法国65~69岁,德国65~69岁,意大利75岁及以上,而中国为55~59岁。欧美国家一半的乳腺癌患者年龄在65岁以上,而中国一半为绝经前患者。据2012年中国肿瘤登记数据显示(图9-1):女性乳腺癌年龄别发病率从35~45岁有一个

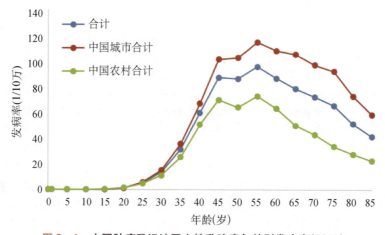

图9-1 中国肿瘤登记地区女性乳腺癌年龄别发病率(2012)

明显的攀升,至55～59岁组达到最高峰,为95.65/10万;之后相对平稳。因此,中国确定的乳腺癌筛查起始年龄一般为45岁。

二、潜伏期和早期干预的影响

亚临床潜伏期(sojourn time),是指肿瘤从预计发生突变的时间到出现临床症状的时间间隔(图9-2)。在一个筛查项目中,提前检出时间(lead time)是指乳腺筛查出现病变到有临床症状出现的时间间隔。

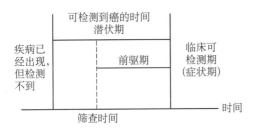

图9-2 乳腺癌的检测分期、潜伏期和提前时间

获得提前检出时间是筛查所追求的目标,越早检出,理论上治疗效果也越好。但统计时额外得到的个体生存时间也可能是检出提前的缘故,而非治疗获益。因此,当采用诊断至复发/死亡时间来评价一个筛查项目的获益时,会有过度夸大的偏倚,称为提前检出时间偏倚(lead time bias)。

由于个人特征和肿瘤组织的特性不同,乳腺癌的潜伏期也有个体差异。在筛查项目的背景下,随机对照试验(RCT)结果表明,平均潜伏期(MST)和平均提前时间随年龄的不同而不同。文献报道和计算方法的不同也导致 MST 评估有差异。比较一致的观点是乳腺癌 MST 随着年龄的增加逐渐延长,估计 MST 在 40～49 岁女性中为 2.0～2.4 年、50～59 岁女性中为 2.5～3.7 年、60～69 岁女性中为 3.5～4.2 年、70～74 岁女性中为 4.0～4.1 年。

在乳腺癌筛查项目中,了解 MST 对于决定筛查的时间间隔非常重要。潜伏期决定提前时间的理论上限,即我们能够获得的诊断乳腺癌的最大提前时间,如果确定的话,就可以对女性进行周期性筛查,使大多数乳腺癌患者在肿瘤局限时就被发现。而如果筛查周期大于潜伏期,就会导致筛查间期内乳腺癌发病率的上升,影响预后(即癌症在筛查间期内出现症状,因此患者患病后预后较差)。瑞典双郡试验结果显示,对40～49岁及50岁以上女性均采用2年的筛查周期,乳腺癌的发病率相差1倍,由此证明了潜伏期的重要性。

此外,肿瘤个体潜伏期越长,说明生长越惰性,预后越好,也就越容易筛查出来。相反,潜伏期短的肿瘤恶性程度高,不容易被筛查及时捕捉到。因此,可以解释为什么筛查后早期肿瘤的发病率会明显增加,但晚期预后不佳的患者并未明显减少,这也是近年来出现对乳腺癌筛查质疑缘由。

三、评估乳腺筛查效果的最理想指标

研究乳腺癌筛查效果的最理想指标是在以人群为基础的RCT中观察一定时期内筛查人群死亡率相比对照组是否下降。RCT消除了观察性研究中筛查组和对照组的潜在偏倚,包括提前检出时间偏倚、样本长度偏倚及患者选择偏倚等。与临床症状出现后才被诊断的病例相比,筛查可以增加提前时间,从而延长存活时间。因此,我们需要从生存时间延长的表面现象中分辨出真正的预后改善。正如前述,筛查的目标是获得提前时间,如果在症状发生前就开始对患者进行诊断和治疗能够取得很好的效果,则筛查组的预后改善就应与提前时间有相关性,而且筛查组死亡率会明显下降。反过来说,如果提前时间只是提前诊断的时间,而没有延长患者的寿命,筛查组与非筛查组都在自然病程的同一时期死亡,则筛查组只是表面上延长了患者的寿命。提前时间偏倚是指由于乳腺癌筛查组比非筛查组诊断提前而造成的生存率提高的假象。样本长度偏倚是指乳腺癌筛查更容易诊断出生长缓慢、侵袭性小的肿块,而容易漏诊生长迅速、侵袭性强的肿块,这样会导致经乳腺癌筛查诊断出的乳腺癌死亡风险偏小,从而夸大了筛查的作用,影响最终筛查效果的评价。患者选择偏倚是指经筛查后,往往筛查组的身体状况要优于对照组,而健康状况良好的人患病率及病死率都是偏低的。

在大样本 RCT 中,这些偏倚的影响将得到有效控制。根据随机原则,各种潜在的偏倚因素将被平均分配至筛查组与对照组中,提前时间差消失,因为筛查组与对照组的死亡患者都是在研究开始以后的某一天发生的;患者随机分配后,就可以保证两组的健康状况相同,肿瘤生长快慢的可能性也相同,样本长度偏倚和患者选择偏倚也不复存在。这样,大多数已知的偏倚都因为随机原则而消失或影响降至最低,对两组人群进行死亡率的比较是合理的筛查效果评价。

四、有效的乳腺癌筛查方法

(一) 钼靶 X 线检查

钼靶 X 线检查(MAM)是利用 X 线的物理性质及人体乳房组织不同的等密度值,将乳房的二维图像投影于 X 线摄片上进行观察的诊断方法。MAM 技术始于 20 世纪 60 年代,最初由法国医生 Gross 于 1969 年研制出钼靶阳极 X 线机,之后这项技术得到迅速发展,是目前诊断乳腺疾病尤其是早期发现乳腺癌的最重要且最有效的方法,也是许多欧美发达国家公认的乳腺癌筛查首选手段。

表 9-1 列举了一些著名的关于钼靶 X 线检查的 RCT,它们都是大样本人群被随机分为筛查组和对照组进行比较的研究。1963 年开始的美国纽约健康保障计划(health insurance plan of greater New York, HIP)是第一个评估 MAM 联合临床乳腺体检(CBE)筛查效果的多中心 RCT,研究对象为 40~64 岁女性,研究组每年进行 1 次 CBE 和 MAM 筛查,持续 4 年。随访 18 年后,研究组乳腺癌死亡率与对照组相比下降了 25%。另一项样本量大且随访时间最长的试验是由瑞典国家卫生和福利委员会赞助实施的,该试验从 2 个郡招募了 133 065 名 40~74 岁女性,其中一部分人群随机进入 MAM 筛查组,其他接受常规护理的研究对象作为对照组。MAM 筛查组中 40~49 岁女性平均每 2 年接受 1 次 MAM 检查,50~74 岁的女性每 33 个月接受 1 次 MAM 检查。为期 7 年的随访结果显示,MAM

表 9-1 基于乳腺钼靶 X 线筛查的经典 RCT

研究者 (起止时间)	筛查方法 CBE(是/否)	筛查周期	研究人群 年龄(岁)	研究人群 亚群(岁)	研究人群 病例	研究人群 对照	随访时间(月)	*RR*(95% CI)
HIP 研究 (1963~1969)	2 V MM CBE	每年 4 轮	40~64	40~49 50~64	14 432 16 568	14 701 16 299	18 18	0.77(0.53~1.11) 0.80(0.59~1.08)
Edinburgh (1979~1988)	1 或 2 V MM CBE(开始)	24 个月 4 轮	45~64	45~49 50~64	11 755 11 245	10 641 12 359	14 10	0.83(0.54~1.27) 0.85(0.62~1.15)
Kopparberg (1977~1982)	1 V MM	24 个月 4 轮	40~74	40~49 50~74	9 650 28 939	5 009 13 551	20 20	0.76(0.42~1.40) 0.52(0.39~0.70)
Ostergötland (1977~1985)	1 V MM	24 个月 4 轮	40~74	40~49 50~74	10 240 28 229	10 411 26 830	20 20	1.06(0.65~1.76) 0.81(0.64~1.03)
Malmö (1976~1990)	1 或 2 V MM	18~24 个月 5 轮	45~69	45~49 50~69	13 528 17 134	12 242 17 165	12.7 9	0.64(0.45~0.89) 0.86(0.64~1.16)
Stockholm (1981~1985)	1 V MM	28 个月 2 轮	40~64	40~49 50~64	14 185 25 815	7 985 12 015	11.4 7	1.01(0.51~2.02) 0.65(0.4~1.08)
Gothenburg (1982~1988)	2 V MM	18 个月 5 轮	39~59	39~49 50~59	11 724 9 276	14 217 16 394	12 13	0.56(0.32~0.98) 0.91(0.61~1.36)
CNBSS-1 (1980~1987)	2 V MM CBE	12 个月 4~ 5 轮	40~49		25 214	25 216	11~16	1.07(0.75~1.52)
CNBSS-2 (1980~1987)	2 V MM CBE	12 个月 4~ 5 轮	50~59		19 711	19 694	13	1.02(0.78~1.33)
英国年龄试验 (UK age trial)	1 V MM	12 个月	39~41 直到 48		53 884	106 956	10	0.83(0.66~1.04)

注:1 V MM:每个乳腺 1 张钼靶 X 线片;2 V MM:每个乳腺 2 张钼靶 X 线片。

筛查组乳腺癌死亡率较对照组降低了30%,估计每414名女性参加为期7年的MAM筛查可预防1例乳腺癌死亡。

表9-1罗列了目前随访数据较完善的乳腺X线摄片筛查的前瞻性RCT。可以看到,每个试验都有一些独特的地方,结果也因许多因素的差别而不同,包括试验设计方法、临床研究手段、研究组患者的依从性、对照组的筛查率(污染率)、试验组的检查次数等。其他因素包括筛查方法的质量、诊断的标准及对有异常患者的随访机制等也可能影响最终结果。对于这些影响因素,具体到各个试验就知之不多了。在这些试验中,除了加拿大的RCT(加拿大国民乳腺癌筛查试验:NBSS-1和NBSS-2),其他都不是事先按年龄分组进行研究。

通过多个RCT结果,我们可以看出定义筛查政策和方法相对比较直接,而事实并非如此。多年来,对于筛查的起始和终止年龄、筛查周期都有相当大的分歧。尽管HIP研究和瑞典两郡研究都显示对于50岁以上的女性,乳腺癌钼靶X线检查可以降低乳腺癌死亡率,使乳腺癌筛查有了理论依据。但是,很多后继研究并没有得到相同的结果。至1997年,乳腺癌筛查对40岁年龄段女性的诊断价值遭到质疑。虽然有间接的证据显示乳腺钼靶X线检查有益于女性,但是没有一个试验能够证明对于40~49岁的女性,乳腺癌筛查能显著降低乳腺癌死亡率。由于缺乏明确的证据,人们对乳腺癌筛查产生了争论。反对者以NBSS试验为理由认为乳腺癌筛查无效,支持者则认为许多没有得出显著性差异的试验是因为设计和筛选的缺陷造成的,特别是年龄亚组分析时样本过少,得到的统计学结果效能低,说服力差。

为了克服单一试验中年龄亚组分析样本过少的问题,研究人员使用Meta分析,综合各项RCT资料,按年龄分组分析。结果显示,MAM筛查使女性乳腺癌死亡率下降了24%~48%。

在Meta分析中有4个重要观察指标:第一项,Meta分析除了对40~49岁年龄组人群进行主要研究外,同时对50~69岁年龄组也进行了研究;第二项,>50岁女性的早期随访结果及40~49岁女性的长期随访结果;第三项,40~49岁女性随访的累加年限及研究组乳腺癌死亡率的相对危险度;第四项,由于纳入和排除标准及随访时间不同,Meta分析的结果也不同,但可以看出所有研究结合在一起的获益小于某些个体研究;第五项,Meta分析的主要目的是克服样本量小的限制,这也是把>40岁女性RCT数据结合起来,并比较<50岁和>50岁女性的结果。然而,这种按年龄分组分析的早期方法导致某种可能趋势,即没有仔细评估RCT的个体偏倚。当统计学意义足够时,综合RCT结果可以很好地评估乳腺钼靶X线检查的真实效益。这种模式使得人们对总结论产生误解,来自Meta分析的评估证明一些个体研究不能很好地评估乳腺钼靶X线检查的真实效益。

虽然按年龄分组在理论上是可行的,但是用诊断年龄来进行分组研究会产生误差。筛查的目的就是要早期诊断乳腺癌,也就是说,对于患乳腺癌的女性,在其症状发作前就诊断出来。但是诊断年龄会因为研究的干预产生偏差,造成误差。用诊断年龄的数据进行分析会形成提前时间偏倚,特别是在分析中设某一年龄作为界限时,会导致研究组和对照组的资料混淆不清。当然,发现特定的受益年龄也是必要和重要的。为了解决这个问题,在以后的试验设计中可以将志愿者的年限缩小(如40~41岁),进行随访(如随访至50岁),就可避免年龄增长问题。

关于不同年龄组人群死亡率下降程度不同的另一种解释来源于病理类型方面。这个观点首先于1996年在瑞典Falun召开的国际会议上发表,文章题目是《潜伏期与早期干预的影响》。文章的开头部分提到,<50岁女性乳腺癌的潜伏期要短于>50岁女性。由于大多数试验对40~49岁女性的筛查间期为24个月左右,而这个年龄段女性乳腺癌进展较快,导致这一年龄段女性筛查效果比>50岁女性差。对肿瘤发病年龄和病理学类型关系的研究发现,同样是Ⅲ级导管癌,参加筛查的50~74岁女性可在5年后表现出死亡率下降,而40岁年龄组在随访结果中显示并没有获益。Ⅲ级导管癌相对于Ⅱ级导管癌、髓样癌及浸润性小叶癌来说,侵袭性强,预后较差,在乳腺癌死亡率中占很大比例。单独对Ⅱ级导管癌、小叶癌及髓样癌这些类型进行研究发现,它们在<50岁组和>50岁组人群的死亡率下降接近。对于这些侵袭性较小的乳腺癌,两个年龄段筛查组均在随访7~8年后表现出死亡率下降,而且存活率较高,死亡率低;而如果加上Ⅲ级导管癌一起分析,则>50岁组在5年后表现出死亡率下降,40~49岁年龄组则要在8年后才表现出死亡率的下降。

因此,2年以上周期的乳腺筛查,对>50岁女性是可行的,但对<50岁女性则时间太长了。对40~49岁的女性,其真实潜伏期与癌筛查周期是不一致

的,导致研究组获益时间较晚,试验的获益偏低。这个年龄组从筛查中获益的女性是由一些低度恶性乳腺癌患者组成的。虽然对40～49岁年龄段的女性来说,过长的筛查间期对高度恶性的乳腺癌患者几乎无效,但对恶性程度低的女性仍是有益的,这一结论也有马尔摩和哥森堡RCT结果支持。

当然,上述分析仍然只是一种假设,除非再有一项设计完美的前瞻性RCT来验证它的合理性。数十年过去了,时至今日关于乳腺X线筛查的起始年龄和间隔时间在预防医学界仍然存在一定的争议,在还没有完全得出结论之时,2009年 BMJ 上发表的一篇《乳腺X线摄影筛查可能导致乳腺癌过度诊断》的文章又掀起一场新的争论,矛头直指乳腺癌筛查的弊端,让许多人甚至怀疑其必要性。随后又有很多学者发表了类似的观点。

所谓过度诊断,是指通过筛查手段发现的早期癌症患者,其中部分可能永远不会发展到出现临床症状的中晚期癌症阶段,这些患者即被"过度诊断"。其理论建立于以下分析之上:其一,自1976～2008年,采用乳腺铅靶X线片作为乳腺癌筛查方法的30余年间,美国早期乳腺癌发病率从112/10万增至234/10万,增加了1倍多;而中晚期乳腺癌发病率仅有小幅下降(8/10万),由102/10万下降至94/10万。筛查的目的是提高肿瘤早期诊断率,降低中晚期发病率。而上述数据表明,筛查仅仅提高了早期癌症的检出率,但是并没有相应程度降低中晚期癌症发病率。这提示,检出的很多早期癌症可能并不会发展为中晚期的临床癌症,这一部分患者可能被"过度诊断"。其二,乳腺癌患者死亡率明显下降。近40年间,美国乳腺癌患者死亡率由71/10万下降至51/10万,降低20/10万(28%)。这常被归功于乳腺癌筛查的普及和患者早期诊断率的提高。但通过分析上述数据可发现,占乳腺癌死亡患者中比例最大的是中晚期患者,但其发病率下降仅8/10万,这之间的差异说明死亡率降低的主要原因不在于筛查,而是患者治疗效果的提高。被"过度诊断"的那部分早期癌症患者,在群体意义上并没有获益。

然而也有学者质疑上述研究的结果,除了没有考虑自然发病率的增长和研究设计上未采用公认的RCT外,较短的随访期也可能会导致对过度诊断的高估。例如,一项筛查研究纳入英格兰和威尔士有相似年龄结构和特定年龄段的乳腺癌发病率的50～79岁的女性人群,然后持续20年每2年一次筛查50～69岁的女性。有研究显示,对于该试验中50～69岁的女性随访20年,显示过度诊断率为37%,如果随访时间延长至25年或更长,过度诊断即可降至10%。

我们且不论过度诊断的推算是否科学,即便这种过度诊断是客观存在的,也不能因此而无视或抵消筛查带来的获益。之前根据前瞻性RCT的分析推算,约有10%的乳腺癌患者可以从筛查中获益,而这对于一个乳腺癌高发国家或地区来说意味着每年能挽救成千上万的生命。因此,不能因为乳腺X线筛查的某些"过",包括过度诊断、成本过高、假阳性和假阴性的问题,而对其早期发现肿瘤并降低死亡率之"功"视而不见。换一种思路考虑,不妨把这些负面影响视为乳腺X线筛查的不良反应,目前几乎没有一种疾病预防和治疗措施没有不良反应,关键是如何来权衡利弊。

为了提高诊断的准确率,并克服乳腺钼靶X线检查的固有缺点,其他一些乳腺显像方法可能作为常规乳腺X线摄片筛查的补充手段,包括超声显像、磁共振成像(MRI)等。

(二) 超声显像

钼靶X线检查的灵敏度与乳腺的放射性密度有关,在异常肥胖的乳腺其灵敏度可达到98%,而在比较致密的乳腺则可降至48%。超声显像不是一个新的概念,通过长期钼靶X线检查的随访,其灵敏度随乳腺密度不同而不同的观念逐渐被人们认识,而且超声技术取得了很大提高,所以超声显像再次引起人们的兴趣。从1995～2002年的4项研究共对37 085例女性做了超声显像检查。这些检查或是建立在钼靶X线检查发现基础上的,是一个回顾性研究,或是与临床联系。综合4项研究,临床和(或)钼靶X线检查对乳腺癌的诊断率为0.034%,PPV2的建议活检率为3.1%～10.5%(报道的乳腺钼靶X线检查PPV2活检率为25%～40%)。钼靶X线检查和临床恶性病变的平均大小为9 mm,并有94.5%的明确外侵。而超声的诊断率在不同密度的乳腺为0.27%,在有较少腺体组织的乳腺为0.11%。那些只能在超声上看到的病变,93%或是不同密度或是较硬的实质。Corsetti等前瞻性地使用全乳腺超声评估了9 157例无临床症状、乳房致密、乳腺钼靶X线检查阴性的女性(BI-RADS 3级或4级),结果发现与上述研究一致,单独超声检查的癌症检出率增加了0.4%。将这些乳房致密女性进行分组,发现超声比乳腺钼靶X线检查更能发现早期乳腺癌,且在>50岁女性中的灵敏度也高于乳腺钼靶X线检查。2015年底,*Lancet* 杂志发表了日本东北大学一项RCT:2007年7月至

2011年3月期间,研究者从23个地区42个研究中心招募年龄在40~49岁的72 998例无症状女性,按照1∶1随机分为钼靶摄影加辅助超声组(干预组)和单一钼靶摄影组(对照组),2年内给予2次检查。结果发现,乳腺X线摄片加辅助超声用于乳腺癌筛查可增加筛查灵敏度和早期乳腺癌检出率,但同时也降低筛查的特异度。复旦大学附属肿瘤医院对上海市七宝地区开展的乳腺癌筛查项目检出的42例乳腺癌进行回顾性分析发现,单用乳腺钼靶X线检查、超声检查和在乳腺钼靶X线检查基础上联合应用超声的诊断灵敏度分别为81.0%、64.3%、95.2%,差异性具有统计学意义。对于多量型和致密型乳腺,采用乳腺钼靶X线检查联合超声更具有临床应用价值。

虽然有证据提示超声检查乳腺癌筛查具有一定的应用价值,但广泛应用之前仍有许多方面需要评估。最重要的问题在于单独使用超声或与钼靶X线检查联合可以在很大程度上降低乳腺癌的死亡率;更实际的问题是,哪些人群适合使用超声显像筛查以及采用超声筛查造成的假阳性及其相关花费是否可以接受。

(三) MRI 检查

MRI检查乳腺癌灵敏度高达94%~100%(图9-3),但特异度较低,而且各种研究报道的结果相差很大,为37%~97%。Morris报道了在体检和乳腺钼靶X线检查均正常的高危女性(乳腺癌个人史或家族史,小叶原位癌或不典型增生)中的一项MRI筛查试验。在MRI引导下进行活检的女性中,24%为癌,占所有接受MRI检查女性的4%。有家族史等高危因素的女性其活检比例要比无高危因素的女性明显提高。MRI检查异常的患者,无论是否做过乳腺钼靶X线检查,有8%~17%患者行乳腺活检。Liberman研究发现,MRI检查发现的乳腺癌,在同侧乳腺除原发灶的其他显像异常部位通过经皮穿刺活检,有27%证实为多发癌,这类患者中约70%行改良根治术,而术后41%经病理诊断证实并非为多发癌。

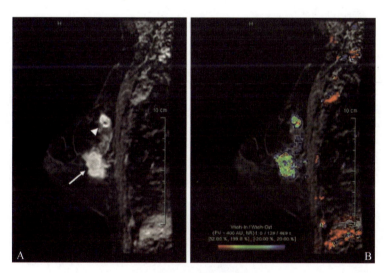

图9-3 乳房MRI检查

注:A.乳房矢状位MRI检查,箭头指向高度怀疑为癌,因其与对比物质相比明显强化。箭头所指为第2个小的癌灶,它在乳腺钼靶X线检查中未显示或被怀疑。B.计算机辅助检查覆盖下同一图像。乳房任何地方显示比基线明显强化时用颜色加以强调,色调会进一步指出强化的特殊类型,从而为乳腺肿瘤良恶性的鉴别诊断提供了依据。

虽然使用MRI检查乳腺隐性恶性病变是可行的,但还需考虑到其他方面的因素。MRI扫描价格昂贵,而且是有创检查(需要注射造影剂二甲基葡胺三胺五乙酸钆)。安装有心脏起搏器或动脉瘤夹,以及有严重幽闭恐惧症的患者均不能行此检查。

由于MRI检查的特异度较低,所以其活检比例较乳腺X线片及超声检查要高,容易增加患者的心理负担。行经皮穿刺活检时仍要在MRI引导下定位,而且目前MRI活检系统普及率尚低。

因此,目前普及MRI筛查乳腺癌时机尚不成熟。筛查意味着为了检出小部分临床前期患者而对大规模人群进行检查。就像在本章第一节所述，决定对大规模无症状人群进行筛查要掌握好一个"度"的问题，新方法取代传统方法也需要掌握好这个"度"。目前，MRI 相比乳腺钼靶 X 线检查不具备大规模筛查的条件，MRI 花费昂贵，而且是有创检查，关于其灵敏度及特异性的资料不足，不宜在一般人群中普及 MRI 筛查项目。

2007 年，美国癌症学会（ACS）乳腺癌分会通过了一套指南，以指导乳腺 MRI 检查作为高危女性乳腺 X 线筛查辅助手段（表 9-2）。指南总结了有证据支持的建议（即 BRCA 突变或一级亲属为 BRCA 携带者、详细对父方和母方进行系谱分析得出其一生患乳腺癌的风险为 20%～25%）或专家一致意见，还指出风险类型一旦升高，没有"充分证据推荐支持或反对 MRI 筛查"。基于专家一致意见，指南建议在一般风险的女性中不主张使用 MRI 检查。

表 9-2 MRI 作为乳腺钼靶 X 线检查的补充在乳腺癌筛查中的建议

推荐每年 MRI 筛查（循证医学） （1）BRCA 基因突变； （2）一级亲属为 BRCA 携带者但未检测； （3）经 BRCAPRO 或取决于家族史的其他模型定义一生患乳腺癌的风险为 20%～25%
推荐每年 MRI 筛查（基于专家一致意见） （1）10～30 岁间接受过胸壁照射； （2）Li-Fraumeni 综合征和一级亲属； （3）Cowden 和 Bannayan-Riley-Ruvalcaba 综合征和一级亲属
反对 MRI 筛查的不充分证据 （1）经 BRCAPRO 或取决于家族史的其他模型定义一生患乳腺癌的风险为 15%～25%； （2）小叶原位癌（LCIS）或小叶非典型增生（ALH）； （3）导管非典型增生（ADH）； （4）乳腺钼靶 X 线检查提示乳腺不均匀或极端致密； （5）曾经患乳腺癌，包括导管原位癌（DCIS）
反对 MRI 筛查（基于专家一致意见） 一生患乳腺癌的风险低于 15%

乳腺钼靶 X 线检查和 MRI 检查用于已知 BRCA 突变状态的高危女性及其他原因引起的风险明显升高的女性，也得到其他研究的支持。一个问题是，MRI 检查在已知为基因突变携带者的女性中应用的独特价值是否源于乳腺密度，如果回答是肯定的，假如乳腺密度随着年龄的增加而降低，那么仅仅乳腺钼靶 X 线检查就足以用于筛查。最近一项研究对比乳腺钼靶 X 线检查和 MRI 扫描在遗传性乳腺癌高危女性中的筛查效果，观察到在乳房含较多脂肪的女性，乳腺钼靶 X 线检查对侵袭性乳腺癌的灵敏度要比乳房较致密的女性高，但仍较与乳房密度无关的 MRI 低。进一步说，乳房密度对 DCIS 的检查没有影响，并且大部分无钙化的 DCIS 是通过 MRI 检查而不是乳腺钼靶 X 线检测到的。Bigenwald 等得出结论，不考虑乳房密度，遗传性乳腺癌高危女性需要同时做乳腺钼靶 X 线和 MRI 检查，这也说明目前尚无确切规定高危女性何时单独做乳腺 X 线筛查。MRI 能够检出乳腺钼靶 X 线检查未能发现的与乳房密度无明显关系的同期乳腺癌，为在此类高危女性中继续进行 MRI 筛查提供了依据。

五、乳腺癌筛查的卫生经济学评估方法

开展大规模人群筛查往往需要付出较高的经济成本，而总的卫生资源是有限的。许多研究对不同筛查方案的成本-效果或成本-效用进行了分析和比较，以评估不同方案的性价比及在人群中进行推广的价值。在医药卫生领域，卫生经济学评估多采用模型（如 Markov 模型）进行模拟分析，采用可挽救生命年（life-year saved，LY）或质量调整生命年（quality-adjusted life-year，QALY）作为效用指标。目前，西方发达国家普遍认可的乳腺癌筛查可接受成本阈值为 50 000 美元/QALY。

第二节 乳腺癌的筛查方案

一、国际权威机构关于乳腺癌筛查指南的推荐

2016年1月12日,美国《内科学年鉴》杂志在线发表了美国预防服务工作组(USPSTF)颁布的最新版《乳腺癌筛查指南》(前一次更新于2009年颁布),并对往年指南实施中存在的问题予以修订。然而就在该指南更新前的数月,《美国医学会杂志》和《新英格兰医学杂志》也分别发表了美国癌症学会(ACS)关于一般风险女性《乳腺癌筛查指南》和世界卫生组织/国际癌症研究署(WHO/IARC)关于开展乳腺癌筛查的最新指导性意见。值得注意的是,ACS和IARC此前最近一次的指南更新远在2003和2002年。USPSTF、ACS、IARC均是全球卫生领域的权威机构,不定期地针对影响人类健康的各类重大疾病颁布防控指南和指导性建议。

上述三大指南的相似和不同之处见表9-3。相似之处有以下方面:①无论《USPSTF指南》、《ACS指南》,还是IARC指导意见均强烈推荐50～69岁一般乳腺癌患病风险女性接受常规乳腺X线摄片筛查,均不建议任何年龄段的女性将临床乳房体检(CBE)或者乳房自检(SBE)作为乳腺癌筛查方法;②《USPSTF指南》与《ACS指南》均推荐年龄≥40岁但小于筛查起始年龄的女性在被充分告知的情况下,基于经济水平、个人意愿和健康史等因素进行个体化决策,且应有机会接受乳腺癌筛查。此外,《USPSTF指南》和IARC指导意见认为,年龄≥75岁的女性是否需要进行常规乳腺钼靶X线

表9-3 三大国际权威机构关于乳腺癌筛查指南的推荐及更新比较

组织机构	年份	针对一般风险女性人群的筛查建议
ACS	2003	20～40岁:至少每3年接受1次CBE筛查 ＞40岁:每年分别接受1次CBE和1次MAM筛查
ACS	2015	40～44岁:每年接受MAM筛查(一般推荐) 年龄≥45岁的女性:规律行MAM筛查(强烈推荐),其中45～54岁女性应每年筛查(一般推荐),年龄≥55岁的女性应隔年筛查或继续接受每年筛查(一般推荐) 另外,不推荐任何年龄的一般风险女性将CBE作为乳腺癌筛查方法(一般推荐)
USPSTF	2002	40～70岁:每1～2年接受1次MAM筛查
USPSTF	2009	40～49岁:根据家族史和健康状况等因素,并咨询医生,综合考虑是否接受MAM筛查 50～74岁:每2年接受1次MAM筛查
USPSTF	2016	40～49岁:推荐在充分告知的情况下基于经济水平、个人喜好和健康史进行个体化决策(C级推荐) 50～74岁:推荐每2年接受1次MAM筛查(B级推荐) 年龄≥75岁的女性:需要更多的研究,目前科学上的证据不足以支持推荐或是反对(对于证据不足的I级声明)
IARC	2002	在50～69岁女性中仅进行MAM筛查,对降低乳腺癌死亡率的效果令人满意,在40～49岁女性中效果有限,在40岁以下或69岁以上女性中效果不佳
IARC	2014	推荐50～69岁女性接受MAM筛查利大于弊

注:CBE:乳腺临床体检;MAM:乳腺钼靶X线摄片。

筛查尚待更多的研究支持。目前,科学上的证据不足以支持推荐或是反对,而《ACS指南》认为高龄、身体健康且预期寿命≥10年的女性也应继续接受乳腺钼靶X线筛查。

尽管各权威机构发布的筛查指南有大量的交互,但仍存在诸多差异之处,令人疑惑。这些争论主要集中在筛查开始年龄,以及50~74岁女性的筛查频率上。筛查年龄:《USPSTF指南》和IARC指导意见均认为,筛查开始年龄应为50岁;而《ACS指南》则认为,对于一般患病风险的女性来说,应从45岁开始进行常规筛查。筛查频率:《USPSTF指南》认为筛查应从50~74岁开始每2年进行1次;而《ACS指南》则认为45~54岁女性应每年进行1次筛查,年龄≥55岁的女性应每2年或继续每年接受1次乳腺钼靶X线筛查(适当推荐);IARC指导意见则由于相关证据不充分未给出建议。

二、基于卫生经济学的改良方案

一项研究对不同组织机构发布的多种推荐筛查方案与备选方案进行了比较。结果显示,筛查效果最好的是ACS推荐方案,其成本也是最高的。与备选方案相比,ACS方案的增量成本效用超过了680 000美元/QALY。而与诸多指南推荐的筛查方案相比,对40~79岁女性进行MAM和CBE隔年交替的备选筛查方案更具成本效用(35 500美元/QALY)。因此,单从成本-效果的角度来看,许多国外的推荐方案并非为最佳方案,只是由于美国等西方发达国家乳腺癌发病率相对较高且卫生资源较为丰富,这些国家在推荐乳腺癌筛查方案时更注重筛查效果,成本则是次要考虑的因素。

目前,也有一些经济相对欠发达的,或者发病率中等或偏低的国家和地区,在上述方案的基础上探索了更加经济有效的筛查策略。例如,斯洛文尼亚的学者认为,对40~80岁女性进行每3年1次MAM筛查是适合当地的最具成本-效果的乳腺癌筛查策略。这类研究均有一个共同的规律,即随着MAM筛查频率的降低,筛查方案的成本-效果有所增加。所以,如果从卫生经济学角度考虑的话,MAM筛查的频率不宜太高。

然而在一些欧洲国家和澳大利亚,则更推崇机会性筛查(opportunitic screening, OS)。相对于有组织的群体筛查(mass screening)而言,机会性筛查是指女性自愿到提供乳腺癌筛查的医疗机构进行相关检查。相比之下,OS是一种被动性筛查策略,OS无需支付额外的组织费、交通费和误工费等,且门诊患者顺应性较好。有学者对实行20多年OS策略的澳大利亚与芬兰和瑞典等开展有组织的群体筛查策略的国家进行比较,结果显示,虽然澳大利亚乳腺癌发病率每年还有小幅度增长,但乳腺癌死亡率下降幅度是3个国家中最大的,说明施行操作起来更简单的OS策略并未影响慢性病预防的终极目标。但一项基于瑞典筛查试验的研究显示,OS的运行成本高于有组织筛查,这主要是因为OS中的MAM成本较高且使用频繁,应用OS达到相同效果所需的成本反而是有组织筛查的2倍(22 671~24 707欧元/LY)。

与西方国家女性不同,亚洲国家女性乳腺癌发病率相对较低,但增长速度快;两者的乳腺生理结构也存在明显差异,对各种筛查手段的灵敏度不同,因此适用的乳腺癌筛查方案也可能有所差异。日本研究者通过模拟队列的方法对3种筛查方案进行比较分析,发现40~49岁女性接受每2年1次MAM联合每年1次CBE的筛查方案最优,其成本效用为2 025 100日元/LY。韩国学者通过构建多种乳腺癌筛查方案进行可行性分析,发现以下3种方案最具成本-效果:①现行的40岁以上女性每2年1次MAM筛查;②35~75岁女性每2年1次MAM筛查;③45~54岁女性每2年1次MAM筛查,40~44岁及55~65岁女性每3年1次MAM筛查。由此可见,在日本和韩国这两个发达的亚洲国家中,MAM依然是最适合推广的乳腺癌筛查手段,只是筛查频率根据各自经济水平所能承受的成本略有放宽。

有学者对中国香港地区实行西方国家推荐的每2年1次MAM的筛查方案进行评价,发现该方案对40~69岁女性的成本-效果最佳,增量成本-效果(incremental cost effectiveness ratio, ICER)为61 600美元/QALY或64 400美元/LY,不过概率灵敏度分析显示,该成本低于国际上普遍认可的乳腺癌筛查可接受成本阈值50 000美元/QALY的概率只有15.3%。

中国内地乳腺癌筛查工作起步较晚,在许多发病率增长较快的城市地区一直采用职工年度体检方式进行筛查或者机会性筛查,筛查手段还多局限于临床体检。近年来基于人群的有组织的乳腺癌筛查正处于试点或论证阶段。作为发展中国家,如果要推行包括乳腺钼靶X线摄片在内的有组织的乳腺癌筛查，就只能考虑在沿海经济发达且发病率较高的大型城市才更符合国情。而且筛查方案应该首先借鉴东欧或者日韩的经验，在设置频率时可考虑略低于较发达国家的水平。同时还需要在试点地区获得设计良好的乳腺癌筛查数据，从而为进一步推广提供依据。例如，复旦大学附属肿瘤医院于2008年5月起，携手上海市疾病预防控制中心等4家单位，以居住人口为8万的位于上海近郊的七宝镇为试点区域，对区域内年龄在35～74岁的女性实行乳腺癌筛查。筛查活动首先在社区卫生服务中心内进行，通过乳房触诊和流行病调查，完成初步筛查工作；而45～69岁女性及初筛体检阳性，或有乳腺癌高危因素的女性则进一步到复旦大学附属肿瘤医院进行3轮为期6年，包括乳腺钼靶X线和体格检查在内的筛查。目前，该项研究已经完成，初步的数据显示，接受有组织的乳腺癌筛查的社区人群较之无任何干预措施的对照社区人群发生的乳腺癌分期更早，实现保乳治疗的机会更高。与同期相邻地区开展的乳腺癌机会性筛查（患者以自费和自愿的方式定点接受乳腺癌筛查）相比，有组织的群体筛查成本较高，但总体成本-效果更好，适合在中国经济较发达且乳腺癌发病率较高的地区开展。

中国大城市以外的广大中小城市和农村地区，经济相对欠发达，医疗资源较为缺乏，50 000美元/QALY的ICER即可带来沉重的经济负担。因此，在中国内陆地区不适合直接推广有组织的乳腺癌钼靶X线筛查方案，但印度的CBE筛查方案经验也许值得我们关注。

印度作为发展中国家，其人口众多且卫生资源有限，因此卫生经济学评估对于推广适合该国的乳腺癌筛查方案显得尤为重要。Okonkwo等在印度国内，采用微观模拟模型对单纯CBE筛查策略进行评估。结果发现，40～60岁女性的乳腺癌死亡率下降最为显著，5年1次与2年1次CBE分别可使乳腺癌死亡率下降8.2%和16.3%，1个LY的成本分别是1 135美元和1 341美元。这一模型显示，在印度实行每年1次CBE筛查在降低乳腺癌死亡率方面，可达到与发达国家每2年1次MAM筛查一样的效果，且其成本仅为后者的一半多。从社会经济学角度考虑，这种在国际权威指南中不被推崇的每年1次CBE筛查的策略也许在像印度这样的经济欠发达且民众对乳腺癌的知晓程度普遍较低的国家和地区中是值得进一步探索的。

三、基于患病风险的筛查方案

在前面的"癌症筛查原理"中提到，在设计筛查计划时一个重要的因素是确定人群中有足够多的潜在病患者。按照这种逻辑，乳腺癌危险因素的评估可能会提高筛查的效率。它可以帮助我们确定开始筛查的时间，哪些女性应缩短或延长筛查间隔。最理想的情况是，考虑危险因素设计的筛查方案应把真正的低危人群排除在常规检查之外，同时根据医学组织的建议制订合适的个体化筛查方案。我们还要充分考虑费用效率比和受试者的个人意愿。

对于有明显乳腺癌或卵巢癌家族史的高危女性，往往其一级亲属绝经前确诊为乳腺癌或携带有乳腺癌易感基因，是否采取更进一步的监控要根据专家的意见。对携带有BRCA突变基因的女性，尽管没有检测，但其一级亲属携带有BRCA突变基因，或利用家系分析软件评估父方和母方家族史，发现其一生患乳腺癌的风险为20%或更高，ACS建议从30岁开始，每年进行乳腺X线和MRI检查。此建议同样适用于10～30岁间胸壁层接受放疗或携带有高危突变基因的女性。之前曾被诊断为乳腺癌、导管内原位癌、小叶增生或不典型增生的女性可能也需要咨询医生，确立更进一步的检查计划。一直以来，随着证据的不断积累，筛查建议很可能被进一步完善以更好的满足高危群体的需要。

对于那些非高危女性，进行筛查也要考虑多方面的利弊（如时间和费用的支出、假阳性结果引起的焦虑、不可避免的活检带来的痛苦）。因此，医生要向患者详细说明乳腺癌的风险、筛查的优点、筛查的预期及相关的危害。由于大部分女性一生中并非患乳腺癌，她们可以选择不参加筛查或减少筛查次数、延后初次筛查的年龄以减少假阳性诊断带来的危害，当然，同时会带来自己乳腺癌检出概率的下降。但是上述任何一个选择均会增加女性患进展期乳腺癌的可能性，尽管这种可能性在短期内是较低的。另外，女性在决定进行筛查时，往往对筛查的了解程度也有差别，这就要求医生与女性进行充分沟通，使女性充分了解筛查的利弊。

随着乳腺癌的风险增加，乳腺癌筛查相关的风险和优点也增加。在乳腺癌的风险相对比较低的年龄，Gail和Rimer提议使用女性的风险因子来决定在50岁前是否开始筛查。他们的模型来源于乳腺癌诊断示教计划（BCD-DP）的资料，假设常规的乳腺钼靶 X 线检查适于 50 岁没有高危因素的女性，40 多岁女性乳腺癌平均个人风险足够低，但个体差异较大。常规乳腺钼靶 X 线检查对具有以下条件的 40 多岁女性是合适的：有乳腺癌病史，上次乳腺活检是非典型增生，两次以上乳腺活检良性，基因变异，乳腺病患者的母亲、姐妹或女儿，或 45～49 岁时乳腺密度仍>75%。对 40 多岁的无上述内容的女性，月经初潮年龄、乳腺活检次数、第一次生育的年龄成为决定是否筛查的依据。例如，根据作者的建议，若 40 多岁的女性没有乳腺活检病史，30 岁前生育，筛查可以延期。根据他们的计算，在这个模型中，40 岁女性只有约 10% 参加筛查，45 岁的有 68%，49 岁的有 95%，因为乳腺癌的高危因素随着年龄增加。这个模型对想了解自己的风险大小，以决定何时开始筛查的女性是有用的。目前没有任何资料去测定非筛查人群中突发患者所占的比例，而是假定所有的女性都遵循这个方法来决定是否进行筛查。但是，McPherson 和 Nissen 在对 40 多岁时诊断为乳腺癌的女性的回顾性研究中，使用由 Gail 和 Rimer 提出的测定方法，发现 70%～75% 的患乳腺癌的女性根据该模型建议筛查。因此，尽管该模型在发现大部分乳腺癌患者时是有效的，但在决定对某一个体能否应用仍是个未知数。因为按照该模型，建议不进行乳腺钼靶 X 线检查的女性中，乳腺癌患者比例占 1/4。

另一个有助于女性了解她们个人风险的工具是名为"风险盘"的人机交互式乳腺癌风险测定系统。这个风险测定工具源于美国国立癌症研究所(NCI)，现在人们把它用于决定一个女性是否参加乳腺癌防治计划。这个系统不能测定乳腺癌病史，或有已知乳腺癌易感基因遗传突变的女性的风险。然而，对于不符合高危标准的女性和具有危险因素的女性，患乳腺癌的绝对危险度可以评估到下一个 5 年或到 90 岁。评估的考虑因素包括当前年龄、月经初潮年龄、第一胎生育年龄、生育数目、直系亲属中的乳腺癌家族史、乳腺组织活检史、是否存在非典型增生等。值得一提的是，无危险因素的人群并不等同于一般女性，这类女性到 90 岁时患乳腺癌的危险概率是 6.7%，而一般女性平均患乳腺癌的危险概率接近 9%。

这些检测工具对于帮助女性了解个人风险因素具有很大的意义，这一点与那些发表在普通期刊上的健康教育文章的观点恰恰相反。他们往往把各种危险因素强调为提高乳腺癌预防及早期诊断的基础，尽管出发点是好的，但往往夸大其词，引起读者的恐慌与焦虑。

筛查期间长短的确立，除了年龄因素，还有其他因素吗？只有一项研究显示 1 个乳腺癌危险因素与潜伏期长短有关。Duffy 发现有乳腺癌家族史的绝经期女性与没有家族史的女性相比，潜伏期有缩短的倾向。这一发现还需要进一步验证，才能作为进行筛查的一个参考因素。需要强调的是，任何以危险因素为基础作出的增加或减少筛查频率的决定，必须以疾病潜在发病可能性为基础，而不是以潜伏期长短为基础。这也是建立在认识到乳腺钼靶 X 线检查有其一定概率的假阳性结果的基础上的。较低的筛查频率可以减少人工干扰，从而降低假阳性率。当然，这不一定是正确的，因为在乳腺钼靶 X 线检查如此普及的情况下，其特异度降低，这样降低扫描频率可以减少假阴性机会的观点就不一定正确了。所以，一个女性需要在减少乳腺癌发病概率与增加假阳性率之间寻找平衡，决定一个对自己投入产出比相对最大的筛查间期。

在总人口基础上，按照筛查风险的理论对高危人群进行筛查，并没有显示出其有检测出大多数新患者的潜能。1984 年，Solin 在对 17 543 名女性的乳腺癌筛查试验中，收集了 8 个高危因素的数据（包括家族史、乳腺活检史、月经史、妊娠史、激素使用情况等）。他总结认为，在诊断出的 246 例乳腺癌患者中，如果筛选时仅考虑乳腺活检史和家族史两个因素，将会有超过一半的患者不能被检出，如果只考虑有超过一个高危因素者，将有超过 40% 的患者被遗漏。

Madigan 最近应用国民健康与营养情况调查 (National Health and Nutrition Examination Survey, NHANES) 的流行病学随访研究数据，对乳腺癌各种危险因素的总体归属进行评估。他使用已确定的各种危险因素，如高龄初产、无生产史、高收入家庭、直系亲属中有乳腺癌病史等，发现这些因素只与约 41% 的乳腺癌患者有关系。所以，如果以这些已确定的危险因素为基础进行筛查，将有超过一半的患者被漏诊。

四、乳腺癌筛查的报告与数据系统

对乳腺癌各类筛查表现的描述是关乎筛查质量的最终也是最富有争议性的一步。以前造成结果描述及交流困难的一个主要障碍就是缺乏关于影像形态描述方面的标准化语言。通过美国放射学会(ACR)的努力,以及各种临床学会包括美国外科医生学会和美国妇产科学会的支持,一个涉及多学科委员会在20世纪90年代初期建立,以解决一些在乳腺X线影像检查中不令人满意或令人困惑的专业术语问题。该委员会出版了乳腺影像报告和数据系统(Breast Imaging Reporting and Data System, BI-RADS)。BI-RADS的目的在于使乳腺报告标准化,减少结果中的困惑与不清,并使得结果检索更方便;还给出了一个附加章节,以澄清在这个系统应用中出现的问题。这个系统分成3个部分:①乳腺影像学词典。举例说明所有乳腺影像学形态,并给出专业术语;同时在判定这些形态是恶性或可能良性方面给出指导。②报告系统。提供了一个有组织的方法,用于影像学的描述和报告。不同影像学的形态的报告需采用举例方式给出建议的格式。③后续结果检测。描述了需要的最少的数据,用于设计重要的审查手段。允许每位放射科医生设计自己的乳腺影像学描述。

在BI-RADS中有7种分级,包括所有原始的和概要性的描述。0级,是"评估不完全",这一级用于那些需要进一步证实的影像学报告。在进一步证实完整或影像检查不再需要评价时,有6种最终分级:1级,是一种阴性结果,这种结果不需要描述,建议患者定期随访(如每年一次);2级,是良性发现。这也是一种阴性结果,确定的乳腺良性肿块(如纤维腺瘤、脂肪瘤、单纯囊肿、积乳囊肿、积油囊肿及混合密度的错构瘤)、确定的良性钙化(如环状钙化、边界清晰的短条状钙化、粗的斑点状钙化、稀疏的大小较单一的圆点状钙化、多发的分泌性钙化等)均属此类。乳房内淋巴结、血管钙化、植入体,以及符合手术部位的结构扭曲等亦归为此类。总的来说并无恶性的X线征象,做描述的医生希望叙述一个良性特征给专科医生。这类患者也建议每年随访一次。3级,是一种"可能良性发现",这种描述用于那些有极低的恶性可能的体征(如<2%),并不是说一种介于良性与恶性之间的中间类型,而是说这种类型有很低的恶性可能,在6个月内做短期随访比做进一步的诊断检查更合适。另外,影像学描述医生、随访医生,以及患者都需坚持这样做,避免这类患者因为忽视短期随访而导致了不良后果。4级,是可疑恶性,建议活检。用于描述一种比较明确的恶性可能。但是,这种分类包含的恶性范围较广(含相关的恶性可能),包括那些有2%可能性的(即在乳腺钼靶X线检查划定的范围内,超声发现有低水平不均一回声),并且有95%的恶性可能划为5级。因此,BI-RADS的第四版进一步将4级划分为4A("低度恶性可能")、4B("中度恶性可能")、4C("考虑恶性,但非典型"),以帮助分类细化。5级,高度怀疑恶性,应该采取适当的措施,用于表达恶性状态。6级,是明确恶性,用于表达在治疗开始前有病理活检证实的恶性。BI-RADS的第四版于2003年发布,并扩展到超声和MRI的分级。

乳腺癌筛查,尤其是乳腺钼靶X线筛查是遏制乳腺癌自然病程发展的一个里程碑式的措施。虽然乳腺钼靶X线筛查在国外已经推广多年,但近些年也不断听到质疑或者批评的声音,从而促使国际权威指南更新。由此可见,乳腺癌筛查这种公共预防措施还有待进一步完善。目前,中国抗癌协会乳腺癌专业委员会也出台了《中国乳腺癌筛查指南》,最近一次更新是2017年,先于国际权威指南的更新发布。我们应当清醒地看到,支持该指南的大部分数据来自国外,我国有关乳腺癌筛查的试验性研究还很有限,也缺乏长期有计划的完整的随访数据资料,对乳腺癌筛查中有关过度诊断、成本效益等问题缺乏深入的分析。因此,如何规范我国乳腺癌筛查和早期诊断流程,如筛查人群的确定、筛查技术手段和模式的选择、筛查频率和时间间隔、检查诊断人员需要的培训和资格的认定、如何保证筛查的质量等,从而使筛查的成本效益比最大化,摸索符合我国国情的乳腺癌筛查和早期诊断模式,仍然是面临的主要问题和挑战。

(莫　淼　李俊杰　柳光宇)

参考文献

[1] 黄哲宙,陈万青,吴春晓,等.中国女性乳腺癌的发病和死亡现况——全国32个肿瘤登记点2003~2007年资料分析报告.肿瘤,2012,32(6):435-439.

[2] 季亚婕,常才,丁建辉,等.中国乳腺X线筛查项目中联合应用超声检查的价值.外科理论与实践,2010,(5):486-489.

[3] 莫淼,柳光宇,吕力琅,等.乳腺癌筛查研究进展.肿瘤,2012,32(9):748.

[4] 莫淼,郑莹,柳光宇,等.上海市女性乳腺癌有组织筛查和机会性筛查的成本效果分析.中华肿瘤杂志,2015,37(12):944-951.

[5] 张保宁.国际乳腺癌筛查指南的争议引发的思考.癌症进展,2016.14(2):109-111.

[6] Brewer NT, Salz T, Lillie SE. Systematic review: the long-term effects of false-positive mammograms. Ann Intern Med, 2007,146(4):502-510.

[7] Corsetti V, Houssami N, Ferrari A, et al. Breast screening with ultrasound in women with mammography-negative dense breasts: evidence on incremental cancer detection and false positives, and associated cost. Eur J Cancer, 2008,44(4):539-544.

[8] Field TS, Doubeni C, Fox MP, et al. Under utilization of surveillance mammography among older breast cancer survivors. J Gen Intern Med, 2008,23(2):158-163.

[9] Karsten J, Gotzsche J, Peter C. Overdiagnosis in publicly organised mammography screening programmes: systematic review of incidence trends. Br Med J, 2009,339(10):182-183.

[10] Kuhl CK. The "coming of age" of nonmammographic screening for breast cancer. JAMA, 2008,299(18):2203-2205.

[11] Poplack SP, Tosteson TD, Wells WA, et al. Electromagnetic breast imaging: results of a pilot study in women with abnormal mammograms. Radiology, 2007,243(2):350-359.

[12] Qaseem A, Snow V, Sherif K, et al. Screening mammography for women 40 to 49 years of age: a clinical practice guideline from the American College of Physicians. Ann Intern Med, 2007,146(7):511-515.

[13] Ries L, Melbert D, Krapcho M, et al. SEER cancer statistics review, 1975—2005. Bethesda, MD: National Cancer Institute, 2008.

[14] Schopper D, De Wolf C. How effective are breast cancer screening programmes by mammography? Revi-ew of the current evidence. Eur J Cancer, 2009, 45(11):1916-1923.

[15] Scott HJ, Gale AG. Breast screening: PERFORMS identifies key mammographic training needs. Br J Radiol, 2006,79(2):S127-S133.

[16] Stout NK, Rosenberg MA, Trentham-Dietz A, et al. Retrospective cost-effectiveness analysis of screening mammography. J Natl Cancer Inst, 2006, 98(11):774-782.

第十章

乳腺肿瘤的病史与临床检查

乳腺肿瘤是妇女常见的一类疾病,其中以乳腺癌的危害性最大。从世界范围看,我国虽属乳腺癌的低发国家,但近20年来发病率明显上升,在某些大城市已跃居女性恶性肿瘤的第一、二位,因此积极开展乳腺癌的防治研究已成为我国恶性肿瘤防治研究的一项重要任务。

现代科学技术的发展为乳腺疾病的诊断提供了全方位的技术保障,肿瘤检测设备不断更新,诊断水平不断提高,尤其是在影像学检查(如超声、CT、MRI、PET-CT等)在肿瘤诊断中的应用越来越广泛,同时也造成了临床医生对其的依赖性也越来越大。科学的检测方法固然重要,但是临床基本技能一样不可忽视。详细询问病史、认真临床检查对乳腺疾病的诊断和鉴别诊断依然十分重要。

第一节 病史采集

详细的病史采集是形成正确诊断的前提。无论患者的主诉是什么,都应了解月经状态及乳腺癌危险因素的相关信息。对于绝经前女性了解末次月经时间及既往的周期规律,有助于评估乳房肿块、乳房疼痛等症状。对于绝经后女性应询问有无使用外源性激素,因为在自然情况下许多良性乳腺疾病很少在绝经后女性中出现。以下是乳腺疾病病史采集的要点。

一、现病史

认真听取患者的叙述并详细记录,如何时、如何发现乳房肿块,有无疼痛、红肿、糜烂及乳头溢血溢液,疼痛是否与月经、情绪变化有关,有无放射性疼痛,肿块的生长速度怎样,颈部、腋下有无伴发的肿块,肿块是否发生于妊娠或是哺乳期,症状是否持续存在,有无就诊过,做过什么检查,是否治疗过,效果如何,一般健康状况如何,有无其他不适或伴发疾病等。

二、既往史

应仔细询问以下情况:①乳腺发育的年龄,发育过程中有无异常情况;②乳房是否受过外伤,有无炎症、结核、增生及肿瘤病史;③是否患有甲状腺、子宫或是卵巢疾病;④是否进行过激素替代治疗;⑤是否有身体其他部位的肿瘤病史。

三、月经及婚育史

询问内容包括:①初潮年龄、月经情况及上一次月经时间(或停经时间);②是否结婚,结婚年龄,曾否生育,有无流产史,曾否哺乳;③有无使用避孕药等。

四、个人史

生活习惯及性格倾向与乳腺癌的关系越来越受到重视,问病史时需了解:①饮食习惯;②有无烟酒嗜好;③性格是否内向,有无抑郁倾向,是否有愤怒内泄情况;④有无精神创伤史等。

五、家族史

需了解直系亲属中有无恶性肿瘤病史者,特别是母亲、姐妹、女儿有无曾患乳腺癌者。

六、乳腺癌高危人群的病史特点

病史特点:①40~59岁为我国的乳腺癌的高发年龄组,约占全部患者的75%;②初潮年龄<12岁,绝经年龄>55岁;③年龄>40岁未婚未孕,或第一胎年龄>35岁,产后未哺乳者;④有乳腺癌家族史,特别是母亲、姐妹曾患有乳腺癌者;⑤有长期胸部放疗史者;⑥有乳腺非典型增生病史者;⑦高脂肪、高蛋白质饮食者;⑧绝经后显著肥胖者;⑨长期应用雌激素治疗或用避孕药者。

第二节 临床表现

一、乳房肿块

乳房肿块是乳腺疾病患者最普遍的临床表现,80%的乳腺癌患者以此为主诉而就诊。即使在非常年轻的女性、男性或者没有家族史这样的乳腺癌低危人群中,都不能忽视任何一个乳房肿块的存在。发现乳房肿块后应注意其所具有的特征。

(一)乳腺癌乳房肿块的一般特征

1. **大小** 与就诊时间有关,以往因就诊较晚,>5 cm的肿块较多见,近年随着乳腺自我检查的普及和肿瘤普查的开展,≤2 cm肿块的比例逐渐增多。

2. **数目** 以单侧乳房的单发肿块为常见,偶尔可有单侧或双侧的多原发癌。

3. **部位** 乳房外上象限是乳腺癌的好发部位(因其腺体最为丰富),约占乳腺癌的50%;其次为内上象限,约占20%;外下象限约占10%;内下象限和中央区各占约5%。

4. **质地** 乳腺癌肿块大多呈实性、较硬,有的可以似石头样坚硬,富于细胞的髓样癌也可稍软,甚至个别乳腺癌可表现为囊性感。少数发生于脂肪型乳腺(多为老年人)的小肿块,因被脂肪组织包绕,临床触诊可有柔软的感觉。

5. **形态及边界** 一般为不规则的团块,边界欠清。有的也可呈扁片状,表面结节感,边界不清楚。有些特殊类型的乳腺癌因浸润较轻,也可表现为边界较清楚,活动度良好。

6. **活动度** 与肿块侵犯范围有关。早期肿块较小时活动度较大,但这种活动的特点是肿块与周围软组织一起活动,与纤维腺瘤的包膜内滑动感觉不同。让患者双手叉腰,此时胸大肌处于收缩状态,如肿瘤侵犯胸大肌筋膜,则活动性下降;如果累及胸大肌,则活动性消失;晚期肿瘤侵犯胸壁时,则肿块完全固定,不能推动。

7. **伴随症状** 典型的乳腺癌多表现为无痛性肿块,仅≤10%的病例自述有患处不适。乳腺肿块不伴发疼痛是乳腺癌延迟就诊的主要原因。少数病例即使肿块很小,肿块区域也可出现疼痛。

(二)其他乳房肿块特征的鉴别

除了乳腺癌,乳房肿块还可能由多种原因所致,因此对于乳房肿块的诊断需首先区分"乳房肿块"是正常的乳腺结构还是异常的病变。

1. **正常乳腺结构** 表现为乳房肿块的有增生的乳腺结节、脂肪颗粒、肋(软)骨等。

2. **乳腺病变** 包括乳腺发育及退化不良性疾病,如囊肿、硬化性乳腺病等;外伤所致的脂肪坏死、血肿及其机化、钙化灶;感染性疾病有急性乳腺炎、乳房结核、寄生虫所致的异物肉芽肿等;良性肿瘤如纤维腺瘤、导管内乳头状瘤、脂肪瘤等,交界性的有分叶状肿瘤。恶性肿瘤除了乳腺癌外,还有比较少见的乳腺肉瘤及淋巴瘤等。

(1)乳腺增生:表现为一侧或两侧乳腺弥漫性增厚,呈片状、结节状或细颗粒状,增厚区与周围乳腺组织分界不明显,质地韧而不硬;可局限于乳腺的一部分,也可分散于整个乳腺;常于月经前明显,月经来潮后减轻或消失,常伴有经前胀痛或刺痛,疼痛部位不固定,有时向肩背部放射。

(2) 囊肿：乳房内可触及大小不等的囊性结节，可单发或多发，多发者常累及双侧乳腺。囊肿一般边界清楚，活动，质地随囊肿张力而软硬不一，与皮肤无粘连，常呈圆形或卵圆形。

(3) 乳房脂肪坏死：多发生于成年人，通常单侧乳腺受累，最常发生于乳头周围区域，一般位置比较表浅。病变早期，乳房皮下形成无痛性肿块，边界不清；晚期肿块固定，质地变硬，可与皮肤粘连，导致皮肤凹陷及乳头变形。

(4) 急性乳腺炎：多发生于产后哺乳的妇女，尤以初产妇最为多见。哺乳期排乳不畅、乳汁淤积加上细菌感染是导致急性乳腺炎发病的主要原因。患者起病时可有寒战、高热、脉率加快等急性感染症状，早期有乳房疼痛，患处可触及硬块，压痛明显，伴局部皮肤红肿、发热；随着炎症的进一步发展，痛性肿块逐渐变成液化性包块，局部症状缓解；常伴有同侧腋下淋巴结肿大、压痛。

(5) 乳房结核：多发生于年轻女性，病程迁延。早期局限于乳房一处，呈单个或是数个结节状肿块，不痛，边界不清，常有皮肤粘连。后期肿块液化形成寒性脓肿，破溃后形成窦道或者溃疡，可排出含有干酪样碎屑的稀薄脓液。部分患者的肿块经纤维化而变成硬块，可使乳房外形改变和乳头凹陷。患侧腋窝淋巴结可肿大，可伴有低热、盗汗等全身症状。

(6) 纤维腺瘤：是年轻妇女中常见的良性肿瘤。一般缓慢增大，少数可能增大较快。多数单发，但有15%～20%的患者多发，多发患者可能在乳房内同时摸到多个肿块，或术后反复发生。纤维腺瘤多为圆形或者椭圆形，部分呈结节状，大小不一，边界清楚，表面光滑有包膜感，活动度大，质地似硬橡皮球的弹性感；一般不会与皮肤或者胸肌粘连，也不会有淋巴结肿大，肿块大小不受月经周期的影响。纤维腺瘤如短期内迅速增大，应考虑是否有恶变。

(7) 分叶状肿瘤：大部分生长缓慢，有时短期内突然增大，疼痛少有。肿瘤与皮肤无粘连，但皮肤可因受压而变得菲薄苍白，皮下静脉常有明显扩张。肿瘤质硬如橡皮样，部分区域可呈囊性感。肿瘤呈分叶状，表面凹凸不平，淋巴结转移少见。

(8) 乳腺淋巴瘤：好发年龄为50～60岁，常为单发，偶尔可有双侧同时发生。主要表现为乳腺孤立性的无痛性肿块，生长迅速，有时可占据整个乳房；肿块呈结节状、分叶状或者巨块状，边界清楚，质硬有弹性，与皮肤肌肉无粘连。肿块巨大时表面皮肤菲薄，血管扩张，可引起破溃。30%～50%的患者伴有同侧腋窝淋巴结肿大。

正常的乳腺组织也可以表现为结节状，与乳腺病变难以鉴别，这给临床医生的诊断带来困难。有研究显示，在605例<40岁的女性中，有80%的患者能通过自己体检发现肿块，但确诊为乳腺肿瘤的仅占27%。而在外科医生体检发现的乳房肿块中，有28%为假阳性。因此，发现乳腺肿块后必要的影像学检查不可缺少。

二、乳头溢液

乳头溢液有生理性与病理性乳头溢液之分。生理性乳头溢液主要包括：①妊娠期和哺乳期的乳汁分泌现象；②围绝经期妇女也可有少量的乳头溢液。临床所谓的乳头溢液通常指的是病理性乳头溢液。

(一) 病理性乳头溢液的特征

病理性乳头溢液大约占乳腺疾病门诊患者的5%，因乳头溢液就诊的女性中，95%是由于良性原因引起的。乳头溢液可因多种乳腺疾病而引发，是乳腺疾病的常见症状，发生率仅次于乳腺包块和乳房疼痛。溢液的性状多种多样，可为血性、血清样、水样、浆液性、脓性或者乳汁样等，其中以乳汁样、水样和浆液性较为常见。病变位于大导管时，溢液多呈血性；位于较小导管，可为淡血性或是浆液性；如血性液在导管内停留过久，颜色可转为暗褐色；病变合并感染时，溢液可呈脓性；坏死组织液化可呈水样、乳汁样或者棕色液等。

具有血性溢液的患者，恶性比例者不超过10%，但非血性乳头溢液也不能排除恶性病变的可能。有研究显示，在108例患者中潜血试验的敏感性仅为50%。年龄被认为是恶性病变的一个重要预测因素，在一项研究中因乳头溢液而被发现最终诊断为乳腺癌的，在年龄<40岁的患者中为3%，40～60岁的患者中为10%，而在年龄>60岁的患者中为32%。生理性乳头溢液多为双侧性，呈乳汁样或者水样液。

(二) 病理性乳头溢液的原因及特征

1. **乳房外因素** 主要是指血催乳素升高从而刺激乳腺腺体分泌增加。下丘脑-垂体病变或功能异常可引起非产妇的血浆催乳素增加；胸神经疱疹感染、胸壁损伤等原因可刺激胸神经,促进催乳素的分泌;许多药物(如吩噻嗪、三环类抗抑郁药、氟哌啶醇等精神活性药物,钙通道阻滞剂、利血平等抗高血压药物,阿片类药物及口服避孕药等)也可导致血浆催乳素过多,引发乳头溢液。乳外因素引起的乳头溢液多为双侧性,乳汁样、水样或者浆液性。细胞学检查可见泡沫细胞、脂滴和丰富的蛋白背景。

2. **乳房内因素** 包括外伤、炎症、退化性病变、增生性病变、良性和恶性肿瘤等各种乳腺疾病。其中,导管内乳头状瘤、囊性增生症和乳腺癌是异常乳头溢液的主因,约占75%以上。

(1) 导管内乳头状瘤:导管内乳头状瘤引起的乳头溢液较为常见,溢液性质多为血性或是浆液性,偶尔清水样,大多为单孔溢液。75%的病例发生于大导管近乳头的壶腹部,瘤体小,常带蒂,且富含薄壁血管,故易出血。发生于中小导管的乳头状瘤常位于乳房周围区域。仅有少数乳头状瘤可以形成可以触及的结节,挤压结节乳头可出现溢液。本病一般认为属于良性病变,但恶变率为6%~8%,尤其对起源于小导管的乳头状瘤更应警惕其恶变的可能。

(2) 囊性增生症:囊性增生症是常见的乳腺疾病,多见于40岁左右的妇女,绝经后少见。组织学上包括5种改变:囊肿、导管上皮增生、乳头状瘤病、腺管型腺病和上皮大汗腺样化生。前3种改变即为溢液产生的组织学基础。本病合并溢液者不多(约5%),溢液性质多为浆液性。

(3) 乳腺癌:肿瘤内部出血、坏死和分泌物的潴留,肿瘤侵犯导管,癌周扩张的乳腺导管内分泌物的潴留,是乳腺癌发生乳头溢液的病理基础。发生于大导管的乳腺癌或者管内癌者合并乳头溢液较多,但乳腺癌以乳头溢液为唯一症状者少见,多数伴有乳腺肿块。溢液性质多为血性,少数可出现浆液性或者水样,多为单侧单导管溢液。

三、乳头乳晕异常

1. **乳头回缩** 当肿瘤侵犯乳头或乳晕下区时,乳腺的纤维组织和导管系统可因肿瘤侵犯而缩短,牵拉乳头,使乳头偏向病灶一侧,临床可见两侧乳头不在同一平面。病变进一步发展,可使乳头扁平、回缩、凹陷,直至完全缩入乳晕下(图8-1)。部分乳头回缩可因先天发育不良或慢性炎症所致。与乳腺癌引起乳头凹陷的区别是乳头可用手指牵出而非固定。

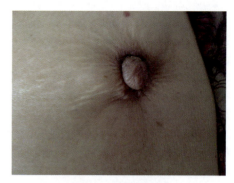

图8-1 乳头回缩

2. **乳头糜烂** 是Paget病(又称湿疹样乳腺癌)的典型症状,常伴乳头瘙痒、烧灼感。早期可见乳头皮肤增厚、变红、粗糙,进而糜烂、脱屑、结痂,如同皮肤湿疹;进一步发展可形成溃疡,并逐步侵犯乳晕区皮肤,整个乳头可被浸润而消失。60%的患者伴有乳房内肿块,并可引起腋窝淋巴结肿大。显微镜下可见典型的Paget细胞:细胞大,胞质丰富、浅染,核大呈卵圆形空泡状,核仁明显,染色质粗糙,核分裂象多见。细胞呈巢状、腺样结构,散布于表皮内。

四、皮肤改变

1. **皮肤粘连** 肿瘤侵犯腺体和皮肤之间的Cooper韧带使其缩短,牵拉皮肤,致肿瘤表面皮肤凹陷,即"酒窝征"。发生在末端导管和腺泡上皮的乳腺癌,与皮肤较近,较易出现这种现象。当肿瘤较小时,引起的皮肤粘连不明显,如检查不仔细容易漏诊。检查应在良好的采光条件下,检查者用两指轻轻提起肿块,使肿块表面的皮肤张力增加,然后轻轻推动肿块,可看到肿块表面皮肤有轻微的牵拉、紧张和皱缩的现象。这种早期轻微的皮肤粘连现象是鉴别乳腺良恶性肿瘤的重要体征之一。

2. **皮肤红肿** 乳腺皮肤红肿和局部皮温增高常见于乳腺炎,也可见于乳腺癌,称之为"炎性乳腺癌"。这是由于乳腺皮下淋巴管中充满癌栓,引起癌性淋巴管炎,从而使皮肤呈炎症样表现,颜色由淡红到深红,开始时比较局限,不久即扩大到大部分乳腺皮肤,同时伴有皮肤水肿。触诊时感皮肤增厚、粗糙,表面温度升高。

3. **皮肤浅表静脉曲张** 肿瘤体积较大或生长较快的乳腺肿瘤,肿瘤表面皮肤菲薄,可见到其皮下曲张的静脉。这种征象多见于乳腺的巨纤维腺瘤及分叶状肿瘤,乳腺癌较少见。

4. **皮肤水肿**　各种原因导致的乳房皮下淋巴管回流障碍都可引起皮肤水肿(图 8-2)。乳腺癌时皮肤水肿是因为乳房皮下淋巴管被癌细胞堵塞、淋巴回流障碍所致。由于皮肤与皮下组织在毛囊处联结最为紧密,可在毛囊处形成许多凹点,使皮肤呈现"橘皮样"改变,属乳腺癌典型的晚期表现。某些大而下垂的乳房,可在乳房外下方看到有轻度的皮肤水肿及皮肤移动性下降,如双侧对称,可为局部循环障碍所致;如为单侧发生,则要仔细检查,谨防遗漏肿瘤。

几个不等,一般为数毫米大小,色红或暗红。

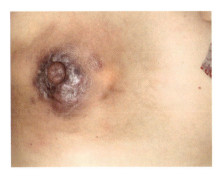

图 8-4　卫星结节

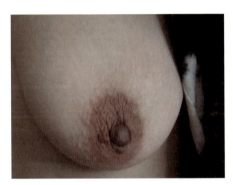

图 8-2　皮肤水肿

5. **皮肤溃疡**　乳房皮肤溃疡(图 8-3)是典型的晚期乳腺癌直接侵犯皮肤的临床表现。先是皮肤出现点状红晕,发亮或呈暗红色,继而浸出皮肤,形成累及皮肤的肿块,肿块进一步增大破溃形成溃疡。大溃疡的边缘通常高出皮面,基底高低不平,表面覆盖坏死组织,可伴不同程度的出血和渗血,并伴有恶臭味。

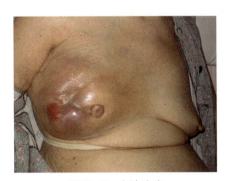

图 8-3　皮肤溃疡

6. **皮肤卫星结节**　乳腺癌晚期,癌细胞沿淋巴管、腺管或纤维组织直接浸润到皮内并继续生长,在主癌灶周围的皮肤形成散在分布的质硬结节,即皮肤卫星结节(图 8-4)。结节的数目从几个到十

五、乳房疼痛

乳房疼痛是大部分自觉患有乳腺疾病而到门诊就医妇女的重要原因,患者往往错误地认为疼痛症状与乳腺癌有关。但当癌症被排除后,仅仅安慰就可以缓解 86% 的轻度疼痛和 52% 的严重疼痛症状。一项美国的研究显示,1 171 例妇科就诊的妇女中,69% 的患者有规律性的乳房不适,36% 的妇女曾就乳房疼痛问题向医生咨询。有趣的是,使用口服避孕药的妇女更少受到这个问题的困扰,而吸烟、摄入咖啡因、承受压力等则与乳房疼痛症状密切相关。乳房疼痛的主要临床问题是判断这一症状对患者生活质量的影响,因其和治疗策略密切相关。仅仅少数病例需要处理,但是经过适当的病例选择后,有些患者可能从治疗中获益良多。

有个别病例显示肿块部位的疼痛是早期乳腺癌的唯一症状,可在临床查到乳腺肿块之前出现。有报道,绝经后妇女出现乳房疼痛,尤其是伴有腺体增厚者,需警惕乳腺癌的发生。尽管乳腺癌肿块很少伴有疼痛,但伴有某种形式的乳腺不适确实不少见。患者可有牵拉感,尤其是在向患侧卧位时感觉尤甚。晚期乳腺癌如肿瘤侵犯胸壁神经可出现明显疼痛。

六、区域淋巴结肿大

因区域淋巴结肿大就诊常提示恶性肿瘤的可能。乳腺癌最多见的淋巴结转移部位为同侧腋淋巴结,其次为同侧内乳淋巴结。表现为转移部位淋巴结肿大、质硬,起初肿大的淋巴结可以推动,最后相互融合、固定。肿大的淋巴结如果侵犯、压迫腋静脉,常可使同侧上肢水肿；如果侵及臂丛神经可引起肩部酸痛。小的内乳淋巴结转移灶临床上不易被发现，晚期可出现胸骨旁隆起的肿块，质地硬，边界不清。

少数病例以腋淋巴结肿大作为首发症状而就诊，临床体格检查和乳腺影像学检查均未发现乳腺肿块，称为隐匿性乳腺癌，约占所有乳腺癌的0.3%～1%。诊断隐匿性乳腺癌需慎重，只有在腋窝淋巴结证实为转移性腺癌，并且排除全身其他可能的原发部位如肺、甲状腺等之后才可以按乳腺癌来处理。

第三节 体格检查

乳腺癌的临床体格检查是早期发现乳腺癌的一个必不可少的环节。对于因发现"乳房肿块"而来医院的就诊者，一个有经验的医生所做的乳腺检查，甚至比影像学检查更有参考价值。因为只有通过乳腺检查才能发现可疑病例和选择恰当的检查方法，如果缺少了这一步骤，任何先进的检查设备都将无法发挥最大的效用。同时一名优秀的乳腺专科医生，要树立临床早期乳腺癌的概念。因为此时乳腺癌的临床表现并不十分典型，在临床检查时不能以肿块作为诊断乳腺癌必不可少的首要体征，有些早期乳腺癌仅表现为腺体增厚、质地变硬、乳头溢液、乳头糜烂、乳头轻度回缩、皮肤轻度凹陷或水肿以及绝经后出现乳腺疼痛等，需认真检查，不致漏诊。临床医生需掌握正确的乳腺临床体格检查方法及检查内容。

一、检查方法

1. **体位** 患者应采取坐位和仰卧位进行乳房检查。坐位时患者两臂自然下垂或置于膝上，充分显露双乳以利于两侧对比。应在明亮光线下检查，以免遗漏轻微的皮肤变化。仰卧位检查时可在肩背部垫一枕头使胸部适当抬起，这样乳房可在比较平坦的情况下作检查，不易遗漏小肿块。仰卧位检查对于肥大而下垂的乳房，尤其肿块较小且位于乳房深部病变尤为重要。

2. **最佳时间** 月经正常的妇女，在月经来潮后的第9～11天是乳腺检查的最佳时间，此时雌激素对乳腺的影响最小，乳腺处于相对静止状态，容易发现病变。

二、检查内容

(一) 视诊

患者必须脱下腰部以上的衣服以彻底检查乳房。尽管应该注意礼貌，但是视诊仍然是检查的重要部分，我们应仔细观察双侧乳房，通过对照可以发现细微的异常情况。视诊的具体内容如下。

1. **外形** 首先应观察乳腺的发育情况，两侧乳房是否对称，大小是否相似，当两侧乳房不对称时应明确是发育异常或是其他原因。局限性隆起一般是肿瘤的临床表现之一；较浅的肿瘤由于局部浸润及牵拉皮肤可造成肿瘤表面局部凹陷；一侧乳腺的上移也有可能是乳腺上半部肿瘤的体征之一。

2. **皮肤** 观察皮肤有无发红、水肿、破溃、橘皮样变、静脉曲张等。一般乳房红肿多属炎性表现，但炎性乳腺癌也伴有皮肤发红及水肿，以乳晕周围和乳腺下方较常见。乳腺癌累及Cooper韧带使其缩短，造成肿瘤表面皮肤凹陷形成"酒窝征"；有时候纤维腺瘤或囊肿较大时，可挤压Cooper韧带，可引起皮肤的扭曲、固定；慢性脓肿有时会因为病灶周围的炎症而与皮肤粘连，甚至可以出现皮肤水肿和橘皮征，而难以与乳腺癌相鉴别，此时可进行穿刺检查来明确诊断。

3. **乳头** 观察两侧乳头是否在同一水平上，乳头是否有回缩凹陷，乳头、乳晕有无糜烂、脱屑等。两侧乳头凹陷多为发育异常，单侧乳头回缩需查明原因。乳腺癌时乳头常被拉向病变一侧，进一步发展可使乳头扁平、回缩、凹陷；某些慢性炎症会引起乳腺大导管周围的炎症，也可导致大导管的收缩和乳晕区水肿，从而表现为乳头凹陷；位于乳腺中央区域的较大的纤维腺瘤或囊肿也会引起大导管的收缩，导致乳头凹陷。乳头表皮糜烂、脱屑应排除乳头湿疹样癌。

(二) 触诊

触诊前因详细询问有无人工植入物（如乳房假体、起搏器等）的植入史，以免将植入物误认为"乳房肿块"。触诊应按照先健侧后患侧的顺序检查乳腺，手法轻柔,切勿粗暴,以免增加患者的不适,避免漏诊误诊。

1. **乳房触诊** 用指腹将乳腺组织轻按于胸壁上,按象限或顺时针方向作全面的扪诊以免遗漏。要注意不能用手指抓捏乳腺,以免将正常的乳腺组织误认为肿块。对于下垂的大乳房,可以一手将其托起,另一手进行触诊或是取仰卧位进行检查。触诊检查范围要广泛,特别是乳晕周围和腋尾部要加以重视,防止遗漏。如果被检查者存在副乳,副乳也应仔细检查,因为发生于乳腺的疾病同样也可发生于副乳。

(1) 乳腺组织临床触诊的类型

1) 柔软型乳腺:由于乳腺腺体、小叶腺泡、结缔组织及脂肪均发育良好,分布均匀,乳房外形大多丰满挺拔,触之如水囊,柔软而富有弹性,常见于年轻女性或未婚、未哺乳者。此型乳房如有病变,极容易扪及,一般不容易漏诊。

2) 颗粒型乳腺:相比前者,除了乳腺腺泡发育欠佳外,导管、小叶、结缔组织、脂肪大都正常,所以乳腺外形接近柔软型乳腺,触诊时浅表及中层柔软而有弹性,疏松而无阻力。但深层可触及多发的小颗粒结节,均匀地散在分布于整个乳房,光滑、质韧。此型乳腺亦较常见于年轻女性未育或未哺乳者。

3) 软带型乳腺:此种乳腺多为乳腺小叶、腺泡退化萎缩,脂肪组织填充不佳,相对乳腺导管及周围结缔组织分布集中。乳房外形不饱满,多松弛下垂,触之欠柔软,韧性大而弹性差。此种类型乳腺如有小的结节病灶,容易隐蔽于腺体、结缔组织中,难于发现,容易造成漏诊。这种类型的乳腺常见于哺乳后的中年女性,尤其多见于体形瘦弱者,但与乳房大小无关。

4) 脂肪型乳腺:此型乳腺由于大部分乳腺组织已经退化,而被脂肪组织所替代,虽乳房外形仍显饱满,但触诊时可感觉到整体柔软度较差,而韧性较大。乳房中尤其是中央区乳晕下、外上象限腋尾部可触及较大的脂肪颗粒,分布不均匀,触之韧性大,较易与小囊肿、结节相混淆,检查时应仔细分辨。此型乳腺主要见于绝经后的老年女性。

(2) 临床触诊乳腺肿块的特征:发现乳腺肿块后,应注意肿块的部位、大小、质地、边界是否光滑、活动度如何。不同性质的肿块,因其生长方式及与周围组织关系的不同,临床触诊的结果不一。一般说来,良性肿瘤如纤维腺瘤,因其常为膨胀性生长,与周围乳腺组织没有粘连,因此边界常较清晰,活动度大。而乳腺囊肿,虽然形状规则、界限清楚,但其与周围乳腺组织有融合,所以活动度中等。质地取决于囊内的张力,张力大时质地坚硬,需与乳腺癌相鉴别;张力小时质地柔软,易与正常乳腺组织相混淆。乳腺癌因其呈浸润性生长,边界像蟹足样伸入周围乳腺组织,因此触诊常固定而活动度差。但早期时良、恶性触诊常难以区别。此时可以用手轻轻抬起整个乳房,增加乳腺皮肤的张力,如在在病灶上方看到轻微的皮肤皱缩及牵拉所引起的小凹陷,这是早期乳腺癌的临床表现之一。但是临床检查常难以发现,有时需要多次检查才能发现这一征象。对于较大的肿块,还需要检查其与深部组织的关系。让患者两手叉腰,使胸肌处于收缩状态,如果肿瘤侵犯胸肌筋膜或者胸大肌时,胸肌收缩时患侧乳房抬高,活动受限;当前锯肌及肋间肌受累时,肿瘤就完全固定于胸壁而无法推动,此时肿瘤往往已属晚期。

(3) 重视乳头的检查:应注意检查乳头的活动度,检查乳头是否与肿块粘连或者固定,可轻轻牵拉双侧乳头,两侧进行对比。需检查乳头有无溢液,应在乳晕及乳晕周边按顺时针方向进行触诊,有时病变位于乳头部乳管内或溢液较少时,轻轻挤压乳头即可见溢液。如乳头溢液,应查明溢液管口的部位,是单管还是多管(多管需记录溢液管口的数目)及溢液的性质(是浆液性、血清样、乳汁样、血性,还是暗褐色液等),并进行溢液涂片细胞学检查,必要时进行乳管镜检查,可以在直视下观察乳管内病变并可取材活检。

2. **腋窝触诊** 采取站立位或是坐位。检查患者右侧腋窝时,检查者用右手托起患者的右臂,使胸大肌处于松弛状态,然后用左手触诊;检查患者左侧腋窝则用右手检查。检查要全面,勿遗漏;如触及肿大的淋巴结,应明确大小、质地、活动度及与周围组织的关系等。

3. **锁骨上窝的触诊** 该区淋巴结肿大多出现腋窝淋巴结已有肿大时,常见的部位是胸锁乳突肌锁骨头外侧缘处。检查时一般取坐位,检查者最好站在患者背后,让患者放松,从锁骨头开始向上、向外仔细检查。触诊要仔细,即使发现较小的淋巴结,如质地较硬,也有重要参考意义。

4. **乳腺肿块触诊检查的要点及描述** 乳腺触诊时,须区分正常腺体、增厚腺体及乳腺肿块3种情况。正常乳腺的腺体是触诊较韧,具有一定的厚度,有时有一定的结节感,但呈全乳均匀分布;增厚腺体是指局限性腺体较正常乳腺组织增厚,范围可大可小,但不是全乳分布;一般呈片状,边界不清楚,常呈多结节状。乳腺肿块多为局限性、单结节,少数可以多结节,但均有有测量的边界。

(1) 部位:如发现肿块或异常,应首先明确部位,按内上、外上、内下、外下象限及中央(乳头乳晕部)5个区或按以乳头为中心的钟表盘面加以详细描述,记录肿块位置,最好附加绘图加以说明。如非中央区的肿块,应注明距乳头的距离。如肿块位于乳腺边缘(如胸骨旁、锁骨下、胸大肌外缘、肋弓等处),应附加说明。如肿块位近腋窝处,应注意与副乳相鉴别。副乳一般发生于腋窝近腋前线处的皮下,通常与皮肤粘连。副乳也有发生癌变的可能,如发现单一的腋窝肿块而乳腺正常,排除肺部肿瘤等所致的腋淋巴结转移后,应考虑有副乳腺癌的可能。

(2) 形状:应对肿块的形状加以描述,如球状、片状、结节状或是不规则形等。

(3) 大小:可测量的肿块最好测量3个最大径,首先测量2个相垂直的最长径,然后再测量其厚度。对于不能测量边界的片状增厚,应记录其所在的区域及大概范围。

(4) 个数:肿块是单发还是多发,如是多发,应明确个数,并分别记录其所在的部位及大小,并绘图加以说明。

(5) 质地:以乳腺本体组织的硬度为参考标准,以"软""硬""韧"或"囊性"加以描述。

(6) 活动度:乳腺肿瘤的活动度是衡量肿瘤与乳腺周围组织(如胸肌、皮肤等)的关系,用"活动佳""活动欠佳"及"固定"加以描述。检查肿瘤是否与胸肌筋膜粘连,可嘱患者用力叉腰,使胸大肌收缩,如叉腰后肿块活动度减小说明已发生粘连;失去活动性则说明已有胸大肌筋膜或是胸大肌受累;胸肌松弛下肿瘤固定说明胸壁已受侵犯。

(7) 表面皮肤:需检查肿块与表面皮肤有无粘连,可用拇指和示指相对凑近肿块表面皮肤,如出现酒窝状凹陷则表明已有粘连。

(何海飞 邓甬川)

参考文献

[1] 刘顺芳,杨志芳,易继林,等.乳管镜在乳管内占位性病变诊治中的临床应用价值.华中科技大学学报:医学版,2009,38(6):832-835.

[2] 王红鲜,陶霖玉,齐柯,等.隐匿性乳腺癌的诊治探讨.实用癌症杂志,2011,26(3):274-276.

[3] 吴晖,欧阳取长,杨小红,等.隐匿性乳腺癌的诊疗分析.中华乳腺病杂志(电子版),2009,3(2):55-57.

[4] 袁凡,徐兵河,赵龙妹,等.副乳腺癌13例临床分析.实用癌症杂志,2004,19(2):186-187.

[5] 赵嫚,乔婉晴,涂巍.纤维乳管镜对乳腺导管内占位性病变的诊断及辅助手术治疗的应用价值.中华乳腺病杂志(电子版),2011,5(1):18-20.

[6] 周文学,杨维良.副乳癌的诊断和治疗.中国普通外科杂志,1997,6(1):32-34.

[7] Ader DN, Browne MW. Prevalence and impact of cyclic mastalgia in a United States clinic-based sample. Am J Obstet Gynecol, 1997, 177:126-132.

[8] Ambrogetti D, Berni D, Catarzi S, et al. The role of ductal galactography in the differential diagnosis of breast carcinoma. Radiol Med, 1996, 91:198-201.

[9] Barros AC, Mottola J, Ruiz CA, et al. Reassurance in the treatment of mastalgia. Breast J, 1999, 5:162-165.

[10] Morrow M, Wong S, Venta L. The evaluation of breast masses in women younger than forty years of age. Surgery, 1998, 124:634-640.

[11] Seltzer MH, Perloff LJ, Kelley RI, et al. The significance of age in patients with nipple discharge. Surg Gynecol Obstet, 1970, 131:519-522.

[12] Simmons R, Adamovich T, Brennan M, et al. Non-surgical evaluation of pathologic nipple discharge. Ann Surg Oncol, 2003, 10:113-116.

第十一章

乳腺肿瘤的 X 线检查

第一节 乳腺病变 X 线表现

一、检查技术

为了获得一张质量好的乳腺 X 线片,技师与被检查者间的沟通非常重要。技师应事先解释拍片过程,说明拍片时压迫乳房可能会给被检者带来不适,使被检查者在充分理解的基础上予以合作。正确摆位是获得一张高质量乳腺 X 线片的基本条件。

常规的投照体位需包括头足位(craniocaudal, CC)和内外侧斜位(medillateral oblique, MLO)。一张优质的 CC 位片显示如下(图 11-1):乳房在摄片的中央,乳头切线位,小部分胸大肌可见,乳腺实质充分展开。一张好的 MLO 位片(图 11-2)显示乳房被推向前上方,乳腺实质充分展开,大部分乳腺实质显示在摄片中;胸大肌可见,较松弛,下缘达乳头水平;乳头在切线位,部分腹壁包括在摄片中,但与下部乳腺分开。对于 MLO 位及 CC 位显示不良或未包全的乳腺实质,可以根据病灶位置的不同选择以下体位予以补充:外内侧位、内外侧位、内侧头足位、外侧头足位、尾叶位及乳沟位。

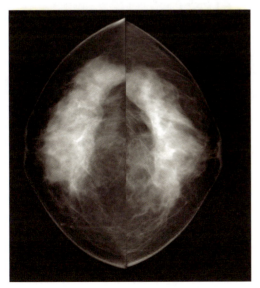

图 11-1　乳腺 CC 位片

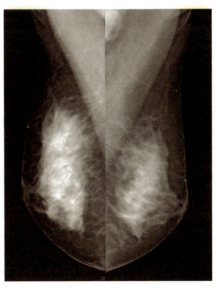

图 11-2　乳腺 MLO 位片

为了进一步评估在以上常规摄影中显示的异常,需进行一些特殊摄影技术。可在以上提及的任何投照位上进行,包括局部加压摄影、放大摄影或局部加压放大摄影,目的是使病灶得以更好地显示而明确病变性质。

二、影像学表现

乳腺病变的主要X线征象包括肿块、钙化、结构扭曲、不对称。肿块是指在两个投照位均显示的占位性病变,有鼓出的边缘,中心区域较周边更密实;无明显鼓出边缘的称为不对称。

(一) 肿块

从以下4个方面观察肿块影像:大小、形态、边缘和密度。以边缘的影像特征对判断肿块的性质最为重要。

1. **大小** 测量病灶的最长径和垂直径。

2. **形态** 分为圆形、卵圆形、不规则形3种。不规则形多为恶性表现,前两种形态要结合其他征象综合考虑。

3. **边缘** 包括以下5种描述:边缘清晰、边缘遮蔽、小分叶边缘、浸润性边缘和星芒状边缘。①边缘清晰:是指超过75%的肿块边界与周围正常组织分界清晰、锐利(图11-3)。②边缘遮蔽:是指肿块被其上方或邻近的正常组织遮盖而无法对肿块边缘作进一步判断,一般用于报告者认为该肿块的边界是清晰的,仅仅是被周围腺体遮住的情况下,所以不是非常有经验的影像医生一般不建议用此征象进行描述。③小分叶边缘:是指肿块边缘呈小波浪状改变(图11-4)。④浸润性边缘:是由病灶本身向周围浸润而引起的边界不规则。⑤星芒状边缘:

可见从肿块边缘发出的放射状线影(图11-5)。小分叶、浸润性和星芒状边缘常为恶性征象。鉴别边缘遮蔽和浸润性有时会有一定难度,但非常重要,前者多为良性改变,后者是恶性征象。如果不能肯定病灶的边缘征象,局部加压摄影、碾平摄影技术对显示边缘特征是有帮助的。

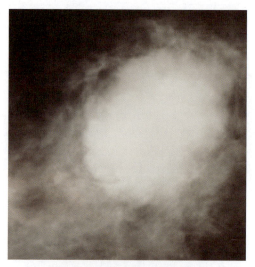

图11-4 肿块的小分叶边缘

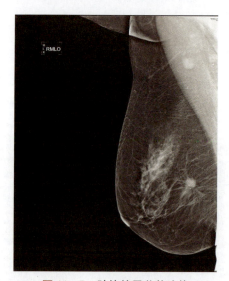

图11-5 肿块的星芒状边缘

4. **密度** 是通过与周围相同容积的正常乳腺组织相比,分为高、等、低(不包括脂肪密度)和含脂肪密度4种描述。大多数乳腺癌呈高密度或等密度肿块;极少数乳腺癌可呈低密度;乳腺癌在常规的二维X线片上不显示含脂肪密度,含脂肪密度者一般为良性病变(图11-6)。

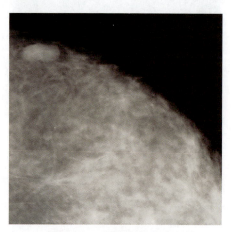

图11-3 边缘清晰的肿块

第十一章 乳腺肿瘤的 X 线检查

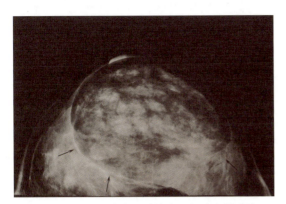

图 11-6　含脂肪密度肿块者一般为良性病变

(二) 不对称

可以分为四大类，即不对称、大团状不对称、局灶性不对称、进展性不对称。

1. 不对称　仅仅在一个投照位置上显示的片状纤维腺体组织密度影，通常为良性表现。若一旦影像学检查所示的不对称与临床体检异常相符时，需要进一步的做影像学评估。

2. 大团状不对称　与对侧乳腺组织比较方能作出判断，表现为范围较大至少达一个象限的大团状致密影。这个征象常代表了正常变异，或为激素替代治疗后的结果。常常表现为一个较大的团状腺体组织，密度较正常乳腺组织为高或有较明显的导管可见，无局灶性肿块形成，无结构扭曲，无伴随钙化。一般情况下，这个征象无临床意义，但当与临床触及的不对称相吻合时，则可能提示为病变(图 11-7)。

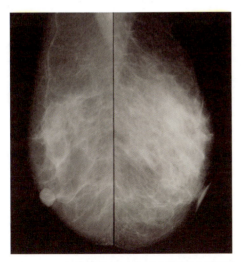

图 11-7　左乳团状不对称是在比较了对侧乳房摄片后才得以发现的

3. 局灶性不对称　异常区小于一个象限范围，常与对侧比较后显示。这个征象在两个投照位置均显示，但缺少真性肿块特有的鼓出边缘，其内还可以见到脂肪组织。多为真性病灶，比大团状不对称更为可疑。进一步检查有时会发现实为一个真性肿块或明显的结构扭曲(图 11-8)。

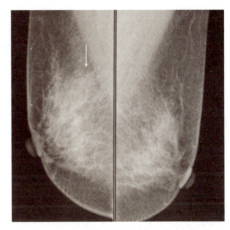

图 11-8　局灶性不对称需要在比较双侧同一体位的摄片后才能发现(箭头所示)

4. 进展性不对称　在随访过程中，新出现的增大的局灶性不对称有 15% 概率是恶性的，必须做进一步的评估或活检。

(三) 结构扭曲

结构扭曲是指正常结构被扭曲但无明确的肿块可见，包括从一点发出的放射状影和局灶性收缩，或者在实质的边缘扭曲(图 11-9)。结构扭曲也可

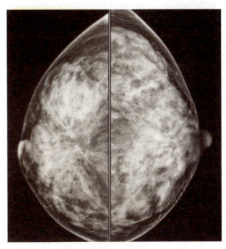

图 11-9　结构扭曲呈中心没有肿块的放射状影改变

以是肿块、不对称或钙化的伴随征象。如果无局部手术和外伤史,结构扭曲可能是恶性肿瘤或良性放射状瘢痕、硬化性腺病的征象,需做局部切除活检,或者结合 MRI 检查,局部在 MRI 强化下进行活检。

(四) 钙化

从形态和分布两方面进行观察分析。形态上分为典型良性钙化,共有 9 种;可疑形态钙化,有 4 种。钙化分布类型有以下 5 种分布方式,即弥漫分布、区域性分布、群样分布、线样分布、段样分布,对提示乳腺病变的病理类型有帮助。

1. **形态** 良性钙化常比恶性钙化粗大,或粗糙、边缘清晰。可疑形态钙化常可大可小,从不定形、多形性到线样分支状钙化,恶性的可能性随之增大。

(1) 典型良性钙化:有以下 9 种表现。

1) 皮肤钙化:较粗大,典型者呈中心透亮改变,不典型者可借助切线投照予以鉴别。容易发生在乳房下皱褶、胸骨旁、腋下、乳晕区。

2) 血管钙化:管状或轨道状。

3) 粗糙或爆米花样钙化:直径常>2~3 mm,为退变纤维腺瘤钙化的特征表现(图 11-10)。

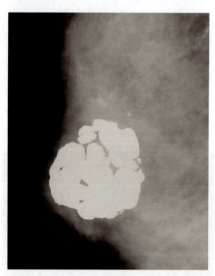

图 11-10 左乳头后方大块状钙化为退变纤维腺瘤典型表现,同时还显示了血管钙化

4) 粗棒状钙化:棒杆状,偶可见分支,直径通常>1 mm,可能呈中央透亮改变,边缘光整,沿着导管分布,聚向乳头,常为双侧乳腺分布,多见于分泌性病变。

5) 圆形和点状钙化:直径<1 mm,甚至为 0.5 mm,常位于小叶腺泡中。如果是新出现或较前增多,或分布在癌周围,或线样、段样分布的点状钙化需要做活检明确诊断。

6) 环形钙化:环壁很薄,常<1 mm,为球形物表面沉积的钙化,见于脂肪坏死或囊肿。

7) 钙乳:为囊肿内钙化,在 CC 位表现不明显,为绒毛状或不定形状,在 90°侧位或 MLO 位边界明确,根据囊肿形态的不同而表现为半月形、新月形、曲线形或线形。形态随着体位不同而发生明显改变是钙乳的特点。

8) 缝线钙化:是由于钙质沉积在缝线材质上所致,尤其在放疗后常见,典型者为线形或管形,绳结样改变常可见到,一般在治疗后若干年后才会出现。

9) 营养不良性钙化:常在放疗后或外伤后的乳腺内见到,钙化形态不规则,多数>0.5 mm,可呈中空状改变。

(2) 可疑形态钙化:包括不定形、粗糙不均质、细小多形性、线样分支状钙化 4 种。

1) 不定形钙化:形态上常小而模糊,无典型特征,弥漫性分布常为良性表现,而群样分布、线样分布和段样分布(分布特征见以下描述)需提请临床活检。

2) 粗糙不均质钙化:径线多数>0.5 mm,形态不规则可能为恶性改变,也可出现在良性的纤维化、纤维腺瘤和外伤后的乳腺中,需结合分布情况考虑,单个群样分布的需要做活检。

3) 细小多形性钙化:较不定形钙化更可疑,直径常<0.5 mm,总体符合三大不均质:形态不均质、大小不均质、密度不均质。这类钙化无论何种分布形式均需要做活检。

4) 线样分支状钙化(铸形钙化):表现为细而不规则的线样,常不连续,直径<0.5 mm,这些征象提示钙化是在被乳腺癌侵犯的导管腔内形成的(图 11-11)。

2. **分布** 钙化分布包括以下 5 种分布方式。

(1) 弥漫分布:是指钙化随意分散在整个乳房,常为双侧性,这样分布的点样钙化多为良性改变。当不定形或多形性的钙化弥漫分布,尤其是在一侧乳房内弥漫分布时,恶性改变需要考虑。

(2) 区域分布:是指较大范围内(>2 cm³)分布的钙化,常超过一个象限的范围,但又不能用段样分布来描述。良恶性病变均可以出现这样的分布形式,需结合钙化形态综合考虑。

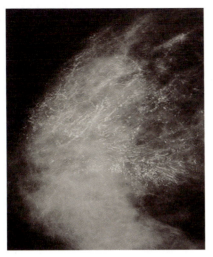

图 11-11 右乳外侧线样分支状钙化沿段分布

但如果钙化的形态不是特征性良性时,首先考虑其为恶性(图 11-11)。

(五) 其他征象

1. **单个扩张的导管** 乳头后方的管状或分叉样结构,代表扩张或增粗的导管。如果不同时伴有其他可疑的临床或影像征象,其意义不大。两侧不对称时可能与非钙化型导管原位癌相关。

2. **乳腺内淋巴结** 最常见部位是外上象限,偶尔也可出现在其他区域,常与静脉伴行。正常淋巴结的典型表现为肾形,可见淋巴结门脂肪所致的透亮切迹,常<1 cm。当淋巴结较大,但其大部分为脂肪替代时,仍为良性改变,有时一个淋巴结由于明显的脂肪替代看上去像多个圆形结节影。

3. **皮肤病变** 皮肤病变投影在两个投照体位上时,容易被误认为是乳腺内病变,技师在投照摄片时在体表做标记可以防止误诊的发生。

(3) 群样分布:是指至少有 5 枚钙化占据在一个较小的空间内(<1 cm³),良恶性病变都可以有这样的表现,主要结合钙化的形态综合分析。

(4) 线样分布:钙化排列成线形,可以见分支点,提示源于一束导管,多为恶性改变。

(5) 段样分布:常提示病变来源于一束导管及其分支,也可能发生在一叶或一个叶片上的多灶性癌。尽管良性分泌性病变也会有段样分布的钙化,

(六) 合并征象

合并征象常与肿块、钙化、结构扭曲、不对称并存,也可不伴有其他异常征象而单独出现。包括:皮肤凹陷、乳头凹陷、弥漫或局灶性皮肤增厚、乳腺内纤维间隔网状增粗、腋淋巴结增大。结构扭曲和钙化也可以作为合并征象伴随肿块一起出现。

第二节 上皮源性恶性肿瘤

常见的乳腺上皮源性恶性肿瘤包括导管原位癌、浸润性导管癌、浸润性小叶癌、黏液腺癌及髓样癌,其中以浸润性导管癌最为常见。另外,本节还介绍在 X 线上表现有一定特征的佩吉特病、炎性乳腺癌和转移性乳腺癌。

一、导管原位癌

乳腺导管原位癌(ductal carcinoma in situ,DCIS)是早期乳腺癌,病理上是指任何水平的导管细胞增生癌变,但仍在原位,基底膜完整。随着乳腺癌筛查的广泛开展,DCIS 的检出逐年增加。

(一) 临床表现及病理特点

无症状,多为筛查发现,偶有乳头滴血。临床体检阴性或局部有增厚感。在年轻女性中较为多见。

DCIS 虽然是一个早期癌,但生物学行为并不一致,国际上有一个比较通用的 Van Nuys 预后指数法,将 DCIS 分成 3 组:VN 1,中低核级无粉刺样坏死;VN2,中低核级伴粉刺样坏死;VN3,高核级伴或不伴粉刺样坏死。3 组的生物学行为依次变差。多中心病灶占 8%~33%,>2.5 cm 的 DCIS 多中心病灶达 47%,30%~50% 的 DCIS 会进展至浸润性癌。

(二) X 线表现

以单纯的钙化表现为典型,钙化的形态表现在一定程度上与病理级别相关。

1. **钙化** 单纯钙化是 DCIS 特征性的 X 线表现,是由于 DCIS 中央发生不规则坏死引起钙盐在导管内沉积,或者由肿瘤细胞分泌而形成。病变可

位于近乳头的大导管或远离乳头的小导管,因此 X 线影像上钙化分布范围可以相差较大。2/3 的 DCIS 病例显示有钙化,既可以作为一个单独征象出现,也可以与其他征象合并发生,常合并肿块、局灶性不对称、结构扭曲、大团状不对称。DCIS 也可以在 X 线片上呈阴性。

从钙化形态来看,多形性的颗粒点状或线样分支状恶性钙化多见,占 73%,但尚有 27% 表现为不定形钙化。钙化的分布形式按出现率的高低依次为群样分布(图 11 - 12)、段样分布、线样分布(图 11 - 13)、范围较大的区域性分布和弥漫分布,甚至还会出现一些很少见的分布形式,如近乳头处呈线样分布,后方为群样分布。总之,对没有肿块的单纯钙化灶,如果钙化灶分布表现为 V 形段样分布和线形分布,提示 DCIS;对位于某一象限内的没有肿块的多个圆形、不规则形群样分布钙化,也提示为 DCIS。

2. 非钙化改变 不是 DCIS 的典型表现,其中以肿块影最为常见,肿块可以表现为圆形和不规则形,边缘多呈浸润性、小分叶,甚至呈现出如良性改变的光整边缘。肿块的密度改变不具有特征,常常表现为与其他恶性肿瘤类似的高密度或等密度。

结构扭曲、局灶性不对称、大团状不对称、孤立性导管扩张症均可出现在 DCIS 中,但大多数情况下与其他征象伴发,与钙化伴发最为常见。另外,沿着区段走行的不对称也可以是 DCIS 的一种表现形式(图 11 - 14)。

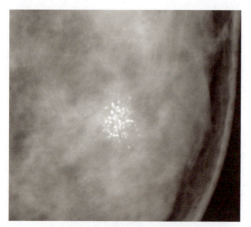

图 11 - 12 DCIS 可以表现为群样分布的多形性钙化,是最常见的一种表现形式

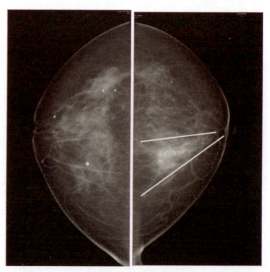

图 11 - 14 左乳 DCIS 表现为区段分布的不对称

(三)鉴别诊断

最需要鉴别的是乳腺病,尤其是硬化性腺病,两者表现有部分重叠。一般而言,乳腺病的钙化颗粒要较 DCIC 相对均质。硬化性腺病时乳腺腺体收缩更趋明显。

二、浸润性导管癌(非特异性)

乳腺浸润性导管癌影像学表现多样而缺乏特征。由于一部分浸润性导管癌从 DCIS 发展而来,

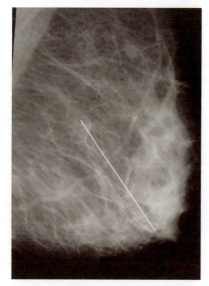

图 11 - 13 线样分布是 DCIS 少见但典型的表现形式

导致两者在影像学表现上具有某些程度的相似性。但浸润性导管癌在间质中有广泛的肿瘤细胞浸润，因此在影像上其征象要比 DCIS 丰富得多。

（一）临床表现及病理特点

扪及肿块为最常见征象，或者局部有增厚感。肿块常不光整，可与胸壁或皮肤粘连。高峰发病年龄在 45 岁后。

浸润性导管癌是浸润性乳腺癌中最常见的类型，占浸润性癌的 65%～80%。根据腺管形成、细胞核大小、形状及染色质规则否，以及染色质增多及核分裂象情况，将浸润性导管癌分成Ⅰ、Ⅱ、Ⅲ级。

（二）X 线表现

笔者的研究资料显示，浸润性导管癌在 X 线上呈现的征象依次为：单纯肿块 39%、肿块伴钙化 28%、阴性 14%、单纯性钙化 9%、结构扭曲伴钙化 5%、单纯结构扭曲 5%。

1. **单纯肿块**　单纯肿块是浸润性导管癌最常见的征象，占 39%。对肿块的分析，边缘征象最重要，浸润性导管癌往往表现为恶性边缘征象，浸润边缘（图 11-15）、星芒状边缘、小分叶边缘各占 50%、25% 和 22%。而不能定性的边缘遮蔽，以及常见于良性病变的清晰边缘很少见，分别占 2% 和 1%。形成恶性边缘征象的病理基础是肿瘤呈浸润性生长及肿瘤生长速度不一致。笔者分析 159 例以肿块为改变的乳腺癌，星芒状边缘肿块仅出现在浸润性导管癌（25%）和浸润性小叶癌（38%）中，其他病理类型乳腺癌中未见。

2. **肿块伴钙化**　钙化可位于肿块内或外，肿块和钙化只要有一个表现为典型的恶性征象就可将其诊断为恶性病变。虽然其他病理类型的乳腺癌也可表现为肿块伴钙化，但当钙化颗粒＞10 枚或钙化范围≥3 cm 时，则这种肿块伴钙化征象几乎不在其他病理类型乳腺癌中出现（图 11-16）。

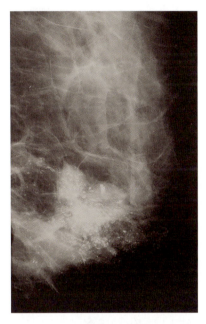

图 11-16　左乳较大不规则高密度肿块，边缘浸润，伴有肿块内和肿块外较多（＞10 枚）的多形性钙化

3. **结构扭曲**　在浸润性导管癌中不多见（10% 左右），如果出现则表现典型。表现为从一点发出的放射状影和局灶性收缩，或者在实质的边缘扭曲，收缩的征象相当明显，不易漏诊。当结构扭曲伴钙化时，一般仅出现在浸润性导管癌中（图 11-17）。

4. **单纯钙化**　对诊断浸润性导管癌缺乏特征。一般来说，如果临床未扪及肿块，则这个征象的出现首先考虑为 DCIS。

5. **阴性**　约 14% 的乳腺癌（包括原位癌和浸润性癌）在 X 线片无明显阳性发现，这些病例的乳腺

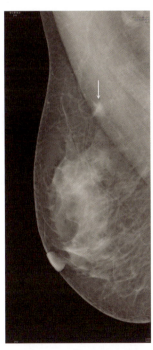

图 11-15　右乳上方中带不规则形高密度肿块，边缘浸润，为浸润性导管癌

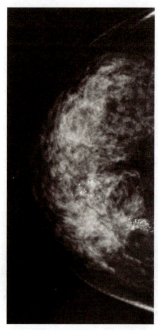

图 11-17 右乳内侧结构扭曲伴多形性钙化，这种征象仅出现在浸润性导管癌中

分型多为致密型和多量腺体型，占 86%，这两种乳腺分型常使病变检出的敏感性下降。

（三）鉴别诊断

浸润性导管癌是最常见的乳腺癌类型，可以有各种影像学表现，因此也就缺乏独一无二的特征。在 X 线片上较多表现为单纯肿块和肿块伴钙化，呈现后者表现时，其钙化的颗粒数常>10 枚，钙化范围≥3 cm，对浸润性导管癌的诊断有很大的提示作用。

X 线片仅表现为肿块的浸润性导管癌需与浸润性小叶癌、黏液腺癌、髓样癌，甚至伴有感染的囊肿、纤维腺瘤等鉴别。对表现为结构扭曲同时伴有钙化者，首先考虑浸润性导管癌，但对不伴有钙化的结构扭曲，则需与浸润性小叶癌、DCIS、手术后瘢痕、硬化性腺病等相鉴别。

三、浸润性小叶癌

乳腺浸润性小叶癌是继浸润性导管癌之后的第二高发乳腺癌，占 8%～14%，以多灶性、多中心及双侧性生长为特征。临床及影像学对其早期诊断相对困难，在 X 线片上表现常不典型，而且即使以肿块为表现者，其密度也较低，因此 X 线诊断浸润性小叶癌的假阴性要高于其他类型乳腺癌。

（一）临床表现及病理特点

扪及肿块为最常见的临床发现，其次为局部增厚感，或者无明显症状，是临床比较容易漏诊或误诊的浸润性乳腺癌。发病年龄较浸润性导管癌要年长，一般年龄<40 岁的人群较少出现。发现病变时，病灶往往较大，>5 cm 者并不少见。

浸润性小叶癌病理生长方式特殊，癌细胞体积小，形态较一致，细胞质少，常呈单一细胞索状或线状排列，弥散在纤维组织或胶原束之间，癌细胞也可围绕导管或小叶呈同心圆或靶样生长，这种生长方式不破坏正常的组织结构，也较少引起继发的纤维化改变。

（二）X 线表现

相比浸润性导管癌，浸润性小叶癌出现肿块的概率相对较低（55%～73% 对比 76%～84%），肿块影呈不规则相对常见（62% 对比 55%），双侧性更为常见（21% 对比 11%）。浸润性小叶癌常见的 X 线改变依次为星芒状肿块、结构扭曲、边缘浸润肿块、阴性及不对称。不对称和结构扭曲在浸润性小叶癌中出现的比例要高于浸润性导管癌（57% 对比 13.6%），钙化却较浸润性导管癌明显少见。

常见征象与浸润性导管癌有类似之处，但有 25% 的浸润性小叶癌表现为结构扭曲、不对称，甚至阴性。

1. **结构扭曲** 这个征象可以出现在硬化性腺病、手术后瘢痕、放射状瘢痕、损伤后继发改变等良性病变或过程中，也可出现在恶性的浸润性导管癌、浸润性小叶癌、小管癌及 DCIS 中。浸润性小叶癌在 X 线片上呈现的结构扭曲改变没有浸润性导管癌的那么典型，且不伴有钙化，它往往不显示放射状收缩，或仅部分显示，有的仅表现为局部结构排列较乱，常需比较两侧同一投照位置仔细观察方能发现，此为浸润性小叶癌的一个比较常见且易被忽视的征象，尤其需要提高影像科医生对此征象的认识。结构扭曲是乳腺癌的一个少见征象，却是浸润性小叶癌的一个比较常见征象。如果没有明确的手术史或外伤史，这种征象应请临床医生进行活检，最好做切除活检，因为穿刺活检取得的组织量相对少，对最可能出现的良性病变如放射状瘢痕、硬化性腺病的诊断都是不够的。

2. **不对称** 为两个投照位置均显示的不对称，但没有肿块所具有的明确鼓出的边缘。正常情况下两侧乳腺组成倾向对称，这构成了乳腺 X 线检查的基础。但两侧乳腺组织发育不可能完全对称，再加上检查时两侧乳腺的位置及所受的压力不完全一致,因此X线片两侧形态完全对称是不可能的。大部分的不对称是由乳腺发育不对称引起的,但对随访中新出现的要引起警惕,往往提示为乳腺癌(图11-18)。

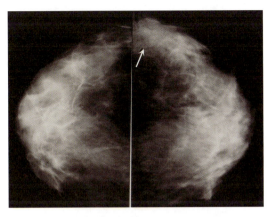

图11-18 左乳外侧不对称(箭头所示),局部结构较紊乱,征象不甚明显,需要比较双侧才能发现,此征象是浸润性小叶癌一个较为典型的特征

3. 阴性　就笔者的总结,约14%的乳腺癌在X线片上为阴性,各种病理类型乳腺癌均见,常发生在致密型乳腺组织中,且病变往往较小。浸润性小叶癌由于其特殊的病理结构,这个征象的发现就更多,而病灶本身可以很大。笔者曾报道过1例浸润性小叶癌,其肿瘤细胞分布非常特殊,分散分布,不形成明显肿块,但范围很大,几乎达整个乳腺,即使是病理巨检的标本也较难明确显示病变的确切范围。

(三) 鉴别诊断

浸润性小叶癌的特点就是以不明显征象常见,但就每一个病灶来说,这个并不是特点,还要与最常见的浸润性导管癌鉴别。另外,一定要注意双侧乳腺组织的对比,才容易发现那些不甚典型的征象。对多灶性的病变,要多考虑浸润性小叶癌。

四、黏液腺癌

乳腺黏液腺癌发生率各家报道不一,相对少见,占浸润性乳腺癌的1%~7%,是常见于绝经后妇女的一种浸润性癌。可高于其他类型乳腺癌年龄8岁,占75岁以上年龄组乳腺癌的7%,而在35岁以下妇女中发生率<1%。属于生存率较高的乳腺癌之一。乳腺黏液腺癌的影像表现具有一定特征,与其病理基础密切相关。

(一) 临床表现及病理特点

为常见于绝经后妇女的一种浸润性癌,属于生存率较高的乳腺癌之一。临床表现以扪及乳房内肿块最为常见。

乳腺黏液腺癌病理定义为:肿瘤细胞巢漂浮于细胞外黏液内,黏液组织至少占1/3,肿瘤细胞分化比较好,有丝分裂少见。黏液腺癌腋淋巴结转移、手术后的复发和生存率与黏液量的多少明确相关:黏液量越多,术后复发和腋淋巴结转移越少,预后越好。

(二) X线表现

文献显示,乳腺黏液腺癌X线表现与病理分型有一定的相关性,并从病理改变上得到了解释。多黏液量的黏液腺癌为边界清晰或分叶状边界肿块,黏液含量少者则边缘浸润或星芒状边缘肿块更为常见。偶尔肿块同时伴有钙化,但量较少,这些钙化的形成与同时含有的DCIS成分有关,也与黏液本身有关。

1. 边缘清晰　是乳腺黏液腺癌比较特殊的征象,主要与含黏液量较多有关。黏液样的胶冻状物有一定的张力,压迫肿瘤组织向周围膨胀,使肿瘤边界比较清晰。另外一个原因与乳腺黏液腺癌较多见于老年患者有关,由于老年妇女的腺体已完全退缩,在这个背景上的肿块边界显示相对清晰(图11-19)。

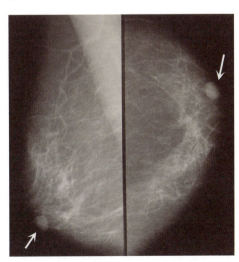

图11-19 左乳晕后区边界清晰等密度肿块为乳腺黏液腺癌较为特殊的征象

2. 小分叶边缘　为乳腺黏液腺癌的另一种常见边缘征象,在黏液含量较多的黏液腺癌中占较高比例。表现为边界比较清晰,但有>3个的连续小分叶,这是由于肿瘤生长速度不完全一致而形成的边缘改变。

3. 浸润边缘　常见于少黏液的乳腺黏液腺癌。作为浸润性乳腺癌的一种,少黏液的乳腺黏液腺癌仍表现出其浸润性生长特性,可致X线上出现浸润性边缘的征象。

(三) 鉴别诊断

同样的X线表现可以出现在乳腺髓样癌中,但发病年龄是一个很重要的鉴别诊断依据。乳腺黏液腺癌易出现在老年妇女中,而乳腺髓样癌较容易出现在年轻妇女中。

在老年妇女中出现如良性改变的边缘光整的肿块需注意是否为黏液腺癌,但这时因背景腺体的退缩导致病灶的密度较高,这是一个值得重视的征象,对鉴别诊断有一定的帮助。

五、髓样癌

乳腺髓样癌是一种浸润性癌,又称实质性边界清晰癌,占乳腺癌的7%,占35岁以下年轻妇女乳腺癌的11%。属有中度生存率的肿瘤。

(一) 临床表现及病理特点

扪及肿块是最常见的征象,但由于肿瘤边界往往光整而常与容易发生在这个年龄段的纤维腺瘤混淆。

典型的乳腺髓样癌病理特征包括:明显的细胞合体生长,可见显著多形性的核,无腺管形成,肿瘤组织与周围乳腺组织分界清楚,但无包膜,肿瘤中见到中等至多量的淋巴细胞浸润。

(二) X线表现

中等或高密度的肿块是最常见的乳腺髓样癌征象,伴钙化少见,且比较浅淡,散在分布在肿块中。仔细分析肿块的边缘征象对鉴别诊断有帮助,不甚明显的小分叶或者浸润征象在仔细观察(有时甚至需要借助放大等多种辅助手段)时可以被发现,只要有一个投照位置上某一部分看见此征象,就要高度怀疑是恶性肿瘤。肿块的密度相对略高于腺体,由于容易发生在较年轻的妇女,密度较高这个征象的分析并不如其他乳腺癌表现得那样明显,需要仔细比对(图11-20)。

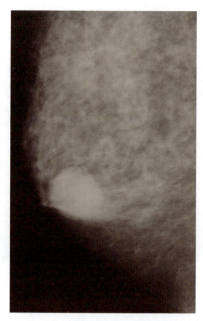

图11-20　右乳晕后方高密度肿块,边界清晰,部分区域呈小分叶改变,为乳腺髓样癌

(三) 鉴别诊断

边界光整清晰的肿块影同样可以出现在乳腺黏液腺癌的X线表现中,但年龄因素是一个重要的鉴别诊断依据。如果恶性边缘征象不明显,加之患者年轻,纤维腺瘤也要被考虑。乳腺纤维腺瘤的密度相对较低,常可见一特殊的X线征象,即在一投照体位上表现为边界清晰的肿块,而在另一投照体位上看不见肿块,这与纤维腺瘤伴有相对较多的间质、细胞含量相对较少的病理学特征有关。

六、佩吉特病

乳腺佩吉特病因Paget在1874年首次对其描述而得名。主要的临床特征是发生在乳头乳晕区的溃疡、红疹和脱屑。病理特征是发现佩吉特(Paget)细胞。

(一) 临床表现及病理特点

占原发性乳腺癌的1%~4.3%。常见典型的临床表现为乳头血性滴液;乳头瘙痒,红斑,鳞屑样改变;乳头溃疡、内陷。很多病例同时伴有乳房内肿块。根据乳头与乳房内有无异常,可将临床表现分成以下3组：单纯乳头乳晕区异常；乳头乳晕区异常伴同侧乳房内肿块；乳房实质内扪及肿块但乳头乳晕区无异常。单纯乳腺佩吉特病相当少见，90%的病例同时伴有乳腺内的DCIS或浸润性导管癌，对这些伴发病灶范围作出判断是影像学检查的意义所在。

乳头乳晕区表皮内见佩吉特细胞是佩吉特病的特征性病理学表现，细胞呈圆形或椭圆形，体积相对较大，细胞质丰富，细胞核大而圆，细胞质、胞核染色较淡，核分裂象易见，细胞间界线清晰，无角化现象。

（二）X线表现

37%～50%佩吉特病患者的乳腺X线检查无特别表现。有异常发现者中，单纯的乳头乳晕区异常不常见（10%），大部分是乳头乳晕区异常与乳腺实质内的异常伴发。前者包括乳头乳晕区皮肤增厚、乳头乳晕区钙化、乳晕下导管增粗，或者几个征象同时出现；后者依次包括乳腺实质内单纯钙化、局灶性致密伴恶性钙化、肿块伴钙化、肿块、结构扭曲伴钙化。无论是乳头乳晕区还是乳腺实质内，恶性钙化的出现比例均很高（图11-21）。

（三）鉴别诊断

对临床或影像有乳头乳晕典型表现者，诊断尚不成问题。对单纯乳腺内的病灶要诊断其同时伴有佩吉特病是困难的，诊断依赖手术后的病理检查。

七、炎性乳腺癌

炎性乳腺癌占乳腺癌的1%。这不是一个病理学类型，而是一种病理学现象，常是由分化差的浸润性导管癌引起。

（一）临床表现及病理学特点

起病急，乳房发热、肿胀，皮肤红斑、水肿、橘皮样变，如同炎性改变。扪及或不能扪及乳房肿块。

组织学除了显示乳腺癌本身，最大的特点是乳房皮肤淋巴管内有大量癌栓，同时伴有淋巴管扩张、增生。是一种较晚病期（Ⅳ期）的乳腺癌，大多伴有腋下淋巴结肿大。

（二）X线表现

所示征象与病理改变密切相关。最常见征象为皮肤增厚（89%），正常情况下皮肤的厚度0.5～3 mm。由于广泛的水肿，依次可见的征象为皮下脂肪中的间质增粗（76%）、弥漫性密度增高（59%）、不定形或多形性钙化（47%）、乳头内陷（45%）、肿块影（38%）、腋下淋巴结肿大（28%）（图11-22）。偶然表现为结构扭曲和不对称性（26%），甚至为阴性。

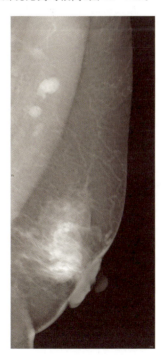

图11-21 左乳佩吉特病伴乳腺内浸润性导管癌

注：左乳晕区皮肤增厚，乳晕下导管增粗，乳腺实质结构较乱，但未显示明显肿块等改变，乳晕后区见多形性钙化，提示病变不仅仅局限在乳头乳晕区。

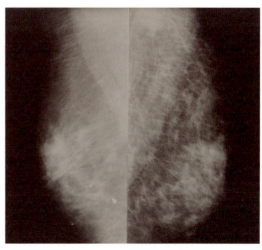

图11-22 左乳炎性乳腺癌征象

注：皮下脂肪间质增粗，乳腺实质密度增高，未见明显肿块影，腋下淋巴结肿大。

(三) 鉴别诊断

需与局部进展期乳腺癌鉴别,两者鉴别很重要,因为炎性乳腺癌的预后更差。皮肤活检证实有淋巴管内癌栓可以明确为炎性乳腺癌外,当局部进展期乳腺癌累及皮肤时,两者鉴别往往困难,此时作出正确诊断更依赖临床过程。另外一个需要与炎性乳腺癌鉴别的是急性炎症,两者起病表现有相似之处,都表现为患侧乳房的红肿热痛,影像鉴别更困难。一般来说,炎性乳腺癌进展很快,抗感染治疗多无效。因此,两者鉴别主要依赖对短期抗感染治疗的反应,进一步则需要结合病理活检。

八、转移性癌

乳腺转移性癌占所有乳腺恶性肿瘤的0.5%~6.6%,平均发病年龄是57.4岁。出现乳腺转移多提示预后不良。大多数患者出现乳腺转移灶是在已知原发肿瘤存在的若干年后,但也有高达25%左右的病例以乳腺转移为首发症状。

(一) 临床表现及病理学特点

乳腺转移癌表现为生长迅速、无痛的乳房肿块。50%的转移病灶位于乳房表面,但并不伴有局部皮肤粘连等异常改变,也不能扪及肿大的腋下淋巴结。当表现为双侧且多发时,可以伴有弥漫的乳房皮肤累及,尤其当原发灶是黑色素瘤时。

除外可以累及全身的淋巴瘤和白血病,转移至乳腺的最常见原发灶是对侧乳腺癌,其次是黑色素瘤、横纹肌肉瘤、肺癌、卵巢癌、肾癌、子宫颈癌、甲状腺癌、肠道类癌、头颈部上皮来源癌、平滑肌肉瘤,偶尔尤文氏肉瘤也可以转移至乳腺。横纹肌肉瘤是青春期女孩最常见的容易转移至乳腺的恶性肿瘤。

(二) X线表现

常见的乳腺X线表现为单个或多个边界清晰的肿块(图11-23),很少表现为原发性乳腺癌的星芒状边缘和钙化改变。当然,转移性乳腺癌的X线表现多样,如可以表现为正常或类似炎性乳腺癌的广泛乳腺累及征象等。

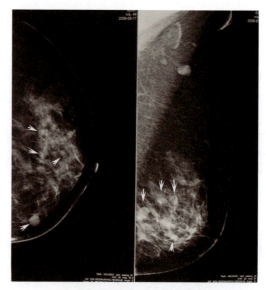

图11-23 左乳多发性转移灶征象

注:患者有右侧乳腺癌手术史,左乳可见多发性大小相对一致的类圆形结节影,并伴有腋窝肿大的淋巴结。

(三) 鉴别诊断

要与多发病灶的原发性乳腺癌鉴别。另外,由于转移性乳腺癌结节多呈边界清晰,类似良性改变如纤维腺瘤和囊肿,也需要作出鉴别。

第三节 非上皮源性恶性肿瘤

乳腺非上皮源性恶性肿瘤临床少见,占乳腺恶性肿瘤的1%不到。除分叶状肿瘤外,乳腺非上皮源性恶性肿瘤的分类同其他部位的软组织肉瘤。成分和富于细胞的间叶成分组成。根据间质细胞的不典型程度和核分裂象的多少分成良性、交界性和恶性。

一、分叶状肿瘤

分叶状肿瘤是双向分化的肿瘤,由良性的上皮

(一) 临床表现及病理特点

乳腺内扪及比较大的肿块,一般无触痛,短期内肿块可迅速增大。

病理巨检显示肿瘤边界清晰,有部分或完整的包膜,切面呈鱼肉状,灰白或灰黄色,形成分叶状结构,常伴囊腔或裂隙。偶尔可同时伴有脂肪肉瘤变、软骨肉瘤变、骨肉瘤变等。

(二) X线表现

在X线片分叶肿瘤多表现为圆形或卵圆形肿块影,边缘清晰锐利,均匀较高密度。特征性X线表现为较大的高密度肿块影,有明显的分叶,肿瘤周边部分出现较低密度的囊变区或裂隙样变。肿块内偶可伴有粗钙化,尤其当肿瘤伴有骨肉瘤样变时。对具有特征性X线表现的肿瘤,能作出分叶状肿瘤的诊断,但对良性、交界性、恶性的鉴别尚无很好的方法(图11-24)。

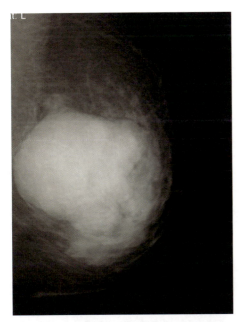

图11-24 左乳巨大高密度肿块,大部分边界清晰,肿瘤前缘呈分叶状改变

(三) 鉴别诊断

需与发生在乳腺内的其他间叶来源的肿瘤鉴别,显示囊变区,而其他区域密度均匀是分叶状肿瘤的特点。当肿瘤分叶不明显,未见囊变区,尤其是当肿瘤较小时,还需与乳腺纤维腺瘤鉴别。对可疑病变,应建议切取活检以明确诊断。

二、恶性淋巴瘤

乳腺恶性淋巴瘤少见,仅占乳腺恶性肿瘤的0.05%~0.53%,占结外淋巴瘤的2.2%。乳腺淋巴瘤分为原发性和继发性,一般认为病变首发并局限在乳腺内,或同时伴有相应侧腋窝淋巴结肿大,但无乳腺外淋巴瘤者,为原发性淋巴瘤。继发性乳腺淋巴瘤相对多见,是指乳腺为全身弥漫性恶性淋巴瘤累及的一部分,或者在乳腺发病前曾有其他器官或淋巴结的恶性淋巴瘤史。

(一) 临床表现及病理特点

乳腺原发性淋巴瘤可发生于任何年龄,但大部分为绝经后妇女,部分可发生于妊娠期与哺乳期,非洲妇女更为多见。肿瘤生长较快,常为无痛性包块,或为双乳多发性结节,同时累及双侧乳腺占10%,异时双侧发生达15%。体检可扪及肿块,部分病例可见皮肤增厚和炎性反应,并伴有盗汗、发热、体重减轻等全身症状。腋窝淋巴结肿大占30%~50%,肿大的淋巴结较乳腺癌转移淋巴结质软。治疗方法包括化疗与放疗的综合治疗。预后相对好,5年生存率为46%~85%。

常见病理类型为:弥漫性大B细胞性淋巴瘤(最常见)、伯基特淋巴瘤。少见类型:结外边缘区黏膜相关型B细胞淋巴瘤、滤泡型淋巴瘤、淋巴母细胞性淋巴瘤。弥漫性大B细胞性淋巴瘤常为单侧发病,发病年龄跨度大。伯基特淋巴瘤则常见于年轻女性,双侧发病,病程进展快,可见卵巢转移。

(二) X线表现

在X线表现主要有以下两种类型:结节型和弥漫型。结节可为单个、多个。弥漫型可位于一侧乳腺,也可累及两侧乳腺,表现为密度增高而无明确边界的致密影。来自美国MD Anderson癌症中心10年的总结报道显示,25例乳腺淋巴瘤X线表现依次为单个结节(72%)、大团状不对称性(16%)、多结节(3%)、局灶性不对称,甚至未见异常。从病灶的形态态来说,分叶状最常见,其次为不规则形、卵圆形和圆形。浸润性边缘最多见,其次是边缘模糊、边缘光整和星芒状,结节直径一般<3cm。不出现微钙化、皮肤局限性增厚、乳头回缩、大导管增粗等乳腺癌中常见的征象(图11-25)。

确。继发性相对常见,多见于60岁左右女性,与乳腺癌根治术后上肢慢性淋巴水肿或乳腺癌保乳术后放疗有关。原发性肿瘤由乳腺深处组织发生,迅速生长,使乳腺组织弥漫性增大。继发性肿瘤的发生部位较表浅,一般位于原手术瘢痕附近,放射野范围之内。临床上以生长迅速的肿块为主要表现,一般不伴疼痛。最常见、最明显的特征为皮肤颜色变为紫红色。皮肤回缩、乳头溢液,以及腋下淋巴结累及非常少见。治疗方法主要是尽早、全面切除肿块,无需行淋巴结清扫。总体来说,乳腺血管肉瘤的预后很差,复发率高,复发和转移与肿瘤的病理分级有关。

病理检查显示肿瘤较大,平均直径4～5 cm,切面可呈实性或海绵状,外形不规则,无包膜,分化较差的肿瘤呈浸润性生长,与乳腺实质无明确分界。镜下肿瘤由分支状、相互吻合的血管组成。根据分化可分为3级。Ⅰ级:间质内可见弥漫增生的吻合血管,呈开放状。肿瘤细胞分裂象少见,无坏死或乳头状结构。Ⅱ级:除了Ⅰ级结构外,还可见到富于细胞的区域和乳头状结构。Ⅲ级:低分化成分占1/2以上,肿瘤细胞分裂象明显,瘤内可见出血、坏死。

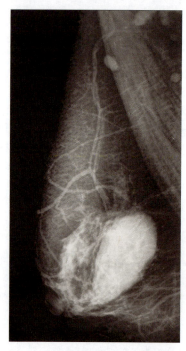

图11-25 右乳淋巴瘤,中央区肿块影,密度均匀,边缘大部分清晰

(三) 鉴别诊断

对范围较大的巨块形病灶,诊断比较明确。但对最常见的结节样病灶,尤其是单个结节的淋巴瘤,需与以下病变鉴别,当然最后明确诊断须结合活检证实。①转移性肿瘤:可单发(85%)或多发(15%),呈轮廓光整的圆形结节,无毛刺,罕有钙化。也可表现为弥漫性浸润、皮肤增厚、乳腺实质小梁增粗、双侧乳腺结构不对称等。②纤维腺瘤:发病年龄较轻,多为等腺体密度肿块,不伴有腋下肿大淋巴结。③表现不典型的分叶状肿瘤。④髓样癌。

三、血管肉瘤

(一) 临床表现及病理特点

乳腺血管肉瘤根据病因分为原发性和继发性。原发性常见于30～40岁的女性,病因目前尚未明

(二) X线表现

由于原发性乳腺血管肉瘤发生于年轻妇女,而继发性乳腺血管肉瘤发生于乳腺癌手术后病例,X线在这些背景上检出病灶均不敏感,而MRI检查表现则有较高的特异性。

在X线片常显示乳腺腺体致密,或为等腺体密度的团块状阴影。MRI检查有特征性改变,临床体检显示乳房皮肤红斑可以高度提示。

(三) 鉴别诊断

乳腺血管肉瘤毛刺征少见,钙化较乳腺癌的恶性钙化粗大且少见,就诊时肿瘤体积较大。乳腺手术病史、皮肤颜色改变是乳腺血管肉瘤诊断的两个重要依据,详细的病史和认真体检非常重要。另外,肿瘤血流非常丰富是其特征,这些与一般的乳腺癌表现不同。另外,还需要鉴别的相对常见病变为乳腺淋巴瘤。

第四节 乳腺良性肿瘤

一、纤维腺瘤

纤维腺瘤是最常见的乳腺良性肿瘤，由增生的乳腺纤维组织和导管两种成分共同构成，具有双向分化的特点。多数人认为纤维腺瘤为肿瘤，但近年来也有人认为是正常乳腺小叶增生的结果。纤维腺瘤生长相对缓慢，有些学者认为大部分纤维腺瘤长至 2~3 cm 即达到稳定状态，也有研究认为纤维腺瘤经过一定的生长，40% 会自然消退，10% 变小，20% 大小不再改变，剩余的约 30% 则继续生长。有时可持续生长达 20 cm，这种情况主要发生在青春期女性，称为巨大纤维腺瘤。目前影像学方法对 >1 cm 的纤维腺瘤检出率较高，可达 87%，小的不可触及的纤维腺瘤检出率相对较低。但随着影像学检查方法的普及和诊断水平的提高，目前较小的纤维腺瘤也越来越多被发现。

（一）临床表现及病理特点

纤维腺瘤大多数发生于年轻妇女，尤其是 30 岁以下的女性。外上象限是纤维腺瘤的好发部位。临床体检通常为可触及、活动、质韧偏硬、边界清楚、圆形或椭圆形的肿块。基于肿块的大小、活动度、乳腺腺体致密程度及临床医师的经验等原因，临床诊断正确率为 30%~70%。乳腺纤维腺瘤通常为单个肿块，也有 10%~15% 的患者为多发性肿块。多发性肿块发生于同侧和对侧的概率大致相等。对于非同时性发生的多发肿块，约 30% 发生在第一次发现纤维腺瘤的同一象限乳房中，中位间隔时间约为 4 年。

乳腺纤维腺瘤由间质和上皮成分混合增生，具有可向间质成分或向上皮成分分化的双向发展特点。有时间质成分可表现为富于细胞（尤其年龄 < 20 岁的女性），并可见透明变性、黏液变性、化生及灶性囊性变，但乳腺纤维腺瘤中极少见 DCIS 和小叶原位癌发生。

（二）X 线表现

可以从形态、边缘和密度进行分析。

1. **形态** 通常表现为圆形或卵圆形肿块，直径在 1~3 cm，亦可呈分叶状，但边缘仍保持良性肿瘤光滑、锐利的外形。笔者的研究显示：表现为圆形或卵圆形肿块者约占 74%，分叶形较少约 9%，其余可表现为形态不规则、边缘模糊或影像学阴性等改变。乳腺腺体组成为致密型、多量腺体型，或病灶较小、放射科阅片医生经验不足等原因可致 9% 的假阴性诊断。

2. **边缘** 大多数乳腺纤维腺瘤边缘光整、边界清晰锐利（图 11-26），部分病例在 X 线表现为边缘模糊、边界欠清。一些纤维腺瘤推挤周围脂肪组织可形成一薄层低密度晕环或称晕圈征，是纤维腺瘤较为典型的征象，有助于作出诊断。但对表现为边缘浸润或小分叶的乳腺纤维腺瘤，则较难以与乳腺癌鉴别。

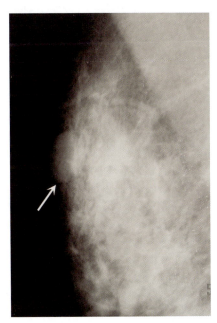

图 11-26 右乳上方表浅处边缘光整锐利、密度中等的椭圆形肿块，为乳腺纤维腺瘤

3. **密度** 乳腺纤维腺瘤通常表现为低密度或等密度肿块（76%），大部分密度均匀，部分可见钙化或囊性变。复旦大学附属肿瘤医院资料显示，约 13% 的乳腺纤维腺瘤在 X 线片见到钙化，其可位于

肿块的任何部位,形态可为圆形或环形、中空状、斑点状、粗颗粒状,但均属于良性的粗大钙化(图 11-27)。有些钙化也可逐渐发展,相互融合,从而占据肿块的大部或全部,此种表现非常典型,可作为诊断乳腺纤维腺瘤的依据。乳腺纤维腺瘤内若发生囊性变,则表现为肿块内不规则的透亮区,但其外壁仍保持光滑、锐利的特征。

脂肪瘤一般边界清晰,包膜完整,瘤体直径常<5 cm。大体病理上乳腺脂肪瘤与正常脂肪组织类似,呈灰黄色、质软,周围有纤细的完整包膜。镜下观察脂肪瘤由分化成熟的脂肪细胞构成,外有薄层纤维性包膜,可因瘤内纤维组织的存在而发生一些退行性变,如玻璃样变和黏液样变等。

(二) X 线表现

乳腺脂肪瘤多表现为圆形、卵圆形如脂肪密度的透亮影,周围可见较纤细而致密的包膜,透亮影内有时可见到纤维分隔。肿瘤直径大小常在 3~4 cm 以上。瘤体较大时,周围腺体组织可被推挤移位(图 11-28)。

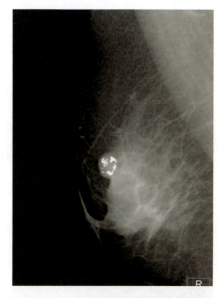

图 11-27　右乳上方表浅处边缘光整锐利、等密度圆形肿块内含有粗颗粒状多发钙化,为乳腺纤维腺瘤特征性征象

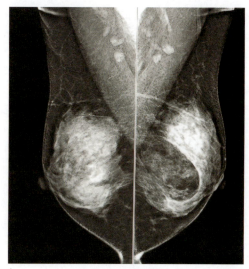

图 11-28　左乳下方脂肪瘤,表现为卵圆形透亮影,周围见致密包膜

(三) 鉴别诊断

当乳腺纤维腺瘤表现不典型时,需与乳腺癌鉴别。乳腺癌患者通常年龄较大,临床上有相应症状,X 线片常可见到细小毛刺和微细钙化。

二、脂肪瘤

乳腺脂肪瘤是一种由成熟脂肪细胞组成的肿瘤。与较为常见的皮下脂肪瘤相比,乳腺脂肪瘤较为少见,患者年龄一般在 40~60 岁。

(一) 临床表现及病理特点

乳腺脂肪瘤生长缓慢,临床上一般无症状,常为偶然发现,或在体检时发现。触诊时表现为光滑、柔软、孤立、界限清楚的可活动包块。

(三) 鉴别诊断

乳腺脂肪瘤需与错构瘤,特别是含有多量脂肪组织的错构瘤相鉴别,脂肪瘤内不含正常的导管、腺体、纤维腺样组织和血管结构,在透亮区常可见纤细的纤维分隔,而错构瘤表现特点是混杂密度。另外,也需与透亮型积乳囊肿作出鉴别,积乳囊肿较少见,一般发生在哺乳期或哺乳后的妇女,脂肪瘤的体积常较积乳囊肿大,临床病史及体检可以作为鉴别诊断的依据。

三、错构瘤

乳腺错构瘤是由数量不等、杂乱无章的乳腺导管、腺体小叶和成熟的脂肪及纤维组织组成的肿块,有完整包膜,界限清楚。它是正常乳腺组织异常排列组合而形成的一种少见的瘤样病变,并非真性肿瘤。常给人以"乳腺中的乳腺"印象。

(一) 临床表现及病理特点

乳腺错构瘤可发生在任何年龄,包括十几岁和绝经后的妇女,绝经前后年龄组最为多见。多数患者无任何症状。触诊肿块质地软或软硬不一,呈圆形、卵圆形,活动无皮肤粘连受累征象。妊娠期或哺乳期肿块迅速增大为本病特点。

乳腺错构瘤形态为圆形、卵圆形,直径为1~10cm,质较软,有完整包膜。病理特征病变主要由脂肪组织组成,同时混杂不同比例的腺体和纤维组织。肿瘤内脂肪成分多者大体标本像脂肪瘤,切面呈淡黄色;腺体组织或纤维组织成分多者大体标本像纤维瘤,切面呈灰白色。

(二) X线表现

乳腺错构瘤临床上较为罕见,在乳腺X线检查中发现率<0.1%。X线片肿瘤呈圆形、卵圆形,边缘光整,大小不一,有包膜,无毛刺,周围腺体组织常受压移位。混杂密度肿块是乳腺错构瘤典型的X线表现(图11-29):低密度的脂肪组织和中等密度的纤维腺体样组织混杂存在,脂肪组织含量的不同引发X线上的密度混杂程度不同。

(三) 鉴别诊断

乳腺错构瘤内若含有多量脂肪组织时,需与脂肪瘤及透亮型积乳囊肿相鉴别。含有多量纤维腺体组织时,则需与乳腺纤维腺瘤相鉴别。

四、导管内乳头状瘤

乳腺导管内乳头状瘤是纤维血管茎被覆的上皮细胞和肌上皮细胞增生,在导管腔内形成树枝状结构,占乳腺肿瘤的1‰~1.5‰。乳腺导管内乳头状瘤分为中央型和周围型。中央型乳头状瘤(central papilloma)又称大导管乳头状瘤、主导管乳头状瘤、囊内乳头状瘤等,主要发生于大导管,导管上皮增生突入导管内并呈乳头样生长,因而称为乳头状瘤。常为单发,少数也可同时累及几支大导管。周围型乳头状瘤(peripheral papilloma)常为多发性,源自中、小导管,并可由此向更大导管延伸,又称乳头状瘤病。周围型乳头状瘤平均发病年龄与中央型相近,但略年轻。

相对于大导管乳头状瘤,发生于中、小导管内的乳头状瘤其生物学特性倾向于癌变,一般认为是乳腺高危性病变。

(一) 临床表现及病理特点

乳头状瘤多发生于经产妇,以40~50岁为多见,平均发病年龄为45.3岁。发病与雌激素过度刺激有关。自发性的乳头溢液是本病最常见和最主要的临床特征,占64~88%。复旦大学附属肿瘤医院资料显示,乳头状瘤乳头溢液时间最短为1天,最长达20年,平均为20个月。血性溢液占33%,浆液血性溢液占17%,浆液性溢液占46%,乳汁样溢液占2%,水样溢液占2%;溢液伴乳晕区肿块占13%,不伴肿块占87%。

(二) X线表现

因导管内乳头状瘤多较小,密度较低,60%以上的病例在常规X线片为阴性,偶尔可见单支大导管

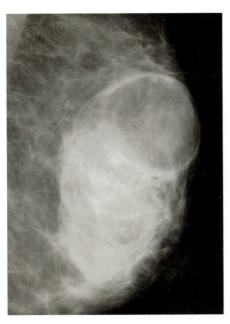

图11-29 左乳外上错构瘤,其内密度不均,部分呈脂肪密度

增粗或乳头后方小结节。当肿瘤较大时,肿块内偶可见小的颗粒状钙化。较为特征的X线表现为:乳晕后导管影增粗伴密度增高的结节状影(图11-30),部分肿瘤可出现小点状、桑葚状钙化影。

(三) 鉴别诊断

导管内乳头状瘤常以乳头溢液为首发症状,需与引起乳头溢液的疾病鉴别。复旦大学附属肿瘤医院资料显示,乳腺疾病引起的乳头溢液,约45%由导管内乳头状瘤及乳头状瘤病引起,43%由乳腺导管扩张或导管周围炎引起,3%由导管内癌或浸润性乳腺癌引起。本病乳腺导管造影的特征表现不难与上述病变鉴别。

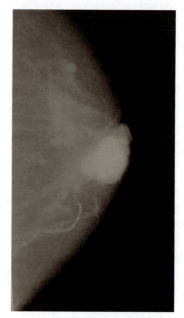

图11-30 导管内乳头状瘤,左乳晕后高密度结节

第五节 炎症性病变

本节主要介绍X线表现有特点的脂肪坏死和导管扩张症所致的浆细胞乳腺炎。

一、脂肪坏死

乳腺脂肪坏死为局部脂肪细胞坏死液化后引起的非化脓性无菌性炎症反应,多见于中老年人。根据病因可分为原发性和继发性两种。多数患者为原发性,常由外伤后引起,尽管有些患者主诉无明显外伤史,但一些较轻的钝器伤也可挤压损伤脂肪组织发生坏死。此外,手术、炎症及导管扩张症,或囊性增生病的局部病变等,可由于导管内容物淤积并侵蚀导管上皮,使具有刺激性的导管内残屑溢出到周围脂肪组织中,导致继发性脂肪坏死。随着国内乳腺各种穿刺、手术活检、乳腺癌保乳术、乳房成形术,以及各种外伤的不断增加,乳腺脂肪坏死的发病率不断上升。

(一) 临床表现及病理特点

乳腺脂肪坏死多发生于40岁以上的中老年人,特别是肥胖和悬垂性乳房的妇女。患者大多有明显的外伤、手术及炎症病史。临床一般分为腺外型及腺内型。腺外型病变位置表浅,多位于乳腺皮下的脂肪层内,触诊时肿块与腺体关系不大;腺内型肿块位于乳腺实质内,触诊时肿块边界不清,诊断较困难。肿块初期较大,随着时间的推移,病灶逐渐变小,与周围组织轻度粘连,质地较硬,边界常不清晰。病变后期由于大量纤维组织增生,肿块纤维样变,可出现牵拉征,如皮肤凹陷、乳头内陷等。如果本病缺乏特征性临床表现,极易误诊为乳腺癌。

病变早期,脂肪组织被酯酶溶解液化,周围逐渐形成少量结缔组织包绕液化脂肪,表现为单发或多发脂性囊肿,囊大小不一,其中含油样液或暗褐色的血性液体及坏死物质。后期由于溢出的脂肪组织刺激纤维组织增生,坏死灶逐渐被分解吸收,纤维化形成坚实灰黄色肿块,切面呈放射状瘢痕样组织,内有含铁血黄素及钙盐沉积。

(二) X线表现

乳腺脂肪坏死随着病情的发展,病理改变不同,X线表现可多种多样。病变早期X线多无异常发现,晚期可出现酷似乳腺癌的表现。本病的特征性

X线表现为囊肿中央呈低密度透亮区,边缘薄而光滑,囊壁可伴有钙化(图11-31)。病变也可表现为肿块或结节,其内可见大小不同的低密度影或均匀致密影,部分边缘可出现毛刺。乳腺脂肪坏死后期纤维组织明显增生,X线表现为星芒状、斑片状、条索影及网状结构,密度与腺体相同。当纤维化累及皮肤时,可出现皮肤局部凹陷及乳头内陷。有时可出现似恶性的砂粒样钙化。当脂肪坏死发生于乳腺深部与腺体重叠而表现为边界不清的肿块时,与乳腺癌鉴别困难。

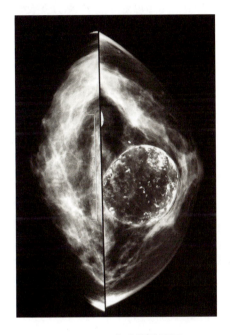

图 11-31 左乳脂肪坏死

注:左乳再造术后,X线显示形态不规则钙化包绕的脂肪密度肿块,手术证实为脂肪坏死。

(三) 鉴别诊断

乳腺脂肪坏死表现不典型时需与乳腺癌相鉴别。一般乳腺癌的肿块呈渐进性增大,边界不清;脂肪坏死的肿块边界相对较清,大多呈缩小趋势,位置常较表浅,且密度常常比同一大小的癌灶低且不均匀,其内可见坏死脂肪组织的脂肪密度影,此为比较典型的影像表现。脂肪坏死伴有钙化时,多为散在点状或环状钙化,与乳腺癌簇状分布的不均质钙化不同。

二、浆细胞性乳腺炎

浆细胞性乳腺炎是一种以导管扩张、浆细胞浸润为基础的无菌性炎症反应性疾病。本病相对少见,发病率占乳腺良性疾病的1.41%~5.36%。发病原因尚不明确,可能与先天性乳头畸形或发育不良有关。因临床表现复杂多变,常难与其他乳腺疾病尤其是乳腺癌相鉴别,易误诊误治。

(一) 临床表现及病理特点

本病发病高峰年龄为30~40岁和50~60岁,多为非哺乳期女性。多数患者有乳头发育不良或哺乳不畅史,常以乳房肿块或乳头溢液为首诊症状。乳头溢液呈浆液性,多为类脂样或淡黄色。肿块多位于乳晕后区,其长轴多与乳腺导管走行一致,急性期肿块较大,边界不清,有不同程度的红肿热痛,常伴有腋下淋巴结反应性肿大。亚急性期及慢性期肿块持续缩小形成硬结。由于扩张导管的纤维组织增生和炎症反应,导管纤维化收缩可致乳头变形、回缩。

早期乳头及乳晕后方的输乳管扩张,乳管内积聚含脂性分泌物而使其扩张,此期没有明显的炎症反应,又被命名为乳腺导管扩张症。当病变发展到一定时期,扩张导管周围纤维组织增生,管腔内淤积的脂质类物质分解,其产物由管内渗出,刺激周围组织引起大量浆细胞浸润,故而得名浆细胞性乳腺炎。有学者认为,浆细胞性乳腺炎是乳腺导管扩张症发展的后期阶段或伴随于导管扩张症,并不是导管扩张症的必然过程。

(二) X线表现

当乳腺导管扩张进入炎性反应阶段时,X线片显示乳晕后区沿导管长轴扩展的不对称密度增高影,可呈火焰状外观,密度不均匀,其间夹有条索状影、蜂窝样改变及囊状透亮影,病灶边缘模糊而无明确界限,皮肤增厚局限在乳晕周围,乳头和乳晕下区大导管、血管明显增粗,乳头可因纤维组织增生牵拉而内陷,常伴有腋下淋巴结肿大(图11-32)。

乳腺导管造影对本病有较大的诊断价值,急性期可显示数支扩张的乳导管呈管状、囊状或蜂窝状,导管渗透性增强致使对比剂渗出,形成导管周围晕样阴影或毛刷状模糊影。若扩张管腔内的分泌物浓稠,可形成乳管内不规则的充盈缺损,需与乳头状瘤造成的充盈缺损鉴别，本病复查时充盈缺损的形态可有所变化。慢性期表现为乳导管闭塞及扭曲变形。

（三）鉴别诊断

本病主要需与乳腺癌及其他乳腺炎鉴别。本病发病部位较为特殊，多位于乳晕后方，皮肤增厚也局限在乳晕周围，常见乳头和乳晕下区大导管、血管明显增粗。乳腺癌发病年龄相对较大，血性溢液多见，外上象限发病更为常见，形态不规则，周边伴有毛刺或透亮水肿带，常出现泥沙样、杆状、分支状钙化，邻近皮肤粘连增厚。另外，本病尚需与细菌感染性乳腺炎鉴别。本病好发于非哺乳期女性，患者多有乳头溢液，乳腺导管造影检查可显示数支扩张的乳导管呈管状、囊状或蜂窝状，有较大的诊断价值。细菌感染性乳腺炎多发生于产后哺乳期妇女，经抗感染治疗后症状有好转，而浆细胞性乳腺炎使用抗生素治疗无效。

（顾雅佳　肖　勤　张云燕　李瑞敏　蒋朝霞　刘　芮）

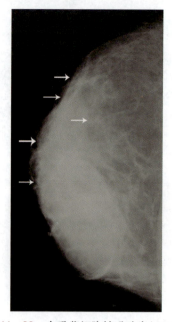

图 11-32　右乳浆细胞性乳腺炎（CC 位）

注：X 线显示右乳晕区大片状致密影，边缘呈火焰状改变。

参考文献

[1] 陈波,李瑞敏,刘军,等.乳腺 Paget's 病临床与 X 线诊断对照研究.临床放射学杂志,2010,29:43-46.

[2] 顾雅佳,陈彤箴,王玖华,等.乳腺髓样癌的 X 线表现——与病理对照并与纤维腺瘤鉴别.临床放射学杂志,2004,23:292-296.

[3] 顾雅佳,王玖华,张廷璆.乳腺黏液腺癌的钼靶 X 线表现——与病理对照研究.中华放射学杂志,2002,36:973-976.

[4] 顾雅佳,吴斌,张帅,等.使用乳腺影像报告和数据系统诊断乳腺疾病的体会.中华放射学杂志,2004,38(9):931-936.

[5] 顾雅佳,肖勤,杨文涛,等.乳腺导管原位癌 X 线表现与预后生物学标记关系研究.中华放射学杂志,2007,41:623-628.

[6] 顾雅佳,张廷璆.提高对乳腺浸润性小叶癌 X 线表现的认识（附 28 例分析）.实用放射学杂志,2003,19:871-874.

[7] 顾雅佳,周康荣,陈彤箴,等.乳腺癌的 X 线表现及病理基础.中华放射学杂志,2003,37(5):439-444.

[8] 邵婉怡,顾雅佳,贺锋.乳腺原发性非何杰金淋巴瘤钼靶 X 线及 MRI 影像表现（附 3 例报告及文献复习）.实用放射学杂志,2005,21:1090-1093.

[9] 吴秀蓉,钟山,林玉斌,等.浆细胞性乳腺炎的临床及钼靶 X 线特征.中华放射学杂志,2007,41(5):463-466.

[10] American College of Radiology BI-RADS Committee. Breast imaging reporting and data system. 5th ed. Reston, VA: American College of Radiology, 2013.

[11] Farshid G, Gill PG. Contemporary indications for diagnostic open biopsy in women assessed for screen-detected breast lesions: a ten-year, single institution series of 814 consecutive cases. Breast Cancer Res Treat, 2017,162(1):49-58.

[12] Glazebrook KN, Magut MJ, Reynolds C. Angiosarcoma of the breast. AJR, 2008,190:533-538.

[13] Xu JM, Zha XM, Zuo JM, et al. Primary non-Hodgkin's lymphoma of the breast: mammography, ultrasound, MRI and pathologic findings. Future Oncol, 2012,8:105-109.

[14] Murat A, Ozdemir H, Yildirim H, et al. Hamartoma of the breast. Australas Radiol, 2007,51:B37-B39.

[15] Schmidt J, Schelling M, Lerf B, et al. Giant lipoma of the breast. Breast J, 2009,15(1):107-108.

[16] Sippo DA, Kulkarni K, Carlo PD, et al. Metastatic

disease to the breast from extramammary malignancies: A multimodality pictorial review. Curr Probl Diagn Radiol, 2016, 45:225-232.
[17] Tan PH, Lai LM, Carrington EV, et al. Fat necrosis of the breast —a review. Breast, 2006, 15:313-318.
[18] Yang WT, Le-Petross HT, Macapinlac H, et al. Inflammatory breast cancer: PET/CT, MRI, mammography, and sonography findings. Breast Cancer Res Treat, 2008, 109:417-426.

第十二章

乳腺肿瘤的超声检查

历经70年演变,乳腺超声检查历经A-模式到实时(real time)直线性超声,解像力从5.0 MHz到变频式7~15 MHz。乳腺超声检查不仅在乳腺疾病的诊断中占有重要角色,更有可能应用于乳腺癌筛检。

第一节 超声波原理与发展

超声波为光声造影的一种,利用音波在不同介质中的不同传导速度及回波(echo),由探头转变成电子信号及超声波信号而显影,医用超声波的探头频率在1~30 MHz,而乳房用探头皆以线性排列式为主(liner array)。超声波分辨率分纵向(longitudinal)及横向(transverse)分辨率。纵向分辨率因波长短(频率高)及较少周波而较好。横向分辨率则因音束宽度越窄而越好。

自1951年将超声波应用于乳腺检查,历经70年后,从黑白灰阶的静态扫描技术到目前的实时及彩色多普勒超声波。之后3D超声波可在呈现X轴、Y轴的平面外加上Z轴的冠状面,有助于判别良恶性,对体积的计算也更加准确。自动扫描机器也于2012年获得美国FDA批准用于乳腺辅助检查。而影像的形成因调谐波(harmonic)、复合式影像(compound image)的进步而更细致、柔和,分辨率也有提升。随着光声造影的进步,弹力超声波及显影剂的应用,超声波的用途更广泛,也更加重要。

第二节 超声波检查操作

受检者通常采取平躺姿势,或稍斜倾向检查者。双手应举放于头上方,与乳腺手术时同一姿势,易于定出病灶位置。扫描的顺序依个人习惯稍有不同,原则上依顺时钟方向由12点钟至6点钟再回到12点钟,在乳头乳晕处,此时宜使用较多的传导胶且探头稍加压力,以减少空气干扰。再扫描腋下、内乳淋巴及颈部淋巴。对乳腺的扫描,先采取反辐射状(anti-radial)扫描,再采取辐射状(radial)扫描,则肿瘤较易与乳腺管肿胀区分(图12-1)。

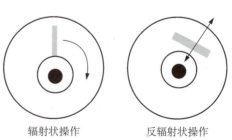

图12-1 乳腺超声检查扫描方式
辐射状操作　　反辐射状操作

第三节　乳腺超声影像判读

乳腺超声检查的报告内容,可能因个人主观感觉而做不同的诠释及采用不同的名词。2003 年美国放射学会(American College of Radiology,ACR)为整合对超声检查结果的描述语汇(lexicon),以便充分将数据收集及进行质量监控,制定了有系统的报告,结合词汇、结论及建议,出版了第一版超声检查报告模板,即影像报告和数据系统(Breast Imaging Reporting and Data System,BI-RADS),后渐为学人接受而成为惯用的报告系统。

(2013 年第五版)《美国放射学会乳腺超声波 BI-RADS》简述如下。

一、乳腺超声影像输出要求

一个良好的超声影像除对病灶的影像质量有要求外,超声仪器的条件设定也很重要,良好的条件才能使影像清晰。超声波的影像输出有很多要求,简单叙述如下(图 12-2)。

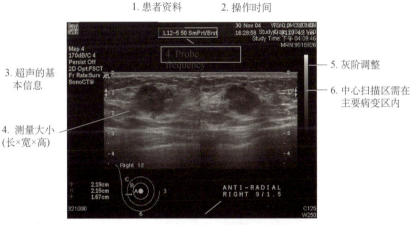

图 12-2　乳腺超声检查输出影像学要件

(1) 患者基本数据,包括名字、病历号及年龄,通常也包括操作医院或单位。

(2) 操作时间,在计算器设定下,记录操作的时间,并可追溯整个操作过程所花费的时间。

(3) 超声检查基本信息。

(4) 超声检查探及肿瘤时应测量其大小。

(5) 超声机器灰阶调整状态。

(6) 扫描中心点需摆放在病变中心点。

(7) 部位标示及超声仪探头摆放方向。

二、乳腺超声影像描述词汇与报告要求

(1) 背景回波特质:①均匀且为脂肪;②均匀但有乳腺腺体及结缔组织;③不均匀。

(2) 肿块(mass)

1) 形状(shape)大略分成椭圆形、圆形、不规则形。

2) 方位(orientation):分为平行(肿块的长轴与皮肤平行)、非平行(即高宽比较大)。

3) 边缘(margin):区分为界限清晰(circumscribed)及非清晰。非清晰又区分为:①模糊(indistinct);②有锐角(angular);③微小叶状边缘(microlobulated);④针状(毛刺状)(spiculated)。

4) 内部回声分类:①肿块无内回声如水泡,内回声与皮下脂肪比较时呈现无回声;②高回声;③复杂性囊泡;④低回声;⑤等回声(isoechoie)即内部回声与皮下脂肪相同;⑥异质性内回声并有高及低回声。

5) 后部回声特征(post acoustic features):①无改变;②加强型;③衰弱型;④合并有加强及衰弱特征。

(3) 钙化点,可大致分为:①大钙化点(>2 mm);②微细钙化点(≤2 mm)。可依存在位置再分成钙化点在肿块内或外及乳腺导管内的钙化点。

(4) 周围组织变化:包括结构扭曲,乳管不正常扩大或变形,皮肤变厚或凹陷、水肿,有无血管灌注及肿块内的血流变化等。

(5) 特殊病例:如众多微小囊泡、皮肤上肿瘤、内乳淋巴结和腋下淋巴肿大,直接在病灶旁边,周围血流增加,血管异常,脂肪坏死。

(6) 完成影像描述后即可作出结论,在此之前需了解下列内容才能给予可靠的报告:使用仪器及探头频率、病史,比较不同影像如乳腺X线摄影及MRI检查的发现,并了解患者做超声检查的原因、目的。

(7) 病灶评估分级:依据所发现的异状及病灶恶性程度的不同而给予分类,共有6种类型。

1) 0级:由超声检查后,无法立即作出结论,需另外做影像学检查协助诊断。

2) 1级:无异常发现。

3) 2级:有非恶性影像学发现,如囊泡、良性肿瘤已经数次检查无变化。

4) 3级:可能良性,需短时间内回诊。归在此分类的肿块,最后诊断其恶性比例<2%。

5) 4级:可能为恶性病变,恶性发生的可能性为3%~94%,需进一步活检。依据恶性程度,可再分成4a、4b、4c级。

6) 5级:极有可能(≥95%)为恶性病灶,需立即做活检。

7) 6级:已做过活检,确定为恶性。

完成对病灶的判读及给予不同分类后,在报告系统给出处置建议,即完成了一份完整的超声检查报告。

第四节 超声检查图像记录方法

正确指出病变所在位置,尤其是许多触诊不到或非肿块的病变,超声检查尤为重要,可供治疗疗效评估,也可正确追踪肿瘤大小的变化。肿瘤位置可分为左、右乳房或双侧性,病变位置可根据乳房象限分成内上、内下、外上、外下及乳晕下,但较客观、易沟通模式则依时钟方向进行记录(1~12点钟,另加入12.5,以30分钟为间隔记录)(图12-3),再加上肿瘤中心点距乳头的距离。而所在乳房位置的深浅则依平躺后乳腺在超声波呈现的深浅区分成3等分(即A、B、C层)。A表示在表浅1/3,B表示在中间1/3,C表示在深部1/3处。此深度记录在手术时极为重要,良性肿瘤切除时可依据深度而探查到肿块,在恶性肿瘤切除时可作为安全边缘的参考。如右8/1,C即表示病变位置在右乳房8点钟,距离乳头1 cm处,在乳房的中下层。肿瘤大小的表示,则依据最大径为长度,垂直方向最大径为宽度,再加上深度来表示(图12-4)。

所谓纵横比(longitudial-transverse ratio, L/T ratio)或称高宽比(tall than wide)如图12-4所示,以纵轴大小(其大小的测量不包括边境光晕)除以横轴大小来表示,此与肿瘤方位(orientation)有相同含意。平行的肿瘤通常纵横比较小,易归类为良性肿瘤,而非平行的肿瘤其纵横比数大,偏向恶性特征。

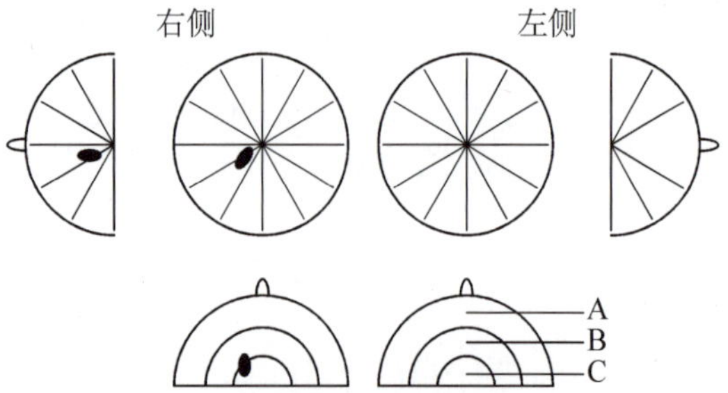

图12-3 乳腺超声检查病灶记录图标

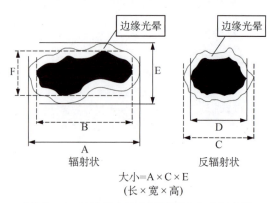

图12-4 乳腺超声检查测量肿瘤大小示意图

第五节 良恶性乳腺肿瘤的超声表现

超声诊断乳腺肿块时，有BI-BADS标准词汇（lexicon）来定义及描述肿块的外观、内回声等，良恶性判断时要根据这些定义，详加分析，选择最适当的描述语言，予以分类。而最终诊断是依据上述各种结果，进行综合判断，因此就有个人主观判断因素在内；且此BI-BADS标准词汇的使用也因人而异。因此，超声检查需权衡轻重，以最能分辨良恶性的词汇，作为最主要的依据，循此而做良恶性判断。此一判断的流程、思考顺序，可能因人而异。但多数学者认为可依图12-5所示流程来进行循序渐进的判断。简言之，对一个实性肿块，宜先考虑肿块的形状、边缘及纵横比，可粗略作出评估，再辅以内回声的高低、边界是否明显、是否有钙化点（规则或不规则）、血流、弹性系数、周边变化及腋下淋巴有无进行判断，良恶性判断的词汇描述可参考表12-1。乳腺病变在超声图像上有部分以非肿块的形式来表现。常见的变化如乳腺管扩张（ectasia），有时在扩张的乳管内合并有内回声病变或边界不规则的低回声病变，与广泛性的纤维囊肿不易区别。结构的扭曲或腺体中断（图12-6）也是常见的乳腺癌特征。

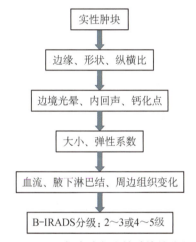

图12-5 超声诊断实性肿块的流程

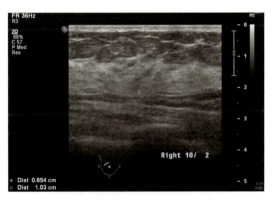

图12-6 结构扭曲，超声波大小0.8 cm×1.0 cm，一个扭曲的低回声病变，病理报告为原位癌

表12-1 良恶性乳腺肿瘤的超声检查基本特征

描述语言	诊断		
	良性	原位癌	侵袭性癌
形状	椭圆，圆	不明显	不规则
边缘	规则	不明显	不规则，锐角，针刺状
境界	明显	不明显，无光晕	有光晕
纵横比	<0.7	不易测定	≥0.7
内回声	高或中，均匀	低，不均匀	低，不均匀
后方特征	增强或不变	变化不大	衰减
钙化点	规则	不规则分布不均	不规则分布不均
血流	少，在肿块外围	有，肿块内外皆有	有，肿块内外皆有
弹性系数影像	较软	较硬	较硬
腋窝淋巴结	正常	正常	不正常
其他发现	乳腺管变化	非肿块病变	非肿块病变

一、乳腺超声检查对特殊乳腺病变的诊断

(一) 复杂性囊肿的鉴别诊断

单纯性水泡(simple cyst)的诊断,在超声波上的表现至少须符合下列3个条件,即边缘平滑的圆形或椭圆、内部无回声、后部回声增强。若单纯囊泡有类似人为或外来因素的改变,可称为复杂的囊肿(complicated cyst),如血肿、脓肿等。若非常低内部回声囊肿的囊壁较厚,或内部有较厚的分隔(septum),则可称为复合性囊泡(complex cyst),表示除囊泡外,同时有实体变化。复合性囊泡也见于部分乳腺癌(25%~30%),如囊壁较厚,分隔较厚,囊泡内有肿块(intracystic mass)或呈现低回声的乳腺癌(如瘤体内部坏死、淋巴癌或髓质癌等)。

(二) 分叶状肿瘤的特殊表现

要区别良性腺瘤与分叶状肿瘤,可从肿瘤增长速度、大小进行鉴别诊断。乳腺超声检查也有特征,最重要的区别在后者呈分叶状(图12-7),内部有时因肿瘤坏死而有空洞,类似囊泡变化,且内部回声呈现不规则,纵横比例较大,彩色多普勒检查通常有血流灌注,在较大肿瘤,外围静脉易受压迫而扩大。上述特征在<2 cm的肿瘤中尚不明显,只能依赖病理检查确定。

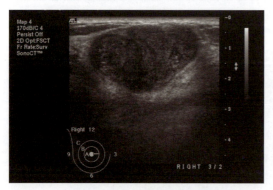

图12-7 分叶状肿瘤,超声检查显示 3.9 cm × 2.59 cm的混合性低中回声肿瘤,内部见瓣状层结构

(三) 乳头及乳晕病变的超声检查特征

对乳头、乳晕病变,超声检查可取代部分乳管摄影术,并作出正确的诊断。适当操作乃因乳头大小不一,由于空气妨碍而导致不易有清晰的影像,解决的方法是宜使用加温过的介质,大量使用于乳头、乳晕,排除空气,探头以倾斜15°角在乳晕四周做辐射状及反辐射状照相,以探查泌乳管(lactiferus duct)的走向、扩张与否、乳管内是否有肿瘤(图12-8)。常见的病变有乳管扩张(ectasia)、乳头状瘤或乳头状癌,良性导管内乳头状瘤(intraductal papilloma)与恶性乳头状癌虽不能完全区分,但下列特征可认为较偏向恶性病变:乳管较扭曲,管壁较厚,扩张不明显,管腔内肿块>1 cm,通常多发,有时有钙化点及血流灌注(图12-9)。

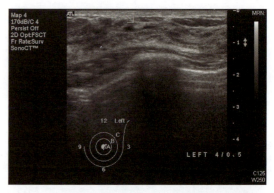

图12-8 乳管内乳头状瘤,超声检查显示0.3 cm高回声突出物在扩张的乳腺管内,病理报告为乳头状瘤

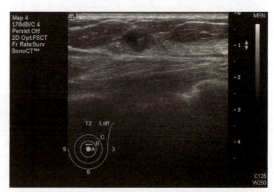

图12-9 乳头状癌,超声检查显示 1.1 cm × 1.1 cm低回声不规则肿块,内有中回声肿块,病理报告为乳头状癌

(四) 原位癌及触诊不到的乳腺癌

乳腺X线摄影广泛使用于全民筛检,使乳腺癌能被早期发现,临床上触摸不到的乳腺癌日渐增多,反而有更多原位癌,甚至癌前病变被发现,其中多数皆以微细钙化点来表现。乳腺超声检查对原位癌的

第十二章 乳腺肿瘤的超声检查

诊断也有特异性。原位癌的发展因局限于乳管内，并未超出基底质，最常见的表现为乳管扩张，且其扩张呈现不规则或腊肠状（sausage-like）（图12-10），常有微细钙化点，比较小而不规则的亮点，且无法形成后回声衰减。形成肿块亦是原位癌的表现之一，此肿块在乳腺超声检查中呈现稍低内回声，有多叶状鼓起边缘，少有肿块边缘光晕（echogenic halo），后部回声衰弱也不常见（图12-11）。而导管内乳头状癌在乳晕处病变呈现如复合性囊泡变化，但常较大且有血流灌注。乳腺超声检查对0期乳腺癌有特异性，但因对较小钙化点及乳腺管不明显扩大较不易检测，所以常对原位癌的范围低估，但原位癌是否有导管内扩散（intraductal spread）容易在超声波上呈现（图12-12）。

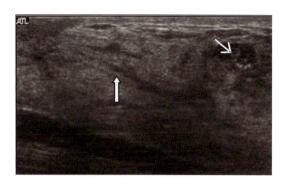

图12-12 乳管内扩散，超声检查显示低回声肿块并见钙化点（小箭头所示），沿此肿块可见乳管扩张并延伸至乳头（大箭头所示）

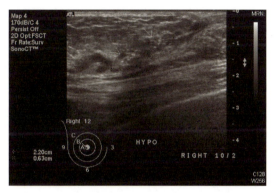

图12-10 原位癌，超声检查显示不规则的乳管扩张合并有亮点（疑似钙化点）

（五）腋下及颈部淋巴结超声显像

临床无腋窝淋巴结异常的乳腺癌，施行前哨淋巴结取样已成为乳腺癌手术的标准选项。乳腺超声检查显示的腋窝淋巴结诊断，亦可作为是否选择前哨淋巴结取样的术前最主要判别工具。颈部淋巴结在甲状腺癌、头颈部癌的淋巴转移中较常见，乳腺癌的颈部淋巴结转移发生率为1%~4%。颈部淋巴结的检查需包括在乳腺癌患者定期追踪内。淋巴结的构造（图12-13）包括皮质、核心、旁皮间质（paracortex），流入、流出淋巴管，注入动脉、静脉。超声检查对良恶（转移）性淋巴结具有极高的特异性（表12-2），且容易在超声引导下做各种介入性活检。淋巴结的大小对良恶性区别的重要性并不如淋巴结构造的改变。

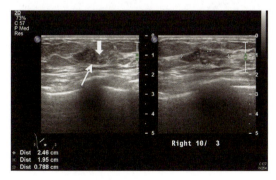

图12-11 原位癌，超声检查显示未见肿块边缘光晕（粗箭头所示），也未呈现后部回声衰弱（细箭头所示）

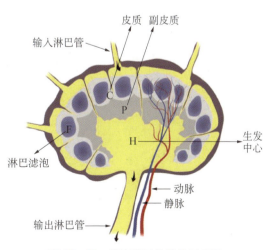

图12-13 腋窝淋巴结结构示意图

表 12-2 腋窝淋巴结超声检查特征

表现	良性淋巴结	恶性淋巴结
形状	呈扁形、椭圆形,皮质/核心比值<2	不规则,皮质/核心比值≥2
皮质	较薄(厚度<3 mm),均匀一致	较厚(厚度≥3 mm),厚薄不一
核心	宽大且均匀	不见或较小
钙化点	无	可能存在
血流	较少血流,源自核心	血流非来自核心,不规则

(六)超声波对微细钙化点的检测

乳腺钙化点的主要成分包括草酸钙(calcium oxalate dihydrate)及磷酸钙(calcium phosphate)。前者易在良性病变发现,不易由乳房 X 线摄影测出;后者易伴有组织坏死,以恶性居多。钙化点的检测一直以乳腺 X 线摄影为主,亦可由解剖病理染色检出,或由超声及光声造影观测到。超声检查因设计的改良,可提升钙化点亮度,使钙化点更容易呈现。适当调整灰阶,在柔和的影像下也能探测微细钙化点。文献报道,超声波对钙化点的检出率因机器设定不同、操作者经验而差异极大。多数乳腺 X 线摄影发现的良性或微细钙化点无法在乳腺超声中呈现。但若较大的钙化点如爆玉米花状(popcorn),乳腺超声检查则呈现白色条状,后回声明显衰减(图 12-14)。乳腺超声检查中若有乳腺管不正常扩张伴有微细钙化点(图 12-15),则是原位癌的特征。在低回声肿块,若有微细钙化点(图 12-16),可明确诊断为恶性肿瘤。在某些边界不明显的肿瘤,超声检测到微细钙化点有助于界定肿瘤的范围(图 12-17)。无肿块的钙化点也可能在乳腺超声检查中被发现(图 12-18)。

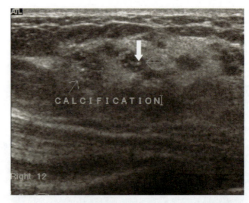

图 12-15 原位癌,超声检查显示腊肠状乳管扩张(大箭头所示)伴有钙化点(小箭头所示)

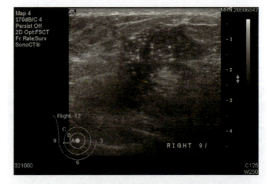

图 12-16 原位癌,超声检查显示边界不明显,不规则的低回声肿块伴有疑似钙化点

超声对钙化点的检测并非可以取代乳腺 X 线摄影的功能,而是协助作出更正确的诊断,避免因轻忽而误诊,也可取代一部分乳腺 X 线摄影穿刺定位或立体定位,避免过多的辐射暴露。

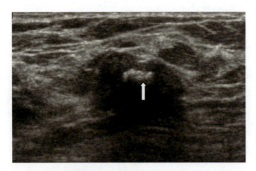

图 12-14 爆玉米花似钙化点(箭头所示),为良性钙化点特征

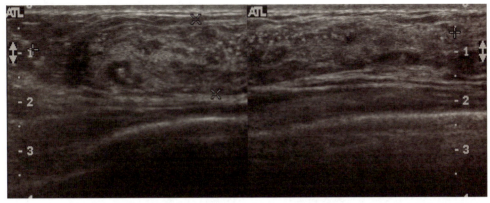

图12-17 钙化点分布广泛,边界不清,伴有乳管扩张及低回声结节,病理报告为浸润性乳腺癌

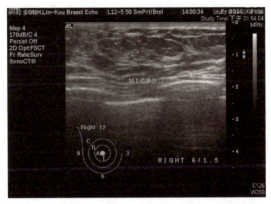

图12-18 无肿块的钙化点,超声检查显示只有数个不规则亮点,未发现肿块,病理报告为原位癌

第六节 质量管理

乳腺超声检查因仪器的不同及个人操作经验的差异而无法标准化,也因影像无法全程记录,使影像产生复杂而难以检查的质量问题,进而导致较高的伪阳性,较低的乳腺癌检出率。因此,适当的质量规范是必须的。质量管理的标准分别简述如下。

一、建立组织章程及检查仪器人员资格

由执行单位制订乳腺超声操作规范,包括机器的标准、探头的要求、操作人员的训练和判读医师的定期训练及资格限制,并建立影像储存质量要求,同时顾及患者的隐私。

二、制订诊断和筛检流程、公告并监测

对不同患者来源(有症状或筛检)制订不同的流程,妥善应用不同影像学检查工具,并相互结合以减少重复检查,提高诊断正确率,减少患者辐射暴露量,提高乳腺癌检出率,减少伪阳性,降低叫回率及切片比率。同时,制订监测指标,随时监测机构内个人诊断的质量,并提出改进。对有疑虑的个案,需有团队会议解决的机制。

三、制订超声检查报告内容

乳腺超声检查报告单必须有完整的内容,包含以下项目:①患者基本数据;②检查适应证或筛检时初步判读分类;③乳腺致密度的分类,及其他不同影像学检查发现;④肿瘤特性的描述词汇;⑤最后诊断分级(通常以BI-RADS 0~6为分级标准);⑥进一步追踪或检查的建议。

建立品管的最终目的在于提高诊断的正确率及乳腺癌的检出率,尤其是非0期乳腺癌的检出率。若能提高侵袭性乳腺癌的测出,可避免过度诊断,降低乳腺癌的死亡率。为提升乳腺超声检查质量,检查者对乳腺癌的病因形成、乳腺癌发展变化,以癌前病变、原位癌及侵袭性乳腺癌的不同临床表现皆要有深入的了解,再通过先进仪器、乳腺诊治团队的分工及合作,提高影像检查质量,使微小病灶能借助不同工具早期被检出,不论诊断或筛检皆需遵循流程操作,以避免误诊。检查单位也需建立自我监测标准,定期监测单位及有关医师检查工具有效利用和诊断正确率,进而接受辅导单位认证,取得资格。

第七节 如何降低乳腺超声检查的假阴性及假阳性

乳腺超声检查不论是作为第一线有症状患者的初始检查工具,还是作为乳腺X线摄影后的辅助工具或筛检第一线工具,首先要提高诊断的准确率,并能降低假阴性(false negative)及假阳性(false positive)。

一、降低乳腺超声检查的假阴性

(1) 首先需确定单位所用的仪器为高阶超声波仪器,并适当调整灰阶、对比及焦距,能清晰区分无回声、低回声所代表的可能肿瘤。扫描时需依一定顺序,覆盖所有乳腺及胸壁、腋下,甚至颈部。最好能双向(辐射状及反辐射状)扫描。对乳晕下病变更应谨慎,除应在乳晕、乳头处入更多介质以避免干扰,还需多方向扫描,以分辨不同病变。

(2) 对肿块的判断,需依据BI-RADS标准,如欲诊断BI-RADS为3(即良性肿瘤)时,其超声检查的特性需完全符合良性条件,若其中一个描述不符合,应归类为4a期。若肿瘤内部为中高回声也应谨慎,少数癌症可能呈现非低内部回声。联用多普勒彩色超声、弹性系数检查可降低误判率。

(3) 乳腺癌,尤其是0级乳腺癌可能呈现非肿块病变,操作时对不正常的乳腺管扩张、复杂性囊肿、不正常的低回声区肿块或不正常的腋下淋巴结等,需反复检查,以免误判。

(4) 乳腺超声检查虽然对不伴有低回声肿块的微细钙化点较不敏感,但若适当调整灰阶,在更柔和的对比下,某些不伴有肿块的钙化点也可能为乳腺超声发现。

(5) 操作乳腺超声检查前,详知患者病史、过往手术史,并调阅其他影像学检查结果,可进一步减少失误。

二、降低乳腺超声检查的假阳性

对乳腺超声检查患者病史、手术史的了解,可避免误将前次手术留下的瘢痕或异物诊断为怀疑病灶,查阅以往乳腺X线摄影或乳腺超声结果,也可避免武断的判定。善用乳腺超声仪器新功能如多普勒、弹性系数检查等有助于鉴别诊断。

三、整合影像学工具,遵循诊断、筛检流程

乳腺肿瘤的诊断或筛检,皆需依据患者年龄、胖瘦、危险因子及就诊原因,选择最适当的工具,而妥善整合乳腺X线摄影、超声或MRI检查,列出优先级及规划不同检查流程,避免不必要的检查及减少误诊。

若以乳腺X线摄影为初始检查或筛检工具,应依乳腺X线摄影后的乳腺致密与否及X线摄影结

果分类来决定下一步的检查(图 12-19)。乳腺 X 线摄影后若属非致密乳腺且诊断分级为 BI-BADS 1~2 级或 3 级,则只需定期追踪。若为致密型乳腺,则应考虑再进行乳腺超声检查(若为高危险群,可考虑 MRI 检查),再依超声检查结果决定确诊的方法。

若乳腺 X 线摄影发现有肿瘤,通常再以乳腺超声进一步检查(图 12-20),若在该对应处发现肿块,则依超声检查后的结果做不同的处理。

若乳腺 X 线摄影发现有微细钙化点,但不伴有肿块,其流程可参考图 12-21。乳腺 X 线摄影发现异常钙化点,可使用乳腺 X 线特殊摄影复检。特殊摄影检查结果若属于:①分级 2 级,良性钙化点,如血管钙化,则建议每年定期检查;②分级 3 级,疑似良性钙化点,如圆形或点状钙化,则建议每 6 个月定期追踪,连续 2 年,如果情况稳定,可以归类为 BI-RADS 分级 2 级;③分级 4~5 级,疑似恶性钙化点,则应进行穿刺生物标记检测。生物标记检测标本必须以乳腺 X 线摄影确认是否取得异常钙化点。生物标记检测结果若为良性,则要确认是否与原始影像判读符合。若影像判读比较偏向恶性,即表示与生物标记检测结果不吻合,则必须执行重复穿刺生物标记检测或手术切片生物标记检测。若影像判读比较偏向良性,仍要注意 6 个月定期追踪检查。针对异常钙化点,若特殊摄影复检为分级 4~5 级,疑似恶性钙化点时,超声检查有时可视为另一种选项,如果超声检查发现异常钙化,则执行超声波导引下穿刺生物标记检测,生物标记检测后的标本必须以乳腺 X 线摄影确认是否取得异常钙化点。

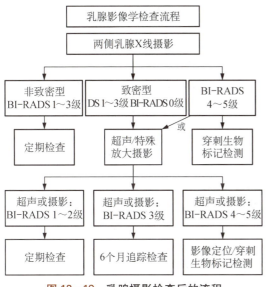

图 12-19 乳腺摄影检查后的流程

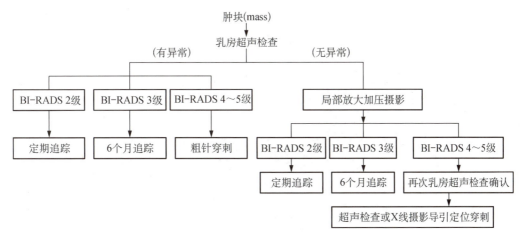

图 12-20 乳腺 X 线摄影检查后明确肿块的处理流程

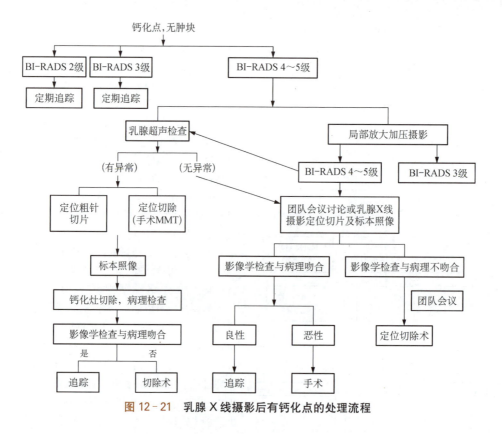

图 12-21　乳腺 X 线摄影后有钙化点的处理流程

第八节　影像学引导的介入性检查

乳腺 X 线摄影或乳腺超声检查后,若初步诊断为 ACR BI-RADS 分级 4~5 级,为复杂性囊肿时,即需取得细胞学或组织学诊断,而通常以影像导引做介入性检查更准确。至于选择乳腺 X 线摄影、MRI 或乳腺超声检查,则依病变在何种影像上的呈现最清楚及操作者所熟悉的工具来选择。若三者皆可呈现,则以超声为主。在超声导引之下,切片工具的选择有细针、粗针及手术,其优缺点比较见表 12-3。

表 12-3　乳腺超声导引下细针、粗针及真空抽吸切片的优缺点

项目	细针	粗针	真空抽吸切片
适应证	单纯囊肿、淋巴结、疑似良性肿块	复杂性囊肿,乳腺超声分类 4~5 级病灶	粗针切片后仍有疑虑的病灶、较小病灶、良性肿瘤切除
方法	21~23 号细针	14~16 号粗针	9~11 号粗针
优点	简单,无需麻醉	恶性低估少者可做生物标记检测	较少恶性低估,一个伤口多次采样,可能被完全切除
缺点	常标本不足,无法分辨侵袭或原位癌,需病理科医生	对微细钙化点易低估,较小(<1 cm)的病灶取样不足	昂贵,易出血,不能作为治疗,需学习和掌握技巧

一、超声引导细针抽取细胞学检查

使用 21 及 23 号针,在超声引导下选择最适当的穿刺路径。当针进入肿块后,针筒保持一定负压,针头于肿块内往前、往后、往上、往下做各种不同方向抽取。数次后,停止针筒负压,将针拔出,将抽得细胞喷洒于玻片上送检。此检查的缺点为对瘢痕组织、坏死肿块抽吸的细胞常不足明确诊断;很难区分原位癌与浸润性乳腺癌;对分化较好的乳腺癌可能误判为良性病变;对触诊不到的肿块,其检体不足的比率甚至高达 34%。若临床有疑似恶性或病灶触诊不到,一般不建议采取细针抽吸细胞学诊断。

二、超声引导粗针切片

需局部麻醉。使用 14~16 号 2 cm 长槽切片针,配合装有弹簧的自动切片铳,每次切片 3~5 次可得较好结果。对钙化病灶,宜取更多标本,且在切片完时行检体乳腺摄影,以确定病灶钙化点已被取得。若有下列情况,需反复使用粗针切片或使用外科手术切片:①影像与病理结果不符;②检体不足;③病理结果为非典型乳管增生、非典型小叶增生、小叶原位癌、乳头状瘤、放射性瘢痕、纤维上皮肿瘤。

三、超声引导真空抽吸切片手术

真空吸引乳房切片(directional vacuum assisted breast biopsy)以较大的探针(9~11 号)并以真空抽吸,将病变组织抽吸到探针的凹槽,再以旋转刀片将之逐片切除。其优点为取得较大块、较多的组织,且对疑似病变、贴近胸壁或皮肤或超声可看到的钙化点及疑似乳头状瘤的病变,可做大部分切除,以减少误诊。

四、超声引导乳腺癌部分切除

文献指出,以超声术前、术中引导,可精确计算安全范围,能切除更完全,免除因边缘仍有疑似病灶而再做切除。

第九节 超声检查用于乳腺癌筛检的争议

乳腺 X 线摄影为目前用于乳腺癌筛检的唯一工具,可测出早期乳腺癌,进而降低 30% 的死亡率。但近 10 年,渐有反对声音出现,其原因包括:①因辅助性治疗的进步,乳腺癌死亡率下降,而且此效果超过筛检带来的效益(估计乳腺 X 线摄影筛检对乳腺癌死亡率下降只有 15%~20%,而非以前认可的 30%);②诊断过度的问题一直存在。所谓诊断过度,是指借助乳腺 X 线摄影筛检出的原位癌,甚至某些侵袭性癌,在妇女终其一生,如不接受筛检也不会导致疾病的发生。诊断过度的比率高达 20%。另外,加上乳腺 X 线摄影操作时带来的疼痛、辐射暴露及乳腺 X 线摄影对年轻妇女及致密型乳腺的灵敏度降低 40% 等因素,专家认为乳腺 X 线摄影虽有其价值,但每一妇女应依其危险因子,评估受检效益及危害而进行选择,尤其是年轻女性更应慎重考虑。乳腺 X 线摄影也绝非唯一的筛检工具,因此美国预防医学工作小组(US Prevention Service Task Force)及美国癌症学会(ACS)也在 2016~2015 年分别对乳腺 X 线摄影筛检作出修改,包括年龄<45 岁女性不强制要求做乳腺 X 线摄影,年龄>55 岁建议 2 年一次乳腺 X 线摄影。虽然乳腺超声因其过度依赖超声机器本身、操作者经验及较高的伪阳性和较长操作时间,且截至目前并无大型研究指出超声乳腺筛检可降低死亡率,但以往零星的报道及最近 ACRIIN 6666 及 J-START 研究计划的成果显示,在不久的将来,超声检查可能成为乳腺 X 线摄影后的筛检辅助工具。

ACRIIN 6666 是在美国进行的多中心研究,对象为有乳腺癌高危险因子的妇女,一组(2 659 例)接受乳腺 X 线摄片;另一组(2 659 例)接受乳腺 X 线摄片及乳腺超声检查。经 3 年筛检后,其中 612 例接受 MRI 检查。乳腺 X 线摄片者乳腺癌检出率为 7.5/1 000,加超声后乳腺癌检出率提升 34%,为 12.8/1 000,第 3 年联合 MRI 检查更提升 56%,为 22.9/1 000。研究指出,只能由乳腺 X 线摄片或乳腺超声发现的乳腺癌数目是一样的,且乳腺超声检出乳腺癌中91%为侵袭性乳腺癌(乳腺X线摄片为69%),召回率分别为10.7%及9.4%,但阳性预测值(PPV)分别为12%及33%。而MRI检查者中接受切片检查占13.2%,较乳腺X线摄片加乳腺超声的6.2%多出1倍。因此,笔者建议,在乳腺X线摄片后值得采用乳腺超声检查作为辅助筛检工具。唯一的前瞻性研究(J-START, 2016)将73 000名年轻妇女分2组,一组为乳腺X线摄片;另一组为乳腺X线摄片加乳腺超声检查,其乳腺癌检出率分别为0.32%及0.5%($P=0.000\ 3$),也证明乳腺超声检查可提升乳腺癌的检出率,而召回率及切片率仅稍微提高。

成功的全民筛检要点包括,使用的检查工具有较高的诊断正确率,能为民众所接受,使筛检的全民覆盖率>70%,再依妇女乳腺癌危险因子的高低,针对高危人群,选择适当的工具及适当的时间间隔予以不同筛检服务,要随时监测筛检的质量,了解筛检工具的优点及缺失,才是筛检成功的关键。总之,乳腺超声应用于年轻妇女或乳腺较致密者做筛检辅助工具应无异议,但目前并无研究支持乳腺超声检查可成为乳腺癌第一线筛检工具。

第十节　乳腺与乳腺X线摄片的整合诊断与筛检

目前,乳腺疾病的影像筛检及诊断工具有数字式乳腺摄影(包括断层合成乳腺摄影)、乳腺超声、MRI、光声造影(photoacoustic)及分子影像学(MIBI),前三者常于临床上联合应用。因此,三者中尤其是乳腺X线摄片与乳腺超声检查整合分析,判读是必须而且实用的。整合判读前,需先了解:①三者成像原理不同,乳腺X线摄片乃利用低剂量X线对不同组织的穿透性高低而获得影像,如脂肪组织穿透性高呈黑色,乳腺则呈现白色。同时也因组织细胞多寡、纤维化及腺体厚薄、钙化点而呈现较白影像。MRI检查乃借助外加的静磁场对人体体内氢质子的旋转产生排列方向改变,能量吸收及释出的电磁波信号而成像,通常以T1WI、T2WI及注射显影剂来判断良恶性。②检查时身体姿势不同。乳腺超声检查操作时,患者为仰卧;乳腺X线摄片为站姿;MRI检查则以俯卧为主。因此,三者对病变位置的描述不同。③检查时对乳房的压迫程度不同。乳腺X线摄片通常压迫最多,导致病变的形状改变。在斜照时病变的位置也可因照相角度不同而有位移。

乳腺X线摄片、乳腺超声及MRI检查可能依据年龄、有无症状(硬块)而采取不同顺序,判读的重点与顺序也有所不同。如年轻女性,可能先给予乳腺超声检查;而高危人群(BRCA 1/2基因突变)可能先用MRI检查,再依据其发现进行下一个检查,最后才完成判读。因此,需了解各种影像学工具的优点及潜在的缺点,才能万无一失。临床上常在乳腺X线摄片检查完成后,就其发现进行乳腺超声或MRI检查(图12-20)。依此顺序,整合诊断的步骤如下。

(1) 病变位置的确认:乳腺X线摄片后的头足位(CC view)影像可推知病变位在内侧或外侧,侧斜位(MLO view)则只可推断上、中、下位置,且有一定的范围。乳腺X线摄片后,投射在乳腺超声的三维构造时,需考虑方位、形状、大小及方向,且因乳腺本身大小、致密程度不同而有所不同。以图12-3为例,乳腺X线摄片时肿瘤位于右外下,深度C;投射在乳腺超声上,则约位于右乳腺8点钟,距离乳头1 cm,在乳腺深度的中间部位。

(2) 不同影像检查受限于工具本身的影响,有不易察觉的部位。如乳腺X线摄片时,头足位对近锁骨的病变、内外侧斜位对压迫胸骨的病变较不易发现。乳腺超声检查则对乳头乳晕处不易察觉,且对巨大乳腺或肥胖者腋下侧胸不易察觉。

(3) 依据乳腺X线摄片检查出来的病变不同,再予以后续检查。如发现有肿块,局部不对称通常辅以乳腺超声检查来确认是否有肿瘤,再依据BI-RADS分级,采取观察或影像导引粗针穿刺生物标记检测。如微细钙化点,则先做局部加压放大摄影后,可尝试乳腺超声检查是否发现微细钙化点(图12-21),再决定粗针活检方法。

结论:若将各种不同检查(或筛检)工具得出的结果进行完整的记录并逐年相互比较,则可避免疏忽,减少筛检期中癌(interval cancer)的发生。

第十一节 乳腺超声仪器的进展

超声经 60 年的发展,不仅灰阶更细致,在实时彩色多普勒、调谐波、复合影像、3D 影像及计算机软件方面皆有明显进步。近年,更有下列应用在临床上的大突破。

一、弹力影像

乳腺肿瘤因周边间质细胞、纤维细胞及肌纤维细胞组成不同而有不同的硬度,对外来压力(如探头加压)产生反弹而有不同弹力系数(Young's modulus),借此可分辨良性或恶性。此技术自 1990 年发展,1997 年第一代机器问世,而后有不同的测定方式产生。可分成以下 3 种。

1. 张力型弹力系数影像学(strain elastograpy)于加压前后进行比较,加压方向与探头的接触面垂直,做极微小(约 1%)移动的话,变位方向大部分会随超声波震波的传送方向平行移动。因此,局部变形率因为弹性系数较大较硬的部分而变小,表示出张力与相对硬度,评断硬度后将成为分辨良性或恶性的指标。

2. 散射回声影像学(acoustic radiation force image, ARFI) 超声扫描仪发出短暂的散射回声力量,借由音波(通常为短暂,0.003~0.4 ms,但有较强约 2.67 MHZ 的推送)在不同组织硬度传导速度快慢不同,而测知组织相对硬度,但目前应用在较深层的组织,只能用在 9MHZ 的探头上。

3. 剪力型弹力系数影像学(shear wave elastography) 剪力型仪器类似 ARFI,由探头发出散射声波道后,再借由能快速(5000 frames/s)截取回其传导的声波,而得知组织内局部弹力系数,以 kpa(kilopascals)呈现。研究得知,若组织超过 70 kpa,则有恶性可能。

二、全乳腺自动扫描仪

全乳腺自动扫描仪可分成平躺或俯卧式,有数种机型问世。以美国 FDA 批准的机种 ABUS ® [Automated Breast Ultrasound System™ (U-system)] 为例,其操作分扫描工作站及影像合成站。扫描工作站以大型高频直线探头为主,取得大量自动扫描,3D 空间数字影像的容积式超声波(volumetric ultrasound)。影像合成工作站通过后处理,可直接观看连续性影像,也可由收集的容积式数据库,通过 SonoVue ® 系统取得类似断层的切片影像,分析病变与周围组织的关系及横断面,判断良性或恶性。此仪器的优点包括:减少工作时间、影像可重复获得;还可通过计算机辅助检测及诊断系统(CADe、CADx)分析庞大数据,以节省人力;且为 3D 空间取样,可正确指出病变所在。其缺点是无法检测钙化点,对较小病变,其诊断准确率仍有待改进。

三、乳腺 MRI 与超声影像融合系统

MRI 可发现一些乳腺 X 线摄片或超声无法发现的病变。但 MRI 时多数患者必须采俯卧方式,与超声采取平躺方式不同;若能借由中间装置,将 MRI 影像反映到实时超声影像上,可解决 MRI 检查时患者不适及费用昂贵的缺点。日本学者已开发 MRI 导向系统,将乳腺超声实时影像与 MRI 影像取得同步融合,并可指出 MRI 影像的确切位置。

四、乳腺超声波对比显影剂的应用

与肝脏超声对比剂的使用比较,乳腺超声对比剂的应用较少,因乳腺肿瘤血管通常较小,流速也慢,不易量化血流,且易受呼吸干扰。目前,常用的对比显影剂为 SonoVue ®、Optison ®。新一代显影剂与造影技术的进步,有助于良性或恶性肿瘤的判断,也有助于预测肿瘤对化学治疗药物的反应。

五、光声造影用于乳腺影像学的进展

近红外线对乳腺癌的检测是一种光声造影技术的延伸。如采用超声光散射成像系统检测乳腺肿瘤血红蛋白浓度协助诊断,其好处为无辐射、可接受的敏感度,且易于操作。未来可结合乳房 X 线摄片、乳腺超声及 MRI 检查,在临床实际应用中开发不同用途。

(陈训徹)

第十三章

乳腺肿瘤的磁共振检查

第一节 乳腺 MRI 检查的适应证与禁忌证

一、乳腺 MRI 检查适应证

(1) 当乳腺 X 线摄影或超声检查不能确定病变性质时,可以考虑采用磁共振(MRI)进一步检查。MRI 检出浸润性乳腺癌的灵敏度接近 100%,即 MRI 检查阴性者基本可排除浸润性乳腺癌的存在。但也有 MRI 假阴性包括漏诊浸润性导管癌、浸润性小叶癌和导管原位癌等的报道。日常工作中,MRI、乳腺 X 线、超声三者中只要有一个检查提示有异常外,均有活检的指征,不需要相互验证。乳腺 MRI 检查必须行增强扫描。

(2) 对已明确为乳腺癌的患者,可进行更准确的术前分期。MRI 有助于发现其他影像学检查不能发现的多灶性和多中心病变;有助于显示和评估肿瘤对乳后脂肪间隙和胸肌的浸润等(图 13-1)。当然,乳腺癌的 MRI 分期也存在缺陷,有时会将乳腺癌伴发的良性病灶误诊为多灶性乳腺癌而进行活检,甚至因此而丧失了保乳手术的机会。但是随着乳腺 MRI 的广泛应用,以及读片水平的提高,这种概率正在逐步降低。

(3) 拟保乳手术的患者,建议常规 MRI 检查。对乳腺癌以外的任何可疑病灶,包括以下征象者:星芒状或不规则肿块伴不均匀或环形强化;导管样、段样和区域性分布的非肿块强化;时间-信号曲线为廓清型,推荐对这些可疑病灶做第 2 次超声检查,如能发现则可在超声引导下对可疑病灶定位并活检;如第 2 次超声仍未能检出,则需进一步在

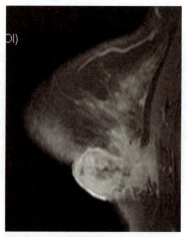

图 13-1 右乳浸润性导管癌累及皮肤、乳后间隙及胸肌

MRI 定位下活检。

(4) 患者一侧有乳腺癌,检查对侧乳腺是否存在可疑病灶。

(5) 保乳手术后的随访,包括切缘阳性的残留病灶的评估,术后是否存在复发,评估对侧乳房是否存在转移灶或第二原发肿瘤等。

(6) 腋窝淋巴结转移,原发灶不明者。对于腋窝转移性淋巴结,MRI 检查有助于发现常规影像技术没有发现的乳腺内原发癌灶(图 13-2、图 13-3),其灵敏度、特异度及准确率分别为 95.2%、71.4% 和 85.7%。

(7) 新辅助化疗疗效的评估,MRI 检查可根据

值是否较治疗前有升高,升高者说明治疗有效,尽管此时病灶大小并没有明确的变化。另外 MRI 波谱和灌注对评估疗效也有一定的作用,但是这些研究结果目前尚未作为临床常规应用。

(8) 高风险人群乳腺癌筛查,可以与乳腺 X 线检查同时进行或单独应用。

(9) 隆乳术后的评估能清晰显示假体情况,而且是评估假体外乳内病灶的最好影像方法。

(10) MRI 引导下定位及穿刺活检(图 13-4),主要应用在仅乳腺 MRI 检查显示的异常病灶,活检应用多于定位。

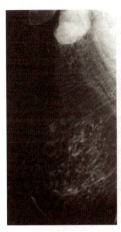
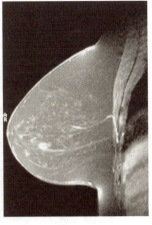

图 13-2　　　　　图 13-3

图 13-2 和图 13-3　腋窝淋巴结转移原发灶不明

注:图 13-2 和图 13-3 为同一病例。图 13-2 为 MRI 检查所示的右腋下肿大淋巴结病理穿刺证实为转移性腺癌,此患者的同侧乳腺 X 线和超声检查阴性(未列)。增强 MRI 扫描矢状位(图 13-3)显示右乳下方强化小结节,手术证实为浸润性导管癌。

病灶的强化程度降低来判断对化疗的反应性,甚至可以在发现肿瘤大小变化之前可被监测到,目前被认为是新辅助疗效评估的最有效的影像方法。尽管如此,其仍有局限性,对小灶性癌残留病灶的评估仍有低估,影像 CR 与病理 CR 并没有达到完全的匹配。

MRI 功能成像可有效评估肿瘤的代谢状况,并可在病灶大小尚未发生明显改变之前进行评估。MRI 弥散是应用最多并且最可行的功能成像方法,通过对病灶治疗前表观扩散系数(ADC)的测量来预测对治疗的反应性。治疗前 ADC 值越低,治疗后肿瘤退缩越明显。治疗早期评估只是观察 ADC

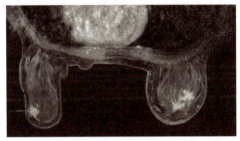

图 13-4　右乳腺癌病理已证实病例

注:显示左乳外上可疑病灶,其他影像学检查和临床体检阴性。MRI 引导下定位术后,显示穿刺套管的中心位于病灶的中央。

二、乳腺 MRI 检查禁忌证

乳腺 MRI 检查的禁忌证同常规 MRI 检查,包括体内安装起搏器、外科金属夹子等铁磁性物质,患有幽闭恐惧症及造影剂过敏者,不能俯卧位检查者如妊娠期妇女等。

第二节　MRI 乳腺影像报告和数据系统

参照 ACR MRI 乳腺影像报告和数据系统(Breast Imaging Reporting and Data System, BI-RADS),描述病灶形态特征和时间-信号强度曲线特征。对强化病灶性质的分析以形态分析为首要判断依据,对于形态特征判断介于两者之间的病灶,时间-信号强度曲线可以帮助定性判断。形态和曲线两者中任何一个有怀疑者,都建议临床活检。形态特征包括增强前 T1WI 和 T2WI 上的信号表现以及增强后的表现。

所有图像征象的描述和分析更多依赖对增强图像的分析,根据增强后形态的不同将病灶定义为点状影、肿块和非肿块强化 3 种类型。

一、形态学描述

(一) 点状影

一般来说,点状强化病灶<5 mm,不具有明显

的占位效应,难以对其形状及边缘加以描述(图13-5)。可以多发,但不聚集成簇。点状病灶多见于良性病变,如乳头状瘤、纤维腺瘤、乳内淋巴结,也可能是微浸润癌、导管原位癌等恶性病变。形态可疑者建议活检,否则予以随访。

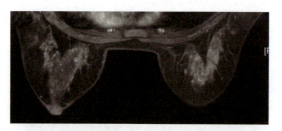

图13-5 左乳内侧后带一枚点状强化与乳腺内散在的背景强化不同

(二) 肿块

具有三维空间的占位性病变,伴或不伴周围正常组织移位或浸润。对这类病变应从形态(圆形、卵圆形、不规则形)、边缘(光整、不规则和星芒状)、内部强化情况(均匀、不均匀、环形强化、低信号分隔)3个方面来描述。一般在增强后早期图像上进行评估,延迟期因病灶的廓清及周围腺体组织背景强化,造成两者间对比度降低,可能会导致病变漏诊。

1. 形状 圆形(图13-6)、卵圆形(图13-7)、不规则形。一般不规则形见于恶性病变,圆形和卵圆形则良恶性病变中均可以出现。

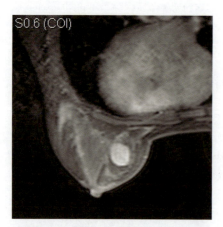

图13-6 圆形边缘光整信号均匀肿块

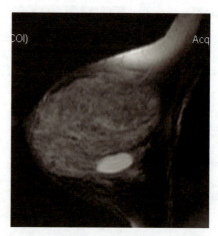

图13-7 卵圆形边缘光整信号均匀肿块

2. 边缘 边缘光整对鉴别肿块样强化较有意义,可分为光整(图13-6、图13-7)、不规则(图13-8)和星芒状(图13-9)3种。边缘光整是指病灶与周围正常腺体分界截然;边缘不规则的病灶其轮廓可为圆弧形或锯齿状,不光滑,但也不是星芒状,界线可模糊不清;星芒状是指从病灶边缘向外放射的线条影。

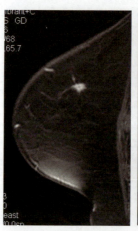 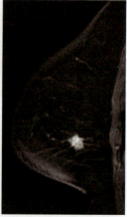

图13-8 边缘不规则肿块 图13-9 边缘星芒状肿块

一般情况下,不规则和星芒状肿块被认为是恶性病变,边缘光整肿块常提示为良性病变。对边缘的评估特别依赖空间分辨率,因为有时边缘不规则的肿块在空间分辨率不高的图像上可表现为边缘相对光整;MRI的空间分辨率不及乳腺X线,因此对肿瘤边缘的评价常不充分,一些小的恶性病变在X线片上显示的恶性边缘征象,但在MRI上则可能表现为边缘光整。

3. 内部强化方式　均匀(图 13-6、图 13-7)、不均匀(图 13-10)、环形强化(图 13-11)、肿瘤内低信号分隔(图 13-12)。均匀强化是增强后肿块表现为均匀一致的高信号，是良性肿瘤的特征，但是需要再次注意的是，空间分辨率较低的话会导致评价的不足。不均匀强化是增强后肿块内部信号强度不同，特别是伴有环形强化时，更倾向恶性肿瘤的诊断。环形强化是指强化主要位于肿瘤的周边，在良、恶性病变中均可出现，主要看环是否规则，而环的厚薄无明确界定。这种类型的强化常见于高级别的浸润性导管癌，但脂肪坏死以及囊肿伴感染也可出现环形强化。与囊肿的鉴别诊断主要依据 T2WI，而脂肪坏死的诊断需要结合病史及钼靶片，另外未压脂的序列有助于病灶中心脂肪成分的检出。强化的肿瘤内伴有低信号的无强化分隔是纤维腺瘤的典型表现，尤其是当肿瘤的边缘光整或分叶时，该征象对良性肿瘤的阳性预测值>95%。而瘤内强化分隔通常是恶性肿瘤的表现。中心强化是指病灶中心的强化程度高于肿瘤其他区域，常见于高级别导管癌和血管源性肿瘤。

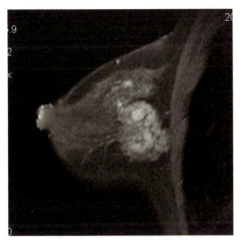

图 13-10　不均匀强化肿块

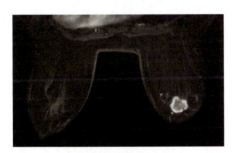

图 13-11　右乳外上环形强化肿块为浸润性导管癌

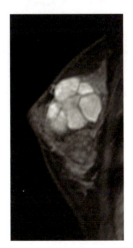

图 13-12　肿瘤内低信号无强化的分隔，一般出现在纤维腺瘤中

(三) 非肿块强化

当乳腺内出现既非点状亦非肿块的强化时，即为非肿块强化，一般无占位效应。对其分类主要依据其形态特征(线样、局灶性、段样、区域性、弥散)、内部强化特征(均匀、不均匀、卵石样、成簇小环强化)，以及强化是否双侧对称等判断，双侧对称多为正常表现。

1. 形态特征

(1) 线样强化：线样强化如果沿着导管走行(图 13-13)，尤其出现如导管的分支样改变时，高度怀疑其为恶性。

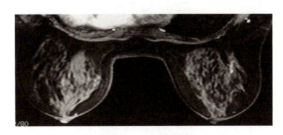

图 13-13　沿导管走行的线样强化，形态僵直，边缘不规则(病理为 DCIS 伴微浸润)

(2) 段样强化：呈尖指向乳头的三角形，符合导管束走向(图 13-14)。

(3) 局灶性强化：强化灶局限在一个象限内的较小范围中(图 13-15)。

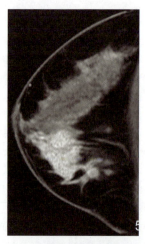

图 13-14 段样分布的非肿块强化,见成簇小环形强化(病理报告为 DCIS 伴灶性浸润)

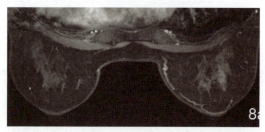

图 13-15 局灶性卵石状非肿块强化(病理诊断为 DCIS)

(4)区域性强化:大于一个导管系统的较大范围内强化(图 13-16)。多区域强化是指被正常腺体组织或脂肪分隔成至少两个以上的较大范围的区域强化。

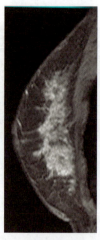

图 13-16 区域性不均匀强化,病理诊断为 DCIS 为主的浸润性导管癌

(5)弥漫性强化:整个乳腺内弥漫均匀分布的散在小强化灶。

2. 内部强化特征

(1)均匀强化:均一性的强化。

(2)不均匀强化:非均一性的强化,信号强度多样化,但又不属于以下几种类型(图 13-16)。

(3)卵石样强化:非肿块强化的内部强化表现为大小不均一,形态也不均一,常见于导管原位癌或小叶癌(图 13-15)。

(4)成簇小环强化:呈簇状分布的小环形强化,表明癌的浸润性很强,代表了病灶的中央坏死伴周围丰富的肿瘤血管形成(图 13-14)。

3. 对称性 对称强化用于描述左右乳腺镜像性非肿块强化,常提示良性改变。不对称非肿块样强化需结合以上描述的形态和内部强化特征进一步分析。

(四)伴随征象

乳头内陷或侵犯,皮肤内陷、增厚或受侵,淋巴结异常,胸肌或胸壁侵犯等。伴随征象可与肿块、非肿块强化一同出现,亦可单独出现。伴随征象出现的意义在于可增加乳腺癌诊断的权重。当确诊为乳腺癌时,某些伴随征象的出现将有助于术前分期以及手术方式的选择。

(五)乳腺 MRI 的评估

(1)乳腺 MRI 评估应当注重与 X 线和超声检查结果相互参照,特别是对 MRI 阳性发现与临床触诊、X 线和超声检查阳性发现在空间位置的对应关系是否一致性的评估,对非一致的病灶尤其需要强调,以引起临床医生的关注。

(2)乳腺 X 线检查时患者是站立位,且需要压迫乳房;超声检查是仰卧位,与手术体位相对一致;而 MRI 检查是俯卧位。对同一病灶 3 种检查对病灶的定位可能会不一致,需要仔细核对 3 种影像所描述的病灶是否为同一个,是否有额外病灶。

(3)注重背景强化对 MRI 检出灵敏度的影响。

(4)与乳腺 X 线检查一样,BI-RADS MRI 对病变的 MRI 评价分为 0~6 级。

1)评估不完全

● BI-RADS 0 级:需要进一步其他影像学评估。

建议进一步影像学评估。例如,使用合适的扫描技术再次做 MRI 检查,结合乳腺 X 线和超声征象,或与乳腺既往病史相结合等。

2) 评估是完全的
- BI-RADS 1级：阴性。
- BI-RADS 2级：良性病变。例如，无强化的纤维腺瘤、囊肿，无强化的陈旧性瘢痕，乳腺假体，含脂肪的病变如油性囊肿、脂肪瘤、积乳囊肿及错构瘤等，无恶性征象。
- BI-RADS 3级：可能是良性病变，建议短期随访。良性可能性比较大，但需要通过随访确认其稳定性。较可疑者可3个月后随访，一般需要半年。
- BI-RADS 4级：可疑恶性，要考虑活检。不具有乳腺癌的典型表现，但不能排除乳腺癌的可能性，需建议临床医生做穿刺活检。
- BI-RADS 5级：高度怀疑恶性，应进行临床干预（几乎肯定的恶性）。这一类病变有高度的恶性可能性。
- BI-RADS 6级：已活检证实为恶性，MRI检查做进一步评估，确定病灶范围，了解有无多发、多中心病灶，对侧乳腺有无病灶等。

二、时间-信号强度曲线

在强化灶的可疑区域放置感兴趣区，运用血流动力学技术分析病变的动态增强曲线。时间-信号强度曲线可分为早期强化和延迟强化两段。早期强化（注射后2分钟或曲线开始变化前的一段时间）有3种形式，即缓慢强化、中等强化及快速强化。延迟强化是发生在2分钟后或曲线发生改变后的曲线，一般用于描述整个曲线的形状，分为以下3种类型。

1. **持续上升型** 注射对比剂后病灶早期缓慢强化，延迟期亦随着时间的延长而继续增强，曲线上升（图13-17）。

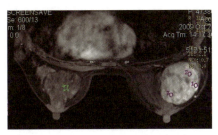

(a)

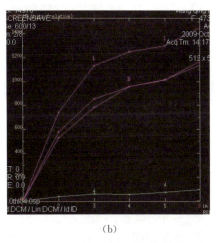

(b)

图13-17 分叶状肿瘤，持续上升型曲线

2. **平台型** 是指注射对比剂后病灶早期缓慢强化，2～3分钟后信号强度达到最高值，随着时间的延长曲线不再上升，而是一直保持该水平（图13-18）。

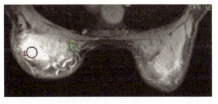

(a)

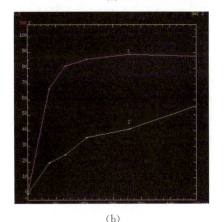

(b)

图13-18 浸润性导管癌，病灶的部分区域表现为平台型曲线

3. **廓清型** 注射对比剂后病灶早期明显强化，2～3分钟达增强最高峰后信号强度迅速下降（图13-19）。

持续上升型约 83% 为良性病变,9% 为恶性病变,显示良性病变的灵敏度和特异度分别为 52.2% 和 71%。廓清型常为恶性病变,不常见于良性病变,灵敏度为 90.4%,特异度仅有 20.5%。平台型强化曲线既可为良性病变,也可为恶性病变,检出恶性病变的灵敏度、特异度分别为 42.6% 和 75%。时间-信号强度曲线的分析有助于对形态学进行补充,原则上形态学较曲线类型对鉴别病灶性质更为重要,但两者中只要有一个提示恶性特征,都需建议临床活检,一般将其分类为 BI-RADS 4。若两者均提示恶性病变,则高度怀疑恶性病变(BI-RADS 5 级)。

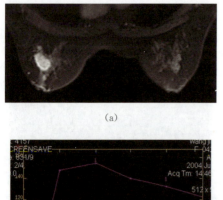

图 13-19 浸润性导管癌,廓清型曲线

第三节 常见乳腺疾病的 MRI 表现

一、乳腺良性疾病的 MRI 表现

(一) 纤维腺瘤

1. **病理学及临床特征** 纤维腺瘤是最常见的乳腺良性肿瘤,是来源于乳腺小叶内纤维组织和腺上皮的一种良性双向分化的肿瘤,有时间质成分可表现为富于细胞,并可见透明变性、黏液变性、化生及灶性囊变,完全性梗死较罕见,但纤维腺瘤在极少见情况下可有导管原位癌和小叶原位癌发生。纤维腺瘤最常发生在育龄期妇女,尤其是 30 岁以下,但任何年龄均可发生。临床表现为无痛性、孤立、质硬、生长缓慢、可移动的界限清楚结节。少数情况下肿瘤可同时或先后在同侧或双侧乳腺形成多发结节。有学者认为大部分纤维腺瘤长至 2~3 cm 即达稳定状态;也有研究认为经过一定时间的生长,40% 的纤维腺瘤会自然消失,10% 变小,20% 基本不变,约 30% 的肿瘤则继续生长,有的肿瘤可生长达 20 cm,但主要发生在青春期,称为巨纤维腺瘤。随着 MRI 检查的广泛应用,越来越多的小的不可扪及的纤维腺瘤被发现。

2. **影像学表现** MRI 表现取决于其组织学成分。瘤内以腺管增生为主,纤维组织较少时称腺纤维瘤,多见于年轻妇女;以纤维组织增生为主,腺管数量少时称纤维腺瘤,多见于绝经后妇女;若含黏液较多时,则称为黏液样纤维腺瘤。

(1) 形态学表现:纤维腺瘤在 MRI 表现为圆形、类圆形或分叶状肿块,形状规则,边缘光滑,可有较完整包膜,内部信号均匀一致,多发者大小不一。病灶内信号因其组织成分,即肿瘤内细胞、纤维及水的含量不同而表现不同。平扫 T2WI 信号高低不一,细胞成分多者或有黏液变性者呈高信号,纤维成分多者呈低信号,钙化区无信号。T1WI 多呈低信号,与周围腺体分界清晰或不清。肿瘤内细胞丰富者增强迅速,均匀一致;硬化、纤维成分较多的纤维腺瘤增强 MRI 不强化或轻度强化。肿块内部有 T2WI 低信号、增强后不强化的纤维分隔者为纤维腺瘤的典型表现(图 13-20),特异度为 86%~

93%,见于 40%~60% 的纤维腺瘤。瘤内有广泛钙化或透明变性者可以不强化,罕见情况下较大的纤维腺瘤可发生梗死,此时病灶内部呈大片状的不强化(图 13-20)。

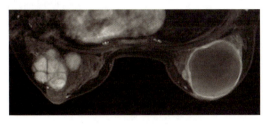

图 13-20 双乳纤维腺瘤

注:左乳肿块内可见低信号的分隔,此为纤维腺瘤典型征象;右乳纤维腺瘤梗死,显示肿块较大,内部呈低信号,边缘见环形强化。

(2)时间-信号强度曲线:60%~83% 乳腺纤维腺瘤动态增强曲线为持续上升型,即表现为缓慢渐进性均匀强化或由中心向外围扩散的离心性强化。11.5%~35% 表现为平台型。廓清型较少见,约占2%,多发生在黏液性或腺纤维瘤。

3. 鉴别诊断　需与分叶状肿瘤、管内乳头状瘤、浸润性导管癌、淋巴瘤等鉴别。

(二)囊肿

1. 病理学特征　乳腺囊肿是由于各种原因引起的导管、腺泡扩张或分泌物潴留,经包裹而形成。常见有单纯性囊肿、积乳囊肿、表皮包涵囊肿等。囊肿可为单侧或双侧,单发或多发,多数囊肿与其他病变共同存在。

2. 影像学表现　因囊液成分不同囊肿 MRI 表现各异。单纯性囊肿呈典型 T1WI 均匀低信号,T2WI 显示为圆形,边缘光整、锐利,均匀一致的高信号影,增强后无明显强化。

积乳囊肿因囊肿内成分变化 MRI 表现不同。早期因水样成分较多,MRI 表现类似单纯囊肿。后期根据囊肿中脂质和蛋白质含量的不同信号有所不同,脂肪和蛋白质含量较高可表现为 T1WI、T2WI 高信号,抑脂后呈 T1WI、T2WI 低或等信号。

乳腺囊肿内出血可表现为 T1WI、T2WI 高信号或 T1WI 高、T2WI 低信号。

增强扫描后一般囊壁和囊液均无强化,若囊肿感染则囊壁可呈环形强化。

3. 鉴别诊断　单纯囊肿 MRI 检查可明确诊断。积乳囊肿需与脂肪瘤鉴别。

(三)乳腺病

1. 病理学及临床特征　乳腺病是一种常见的良性增生性病变,最常见于 20~40 岁的妇女。主要影响乳腺实质的小叶(腺泡),可合并纤维化,导致腺体扭曲变形,形态可类似浸润性乳腺癌。病理大体标本缺乏特点,表现为非特殊的纤维性或囊性的乳腺组织。病灶通常较小,但广泛分布。乳腺小叶增生主要是腺泡数量增多,小导管扩张,小叶内及周围淋巴细胞浸润。乳腺囊性增生是小叶导管扩张并形成多发含有液体的小囊。乳腺腺病是小叶内末梢导管或腺泡数目增多,同时伴有小叶内间质纤维组织不同程度的增生。部分乳腺腺病形成可触及的包块,称为结节性腺病或腺瘤。硬化性乳腺病为乳腺小叶内管泡呈腺瘤样增生伴有小叶纤维组织呈放射状增生,腺体扭曲变形,常常伴有钙盐沉积,无论在大体标本或显微镜下均酷似浸润性乳腺癌。放射性瘢痕是由于硬化造成乳腺小叶结构的破坏,导致影像学、大体和低倍镜检查类似于浸润性乳腺癌的良性增生性改变。

2. 影像学表现　影像学表现无特异性。平扫 T1WI、T2WI 多无阳性发现。有些增生性病灶在增强后扫描表现为非肿块强化,呈区域性(图 13-21)、点彩状或弥漫性分布,部分病灶可不强化;有时由于伴有间质压缩或腺体扭曲,病变亦可呈星芒状结节或肿块样,与乳腺癌难以鉴别。以囊性增生为

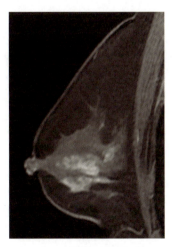

图 13-21　乳晕后区区域性非肿块强化,内部信号欠均匀(为乳腺病)

主的病变,在 T2WI 某个区域可出现小的高信号小囊聚集,增强扫描后无强化,但病变周围可见斑片状浅淡强化;较大的囊肿在 T2WI 图像呈接近水的高信号,增强扫描后无强化,如果伴有感染,可出现壁的强化。硬化性乳腺病 T1WI 多为低信号,T2WI 呈不均匀高信号,增强扫描后持续明显强化,其内可见线样无强化影。以非肿块样强化及星芒状结节样强化多见,呈区域性(图 13-22)或段样分布,肿块样强化相对少见。乳腺病的强化多为持续上升型或平台型。

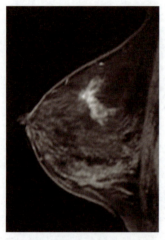

图 13-22 乳腺上方中央区局灶性非肿块强化与腺体走行垂直,伴有局部收缩改变(为硬化性腺病)

3. 鉴别诊断 除了与以下良性病变鉴别外,有些乳腺腺病的形态有时与恶性病变难以鉴别,需活检。

(1) 手术后瘢痕:常表现为腺体结构紊乱,纠集呈放射状,X 线片病灶中心往往可见透光区,结合手术史,不难诊断。

(2) 放射性瘢痕:在脂肪组织的衬托下可出现致密异常信号区,边缘见放射状长毛刺,不压脂的 T1WI 图像显示低信号,动态增强后表现为轻度延迟强化。

(3) 导管癌:乳腺病表现为肿块者,需与浸润性导管癌鉴别;表现为非肿块样强化,则需与导管原位癌、浸润性癌等鉴别。

(四) 导管内乳头状瘤

1. 病理学及临床特征 乳头状瘤起源于导管上皮,以纤维血管轴为支撑,肿瘤可位于导管系统内任何部位,从乳头到终末导管小叶单位(TDLU)。根据发生部位,分为中央型(位于乳晕下大导管内)和周围型(源自 TDLU)。中央型导管内乳头状瘤(central papilloma)多见,常为单发,少数也可同时累及几支大导管,临床上往往有可触及的肿块。周围型乳头状瘤(peripheral papilloma)又称乳头状瘤病,常为多发,源自中、小导管,并可由此向更大导管延伸,乳头溢液少见。乳头状瘤往往伴有不典型增生、DCIS,甚至恶性病变。乳头状瘤与乳腺癌风险增高相关的原因是与上皮非典型性增生区域密切相关,而不是乳头状瘤本身。

管内乳头状瘤在乳腺肿瘤中占 1%~1.5%,多见于经产妇,以 40~45 岁较多见。发病与雌激素过度刺激有关。临床症状主要为单侧血性或浆液性乳头溢液,较少形成可触及的包块,直径很少>3 cm。

2. 影像学表现

(1) 形态学:管内乳头状瘤典型的 MRI 表现为<3 cm 的单发肿块,边缘光整伴导管扩张。囊性乳头状瘤可表现为乳腺内肿块,位于乳头后方大导管区或外周(图 13-23),T1WI 低信号、T2WI 中等或高信号影。纤维含量较高的乳头状瘤,如硬化性乳头状瘤,可表现为 T1WI、T2WI 低信号。大导管内乳头状瘤常伴有导管扩张,但扩张导管多位于近乳晕的部分,不一定在肿瘤梗阻的远端,可能与上皮的分泌、吸收功能失调有关,而不是单纯梗阻引起的机械性改变。扩张导管的信号表现不一,蛋白质含量高者多呈 T1WI 高信号,蛋白质含量低者则呈 T1WI 低信号、T2WI 高信号。

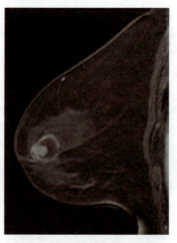

图 13-23 导管内乳头状瘤

注:乳晕后方圆形囊性结节伴囊内持续强化的小结节。

(2) 时间-信号强度曲线：增强扫描后多数乳头状瘤呈不同程度的强化，以延迟强化多见，时间-信号强度曲线多为持续型，也可为平台型，少数为廓清型。硬化性乳头状瘤可无强化或强化较轻。

3. **鉴别诊断** 导管内乳头状瘤以乳头溢液为首发症状。首先，需与引起乳头溢液的其他病变相鉴别，如乳腺导管扩张或导管周围炎症、囊内乳头状癌、导管原位癌或浸润性导管癌等，可通过乳腺导管镜来明确。其次，还需要与纤维腺瘤鉴别。

（五）乳腺炎

1. **病理学及临床特征** 乳腺炎症(mastitis)在临床上并不少见，根据临床病程可分为急性炎症和慢性炎症。也可分为哺乳期乳腺炎(puerperal mastitis)和非哺乳期乳腺炎(non-puerperal mastitis)。

乳腺急性感染常见于妊娠或哺乳期妇女，尤以初产妇多见。由于产后乳汁淤积，细菌侵入，排乳不畅引起，有明显的患侧乳房红、肿、热、痛，皮肤增厚等临床表现，可有腋下淋巴结肿大。急性乳腺炎少见的原因也包括外伤或手术后。临床上具有起病急、症状重、变化快等特点。急性乳腺炎若治疗不当或不及时，可转为慢性炎症。

非哺乳期乳腺炎包括许多亚型，如新生儿乳腺炎、乳头炎、输乳管细菌感染伴脓肿及窦道形成、浆细胞性乳腺炎、肉芽肿性乳腺炎等，以导管周围炎和浆细胞性乳腺炎最常见。临床特点为全身症状不明显，而乳腺局部症状较为明显，几乎所有的患者都有可触及的肿块，有反复发作倾向，发病率<10%。

2. **影像学表现** 急性乳腺炎MRI检查表现为形状不规则、边界不清的斑片状或大片T1WI低信号、T2WI高信号影。周围的导管、腺体组织等结构紊乱，纤维组织及血管局限性扭曲。如累及皮肤，则局部皮肤增厚。增强扫描后病变呈不规则的斑片状或弥漫性轻到中度强化，延迟强化多见（图13-24）。

急性乳腺炎若进一步发展则形成脓肿（图13-25）。脓肿可扩大向浅部穿破皮肤，若引流不畅可形成乳瘘，向深部可穿至乳腺与胸肌间的疏松结缔组织，形成乳腺后脓肿。脓肿在MRI检查表现为边界清晰或部分清晰的T1WI低、T2WI高信号，呈圆形或类圆形。脓肿壁可表现为T1WI略高或等信号，T2WI高或等信号的环。脓肿不成熟时，环状壁可厚薄不均；脓肿成熟后，脓腔壁厚薄均匀完整。中

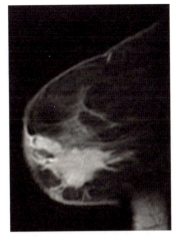

图13-24 慢性炎症伴化脓性炎及肉芽肿形成

注：MRI增强扫描后局部持续非肿块强化，呈段样分布，局部累及皮肤伴Cooper韧带增厚。

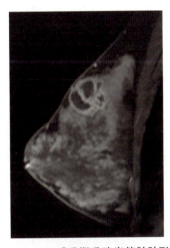

图13-25 哺乳期乳腺炎伴脓肿形成

注：增强扫描后脓肿壁呈均匀的环形强化，中心坏死区无强化。

心坏死区呈T1WI低、T2WI高信号，周围可见水肿，或炎症刺激形成的长短不一的条索状影。增强扫描后脓肿壁呈均匀的环形强化，强化程度随脓肿不同时期而异。中心坏死及周围水肿无强化。

3. **鉴别诊断**

(1) 炎性乳腺癌：红、肿、热、痛的体征与炎性乳腺癌类似，但急性乳腺炎有类似流感症状，可与炎性乳腺癌鉴别。急性乳腺炎常表现为较大范围的非肿块强化，与炎性乳腺癌类似，但时间-信号强度曲线

乳腺炎很少表现为廓清型,很少在T2WI上看到低信号的肿块,很少浸润胸大肌,病灶周围、乳后间隙及肌肉内水肿也很少见,原因是急性乳腺炎是感染而非癌细胞浸润淋巴道。

(2) 伴大片坏死并以DCIS为主的浸润性导管癌,往往也表现为肿块伴非肿块强化,环形强化与非哺乳期乳腺炎很难鉴别。当环形强化的中央低信号在T2WI表现为较高亮信号时,可提示为乳腺炎;浸润性乳腺癌T2WI信号不会比乳腺炎信号高,但鉴别诊断仍需依据活检。

(六) 导管扩张症

1. 病理学及临床特征 导管扩张症(mammary duct ectasia)本身为非炎症、非肿瘤的一类病变,是由乳晕后区输乳管上皮细胞萎缩,分泌功能丧失,上皮细胞碎屑及含脂性分泌物聚集,充满乳晕下输乳管及大导管使其扩张所致。病因尚不明,可能与先天性乳头畸形或发育不良有关。病变起始于乳晕区的大导管,然后向导管深部扩展,最后形成肿块。早期常表现为乳头溢液,呈淡黄色、棕色或血性;晚期由于导管内积存的脂类分解产物渗出管壁,引起导管周围炎性反应。在炎性反应阶段,可有浆细胞、淋巴细胞浸润,故有浆细胞性乳腺炎之称,部分病例临床表现类似癌。

浆液性乳腺炎(plasma-cell mastitis, PCM)是导管扩张症的后期表现,为非细菌感染性病变,由导管内脂类分解产物渗出引起的导管周围炎性反应。临床上可表现为长期的肿块形成、乳晕下肿块、乳头回缩、乳房胀痛、乳腺脓肿或瘘管形成。

2. 影像学表现 乳腺导管扩张症的MRI检查表现可因病变不同的发展阶段而不同。早期在T2WI上可显示乳晕后区扩张的导管影,呈高信号,当扩张的导管内存在淡黄色或白色脂样分泌物、蛋白样物质、出血等,T1WI呈高信号。如果扩张的导管内存在钙化,T1WI、T2WI均可呈低信号。扩张的导管有积液时,T1WI低信号,T2WI明显高信号。后期病变又可出现肿块,T1WI可表现为等或低信号,T2WI多为不均匀高信号,边界欠清,增强后轻至中度强化。

根据病变不同的发展阶段分为炎症期、脓肿期和瘘管期。炎症期主要表现为非肿块强化,以段样、区域性分布为主,MRI平扫病灶往往不明显,增强扫描后由于炎症区域反应性充血而明显强化。脓肿期表现为脓肿形成(图13-26),由于脓肿期为炎

症期未得到有效控制,使得病灶范围较炎症期进一步增大。瘘管期主要是脓肿期病灶向皮肤表面破溃而形成窦道。时间-信号强度曲线以持续型和平台型多见。

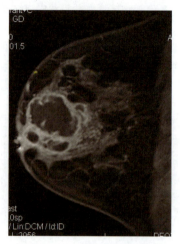

图13-26 浆细胞性乳腺炎

注:乳晕后方囊性为主肿块,增强扫描后肿块呈环形强化,壁厚薄不均匀,其内分隔亦见强化。病灶位于乳头后方,乳头发育不良。

3. 鉴别诊断

(1) 导管扩张症和管内乳头状瘤都可表现为乳晕下导管扩张,前者主要累及大导管,后者可累及各级导管,可行乳腺导管镜下活检来鉴别。

(2) 乳腺导管囊性扩张需与囊肿鉴别,前者多表现为导管呈囊状、串珠状扩张,囊肿往往与扩张的导管相连,而单纯囊肿一般不伴有导管扩张。

(3) 与乳腺癌鉴别。浆细胞性乳腺炎炎症期病灶多局限,呈局灶性或区域性强化,主要分布于乳晕周围,时间-信号强度曲线多表现为持续型或平台型。肿块期,与乳腺癌的鉴别存在一定的难度。脓肿期病灶累及范围广泛,形态多不规则,有脓腔形成,脓腔内壁光整,壁较均匀,周围可伴腺体不同程度的强化。

(七) 错构瘤

1. 病理学及临床特征 乳腺错构瘤占乳腺良性肿瘤的0.7%~5%,主要由脂肪组成,同时混杂不同比例的腺体和纤维组织。肿瘤有包膜,边界清楚,可呈纤维囊性或萎缩状。病变的形态结构给人一种"乳腺中的乳腺"感觉。可发生于任何年龄,主要发生在绝经前后的妇女。临床常无症状,仅在影像学检查时发现。非常大的病变可造成乳房变形。由于肿块分

界清楚,因此易于剜除,病变切除后无复发倾向。

2. **影像学表现** 乳腺错构瘤多呈圆形、卵圆形或扁圆形,大小从 1～20 cm 以上(图 13-27)。

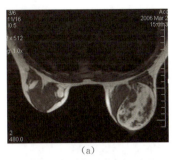

(a)

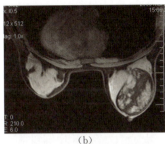

(b)

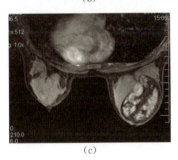

(c)

图 13-27 右乳外侧错构瘤

注:(a)T1WI 示右乳外侧椭圆形肿块,内见片状高信号;(b)抑脂 T2WI 示 T1WI 为高信号的脂肪信号被抑制,呈低信号;(c)增强扫描后肿块内呈片状强化,脂肪成分不强化。

MRI 检查表现根据肿瘤内成分的不同而有所不同。以脂肪为主者,在不抑脂的 T1WI 和 T2WI 上均表现为高信号为主的肿块,其内可见低或中等信号的分隔;以腺体和纤维成分为主者,T1WI 呈低信号,T2WI 为等或高信号,肿瘤内可见到条带状的高信号脂肪组织。脂肪抑制序列上高信号的脂肪组织呈低信号。增强扫描后肿块内腺体成分可见显著的强化。

3. **鉴别诊断** 含多量脂肪的错构瘤需与脂肪瘤及积乳囊肿鉴别。含多量腺体和纤维组织者,需与纤维腺瘤鉴别。

(八) 脂肪瘤

1. **病理学特征** 乳腺脂肪瘤(lipoma)是一种由成熟的、无异型的脂肪细胞组成的肿瘤。虽然脂肪组织是乳腺的重要组成成分,但发生在乳腺内的脂肪瘤很少见,患者年龄大多在 40～60 岁。

2. **影像学表现** 脂肪瘤一般边缘清晰,包膜光整,直径常<5 cm,为圆形或卵圆形的肿块影,可因肿瘤内纤维组织存在而发生一些囊性变。在不抑脂的 T1WI、T2WI 上均为高信号,脂肪抑制序列呈低信号,增强后无明显强化。

3. **鉴别诊断** 主要与含脂肪的肿瘤如错构瘤、积乳囊肿等鉴别。

(九) 脂肪坏死

1. **病理学特征** 脂肪坏死(fat necrosis)是一种少见的非化脓性炎症。与轻微钝、挫伤有关,是外伤后脂肪坏死引起的无菌性炎症,占 37%～50%;乳腺的各种穿刺、手术活检、乳腺的保乳术及成形术,也可以造成医源性的脂肪坏死。病变多位于浅表的皮下脂肪组织,除医源性者外,较少见于乳腺实质组织。脂肪细胞破裂,脂肪溢出为巨噬细胞吞噬,纤维包裹形成脂性囊肿。如果损伤的脂肪细胞析出脂肪酸,引起化学性炎症,形成小的结节,有或无痛感,质坚硬,切面呈灰黄色放射状瘢痕性实变,常与乳腺表面皮肤粘连,临床上易误诊为乳腺癌。好发于 40 岁以上妇女,特别是体形肥胖、皮下脂肪丰富、乳腺下垂者。

2. **影像学表现** 脂肪坏死的影像因其病理基础以及病变发展的不同阶段而不同,早期呈脂性囊肿的表现,晚期表现复杂,多表现为肿块。T1WI 平扫示形状各异的肿块,病灶中心可见高信号的脂肪成分,周围可见条索状低信号影。抑脂的 T2WI 上 T1WI 高信号的脂肪呈明显低信号。增强扫描后边缘呈厚壁环形或不规则中度强化(图 13-28),有时可见强化分隔。

3. **鉴别诊断** 表现不典型时需与硬化性乳腺病、乳腺癌等鉴别,外伤、手术史及肿块内脂肪信号有助于两者的鉴别。

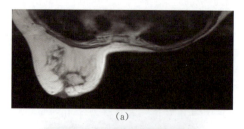

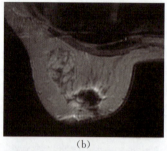

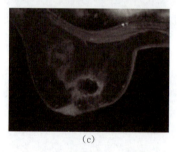

图 13-28 左乳腺病术后局部新出现肿块

注：左乳内上肿块，T1WI 病灶为高信号(a)，抑脂相 T2WI 呈低信号(b)，增强扫描后环形强化，环内容为脂肪(c)。

二、乳腺恶性疾病的 MRI 表现

（一）上皮源性肿瘤

1. 导管原位癌

（1）病理学特征：导管原位癌（ducal carcinoma in situ，DCIS）被认为是浸润性乳腺癌的前期病变，病理检查是指任何水平的导管细胞增生癌变，但仍在原位，基底膜光整。DCIS 虽然是早期癌，但生物学行为并不一致。国际上最简单、重复性最好的分类方法是 Van Nuys，将 DCIS 根据核级别的高低，以及有无坏死分成 3 种类型：VN1，非高级别无坏死；VN2，非高级别伴坏死；VN3，高级别伴或不伴坏死。

DCIS 的检出率已达 20%～25%，但不是所有的病例都会发展为浸润性乳腺癌。研究数据表明，30%～50% 的 DCIS 可发展为浸润性乳腺癌，因此 DCIS 的早期检出被认为是乳腺癌死亡率下降的主要原因之一；同时，DCIS 检出率的高低在一定程度上代表了乳腺癌诊治水平的高低。

（2）影像学表现：MRI 检出 DCIS 的灵敏度及预测病灶的范围均较 X 线要高。MRI 检测 DCIS 的灵敏度为 77%～96%，约有 40% 的 DCIS 是由 MRI 检查后发现的。尽管各级别 DCIS 形态学并无显著性差异，MRI 检测高级别的 DCIS 的灵敏度要高于低级别的 DCIS。各家报道对 DCIS 的灵敏度差异悬殊，原因可能包括影像学检查方法、分析标准的不统一，患者的选择，内分泌环境（月经周期、内分泌治疗、抗雌激素治疗）和活检组织特征差异大等。

1）病灶的形态学：DCIS 可发生于大导管及远离乳头的小导管，其典型 MRI 表现为非肿块强化，占 60%～80%，多沿着一个导管束发展；相对应地，常为沿一个导管束分布的导管样或段状分布的强化，占非肿块强化病灶的 33%～77%。导管样强化可分为线样导管样强化和分支导管样强化，有学者认为导管分支样强化是 DCIS 的特征，而线样导管样强化只在少数 DCIS 中出现。导管分支样强化往往表现为沿导管走行的粗细不一、僵直的分支状条索影，周围可伴斑点状、小结节样病灶（图 13-29）。段样分布也是 DCIS 的一种表现形式，内部信号往往不均匀。局灶性强化作为非肿块强化的一种，是 DCIS 最常见但最不具备特征的表现形式，表现为簇状小环样或不均匀卵石样改变（图 13-30）。14%～34% 的 DCIS 表现为肿块，这些肿块形态规则或不规则，边缘规则或呈星芒状，信号均匀或不均匀。必须注意的是，有时 DCIS 可表现为肿块和非肿块病灶并存，在做保乳手术时，务必将肿块周围

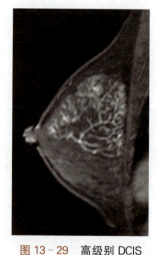

图 13-29 高级别 DCIS

注：右乳外上导管分支状强化分布在这个区段中。

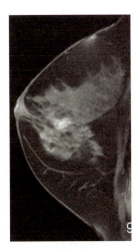

图 13-30　右乳中央区局灶性成簇小环形强化

注：为 DCIS 典型的增强扫描 MRI 征象。

的非肿块强化区域一并切除，才能确保切缘阴性。

2）病灶强化的时间-信号强度曲线：注射造影剂后，49%~68% 的 DCIS 快速强化，不足 20% 的中等强化，约 20% 缓慢强化。延迟强化中，廓清型占 28%~44%，平台型和持续型各占 20%~30%。

3）乳腺 X 线和 MRI 的对照分析：X 线表现为肿块的 DCIS，时间-信号强度曲线常为廓清型；X 线表现为多形性、线样、线样分支样钙化的 DCIS，往往表现为平台型曲线；X 线表现为不定性钙化的 DCIS，常表现为持续型曲线。

MRI 在检出和评估 DCIS 大小方面比乳腺 X 线更准确，但是有较高的高估比例。

(3) 鉴别诊断：需与硬化性乳腺病、纤维囊性乳腺病、导管非典型增生、慢性乳腺炎、浸润性导管癌或炎性乳腺癌、浸润性小叶癌等鉴别。

2. **非特殊型浸润性导管癌**

(1) 病理学特征：非特殊型浸润性导管癌（invasive ductal carcinoma, no special type, IDC-NST），起源于终末导管小叶单位（TDLU）。IDC 是浸润性乳腺癌中最常见的类型，占浸润性癌的 50%~80%，称为导管癌是因为肿瘤细胞有不同程度向乳腺导管上皮分化的倾向。肉眼见肿瘤的大小、形态、边缘、硬度不一。大的肿瘤内可有区域性的坏死、出血、囊变，肿瘤可以从临床不能扪及至巨大，浸润整个乳房，甚至浸润皮肤及胸肌。

(2) 影像学表现：IDC 缺乏特定的临床及生物学特征，是肿瘤的一组异质性类别，因此它的 MRI 表现及强化方式也是多种多样。肿瘤内新生血管、纤维化及细胞密度的不同决定了其 MRI 图像上的不同表现。

1) 形态学：大多数 IDC 在 MRI 图像表现为星芒状或不规则的肿块，边缘为向周围腺体放射状分布的毛刺（图 13-31）。毛刺的长度不一，可以长达数厘米，也可以较短呈毛刷状。病理检查认为，毛刺是肿瘤引起间质纤维组织的增生，呈放射状伸入周围的纤维脂肪组织，其间可有癌细胞浸润。因此，临床触诊往往大于肿瘤实际体积。少数病变也可表现为边缘清晰的类圆形或分叶状肿块（图 13-32）。大多数 IDC T2WI 为等信号或高信号，T1WI 为等

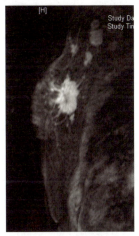

图 13-31　IDC 表现为星芒状边缘的肿块

注：腋下见多发性肿大的淋巴结。

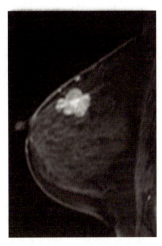

图 13-32　不规则形态、边缘见分叶状改变的肿块

注：病理诊断为 IDC，部分呈浸润性微乳头状癌。

信号或低信号,因病灶内常伴有出血坏死,内部信号多不均匀。增强扫描后肿块常呈中度以上的不均匀强化,以边缘强化为主,典型者呈不规则环形强化(图13-33),可能与IDC周边部位微血管的密度、粗细、渗透性和血液流速均大于中心部位有关。

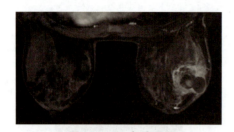

图13-33　右乳IDC

注:肿块呈环形强化,壁厚薄不均匀。

典型IDC表现为肿块,亦有少数IDC呈非肿块性强化,其中最常见导管样或段样强化,可能由DCIS发展而来;区域性或弥漫性强化相对少见。当IDC范围较广时,整个乳腺可弥漫性强化,难以分辨是肿瘤所引起还是正常腺体的强化,双侧乳腺对比观察有助于鉴别。

当肿块位置较深,侵犯胸肌及其筋膜时,可固定于胸壁。当肿瘤侵犯皮肤或纤维化时,可引起局部皮肤增厚或回缩。其他间接征象还包括乳头回缩、皮下组织或胸大肌前脂肪组织网状增厚,上述改变可以是肿瘤浸润所致,也可以是反应性纤维变所致。

2) 时间-信号强度曲线:多为廓清型(50%)或平台型(40%)。但也有9%左右的IDC呈缓慢轻度强化,该部分肿瘤多强化不明显的病理基础可能为实质癌细胞数目少以及间质纤维过度增生。

(3) 鉴别诊断:表现为肿块者,需与浸润性小叶癌、黏液腺癌、髓样癌,以及边缘不清的纤维腺瘤及感染囊肿、浆细胞性乳腺炎等鉴别。表现为非肿块强化者,需与DCIS、硬化性腺病、急慢性乳腺炎等鉴别。

3. 浸润性小叶癌

(1) 病理学及临床特征:浸润性小叶癌(infiltrating lobular carcinoma, ILC)是第二常见的乳腺癌类型,在乳腺浸润性癌中占5%~15%。临床及X线表现常为假阴性,是乳腺癌筛检最常漏诊的肿瘤亚型,发现时其临床分期较晚。发病年龄略小于IDC患者,部分患者年龄<40岁。组织学特点是癌细胞呈单行排列,或围绕导管和小叶呈同心圆样排列,或单个散在弥漫浸润于纤维间质中。癌细胞体积较小,均匀一致,彼此之间缺乏黏附性,很少产生成纤维反应。ILC以多中心生长为特点,多灶、多中心的发生率为9%~50%,8%~19%的ILC为双侧性。多样性(包括多灶、多中心、弥漫性浸润、双侧性)的发生率为44.4%,高于IDC的28.2%。ILC生物学行为稍好于IDC,ER、PR常阳性,HER-2/Neu过表达阳性率低于IDC,腋下淋巴结不常发生转移,但肿块较IDC患者稍大,>5 cm的肿块较常见。

(2) 影像学表现:可能由于弥漫浸润生长,以及多量腺体型或致密型乳腺背景,X线检查常漏诊,假阴性率可高达46%,灵敏度为57%~81%,还容易低估病灶的大小。许多研究表明,MRI检查对评估ILC的范围及形态学特征较X线检查优越,其灵敏度为91.6%~93.9%,特异度为65%~80%。

1) 形态学:ILC的MRI检查表现为肿块或非肿块强化,最常见的形态是不规则或有尖角的肿块,圆形肿块比较少见,边缘浸润或呈星芒状,强化不均匀,均匀性强化据报道<4%,周围可伴有多发的斑点状强化,亦可呈环形强化(图13-34)。

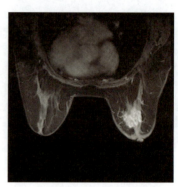

图13-34　右乳ILC

注:乳晕后方肿块,边缘不规则,内部成簇小环形强化。

非肿块样强化可表现为导管样、段样、区域性(图13-35),或弥漫性强化,可伴有结构扭曲。肿

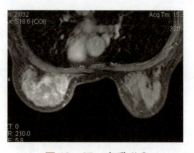

图13-35　左乳ILC

注:左乳较大范围的区域性强化及强化不均匀。

瘤范围可以非常大,甚至整个乳腺都被肿瘤占据,有时肿瘤强化程度和周围腺体类似,以致不能分辨。

2) 时间-信号强度曲线:ILC 最典型的表现是早期快速强化(96.1%),延迟期呈廓清型(73.0%),是典型的恶性病变的时间-信号强度曲线。假阴性常常是因为肿瘤散在而缓慢生长,不需要更多的新生血管,不易形成毛细血管漏,导致肿瘤强化不明显而漏诊或误诊。

3) MRI 检查与乳腺 X 线对照分析:在评估病灶范围和大小方面,MRI 时有误差,但明显优于 X 线检查。尤其是对单灶、多灶或多中心病灶的评估,MRI 被认为是目前最好的一种影像检查方法。Meta 分析显示,MRI 检查对同侧乳腺其他病灶的检出率可达 32%,对对侧乳腺内的病灶检出率可达 7%,是浸润性小叶癌检出和定性的一种较理想的影像检查方法。

(3) 鉴别诊断:ILC 的 MRI 图像征象不典型,与 IDC 不易鉴别。发现多灶、多中心及双侧病灶,多提示 ILC,多灶在 ILC 中较 IDC 相对常见。

4. 黏液腺癌

(1) 病理学特征:黏液腺癌占浸润性乳腺癌的 1%~7%,属于分化较好的乳腺癌。黏液腺癌主要成分必须是黏液,然后根据细胞多少再分成多细胞和少细胞两种。黏液腺癌平均发病年龄比浸润性导管癌要大,年龄>60 岁。组织学特点是大量的细胞外黏液包绕癌细胞巢,以致癌巢有如飘浮在黏液湖中。大体病理检查见肿瘤轮廓光整,切面如胶冻状,有时可见纤维分隔。

(2) 影像学表现:黏液腺癌表现为分叶状肿块,边缘清晰,随着肿块内所含黏液成分的增多,其表现越近似良性病变。多细胞黏液腺癌也可有不规则的形态、不规则的边缘。

1) 形态学:黏液腺癌在 T1WI 上根据其含蛋白质成分的差别表现为低至高信号。T2WI 上的信号和增强程度与其黏液含量有关,黏液含量越高,T2WI 信号越高,甚至接近水的信号,强化越不明显(图 13-36)。较大的肿瘤在 T2WI 上可见低信号的纤维分隔,伴延迟强化,纤维分隔的出现可能是随着肿瘤的增大,纤维束也随着增厚,形成了厚的纤维分隔。不强化的纤维分隔是纤维腺瘤的特征,在一些分叶状肿瘤中也可看见。

2) 时间-信号强度曲线:黏液含量多者呈持续强化,环形或不均匀强化。多细胞黏液腺癌以持续

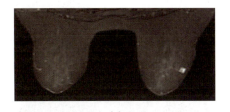

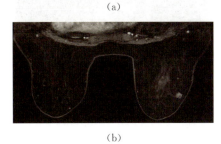

图 13-36 右乳外上黏液腺癌

注:(a)T2WI 不均匀高亮信号;(b)实性部分呈结节状延迟强化。

型和平台型曲线多见,推测原因可能为造影剂通过含黏液的肿瘤需较长时间,或肿瘤乏血供。

(3) 鉴别诊断:T2WI 高信号是黏液腺癌的特征,需与其他 T2WI 表现为高信号的病变,如单纯性囊肿、黏液囊肿样病变、黏液样纤维腺瘤、囊内癌、囊内乳头状瘤等鉴别。肿块内见低信号无明显强化的纤维分隔时,需与纤维腺瘤、分叶状肿瘤等鉴别。

5. 髓样癌

(1) 病理学及临床特征:乳腺髓样癌是浸润性导管癌的一个亚型,大体病理以边缘清晰为特点,仅占所有乳腺癌的 5%~7%。可发生于任何年龄,但年轻患者相对多见,占 35 岁以下妇女乳腺癌的 10% 左右,60%~66% 的髓样癌患者年龄<50 岁,在 BRCA1 基因突变携带者中患者比例高于普通人群。因此,在有乳腺癌家族的年轻患者中发现边缘清晰、类似纤维腺瘤的肿块时,要警惕髓样癌的可能性。乳腺髓样癌的病理特点是肿瘤轮廓清楚,膨胀性生长,癌细胞呈合体性生长,间质少,癌巢周围有淋巴细胞浸润,一般预后较好。

(2) 影像学表现:乳腺髓样癌在 MRI 图像上呈圆形边缘清楚的肿块,有时有浅分叶,肿瘤较大时易囊性变。T2WI 呈高信号,肿块大多不均质,有时可出现环形强化(图 13-37),内部伴或不伴强化的分隔。增强后早期快速强化,曲线表现为平台型或廓清型。

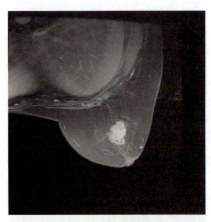

图 13-37 右乳髓样癌

注：乳晕后方分叶状肿块，似为多个边缘强化的肿块融合而成。

见于老年妇女，T2 信号较高。不典型乳腺髓样癌的轮廓不光整，边缘可有灶性或明显浸润，其 MRI 表现与浸润性导管癌相仿。

6. **腺样囊性癌**

（1）病理学及临床特征：腺样囊性癌（adenoid cystic carcinoma，ACC）常见于涎腺，发生于乳腺者十分罕见，约占乳腺癌的 0.1%。乳腺的 ACC 预后较涎腺的 ACC 好，很少发生腋下淋巴结转移，但即使没有腋下淋巴结转移，亦可远处转移到肺。患者多为成年妇女。肿瘤生长缓慢，肿块常位于乳头、乳晕附近，多单发，界限较清楚，切面可见微囊。镜下可见典型的筛孔状或小管状结构。

（2）影像学表现：表现为边界清晰、边缘浅分叶的圆形肿块，T2WI 呈不均匀高信号，发生囊变时其内散在小泡状更高信号，T1WI 低信号，增强扫描后明显持续强化，强化多不均匀呈筛囊样改变，分隔见强化（图 13-38）。

（3）鉴别诊断：乳腺髓样癌与纤维腺瘤及黏液腺癌的表现有重叠，相对而言纤维腺瘤信号更均匀，极少出现环形强化和廓清型曲线。黏液腺癌多

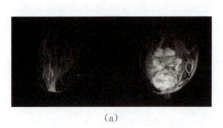
（a）

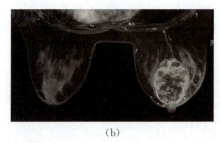
（b）

图 13-38 右乳腺样囊性癌

注：(a)右乳晕后方分叶状肿瘤，边缘光整，信号不均匀，T2WI 高信号内见小泡状更高信号区；(b)增强扫描后肿块不均匀强化，T2WI 高信号区未见强化，边缘及分隔见强化。

（3）鉴别诊断：ACC 的形态及增强方式类似于良性肿瘤，不易鉴别。主要鉴别点在于与 T2WI 高信号的肿瘤，如黏液腺癌、黏液性纤维腺瘤和囊肿等。

（二）特殊形式的乳腺癌

1. **多灶性和多中心性乳腺癌** 多灶性乳腺癌是指同一象限内一个以上癌灶，各个病灶间有正常乳腺组织相隔，组织学无相互扩散蔓延的表现。多中心性乳腺癌是指一侧乳腺内除主要瘤灶外，在其他象限内还有乳腺癌，两个癌灶之间的距离>5 cm。多灶性或多中心性乳腺癌不少见，大部分为浸润性癌，其余为原位癌（图 13-39）。明确多灶性或多中心性病变是癌抑或良性病灶，对准备行保留乳房手术的患者具有重要意义。MRI 检查的灵敏度高，是显示多中心或多灶性乳腺癌的最佳方法。

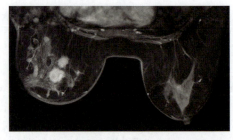

图 13-39 同时具有多灶性、多中心性病灶特征的 IDC

2. **双侧乳腺癌** 可以是同时性发生（图 13-40），也可以是异时发生。两个癌发生的时间间隔在 6 个月以内者为同时性双侧乳腺癌，占 15.2%～39.5%；两个癌相隔 6 个月以上者为异时双侧乳腺

癌,占60.5%～84.8%。多数是第二原发癌,少数可为转移性。有乳腺癌家族史者其发生率更高,局部复发率也更高,预后较差。Liberman等对1 336例6个月内诊断为单侧乳腺癌的妇女行MRI检查,其中223例患者对侧乳腺内发现病变,12例(5%)为同时性乳腺癌。

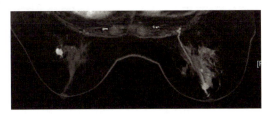

图13-40 双侧同时性乳腺癌

注:左乳IDC;右乳导管内神经内分泌癌。

3. 炎性乳腺癌

(1) 病理学及临床特征:炎性乳腺癌(inflammatory breast cancer, IBC)的组织学类型无特殊,是一种临床诊断,各种浸润性乳腺癌均可表现为炎性乳腺癌,但以浸润性导管癌最为常见。临床发病急,整个乳房发红、皮肤红斑(从乳晕区开始,范围超过1/3的乳房)、皮温增高,与乳腺炎相似。常伴有皮肤橘皮样改变和腋淋巴结肿大,在乳腺癌中占1%～6%。病理检查为分化差的癌有广泛癌性淋巴管炎。有时皮下淋巴管有肿瘤浸润而临床无"炎性"表现,称为隐性炎性乳腺癌;有时临床有"炎性"表现,而病理检查无皮内淋巴管肿瘤浸润。有皮内淋巴管浸润者预后不良。IBC淋巴道转移发生较早,60%～85%的IBC患者可见腋下和(或)锁骨上淋巴结转移。

(2) 影像学表现:乳腺X线、超声及MRI检查IBC的准确率分别为65%、94%、98%,超声及MRI检查明显优于钼靶X线。IBC患者无法忍受X线检查时的足够压迫,加上患侧增厚的皮肤、乳内水肿,使得X线片征象不易显示。同样,乳内弥漫的水肿和结构扭曲,也增加了超声检出病灶的难度。MRI检查不仅能早期发现病灶及胸壁的异常,还能锁定空芯针活检的靶病灶,以及评估新辅助治疗的疗效。

IBC的MRI表现为:非肿块样强化,弥漫分布于乳腺内,常伴Cooper韧带增厚及强化(图13-41)。时间-信号强度曲线常表现为早期快速强化,延迟期为廓清型,与乳腺恶性肿瘤相似,但与急性炎症有显著差异。

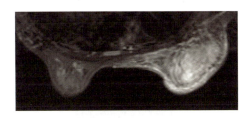

(a)

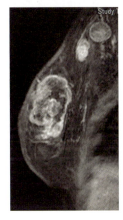

(b)

图13-41 右乳炎性乳腺癌,空芯针活检诊断为IDC

注:(a)T2WI显示右乳增大,皮肤呈弥漫性增厚,乳内包括乳后间隙广泛水肿,乳腺实质内肿块影;(b)矢状位增强扫描显示明显不均匀环形强化的肿块,皮肤广泛增厚及强化,腋下见肿大淋巴结。

水肿在MRI图像表现为T2WI高信号,是IBC重要特征,尤其是弥漫的皮肤水肿、皮下及胸肌前方或乳后间隙的水肿。皮肤增厚至少占1/3的乳房,皮肤强化与表皮的淋巴管浸润有关。

(3) 鉴别诊断:IBC主要与局部进展期乳腺癌(locally advanced breastcancer, LABC)和急性乳腺炎(acute mastitis, AM)鉴别。

LABC常表现为局灶性水肿,弥漫或乳后间隙的水肿较少见,皮肤增厚的范围较LBC局限,弥漫的皮肤强化不常见,多为累及处皮肤强化。

AM很少发生于哺乳期外,红肿热痛的体征与IBC类似,但AM有类似流感症状,可与IBC鉴别。AM征象有时与IBC类似,但时间-信号强度曲线很少表现为廓清型,很少在T2WI上看到含低信号的肿块,也很少浸润胸大肌,病灶周围、乳后间隙及肌肉内水肿也很少见,原因是AM是感染而非癌细胞浸润淋巴道。

IBC 与 LABC 和 AM 的鉴别中,T2WI 高信号的水肿是关键。单侧乳腺水肿,除上述原因外,可能还有外伤、放疗后改变、肾病、淋巴瘤、静脉性充血、充血性心脏病等。

4. 佩吉特病

(1) 病理学及临床特征:佩吉特病(Paget's disease)是由 James Paget 于 1874 年首先描述的,主要发生在乳头乳晕部的病变,占乳腺癌的 2%～3%。以 60～70 岁多见,晚于浸润性导管癌 5～10 年,男女均可发生,但男性发病率相对高,可双侧发病。单纯的佩吉特病少见,90%患者伴发乳腺 DCIS 或其他浸润癌,32%～41%为多灶性或多中心病变。

乳腺佩吉特病分为 3 种类型,①不伴 DCIS 的乳头佩吉特病;②伴有乳晕后方 DCIS 的乳头佩吉特病;③伴有乳晕后方 DCIS 的乳头佩吉特病,同时伴有距乳晕区至少 2 cm 以上的乳内 DCIS 或者浸润性癌。

临床症状包括血性乳头溢液,红斑,乳头乳晕区的湿疹样改变、破溃,乳头内陷,以及乳内可触及的肿块,可侵犯乳晕及邻近的皮肤,范围一般不大。

(2) 影像学表现:22%～50%的佩吉特病乳腺 X 线呈假阴性表现,MRI 检查的意义在于检出 X 线或超声检查为阴性但在乳腺内伴发的原位癌或浸润性癌。

乳头或乳晕区异常强化,MRI 检查能很好地显示同时伴有的乳内病灶,征象视病灶为原位癌还是浸润性癌而表现各异。

(3) 鉴别诊断

1) 乳头皮肤湿疹:该病多见于中青年妇女,表现为奇痒,皮肤损害较轻,边缘不硬,渗出淡黄色的液体,病变皮肤与正常组织皮肤界限不清。临床上鉴别诊断较影像学检查更为重要而直观。

2) 交界型黑色素瘤及上皮内鳞状细胞癌:两者临床均无明显特点,鉴别诊断主要依靠病理学检查。

5. 男性乳腺癌

(1) 病理学及临床特征:男性乳腺癌(male breast cancer, MBC)在所有乳腺癌中约占 1%。发病高峰年龄较女性大 5～10 岁,绝大多数为浸润性导管癌或 DCIS,皮肤浸润更为常见,预后较女性差。可能因为男性乳腺癌和男性乳腺发育均与雌激素增高有关,ER 阳性达 80%,但男性乳腺发育并不是癌前期病变。

(2) 影像学表现:MRI 表现为乳头后方偏心性境界清晰的肿块影,T1WI 多为低信号,T2WI 高信号,形态多为圆形、卵圆形或分叶状,边缘不规则可呈毛刺、浸润性表现,病变早期即可出现继发性恶性改变,如皮肤粘连、增厚、乳头凹陷、胸壁浸犯等,常有淋巴结转移(图 13-42)。MRI 增强扫描后肿块可有明显均匀或不均匀强化,时间-信号强度曲线多呈平台型或廓清型。

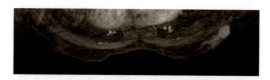

图 13-42 男性右乳外侧 IDC

注:乳头下方实性乳头状瘤。MRI 增强扫描显示右乳外侧肿块伴毛刺,右乳晕后方区域性非肿块强化。

(3) 鉴别诊断:需与男性乳腺发育及肥胖所致的假性男性乳房肥大鉴别。

(三) 乳腺其他恶性肿瘤

1. 分叶状肿瘤

(1) 病理学及临床特征:分叶状肿瘤(phyllodes tumor, PT)占乳腺肿瘤的 0.3%～1.0%,纤维上皮性肿瘤的 2%～3%。好发于中年妇女(平均 40～50 岁),发病年龄比纤维腺瘤大 10～20 岁。PT 是双向分化的肿瘤,由良性的上皮和富有细胞的间叶成分组成。根据核异型性和核分裂象的多寡将 PT 分为良性、恶性及交界性。在亚洲国家,PT 发病年龄较轻(平均 25～30 岁),恶性 PT 患者平均年龄要比良性 PT 患者大 2～3 岁。

乳腺的 PT 起源于上皮间质,伴有稀松的小叶成分。与纤维腺瘤相比,PT 表现为膨胀性生长及间质内细胞质增多,多为良性病变,但存在恶性的潜能。良性 PT 几乎不转移,手术切除后有 20%的局部复发率。交界性病灶有<5%的转移率和>25%的复发率。恶性 PT 约有 25%会发生转移。细针穿刺活检不能鉴别良、恶性 PT,也不能鉴别纤维腺瘤和 PT。

大体病理检查呈圆形或卵圆形、坚实、轮廓清楚的肿块,与皮肤无粘连。切面实性,呈灰白色,可有裂隙样改变,也可有坏死、囊变、出血,但不会波及整个瘤体。

临床常表现为坚硬的圆形肿瘤,较大或者生长很快常提示为 PT 而非纤维腺瘤。一些非常大的 PT,偶可见皮肤破溃,有时亦可浸润胸壁。

(2) 影像学表现：良性 PT 的 MRI 表现为分叶状或卵圆形或圆形肿块，轮廓清晰，无毛刺，T2WI 呈高信号或等信号，T1WI 常为低信号，肿瘤可迅速强化，也可显示不均质性或囊性裂隙（图 13-43），时间-信号强度曲线表现为持续型。

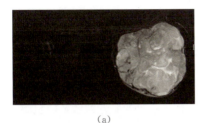

(a)

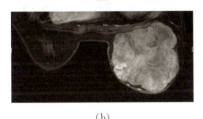

(b)

图 13-43 右乳交界性分叶状肿瘤

注：(a)右乳分叶状肿块，T2WI 稍高信号内见裂隙状更高信号；(b)MRI 增强扫描后呈不均匀强化。

T1WI 高信号（提示肿瘤内出血），T2WI 低信号或等信号，壁不规则伴囊性变（提示肿瘤内出现坏死），低 ADC 值（提示间质细胞过多），提示 PT 恶性可能。

病灶的大小、形状、边缘、光整的囊壁及时间-信号强度曲线在 PT 的良恶性鉴别中无明显特异性。

(3) 鉴别诊断：主要应与纤维腺瘤、髓样癌、黏液腺癌及淋巴瘤等鉴别。

2. 淋巴瘤

(1) 病理学及临床特征：乳腺淋巴瘤（lymphoma）少见，仅占乳腺恶性肿瘤的 0.05%～0.53%，占结外淋巴瘤的 2.2%，发病率低可能与乳腺内相对少的淋巴组织有关。可为原发性或继发性。一般认为病变首发并局限在乳腺内，或同时伴有相应侧淋巴结肿大，但无乳腺外淋巴瘤者，为"原发性淋巴瘤"，最常见的病理类型是弥漫性大 B 细胞性淋巴瘤，年龄跨度为 9～85 岁，好发于 60 岁左右。继发性乳腺淋巴瘤相对多见，是指乳腺为全身弥漫性淋巴瘤累及的一部分，或在乳腺发病前曾有其他器官或淋巴结的淋巴瘤病史。形态学上没有区分原发性或继发性淋巴瘤的标准。原发性乳腺淋巴瘤绝大多数为 NHL，继发性可为 HL 或 NHL。双侧发生率为 20%～25%。临床上表现为乳房无痛性肿块，生长迅速，30%～50%伴同侧腋下淋巴结肿大，肿大淋巴结较乳腺癌淋巴结转移质地软。

(2) 影像学表现：MRI 表现分为肿块型和弥漫型两种类型。

1) 肿块型：单发(69%)或多发(29%)，轮廓清楚但边缘欠锐利的分叶状肿块，膨胀性生长，T1WI 呈均匀低或等信号，T2WI 呈均匀稍高或等信号，中央坏死不多见，轻至中度均匀强化（图 13-44），时间-信号强度曲线以平台型多见。

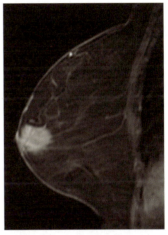

图 13-44 右乳套细胞淋巴瘤

注：右乳晕后方显示均匀强化的肿块。

2) 弥漫型：乳腺 T2WI 信号弥漫性增高，可累及一侧乳腺，也可累及双侧。侵犯单侧时，双侧乳腺结构、信号不对称，患侧乳腺实质密实，皮肤弥漫增厚，皮下组织网状改变，增强后中度强化，有时与乳腺炎或炎性乳腺癌难以鉴别（图 13-45）。

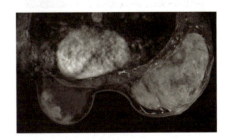

图 13-45 双乳弥漫性大 B 细胞淋巴瘤

注：右乳增大，整个乳腺内弥漫分布非肿块强化，信号欠均匀，皮肤增厚，乳晕周围皮肤累及。左乳病灶的范围相对小，病灶特征同右乳。

(3) 鉴别诊断:肿块型乳腺淋巴瘤需与转移瘤、纤维腺瘤、分叶状肿瘤等鉴别。弥漫型需与乳腺炎或炎性乳腺炎鉴别。

3. 原发性乳腺肉瘤

(1) 病理学及临床特征:原发性乳腺肉瘤(primary breast sarcoma,PBS)罕见,占所有乳腺恶性肿瘤的 0.5%~3%,包括血管肉瘤、脂肪肉瘤、纤维肉瘤、平滑肌肉瘤、骨肉瘤,以及恶性纤维组织细胞瘤等。恶性程度高,生长迅速,5 年生存率为 49%~67%,高级别和>5 cm 的肉瘤预后很差,易转移至肺、胸膜、肝和骨,但淋巴结转移不常见。临床表现为无痛性肿块或无症状,约 12% 的患者为普查偶尔发现,很少累及双侧。形态学特点与其他部位的肉瘤相似,无特异性影像学表现。

血管肉瘤根据病因可分为原发性和继发性。原发性常见于 30~40 岁,病因目前尚不明;继发性相对常见,多见于 60 岁左右女性,与乳腺癌根治术后上肢慢性淋巴水肿或乳腺癌保乳术后放疗有关,发生部位较表浅,一般位于原手术瘢痕附近或放射野范围之内。

(2) 影像学表现:肿块多呈圆形或类圆形,较大时有分叶,但毛刺相对少见。T1WI 不均匀低信号,T2WI 高信号,内部信号可均匀或不均匀,较大时可见明显坏死,增强后明显不均匀强化,以平台型曲线常见。

血管肉瘤在 MRI 图像上常见范围比较广泛的异常信号区,无论平扫或增强扫描边界均不明确。其特点为肿块内可见流空改变,在肿瘤边缘可显示增粗和迂曲的血管影(图 13-46)。

(3) 鉴别诊断:主要与恶性分叶状肿瘤和淋巴瘤鉴别。

4. 转移性肿瘤

(1) 病理学及临床特征:乳腺转移性肿瘤少见,占乳腺恶性肿瘤的 1%~5%,女性发病比男性多 5~6 倍。除了对侧乳腺癌以外,淋巴瘤是最常见的乳腺转移性肿瘤,其次为恶性黑色素瘤、儿童或青春期横纹肌肉瘤,以及肺、卵巢、肾、甲状腺、宫颈、胃等部位的原发癌转移而来。转移瘤可为单发(85%)或多发(15%),结节状,多位于皮下而不是乳腺实质内,对侧乳腺癌转移过来的往往靠近中线或是位于乳腺的内半部。一般表现为可触及的包块,界限清晰,生长迅速。少数可呈弥漫性浸润,其原发肿瘤多为卵巢癌。因此,对已知有原发肿瘤的患者,发现乳腺肿块时应先做肿块活检,避免不必要的乳房切除术。

(2) 影像学表现:乳腺转移瘤在 MRI 图像表现为单个或多个圆形结节,边界清晰,内部信号及强化均匀(图 13-47、图 13-48),动态增强曲线为平台型。

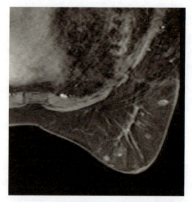

图 13-47 左乳 IDC 术后,右乳皮下多发性小结节样转移

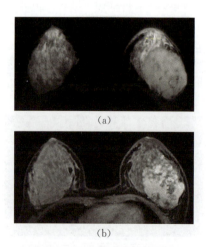

图 13-46 左乳血管肉瘤

注:左乳晕后方类圆形肿块,T2WI 高信号,其内见条索状低信号,前方导管扩张(a),增强扫描后明显强化,肿块边界欠清(b)。

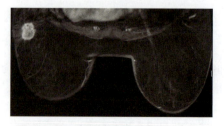

图 13-48 直肠癌术后 5 年,左乳转移

注:左乳外下肿块,环形强化,有毛刺及浅分叶,类似于乳腺原发性浸润性癌。

(3) 鉴别诊断：主要与纤维腺瘤、良性分叶状肿瘤及淋巴瘤等鉴别。

三、乳房整形术后的评估

（一）隆胸术

隆胸术是通过手术使乳房增大，重塑乳房的外形美。乳房的隆胸术通常有 3 种方法。

1. 乳房假体置入术　手术可通过腋窝、乳晕和乳房下皱襞 3 种切口，将假体置于乳腺深面或胸大肌深面，其内容物除了硅凝胶和水凝胶外，还有生理盐水、右旋糖酐、聚烯吡酮、植物油等，假体也可以是双腔假体，体积可调节，后者通常有阀门。目前较为肯定，应用最普遍的是单腔硅凝胶假体和水凝胶假体。一般保质期是 8～12 年，可完整地取出假体。

2. 注入假体　它是将一种液体材料通过注射到乳后间隙，使乳房丰满，注入物主要以透明质酸、胶原等填充剂为主。操作方法较简单，但存在感染、出血等并发症，且注射材料不能完全取出。

3. 自体脂肪注射移植术　即通过抽取其他部位多余的脂肪获取脂肪颗粒，再经漂洗、过滤，加入组织生长因子，注入乳腺后及皮下脂肪间隙。该方法采用自体组织，不存在排斥反应，缺点是需多次注射。

对于隆乳术后的乳房，传统 X 线摄片难于显示和诊断同时存在的病灶，而且行乳腺 X 线检查时需压迫乳房，有造成假体继发破裂和水凝胶扩散的危险。MRI 检查则不存在这些问题，且能有效显示病灶并对病变进行解释。如果隆乳后触诊发现可疑肿块，都应行 MRI 检查（图 13-49）。假体发生渗漏、破裂的时间不一，国外假体破裂平均时间为 12 年，国内假体破裂平均时间为 8 年。假体破裂者约有一半并无明显临床症状，故假体置入时间较长者，对其行 MRI 检查常可早期发现植入假体的囊内或囊外破裂，从而采取及时准确的处理措施。

（二）乳房再造术

乳房再造术是指因乳房切除术后利用自体组织移植或乳房假体重建。乳房再造的方法主要有两大类：①异体组织乳房再造术，即利用人工材料，如扩

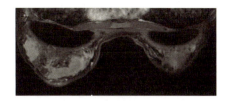

图 13-49　两乳假体植入术后，左乳晕下方 IDC

注：MRI 增强扫描显示左乳内多发区域性非肿块强化，信号尚均匀。

张器、硅凝胶和水凝胶假体等进行乳房形态的重塑；②自体组织乳房再造术，即利用患者自身的组织进行乳房形态的重塑。自体再造以皮瓣为主，在皮瓣不能提供足够组织量的情况下，可同时置入假体，使重塑的乳房外形美观，两侧对称。临床上用于乳房再造的皮瓣主要有腹直肌皮瓣（图 13-50）、背阔肌皮瓣和臀大肌皮瓣。

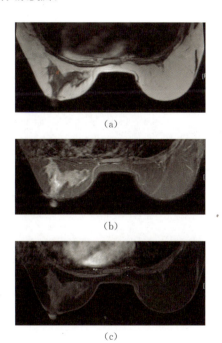

图 13-50　右乳保留皮肤乳房单纯切除术＋腹壁下血管穿支游离皮瓣乳房重建术后

注：右乳为脂肪充填，在 T1WI 上为均匀高信号（a），抑脂 T2WI 均匀低信号（b），MRI 增强扫描后无明显强化（c）。

（许玲辉　李瑞敏　顾雅佳）

参考文献

[1] 谭文莉,陆孟莹,黄学菁,等. MRI 在浆液性乳腺炎分期中的价值. 临床放射学杂志,2011,30(4):492-495.

[2] 许玲辉,彭卫军,顾雅佳,等. 乳腺导管原位癌的 MRI 表现. 中华放射学杂志,2011,45:159-163.

[3] American College of Radiology(ACR). Breast imaging reporting and data system (BI-RADS). 4th ed. Reston: American College of Radiology, 2013.

[4] Cao MD, Giskeødegård GF, Bathen TF, et al. Prognostic value of metabolic response in breast cancer patients receiving neoadjuvant chemotherapy. BMC Cancer, 2012, 12:39.

[5] Jansen SA, Newstead GM, Hiroyuki ABE, et al. Kinetic and morphologic MR characteristic compared with mommographic appearance and nuclear gradel. Radiology, 2007, 245:684-689.

[6] Jansen SA, Shimauchi A, Zak L, et al. The diverse pathology and kinetics of mass, nonmass, and focus enhancement on MR imaging of the breast. J MRI, 2011, 33:1382-1389.

[7] Xu JM, Zha XM, Zu JM, et al. Primary non-Hodgkin's lymphoma of the breast: mammography, ultrasound, MRI and pathologic findings. Future Oncol, 2012, 8:105-109.

[8] Kim SH, Cha ES, Park CS, et al. Imaging features of invasive lobular carcinoma: comparison with invasive ductal carcinoma. Jpn J Radiol, 2011, 29:475-482.

[9] Kuhl CK, Mielcareck P, Klaschik S, et al. Dynamic breast MR imaging: are signal intensity time course data useful for differential diagnosis of enhancing lesions? Radiology, 1999, 211:101-110.

[10] Kuhl CK, Schrading S, Bieling HB, et al. MRI for diagnosis of pure ductal carcinoma in situ: a prospective observational study. Lancet, 2007, 370:485-492.

[11] Lehman CD, Gatsonis C, Kuhl CK, et al. MRI evaluation of the contralateral breast in woman with recently diagnosed breast cancer. N Engl J Med, 2007, 29;356(13):1295-1303.

[12] Le-Petross HT, Cristofanilli M, Carkacl S, et al. MRI features of imflammatory breast cancer. AJR, 2011, 197:769-776.

[13] Lim HS, Jeong SJ, Lee JS, et al. Paget disease of the breast: Mammographic, US, and MR imaging finding with pathologic correlation. RadioGraphics, 2011, 31:1973-1987.

[14] Mennella S, Garlaschi A, Paparo F, et al. Magnetic resonance imaging of breast cancer: factors affecting the accuracy of preoperative lesion sizing. Acta Radiol, 2015, 56(3):260-268.

[15] O'Neill AC, D'Arcy C, McDermott E, et al. Magnetic resonance imaging appearances in primary and secondary angiosarcoma of the breast. J Med Imaging Radiat Oncol, 2014, 58:208-212.

[16] Shin HJ, Kim HH, Ahn JH, et al. Comparison of mammography, sonography, MRI and clinical examination in patients with locally advanced or inflammatory breast cancer who underwent neoadjuvant chemotherapy. Br J Radiol, 2011, 84:612-620.

第十四章

乳腺肿瘤细胞学及组织病理学检查

第一节 乳腺细胞病理学检查

一、常用细胞学检查方法

乳腺细胞学检查方法多样，普遍具有微创安全、操作简单、制片快速、成本低廉且准确性较理想等优点。尤其对于不适合或不必要进行组织学检查的乳头溢液、乳头/乳房皮肤糜烂溃疡、乳腺囊性肿块，以及复发和转移性乳腺癌等疾病，细胞学检查有重要的临床应用价值。除诊断外，细胞学检查尚可提供用于免疫组化和分子遗传学检测的标本，以满足个体化诊治的需求。

（一）细针穿刺

乳腺肿块细针穿刺（fine needle aspiration，FNA）是使用外径通常<0.7 mm（≥22G）且长度适宜的细针头刺入肿块获取细胞行细胞病理检查的方法。体表可扪及的肿块可经触诊定位后穿刺，位于深部或体积过小导致触诊困难的肿块可经钼靶X线、超声及MRI等影像学技术引导下穿刺。可触及的囊性/囊实性、不均质或多发肿块亦可利用影像学定位选择实性区、囊壁或影像特征可疑处进行穿刺，以提高标本满意率和诊断灵敏度。FNA适用于乳腺和副乳腺肿块、腋下/锁骨上淋巴结和胸壁结节等乳腺癌常见复发或转移部位。穿刺并发症少见，最常见者为出血，亦可有感染和气胸。气胸易发生于腋下/锁骨上淋巴结及胸壁小结节穿刺，偶见于乳腺肿块穿刺，表现为穿刺后短时间内出现的肩胸部疼痛和不适，多数可自行消退。少数情况下，FNA可导致其后的组织学标本中产生出血、梗死及易误作癌的良性上皮细胞沿针道移位埋陷等现象。

（二）乳头溢液涂片

乳头溢液（nipple discharge）是指从乳头输乳管开口自发性溢出的液体。除孕期和哺乳期外，出现乳头溢液均属异常。虽然多数异常乳头溢液与纤维囊性病、导管扩张、炎症感染和导管内乳头状瘤等乳腺良性病变相关，乳腺原位癌、浸润性癌，以及乳头佩吉特病等皆可发生乳头溢液。细胞学检查方法为用清洁载玻片轻触乳头表面溢出的液体并制成涂片，向乳头方向轻轻按摩乳房可促进液体溢出，操作方法无创，无明显并发症。由于脱落于溢液内的上皮细胞数量往往过少或仅出现吞噬细胞，乳头溢液细胞学诊断灵敏度较低，为41%～60%。

（三）刮片

乳头、乳晕和乳房皮肤表面破溃性或湿疹样病变中，恶性者常见为乳头佩吉特病以及晚期乳腺癌累及皮肤。刮片方法为使用消毒竹签、刮板、手术刀片和针头等轻刮患处，随后将刮取物均匀涂片，操作损伤小，无明显并发症。

（四）乳腺癌前哨淋巴结术中印片

前哨淋巴结（sentinel lymph node，SLN）为淋巴引流途径上最早发生转移的一个或一组淋巴结，可通过示踪剂在术中识别。细胞学印片（touch imprint）为常用乳腺癌术中SLN病理评估方法之一,如印片SLN出现转移,可提供患者当即行腋窝淋巴结清扫术的依据,以避免再次手术。将SLN按垂直于长轴方向多切面切开,在切面未干燥前,用清洁载玻片轻触切面而制成"印片"。相较术中冷冻切片,印片具有操作简单快速、价廉且组织损耗小的优势。印片虽然特异度高,但灵敏度易受转移灶大小的限制,微转移(micrometastasis)和孤立肿瘤细胞(isolated tumor cell)是假阴性的主要原因。此外,具小细胞形态的小叶癌等特殊类型常因与淋巴细胞外形重叠且易呈单个或单行形式夹杂其中而不易被识别。

二、乳腺细胞学诊断主要依据和局限性

事实上,乳腺组织学诊断除对细胞本身的非典型性程度予以判断外,常依据对组织学结构的观察,包括肌上皮层和基底膜的完整性、有无浸润性边界及有无脉管侵犯等,甚至采用某些关于病灶范围的量化指标以帮助上述鉴别诊断,而这些标准难以在细胞学标本中得到识别。以乳腺上皮性病变为例,细胞形态学可利用的线索很大程度上基于对腺上皮细胞及肌上皮细胞的形态、数量和排列方式的评价,对于间质成分和细胞外物质的观察亦可能提供细胞学诊断依据。

良性乳腺导管上皮细胞形态较一致,细胞核圆或卵圆,核轮廓光滑,核染色质细而均匀,核仁不明显或有小核仁。即使出现细胞核轻至中度增大、轻微大小不一及核深染等不典型增生,核轮廓依然规则光滑。因黏附性强而在排列方面常呈规则的蜂窝片状或三维团块状表现,细胞间距均匀,无明显拥挤重叠,且很少出现单个散在分布的有完整胞质的导管上皮细胞。另一方面,肌上皮细胞被描述为"双极裸核(naked bipolar nuclei)",因胞质不明显,核染色加深,核卵圆或小梭形,两端略尖构成"双极"。良性病变中可见数量明显的肌上皮细胞单个散在分布于背景中,或附着于成片、成团排列的良性导管上皮细胞中,两者共同构成"双相生长(bimodal pattern)"的特征,是提示良性的重要细胞学依据。反之,乳腺癌上皮细胞具不同程度的非典型性,高级别者细胞明显增大或大小不一,核具多形性,核轮廓不规则,核染色加深,染色质分布不均,可见显著核仁。因黏附性下降,常可见较多单个散在分布且胞质完整的异型上皮细胞。虽无法判断肌上皮层完整性,但可见涂片内缺乏双极裸核的肌

上皮细胞,然而导管原位癌、小管癌和一些低级别导管癌仍可见肌上皮细胞。

上述细胞学诊断标准尽管行之有效,但乳腺肿块良恶性及肿瘤和非肿瘤病变之间存在细胞形态特征重叠者并非少见,易导致阅片偏倚(interpretation error),使相关病变的鉴别诊断难以完成或极为困难。例如,细胞形态学无法区分导管原位癌与浸润性癌;一些具有低级别形态的癌与具非典型性的良性病变鉴别困难;纤维囊性病与导管内乳头状瘤和纤维腺瘤等其他良性病变不仅可有细胞形态重叠,亦可共存,故实际工作中可能因难以明确病变具体类型而仅诊断为"良性病变",不作特殊说明。

此外,细胞学检查通常具有局部抽样的性质,未获得足量或有代表性的标本可导致取样偏倚(sampling error)发生,进而损及检查灵敏度。例如,乳头溢液涂片和乳腺囊性病变穿刺标本中可因脱落的上皮细胞过少或无而导致假阴性诊断;对于不易触及、影像学定位困难或有异质性的乳腺肿块,FNA可因取样偏倚而发生漏诊。

总体而言,乳腺细胞学检查具有诊断特异度高而灵敏度相对偏低的特点。积累诊断经验、改进操作和制片技术流程、加强质量控制,并将细胞病理学检查与临床乳腺检查及影像学检查相结合,即开展所谓"三联"检查(triple test),有助于提高诊断准确性。

三、乳腺细胞学辅助检查

乳腺癌的诊断方面,临床实践中主要使用免疫组化检查来判断或证实淋巴结和体腔积液转移性恶性肿瘤是否为乳腺癌来源。虽然亦有研究者尝试在细胞学标本中检测p63和CK5/6等肌上皮细胞标记,希望借此更明确地判断有否肌上皮细胞及肌上皮细胞的分布方式,用以鉴别乳腺癌与良性病变,然而特异度依然有待提高。

在乳腺癌预后判断及个体化治疗决策方面,细胞学辅助检查主要针对已知的浸润性癌进行雌孕激素受体、HER-2和Ki-67的免疫/组化检测及HER-2基因扩增检测(荧光/显色原位杂交),尤其适用于形式多样的转移和复发性乳腺癌,患者耐受,易于实现多次和(或)多病灶检测。临床常用于以下情况:比较原发灶与转移和复发灶中上述指标是否存在差异;治疗监测和随访过程中上述指标是否发生变化等。

四、乳腺细胞病理学报告

乳腺细胞病理学采用规范化的描述性报告术语和格式化的报告系统,不但有利于细胞学质量控制,且有益于多学科诊疗模式中不同领域医生间的沟通和临床处理的最终决断。目前,由不同国家和学术组织已经或拟建立的乳腺细胞病理报告系统基本采用大致相仿的五级描述性分类法,诊断分类名称略有差异,通常包括五大类别:标本不满意;良性;非典型,可能为良性/不确定;疑恶性和恶性。

第二节　乳腺癌的组织病理学检查

一、乳腺组织学标本的类型

乳腺病变标本可以通过各种手段获取,包括针吸细胞学检查、粗针穿刺活检、真空辅助微创旋切系统活检、手术切除等。这些标本获取方式各有优缺点,适用范围有所差异。临床医生需根据患者病情、病灶性质及大小、患者经济能力等多方面综合考虑,选择合适的方法。日常工作中常见的乳腺组织学标本类型包括粗针穿刺活检标本、真空辅助微创旋切系统活检标本和各种手术切除标本(乳腺肿块切除术、乳腺病变保乳切除术、乳腺单纯切除术、前哨淋巴结活检、腋窝淋巴结清扫、乳腺改良根治术标本等)。穿刺或切除后的乳腺组织应立即固定(<1小时)。应选择足够的磷酸缓冲液配制的4%中性甲醛固定液。对于切除标本,应将其每隔5 mm切开,宜用纱布或滤纸将相邻的组织片分隔开,以保障固定液的充分渗透和固定。固定时间为6~72小时。真空辅助微创旋切系统活检和粗针穿刺活检标本不宜行术中病理诊断。

二、组织学分型和组织学分级

浸润性乳腺癌的组织学分型主要依据2003版和2012版《WHO乳腺肿瘤分类》,某些组织学类型的准确区分需行免疫组化后确定。对乳腺浸润性癌进行准确的组织学分型对患者的个体化治疗具有非常重要的临床意义。某些特殊类型的乳腺癌具有特殊的临床特征,如浸润性微乳头状癌较易出现淋巴结转移,而小管癌、黏液癌预后较好。多项研究证实在浸润性乳腺癌中,组织学分级是重要的预后因素。目前,浸润性乳腺癌中应用最广泛的病理分级系统是改良Scarff-Bloom-Richardson分级系统。该系统对腺管形成比例、细胞异型性和核分裂象计数3项指标进行评估,将浸润性乳腺癌分为高、中、低3个组织学级别。其中腺管形成的评估针对整个肿瘤,需要在低倍镜下评估。只计数有明确中央腺腔,以腺管/肿瘤区域的百分比表示。细胞异型性的评估要选取多形性最显著的区域。该项评估参考周围正常乳腺上皮细胞的核大小、形状和核仁大小。当周边缺乏正常细胞时,可以淋巴细胞作为参照。当细胞核与周围正常上皮细胞的大小和形状相似,染色质均匀分布时,视为1分;当细胞核比正常细胞大,形状和大小有中等程度差异,可见单个核仁时,视为2分;当细胞核的大小有显著差异,核仁显著,可见多个核仁时视为3分。只计数明确的核分裂象,不计数核浓染和核碎屑。核分裂象计数区域必须要根据显微镜高倍视野的直径进行校正。核分裂象计数要选取增殖最活跃的区域,常见于肿瘤边缘,如果存在肿瘤中的异质性,要选择核分裂多的区域。

三、肿瘤大小的测量

第8版AJCC乳腺癌分期对肿瘤大小的测量作出了详尽的规定。肿瘤大小的测量有多种方法,包括临床体检、影像学评估、病理大体测量和显微镜下测量。乳腺癌分期中涉及的肿瘤大小是指浸润癌的大小。临床体检、影像学及大体标本检查均无法区分浸润性癌和导管原位癌,因此显微镜下测量应该是最准确的测量方式。如果肿瘤组织中有浸润性癌和原位癌两种成分,肿瘤的大小应该以浸润性成分的测量值为准。若浸润性癌病灶局限,可以用一个蜡块全部包埋,则肿瘤大小以显微镜下测量的大小为准。如果浸润性癌范围较大,无法用一个蜡块全部包埋,则以大体标本检查时的肿瘤大小为准。出现微浸润时,应在报告中注明,并测量微浸润灶最大径。如为多灶微浸润,浸润灶大小不能累加,需在报告中注明多灶微浸润。如果肿瘤组织完全由导管原位癌组成,应尽量测量其范围。

四、有关保留乳房手术切缘状态的病理评估

2014年美国外科肿瘤学会和美国放射肿瘤学会发布了关于保乳手术切缘指南。该指南推荐将染色切缘处无浸润性癌和导管原位癌作为切缘阴性的定义。且不推荐根据肿瘤的分子分型、年龄、是否存在小叶癌、是否存在广泛导管原位癌(EIC)等而提高对切缘的要求。目前,主要有垂直切缘放射状取材(radial sections perpendicular to the margin)和切缘离断取材(shave sections of the margin)两种方法进行保乳切缘的状态评估。对保乳标本的评估宜包括大体标本检查及显微镜观察中肿瘤距切缘最近处的距离,若切缘阳性,应注明切缘处肿瘤的类型(原位癌或浸润性癌)。保乳标本切缘取材主要有两种方法:垂直切缘放射状取材和切缘离断取材。两种切缘取材方法各有优缺点。垂直切缘放射状取材时根据手术医生对保乳标本做的方位标记,垂直于基底将标本平行切成多个薄片,观察每个切面的情况。描述肿瘤大小、所在位置及肿瘤距各切缘的距离,取材时将大体离肿瘤较近处的切缘与肿瘤一起全部取材,大体离肿瘤较远处的切缘抽样取材,镜下观察时准确测量切缘与肿瘤的距离。垂直切缘放射状取材的优点是能正确测量病变与切缘的距离,缺点是工作量较大,且对大体离肿瘤较远处的切缘只抽样取材。切缘离断取材时将6处切缘组织离断,离断的切缘组织充分取材,镜下观察切缘的累犯情况。切缘离断取材的优点是取材量相对较少,能通过较少的切片对所有的切缘进行镜下观察,缺点是不能准确测量病变与切缘的距离。无论采取何种取材方法,建议在取材前将6处标本切缘涂上不同颜色的墨水,以便在镜下观察时能根据不同颜色对切缘作出准确的定位,并正确测量肿瘤和切缘的距离。保乳标本病理报告中需明确切缘状态(阳性或阴性)。阳性切缘是指墨染切缘处有导管原位癌或浸润性癌侵犯。阴性切缘的定义并不一致,但多数指南或共识中将"墨染切缘处无肿瘤"定义为阴性切缘。对于切缘阴性者,建议报告切缘与肿瘤的距离应尽量用客观的定量描述,而不建议用主观描述(如距切缘近等)。

五、有关前哨淋巴结活检

乳腺癌前哨淋巴结活检已逐渐取代传统的腋窝淋巴结清扫来评估乳腺癌患者的区域淋巴结情况,前哨淋巴结活检阴性者可避免腋窝淋巴结清扫。淋巴结中的肿瘤细胞分为如下3种:①孤立肿瘤细胞(isolated tumor cell, ITC):淋巴结中的肿瘤病灶直径≤0.2 mm,或单张切片上的肿瘤细胞<200个。AJCC定义其为pN0(i+),目前大部分乳腺癌诊疗指南推荐按腋窝淋巴结阴性处理。②微转移:肿瘤转移灶最大径>0.2 mm,但<2 mm。AJCC定义其为pN1mi。ITC与微转移有着本质的不同,前者为pN0,后者为pN1。③宏转移:肿瘤转移灶最大径>2 mm。

六、乳腺癌的免疫组化和分子病理检测及其质量控制

应对所有乳腺浸润性癌病例进行ER、PR、HER-2免疫组化染色,HER-2(2+)病例应进一步行原位杂交检测。ER、PR的规范化病理报告需要报告阳性细胞强度和百分率。ER及PR阳性定义:>1%的阳性染色肿瘤细胞。评估HER-2状态的意义在于确认适合HER-2靶向治疗的患者群体以及预测预后。HER-2阳性定义:经免疫组化检测,>10%的细胞出现完整胞膜强着色(3+)和(或)原位杂交检测到HER-2基因扩增(单拷贝HER-2基因>6或HER-2/CEP17比值>2.0)。ER、PR检测参考《乳腺癌雌、孕激素受体免疫组织化学检测指南》。HER-2检测参考《中国乳腺癌HER-2检测指南》。Ki-67增殖指数在乳腺癌治疗方案选择和预后评估中起一定作用,建议对所有乳腺浸润性癌病例进行Ki-67检测,并对癌细胞中阳性染色细胞所占的百分比进行报告。对于Ki-67计数,目前尚缺乏相关共识,建议按下述方法进行计数。首先在低倍镜下评估整张切片,观察阳性细胞分布是否均匀。①若肿瘤细胞中阳性细胞分布较均匀,可随机选取≥3个浸润性癌高倍视野计数,得出一个平均Ki-67增殖指数。②若肿瘤细胞中阳性细胞分布不均匀,出现明显的Ki-67增殖指数高表达区域(hot spot)。主要有两种情况:ⓐ在肿瘤组织边缘与正常组织交界处出现高表达区域,而肿瘤组

织内 Ki-67 增殖指数相对较低,推荐选取肿瘤边缘高表达区域≥3 个浸润性癌高倍视野进行 Ki-67 增殖指数评估;ⓑ在肿瘤组织内出现高表达区域,可对整张切片的 Ki-67 增殖指数进行平均评估,选取视野时应包括高表达区域在内的≥3 个浸润性癌高倍视野。当 Ki-67 增殖指数介于 10%~30% 的临界值范围时,建议尽量评估 500 个以上浸润性癌细胞,以提高结果的准确性。开展乳腺癌免疫组化和分子病理检测的实验室应建立完整有效的内部质量控制,不具备检测条件的单位应妥善地保存好标本,以供具有相关资质的病理实验室进行检测。

七、病理报告内容及规范

浸润性乳腺癌的病理报告应包括与患者治疗和预后相关的所有内容,如肿瘤大小、组织学类型、组织学分级、有无导管原位癌、有无淋巴管/血管侵犯(lymphovascular invasion,LVI)、切缘和淋巴结情况等。对于浸润性癌还应包括 ER、PR、HER-2、Ki-67 的检测情况。若为治疗后乳腺癌标本,则应对治疗后反应进行病理评估。导管原位癌的病理诊断报告应报告核级别(低、中或高级别)和有无坏死(粉刺或点状坏死)、手术切缘情况。对癌旁良性病变,宜明确报告病变名称或类型。对保乳标本的评估宜包括大体检查及显微镜观察中肿瘤距切缘最近处的距离。若切缘阳性,应注明切缘处肿瘤的类型(原位癌或浸润性癌)。

(李 明 杨文涛)

参考文献

[1] 《乳腺癌 HER-2 检测指南》(2014 版)编写组. 乳腺癌 HER-2 检测指南(2014 版). 中华病理学杂志, 2014,43(4):262-267.

[2] 王彦丽,高丽丽,陈颖,等. 不同临床病理特征的乳腺浸润性小叶癌 108 例腋窝前哨淋巴结术中印片诊断效率分析. 中华病理学杂志,2016,(7):472-473.

[3] 杨文涛,步宏. 乳腺癌雌、孕激素受体免疫组织化学检测指南. 中华病理学杂志,2015,(4):237-239.

[4] Cibas E, Ducatman B. Cytology: diagnostic principles and clinical correlates. 4th ed. Philadelpia: Saunders WB, Elsevier Health Sciences, 2014:233-265.

[5] Demay RM. Fluids. In: Demay RM ed. Practical principles of cytopa-thology revised edition. Chicago: American Society for Clinical Pathology, 2007:49-71.

[6] Dowsett M, Nielsen TO, A'Hern R, et al. Assessment of Ki67 in breast cancer: recommendations from the International Ki67 in Breast Cancer Working Group. J Natl Cancer Inst, 2011,103(22):1656-1664.

[7] Elston CW, Ellis IO. Pathological prognostic factors in breast cancer. Ⅰ The value of histological grade in breast cancer: experience from a large study with long-term follow-up. Histopathology, 1991,19(5):403-410.

[8] FieldA S, Schmitt F, Vielh P. IAC standardized reporting of breast fine-needle aspiration biopsy cytology. Acta Cytol, 2017,61(1):3-6.

[9] Gary T, Puay HT, Fernando S. Fine needle aspiration cytology of the breast. Heidelberg, Berlin: Springer, 2013:192.

[10] Giuliano AE, Edge SB, Hortobagyi GN. Eighth edition of the AJCC cancer staging manual: breast cancer. Ann Surg Oncol, 2018,25(7):1783-1785.

[11] Hammond ME, Hayes DF, Wolff AC, et al. American Society of Clinical Oncology/College of American Pathologists guideline recommendations for immunohistochemical testing of estrogen and progesterone receptors in breast cancer. J Oncol Pract, 2010, 6(4):195-197.

[12] Lee KC, Chan JK, Ho LC. Histologic changes in the breast after fine-needle aspiration. Am J Surg Pathol, 1994,18(10):1039-1047.

[13] Moran MS, Schnitt SJ, Giuliano AE, et al. Society of Surgical Oncology/American Society for Radiation Oncology consensus guideline on margins for breast-conserving surgery with whole-breast irradiation in stages Ⅰ and Ⅱ invasive breast cancer. Int J Radiat Oncol Biol Phys, 2014,88(3):553-564.

[14] Weigner J, Zardawi I, Braye S, et al. The microscopic complexities of C3 in breast cytology. Acta Cytol, 2014,58(4):335-346.

[15] Wolff AC, Hammond ME, Schwartz JN, et al. American Society of Clinical Oncology/College of American Pathologists guideline recommendations for human epidermal growth factor receptor 2 testing in breast cancer. J Clin Oncol, 2007,25(1):118-145.

第十五章

影像学引导下的乳腺定位活检

20世纪末,由于乳腺影像学及活检技术的进步,初次活检从最初的开放手术逐步变为经皮穿刺活检。经皮穿刺活检能获得相似的精确性,而且有更多的优势。2009年的国际乳腺癌共识会议(International Breast Cancer Consensus Conference)及美国乳腺外科医师协会(American Society of Breast Surgeons)均建议以经皮穿刺活检作为乳腺癌患者的初步活检方式。2009年,美国卫生保健研究和质量管理机构(Agency for Healthcare Research and Quality,AHRQ)比较了开放手术与影像学引导下乳腺穿刺定位活检,研究结果表明两者安全性良好。比较两者有效性后发现,无论开放活检还是影像学引导下乳腺定位活检,不良反应发生率均<1%。

自1995年影像学引导下的真空辅助乳腺定位活检帮助医生准确地诊断乳腺癌,为医生提供了各种选择和诊断工具。真空辅助乳腺活检系统于1995年4月通过美国FDA认证;1999年,美国医学会发布影像学引导下的真空辅助乳腺活检是替代外科活检的可靠诊断技术;1999年,我国国家食品与药品监督管理局批准该项技术在国内用于临床。它是通过无缝线切口单次穿刺多次取样,部分或者全部切除影像学上发现的异常。由于该手术通常对患者的创伤更小,比开放外科活检手术的并发症低,并且术后对于乳房外观影响甚微,是目前开放外科活检手术的一种可靠的诊断方法。

乳腺活检的时机应结合患者病史、体检及影像学检查共同决定。活检的主要目的是获得活检标本,以进行精确的诊断,并为新辅助治疗方案的制订提供依据。因此,选择活检手术方式应尽量减少患者不适,以最小的经济损耗获得最精确的诊断,同时应考虑为二次手术取材提供可能。

影像学引导下乳腺定位活检组织的获取装置包括弹簧枪和自动化粗针(通常为14G)、定向真空辅助活检探针(14G、11G、9G或8G),以及完整的取样装置。影像学引导下乳腺定位活检的引导方法包括X线立体定位、超声和MRI检查。

第一节 立体定位粗针活检方法

一、X线立体定位引导下的乳腺粗针活检

(一) X线立体定位

X线立体定位引导下的粗针活检可用于乳腺钼靶影像学诊断为可疑病灶的活检,常用的是钼靶诊断可疑钙化的活检。对于X线立体定位乳腺活检,真空辅助乳腺活检探针能更好地获取钙化组织。立体定位成像是使用放射(乳腺X线)成像技术对乳腺内的病变位置进行三角测量,目的是为了获得可疑病变的等角放射影像。当病变位于影像中,其距离皮肤表面的深度可以根据下列公式计算:

$$\Delta z = \Delta z/2\tan(15°) = 1.866\Delta x$$

当X线沿 x 轴(或横轴)偏转时,如果病变部位越深,位置的改变就越大。15°是X线的标准偏转度。有些制造商也会调整这一角度。如果X线管的角度偏转越大,公式中的分母也要相应改变。根据该公式,可以计算病变的深度(即 z 轴)。病变位置的垂直位置(或 y 轴)以及横轴位置(x 轴)可以在

非偏转(0°角)视野中定位。这种方法也可以确定病变是否在立体定位视野内。根据计算所得的 x、y、z 轴的位置,活检穿刺针可以根据相同的偏转角度或立体定位影像进入计算机合成的活检部位。

(二) 立位与俯卧位专用立体定位设备

目前主要有两种立体定位活检设备。一种是附加型或直立型。立体定位装置附加在乳腺成像设备上,活检过程中患者处于坐立位。在某些情况下,也可用于卧位活检。另一种设备是专用的立体定位活检台。患者俯卧在台上,台下是乳腺成像设备。这种设备专用于实施乳腺活检。直立型立体定位设备的主要缺点是活检操作的空间有限,因为有些粗针活检设备比较庞大,在技术上受到限制。要求患者静坐不动,容易造成定位不准确。此外,由于患者可以看到活检过程,1%~5%的患者会发生血管迷走神经反应。专用的立体定位乳腺活检台可以让医生有较大的工作空间。由于患者处于俯卧位,看不到活检过程,也减少了患者的紧张程度。然而,由于患者需俯卧在台面上20多分钟,会产生颈、肩、背部不适,尤其是该部位有关节炎的妇女,从而会造成患者不能耐受,引起移位和定位不准确。

二、超声引导下的乳腺粗针活检

(一) 超声引导下的乳腺粗针活检优势

超声引导下的乳腺粗针活检与X线立体定位引导下的乳腺粗针活检相比优势有:①没有电离辐射;②实时定位;③操作简单;④活检速度快,能获得较多的组织。超声引导下的乳腺活检主要用于乳腺超声影像提示的可疑实性病灶活检。Soo 等报道,对于乳腺钼靶影像学的可疑恶性钙化,超声检查发现其中23%同时伴有实性病灶。在超声引导下的麦默通肿瘤切除时,对定位技术要求较高,因为定位准确是手术成功的关键。超声引导非常重要,默契的配合可缩短操作时间。

(二) 超声引导下的乳腺粗针活检具体步骤

1. **先探测乳腺病灶** 对可扪及的病灶也用超声辅助定位,以确定肿块的部位、大小、形状、数量,并用标记笔标明。

2. **确定切口位置** 在超声引导下,将0.75%~1%利多卡因(普鲁卡因必须做皮试),按顺序分别在预计切口位置、穿刺针道及病灶周围注射。在预穿刺点,用尖刀切开皮肤2 mm,刺入穿刺针头,经皮下隧道将穿刺针延伸到肿块底部(注意紧贴肿块底部)。超声探测病灶的最大径,采用"最短距离"原则决定切口的位置和方向。

3. **探入穿刺针** 穿刺针的插入始终需要与超声探头长轴方向平行,或选择十字定位法。在超声动态监测下将穿刺针插入病灶后方,使刀槽紧贴肿块;如位置不佳,应重新调整。对乳房深部肿块,应避免刺入胸壁。在病灶前下缘挑起,尽量水平刺入。

4. **旋切** 在B超引导下,可调整刀槽与目标病灶位置,最终使目标病灶落在刀槽内,开始旋切(图15-1)。穿刺针凹槽对准肿块;对较大的乳腺肿块在肿瘤基底部逐步做扇形、旋转、多方位切割,使切割平面从底部逐步上移;对切下来的标本应仔细分辨与正常腺体的区别。将标本槽内的组织取干净。进行多次旋切、抽吸,直至超声影像显示无残留病灶,并观察标本边缘,确认切除病灶,终止旋切。旋切过程可用真空抽吸清除内部积血,最后证实无活动性出血时,穿刺针做好定位并按压前进键,完全关闭刀槽,然后将穿刺针从腺体拔出。

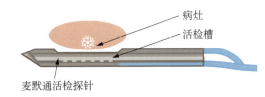

(1) 在超声引导下将穿刺针插入乳房,活检槽中心对准病灶中心

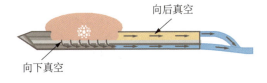

(2) 组织被真空吸入活检槽

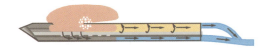

(3) 穿刺针前进,切取组织标本

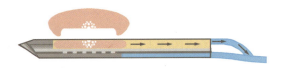

(4) 穿刺针前进达顶端,停止旋转

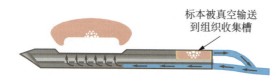

(5) 标本被真空输送到组织收集槽

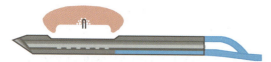

(6) 活检结束后,组织标记夹可以永久放置,以便日后手术治疗或随访

图 15-1　超声引导下的乳腺粗针活检步骤

三、MRI 引导下的乳腺粗针活检

MRI 引导下的乳腺活检一般针对通过 MRI 检查发现病灶。通常建议 MRI 表现异常的患者进行二次乳腺超声检查,以明确是否可通过 B 超引导下进行乳腺活检。通过超声二次检查的病灶可能会更大、更疑似恶性,且更多被描述为肿块。对于未行超声,仅 MRI 检查发现病灶的患者,诊断恶性肿瘤的概率为 6%～27%。术前准备应留置静脉通道,同时应注意 MRI 检查安全性问题(如有无安置心脏起搏器)。对有幽闭恐惧症的患者,可事先服用镇静剂。活检前请患者俯卧在 MRI 扫描仪上,使用专门的乳腺线圈。通过 MRI 检查可清晰地看到疑似病灶,将病灶锁定在乳腺夹的平行板之间。活检时通常从患者的侧面进针,比从夹板底部进针更容易。术前调整好患者的体位非常重要,防止因出现伪影而导致不确定性。

不同医院 MRI 检查的特定序列成像可能会有所不同。利用活检专用软件可发现异常病灶,并利用计算机计算坐标轴,以确定病灶位置。术前安装好真空辅助活检装置,确定病灶位置,局部麻醉后即可活检取材。通常取 6～12 条组织标本,并在活检位置放置标记。患者需在活检术后复查钼靶 X 线,确定标记准确放置。MRI 引导下的乳腺活检通常仅 MRI 检查才能发现异常病灶,因此标记的放置至关重要。如果患者需要二次手术,可在钼靶 X 线下确定标记位置。对于良性病灶,通常建议 6 个月后复查。

MRI 引导下的乳腺粗针活检的优势:仅为 MRI 检查发现异常病灶的患者提供了除开放手术以外的微创术式。MRI 检查乳腺病灶灵敏度高,但特异度较低,因此可能出现假阳性。MRI 检查的缺点:费用较高,需要压迫乳房可能引起患者不适,还可能引起幽闭恐惧及需要注射造影剂。对肾衰竭的患者禁忌进行增强 MRI 检查,防止出现肾纤维化。

多种术式的粗针穿刺活检为乳腺外科医生进行诊断性活检带来了很大的灵活性。选择合理的手术方式是成功精确取得活检标本的第一步,还应尽量减少患者不适,以及可能出现的并发症。同其他手术方式一样,乳腺粗针穿刺活检同样在很大程度上依赖手术医生的技术和经验,要求外科医生熟练掌握术前准备流程,以及真空辅助乳腺活检装置的原理和使用方法,活检术后影像学复查同样不可或缺。

第二节　立体定位乳腺粗针活检的临床应用

一、立体定位乳腺粗针活检准确性研究

立体定位 14G 自动乳腺粗针活检的早期研究显示,立体定位粗针活检与手术的符合率为 87%～96%,最佳结果见于使用 14G 针和长径枪获得的多点活检。在超声引导下的 14G 自动乳腺粗针活检研究中,Praker 等报道 49 例实施手术的病变,100% 与粗针活检结果符合;132 例粗针活检良性病变,随访 12～36 个月后未发现癌变。

有关立体定位 11G 针真空辅助乳腺活检的有效性研究,Pfarl 等报道癌的假阴性率为 3%(7/214 例),恶性钙化的假阴性率为 4%(4/115 例),恶性包块的假阴性率为 3%(3/99 例)。在 7 例假阴性病例中,5 例影像学检查高度提示恶性者乳腺粗针活检获得良性乳腺组织,1 例怀疑包块者粗针活检诊断为良性病变,1 例怀疑成簇钙化者没有钙化。立体定位乳腺活检经验≤15 例的放射科医师,假阴性率

是 10%;立体定位乳腺活检>15 例的放射科医师,假阴性率是 0.6%($P=0.002$)。所有假阴性结果均可以预期发现,主要表现为没有取得钙化或者组织学与影像学所见不符。

二、立体定位乳腺活检的适应证

立体定位乳腺粗针活检常用于乳腺影像学有阳性发现而触诊阴性病变的评估。美国放射学院制定的乳腺影像学报告和数据系统(BI-RADS),用来描述乳腺病变的影像学分级。BI-RADS 分级为 0 级的病变,需要第 2 种影像学方法完成评估。对于 BI-RADS 1 级(阴性)或 BI-RADS 2 级(良性)的病例,可以进行常规(间隔 1 年)乳腺影像学随访; BI-RADS 3 级(恶性风险<4%)的病例要密切随访(间隔 6 个月后进行同侧乳腺影像学随访,并进行连续 3 年的常规双侧乳腺影像学随访); BI-RADS 4 级(可疑恶性)或 5 级(高度提示恶性)的病例要进行活检。

立体定位乳腺粗针活检最常用于 BI-RADS 4 级病变的评估,其中多数为良性。对于这类病变,如果粗针活检诊断为良性,并且与影像学特征吻合(能够解释影像学特征),无需进行手术。BI-RADS 5 级的病变是否需要粗针活检取决于临床。如果高度可疑乳腺恶性肿瘤,进行粗针活检术前诊断,对乳腺恶性肿瘤进行组织学诊断及免疫组化诊断,确定乳腺恶性肿瘤分子亚型,为乳腺恶性肿瘤是否进行保乳手术提供重要信息,对拟行新辅助化疗或内分泌治疗前(局部晚期乳腺癌)提供诊断和治疗后的疗效判定。少数患者需要乳腺活检证实诊断。对于常规实施诊断性外科手术活检之后再进行二次(根治性)手术的患者,粗针活检可以减少一次手术过程。

BI-RADS 3 级的病变通常实施影像学随访而不必做活检,其中癌的发生率为 0.5%~2%。短期随访的创伤性比活检小,而且更经济。在 3 184 例"可能良性"(BI-RADS 3 级)的患者分析中,Sickles 和 Brenner 发现自动粗针活检与乳腺影像学检测的价格比是 8:1。对于 BI-RADS 3 级的病变,需要活检的情形包括:不能完成影像学随访者(如准备妊娠或者去往不具备影像学随访的地区),同时伴有乳腺癌病史或患者非常焦虑者。

立体定位乳腺粗针活检对于可触及病变的评估也有帮助,尤其是位置深、可活动或触诊不明确者。影像学引导下活检有助于保证病变采集的准确性。

三、立体定位乳腺活检的禁忌证

(1) 有出血倾向、凝血功能障碍等造血系统疾病者。
(2) 妊娠期、哺乳期等情况时。
(3) 有感染性疾病者。
(4) 心脑血管、肝脏、肾脏等严重原发性疾病者。
(5) 精神病患者。
(6) 疑为乳腺血管瘤时。
(7) 乳房太小,且病灶太靠近乳头、腋窝或胸壁者不易完全切除,同时可能发生其他损伤者。
(8) 乳腺内有假体者。

四、立体定位乳腺活检的并发症及防治

尽管各种乳腺疾病在不同的影像技术如彩超、钼靶 X 线和 MRI 检查的成像原理和图像迥异,但在上述影像学技术引导下的立体定位乳腺活检穿刺活检术后发生并发症的概率基本相同,且诊断和处理原则也基本相同。

1. 术后出血、血肿及皮下瘀斑形成　出血是各种引导方式下立体定位乳腺活检手术最常见的并发症(2%~3%)。患者术后可出现切除区域出血、局部形成血肿及皮下瘀斑。形成原因:①病灶周围有大的滋养血管损伤;②术后加压包扎移位或不紧;③病灶切除后,残腔内有渗血残留。

2. 感染　立体定位乳腺活检手术切口较常规手术切口小,发生感染的概率低。但在操作过程中应严格无菌操作,避免医源性感染发生。根据患者的情况(如高龄、糖尿病等)、手术创面的大小,可酌情术前 30 分钟常规静脉应用抗生素预防感染。

3. 气胸　原因多为肿瘤位于乳腺深部,贴近胸大肌以及操作不当。预防及处理措施:①穿刺枪与胸壁夹角必须<30°,尽量平行于胸壁;②避免粗暴操作;③放弃立体定位乳腺活检手术,改为开放手术。

4. 恶性肿瘤针道种植的风险　目前没有任何高级别循证医学证据指出真空辅助乳腺活检手术会造成针道种植。对可疑恶性肿瘤进行乳腺穿刺活检前,必须设计好穿刺点,确保穿刺点和针道包括在未来手术的切除范围内。有保乳要求的,穿刺点尽量选在模拟的保乳手术切口上。

五、立体定位乳腺活检的优点

1. **立体定位乳腺粗针活检的优点** 对于良性病变患者,可以避免手术之苦;对于乳腺癌患者,可以减少手术次数;比手术活检创伤小、耗时少、花费少;取出的组织少,不会引起乳房变形,之后的乳腺影像学检查中瘢痕较少。立体定位乳腺粗针活检的并发症较少,14G自动粗针活检的并发症率<0.2%,11G真空辅助活检的并发症率为3%。

2. **立体定位乳腺穿刺活检诊断乳腺癌的患者,需要两次或多次手术的常见原因** 切缘残留或贴近肿瘤,低估诊断为导管原位癌(经皮活检诊断为导管原位癌,而随后的手术切除显示为浸润性癌),以及前哨淋巴结转移。

对于乳腺多发病灶的妇女,活检两个或多个区域有助于判定癌是存在于其中一个还是多个区域,这种信息会影响手术治疗。如果乳腺癌出现在同一象限的不同部位(多灶性疾病),提示需要病损扩大切除;如果乳腺癌出现在不同象限(多中心性疾病),通常需要乳房切除术。立体定位乳腺活检也能降低保乳术后新发病灶的手术次数,如果活检诊断为良性,且与影像学特征相符,可避免手术;如果乳腺定位活检诊断为癌复发,患者将进行最终手术,通常是乳房切除术。立体定位活检也有助于局部进展或转移性乳腺癌,通过再次分析ER、PR、HER-2/neu,帮助选择化疗方案。

六、立体定位乳腺活检可能存在的问题

(一)组织学低估

立体定位乳腺粗针活检可能会低估非典型导管上皮增生(ADH)和癌细胞的病理学分级。病理医师对ADH的定义有不同看法,有人认为ADH具有导管原位癌(DCIS)的某些特征,但不是全部特征,或者是具有DCIS特征的病变仅累及1个导管,或者是具有DCIS特征的病变<2 mm。这些说明ADH与DCIS的鉴别在小块组织中是很困难的。此外,某些病例包含ADH与DCIS,或者兼有ADH、DCIS和浸润性癌。如果仅仅切取少部分病变组织,可能只取到ADH区域而没有取到癌。对于手术活检诊断为癌而穿刺活检诊断为ADH的病例,称为"ADH低估"。同样,穿刺活检诊断为DCIS而手术活检发现浸润性癌的病例,称为"DCIS低估"。

真空辅助乳腺活检比自动粗针活检较少发生组织学低估诊断。对于14G自动粗针活检诊断ADH的病变,约50%在手术活检时诊断为癌,其中多数是DCIS;对于11G真空辅助活检诊断为ADH的病变,10%~20%在手术活检时诊断为癌。对于立体定位14G自动粗针活检诊断为DCIS的病变,约20%在手术活检时诊断为浸润性癌;对于11G真空辅助活检诊断为DCIS的病变,约10%在手术时诊断为浸润性癌。

Jackman等对104例立体定位乳腺活检诊断为ADH的病例进行研究,希望能够识别低风险癌(<2%)而免除手术的亚群。在他们的研究中,手术切除发现21%(22/104例)的ADH病变伴有癌。癌风险最低者($P<0.02$)分别为16%(15/92例,没有个人乳腺癌病史者)及13%(9/67例,病变最大径<1 cm者)和8%(3/36例,立体定位活检将影像学所见病变去除者)。临床、乳腺影像学或活检特征都不能识别一组癌风险<2%的亚群。这些数据说明,所有穿刺活检诊断ADH的病变都需要进行手术切除。

(二)能否完全切除影像学的目标病灶

14G自动粗针活检针的标本重量约为20 mg,14G真空辅助活检针标本重量约35 mg,11G真空辅助活检针的标本重量约为100 mg,9G真空辅助活检针的标本重量约为200 mg。真空辅助乳腺活检装置能切除更多的组织,其优势是穿刺一次可以取出多块组织标本。

随着获取较大组织设备的使用,完全切除影像学目标病灶的可能性增大。在14G立体乳腺活检后立即进行的乳腺影像学研究中,Liberman等报道乳腺影像学病变被完全取出的比例在真空活检是13%,而在自动粗针活检是4%($P=0.02$)。使用11G真空辅助活检,影像学目标的完全切出率占所有病变的46%~89%,在≤1 cm病变组是64%~97%。

影像学目标的完全切除有优势吗?Liberman研究了800例立体定位11G真空辅助活检,影像学目标完全切除者466例(58%),部分切除者322例(40%),没有取到病变者12例(<2%)。完全切除者的诊断不一致性明显低于部分切除者(0.2%对比3%,$P=0.004$),且较少出现DCIS低估(7%对比20%,$P=0.07$)。如果影像学目标被完全切除而不是部分切除,组织学发现完全切除率从7%提高至21%($P=0.006$)。完全切除影像学目标并不能减

少手术次数、ADH 低诊断、再次活检率和并发症，而是能够降低诊断不符率和 DCIS 低诊断率。

（三）立体定位乳腺活检后的再次活检

现有研究结果显示，影像引导下的乳腺粗针活检有 9%～18% 的病例需要再次活检。ADH 的诊断是再次活检的主要原因，占 16%～56%。其他因素还包括组织学与影像学所见不一致、可疑叶状肿瘤、病理医师的建议及组织量不足。对于粗针活检诊断放射状瘢痕、乳头状病变、小叶非典型增生和小叶原位癌后是否需要手术切除存在不同观点。

在上述建议再次活检的病变中，手术发现癌的比例为 0～44%。Philpotts 等发现，立体定位引导下的 11G 真空辅助活检的再次活检率(9%)明显低于 14G 自动粗针活检(15%)。但是，在超声波引导下的活检中，11G 真空辅助活检与 14G 自动粗针活检的再次活检率没有差别。

第三节 展 望

对疑似恶性的乳房肿块及影像学检查的异常发现，精确的活检至关重要。活检标本可通过细针穿刺活检、粗针穿刺活检或开放手术取得。每种活检手术方法都非常重要，各有优势。虽然在临床工作中许多情况仍需要开放性手术，但应尽量避免初次活检即采用开放性手术。因此，乳腺科医生应明确各类活检手术方式的适应证、禁忌证及局限性，根据患者病情制订最适合的个体化手术方式。随着设备及技术的变革，未来活检手术方式及适应证将有更多可能，但仍应遵循微创、精确、安全的原则。

（廖 宁）

参考文献

[1] Berg WA, Campassi C, Langenberg P, et al. Breast imaging reporting and data system: inter- and intra-observer variability in feature analysis and final assessment. AIR Am J Roentgenol, 2000, 174: 1769-1777.

[2] Berg WA, Krebs TL, Campassi C, et al. Evaluation of 14- and 11-gauge directional, vacuum-assisted biopsy probes and 14-gauge biopsy guns in a breast parenchymal model. Radiology, 1997, 205: 203-208.

[3] Brenner RL, Sickles EA. Surveillance mammography and stereotactic core breast biopsy for probably benign lesions: a cost comparison analysis. Acad Radiol, 1997, 4: 419-425.

[4] Burbank F, Parker SH, Fogany TJ. Stereotactic breast biopsy: improved tissue harvesting with the Mammotome. Am Surg, 1996, 62: 738-744.

[5] Burbank F, Parker SH. Methods for evaluating the quality of an image-guided breast biopsy program. In: Parker SH, Feig SA, eds. Seminars in breast diseases: interventional breast procedures. Philadelphia: WB Saunders, 1998: 71-83.

[6] Burbank F. Stereotactic breast biopsy: comparison of 14- and 11-gauge mammotome probe performance and complication rates. Am Surg, 1997, 63: 988-995.

[7] Dowlatshahi K, Yaremko ML, Kluskens LF, et al. Nonpalpable breast lesions: findings of stereotaxic needle-core biopsy and fine-needle aspiration cytology. Radiology, 1991, 181: 745-750.

[8] Elvevrog EL, Lechner MC, Nelson MT. Nonpalpable breast lesion: correlation of stereotaxic large-core needle biopsy and surgical biopsy results. Radiology, 1993, 188: 453-455.

[9] Jackman RJ, Birdwell RL, Ikeda OM. Atypical ductal hyperplasia: can some lesions be defined as probably benign after stereotactic 11-gauge vacuum-assisted biopsy, eliminating the recommendation for surgical excision? Radiology, 2002, 224: 548-554.

[10] Jackman RJ, Marzoni FA, Nowels KW. Percutaneous removal of benign mammographic lesions: comparison of automated large-core and directional vacuum-assisted stereotactic biopsy techniques. AJR Am J Roentgenol, 1998, 17(1): 1325-1330.

[11] Kuhl CK, Morakkabati N, Leutner CC, et al. MR imaging-guided large core (14-gauge) needle biopsy of small lesions visible at breast MR imaging alone. Radiology, 2001, 220: 31-39.

［12］Liberman L, Abramson AF, Squires FB, et al. The breast imaging reporting and data system: positive predictive value of mammographic features and final assessment categories. AJR Am J Roentgenol, 1998,171:35-40.

［13］Liberman L, Dershaw DD, Glassman L, et al. Analysis of cancers not diagnosed at stereotactic core breast biopsy. Radiology, 1997,203:151-157.

［14］Liberman L, Dershaw DD, Rosen PP, et al. Core needle biopsy of synchronous ipsilateral breast lesions: impact on treatment. AJR Am J Roentgenol, 1996, 166:1429-1432.

［15］Liberman L, Ernberg LA, Heerdt A, et al. Palpable breast masses: is there a role for percutaneous image-guided core biopsy? AJR Am J Roentgenol, 2000,175:779-787.

［16］Liberman L, Hann LE, Dershaw DD, et al. Mammographic findings after stereotactic 14-gauge vacuum biopsy. Radiology, 1997,203:343-347.

［17］Liberman L, Kaplan JB, Morris EA, et al. To excise or to sample the mammographic target: what is the goal of stereotactic 11-gauge vacuum-assisted breast biopsy. AJR Am J Roentgenol, 2002,179:679-683.

［18］Liberman L, Morris EA, Dershaw DO, et al. Fast MRI-guided vacuum-assisted breast biopsy: initial experience. AJR Am J Roentgenol, 2003, 181: 1283-1293.

［19］Liberman L. Percutaneous image-guided core breast biopsy. In: Hricak H, Liberman L, eds. Women's imaging: an oncologic focus. Philadelphia: WB Saunders, 2002:483-500.

［20］Liberman L. Percutaneous image-guided core breast biopsy: state of the art at the millennium. AJR Am J Roentgenol, 2000,174:1191-1199.

［21］Lindfors KK, Rosenquist CJ. Needle core biopsy guided with mammography: a study of cost-effectiveness. Radiology, 1994,190:217-222.

［22］Orel SG, Kay N, Reynolds C, et al. BI-RADS categorization as a predictor of malignancy. Radiology, 1999,21(1):845-850.

［23］Parker SH, Burbank F, Jackman RL, et al. Percutaneous large-core breast biopsy: a multi-institutional study. Radiology, 1994,193:359-364.

［24］Parker SH, Jode WE, Dennis MA, et al. US-guided automated large-core breast biopsy. Radiology, 1993,187:507-511.

［25］Parker SH, Klaus AJ, McWey PJ, et al. Sonographically guided directional vacuum-assisted breast biopsy using a handheld device. AJR Am J Roentgenol, 2001,177:405-408.

［26］Parker SH, Lovin JD, Jode WE, et al. Nonpalpable breast lesions: stereotactic automated large-core biopsies. Radiology, 1991,180:403-407.

［27］Parker SH, Lovin JD, Jode WE, et al. Stereotactic breast biopsy with a biopsy gun. Radiology, 1990, 176:741-747.

［28］Perez-Fuentes JA, Longobardi IR, Acosta VF, et al. Sonographically guided directional vacuum-assisted breast biopsy: preliminary experience in Venezuela. AJR Am J Roentgenol, 2001,177:1459-1463.

［29］Pfarl G, Helbich TH, Riedl CC, et al. Stereotactic 11-gauge vacuum-assisted breast biopsy: a validation study. AJR Am J Roentgenol, 2002,179:1503-1507.

［30］Philpotts LE, Hooley RJ, Lee CH. Comparison of automated versus vacuum-assisted biopsy methods for sonographically-guided core biopsy of the breast. AJR Am J Roentgenol, 2003,180:347-351.

［31］Philpotts LE, Shaheen NA, Caner D, et al. Comparison of re-biopsy rates after stereotactic core needle biopsy of the breast with 11-gauge vacuum suction probe versus 14-gauge needle and automatic gun. AJR Am J Roentgenol, 1999,172:683-687.

［32］Sao MS, Baker A, Rosen EL. Sonographic detection and sonographically guided biopsy of breast microcalcifications. AJR Am J Roentgenol, 2003, 180: 941-948.

［33］Sickles EA. Periodic mammographic follow-up of probably benign lesions: results of 3,184 consecutive cases. Radiology, 1991,179:463-468.

［34］Sickles EA. Probably benign breast lesions: when should follow-up be recommended and what is the optimal follow-up protocol? Radiology, 1999,213:11-14.

［35］Varas X, Leborgne H, Leborgne F, et al. Revisiting the mammographic follow-up of BI-RADS category 3 lesions. AJR Am J Roentgenol, 2002,179:691-695.

第十六章

核医学在乳腺肿瘤诊断中的应用

第一节 ^{18}F-FDG PET-CT 显像

核医学影像因其提供功能、代谢和分子信息,使早期诊断乳腺癌成为可能。PET 是目前最先进的分子影像设备之一,其原理是把正电子放射性药物(显像剂)注入人体,药物在参与人体的生理代谢过程中正电子核素发生湮灭效应,生成能量均为 0.511 MeV 但彼此运动方向呈 180°的 2 个 γ 光子。根据人体不同部位吸收放射性药物能力的不同,放射性核素在相应部位湮灭反应产生成对光子的数量也不同。用环绕人体的 γ 光子检测器,可以检测到释放光子的时间、位置、数量和方向,通过光电倍增管将光信号转变为时间脉冲信号,经过计算机系统对上述信息进行采集、存储、运算、数/模转换和影像重建,从而获得人体脏器的横断面、冠状面和矢状面的图像。凡代谢率高的组织或病变,在 PET 上呈现高代谢色彩或灰度,反之则为低代谢色彩或灰度。PET-CT 将 PET 对恶性病灶探测灵敏度高、特异性强的特点与 CT 精确解剖的优势联合在一起,实现了高质量的同机图像融合。

^{18}F-FDG 是目前临床上最常用的正电子显像剂,作为葡萄糖的类似物,可通过观察病变组织葡萄糖的利用率来进行疾病诊断。本节将阐述^{18}F-FDG PET-CT 显像在乳腺肿瘤诊断中的应用。

一、原发病灶的诊断

钼靶 X 线、超声和 MRI 乃是乳腺最重要的检查手段,而基于全身 PET 或 PET-CT 设备的核医学^{18}F-FDG 检查不适合用于乳腺癌筛查和原发灶定性诊断。但是,基于高分辨率、高灵敏度的乳腺专用 PET 检查或许可以提高^{18}F-FDG 对乳腺癌诊断的价值。

(一)诊断价值

^{18}F-FDG PET-CT 对原发性乳腺癌的诊断灵敏度为 68%~96%,特异度为 84%~97%,与乳腺钼靶 X 线、超声和 MRI 检查比较并无显著优势。有前瞻性研究总结认为其局限性如下:①分辨率有限,通常无法检测出直径<1.0 cm 肿瘤;②^{18}F-FDG 摄取程度与病理类型有关,无法检出分化良好的肿瘤,假阴性主要见于对^{18}F-FDG 摄取较少的浸润性小叶癌等。因此,肿瘤大小和核分级对^{18}F-FDG PET-CT 原发灶的检出影响甚大。此外,由于正常组织的标准摄取值(standard uptake value,SUV)和年龄、乳腺密度等有关,对于乳腺较致密的年轻患者,由于其乳腺本底较高,更易出现漏诊情况。

(二)特殊类型的乳腺癌

三阴性乳腺癌较激素受体阳性和 HER-2 阳性乳腺癌恶性程度高,故有较高的^{18}F-FDG 摄取,且其最大 SUV(SUVmax)的高低程度与增殖指数等密切相关。

PET-CT 对炎性乳腺癌的诊断灵敏度较高,特异度达 100%。其高诊断率是由于炎细胞的浸润,受累皮肤增厚伴^{18}F-FDG 高代谢所致。回顾性研究提示,在炎性乳腺癌患者中,PET-CT 能更准确地判断原发灶的侵袭性而用于疗效预测,可作为钼靶 X 线、超声等检查手段的有效补充,用于原发灶的评估。

二、分期与再分期

(一) 淋巴结转移

乳腺癌淋巴结转移是最常见的转移途径之一，其转移与否是乳腺癌预后的重要预测指标。据报道，约40%的乳腺癌患者存在淋巴结转移。Cooper等一项大规模Meta分析提示，PET和PET-CT诊断淋巴结转移的特异度高达94%，但灵敏度仅为63%，尤其是对于直径<2.0 mm的转移灶，其检出率仅11%。此外，还存在一定的假阳性率，主要见于其他肿瘤（如淋巴瘤）和炎症等引起的^{18}F-FDG的摄取。因此，既往曾行乳腺活检或化疗的患者，其PET检查的假阳性率较高。前哨淋巴结活检（SLNB）的平均特异度和灵敏度分别为100%和93%，故目前PET仍无法取代SLNB在判断淋巴结转移中的地位。

SLNB主要用于原发灶较小（2.0~3.0 cm）、低度淋巴结转移的患者。若已高度怀疑存在淋巴结转移，或是侵袭性较大的类型如炎性乳腺癌等，则不适合进行SLNB。因此，尽管PET-CT对淋巴结转移的灵敏度较低，但仍可用于辅助治疗决策，即PET-CT阳性者可免行SLNB而直接进行腋窝淋巴结清扫术，而阴性者可结合SLNB情况再进一步判断。

^{18}F-FDG PET-CT淋巴结的假阴性多见于原发灶分化较好的恶性肿瘤，故目前虽然不推荐所有乳腺癌患者用^{18}F-FDG PET-CT显像进行术前分期，但对恶性程度较高者或可改变分期，对治疗决策至关重要。此外，作为全身性显像，可发现远处淋巴结转移。Aukema等发现，II~III期乳腺癌患者腋窝外淋巴结转移检出率可达28%，认为PET-CT显像可改变17%患者的分期和12%患者的治疗决策。

(二) 远处转移

PET-CT作为一种全身显像在检出远处转移灶方面具有一定的优势，与传统X线胸片、CT、腹部超声、骨扫描等检查相比，具有较高的诊断灵敏度和特异度，目前已被广泛用于远处转移常规筛查。一项大样本Meta分析提示，PET-CT对乳腺癌远处转移检出的灵敏度和特异度可高达97%和95%，而传统基于解剖成像的技术仅为56%和91%。尤其是对于可切除的乳腺癌患者而言，PET-CT对远处转移诊断价值更大，其灵敏度和特异度甚至高达100%和98%，而传统影像技术仅有60%和83%。

1. **骨转移** 为乳腺癌常见远处转移之一，^{18}F-FDG PET-CT对其诊断的灵敏度和特异度分别为93%和99%，而骨扫描为81%和96%。此外，高危乳腺癌患者骨转移率可达30%，因此^{18}F-FDG PET-CT对这类患者更具筛查价值。根据显像原理，前者对溶骨性转移检出率较高，后者则更易发现成骨性病变，两者联合可进一步提高骨转移诊断价值，灵敏度、特异度和准确率分别可达100%、96.7%和97.7%。

2. **肺转移** ^{18}F-FDG PET-CT显像对直径>8 mm肺转移诊断的灵敏度、特异度和阳性预测值分别为77%、85%和89%。受限于PET-CT的仪器分辨率，当直径<8 mm时，其灵敏度骤降至17%。因此，临床上建议>8 mm肺结节才可考虑做^{18}F-FDG PET-CT显像以鉴别是否为转移，PET-CT可改变这部分人群41%的分期和治疗策略。

(三) 循证医学和指南建议

根据美国《NCCN指南》《欧洲ESMO指南》的建议，^{18}F-FDG PET-CT显像并不适用于早期（I~II期）和可手术III期乳腺癌患者术前的常规诊断；推荐用于CT或MRI检查图像提示可疑病灶的局部晚期乳腺癌患者，尤其是伴有腋窝淋巴结转移者。表16-1为各指南对术前应用^{18}F-FDG PET-CT显像的建议。

目前，^{18}F-FDG PET-CT显像用于乳腺癌的成本效益分析的研究仍较少。既往曾有学者提出MRI检查有望取代SLNB，但同时也指出尚需更大样本临床研究来比较。近来有学者认为，^{18}F-FDG PET-CT显像可在早期乳腺癌中减少不必要的腋窝淋巴结清扫，以降低总医疗费用支出。

三、监测复发/转移

乳腺癌术后复发或远处转移是其最终死亡的重要原因之一。复发/转移通常发生在乳腺癌术后最初的2~3年，可在原位复发或出现区域（同侧腋下）淋巴结转移，亦可表现为远处转移（骨、肝、肺、脑等）。有研究指出，乳腺癌术后至复发的中位时间为2.3年。因此，早期发现复发和转移可显著改善患者的预后。

表 16-1 ^{18}F-FDG PET-CT 显像用于分期的建议

指南	证据等级/推荐强度	描 述
SEOM(2015)	Ⅰ/A[a]	怀疑存在远处转移； 实验室检查有异常结果，或局部晚期乳腺癌(Ⅲ期)中发现病灶，需进行 PET-CT，或胸腹部 CT 和骨扫描鉴别(如存在骨痛、碱性磷酸酶、乳酸脱氢酶或钙指标等异常)
	Ⅲ/C[a]	常规分期，用以确定远处转移
ESMO(2015)	V/A[b]	局部晚期乳腺癌，常规诊断技术无法确定的病灶；
	V/B[b]	PET-CT 显像可取代传统影像学技术用于高转移风险乳腺癌如局部晚期/炎性乳腺癌患者新辅助化疗前的分期
NCCN(2016)	Ⅱ/B[c]	骨扫描和 ^{18}F-NaF PET-CT，仅用于伴骨痛或碱性磷酸酶增高的患者； ^{18}F-FDG PET-CT 显像在常规影像学检查不可确定或可疑时有帮助，但用于局部晚期乳腺癌(包括 T3 N1 M0)患者区域淋巴结和远处转移的研究仍有限； NCCN 建议若 ^{18}F-FDG PET-CT 显像阳性，可不必再行骨扫描
NICE(2015)	无参考	PET-CT 仅用于局部晚期乳腺癌患者，其他影像学检查提示有可疑转移灶时可进一步鉴别

注：a. 推荐强度：5 级(A～E)。证据等级：3 级(Ⅰ～Ⅲ)。b. 推荐等级：6 级(1A～2C)。c. 证据分类：4 级(1、2a、2b 和 3)。

目前，对乳腺癌复发/转移监测的主要手段包括 CT、MRI、超声检查和骨扫描等。基于解剖结构改变的影像学技术对伴有瘢痕组织的复发/转移灶较难诊断，而 ^{18}F-FDG PET-CT 显像对其诊断价值较高，也高于 PET 单独成像，但与 MRI 检查相比并无优势。鉴于 PET 可检出远处转移灶，利用 PET-MRI 显像可望进一步提高对复发/转移灶的检出。此外，PET-CT 较全身 MRI 检查技术而言，对淋巴结的诊断更具优势。全身骨扫描对溶骨性转移价值更高，尤其适于临床上存在碱性磷酸酶、CA153 等增高的情况。^{18}F-FDG PET-CT 假阴性主要见于体腔、四肢和脑等显像效果不佳的部位，假阳性则主要由炎症摄取造成。

总之，^{18}F-FDG PET-CT 显像作为一种无创的分子影像学技术，在监测乳腺癌的复发/转移中具有可靠的价值。根据 2014 年美国《NCCN 指南》，当怀疑有远处病灶或存在定性困难时，强烈推荐用 ^{18}F-FDG PET-CT 进一步鉴别。

四、疗效预测

^{18}F-FDG PET-CT 显像因反映肿瘤糖代谢活性，已被广泛应用于淋巴瘤、肺癌、食管癌等恶性肿瘤治疗后的疗效观察和早期预测。临床上通常可根据治疗前后 SUVmax 的变化差异，在肿瘤大小发生改变前早期对疗效进行客观评估，有利于制订进一步的治疗决策。

（一）新辅助化疗

^{18}F-FDG PET-CT 显像对新辅助化疗疗效预测的研究日益增多，表 6-2 为 3 项 Meta 分析的数据汇总。尽管其灵敏度较高，但鉴于特异度仍不甚理想(约为 70%)，制约其成为新辅助化疗治疗过程中的常规技术。当然，各项研究的特异度报道差异巨大，如 Cheng 等的 Meta 分析显示，其各项研究特异度为 30%～96%，这与各研究入组标准不同、患者存在巨大异质有关，尤其与病理类型和受体表达差异有关。

表 16-2 ^{18}F-FDG PET-CT 显像对新辅助化疗疗效预测的 Meta 分析

研究者 (年代)	纳入的 研究数	灵敏度 (%)	特异度 (%)	显像时间
Cheng 等(2012)	17	84	71	未描述
Mghanga 等(2013)	15	81	79	1～4 个周期后
Wang 等(2012)	16	84	66	1～8 个周期后

关于 PET-CT 显像时间点，Wang 等认为新辅助化疗后 1～2 个周期复查最具价值，将对治疗决策产生巨大影响。1～2 个周期后的复查结果间则不存在显著性差异，其灵敏度和特异度分别为 74% 和

86%(1个周期后)、77%和84%(2个周期后)。

由于受到肿瘤异质性等影响,对合适的SUVmax变化界值仍存在一定争议。但目前多数研究均推荐将治疗后2个周期下降55%~65%作为判断有效的界值为宜。此外,亦有学者指出或可更早进行疗效预测,1个周期后下降15%以上即可判定为有效组。

另外,^{18}F-FDG PET-CT显像对新辅助化疗的疗效预测价值还取决于受体(ER、PR、HER-2)的表达情况,尤其适用于HER-2阴性患者。在HER-2阴性患者中(包括三阴性乳腺癌和ER阳性乳腺癌),^{18}F-FDG下降程度与最终的病理结果高度一致,而在HER-2阳性患者中则无预测价值。另一项研究发现,对ER阳性、HER-2阴性患者,利用SUVmax变化区分化疗敏感和抵抗的灵敏度高达89%。对于三阴乳腺癌性患者,SUVmax的变化不仅可反映化疗敏感性,亦可用于无疾病进展生存时间的预测。

(二) 内分泌治疗

^{18}F-FDG PET-CT显像对内分泌治疗疗效的预测也有潜在价值,其^{18}F-FDG代谢下降与无疾病进展生存显著相关。芳香化酶抑制剂使用后SUVmax的变化与治疗后肿瘤的增殖抑制有关。

此外,PET-CT显像通过发现原发和转移灶对治疗敏感性的不同,为临床医生观察肿瘤异质性提供了一种很好的无创监测手段。Huyge等发现高达48%的骨转移患者不同病灶对治疗敏感性存在显著差异,因此这些患者将快速出现进展。

五、新技术的应用

(一) 双时相显像

在注射显像剂后的早期(60分钟)和晚期(如90分钟)各进行一次图像采集,因此产生的早期与延迟相间SUVmax变化,有利于原发/复发病灶与良性病变的鉴别诊断。此外,该技术可提高敏感性较低的小病灶、致密性乳腺中恶性病灶的检出率,对浸润和非浸润性癌加以区分。通常恶性病变表现为延迟显像SUVmax的进一步升高,而良性或正常组织则出现下降。尽管其灵敏度仍有限,无法常规用于临床,但对小病灶等特定患者仍存在一定的诊断价值。

双时相显像对淋巴结转移灶检出无显著优势,且可能导致不必要的假阳性,故在淋巴结转移诊断中不推荐使用。

(二) PET-MRI

MRI检查是乳腺癌诊断中常规应用的影像技术之一,具有较高的软组织分辨率。因此,PET-MRI显像可能成为乳腺癌诊断的新宠。PET-MRI将原先MRI检查对乳腺原发病灶的阳性预测值从77%提高至98%,特异度从53%上升至97%,且可指导临床选择合适的活检部位,以提高诊断价值。

PET-MRI尽管在疗效预测方面并不比PET-CT有进一步的优势,但PET的肿瘤糖代谢信息与MRI图像反映肿瘤血供信息两者互为补充,或能为乳腺癌患者个体化治疗提供更多的决策依据。

(三) 乳腺专用PET

正电子发射乳腺扫描(positron emission mammograph, PEM)在成像原理上同PET,但探测敏感度与分辨力明显提高,其分辨率能达到<2 mm的病灶;其临床应用旨在突破PET及PET-CT对于早期乳腺癌小病灶检测的局限性。同时,PEM扫描仪专用于乳房探测,由于探测距离近,所需放射性药物用量就少,加上不做CT,所以辐射剂量小,有利于早期乳腺癌筛查、局部晚期乳腺癌新辅助治疗疗效的反复观察和乳腺癌新分子影像探针的临床研究,已成为国际上核医学研究热点之一。

Caldarella等对^{18}F-FDG PEM诊断乳腺癌的效能进行了Meta分析,共包括8项研究873例患者。在8项研究中,基于病变水平的^{18}F-FDG PEM诊断灵敏度为80%~95%,特异度为33%~100%,作者得出的综合灵敏度和特异度分别为85%(95% CI:83%~88%)和79%(95% CI:74%~83%),曲线下面积为0.88。作者认为^{18}F-FDG PEM对乳腺可疑恶性肿瘤的诊断灵敏度和特异度均优于传统的钼靶和超声检查。

如前所述,PET、PET-CT显像不适合乳腺癌早期筛查,其微小病灶灵敏度低是主要因素。PEM的探测器可以多角度紧贴乳腺组织接受射线信号,同时减少射线的衰减,因而会对乳腺恶性肿瘤的诊断比PET、PET-CT具有更高的灵敏度。

当然,PEM显像亦有一定的局限性。因其扫描野范围有限,乳腺深部、贴近胸壁的病灶如未进入扫描野时会导致假阴性结果;腋窝区淋巴结及副乳的病变,PEM常常不能显示。

PEM的临床应用尚处于起步阶段,其在乳腺癌中的应用价值及与其他影像技术的比较仍需多中心、大样本的临床研究进一步探索。随着 PEM 成像技术的成熟、发展及更多肿瘤特异性正电子显像药物的研发,从乏氧、增殖、受体等多个方面评估乳腺癌的生物学行为,PEM 在乳腺癌的临床应用中或将具有更大价值。

第二节 雌激素受体显像

乳腺癌作为我国女性最常见的恶性肿瘤之一,2015 年新发病例数达 2 686 000。据文献报道,有 65%~70% 的女性乳腺癌患者为 ER 阳性,作为一种雌激素依赖性的肿瘤,ER 在乳腺癌的发生、发展过程中起着至关重要的作用,对个体化治疗决策的制定也有着越来越重要的指导价值。

一、ER 的常规检测手段和局限性

目前,ER 的检测方法有:①反转录-聚合酶链反应法(reverse transcription-polymerase chain reaction,RT-PCR);②蛋白质免疫印迹法(Western blotting);③微流控芯片检测法;④免疫组化方法。后者是利用抗原与抗体特异性结合的原理,采用提纯激素受体蛋白制成的单克隆抗体直接与受体结合,再结合显色技术直接在显微镜下观察阳性细胞的数目、染色强度及分布位置,从而对 ER 进行定性、定量、定位检测的一门技术。由于其操作简便、灵敏度高、特异性强等优势,是目前临床上使用最为广泛的一项 ER 检测技术。

上述各种 ER 检测技术均存在一定的局限性,主要体现在以下几个方面:①均需取得细胞或组织标本,故为有创性操作;此外,穿刺、活检等有增加肿瘤种植、转移的风险,且可重复性较差;相当部位的转移灶如乳腺癌骨转移时,存在取材困难而无法确定 ER 状态的情况。②部分为半定量技术,由于操作(如免疫组化方法所使用的抗体、固定时间等影响)或读片认知的不同,在不同实验室间甚至同一实验室内,其结果存在一定程度的差异。据美国临床肿瘤和病理协会的报道,全球范围内有高达 20% 的 ER 免疫组化结果存在错误。③由于为离体检测,且受到肿瘤内部异质性的影响,局部取材可能无法真实、全面反映全部生物学信息;由于取材限制,一般仅根据原发病灶来判断整体的 ER 表达,而原发灶和转移灶 ER 表达有时可不一致,也给临床治疗决策的制订提出了考验。

二、ER 显像概述

核医学分子影像技术通过标记不同的化合物,可在活体内无创动态地反映包括增殖、代谢、凋亡等多种生物学行为,为疾病的早期诊断和治疗决策的制订提供参考。

最为理想的内源性 ER 激动剂是雌二醇。因为血液循环中仅 1%~3% 的雌二醇具有生物学活性,大部分均以血浆载体蛋白如性激素结合球蛋白(sex hormone binding globulin,SHBG)和白蛋白的形式存在。因此,ER 显像多以雌二醇及其类似物为探针进行标记。

在过去的几十年中,17β-雌二醇的不同类似物曾被 ^{77}Br、^{123}I、^{11}C、^{18}F、^{99m}Tc 等多种放射性核素标记后用于 ER 的显像。相较其他放射性核素而言,^{18}F 作为一种卤族元素,可替代雌激素分子中多个位点,而不改变其化学性质,具有标记便捷的优势;且其半衰期合适,满足多步骤合成的需要;标记化合物后可用于 PET-CT 显像,具有较高的图像分辨率;有足够时间与靶病灶结合和从非靶病灶清除,因此已成为 ER 显像最为常用的标记放射性核素。

Kiesewetter 团队于 1984 年最早成功合成了 16α-^{18}F-17β-雌二醇(^{18}F-FES),与 ERα 的亲和力可为 ERβ 的 6.3 倍。目前,有 20 余种 ^{18}F 标记的雌二醇类似物用于 ER 显像,但临床研究结果不尽如人意。迄今为止,^{18}F-FES 由于合成便捷、具有与 ER 的高亲和力,仍是临床使用最为广泛的 ER 显像剂。

三、^{18}F-FES 的合成、质量控制、药代动力学和安全性评价

(一)合成

FES 作为雌二醇的类似物,通过 ^{18}F 标记后进行正电子显像。其合成主要有以下几种方法:①由

Kiesewetter 和其团队最先采用的,以 3,16β-二(三氟甲基磺酰)-1,3,5(10)雌甾三烯-17-酮为前体的合成方法,以及后续报道的以机器人辅助的合成结果。但因需机器人辅助和涉及液氮中氢化锂铝作用下的还原反应等,一般实验室难以实现。②Lim 等研发的基于标记前体 3-O-(甲氧甲基)-16,17-O-磺酰基-16-表雌二醇[3-O-(MMSE)]的合成,包括 ^{18}F 离子与前体的亲核取代反应和随后的水解反应两个主要步骤。该方法因反应快、产率高、水解反应条件温和、前体容易获得、过程简单、易于实现自动化等,已成为目前 ^{18}F-FES 的常规合成方法。

鉴于现有的合成方法均需用 HPLC 法进行产品的分离纯化,制备过程相对繁琐,特别是水解反应需多次加样、加热,总合成时间较长,不利于其在临床的广泛推广。国内王明伟等根据前体化合物 MMSE、^{18}F 标记中间体[MMSE-K$^+$]^{18}F 和目标产品 ^{18}F-FES 两两之间的极性差别较大的原理,采用"两锅法"反应模式,利用固相萃取(SPE)法能有效地分离纯化 ^{18}F-FES,并实现了自动化制备。张勇平等在此基础上,应用多功能放射性药物标记模块 Explora GN 和液相色谱分离模块 Explora LC,利用自制的 SPE 装置,采用"一锅法"完成了合成和分离,制备了高纯度的 ^{18}F-FES;目前又使用微流体-反应器常规用于 ^{18}F-FES 制备,可明显节省化学前体。

(二)质量控制

根据《中华人民共和国药典》,^{18}F-FES 的质量控制应包括以下内容:①性状,为无色澄清溶液,pH 值为 6.0~8.0;②放射性核纯度,γ能谱仪测定时,能量谱图上除 511 keV 外,无其他峰;③化学杂质,氨基聚醚(K222)<50 μg/ml,乙腈不得检出;④放射化学纯度>98%;⑤异常毒性试验为阴性;⑥无菌检查和细菌内毒素检查为阴性;⑦无菌过滤器完整性检查应完整且不漏气;⑧放射性浓度>370 MBq/ml(10 mCi/ml);⑨比活度,Sundararajan 等认为比活度应控制在一定的范围内,以保证即使在合成后数小时,注射量为 222 MBq(6 mCi)的 ^{18}F-FES 中其 FES 的含量仍<5 μg,从而实现一次生产供多人使用的目的。比活度对 ^{18}F-FES 图像和数据分析的影响在本章第四节详细讲述。

(三)药代动力学

研究证实,^{18}F-FES 和雌二醇的生物学行为类似,在体内可与 ER 和 SHBG 结合。根据 Tewson 等的报道,外周循环血液中约有 45% 的 ^{18}F-FES 与 SHBG 结合,剩余的与白蛋白微弱结合。

^{18}F-FES 在动物、人体内的清除和代谢已有相关文献报道。与其他类固醇激素相似,肝脏作为激素的代谢场所,^{18}F-FES 一经注射后,可被肝脏高度摄取,并迅速代谢。因此,其在血液中的清除速度较快,20~30 分钟即可达到峰值。第 20 分钟时,外周血液中仅有 20% 的 ^{18}F-FES 以未代谢的形式存在。外周血液中含有放射性代谢产物,即非氧化 ^{18}F-FES,多以葡糖苷酸和硫酸盐复合物形式存在。代谢产物可通过肝、肾两种途径排出体外。由于存在肠肝循环,故大肠内的放射性摄取量相对较低。鉴于注射后 30 分钟非靶病灶中的摄取量已基本清除,故图像对比时很清晰,已可用于显像。

(四)安全性评价

临床上,一般给予的 ^{18}F-FES 显像剂量为 200 MBq(5~6 mCi),所含的 ^{18}F-FES 化学剂量<8 nmol。迄今为止,尚无关于 ^{18}F-FES 毒性与不良反应的报道。

PET 显像对人体的辐射剂量研究证实是安全的。国外研究显示,行 ^{18}F-FES 显像时,人体所受的辐射量为 0.022 mSv/MBq,200 MBq 的注射剂量时则为 4.4 mSv。受照剂量最高的依次为肝(0.13 mGy/MBq)、胆囊(0.10 mGy/MBq)和膀胱(0.05 mGy/MBq)。国内张建平等通过全身动态小动物 PET 显像获得的 ^{18}F-FES 在小鼠体内的生物分布信息,利用器官内剂量评估/指数模型分析软件,估算其在人体内的吸收剂量、全身有效剂量和有效剂量当量。结果显示,人体内吸收剂量最高的依次为胆囊壁、膀胱壁、小肠、上部大肠和肝,分别为 0.072 5 mGy/MBq、0.044 5 mGy/MBq、0.043 0 mGy/MBq、0.031 5 mGy/MBq、0.028 2 mGy/MBq;而放射性敏感的器官,如胸腺、骨原细胞和红骨髓等的吸收剂量则较低,为 0.001 4~0.021 8 mGy/MBq。全身平均吸收剂量、有效剂量当量和有效剂量分别为 0.014 7 mGy/MBq、0.025 0 mGy/MBq 和 0.019 0 mSv/MBq。当注射 185 MBq(5 mCi)的 ^{18}F-FES 时,人体的有效剂量为 3.515 mSv。综合国内外相关研究,^{18}F-FES 的有效剂量低于允许范围的上限,可安全地用于临床显像。

四、显像方法

为避免干扰,一般要求患者至少停用 ER 拮抗剂如他莫昔芬等 5~6 周,但芳香化酶抑制剂的使用则不受限制。鉴于血糖水平不会影响 ER 的表达,仅少数研究要求禁食>4 小时,其目的主要是为了减少盆腔、肠道的生理性摄取,以降低对盆腔脏器和病灶检出率的影响。

推荐的 ^{18}F-FES 注射剂量为 222 MBq(6 mCi)。部分研究中为降低不良反应,要求采用>1 分钟或>2 分钟的缓慢静脉推注。

^{18}F-FES PET-CT 的图像采集方式:①Seattle 中心的研究均在静脉注射后进行为期 60 分钟的动态采集。②Dehdashti 等在静脉注射 ^{18}F-FES 后约 90 分钟显像,首先对感兴趣区行 30 分钟的动态采集,然后再对全身进行静态采集。以 SUV 值进行半定量分析。③多数研究均在注射后 30~110 分钟静态采集从颅底到股骨中段的全身图像,其参数要求同常规的 ^{18}F-FDG 显像。Sundararajan 等认为,鉴于肿瘤摄取的峰值出现在注射后 30~60 分钟,故静脉注射 ^{18}F-FES 后 60 分钟进行图像采集,更能反映肿瘤 ER 状态。此外,还采用 Flux 进行定量分析。因此,在目前开展的各项临床研究中,多数采用注射后 60 分钟的静态采集方法。

五、^{18}F-FES 显像与 ER 表达的相关性研究

(一) 影响因素分析

早期研究认为,外周血液中的雌二醇可与 ^{18}F-FES 产生竞争,故而绝经前的高雌激素水平会导致显像的假阴性。Peterson 等分析了 239 例患者(312 次)^{18}F-FES PET-CT 显像结果,并综合各临床数据后认为:① ^{18}F-FES 的摄取程度与血浆雌激素水平(基于外周血液中雌二醇水平<110 pmol/L)、年龄和代谢速度均无关;② SHBG 与 SUV 值呈负相关;③ ^{18}F-FES 的摄取程度与体重指数(body mass index,BMI)呈正相关,但可被基于瘦脂体重的 SUV 校正。因此,认为仅 SHBG 水平或可干扰 SUV 的判断。

子宫作为富含 ER 的器官,随着雌、孕激素的周期性变化,也会导致 ^{18}F-FES 的摄取有所不同。处于增生期的子宫内膜 SUV 值明显高于分泌期[(6.03±1.05)对比(3.97±1.29),$P=0.022$],而肌层内的 SUV 值并无上述变化,且雌激素水平的变化也不会影响 SUV 值。

既往曾有研究指出,为避免"冷"雌二醇(未标记的雌二醇)的影响,注射时 ^{18}F-FES 的比活度需>37 MBq/μmol(1 Ci/μmol),但并未对比活度的上限进行限制。作者在临床实践中发现,过高的比活度可导致假阴性,故通过构建荷瘤裸鼠动物模型进行了相关研究。结果提示,雌激素水平、SHBG 等不会对 ^{18}F-FES 的摄取产生显著影响,而高比活度区间内(115~932 MBq/μmol)的肿瘤摄取则显著下降。其可能的原因可能是高比活度时化学量极低,且非靶病灶也存在一定的 ^{18}F-FES 摄取,故靶病灶的结合相对较少,从而导致本底相对较高。

(二) 灵敏度和特异度

关于 ^{18}F-FES 摄取与 ER 表达相关性的临床研究报道最早见于 1988 年。Mintun 等在 13 例原发性乳腺癌患者中行该显像后证实,其病灶的摄取程度与术后标本的 ER 表达状况具有很好的相关性。早期研究中,主要观察的对象为乳腺癌的原发病灶、腋下淋巴结及单一远处转移灶。此后,逐渐将研究范围扩大至全身的多处转移灶,并从乳腺癌中的应用逐渐延伸到其他 ER 高表达的肿瘤,如卵巢癌等。^{18}F-FES PET-CT 显像与 ER 表达一致性的主要研究见表 16-3。

在进行病灶分析时,早期主要基于视觉判断。随着 PET 技术尤其是 PET-CT 的应用普及,半定量指标 SUV 值逐渐成为 ER 阳性和阴性病灶区分的主要手段。鉴于所用仪器和采集条件等的不同,上述研究中对 ER 进行区分的界值为 1.0~1.8。故各个中心应结合自身实际,建立个体化的参数用于分析。

作为一种影像学检查,^{18}F-FES PET-CT 显像仍不可避免地存在一些假阴性和假阳性结果。综合文献报道,其假阴性主要见于绝经前妇女,作者分析认为可能是绝经前妇女外周血的高雌激素水平所致。但正如前文所提到的,另有多项研究已否认外周血雌激素水平对 ^{18}F-FES 摄取有影响,故该解释仍需大样本的研究进一步确认。假阳性结果可见于:①骨纤维结构发育不良,Gemignani 等曾报道 1 例骨纤维结构不良患者出现局灶性放射性摄取增高,SUV=6.6。②肋骨不全骨折。③放射性炎症。笔者曾报道 1 例肺部放射性炎症患者可表现为片状放射性摄取增高,认为产生的原因可能与感染、慢性炎症激活 ERα 介导的适应性免疫应答有关。McGuire

表 16-3 ^{18}F-FES PET-CT 显像与 ER 表达一致性研究

作者	年份	例数	SUV 界值	灵敏度(%)	特异度(%)	备注
Mintun 等	1988	13	NA	100	NA	以视觉判断,线性回归(r=0.96,P<0.001)
McGuire 等	1991	16	NA	93	NA	该敏感度为基于病灶分析的结果(53/57 例)
Dehdashti 等	1995	53	≥1.0	69	100	包括原发灶、转移灶和部分良性病灶分析
Mortimer 等	1996	43	≥1.0	76	100	包括原发灶、转移灶分析
Peterson 等	2008	17	≥1.1	100	80	包括原发灶、转移灶分析
Gemignani 等	2013	48	≥1.5	85	75	均为原发灶分析
van Kruchten 等	2015	15	≥1.8	79	100	卵巢癌 ER 表达研究,基于病灶分析(n=32)
Yang 等	2017	46	SUVmax≥1.82 SUVmean≥1.21	88.2 85.3	87.5 93.7	基于病灶分析(n=50)

注:NA=无结果。

等的研究亦提示,1 例患者胸壁出现^{18}F-FES 的摄取水平增高,活检提示为放疗所致的纤维化;而在之后的随访中发现病灶进展,临床考虑为转移灶,故该病例是否为假阳性仍值得商榷。

六、临床应用

鉴于 ER 的表达在乳腺癌的诊断、治疗决策制订和疗效预测等多个环节中有至关重要的意义,基于 ER 的^{18}F-FES PET-CT 显像有望提高乳腺癌的诊断水平,并为个体化治疗提供参考,符合当前"精准医学"的理念。

(一) 临床治疗决策指导

1. 提高病灶的检出率,改变治疗决策 ^{18}F-FDG PET-CT 显像因可反映糖酵解增加的肿瘤组织,目前已广泛用于乳腺癌的分期、再分期、疗效预测等。但并非所有病理类型的乳腺癌均可表现为^{18}F-FDG 的高代谢。如 Wang 等曾报道小叶型或低度恶性乳腺癌可不摄取^{18}F-FDG,从而导致假阴性。^{18}F-FES PET-CT 显像可作为有效补充,检出^{18}F-FDG 漏诊的一些 ER 高表达的小病灶或低度恶性病灶,并有望对感染、炎症等引起的^{18}F-FDG 假阳性进行鉴别。Sun 等曾经利用^{18}F-FES PET-CT 显像成功鉴别了可疑的肺和软组织病灶,经最后的手术及病理检查证实同一患者的 3 例肺部^{18}F-FDG 的高代谢灶,1 例高度摄取^{18}F-FES 者为乳腺癌转移灶,而另 2 例阴性病灶中 1 例为 ER 阴性转移灶、1 例为第二原发肺部肿瘤;另 1 例患者

未见^{18}F-FES 摄取,但在 MRI 和^{18}F-FDG PET-CT 上显示高度可疑的肌肉病灶,最终证实为良性病灶。

van Kruchten 等的一项研究指出,较单纯的^{18}F-FDG PET-CT 显像而言,^{18}F-FES PET-CT 可提高 88%乳腺癌患者的诊断水平,并改变高达 48%(16/33 例)患者治疗决策的制订;其中 11 例患者^{18}F-FDG PET-CT 显像结果起到了决定性作用。根据其影像结果,可为临床医生进行放疗、双膦酸盐治疗或内分泌治疗等决策提供客观依据。

乳腺癌患者出现复发、转移时往往病灶范围广,且多为骨转移,故临床较难再次活检以取得病理证实。笔者通过^{18}F-FES PET-CT 显像,对转移灶的 ER 表达进行了分析,从而改变了 48.5%(16/33 例)患者治疗决策的制订:其中 13 例患者因检出大量未摄取^{18}F-FES 转移灶,考虑为 ER 阴性,避免了无效的内分泌治疗;2 例患者因考虑检出的病灶非乳腺癌来源,而为第二原发肿瘤,故改变了原先的化疗方案;另 1 例患者因考虑为良性病灶而避免了无谓的放疗。

2. 不明来源转移灶的鉴别 ^{18}F-FDG PET-CT 常用于不明原因腺癌原发灶的检出。Talbot 等认为,^{18}F-FES PET-CT 可作为补充,在^{18}F-FDG 无法正确寻找原发灶时,提高乳腺或妇科来源等 ER 高表达肿瘤的检出率。

随着科技的进步、预期寿命的延长,双原发甚至多原发瘤已不鲜见。van Kruchten 等曾报道 2 例利用^{18}F-FES PET-CT 鉴别双原发肿瘤转移灶来源的成功案例。1 例为 C6 骨转移,由于摄取^{18}F-

FES,故考虑其为乳腺癌转移;另1例为肱骨转移灶,因未见^{18}F-FES摄取,故倾向为ER阴性的第二原发肿瘤转移所致。笔者也有类似的尝试,1例乳腺癌合并肾透明细胞癌的患者,检出纵隔肿大淋巴结伴^{18}F-FDG高代谢。按转移途径,既往肯定首先考虑为乳腺癌来源,由于^{18}F-FES未见摄取,故提示该转移灶不能除外肾癌来源的可能性。后经支气管镜超声引导下穿刺活检,免疫组化支持该病灶为肾透明细胞癌来源的转移灶。

3. 肿瘤异质性探索　尽管有高达75%的乳腺癌患者初诊时为ER高表达,但并非所有患者均可从内分泌治疗中获益,且多数初治有效的患者会逐渐出现耐药,二线内分泌治疗的总体有效率不足20%。上述现象的产生和肿瘤异质性密切相关,故单一部位的活检不能全面反映整体的ER表达,且ER表达可由于先天或后天的基因改变而产生动态变化。有18%~55%的乳腺癌患者其原发灶和转移灶的ER表达不一致。因此,了解肿瘤异质性对乳腺癌患者治疗决策的制订至关重要。

国外^{18}F-FES PET-CT显像研究提示,有10%~37%的乳腺癌患者存在肿瘤异质性。Kurland等发现,曾行内分泌治疗者,其全身多个转移灶中至少存在一处SUVmax<1.0的病灶,提示内分泌治疗可能会导致ER转阴或无功能。笔者的研究也曾有类似结论:不同患者间转移灶的^{18}F-FES摄取差距可达33.4倍(SUVmax=0.5~16.7),即使是同一患者体内,差距亦可高达8.2倍(SUVmax=0.5~16.7);同样,^{18}F-FDG的摄取也存在显著差异,不同患者间的差距为11.6倍(SUVmax=1.3~15.1),而同一患者不同病灶的差距为9.9倍(SUVmax=1.4~13.8);有高达28.1%(9/32例)的患者同时存在ER阳性和阴性的转移灶,且与未治疗者相比,治疗后的患者更易出现异质性($P<0.05$)。图16-1为典型案例。

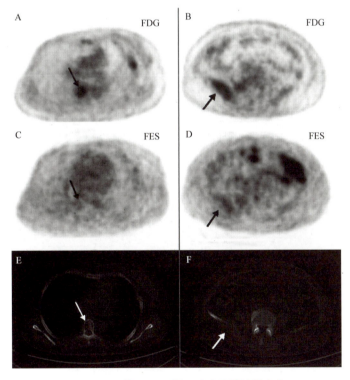

图16-1　^{18}F-FES提示肿瘤异质性的存在

注:52岁既往ER阳性乳腺癌患者,PET-CT提示广泛骨转移。A、B为^{18}F-FDG显像,均为高代谢,SUVmax分别为5.5和4.7;C、D为^{18}F-FES显像,胸椎未见明显^{18}F-FES摄取,SUVmax=1.3,考虑ER阴性;E、F为右髂骨SUVmax=2.7,为ER阳性。

由于相当数量的复发/转移性乳腺癌患者存在广泛病灶,故多点活检受取材数量和部位(如脑)等所限,临床实际开展存在巨大障碍。^{18}F-FES PET-CT显像的诞生,可从一定程度上替代传统意义上的活检,从功能学角度可客观、全面、无创地评估各病灶的ER表达情况,为治疗决策的制订提供参考。

(二)疗效预测

1. 内分泌治疗 对于ER阳性乳腺癌患者而言,内分泌治疗疗效确切,不良反应小。既往依据活检及免疫组化结果进行的内分泌疗效预测,由于受到取材、阅片和肿瘤异质性等多种因素的影响,准确率仅为50%~60%。^{18}F-FES PET-CT显像作为一种无创的影像学技术,Aliaga等早在2004年就已通过构建荷瘤裸鼠动物模型,成功将其用于内分泌疗效的监测。笔者在ER阳性的ZR-751荷瘤裸鼠模型中也发现,氟维司群治疗前后的^{18}F-FES PET-CT显像与肿瘤转归有显著相关性($P<0.05$);而^{18}F-FDG和^{18}F-FMISO PET-CT显像均无此预测作用。

Mortimer等在一项40例拟行他莫昔芬治疗的ER阳性进展期乳腺癌患者的研究中发现,治疗有效的患者,治疗后早期^{18}F-FDG PET-CT显像均可观察到病灶SUVmax上升的情况,而临床上出现这种所谓"闪烁现象"的患者仅5例;此外,治疗前^{18}F-FES摄取较高患者的预后明显好于摄取低者[(4.3±2.4)对比(1.8±1.3),$P=0.007$]。此后,有多项研究致力于探索^{18}F-FES PET-CT显像在乳腺癌内分泌治疗中的预测价值。表16-4为上述研究的汇总。

表16-4 ^{18}F-FES PET-CT显像用于乳腺癌内分泌治疗疗效预测的情况

作者	年份	例数	内分泌治疗	判断标准(SUV)	灵敏度(%)	特异度(%)	阳性预测值(%)	阴性预测值(%)
Mortimer等	2001	40	TAM	>1.5	100	47	68	100
Linden等	2006	47	TAM, AI, AI+F	>1.5	100	42	34	100
Dehdashti等	2009	51	AI, F	>2.0	71	65	50	81
Peterson等	2014	15	TAM, F, AI+F	>1.5	100	29	62	100
van Kruchten等	2015	19	E_2	>1.5	NA	NA	60	80

注:TAM:他莫昔芬;AI:芳香化酶抑制剂;F:氟维司群;E_2:雌二醇;NA:无结果。

从表16-4中可见,多数研究均以SUVmax>1.5作为内分泌治疗有效与无效的界值,与前文中提及的ER阳性和阴性判定的标准基本一致。上述结果从另一个侧面提示,^{18}F-FES PET-CT显像较传统的活检而言,能更加准确真实地反映功能化的ER表达水平。

2. 新辅助治疗 新辅助化疗已逐渐成为Ⅱ~Ⅲ期乳腺癌患者的标准治疗手段之一。早期精确地对其进行疗效预测可筛选合适患者入组,及时调整治疗决策,避免无效化疗带来的不良反应,符合当前"个体化治疗"的原则。笔者通过同期的^{18}F-FES和^{18}F-FDG PET-CT显像,发现有效组和无效组治疗前的基线^{18}F-FES摄取存在统计学差异,有效组SUVmax仅为(1.75±0.66),而无效组可达(4.42±1.12),$P=0.002$;同时,^{18}F-FES和^{18}F-FDG的SUVmax比值亦可用于疗效预测,有效组为(0.16±0.06),而无效组为(0.54±0.22),$P=0.002$。此外,单纯的^{18}F-FDG PET-CT显像和肿瘤大小等则无预测价值($P>0.05$)。

Chae等的最新研究也表明,绝经后妇女在新辅助治疗的选择中,若^{18}F-FES显像阴性,即使其活检结果提示为ER阳性,也更适合选择新辅助化疗,而不是内分泌治疗。

近年来,随着新辅助治疗的发展,Park等将^{18}F-FES PET-CT显像用于ER阳性/HER-2阳性乳腺癌患者芳香化酶抑制剂联合拉帕替尼新辅助治疗的疗效监测,基线水平SUVmax<5.5,可作为一项独立的预后指标用于疗效的早期预测。

上述研究均提示^{18}F-FES PET-CT显像在新辅助治疗中的重要地位,临床医生决策时应综合考虑^{18}F-FES和^{18}F-FDG PET-CT显像结果,慎重选择合适的治疗方式,以提高患者的生存率和生活质量。

(三)活体内药代动力学观察

随着医学科技的进步,新药诞生的速度越发加快。为了能更好地探索其价值和选择合适的剂量,临床上需要一种可在活体内进行药代动力学观察的技术,^{18}F-FES PET-CT 显像正好可以满足上述需求。

氟维司群作为新型的 ER 拮抗剂,以乳腺癌细胞 ER 为靶点,选择性将其下调。与其他内分泌治疗药物不同,它是一种"纯粹"的受体拮抗剂,没有他莫昔芬的部分激动剂活性,不会导致 EGFR 的表达升高,从而引起内分泌治疗抵抗。临床研究已证实,氟维司群是既往抗雌激素药物复发或进展的绝经后 ER 阳性晚期乳腺癌患者的一种有效治疗选择,可延缓疾病的进展,且不良反应较小。目前,有关氟维司群的使用剂量仍存在较大的争议。

Heidari 等用 ^{18}F-FES PET-CT 显像动态观察 MCF-7 荷瘤裸鼠动物模型在不同剂量氟维司群作用下的 ER 表达水平,为其在人体内的药代动力学研究开了先河。van Kruchten 等的研究证实,^{18}F-FES 治疗前后的下降水平与其预后密切相关,有效者和无效者的下调程度分别为 88% 和 58%;但血浆氟维司群的浓度并不能用于疗效预测。以中位 ^{18}F-FES SUVmax 下降 75% 为标准时,有 38% 的患者使用现有剂量的氟维司群后 ER 表达水平下调不充分,将影响其预后。

除氟维司群的研究外,Z-endoxifen,作为他莫昔芬代谢产物中最有效的成分,近来也有研究认为可用于乳腺癌的内分泌治疗。Lin 等采用 ^{18}F-FES PET-CT 显像发现,在治疗后 1 天,ER 表达水平即可出现显著下调,为该药物今后的临床应用提供了客观依据。在最新的一项研究中,更是将 ^{18}F-FES PET-CT 显像用于新药(GDC-0810)的Ⅰ期临床试验中,直接用其进行剂量的探索。

上述研究结果充分说明,作为一种功能显像技术,^{18}F-FES PET-CT 显像的动态观察对新药剂量筛选有着重要的现实意义。

七、展望与局限性

综上所述,^{18}F-FES PET-CT 显像作为一种可在活体内无创、动态观察 ER 表达水平的技术,未来有望用于以下多个方面:①乳腺癌等 ER 高表达肿瘤的分期、再分期和肿瘤异质性检测;②内分泌治疗、新辅助治疗等的决策制订和疗效预测;③新药活体内药代动力学的观察;④其他与 ER 表达水平有关的基础或转化研究。

尽管如此,^{18}F-FES PET-CT 显像亦有一定的局限性:①由于受到肝脏、肠道等部位生理性摄取和排泄的干扰,在某些特定位置肿瘤原发或转移的检出中,其价值有限;②该显像仅能反映 ER 的表达水平,而 ER 仅仅是肿瘤特征中很小的一个组成部分;③全球目前能合成 ^{18}F-FES 的中心有限,故其报道多为回顾性或小样本的前瞻性研究。因此,未来需要多中心、大样本的临床研究,对 ^{18}F-FES PET-CT 显像进行更深入的探索,为其临床普及和推广提供更为有力的支持。

ERβ 和 ERα 一样,在多种肿瘤的发生发展中有着重要作用,故近年来有学者尝试合成针对 ERβ 的显像剂,以期在活体内观察 ERβ 的表达。Yoo 等最早试制了 ^{18}F-FEDPN 用于 ERβ 显像,但效果欠佳。Moon 等也曾尝试基于 DPN 的多种配体,尽管体外研究提示其与 ERβ 的结合力最高可达 ERα 的 300 倍,但考虑到绝对亲和力,其仍不足以用于 PET 显像。后续 Lee 等研制的两种显像剂 ^{18}F-8BFEE2 和 ^{76}Br-041 也未能取得令人满意的结果。直到 2017 年,Antunes 等终于成功合成了 ^{18}F-FHNP,其在荷瘤裸鼠的试验中提示,该显像剂与 ERβ 的结合力可达 ERα 的 3.2 倍,有望在今后用于 ERβ 表达的无创检测。

第三节　其他正电子分子影像探针的应用

一、^{18}F-MISO 乏氧显像

乏氧的概念最早可追溯到 Thomlinson 和 Gray 的研究,这些研究发现无论肿瘤大小,有活性的肿瘤组织最大半径在 180～200 μm,超过这个范围便会出现细胞乏氧。作为独立的预后预测因子,乏氧可促进肿瘤新生血管的生成,加剧肿瘤细胞基因的不

稳定性,并造成肿瘤对放化疗的抵抗。

乏氧产生的基础是肿瘤内部微环境的紊乱。实体瘤的微脉管系统是决定其内部微环境的主要因素,承担了血液与组织液之间氧、代谢产物和能量信息交换的功能。实体肿瘤异常的微脉管结构导致血流动力学等和脉管渗透性改变,加上肿瘤细胞失控性生长和增殖消耗大量营养和氧气,共同构成了实体肿瘤微环境的特点,即乏氧、pH 值下降、瘤体间质高渗压。

^{18}F-MISO 是一种放射性氟标记的硝基咪唑化合物。进入细胞后,在酶的作用下,其有效基团($-NO_2$)发生还原。在具有正常氧水平的细胞中,还原基团可重新被氧化为原有物质;而在乏氧细胞中,不能发生再氧化而滞留在组织中。例如,氧电极法探测 $PO_2 < 10$ mmHg 的肿瘤组织才能潴留^{18}F-MISO。体外实验证实,乏氧条件下细胞与 MISO 的结合速度是正常 PO_2 条件下的 28 倍。从^{18}F-MISO 生物化学特征不难看出,它仅对有活性的乏氧细胞敏感,坏死细胞不摄取;^{18}F-MISO 能够进入细胞,反映的是细胞内的乏氧情况,而非细胞间质。因此,^{18}F-MISO 是一个细胞特异性的乏氧探针。

靶本比(tumor-to-background ratio, TBR)是乏氧研究中公认的较为客观的参数,注射后 2 小时为最佳时间点。Rasey 等综合了 905 例体外动物实验样本结果,正常组织与血浆的放射性活度之比均<1.3;保守估计,注射后 2 小时,肿瘤/血浆>1.4 是显著乏氧的可靠标准。Rajendran 等将该比值修正到 1.2,超过者判定为乏氧区域。Cheng 等发现,TBR>1.2 是预测绝经后妇女乳腺癌新辅助内分泌治疗疗效的可靠指标,可预测 88% 的内分泌抵抗,从而为临床提供无创、可重复的筛选手段。

二、^{18}F-FLT 增殖显像

细胞增殖增加是肿瘤包括乳腺癌表达的标记,评估细胞增殖状态对于肿瘤的监测至关重要,核酸的合成和代谢可以反映细胞的分裂、增殖情况。目前,细胞增殖类探针应用最广泛的为^{18}F 标记胸腺嘧啶(^{18}F-FLT)。FLT 与胸腺嘧啶结构相似,参与 DNA 的合成,但经胸苷激酶作用磷酸化后不能进一步代谢而被滞留于肿瘤细胞中,其滞留量的多少取决于胸苷激酶的浓度。因此,通过 PET 探测^{18}F-FLT 在肿瘤中的滞留情况,可了解其相应的增殖信息。

尽管^{18}F-FLT 在肿瘤中的摄取率低于^{18}F-FDG,但是^{18}F-FLT 较少在炎症组织中浓聚,而^{18}F-FDG 在炎症组织中浓聚正是造成^{18}F-FDG 假阳性结果的重要因素。目前,有研究表明^{18}F-FLT PET-CT 显像可用于乳腺癌治疗前的分期和对化疗敏感性进行早期预测。但遗憾的是,鉴于其在肝脏、骨髓等高增殖性组织内会出现生理性浓聚,从一定程度上制约了其临床应用。

三、其他受体类显像剂

1. PR 有高达 70% 的乳腺癌患者为雌激素依赖性乳腺癌,其 ER 表达为阳性,这部分患者中约有 50% PR 呈高表达。因此,目前有多种针对 PR 的 PET 分子探针被开发出来。其中,^{18}F 标记孕酮衍生物(^{18}F-FFNP)能够特异性地与 PR 相结合并展现较佳的显像效果,是一个具有极大发展潜力的分子影像探针。联合^{18}F-FFNP 与^{18}F-FES PET-CT 显像,可在活体内对乳腺癌 ER 和 PR 的表达水平进行无创动态的观察,有望进一步提高诊断和疗效预测的价值。

2. HER-2 HER-2 与肿瘤细胞的生存、增殖、成熟、转移和血管生成有关,有抗细胞凋亡的作用。25%~30% 的乳腺癌患者会出现 HER-2 基因扩增,导致其过表达。肿瘤的 HER-2 表达在治疗过程中可出现改变,且不同病灶间的表达亦存在异质性。因此,临床上需要一种无创动态观察 HER-2 表达的技术。

目前,^{64}Cu-曲妥珠单抗、^{64}Cu-DOTA-ZHER2:477、^{89}Zr-曲妥珠单抗以及^{68}Ga-ABY-002 PET 探针已用于乳腺癌监测。由于肝、肾摄取率高,大部分探针在乳腺癌监测中的作用受限。目前,^{89}Zr-曲妥珠单抗因有较高的图像质量、分辨率和敏感度,在临床上的应用日趋增多,有望用于乳腺癌曲妥珠单抗治疗疗效的早期预测。

3. 胃泌素释放肽类 胃泌素释放肽受体在多种肿瘤细胞中均呈现高表达,而在正常组织中低表达或不表达。将蛙皮素(BBN)应用放射性核素^{68}Ga 进行标记后能够用于胃泌素释放肽受体高表达乳腺癌的诊断,而进一步将 BBN 与整合素 $\alpha_v\beta_3$ 的识别肽 RGD 进行偶联后得到的^{68}Ga-RGD-BBN 是一类双靶点的乳腺癌 PET 探针,能够灵敏地用于对整合素 $\alpha_v\beta_3$ 或胃泌素释放肽受体任何一个高表达肿瘤的检测,这类探针具有临床应用价值。

第四节　乳腺癌前哨淋巴结显像

腋窝淋巴结转移与否是乳腺癌预后的重要因素之一,于20世纪90年代提出的前哨淋巴结活检术(SLNB)已逐渐发展成为保乳术的常规部分,不仅能有效地反映腋窝淋巴结病理状态,同时大大减少了不必要的手术并发症。

SLNB是一种安全可靠的评价腋窝淋巴结状态的手段。乳腺癌患者行SLNB的比例近年来呈上升趋势。即使曾被认为禁忌证的多灶性乳腺癌、新辅助化疗后的患者,目前关于其SLNB的研究也与日俱增。

一、放射性核素示踪剂的进展

传统SLN放射性核素示踪剂主要有3类：胶体类、蛋白质类和高分子聚合物类。在制备难易程度、颗粒大小及获取的可行性等方面各有优劣,具体信息详见表16-5。目前,我国主要以^{99m}Tc标记的硫胶体(^{99m}Tc-SC)为主。^{99m}Tc-SC为通过性示踪剂,不具有特异性,依靠淋巴结内巨噬细胞的吞噬作用而被摄取,其颗粒大小是示踪剂在SLN内的滞留时

表16-5　传统SLN示踪剂

类型	示踪剂	颗粒大小(nm)	特点	使用范围
胶体类	^{99m}Tc-SC	15~5 000	标记方法复杂,但可在淋巴结内长时间滞留	美国、中国
	^{99m}Tc-硫化锑	3~25	标记方法复杂,淋巴结摄取率较高	澳洲、加拿大
蛋白质类	^{99m}Tc-白蛋白纳微胶体	4~100	标记方法简单,但淋巴结摄取率较低	欧洲
	毫微胶体	200~2 000		
高分子聚合物类	^{99m}Tc-右旋糖酐	5~50	颗粒较小,淋巴结系统内移行速度较快,适合动态显像	国内外应用广泛

间、次级淋巴结显影的影响因素,并对操作者有较高的要求。

为满足次级淋巴结不显影以及能有良好的显像质量,目前放射性核素示踪剂的研究方向主要为：①^{99m}Tc-SC颗粒直径的控制,尤其针对内乳区淋巴结的显像需要较小的颗粒直径。^{99m}Tc-SC的颗粒直径为15~5 000 nm。当颗粒直径<4~5 nm时,胶体通过毛细血管基膜进入血液循环;当颗粒直径>500 nm时将滞留于注射点,故100~200 nm被认为是理想的直径大小。如何获取理想大小的^{99m}Tc-SC,制备过程中的加热时间和是否过滤是主要因素。加热时间越长,获得的胶体越大,借助一定孔径滤膜的过滤可将胶体的大小控制在一定范围内。②新型特异性药物的研制,一种是特异性显像剂,利用受体和配体的特异性结合进行SLN显像,如^{99m}Tc-利妥昔单抗和近年FDA批准的^{99m}Tc-DTPA。另一种是染料和放射性核素结合为一体的显像剂,如脂质体包裹染料和放射性核素^{99m}Tc标记的显像剂,达到一次注射可实现肉眼观察和γ线探测,获得更好的效果。

二、注射技术的新进展

目前,对乳腺淋巴引流的解剖知识主要来自18世纪70年代解剖学家Sappey的研究成果,其认为乳腺有皮下浅表和腺体实质内深部两套淋巴系统,均由乳头乳晕区域淋巴丛起源,呈辐射状向外引流。皮下淋巴管大部分注入腋窝淋巴结,极少数注入内乳区淋巴结;乳腺实质内的淋巴管部分注入腋窝淋巴结,部分随内乳区血管走行穿过胸肌和肋间肌注入内乳区淋巴结。作为第一站淋巴结,通过腋窝淋巴结、内乳区淋巴结的淋巴引流至锁骨下、锁骨上淋巴结,最后汇入胸导管进入血液循环,此为主要引流途径。极少数可出现内乳区淋巴结引流到对侧乳腺

和引流至膈肌淋巴结的罕见路径。之后不断有学者对其乳晕区域淋巴丛起源学说产生质疑。2007年,Suami等对乳腺的淋巴引流路径再次深入研究,推翻了之前Sappey的乳晕区域淋巴丛起源学说,提出尽管乳晕周围淋巴丛丰富,但非整个乳房淋巴的起源,而是由淋巴管向心性引流通过乳晕区域再向腋窝区域引流,故肿瘤周围注射较乳晕周围注射更能反映肿瘤的淋巴引流路径。20世纪90年代,放射性核素SLN显像开展以来,尝试过多种注射方法,按注射深度可分为皮下或皮内的浅表注射、腺体实质内的深部注射和肿块内注射;按注射部位可分为肿瘤位置及其体表、乳晕周围和肿块周围注射。

目前的临床研究已达成共识:肿瘤内注射示踪剂不易通过肿块进入淋巴管,故不被推荐;腺体实质内注射较浅表注射能显著增加内乳SLN的显示率。但亦有多种不同意见存在。有学者指出,乳晕周围注射与肿瘤周围注射显像结果无显著性差异,同时可减少放射性核素散射对SLN干扰造成的假阴性,故支持乳晕周围注射;亦有学者提出,尽管乳晕区域淋巴丛丰富,但肿瘤周围注射较乳晕周围注射更能反映肿块的淋巴引流路径;还有部分学者认为,皮下注射与腺体内注射均能获得较好的腋窝SLN的显示率,同时皮下注射可减轻患者注射时的痛苦,淋巴引流速度也较快,故支持以腋窝SLN显影为主要目的时选择皮下注射。但也有理论认为,只有腺体实质内注射与皮下注射两者联合才能真实反映肿瘤淋巴的引流路径。因此,核素SLN显像在注射部位、深度、显像时间等方面仍未达成统一,仍是未来研究的焦点。

三、SPECT-CT技术的应用

联合亚甲蓝和放射性核素示踪技术的SLNB对SLN有着很高的检出率,但仍有1%~2%的患者会出现阴性结果。通常腋窝淋巴结的检出率较高,而内乳淋巴结的检出率相对较低。

随着SPECT-CT技术的不断发展,越来越多的核医学科目前在行放射性核素SLN显像时均以SPECT-CT取代了传统的SPECT显像。SPECT-CT增加了基于解剖定位的CT,从一定程度上提高了SLN的检出率。

1. 提供更精确的解剖定位,改变手术策略 据报道,SPECT-CT对SLN的检出率为84%~97%,可更好地用于SLN的定位,尤其对于腋窝以外的淋巴结,其检出率可达16%。此外,SPECT-CT可更好地用于内乳区淋巴结位置的确定。近来有研究指出,SPECT-CT可提供更好的解剖定位,改变了近42%患者的手术方案,其中36%提供了更精确的定位和切除范围,4%扩大了切除范围,2%避免了不必要的切除。

2. 避免平面显像的假阳性与假阴性 SPECT-CT技术可避免在平面显像上2%~15%的假阳性结果,多数为注射点或皮肤表面污染、淋巴管破坏造成的渗漏、胸锁关节和纵隔血池的生理性摄取等。此外,SPECT-CT检查还可以减少假阴性率,尤其对于超重和肥胖的患者。一项研究提示,高达40%的超重和肥胖乳腺癌患者的放射性核素SLN平面显像为阴性,但SPECT-CT可检出其中59%患者的SLN。另一项研究则在平面显像阴性时加行SPECT-CT显像,亦补充发现了55%的SLN。SPECT-CT还可发现因放射性散射效应遮盖SLN造成的假阴性,其比例高达6%~14%。

第五节 SPECT在乳腺癌中的其他应用

一、^{99m}Tc-MIBI显像

^{99m}Tc-MIBI作为一种非特异性肿瘤阳性显像剂,早在1997年就已被美国FDA批准成为第一个用于乳腺显像的放射性药物。与钼靶比较,^{99m}Tc-MIBI显像改进了乳腺癌探查的灵敏度,特别是对致密型乳腺患者。Tallefer等于2005年报道了1994~2003年发表的39组5 663例(约2/3为可触及的肿块)^{99m}Tc-MIBI乳腺肿瘤显像结果分析,平面显像的综合灵敏度、特异度、准确率、阳性预测值、阴性预测值分别为83.8%(50%~95%,多数在80%~

90%)、86.4%(57%～100%)、85.2%(71%～93%)、83.8%(38%～100%)和86.4%(50%～98%),而 SPECT 则分别为 84.9%、86.8%、86.3%、70.5%和 94.0%。

虽然常规的^{99m}Tc-MIBI SPECT 显像对致密型乳腺的探查具有较高的灵敏度,但对不可触及的病灶和≤1.0 cm病灶,其灵敏度明显降低,诊断价值仍有限。一项 Meta 分析结果显示,乳腺 SPECT 显像对可触及的乳腺肿块,灵敏度和特异度分别为86%和83%;但对不可触及的乳腺肿块,灵敏度和特异度仅为69%。乳腺 SPECT 显像探查>1.0 cm 病灶的灵敏度达97%,对≤1.0 cm 病灶为<50%。亦有报道对≤1.0 cm 病灶灵敏度仅为25%。Tallefer 等报道的>5 660 例^{99m}Tc-MIBI 乳腺显像病例中,采用常规方法(标准伽玛相机和 SPECT)尚未探测到<5.0 mm 病灶。因此,对于更小的和不可触及的病灶,通用伽马相机或 SPECT 显像仍然具有一定的局限性。

因此,目前研发了针对乳腺专用的伽马相机,该设备的应用和普及可推动 SPECT 显像技术在乳腺癌中的进一步发展。高分辨率、小视野乳腺专用伽马相机的开发可以在以下几个方面改进乳腺核医学显像的灵敏度:①可以增加固有空间分辨率;②易于接近乳腺的后部和中部;③减少来自邻近器官(如心肌和肝)的散射影响;④使乳腺和探头之间的距离最小化;⑤通过轻微的压缩,减少在病灶和探头之间乳腺组织的量;⑥显像时患者取坐位,比俯卧位更为舒适;⑦可比较患者显像位置与钼靶位置;⑧该设备尚可用于定位活检,有助于提高乳腺癌的检出率。

二、^{99m}Tc-MDP

骨转移是乳腺癌患者常见转移部位之一,患者常合并骨痛、高钙血症、病理性骨折,甚至出现脊髓压迫和骨髓抑制等严重并发症。因此,早期发现骨转移,对临床分期、治疗决策的制订和预后评估有着积极的意义。

^{99m}Tc标记的亚甲二膦酸盐(^{99m}Tc-MDP)是最常用的骨显像剂,其通过化学吸附与羟基磷灰石晶体表面结合以及通过有机质与未成熟的骨胶原结合而沉积在骨骼内,从而参与骨骼的新陈代谢,随骨骼的血流量、骨盐代谢及成骨活性等变化而发生功能性变化。因此,当局部骨骼出现转移瘤时,该处血流量和(或)骨盐代谢及成骨过程发生改变,在相应的骨扫描上显示局部放射性异常,据此对骨骼病灶作出诊断和定位,可早期发现骨转移瘤,显示全身骨的状况。骨转移灶的发展过程首先是功能代谢改变,随后才出现解剖、形态学变化,所以骨扫描可以比 X 线早 3～6 个月发现病灶。

一项国内学者进行的 Meta 分析数据显示,^{99m}Tc-MDP 显像对乳腺癌患者骨转移灶检出的综合灵敏度、特异度及其95%可信区间、曲线下面积分别为:①基于患者的分析,分别为80.2%(70.6%～87.8%)、85.5%(78.3%～91.0%)和0.887 8;②基于病灶的分析,分别为87.9%(84.4%～90.8%)、96.0%(94.5%～90.8%)和0.944 9。提示^{99m}Tc-MDP 显像可作为乳腺癌患者骨转移的首选筛查手段。将该结果与^{18}F-FDG PET-CT 显像进行比较,其综合灵敏度、特异度及其95%可信区间、曲线下面积分别为:①基于患者的分析,分别为84.6%(75.5%～91.3%)、93.9%(88.3%～97.3%)和0.965 1;②基于病灶的分析,分别为53.7%(48.8%～58.5%)、99.2%(98.5%～9.7%)和0.957 1。与^{99m}Tc-MDP 显像相比,^{18}F-FDG PET 的漏诊率和误诊率均较低,并且其曲线下面积较大,表明它对乳腺癌骨转移的诊断性能更好。

通过病灶及周围反应性骨组织对^{99m}Tc-MDP的摄取,^{99m}Tc-MDP 能检出多数骨转移,特别是多发骨转移。然而,某些无特征性表现的骨转移,或由于骨骼的创伤、关节退行性疾病、感染性疾病等因素引起的骨骼对^{99m}Tc-MDP 的暂时或持续摄取增高,可导致假阳性。骨显像一般为平面图像,有些病变如椎体后部由于平面显像重叠可致假阴性。当骨转移病灶中肿瘤细胞仅局限于骨髓腔内时,骨扫描往往漏诊。此时可考虑^{18}F-FDG PET 进一步诊断。

此外,随着 PET-CT 设备的普及,^{18}F-NaF PET-CT 显像用于骨转移探查的报道也日益增多。^{18}F-NaF 也是一种亲骨性代谢显像剂,通过与羟基磷灰石晶体中的羟基进行离子交换沉积于骨质中。因其采用 PET 进行图像采集,较 SPECT 有着更高的分辨率,故可显著提高骨转移灶的检出灵敏度。

三、新型SPECT分子影像探针的应用

近年来,随着分子影像技术的不断发展,新型

SPECT 分子影像探针层出不穷。下面介绍几种关注度较高的探针。

(一) Annexin V

Annexin V 是一种检测细胞凋亡的试剂,属于 Ca^{2+} 依赖性磷脂结合蛋白家族。在细胞凋亡早期,Annexin V 与外在化磷脂酰丝氨酸结合,可反映细胞凋亡水平。肿瘤发生、发展和耐药等生物学事件与细胞凋亡明显相关。Annexin V 作为反映细胞凋亡水平的特异性蛋白已成为研究热点,特别在评估药物抗肿瘤疗效及预测疾病转归方面受到广泛关注。研究表明,Annexin V 在部分乳腺癌中呈高表达状态,与细胞凋亡、肿瘤形成、侵袭及转移明显相关。有学者通过直接标记法标记 Annexin V 衍生物形成新型探针^{99m}Tc-半胱氨酸-膜联蛋白 V,通过小动物 SPECT 显像检测乳腺癌细胞 MDA-MB-231 裸鼠模型单次紫杉醇化疗后的细胞凋亡水平。

(二) EGFR

据报道,EGFR 在 15%～20% 乳腺癌中呈过表达,在浸润性乳腺癌中表达率可达到 41.1%。其中三阴性乳腺癌及 HER-2 过表达型乳腺癌中 EGFR 的表达水平较其他乳腺癌亚型显著增高。EGFR 蛋白表达水平与肿瘤的大小、临床分期、分子分型及预后不良明显相关,可作为乳腺癌诊治和预后的生物指标。有学者以 DTPA 作为螯合剂,用^{111}In 标记小段氨基酸肽 EGFR,形成^{111}In-DTPA-hEGF 探针。近来,已有学者将其应用于人体临床试验的报道,有望用于以 EGFR 为靶点新型药物开发利用的动态监测。

(三) HER-2

HER-2 过表达的乳腺癌患者生存率较低,病情进展迅速,易复发及转移,对化疗耐药及化疗缓解期短,因此 HER-2 可作为乳腺癌独立的预后预测因素。当前以 HER-2 为靶点的探针多应用小分子物质,如以 HER-2 的亲合体 ABH2 制备形成探针^{99m}Tc-ABH2;应用能与 HER-2 表位结合的一种小分子配体 ABY-025,构建形成探针^{111}In-ABY-025。小分子物质构建的探针在动物模型体内无特异性抗体,肿瘤的假阳性率较抗体类探针明显减少,特异性较放射性标记的曲妥珠单抗或 Fab 片段构建的探针明显提高。近来,已有将^{111}In-ABY-025 用于人体显像的报道,其安全可靠,有望用于 HER-2 为靶点药物的研发。

(杨忠毅　章英剑)

参考文献

[1] Antunes IF, van Waarde A, Dierckx RA, et al. Synthesis and evaluation of the estrogen receptor β-selective radioligand 2-^{18}F-fluoro-6-(6-hydroxynaphthalen-2-yl) pyridin-3-ol: comparison with 16α-^{18}F-fluoro-17β-estradiol. J Nucl Med, 2017, 58(4): 554-559.

[2] Balogova S, Cussenot O, Daraï E, et al. Current applications of PET imaging of sex hormone receptors with a fluorinated analogue of estradiol or of testosterone. Q J Nucl Med Mol Imaging, 2015, 59(1): 4-17.

[3] Caldarella C, Treglia G, Giordano A. Diagnostic performance of dedicated positron emission mammogr-aphy using fluorine-18-fluorodeoxyglucose in women with suspicious breast lesions: a meta-analysis. Clin Breast Cancer, 2014, 14(4): 241-248.

[4] Caresia Aroztegui AP, García Vicente AM, Alvarez Ruiz S, et al. ^{18}F-FDG PET/CT in breast cancer: evidence-based recommendations in initial staging. Tumour Biol, 2017, 39(10): 1010428317728285.

[5] Chudgar AV, Mankoff DA. Molecular imaging and precision medicine in breast cancer. PET Clin, 2017, 12(1): 39-51.

[6] Cook GJ, Azad GK, Goh V. Imaging bone metastases in breast cancer: staging and response assessment. J Nucl Med, 2016, 57(Suppl 1): 27S-33S.

[7] Iakovou IP, Giannoula E. Nuclear medicine in diagnosis of breast cancer. Hell J Nucl Med, 2014, 17(3): 221-227.

[8] Jodłowska E, Czepczyński R, Czarnywojtek A, et al. The application of positron emission tomography (PET/CT) in diagnosis of breast cancer. Part Ⅱ. Diagnosis after treatment initiation, future perspectives. Contemp Oncol (Pozn), 2016, 20(3): 205-209.

[9] Jodłowska E, Czepczyński R, Wyszomirska A, et al.

Application of positron emission tomography (PET/CT) in diagnosis of breast cancer. Part Ⅰ. Diagnosis of breast cancer prior to treatment. Contemp Oncol (Pozn), 2016, 20(1): 8-12.

[10] Kenny L. The use of novel PET tracers to image breast cancer biologic processes such as proliferation, DNA damage and repair, and angiogenesis. J Nucl Med, 2016, 57(Suppl 1): 89S-95S.

[11] Kulshrestha RK, Vinjamuri S, England A, et al. The role of ^{18}F-sodium fluoride PET/CT bone scans in the diagnosis of metastatic bone disease from breast and prostate cancer. J Nucl Med Technol, 2016, 44(4): 217-222.

[12] Lei L, Wang X, Chen Z. PET/CT imaging for monitoring recurrence and evaluating response to treatment in breast cancer. Adv Clin Exp Med, 2016, 25(2): 377-382.

[13] Liao GJ, Clark AS, Schubert EK, et al. ^{18}F-Fluoroestradiol PET: current status and potential future clinical applications. J Nucl Med, 2016, 57(8): 1269-1275.

[14] Manca G, Volterrani D, Mazzarri S, et al. Sentinel lymph node mapping in breast cancer: a critical reappraisal of the internal mammary chain issue. Q J Nucl Med Mol Imaging, 2014, 58(2): 114-116.

[15] Schröder CP, Hospers GA, van Kruchten M, et al. PET imaging of oestrogen receptors in patients with breast cancer. Lancet Oncol, 2013, 14(11): e465-e475.

[16] Sergieva S, Mihaylova I, Alexandrova E, et al. SPECT-CT in radiotherapy planning, with main reference to patients with breast cancer. Curr Radiopharm, 2015, 8(1): 9-18.

[17] Simanek M, Koranda P. SPECT/CT imaging in breast cancer—current status and challenges. Biomed Pap Med Fac Univ Palacky Olomouc Czech Repub, 2016, 160(4): 474-483.

[18] Wagner T, Buscombe J, Gnanasegaran G, et al. SPECT/CT in sentinel node imaging. Nucl Med Commun, 2013, 34(3): 191-202.

第十七章

乳头溢液的诊断与处理

女性只有在哺乳期有乳汁分泌,用以哺育下一代,这也是乳房最基本的生理功能。而男性或非哺乳期女性,乳头不应该有溢液,或按压时极少量无色液体被挤出。

乳头溢液,多代表一种自主的或触碰挤压后才有排液的异常情况。在日常乳房疾病诊疗过程中,并非少见,仅次于乳房疼痛和肿块,占 3%～7.4%(5%),位列第三。其实 50%～80% 的女性,在其一生当中都曾经有过乳头溢液。这些数据还有可能低估,因为有些患者直到血性溢液,或者影响到生活、社交时才来就诊。乳头溢液大多数是良性疾病,仅约 5% 可能是恶性病变(含原位癌)。乳腺癌中有约 1% 的患者以乳头溢液为唯一表现。对于患者来说,乳头溢液会带来一定的不便和担忧,尤其是对肿瘤特别是乳腺癌的恐惧,并促使其去反复挤压。对于乳腺专科医生的临床工作,主要是要区分乳头溢液是"生理性"(非新生物)还是病理性,是肿瘤性还是非肿瘤,是良性病变还是乳腺癌,然后再作出干预的决定,是否手术等。

第一节 乳头溢液的分类

一、生理性(非新生物)溢液

女性乳腺有 15～20 个乳腺小叶及汇集的乳腺导管开口于乳头,其分泌乳汁的部位为终末导管小叶单位(terminal ductal lobular unit,TDLU),经分支乳管、主乳管然后排出乳头。主乳管即将进入乳头段,有一膨大称为输乳窦。非哺乳期,乳管内虽然有少量液体,但乳孔被上皮角蛋白堵塞,液体也可以被重吸收,所以不易漏出,也不易被察觉。如果人为地去吸引,尤其是温水清洗,去除表面的角蛋白后,可能会有一定比例见到液体溢出,并与年龄、种族、生产次数等有关。

妊娠期在雌孕激素和泌乳素的作用下,乳腺增生。分娩后雌孕激素迅速下降,而泌乳素持续升高,乳房则排出乳汁。在非哺乳期,这些激素的异常也会导致"生理性"乳头溢液,约占 75%。溢乳可以发生在终止哺乳后很长一段时期,可以双侧多孔,相对乳汁比较稀薄。患者可能会关注甚至对此感到忧虑,并经常刺激乳头,从而使得溢乳反复持续存在。内衣的摩擦、性爱的刺激也会加重上述症状。对此,给患者充分的解释是必要和有效的。

稀薄的溢乳也可以发生在初潮和绝经期,由激素波动而产生。这往往是自限性,只需要简单解释即可。新生儿也可以受母体激素的影响而短暂出现上述情况。

妊娠后期或产后的乳汁中可以掺杂一些血性液体,往往是单侧多孔,可能与乳房迅速增大、局部轻微受伤有关。这些血性液体量少,可以自限,不影响哺乳。如果是单孔伴有肿块,那就有必要进一步分析评估。

泌乳素升高所致的溢乳,虽然最有意义的是由垂体瘤所造成,但甲状腺功能减退所致的促甲状腺激素(TSH)升高、能分泌泌乳素的异位肿瘤也是其中的原因。当患者存在典型的三联征即溢乳、闭经、不育时,那就自然要考虑垂体瘤,严重者可以因为肿瘤压迫视神经而产生复视,泌乳素的检测就显得尤为必要。但没有必要对所有乳头溢液常规检测泌乳素,因为阳性检出率极低。

药物也是乳头溢液的常见因素,如含有雌激素的药物(包括外用药)、抗高血压药物(钙离子拮抗剂)、甲氧氯普胺、抗抑郁药物、镇静剂等。当然,还有一些其他因素,如胸壁的创伤(不恰当的按摩)、性刺激也会造成少量溢液。还有一些特发性,病因无从寻找。

其他生理性的溢液也往往是双侧多孔,或多或少需要挤压才能溢出,颜色多种多样,包括水样、稀薄乳汁样、褐色或绿色,有时会误认为是血性的,可以将它滴在白纸上加以区分或进行隐血试验加以排除。如果进行手术,结果往往是导管扩张或纤维囊性乳腺病。所以只要加以区分,手术可以尽量避免。

与导管相通的囊肿可表现为乳头溢液,可以对囊肿进行穿刺,如果囊液与溢液一致,就没必要进一步处理。

乳腺炎性疾病可出现乳头溢脓,只要按照炎症处理原则即可。当脓肿形成即可引流,有瘘管形成时,应将瘘管及附属腺体完整切除,以减少复发。蒙氏腺体的分泌不属于真正的乳头溢液。

二、病理性溢液

病理性溢液多是单侧导管内病变。颜色可以是水样、浆液样、咖啡色、陈旧血性或新鲜血性。虽然乳腺癌也可以有乳汁样溢液,但罕见。

病理性乳头溢液多由导管上皮病变所导致。病理性乳头溢液者较无症状的人群有更高的乳腺癌相关性,并可见到上皮增生性病变。虽然乳腺癌可以有不同颜色的乳头溢液,但血性溢液提示乳腺癌的概率更大。老年、绝经后的病理性乳头溢液患者,也有较高的乳腺癌相关性。当伴有肿块或皮肤改变时更应受到重视,因为存在乳腺癌的可能性是单纯性乳头溢液的10倍。Dolan等统计发现,患者年龄>50岁、单孔、血性溢液、存在乳房肿块4个因素与乳腺癌相关性高。但是Sabel等发现年龄、家族史、病程、是否血性、自发或挤压等与乳腺癌无统计学相关性。Lau等证实,年龄是乳腺癌危险因素之一,而月经状态不是独立危险因素。但也有人指出对良恶性而言,年龄无显著差异。同样,有钼靶X线片异常发现的乳头溢液患者也有更高的乳腺癌可能性,应及时定位穿刺活检或手术活检。随着其他早期乳腺癌检出手段的出现,以乳头溢液为首发表现的乳腺癌比例相对减少。

尽管病理性乳头溢液危害最大的病因是乳腺癌(也有恶性叶状肿瘤的报道),但在自发单侧血性或浆液性溢液及钼靶阴性的情况下,乳腺癌的概率仅3%,多数还是乳头状瘤或乳头状瘤病。单发的乳头状瘤好发于乳晕下大导管即输乳窦,对于单发于大导管的乳头状瘤,是否为癌前期病变,一直有不同看法,但通常认为恶性潜能低。多发乳头状瘤好发于终末导管,相对于大导管乳头状瘤,溢液的机会少,术后复发率高。若有不典型增生,则提示更加高的乳腺癌潜能。术前定位、手术范围和术后随访均应慎重。

1%的乳腺癌仅仅以乳头溢液为表现。10%的血性溢液可能被证实为乳腺癌。同样,有钼靶X线片异常发现(如钙化灶)的乳头溢液患者,乳腺癌的可能性更高。所以对于该类患者,排除乳腺癌是首要目的。许多诊断方法可以被采用,但没有一种能完全排除乳腺癌。所以只要影像学或临床有任何异常,导管切除活检就不可避免。

男性的乳头溢液,乳腺癌的可能性达23%,甚至57%。诊治原则同女性乳腺癌。

第二节 乳头溢液的诊断

一、病史与体格检查

病史和体格检查是必要和最基础的检查方式,又是区分生理性溢液与病理性溢液的最简单而有效的方法。Montroni等发现,溢液性状的诊断灵敏度和特异度分别为58.97%和82.83%,并不是术前最精确的诊断方法。作者认可血性溢液与癌的相关性,但质疑浆液性、浆液血性、有色溢液提示良性的观点。一项 Meta 分析提示，血性溢液可作为乳腺癌的预测指标。但 Fajdic 等发现 139 例血性溢液中有 91.4% 与乳管恶性病变无关，相反，血性溢液与管内乳头状瘤关系密切。Sharma 等的研究中，15 例非血性溢液有 6 例证实为癌，提示非血性溢液患者手术干预的重要性，同时作者发现单孔溢液病因常为良性。Morrogh 等在隐血阴性的溢液患者中发现了 33% 的乳腺癌和 25% 的高危病变，因此认为隐血阴性不能排除恶性可能。在单变量分析中，溢液量（长期持续不间断性）成为临床表现中唯一有统计意义的恶性或高危预测指标，但是这项指标主观性较强。在此提出一点，就是对溢液颜色的分类没有统一的标准，所以应引起注意。

二、影像学检查

当病史和临床体检提示溢液为生理性或良性疾病，除了必要的影像学检查（钼靶和超声检查），其他的影像学检查均非必要。钼靶和超声检查足以区分乳腺癌高危和低危人群。病理性溢液伴钼靶异常者，发生乳腺癌的概率为 60%；超声异常钼靶正常者，发生乳腺癌概率为 7%。

（一）钼靶检查

钼靶检查一般不用于生理性乳头溢液，仅用于适当年龄、高危人群以及病理性乳头溢液患者。即使是乳头溢液的乳腺癌患者，钼靶检查也可以是阴性。但钼靶检查可以发现一些孤立或与溢液有关联的病变，特别是乳晕后病灶，可以一并处理。当钼靶检查有异常发现时，就增加了乳腺癌的可能性，并可在钼靶引导下穿刺活检。如果无该手段，可在钼靶引导定位下手术活检。钼靶检查对于表现为乳头溢液的乳腺癌诊断的灵敏度为 57.1%，特异度为 61.5%，阳性预测值为 16.7%，阴性预测值为 91.4%。

（二）乳管造影

乳管造影可以很好地显示导管分布、病变范围并能帮助定位，有时能检出早期癌，其表现为充盈缺损、中断，但对良恶性的鉴别以及小病灶或平坦型病灶的检出有难度。局部若有手术史，也会造成插管困难或无法进入，可以尝试超声引导穿刺造影。Morrogh 等报道的乳管造影诊断灵敏度为 76%，特异度为 11%。Lanitis 等通过乳管造影对有溢液的乳腺癌检出率达 100%，同时指出乳管造影的特异度较低，造影阴性不能排除病变的可能。

（三）超声检查

高频超声优于传统超声，超声检查可用于导管造影失败的病例，最小可以检出 2~3 mm 的病灶并加以定位。对于超声检查发现的病灶，也可以在超声引导下行乳房切开微创旋切术。

（四）MRI 检查

对于年轻致密型乳腺，MRI 检查优于钼靶、超声检查，其灵敏度也优于乳管造影。但对于良恶性溢液的鉴别不一定有优势。Lorenzon 等对 38 例接受了超声、钼靶、MRI 检查的溢液患者进行为期 20 个月的随访，发现 MRI 和钼靶、超声检查诊断灵敏度存在差异，而 3 种方法的特异度都令人满意。对于超声、钼靶检查阴性的溢液患者，作者推荐行 MRI 检查，无法解释的乳头溢液应成为 MRI 检查的适应证。Ballesio 等认为，MRI 优点在于不需插管就可以直接观察扩张的导管及内容物，增强扫描后清楚地显示导管周围间质情况，提供常规影像学检查不能发现的信息，对乳腺癌进行形态描述、定位、判断病变范围。MRI 检查联合超声、钼靶检查等在导管病变中有诊断价值，可代替乳管造影。但 Morrogh 等认为其价值有待商榷，乳腺 MRI 检查的特异度低，常"偶然"发现一些需要进一步随访或活检的病灶，且其提示的恶性/高危病灶均位于标准导管切除所包括的区域，意义不大。该作者的另一项统计发现，MRI 检查灵敏度高，且无创伤，对于体检和钼靶检查阴性者而言是一项有效的检查手段。但是，特异度低限制了其在临床上的应用，不能取代主导管切除，而成为体检、钼靶、超声检查阴性的排除病理性溢液恶性可能的金标准。

若 MRI 检查提示可疑病灶，有必要"二次审视"此前的超声和钼靶检查结果，以明确病灶位置，有助于进行后续的活检。如果超声和钼靶检查仍无明确发现，可考虑 MRI 引导下进行病灶活检。

MRI-乳管造影，可能成为一个了解病变范围的新手段。它包括间接法（向溢液导管注射钆造影剂前进行三维 T2WI CISS 序列成像）和直接法（dMRG，在向溢液导管注射钆造影剂后进行三维 T2WI CISS 序列成像、三维 T1WI VIBE 序列成像、三维 T1WI FLASH 序列成像）。间接检查依赖已存在于乳管内的液体，而成功注射对比剂是 dMRG

诊断的前提。Schwab 等首次通过前瞻性研究肯定了 dMRG 的价值，作者对 23 例传统乳管造影（CGal）阳性的病理性溢液患者行术前间接和直接 MRI-乳管造影，发现前者乳管病灶检出率为 42%，后者为 83%（VIBE 序列）和 100%（CISS 和 FLASH 序列），dMRG 比间接 MRI-乳管造影能显示更多病灶。与 CGal 相比，dMRG 结合 MRI 乳腺成像能够显示乳管形态和病灶范围，从而提供更多的诊断信息。Wenkel 等通过比较 30 例病理性溢液患者的 CGal 和 dMRG 结果，发现 dMRG 和 CGal 明确病灶方位的作用相当。通过对比剂的应用，病变乳管和导管内病变的检出率得到提高。dMRG 可以显示病变乳管的形态、方位和深度，甚至在 1 例患者中定位出 MRI 乳腺成像漏检的病变。

三、细胞学检查

溢液细胞学检查的采取方法包括按摩挤压法、乳头抽吸法、乳管灌洗法等。对溢液进行细胞学检查经济快速，患者无痛苦，可多次复查。溢液细胞学检查发现红细胞、异型导管上皮细胞或是癌细胞是进一步进行乳管造影检查的指征。

Montroni 等分析了接受选择性乳管切除术的 915 例单侧单孔溢液患者的诊断结果后，肯定了细胞学检查的重要性，细胞学分级 C4 和 C5 诊断乳腺癌的灵敏度和特异度分别是 70% 和 92%。Lanitis 等的细胞学诊断灵敏度为 26.7%，特异度为 81.1%，作者认为细胞学检查一旦结果为阳性将是手术的重要指征。Morrogh 等则认为，细胞学检查只在阳性时才有价值，其假阴性率达 50%，因此不是溢液常规检查。Dolan 等的一项回顾性研究中，只有 50% 通过三元评估发现的浸润性乳腺癌细胞学检查阳性，作者认为单独应用细胞学检查在溢液中诊断价值有限，其漏诊率高，癌检出率低，难以鉴别原位癌和浸润性癌，且常常由于采集的细胞量少而无法进行细胞学分析。在一项纳入 20 000 例乳头溢液的研究中，只有 0.2% 的阳性发现。在病理证实的 61 例乳腺癌乳头溢液涂片检查中，灵敏度为 60.7%，其他报道为 45%～82%，最低只有 11%，假阳性为 0.9%～2.6%。由于溢液涂片所获取的细胞成分较少，且从乳管壁脱落的细胞因时间较长易发生变性，诊断灵敏度低，且无定位作用，是否为乳头溢液的常规检查仍难以定论。所以不能单凭细胞学检查决定是否需手术。细胞学检查不推荐用于妊娠期，因为很难区分正常细胞和异常增生的细胞。

四、生物学标记

天津医科大学附属肿瘤医院付丽教授等采用免疫色谱分析法检测乳头溢液中癌胚抗原（CEA）含量。检测结果呈强阳性的 10 例患者经组织学证实均为乳腺癌，符合率为 100%。检测结果呈阳性及可疑阳性的患者中，乳腺癌占 8.82%，癌前病变占 17.65%（6/34），而结果为阴性的患者经组织学证实均为良性病变，符合率亦为 100%。

因为血性溢液者乳腺癌的比例高，在证实为乳腺癌的溢液中，半数以上的病例隐血试验为阳性，但隐血试验阴性者不能排除乳腺癌。因此，隐血试验仅作为参考，而非常规检查。

其他乳头溢液的生物学标记也在实验研究中开展，如 CA153、miR-4484、miR-K12-5-5p、miR-3646、miR-4732-5p 等。抑癌基因甲基化水平升高，也有可能成为早期乳腺癌诊断的生物学标记。

五、乳管镜

乳管镜的应用，使得对乳头溢液，以及导管内病变的诊断更加直观、方便。它不仅可以直观观察到病灶，还可以对病灶的大小、形态、个数、分布等情况提供综合的信息。对手术指征的掌握具有指导意义，如多孔、无色溢液，也有新生物的可能，使原本这些没手术指征的病例得到了及时治疗。有些颜色混杂的单孔溢液，乳管镜无阳性发现，经冲洗后溢液得以缓解，也可避免手术。乳管镜可以对手术切口与手术方式的选择起一定的指导作用，如乳头段或末梢多发病灶，如果没有乳管镜的信息，按照以往常规手术方式，就可能漏切。乳管镜结合碘染色、自体荧光乳管镜等技术，也只见少数报道。

但是，乳管镜由于工艺上的局限，使得许多期望的功能几乎只能是探索性而无法真正实现。对发生于末梢导管的病变，乳管镜无法深入观察，往往又是相对恶性比例高的部位。当导管内新生物占据管腔时，乳管镜无法深入，对其远端的变化无法了解，而这正是导管造影的优势。对于镜下活检，也只限于细胞学层面上，尚难取得完全意义上的组织病理学诊断。对乳头溢液最常见的病因——乳头状瘤的镜下激光或真空辅助切取等治疗，也只是摸索阶段；即使取到肿瘤，也难达到手术的完全切除。

第三节 乳头溢液的治疗

一、外科手术

年龄≥50岁、超声和钼靶检查结果异常多提示乳腺癌。自发单侧血性或浆液性溢液,钼靶检查阴性的情况下乳腺癌的概率仅3%;若超声检查也阴性,则概率为0。所以,以往对钼靶和超声检查阴性的非血性溢液者,采取密切随访是可行的,并不是每个溢液患者均需手术干预。Sabel等认为,体检、超声和钼靶检查未发现异常的溢液低危患者如果无手术意愿,短期随访和反复评估是可行的;进一步乳管造影若有异常发现或是持续溢液,则行导管切除。Lanitis等,对76例溢液患者行乳腺区段切除术,发现≥50岁者影像学、细胞学或体检的异常结果与癌关联大,检查结果正常的患者在与医生沟通了解利弊关系后可选择密切随访,但手术是病理性溢液唯一可靠的诊疗手段。Morrogh等,通过416例乳头溢液患者的回顾性研究证实,手术切除仍是排除恶性的金标准。疑为导管扩张时常采取保守治疗。合并感染时需要使用抗生素及脓肿切开引流。

自从临床应用乳管镜检查后,对手术的选择更为可靠直观。在此强调一点,对于临床判断为病理性溢液者,没有一项辅助检查能否决手术的决定。

乳头溢液的传统手术包括主导管切除(major duct excision)和乳腺区段切除术(microdochectomy)。以往认为主导管切除连同溢液方向象限腺体部分切除是诊断的金标准,其作用直接,对乳腺癌检出率高,可改善症状,疗效好及复发率小,适用于无哺乳需要的非糖尿病患者,尤其是恶性或高危病变可能的溢液患者。由于广泛切除会使得乳头感觉下降,且将来哺乳受限。所以外科医生对手术范围的掌握显得尤为重要。

在有导管造影尤其是乳管镜检查的前提下,结合X线钼靶和超声检查,术前可以基本确定手术范围,结合术中发现,没有必要大范围盲目切除大量乳腺组织,可以仅做区段切除。乳腺区段切除术一般适用于单孔溢液,兼有诊疗双重作用,可保留正常导管,其优点是安全性高,创伤小,术后感觉改变

小,对远端导管的病理诊断要优于主导管切除。Montroni等认为,乳腺区段切除术是溢液诊断和良性病变治疗的金标准。但区段切除术可能漏切病变乳管,从而造成活检假阴性或遗漏多发性病灶,也可能因为病理医生很难精确切到小体积病变部位,常低估管内乳头状瘤的发生。所以一定要保证临床和组织病理学表现的一致性及密切随访。

尽管临床数据有限,对于诊断或高度疑为乳腺癌的溢液患者,满足一般保乳条件的情况下推荐保乳手术(理想切缘>1 cm),而沿导管扩展的癌则不适合进行保乳手术。

对于单发于大导管的病灶,手术多于局部麻醉下完成。除非病灶分布广泛,需要行象限以上切除才选用全身麻醉。同样,切口选择也可以参考乳管造影或乳管镜检查。若病灶位于导管一二级分支,即在乳晕周围,可以选择乳晕旁弧形切口,将来瘢痕相对隐蔽。若病灶位于末梢,且病灶范围大,也可采用放射状切口。术前可以在溢液开口插入平针头,根据病灶距乳头距离,适当注入1~3 ml亚甲蓝,用作术中引导。也有术者插入探针或直接用术中乳管镜引导。术中首先找到染色导管,根据乳管镜的提示,切除相应部位的导管和少量附属腺体。对于乳头段导管内病变,可以先将乳晕翻起,找到染色主乳管,然后由深至浅仔细将乳头段的导管切除,直至乳头表面,这样可以避免将乳头劈开。

标本离体后即刻寻找病灶并作标记,有利于病理阳性的检出。文献报道,乳头溢液术后病理为"良性"或有约1/3的阴性结果,或未能切除病灶、病理取材未能选取正确部位,或真阴性均有可能。

二、术后随访

乳头溢液的病因复杂,双乳又有多达40个乳腺导管。最常见的溢液原因是乳头状瘤,也有多发和复发的可能。有时还有两种疾病同时存在的可能性。这样,不仅要求术前做好正确的评估,术后随访也是尤为必要。

(邹 强)

参考文献

[1] Albrecht C, Thele F, Grunwald S, et al. Nipple discharge: role of ductoscopy in comparison with standard diagnostic tests. Onkologie, 2013, 36(1-2): 12-16.

[2] Balci FL, Feldman SM. Exploring breast with therapeutic ductoscopy. Gland Surg, 2014, 3(2): 136-141.

[3] Chen L, Zhou WB, Zhao Y, et al. Bloody nipple discharge is a predictor of breast cancer risk: a meta-analysis. Breast Cancer Res Treat, 2012, 132(1): 9-14.

[4] de Boorder T, Waaijer L, van Diest PJ, et al. Ex vivo feasibility study of endoscopic intraductal laser ablation of the breast. Lasers Surg Med, 2018, 50(2): 137-142.

[5] de Groot JS, Moelans CB, Elias SG, et al. DNA promoter hypermethylation in nipple fluid: a potential tool for early breast cancer detection. Oncotarget, 2016, 7(17): 24778-24791.

[6] de Paula IB, Campos AM. Breast imaging in patients with nipple discharge. Radiol Bras, 2017, 50(6): 383-388.

[7] Feng XZ, Song YH, Zhang FX, et al. Diagnostic accuracy of fiberoptic ductoscopy plus in vivo iodine staining for intraductal proliferative lesions. Chin Med J (Engl), 2013, 126(16): 3124-3129.

[8] Kaplan R, Hoda SA, Hoda RS. Cytological evaluation of bloody nipple discharge fluid. Diagn Cytopathol, 2013, 41(2): 183-185.

[9] Oda M, Makita M, Iwaya K, et al. High levels of DJ-1 protein in nipple fluid of patients with breast cancer. Cancer Sci, 2012, 103(6): 1172-1176.

[10] Parthasarathy V, Rathnam U. Nipple discharge: an early warning sign of breast cancer. Int J Prev Med, 2012, 3(11): 810-814.

[11] Sabel MS, Helvie MA, Breslin T, et al. Is duct excision still necessary for all cases of suspicious nipple discharge. Breast J, 2012, 18(2): 157-162.

[12] Waaijer L, van Diest PJ, Verkooijen HM, et al. Interventional ductoscopy in patients with pathological nipple discharge. Br J Surg, 2015, 102(13): 1639-1648.

[13] Zhang K, Zhao S, Wang Q, et al. Identification of microRNAs in nipple discharge as potential diagnostic biomarkers for breast cancer. Ann Surg Oncol, 2015, 22(Suppl 3): S536-S544.

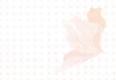

第三篇

乳腺肿瘤的病理分型及预后指标

第十八章

乳腺良性及癌前期病变的病理

第一节 良性上皮增生性病变

乳腺良性上皮增生性病变是指起源于乳腺上皮成分及相关结构的一组形态不同、名称各异的病变，绝大多数起源于终末导管小叶单位（terminal ductal lobular unit，TDLU），但近90%的孤立性导管内乳头状瘤发生在乳晕下大导管。不同类型良性病变的发病年龄有很大差异，纤维腺瘤最常见于年轻患者，其他良性病变及囊性病变主要发生于30~50岁女性。乳腺摄片中良性上皮增生性病变表现多样，纤维腺瘤多境界清楚，而放射状瘢痕（radial scar）、复杂性硬化性病变（complex sclerosing lesion），以及脂肪坏死等可形成境界不清或毛刺状肿块，有时与乳腺癌难以鉴别；囊肿、柱状细胞病变及硬化性腺病中钙化常见。

一、乳腺病和硬化性病变

乳腺病是乳腺腺体的良性增生性病变，病变以小叶为基础，通常包括上皮、肌上皮，以及基膜在内的腺泡或导管结构的不同程度增生。乳腺病在大体检查时往往没有特征性改变，组织学上包括多种不同的类型，如硬化性腺病、大汗腺腺病、微腺型腺病、管状腺病、盲管性腺病、腺肌上皮腺病等。某些类型乳腺病的大体表现或组织学形态有时酷似浸润性癌，因此识别这些不同类型的乳腺病非常重要。以下介绍几种主要的乳腺病类型。

（一）良性硬化性病变

良性硬化性病变包括硬化性腺病、放射状瘢痕和复杂性硬化性病变。硬化性腺病是最常见的乳腺病，表现为腺体和小管呈小叶中心性增生伴有间质的增生及纤维化，导致腺体不同程度挤压和扭曲。放射状瘢痕及复杂性硬化性病变是具有特殊形态的乳腺硬化性病变。

1. 临床特征　多发生在围绝经期妇女。缺乏特征性的临床表现，通常在显微镜下偶然发现，也可表现为乳腺影像学检查中的微小钙化灶。有时多灶硬化性腺病可发生融合，形成大片病灶，表现为影像学上的致密影；少数表现为可触及的肿块，可能伴有疼痛，称为结节性硬化性腺病或腺病瘤。放射状瘢痕及复杂性硬化性病变可表现为与浸润性癌类似的不规则放射状致密影。

2. 大体病理学特征　通常缺乏明显异常，伴有微小钙化时切面可呈颗粒状。有时大体表现为边缘不规则的纤维化区域，可能与浸润性癌较难区分。

3. 组织病理学特征　硬化性腺病发生于TDLU，低倍镜下小叶中心性生长模式是其诊断的重要特征。正常小叶结构扩张或发生改变，病灶中央可见大导管，腺泡围绕大导管致密增生，可呈漩涡状结构，腺泡保存上皮细胞、肌上皮细胞，以及周围基膜的完整性，腔面上皮细胞立方形或扁平，缺乏非典型性。小叶间疏松的间质成分被致密的纤维结缔组织取代，或发生玻璃样变，挤压腺泡结构使之扭曲变形。腺泡可被拉长，灶区可见平行排列。腺腔也可能完全闭塞，腺泡呈实性条索状结构并可呈漩涡状排列，病灶中央区腺体受压及扭曲更显著（图18-1）。50%病例中可见钙化灶，且可以十分显著。少见情况下硬化性腺病可累及神经,该特征并不一定为恶性指征。硬化性腺病常与其他增生性病变并存。放射状瘢痕是一种小叶中心性的增生性病变,包括囊肿形成、普通型导管上皮增生(UDH)、硬化性腺病及多种良性病变形态。放射状瘢痕及复杂性硬化性病变低倍镜下可见病变轮廓呈卫星状,伴有中央致密的玻璃样变胶原和弹性纤维增生,有时非常显著,并可见小的不规则良性导管及腺体陷入其中。虽然有时 HE 形态上这些导管/腺体周围的肌上皮细胞欠清晰,但实际上均具有双层结构。病变周围往往可见较多不同程度的导管扩张、UDH、大汗腺化生及增生等。

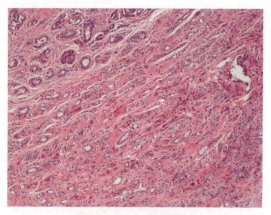

图 18-1　硬化性腺病

硬化性腺病中的腺上皮可发生非典型增生及癌变,包括导管上皮非典型增生、导管原位癌,以及小叶内瘤变(小叶非典型增生和小叶原位癌,图18-2)。此种情况特别需要与浸润性癌鉴别,可借助肌上皮免疫组化标记进行区分。

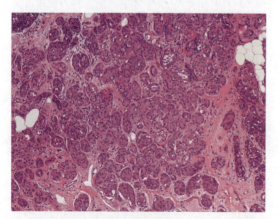

图 18-2　发生于硬化性腺病基础上的小叶原位癌

硬化性腺病中增生的细胞可伴有大汗腺细胞分化,称为大汗腺腺病或硬化性腺病伴大汗腺特征,表现为细胞体积大、细胞质丰富嗜酸性、核大而圆。该病变易误诊为浸润性癌,在鉴别诊断时需特别注意。

4. 鉴别诊断

(1) 浸润性癌(尤其是小管癌):硬化性腺病仍然保持小叶中心性的构象特征,但小管癌呈浸润性生长,境界不清,缺乏小叶中心性排列;腺管排列不规则,无平行排列结构,腺管管腔开放,成角或呈泪滴状,没有肌上皮细胞。间质往往细胞较丰富,表现为促结缔组织增生性反应。当硬化性腺病伴有小叶不典型增生、小叶原位癌或导管原位癌时,形态上更易误诊为浸润性癌。低倍镜下识别小叶中心性的排列方式是有效的鉴别方法。免疫组化结果显示肌上皮细胞存在,更有助于两者的鉴别。

(2) 微腺型腺病:硬化性腺病可见两层细胞结构,并且受挤压的腺泡结构仍保持小叶中心性模式,而微腺型腺病无小叶状结构,表现为开放的小而圆的腺管不规则增生,管腔衬覆单层细胞,并可见腔内特征性的粉染分泌物。免疫组化检测也有助于两者的鉴别,微腺型腺病不表达肌上皮标记以及雌激素受体(estrogen receptor,ER),但高表达 S-100 蛋白。

5. 预后　硬化性腺病是一种良性乳腺增生性疾病,其发生癌的危险度略有增加(1.5～2倍),与普通型导管上皮增生相似。最近的研究结果提示,放射状瘢痕患者发生癌的危险度增加,也有人认为放射状瘢痕及复杂性硬化性病变为癌前期病变,但目前尚无足够证据证实。

(二) 微腺型腺病

微腺型腺病(microglandular adenosis,MGA)是一种少见类型的腺体增生性病变,其特征为乳腺间质或脂肪组织内缺乏肌上皮的圆形开放性小管状腺体呈非小叶中心性无序增生。多数情况下呈惰性临床过程,但罕见情况下在 MGA 基础上可以发生癌变。

1. 临床特征　发病年龄较广泛(28～82岁),主要发生在 60～70 岁女性。部分表现为可触及的肿块或影像学上的致密影,多数为显微镜下偶然发现。

2. 大体病理学特征　表现为境界不清晰的硬化区域,或不规则致密灶。

3. 组织病理学特征　MGA 是非小叶中心性病

变,增生的小腺体在乳腺纤维间质或脂肪中呈浸润性生长。增生的腺体小而圆,形态及大小相对一致,由单层扁平或立方上皮细胞组成,无顶浆分泌。上皮细胞温和,胞质嗜双色性、透亮或稍呈颗粒状,细胞核圆形,核仁小或不明显。管腔开放,部分管腔内可见嗜酸性、PAS 阳性分泌物,是 MGA 的特征性表现(图 18-3)。管腔外有基膜包绕,但缺乏肌上皮细胞。缺乏明显的间质反应,可见嗜酸性变及软骨化生。MGA 细胞不表达 ER 和 PR,但 S-100 蛋白呈强阳性。

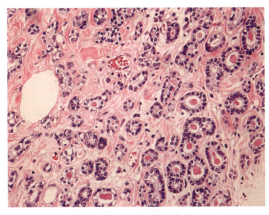

图 18-3　微腺型腺病

在 MGA 的基础上可进一步发生非典型增生(非典型 MGA),也可以发生原位癌或浸润性癌。在非典型 MGA 中,腺体增生与 MGA 相似,但出现以下特点:①结构更加复杂,表现为腺体外形不规则、出芽,腺体排列紧密,互相连接、融合,有时上皮细胞增生形成搭桥、筛状或实体状结构;②上皮细胞显示细胞学不典型性,表现为核/质比增大,核深染,染色质粗,核仁明显,并可见核分裂象;③管腔内分泌物减少或消失。起源于 MGA 的导管原位癌多为高级别,腺体被增生的细胞塞满,细胞有明显异型性,核分裂象易见。发生在 MGA 基础上的导管原位癌和(或)浸润性癌可以与 MGA 和(或)非典型 MGA 共存,可见前后两种成分之间有过渡或移行。

4. **鉴别诊断**　MGA 增生的腺体周围没有肌上皮围绕,且腺体在乳腺间质或脂肪中呈浸润性生长,排列杂乱无章,因此易误诊为恶性。MGA 主要的鉴别诊断是小管癌。小管癌的腺体形状不规则,往往有成角现象,腺腔内无分泌物且常见特征性的顶浆分泌,细胞有异型性;而 MGA 的腺体小而圆,细胞无异型性。小管癌中肿瘤细胞表达 ER 和 PR,而典型的 MGA 往往不表达激素受体。MGA 腺体高表达 S-100 蛋白,并且周围可见基膜包绕,后者可通过黏连蛋白和Ⅳ型胶原染色显示。

5. **预后**　MGA 是一种真正良性增生性病变还是惰性的癌前期病变,目前尚不清楚。MGA 基础上可发生非典型 MGA 或癌,但是目前缺乏可预示该演变发生的预测因子。因此,MGA 患者的预后目前难以评估。在空芯针穿刺活检中发现 MGA 需要进行手术切除活检。

二、纤维腺瘤

纤维腺瘤是乳腺中最常见的良性肿瘤,特征性表现为起源于 TDLU,同时具有上皮和间质成分增生的境界清晰的肿瘤。

(一)临床特征

乳腺纤维腺瘤最常见于生育年龄女性,尤其是年龄<30 岁者,但可发生于任何年龄。典型的临床表现为无痛性、孤立性、质地较韧的境界清晰的肿块,往往生长缓慢,活动性较好,多数病例肿块<3 cm。年龄较大者可表现为影像学上境界清楚的致密影或钙化。少数可表现为多个结节,可同时或先后发生在同侧或双侧乳腺,大小可达 20 cm,尤其是发生在青少年者。乳腺影像学检查中可发现临床上难以触及的非常小的纤维腺瘤,表现为结节致密影或钙化。

(二)大体病理学特征

大体标本上,纤维腺瘤呈境界清晰的卵圆形肿块。切面呈灰白色、实性、质如橡胶、有膨胀感,可略呈分叶状,并可见裂隙样腔隙。间质成分玻璃样变或黏液样变可导致其发生不同变化;硬化性病变中常可见钙化。

(三)组织病理学特征

镜下表现为境界清楚的膨胀性生长的结节。间质和上皮两种成分的不同程度增生可导致两种生长模式,但两者间的区别并无临床意义。①管周型:间质围绕导管增生,主要见于 20～40 岁女性;②管内型:增生的间质成分使导管受压扭曲而呈裂隙状。间质和上皮成分的增生往往分布均匀,比例相似(图 18-4)。间质较疏松,常伴有黏液变性或玻璃样变性,前者常见于年轻患者,而后者常见于年龄较大者;罕见情况下可见骨化,绝大多数发生在绝经后妇女。有文献报道黏液样乳腺纤维腺瘤可能与Carney综合征相关。极少情况下可见不同程度的脂肪瘤样间质增生、平滑肌或骨软骨化生。妊娠期患者可发生广泛梗死。有时间质可富于细胞(尤其多见于年龄<20岁的青少年),或可见奇异形多核巨细胞(与其生物学行为没有相关性)。核分裂象不常见,但年轻患者及妊娠期患者可见核分裂象。纤维腺瘤中的上皮成分可发生普通型增生、乳腺病、大汗腺化生、鳞状上皮化生及囊肿等。形态上,乳腺纤维腺瘤有以下几种常见亚型。

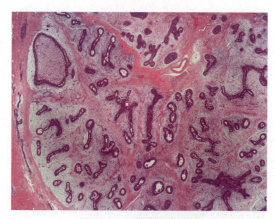

图18-4 乳腺纤维腺瘤

1. **富于细胞性纤维腺瘤** 间质细胞显著增生,在形态上可能与良性分叶状肿瘤有重叠。导管上皮成分也可不同程度增生,主要见于青少年,表现为普通型增生,并常见大汗腺化生及鳞状上皮化生。也可见灶性纤维囊性变、硬化性腺病或广泛的肌上皮增生。

2. **复杂性纤维腺瘤** 可包含>3 mm的囊肿、硬化性腺病,以及钙化或乳头状大汗腺化生等多种形态。16%~23%的纤维腺瘤为复杂性纤维腺瘤,好发于老年女性,发现时肿块往往较小。复杂性纤维腺瘤发展为乳腺癌的相对危险度稍有增加,是普通人群的3.1倍。

3. **幼年性纤维腺瘤** 主要发生在青春期女性,特征性表现为细胞丰富的间质和上皮增生。增生的间质细胞呈束状排列,上皮呈管周型生长方式,导管上皮增生明显,往往呈纤细的微乳头样突起,有时因其上皮特点类似于男性乳腺发育而被描述为"男性乳腺发育样"。有时可形成巨大肿块而导致乳腺扭曲变形,部分学者将之称为"巨纤维腺瘤"。但是,其他学者将"巨纤维腺瘤"用于诊断>5 cm具有经典形态的纤维腺瘤。

乳腺纤维腺瘤可发生导管非典型增生或小叶非典型增生,但如果仅局限于纤维腺瘤内而不累及周围乳腺上皮成分,其发生乳腺癌的相对危险度没有明显增加。纤维腺瘤基础上偶可发生小叶原位癌或导管原位癌。浸润性癌也可累及纤维腺瘤,通常为周围组织中的癌延伸至纤维腺瘤所致。

(四)鉴别诊断

1. **分叶状肿瘤** 管内型纤维腺瘤间质增生富于细胞时需要与良性分叶状肿瘤鉴别。后者发病年龄往往较纤维腺瘤晚,中位年龄为45岁。镜下可见分化较好的大的叶片结构,间质细胞增生明显且弥漫,细胞常增生呈束状排列。部分病变可见间质细胞围绕上皮裂隙聚集的现象。分叶状肿瘤中可见核分裂象,而纤维腺瘤中缺乏或罕见,妊娠期纤维腺瘤核分裂象可增加。分叶状肿瘤中间质过度生长可导致部分区域上皮成分相对稀少,肿瘤可以侵及周围乳腺实质。部分病例中区分纤维腺瘤与分叶状肿瘤十分困难,事实上两者属于良性纤维上皮性肿瘤的同一谱系,具有相似的组织学特征。在粗针穿刺活检中两者的鉴别诊断更加困难。如果有分叶状肿瘤的可能性,最好在病变完整切除后再做最后诊断。

2. **错构瘤** 上皮和间质两种成分增生所形成的境界清楚的良性病变,形态学上与纤维腺瘤有重叠。但是,乳腺错构瘤中上皮成分排列较不规则,间质成分增生不明显,通常可见脂肪组织,纤维腺瘤中脂肪成分少见。

3. **假血管瘤样间质增生**(pseudoangiomatous stromal hyperplasia,PASH) 表现为小叶间肌纤维母细胞增生,间质可呈特征性的裂隙样。上皮成分围绕间质增生,没有明显的扭曲或变形。PASH常为偶然发现,但也可以形成境界清楚或欠清的肿块。纤维腺瘤的间质中可见PASH改变。

(五)预后

大多数乳腺纤维腺瘤完整切除后不复发。年轻患者可能会在其他部位或邻近原手术区发生一个或多个新的病灶。有研究发现,不伴有复杂性特征的纤维腺瘤发生乳腺癌的风险没有增加,而相对危险度仅稍有增加。

三、其他类型腺瘤

(一) 管状腺瘤

管状腺瘤(tubular adenoma)是由致密增生的腺管结构组成的良性结节,通常为圆形,腺管结构衬覆上皮细胞和肌上皮细胞,类似于正常乳腺组织。

1. 临床特征　主要发生于年轻女性,发生于初潮前及绝经后者极其罕见。临床上表现为无痛性可触及的结节。典型者影像学表现为境界清楚的肿块,罕见情况下可伴有微小钙化灶。

2. 大体病理学特征　管状腺瘤大体上表现为质硬、界限清楚的均质肿块,切面为均匀的黄色或棕褐色。

3. 组织病理学特征　镜下病变界限清楚,由紧密排列的均匀一致的圆形小腺管组成,衬覆均一的上皮细胞,外周有肌上皮细胞,小腺管间有少量的纤维间质分隔,间质中可见少量淋巴细胞浸润。核分裂象通常少见。管腔内往往为中空,但罕见情况下可见蛋白质样物或黏液(图 18-5)。

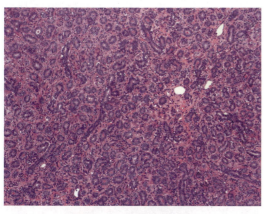

图 18-5　乳腺管状腺瘤

4. 预后　管状腺瘤是一种良性病变,完整切除后无复发。管状腺瘤没有发展成癌的风险,但罕见情况下癌可以累及管状腺瘤。

(二) 泌乳腺瘤

在妊娠期或泌乳期,纤维腺瘤或管状腺瘤的上皮细胞呈广泛分泌性改变,称为泌乳腺瘤(lactating adenoma)。但是,大多数泌乳腺瘤实质为伴有分泌或泌乳改变的增生性小叶形成的结节状区域。

1. 临床特征　发生于妊娠期或泌乳期,临床上病变区域质地偏硬。术前诊断往往基于超声或MRI的检查,同时结合针吸活检或空芯针穿刺活检。

2. 大体病理学特征　泌乳腺瘤的病变体积差异较大,有时病变可以很大,文献报道中直径可>25 cm。

3. 组织病理学特征　病变区小叶密集排列并显示泌乳样改变,梗死及出血常见(图 18-6)。

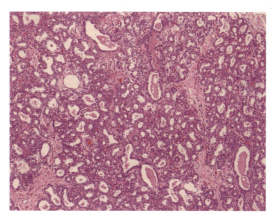

图 18-6　泌乳腺瘤

4. 预后　泌乳腺瘤为良性病变,完整切除后无复发。

(三) 大汗腺腺瘤

大汗腺腺瘤(apocrine adenoma)由衬覆大汗腺化生细胞或乳头状大汗腺化生的腺体或囊腔结节状增生所形成。

1. 临床特征　极其罕见,表现为境界清楚的无痛性结节,乳腺钼靶片表现类似纤维腺瘤。

2. 大体病理学特征　病变边缘清晰,大小不等(0.3~1.7 cm)。

3. 组织病理学特征　病变腺体衬覆大汗腺上皮,密集排列呈结节状。细胞核圆形、中等大小,细胞无非典型性。

4. 预后　病变为良性,预后良好,局部切除可治愈。

(四) 导管腺瘤

导管腺瘤(ductal adenoma)是境界清楚的良性腺体增生性病变,病变至少部分局限于导管腔内,间质伴有硬化。导管腺瘤被认为是导管内乳头状瘤的变异型。

1. 临床特征　发病年龄较广,最常见于40岁以上女性。临床上主要表现为质硬肿块,偶可表现为乳头溢血。乳腺钼靶X线片表现为境界清楚的圆形结节,有时伴有微小钙化灶。

2. **大体病理学特征**　表现为单侧、单发或多发的肿块,直径 0.5～4.0 cm。发生 Carney 综合征的患者可累及双侧乳腺。

3. **组织病理学特征**　典型的改变是由硬化间质及其内上皮细胞和腺体组成的境界清楚的结节,周围有致密的纤维被膜。上皮细胞周围的肌上皮细胞可以有明显增生。病变中可伴有大汗腺化生、囊肿形成、硬化性腺病和上皮细胞增生。硬化间质中的上皮成分可发生扭曲,形成假浸润样形态。

4. **预后**　导管腺瘤是良性病变,充分切除后不复发,无恶变倾向。

(五) 多形性腺瘤

多形性腺瘤(pleomorphic adenoma)是一种罕见的发生于乳腺的良性肿瘤,形态类似于唾腺的多形性腺瘤。

1. **临床特征**　年龄范围较广,常发生于绝经期女性。常常累及乳晕周围区域,表现为可触及的无痛性的孤立肿块。

2. **大体病理学特征**　大体表现为质硬的结节,也有报道表现为多结节病灶。

3. **组织病理学特征**　类似于唾液腺的多形性腺瘤,由上皮细胞和肌上皮细胞分布于黏液样或黏液软骨样基质中组成。间质中可见软骨或骨成分。上皮细胞排列呈巢状、条索样或管状,细胞核形态温和,异型性不明显。有时在导管内乳头状瘤中可见多形性腺瘤样区域,提示该肿瘤可能是导管内乳头状瘤的特殊亚型。所有细胞均表达 CK14,腔面细胞表达 CK7,细胞巢周围可见 p63 表达,有时可见肌动蛋白表达。

4. **鉴别诊断**　多形性腺瘤需要与伴有软骨化生的腺肌上皮瘤、分泌基质的癌,以及伴有黏液样基质的鳞状细胞癌鉴别。

5. **预后**　发生于乳腺的多形性腺瘤临床呈良性过程。多结节型者可发生复发。极其罕见情况下可发生恶性转化。

四、乳头部病变

(一) 乳头部腺瘤

乳头部腺瘤(nipple adenoma)是发生于乳头部集合管内及其周围的良性旺炽性上皮增生性病变,也称为乳头部旺炽性乳头状瘤病、乳头部乳头状腺瘤、乳头部乳头状瘤病、乳头部导管腺瘤、糜烂性腺瘤病等。

1. **临床特征**　乳头部腺瘤相对少见,仅见于<1‰的乳腺标本。患者年龄范围为 20～87 岁(平均 43 岁);曾有一例报道发生于 5 个月的女婴。其中<5% 发生于男性。部分表现为乳头溢液,或乳头疼痛;部分病例表现为境界不清的皮下或突出于皮面的肿块,通常<1 cm。乳头表面皮肤可糜烂、肿胀或结节状、红斑、溃疡、结痂等,类似佩吉特病改变,因此临床将其当作佩吉特病者并不少见。症状持续时间差异较大,甚至可以长达 15 年。

2. **大体病理学特征**　病变位于乳头或乳晕下,表现为质地较硬的乳头表皮下结节,边界不清,乳头表皮粗糙、糜烂或形成溃疡。大体上也可能无异常表现。

3. **组织病理学特征**　病灶位于乳头部表皮下方,呈多结节状,有时可见与表面鳞状上皮有延续。形态学表现多样,最基本的特征为纤维化间质内腺体与导管呈良性增生,腺体增生可呈乳腺病样、乳头状瘤样或普通型导管上皮增生,不同的组织学构象可以混合存在(图 18-7)。Rosen 和 Caicco 描述了乳头部腺瘤的以下几种不同生长方式:

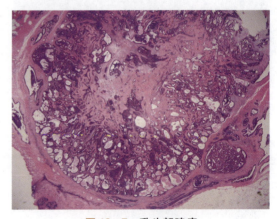

图 18-7　乳头部腺瘤

(1) 硬化性乳头状瘤病型:病变位于导管内呈乳头状增生,间质增生显著,表现为胶原化、黏液样变及弹性组织变性。表皮完整且增厚。导管上皮可发生鳞状化生,并形成角化小囊。旺炽性增生区中央可见灶性坏死。该类型在临床上通常表现为肿块伴有溢液(清亮液)。

(2) 乳头状瘤病型:大导管内乳头状增生,间质增生不十分明显,表皮由腺上皮取代,形成临床上红斑样颗粒状外观。可见灶性坏死。通常表现为乳头硬结区域皮肤糜烂及血性溢液,临床上易误诊为佩吉特病。

(3) 乳腺病型:类似于硬化性腺病的小腺管增生,间质硬化,嵌入其中的导管不同程度挤压或扭曲,形成假浸润样的外观,酷似浸润性癌,但肌上皮保留,鉴别困难时可借助于肌上皮免疫组化标记辅助诊断。乳腺病型中坏死不常见。临床上通常表现为血性溢液或清亮液。

(4) 混合型:上述不同生长方式可以混合存在。

4. 鉴别诊断

(1) 浸润性导管癌:浸润性导管癌极少数情况下可发生在乳头部腺瘤周围。诊断困难时可借助肌上皮标记免疫组化检测。

(2) 导管内乳头状癌:通常发生于深部乳腺组织,极少仅见于表皮下方,细胞相对较单一,免疫组化检测提示肌上皮细胞缺失。

(3) 导管原位癌累及大导管:典型的乳头下导管原位癌通常累及单个大导管,结节状生长多不常见,通常呈高核级并且 HER-2 阳性表达,乳头皮肤可伴有佩吉特病。高相对分子质量 CK 免疫组化标记有助于两者的鉴别。

5. 预后　乳头部腺瘤是良性病变,但不完整切除易复发,因此理想的处理是将病灶完整切除。有文献报道 14% 的乳头部腺瘤与癌有相关性。多数病例在病变切除时即已有癌,但也可能切除之后在同一部位发生癌。

(二) 汗管瘤样肿瘤

汗管瘤样肿瘤(syringomatous tumor)是一种非转移性但局部浸润的乳头-乳晕区肿瘤,形态学上类似于身体其他部位外分泌导管起源的皮肤汗管瘤。以往被称为汗管瘤样腺瘤,但因为该病变可发生间质浸润,并且可发生局部复发。因此,2012 版 WHO 乳腺肿瘤分类将之命名为"汗管瘤样肿瘤"。

1. 临床特征　该肿瘤罕见,发病年龄广泛,平均年龄 40 岁。绝大多数发生于女性,偶有发生于男性的报道。临床上主要表现为乳晕或乳头区质硬孤立的肿块,可有疼痛、皮肤红肿、乳头溢液或回缩、皮肤结痂等多种表现。影像学检查显示乳晕下肿块,边界可能不清楚,可伴有钙化。

2. 大体病理学特征　病变大体上表现为质硬、境界欠清的表皮呈灰白色结节,直径 1~3 cm,切面灰白或粉色,乳头或乳晕下真皮内可见微小的囊样腔隙。

3. 组织病理学特征　汗管瘤样肿瘤由实性细胞巢或细胞条索、不规则小腺体或小管状结构及小的角化囊组成。腺体均具有内层腔面上皮和外层基底细胞,后者偶尔可包含有平滑肌肌动蛋白(SMA),腔内可有或无颗粒状嗜酸性分泌物。大多数肿瘤细胞温和,胞质稀少,嗜酸性,细胞核圆形较规则,核分裂象罕见。衬覆腺腔的细胞呈立方形或扁平,基底细胞呈立方形。腺体可呈逗点状、泪滴状或分支状,排列不规则。腺上皮可发生鳞状上皮化生,鳞状上皮化生的细胞巢可呈实性或囊性,后者表现为角化囊形成,囊内为分化较好的层状角化及钙化。间质通常呈硬化性改变,但伴有梭形细胞的黏液样区也不少见,无坏死(图 18-8)。肿瘤细胞可围绕输乳管并浸润平滑肌,并可见于神经周围间隙。

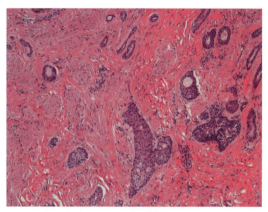

图 18-8　汗管瘤样肿瘤

免疫组化检测显示肿瘤细胞不表达激素受体 ER 或 PR,鳞状化生细胞可表达 p63。基底层细胞可表达肌动蛋白。

4. 鉴别诊断　汗管瘤样肿瘤需要与低级别腺鳞癌、小管癌,以及乳头部腺瘤等进行鉴别。

(1) 低级别腺鳞癌:两者组织学形态非常相似。低级别腺鳞癌可发生转移,极少数病例可死亡。主要的鉴别点在于两者的发病部位,低级别腺鳞癌发生于乳腺实质,极少累及乳晕下或乳头区组织;而汗管瘤样肿瘤发生于乳头并可累及乳晕下组织。两者的鉴别有时比较困难,尤其是在比较小或比较表浅的活检组织中;但也有学者认为两者是发生于不同部位的同一种疾病。

(2) 小管癌:通常位于乳腺实质内,极少数情况下累及真皮层,其腺体为开放的卵圆形小管,仅有单层细胞,常可见顶浆分泌突起,末端也可呈逗点状,但常伴导管原位癌成分;而汗管瘤样腺瘤的腺管形状不规则,且常发生鳞状上皮化生。免疫组化有助于两者鉴别:小管癌通常高表达 ER 和 PR,而汗管瘤样肿瘤呈阴性;后者鳞状上皮化生细胞成分显示 p63 基因阳性,基底细胞呈肌动蛋白阳性。

(3) 乳头部腺瘤:乳头部腺瘤常有乳头糜烂和乳头溢液,镜下往往可见乳头部大导管的乳头状增生或显著上皮细胞增生;而汗管瘤样肿瘤中为不规则小腺管,并可见角化囊肿。

5. 预后 切除不完整可导致局部复发,有报道显示切缘阳性者有 30% 复发,复发时间在诊断后 1.5 个月至 4 年不等,但不发生局部或远处转移。临床处理以完整切除为佳,并应确保切缘阴性。

第二节 良性肌上皮性病变

正常乳腺和良性病变中,肌上皮细胞位于上皮细胞和基膜之间,分别通过丰富的桥粒和半桥粒结构黏附于腔面细胞以及基膜,此外还有肌动蛋白和肌凝蛋白微丝,反映其具有收缩功能。肌上皮细胞具有间叶及上皮双向分化特征,表现为梭形、鳞形、透亮细胞及软骨黏液样等多种形态。完全显示肌上皮或上皮-肌上皮分化的病变非常少见,且形态多样。乳腺肌上皮或上皮-肌上皮病变是一个谱系,肌上皮病变是完全或主要由肌上皮细胞组成的病变,包括肌上皮增生、胶原小球病、肌上皮瘤、肌上皮癌等。上皮-肌上皮病变是起源于上皮和肌上皮两种细胞成分的病变,包括多形性腺瘤、腺肌上皮瘤、腺肌上皮瘤伴癌变,以及腺样囊性瘤等。该病变谱系发病年龄广泛(22~87 岁),影像学上表现为致密影,临床常有可触及的肿块。本节主要讨论良性肌上皮或上皮-肌上皮性病变。

一、肌上皮细胞增生

肌上皮细胞增生(myoepithelial cell hyperplasia)表现为肌上皮细胞数目增多、细胞体积增大,可见于多种乳腺良性增生性过程,包括硬化性腺病及导管内乳头状增生性病变。光镜下偶可在小叶或导管内见肌上皮增生性改变,部分学者将之称为"肌上皮病"或"腺肌上皮病",新版 WHO(2012 版)肿瘤分类将这种改变视为肌上皮增生谱系中的一部分。肌上皮细胞可发生肌样化生,常见于围绝经期或绝经后妇女,发生肌样化生的肌上皮细胞具有平滑肌细胞特点,细胞呈梭形,胞质丰富嗜酸性。肌样化生可发生于多种良性或恶性病变,最常见于硬化性腺病中终末导管及小叶周围,多为灶性,偶尔肌样化生的肌上皮细胞成为主要成分而形成平滑肌瘤样形态。

二、腺肌上皮瘤

腺肌上皮瘤(adenomyoepithelioma)是由上皮细胞和肌上皮细胞共同增生而形成的良性肿瘤。腺肌上皮瘤中的一种或两种成分可发生恶性变(腺肌上皮瘤伴癌变)。

(一) 临床特征

腺肌上皮瘤相对罕见,可发生于任何年龄的成年人(26~82 岁),平均年龄 60 岁。腺肌上皮瘤伴癌变更加少见,通常发生在绝经后妇女。临床上,腺肌上皮瘤通常表现为伴或不伴有钙化的肿块。患者可能有乳头溢液、疼痛。腺肌上皮瘤伴癌变者通常病史较长,肿块突然生长迅速。乳腺摄片可见圆形或分叶状致密肿块影,境界较清楚,但部分区域境界可欠清。超声检查显示实性或囊实性肿块。

(二) 大体病理学特征

通常为>1 cm 的圆形结节,中位直径 2.5 cm。腺肌上皮瘤伴癌变往往病灶较大,部分区境界清楚。常可见囊性变、坏死及钙化。

(三) 组织病理学特征

腺肌上皮瘤低倍镜下大部分呈多结节状,肿瘤周围可见卫星结节。中央区可发生硬化或坏死。该病变由上皮和肌上皮两种成分组成,肌上皮细胞形态多样,可以呈梭形、多角形、上皮样或胞质透亮。腺上皮细胞呈立方形或低柱状,可发生大汗腺化生、鳞状化生,或皮脂腺化生。大多数腺肌上皮瘤实际上是导管内乳头状瘤的特殊变异型,因此导管内乳头状瘤中常可见灶性的腺肌上皮瘤样结构,而腺肌上皮瘤中也可见显著的乳头状增生。腺肌上皮瘤有多种形态学亚型。梭形细胞型以梭形肌上皮细胞为主要成分,腺样腔隙和上皮成分少。管状型为上皮细胞衬覆的圆形小管增生,常伴有肌上皮细胞的显著增生。分叶状型由实性结节构成,结节内肌上皮细胞增生,上皮细胞常呈扁平状,腺腔不明显。腺肌上皮瘤中核分裂象通常少见(<2/10 HP)。

腺肌上皮瘤中的上皮成分或肌上皮成分均可发生恶性变。上皮成分可恶变为非特殊类型浸润性癌、未分化癌或化生性癌。恶性成分往往呈浸润性生长方式,细胞异型性显著,核分裂象活跃,坏死可见。但目前尚缺乏明确的恶性变的诊断标准。上皮和肌上皮均发生恶性转化时,可类似于唾液腺中分化差的上皮-肌上皮癌。

免疫组化标记染色有助于显示腺肌上皮瘤及腺肌上皮瘤伴癌变中的上皮和肌上皮细胞成分。肌上皮细胞表达多种标记,包括 CK14、CK5/6、p63、SMA、MSA、calponin、平滑肌肌球蛋白重链(SMMHC),并不同程度表达重型钙调蛋白结合蛋白(H-caldesmon),但不表达结蛋白(desmin)。不表达激素受体 ER 及 PR,或可呈灶性弱表达;不表达 HER-2。

(四)鉴别诊断

1. **管状腺瘤**　腺肌上皮瘤的管状型可能类似于管状腺瘤,但管状腺瘤中的肌上皮细胞不像腺肌上皮瘤中增生那么显著。

2. **多形性腺瘤**　分叶状或梭形细胞腺肌上皮瘤形态与多形性腺瘤相似,但后者通常可见黏液软骨样基质伴软骨和(或)骨化生。

3. **导管内乳头状瘤**　可见明显的纤维血管轴心,肌上皮细胞增生不及腺肌上皮瘤显著。

(五)预后

腺肌上皮瘤预后好,完整切除后可以治愈。但可发生局部复发,通常与多结节状生长方式或向导管内生长有关。伴有癌变的腺肌上皮瘤的局部复发及转移潜能较大,可能与恶性转化成分的级别以及肿瘤大小有关。转移好发于有高级别恶性成分及肿瘤≥2 cm者。多数转移发生在肺,也可累及肝脏、骨、脑及其他部位。发生腋窝淋巴结播散者少见。

三、肌上皮瘤

乳腺肌上皮瘤(myoepithelioma)是指完全由肌上皮细胞组成的良性肿瘤,是具有腺肌上皮分化的肿瘤谱系中的一种极端情况。乳腺肌上皮瘤极其罕见。文献报道中发病年龄 17~73 岁。完全由梭形肌上皮细胞组成的肌上皮细胞肿瘤镜下表现为梭形细胞呈束状交织状排列,有时可形成席纹状结构,细胞质嗜伊红或透亮,需要与其他乳腺梭形细胞肿瘤鉴别,包括梭形细胞化生性癌、平滑肌肉瘤、纤维组织细胞瘤、成肌纤维细胞瘤,以及其他转移性肿瘤包括恶性黑色素瘤。鉴别诊断依赖临床病史、组织学分析及免疫组化检测相结合。

四、胶原小球病

胶原小球病(collagenous spherulosis)是一种良性肌上皮病变,常常在因其他病变而切除的乳腺组织中偶然发现,如导管内乳头状瘤、硬化性腺病、普通型导管上皮增生、非典型导管上皮增生等。其特征性改变是在腔内出现透明变性的无细胞性嗜伊红小球或纤丝状的无定形物质,可呈嗜酸性,但更多见的是呈嗜碱性黏液样(图 18-9)。这些腔内物质由基底膜样物组成,包括多糖(polysaccharide)、层黏连蛋白(laminin)和 Ⅵ 型胶原,PAS 及阿辛蓝(alcian blue)染色阳性。认识胶原小球病的重要性在于其与癌之间的鉴别,避免误诊为筛状癌或腺样囊性癌。

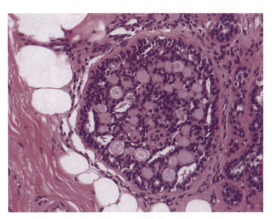

图 18-9　胶原小球病

第三节 乳腺导管内增生性病变及小叶内瘤变

乳腺导管内增生性病变是一组起源于乳腺 TDLU 的上皮增生性病变,常局限于 TDLU,但也可以累及小叶外导管。导管内增生性病变的细胞形态和组织结构多种多样,主要分为三大类,即普通型导管上皮增生(usual ductal hyperplasia, UDH)、非典型导管上皮增生(atypical ductal hyperplasia, ADH)和导管原位癌(ductal carcinoma in situ, DCIS)。

一、普通型导管上皮增生

乳腺导管由上皮和肌上皮双层结构组成,若上皮层次增多,达到≥3 层,即存在导管上皮增生。导管上皮增生主要是相对导管的基膜而言,若乳腺腺体增多,却不存在相对于基膜的导管上皮增生,则只能称为乳腺病,而不能称为导管上皮增生。

(一) 临床特征

UDH 自身往往不引起临床症状,但它可以和其他病变伴随存在,包括放射状瘢痕、纤维上皮性病变、假血管瘤样间质增生、乳腺囊肿、微小钙化灶等。这些病变可以表现为肿块或影像学上的异常。

(二) 大体病理学特征

UDH 缺乏显著的大体表现。

(三) 组织病理学特征

UDH 是一种良性的导管上皮增生性病变,可累及个别或多个 TDLU。在结构上可有以下特征:①形成细胞丘、细胞簇或融合形成实性细胞团。细胞团可突入导管腔,占据部分导管腔或充满整个导管腔。②可出现微乳头结构,常呈簇状突起,细胞无异型,类似于男性乳腺发育。③出现上皮间的搭桥,细胞桥伸展,组成细胞常平行于桥面。④出现大小不一、形状不规则的二级腺腔。UDH 中的二级腺腔的数目、位置和形态具有多样性。二级腺腔常呈裂隙样,位于增生细胞团内或导管周边(即所谓的"边窗"),腔缘的细胞无极化现象,与 ADH 或低级别 DCIS 中呈圆形、凿孔状的腔隙有显著差别。

UDH 在细胞学上的特征如下:①细胞的大小、形状和排列方向不一,细胞边界不清。②细胞核的大小、形状不一,常互相重叠,细胞核常呈卵圆形,在高倍镜下常可见细胞核的折叠、切迹和核沟。③腔隙周围的细胞缺乏极性。④可出现显著的流水样排列或漩涡状。所谓的流水样排列是指增生细胞拉长,互相平行,如流水中排列整齐的鱼一样。⑤细胞类型多样,可出现大汗腺化生、鳞状化生、泡沫样组织细胞等。⑥成熟现象:是指增生的导管中,靠近基膜处的细胞大,核仁明显,常有丰富的淡染胞质,有时可见核分裂象,提示细胞生长较活跃。越往导管中央,细胞越小而拥挤,细胞质逐渐减少(图 18-10)。需要注意的是,UDH 中可以不出现成熟现象,而少数 DCIS 也可出现类似的形态,因此诊断时必须结合其他形态学特征综合考虑。

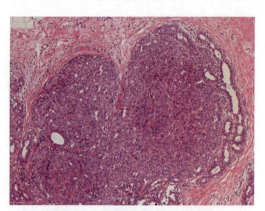

图 18-10 普通型导管上皮增生

UDH 中通常无坏死,极少数情况下可出现中央坏死,此时应注意坏死周边增生细胞的结构和形态,如具有上述 UDH 典型的组织学结构和细胞形态,则需考虑 UDH 伴坏死的可能,必要时行免疫组化检测进一步确诊。

(四) 免疫组化特征

UDH 中的细胞 ER 染色强度不一,呈不均质阳性。高相对分子质量角蛋白如 CK5/6、CK14 常表现为斑驳的阳性。

(五) 预后

UDH 患者发生乳腺癌的危险度增加 1.5～2 倍,其后发生的癌可见于任意一侧乳腺。

二、柱状细胞病变和平坦上皮非典型增生

柱状细胞病变是发生于 TDLU、以柱状上皮细胞为特征的病变,在文献中有不同的名称,如非典型囊性小叶、盲管腺病、非典型柱状细胞变、非典型囊性增生、扁平单纯型导管上皮内瘤变等。

(一) 临床特征

常发生于 35～50 岁的绝经前妇女,缺乏明确肿块,但部分病例在乳腺钼靶片中可见微钙化。

(二) 大体病理学特征

柱状细胞病变缺乏明确的大体特征。

(三) 组织病理学特征

新版 WHO(2012 版)肿瘤分类根据柱状细胞病变被覆上皮细胞的形态和组织学结构,将其分为柱状细胞变(columnar cell change)、柱状细胞增生(columnar cell hyperplasia)及平坦上皮非典型增生(flat epithelial atypia, FEA)。上述形态可以混合存在。

1. **柱状细胞变** TDLU 扩大,其中腺泡呈不同程度扩张,轮廓不规则,衬覆 1～2 层柱状上皮细胞。细胞形态一致,排列有极性,通常垂直于基底膜。细胞核呈卵圆形或长圆形,染色质分布均匀,核仁不明显,核分裂象罕见。腔面可见上皮细胞向腔面伸出的胞质顶突。腔内或腺泡内可有分泌物或钙化(图 18-11)。

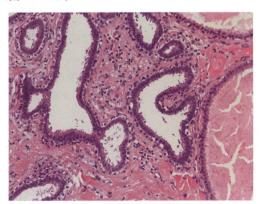

图 18-11 柱状细胞变

2. **柱状细胞增生** TDLU 扩大,伴有腺泡不同程度的扩张,形状不规则。腺泡衬覆柱状细胞,细胞形态与柱状细胞变相似,但层次≥2层,并可呈小丘状、簇状或低矮的微乳头样结构。细胞核呈卵圆形或长圆形,大部分区域垂直于基膜,局部细胞核可拥挤或互相重叠。增生的柱状细胞常有明显的胞质顶突或丰富的腔内分泌物,有时衬覆细胞可呈图钉样。腔内可出现钙化,可表现为沙砾体样钙化(图 18-12)。

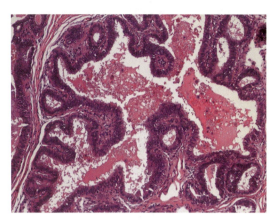

图 18-12 柱状细胞增生

柱状细胞变和柱状细胞增生通常可伴发其他良性病变,包括囊性或上皮增生性病变,且与小叶内瘤变的关系密切。

3. **平坦上皮非典型增生** 新版 WHO(2012 版)肿瘤分类将之定义为 TDLU 的肿瘤性改变,原有上皮被 1 层或数层形态单一的细胞所替代,并显示低级别细胞非典型性。具体表现为 TDLU 扩张,轮廓变圆。受累腺泡不同程度扩张,扩张的管腔内可见分泌或絮状物,其中往往可见微小钙化。导管腔衬覆的细胞常为单层或数层,呈柱状或高柱状,其高度可达宽度的数倍,细胞通常不垂直于基底膜。细胞核呈圆形或卵圆形,核/质比增大,细胞核染色质均一、深染,一般核仁不显著,形态类似于低级别导管原位癌。靠近腔面处细胞质丰富,呈嗜酸性、颗粒状,可见顶浆分泌。增生的柱状细胞可形成小的突起,簇状增生或顿挫型微乳头样结构。但一般不出现球茎样微乳头、僵直细胞搭桥、筛孔等复杂的上皮增生结构(图 18-13)。

(四) 免疫组化特征

柱状细胞变、柱状细胞增生和 FEA 中的腺上皮

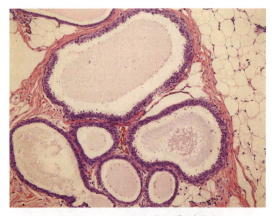

图18-13 平坦上皮不典型增生

均表达CK8、CK18和CK19,但是大部分上皮细胞均缺乏高相对分子质量角蛋白如CK5/6和34βE12的表达。因此,在柱状细胞病变中高相对分子质量角蛋白表达的缺乏并不意味着存在不典型性。柱状细胞变、柱状细胞增生和FEA的中ER染色均呈弥漫强阳性,并有较强的胞质Bcl-2染色。这些病变中细胞增殖指数Ki-67较低,但高于正常的TDLU。

(五)鉴别诊断

1. **纤维囊性乳腺病** 该病变中也可以出现微囊,微囊衬覆的上皮可以是大汗腺细胞,也可以是扁平细胞,需与FEA鉴别。

2. **囊性高分泌性增生** 镜下表现为多个囊性扩张的腺腔,其中含有均一的嗜酸性物质,如甲状腺胶质。这些囊腔衬覆上皮可以是扁平或柱状,伴有不同程度的增生。

3. **良性大汗腺病变** 柱状细胞病变、FEA和大汗腺病变均可有显著的腔面胞质顶突,但是大汗腺细胞有其明显的特点,表现为胞质丰富,嗜酸性,颗粒状,细胞核圆形,有显著的核仁。免疫组化上,大汗腺病变往往表现为ER和Bcl-2阴性。

4. **高级别导管原位癌(贴壁性DCIS)** 肿瘤细胞有显著的细胞核多形性,而细胞核的显著多形性并不是FEA的特点。

(六)预后

FEA常和ADH或低级别DCIS共同存在,有时还同时伴有小管癌,且其组成细胞有一定的相似性。也有报道柱状细胞病变/FEA、小叶内瘤变、小管癌共存,形成所谓的"三联征"。最近的分子遗传学研究也显示,FEA和低级别DCIS、小管癌有相似的分子生物学改变。这些均提示至少部分柱状细胞病变,尤其是FEA可能是低级别DCIS和浸润性癌的最早期癌前病变。当然,此观点需要更多研究支持。

三、非典型导管上皮增生

ADH是一种导管内增生性病变,以单一性细胞增生、细胞均匀分布为特点,其发展为浸润性癌的危险性中度增高。ADH中具有与原位癌和浸润性癌发生概率相似的分子遗传学改变,有观点认为,ADH是低级别DCIS和低级别浸润性癌的前驱病变。

(一)临床特征

ADH无特征性症状及体征,常在因其他原因进行乳腺活检时发现,约10%的乳腺活检中可见到ADH。在乳腺X线钼靶摄片中可表现为钙化。

(二)大体病理学特征

ADH在大体上不形成明确肿块。

(三)组织病理学特征

ADH组织学上具有低级别DCIS的形态学特点,但尚未完全达到诊断DCIS的标准。该病变可累及TDLU,也可累及小叶间导管。ADH也可累及一些乳腺良性病变,如导管内乳头状瘤、纤维腺瘤、硬化性乳腺病等。在诊断ADH时需要考虑两个方面的因素,第一为"质的标准";第二为"量的范围"。所谓"低级别DCIS的形态学特点"包括细胞学形态和组织学结构两个方面。细胞学形态上,增生细胞小而一致,细胞核圆形,分布均匀,细胞界限清楚。结构上可出现僵直的细胞搭桥、球茎样微乳头(基底窄而顶部宽)、大小形状均一的筛孔,筛孔周围的细胞排列有极性。ADH的诊断分为两种情况,①具备部分但不是全部低级别DCIS的特征;②完全具备低级别DCIS的特征,但范围较局限,未达到诊断低级别DCIS的标准(图18-14)。

ADH在细胞学、组织学和免疫表型上与低级别DCIS难以区分,主要采取"量的范围"来区分。关于采用量化指标区别ADH和低级别DCIS的问题目前尚未达成共识。Page等曾认为,必须在至少

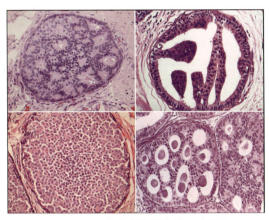

图 18-14　乳腺非典型导管上皮增生

两个彼此分离的导管内具有低级别 DCIS 的全部特征时,才能诊断为 DCIS,否则应诊断为 ADH。Tavassoli 和 Norris 等认为,导管内增生性病变具备低级别 DCIS 的特征,且范围>2 mm 时应诊断为 DCIS。WHO 工作小组对这两种标准均进行了阐述,但没有给出推荐。需要强调的是,有关量化标准仅限于 ADH 和低级别 DCIS 的区别,而不适用于中级别和高级别 DCIS。

(四) 免疫组化特征

ADH 中的细胞 ER 染色强且均匀一致,与 UDH 中 ER 染色不均一有显著差别。高相对分子质量角蛋白 CK5/6、CK14 等一般阴性。

(五) 预后

ADH 患者罹患乳腺癌的危险度增加 4~5 倍,且双侧乳腺今后罹患癌的危险度相同。如果在空芯针穿刺活检标本中发现 ADH,则需行手术切除以排除存在进一步病变的可能。

四、导管原位癌

DCIS 是一组局限于导管内的克隆性病变,也是一组具有异质性的病变,该组病变在临床表现、组织学特征、生物学行为、遗传学特征上均有不同,但均未突破导管基膜。

(一) 临床特征

DCIS 经常表现为乳腺钼靶 X 线片上的钙化,也可表现为乳腺组织密度的改变或结构扭曲。临床上部分患者可出现乳腺肿块或乳头溢液。

(二) 大体病理学特征

因乳腺钼靶片上的钙化而被发现的 DCIS 在大体上往往没有明确的肿块,但有时表现为质地较硬的纤维化区域,切面可现粉刺样坏死物(尤其是粉刺型 DCIS)。部分 DCIS 在大体上表现为肿块。

(三) 组织病理学特征

在 DCIS 的病理报告中,应尽可能注明细胞核分级(低、中、高)、是否存在坏死(粉刺样坏死或点状坏死)、结构特点(如微乳头、筛孔、实体型)、病变范围,以及切缘情况。DCIS 目前尚无统一的分级系统,新版 WHO(2012 版)肿瘤分类主要依据细胞核的非典型性,并参照导管腔内是否出现坏死、核分裂象的多少等将 DCIS 分成低、中、高 3 个级别。

1. **低级别 DCIS**　由小的单形性细胞组成,细胞核大小一致,染色质均匀,核仁不明显,核分裂象少见。一般来说,肿瘤细胞核的大小是红细胞或正常导管上皮细胞的 1.5~2.0 倍。肿瘤细胞排列呈僵直搭桥状、微乳头状、筛状或实体状结构(图 18-15)。对于低级别 DCIS 中是否可出现坏死一直存有争议。新版 WHO(2012 版)肿瘤分类中指出,坏死在低级别 DCIS 中虽不常见,但在肿瘤细胞形态符合低级别 DCIS 特征的前提下,灶性点状甚至粉刺样坏死不能除外低级别 DCIS 的诊断。

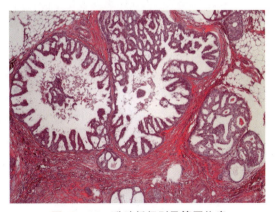

图 18-15　乳腺低级别导管原位癌

2. **中级别 DCIS**　显示中间级别细胞核,细胞核大小、形状及分布呈轻-中度差异,染色质粗,核仁及核分裂象可见。一般来说,肿瘤细胞核的大小是红细胞或正常导管上皮细胞的 2.0~2.5 倍。细胞极性排列不如低级别 DCIS 明显。细胞可排列呈实体、筛状或微乳头结构。点状或粉刺样坏死可见。

3. **高级别 DCIS** 肿瘤细胞核呈高级别,多形性明显,核轮廓不规则,且缺乏极性排列;染色质粗或呈团块状,核仁明显;核分裂象较多见(图18-16)。一般来说,肿瘤细胞核达到红细胞或正常导管上皮细胞的 2.5 倍以上。肿瘤的生长方式可呈实性、筛状或微乳头型。管腔内常出现伴有大量坏死碎屑的粉刺样坏死,但腔内坏死不是诊断高级别 DCIS 的必要条件。有时导管壁仅衬覆单层细胞,但细胞高度异型,也可以诊断为高级别 DCIS。

PR 阴性,AR 和 GCDFP15 阳性。

应尽量对大汗腺 DCIS 进行分级。①低级别大汗腺 DCIS:细胞核 1~2 级(细胞核小至中等,轻至中度多形性,单个或多个显著核仁),细胞轻至中度异型,无坏死。②中级别大汗腺 DCIS:介于低级别和高级别之间,细胞核中度多形,有坏死,或细胞核 3 级但无坏死。③高级别大汗腺 DCIS:细胞核 3 级(细胞核中至大,多形性显著,多个显著核仁),细胞有显著异型性,有坏死(图 18-17)。低级别大汗腺 DCIS 诊断相对困难,需要与伴有非典型性大汗腺病变鉴别。

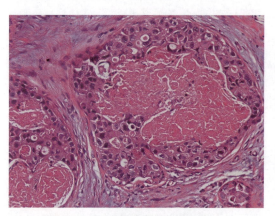

图 18-16 乳腺高级别导管原位癌

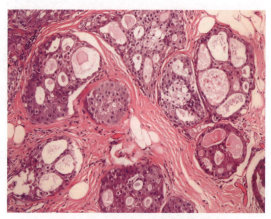

图 18-17 乳腺大汗腺导管原位癌

(四)免疫组化特征

低级别 DCIS 与 ADH 的免疫组化特征相似,ER 呈均匀一致强阳性,高相对分子质量细胞角蛋白 CK5/6、CK14 等阴性。低级别 DCIS 与高级别 DCIS 的免疫组化特征不同。在低级别 DCIS 中,ER 和 PR 常呈弥漫阳性,而细胞增殖指数较低,HER-2 阴性;而在高级别 DCIS 中,多数病例 ER 和 PR 阴性,HER-2 存在过表达,细胞增殖指数较高。在导管原位癌和浸润性癌的鉴别诊断中,肌上皮标记(p63、SMA、calponin 等)很有帮助。

五、导管原位癌的特殊类型

(一)大汗腺 DCIS

绝大多数(>90%)肿瘤细胞具有大汗腺细胞的特征。肿瘤细胞大,细胞界限清楚,细胞呈圆形或多角形,细胞质丰富呈嗜伊红颗粒状、泡沫状或淡染。细胞核大而圆,有显著核仁。肿瘤细胞的生长方式可以是实体型、筛孔型、微乳头型。免疫组化 ER、

(二)神经内分泌性 DCIS

实性乳头状癌等伴有神经内分泌分化的 DCIS,肿瘤细胞形态单一,可呈圆形、多角形或梭形,细胞质红染或细颗粒状,可见核偏位或印戒样细胞,核仁不明显。瘤细胞可呈实体状、假菊形团样或乳头状结构。免疫组化肿瘤细胞大部分 ER、PR 阳性,HER-2 阴性,CgA、Syn 等神经内分泌标记阳性。

(三)囊性高分泌性 DCIS

一种少见的 DCIS,大体呈广泛的蜂窝状或小囊状半透明结构。镜下表现为多个囊性扩张的腔隙,其中含有均一的嗜酸性物质,有时像甲状腺胶质。这些囊腔衬覆上皮细胞可以是扁平或柱状,伴有不同程度的增生,细胞核多显示中-高级别核级。当恶性依据不够充分时,可诊断为囊性高分泌性增生或伴有非典型增生。

(四) 其他罕见类型 DCIS

包括透明细胞型 DCIS、印戒细胞型 DCIS、鳞状细胞型 DCIS、起源于硬化性腺病的 DCIS 及起源于微腺型腺病的 DCIS 等。

(五) 鉴别诊断

1. DCIS 与 LCIS 低级别实体型 DCIS 与经典型 LCIS 均由形态单一的肿瘤细胞所组成,两者有时鉴别困难。DCIS 中肿瘤细胞黏附性较好,缺乏细胞质内空泡。LCIS 中肿瘤细胞缺乏黏附性,且往往不形成乳头状、微乳头状及筛状结构。多形性亚型 LCIS 显示高级别细胞核并常见腔内坏死,此时易与高级别 DCIS 混淆。E-钙黏蛋白和 P120 免疫组化染色有助于 DCIS 与 LCIS 的鉴别。

2. DCIS 与 ADH ADH 与低级别 DCIS 细胞形态相似,两者的主要区别在于累及的范围不同。低级别 DCIS 的最低诊断标准目前尚不统一,一定程度上造成其与 ADH 鉴别诊断的困难。如前所述,诊断低级别 DCIS 最常见的量化标准是"两个导管"和"2 mm"两种标准。WHO 肿瘤分类工作小组对上述两种标准没有任一倾向,在临床工作中则常常将两者结合使用。上述量化标准仅限于低级别 DCIS 与 ADH 的鉴别,而不适用于中级别 DCIS 和高级别 DCIS 的鉴别。如果异型增生的导管上皮细胞呈高度异型,则不论其病变范围大小或受累导管数量,均诊断为 DCIS。

3. DCIS 与 UDH 导管上皮旺炽型增生时,细胞体积可变大,有时出现核仁和核分裂象,偶尔可见坏死,需要与中级别 DCIS 鉴别。反之,有时实体型生长的中级别 DCIS 中肿瘤细胞形态不一,分布不均匀且极性紊乱,可见类似于 UDH 的流水样排列结构,易被误诊为旺炽型 UDH。旺炽型 UDH 细胞具有多样性,常可伴有大汗腺化生、鳞状上皮化生及泡沫样组织细胞等。细胞大小、形状和排列方向不一,且分布不均匀。DCIS 中细胞有非典型性,导管中形成的圆形/椭圆形腔隙多呈筛状或凿孔状均匀分布,腔缘光滑,有张力。CK5/6 和 CK14 免疫组化染色有助于两者的鉴别。CK5/6 和 CK14 在 UDH 中呈镶嵌式弥漫表达,而在 DCIS 中多数为阴性。需要注意的是,部分基底细胞样 DCIS 可表达 CK5/6 和 CK14,但其细胞核往往有显著的不典型性。

4. DCIS 与 IDC 高级别 DCIS 累及 TDLU 或硬化性腺病、放射状瘢痕、复杂性硬化性病变等良性病变时,易与 IDC 混淆。反之,某些特殊类型的 IDC 可显示境界清楚甚至圆形的细胞巢,其组织结构与 DCIS 极相似而易误诊为后者。仔细的形态学观察和肌上皮标记免疫组化染色有助于准确诊断。

(六) 预后

分子生物学研究显示,低级别 DCIS 和高级别 DCIS 有进一步发展为浸润性乳腺癌的趋势,但并非必然。一般 1~2 级浸润性导管癌多由低至中级别 DCIS 进展而来,而高级别 DCIS 大多进展为 3 级 IDC。

六、导管原位癌伴微浸润

新版 WHO(2012 版)肿瘤分类将微浸润性癌定义为:在主要为非浸润性癌的背景下,乳腺间质内出现 1 个或多个明确分离的镜下小浸润灶(免疫组化证实肌上皮缺失),每个浸润灶的大小均≤1 mm。微浸润灶最常见于高级别 DCIS,故以下主要介绍高级别 DCIS 伴微浸润。

(一) 临床特征

微浸润性癌与同等大小和级别的 DCIS 的临床和影像学表现类似。

(二) 大体病理学特征

与 DCIS 的大体表现类似,微浸润一般在镜下才能发现。

(三) 组织病理学特征

微浸润性癌主要见于高级别 DCIS,导管周常伴有大量炎细胞浸润。微浸润灶可以是单个肿瘤细胞,也可以是肿瘤细胞簇,肿瘤细胞周围缺乏肌上皮细胞。微浸润灶伴发的间质改变包括间质水肿,促结缔组织增生性改变及慢性炎细胞浸润(图 18-18)。文献报道 DCIS-MI 中高级别者占 41%~76%,事实上各级别 DCIS 均可发生微浸润,小叶原位癌也可发生微浸润。通常微浸润灶的细胞核分级与其伴随的 DCIS 一致。微浸润常发生在病灶范围较大的 DCIS。因此,对于病灶较大的高级别 DCIS 强调广泛充分取材,以免漏诊微浸润(或更广泛的浸润)。

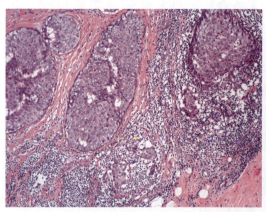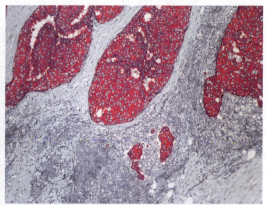

图 18-18 微浸润性癌

注：A. 导管原位癌伴微浸润；B. p63 染色显示浸润灶周围肌上皮消失

（四）免疫组化特征

导管周围肌上皮细胞完整与否是诊断 DCIS-MI 最可靠的证据，免疫组化肌上皮染色有助于确定微浸润的存在。疑有微浸润时，应做免疫组化检测肌上皮细胞，建议同时做 2～3 个肌上皮标记，包括 SMMHC、calponin、p63、SMA 等。多数病例经 HE 染色形态观察结合免疫组化结果，微浸润性癌可被确诊。

（五）鉴别诊断

DCIS-MI 诊断的困难主要表现在以下两个方面。一方面，某些非浸润性病变易误诊为浸润，日常工作中易被过度诊断为微浸润的情况如下。①DCIS 累犯小叶（即所谓的小叶癌化）；②DCIS 累及导管分支；③间质纤维化，导致 DCIS 累及的导管或腺泡被扭曲，呈假性浸润；④导管和腺泡周围的慢性炎细胞浸润，致导管或腺泡结构不清；⑤发生于良性硬化性病变基础上的 DCIS，如放射状瘢痕、复杂性硬化性病变或硬化性腺病基础上的 DCIS；⑥取材及制片过程中人为挤压，导致导管变形、破碎；⑦手术中电烧灼的影响，使 DCIS 累及的导管或腺泡结构不清；⑧DCIS 的斜切，由于切面关系导致肌上皮或基底膜可能不完整；⑨由于先前的细针或空芯针穿刺等人为将 DCIS 细胞移位至周围间质或脂肪组织中，造成浸润假象。穿刺后的细胞移位多位于穿刺部位及针道周围，常伴有组织撕裂、间质出血、炎细胞浸润及肉芽组织增生等反应性改变。同时应详细了解病史，如患者是否进行过穿刺等。该情况下肌上皮标记免疫组化染色对鉴别诊断没有帮助。

DCIS-MI 诊断困难的另一方面，表现为微浸润病灶的漏诊。有时因取材不充分或光镜形态不易识别而被误诊断为 DCIS/LCIS。因此，对于拟诊断为乳腺原位癌的病例，必须强调充分取材，尤其对于病灶较大的高级别 DCIS，更强调广泛、充分取材，以免漏诊微浸润或更广泛的浸润（>1.0 mm）。同时需要对 HE 染色切片进行仔细观察，必要时还需深切片。在 HE 染色切片判断存在困难时，可借助于肌上皮标记免疫组化染色协助诊断。

（六）预后

有关 DCIS-MI 的预后文献报道不一，主要有两种观点。第一种观点认为，DCIS-MI 的无病生存率和总生存率与大小和分级相同的 DCIS 没有差别。有文献报道 DCIS-MI 的 5 年生存率达 97%～100%。另一种观点认为，DCIS-MI 的预后介于单纯 DCIS 和浸润性癌之间。关于 DCIS-MI 淋巴结转移率的报道差异较大，为 0～20%。

七、小叶非典型增生和小叶原位癌

小叶非典型增生（atypical lobular hyperplasia，ALH）和小叶原位癌（lobular carcinoma in situ，LCIS）是指 TDLU 内上皮细胞非典型增生的不同阶段，特征性改变为缺乏黏附性的形态单一的小细胞增生，伴或不伴有终末导管的佩吉特样扩散；两者的细胞学特征相似，区别仅在于 TDLU 被累及的范围不同。有学者提出采用小叶瘤变(lobular neoplasia, LN)或小叶上皮内瘤变(lobular intraepithelial neoplasia, LIN)来涵盖 ALH 和 LCIS 这一组小叶增生性病变。

(一) 临床特征

ALH 和 LCIS 多见于绝经前妇女,缺乏特殊的临床症状,大部分病变是因其他原因行乳腺活检或乳腺切除术时偶然发现。少数病例可伴有乳腺钼靶片中的微小钙化。小叶原位癌中约 85% 为多中心性,30%~67% 为双侧性。

(二) 大体病理学特征

ALH 和 LCIS 缺乏明确的大体特征,通常不形成明确肿块。

(三) 组织病理学特征

LCIS 包括经典型 LCIS 和一些 LCIS 特殊亚型。经典型 LCIS 病变局限于 TDLU,小叶结构保留,小叶中的终末导管或腺泡呈实性膨大,其中充满均匀一致的肿瘤细胞。肿瘤细胞体积小而一致,形态温和,黏附性差(图 18-19)。细胞核圆形或卵圆形,染色质均匀,核仁不明显,大小一般是淋巴细胞的 1~1.5 倍。细胞质淡染或淡嗜酸性,可含黏液空泡,导致细胞核偏位呈印戒细胞样,有时细胞质也可透亮。上述形态为经典型 LCIS 的 A 型。当细胞质更丰富,细胞核大小为淋巴细胞的 2 倍,且细胞核的大小和形状出现一定差异,可见核仁时,为经典型 LCIS 的 B 型。LCIS 的 A 型和 B 型可同时存在。经典型 LCIS 中坏死和钙化少见。

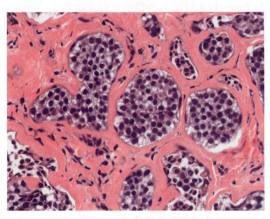

图 18-19　经典型小叶原位癌

LCIS 的特殊亚型包括多形性亚型、旺炽型、透明型、肌样细胞型等,其中较为重要的是多形性亚型。多形性 LCIS 中的肿瘤细胞具有 LCIS 特征性的黏附性差的特点,但细胞核显著增大,达淋巴细胞的 3~4 倍。细胞核表现出显著的多形性,细胞核的大小差异达 2~3 倍,核膜不规则,可有显著的核仁和核分裂象,有时可见粉刺样坏死或钙化(图 18-20)。上述形态有时与高级别 DCIS 很难鉴别。旺炽型 LCIS 中细胞形态与经典型 LCIS 相同(A 型或 B 型),但受累腺泡膨胀显著,伴有中央粉刺样坏死和钙化。

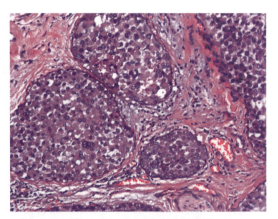

图 18-20　多形性小叶原位癌

ALH 和 LCIS 是病变发展连续过程的不同阶段,两者在形态学上具有相似之处,但累及 TDLU 的程度不同。新版 WHO(2012 版)肿瘤分类中指出,当 TDLU 中≥50% 的腺泡被诊断性细胞所充满并扩张时可诊断为 LCIS,<50% 时则诊断为 ALH。多形性小叶原位癌的诊断较为特殊,即使累犯的腺泡<50%,也诊断为多形性小叶原位癌。

ALH 或 LCIS 还可累及小叶外导管,即所谓的佩吉特样播散。病变细胞累及导管,常位于导管上皮细胞和肌上皮细胞之间。需要注意的是,ALH 和 LCIS 的诊断主要根据其病变细胞特征,而不是病变部位(TDLU 或导管)。ALH 和 LCIS 还可累及其他一些良性病变,如硬化性腺病、放射性瘢痕、纤维腺瘤、胶原小球等。

(四) 免疫组化特征

ALH 和 LCIS(包括多形性 LCIS)中 E-钙黏蛋白表达缺失或表现为较周围正常小叶明显减弱的细胞膜着色,而导管癌中 E-钙黏蛋白表现为强的细胞膜着色,因此 E-钙黏蛋白对小叶肿瘤的鉴别诊断非常有帮助。P120 在 LCIS 中表现为细胞质染色,在导管癌中表现为细胞膜染色,因此可作为 E-钙黏蛋白的有效补充,用于 LCIS 和 DCIS 的鉴别。另外有报道在 LCIS 中 β-连环蛋白(β-catenin)和 α-连环蛋白(α-catenin)表达也缺失。

经典型和多形性 LCIS 在免疫组化特征上有所不同。经典型 LCIS 一般细胞增殖指数较低,ER 强阳性,HER-2 阴性,p53 基因没有改变;而多形性 LCIS 中肿瘤细胞 ER 可为阴性,细胞增殖指数升高,可有 HER-2 过度表达,p53 基因可有突变从而导致 P53 蛋白阳性。

(五)鉴别诊断

1. **LCIS 与 ALH** LCIS 与 ALH 是 TDLU 内上皮细胞非典型增生的不同阶段,两者细胞形态特征相似,区别在于腺泡或小叶受累的范围不同,有学者将两者统称为小叶内瘤变(lobular neoplasia, LN)。LCIS 与 ALH 的诊断标准有多种,2012 版 WHO 中采纳 Page 等的标准,也是目前应用最广泛的诊断标准(详见"组织病理"部分)。

2. **LCIS 与 DCIS** 形态学鉴别要点见表 18-1。免疫组化染色(E-钙黏蛋白和 P120)也有助于两者的鉴别。

表 18-1 LCIS 和 DCIS 的鉴别诊断要点

特征	LCIS	DCIS
细胞的失黏附性	存在	缺乏
胞质内空泡	更常见	不常见
导管的佩吉特样扩散	更常见	不常见
微腺腔	缺乏	存在
周围细胞的极性	缺乏	存在

2. **LCIS 与浸润性癌** 一般情况下,LCIS 与浸润性癌的鉴别诊断困难不大。但当 LCIS 累及硬化性腺病、放射状瘢痕或复杂性硬化性乳腺病时,可能会导致鉴别诊断上的困难。识别良性基础病变的形态特征(如硬化性腺病的小叶中心性结构、纤维腺瘤的间质胶原化及推挤性边缘),并仔细寻找肿瘤细胞巢周围的肌上皮细胞是鉴别诊断的关键。免疫组化有助于鉴别诊断。

3. **小叶癌化** 实际上是 DCIS 累及小叶,免疫组化示癌细胞 E-钙黏蛋白阳性。

(六)预后

对 ALH 和 LCIS 患者的长期随访显示,它们是发生浸润性癌(导管或小叶)的危险因素,发生的浸润性癌可以是同侧乳腺,也可以是对侧乳腺。ALH 发生乳腺癌的相对危险度为 4~5 倍,LCIS 为 8~10 倍。最近的研究显示,LCIS 患者发生浸润性小叶癌的概率显著高于普通人群,且发生同侧乳腺癌的危险度是对侧的 3 倍,提示部分 LCIS(如多形性 LCIS)也有可能是一种癌前期病变。

(七)AJCC 指南中关于小叶原位癌的研究进展

《AJCC 指南》(第 8 版)将 LCIS 归为良性病变,从 pTis 分期中剔除。该指南认为,LCIS 虽然有发展成为乳腺癌的风险,但并不具有致转移的恶性侵袭性。如果同时存在 DCIS 和 LCIS,则可归入 pTis (DCIS)。

如前所述,LCIS 是一组具有异质性的病变,包括经典型、多形性亚型、旺炽型等多种亚型。其中多形性 LCIS 非常少见,对其生物学特性缺乏足够的认识。《AJCC 指南》(第 8 版)认为,虽然多形性 LCIS 与 DCIS 有重叠,但其发生率非常低,目前缺乏足够的依据对该亚型 LCIS 制订明确的治疗方案。因此,目前该高级别 LCIS 亚型也不包括在 pTis 分期中。但 NCCN 和英国国民保健署乳腺癌筛查项目(National Health Service Breast Screening Program,NHSBSP)仍推荐多形性 LCIS 需按照 DCIS 处理(虽然辅助治疗至今尚无证据)。理由如下:①目前研究数据显示,空芯针穿刺标本中诊断为多形性 LCIS 的病例中 25%~60% 在行病变切除术后级别上升为浸润性癌或 DCIS;②多形性 LCIS 具有较高的伴发浸润性癌的概率,并且具有一定的切除后复发的风险。

综上所述,在目前缺乏具有充分依据指南的情况下,仍需准确诊断 LCIS,并且尽可能对其进行分类。同时期待合理的前瞻性研究及更多长期随访数据,以便于更好地认识多形性 LCIS 的临床生物学特性及预后,制订更合理的临床处理方案。

第四节 乳腺导管内乳头状肿瘤

乳头状肿瘤为一种含纤维血管轴心的上皮性肿瘤,表面衬覆上皮细胞,伴或不伴肌上皮细胞。乳头状肿瘤可发生自乳头至乳腺的 TDLU,病变性质可以是良性、非典型性或恶性。乳头状病变约占乳腺良性病变的 10%,恶性病变的 0.5%~2%。在实际工作中,某些微乳头病变也习惯性地被冠以"乳头"的名称,如微乳头型导管原位癌、浸润性微乳头状癌等,这些病变缺乏真正含有纤维血管轴心的乳头状结构,因此并非真正的乳头状病变。

一、导管内乳头状瘤

导管内乳头状瘤是一种具有纤维血管轴心的良性乳头状病变,乳头衬覆上皮和肌上皮细胞,在导管腔内形成所谓的分支状结构。导管内乳头状瘤可分为中央型乳头状瘤(central papilloma)及周围型乳头状瘤(peripheral papilloma)。

(一)临床特征

中央型乳头状瘤可发生于任何年龄,病变位于乳腺中央,常位于乳晕附近,好发年龄为 30~50 岁。临床症状以血性或非血性乳头溢液最常见。当肿块较明显时,可表现为乳晕附近的肿块。周围型乳头状瘤位于乳腺周边,发病年龄较中央型乳头状瘤年轻,但临床症状常不明显,较少出现乳头溢液。

(二)大体病理学特征

中央型乳头状瘤一般直径<1 cm,但也可达4~5 cm。大体上常表现为灰白色或灰红色、界限清晰的结节,多位于扩张的导管或囊腔内,腔内可见乳头状结构。肿瘤质地不一,多质软,当有显著硬化时质地可偏硬,可见灶性出血或坏死。周围型乳头状瘤大体上往往无明确表现。

(三)组织病理学特征

乳头状瘤常有显著的分支乳头结构,乳头中央有纤维血管轴心。乳头结构由上皮和肌上皮双层细胞衬覆。衬覆的上皮细胞可以增生至数层,也可以伴有旺炽型增生,核分裂象缺乏或少见。受累导管周围也有肌上皮细胞围绕(图 18-21)。当出现显著硬化时,可称为"硬化性乳头状瘤",此时导管壁及其周围发生硬化,形成假性浸润的图像,应注意与浸润性癌鉴别。此外,乳头状瘤还可发生各种形态学上的变化,如炎症、坏死、肌上皮增生、大汗腺化生、鳞状化生、皮脂腺化生、黏液化生、骨和软骨化生等。周围型乳头状瘤形态上与中央型乳头状瘤相似,起源于 TDLU,往往累及多个导管。导管内乳头状瘤可同时合并普通型导管上皮增生、导管上皮不典型增生、导管原位癌或浸润性癌。

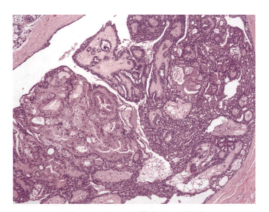

图 18-21 导管内乳头状瘤

(四)免疫组化特征

采用 calponin、p63、SMMHC 等肌上皮标记可以显示纤维血管轴心处衬覆的肌上皮及导管周围的肌上皮。采用肌上皮标记也有助于硬化性乳头状瘤与浸润性癌鉴别。当乳头状瘤伴有普通型导管上皮增生时,可采用高相对分子质量角蛋白 CK5/6、CK14 及 ER 与伴有不典型增生和导管原位癌的乳头状病变鉴别。

(五)鉴别诊断

1. **乳头部腺瘤** 常表现为乳头部的肿块或乳头部皮肤糜烂。

2. **导管内乳头状癌** 有关两者的鉴别诊断详见表 18-2。

表18-2 导管内乳头状瘤与导管内乳头状癌(乳头状模式)的鉴别

特征	导管内乳头状瘤	导管内乳头状癌
细胞类型	上皮和肌上皮细胞,可伴有大汗腺化生、泡沫样组织细胞,成分较杂	仅有上皮细胞,一般缺乏泡沫样组织细胞、大汗腺化生
组织学结构	上皮细胞与乳头轴心的方向不一;乳头间质丰富,低倍镜下乳头呈"粉红色"	上皮细胞常垂直于纤维血管轴心,呈实性、筛状或微乳头状结构;乳头纤细,低倍镜下乳头呈"蓝色"
细胞形态	上皮细胞大小、形态不一;细胞高度略大于细胞宽度,细胞核短胖,不拥挤	上皮细胞大小、形态较一致;细胞高度是宽度的数倍,细胞较拥挤,常呈假复层,细胞核细长
细胞核	染色质空淡	细胞核深染,染色质粗
钙化	常位于间质内	常位于导管腔内或筛孔内

3. **实性乳头状癌** 肿瘤呈实性结节状生长,需与伴有旺炽型增生的导管内乳头状瘤鉴别。但实性乳头状癌组成细胞单一,免疫组化有助于两者的鉴别诊断。

(六) 预后

导管内乳头状瘤是一种良性病变。新版WHO(2012版)肿瘤分类提出不伴有非典型性的中央型导管内乳头状瘤发生乳腺癌的相对危险度为2倍;而周围型导管内乳头状瘤的相对危险度为3倍。

二、导管内乳头状瘤伴非典型增生及导管内乳头状瘤伴导管原位癌

新版WHO(2012版)肿瘤分类中所谓乳头状瘤伴非典型增生及导管原位癌的定义是指乳头状瘤中灶区有导管上皮非典型增生,细胞形态单一,细胞学和组织结构均具有低级别导管原位癌的特征,根据病变范围可进一步区分非典型增生和导管原位癌。

(一) 临床特征与大体病理学特征

与普通型导管内乳头状瘤大致相似。

(二) 组织病理学特征

起源于导管内乳头状瘤的ADH和DCIS之间界定的标准目前尚不统一。新版WHO(2012版)肿瘤分类中指出,非典型增生范围<3 mm则诊断为导管内乳头状瘤伴ADH,若≥3 mm则诊断为导管内乳头状瘤伴DCIS。以往也有部分学者采用30%作为界限,但WHO专家组更倾向于使用3 mm为临界值的标准。如果乳头状瘤中非典型的上皮细胞具有中级别或高级别细胞核时,则不论病灶大小,均可直接诊断为导管内乳头状瘤伴DCIS。

(三) 免疫组化特征

非典型增生及DCIS区域高相对分子质量角蛋白CK5/6和CK14阴性,而周围良性的乳头状瘤区域高相对分子质量角蛋白阳性。此外,非典型或DCIS区域ER常呈弥漫强阳性,而周围良性区域呈不均一的阳性染色。肌上皮染色显示良性区域存在肌上皮,而在非典型增生区域及DCIS区域肌上皮往往不明显。

(四) 预后

有关导管内乳头状瘤伴非典型增生及导管原位癌的预后目前尚不明确。有报道这些病变以后发生同侧乳腺癌的危险度显著升高,如Nashiville等报道伴有非典型性的乳头状瘤的相对危险度是良性导管内乳头状瘤的7.5倍,且几乎无一例外地发生在同一侧乳腺;Mayo Clinic的数据显示伴有非典型性的孤立性乳头状瘤和多发性乳头状瘤的相对危险度分别是5倍和7倍,且双侧乳腺均可发生乳腺癌。

三、导管内乳头状癌

新版WHO(2012版)将之定义为发生于导管-小叶系统的恶性非浸润性导管上皮增生且伴有乳头状结构。该肿瘤可以是位于中央的孤立性病灶,也可起源于TDLU并累及多个导管。

(一) 临床特征

可表现为乳头溢液（清亮液或血性液），发生于外周部位者较多表现为肿块。此外，导管内乳头状癌的临床表现也可能与 DCIS 大致相似，以乳腺 X 线钼靶摄片显示微小钙化灶作为最常见的临床表现。

(二) 大体病理学特征

大体检查没有特异表现。多数表现为界限清楚的病灶，质地较软，可伴有出血，部分位于囊性扩张的导管或腔隙内，部分肉眼可见乳头状结构。

(三) 组织病理学特征

导管内乳头状癌有两种形态学模式：第一种模式中具有经典的分支乳头结构，乳头往往较为纤细；乳头衬覆上皮细胞形态单一，细胞核细长、深染、染色质粗，核级呈低-中级别，常排列呈单层或（假）复层柱状。乳头内缺乏肌上皮细胞衬覆，受累导管周围肌上皮细胞仍保留，但在导管扩张明显的病变中，受累导管周围肌上皮细胞可能不同程度减少或不连续（图 18-22）。第二种模式中虽然含有纤维血管轴心，但分支乳头结构并不明显。乳头衬覆肿瘤细胞显著增生形成筛状、实体性或微乳头状等低级别 DCIS 形态，且范围＞3 mm。上述两种形态学模式可以单独存在，也可以同时存在。部分导管内乳头状癌除了经典的肿瘤细胞外，在靠近基膜处可出现境界清晰、胞质淡染或透亮的细胞，形态上易与肌上皮细胞混淆，造成诊断困难。这种经典上皮细胞与肌上皮样上皮细胞同时存在的现象，称为二态性（dimorphic）。必要时可借助免疫组化证实其上皮性质。导管内乳头状癌周围常同时伴有其他形式经典的导管原位癌成分。

(四) 免疫组化特征

在乳头状病变的内部，肌上皮标记往往阴性，提示乳头衬覆肌上皮消失。但受累导管周围肌上皮完整。肿瘤细胞不表达高相对分子质量角蛋白（如 CK5/6 和 CK14），但弥漫高表达 ER 和 PR。

(五) 鉴别诊断

1. 导管内乳头状瘤　导管内乳头状癌主要需与导管内乳头状瘤鉴别，鉴别要点参见表 18-2。
2. 包被性乳头状癌　即以往所谓的"囊内乳头状癌"，通常位于一个扩张的腔隙内，纤维血管轴心被覆低至中级别肿瘤性导管上皮细胞，病变周围可见厚的纤维被膜包绕，但乳头及病变周围肌上皮细胞均缺失。而导管内乳头状癌往往累及多个导管腔，且受累导管腔周围有肌上皮细胞围绕。
3. 导管内实性乳头状癌　特征性表现为多个含有纤维血管轴心的实性膨胀性生长的结节，相当一部分病例表达神经内分泌标记。

(六) 预后

多数导管内乳头状癌属于低级别，其预后与普通 DCIS 大致相似。

四、包被性乳头状癌

包被性乳头状癌（encapsulated papillary carcinoma）即以往所谓的"囊内乳头状癌"，是乳头状癌的一种特殊类型，特征性表现为分化较好的纤维血管轴心被覆低到中级别核级的肿瘤性上皮细胞，且有纤维包膜包绕。绝大多数病例中乳头及病灶周围均无肌上皮。

(一) 临床特征

好发于老年妇女，平均年龄 65 岁（34～92 岁），多表现为乳晕下肿块和（或）乳头溢液。

(二) 大体病理学特征

常表现为囊性腔隙内质脆或轮廓粗糙不规则的肿块，肿瘤大小平均 2 cm（0.4～10 cm）。有时囊腔也可不明显，表现为界限清楚的肿块。

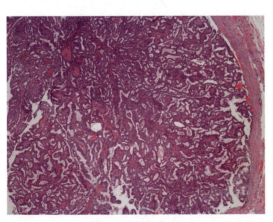

图 18-22　导管内乳头状癌，可见分支乳头结构

(三）组织病理学特征

镜下肿瘤往往局限于一个境界清楚的腔隙内，表现为一个或少数几个由厚纤维包膜所包绕的乳头状癌结节，其乳头状结构与前述导管内乳头状癌的形态一致。纤细的纤维血管轴心被覆形态单一的肿瘤性上皮细胞，肿瘤细胞呈低至中级别核级，排列呈实性或筛状。肿瘤细胞偶可呈梭形。纤维血管轴心及病灶周围均缺乏肌上皮细胞，因此与现有的"原位"病变的概念不相符合（图18-23）。这种现象近年来被认识和接受，2012版WHO乳腺肿瘤分类认为包被性乳头状癌可能是一种极早期的浸润癌，是浸润性癌的低级别或惰性形式，而非原位病变。另有学者认为，该病变可能是介于原位癌和浸润癌之间的一种病变。

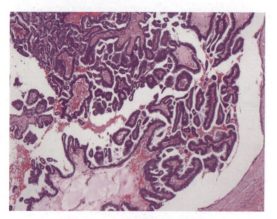

图18-23　包被性乳头状癌

(四）免疫组化特征

几乎所有的病例均显示ER、PR阳性，HER-2阴性。肌上皮细胞染色显示，在乳头状结构内部肌上皮细胞缺失，病灶周围也缺乏肌上皮细胞围绕。

(五）鉴别诊断

1. **浸润性癌**　在包被性乳头状癌的囊壁内有时可见陷入的肿瘤性上皮细胞，可能被误认为浸润性癌。因此，很多文献认为只有在包被性乳头状癌的囊壁外出现浸润性病变时才能被诊断为浸润性癌。

2. **导管内乳头状癌**　往往累及多个导管腔，且导管腔周围有肌上皮细胞围绕。而包被性乳头状癌通常位于一个扩张的腔隙内，腔隙周围无肌上皮细胞围绕。

3. **实性乳头状癌**　常常表现为多个含有纤维血管轴心的实性结节，约2/3的病例表现为神经内分泌标记阳性。

(六）预后

在周围乳腺组织不伴有DCIS或浸润性癌的情况下，包被性乳头状癌的预后非常好，偶有淋巴结转移的报道。但周围乳腺组织伴有DCIS者具有较高的局部复发率。因此，病灶广泛切除并对病灶及周围组织充分取材对于治疗和局部复发风险的评估尤为重要。

五、实性乳头状癌

2012版WHO乳腺肿瘤分类将之定义为乳头状癌的一种特殊类型。肿瘤细胞实性增生呈膨胀性结节，结节内可见纤细的纤维血管轴心，后者也可能不明显。实性乳头状癌常伴有神经内分泌分化；也可见传统意义上的浸润，多伴有黏液分泌和（或）神经内分泌特征（图18-24）。事实上，对该肿瘤的命名一直有争议，当肿瘤局限于导管内时，部分病理学家仍诊断这类病变为"导管内神经内分泌癌"。因为有时该肿瘤内的乳头状结构不甚明显，而且实性乳头状癌的名称无法判断肿瘤是否存在浸润，更不能体现神经内分泌癌的本质。但近年来的文献更多采用实性乳头状癌的名称。

(一）临床特征

好发于绝经后老年妇女。其临床症状与肿瘤大小有关，可表现为乳房钼靶片异常或可触及的肿块，常伴有乳头溢液。

(二）大体病理学特征

常表现为境界清楚的实性结节，大小从数毫米到数厘米不等，切面呈灰白、灰黄或灰褐色，质嫩或质软。

(三）组织病理学特征

结节周围肌上皮细胞存在。可见纤维血管间隔，虽然有时可能不明显。肿瘤细胞可呈卵圆形、梭形或多边形，细胞核染色质细腻，细胞质丰富呈嗜酸性颗粒状。有时细胞质丰富嗜伊红染色或富含黏液导致细胞核偏位而形成浆细胞样或印戒细胞样形态。

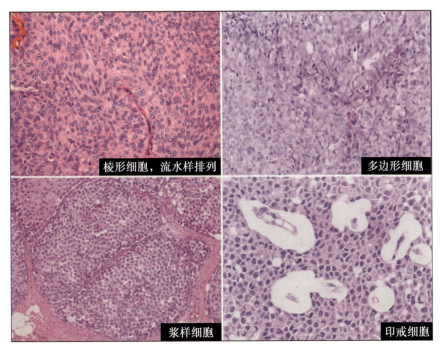

图18-24 实性乳头状癌

有时可见血管周围假菊形团样结构。肿瘤细胞可向邻近导管呈佩吉特样扩散。部分病理学家将这类病变诊断为"导管内神经内分泌癌"。部分实性乳头状癌肿瘤细胞巢周围缺乏明显的肌上皮细胞围绕,提示这些病例可能存在膨胀性浸润,而非真正的导管原位癌。

低倍镜下表现为肿瘤细胞高度增生,形成多个境界清楚的实性膨胀性结节。结节内可见纤细的纤维血管间隔,但往往缺乏显著的分支状乳头结构。纤维血管轴心可发生胶原化,周围细胞可呈栅栏状排列。肿瘤细胞形态较单一,呈卵圆形、梭形或多边形,细胞核染色质细腻,细胞质丰富嗜酸性颗粒状。细胞内或细胞外可含有黏液,使肿瘤细胞呈印戒细胞或浆细胞样形态。肿瘤细胞也可呈流水样排列而类似导管上皮普通型增生。常可见肿瘤细胞向邻近导管的佩吉特样扩散。细胞内或细胞外黏液常见。部分病例伴有浸润性癌成分,后者常为黏液癌,也可以是伴有神经内分泌特征的癌或其他类型浸润性癌,此时诊断为实性乳头状癌伴浸润。准确区分实性乳头状癌为原位病变抑或是浸润性病变目前仍存在一定的困难。肿瘤结节往往境界清楚,但免疫组化显示结节周围通常缺乏肌上皮细胞,对这类病变如何准确分类还存在争议。在不确定有浸润的情况下,仍应视作原位癌进行分期。但是有学者认为,当病灶呈地图样交错排列、边界不规则参差不齐且伴有肌上皮细胞缺失时,需要考虑为浸润性病变。

(四)免疫组化特征

该肿瘤常表达神经内分泌标记如突触素(synaptophysin)、嗜铬素(chromogranin)。实性肿瘤细胞巢中CK5/6、CK14等高相对分子质量角蛋白常呈阴性,ER呈弥漫、均匀一致的强阳性,HER-2阴性。肌上皮细胞染色显示实性巢中缺乏肌上皮细胞成分,部分实性癌巢周围也缺乏明显的肌上皮细胞围绕,提示部分实性乳头状癌可能是一种膨胀性的浸润性癌,而非真正的导管原位癌。

(五)鉴别诊断

当实性乳头状癌局限于导管内(导管内实性乳头状癌)时,需要与伴有普通型增生的导管内乳头状瘤、导管内乳头状癌及包被性乳头状癌等乳头状病变相鉴别。导管内乳头状瘤伴导管上皮旺炽性增生与导管内实性乳头状癌具有一些相似的特征,如导管上皮呈实性生长、瘤细胞可呈梭形或流水样排列、可见纤维血管间隔及乳头样结构、细胞异型性不明显等。但导管内乳头状瘤中的导管上皮细胞形态缺乏一致性,细胞排列紊乱,高相对分子质量角蛋白(CK5/6、CK14),以及神经内分泌标记免疫组化染色有助于鉴别。

(六) 预后

该肿瘤恶性程度低,特别当病变局限于导管内时预后较好。当伴有浸润性癌时,其生物学行为与浸润成分的分期和分级相关。

(于宝华 杨文涛)

参考文献

[1] 龚西騟,丁华野. 乳腺病理学. 北京:人民卫生出版社,2009.

[2] Amin MB, Greene FL, Edge SB, et al. AJCC cancer staging manual. 8th ed. New York: Springer, 2016.

[3] Brot DM, Koslow MS, Muhsen S, et al. Pleomorphic lobular carcinoma in situ of the breast: a single institution experience with clinical follow-up and centralized pathology review. Breast Cancer Res Treat, 2017,165(2):411-420.

[4] Esposito NN, Dabbs DJ, Bhargava R. Are encapsulated papillary carcinomas of the breast in situ or invasive? A basement membrane study of 27 cases. Am J Clin Pathol, 2009,131:228-242.

[5] Fasola CE, Chen JJ, Jensen KC, et al. Characteristics and clinical outcomes of pleomorphic lobular carcinoma in situ of the breast. Breast J, 2018,24:66-69.

[6] Hicks DG, Lester SC. Diagnostic pathology breast. Canada: Amirsys, 2011.

[7] Hoda SA, Brogi E, Koerner FC, et al. Rosen's breast pathology. Philadelphia: Lippincott Williams Wilkins, 2014.

[8] Lakhani SR, Ellis IO, Schnitt SJ, et al. World Health Organization classification of tumours: World Health Organization classification of tumours of the breast. Lyon: IARC Press, 2012.

[9] Schnitt SJ, Collins LC. Biopsy interpretation of the breast. Philadelphia: Lippincott Williams Wilkins, 2009.

[10] Shui R, Yang W. Invasive breast carcinoma arising in microglandular adenosis: a case report and review of the literature. Breast J, 2009,15:653-656.

[11] Ueng SH, Mezzetti T, Tavassoli FA. Papillary neoplasms of the breast: a review. Arch Pathol Lab Med, 2009,133:893-907.

[12] Wazir U, Wazir A, Wells C, et al. Pleomorphic lobular carcinoma in situ: Current evidence and a systemic review. Oncol Lett, 2016,12:4863-4868.

第十九章 浸润性乳腺癌的病理

第一节 浸润性乳腺癌的组织学分级

多项研究显示,在浸润性乳腺癌中,组织学分级与预后明确相关。多因素分析显示,无论在绝经前还是绝经后妇女中,组织学分级均为独立的预后因素。

WHO乳腺肿瘤分类(2012版)推荐的分级系统是经 Elston 和 Ellis 改良的 Bloom-Richardson 分级法(表19-1),即根据腺管的多少、细胞核的多形性及核分裂象数定量计分确定组织学级别。主要计分标准如下:①腺管形成的多少:＞75%为1分,10%～75%为2分,＜10%为3分;②细胞核的多形性:核小、规则、形态一致为1分,细胞核中度增多和异型为2分,核的异型显著为3分;③核分裂象计数:0～5/10 HP为1分,6～11/10 HP为2分,≥12/10 HP为3分(视野直径 0.44 mm,面积 0.152 mm^2)。各标准的3项指标得分相加:3～5分为Ⅰ级(分化好,图19-1);6～7分为Ⅱ级(中等分化,图19-2);8～9分为Ⅲ级(分化差,图19-3)。当肿瘤存在异型时,应评估分化最差的区域。乳腺浸润性癌的危险评估体系中,Ⅰ级是低度危险指标,Ⅱ级和Ⅲ级是中度危险指标。Ⅰ级浸润性乳腺癌的

表19-1 乳腺浸润性癌组织学分级

形态学特征	评分
腺管结构	
占肿瘤成分多数(＞75%)	1
中等数量(10%～75%)	2
少或无(＜10%)	3
细胞核的多形性	
细胞核小,形态规则一致	1
细胞核中等大小,不规则,大小不一	2
细胞核大,形态多样	3
核分裂计数	
取决于镜下视野范围	1～3
3种不同视野范围核分裂计数举例	
视野直径(mm) 0.44 0.55 0.63	
核分裂计数(每10 HP的核分裂数目)	
0～5 0～8 0～11	1
6～11 9～17 12～22	2
≥12 ≥18 ≥23	3

注:①对腺管结构、细胞核多形性及核分裂计数3个指标分别进行评分:总分3～5分,组织学分级为Ⅰ级;6～7分,组织学分级为Ⅱ级;8～9分,组织学分级为Ⅲ级。②视野直径=视野数/物镜的放大倍数。

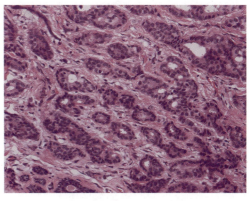

图19-1 浸润性导管癌Ⅰ级,肿瘤细胞低度异型,形成大量腺管

无复发生存率和总生存率均优于Ⅲ级浸润性乳腺癌。

腺管分化程度的评估针对整个肿瘤,需要在低倍镜下评估。只计数有明确中央腺腔且由有极向肿瘤细胞包绕的结构,以腺管/肿瘤区域的百分率表示。

细胞核多形性的评估要选取多形性最显著的区域。该项评估以周围正常乳腺上皮细胞或淋巴细胞为参照。当细胞核与周围正常上皮细胞的大小和形状相似,<1.5倍良性乳腺上皮细胞核,多形性小,染色质均匀分布时,核仁不明显视为1分;当细胞核是良性乳腺上皮细胞核的1.5~2倍,轻-中度异型,形状和大小有中等程度差异,核仁小(单个核仁)或不明显可见时,视为2分;当细胞核的大小有显著差异,大于良性乳腺上皮细胞核2倍,显著多形性,核仁明显,可见多个核仁时应视为3分。

只计数明确的核分裂象,不计数核浓染和核碎屑。核分裂象计数区域必须要根据显微镜高倍视野的直径进行校正。核分裂象计数要选取增殖最活跃的区域,一般常见于肿瘤边缘,如果存在肿瘤异质性,要选择核分裂象多的区域。

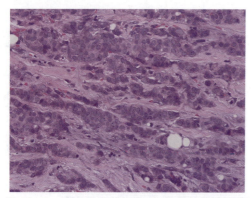

图19-2 浸润性导管癌Ⅱ级,肿瘤细胞中度异型,形成结构较复杂的腺管

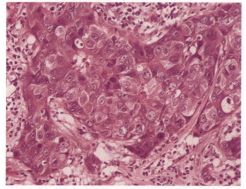

图19-3 浸润性导管癌Ⅲ级,肿瘤细胞高度异型,核仁明显,核分裂象多见,呈实性生长

第二节 浸润性乳腺癌的病理学类型

对乳腺癌进行准确的组织学分型对患者的个体化治疗具有非常重要的临床意义。目前,乳腺癌组织学分型主要依据2003版和2012版WHO乳腺肿瘤分类(表19-2),某些组织学类型的准确区分需行免疫组化后确定。现在已明确某些组织学类型与预后相关。在《NCCN乳腺癌临床实践指南》有关乳腺浸润性癌的术后辅助治疗方案中,针对小管癌、黏液癌这两类预后较好的乳腺癌,制订了与其他类型浸润性癌不同的内分泌治疗及放化疗方案,因此要严格掌握这些特殊类型乳腺癌的诊断标准。对于炎性乳腺癌这类预后较差的乳腺癌,《NCCN乳腺癌临床实践指南》也制定了有别于其他浸润性癌的手术,以及术前、术后辅助治疗方案。

表19-2 浸润性乳腺癌组织学分型

浸润性癌,非特殊型(即浸润性导管癌)
多形性癌
伴破骨细胞样间质巨细胞的癌
伴绒毛膜癌特征的癌
伴黑色素细胞特征的癌
浸润性小叶癌(经典型、实体型、腺泡型、多形性、小管小叶癌、混合型小叶癌)
小管癌
筛状癌
髓样癌
黏液癌和伴印戒细胞分化的癌
伴神经内分泌特征的癌

续表

| 高分化神经内分泌肿瘤 |
| 低分化神经内分泌癌 |
| 伴神经内分泌分化的癌 |
| 浸润性乳头状癌 |
| 浸润性微乳头状癌 |
| 伴有大汗腺分化的癌 |
| 化生性癌 |
| 　低级别腺鳞癌 |
| 　纤维瘤病样化生性癌 |
| 　鳞状细胞癌 |
| 　梭形细胞癌 |
| 　伴间叶分化的化生性癌（软骨分化、骨分化、其他间叶分化） |
| 　混合性化生性癌 |
| 　肌上皮癌 |
| 分泌性癌 |
| 腺泡细胞癌 |
| 黏液表皮样癌 |
| 嗜酸细胞癌 |
| 富于脂质的癌 |
| 富于糖原透明细胞癌 |
| 皮脂腺癌 |
| 上皮-肌上皮肿瘤 |
| 伴有癌的腺肌上皮瘤 |
| 腺样囊性癌 |

一、浸润性癌，非特殊型及其亚型

浸润性癌，非特殊型（invasive carcinoma of no special type），即浸润性导管癌（invasive ductal carcinoma, not otherwise specified），是浸润性乳腺癌中最常见的类型，占70%～75%。这一组病变的临床及病理特征具有一定的异质性。

（一）临床特征

通常表现为乳腺肿块和（或）影像学上的异常，如不规则肿块，可伴有钙化。

（二）大体病理学特征

乳腺浸润性导管癌常表现为不规则，质地硬，有时质地偏韧，切面呈灰白色，边界不清，但有的浸润性导管癌境界十分清楚。

（三）组织病理学特征

浸润性乳腺癌中大部分为浸润性导管癌。肿瘤细胞缺乏组织学上的特征，可排列呈腺管样、巢状、条索样或小梁状。近80%病例同时伴有导管原位癌。根据分级的不同，腺管形成的比例、细胞核的多形性及核分裂象的多少均有差异。浸润性导管癌包括混合性癌、多形性癌、伴有破骨巨细胞的乳腺癌、伴有绒毛膜癌特征的癌和伴有黑色素特征的癌等几种亚型。

1. **混合性癌** 若一个肿瘤中浸润性导管癌（非特殊型）仅占肿瘤的10%～49%，余为另一肿瘤成分，则称为混合性癌。如浸润性导管癌和浸润性小叶癌组成的混合性癌。

2. **多形性癌**（pleomorphic carcinoma） 这是浸润性导管癌的一个亚型，是指在腺癌或腺癌伴有梭形和鳞状细胞分化背景中出现大量（>50%）奇异型瘤巨细胞的癌。如果上皮成分少、分化差、结构特征不明显，则容易误诊为肉瘤。此癌组织学级别高，预后比较差。

3. **伴有破骨巨细胞的癌**（carcinoma with osteoclastic giant cells） 这也是浸润性导管癌的亚型。该肿瘤大体常表现为褐色出血状，镜下主要特征（图19-4）为间质中出现破骨巨细胞，巨细胞大小不一，可吞噬含铁血黄素，其本质是一种组织细胞，而非肿瘤细胞。肿瘤中还伴有较明显的炎症反应、成纤维细胞增生和红细胞外渗。肿瘤成分可以

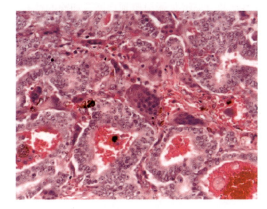

图19-4 伴有破骨巨细胞的浸润性导管癌（Ⅱ级），间质见破骨巨细胞，红细胞外渗及含铁血黄素沉积

是分化好或中等的浸润性导管癌（非特殊型），也可以是其他特殊型的浸润性癌，如浸润性筛状癌、小管癌、黏液癌、化生性癌等。破骨巨细胞多出现在肿瘤细胞的周边。肿瘤的预后与癌的类型相关，而与破骨巨细胞无关。

4. 伴有绒毛膜癌特征的癌（carcinoma with choriocarcinomatous features） 临床极罕见。部分浸润性导管癌（非特殊类型）病例可出现血清β-绒毛膜促性腺激素（β-HCG）升高。60%的病例中可找到β-HCG阳性细胞。但是，组织学上有绒毛膜癌分化的病例十分罕见。

5. 伴有黑色素特征的癌（carcinoma with melanotic features） 极罕见，需要与恶性黑色素瘤转移至乳腺鉴别。少数病例中可同时找到浸润性导管癌成分和黑色素瘤成分，两者之间有移行。分子生物学检测提示，这两种成分具有相同的杂合性缺失，来自同一克隆。需要注意的是，在乳腺癌细胞中检测到黑色素存在并不提示该肿瘤存在黑色素瘤特征，因为当肿瘤侵犯皮肤或表皮真皮相交处时可以发生上述现象。此外要注意，不要将肿瘤细胞胞质内的脂褐素颗粒当成黑色素。

（四）免疫组化特征

根据 ER、PR、HER-2 的检测结果可分为不同的分子亚型，用于临床治疗方案的选择和预后的预测。Ki-67 和 P53 检测也有报道与治疗和预后有关。

（五）鉴别诊断

需与特殊型的乳腺浸润性癌鉴别，可结合形态学特征和免疫组化标记鉴别诊断。如浸润性导管癌有时可呈浸润性小叶癌样生长，上皮钙黏蛋白（E-cadherin）可用于两者的鉴别诊断。

（六）预后

浸润性导管癌的预后与临床病理分期（肿瘤大小、淋巴结状态、远处转移）、组织学分级、淋巴管血管累犯情况、激素受体（ER、PR）及 HER-2 表达等多种因素相关。

二、浸润性小叶癌

浸润性小叶癌（invasive lobular carcinoma）占乳腺浸润性癌的 5%~15%，是乳腺浸润性癌中第二常见类型，临床上以多中心性或双侧性生长为特征。

（一）临床特征

临床及影像学上浸润性小叶癌可表现为明确的肿块，但有时体检仅表现为乳腺组织增厚，且缺乏明确的界限。钼靶 X 线片上浸润性小叶癌的诊断有时也相当困难，可表现为密度不对称伴有结构扭曲，有时钼靶片上甚至无任何异常。

（二）大体病理学特征

巨检时浸润性小叶癌可表现为质硬的灰白肿块，但有时无明确肿块，仅表现为质韧区，或大体上无任何异常，仅在显微镜下发现癌的存在。

（三）组织病理学特征

镜下浸润性小叶癌有以下类型。

1. 经典型浸润性小叶癌（图 19-5） 癌细胞小而一致，失黏附性，常呈单排列兵样浸润间质，并常围绕正常导管形成靶心样排列，这是浸润性小叶癌最经典的生长方式。肿瘤细胞圆形或卵圆形，核小、一致，常偏位，核分裂象较少。有时胞质内可见黏液样物质或嗜酸性小球，当腔内黏液多时细胞甚至可呈印戒样，但经典型浸润性小叶癌中印戒细胞仅占肿瘤细胞的小部分。小叶癌浸润间质或脂肪组织，但较少引起间质的纤维结缔组织增生。经常同时伴有小叶原位癌区域。

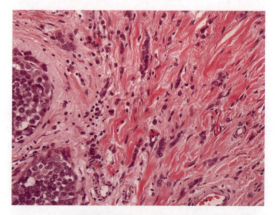

图 19-5 经典型浸润性小叶癌，肿瘤细胞呈单排列兵样浸润性生长，左侧见小叶原位癌结构

2. 实体型浸润性小叶癌 肿瘤细胞小，失黏附性，但与经典型小叶癌中的细胞相比，出现明显的细胞多形性，核分裂象也显著增多。肿瘤细胞互相融合，呈实性片状。该型需与淋巴造血系统肿瘤鉴别。

3. 腺泡型浸润性小叶癌 肿瘤细胞排列呈腺泡型，即 ≥20 个的细胞排列呈小巢状，巢之间为纤细的纤维血管间隔。巢内细胞失黏附,细胞形态与经典型小叶癌中相似。这一亚型中可见到间质的纤维结缔组织增生,也可出现破骨样巨细胞。

4. **小管小叶型浸润性小叶癌** 肿瘤细胞排列呈小管状,细胞形态与经典型小叶癌中相似。

5. **多形性浸润性小叶癌**(图19-6) 细胞出现明显的异型性和多形性。常出现印戒样细胞或多形性细胞,并可见大汗腺或组织细胞样分化。

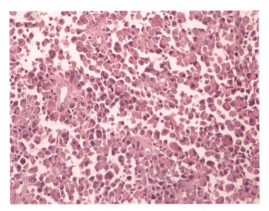

图 19-6 多形性浸润性小叶癌,肿瘤细胞形成腺泡状结构,胞质丰富嗜酸性,核仁明显

(四) 免疫组化特征

可运用上皮钙黏蛋白和P120鉴别浸润性小叶癌和浸润性导管癌。浸润性小叶癌中由于染色体16q22.1的杂合性缺失或上皮钙黏蛋白基因突变或启动子甲基化等,均可导致其细胞失黏附性,上皮钙黏蛋白阴性或表达减弱,而浸润性导管癌中上皮钙黏蛋白阳性。但近期有研究表明,一些形态和遗传学上典型浸润性小叶癌也可表达上皮钙黏蛋白,因此诊断浸润性小叶癌必须要将形态和免疫表型相结合。除上皮钙黏蛋白外,P120也可用于浸润性小叶癌和浸润性导管癌的鉴别诊断。浸润性小叶癌P120胞质阳性,浸润性导管癌P120胞膜阳性。典型浸润性小叶癌常显示 ER 阳性、PR 阳性、HER-2 阴性,而多形性小叶癌常为 ER 阴性、PR 阴性,可出现 HER-2 蛋白的过度表达。

(五) 鉴别诊断

浸润性小叶癌需与乳腺其他良、恶性病变鉴别。

1. **硬化性腺病** 乳腺间质明显硬化、纤维化,腺体受挤压呈条索状或列兵样,在间质中呈假浸润状生长,需与浸润性小叶癌鉴别。一般可见正常的小叶轮廓,受挤压的腺体周围有肌上皮围绕,可通过免疫组化证实。

2. **浸润性导管癌** 常伴导管原位癌,细胞多形性和异型性比较明显,黏附性强。上皮钙黏蛋白阳性,P120胞膜阳性。34βE12 在浸润性导管癌和浸润性小叶癌中均可阳性,因此不能用于两者的鉴别诊断。多形性小叶癌有时与浸润性导管癌形态上容易混淆,免疫组化有助于两者的鉴别诊断。

3. **神经内分泌肿瘤** 乳腺神经内分泌肿瘤细胞较一致,需与浸润性小叶癌鉴别。免疫组化检测神经内分泌标记和上皮钙黏蛋白等有助于两者的鉴别诊断。

4. **间叶源性恶性肿瘤** 如淋巴造血系统肿瘤、颗粒细胞瘤等。免疫组化有助于鉴别诊断。如淋巴造血系统肿瘤表达 LCA 和相应 T、B 细胞标记;颗粒细胞瘤表达 S-100 蛋白,不表达 CK 等。

(六) 预后

文献报道,浸润性小叶癌在转移途径上与浸润性导管癌有所不同,后者中常见的肺、肝和脑实质转移在小叶癌中相对少见,而小叶癌易转移至软脑膜、腹膜表面、腹膜后、胃肠道、生殖器官和骨。与经典型浸润性小叶癌相比,多形性浸润性小叶癌预后较差。

三、小管癌

小管癌(tubular carcinoma)占乳腺浸润性癌的2%~7%。肿瘤中有多少成分为小管才能诊断为小管癌,不同文献中标准不一。WHO 乳腺肿瘤分类(2012 版)中指出,90%以上的肿瘤成分为小管癌才能直接诊断为小管癌,若小管癌成分在 50%~90%,则应诊断为混合性癌。

(一) 临床特征

绝大部分小管癌就诊时为 TNM 分期 Ⅰ 期,经常在体检影像学筛查中发现。

(二) 大体病理学特征

与浸润性导管癌非特殊类型相比,肿块较小,直径大多≤2 cm,大体为边界不清的实性或质硬肿块。

(三) 组织病理学特征

肿瘤细胞(图 19-7)排列呈不规则小管状,可见"成角"现象,管腔开放。管壁由单层上皮细胞构成,缺乏肌上皮细胞。癌细胞呈立方形或柱状,异型性不显著,核分裂象少见,1/3 的病例可见顶浆分泌。该肿瘤的间质常可见纤维结缔组织反应。许多小管癌的周边可找见导管原位癌成分,多数为筛状型或微乳头型。

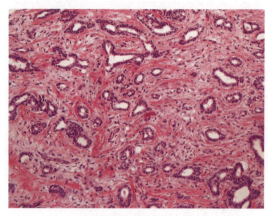

图 19-7 小管癌,肿瘤细胞排列呈不规则成角小管,细胞形态温和,间质有明显纤维结缔组织反应

(四)免疫组化特征

小管癌一般为 ER 阳性、PR 阳性、HER-2 阴性。

(五)鉴别诊断

1. **硬化性腺病** 受挤压的腺管在间质中呈假浸润状生长,有时周围肌上皮不清,需与小管癌鉴别。一般可见正常的小叶轮廓,免疫组化显示受挤压的腺管周围肌上皮完整。

2. **微腺体腺病** 小而圆的腺体在乳腺纤维脂肪组织中呈浸润状生长,腺体周围无肌上皮围绕,极易与小管癌混淆,是小管癌鉴别诊断中的难点。腺体形态方面,微腺体腺病的腺体更圆更规则,小管癌的腺体常不规则且有"成角现象"。微腺体腺病的腺体周围虽然无肌上皮,但有完整的基膜围绕,而小管癌腺体周围基膜缺失或不完整,因此层黏连蛋白、IV型胶原、PAS 和网状染色等基膜染色标记有助于两者的鉴别诊断。

3. **放射性瘢痕** 病变中心的硬化性瘢痕区常有少量结构紊乱的腺管状结构,有时肌上皮不明显,需与小管癌鉴别。硬化性瘢痕区周边导管往往有扩张和增生,中心区腺管周围存在肌上皮,可行免疫组化检测证实。

(六)预后

纯粹的小管癌预后好,淋巴结转移率低。《NCCN 乳腺癌临床实践指南》有关浸润性乳腺癌的术后辅助治疗方案中,针对小管癌这类预后较好的乳腺癌,制订了与其他类型浸润性癌不同的治疗方案。

四、筛状癌

筛状癌(cribriform carcinoma)占浸润性乳腺癌的 0.8%~3.5%,是一种低度恶性的浸润性乳腺癌。WHO 乳腺肿瘤分类(2012 版)将小管癌和筛状癌划为一类肿瘤,预后均较好。若肿瘤中除了筛状癌成分,部分为小管癌(<50%),也可纳入筛状癌的范畴。若除了筛状癌成分,还混杂除小管癌以外的其他癌成分,则被称为混合性癌。纯粹的筛状癌要求此种肿瘤成分>90%。

(一)临床特征

平均发病年龄为 53~58 岁。临床上经常肿块不明显,也可表现为明显的肿块。影像学检查肿块可呈毛刺状,经常伴微小钙化。10%~20% 的病例可表现为多灶性。

(二)大体病理学特征

肿块质硬,切面呈灰白色,通常边界较清楚。

(三)组织病理学特征

肿瘤细胞(图 19-8)排列呈筛状结构或小管状

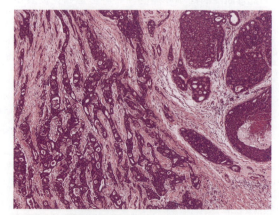

图 19-8 筛状癌,不规则筛状结构呈浸润性生长,右侧见筛状导管原位癌

结构,可伴顶浆分泌,周围无肌上皮围绕。瘤细胞有低至中度异型,核分裂象少见。间质可有明显的纤维结缔组织反应。80%的病例中可找到筛状型导管原位癌。

(四) 免疫组化特征

筛状癌一般 ER 阳性,PR 阳性率为 69% 左右,HER-2 一般为阴性。

(五) 鉴别诊断

1. 腺样囊性癌 除上皮成分外,还有肌上皮成分;可见囊内分泌物和基膜样物质。
2. 筛状型的导管原位癌 筛状结构周围有肌上皮围绕。

(六) 预后

纯粹的筛状癌预后佳,10 年生存率 > 90%。

五、髓样癌

WHO 乳腺肿瘤分类(2003 版)中有髓样癌(medullary carcinoma)的独立类型,WHO 乳腺肿瘤分类(2012 版)中将髓样癌、非典型髓样癌和部分浸润性导管癌均归入"伴有髓样特征的癌"(carcinoma with medullary features)这一大类中。典型髓样癌在乳腺癌中所占比例 < 1%。

(一) 临床特征

以肿块为主要表现,钼靶 X 线摄片上髓样癌常表现为境界清楚的肿块,微小钙化灶罕见。

(二) 大体病理学特征

大体上髓样癌境界清楚,质地偏软,平均直径 2.5~2.9 cm。部分髓样癌呈多结节状,可出现出血、坏死或囊性变。

(三) 组织病理学特征

诊断髓样癌必须满足以下 5 项条件(图 19-9):①镜下肿瘤境界清楚;②癌细胞密集,呈实性片状分布,合体细胞生长方式 > 75%;;③缺乏腺样结构;④癌巢周围有显著的淋巴细胞、浆细胞浸润;⑤癌细胞核具有显著多形性,细胞核空泡状,核仁明显,核分裂象多见。若癌细胞呈实性片状生长,但其余标准仅满足 2~3 项,则可以诊断为不典型髓样癌。由于非典型髓样癌在预后上与浸润性导管癌(非特殊类型)无显著差别,部分学者建议废除该名称。

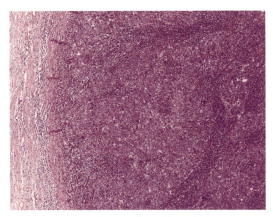

图 19-9 髓样癌,低倍镜显示肿瘤边界清楚,肿瘤细胞实性片状分布,伴大量淋巴细胞浸润

(四) 免疫组化特征

髓样癌的 ER、PR、HER-2 通常为三阴性,部分病例表达 CK5/6、CK14、EGFR 等。

(五) 鉴别诊断

1. 浸润性导管癌 部分Ⅲ级浸润性导管癌可出现合体样细胞和淋巴细胞浸润,以往诊断为"非典型髓样癌",部分学者建议废除该名称。需完全满足上文所列 5 项条件才能诊断为典型髓样癌。
2. 化生性癌 缺乏髓样癌的全部 5 项诊断标准,可出现梭形细胞和异质性成分。

(六) 预后

有关髓样癌的预后存在争议,这是因为不同研究组中髓样癌的诊断标准不尽相同,所得出的预后结果也不一致。过去认为髓样癌预后较好,但目前研究表明其转移风险与其他高度恶性浸润性癌相当,其诊断重复性在不同观察者之间差异也很明显。因此,美国《NCCN 指南》建议,对髓样癌患者应根据其临床和病理分期接受与浸润性导管癌一样的治疗。

六、黏液癌和伴印戒细胞分化的癌

WHO 乳腺肿瘤分类(2012 版)中分泌黏液的癌

包括黏液癌和伴印戒细胞分化的癌（mucinous carcinoma and carcinomas with signet-ring-cell differentiation）两种亚型。

（一）临床特征

黏液癌好发于老年人（年龄＞60岁），临床上有明显肿块，影像学表现为边界清楚的分叶状肿块，有时与良性病变难以区别。伴印戒细胞分化的癌临床表现类似于浸润性导管癌。

（二）大体病理学特征

典型黏液癌切面呈胶冻状，边界较清楚，可移动，但无真正的包膜，平均直径约2.8 cm。伴印戒细胞分化的癌大体表现与浸润性导管癌相似。

（三）组织病理学特征

1. **黏液癌** 表现为间质内有大量黏液，可形成黏液湖，小而一致的癌细胞漂浮在黏液中。有A、B两型。A型黏液癌中的瘤细胞常呈小梁状、缎带样或花环样，也可呈微乳头状，含有大量的细胞外黏液，为经典型的黏液癌（图19-10）；B型又称富于细胞型，黏液湖中瘤细胞较丰富，常排列呈片状、巢状，含有多量细胞内黏液，是一种伴有神经内分泌分化的黏液癌（图19-11）。纯黏液癌的诊断需要满足以下要求：①肿瘤几乎全部由黏液癌组成；②癌细胞小而单一，形态温和，低-中核级；③ER阳性，HER-2阴性，Ki-67增殖指数较低。如黏液湖中的肿瘤细胞异型明显（高核级）、ER阴性、HER-2阳性或Ki-67高增殖指数，则应诊断为其他类型浸润性癌伴黏液分泌。

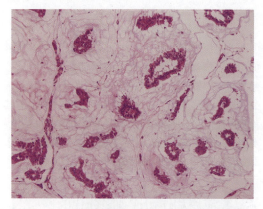

图19-10　A型黏液癌，肿瘤细胞排列呈小梁状、缎带样或花环样，含有大量的细胞外黏液

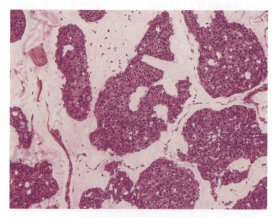

图19-11　B型黏液癌，黏液湖内肿瘤细胞较丰富，呈片状、巢状排列

2. **伴印戒细胞分化的癌** 主要有两种类型。一种主要与浸润性小叶癌相关，肿瘤细胞质内出现黏液样物质，将细胞核挤压至细胞一边。但值得注意的是，印戒细胞并不是小叶癌所特有的，导管癌（包括导管原位癌和浸润性导管癌）、实性乳头状癌等其他肿瘤内也可出现细胞内黏液，形成印戒细胞。另外一种类型与胃肠道的印戒细胞癌相似，可能来源于印戒细胞型导管原位癌。

（四）免疫组化特征

黏液癌多为ER阳性、PR阳性、HER-2阴性。B型黏液癌可表达神经内分泌标记。

（五）鉴别诊断

黏液癌主要与两种良性病变鉴别。①间质黏液变性的纤维腺瘤：上皮和肌上皮双层细胞组成裂隙状结构，黏液间质中出现肥大细胞。②黏液囊肿样病变：黏液湖中的条索状上皮细胞巢周围有肌上皮围绕。黏液囊肿的邻近区域可看到扩张导管，导管腔内见数量不等的黏液。伴印戒细胞分化的癌需与转移性黏液性癌或印戒细胞癌鉴别。

（六）预后

纯粹的黏腺癌预后较好，是低度恶性的乳腺癌类型。在《NCCN乳腺癌临床实践指南》有关乳腺浸润性癌的术后辅助治疗方案中，针对黏液癌这类预后较好的乳腺癌，制订了与其他类型浸润性癌不同的治疗方案。部分文献报道，伴印戒细胞分化的癌侵袭性较强，易复发和转移，预后较差；但也有观点认为目前此类肿瘤的预后和生物学行为尚不明确。

七、伴神经内分泌特征的癌

乳腺原发的神经内分泌癌罕见。WHO乳腺肿瘤分类（2003版）指出，必须50%以上的肿瘤细胞表达神经内分泌标记时才能直接诊断为神经内分泌癌。若仅有灶区出现神经内分泌标记表达，则只能诊断为伴有神经内分泌分化。WHO（2012版）将纯粹的神经内分泌癌和伴神经内分泌分化的浸润性癌统称为"伴神经内分泌特征的癌"（carcinoma with neuroendocrine features）。

（一）临床特征

好发年龄为60～70岁，也可发生于男性乳腺。无特殊的临床特征。影像学可表现为境界较清楚的肿块。外周血的神经内分泌标记水平可上升，如嗜铬粒蛋白（chromogranin）。

（二）大体病理学特征

无特殊的大体特征，可呈浸润性或膨胀性生长。伴黏液的肿块质地较软。

（三）组织病理学特征

WHO乳腺肿瘤分类（2003版）将神经内分泌肿瘤分为实体型神经内分泌癌、小细胞癌和大细胞神经内分泌癌3类。实体型神经内分泌癌（solid neuroendocrine carcinoma，图19-12）是一类较为特殊的神经内分泌癌。肿瘤细胞呈实性巢状或小梁状排列，瘤细胞巢之间有纤维血管分隔。瘤细胞形态一致，可呈梭形或浆细胞样，也可为大的透亮细胞。部分实体型神经内分泌癌源自神经内分泌型导管内癌。小细胞癌（small cell carcinoma，图19-13）的组织学形态与免疫组化特征均与肺的小细胞癌相似。肿瘤由细胞核深染的小细胞组成，胞质稀少。大细胞神经内分泌癌（large cell neuroendocrine carcinoma）与肺的大细胞癌相似，细胞分化差，由呈实性片状的瘤细胞组成，细胞体积大，胞质中等量或较丰富。细胞核染色质细腻，核分裂象多见，常达18～65/10 HP，可出现坏死区。

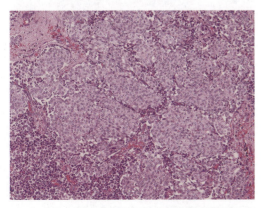

图19-12 实体型神经内分泌癌，肿瘤细胞呈实性巢状排列，其间有纤维血管分隔

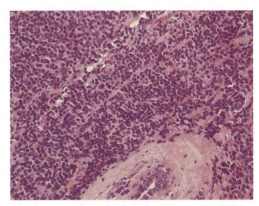

图19-13 小细胞癌，肿瘤细胞核深染，胞质稀少

WHO乳腺肿瘤分类（2012版）将伴神经内分泌特征的癌分为3类：高分化神经内分泌肿瘤（neuroendocrine tumor, well-differentiated）、低分化神经内分泌癌/小细胞癌（neuroendocrine carcinoma, poorly differentiated/small cell carcinoma）、伴神经内分泌分化的浸润性癌（invasive carcinoma with neuroendocrine differentiation）。高分化神经内分泌肿瘤细胞分化好，组织学级别多为低到中级别，肿瘤细胞呈实性巢状或小梁状排列，瘤细胞巢之间有纤维血管分隔。瘤细胞可呈梭形、浆细胞样或大的透亮细胞。约30%的浸润性癌会不同程度地出现神经内分泌分化，包括浸润性导管癌、富于细胞的黏液癌等。实性乳头状癌（图19-14）也被认为大部分表达神经内分泌标记，是神经内分泌癌的一种形态学亚型。临床常见于老年妇女伴乳头溢液。镜下表现为终末导管小叶单位呈膨胀性生长，其中可见纤细的纤维血管间隔。肿瘤细胞呈卵圆形或梭形，胞质丰富呈颗粒状，细胞内或细胞外可含有黏液。常可见到肿瘤细胞向邻近导管呈派吉特样扩散。该肿瘤是原位癌还是浸润性癌其意见尚不统一，部分病例虽界限清楚类似导管内癌，但肿瘤结节周围缺少肌上皮，某些肿瘤转移灶在形态上与实性乳头状癌相似，表明部分实性乳头状癌是浸润性癌而非导管内癌。

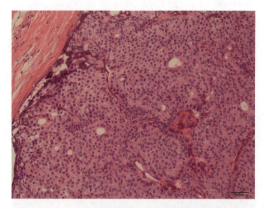

图 19-14 实性乳头状癌,肿瘤细胞呈膨胀性生长,胞质丰富颗粒状,其中可见纤细的纤维血管轴心

(四) 免疫组化特征

亲银或嗜银染色阳性。神经内分泌标记突触素蛋白(synaptophysin)、嗜铬粒蛋白、NSE、CD56等可不同程度阳性。分化较好的神经内分泌癌大多为ER阳性、PR阳性。

(五) 鉴别诊断

1. **转移性神经内分泌肿瘤** 需排除身体其他脏器的神经内分泌肿瘤转移可能后才考虑原发。乳腺小细胞癌与转移性小细胞癌形态上难以区分,免疫组化有助于鉴别诊断。乳腺小细胞癌CK7阳性、TTF1阴性;而肺小细胞癌CK7多为阴性,TTF1大多阳性。存在导管原位癌区域,以及表达ER、PR、GCDFP15、mammoglubin等标记均支持原发。

2. **浸润性小叶癌** 乳腺神经内分泌癌表达神经内分泌标记和上皮钙黏蛋白,而浸润性小叶癌均为阴性。

(六) 预后

目前仍有争议。组织学分级是最重要的预后因素。大部分观点认为除小细胞癌外,多数神经内分泌癌为高、中分化,预后较好。伴有黏液分化的神经内分泌癌预后好。

八、浸润性乳头状癌

大部分文献报道的乳头状癌包括了浸润性乳头状癌(invasive papillary carcinoma)和导管内乳头状癌。纯粹的浸润性乳头状癌占乳腺浸润性癌的1%～2%。WHO乳腺肿瘤分类(2012版)指出,90%以上的浸润性癌成分为乳头状癌才能直接诊断为浸润性乳头状癌。

(一) 临床特征

多发生于绝经后女性。影像学表现可表现为多灶性的致密结节,可呈分叶状。

(二) 大体病理学特征

2/3病例边界较清,少数病例与浸润性导管癌相似。

(三) 组织病理学特征

浸润性乳头状癌(图19-15)境界较清楚,癌实质以有纤维脉管束或无纤维脉管束的乳头状结构为主。乳头纤细或粗钝,部分区域呈实性生长。肿瘤细胞胞质呈嗜碱性,可伴有大汗腺化生或顶浆分泌。肿瘤细胞核常为中等级别。大部分肿瘤间质成分较少。75%的病例中存在导管内癌成分,一般为乳头型导管原位癌。

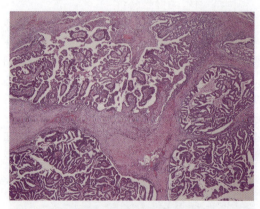

图 19-15 浸润性乳头状癌,肿瘤组织由大量乳头状结构组成,呈浸润性生长

(四) 免疫组化特征

浸润性乳头状癌大多为ER阳性、PR阳性。

(五) 鉴别诊断

细针抽吸活检或粗针活检组织内见到乳头状病变,判断有无浸润存在困难。穿刺时肿瘤及其周边常见出血,很难判断是否有浸润。若出血新鲜、伴有急性炎症、组织破碎，或者在穿刺针道中出现单个或小簇瘤细胞位于出血中，并已知新近进行过穿刺，此时应为创伤所致，而非浸润的证据。对粗针穿刺未诊断为浸润性的乳头状病变，切除标本诊断浸润性癌时应特别注意。要避免根据穿刺位点的形态学改变进行浸润性癌的诊断，需特别注意病变周边有无出血、肉芽组织及机化等改变。

（六）预后

此类肿瘤罕见，临床预后资料较缺乏。预后与肿瘤的组织学级别和临床分期相关。

九、浸润性微乳头状癌

浸润性微乳头状癌（invasive micropapillary carcinoma）罕见，占乳腺浸润性癌的 0.9%～2%。WHO 乳腺肿瘤分类的定义为：在类似脉管的间质腔隙中肿瘤细胞呈小簇状排列的浸润性癌。

（一）临床特征

多数患者具有可触及的肿块，偶表现为乳腺 X 线片中的高密度影或微钙化。

（二）大体病理学特征

与浸润性导管癌相似，但平均体积大于浸润性导管癌。

（三）组织病理学特征

该肿瘤的微乳头样细胞簇缺乏纤维血管轴心，呈桑葚样或腺管、腺泡样，位于间质的人工腔隙中（图19-16，图19-17）。肿瘤细胞簇呈现出一种所

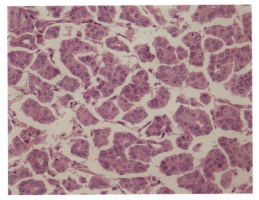

图 19-16　浸润性微乳头状癌，微乳头状结构，细胞核呈中级别，核仁较清楚

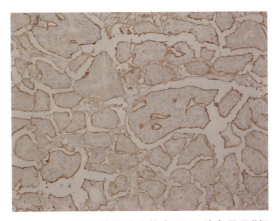

图 19-17　浸润性微乳头状癌，EMA 染色显示"极性翻转"现象

谓的"极性翻转"现象（inside-out），即细胞簇的腔面向外。据文献报道，33%～67%的病例可出现脉管侵犯。浸润性微乳头状癌常与浸润性导管癌混合存在，目前为止，对浸润性微乳头状癌成分含有多少才能直接诊断为浸润性微乳头状癌尚缺乏统一标准。少数情况下，浸润性微乳头状癌可与黏液癌同时存在，此时应诊断为混合性癌还是浸润性微乳头状癌的黏液亚型尚存在争议。

（四）免疫组化特征

"极性翻转"的现象用 EMA 免疫组化染色可以很好体现（图19-17），表现为阳性染色定位于腺腔的外缘。文献报道，75%的浸润性微乳头状癌 ER 阳性、45% PR 阳性，1/3 的病例存在 HER-2 蛋白的过度表达。浸润性微乳头状癌中 HER-2 免疫组化可呈特殊的强而不完整的细胞膜染色（U 型染色或 basolateral 染色），按目前 ASCO/CAP 和中国版 HER-2 判读指南只能报告为 HER-2(2+)，但原位杂交检测常显示 HER-2 基因有扩增。

（五）鉴别诊断

1. 浸润性导管癌　由于制片而导致的癌巢周围间质收缩可形成类似于浸润性微乳头状癌的形态，此时用 EMA 染色观察是否存在癌细胞的极性翻转有助于鉴别诊断。浸润性导管癌中 EMA 阳性染色位于内部的腔面，而浸润性微乳头状癌位于外表面。

2. 具有微乳头形态的转移性癌　如来源于卵巢、肺、膀胱的癌，此时结合病史并仔细寻找是否存在原位癌成分，免疫组化检测有助于鉴别诊断。

(六)预后

该肿瘤的生物学行为表现为高淋巴管侵犯、高淋巴结转移、高复发和远处转移。有报道对100例具有浸润性微乳头状癌结构的乳腺癌进行了研究,发现淋巴管侵犯率达69%,淋巴结转移率达84.8%。98例平均随访60.1个月,结果11.2%局部复发,38.8%远处转移,36.7%死于肿瘤。术后5年生存率为59%,10年生存率为48%。该报道显示,浸润性微乳头状癌是一种预后较差的乳腺癌,无论肿瘤中浸润性微乳头状癌占多少比例,均应体现在病理报告中。

十、伴有大汗腺分化的癌

乳腺的大汗腺癌罕见。WHO乳腺肿瘤分类(2003版)指出90%以上的癌细胞具有大汗腺细胞的形态学和免疫组化特征时才能诊断为大汗腺癌,WHO(2012版)将伴有任何比例大汗腺分化的浸润性癌均归入"伴有大汗腺分化的癌"(carcinomas with apocrine differentiation)的范畴。

(一)临床特征

临床表现和影像学特征与非大汗腺癌无明显差别。

(二)大体病理学特征

无特殊大体特征,与非大汗腺浸润性癌类似。

(三)组织病理学特征

伴有大汗腺分化的肿瘤细胞有两种细胞类型:A型和B型(图19-18,图19-19)。A型癌细胞体积大,胞质丰富,嗜伊红颗粒状,细胞核呈空泡状,核

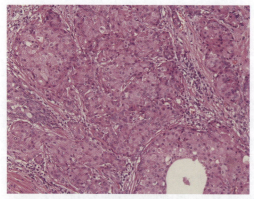

图19-18　大汗腺癌,见大汗腺导管原位癌(右下方)及浸润性区域

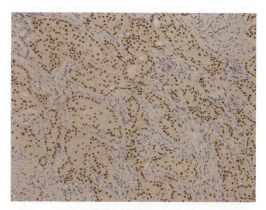

图19-19　大汗腺癌,肿瘤细胞AR染色弥漫核阳性

仁明显。纯粹由A型细胞组成的大汗腺癌需要与颗粒细胞瘤相鉴别。B型癌细胞细胞核与A型相似,胞质丰富,但其中常可见空泡状改变或呈泡沫样,与组织细胞或皮脂腺细胞相似。纯粹由B型细胞组成的大汗腺癌需与组织细胞增生或炎症性改变相鉴别。

(四)免疫组化特征

免疫组化上大汗腺癌细胞通常ER阴性、PR阴性、GCDFP-15和雄激素受体(AR)阳性(图19-19)。

(五)鉴别诊断

1. **良性大汗腺病变**　硬化性腺病基础上的大汗腺化生及不典型增生易被误诊为大汗腺癌,肌上皮的免疫组化标记有助于鉴别诊断。

2. **其他胞质丰富的特殊类型浸润性癌**　如分泌性癌、嗜酸细胞癌、富于脂质的癌等。免疫组化和特殊染色有助于鉴别诊断。如大汗腺癌GCDFP-15阳性,富于脂质的癌脂肪染色阳性。

(六)预后

与非大汗腺浸润性导管癌预后无明显差别。

十一、化生性癌

化生性癌(metaplastic carcinoma)是伴有鳞状上皮化生或间叶化生的乳腺癌,是一大组临床表现和病理特征均具有异质性的疾病。化生性癌占乳腺浸润性癌的0.2%~5%。WHO(2012版)将化生性

癌分为低级别腺鳞癌、纤维瘤病样化生性癌、鳞状细胞癌、梭形细胞癌、伴间叶分化的化生性癌和肌上皮癌等几类。

(一) 临床特征

临床表现与浸润性导管癌无明显差别。大多数肿块边界较清,大小为 3～4 cm,少数肿块可 >20 cm。影像学上常表现为边界较清的致密肿块,有时可伴骨化,钙化不常见。

(二) 大体病理学特征

肿块通常质硬,边界较清,切面呈实性。如伴有鳞化或软骨化生,切面呈珍珠白或有光泽。体积较大的鳞状细胞癌可因坏死而切面出现大小不等的囊腔。

(三) 组织病理学特征

1. **低级别腺鳞癌**(low-grade adenosquamous carcinoma,图 19-20) 这是一种形态上和皮肤腺鳞癌类似的化生性癌。肿瘤由 3 种主要成分组成:浸润性生长的腺管状结构、实性上皮细胞巢和梭形细胞纤维化间质。腺管呈浸润性生长,可在小叶间分布或侵入小叶,可呈"逗点状"或"泪滴状",细胞小,无明显异型。腺管常有不同程度的鳞状上皮化生。实性细胞巢也常有鳞状上皮化生,可见到细胞间桥、角化珠和角化的囊腔形成。间质常呈"纤维瘤病样",由温和的梭形细胞组成,可伴胶原化和玻璃样变性。低级别腺鳞癌有时与放射性瘢痕、硬化性腺病、硬化性乳头状瘤等并存。大部分低级别腺鳞癌患者预后较好。

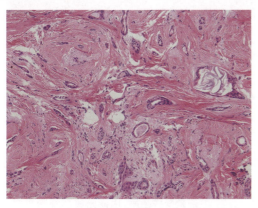

图 19-20　低级别腺鳞癌,浸润性生长的腺管呈"逗点状"或"泪滴状",少数腺管有鳞状上皮化生。间质胶原化和玻璃样变性

2. **纤维瘤病样梭形细胞癌**(fibromatosis-like spindle cell carcinoma,图 19-21) 这是一类罕见的恶性程度相对较低的化生性癌。因其形态学上的"良性",易被误诊为其他乳腺梭形细胞增生性/肿瘤性病变。肿瘤形态类似纤维瘤病样改变,主要以轻至中度异型的梭形/成纤维细胞样或星形/肌成纤维细胞样细胞增生为主,可见"上皮样细胞团"或灶性的浸润性癌区域或肿瘤性鳞状细胞,这些细胞可与梭形细胞相移行。梭形细胞常成片表达波形蛋白(vimentin)、广谱 CK(图 19-22)及高相对分子质量 CK,较少表达低相对分子质量 CK。SMA 主要表达于 CK 阴性的细胞,有时与 CK 共表达。低度恶性纤维瘤病样梭形细胞癌不同于一般的化生性癌,预后相对较好,但也可局部复发和肺转移。

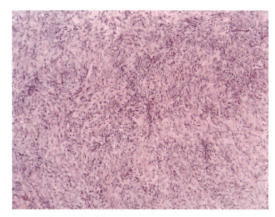

图 19-21　纤维瘤病样梭形细胞癌,梭形细胞呈纤维瘤病样生长方式

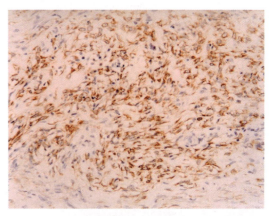

图 19-22　纤维瘤病样梭形细胞癌,梭形肿瘤细胞表达 CK

3. **鳞状细胞癌**(squamous cell carcinoma,图 19-23) 包括角化大细胞型、非角化大细胞型、梭

形细胞型和棘层松解型。大体经常表现为囊性肿块。根据肿瘤细胞的分化程度，可分为高、中、低分化鳞状细胞癌。梭形细胞鳞癌往往有较显著的间质细胞反应。

成分可以是非特异性的肉瘤，也可以是横纹肌肉瘤、软骨肉瘤、骨肉瘤、脂肪肉瘤、纤维肉瘤等罕见肿瘤。

产生基质的癌(matrix-producing carcinoma)是一种罕见的上皮/间叶混合性化生性癌，定义为"浸润性癌直接转化为黏液软骨样基质或骨样基质，中间无梭形细胞或破骨细胞过渡带"。笔者曾总结了13例产生基质的癌的临床病理特征(图19-25、图19-26)，患者年龄34～78岁。大部分肿瘤呈结节状，边界较清楚。肿瘤细胞的分布方式可为周围型(近周边处肿瘤密度较高)或弥漫型。浸润性癌成分大部分为浸润性导管癌，也可为少见类型的乳腺癌(如起源于乳腺微腺体腺病的浸润性癌)。大部分肿瘤S-100蛋白阳性，并表现为基底样型乳腺癌表型(ER阴性、PR阴性、HER-2阴性、CK5/6阳性或EGFR阳性)。

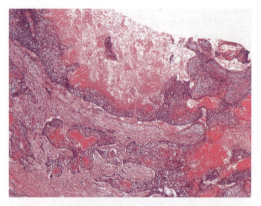

图19-23 鳞状细胞癌，其细胞呈巢状分布，伴明显角化及囊性变

4. 梭形细胞癌(spindle cell carcinoma) 由异型的梭形细胞组成，排列呈束状或席纹状。该肿瘤需与其他乳腺梭形细胞病变相鉴别。在梭形细胞的周边存在导管原位癌成分，免疫组化显示肿瘤为上皮源性，均支持梭形细胞癌的诊断。

5. 伴间叶分化的化生性癌(metaplastic carcinoma with mesenchymal differentiation) 形态多样，上皮成分常表现为浸润性癌，间质出现各种异源性成分，从伴有骨化生、软骨化生到软骨肉瘤、骨肉瘤、横纹肌肉瘤、脂肪肉瘤、纤维肉瘤等。当间质成分为恶性时，称为癌肉瘤(carcinosarcoma)(图19-24)，是一种高度恶性的肿瘤。癌肉瘤中上皮成分多为浸润性导管癌，但也可发生显著的鳞状上皮化生。肉瘤

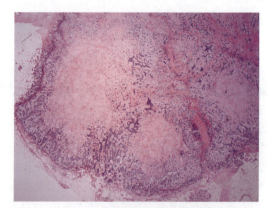

图19-25 产生基质的癌，肿瘤呈结节状，边界较清，周边区肿瘤细胞较丰富

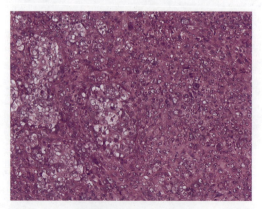

图19-24 癌肉瘤，左侧见低分化癌成分，右侧见肉瘤成分

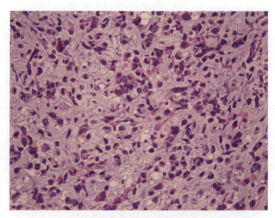

图19-26 产生基质的癌，浸润性癌直接转化为黏液软骨样基质，中间无梭形细胞或成骨细胞过渡带

(四) 免疫组化特征

绝大多数化生性癌为三阴性乳腺癌（ER、PR及HER-2阴性），相当一部分表现为基底样型（如CK5/6、CK14阳性，EGFR阳性）。伴间叶分化的化生性癌中异源性成分可表达相应的标记，如软骨成分表达S-100蛋白。

(五) 鉴别诊断

1. 棘层松解型鳞状细胞癌与血管肉瘤的鉴别　棘细胞溶解型鳞状细胞癌经充分取材，可找到典型鳞状细胞癌区域，免疫组化表达CK等上皮标记，而不表达血管内皮标记。

2. 梭形细胞化生性癌与纤维瘤病及其他梭形细胞肿瘤的鉴别　低度恶性纤维瘤病样梭形细胞癌需与纤维瘤病及结节性筋膜炎鉴别，梭形细胞鳞状细胞癌及其他梭形细胞化生性癌需与梭形细胞肉瘤鉴别。以梭形细胞为主的化生性癌部分区域表达上皮标记，而纤维瘤病及其他梭形细胞肿瘤不表达上皮标记。

3. 腺癌伴软骨样化生（包括产生基质的癌）与多形性腺瘤的鉴别　多形性腺瘤除上皮成分外，还有数量不等的肌上皮成分。

(六) 预后

化生性癌是一大组异质性疾病，不同类型的化生性癌的生物学行为也有所差别。大多数化生性癌恶性程度较高，侵袭性较强，如癌肉瘤；少数化生性癌恶性程度相对较低，预后相对较好，如低级别腺鳞癌和纤维瘤病样梭形细胞癌。

十二、腺样囊性癌

腺样囊性癌（adenoid cystic carcinoma）是一类罕见的恶性程度较低的乳腺癌，占乳腺癌的0.1%。形态与涎腺的腺样囊性癌类似。

(一) 临床特征

大多数病例发生于乳晕后方或乳腺的中央部位。临床表现为生长缓慢、界清、活动的实性肿块。肿瘤可发生于任何年龄，主要为绝经后妇女。笔者曾报道4例腺样囊性癌，均为女性，年龄53~76岁，平均63.5岁。临床均表现为乳腺肿块。

(二) 大体病理学特征

大多数肿块边界清楚，可呈结节状，切面可见微囊，平均大小3 cm。

(三) 组织病理学特征

腺样囊性癌的组成细胞包括以下类型：①基底样细胞，通常细胞质较少，细胞核圆形或卵圆形，含有1~2个核仁，核/质比例约为1∶1。这些细胞衬覆于假腺腔周围，腔隙内常含有嗜酸性无定形物质。②上皮细胞，内衬于真性腺腔，通常含有嗜酸性胞质，细胞核圆形，有时可见小核仁，核/质比例较基底样细胞更大。③肌上皮细胞，位于基底样细胞周围，超微结构显示其为肌上皮细胞。细胞边界不清，胞质嗜双色性或透亮。细胞核大小一致，有时可见明显的小核仁。核圆形或卵圆形，有的细胞核不规则，呈一定的角度。这种成角状的细胞核是腺样囊性癌的特征，多见于胞质深染或透亮的细胞。肿瘤呈筛状、管状-小梁状和实体型生长。筛状型腺样囊性癌最常见，表现为圆形或椭圆形细胞巢，内为筛网状微囊腔隙，腔隙内含透明或嗜碱性黏液样物质，特殊染色AB或PAS染色阳性，肿瘤间质常有透明变或黏液变。管状-小梁状型中的组成细胞与筛状型相似，肿瘤细胞围绕小的囊样腔隙。管状型中更易见到假性腔隙和间质的相通，真性腔隙也更明显，内衬上皮内层为腺上皮细胞，外层为肌上皮细胞。实体型腺样囊性癌少见，肿瘤由大小不一的实性结构组成，实性区域超过90%，可表现为地图状、圆形或花环样岛状。肿瘤细胞的形态与筛状型和管型相似，但细胞更丰富且异型性更大，核分裂象多见，可≥5/10 HP，并出现灶性的导管腺上皮分化。上述3种类型可混合存在（图19-27）。

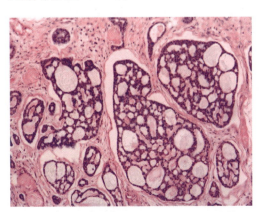

图19-27　腺样囊性癌，典型的筛孔样结构

(四) 免疫组化特征

多数腺样囊性癌为 ER、PR、HER-2 阴性。免疫组化染色显示上皮细胞 CK7、EMA、CD117 等标记阳性,肌上皮细胞 P63、SMA、S-100 等标记阳性,基底样细胞波形蛋白、CK14、CK5/6、S-100 等标记阳性。

(五) 鉴别诊断

需与胶原小体病和筛状型乳腺癌鉴别。

1. **胶原小体病** 这是一种累及小叶和小导管的良性病变,多为偶然发现。形态学上表现为圆形、无细胞性、嗜酸性或透明变性状无定形物质,其周围为肌上皮标记阳性细胞。胶原小球不呈浸润性生长,而累及原先存在的导管、小叶或上皮增生性病变。

2. **筛状型乳腺癌(浸润性筛状癌和筛状型导管原位癌)** 具有明显的筛状结构,但筛孔中玻璃变性样物质少见,而可见坏死物质。免疫组化标记,浸润性筛状癌 ER、PR 阳性,而腺样囊性癌多为阴性。浸润性筛状癌筛孔周围为上皮细胞,表达上皮标记,肌上皮标记阴性;而腺样囊性癌筛孔周围多为肌上皮标记阳性,部分真腺腔周围上皮标记也可阳性。

3. **实性腺样囊性癌** 相对少见,诊断时需与小细胞癌、淋巴瘤、化生性癌等鉴别。

(六) 预后

腺样囊性癌预后很好,很少发生淋巴结或远处转移。目前多主张行单纯乳腺切除或肿块扩大切除,辅以术后放疗,不主张行腋窝淋巴结清扫。最常见的远处转移是肺转移。

十三、分泌性癌

分泌性癌(secretory carcinoma)是一种罕见的乳腺癌,占乳腺浸润性癌<0.15%。该肿瘤在细胞内和细胞外含有大量分泌物质,1966 年由 McDivitt 和 Stewart 首先描述,因报道的病例均为儿童,故称为"幼年性乳腺癌"。此后在成年人中也发现相似的病例,故更名为"分泌性癌"。

(一) 临床特征

该肿瘤可发生于任何年龄,但更好发于年轻女性,在男性中也有乳腺分泌性癌的报道。该肿瘤常表现为孤立性、边界清楚的肿块,因此在年轻女性中临床上常误诊为纤维腺瘤。

(二) 大体病理学特征

该肿瘤常表现为活动度尚可的边界清楚的肿块,肿瘤大小 1~10 cm。50% 的病例位于乳晕附近。在儿童和男性中更易发生于乳晕附近。

(三) 组织病理学特征

该肿瘤主要表现为 3 种生长方式:①微囊状(蜂窝状,图 19-28),由多个小囊腔组成,并可以合并成大的腔隙,如甲状腺滤泡。②肿瘤呈实性,瘤细胞较为密集。③腺管样结构,其中含有分泌物。主要由两种肿瘤细胞组成。一种较常见,肿瘤细胞含有大量淡染的颗粒状物质,可呈泡沫样。细胞核呈卵圆形,有小核仁。另一种较少见,肿瘤细胞质内含丰富嗜酸性颗粒,核圆,核仁明显。肿瘤中核分裂象较少,坏死罕见。除上述 3 种主要生长方式外,少数分泌性癌可以表现为局部或以乳头状生长模式为主。笔者总结了 15 例分泌性癌的临床病理特征,包括 13 例女性和 2 例男性,年龄 10~67 岁。肿块最大径 1.0~5.5 cm,大部分位于乳腺外上象限。形态上最主要的特征是出现细胞内和细胞外的分泌物,细胞形态较温和,异型性不明显。

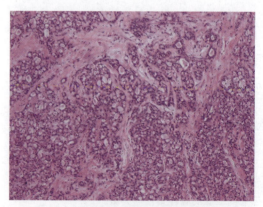

图 19-28 分泌性癌,肿瘤组织呈微囊状(蜂窝状)结构,微囊内见分泌物

(四) 免疫组化特征

特殊染色显示分泌物黏液卡红、AB/PAS 染色阳性。瘤细胞 EMA 阳性、α-乳白蛋白阳性、S-100 蛋白阳性。ER、PR 及 HER-2 多为阴性。笔者总

结的 15 例分泌性癌中,所有病例均 ER、PR、HER-2 阴性,87% 的病例表达 CK5/6 或 EGFR 等标记,表现为基底样型乳腺癌表型。

(五) 鉴别诊断

需要与其他胞质丰富的特殊类型浸润性癌,如大汗腺癌、嗜酸细胞癌、富于脂质的癌、印戒细胞癌等鉴别。免疫组化和特殊染色有助于鉴别诊断。如大汗腺癌 GCDFP-15 阳性,富于脂质的癌脂肪染色阳性。印戒细胞癌肿瘤细胞核异型性相对明显,可出现坏死和较多的核分裂象,小叶源性的印戒细胞癌可表达上皮黏钙蛋白。乳头状生长模式为主的分泌性癌需与乳腺其他乳头状肿瘤鉴别。

(六) 预后

儿童和青少年中发生的分泌性癌预后极佳,但随着年龄的增长,预后稍差。少数患者可出现淋巴结转移,一般淋巴结阳性个数<3 个。有报道 20 年后肿瘤出现复发,因此需要长期随访。

十四、富于脂质的癌

若行冷冻切片和特殊染色,可发现 75% 乳腺癌的癌细胞胞质内含有多少不等的脂质,但 90% 以上肿瘤细胞内含有脂质者非常罕见。富于脂质的癌(lipid-rich carcinoma)是指肿瘤中 90% 的癌细胞胞质内含有丰富的脂质。文献报道,对冷冻切片行苏丹Ⅲ染色证实的富于脂质的癌占乳腺癌的 0.8%,而 HE 染色以泡沫样或透亮胞质诊断的富于脂质的癌占乳腺癌的 1%~6%。

(一) 临床特征

大多数病例表现为乳腺肿块。

(二) 大体病理学特征

与浸润性导管癌相似。

(三) 组织病理学特征

肿瘤的生长方式与浸润性导管癌相似,大部分肿瘤为高级别,肿瘤中可见到原位癌成分。癌细胞大,组织切片中由于脂质被萃取,胞质呈现透明或泡沫状,部分细胞的胞质可呈粉色。细胞核不规则,核仁显著,有细颗粒状的染色质。癌细胞排列呈片状和条索状。

(四) 免疫组化特征

特殊染色,肿瘤细胞质苏丹Ⅲ或油红 O 染色阳性,黏液卡红和 AB/PAS 染色常为阴性。ER 和 PR 常为阴性,S-100 蛋白及 GCDFP15 阴性。

(五) 鉴别诊断

该肿瘤需与其他胞质透亮或泡沫状的乳腺癌鉴别,如大汗腺癌,尤其是含有 B 型细胞的大汗腺癌。B 型大汗腺癌细胞质丰富,其中常可见空泡状改变或呈泡沫样,与组织细胞或皮脂腺细胞相似。特殊染色(脂质染色阴性)及免疫组化染色(GCDFP15 阳性)有助于其与富于脂质的癌鉴别诊断。

(六) 预后

由于文献报道中诊断标准不一致,且随访时间较短,对于该肿瘤的预后目前尚不明确。

十五、富于糖原的透明细胞癌

富于糖原的透明细胞癌(glycogen-rich, clear cell carcinoma)是一种罕见的乳腺癌,占乳腺浸润性癌的 1%~3%。诊断该乳腺癌需要 90% 以上的肿瘤细胞含有丰富的透亮胞质。

(一) 临床特征

与浸润性导管癌相似,常表现为乳腺肿块,可伴有橘皮样改变、乳头回缩或伴有疼痛感。

(二) 大体病理学特征

与浸润性导管癌相似,肿瘤多为 2~5 cm,有报道肿瘤可达 10 cm。

(三) 组织病理学特征

肿瘤细胞呈多边形,细胞界限清楚。瘤细胞胞质丰富,透亮,有时呈细颗粒状或泡沫样(图 19-29)。PAS 染色显示胞质内含有阳性物质,但不耐淀粉酶消化,证实为糖原,而脂肪染色(油红 O 染色)阴性。细胞核位于中央或偏位,染色质深染,可见核仁。

(四) 免疫组化特征

肿瘤细胞 CK7 和 AE1/AE3 染色阳性,文献报

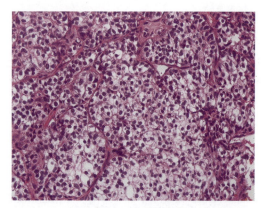

图19-29　富于糖原的透明细胞癌，肿瘤细胞多边形，胞质丰富、透亮

道50%的富于糖原的透明细胞癌ER阳性，所有病例均显示PR阴性。

（五）鉴别诊断

富于糖原的透明细胞癌最主要需与大汗腺癌、富于脂质的癌以及转移性透明细胞癌相鉴别，特殊染色和免疫组化有助于鉴别诊断。

（六）预后

有研究报道，该肿瘤的预后较一般乳腺浸润性癌差，淋巴结转移率高。但也有文献报道，在肿瘤大小、组织学分级和淋巴结状态均配对研究的前提下，富于糖原的透明细胞癌与浸润性导管癌的预后无明显差别。

十六、炎性乳腺癌

炎性乳腺癌(inflammatory carcinoma)的命名来源于其独特的临床特征，是一种局部晚期乳腺癌。文献报道，该肿瘤占乳腺浸润性癌的1%~10%。炎性乳腺癌并不是一个病理诊断，而是一种临床诊断，这种临床诊断具有其特殊的病理学基础。

（一）临床特征

15%的患者累及双侧乳腺，表现为乳腺体积增大及乳腺皮肤区的红、肿、热及触痛，局部皮肤呈"橘皮样"。

（二）大体病理学特征

肿瘤可弥漫累及整个乳腺或表现为体积较大的乳腺肿块。

（三）组织病理学特征

组织学上炎性乳腺癌并没有明显的炎症性改变，大多表现为非特殊类型的浸润性导管癌，Ⅲ级，肿瘤细胞侵犯真皮层或皮下组织内的脉管（图19-30）。真皮乳头层和网状层中的淋巴管和毛细血管扩张导致乳腺区皮肤的弥漫水肿和增厚。据报道，50%~80%的病例中可见真皮层的淋巴管侵犯，但目前《美国NCCN乳腺癌诊疗指南》中对炎性乳腺癌的诊断并不要求必须有脉管侵犯。需要注意的是，在临床疑为炎性乳腺癌患者的皮肤活检标本中，有时由于取材所限，并不一定能看到真皮层脉管的侵犯。有些乳腺癌真皮层中可见脉管累犯，但临床缺乏炎性乳癌的症状。因此，仅凭真皮内脉管侵犯并不能诊断为炎性乳腺癌。

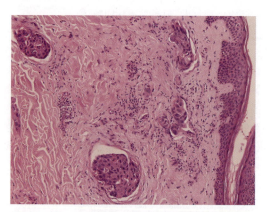

图19-30　炎性乳癌，真皮层大量脉管内见癌栓

（四）免疫组化特征

50%左右的病例ER、PR阴性，40%左右的病例HER-2阳性。

（五）预后

炎性乳癌的预后较差，5年生存率为25%~45%。

（水若鸿　杨文涛）

参考文献

[1] 杨文涛,张廷璆,沈铭昌,等.乳腺腺样囊性癌临床病理特点及文献复习.临床与实验病理学杂志,2005,21:10-13.

[2] 周若骥,胡春燕,喻林,等.具有基底细胞样特征的乳腺实体性腺样囊性癌的临床病理学观察.中华病理学杂志,2012,41:803-807.

[3] Ellis IO, Schnitt SJ, Sastre-Garau X, et al. World Health Organization classification of tumours. Pathology and genetics of tumours of the breast and female genital organs. Lyon: IARC Press, 2003.

[4] Elston CW, Ellis IO. Pathological prognostic factors in breast cancer. I. The value of histological grade in breast cancer: experience from a large study with long-term follow-up. Histopathology, 1991, 19:403-410.

[5] Giovanni B, Antonio I, Valeria B, et al. An updated review of cribriform carcinomas with emphasis on histopathological diagnosis and prognostic significance. Oncol Rev, 2017, 11:317.

[6] Hicks DG, Lester SC. Diagnostic pathology breast. Canada: Amirsys, 2011.

[7] Hoda SA, Brogi E, Koerner FC, et al. Rosen's breast pathology. 4th ed. Philadelphia: Lippincott Williams & Wilkins, 2014.

[8] Lakhani SR, Ellis IO, Schnitt SJ, et al. World Health Organization classification of tumours: World Health Organization classification of tumours of the breast. Lyon: IARC Press, 2012.

[9] Li D, Xiao X, Yang W, et al. Secretory breast carcinoma: a clinicopathological and immunophenotypic study of 15 cases with a review of the literature. Mod Pathol, 2011, 25:567-575.

[10] Martinez SR, Beal SH, Canter RJ, et al. Medullary carcinoma of the breast: a population-based perspective. Med Oncol, 2010, 28:738-744.

[11] McCart Reed AE, Kutasovic JR, Lakhani SR, et al. Invasive lobular carcinoma of the breast: morphology, biomarkers and omics. Breast Cancer Res, 2015, 17:12.

[12] O'Malley FP, Bane A. An update on apocrine lesions of the breast. Histopathology, 2008, 52:3-10.

[13] Rakha EA, Lee AH, Evans AJ, et al. Tubular carcinoma of the breast: further evidence to support its excellent prognosis. J Clin Oncol, 2010, 28:99-104.

[14] Righi L, Sapina A, Marchio C, et al. Neuroendocrine differentiation in breast cancer: established facts and unresolved problems. Semin Diagn Pathol, 2010, 27:69-76.

[15] Saremian J, Rosa M. Solid papillary carcinoma of the breast: a pathologically and clinically distinct breast tumor. Arch Pathol Lab Med, 2012, 136:1308-1311.

[16] Shui R, Cheng Y, Yang W, et al. Secretory breast carcinoma with a papillary-predominant pattern: an unusual morphological variant. Histopathology, 2017, 71:488-493.

[17] Shui R, Li A, Yang F, et al. Primary squamous cell carcinoma of the breast with unusual basal-HER-2 phenotype. Int J Clin Exp Pathol, 2014, 7:5203-5209.

[18] Shui RH, Bi R, Cheng YF, et al. Matrix-producing carcinoma of the breast in the Chinese population: a clinicopathological study of 13 cases. Pathol Int, 2011, 61:415-422.

[19] Sneige N, Yazizi H, Mandavilli SR, et al. Low-grade (fibromatosis-like) spindle cell carcinoma of the breast. Am J Surg pathol, 2001, 25:1009-1016.

[20] Tan PH, Tse GM, Bay BH. Mucinous breast lesions: diagnostic challenges. J Clin Pathol, 2008, 61:11-19.

[21] Wu Y, Zhang N, Yang Q. The prognosis of invasive micropapillary carcinoma compared with invasive ductal carcinomain of the breast: a meta-analysis. BMC Cancer, 2017, 17:839.

[22] Zhao J, Lang R, Guo X, et al. Clinicopathologic characteristics of pleomorphic carcinoma of the breast. Virchows Arch, 2010, 456:31-37.

[23] Zhou S, Yu L, Zhou R, et al. Invasive breast carcinomas of no special type with osteoclast-like giant cells frequently have a luminal phenotype. Virchows Arch, 2014, 464:681-688.

第二十章

雌激素、孕激素受体的检测与临床意义

第一节　雌激素和孕激素及其受体

一、雌激素和雌激素受体

(一) 雌激素

雌激素(estrogen)是一种女性激素，由卵巢和胎盘产生。肾上腺皮质及男性睾丸也能产生少量雌激素。

雌激素是由18个碳原子组成的甾体激素，A环上有3个双键，C3的酚羟基是与受体结合的部位，C17的羟基或酮基对生物活性非常重要。人工合成的雌激素是将天然雌激素的化学结构进行改变。如在具有活性的17p雌二醇的基础上，置换不同长短的侧链，可使雌激素作用增强。这类合成雌激素包括苯甲酸雌二醇、戊酸雌二醇和庚酸雌二醇。如在雌二醇17α位加乙炔基可口服有效，这类合成雌激素包括炔雌醇、炔雌醚。

雌激素的主要作用是促进女性生殖器官的发育和女性性征的出现，并维持在正常状态。此外，雌激素对代谢也有明显影响。女性儿童进入青春期后，卵巢开始分泌雌激素，以促进阴道、子宫、输卵管和卵巢本身的发育，同时子宫内膜增生产生月经；促使皮下脂肪堆积，体态丰满；促使乳腺导管和结缔组织增生，乳头乳晕着色，产生性爱和性欲；促使体内钠和水的潴留、骨中钙的沉积等。

雌激素是一种致癌原，控制细胞周期G1期至S期的转变，具有细胞周期有丝分裂原的作用而驱动细胞增殖。在持续性雌激素刺激下，突变细胞可进一步扩增，最终导致肿瘤。

雌激素对乳腺上皮的致癌作用已得到公认，其致癌作用与患者年龄、剂量，以及使用时间有关。在雌激素的驱动下，乳腺细胞被动地进行快速增殖，弱化DNA修复机制而造成基因突变的累积。

(二) 雌激素受体

Jensen首次在理论上证实了雌激素受体(estrogen receptor, ER)的存在。ER介导雌激素的信号，调节生殖系统的生长、分化和各种生理功能。同时，ER也影响骨、肝、脑及心血管等系统。ER包括ERα、ERβ和G蛋白偶联的雌激素受体(G-protein-coupled estrogen receptor, GPER)。ERα和ERβ是核受体，而GPER是位于细胞表面的激素受体，也称膜受体(membrane receptor)。

ER的组织分布和表达量随性别及年龄的不同有所区别，在不同的组织中各种受体的含量及生物学功能也不同。在乳腺上皮细胞和间质细胞中均发现ERα、ERβ的表达。ERα对乳腺发育和泌乳至关重要，ERβ则更多地参与小叶腺泡的发育。而GPER似乎只在脑局部起作用，参与学习、记忆、认知等多种功能的调节。

ER是转录因子核受体超家族中的一员。Chambon从人乳腺癌细胞系MCF-7细胞中成功克隆了ER cDNA，即ERα。其编码的蛋白全长595个氨基酸，相对分子质量66 000，主要位于细胞核内。之后，Gustafsson从大鼠前列腺cDNA文库中成功克隆ERβ。人ERα基因位于6号染色体，ERβ基因位于14号染色体。它们分别由不同的基因编码,且存在结构和功能上的差异。

ERα、ERβ均有A、B、C、D、E、F、J几个区域。A/B区具有一个依赖配体的转录激活区-1(ligand-dependent activation function-1,AF-1),该功能区依赖配体即雌激素的激活,可能参与调节雌激素与受体的结合,以调节雌激素应答基因的转录。C区称为DNA结合域(DNA-binding domain,DBD)。两种受体此区域基本一样,含有相同的外显子。该区含有一个双锌指结构,两个锌指结构协同作用,共同调节此区域与特异DNA的结合,以达到转录靶基因的目的。D区的作用是结合DNA,有时还会影响受体蛋白的DNA结合位点的结构。E/F区称为配体结合域(ligand-binding domain,LBD)。E区作用最多,例如与雌激素结合、受体二聚化、核定位及与辅助激活因子或辅助抑制因子结合等。同时,E区还包含另外一个依赖配体的转录激活区-2(ligand-dependent activation function-2,AF-2)。AF-2遇到不同的雌激素会呈现出不同的构象,并决定转录靶基因所需要结合的辅助激活因子和辅助抑制因子。ERβ的AF-1功能微弱,而AF-2与ERα的AF-2相似,提示它们在转录时对不同的雌激素反应性基因作用不同,即转录基因需要AF-1和AF-2时,ERβ的功能较ERα弱;在不需要AF-1时,两种ER的功能相当。AF-1与AF-2的相互配合,能够使转录因子获得最大的转录活性。当DBD与DNA结合后,AF-1即可激活DNA的转录活性。AF-2与LBD相重叠,当AF-2区与雌激素结合后,即可激活DNA的转录。F区功能尚不明了。D/E/F统称为配体结合区,两种亚型ER此区只有53%的氨基酸序列相同,因此两种受体既有共同的配体,又有各自不同的配体。

(三)雌激素受体的信号转导通路

雌激素的生物学效应大致受到两大类ER、两种信号转导通路的调节。

1. **经典的核受体** 即ERα、ERβ,它们位于细胞核内,通过经典途径调节特异性靶基因的转录,而发挥"基因型"调节效应。其信号转导通路也称为核启动类固醇信号转导通路(nuclear-initiated steroid signaling,NISS)。

经典转录调控途径分为3步:①雌激素通过扩散进入细胞或在细胞内原位合成;②雌激素与核内ER结合,与配体(雌激素)结合的ER发生构型改变,并激活形成ER同源或异源二聚体;③二聚体与DNA增强子雌激素应答元件(estrogen response element,ERE)结合,形成ER-ERE复合物并诱导转录。除ERE机制外,ER还能结合到其他转录因子,然后结合到靶基因启动区活化蛋白-1(activating protein-1,AP-1)位点,调节基因转录活性。

在细胞核内,ER与共激活子或共抑制子的结合可以进一步调节基因转录,这些共激活子或共抑制子及其与ER结合的多样性导致了基因转录水平雌激素作用的复杂多样。雌激素的作用也与一些经典的信号转导途径如MAPK/ERK途径以及PI 3K/AKT途径有关,机制还不完全清楚。

2. **膜性受体** 包括经典核受体的膜性成分,以及属于GPER家族的GPER-1(GPR-30)、Gaq-ER和ER-X,它们介导快速的非基因型效应(非经典调节途径),通过第二信使系统发挥间接的转录调控功能。其信号转导途径也称为膜启动类固醇信号转导通路(membrane-initiated steroid signaling,MISS),即非基因组作用模式。

3. **非经典转录调控途径** 雌激素与其受体的结合可以诱导结合部位的构象发生改变,这种构象改变可以引起一些辅助蛋白的聚集,从而快速发挥雌激素作用。这种非经典信号通路的出现,被认为是ER可以调节基因表达的一个独特机制。

二、孕激素和孕激素受体

(一)孕激素

孕激素(progestogen)是维持妊娠所需要的类固醇激素,包括天然的和人工合成的化合物,最主要的孕激素为黄体酮。

孕激素由卵巢的黄体细胞分泌,以孕酮(黄体酮)为主。在肝脏中被灭活成孕二醇后,与葡萄糖醛酸结合经尿排出体外。

孕激素主要作用于子宫内膜和子宫肌,适应孕卵着床和维持妊娠。黄体酮受体含量受雌激素调节,因此黄体酮的绝大部分作用必须在雌激素作用的基础上才能发挥。对乳腺的作用表现为在雌激素作用的基础上,孕激素主要促进乳腺腺泡发育,并在妊娠后为泌乳做好准备。

(二)孕激素受体

孕激素受体(progestogen receptor,PR)是转录因子核受体超家族中的一员,早在1970年被发现。人类的PR存在PR-A和PR-B两种亚型,它们来源于同一个基因,经不同的启动子转录并翻译成两种亚型。PR-B 由 933 个氨基酸组成,相对分子质量为 116 000。PR-A 是 PR-B 的截断形式,缺失 N 末端的 164 个氨基酸,共由 769 个氨基酸构成,相对分子质量为 94 000。PR 的功能区主要由 3 个部分构成,C 末端的第 633~933 位氨基酸是配体结合区(ligand-binding domain,LBD),主要作用是与孕激素等配体相结合而传递信息。第 456~567 位氨基酸之间是 DNA 结合区(DNA-binding domain,DBD),其作用是与核内的孕激素反应元件结合启动相关基因的转录。PR 还包括多个活性功能区(activation function domain,AF)。AF-1 位于 N 末端,为配体非依赖性。AF-2 位于 LBD 内,具有配体依赖活性。PR-B 和 PR-A 结构上的不同在于 PR-B 具有 N 末端 164 个氨基酸所组成的 AF-3 功能区。除了这 3 大功能区外,PR 还包括铰链区和核定位信号。在基因水平上,PR-B 包括 8 个外显子,其中外显子 1 编码 N 末端的 AF-3 功能区,外显子 2 编码 AF-1,外显子 3 编码 DBD 及其两个锌指结构,外显子 4~8 对应于 LBD 和 AF-2。PR-A 也由 8 个外显子所组成,只是外显子 1 不被翻译。

在基因水平上 PR 还有几种不同的变构体,如 PR-C、PR-S 和 PR-T。PR-C 缺少外显子 1 和大部分外显子 2,PR-S 和 PR-T 有一个或多个外显子区域的缺乏或改变。有关这些变构体的功能,目前还不太清楚。

PR 在正常乳腺组织中均有表达,结构和信号调节区与 ER 相似。有人认为孕激素可以使细胞达到 G1 的检测点,同时防止细胞老化。这样 PR 阳性细胞的生长可以受其他生长因子的进一步刺激。所以,在 G1 期对孕激素敏感的乳腺癌细胞可能比 PR 阴性的乳腺癌细胞更易受 TGF-β 等的影响。

(三) 孕激素受体的信号转导通路

PR 与其他核受体一样,可以配体或非配体方式,通过与共活化分子和共抑制分子相互作用增强或抑制其转录活性。新合成的 PR 在细胞质中与热休克蛋白和其他分子伴侣结合,以非活化形式存在。当与孕激素结合后,PR 的构象发生改变,与热休克蛋白解离形成二聚体,磷酸化后转移到细胞核内,构象的改变促使共活化因子如类固醇受体活化分子家族(SRC)、E6 相关蛋白、类固醇受体 RNA 活化分子(SRA)、C/p300 蛋白等与 PR 的 AF 功能区相结合,这些共活化因子可导致染色质的重构并桥联基本转录因子,与孕激素反应元件启动子区形成转录起始复合物,促进靶向基因的转录。相反,当 PR 与拮抗剂结合后,PR 构象的改变将导致 AF 不能与共活化分子结合,而是促使共抑制因子如核受体共抑制分子(N-CoR)、SMRT、BRCA1 等与 PR 结合,抑制受体转录活性。

在不同组织中,与 PR 结合的共活化因子和共抑制因子是不相同的,它们与 PR-A 或 PR-B 的结合而发挥不同的作用,介导 PR 的组织特异反应性。这些 PR 的共调节分子是非特异性的,它们仍可以调控其他核受体的活性。共活化因子和共抑制因子以配体依赖方式同核受体 PR 结合,增强或抑制其转录活性,通过这两种共调节方式来有效调控靶基因的转录。这些共调节分子的成分、表达水平以及功能区的突变均可影响 PR 的转录活性,并可影响乳腺的正常发育,导致肿瘤的发生。

PR 也可通过配体非依赖方式活化,与 C-Src 家族、MAPK 通路等通过磷酸化途径与共调节分子相互作用,促进转录。

第二节 雌激素和孕激素受体的检测

一、雌激素及孕激素受体的免疫组化检测指南及规范

ER 和 PR 不仅是乳腺癌患者的重要预后指标,也是指导患者接受内分泌治疗的依据。因此,如何检测和判断 ER、PR 表达情况,对乳腺癌患者的预后判断和治疗选择至关重要。

(一) 乳腺癌 ER、PR 免疫组化检测指南

美国临床肿瘤学会(American Society of Clinical Oncology,ASCO)和美国病理学家学会(College of American Pathologists,CAP)在 2010 年 28 卷 16 期的 *Journal of Clinical Oncology* 上联合

发表题为 American Society of Clinical Oncology/College of American Pathologists guideline recommendations for immunohistochemical testing of estrogen and progesterone receptors in breast cancer 的专题文章,发布了最新的《乳腺癌 ER、PR 免疫组化检测指南》,包括以下 7 个方面。

1. ER、PR 免疫组化检测结果的最佳判断标准

(1) ER、PR 阳性定义:≥1%的肿瘤细胞核着色。

(2) ER、PR 阴性定义:在有阳性内部对照的情况下,<1%的肿瘤细胞核着色。

(3) ER、PR 不确定定义:同一标本中正常腺上皮细胞核着色而肿瘤细胞核均不着色,或同一标本多次送检均未发现肿瘤细胞核着色。

以上定义基于下列实验室相关管理规定:ER、PR 阳性及阴性的初始分类与最终临床分类结果的一致率分别达到 90%和 95%;内部质控应包括每种方法中 ER、PR 反应性的外对照、常规方法的再次评估,以及技术人员和病理诊断人员的资质认证;依据技能考核规定参加外部技能测试;每 2 年由评审机构进行评审。

2. 最佳检测条件

(1) 在保证切除组织能够代表组织学分级和病理类型的基础上,尽量采用大块、多部位取材的标本。如出现下列情况时应该重新检测:外部对照不可靠(每日评分记录存在差异);同一切片上没有正常阳性对照;标本经强酸处理过;标本呈现 ER 阴性/PR 阳性表型;标本处理时间过长或者固定时间<6 小时或>72 小时;在缺少内部阳性对照的情况下,标本检测结果呈阴性。

(2) 根据指南进行以下注解:ER、PR 阳性为≥1%的肿瘤细胞核着色,同时报告应包括平均染色强度和范围;需进行图像分析,因其有利于分析染色范围;应提供 H 评分、Allred 评分或 Quick 评分结果;ER、PR 阴性应为<1%的肿瘤细胞 ER、PR 染色呈阳性;结果解读应有条理性,以保证正式报告的一致性和说服力。

(3) 切片记录纸或正式报告应包括指南相关的条目。

3. 最佳标本处理条件

(1) 从获取标本组织到标本固定的时间间隔应尽可能短。ER、PR 检测标本采用 10%中性甲醛液固定 6~72 小时;对标本行适当的大体检查,在确定切缘后切成 5 mm 厚并置于足量的固定液中使标本得到充分的浸泡;若标本来自外地,则应将肿瘤组织切成双份,并保存在 10%中性甲醛液中送至实验室检测;处理时间、标本固定类型和甲醛处理时间均需做好记录。

(2) 不建议对保存时间>6 周的标本进行检测。

(3) 从患者身体切取标本的时间、标本固定开始时间、整个固定时间,以及固定类型均需记录并备注在切片记录纸或正式报告中。

4. 最佳内对照程序

(1) 任何检测手段的认证都应在正式实施检测前确定。

(2) 必须使用经临床证实的 ER、PR 检测方法进行验证检测。

(3) 一旦检测体系发生明显的变化,应进行再次认证,例如一抗的改变、新的抗原修复或检测系统的引入。

5. 最佳内部质量保证程序

(1) 首次检测验证。

(2) 后续质量控制和设备维护。

(3) 首次及后续的实验室人员技能培训和资格认证。

(4) 采用标准化操作程序,包括对每一批检测样品均使用外对照材料,常规评估的内对照为正常上皮。如果条件允许,每张检测切片应包括正常乳腺组织。

(5) 至少每半年进行常规的质量评估。一旦检测体系发生明显变化,应进行再次认证。

(6) 持续的资格评估,并对病理工作者进行培训。

6. 最佳外部能力评估

(1) 实验室每年必须参加至少两次外部能力评估测试。

(2) 实验室操作人员在任意一次检测中的正确率达到 90%以上方为合格。若测试不合格,实验室应依据鉴定委员会相关要求作出解释。

7. 最佳实验室资质鉴定　实验室每年进行自我检查和隔年进行现场检查,评估实验室资质认证结果、标本处理流程、质控情况及病理报告。考核不合格的实验室应停止检测 ER、PR。

(二) 乳腺癌诊疗指南(免疫组化法检测 ER、PR)

2011 年,卫生部医政司出版的《乳腺癌诊疗指南》中,在分子生物学标记和基因检测及判定章节就免疫组化法检测类固醇激素受体(ER、PR)提出如

下要点：①每批染色都要有阳性对照（内、外对照）及阴性对照；②对照切片出现预期结果的同批染色切片，可进行免疫组化染色的结果判定；③显微镜下观察评估阳性细胞的百分率和着色强度（强、中、弱）；④癌细胞核呈棕黄色颗粒着色者为 ER（PR）阳性细胞。同时也指出，因乳腺癌本身存在异质性，且受检测系统、抗体、检测方式等因素影响，检测结果可能存在一定的不一致性。因此，复检时应提供初检所用检测系统、检测方式（全自动、半自动、人工检测）、抗体名称及浓度、探针名称等。

（三）乳腺癌诊治指南与规范（免疫组化法检测 ER、PR）

2011 年，中国抗癌协会乳腺癌专业委员会的《乳腺癌诊治指南与规范》在免疫组化检测内容章节提到：常规应检测乳腺原发灶的 ER、PR。检测结果的描述推荐采用半定量法，例如"1＋～3＋""－"。方法详见相关文献。

2015、2017 年版《乳腺癌诊治指南与规范》中均提到，ER、PR 的检测参考 2015 年版《中国乳腺癌雌、孕激素受体免疫组织化学检测指南》。

（四）《中国乳腺癌雌、孕激素受体免疫组织化学检测指南》

2015 年，《中华病理学杂志》组织专家编写发布了《中国乳腺癌雌、孕激素受体免疫组织化学检测指南》，对乳腺癌 ER、PR 免疫组化检测的技术路线、结果判读标准、质量控制等方面提出规范，旨在使 ER、PR 检测的操作程序和结果判读标准化，提高检测的准确性和可重复性，更准确地评估乳腺癌患者的预后，并为临床治疗提供可靠依据。

二、雌激素、孕激素受体的免疫组化检测方法与结果评估

（一）ER、PR 免疫组化检测方法

1. 抗原修复处理 利用经甲醛液固定、石蜡包埋的切片进行 ER、PR（核内抗原）免疫组化染色时，染色前的加热处理是一种行之有效的方法。由于加热处理易出现切片损伤、剥离等，故应选用涂有细胞黏着剂的切片。下面具体介绍单纯加热和微波炉加热两种方法。

（1）单纯加热：此方法经济适用。切片经脱蜡、水洗后放进耐热容器内，容器内装有柠檬酸液或磷酸缓冲液（PBS），将此容器放入已加热至 95～100 ℃的热水中继续加热 15～30 分钟。如容器内容液改为 0.01 mol/L 苦味酸缓冲液（pH 6.0）则需加热 60 分钟。自然冷却后水洗，进行内源性过氧化物酶活性阻断、抗原抗体免疫染色。如使用的是柠檬酸，则用苏木精弱染核 2 分钟左右即可；如使用的是 PBS，则用甲基绿染核 10 分钟左右即可。另外，经 PBS 处理的切片比用柠檬酸处理的切片易损伤和剥离，操作时应谨慎。

（2）微波炉加热：切片放入内盛有 0.01 mol/L 苦味酸缓冲液（pH 6.0）的耐热容器中，用保鲜膜盖封后放入能自动调控温度在 90～100 ℃的微波炉内，加热 30 分钟，自然冷却后水洗，进行内源性过氧化物酶活性阻断、抗原抗体免疫染色。

2. LSAB 法（labelled streptavidin-biotin method）免疫染色操作步骤

操作 1：常规脱蜡、水洗、抗原修复处理。

操作 2：0.3% 过氧化氢、甲醇溶液内 30 分钟，进行内源性过氧化物酶活性阻断。

配法（20 枚切片量）：30%　过氧化氢　1.5 ml
　　　　　　　　　　　100%　甲醇　　　150 ml

操作 3：轻轻水洗后用冷 PBS（0.01 mol/L，pH 7.2）洗 3 次，每次 5 分钟。

操作 4：特异抗体反应 30～60 分钟，湿盒内，室温。抗体用 1% BSA 稀释，每张切片用量 100～150 μl。

操作 5：用冷 PBS 洗 3 次，每次 5 分钟。

操作 6：生物素（biotin）二次抗体反应 30～60 分钟，湿盒内，室温。抗体用 1% BSA 稀释，每张切片用量 100～150 μl。

操作 7：用冷 PBS 洗 3 次，每次 5 分钟。

操作 8：HRP 标记链霉亲和素（streptavidin）试剂反应 30～60 分钟，湿盒内，室温。抗体用 1% BSA 稀释，每张切片用量 100～150 μl。

操作 9：用冷 PBS 洗 3 次，每次 5 分钟。

操作 10：DAB - 过氧化氢反应液（发色）2～10 分钟，显微镜观察到足够的茶褐色反应出现且背景清晰时（最好与阳性切片相对照），即可将切片放入冷 PBS 中以终止发色反应。应注意的是，在显微镜下观察时间过长或者切片在强光下暴露时间过长都会造成非特异性反应的出现。

反应液配法（20 枚切片量）：

DAB（和光纯药，粉末）　　　　　　　　　30 mg

0.05 mol/L Tris 盐酸缓冲液(pH 7.6) 150 ml 反应前加入 150 μl 的 5%过氧化氢。
操作 11:轻轻水洗。
操作 12:核染色,可用苏木精或甲基绿染核。
操作 13:脱水,透明,封片。

(二) ER、PR 免疫组化检测结果评估

1. **质量控制** 首先评估对照片染色结果。①阳性内对照:被检测片内的正常乳腺组织应该有阳性细胞(图 20-1);②阳性外对照:经内、外质控合格的 ER 阳性乳腺癌组织(图 20-2);③阴性外对照:阳性外对照同一癌组织的连续切片,以 PAS 代替一抗(图 20-3)。对照切片都出现预期结果的同批染色切片可进行免疫组化染色结果评估。

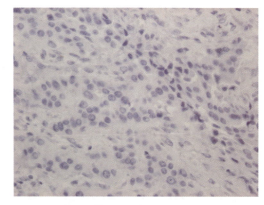

图 20-3 符合质量控制的 ER 肿瘤组织作为阴性外对照。为图 20-2 肿瘤组织的连续切片,以 PAS 代替 ER 抗体,结果癌细胞阴性

2. **结果评估** 显微镜下观察,肿瘤细胞核呈棕黄色颗粒着色者为 ER/PR 阳性细胞,评估阳性肿瘤细胞的百分率和着色强度(图 20-4~图 20-7)。

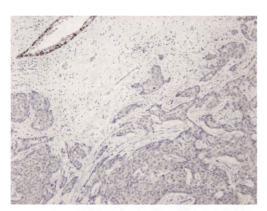

图 20-1 被检测肿瘤组织的瘤旁正常乳腺导管作为阳性内对照,结果左上角的正常乳腺导管腺上皮细胞 ER 阳性,癌细胞阴性

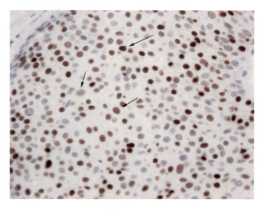

图 20-4 ER 阳性细胞着色强度:强着色(长箭头所示)、中等着色(中箭头所示)、弱着色(短箭头所示)

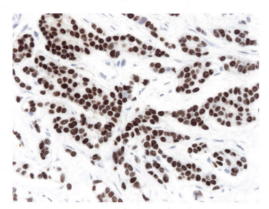

图 20-2 符合质量控制的阳性肿瘤组织作为阳性外对照,结果癌细胞 ER 阳性

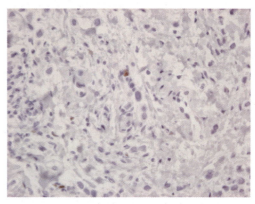

图 20-5 ER 阳性细胞约占 1%,中等着色

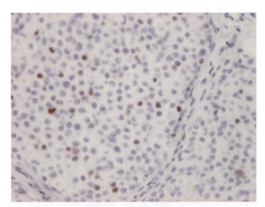

图 20-6　ER 阳性细胞约占 10%，弱～中等着色

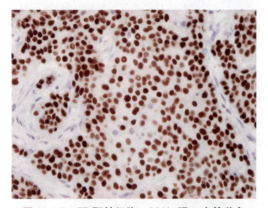

图 20-7　ER 阳性细胞＞90%，强～中等着色

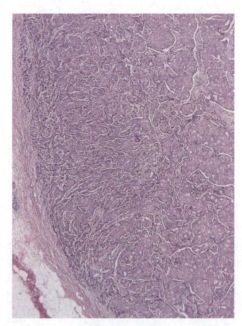

图 20-8　癌细胞呈实性排列（选择肿瘤进展的先端部分进行检测）

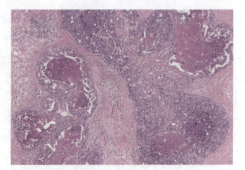

图 20-9　浸润性癌与导管内癌混合（选择浸润性癌成分多的部分进行检测）

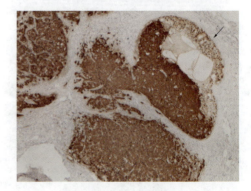

图 20-10　图 20-9 连续切片的 ER 免疫组化检测。浸润性癌成分及部分导管内癌成分为阴性（细胞质着色），仅极少部分导管内癌成分（箭头所示）为阳性（核着色）

（三）ER、PR 免疫组化检测的注意事项

1. **选取检测组织**　由于乳腺癌具有明显的异质性，选择检测组织时应注意以下几点：①尽量选取肿瘤进展的先端部分，即肿瘤与正常乳腺组织的交界部分。如图 20-8 为癌细胞以实性排列为主的非特殊型浸润性导管癌，癌巢与正常乳腺组织有明显的界线，选择这部分组织不仅可检测增殖最活跃的肿瘤细胞，同时瘤旁正常乳腺组织可作为阳性内对照。②尽量选取浸润性癌组织，如图 20-9、图 20-10 为癌细胞以腺管形成为主的非特殊型浸润性导管癌，癌巢内有浸润性导管癌和导管内癌混合存在，应多取材制片观察，选择浸润性成分多的部分进行检测和评估。③尽量选择无纤维化、钙化等改变的部分，图 20-11、图 20-12 所示的非特殊型浸润性导管癌，癌巢中央部分明显纤维化，肿瘤细胞少，不应选择这部分进行检测。

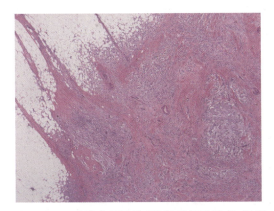

图 20-11 癌巢内纤维化（选择癌细胞较多、纤维化较轻的肿瘤先端部分进行检测）

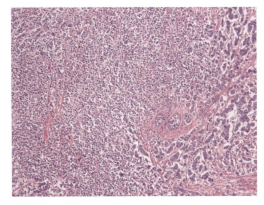

图 20-14 混合型癌，变异型浸润性小叶癌（图左侧）伴浸润性微乳头状癌（图右侧）

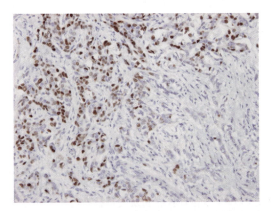

图 20-12 图 20-11 连续切片的 ER 免疫组化染色，肿瘤中央纤维化明显部分的肿瘤细胞（图右侧）为阴性

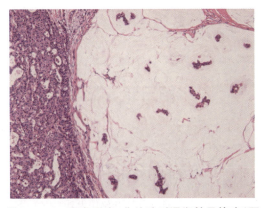

图 20-15 混合型癌，非特殊型浸润性导管癌（图左侧）伴纯型黏液癌（图右侧）

2. 混合型乳腺癌的检测 同一肿瘤组织内存在两种或两种以上病理组织学类型的乳腺癌（图 20-13，图 20-14）应对各类型分别进行检测和评估（图 20-15～图 20-17），也可选择转移灶进行检测评估。

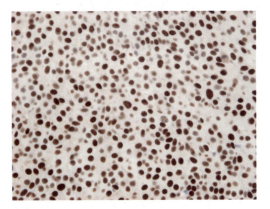

图 20-16 图 20-15 连续切片的 ER 免疫组化检测，非特殊型浸润性导管癌的阳性细胞＞90%，中～强着色

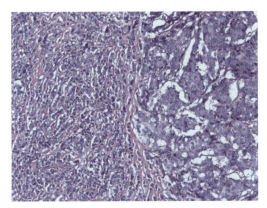

图 20-13 混合型癌，经典型浸润性小叶癌（图左侧）伴非特殊型浸润性导管癌（图右侧）

3. 乳腺癌复发及转移灶的检测 对于乳腺癌患者术后出现的复发灶及转移灶肿瘤组织应进行再检测以及分子分型和评估，为临床制订治疗方案提供精准依据。

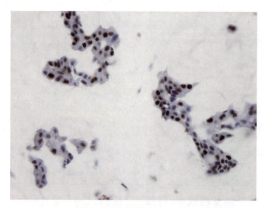

图 20-17 图 20-15 连续切片的 ER 免疫组化检测,纯型黏液癌的阳性细胞约占 70%,强~中着色

第三节 雌激素及孕激素受体检测的临床意义

一、治疗方案的选择和预测预后

20 世纪 70 年代初,ER 开始作为乳腺癌内分泌治疗的指标。对 ER 阳性肿瘤,内分泌治疗疗效优于 ER 阴性肿瘤。从 20 世纪 70 年代中期开始,ER 用作乳腺癌患者预后的指标并逐渐成为治疗最有效的靶标。ER、PR 检测结果阳性与好的预后存在着一定关系,提示患者可能对内分泌治疗比较敏感,具有指导预后评估和临床治疗的双重作用。

乳腺癌是一类分子水平上具有高度异质性的肿瘤。即使组织形态学相同,其分子遗传学改变也不尽一致,从而导致肿瘤治疗和预后的差别。1999 年,美国国立癌症研究所提出了肿瘤分子分型的概念,即通过综合分子分析技术为肿瘤的分类提供更多信息,使肿瘤的分类由形态学转向以分子特征为基础的新的肿瘤分类系统。到目前为止,乳腺癌的分子分型研究仍在广泛进行中,尚未取得统一的结论(详见本书乳腺癌的分子分型章节)。

二、寻找新的治疗靶点

只有约 10% 的正常乳腺表达 ER,但表达 ER 的乳腺癌高达 60%~70%。ER 的缺失是预后不良的一个标志,但细胞核内 ER 的共激活因子和共抑制因子的状态也会极大地影响乳腺癌细胞中雌激素的致病能力。迄今已发现了一些 ERα 和 ERβ 的突变,这些突变在乳腺癌的发展及激素治疗中的意义得到了深入研究。现在,有假设认为这些突变可以导致细胞无限制扩增或以一种显性抑制形式抑制正常 ER 的作用,而使细胞不依赖雌激素的影响,使细胞去分化及导致癌变。这些方面的深入研究会帮助我们发现新的预测标记和新的治疗手段,开发作用于 ER 的治疗乳腺癌的更佳药物。

ER 阳性意味着内分泌治疗有效率高,预后较好。如果 ER 和 PR 均为阳性,则治疗有效率更高。实际上 PR 阳性比单独 ER 阳性的意义更大,提示 PR 在乳腺癌的发生和治疗中有非常重要的作用。

虽然 PR 的两个亚型有着相似结构,但是功能不完全相似。体外研究证明,在大多数情况下 PR-B 作为强有力的靶基因转录活化因子,是 PR 的主要活性形式;PR-A 虽具有相同的特性,但常表现为 PR-B 转录活性抑制因子。它们对孕激素反应性的差异也反映在与其他活性物质的相互作用中。PR-B 的激活物可使一系列 PR 依赖的启动子活化转录,包括 PR-A 非活性的许多细胞。而且,当两种亚型受体共表达于同一细胞时,PR-A 能抑制 PR-B 活性,还能抑制包括 ERα、糖皮质激素、盐皮质激素等类固醇受体的活性。提示 PR-A 可以减弱某些组织中孕激素的反应性,发挥抗雌激素作用。

这些结果表明,PR-A 和 PR-B 有着不同的分子功能,在乳腺组织中进行区分和定量分析对临床工作更具指导价值。现有的资料充分显示,PR 是乳腺癌治疗的理想靶标,抗雌激素药物和抗孕激素药物的联合应用将是更有效、更切合实际的治疗手段,特别是对 PR 亚型拮抗剂的筛选,将使内分泌治疗更具针对性。随着对 PR 亚型功能的深入研究,必将为乳腺癌的治疗提供新的认识和更有效的选择。

(付 丽)

参考文献

[1] 美国临床肿瘤学会和美国病理学家学会.乳腺癌雌激素、孕激素受体免疫组织化检测指南.中华乳腺病杂志(电子版),2011,5(3):385.

[2] 中国病理学杂志乳腺癌雌、孕激素受体检测指南编写组.中国乳腺癌雌、孕激素受体免疫组织化学检测指南.中华病理学杂志,2015,44(4):237-239.

[3] 中国抗癌协会乳腺癌专业委员会.乳腺癌诊治指南与规范.中国癌症杂志,2017,27(19):695-760.

[4] 中国抗癌协会乳腺癌专业委员会.乳腺癌诊治指南与规范.中国癌症杂志,2015,9:692-754.

[5] 中国抗癌协会乳腺癌专业委员会.乳腺癌诊治指南与规范.中华肿瘤防治杂志,2011,9:9-59.

[6] 中华人民共和国卫生部医政司.乳腺癌诊治规范.2011,中国实用外科杂志,2011,31(10):902-960.

[7] Curtis HS, Couse JF, Korach KS. Estrogen receptor transcription and transactivation: estrogen receptor knockout mice: what their phenotypes reveal about mechanisms of estrogen action. Breast Cancer Res, 2000,2:345-352.

[8] Endoh H, Maruyama K, Masuhiro Y, et al. Purification and identification of p68 RNA helicase acting as a transcriptional coactivator specific for the activation function 1 of human estrogen receptor alpha. Mol Cell Biol, 1999,19:5363-5372.

[9] Horwitz KB. The central role of progesterone receptors and progestational agents in the management and treatment of breast cancer. Semin Oncol, 1988,15:14-19.

[10] Jensen EV, Block GE, de Sombre ER, et al. Estrogen receptors and breast cancer response to adrenalectomy. Natl Cancer Inst Monogr, 1971,34:55-70.

[11] Jensen EV, Jordan VC. The estrogen receptor: A model for molecular medicine. Clin Cancer Res, 2003,9:1980-1989.

[12] Jordan VC, Gapstur S, Morrow M. Selective estrogen receptor modulation and reduction in risk of breast cancer, osteoporosis, and coronary heart disease. J Natl Cancer Inst, 2001,93:1449-1457.

[13] Kuiper GG, Enmark E, Gustafsson JA, et al. Cloning of a novel receptor expressed in rat prostate and ovary. Proc Natl Acad Sci USA, 1996,93:5925-5930.

[14] Kuiper GG, Lemmen JG, Carlsson B, et al. Interaction of estrogenic chemicals and phytoestrogens with estrogen receptor beta. Endocrinology, 1998,139:4252-4263.

[15] Kushner PJ, Agard DA, Greene GL, et al. Estrogen receptor pathways to AP-1. J Steroid Biochem Mol Biol, 2000,74:311-317.

[16] Meyer MR, Haas E, Prossnitz ER, et al. Non-genomic regulation of vascular cell function and growth by estrogen. Mol Cell Endocrinol, 2009, 308:9-16.

[17] Rayala SK, Wang RA, Kumar R, et al. p21-activated kinase-1 regulation of estrogen receptor-α activation involves serine 305 activation linked with serine 118 phosphorylation. Cancer Res, 2006, 66(3):1694-1701.

[18] Rosenfeld MG, Glass CK. Coregulator codes of transcriptional regulation by nuclear receptors. J Biol Chem, 2001,276:36865-36868.

[19] Shiau AK, Barstad D, Radek JT, et al. Structural characterization of a subtype-selective ligand reveals a novel mode of estrogen receptor antagonism. Nat Struct Biol, 2002,9:359-364.

[20] Walter P, Green S, Greene G, et al. Cloning of the human estrogen receptor cDNA. Proc Natl Acad Sci USA, 1985,82:7889-7893.

[21] Wang RA, Mazumdar A, Kumar R, et al. p21-activated kinase-1 phosphorylates and transactivates estrogen receptor-α and promotes hyperplasia in mammary epithelium. EMBO J, 2002,21:5437-5447.

第二十一章

HER-2 的检测及其临床意义

第一节　erbB2 信号通路及 HER-2 人源化单抗的作用机制

一、HER-2 的分子特征

HER-2 也曾命名为 Neu、erbB2、CD340 或者 p185，是 erbB2 基因编码的细胞膜糖蛋白质，属于 EGFR/erbB 基因家族成员，其相对分子质量 185 000。与 HER 基因家族的其他成员一样，HER-2 分子包含了一个 N 端的胞外结构域（extracellular domain，ECD）、一个跨膜结构域、一个酪氨酸激酶活性结构域（TK domain）和一个相对不太保守的 C 末端尾（图 21-1）。其中，N 端的胞外结构域大概由 600 个氨基酸残基组成，包含了结构域 I~IV，同时结构域 I~III 也是胞外信号的结合位点。胞外结构域可以在近细胞膜端发生蛋白剪切作用，形成相对分子质量为 95 000 的高活性 HER-2 分子 p95。由于 p95 的胞外结构域已经被剪切，而胞外结构域恰好是曲妥珠单抗的识别位点，所以 p95 对于曲妥珠单抗没有反应。同样在免疫组化检测中，若使用的一抗是识别胞外结构域的，那么 p95 不能被免疫组化检测出来。

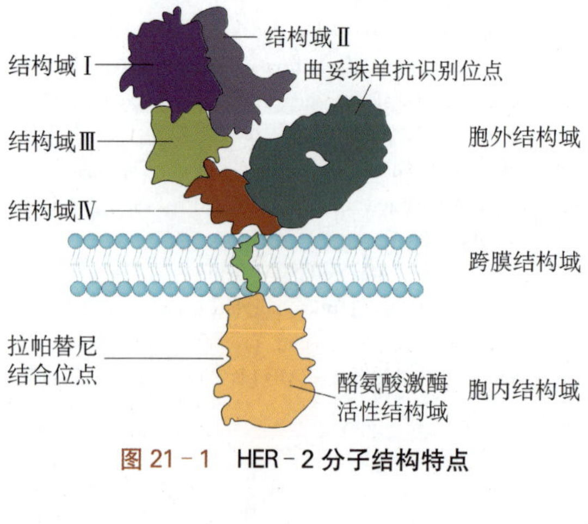

二、HER/erbB 家族信号通路的激活

细胞的生长、增殖、凋亡、分化等状态通常受到细胞周围环境和整个机体的影响。细胞通过细胞膜上的受体接受胞外的信号分子如配体而启动下游基因的表达。受体-配体的相互作用是特异性的，可以结合细胞内相关的特异信号转导分子有序地传递信号，通过调控某些转录调控因子与细胞核内的 DNA 相结合启动（抑制）相应基因的转录，最终产生特定的效应（如细胞分裂、分化、凋亡等）。其中，细胞膜蛋白酪氨酸激酶受体是接受胞外信号并将其转导到胞内的主要参与者。因此，酪氨酸激酶受体基因的异常通常引起严重的后果，如恶性肿瘤的发生。

在 HER/erbB 家族信号通路中，HER-1（erbB1 或 EGFR）、HER-2（erbB2，Neu）、HER-3（erbB3）、HER-4（erbB4）就是存在于细胞膜的酪氨酸激酶受体。一系列与 EGF 相关的多肽配体都可与 erbB 家族蛋白胞外部分相结合。例如目前报道的与 HER-1 相结合的配体有 EGF、转化生长因子-α（TGF-α）、双调蛋白（amphiregulin）、细胞素

图 21-1　HER-2 分子结构特点

(betacellulin)、肝素结合表皮生长因子(HB-EGF)和表皮调节蛋白(epiregulin);与HER-3相结合的配体有神经调节蛋白1(NRG1)、NRG2;与HER-4相结合的配体有NRG1、NRG2、NRG3、NRG4、细胞素,HB-EGF和表皮调节蛋白。非常有趣的是,目前尚未发现与HER-2相结合的任何配体(图21-2)。当HER与胞外的信号分子结合后,会自我配对(homodimerization)或者相互配对(heterodimerization)形成复合物,进而激活整个信号通路。

没有配体的HER-2是怎么启动HER-2介导的信号通路呢?目前通过结构生物学的研究发现,在erbB1、erbB3和erbB4配体不存在的情况下,这3个酪氨酸激酶受体处于"束缚状态"。此时,蛋白结构域Ⅱ和蛋白结构域Ⅳ相互发生物理结合(图21-3)。"束缚状态"的erbB1、erbB3和erbB4的结构域Ⅰ和Ⅲ可以结合胞外的配体,此后erbB1,erbB3和erbB4将从"束缚状态"变成"伸展状态"并暴露其二聚体结合臂。该二聚体结合臂与其他erbB家族蛋白或者相同erbB家族蛋白相结合形成二聚体。其中,不同erbB家族蛋白相互结合形成的为异二聚体(heterodimer),相同的erbB家族蛋白相互结合形成的为同二聚体(homodimer)。对于没有配体的HER-2而言,不管有没有胞外配体存在,会一直处于"伸展状态"。任何其他ErbB家族的成员在配体的刺激下立即可以和HER-2形成异二

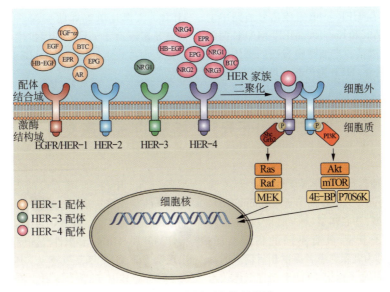

图21-2 HER/erbB信号通路

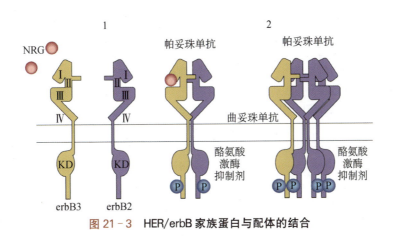

图21-3 HER/erbB家族蛋白与配体的结合

聚体。因此，HER-2在HER/erbB家族信号通路中处于一个核心位置。HER-2另外一个显著特征是，当HER-2基因过表达时，可以激活HER-2介导的信号通路并激活下游的胞内信号，该过程与细胞所处环境中配体的有无及数量无关。目前认为，两个HER-2分子之间自身形成的同二聚体并非胞外结构域的相互作用，其相互作用的位点应该在跨膜区域或在胞内。

HER家族在细胞膜形成二聚体后，将启动下游复杂的信号转导分子事件，特别是在其他信号通路共同参与下形成信号通路的"分子交谈"（crosstalk），将HER/erbB家族信号通路变得尤其复杂。比如G蛋白偶合受体、细胞因子受体和类固醇激素受体有可能与HER/erbB家族信号通路形成"分子交谈"。但是，在HER/erbB家族信号通路中主要的还是PI3K/Akt和Ras/Raf/MEK/MAPK两条信号转导途径被激活。当细胞膜表面二聚体形成后，酪氨酸被磷酸化，HER胞内部分被磷酸化的位点将形成"停靠站点"（docking site），以吸引胞内特定转接蛋白（adaptor protein）。这些转接蛋白包括Grb2、Shc、Src和PI3K等，其与HER家族蛋白的胞内段结合后将会启动多个下游信号通路。不同的胞内转接蛋白与HER家族成员的胞内"停靠站点"结合后将启动不同的信号转导通路。例如Shc和（或）Grb2可以和所有的HER家族成员结合，活化RAS蛋白，启动丝裂原激活的蛋白激酶（mitogen activated protein kinase，MAPK）信号通路。PI3K与HER家族蛋白的胞内"停靠站点"结合后启动PI3K/Akt信号通路。这些信号转导通路的激活会将信号传入细胞核，启动相应的基因转录，导致细胞增殖、迁移、浸润、抗凋亡和促进血管生成等反应（图21-2）。因此，发展抗HER的人源化单抗如曲妥珠单抗，其最初的设想就是阻断由于erbB2基因扩增导致HER在癌细胞表面过表达而造成的erbB2信号通路的异常激活。

第二节 HER-2检测的临床意义

乳腺癌是一种具有生物学异质性的肿瘤，它包括腔面A型（luminal A）、腔面B型（Luminal B）、HER-2过表达型、基底样型（basal-like）和正常乳腺样型5种分子亚型，具有不同的临床结局。HER-2是一个可为乳腺癌患者提供预后信息的具有重要临床意义的分子标记，有助于制订个体化治疗方案。HER-2是跨膜的酪氨酸激酶受体，在20%～30%的乳腺癌中呈阳性表达。HER-2阳性乳腺癌具有恶性程度高、易复发、易转移等特点。HER-2基因扩增是乳腺癌患者总生存率及复发的负性预测因子，其预测价值高于大多数其他预后因子，如激素受体状态和淋巴结有无转移等。2005年St.Gallen国际乳腺癌治疗专家共识将HER-2列为重要的单风险因素，只要HER-2阳性，乳腺癌的复发转移风险度即升高为中危或高危。因此，乳腺癌HER-2的状态包括蛋白表达及基因扩增情况，是评估患者预后的重要因素。

1992年前无任何抗HER-2治疗策略，术后1年左右为各亚型复发的高峰，HER-2阳性亚型复发率居各亚型的首位。此后复发率逐渐降低，但术后2～5年内HER-2阳性亚型复发率仍较其他类型高。1998年，在美国上市的人源性单克隆抗体——曲妥珠单抗全面改写了HER-2阳性乳腺癌的病程进展特征。自2004年起，随着抗HER-2治疗的开展，HER-2阳性乳腺癌亚型术后复发率出现明显下降，1年复发率从14%～24%下降至3%～9%。其中，激素受体阳性病例的1年复发风险比从13.7%±0.5%下降至2.6%±2.1%，激素受体阴性组从23.3%±7.0%下降至8.9%±4.0%。复发率及死亡率的降低部分来源于化疗方案的更新，增加区域淋巴结区域放疗，以及芳香化酶抑制剂进入标准治疗方案，但抗HER-2治疗带来的获益同样不可忽略。

HER-2状态对于患者的临床方案决策具有重大意义，美国《NCCN指南》《中国临床肿瘤学会（CSCO）乳腺癌诊疗指南》《中国抗癌协会乳腺癌诊疗规范与指南（CBCS）》《ESO-ESMO晚期乳腺癌国际共识指南》（ABC）均推荐HER-2阳性乳腺癌患者接受标准的抗HER-2治疗。抗HER-2治疗不仅应用于晚期乳腺癌患者，也前移到了乳腺癌的术后辅助和新辅助治疗阶段，即使是肿瘤体积＜5 mm（包括微浸润癌）也可考虑曲妥珠单抗辅助治疗。近年来更是涌现了多个抗 HER-2 治疗药物,包括曲妥珠单抗、帕妥珠单抗、T-DM1、拉帕替尼、来那替尼、吡咯替尼等在新辅助治疗、辅助治疗与解救治疗中均突显了重要地位(表21-1、表21-2)。

表 21-1 抗 HER-2 治疗指南——晚期乳腺癌一、二线治疗方案

指南	分期	首选	次选
ABC(2017)	晚期一线 晚期二线	化疗+曲妥珠单抗+帕妥珠单抗 T-DM1	化疗+曲妥珠单抗 曲妥珠单抗+拉帕替尼
中国晚期乳腺癌临床诊疗专家共识(2016)	晚期一线 晚期二线	紫杉类+曲妥珠单抗+帕妥珠单抗 T-DM1	其他化疗药物+曲妥珠单抗 化疗药物+曲妥珠单抗 卡培他滨+拉帕替尼 曲妥珠单抗+拉帕替尼
CSCO-BC(2018)	晚期一线 晚期二线	多西他赛+卡培他滨+曲妥珠单抗(1A) 长春瑞滨+曲妥珠单抗(1A) 拉帕替尼+卡培他滨(1A)	多西他赛+曲妥珠单抗(1B) 多西他赛+曲妥珠单抗+帕妥珠单抗(2A) 卡培他滨+曲妥珠单抗(2A) 更换化疗药+曲妥珠单抗(2A) T-DM1(1B)
NCCN(2018)	晚期	紫杉类+曲妥珠单抗+帕妥珠单抗	T-DM1 紫杉类+曲妥珠单抗 其他化疗药物+曲妥珠单抗 卡培他滨+拉帕替尼 曲妥珠单抗+拉帕替尼

表 21-2 抗 HER-2 治疗指南——早期乳腺癌辅助治疗和新辅助治疗策略

指南	新辅助推荐患者	新辅助化疗方案	辅助推荐患者	辅助化疗方案
St. Gallen(2017)	HER-2 阳性,淋巴结阳性 HER-2 阳性,ER 阴性	AC-T+曲妥珠单抗+帕妥珠单抗	HER-2 阳性,淋巴结阴性,肿瘤 0.5~2.0 cm (pT1b, pT1c),ER 阴性	首选:化疗+曲妥珠单抗+帕妥珠单抗 次选:紫杉类+曲妥珠单抗
	HER-2 阳性,淋巴结阴性,肿瘤≥2 cm	AC-T+曲妥珠单抗	HER-2 阳性,淋巴结阳性	化疗+曲妥珠单抗+帕妥珠单抗
			HER-2 阳性,淋巴结阴性,肿瘤>2 cm	首选:AC-T+曲妥珠单抗 次选:TCb+曲妥珠单抗
			HER-2 阳性,ER 阳性	前期化疗同上,曲妥珠单抗 1 年结束后加上 1 年来那替尼强化
CBCS(2017)	HER-2 阳性拟行新辅助化疗患者	化疗+曲妥珠单抗	HER-2 阳性,肿瘤>1 cm或淋巴结阳性	AC-T+曲妥珠单抗 TC(卡铂)+曲妥珠单抗
	特定患者(未定义)	化疗+曲妥珠单抗+拉帕替尼	HER-2 阳性,肿瘤≤1 cm,淋巴结阴性	紫杉醇+曲妥珠单抗 TC(环磷酰胺)×4+曲妥珠单抗

续表

指南	新辅助推荐患者	新辅助化疗方案	辅助推荐患者	辅助化疗方案
NCCN (2018)	HER-2阳性,肿瘤≤2 cm,淋巴结阴	化疗+曲妥珠单抗(至少9周)	I类推荐:HER-2阳性,淋巴结阳性	首选: AC-P+曲妥珠单抗 AC-P+曲妥珠单抗+帕妥珠单抗 紫杉醇+曲妥珠单抗 TC(卡铂)+曲妥珠单抗 TC(卡铂)+曲妥珠单抗+帕妥珠单抗
	HER-2阳性,肿瘤≥2 cm或淋巴结阳性	化疗+曲妥珠单抗+帕妥珠单抗	I类推荐:HER-2阳性,肿瘤>1 cm,N0或N1mi	
			2A类推荐:HER-2阳性,肿瘤0.6~1.0 cm,N0或N1mi	
			2A类推荐:HER-2阳性,肿瘤≤0.5 cm,N1mi	某些情况: TC(环磷酰胺)+曲妥珠单抗
			2B类推荐:HER-2阳性,肿瘤≤0.5 cm,N0	可选: AC-T+曲妥珠单抗 AC-T+曲妥珠单抗+帕妥珠单抗
CSCO-BC (2018)	HER-2阳性,肿瘤≥2 cm	I类推荐:含曲妥珠单抗的方案,优先选择含紫杉类的方案,可选择的治疗方案TCbH(1A)	有高危因素:N1及以上,或T2及以上,且合并其他危险因素	I类推荐:AC-TH(1A)、TCbH(1B)
				II类推荐:双靶向治疗(1B),如帕妥珠单抗联合曲妥珠单抗
		II类推荐:部分具有高危因素的患者,可考虑进入双靶向临床研究,PTH(1B)、AC-TH(1B)、以TH为基础的其他方案(2B)		III类推荐:化疗后再用H(2B)
			具备以下条件者:肿瘤≤2 cm,淋巴结阴性	I类推荐:TC+H(2A)
				II类推荐:wTH(2B)
				III类推荐:化疗后再用H(2B)
			激素受体阳性,不能耐受化疗或无需化疗者	H+内分泌治疗(2B)

一、曲妥珠单抗

曲妥珠单抗上市后在乳腺癌领域首先被用于晚期患者。M77001研究奠定了曲妥珠单抗在晚期乳腺癌一线治疗中的地位。受试者随机进入多西他赛单药化疗组或多西他赛联合曲妥珠单抗单周方案化疗及靶向治疗组,结果显示联合组较单药化疗组总体反应率提高27%,中位生存期(OS)从22.7个月延长至31.2个月,至疾病进展时间(TTP)从6.1个月延长至11.7个月。另一项探索曲妥珠单抗治疗晚期乳腺癌患者的研究为H0648g。该研究显示在一线以上的解救治疗中,联合曲妥珠单抗治疗使中位无疾病进展生存期(PFS)从4.6个月延长至7.4个月,中位OS从20.3个月延长至25.1个月。

随着HERA、NCCTG N9831、NSABP B-31等研究的开展,曲妥珠单抗在术后辅助治疗中的地位被确立。在HERA首次公布的2年随访数据中,化疗联合1年术后辅助曲妥珠单抗治疗组相对于单独化疗组的1年无病生存(DFS)风险降低24%($HR=0.76$);2017年的中位随访11年结果显示,联合曲妥珠单抗10年DFS达69%,而单独化疗组为63%,联合曲妥珠单抗组10年DFS绝对获益6.8%。NCCTG N9831、NSABP B-31两项III期随机对照研究评估了在以蒽环类/紫杉类为基础的方案(多柔比星+环磷酰胺序贯紫杉醇)中联合52周曲妥珠单抗对比单独化疗用于可手术患者的疗效,共4 045例进入两项研究合并分析。中位随访4年,化疗联合曲妥珠单抗无事件生存率(EFS)为85.7%,对照组为73.7%;两组4年OS分别为93.0%和85.6%。BCIRG006研究探索了多西他赛+卡铂(TCH)联合曲妥珠单抗方案、蒽环类+环磷酰胺序贯多西他赛+曲妥珠单抗(AC→TH)方案和 AC-T 方案,3组5年DFS分别为81%、84%和75%。

二、帕妥珠单抗

2012年,一种新的靶向 HER-2 的单克隆抗体——帕妥珠单抗在美国上市。与曲妥珠单抗结合 HER-2 跨膜结构域、阻止 HER-2 同源二聚化不同的是,帕妥珠单抗通过结合 HER-2 的二聚化结构域,从而抑制 HER-2 与 EGFR 家族其他成员发生异源性二聚化,在曲妥珠单抗的基础上发挥补充抗 HER-2 效应。

CLEOPATRA 研究比较了化疗+曲妥珠单抗联合帕妥珠单抗双靶方案对比安慰剂单靶方案用于 HER-2 阳性晚期乳腺癌一线治疗的预后。双靶组的中位 PFS 较单靶组延长6.1个月(18.5个月对比12.4个月)。在既往未接受过曲妥珠单抗的患者中,双靶组和单靶组的中位 PFS 分别为21.6个月对比12.6个月($HR=0.60$)。对于既往接受过曲妥珠单抗辅助治疗的患者,双靶仍能带来 PFS 获益的趋势,两组中位 PFS 分别为16.9个月对比10.4个月($HR=0.62$)。双靶方案也能明显延长 OS($HR=0.64$),该研究确立了双靶方案在晚期乳腺癌一线化疗中的地位。

Ⅲ期随机对照研究 APHINITY 探索了帕妥珠单抗在辅助治疗中的作用,对于淋巴结阳性或高危淋巴结阴性可手术患者,在化疗+曲妥珠单抗基础上联合帕妥珠单抗,其复发风险较单靶方案降低(7.1%对比8.7%,$HR=0.81$)。淋巴结阳性亚组有显著 iDFS 获益,双靶组与单靶组3年 iDFS 分别为92.0%和90.2%($HR=0.77$)。

Ⅱ期研究 NeoSphere、TRYPHAENA 考察了帕妥珠单抗在早期乳腺癌新辅助治疗中作用。在 NeoSphere 研究中,受试者以1:1:1:1随机进入4个干预组:①多西他赛+曲妥珠单抗;②帕妥珠单抗+多西他赛+曲妥珠单抗;③帕妥珠单抗+曲妥珠单抗;④帕妥珠单抗+多西他赛组。双靶联合多西他赛方案的 pCR 为45.8%,显著高于其他3组,其他3组的 pCR 分别为多西他赛+曲妥珠单抗组29%,多西他赛+帕妥珠单抗组24%,曲妥珠单抗+帕妥珠单抗组17%。TRYPHAENA 研究对比 FEC+帕妥珠单抗序贯多西他赛+曲妥珠单抗+帕妥珠单抗、FEC 序贯多西他赛+曲妥珠单抗+帕妥珠单抗、多西他赛+卡铂+帕妥珠单抗用于早期可手术或局部晚期 HER-2 阳性乳腺癌的疗效,3组 pCR 分别为61.6%、57.3%、66.2%。据此,帕妥珠单抗也被批准与多西他赛及曲妥珠单抗联合用于早期 HER-2 阳性乳腺癌新辅助化疗。

目前,帕妥珠单抗在中国尚未上市,但2018年版《中国临床肿瘤学会乳腺癌诊疗指南》(CSCO-BC)将帕妥珠单抗联合曲妥珠单抗+多西他赛作为晚期乳腺癌二线次选方案。基于 Neosphere 和 TRYPHAENA 的研究结果,目前 HER-2 阳性乳腺癌的新辅助标准方案为多西他赛和卡铂联合曲妥珠单抗和帕妥珠单抗双靶方案。

三、曲妥珠单抗-T-DM1

2013年,曲妥珠单抗-T-DM1作为抗体-化疗偶联药在美国上市,该药在抗 HER-2 靶点的基础上结合了抗微管药物 T-DM1,其与 HER-2 亲和力类似曲妥珠单抗。

Ⅲ期临床研究 EMILIA 与 MARIANNE 探索了 T-DM1 对晚期乳腺癌的治疗作用。EMILIA 研究对比 T-DM1 和卡培他滨+拉帕替尼(XL)对既往接受过紫杉类和曲妥珠单抗的晚期乳腺癌的疗效,T-DM1 组中位 PFS 为9.6个月,XL 组中位 PFS 为6.4个月;两组的中位 OS 为29.9个月对比25.9个月($HR=0.75$)。MARIANNE 研究对比一线 T-DM1 单药、T-DM1+帕妥珠单抗和曲妥珠单抗联合紫杉类治疗转移性乳腺癌的疗效,入组患者均为初治晚期或经紫杉类或长春碱类药物(新)辅助治疗后6个月以上出现复发转移者。结果 T-DM1 中位 PFS 不劣于曲妥珠单抗+紫杉类方案,曲妥珠单抗+紫杉类组、T-DM1 和 T-DM1+帕妥珠单抗3组的中位 PFS 分别为13.7个月、14.1个月和15.2个月,总体反应率分别为67.9%、59.7%和64.2%。虽然 T-DM1 未显示优效性,但疗效不劣于传统曲妥珠单抗+紫杉方案,且耐受性更好。《ABC 指南》2017年版和《中国晚期乳腺癌临床诊疗专家共识》2016年版均推荐 T-DM1 作为 HER-2 阳性晚期乳腺癌的二线治疗首选方案。

四、拉帕替尼

拉帕替尼是同时靶向人表皮生长因子受体(EGFR)和 HER-2 的小分子酪氨酸激酶抑制剂(tyrosine kinase inhibitor,TKI),于2007年作为晚期乳腺癌二线治疗可选药物在美国上市,于2013年在中国上市用于晚期乳腺癌二线治疗。

EGF30001、EGF104535、EGF30008研究证实了拉帕替尼在晚期乳腺癌中的疗效。EGF30001探索了拉帕替尼+紫杉醇3周方案一线治疗HER-2阳性及未检测HER-2晚期乳腺癌的疗效。与紫杉醇+安慰剂对照组相比较,拉帕替尼组获得了更好的至疾病进展时间、客观缓解率(ORR)和临床获益率(CBR)。EGF104535纳入既往接受过曲妥珠单抗和(或)紫杉类方案辅助或新辅助治疗的晚期乳腺癌患者,分别接受紫杉醇+安慰剂、紫杉醇+拉帕替尼治疗。相比于安慰剂组,联合拉帕替尼使死亡风险降低了26%,OS延长7.3个月(27.8个月对比20.5个月),PFS从6.5个月延长至9.7个月。EGF30008研究纳入了绝经后激素受体阳性晚期患者,对比来曲唑+安慰剂和来曲唑+拉帕替尼两组的一线方案疗效。结果显示,联合拉帕替尼组将HER-2阳性患者的PFS从3.0个月延长至8.2个月。

拉帕替尼对早期乳腺癌辅助治疗的贡献可能不及晚期乳腺癌,但其地位同样不可忽略。在Neo-ALTTO研究中,受试者随机进入拉帕替尼组(1 500 mg,每日1次)、曲妥珠单抗组(单周方案)、拉帕替尼(1 000 mg,每日1次)+曲妥珠单抗组。结果显示,拉帕替尼联合曲妥珠单抗可显著提高pCR,但中位随访3.77年后组间OS和DFS无明显差异。ALTTO研究分析了化疗后单独拉帕替尼、单独曲妥珠单抗、曲妥珠单抗序贯拉帕替尼,以及拉帕替尼+曲妥珠单抗4种靶向治疗的疗效。与曲妥珠单抗单药治疗相比,序贯治疗或同时治疗组患者的DFS风险较低,但无显著差异。TEACH研究随访4年结果显示,拉帕替尼对早期(Ⅰ~Ⅱ期)HER-2阳性浸润性乳腺癌仅有改善DFS的趋势,两组死亡率、局部区域复发率及远处转移率无明显差异。在亚组分析中,对于激素受体阴性患者,拉帕替尼在延长DFS上有显著优势($HR=0.68$, $P=0.006$);而在激素受体阳性患者中,未见到拉帕替尼带来的获益。

五、来那替尼

2017年在美国上市的来那替尼是一种口服不可逆TKI,可同时阻断HER-1、HER-2和HER-4,推荐用于早期HER-2阳性乳腺癌完成1年标准辅助曲妥珠单抗治疗后的延长强化治疗。

ExteNET研究分析了来那替尼在早期HER-2阳性乳腺癌中的疗效,完成化疗及曲妥珠单抗术后辅助治疗2年内的受试者随机进入来那替尼组(240 mg,每日1次)或安慰剂组。结果显示,接受来那替尼治疗1年延长治疗组的2年iDFS明显优于安慰剂组(94.2%对比91.9%,$HR=0.67$。)

NEfERT-T研究纳入具有可测量病灶的转移性HER-2阳性乳腺癌患者,排除既往针对转移灶接受过除内分泌治疗外的其他治疗,排除既往接受过除曲妥珠单抗或拉帕替尼外的其他抗HER-2治疗的患者。受试者随机进入来那替尼(240 mg,每日1次)+紫杉醇组或曲妥珠单抗+紫杉醇组。来那替尼组和曲妥珠单抗组的中位PFS均为12.9个月,两组死亡率分别为32.2%和30.4%,提示两组具有相似的预后。进一步分析显示,来那替尼组出现进展症状或中枢神经系统(CNS)复发率明显低于曲妥珠单抗组,分别为8.3%和17.3%;2年CNS复发率分别为16.3%和31.2%;2年累积风险分别为10.1%和20.2%。另一项正在进行的Ⅲ期临床研究NALA探索来那替尼联合卡培他滨对比拉帕替尼联合卡培他滨治疗接受过2种抗HER-2治疗的转移性乳腺癌的疗效。若该研究获得阳性结果,那么来那替尼有望加入新的HER-2阳性晚期乳腺癌三线治疗方案。

六、吡咯替尼

吡咯替尼(HIT-1001)是一种新型的口服不可逆泛erbB TKI,能够不可逆阻断HER-1、HER-2和HER-4,可能为HER-2阳性晚期乳腺癌患者带来一定治疗获益。Ⅰ期临床研究纳入既往未接受过TKI治疗的HER-2阳性转移性乳腺癌患者,接受口服吡咯替尼剂量递增研究。结果显示,ORR(CR+PR)达50%,临床受益反应率(CR+PR+SD)达61%。其中,80~400 mg剂量组的中位PFS为35.4周,药物耐受性良好。Ⅱ期临床研究对比吡咯替尼(400 mg,每日1次,第1~21天)+卡培他滨、拉帕替尼+卡培他滨用于既往经紫杉/蒽环类联合或不联合曲妥珠单抗治疗的晚期乳腺癌患者的疗效。中位随访15个月后,吡咯替尼组和拉帕替尼组ORR分别为78.5%和57.1%,中位OS分别为18.1个月和7.0个月($HR=0.363$)。研究提示,与阳性对照药物拉帕替尼相比,吡咯替尼能够显著改善HER-2阳性晚期乳腺癌患者的疗效与生存。

除上述药物外,还有包括口服泛 PI3K 抑制剂 buparlisib(BKM120)、通过增加 CD16A 多态性降低 CD16B 亲和力从而抑制 HER-2 的嵌合型 IgG 单克隆抗体(NCT02492711)、HER-2 小分子抑制剂 tucatinib 等药物正在进行Ⅰ~Ⅱ期临床研究。受药物可及性的影响,目前中国乳腺癌诊疗指南推荐用于 HER-2 阳性早期或晚期乳腺癌的抗 HER-2 药物包括曲妥珠单抗、帕妥珠单抗、拉帕替尼和 T-DM1(见表 21-1、表 21-2)。

第三节 HER-2检测前的准备工作

一、HER-2 检测方法的选择

目前,国内外一般采用免疫组化(immunohistochemistry,IHC)法检测 HER-2 表达状态,应用荧光原位杂交(fluorescence in situ hybridization,FISH)、原位杂交(in situ hybridization,ISH)法检测 HER-2 基因扩增水平。ISH 包括 FISH 和亮视野 ISH。常用的亮视野 ISH 方法有显色 ISH (chromogenic in situ hybridization,CISH)和银增强 ISH(silver-enhanced in situ hybridization,SISH)。目前推荐 IHC 与 ISH 相结合的方法。

所有确诊为乳腺癌的患者必须进行 HER-2 检测。如果组织样本可得,那么转移部位也需要进行 HER-2 检测。如 HER-2 检测结果为不确定,则应使用另一种检测方法进行检测,或对该患者的其他样本进行检测。加强临床病理沟通有助于对 HER-2 检测结果的正确诠释及对 HER-2 靶向治疗疗效的客观评价。临床医师和病理医师均需注意 HER-2 检测结果与组织病理学特征是否相符。例如,组织学分级为Ⅰ级的浸润癌通常为 HER-2 阴性,包括浸润性导管癌、经典型浸润性小叶癌、小管癌、黏液癌、筛状癌、腺样囊性癌等。如 HER-2 检测结果为阳性,则视为检测结果与组织病理学特征不符合,需要核实诊断或重新检测。

二、标本的固定及处理

1. 固定前标本处理 标本类型包括手术切除标本、粗针穿刺标本、麦默通活检标本、冷冻后的标本。标本自手术切除后应尽快固定。根据抗原决定簇对细胞自溶耐受程度的不同,延迟固定会导致不同程度的免疫原性丧失,而出现染色减弱或消失。根据《乳腺癌 HER-2 检测指南》(2014 版),所有乳腺癌标本离体后都应尽快固定(1 小时内)。固定时应将标本每隔 5~10 mm 切开,并在组织间嵌入纱布或滤纸等物。固定液量与所浸泡组织的比例应足够。固定时间以 6~72 小时为宜。

2. 固定液的选择 甲醛溶液是一种价廉、容易制备的固定剂,能够在各种条件下以各种浓度稳定地对几乎所有组织发挥作用。它不是一种蛋白凝固定剂,固定后的组织不会出现凝固组织团,细胞形态也不会因凝固物的形成而发生变形。然而,甲醛固定也存在不可避免的缺点。甲醛固定的原理是导致蛋白之间、蛋白和核酸之间形成交联,并可与钙离子形成共价键。正是交联和共价键的形成改变了蛋白的三维结构并覆盖抗原决定簇,使组织抗原性降低。尽管可以通过抗原修复解决,但要求检测系统足够敏感。此外,甲醛还是一种有毒物质,是变应原和致癌剂,对它的处理也需要较高的费用。因此,近年来许多学者都在寻找能够取代甲醛的新型固定剂。乙醇固定通过对蛋白的迅速凝固而发挥作用,一些研究显示它对一部分抗原的保存作用优于甲醛。有学者发现以甲醇为主要成分的固定剂 UMFIX 不仅能保存良好的组织形态,在保存生物大分子方面也优于甲醛。尽管多种固定剂各有利弊,但许多关于 IHC 标准化的建议均强烈反对使用甲醛以外的固定剂。理由是:①尽管有些固定剂在保存抗原性方面优于甲醛,但由于无法像甲醛那样完好地保存组织形态而无法被广泛应用。②尽管某些固定剂固定的组织也可达到外观高质量的 IHC 染色,但可能呈现不同的抗原免疫反应强度和模式。有学者发现乙醇或乙醇甲醛混合固定会过度增加 HER-2 检测的敏感性,使非肿瘤上皮细胞明显着色,使阴性或(2+)的病例呈现更强的着色。③经过数十年的发展,不计其数的研究和病理学家的个人经验形成了肿瘤和非肿瘤病变 IHC 表达特征的知识体系,这一体系构成了病理医师诊断疾病和对新抗体进行确证的基础,而这一体系几乎全部建立于甲醛固定、石蜡包埋的组织之上。《乳腺癌HER-2检测指南》(2013版)推荐使用磷酸缓冲液配制的4%中性甲醛固定液。

3. 固定时间　甲醛的扩散系数为0.79,意味着将以大概1mm/h的速度渗入组织。然而渗入并不等于固定。固定时间过短会打断甲醛固定的过程,而在其后脱水过程中出现乙醇的凝固性固定,这会导致交联与凝固性固定的不同程度混合。尽管这样固定的组织在HE染色切片上看不出太大差别,但在IHC染色切片中会出现组织形态和染色的差异,而成为IHC结果差异的重要来源。有学者认为,固定时间过长会导致交联过度形成,固定剂中的污染物也可能造成一些抗原的不可逆损伤,使染色强度过低或信号消失。《乳腺癌HER-2检测指南》(2014版)指出,固定时间以6~72小时为宜。经过以上方法处理的组织标本可作为理想的IHC、FISH和CISH检测和分析对象。

4. 固定后组织处理　甲醛固定后,接着进行乙醇梯度脱水、二甲苯透明以及石蜡包埋。

5. 组织切片　①未染色的切片置于室温不宜超过6周,以防抗原丢失;②用于IHC染色者切片厚度以3~5μm为宜,ISH法以4~5μm为宜;③完成检测的切片,IHC和亮视野ISH可按常规长期保存,FISH结果应立即照相存档并于-20℃保存,建议至少保存3个月备查;④各种检测方法均应有HE染色切片作为对照。

第四节　HER-2的检测方法

一、免疫组化

抗体的选择、抗原修复方法、染色及其他相关实验室技术,均应严格按SOP进行。IHC自动染色系统更易达到标准化,但也应进行严格的比对试验和程序优化,且需要对机器进行定期维护。IHC染色需设立对照,以不同染色程度的组织芯片作为对照为最佳。被检测切片中癌旁正常乳腺上皮细胞是很好的阴性内对照。利用计算机图像分析,有利于判断的准确性和可重复性,但必须由病理医师确认其结果,且设备使用前必须进行校验。

二、荧光原位杂交

FISH技术通过荧光标记的DNA探针与细胞核内的DNA靶序列杂交。在荧光显微镜下观察并分析细胞核内杂交于DNA靶序列的探针信号,以获得细胞核内染色体(或染色体片段)上基因状态的信息。

1. HER-2探针　目前进行HER-2基因状态检测的探针多为同时含有HER-2基因和该基因所在第17号染色体着丝粒(CEP17)序列的双探针,也可采用仅含有HER-2基因的单探针。

2. 质量控制

(1) 内对照:使用上述同时含有HER-2基因和CEP17序列的混合探针时,组织中≥75%的细胞核显示双色信号时视为杂交成功,并且双色信号互为对照,癌与非癌细胞互为对照。出现下列情况时应视为FISH检测失败:①对照样本未出现预期结果;②浸润癌病灶太小,难以观察到两个浸润癌区域并计数;③可计数信号的细胞<75%;④>10%的荧光信号位于细胞核外;⑤细胞核结构难以分辨;⑥有强的自发荧光。

(2) 外对照:应选择已知FISH阳性和阴性标本片(或采用厂家提供的对照片)作为外对照,且杂交染色结果与预期相符。

(3) 如有可能,建议设置低扩增对照。

3. 影响检测结果的因素

(1) 造成实验失败,结果不能判读:①细胞核被损坏,边界不完整;②组织过度消化,细胞核边界不完整,二脒基苯基吲哚(DAPI)染色浅;③组织消化不足,无信号。

(2) 不能计数分析细胞:①细胞核被切割得不完整,直径明显小于其他细胞;②细胞核重叠;③缺乏绿色或橘红色信号。一旦发现染色结果未达到要求,则不能判读,必须重新制片和染色。

三、显色原位杂交

1. HER-2探针　在CISH检测中多使用地高

辛标记的探针，在石蜡切片上进行 ISH 反应，再用鼠抗地高辛一抗和辣根过氧化物酶标记的鼠二抗进行免疫结合，二氨基联苯胺显色后在普通显微镜亮视野下观察 HER-2 基因信号；同时也有关于双探针 CISH 的报道。CISH 检测可以同时显示基因状态与组织形态学，且检测切片可长期保存。

2. 影响检测结果的因素　①加热预处理的温度和时间；②消化时间的长短；③加热共变性时杂交液的蒸发；④杂交后洗涤是否干净；⑤苏木精对比染色的着色深浅。

3. 注意事项　①加热预处理的温度保证在98 ℃以上，最好完全煮沸，时间15分钟；②具体消化时间因组织的固定时间、固定方式和切片的厚度而异，建议消化时间5～30分钟；③杂交液滴加后，必须覆盖杂交膜，再用封片胶密封；④杂交后洗涤温度最低应＞75 ℃，最高＜80 ℃；⑤苏木精对比染色的着色不可过深，否则会遮盖杂交信号。其中，最为关键和困难的是消化时间的掌握，消化不足会影响杂交效果，消化过度会破坏组织形态。

4. 质量控制

(1) 内对照：可以乳腺组织中的正常细胞（如成纤维细胞、血管内皮细胞、淋巴细胞、正常乳腺上皮细胞）的 HER-2 信号作为内对照。出现下列情况时应视为检测失败：①对照未出现预期结果；②难以观察到至少两个浸润癌区域并计数；③缺乏细胞核内的棕色信号；④严重消化过度或细胞核中空泡干扰计数；⑤非特异性背景染色强，干扰计数。

(2) 外对照：建议在每次染色过程中都加入阳性和阴性对照（可采用厂家提供的质控对照片），以用于确认试剂质量和仪器功能。

四、银增强原位杂交

1. HER-2 探针　目前 SISH 中运用最广泛的是双色银染 ISH（dual-color in situ hybridization, DISH）。在此检测中，通过二硝基苯（DNP）标记的探针检测 HER-2，并利用银染 ISH DNP 染色液进行显色。用地高辛标记探针检测 CEP17，采用地高辛红染显色液。DISH 可在光镜下观察结果，其中 HER-2 在肿瘤细胞的细胞核中表现为黑色信号，CEP17 为红色信号。也可采用仅针对 HER-2 基因的单探针 SISH。

2. 质量控制

(1) 内对照：可以乳腺组织中的正常细胞（如成纤维细胞、血管内皮细胞、淋巴细胞、正常乳腺上皮细胞）的 HER-2 信号和 CEP17 信号作为内对照。出现下列情况时应视为检测失败：①对照未出现预期结果；②难以观察到至少两个浸润癌区域并计数；③缺乏红色染色或黑色染色；④斑点伪影干扰计数；⑤严重消化过度或细胞核中空泡干扰计数；⑥非特异性背景染色强，干扰计数。

(2) 外对照：建议在每次染色过程中都加入阳性和阴性对照，用于确认试剂质量和仪器功能。

第五节　HER-2 检测结果的判读

一、免疫组化

应先在低倍镜下观察整张切片，判断染色是否满意及是否存在 HER-2 表达的异质性。正常乳腺上皮不应出现强的细胞膜着色。只评定浸润癌的着色情况，导管原位癌的着色不能作为评定对象。观察细胞膜着色的浸润癌细胞的比例及着色强度，若出现细胞质或细胞核着色，提示 IHC 染色效果不理想或组织处理不佳，建议调整染色条件或更换组织后再行染色。判读时应避开组织边缘及组织处理不佳（如明显挤压）的癌组织。

1. 结果判读标准（按每张切片计）

0：无染色或≤10%的浸润癌细胞呈现不完整的微弱的细胞膜染色，如图 21-4(1) 所示。

1+：＞10%的浸润癌细胞呈现不完整的微弱的细胞膜染色，如图 21-4(2) 所示。

2+：＞10%的浸润癌细胞呈现弱至中等强度的完整细胞膜染色，如图 21-4(3) 所示。

3+：＞10%的浸润癌细胞呈现强而完整的细胞膜染色，如图 21-4(4) 所示。

对于(2+)的病例，应该采用 ISH 做进一步检测，也可以选取不同的组织块重新检测，或送条件更好的中心实验室进行检测。

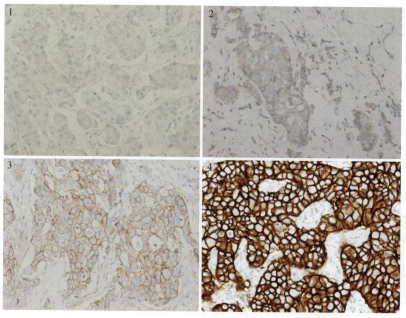

图 21-4 HER-2 的 IHC 结果判读

2. HER-2 状态为无法判读 当出现标本处理不当、严重的组织挤压或边缘效应、检测失败时,应在报告中注明 HER-2 状态无法判读的可能原因,并建议再次获取样本进行 HER-2 的检测。在乳腺浸润性微乳头状癌和部分有分泌现象的乳腺癌,有时浸润癌细胞的细胞膜已呈很深的棕褐色,但并未呈闭环状完整着色,存在一定程度的不连续性和间断性。此时至少应视为 HER-2(2+),并需要行 ISH 检测,进一步明确 HER-2 状态。

3. HER-2 IHC 检测报告内容 患者信息(姓名、性别、年龄、门诊/住院号)、送检医师姓名、送检日期、标本信息(包括病理号和蜡块号)、标本部位和类型、抗体信息(克隆号/生产商)、检测方法、是否使用图像分析、对照设置情况、样本量是否适合评估、判读结果(0、1+、2+、3+)、检测结论(如阳性、不确定、阴性、无法判读)。

二、荧光原位杂交

应在低倍镜下观察整张 FISH 切片,初步判断检测质量,以及是否存在 HER-2 扩增的异质性。要求找到≥2 个浸润癌区域,计数≥20 个浸润癌细胞。也可以参照 IHC 切片先确定可能存在扩增的浸润癌区域,然后于 100 倍物镜下通过特异通道滤光片观察 HER-2 和 CEP17 信号,并进行信号计数和比值计算。应选择细胞核大小一致、核的边界完整、DAPI 染色均一、细胞核无重叠、信号清晰的细胞。随机计数≥20 个浸润癌细胞核中的双色信号。在观察信号时,应根据情况随时调节显微镜的焦距,准确观察位于细胞核不同平面上的信号,以免遗漏。

1. 双探针 ISH 的结果判读

(1) HER-2(红色信号)/CEP17(绿色信号)比值<2.0,且平均 HER-2 拷贝数/细胞<4.0 时,提示 HER-2 阴性,如图 21-5A 所示;比值≥2.0,且平均 HER-2 拷贝数/细胞≥6.0 时,可诊断为 HER-2 阳性,如图 21-5B 所示。扩增细胞应均质、连续,且占浸润癌的 10% 以上。

(2) 若众多信号连接成簇时可不计算,视为基因扩增。

(3) 以下情况为 HER-2 ISH 的结果不确定

1) HER-2/CEP17 比值<2.0,平均 HER-2 拷贝数/细胞≥4.0 且<6.0,需行 IHC 检测(若 ISH 前未做检测),且与 ISH 检测为同一组织样本,应同时检查 ISH 和 IHC 切片,以指导癌浸润区域的划分:①若IHC 结果为(3+),则诊断为 HER-2 阳性。②若IHC 结果为(2+),则需由另外一位分析者(对之前的 ISH 检测结果不知情)计数浸润性癌IHC(2+)区域≥20 个细胞,重新计算 ISH。若经另外一位分析者计数得到的 ISH 检测结果与之前 ISH 结果不同,则应进行内部裁决以确定最终诊断;若重新计数的结

果为HER-2/CEP17比值<2.0,平均HER-2拷贝数/细胞≥4.0且<6.0,则可诊断为HER-2阴性。③若IHC结果为0或(1+),则诊断为HER-2阴性。

2) HER-2/CEP17比值<2.0,平均HER-2拷贝数/细胞≥6.0,需行IHC检测(若ISH前未行),且与ISH检测为同一组织样本,并应同时检查ISH和IHC的切片,以指导癌浸润区域的划分:①若IHC结果为(3+),则诊断为HER-2阳性。②若IHC结果为(2+),则需由另外一位分析者(对之前的ISH检测结果不知情)计数浸润性癌IHC(2+)区域≥20个细胞,重新计算ISH。若经另外一位分析者计数得到的ISH结果与之前ISH结果不同,则应进行内部裁决以确定最终诊断;若重新计数的结果为HER-2/CEP17比值<2.0,平均HER-2拷贝数/细胞≥6.0,则可诊断为HER-2阳性。③若IHC结果为0或(1+),则诊断为HER-2阴性。

3) HER-2/CEP17比值≥2.0,平均HER-2拷贝数/细胞<4.0,需行IHC检测(若ISH前未做检测),且与ISH检测为同一组织样本,并应同时检查ISH和IHC的切片以指导癌浸润区域的划分:①若IHC结果为(3+),则诊断为HER-2阳性。②若IHC结果为(2+),则需由另外一位分析者(对之前的ISH检测结果不知情)计数浸润性癌IHC(2+)区域≥20个细胞,重新计算ISH。若经另外一位分析者计数得到的ISH结果与之前ISH结果不同,则应进行内部裁决以确定最终诊断;若重新计数的结果

果为HER-2/CEP17比值≥2.0,平均HER-2拷贝数/细胞<4.0,则可诊断为HER-2阴性。③若IHC结果为0或(1+),则诊断为HER-2阴性。

2. 单探针ISH的结果判读

(1) 肿瘤细胞平均HER-2拷贝数/细胞<4.0为无扩增。

(2) 肿瘤细胞平均HER-2拷贝数/细胞≥6.0为扩增。扩增细胞应均质、连续,且占浸润癌的10%以上。

(3) 平均HER-2拷贝数/细胞为4~6属于不确定。对于ISH结果不确定的病例,需要再计算20个细胞核中的信号或由另外一位分析者重新计数。如仍为临界值,则应行IHC检测(若FISH前未做检测),也可以选取不同的组织块重新检测。

(4) 注意:若原发性乳腺癌的粗针穿刺活检标本初始HER-2检测结果为阴性,可在手术标本中重新进行HER-2检测。

(5) HER-2的FISH检测报告内容:患者信息(包括姓名、性别、年龄、门诊/住院号)、送检医师姓名、送检日期、标本信息(包括病理号和蜡块号)、标本部位和类型、探针信息、检测方法、是否使用图像分析、对照设置情况、样本量是否适合评估、判读结果(包括评估的细胞数量、平均HER-2拷贝数/细胞、平均CEP17拷贝数/细胞、平均HER-2拷贝数/平均CEP17拷贝数的比值)、检测结论(如阳性、不确定、阴性、无法判读)。

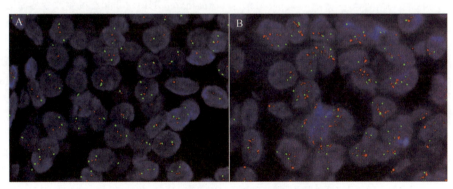

图21-5 HER-2的FISH检测结果判读

三、显色原位杂交

结合HE染色,选定含有浸润性乳腺癌的靶区进行观察,区域内的大部分细胞需有棕色信号,且这些信号没有被非特异性背景染色覆盖,计数≥20个浸润癌细胞。在低倍镜下观察整张切片,确定标本质量及是否存在HER-2扩增的异质性,然后在高倍镜(40倍或60倍物镜)下进行信号计数。

1. 结果判读 应选择细胞核大小一致、核的边界完整、细胞核无重叠、信号清晰的细胞。随机计数至少20个浸润癌细胞核中的HER-2信号。

2. 判读标准 参照 FISH。如果最终肿瘤细胞平均 HER-2 拷贝数/细胞<4.0 为无扩增;肿瘤细胞平均 HER-2 拷贝数/细胞≥6.0 为扩增;平均 HER-2 拷贝数/细胞在 4~6 为不确定。如果最终结果为不确定,则需要再计算 20 个细胞核中的信号或由另外一位分析者重新计数。若结果仍为不确定,则应行 IHC 检测(若 CISH 前未做检测),也可以选取不同的组织块重新检测。报告格式可参照 FISH 检测。

四、银增强原位杂交

结合 HE 染色,选定含有浸润性乳腺癌的靶区进行观察。选定区域内的大部分细胞需同时显示黑色和红色信号,且这些信号没有被非特异性背景染色覆盖,计数≥20 个浸润癌细胞。在 4 倍物镜下扫描整张切片,观察是否存在 HER-2 表达的异质性以及标本质量,然后在高倍镜(40 倍或 60 倍物镜)下观察结果并进行信号计数和比值计算。

1. 结果判读

(1) 应选择细胞核大小一致、核的边界完整、细胞核无重叠、红色和黑色两种信号清晰的细胞。随机计数≥20 个浸润癌细胞核中的双色信号。

(2) 当存在 HER-2 信号簇时,可根据单个拷贝大小估计拷贝数。

2. 判读标准 参见 FISH。如果最终结果为不确定,则需要再计算 20 个细胞核中的信号或由另外一位分析者重新计数。若结果仍为不确定,则应行 IHC 检测(若 SISH 前未行),也可以选取不同的组织块重新检测。报告格式可参照 FISH 检测。

第六节 HER-2 检测的新问题

随着 HER-2 检测的深入开展,许多新问题日益显现,例如 HER-2 检测的适应证、17 号染色体倍体数和 FISH 检测的探针选择、HER-2 检测指标的新维度、HER-2 判读中的问题、人工智能对 HER-2 判读的辅助作用等。

一、HER-2 检测的适应证

所有确诊为乳腺癌的患者必须进行 HER-2 检测;如果组织样本可得,那么转移部位也需要进行 HER-2 检测。如 HER-2 检测结果为不确定,则应使用另一种检测方法,或对该患者的其他样本进行检测。

1. 初次活检为阴性,HER-2 检测是否需要在手术标本上重复 2018 年,美国临床肿瘤学会/美国病理学家学会专家组推荐:原发性乳腺癌的粗针穿刺活检标本的 HER-2 检测结果最初为阴性者,可根据特定的临床标准对切除标本重新进行 HER-2 检测(2013 年版为"必须")。专家组同意,鉴于更多的临床经验证实穿刺活检和手术切除标本之间 HER-2 检测的高度一致性,允许病理学专家和肿瘤学专家进行临床判断,仅肿瘤组织学分级 3 级不足以作为强制性复检的标准。

2. 新辅助化疗是否影响 HER-2 的检测结果 新辅助化疗是乳腺癌整体治疗的一部分,目的在于术前对某些较晚期的乳腺癌病例采用化疗,使肿瘤体积缩小,降低术前分期,便于手术治疗,同时也可清除体内的微小转移灶。通过新辅助化疗可直观了解肿瘤对所给予的化疗药物是否敏感,为进一步选择合适的治疗方法及判断患者预后提供依据。新辅助化疗后 HER-2 状态发生改变的原因,推测可能是肿瘤细胞在治疗后发生遗传学上的改变,如基因表达的获得或缺失、染色体不稳定性等。此外,新辅助治疗前 HER-2 检测多采用乳腺穿刺组织,取材有限;当存在 HER-2 基因扩增异质性时,也会导致与新辅助治疗后手术标本检测结果的差异。因此,推荐新辅助治疗后的手术标本应再行 HER-2 检测,以准确了解 HER-2 基因扩增状态。

3. 导管原位癌的 HER-2 检测 导管原位癌中 HER-2 阳性与浸润灶的存在有显著关系,35.8% HER-2 阳性导管原位癌伴有浸润现象,而 HER-2 阴性病例中仅 12.2% 存在浸润,因此 HER-2 的 IHC 染色一定程度上能提示导管原位癌病例伴有浸润的概率。尽管 HER-2 检测在导管原位癌中有一定意义,但与针对 HER-2 的靶向治疗无关。在目前的指南中并不要求在导管原位癌中检测 HER-2,强调在病理报告中需要报告的是浸润性癌的 HER-2 状态。

二、17 号染色体倍体数和 FISH 检测的探针选择

部分乳腺癌中在 17 号染色体不是正常的二倍体,而是多体或单体。有关 17 号染色体多体的定义尚不统一。多数文献认为每个细胞 CEP17 信号数≥3 为多体,也有标准判定每个细胞 CEP17 信号数≥2.25 或 2.2 为 17 号染色体多体。每个细胞 CEP17≤1.25 属于 17 号染色体单体。

乳腺癌中 17 号染色体多体的发生率为 13%～46%,既可以单独存在,也可以发生于 HER-2 扩增的病例。17 号染色体多体可引起乳腺癌 HER-2 基因拷贝数的增高,从而导致 HER-2 蛋白表达的增强,可能是 IHC(2+)或(3+)但 FISH 无扩增或低扩增的原因。有研究显示,所有 FISH 检测结果为 HER-2 扩增不确定的乳腺癌都存在 17 号染色体多体,但 HER-2 蛋白表达不会出现 IHC(3+)。存在 HER-2 扩增的乳腺癌中,17 号染色体多体对检测不会出现明显干扰,但在 HER-2 无扩增的乳腺癌中,由于其可导致 HER-2 基因拷贝数的增加可能会影响检测结果,此时若仅计数 HER-2 基因拷贝数会造成结果不准确,而 HER-2/CEP17 比值更能准确反映 HER-2 扩增状态。

从临床病理学特征分析,存在 HER-2 扩增的乳腺癌常表现为高级别、ER/PR 不表达及预后不良等,而 17 号染色体多体的病例更接近于 HER-2 无扩增的乳腺癌,与肿瘤级别、ER/PR 状态及预后无明显关系。但是,也有学者认为整条 17 号染色体多体罕见,17 号染色体着丝粒的多体并不能代表整条 17 号染色体多体。当用 17 号染色体着丝粒附近的其他基因如 p53、SMS 或 RARA 作为参考基因时,有 43.9%(58/132 例)乳腺癌 HER-2 状态的评估结果由无扩增变为扩增,提示 17 号染色体多体对 HER-2 检测的影响值得进一步研究。17 号染色体单体可能是 IHC 阴性或(2+)但 FISH 存在扩增的原因。与 HER-2/CEP17 比值相比,HER-2 拷贝数对于 HER-2 基因扩增的判断更为重要。因此,在 HER-2 的 FISH 检测结果中,除报告 HER-2/CEP17 比值外,还应分别报告 HER-2 拷贝数和 CEP17 的数值。

FISH 双探针检测中加入 CEP17 探针的目的是在检测 HER-2 基因的同时检测 17 号染色体数目,从而将 17 号染色体的非整倍体和单纯的 HER-2 基因扩增,尤其是低水平的扩增加以区分。美国临床肿瘤学会/美国病理学家学会专家组推荐 IHC 评估成为单探针 ISH 结果解释的一部分。专家组还优先推荐使用双探针而不是单探针 ISH 分析。使用来自同一组织样本用于单探针 ISH 检测的切片,进行 IHC(如果尚未执行)和(或)双探针 ISH。如果 IHC 结果是(2+)不确定的,建议也执行双探针 ISH。

《ASCO/CAP HER-2 检测指南》(2018 年版)指出,在某些染色模式下可尝试替代探针,例如 HER-2/CEP17 比值<2.0,平均 HER-2 拷贝数/细胞≥6.0;HER-2/CEP17 比值<2.0,平均 HER-2 拷贝数/细胞≥4.0 且<6.0。然而,鉴于缺乏结果数据和评估规范,不应将替代性探针用作标准实践。

三、HER-2 检测指标的新维度

1. **HER-2 突变与疗效预判** Bose 等对 1499 例非复发转移且 HER-2 阴性的乳腺癌患者,以二代测序方法检测原发病灶 HER-2 的突变率仅为 1.67%。Endo 等对 135 例Ⅰ～Ⅲ期 HER-2 阳性乳腺癌患者,通过 Sanger 法测序检测 HER-2 突变率也仅为 1.48%。而在远处转移组织中,Fang 和 Park 等基于二代测序检测 HER-2 突变率高达 11.6% 和 16.7%。同时,HER-2 突变位点多集中在细胞内的组织激酶域,提示 TKI 药物治疗失败可能与 HER-2 突变有关,并且多线治疗后的转移性乳腺癌和曲妥珠单抗治疗失败者突变比例更高,可能 HER-2 突变者疗效更差。

Xu 等对 120 例晚期乳腺癌患者 ctDNA 进行二代测序的结果提示,晚期患者总体突变率为 13.3%,HER-2 基因突变与野生型相比 PFS 下降 3.4 个月。其中 HER-2 扩增患者突变率高达 17.3%,而未扩增患者的突变率仅为 6.7%。HER-2 扩增且突变的患者采用曲妥珠单抗治疗效果普遍较差,其中 1 例 HER-2 扩增患者携带 HER-2 C.1900 T>C/P. C634R 点突变,其对曲妥珠单抗和拉帕替尼耐药,但对不可逆 HER-2-TKI 敏感;HER-2 未扩增但伴有突变的患者对抗 HER-2 治疗都显示了相应的疗效。关于 HER-2 突变待解决的问题包括功能学上错义突变带来的影响、热点突变的识别和突变位点的发现。

2. **CTC HER-2 阳性在 HER-2 阳性晚期靶向治疗中的重要性** Nicole 等发现,乳腺癌循环肿

瘤细胞（CTC）中的HER-2状态随着时间的推移会发生转化，并且HER-2阳性细胞增殖较快。Jiang等对58例HER-2阳性［IHC（3+）或FISH（+）］转移性乳腺癌患者的CTC研究发现，仅22例CTC HER-2阳性。在均接受化疗联合曲妥珠单抗或拉帕替尼治疗后，CTC HER-2阳性组的中位PFS显著优于CTC HER-2阴性组，提示CTC的HER-2变化与靶向治疗的疗效相关，两者联合可进一步评估抗HER-2治疗的疗效。

3. 组织与血浆HER-2 DNA检测结果的差异　　cfDNA来源于坏死、凋亡的肿瘤细胞，也可能是肿瘤细胞的外排体。Gevensleben等利用数字PCR检测乳腺癌患者cfDNA中HER-2拷贝数，58例晚期乳腺癌中有64% HER-2阳性患者血浆HER-2为阳性，94% HER-2阴性患者血浆HER-2为阴性，其阳性与阴性预测值分别为70%和92%，证明了cfDNA检测乳腺癌患者HER-2扩增情况的可行性。但Bechmann等的结果完全不同，该前瞻性研究采用RTFQ-PCR技术验证cfDNA和HER-2基因扩增情况，结果发现组织学HER-2基因扩增并未观察到患者血浆HER-2基因拷贝数的差异。这些试验结果的差异可能是由于检测技术敏感性、入组人群、操作规范、阳性预测阈值等不同所致。因此，采用cfDNA检测技术评估部分患者HER-2基因扩增情况，并且以此作为靶向治疗敏感性的预测仍然需要大型临床试验的证明。

四、HER-2检测结果判读的注意事项

1. 组织病理学特征与HER-2检测结果的一致性　　加强临床与病理的沟通，有助于对HER-2检测结果的正确诠释和对HER-2靶向治疗疗效的客观评价。最初HER-2检测为阳性者，如果出现下列病理学检查结果，则应重新进行HER-2检测：组织学1级以下类型的浸润性导管或小叶癌，ER和PR阳性；小管癌（至少90%）、黏液癌（至少90%）、筛状癌（至少90%）、腺样囊性癌（至少90%）和三阴性癌。反之，对于有上述组织病理学特征者，若最初HER-2检测为阴性，则不必进行HER-2重新检测。

2. HER-2的异质性　　浸润性乳腺癌中HER-2表达或扩增可存在异质性。虽然HER-2基因异质性的临床意义目前仍不明确，但可导致IHC与ISH检测、原发灶与转移灶、穿刺标本与手术切除标本的检测结果不一致。在ISH计数前，应观察整张切片或使用IHC确定可能存在HER-2扩增的区域。需要强调的是，即使存在异质性，只要扩增细胞连续、均质，且占浸润癌10%以上，就应明确报告为ISH阳性。可补充报告不同细胞群（>10%）的计数值（包括计数的细胞总数、HER-2拷贝数、CEP17数值、HER-2/CEP17比值），并报告扩增细胞群占所有浸润癌细胞的比例。

3. 特殊ISH结果的判读及进一步检测

（1）HER-2/CEP17比值≥2.0，但平均HER-2拷贝数/细胞<4.0的浸润性癌，是否被认为是ISH阳性？

对于HER-2/CEP17比值≥2.0且平均HER-2拷贝数/细胞<4.0的情况，2013年版的专家共识定义为ISH阳性，而修订版2018年的专家共识则定义应结合其他检查结果进行明确诊断。如果由尚未经过ISH评审的机构或实验室进行ISH检测，则应使用同一组织样本进行HER-2的IHC检测，对ISH和IHC片同时进行审阅和判读。在试验BCIRG-005（HER-2阴性试验）和006（HER-2阳性试验）的双探针荧光ISH（FISH）筛查的4 340例患者中，发现双探针ISH比值≥2.0的只有71例（10 468例的0.7%）平均HER-2拷贝数/细胞<4.0。此外，在这71例患者中，有35例随后也进行IHC检测，其中仅3例为IHC（2+），而无IHC（3+）。对2组患者中曲妥珠单抗的潜在获益进行回顾性评估时，观察的风险比值略有下降（倾向未从曲妥珠单抗中获益），但样本量不足以统计排除该组辅助曲妥珠单抗的益处，也不能从统计学上确定两组未接受曲妥珠单抗治疗的患者是否与仅接受化疗治疗的HER-2阴性患者不同。专家组指出，HER-2的IHC表达应该用来补充ISH并确定HER-2状态。如果IHC结果不是（3+），由于ISH的HER-2拷贝数较低且缺乏蛋白过表达，则建议将标本视为HER-2阴性。

（2）平均HER-2拷贝数/细胞≥6.0，但HER-2/CEP17比值<2.0的浸润性癌，是否可以认为ISH阳性？

对于HER-2/CEP17比值<2.0且平均HER-2拷贝数/细胞≥6.0，2013年指南定义为ISH阳性，而修订后2018年的建议将根据额外的检查结果进行明确诊断。如果未经进行ISH检测的机构或实验室进行评估，则应使用同一组织样本的切片进行HER-2的IHC检测，对ISH和IHC片

同时进行审阅和判读,以及指导区域的选择。这种情况不常见并具有异质性,该比例可能不是真正基因扩增状态的可靠指标。部分病例具有真正的HER-2扩增而不是17号染色体的多重性,特别是当HER-2拷贝数高时,专家组最终赞成继续将这些病例分类为HER-2阳性,除非同时检测的IHC结果明显为阴性(0或1+)。对于这类病例,目前尚缺乏强有力的临床数据来指导治疗。

(3)浸润性癌的平均HER-2拷贝数/细胞≥4.0且<6.0,HER-2/CEP17比值<2.0,且最初被认为HER-2的ISH结果不确定者,其最适合的诊断是什么?

对于HER-2/CEP17比值<2,平均HER-2拷贝数/细胞≥4.0且<6.0的病例,2013年指南认为是ISH不确定,需要额外的检测(必须使用IHC的同一标本反复检测),用ISH 17号染色体探针进行检测,或者进行新的检测(如果有新的标本,ISH或IHC同时进行检测);2018年修订建议,为明确诊断,将提供进一步的检查。如果未经进行ISH检测的机构或实验室评估,则应使用ISH的同一组织样本切片进行HER-2的IHC检测,同时检查ISH和IHC的切片。如果样本测试结果接近ISH的比值阈值,则重复测试很有可能仅凭偶然性就会导致不同结果。因此,当IHC结果不是(3+)时,建议考虑为HER-2阴性,无需对同一标本进行额外的检测。

4. **IHC(2+)的定义(IHC结果不确定)与微浸润特殊染色模式** 在《ASCO/CAP HER-2检测指南》(2013年)中,IHC HER-2(2+)被定义为:">10%的浸润癌细胞呈现不完整和(或)弱至中等强度的细胞膜染色,或≤10%浸润癌细胞呈现强而完整的细胞膜染色。"

基于《ASCO/CAP的HER-2检测指南》(2013年),我国乳腺病理学组开展了一项针对HER-2 IHC(2+)乳腺癌病例的多中心研究。该项目旨在通过探索乳腺癌HER-2 IHC(2+)病例中不同的染色模式(膜完整性、染色强度及其百分率)与FISH检测结果之间的相关性,进一步推动乳腺癌HER-2的规范化检测和判读标准化,加强对现有HER-2检测指南的规范化实施,提高HER-2检测准确率。在该项研究中,研究者发现IHC(2+)病例中,不同染色模式的FISH扩增比例有显著不同。染色模式为不完整的弱染色或≤50%不完整的中等染色病例,FISH扩增比例均<10%,平均HER-2基因拷贝数均<3。而染色模式为<10%完整的强染色,或>85%完整的中等染色病例,FISH扩增比例分别为77.0%和60.5%,平均HER-2基因拷贝数分别为7.84和8.75。通过该研究,研究者建议在临床诊断中医师应当注意FISH结果和IHC染色模式的相关性。当FISH扩增结果出现在不完整的弱染色或≤50%不完整的中等染色病例中,或者FISH未扩增结果出现在<10%完整的强染色病例中,应通过再次核查FISH检测结果和IHC染色模式,避免诊断失误。

修订版《ASCO/CAP共识》(2018年)中,HER-2 IHC(2+)被定义为">10%的浸润癌细胞呈现弱到中等强度的完整膜染色"。可能会有未被这些定义所涵盖的HER-2的IHC异常染色模式。例如,≤10%的肿瘤细胞呈现强而完整的细胞膜染色,或中-强的U形染色(basolateral)模式。在临床实践中,这些模式罕见,如果遇到应考虑IHC(2+)可疑。在乳腺浸润性微乳头状癌和部分有分泌现象的乳腺癌中,有时可呈强而不完整"U"形染色。此时,至少应视为IHC(2+),必须进行ISH检测,以进一步明确HER-2状态。

五、人工智能辅助HER-2检测结果的判读

目前,利用人工智能图像分析技术对HER-2进行判读也是当前的一个热点,包括对FISH与IHC染色结果的辅助判读。Radziuviene等运用图像分析技术(IA),对模糊HER-2 FISH结果进行分析。结果证明,IA技术并不能够起到验证手工计数结果的作用,仅能作为病理医师的参考,并且高质量的样本和标准的操作规范是前提。Micsik等基于计算机辅助打分系统对HER-2的IHC结果进行评估,显示IHS与FISH结果基本一致,具有较高的可靠性。但是,依然有待抗HER-2治疗结果进一步的拟合与判定。

ImmunoMembrane是一个在线免费工具,可用于评估HER-2 IHC染色结果,其目的是尽可能减少由于实验室和病理科医生差异导致的结果偏倚,并加速在HER-2 IHC临床诊断中采用自动图像分析。通过提交DAB染色的样本图像,ImmunoMembrane将根据膜染色的完整性和强度将图像分为(0/1+)、(2+)或(3+),生成与膜分割相匹配的伪彩色叠加图像(图21-6)。这些工具的开发将有助于HER-2的结果判断,但仍需不断完善、规范,今后有可能作为HER-2检测结果判断的补充。

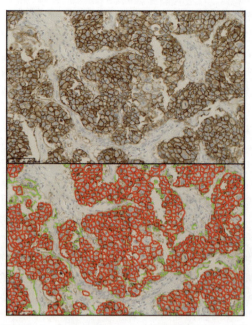

图 21-6 ImmunoMembrane 辅助判断 HER-2 的 IHC 检测结果

(钟晓蓉 邓 玲 步 宏)

参考文献

[1]《乳腺癌 HER-2 检测指南》(2013 版)编写组. 乳腺癌 HER-2 检测指南(2013 版). 中华病理学杂志, 2014, 43(4): 262-267.

[2] 杨文涛, 步宏.《中国乳腺癌 HER-2 检测指南》(2014 版)发布一年回顾. 中华病理学杂志, 2015, 44(4): 227-229.

[3] Awada A, Colomer R, Inoue K, et al. Neratinib plus paclitaxel vs trastuzumab plus paclitaxel in previously untreated metastatic ERBB2-positive breast cancer: the NEfERT-T randomized clinical trial. JAMA Oncol, 2016, 2(12): 1557-1564.

[4] Baselga J, Norton L, Albanell J, et al. Recombinant humanized anti-HER2 antibody (Herceptin) enhances the antitumor activity of paclitaxel and doxorubicin against HER2/neu overexpressing human breast cancer xenografts. Cancer Res, 1998, 58: 2825-2831.

[5] Bechmann T, Andersen RF, Pallisgaard N, et al. Plasma HER-2 amplification in cell-free DNA during neoadjuvant chemotherapy in breast cancer. J Cancer Res Clin Oncol, 2013, 139(6): 995-1003.

[6] Burris HA 3rd, Rugo HS, Vukelja SJ, et al. Phase Ⅱ study of the antibody drug conjugate trastuzumab-DM1 for the treatment of human epidermal growth factor receptor 2 (HER2)-positive breast cancer after prior HER2-directed therapy. J Clin Oncol, 2011, 29(4): 398-405.

[7] Chan A, Delaloge S, Holmes FA, et al. Neratinib after trastuzumab-based adjuvant therapy in patients with HER2-positive breast cancer (ExteNET): a multicentre, randomised, double-blind, placebo-controlled, phase 3 trial. Lancet Oncol, 2016, 17(3): 367-377.

[8] Dieras V, Miles D, Verma S, et al. Trastuzumab emtansine versus capecitabine plus lapatinib in patients with previously treated HER2-positive advanced breast cancer (EMILIA): a descriptive analysis of final overall survival results from a randomised, open-label, phase 3 trial. Lancet Oncol, 2017, 18(6): 732-742.

[9] Gevensleben H, Garcia-Murillas I, Graeser MK, et al. Noninvasive detection of HER-2 amplification with plasma DNA digital PCR. Clin Cancer Res, 2013, 19(12): 3276-3284.

[10] Gourd E. Pyrotinib shows activity in metastatic breast cancer. Lancet Oncol, 2017, 18(11): e643.

[11] Jordan NV, Bardia A, Wittner BS, et al. HER2 expression identifies dynamic functional states within circulating breast cancer cells. Nature, 2016, 537

(7618):102-106.

[12] Micsik T, Kiszler G, Szabó D, et al. Computer aided semi-automated evaluation of HER2 immunodetection—a robust solution for supporting the accuracy of anti HER2 therapy. Pathol Oncol Res, 2015, 21(4):1005-1011.

[13] Perez EA, Barrios C, Eiermann W, et al. Trastuzumab emtansine with or without pertuzumab versus trastuzumab plus taxane for human epidermal growth factor receptor 2-positive, advanced breast cancer: primary results from the phase Ⅲ MARIANNE study. J Clin Oncol, 2017, 35(2):141-148.

[14] Radziuviene G, Rasmusson A, Augulis R, et al. Automated image analysis of HER2 fluorescence in situ hybridization to refine definitions of genetic heterogeneity in breast cancer tissue. Biomed Res Int, 2017, 2017(4785):1-11.

[15] Saura C, Garcia-Saenz JA, Xu B, et al. Safety and efficacy of neratinib in combination with capecitabine in patients with metastatic human epidermal growth factor receptor 2-positive breast cancer. J Clin Oncol, 2014, 32(32):3626-3633.

[16] Stoetzer OJ, Fersching DM, Salat C, et al. Prediction of response to neoadjuvant chemotherapy in breast cancer patients by circulating apoptotic biomarkers nucleosomes, DNAse, cytokeratin-18 fragments and survivin. Cancer Lett, 2013, 336(1):140-148.

[17] von Minckwitz G, Procter M, de Azambuja E, et al. Adjuvant pertuzumab and trastuzumab in early HER2-positive breast cancer. N Engl J Med, 2017, 377(2):122-131.

[18] Wolff AC, Hammond MEH, Allison KH, et al. Human epidermal growth factor receptor 2 testing in breast cancer: American Society of Clinical Oncology/College of American Pathologists Clinical Practice Guideline focused update. J Clin Oncol, 2018, 5:JCO2018778738.

[19] Xu BH, Jiang ZF, Chua D, et al. Lapatinib plus capecitabine in treating HER2-positive advanced breast cancer: efficacy, safety, and biomarker results from Chinese patients. Chin J Cancer, 2011, 30(5):327-335.

[20] Yang L, Zhang Z, Li J, et al. A decision tree-based prediction model for fluorescence in situ hybridization HER2 gene status in HER2 immunohistochemistry 2+ breast cancers: a 2538-case multicenter study on consecutive surgical specimens. J Cancer, 2018, 9(13):2327-2333.

第二十二章

乳腺癌的分子分型及临床意义

随着分子生物学技术的应用和诊疗手段的不断提高,乳腺癌的基础及临床研究已取得了长足的进步,早期乳腺癌的检出率和治愈率不断提高,患者的死亡率逐渐下降。乳腺癌是一类在分子水平上具有高度异质性的疾病,组织学形态相同的肿瘤,其分子遗传学改变可能不尽相同,导致肿瘤治疗和预后的差别。在过去的几十年中,形态学分类一直是乳腺癌最主要的分类方法,并为临床治疗提供了可靠的依据。传统的临床分期对预测肿瘤复发转移具有较高的参考价值,是临床较为成熟的风险评估指标。但随着人类生物医学进入分子水平时代,乳腺癌的传统形态学分类已不能完全适应其临床诊断和精准治疗的发展需求。近年来,通过基因表达谱分析并结合患者的预后,对乳腺癌进行了基因层面的分子分型。乳腺癌分子分型是传统乳腺癌组织学分型的重要补充,为探讨肿瘤的异质性奠定了理论基础,同时也为患者的预后评估及个体化精准治疗提供了重要依据。

第一节 乳腺癌分子分型概述

2000年,Perou等首先提出了乳腺癌分子分型的概念,他们运用包含8 102个基因的cDNA芯片对42例乳腺肿瘤患者的65份标本进行了基因表达谱分析。根据基因表达谱的异同,肿瘤被分为两个大的分子聚类:ER阳性和ER阴性两组。ER阳性组的基因表达特征类似于乳腺管腔上皮细胞,因此被称为腔面型(luminal subtype)。ER阴性组乳腺癌不表达或低表达ER及相关的共表达基因,可进一步分为HER-2过表达型(HER-2 overexpression subtype)、基底样型(basal-like subtype)、正常乳腺样型(normal breast-like subtype)。HER-2过表达型高表达erbB2及相关的共表达基因,并存在HER-2蛋白的过表达;基底样型高表达正常乳腺基底或肌上皮细胞相关基因,并表达基底型角蛋白,如CK5/6和CK17等。2003年,Sorlie等又将腔面型进一步分为腔面A型和腔面B型。

不同分子亚型的乳腺癌预后存在显著性差异,HER-2过表达型和基底样型预后较差,腔面型和正常乳腺样型预后较好。正常乳腺样型在后续的研究中显示可重复性较差,推测可能是样本质量欠佳而导致的人工假象。故目前公认的乳腺癌分子分型主要包括4种类型,即腔面A型、腔面B型、HER-2过表达型和基底样型。其临床与组织病理学特征详见表22-1。

乳腺癌分子分型的金标准是基因表达谱芯片分析,因其需要新鲜组织,技术复杂,成本昂贵,在临床应用中难以推广普及。为了构建一个既能很好反映基因表达谱分型,又能与临床预后密切相关,且技术简单易行的分型系统,为此研究者做了大量有关免疫组化(IHC)分型的探讨和研究。2011年,在St. Gallen国际乳腺癌大会上,众多专家对乳腺癌分子分型进行了重新讨论,根据IHC和(或)荧光原位杂交法(FISH)检测癌组织中ER、PR、HER-2与Ki-67的蛋白表达或基因扩增,将乳腺癌划分为4种分子亚型,即腔面A型[ER阳性和(或)PR阳性,HER-2阴性]、腔面B型[ER阳性和(或)PR阳性,HER-2阳性]、HER-2过表达型[ER阴性,PR阴性,HER-2阳性]、基底样型(三阴性型)[ER阴

第二十二章　乳腺癌的分子分型及临床意义

表 22-1　乳腺癌 4 类分子分型的临床与组织病理学特征

分子分型	基因表达谱	免疫表型	治疗策略
腔面 A 型	ER 和（或）PR 基因高表达，增殖相关基因低表达，HER-2 基因无过度表达	ER 阳性和（或）PR 阳性，HER-2 阴性，Ki-67 增殖指数较低，且 PR 高表达	内分泌治疗
腔面 B 型	ER 和（或）PR 基因高表达，增殖相关基因高表达，部分病例 HER-2 基因高表达	腔面 B（HER-2 阴性）：ER 阳性和（或）PR 阳性，HER-2 阴性，Ki-67 增殖指数较高或 PR 低表达 腔面 B（HER-2 阳性）：ER 阳性和（或）PR 阳性，HER-2 阳性，Ki-67 任何水平	内分泌治疗±细胞毒化疗 细胞毒化疗+内分泌治疗+抗 HER-2 治疗
HER-2 过表达型	ER 和 PR 基因无过度表达，HER-2 基因高表达	ER 阴性，PR 阴性，HER-2 阳性	细胞毒化疗+抗 HER-2 治疗
基底样型	ER、PR、HER-2 基因均无过度表达，EGFR 等基底样基因高表达	ER 阴性，PR 阴性，HER-2 阴性，CK5/6 阳性和（或）EGFR 阳性	细胞毒化疗

注：Ki-67 表达高低的判定值在不同的病理中心而不同，可统一采用 14% 作为判断 Ki-67 高低的界值；同时，以 20% 作为 PR 表达高低的判定界值，可进一步区分腔面 A 型和腔面 B 型（HER-2 阴性）。

性，PR 阴性，HER-2 阴性］。

　　该共识采用了 2009 年 Cheang 等的研究结果，以"14%"作为 Ki-67 增殖指数的临界值，≤14% 为腔面 A 型，>14% 为腔面 B 型。随后，有研究根据 ER、PR 表达水平和 Ki-67 增殖指数，将腔面 A 型中 PR 蛋白表达≤20% 或 Ki-67 表达>20% 的病例归入腔面 B 型中。2013 年《St. Gallen 国际乳腺癌治疗专家共识》与 2015 年《中国抗癌协会乳腺癌诊治指南与规范》对腔面型乳腺癌的分类已采用上述观念。腔面 A 型特指 ER/PR 阳性且 PR 高表达、HER-2 阴性，且 Ki-67 低表达的乳腺癌。而腔面 B 型包括两类：①ER 阳性，HER-2 阳性，任何 Ki-67 和 PR；②ER 阳性，HER-2 阴性，Ki-67 高表达，或 PR 阴性或低表达。

　　根据上述指南定义，HER-2 过表达型和基底样型（三阴性型）乳腺癌从临床病理角度均能较好区分，而对于腔面型亚型的划分一直存在较大争议。鉴于此，2015、2017 年《St. Gallen 国际乳腺癌治疗专家共识》对乳腺癌分子分型进一步细化（表 22-2），将 ER/PR 及 Ki-67 的表达、肿瘤负荷，以及肿瘤分

表 22-2　乳腺癌分子分型（St. Gallen 2015, 2017）

临床分型	备注[a]
三阴性	ER、PR 和 HER-2 均阴性
HR 阴性和 HER-2 阳性	《ASCO/CAP 指南》
HR 阳性和 HER-2 阳性	《ASCO/CAP 指南》
HR 阳性和 HER-2 阴性	ER 和（或）PR≥1%*
HR 阳性率高、低增殖活性、低肿瘤负荷（更倾向腔面 A 型）	多基因检测结果提示预后"好"[b]；高 ER/PR 以及低 Ki-67**，少或无淋巴结转移（N0-3），肿瘤较小（T1-2），肿瘤分级低
中度	多基因检测结果提示中度复发风险；复发风险、肿瘤对内分泌治疗及化疗的反应性均不明确
受体阳性率低、高增殖活性、高肿瘤负荷（更倾向腔面 B 型）	多基因检测结果提示预后"差"；低 ER/PR 以及高 Ki-67**，多个淋巴结转移（>3 枚阴性），肿瘤组织学分级高（Ⅲ级），肿瘤较大（T3）

注：a：基底样型与 HER-2 过表达型乳腺癌可仅通过基因组学分析归类定义。b：多基因检测在临床病理低危病例（pT1a, pT1b, pN0, ER 高表达，肿瘤组织学分级为Ⅰ级）中的价值有限。*：ER 阳性率为 1%～9% 时还存在争议，对这部分患者单用内分泌治疗可能效果欠佳。**：Ki-67 高低的界定应根据各实验室的具体情况确定标准。例如，某实验室 HR 阳性患者中位 Ki-67 为 20%，那么 30% 可认为高，而 10% 则认为低。

级均纳入腔面型的划分。最终，乳腺癌专家小组认为激素受体（HR）阳性率高、低增殖活性、低肿瘤负荷以及肿瘤分级低（Ⅰ～Ⅱ级）更倾向于腔面A型；相反，HR阳性率低、高增殖活性、高肿瘤负荷以及肿瘤分级高（Ⅲ级）更倾向于腔面B型。而对于ER/PR阳性率为1%～9%以及Ki-67增殖指数临界的患者，肿瘤分子亚型的划分以及对内分泌治疗或化疗的反应仍存在争议。

关于乳腺癌分子分型的研究还在不断深入，不同的分子分型方法相继被提出。国际乳腺癌分子分型联盟在2012年发表了2 000例乳腺癌基因组和转录组的研究成果，根据乳腺癌拷贝数变化、表达谱以及生存差异，将乳腺癌分为10个分子亚型。Ciriello等根据拷贝数变化和突变谱系分析，将腔面A型进一步分为至少5个亚型（1q/16q模式、拷贝数静默模式、Chr8相关模式、高拷贝数模式和混合型），不同亚型具有不同的分子特征，预后也存在一定的差异。ER、PR和HER-2均不表达的三阴性乳腺癌是乳腺癌分子研究的热点。目前，三阴性乳腺癌分子分型的主要研究包括内在PAM50亚型、低紧密连接蛋白Claudin-low亚型、Lehmann 7类分型、Burstein 4类分型和Metzger-Filho 6类分型等。

Lehmann等根据386例三阴性乳腺癌（TNBC）的表达谱分析结果，将TNBC进一步分为7个亚型：基底样型1（basal-like 1，BL1）、基底样型2（basal-like 2，BL2）、免疫调节型（immunomodulary，IM）、间充质型（mesenchymal，M）、间充质干细胞型（mesenchymal stem-cell，MSL）、雄激素依赖型（luminal androgen receptor，LAR）和不稳定的集群。BL1亚型大量富集细胞周期相关基因和DNA损伤修复途径基因，提示肿瘤的高增殖活性。25%的散发性乳腺癌有DNA修复缺陷，主要是当双链DNA断裂发生时同源重组修复基因缺陷，与BRCA1或BRCA2基因突变携带者的遗传缺陷类似，统称为BRCAness亚型。BL2亚型特异性富含EGF、MET及IGF-1R等生长因子信号转导途径基因。研究结果还显示，BL1型TNBC高表达DNA损伤反应基因，对顺铂的疗效更好；M型对PI3K/mTOR抑制剂更为敏感，对非选择性Src抑制剂达沙替尼也具有较好的疗效；LAR型表达雄激素受体（AR），对AR阻断剂及PI3K抑制剂治疗敏感。Masuda等对130例经新辅助治疗的TNBC患者进行回顾性分析，结果显示，上述TNBC分子分型与新辅助治疗病理完全缓解（pCR）状态密切相关。其中BL1型pCR最高（52%），BL2型及LAR型则最低（分别为0与10%）。BL1型pCR高与该型BRCA突变率高相关，基于铂类药物的化疗与PARP抑制剂对BRCA基因突变的TNBC具有较好的疗效及敏感性。

Burstein等通过基因组分析将TNBC分为4个亚型：腔面/雄激素受体型（luminal/androgen receptor，LAR）、间充质型（mesenchyal，MES）、基底样/免疫抑制型（basal-like/immune-suppressed，BLIS）和基底样/免疫激活型（basal-like/immune activated，BLIA）。该研究还确定了上述4种亚型中各自特异性生物标记及潜在治疗靶点。LAR亚型中主要包括MUC-1、AR，以及一些雌激素相关基因；MES亚型中主要包括一些重要的生长因子，如IGF-1等；BLIS亚型中低表达一些控制抗原呈递、免疫细胞分化及交流等相关分子，同时特异性表达各种SOX家族转录因子等；BLIA亚型中高表达STAR转录因子介导的信号通路等。在上述4种分子亚型中，BLIS预后最差，而BLIA预后最好。AR抑制剂在LAR亚型中具有较好的临床疗效。TNBC中虽然免疫组化ER阴性，这里的ER特指ER-α，而在部分LAR亚型中检测到ER-β或G蛋白耦合受体（GPCR），提示传统的内分泌治疗也可能对部分LAR亚型的TNBC有效。

Metzger-Filho等综合基因表达谱、分子标记与BRCA突变状态将TNBC分为6种亚型：基底样型、BRCA相关性亚型、CK和EGFR高表达亚型、Claudin-low亚型、免疫系统亚型和其他不同组织病理亚型。

上述各研究中不同分子亚型的分类存在一定交叉，但又有所不同。不同分子亚型的生物学特性及对不同的化疗、靶向治疗也呈现不同的敏感性。目前，临床上对TNBC的常用治疗靶点及药物主要包括抗血管生成药物（如贝伐珠单抗）、PARP抑制剂（如奥拉帕尼）、抗EGFR抑制剂（如西妥昔单抗）、PI3K/AKT/mTOR通路抑制剂（如依维莫斯）、抗雄激素治疗（如比卡鲁胺和恩杂鲁胺）。除此之外，TNBC的其他潜在治疗靶点，包括细胞周期检查点激酶1、Src家族激酶、组蛋白去乙酰化酶等，虽然在体外实验、动物实验，以及早期临床试验显示上述靶点相关抑制剂具有抗肿瘤活性，但在TNBC中的疗效尚不确切，需要更多临床试验提供循证医学的证据。

第二节 乳腺癌分子分型的流行病学

不同分子分型的乳腺癌发生率在不同国家及种族不同,生活方式、社会经济状况也会影响各分子亚型的发生率。美国加利福尼亚州肿瘤登记中心数据显示,白种女性4种分子亚型乳腺癌(腔面A型、腔面B型、HER-2过表达型和三阴性型)构成比分别为73.8%、10.7%、4.8%、10.7%;而非洲裔美国黑种人女性乳腺癌的上述4种分子亚型构成比分别为56.0%、13.1%、7.1%、23.8%;西班牙裔美国女性乳腺癌的上述4种分子亚型构成比分别为62.6%、13.3%、8.4%、15.7%;亚洲裔美国女性乳腺癌的上述4种分子亚型构成比分别为65.5%、14.3%、9.5%、10.7%。中国乳腺癌多中心临床流行病学研究发现,中国女性腔面A型、腔面B型、HER-2过表达型和三阴性乳腺癌构成比分别为54.5%、14.0%、8.8%、22.7%。另一项研究结果与上述研究相似,显示亚洲女性乳腺癌中HER-2阳性型的比例明显高于西方国家的女性。

第三节 基底样型乳腺癌

基底样型乳腺癌(basal-like breast cancer,BLBC)占所有乳腺癌的12%~25%,其具有一定的形态学和免疫表型特征,不表达ER、PR和HER-2,属于三阴性乳腺癌,但不同程度表达基底型角蛋白(CK5/6、CK14和CK17等)、肌上皮标记(P63、SMA等)和EGFR等。该类乳腺癌由于缺乏相应靶点,不能进行内分泌治疗及靶向治疗。目前这类乳腺癌的治疗主要为化疗,但治疗效果欠佳,患者的早期局部复发和远处转移率较高,无病生存率和总生存率较低,预后较差。

早在1970年,BLBC已开始逐渐被认识,当时将其界定为一种显示肌上皮分化的乳腺癌。在随后的几十年中,不同学者分别用不同的名称对这组肿瘤的临床病理学特征及生物学行为进行了报道。2000年,随着乳腺癌分子分型的提出,BLBC因具有独特的临床病理学特征和预后意义而成为乳腺癌临床和病理研究的热点之一。

一、BLBC的界定标准

BLBC是从乳腺癌分子分型中衍生出来的一种乳腺癌亚型,最初是由基因表达谱分析确定,然而基因芯片研究因技术复杂、成本昂贵,难以在临床病理诊断中推广应用,故大多数研究中的BLBC是从免疫组化水平界定的。关于如何从免疫组化水平确定BLBC,文献中曾存在较多的争议。目前,国际上比较公认的免疫组化界定标准参照CK/TN分类中对BLBC的定义,即ER、PR、HER-2均阴性的三阴性乳腺癌,且CK5/6和(或)EGFR阳性。与基因表达谱确定的基底样型相比,其灵敏度和特异度分别为76%和100%。

二、BLBC的临床病理特征

(一)临床特征

BLBC占所有乳腺癌的12%~25%,具有一定的种族和年龄分布特征。Carey等研究显示,绝经前非洲裔美国女性乳腺癌患者中BLBC所占比例达40%,显著高于绝经后的非洲裔女性(14%)和非非洲裔美国女性(16%),提示BLBC的发生可能存在一定的种族及年龄差异。国内有关BLBC的报道显示,绝经前与绝经后女性BLBC所占比例分别为17.4%和17.0%。BLBC平均发病年龄47~55岁,大宗病例报道显示BLBC的发病年龄显著低于其他各亚型。组织学上,BLBC多呈高级别,大多为淋巴结阴性,临床分期不晚,但易早期发生血道转移,肺、脑转移率较高。

(二)组织病理学特征

BLBC具有独特的容易识别的形态学特征:

①多为低分化的浸润性导管癌,组织学分级多为Ⅲ级。②组织学结构,癌细胞多呈推挤性或膨胀性生长;肿瘤细胞呈弥漫或实性片块排列,缺乏腺管结构;肿瘤周边和(或)癌细胞巢周围常有丰富的淋巴细胞和浆细胞浸润,可见中央性坏死、无细胞区或纤维瘢痕带,形成缎带样结构。③细胞学形态,癌细胞具有明显的多形性和异型性,核呈高级别、空泡状,核仁明显,核分裂象多见,常见鳞状细胞及梭形细胞化生,有时可出现透明细胞和基底样细胞。

三、BLBC的形态学谱系

BLBC是由基因表达谱确定的乳腺癌亚型,是一组显示基底样型基因表达谱和免疫表型特征乳腺癌的总称,具有广泛的形态学谱系,包括传统组织学分类的多种乳腺癌亚型,如浸润性导管癌,非特殊类型(invasive ductal carcinoma, not other specified, IDC-NOS)、髓样癌、化生性癌、分泌性癌、低级别纤维瘤病样梭形细胞和腺样囊性癌等。IDC-NOS是BLBC中最常见的组织学类型,占BLBC的68.4%~86.0%,以中央坏死性乳腺癌为典型的形态学代表。12%~50%的髓样癌具有基底样免疫表型。基因表达谱研究发现,髓样癌与BLBC具有相似的基因表达谱特征,30%~75%的化生性癌、5.4%~7.69%的浸润性小叶癌(ILC)亦可显示基底样表型。肌上皮癌和腺样囊性癌多为三阴性乳腺癌,亦可表达基底型CK。少数其他组织学类型的乳腺癌亦可显示基底样表型,如浸润性微乳头状癌。

采用浸润性导管癌中相同的免疫组化界定标准,也可从导管原位癌(DCIS)中区分出基底样型。8%~10%的DCIS具有基底样型形态学(高核分级、粉刺样坏死和致密淋巴细胞浸润)和免疫表型特征(CK5/6、CK14和EGFR阳性,ER、PR和HER-2/neu阴性)。基底样型DCIS是否为基底样型IDC-NOS的前驱病变,是否具有相同的分化途径,基底样型DCIS进展为浸润性癌的比例是否不同于非基底样型DCIS,目前尚无一致结论。

四、BLBC的免疫表型

BLBC为ER、PR和HER-2三阴性乳腺癌,以表达基底样型角蛋白(CK5/6、CK14、CK17等)为典型免疫表型特征,但大多数同时表达腔面型角蛋白(CK8、CK18)。CK5/6被认为是识别BLBC最有用的标记,并在常规诊断中广泛使用。EGFR表达与基底样型的关系已经明确,CK5/6阳性乳腺癌经常伴有EGFR的共表达。多数研究表明,CK5/6和EGFR是BLBC最特异的标记,但灵敏度较低,为55%~76%。CK14、CK17在BLBC中亦有较高的表达率,并认为是BLBC相对特异的标记,但多数文献对它们的特异性和敏感性探讨较少。由此可见,目前BLBC缺乏特异性强、敏感性高的分子标记,寻找BLBC新的特异性诊断和预后标记成为一个新的研究方向。最近,Ray等整合了文献中已报道的11组基因表达谱研究的数据,共包括2 073例乳腺癌基因芯片的分析结果显示,发现BLBC中FOXC1的表达水平显著高于其他亚型,FOXC1的过表达与基底样型呈显著正相关,并从mRNA及蛋白质水平验证了这一结果。他们还提出采用ER、PR、HER-2均阴性,FOXC1阳性来界定BLBC,并发现用这4个标记定义的BLBC较ER、PR、HER-2均阴性,CK5/6和(或)CK14阳性界定的BLBC能更好地预测患者预后及临床结局。

五、BLBC的预后和治疗

BLBC具有高度侵袭性的生物学行为,易早期发生血道转移,无病生存率和总生存率均较低。多项研究显示,BLBC的无病生存率和总生存率低于其他亚型;BLBC具有特定的转移模式,常缺乏淋巴结转移,容易早期发生血道转移,肺、脑转移率高,而肝、骨转移率相对低。

目前,临床上对BLBC仍采用传统的治疗手段,但疗效较差。由于其ER、PR、HER-2表达常阴性,缺乏有效的靶向治疗的靶点,对内分泌治疗、常规化疗(包括传统化疗和新辅助化疗)及靶向治疗均不敏感。因此,BLBC的治疗至今仍是个非常棘手的临床问题。寻找可能对BLBC治疗有效的药物或潜在靶向治疗的靶点,成为解决其治疗问题的关键。许多靶向化疗药物(如PARP-1抑制剂等)逐渐被尝试运用到BLBC的治疗中。PARP抑制剂已被批准用于伴有BRCA1/2基因(胚系或体细胞)突变的复发/难治性卵巢浆液性癌。近来研究显示,PARP抑制剂如奥拉帕尼和rucaparib,也可用于伴有"BRCAness"三阴性乳腺癌的治疗。"BRCAness"是指BRCA1、BRCA2基因突变,以及与DNA损伤相关的同源重组、DNA修复及染色体重塑相关的基因改变。约15%

的乳腺癌患者存在同源重组相关的基因改变,提示对PARP抑制剂治疗敏感。文献报道的其他分子靶点还包括PI3K/AKT通路、CD117(c-Kit)、EGFR、转化生长因子-β2(TGF-β2)、基质金属蛋白酶14(MMP14)、TM4SF1等。随着分子遗传学研究的发展,将有可能为BLBC提供越来越多的治疗选择。

综上所述,BLBC是乳腺癌分子分型概念提出后受到广泛关注的乳腺癌亚型。ER、PR和HER-2三阴性,CK5/6、CK14、CK17和(或)EGFR阳性是目前使用最多的判定标准。BLBC具有一定的形态学特征,包括肿瘤细胞推挤性或膨胀性生长,分化差,高级别核,大量核分裂象,常可见中央性或地图样坏死。BLBC预后差,容易早期发生血道转移,总体生存率较低。目前,对BLBC仍缺乏有效的标准治疗方案,因此寻求治疗BLBC患者的分子靶向药物及潜在治疗靶点成为当务之急。随着分子遗传学研究的不断深入,将有可能为BLBC的治疗提供越来越多的选择。

第四节 腔面型乳腺癌

一、腔面型乳腺癌的临床与组织病理学特征

腔面型乳腺癌是一组在基因表达谱上高表达ER、PR基因的乳腺癌。尽管均为ER阳性,腔面型乳腺癌的预后和复发风险不尽相同。根据其他基因表达的不同,腔面型乳腺癌可分为腔面A型和腔面B型两大类。腔面A型乳腺癌高表达ER基因,同时伴有其他一些雌激素诱导基因,如LIV21、雌激素相关基因GATA结合蛋白3、XBP1,以及编码CK8/CK18的KRT8/KRT18基因等表达上调,并出现特征性的survivin、ACAA1、ACOX1基因表达下调。腔面B型乳腺癌区分于腔面A型最主要的基因表达谱特征是高表达GGH、LAPTMB4、NSEP1和CCNE1等增殖相关基因,部分病例可高表达HER-2基因。根据基因表达和免疫表型的不同,腔面B型乳腺癌可分为两种类型:①ER和(或)PR阳性、HER-2阳性的"三阳性"乳腺癌;②ER和(或)PR阳性,HER-2阴性,Ki-67高增殖指数。由于腔面A型乳腺癌的预后明显好于腔面B型,治疗策略也有差别,因此两者的正确区分具有重要的临床意义(表22-3)。

表22-3 腔面型乳腺癌临床与组织病理学特征

特征	腔面A型	腔面B型	
		HER-2阴性	HER-2阳性
组织学分级	G1或G2级	G3或G2级	G3或G2级
免疫表型	ER阳性和(或)PR阳性,HER-2阴性,Ki-67增殖指数较低,且PR高表达	ER阳性和(或)PR阳性,HER-2阴性,Ki-67增殖指数较高或PR低表达	ER阳性和(或)PR阳性,HER-2阳性,Ki-67增殖指数可任何水平
分子遗传学	核型较简单,16q缺失,PIK3CA基因突变	核型较复杂,遗传学的不稳定性较高	核型较复杂,遗传学的不稳定性较高
Oncotype DX分类	低风险	中-高风险	中-高风险
预后	预后相对较好	预后相对较差	预后相对较差
治疗策略	内分泌治疗	内分泌治疗±细胞毒化疗	细胞毒化疗+内分泌治疗+抗HER-2治疗

注:Ki-67高低表达的判定值在不同病理中心可能不同,可统一采用14%作为判断Ki-67高低的界值;同时,以20%作为PR表达高低的判定界值,可进一步区分腔面A型和腔面B型(HER-2阴性)。

腔面A型乳腺癌是一类恶性程度相对较低的乳腺癌,增殖指数低,复发和转移风险也相对较低。在组织学分级上,腔面A型乳腺癌多为Scarff-Bloom-Richardson分级的1级或2级。黏液癌、小管癌、浸润性筛状癌和浸润性小叶癌等预后较好的浸润性癌多表现为腔面A型。免疫表型上,腔面A型乳腺癌强表达ER和PR,缺乏HER-2过度表达,Ki-67增殖指数较低。分子遗传学上,腔面A型乳腺癌大多核型较简单,可伴有16q缺失和PIK3CA基因突变等。2017年《St. Gallen国际乳腺癌治疗专家共识》对腔面A型乳腺癌推荐使用内分泌治疗,可不加用细胞毒化疗。但共识也指出,需结合淋巴结状态和其他危险因素制订治疗策略。

"三阳性"腔面B型乳腺癌约占所有乳腺癌的10%。"三阳性"乳腺癌可不同程度表达ER和PR,Ki-67增殖指数一般较高。在组织学分级上,腔面B型乳腺癌多为Scarff-Bloom-Richardson分级的3级或2级。免疫表型方面,可不同程度地表达ER、PR多为弱表达或阴性,HER-2阳性,Ki-67增殖指数较高。分子遗传学上,腔面B型乳腺癌大多核型较复杂,遗传学的不稳定性也高于腔面A型。与腔面A型乳腺癌相比,腔面B型乳腺癌的预后相对较差。研究表明,腔面B型的10年生存率(79%)明显低于腔面A型(92%)。2017年《St. Gallen国际乳腺癌治疗专家共识》对"三阳性"腔面B型乳腺癌推荐联合使用细胞毒化疗、内分泌治疗和抗HER-2靶向治疗。研究表明,"三阳性"乳腺癌的内分泌治疗效果差于腔面A型,而ER低表达的"三阳性"乳腺癌抗HER-2靶向治疗的效果好于ER高表达的"三阳性"乳腺癌,推测原因可能是HER-2基因信号通路和ER基因信号通路互相作用所致。

ER和(或)PR阳性、HER-2阴性的腔面B型乳腺癌与腔面A型乳腺癌的最大区别在于增殖活性的高低。在日常工作中,主要以Ki-67增殖指数的高低来反映肿瘤的增殖活性。然而,迄今为止仍缺乏Ki-67增殖指数评估的统一标准,Ki-67增殖指数评估结果的一致性和可重复性较低。用来判断腔面型乳腺癌治疗和预后的Ki-67增殖指数临界值文献报道高低不一,大部分为10%~20%。2009年Cheang等结合临床预后和基因表达谱研究,以"14%"作为Ki-67增殖指数的临界值来区分ER和(或)PR阳性、HER-2阴性的腔面A型与腔面B型,Ki-67指数≤14%为腔面A型,Ki-67指数>14%为腔面B型。2011年的《St. Gallen国际乳腺癌治疗专家共识》采用了该研究成果,以Ki-67增殖指数及14%的临界值来区分ER和(或)PR阳性、HER-2阴性的腔面A型和腔面B型。随后,又有研究根据激素蛋白ER、PR表达水平和Ki-67增殖指数,将腔面A型中PR蛋白表达≤20%或Ki-67表达>20%的病例归入腔面B型。对此类腔面B型乳腺癌推荐使用内分泌治疗和(或)细胞毒化疗。《St. Gallen国际乳腺癌治疗专家共识》同时指出,ER和(或)PR阳性、HER-2阴性的腔面B型乳腺癌是否采用化疗及采取哪种化疗方案,可能取决于激素受体表达的水平、淋巴结等其他危险因素的评估和患者自身的意愿。

二、腔面型乳腺癌的多基因表达谱预测系统

随着分子生物学技术的迅速发展,DNA微阵列等新技术的应用,乳腺癌的基因表达谱得到深入研究。多基因表达谱预测系统已被用来更准确地预测早期乳腺癌患者的预后和对治疗的反应。目前,应用比较广泛的多基因表达谱预测系统主要有MammaPrint(包含70个基因的预测系统)、Oncotype DX、基因组分级(genomic grading)、PAM50基因表达技术、创伤信号、乳腺癌指数(breast cancer index,BCI)和EndoPredict乳腺癌复发风险预测分析等。上述几种预测系统中所包括的基因组成极少存在重复,但都是针对ER阳性、HER-2阴性和淋巴结阴性或仅少数淋巴结有转移的早期乳腺癌(主要为腔面A型,少数为腔面B型)的预后预测。根据不同模型的预测结果,高危患者需要联合化疗,而低危患者则可仅采用内分泌治疗。部分模型预测结果还包括中危患者,则需根据其临床病理特征具体分析。上述早期乳腺癌的多基因表达谱预测系统中检测的基因组成、对检测样本的要求、检测结果分型以及临床应用价值等可参见表22-4。

腔面型乳腺癌的多基因表达谱预测系统是目前相对最为成熟的多基因分析体系。Oncotype DX是获得美国FDA认证的一个包含21个基因的多基因检测系统,主要应用于预测ER阳性、淋巴结阴性或1~3个淋巴结阳性的腔面型乳腺癌复发的可能性和对化疗的反应。该多基因检测体系已被纳入《NCCN乳腺癌临床实践指南》和《St. Gallen国际乳腺癌治疗专家共识》,为ER阳性、淋巴结阴性或1~3个淋巴结阳性的临床Ⅰ~Ⅱ期腔面型乳腺癌患者

表 22-4 常用的早期乳腺癌多基因表达谱预测系统

名称	基因组成	临床应用价值	检测样本要求/检测方法	分类
Oncotype DX	21 基因（16 个乳腺癌相关基因和 5 个参考基因）	预测化疗获益可能性与内分泌治疗后乳腺癌复发风险，主要用于 ER 阳性、HER-2 阴性、淋巴结阴性乳腺癌，该检测现已扩展至少数淋巴结转移的乳腺癌患者	FFPE/RT-PCR	3 分类：低危（RS<18）、中危（RS 18~30）、高危（RS≥31）
MammaPrint	70 基因（首次确立的乳腺癌预后预测多基因检测分析）	预测乳腺癌复发风险及是否需联合化疗，主要用于 ER 阳性、淋巴结阴性乳腺癌，该检测现已扩展至少数淋巴结转移的乳腺癌患者	Fresh or FFPE/microarray	2 分类：低危和高危
PAM50 (Prosigna)	50 基因（50 个乳腺癌相关基因和 8 个参考基因）	预测乳腺癌 10 年复发风险，主要用于 ER 阳性、淋巴结阴性且行内分泌治疗的乳腺癌患者	FFPE/RT-PCR（应用 Nanostring 检测平台及分析系统）	3 分类：低危、中危、高危
乳腺癌指数 (BCI)	联合分子分级指数 (MGI, 5 个增殖相关基因) 和 2 个基因表达比例 (HOXB13:IL17BR)	预测 ER 阳性、淋巴结阴性乳腺癌的远处复发转移风险，预测延长内分泌治疗（>5年）的获益情况	FFPE/RT-PCR	2 分类：低危和高危
EndoPredict	11 基因（8 个乳腺癌相关基因和 3 个参考基因）	预测 ER 阳性、HER-2 阴性且淋巴结阴性乳腺癌的远处转移及晚期复发风险	FFPE/RT-PCR	2 分类：低危和高危；可结合肿瘤大小、淋巴结转移状态共同评分

提供了术后是否需要辅助治疗的重要参考。Oncotype DX 多基因预测体系在乳腺癌石蜡包埋组织中采用 qRT-PCR 方法对 21 个基因表达进行检测，得出复发风险评分（recurrence score，RS），并根据 RS 的高低，将 ER 阳性、淋巴结阴性或 1~3 个淋巴结阳性的腔面型乳腺癌分为低（RS<18）、中（RS 18~30）、高（RS≥31）3 个风险组。RS 高风险组的乳腺癌患者复发的风险较高，但对化疗的反应相对较好，可采用内分泌治疗联合化疗。RS 低风险组的乳腺癌患者复发的风险较低，从化疗中获益的可能性较低，因此可单用内分泌治疗。2008 年，Oncotype DX 多基因预测体系在报告中又增加了采用 qRT-PCR 法检测所得的 ER、PR、HER-2 的评分。qRT-PCR 法检测 ER、PR 与免疫组化法比较，阳性结果的一致率较高；而 qRT-PCR 法检测 HER-2 与免疫组化及 FISH 法比较，阳性结果的符合率文献报道高低不一。

分子表达的基因谱无疑会显著提高我们对乳腺癌异质性的认识，并在个体化治疗中发挥积极的指导作用。但由于缺乏形态学确认，这些检测可能包含有肿瘤细胞，以及送检组织中的炎症反应两方面的信息，目前多基因表达谱预测系统仍只能作为传统的临床病理指标的辅助参考依据。现有的多基因表达谱预测系统的基本原理大多在于检测两个最重要的肿瘤预后指标，即肿瘤负荷（包括肿瘤大小、淋巴结转移情况）和肿瘤增殖状态。近期有研究表明，基于免疫反应基因和间质相关基因的多基因分析系统，对高增殖指数的 ER 阳性腔面型乳腺癌和三阴性乳腺癌的预后和治疗反应有预测作用。

三、腔面型乳腺癌的分子遗传学研究进展

腔面 A 型乳腺癌是一组最具异质性的分子亚型。通过对多项研究中 1 000 余例腔面 A 型乳腺癌的基因表达谱数据分析，根据 DNA 拷贝数变化可将腔面 A 型乳腺癌进一步分为 5 个亚类，即 1q/16q 模式（1q 获得和 16q 丢失）、拷贝数静默（CN-Quiet）

模式(几乎均为二倍体)、Chr8 相关模式(8p 丢失和 8q 获得)、高度拷贝数变异(copy number high, CNH)模式(常包括多个区域拷贝数变异,常伴有 MYC 基因扩增)和混合型,各亚型构成比例分别为 38.6%、11.5%、13.3%、9.0%和 27.6%。通过对腔面 A 型乳腺癌体细胞突变分析显示,最常见的高频突变(>10%)基因有 PIK3CA、GATA3、MAP3K1 和 TP53。其中 PIK3CA 和 GATA3 突变常见于 CN-Quiet 和 1q/16q 亚类;MAP3K1 突变更常见于 Chr8 相关亚类,尤其是同时伴有 16p 获得和 16q 丢失的乳腺癌;而 TP53 基因突变更常见于 CNH 亚类。与其他亚类相比,CNH 亚类预后最差。由此可见,腔面 A 型乳腺癌虽属于内分泌治疗敏感性肿瘤,但其中部分患者单纯内分泌治疗可能还不足够,需要同时采取与化疗结合的综合治疗。

另有研究表明,乳腺癌中可出现 PI3K/AKT/mTOR 信号转导通路的异常。该信号转导通路位于生长因子受体酪氨酸激酶的下游,对细胞的生长增殖起着非常重要的作用。20%~40%的乳腺癌中可伴有 PI3K/AKT/mTOR 信号转导通路组成基因 PIK3CA 的突变,在 ER 阳性腔面型乳腺癌中尤为常见。发生 PIK3CA 基因突变的腔面型乳腺癌大多为腔面 A 型,淋巴结转移率低,预后也相对较好。该信号转导通路中 mTOR 基因的活化与腔面型乳腺癌(主要为腔面 B 型)对内分泌治疗疗效不佳和出现耐药反应相关,因此联合使用抗 mTOR 药物有可能增进内分泌治疗的疗效。近期随机Ⅲ期临床试验表明,内分泌治疗后疾病进展的 ER 阳性乳腺癌,与联合安慰剂相比,联合应用抗 mTOR 药物可显著延缓乳腺癌的进展,该方案已获 FDA 批准。随着分子遗传学研究的进展,将有可能为腔面型乳腺癌治疗提供越来越多的"新靶点"。

第五节　HER-2 过表达型乳腺癌

一、HER-2 过表达型乳腺癌的临床病理特征

HER-2 过表达型乳腺癌高表达位于染色体 17q 区的 HER-2 相关基因,包括人类表皮生长因子受体-2(HER-2/erbB2/neu)和生长因子受体结合蛋白 7 基因(GRB-2)。该型乳腺癌占所有乳腺癌的 10%~20%,是一类恶性程度较高的乳腺癌,容易发生淋巴结转移,复发转移率高,预后较差。组织学上多为浸润性导管癌、Ⅲ级及多形性小叶癌等,常伴有粉刺样坏死。免疫表型上,HER-2 过表达型乳腺癌显示 ER 和 PR 阴性,存在 HER-2 蛋白的过度表达,Ki-67 增殖指数多较高。FISH 或显色原位杂交(chromogenic in situ hybridization, CISH)检测存在 HER-2 基因扩增。2017 年《St. Gallen 国际乳腺癌治疗专家共识》对 HER-2 过表达型乳腺癌推荐使用抗 HER-2 靶向治疗(曲妥珠单抗)和细胞毒化疗。但共识也指出,需结合淋巴结状态和其他危险因素制订治疗策略。

靶向治疗药物曲妥珠单抗(赫赛汀)的出现极大地改善了 HER-2 过表达型乳腺癌患者的预后,几乎所有相关临床试验均证实曲妥珠单抗辅助治疗可明显延长 HER-2 阳性型乳腺癌患者(包括早期及晚期乳腺癌)的总生存期(OS)与无进展生存期(DFS)。目前,《中国抗癌协会乳腺癌诊治指南与规范》(2015 版)中国专家小组已达成共识,原发浸润灶>1.0 cm 且 HER-2 阳性时,推荐使用曲妥珠单抗;原发肿瘤在 0.5~1.0 cm 时,也可考虑使用;推荐曲妥珠单抗的使用时间为 1 年。而对直径<0.5 cm 浸润性癌,并不推荐应用曲妥珠单抗。

二、HER-2 检测结果的判断标准

HER-2 检测是乳腺癌抗 HER-2 靶向治疗的必要前提。因此,正确检测和评定 HER-2 蛋白表达和基因扩增状态对乳腺癌的临床治疗和预后判断至关重要。根据《中国乳腺癌 HER-2 检测指南》(2014 版)与《ASCO/CAP 乳腺癌 HER-2 检测指南》(2013 版),HER-2 检测包括 IHC 检测 HER-2 蛋白表达或 ISH 检测 HER-2 基因扩增。常规的 HER-2 检测流程一般是先行 IHC 检测。IHC(3+)为 HER-2 阳性;IHC(0)和(1+)为 HER-2 阴性;IHC(2+)为 HER-2 不确定病例,需进一步应用 ISH 进行 HER-2 基因扩增状态检测。HER-2 检测结果的判断标准一般参考我国《乳腺癌 HER-

检测指南》(2014版),或美国临床肿瘤学会/美国病理学家协会(ASCO/CAP)《乳腺癌HER-2检测指南》(2013版)。

(1) IHC判读标准:>10%的浸润性癌细胞出现强而完整均匀的细胞膜着色,判定为HER-2(3+);>10%的浸润性癌细胞呈现不完整和(或)弱至中等强度的细胞膜着色,或≤10%浸润性癌细胞呈现强而完整的细胞膜着色,则判定为HER-2(2+)(不确定);>10%的浸润性癌细胞呈现不完整、微弱的细胞膜染色,则判定为HER-2(1+);无染色或≤10%的浸润性癌细胞呈现不完整、微弱的细胞膜染色,则判定为HER-2(0)。

(2) FISH判读标准:①双探针ISH,HER-2/CEP17(17号染色体着丝粒)比值≥2.0和(或)HER-2平均拷贝数/每个细胞核≥6.0,FISH结果判定HER-2阳性;HER-2/CEP17比值<2.0,且HER-2平均拷贝数/每个细胞核为≥4.0且<6.0,则判定为不确定;HER-2/CEP17比值<2.0,且平均HER-2拷贝数/每个细胞核<4.0时,为HER-2阴性。需要注意的是,对于HER-2/CEP17比值≥2.0,HER-2平均拷贝数/每个细胞核<4.0的病例是否应该视为ISH阳性目前尚存一定争议。建议对这部分病例在报告中加以备注,提示目前的争议,建议临床医生参考IHC检测结果并与患者进行必要的沟通。②单探针ISH,肿瘤细胞平均HER-2拷贝数<4.0为无扩增;肿瘤细胞平均HER-2拷贝数/细胞≥6.0为扩增。扩增细胞应均质、连续,且占浸润性癌的10%以上。平均HER-2拷贝数/细胞在4~6为不确定。若众多HER-2信号连接成簇时可不计数,直接视为基因扩增。HER-2免疫组化及双探针原位杂交检测判断标准分别见图22-1与图22-2。

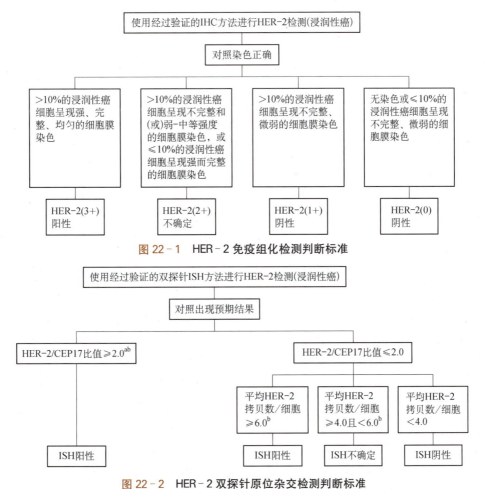

图22-1 HER-2免疫组化检测判断标准

图22-2 HER-2双探针原位杂交检测判断标准

注:a:对于HER-2/CEP17比值≥2.0,但平均HER-2拷贝数/细胞<4.0的病例是否应该视为FISH阳性目前尚存争议,建议对这部分病例在报告中加以备注,提示目前的争议,建议临床医生参考IHC检测结果并与患者进行必要的沟通;b:见于均质、连续的浸润性癌细胞,且占浸润性癌的10%以上。

2018年5月30日，ASCO/CAP发布了新版《乳腺癌HER-2检测指南》。该指南对5个方面的内容进行了更新：①免疫组化HER-2(2+)重新定义为>10%的浸润性癌细胞呈现弱-中等完整的细胞膜着色。②原发性乳腺癌空芯针穿刺活检HER-2检测为阴性的病例，切除标本需重新进行HER-2检测。③若HER-2/CEP17比值≥2.0，HER-2平均拷贝数/每个细胞核<4.0，需结合免疫组化结果进行评估。若免疫组化HER-2为(3+)，则ISH判定为阳性。若免疫组化HER-2为(2+)，需另外一位观察者重新进行ISH计数。如重新计数的结果仍然是HER-2/CEP17比值≥2.0，HER-2平均拷贝数/每个细胞核<4.0，则ISH判定为HER-2阴性；如另一位观察者计数时判读为另一种ISH结果，需根据内部程序确定最终分类。若免疫组化HER-2为(1+)或0，则ISH结果判读为阴性，并增加必要的备注。④若HER-2平均拷贝数/每个细胞核≥6.0，HER-2/CEP17比值<2.0，需结合免疫组化结果进行评估。若免疫组化HER-2为(3+)，则ISH判定为阳性；若免疫组化HER-2为(2+)，需另外一位观察者重新进行ISH计数。如重新计数的结果仍然是HER-2平均拷贝数/每个细胞核≥6.0，HER-2/CEP17比值<2.0，则ISH判定为阳性；如另一位观察者计数时判读为另外一种ISH结果，需根据内部程序确定最终分类。若免疫组化HER-2为(1+)或0，则ISH结果判读为阴性，并增加必要的备注。⑤若HER-2平均拷贝数/每个细胞核≥4且<6.0，HER-2/CEP17比值<2.0时，需结合免疫组化结果进行评估。若免疫组化HER-2为(3+)，则ISH判定为阳性。若免疫组化HER-2为(2+)，需另外一位观察者重新进行ISH计数。如重新计数的结果仍然是HER-2平均拷贝数/每个细胞核≥4且<6.0，HER-2/CEP17比值<2.0，则ISH判定为阴性，需增加适当备注；如另一位观察者计数时判读为另外一种ISH结果，需根据内部程序确定最终分类。若免疫组化HER-2为(1+)或0，则ISH结果判读为阴性，并增加必要备注。目前，ASCO/CAP发布的《乳腺癌HER-2检测指南》(2018版)尚未在国内推广应用，我国乳腺癌HER-2检测结果的判读标准仍参照《中国乳腺癌HER-2检测指南》(2014版)与《ASCO/CAP乳腺癌HER-2检测指南》(2013版)。

三、HER-2基因异质性及结果评估

随着HER-2检测的广泛开展，许多新问题也随之出现。HER-2表达的异质性日益引起重视。2009年ASCO/CAP发布了有关HER-2基因异质性的指南，作为2007版HER-2检测指南的补充。该指南将HER-2基因异质性定义为：仅5%~50%的浸润性癌细胞表现为双探针HER-2/CEP17>2.2或者单探针HER-2>6.0个信号/细胞。为了准确判断乳腺癌中是否存在HER-2的异质性，判断结果时首先应仔细观察整张切片或使用IHC确定可能存在HER-2扩增的区域，再随机选择细胞核大小一致、DAPI染色均一、细胞核无重叠、双色信号清晰的至少20个细胞进行评分。如果出现HER-2基因的异质性，应在FISH报告中注明不同细胞群(>10%)的计数值(包括计数的细胞总数、HER-2拷贝数、CEP17数值、HER-2/CEP17比值)，并报告扩增细胞群占所有浸润癌细胞的比例。需要强调的是，即使存在异质性，但只要扩增细胞连续、均质，且占浸润性癌10%以上，就应明确报告为ISH阳性。虽然HER-2基因异质性的临床意义目前仍不明确，但它可导致IHC与ISH检测、原发灶与转移灶、穿刺标本与手术切除标本的检测结果不一致。

Houssami等对26项研究中2 520例乳腺癌患者进行复发转移灶与原发灶的HER-2状态比对，结果显示其不一致率达5.5%，远处转移又较淋巴结转移的不一致率高，分别为9.6%和4.2%，从阳性变阴性与从阴性变阳性的概率无明显差异。导致这种不一致的原因，除了肿瘤异质性，也有可能受检测条件等多种因素的影响。此外，在复发性或转移性乳腺癌、新辅助化疗后乳腺癌中均应再次检测HER-2蛋白和基因情况，以观察有无出现表型的改变。

有关17号染色体倍体数对HER-2检测结果的影响也是近年来研究的热点。所谓的17号染色体多体可导致免疫组化(2+)或(3+)而FISH无扩增或低扩增的情况。反之，17号染色体单体可能是免疫组化0~(2+)而FISH出现扩增的主要原因。因此，越来越多的学者认为HER-2基因拷贝数对HER-2有无扩增的判断更为重要。在FISH报告中，除注明HER-2/CEP17(17号染色体着丝粒)比值外，还需注明HER-2拷贝数和CEP17数值，并

给予必要的解释说明,提醒临床医生与患者进行沟通是否选用靶向治疗。

四、HER-2基因检测的临床意义

HER-2在乳腺癌的预后判断、疗效预测中起着极为重要的作用,也是乳腺癌治疗中一个完美的分子靶点,准确可靠的 HER-2 检测可确保乳腺癌患者得到理想的治疗。HER-2 阳性状态是选择曲妥珠单抗治疗的重要指标。HER-2 免疫组化结果阳性(3+)或 FISH 检测存在 HER-2 基因扩增的浸润性乳腺癌患者,可选择曲妥珠单抗靶向治疗。另外,HER-2 也是目前公认的一个乳腺癌的重要预后/预测因子。研究显示,HER-2 过表达/扩增与乳腺癌患者无病生存期和总生存期短相关,多因素生存分析显示,HER-2 是乳腺癌复发和总生存期的独立预后因素。HER-2 阳性状态亦可预测乳腺癌对常规治疗的反应情况。HER-2 过表达型乳腺癌通常对蒽环类、紫杉类药物的化疗相对敏感,但对内分泌治疗、CMF 方案的化疗相对耐药。

(喻 林 柏乾明 周晓燕)

参考文献

[1] 皋岚湘,杨光之,丁华野,等.基底细胞样型浸润性乳腺癌病理形态观察.中华病理学杂志,2008,37(2):83-87.

[2] 刘慧,范钦和,李霄.BLBC 的临床病理特点和预后意义.中华病理学杂志,2009,38(5):316-322.

[3] 中国抗癌协会乳腺癌专业委员会.中国抗癌协会乳腺癌诊治指南与规范(2015 版).中国癌症杂志,2015,25(9),692-754.

[4] Baehner FL, Achacoso N, Maddala T, et al. Human epidermal growth factor receptor 2 assessment in a case-control study: comparison of fluorescence in situ hybridization and quantitative reverse transcription polymerase chain reaction performed by central laboratories. J Clin Oncol, 2010,28(28):4300-4306.

[5] Barnes PJ, Boutilier R, Chiasson D, et al. Metaplastic breast carcinoma: clinical-pathologic characteristics and HER2/neu expression. Breast Cancer Res Treat, 2005,91:173-178.

[6] Baselga J, Campone M, Piccart M, et al. Everolimus in postmenopausal hormone-receptor positive advanced breast cancer. N Engl J Med, 2012,366(6):520-529.

[7] Bertucci F, Finetti P, Cervera N, et al. Gene expression profiling shows medullary breast cancer is a subgroup of basal breast cancers. Cancer Res, 2006,66:4636-4644.

[8] Bossuyt V, Fadare O, Martel M, et al. Remarkably high frequency of EGFR expression in breast carcinomas with squamous differentiation. Int J Surg Pathol, 2005,13:319-327.

[9] Bryan BB, Schnitt SJ, Collins LC. Ductal carcinoma in situ with basal-like phenotype: a possible precursor to invasive basal-like breast cancer. Mod Pathol, 2006,19:617-621.

[10] Burstein MD, Tsimelzon A, Poage GM, et al. Comprehensive genomic analysis identifies novel subtypes and targets of triple-negative breast cancer. Clin Cancer Res, 2015,21(7):1688-1698.

[11] Carey LA, Perou CM, Livasy CA, et al. Race, breast cancer subtypes, and survival in the Carolina Breast Cancer Study. JAMA, 2006,295(21):2492-2502.

[12] Carter MR, Hornick JL, Lester S, et al. Spindle cell (sarcomatoid) carcinoma of the breast: a clinicopathologic and immunohistochemical analysis of 29 cases. Am J Surg Pathol, 2006,30:300-309.

[13] Chang HY, Nuyten DS, Sneddon JB, et al. Robustness, scalability, and integration of a wound-response gene expression signature in predicting breast cancer survival. Proc Natl Acad Sci USA, 2005,102(10):3738-3743.

[14] Cheang MC, Chia SK, Voduc D, et al. Ki67 index, HER2 status, and prognosis of patients with luminal B breast cancer. J Natl Cancer Inst, 2009,101(10):736-750.

[15] Ciriello G, Sinha R, Hoadley KA, et al. The molecular diversity of luminal A breast tumors. Breast Cancer Res Treat, 2013,141(3):409-420.

[16] Clarke CA, Keegan TH, Yang J, et al. Age-specific incidence of breast cancer subtypes: understanding the black-white crossover. J Natl Cancer Inst, 2012,104(14):1094-1101.

[17] Coates AS, Winer EP, Goldhirsch A, et al. Tailoring therapies — improving the management of early breast cancer: St. Gallen International Expert Consensus on the Primary Therapy of Early Breast Cancer 2015. Ann Oncol, 2015,26(8):1533-1546.

[18] Curigliano G, Burstein HJ, Winer E, et al. De-escalating and escalating treatments for early-stage breast cancer: the St. Gallen International Expert

Consensus Conference on the primary therapy of early breast cancer 2017. Ann Oncol, 2017, 28(8): 1700-1712.

[19] Curtis C, Shah SP, Chin SF, et al. The genomic and transcriptomic architecture of 2,000 breast tumours reveals novel subgroups. Nature, 2012, 486(7403): 346-352.

[20] Dabbs DJ, Klein ME, Mohsin SK, et al. High false-negative rate of HER2 quantitative reverse transcription polymerase chain reaction of the Oncotype DX test: an independent quality assurance study. J Clin Oncol, 2011, 29(32): 4279-4285.

[21] Dunne B, Lee AH, Pinder SE, et al. An immunohistochemical study of metaplastic spindle cell carcinoma, phyllodes tumor and fibromatosis of the breast. Hum Pathol, 2003, 34: 1009-1015.

[22] Ellis MJ, Lin L, Crowder R, et al. Phosphatidylinositol-3-kinase alpha catalytic subunit mutation and response to neoadjuvant endocrine therapy for estrogen receptor positive breast cancer. Breast Cancer Res Treat, 2010, 119(2): 379-390.

[23] Filipits M, Rudas M, Jakesz R, et al. A new molecular predictor of distant recurrence in ER-positive, HER2-negative breast cancer adds independent information to conventional clinical risk factors. Clin Cancer Res, 2011, 17(18): 6012-6020.

[24] Fulford LG, Reis-Filho JS, Ryder K, et al. Basal-like grade III invasive ductal carcinoma of the breast: patterns of metastasis and long-term survival. Breast Cancer Res, 2007, 9: R4.

[25] Geyer FC, Rodrigues DN, Weigelt B, et al. Molecular classification of estrogen receptor-positive luminal breast cancers. Adv Anat Pathol, 2012, 19(1): 39-53.

[26] Goldhirsch A, Winer EP, Coates AS, et al. Personalizing the treatment of women with early breast cancer: highlights of the St. Gallen International Expert Consensus on the Primary Therapy of Early Breast Cancer 2013. Ann Oncol, 2013, 24(9): 2206-2223.

[27] Goldhirsch A, Wood WC, Coates AS, et al. Strategies for subtypes — dealing with the diversity of breast cancer: highlights of the St. Gallen International Expert Consensus on the Primary Therapy of Early Breast Cancer 2011. Ann Oncol, 2011, 22(8): 1736-8447.

[28] Hicks DG, Short SM, Prescott NL, et al. Breast cancers with brain metastases are more likely to be estrogen receptor negative, express the basal cytokeratin CK5/6, and overexpress HER2 or EGFR. Am J Surg Pathol, 2006, 30: 1097-1104.

[29] Houssami N, Macaskill P, Balleine RL, et al. HER2 discordance between primary breast cancer and its paired metastasis: tumor biology or test artefact? Insights through meta-analysis. Breast Cancer Res Treat, 2011, 129(3): 659-674.

[30] Hu Z, Fan C, Oh DS, et al. The molecular portraits of breast tumors are conserved across microarray platforms. BMC Genomics, 2006, 27(7): 96.

[31] Ivshina AV, George J, Senko O, et al. Genetic reclassification of histologic grade delineates new clinical subtypes of breast cancer. Cancer Res, 2006, 66(21): 10292-10301.

[32] Kim MJ, Ro JY, Ahn SH, et al. Clinicopathologic significance of the basal-like subtype of breast cancer: a comparison with hormone receptor and HER2/neu-overexpressing phenotypes. Hum Pathol, 2006, 37: 1217-1226.

[33] Lehmann BD, Bauer JA, Chen X, et al. Identification of human triple-negative breast cancer subtypes and preclinical models for selection of targeted therapies. J Clin Invest, 2011, 121(7): 2750-2767.

[34] Lehmann BD, Pietenpol JA. Identification and use of biomarkers in treatment strategies for triple-negative breast cancer subtypes. J Pathol, 2014, 232: 142-150.

[35] Leibl S, Gogg-Kammerer M, Sommersacher A, et al. Metaplastic breast carcinomas: are they of myoepithelial differentiation? Immunohistochemical profile of the sarcomatoid subtype using novel myoepithelial markers. Am J Surg Pathol, 2005, 29: 347-353.

[36] Lin CY, Ström A, Li Kong S, et al. Inhibitory effects of estrogen receptor beta on specific hormone-responsive gene expression and association with disease outcome in primary breast cancer. Breast Cancer Res, 2007, 9(2): R25.

[37] Livasy CA, Karaca G, Nanda R, et al. Phenotypic evaluation of the basal-like subtype of invasive breast carcinoma. Mod Pathol, 2006, 19: 264-271.

[38] Loi S, Haibe-Kains B, Majjaj S, et al. PIK3CA mutations associated with gene signature of low mTORC1 signaling and better outcomes in estrogen receptor-positive breast cancer. Proc Natl Acad Sci USA, 2010, 107(22): 10208-10213.

[39] Maisonneuve P, Disalvatore D, Rotmensz N, et al. Proposed new clinicopathological surrogate definitions of luminal A and luminal B (HER2-negative) intrinsic breast cancer subtypes. Breast Cancer Res, 2014, 16(3): R65.

[40] Masuda H, Baggerly KA, Wang Y, et al. Differential response to neoadjuvant chemotherapy among 7 triple-negative breast cancer molecular subtypes. Clin Cancer Res, 2013, 19: 5533-5540.

[41] Mateo J, Ong M, Tan DS, et al. Appraising iniparib,

[42] Ma XJ, Salunga R, Dahiya S, et al. A five-gene molecular grade index and HOXB13: IL17BR are complementary prognostic factors in early stage breast cancer. Clin Cancer Res, 2008,14(9):2601-2608.

[43] Mayer IA, Abramson VG, Lehmann BD, et al. New strategies for triple-negative breast cancer—deciphering the heterogeneity. Clin Cancer Res, 2014, 20:782-790.

[44] Metzger-Filho O, Tutt A, de Azambuja E, et al. Dissecting the heterogeneity of triple-negative breast cancer. J Clin Oncol, 2012,30(15):1879-1887.

[45] Nielsen TO, Hsu FD, Jensen K, et al. Immunohistochemical and clinical characterization of the basal-like subtype of invasive breast carcinoma. Clin Cancer Res, 2004,10:5367-5374.

[46] O'Connor MJ. Targeting the DNA damage response in cancer. Mol Cell, 2015,60(4):547-560.

[47] Oh E, Choi YL, Park T, et al. A prognostic model for lymph node-negative breast cancer patients based on the integration of proliferation and immunity. Breast Cancer Res Treat, 2012,132(2):499-509.

[48] Ossovskaya V, Wang Y, Budoff A, et al. Exploring molecular pathways of triple-negative breast cancer. Genes Cancer, 2011,2(9):870-879.

[49] Paik S, Shak S, Tang G, et al. A multigene assay to predict recurrence of tamoxifen-treated, node-negative breast cancer. N Engl J Med, 2004,351(27):2817-2826.

[50] Paredes J, Lopes N, Milanezi F, et al. P-cadherin and cytokeratin 5: useful adjunct markers to distinguish basal-like ductal carcinomas in situ. Virchows Arch, 2007,450:73-80.

[51] Parker JS, Mullins MC, Cheang MC, et al. Supervised risk predictor of breast cancer based on intrinsic subtypes. J Clin Oncol, 2009,27(8):1160-1167.

[52] Perou CM, Sorlie T, Eisen MB, et al. Molecular portraits of human breast tumours. Nature, 2000, 406:747-752.

[53] Prat A, Cheang MC, Martin M, et al. Prognostic significance of progesterone receptor-positive tumor cells within immunohistochemically defined luminal A breast cancer. J Clin Oncol, 2013,31(2):203-209.

[54] Prat A, Parker JS, Karginova O, et al. Phenotypic and molecular characterization of the claudin-low intrinsic subtype of breast cancer. Breast Cancer Res, 2010,12:R68.

[55] Rakha EA, Green AR. Molecular classification of breast cancer: what the pathologist needs to know. Pathology, 2017,49(2):111-119.

[56] Rakha EA, Putti TC, Abd El-Rehim DM, et al. Morphological and immunophenotypic analysis of breast carcinomas with basal and myoepithelial differentiation. J Pathol, 2006,208:495-506.

[57] Ray PS, Bagaria SP, Wang JH, et al. Basal-like breast cancer defined by FOXC1 expression offers superior prognostic value: a retrospective immunohistochemical study. Ann Surg Oncol, 2011,18:3839-3847.

[58] Ray PS, Wang JH, Qu Ying, et al. FOXC1 is a potential prognostic biomarker with functional significance in basal-like breast. Cancer Res, 2010, 70(10):3870-3876.

[59] Reis-Filho JS, Milanezi F, Steele D, et al. Metaplastic breast carcinomas are basal-like tumours. Histopathology, 2006,49:10-21.

[60] Rodriguez-Pinilla SM, Sarrio D, Honrado E, et al. Prognostic significance of basal-like phenotype and fascin expression in node-negative invasive breast carcinomas. Clin Cancer Res, 2006,12(5):1533-1539.

[61] Ross JS. Human epidermal growth factor receptor 2 testing in 2010: does chromosome 17 centromere copy number make any difference? J Clin Oncol, 2010,28(28):4293-4295.

[62] Simpson PT, Reis-Filho JS, Gale T, et al. Molecular evolution of breast cancer. J Pathol, 2005,205:248-254.

[63] Song Q, Huang R, Li J, et al. The diverse distribution of risk factors between breast cancer subtypes of ER, PR and HER2: a 10-year retrospective multi-center study in China. PLoS One, 2013,8(8):e72175.

[64] Sorlie T, Perou CM, Fan C, et al. Gene expression profiles do not consistently predict the clinical treatment response in locally advanced breast cancer. Mol Cancer Ther, 2006,5:2914-2918.

[65] Sorlie T, Perou CM, Tibshirani R, et al. Gene expression pattern of breast carcinomas distinguish tumor subclasses with clinical implications. Proc Natl Acad Sci USA, 2001,98:10869-10874.

[66] Sorlie T, Tibshirani R, Parker J, et al. Repeated observation of breast tumor subtypes in independent gene expression data sets. Proc Natl Acad Sci USA, 2003,100(14):8418-8423.

[67] Steinman S, Wang J, Bourne P, et al. Expression of cytokeratin markers, ER-alpha, PR, HER-2/neu, and EGFR in pure ductal carcinoma in situ (DCIS) and DCIS with co-existing invasive ductal carcinoma (IDC) of the breast. Ann Clin Lab Sci, 2007,37:127-134.

[68] Tang P, Wang X, Schiffhauer L, et al. Expression patterns of ER-alpha, PR, HER-2/neu, and EGFR in different cell origin subtypes of high grade and non-high grade ductal carcinoma in situ. Ann Clin Lab Sci, 2006, 36: 137-143.

[69] Telli ML, Chang ET, Kurian AW, et al. Asian ethnicity and breast cancer subtypes: a study from the California Cancer Registry. Breast Cancer Res Treat, 2011, 127(2): 471-478.

[70] Tse CH, Hwang HC, Goldstein LC, et al. Determining true HER2 gene status in breast cancers with polysomy by using alternative chromosome 17 reference genes: implications for anti-HER2 targeted therapy. J Clin Oncol, 2011, 29(31): 4168-4174.

[71] Tse GM, Tan PH, Chaiwun B, et al. P63 is useful in the diagnosis of mammary metaplastic carcinomas. Pathology, 2006, 38: 16-20.

[72] Turner N, Tutt A, Ashworth A. Hallmarks of 'BRCAness' in sporadic cancers. Nat Rev Cancer, 2004, 4(10): 814-819.

[73] Vance GH, Barry TS, Bloom KJ, et al. Genetic heterogeneity in HER2 testing in breast cancer: panel summary and guidelines. Arch Pathol Lab Med, 2009, 133(4): 611-612.

[74] van't Veer MJ, He YD, van de Vijver LJ, et al. A gene-expression signature as a predictor of survival in breast cancer. N Eng J Med, 2002, 347: 1999-2009.

[75] West M, Blanchette C, Dressman H, et al. Predicting the clinical status of human breast cancer by using gene expression profiles. Proc Natl Acad Sci USA, 2001, 98: 11462-11467.

[76] Whitfield ML, Sherlock G, Saldanha AJ, et al. Identification of genes periodically expressed in the human cell cycle and their expression in tumors. Mol Biol Cell, 2002, 13(6): 1977-2000.

[77] Wolff AC, Hammond ME, Hicks DG, et al. Recommendations for human epidermal growth factor receptor 2 testing in breast cancer: American Society of Clinical Oncology/College of American Pathologists clinical practice guideline update. J Clin Oncol, 2013, 31(31): 3997-4013.

[78] Wolff AC, Hammond MEH, Allison KH, et al. Human epidermal growth factor receptor 2 testing in breast cancer: American Society of Clinical Oncology/College of American Pathologists clinical practice guideline focused update. Arch Pathol Lab Med, 2018, 30(5): doi: 10.5858 [Epub ahead of print].

第二十三章

乳腺癌的预测和预后指标

乳腺癌的预测和预后指标是一个传统的研究课题。随着新辅助治疗和辅助治疗模式的不断完善和进展,许多患者能够从系统性治疗中受益,表现为生存期的延长和生存质量的改善。然而,有一定数量的患者在承受系统性治疗毒副作用的同时,仅仅获得了有限的疗效。随着新的检测方法和预测、预后指标的不断涌现,研究者和临床工作者对乳腺癌的生物学行为和临床特征有了更深层次的认识,乳腺癌个体化治疗这一理念逐渐深入人心,并得到了空前的发展。病理学评估提供的资料能够为乳腺癌个体化治疗策略的制定提供重要的参考,不仅是目前为止最有效、最重要的疗效预测和预后评估手段,也在未来拥有广阔的发展前景。本章重点介绍乳腺癌病理评估中目前已公认或有发展潜力的疗效预测和预后评价指标。

第一节 预测指标和预后指标

预测指标(predictive factor)与预后指标(prognostic factor)是两个不同的概念。预测指标能够提供肿瘤对某一特定治疗敏感性的信息,用于预测某种治疗措施的疗效。此类指标通常为治疗的靶点或与治疗靶点的调控、表达、功能等有关的因子;预后指标能够提供患者预后判断的信息,用于评估患者疾病复发、转移、死亡等风险,并且不受治疗方法的影响。通常此类指标反映了肿瘤生长、侵袭和转移的潜力。举例来说,淋巴结转移状态是目前乳腺癌最重要的预后指标之一,较多的淋巴结转移意味着患者预后不良,但它并不能提供患者对某种系统性治疗敏感与否的信息。而激素受体水平则是预测乳腺癌患者对内分泌治疗反应性最理想的指标,但其预后价值目前尚未得到公认。

尽管概念有所不同,预测指标和预后指标同样在乳腺癌个体化治疗策略的制定,尤其是系统性治疗策略的制定中起至关重要的作用。以近年来发展越来越迅猛的新辅助治疗为例,治疗前通过空芯针穿刺获得预测指标的相关信息可以帮助我们选取合适的治疗用药和方案,以达到最佳的疗效(如病理完全缓解),避免不必要的不良反应;而治疗后通过手术标本获得的预后指标的相关信息可以帮助我们更好地评估患者(尤其是肿瘤残留的患者)的复发和转移风险,从而在后续的治疗中相应调整策略。因此,理想的预测及预后指标的检测和评估是乳腺癌个体化治疗的基石,理应得到基础研究者和临床工作者们足够的重视。

第二节 一般病理指标

肿瘤的大小、淋巴结转移情况及其组织病理学特征是目前乳腺癌病理评估中最常用的,也是普遍公认的 3 个预后指标。此外，组织学分级、脉管浸润、肿瘤坏死等也具有重要的预后价值。

一、肿瘤大小

肿瘤标本大小已被反复证明为乳腺癌最重要的预后指标之一。许多研究表明，乳腺癌患者生存期因肿块体积的不同而呈现出一种台阶式的改变：肿块越大，生存期越短。肿瘤的大小还与腋淋巴结转移以及远处转移的情况直接相关。Ⅰ期病例中，肿块<1 cm 的患者其 20 年无瘤生存率为 88%，而肿块为 1～2 cm 患者为 75%～80%。许多乳腺癌呈不对称生长，因此通常采用肿瘤的最大径来表示肿瘤的大小。正因为如此，Rosen 等认为不必要强调将完整无缺的肿瘤送病理科检查。但是，大体标本的测量应在显微镜下核实。由于肿瘤的导管内成分以及周围组织的反应性改变也会成为大体测量的一部分，而只有肿瘤浸润性部分才能作为镜下测量的对象，所以镜下测量对于评估肿瘤大小，尤其是<1 cm 的病灶十分重要。

二、腋淋巴结转移情况

腋淋巴结的转移与否及转移数量是乳腺癌最重要的预后指标之一。生存期、局部复发、复发时间、远处转移以及治疗失败都与腋淋巴结转移数目密切相关。腋淋巴结阴性患者 10 年无瘤生存率为 70%～80%，而腋淋巴结阳性者 10 年无瘤生存率则在 30% 以下，生存率随着阳性淋巴结数目的增多而降低。

腋清扫所获得的淋巴结数目变异极大，而获得淋巴结的数目越多，对预后的估计就越精确。目前建议病理医师至少应镜检 10 个淋巴结以了解其是否有转移。很多方法可以帮助我们获取更多的淋巴结标本，例如将巨检标本浸泡在特定的溶液中以去除脂肪。但这类操作非常繁琐费事，不适合常规应用。腋淋巴结镜检的结果一般根据预后由好到差将患者分作如下几组：无淋巴结转移、1～3 个淋巴结转移、4～9 个淋巴结转移，以及 10 个以上淋巴结转移。

习惯上将腋淋巴结转移灶<2 mm 称为微转移灶，它可以在常规的组织切片中发现，但有学者认为镜下发现的转移灶不及肉眼发现的淋巴结转移灶对预后的影响大。常规病理切片不能发现，而在连续切片或采用免疫组化法发现的淋巴结转移灶被称为隐性淋巴结转移灶，对其预后意义存在分歧。一部分研究认为隐性淋巴结转移会缩短患者无瘤生存期及总生存期，另一部分研究则不支持这一结果。从成本-效益分析来看，对所有的淋巴结都行连续切片或免疫组化测定以检测隐性淋巴结转移灶显然是不值得的。但近年来随着前哨淋巴结活检的开展，此类精确的检测手段也逐渐被列入前哨淋巴结的常规检测项目，从而更准确地推测腋窝淋巴结转移情况。

对淋巴结外浸润的预后价值目前也存在着一定的争议。淋巴结外浸润较常见于腋淋巴结有 3～4 个以上阳性的患者中。来自 MD Anderson 癌症中心的研究认为，在有 1～3 个淋巴结转移的乳腺癌患者中，若伴有淋巴结外浸润，则将有较高的复发率。但对于 4 个以上淋巴结阳性的病例，其预后价值可能不明显。其他一些研究也提示乳腺癌的淋巴结外浸润有不同程度的预后意义。

三、组织病理学类型

根据 WHO 乳腺肿瘤组织病理学分类法（表 23-1），乳腺癌可分为非浸润性癌及浸润性癌两大类。在浸润性癌中，导管癌较为常见，占 65%～80%。其余则被称为特殊类型癌。依据预后的好坏，又可将特殊类型癌分为预后良好、中等及预后不良 3 个亚类（表 23-2）。一旦病灶中有两个或两个以上的组织病理学类型共存，通常对其预后的评价取决于预后最差的那个成分。

表 23-1　WHO 乳腺肿瘤组织病理学分类

非浸润性癌	浸润性癌	
导管内癌 小叶原位癌	浸润性导管癌 有明显导管内成分的浸润性导管癌 浸润性小叶癌 浸润性小叶癌 黏液样腺癌 浸润性乳头状癌 腺管样癌 分泌性（幼年性癌） 有化生癌	富糖原癌 顶浆分泌癌 伴成骨样巨细胞癌 囊性高分泌癌伴浸润 富脂质癌 浸润性筛样癌 腺样囊性癌 伴内分泌分化的癌

表 23-2 乳腺癌病理分类与预后

预后良好的乳腺癌类型	预后中等的乳腺癌类型	预后不良的乳腺癌类型
腺管样癌、浸润性筛样癌、黏液样腺癌	髓样癌、浸润性小叶癌	化生(肉瘤样)癌、印戒细胞癌、炎性乳腺癌、富脂质性癌

(一) 非浸润性癌

非浸润性乳腺癌是指癌细胞局限于导管基膜内的浸润前期癌,其预后明显好于浸润性癌。乳腺的非浸润性癌按不同组织来源可分为导管原位癌以及小叶原位癌。导管原位癌可以因临床扪及肿块、乳腺钼靶检查发现异常钙化灶或者乳头溢液而被发现,有时可伴有乳头佩吉特病。导管原位癌又分为粉刺型、筛状型和乳头状型3种亚型。其中粉刺型的预后较其他两型差,局部切除后很容易复发。导管内癌如不经治疗,大部分会发展成浸润性癌,但其淋巴结转移率较低,仅为0.5%~1.5%。

小叶原位癌约占乳腺癌的1.5%,常在切片中偶然发现。50%~70%的小叶原位癌为多中心性,30%~40%为双侧性。镜下见小叶结构仍存在,但小叶及末梢导管内为癌细胞所充塞。小叶原位癌发展缓慢,预后良好。据统计,患者发生浸润性乳腺癌的概率每年约增加1%。但发生的浸润性癌可能并不在原先的手术部位,这说明小叶原位癌更像是浸润性乳腺癌的一个高危因素。因此,2017版NCCN指南已删除其诊断项下TisN0M0的分期,将其归为乳腺癌高危因素,而不是一种乳腺恶性疾病。

导管原位癌(DCIS)与小叶原位癌(LCIS)的特征比较见表23-3。

表 23-3 DCIS 与 LCIS 的特征比较

特征	DCIS	LCIS
表现	钼靶异常,偶尔表现为肿块,常为单灶性	偶然发现,常为多灶性
部位	导管	小叶
细胞大小	中~大	小
钙化灶	可有	常无
发展为浸润性癌的危险性	高	低
继发浸润性癌	同侧	同侧或对侧

(二) 浸润性导管癌

以往认为浸润性导管癌起源于乳腺导管的上皮组织而不是乳腺小叶。然而,目前普遍认为无论是导管癌还是小叶癌都来自于终末导管:小叶单位(TDLU)。尽管如此,WHO仍然根据习惯沿用此命名。此类型包括所有不符合特殊类型癌标准的原发性乳腺癌,因此该型的诊断采用的是排除法。

大体形态上,浸润性导管癌包含了一群形态不一但都具有一定程度间质反应的乳腺肿瘤,因为肿块较坚实,切开时有沙砾感,组织病理学上肿瘤细胞形成不同程度的导管结构或形成实质性巢状和索状结构向间质浸润。

(三) 浸润性小叶癌

临床上浸润性小叶癌病灶可能表现为一个肿块,与导管癌无法鉴别,也可能肿瘤难以触及而被漏诊或者使活检受到影响。约50%的浸润性小叶癌具有典型的病理学特征,由大量体积小、缺乏间质的细胞以弥散的方式向周围间质浸润或者形成单个条索状结构,其间可见正常的导管和小叶结构。变异型包括泡状型、多态型、印戒型和混合型。根据文献报道,典型的小叶癌与浸润性导管癌的预后无显著差异,但多数学者认为典型小叶癌较变异型,特别是多态型和印戒型的预后好。此外,浸润性小叶癌双侧乳腺癌概率较高,还具有较特殊的转移方式,胸膜、卵巢、胃、子宫以及脑膜等部位的转移常见。

(四) 特殊类型乳腺癌

特殊类型乳腺癌相对较少见,包括预后相对较好的腺管样癌、浸润性腺管小叶癌、浸润性筛样癌、黏液样腺癌、分泌型癌,以及预后相对不良的有化生的乳腺癌、印戒细胞癌、炎性乳腺癌、富脂质性癌、髓样癌等。

1. 预后良好的特殊类型乳腺癌

(1) 腺管样癌:约占所有乳腺癌的2%,占钼靶摄片发现病例的8%~20%。大多数腺管样癌的直径<1 cm,>2 cm者罕见。组织形态学上,它具有不规则排列的管样结构,并常形成向外凸起的轮廓。细胞的分化良好,周围有纤维间质。诊断腺管样癌必须有90%以上的肿瘤成分表现为管状结构,如果其他类型乳腺癌的成分>10%,则被称为混合型管样癌或变异型管样癌。腺管样癌的腋淋巴结转移率临床文献报道为0～25%。因此,当肿瘤>1 cm时,应行腋窝淋巴结清扫。腺管样癌的复发率是3%～10%,淋巴结有转移容易发生远处转移,但其生存超过浸润性导管癌。

(2) 浸润性腺管小叶癌:系一种兼有腺管样癌及浸润性小叶癌形态特征的特殊类型乳腺癌。通常与小叶原位癌并存。一项研究表明,多中心病灶的腺管小叶癌腋淋巴结转移及复发的概率大于单纯的腺管样癌。

(3) 浸润性筛样癌:具有一团团小而规则的上皮细胞形成的条索状和岛样结构。该类型乳腺癌的淋巴结转移率及肿瘤复发率明显低于浸润性导管癌。

(4) 黏液样腺癌:占所有乳腺癌的1%～6%,最常见于老年患者,黏液样腺癌多表现为一种切面呈凝胶样的肿块,镜下可见间质中有大量黏液,并有成簇分化尚好的肿瘤细胞漂浮于黏液湖中,此型的诊断要求细胞外黏液成分至少为50%。黏液样癌的腋淋巴结及远处转移率往往较低(4%～15%),且转移的发生较晚,预后明显好于一般的浸润性导管癌。

(5) 分泌型癌:此型较为罕见,多见于儿童。镜下表现为一个边界清晰的肿块。儿童的分泌型癌一般属于低度恶性的肿瘤,预后较好,但其腋淋巴结转移也有报道。成人此型极其罕见,且报道的随访结果不一致。

2. 预后不良的特殊类型乳腺癌

(1) 化生性癌:一组有组织异质性的肿瘤,由不同分化程度的上皮成分及间叶成分混合而成。通过细胞超微结构及免疫组化研究,大多数学者认为其中的肉瘤成分由上皮化生而来。有化生的乳腺癌占所有乳腺癌<0.5%,大多形成巨大的肿块。其上皮成分可以是导管癌、鳞癌或者两者都有。肉瘤成分通常为高度恶性的未分类肉瘤,其中可以有骨化生或软骨化生。梭形细胞癌是有化生的乳腺癌中恶性程度较低的一个亚型,它主要以梭型细胞为主,有时上皮成分仅能依靠免疫组化发现。多数学者认为,化生性乳腺癌倾向于局部复发及具有较高的远处转移率。

(2) 印戒细胞癌:它不列入WHO的乳腺癌分类中,故从文献中很难估计其发病情况。该类型可与浸润性腺管小叶癌并存。单纯的印戒细胞癌具有明显的侵袭性,且发生远处转移的部位较特殊。

(3) 炎性乳腺癌:占所有乳腺癌的1%～3%,且被认为是侵袭性最强的乳腺癌类型,发病年龄为绝经后略多。临床上此型表现为乳房皮肤红、肿、热、痛,以及厚度增加,犹如炎症改变,故而得名。其组织病理学特征为皮下淋巴管具有成簇癌细胞堵塞形成癌栓。炎性乳腺癌大部分为分化差的浸润性导管癌。临床上怀疑为炎性乳腺癌者必须进一步穿刺活检以证实,但是必须指出,并不是所有的病例都同时具有典型的临床及组织病理学改变。炎性乳腺癌的预后极差,大多数患者在诊断后5年内死亡,行综合治疗后5年生存率仅为25%～48%。

(4) 富脂质癌:属于一种罕见的高度恶性的乳腺癌。此型的特点是大体形态缺乏恶性肿瘤的特征,常易误诊。镜下瘤体由体积大且细胞质丰富的细胞组成,大多数文献报道的病例在发现肿瘤时已有淋巴结转移。

(5) 髓样癌:占乳腺癌的5%～7%,其典型的表现是一种边界清晰、质地软而均匀的肿块,与纤维腺瘤或乳内淋巴结不易区分。镜下特点为肿瘤的边界呈膨胀性生长而不是浸润性生长,由大量的低分化癌细胞组成的实质性条索相互吻合形成一个网状结构。以往曾认为髓样癌预后良好,但最近的几项研究表明,髓样癌的生存率不高于一般的导管癌。当然,判断标准的不同可能是影响研究结果的最重要原因。据国内4 396例乳腺癌的分析显示,髓样癌伴大量淋巴细胞浸润者预后较好,而无淋巴浸润者预后相对较差。

四、乳腺癌分级

肿瘤的分级与患者预后的关系早已引起肿瘤学家的重视。乳腺癌的分化程度与预后有着十分密切的关系,但各种分级标准的差异颇大。有的按细胞核的特征进行分级,有的按组织结构分级,也有将两者结合起来。

目前,最常用的核分级法是Black和Speer等创立而经过后人不断改进的改良Black核分级法。它包括4项细胞核的特征,将肿瘤细胞分为Ⅰ～Ⅲ级,级数越高分化程度越差(表23-4)。

表 23-4　Black 改良细胞核分级法

分级	核大小(与正常导管上皮细胞核比较)	核膜	染色质	核仁	核分裂数(/10 HP)
Ⅰ	相似或略大	圆,光滑	均质,细	不可见	0～1
Ⅱ	有 2 倍差异;大小基本一致,仅有少数变异	圆,光滑	均质,细	微小	2～5
Ⅲ	有 3 倍差异	不规则	深染,粗	巨大	5～10

乳腺癌的组织学分级包括了对浸润性癌生长方式和细胞特征的评估,目前较为流行的是 Nottingham 乳腺癌分级法。它评估了 3 个独立的肿瘤特征,主要从以下 3 个方面进行:①腺管形成的程度;②细胞核的多形性;③核分裂数。每个参数均有 3 个等级,将三者合计得出总分,分级越高肿瘤的分化越差。

在大多数病例中,组织病理学分级和细胞核分级可以同时进行。核分级法的主要优点是可用于所有类型的乳腺癌,包括特殊类型乳腺癌及导管原位癌;它还可以用于评估细胞学标本,如 FNA 涂片。而组织分级法只有在导管癌浸润部分存在时方能应用。

细胞核分级及组织学分级与 DNA 增殖指数和 DNA 倍体有关,分化好的乳腺癌增殖指数低,反之分化差的增殖指数高。利用流式细胞术证实二倍体乳腺癌常常分化好,而异倍体乳腺癌常常分化差。组织学分级和生长因子受体、癌基因产物的表达也有一定的关联,Ⅲ级乳腺癌常有上皮生长因子受体的表达,提示预后较差,某些癌基因产物如 HER-2 的表达也提示患者预后较差,常在Ⅲ级乳腺癌中出现。

总的来说,Ⅰ级乳腺癌较为少见,所以有人建议将Ⅰ级乳腺癌并入Ⅱ级,列入预后良好的一类,而Ⅲ级归为预后较差的一类。但这种分级的缺点是核分级为Ⅰ级的患者其良好的预后会被Ⅱ级患者相对一般的预后所掩盖。

目前,乳腺癌分级所存在的最大问题是评估的可重复性还不够理想,即存在观察者自身及观察者之间的不一致性。显然,现在所有的分级方法至少都包含一些主观成分,由此可影响评估的重复性。加强检测者的专业培训,以及不断改进方法将有助于解决这些问题。

五、其他组织病理学性质

(一)脉管浸润

脉管浸润是肿瘤淋巴管渗透和血管浸润的统称。有研究发现,腋淋巴结阴性的患者如伴有肿瘤的淋巴管渗透,其局部复发率及治疗的失败率增加,而这种不良的预后与是否存在隐性淋巴结转移无关。但也有研究报道,脉管浸润现象与腋淋巴结转移的情况密切相关,故认为它具有和区域淋巴结同样的预后价值。国外文献报道的癌细胞淋巴结浸润和血管浸润的发生率为 4%～50%,存在如此大差异的主要原因还是在于诊断标准的不一致。脉管浸润的诊断必须看到癌栓位于一个内衬内皮细胞的管腔中,而且需确认所在的脉管在肿瘤附近而不是其内部。此外,组织切片中由于固定不良产生的装饰物,以及肿瘤周围的间质反应都可能带来混淆。尽管有人提出通过免疫组化染色检测内皮细胞的标记可以区分脉管和乳腺导管结构,如检测层粘连蛋白、Ⅳ型胶原、Ⅷ因子相关抗原等,临床试用后效果并不满意。

(二)肿瘤坏死

有关肿瘤坏死在浸润性乳腺癌中预后意义的研究很多。癌组织伴有灶性坏死在乳腺癌尤其是组织分级较高的导管癌中较为常见。目前,大部分报道认为肿瘤坏死提示预后不良,但也有一部分研究不支持这一结论。

(三)癌间质

浸润性导管癌的间质成分所占比例个体差异很大。以往发现间质的含量及间质中有无弹力纤维存在或淋巴结细胞浸润可能与预后有关,但有关结论仍有争议。

(四)癌周边界

肿瘤以膨胀性生长为主,与周围组织分界清晰或有假包膜者预后好,反之则预后差。

第三节 内分泌受体

内分泌受体(ER、PR)的检测目前已成为原发性乳腺癌的一个标准评估手段。激素受体的存在提示乳腺上皮的增生仍受一定程度的调控。由于PR的表达也受雌激素的调节,故大多数PR阳性的乳腺癌其ER也为阳性。ER和PR的表达与乳腺癌的发病年龄相关,绝经后患者的受体阳性率明显高于绝经前患者。无论对于原发性乳腺癌还是转移性乳腺癌,ER及PR状态都能够预测内分泌治疗的疗效。因此,其检测对于内分泌治疗的使用而言,在临床实践中具有决定性的意义。近年来,在一系列新辅助化疗的研究中,内分泌受体(主要是ER及PR)也同样显示了在乳腺癌化疗疗效预测中的价值,ER阴性或ER和PR均阴性的乳腺癌对多种新辅助化疗方案敏感。一般来说,激素受体阳性的肿瘤分化较好,多呈双倍体,增殖分数较低,且发生内脏转移概率较低,对内分泌治疗敏感;而受体阴性的乳腺癌通常分化较差,异倍体多见,增殖分数较高,容易发生内脏及脑转移。

在浸润性乳腺癌中,对ER、PR对乳腺癌预后的评估价值近年来一直未能达成明确的共识。就目前的证据来看,至少在治疗后5～10年内,内分泌受体阴性(ER及PR阴性)的患者预后相对内分泌受体阳性[ER和(或)PR阳性]的患者较差。然而,其他一些研究指出,由于内分泌受体阴性患者相比受体阳性患者在辅助化疗中获益更多,因此其预后也有所改善。随着新的个体化化疗方案的不断改良,内分泌受体阴性乳腺癌的预后必然逐渐接近内分泌受体阳性乳腺癌。在DCIS中,ER、PR的价值仍存在一定的争议。许多研究表明,近70%的DCIS中ER表达阳性,并且ER阴性与较差的预后相关;然而考虑到ER阴性DCIS同样具有相对较高的细胞核分级,它并不是一个独立的预后预测因素。因此,美国临床肿瘤学会(ASCO)并不推荐ER作为DCIS患者预后预测,以及选择患者接受他莫昔芬内分泌治疗的指标。

近年来,随着新辅助化疗相关研究的进展,部分研究者提出ER、PR的状态可能在化疗前后发生变化,并且这一变化与患者预后相关。对于ER阳性肿瘤,在化疗后转变为ER阴性肿瘤后预后相对较差;而对于ER阴性肿瘤,在化疗后转变为ER阳性肿瘤后可能在内分泌治疗中获益。ER、PR的转变率在不同的文献中不尽相同(通常<20%),即使在ER、PR未发生转变的肿瘤,化疗仍能够对激素受体产生功能上的影响。目前,化疗对于激素受体的影响仍存在一定的争议,因此无论对于化疗前还是化疗后激素受体阳性的患者,内分泌治疗仍是标准的推荐。

第四节 肿瘤增殖分数

对于未经治疗的患者,较高的肿瘤增殖指数与较差的预后相关。目前有多种指标能够反映肿瘤的增殖活性,包括有丝分裂计数、胸腺嘧啶标记指数、溴脱氧尿苷标签、S期细胞比例的流式细胞分析、免疫组化测定(Ki-67、PCNA/cyclin),以及嗜银核仁组织体检测(AgNOR)等。目前最常规使用的方法是S期细胞比例的流式细胞分析以及免疫组化检测Ki-67。

一、流式细胞检测S期细胞比例

流式细胞分析是测定肿瘤细胞增殖指数的一种简单的方法,它可应用于石蜡标本及新鲜标本。许多研究证实,S期细胞比例是乳腺癌的一项独立预后指标,高S期细胞比例乳腺癌复发率明显升高。在部分新辅助化疗相关研究中,S期细胞比例高者总反应率和完全反应率也较高,因此S期细胞比例具有化疗疗效的预测价值。此外,某些研究还提示,经过化疗后重复检测 S 期细胞比例与化疗前比较存在不同程度的下降。

然而，本检测方法也存在着一定的缺陷。常规的流式细胞法检测 S 期细胞比例可能被多种因素，诸如标本的制备、仪器的异质性，以及结果分析的误差所干扰。此外，许多相关研究由于较小的样本量及不合理截值的设定而缺乏足够的说服力。由于在方法学上存在一定的难度，并且缺乏大量有说服力的证据，ASCO 并不推荐将流式细胞检测 S 期细胞比例或其他增殖标记作为评估患者转移复发风险的依据。

二、Ki-67 检测

目前，免疫组化检测肿瘤增殖指数越来越受临床工作者的重视。Ki-67、PCNA/cyclin、核分裂象、组蛋白 H3，以及 KiSI/拓扑异构酶等均是常用的检测指标。其中应用最广的是 Ki-67 检测。Ki-67 是目前最常用的反映肿瘤细胞增殖状况的标记，与肿瘤的发生、浸润、种植和转移过程相关，它存在于细胞周期 G1 后期、S 期、G2 期和 M 期，而在 G0 期细胞不表达。Ki-67 阳性表达率高，反映肿瘤细胞增殖活性强，恶性程度高，患者预后差。在乳腺癌中，肿瘤细胞中 Ki-67 表达被认为与细胞核分级、淋巴结转移、有丝分裂比率等密切相关。最早的 Ki-67 抗体主要应用于冷冻切片，而随着新抗体 MIB-1 的诞生，Ki-67 检测应用于石蜡标本也得到了稳定而可靠的结果。

Ki-67 表达对乳腺癌的诊断治疗及预后评价有重要的参考价值。一项包含 46 项研究（超过 12 000 例患者）的 Meta 分析指出，Ki-67 阳性的早期乳腺癌患者无论在淋巴结阳性（$HR=1.59$，95% CI：$1.35\sim1.87$）还是淋巴结阴性（$HR=2.31$，95% CI：$1.83\sim2.92$）亚组中均具有较高的复发转移风险。在新辅助化疗研究中，新辅助化疗前 Ki-67 水平对于化疗疗效具有预测意义。在一项由 Guarneri 主持的回顾性研究中，221 例局部晚期乳腺癌患者应用蒽环类＋紫杉类新辅助化疗方案后，病理完全缓解（pCR）率与新辅助化疗前肿瘤穿刺标本 Ki-67 水平显著相关（Ki-67＜15%：2.5%；Ki-67≥15%：9%；$P=0.03$）。许多其他研究也得出了类似结论，认为新辅助化疗前肿瘤高水平 Ki-67 患者相对低水平患者更有可能在新辅助化疗中受益。此外，对于新辅助化疗后残余肿瘤，Ki-67 指数也是显著的预后因子。有研究者检测并分析了 Ki-67 在新辅助化疗前后的变化以及患者预后，认为基于新辅助化疗后残余肿瘤 Ki-67 水平的预后预测模型明显优于基于新辅助化疗前 Ki-67 水平或新辅助化疗前后 Ki-67 水平变化所建立的预后预测模型。在许多文献的多因素分析中，新辅助化疗后残余肿瘤 Ki-67 是唯一独立的影响总生存率（OS）、无进展生存率（RFS）的因素。Ki-67 在新辅助化疗中的预后和预测价值见表 23-5。2011 年《St. Gallen 国际乳腺癌治疗专家共识》（简称 St. Gallen 共识）将 Ki-67 纳入乳腺癌分子分型，对腔面型（luminal 型）乳腺癌进行重新分组（表 23-6）。随着研究的不断深入，Ki-67 有望成为类似内分泌受体、HER-2 的重要分子标记，在乳腺癌疗效预测和预后判断方面确立其不可或缺的地位。

表 23-5 Ki-67 在乳腺癌新辅助化疗中的预测和预后意义

年代	作者	病例数	入选标准	化疗方案	Ki-67 变化（化疗前对比化疗后）	pCR 与 Ki-67（化疗前水平）	预后
1998	Honkoop	42	ⅢA/ⅢB 期	多西他赛少于 6 个疗程	—		(1) 化疗前：Ki-67 水平没有统计学意义 (2) 化疗后： 2 年 DFS：低 Ki-67 组为 64%，高 Ki-67 组为 20%（单因素分析 $P=0.03$，多因素分析 $P=0.008$） 2 年 OS：低 Ki-67 组为 82%，高 Ki-67 组为 50%（单因素分析 $P=0.08$，多因素分析无统计学意义）

续表

年代	作者	病例数	入选标准	化疗方案	Ki-67变化（化疗前对比化疗后）	pCR与Ki-67（化疗前水平）	预后
2003	Faneyte	50	T1-4N3M0	FEC 3周方案×3个疗程	—		无统计学意义
2004	Salomon	55	T2-4N0M0	CTF 4个疗程	—	pCR(%)：低Ki-67组为14%；高Ki-67组为41%（$P=0.03$）	无统计学意义
2005	Burcombe	118	T2-4N0-1	蒽环类6个疗程	中位值：24.9%对比18.1%（$P=0.02$）；中位减少值21.2%	Ki-67减少>76%与pCR相关（77.8%对比26.7%，$P<0.004$）；其他分析无统计学意义	无统计学意义
2008	Jones	103	T1-4N0-2	蒽环类或CMF；42%患者联合使用内分泌治疗			(1)化疗前5年RFS：低水平组为62%，中等水平组为49%，高水平组为15%7年OS：低水平组为74%，中等水平组为54%，高水平组为32%(2)化疗后5年RFS：低水平组为56%，中等水平组为56%，高水平组为14%5年OS：低水平组为69%，中等水平组为67%，高水平组为17%
2008	Frédérique	710	Ⅱ～Ⅲ期	FEC、NEM、TNCF、AVCF等	—	pCR患者中，Ki-67低水平(≤1%)占1%，高水平(>1%)占39.8%；非pCR患者中，Ki-67低水平占8.6%，高水平占41.6%（$P=0.02$）	Ki-67对RFS、OS预测价值均无统计学意义
2008	Lee	61	ⅡB～ⅢC期	多柔比星+多西他赛3周方案×3个疗程	中位值：30%降至1%	—	单因素分析：化疗前Ki-67水平无意义；化疗后Ki-67<1%，显著降低OS($P=0.13$)多因素分析：化疗后Ki-67<1%是唯一影响预后的因素($P=0.033$)

续表

年代	作者	病例数	入选标准	化疗方案	Ki-67变化（化疗前对比化疗后）	pCR与Ki-67（化疗前水平）	预后
2009	Colleoni	920	浸润性癌	蒽环类±紫杉类	—	—	5年DFS：化疗后低Ki-67组（<20%）为75%，高Ki-67组（≥20%）为44%（$P<0.0001$）
2009	Guarneri	221	Ⅱ～Ⅲ期	蒽环类±紫杉类	平均降低13%（$P<0.0001$）	pCR(%)：低Ki-67组（<15%）为2.5%，高Ki-67组（≥15%）为9%（$P=0.03$）	化疗后5年DFS：低Ki-67组为77.2%，高Ki-67组为50.2%（$P=0.0001$）化疗后5年OS：低Ki-67组为87.8%，高Ki-67组为73.1%（$P<0.078$）
2009	Nishimura	148	肿瘤>3 cm或淋巴结阳性	蒽环类+紫杉类	平均值：44.0%对比16.5%（$P<0.0001$）	Ki-67平均值：pCR为63.3%，非pCR为45.0%；对化疗无反应<25%（$P=0.002$）	化疗后5年DFS：低Ki-67组（<12%）为69.3%，高Ki-67组（≥12%）为46.8%（$P=0.005$）

表23-6 对于腔面型的新定义（2011版St. Gallen共识）

亚型	特征
腔面A型	ER和（或）PR阳性 HER-2阴性 Ki-67<14%
腔面B型	ER和（或）PR阳性 HER-2阴性 高Ki-67 或HER-2阳性 高/低Ki-67

三、DNA倍体数

DNA倍体数被广泛应用于乳腺癌预后的评估中，这一指标可以通过静态细胞分析仪或者流式细胞分析仪进行检测。两者相比，静态细胞分析能够保留大量的组织学方面的信息，但只能分析较少量的细胞，存在一定的误差；而流式细胞检测尽管能快速分析大量细胞，但在细胞处理过程中会丧失重要的组织学信息。

文献报道，有50%～60%的乳腺癌细胞具有各种类型的DNA异倍体。某些研究者认为，这些异倍体的含量与患者无病生存率（DFS）、OS密切相关。事实上，以二倍体DNA为主的肿瘤倾向于低度恶性，且ER和PR多为阳性；异倍体为主的肿瘤表现为分级较高而激素受体阴性。某些研究还提示，DNA异倍体的含量与肿瘤大小、淋巴结转移、分期、肿瘤增殖指数等相关，从而影响患者的预后。异倍体更多见于体积大、淋巴结转移多，以及预后相对较差的病理类型，如髓样癌。目前，关于DNA倍体数含量的预后意义并没有得到公认，在某些文献中，并没有得到其与预后的显著相关性。因此，目前DNA倍体数尚不能作为单独的乳腺癌预后指标，而联合S期细胞比例，以及增殖指数则能够对患者的复发和转移情况具有一定的预测价值。

第五节 乳腺癌相关基因

基因的突变和调控失常往往与肿瘤的发生、发展有关。目前,许多乳腺癌相关基因,包括多种癌基因、抑癌基因、遗传易感性基因被证明与乳腺癌的生物学性质密切相关,其表达或突变具有对化疗、内分泌治疗、靶向治疗的预测价值,并影响患者的预后。常用乳腺癌相关基因见表23-7。

表23-7 乳腺癌相关基因

癌基因	抑癌基因	遗传易感性基因
HER-2/neu	Rb	BRCA 1
bcl-2	p21	BRCA 2
c-myc	p53	
细胞周期蛋白D1	mm23	
ras	p16	
EGFR		
Int-2		

一、HER-2/neu

HER-2/neu 是表皮生长因子受体家族成员之一,定位于染色体17q21。HER-2蛋白在正常的乳腺细胞中低表达,而在20%~30%的乳腺癌中可过度表达。在乳腺癌中,原位癌与转移性乳腺癌中的HER-2表达可能要高一些。HER-2是乳腺癌重要的预测和预后因子,其运用于临床的论证见表23-8。

HER-2过表达(免疫组化3+或FISH阳性)对于针对HER-2的靶向治疗(如曲妥珠单抗)具有重要的预测价值。此外,HER-2表达是第一个用于预测化疗疗效的因子。HER-2阳性乳腺癌对于含蒽环类的化疗方案,相比CMF化疗方案更为敏感。对于紫杉类方案,有报道指出HER-2过表达患者对含有多西他赛的化疗方案效果较好。NSABP-11研究也证实,对于HER-2阳性患者,含多西他赛的化疗能够提高DFS和OS。目前,针对HER-2在内分泌治疗疗效预测中的作用存在着一定的争议。个别研究指出,HER-2基因扩增

表23-8 HER-2运用于临床的论证

处理/用药	HER-2阳性患者较阴性患者可能效果	效果强度	可信度分级
单纯观察预后	差	弱~中	Ⅰ级(仅观察,未证实),多个Ⅲ级
内分泌治疗			
所有类型	差	弱	多个Ⅲ级
选择性ER调节剂	差	中	单个Ⅱ级
芳香化酶抑制剂	相近或好		单个Ⅱ级
化疗			
CMF等非蒽环类	差	弱~中	多个Ⅲ级
含蒽环类	相近或好	中	多个Ⅲ级
紫杉类	好或差	无法估计	少Ⅲ级
曲妥珠单抗	好	强	多个Ⅱ级

或蛋白过表达患者易对他莫昔芬耐药。

在大多数研究中,未经治疗的原发性肿瘤中HER-2过表达(免疫组化检测)与较差的患者预后相关。HER-2过表达肿瘤通常具有较高的细胞核分级,较大的体积,较多的淋巴结转移。一般公认在淋巴结阳性患者中,HER-2过表达是预后不良的标志,而在淋巴结阴性患者中其预后意义仍存在一定的争议。在一项包含2026例淋巴结阴性乳腺癌患者的回顾性研究中,70%的患者并未接受辅助系统性治疗,HER-2过表达与相对较差的10年RFS相关(66%对比76%)。在这项研究中,约90%的肿瘤>1cm。此项研究为曲妥珠单抗在淋巴结阴性、瘤体>1cm患者中的应用提供了可靠的依据。因此,HER-2过表达被广泛认可为早期乳腺癌患者有必要接受化疗的依据之一。尽管如此,由于患者预后往往被后续靶向治疗所影响,HER-2在实际临床工作中的预后标志意义仍有待商榷。

此外，在血清学方面，约 30% 的转移性乳腺癌患者存在着血清 HER-2 胞外域（ECD）水平的升高，并且这一高水平表达与较差的预后相关。在早期乳腺癌中，升高的 HER-2 ECD 水平同样标志着更高的复发转移风险。但由于 ECD 水平直接取决于肿瘤负荷量的大小，并且缺乏足够的证据表明其预后价值，血清 HER-2 ECD 水平并不作为临床实践中的推荐检测项目。

二、EGFR 基因

EGFR 基因又称 HER-1 基因，定位于 7p11~13，产生 5.8~10 kb 的 mRNA，其蛋白质产物为表皮生长因子受体（EGFR），是一种具有酪氨酸蛋白激酶活性的细胞受体，其与相应的配体 EGF、TGF 结合后，通过细胞内信号转导，引起细胞过度分裂、增殖及恶变。

EGFR 的检测方法可用 RNA 印迹法（Northern blotting）或免疫组化法。几乎所有的报道都认为 EGFR 与激素受体状态负相关。受体阴性者，EGFR 阳性，EGFR 的表达与肿瘤细胞的分化密切相关。虽然对于 EGFR 的预后价值还存在一定的争议，但大多数单因素分析表明，EGFR 高表达组的预后明显差于低表达组。随着随访时间的延长，这种趋势逐渐缩小。Harris 等证实 EGFR 对淋巴结阴性病例的预测预后价值较淋巴结有转移者为大。

此外，许多研究发现 EGFR 低表达患者对内分泌治疗效果较好。Nicholson 报道，ER 阳性、EGFR 阴性患者中 80% 对内分泌治疗有效。同时，EGFR 也被用来作为生物治疗的靶分子。因此，EGFR 也是一个较有前景的预测指标。

三、p53 基因

p53 基因是目前乳腺癌中研究最为透彻的抑癌基因，它位于 17 号染色体长臂。野生型 p53 基因能抑制细胞的恶性转化，控制细胞的增长，是细胞生长的负调节因子，突变性 P53 蛋白质则能促进细胞的恶性转化。具有 p53 免疫原性的乳腺癌约占 50%。p53 基因过表达与乳腺癌较差的肿瘤分化及 ER 有关，与淋巴结转移关系不大，但淋巴结阳性同时 P53 阳性患者预后相对较差。有关 p53 基因的预后价值，目前的观点存在着争议。有些研究者认为，有突变型 p53 基因检出的淋巴结阴性患者其生存期较短，然而另一些学者否认它们存在相互关系。也有报道提出 p53 基因的检出与对化疗较好的反应性有关。

四、bcl-2 基因

bcl-2 基因是凋亡研究中最受重视的癌基因之一，它首先从滤泡型 B 细胞淋巴瘤的 14 和 18 染色体 t(14;18) 易位断裂点克隆，其染色体异位导致蛋白产物的过表达。虽然对于凋亡的调节机制目前还不完全清楚，bcl-2 基因是体内外抑制细胞凋亡的重要因子已被证实，其基因产物广泛分布于许多正常组织，也可见于乳腺癌、消化道肿瘤等。bcl-2 基因表达能够抑制肿瘤细胞的凋亡，因此某些学者提出其高表达与较差的预后相关。同时，也有研究者提出，Bcl-2 蛋白是由雌激素调节的，此蛋白多局限在那些内分泌受体阳性乳腺癌细胞中，从而高表达 Bcl-2 蛋白的乳腺癌患者能够在内分泌治疗中获益。近年来，随着细胞自噬研究的不断发展，有研究者提出，作为自噬重要调控蛋白 Beclin-1 的抑制基因，Bcl-2 能够通过抑制自噬影响肿瘤对化疗、放疗的耐受性。这些结论仍有待于进一步研究的证实。

五、nm23 基因

nm23 基因定位于 17q21.3，由 5 个外显子、24 个内含子组成，转录片段为 0.8 kb，使用限制性片段长度多态性（RFLP）方法及单链构象多态性（SSCP）方法发现该基因在多种实体瘤中的变化主要表现为等位基因的丢失。人类 nm23 基因分为 nm23-H1 及 nm23-H2 两种类型。

乳腺癌是 nm23 基因研究较多的肿瘤之一。Hennessy 等对 71 例乳腺癌研究发现，nm23 基因转录水平与肿瘤分化程度、腋淋巴结转移直接相关，而与肿瘤大小、激素受体水平、EGFR 等无关。Barnes 等用免疫组化法研究发现，nm23 基因高表达者存活期长，提示 nm23 基因是一个独立的预后指标。Heimann 对 163 例淋巴结阴性患者进行多因素分析发现，nm23 基因高表达组的相对复发危险系数为 0.38。

六、p16 基因

p16（CDK N2/MTS1）基因最早在黑色素瘤患者中发现，位于人 9 号染色体，全长 8.5 kb，由 2 个内含子和3个外显子构成。该基因编码由307个氨基酸组成的相对分子质量为16 000的蛋白,可通过抑制细胞分裂周期的关键酶CDK4抑制细胞生长,在细胞周期中起负性调节的作用。p16基因发生结构突变和功能缺失,则细胞旺盛分裂,最终失去控制。60%的乳腺癌细胞系存在p16基因纯合子缺失,可作为检测肿瘤的预后指标。

七、BRCA1/2基因

BRCA1/2基因是目前所发现的最重要的乳腺癌易感基因之一,突变率在遗传性乳腺癌家系中约40%。约90%的BRCA1突变型乳腺癌表现为三阴性。而BRCA2突变型乳腺癌并不存在特异性的分子表型,而常常表现为ER阳性,HER-2阴性。以往认为BRCA1/2突变型乳腺癌与野生型在治疗策略上并无差异。近年来,研究发现BRCA1/2蛋白的缺失导致细胞对DNA损伤的敏感性有所增加,从而使其对DNA损伤类药物如铂类药物较为敏感,而对抗微管类药物如紫杉醇疗效较差。Byrski等对107例BRCA1突变型乳腺癌进行了顺铂单药的新辅助化疗,结果显示pCR高达61%。近年来,靶向聚ADP核糖聚合酶(PARP)抑制剂的应用是乳腺癌治疗领域的又一大突破。BRCA突变的患者基因重组功能已经缺失,再通过PARP抑制剂抑制DNA的修复,则可以通过双重作用杀死肿瘤细胞,对PARP抑制剂奥拉帕尼(olaparib)的临床研究中已初步证实这一理论假设。

第六节 侵袭和转移相关因子

一、细胞周期蛋白E和P27

细胞周期蛋白E(cyclin E)是一类相对分子质量为50 000的蛋白质,在细胞周期的G1期表达。作为调控细胞周期的重要调控因子之一,其主要功能是促进细胞由G1期向S期进展。在乳腺癌中,cyclin E基因通常存在着不同程度的扩增,从而导致其蛋白产物[包括完整蛋白及小相对分子质量蛋白亚型(LMW)]的高水平表达。与完整蛋白相比,LMW蛋白通常在细胞周期的调控中作用更为明显,并且对P21、P27蛋白的抑制作用不敏感。P27蛋白是一类属于Cip/Kip家族的细胞周期调控激酶抑制剂,通常在相对增殖水平较低的细胞中表达较高。许多研究证实,细胞周期蛋白E及P27在乳腺癌中的表达异常可能具有预测预后意义。一项包括395例早期乳腺癌患者的回顾性研究证实,LMW蛋白高水平表达相比低水平表达患者死亡率升高13倍。另一项包含12项研究2 534例患者的Meta分析,免疫组化法检测cyclin E高表达患者无进展生存率(PFS)显著差于低表达患者($HR=1.72$)。此外,有研究发现,细胞周期蛋白E、P27预测预后的价值可能受患者治疗策略的影响。对辅助化疗以蒽环类为主患者的预后价值较差,而对辅助化疗以紫杉类为主患者的预测较为有效。

二、血管生成相关因子

肿瘤的生长与转移与肿瘤血管生成密切相关,因此对肿瘤新生血管的评估具有一定的预后价值。肿瘤的血管生成能够通过新生血管的计数直接评估,或者通过某些血管生成相关标记及其受体的检测间接进行评估。肿瘤微血管密度(MVD)评估是其中较为经典的方法。在一项早期研究中,MVD(通过免疫组化检测内皮细胞如8因子相关抗原或CD31)被证实在淋巴结阴性及阳性乳腺癌患者中都与DFS及OS显著相关,也有部分研究得出了阴性甚至相反的结论。这可能是由于MVD与不同的治疗反应存在相关性,以及其检测技术存在明显的不稳定性。其他血管生成相关因子包括成基底纤维细胞生长因子(bFGF、FGF-2)及血管内皮生长因子(VEGF)等。VEGF是目前最为重要的肿瘤血管生成相关因子,在乳腺癌细胞中明显表达上调。高表达VEGF无论在淋巴结阳性还是淋巴结阴性乳腺癌中都与较差的预后相关。总的来说,血管生成活性可能为区分肿瘤恶性程度提供一定的参考,但仍需要大型前瞻性临床试验的证实。目前关于血管生成相关因子预后价值的相关证据还不足以支持其检测成为临床常规。

三、组织蛋白酶 D

血管生成仅仅是肿瘤侵袭和转移复杂过程中的一个方面。据推测,肿瘤细胞黏附于细胞外基质(ECM),并募集基质细胞。基质降解蛋白酶使肿瘤细胞通过基膜和 ECM,最终导致肿瘤细胞进入血管转移和扩散。对黏附、侵袭或转移标记的研究可能会提供一些有价值的预后指标,特别是在淋巴结阴性乳腺癌的妇女中。此类研究中最深入的标记之一是组织蛋白酶 D(cathepsin D),这种溶酶体蛋白水解酶在蛋白质代谢和组织重塑过程中起关键作用。早期研究表明,组织蛋白酶 D 水平高与一些乳腺癌患者更差的预后相关。尽管后来的研究结果显示其相关性存在争议,大多数研究结果仍支持这个结论。荷兰的一项2 810例(其中1 412例淋巴结阴性,并没有得到辅助治疗)的研究是目前为止最大的样本量评估该指标在早期乳腺癌中预后价值的研究。该研究使用酶联免疫吸附试验(ELISA)测定乳腺肿瘤细胞中组织蛋白酶 D 水平。在多变量分析中,在淋巴结阳性和淋巴结阴性患者中组织蛋白酶 D>45.2 pmol/mg 与无复发生存率均相关(危险比 1.3 和 1.5)。在随后的 1 851 例患者的研究中进行回顾性分析优化选择阳性值(10 pmol/mg),组织蛋白酶 D 高水平表达患者复发风险增加 1.7 倍。

因此,大量现有的数据表明,组织蛋白酶 D 的表达与早期乳腺癌的不良后果相关。尽管如此,分析方法的异质性和标准化的缺乏(尤其是免疫组化检测方法)导致目前大多数专家并不认同组织蛋白酶 D 作为乳腺癌肿瘤标记在临床实践中应用。

四、尿激酶型纤溶酶原激活系统

尿激酶型纤溶酶原激活剂(uPA)是一种丝氨酸蛋白酶,在肿瘤的侵袭和转移中发挥重要作用。当结合到其受体 uPAR 时,uPA 将纤维蛋白溶酶原转换成纤维蛋白溶酶,在肿瘤细胞浸润过程中降解 ECM。特异性 uPA 抑制剂有纤溶酶原激活物抑制剂(PAI)1型和2型。在肿瘤组织和血浆中 PAI-1 表达水平高,但与尿激酶结合而灭活。相比之下,PAI-2 通常是在较低水平表达,除了特定条件,如怀孕或髓细胞性白血病。

在回顾性分析中,高水平表达的 uPA、uPAR 和 PAI-1 与乳腺癌患者更短的生存时间相关,但 PAI-2 高水平表达则有更好的预后。为进一步支持这些分子的预后价值,在 EORTC 主持的 8 377 例乳腺癌临床试验中,对患者的数据进行汇总分析,在原发肿瘤组织提取物中测定 uPA 和 PAI-1 的水平。多因素分析显示,对于所有患者,除淋巴结状态外,uPA 和 PAI-1 水平是 DFS 和 OS 的最强预测指标。虽然较高的 uPA 和 PAI-1 水平与淋巴结阳性和淋巴结阴性乳腺癌妇女预后较差相关,但在淋巴结阴性患者中 uPA 或 PAI-1 表达能够有效预测无复发生存率(uPA 的 $HR=2.3$,PAI-1 的 $HR=1.9$)。

从个体化治疗决策的角度来看,对于淋巴结阴性乳腺癌患者的研究尤为重要。在一项包括 269 例淋巴结阴性没有接受辅助化疗的患者的研究中,进行 uPA 和 PAI-1 检测。在多变量分析中,无复发生存率和 OS 的最重要预后因素是 uPA 和 PAI-1 的表达。两者同时高表达时复发风险上升 3.9 倍,死亡风险上升 2.8 倍。另一项前瞻性试验入组 556 例淋巴结阴性乳腺癌妇女,测定肿瘤细胞内 uPA 和 PAI-1 水平,并用以选择辅助治疗方式。入组的 556 例妇女中,241 例尿激酶(≤3 ng/mg蛋白质)和 PAI-1(≤14 μg/mg 蛋白)低水平表达,并没有采用辅助治疗。相比之下,315 例 uPA 和(或)PAI-1 高水平表达,并随机分配到化疗组[CMF 方案(环磷酰胺、甲氨蝶呤、氟尿嘧啶)6 个疗程]或观察组。最后有 182 例患者接受随机,133 例拒绝签署知情同意,109 例入选不接受化疗组。32 个月的中位随访期后,中期分析结果如下。对于所有不用接受化疗($n=374$)的妇女,uPA 和 PAI-1 低表达者的 3 年复发率显著降低(6.7%对比14.7%),从而证实这些指标高水平表达与不良后果相关联。对于任何一个指标高表达的患者,意向性治疗分析中,使用辅助化疗与低风险的疾病复发无统计学差异(12%与18%; $RR=0.57$,95% CI:0.25~1.28)。然而,当实际接受治疗时区别更为明显,并有统计学意义($RR=0.27$,95% CI:0.09~0.78)。

uPA 和 PAI-1 用于预后判定的主要影响因素是检测方法。目前,几乎全部通过手术切除组织,然后通过 ELISA 检测获得数据。随着广泛使用的筛查策略,原发性乳腺癌病灶体积越来越小,许多中心的平均瘤体<2 cm。很多病理学家不愿意这样一个小肿块的大部用于分子检测,导致妨碍常规光镜下评价的准确性。虽然 uPA 和 PAI-1 免疫组化结果的初步数据支持免疫组化这一技术的效用,但仍

然缺乏研究相关结果。uPA 和 PAI-1 在穿刺活检材料或微量测定（microassay）中的评价也是有希望的,但仍需要验证。考虑到检测方法的诸多限制,这些标记的常规评估仍然处于研究状态。

五、其他与侵袭和转移相关的标记

许多与侵袭和转移潜能有关的标记在部分回顾性研究中有所报道。这些标记包括：E-钙黏蛋白（E-cadherin）、连环蛋白（catenin）、基质金属蛋白酶抑制剂（TIMP）、前列腺特异性抗原、组织因子、骨桥蛋白等。此外,某些等位基因的缺失、微卫星灶的不稳定性,或抑癌基因的甲基化沉默,也可以提供预后信息。所有这些潜在的预后指标需要进一步的评估和验证,任何一个指标都尚未用于常规乳腺癌标本的检测评价。

第七节　播散肿瘤细胞和循环肿瘤细胞

播散肿瘤细胞（DTC）和循环肿瘤细胞（CTC）在乳腺外远处转移中起十分重要的作用。通过技术手段,DTC 和 CTC 可以于肿瘤发展早期在外周血以及骨髓中被检测出来,从而可能为将来的远处转移提供预测。

一、播散肿瘤细胞

在一项研究中,早期乳腺癌患者骨髓中孤立肿瘤细胞的发现被认为是疾病进展和较差预后的独立预测因子。但此项研究并未考虑不同化疗方案带来的干扰,199 例发现骨髓微转移（BMM）的患者中有 100 例为淋巴结阴性,其中仅 56 例给予了系统性治疗。多因素分析并没有考虑到这点给生存带来的影响,从而大大降低了此研究的可靠性。许多其他研究支持 BMM 灶与较差预后的相关性,尽管这一相关性在很大程度上同样与肿瘤大小、淋巴结状态、核分级等密不可分。

大多数研究者倾向于认为 BMM 的检测能够为评估预后提供帮助,尤其是为淋巴结阴性患者提供重要的参考。检测 BMM 的方法是在手术的同时对髂骨顶部进行骨髓活检,检测骨髓中的肿瘤细胞可用 RT-PCR 扩增细胞角蛋白基因,或用单克隆抗体检测细胞角蛋白。Braun 等用单克隆抗体 A45-R/B3 对 552 例Ⅰ、Ⅱ、Ⅲ期乳腺癌患者进行 BMM 检测,其中 199 例患者角蛋白阳性,与淋巴结状态无关。经过 38 个月的随访,阳性组远处转移和病死率明显高于阴性组,而两组局部复发无统计学差异。Dic 等用单克隆抗体 2E11 检测骨髓标本中的多形性上皮黏蛋白 TAG12,经过 7 年随访,BMM 阳性组 DFS 和 OS 显著低于阴性组。因此,BMM 是对淋巴结状况评估预后的一种补充。考虑到骨髓活检患者依从性不高,BMM 难以作为临床常规检测。

二、循环肿瘤细胞

外周血 CTC 与乳腺癌患者预后密切相关,在转移性乳腺癌患者中已得到了一定认可,但在早期乳腺癌中仍存在争议。研究证实,在转移性乳腺癌中,外周血 CTC 升高可能标志着更快的疾病进展风险。对于大多数无法获得病理资料的转移性癌,CTC 的检测可能为评估患者预后提供重要的参考。考虑到目前检测技术还不十分成熟（如美国的 CellSearch）,目前 CTC 的应用仍停留在临床研究阶段。

第八节　化疗疗效预测因子：在新辅助化疗中的应用

新辅助化疗,指对非转移性的肿瘤,在应用局部治疗前进行的全身性的、系统性的细胞毒性药物治疗,已成为目前乳腺癌治疗标准的重要组成部分。其主要目的在于：①改善局部晚期乳腺癌患者预后。②提供手术的选择：对不适合手术的局部晚期乳腺癌患者,可降低患者分期,使手术成为可能。对部分可手术的早期乳腺癌患者提高保乳手术的可能性和成功率。③获得早期的肿瘤生物学特性及对化疗药物的敏感性资料。

一、新辅助化疗疗效预测因子

近年来,随着新辅助化疗研究的不断进展,许多新的理念不断被提出。越来越多的学者倾向于将新辅助化疗作为一种研究模型来探讨肿瘤耐药的预测因子,而不是单单作为一种治疗手段。新辅助化疗的疗效预测因子同样能预测乳腺癌辅助化疗的疗效,为乳腺癌术后辅助化疗的选择提供依据。新辅助化疗能在短期内获得乳腺癌对化疗方案的敏感性信息,这个特点决定了其在预测辅助化疗的疗效方面具有更高的效率。因此,乳腺癌新辅助化疗疗效预测因子的研究将可能在更短的时间内对更多新的化疗药物在乳腺癌辅助化疗中的疗效进行预测。

早期进行的乳腺癌新辅助化疗的疗效预测因子研究主要围绕乳腺癌的临床指标与新辅助化疗疗效的相关性进行分析。参与分析的乳腺癌临床指标包括患者年龄、月经周期、肿瘤大小、腋淋巴结转移状态、肿瘤临床分期、组织学分级等。不同临床研究报道,在单因素分析中,肿瘤大小、年龄和组织学分级对乳腺癌新辅助化疗有预测价值,肿瘤体积小和分化差的乳腺癌对新辅助化疗敏感,年龄<35岁的患者对新辅助化疗相对敏感。包括NSABP-B18在内的多项临床研究均发现,组织学分级对乳腺癌新辅助化疗的病理完全缓解(pCR)有预测价值,多因素分析也肯定了组织学分级在预测新辅助化疗敏感性方面的价值。

二、乳腺癌生物学因子

随着分子生物学研究的发展,乳腺癌生物学因子的表达在乳腺癌增殖、转移和耐药性等方面的作用得到广泛关注,乳腺癌生物学因子在新辅助化疗疗效预测方面的价值也得到越来越多的重视。大量临床研究对乳腺癌新辅助化疗前空芯针活检标本中肿瘤激素受体状态(ER、PR)、细胞增殖相关因子(HER-2/neu、TopoⅡ、BRCA1)、凋亡相关因子(Bcl-2、p53、p21)、肿瘤增殖相关因子(Ki-67)和多药耐药相关因子(MDR、P糖蛋白)等在新辅助化疗疗效预测方面的作用进行了分析研究。

多项临床研究均提示,肿瘤激素受体状态对乳腺癌新辅助化疗的疗效有预测价值,ER阴性或ER和PR均阴性的乳腺癌对多种新辅助化疗方案敏感。MacGrogan报道ER阴性和Ki-67高表达的乳腺癌通过新辅助化疗能获得更好的临床疗效。EORTC 10902临床研究分析了乳腺癌新辅助化疗前肿瘤临床指标和空芯针穿刺活检标本中的生物学因子表达状态与FEC方案的新辅助化疗疗效的关系,多因素分析发现仅有p53过度表达能独立预测新辅助化疗的疗效。HER-2/neu高表达作为术前应用曲妥珠单抗(herceptin)的疗效预测指标是毋庸置疑的,也有报道HER-2/neu高表达的乳腺癌对含蒽环类药物的新辅助化疗敏感。TopoⅡ与细胞增殖相关,并被认为是蒽环类药物的作用靶点,临床研究发现TopoⅡ高表达的乳腺癌对含蒽环类药物的新辅助化疗敏感。MDR基因高表达的乳腺癌被发现对FAC方案的新辅助化疗耐药。但到目前为止,这些生物学因子在新辅助化疗疗效预测价值方面仍存在争议。

血浆生物学因子由于便于在新辅助化疗过程中进行重复检测和比较分析,其对乳腺癌新辅助化疗的疗效预测价值也获得关注。有研究报道,乳腺癌新辅助化疗前后血浆HER-2/neu,caspase剪切相关的M30抗原、血浆唾液酸水平的变化对新辅助化疗疗效有预测价值。但血浆生物学因子的疗效预测价值还有待更多临床研究来证实。

三、列线图模型

目前,尚无公认的单一指标可以有效预测乳腺癌新辅助化疗的疗效,因此联合多种潜在的预测因子对乳腺癌新辅助化疗的疗效进行预测将可能有效提高预测的准确性。有研究通过数学模型分析和统计学分析,在较大样本的新辅助化疗临床研究中综合分析多种乳腺癌临床和病理指标与新辅助化疗的pCR和长期预后的关系,建立乳腺癌新辅助化疗pCR疗效预测的"列线图"模型,从而可以在新辅助化疗前根据患者临床分期、ER状态、组织学分级、年龄和新辅助化疗疗程等对pCR的可能性进行预测。研究显示,该列线图模型能较准确地预测乳腺癌新辅助化疗后pCR的可能性,如果在提高样本数的基础上结合更多的生物学预测因子进行类似的乳腺癌新辅助化疗pCR预测的列线图模型设计,将有可能更准确地在治疗前对乳腺癌新辅助化疗的疗效进行预测。

四、基因芯片分析技术

近年来随着基因分析技术的发展,基因芯片分析技术也被应用于乳腺癌新辅助化疗的疗效预测。基因芯片分析技术可同时对数千个不同基因的表达进行有效分析,从而提供大量有关肿瘤中基因表达的信息。通过基因芯片技术对治疗前乳腺癌活检标本中大量基因表达谱与新辅助化疗后 pCR 的相关性进行分析,应用单因素分析筛选与新辅助化疗疗效相关的表达基因,联合单一状态下预测价值较弱的基因,建立一个有效预测乳腺癌新辅助化疗疗效的多因素预测基因表达模型,从而对新辅助化疗的疗效进行有效判断。目前已报道了多个与乳腺癌新辅助化疗疗效预测相关的基因芯片分析模型,其中最具代表性的是 MD Anderson 肿瘤中心的含 30 个基因表达谱的乳腺癌新辅助化疗多基因分析预测模型,在含蒽环类药物和紫杉醇类药物的新辅助化疗后 pCR 的预测方面有很高的准确性,其灵敏度和阴性预测值显著高于相关的临床预测因子(92%对比 61%和 96%对比 86%)。预测可获得 pCR 的 13 例患者中,有 12 例获得 pCR,其预测价值可以与 ER 对内分泌治疗和 HER-2 对曲妥珠单抗治疗的预测价值相媲美。在此基础上,该中心正在进行一项随机化的Ⅲ期临床研究,进一步验证该多基因预测模型在乳腺癌新辅助化疗疗效预测中的价值。

尽管目前在乳腺癌新辅助化疗疗效预测方面已经进行了大量研究,获得了许多有价值的数据资料,但是至今为止尚未获得公认的、有效的新辅助化疗疗效预测方法。在这个领域内将来可能的发展方向有两个,一个是在临床结合肿瘤的临床特征和生物学因子表达特征的基础上建立有效的多因素数学模型,对新辅助化疗进行疗效预测;另一个是在分子水平通过基因芯片分析技术发现更多可能预测乳腺癌新辅助化疗的基因指标,并通过建立多基因分析模型来有效预测新辅助化疗的疗效,进而预测乳腺癌对不同化疗药物或方案的敏感性。在乳腺癌新辅助化疗疗效预测模型的基础上,我们将有可能在乳腺癌辅助治疗中真正针对肿瘤的不同生物学特点进行个体化的化疗,并因此提高乳腺癌治疗的总体长期疗效。

第九节 基因预测体系

随着精准医学理念的逐渐发展,人们已不满足于现有分子分型系统和传统分子病理学指标的疗效预测,纷纷在基因层面寻找可能的新的预测标记。

一、PIK3CA 基因突变

PIK3CA 基因突变在乳腺癌的发生率较高,它与曲妥珠单抗耐药和内分泌治疗耐药有关,但其在乳腺癌预后中的价值不明。2015 年 ASCO 大会报道了一项 Meta 分析,共包含 4 241 例患者。结果显示,PIK3CA 基因突变发生于 26.9%的乳腺癌病例。其中第 20 外显子突变多于第 9 外显子(55.2%对比 36.2%),PIK3CA 基因突变在 ER 阳性乳腺癌中发生率更高。

PIK3CA 基因突变与靶向药物疗效密切相关。德国学者总结了 3 项临床研究,对 967 例患者进行 Meta 分析。入组的患者接受曲妥珠单抗(T)、拉帕替尼(L)或两者联合(T/L)抗 HER-2 新辅助靶向治疗。结果显示,PIK3CA 基因突变组的 pCR 显著低于野生组,并对 HR 阳性亚组和 T/L 亚组影响较大。在内分泌受体阳性亚组中,PIK3CA 基因突变 pCR 仅 7.6%,而野生组为 24.2%($P<0.001$);T/L 组分别为 16.7%和 39.1%($P=0.001$)。由此可见,PIK3CA 基因突变可能成为 HER-2 阳性乳腺癌 HR 阳性和接受双靶向治疗新辅助治疗 pCR 的疗效预测指标。

此外,BOLERO 3 研究已经证明,PIK3CA 通路下游的 mTOR 抑制剂依维莫司可能逆转曲妥珠单抗耐药。有研究提示,PIK3CA 基因突变或低 PTEN 表达能从依维莫司得到更好的 PFS 获益;PIK3 通路活化和 PFS 的获益呈显著正相关。因此,PIK3 通路活化可能成为预测 HER-2 阳性乳腺癌应用依维莫司疗效的分子标记。

二、DNA 修复缺陷

三阴性乳腺癌存在 DNA 损伤修复异常,无论

PARP 抑制剂还是铂类在三阴性乳腺癌都有广泛应用前景。有关三阴性乳腺癌应用铂类化疗药物的敏感性预测,仍然是化疗领域研究热点。预测疗效的生物学标记研究已经从 BRCA1/2 基因突变层面,深入拓展到 DNA 损伤修复的分子层面。2015 年 ASCO 大会上,德国学者 von Minckwitz 报告了同源重组缺陷(HRD)预测三阴性乳腺癌患者含铂方案新辅助治疗 pCR 的临床研究(GeparSixto 研究再分析)。315 例三阴性乳腺癌中,193 例(61.35%)拥有足够 DNA 样本。该研究收集肿瘤组织 BRCA 相关基因(TmBRCA)和 HRD 评分。HRD 阳性定义为高 HRD 评分或 TmBRCA 突变。结果显示,HRD 阳性肿瘤对比 HRD 阴性肿瘤新辅助化疗更容易获得 pCR(55.9% 对比 29.8%, $P=0.001$)。HRD 阳性肿瘤应用卡铂方案使 pCR 由 45.2% 增加至 64.9%($P=0.025$)。高 HRD 评分也与较高 pCR 相关(49.4%对比 30.9%,$P=0.050$)。由此可见,HRD 和仅有高 HRD 评分是新辅助化疗反应率的预测因子,而 HRD 可能是铂类药物新辅助化疗 pCR 的疗效预测指标。

三、DNA 甲基化

近来有研究指出,血清 DNA 甲基化可用于评价晚期乳腺癌患者的疗效。该研究是 TBCRC 005 研究的一项探索性研究,通过检测血清中 DNA 甲基化含量确定肿瘤细胞 DNA 甲基化是否可以预测晚期乳腺癌患者结局。研究入组 141 例有可测量病灶的晚期乳腺癌患者,分别在治疗基线、3~4 周、8~12 周平行采取血清样本,检测 AKR1B1、HOXB4、RASFGR2、RASSF1A、HISTIH3C、TM6SF1 基因组的甲基化,计算每例患者每次累计甲基化指数(CMI)。结果显示,治疗 3~4 周时,拥有高 CMI 的患者中位 OS 为 12.8 个月,低 CMI 患者的中位 OS 为 22.6 个月。多因素分析中,治疗 3~4 周 CMI 的增加与疾病进展($P=0.003$)、较差的 PFS($P=0.008$)、较差的 OS($P<0.001$)相关。CTC 与 CMI 联合检测均对 PFS 和 OS 有预测作用。CMI 较 CTC 更加敏感,它可作为晚期乳腺癌疗效预测及预后的独立性基因标记,很有可能是一个可用于晚期乳腺癌危险分层以及初期治疗疗效预测的有用指标。

四、TEKT4 基因突变

紫杉类是目前乳腺癌化疗的最常用药物之一,研究乳腺癌的耐紫杉机制并研制逆转紫杉耐药方法具有重要的意义。复旦大学乳腺癌研究团队通过外显子测序技术,比较典型的基底样型乳腺癌在新辅助化疗 PC(紫杉醇+卡铂)前后的癌组织基因组的差异,并用 PCR+常规测序的方法在新辅助化疗前后的乳腺癌组织中验证了获得的差异位点,筛选到化疗后新增的 TEKT4 基因的 2 个变异位点,并提示 TEKT4 基因变异可以作为预测紫杉类化疗药物疗效的标记,为乳腺癌耐紫杉类化疗机制的阐明提供了线索。

五、ESR1 基因突变

ATAC 研究及 BIG 1-98 研究对 CYP2D6 基因多态性均作了回顾性分析,认为 CYP2D6 表型不能作为绝经后患者内分泌治疗药物选择的参考。TEAM 研究随访 2.75 年的结果显示,HER-1~3 阴性的患者能从芳香化酶抑制剂(AI)治疗中获益更多,依西美坦组无复发率显著优于他莫昔芬组,而 HER-1~3 阳性患者预后较差($HR=1.6$),且不能从 AI 治疗中获益更多($HR=1.14$)。

第十节 预后的多基因预测

基因组技术被越来越多地应用于人类癌症的研究以改善现行的预后模式。虽然分子亚型研究还处在初级阶段,并且预后不同的亚组也没有非常明确的定义,但多基因表达的同步分析正被应用于乳腺癌的分类。这项技术被称为基因阵列分析,尽管它并不是真的使用一个阵列。

多参数基因检测在临床实践中的应用对于预后分层和治疗方法的选择有很大的潜在意义。通过分子标签来鉴别预后不同的亚组就是个例子。然而,目前其在区别腔面型(主要 ER 阳性)、基底样型

(多数 ER 阴性,HER-2 阴性,有时候被称为"三阴性")和 HER-2 阳性(大多数 ER 阴性)乳腺癌中的临床应用仍然需要更多的研究。更重要的是,大量报道显示,多基因表达的分析能被用于预测早期病变患者的临床转归,而且可能比从标准的临床和病理性预后特征中所获得的信息还要多,或者能进一步改善临床病理风险分层。两种常规的方法正在研究中:基因表达谱(GEP)通过 DNA 微阵列(需要新鲜冷冻组织)(例如 MammaPrint);定量多重反转录聚合酶链反应(RT-PCR)可以定量存在于固定石蜡包埋肿瘤组织中选定的基因表达情况(如 21-基因复发评分法、Oncotype DX)。从这些方法所运用的不同基因系列的分析中得出的预后信息可能是类似的。一个主要的问题是,这些在各种研究中被认为影响预后的基因系列很大程度上是不重叠的,由此引发了一些关于其生物学意义的讨论。

一、GEP:基于微阵列的基因表达分析

MammaPrint 检测法是第一个市售的基于微阵列的多基因检测法。这项检测方法主要基于从 295 例 Ⅰ 期或 Ⅱ 期乳腺癌(其中淋巴结阴性 151 例,淋巴结阳性 144 例)荷兰籍患者获得的数据,这些患者通过一个 70-基因预后谱(阿姆斯特丹标记法)来分类:预后差($n=180$),预后良好($n=115$)。10 年后,那些仅靠 GEP 分类为预后良好的患者,无论是 OS(95% 对比 55%)还是无远处转移生存率(85% 对比 51%)都要高。在多因素分析中,相对于其他任何标准的临床或组织预后标准,GEP 是一个更有效的临床转归预测因素。这项试验已经被其他机构验证。但来自欧洲和美国的一些机构样本所做的后续重复性研究结果并不乐观,尽管从统计学上来看还是有意义的。荷兰试验是回顾性的研究,并且筛选供分析的已归档样本的标准并不清楚。这些结果被认为是基于假说产生的,而不足以常规应用于临床。欧洲进行的一项随机试验(淋巴结阴性乳腺癌的微阵列试验可能避免化疗,MINDACT 试验)试图比较这项试验和标准组织病理学/临床标准在筛选需要辅助化疗的淋巴结阴性乳腺癌患者中的作用。2016 年 8 月,MINDACT 初期的结果已经在《新英格兰医学杂志》上发表。总计纳入 6 693 例 N0 或 N1 淋巴结转移的乳腺癌患者,根据临床病理结果发现有 1 550 例患者具有较高的复发转移风险。70-基因分析结果显示,这些患者的复发风险较低。研究者将这批患者随机分为辅助化疗组与非辅助化疗组,结果显示没有接受辅助化疗患者没有发生肿瘤远端扩散的 5 年生存率高达 94.7%,而同样条件下接受辅助化疗的早期乳腺癌患者 5 年生存率也仅仅是 95.9%,提示通过 70-基因检测可以用于鉴别不需要化疗的高临床风险早期乳腺癌患者。

尽管尚需验证,MammaPrint 作为评估淋巴结阴性乳腺癌的复发风险工具已在美国获批上市。然而 ASCO 召集的一个专家组指出,多参数基因表达检测(如 MammaPrint 和 Rotterdam 标记法)的精确临床实用性和正确用法尚未最终确定。

二、基于 RT-PCR 的方法

RT-PCR 是基于甲醛固定、石蜡包埋组织的检测,更具实用性,尤其是能够诊断更小的肿瘤。这样的检测方法可用于先前参加前瞻性随机试验患者组织的回顾性研究,从而使研究者解决具体的预后和预测问题。

(一) 21-基因复发评分法

一项基于 RT-PCR 的 21-基因复发评分法(Oncotype DX™)已经被应用于石蜡包埋组织来评估一些基因的表达,这些基因是依据其对淋巴结阴性、ER 阳性乳腺癌患者预后和获益预测的可能性而筛选出的。

21-基因复发评分法区分预后不同亚群妇女的可能性在一项报告中被首次提出,该报告所获得的大量 RT-PCR 谱是从 NSABP B14 中接受他莫昔芬治疗的 2 617 例淋巴结阴性乳腺癌妇女的 675 块肿瘤组织中的 668 份获得的。从其他 3 项类似临床研究获得的数据被用来筛选基因系列,并建立基于这些基因相对于 5 个参考基因表达的公式,用于确立复发评分法:低复发风险(复发评分<18)、中复发风险(复发评分 18~30)或高复发风险(复发评分≥31)。在 B14 组接受他莫昔芬治疗的患者中,低、中、高复发风险患者的比例分别是 51%、22%、27%。这 3 组 10 年复发率的 Kaplan-Meier 估计值分别是 6.8%、14.3%、30.5%,复发评分和生存率也有显著的相关性。这些数据以及从相同组得到的后续分析显示,评估 21-基因复发评分法的基因可能包括了除化疗获益外的整体预后情况。

21-基因复发评分法在评估预后分层中的价值也得到其他数据的支持。一项来自凯撒医疗机

构的群体研究应用 Oncotype DX 评估 4 964 例淋巴结阴性、ER 阳性而没有接受辅助化疗的乳腺癌患者。10 年后,患有低、中、高复发风险的乳腺癌死亡率在使用他莫昔芬的妇女(分别是 2.8%、10.7% 和 15.5%)和未使用他莫昔芬的妇女(6.2%、17.8% 和 19.9%)中有显著性差异。在一项对 465 例 ER 阳性和 0~3 个淋巴结阳性的接受辅助化疗和他莫昔芬治疗的乳腺癌患者的分析中,复发评分整合到基于网络的 Adjuvant Online 生成 5 年生存率计算公式后,对疾病复发的预测比标准临床特征更精确。对于低复发评分的患者(占所有参与者的 46%),5 年复发的风险(局部或远处转移)在 0~1 个淋巴结阳性的妇女中<3%,在 2~3 个淋巴结阳性的妇女中<8%。然而,因为没有未接受化疗的对照组,尚无法确定这些良好的预后是归因于高的复发评分还是化疗(所有参与研究的患者均接受)的应用,还是两者皆有。从这项 21-基因复发评分法得到的信息可被用于将 ER 阳性早期乳腺癌患者分为预后不同的亚组。然而,Oncotype DX 最大的应用似乎在于其预测价值。低复发风险评分可以确定那些能从他莫昔芬中最大程度获益及也许不需要辅助化疗的患者。另一方面,高复发风险评分的患者似乎从辅助化疗中的获益相对多于单独使用他莫昔芬。

2015 年,《新英格兰医学杂志》发布了一项涵盖 10 000 余例乳腺癌患者的前瞻性研究,进一步证实 21-基因检测在 ER 阳性、HER-2 阴性且淋巴结阴性的低风险乳腺癌患者群体中的临床价值。其中 RS 评分 0~10 分有 1 626 例(15.9%,低危组),11~25 分有 6 897 例(67.3%,中危组),≥26 分有 1 730 例(16.9%,高危组)。对低风险队列中位随访 69 个月。低危组患者中,963 例(59%)接受芳香化酶抑制剂治疗,560 例(34%)接受他莫昔芬治疗,13 例(1%)接受他莫昔芬贯续芳香化酶抑制剂治疗,44 例(3%)接受卵巢功能抑制治疗,46 例(3%)治疗未知。低危组患者中,88 例出现侵袭性癌或死亡,其中 30 例在随访 5 年内死亡。5 年无侵袭癌生存率为 93.8%,5 年无远处复发率为 99.3%,5 年无复发率为 98.7%,5 年 OS 为 98.0%。研究重新给出了 RS 评分的高、中、低危定义,并进一步证实了<10 分患者化疗的不必要性。然而,由于有大量患者进入了中危组,一定程度上依然制约了 21-基因复发评分法的临床应用价值。

(二) H/I 基因表达率

另一个基于 RT-PCR 的试验(H/I, Aviara Dx)检测两个基因,即 HOXB13 和 IL-17BR 的表达,这两个基因预示那些淋巴结阴性、ER 阳性、接受他莫昔芬治疗的早期乳腺癌患者的较差 DFS。尽管已经批准临床应用,但尚无已发表的研究评估与传统标准相比 H/I 基因预测化疗效益的能力。

DNA 微阵列分析及基因表达谱研究领域的迅速发展,对乳腺癌的分子分类、预后估计的优化,以及对治疗反应的预测方面有广泛的影响。尽管有着令人兴奋的潜在价值和显著的最新进展,这个领域仍然较新。必须要面对的一些挑战有:需合理验证的更大规模的前瞻性研究、方法的标准化,以及确定研究指南。

第十一节 展 望

目前,临床对于可信度高、有实用价值的预测和预后标记的需求比以往更为迫切。临床上已经出现了许多生物导向性的药物,第一代导向性药物运用于未选择的人群中,其反应率和疗效非常有限。临床工作者认识到,有针对性地进行肿瘤治疗是非常有必要的。常用的一些病理学相关指标,如肿瘤大小、病理类型、分级、淋巴结状态、ER、PR、HER-2 等目前已用于辅助治疗的选择,其价值得到了不同程度的认可(表 23-9、表 23-10)。但这些预测和预后指标显然还不能够满足目前个体化治疗进展的需要。尽管分子标记的相关研究层出不穷,但真正能够应用于临床,得到专业领域公认的少之又少。分子标记的应用之所以有限,是因为对其作用机制的了解还不够多,且作用复杂繁琐,彼此又存在一定的相关性。在将来的研究中,有必要综合、全面、深入地探讨多个分子标记对于乳腺癌预后,以及治疗反应的联合作用。目前,许多研究小组正在尝试建立预测乳腺癌复发危险性的多因素联合统计模型,相信此类模型的开发必将适应当今乳腺癌的综合治疗模式,并对未来个体化治疗模式产生深远的影响。此外,作为一项新兴技术,基因微阵列分析可以发现许多常规方法无法预测的标记,因此具有很广阔的研究前景。在全面应用于临床前,它可能提供给我们更多未知的、更有应用价值的预测和预后指标的相关信息。

表 23-9 预后指标的相对强度

强度	指标
强	TNM 分期
中	淋巴管浸润 肿瘤分级
弱	ER PR S 期分数
尚待确定	新生血管生成指标 bcl-2 骨髓微转移 HER-2/neu 增殖指数和倍体(Ki-67) p53 uPA/uPAR/uPAI 组织蛋白酶 D

表 23-10 预测指标的相对强度

强度	指标	治疗方法
强	ER	激素治疗
中	HER-2/neu PR	抗 HER-2 治疗、化疗 激素治疗
弱	增殖指数	化疗
尚待确定	新生血管形成 bcl-2 MDR(多药耐药因子) p53	新生血管形成抑制剂、化疗 化疗 化疗、MDR 逆转治疗 化疗

(陈 盛 邵志敏)

参考文献

[1] Abrial SC, Penault-Llorca F, Delva R, et al. High prognostic significance of residual disease after neoadjuvant chemotherapy: a retrospective study in 710 patients with operable breast cancer. Breast Cancer Res Treat, 2005,94:255-263.

[2] Ahr A, Karn T, Solbach C, et al. Identification of high risk breast-cancer patients by gene expression profiling. Lancet, 2002,359:131.

[3] Berry DA, Cirrincione C, Henderson IC, et al. Estrogen-receptor status and outcomes of modern chemotherapy for patients with node-positive breast cancer. JAMA, 2006,295:1658-1667.

[4] Brenton JD, Carey LA, Ahmed AA, et al. Molecular classification and molecular forecasting of breast cancer: ready for clinical application? J Clin Oncol, 2005,23:7350.

[5] Bur ME, Zimarowski MJ, Schnitt SJ et al. Estrogen receptor immunohistochemistry in carcinoma in situ of the breast. Cancer, 1992,69:1174-1181.

[6] Celen O, Yildirim E, Ozen N, et al. Predictive value of relative changes in serum total sialic acid level for response to neoadjuvant chemotherapy in patients with locally advanced breast carcinoma. Neoplasma, 2006,53(4):347-351.

[7] Chappuis PO, Dieterich B, Sciretta V, et al. Functional evaluation of plasmin formation in primary breast cancer. J Clin Oncol, 2001,19:2731-2738.

[8] Chia S, Norris B, Speers C, et al. Human epidermal growth factor receptor 2 overexpression as a prognostic factor in a large tissue microarray series of node-negative breast cancers. J Clin Oncol, 2008, 26: 5697-5704.

[9] Colleoni M, Minchella I, Mazzarol G, et al. Response to primary chemotherapy in breast cancer patients with tumors not expressing estrogen and progesterone receptor. Ann Oncol, 2000,11:1-3.

[10] Debled M, MacGrogan G, Brouste V, et al. Prognostic factors of early distant recurrence in hormone receptor-positive, postmenopausal breast cancer patients receiving adjuvant tamoxifen therapy: results of a retrospective analysis. Cancer, 2007,109:2197-2204.

[11] Dian D, Vrekoussis T, Shabani N, et al. Expression of cathepsin-D in primary breast cancer and corres-

ponding local recurrence or metastasis: an immunohistochemical study. Anticancer Res, 2012, 32:901-905.

[12] EBCTCG. Effects of chemotherapy and hormonal therapy for early breast cancer on recurrence and 15-year survi-val: an overview of the randomised trials. Lancet, 2005, 365:1687-1717.

[13] Eppenberger U, Kueng W, Schlaeppi JM, et al. Markers of tumor angiogenesis and proteolysis independently define high- and low-risk subsets of node-negative breast cancer patients. J Clin Oncol, 1998, 16:3129-3136.

[14] Fisher B, Dignam J, Bryant J, et al. Five versus more than five years of tamoxifen for lymph node-negative breast cancer: Updated findings from the National Surgical Adjuvant Breast and Bowel Project B-14 randomized trial. J Natl Cancer Inst, 2001, 93:684.

[15] Fisher ER, Wang J, Bryant J, et al. Pathobiology of preoperative chemotherapy findings from the National Surgical Adjuvant Breast and Bowel Project(NSABP) Protocol B-18. Cancer, 2002, 95:681-695.

[16] Foekens JA, Look MP, Bolt-de Vries J, et al. Cathepsin-D in primary breast cancer: prognostic evaluation involving 2810 patients. Br J Cancer, 1999, 79:300-307.

[17] Goldstein LJ, Gray R, Badve S, et al. Prognostic utility of the 21-gene assay in hormone receptor-positive operable breast cancer compared with classical clinicopathologic features. J Clin Oncol, 2008, 26:4063.

[18] Guarneri V, Piacentini F, Ficarra G, et al. A prognostic model based on nodal status and Ki-67 predicts the risk of recurrence and death in breast cancer patients with residual disease after preoperative chemotherapy. Ann Oncol, 2009, 20:1193-1198.

[19] Guidi AJ, Berry DA, Broadwater G, et al. Association of angiogenesis and disease outcome in node-positive breast cancer patients treated with adjuvant cyclophosphamide, doxorubicin, and fluorouracil: a Cancer and Leukemia Group B correlative science study from protocols 8541/8869. J Clin Oncol, 2002, 20:732-742.

[20] Harbeck N, Kates RE, Schmitt M. Clinical relevance of invasion factors urokinase-type plasminogen activator and plasminogen activator inhibitor type 1 for individualized therapy decisions in primary breast cancer is greatest when used in combination. J Clin Oncol, 2002, 20:1000-1007.

[21] Jansen MP, Sieuwerts AM, Look MP, et al. HOXB13-to-IL17BR expression ratio is related with tumor aggressiveness and response to tamoxifen of recurrent breast cancer: a retrospective study. J Clin Oncol, 2007, 25:662.

[22] Jansen RL, Hillen HF, Schouten HC. Prognostic and predictive factors in breast cancer. Neth J Med, 1997, 51:65-77.

[23] Kandl H, Seymour L, Bezwoda WR. Soluble c-erbB-2 fragment in serum correlates with disease stage and predicts for shortened survival in patients with early-stage and advanced breast cancer. Br J Cancer, 1994, 70:739-742.

[24] Karayiannakis AJ, Bastounis EA, Chatzigianni EB, et al. Immunohistochemical detection of oestrogen receptors in ductal carcinoma in situ of the breast. Eur J Surg Oncol, 1996, 22:578-582.

[25] Kasami M, Uematsu T, Honda M, et al. Comparison of estrogen receptor, progesterone receptor and Her-2 status in breast cancer pre- and post-neoadjuvant chemotherapy. Breast, 2008, 17:523-527.

[26] Keyomarsi K, Conte D, Toyofuku W, et al. Deregulation of cyclin E in breast cancer. Oncogene, 1995, 11:941-950.

[27] Keyomarsi K, Tucker SL, Buchholz TA, et al. Cyclin E and survival in patients with breast cancer. N Engl J Med, 2002, 347:1566-1575.

[28] Kostler WJ, Steger GG, Soleiman A, et al. Monitoring of serum Her-2/neu predicts histopathological response to neoadjuvant trastuzumab-based therapy for breast cancer. Anticancer Res, 2004, 24:1127-1130.

[29] Kumpulainen EJ, Keskikuru RJ, Johansson RT. Serum tumor marker CA 15.3 and stage are the two most powerful predictors of survival in primary breast cancer. Breast Cancer Res Treat, 2002, 76:95.

[30] Lackowska B, Niezabitowski A, Rys J, et al. S-phase fraction and menopausal status as the most important prognostic factors of disease-free survival for node negative patients with breast cancer. A prospective study. Pol J Pathol, 2003, 54:101-110.

[31] Lipton A, Ali SM, Leitzel K, et al. Elevated plasma tissue inhibitor of metalloproteinase-1 level predicts decreased response and survival in metastatic breast cancer. Cancer, 2007, 109:1933-1939.

[32] Liu R, Wang X, Chen GY, et al. The prognostic role of a gene signature from tumorigenic breast-cancer cells. N Engl J Med, 2007, 356:217.

[33] Marchionni L, Wilson RF, Wolff AC, et al. Systematic review: gene expression profiling assays in early-stage breast cancer. Ann Intern Med, 2008, 148:358.

[34] Martin-Richard M, Munoz M, Albanell J, et al. Serial topoisomerase II expression in primary breast cancer and response to neoadjuvant anthracycline-based chemothe-

rapy. Oncology, 2004,66(5):388-394
[35] Mieog JS, van der Hage JA, van de Vijuer MJ, et al. Tumour response to preoperative anthracycline-based chemotherapy in operable breast cancer: the predictive role of p53 expression. Eur J Cancer, 2006,42(10):1369-1379.
[36] Paik S, Shak S, Tang G, et al. A multigene assay to predict recurrence of tamoxifen-treated, node-negative breast cancer. N Engl J Med, 2004,351:2817.
[37] Paik S, Shak S, Tang G, et al. Expression of the 21 genes in the recurrence score assay and tamoxifen clinical benefit in the NSABP study B-14 of node-negative, estrogen receptor-positive breast cancer (abstract). J Clin Oncol, 2005,23:6s.
[38] Pawlowski V, Revillion F, Hebbar M, et al. Prognostic value of the type I growth factor receptors in a large series of human primary breast cancers quantified with a real-time reverse transcription-polymerase chain reaction assay. Clin Cancer Res, 2000,6:4217-4225.
[39] Porter DC, Zhang N, Danes C, et al. Tumor-specific proteolytic processing of cyclin E generates hyperactive lower-molecular-weight forms. Mol Cell Biol, 2001,21:6254-6269.
[40] Rouzier R, Perou CM, Symmans WF, et al. Breast cancer molecular subtypes respond differently to preoperative chemotherapy. Clin Cancer Res, 2005, 11:5678-5685.
[41] Rouzier R, Pusztai L, Delaloge S, et al. Nomograms to predict pathologic complete response and metastasis-free survival after preoperative chemotherapy for breast cancer. J Clin Oncol, 2005,23(33):8331-8339.
[42] Sorlie T, Tibshirani R, Parker J, et al. Repeated observation of breast tumor subtypes in independent gene expression data sets. Proc Natl Acad Sci USA, 2003,100:8418.
[43] Sorlie T. Molecular portraits of breast cancer: tumour subtypes as distinct disease entities. Eur J Cancer, 2004, 40:2667.
[44] Sotiriou C, Neo SY, McShane LM, et al. Breast cancer classification and prognosis based on gene expression profiles from a population-based study. Proc Natl Acad Sci USA, 2003,100:10393.
[45] Talman ML, Jensen MB, Rank F. Invasive lobular breast cancer. Prognostic significance of histological malignancy grading. Acta Oncol, 2007,46:803-809.

[46] Tandon AK, Clark GM, Chamness GC, et al. Cathepsin D and prognosis in breast cancer. N Engl J Med, 1990,322:297-302.
[47] Tandon AK, Clark GM, Chamness GC, et al. HER-2/neu oncogene protein and prognosis in breast cancer. J Clin Oncol, 1989,7:1120-1128.
[48] Taucher S, Rudas M, Gnant M, et al. Sequential steroid hormone receptor measurements in primary breast cancer with and without intervening primary chemotherapy. Endocr Relat Cancer, 2003,10:91-98.
[49] Tiling R, Linke R, Untch M, et al. ^{18}F-FDG PET and ^{99m}Tc-sestamibi scintimammography for monitoring breast cancer response to neoadjuvant chemotherapy: a comparative study. Eur J Nucl Med, 2001,28(6):711-720.
[50] Ueno T, Toi M, Koike M, et al. Tissue factor expression in breast cancer tissues: its correlation with prognosis and plasma concentration. Br J Cancer, 2000,83:164-170.
[51] Urruticoechea A, Smith IE, Dowsett M. Proliferation marker Ki-67 in early breast cancer. J Clin Oncol, 2005,23:7212-7220.
[52] Utada Y, Emi M, Yoshimoto M, et al. Allelic loss at 1p34-36 predicts poor prognosis in node-negative breast cancer. Clin Cancer Res, 2000,6:3193-3198.
[53] Vincent-Salomon A, Rousseau A, Jouve M, et al. Proliferation markers predictive of the pathological response and disease outcome of patients with breast carcinomas treated by anthracycline-based preoperative chemotherapy. Eur J Cancer, 2004,40:1502-1508.
[54] Visscher DW, Sarkar F, LoRusso P, et al. Immuno-histologic evaluation of invasion-associated proteases in breast carcinoma. Mod Pathol, 1993,6:302-306.
[55] Wang Y, Klij, JG, Zhang Y, et al. Gene-expression profiles to predict distant metastasis of lymph-node-negative primary breast cancer. Lancet, 2005, 365:671.
[56] Weidner N, Folkman J, Pozza F, et al. Tumor angiogenesis: a new significant and independent prognostic indicator in early-stage breast carcinoma. J Natl Cancer Inst, 1992,84:1875-1887.
[57] Wittner BS, Sgroi DC, Ryan PD, et al. Analysis of the MammaPrint breast cancer assay in a predominantly postmenopausal cohort. Clin Cancer Res, 2008,14:2988.

第四篇

乳腺良性病变与原位癌的处理

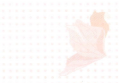

第二十四章

乳腺良性疾病的诊断与治疗

第一节 可触及乳腺肿块的治疗

乳腺肿块是常见的女性乳腺疾病症状,是多数乳腺中心半数以上患者的就诊主诉。尽管多数是良性,肿块仍然会引发患者对乳腺癌的极大担忧。对乳腺肿块进行评估的重要目的是排除恶性表现,提供准确诊断。

绝不应该因为年轻、男性或者缺少乳腺癌家族史这样的危险因素而忽视乳腺肿块。乳腺癌延迟诊断可能需要 8 个月或更长的时间,肯定是无益的,并且仍然需要进行全面的评估,以便得到病史、体格检查、影像学检查和病理检查相一致的解释。

一、病史

完善病史是乳腺肿块评估的第一步。基本要素至少需要包括乳腺目前和以往的症状、癌症高危因素、妇科疾病史和月经史;需明确说明以往乳腺肿块的病因及乳腺问题的具体描述,如特点、频率、严重性和周期等。

乳腺评估几乎都包括影像学资料。完整的病史必须有详细的钼靶、超声和 MRI 检查时间、阳性发现和随访情况。目前推荐的风险人群为,年龄≥40 岁时,每年进行一次乳腺钼靶检查,但是很多人不在意或不遵循该推荐。乳腺 MRI 筛查仅推荐给累计发病风险≥20% 或 25% 的女性,实际上仍有人超范围应用。

其他评估内容包括可触及淋巴结情况、乳腺疼痛、皮肤改变、乳头内陷和乳头溢液特征(颜色、是否双侧、累及导管数目、是否自发),这些完整的病史有

助于缩小鉴别诊断范围。通常需要进行系统回顾,看是否满足诊断标准。讨论其他器官的受累情况也有助于了解目前病情,决定患者是否适合某些治疗措施,尤其是肿块为恶性者(表 24-1)。

表 24-1 系统评估的潜在价值举例

评估项目	价值或意义
一般状态	发热提示炎症过程
乳房感觉	减退或缺失提示转移
肺	咳嗽或呼吸功能失代偿需谨慎选择手术
心脏	心功能失代偿者禁忌手术或蒽环类化疗药物,无法平躺者禁忌全乳房放疗
乳房表面	乳头改变提示佩吉特病,乳房红肿提示乳腺炎或局部晚期乳腺癌或炎性乳癌。胶原血管疾病活动期禁忌放疗
骨骼肌肉	后背或骨痛提示转移,手臂无法外展过头禁忌放疗
妇科情况	绝经前禁用芳香化酶抑制剂
血液系统	频繁瘀斑或出血提示有必要术前评估,深静脉血栓禁用他莫昔芬治疗

既往病史也很重要,能够阐明连续的疾病进程或者提示疾病的复发。某些良性病变可能表现为复发肿块,如假血管瘤样间质增生、纤维腺瘤、导管扩张、炎症或脓肿形成等。

讨论既往手术史,包括乳腺手术和穿刺活检术,通常能够使患者记起以前的良性病变,如纤维囊性

改变、单纯囊肿、纤维腺瘤和脂肪坏死等。了解患者先前乳腺疾病的病理情况对总体评估乳腺癌风险很重要。通常，患者对特定的病理类型并不熟悉，只会简单地说以往活检病变是"良性"，但这其中可能包含非典型增生（如果是近期诊断需要重新评估）、小叶原位癌，或者其他高风险病变。不确定时，可以通过病理切片或报告来帮助评估。

对于男性患者，病史还应该包括是否有肝功能异常、性功能异常及目前用药情况，以除外男性乳房发育。男性乳房发育常表现为中央型乳腺肿块。肝功能异常会减少睾酮的清除，导致外周睾酮转变为雌二醇和雌酮增多，刺激乳腺组织肥大。性功能异常可能提示异常的睾酮水平。某些药物如 H2 受体阻断剂、苯妥英钠和毒品（大麻）也与男性乳房发育有关。乳房的快速增生肥大也会引起疼痛，因而引发相关症状。

二、体格检查

新发乳腺肿块的临床表现多样，可以仅为单纯的局部乳腺增厚，或巨大真菌样生长的癌症。影像学检查前先进行体格检查非常重要，以便影像科医生更准确地协助评估。正常乳腺组织也会表现为结节，与异常病变难以鉴别，给患者和医生带来困惑。一项包含 542 例年龄＜30 岁患者的调研发现，80% 的患者通过乳房自查发现肿块，但其中只有 53% 为真正肿块。Morrow 评估了 605 例年龄＜40 岁患者，发现仅有 27% 的患者是除纤维囊性改变以外的可识别病变。外科医生检查发现的异常肿块中，有 28% 为假阳性。

（一）可触及乳腺肿块的常规评估流程

某些情况下，临床乳腺检查并没有发现任何异常。此时，应该打消患者担心存在异常的疑虑。同时，医生应该回溯确认过去几年中所进行的乳腺钼靶筛查结果。某些患者可能检测到尚不明确的轻微异常，如乳腺增厚，很难进行三维清晰界定。但这些区域可能存在真正的异常，多数情况可能是突出的肋骨顶起的正常乳腺结节。如果无法肯定是否为真正乳腺肿块，医生应该检查对侧乳腺相应位置，并且在目标乳腺组织移开下方骨性突出区域后重新触诊。如果仍有疑惑，应该进行影像检查。对于触诊乳腺肿块经验有限的医生，可以随访患者 2~3 个月（图 24-1）。

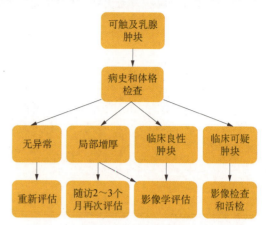

图 24-1　可触及乳腺肿块的常规评估流程

（二）病案记录

体格检查的任何发现都应该及时记录，包括对乳房表面外观的描述如皮肤、乳头和乳晕，是否有肿块或皮肤凹陷，肿块活动度等，以及皮疹、乳头凹陷和乳头溢液特征等。

记录肿块特征时，细节很重要，因为它能辅助鉴别诊断。很多女性有多发乳腺结节，因此需要标明乳腺肿块的大小和位置，至少应该描述肿块位于哪侧乳腺及其象限。用从乳头发出的钟点对应直线来描述肿块位置、沿钟点线的方向、肿块到乳头的距离。例如"左乳，时钟 4:00 位置，距离乳头 6 cm，直径2 cm肿块"。需要描述的其他特征包括肿块边界是否光滑或不规则、软硬度（柔软、牢固、坚硬）、是否为孤立或模糊的皮肤增厚。恶性相关特征包括是否固定于胸壁或皮肤、皮肤卫星结节，或者皮肤水肿（包括橘皮样外观）和溃疡。

（三）腋窝检查

某些肿块的位置很难确定是位于乳腺腋尾部还是低位腋窝。正常腋窝淋巴结不容易被触及，但体型偏瘦的人群可能触及非可疑淋巴结，如"弹丸"样结节。异常淋巴结可以从数毫米到数厘米，呈分散的椭圆形结节，比乳腺实质内的肿块有更大的自由度，除非淋巴结相互融合或侵及胸壁。同样，需要描述可触及腋窝结节的数目、大小，是否固定，是否单侧腋窝等。

（四）男性乳腺检查

男性通常乳腺组织少，除非男性乳房发育症患者。多数乳腺组织位于乳头乳晕复合体后方，呈中心性分布。男性乳房发育症患者乳房腺体如"盘状"或"片状"。偏心分布于乳头乳晕周围的病变应该引起注意,有恶性的可能。尽管男性乳腺组织少,但检查和病案记录都与女性相似。

三、影像学检查

(一) 钼靶检查

钼靶是评估乳腺异常的标准检测手段,尤其对恶性乳腺肿块。当发现可触及异常肿块时,应该进行诊断性钼靶检测,此时钼靶体位至少包括除了筛查已用体位的另一个体位,可以在感兴趣区域的皮肤表面进行标记。如果影像科医生认为需要,可以进行额外体位的成像。如果钼靶检查没有发现异常,或者发现良性肿块,建议进一步做超声检查。体格检查发现的恶性肿瘤,无论肿瘤大小,钼靶检查有10%～25%假阴性率,而且钼靶检查不能鉴别实体和囊性肿瘤。

肿块活检前应该进行钼靶检查,因为活检后钼靶的真实表现可能发生改变,但对孕妇或年轻患者可以例外。Hann回顾分析了活检后钼靶的检查结果,在113例患者中,有76%的因为空芯针活检而改变。其中,有58例(51%)患者发生空芯针活检导致的血肿,31例(27%)患者发生可见的肿块大小改变,3例(3%)患者的血肿掩盖了穿刺位置的钙化。

在进行任何干预前,应该获取以往的钼靶检查结果并进行对比,医生回顾所有的影像学检查结果非常必要。在没有双侧影像学检查结果的情况下,如果组织学诊断为乳腺癌,临床医生应该确保患者在过去6个月接受过双侧乳腺钼靶检查,以排除多中心或对侧乳腺并存疾病,便于同时给予干预。

可触及肿块钼靶不显影时应该进行超声检查。如果病变是孤立的,应该进行穿刺活检。还可以考虑进行MRI检查,但其特异度低,给出的信息十分有限,不能替代必要的病理学诊断。可触及肿块不能在钼靶或超声下显影时应该进行穿刺活检。

男性乳腺钼靶检查可能确定临床低度怀疑肿块的存在,或者有助于因体型导致体检困难的患者,但总体来说,它对可触及肿块的诊疗价值有限。男性乳房的体格检查尤为重要,因为腺体小,使得男性乳腺癌的体征明显。除了男性乳房发育症外,其他良性乳腺疾病发病率较低。美国梅奥医学中心评估了男性乳腺钼靶检查的作用,其中有196例表现为乳房肿块伴随其他症状,1例表现为良性者乳腺癌被漏诊(1/203例,0.5%);3例乳腺癌都表现为孤立的可触及肿块,其中2例伴表面皮肤收缩,1例伴淋巴结肿大。Borgen分析了104例男性乳腺癌患者,多数患者表现为一个以上的症状,77例表现为乳腺肿块,18例伴有乳头收缩,16例伴有乳头溢液,10例伴有乳头溃疡,其他还包括Paget's病、炎性乳腺癌和肿块固定。这些研究提示,男性乳腺癌通常表现为至少一种临床可疑体征。一旦怀疑或诊断为男性乳腺癌,可以进行双侧乳腺钼靶检查,以排除双侧病变。钼靶检查在男性乳腺肿块常规评估中的作用还有待进一步明确。

(二) 超声检查

超声检查可以直接描述异常病变,但不是筛查工具。超声检查常用于确定肿块是囊性还是实性,并进行描述。实性肿块可以是良性或恶性,囊性肿块可以是单纯囊肿或复杂囊肿。

1. **囊肿** 常发生于40～49岁的女性,占年龄<40岁女性肿块的10%,占所有女性肿块的25%。有一半以上的女性,囊肿为一个以上,同时或先后发生。超声检查能够区分单纯囊肿还是复杂囊肿。单纯囊肿薄壁,边界清晰,内部几乎没有回声;复杂囊肿有明显的实性成分,内部有回声,圆齿形或不规则边界,有分隔。如果超声检查标准严格,对良性囊肿的诊断率可以高达98%～100%。复杂囊肿的总体恶性率低,为0.3%;当包含明显的实性成分时,恶性率高达23%。所有复杂囊肿通常需要抽吸活检(FNA)。

单纯囊肿恶性风险可以忽略,无需抽吸活检,除非患者有症状。复杂囊肿的抽吸可以排除血性液体,血性液体提示恶性病变。良性囊肿液体通常为绿色、黄色或棕色,无需进行细胞学检查。一项研究评估了4 105例女性,其中6 747个囊肿的非血性抽吸液未发现任何肿瘤病变。

超声检查通常是年龄<35岁女性良性肿块的唯一影像学检查手段,相对来说这部分女性恶性风险低,腺体致密,妨碍钼靶的观察。年轻女性一旦诊断为乳腺癌,仍需要进行双侧乳腺钼靶检查,它可能发现多中心或双乳病变。数字钼靶检查被证明对年轻女性和致密型乳腺患者有诊断价值。但对评估困难的患者,MRI检查因为不受腺体密度的影响,可能有辅助作用。

触诊肿块怀疑良性的年轻女性,可以在超声检查前尝试抽吸。对抽吸出非血性液体、肿块消失的患者,可以观察。进行抽吸前,医生应该清楚有创抽吸可能导致血性抽吸液或血肿,而使超声评估更加困难。因此,盲抽仅适用于最少操作、经过短程就能到达的病变。

复发囊肿者可以进行重复抽吸,多次复发应该进行钼靶和超声检查,当病变可疑或者患者不希望反复抽吸时可以选择手术。

2. **实性肿块** 体格检查结合影像学评估实性肿瘤十分重要。年轻女性常见的一类实性肿块是纤维腺瘤,40~50岁女性也有报道。这类肿块通常是圆形或分叶状,坚硬或有弹性,无触痛,在腺体中能够自由移动。体格检查对诊断纤维腺瘤有帮助,但不是绝对的。一项研究报道在年龄<35岁、临床诊断为纤维腺瘤的患者中,只有72%(56/77例)的患者经空芯针穿刺活检诊断为乳腺纤维腺瘤。

联合影像学和体格检查对可触及肿块进行评估,相比于单独影像学评估,能提高乳腺癌检出率。van Dam报道,在201例患者中,超声和钼靶检查后癌症检出的灵敏度分别为78%和94%,特异度分别为94%和55%。联合超声、钼靶、体格检查,癌症检出灵敏度高达97%,但特异度只有49%。悉尼的一项乳腺影像学准确性研究入组240例乳腺癌和240例年龄配对正常女性,发现超声检出乳腺癌的灵敏度为76%,特异度为88%。值得注意的是,在年龄≤45岁女性中,超声检查的灵敏度显著高于钼靶检查(85%对比72%),提示在评估年轻女性乳腺病变时,超声检查是钼靶检查的重要补充。

3. **可触及乳腺孤立肿块的评估流程** 包括影像学和组织学诊断。体格检查发现的临床可疑肿块,仍需要影像学检查。但此时无论影像学结果如何,都应进行组织病理学检查。

不幸的是,在影像学上很难区分常见的良性纤维腺瘤和恶性小叶状肿瘤。Bode分析了57例纤维腺瘤,有12例为小叶状肿瘤患者,在术前进行超声和空芯针穿刺活检,发现有42%的小叶状肿瘤在开始的超声检查时认为是良性,46%的纤维腺瘤在开始的超声检查时认为不确定或可疑。这说明即使影像学提示良性肿瘤,仍有必要进行下述标准的3个方面评估(图24-2)。

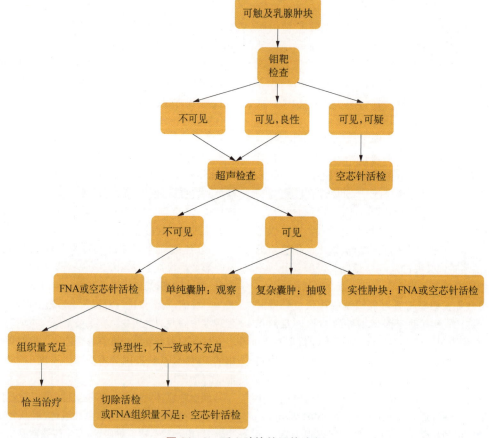

图24-2 孤立肿块的评估流程

(三) MRI 检查

MRI 检查适用于标准影像学检查结果不充分，乳腺癌风险较大者。MRI 检查没有发现病变时并不意味着体格检查可疑肿块真的不存在。MRI 检查对包含钙化的可触及肿块有 85% 的阴性预测值，没有钙化肿块则降至 80%。MRI 检查灵敏度高，但特异度差。有研究报道，1 909 例有癌症家族史的妇女，因为应用 MRI 检查，使得不必要的活检数量增加 3 倍。

四、病理学检查

(一) 三方面评估

影像学检查发现的实性肿块需要进行 3 个方面的评估，即临床体格检查、影像学检查和穿刺活检（简称"三方面评估"）。三方面评估要求 3 个方面的检查结果一致。如果钼靶检查没有看到肿块或者细针抽吸的细胞量不足，属于不确定情况。

影像学表现良性肿块也有必要进行三方面评估，因为某些恶性病变可以有良性表现。Steinberg 报道包含 191 例患者的研究，发现三方面评估的灵敏度和特异度分别高达 95.5% 和 100%。在另一项样本更小的研究中，包含 43 例患者的 46 个病变，三方面评估的结果一致时，其阳性预测值和特异度均为 100%；而不一致时，其阳性预测值降至 64%。与手术活检相比，在应用影像学和病理学评估的前提下，三方面评估平均每人节约 1 412 美元。所以，三方面评估诊断结果准确，更具成本效益。一项三方面评估的综合评价研究发现，有 2 184 例三方面评估良性的病变，经随访仅发现 7 例 (0.32%) 为癌症。

尽管三方面评估准确率高，可触及肿块即使获得一致的良性病变结果，仍需进一步随访。通常建议每 6 个月进行一次临床体格检查和影像学评估，持续 1~2 年。如果肿块增大，尤其是老年女性的良性肿块，应该及时切除肿块。即使针吸活检诊断为纤维腺瘤的患者也应该进行随访，因为有罕见的报道纤维腺瘤会转变或复发成为叶状肿瘤。关于病变增长速度超过多少需要手术切除，尚未达成共识。有研究提示，6 个月超声检查肿块增长 20% 占年龄＜50 岁女性患者的 5%，年龄＞50 岁患者的 10%。增长慢的肿块切除后均证实为良性，因此 6 个月增长 20% 成为需手术切除的阈值。该阈值尚没有被普遍采纳。即使增长率小一些也可进行切除，因为尚没有最初诊断为良性肿块的增长速率数据。

(二) 细针抽吸活检

FNA 是应用手持注射器和针头穿过皮肤抽吸肿块，获取细胞进行检查。Martin 和 Ellis 于 1930 年首先对该方法进行了描述，它常用于可触及乳腺肿块的活检，并且不需要影像引导。FNA 诊断的准确率变异范围较大，临床医生应该对其结果进行验证。一项 Meta 分析综合了 29 个项目，31 340 次 FNA，发现 FNA 的灵敏度为 65%~98%，特异度为 34%~100%。

FNA 只需要注射器和合适尺寸的针头，所以临床操作方便。最大的限制是组织量获取不充分，给正确诊断带来困难；并且 FNA 通常不能排除导管内癌存在浸润成分，不能够获得组织学形态，分型困难，对某些肿块如错构瘤的诊断不准确。

(三) 空芯针穿刺活检

空芯针穿刺活检有轻度的不适，花费较高，但比 FNA 能获得更多的组织，提供组织形态信息，便于病理亚型分类。空芯针穿刺活检不像切除活检那样令人恐惧，即使早期病变，空芯针穿刺活检与切除活检的一致率也高达 90%。恶性病例进行空芯针穿刺活检，比 FNA 更容易评估浸润性成分的存在。Westenend 对 286 例乳腺癌患者同时进行 FNA 和空芯针穿刺活检，其中 232 例为可触及乳腺肿块。FNA 和空芯针穿刺活检，无论灵敏度 (92% 和 99%)、总阳性预测值 (100% 和 99%)，还是组织不充足比例 (均 7%)，均没有统计学差异。空芯针穿刺活检比 FNA 诊断特异度更高 (空芯针活检 90%，FNA 82%)，可疑病变阳性预测值更高 (100% 和 18%)，非典型增生发现率更高 (80% 和 18%)。Parker 开展了一项多中心研究，对 1 363 例患者进行影像引导下的空芯针穿刺活检和切除活检，仅 15 例 (1.1%) 患者空芯针穿刺结果为假阴性，其中 12 例为立体定向引导，3 例为超声引导下进行的活检。空芯针穿刺活检是乳腺肿物评估的现行标准措施。

(四) 切取活检

切取活检很少被采纳。切取活检是有意切除部分乳腺肿块，用于病理检测。可触及肿块活检通常是完整切除肿块。当肿块不能被完整切除（如蕈状癌）时，可以选择空芯针穿刺或 FNA 活检，降低手术和麻醉相关风险。ER、PR、HER-2 等表达情况也可以通过空芯针穿刺活检组织完成，进一步降低切取或切除活检的需求。

(五) 切除活检

切除活检是以完整移除肿块为目的的乳腺病变切除术。从2013年开始，切取活检不再是可触及乳腺肿块标准的初始诊断途径，除非因为临床原因，如穿刺活检不宜进行、影像学和体格检查结果不一致、非诊断目的或证明高风险病变如非典型增生。

不幸的是，很多切取活检没有给病理科医生提供样本方向。通过切取活检发现恶性病变的患者，即使一个切缘阳性，因为缺少方向信息，也需要进行残腔的再次切除，导致不必要的组织切除。考虑到准确性，不建议对切除活检标本进行术中冷冻检查。术中冷冻除了能满足医生和患者急迫的好奇心外，几乎没有其他优点，并且对最终手术方式也没有很大作用（如从保乳改为乳房切除术），最终手术方式应该在对诊疗进行深入讨论后作出选择。

五、特殊临床情况

(一) 年轻患者

年轻女性患者乳腺肿块的评估具有一定挑战性，因为致密型乳腺组织成像困难，30岁以下患者乳腺脂肪含量低，结节更多见；还因为年轻女性治疗要顾及更多的美容和性需要。30岁以下女性恶性肿瘤罕见，但仍需要对所有肿块进行完整评估，包括实性肿块的组织学诊断。一项关于542例30岁以下乳腺肿块患者的研究发现，只有2%的患者活检诊断为恶性。所有良性病变中，最常见的诊断是纤维腺瘤(72%)，其次是纤维囊性改变(8%)。

年轻女性的评估和治疗原则应该与年老女性相似，因腺体致密，主要用超声来描述肿块性质。如果超声检查提示病变是实性，应该进行空芯针或FNA活检；如果提示为恶性，应该进行双侧乳腺钼靶检查。同样，如果病变超声检查不显影，钼靶检查可能显影，但也应该与其他年龄组患者一样进行穿刺活检。年轻女性非可疑病变描述不详细时，可以在2~3个月内，于月经周期不同时间进行复查。如果发现病变消失，提示可能纤维囊性改变；如仍有疑问，需进行穿刺活检；如结果不一致，需进一步考虑进行切除活检。

青少年病变切除时应尤为注意。除了考虑瘢痕将伴随一生、需要注意美容效果外，乳晕下乳腺原基可能会被误认为乳腺肿块。该乳晕下组织需要保留，它是乳腺导管发育的起始，成年后储存脂肪，发育为成熟乳腺。曾有报道外科损伤乳腺原基，导致乳房不发育和明显畸形。

男性乳腺肿块多为青春期男性乳房发育症。Welch回顾分析了一所大型三级儿童医院超声发现的男性乳腺患者，发现25例患者为男性乳房发育症，72%为7~18岁，13例为单侧，3例为双侧，但不对称。多数情况下，青春期男性乳房发育症可以观察，成年后会自动消失。

(二) 妊娠期患者

妊娠期女性发现乳腺肿块的处理较为尴尬。妊娠期，激素的促增殖作用使得乳腺呈明显结节状充盈，临床检查乳腺异常困难。妊娠前或妊娠早期发现的乳腺结节，在妊娠期间应及时评估，不能忽视。优先选择超声检查，可以鉴别肿块是单纯囊肿、积乳囊肿、脓肿或良性淋巴结。钼靶和超声检查对妊娠期乳腺癌的灵敏度分别为78%和100%。

即使在有射线保护措施的情况下，很多人包括医生都误认为钼靶检查不宜在妊娠期进行。相比于妊娠9个月期间的正常背景辐射1.0 mGy，钼靶检查对胎儿的辐射仅为0.5 mGy。乳腺MRI检查虽然安全，但含钆造影剂不宜在妊娠期应用，未增强扫描的乳腺MRI其检查效果不及超声检查。

如果肿块为实性，细针活检应该在钼靶检查前进行，因为钼靶无法提供最终诊断。怀孕患者钼靶检查前进行空芯针活检，也能够降低不必要的胎儿辐射。如果诊断为恶性肿块，应该遮挡胎儿进行双侧乳腺钼靶检查。

空芯针活检是妊娠期患者最佳的活检方式。妊娠期由于腺体的增生性改变，细针抽吸更加困难，假阳性率更高。尽管妊娠期进行空芯针活检可能增加乳汁漏风险，但这不应该妨碍用其对可触及肿块进行评估。理论上，空芯针活检发生乳汁漏的概率应该低于切除活检，但尚未被证实。

(三) 导管原位癌

与其他恶性肿瘤一样，导管原位癌(ductal carcinoma in situ, DCIS)也可以表现为乳腺肿块，尽管多数情况下仅钼靶表现为钙化，体格检查常无异常发现。粉刺型DCIS常为高级别，包含浸润成分，是DCIS中唯一表现为肿块的亚型，占不经由钼靶发现的DCIS绝大多数。

空芯针活检是目前乳腺肿块标准诊疗途径。但空芯针活检诊断DCIS时，有10%~20%存在低估，最终切除标本中存在浸润成分。Meijien分析了172例通过空芯针活检诊断为DCIS的病例，发现临床检查肿块或影像学检查是最重要的两个提示存在浸润成分的独立危险因素。表现为肿块的男性DCIS患者也有较高的浸润风险，但相关研究太少。

（四）有肿瘤病史的患者

有乳腺癌病史的患者都曾经接受过保乳手术或乳房切除手术。接受过保乳手术的患者，外科瘢痕和放射改变可能干扰病变的评估。保乳手术后的钼靶检查，灵敏度和特异度总体降低，尤其是手术区域，通过临床检查仅能发现保乳术后45%的复发病例。接受乳房切除，没进行过乳房重建的患者，临床检查发现的异常结节常位于瘢痕或皮下，此时进行影像学检查的价值有限，应该进行病理活检。接受乳房切除和乳房重建的患者，超声或MRI检查可能帮助发现复发。这种情况下进行影像学检查是有益的，能够辅助正确外科治疗计划的制订。

六、其他肿块样病变

（一）血肿

虽然有自发性乳腺血肿的报道，但乳腺血肿多是由于医源性干预导致，也有罕见报道血肿表现为类似癌症的体征。空芯针活检后常发生血肿，此时较难辨别可触及肿块本身和少量出血导致的局部增厚。空芯针活检导致明显出血的血肿并不常见，但个别极端情况下，血肿可能掩盖恶性病变。活检后血肿的发生率为1%~51%。

血肿按其表现不同，给予不同的处理方式。可触及肿块合并有或无皮下瘀斑，有时延伸到外侧胸壁、乳房下皱襞以下或对侧乳腺。多数情况下，采取观察、局部加压、给予非甾体类止痛药等处理。术后血肿应该及时探查。持续增大的血肿应该探查，并清除止血。

（二）血清肿

血清肿是局限性区域的浆液性肿块，常由医源性干预引发。某些情况下，需要用超声检查鉴别血清肿和实性结节，主要看周围组织的扩张程度。乳腺有发达的淋巴网络，任何手术部位都可能发生血清肿。血清肿能够维持乳腺外形，但较大的血清肿可能会导致可触及乳腺肿块。乳房切除术后的血清肿可能会妨碍皮肤附着于胸壁，延误皮瓣愈合。乳房重建后血清肿多为可触及肿块，超声检查容易诊断。

很少有数据提示哪些接受保乳手术的女性易发生血清肿。多数研究集中在腋窝淋巴结清扫术后发生的血清肿。已知可能对血清肿形成有影响的因素包括电刀烧灼、切除范围、病灶数量、肿瘤大小、患者体重、化疗和手术类型。血清肿通常后果不严重，症状不明显，当给患者带来困扰时，可多次抽吸予以缓解。

（三）脂肪坏死

脂肪坏死常见于富于脂肪型乳腺，与创伤或手术干预有关。脂肪坏死是脂肪酶引发的脂肪组织无菌性皂化，所产生的肿块样病变很难与癌症区分。影像学上脂肪坏死表现为油类或脂类囊肿，为一层膜包裹的中性脂质；其中心透明，边缘水样密度，随时间进展可能钙化。典型病变，尤其是有创伤史的患者，无需进一步评估。很多脂肪坏死并不典型，含有钙化和纤维化，可以表现为针状肿块，触诊质硬。这种表现使得诊断很不确定，需要进行空芯针活检或切除活检明确诊断。一旦确诊，无需治疗。

（四）错构瘤

错构瘤因其构成，以前常被称为纤维腺脂肪瘤或脂肪纤维腺瘤，常为可触及的乳腺良性肿块，可长成巨大肿块，向外侧推挤乳房。常发生于女性，也有男性发病的报道。钼靶检查常表现为纤维脂肪性肿块。超声检查常提示实性肿块，有24%的病例可伴有囊性区域。多数错构瘤影像学表现为良性肿块，通常推荐活检诊断。FNA或空芯针活检都不能准确诊断。因错构瘤的细胞学特征与其他良性疾病重叠，FNA多诊断为非特异性良性病变。空芯针活检常因组织不充分，诊断不明确。通常需要外科切除，明确诊断。

怀疑乳腺肿块为错构瘤时应该进行钼靶检查，尝试空芯针活检，提供给病理科医生影像学检查和临床资料。最终诊断常需外科手术切除，要求切缘阴性以降低复发概率。像其他较大实体肿瘤一样，患者对病变焦虑、随访过程中增大都是手术切除的适应证。

第二节 乳腺感染的处理

临床上乳腺感染已经较以前明显减少,这主要得益于早期抗生素的应用。偶见于新生儿,但常发生于18~50岁女性。成年人乳腺感染可以分为哺乳期和非哺乳期感染。感染也能影响乳房表面皮肤,可以是皮肤原发或继发,如表皮囊肿或更常见的化脓性汗腺炎。不同类型乳腺感染的微生物和有效抗生素列于表24-2。乳腺感染的治疗原则是早期给予抗生素,阻止脓肿形成。如果一个疗程抗生素后,感染或炎症没有消退,应该怀疑脓肿形成或潜在癌症的可能。

表24-2 乳腺感染的不同病原菌及有效抗生素

感染类型	病原菌	无青霉素过敏者	青霉素过敏者
新生儿	金黄色葡萄球菌(少数为大肠埃希菌)	氟氯西林(500 mg,每天4次)	红霉素(500 mg,每天2次)
哺乳期	金黄色葡萄球菌(少数为表皮葡萄球菌和链球菌)	氟氯西林(500 mg,每天4次)	红霉素(500 mg,每天2次)
皮肤相关	金黄色葡萄球菌	氟氯西林(500 mg,每天4次)	红霉素(500 mg,每天4次)
非哺乳期	金黄色葡萄球菌、肠球菌、厌氧链球菌、类杆菌属	克拉维酸(375 mg,每天3次)	联合应用红霉素(500 mg,每天2次)和甲硝唑(200 mg,每天3次)

一、新生儿乳腺炎

近60%的新生儿出生后1~2周内乳腺原基持续增大,可伴随感染,常见为金黄色葡萄球菌感染,有时为大肠埃希菌。早期阶段,抗生素(氟氯西林)可以控制。超声检查证实局部脓肿形成时,抽吸或切开引流有效。切开时,小切口尽量靠近外周,以免损伤乳腺始基。

二、哺乳期乳腺感染

哺乳期乳腺感染已经明显减少,感染多由金黄色葡萄球菌引起,也可由表皮葡萄球菌和链球菌引发。第一阶段常是哺乳引起的乳头创伤如乳头裂隙或皮肤擦伤、水肿挤压乳晕下输乳管,同时自身防御功能下降,乳腺皮肤上细菌数量增加,细菌经由浸渍的乳头进入输乳管导致感染。感染多发生在初次哺乳的前6周,也有发生在断奶期间。症状包括乳腺肿胀、压痛,可触及波动性肿块,表面皮肤发亮、发红,此时脓肿已经形成(图24-3)。腋窝淋巴结肿大通常不是特征。患者会有发热、心动过速和白细胞增多等表现。早期给予抗生素常能够控

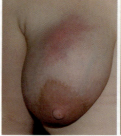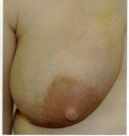

图24-3 哺乳期乳腺感染,超声检查证实较大脓肿(左图);通过反复抽吸后缓解(右图)

制感染,阻止脓肿形成。因为80%以上的葡萄球菌对青霉素耐药,常给予氟氯西林或阿莫西林克拉维酸,红霉素或克拉霉素也有效。但需注意,四环素、环丙沙星和氯霉素哺乳期间不能应用,因为可通过乳汁伤害婴儿。经合适的抗生素治疗后,症状没有快速好转的患者,需要住院进行超声检查,确定是否有脓肿存在,并排除潜在肿瘤的可能性(图24-4)。

炎症性乳腺癌较难与脓肿相鉴别。超声证实为脓肿,表面皮肤无变薄、坏死情况时,可以将脓肿抽吸干净。反复抽吸联合口服抗生素能够有效解决局部脓肿,是目前多数乳腺脓肿的治疗选择。每2~3天进行一次抽吸,直到脓液消失。如果脓肿表面皮

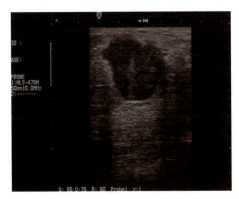

图24-4 乳腺脓肿的超声表现

肤变薄,超声检查下见脓液表浅,可以局部涂抹麻醉凝胶或给予局部浸润麻醉,在波动最大表皮处做小切口引流。脓腔用含有麻醉药的液体冲洗,以缓解疼痛。如果脓肿表面皮肤坏死,应该切除坏死皮肤并引流。

哺乳期乳腺脓肿通常无需引流和伤口包扎。如果可能,不要中断哺乳,这样能够促进肿胀区域的引流,帮助消除感染。乳汁中的细菌不会伤害婴儿,氟氯霉素、阿莫西林克拉维酸或红霉素也不会对婴儿造成伤害。全身麻醉下切开引流的患者要比小切口或抽吸联合抗生素治疗的患者更可能终止哺乳。只有少数患者因为病变严重且广泛,需要用卡麦角林抑制乳汁分泌。

三、非哺乳期乳腺感染

1. **乳晕周围感染** 乳晕周围感染最常见于年轻女性,平均发病年龄32岁,多有吸烟史。病理过程为乳管周围乳腺炎。它可以表现为乳晕周围炎症,伴或不伴肿块,乳晕周围脓肿或乳管瘘。乳晕周围炎症不伴有肿块的患者,应该给予有效抗生素治疗,参见表24-2。一个疗程抗生素治疗后炎症仍未消退者,应行超声检查,排除是否有局部脓肿形成。脓肿形成患者,应该反复抽吸并口服抗生素,或者局部麻醉下小切口引流。感染急性期过后,年龄>35岁的患者应行钼靶检查。在很罕见的情况下,导管原位癌区域的感染可能合并粉刺样坏死。近一半的乳晕周围脓肿会反复发作,对这类患者应行乳管切除,即切除所有感染的导管,通常可以达到治愈的效果。少数乳晕周围脓肿由放线菌引发,也应该通过切开引流治愈。

2. **乳管瘘** 乳腺导管瘘是乳腺皮肤(通常是乳晕周围区域)与乳晕下主乳管的异常交通(图24-5)。

最常发生在非哺乳期乳腺脓肿切开引流后,也可发生于乳晕周围炎症性包块自发引流后,或者导管周围炎症活检后。患者复发脓肿形成前,乳腺瘘口常有脓性液体流出。在个别情况下,乳晕边缘有一个以上的瘘口,可能来自同一根受累乳管,也可能来自多根受累乳管。治疗方法是手术,敞开瘘管或者切除瘘管和受累的导管(个别情况下全乳管切除)并关闭伤口,同时抗感染治疗。瘘管切口可以为瘘管上方的放射状,也可以环乳晕包含瘘口,后者美容效果更佳。

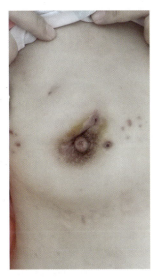

图24-5 右侧乳腺导管瘘,发生于乳腺脓肿切开引流后,瘘口位于乳晕周围

3. **非哺乳期乳腺外周脓肿** 非哺乳期乳腺外周脓肿比乳晕周围脓肿少见(图24-6)。有报道与多种疾病相关,如糖尿病、类风湿关节炎、激素治疗和创伤等。金黄色葡萄球菌多为致病菌,有些脓肿为厌氧菌感染。绝经前女性非哺乳期乳腺外周脓肿发生率是绝经期或绝经后女性的3倍,多没有明显的病因。感染缓解后,年龄>35岁的女性应该进行乳腺钼靶检查,以排除粉刺型导管原位癌。治疗方法与其他乳腺脓肿相同,即抽吸或切开引流。

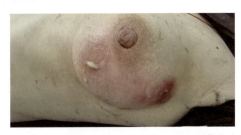

图24-6 乳腺外周脓肿,病变处皮肤变薄发亮

四、皮肤相关感染

1. 蜂窝织炎　乳腺蜂窝织炎不常见,很难与炎性乳癌或乳腺良性红斑相鉴别。疼痛为乳腺蜂窝织炎的主要特征,伴随红斑、水肿和皮温升高。可通过抗生素治疗,参见表24-3。

2. 湿疹　乳腺皮肤湿疹可能继发蜂窝织炎。正确的治疗能够减少湿疹的复发。

3. 表皮囊肿　是皮肤上的独立结节,常被称为皮脂腺囊肿,但并没有皮脂成分。乳腺皮肤常见这类囊肿,可以继发感染,形成局部脓肿。因为内容物过于黏稠,无法抽吸,最好采取小切口引流,而不是抽吸。

4. 化脓性汗腺炎　是大汗腺反复发作的感染和脓肿形成,多见于乳房下半部分皮肤或腋窝皮肤。多见于吸烟者。治疗措施包括保持局部皮肤清洁、干燥,引流脓肿和停止吸烟。很多药物被尝试,仅部分有效。切除受累皮肤并进行皮肤移植,治愈率达50%。

5. 间擦疹　是乳房下皱襞皮肤因为潮湿和浸渍引发的皮肤炎症。乳房下垂、与胸壁接触,常复发。真菌不是致病菌。主要治疗手段是教育患者保持局部清洁和干燥,至少用肥皂、温和清洗液或低敏湿巾每天擦洗皮肤两次以上,用毛巾轻轻擦干或吹风机低风速吹干。预防措施包括贴肤穿棉质衣物,保持皮肤干燥、清洁。激素和抗真菌膏剂无效,可能加重病情,应避免使用。

6. 乳头穿孔　乳环可能导致乳晕下乳腺脓肿和复发性乳头感染,吸烟者多见。一项研究发现,乳头穿孔与吸烟一样,是乳晕下乳腺脓肿的高危因素。

7. 藏毛窦　曾有报道,发型师和剪羊毛工作人员藏毛窦累及乳头,是因为松散的头发刺入皮肤导致炎症和感染。

五、其他罕见感染

中国人结核病常见。乳腺可以是原发部位,但更常见的是腋窝、纵隔、颈部淋巴结经淋巴管蔓延至乳腺,或者下方肋骨结核直接浸入乳腺。50%的患者可能有腋窝或乳腺瘘管。最常见的表现是结核部位化脓菌感染引起的急性脓肿。可以通过手术和抗结核药物治疗。原发性放线菌、梅毒螺旋体、真菌、寄生虫和病毒也能感染乳腺,但十分罕见。放线菌感染可见于大汗腺炎,传染性软疣可以影响乳晕并出现疣样病变。

1. 肉芽肿性小叶性乳腺炎(肉芽肿性乳腺炎)　是限于乳腺小叶的非干酪性肉芽肿和微脓肿。常表现为较硬的乳腺肿块,与乳腺癌难以鉴别,也可表现为多发性或复发性脓肿。某些肉芽肿性乳腺炎患者的肿块可触及、疼痛,表面皮肤有溃疡。最常发生于年轻女性,尤其是妊娠5年以内的女性。与导管周围乳腺炎相比,肉芽肿性乳腺炎多见于亚洲妇女,而不是白种人,并且少有吸烟史。最近有报道该病与高泌乳素血症有关(包括药物诱导所致)。泌乳素能够引发广泛的生理性和病理性皮肤肉芽肿性病变,可能对乳腺也有相同作用。肉芽肿性乳腺炎患者中高泌乳素血症的频率没有详细的文献描述,所以这一现象的相关性尚不清楚。有罕见的报道说肉芽肿性乳腺炎的病因为α-1抗胰蛋白酶缺乏和Wegener's肉芽肿。微生物感染是否为肉芽肿性乳腺炎的病因尚不清楚。有研究报道,在12例肉芽肿性乳腺炎患者中,有9例能够分离棒状杆菌。新近分离的常见菌属包括Kroppen-stedtii棒状杆菌、无枝菌酸棒状杆菌和结核棒状杆菌。这些细菌对青霉素和四环素敏感,但缺乏患者应用这些药物后的疗效观察统计数据。任何抗生素治疗都应该依据药敏试验报告给予。

肉芽肿性乳腺炎的病因学研究仍在继续。当乳腺肿块患者通过空芯针活检诊断为肉芽肿性乳腺炎时,应该避免进行手术切除,因为切口常持续流脓而难以愈合。目前的治疗方法包括明确诊断、临床观察,不进行任何处理,病变常在6~12个月内缓慢消退。脓肿形成时,需要抽吸或小切口引流,有较强的复发倾向,但最终可自愈。有人尝试类固醇激素治疗,但效果不确切。也有报道称每周7.5 mg甲氨蝶呤单药治疗有效,尚不清楚甲氨蝶呤是改变了疾病过程,还是仅仅抑制了炎症反应。由于肉芽肿性乳腺炎能够自愈,在考虑将甲氨蝶呤作为有效治疗方法前,应该进行更多的研究。

2. 乳腺手术后感染　其与手术范围、是否有吸烟、肥胖、糖尿病等危险因素有关。肥胖患者乳腺切除术后感染发生率为10%。术前应用抗生素能够降低36%的乳腺感染风险,因此乳腺手术患者可以常规术前给予预防性应用抗生素。

第三节 乳腺疼痛管理

乳腺疼痛是患者咨询初级保健医生、妇科医生和乳腺专家最常见的问题之一。患者错误地认为该症状与早期乳腺癌有关,但数据并不支持乳腺疼痛和乳腺癌之间有较强相关性。有研究提示,单独应用雌激素对乳腺癌风险无影响,应用雌激素和甲羟孕酮对乳腺癌风险有轻度影响,尤其是有基础乳腺胀痛的患者($HR=2.16$),对没有基础乳腺胀痛患者的影响更小。排除癌症后的安心就能解决86%患者的中度疼痛及52%患者的重度疼痛。一项调查显示,有69%的女性经历过严重的乳腺疼痛,仅有3%来就诊。Ader对874例18~44岁的女性调查发现,有68%的女性曾有过周期性乳房疼痛,其中22%为中度或重度乳腺疼痛。有趣的是,口服避孕药的患者少见,常出现在吸烟、摄入咖啡因和感觉有压力的患者中。美国一项研究描述了接受一般妇科检查的1 171例女性乳腺疼痛的状况,有69%的女性经受过规律性不适,63%的女性曾经咨询过乳腺疼痛。文化背景可能会导致世界不同地区的乳腺疼痛发生率不同,但这种差异可能主要由不同文化(女性就乳腺疼痛咨询其医生的意愿程度)所致。主要临床问题是排除癌症并确定患者主诉的乳腺疼痛对其生活质量的影响。只有很少数的患者需要干预,经合适选择,一些患者能从治疗中明显获益。

一、病因

乳腺肿胀常见于月经周期的晚期黄体期,乳腺疼痛是这种改变的更极端情况。有研究曾经认为这些严重乳腺疼痛的患者内分泌异常,但检查雌二醇(E2)、孕酮和泌乳素都没有明显异常。一种假设认为黄体功能不全是乳腺良性疾病的病因,但这包括了所有乳腺非恶性情况,并不能区分不同良性乳腺疾病。在乳腺疼痛的患者中,没有黄体期孕酮缺乏的证据。文献中对乳腺疼痛和大量不同良性乳腺疾病病理描述的混淆,使人深信乳腺疼痛是一种"病",而不是月经周期的生理反应。在正常发育和退化过程失常(aberrations of normal development and involution,ANDI)良性乳腺疾病分类中,乳腺疼痛被认为是一种激素分泌所致的生理功能紊乱,与癌症或病理状态关系不大,称为"良性乳腺改变"可能更为恰当,它既不提示癌症,也不提示癌前病变。

报道一致认为周期性乳腺疼痛的患者没有雌二醇异常,但有报道称黄体期激素水平正常和增高,如泌乳素基础水平正常或轻度增高。个别周期性乳腺疼痛患者给予多潘立酮治疗后泌乳素释放增加。

Ecochard对30例乳腺疼痛患者和70例对照者测量了一系列个人和内分泌指标,常见的有脚肿和腹胀(43%和19%),乳腺疼痛患者的黄体生成素(LH)和卵泡刺激素(FSH)评价水平增高。

有或没有乳腺疼痛的女性,活检乳腺组织并没有发现组织学差异。有一项研究包括29例乳腺疼痛患者和29例对照者,其乳腺活检组织免疫组化染色并没有发现IL-6、IL-1和肿瘤坏死因子的表达异常。

二、分类

Preece依据对232例患者的前瞻性研究,提出了乳腺疼痛6个亚组分类:周期性乳腺疼痛、导管扩张、肋软骨炎(Tietze's综合征)、创伤、硬化性腺病和癌症。非周期性乳腺疼痛随后被简化为两大组,即真正的非周期性乳腺疼痛和其他原因导致的胸壁疼痛。通过询问病史和体格检查,乳腺疼痛可以准确诊断,通常可以简单地分为3类,即周期性乳腺疼痛(占70%)、非周期性乳腺疼痛(20%)、乳腺外疼痛(10%)。

Khan和Apkarian通过调查问卷,在271例女性中研究了周期性和非周期性疼痛的区别,发现患者描述的疼痛水平与慢性癌症疼痛相当,稍微小于类风湿关节炎疼痛。周期性乳腺疼痛多具有乳腺沉重感和触痛,非周期性乳腺疼痛与乳腺受累的严重程度有关。

三、评估

病史采集时需要注意疼痛的类型、与月经的关系、持续时间、位置,以及其他医学问题。需要评估疼痛对患者日常活动的影响,尤其是对睡眠和工作的影响,以便进一步判断是否需要药物治疗。

视诊结束后需轻柔触诊乳腺,确定疼痛位置。除外孤立性肿块后,针对疼痛部位进行详细检查。检查时让患者向前半躬身,使得下垂乳腺尽量离开胸壁,有利于确定疼痛点位于肋骨或肋软骨;将指尖触及相应肋骨引发疼痛,可确定疼痛的位置。

疼痛可能与乳腺结节有关,但结节大小范围与疼痛程度无关。年轻女性结节很常见,属于正常现象。如果周期性或非周期性疼痛明显来自乳腺,应依据疼痛程度和持续时间确定是否治疗。《日常疼痛表》可以方便评估疼痛时间和严重程度(半定量表格),通常在给予激素治疗前至少已有4个月的疼痛史。

四、影像学检查的价值

因乳腺疼痛开始进行试验治疗的女性平均年龄为32岁,该年龄阶段的钼靶检查不是标准的临床评估措施。在没有孤立性肿块的前提下,超声检查也不大可能给出有价值的信息。当存在任何肿块时,都需要进行三方面评估(即体格检查、影像学检查、病理活检)。乳腺疼痛患者一般不会有特异性乳腺钼靶的异常表现。

乳腺疼痛者可存在乳管扩张情况。有研究对212例无症状女性和212例乳腺疼痛女性进行超声检查,发现正常女性乳管直径为1.8 mm,周期性乳腺疼痛女性(136例)平均乳管直径为2.34 mm,非周期性乳腺疼痛女性(76例)平均乳管直径为3.89 mm。扩张乳管存在于乳腺所有象限,常见于乳晕后区域;并且扩张的乳管不随月经周期而改变,乳管扩张程度与乳腺疼痛程度明显相关。

这些发现的意义尚不清楚,没有发现周期性乳腺疼痛患者短期症状与这些发现的关系。但是,非周期性乳腺疼痛患者可能是因为导管周围炎症反应所致。

五、Mondor's病

Mondor's病是乳腺疼痛的少见原因之一,该病有独特的临床表现,局部可触及条索状或线性隆起。该病原因是胸外侧静脉及其分支的血栓性浅静脉炎。症状多会自然缓解。很多患者误认为皮肤牵拉痛是乳腺癌的征象,因此恐慌,当被告知该病是良性病变时会极大缓解。

一项研究对63例Mondor's病进行了分析,有31例没有发现潜在的病理改变。在剩余的32例患者中,有15例(47%)为局部创伤或外科干预所致,6例(19%)为炎症导致,8例(25%)最终诊断为癌症。因此,Mondor's病患者如果年龄≥35岁,应该进行钼靶检查,以除外无法触及的乳腺癌病灶。

六、社会-心理层面

很多研究证明严重的乳腺疼痛会引起心理问题。Preece对乳腺疼痛患者、精神病患者和小手术患者进行了调查问卷比对,结果显示乳腺疼痛患者与手术患者没有明显的差异,两者问卷得分都显著低于精神病患者,只有治疗失败患者的问卷得分接近精神病患者。在25例严重乳腺疼痛患者的小样本调查研究中,应用《复合性国际诊断交谈表》,有21例(84%)患者被给出45项诊断:焦虑($n=17$)、惊恐性障碍($n=5$)、躯体化障碍($n=7$)和严重抑郁($n=16$)。

应用《医院焦虑和抑郁量表》(Hospital Anxiety and Depression Scale,HADS)进行的研究显示,有20例严重乳腺疼痛患者存在高水平的焦虑和抑郁。也有人用HADS对54例乳腺疼痛患者进行评估,其中有33例严重乳腺疼痛患者表现出与术前乳腺癌患者相似的焦虑和抑郁状态。治疗有效果的患者,其心理与社会功能有明显改善;治疗没反应的患者,仍然承受较大的痛苦。Fox针对45例乳腺疼痛患者开展了一项前瞻性研究,要求她们连续12周写疼痛日记,一半患者被随机要求每日听令人放松的音乐磁带,持续5~8周。入组时,54%患者HADS评分异常或交界;研究结束时,对照组有25%患者疼痛评分完全或部分降低,放松治疗组中则有高达61%的患者疼痛评分完全或部分降低。

七、乳腺疼痛与乳腺癌风险

以往的研究缺少对良性乳腺疾病的精准分类,很难确定乳腺疼痛是否会导致随后乳腺癌风险增加。Foote和Stewart在1945年就曾提出:"选择从任何角度关注囊性乳腺炎与乳腺癌关系,总能够获得大量的文献支持"。

Webber和Boyd严格分析了1984年以前发表的36篇文章。他们设定了16个标准,包括研究人群描述、良性病变的定义、随访和风险分析描述等，支持风险增高的22项研究要比支持不增高风险的11项研究满足更多标准，3项研究没有得出肯定的结论。

从那时起，有少数研究特异性描述周期性乳腺疼痛和乳腺癌风险的关系。一项法国病例对照研究入组了210例，年龄<45岁的乳腺癌患者和210例对照者，出生年龄、教育水平和首次妊娠年龄都进行了配对。结果周期性乳房疼痛的调整后乳腺癌相对风险(relative risk, RR)为2.66；调整家族史、良性乳腺疾病病史和初潮年龄后，RR为2.12，仍然显著增高。

Goodwin入组了192例绝经前淋巴结阴性的乳腺癌女性和192例年龄、绝经状态相匹配的对照个体。模型中明显的乳腺癌风险变量为婚姻状态、家族史、烟龄、先前乳腺活检（乳腺癌诊断前）和乳房压痛的平均周期改变。结果周期性乳房疼痛患者的乳腺癌RR为1.35，严重乳房疼痛患者的RR增高到3.32。

乳腺疼痛和乳腺癌的另一个联系可能与乳腺钼靶检查Wolfe分型有关。Deschamps对参加加拿大全国乳腺癌筛查研究的1 394名女性进行了Wolfe分型。所有人都完成了调查问卷，其中有46%的女性有乳腺疼痛。钼靶检查异常程度被分类为Dy2（25%～49%）、Dy3（50%～74%）和Dy4（≥75%）。Dy3/4类的无乳房肿胀和疼痛的患者乳腺癌RR为1.0，有乳腺肿胀和疼痛的患者乳腺癌RR为2.7。

这些流行病研究存在召回偏倚，没有活检的患者无法知道组织异型性程度等问题。多数已经建立的乳腺癌风险评估方法中，乳腺疼痛不是一个独立变量，不同于先前乳腺活检。Ader在研究中提到，女性因乳腺疼痛而咨询医生，这本身就会导致乳房活检比例升高。

八、治疗试验

多种治疗方法已经用于良性乳腺疾病的治疗，这些患者多是无压痛的乳腺结节，甚至更轻。无痛、弥漫性乳腺结节的患者，除排除重要病变外，如果没有其他随访指征，通常无需任何治疗。

乳腺疼痛治疗试验应该详细记录疼痛是否为周期性，用《疼痛视觉模拟评分》(Visual Analog Scale, VAS)或其他量表记录疼痛程度。疼痛应该至少已经存在6个月。结节和疼痛应该分别评估，两者显著相关。从多数发表的研究来看，总体质量差，募集患者数目少，研究方法多变。严格的试验应该是双盲、安慰剂对照、随机设计，并且每组至少20例患者。

多数医生最初的建议是调整饮食，降低可能与乳腺疼痛有关的饮食因素，如咖啡因或饱和脂肪摄入，但这些干预措施的证据不足。利尿剂被家庭医生广泛应用，认为能够降低黄体期水潴溜，但并没有任何效果。

对照研究已经证明不比安慰剂好的药物包括维生素E、利奈孕酮、甲芬那酸和咖啡因减量。这可能并不奇怪，在安慰剂对照试验中，仅安慰剂的有效率就达10%～50%。

另一种稍复杂的非药物干预方法，降低膳食脂肪摄入能够显著降低周期性乳腺疼痛。Boyd入组了21例至少5年乳腺疼痛的女性进行试验，其中11例女性通过降低膳食脂肪摄入，降低15%总能量，另外10例给予普通膳食建议。结果脂肪摄入减少组的乳腺疼痛明显减轻。非药物干预对很多患者吸引力巨大，但由于繁忙的工作，能够长时间持续膳食控制有一定困难。

与膳食控制类似的另一种方法是添加长链不饱和脂肪酸γ-亚麻酸，存在于月见草油和琉璃苣油中，但有效性值得怀疑。有研究入组了103例乳腺疼痛女性，进行双盲交叉研究，分别应用月见草油和安慰剂3个月后，两组都继续应用月见草油胶囊3个月。结果给予月见草油的女性周期性乳腺疼痛明显减轻，但对非周期性乳腺疼痛无效。但是，Budeiri对月见草油进行系统文献查询，发现其并没有改善绝经前症状的证据。更近期的Dutch试验也没有发现月见草油的作用。

为解决该问题，有研究入组了555例社区和医院患者，开展了有史以来最大型的研究。试验没有发现γ-亚麻酸的任何获益，主要因为安慰剂组有高达40%的有效率。γ-亚麻酸可以通过非处方获得，并且不良反应发生率极低，很多医生建议初次乳房疼痛的女性可以应用，实际上患者状态好转主要是因为巨大的安慰剂效应。

周期性乳腺疼痛的多数研究集中在降低雌激素或泌乳素对乳腺细胞的刺激，认为激素过度刺激是严重乳腺疼痛的主要原因，但是支持该假设的证据很少。

达那唑，一种雄激素抑制剂，在93%的患者中能够减轻疼痛,但有 2/3 的女性会出现恶心、抑郁、月经不调和头疼等不良反应,常导致治疗中断。为减少不良反应,O'Brien 和 Abukhali 入组了 100 例绝经前周期性乳腺疼痛的患者,进行达那唑双盲、安慰剂对照试验,黄体期给予 3 个疗程达那唑或安慰剂,治疗组疼痛明显降低,不良反应与安慰剂组相似。

除了药物,有医生建议戴柔软胸罩来减轻乳腺疼痛。在 200 例沙特乳房疼痛妇女的非随机研究中,对 100 例患者给予达那唑 200 mg/d;另外 100 例患者给予穿戴运动胸罩的指导建议。运动胸罩组疼痛缓解率为 85%,达那唑组疼痛缓解率为 58%,但达那唑组不良反应发生率为 42%,并且 15% 的患者终止了药物治疗。因为该研究非双盲、非随机,结果较难解释。

泌乳素抑制剂溴隐亭,在几项小型研究中初步被证明对乳腺疼痛有效。欧洲一项多中心研究入组了 272 例乳腺疼痛女性,比较溴隐亭(2.5 mg,每天 2 次)与安慰剂的疗效。治疗组症状明显缓解,但 29% 的患者因为恶心和头晕等不良反应退出研究。一项双盲研究,在 47 例严重乳腺疼痛女性中发现,溴隐亭和达那唑缓解乳房疼痛的效果都好于安慰剂,达那唑组效果最佳。

有学者应用多巴胺激动剂马来酸麦角乙脲进行 2 个月的双盲对照研究,60 例女性以 1:1 分为治疗组和安慰剂组。乳腺疼痛严重程度通过 VAS 监测。轻度乳腺疼痛患者治疗组和安慰剂组的有效率分别为 73%(8/11 例)和 13%(2/15 例),严重乳腺疼痛患者治疗组和安慰剂组有效率分别为 100%(19/19 例)和 33%(5/15 例)。主要不良反应为恶心,治疗组和对照组发生率分别为 17% 和 10%。因为不良反应问题,多巴胺激动剂在本症的临床应用已经受到限制,目前不用于乳腺疼痛的治疗。

两项小型随机试验验证了孕激素阴道乳膏的作用。在一项小型研究中,Mc Fadyen 报道了给予安慰剂乳膏女性获益微弱,不显著。在另一项更大型的研究中,有 80 例患者参与,安慰剂组中 22% 的女性疼痛至少减半,孕激素乳膏组中 65% 的女性疼痛减半。

有研究入组了 26 例女性,比较黄体期给予甲羟孕酮片(20 mg/d)和安慰剂的疗效,发现有效率和不良反应均没有差异。在一项多中心、双盲、随机试验中,Peters 给予 73 例女性合成孕三烯酮,72 例女性安慰剂作为对照。孕三烯酮组乳腺疼痛显著减少,不良反应发生率为 44%,对照组为 14%。

他莫昔芬——雌激素部分拮抗剂和激动剂,治疗乳腺疼痛有效。首项双盲、交叉、随机试验证明他莫昔芬对乳房疼痛缓解率为 71%,对照组仅为 38%。3 个月后,无疗效患者交叉到另一组,他莫昔芬组疼痛控制率为 75%,安慰剂组为 33%。他莫昔芬最常见的不良反应为潮热,发生率为 27%。

在他莫昔芬和达那唑疗效比对研究中,观察到相似的安慰剂效应,他莫昔芬 10 mg 组有效率更高,89% 的乳腺疼痛得到控制。有两项研究比较了他莫昔芬 10 mg 和 20 mg 疗效,有效率相似,低剂量组不良反应发生率更低(21% 对比 64%)。他莫昔芬与达那唑相比,有效率相似,达那唑组不良反应发生率更高(90% 对比 50%)。10 mg 他莫昔芬和 7.5 mg 溴隐亭相比,他莫昔芬组疼痛缓解率为 90%(18/20 例),溴隐亭组疼痛缓解率为 85%(17/20 例)。他莫昔芬目前被广泛用于治疗乳腺疼痛,但该用途尚未被标明,因为它尚未被许可用于治疗乳腺良性疾病。大量乳腺癌高危人群应用他莫昔芬预防的研究,充分证明了他莫昔芬的安全性。再有,这些预防性试验的回顾分析也肯定了他莫昔芬降低良性乳腺疾病的作用,与在乳腺疼痛试验中观察到的症状减轻相一致。给患者用他莫昔芬时需要做好解释工作,该药物用于降低雌激素作用,而不是用于治疗乳腺癌。

他莫昔芬或选择性雌激素受体调节剂(selective estrogen receptor modulator, SERM)也可经皮肤给药,从而降低经肝脏途径带来的不良反应。该方式已经表现出一些有前途的应用,例如早晚乳腺癌患者应用含有 4-羟基他莫昔芬凝胶。安慰剂对照试验也证明其在周期性乳房疼痛中的作用,尤其是能够在黄体期乳房疼痛高峰时减轻疼痛。很明显,SERM 的一系列研究和预防研究肯定了其在良性乳腺疾病中的积极治疗作用。这类新的制剂还没有批准用于治疗乳房疼痛,作为新配方形式的他莫昔芬,正等待进一步的安全数据。

最近有一项随机试验比较了抗雌激素新药奥美昔芬和达那唑的疗效。奥美昔芬为雌激素拮抗剂,跟达那唑一样有效,但不良反应更少。用 VAS 疼痛评分对疼痛进行评估,发现奥美昔芬能够将疼痛的中位得分从基线时的 7 降低到 12 周后的 2。

促黄体素释放激素(LHRH)激动剂戈舍瑞林(诺雷得)能够停止月经周期,消除雌二醇和孕酮水平的正常波动,该药的随机试验进一步证明了月经周期在乳腺疼痛中的作用。在一项大型安慰剂对照临床试验中,周期性乳腺疼痛的女性给予6个月戈舍瑞林,乳腺疼痛显著减轻。随访6个月,随着月经周期的恢复,乳腺疼痛也逐渐重现。

另外,Ingram研究了红三叶草来源的异黄酮,想确定这种植物雌激素是否能减轻乳腺疼痛。18例患者进行了2个月单盲、安慰剂导入期,随后各自接受安慰剂、异黄酮40 mg或异黄酮80 mg治疗。通过比较疼痛评分,安慰剂组疼痛降低13%,40 mg/d组疼痛降低44%,80 mg/d组疼痛降低31%,未见明显不良反应,但仍需要更大样本研究来确定异黄酮的作用。

九、其他方法

针灸已经被用于治疗绝经前症状,有部分改善作用。梅奥诊所的最近研究提示,针灸能够使67%严重乳腺疼痛患者得到改善。研究者提议需要进行随机试验以肯定该发现,但是很难对患者应用盲法,也很难评价安慰剂效应。在一项开放性试验中,包括88例中度或重度乳腺疼痛持续6个月以上的女性,采取应用运动学进行治疗。该方法应用压力按摩改善淋巴引流,容易操作。通过自我疼痛评分,该方法能够改善60%、消除18%患者的乳腺疼痛。该研究与针灸试验类似,也无法应用盲法,安慰剂效应也很难评估。

随机临床试验证明天然植物穗花牡荆提取物(蓖麻油,mastodynon)能够中等程度降低乳腺疼痛(mastodynon能降低54%患者乳房疼痛,安慰剂仅降低40%乳房疼痛),不良反应也少。

Ghent开展了3项研究,探索补充碘在乳腺疼痛治疗中的作用,其中一项研究是随机、双盲、安慰剂对照研究。SD大鼠碘缺乏会导致乳腺上皮增生和癌变。参与者每天给予水分子碘0.07~0.09 mg/kg,持续6个月,或者安慰剂(棕色植物染料和奎宁水溶液)。碘治疗组疼痛缓解率为65%(15/23例),安慰剂组疼痛缓解率为33%(11/33例),未见不良反应报道。Kessler报道了超生理剂量的碘治疗在周期性乳腺疼痛中的作用,每天3~6 mg碘治疗能够使40%乳腺疼痛患者的疼痛减轻一半以上,安慰剂组只能减轻8%患者的疼痛。

十、乳房外疼痛

因胸腔或腹部病变放射到乳腺区域的疼痛,需要对原发疾病进行治疗。源自胸壁(Tietze's综合征或肋软骨炎),乳腺有特定压痛点(扳机点)的疼痛,可以注射类固醇激素和局部麻醉药物治疗。最近,非甾体类止痛药凝胶被用于乳房外疼痛的治疗。有一项随机试验入组了108例乳房外疼痛患者,通过乳房表面涂抹双氯芬酸钠凝胶,6个月后乳房外疼痛明显缓解。

十一、手术价值

严重乳腺疼痛、对药物治疗无反应、十分烦恼的患者可能会要求手术切除乳房。在未寻求精神评估之前,不能采取这种极端方式。外科干预不仅损害身体形象,而且不能缓解疼痛。即使经过详细的精神评估,也应该尽量少地外科切除,因为临床经验表明只有少数患者乳腺切除后能够减轻疼痛。乳腺切除后,患者对疼痛的关注可能会转移到对身体形象上,患者不高兴,仍会抱怨乳腺疼痛,这显然是治疗失败。

已经有人思考药物在乳腺疼痛中的治疗价值。Srivastava最终认为有效的药物只有他莫昔芬、溴隐亭和达那唑。很多研究因为糟糕的设计和方法学而被否定。乳腺良性疾病有许多症状,这些症状背后的确切机制尚不清楚。

十二、小结

(1) 乳腺疼痛患者的必要治疗措施包括排除严重的潜在病变、明确诊断和与患者沟通。只有很少(10%)的严重乳腺疼痛有必要进行特定治疗。

(2) 如果乳腺疼痛为中度或重度,持续时间不到6个月,多数会自然缓解,无需特定治疗。

(3) 如果女性年龄>35岁,过去12个月没有进行过钼靶检查,出现了新的症状,应该进行钼靶检查,以便排除与乳腺疼痛无关的异常。

(4) 最初治疗包括止痛药,如非甾体类抗炎药和饮食调整,尽管这些措施可能主要通过安慰剂效应起作用。

(5) 少数严重乳腺疼痛者可能以上措施无效,鼓励其记录6周疼痛日记。如果疼痛持续,应该给予他莫昔芬或达那唑治疗。前者不良反应小,效果明显。他莫昔芬虽然还没有被批准用于乳房疼痛治疗,临床医生基于已有数据,可以应用。

(6) 治疗时可以给予他莫昔芬每天10 mg,持续

3个月。如果疼痛缓解,可以调整为隔天 10 mg,继续 3 个月。少数无效的患者,可以给予每天 20 mg。

(7) 极少数上述治疗无效的患者,可以给予达那唑或戈舍瑞林治疗 4 个月。

第四节　男性乳房发育症的管理

腺体组织良性增生是男性乳房发育症(下文简称"男乳发育")的组织学特点。如果足够大,临床可触及或观察到明显增大的乳房。这种状况很常见,可能是严重潜在病理状态的迹象,会引起心理或情感上的不适,或者与其他乳腺问题相混淆,尤其是恶性肿瘤。

一、流行病学

乳腺腺体增生常发生在婴儿、青春期和老年人。据估计有 60%~90% 的婴儿表现为短暂的可触及乳腺组织,这是由于母体雌激素通过胎盘进入婴儿体内,刺激婴儿乳腺组织增生所致。这种乳腺生长刺激会随着新生儿血液循环中雌激素的清除而逐渐平复,常持续 2~3 周或更长时间。有群体研究已经表明,青春期男乳发育的发病情况表现多样,有 30%~60% 的青春期男孩会表现为男乳发育,通常开始于 10~12 岁,13~14 岁达到高峰,16~17岁回复。男乳发育的发病率随着年龄增长而升高,50~80 岁发病率最高。24%~65% 的男性可能表现为男乳发育,但不同研究对男乳发育的定义和研究人群有所不同。

二、发病机制

男性或女性乳腺组织对激素反应没有内在差异。激素环境、刺激持续的时间和强度、个体乳腺组织敏感性等因素决定了腺体增生的类型和程度。在雌激素影响下,乳腺导管延长、分支、导管上皮增生、导管周围成纤维细胞增生、血管分布增加,这些组织学表现常发生在男乳发育的早期。男性无腺泡发育,因为腺泡发育需要孕激素的存在,并且浓度达到月经周期黄体期孕激素水平。在啮齿目动物乳腺癌模型和人类 MCF-7 乳腺癌细胞系中,雄激素具有抗雌激素作用,在正常乳腺组织中也认为能部分拮抗雌激素。因此,男乳发育常被认为是雌激素对乳腺刺激作用和雄激素抑制效能的失衡。雌激素、雄激素比例改变已经在多种男乳发育相关症状中被观察到,这种改变有许多机制。

男性睾丸每天分泌 95% 的睾酮、15% 的雌二醇和 <5% 的雌酮。血液循环雌激素多数来自雌激素前体在性腺外组织的转化,包括肝脏、皮肤、脂肪、肌肉、骨和肾脏。这些组织都含有芳香化酶,能够将睾酮转化为雌二醇和雄烯二酮,再转化为雌酮。雄烯二酮主要由肾上腺分泌的雄激素。雌二醇和雌酮在性腺外组织通过 17-酮还原酶可以相互转化,该酶也负责睾酮和雄烯二酮的相互转化。由性腺组织分泌或者性腺外组织转化后生成的雄激素和雌激素进入血液循环,多数会与性激素结合球蛋白(SHBG)结合,该蛋白对雄激素亲和力大于雌激素。非 SHBG 结合性激素以游离状态或者与球蛋白微弱结合后在血液中循环,它们能够穿过细胞膜,与类固醇激素受体结合。睾酮和双氢睾酮结合在同一激素反应原件,也会与各自基因的激素反应原件结合,引发转录起始和激素作用。雌二醇和雌酮与雌激素受体结合后也会引发相似反应。

从病理生理角度看,雌激素和雄激素浓度或作用失衡可能发生在多个水平(表 24-3)。睾丸或肾上腺肿瘤产生过多雌激素,或者雌激素前体在性腺外组织过多转化为雌激素,都能够增加总的雌激素浓度。这些性腺外激素的转化可以直接发生在乳腺组织。在一些特发性男乳发育患者的阴毛皮肤成纤维细胞中,已经发现雄激素到雌激素转化芳香化作用的增强。当雌激素代谢减慢或者与 SHBG 结合的雌激素发生解离时,血液循环的游离雌激素会绝对升高。相反,因为睾丸缺陷或继发于垂体促性腺激素刺激缺失,导致睾丸雄激素分泌降低、雄激素降解代谢增强,或者雄激素结合 SHBG 增多,都会导致游离雄激素减少,不能中和雌激素促腺体增生的作用。如前面所说,雄激素与雌激素平衡不仅依赖于数量,还依赖于它们在组织水平发挥作用的能力。因此,雄激素受体缺陷或者雄激素被药物(如抗雄激素药物螺内酯)从其受体置换出来,都会导致雄激素作用减弱,造成在乳腺细胞水平降低对雌激素的拮抗能力。因此,即使雌激素和雄激素检测水平正常,根据个体乳腺组织对雌激素或雄激素作用的敏感程度,还是有某些人容易发生男乳发育。

表 24-3　男乳发育相关病因及相应病理生理机制

(1) 生理性 　新生儿 　青春期 　老年人	摄入雌激素 　茶树油或薰衣草油 　人绒毛膜促性腺激素产生过多 　　绒毛膜癌
(2) 病理性 　特发性 　药物诱导 　血清雌激素水平增高 　　芳香化作用增强(外周和性腺) 　　支持细胞(性索)肿瘤 　　睾丸生殖细胞肿瘤 　　睾丸间质细胞肿瘤 　　肾上腺皮质癌 　　两性畸形 　　肥胖 　　甲状腺功能亢进 　　肝脏疾病 　　睾丸女性化 　　原发性芳香化酶过剩 　　雌激素从球蛋白状结合态被置换 　　螺内酯 　　酮康唑 　雌激素代谢减少 　　肝硬化 　外源激素 　　外用雌激素药膏或乳液	异位产生人绒毛膜促性腺激素 　　　肺癌 　　　肝癌 　　　胃癌 　　　肾癌 　睾酮合成减少 　　原发性性腺衰竭(先天性) 　　　无睾症 　　　Klinefelter综合征 　　　两性畸形 　　　睾酮合成遗传性缺陷 　　原发性性腺衰竭(获得性) 　　　病毒性睾丸炎 　　　阉割 　　　肉芽肿性疾病(包括麻风) 　　下丘脑或垂体病变所致睾丸衰竭 　雄激素受体缺陷所致雄激素抵抗 (3) 其他 　慢性肾衰竭 　慢性病 　脊椎损伤 　人类免疫缺陷病毒感染 　乳腺组织敏感性增强 　感染

表 24-3 和表 24-4 列出了与男乳发育相关的各种情况和药物。虽然种类很多,但大多数患者为青春期男乳发育(近 25%),以及药物所致男乳发育(10%~20%)或无潜在异常(特发性男乳发育,近 25%),其余为肝硬化或营养不良(8%)、原发性性腺功能减退(8%)、睾丸肿瘤(3%)、继发性性腺功能减退(2%)、甲状腺功能亢进(1.5%)或肾病(1%)。最典型的例子是螺内酯所致的男乳发育。醛固酮能够抑制睾丸合成睾酮,加强睾酮向较弱雄激素——雄烯二醇的转化,增加睾酮向雌二醇转化的芳香化作用,置换 SHBG 结合态睾酮(导致睾酮代谢清除率增加),在组织中与雄激素受体结合,从而发挥抗雄激素作用。

三、评估

(一) 相关表现

1. **相关症状**　多数男乳发育患者无症状,仅是体检时发现。因药物或其他病理因素所致的男乳发育,可能伴随乳房疼痛或乳头疼痛和肿胀。

2. **乳房外伤史**　有 10%~15% 的患者能够回忆起在乳房增大前或当时有过乳房外伤史,尚不清楚是否乳房外伤本身能够引起男乳发育。似乎很多患者有过乳房外伤史,也有可能创伤对乳腺的影响导致早已存在的男乳发育被发现。

3. **双侧乳房情况**　临床上有半数患者可见明显的双侧男乳发育,实际上组织学研究发现所有的患者双乳都有受累。这种观察与实际情况的不符,可能是因为两侧乳房的非同步增长、腺体量和基质增生速度差异所致。

(二) 鉴别诊断

男乳发育必须与其他导致乳房增大的疾病相鉴别。虽然神经纤维瘤、皮样囊肿、脂肪瘤、血肿和淋巴瘤也会引起乳房增大,但依据病史和临床表现,很容易与男乳发育鉴别。最需要与男乳发育相鉴别的是假性男乳发育和乳腺癌。

1. **假性男乳发育**　是指因为脂肪存积,而不是腺体增生所致的乳房增大。通常这类患者体型肥胖,不伴有乳房胀痛。乳房体检能够正确诊断。检查乳腺时要求患者平卧位,双手放于脑后。检查者将拇指放于乳腺一侧;第二指放于对侧。两指逐渐靠拢,皮肤表面勿施加压力。男乳发育的乳腺组织如橡胶或坚硬圆盘,呈中心性延伸出乳晕,较易触及或对靠拢的手指有抵抗;而假性乳房发育没有如此成堆的组织,两指靠拢时没有抵抗。或者手指触诊,能发现腺体组织。

2. **乳腺癌**　通过仔细体检通常可以鉴别男乳发育和乳腺癌。男性乳腺癌的肿块常为偏心性分布、单侧(不是乳晕下,双侧)、坚硬;男乳发育的肿块质地似橡胶样,有弹性。男性乳腺癌可能表现为酒窝征和乳头凹陷,比男乳发育患者更常见乳头溢液(10%),也可能伴有腋窝淋巴结肿大。如果临床检查不能鉴别两种情况,应该进行钼靶检查、细针抽吸细胞学检查或者空芯针活检。有研究报道,随访 20 年或更长时间,并没有发现男乳发育患者乳腺癌发病风险增高。尽管流行病学研究没有发现 Klinefelter

表 24-4　与男性乳房发育症相关的药物

(1) 激素 　雄激素和合成类固醇(F) 　绒毛膜促性腺激素(G) 　雌激素和雌激素激动剂(G) 　生长激素(G)	(7) 心血管药物 　胺碘酮 　氨氯地平(P) 　甲巯丙脯酸(P) 　可乐定(P) 　地高辛(P)	三氟拉嗪(P) 　文拉法辛(P) 　齐拉西酮(P) (9) 滥用药物 　乙醇(F)
(2) 抗雄激素或雄激素合成抑制剂 　比卡鲁胺(G) 　环丙孕酮(G) 　氟他胺(G)	地尔硫䓬(P) 　依那普利(P) 　非洛地平(P) 　甲基多巴(P)	安非他明(P) 　海洛因(F) 　大麻(P) 　美沙酮(F)
(3) 促性腺激素释放激素激动剂 　尼鲁米特(G) 　5α-还原酶抑制剂(G)	硝苯地平(P) 　利舍平(P) 　螺内酯(G) 　维拉帕米(F)	(10) 其他 　金诺芬 　二乙胺苯丙酮(P) 　多潘立酮(P) 　阿维 A 酯(P)
(4) 抗生素 　乙硫异烟胺(P) 　异烟肼(P) 　酮康唑(G) 　甲硝唑(P) 　米诺环素(P)	(8) 精神药物 　阿立哌唑(P) 　氯氮平(P) 　地西泮(P) 　度洛西汀(P) 　氟西汀(P)	二甲苯氧庚酸(P) 　加马喷丁(P) (11) 高效抗反转录病毒治疗 　依法韦仑(F)
(5) 抗溃疡药物 　西咪替丁(G) 　兰索拉唑(P) 　奥美拉唑(P) 　雷贝拉唑(P) 　雷尼替丁(P)	氟哌啶醇(P) 　奥氮平(P) 　帕罗西汀(P) 　奋乃静(P) 　吩噻嗪(P) 　普鲁氯嗪(P)	印地那韦(P) 　司坦夫定(P) 　甲氧氯普胺(P) 　青霉胺(P) 　苯妥英(P) 　普加巴林(P)
(6) 癌症化疗药物 　烷化剂(F) 　环孢素(P) 　甲氨蝶呤(P) 　沙利度胺(P) 　联合化疗(F)	喹硫平(P) 　利培酮(P) 　舒必利(P) 　甲硫哒嗪(P)	他汀类药物(P) 　舒林酸(P) 　茶碱(P)

注：证据级别：Good(G)，系统回顾随机对照试验，或随机安慰剂对照试验，或前瞻性队列研究有或无对照，同时有好的病理生理解释；Fair(F)，回顾性研究，或者病例对照研究，或者病例报道，同时有好的病理生理解释；Poor(P)，个别病例报道。

综合征(XXY 综合征，一种性染色体异常)与乳腺癌风险有关，但一项大型研究发现男乳发育患者比普通男性群体乳腺癌的发病风险高 19.2 倍。

男乳发育一经诊断，应该详细询问病史，进行体格检查，以便进一步查明可能的原因。详细的病史很关键，尤其是表 24-4 所列药物的用药史。肝脏或肾脏病史，尤其是进行血液透析者，可能提示男乳发育原因。体重减轻、心动过速、震颤、出汗、怕热、腹泻、伴或不伴有甲状腺肿块，提示甲状腺功能亢进的可能。应该评估者是否有性腺功能减退的征象，包括性欲减退、阳痿、体力下降和睾丸萎缩。需要仔细检查腹部是否有肿块，近一半的患者有肾上腺皮质癌。还需要检查睾丸，排除睾丸肿块的存在。

后续步骤依赖临床检查结果。如果曾经摄入表 24-4 所列举的药物，应该停药 1 个月后复查。如果是药物引发，停药期间乳房疼痛会明显减轻。如果患者处于青春期，一般体格检查和睾丸检查未见异常，他可能为短暂或持续的青春期男乳发育。间隔 3 个月进行一次检查，能够判断男乳发育为短暂性还是持续性。在此期间，可以考虑进行药物或手术治疗。如果体格检查发现不对称的男乳发育，没有潜在疾病，应该进行肝、肾、甲状腺和睾酮的生化检测。结果正常，不需要进一步评估，可 6 个月后复查。相反，如果男乳发育为近期出现，或者乳房胀痛，应该进行其他检查，包括检测血清人绒毛膜促性腺激素(hCG)、雌二醇(E2)、睾酮和黄体生成素

(LH)水平,尽管通常诊断率较低。

图24-7给出了识别男乳发育潜在异常的评估流程。血清hCG增高,提示睾丸或非性腺生殖细胞肿瘤,或者罕见的异位分泌激素的非滋养层肿瘤,应该进行睾丸超声检查。未发现肿块时应进一步检查胸片、腹部CT或者MRI,努力查明性腺外hCG分泌肿瘤。最常见的有激素分泌功能的非滋养层肿瘤是支气管、胃、肾细胞或肝癌。血清黄体生成素升高、伴随睾酮水平降低者提示原发性性腺功能减退;睾酮水平降低,黄体生成素降低或正常,提示下丘脑或垂体异常所致的继发性性腺功能减退。此时应该检查血清泌乳素,除外泌乳素垂体腺瘤,它可能导致促性腺激素分泌不足引起的性腺功能减退。黄体生成素和睾酮水平升高见于甲状腺功能亢进,或雄激素受体紊乱所致的各种雄激素抵抗。此时,可以通过甲状腺功能检查进行鉴别。

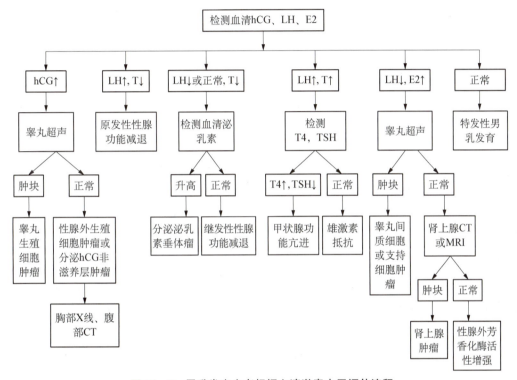

图 24-7 男乳发育患者根据血清激素水平评估流程

注:E2:雌二醇;hCG:人绒毛膜促性腺激素;LH:黄体生成素;T:睾酮;T4:甲状腺素;TSH:促甲状腺素。

如果血清雌激素水平增高,黄体生成素水平正常或降低,应该进行睾丸超声检查,以除外睾丸间质细胞、支持细胞或性索睾丸肿瘤。如果超声检查阴性,应该进行肾上腺CT或MRI检查,以除外分泌雌激素的肾上腺肿瘤。如果睾丸和肾上腺均正常,雌二醇水平增高,可能是因为性腺外芳香化酶活性增强,导致雌激素前体更多转化为雌激素。在这种情况下,雌激素水平相对雌二醇水平更高。最后,如果所有这些内分泌检查都正常,患者应该考虑为特发性男乳发育。

四、预防

有两种情况的男乳发育可以预防。第一种情况是患者需要药物治疗。避免表24-4中的药物,可以降低药物对乳腺刺激的风险。同样,并不是表中的所有药物都会引起相同程度的男乳发育。例如,老年男性考虑应用钙通道阻滞剂,硝苯地平出现男乳发育的风险最高,随后是维拉帕米,地尔硫䓬风险最低。盐皮质激素受体拮抗剂中,螺内酯(而不是依普利酮)与男乳发育相关。同样,在组胺受体或质子泵抑制剂药物中,西咪替丁发生男乳发育风险最高,其次是雷尼替丁,奥美拉唑风险最低。第二种可预防的情况发生在前列腺癌患者计划进行抗雄激素单药治疗时。已有数项研究证明,预防性应用抗雌激素药物他莫昔芬优于芳香化酶抑制剂阿那曲唑或低剂量乳房放疗。

五、治疗

停用诱发男乳发育药物或者调整潜在影响雌激素-雄激素平衡的状态,能使新近发生的男乳发育消退。如前所述,男乳发育的增生期或活跃期组织学水平可见明显的导管上皮增生、炎性细胞浸润、基质成纤维细胞增多、血管增多,患者常感觉乳房胀痛。活跃期持续时间的长短不一,通常不到1年,随后可自然缓解或进入非活跃期。非活跃期通常无临床症状,其上皮细胞增生减缓,导管扩张,基质玻璃样变或纤维化。在考虑治疗时,需要知道进入非活跃期后并不是所有男乳发育自然消退或对药物治疗有反应。另一个需要考虑的因素是多数男乳发育会自发消退,因为大部分是青春期男乳发育,只有少数会表现为持续性乳腺增大。同样,在各种原因所导致的男乳发育中,有85%未经治疗的患者会自然缓解。因此,很难评估任何医疗干预的有效率。

治疗指征包括严重乳房胀痛或者十分难堪,以至于影响患者的日常生活。手术的目标是恢复平胸,消除乳房下皱襞,对齐两侧乳头乳晕复合体,隐藏手术瘢痕。手术移除腺体和基质组织是治疗的主要方式。乳晕切口切除皮下乳房腺体,联合吸脂术移除腺体后脂肪组织,是目前通常进行的外科流程。对长期存在的男乳发育,以及经过一系列药物治疗无效的患者,主要通过以下方式解决。

有3类药物,即雄激素、抗雌激素和芳香化酶抑制剂,已经被尝试用于治疗男乳发育。因为有较高频率的自发缓解,不应确定何时开始治疗。因为研究样本小、非盲、无对照设计等原因,很难评估绝大多数药物的疗效。除了早期青春期男乳发育持续时间少于3个月外,建议对中至重度患者开展药物临床疗效研究。

无论是青春期男乳发育还是特发性男乳发育,睾酮都不比安慰剂有效,还需通过芳香化酶作用转化成雌二醇,有加重病情的风险。在一项双盲、安慰剂对照临床试验中,肝硬化患者接受6个月睾酮治疗能够降低男乳发育的发病风险。二氢睾酮,直接注射或透过皮肤吸收,在75%的患者中能够减小乳房体积,15%的患者能够完全缓解。对于起作用的患者,1~2周内乳房胀痛明显减轻,无不良反应。一项安慰剂对照研究发现,达那唑能够消除23%患者的症状,而安慰剂只能消除12%患者的症状。虽然研究者认为该药物安全、耐受性好,但应用达那唑治疗其他疾病的研究发现有明显的不良反应,如水肿、体重增加、痤疮、恶心和肌肉痉挛。

3种被尝试用于男乳发育治疗的抗雌激素药物是氯米芬、他莫昔芬和雷洛昔芬。据报道,氯米芬的有效率为36%~95%。在3项系统研究中,有两项研究发现不到一半的患者乳房体积能降低20%或以上,或者对疗效满意。每天口服50~100 mg,未见明显不良反应。但在另一项研究中,该药物与胃肠道不适和视力问题有关。他莫昔芬10 mg,每天口服2次,已经进行了多项研究,部分有效率接近80%,完全缓解率高达60%,未见明显药物相关不良反应的报道。鉴于其安全性高,专家通常建议伴有疼痛的男乳发育患者可进行3个月他莫昔芬治疗。在10例青春期男乳发育患者中,雷洛昔芬能够部分缓解男乳发育,但需要进一步研究评估该药物的真实效果。

在少量青春期男乳发育患者中使用芳香化酶抑制剂睾内脂进行研究,剂量为每天450 mg,口服6个月,无明显不良反应。在该项非对照研究中,经过2个月治疗后,作者观察到乳房体积减小,但尚缺少充足证据将其作为一线药物应用。也有应用同类药物阿那曲唑或来曲唑的其他少数报道,个别患者有获益。一项大型随机、双盲、安慰剂对照研究探讨了阿那曲唑在青春期男乳发育中的作用,结果提示阿那曲唑效果优于安慰剂。另外,在接受抗雄激素治疗的前列腺癌患者中,阿那曲唑预防男乳发育效果不及他莫昔芬。

六、小结

(1) 男性乳房发育症,表现为向心性腺体组织增大,从乳头乳晕复合体下方向周围辐射。需要与假性男乳发育(脂肪型腺体)、乳腺癌和其他少见病变相鉴别。

(2) 对于单侧、离心性、坚硬的病变,需要配合钼靶、FNA、空芯针或切除活检,排除乳腺癌。

(3) 应该停用与男乳发育相关药物,或更换其他不易引起男乳发育的药物。如果药物是病因,停药后1个月左右乳房胀痛会消退。

(4) 青春期患者,应该进行详细的体格和睾丸检查。如果阴性,3个月后应复查。

(5) 新近出现的乳房增大、伴有胀痛者,体格检查未发现甲状腺功能亢进,肝脏、肾上腺或睾丸异常,此时应该检测血清hCG、黄体生成素、雌二醇和睾酮,以便鉴别病理原因引起的男乳发育。

(6) 如果男乳发育没有发现可逆转的原因,患者同时感觉胀痛或严重影响生活,应该尝试性进行他莫昔芬药物治疗或者整形手术移除腺体。

(张显玉 庞 达)

参考文献

[1] 陈丽芹. 1 600 例乳腺增生症的诊断与治疗. 中国妇幼保健,2012,27(13):2074-2075.

[2] 邓萌,马桂娥. 男性乳房发育症的外科治疗进展. 中国美容医学,2012,21(4):679-681.

[3] 孔刘明,李孟圈,苏静,等. 男性乳腺发育症病因探讨. 肿瘤基础与临床,2013,26(2):146-148.

[4] 马薇,金泉秀,吴云飞,等. 乳腺增生症诊治专家共识. 中国实用外科杂志,2016,36(7):759-762.

[5] 宁平,刘泽宇,陈军,等. 哺乳期乳腺炎临床分型及个体化治疗策略的探讨. 中华乳腺病杂志(电子版),2013,7(4):245-249.

[6] 王殊,谢菲. 乳腺纤维腺瘤诊治专家共识. 中国实用外科杂志,2016,36(7):752-754.

[7] 杨剑敏,王颀,张安秦,等. 导管周围乳腺炎与肉芽肿性乳腺炎的临床鉴别与处理. 中华乳腺病杂志(电子版),2011,5(3):306-312.

[8] Altintoprak F, Kivilcim T, Yalkin O, et al. Topical steroids are effective in the treatment of idiopathic granulomatous mastitis. World J Surg, 2015, 39(11):2718-2723.

[9] Crandall CJ, Aragaki AK, Cauley JA, et al. Breast tenderness and breast cancer risk in the estrogen plus progestin and estrogen-alone women's health initiative clinical trials. Breast Cancer Res Treat, 2012,132:275-285.

[10] Deepinder F, Braunstein GD. Drug-induced gynecomastia: an evidence based review. Expert Opin Drug Saf, 2012,11:779-795.

[11] Fentiman IS, Caleffi M, Brame K, et al. Doubleblind controlled trial of tamoxifen therapy for mastalgia. Lancet, 1986,1:287.

[12] Kriege M, Brekelmans CT, Boetes C, et al. Efficacy of MRI and mammography for breast-cancer screening in women with a familial or genetic predisposition. N Engl J Med, 2004,351(5):427-437.

[13] Ladizinski B, Lee KC, Nutan FN, et al. Gynecomastia: etiologies, clinical presentations, diagnosis, and management. South Med J, 2014,107(1):44-49.

[14] Westenend PJ, Sever AR, Beekman-de Volder HJ, et al. A comparison of aspiration cytology and core needle biopsy in the evaluation of breast lesions. Cancer, 2001, 93(2):146-150.

第二十五章

小叶原位癌

小叶原位癌(lobular carcinoma in situ, LCIS)的概念早在 1941 年由 Foote 和 Stewart 提出,其对该疾病的形态学描述一直沿用至今。他们认为小叶原位癌是一个很少见的病理改变,是乳腺上皮细胞发展为乳腺癌的一个暂时阶段,是癌前病变。此后,随着人们对小叶原位癌的认识不断加深,病理学家发现一类具有与小叶原位癌相类似的病变,其形态与小叶原位癌一致,但病变范围更小,称为非典型性小叶增生(atypical lobular hyperplasia, ALH)。非典型性小叶增生与小叶原位癌有时难以区别,不同的病理学家在诊断时有时会出现一定的偏差,带有一定的主观性。小叶原位癌发生于导管终末小叶,其生物学行为与导管原位癌不同,具有低癌变率、癌变周期长、双侧乳房、多个象限发病等特点,是癌前病变还是癌变的危险因子一直存在争论。同样,有关这一病变的定义也发生变化。Foote 和 Stewart 将小叶原位癌与小叶非典型增生区分开,认为小叶原位癌是一个癌前病变,应行乳房切除术。20 世纪 80 年代, Haagensen 用小叶瘤变(loubular neoplasia, LN)代替非典型性小叶增生及小叶原位癌,体现了乳腺小叶细胞增生的整个过程,包括了非典型性小叶增生到小叶原位癌的全过程,认为它是一个癌变危险因子,不是一个真正的癌前病变,建议行局部切除术或临床随访。但是,该分类不能反映非典型性小叶增生与小叶原位癌癌变危险性的差异,因此未得到广泛应用。Tavassoli 将这一病变命名为小叶上皮内瘤变(loubular intraepithelial neoplasia, LIN),并将其分为 1~3 级。该分类可以较好地反映癌变的危险性,以便于临床医生根据其分级情况决定是否进行手术干预。经历了 70 年的漫长过程,人们在病因、病理、分子水平等领域进行了探索。虽然乳腺 X 线钼靶检查的应用使更多的小叶原位癌被诊断,但是至今其病因不清,诊断也仅仅依靠因偶然的其他因素进行病理检查时被发现,缺乏特异性。同时,还有许多问题存在争论,包括命名、分类、生物学行为及治疗方式等。尽管如此,多数观点仍认为小叶原位癌和小叶非典型增生是癌变的危险因素,不是癌变的前期病变,导致对该病治疗由根治性乳房切除术向保守性治疗转变。由于非典型性小叶增生与小叶原位癌的形态和生物学行为的相似性,故本章将两者就流行病学特点、病因、病理、诊断、治疗、预后等方面一并予以讨论。

第一节 非典型性小叶增生和小叶原位癌的流行病学特点

自从乳腺钼靶检查在临床广泛应用,更多的早期乳腺癌被诊断,特别是导管原位癌的比例在发达国家已占所有新发乳腺癌的 15%~20%。但是,小叶原位癌的诊断水平并未大幅提高。究其原因,是小叶原位癌无论在临床表现还是乳腺钼靶检查方面都不具有特异性,往往是偶然因包块、钙化或其他病变行乳腺穿刺活检或外科手术切除活检时被诊断。其发病率报道主要依据穿刺活检的次数、切除活检进行诊断,因此发病率往往可能被低估。目前为止,其确切的发病率一直不清。20 世纪 80 年代中期前,乳腺癌的诊断主要靠体格检查。在美国,小叶原位癌诊断率在所有活检中仅占 0.6%。但是,导管原位癌的诊断率要高 3 倍。20 世纪 80 年代中期后,小叶原位癌的发病率明显增高。Eric 报道 1989~1994 年一项 19 篇文章对 10 499 例未扪及包块而在钼靶 X 线片上有病变进行活检患者的研究,经 Meta 分析表明,小叶原位癌在所有活检中占 1.1%,诊断率较前有明显提高;同时,在所有乳腺恶性肿瘤中占 5.7%(表 25 -

1)。1980~2001年美国SEER研究发现,小叶原位癌的发病率增加2.6倍。究其原因,一方面是于乳腺钼靶检查的使用,使小叶原位癌的发现率有明显提高。根据现有的美国文献,开放性外科手术活检诊断为小叶原位癌为0.5~3.8%,空芯针穿刺活检诊断率为0.02%~3.3%。但是在发展中国家,由于缺乏乳腺癌普查系统,小叶原位癌的检出率更低,目前包括我国在内都没有确切数据。另一方面,激素替代治疗也是引起小叶原位癌发病率升高的因素之一。小叶原位癌仅发生于女性,既往报道多见于40~50岁,较导管原位癌提前10~15岁。该病患者约90%为绝经前状态;而乳腺浸润性癌仅约30%为绝经前状态。有研究表明,小叶原位癌较浸润性癌的激素受体表达率明显增高,提示其发病可能与激素有关。但是,2015年CA杂志公布的有关2007~2011年美国乳腺小叶原位癌的数据显示,其总的发病率为3.9/10万,40岁后开始明显增高,最高峰发生在50~59岁,达11.2/10万;尤其以非高加索白种人发病率最高,达4.4/10万,50~59岁组高达12.7/10万。

表25-1 未扪及包块乳腺钼靶检查发现病变活检的结果(1989~1994年)

作者	活检例数	恶变例数	小叶原位癌例数
Acosta	890	152	2
Bauer	2 077	284	15
Bowers	207	49	0
Franceschi	825	203	0
Goedde	330	38	8
Griffin 和 Welling	266	38	1
Hasselgren	350	66	0
Letton	916	143	12
McCreery	358	95	0
Meyer	1 261	275	38
Miller	530	90	5
Opie	332	48	1
Papatestas	475	149	8
Patton	98	18	1
Perdue	536	96	14
Petrovich	106	13	3
Roses	183	97	2
Rusnak	200	48	2
Sailors	559	92	2
总数	10 499	1 994	114

第二节 非典型性小叶增生和小叶原位癌的病理学和生物学特性

一、非典型性小叶增生和小叶原位癌的组织学特征和分类

小叶原位癌和非典型性小叶增生的病理诊断多是基于Page等提出的标准。即一个受累的小叶单位由充满单一形态细胞的腺泡构成,其细胞小,形态为圆形、多边形或立方形,细胞质内为均匀的品红小体,细胞核浆比例高;细胞间黏附松散,间隔有规律,充满腺泡,小叶结构仍可见。Page定义:在受累的末端导管小叶单位内,腺泡小叶细胞增生,扩张,范围≤50%为非典型性小叶增生,如果>50%,则为

小叶原位癌。然而，在实际临床病理中，往往发现小叶原位癌和非典型性小叶增生常同时存在(图25-1)，而且病变范围的比例也因不同的病理医生对形态学认识的不同，在诊断时会有差异。因此，Haagensen和Tavassoli分别提出了小叶瘤变(LN)和小叶上皮肉瘤变(LIN)的概念，目前也被不少病理学家和外科医生所接受。根据Tavassoli的标准进行病理诊断，即发生于终末导管小叶单位，上皮细胞呈不规则增生，圆形一致；细胞质淡染；细胞核形态一致，染色质纤细均匀分散；细胞黏附松散、充满扩张腺泡，但小叶结构仍然保持。依据其腺泡扩张及范围，分为LIN 1～3级。LIN 1级，是指一个或更多的小叶单位轻度扩张，增生的细胞仅占据部分腺泡腔，没有向腺泡腔扩张；LIN 2级，是指与LIN 1级细胞形态一致，但是增生的细胞更丰富，腺泡腔扩张，腺泡腔间轮廓存在；LIN 3级，是指占据腺泡腔，小叶单位腺泡腔扩张至少50%以上，腺泡间融合。该分类的优点是不再去区分非典型性小叶增生和小叶原位癌，仅从小叶细胞增生的数量进行分级。通过分级，反映癌变危险性的差异，更有利于临床医生根据分级进行临床处理；同时，由于没有了"癌"的提法，有利于消除对患者的心理影响。

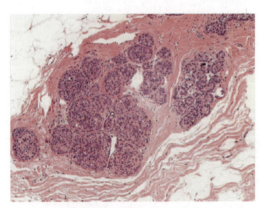

图25-1　小叶原位癌(左侧)与非典型性小叶增生(右侧)共存

近年，小叶原位癌的多形性逐渐被认识，包括多形性小叶原位癌、多形性顶秘型小叶原位癌、小叶原位癌合并粉刺样坏死和混合型小叶导管原位癌。

(一)多形性小叶原位癌的特点

1992年，Eusebi等首次描述该病变特点，以后的研究报道其常与小叶浸润癌相关。Sneige等较详细地描述其特点，未发现与小叶浸润癌相关。与典型的小叶原位癌相比(图25-2)，多形性小叶原位癌细胞核多形性，细胞核增大，细胞质丰富，有时表现为嗜伊红，细颗粒状，即所谓的多形性顶秘型小叶原位癌。多形性小叶原位癌常见有粉刺样坏死和微小钙化，与导管原位癌有时难以区分。但是，多形性小叶原位癌E-钙黏蛋白表达缺失的特点有助于鉴别诊断(图25-3)。多形性小叶原位癌具有ER、

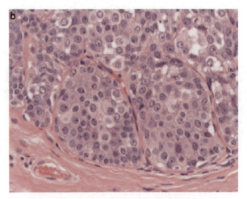

图25-2　典型小叶原位癌

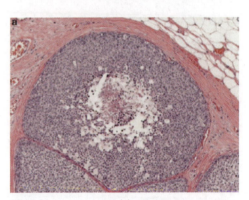

(a)

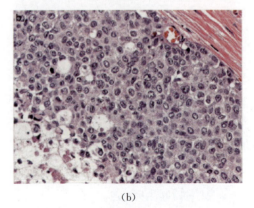

(b)

图25-3　多形性小叶原位癌

注：(a)中心坏死病灶(低倍镜)；(b)细胞核的多形性(高倍镜)。

PR 表达阴性,HER 过表达,Ki-67 指数高的特点。在包括 121 例的 10 项回顾性研究发现,在初次空芯针穿刺诊断为多形性小叶原位癌,经手术后病理检查显示,仅 33% 的病例与术前诊断结果一致;67% 合并其他病变,其中 40.5% 同时存在浸润性癌,以小叶性浸润癌为主,16% 合并有导管原位癌。因此,与典型小叶原位癌不同,多形性小叶原位癌常常与侵袭性病变相关,是一个癌前病变,而非危险因素。

(二) 小叶原位癌合并粉刺样坏死的特点

Fadare 等描述了该病变的特点,即它具有与典型小叶原位癌相同的形态特点,即小细胞、细胞质染色均匀、细胞间黏附松散等特点;但是在细胞中央区可见坏死,钙化也较常见。Fadare 对 18 例患者的报道发现有 12 例合并浸润性癌(67%)。

(三) 混合型小叶导管原位癌的特点

该病变的特点是同时具有小叶导管原位癌的特点,可以表现为单一小细胞的小叶原位癌的特征,但细胞间黏附较紧密。有些病例表现为导管原位癌的特征,但又可见典型小叶原位癌的细胞间黏附松散现象。E-钙黏蛋白的表达也存在异型性。

二、小叶原位癌的免疫表型

所有典型小叶原位癌及其亚型 ER 和 PR 均表达阳性,同时 E-钙黏蛋白表达阴性,但是其亚型的免疫表型有明显不同表达的特点。在典型小叶原位癌和小叶原位癌合并粉刺样坏死亚型中 HER-2 表达为阴性;同时没有 DNA 扩增,突变型 P53 表达缺失,Ki-67 增殖指数低。相反,在多形性小叶原位癌亚型中,ER 和 PR 常表达阴性,HER-2 高表达;同时有 DNA 扩增,在合并有浸润性癌的病变中更常见到,其突变型 P53 表达为阳性,Ki-67 增殖指数为中至高表达。虽然 E-钙黏蛋白对鉴别导管性病变和小叶性病变非常有用,但是在一些形态不一致的小叶原位癌和浸润性小叶癌的病例中也可以看见局灶性 E-钙黏蛋白表达阳性。近来有报道,P120 连接素在典型小叶原位癌及其各亚型的表达部位与导管原位癌不同,前者在细胞质表达,后者在细胞膜表达,可能有助于两者的鉴别。

三、非典型性小叶增生和小叶原位癌的分子机制研究

近年,有关非典型性小叶增生和小叶原位癌的分子水平基因研究不断进步。更多的研究发现,在 E-钙黏蛋白基因中,小叶原位癌和浸润性小叶癌都失去了正常 E-钙黏蛋白表达和突变的杂合性,这种基因简称为 CNH1。研究表明,CNH1 基因与小叶原位癌和浸润性癌有相关性。CNH1 基因在小叶原位癌和浸润性小叶癌都处于无活性状态。E-钙黏蛋白是细胞黏合分子复合体的一部分,该复合体还包含了 x、b、r 连接素和 P120 连接素。E-钙黏蛋白和 x、b、r 连接素和 P120 连接素的缺失,可以解释小叶瘤变和小叶浸润癌的形成。

越来越多的研究表明,上皮间质转化(epithelial to mesenchymal transition,EMT)过程通过使乳腺小叶内的黏附能力降低,而在小叶原位癌的形成中发挥重要作用。E-钙黏蛋白的表达降低以及钙黏蛋白-连环蛋白复合物的分离是 EMT 的必要步骤,也是乳腺小叶疾病的重要标记,是小叶原位癌的一个重要原因。紧密连接蛋白 claudin 4 也是 EMT 过程中的一个重要分子,在细胞黏附能力丧失过程中也发挥重要作用。有研究认为,与正常组织相比,claudin 4 在小叶原位癌中表达显著降低,而 claudin 4 表达降低导致乳腺小叶细胞间黏附能力降低也可能是小叶原位癌形成的另一个重要因素。另有研究认为,小叶原位癌细胞通过增加间质表面分子(如 N-钙黏蛋白、层黏蛋白受体 1 等)的表达而表现出与细胞外基质组分的高度亲和力。除此之外,小叶原位癌也受到一些信号通路的调控,其中最常见的是 PIK3CA 点突变的激活。目前认为,无论是在小叶原位癌还是浸润性小叶癌(infiltrating lobular breast cancer,ILC)中均存在 PIK3CA 的突变。一项研究表明,在小叶肿瘤中 PIK3CA 的突变率高达 44%,进一步说明 PIK3CA 突变与小叶肿瘤的发生密切相关。与 PIK3CA 突变类似,研究认为,c-Src 在小叶原位癌和 ILC 均处于激活状态,并且发现 c-Src 调控的下游基因 FAK 和 STAT3 只在 ILC 中被激活,而在浸润前的小叶肿瘤中未被激活,说明 c-Src 信号通路是小叶原位癌获得浸润性特征的一个重要调控因素。除了 STAT3 以外,也有证据表明 STAT5 在小叶原位癌进展为 ILC 中发挥了重要作用。研究发现,STAT5 在正常的乳腺上皮中表

达,在导管内原位癌和浸润性导管癌中表达缺失,但是在小叶原位癌和 ILC 分别有 32% 和 17% 的表达,也说明 STAT5 可能为小叶原位癌的形成提供了生存信号。

第三节 非典型性小叶增生和小叶原位癌的自然病程和预后

小叶原位癌是一个非常特殊的病变,具有癌变间期长的特点。Eric 总结了 12 项临床研究结果,在平均随访 24 年中发现 874 例小叶原位癌,癌变率仅为 18%。Page 等的研究发现,在发展为浸润性乳腺癌的患者中,有 2/3 在 15 年以内发生;但也有研究发现 50% 的患者在 15~30 年发展为浸润性癌。

一、非典型性小叶增生和小叶原位癌的癌变风险

有关非典型性小叶增生和小叶原位癌癌变的风险目前未见确切的报道,存在较大的差异。据一系列文献总结发现,在诊断为非典型性小叶增生和小叶原位癌癌变的妇女一生中,发生癌变的概率为 5%~32%,平均癌变率为 8%(表 25-2)。出现这种较大差异的原因是这种病变少见、局部治疗存在较大的差异性以及随访时间的差异等。因此,对于非典型性小叶增生和小叶原位癌真实的癌变率应谨慎下结论。

非典型性小叶增生和小叶原位癌在同侧发生癌变的风险为 3%~25%,平均为 4.2%。关于其病变的随访时间,一般认为随访达 20 年以上的结果可信度高。Chuba 等研究显示,随访 5 年、10 年、15 年、20 年、25 年的癌变率分别为 4%、7%、11%、14%、18%。Bodian 等的研究也得到类似结果。上述研究发现,其癌变的类型多为浸润性导管癌。Wang 等根据美国 1983~2014 年 SEER 数据库诊断的 19 462 例小叶原位癌,分析其 10 年、20 年的累积癌变率分别为 11.3% 和 19.%。其癌变类型中,浸润性导管癌占 42.4%,浸润性小叶癌仅占 20%。但是 Fisher 得出相反的结论,发现 9 例复发的患者中,8 例是浸润性小叶癌,高达 89%,Chuba 等的研究结果为 24%;而浸润性小叶癌仅占所有乳腺癌的 5%~15%。

非典型性小叶增生和小叶原位癌在对侧发生癌变的风险为 0~16%,平均为 3.5%。与同侧发生者接近。关于其病变的随访时间,一般认为应比同侧更长。Fisher 的研究发现,56% 的同侧癌变发生在诊断后 5 年内,但是与此同时,对侧的癌变发生率则仅为 30%。对侧癌变的组织类型与同侧一样,在其他研究中癌变发生率高达 44%~75%,但这种高比例相对于同侧患病者意义不大。

表 25-2 非典型性小叶增生和小叶原位癌诊断后的癌变风险

作者(年份)	随访(年)	LIN 例数	癌变例数(%)	同侧浸润性癌		对侧浸润性癌	
				高风险妇女例数	癌变例数(%)	高风险妇女例数	癌变例数(%)
Hutter, Foote (1969)	4~27	46	14(30)	40	10(25)	46	4(9)
Wheeler (1974)	16	38	4(11)	25	1(4)	32	3(9)
Andersen (1977)	16	47	11(23)	44	9(20)	47	4(8)
Haagensen (1978)	14	211	30(14)	—	—	—	—
Rosen (1978)	24	99	32(32)	99	17(17)	99	16(16)
Rosen (1981)	16~29	101	7(7)	17	2(12)	101	5(5)
Ciatto (1992)	65.2	60	6(10)	37	5(14)	60	1(2)

续表

作者(年份)	随访(年)	LIN例数	癌变例数(%)	同侧浸润性癌 高风险妇女例数	癌变例数(%)	对侧浸润性癌 高风险妇女例数	癌变例数(%)
Carsoa (1994)	7	65	3(5)	51	3(6)	60	0(0)
Zurrida (1996)	3.8	157	8(5)	135	4(3)	157	6(4)
Habel (1997)	4~23	—	—	—	—	282	10(4)
Ottesen (2000)	10	100	13(13)	100	11(11)	100	2(2)
Goldstein (2001)	22	82	15(18)	82	13(16)	82	7(9)
Claus (2003)	5.2	—	—	—	—	692	25(4)
Page (2003)	18~53	161	24(15)	161	18(11)	161	6(4)
Fisher (2004)	12	180	19(11)	180	9(5)	180	10(6)
Chuba (2005)	7~31	4 853	350(7)	3 141	93(3)	4 422	171(4)
Li (2006)	5~18	4 490	282(6)	4 490	165(4)	4 490	116(3)
总 数		10 690	818(8)	8 602	360(4.2)	11 011	386(3.5)

二、非典型性小叶增生和小叶原位癌癌变的风险因素

有关非典型性小叶增生和小叶原位癌癌变的风险因素研究较少,而且存在较大的变异性,研究结果之间也存在较大的争议。

Bodian等在对236例非典型性小叶增生和小叶原位癌癌变的随访中,发现有62例癌变。在研究癌变的患者中,诊断为非典型性小叶增生和小叶原位癌的患者,如果年龄<40岁,发生癌变的概率相对普通人群,*HR*为10.5;如果包括所有的非典型性小叶增生和小叶原位癌的患者,发生癌变的概率相对普通人群*HR*为5.4。同样在年龄<40岁诊断为非典型性小叶增生和小叶原位癌的患者中,如果其母亲和姐妹有患乳腺癌者,发生癌变的概率增高。如果病变占据小叶单位低于90%,其发生癌变的相对风险与普通人群比为2,但如果病变占据小叶单位>90%,其发生癌变的相对风险与普通人群比为6。厉红元等对52例非典型性小叶增生和小叶原位癌随访146.6个月的研究中,发现有8例癌变,其中4例有乳腺癌家族史。Li等对美国1998~2001年SEER数据库中的4 490例小叶原位癌分析,发现有282例癌变,并认为与患者年龄、种族、手术方式有关。随后Wang等扩大随访年限及样本量,分析美国1983~2014年SEER数据库诊断的19 462例小叶原位癌,共发现1 837例癌变。分析手术方式与患者生存的关系,发现穿刺活检、肿块切除活检、乳房全切除术间生存没有统计学差异。Chuba等对在4 853例非典型性小叶增生和小叶原位癌随访7~31年的结果显示,有350例发展为浸润性导管癌。分析其危险因素,发现在年龄的风险上得出与Bodian等研究相反的结论,即如果年龄<40岁,发生癌变的概率低;手术类型也是其风险因素,认为局部切除术相对于乳房全切术发生癌变的风险明显增加。

虽然目前所有有关非典型性小叶增生和小叶原位癌癌变的危险因素还没有足够的证据支持,但是对于已经诊断为非典型性小叶增生和小叶原位癌的患者,在临床实践中应该结合患者年龄、乳腺癌家族史、病变占据小叶单位的范围等指导采取恰当的治疗方案。

第四节　非典型性小叶增生和小叶原位癌的诊断和临床处理

非典型性小叶增生和小叶原位癌通常为多个病灶，多象限发生，而且在对侧乳房发生并不少见，多数专家认为它们是癌变的危险因子。文献报道，非典型性小叶增生发生癌变的概率为4~6倍，而小叶原位癌发生癌变的概率为8~10倍。但是，非典型性导管增生和导管原位癌的生物学特性与小叶病变则不同，被认为是癌前病变。由于两者生物学特性的不同，因此在如何制订治疗方案上目前仍存在争议。

一、非典型性小叶增生和小叶原位癌的诊断

非典型性小叶增生和小叶原位癌没有任何临床症状，亦可没有如乳房肿瘤、乳头溢液、乳头肿胀、皮肤改变等体征，有时仅有类似增生样改变。在有关乳腺空芯针穿刺活检的文献报道，诊断为非典型性小叶增生和小叶原位癌多因乳腺钼靶摄片发现有钙化、包块，结构紊乱改变而进行空芯针穿刺活检，其中因乳腺钼靶摄片发现钙化而进行活检最为多见。亦有因其他乳腺病变进行手术活检时发现在主要病变附近有非典型性小叶增生和小叶原位癌的改变。近年，随着数字钼靶检查的应用，通过发现高危病变使诊断率提高了3倍，尤其对多形性小叶原位癌的诊断，后者多表现为微小钙化、结构畸形、局部高密度。

二、非典型性小叶增生和小叶原位癌的鉴别诊断

非典型性小叶增生和小叶原位癌由于在临床症状、体征方面没有特异性，故与其他乳腺病变的鉴别主要体现在病理诊断方面。

首先，要避免非典型性小叶增生和小叶原位癌的过度诊断。这种情况往往由其他因素的影响所致，如组织固定不当导致小叶单位内细胞间黏附松散，哺乳期病灶内具有细胞质内脂滴或细胞化生，以及因一些良性病变如乳腺硬化性病变时出现小叶单位变形，导致是否合并有非典型性小叶增生和小叶原位癌有时难以鉴别，这时免疫组化法使用肌上皮标记或P63有助于鉴别。

实际上临床病理中面临最多的情况是如何鉴别小叶原位癌和导管原位癌，因为两者的临床处理方式截然不同。目前的观点认为，非典型性小叶增生和小叶原位癌是癌变的危险因子，而非癌前病变，趋向于保守治疗；后者则认为是癌前病变，一旦诊断成立，其临床处理方式需要外科干预或放疗。

当低级别的导管原位癌呈实性生长方式，形态与典型小叶原位癌很相似。但是如果在病灶中可见细胞间黏附松散和细胞质的空泡现象则支持小叶原位癌诊断；如果在病灶中可见微小腺泡结构则支持诊断导管原位癌。鉴别困难时，可以采用免疫组化法检测E-钙黏蛋白，当其有表达时应考虑导管原位癌的诊断。

多形性小叶原位癌与高分级的导管原位癌在形态上容易混淆，特别是伴有中心坏死和钙化时。但是其细胞间黏附松散和E-钙黏蛋白表达缺失，有助于多形性小叶原位癌的诊断。

三、如何处理非典型性小叶增生和小叶原位癌病灶

20世纪70年代前，由于对非浸润性乳腺恶性病变认识不足，几乎很少病理科医生能区分浸润和非浸润性病变。当时对小叶原位癌的认识水平仅停留在多个象限，双侧发生，同时可合并浸润性癌的可能，故均建议行侵袭性较大的单侧乳房切除术。以后，有关非典型性小叶增生和小叶原位癌的报道越来越多，发现其生物学行为与乳腺导管原位癌不同，具有恶性肿瘤形态上的特征，而生物学行为更趋向良性肿瘤的特点。从随访结果发现，发生癌变间期长，且癌变类型多为导管癌，同时其病变为低级别的组织学特性。有学者提出，非典型性小叶增生和小叶原位癌是癌变危险因子，不是癌前病变。因此，有关非典型性小叶增生和小叶原位癌的治疗至今仍存在争论。有学者认为可以观察，亦有学者提出可行外科手术干预，包括区域切除、乳房切除、保留乳头乳晕的皮下切除。文献报道，因非典型性小叶

增生行乳腺活检后发生浸润性癌的概率为5%,而因小叶原位癌行乳腺活检后发生浸润性癌的概率为10%。由于其癌变率低,生物学行为趋于良性的特点,在临床实践中多数专家的观点认为,对于不同程度的小叶病变,可以采用非手术治疗、区域性切除等不同的方式进行处理。

(一) 非手术治疗

Haagensen等首先提出非典型性小叶增生和小叶原位癌非手术治疗的观点。尽管观察随访中有一定的风险,但是一系列研究均证实,非典型性小叶增生和小叶原位癌发生癌变的风险低。比较行一侧乳房切除的小叶原位癌患者和观察的患者中,并未发现前者在降低死亡率方面有优势。美国肿瘤外科协会在1988年的一项关于小叶原位癌是否行单纯乳房切除术或观察治疗的调查发现,54%的乳腺外科医生赞成观察;但是到1996年,赞成观察的比例上升至87%。

化学预防亦可以降低小叶原位癌发生乳腺癌的概率。来自美国Memorial Sloan Kettering癌症中心的一项随访29年的研究发现,化学预防可以使乳腺癌10年累积发生率从21%下降至7%,发生风险下降75%,强烈推荐使用化学预防。

NSABP P-01研究他莫昔芬对乳腺癌的预防作用,入组了13 175例有乳腺癌风险的妇女,随机分为他莫昔芬和安慰剂组,有816例小叶原位癌和1 193例非典型性小叶增生。随访55.6个月发现,口服他莫昔芬的妇女相对安慰剂组,小叶原位癌患者乳腺癌发生风险下降56%,非典型性小叶增生患者乳腺癌发生风险下降86%。美国FDA批准他莫昔芬具有预防乳腺癌发生风险的适应证。

因此,现在的共识是对于低癌变风险的非典型性小叶增生和小叶原位癌,在影像学与病变部位一致时,均推荐影像学随访,定期体检;同时他莫昔芬预防治疗可以作为该病变保守性治疗的一个选择。

MAP3预防性研究纳入4 560例患者,研究依西美坦是否可降低绝经后乳腺癌发生风险。在中位随访35个月中,发现可以降低乳腺癌发生风险为65%。其中,小叶原位癌加非典型性增生组发生乳腺癌的风险在口服依西美坦组为0.2%,而安慰剂组为0.5%。美国《NCCN指南》对35岁以上绝经后患者,如既往有小叶原位癌,推荐使用依西美坦以降低乳腺癌发生风险。

(二) 手术治疗

1941年由Foote和Steward提出单纯乳房切除的外科治疗模式持续了30年。1970~1980年有关非典型性小叶增生和小叶原位癌的单纯活检随访20年的研究证明,诊断非典型性小叶增生和小叶原位癌后,发生的癌变多为导管浸润性癌,且发生率低,认为非典型性小叶增生和小叶原位癌是乳腺癌的危险因子,不是癌前病变,故认为传统的双侧乳房切除术并非必要,且不被多数妇女接受。但是,对于多形性小叶原位癌,由于其具有侵袭性病变和同时合并浸润性癌或导管原位癌的特点,美国NCCN、欧洲ESMO及NHSBSP均推荐足够切缘阴性或全乳切除,以降低局部复发的风险。

近10年的一系列研究结果表明,保守治疗成为治疗的趋势。Page等对252例仅行空芯针活检诊断非典型性小叶增生患者的回顾性分析认为,非典型性小叶增生为乳腺癌的危险因素。NSABP有关小叶原位癌12年的随访结果发现,180例患者均行肿瘤切除术,仅有9例(占总病变5%)患者在同侧乳房发生乳腺癌,同时还发现有10例(占总数5.6%)患者在对侧乳房发生乳腺癌。该研究认为,小叶原位癌相对导管原位癌是一个静息性病变,保守性肿块或区域切除已足够,没有足够的理由进行乳房切除术的。在其他研究中,行肿块切除术的比例为68%~86%,行单纯乳房切除术的为12%~28%,仅行活检的比例为4%~8%。

有关空芯针穿刺活检诊断明确为非典型性小叶增生或小叶原位癌,是否需要进一步外科手术病变切除目前仍有争议。空芯针穿刺活检发现非典型性小叶增生或小叶原位癌行病灶切除活检是目前多数研究结果的共识,其目的并非是切除所有非典型性小叶增生或小叶原位癌的病灶,主要是为了最大限度降低导管原位癌和浸润性癌的共存风险。Clauser总结2011~2014年的15项相关研究,发现进一步被手术证实为乳腺恶性病变的研究结果相差较大(2%~40%)。尽管也有研究发现非典型性小叶增生患者出现被低估的概率少,但是有关非典型性小叶增生和小叶原位癌穿刺活检后手术被证实共存浸润性癌或导管原位癌的研究多为回顾性。近来,一项前瞻性多中心研究(TBCRC020)证明,如为纯小叶原位癌或非典型性小叶增生,经肿瘤中心病理复核后其与浸润性癌或导管原位癌共存率仅为1%。因此,对于此类病例推荐可以随访,密切观察。但是该组病例有79%为非典型性小叶增生。

当空芯针活检后出现以下5种情况需要行局部切除活检：①非典型性导管增生与非典型性小叶增生或小叶原位癌在空芯针活检中共存；②当影像报告与病理检查结果不一致时；③当该区域有占位或可扪及包块，或该区域有结构紊乱；④如果病变是导管和小叶增生的间变特点；⑤有多形性小叶原位癌或各种变异型小叶原位癌。

由于小叶原位癌多个象限、双侧发病的特点，当有关小叶原位癌与浸润性癌或导管原位癌共存时保留乳房手术，是否会增加肿瘤的局部复发成为近年关注的一个热点。多数研究未发现小叶原位癌与乳腺癌或导管原位癌保守治疗后局部复发有关。Robin等总结了1974～2007年0～Ⅱ期乳腺癌保乳治疗的2 887例患者，其中伴有小叶原位癌者290例，中位随访5.2年，累计10年结果提示，两组局部复发率均为6%，未发现小叶原位癌增加局部复发率。尽管Sasson等的研究结果提示累计10年伴有小叶原位癌者局部复发率为29%，不伴有小叶原位癌者为6%，提示伴有小叶原位癌者局部复发率增加。但是该组病例中有近22%的患者切缘为阳性或不明确，解释该结果缺乏可靠依据。

四、小叶原位癌的监测与随访

小叶原位癌和非典型性小叶增生有10%～20%的恶变率，因此属于导致乳腺癌发生的高危险因素，密切监测是必要的。目前，《美国NCCN指南》建议，每6～12个月进行临床检查，每年做乳腺钼靶X线摄片，必要时进行乳腺MRI检查。

总之，小叶原位癌和非典型性小叶增生是一个非常静息的病变，具有低癌变率、癌变周期长的特点。尽管从病理形态学上是一个癌前病变，但是其生物学行为更趋向是癌变的危险因子。因此，穿刺活检、局部切除、临床随访或内分泌治疗是目前治疗的主要趋势，乳房切除一般不应采纳。

（厉红元）

参考文献

[1] 厉红元,任国胜,Brettes JP,等.乳腺非典型小叶增生及小叶原位癌52例随访.中华外科学杂志,2007,45(13):874-876.

[2] Ang DC, Warrick AL, Shilling A, et al. Frequent phosphatidylinositol-3-kinase mutations in proliferative breast lesions. Mod Pathol, 2014,27:740-750.

[3] Ben-David MA, Kleer CG, Paramagul C, et al. Is lobular carcinoma in situ as a component of breast carcinoma a risk factor for local failure after breast conserving therapy? Cancer, 2006,106:28-34.

[4] Cangiarella J, Guth A, Axelrod D. Is surgical excision necessary for the management of atypical lobular hyperplasia and lobular carcinoma in situ diagnosed on core needle biopsy? A report of 38 cases and review of the literature. Arch Pathol Lab Med, 2008,132(6):979-983.

[5] Ciocca RM, Li T, Freedman GM, et al. The presence of lobular carcinoma in situ does not increase local recurrence in patients treated with breast-conserving therapy. Ann Surg Oncol, 2008,15(8):2263-2271.

[6] Clauser P, Marino MA, Baltzer PA, et al. Management of atypical lobular hyperpla-sia, atypical ductal hyperplasia, and lobular carcino-ma in situ. Expert Rev Anticancer Ther, 2016,16(3):335-346.

[7] Dabbs DJ, Bhargava R, Chivukula M. Lobular versus ductal breast neoplasms: the diagnostic utility of p120 catenin. Am J Surg Pathol, 2007,31:427-437.

[8] Fisher ER, Land SR, Fisher B, et al. Pathologic finding from the national surgical adjuvant breast and bowel project. Cancer, 2004,100(2):238-244.

[9] Foote FW, Stewart FE. Lobular carcinoma in situ. A rare form of mammary cancer. Am J Pathol, 1941,17:491-505.

[10] Frykberg ER. Lobular carcinoma of the breast. The Breast J, 1999,5:296-302.

[11] King TA, Pilewskie M, Muhsen S, et al. Lobular carcinoma in situ: a 29-year longitudinal experience evaluating clinicopathologic features and breast cancer risk. J Clin Oncol, 2015,33(33):3945-3952.

[12] Li CI, Malone KE, Saltzman BS. Risk of invasive breast carcinoma among women diagnosed with ductal carcinoma in situ and lobular carcinoma in situ, 1988～2001. Cancer, 2006,106(10):2104-2112.

[13] Morrogh M, Andrade VP, Giri D, et al. Cadherinca-tenin complex dissociation in lobular neoplasia of the breast. Breast Cancer Res Treat, 2012,132:641-52.

[14] Nakhlis F, Gilmore L, Gelman R, et al. Incidence of

adjacent synchronous invasive carcinoma and/or ductal carcinoma in-situ in patients with lobular neoplasia on core biopsy: results from a prospective multi-institutional registry (TBCRC 020). Ann Surg Oncol, 2016, 23: 722-728.

[15] Obeng-Gyasi S, Ong C, Hwang ES. Contemporary management of ductal carcinoma in situ and lobular carcinoma in situ. Chin Clin Oncol, 2016, 5(3): 1-14.

[16] O'Malley FP. Lobular neoplasia: morphology, biological potential and management in core biopsies. Modern Pathology, 2010, 23: 14-25.

[17] Rudloff U, Brogi E, Brockway JP, et al. Concurrent lobular neoplasia increases the risk of ipsilateral breast cancer recurrence in patients with ductal carcinoma in situ treated with breast-conserving therapy. Cancer, 2009, 118: 1203-1214.

[18] Ward EM, Desantis CE, Lin CC, et al. Cancer statistics: Breast cancer in situ. CA Cancer J Clin, 2016, 65(6): 481-495.

[19] Wazir U, Wazir A, Wells C, et al. Pleomorphic lobular carcinoma in situ: current evidence and a systemic review. Oncol Lett, 2016, 12: 4863-4868.

[20] Wong SM, King T, Boileau JF, et al. Population-based analysis of breast cancer incidence and survival outcomes in women diagnosed with lobular carcinoma in situ. Ann Surg Oncol, 2017, 24(9): 2509-2517.

第二十六章 导管原位癌

乳腺导管原位癌(ductal carcinoma in situ，DCIS)是泛指一类起源于终末导管/小叶单位，局限于乳腺导管内的异常增生性疾病。随着乳腺钼靶摄片普查的推广与应用，DCIS 发病率逐年上升，在欧美占新诊断乳腺癌的 20%～30%，国内 DCIS 检出率较欧美略低，有报道中国发达城市的 DCIS 发生率占新诊断乳腺癌的 15%～20%。DCIS 属于癌前期病变，临床表现不尽相同，生物学行为异质性大。DCIS 本身的绝对死亡率非常低，但现有数据显示未经治疗的 DCIS 进展为浸润性癌的比例为 10%～60%，因此及时、规范地诊治 DCIS 是临床工作中的重点。

第一节 临床表现与病理学特征

一、DCIS 的自然病史

现在普遍认为，DCIS 是浸润性导管癌的前驱性病变，不经治疗最终可能会发展为浸润性导管癌，DICS 伴微浸润介于两者之间。过去 DCIS 很少见，并且患者常规接受乳房切除术，所以缺乏 DCIS 自然病程的详细研究资料，仅可以查到一些小样本回顾性临床研究涉及自然病程这个问题，其发展为浸润性导管癌的危险因素，以及有多少比例未经治疗的 DCIS 可发展为浸润性导管癌目前尚不明确。Page 等回顾复核了乳腺良性肿瘤的病理切片，发现了 28 例非粉刺样 DCIS，由于被误诊为乳腺良性肿瘤故仅接受了病灶切除活检。30 年的随访研究发现，这些患者发生浸润性导管癌的风险是普通人群的 9 倍(95% CI：4.7～17)，发生浸润性导管癌的部位均位于曾经发生 DCIS 的乳腺并位于活检腔附近，从初始活检到进展为浸润性导管癌的病程约为 20 年。另外，Eusebi 等在 4 397 例良性活检标本中回顾性研究发现 28 例 DCIS 经过中位 16.7 年的随访，其浸润性癌的发病率为 10.7%。这些发现提示，DCIS 可能是浸润性癌的一个前驱病变，可以演变为浸润性癌，但可能不是必须出现的前驱病变。

二、DCIS 的临床表现与影像学特征

(一) 临床表现

在乳腺 X 线普查应用前，DCIS 比较少见(<5%)，常表现为触诊腺体异常(可触及的乳腺肿块)、病理性乳头溢液及佩吉特病相关的乳头改变。目前，DCIS 已经非常常见，占新诊断乳腺癌的 10%～30%，其中至少有 85% 的 DCIS 在钼靶 X 线普查中被发现，多表现为无症状的钙化灶，部分表现为微钙化伴肿块影或致密影，约 10% 的患者临床上有可触及的肿块，约 6% 的患者钼靶 X 线表现为假阴性。

(二) 钼靶 X 线检查特征

典型的 DCIS 在钼靶 X 线检查上的表现为不伴肿块的簇状微小钙化灶。微钙化是 DCIS 最常见的钼靶 X 线检查表现，可能是由于 DCIS 中央发生不规则坏死引起钙盐在导管内沉积，或者可能由肿瘤细胞分泌而形成的。细小点样、线状、分支状钙化常提示恶性。有报道 56%～73% 的 DCIS 会出现钙化

灶影像,因此钼靶 X 线检查对 DCIS 的检出非常重要(图 26-1)。DCIS 在钼靶 X 线片上也可以表现为单发或者多发的肿块,特别是沿导管方向走行的肿块,后缘模糊呈鼠尾状改变时 DCIS 可能性大。

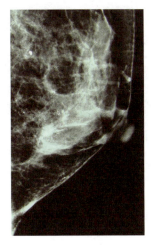
钼靶 X 线摄片

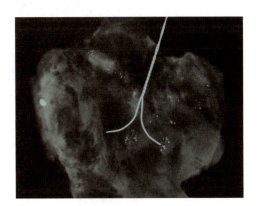
钼靶定位下的钙化灶切除

图 26-1 DCIS 的钼靶 X 线摄片及钼靶定位下的钙化灶切除

(三) MRI 检查特征

有报道称乳腺 MRI 检查较钼靶 X 线片诊断 DCIS 的灵敏度提高,可达 90%以上,对病灶范围的评估也更准确。典型的 MRI 影像特征为沿导管分布的导管样或段样成簇小环状强化,也可表现为局灶性、区域性或弥漫性强化,孤立性或多发性肿块。有 Meta 分析认为,DCIS 患者术前行 MRI 检查并没有改变外科手术方式,也不影响外科治疗结局,同时考虑到 MRI 检查诊断 DCIS 的特异度较低,其在 DCIS 中的应用仍然存在争议。然而,对于拟接受保乳手术的 DCIS 患者,考虑到钼靶 X 线检查会低估病变的范围,仍应建议术前行 MRI 检查。

(四) B 超检查特征

B 超下 DCIS 多表现为边界不清的肿块,内部呈低回声,肿块内多具有弥漫、成堆或簇状分布的针尖样、颗粒状钙化,肿块内血流多较丰富。

三、DCIS 的病理学特征

DCIS 是一种局限于乳腺导管/小叶系统内的上皮细胞肿瘤性增生性病变,增生的细胞异质性从轻微到显著,DCIS 具有发展为浸润性导管癌的倾向。DCIS 多数发生于终末导管小叶单位,偶尔也可发生于大导管。病变导管的基底膜完整或灶性不连续。核分裂象的有无并非诊断 DCIS 所必需的特征,在正常或增生的导管中也可见核分裂象,但每 10 个高倍视野有 1 个或多个核分裂象则需高度警惕为 DCIS。

(一) DCIS 的分级

在实际工作中,多数采用以核分级为基础,兼顾坏死、核分裂象及组织构型的分级模式,将 DCIS 分为 3 级,即低级别、中级别和高级别(图 26-2),WHO (2012 版)对不同级别 DCIS 的形态特征进行了详尽的阐述。值得注意的是,在肿瘤细胞符合低级别细胞特征的情况下,灶性的点状或粉刺坏死不能完全除外低级别 DCIS 的诊断,这一点与 2003 版 WHO 有所不同,后者认为低级别 DCIS 不应出现坏死或粉刺样物质。

(二) 乳腺癌分子分型在 DCIS 中的拓展

浸润性导管癌的分子分型问世后,有学者提出了一种新的基于分子分型的 DCIS 亚型,即基底样型导管原位癌(basal like ductal carcinoma in situ)。目前研究发现,该亚型 DCIS 至少表达一种基底样角蛋白(CK5/6、CK14 等)和(或)EGFR,而 ER、PR 和 HER-2 均阴性,其形态学往往表现为高级别

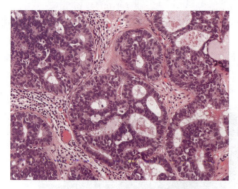
A. 低级别DCIS,可见较多筛状结构

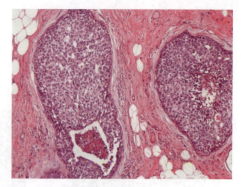
B. 中级别DCIS,可伴腔内坏死

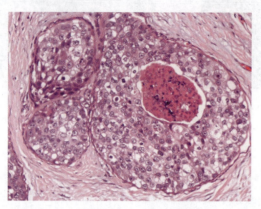
C. 高级别DCIS,常伴腔内坏死,细胞核有显著异质性,核分裂象易见

图26-2 DCIS的不同级别

DCIS,核分裂象活跃,组织构型可以是粉刺型、实性型、或微乳头型及其他类型。现有研究证实其为基底样浸润性乳腺癌的前驱病变。

在DCIS中,ER是目前临床工作中最有价值的标记,DCIS中ER的表达率为75%~80%,ER免疫组化染色的阳性标准是≥1%肿瘤细胞核着色。ER在DCIS中的表达往往显示异质性,不同类型DCIS中的表达显著不同,粉刺型中的表达率低于其他类型。ER阴性的DCIS往往显示细胞核大、核多形性明显,以及坏死等特征。

HER-2在DCIS中的过表达率高于浸润性导管癌,在粉刺型DCIS中HER-2扩增率显著高于非粉刺型,高级别DCIS中HER-2扩增率高于低级别。Stackievicz等研究发现,DCIS中HER-2高表达和复发无明显相关性,但Rakovitch等对213例接受保乳手术的DCIS患者研究发现HER-2阳性且Ki-67阳性的DCIS患者有较高的DCIS复发率。也有研究表明,HER-2表达与细胞增殖活性,以及病变范围大小也有相关性。

(三) 导管原位癌的鉴别诊断

DCIS的鉴别诊断包括普通型导管上皮增生(UDH)、不典型导管上皮增生(ADH)、浸润性导管癌、小叶原位癌及其他少见病变。

1. DCIS与UDH DCIS与UDH的鉴别诊断往往并不困难,但有时实体型生长的中级别DCIS细胞可稍呈梭形且分布不规则,类似于UDH细胞形态及流水样排列结构,因此易被误诊为旺炽型UDH。CK5/6和CK14免疫组化染色对两者的鉴别诊断非常有意义。CK5/6和CK14在UDH中呈镶嵌样弥漫表达,而在DCIS中多数为阴性;部分基底样亚型DCIS可表达CK5/6和CK14,但其细胞核往往有显著不典型性。

2. DCIS与ADH 低级别DCIS的最低诊断标准一直存在争议,造成其与ADH之间鉴别诊断困难。两者在细胞形态上没有质的差别,主要是量的不同。诊断低级别 DCIS 最常见的量化标准是形态单一的异型导管上皮细胞至少达"两个管腔"或 2 mm。WHO 工作小组对上述两个标准没有任一倾向,许多专家在临床工作中将两者结合使用。定量临界值的设定旨在为实际工作提供参考和标准,防止将非常小的低级别 ADH 诊断为低级别 DCIS,从而防止对类似病变患者的过度治疗。

3. DCIS 与小叶原位癌 实体型 DCIS 的另一个重要鉴别诊断为小叶原位癌,E-钙黏蛋白和 p120 免疫组化染色有助于两者的鉴别。DCIS 中 E-钙黏蛋白几乎均为阳性,而小叶原位癌中 E-钙黏蛋白几乎均为阴性。p120 在 DCIS 中显示细胞膜着色,而在小叶原位癌中显示细胞膜和细胞质同时着色。少数情况下可见 DCIS 和小叶原位癌作为两个相对独立的区域存在于同一病变中,更为少见的情况下可见 DCIS 和小叶原位癌共存于同一导管小叶单位中,应注意与小叶原位癌累及导管或 DCIS 累及小叶(小叶癌化)相鉴别。

4. DCIS 与浸润性导管癌 高级别 DCIS 累及小叶单位或良性病变(如硬化性腺病、放射状瘢痕)时,易造成类似浸润的假象。反之,某些特殊类型的浸润性导管癌,如浸润性筛状癌或腺样囊性癌,其生长方式可类似于 DCIS;另外 DCIS 样的浸润性导管癌是一种较为罕见的病变,显示境界清晰甚至圆形的细胞巢,其组织结构与 DCIS 极其相似而易误诊为 DCIS。在上述情况下,仔细的形态学观察和肌上皮标记免疫组化染色有助于正确诊断。

5. DCIS 与胶原小球病(collagenous spherulosis) 胶原小球病是一种少见的良性增生性病变,其特征是球形小体内可见嗜酸性基底膜样物或嗜碱性黏液样物,小体周围有肌上皮细胞围绕(图 26-3)。胶原小球常见于乳腺良性增生性病变,少数情况也可见于小叶原位癌或 DCIS 及其他恶性肿瘤。由于其球状小体类似于筛孔状的圆形腺腔,因此易与筛状型 DCIS 混淆。形态上筛状 DCIS 腺腔周围为形态单一的上皮细胞,呈极性排列;而胶原小球病的假性腔隙周围为增生的肌上皮细胞。另外,肌上皮标记免疫组化染色有助于两者的鉴别。

(四)导管原位癌伴微浸润

1. WHO 乳腺肿瘤分类(2012 版)的微浸润定义 乳腺间质中存在一个或多个清晰且独立的肿瘤细胞浸润灶,每灶最大径≤1 mm(图 26-4)。

2. 微浸润的特征 微浸润灶可为单个肿瘤细胞、小簇实性细胞,甚至可见腺体形成,肌上皮细胞标记免疫组化染色可助于鉴别微浸润。若出现多灶微浸润,每个病灶需分别测量而不相互叠加。微浸润最常见于广泛高级别 DCIS 伴有显著导管周围炎细胞浸润的背景中。当存在导管周围间质纤维化、促结缔组织增生性间质反应、导管周围淋巴细胞浸润或高级别 DCIS 累及乳腺小叶时,应高度警惕微小浸润癌的存在。

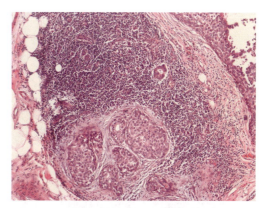

图 26-4 DCIS 伴微浸润,少量肿瘤细胞呈簇状出现于 DCIS 周围富于淋巴细胞的间质内

3. 鉴别诊断 DCIS 伴微浸润需与 DCIS、明显的浸润性导管癌(肿块>1 mm),以及穿刺导致的上皮细胞移位等病变鉴别。

(1) DCIS:累及终末导管小叶单位或良性病变(如硬化性腺病、放射状瘢痕或复杂性硬化性病变),或累及各级导管导致其分支或扭曲时,易误诊为微浸润。进一步深切片可能有助于鉴别。肌上皮标记免疫组化染色在微浸润的鉴别诊断中具有十分重要的意义,染色显示微浸润灶周围没有肌上皮细胞包绕。常用的肌上皮免疫组化标记包括 calponin、

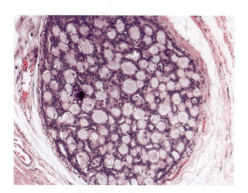

图 26-3 胶原小球病,腔隙内可见嗜碱性黏液样物质和嗜酸性小球

SMA、MSA、SMMHC 及 p63，特别是 p63 较少与肌纤维母细胞产生交叉反应，与细胞角蛋白标记进行双染，更加有助于显示微浸润灶。借助于层黏蛋白和Ⅳ型胶原基底膜染色进行鉴别有时存在一定困难，原位癌病灶可显示不同程度的基底膜消失，而（微）浸润灶至少部分区可见基底膜。

（2）浸润性导管癌：浸润灶的大小要精确测量以除外明显的浸润性导管癌，两者的鉴别诊断同样可借助于肌上皮标记免疫组化染色。

（3）穿刺引起的上皮细胞移位：DCIS 伴微浸润还应与术前行穿刺活检导致的上皮细胞移位进行鉴别。穿刺过程可能引起良性上皮（尤其是乳头状瘤）甚至 DCIS 细胞发生移位，导致与微浸润鉴别诊断困难。但前者往往没有间质反应，同时伴有间质出血、含铁血黄素沉积、炎细胞浸润、肉芽组织增生等反应性改变，应注意寻找。

第二节 治　疗

DCIS 虽然是单一性疾病，但肿瘤异质性强，治疗选择多样，需以局部外科手术为主结合辅助放疗或内分泌治疗综合制订相应的治疗方案。回顾性 Meta 分析国外 1940~2006 年 9 404 例 DCIS 患者治疗后 10 年随访的生存数据，发现全乳切除术后的局部复发率为 2.6%，保乳手术联合放疗的局部复发率为 13.6%，保乳手术不接受放疗的复发率为 25.5%，保乳联合他莫昔芬治疗后的局部复发率为 24.7%，单纯行检查（非完整切除，残留病灶多为低级别 DCIS）的局部复发率为 27.8%。保乳基础上联合放疗和内分泌治疗可以显著减低局部浸润性癌的复发风险，但乳腺癌特异性死亡率在不同治疗组间并没有显著差别。因此，DCIS 治疗的重点是预防局部复发，包括浸润性及非浸润性癌的局部复发。

一、DCIS 的手术治疗

（一）讨论 DCIS 手术方式的先决条件

DCIS 到底是单纯的 DCIS，还是有微浸润，甚至浸润成分中含有 DCIS，对外科手术方式的选择具有重大影响。DCIS 是排除其他类型肿瘤的诊断，只有全部标本中确认无浸润成分，单纯 DCIS 的诊断才能成立；而一旦发现浸润成分，基本处理原则应参考浸润性癌。在当前各类指南中，T1mic（DCIS 伴微浸润）往往和 T1a 作相同或相似处理。以下主要针对纯 DCIS 进行讨论。单纯 DCIS 的确诊是建立在组织病理学连续切片结合免疫组化的精确诊断基础之上的。没有精确的病理诊断，精准的 DCIS 治疗也无从谈起。单纯 DCIS 意味着全部恶性细胞均没有突破基膜，局限在管腔之内。单纯 DCIS 自然也是一个局部问题，没有区域问题（即区域淋巴结转移），更没有远处问题（远隔脏器的转移）。因此，讨论最多的问题是乳房局部如何处理，而不需要特别讨论区域淋巴结的处理。只有在诊断单纯的 DCIS 不够充分、浸润不能排除时，腋窝淋巴结的处理才值得进一步讨论。

（二）乳房切除术是一种治愈性处理方法

乳房切除术对于绝大多数 DCIS 患者是一种治愈性处理方法，总的复发率很低。对于病灶范围广泛、多中心病灶、弥散性分布的钙化、证实 BRCA1/2 胚系基因突变、保乳术后切缘阳性或保乳术后局部复发的患者，需优先考虑全乳切除术。若病灶距离乳头有一定距离，术中病理活检提示乳头下方没有肿瘤组织累及，可根据患者的意愿选择保留皮肤或保留乳头的全乳切除术，以及乳房重建术。对于局限性低危 DCIS 来说，全乳切除术可能存在过度治疗。对 DCIS 患者行乳房切除术的比例已经下降，约占 1/3。但另一方面，有文献报道 DCIS 或伴有 DCIS 成分的浸润性癌的切缘阳性率可高达 30%。当然，这一比例与不同治疗中心、不同病例选择、不同影像学评估方式，乃至不同医生的手术操作习惯都息息相关。在乳腺手术范围越来越小的今天，我们对 DCIS 从全乳切除走向保乳手术，有充分的理论依据和临床证据，但也不能一味追求小范围而放弃根本的安全性。

（三）规范的保乳手术是 DCIS 治疗的风向标

保证切缘阴性并结合术后全乳放疗的保乳手术正逐渐成为当前欧美国家 DCIS 治疗的主流。Worni 等分析了 1991~2010 年美国 SEER（Surveillance,

Epidemiology, and End Results）数据库中 121 080 例 DCIS 患者的治疗模式变化，43% 的患者接受局部肿块广泛切除术＋放疗，26.5% 接受局部肿块广泛切除术，23.8% 接受单侧乳房切除术，4.5% 接受双侧乳房切除术。相比单纯切除术，保乳手术联合放疗总生存期延长（$HR=0.79$），单纯保乳手术总生存期降低（$HR=1.17$）。10 年疾病相关生存率在保乳联合放疗组最高，为 98.9%，全乳切除组为 98.5%，单纯保乳手术组为 98.4%。尽管目前尚无大型随机对照研究对比 DCIS 接受全乳切除术和保乳＋放疗手术之间的疗效差异，但 Boyages 等开展的 Meta 分析发现，全乳切除术后的复发率为 1.4%，保乳联合放疗后的复发率为 8.9%，单纯保乳术后的复发率为 22.5%。

保乳手术的安全切缘一直是有争议的课题，在有确切的指导证据出现前，局部广泛切除并确保切缘阴性，恐怕是目前范围最"小"的安全而有效的手术方式。Van Zee 等回顾性研究了 2 996 例 DCIS 行保乳手术的患者，发现对于保乳术后接受放疗的患者来说，切缘阴性已经足够，但对于不接受放疗的患者来说，安全切缘更大可以显著降低局部复发的概率。多数学者认为，对于保乳手术后接受辅助放疗的患者来说，手术安全切缘 >2 mm 已经足够。2016 年，美国外科肿瘤学会（ASSO）、美国放射学会（ASTRO）、美国临床肿瘤学会（ASCO）的专家发表了《关于乳腺 DCIS 保乳手术边缘与全乳腺照射的共识指南》。该指南基于一项包括了 7 883 例患者 20 项研究的 Meta 分析，发现与阳性切缘（定义为 DCIS 墨染）相比，阴性切缘可使同侧乳腺复发（IBTR）风险减半；与更近的阴性切缘相比，2 mm 阴性切缘可使 IBTR 风险降至最小；与 2 mm 阴性切缘相比，更宽（3～10 mm）的切缘并未显著减少 IBTR。由此，对于联合全乳放疗的 DCIS，应用 2 mm 切缘，一方面该切缘是能够有效降低 IBTR 的最小足够切缘；另一方面可最大限度保留乳腺腺体组织，改善外观。

（四）DCIS 区域淋巴结处理共识

1. 腋窝淋巴结评估的必要性 对于确诊为单纯 DCIS 的患者，鉴于疾病为"局部"问题，即非区域问题，也非远处问题，因此无需评估腋窝淋巴结的状态。但是，若诊断 DCIS 是采用术中冷冻切片或者空芯针穿刺方式，往往存在微浸润或者浸润灶的低估。研究发现，空芯针活检 DCIS 最终 5%～50% 为 DCIS 伴微浸润，腋窝淋巴结转移率为 1%～10%，这一数据根据病灶实际浸润性成分的多少有较大波动。因此，尚未充分确诊纯 DCIS 时，腋窝淋巴结的评估还是必要的。在评估方式上，由于区域腋窝淋巴结转移率低，远期复发率也很低，按 NSABP B-17 和 B-24 研究的前瞻性数据，腋窝淋巴结局部复发率每年为 0.83‰ 和 0.36‰。因此，直接腋窝淋巴结清扫无疑是过度治疗和不合理的评估。

2. 前哨淋巴结活检 如上所述，单纯 DCIS 一般没有淋巴结转移或者脉管侵犯，并不需要进行腋下淋巴结评估。但是通过空芯针活检查出的 DCIS 最终病理学诊断可以为 DCIS 伴微浸润癌，甚至直接升级为浸润性癌。对于这部分患者，由于存在浸润可能，采取前哨淋巴结活检是十分必要的。DCIS 的前哨淋巴结活检流程基本同浸润性导管癌。需要指出的是，目前虽然可以运用免疫组化等方法发现前哨淋巴结的微转移，提高前哨淋巴结阳性率，但前哨淋巴结微转移是否对 DCIS 的临床预后有负面影响仍未明确。

新版《中国抗癌协会乳腺癌诊治指南与规范》（2017 版）指出，在充分的病理评估后确认的单纯 DCIS 不会出现肿瘤浸润和转移，不应行腋窝淋巴结清扫；但对小部分通过空芯针诊断或者不充分的病理确诊 DCIS 的患者，如果不行保乳手术，在全乳切除时需行前哨淋巴结活检。以下情况考虑前哨淋巴结活检：①全乳切除术患者；②粗针穿刺获得 DCIS 诊断者；③DCIS 肿瘤较大者（特别是瘤体 >3 cm）。对于某些腋窝淋巴结转移风险特别低的患者，如小病灶、低级别 DCIS 患者，同时又接受保乳手术，是否需要前哨淋巴结活检尚存在争议。

3. 有限个数前哨淋巴结出现宏转移或微转移的处理 在 DCIS 领域，由于前哨淋巴结阳性率不高，很难收集足够病例开展相关临床研究，故本部分的处理基本可参考浸润性癌相同情况的处理。①若前哨淋巴结出现 1～2 枚微转移且行保乳治疗，按照 IBCSG 23-01 临床研究结果，可以无需进一步清扫腋窝淋巴结；②若前哨淋巴结出现 1～2 枚宏转移且行保乳治疗，按照 Z0011 临床研究结果，可以无需进一步清扫腋窝淋巴结；③若前哨淋巴结出现 1～2 枚宏/微转移且行全乳切除，可按照 EORTC AMAROS 临床研究结果，或进一步清扫腋窝淋巴结，或补充腋窝放疗，两者可达到相似的局部控制率和无病生存率，但是补充腋窝放疗者的上肢水肿发生率更少。

(五) 低级别 DCIS 是否能免于手术

当前有些学者提出，小部分 DCIS 属于惰性肿瘤，可能终生处于亚临床状态而不发生进展，因此提出并非所有 DCIS 都需要接受手术治疗。2015 年 Sagara 等回顾了美国 SEER 数据库中 1988～2011 年 57 222 例 DCIS 病例。其中 1 169 例患者 (2.0%) 未行手术治疗，56 053 (98%) 接受手术。中位随访 72 个月后，共发生 576 例乳腺癌相关性死亡 (1%)，10 年非手术患者的乳腺癌生存率为 93.4%，手术患者为 98.5% ($P<0.001$)。不同组织学分级患者间生存差别非常明显。对于低级别 DCIS 来说，未手术组的 10 年乳腺癌特异性生存率为 98.8%，手术组为 98.6% ($P=0.95$)。多因素分析显示，低级别 DCIS 的手术和非手术组相比风险比没有统计学差异，而不同级别 DCIS 之间风险比显著不同（低级别 $HR=0.85$，中级别 $HR=0.23$，高级别 $HR=0.15$）。该研究对一些低危低级别 DCIS 的手术治疗提出了质疑。但该研究属于回顾性研究；诸如切缘状态、合并疾病、内分泌治疗、筛查历史等资料不全；随访时间较短；未手术组的入组人数较少（尤其是因为并发症而未接受手术者），其中 14% 未手术患者接受了局部放疗。这些都提示需要进一步进行前瞻性随机对照研究回答这个问题。

二、DCIS 保乳术后的放疗

(一) DCIS 保乳术后放疗可以降低局部复发率

放疗可以降低 DCIS 保乳术后的局部复发率，但对改善远处转移、提高总生存率没有明显的帮助。有 4 项大型随机对照临床研究，比较了保乳基础上联合放疗相比单纯保乳手术可以降低术后的局部复发风险 (9%～20% 对比 25%～35%)（表 26-1）。放疗可以显著降低单侧乳房复发事件，包括浸润性癌及原位癌的复发。这种获益相对独立，与年龄、肿瘤大小、切缘，以及是否存在粉刺样结构并不相关。2010 年 EBCTG Meta 分析了这 4 项大型临床试验结果，共入组 3 729 例患者，放疗可以降低 10 年任何同侧乳腺癌的复发事件（浸润性癌或 DCIS）的绝对风险 15.2 个百分点 (28.1% 对比 12.9%)。即便是切缘阴性，小的低级别肿瘤，放疗可以降低 18% 的 10 年单侧乳房复发事件，降低 10 年 IBTR 54% 的相对复发风险，降低 15% 的绝对复发风险。值得注意的是，年龄是影响这种放疗获益的唯一因素，年轻患者可降低 31% 的相对风险，而年老患者降低 62% 的相对风险。单纯保乳手术后局部复发中，一半为浸润性癌 (7 年随访总复发率为 28%，45% 为浸润性癌）。保乳手术联合放疗对比单纯手术虽然可以降低一半的局部复发 (DCIS 或浸润性癌) 风险，但患者的总生存并无明显获益。NSABP B-17 和 NSABP B-24 在 2011 年更新了 15 年随访数据发现，15 年乳腺癌累积死亡率方面，单纯保乳手术组为 3.1%，保乳联合放疗组 NSABP B-17 为 4.7%，B-24 为 2.7%，保乳联合放疗和内分泌治疗组为 2.3%。虽然循证医学没有证实放疗的总生存获益，但保乳术后一旦发生浸润性癌复发，患者死于复发风险高于未复发患者 5 倍，其乳腺癌特定死亡率也增高 17 倍。

表 26-1 DCIS 保乳术后辅助放疗临床试验

临床试验	入组时间（年份）	入组人数	随访时间（年）	切缘状态	保乳术		保乳术+放疗	
					总 LR (%)	浸润性癌 LR/总 LR(%)	总 LR (%)	浸润性癌 LR/总 LR(%)
NSABP B-17	1985～1990	813	17.25	阴性	35	56	15.7	54
EORTC-10 853	1986～1996	1 010	15.8	阴性 (21% <1 mm)	30	50	17	56
Swe DCIS	1987～1999	1 067	8.4	11% 切缘阳性，9% 未知	27	45.4	12	59.4
UK/ANZ DCIS	1990～1998	1 701	12.7	阴性	32	41	13	45

注：LR：局部复发率。

(二) DCIS 保乳术后放疗是否需要瘤床加量存在争议

多数保乳术后放疗瘤床加量降低局部复发的数据来源于浸润性癌,对于 DCIS 患者保乳术后是否需要瘤床加量并无定论。Nilsson 等 Meta 分析了 12 项研究共入组 6 943 例患者,发现 DCIS 保乳术后放疗进行瘤床加量和不加量的患者相比,瘤床加量并未显著降低局部复发风险;但对 6 项研究包含 811 例患者分析发现,对于切缘阳性的患者,放疗后局部瘤床加量可以显著降低局部复发风险。对于年轻患者尤其是年龄<45 岁的患者,瘤床加量可能是降低局部复发更有利的放疗方式。这些数据基于回顾性的观察研究,证据级别较低。我们期待两项大型随机对照瘤床加量Ⅲ期研究 TROG07.01 试验和法国 BONBIS 试验长期随访的结果。

(三) 低危 DCIS 患者保乳术后放疗的得失权衡

值得注意的是,保乳术后辅助放疗的患者对侧乳腺癌的发生风险较对照组略微上升 1.53 倍。且放疗会增加相关并发症的发生,包括胶原血管疾病、心脏毒性、患者病理性肥胖导致的放疗体位不佳而引起的急性皮肤毒性和纤维变性、患者发生局部复发后由于先期放疗无法再次补救性尝试保乳手术等。是否对于一些低危 DCIS 可以免除放疗,目前国外有两项前瞻性临床研究致力于探讨在低危 DCIS 亚组保乳术后有无放疗的价值。

ECOG - ACRIN E5194 是一项前瞻性非随机临床观察研究,入组了临床或病理提示的低危 DCIS 患者共两组:561 例低/中级别 DCIS,肿块≤2.5 cm;104 例高级别 DCIS,肿瘤≤1 cm。两组保乳术后不接受放疗,切缘阴性至少>3 mm,其中有 30%的患者接受了辅助他莫昔芬治疗。患者的中位年龄为 60 岁,中位随访时间为 12.3 年。对于低/中级别组,12 年同侧乳腺事件(同侧乳房 DCIS 或浸润性癌复发)的发生率为 14.4%。在高级别组,单侧复发率为 24.6%,两者有显著差别($P=0.003$)。低级别组浸润性癌 12 年的复发率为 7.5%,高级别组为 13.4%($P=0.08$)。多因素分析显示,组织学分级及肿瘤大小和局部乳腺癌的复发密切相关。本研究的不足之处在于属于非随机性队列研究,他莫昔芬使用率低且高级别 DCIS 组的样本量较小。

另一项 RTOG 9804 研究是一项前瞻性对比放疗和观察放疗在低危 DCIS 保乳术后的应用。研究自 1998~2006 年原计划入组 1 790 例患者,因为入组过慢,最后入组 636 例来自美国和加拿大的患者。其中 62%的患者选择使用他莫昔芬。入组条件包括钼靶 X 线检查发现的 DCIS,组织学低-中级别,肿瘤≤2.5 cm,切缘阴性>3 mm。中位随访 7.17 年,对于低风险 DCIS 来说,保乳术后放疗可以使 7 年局部复发率从 6.7%降低至 0.9%。上述两项试验都显示,对于目前临床定义的低危 DCIS 来说,放疗对保乳手术仍是降低局部复发的强有力的补充治疗。问题的关键在于如何定义低危 DCIS,以及综合考虑治疗的毒副作用和临床获益来制订个体化的方案。

三、DCIS 术后内分泌治疗

(一) ER 阳性 DCIS 患者可以从他莫昔芬中获益

2017 年美国《NCCN 指南》建议,ER 阳性的 DCIS 患者需接受 5 年的他莫昔芬治疗。有两项大型临床研究 NSABP B-24 和 UK/ANZ DCIS 证实了 DCIS 保乳术后辅助他莫昔芬治疗的价值(表 26-2)。2011 年 Wapir 等更新了 B-17 联合 B-24 研究共

表 26-2 DCIS 保乳术后辅助内分泌治疗临床试验

临床试验	入组时间（年份）	入组人数	中位随访时间（年）	同侧乳腺癌复发率(%)	
				试验组	对照组
NSABP B-24	1991~1994	1 799	14.5	14	17
UK/ANZ DCIS	1990~1998	1 701	12.7	10	13
IBIS-Ⅱ DCIS	2003~2012	2 980	7.2	2	3
NSABP B-35	2003~2006	3 104	9	3.0	3.6

注:NSABP B-24、UK/ANZ DCIS 试验组药物为他莫昔芬,对照组药物为安慰剂;IBIS-Ⅱ、DCIS、NSABP B-35 试验组药物为阿那曲唑,对照组药物为他莫昔芬。

同分析的数据：中位随访163个月(13.5年)后，口服他莫昔芬组相比于口服安慰剂组降低了32%单侧浸润性乳腺癌的发生率($HR=0.68$, $P=0.025$)和32%对侧乳腺癌的发生率($HR=0.68$, $P=0.023$)，并且降低了16%单侧DCIS的发生率($HR=0.84$, $P=0.33$)。总体乳腺癌死亡率安慰剂组为2.7%，他莫昔芬组为2.3%，两者并没有明显差异。另一项UK/ANZ DCIS试验中位随访12.7年，发现他莫昔芬显著降低所有新发乳腺癌相关事件(25%对比18%)，降低单侧DCIS的复发(12%对比9%)和对侧乳腺肿瘤的发生(4%对比2%)，但并不降低同侧浸润性癌的发生。回顾性病理分析发现，他莫昔芬对低级别和中级别肿瘤更为有效。他莫昔芬口服对总体死亡风险并没有影响，但能绝对降低2%的对侧乳腺非浸润性癌的发生。

这两项研究在开始入组时都没有评估肿瘤的激素受体状态，缺乏ER状态的信息。但NSABP B-24之后对其中732例(41%)入组患者重新进行ER、PR检测，发现76%的患者ER阳性。随访10年后发现，对于ER阳性的DCIS患者，接受他莫昔芬治疗能显著降低总体乳腺癌的发生率(包括单侧和对侧、浸润性和非浸润性乳腺癌，$HR=0.49$, $P<0.01$。对于ER阴性的DCIS患者，加用他莫昔芬并没有这样的获益。这两项试验的Meta分析显示，他莫昔芬治疗可以降低同侧DCIS的复发风险($HR=0.75$)，以及对侧低危浸润性癌的复发风险($RR=0.5$)。对于同侧浸润性癌来说，虽然统计上差异不显著，但他莫昔芬有降低同侧浸润性癌发生的趋势($HR=0.79$)。综上所述，DCIS的保乳术后接受放疗和内分泌治疗的长期预后较好。ER阳性的DCIS患者在规范化治疗后接受他莫昔芬辅助治疗，可以显著降低其后的乳腺癌发生率，但对于总体生存来说没有明显获益，这可能和DCIS本身预后很好有关。考虑到长期内分泌治疗的安全性，对于ER阴性、复发风险属于低危、合并高危血栓性疾病、更年期症状及子宫内膜癌发生风险增加(尤其是年龄>65岁的老年女性)的患者，需要慎重考虑他莫昔芬使用的潜在风险和毒副作用。

(二) 绝经后DCIS患者可以考虑使用芳香化酶抑制剂

在浸润性乳腺癌的内分泌治疗中，已有多项大型临床试验证实芳香化酶抑制剂在绝经后患者中的疗效优于他莫昔芬。对于激素受体阳性的绝经后DCIS是否可以使用芳香化酶抑制剂替代他莫昔芬治疗，目前也有两项对比阿那曲唑和他莫昔芬疗效的前瞻性临床研究试图回答这一问题。IBIS-Ⅱ DCIS试验2003～2012年共入组2 980例绝经后行保乳手术的DCIS患者。阿那曲唑组1 449例，他莫昔芬组1 489例，中位随访7.2年，共发生144例乳腺癌相关事件和69例死亡事件。两组间并没有显著差异，不良反应谱各不相同，提示阿那曲唑治疗效果虽然不优于他莫昔芬，但可以作为绝经后DCIS患者内分泌治疗尤其是对使用他莫昔芬有禁忌证从而替代他莫昔芬的治疗选择。值得注意的是，入组患者中有30%保乳术后未接受放疗，长期随访结果值得进一步关注。NSABP B-35是一项随机Ⅲ期双盲前瞻性临床研究(表26-2)。诊断为DCIS的绝经后患者接受保乳手术联合放疗，如果激素受体阳性随机接受5年他莫昔芬或阿那曲唑内分泌治疗。2003～2006年共入组3 104例患者，他莫昔芬组1 552例，阿那曲唑组1 552例。中位随访9年，他莫昔芬组发生122例乳腺癌相关事件，阿那曲唑组发生90例。阿那曲唑组的治疗优势在5年后明显呈现，10年无乳腺癌发病生存率阿那曲唑组为93.1%，他莫昔芬组为89.1%。他莫昔芬组浸润癌的发生率高于阿那曲唑组。阿那曲唑组主要在年龄<60岁的患者组有明显的治疗优势，且可以显著降低对侧浸润性乳腺癌的发生。并发症方面，其中1 193例患者接受了生活质量调查研究(他莫昔芬组601例，阿那曲唑组592例)。血管舒缩症状、膀胱控制困难以及妇科症状方面他莫昔芬组高于阿那曲唑组，肌肉骨骼疼痛、阴道症状方面阿那曲唑组多于他莫昔芬组。年轻患者(年龄<60岁)更趋向发生严重的血管舒张症状、阴道症状、体重问题以及妇科症状。

四、DCIS术后内分泌治疗及抗HER-2靶向治疗

HER-2阳性DCIS占DCIS的30%～50%，主要表现为粉刺样病理特征，组织学分级高。在浸润性癌中，曲妥珠单抗是目前治疗HER-2阳性乳腺癌最重要的靶向治疗药物，可以显著降低复发转移，延长患者的生存。但曲妥珠单抗在HER-2阳性DCIS中的治疗效果尚不明确。正在开展的NSABP B-43临床试验试图阐明在HER-2阳性DCIS保乳术后放疗同期是否需要联合使用靶向药

物曲妥珠单抗。试验自2008开始,预计入组2 000例患者。至2013年已有71.4%(1 428例)患者入组。DCIS患者在保乳术后放疗同期联合曲妥珠单抗治疗4周(每3周使用,共2次)。入组发现HER-2在DCIS中的阳性率为34.9%,低于之前的报道。进一步的研究结果尚未公布。

五、DCIS术后辅助化疗

对于单纯DCIS而言,病变位于局部,患者没有系统性转移问题,并不需要系统性化疗,故无论是从逻辑上还是伦理上,并不支持对DCIS患者开展化疗相关临床试验。外科手术治疗在DCIS治疗中具有重要的地位,强调一次手术尽量达到阴性切缘。对于存在灶性浸润或者微浸润灶的DCIS,化疗仍然可行,但要充分权衡通过化疗带来的获益及由此带来的毒性作用。微浸润性癌的辅助化疗选择和实施参见相关章节。

六、DCIS的预后因子和预测模型

(一) 预后相关因子

DCIS是一种组织学异质性很强的疾病,一部分病例长期潜伏为亚临床状态,并不进展为浸润性癌,但另一些病程发展迅速,预后不佳。如何根据诊断时的临床、病理、分子生物学特征推断预后,从而指导选择合适的方案,避免治疗不够或过度治疗是目前DCIS精准化和个体化治疗的关键。

已有多项回顾性研究和Meta分析证实了一些和DCIS保乳术后复发风险增高的相关因子,包括临床、病理学特征,以及生物学分子标记(表26-3)。除此之外,浸润性癌的家族史、已证实的遗传学乳腺癌基因突变也是治疗选择中必须考虑的问题。这些指标往往是相对的,并没有明确的数值定义。例如,因自身症状而诊断出DCIS相比钼靶筛查发现提示较高的复发风险;而DCIS病灶大小没有绝对的数值限定,DCIS的安全切缘范围也有争议。在E5194、RTOG9804临床试验中,定义低-中级别的肿瘤直径<2.5 cm,高级别的肿瘤直径<1 cm,切缘阴性范围>3 mm为低危患者。这些指标在临床决策中有一定的参考价值,但有许多局限性,也没有进一步针对术后是否接受辅助放疗或内分泌治疗的选择进行区分和预测。

表26-3 DCIS保乳术后局部复发高危因素

高危因素	具体特征
临床特征	年轻患者(年龄<40岁) 致密型乳腺腺体 临床表现症状明显 多灶性病变 肿瘤直径大
组织病理学特征	核分级高 粉刺样坏死 切缘阳性或接近 实性或筛状生长方式
分子标记	ER阴性 HER-2(价值不确定) Oncotype DX DCIS联合基因
其他	其他细胞周期分子如Ki-67、p21、p53、COX-2待进一步证实

在乳腺浸润性癌中,肿瘤的分子分型(腔面型、HER-2过表达型、三阴性)目前不仅可以强有力地提示肿瘤的预后,还可以预测指导治疗选择。对于DCIS来说,此类分子分型预测局部复发指导治疗的证据并不强。有小样本研究入组314例DCIS患者,探讨不同分子分型的预后。经过5年的随访,发现腔面A型DCIS的复发率较低(7.6%),其他分子分型的复发率在15.8%~36.1%。可以预测浸润性癌复发的独立因素包括Ki-67和分子分型。HER-2是浸润性癌公认的预后和疗效预测因素。HER-2阳性DCIS往往肿瘤直径大,组织学分级高,粉刺样坏死,ER、PR表达阴性。目前的一些回顾性研究证实,HER-2过表达和DCIS保乳术后同侧DCIS复发风险增高密切相关,放疗可以降低HER-2阳性DCIS术后的局部复发率。

(二) DCIS的预后和疗效预测模型

1. VNPI预后评分系统 Van Nuys分级(VNPI)是目前临床实践中接受范围较广的预后评分模型。VNPI始于1995年,美国南加州大学(USC)起初仅借助肿瘤核分级,以及坏死性病理特征预测DCIS的局部复发风险,1996年VNPI引入肿瘤大小和切缘宽度,2003年引入诊断时年龄。最终USC/VNPI评分定义为病理核分级+外科切缘+肿瘤大小+年龄评分的总体评分,最低4分,最高12分,划分为3个风险组(低、中、高危)来指导治疗选择。表26-4研究数据来自706例接受保乳手术的DCIS患者。试验中位随访81个月后,发现评分为4~6分的患者并未从乳腺放疗中获得局部复发的生存获益,建议可以单纯行保乳手术;评分7~9分的患者因为放疗后局部复发率降低了12%~15%,推荐保乳手术联合放疗综合性治疗;评分10~12分的患者即便接受术后放疗,5年局部复发率仍高达50%,建议行全乳切除术。之后相当多的研究试图验证VNPI评分对于治疗选择的价值,结果并不一致。单纯通过4个指标来进行风险分层并不完美和精确,VNPI预后评分值得进一步修改和完善。

表26-4 VNPI评分

特征	1分	2分	3分
肿瘤大小(mm)	≤15	16~40	>40
切缘(mm)	≥10	1~9	<1
病理学核分级	1级	2级	3级
年龄(岁)	≥60	40~60	<40

注:4~6分建议仅行保乳手术,7~9分行保乳术联合放疗,10~12分行全乳切除术。

2. 患者预后评分(patient prognostic score) 预后评分是另一项基于患者和肿瘤特征进行风险分层的评估系统,包括年龄、肿瘤分级和肿瘤大小,以0~6分进行分级。0分:低危;1~2:高危;3~6分:高危。评估标准和VNPI类似,高危患者更倾向保乳术后放疗的治疗决策。其数据来源于回顾性分析美国SEER数据库14 202例接受不同手术方式治疗的DCIS患者。2016年Sagara等再次验证了预后评分模型。通过回顾性研究SEER数据库中32 144例行保乳手术的DCIS患者(63%接受放疗,37%未接受放疗),中位随访8年,仅在核级别高、年纪轻以及肿瘤直径大的亚组中发现了放疗比不放疗乳腺癌的死亡风险降低。故而包含这3个指标的预后评分不是单纯通过预测复发风险,也可以预测保乳术后放疗带来的生存获益。预后评分较低的患者可以安全免于保乳术后放疗。但这项回顾性研究并未考虑外科手术切缘状态、患者内分泌治疗情况、患者合并基础疾病以及治疗原则是否有偏倚,有待进一步研究来论证其价值。

3. MSKCC DCIS nomogram 2010年来自MSKCC(Memorial Sloan-Kettering Cancer Center)的Rudloff和他的同事发表了运用DCIS nomogram预后评分系统预测DCIS保乳手术后局部复发风险的文章。nomogram预测数据来自1 681例MSKCC中心接受保乳手术治疗的患者。使用Cox回归分析,作者确定了10个临床、病理和治疗参数,包括年龄、家族史、临床表现(临床体检发现对比影像学发现)、放疗或内分泌治疗、DCIS的核分级、病理检查坏死存在与否、切缘(2 mm)、切除数量,以及治疗时间段。这些指标综合起来能预测DCIS患者接受保乳手术后5年和10年同侧乳腺肿瘤复发事件。研究显示,nomogram指数具有较好的预测率,预测一致的指数为0.704。这一预测工具在MSKCC的官方网站上已有推荐。之后有多项研究回顾性验证了nomogram可以较好地预测保乳术后患者的局部复发风险。2012来自MD Anderson癌症研究中心的回顾性验证数据发现nomogram并不完美,基于734例患者的研究中,相比于MSKCC的队列数据,患者接受放疗的比率更高(75%对比49%),随访时间更长(7.1年对比5.6年),复发率更低(7.9%对比11%),nomogram预测指数和最终结果一致性的指数仅有0.63,显示过高估计了某些患者的复发风险。这可能同其原始数据人群中放疗比率较低有关,而放疗可以显著降低部分高危患者的局部复发。故而寻找基于病理、临床、分子基因层面的综合性模型更有利于个体化治疗DCIS。

4. Oncotype DX DCIS评分(12-gene Oncotype DX DCIS score) DCIS评分源自Oncotype DX乳腺癌基因评分系统,用7个癌症相关基因和5个参考基因来预测DCIS保乳术后发生局部复发事件的风险(图26-5)。和21基因评分系统类似,DCIS评

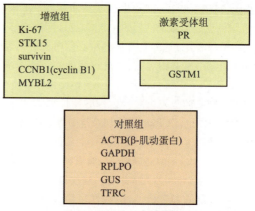

图26-5 Oncotype DX DCIS评分入选基因组

分也包括3种危险评分分级(低危:DCIS评分＜39;中危:DCIS评分39～54;高危:DCIS评分≥55)。DCIS评分随后在ECOG E5194临床研究中进行验证,入组患者包括低-中级别DCIS肿瘤大小≤2.5 cm,高级别DCIS肿瘤大小≤1 cm。基于试验中327例患者的组织学标本,采用定量多基因RT-PCR进行病理学检测,发现DCIS评分和保乳术后局部复发风险呈线性相关。根据评分,低、中、高风险组术后局部复发的10年风险分别为10.6%、26.7%、25.9%,浸润性癌复发风险为3.7%、12.3%、19.2%。多因素分析发现,与局部复发风险相关的因素包括DCIS评分、肿瘤大小和患者月经周期。DCIS评分从mRNA水平对DCIS保乳术后的复发风险进行评估,其验证数据和入组人群都来自E5194临床试验的低危DCIS患者,入组样本量偏小,故而在更广阔人群中的应用价值并不确定,也缺乏前瞻性研究的长期随访结果,其准确性还有待更多的试验来验证。无论如何,DCIS评分可以从基因水平补充传统的临床和病理因素,预测DCIS保乳术后局部复发和浸润性癌局部复发的风险,给临床治疗参考提供有力的帮助。

(马 丁 余科达)

参考文献

[1] 顾雅佳.乳腺常见病变的X线和MRI诊断及其病理基础.放射学实践,2007,22(12):1246-1248.

[2] 许玲辉,彭卫军,顾雅佳,等.乳腺导管原位癌的MRI表现.中华放射学杂志,2011,45(2):159-163.

[3] Allred DC, Anderson SJ, Paik S, et al. Adjuvant tamoxifen reduces subsequent breast cancer in women with estrogen receptor-positive ductal carcinoma in situ: a study based on NSABP protocol B-24. J Clin Oncol, 2012, 30(12):1268-1273.

[4] Benson JR and Wishart GC. Predictors of recurrence for ductal carcinoma in situ after breast-conserving surgery. Lancet Oncol, 2013, 14(9):e348-e357.

[5] Bethwaite P, Smith N, Delahunt B, et al. Reproducibility of new classification schemes for the pathology of ductal carcinoma in situ of the breast. J Clin Pathol, 1998, 51(6):450-454.

[6] Boyages J, Delaney G, Taylor R. Predictors of local recurrence after treatment of ductal carcinoma in situ: a meta-analysis. Cancer, 1999, 85(3):616-628.

[7] Brinton LA, Sherman ME, Carreon JD, et al. Recent trends in breast cancer among younger women in the United States. J Natl Cancer Inst, 2008, 100(22):1643-1648.

[8] Donker M, van Tienhoven G, Straver ME, et al. Radiotherapy or surgery of the axilla after a positive sentinel node in breast cancer (EORTC 10981-22023 AMAROS): a randomised, multicentre, open-label, phase 3 non-inferiority trial. Lancet Oncol, 2014, 15(12):1303-1310.

[9] Early Breast Cancer Trialists' Collaborative, Correa C, McGale P, et al. Overview of the randomized trials of radiotherapy in ductal carcinoma in situ of the breast. J Natl Cancer Inst Monogr, 2010, (41):162-177.

[10] Erbas B, Provenzano E, Armes J, et al. The natural history of ductal carcinoma in situ of the breast: a review. Breast Cancer Res Treat, 2006, 97(2):135-144.

[11] Ernster VL and Barclay J. Increases in ductal carcinoma in situ (DCIS) of the breast in relation to mammography: a dilemma. J Natl Cancer Inst Monogr, 1997, (22):151-156.

[12] Eusebi V, Foschini MP, Cook MG, et al. Long-term follow-up of in situ carcinoma of the breast with special emphasis on clinging carcinoma. Semin Diagn Pathol, 1989, 6(2):165-173.

[13] Fancellu A, Turner RM, Dixon JM, et al. Meta-analysis of the effect of preoperative breast MRI on the surgical management of ductal carcinoma in situ. Br J Surg, 2015, 102(8):883-893.

[14] Fan L, Zheng Y, Yu KD, et al. Breast cancer in a transitional society over 18 years: trends and present status in Shanghai, China. Breast Cancer Res Treat, 2009, 117(2):409-416.

[15] Forbes JF, Sestak I, Howell A, et al. Anastrozole versus tamoxifen for the prevention of locoregional and contralateral breast cancer in postmenopausal women with locally excised ductal carcinoma in situ (IBIS-II DCIS): a double-blind, randomised controlled trial. Lancet, 2016, 387(10021):866-873.

[16] Galimberti V, Cole BF, Zurrida S, et al. Axillary dissection versus no axillary dissection in patients with sentinel-node micrometastases (IBCSG 23-01): a phase 3 randomised controlled trial. Lancet

Oncol, 2013, 14(4): 297-305.

[17] Giuliano AE, McCall L, Beitsch P, et al. Locoregional recurrence after sentinel lymph node dissection with or without axillary dissection in patients with sentinel lymph node metastases: the American College of Surgeons Oncology Group Z0011 randomized trial. Ann Surg, 2010, 252(3): 426-432.

[18] Jansen SA. Ductal carcinoma in situ: detection, diagnosis, and characterization with magnetic resonance imaging. Semin Ultrasound CT MR, 2011, 32(4): 306-318.

[19] Julian TB, Land SR, Fourchotte V, et al. Is sentinel node biopsy necessary in conservatively treated DCIS? Ann Surg Oncol, 2007, 14(8): 2202-2208.

[20] Leonard GD and Swain SM. Ductal carcinoma in situ, complexities and challenges. J Natl Cancer Inst, 2004, 96(12): 906-920.

[21] Margolese RG, Cecchini RS, Julian TB, et al. Anastrozole versus tamoxifen in postmenopausal women with ductal carcinoma in situ undergoing lumpectomy plus radiotherapy (NSABP B-35): a randomised, double-blind, phase 3 clinical trial. Lancet, 2016, 387(10021): 849-856.

[22] McCormick B, Winter K, Hudis C, et al. RTOG 9804: a prospective randomized trial for good-risk ductal carcinoma in situ comparing radiotherapy with observation. J Clin Oncol, 2015, 33(7): 709-715.

[23] Morrow M, Strom EA, Bassett LW, et al. Standard for the management of ductal carcinoma in situ of the breast (DCIS). CA Cancer J Clin, 2002, 52(5): 256-276.

[24] Morrow M, van Zee KJ, Solin LJ, et al. Society of Surgical Oncology-American Society for Radiation Oncology-American Society of clinical oncology consensus guideline on margins for breast-conserving surgery with whole-breast irradiation in ductal carcinoma in situ. J Clin Oncol, 2016, 34(33): 4040-4046.

[25] Morrow M, van Zee KJ, Solin LJ, et al. Society of Surgical Oncology-American Society for Radiation Oncology-American Society of clinical oncology consensus guideline on margins for breast-conserving surgery with whole-breast irradiation in ductal carcinoma in situ. Pract Radiat Oncol, 2016, 6(5): 287-295.

[26] Nakhlis F and Morrow M. Ductal carcinoma in situ. Surg Clin North Am, 2003, 83(4): 821-839.

[27] Nilsson C and Valachis A. The role of boost and hypofractionation as adjuvant radiotherapy in patients with DCIS: a meta-analysis of observational studies. Radiother Oncol, 2015, 114(1): 50-55.

[28] Ozanne EM, Shieh Y, Barnes J, et al. Characterizing the impact of 25 years of DCIS treatment. Breast Cancer Res Treat, 2011, 129(1): 165-173.

[29] Page DL, Dupont WD, Rogers LW, et al. Continued local recurrence of carcinoma 15-25 years after a diagnosis of low grade ductal carcinoma in situ of the breast treated only by biopsy. Cancer, 1995, 76(7): 1197-1200.

[30] Rakovitch E, Nofech-Mozes S, Hanna W, et al. HER 2/ncu and Ki-67 expression predict non-invasive recurrence following breast-conserving therapy for ductal carcinoma in situ. Br J Cancer, 2012, 106(6): 1160-1165.

[31] Sagara Y, Freedman RA, Vaz-Luis I, et al. Patient prognostic score and associations with survival improvement offered by radiotherapy after breast-conserving surgery for ductal carcinoma in situ: a population-based longitudinal cohort study. J Clin Oncol, 2016, 34(11): 1190-1196.

[32] Sagara Y, Mallory MA, Wong S, et al. Survival benefit of breast surgery for low-grade ductal carcinoma in situ: a population-based cohort study. JAMA Surg, 2015, 150(8): 739-745.

[33] Silverstein MJ. The University of Southern California/Van Nuys prognostic index for ductal carcinoma in situ of the breast. Am J Surg, 2003, 186(4): 337-343.

[34] Solin LJ, Gray R, Baehner FL, et al. A multigene expression assay to predict local recurrence risk for ductal carcinoma in situ of the breast. J Natl Cancer Inst, 2013, 105(10): 701-710.

[35] Solin LJ, Gray R, Hughes LL, et al. Surgical excision without radiation for ductal carcinoma in situ of the breast: 12-year results from the ECOG-ACRIN E5194 study. J Clin Oncol, 2015, 33(33): 3938-3944.

[36] Solin LJ, Orel SG, Hwang WT, et al. Relationship of breast magnetic resonance imaging to outcome after breast-conservation treatment with radiation for women with early-stage invasive breast carcinoma or ductal carcinoma in situ. J Clin Oncol, 2008, 26(3): 386-391.

[37] Stackievicz R, Paran H, Bernheim J, et al. Prognostic significance of HER-2/neu expression in patients with ductal carcinoma in situ. Isr Med Assoc J, 2010, 12(5): 290-295.

[38] Stuart KE, Houssami N, Taylor R, et al. Long-term outcomes of ductal carcinoma in situ of the breast: a systematic review, meta-analysis and meta-regression analysis. BMC Cancer, 2015, 15: 890.

[39] Tunon-de-Lara C, Chauvet MP, Baranzelli MC, et

al. The role of sentinel lymph node biopsy and factors associated with invasion in extensive DCIS of the breast treated by mastectomy: the cinnamome prospective multicenter study. Ann Surg Oncol, 2015,22(12):3853-3860.

[40] Veronesi P, Intra M, Vento AR, et al. Sentinel lymph node biopsy for localised ductal carcinoma in situ? Breast, 2005,14(6):520-522.

[41] Wapnir IL, Dignam JJ, Fisher B, et al. Long-term outcomes of invasive ipsilateral breast tumor recurrences after lumpectomy in NSABP B-17 and B-24 randomized clinical trials for DCIS. J Natl Cancer Inst, 2011,103(6):478-488.

[42] Williams KE, Barnes NL, Cramer A, et al. Molecular phenotypes of DCIS predict overall and invasive recurrence. Ann Oncol, 2015,26(5):1019-1025.

[43] Worni M, Akushevich I, Greenup R, et al. Trends in treatment patterns and outcomes for ductal carcinoma in situ. J Natl Cancer Inst, 2015, 107(12):263.

第五篇

乳腺非上皮源性恶性肿瘤的诊断与处理

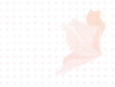

第二十七章

乳腺叶状肿瘤

第一节 叶状肿瘤的命名

叶状肿瘤(phyllodes tumor)是纤维上皮乳腺肿瘤,生物学行为具有多样性。病变类似良性纤维腺瘤伴有低度侵袭行为,但切除后局部复发率高。1838年,Johannes Müller 以"叶状囊肉瘤"的名称来描述该类肿瘤的大体组织外貌,名称中的"肉瘤"字样并不提示有远处转移倾向。叶状肿瘤的侵袭性表现为局部复发或远处转移,可以退化为缺乏上皮成分的肉瘤病变。幸运的是,叶状肿瘤的恶性行为并不常见,<5%的病变表现远处转移。多种组织学分类方法被用于叶状肿瘤的亚型分类。WHO 推荐叶状肿瘤分为 3 类,即良性叶状肿瘤、交界性叶状肿瘤(又称低级别恶性叶状肿瘤)和恶性叶状肿瘤(又称高级别恶性叶状肿瘤)。

第二节 病理学特征

一、大体表现

非恶性叶状肿瘤有类似纤维腺瘤的大体表现,呈局限性、圆形或卵圆形肿块,无真正组织学包膜,容易从周围组织中分离。恶性叶状肿瘤边界不清,常侵及周围正常乳腺组织。相比于浸润性乳腺癌呈现典型放射状、中央凹陷的大体表现。当切开叶状肿瘤时,常膨出于周围组织,有多结节,肉样外观。多数叶状肿瘤直径 1～2 cm,但也有直径 1～40 cm 的报道。

二、镜下表现

叶状肿瘤的组织学表现多样,从类似纤维腺瘤到彻底的肉瘤病损。跟纤维腺瘤一样,叶状肿瘤是纤维上皮病变,含有基质和上皮成分,两种成分都能呈现多样组织病理学改变。叶状肿瘤特征性的"叶状"结构由增生的基质伴随细长裂痕样空隙构成,空隙表面被覆上皮(图 27-1)。但并不是所有叶状肿瘤都表现为这种叶状,或者管内型生长。恶性程度越大,其上皮成分通常越少甚至缺失。上皮常为单

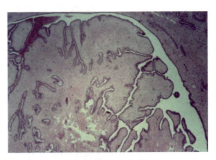

图 27-1 叶状肿瘤的"叶状"结构组织病理学图片

层上皮,也会伴有增生、非典型增生、原位癌和(或)上皮化生。其基质特征(而不是上皮特征)决定了叶状肿瘤的 WHO 分类和临床表现。

三、组织学分类

很多研究尝试明确哪些组织学特征能够有效预测叶状肿瘤的临床行为。叶状肿瘤的 WHO 分类基于基质病变的多种特征,包括基质细胞非典型增生程度、每 10 个高倍镜视野(high-power fields,hpf)下核分裂数目、是否存在基质过多增生(单个 40×视野下,上皮成分缺失)、是否浸润及局限性肿瘤边缘(表 27 - 1)。

表 27 - 1 叶状肿瘤 WHO 分类的组织学特征

组织学特征	良性	交界性	恶性
基质细胞非典型	轻度	明显	明显
有丝分裂数量(hpf)	<4/10	4~9/10	>10/10
基质过度增殖	无	无	有
肿瘤边缘	边界清楚	边界清楚或浸润性	浸润性生长

1. **良性叶状肿瘤(低级别病变)** 表现为基质细胞轻度增多,局限性肿瘤边缘,低核分裂率(<4/10 hpf)和无基质过度增生。

2. **交界性叶状肿瘤** 表现为更大程度的基质细胞增多和非典型增生,镜下边界局限或浸润,核分裂率 4~9/10 hpf,但是无基质过度增生。

3. **恶性叶状肿瘤(高级别病变)** 表现为基质细胞显著增多和非典型增生,肿瘤边界浸润,高核分裂率(>10/10 hpf),并且基质过度增生。多数大型研究显示,50%以上的病变为良性叶状肿瘤。

四、免疫组化

很久以来就有人希望通过免疫组化指标来判断预后。但是,目前发现的多数指标与叶状肿瘤分级有关,均没有被证实能用于预后判断。Ki - 67、p53、c-kit(CD117)和 EGFR 表达都被证明与高级别病变有关。至今,还没有任何标记被重复性研究证明能够预测复发或转移。

五、叶状肿瘤的分子生物学特征

叶状肿瘤因为与纤维腺瘤的相似性和肿瘤异质性,很多人提出假设,认为叶状肿瘤起源于先前存在的纤维腺瘤。基于基质细胞克隆分析和杂合性丢失分析,很多研究提示叶状肿瘤由纤维腺瘤发展而来。叶状肿瘤是否都起源于纤维腺瘤或者都是单独发生的,仍然有争论。

最近,叶状肿瘤基因表达谱数据支持将其分为良性、交界性和恶性的分类方法。能用于鉴别这些类别的基因为基质产生、细胞黏附、表皮形成和细胞增殖基因。染色体改变与叶状肿瘤恶性表型也相关,在交界性和恶性叶状肿瘤中,染色体 1q 扩增常见,并且随着染色体扩增,恶性行为增加。但是,这些改变通常是独一无二的,能够用于分类和预后判断的特征性遗传学改变尚未被重复研究所证实。

六、鉴别诊断

1. **良性叶状肿瘤的鉴别诊断** 包括细胞型纤维腺瘤和青少年纤维腺瘤。区分良性叶状肿瘤和变异型纤维腺瘤具有挑战性。细胞型纤维腺瘤的基质细胞增多,但缺失叶状肿瘤的小管内(叶状)生长方式,并且核分裂率可以忽略(有些学者允许少数核分裂,最多达 3/10 hpf)。青少年纤维腺瘤有类似的表现,但是有明显的上皮细胞增生。叶状肿瘤同样存在独特的异质性,某些区域与典型纤维腺瘤无法区分,而其他区域有明显的非典型基质成分。

2. **恶性叶状肿瘤的鉴别诊断** 主要是化生性癌。当存在恶性梭形细胞病变、无可辨别的上皮成分时,鉴别尤为困难。通常发现典型的浸润性导管癌或残余的叶状肿瘤结构能够帮助区分化生性癌和叶状肿瘤。对仅有恶性基质表现的病例,包括 CK 在内的免疫组化指标染色有助于鉴别。

第三节 临床特征

一、发病率

叶状肿瘤是罕见的乳腺肿块,占女性乳腺肿瘤的0.3%~1%。一项回顾性研究报道,在1969~1993年诊治的8 567例乳腺癌的病例中,只有32例(0.37%)叶状肿瘤。最近的研究已有33~821例患者的报道。来自加利福尼亚的人群研究提示,拉丁美洲人发病风险高于白种人或亚洲人,还有研究提示西班牙患者有更高级别肿瘤的倾向。也有男性叶状肿瘤的报道,但十分罕见,通常合并发生于男性乳腺发育症患者。

叶状肿瘤常发生于40~50岁女性,比可触及纤维腺瘤女性发病年龄≥10岁。良性叶状肿瘤发病年龄通常比恶性叶状肿瘤年龄<10岁,在青春期或老年女性也有报道。哈尔滨医科大学附属肿瘤医院在于1975~2010年间的26 262例乳腺肿瘤(其中恶性肿瘤13 392例)中,共诊断叶状肿瘤140例,年龄为13~63岁,中位发病年龄为41岁(图27-2)。

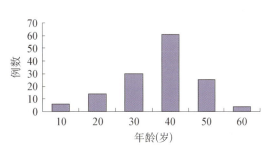

图27-2 哈尔滨医科大学附属肿瘤医院1975~2010年女性乳腺叶状肿瘤的年龄分布

二、临床表现

叶状肿瘤常表现为无痛性可触及乳腺肿块,持续增长。病史通常为乳腺肿块快速增长,在几个月内就增长为相对较大的肿块。

当肿块增长迅速时,局部隆起明显(图27-3A)。尽管肿瘤增长迅速,但快速增长并不意味着一定是恶性。由于肿瘤推挤皮肤,肿块表面皮肤发亮、拉伸和变薄,伴静脉曲张。由于皮肤拉伸、受压会加重缺血,并进一步导致溃疡,所有类型的叶状肿瘤都可能表现为皮肤溃疡。一般溃疡是恶性行为的表现(T4期),但并不特指恶性叶状肿瘤。乳头浸润、乳头内陷或乳头血性溢液并不常见。

三、危险因素

在普通人群中,叶状肿瘤的发病高危因素尚不明确。p53基因遗传性突变患者(Li-Fraumeni综合征),其叶状肿瘤发病率增加,但这仅占所诊断叶状肿瘤患者的很少一部分。

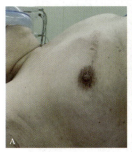 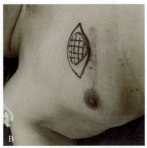 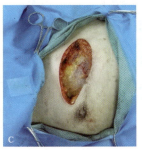 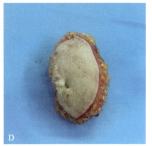

图27-3 原发叶状肿瘤的临床表现和切除术

注:患者54岁女性,右乳内上象限触及肿块,在6个月内从1.4 cm增长至3.2 cm。通过影像学和空芯针穿刺活检首次诊断为"纤维腺瘤",最终切除病理学诊断为交界性叶状肿瘤。A:术前,局部隆起包块,包块位于右乳内上象限;B:术前准备,标记可触及肿块边缘和计划皮肤切除边缘;C:手术切除至胸大肌筋膜,推进皮瓣关闭切口;D:切除肿块周围至少1 cm的正常组织。

四、伴随肿瘤

双侧同时或相继发生叶状肿瘤并不常见。在 Memorial Sloan Kettering（MSKCC）癌症中心报道的 293 例患者中，仅 10 例患者（3.4%）表现为双侧叶状肿瘤。通常同时发生的叶状肿瘤有相似的组织学类型。有报道提示，曾有患者一侧乳腺良性叶状肿瘤，对侧乳腺同时患有恶性叶状肿瘤。

叶状肿瘤患者可能同时合并非浸润性或浸润性乳腺癌。有时，导管内或浸润性乳腺癌病灶可能同时合并有恶性叶状肿瘤。当发生在同一患者时，因为叶状肿瘤并不常见，并不清楚其是否与其他乳腺肿瘤存在生理联系，比如家族遗传异常导致对多种病变易感。孕期叶状肿瘤十分罕见，文献报道不到 10 例。

第四节 诊　　断

一、临床特征

因其影像学检查和组织学活检都类似纤维腺瘤，术前明确诊断很有挑战，故多数叶状肿瘤是在术后诊断。一项 21 例患者的研究表明，只有 6 例（29%）患者术前被成功诊断为叶状肿瘤。多数叶状肿瘤的首次干预多是单纯的外科切除，在明确诊断后，如果不再次进行扩切，常因为切缘不充分导致局部复发风险增高。

二、影像学特征

影像学上叶状肿瘤与纤维腺瘤相似（图 27-4），没有明显的影像学特征能够区分良性和恶性叶状肿瘤。与纤维腺瘤类似，叶状肿瘤在乳腺钼靶上也会表现有局限性边缘的圆形、卵圆形或者小叶状肿块，偶尔有钙化。超声检查叶状肿瘤会表现出卵圆形或圆形、低回声、边界清楚的实性包块（图 27-4C），可能含有散在的囊性区域。虽然肿瘤体积大（>3 cm）、肿瘤内部有囊性区域或者有裂隙，能够帮助叶状肿瘤的诊断，但是这些特征也同样可能在纤维腺瘤中出现。因此，任何影像学上表现的大肿瘤或者观察期间增长迅速的肿瘤，即使边界清楚，也应该切除，以除外叶状肿瘤。

乳腺 MRI 检查，典型的叶状肿瘤会表现为卵圆形、圆形肿块，边缘光滑，内部 T2WI 高信号（图 27-5）。动态对比增强显影，叶状肿瘤和纤维腺瘤都表现为缓慢起始阶段持续增强和延迟阶段渐进性增强，即典型良性肿瘤的表现过程（图 27-5B，图 27-5C）。尽管术前 MRI 检查能够更加准确地了解疾病真实程度，但支持叶状肿瘤常规进行 MRI 检查的数据还很少。当考虑进行乳房切除时，MRI 检查最有价值，标准的影像学检查很难获取完整的肿瘤范围。病理学检查主要依靠大细胞性来区分叶状肿瘤

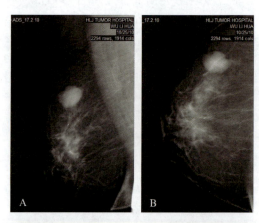

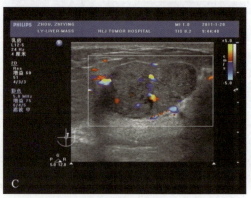

图 27-4 叶状肿瘤的典型影像学表现

注：A. 左乳 MLO 位钼靶；B. 左乳 CC 位钼靶，左乳于 10 点钟有局限性圆形肿块，活检诊断为叶状肿瘤；C. 超声检查显示 2.5 cm 叶状肿瘤，典型声像图特征包括卵圆形、实性包块、边界清楚。

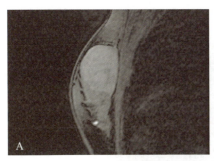
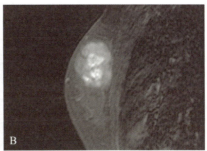
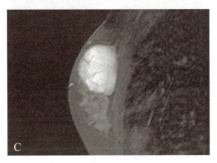

图 27-5 叶状肿瘤 MRI 矢状位影像

注：A. 对比增强前；B. 增强 2 分钟；C. 增强 5 分钟。叶状肿瘤延迟对比增强成像提示持续渐进强化。

和纤维腺瘤，新的 MRI 检查技术对细胞密度很敏感，称为弥散加权成像，在预测叶状肿瘤风险方面可能会很有用。

三、细针抽吸或空芯针活检

通常采用影像引导下的穿刺针采样，组织学特征模糊。细针抽吸（FNA）所获得的叶状肿瘤细胞学特征，如多细胞基质碎片和多核巨大细胞，不足以当作单独的诊断标准。另外，伴随囊性变的肿瘤会有泡沫细胞、顶浆分泌细胞和背景粗液，叶状肿瘤抽吸样本可能被错误标记为"纤维囊性改变"，导致 FNA 诊断错误。最终病理学检查等评估常依赖完整的外科切除样本。可疑叶状肿瘤进行影像学引导下活检的最大价值在于给外科医生病理学提示，以便确定手术方式。单纯空芯针活检诊断的叶状肿瘤，可以进行宽切缘的肿块切除；而空芯针活检不确定的肿块需要像纤维腺瘤一样依赖完整肿块的病理学诊断。

第五节 治 疗

一、外科手术切除和切缘

所有类型叶状肿瘤的局部治疗原则是局部切除至阴性切缘，以便取得有效的局部控制。多数学者主张至少 1 cm 切缘能够保证肿瘤切除充分。Mangi 研究发现叶状肿瘤的复发与切缘相关，在 40 例患者中局部复发 5 例，切缘均<1 cm。这 5 例患者再次手术，切缘达 1 cm 以上，未再复发。理想的 1 cm 切缘宽度是基于回顾性分析得出的结论。因为叶状肿瘤比较罕见，任何希望研究最佳切缘宽度的研究者都很难实现。致密的假包膜紧包叶状肿瘤，围绕叶状肿瘤的周围正常组织镜下可见包含叶状肿瘤小突起。因此，需要切除更多的组织，以便获得

理想的组织学切缘,手术范围要大于术前的局部检查范围或影像学检查发现的范围。有些学者甚至认为应该将 2 cm 切缘作为叶状肿瘤的标准手术切缘,复发的叶状肿瘤更是应该获得 2～3 cm 切缘。德国一项 33 例的叶状肿瘤研究中,有 8 例局部复发,其中 7 例在最初的切除中切缘＜2 cm。在临床实践中,2～3 cm 切缘很难获得良好的美容外观,除非乳腺很大,且肿瘤位置恰当。

有一项研究曾经应用超声引导真空辅助抽吸乳腺活检治疗良性叶状肿瘤,尽管这不是目前的标准治疗手段,但通过这种方式完整切除的叶状肿瘤,随访 6 年后仅有 1 例(1/33 例)复发。

二、窄切缘切除后的再次切除

如果切缘不充分,有 20% 的叶状肿瘤患者会出现局部复发。复发比例似乎在交界性和恶性叶状肿瘤比良性叶状肿瘤患者更高,多数学者认为保障阴性切缘是各种叶状肿瘤患者的唯一获益方式。

三、区段切除时的技术考虑

为获得 1 cm 或更宽的外科切缘,对叶状肿瘤进行区段切除时有必要采取有效的方法,尤其是小乳房患者。采用乳晕切口,通过纤维腺体组织隧道切除叶状肿瘤,应视为禁忌证,因为有潜在肿瘤播散的可能。在不移除肿块表面皮肤的情况下,即使是肿块表面的曲线切口,也不足以获得充足的外科切缘,而且可能因为切除过多的腺体组织而残留过多的冗余皮肤。从皮肤到胸大肌的全层切除有利于获得理想的＞1 cm 外科切缘,切除时需要沿皮肤环岛进行全层切除广泛的周围组织,深达胸大肌筋膜。这种方法可移除皮肤、肿瘤和周围的纤维腺体组织(图 27-3)。

四、保乳与乳房切除

MD Anderson 癌症中心报道了 101 例叶状肿瘤治疗方式,有 47% 的患者进行局部切除保乳,53% 进行乳房切除术。其中 4 例患者局部复发,10 年复发率为 8%。该研究认为,局部复发不常见,获得阴性切缘的保乳手术是理想的局部治疗方式。Kleer 研究发现恶性叶状肿瘤如果广泛切除,不进行乳房切除,预后良好。更多的研究也没有证明乳腺切除比区段切除获益更大。无论肿瘤的组织学类型,只要保证阴性切缘,区段切除足以取得良好的效果。

五、腋窝淋巴结分期

叶状肿瘤患者无需常规进行腋窝淋巴结清扫。20% 的患者可以触及腋窝肿大的淋巴结,仅＜5% 的患者有组织学淋巴结转移。一项 SEER 研究提示,在 1 035 例叶状肿瘤中仅 3.4% 腋窝淋巴结转移。另一项研究中,对 45 例叶状肿瘤患者进行腋窝分期,没有 1 例发现腋窝淋巴结转移。当临床检查或影像学检查发现可疑淋巴结时,可以进行超声引导下细针抽吸,或者更理想的空芯针活检。如果结果阴性,依然有理由相信腋窝淋巴结受累,可考虑进行前哨淋巴结活检。当没有可疑淋巴结时,无论是前哨淋巴结活检还是腋窝淋巴结清扫都不应该作为叶状肿瘤的外科标准治疗措施。

六、辅助放疗

放疗在叶状肿瘤治疗中的效果不确切,大部分数据来自单中心回顾性研究。接受单纯肿块切除的良性叶状肿瘤,只要切除宽度充分,无需放疗。大多数学者发现交界性或恶性叶状肿瘤,单纯乳腺切除的局部控制率极佳。交界性或恶性叶状肿瘤患者行单纯区段切除,局部控制效果欠佳。有报道对直径＞3 cm 的交界性或恶性叶状肿瘤保乳手术后进行放疗,单纯保乳手术的局部复发率为 45%,区段切除后放疗的局部复发率＜12%。一项前瞻性多中心研究中,有 46 例交界性和恶性叶状肿瘤患者接受保乳手术,切缘阴性,辅助放疗可明显改善局部控制率,随访 56 个月后未发现局部复发患者。

可以有选择性地给予局部复发叶状肿瘤患者进行放疗,例如接受乳腺切除术的患者。复发叶状肿瘤并不常见,而且生物学行为多样性,因此似乎不可能收集大量的复发叶状肿瘤进行研究。

如果进行辅助放疗,应按照《软组织肉瘤治疗指南》,给予放射野内的乳腺组织和胸壁 50～50.4 Gy 常规分割放疗,瘤床或手术瘢痕增量 10～20 Gy。

七、综合治疗

有报道支持复发叶状肿瘤可以联合化疗和放

疗。在一项局部复发恶性叶状肿瘤研究中,第二次局部复发的患者给予新辅助超分割放疗、高温热疗和异环磷酰胺治疗。瘤床再次切除,证实病理学检查为完全缓解的患者随访 48 个月后无复发。

成分发生转移。因此,叶状肿瘤应遵循与软组织肉瘤相似的治疗原则。

八、辅助内分泌治疗

叶状肿瘤激素受体表达情况呈多样性,但他莫昔芬或芳香化酶抑制剂进行内分泌治疗的作用未知。应用内分泌治疗药物的理由不充分,因为激素受体的表达随着恶性程度增加而降低,它们主要在叶状肿瘤上皮成分表达,而叶状肿瘤通常只是基质

九、系统治疗

Chaney 观察发现,基质过度增生的患者,尤其是肿瘤直径＞5 cm 的患者,远处转移率高。他们建议这类患者即使没有远处转移,也可以考虑进行系统治疗。Burton 对 3 例叶状肿瘤转移患者给予顺铂和依托泊苷联合化疗,其中 2 例患者病情明显缓解。目前,《NCCN 指南》建议转移性叶状肿瘤患者按照《软组织肉瘤治疗指南》进行诊治。

第六节 复发与预后

一、局部复发

各种类型的叶状肿瘤都有可能复发,复发率高达 46%。在一项回顾性研究中,共有 27 例叶状肿瘤患者,其中 19 例(73%)为良性,3 例(12%)为交界性,4 例(15%)为恶性。26 例患者平均随访 37 个月,4 例(16%)在术后平均 9 个月复发,包括各种组织学类型(1 例良性、1 例交界性、2 例恶性)。另一项研究发现,在 21 例叶状肿瘤中,有 3 例复发(15%),复发与患者年龄、肿瘤大小或组织学类型无关,复发时间与组织学分化程度相关。一项米兰研究分析了 1970~1989 年的 216 例接受手术治疗的叶状肿瘤患者,平均无复发时间在良性叶状肿瘤为 32 个月,恶性叶状肿瘤为 22 个月,交界性叶状肿瘤为 18 个月。

尽管外科切缘是叶状肿瘤局部复发的最佳预测因子,两项研究提示肿瘤坏死也与局部复发风险增高相关。纤维增生是指叶状肿瘤周围乳腺组织中同时合并存在纤维腺瘤或纤维腺瘤样病变。MSKCC 进行的大型叶状肿瘤研究包括了 293 例患者,中位随访 42 个月发现,纤维增生与局部复发率高显著相关。没有其他研究描述纤维增生为复发因素,这一组织学特征在之前的研究中也没有被分析或提及。此外,Geisler 发现高级别病变的局部复发和转移倾向更大,但无论高级别还是大肿瘤都不是具有统计学意义的预测因子。

区段切除后复发的叶状肿瘤,如果可能,应该进行宽切缘的再次切除术,甚至乳腺切除术。乳腺切除后复发的叶状肿瘤,应该进行从皮肤到肋骨的全层软组织切除,至少获得 1 cm 的手术切缘。此时,通常需要软组织推进皮瓣来闭合缺损,在某些患者中需要采取植皮或更复杂的重建措施。

二、远处转移

MD Anderson 癌症中心对 101 例叶状肿瘤患者分析后发现,8 例患者发生远处转移,10 年复发率为 13%;5 年、10 年和 15 年总生存率分别为 88%、79% 和 62%。非恶性(良性或交界性)和恶性叶状肿瘤患者,5 年总生存率分别为 91% 和 82%,10 年总生存率分别为 79% 和 42%。

发生远处转移的患者预后都很差。Kessinger 分析了 67 例远处转移叶状肿瘤病例,发现诊断为转移后的平均生存时间为 30 个月。其中,既有初诊时就发现的转移病变,也有最晚初诊后 12 年才发生的远处转移。发生远处转移后,有最长生存 14.5 年的报道。

基质过度增生是恶性叶状肿瘤的基本特征,也是多数研究一致认为的远处转移组织学预测因子。在 MD Anderson 癌症中心的系列研究中,提示较大的肿瘤直径、浸润边缘、坏死和有丝分裂指数增高与远处转移风险增加相关,但是多因素分析提示只有基质过度增生是远传转移的独

立预测因子。

肺是叶状肿瘤最常见的转移部位。在特定患者中,将肺转移灶切除也可能获得治愈的效果。其他远处转移部位包括骨、肝、心脏、远处淋巴结、远处软组织(如前臂、甲状腺和胰腺)。叶状肿瘤很少转移到脑或中枢神经系统,一旦发生,治疗效果不佳,预后较差。

三、复发预测模型

已经研究过的几个肿瘤免疫组化标记,无论是单个还是联合,都设有标准组织学分析能够更好地预测叶状肿瘤复发。多因子评分被认为能够更好地预测叶状肿瘤的复发风险。Meneses 提出了一套评分体系,用于评估组织学侵袭程度,其指标包括基质/腺比例、肿瘤切缘、有丝分裂指数和基质多形性。该评分显示交界性病变复发风险是良性病变的 6.0 倍,恶性病变复发风险是良性病变的 11.4 倍。现阶段,叶状肿瘤的治疗原则仍然是外科广泛切除,不行腋窝淋巴结清扫,该评分体系对临床治疗的改变程度还不清楚。

四、患者随访

叶状肿瘤切除后应该随访患者,以便发现瘤床部位的复发肿瘤。August 和 Kearney 推荐术后 5 年内,每年 2 次乳腺临床检查和影像学检查;5 年后每年 1 次。可以考虑对区段切除部位进行乳腺超声检查。如果乳腺致密、丰满,超声检查可能无法发现肿块,此时可以考虑进行乳腺 MRI 检查。CT 检查对乳腺成像价值不大。

第七节 总结与建议

(1) 乳腺肿块伴有如下征象时应该考虑叶状肿瘤:老年患者、生长迅速或肿瘤直径大。

(2) 推荐进行乳腺钼靶和超声检查,但影像学检查难以区分叶状肿瘤与纤维腺瘤。

(3) 考虑进行术前组织病理学活检时,空芯针活检更合适。

(4) 外科治疗手段主要是广泛切除,获得较宽的阴性外科切缘,以便降低局部复发率。多数研究主张>1 cm 的切缘,个别甚至主张获得>2 cm 的切缘更加安全。

(5) 叶状肿瘤切除后,如果切缘阳性或紧贴切缘,应该再次手术扩宽切缘。

(6) 辅助放疗的作用尚存在争议,有研究提示交界性或恶性叶状肿瘤患者,放疗能够改善局部控制率,但不能增加生存率。

(7) 局部复发叶状肿瘤,可以再次手术切除后进行胸壁放疗。

(8) 叶状肿瘤初次手术切除后不推荐常规辅助系统治疗,化疗对局部复发患者的作用存在争议。转移患者的治疗应该遵循肉瘤治疗原则,而不是乳腺癌治疗原则。

(张显玉 庞 达)

参考文献

[1] 霍兰茹,刘佩芳,徐熠琳,等.乳腺叶状肿瘤超声表现与病理相关性研究.中国肿瘤临床,2014,41(9):571-575.

[2] 吴迪,石爱平,郑超,等.乳腺良性和交界性叶状肿瘤98 例临床特征分析.中国实用外科杂志,2016,36(7):778-781.

[3] 谢菲,王殊.乳腺叶状肿瘤的诊断及手术治疗.中国实用外科杂志,2016,36(7):741-743.

[4] Adesoye T, Neuman HB, Wilke LG. Current trends in the management of phyllodes tumors of the breast. Ann Surg Oncol, 2016,23(10):3199-3205.

[5] Ang MK, Ooi AS, Thike AA, et al. Molecular classification of breast phyllodes tumors: validation of the histologic grading scheme and insights into malignant progression. Breast Cancer Res Treat, 2011,129(2):319-329.

[6] Blaker KM, Sahoo S, Schweichler MR, et al.

Malignant phyllodes tumor in pregnancy. Am Surg, 2012,76(3):302-305.

[7] Guillot E, Couturaud B, Reyal F, et al. Management of phyllodes breast tumors. Breast J, 2011,17(2):129-137.

[8] Korcheva VB, Levine J, Beadling C, et al. Immunohistochemical. and molecular markers in breast phyllodes tumors. Appl Immunohistochem Mol Morphol, 2011,19(2):119-125.

[9] Lenhard MS, Kahlert S, Himsl I, et al. Phyllodes tumour of the breast: clinical follow-up of 33 cases of this rare disease. Eur J Obstet Gynecol Reprod Biol, 2008,138(2):217-221.

[10] Maritz RM, Michelow PM. Cytological criteria to distinguish phyllodes tumour of the breast from fibroadenoma. Acta Cytol, 2017,25:1159.

[11] Nozad S, Sheehan CE, Gay LM, et al. Comprehensive genomic profiling of malignant phyllodes tumors of the breast. Breast Cancer Res Treat, 2017,162(3):597-602.

[12] Pimiento JM, Gadgil PV, Santillan AA, et al. Phyllodes tumors: race-related differences. J Am Coll Surg, 2011,213(4):537-542.

[13] Plaza MJ, Swintelski C, Yaziji H, et al. Phyllodes tumor: review of key imaging characteristics. Breast Dis, 2015,35(2):79-86.

[14] Sanguinetti A, Bistoni G, Calzolari F, et al. Cystosarcoma phyllodes with muscular and lymph node metastasis. Our experience and review of the literature. Ann Ital Chir, 2012,83(4):331-336.

[15] Tan PH, Thike AA, Tan WJ, et al. Phyllodes tumour network Singapore. Predicting clinical behaviour of breast phyllodes tumours: a nomogram based on histological criteria and surgical margins. J Clin Pathol, 2012,65(1):69-76.

[16] Varghese SS, Sasidharan B, Manipadam MT, et al. Radiotherapy in phyllodes tumour. J Clin Diagn Res, 2017,11(1):7860.

第二十八章

乳腺肉瘤

第一节 乳腺肉瘤概述

乳腺肉瘤为源于乳房内结缔组织的非上皮源性恶性肿瘤，既有原发性肉瘤，也有继发性肉瘤，它们组织异源性明显，临床上相对罕见。乳腺肉瘤的临床特征在某些方面与乳腺癌相似，但治疗和预后与乳腺癌迥然不同。

相比于起源于上皮组织的乳腺癌，文献对乳腺肉瘤的发病率、危险因素，以及临床特征的描述及报道较少，大多数的相关研究仅限于小型回顾性分析以及病例个案报告，而且缺乏长期的随访信息。

一、流行病学

乳腺肉瘤属罕见病种，仅占所有乳腺恶性肿瘤的1%以下，占所有肉瘤的5%以下。根据美国国家癌症研究所SEER数据库的数据，美国每年发生原发性乳腺肉瘤的概率仅为0.46/10万，国内尚没有明确的发病率统计数字。

继发性肉瘤，发生于乳腺接受放疗后，或发生于在另一种恶性肿瘤治疗后，手臂或乳腺出现淋巴水肿的情况下。继发性或治疗相关性乳腺肉瘤的具体发生率目前仍难以统计。根据美国国家癌症研究所SEER数据库中纳入274 572例原发性乳腺癌患者的一项研究发现，对于接受及未接受放疗的女性患者，其任何类型肉瘤的15年累积发生率分别为0.32%和0.23%。在另一项研究中，放疗后乳腺癌10年、20年和30年发生继发性肉瘤的累积概率分别为0.2%、0.43%和0.78%。由此表明，放疗是继发性肉瘤的重要发病因素。血管肉瘤是与乳腺癌治疗最为相关的肉瘤亚型。据美国洛杉矶进行的一项研究显示，之前被诊断为乳腺癌的患者相对于无乳腺癌的女性，其发生治疗相关血管肉瘤的校正 $HR=59(95\% \ CI:22\sim153)$。放疗作为乳腺癌治疗一部分的女性患者出现血管肉瘤的相对风险是接受其他治疗患者的9~16倍。

乳腺癌患者接受放疗获益显然要超出未来可能发生治疗相关性乳腺肉瘤的风险，但发生放疗相关肉瘤的机会确实存在；尽管风险较小，对某些患者确定治疗方案时需要加以考虑。例如，Li-Fraumeni综合征或毛细血管扩张失调症患者发生放射诱导性肉瘤的风险较大，故此类女性患者要选择乳腺全乳切除术而不是保乳手术（保乳术后须进行放疗）。

原发性乳腺肉瘤多发生于女性患者，男性少见（仅占总体的2.4%）。乳腺肉瘤发病的中位年龄为49.5岁（12~89岁），其中原发性乳腺血管肉瘤发病年龄较轻，诊断时的平均年龄为40岁以下。相比之下，治疗相关性血管肉瘤的患者平均发病年龄则偏大，中位年龄为64岁（44~84岁）。继发性肉瘤发病年龄的升高或许与年长患者上皮性乳腺癌发病率升高呈一定的趋势关联性。

二、危险因素

目前，原发性乳腺肉瘤的确切病因仍不清楚，而继发性乳腺肉瘤则与既往放疗以及治疗后发生慢性淋巴水肿相关。尽管之前有报道隆乳术与乳腺肉瘤存在密切关系，但目前尚未得到证实。

(一) 遗传因素

先天性遗传因素有 Li-Fraumeni 综合征、家族性腺瘤性息肉及其变异、Ⅰ型神经纤维瘤,但是这些疾病在临床上并不常见。

(二) 环境因素

肉瘤相关的环境因素暴露包括化疗(特别是烷化剂)、砷化合物、氯乙烯、除草剂、免疫抑制剂、HIV 以及人类疱疹病毒 8 型感染。

(三) 电离辐射

电离辐射对于继发性乳腺肉瘤来说是明确的危险因素。在放射继发性肉瘤中,乳腺癌和非霍奇金淋巴瘤是最常见的恶性原发肿瘤。研究发现,与原发性乳腺肉瘤不同,放疗继发性肉瘤呈现 MYC 和 FLT4 基因高扩增状态。总体而言,乳腺癌放疗后出现软组织肉瘤的风险高峰期为治疗后第 10 年左右,之后风险逐渐降低,但是会持续 20~30 年。乳腺癌放疗后,继发性肉瘤的平均潜伏期约为 11 年(3~44 年);而血管肉瘤的潜伏期较短,为治疗后 5~8 年。

近年来,由于钼靶筛查使得乳腺癌早期诊断病例增加,以及辅助治疗的进步,一方面,乳腺癌患者获得了更好的远期生存;另一方面,在更长的生存期内出现治疗相关肉瘤的机会也随之增加,但总体发病绝对数仍然很少。继发性或治疗相关性乳腺肉瘤通常发生于接受放疗(作为保乳治疗的一部分或是乳腺切除术后的治疗)后。与任何部位的肉瘤一样,出现放射诱导性乳腺肉瘤的风险随着放疗剂量的增加而增加。但是,新的放疗技术如部分乳腺短程放疗(照射只针对瘤床,避免对其余腺体照射)是否可以减少放疗继发性肉瘤仍不清楚。另外,相比于成人患者,儿童患者特别是同时接受放疗和化疗的儿童,出现继发性乳腺肉瘤的风险更大。患者的遗传状态如 BRCA1 或者 p53 基因突变,由于 DNA 修复能力受损,会更容易发生放疗继发性肉瘤。

(四) 淋巴水肿

接受乳腺癌治疗后,慢性手臂和乳腺水肿会增加发生肉瘤(特别是血管肉瘤)的风险。Stewart 和 Treves 首先对女性患者接受乳腺癌治疗后出现的上肢、乳腺和腋窝淋巴血管肉瘤(伴慢性淋巴水肿)进行了描述,该综合征现被定义为 Stewart-Treves 综合征。此类女性患者症状最典型的表现为乳腺和腋窝淋巴结切除后手臂发生长期的大面积水肿,特别是手术治疗后接受腋窝照射的患者最为常见。造成慢性淋巴水肿的因素包括乳房切除术、腋窝手术和放疗。有研究认为,淋巴循环受阻使所在区域免疫应答受损,导致肉瘤的生长。

三、组织病理学特征

乳腺肉瘤按其来源基本上可分为纤维上皮性肉瘤和间叶组织性肉瘤,还有混合型恶性肿瘤及淋巴系统来源的恶性肿瘤。与其他非乳腺软组织肉瘤一样,原发性乳腺肉瘤的组织病理学异质性非常明显(表 28-1)。

表 28-1 乳腺肉瘤的组织来源、性质及其常见亚型

脂肪组织来源		
	交界性(局部浸润)	非典型脂肪瘤/高分化脂肪肉瘤
	恶性	去分化型脂肪肉瘤
		黏液样(圆细胞型)脂肪肉瘤
		多形性脂肪肉瘤
		圆细胞型脂肪肉瘤、混合型脂肪肉瘤
纤维组织细胞肿瘤		
	交界性(极少转移)	丛状纤维组织细胞瘤
		软组织巨细胞瘤
	恶性	多形性恶性纤维组织细胞瘤/未分化多形性肉瘤
		巨细胞型恶性纤维组织细胞瘤/伴有巨细胞的未分化多形性肉瘤
		炎症性恶性纤维组织细胞瘤/伴明显炎症的未分化多形性肉瘤
骨骼肌肿瘤		
	恶性	横纹肌肉瘤
平滑肌肿瘤		
	恶性	平滑肌肉瘤
血管周肿瘤		
	恶性	血管球肉瘤

血管淋巴管肿瘤		
交界性(局部浸润)	血管瘤伴血小板减少综合征	
交界性(极少转移)	网状血管内皮细胞瘤和复合性血管内皮细胞瘤	
	乳头状淋巴管内血管内皮细胞瘤	
	卡波西肉瘤(Kaposis sarcoma)	
恶性	血管肉瘤	
	上皮样血管内皮细胞瘤	
成纤维细胞瘤和黏液成纤维细胞肿瘤		
交界性(局部浸润)	表浅纤维瘤病(手掌、脚底)	
	韧带样型纤维瘤病	
	脂肪纤维瘤病	
交界性(极少转移)	伴或不伴血管外皮细胞瘤的孤立性纤维瘤	
	炎性黏液成纤维细胞瘤	
	低级别黏液成纤维细胞肉瘤	
	黏液炎性成纤维细胞肉瘤	
	婴儿型纤维肉瘤	
恶性	成人型纤维肉瘤	
	黏液纤维肉瘤	
	低级别纤维黏液样肉瘤	
	硬化型上皮纤维肉瘤	
骨外软骨性和骨性肿瘤		
恶性	间质性软骨肉瘤	
	骨外骨肉瘤	
脑及周围神经肿瘤		
恶性	恶性周围神经鞘瘤	
	恶性蝾螈瘤(MTT)	
	恶性颗粒细胞瘤	
	胃肠自主神经肿瘤(丛状肉瘤)	
	原始神经外胚瘤(PNET)	
组织来源不确定肿瘤		
交界性(极少转移)	血管瘤样纤维组织细胞瘤	
	骨化纤维黏液瘤	
恶性	滑液肉瘤	
	上皮样肉瘤	
	软组织腺泡状肉瘤	
	软组织透明细胞肉瘤	
	骨外黏液软骨肉瘤	
	促结缔组织增生小圆形细胞瘤	
	肾外横纹肌样瘤	
	恶性间质瘤	
	肿瘤围血管上皮样细胞分化	
	内膜肉瘤	

(资料来源:Fletcher CDM, Unni KK, Mertens F. eds. Pathology and genetics of tumours of soft tissue and bone. Lyon: IARC, 2002)

据文献报道,在25例原发性乳腺肉瘤患者中,其组织学亚型分布如下:纤维肉瘤24%、血管肉瘤24%、多形性肉瘤24%、黏液纤维肉瘤12%、平滑肌肉瘤8%、血管外皮细胞瘤和骨肉瘤各4%。

乳腺肉瘤亚型分布的具体评定受限于该疾病的罕见性,以及组织学分类的异源性。由于分类方式尚不完全统一,乳腺肉瘤各亚型的临床病程和预后特点难以明确分类描述。关于恶性叶状肿瘤,多数学者将其归类为乳腺肉瘤亚型,因为它们的生存和临床病程相似;有些学者将恶性叶状肿瘤排除于乳腺肉瘤研究之外,因为这种肿瘤除了包含恶性间叶成分,还包括良性上皮成分。由于乳腺癌肉瘤(化生性癌)代表几种难以区分的管状腺癌、间叶细胞(肉瘤样),以及其他上皮细胞(如鳞状细胞)成分的组合,因此大部分临床医生将这些肿瘤归类为管状腺癌的亚型,并以此进行治疗。关于以上恶性叶状肿瘤和乳腺癌肉瘤将不在本章讨论,另有章节进行具体描述。

总体而言,纤维肉瘤、血管肉瘤,以及多形性肉瘤(之前称为恶性纤维组织细胞瘤)构成了肉瘤的主要亚型。在许多病例研究中,特别是那些治疗相关性乳腺肉瘤比例高的研究人群中,血管肉瘤是最常见的肿瘤类型,几乎占所有组织学亚型的一半。血管肉瘤有时可以进一步细分为淋巴血管肉瘤或血管肉瘤(分别指的是淋巴和毛细血管内皮来源)。由于难以进行组织学区分,并且通常定义也不明确,所以这两种亚型统称为血管肉瘤。相对于其他组织学亚型,对血管肉瘤的组织学诊断最为重要。血管肉瘤的生物学行为不但表现为局部侵袭,而且易于远处转移播散,预后不佳。因此,相对其他亚型,血管肉瘤的组织学确认是非常重要的预后因素。

目前多数学者认为,组织学分级是乳腺肉瘤的一个重要预后因素。用于评定等级的特征为组织分化程度、有丝分裂计数、坏死情况、细胞结构,以及细胞多形性。在大部分报道中,低级别血管肉瘤表现为惰性病程,但是大多数病例为高级别肿瘤,极具侵袭性。在一项研究中,总共纳入 32 例血管肉瘤患者,其中 G1、2、3 级肿瘤患者的 10 年无复发生存率分别为 76%、70% 和 15%。尽管如此,肿瘤组织学分级在血管肉瘤预后中的重要性仍有很大争议,还需要进一步确认。

四、临床表现、诊断与分期

(一)临床表现

乳腺肉瘤通常表现为乳房内单侧、较大、无痛的硬质肿块,定位相对明确。乳腺肉瘤通常比上皮源性乳腺癌生长更快,因而肿瘤会变得很大,可达 0.3~30 cm(中位数 5.25 cm);切面质地较软,海绵状,呈暗红色,灰红色。乳腺肉瘤可累及乳房皮肤及乳头乳晕复合体,但很少侵及胸肌筋膜。血管肉瘤是乳腺肉瘤的最常见类型,常表现为生长迅速的无痛性肿块,也有少数患者并无肿块,仅为乳腺弥漫性肿大或持续性皮下出血,伴有皮肤变厚、红斑,或是皮肤色素丢失,表面皮肤呈红色或蓝色改变,有时会误以为是蜂窝织炎或是血肿。治疗相关性血管肉瘤外观特征比较明显,表现为单一或多处暗紫色斑点,或是乳房丘疹样皮肤病变,或是上肢水肿。

(二)影像学特征

1. 钼靶检查 乳腺钼靶检查通常无钙化分布和锋芒样腺体纠集表现,无明显特异性,因而这些肿瘤有时很难被发现,甚至会被误认为良性病变(如纤维瘤)。即使肿块较大,临床触诊可以触及,乳腺钼靶检查也可能表现为阴性。由于治疗相关性乳腺肉瘤是出现在术后或是放疗后,所以乳腺钼靶检查有时更难以发现,需要仔细甄别。

2. 超声检查 乳腺肉瘤的超声检查没有特征性表现,通常为不清晰边缘的卵圆形低回声团块。

3. MRI 检查 乳腺 MRI 检查有助于诊断的评估。恶性肿瘤表现为增强下迅速强化,伴有流出型强化特征。特别是血管肉瘤,MRI 影像特征明显,T1WI 信号强度低,T2WI 信号强度高,提示血管内血流速度缓慢。乳腺和胸壁的 MRI 检查结果也有助于评估皮肤受累及其侵犯程度,特别是病变是否累及深筋膜和胸大肌,这对于手术计划的制订非常重要。与其他影像学检查一样,MRI 检查仍有可能低估疾病的程度。

4. PET-CT 检查 对乳腺肉瘤可能有助于诊断,但其作用尚未得到大数据的证实。

(三)活检

切开、切除或空芯针活检均可提供确切的组织学诊断。与乳腺癌一样,通常选择空芯针活检。

如果怀疑是乳腺肉瘤,强烈不推荐使用细针穿刺活检(FNA),因为对于肉瘤诊断的准确率较低,常会出现错误的假阴性结果,导致延迟准确的诊断和治疗。另外,FNA 检查也不能确定组织学亚型和组织学分级。对于血管肉瘤合并的皮肤病变,皮肤多处针刺活检可帮助提供组织学诊断。

免疫组化是区分乳腺肉瘤与其他肿瘤的关键,同时可以对肉瘤进一步分类。例如,肿瘤细胞如缺乏 CK 和肌上皮标记的表达,将有助于排除化生性癌的诊断。血管肉瘤通常对Ⅷ因子相关抗原、溶酶体Ⅰ凝集素、CD34、CD31 具有免疫反应性,而骨肉瘤的软骨成分通常对上皮膜抗原(EMA)和 S100 具有免疫反应性。

(四)分期

肿瘤扩散程度的分期可以准确评估预后,对于单个治疗中心结果的比较具有重要意义,初始诊断的分期对于治疗决策也有很大的影响。

乳腺肉瘤最常用的分期系统与其他部位肉瘤相同。采用美国癌症联合会(AJCC)/国际抗癌联盟(UICC)的方法,TNM 分期包括组织学分级(G)、肿瘤大小(T)、肿瘤浸润深度(表浅或深层)、淋巴结转移(N)以及是否远处转移(M),并以此综合描述Ⅰ~Ⅳ的临床分期。

1. 软组织肿瘤的 TNM 定义及分期
原发肿瘤(T)
  Tx 无法评估原发肿瘤
  T0 无原发肿瘤证据
  T1 肿瘤最大直径≤5 cm
  T1a 表浅肿瘤
  T1b 深部肿瘤
  T2 肿瘤最大直径>5 cm
  T2a 表浅肿瘤
  T2b 深部肿瘤
区域淋巴结(N)
  Nx 区域淋巴结无法评估

N0 无区域淋巴结转移
N1 区域淋巴结转移
远处转移（M）
M0 无远处转移
M1 远处转移
组织学分级（G）
Gx 分级无法评估
G1 组织学分级Ⅰ级
G2 组织学分级Ⅱ级
G3 组织学分级Ⅲ级

注：浅表肿瘤是指位于浅筋膜之上，而没有侵犯筋膜。深部肿瘤是指位于浅筋膜之下，或者在筋膜浅面但侵犯或穿透筋膜。

2. 软组织肿瘤的临床分期　详见表28-2。

表28-2　软组织肿瘤的临床分期

分期	T	N	M	G
ⅠA	T1a T2b	N0 N0	M0 M0	G1, Gx G1, Gx
ⅠB	T2a T2b	N0 N0	M0 M0	G1, Gx G1, Gx
ⅡA	T1a T1b	N0 N0	M0 M0	G2, G3 G2, G3
ⅡB	T2a T2b	N0 N0	M0 M0	G2 G2
Ⅲ	T2a, T2b 任何T	N0 N1	M0 M0	G3 任何G
Ⅳ	任何T	任何N	M1	任何G

（五）分期检查

包括乳腺肉瘤在内的大部分软组织肉瘤（除了圆形细胞/黏液型脂肪肉瘤），其主要的远处转移部位是肺，所以推荐所有新近诊断的患者必须接受胸部CT检查。初次胸部CT检查结果应作为基线资料，有助于将来的肺部评估。

圆形细胞/黏液型脂肪肉瘤患者倾向于向腹膜后间隙和脊柱转移，因此建议进行包含整个脊柱的腹部骨盆CT和MRI检查。另外，美国《NCCN指南》建议血管肉瘤患者必须进行中枢神经系统（CNS）造影检查，理由是这种肿瘤倾向于中枢神经系统转移。

五、治疗

由于乳腺肉瘤的病例数少，尚缺乏大型的前瞻性随机试验提供的循证医学结果。治疗原则的制订主要根据小规模的乳腺肉瘤病例回顾性分析，以及来源于临床特征、组织学特征、预后情况相似的四肢和胸壁非乳腺软组织肉瘤的研究及指南。建议在治疗经验丰富的中心采用包括手术、放疗以及肿瘤内科在内的多学科治疗手段，治疗的选择应参考乳腺肉瘤的组织学分级和肿瘤大小等临床特征综合考虑。

（一）手术

外科手术切除是唯一可能治愈乳腺肉瘤的治疗方法。手术类型和程度取决于肿瘤大小、组织学分级以及患者乳腺的大小。

1. 原发灶手术　皮肤切口通常沿着肿瘤的最长轴线，特别强调穿刺活检针道及周围皮肤应与标本一并移去，因为已有报道肿瘤细胞可沿着活检针道接种。获得足够的阴性切缘是乳腺肉瘤患者长期存活的唯一重要因素。对于较大的肿瘤（即肿瘤>5 cm），乳房切除＋重建的总体效果较肿块切除更好。位置深部的肿瘤，比如靠近或累及胸壁，可能需要进行整个胸壁切除。除了血管肉瘤以外，大部分原发性乳腺肉瘤并不表现为多中心的分布，只要保证安全的阴性切缘，并不强调无限制地扩大手术切除范围。

随着保乳手术的广泛运用，乳房单纯切除的地位受到了一定的挑战。有研究发现，手术范围和重建类型对乳腺肉瘤患者的局部控制和生存率没有显著影响，切缘状态会影响患者的预后，而不是手术范围。多数学者建议是所有切除的乳腺肉瘤至少有1 cm切缘阴性。因此，对于小到中等的乳腺肉瘤，保证切缘阴性的保乳手术足以切除肿瘤，并且能保证可接受的外观。保乳手术应放置钛夹，以标记瘤床的边界和任何关注可疑的边缘，这有助于放疗范围的规划。

乳腺血管肉瘤（原发性或治疗相关性肉瘤）经常会对乳腺或胸壁的大部分区域造成比预期更大的影响，全乳切除是其标准治疗手段。一项有100例血管肉瘤患者接受保乳治疗的研究表明，大部分患者在1年内发生局部复发（73%），并且几乎所有的（97%）患者复发于原肿瘤床或手术切口附近。血管肉瘤经常会有皮肤的局部浸润，常扩展至肉眼可见的肿瘤周围区域，因而切缘附近区域常可以观察到局部复发。因此，应该特别注意保持皮肤切缘无癌细胞累及，建议切缘安全距离至少为 3 cm。在许多病例中，为获得阴性切缘需切除大面积皮肤，因此需要进行皮肤移植或是肌皮瓣移植以覆盖创面。需要注意的是，血管肉瘤会在边缘处出现低级别组织学改变，有时难以与放疗后的组织改变相区分，因此切缘的术中冷冻切片分析可能会不准确。在获得最终病理学检查边缘状况评估前，可采用暂时性创面覆盖，经过病理检查明确切缘状态后再进行完整的创面覆盖。

2. 局部淋巴结的处理　乳腺肉瘤倾向于通过直接局部侵袭或血行扩散，除了在转移性疾病广泛扩散的情况下，一般很少累及局部腋窝淋巴结。在既往欧美研究中，有约 40% 的原发性乳腺肉瘤患者进行了不同程度的局部腋窝淋巴结切除手术，淋巴结转移的总体发生率仅为 5% 或更低。美国 SEER 数据库中纳入研究的 333 例乳腺肉瘤患者经过 15 年的随访，结果显示淋巴结清扫并不会改善总体治疗结果。乳腺肉瘤患者有 25% 可触及腋窝淋巴结肿大，但病理学检查往往显示为反应性增生结节，而不是转移性成分。因此，对腋窝淋巴结的处理归纳如下：

（1）对于腋窝呈临床阴性的患者，通常不建议进行前哨淋巴结活检或腋窝淋巴结切除。

（2）对于临床怀疑淋巴结转移的患者，肿大淋巴结进行超声引导下的细针穿刺，可准确发现局部转移。当发现乳腺肉瘤患者出现淋巴结转移时，应该重新进行病理学评估，并考虑是否为化生性癌。

（3）如果乳腺肉瘤患者已确诊转移至淋巴结，并且无远处转移的证据，则应该考虑进行淋巴结清扫。鉴于淋巴结转移的预后情况与软组织肉瘤远处转移的预后明显不同，因此局部淋巴结转移被重新归类，在 AJCC/UICC 分期系统 2010 版中由 Ⅳ 期变为 Ⅲ 期。

（二）放疗

1. 原发性乳腺肉瘤的辅助放疗　与非乳腺的软组织肉瘤类似，辅助放疗对总体生存期的作用仍不确定。目前缺乏针对乳腺肉瘤的随机临床试验，大部分病例观察研究仅总结了单个机构的经验，提供的数据存在相互矛盾以及结果不一致。有学者认为进行辅助放疗并没有明显的临床获益，另有学者则认为对于体积较大、高级别的乳腺肉瘤，辅助放疗可以提高局部控制率。文献报道 59 例原发性乳腺肉瘤患者的随访结果，其中 16 例接受区段切除，38 例接受全乳切除术；16 例中有 4 例接受放疗，38 例中有 13 例接受放疗。接受单独区段切除术后的患者中有 14% 出现局部复发，区段切除联合术后放疗的患者中局部复发为 0，单纯行全乳切除术对比联合术后放疗的局部复发率分别为 34% 和 13%。美国研究者随访 10 例全乳切除术联合术后放疗的乳腺肉瘤患者，中位随访时间为 99 个月，所有的患者都没有发生复发。一项针对 78 例乳腺肉瘤患者的随访中，发现手术的切缘状态和放射剂量是局部复发的重要预测因子。另一项入组 83 例乳腺肉瘤患者的临床试验表明，放疗可改善患者的预后，特别是高复发风险和行保乳手术的患者。荷兰研究者发表一项 35 年的回顾性分析，对 42 例原发性肉瘤患者的预后进行了分析，建议局部复发率高的患者行全乳切除联合术后放疗。

以下支持辅助放疗对原发性乳腺肉瘤获益的数据，是来自非乳腺软组织肉瘤患者的随机试验结果。

（1）在一项探讨外照射辅助治疗意义的前瞻性试验中，91 例四肢肉瘤（任何大小的肉瘤）患者接受外放疗对比单一手术治疗，前者显著减少了高级别（0%～22%）以及低级别肉瘤（4%～33%）患者的 10 年局部复发率。但是，术后放疗对于高级别或是低级别肿瘤的远期生存率并无影响。

（2）加拿大一项随机试验结果显示，相比于术后外放疗，应优先采用术前外放疗。该试验表明术前和术后行放疗的疗效基本类似（两组的局部控制率均为 90%），但是术前放疗组包括 3～4 级纤维化在内的不可逆后期并发症的发生率较低。在该试验中，无 1 例患者有原发性乳腺肉瘤，但该试验的结论是否适用于乳腺肉瘤患者，目前仍不明确。

虽然辅助放疗对原发性乳腺肉瘤是否有治疗获益仍存在争议，但是大部分乳腺肉瘤的回顾性研究以及四肢肉瘤进行的试验结果提示，放疗减少了局部复发率，特别是高级别或是体积较大的肿瘤，这些肿瘤的局部复发率较高。

因此，对瘤块 >5 cm 的乳腺肉瘤患者应进行术后放疗，特别是高级别肿瘤、切缘阳性，且不适宜进行再切除的患者。常见的放疗方案为术后 50～60 Gy，瘤床加量至 60 Gy。但是，放疗并不能与非充分的手术切除进行互补，所以强烈建议，如有切除可能,可对这些患者进行再切除,以确保切缘阴性。对于低级别但体积较大的肉瘤患者,考虑到乳腺放疗可能引起远期并发症,应该认真衡量治疗的风险与获益比。由于乳腺肉瘤较少发生淋巴结转移,故不推荐行腋窝处理,故传统意义上的放疗靶区并不包括腋窝;若行腋窝局部处理,建议将放疗靶区延伸至覆盖腋窝手术区。

对于肿瘤体积较大、位置较深的肿瘤,外科医生希望接近或获得阴性切缘,可考虑术前进行放疗,以增加肿瘤的可切除性。如果有可能获得充分的安全切缘距离,应先进行手术,待最终确认切除标本病理学状态后再决定是否进行放疗。

2. 治疗相关性乳腺肉瘤的放疗 对于肿瘤>5 cm,或切缘阳性的患者,应进行术后辅助放疗,以达到良好的局部控制。荷兰研究者对74篇文章中的222例放疗继发性乳腺血管瘤患者进行回顾分析,显示有17%的患者接受再次放疗,5年的局部复发率有所改善(34%对比57%)。辅助放疗对继发性乳腺肉瘤的临床获益仍需更多的临床证据,对同一区域既往曾进行放疗的情况下,必须考虑较高累积放射剂量导致的后期潜在不良反应。因此,对于继发性血管肉瘤,后期放疗后的可能不良反应与单一手术治疗后的可能高复发率,两者需要权衡。

有学者在手术切除前或之后采用放疗,但比较两种治疗手段获益的可用数据目前较少。文献报道超分割放疗可以减少后期的放疗不良反应,针对乳腺癌保乳治疗后继发性血管肉瘤的患者,共有3例接受超分割放疗,2例患者在放疗后肿瘤变为可切除,所有3例患者在22～39个月期间均未发生复发。有研究者报道14例接受超分割和短程乳腺照射的继发性乳腺血管肉瘤患者,5年DFS可达到64%。目前,对继发性肉瘤的放疗还没有统一的适应证标准,必须根据患者情况制订个体化治疗方案。

(三) 辅助化疗

对主要见于儿童患者的几种软组织肉瘤(如横纹肌肉瘤、尤文肉瘤),全身化疗是常规治疗的重要组成部分。为了控制手术后的微转移病灶,术后的辅助化疗理论上是有益的。但是,尽管已进行许多随机试验,辅助化疗对于更常见于成人的软组织肉瘤(如磷脂肉瘤、滑膜肉瘤、平滑肌肉瘤及血管肉瘤)的治疗意义目前仍不明确。

(1) 肉瘤Meta分析协作组(SMAC)的最新分析显示,与单一手术切除治疗相比,以多柔比星和异环磷酰胺为基础的辅助化疗使肉瘤患者生存期显著改善11%。总共1 953例患者纳入分析,化疗减少了局部复发27%($OR=0.73$, 95% CI: 0.56～0.94, $P=0.02$),远处复发率下降33%($OR=0.67$, 95% CI: 0.56～0.82, $P=0.000\ 1$)。

(2) 2008年ASCO会议上公布了EORTC进行的临床试验数据汇总分析,数据来自两项最大型的基于多柔比星和异环磷酰胺的辅助化疗试验STBSG-EORTC(仅其中一项数据纳入SMAC Meta分析)。研究结果表明,化疗并未增加可切除的高级别软组织肉瘤的生存率,试验结果完全阴性。

根据以上临床试验结果,目前并无证据显示辅助化疗对于化疗敏感性软组织肉瘤亚型更有疗效。因此,至少针对四肢的软组织肉瘤,无论组织学状况如何,辅助化疗并不认为是标准的治疗手段。目前亦无数据说明辅助化疗对于乳腺肉瘤存在特别获益。一项回顾性分析表明,接受辅助化疗的乳腺肉瘤患者的DFS获得改善,OS有改善的趋势。但是,大部分研究表明,乳腺肉瘤对于化疗的反应率非常有限(20%～40%),特别是新辅助化疗。因此,从这些研究中还难以得出辅助化疗有效的结论。

总体来讲,对乳腺肉瘤患者的处理方法与四肢肉瘤患者基本相同,应该考虑患者的身体状况、并发症因素(包括年龄)、肿瘤大小,以及组织学亚型,逐个病例讨论研究,制订个体化治疗方案。辅助化疗基本上仅限用于体积较大、高级别肿瘤或是复发患者。在这些患者中,对于潜在的临床获益必须综合考虑预期的治疗毒性,包括年轻患者不育、心肌病(特别是治疗相关性乳腺肉瘤患者,这些患者可能曾接受基于多柔比星的辅助化疗)、肾功能损伤、继发性癌症,以及生活质量的总体下降。如果对患者所有客观因素综合考虑后决定进行化疗,通常采用新辅助化疗手段,而不是辅助化疗。因为新辅助化疗可以进行体内治疗反应性评估,且有助于未来手术的开展。当选择进行辅助化疗时,对血管肉瘤通常采用紫杉醇治疗,其他组织学亚型通常采用多柔比星和异环磷酰胺的联合化疗。

(四) 热疗法

热疗法是通过非介入地使用电磁加热装置选择性加热肿瘤区域至40～43℃。热疗法除了直接的细胞毒作用外,可通过增加化学反应和肿瘤内药物的吸收来增强化疗的效果,被认为是有效的补充治疗及化疗和放疗的增敏剂。有文献报道,将区域性热疗加入高风险软组织肉瘤的多模式综合治疗中,可以改善局部无复发率和 DFS。在乳腺肉瘤中,有研究发现联合热疗和放疗可以提高乳腺或者胸壁放疗继发性血管肉瘤的局部控制率。关于热疗法在乳腺肉瘤中应用的研究比较少,且都是联合放疗或者化疗,故热疗法在乳腺肉瘤中的应用及价值仍存在疑问。

(五) 靶向治疗

研究者已经开展了针对乳腺肉瘤及其相应蛋白产物的特异性遗传突变研究,鉴定的基因突变可能作为治疗的靶点。研究发现,约 10% 的血管肉瘤在激酶插入片段受体(KDR,又称为血管内皮生长因子受体 2)基因具有活化突变,其基因编码的磷酸化蛋白可被 KDR 拮抗剂抑制。这些研究也为使用血管内皮生长因子受体靶向治疗血管肉瘤提供了基础。研究者开展了贝伐珠单抗治疗血管肉瘤和上皮样血管内皮瘤的 II 期临床研究,结果显示患者中有 17% 出现部分反应,而 50% 的患者表现为疾病稳定,平均进展时间为 26 周。这进一步证明了针对血管内皮生长因子的靶向治疗可对血管肉瘤患者有潜在的获益。在 2017 年 ASCO 会议上,由 3 个国家肉瘤协作组共同完成的一项国际单臂 II 期临床研究公布了缓解结果,表明帕唑帕尼对孤立性纤维瘤有效。研究者通过二代测序检测了 56 种组织学类型、来自世界各地的 5 635 例患者突变基因,在有临床数据的 107 例患者中,31 例有用药响应突变基因的患者进入临床试验,并可能达到部分缓解(PR)/完全缓解(CR)的疗效,这为我们寻找新的用药靶点提供了方向。但是,靶向治疗在乳腺肉瘤中的研究仍有待进一步的扩展。局限在特定亚型或者特定基因表型也影响了靶向治疗的运用。

(六) 体积较大的局部晚期且初始不可切除的病变行新辅助治疗

考虑到切缘阴性对于局部控制和远期生存率的重要性,新辅助治疗可以缩小肿瘤,增加体积较大的高级别乳腺肉瘤成功切除并获得切缘阴性的可能性。是否采用新辅助化疗主要取决于肿瘤大小,>5 cm 的肿瘤出现治疗失败导致不良预后的风险明显增加,适合进行新辅助化疗。对于体积较大、位置较深的肿瘤,为获得阴性的组织切缘,可优先考虑进行术前放疗,以增加肿瘤手术的可切除性。体积较大、局部晚期或是复发乳腺肉瘤进行新辅助治疗必须个体化,最好由一个肉瘤专家组成的多学科小组共同作出决定。在某些病例中(如接近可切除的肿瘤),考虑到化疗可能导致的疾病进展风险,建议优先采用新辅助放疗。相反,在放射相关性肉瘤病例中,不建议采用额外的放疗,而应采用化疗或是初始手术切除。对于乳腺肉瘤的新辅助放疗,目前尚无相关的术前放疗或同步放化疗相关数据,故可以参考四肢和胸壁肉瘤的新辅助治疗方案。

新辅助化疗方案,血管肉瘤通常采用紫杉醇治疗,其他组织学亚型的肉瘤则采用多柔比星和异环磷酰胺联合治疗。对于乳腺肉瘤,通常采用单一化疗作为新辅助治疗的有效策略。但是,一项欧洲随机试验报道,针对体积较大的高级别肿瘤或是初始无法切除的患者,相比于单一的新辅助化疗,局部热疗加上新辅助化疗可以获得更好的治疗效益。对于体积较大、局部晚期的乳腺肉瘤,是否可以同样获得良好的疗效,尚不明确。在目前缺乏前瞻性数据的情况下,对于局部晚期、高复发风险的乳腺肉瘤可以尝试局部热疗联合化疗。

(七) 复发或转移性乳腺肉瘤的治疗

因为大部分乳腺肉瘤复发为局部复发,手术切除可能有一定的治愈机会。局部复发血管肉瘤,特别是肿瘤≤5 cm 的患者,可通过完全切除进行局部控制,可能延长生存期。对于初始接受保乳手术治疗的患者,可考虑进行全乳房切除术。有文献报道 44 例局部复发的血管肉瘤患者,其中大部分患者接受手术治疗,也有患者接受挽救性化疗。随访发现,未接受手术或是未完全切除的患者更多发生远处播散。在多变量分析中,肿瘤体积>5 cm 是不良预后的唯一独立预测因素。

转移性乳腺肉瘤患者出于姑息治疗目的而接受化疗。对于其他软组织肉瘤有效的药物(即基于多柔比星的化疗方案),临床反应率为 17%~34%。而对乳腺肉瘤,特别是血管肉瘤患者,治疗获益通常非常短暂。在少数病例中,转移病灶切除有时是可行的,特别是单一肺部转移灶最有可能实现。

七、预后与随访

(一) 预后

目前研究显示,乳腺肉瘤的 5 年 DFS 为 29.2%~68%,5 年 OS 为 55%~73%。研究表明,乳腺肉瘤的复发主要集中在手术后的前 5 年,而 DFS 在 5 年、

10年和15年期间保持稳定(分别为52%、50%和48%)。疾病复发主要是局部复发,而不是转移性疾病,通常采用肿瘤再次切除联合或者不联合辅助治疗。在转移性疾病中,肺、骨和肝是易受影响的器官。与源于其他部位的软组织肉瘤相同,乳腺肉瘤的预后情况很大程度上取决于组织学分级和肿瘤大小,这些因素决定了疾病分期。一项研究纳入90例患者,其中1、2、3级肿瘤的10年生存率分别为82%、62%和36%,肿瘤<5 cm、5~10 cm,以及>10 cm的10年生存率分别为76%、68%和28%。表明原发性(非治疗相关)乳腺肉瘤的肿瘤组织学分级和大小与预后存在明显关联性。Eilber和Kattan提出了用于预测软组织肉瘤患者疾病特异性死亡的列线图,图中的参数包括肿瘤大小、深度、部位、组织学类型和年龄。

(二)随访

乳腺肉瘤的随访周期并没有明确的定义,合适的随访计划应按照复发风险来确定。大多数复发发生在手术后的前5年。因为单个的、小尺寸的、单肺叶的肺转移可能适于切除,故应尽可能在早期无症状的阶段发现肺转移。建议对高组织学分级和较大肿瘤患者进行密切随访,因为有高复发的倾向。建议在前2~3年每3~4个月对胸部进行常规检查和胸部CT或MRI检查,3年后每年进行一次评估。对于复发风险较低的肿瘤患者,可在术后第1年、每半年进行一次胸部CT检查。

第二节 乳腺肉瘤的常见类型

乳腺肉瘤主要有血管肉瘤、脂肪肉瘤、横纹肌肉瘤、骨肉瘤、平滑肌肉瘤。

一、血管肉瘤

1. **流行病学** 乳腺血管肉瘤可以分为:原发性肉瘤,即起源于乳腺实质;继发性肉瘤,是指乳腺癌手术或放疗后发生于乳腺皮肤、胸壁或乳腺实质的肿瘤。就原发性血管肉瘤而言,发病罕见,是仅次于高级别/恶性叶状肿瘤的常见间叶来源恶性肿瘤,占所有乳腺恶性肿瘤的0.05%。而继发性血管肉瘤是由于20世纪80年代后,随着保乳手术的开展,术后放疗的增加,成为放疗相关性乳腺肉瘤的常见类型。

2. **临床特征** 原发性血管肉瘤几乎都发生于女性,发病平均年龄为40岁(15~75岁),仅有个别男性发病的报道。临床多为位置深在的无痛性肿块,生长迅速,有12%的患者表现为弥漫性乳腺肿大。当肿瘤累及表面皮肤时,表现为皮肤色素丢失,或表面皮肤呈红色或蓝色改变。有少数患者并无肿块,表现为持续性皮下出血,伴有皮肤变厚、红斑。偶有双侧发病的病例,常是局域性转移的表现。继发性血管肉瘤多继发于放疗。一种是发生于浸润性乳腺癌全乳切除术后放疗的患者胸壁,潜伏期为30~156个月(平均84~120个月),通常发病年龄为60~80岁,要老于原发性肉瘤患者。此类患者的肿瘤性增殖更多见于皮肤。另一种是发生于乳腺癌肿块切除+放疗后的乳腺组织。发病年龄相对宽泛,中位潜伏期为放疗后的5~6年,有些病例可以是放疗后2年内。此类肉瘤通常仅仅累及皮肤,个别可累及乳腺实质。病变为多灶性,可伴有皮肤非典型血管增生改变。

3. **诊断**

(1) 组织病理学特征

1) 大体病理学:血管肉瘤多为1~25 cm,平均5 cm。常为海绵状出血外观,界限不清。低分化肿瘤可有更为坚实的纤维组织样区域。

2) 组织病理学特征:分化较好的血管肉瘤可见有从脂肪组织到小叶间质的血管管道,肿瘤性血管管腔不同程度扩大,内衬上皮,多数管细胞异型,核大深染,核分裂象罕见,少见乳头状结构,无上皮多层次排列现象。低分化血管肉瘤比较容易鉴别,脉管和纺锤状上皮形态的细胞致密区混杂,多见有"血湖"、坏死灶,异型明显,核分裂象多见。交界性血管肉瘤形态介于两者之间,内皮细胞多层样排列,或乳头样结构生长,核分裂象多见,但缺乏致密的实心团状细胞区。免疫组化染色CD31、CD34或D2-40有助于鉴别低分化肉瘤。继发性肉瘤的大体形态和组织学特征基本与原发性肉瘤相同,但皮肤累及更常见,上皮性成分更多,肿瘤分化程度更低。

3) 鉴别诊断：分化良好的血管肉瘤应与假血管瘤样间质增生、血管脂肪瘤、良性脉管病以及乳头状内皮增生鉴别。低分化血管肉瘤有时与纺锤细胞癌及其他肉瘤混淆。免疫组化有助于鉴别。

(2) 分期　参见前述的软组织肿瘤分期标准（表28-2）。

4. 治疗

(1) 手术治疗：首要进行手术治疗，保证切缘阴性，安全切缘距离3～5 cm。对于既往放疗部位出现的血管肉瘤，通常需要进行乳房全乳切除手术。足够的切缘距离是长期生存的唯一重要因素。血管肉瘤的淋巴转移发生率较低，并且腋窝淋巴结清扫术并不能改善结果，因此在临床腋窝淋巴结阴性情况下，不建议进行腋窝淋巴结清扫术（1C级）。

(2) 放疗：对于放疗相关的继发性乳腺肉瘤患者，辅助放疗的意义尚未明确，根据患者具体情况确定是否采取放疗。既往曾接受放疗的区域再次接受放疗时剂量应控制在一定范围内，并注意后期的放疗并发症。

(3) 化疗：乳腺血管肉瘤切除术后，辅助化疗并不是标准治疗手段。辅助化疗仅限于体积较大的高级别或复发的肿瘤患者。应综合考虑肿瘤临床因素及患者个体特征决定是否进行辅助化疗及具体方案。对于决定接受辅助化疗的患者，可以采用包括多柔比星和异环磷酰胺的治疗方案（1A级）。血管肉瘤对紫杉醇化疗有较好的临床反应性，含紫杉醇的化疗方案是合适的替代治疗手段。血管肉瘤由血管组织构成，血管靶向制剂如抗血管生成药物（如索拉菲尼、贝伐珠单抗、沙利度胺）可能会有一定的效果。对于体积较大或复发性初始无法切除或接近可切除的高级别肿瘤，可考虑新辅助治疗。

5. 预后及预测因素　血管肉瘤的预后极差，中位无复发生存期＜3年，中位总生存期＜6年。老年患者中位生存期约为15个月，5年生存率约为15%。如果进行了较大范围的手术切除，结果稍显好转。SAPHYR回顾性研究报道了17例原发性血管肉瘤患者的3年无疾病生存率和总生存率分别为7%和23%。在对55例女性乳腺血管肉瘤患者（23例为放疗相关性肉瘤，32例为原发性肉瘤）进行的一项回顾性研究中，2年和5年总生存率分别为64%和38%。虽然未接受放疗的血管肉瘤患者似乎在第一个3年中的无疾病生存率和总生存率较高，但是与其他两组相比，总的Kaplan-Meier生存曲线无显著性差异。

相对于其他亚型，血管肉瘤通常会浸润局部周围区域并经常转移扩散至其他部位，很少累及腋窝淋巴结，常见的转移部位为肺、肝、对侧乳腺、皮肤、软组织和骨骼，预后相对较差。高级别血管肉瘤较早发生转移，除肝、肺外，还可转移至骨、脑部、皮肤和对侧乳腺，这在其他软组织肉瘤中比较少见。至今，组织学分级仍被认为是重要的预后因素。但近来更多的随访数据表明，和其他部位的血管肉瘤一样，分级的预后价值还不能最后确认；有时形态上低级别的肿瘤还常转移到肺、皮肤、骨骼和肝，但是转移的病例几乎均为高级别肿瘤。放疗后淋巴水肿区域发生血管肉瘤的患者相比于原发性肉瘤患者，更易出现局部或远处的复发，预后更差。

二、脂肪肉瘤

1. 流行病学　起源于乳腺的原发性脂肪肉瘤很罕见，而恶性叶状肿瘤的异质性脂肪肉瘤分化更多见。根据目前的报道，脂肪肉瘤的发生率占所有乳腺肉瘤的5%～10%。男性乳房发生脂肪肉瘤非常罕见，也有发生于乳腺癌放疗后的报道。

2. 临床特征　脂肪肉瘤主要发生于19～76岁（中位年龄47岁）的女性。常表现为缓慢增大的肿块，偶有疼痛。双侧性病变很少。

3. 诊断

(1) 大体病理学：乳腺脂肪肉瘤多数境界清晰，大约1/3的患者界限不清。脂肪肉瘤平均大小为8 cm（3～19 cm）。

(2) 组织病理学特征：乳腺脂肪肉瘤的组织病理学及免疫分型与其他部位的脂肪肉瘤相同。在原发性脂肪肉瘤中，分化良好脂肪肉瘤/非典型脂肪瘤样肿瘤最为常见。在恶性叶状肿瘤中，异质性脂肪成分有时是多形性，有时是分化良好。

4. 治疗　同于血管肉瘤的治疗。

5. 预后及预测因素　乳腺分化良好脂肪肉瘤/非典型脂肪瘤样肿瘤和其他部位脂肪肉瘤一样，通过获得明确阴性切缘的广泛切除得以治愈。如切除不完整或切缘距离不够，局部复发可能高达20%～30%。在复发肿瘤中，有时表现为去分化并获得化生潜能。乳腺多形性脂肪肉瘤有30%～50%的远处转移率，常见的转移部位为肺。乳腺黏液样脂肪肉瘤非常少见，其生物学行为依赖肿瘤的组织学分级。恶性叶状肿瘤的异质性脂肪肉瘤样分化对叶状肿瘤的治疗和预后没有影响。

三、横纹肌肉瘤

1. 流行病学　乳腺原发性横纹肌肉瘤极其罕见，主要见于儿童。恶性叶状肿瘤的异质性横纹肌母细胞分化瘤或化生性癌则相对常见，多发生于年老女性。转移到乳腺的横纹肌肉瘤相对多见，多见于儿童和青少年。

2. 临床特征　表现为单发或多发肿块，后者常见于转移性病灶。

3. 诊断

（1）大体病理学：没有明显特异性表现。

（2）组织病理学特征：真正的原发性横纹肌肉瘤多见为 Alvelor 类型。发生于乳腺的胚胎性横纹肌肉瘤极其罕见。不管是原发还是转移的 Alvelor 横纹肌肉瘤，都要与浸润性小叶癌或淋巴瘤鉴别。恶性叶状肿瘤的异质性横纹肌母细胞分化瘤罕见，通常类似于多形性横纹肌肉瘤，没有特别的预后价值。

4. 治疗　同血管肉瘤的治疗。

5. 预后及预测因素　乳腺的转移性横纹肌肉瘤通常是全身广泛播散的一个表现，预后非常恶劣。

四、骨肉瘤

1. 流行病学　占所有乳腺肉瘤的12%，需要与恶性叶状肿瘤的异质性骨肉瘤样分化或化生癌鉴别。乳腺的原发骨肉瘤几乎都发生于27~89岁（中位年龄64.5岁）女性。个别病例与先前接受的电离辐射有关。转移到乳腺的骨肉瘤非常罕见。

2. 临床特征　表现为增大质硬的肿块，多见于上象限，20%的病例伴有疼痛。钼靶上看，骨肉瘤界限清楚，伴有局灶或广泛分布的粗钙化灶。由于病变边界清晰，常被误认为良性病变。

3. 诊断

（1）大体病理学：骨肉瘤大小1.4~13 cm，多数在5 cm左右，界限清晰。较大肿瘤中可见有空腔样变和坏死。肿瘤的硬实程度依赖骨分化成分的多少。

（2）组织病理学特征：乳腺骨肉瘤组织学特征与其他部位的骨外骨肉瘤相似。虽然界限清楚，但有典型的灶样浸润。肿瘤包含多形性的纺锤样或卵形细胞，不同程度的骨样或骨组织；有1/3病例可见有软骨。

4. 治疗　同血管肉瘤的治疗。

5. 预后及预测因素　乳腺骨肉瘤有高度侵袭性，总的5年生存率仅为38%。局部切除中有>2/3的病例发生复发，全乳切除术后的局部复发率为11%。乳腺骨肉瘤的典型特点是常转移至肺，并不侵犯腋窝淋巴结。许多发生转移的病例多在诊断后的2年内死亡。肿瘤大、边界不清及伴有坏死常预示更为侵袭性的生物学行为，而成纤维细胞样分化与更好的预后相关。

五、平滑肌肉瘤

1. 流行病学　乳腺平滑肌肉瘤非常罕见，占乳腺肿瘤<1%。多数发生于表浅皮肤，特别是在乳头乳晕复合体周围，男女都可发生。更深的实质病变非常少见，只发生于女性。肿瘤多见于40~50岁及70~80岁成年人。

2. 临床特征　多表现为缓慢生长的可触及肿块，可有疼痛。

3. 诊断

（1）大体病理学：皮肤或乳头的平滑肌肉瘤很小，直径仅0.5~1.5 cm，边界不清。发生于乳腺的平滑肌肉瘤和其他部位的平滑肌肉瘤并无差异，可有坏死和出血。

（2）组织病理学特征：与免疫表型及其他部位的平滑肌肿瘤类同。位于表皮或乳头的病变界限清晰，其他位置往往界限不清。皮肤和乳头病变往往平滑肌肌动蛋白、结蛋白阳性，40%的平滑肌肉瘤细胞角蛋白和(或)上皮膜抗原阳性。

4. 治疗　同血管肉瘤的治疗。

5. 预后及预测因素　皮肤的平滑肌肉瘤最好完整切除，而乳腺实质的平滑肌肉瘤更适合乳腺切除术。乳腺平滑肌肉瘤极少转移到腋窝淋巴结，位于皮肤的病变一般不会发生转移。目前，尚无针对乳腺平滑肌肉瘤的明确预后因素。

第三节 总结与建议

(1) 乳腺非上皮源性恶性肿瘤主要分为乳腺肉瘤和乳腺淋巴造血系统恶性肿瘤。

(2) 乳腺肉瘤源于乳房内结缔组织,乳腺肉瘤可为原发性,或是放疗或对另一种恶性肿瘤进行治疗后导致的手臂或乳房水肿引起的继发性肉瘤(治疗相关性)。

(3) 原发性乳腺肉瘤尚无明确的致病因素。有时可鉴别先天基因条件,这种情况并不常见。继发性或治疗相关性乳腺肉瘤最常见于乳腺癌治疗后,也可能与其他恶性肿瘤的放疗相关,放疗区域包括乳腺和胸壁;另一可能因素为慢性淋巴水肿。

(4) 乳腺肉瘤确诊应该通过空芯针活检、切入或切开活检,通常选择空芯针活检。对于皮肤病变,皮肤多处针刺活检可提供诊断。强烈不建议采用细针穿刺细胞学检查,因为其对肉瘤诊断的准确率较低,且错误的阴性结果会延误诊治。

(5) 纤维肉瘤、血管肉瘤和多形性肉瘤是乳腺肉瘤的基本亚型,判定组织亚型非常重要。

(6) 肺是大部分软组织肉瘤的主要转移部位,应该在新诊断的患者中进行胸部 CT 检查。建议对血管肉瘤患者进行中枢神经系统造影,因为此肿瘤倾向于向脑部转移扩散。

(7) 手术是治疗乳腺肉瘤的唯一潜在治愈性手段。对于既往接受放疗部位出现的肿瘤或是血管肉瘤通常需要进行全乳切除手术,足够的安全切缘距离是长期生存的唯一重要因素。乳腺肉瘤淋巴转移发生率较低,淋巴结清扫并不会改善结果,因此在腋窝临床阴性情况下,不建议行腋窝淋巴结切除(1C 级)。

(8) 对于>5 cm 的高级别原发性乳腺肉瘤患者,以及切缘阳性无法进行再切除的患者,建议放疗后辅助手术切除(2B 级)。对于能够接受完全切除手术、>5 cm 的低级别肉瘤患者(特别是年轻患者),考虑到乳腺放疗与远期并发症的相关性,应谨慎衡量辅助放疗的风险与获益比。

(9) 对于某些<5 cm 的高级别肉瘤患者(如未接受放疗的血管肉瘤患者,特别是切缘接近的情况),建议接受术后辅助放疗(2C 级)。

(10) 对于既往未接受放疗区域的、体积较大、位置较深的肿瘤,有可能是阳性切缘者,术前放疗可增加肿瘤的可切除性。如果可获得足够安全切缘距离,建议先采取手术治疗,获取切除标本的最终病理学结果后再决定是否放疗。

(11) 对于放疗相关的继发性乳腺肉瘤患者,辅助放疗的意义尚未明确,需根据患者具体情况决定是否采取放疗。既往接受放疗的区域再接受放疗时剂量应控制在一定范围内,毒性可能会更大。

(12) 乳腺肉瘤切除后,辅助化疗并不是标准治疗手段。辅助化疗仅限于体积较大的高级别或是复发的肿瘤患者。按照美国《NCCN 指南》,应综合考虑患者的身体状况、年龄、合并症、病灶、肿瘤大小、组织学亚型以及治疗相关毒性,根据个体化特征制订辅助化疗方案。

(13) 在治疗获益不确定,以及存在治疗相关毒性的情况下,对于决定接受辅助化疗的患者,建议采用包括多柔比星和异环磷酰胺的治疗方案(1A 级)。血管肉瘤对紫杉醇化疗有反应,故包括紫杉醇的化疗方案是合适的替代治疗手段。对体积较大或复发性初始无法切除的高级别肿瘤,可考虑新辅助化疗。

(14) 大部分乳腺肉瘤的复发为局部,对于这些患者,手术具有潜在治愈作用。

(15) 姑息化疗对转移性乳腺肉瘤的作用有限。在少数病例中,转移病灶切除是可行手段,尤其是单一肺部转移最有可能。

(宋传贵)

参考文献

[1] Adem C, Reynolds C, Ingle JN, et al. Primary breast sarcoma: clinicopathologic series from the Mayo Clinic and review of the literature. Br J Cancer, 2004, 91:237.

[2] Al-Benna S, Poggemann K, Steinau HU, et al. Diagnosis and management of primary breast sarcoma. Breast Cancer Res Treat, 2010,122:619.

[3] Bousquet G, Confavreux C, Magné N, et al. Outcome and prognostic factors in breast sarcoma: a multicenter study from the rare cancer network. Radiother Oncol, 2007,85:355.

[4] Depla AL, Scharloo-Karels CH, de Jong MA, et al. Treatment and prognostic factors of radiation-associated angiosarcoma (RAAS) after primary breast cancer: a systematic review. Eur J Cancer, 2014,50:1779.

[5] Edge SB, Byrd DR, Compton CC, et al. eds. Cancer staging manual. 7th ed. New York: Springer, 2010: 291.

[6] Feigenberg SJ, Mendenhall NP, Reith JD, et al. Angiosarcoma after breast-conserving therapy: experience with hyperfractionated radiotherapy. Int J Radiat Oncol Biol Phys, 2002,52:620.

[7] Fields RC, Aft RL, Gillanders WE, et al. Treatment and outcomes of patients with primary breast sarcoma. Am J Surg, 2008,196:559.

[8] Fury MG, Antonescu CR, van Zee KJ, et al. A 14-year retrospective review of angiosarcoma: clinical characteristics, prognostic factors, and treatment outcomes with surgery and chemotherapy. Cancer J, 2005,11:241.

[9] Glazebrook KN, Morton MJ, Reynolds C. Vascular tumors of the breast: mammographic, sonographic, and MRI appearances. AJR Am J Roentgenol, 2005, 184:331.

[10] Gullett NP, Delman K, Folpe AL, et al. National surgical patterns of care: regional lymphadenectomy of breast sarcomas. Am J Clin Oncol, 2007,30:461.

[11] Hodgson NC, Bowen-Wells C, Moffat F, et al. Angiosarcomas of the breast: a review of 70 cases. Am J Clin Oncol, 2007,30:570.

[12] Lahat G, Dhuka AR, Lahat S, et al. Outcome of locally recurrent and metastatic angiosarcoma. Ann Surg Oncol, 2009,16:2502.

[13] Le Cesne A, van Glabbeke M, Woll PJ, et al. The end of adjuvant chemotherapy era with doxorubicin-based regimen in resected high-grade soft tissue sarcoma: pooled analysis of the two STBSG-EORTC phase III clinical trials (abstract). J Clin Oncol, 2008,26:559.

[14] Lindner LH, Issels RD. Hyperthermia in soft tissue sarcoma. Curr Treat Options Oncol, 2011,12:12.

[15] Lum YW, Jacobs L. Primary breast sarcoma. Surg Clin North Am, 2008,88:559.

[16] Mery CM, George S, Bertagnolli MM, et al. Secondary sarcomas after radiotherapy for breast cancer: sustained risk and poor survival. Cancer, 2009,115:4055.

[17] Mills TD, Vinnicombe SJ, Wells CA, et al. Angiosarcoma of the breast after wide local excision and radiotherapy for breast carcinoma. Clin Radiol, 2002,57:63.

[18] O'Brien MM, Donaldson SS, Balise RR, et al. Second malignant neoplasms in survivors of pediatric Hodgkin's lymphoma treated with low-dose radiation and chemotherapy. J Clin Oncol, 2010,28:1232.

[19] O'Sullivan B, Davis AM, Turcotte R, et al. Preoperative versus postoperative radiotherapy in soft-tissue sarcoma of the limbs: a randomised trial. Lancet, 2002,359:2235.

[20] Pervaiz N, Colterjohn N, Farrokhyar F, et al. A systematic meta-analysis of randomized controlled trials of adjuvant chemotherapy for localized resectable soft-tissue sarcoma. Cancer, 2008,113:573.

[21] Pradniwat K, Ong KW, Sittampalam K, et al. Sarcoma of the breast and chest wall after radiation treatment for bilateral breast carcinoma. J Clin Pathol, 2015,68:491.

[22] Sanders LM, Groves AC, Schaefer S. Cutaneous angiosarcoma of the breast on MRI. AJR Am J Roentgenol, 2006,187:143.

[23] Scow JS, Reynolds CA, Degnim AC, et al. Primary and secondary angiosarcoma of the breast: the Mayo Clinic experience. J Surg Oncol, 2010,101:401.

[24] Smith TB, Gilcrease MZ, Santiago L, et al. Imaging features of primary breast sarcoma. AJR Am J Roentgenol, 2012,198:431.

[25] Thalhammer M. Hyperthermia as a therapeutic option in recurrent breast sarcoma. Eur J Surg Oncol, 2006, 32(S1):S64.

[26] Verweij J, Lee SM, Ruka W, et al. Randomized phase II study of docetaxel versus doxorubicin in first- and second-line chemotherapy for locally advanced or metastatic soft tissue sarcomas in adults: a study of the European Organization for Research and Treatment of Cancer Soft Tissue and Bone Sarcoma Group. J Clin Oncol, 2000,18:2081.

[27] Vorburger SA, Xing Y, Hunt KK, et al. Angiosarcoma of the breast. Cancer, 2005,104:2682.

[28] Woll PJ, van Glabbeke M, Hohenberger P, et al. Adjuvant chemotherapy with doxorubicin and ifosfamide in resected soft tissue sarcoma (STS): interim analysis of a randomised phase III trial (abstract). J Clin Oncol, 2007,25:547.

[29] Zelek L, Llombart-Cussac A, Terrier P, et al. Prognostic factors in primary breast sarcomas: a series of patients with long-term follow-up. J Clin Oncol, 2003,21:2583.

第二十九章

乳腺恶性淋巴瘤

乳腺恶性淋巴瘤分为原发性（primary breast lymphoma，PBL）和继发性（secondary breast lymphoma，SBL）。PBL定义主要参照的是1972年Wiseman和Liao提出的诊断标准。Hugh等在该标准基础上又进一步补充和修订，即指首发于乳腺，伴或不伴腋窝淋巴结累及者。部分将锁骨上淋巴结及内乳区淋巴结受累者也纳入PBL的范畴。与此相对，SBL是指全身性淋巴瘤同时或继发乳腺受累者。虽然PBL和SBL在形态学上没有明显区别，但两者的区分十分重要。

第一节 临床特征

PBL发病率较低，占乳腺恶性肿瘤的0.5%，占非霍奇金淋巴瘤（non-Hodgkin lymphoma，NHL）的1%，占结外淋巴瘤的2%。超过98%的PBL患者为女性，其中最常见的为弥漫大B细胞淋巴瘤（diffuse large B-cell lymphoma，DLBCL）。PBL在西方国家的中位发病年龄为62～64岁，在亚洲国家中位发病年龄更为年轻，为45～53岁。

PBL的临床表现多样，且缺乏特异性，常表现为单侧乳房无痛性肿块，以外上象限居多，可伴有腋窝淋巴结肿大，临床上常难与乳腺癌相鉴别。PBL乳腺肿块一般质地中等，境界清楚，与皮肤、胸壁均无粘连，可推动。乳头凹陷、乳头溢液、橘皮样等皮肤改变十分罕见。少数乳腺肿块呈现弥漫性肿大，需与炎性乳腺癌进行鉴别。多数报道显示PBL发生于右侧较左侧更为常见，双侧乳腺病变较为少见。年轻、妊娠期女性诊断为PBL常常表现为双侧病变，且常具有Burkitt淋巴瘤的特征。与其他NHL患者比较，PBL患者常缺乏特别症状；少数患者无任何临床症状，因体检时异常的乳腺X线摄片而发现。

第二节 影像学特征

一、X线摄片检查

PBL无特异性影像学表现。PBL较少在乳腺X线摄片筛查中被发现。可表现为分叶状或边缘不规则的肿块，并无特征性表现提示PBL。区别于乳腺癌的是，PBL罕见簇状钙化、边界毛刺等征象。弥漫性乳房肿块患者在X线上可表现为乳腺密度大片均匀性增高，无明显边界，与炎性乳腺癌难以鉴别。

二、MRI检查

PBL的MRI影像特点为轮廓清晰但边缘欠锐利的肿块，膨胀性生长，信号均匀，中度强化；或表现为乳腺T2WI信号弥漫性增高，患侧乳腺腺体致密，皮肤弥漫增厚,皮下组织网状改变,增强后腺体中度强化,与炎性乳腺癌难以鉴别。

三、超声检查

PBL 超声检查常表现为乳腺低回声边界清晰肿块,不伴有后方声影增强,常见丰富的血管和血供。同样可有多种超声图像异常的表现。

四、PET-CT 检查

PET-CT 显示乳腺弥漫性高代谢活性增强。总的来说,由于 PBL 影像学表现缺乏特征,难与乳腺其他肿瘤相鉴别。

第三节 病理学特征

大部分的 PBL 来源于 B 细胞,其中最常见的病理类型为 DLBCL。除了 DLBCL 特征外,此类疾病还具有自身特点,如具有特殊的组织亲和力和归巢能力,易在乳腺和其他结外区复发。DLBCL 分为生发中心型及非生发中心型。多项研究表明,非生发中心型在 PBL 中占显著优势,这可能是 PBL 预后差的原因之一。此外,大部分 PBL 高表达 bcl-2、MIB-1、Ki-67,这些指标与细胞增殖、凋亡密切相关。

黏膜相关淋巴组织(mucosa-associated lymphoid tissue,MALT)淋巴瘤也是 PBL 常见病理类型之一,其特征性改变为淋巴瘤细胞浸润乳腺上皮。MALT 淋巴瘤往往与慢性炎症和自身免疫性疾病有关,如胃 MALT 淋巴瘤与幽门螺杆菌、唾液腺 MALT 淋巴瘤与干燥综合征有关。但目前尚无明确报道乳腺 MALT 淋巴瘤与特殊病原体或炎症的关系。

Burkitt 淋巴瘤常见于妊娠、哺乳期妇女,多累及双侧乳腺,疾病进展迅速,预后极差。

PBL 其他少见类型还包括滤泡性淋巴瘤、边缘区淋巴瘤、T 细胞淋巴瘤等,发生率较低。其中,间变性大细胞淋巴瘤(anaplastic large cell lymphoma,ALCL)多见于女性植入硅胶隆胸所引起的罕见肿瘤。

第四节 诊断标准与分期

1972 年 Wiseman 和 Liao 提出的 PBL 诊断标准一直沿用至今,包括:①病灶位于乳腺;②既往无乳腺以外恶性淋巴瘤病史;③除同侧腋窝淋巴结以外,不伴有同时存在的广泛播散的淋巴瘤病灶;④诊断恶性淋巴瘤的病理标本来源于乳腺组织。

PBL 的分期与其他 NHL 类似,均采用 Ann-Arbor 分期标准。按照上述定义标准,PBL 临床分期为Ⅰe 期(病灶局限于乳腺)或Ⅱe 期(病灶位于乳腺及同侧腋窝淋巴结)。双侧 PBL 非常罕见,对于其分期和预后仍有争议。考虑到双侧 PBL 患者进展更快、预后较差,更符合Ⅳ期的特征。

PBL 的临床分期检查与其他结外淋巴瘤相似,包括全面的体格检查、全血细胞计数和分类、乳酸脱氢酶、β2 微球蛋白、骨髓穿刺活检、结外病灶空芯针或切除活检、PET-CT 扫描(或胸部和腹部 CT、乳腺 MRI 检查)、评估心功能(心电图、心脏超声检查)。双侧乳腺 PBL 患者,应行腰椎穿刺脑脊液检查。

第五节 治 疗

PBL 是一类异质性疾病,包括多种病理类型,应根据具体病理类型采取不同的治疗方案。目前缺乏针对PBL的大型前瞻性循证医学的证据，治疗依据主要来源于NHL临床试验结果或关于PBL的回顾性分析。PBL的治疗包括手术、放疗、化疗等多种手段。

一、手术

由于PBL患者通常表现为乳腺肿块，部分患者在病理诊断不明确或误诊为分化差的癌而接受了根治性手术。为了评估乳腺切除术在PBL中的地位，Jennings等分析了1972~2005年发表的有关PBL的文献，对465例患者进行了回顾性分析。其中约1/3患者（156例）接受了手术治疗，乳腺肿块大小是影响治疗选择的因素，肿块>3.5 cm者常选择手术治疗。然而，研究结果显示手术不仅无法改善患者生存，反而会增加PBL患者的全因死亡率，以及疾病特异性死亡率。因此，目前仅推荐手术用于活检及明确病理诊断，而非治疗方式。对于临床上已经行手术切除的PBL患者，应该尽快给予系统性治疗。

二、化疗

化疗是PBL的重要治疗手段。但是由于其发病率较低，缺乏前瞻性临床试验的证据。目前针对PB-DLBCL的研究多来自回顾性研究及几项前瞻性研究。

对于DLBCL，以蒽环类为基础的方案是主要治疗选择，其中以CHOP方案应用最多。IELSG研究结果显示，对于PB-DLBCL患者，含蒽环类的治疗方案相较于不含蒽环类的治疗方案，可以显著改善患者的PFS（$HR=0.4$，$95\%CI$：$0.3\sim0.7$，$P=0.001$）与OS（$HR=0.5$，$95\%CI$：$0.3\sim0.9$，$P=0.02$）。此外，目前多项研究结果显示，化疗疗程会影响治疗的疗效。IELSG研究结果还显示，接受>3个疗程化疗相较于接受≤3个疗程治疗而言，可以提高患者的生存期（$HR=0.5$，$95\%CI$：$0.2\sim0.9$）。CISL研究结果同样显示，PBL患者应至少接受4个周期化疗，其5年PFS（58%对比28%，$P<0.001$）及OS（66.2%对比19.3%，$P<0.001$）都显著优于接受<4个周期化疗者。

利妥昔单抗（rituximab，R）对DLBCL的治疗价值已得到公认。但对于PB-DLBCL患者，R-CHOP方案是否优于CHOP方案目前尚无定论。Avilés等展开了一项前瞻性单臂研究，探索在剂量密集型方案（CEOP-14）的基础上加入利妥昔单抗治疗PBL的疗效。32例PB-DLBCL患者接受上述治疗及后续放疗，结果显示该方案与CHOP方案的历史对照相比没有显著提高。目前，在化疗基础上联合利妥昔单抗使得PBL患者获益的证据来自中国的一项回顾性研究。该研究结果提示，R-CHOP相较于CHOP而言，能提高PBL患者的5年PFS（82%对比67%，$P=0.038$）。然而，该研究样本量太小，并没有足够的检验效能来证实利妥昔单抗的作用，对其结果的解读需要谨慎。

PBL的二线化疗方案选择较多，如包括DHAP（地塞米松、顺铂、阿糖胞苷）、ESHAP（依托泊苷、甲泼尼龙、阿糖胞苷、顺铂）和GDP（吉西他滨、地塞米松、顺铂）等。如一线治疗未使用利妥昔单抗或利妥昔单抗治疗敏感，二线治疗时还可联合利妥昔单抗。

总之，对于PBL的治疗，建议接受以蒽环类为基础的至少4个周期的化疗。虽然目前仍缺乏前瞻性临床试验数据支持，但是由于R-CHOP是DLBCL的标准治疗，利妥昔单抗在PB-DLBCL中依然被广泛应用。

三、放疗

对于DLBCL和其他侵袭性淋巴瘤伴有结外累及的患者，在化疗基础上结外病灶接受放疗是被广泛接受的治疗方案。

SWOG 8736研究入选了Ⅰ期和Ⅱ期（非巨块性）DLBCL患者，比较3个周期CHOP化疗加局部放疗与单纯化疗8个周期的疗效。结果显示，化疗加累及野放疗组患者的5年PFS（77%对比64%，$P=0.03$）和OS（82%对比72%，$P=0.02$）均优于单纯化疗组。ECOG 1484研究同样显示了放化疗优于化疗。国际结外淋巴瘤协作组多中心开展的IELSG-15研究显示，对于PB-DLBCL，含蒽环类化疗联合放疗的预后显著优于单纯化疗或放疗（$P=0.001$）。

在Aviles等的研究中，PBL患者随机分为3组：放疗组（乳腺及乳腺淋巴引流区45 Gy）、化疗组（CHOP方案6个周期），以及联合化放疗组（CHOP方案6个周期+放疗30 Gy）。3组的10年无事件生存率分别为50%、57%与83%（$P<0.01$），10年生存率为50%、50%、76%（$P<0.01$）。联合放化疗组在早期即显示出巨大优势，因此该研究被提前终止。

四、预防性鞘内化疗

对于 PBL 是否应该进行预防性鞘内化疗以预防中枢神经系统复发,目前存在较大争议。不同研究中,PBL 的中枢神经系统复发率为 5%~16%。

由于 PBL 为罕见疾病,目前尚无对 PBL 进行预防性鞘内化疗的直接证据。一旦发生中枢神经系统浸润,患者预后极差,因而部分研究者认为预防为首选治疗。但目前多项研究数据表明,R-CHOP 方案可以有效降低中枢神经系统的复发风险。为了避免过度治疗,选择高危亚组人群进行预防性鞘内化疗是解决问题的关键。研究发现,IPI 评分高、肿块大、双侧乳腺累及的患者,其中枢神经系统复发率更高。对于此类高危患者,应该考虑预防性鞘内化疗。

中枢神经系统复发约 2/3 发生于脑脊髓膜,仅 1/3 发生于脑实质。因此,不推荐单独的鞘内注射,而应该与全身治疗相结合。静脉应用大剂量甲氨蝶呤(MTX)是最常用的方法,不仅预防中枢神经系统复发,还有全身治疗作用。Hill 推荐静脉 MTX $\geqslant 3\ g/m^2$,联合鞘内预防性注射 MTX。

第五节 预 后

既往多项研究结果显示,IPI 评分为预测 PBL 预后的可靠指标。此外,Ann-Arbor 分期对预后的影响非常显著。多项研究结果显示,分期为 Ⅱe 期是不良预后的独立预测因素。一项来自复旦大学附属肿瘤医院的回顾性研究分析了 1991~2006 年 15 年间收治的 45 例原发性乳腺 NHL 患者资料。研究显示,患者的中位 OS 为 6.82 年,中位 PFS 为 4.25 年。多因素分析结果显示,IPI 指数($RR=5.68$,$P=0.002$)、Ann-Arbor 分期($RR=1.84$,$P=0.04$)是患者 OS 的独立影响因素。

近期的研究发现,微血管密度增加及可溶性白细胞介素 2 受体(sIL2R>1 000 U/ml)水平增加,被证实与 PBL 不良预后相关。其他预后因素还包括 ECOG 评分、红细胞沉降率 > 30 mm/h、肿瘤 >4~5 cm、双侧乳腺累及等。此外,治疗同样会影响患者的预后。在评估患者预后时,应综合考虑以上因素。

总结

PBL 是一种少见疾病,其影像学表现缺乏明显特征,病理组织学诊断是确诊关键。病理类型以 DLBCL 占多数。PBL 治疗包括手术、放疗,以及化疗等多种手段。目前手术主要用于获得病理诊断,而非治疗手段。对于 PB-DLBCL,含蒽环类化疗联合放疗为目前的标准治疗方案。对于预防中枢神经系统复发的价值目前存在争议,还需要前瞻性临床研究进一步阐明。

(王碧芸)

参考文献

[1] 郭海宜,赵欣旻,曹军宁,等. 原发乳腺非霍奇金淋巴瘤的预后分析. 中华肿瘤杂志,2008,(3):200-202.

[2] 吕鑫鑫,余长艳,赵曙,等. 原发乳腺淋巴瘤的研究进展. 现代肿瘤医学,2015,23(8):1149-1152.

[3] Arber DA, Simpson JF, Weiss LM, et al. Non-Hodgkin's lymphoma involving the breast. Am J Surg Pathol, 1994,18(3):288-295.

[4] Aviles A, Jesus NM, Neri N. Central nervous system prophylaxis in patients with aggressive diffuse large B-cell lymphoma: an analysis of 3,258 patients in a single center. Med Oncol, 2013,30(2):520.

[5] Avilis A. Rituximab and dose dense chemotherapy in primary breast lymphoma. Haematologica, 2007,92(8):1147-1148.

[6] Avilés A, Delgado S, Nambo MJ, et al. Primary breast lymphoma: results of a controlled clinical trial. Oncology, 2005,69(3):256-260.

[7] Aviv A, Tadmor T, Polliack A. Primary diffuse large B-cell lymphoma of the breast: looking at pathogenesis, clinical issues and therapeutic options.

Ann Oncol, 2013, 24(9):2236-2244.

[8] Caon J, Wai ES, Hart J, et al. Treatment and outcomes of primary breast lymphoma. Clin Breast Cancer, 2012, 12(6):412-419.

[9] Haioun C, Besson C, Lepage E, et al. Incidence and risk factors of central nervous system relapse in histologically aggressive non-Hodgkin's lymphoma uniformly treated and receiving intrathecal central nervous system prophylaxis: a GELA study on 974 patients. Ann Oncol, 2000, 11(6):685-690.

[10] Hill QA, Owen RG. CNS prophylaxis in lymphoma: who to target and what therapy to use. Blood Rev, 2006, 20(6):319-332.

[11] Jeanneret-Sozzi W, Taghian A, Epelbaum R, et al. Primary breast lymphoma: patient profile, outcome and prognostic factors. A multicentre rare cancer network study. BMC Cancer, 2008, 8:86.

[12] Niitsu N, Okamoto M, Nakamine H, et al. Clinicopathologic features and treatment outcome of primary breast diffuse large B-cell lymphoma. Leukemia Res, 2008, 32(12):1837-1841.

[13] Ryan G, Martinelli G, Kuper-Hommel M, et al. Primary diffuse large B-cell lymphoma of the breast: prognostic factors and outcomes of a study by the International Extranodal Lymphoma Study Group. Ann Oncol, 2008, 19(2):233-237.

[14] Suguru F. Bulky disease has an impact on outcomes in primary diffuse large B-cell lymphoma of the breast: a retrospective analysis at a single institution. Eur J Haematol, 2011, 87(5):434-440.

[15] Talwalkar SS, Miranda RN, Valbuena JR, et al. Lymphomas involving the breast: a study of 106 cases comparing localized and disseminated neoplasms. Am J Surg Pathol, 2008, 32(9):1299-1309.

[16] Uesato M, Miyazawa Y, Gunji Y, et al. Primary non-Hodgkin's lymphoma of the breast: report of a case with special reference to 380 cases in the Japanese literature. Breast Cancer, 2005, 12(2):154-158.

[17] William CJ. Primary breast lymphoma: the role of mastectomy and the importance of lymph node status. Ann Surgery, 2007, 245(5):784-789.

[18] Yhim HY, Kang HJ, Choi YH, et al. Clinical outcomes and prognostic factors in patients with breast diffuse large B-cell lymphoma: consortium for improving survival of lymphoma (CISL) study. BMC Cancer, 2010, 10:321-325.

[19] Zhao S, Zhang QY, Ma WJ, et al. Analysis of 31 cases of primary breast lymphoma: the effect of nodal involvement and microvascular density. Clin Lymphoma Myeloma Leuk, 2011, 11(1):33-37.

第六篇

早期浸润性乳腺癌的处理

第三十章

乳腺癌患者术前评估与综合治疗策略

病理学家与临床医生对早期乳腺癌（early breast cancer，EBC）的定义并不完全一致。病理学家感兴趣的是癌的组织发生，所指 EBC 只包括导管原位癌、小叶原位癌和镜下仅有基膜点状侵犯的早期浸润癌。临床医生则从临床角度出发，关心的是其预后，是指无淋巴结转移或有少数淋巴结转移的一组"高治愈性"疾病，不仅包括导管原位癌、小叶原位癌，亦包括 TNM 分期中 Ⅰ 期的部分病例。"早期可手术的乳腺癌"的含义是指乳腺癌限于局部区域范围内（现行的临床检查方法确诊），手术能予以"根治性"切除者。早期可手术的浸润性乳腺癌一般是指 Ⅰ、ⅡA、ⅡB、ⅢA（仅 T3 N1 M0）期乳腺癌。

纵观乳腺癌治疗的发展史，可以说 20 世纪 60 年代前，乳腺癌治疗是外科医生"独霸天下"的日子；20 世纪 60 年代至 20 世纪末，是外科医生与综合治疗（内科/放疗科）"平分秋色"时代。进入 21 世纪，现代科技和生物医学科学的蓬勃发展、循证医学和人文医学的兴起，以及人们健康需求的日益提高，导致外科学理念发生深刻变革，显著改变着传统外科的价值观、思维模式、诊疗策略、技术特征，乃至医疗服务行业形态，以疾病为中心和技术至上的生物医学模式正被以患者为中心的综合医疗模式所替代。只有符合人文精神的循证决策和微创化手术才能代表 21 世纪的现代外科，对患者整体健康和生命内在质量的关怀成为外科手术的终极目标，对手术质量的评价已由过去片面强调彻底清除病灶转为"最小创伤侵袭、最大脏器结构和功能保护，以及最大限度控制医源性损害"，以使患者取得最佳康复效果的多维度综合考量，从而导致传统经验外科模式向现代精准外科模式悄然转变。发生了从巨创到微创，从根治性手术到权衡肿瘤安全性与功能外观，从单纯的肿瘤治疗到关注患者的形体、功能恢复全方位的转变。结合全身治疗、关注细节，以及融合整形理念是现代乳腺外科的主要特点。既往那些业已形成的"规范"或许会成为临床实践的"束缚"，根据患者的临床、病理、分子生物学特点做到"同病异治与异病同治"理性思维的"随心所欲"，手术指征选择得当，手术技术运用合理，综合治疗考虑全面，方能最大限度地提高患者的生存率或延长生存时间，以最少的并发症与最佳的生活质量，达到使患者身心全面康复的最高境界。面对一位具体患者，如何使外科治疗获益最大化，是乳腺外科医生必须深思熟虑的问题，既要践行规范，又要体现临床实践的个体化原则。可以说，规范是通过大规模随机对照临床试验（RCT）、通过统计学得到的符合群体的治疗大纲，而在不偏离大纲的前提下，个体化治疗需要临床经验去校正统计学的偏倚。外科医生的经验积累需要在临床实践中不断学习、揣摩、领悟、思索，将有形操作过渡到无形思维，对手术策略和操作方式的内涵、诀窍、优化和流程等不断地进行比较分析与反思，对操作过程中的内在规律进行总结，将手术方法、目的、期望值与手术结果结合起来，进行动态的思考与探索，形成较深的临床思维活动，这样反过来又大大深化与促进了技能的发展。本章节对早期能手术乳腺癌患者的综合治疗策略术前评价进行阐述，以指导正确合理的手术方式，达到最佳的临床治疗效果。

第一节 术前评估与术前准备

一、术前评估

术前准备是外科治疗的重要环节,是手术顺利实施的基本保证,在很大程度上关系到手术的成败与疗效。因此,外科医生应高度重视术前准备工作,尤其是对年老体弱或者合并其他重要疾病的患者更要重视。良好的术前准备可使手术成功率显著增加,相反,缺乏充分的准备而匆忙手术有可能导致事倍功半,甚至造成无法挽回的后果。例如,在术前未明确诊断的情况下即行手术,可能因为术中快速病理切片无法当时确诊,而使本来仅需一次手术的患者承受二次手术的创伤。对于局部晚期乳腺癌患者,如未经充分有效的术前化疗而过早手术,可能使本应根治的手术降为姑息性切除,其疗效必然大打折扣。对有远处转移的癌症患者,如未经充分的术前检查,导致远处转移灶遗漏,可能使不该手术的患者接受手术,不仅对患者的生存有害无益,也造成医疗资源的浪费。

(一)影像学分期的诊断性评估

乳腺肿块是乳腺癌患者最常见的临床表现,80%乳腺癌患者以乳腺肿块为主诉就诊。对以肿块为主要临床表现的患者,应注意肿块的部位、数目、大小、形态及边界、硬度和活动度等临床特点,结合影像学检查特征对肿块做出 T 分期,依据肿块的临床特点,判断适合的手术与手术时机(是否需要新辅助治疗)。乳腺癌最多见的淋巴结转移部位为同侧腋窝,其次是同侧内乳区淋巴结。表现为转移部位淋巴结肿大、质硬,甚至融合成团、固定。腋窝淋巴结转移晚期,可压迫腋静脉,影响上肢淋巴回流而致上肢水肿。小的胸骨旁淋巴结转移灶临床不易发现和查出,晚期可有胸骨旁隆起的肿块,质硬(系转移肿瘤顶起肋软骨所致),边界不清。依据区域淋巴结的临床表现,并结合相关的影像学检查结果做出 N 分期。其实临床诊断的乳腺癌,局部-区域表现为"较早"的病例不一定没有远处脏器转移,局部-区域表现为"较晚"的病例也不一定必然有远处脏器转移,对高转移概率的脏器术前依据规范进行相应的影像学等检查是精准 M 分期所必需的。然而,各类"规范"做出的哪些应该为术前常规检查、哪些应为选择性检查只是以"概率"做出的规定,并不一定符合临床实践。笔者的理念是,依据可利用的资源,参照相关指南规范,强调重点兼顾全面,精准诊断避免风险。

(二)乳腺病变的定性诊断

临床评估、影像学评估和组织病理学诊断的三联评估法是目前乳腺疾病的标准评估方法,乳腺疾病穿刺活检是为病理学评估提供样本的主要方法,包括为细胞学诊断提供样本的细针穿刺吸取细胞学(fine-needle aspiration cytology,FNA)和为组织学诊断提供样本的空芯针活检(core needle biopsy,CNB)、真空辅助抽吸活检(vaccum-assisted biopsy,VAB)。随着乳腺 X 线、超声和 MRI 等检查技术的进步,越来越多临床不可触及的早期乳腺病变能被影像学检查发现。影像学引导下的穿刺活检技术正逐步取代手术切除活检,成为诊断乳腺疾病的重要手段。关于活检技术方法的临床应用指征,以及安全性等问题详见"乳腺经皮活检与手术活检技术"章节,这里强调以下几点。

1. **活检的时机** 初始治疗为新辅助治疗者,术前穿刺组织病理学及分子生物学诊断是不可或缺的措施。这是因为新辅助治疗方案的确定必须参考组织学与分子分型;新辅助治疗能够在一定程度上改变分子分型;如果新辅助治疗后患者达到病理完全缓解,则治疗前穿刺的标本就成了唯一进行病理分型和评估预后的依据。因此,新辅助治疗前获得足量的组织在乳腺肿瘤诊断治疗中具有极其重要的地位。粗针穿刺活检(≥4 条)能准确评估分子分型,在计划进行新辅助治疗的患者,建议多点、多量取得可靠的肿瘤组织。

对于手术作为乳腺癌初始治疗模式的患者,目前在欧美等发达国家穿刺活检已成为诊断乳腺疾病的主要方法,并且强调"二步法"的乳腺癌治疗模式,即在制订治疗计划前必须获得组织病理学诊断。多数学者主张必须依据组织病理学诊断制订治疗计划,即制订治疗计划前必须获得组织病理学的诊断。《中国抗癌协会乳腺癌诊治指南与规范》(2017版)推荐,在术前行病灶的组织穿刺活检,有利于与患者讨论术式选择及手术切除范围。没有确诊时,患者可能心存侥幸,不能正确、严肃地考虑保留乳房和前哨淋巴结活检(SLNB)的优缺点,容易在术后表现出对手术方式和复发风险的不信任。而部分学者认为术中快速病理检查是决定手术治疗方式的最佳选择。其实,一定要术前活检或者一定要术中活检的观念都有其极端性。首先,欧美国家在乳腺癌手术过程中,极少采用快速病理检查监测保留乳房治疗肿瘤手术切缘的安全性,多数是依据"规范"及经验对肿瘤进行不同范围的扩大切除,然后待术后常规病理对切缘进行检查评估,当发现没有达到切缘安全性的要求时,再行二次手术补充切除或二次行乳房切除,这种二次手术的概率高。研究数据显示,既往有11%~59%的保留乳房手术患者因为切缘较近或者阳性而接受再手术,国内采用此种方式的医疗单位,二次手术的概率也在10%左右。笔者的观点是,初始治疗为直接手术者,尤其是对拟行保留乳房手术的患者,在临床评估、影像学评估联合FNA诊断为乳腺癌时,术前穿刺活检组织病理诊断并非必要。其理由是基于以下方面。

(1) 术中冷冻切片检查的可靠性:我国对冷冻病理检查的接受程度及技术水平与欧美国家并不一致,术中冷冻病理检查对乳腺癌的诊断与术后常规病理检查有极高的吻合性(国内大医疗中心对这方面研究报道的文献甚少)。孙燕妮等报道3 490例活检标本冷冻切片的诊断正确率为98.46%。张剑虹等报道1 091例冷冻切片中恶性肿瘤诊断率为97.6%。林艳丽等对1 875例冷冻切片进行统计分析,发现恶性肿瘤确诊率为96%,未能确诊率为2.08%,肿瘤诊断假阳性4例,占0.21%,假阴性32例,占1.71%。其中乳腺疾病412例,诊断符合者为409例,仅1例未确诊,2例假阴性。王常利报道282例乳腺肿块冷冻切片中,确诊276例,占97.87%,延迟诊断4例,占1.42%,假阴性1例,占0.35%,假阳性1例,占0.35%。时妍妍等报道720例乳腺肿瘤患者中,冷冻切片诊断良性肿瘤520例(72.22%),恶性肿瘤194例(26.94%),术后石蜡诊断良性肿瘤523例(72.63%),恶性肿瘤197例(16.73%),假阴性1例,延迟诊断6例。对乳腺癌组织病理学诊断的低估率(浸润癌→原位癌)或高估率(原位癌→浸润癌)总体<5%。

(2) 分子分型对手术方式选择的指导价值:尽管分子分型与预后有确切的相关性,但目前分子分型对手术治疗术式的选择没有影响。也就是说,分子分型不是乳腺癌保留乳房手术或者乳房切除手术选择的依据。

(3) 穿刺活检对保留乳房手术质量的影响:无论是CNB还是VAB活检方式,也无论施行穿刺活检医生的年资高低与经验是否丰富,穿刺活检出血所致乳腺不同范围的血肿难以完全避免,只是发生的概率有差别而已。这种穿刺所致肿瘤组织的出血直接渗入周围组织间隙,造成肿瘤边缘更加难以判断。尽管没有证据表明这种并发症对保留乳房治疗的预后是否构成影响因素,但肯定影响术者对原发肿瘤切除范围的判断。为术中见到肿瘤边缘肉眼显示正常的乳腺组织,术者往往需要扩大局部切除范围,势必增加乳腺组织的切除量,影响术后美学效果。

(4) 穿刺活检对医患沟通的影响:毋庸置疑,对于绝大多数患者,如果主治(施术)医生在临床评估、影像学评估联合FNA诊断为乳腺癌时,术前仍不能胸有成竹地与患者讨论术式选择及手术切除的范围,那么这位医生是否称职值得讨论。当然,对于少数特殊临床表现的乳腺癌患者,即使术前进行穿刺活检,诊断准确率也难以保证100%。另一方面,"没有确诊时,患者可能心存侥幸,不能正确、严肃地考虑保留乳房和SLNB的优缺点,容易在术后表现出对手术方式和复发风险的不信任"。其实,FNA对乳腺肿块诊断的准确率≥95%,假阳性率<1%,通过临床评估、影像学评估联合FNA诊断的病例,似乎不存在"没有确诊"所致的心理问题,同时FNA的快速诊断还可以避免患者等待诊断的焦虑。

2. 活检方法的选择　FNA、CNB和VAB都是乳腺疾病诊断的重要手段,且各有优势。如何合理选择目前国内仍缺乏相关共识。笔者的理念是,FNA仅适用于通过临床评估、影像学评估初步诊断为乳腺癌,并计划直接进行手术治疗,尤其是计划进行保留乳房手术时。FNA另一重要指征是对肿大淋巴结的穿刺细胞学诊断。CNB检查应用最为广泛,是穿刺活检的首选方式,适用于所有需要取得组织病理学及免疫组化诊断的患者。VAB诊断准确率高,但价格昂贵,限制了其临床应用。同时,由于VAB皮肤"微创",对乳腺内部组织反而"重创",不建议对影像学评估BI-RADS分类≥4B,高度怀疑为乳腺癌,尤其是临床评估有保留乳房治疗指征的患者中应用。如果影像学检查评估BI-RADS分类≥4B,高度怀疑为乳腺癌,且病灶≤1 cm的患者,在不进行临床研究的前提下,也不倡导应用,这是由于病灶≤1 cm的患者进行VAB≥3次旋切,将完全切除病灶,不利于术中对病灶的定位。对于钙化灶的精准活检,或者病变范围大而不具体的患者,VAB有诊断准确率高的优势。术前切除活检可以获得完整的病变组织,但切除活检相关的并发症较多,包括血管迷走神经反应、血肿形成、感染和脓肿形成等,且平均恢复时间较长(3.5天)。对影像学评估BI-RADS分类≥4B,高度怀疑为乳腺癌的患者,应尽量避免作为诊断目的应用。

二、术前抗肿瘤治疗

术前抗肿瘤治疗包括新辅助化疗(NACT)、新辅助内分泌治疗(neoadjuvant endocrine therapy,NAET)、术前放疗和新辅助靶向治疗等。新辅助治疗的作用和目的是:缩小肿瘤,便于手术,包括使不可手术者变为可手术,使不能根治或难根治切除者变为可根治或易根治切除,以及增加保留乳房手术的机会。了解肿瘤对化疗是否敏感,以便为进一步化疗选择合适的方案。同术后化疗相比,化疗时间提前理论上有助于消灭微小转移灶及减少耐药细胞株的形成。降低肿瘤细胞活力,减少手术操作导致医源性播散的可能性。肿瘤对化疗的反应性有助于判断预后。目前,NACT对进展期乳腺癌的疗效已得到公认,并成为临床常规治疗措施,在临床早期乳腺癌中的应用也取得了较好效果。对可手术乳腺癌而言,NACT主要应用指征是有保留乳房治疗愿望,且除肿瘤体积以外其他条件均符合保留乳房治疗的患者,期望通过NACT获得"降期"而满足保留乳房的治疗条件。新辅助靶向治疗作为HER-2过表达患者抗HER-2治疗,NSABP B-31试验、NCCTG N9831试验和HERA试验等大量临床研究证实,新辅助靶向治疗可以获得显著的临床获益。曲妥珠单抗药物是一种抗肿瘤单抗,其应用可以显著提高病理完全缓解率(pCR),但对生存率的改善尚缺少单纯辅助靶向治疗与新辅助+辅助靶向治疗的研究证据,临床应用的确切指征有待进一步研究。NAET反应小,起效慢,往往需用药2~3个月后才显现出效果,故多用于老年局部晚期患者。

术前放疗因增加手术出血和解剖分离难度而较少使用,一般仅用于局部晚期患者乳房病灶的照射,如对腋窝等区域淋巴结进行放疗,可能因放疗后瘢痕化导致手术清除困难,并影响术后化疗效果。

三、一般性手术准备

(一)机体功能状况的了解和改善

对乳腺恶性肿瘤患者,术前应全面了解患者的全身情况,包括心、肺、肝、肾功能状况,全身营养情况,有无骨骼和脏器转移,有无其他伴发疾病等。对有重要脏器功能不全和营养不良者,应尽早改善和纠正,对合并疾病应及时治疗和控制,对化疗并发症应及时处理,以便使患者能耐受手术。对有远处转移者,应及时修改治疗方案。乳腺良性肿瘤的手术应尽量避开哺乳期,否则应断奶回乳,以免术后发生乳漏。哺乳期一旦发现乳腺恶性肿瘤应立即断奶,可使用溴隐亭或中药回乳,禁用雌激素回乳。乳腺肿瘤如继发感染、溃破或出血,应予抗感染和消炎止血治疗,使局部炎症水肿消退、皮肤状况好转后再手术。对合并有高血压、心脏病、糖尿病、出血性疾病及肺部感染等疾病的患者,应积极治疗伴发疾病,待其控制后再手术。

(二)心理准备

乳腺肿瘤患者常有不同程度的心理变化。良性肿瘤患者往往担心手术对乳房美观的影响和术后再发,尤其是未婚年轻女性和特别爱美者担心更多。恶性肿瘤对患者的心理打击更大,患者往往存在一定程度的烦躁不安、焦虑恐惧或抑郁消沉,并可能出现过激行为。医护人员对患者的心理变化应高度重视,要有充分的预见和准备,并根据患者的年龄、家庭背景、职业、工作环境、文化程度、心理素质和性格特点等进行适当的心理护理。术前应与患者进行深入的沟通和交流,取得患者的信任和理解,了解患者的想法和顾虑,准确把握患者的心理,针对不同的心理变化和患者具体情况,进行耐心细致的心理疏导,协助其分析病情,向患者讲明手术的重要性和可能的结果,尽可能解除其顾虑和担忧,使患者愉快地接受和配合手术,并树立战胜疾病的信心。对于行乳房重建者,在制订出合理的重建方案后,必须与患者及其家属(尤其是配偶)进行充分的沟通,征得其一致的支持。

(三) 局部准备

详细了解患者乳房的形态特点及肿瘤部位、大小和局部浸润转移情况,如皮肤和乳头有无红肿破溃,深部有无侵犯,腋窝淋巴结有无转移和固定等,以便确定手术方式。术前皮肤应清洗干净,并刮除腋毛,如需植皮,应对供皮区皮肤进行准备。对于乳房重建患者,应行双侧乳房或胸壁术区及对侧乳房照相,以便手术前后对照。做好术前设计并划好各部分标记线,包括采取皮瓣或肌皮瓣等的形状、重建乳房的位置等。欲行对侧乳房整形者,应对重塑的乳房大小作出设计,以作为肿瘤对侧乳房重建的参考。

(四) 麻醉方式的选择及手术承受能力的评估

近年来,乳腺癌有发病年龄及检出提前的趋势,因手术耐受力而限制对乳腺癌患者手术治疗的情况较少,老年患者的比例越来越低。加之乳腺癌手术对全身生理的干扰较少,多数患者均能较好地耐受手术。另一方面,近年来糖尿病及心脑血管疾病的发病率上升,发病年龄提前,因此不应忽视对重要生命器官如心、脑、肺、肝和肾等功能的检查,以免漏诊相应的伴发疾病。

1. 麻醉方式的选择 乳腺恶性肿瘤的切除应采用全身麻醉(简称全麻),以保证足够的切除范围,避免局部麻醉(简称局麻)穿刺造成扩散和种植转移。全麻多采用气管插管静脉复合麻醉,其优点是安全、无痛、麻醉深浅和肌松效果,以及时间长短易控制,结合使用对抗药可使患者较快苏醒。吸入全麻可使用笑气、氨氟醚和异氟醚等,一般与静脉复合麻醉联合应用,作为后者的辅助和补充。乳腺癌手术因对肌肉松弛要求不高,全麻时可保留患者的自主呼吸,便于术后苏醒和恢复。如手术时间不长、术中体位变化不大,可采用喉罩通气,以避免气管插管对气道的损伤,并减少术后呼吸道感染的机会。硬膜外麻醉因穿刺位置高、风险大、近腋窝处往往麻醉不全,且呼吸、血压、肌肉松弛和麻醉平面不易控制,在大医院现已少用。

2. 手术承受能力的评估 美国麻醉医师协会(ASA)对手术患者病情评估分级见表30-1。我国将外科疾病患者的全身情况归纳为2类4级,见表30-2。

表 30-1 ASA 病情评估分级

分级	标准
Ⅰ	正常健康
Ⅱ	有轻度系统性疾病
Ⅲ	有严重系统性疾病,日常活动受限,但尚未丧失工作能力
Ⅳ	有严重系统性疾病,已丧失工作能力,且通常面临生命威胁
Ⅴ	不论手术与否,生命难以维持24小时的濒死患者

注:若为急症,在每级数字前标注"急"(或"E")。

表 30-2 外科疾病患者全身状况分级

全身情况	评级依据		麻醉耐受力估计
	外科病变	重要生命器官	
Ⅰ类			
好	局限,不影响或仅有轻微全身影响	无器质性疾病	好
良好	对全身已有一定影响,但易纠正	有早期病变,但功能仍处于代偿状态	良好
Ⅱ类			
较差	对全身已造成明显影响	有明显器质性病变,功能接近失代偿或已有早期失代偿	差
很差	对全身已有严重影响	有严重器质性病变,功能已失代偿需经常采用内科支持疗法	劣

四、术前谈话与知情同意书的签署

对于外科的任何手术,术前与患者及家属的良好沟通交流都是至关重要的。术前谈话需要强调谈话的逻辑性及可理解性,谈话要点与层次可概括为"7R"原则。首先介绍疾病预期发展规律与可能导致的后果(result)→介绍干预疾病进展的措施,解决问题的办法,即推荐手术方案(recommendation)→介绍可替代的手术方式或非手术替代方案(replacement)→介绍手术治疗相关并发症与风险(risk)→介绍医生对术中发生相关问题的应急反应

(response)→告知患者决定是否接受手术的权利(rights)→患者及其家属在接受医疗过程中应有的担当(responsibility)。

（一）病情与治疗策略的告知

1. 病情告知 告知肿瘤患者真实病情面临不少困难，家属也往往反对向患者告知真实的病情。当"自主"(autonomy)逐渐成为描述医患关系的关键词时，国内目前仍未将告知真实病情作为常规。尽管业界公认在医患之间进行开诚布公的交流是有益的，但向肿瘤患者告知真实的诊断结果和预后依然受到患者家属抵触。人们通常会担心告诉肿瘤患者真实病情可能引发患者本人产生心理问题，并进而拒绝接受治疗。有的患者家属甚至认为，告诉真相会对患者造成伤害和痛苦。实际上，选择合适的告知肿瘤患者真实病情的时机和方法是尊重肿瘤患者权利和个人偏好的表现。告知肿瘤诊断必须建立在尊重患者的自主权、尊严，以及自由选择的基础上。在评估患者心理的基础上，选择适宜的时机和方法，与患者及其家属尤其配偶多进行沟通与交流，提高告知技巧，并以患者可最大限度从诊断告知中获益为目标。在此基础上，进行有的放矢的心理干预，以缓解癌症患者的负面心理反应。

2. 治疗策略的告知 医患关系是人类文化中一个特有的组成部分。随着医学科学的快速发展，医学模式也由原来的生物医学模式逐步向生物-心理-社会综合型医学模式转变，医患之间在疾病信息及情感上的沟通交流非常重要。医者要转变目前的诊疗理念，从原来的"以疾病为中心"的诊疗模式逐渐转变为"以患者为中心"的诊疗模式，将医患角色扮演模式从"主动-被动"到"指导-合作"共同参与模式。指导-合作模式医生的责任是告诉患者病情与诊疗策略、可以预期的结果等，帮助患者使其协助自己完成诊疗计划；患者的责任是参与、合作、利用医者的协助使疾病好转或康复。"以患者为中心"的方式是指"医生尝试进入患者的世界，从患者的眼中了解疾病"。21世纪的外科医生需要用更多的时间与精力去研究"患者"，而不是仅仅研究"疾病"。医生在向患者告知治疗策略时，需要告知患者所患疾病的病理生理特点、转归与干预措施、预期正反两方面的效果等，在告知手术方式时，应说明手术方式的唯一性还是多选性。如对某一位具体乳腺癌患者，乳房切除可能是其唯一的选择，否则必然会影响疗效；而对另一位患者，可能有保留乳房手术、乳房切除手术、乳房切除一期假体或自体组织乳房重建术等多种疗效可能相似的手术方式，在充分告知不同手术方式利弊的前提下，请患者自己决定手术方式的选择。对于治疗依从性好的患者，医生可以给予相应的引导。

（二）保留乳房治疗前谈话的主要内容

《中国抗癌协会乳腺癌诊治指南与规范》(2017版)对保留乳房治疗的术前谈话内容进行规范，给予具体的谈话内容范例，总结概括如下。

1. 手术方式的可靠性 ①经国内外多项回顾性和前瞻性大样本（>10 000例）临床试验证实，早期乳腺癌患者接受保留乳房治疗和全乳切除治疗后的生存率，以及发生远处转移的概率相似。②保乳治疗包括保乳手术和术后辅助放疗，其中保乳手术包括肿瘤的局部广泛切除及腋窝淋巴结清扫或前哨淋巴结活检。③术后全身性辅助治疗基本上与乳房切除术相同，但因需配合辅助放疗，可能增加相关治疗的费用和时间。④同样病期的乳腺癌，保乳治疗和乳房切除治疗后均有一定的局部复发率，前者5年局部复发率为2%～3%（含第二原发乳腺癌），后者约为1%，不同亚型和年龄的患者有不同的复发和再发乳腺癌的风险。保乳治疗患者一旦出现患侧乳房复发仍可接受补救性全乳切除术，并可获得较好疗效。⑤保留乳房治疗可能会影响原乳房的外形，影响程度因肿块的大小和位置而异；肿瘤整复技术可能改善保乳手术后的乳房外形和对称性。⑥有乳腺癌家族史或乳腺癌遗传易感（如BRCA1、BRCA2或其他基因突变）者，有相对高的同侧乳腺癌复发或对侧乳腺癌再发风险。

2. 保乳治疗的主要内容 ①保乳治疗与乳房切除手术的不同在于前者仅行完整、安全的乳房原发肿瘤的切除（介绍具体操作要点），以及术后全乳放疗，且对绝大多数患者（>90%）来说，术后放疗是必需的；而乳房切除如果腋窝淋巴结没有转移，或转移数目少（≤4枚），通常无需辅助放疗，≥70%的患者不需要接受放疗。②对于腋窝淋巴结的手术，保乳手术与乳房切除手术是一样的（详见SLNB和腋窝淋巴结清除术具体指征与具体操作要点）。③术后全身性辅助治疗原则，保留乳房手术与乳房切除术相同，但因需配合全乳放疗，可能增加相关治疗的费用和时间。

3. 术前不可预见性与应急措施 虽然术前已选择保乳手术，但医生手术时有可能根据具体情况更改为全乳切除术（如术中或术后病理报告切缘阳性、当再次扩大切除已经达不到美容效果的要求，或再次切除切缘仍为阳性时）；应告知患者即刻或延期乳房再造的相关信息。术后石蜡病理如切缘为阳性则可能需要二次手术，为此需要承受二次手术的麻醉与创伤，可能增加相关治疗的费用和时间。

4. 术中与术后相关并发症及其对策 保留乳房手术术中、术后并发症较少，偶尔可发生术中大血管损伤所致的出血；术后乳房血肿、脂肪液化、乳房塌陷、乳房水肿、迟发性乳房脓肿和乳房蜂窝织炎等发生率低。但需要向患者告知相关并发症发生的风险，以及应对策略。

第二节 综合治疗策略

一、临床实践的思考

（一）乳腺科医生的使命感

从预防医学角度看，目前对防治乳腺癌所能做的有效工作仍然限于临床工作（二、三级预防工作），乳腺癌的病因学预防（一级预防）几乎是限于"纸上谈兵"阶段。这是由于绝大多数乳腺癌患者的病因是未知的，所以很难获得靶向性预防，并且已知的主要危险因素实际上是不可修正的，如年龄增大、月经初潮年龄过小、绝经时间晚、初次妊娠时年龄较大等。潜在可以修正的危险因素包括内源性激素水平、肥胖、运动量、激素替代疗法、饮酒、哺乳、口服避孕药和饮食谱等，但越容易修正的危险因素从整体上对乳腺癌的预防作用越有限。2.5%～10%乳腺癌患者与遗传因素有关。在因遗传因素发病的妇女中，约50%患者是由于BRCA1或BRCA2基因突变造成的。然而，对遗传、生理因素人类没有选择余地，对出生时的基因携带状况人类还没有主动权；同时就目前研究现状看，内分泌化学预防，如他莫昔芬（tamoxifen, TAM）、雷洛昔芬（raloxifene）对乳腺癌高危人群的预防研究远未达到临床广泛实用阶段。手术切除相关脏器的预防措施不仅难以让人接受，也没有达到理想的预防境界，双侧乳腺预防性切除（prophylactic bilateral mastectomy, BPM）可以使BRCA1/2基因突变携带者乳腺癌发病危险降低85%～90%。如果对30岁BRCA1/2基因突变携带者施行BPM，可以延长寿命3～5年，但对年龄＞60岁BRCA基因突变携带者施术则没有意义。

面对不断上升的乳腺癌发病率和进展缓慢的乳腺癌预防措施，在努力提高乳腺癌早期诊断与早期治疗的前提下（二级预防），对乳腺癌患者实施最佳治疗策略（三级预防）显得尤为重要。

（二）治疗模式的变化

人类与乳腺癌抗争的历史有百年余。进入21世纪，乳腺癌的治疗模式发生了显著变化，表现在：①个体化治疗观念被普遍接受；②循证医学是指导临床实践的基础；③治疗方法的科学技术含量在不断提升；④各种治疗方法在综合治疗中的地位正发生日新月异的变化。然而，在医疗实践的过程中，没有什么疾病像癌症一样，辅助治疗的盲目性如此之大。也就是说，无辜接受治疗（陪治）者的比例显著大于真正受益者。如何筛选治疗失败的高危人群，使治疗的靶标人群达到最大的合理化，也就是当前所关注的"精准医疗"仍然是临床研究工作的重中之重。乳腺癌治疗观念要从过去的"最大的耐受性治疗"转化为"最小的有效性治疗"；手术要做小做少，而不是做大做多；放疗要有目标性，而不是传统的包括区域淋巴结的大野照射；化疗要用最适剂量和程序，而不是一味追求大剂量。

（三）个体化理念

临床上，为什么同一种治疗方案对同样的癌症患者效果明显不同？为什么相同临床病理分期的同一种癌症在预后上可能有显著差异？在实验研究中，为什么同一类癌细胞具有不同的侵袭与转移能力？分子水平上，为什么同一种癌基因/抑癌基因有着不同的生物学功能？这一系列问题给临床实践带来诸多不确定性与不可预测性。目前认为，产生这些问题的主要原因与肿瘤细胞的异质性，即癌细胞的个体化特性有关。肿瘤生物学的个体化决定了癌症治疗的个体化。患者后天生活所处自然环境和社会环境对心理、体质和生活习惯的改造，以及先天遗传特质的不同，直接导致肿瘤患者在疾病发生、发展和结局过程的差异,也决定了癌症治疗的个体化。个体化医学发展的最终目标就是充分利用人类本身的个体化特征、疾病的临床病理与分子生物学特征,采取经优化的治疗方案达到预防与治疗疾病的目的。乳腺癌的个体化体现在以下方面。

1. 国际上的个体化

(1) 发病率的差异:在欧美等西方发达国家,乳腺癌已成为妇女的主要死因之一,每8~10名妇女中(以预期年龄计算)就有1人在一生中可能患乳腺癌。20世纪末,美国乳腺癌的发病率为110.6/10万,我国一般报道20/10万左右,上海最高达56.2/10万。

(2) 高发年龄的差异:在美国,约25%乳腺癌患者首诊为绝经前。我国女性30岁乳腺癌发病率开始上升,高峰年龄为40~49岁,比西方国家早10~15年,绝经前病例>60%。

(3) 人种间的差异:不同人种不仅在体质、乳房大小等解剖与生理方面有一定的差异,分子生物学表达状况也有一定差异。如遗传相关性乳腺癌东、西方国家发病比例不同、激素受体(HR)表达水平不同等。我国女性乳腺癌雌激素受体(ER)阳性表达率为60.5%,而西方国家多数报道>70%。

(4) 病期分布的差异:我国初诊患者Ⅲ、Ⅳ期病例仍占30%左右,同期美国仅为15%。但这种局面正在不断改善。

2. 人群间的个体化

(1) 空间的个体化:肿瘤细胞周期的非同步性,决定了在任一时间内,瘤体内细胞群体处在S期的细胞比例有明显差异。细胞群是由一系列处于增殖、静止、已分化状态的细胞混合而成,在快速增生的组织中,其生长指数可接近100%。静止的、非胞周期内的细胞对损伤的敏感性差,如细胞毒药物对快速增长的细胞群体杀伤力大,激素类药物则抑制细胞增长,因此两者联合应用有理论上的不合理性。空间个体化的另一表现为不同地域、不同人种常见肿瘤分布上的差异,也表现在肿瘤发病年龄上的差异。因此,在肿瘤治疗策略及治疗预后方面必然受空间个体化的影响。

(2) 解剖分布与形态组织学的个体化:乳腺癌发生部位及其转移癌的部位不同,其发生发展与转归有一定的差异。非特殊性乳腺癌(常见)与特殊类型乳腺癌(较少见,如黏液腺癌等)的预后有明显的差异,此等差异是制订治疗策略时必须考虑的因素之一。

(3) 分子水平(或基因水平)的个体化:肿瘤患者的生物标记、基因型及基因蛋白表达的个体化特性,表现在肿瘤发生、发展的全过程。同一类肿瘤患者、同一患者的临床不同时期及治疗干预过程中,生物标记、基因型及基因蛋白表达也有相应的变化(多态性);而同一生物学标记、基因型及基因蛋白可在不同肿瘤表达。由于患者个体或相应肿瘤的基因表达具有"多态性",理论上讲,同一疾病不同患者个体,如果能依据基因表达选择药物及其剂量应是获得最佳疗效的基本保证。

同一类肿瘤患者的预后差异与肿瘤分子生物学表现的差异有关。遗憾的是,尽管对此方面的研究已经并且正在不断地投入大量的人力物力,但这些因素(多数)对肿瘤预后的预测尚处于探索阶段,临床指导意义差。有确切指导临床意义的分子生物学指标有限,ER、PR和HER-2对治疗的指导意义是确定的,但在检测的标准化与质量控制方面仍受许多主客观因素的影响。

(4) 医疗水平的个体化:综合治疗的规范程度影响患者的预后。不规范治疗最主要表现在综合治疗设计(治疗策略)的混乱,首次治疗(primary treatment)的不合理问题;其次表现在手术、放疗和化疗等的随意性,即缺乏标准化概念。

(5) 社会-心理因素的个体化:可以毫不隐讳地说,就目前对癌症治疗的医疗水平现状看,社会-经济地位,即患者的经济承受能力不同,同期别的肿瘤患者生存时间及生存质量有明显差异。例如,HER-2过表达乳腺癌抗HER-2药物的可获得性就有相当大的差异,这是目前无法很好解决的社会学问题。精神-心理因素对肿瘤的发生、发展与治疗效果肯定相关,但精神-心理因素是无法明确度量的预后因素,临床实践过程中难以把握。因此,在面对一位具体的患者时,临床工作者有必要对以下问题进行深思后再作出行之有效的医疗计划:①人道主义与社会效益之间的矛盾;②生存期与生活质量之间的矛盾;③对患者的关怀与对亲属未来生活影响的矛盾。

(四) 临床实践的证据支持

21世纪是循证医学时代,是大数据引导策略的新纪元。循证医学又称为求证医学和实证医学,是当今临床实践的主要证据支持。循证医学的中心思想是临床医生在对患者作出诊断、治疗等决策时,应该运用最新、最有力的科学研究证据。而科学的证据一方面来源于医学基础研究和以患者为中心的临床试验；另一方面通过有效的文献检索，并对文献的真实性和可靠性进行评估，将最合适的诊断方法、最安全有效的治疗方案、最精确的预后估计应用于需要治疗的患者。

随机对照试验（randomized controlled trial, RCT）具有能够最大限度地避免临床试验设计、实施中可能出现的各种偏倚、平衡混杂因素，提高统计学检验的有效性等诸多优点，被公认为是评估干预措施的金标准。RCT遵循随机、对照和重复三大原则，利用统计学原理，通过设定一系列的研究程序和管理措施，消除操作者和被试者对研究内容的主观影响，达到被试方法与"经典"方法之间的有效比较，进而对其有效性和安全性做出相对客观的评价。然而，目前RCT的方法学质量和报告质量良莠不齐。质量低下的RCT可能会误导临床实践与临床决策。为规范、评估该类试验，国外已制定了一系列相关的质量评估标准。常用的评估标准有 *Cochrane Reviewer's Handbook* 推荐的偏倚风险评估工具、Jadad评分量表、Physiotherapy Evidence Database(PEDro)清单、STRICTA标准、CONSORT声明等。临床医生在应用大型RCT结果时，要运用自己的经验加入自己的理性化思考与判断，以确定这些证据对特定情况下的个体是否适用。同时，在分析RCT结论时，要注意分析：①研究者收集的原始数据是否全面；②策略和信息来源、选择观察时间及纳入和排除标准是否相同；③各项研究的评估指标是终点指标还是中间指标；④除有效性外，研究是否报道了不良反应、失访情况和成本-效益比等指标，是否进行了相应的比较。RCT是患者一种"奉献性"研究，志愿者是以可能牺牲自己的利益为代价而为医学发展作贡献。

真实世界研究（real world study, RWS）是指在覆盖具有代表性的更广大受试人群较大样本量的基础上，根据患者的实际病情和意愿，非随机选择治疗措施，开展长期评估，注重有意义的结局治疗，以进一步评估真实性治疗的外部有效性和安全性。其研究方法可以采用观察性设计、横断面设计和队列设计，分析患者的真实情况，和临床试验一起为临床实践服务。RWS起源于实用性临床试验，1993年Kaplan等首次在论文中使用。

RCT用于评估效力，而RWS用于决定效果，决定临床实践中真实的效益、风险和治疗价值。RCT提供证据，Meta分析确定证据，RWS验证证据，临床治疗经验个体化应用证据，这一切源自临床实践，回答临床问题，总结治疗经验，回归实践检验。RCT与RWS对同一个问题的论证是承启关系，RCT结果需要RWS的进一步验证及拓展，两者综合考虑才是最佳选择。RWS是开展治疗措施再评估研究的一种新思路，可进一步保障药物的有效性和安全性。但是，如何解决RWS中观察者偏倚、成本高等问题，仍然需要进一步继续完善。

医学终究是一门经验科学，即使是目前广而倡行的"循证医学"也是源于经验科学。对患者个体治疗计划的制订原则应是以循证医学结果为依据，以经验医学信息为参考，彰显"以人为本"的理念，为患者提供最佳的个体化治疗方案。对"最佳"个体化治疗方案体现最"朴素"的终点就是治愈率，综合目标就是"3个最"，即最合理的卫生经济学、最佳的生活质量、最长的远期生存。

（五）临床实践方略

综上所述，对大多数初诊乳腺疾病患者，乳腺外科医生往往是首诊医生，负有对疾病确诊和治疗方案制订的责任。乳腺外科医生不仅负有对疾病作出定性诊断、选择合理手术治疗方式、完美实施手术治疗的责任，同时对手术前后的综合治疗计划制订，甚至计划实施有至关重要的责任。另一方面，欲达到预想的治疗效果，外科医生需要与患者进行充分沟通，与相关学科密切配合。当今，肿瘤外科治疗进入循证医学、精准医疗时代，但无论循证医学还是精准医疗的践行，都体现在个体化治疗理念上。对患者群体治疗策略的制订需要循证医学证据，但对患者个体，医生的经验也至关重要。循证医学证据有助于判断一种治疗是否优于另一种治疗，有助于判断疗效改善的平均水平，但无益于判断个体患者如何治疗才能得到最大的获益。个体化治疗＝循证医学证据＋精准医学（大数据）＋医者个人的临床经验与技能。因此，作为乳腺外科医生，要从小事做起，从细节做起，经验的获得靠观摩（领悟）-实践（亲为）-总结（反思）。

纵观目前研究现状，当一位患者经临床检查＋影像学检查＋粗针穿刺活检病理诊断确诊为可手术浸润性乳腺癌，必须在为患者制订完整的总体治疗策略后方可进入具体实施过程（图30-1）。

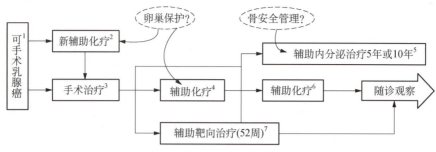

图30-1 可手术乳腺癌总体治疗策略路径图

注：1.组织病理学诊断与免疫组化分子分型；2.目的，方案：化疗±靶向治疗，内分泌治疗±靶向治疗；3.保留乳房，乳房切除±乳房重建，SLNB或腋淋巴结清除术；4.如果需要，方案选择；5.如果需要，绝经前或绝经后，药物选择；6.如果需要，射野与剂量；7.如果需要，新辅助和辅助治疗连续应用。

二、局部外科治疗策略

"可手术"乳腺癌是指初诊局部-区域可"根治性"切除，同时就当前的医学水平全身检查无远处转移的乳腺癌，一般认为包括TNM分期中Ⅰ、Ⅱ期和ⅢA期(仅T3N1M0)患者。

(一) 保留乳房治疗指征的选择

1. 术式选择的基本原则 可手术乳腺癌局部外科治疗术式有保留乳房手术、乳房切除手术(包括皮下乳腺切除)，以及乳房切除术后的乳房重建术。为每一位患者选择最合理术式的终极目标是在不降低远期生存率的前提下，最大限度地保留乳房的形体美，提高患者回归原来生活规程的自信心。自20世纪80年代以来，国内外大样本回顾性与前瞻性随机研究结果已达成共识，保留乳房治疗与乳房切除治疗相比，尽管前者的局部复发率略高，但OS一致。必须强调的是，这一结论是对于"选择性病例"而言。乳腺癌患者中，哪些患者适合保留乳房治疗，哪些患者必须接受乳房切除治疗，各种不同机构或团体的"规范"或"指南"都有明确界定。临床实践中，对于一位具体的乳腺癌患者，对患者术式选择的思路需要依据肿瘤临床-病理-分子生物学特征，按规范制订治疗策略；依据患者对治疗结果的期望与经济承受能力，确定治疗方案；依据医者可利用的医疗设备资源与技术条件，执行具体术式。选择保留乳房治疗必须同时满足以下4项支持条件：①有患者对保留乳房的渴求和对生活质量(quality of life, QOL)期望值评估人性化理念的支持；②有获得与根治性乳房切除术生存率相同循证医学证据的支持；③有确保术后复发率与根治性乳房切除术相似的技术支持；④有使保留的乳房具有一定美学效果的临床病理条件支持。如果不能同时满足以上4项支持条件，则是乳房切除的指征。

2. 术式选择的个体化理念 自20世纪80年代，乳腺癌保留乳房治疗相继得到国内学者的认同与开展。在欧美国家，乳腺癌保留乳房手术率>50%，我国三级甲等医院保留乳房手术率为10%~60%，而全国乳腺癌患者接受保留乳房平均手术率则<10%。可以说，乳腺癌保留乳房治疗的比例是衡量一个医疗单位对乳腺癌治疗水平的指标之一，但过分追求保留乳房治疗的比例也可能是"事与愿违"之举。

3. 社会-心理学因素 纵观国内保留乳房手术的发展过程，患者本人及家属选择手术方式的意愿仍占重要地位；其次在不同医院之间有较大差别，一般肿瘤专科医院尤其是有乳腺肿瘤专科的医院开展保留乳房手术较多，而综合性医院开展较少。另外，保留乳房手术的指征掌握、手术方式、切缘要求、术后病理检查、辅助治疗及随访条件等在各个医院也不尽相同，从而影响了保留乳房手术的开展。保留乳房手术并不是单纯缩小手术范围，而是治疗理念的改变，是一个系统工程。要提高保留乳房手术率，避免滥用全乳切除术，需要完善各项临床检查，掌握指征，同时也需将乳腺癌的治疗理念不断进行宣教，提高医者对乳房美学保护的重视。总之，保留乳房治疗比乳房切除治疗需要更高的医疗条件，保留乳房治疗比乳腺切除治疗所需费用高。因此，医者所处医疗机构的医疗条件及患者的经济条件也是治疗方式选择应考虑的问题，这也是保留乳房治疗在我国应用较少的原因之一。

不容否认的是,医者的知识水平、美学观念及目前的医疗大环境也是乳腺癌保留乳房治疗的限制因素之一。首先,是医生对保留乳房治疗的认识水平,以及对乳房美学的重视程度;其次,是医生对保留乳房的态度。在回答患者"保留乳房治疗的效果与乳房切除术的效果一样吗?"面对这一问题时,医生含糊其辞的回答常是患者拒绝保留乳房治疗的原因之一。毫不讳言,局部复发是外科医生最为讳忌的,因为局部复发常使外科医生处于一种尴尬被动的局面,是患者对外科医生失去信心的原因之一。同时,医疗大环境使医者"谨小慎微",也是动摇医者选择保留乳房治疗信心的因素。患者的意愿是治疗方式选择的最重要因素,对于一个担心保留乳房而影响疗效的患者,保留乳房治疗的心理压力可能比乳房切除更影响其生活质量。有研究结果显示,保留乳房治疗的早期,患者对疾病复发的心理压力大于接受乳房切除术后的患者,但随着时间的延长,对无病生存的患者,接受保留乳房治疗的患者对生活的自信心会逐渐恢复。患者对治疗方式的接受程度涉及医生对每例乳腺癌患者作出治疗计划前,是否让患者了解自己的病情及主动参与治疗计划的选择的问题。目前,西方国家普遍做法是,乳腺癌治疗计划拟定的病例讨论会让患者参加,充分向患者介绍各种治疗方法的利弊后,让患者自己选择治疗方式。诸多因素,如患者逻辑思维方式、婚姻状况、家庭经济状况,以及患者可接受的医疗条件等对患者选择首次治疗方法有重要影响。患者的肖像、信仰、社会地位及家庭成员关系状况可能主导患者对治疗方式的选择。

当然,保留乳房治疗不能与肢体肿瘤保留肢体治疗相提并论。切除乳房的"致残"仅表现为"心理障碍",没有截肢术后的功能障碍。尽管尚缺乏乳房切除获得长期治愈的患者心理变化的可靠有效调查资料,但临床实践中对乳房缺如抱怨的患者并不多见,大多数患者能够以"自己的方式"修饰个人形象,掩饰乳房缺如对个人形象的影响。因此,临床医生应充分重视患者心理反应的趋向性,有的患者更多关心的是乳房缺失对今后工作与生活的影响,而有的患者更多担心的是治疗后是否复发。合理的术式选择应该是以适应患者不同心理反应为基础的。

经济承受能力也是乳腺癌保留乳房治疗的限制因素之一。对于 pN0 患者,乳房切除术后多数没有辅助放疗的指征,而放疗是保留乳房治疗后的重要组成部分。由于特殊放疗技术的开展,保留乳房治疗比乳房切除治疗可增加约 5 万元人民币的医疗费用,对于经济承受力差的患者,为保证治疗的依从性,应该在与患者及其家属充分沟通的前提下选择保留乳房治疗。

4. 临床-病理-分子生物学因素

(1) 年龄、乳房与体型的自然条件:一般认为,低龄青年乳腺癌易发生远处转移,预后较差。有研究报道,青年乳腺癌有着较高的复发率和转移率,因此美国国立综合癌症网络(National Comprehensive Cancer Network,NCCN)等多个治疗指南中提出年龄≤35 岁是保留乳房手术的相对禁忌证。然而,也有较多研究提示,青年乳腺癌在选择保留乳房手术和根治性乳房切除手术后预后差异并无统计学意义,保留乳房手术并不是影响青年乳腺癌预后的独立因素。总之,青年乳腺癌患者与中老年患者相比,生物学行为更具有侵袭性,肿瘤增长快,预后较差,但局部手术的方式不是影响预后的独立因素;况且,保留乳房治疗的宗旨之一就是改善患者治疗后重返社会的自信心,那么只要没有明显的禁忌,年轻不应成为乳房切除的理由。从临床实践中看,我国年轻女性乳腺癌患者更容易接受保留乳房治疗。《中国抗癌协会乳腺癌诊治指南与规范》(2017 版)指出,同样病期的乳腺癌,保留乳房治疗和乳房切除治疗均有一定的局部复发率,前者 5 年局部复发率为 2%~3%(含第二原发乳腺癌),后者约 1%,不同亚型和年龄患者有不同的复发和再发乳腺癌的风险。保留乳房治疗患者一旦出现患侧乳房复发,仍可接受补充全乳切除术,并获得较好疗效。

研究表明,老年乳腺癌生物学特性好,惰性较强,表现为肿瘤组织分化程度好,ER 和(或)PR 表达阳性比例高,HER-2 过表达比例低,预后较好。只要符合上述保留乳房治疗指征,保留乳房治疗是第一选择,对高龄乳腺癌患者保留乳房术后,应筛选可以免行放疗的病例。

乳房的基础条件也是术式选择的影响因素。过于扁平的乳房保留乳房没有实际意义(与单纯保留乳头乳晕的皮下乳房切除效果相似);过大且下垂的乳房保留乳房治疗后乳房水肿、疼痛也是非常棘手的临床问题,对这类患者,保留乳房手术同时进行双侧乳房整形术式是值得考虑的问题。

(2) 肿瘤部位:位于中央区的乳腺癌肿瘤易累及乳头乳晕区,加之切除乳头乳晕后美学效果差,过去常视为保留乳房手术的禁忌。近年来越来越多的研究证实,中央区乳腺癌患者同样适合行保留乳房手术。有研究表明,中央区乳腺癌并非一定会合并乳头乳晕复合体(nipple-areolar complex,NAC)的浸润,只要无临床可见的直接浸润,如皮肤变硬、皮肤固定、乳头回缩和表面溃疡等,术后常规放疗,乳晕下肿瘤亦可成功行保留乳房手术。对于怀疑乳头乳晕区有浸润的患者,需要切除该区域。尽管无乳头乳晕,但基本保留了乳房的形态,而且外观优于一般的乳房成形,具有损伤小、患者易于接受等优点。因此,在保证切缘阴性的情况下,对中央区乳腺癌慎重选择保留NAC是有一定可行性的。在必须切除NAC且组织切除量较大时,需要联合一定的方式进行保留乳房的整形修复。对于特别小的乳腺原发肿瘤,在手术切除后采用周围腺体组织瓣转位修复可以取得良好的美学效果。但是,对于乳房中等偏小,乳腺原发肿瘤扩大切除后乳腺缺损较大,对乳房外观的影响比较明显者,采用周围腺体组织瓣转位修复困难,可采用背阔肌皮瓣转位修复整形。背阔肌皮瓣以胸背血管为蒂,形成肌皮瓣或者肌瓣,组织量相对充分,带蒂转移至胸部,简单易行,并发症少,成活率高。由于切除了NAC,术后效果仍然难以达到患者的期望值,需进行二期乳头乳晕重建。在中央区腺体切除的保留乳房治疗时,可以将患侧与对侧乳房同时进行对称性缩乳或整形修复,是治疗与美容一举两得的措施。

(3) 肿瘤的大小:随着肿瘤体积增加,乳腺癌保留乳房治疗的复发率上升;同时,原发肿瘤体积过大难免与乳头乳晕接近,过大的肿瘤在外科治疗技术上也难以保证有良好的美容效果。因此,目前多数学者将保留乳房治疗的肿瘤最大径限在≤3 cm。在肿瘤临床触诊为4~5 cm者,肿瘤大小与乳房大小的比例是重要因素。对于体积大的乳房,尽管肿瘤较大,肿瘤与乳房比例仍可保证能够切除足够的肿瘤周围组织。

(4) 腋窝淋巴结状况:ALN的组织学转移是影响乳腺癌预后最客观、最具指导意义的因素,随着ALN转移数目增加、转移水平上升(Ⅰ→Ⅲ期)、结外浸润程度上升,乳腺癌患者的预后呈线性下降,且多数研究结论是ALN转移状况是独立的预后因素。由此,在乳腺癌治疗中,需取同侧一定数量的ALN行组织学检查予以评估ALN状况。然而,限于可手术乳腺癌,只要对ALN手术清除范围一致,无论ALN转移与否,转移程度如何,保留乳房与乳房切除治疗比较,局部复发率及远期生存率差异无统计学意义。

(5) 肿瘤病理学类型和组织学特点:乳腺癌病理类型与某些组织学特点具有重要的预后意义。但目前的研究结论是,组织学类型与局部治疗方案的选择无关。唯一与局部治疗方法选择有关的镜下组织学特点是浸润性导管癌伴广泛导管内癌成分(extensive intraductal component,EIC)。EIC是指在浸润性导管癌中,有＞25%的肿瘤组织为导管原位癌(ductal carcinoma in situ,DCIS),其DCIS分布范围超过了浸润性癌,已深至周围正常的乳腺组织中。这一定义也包括原发性DCIS伴局部浸润者。伴有EIC的病例可能增加重复切除的概率,但EIC作为乳腺局部复发预测指标的重要性受原发肿瘤切除范围影响,在切缘癌阴性时无明显意义。因此,对EIC阳性肿瘤,欲使乳腺癌复发降至最低水平,广泛切除以获得切缘癌阴性是必要的(瘤床追加放疗也是一种补救措施)。在重复切除时,切缘癌仍阳性,则必须行乳房切除治疗。

DCIS的绝对死亡率很低,预防局部复发尤其是浸润癌复发是DCIS的主要治疗目标。对于大多数DCIS患者,保留乳房手术是恰当的,但对于肿瘤范围广泛、高级别的DCIS患者,保留乳房手术无法完全切除达到干净切缘的患者,乳房切除是首选治疗方法。对于以钙化为唯一表现的DCIS,保留乳房手术适用于病变局限簇状砂粒钙化影,非多中心钙化灶;若为弥漫性钙化,范围应＜4 cm,一般要求阴性切缘应≥10 mm。

尽管乳腺小叶原位癌(lobular carcinoma in situ,LCIS)有部分会发生浸润,但绝大多数不会发生转移,甚至有些LCIS在绝经后会自行消失。LCIS是乳腺癌的危险因素,而不是浸润性小叶癌(invasive lobular carcinoma,ILC)的癌前病变。值得注意的是,约有50% LCIS表现为多灶性,30%~60%患者伴有对侧乳房LCIS。对此病治疗,目前多数学者主张行肿瘤切除的保守治疗,并给予TAM治疗;对于双侧病灶而且病灶局限者,也可行单纯病灶扩大切除术的保留乳房手术。

多形性乳腺小叶原位癌(pleomorphic lobular carcinoma in situ,PLCIS)病理学类型与DCIS相似,有较高的Ki-67增殖指数。由于PLCIS的E-钙黏蛋白染色阴性,提示该病变起源于乳腺小叶上皮而非导管上皮。PLCIS的临床特性与普通型LCIS有所不同,与DCIS或浸润性癌共存概率更大,发展成为ILC尤其是多形性小叶癌(pleomorphic lobular carcinoma，PLC）的危险性可能较高，预后较差。迄今为止，关于 PLCIS 的切缘情况及术后辅助治疗的唯一数据来自于 MD Anderson 肿瘤中心一组关于 PLCIS 外科处理与切缘状况的研究，建议对于 PLCIS 应完整切除病灶并保证切缘阴性。

（6）分子分型：乳腺癌分子分型已成为目前评估与预测乳腺癌固有特性和治疗策略的重要系统。事实上，分子分型不仅影响乳腺癌全身系统治疗的方案制订和药物取舍，也在一定程度上影响手术治疗的选择。目前，乳腺癌新辅助治疗与外科关系密切，大多数研究结果支持能否取得病理完全缓解率（pathologic complete response，pCR）是能否实现新辅助化疗（neoadjuvant chemotherapy，NACT）拓宽保留乳房治疗指征的主要因素。美国 FDA 组织 CTNeoBC 国际工作组研究 12 项临床试验共 11 955 例 NACT 病例发现，在三阴性乳腺癌（TNBC）及 HER-2 阳性、激素受体阴性患者中 pCR 高。因此，可以通过分子分型及其他预测指标寻找具有潜在高 pCR 的患者亚组，对该部分患者实施有针对性的 NACT，以期通过提高这些患者的 pCR 进而改变外科治疗模式。尤其对于 HER-2 阳性患者，采用化疗联合单靶向（如曲妥珠单抗）或双靶向（如曲妥珠单抗联合拉帕替尼或联合帕妥珠单抗）药物，能获得高达 50%～70% 的 pCR。对于特定分子类型的患者，如早期临床评估有效，可以按计划甚至适当延长原定 NACT 方案；而对于评估无效的患者，可以更换方案或尽快手术以避免不必要的不良反应，耽误手术时机。其次，在手术方式的选择上，一项回顾性研究结果提示，对于 TNBC 患者，接受保留乳房手术＋放疗相对于接受全乳切除术可能具有更低的局部复发。虽然这一结论还有待大样本前瞻性临床研究的证实，但给予临床一些有益的提示，即对于不同分子亚型的乳腺癌患者，不同手术方式可能带来不同获益。

（7）多病灶乳腺癌保留乳房治疗：多灶性（mulifocal，MF）是指在同一象限主癌灶周围出现癌灶；多中心性（multicentric，MC）是指不同象限同时出现癌灶。保留乳房患者术前行 MRI 检查，与全乳切除比例增高显著相关，主要是因为发现了更多可疑病灶而被诊断为 MF 或 MC 病灶。关于 MC/MF 患者接受保留乳房治疗是否安全有效的多因素分析显示，MC/MF 并不是一个局部复发或 OS 的独立影响因素。因此，对有选择的 MC/MF 患者，保留乳房治疗也可作为一种选择，但需要强调其一是肿瘤具备"切净"的病理基础条件，二是可以通过一定的整形修复技术获得可接受的美学效果。

X 线片上钙化的类型可为是否存在多中心起源提供线索，对手术切除范围也有提示意义。拟开展乳腺癌保留乳房治疗，X 线影像学检查设备是必备条件之一。局限型小的簇状（cluster）钙化是保留乳房的最佳适应证，弥漫型钙化的患者需行乳腺切除术。

（8）家族史与 BRCA1 或 BRCA2 基因突变携带者：有家族史以及携带 BRCA1/BRCA2 基因突变的乳腺癌患者与预后差相关，但是未发现遗传性乳腺癌比没有明显家族史的患者保留乳房治疗后有更高的局部、区域或远处转移等治疗失败率。

（9）其他：既往有胶原血管病史者行保留乳房治疗时，软组织纤维化和坏死等并发症的发生率明显增加，宜采用乳房切除治疗，除非产后或终止妊娠，保留乳房治疗不宜应用于孕期患者。

（10）隐匿性乳腺癌：以腋窝淋巴结转移为首发症状，临床及影像学检查没有发现乳腺病变的隐匿性乳腺癌发病率低，仅占同时期可手术乳腺癌发病率的 0.3%～1.0%。文献报道，这类隐匿性乳腺癌通过乳房切除组织病理学检查，尤其是通过全乳大切片技术，在 70% 左右乳腺标本中可找到原发肿瘤病灶，其中仅表现为 DCIS 者占 5%～10%。由于发病率低，相关研究大多是基于小样本病例的单中心回顾性研究。目前，对于没有发现乳腺可疑病灶的隐匿性乳腺癌患者有以下 3 种局部区域治疗模式：①全乳切除术＋乳腺癌改良根治术（ALND），是最普遍应用的治疗方法，也是多数患者愿意接受的治疗模式；②由于全乳放疗与乳房切除术的疗效相当，ALND＋全乳放疗也被多数学者接受；③也有研究认为，对于隐匿性乳腺癌，乳房可不与腋窝淋巴结同期处理，如果观察期间发现可疑病变再行乳房切除或者保留乳房手术。研究表明，在无法找到乳腺原发病灶的情况下，全乳放疗＋ALND 术是可行而且有效的治疗方式，可获得满意的局部控制率和生存率。需要强调的是，全乳切除术是唯一能够明确切除原发病灶的治疗方式。

（11）左侧乳腺癌：对于既往有病毒性心肌炎病史，既往有心肌梗死病史，左心室射血分数（left ventricular ejection fraction，LVEF）<50% 的左侧乳腺癌患者，选择保留乳房治疗需要慎重。

综合以上各方面因素，2013 年 St. Gallen 共识中大部分专家认为，年龄<35 岁、不能完全切除的

广泛或弥漫性可疑恶性钙化、多中心病灶、肿瘤位置靠近乳头,以及 BRCA1 或 BRCA2 基因突变等,只是保留乳房手术的相对禁忌证,唯一的绝对禁忌证是"切缘经过反复切除仍有浸润癌或 DCIS 成分或术后不能进行放疗"。2017 年 St. Gallen 共识中未提及相对禁忌证,认为只要切缘达到"印染边缘无浸润性肿瘤或 DCIS"标准,以及有计划行术后放疗,具有以上"相对禁忌证"患者同样可行保留乳房手术。

《中国抗癌协会乳腺癌专业委员会(CACA-CBCS)诊治指南与规范》(2017 版)指出,保留乳房治疗适应证:临床Ⅰ期、Ⅱ期的早期乳腺癌,肿瘤大小属于 T1 和 T2 分期,且乳房有适当体积,肿瘤与乳房体积比例适当,术后能够保持良好乳房外形的早期乳腺癌患者。对于多灶性乳腺癌(同一个象限的多个病灶,假定是来源于同一个肿瘤),也可以进行保乳手术。Ⅲ期患者(炎性乳腺癌除外),经术前化疗或术前内分泌治疗降期后达到保留乳房手术标准时也可以慎重考虑。保留乳房治疗的绝对禁忌证:①妊娠期间放疗者;②病变广泛或弥漫分布的可疑恶性微钙化灶,且难以达到切缘阴性或理想外形;③肿瘤经局部广泛切除后切缘阳性,再次切除后仍不能保证病理切缘阴性者;④患者拒绝行保留乳房手术;⑤炎性乳腺癌。保留乳房治疗的相对禁忌证:①活动性结缔组织病,尤其硬皮病和系统性红斑狼疮或胶原血管疾病者,对放疗耐受性差;②同侧乳房既往接受过乳腺或胸壁放疗者,需获知放疗剂量及放疗野范围;③肿瘤直径>5 cm 者;④侵犯乳头(如乳头佩吉特病);⑤影像学检查提示多中心病灶(多中心病灶是指≥2 个象限存在≥1 个病灶,或病理类型和分子分型完全不一样的两个乳腺病灶);⑥已知乳腺癌遗传易感性强(如 BRCA1 基因突变),保留乳房后同侧乳房复发风险增加的患者。

我国乳腺癌治疗模式与欧美等发达国家相比,最大的差异是保留乳房治疗的比例小,乳房切除术仍占相当高的比例。原因有:①限于多方面的因素,我国目前进入临床治疗的乳腺癌患者病期相对晚,局部晚期乳腺癌仍相当多见;加之我国妇女的乳房体积普遍偏小,肿瘤与乳房体积没有优势。②经济尚欠发达,患者的经济承受能力差。③社会环境的差异。我国妇女着低胸衣饰的机会少,对美的要求及表达方式与西方国家不同。我国妇女几乎将"性感"理解为贬义词,乳腺癌临床医生征求患者及家属的治疗意见时最常听到的话是"保命要紧"。④医疗环境及医疗条件的限制。总体医疗条件尚欠发达,具有保留乳房治疗基本条件的医疗单位少;缺乏良好的医疗保险机制及医患纠纷处理规范,医生对局部治疗失败的担心显著大于对远处转移的顾虑,临床医生往往不敢对患者正面回答"对于您,保留乳房治疗与乳房切除治疗效果是相似的";某些医生对乳房美学的忽视,以及对乳腺癌治疗认识的水平不高也是不容忽视的原因。

(二) 乳房切除指征

1894 年,美国约翰霍普金斯大学医院(The Johns Hopkins University Hospital)William Stewart Halsted 教授以"乳腺癌是局部疾病,手术可以治愈"为理论基础,建立了乳腺癌根治术的基本原则。包括:①原发灶及区域淋巴结行整块切除;②切除全部乳腺及胸大肌、胸小肌;③ALN 行整块彻底切除。同期临床实践证实,乳腺癌 5 年生存率从 10%~20% 提高至 40%~50%。乳腺癌标准根治术(radical mastectomy)成为 19 世纪末至 20 世纪中期乳腺癌外科治疗的经典术式。历经 50 余年历程,随着乳腺癌基础研究的深入,细胞毒类药物、内分泌药物,以及放疗等综合辅助治疗的进步,临床诊治理念不断更新,因为乳腺癌标准根治术后上肢淋巴水肿、胸部畸形及皮瓣坏死等缺点,动摇了其地位。20 世纪 50 年代开始,以缩小切除范围、减少损伤为目的,Auchincloss、Patey 和 Kodama 等不同方式的改良根治术(modified radical mastectomy)成为乳腺癌外科治疗的主流术式。时至今日,乳腺癌改良根治术仍然是我国乳腺癌外科治疗基本而常用的模式,但标准的乳腺癌改良根治术临床应用日渐减少,更多应用的是乳房切除+不同范围的 ALND 术[SLNB→全腋窝淋巴结清除术(total-axillary lymph node dissection,T-ALND)]。对不具备保留乳房治疗临床-病理条件或者不接受保留乳房治疗的患者,则是乳房切除的指征。

(三) 乳房切除术后重建指征

对选择全乳腺切除的病例,可考虑行乳房重建。乳房重建术可与乳房切除术同时进行(immediate reconstruction,即刻或一期重建),也可在乳房切除术后的适当时间进行(delayed reconstruction,延期或二期重建)。乳房重建虽非"疾病治疗性"手术范畴,却是对手术所致美学缺失和心理创伤的补救性措施,为必须切除乳房的乳腺癌患者重塑乳房应该是乳腺外科的重要任务之一。乳房重建要从肿瘤治疗和整形美容两个角度考虑,重建后不会干扰乳腺癌的治疗与预后,不影响复发的及时检出和再治疗;重建要达到患者可接受的美容效果,预见到效果不佳时不宜进行。

乳房重建最佳指征包括预防性乳房切除、乳腺良性肿瘤的乳房切除、乳腺叶状肿瘤的乳房切除,以及原位癌皮下腺体切除等。对于临床实际应用而言,乳房重建广义的指征是,对必须接受乳房切除并有乳房重建要求的患者,确定胸壁无肿瘤残留,没有全胸壁放疗指征,或者乳腺癌治疗后没有胸壁及区域淋巴引流区复发征象者,均可进行乳房重建术。在乳房重建的临床实践中,有必要强化以下原则。

1. 能保留不重建 随着保留乳房治疗的推广,以及新辅助化疗的开展对保留乳房治疗指征的拓宽,适合乳房重建的病例逐步减少。由于再好的"赝品"也难以与真品相媲美,对于乳房重建的选择,首先要看患者有没有保留乳房治疗的临床病理条件,有没有接受放疗的禁忌证,以及患者有无对保留乳房的抵触情绪等。在确定没有保留乳房治疗指征的病例,方可考虑乳房切除(包括皮下乳腺切除)术后的乳房重建。

2. 能假体不自体 依据重建乳房的材料来源,乳房切除术后重建分为自体组织乳房重建和假体乳房重建两大类。带蒂游离横向腹直肌肌皮瓣(transverse rectus abdominis myocutaneous flap, TRAM)、腹壁下动脉穿支(deep inferior epigastric perforator, DIEP)皮瓣,以及游离背阔肌肌皮瓣(latissimus dorsi myocutaneous flap, LDMF)重建都是自体乳房重建较常用的选择方法。另一些重建方式如吻合血管的带蒂腹直肌皮瓣(super-charged TRAM)、臀大肌肌皮瓣、臀上动脉穿支皮瓣等术式也有开展。自体组织乳房重建组织相容性好,没有远期忧患,但手术创伤较大,属于"拆了东墙补西墙"的举措,无论如何也难以完全避免供区的并发症,以及对供区造成新的功能与美学缺憾;同时还是"锦上添花"之举,因此属于不允许"失败"的手术,若术前没有良好的医患沟通易引发医患纠纷;有时尚需与假体重建联合应用。随着乳房假体质量的不断改进,乳房假体重建应用有上升趋势。相信,随着乳房假体材料相容性的改进,未来"定制式"、有记忆功能、不受放疗影响的"适形假体"的问世,假体乳房重建将成为乳房切除术后乳房重建患者的主要选择。当然,假体重建术后患者,尤其是年轻患者对假体抵触情绪的心理反应也是临床不容忽视的问题。

3. 能一期不二期 乳房切除术后乳房重建可以在乳房切除的同时进行(一期或即刻重建),也可在肿瘤治疗后的某个时间进行(二期或延迟重建)。一期乳房重建术的优势是一次性完成乳腺癌治疗与整形手术,患者近期心理负担少;治疗与整形手术是医者在有意识状态下进行,医者能够将治疗性手术需要的切除范围与整形手术对凹凸的要求两者相互"照应",便于两侧"乳房"对称的塑造,且医疗费用低。缺点是患者没有经历乳房缺如的心理历程,对重建乳房的美容效果期望值高,有医患纠纷的潜在危险。二期乳房重建术的优势是患者经历了乳房缺如心理反应的体验,那些仍有重建要求的患者,往往对重建乳房美学效果没有苛刻的"挑剔"。二期乳房重建的缺点是乳腺癌治疗性手术在没有重建意识状态下进行,术后胸壁状态的基础条件差,重建乳房的整体美学效果多难以达到理想的境界,往往是缺乏"乳丘"与胸壁的协调;二期假体乳房重建还需要较长时间的皮肤扩张阶段,医疗费用相对高。二期乳房重建一般宜在术后3年、患者经历了对乳房缺如心理承受力的思考(是已经适应了乳房缺如,还是不断地被乳房缺如的心理压力所折磨),且无局部复发时施术。总之,一期乳房重建相对二期乳房重建更有优越性。一期乳房重建能节省时间,提高安全性,降低花费,减轻患者心理障碍。保留皮肤的乳房切除(skin-sparing mastectomy, SSM)则可以提高重建乳房的自然度,保留了皮肤神经末梢感觉,又不影响局部复发率。

4. 能就近不恋远 自体组织乳房重建供区有来自背阔肌、腹直肌和臀大肌等处的肌肉及其区域组织。背阔肌肌蒂皮瓣有血液循环安全可靠、手术操作简单、肌皮瓣易于塑形、对供区的影响不大、瘢痕较隐蔽等优势;不足是取肌皮瓣时患者需要变换体位,乳房较大者需要与假体联合应用,转移后皮肤颜色的匹配有时不如腹直肌肌蒂皮瓣。单纯的背阔肌肌蒂皮瓣仅适于用中小乳房的乳房重建,如果与假体联合,可以满足大多数乳房重建对材料的需求。转移的腹直肌肌蒂皮瓣可供的皮肤及皮下组织量大,通常不需要与假体配合就能达到乳房形体重建的目的,又可同时进行腹壁整形。对多产妇女及中年妇女,腹壁肥胖并且松弛,要求同时进行腹壁整形者更为适合。但转移肌蒂时需要将整个腹壁游离,创伤大，似乎有"得不偿失"的感觉。可以说，就目前的研究现状看，游离的腹直肌肌蒂皮瓣是最理想的重建方法，但其技术要求略高，与转移的腹直肌肌蒂皮瓣相比失败的概率较高，尤其是一旦失败就必须二次手术修复胸壁缺损。目前，国内乳房重建技术的研究可谓"如火如荼"，大有"八仙过海，各显其能"之势。其实将"复杂问题变简单"才应该是外科医生的追求。

（四）预防性对侧乳房切除

乳房预防性切除是目前乳腺外科热点与争议的问题。尽管在具有高危家族史或者 BRCA 1/2 基因突变患者中实行双侧乳房预防性切除可以减少 90% 的乳腺癌发生，但并未带来绝对的生存获益，以双侧乳房切除为代价的手术意义更多在于缓解患者对于未知癌症的恐惧。因此，患者的意愿是实行这类手术的决定因素。而对侧乳房预防性切除，是指仅患单侧乳腺癌同时切除对侧乳房，多数联合乳房重建以获得较好的对称性。美国国家肿瘤数据库数据显示，单侧乳腺癌患者接受对侧预防性切除手术比例自 1998 年的 1.9% 上升至 2011 年的 11.2%。分析其原因：一方面是即刻乳房重建手术的成熟可以为双侧乳房切除患者提供较好的对称性；另一方面可能是乳腺癌相关基因如 BRCA 1/2 基因突变检测的普及。预防性切除率的急剧上升是否合理，最主要是需要考量通过预防性切除是否能够预防对侧乳腺癌的发生从而提高远期生存率。Metcalfe 等回顾性研究共纳入 390 例 BRCA 1/2 基因突变阳性乳腺癌患者，其中 181 例接受对侧乳房切除术，中位随访 14.3 年，预防性切除组患者生存率为 88%，显著优于单侧乳房切除组患者的 66%。部分学者质疑该研究的结果，认为回顾性研究不可避免地选择偏倚是这种生存优势的主要原因。2014 年 Kurian 等发表的一项前瞻性队列研究结果显示，该研究纳入 1980～2011 年诊断的 BRCA 1/2 基因突变阳性乳腺癌患者 583 例，242 例接受对侧预防性乳房切除，341 例患者未做处理，结果显示接受预防性切除患者远期生存率显著优于单侧乳房切除患者。就目前的证据而言，对于单侧乳腺癌患者，如果存在 BRCA 1/2 基因突变，接受预防性切除可能会带来一定的生存优势，但仍然需要权衡患者的心理因素、手术创伤及费用。在中国，目前尚难对乳腺癌患者进行常规的基因突变检测，因而预防性切除应该慎重。

（五）新辅助治疗与局部外科治疗

乳腺癌新辅助全身治疗包括 NACT、新辅助内分泌治疗（neoadjuvant endocrine therapy，NAET）和 NACT 联合生物靶向治疗。新辅助的"新"（neo-）并不代表其是一种全新的治疗模式，而是在治疗时间上相对于术后的辅助治疗而言在术前进行，因此也称为术前治疗（preoperative systemic therapy），或初始全身治疗（primary systemic therapy）。新辅助化疗（NACT）的初衷是用于不可手术或者手术切除困难的局部晚期乳腺癌，通过化疗缩小肿瘤，从而使不可手术的患者获得手术治疗的机会，或者提高手术的根治程度（安全性），期望改善患者的生存率及提高患者的生活质量。目前，新辅助治疗尤其是 NACT 已成为临床实践中被广泛接受、用于局部晚期乳腺癌及可手术乳腺癌的治疗选择。新辅助治疗不仅可以使原发肿瘤和转移的淋巴结缩小，降低肿瘤临床分期，为无手术条件的患者提供手术机会，提高保留乳房治疗的安全性；理论上也能抑制或消灭可能存在的微小转移病灶，降低治疗失败的概率，还能评估肿瘤对化疗药物的敏感性，从而为后续治疗提供依据。NACT 也有其弊端，对于 NACT 期间进展的乳腺癌，会影响其手术治疗，甚至丧失手术机会；而 NACT 对原发肿瘤及转移性淋巴结的疗效，亦可影响后续的局部区域外科治疗方案的选择。目前，对可手术的乳腺癌人群来说，NACT 没有提高患者的 DFS 及 OS，而 NACT 对后续的局部区域外科治疗方案的选择及其外科技术实施的影响是需要重视的临床问题。

1. **NACT 后原发灶退缩模式对保留乳房选择的影响** 对于临床可手术的乳腺癌患者，NACT 的主要优势在于降低肿瘤分期，提高保留乳房治疗的概率，降低乳腺组织切除量，提高保留乳房治疗的安全性，改善保留乳房治疗的美学效果及患者的生活质量。对于亚洲女性而言，乳房与肿瘤体积之比较小，当肿瘤最大径＞3 cm 时直接行保留乳房手术很难获得良好的乳房外形，如果通过 NACT 使原发肿瘤缩小，甚至消失后再行保留乳房手术，无疑将获得更好的美学效果。

（1）退缩模式分类：理论上 NACT 有多种退缩模式（图 30-2），化疗后肿瘤体积可表现为孤立状、团块状伴点状或线状、多灶或弥散状影像模式，可大致分为两类。①肿瘤呈规律的向心性退缩，主要特征是原瘤床无散在的癌灶残留，是临床肿瘤退缩的理想模式；②肿瘤呈多中心模式退缩，造成 NACT

后残留病灶或肿瘤细胞的不规则分布。多中心退缩模式多见于 NACT 前原发肿瘤较大者。有研究指出,完成全部化疗的 NACT 组向心性退缩模式比例显著高于术前仅完成 1/2 化疗组。

刘春萍等对 NACT 患者进行术后病理学检查,评估残余肿瘤大小,结果发现 60.5% 患者肿瘤呈筛状消退,29.0% 患者肿瘤呈向心性缩小伴周围小病灶残留,这两部分患者并没有达到真正病理学意义上的肿瘤降期;仅有 10.5% 患者为肿瘤向心性缩小,且周围无病灶残留,达到了真正病理学意义上的降期。虽然该研究入组仅 38 例,但是也可以看出经 NACT 后肿瘤真正向心性缩小,且周围无病灶残留患者为数不多。因此,对于 NACT 后的患者,采取保留乳房手术治疗前,应慎重评估肿瘤消退的情况。最理想的模式为规律的向心性退缩,可以在不增加同侧乳腺癌复发率的前提下获得更好的美学效果。而非理想退缩状态下一味的缩小手术切除范围,得到的"切缘癌阴性"是不可靠的,是"降期"后保留乳房治疗的乳腺癌患者局部控制率不理想的重要原因。但是,乳腺癌 NACT 后原发肿瘤病理退缩模式的评估和临床意义并没有形成共识。目前,仅有单中心小样本数据,仍在探索阶段。

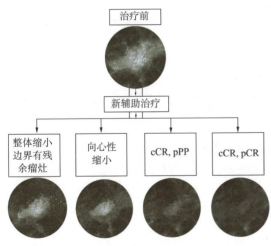

图 30-2 新辅助治疗后肿瘤改变模式的可能性示意图

NAET 在肿瘤退缩方式上展现出了一定的优势。Thomas 等报道一项小样本研究结果,比较了 55 例 NACT 患者和 53 例 NAET 术后病理样本,其中向心性退缩方式在 NAET 组有 31 例,在 NACT 组仅有 2 例。在临床评价有效但病理检查有癌残留的病例中,向心性退缩方式在 NAET 组占 58.7%,在 NACT 组仅占 4.2%。相比于 NACT,NAET 的临床数据非常少且 pCR 极低,虽然 pCR 既不是新辅助治疗的目的,也不是评价标准,但是很多数据表明 pCR 与局部控制率相关。这些都使得目前 NAET 的临床决策尤其在国内更为困难。如果有更高级别的证据进一步支持 NAET 在肿瘤退缩方式的安全优势,NAET 降期保留乳房治疗有望成为其在外科治疗方面的独特优势。另外,腔面型乳腺癌对于化疗相对不敏感,此类局部晚期乳腺癌在 NACT 无效的前提下,NAET 可以作为补救方法,部分患者可以达到满意的降期,完成计划的外科手术。

(2) 退缩模式的影像学评估:术前准确判断新辅助治疗后肿瘤的反应方式、残留病灶范围对选择合适的保留乳房手术至关重要。临床体检、乳腺钼靶 X 线和超声检查作为传统的乳腺检查方法均可用于乳腺癌新辅助治疗后的疗效评估,但对残留病灶检出的灵敏度、特异度均有一定的局限性。近年来,随着乳腺 MRI 检查技术的发展,尤其是动态增强 MRI 扫描、血氧水平依赖 MRI、弥散加权 MRI、磁共振波谱等功能的临床应用,在提供肿瘤形态信息的基础上进一步增加了肿瘤血供、代谢等方面的信息,从而能准确评估肿瘤残余病灶的情况。Meta 分析结果提示,动态增强 MRI 对乳腺癌新辅助治疗后残留病灶评估具有较高的灵敏度和特异度,优于乳腺钼靶 X 线检查、超声和临床体检。MRI 检查诊断乳腺原发浸润性肿瘤具有最高的灵敏度,可达 98%;MRI 检查对于发现和测量化疗后残留肿块大小的灵敏度高;MRI 检查可鉴别残留组织及化疗后引起的纤维增生或坏死,有助于 NACT 后保留乳房治疗病例的选择;MRI 检查是当前被认为能查出乳腺癌多灶性病灶和多中心病灶的一种最有价值的检查方式。Straver 等认为,MRI 检查可以指导乳腺癌 NACT 后保留乳房手术病例的选择,保留乳房手术安全切缘的准确率达 76%。

Nakamura 等通过 3D-MRm 显像研究 NACT 后肿瘤体积的缩小模式及肿瘤组织病理学变化,发现化疗后肿瘤的退缩模式主要有肿瘤呈规律的向心性退缩,原瘤床无散在的癌灶残留(12/25 例),是临床肿瘤退缩的理想模式;肿瘤的退缩无规律,呈树枝状、散在性退缩(13/25 例),可造成 NACT 后病灶或肿瘤细胞的不规则分布,导致保留乳房术后远离肿瘤中心可能有残余癌灶,进而导致局部复发率增高。

目前,《乳腺癌新辅助治疗指南与专家共识》均推荐 MRI 作为评估新辅助治疗后残余病灶范围的首选辅助影像学检查;而其他检查如乳腺 X 线、超声和 FDG-PET 均不能在检出病理残留病灶时提供足够的准确性。MRI 检查对乳腺癌的诊断存在局限性。由于月经黄体期的腺体及炎症或增生性病变也可出现强化表现,不易发现化疗后微小钙化灶的残留或变化情况,需要寻求最佳的影像学检查来预测病理退缩模式及评估残余肿瘤范围。

(3) 退缩模式的病理评估:术前常规评估 NACT 疗效多依靠影像学检查,而影像学评估与组织病理学评估有一定的差距。组织病理学检查可直接观察到化疗后肿瘤细胞的真实退缩情况,在评估肿瘤经化疗后是否达到降期是最准确的。但化疗肿瘤消退后常常伴有局部组织变性坏死及纤维化,在这些区域中可能有少量癌细胞残留,如不行连续切片,仅靠术中冰冻切片及术后常规石蜡切片仍然容易漏诊,易造成残余肿瘤大小的过低评估。研究发现,局部晚期乳腺癌患者行 NACT 后,87% 患者可出现肿瘤临床分期的下降,但经组织病理学评估后发现这些降期的患者中仅 37% 出现病理降期而适合保留乳房治疗,大部分患者并没有病理意义上的降期。为了减少新辅助治疗对于肿瘤分期分级的影响,并尽可能准确地评估新辅助治疗的效果,2015 年中国《乳腺癌新辅助化疗后的病理诊断专家共识》建议对 NACT 后乳腺标本的处理作出更加细致的规范:①NACT 前应进行肿块定位、粗针穿刺活检时放置金属标记,或依据影像学检查在肿瘤表面皮肤进行标记(如文身定位),以正确定位化疗后的瘤床;②完善治疗前评估记录,包括化疗前的组织病理学诊断、免疫组化结果、病变位置和大小、NACT 情况,对 NACT 疗效的临床和影像学判断、腋窝淋巴结状态等。

NACT 的病理标本取材要求更高,因为 NACT 后乳腺肿瘤细胞的数量和间质都发生了改变,表现为肿瘤退缩的复杂模式,残余肿瘤病灶可以表现为明确肿块,也可表现为边界不清的纤维化区域。2015 年中国《乳腺癌新辅助化疗后的病理诊断专家共识》建议根据化疗前的定位或标记辨认瘤床;结合对化疗前肿块位置和大小的描述进行巨检,同时参考影像学检查予以辅助判断。如果切片中未见残余肿瘤,则需要对瘤床进行补充广泛取材。在初次取材镜下未见肿瘤的情况下,如果大体有明确的病变或瘤床,建议将其全部取材;如大体标本中缺乏明确的病变或瘤床,则应尽可能多取材,必要时将整个肿块或整个象限全部取材。对于 NACT 前腋窝淋巴结穿刺为阳性的患者,建议在阳性淋巴结部位放置金属标记。

新辅助治疗肿瘤大小的评判,根据美国癌症联合会(American Joint Committee on Cancer, AJCC)肿瘤分期第 7 版,NACT 后的乳腺癌分期中以最大浸润性癌灶作为分期依据,如果纤维化间质内散在多个病灶,则以其中浸润性癌的最大连续病灶作为分期依据,在备注中应写明存在多病灶。

2. NACT 后原发灶手术切除范围的依据 尽管研究结果已证实新辅助治疗可使乳腺癌降期、肿瘤缩小,但手术切除范围是依据化疗前还是化疗后仍存在较多争议。一项来自 MD Anderson 肿瘤中心的研究,回顾性分析 509 例连续入组的乳腺癌患者,241 例接受保留乳房手术,其中接受 NACT 150 例,术后辅助化疗 91 例。对于初诊肿瘤直径>2 cm 的患者,接受 NACT 后其保留乳房手术切除体积为 113 cm^3,显著小于辅助化疗的 213 cm^3,差异有统计学意义;对于初诊肿瘤直径≤2 cm 的患者,两组间手术标本体积、二次手术率差异均无统计学意义。中位随访 33 个月,新辅助治疗和辅助化疗组接受保留乳房手术均只有 1 例出现局部复发,提示新辅助治疗后保留乳房手术无需切除所有化疗前病灶所在区域组织,且新辅助治疗后实施保留乳房手术可达到更好的美容效果。2015 年《St. Gallen 国际乳腺癌治疗专家共识》亦认为,在 NACT 后如肿瘤降期缩小,保留乳房手术时不需要切除整个原发灶所在范围的乳腺组织。按照 NACT 后确定的切缘肯定会增加乳腺腺体实质微小癌灶的残留,这种残留没有造成对 NACT 后总体治疗的影响是因为有放疗作为保障。20 世纪 80 年代临床及基础研究已证实,中等剂量的放疗能够杀死微小癌灶。因此,NACT 后保留乳房治疗中,放疗局部瘤床加量照射靶区应更强调按照 NACT 前的肿瘤大小确定。

三、区域外科治疗策略

可手术乳腺癌的区域外科治疗涉及对腋窝和内乳淋巴引流区外科治疗的问题。乳腺癌的区域外科治疗的趋势是在保证不降低远期疗效的前提下,最大限度地减少或降低术后相关并发症,尤其是上肢功能状态的保护。表现在清除范围的缩小,清除技术的改进(如内镜的应用)。现行 ALN 外科处理方法包括 SLNB；部分腋区淋巴结清除术（partial axillary lymphadenectomy，PAL），包括 Berg Ⅰ水平或Ⅰ+Ⅱ水平 ALND；全腋清除术（tolal axillary lymphad-enectomy，TAL）。

（一）区域外科手术临床意义

1. **治疗目的** 尽管《NCCN 乳腺癌临床实践指南》对 ALN 外科处理目的仅为"外科腋窝分期"，但清除有转移的淋巴结治疗目的是确定的。清除有转移的淋巴结对于减少肿瘤负荷，为放疗及内科综合治疗提供治疗基础，可显著降低综合治疗的"力度"，也是降低区域复发及提高远期治愈率所必需的重要措施。2009 年《NCCN 乳腺癌临床实践指南》（中国版）对腋窝清除范围的推荐：在缺乏确切数据证实施行 ALN 清除术能延长患者生存期的情况下，对于肿瘤预后良好的患者、手术不影响辅助全身治疗选择的患者、老年患者或有严重并发症的患者，可考虑选择性实施 ALND。只有在Ⅱ水平 ALN 显著肿大时才考虑施行Ⅲ水平 ALND。对于这一界定语言的表达形式似乎需要推敲。因为如果 SLNB 仅检出 1 枚 SLN，且 SLN 为 1/1 转移，或者检出 $n(\geq 2)$ 枚 SLN，SLN 为 1/n 转移，尽管缺乏共识，进一步施行不同范围的 ALND 仍为大多数外科医生所采用。如果检出 n 枚 SLN，SLN 为 n/n 转移，相信多数外科医生不会以自己的肉眼所见为依据，而选择 T-ALND。既往关于 ALN 转移与预后相关性研究的结果显示，ALN 转移直接影响患者的预后，ALN 阳性者 5 年内约有 2/3 患者出现转移。在肿瘤大小相同的情况下，ALN 转移阴性患者生存率比阳性患者高 20%。随着淋巴结转移阳性数量的增加，复发率亦增加。多数临床研究结论认为，淋巴结转移及转移的数目是影响乳腺癌预后的决定性因素之一，淋巴结无转移者预后好，一旦出现转移则预后差。尽管随着乳腺综合治疗的进步，ALN 清除对预后影响的价值在降低，但清除有转移的淋巴结其治疗意义不容置疑。

2. **制订综合治疗计划的依据** 随着对乳腺癌分子生物学的深入了解，临床上逐渐利用分子分型或基因分型来指导治疗计划的制订。但通过外科手术对不确定有无转移淋巴结的清除，准确了解区域淋巴结转移状况仍然是制订综合治疗计划最重要的依据之一。ER 和（或）PR 表达阳性的绝经后患者辅助内分泌治疗前是否给予辅助化疗、绝经前患者辅助 TAM 治疗前是否给予辅助化疗，以及是否联合卵巢功能消除或抑制、患者选择哪种化疗方案等问题的解决均需要参考淋巴结转移状况。ALN 转移≥ 4 枚患者可以从辅助放疗中获得生存优势，而 1～3 枚 ALN 转移患者是否可以从辅助放疗中获益，其考虑的因素之一是转移性淋巴结/清除淋巴结（用于病理检查）的比值，以及转移淋巴结的位置。

3. **对预后的预测** 对乳腺癌预后相关的临床病理因素分析研究中，淋巴结转移状况是乳腺癌独立的预后指标。早期乳腺癌试验协作组（Early Breast Cancer Trialists' Collaborative Group，EBCTG）Meta 分析资料提示，未接受辅助治疗的乳腺癌患者，无论在复发高峰期（1～3 年）还是随后的 10 年随访期间，淋巴结转移阳性组年复发率比阴性组高 2 倍以上。Saphner 等分析乳腺癌治疗后年复发情况，发现在治疗后复发高峰期，淋巴结转移≥ 4 枚患者年复发率约为无淋巴结转移患者的 5 倍，之后这种差距略有缩小。

4. **对内乳区放疗的指导** 传统的解剖学及 20 世纪 60 年代关于乳腺癌淋巴结转移规律的大量文献提示，内乳淋巴结（internal mammary lymph node，IMLN）也是乳腺癌淋巴结转移的第一站，约 25% 乳房淋巴液汇流于 IMLN，乳房不同部位的癌均可发生 IMLN 转移。尽管 IMLN 转移多伴有 ALN 转移，ALN 转移时约 25% 伴有 IMLN 转移，也有约 5% 病例单独出现 IMLN 转移，但包括 IMLN 清除的乳腺癌扩大根治术并没有相应的生存优势。SLNB 技术尚没有达到指导 IMLN 活组织检查的程度。因为如果单纯行 SLNB，不行常规的 IMLN 活检或行清除术，需应用放射性核素示踪的方法，但目前供临床应用的放射性核素示踪设备在隔着皮肤探查时的峰值低，也就是说设备的灵敏度还不尽如人意，术前扫描显像也极少发现内乳区有 SLN。而染料法在不常规行 IMLN 解剖时，尤其在保留乳房治疗时，很难发现胸骨旁是否有蓝染的淋巴结。目前，对内乳淋巴引流区的外科处理基本由放疗替代，而放疗指征确定的主要依据是 ALN 的转移状况。

（二）SLNB 临床应用指征

1. **共识** 2009 年《St. Gallen 国际乳腺癌治疗专家共识》支持将除炎性乳腺癌以外的所有 ALN 阴性的乳腺癌作为 SLNB 的适应证。美国临床肿瘤学会（ASCO）和《乳腺癌 NCCN 指南》（2013 版）推荐将 SLNB 作为无明显临床淋巴结肿大的 I 期和 II 期乳腺癌最初的 ALN 处理手段,根据 SLN 是否有转移决定是否需要行 ALND。《中国抗癌协会乳腺癌诊治指南与规范》(2017 版)指出,SLNB 是早期浸润性乳腺癌的标准腋窝淋巴结分期手段,随着乳腺癌 SLNB 研究的不断深入,越来越多的相对禁忌证已逐渐转化为适应证。目前认为,可手术乳腺癌患者 SLNB 唯一的禁忌证为 ALN 细针穿刺证实为淋巴结转移的患者。

ALN 转移常缺乏特异性的表现,需要通过影像学及活检技术等临床辅助检查予以评估。超声检查因其简单方便、实时动态、无创价廉等优势已成为临床首选检查方法,但常规超声检查对判断 ALN 转移的标准不统一,且灵敏度和特异度并不高,而高频彩色多普勒超声检查可以早期准确发现淋巴结的转移情况,可为乳腺疾病的诊断提供有价值的参考,已成为重要的检查手段之一。随着医学影像技术的发展,超声弹性成像(ultrasonic elastography, UE)作为一种新兴技术逐渐被重视和应用。UE 主要是通过检测组织的变形情况,评估组织的弹性信息,以判断病灶的生物学特性,对评估乳腺癌病灶及 ALN 情况有一定的帮助。MRI 检查预测 ALN 转移的灵敏度及特异度因 MRI 成像方式不同而有所差异。Scaranelo 等报道,T1WI 的灵敏度及特异度为 88% 和 82%,弥散加权成像(DWI)的灵敏度及特异度为 84% 和 77%。Harnan 等对来自 8 项增强 MRI 扫描预测 ALN 转移的研究数据进行 Meta 分析发现,Gd-DTPA 增强 MRI 扫描的平均灵敏度及特异度分别为 88% 和 73%。相比而言,采用超顺磁化铁为增强造影剂型 MRI 的平均灵敏度及特异度优于 Gd-DTPA,分别达到 98% 和 96%。MRI 的普及性差与费用高等因素限制了其临床应用。对于临床及影像学评估阴性者,可直接进入 SLNB 程序,对评估结果为可疑转移的患者,需要通过超声引导下的细针穿刺或空芯针活检进一步评估,如经细胞学或病理组织学检查证实穿刺淋巴结阴性者,仍可接受 SLNB。

2. 特殊临床病理因素

(1) 原发肿瘤大小:一般说来,不管肿瘤大小,只要是 cN0 患者,均可进行 SLNB 指导下的 ALND 术。T1 或 T2、T3N0 乳腺癌患者推荐 SLNB;对于 T4 患者,通常不推荐 SLNB;对于炎性乳腺癌(T4d)患者,无论 NACT 结果如何,都不推荐 SLNB;对于 T4a-4c 患者,目前还没有足够证据推荐 SLNB。

(2) 多中心病灶:对于不同部位的病灶,其淋巴引流并没有区别,不会因不同部位而导致 SLN 的定位变化。目前研究结果显示,单一病灶与多中心病灶在 OS、DFS 和腋窝局部复发上差异并无统计学意义。ALMANAC 研究和 AMAROS 研究的亚组分析也证实这个结论。研究发现,多病灶与单病灶活检总体准确率相似,多中心阴性预测值为 93.3%,单中心为 97.9%。因此,对于多中心及多灶性病变的处理,推荐与单一病灶一致。唯一的问题是多中心或多灶性 SLN 的转移概率要高于单一病灶。

(3) 原发肿瘤活检和既往乳房手术史:局部针吸细胞学检查或空芯针穿刺活检,开放肿块切除或活检的患者均可行 SLNB,术前活检并不影响 SLNB 的成功率。对于曾经行乳房缩乳、隆乳或乳房重建等非肿瘤相关手术的患者,2014 年 ASCO 推荐可以行 SLNB。目前,报道的两项非随机研究均认为既往的乳腺手术并不影响 SLNB,其 SLN 的检出率为 96%,非手术组为 95%,仅假阴性率(10%)略高于非手术组(5.6%),假阴性率仍在可接受范围。

(4) 腋窝手术史:既往认为曾接受过腋窝手术的患者会降低 SLNB 成功率。2012 年 Kothari 等报道,在有腋窝手术史的患者中,SLN 检出率仍可达到 82.9%。因此,SLNB 对该类患者仍然是可行的。2014 版 ASCO 指南推荐可行 SLNB,但成功率取决于既往腋窝手术的术式。在实际工作中,对于有腋窝手术史的患者,还应该个体化考虑腋窝手术的方案。

(5) DCIS:理论上,DCIS 患者不会发生 ALN 转移,临床报道 DCIS 患者 ALN 转移发生率<3%。因此,目前认为,当乳腺 DCIS 诊断明确时,无论其组织学分级、年龄、临床表现及肿瘤大小,都不应该在乳房手术同时行 SLNB;只有当组织病理学诊断不明确是否伴有浸润癌时,才行 SLNB。需要注意的是,《乳腺癌 NCCN 指南》中的治疗原则是理论上针对已经确诊仅为 DCIS 病例为基础制订的,既不包括有浸润癌成分也不包括原位癌伴微浸润。但是,临床实践中,即使选择多点粗针穿刺也可能对局限性浸润癌漏诊而造成组织学的低估。因此,提高术前组织病理学诊断的精准性是获得规范治疗的前提,个别"原位癌"出现转移应明确是否病灶中伴随浸润或者微浸润成分,手术范围也不应该由于个别病例的特殊性而被扩大;同时,对于行乳房切除的患者,SLNB 简单易行,又不增加手术相关的并发症,SLNB 还是可以考虑的。

(6) 预防性乳房切除:约 5.0% 预防性乳房切除

术后的标本存在隐匿性浸润性癌。Czysczon等回顾性分析了199例行预防性乳房切除患者的临床资料,发现有12例(6.0%)存在隐匿性乳腺癌,其中153例患者行SLNB,仅2例发现有SLN转移,说明隐匿性乳腺癌很少扩散至ALN。因此,预防性乳房切除没有SLNB指征。

(7)年龄、性别与肥胖:AMAROS研究的亚组分析发现,老年患者(年龄≥70岁)SLN检出率略低于年轻患者,为93%,可能与淋巴结脂肪化有关。男性乳腺癌也可行SLNB,目前并没有发现性别会影响SLNB的结果。肥胖并不降低SLN的检出率与准确率。

(8)妊娠期或哺乳期妇女:Gentilini等研究认为,放射性核素示踪剂对于胎儿和妊娠妇女是安全的。但是这方面的临床研究数据较少,故并不常规推荐使用。由于染料可能导致患者过敏,《乳腺癌NCCN指南(2013版)》明确指出,妊娠是SLNB染料示踪的禁忌证。

3. SLN转移阳性的处理对策 《美国癌症联合会乳腺癌分期(第7版)》明确区分了ALN的转移灶。pN1代表宏转移(macrometastases),转移灶最大径>2.0 mm;pN1mi代表微转移(micrometastases),0.2 mm<转移灶最大径≤2.0 mm,或单张组织切片不连续或接近连续细胞簇的癌细胞数量>200个;pN0(i+)代表孤立的肿瘤细胞群(isolated tumor cell, ITC),为淋巴结内存在单个肿瘤细胞或存在转移灶最大径≤0.2 mm的小细胞簇,或单张组织切片不连续或接近连续细胞簇的癌细胞数量≤200个;pN0(i-)代表无转移。

(1)微转移:目前认为,SLN隐匿性转移可能是预后的影响因素,尽管10%~20%的SLN微转移及孤立的肿瘤细胞群患者伴有腋窝其他淋巴结转移,但对于隐匿性淋巴结转移患者进行腋窝清除并没有带来显著的生存获益,也不推荐对未发现SLN微转移者进行常规的免疫组化检测。是否需要对发现SLN微转移的患者施行ALND,目前尚有争议,但仅有SLN微转移不提倡进一步ALND是基本趋势。

(2)孤立肿瘤细胞群:对孤立肿瘤细胞群临床研究的结论基本一致,即从临床治疗角度出发,孤立肿瘤细胞群可以与pN0同样对待。

(3)宏转移:对于SLN宏转移的可手术乳腺癌患者免行ALND的指征是目前关注的焦点之一。对于SLN有宏转移的患者,nSLN转移的概率为27.3%~31%,理论上,如此高的肿瘤残留应该行ALND。然而,2011年ACOSOG Z0011研究结果的公布对SLN阳性患者均需要进行ALND的理念提出挑战。该研究将891例SLN 1~2枚转移的保留乳房手术患者随机分为进一步ALND组(445例)和观察组(446例)。中位随访6.3年,两组间OS和DFS差异均无统计学意义;淋巴结复发率均<1%,差异无统计学意义;而观察组手术并发症显著降低。ACOSOG Z0011研究结果表明,满足全部如下5个条件,SLNB后不需要ALND,其局部复发和DFS、OS等同于ALND术后的患者。即T1~2期肿瘤、SLN为1或2枚的宏转移、保留乳房手术、术后接受全乳放疗及综合治疗、不是NACT的患者。

AMOROS研究进一步验证了放疗在这一类患者中所起的重要作用。该研究共入组4 832例,入组标准为T1期或T2期,腋窝触诊阴性,SLNB→SLN阳性,随机(1:1)分为ALND或者腋窝区放疗两组。其中ALND组33%患者有nSLN阳性淋巴结,有8%患者≥4枚,如阳性淋巴结≥4枚也给予辅助放疗。主要研究终点是非劣性5年腋窝局部复发率。平均随访6.1年,5年腋窝局部复发率,ALND组为0.43%,放疗组为1.19%。由于不良事件过少,原计划的非劣性检测无法进行。但是上肢水肿发生率ALND组明显高于放疗组。AMOROS研究对ACOSOG Z0011试验SLN阳性免行ALND的指征有进一步拓展。①此研究包括保留乳房和全乳切除的患者;②腋窝SLN阳性数量没有Z0011要求的仅限1~2枚,多数患者阳性淋巴结为1~3枚;③腋窝处理(ALND或放疗)在SLNB后12周内进行,腋窝放疗在全身治疗前,这与目前的临床治疗程序有所不同;④腋窝放疗区域包括全腋窝和锁骨上区,放疗野超过了保留乳房术后全乳放疗所包括的区域。对于不符合Z0011试验标准的部分患者,腋窝放疗可以替代ALND,在保证生存和降低局部复发的前提下,腋窝放疗可以降低并发症发生率。

目前,《乳腺癌NCCN指南》《St. Gallen国际乳腺癌治疗专家共识》和ASCO等已推荐ACOSOG Z0011试验结果的临床应用。但SLN阳性1~3枚患者约50%腋窝nSLN阳性,ALND仍然应该是标准治疗,特别是通过ALND进一步获得的预后资料将改变治疗决策;如果预后资料不改变治疗决策,且患者拒绝进一步腋窝手术,则腋窝放疗可以作为替代方案。需要指出的是,ACOSOG Z0011试验的中位随访时间仅6.3年。Guy's医院保留乳房手术与乳房切除手术RCT研究中,10年随访结果仅显示保留乳房手术的局部复发率高于乳房切除手术,而OS差异无统计学意义;但是25年随访结果显示,保留乳房手术的局部复发率和乳腺癌死亡率均明显高于乳房切除手术。因此,ACOSOG Z0011试验的中位随访时间6.3年尚不足以显示OS的差异,需要进一步长期随访结果。同时,SLN检出的个数也可能是这类人群预后的影响因素。另一方面,Z0011研究入组病例均为保留乳房治疗患者,目前尚无证据显示该结果可以推广到乳房切除患者。

(三) 腋淋巴结清除术指征

目前推荐进行ALND的指征,简单讲即为所有不适合进行SLNB的患者均应进行ALND。具体适应证包括非标准ALND手术后进行二次手术、通过伦理审核的临床研究、SLNB失败、术前可疑转移的淋巴结在术前或术中得到病理确诊、T4期患者、ALN复发、SLN发现1~2枚淋巴结转移但是进行乳房全切的患者、>2枚淋巴结转移的患者。

1. **临床淋巴结转移阳性** 临床检查或影像学检查淋巴结肿大或形态异常,最终组织病理学检查确诊为转移者仅占30%左右。因此,对cN(+)淋巴结,推荐进行术前细针穿刺细胞学检查,如果细胞学检查阴性,仍然可以进入SLNB指导下的ALN处理程序。

2. **不标准的ALND** 一般表现为病理检出的淋巴结个数较少,造成这样结果的原因较为复杂,主要包括3个方面:①外科医生手术范围不够;②病理科医生检查不充分;③个别患者淋巴结数量的确偏少。因此,一般认为以下情况属于ALND不充分:①医疗文书中未写明已行ALN清除;②切除标本未发现腋窝部分;③检出淋巴结个数过少(<10枚);④检出淋巴结大部分阳性而非TAL的患者可能残留阳性淋巴结。

3. **需进一步行ALND的SLN阳性标准** 在ACOSOG Z0011研究结果公布前,SLNB发现SLN阳性需行ALN清除术是乳腺外科医生一直遵守的治疗原则。ACOSOG Z0011研究针对cT1-2N0行保留乳房手术的患者,如果SLNB发现SLN 1~2枚阳性,不清除腋窝与ALND相比较,并不影响患者的远期预后。其他超出该研究适应证的情况还有待进一步研究验证。因此,仍旧遵循原有的治疗原则。

4. **SLNB失败** 尽管经过大量手术的经验累积,SLN的示踪成功率仍无法达到100%。因此,对此类患者需要进行ALND。

5. **孤立性淋巴结转移** 孤立患侧或对侧ALN复发或转移可以进行ALND。

(四) 内乳淋巴结处理原则

IMLN同ALN一样,是乳腺癌淋巴液引流的一部分,且是乳腺癌独立预后的重要因素。20世纪50年代兴起的乳腺癌扩大根治术经后期临床统计证实,手术切除IMLN并不能提高IMLN转移乳腺癌患者的生存率。但20世纪70年代Veronesi等回顾性研究342例接受乳腺癌扩大根治术患者的结果显示,IMLN阴性和阳性患者5年OS分别为78%和44%,差异有统计学意义,提示明确IMLN状态对患者预后及治疗有重要作用。

1. **IMLN转移状况及活检的意义** Morrow等复习了7 070例有ALN及IMLN组织病理学检查的乳腺癌患者资料,单纯IMLN转移的发生率为5%~10%,强调了IMLN活检对制订进一步治疗计划影响的意义。Veronesi等报道1965~1979年米兰国家癌症研究院乳腺癌扩大根治术1 119例,IMLN转移率与肿瘤大小、年龄和ALN转移状况有关,与原发肿瘤的部位无关。IMLN转移对预后有明显的影响,ALN与IMLN均阴性者10年生存率为80.4%,两者均阳性者仅为30.0%,ALN转移阳性或IMLN阳性者分别为54.6%或53.0%,认为选择性(依据年龄、肿瘤大小、ALN转移状况)的IMLN活检是有必要的。Cody等对195例患者选择性行乳腺癌扩大根治术,选择依据为肿瘤体积较大且位于乳房内侧,发现全组病例IMLN转移率为24%,T1N0期病例IMLN转移率为19.6%。ALN转移阳性和阴性组分别为36%和18%($P=0.002\ 3$),与肿瘤大小及患者年龄无明显的相关性。随访10年结果表明,IMLN是否转移是仅次于ALN是否转移的第2位预后因素,ALN阴性的病例中,IMLN转移者10年局部复发及死亡的危险性是IMLN阴性者的2倍,认为了解IMLN转移状况对决定Ⅰ期乳腺癌患者的治疗策略有意义。

日本学者报道的资料中,可手术乳腺癌IMLN的转移率为17.0%~18.5%,肿瘤位于乳房内侧和外侧者分别为20.4%和14.0%,肿瘤位于内侧的Ⅰ期病例转移率为15.9%,肿瘤位于内侧的单纯IMLN转移率为4.8%,认为IMLN转移状况是独立的预后因素,可手术乳腺癌行 IMLN 清除对于分期是必要的。

2006 年黄欧等回顾性分析复旦大学附属肿瘤医院乳腺外科 1956～2003 年开展的 1 679 例乳腺癌扩大根治术临床资料,ALN 转移率为 47.3%(795/1 679 例),IMLN 转移率为 15.5%(260/1 679 例),单纯 IMLN 转移率为 4.41%(39/884 例)。在选取的 4 个因素中,单因素分析显示,IMLN 转移与患者的年龄、肿瘤大小、肿瘤位置和 ALN 转移状况均有关;多因素分析显示,IMLN 转移与患者的年龄、肿瘤位置和 ALN 转移状况有关,与肿瘤大小无关。随着年龄的增加,IMLN 的转移率逐渐下降;ALN 转移数目越多,IMLN 的转移率越高,ALN 转移阴性患者的 IMLN 转移率为 4.4%,ALN 1～3 枚阳性者 IMLN 转移率为 18.8%,ALN 4～6 枚阳性者 IMLN 转移率为 28.1%,ALN≥7 枚阳性者 IMLN 转移率为 41.5%。不同肿瘤位置中,内侧肿瘤患者的 IMLN 转移率明显高于外侧肿瘤患者,但乳晕区肿瘤和外侧肿瘤患者的 IMLN 转移率差异无统计学意义。2014 年贺青卿等报道回顾性分析资料,济南军区总医院甲状腺乳腺外科 2003 年 5 月～2014 年 1 月行乳腺癌各式改良根治术并经肋间隙 IMLN 切除活检患者 305 例,NACT 组 67 例,ALN 转移率为 34.3%(45/67 例),IMLN 转移率为 34.3%(23/67 例),ALN 和 IMLN 均转移率为 26.9%(18/67 例),仅 IMLN 转移率为 7.5%(5/67 例),仅 ALN 转移率为 40.3%(27/67 例);未行 NACT 治疗组 238 例,ALN 转移率为 65.1%(155/238 例),IMLN 转移率为 12.6%(30/238 例),ALN 与 IMLN 均转移率为 8.8%(21/238 例),仅 IMLN 转移率为 3.8%(9/238 例),仅 ALN 转移率为 56.3%(134/238 例)。从乳腺癌 ALN 转移情况看,该组患者病期偏晚,单纯 IMLN 转移率为 4.59%(14/305 例),与既往国内开展的乳腺癌扩大根治术资料相似。

2. IMLN 转移的预后意义　关于 IMLN 转移对预后影响的研究,Veronesi 等于 1999 年报道,对 737 例乳腺癌扩大根治术后未行放化疗的患者经 30 年随访结果表明,IMLN 和 ALN 均阴性者的预后好于任何单一区域淋巴结阳性患者,只有 IMLN 或 ALN 转移者预后相同,而两者均有转移者的预后最差。认为区域淋巴结治疗不能改善预后,但 IMLN 活检有助于临床分期。Cranenbroek 等于 2005 年综合分析 6 000 例乳腺癌患者随访结果表明,有 IMLN 转移可能预示远处转移;其预后价值与 ALN 转移相同,两者均有转移者预后最差,10 年 OS 仅为 37%。虽然单独内乳区复发者少见,但提示预后不良。早期乳腺癌 IMLN 转移可能成为术后复发的原因之一。Sugg 等回顾性分析了 1956～1987 年进行 IMLN 清除的 286 例乳腺癌患者的资料,中位随访 186 个月,中位年龄 52 岁(21～85 岁),肿瘤直径的中位数为 2.5 cm。IMLN 转移率为 25%,IMLN 转移与肿瘤的大小和 ALN 转移数目有关,但与肿瘤的部位和年龄无关。伴有 IMLN 转移的患者 20 年 DFS 明显下降,但亚组分析发现,原发肿瘤直径≤2 cm、ALN 转移阳性有 IMLN 转移与无转移病例比较,20 年 OS 差异无统计学意义,提示 IMLN 转移状况对预后判断及治疗计划的制订有一定意义。沈镇宙等长期随访研究显示,与同期施行典型根治术的乳腺癌比较,Ⅰ期患者内乳区转移率低,两组生存率差异无统计学意义,而Ⅱ～Ⅲ期患者则扩大根治术的生存率显著高于经典根治术者。但有研究认为,IMLN 切除术对乳腺癌长期预后无明显影响。综合 20 世纪 80 年代前乳腺癌扩大根治术的研究资料,IMLN 转移是预后差的影响因素。

3. IMLN 治疗措施对预后的影响　IMLN 处理对乳腺癌的治疗意义是有争议的。20 世纪 70 年代报道的资料,总体上乳腺癌扩大根治术对可手术乳腺癌患者没有生存优势,但对某些选择性病例,扩大根治术的效果优于经典根治术。如 Veronesi 等报道,1964～1968 年米兰国家癌症研究院行根治术或扩大根治术治疗 737 例 T1-3N0-1 期乳腺癌,所有病例没有进行术后放疗及全身治疗,随访 30 年,两组总生存曲线及与乳腺癌相关的特定生存曲线(specific survival curve)没有不同;30 年间有 558 例死亡病例,395(71%)例死于乳腺癌,其中根治术组 201 例,扩大根治术组 194 例。而 Urban 等报道,应用乳腺癌改良根治术、乳腺癌根治术和乳腺癌扩大根治术治疗 565 例乳腺癌,其中 40% 有 ALN 转移,对于有 ALN 转移的病例,扩大根治术优于根治术,10 年生存率分别为 54% 和 33%。英国 Deemarski 等报道,治疗 T1-2N0-1M0 期原发肿瘤位于中央区或乳房内侧半的乳腺癌资料,扩大根治术(Urban-Kholdin) 478 例,根治术(Halsted-Meyer) 519 例。扩大根治术组单纯 IMLN 转移率为 17.7%。无论区域淋巴结有无转移,扩大根治术的 5 年、10 年和 20 年 DFS 均优于根治术组。

对于没有外科干预情况下乳腺癌根治术后内

乳区放疗价值的研究，Fisher 等报道 NSABP 随机分组进行的乳腺癌根治术、单纯全乳切除术加区域淋巴引流区放疗、全乳切除术不加放疗（随后发现 ALN 转移阳性者进行 ALND 术）疗效对比研究，随访 10 年结果显示，对肿瘤位于乳房内侧的病例，内乳区放疗对预后的改善无意义。但 2000 年以前的文献复习结果表明，乳腺癌扩大根治术或乳腺癌改良根治术后内乳区放疗对生存率的改善无意义，对肿瘤位于乳房内侧半及中央区、ALN 转移阳性的患者有益。内乳区放疗对化疗的影响及心血管的不良反应也是治疗后 10 年生存率的影响因素。同时，内乳区联合胸壁放疗对心脏的不良反应抵消了乳腺癌胸壁放疗的治疗意义。结合胸壁和锁骨上区的内乳区放疗仅对病理确诊有 IMLN 转移的病例起改善肿瘤区域控制的作用。

综合 20 世纪 80 年代前对 IMLN 外科或者放疗干预的资料，对 IMLN 的治疗措施无预后优势。

4. IMLN 转移状况的临床评估　由于乳腺癌扩大根治术无生存优势而弃用后，对乳腺癌 IMLN 转移的评估几乎没有进展。各种临床间接检查方法，如超声、CT 和 MRI 等影像学检查虽可能发现 IMLN，但对较小的淋巴结检出率低，且不能确定有无转移。随着乳腺癌 SLNB 技术的发展，Sugg 等报道放射性核素作为示踪剂行淋巴显像时约 25% 患者同时有内乳区显影，7.3%～9.0% 仅有内乳区显影，但仍然不能确定显影的 IMLN 是否存在转移。对内乳区淋巴显像者进一步活检证实，IMLN 转移率为 13.0%～26.8%。由于乳腺癌 IMLN 转移规律尚不十分明确，各种检测方法及其价值仍在探索中。目前，能够确定乳腺癌 IMLN 病理状态的唯一方法是 IMLN 活检，对放射性核素示踪剂行淋巴显像发现内乳区显影者，切除相邻肋软骨进行 IMLN 活检。但目前研究资料显示，IMLN 转移率均低于既往文献报道的 IMLN 清除术资料。如 Noguchi 等对 41 例原位癌及临床可手术乳腺癌患者行染料示踪及放射性核素示踪 SLNB，所有病例均行包括 ALND 术的外科治疗，其中 IMLN 活检 19 例。在内乳淋巴链有染料示踪或有热点显示的 5 例患者中，组织学检查没有发现 IMLN 转移；在 5 例有淋巴管蓝染或最终蓝染淋巴结患者中，组织学检查发现 1 例 IMLN 转移；在 36 例既无淋巴管或淋巴结蓝染又无放射性核素示踪热点的患者中，14 例行 IMLN 活检，组织病理学检查发现 1 例 IMLN 转移。因此，SLNB 用于鉴别 IMLN 转移状况是不可靠的。

5. IMLN 处理的总结　①IMLN 活检对乳腺癌分期的意义是肯定的，对于可手术乳腺癌，IMLN 活检可避免 10%～20% 病例分期不足。②IMLN 清除术或内乳区放疗效果相似，仅对组织学证实有转移的病例有益，可提高此类病例的局部控制率，对改善生存率的意义不肯定，尤其是放疗尚有远期的心血管毒性。因此，对于可手术乳腺癌，可能绝对受益者为 20% 左右，如果用放疗替代胸骨旁淋巴结清除术，受益人群的受益程度还将部分被心脏毒性所抵消。③目前尚无可靠的方法术前预测 IMLN 转移状况，也无成熟的避免不必要的淋巴结清除术的方法。综合以上研究结果，提出对有 IMLN 转移高危因素的患者的处理建议：①由于内乳区放疗与 IMLN 清除术的治疗意义是一致的，同时由于放疗技术的进步，放疗的负效应减少，无论是进行保留乳房治疗还是乳房切除术，原则上只要依据 ALN 转移指标选择性地进行放疗即可，不提倡 IMLN 清除术或活检。②在放射性核素示踪显示 SLN 同时定位于腋区及内乳区的患者中，对于保留乳房治疗者，无论腋区的 SLN 是否有转移，不提倡同时进行内乳区 SLNB，术后依据常规病理检查 ALN 转移状况决定放疗范围即可；对于进行乳房切除术的患者，同时进行腋区 SLNB 及内乳区 SLNB 还是可取的方法，尤其是对肿瘤位于乳房的中央区或乳房的内侧半、肿瘤体积较大（如肿瘤的直径为 4～5 cm）、年龄≤60 岁者，内乳区 SLNB 或 IMLN 清除术是避免不必要放疗的必要措施。但内乳区 SLNB 只限于核素示踪证实有 SLN 者；内乳区淋巴结清除或活检手术只限于临床有 ALN 转移者，影像学检查发现有 IMLN 肿大时选择性应用。在外科技术相当进步的今天，胸骨旁淋巴结清除术是相当安全的，无远期不良反应。

（五）新辅助治疗与区域外科治疗

新辅助治疗（NACT）除降低局部肿瘤负荷外，对于 ALN 也有降期作用。新辅助治疗后 ALN 残留情况是患者远期生存的独立预测指标，ALN pCR 患者，无论原发灶是否有肿瘤残留，均具有较好的预后。研究发现，对于新辅助治疗前证实存在 ALN 转移的患者，约 40% 经新辅助治疗后 ALN 转阴。对于这部分患者，可能不需要进一步 ALND，从而可避免 ALND 所带来的手术并发症。因此，SLNB 在新辅助治疗后的患者中逐渐得到推广。

1. SLNB 临床应用的可行性　乳腺癌 NACT

可以使约 40% ALN 阳性患者转变为阴性。从另一个角度看,新辅助治疗后患者 ALN 阴性率为 50%～80%,与 NACT 选择指征有关。过去的观点认为,NACT 导致的肿瘤组织坏死和淋巴管纤维化会影响淋巴引流通路,可能降低 NACT 后 SLNB 的成功率。2006 年 Kim 等的 Meta 分析结果显示,临床早期乳腺癌非新辅助治疗患者中 SLNB 的操作成功率为 96%,假阴性率为 7.3%。而同年 Gui 对乳腺癌 NACT 后 SLNB 的 4 项研究进行 Meta 分析,SLNB 操作的成功率为 90%～94%,假阴性率为 7%～12%,与临床早期乳腺癌非 NACT 患者相似。因此认为,NACT 后行 SLNB 是一种可靠的腋窝手术方式,尤其是 NACT 前临床 ALN 阴性(cN0)的患者。多项临床试验 Meta 分析显示,NACT 后行 SLNB 的成功率和假阴性率都与早期乳腺癌非 NACT 的结果相似。意大利 Cremona 专家共识认为,这部分患者可考虑免行 ALND。

但是在临床实践中,新辅助治疗很大程度上适用于手术困难的局部晚期乳腺癌。在病期上,两者虽然算不上尖锐对立,但是新辅助治疗的疗效会导致 SLNB 对评估 ALN 转移状况的准确性、可靠性、科学性和应用价值产生影响。在应用价值上,否定观点认为局部晚期乳腺癌或者原发肿块过大的患者 ALN 转移率高,SLNB 假阴性风险大;肯定观点认为,新辅助治疗会越来越多地应用于临床早期乳腺癌。因此,对于避免不必要的 ALND,意义接近于早期乳腺癌的 SLNB。这个问题同样反映了新辅助治疗适应证的争议。临床研究发现,SLNB 效率与入组人群的病期有关,入组人群临床早期乳腺癌比例越大,假阴性越低。按照目前高级别证据,新辅助治疗的主要对象是局部晚期乳腺癌。因此,新辅助治疗患者行 SLNB,需要加强临床腋窝评估。同时应该注意的是,临床腋窝评估存在方法的复杂性和判断的主观性,会加剧评估可靠性的降低。

2. SLNB 的时机

(1) NACT 前行 SLNB:NACT 前行 SLNB 的主要优势是能够得到 ALN 状况的原始信息,有利于准确临床分期。更重要的是能够使 NACT 前 SLN 阴性患者避免 ALND 和放疗,保留乳房术后乳房放疗除外。但是对于 NACT 前 SLN 阳性患者,NACT 后仍需行 ALND,NACT 腋窝降期的意义无法体现;而另一方面,NACT 前 ALN 状态的准确评估有助于个体化选择辅助放疗的决策。研究证据认为,是否采取辅助放疗取决于初始 ALN 的病理状况。NSABP B-18 和 B-27 试验研究数据显示,临床初始淋巴结状况、病理淋巴结状况不仅是保留乳房术后局部区域复发(LRR)的独立影响因子,也是改良根治术后 LRR 的独立影响因子,有助于明确辅助放疗的选择标准。NACT 前行 SLNB 非常合理,但是也存在腋窝降期患者无法获益,需要前后 2 次手术的缺点。

(2) NACT 后行 SLNB:NACT 后行 SLNB 的患者能够从 NACT 后 ALN 降期中获益,避免 ALND 的过度治疗。初始 ALN 阳性患者,通过 NACT 后行 SLNB 识别转阴的 ALN,32% 患者免于行 ALND。Hunt 等对 3 746 例 cT1-3N0 患者 NACT 前后接受 SLNB 的研究结果显示,NACT 后患者(575 例)SLNB 成功率为 97.4%,假阴性率为 5.9%(5/84 例),NACT 前直接行 SLNB 患者 SLNB 成功率为 98.7%,假阴性率为 4.1%(22/542 例),两者假阴性率比较差异无统计学意义($P=0.39$)。该研究同时指出,NACT 后行 SLNB 并未增加 LRR。由此可见,对于 cN0 患者,NACT 后 SLNB→SLN 阴性患者免行 ALND 仍是一种可靠的腋窝手术方式。《Biedenkopf 指南》推荐,对于新辅助治疗前 cN0 的乳腺癌患者,在完成新辅助治疗后再行 SLNB,SLN 阴性患者免行 ALND 可以视为一种可靠的腋窝手术方式,能够进一步减少 ALND,使新辅助治疗的降期获益最大化,并且在治疗过程中只需 1 次手术。

对于临床 ALN 阳性 NACT 后转阴的患者,SLNB 成功率有所下降而假阴性率上升,开展时可以考虑通过改进示踪技术、提高操作者熟练程度等方式提高成功率,也可以通过在术前阳性淋巴结内放置银夹等方法降低 SLNB 假阴性率,但尚需更多高级别证据支持。

对于 NACT 后 ALN 仍然临床阳性的患者,应作为 SLNB 的禁忌。

(3) NACT 前后均行 SLNB:SENTINA 试验中,对于 NACT 前已经接受过 SLNB 的患者,NACT 后再次行 SLNB 的成功率仅为 62.3%,假阴性率高达 51.6%。意味着 NACT 前行 SLNB 显著影响 NACT 后行 SLNB 的准确性,NACT 前后各行 1 次 SLNB 成功率太低,且假阴性率极高。对于 NACT 前后各行 1 次 SLNB,作者认为不具备临床价值,这种方法已经完全违背了 SLNB 的理论架构和解剖基础,NACT 前 SLNB 已经将 SLN 取出,NACT 后检出的淋巴结能否称为 SLN 尚待商榷,即

NACT后"SLNB"检出的淋巴结并不是真正意义上的SLN,充其量可以说是示踪下ALN取样病检;且NACT前SLNB已经造成腋窝解剖结构的变化,NACT后再次检出SLN与SLNB解剖学基础相违背,临床试验中第2次活检过低的成功率和极高的假阴性率也从实践上证明其临床应用不可行。前后2次检出的淋巴结是完全独立的事件,它们之间的基线不同,并不能反映NACT产生的疗效。

3. SLNB的临床应用　目前认为,对SLNB→SLN组织病理学检查结果的解读与处理原则大致有以下几种情况。

(1) cN0→SLNB→SLN 阴性:不再继续 ALN 手术已经是没有争议的共识。

(2) cN0→SLNB→SLN 1~2 枚阳性:是否继续ALN手术,从循证医学证据看,综合分析ACOSOG Z0011、AMAROS 及 IBCSG-23-01 临床试验,SLN 1~2 枚转移时,接受保留乳房治疗的患者可以避免ALND;接受乳腺切除术患者腋窝放疗可以替代ALND,使更多患者在保证治疗效果的前提下,获得更好的生活质量。临床 ALN 阳性患者或者SLN 转移≥2 枚时,无论接受保留乳房手术还是乳房切除手术,均应行 ALND。从规范看,《中国抗癌协会乳腺癌诊治指南与规范》(2017 版)依然采取了更为审慎的态度,即对所有 ALN 宏转移患者仍采用 ALND;对于 SLN 宏转移患者,ALND 仍是标准治疗;对于微转移患者,单个 SLN 微转移患者接受保留乳房治疗(联合放疗)时,可不行 ALND,多个 SLN 微转移患者接受保留乳房治疗(联合治疗)时,我国专家意见倾向行 ALND。

(3) cN0→NACT→SLNB→SLN 阴性:van Deurzon 等对 NACT 后 SLNB 相关 27 项研究进行 Meta 分析,结果显示,SLNB 成功率为 90.9%,假阴性率为 10.5%。山东省肿瘤医院回顾分析 2004 年 1 月 1 日至 2012 年 6 月 30 日初诊的 241 例可手术乳腺癌行 NACT 患者的临床资料显示,入组患者 SLNB 成功率为 86.3%(208/241 例),假阴性率为 15.0%(22/147 例),准确率为 89.4%(186/208 例)。cN0 患者 NACT 后进行 SLNB 是安全可行的;SLN 阴性不再继续 ALN 手术也已经是没有争议的共识。

(4) cN(+)→NACT→ycN0→SLNB→SLN 阴性:是否继续 ALN 手术,研究显示,乳腺癌 NACT 可以使约 40% 的 ALN 阳性转变为阴性。理论上,由于 NACT 后肿瘤组织坏死、淋巴管纤维化和堵塞会影响淋巴结引流的通路,可能降低 NACT 后 SLNB 对 SLN 检出的成功率,以及对 SLN 识别的准确率。然而,对 NACT 后 SLNB 的 21 项研究的 Meta 分析结果显示,SLNB 平均成功率 91%,平均灵敏度 88%,与常规 SLNB 相似。Classe 等研究发现,尽管初始 cN0 患者 NACT 后行 SLNB 的成功率高于初始临床 ALN 阳性(cN1)患者,但假阴性率差异无统计学意义。因此,理论上初始 cN1 患者可能更能从 NACT 后行 SLNB 中获益。Boileau 等研究,cN(+)→NACT→ycN0→SLNB 可使 30.3% 的患者免行 ALND 术。可见,为 1/3 患者获益的价值是值得商榷的。

(5) cN(+)→NACT→ycN0→SLNB→SLN 阳性:继续进行 ALND 手术是必要的。

(6) cN0→SLNB→SLN 阳性→NACT→SLNB:这类研究有悖于 SLN 的生物学定义,NACT 前 SLNB 已经将 SLN 取出,NACT 后检出的淋巴结能否称为 SLN 尚待商榷,即 NACT 后 SLNB 检出的淋巴结并不是真正意义上的 SLN,充其量可以说是示踪下 ALN 取样病检;且 NACT 前 SLNB 已经造成腋窝解剖结构的变化,NACT 后再次检出 SLN 与 SLNB 解剖学基础相违背,并不具备临床应用价值。

(郑美珠　郑　刚　左文述)

参考文献

[1] 但汉雷,石汉平,崔彦,等.射频消融联合腔镜微创保乳治疗早期乳腺癌的医学美学评价.中华医学美学美容杂志,2011,17(5):340-343.

[2] 共识专家讨论组.保留乳头乳晕复合体乳房切除术的专家共识与争议(2015 年版).中国癌症杂志,2016,26(6):476-480.

[3] 韩超,杨奔,左文述,等.乳腺癌前哨淋巴结周围组织取样病检对降低前哨淋巴结活检假阴性率的临床意义.中华肿瘤防治杂志,2015,22(16):1287-1291.

[4] 韩超,郑刚,左文述.乳腺癌前哨淋巴结活检假阴性相关因素与对策的研究现状.肿瘤,2016,36(5):585-590.

[5] 贺青卿,侯蕾,范子义,等.内乳淋巴结活检在乳腺癌分期与辅助治疗中的价值.中国普外基础与临床杂志,2014,21(5):549-554.

[6] 潘蕊,杨奔,左文述,等.乳腺癌新辅助化疗后前哨淋巴结活检临床应用价值的探讨.中华肿瘤防治杂志,2012,19(24):1883-1888.

[7] 彭朝朝,刘治滨,刘军,等.乳腺癌保留乳房手术术中射频治疗的临床疗效.中日友好医院学报,2015,29(3):131-134.

[8] 王常利.282例乳腺癌肿块术中快速冷冻病理诊断分析.宁夏医科大学学报,2013,35(9):1053-1055.

[9] 王敏,王先明,刘瑾琨,等.保留乳头乳晕乳腺全切除术并Ⅰ期乳房重建126例.中华普通外科学文献(电子版),2012,6(3):223-226.

[10] 杨余朋,郑刚,郑美珠,等.乳腺癌SLN解剖学定位及其临床意义的研究.中华肿瘤防治杂志,2010,17(14):1100-1103.

[11] 张保宁,邵志敏,乔新民,等.中国乳腺癌保乳治疗的前瞻性多中心研究.中华肿瘤杂志,2005,27(11):680-684.

[12] 张保宁,张斌,唐中华,等.中国乳腺癌手术治疗10年的发展与变迁.中华肿瘤杂志,2012,34(8):582-587.

[13] 张彦收,刘运江.乳腺癌手术治疗回顾和进展.现代肿瘤医学,2015,23(5):719-722.

[14] 郑刚,杨靖,左文述,等.中国乳腺癌前哨淋巴结检验证阶段研究结果的系统评价.中华医学杂志,2011,91(6):361-365.

[15] 中国抗癌协会乳腺癌专业委员会.中国抗癌协会乳腺癌诊治指南与规范(2015版).中国癌症杂志,2015,25(9):692-754.

[16] 中国抗癌协会乳腺癌专业委员会.中国抗癌协会乳腺癌诊治指南与规范(2013版).中国癌症杂志,2013,23(8):637-684.

[17] 中国女医师协会临床肿瘤学专业委员会.中国抗癌协会乳腺癌专业委员会.中国进展期乳腺癌共识指南(CABC 2015).癌症进展,2015,13(3):223-245.

[18] 左文述,杨莉,于志勇.可手术乳腺癌局部外科治疗的临床实践.中华乳腺病杂志(电子版),2012,6(1):1-5.

[19] 左文述,于志勇,郑刚,等.乳腺癌前哨淋巴结解剖学定位及其临床意义的研究.外科理论与实践,2011,16(1):14-18.

[20] 左文述,郑美珠.乳腺癌新辅助化疗对局部区域外科治疗策略的影响.中国肿瘤外科杂志,2015,7(3):137-140.

[21] Algaithy ZK, Petit JY, Lohsiriwat V, et al. Nipple sparing mastectomy: can we predict the factors predisposing to necrosis? Eur J Surg Oncol, 2012, 38(2):125-129.

[22] Aljarrah A, Nos C, Nasr R, et al. Updated follow-up of patients treated with the oncoplastic "Crescent" technique for breast cancer. Breast, 2012, 21(4):475-479.

[23] Billar JA, Dueck AC, Gray RJ, et al. Preoperative predictors of nipple-areola complex involvement for patients undergoing mastectomy for breast cancer. Ann Surg Oncol, 2011, 18(11):3123-3128.

[24] Bouganim N, Tsvetkova E, Clemons M, et al. Evolution of sites of recurrence after early breast cancer over the last 20 years: implications for patient care and future research. Breast Cancer Res Treat, 2013, 139(2):603-606.

[25] Boughey JC, Suman VJ, Mittendorf EA, et al. Factors affecting sentinel lymph node identification rate after neoadjuvant chemotherapy for breast cancer patients enrolled in ACOSOG Z1071 (Alliance). Ann Surg, 2015, 261(3):547-552.

[26] Endara M, Chen D, Verma K, et al. Breast reconstruction following nipple-sparing mastectomy: a systematic review of the literature with pooled analysis. Plast Reconstr Surg, 2013, 132(5):1043-1054.

[27] Francissen CM, Dings PJ, van Dalen T, et al. Axillary recurrence after a tumor-positive sentinel lymph node biopsy without axillary treatment: a review of the literature. Ann Surg Oncol, 2012, 19(13):4140-4149.

[28] Houssami N, Macaskill P, Marinovich ML, et al. The association of surgical margins and local recurrence in women with early-stage invasive breast cancer treated with breast conserving therapy: a Meta-analysis. Ann Surg Oncol, 2014, 21(3):717-730.

[29] Joyce DP, Solon JG, Prichard RS, et al. Is there a requirement for axillary lymph node dissection following identification of micrometastasis or isolated tumour cells at sentinel node biopsy for breast cancer? Surgeon, 2012, 10(6):326-329.

[30] Kinoshita T, Iwamoto E, Tsuda H, et al. Radiofrequency ablation as local therapy for early breast carcinomas. Breast Cancer, 2011, 18(1):10-17.

[31] Kuehn T, Bauerfeind I, Fehm T, et al. Sentinel-lymph-node biopsy in patients with breast cancer before and after neoadjuvant chemotherapy (SENTINA): a prospective, multicentre cohort study. Lancet Oncol, 2013, 14(7):609-618.

[32] Li S, Wu PH. Magnetic resonance image-guided versus ultrasound-guided high-intensity focused ultrasound in the treatment of breast cancer. Chin J Cancer, 2013, 32(8):441-452.

[33] Losken A, Dugal CS, Styblo TM, et al. A meta-analysis comparing breast conservation therapy alone to the oncoplastic technique. Ann Plast Surg, 2014, 72(2):145-149.

[34] Madsen EV, Elias SG, Van Dalen T, et al. Predictive factors of isolated tumor cells and micrometastases in axillary lymph nodes in breast cancer. Breast, 2013, 22(5):748-752.

[35] Mallon P, Feron JG, Couturaud B, et al. The role of nipple-sparing mastectomy in breast cancer: a comprehensive review of the literature. Plast Reconstr Surg, 2013,131(5):969 - 984.

[36] Mariscotti G, Durando M, Robella M, et al. Mammotome® and EnCor®: comparison of two systems for stereotactic vacuum-assisted core biopsy in the characterisation of suspicious mammographic microcalcifications alone. Radiol Med, 2015,120(4):369 - 376.

[37] Maxwell GP, Storm-Dickerson T, Whitworth P, et al. Advances in nipple-sparing mastectomy: oncological safety and incision selection. Aesthet Surg J, 2011,31(3):310 - 319.

[38] McCulley SJ, Macmillan RD, Rasheed T. Transverse upper gracilis (TUG) flap for volume replacement in breast conserving surgery for medial breast tumours in small to medium sized breasts. J Plast Reconstr Aesthet Surg, 2011,64(8):1056 - 1060.

[39] Morrow M, Harris JR, Schnitt SJ. Surgical margins in lumpectomy for breast cancer — bigger is not better. N Engl J Med, 2012,367(1):79 - 82.

[40] Moschetta M, Telegrafo M, Carluccio DA, et al. Comparison between fine needle aspiration cytology (FNAC) and core needle biopsy (CNB) in the diagnosis of breast lesions. G Chir, 2014,35(7 - 8): 171 - 176.

[41] Munhoz AM, Montag E, Filassi JR, et al. Current approaches to managing partial breast defects: the role of conservative breast surgery reconstruction. Anticancer Res, 2014,34(3):1099 - 1114.

[42] Ogawa T, Hanamura N, Yamashita M, et al. Long-term results of breast volume replacement using an inframammary adipofascial flap after breast-conserving surgery. Breast Cancer, 2014,21(5):635 - 640.

[43] Peek MC, Ahmed M, Napoli A, et al. Systematic review of high-intensity focused ultrasound ablation in the treatment of breast cancer. Br J Surg, 2015, 102(8):873 - 882.

[44] Rao R, Euhus D, Mayo HG, et al. Axillary node interventions in breast cancer: a systematic review. JAMA, 2013,310(13):1385 - 1394.

[45] Rashaan ZM, Bastiaannet E, Portielje JE, et al. Surgery in metastatic breast cancer: patients with a favorable profile seem to have the most benefit from surgery. Eur J Surg Oncol, 2012,38(1):52 - 56.

[46] Sohn G, Son BH, Lee SJ, et al. Treatment and survival of patients with occult breast cancer with axillary lymph node metastasis: a nationwide retrospective study. J Surg Oncol, 2014,110(3):270 - 274.

[47] Tsuda H, Seki K, Hasebe T, et al. A histopathological study for evaluation of therapeutic effects of radiofrequency ablation in patients with breast cancer. Breast Cancer, 2011,18(1):24 - 32.

[48] Veronesi U, Orecchia R, Maisonneuve P, et al. Intraoperative radiotherapy versus external radiotherapy for early breast cancer (ELIOT): a randomised controlled equivalence trial. Lancet Oncol, 2013,14 (13):1269 - 1277.

[49] Youn I, Kim MJ, Moon HJ, et al. Absence of residual microcalcifications in atypical ductal hyperplasia diagnosed via stereotactic vacuum—assisted breast bio-psy: is surgical excision obviated. J Breast Cancer, 2014,17(3):265 - 269.

[50] Zetterlund L, Stemme S, Arnrup H, et al. Incidence of and risk factors for sentinel lymph node metastasis in patients with a postoperative diagnosis of ductal carcinoma in situ. Br J Surg, 2014,101(5):488 - 494.

[51] Zhang BL, Sivasubramaniam PG, Zhang Q, et al. Trends in radical surgical treatment methods for breast malignancies in China: a multicenter 10-year retrospective study. Oncologist, 2015,20(9):1036 - 1043.

[52] Zhou W, Zha X, Liu X, et al. US-guided percutaneous microwave coagulation of small breast cancers: a clinical study. Radiology, 2012,263(2): 364 - 373.

第三十一章

乳腺癌的临床分期

乳腺癌的临床分期是乳腺癌精准医疗"有据可查,有规可循"的坚实工具。乳腺癌的分期是指将患者按照疾病的严重程度进行分组。它有助于:①选择针对每个患者的个体化治疗策略;②评估患者的预后;③比较不同的治疗方案;④为临床医师间的病例讨论及交流沟通提供统一的标准。分期可按照临床表现(cTNM临床分期),也可以按照病理特征(pTNM病理分期)来划分。AJCC分期是美国癌症联合委员会(American Joint Committee on Cancer, AJCC)发布的分期,与国际抗癌联盟(Union for International Cancer Cotrol)分期相一致,在世界范围内被广泛采用。

从这一分期系统开始使用(1977年)至今,8个版本的AJCC分期手册已经出版。2016年10月,第8版肿瘤TNM分期手册问世,并从2018年1月开始生效。

第8版AJCC乳腺癌分期与之前的版本相比,从概念上进行了革命性的调整和改进。首次将乳腺癌生物学标记(biomarker)糅合到传统的解剖分期中。这些生物学标记包括ER、PR、HER-2、组织学分级G,以及多基因检测工具。其实这些指标已经被广泛应用于临床来预测乳腺癌患者的预后和制订诊疗决策,但专家组成员认为直到最近才有充分的研究证据支持将这些生物学标记纳入AJCC乳腺癌分期中,特别是激素受体和HER-2极大影响着乳腺癌患者的预后生存和治疗。

尽管基因表达分析可以鉴定出多种分子亚型的乳腺癌,但并未被临床常规应用。取而代之的是对ER、PR,以及HER-2生物学标记的免疫组化或原位杂交方法的检测。专家组成员认为,基于多项前瞻性的高质量临床试验数据,以及足够的循证医学数据,支持将此3种生物学标记和组织学分级G共同纳入AJCC乳腺癌分期中。而增殖指数Ki-67,由于其存在的观察者间再现性差、技术上统一难等问题,并没有将其纳入分期系统中。专家组成员指出,由于美国几乎对所有原发性乳腺癌患者行ER、PR、HER-2及组织学分级(G)检测,对这4个指标的评估应参考American Society of Clinical Oncology和College of American的指南。

由于第8版AJCC将这4个生物学指标的表达糅合到传统TNM分期中,创建了所谓Clinical Prognostic Stage Group(CPSG)。CPSG应用于任何系统治疗前的最初评估。TNM分期可根据乳腺癌患者的体检、肿瘤及淋巴结影像学检查,以及转移病变的证据来评估;当患者的肿瘤被摘除后,需评估病理分期。专家组成员强烈推荐Pathologic Prognostic Stage Group(PPSG)是最准确的预测因子。

除了生物学标记,多基因检测工具作为附加预后判定指标也被写入第8版AJCC分期中。在众多的多基因检测工具中,用于帮助判断淋巴结转移阴性且激素受体阳性、HER-2阴性的乳腺癌患者是否可规避化疗的21基因检测(Oncotyoe DX)是最充分的证据。第8版AJCC分期将复发风险评分<11分的患者纳入ⅠA期。同时,包括MINDACT等多基因检测的临床试验证据,期待对未来分期修订起到巨大的推动作用。

第一节 乳腺癌 TNM 分期第 8 版更新要点与难点

一、更新要点

(1) 最大也是最引人注目的是增加了预后分期,这也更符合临床以改善预后为导向的理念。基于此,指南建议,在无法获得 ER、PR、HER-2 等生物学标记的国家和地区,可以使用临床或病理的解剖学 TNM 分期;在可以获取这些生物学标记信息的情况下,则建议使用临床或病理的预后分期。

(2) 小叶原位癌(LCIS)可按照良性病变来进行治疗,从 TNM 分期中删除。

(3) 按照指南规定,T 的数值精确到毫米,而且四舍五入到最近的毫米数值,但原 T>1.0 mm 且 <2.0 mm 的情况下,都记为 2.0 mm。

(4) 新辅助治疗前 SLN 微转移灶增加 cN1mi 标准,删除 pN0 下的 pN0(i−)及 pN0(mol−)。

(5) 原发癌灶周围的癌结节大小不计入 T;同时发生的多发癌,以最大癌灶的最大径为准,而不是相加。

(6) 肉眼可见的皮肤癌结节,归类为 T4b;若仅显微镜下可见皮肤或真皮癌结节,且不伴有皮肤水肿(橘皮征)或皮肤溃疡,则不归入 T4b。

(7) 多个淋巴结转移灶的情况下,以连续的最大转移灶为准评断 pN,邻近的转移灶不累加计入。

(8) cNX 只有在区域淋巴结已被切除且无法体检和影像学评估的情况下使用;在淋巴结可评估的情况下,体检和影像学均为阴性时归类为 cN0。

(9) 不存在 pM0,通常只有 cM0 和 cM1。若 cM1 经显微镜下确认,则记为 pM1。

(10) 新辅助治疗后的 T(ypT)以最大的连续残留病灶为准,残留灶周围的纤维化,以及残留灶之间的纤维化都不计入。

(11) 新辅助治疗后的 N(ypN)以最大的连续残留转移灶为准,残留灶周围的纤维化,以及残留灶之间的纤维化都不计入。

(12) 新辅助治疗后乳腺、淋巴管、血管、淋巴结中均未检出任何残留的浸润性癌成分,则记为病理完全缓解(pCR)。

(13) 在新辅助治疗前或治疗中被确诊为临床或病理 M1 期,不管其对新辅助治疗反应如何,均记为 M1。

(14) 肿瘤组织学分级成为乳腺癌预后分期的组成部分。

(15) DCIS 中使用核分级。

(16) 所有乳腺癌病灶均应检测 ER、PR、HER-2 表达水平。

(17) 多基因检测可提供预后和治疗预测信息,以补 TNM 及生物学标记信息的不足。仅就分期而言,不需要这些检测。目前,指南在病理预后分期中纳入了一种多基因检测方案,但其他检测方案同样可用于临床决策。纳入该检测方案并无推荐或认可其超过其他检测的意思。

(18) 对于 T1N0M0 和 T2N0M0 且 HR 阳性、HER-2 阴性的患者,21 基因检测(Oncotype Dx)分值<11 分,则在 AJCC 病理预后分期中归入 I A 期,与 T1a-1bN0M0 相同。

(19) 对于 T1N0M0 和 T2N0M0 且 HR 阳性、HER-2 阴性的患者,使用其他多基因检测(乳腺癌指数、EndoPredict、MammaPrint、PAM 50)分值位于低危区间,则将其归入与 T1a-1bN0M0 相同的预后分期。

(20) 对 CTC 的临床意义进行了肯定。临床晚期乳腺癌外周血 CTC≥5 个/7.5 ml、临床早期乳腺癌外周血 CTC≥1 个/7.5 ml 提示预后不良。

(21) 首次建立了 AJCC 证据等级标准,适用于第 8 版分期的所有肿瘤(表 31-1)。

表 31-1 AJCC 证据等级标准

证据等级	说明
I	证据来自多项大型国家或国际研究的一致性结果,要求研究设计及实施良好,满足在适宜的患者人群中进行研究,并具有合适研究终点及合理治疗方案
II	证据至少来自一项大型研究,要求研究设计及实施良好,满足在合适的患者人群中进行研究,具有合适研究终点,具有外部验证
III	证据来自的研究具有一定缺陷,研究缺陷包括研究数量、规模或质量;多项研究结果间具有不一致性;存在患者研究人群是否选择恰当和结果是否恰当的问题
IV	尚未进行合理研究

二、更新难点

1. T4 分期中的胸壁和皮肤侵犯

(1) 胸壁侵犯指的是胸廓结构被侵犯,包括肋骨、肋间肌和前锯肌。胸大、小肌粘连侵犯不算 T4 分期。

(2) 皮肤侵犯指的是肉眼可见的皮肤卫星结节,或较局限的皮肤水肿(橘皮征)或溃疡,单纯镜下发现的表皮或真皮的卫星结节不算。

(3) 炎性乳腺癌是一个临床概念,要求是>1/3 的乳腺皮肤出现炎性乳腺癌的经典表现:皮肤红肿、水肿、皮肤卫星结节,通常伴有真皮层脉管癌栓。即使没有脉管癌栓但有明显的炎性乳腺癌症状,也应归入炎性乳腺癌,即 T4d 分期。反过来讲,即使有真皮层脉管癌栓,但不符合炎性乳腺癌的临床表现,仍不可诊断为炎性乳腺癌。

2. 淋巴结的界定问题

(1) 孤立肿瘤细胞(isolated tumor cells, ITC)是指淋巴结转移灶≤0.2 mm 或单张淋巴结切片<200 个肿瘤细胞。需要注意的是,它归入 pN0(i+),仍然是 N0 期,即无淋巴结转移。

(2) 前哨淋巴结数目应≤5 枚。

(3) 乳腺内淋巴结转移归入腋窝淋巴结转移中进行分期。

(4) 腋窝脂肪内癌结节分为两种情况:①腋窝脂肪组织中的癌结节周围有乳腺组织或 DCIS,则考虑是腋窝乳腺来源的癌灶,而非淋巴结转移;②腋窝脂肪组织中的癌结节周围完全没有乳腺组织或 DCIS,则将其归入淋巴结转移中进行分期。

3. 预后分期参考因子的证据等级 证据等级Ⅰ级的有:ER、PR、HER-2、组织学分级、Oncotype Dx。证据等级Ⅱ级的有:CTC、扩散肿瘤细胞(disseminated tumor cells, DTC)、骨髓微转移、多基因检测(包括 IHC4、MammaPrint、PAM50、乳腺癌指数、EndoPredict)。证据等级Ⅲ级的有 Ki-67。

第二节 TNM 分期系统介绍

乳腺癌分期系统不仅适用于浸润性癌,也适用于伴或不伴微浸润的原位癌。诊断必须要有显微镜下的病理诊断,并应当记录肿瘤的组织学类型和分级。对于所有部位(T、N、M),通过患者术前或新辅助治疗的信息来确定临床分期(c);根据手术中新增加的信息来完善病理分期(p);新辅助治疗后的病理分期通过"yp"标识符进行标记。

目前,除了激素受体(ER、PR),新的生物学标记已经被承认和接受(如 HER-2 阳性或扩增,Ki-67 的百分率等),建议将这些检测结果与 TNM 分期同时完整上报。

一、解剖学特征

(一) 原发部位

乳腺位于前胸壁,由腺体和致密的纤维基质构成。腺体组织由 8~15 个(偶尔更多)小叶组成,呈辐射状排列。多个大导管和小导管将分泌乳汁的小叶连接至乳头。小的输乳导管遍布整个乳腺,汇聚到更大的集合导管,后者开口于乳头基底的输乳窦。每个导管系统均有自己独立的解剖结构:最小的系统包含的结构可能仅仅是一个象限的一部分,而最大的系统可能超过一个象限。每个系统的边缘沿着它们的径向界限而相互重叠。大多数乳腺癌起源于乳腺的终末导管小叶单位,肿瘤能够沿着小叶径向轴上的导管系统扩散。尽管浸润性癌沿着径向轴可能会加速其在导管内的扩散,但是它更容易从最初入侵的小叶单位扩散至乳房纤维基质,并按向心方向蔓延。乳腺的外上象限腺体组织最为丰富,因此约一半的乳腺癌发生于该区域。

(二) 胸壁

胸壁包括肋骨、肋间肌和前锯肌,但并不包括胸大肌、胸小肌。因此,乳腺癌侵及胸肌并不一定构成胸壁侵犯。

(三) 区域淋巴结

乳腺淋巴引流途径主要有腋窝淋巴结、穿越胸肌淋巴结和内乳淋巴结 3 条途径(图 31-1)。为了利于分期,将乳腺内淋巴结归为腋窝淋巴结,将锁骨上淋巴结归为区域淋巴结。除此之外,其他任何淋巴结的转移,包括颈部淋巴结或对侧内乳淋巴结的

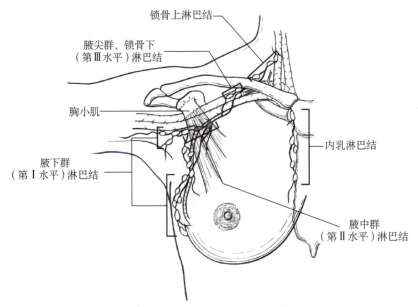

图 31-1 乳腺的区域淋巴结

转移,可看作为远处转移(M1)。

1. 腋窝淋巴结(同侧) 胸肌间(Rotter's)淋巴结和沿腋静脉及其分支分布的淋巴结,可以(但并不是必需)分为以下 3 个水平。

(1) 第 I 水平(腋下群):胸小肌外侧缘以外的淋巴结。

(2) 第 II 水平(腋中群):胸小肌内外侧缘之间的淋巴结和 Rotter's 淋巴结。

(3) 第 III 水平(腋尖群):胸小肌内侧缘以内的淋巴结和低于锁骨的淋巴结,包括被称为尖群或锁骨下的淋巴结。转移至该区域淋巴结提示预后较差。因此,锁骨下淋巴结的定义从此往后将区别于其余(第 I~II 水平)腋窝淋巴结。

2. 内乳淋巴结(同侧) 在胸内筋膜内沿胸骨旁分布的肋间隙淋巴结。

3. 锁骨上淋巴结 在锁骨上窝内的淋巴结,位于由肩胛舌骨肌腱膜(侧缘和上缘)、颈内静脉(内侧缘),以及锁骨和锁骨下静脉(下缘)所组成的三角区内。该三角区以外的邻近淋巴结归入下颈部淋巴结(M1 期)。

4. 乳房内淋巴结 即位于乳房内部的淋巴结。为了利于 N 分期,将这些淋巴结归入腋窝淋巴结。

(四)转移部位

肿瘤细胞可以通过淋巴管或血管播散。4 个最常见的转移部位为骨、肺、脑和肝,也可以转移到其他部位。骨髓微转移、循环肿瘤细胞(circulating-tumor cell,CTC),以及在预防性卵巢切除组织中不经意被发现的<0.2 mm 的转移灶,统称为 DTC。尽管有数据表明,在疾病的早期 DTC 与复发及死亡风险相关,而且在已经确诊的 M1 期患者中 CTC 预示较短的生存期,但是这些癌灶并不单独进行定义或认为构成转移。

二、分期原则

(一)临床分期

临床分期在通过体格检查[即对皮肤、乳房腺体和淋巴结(腋窝、锁骨上和颈部)的视诊和触诊]、影像学检查(钼靶 X 线、彩超和 MRI),以及乳房和其他组织的病理学检查确诊为乳腺癌的基础上才能对病变进行分期。有关临床分期所需的组织病理学检查并不像病理分期要求那样严格。在确诊后未出现疾病进展的 4 个月内或者直到手术完成期间(以时间长者为准)进行的影像学检查,其结果可以作为分期的要素。这些影像学检查的结果应包括原发肿瘤的大小、是否存在胸壁浸润和区域或远处转移等。在患者接受新辅助化疗、内分泌治疗、免疫治疗或放疗后得到的影像学表现和手术资料并不能作为原始的分期要素。如果在病历中记录,这些资料应使用前缀"yc"修饰符标注。

(二) 病理分期

病理分期包括用于临床分期的所有指标，还包括来自手术探查和切除组织所获得的信息，以及对原发肿瘤的病理检查（宏观的和微观的）、区域淋巴结转移数、远处转移的情况（如果可行），其中原发灶的切除至少应达到宏观病理检查切缘阴性。如果宏观病理检查未发现切缘阳性，仅高倍镜下检查发现切缘阳性，该肿瘤可以进行病理分期。如果宏观病理通过低倍镜检查发现切缘的横断面中存在肿瘤细胞，说明扩大切除后原癌肿块已被分散于多个组织块中，此时应根据可利用的信息进行病理大小的估计，避免盲目相加。由于组织切片难以保证来自同一平面，单纯相加误差较大。

如果原发肿瘤是浸润性的，至少应切除腋窝低位淋巴结（第Ⅰ水平）用于病理分期（pN）。这种切除通常至少包括 6 个淋巴结。另外，也可以切除一个或多个前哨淋巴结送病理检查用于病理分期[pN(sn)]。有些特殊的组织学类型[如<1 cm 的单纯导管癌、<1 cm 的单纯黏液癌和微小浸润癌（pT1mi）]腋窝淋巴结转移率很低，通常不需要切除腋窝淋巴结，然而行前哨淋巴结活检术是适合的。乳腺旁腋窝脂肪内的癌性结节，没有组织学证实为残留淋巴结组织的也算作区域淋巴结转移（≥N1期）。病理分期分组包括以下两种病理和临床分期组合：pTpNpM 或 pTpNcM。

第三节　TNM 分期的确定

一、原发肿瘤（T）

（一）确定肿瘤的大小

原发肿瘤的大小（T）可以通过临床表现（体格检查、影像学检查）和病理学进行测量。肿瘤临床大小（cT）应根据临床表现确定，但可能仍有一定的误差，因为一些癌灶侵及的范围靠目前的影像学检查还是不准确的，同时也因为肿瘤存在异质性（乳腺癌很可能是由不同比例的浸润性和非浸润性成分组成，靠目前影像学检查无法将两者进行明确区分）。肿瘤病理大小（pT）也因为同样的原因而不能被准确测量，尽管微观评估可以区分肿瘤的浸润性和非浸润性部分，同时微观 pT 应根据肿瘤的浸润性部分大小来确定并记录到最接近的毫米。在手术切除前通过组织活检技术（特别是麦默通抽吸活检或者空芯针穿刺）诊断的患者，只测量残余的肿瘤大小可能会导致 T 分期的低估和肿瘤分期的不足，特别是对那些小肿瘤。在这样的情况下，最初的浸润性乳腺癌灶大小应该将影像学、大体测量、显微组织学检查结果结合起来进行综合估计和验证。

在组织病理学活检后残留的浸润性癌增加说明最大径同样是不可取的，因为这往往会高估肿瘤的最大径。一般来说，只有影像学显示肿瘤为较大浸润性癌时，组织病理学活检的最大径才能用于 T 分期。

对于接受全身新辅助治疗和放疗的患者，不能确定治疗前肿瘤的病理大小（一般新辅助治疗的患者只做一个穿刺，仅有 cT，即影像学和触诊的肿瘤大小，没有 pT）。因此，治疗前通过临床和影像学检查测量的肿瘤大小（cT）是最准确的。治疗后的肿瘤大小（ypT）应该将影像学、大体测量、显微组织学检查的结果结合起来进行综合估计。

（二）原位癌的分期

原位癌不论大小，只要没有浸润成分就归为 Tis，一般会有修饰的括号注明次级分类亚型。目前公认的 3 个亚型，包括 DCIS、LCIS 及不伴肿块（临床）或浸润性癌（病理）的乳头佩吉特病，它们分别为 Tis(DCIS)、Tis(LCIS)和 Tis(Paget)。"导管内癌"是乳腺导管原位癌这一术语的旧称谓，现在仍然偶尔使用，如果肿瘤以这样的术语（已不提倡）出现应该被分类为 Tis(DCIS)。DIN 是一个新提出的仍未被广泛接受的术语。ADH 并不能归于 Tis，只有 DCIS 含或不含 ADH（DCIS±ADH），才能归为 Tis(DCIS)。LIN 同样是一个新提出的仍未被广泛接受的术语。ALH 并不能归于 Tis，只有 LCIS 含或不含 ALH（LCIS±ALH），才能归为 Tis(LCIS)。同时存在 DCIS 和 LCIS 的导管内癌被归为 Tis(DCIS)。

佩吉特病的定义为：由非浸润性乳腺癌上皮细胞引起的乳头和乳晕表皮的渗出和结痂样改变。它的分期有以下几种情况：①同时伴有乳腺实质的浸润性癌,此时肿瘤分期应以浸润成分的大小进行划分。②对于非浸润性癌来说,通常指导管原位癌,偶尔指小叶原位癌,肿瘤的分期应基于其伴随的原位癌来划分。总之,无论是有浸润癌成分的佩吉特病还是没有浸润成分的佩吉特病,临床表现都应该被详细记录。③不伴有乳腺内肿块的佩吉特病被归为 Tis(Paget)。

非浸润性癌的大小不影响它们的分期,然而考虑到肿瘤的大小可以影响综合治疗方案的制订,所以肿瘤的大小应该基于影像学、肉眼大体所见和显微镜下所见来进行综合判断。

小叶原位癌的肿瘤大小评估有一定难度,但可以通过临床、影像学、组织病理学特征作为参考。

(三) 乳腺癌微浸润

微浸润是指癌细胞的范围超出基底膜进入邻近组织,浸润性癌病灶最大径<0.1 cm。当只有一个微浸润病灶时,可以用微测量方法记录。当有多个病灶时,不考虑所有单个病灶的总和,仅按照最大的浸润病灶进行分期。当病灶太多而无法计算时,可以采用估算的方法,但前提是没有一个病灶>0.1 cm。尽管目前认为乳腺癌微浸润的预后较好,但多病灶乳腺癌微浸润对临床的影响还没有被广泛理解。

(四) 同时同侧多发性原发癌

同时同侧多发性原发癌的定义为可以用现有的临床和病理技术来评估计算的在同侧乳腺发生的浸润性癌。肿瘤分期依据最大浸润性癌的大小来划分,而不是几个肿瘤大小的总和。对于较小肿瘤不制订单独的 T 分期。浸润性癌可以代表多个不同的肿瘤或者具有复杂形态的单个肿瘤。要靠临床和病理的联合应用(尤其是形态学)来具体进行区分,在某个特殊的病例中需要更加准确的定义。如果肿瘤在宏观上的表现非常相似(如<5 cm 的肿瘤),尤其是具有相似的组织学形态,分期应该基于肿瘤的最大径。微观上能全面揭示肿瘤病灶在某一区域的连续性,然而对于密度均匀的两个肿块就需要额外多块取材进行判断。这些标准仅适用于多个宏观肿瘤,并不适用于一个宏观肿瘤与多个单独的微观肿瘤。

(五) 双侧同时乳腺癌

双侧癌灶各自按照在单个乳房的原发灶进行分期。

(六) 炎性乳腺癌

炎性乳腺癌是以乳腺 1/3 或更多的皮肤出现弥漫性红斑和水肿(橘皮征)为特征的临床病理改变,通常不伴有可扪及的肿块。炎性乳腺癌的分期是 T4d 期。需要指出的是,炎性乳腺癌主要靠临床诊断。影像学检查可以检测到乳房肿块,并发现特征性的全乳皮肤增厚。只有病理检测到皮下淋巴管癌栓而没有上述所说的临床皮肤改变,不能定义为炎性乳腺癌。然而,对于炎性乳腺癌同时伴有乳腺实质或皮下淋巴系统的浸润性癌时,组织病理学的诊断十分必要,同时还要考虑 ER、PR 和 HER-2 的表达状态。局部晚期乳腺癌直接侵及皮肤或致皮肤溃疡,没有出现上述的典型临床皮肤改变,即使有皮下肿瘤癌栓也不能定义为炎性乳腺癌。因此,炎性乳腺癌不适用于那些延误诊断的局部晚期乳腺癌患者在疾病晚期出现的乳房皮肤相应的变化。炎性乳腺癌的所有特征都非常典型的病例是罕见的,但是如果皮肤受累<1/3,应该被归为 T4b 期或者 T4c 期。

(七) 乳房皮肤异常

皮肤酒窝征、乳头凹陷或其他除了在 T4b 期和 T4d 期中所描述的皮肤改变可以发生于 T1-2 期或 T3 期,不改变分期。

二、区域淋巴结(N)

(一) 宏转移

区域淋巴结无法评估时(先前曾切除或者切除淋巴结未进行病理检查)分为 Nx 期或 pNx 期。未发现淋巴结转移归为 N0 期或 pN0 期。

对淋巴结阳性患者来说,N1 期是指一个或多个可活动的同侧腋窝淋巴结转移,N2a 期是指转移淋巴结彼此固定(成团)或与其他结构固定,N3a 期是指同侧锁骨下淋巴结转移。临床检查或影像学发现内乳区淋巴结转移,但不伴同侧腋淋巴结转移者,归为 N2b 期。影像学或临床检查发现内乳淋巴结转移,同时伴有同侧腋淋巴结转移者归为 N3b 期。不论是否伴有腋淋巴结或内乳区淋巴结转移,锁骨上淋巴结(SCLN)转移者归为 N3c 期。

尽管>1.0 cm 的淋巴结可以通过临床和影像学技术检测到,但是仍应尽可能采用细针穿刺或者细胞、组织学检查来检测。如果临床或影像学检查中的一种定义为淋巴结转移，或者只通过细针穿刺定义为恶性，而不是靠手术切除后的病理检查结果，则可以假设存在转移，为临床分期提供依据。但病理分期的原则仅适用于被手术清除并且被组织病理学诊断的淋巴结。

病理检查发现淋巴结内存在一个以上＞2 mm并且其余可测量的病灶必须＞0.2 mm（至少是微转移）转移灶的患者可以划分淋巴结分期，而淋巴结内存在＜0.2 mm病灶的患者应该排除在外，但是应包含在总的淋巴结评估中。1~3个腋淋巴结转移为 pN1a 期，4~9个淋巴结转移为 pN2a 期，≥10个淋巴结转移归为 pN3a 期。由 SLNB 而非影像学（除外放射性核素）检查或临床查体发现的内乳区淋巴结转移，如果不伴有腋窝淋巴结转移归为 pN1 期，如果伴有 1~3 个淋巴结转移归为 pN1c 期，≥4个腋窝淋巴结转移归入 pN3b 期。临床及影像学检查（不包括放射性核素）怀疑有内乳区淋巴结转移时，按组织病理学证实的不伴有或伴有腋窝淋巴结转移，分别归入 pN2b 期和 pN3b 期。组织病理学证实的同侧 SCLN 转移归为 pN3c 期。不论原发肿瘤的大小及分期，pN3c 的肿瘤归为ⅢC 期。对于开始依据 SLNB 进行分期，之后又进行全腋窝淋巴结清扫术的患者，依据总的腋窝淋巴结清扫结果（包括前哨淋巴结）进行分期。如果前哨淋巴结和非前哨淋巴结被清扫的数量少于标准的低位腋窝淋巴清扫的数量（＜6 个淋巴结），那么以 SLNB 作为 N 分期的依据。被作为分期的淋巴结数量是根据组织学定义的：避免过多清除淋巴结或者清除过多不含有淋巴结的脂肪组织。淋巴结病理评估的优点是可以确定所有转移的淋巴结，对所有淋巴结进行评估，且大的淋巴结如行非连续切片，两张组织片间距离应＜2.0 mm。每张切片的组织学检测都能有效检测到所有转移的发生，尽管有时最大的转移淋巴结可能需要重新检测。虽然对淋巴结蜡块更全面的评估也不能作为分期的依据，但是多层切片病理技术和免疫组化技术可以被用来检测其他肿瘤病灶，尤其是≤2.0 mm 的病灶（微转移和孤立肿瘤细胞）。

（二）孤立肿瘤细胞和微转移

孤立肿瘤细胞（ITC）是指最大径＜0.2 mm 的单个细胞或小的细胞株，通常没有恶性的组织学证据。无论检测的淋巴结中是否包含 ITC，只要未发现＞0.2 mm 的转移灶，区域淋巴结 N 就应该标记为 pN0(i＋) 或 pN0(i＋)(sn)，但也要视情况而定，有时需要记录有 ITC 的淋巴结数量。

0.2 mm 大小的三维细胞簇中约包含 1 000 个肿瘤细胞。因此，如果明确有 200 个独立的肿瘤细胞以分散的或以椭圆形或球形的形式聚集在淋巴结的一个横断面上，很有可能至少有 1 000 个肿瘤细胞存在于这个淋巴结中。在这种情况下，应该归为淋巴结微转移（pN1mi）。

细胞在淋巴结横断面或纵断面或整个组织块中不同的水平不会被叠加：即使淋巴结被切成很多个薄片，200 个细胞也只能出现在一个断面中。由于 ITC 的上限和微转移的下限存在很大程度的重叠，淋巴结的一个横断面存在 200 个肿瘤细胞的这个阈值，是指导病理学家区分 ITC 和微转移的一个重要参考。病理学家需要判断这一簇细胞是微转移还是仅仅为一小组孤立的肿瘤细胞。

微转移是指肿瘤细胞最大径＞0.2 mm 但＜2.0 mm。当至少发现一个微转移灶，但未见＞2 mm 的转移灶时，所涉及的淋巴结数量可不计入转移淋巴结数，区域淋巴结归为 pN1mi 或 pN1mi(sn)，但也要视情况而定，有时需记录所涉及的淋巴结数量。

癌灶大小由相互接触（融合的或连续的肿瘤细胞）的任意组群的肿瘤细胞的最大范围决定，不管浸润范围是否局限于淋巴结，或延伸至淋巴结外（淋巴结外或囊外延伸），或完全存在于淋巴结外甚至侵袭脂肪。当淋巴结内存在多个癌灶时，以相互连续的肿瘤细胞的最大尺寸来判断是 ITC 还是微转移，而不是以所有单个癌细胞总和来判断。当癌灶导致胶原纤维（促结缔组织增生的）间质反应，相互连续接触的癌灶大小和纤维化的范围共同决定了转移灶的大小。当单一病例包含多个阳性淋巴结并且每个淋巴结中最大癌灶是绝对独立的，那么每个类别（转移、微转移、ITC）的淋巴结数量需单独记录以帮助淋巴结分期。

当淋巴结被检测出组织病理学阴性，同时利用 RT-PCR 技术检测出上皮细胞标记，区域淋巴结相应分为 pN0(mol＋) 或 pN0(mol＋)(sn)。利用分子病理学分析被清扫的淋巴结组织，并将它们用来进行组织学评估或分期是不被推荐的，尤其是当被清扫的淋巴结组织范围足够大，可以判断淋巴结转移情况时。但是，临床数据需要住院医师详细收集记载。

三、远处转移（M）

未发现远处转移的患者归为 cM0 期。存在≥1

个远处转移灶的患者归为 cM1 期。SCLN 转移视为 N3 期。除非有临床证据证明有远处转移（cM1 期）或活检证明有远处转移（pM1 期），否则认为无远处转移（cM0 期）。发生远处转移的乳腺癌有一定临床意义，它能帮助判断患者是否需要长期的治疗。确定远处转移常需要对患者的情况全面了解，体格检查甚至包括影像学检查、血液检测和组织活检。每个病例依照相应的指南进行个体化检查，远处转移的分期基于最适合的临床和影像学检查来解释，虽然推荐进行病理学活检，但由于可行性和安全性常常难以对临床表现为可疑转移灶进行病理活检。而且，很难在第一眼就判断出患者是否发生了远处转移，常需要后续的检查来除外或者确认，这是一个反复判断的过程。即使有可能在最初发现乳腺癌原发灶时就已经出现了转移，但基于指导原则，除非在诊断疾病的阶段就已经发现了可检测的远处转移，否则这种情况下还是应该界定为无转移（M0 期）。之后新发现的转移灶不被考虑进患者的最初分期状态，认为这是疾病进展后的复发性 Ⅳ 期。

（一）体格检查

临床上诊断转移性疾病，应基于典型的症状和影像学技术，进行完整的体格检查。在适当的时候，应进行基于症状的改变、体检结果、影像学结论和（或）检验结果在内的全面连续检查，必要时可重复进行检查。单靠体检结果很少能判断为远处转移（M1 期），常需要辅以影像学检查。如果可行，应该做组织病理学活检。

（二）影像学检查

如果临床考虑无远处转移，就没有必要给患者进行影像学检查，而且不能单靠影像学检查来判定乳腺癌是否有远处转移。当然，所有指南规定，在以往的体格检查中曾发现可疑病变，或不断进展的肝脏或骨骼功能的血清学指标异常，都提示需要继续进行影像学检查，如骨或组织显像、横断面成像。大多数专家认为，对于血液检验正常并且处于 T1-2 N0 期的无症状乳腺癌患者，用全身影像学检查评估转移是不合理的，而对Ⅲ期患者进行影像学检查来评估有无转移是合理的，并推荐加入 T2N1 期患者。

无论如何，分期研究应侧重于常见的转移部位，或者出现症状的部位，或者血液检查以提示病变的部位。如果发现了转移的一些典型症状，或早期检查就发现了一些明确的改变，会让我们高度怀疑转移，将其归入 M1 分期。影像学检查与评估还经常导致那些新诊断为乳腺癌的患者出现假阳性，所以只要可行，就应对怀疑转移部位进行病理确认。

（三）组织活检

对可疑病变部位的活检类型受可疑转移部位的影响，同时还与患者的喜好、安全、医疗团队的专业知识和活检设备有关。细针穿刺活检是足够的，尤其是对于内脏病变，还可提供合理的细胞病理学解释。活检阴性或细胞异型性可能带来"假阴性"的风险，尤其在骨或硬癌的病变中，所以考虑重复活检或其他活检技术，如空芯针或开放手术活检。病理检查应该包括标准的 HE 染色，在某些情况下，可能需要进一步做免疫组化染色，或其他专业测试来明确是乳腺癌还是其他类型的癌症。如果不能从原发肿瘤获得充足的生物学标记（ER、PR、HER-2 等），应在转移灶的免疫组化染色中分析其生物学标记状态。但需要注意的是，从骨活检组织中检测出的结果，应采取谨慎的评估，因为无论是免疫组化（IHC）还是荧光原位杂交（FISH），脱钙过程都可能造成假阴性的结果。在其他临床和影像学检查显示是阴性结果时，偶然发现癌细胞，或癌细胞病灶≤0.2 mm，或发现 CTC，不应该单独构成 M 转移，下面将进一步讨论。

（四）实验室检查

当患者肝功能测试异常时应行肝成像；而碱性磷酸酶升高或钙水平异常，或有一些不明显的症状，应进行骨成像或骨显像。不明原因的贫血和血细胞减少，需要一个完整的血液学评估（如外周血涂片、铁的测定、维生素 B12 或叶酸水平测定），应该检查骨成像和骨髓活检，综合结果来进行评估。其他不明原因的实验室指标异常，如肾功能升高等也应该及时适当地进行影像学检查。升高的肿瘤标记可能与不同程度的假阳性和它们的作用没有得到很好的分析有关。常规的这些检验，如 CA153、CA27、CA29、癌胚抗原（CEA）和其他的蛋白质标记对于分期没有影响。

（五）循环肿瘤细胞、骨髓微转移及散在肿瘤细胞

在没有明显的临床或影像学表现或病理结果时，在血液中检测出 CTC 或骨髓中有微转移

(≤0.2 mm)或散在淋巴结组织转移,不应该被用于确定发生远处转移。然而,越来越多的研究显示骨髓微转移和 CTC 虽归为 M0 期,但对疾病的预后有影响,有增加疾病复发或缩短生存的风险。因此,基于其在组织学上的意义,将骨髓、血液或其他远离乳腺器官和淋巴结的微转移引入新的术语 M0(i+)。对于已经处在乳腺癌 M1 期(临床或影像学检查出转移)的患者,检测出 CTC 转移性的时候,虽然已经显示出与生存存在正相关,但 CTC 及其存在的数量不改变整个分期。

第四节 TNM 的定义

在乳腺癌中,日益广泛使用的新辅助治疗反映了患者的疾病程度,并用来评估患者对治疗的反应。应用新辅助治疗并不改变临床(预先)分期。此外,在新辅助治疗前采用细针穿刺和 SLNB,分别在下标标注"f"和"sn"。通过细针穿刺或空芯针活检被确定为转移,那么就应该归为转移 N1,无论最后病理标本中肿瘤病灶的大小。举例来说,如果新辅助全身治疗前,患者还没有触及肿大淋巴结,但一个超声引导下的腋窝淋巴结活检(FNA)是阳性的,患者会被归类为 cN1(f),为其临床(预先)分期,视为ⅡA 期。同样,如果患者在新辅助治疗前,有腋窝 SLNB 阳性结果,会被归类为 cN1(sn),ⅡA 期。根据 TNM 分期规则,缺乏病理 T 的评估(未切除原发肿瘤),在新辅助治疗前发现淋巴结转移,仍然归为临床"c"分期。

一、原发肿瘤(T)

(一)临床和病理的原发肿瘤(T)的分级定义是相同的

测量大小要精确到毫米。如果肿瘤大小略小于或大于某一 T 分期的临界值,这时建议读取到最接近的毫米大小来确定最接近的临界值。例如,一个报告 1.1 mm 大小,应记为 1 mm,或 2.01 cm 大小应报告为 2.0 cm。以下标"c"或"p"来标明 T 分期的类别,明确是由临床体格检查或影像学还是病理测量得出。一般来说,病理测量优于临床测定大小。

Tx　原发肿瘤无法评估
T0　无原发肿瘤证据
Tis　原位癌
　　Tis(DCIS)　导管原位癌
　　Tis(LCIS)　小叶原位癌
　　Tis(Paget)　乳头佩吉特病与浸润性或乳腺实质的原位癌(DCIS 或 LCIS)不同。与佩吉特病有关的乳腺实质肿瘤应根据实质病变的大小和特征进行分类,此时应对佩吉特病加以注明。
T1　最大径≤20 mm
　　T1mi　最大径≤1 mm
　　T1a　最大径>1 mm,且≤5 mm
　　T1b　最大径>5 mm,且≤10 mm
　　T1c　最大径>10 mm,且≤20 mm
T2　最大径>20 mm,且≤50 mm
T3　最大径>50 mm
T4　不论大小,侵及胸壁 a 和(或)皮肤 b(溃疡或皮肤结节)
　　T4a　侵及胸壁,单纯的胸肌受浸润不在此列
　　T4b　没有达到炎性乳腺癌诊断标准的皮肤溃疡和(或)卫星结节和(或)水肿(包括橘皮样变)
　　T4c　同时有 T4a 和 T4b
　　T4d　炎性乳腺癌

(二)新辅助治疗后的 T 分期(ypT)

临床(预先)T 分期根据临床和影像学诊断而定义,而 y 病理(治疗后)T 分期根据病理学大小和范围进行定义。ypT 分期根据最大的单一浸润性癌灶进行测量,用修饰符"m"表示多发肿瘤。测量最大的肿瘤区域范围不应包括瘤床边缘增生结缔组织的部分。病理报告应包含更多的信息,如肿瘤病灶的延伸距离、目前癌灶的数目、某些肿瘤可能出现的片(块)数、临床医生评估疾病的程度。用初期判断性质的细胞活检病理结果与治疗后的结果进行比较,也有助于评估新辅助治疗的反应。

注:如果一个患者在新辅助治疗前被诊断为炎性乳腺癌,即使治疗后炎性乳腺癌的症状得到完全缓解,患者仍将被诊断为炎性乳腺癌。

二、局部淋巴结(N)

(一) 淋巴结的临床分期(cN)

- Nx 区域淋巴结无法评估
- N0 无区域淋巴结阳性发现
- N1 可活动的同侧Ⅰ~Ⅱ水平腋窝淋巴结转移
- N2 融合或固定的同侧Ⅰ~Ⅱ水平腋窝淋巴结转移;或临床发现的内乳淋巴结转移而无腋窝淋巴结转移的证据
  - N2a 同侧腋窝淋巴结转移融合或固定
  - N2b 临床发现的同侧内乳淋巴结转移而无腋窝淋巴结转移的证据
- N3 同侧锁骨下淋巴结(Ⅲ水平)转移,伴或不伴Ⅰ~Ⅱ水平淋巴结转移;或临床发现的内乳淋巴结转移,伴临床发现的Ⅰ~Ⅱ水平腋窝淋巴结转移;或同侧锁骨上淋巴结转移,伴或不伴腋窝淋巴结或内乳淋巴结转移
  - N3a 转移至同侧锁骨下淋巴结
  - N3b 转移至同侧内乳淋巴结和腋淋巴结
  - N3c 转移至同侧锁骨上淋巴结

注:"临床发现"的定义为临床体格检查或影像学检查(不包括前哨淋巴结)高度怀疑为恶性的肿瘤,或基于细针穿刺细胞学检查出病理转移。通过临床细针活检却没有切除活检来诊断转移灶时,需要添加一个(f)后缀,如 cN3a(f)。有淋巴结切除活检或 SLNB 结果,但缺乏原发癌灶病理(pT)时,归为临床 N 分期,如 cN1。淋巴结转移部位的确认依靠临床、细针穿刺、空芯针活检、麦默通抽吸活检或 SLNB。SLNB 或切除归为淋巴结病理分期(pN)时必须与肿瘤的病理分期相结合。

(二) 淋巴结的病理分期(pN)

- pNx 区域淋巴结无法评估(先前已切除或未切除)
- pN0 无组织学证实的区域淋巴结转移

注:孤立肿瘤细胞群(ITC)被定义为小细胞群不超过 0.2 mm,或单一的肿瘤细胞,或一群少于 200 个癌细胞在一个单一的组织横截面。ITC 可以采用常规组织学和 IHC 检测出。只包含 ITC 的淋巴结应从阳性淋巴结 N 分期中排除,但应包括在淋巴结总数的评估中。

- pN0(i−) 组织学无区域淋巴结转移,免疫组化阴性
- pN0(i+) 组织学无区域淋巴结转移,HE 染色或 IHC 阳性,肿瘤灶≤0.2 mm
- pN0(mol−) 组织学无区域淋巴结转移,分子检测(RT-PCR)阴性
- pN0(mol+) 组织学无区域淋巴结转移,IHC 阴性,RT-PCR 阳性
- pN1 微转移;或转移至1~3个腋窝淋巴结;或临床未发现、SLNB 发现的内乳淋巴结转移
  - pN1mi 微转移[瘤灶>0.2 mm 和(或)多于 200 个细胞,但≤2.0 mm]
  - pN1a 1~3个腋窝淋巴结,至少有一个>2.0 mm
  - pN1b 临床未发现、前哨淋巴结活检发现的内乳淋巴结微转移或转移
  - pN1c 1~3个腋窝淋巴结,同时有临床未发现、SLNB 发现的内乳淋巴结微转移或转移
- pN2 4~9个腋窝淋巴结;或临床发现的内乳淋巴结转移而无腋窝淋巴结转移
  - pN2a 4~9个腋窝淋巴结(至少有一个瘤灶>2.0 mm)
  - pN2b 临床发现的内乳淋巴结转移而无腋窝淋巴结转移的证据
- pN3 ≥10个腋窝淋巴结转移;或锁骨下淋巴结转移;或临床发现的内乳淋巴结转移伴一个或以上的腋窝淋巴结转移;或>3个腋窝淋巴结转移,伴临床未发现、但前哨淋巴结活检证实的内乳淋巴结转移;或同侧锁骨上淋巴结转移
  - pN3a >10个腋窝淋巴结转移(至少有一个瘤灶>2.0 mm),或转移至锁骨下淋巴结
  - pN3b 转移至临床发现的内乳淋巴结,伴≥1个腋窝淋巴结转移;>3个腋窝淋巴结转移,伴临床未发现、但 SLNB 证实的内乳微转移或转移
  - pN3c 转移至同侧锁骨上淋巴结

注:pN 分期是基于腋窝淋巴结切除,有或无 SLNB。只有 SLNB 而没有腋窝淋巴结切除仅定义为前哨淋巴结分期,如 pN0(sn)。

"临床未发现"的定义是影像学检查没有检测到(不包含前哨淋巴结)和临床检查无检测到。

(三) 新辅助治疗后的病理 N 分期(ypN)

评估同上述临床 N 分期的方法。"sn"只被用来说明治疗后对前哨淋巴结的评估。如果下述没有提到"sn",那么腋窝淋巴结的评估写作"腋窝淋巴结清扫"(axillary node dissection, ALND)。如果没有 sn 或者 ALND,那么被称为 ypNx。N 的划分同病理 N 分期。

三、远处转移(M)

M0 临床和影像学检查未见转移

cM0(i+) 无转移的症状和体征,也没有转移的临床或影像学证据,但通过分子检测或镜检,在循环血液、骨髓或非淋巴结区域发现≤0.2mm的病灶

M1 经典的临床或影像学方法能发现的远处转移灶或组织学证实的>0.2mm的病灶

新辅助治疗后的病理 M 分期(ypM)是指接受过新辅助治疗的患者在临床阶段的分期,而不是新辅助治疗开始时的分期。如果患者在新辅助治疗前没有转移,而在治疗开始后出现远处转移,那么被认为是疾病进展。如果患者在新辅助治疗前有远处转移(M1),那么被认为是远处转移(M1)。

第五节 AJCC 第 8 版乳腺癌分期

一、AJCC 第 8 版乳腺癌解剖分期

AJCC 第 8 版乳腺癌解剖分期见表 31-2。

表 31-2 AJCC 第 8 版乳腺癌解剖分期

分期	T	N	M
0 期	Tis	N0	M0
ⅠA 期	T1	N0	M0
ⅠB 期	T0	N1mi	M0
	T1	N1mi	M0
ⅡA 期	T0	N1	M0
	T1	N1	M0
	T2	N0	M0
ⅡB 期	T2	N1	M0
	T3	N0	M0
ⅢA 期	T0	N2	M0
	T1	N2	M0
	T2	N2	M0
	T3	N1	M0
	T3	N2	M0
ⅢB 期	T4	N0	M0
	T4	N1	M0
	T4	N2	M0
ⅢC 期	任何 T	N3	M0
Ⅳ 期	任何 T	任何 N	M1

注:①T1 包括 T1mi;②T0 和 T1 伴淋巴结转移(N1mi)归入 ⅠB 期;③T2、T3 和 T4 肿瘤伴淋巴结转移时,N1mi 当作 N1 来分期;④M0 包括 M0(i+);⑤无 pM0,任何 M0 都是指临床上的;⑥若患者新辅助治疗前为 M1 期,属于Ⅳ期,则无论其对新辅助治疗反应如何,始终记为Ⅳ期;⑦若术后影像学检查发现存在远处转移,这些检查是在诊断后 4 个月内疾病未发生进展的情况下进行的,并且患者未进行过新辅助治疗,则可以更改分期;⑧新辅助治疗后的分期,应在"T"和"N"前加上"yp"或"yc"前缀,经新辅助治疗后达到完全缓解的病例无相应的解剖分期,如 ypT0ypN0cM0。

二、AJCC 第 8 版乳腺癌组织学分级

所有浸润性乳腺癌均应进行组织学分级。推荐使用诺丁汉联合组织学分级,其被美国病理学家协会采用。肿瘤分级由其形态学特点的评估决定,包括腺管形成的程度、细胞核的多形性和核分裂计数。每项评分从 1 分(良好)至 3 分(差),然后将 3 类分数相加。评出 3 个等级:总分 3~5 分为 1 级,6~7 分为 2 级,8~9 分为 3 级。不建议使用主观分级。

1. 浸润性癌组织学分级(SBR 分级系统,诺丁汉修订版,即诺丁汉联合组织学分级)

Gx 分级无法评估

G1 组织学综合评级低(高分化);SBR 评分 3~5 分

G2 组织学综合评级中等(中分化);SBR 评分 6~7 分

G3 组织学综合评级高(低分化);SBR 评分 8~9 分

2. 导管原位癌(核分级)

Gx 分级无法评估

G1 核分级低

G2 核分级中等

G3 核分级高

3. 组织病理学类型

3.1 原位癌

3.1.1 导管内癌

3.1.2 佩吉特病

3.2 浸润性癌

3.2.1 非特殊型

3.2.2 导管癌

3.2.3 炎性癌
3.2.4 髓样癌,非特殊型
3.2.5 髓样癌伴淋巴细胞浸润
3.2.6 黏液癌
3.2.7 乳头状癌(微乳头状癌为主型)
3.2.8 小管癌
3.2.9 小叶癌
3.2.10 伴浸润性癌的佩吉特病
3.2.11 未分化癌
3.2.12 鳞状细胞癌
3.2.13 腺样囊性癌
3.2.14 分泌性癌
3.2.15 筛状癌

三、AJCC第8版乳腺癌临床预后分期

应用临床预后分期可对全部乳腺癌患者进行分级和分期(表31-3)。其使用通过病史、体格检查和影像学检查(对临床分期非必需),以及活检获取的关于临床肿瘤(T)、淋巴结(N)和转移(M)的信息。临床预后分期未纳入经由手术获得病理信息中的基因组信息,但其对于明确预后还是有用的。

表31-3 乳腺癌临床预后分期

TNM	组织学分级	HER-2	ER	PR	预后分期
TisN0M0	任何	任何	任何	任何	0
T1*N0M0 T0N1miM0 T1*N1miM0	G1	+	+	+	ⅠA
		+	+	−	ⅠA
		+	−	+	ⅠA
		+	−	−	ⅠA
		−	+	+	ⅠA
		−	+	−	ⅠA
		−	−	+	ⅠA
		−	−	−	ⅠB
	G2	+	+	+	ⅠA
		+	+	−	ⅠA
		+	−	+	ⅠA
		+	−	−	ⅠA
		−	+	+	ⅠA
		−	+	−	ⅠA
		−	−	+	ⅠA
		−	−	−	ⅠB
	G3	+	+	+	ⅠA
		+	+	−	ⅠA
		+	−	+	ⅠA
		+	−	−	ⅠA
		−	+	+	ⅠA
		−	+	−	ⅠA
		−	−	+	ⅠB
		−	−	−	ⅠB

续表

TNM	组织学分级	HER-2	ER	PR	预后分期
T0N1**M0 T1*N1**M0 T2N0M0	G1	+	+	+	ⅠB
				−	
			−	+	ⅡA
				−	
		−	+	+	ⅠB
				−	
			−	+	ⅡA
				−	
	G2	+	+	+	ⅠB
				−	
			−	+	ⅡA
				−	
		−	+	+	ⅠB
				−	ⅡA
			−	+	
				−	ⅡB
	G3	+	+	+	ⅠB
				−	ⅡA
			−	+	
				−	
		−	+	+	
				−	
			−	+	ⅡB
				−	
T2N1***M0 T3N0M0	G1	+	+	+	ⅠB
				−	ⅡA
			−	+	
				−	ⅡB
		−	+	+	ⅡA
				−	
			−	+	ⅡB
				−	
	G2	+	+	+	ⅠB
				−	ⅡA
			−	+	
				−	ⅡB

续表

TNM	组织学分级	HER-2	ER	PR	预后分期
T2N1***M0 T3M0M0	G2	-	+	+	ⅡA
			+	-	ⅡB
			-	+	ⅡB
			-	-	ⅢB
	G3	+	+	+	ⅠB
			+	-	ⅡB
			-	+	ⅡB
			-	-	ⅡB
		-	+	+	ⅢA
			+	-	ⅢA
			-	+	ⅢA
			-	-	ⅢB
T0N2M0 T1*N2M0 T2N0M0 T3N1***M0 T3N2M0	G1	+	+	+	ⅡA
			+	-	ⅡA
			-	+	ⅢA
			-	-	ⅢA
		-	+	+	ⅡA
			+	-	ⅢA
			-	+	ⅢA
			-	-	ⅢB
	G2	+	+	+	ⅡA
			+	-	ⅡA
			-	+	ⅢA
			-	-	ⅢA
		-	+	+	ⅡA
			+	-	ⅢA
			-	+	ⅢA
			-	-	ⅢB
	G3	+	+	+	ⅡB
			+	-	ⅢA
			-	+	ⅢA
			-	-	ⅢA
		-	+	+	ⅢB
			+	-	ⅢB
			-	+	ⅢB
			-	-	ⅢC

续表

TNM	组织学分级	HER-2	ER	PR	预后分期
T4N0M0 T4N1***M0 T4N2M0 任何TN3M0	G1	+	+	+	ⅢA
			+	−	ⅢB
			−	+	
			−	−	
		−	+	+	
			+	−	
			−	+	
			−	−	ⅢC
	G2	+	+	+	ⅢA
			+	−	ⅢB
			−	+	
			−	−	
		−	+	+	
			+	−	
			−	+	
			−	−	ⅢC
	G3	+	+	+	ⅢB
			+	−	
			−	+	
			−	−	
		−	+	+	
			+	−	
			−	+	ⅢC
			−	−	
任何NM1 任何T	任何	任何	任何	任何	Ⅳ

注：* T1 包含 T1mi。
　　** N1 不包含 N1mi。T1N1miM0 和 T0N1miM0 分期在预后分期中与 T1N0M0 一致。
　　*** N1 包含 N1mi。在预后分期方面 T2N1mi 相当于 T2N1，T3N1mi 相当于 T3N1，T4N1mi 相当于 T4N1。

注：①在对所有淋巴结进行评估的基础上才可以使用 N1mi 分类，所以 FNA 和空芯针活检不能作为依据。N1mi 只有在未切除原发病灶而切除了淋巴结时可以在临床预后分期中使用。例如：在接受新辅助化疗或新辅助内分泌治疗前行 SLNB。②在有淋巴结转移而未发现原发病灶（如 T0N1 等）或乳腺导管内癌（如 TisN1 等）情况下，应使用从淋巴结内肿瘤组织中所获取的组织学分级，以及 HER-2、ER、PR 的信息来评定分期。③按照 2013 年 ASCO/CAP 的《HER-2 检测指南》，使用 ISH（FISH 或 CISH）检测 HER-2 表达为"模棱两可"时，则在临床预后分期中应归入 HER-2 阴性。④本临床预后分期是基于接受了适当的内分泌和（或）系统化疗（包括抗 HER-2 治疗）的乳腺癌人群而总结出来的。

四、AJCC 第 8 版乳腺癌病理预后分期

病理预后分期适用于以手术作为初始治疗的

乳腺癌患者(表31-4)。它包含了术前临床分期、手术时、手术后病理等全部信息。病理预后分期不适用于接受新辅助治疗(包括新辅助内分泌治疗、新辅助化疗、新辅助放疗)的患者。

表 31-4 乳腺癌病理预后分期

TNM	组织学分级	HER-2	ER	PR	预后分期
TisN0M0	任何	任何	任何	任何	0
T1*N0M0 T0N1miM0 T1*N1miM0	G1	+	+	+	ⅠA
			+	−	ⅠA
			−	+	ⅠA
			−	−	ⅠA
		−	+	+	ⅠA
			+	−	ⅠA
			−	+	ⅠA
			−	−	ⅠA
	G2	+	+	+	ⅠA
			+	−	ⅠA
			−	+	ⅠA
			−	−	ⅠA
		−	+	+	ⅠA
			+	−	ⅠA
			−	+	ⅠA
			−	−	ⅠB
	G3	+	+	+	ⅠA
			+	−	ⅠA
			−	+	ⅠA
			−	−	ⅠA
		−	+	+	ⅠA
			+	−	ⅠA
			−	+	ⅠA
			−	−	ⅠB
T0N1**M0 T1*N1**M0 T2N0M0	G1	+	+	+	ⅠA
			+	−	ⅠB
			−	−	ⅡA
		−	+	+	ⅠA
			+	−	ⅠB
			−	+	ⅠB
			−	−	ⅡA

续表

TNM	组织学分级	HER-2	ER	PR	预后分期
T0N1**M0 T1*N1**M0 T2N0M0	G2	+	+	+	ⅠA
				−	ⅠB
			−	+	ⅠB
				−	ⅡA
		−	+	+	ⅠA
				−	
			−	+	ⅡA
				−	
	G3	+	+	+	ⅠA
				−	ⅡA
			−	+	
				−	
		−	+	+	ⅠB
				−	
			−	+	ⅡA
				−	
T2N1***M0 T3N0M0	G1	+	+	+	ⅠA
				−	ⅡB
			−	+	
				−	
		−	+	+	ⅠA
				−	ⅡB
			−	+	
				−	
	G2	+	+	+	ⅠB
				−	ⅡB
			−	+	ⅡB
				−	
		−	+	+	ⅠB
				−	
			−	+	ⅡB
				−	
	G3	+	+	+	ⅠB
				−	ⅡB
			−	+	
				−	

续表

TNM	组织学分级	HER-2	ER	PR	预后分期
T2N1***M0 T3N0M0	G3	−	+	+	ⅡA
				−	ⅡB
			−	+	ⅡB
				−	ⅢA
T0N2M0 T1*N2M0 T2N2M0 T3N1***M0 T3N2M0	G1	+	+	+	ⅠB
				−	
			−	+	ⅢA
				−	
		−	+	+	ⅠB
				−	
			−	+	ⅡA
				−	
	G2	+	+	+	ⅠB
				−	
			−	+	ⅢA
				−	
		−	+	+	ⅠB
				−	
			−	+	ⅢA
				−	ⅢB
	G3	+	+	+	ⅡA
				−	
			−	+	ⅢA
				−	
		−	+	+	ⅡB
				−	
			−	+	ⅢA
				−	ⅢC
T4N0M0 T4N1***M0 T4N2M0 任何TN3M0	G1	+	+	+	ⅢA
				−	
			−	+	ⅢB
				−	
		−	+	+	ⅢA
				−	
			−	+	ⅢB
				−	

续表

TNM	组织学分级	HER-2	ER	PR	预后分期
T4N0M0 T4N1***M0 T4N2M0 任何TN3M0	G2	+	+	+	ⅢA
			+	−	
			−	+	ⅢB
			−	−	
		−	+	+	ⅢA
			+	−	
			−	+	ⅢB
			−	−	ⅢC
	G3	+	+	+	ⅢB
			+	−	
			−	+	
			−	−	
		−	+	+	ⅢB
			+	−	
			−	+	ⅢC
			−	−	
任何NM1 任何T	任何	任何	任何	任何	Ⅳ

注：* T1 包含 T1mi。

** N1 不包含 N1mi。T1N1miM0 和 T0N1miM0 分期在预后分期中与 T1N0M0 一致。

*** N1 包含 N1mi。在预后分期方面 T2N1mi 相当于 T2N1，T3N1mi 相当于 T3N1，T4N1mi 相当于 T4N1。

注：①在有淋巴结转移而未发现原发病灶（如 T0N1 等）或乳腺导管内癌（如 TisN1 等）情况下，应使用从淋巴结内肿瘤组织中所获取的组织学分级，以及 HER-2、ER、PR 的信息来评定分期；②按照 2013 年 ASCO/CAP 的《HER-2 检测指南》，使用 ISH（FISH 或 CISH）检测 HER-2 表达为"模棱两可"时，则在临床预后分期中应归入 HER-2 阴性；③本病理预后分期是基于接受了适当的内分泌和（或）系统化疗（包括抗 HER-2 治疗）的乳腺癌人群而总结出来的。

五、基因组信息对病理预后分期的影响

Oncotype DX 分值＜11 分时对病理预后分期的影响见表 31-5。

表 31-5 Oncotype DX 分值＜11 分时对病理预后分期的影响

TNM	组织学分级	HER-2	ER	PR	预后分期
T1N0M0 T2N0M0	任何	−	+	任何	ⅠA

注：①病理预后分期不需要获取基因组信息，但基因组信息可用于制订合适的治疗方案。T1N0M0 或 T2N0M0，且 HER-2 阴性、ER 阳性，同时 Oncotype DX 检测分值＜11 分的乳腺癌应归入病理预后分期的ⅠA 组。②T1-2N0M0、HER-2 阴性、ER 阳性的乳腺癌患者，若未行 Oncotype

DX检测,或虽检测但不可用,或Oncotype DX检测分值≥11分,则其病理预后分期应基于上述的解剖和标记进行分期。③目前Oncotype DX是应用于病理预后分期的多基因检测方案,因为其对于评分＜11分的患者拥有前瞻性的一级证据。将来分期系统的更新可能会纳入其他多基因检测方案,基于有效的证据将患者分类至不同的预后分期。分期表中纳入或排除某种基因组信息的检测方法并不意味着是对特定方法的认可。任何在治疗中拥有有效证据的基因组信息检测方法都不应该被限制。

（王　嘉　徐　东　金　锋）

参考文献

[1] 王永胜,刘艳辉,欧阳涛,等.乳腺癌前哨淋巴结术中分子诊断的研究.中华医学杂志,2011,91(2):81-85.

[2] 周淑玲,杨文涛.三阴性乳腺癌的临床病理特征及分子研究进展.中国癌症杂志,2013,23:603-608.

[3] Anderson BO, Yip CH, Smith RA, et al. Guideline implementation for breast healthcare in low-income and middle-income countries: overview of the Breast Health Global Initiative Global Summit 2007. Cancer, 2008,113(8 Suppl):2221-2243.

[4] Bossuyt V, Provenzano E, Symmans WF, et al. Recommendations for standardized pathological characterization of residual disease for neoadjuvant clinical trials of breast cancer by the BIG-NABCG collaboration. Ann Oncol, 2015,26:1280-1291.

[5] Bratthauer GL, Tavassoli FA. Lobular intraepithelial neoplasia: previously unexplored aspects assessed in 775 cases and their clinical implications. Virchows Arch, 2002,440:134-138.

[6] Buyse M, Loi S, van't Veer L, et al. Validation and clinical utility of a 70-gene prognostic signature for women with node negative breast cancer. J Natl Cancer Inst, 2006,98:1183-1192.

[7] Carlson RW, Allred DC, Anderson BO, et al. Breast cancer. J Natl Compr Canc Netw, 2009,7:122-192.

[8] Chavez-MacGregor M, Mittendorf EA, Clarke CA, et al. Incorporating tumor characteristics to the American Joint Committee on Cancer breast cancer staging system. Oncologist, 2017,22:1292-1300.

[9] Chen CY, Sun LM, Anderson BO. Paget disease of the breast: changing patterns of incidence, clinical presentation, andtreatment in the US. Cancer, 2006,107:1448-1458.

[10] Giuliano AE, Edge SB, Hortobagyi GN. Eighth edition of the AJCC cancer staging manual: breast cancer. Ann Surg Oncol, 2018,25(7):1783-1785.

[11] Harris L, Fritsche H, Mennel R, et al. American Society of Clinical Oncology 2007 update of recommen-dations for the use of tumor markers in breast cancer. J Clin Oncol, 2007,25:5287-5312.

[12] Hatoum HA, Jamali FR, El-Saghir NS, et al. Ratio between positive lymph nodes and total excised axillary lymph nodes as an independen prognostic factor for overall survival in patients with nonmetastatic lymph node-positive breast cancer. Indian J Surg Oncol. 2010,1:305-312.

[13] Kuru B, Camlibel M, Dinc S, et al. Prognostic significance of axillary node and infraclavicular lymph node status after mastectomy. Eur J Surg Oncol, 2003,29:839-844.

[14] Lester SC, Bose S, Chen YY, et al. Protocol for the examination of specimens from patients with ductal carcinoma in situ of the breast. Arch Pathol Lab Med, 2009,133:15-25.

[15] Paik S, Shak S, Tang G, et al. A multigene assay to predict recurrence of tamoxifen-treated, node-negative breast cancer. N Engl J Med, 2004,351:2817-2826.

[16] Paik S, Tang G, Shak S, et al. Gene expression and benefit of chemotherapy in women with node-negative, estrogen receptor-positive breast cancer. J Clin Oncol, 2006,24:3726-3734.

[17] Singletary SE, Allred C, Ashley P, et al. Revision of the American Joint Committee on Cancer staging system for breast cancer. J Clin Oncol, 2002,20:3628-3636.

[18] Sobin LH. TNM: principles, history, and relation to other prognostic factors. Cancer, 2001,91:1589-1592.

[19] Tavassoli FA. Breast pathology: rationale for adopting the ductal intraepithelial neoplasia (DIN) classification. Nat Clin Pract Oncol, 2005,2:116-117.

[20] Van't Veer LJ, Paik S, Hayes DF. Gene expression profiling of breast cancer: a new tumor marker. J Clin Oncol, 2005,23:1631-1635.

[21] Walshe JM, Swain SM. Clinical aspects of inflamatory breast cancer. Breast Dis, 2006,22:35-44.

[22] Wang XX, Jiang YZ, Li JJ, et al. Effect of nodal status on clinical outcomes of triple-negative breast cancer: a population-based study using the SEER 18 database. Oncotarget, 2016,7:46636-46645.

[23] Wang Y, Klijn JG, Zhang Y, et al. Gene-expression

profiles to predict distant metastasis of lymph-node-negative primary breast cancer. Lancet, 2005, 365: 671-679.

[24] Wazir U, Wazir A, Wells C, et al. Pleomo-rphic lobular carcinoma in situ: Current evidence and a systemic review (Review). Oncol Lett, 2016, 12: 4863-4868.

[25] Ye J, Wang W, Xu L, et al. A retrospective prognostic evaluation analysis using the 8th edition of American Joint Committee on Cancer (AJCC) cancer staging system for luminal A breast cancer. Chin J Cancer Res, 2017, 29: 351-360.

[26] Yi M, Mittendorf EA, Cormier JN, et al. Novel staging system for predicting disease-specific survival in patients with breast cancer treated with surgery as the first intervention: time to modify the current American Joint Committee on Cancer staging system. J Clin Oncol, 2011, 29: 4654-4661.

第三十二章

乳腺癌的外科治疗

第一节 概　　述

乳腺癌是全球女性最常见的恶性肿瘤。据国际癌症研究中心(IARC)最新统计数据,全球每年女性乳腺癌新发病例>167万,并呈逐年上升趋势。虽然与西方国家相比我国乳腺癌发病率较低,但也严重威胁着妇女的健康,年新发病例约28万例;经济发达的大城市,尤其是京、津、沪,近30年来发病率有了显著增长。可喜的是,近年来乳腺癌治疗领域发展迅速,诊疗技术和理念取得了巨大进展,早期诊断的普及、诊疗技术的进步、综合治疗的完善、新高效药物的面世、预后及预测模型的确立,乳腺癌死亡率有了明显下降。伴随着这些新理念和技术的推陈出新,乳腺癌的外科治疗模式也有了巨大的改变。乳腺癌曾被作为一个单一的疾病,采用单一的手术方式治疗。随着分子生物学的发展,我们对乳腺癌有了更全面的认识。针对乳腺癌这一综合性疾病,个体化的综合治疗模式应运而生,特别是对于早期乳腺癌,目前推行的是以外科治疗为首,辅以合理有序的综合治疗策略,有的放矢、量体裁衣地根据每一个乳腺癌患者的类型和分期制订最佳最有效的治疗方案,在显著改善乳腺癌患者预后的同时提高了生活质量。

纵观历史,现有的乳腺癌治疗模式是从曾经单纯的手术切除模式慢慢演变发展而来的。1894年,Halsted报道了具有肿瘤外科治疗史上里程碑意义的乳腺癌根治术,该手术以乳腺癌的局部播散,特别是淋巴道的播散为理论依据,由此只要进行乳腺癌所在区域的广泛切除术+引流淋巴结区域清扫术,就能达到根治的效果。因此,乳腺癌根治术要求将患侧乳腺、表面皮肤、胸肌及整个腋窝组织进行整块切除。为了获得更好的疗效,随后相继出现了清扫内乳淋巴结的乳腺癌扩大根治术、超根治术,甚至前1/4截肢术。随后,许多大样本回顾性分析和前瞻性临床试验证实,无论是局部控制还是生存率,根治术与扩大根治术相比,以及根治术与较小范围的手术(保留胸肌)相比,患者的无复发生存率和总生存率无明显差别。人们慢慢发现扩大手术切除的区域并不能进一步改善乳腺癌患者的预后。20世纪70年代,Fisher对此提供了理论依据。他认为乳腺癌从发病开始就是全身性疾病,乳腺癌手术治疗的失败往往是因为癌细胞早期的全身播散。人们充分地认识到盲目扩大范围的手术并不能治愈乳腺癌,只会降低患者的生存质量。只有针对全身进行系统性综合治疗,才会进一步改善乳腺癌的预后。由此,乳腺癌的综合治疗进入了高速发展阶段。临床试验不断更新化疗药物的组合和疗效、受体阳性乳腺癌的内分泌治疗不断完善、曲妥珠单抗等靶向药物的相继问世、多基因芯片技术的迅猛发展,极大地改善了乳腺癌的预后。

从宏观角度而言,综合治疗的成熟和发展改变了外科治疗的模式,而外科治疗模式的变革也进一步印证了综合治疗的价值和意义。乳腺癌的多学科综合治疗模式已经进入历史舞台。本章节将回顾乳腺癌外科治疗的发展历史,阐述现阶段常见的手术方式的技术特点和理念,期望每一位临床工作者都能在实际工作中掌握并运用好乳腺外科治疗技术,并充分认识到合理结合外科、肿瘤内科、放疗科、病理科、影像诊断科等,是完善乳腺癌诊断治疗的关键所在,乳腺癌外科治疗新模式也必将在合理高效的多学科协作交流中诞生。

第二节 乳腺癌外科治疗发展史

根据医史记载,乳腺癌的局部治疗起始于公元前 3000~2500 年的古埃及,残酷的烧烙用于治疗许多乳腺疾病。直至文艺复兴时期,以 Andreas Vesalius 为代表,引领解剖学的创立,使乳腺切除从野蛮的烧烙走向以血管结扎为基础的解剖外科时代。

1757 年,法国 Le Dran 提出乳腺癌的淋巴转移是该病预后差的主要原因;法国手术学的奠基人 Petit 提出将乳腺、可触及的淋巴结、与肿瘤粘连的胸大肌做整块切除;英格兰的 Sharpe 和苏格兰的 Bell 也提出了全乳切除和可触及的淋巴结清扫的手术原则。1867 年,英格兰的 Moore 详细阐述了乳腺癌手术的基本原则,提倡肿瘤的广泛切除,并在 20 世纪被广泛接受。1846 年的全身麻醉和 1867 年 Lister 创建的无菌术,确立了乳腺癌全乳切除手术在乳腺癌治疗中的地位。德国的 Kuster 与英格兰的 Banks 于 1871 年将腋窝淋巴结清扫常规纳入乳腺癌全乳切除手术;von Volkmann 和 Heidenheim 分别于 1875 年和 1889 年建议全乳切除、腋窝淋巴结清扫术的同时整块切除胸大肌筋膜。

Halsted 在 von Volkmann 提出的术式上加以发展,于 1894 年报道了根治性手术治疗 50 例乳腺癌患者的经验。该手术切除全部乳腺、胸大肌和腋窝淋巴结。1898 年,Halsted 报道了同时切除胸小肌的术式。Meyer 于 1894 年提出了根治性全乳切除术的一个变通的方法,即先行腋窝淋巴结清扫,再行乳腺、胸肌切除。Halsted 于 1894、1898 和 1907 年发表的论文使乳腺癌根治性全乳切除术得到广泛接受,该手术治疗观念占据了 20 世纪的前 3/4。Halsted 时期,大多数乳腺癌患者属局部晚期,3/4 的患者存在腋窝淋巴结转移;以往的手术治疗局部复发率达 60%~82%,3 年生存率为 9%~39%,Halsted 报道局部复发率为 6%,3 年生存率为 38%~42%,10 年生存率为 12%。

1948 年,Patey 提出切除胸大肌并不能提高根治性全乳切除的手术疗效,他描述了一种改良的根治性全乳切除术,即切除乳腺、胸小肌和腋窝内容物,保留胸大肌;Auchincloss 和 Madden 进一步改良了该术式,同时保留胸大肌和胸小肌。接着,许多大样本回顾性分析和 2 项前瞻性临床试验证实,无论局部控制还是生存率,改良根治术和 Halsted 根治术效果相当。因此,改良的根治性全乳切除术比例自 20 世纪 70 年代初的 27.7% 不断上升,至 1982 年,改良根治术占全乳切除根治术的 72.3%。20 世纪 70 年代,Fisher 对此提供了理论依据。他认为乳腺癌从发病开始就是全身性疾病,乳腺癌手术治疗的失败往往是因为癌细胞早期的全身播散。基于这一新的理论所进行的 NSABP B-04 试验证实,腋窝淋巴结临床阴性乳腺癌病例随机接受根治术、单纯乳房切除加腋窝放疗、单纯乳房切除及腋窝随访(腋窝淋巴结转移时再行手术),结果 3 种治疗方式的长期生存完全相似。由此证实了 Fisher 理论,同时成为乳腺癌局部治疗发展史上的另一个里程碑,为当今乳腺外科的发展奠定了基础。

目前,尚无一个统一的手术方式适合于不同类型、不同期别的乳腺癌。所以,手术方式应该根据具体病期、肿瘤部位、外科医生习惯使用术式、医疗单位辅助治疗条件和随访条件等多项因素决定。

第三节 手术原则和术前评估

一、手术治疗原则

按照临床病期、肿瘤部位,乳腺癌治疗方法的选择大致有如下原则。

1. Ⅰ~ⅡA 期　以手术治疗为主,可以采用根治性手术或保乳手术。术后根据淋巴结情况及预后指标决定是否需要辅助治疗。

2. ⅡB～ⅢA期 以根治性手术为主,根据病情常应用辅助化疗、内分泌治疗或放疗。如患者肿块较大并有意愿接受保乳手术,可行新辅助治疗使肿瘤缩小后再手术。

3. ⅢB～ⅢC期 局部病灶较大或同侧锁骨上、下淋巴结有转移或内乳淋巴结有明显转移者,可用放疗、化疗、内分泌及放疗,手术可作为综合治疗的一个组成部分。特别是部分不可手术的局部晚期患者,通过新辅助治疗降期后可获得手术治疗的机会。

4. Ⅳ期 以化疗、内分泌治疗为主,手术及放疗是局部辅助治疗方法。

二、治疗前评估

早期乳腺癌的治疗是以手术为主的综合治疗。然而,乳腺癌的手术治疗模式在近30年来发生了巨大的变革,保乳手术、SLNB替代传统腋窝淋巴结清扫的术式,各种方式的一期乳房重建手术越来越为患者接受,治疗前对病情全面的评估显得尤为重要。

1. **病史和体格检查** 乳房肿块发现时间,有否疼痛,记录肿块大小、部位、形态、质地,与皮肤、胸肌有无粘连;乳头凹陷及位置改变,乳头皮肤改变,是否溃破、糜烂,乳头溢液是否自发,溢液时间、颜色,单管或多管,是否伴发乳房肿块;乳房皮肤改变,是否存在增厚、水肿、红斑、溃破;腋窝淋巴结是否肿大、大小、与周围组织粘连情况;既往乳房手术史、婚育史、月经史、家族史,特别是乳腺癌、卵巢癌家族史。

2. **术前常规理化检查** 血、尿、粪常规,肝肾功能,心电图,胸部正侧位X片或胸部CT,腹壁超声。

3. **双侧乳房钼靶及MRI检查** 术前(通常是指术前3个月内)的乳腺钼靶X线片是决定患者是否适合做保乳治疗的必备条件。该项检查要求在高质量的钼靶X线机下进行,并按照规范进行分级报告。钼靶X线片有利于了解病变的程度、是否存在多中心病灶,以及其他可能影响治疗决策的因素;同时也可了解对侧乳房情况。在钼靶X线检查报告中需记录肿块大小;若肿块同时伴有微小钙化灶,则需报告钙化范围及其与肿块的位置关系;对于微小钙化灶,必要时可进行放大的钼靶X线摄片。乳房MRI检查在良、恶性病变的鉴别诊断、乳房恶性病变范围评估、多中心病灶的评估中均显示独特优势。

4. **乳腺原发灶的病理诊断** 已不再依赖术中快速冷冻切片检查,肿块的空芯针活检、钙化灶的真空辅助活检(mammotone)已广泛应用于临床。术前明确的病理学诊断有利于医生与患者就手术方案进行充分沟通。如果病例已行手术活检,则应与病理医生充分沟通,了解原发肿块组织类型、切缘情况,是否存在广泛导管原位癌成分;导管原位癌患者应报告核分级、有无粉刺样坏死、手术切缘距离等。

5. **其他一些特殊的评估** 采用曲妥珠单抗治疗时需评估心功能;接受芳香化酶抑制剂治疗需进行骨密度测定;明确患者是否处于绝经状态,需检测血清雌二醇、黄体释放激素、促卵泡生成激素等;对Ⅲ期患者应进行放射性核素骨扫描。

6. **患者自身的要求和愿望** 是影响治疗决策的一个极为重要的因素。患者与医生应就保乳治疗与根治术的优缺点、SLNB、乳房一期重建手术作详细讨论。患者在对治疗作出选择时应考虑到自身对疾病控制的认识、术后机体的功能、性生活及其他方面的生活质量。

三、手术适应证与禁忌证

对于病变局限于乳房局部及区域淋巴结的乳腺癌,手术治疗是主要的治疗手段。手术的目的是获得最大限度的局部控制,以防止局部复发;同时能得到必要的病理资料,以判断预后及选择术后辅助治疗方案。

1. **手术适应证** 乳腺癌手术切除的适应证为符合TNM分期0、Ⅰ、Ⅱ期,以及部分Ⅲ期而无手术禁忌证的患者。

2. **手术禁忌证**

(1) 全身性禁忌证:①肿瘤已有远处转移;②一般情况差,有恶病质者;③重要脏器有严重疾病,不能耐受手术者;④年老体弱,不适合手术者。

(2) 局部病灶禁忌证

1) 有以下情况之一者:①皮肤橘皮样水肿超出乳房面积一半以上;②皮肤有卫星结节;③肿瘤直接侵犯胸壁;④胸骨旁淋巴结肿大证实为转移者;⑤锁骨上淋巴结肿大证实为转移者;⑥患侧上肢水肿;⑦炎性乳腺癌。

2) 有以下5种情况中任何2项以上者:①肿瘤溃破;②皮肤橘皮样水肿占全乳面积1/3以上;③肿瘤与胸大肌固定;④腋窝淋巴结最大直径>2.5 cm;⑤淋巴结彼此粘连或与皮肤或深部组织粘连。

第四节 乳腺癌全乳切除术

一、乳腺及区域淋巴的解剖

(一) 乳房的解剖

乳房位于前胸壁,含有丰富的腺体、血管、神经和淋巴管,同时还和邻近的肌肉、筋膜等组织关系密切。乳腺位于皮下组织内,通过结缔组织束固定于该位置。位于真皮层深面的浅筋膜浅层和深层之间的结缔组织束贯穿乳腺组织并相互连成网状,称为乳房悬韧带(Cooper 韧带)。

1. **位置** 成人乳房位于前胸壁第 2~6 肋间,内缘为胸骨旁线,外缘达腋前线。内侧 2/3 位于胸大肌前,外侧 1/3 位于前锯肌表面,大部分乳房在外上方存在狭长的乳腺组织突向腋窝,称为腋窝部乳腺。少部分乳腺组织还可以超过以上范围,向上可达锁骨下缘,向下可达腹直肌前缘,向内可达胸骨正中线,向外可达背阔肌前缘,故全乳切除时手术范围需达到以上部位。

2. **乳房腺体** 是乳腺最重要的结构,由实质和间质两部分组成。实质包括导管、小叶、腺泡,间质由结缔组织、脂肪组织、血管、神经、淋巴结组成。乳腺腺体组织被结缔组织分隔为 15~20 个乳腺腺叶,每个腺叶以乳头为中性呈轮辐样放射状排列,各有一条导管向乳头引流,称为输乳管。输乳管直径为 2~4.5 mm,随导管分支逐渐变细,末端与腺泡相通,在乳晕下扩大形成输乳管窦,最后开口于乳头顶端。每个腺叶有 20~40 个乳腺小叶,每个小叶有 10~100 个腺泡,腺泡为乳腺分泌部。乳腺小叶是构成乳腺的基本单位。而乳腺癌的发生,常见于乳腺终末导管小叶系统。

3. **乳腺动脉** 乳腺的血液循环十分丰富,供血动脉主要来自腋动脉、肋间动脉和胸廓内动脉分支,形成皮肤下真皮下血管网、腺体前血管网和腺体后血管网。

4. **乳房静脉** 分为浅静脉和深静脉。浅静脉即乳房皮下静脉,位于前筋膜浅层的深面,大部分回流到胸廓内静脉。深静脉一般伴随同名动脉和分支,分别汇入胸廓内静脉、胸外侧静脉和肋间静脉。其中最大的为胸廓内静脉,汇入同侧无名静脉后经右心房、右心室进入肺毛细血管网,是乳腺癌转移的主要途径。支配乳房的交感神经中枢位于第 2~6 胸段脊髓的灰质侧角内,支配乳房的躯体神经主要是颈丛 3~4 支和第 2~6 肋间神经的皮肤支。

(二) 乳腺淋巴回流

1. **乳腺的淋巴管** 乳腺上皮组织下的淋巴管与全身表面上皮组织下的淋巴管相互贯通,这些淋巴管内壁没有瓣膜,与皮下淋巴管、乳晕下淋巴管丛相交通。通过连接皮下、上皮下组织的垂直淋巴管,乳晕下淋巴管丛收集乳头、乳晕的淋巴。淋巴由浅入深,从乳晕下淋巴管丛,经过输乳管旁淋巴管,至小叶旁与皮下深组淋巴管丛。输乳管旁淋巴管紧贴乳腺导管的肌上皮细胞。然后,皮下深组淋巴管丛与乳腺内淋巴管中的淋巴汇聚至腋淋巴结和内乳淋巴结。据估计,乳房 3% 的淋巴汇入内乳淋巴结,97% 的淋巴汇入腋淋巴结。乳腺皮肤和乳腺实质的淋巴汇入相同的腋窝淋巴结,这些淋巴结代表了乳腺淋巴引流的主要方向。淋巴造影研究发现,乳腺深部实质或乳房后间隙淋巴倾向于引流至内乳淋巴结;而乳晕下将经过乳晕外侧或上方的淋巴管,最终汇集至腋窝的前哨淋巴结。

2. **腋淋巴结** 解剖学研究证实,乳腺癌区域播散的主要途径是腋淋巴结转移。Packren 依据肿瘤转移的病理解剖学研究,将腋淋巴结分为:①锁骨下(尖群)淋巴结,是指位于胸小肌内侧的淋巴结;②腋静脉淋巴结,是指胸小肌至腋窝外侧界沿腋静脉分布的淋巴结;③胸肌间(Rotter)淋巴结,是指胸大小肌之间沿胸外侧神经分布的淋巴结;④肩胛组淋巴结,是指沿着肩胛下血管分布的淋巴结;⑤中央组淋巴结,位于胸大肌外缘和胸小肌的下方;⑥乳腺外侧淋巴结,位于腋尾部的淋巴结;⑦28% 的患者存在乳腺内淋巴结,在乳腺外上象限皮下存在乳腺旁淋巴结。

临床上为了便于区分淋巴结转移的扩散范围,人为地将腋淋巴结进行分组:Ⅰ组淋巴结,位于胸小肌外缘的外侧;Ⅱ组淋巴结,位于胸小肌的后方;Ⅲ组淋巴结,位于胸小肌内缘的内侧。外科医生在术中对相应部位予以标记,有助于术后病理分组。

3. 内乳淋巴结　内乳淋巴结的位置在胸骨旁、肋间隙的胸膜外脂肪组织中,紧贴内乳血管。自第2肋间向下,内乳淋巴结与胸膜之间由一层菲薄的胸横筋膜分隔,并逐渐过渡至由胸横肌分隔。内乳淋巴结链的淋巴结数目因人而异,在第1和第2肋间,约88%和76%的内乳淋巴结位于内乳血管的内侧;在第3肋间,79%的内乳淋巴结位于内乳血管的外侧。各个肋间隙存在内乳淋巴结的可能性:第1肋间97%,第2肋间98%,第3肋间82%,第4肋间9%,第5肋间12%,第6肋间62%。

当淋巴结发生肿瘤转移时,生理性淋巴引流途径受阻,则会出现替代性的旁路,包括通过深部、胸骨下方至对侧内乳淋巴链;通过浅层、胸骨前,向肋间、纵隔引流;通过腹直肌鞘膜向横膈下和腹膜下淋巴丛引流(又称Gerota通路)。

(三) 乳腺癌的多中心病灶

由于"多中心性"定义的差别、组织量的不同、病理检查的差异,各家报道乳腺癌多中心性的发生率为9%～75%。确定手术治疗方式前需要对肿瘤分布范围、浸润程度作详细了解。

1. 多灶性　Holland等研究了264例乳腺癌根治术标本,临床及影像学检查均提示乳房肿块为≤4 cm的孤立性病变。但是连续切片显示,39%的病例未见其他病灶;20%的病例在距原发灶2 cm以内的组织中发现癌灶;41%的病例距原发灶2 cm以外存在癌灶,其中27%为导管原位癌,14%为浸润性癌。在其后的研究中,Holland等报道了10%的患者在距原发病灶2 cm以外可发现明显的导管原位癌成分,5%的患者甚至在3 cm以外发现上述改变。这种在主癌灶周围出现范围与数量上不同程度的微小癌灶的情况称为多灶性(multifocality);也可定义为一个象限存在≥2个的病灶。乳腺癌特殊的生物学特性与乳腺癌单纯手术广泛切除后的局部复发有着直接的联系。

2. 多中心性　乳腺癌另一种生长生物学行为称为多中心性(multicentricity),表示距主癌灶周围较远的微小癌灶,通常这些病灶存在于乳腺的其他象限,即≥2个不同象限存在≥2个的病灶。临床上多灶性远较多中心性常见。

乳腺癌上述两种生物学特性提示,在保留乳房手术时,手术切除范围因人而异;即使手术切缘阴性,也不能排除在周围乳腺中有残留癌灶的存在。

目前,虽然可以在高选择的人群中谨慎开展针对多灶性、多中心性乳腺癌的保乳手术,但国内大多学者仍推荐对这类乳腺癌实施全乳切除手术。

对手术方式的选择应结合患者病情及医疗条件来全面考虑,如手术医师的习惯、放疗的条件,以及患者的年龄、病期、肿瘤的部位及患者对外形的要求等。

二、全乳根治的主要手术方式

(一) 乳腺癌根治术

乳腺癌根治术包括切除整个患侧乳房、胸大肌、胸小肌和全部腋淋巴结,适用于临床Ⅱ～Ⅲ期乳腺癌、肿瘤与胸大肌或其筋膜有粘连、临床腋淋巴结有明显肿大或胸肌间淋巴结受累者。实施改良根治术过程中,若发现肿瘤与胸肌粘连或腋淋巴结肿大并证实为转移者,可改变术式为根治术;对于接受了新辅助化疗的局部晚期乳腺癌患者,常规建议实施根治术。

1. 手术切口　切口方式主要根据肿瘤位置及已完成的活检手术切口决定,目前常用的切口包括Halsted-Meyer切口、Stewart切口及Greenouph切口等。切口设计的原则是以肿瘤为中心,皮肤切除的范围应尽量在肿瘤外3～5 cm,包括乳头、乳晕。Stewart横切口的创面美观度较好,切口长度较竖切口短,有利于重建手术的开展,患者穿低领衣服时不会显露手术瘢痕,也是最早期主要应用的手术方式。一般可在全身麻醉或高位硬膜外麻醉下进行。切口上缘相当于缘突部位,下缘达肋弓。但目前多采用横切口。

2. 皮肤切除范围　应在肿瘤外4～5 cm。细致剥离皮片,尽量剥除皮肤下脂肪组织,剥离范围为内侧到胸骨缘,外侧达腋中线。

3. 切除相关组织　先后切断胸大、小肌的附着点,保留胸大肌的锁骨份,可用以保护腋血管及神经。仔细解剖腋窝及锁骨下区,清除所有脂肪及淋巴组织,尽可能保留胸长、胸背神经,使术后上肢高举及向后动作不受阻碍。最后将乳房连同其周围的脂肪组织、胸大肌、胸小肌、腋下和锁骨下淋巴结及脂肪组织一并切除。皮肤不能缝合或缝合时张力较大,应予以植皮。

4. 负压吸引　在切口下方另做小切口,放置负压吸引48～72小时,以减少积液,使皮片紧贴于创面。

(二) 乳腺癌改良根治术

1. **手术方式** ①保留胸大肌、切除胸小肌的改良根治术（Patey 术式），该术式腋淋巴结清扫范围可达腋上群。②保留胸大肌、胸小肌的改良根治术（Auchincloss 术式），可清扫至腋中群淋巴结，难以清扫腋上群淋巴结；术中若发现明显的腋下群淋巴结肿大，可改行根治术或 Patey 手术。

2. **适应证** 改良根治术适用于临床Ⅰ～Ⅱ期及ⅢA 期浸润性乳腺癌；对临床Ⅰ期及部分ⅡA 期病例，可以考虑做保乳手术或改良根治术。

3. **特点** 保留胸肌，术后可保存较好的功能及外形；术中尽量剥离腋窝及胸肌淋巴结；大多采用横切口；皮瓣分离时保留薄层脂肪，便于需要时做乳房重建手术。

(三) 乳腺癌扩大根治术

乳腺癌扩大根治术需同时切除胸大、小肌并清扫腋窝和内乳淋巴结。复旦大学附属肿瘤医院在2 000余例乳腺癌扩大根治术后，病理分析发现内乳淋巴结转移率达 15%；病灶位于乳房内侧或中央时，尤其是临床ⅡB 期或Ⅲ期的病例，内乳淋巴结转移率较高；在腋淋巴结病理证实转移的Ⅲ期乳腺癌患者中，内乳淋巴结转移率达 25%。回顾性生存分析显示，应用扩大根治术可提高该组患者的生存率。乳腺癌扩大根治术目前虽非常规术式，但笔者仍选择性地用于部分Ⅱ～Ⅲ期病例。此手术有助于了解内乳淋巴结有无转移，同时清除内乳淋巴结，内乳淋巴结可能有转移者可术后避免内乳区放疗，从而显著降低因放疗导致的心脏毒性反应。

乳腺癌扩大根治术分为胸膜内法（Urban 法）和胸膜外法（Margottini 法）。①胸膜内法，是将胸膜连同内乳血管及淋巴结一并切除。胸膜缺损需用阔筋膜修补，术后并发症多，现已较少采用。②胸膜外法，手术时保留胸膜。切除第 2～4 软骨，将内乳血管及其周围淋巴、脂肪组织连同乳房、肌肉，以及腋淋巴、脂肪组织整块切除。对于病灶位于内侧及中央者，该手术方式还是值得应用的。目前由于临床发现病期较早，为术后放疗所替代，该两种术式已很少应用，但在适当的病例中仍有其一定的价值。

(四) 单纯乳房切除术

单纯乳房切除术仅切除乳腺组织、乳头、部分皮肤和胸大肌筋膜。术后采用放疗照射锁骨上、腋部及内乳区淋巴结，此方法适用于非浸润性癌、微小癌、湿疹样癌限于乳头者，亦可用于年老体弱不适合根治手术或因肿瘤较大或有溃破、出血时配合放疗。

自从 1894 年 Halsted 创立了乳腺癌根治术以来，该术式一向被认为是典型的常规手术。淋巴结是乳腺癌的第一站转移途径，所以开展了各种清除区域淋巴结的扩大根治手术。当前缩小手术范围的主要原因是，以往在根治性手术时需将腋淋巴结做常规清除，术后常有上肢水肿、功能障碍等并发症，但目前发现的早期病例增多，各期乳腺癌的淋巴结转移率不足 40%～50%，因而常规做淋巴结清除术可能使 50%～60% 的患者接受了不必要的手术。因而，近年来在全乳切除的基础上提出腋窝 SLNB，根据活检结果再决定是否需要清除淋巴结。

手术的目的：①控制局部及区域淋巴结，以减少局部复发；②了解原发灶的病例类型、分化程度、激素受体测定结果、淋巴结转移及其转移部位和程度等，以及肿瘤的生物学特性检测，帮助患者选择手术后综合性治疗的方案。

第五节 乳腺癌保乳手术

一、保乳手术是标准的乳腺外科治疗策略

保乳手术是乳腺癌多学科综合治疗模式的体现和结晶，包含了肿瘤外科的手术治疗、放疗科的放疗、肿瘤内科的全身治疗，以及病理科和放射诊断科的病灶评估等。因此，我们平常所谈到保乳手术的实施，需要完整的多学科团队予以完成，而该治疗模式已经成为当前早期乳腺癌的一种标准治疗模式。

保乳手术的问世已经 40 余年了，其目标是通过保乳手术及放疗使乳腺癌患者达到与根治性手术相同的生存率，同时要求患侧乳房复发率低，有良好

的美容效果。几项大样本临床随机试验(表32-1)均把乳腺癌保乳治疗与根治性手术进行比较,观察两个治疗组在生存率上是否存在差异。这些试验结果显示,两种治疗方法生存率相似,说明局部治疗方法的差异并不影响大多数乳腺癌患者的生存率。欧美许多医疗中心还进行了有关保乳治疗的回顾性研究,不仅验证了保乳治疗可以取得很高的局部控制率及令人鼓舞的美容效果,而且长期随访有助于了解保乳治疗后局部复发的方式、病程,局部复发相关的因素及影响乳房外形的因素。这些结果为明确保乳手术、放疗的方式,以及保乳治疗指征提供了有效的依据。这些前瞻性临床试验及随后的Meta分析均提示,保乳手术联合全乳放疗的疗效等同于全乳切除手术,对合适的患者给予保乳治疗是安全有效的。

表 32-1　在早期乳腺癌中比较保乳手术+放疗与全乳切除术的前瞻性随机试验

临床试验	年份	病例数	分期	原发灶手术方式	放疗剂量(Gy)
Institute	1972～1984	179	1	切缘距肿瘤 2 cm	15
Gustave-Roussy	1973～1980	701	1	象限切除	10
Milan I					
NSABP B-06	1976～1984	1 219	1+2	肿块广切	无
NCI	1979～1987	237	1+2	广泛切除	15～20
EORTC	1980～1986	874	1+2	切缘距肿瘤 1 cm	25
Danish	1983～1989	904	1+2+3	广泛切除	10～25

注:EORTC:欧洲癌症研究和治疗组织;NCI:美国国立癌症研究所;NSABP:美国乳腺癌与肠癌外科辅助治疗计划。

随着人群癌症防范意识的不断增强、钼靶 X 线筛查的普及以及影像技术的提高,越来越多的乳腺癌得以被早期诊断,因此保乳治疗的实施率越来越高,在欧美发达国家60%～70%的早期乳腺癌患者接受了保留乳房的手术,不仅获得了相似的生存预后,还进一步改善了生存质量。同样,辅助治疗策略的进展,包括放疗技术的革新,以及基于分子分型的个体化精准治疗模式的开展,也进一步提高了保乳治疗的安全性。

二、保乳治疗的趋势

就全球而言,保乳手术的实施率未见持续增加趋势。近期对美国早期乳腺癌手术方式构成比的观察发现,全乳切除术的比例有所上升,从30%提高至40%左右,相应的保乳术从最高的近70%下降了10个百分点(图32-1)。

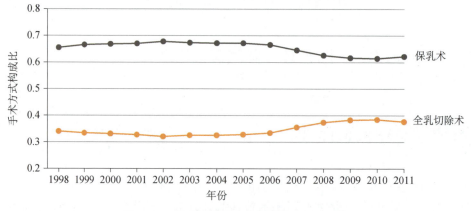

图 32-1　美国早期乳腺癌手术方式的构成比

美国保乳术的比例下降,一方面可以解释为通过30余年的临床研究数据的进一步认识和理解,临床医生及患者的选择更为理性;另一方面可能源于对术后放疗费用或并发症,以及后续局部复发的顾虑而选择全乳切除;更为重要的原因则可能来自对乳腺癌易感基因的认识及其检测的普及。由于"安吉丽娜·朱莉基因"(BRCA)的关注,越来越多的患者,特别是年轻的患者,通过遗传咨询检测 BRCA1 或 BRCA2 基因,在获知自身以后罹患乳腺癌的风险后会选择全乳切除、对侧预防性切除,以及同期的双侧乳房重建手术,期望最大限度地降低术后复发风险。同时,一系列的数据也提示对侧乳房预防性切除对局部控制的临床疗效,这些研究结果可能会驱使部分患者或医生更多地选择全乳切除的手术方式,也反映在近期全美地区保乳率下降的数据中。然而,需要全面地认识到,目前在中国还没有成熟的可供市场使用的 BRCA 基因检测产品,也没有制定相应的指南明确预防性乳房切除手术的适应证;同时,前文已经指出早期多项研究均证实保留乳房手术联合后续放疗的生存率等同于或至少不低于全乳切除手术。因此,我们需要正视保乳手术的安全性,严格掌握保乳手术的适应证,切不可盲目选择不必要的全乳切除或预防性乳腺切除手术,以免造成过度治疗。

近期公布的多项最新研究,就保乳手术远期疗效、安全性,以及可操作性等问题提出了新的见解,进一步支持保乳治疗的可实施性。例如,2012 年权威杂志 *Lancet Oncology* 发表了 EORTC 10801 研究结果,对 968 例患者经过长达 22.1 年的随访,发现保乳术和全乳切除术在总生存和无远处转移生存上无统计学差异。一项来自荷兰的研究,对 37 207 例 2000~2004 年手术的 T1-2N0-1M0 原发性乳腺癌患者进行了回顾性分析。其中 58.4%(21 734 例)接受保乳手术,其余 41.6%接受全乳切除。经过 11.3 年的随访发现,保乳患者 10 年总生存率为 76.8%,全乳切除患者为 59.7%,两者有统计学差异。在 2003 年的 7 552 例患者中,进一步分析详细的预后信息发现,保乳患者 10 年无病生存率为 83.6%,全乳切除患者为 81.5%,调整的 $HR=0.91$。保乳患者远处转移率为 11%,区域复发率为 2.1%,全乳切除患者为 14.7%($RR=4\%$,P 值均 <0.001)。两者的局部复发率没有显著差异。作者认为,保乳患者的总生存更好,有更低的远处转移率和区域复发率,或许源于保乳后的局部放疗可能消除残留的肿瘤,有助于改善预后。该研究虽然存在一定的选择偏移,以及患者 HER-2 状态不明等不足,但基于人口资料的大数据,在平衡了不可避免的混杂因素后,进一步证实保乳手术的疗效,甚至是相对于全乳切除的优越性,提示保乳术是早期乳腺癌可安全选择的一种术式。因此,在精准医学时代,我们提出"选择合适的早期乳腺癌患者给予保乳治疗是安全可行并推荐的治疗策略"的口号。

三、保乳治疗的指征

目前,全球范围内适用最广的乳腺癌保乳手术适应证或禁忌证来源于美国《NCCN 指南》。从最新公布的《NCCN 指南》(2018 版)中,可以明确保乳手术绝对禁忌证包括:妊娠期间的放疗、弥漫性的恶性微钙化表现、病变范围广泛,局部切除切缘阴性外形受损、多次切缘阳性等。符合以上条件任意一项则临床不予以保乳治疗。对应的相对禁忌证包括:曾经胸壁或乳腺放疗(需获知放疗野和剂量);皮肤结缔组织病;肿瘤>5 cm;病理切缘阳性;患者有遗传倾向乳腺癌(保乳术后同侧或对侧乳腺癌风险增加,可行预防性双乳切除术),即符合以上条件任意一项。只有通过完善的医患沟通,以及非常谨慎的多学科讨论后方可实施保乳治疗,原则上并不推荐。

在我国开展保留乳房手术,通常可以参考由国家抗癌协会乳腺癌专业委员会编写的《中国抗癌协会乳腺癌诊治指南与规范》。2017 版的指南与规范第 7 章,对"浸润性乳腺癌保乳治疗临床指南"进行了详细的叙述和规范。一方面保留了谨慎的态度,对保乳手术的实施进行了详细的适应证和禁忌证的规定;同时也鼓励所有符合保乳适应证的患者,更多地接受该治疗模式。

(一)在我国开展保乳治疗的必要条件

(1) 开展保乳治疗的医疗单位应该具备相关的技术和设备条件,以及外科、病理科、影像诊断科、放疗科和内科的密切协作(上述各科也可以分布在不同的医疗单位)。

(2) 患者在充分了解乳腺切除治疗与保乳治疗的特点和区别后,了解保乳术后可能的局部复发风险,患者本人具有明确的保乳意愿。

(3) 患者客观上有条件接受保乳手术后的放疗,以及相关的影像学随访,如乳腺钼靶 X 线、B 超或 MRI 检查等(必须充分考虑患者的经济条件、居住地的就医条件及全身健康状况等)。

保乳治疗实施前,必须充分完善乳腺相关影像学检查,包括乳腺和区域淋巴结的超声及双侧乳房的钼靶 X 线摄片,MRI 检查的必要性还没有获得肯定。虽然,MRI 检查对乳腺疾病的检出率有较高的灵敏度,但其特异度相对较低,可能会发现较多疑似良性病灶,从而使患者丧失了保乳的机会。同时,近期对 9 个临床中心共 3 112 例保乳患者是否接受术前 MRI 检查与预后进行了 Meta 分析,发现术前是否接受 MRI 检查与再次手术率、转为全乳切除率、术后局部复发率无显著相关性。因此,目前暂不强调对每位患者在接受保乳治疗前必须实施乳腺 MRI 检查。

(二) 保乳治疗的适应证和禁忌证

1. 适应证 主要针对具有保乳意愿且无保乳禁忌证的患者。肿瘤大小属于 T1 和 T2 分期;乳房有适当体积,肿瘤与乳房体积比例适当;术后能够保持良好的乳房外形的早期乳腺癌患者;对于多灶性乳腺癌(同一个象限的多个病灶,假定是来源于同一个肿瘤),也可以进行保乳手术;Ⅲ期患者(炎性乳腺癌除外)经术前化疗或术前内分泌治疗降期后达到保乳手术标准时也可以慎重考虑。

2. 绝对禁忌证
(1) 妊娠期间放疗者。对于妊娠妇女,保乳手术可以在妊娠期完成,放疗可以在分娩后进行。
(2) 病变广泛或确认为多中心病灶,广泛或弥漫性分布的恶性特征钙化灶,且难以达到切缘阴性或理想外形者。
(3) 肿瘤经局部广泛切除后切缘阳性,再次切除后仍不能保证病理切缘阴性者。
(4) 患者拒绝行保乳手术。
(5) 炎性乳腺癌患者。

3. 相对禁忌证
(1) 活动性结缔组织病,尤其是硬皮病和系统性红斑狼疮或胶原血管疾病者,对放疗耐受差者。
(2) 同侧乳房既往接受过乳腺或胸壁放疗者,需获知放疗剂量及放疗野范围。
(3) 肿瘤直径>5 cm 者。
(4) 侵犯乳头(如乳头 Paget 病)者。
(5) 影像学检查提示多中心病灶(多中心病灶是指≥2 个象限存在≥1 个病灶,或病理类型和分子分型完全不一样的 2 个乳腺癌病灶)者。
(6) 已知乳腺癌遗传易感性强(如 BRCA1/2 基因突变),保乳后同侧乳房复发风险增加的患者。

四、保乳治疗的几个关键问题

(一) 手术技巧和切口设计

保乳手术的目的之一是通过完整地切除肿瘤从而减少肿瘤局部复发的机会,其二是使患侧乳房保持良好的外形。保乳手术原发灶常用的术式是肿瘤广泛切除(lumpectomy),该术式在美国被广泛采用;另一种术式称为象限切除(quadrantectomy),需要切除肿瘤所在部位的区段乳腺组织、表面覆盖的皮肤、下方的胸肌筋膜。根据笔者的经验及当前保乳的要求,在进行保乳手术时并不需要切除肿瘤及其周围>1 cm 正常乳腺组织,只要病理确认证实切缘阴性即可。象限切除手术由于切除大量的乳腺组织,导致保乳治疗后乳房外形不佳;而且我国女性乳房不太丰满,象限切除术更易影响乳房的美观。因此在临床实际操作中,可以灵活选择上述两种手术方式,重要的是保证切缘的阴性。

1. 手术切口的设计 通常情况下,乳房切口可以采用放射性切口或弧形切口。一般肿瘤位于乳房上方时,通常采用弧形切口切除肿块;腋窝淋巴结活检或清扫可在腋窝另做切口,较为隐蔽,使外形较好和美观。当然,有时肿块位于乳房腋窝尾部或者外上方时,也可以采用放射状切口,并向腋窝延伸,以便腋窝淋巴结可以整块切除。而位于乳房下方的病灶,则采用放射状切口(图 32-2)。

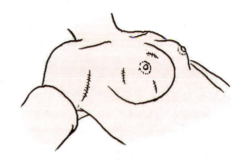

图 32-2 保乳手术常用的手术切口

伴随肿瘤整复技术的运用,当前乳腺癌保乳手术的切口选择不止局限于放射性或弧形切口,位于不同象限的肿瘤可以采用双环切口、菱形切口、蝙蝠翼切口、类似于缩乳成形术的切口,以及各种个体化的手术切口。通过肿瘤整复技术可以更方便地切除较多肿瘤周围的乳腺组织,并通过转移邻近脂肪及乳腺组织予以填充,适当调整乳头的位置,从而在保证外观的情况下提高切缘阴性率,降低因切缘阳性而再次手术的风险。通常认为,在切除乳腺组织超过单侧乳腺 20% 时可以采取肿瘤整复技术进行切口设计和实施保乳治疗,术后患者的乳房会相对比较饱满和挺拔,必要时还可以同时进行健侧乳房整复。

2. **皮肤切除**　为了保持局部有较好的外形,目前并不建议做广泛的皮肤切除。如果肿瘤与皮肤无粘连,一般可保留肿瘤表面皮肤,或仅做肿瘤表面一小片皮肤的切除,皮下可保留部分脂肪。为了美观,有时可以切除与所需切除腺体量对应的皮肤,保证缝合后乳房的外形比较饱满,没有明显残腔。

3. **分离乳腺组织**　在皮肤及皮下组织分离,再向深处乳腺组织分离,注意保证一定的切缘和正常组织。手术时尽量暴露充分,可从一个方向先切开乳腺组织,进入乳腺后间隙,然后用一手指伸入乳腺后间隙,这样将整个标本掌握在手中,能比较简单地把握切缘宽度。

4. **术中标记切缘**　病理科对切缘的判断通常采用两种方法,即垂直切缘放射状取材和切缘离断取材(在后续章节中将进行详细介绍)。因此,不同临床中心需要和病理科进行良好的沟通,选取适合的病理评估手段。在手术操作中,切除的乳腺标本必须及时进行切缘标记,及时送病理检测,明确边缘、表面、基底是否有癌累及。通常外科医生可以用缝线明确不同切缘,送病理检查。当术中冷冻病理切片或术后石蜡病理检查提示切缘阳性时,通常建议再次手术行广泛切除;如切缘多次仍为阳性,必要时放弃保乳手术而改为全乳切除术。

5. **创面处理**　创面应仔细止血,在切缘处放置钛夹标记,指引后续放疗。如果切除乳腺组织较少,建议缝合残腔,保证乳腺外观的饱满,也可起到一定的止血、减少术后积液感染风险的作用。如果切除乳腺组织较多,在不进行乳腺整复的情况下,并不要求对缝。因为对缝可引起术后乳腺表面皱起而影响美观,也可能因为过多考虑对缝而造成切缘不够。切除乳腺组织较多时,可以采用邻近皮瓣转移填充。创面彻底止血后,不强求必须放置引流条,少许渗液可以填充局部缺损,使外观饱满。不常规使用抗生素。非常重要的是术后加压包扎和一定的制动。很多外科医生在进行全乳切除后会予以高压引流和加压包扎,保证皮瓣的贴合并加快伤口的愈合。但对于保乳术后的患者相对比较宽松。由于创面内残腔的存在,术后不予短期包扎和制动,伴随患者躯体运动及乳腺组织的晃动会增加保乳手术后残腔内出血的风险。

(二) 保乳手术切缘的判断

保乳手术的开展,一个重要的问题就是保证切缘阴性及外形的美观,这是一个相对矛盾的命题。为了保证足够的切缘,理论上来说切除肿瘤及周边正常乳腺组织越多,越容易得到一个阴性的切缘,从而可以降低再次手术率和术后局部复发的风险。但切除越多的组织也必然对术后乳腺外形的美观带来更大的挑战。因此最完美的方式是,在保证切缘阴性的情况下,尽可能减少切除正常乳腺组织,这就需要临床外科医生术前进行仔细的临床体格检查,认真参阅影像学检查结果,然后设计手术路径和方案,并和病理科医生进行密切的合作以判断是否完整切除了病灶。在手术中,对切除标本上、下、内、外与基底各切缘进行定向标记,不仅有利于病理检查,而且在某一侧切缘阳性时,可以避免再次切除原手术残腔周围大量正常组织。除了肉眼观察标本以外,必须获得手术切缘的组织学诊断。因此,有必要了解保乳手术切缘阴性的具体定义,以及病理评估切缘的常用方法。

1. **切缘阴性的定义**　自保乳手术开展至今,临床中对于安全阴性切缘的定义不断发展和完善。肿瘤的切缘宽度,是指肿瘤边界距切除组织表面的距离。多大的肿瘤切缘宽度才被认定为安全的阴性切缘呢?早期的研究报道,在保乳病例中如果切除肿瘤周围 0.5~1.0 cm 的正常组织,那么 95% 的病例手术切缘组织学检查为阴性。因此,为了获得阴性切缘,通常建议切除肿瘤周围至少 1 cm 的正常乳腺组织。随后有文献指出,虽然切缘阳性意味着更高的局部复发率,然而在切缘阴性的患者中,切缘宽度的大小和局部复发率之间并无显著关联。因此,后续的临床研究不断尝试将安全切缘的宽度从 1 cm 降到 1 mm 甚至更小的可行性和安全性。近期越来越多的数据推荐采用墨汁染色评估切缘,并规定切缘无肿瘤(no ink on any cancer cell)即可确认为浸润性癌切缘阴性。

一项来自丹麦的研究,对 11 900 例单侧乳腺癌接受保乳术的患者进行了中位 4.9 年的随访,发现 5 年和 9 年的累计同侧乳腺复发率分别为 2.4% 和 5.9%。只要保证切缘阴性即可,扩大切缘(>1 mm、

>3 mm、>5 mm 等)不会进一步降低同侧乳腺复发率。该研究还指出,在切缘阳性的患者中再次补充手术,发现 23% 患者存在浸润性导管癌,63% 存在导管原位癌,14% 两者都有残留;再次手术患者存在更高的复发风险,无论哪种残留均提示增高的局部复发风险,残留浸润性癌 $HR=2.97$,残留导管原位癌 $HR=2.58$。但是否存在残留与总生存无关。2017 年 SABCS 会议上报道了一项分析,共纳入 38 项研究,涉及 1968～2010 年接受治疗的共 55 302 例患者,其中 74% 的患者为 T1 期乳腺癌,72% 的患者淋巴结阴性。中位随访时间为 7.2 年,发现切缘阳性患者的局部复发率为 10.3%,而以墨汁染色边界或宽于墨汁染色边界定义的切缘阴性患者局部复发率为 3.8% ($P<0.001$)。局部复发率随着宽于墨汁染色边界距离的增加而减小:切缘边距为 0~2 mm 的患者局部复发率为 7.2% ($P<0.001$),切缘边距为 2~5 mm 者复发率为 3.6% ($P<0.001$),切缘边距>5 mm 者复发率为 3.2% ($P<0.001$),提示手术切缘宽度≥2 mm 与较低的同侧乳腺癌复发风险具有相关性。目前《NCCN 指南》仍将切缘阴性定义为"墨汁染色无肿瘤"。这些研究结果也提示,在日常工作中没有必要盲目地扩大切缘,不会获得更好的疗效,还影响术后美观。

2. **切缘的评估方法**　首先介绍两种最为常见的评估保乳切缘的病理方法,即肿块边缘法和残腔边缘法(图 32-3),两者各有优缺点。

(1) 肿块边缘法:首先在 NSABP B-06 试验中提出和采用,将广泛切取的肿瘤标本不同切面采用不同颜色的墨汁进行染色,随后再进行石蜡固定,并在最终的石蜡病理检查中通过判断肿瘤和墨汁染色切缘的位置确定保乳手术的具体切缘。国际上广泛采用该方法予以病理切缘的评估,更为准确,但相对耗时耗力,前文中提出的"墨汁染色无肿瘤"作为切缘阴性的定义也来自这种病理评估方法。

(2) 残腔边缘法:即广泛切取标本后,在残腔周围不同方位再补充切除一定的腺体进行病理切缘的评估。该方法切除组织较少,工作量也降低,在我国应用的更多一些。

因此,各个拟开展实施保乳手术的临床中心外科医生和病理科医生需要通过很好的交流、合作,选取合适的病理评估方法,以确保保乳手术的成功实施。

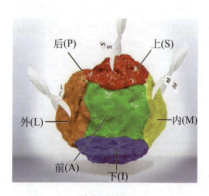 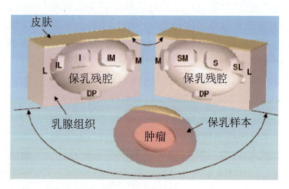

肿块边缘法　　　　　　　残腔边缘法

图 32-3　保乳手术切缘病理学评估方法

结合我国的实际情况,目前国内主要采用的保乳切缘病理诊断方法为残腔边缘法,在不同切面上再次切取少量乳腺组织进行冷冻切片病理检查,可以在手术操作中得知切缘情况。如果切缘阳性,即刻可进行再次手术予以评估。相对而言,如果采用切缘染色方法,则更推荐免除冷冻切片病理检查过程,而直接等待最为可靠的石蜡病理结果予以切缘的判断。事实上,由于我国保乳手术的指征相对比较严格,切缘阳性率通常<5%,再次手术的比例相对于国外文献报道要低很多。不管采用何种病理评估方法,2017 版《中国抗癌协会乳腺癌诊治指南与规范》均建议在取材前将标本切缘涂上染料,以便在固定后的石蜡标本进行,镜下观察时能对切缘作出准确定位,并正确测量肿瘤和切缘的距离。推荐有条件的单位优选采用"垂直切缘放射状取材",而非"切缘离断取材"的标本取材方法(图 32-4)。

3. **不同特征乳腺癌所需的安全切缘宽度**　当前对乳腺癌的辅助全身治疗甚至放疗策略的制定均基于不同乳腺癌分子亚型的划分,因此近期部分研究对于不同亚型的乳腺癌患者是否有必要采取

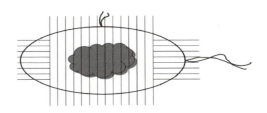 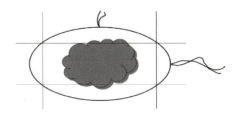

垂直切缘放射状取材法　　　　　　　切缘离断取材法

图 32-4　手术边缘评估的标本取材方法

不同的安全切缘限定进行了探讨。三阴性乳腺癌或 HER-2 阳性乳腺癌患者可能存在更高的局部复发风险，类似的年轻乳腺癌患者、特殊病理类型乳腺癌患者或者新辅助治疗后接受保乳手术的患者，其局部复发风险可能相对较高。尤其是对于伴广泛导管内成分（extensive intraductal component，EIC）的浸润性导管癌和浸润性小叶癌患者，是否需要更为广泛的切除。在 St. Gallen 国际乳腺癌大会上，专家团也对临床手术中是否有必要适当增加这类患者保乳治疗的手术切缘进行了讨论。几乎 100% 的专家认为，不同亚型的患者无需人为扩大切缘。同时，虽然 EIC 提示更多的局部复发风险，然而临床很难评估 EIC 的肿瘤范围，即便盲目扩大切除范围也不一定能保证阴性切缘的成功率。因此，就目前循证医学数据而言，只有墨汁染色无肿瘤，切缘阴性即可认为保乳手术的成功。

（三）保乳术后局部复发的相关因素

对于保乳治疗，医生和患者最担心也是最关心的问题还是术后的局部复发。早期的随机临床试验表明，保乳治疗后 7~18 年局部复发率为 7%~19%，并且局部复发的危险性伴随终生。相同的患者如接受根治手术，虽然不能确保不出现局部复发，但其局部复发率相对较低（4%~14%）。当然伴随着全身综合治疗的进展、放疗技术的进展、对保乳治疗适应证的认识，以及乳腺癌早期诊断率的提高，乳腺癌整体复发死亡风险已经有了明显的改善。最新的研究表明，伴随着综合治疗的改善及切缘阴性的保证，当前乳腺癌保乳术后 5 年局部复发率为 2%，10 年局部复发率为 5%。然而，我们仍然有必要深入了解保乳治疗后不同复发模式和对应的治疗策略及其与保乳治疗后局部复发相关的因素。

通常保乳术后同侧乳房的局部复发包括 3 种情况：①真正的局部复发（true recurrence）；②第 2 原发（second primary）；③类似于全乳切除术后的弥漫性复发。有时在临床上很难清晰地鉴别不同的局部复发模式，特别是前 2 种局部复发模式。我们将无病间期短、复发部位靠近原手术残腔或和原发病灶在同一象限的复发灶（放疗瘤床加量照射区域内）、病理类型和原发灶相似的复发灶更多地考虑为真正的局部复发；而将无病间期长、复发部位和原手术残腔无关或和原发病灶在不同象限的复发灶（放疗瘤床加量照射区域外）、病理类型和原发灶不同的复发灶更多地考虑为第 2 原发。显然临床上两者的鉴别存在模糊的边界，回顾文献也难以很好地区分。因此，有学者认为即便鉴别出两者的差异，两种诊断对患者总生存的影响可能不大，因为无论是单个的真正局部复发抑或第 2 原发，都可以通过补充手术治疗进行完整的切除。

不同的是，曾经认为在进行补充根治手术后，诊断为真正局部复发的患者无需后续全身治疗，仅进行密切随访；对于诊断为第 2 原发的患者，则需要接受相应的第 2 次辅助治疗（secondary adjuvant）。然而，COLOR 临床试验结果显示，162 例接受保乳治疗局部复发的患者中，85 例接受了第 2 次辅助化疗的患者预后显著优于未接受第 2 次辅助化疗的 77 例患者。因此，目前临床中对于保乳治疗后局部复发的患者，更倾向于给予第 2 次辅助治疗，特别是激素受体阴性患者的复发。

第 3 种复发模式类似于全乳切除术后弥漫性皮肤、皮下抑或乳腺组织内的复发，非常有可能是全身远处转移的先兆，往往提示预后不佳，临床中需要按照 Ⅳ 期乳腺癌给予正规的一线解救治疗。

有非常多的文献和临床研究揭示与保乳治疗局部复发相关的因素，其中最重要的因素是切缘阳性以及后续的辅助治疗。在前文中，我们已经探讨了切缘阳性的定义及其对预后的不良影响。事实上切缘阳性本身也是保乳治疗的禁忌证之一,在我国对于保乳手术后切缘阳性患者推荐再次补充手术;如果补充手术仍然切缘阳性则建议改行全乳切除术,由此最大限度地规避切缘阳性对预后产生的不良作用。其次是给予辅助治疗,包括辅助放疗和全身治疗。

在本节中,将进一步探讨和保乳治疗局部复发相关的其他因素。其中最为重要的是肿瘤的分子分型。一项美国波士顿的研究针对1 434例乳腺癌保乳患者(其中91%接受了辅助治疗),中位随访85个月,5年局部复发率为1.6%,总局部复发率为3.6%(预计中位随访10年的局部复发率将翻倍)。在该项研究中,与局部复发相关的最重要的预后因素是患者的病理分型[腔面型A型:HR阳性,HER-2阴性,G1~2;腔面B型:HR阳性,HER-2阴性,G3;腔面B型(HER-2阳性):HR阳性,HER-2阳性;HER-2过表达型:HR阴性,HER-2阳性;三阴性:HR阴性,HER-2阴性]。其中,腔面A型患者局部复发率为1.5%,腔面B型为4.0%,腔面B型(HER-2阳性)为1.0%,HER-2过表达型为10.9%,三阴性乳腺癌为8.8%。其他多项研究也再次验证了肿瘤的分子分型与局部复发的关系,表32-2罗列了部分试验中不同亚型患者的局部复发风险。可以清晰地发现,相对于腔面型乳腺癌,三阴性和HER-2阳性乳腺癌存在较高的局部复发风险。这些结果是否提示,三阴性乳腺癌抑或HER-2阳性乳腺癌不适合保乳治疗。其实这两种类型的乳腺癌因为本身侵袭性较强,即便接受全乳切除后其局部复发风险仍然高于腔面型乳腺癌。因此在多因素分析中,手术方式(保乳或全乳切除)不再是局部复发的独立预后因素。再者,由于三阴性乳腺癌和HER-2阳性乳腺癌对新辅助治疗敏感,更容易从新辅助治疗中获益(肿块缩小,甚至达pCR)。为此,不可简单地根据分子分型来取舍保乳治疗,对于三阴性或HER-2阳性乳腺癌更可以尝试新辅助治疗后的保乳治疗模式。

表32-2 保乳治疗后不同亚型乳腺癌患者的局部复发率

作者	病例数	随访时间(年)	局部复发率(%)			
			腔面A型	腔面B型	HER-2阳性	三阴性
Millar, et al	498	5	1.0	4.3	7.7	9.6
Arvold, et al	1 434	5	0.8	2.3	10.9	8.8
Voduc, et al	1 461	10	8.0	10.0	21.0	14.0

其他因素还包括年龄和BRCA基因突变等。年龄与保乳治疗后的局部复发密切相关。前文所述的美国波士顿研究发现,年轻的患者(23~46岁)局部复发率为6.5%,而老年患者(64~88岁)局部复发率仅为0.9%。其他类似的文献也指出,随着年龄的递减,保乳治疗后的局部复发风险呈现递增趋势。类似于分子亚型与保乳术后局部复发风险的关联,我们需要辩证地看待临床研究中年轻患者存在较高局部复发风险的数据。年龄越小,受体阳性率越低,三阴性乳腺癌患者的比例也越高。这些流行病学的证据部分解释了年轻患者保乳治疗后局部复发风险较高的原因。事实上,年轻患者对乳腺外形的需求更为强烈,近些年来无论是《NCCN指南》,还是国内的《中国抗癌协会乳腺癌诊治指南与规范》,均未将年龄作为保乳治疗的相对禁忌证,对于适合保乳的年轻患者,保乳手术仍然是可行的标准治疗策略。

另一个与保乳治疗后局部复发密切相关的因素是BRCA1或BRCA2的生殖系基因突变(germline mutation)。一项研究对年龄<42岁接受保乳手术和放疗的127例患者进行了基因检测,发现22例BRCA基因突变。通过12年的随访发现,同侧乳腺复发率在基因突变患者中为49%,野生型患者为21%($P=0.007$),有显著差异。同样,BRCA基因突变患者还存在更高的对侧乳腺癌罹患率(42%对比9%,$P=0.001$)。目前,对于BRCA基因检测有突变的患者,特别是年轻患者,推荐接受全乳切除术而非保乳手术,甚至对高危患者推荐对侧乳腺预防性切除(还有学者提出预防性双侧卵巢切除术可降低乳腺的局部复发率)。因此,当前我国对有资质的BRCA检测产品,以及遗传咨询医疗服务的可获得性有着迫切的临床需求。

其他与保乳治疗局部复发相关的因素还包括是否为多灶/多中心疾病、肿瘤的组织学分级、肿瘤的病理类型、脉管侵犯情况、疾病分期等预后因素。

五、新辅助治疗后的保乳治疗

新辅助治疗起源于20世纪70年代。目前，新辅助治疗的主要目的是通过术前治疗使肿瘤降期后手术，适用人群包括ⅢA和(或)ⅢB期，甚至部分ⅢC期局部晚期乳腺癌(locally advanced breastcancer, LABC)患者；另一个目的是拓宽保留乳房治疗指征，如患者有保留乳房的愿望，但因为原发肿瘤体积较大，通过新辅助治疗使肿瘤缩小，可提高保乳治疗的安全性。2018版《NCCN指南》推荐，对于T2N0、T2N1、T3N0、T3N1期，或仅肿块较大但其他条件符合保乳的患者，可以行新辅助治疗后期待肿瘤降期，获得保乳机会。

在早期的临床试验NSABP B-18中，新辅助治疗后保乳治疗比例可提高至68%，特别是那些开始肿瘤>5 cm的患者，行新辅助化疗后有22%可行保乳治疗，而先行手术的患者中保乳治疗仅占8%。因此，通过新辅助治疗可以使部分不能保乳的患者提高保乳治疗的概率。这些数据极大增加了临床医生对新辅助治疗后保乳的信心。随后一系列的前瞻性临床试验期望获得更高的肿瘤退缩率，进一步增加新辅助治疗后保乳治疗的可行性。基于分子分型个体化的新辅助治疗对局部晚期乳腺癌有了越来越高的缓解率，病理缓解率的提高也必然促使更多临床医生向肿块较大而不可直接实施保乳手术的乳腺癌患者推行新辅助治疗。

值得注意的是，新辅助治疗后肿瘤细胞的退缩有两种模式。①向心性退缩：肿瘤向心性缩小，形成较原来肿块体积小的瘤灶，此时肿瘤大小据实测量；②非向心性退缩：即肿瘤退缩呈散在多灶，大体上肿块的大小可能与新辅助治疗前没有明显差别或较前缩小，但其中肿瘤细胞的密度发生了明显变化。因此，向心性退缩的患者更容易在随后的保乳手术中取得成功，而非向心性退缩的患者，则有必要根据新辅助治疗前标记的原发肿瘤范围进行完整切除，以评估切缘是否阴性。如果病灶范围广泛，无法兼顾切缘阴性及外形的保障，那么该患者新辅助治疗后仍推荐全乳切除手术。

临床医生需要明确，新辅助治疗确实可以在一定程度上提高保乳手术率，但并非所有接受新辅助治疗的患者最终都可获得保乳手术的成功实施。需要影像科在手术治疗前精准地预测病灶退缩的模式和残留病灶的负荷，需要病理科精准地判断手术标本各个切缘的情况，而且根据新辅助治疗后的肿块边界进行手术会增加因切缘阳性而导致的二次手术风险。如果患者拟在新辅助治疗后实施保乳手术，在新辅助治疗前建议进行完整的影像学评估，包括乳腺超声、钼靶X线、乳腺MRI基线评估乳腺和腋窝病灶的大小、范围等，以及CT、骨扫描等对肝、肺、骨等全身脏器的评估。在新辅助治疗中，建议每2个周期进行乳腺超声和(或)MRI检查，判定乳腺、腋窝病灶的缓解情况。

新辅助治疗可以为患者带来客观缓解和70%～95%的肿瘤降期，提供更多保乳治疗的希望。仅3%新辅助治疗中肿瘤变大，其中仅0.5%需要扩大手术范围或不能手术。根据TBCRC017试验结果，新辅助治疗后，如果患侧乳房皮肤水肿完全消解、肿瘤体积显著缩小、无广泛的内乳淋巴结转移和可疑微钙化灶、无多中心肿瘤证据等，选择保乳治疗是恰当的，符合这些标准的患者行保乳手术后的局部复发率和10年总生存率与早期乳腺癌患者相同。

TBCRC017试验提出的新辅助治疗后接受保乳治疗的适应证：患者意愿；可术后放疗；亲友支持；皮肤水肿消退；皮肤溃疡愈合；残留肿瘤<5 cm；无胶原血管疾病；无弥散性脉管侵袭；无弥散性可疑钙化灶；非多中心；切缘干净。

六、保乳治疗后的随访

乳腺癌术后随访策略的制订依赖该患者术后不同时间段的复发死亡风险。常规随访的频率是术后2年内每3个月1次，术后5年内每半年1次，5年后每年1次。然而，不同分子亚型的患者存在不同的术后复发模式。对于三阴性及HER-2阳性乳腺癌患者，在术后2年可出现早期复发和死亡高峰，而激素受体阳性乳腺癌患者则存在长期的复发死亡风险。因此，有必要针对不同亚型的患者给予个体化的随访模式，特别是保乳患者术后复发模式还不同于全乳切除患者。

复旦大学附属肿瘤医院通过回顾性研究发现，全乳切除患者术后存在比较明显的2个复发高峰，而保乳患者术后的复发风险长期存在。因此，推荐接受保乳的患者需要在术后长期进行至少每半年1次的临床随访。随访的内容主要包括临床体格检查和相应的乳腺影像学评估。乳腺超声检查最为经济方便，但诊断效能较低；更多的医生推荐采用每年1次的钼靶X线摄片予以双侧乳腺的复查，以早期诊断同侧乳腺复发及对侧乳腺癌,具有较高的特异度和灵敏度。也有部分医生建议在保乳治疗结束后,即完成放疗4~6个月后首先进行一次钼靶X线摄片,作为随访时的基线。对于乳腺MRI检查在保乳术后常规随访中的价值目前还没有定论,虽然MRI检查有较好的灵敏度和特异度,但检测手段本身并不影响群体患者的愈合,因此目前暂不推荐对非高危人群采用乳腺MRI检查进行常规随访。

七、我国保乳治疗的现状

当前我国保乳治疗率相对较低,来自上海、北京等乳腺治疗中心的回顾性研究显示,我国保乳率为5%~20%,在主要大型临床研究中心可能相对较高,在农村地区可能还不足5%。而在欧美或亚洲的日韩等国家,保乳率通常在50%左右。

分析我国保乳率较低的原因可能包括：①由于缺乏基于群体的乳腺癌钼靶X线筛查项目,人群的癌症意识较薄弱,大多是患者自己触及肿块后而就诊,因此确诊时肿瘤体积偏大；中国妇女乳腺体积比欧美妇女小,适合保乳的患者比例相对较低。

②患者或医师担心保乳后的局部复发,加之中国社会整体的思维模式,患者"谈癌色变",在诊断为乳腺癌后潜意识地认为完整地切除乳房就等同于根治了肿瘤。③外科医生缺乏病理科的支持,由于保乳治疗中病理科医生承担更为繁重的病理诊断工作,在医疗人力相对欠缺、医疗技术相对落后的情况下,难以为全国所有地区患者提供准确病理评估的保证,从而限制了保乳治疗的实施。④缺乏保乳所需的放疗设施和经费,保乳手术和随后的放疗共同构成了一个完善的保乳治疗策略。我国绝大多数地区放疗设备落后、欠缺；即便在大城市或医疗机构拥有较好的放疗设备,但也难以满足过多数量放疗的需求；加之放疗费用给患者带来的经济负担,也不同程度地限制了保乳治疗的发展。⑤紧张的医患关系。

因此,笔者希望通过对新的研究数据和理念的阐述,能够一定程度上加强临床医生对保乳治疗的认识,提高国内医生和患者对保乳的信心,通过共同努力来提高我国患者的保乳率和保乳成功率,让更多的乳腺癌患者在保证治疗效果的基础上进一步改善生活质量。

第六节 乳腺癌前哨淋巴结活检术

一、乳腺癌的前哨淋巴结活检技术

(一) 前哨淋巴结的定义和技术特点

前哨淋巴结(SLN)的概念基于一种假说,即原发肿瘤可通过淋巴管到达特定淋巴引流区域的第一个淋巴结,称为SLN。乳腺癌患者的SLN通常仅为一个腋淋巴结,有时也可为腋窝以外其他部位的淋巴结。

有4种方法可判定乳腺癌患者SLN的部位：①染料法；②术中放射性核素法；③术前淋巴显像+术中放射性核素法；④染料与放射性核素联合法。从技术层面而言,SLN包括蓝染淋巴结、蓝染淋巴管直接指向的淋巴结、具有放射性热点的淋巴结、SLN活检(SLNB)中发现的任何病理可疑淋巴结。热点是指注射点以外的腋窝放射性计数最高的点,以及最高计数10%以上的淋巴结。术中未发现蓝染淋巴结或蓝染淋巴管指向淋巴结,腋窝淋巴结清扫术(ALND)标本中仍未发现放射性热点者定义为活检失败。

SLN的概念已经被世界各地的研究者广泛认可,并将SLNB应用于乳腺癌的临床分期。SLNB的准确率高,假阴性率低,大多数研究的SLN数目为1~2枚。SLN阴性时,其他淋巴结受侵犯的机会很小；SLN有肿瘤累及,腋窝其他淋巴结受累的机会为40%。SLNB能否应用于临床取决于其高成功率、低假阴性率、手术和病理的准确性。

(二) 前哨淋巴结活检的适应证

SLNB研究已成为国际上乳腺癌研究的热点之一。早在2001年4月费城SLNB共识会议上就达成以下一致意见：①对于有经验的医生,SLNB技术可以对腋窝准确分期并替代传统的ALND分期方法；②对于有经验的医生,SLN阴性能够高度准确预测腋窝状况,无需进一步行ALND；③SLN阳性患者需要进一步的腋窝处理——ALND或腋窝放疗。目前在大多数医疗中心的临床治疗中,对于 SLN 阴性患者,SLNB 已经取代 ALND。表 32-3 列举了 2017 版《中国抗癌协会乳腺癌诊治指南与规范》中 SLNB 的适应证和禁忌证。

表 32-3 SLNB 的适应证和禁忌证

适应证	有争议的适应证	禁忌证
早期浸润性乳腺癌	预防性乳腺切除	炎性乳腺癌
临床腋窝淋巴结阴性	导管原位癌接受保乳手术	穿刺证实腋淋巴结阳性
单灶或多中心性病变	腋淋巴结阳性新辅助治疗后转为临床阴性	腋淋巴结阳性新辅助治疗后仍为阳性
性别不限	妊娠患者	
年龄不限		
肥胖		
导管原位癌接受乳房切除术		
临床腋淋巴结阴性新辅助治疗后		

二、前哨淋巴结活检的临床应用与发展

从一开始 SLNB 是否可以准确地评估腋窝状态,发展到 SLN 阴性可以不行 ALND 成为治疗标准。目前的主要研究热点是哪些 SLN 宏转移的患者可以不行后续 ALND,以及新辅助治疗前腋淋巴结阳性治疗后降期的患者如何准确地实施 SLNB。正在进行的临床试验试图探索对临床腋窝淋巴结阴性患者是否可不行 SLN 的评估、新辅助治疗降期后 SLNB 替代 ALND 的预后,以及如何避免 ALND(图 32-5)。本章节将对当前热点问题进行探讨,而 SLNB 的具体操作细节将在第三十四章详述。

(一) 前哨淋巴结活检取代腋窝淋巴结清扫

NSABP B-32 等一系列乳腺癌 SLNB 的大型前瞻性随机临床试验通过长期随访均提示,SLN 阴性患者局部控制率和生存率等同于 ALND,SLNB 可以在早期患者中取代 ALND。许多外科医生和肿瘤中心已经在 T1-2N0、SLN 阴性患者中放弃常规的 ALND。

2015 版《中国抗癌协会乳腺癌诊治指南与规

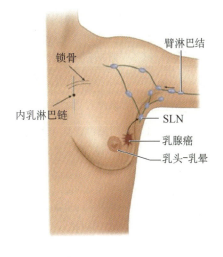

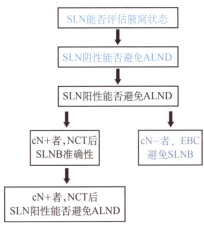

图 32-5 SLNB 发展史

注:SLN:前哨淋巴结;cN+:临床淋巴结阳性;NCT:新辅助化疗;EBC:早期乳腺癌。

范》中指出,循证医学 I 级证据证实乳腺癌 SLNB 是一项腋窝准确分期的微创检查技术,对于腋窝淋巴结阴性的早期乳腺癌患者,建议开展 SLNB;并指出对于 SLN 阴性患者,SLNB 可安全有效地替代 ALND,从而显著降低手术并发症,改善患者的生活质量。

然而,开展 SLNB 的医疗单位应该尽量具备相关的技术和设备条件,并且需要外科、影像科、核医学科、病理科等多学科的团队协作。更重要的是,外科医师应完成一定数量(如>40 例)的研究病例(SLNB 后进行 ALND),只有在个人 SLNB 成功率达 90%,假阴性率<10%后才可常规开展 SLNB。

《中国抗癌协会乳腺癌诊治指南与规范》进一步

对示踪剂的选择和注射时间、部位等进行了明确的规范。首先推荐联合使用蓝染料和核素示踪剂,从而使 SLNB 的成功率提高,假阴性率降低。荧光染料和纳米碳作为示踪剂的价值有待进一步证实,目前中国专家团不建议其作为临床常规应用。

(二) 前哨淋巴结阳性的腋窝处理

SLNB 的淋巴结,如病理检查提示淋巴结内存在一个以上 >2 mm 肿瘤病灶,则定义为宏转移;肿瘤病灶最大径 >0.2 mm 但 ≤2.0 mm,定义为微转移;而单个细胞或最大径 ≤0.2 mm 的小细胞簇,则定义为孤立肿瘤细胞。一项随机Ⅲ期研究,将 931 例临床淋巴结阴性且 SLNB 提示微转移的患者随机分为补充 ALND 或观察。通过 5 年随访发现,两组乳腺癌相关事件数、局部复发率及生存率均无差异,但补充 ALND 组患者的手术并发症更多,提示对于 SLN 微转移患者无需进一步手术治疗。

随后的 Z0011 及 AMAROS 试验,则在 SLN 宏转移的患者中探索避免补充 ALND 的预后。Z0011 试验对 891 例接受保乳术联合放疗,并且有 1～2 枚 SLN 宏转移的患者随机进行 ALND 或观察。中位随访 9.3 年,发现两组复发事件和生存无统计学差异。AMAROS 试验将 1 425 例 1 枚 SLN 阳性患者随机分为 ALND 组或腋窝放疗组。中位随访 6.1 年,发现两组腋窝复发率无显著差异(表 32-4)。

表 32-4 SLNB 与 ALND 临床试验结局

临床试验	结局	病例数		P 值
		SLNB	ALND	
Z0011 (中位随访 9.3 年)	10 年局部复发	12(3.8%)	19(5.6%)	0.13
	10 年区域复发	5(1.5%)	2(0.5%)	0.28
	总的局部/区域复发	17(5.3%)	21(6.2%)	0.36
	10 年无病生存率	80.2%	78.2%	0.44
	10 年总生存率	86.3%	83.6%	0.72
AMAROS (中位随访 6.1 年)	5 年腋窝复发	1.2%	0.43%	低统计效能
	5 年无病生存率	82.7%	86.9%	0.18
	5 年总生存率	92.5%	93.3%	0.34

基于以上数据,2017 版《中国抗癌协会乳腺癌诊治指南与规范》持审慎态度,指出对于未新辅助治疗、临床 T1-2 期、cN0 期、1～2 枚 SLN 宏转移且会接受后续进一步辅助全乳放疗及全身系统治疗的保乳患者,有 77% 国内专家认为可免除 ALND;88% 专家认为行全乳切除、1～2 枚 SLN 宏转移患者,如果 ALND 获得的预后资料不改变治疗决策,且患者同意不行 ALND,腋窝放疗可以作为 ALND 的替代治疗。对于 SLN 微转移并接受保乳治疗(联合放疗)的患者,可不施行后续的补充 ALND。

(三) 新辅助治疗后前哨淋巴结活检的可行性

目前,有越来越多的试验探索新辅助治疗后 SLNB 的可行性。类似于原发灶的退缩,新辅助治疗前 SLN 阳性患者有 30%～40% 在新辅助治疗后转为阴性;HER-2 阳性患者接受曲妥珠单抗联合化疗后,淋巴结转阴率更高达 70%。对于这些淋巴结降期的患者,开展新辅助治疗后 SLNB,将有效减少 ALND 后上臂的并发症。然而,如何准确找到有转移的淋巴结并评估其治疗后的状态,最大限度降低 SLNB 假阴性率成为关键。

来自德国和奥地利的 SENTINA 是一项 4 组研究。新辅助治疗前腋窝淋巴结阴性的患者,新辅助治疗前接受 SLNB(A 组)。如果 SLN 阳性,则在新辅助治疗后再次行 SLNB(B 组)。新辅助治疗前腋窝淋巴结阳性患者,如新辅助治疗后降期为阴性,则接受 SLNB(C 组);如果没有降期,则予以 ALND(D 组)。结果显示,A 组和 B 组 SLN 检出率为 99.1%(1 013/1 022,95% CI:98.3%～99.6%),C 组的 SLN 检出率为 80.1%(474/592,95% CI:76.6%～83.2%),假阴性率为 14.2%(32/226,95% CI:9.9%～19.4%)。C 组取出 1 枚 SLN 和 2 枚 SLN 患者的假阴性率分别为 24.3% 和 18.5%。SN FNAC 试验进一步入组了 153 例 cT0-3 N1-2

接受新辅助治疗后淋巴结转阴的患者,采用免疫组化方法提示新辅助治疗后 SLN 检出率为 87.6%(95% CI:82.2%～93.0%),假阴性率为 8.4%。ACOSOG Z1071(Alliance)试验入组了 689 例 T0-4 N1-2 接受新辅助治疗淋巴结转阴的患者,639 例患者成功找到 SLN(92.7%)。并提示单用亚甲蓝的不足,检出率为 78.6%,单核素为 91.4%,双示踪检出率为 93.8%。临床 N1 期患者新辅助治疗后行 SLNB,整体假阴性率高达 12.6%,而对于那些新辅助治疗前阳性淋巴结放置金属标记并且手术时取出>2 枚 SLN 的患者,SLN 假阴性率显著降低至 6.8%。因此,如果要在新辅助治疗后那些腋窝淋巴结临床转阴的患者中开展 SLNB,建议采用双示踪方法,并且在新辅助治疗前采用探针标记阳性淋巴结,从而提高检出率,降低假阴性率。而当 SLN 出现任何病理阳性时(宏转移或微转移),ALND 还是不可避免。

第七节 乳腺癌乳房重建手术

乳房重建手术旨在帮助乳腺癌患者重塑身体外形,使两侧乳房外形基本对称,使患者在穿上衣着后自信地恢复正常的社会和生活角色。按手术的时机主要分为即刻重建和延期重建。即刻乳房重建,是指在切除乳腺肿瘤的同时进行乳房整形。其优点包括:①切除和重建一次完成,减少住院时间和费用;②患者不会存在失去乳房的心理痛苦;③再造乳房外形更好;④不推迟后续辅助治疗的时间,也不会增加局部复发的风险。通常适合于保留皮肤的乳房切除患者,术中留下了足够的乳房皮肤以供即时重建时使用,这些自体皮肤具有最自然的外观和手感。延期乳房重建,是指在乳腺肿瘤切除后,完成辅助治疗后再进行重建手术。然而瘢痕形成会导致皮肤僵硬收缩,这将破坏乳房的外形。

事实上,所有患者都是即时乳房重建的潜在适应者。最常见的需要进行延期乳房重建的原因是患者需要进行术后放疗,这是即时重建的相对禁忌证,或者那些在第一次手术时因各种原因失去即刻重建机会的患者。

目前常用的重建技术,包括自体组织重建(带蒂肌皮瓣、游离肌皮瓣乳房重建)、假体重建(扩张器置换假体)、自体组织联合假体重建以及乳头重建技术等。任何乳房重建手术不应该干扰乳腺癌的标准手术治疗及其他综合治疗,建议将有长期吸烟习惯、体重超重、炎性乳腺癌等视为乳房重建手术的相对禁忌。对早期、生物学行为较好的患者(包括肿瘤组织学分化较好、无脉管浸润、淋巴结阴性、肿瘤距乳头>2 cm、术中乳晕病理学评估无肿瘤累及等),可开展保留乳头-乳晕复合体联合即刻乳房重建术。在保乳手术中,可运用容积移位或容积置换等肿瘤整形手术技术,以改善因广泛切除乳腺组织后导致的乳房局部凹陷、乳头移位、轮廓畸形等乳房外观的不满意。需放疗的患者,在进行组织扩张和植入物即刻重建时,建议先放置组织扩张器,在放疗开始前或结束后更换为永久性假体。假体置换手术在放疗前完成,能够降低切口相关的并发症。如果组织扩张器置换为永久假体在放疗结束后进行,建议在放疗后半年左右,待放疗导致的皮肤反应缓解后为妥。

但在我国大陆乳腺重建的比例<5%。一方面患者自身对癌症比较恐惧,对患者和家属的宣教也不足够,导致谈癌色变,认为完整切除是治疗的唯一手段,不愿考虑重建手术,从而丧失重建的机会。另一方面,目前虽然很多专科医院或综合医院进行乳腺癌的诊疗,但对重建手术的技术掌握还存在欠缺,与整形外科的合作也不够紧密,难以对多数患者提供乳房重建、整形的医疗服务。当然,国内乳房重建辅助材料的不足(设备资源可获得性低、假体规格不全等),以及经济原因等均导致我国乳房重建比例的低下。为了让更多的乳腺外科医生认识、了解并学会乳房重建的相关理论和实际操作细节,将在第四十二章《乳腺癌术后乳房重建》中详细介绍。

第八节 乳腺癌外科治疗的发展前景

可以说过去30多年,正是由于综合治疗手段的逐步被发掘、被完善,从根本上改变了乳腺癌外科治疗理念,从曾经"最大可耐受"治疗模式逐步发展为目前的"最小最有效"治疗模式。

一、综合治疗保障了外科"最小最有效"模式的开展

以保乳手术的开展为例。随着钼靶筛查的普及,越来越多肿块较小的乳腺癌被早期发现,为保乳治疗的实施提供了先决条件;数字化钼靶X线及乳腺MRI等影像学技术的发展,为术前肿瘤评估提供了确切有效的信息;乳腺癌术后中等剂量放疗能有效杀灭亚临床肿瘤,早期随机研究显示,与单纯手术相比,保乳手术+放疗组局部复发率平均降低75%,并且总生存获益。这一切都为保乳治疗提供了可靠且可行的理论依据。与病理科的紧密合作,更进一步保障了保乳手术的安全进行。多学科的诊疗模式,既保障了手术的安全性,又最大限度地维持了术后乳房外形的美观。

二、综合治疗推动了外科"最小最有效"模式的开展

以SLNB为例。SLNB曾经只是一种淋巴结评估手段,随后发现SLNB阴性则无需进一步ALND。而近期的临床研究进一步显示,即便在SLNB部分阳性的情况下,ALND也可以避免,该理念的实施和开展,本身就是综合治疗模式的最好体现。

"最小最有效"理念的发展,保乳手术及SLNB的出现,在不降低疗效的基础上免除患者接受全乳切除抑或ALND之苦。这些新的手术技术的全面开展,显著提高了患者的生存质量,同时手术范围的缩小并不意味着局部治疗效果的不佳,相反伴随着病理学检测的越来越精确细致、辅助放疗技术的不断更新,以及全身系统治疗方案的改善,最新的文献显示乳腺癌局部复发率在近10年显著下降。

今后乳腺癌的外科治疗将进一步朝精准化、微创化方向发展,越来越多的临床试验探索微创乃至无创手术方式的可行性和安全性。伴随着乳腺癌早期诊断的普及,更多T1期甚至肿瘤<1 cm的早期乳腺癌予以诊断,腔镜手术日趋成熟和发展,微创旋切技术进行小肿瘤的微创切除及切缘评估,抑或采用冷冻治疗、HIFU治疗、射频消融治疗等方式对小肿瘤进行无创治疗,都是将来发展的方向。期望这些技术的成熟及相关试验的结果公布,在保证疗效的基础上更进一步改善乳腺癌患者的生存质量,也期望这些新的技术能尽早地造福于中国乳腺癌患者。

(李俊杰 邵志敏)

参考文献

[1] 中国抗癌协会乳腺癌专业委员会. 中国抗癌协会乳腺癌诊治指南与规范(2017版). 中国癌症杂志, 2017, 27(9): 695-760.

[2] Aebi S, Gelber S, Anderson SJ, et al. Chemotherapy for isolated locoregional recurrence of breast cancer (CALOR): a randomised trial. Lancet Oncol, 2014, 15(2): 156-163.

[3] Arvold ND, Taghian AG, Niemierko A, et al. Age, breast cancer subtype approximation, and local recurrence after breast-conserving therapy. J Clin Oncol, 2011, 29(29): 3885-3891.

[4] Boileau JF, Poirier B, Basik M, et al. Sentinel node biopsy after neoadjuvant chemotherapy in biopsy-proven node-positive breast cancer: the SN FNAC study. J Clin Oncol, 2015, 33: 258-264.

[5] Boughey JC, Suman VJ, Mittendorf EA, et al. Factors affecting sentinel lymph node identification rate after neoadjuvant chemotherapy for breast cancer patients enrolled in ACOSOG Z1071 (Alliance). Ann Surg, 2015, 261(3): 547-552.

[6] Clarke M, Collins R, Darby S, et al. Effects of radiotherapy and of differences in the extent of surgery for early breast cancer on local recurrence and 15-year survival: an overview of the randomised trials. Lancet, 2005, 366(9503): 2087-2106.

[7] Coates AS, Winer EP, Goldhirsch A, et al. Tailoring therapies-improving the management of early breast cancer: St. Gallen International Expert Consensus on the primary therapy of early breast cancer 2015. Ann Oncol, 2015, 26: 1533-1546.

[8] Donker M, van Tienhoven G, Straver ME, et al. Radiotherapy or surgery of the axilla after a positive sentinel node in breast cancer (EORTC 10981-22023 AMAROS): a randomised, multicentre, open-label, phase 3 non-inferiority trial. Lancet Oncol, 2014, 15(12): 1303-1310.

[9] Ferlay J, Soerjomataram I, Ervik M, et al. GLOBOCAN 2012 v1.0, cancer incidence and mortality worldwide: IARC CancerBase No.11. Int J Cancer, 2014, 136(5): e359-e386

[10] Giuliano AE, Ballman KV, McCall L, et al. Effect of axillary dissection vs no axillary dissection on 10-year overall survival among women with invasive breast cancer and sentinel node metastasis: the ACOSOG Z0011 (Alliance) randomized clinical trial. JAMA, 2017, 318(10): 918-926.

[11] Giuliano AE, Hunt KK, Ballman KV, et al. Axillary dissection vs no axillary dissection in women with invasive breast cancer and sentinel node metastasis: a randomized clinical trial. JAMA, 2011, 305(6): 569-575.

[12] Li JJ, Shao ZM. Endocrine therapy as adjuv-ant or neoadjuvant therapy for breast cancer: select-ing the best agents, the timing and duration of treat-ment. Chin Clin Oncol, 2016, 5(3): 40.

[13] Kuehn T, Bauerfeind I, Fehm T, et al. Sentinel-lymph-node biopsy in patients with breast cancer before and after neoadjuvant chemotherapy (SENTINA): a prospective, multicentre cohort study. Lancet Oncol, 2013, 14: 609-618.

[14] Litière S, Werutsky G, Fentiman IS, et al. Breast conserving therapy versus mastectomy for stage Ⅰ-Ⅱ breast cancer: 20 year follow-up of the EORTC 10801 phase 3 randomised trial. Lancet Oncol, 2012, 13(4): 412-419.

[15] Moran MS, Schnitt SJ, Giuliano AE, et al. Society of Surgical Oncology-American Society for Radiation Oncology consensus guideline on margins for breast-conserving surgery with whole-breast irradiation in stages Ⅰ and Ⅱ invasive breast cancer. J Clin Oncol, 2014, 32(14): 1507-1515.

[16] Morrow M, van Zee KJ, Solin LJ, et al. Society of Surgical Oncology-American Society for Radiation Oncology-American Society of Clinical Oncology Consensus guideline on margins for breast-conserving surgery with whole-breast irradiation in ductal carcinoma in situ. Ann Surg Oncol, 2016, 23(12): 3801-3810.

[17] NCCN Clinical Practice Guidelines in Oncology: Breast Cancer. Version 1. 2017. https://www.nccn.org/professionals/physician_gls/pdf/breast.pdf. Access 2018.4.3.

[18] Perez EA, Suman VJ, Davidson NE, et al. Sequential versus concurrent trastuzumab in adjuvant chemotherapy for breast cancer. J Clin Oncol, 2011, 29(34): 4491-4497.

[19] Veronesi U, Luini A, del Vecchio M, et al. Radiotherapy after breast-preserving surgery in women with localized cancer of the breast. N Engl J Med, 1993, 328(22): 1587-1591.

第三十三章

乳腺癌保乳术后的放疗

第一节 导管原位癌的放疗

导管原位癌(ductal carcinoma in situ,DCIS)被定义为局限于乳腺导管上皮的乳腺恶性疾病,于1946年被命名为DCIS。DCIS被普遍认为是浸润性导管癌的前驱病变,属于非浸润性癌,是局限于乳腺导管内的原位癌。同其他肿瘤细胞一样,DCIS是一系列病理学形态、生物学行为存在异质性的肿瘤,故对于不同风险级别DCIS的治疗也有所区别。

在病理形态学方面,多数采用以核分级为基础,兼顾坏死、核分裂象以及组织构型等方法将DCIS分为3级,即低级别、中级别和高级别。DCIS组织学表现:高级别大多为粉刺样癌,当然也可表现为其他类型;低级别DCIS肿瘤细胞有清楚的边界;中级别DCIS结构表现多样,介于高级别和低级别DCIS之间。3种不同级别DCIS的病理学特征是DCIS疾病进展和复发的一个重要影响因素。

DCIS不经过治疗的自然病程转归最终可能会发展为浸润性导管癌。Sander等研究发现,经过30年的随访,28例低级别非粉刺样DCIS中有39%的患者进展为浸润性乳腺癌,这些患者中有45%因乳腺癌死亡。DCIS进展为浸润性癌的危险因素为患者年龄、肿瘤体积、切缘状况及组织病理学分级。O'Flynn等报道进展为浸润性癌的风险低级别DCIS为13%,高级别DCIS为36%。

总体而言,不管采用何种方式治疗,DCIS的死亡率很低,文献报道的DCIS进展为浸润性癌的10年累积死亡率仅为1.0%~2.6%。由于DCIS患者的死亡风险非常低,因而治疗原则既要考虑尽量降低其复发进展为浸润性癌的风险,又要考虑治疗对患者长期生活质量的影响;同时,绝大多数复发在局部乳腺,区域淋巴结和远处转移发生较少,因此对不同患者谨慎选择局部治疗方案至关重要。

一、放疗在DCIS局部治疗中的价值

不同于小叶原位癌,DCIS初诊时的治疗以局部治疗为主,包括全乳切除术及局部肿块扩大切除术联合放疗。全乳切除术对绝大多数DCIS患者是一种治愈性处理方法。Cutuli等报道了一组法国的调查,数据显示在病灶<10 mm的患者中,行全乳切除术者约占10%,而>20 mm的患者中约占72%;并且在低级别和高级别DCIS中,分别有11%和54%的患者行全乳切除术。对于在影像学诊断包括钼靶、MRI,以及体检、活检显示的多中心病灶、多象限病灶,全乳切除是合适的推荐治疗手段。

(一)DCIS术后放疗的循证医学证据及共识

随着肿块切除的保乳手术在浸润性癌中的尝试和NSABP B06研究以及米兰研究的开展,自20世纪80年代起,全球共有4项大型多中心随机临床研究对DCIS患者的肿块切除联合放疗的疗效进行了评估,分别为 NSABP B-17、EORTC 10853、SweDCIS和UK/ANZ DCIS。相比于最晚开始入组的UK/ANZ DCIS研究,前3项的研究设计相对比较简单,入组标准均为可接受保乳手术、腋窝淋巴结

阴性的 DCIS 患者,随机分为单纯肿块切除和肿块切除联合全乳放疗组,放疗剂量均推荐为全乳 50 Gy/25 次,不推荐瘤床区加量。UK/ANZ DCIS 研究采用了 2×2 析因分析法,将患者随机分为 4 组:单纯肿块切除、肿块切除+放疗、肿块切除+他莫昔芬、肿块切除+放疗+他莫昔芬治疗。UK/ANZ DCIS 研究中的放疗剂量同前 3 项研究,为 50 Gy/25 次。表 33-1 总结了 DCIS 肿块切除对比联合放疗后的局部控制率和长期生存率。总体而言,上述 4 项研究的长期随访结果(>12 年)是一致的,均表明 DCIS 患者接受保乳术后联合全乳放疗的治疗策略可显著降低同侧乳腺癌复发风险,包括同侧浸润性癌的复发和 DCIS 的复发,但并不改善患者的总生存率(OS)和无远处转移生存率。

表 33-1 DCIS 保乳术后全乳放疗与观察的前瞻性随机研究

研究名称	年限	入组患者例数	随访时间(年)	局部复发率(%)		OS(%)	
				放疗	观察	放疗	观察
NSABP B-17	1985~1990	813	17	19.8	35	79.1	80.6
EORTC 10853	1986~1996	1 010	15.8	18	31	88	90
SweDCIS	1987~1999	1 046	20	20	32	77.2	73
UK/ANZ DCIS	1990~1998	1 694	12.7	7.1	19.4	90	90

EBCTCG 汇总了 1985~1990 年开展的以上 4 项研究中每例患者的相关信息,包括诊断、治疗、首次复发事件发生时间、同侧乳腺 DCIS 复发及浸润性癌复发事件、对侧乳腺 DCIS 及浸润性癌复发事件、死亡案例的特异死亡原因及非乳腺来源原发性肿瘤的发生率等,对 DCIS 局部切除后放疗对比不放疗进行了 Meta 分析。剔除 DCIS 伴微浸润、浸润性癌、Paget's 病等不符合入组分析标准的患者后,总共有 3 729 例患者进入该研究。中位随访 8.9 年后,有 924 例(24.8%)患者出现了乳腺相关复发事件,首次复发为同侧乳腺者占 74%。从总体患者人群来看,复发患者中有 50%的病理仍然是 DCIS,但另外 50%则进展为浸润性癌。采用数据直接比较,放疗降低了近一半的同侧乳腺癌复发可能,并且这种优势随着随访时间的延长而扩大,复发率绝对值 5 年降低 10.5%,10 年降低 15.2%。结合 4 项独立随机研究的结果,提示放疗降低 50%DCIS 的复发和 50%浸润性癌的复发。

Meta 分析根据患者特征进行分组分析,发现无论是年龄≥50 岁还是<50 岁、手术方式是局部切除还是区段切除、是否使用他莫昔芬治疗等的 DCIS 患者,放疗都可以显著降低同侧局部复发。年龄是影响 DCIS 放疗后疗效的一个因素,≥50 岁的患者接受放疗后的预防作用显著优于<50 岁的患者。但基于年龄因素的分组研究未显示其他因素,包括手术方式、病理类型等对放疗在不同年龄组患者中的疗效差异有影响。

同侧乳腺癌复发率比较最能体现局部放疗的预防价值。EBCTCG 的 Meta 分析显示,放疗降低约 50%的同侧乳腺癌复发,且放疗的预防作用随着患者生存的延长持续有效。放疗的预防作用更有意义地体现在降低了 50%浸润癌的发生率,这意味着放疗有降低患者后期肿瘤远处转移和潜在提高患者生存的可能。

虽然 DCIS 保乳术后行全乳放疗可以降低约 50%的同侧乳腺癌复发风险,但目前对于临床评估为低复发风险患者的治疗决策仍有争议。对于低复发风险的定义,各研究采用的评估体系和标准也不尽相同,包括 Van Nuys 预后指数评分及美国 RTOG 研究的低危标准等(将在后面章节具体讨论各自标准及在临床实践中的应用)。EBCTCG 的研究从 3 000 多例患者中筛选了 291 例切缘阴性、病理分级低级别且直径<2 cm 的肿瘤患者。在这类习惯被认为是复发低危的患者中,该研究提示未放疗组 10 年的同侧复发率高达 30%,放疗后降低 10 年同侧绝对复发率为 18%。RTOG 9804 研究对部分 DCIS 复发低危患者进行了保乳术后放疗对比观察的研究,入组患者为钼靶片显示单病灶、术后 DCIS 病理低/中级别、肿瘤直径<2.5 cm、术后切缘离墨染至少 3 mm,放疗组推荐 50 Gy/25 次全乳放疗,无瘤床加量。共随机入组 636 例患者,经过 7 年的中位随访,放疗组局部复发率仅为 0.9%,而观察组为 6.7%。RTOG 9804 的结果提示,即便是部分中危或低危患者,放疗后的局部复发率显著低于未放疗的

患者。虽然目前根据 NCCN 指南 2B 类推荐低复发风险 DCIS 患者可仅接受手术切除治疗,但目前仅有回顾性研究证实部分低复发风险 DCIS 患者可仅行保乳手术而免除放疗;同时长期随访结果显示,按危险度分组可能仅筛选部分复发时间点延迟的患者,而非低复发风险患者。EBCTCG 的 Meta 分析提示,需要对患者的复发风险进一步精炼,更精准地定义"低危",或可能筛选保乳术后免除放疗的患者人群。

基于以上的研究和证据,对于初发 DCIS 的治疗,目前推荐肿块切除的保乳手术联合全乳放疗,推荐放疗剂量 50 Gy/25 次。全乳切除术可作为保乳手术联合放疗的替代治疗,但需要提供患者切除术后乳腺重建的条件和可能。DCIS 保乳术后经多学科治疗团队谨慎评估,认为在局部复发风险极低危的情况下,或可免除术后全乳放疗。

(二) 影响 DCIS 治疗疗效的因素

EBCTCG 的 Meta 分析通过扎实的数据揭示,DCIS 保乳术后放疗对比不放疗的人群,总体上放疗降低了近一半同侧乳腺癌复发的可能。随访数据显示,这种局部控制优势随着时间的延长而扩大,同时显示放疗降低 50% DCIS 的复发和 50% 浸润性癌的复发。EBCTCG 的研究同时尝试分析不同因素对放疗疗效的影响,对众多患者特征和因素的数据进行汇总分析后认为,仅年龄是影响 DCIS 保乳术后放疗疗效的因素,≥50 岁患者接受放疗后的预防作用显著优于<50 岁的患者。其他因素还包括手术方式(局部切除对比区段切除)、他莫昔芬内分泌治疗与否、病灶发现方式(影像学对比临床检查)、切缘情况(切缘阴性对比肿瘤累及)、肿瘤病理分级及肿瘤病灶大小等对放疗疗效的影响均未达到统计学意义。

尽管 EBCTCG 的 Meta 分析提示仅年龄是影响放疗疗效的因素,但综合其他前瞻性及回顾性研究,影响 DCIS 保乳术后放疗疗效的最重要因素为年龄和手术切缘。

前瞻性研究 EORTC-10853 的目的是对比 DCIS 术后放疗与不放疗的疗效差异,在中位随访 10 年时分析复发相关的危险因素,在整组人群中显示年龄是局部复发的独立预后因素之一。≤40 岁患者的 10 年局部复发率为 34%,>40 岁患者的局部复发率为 19%;在单纯手术的≤40 岁患者中,局部复发率更是高达 43%。Solin 等报道了 1 003 例来自北美和欧洲 10 个肿瘤中心 DCIS 患者的临床转归,根据患者年龄分组。该研究发现,随访 8 年后,>50 岁患者的局部控制率显著优于≤39 岁的患者。

关于年龄的分界点在不同的研究中各不相同。William Beaumont 癌症中心回顾性分析了 410 例 DCIS 患者,年龄的分界点定义为 45 岁;来自 Memorial Sloan-Kettering 癌症中心的回顾性分析将 157 例患者分为≥70 岁、40~69 岁、<40 岁 3 个组,6 年随访的局部复发率在<40 岁组为 47.2%,≥70 岁组为 10.8%。

年轻 DCIS 患者保乳术后局部复发率高于年长患者的潜在原因可能包括患者肿瘤自身的特征及治疗因素,如年轻患者更容易出现不良病理预后因素,在年轻患者中为了尽量保留乳腺组织导致接受的手术切口更保守等。耶鲁大学关于年轻和年长 DCIS 患者的病理学比较研究为年轻患者的复发高危提供了客观依据。研究显示,年轻患者(<42 岁)中 HER-2 过表达明显高于年长患者(>60 岁),而 HER-2 过表达和更差的核分级密切相关。

虽然年龄是影响 DCIS 治疗疗效的重要因素,但目前没有可靠数据比较 40~45 岁 DCIS 患者中保乳术和改良根治术术后长期生存的差异,因此年轻不应被认为是 DCIS 接受保乳手术的禁忌证。但也确实有临床研究探讨在相对年轻的 DCIS 患者中开展保留皮肤的乳腺切除术(skin-sparing mastectomy)联合重建的研究。

DCIS 术后切缘的定义与第二十六章提到的 4 项前瞻性研究中略有不一致,除了 Swe DCIS 研究,其他 3 项研究都规定阴性切缘为切缘无墨染。Swe DCIS 研究未规定切缘的具体要求,研究数据显示约 10% 的患者切缘阳性。研究虽然没有直接对比切缘阴性和阳性患者的局部复发率,但结果显示不管是在接受放疗还是在未接受放疗的患者中,20 年长期随访的局部复发率在切缘阳性患者中均为切缘阴性患者的 2 倍,未接受放疗的阳性切缘患者的 20 年局部复发率为 55% 左右,即便是接受放疗的阳性切缘患者的复发率也高达 35% 左右。EORTC 10853 研究提示,手术切缘也是局部复发的独立预后因素之一,10 年局部复发率在单纯切除组为 39%,术后放疗组为 24%。EBCTCG 的 Meta 分析显示,手术切缘阳性患者保乳术后放疗后复发率为 24%,是切缘阴性患者(12%)的 2 倍。以上研究均提示,放疗并不能补偿手术切缘阳性的不足,从而也证明 DCIS 保乳术后切缘阴性的重要性。

长久以来，对 DCIS 保乳术后安全的手术切缘范围一直有争议。很多研究为了明确 DCIS 保乳术后安全切缘范围而制订了很多阈值，从"切缘无墨染"，到 1 mm、2 mm、5 mm、1 cm。MacDonald 等单中心研究认为，如果切缘≥1 cm，则可省略后续放疗。然而，手术切缘范围阈值的扩大可能会带来后续治疗困难及疗效减分，例如为追求较大切缘范围进行二次手术，造成手术并发症增加、保乳术后美容效果不满意等。

2016 年美国临床肿瘤学会（ASCO）联合美国放疗肿瘤学会（ASTRO）及美国外科肿瘤学会（SSO）对 DCIS 保乳术后的安全切缘提出了共识指南。指南提出的依据是对 20 项研究 7 883 例 DCIS 患者的 Meta 分析，中位随访时间为 6.5 年。指南的主要内容如下。

（1）切缘阳性，指切缘存在墨染的患者，其同侧乳腺肿瘤复发显著增加，术后全乳放疗不能抵消切缘阳性产生的复发风险。

（2）至少 2 mm 的手术切缘与更窄的切缘相比局部复发率显著降低，但没有证据证明更宽的切缘复发率更低，因此 2 mm 对 DCIS 保乳术后的切缘来说是安全合适的。

（3）DCIS 单纯局部切除，不管切缘宽窄与否，与局部切除术后联合全乳放疗相比，局部复发率显著升高。单纯局部切除术后的安全切缘无充分临床证据提供，可暂认定为至少 2 mm。

（4）内分泌治疗可显著降低 DCIS 保乳术后同侧局部复发，但无临床证据提示内分泌治疗后多宽的手术切缘是安全的。

（5）虽然有多例患者和肿瘤特征被认为与 DCIS 保乳术后同侧局部复发相关，但目前无数据说明这些特征与切缘范围的相关性。

（6）DCIS 保乳术后放疗方案的制订包括放疗范围、分次剂量、是否补量等不应依据手术切缘状况决定，加速部分乳腺放疗（APBI）技术是否适用于 DCIS 保乳术后，目前证据不足。

（7）DCIS 伴微浸润，定义为浸润范围<1 mm，其手术切缘应参照 DCIS 的最佳切缘，即至少 2 mm。

以上的共识指南为 DCIS 保乳术后的手术切缘范围提供了相对安全和可操作的统一意见，但对该指南的一些背景还需严谨解读。第一，该指南的适用人群是接受保乳手术的 DCIS 及 DCIS 伴微浸润并接受全乳放疗的患者。对于只接受局部切除的患者其手术最佳切缘是否仍采用 2 mm，可能需要更多的临床研究阐明。第二，对于 DCIS 保乳术后是否采用 APBI 代替全乳放疗，目前仍在临床研究阶段。ASTRO 对接受 APBI 治疗的最佳切缘有另外定义，即 2016 年底 ASTRO 更新的 APBI 治疗指南中将低危复发 DCIS 患者归为适合进行 APBI 组。低危的定义为钼靶检测到的、核分级低至中级别、肿块≤2.5 cm、切缘≥3 mm 的患者。因此，接受 APBI 的患者保乳术后最佳切缘应定义为 3 mm。APBI 的范围较全乳放疗更为精确，因此要求更安全的切缘范围也是合情合理。第三，必须认识到术后最佳安全切缘在病理学检测中仍有很多技术层面的争议和难点。所谓 2 mm 的最佳切缘，在实际临床工作中更应被看作是参考值，而非绝对值，须个体化考虑患者及其肿瘤的各种特征来综合评价切缘是否足够安全，以尽量避免不必要的二次手术及美容减分。

对于全乳放疗后的瘤床加量是否对 DCIS 疗效有获益，目前没有前瞻性的随机研究证实。第二十六章所述的 4 项随机研究在全乳放疗后均无瘤床加量要求，因此 DCIS 保乳术后的瘤床加量是否影响局部控制需要前瞻性研究进一步探讨。

以上影响 DCIS 治疗疗效的因素中，年龄恰好反映了患者及肿瘤自身特征对疗效的影响，而手术切缘又反映了治疗因素对疗效的影响，优选的治疗方案则需在循证医学的基础上针对不同的患者人群作出合适的治疗决策，从而达到疗效和毒性控制的两重兼顾。

二、基于不同复发风险个体化放疗的决策探讨

DCIS 保乳术后最佳局部治疗的决策是医生和患者不得不面对的挑战。全乳放疗尽管并未显示可改善乳腺癌特异性生存，但能显著降低包括浸润性癌和非浸润性癌在内的同侧乳腺癌复发率（IBTR）；即使是通常认为低复发风险的患者也是如此，降低幅度达 50%。然而，全乳放疗同其他治疗一样，也是有代价的。对患者而言，是增加经济负担和可能发生正常组织损伤；对社会而言，则是增加医疗资源的消耗。治疗获益与代价的矛盾对 DCIS 尤为突出。从本质上而言，除了有进展为致命性浸润性癌的潜在能力，DCIS 并不直接危及患者生命。针对 DCIS 的所有治疗，包括手术、全乳放疗和内分泌治疗的主要目的是降低发展为浸润性癌的风险。

(一) DCIS 复发风险预后模型和工具

近几十年来,基于患者年龄、病变大小、组织病理学特征和切缘宽度等临床-病理学特征,乃至分子表达谱分析预测同侧乳腺癌复发风险,并辅助放疗决策的研究一直在进行。相关预后模型或工具在定义 DCIS 保乳术后低复发风险人群和指导是否豁免放疗方面逐渐展现一定程度的应用价值。

1. 基于临床-病理学特征的预后模型

(1) Van Nuys 预后指数(Van Nuys prognostic index, VNPI)评分:VNPI 的评分是目前临床实践中接受较为广泛的预后模型。VNPI 评分始于 1995 年,美国南加州大学(USC)起初仅凭肿瘤组织病理学特征(包括核分级、是否合并粉刺样坏死)预测 DCIS 的复发风险;1996 年该评分系统引入肿瘤大小和切缘宽度;2003 年引入诊断时的患者年龄。最终 USC/VNPI 评分定义为病理学核分级、外科切缘、肿瘤大小和患者年龄评分的总体评分,最低 4 分,最高 12 分,划分为 3 个复发风险组,即低危、中危和高危,以指导局部治疗的选择(表 33-2)。研究数据来源于 706 例接受保乳手术的 DCIS 患者。中位随访 81 个月后,发现评分为 4~6 分者并未从放疗中获益,建议行单纯保乳手术;评分 7~9 分者因放疗后局部复发率降低 12%~15%,推荐行辅助放疗;评分 10~12 分者即使给予辅助放疗,5 年局部复发率仍高达 50%,建议行全乳切除术。之后相当多的研究试图验证 VNPI 评分对于选择局部治疗的价值,然而结果并不一致。显然,仅通过患者年龄等 4 个临床-病理学特征进行复发风险分层并不理想,VNPI 评分系统需要进一步完善。

表 33-2 VNPI 评分

特征	1 分	2 分	3 分
肿瘤直径(mm)	≤15	16~40	>40
切缘(mm)	≥10	1~9	<1
病理学核分级	1~2 级无坏死	1~2 级伴坏死	3 级
年龄(岁)	≥60	40~60	<40

(2) 患者预后评分(patient prognostic score):患者预后评分是另一项基于临床-病理学特征进行复发风险分层的评估方法,纳入的特征包括患者年龄、肿瘤核分级和大小。以 0~6 分进行分级,即 0 分,低危;1~2 分,中危;3~6 分,高危。该评估标准与 VNPI 评分类似,高危患者更倾向于术后放疗。其数据来源于回顾性分析美国 SEER 数据库 14 202 例接受不同手术方式治疗的 DCIS 患者。2016 年,Sagara 等再次验证了患者预后评分模型。通过回顾性分析 SEER 数据库中 32 144 例接受保乳手术的 DCIS 患者(63% 接受放疗,37% 未接受放疗),中位随访 8 年,仅在年轻、核分级级别高及肿瘤直径大的亚组中发现了放疗比不放疗者乳腺癌复发风险降低,预后评分较低的患者可以安全地免于术后放疗。但这项回顾性研究并未考虑手术切缘状态、是否使用内分泌治疗、是否合并基础疾病,以及治疗原则是否有偏倚,因而有待进一步的研究论证患者预后评分的临床应用价值。

(3) MSKCC DCIS 列线图(nomogram)预后评分:2010 年,来自 MSKCC 的 Rudloff 及其同事发表了应用 DCIS 列线图预后评分系统预测 DCIS 保乳术后局部复发风险的研究,其数据来源于 1 681 例接受保乳手术的 DCIS 患者。通过 Cox 回归分析确定了 10 个临床、病理学和治疗的参数,包括患者年龄、家族史、临床表现(临床体检发现对比影像学发现)、放疗或内分泌治疗、DCIS 的核分级、病理上是否合并坏死、切缘(2 mm)、切除数量及治疗时间段,这些指标综合起来能预测 DCIS 患者接受保乳手术后 5 年和 10 年同侧乳腺肿瘤复发事件。研究显示,该列线图具有较高的预测价值,预测一致的指数为 0.704。这一预测工具在 MSKCC 的官方网站上已有推荐。之后有多项研究回顾性验证了列线图可以较好地预测保乳术后患者的局部复发风险。2012 年,来自 MDACC 的回顾性验证数据发现列线图并不完美,基于 734 例患者的研究中相比于 MSKCC 的队列数据,接受放疗的比例更高(75% 对比 49%),随访时间更长(7.1 年对比 5.6 年),复发率更低(7.9% 对比 11%),列线图的预测指数和最终结果一致性的指数只有 0.63,显示高估了某些患者的复发风险。这可能同其原始数据人群中放疗的比例较低有关,而放疗可以显著降低部分高危患者的局部复发风险。因而,建立基于临床、病理学、分子基因层面的综合性模型可能更有利于个体化治疗 DCIS。

2. 基于 12-基因 DCIS 评分和临床-病理学特征的综合性预后模型

12-基因 DCIS 评分源自 Oncotype DX 乳腺癌基因评分系统,用 7 个癌症相关基因和 5 个参考基因预测 DCIS 保乳术后发生局部复发事件的风险。与 21-基因评分系统类似,12-基因 DCIS 评分也包括 3 种危险分级,即低危、

DCIS 评分＜39；中危，DCIS 评分 39～54；高危，DCIS 评分＞55。

12-基因 DCIS 评分随后在 ECOG E5194 临床研究中进行了验证，入组患者包括低-中级别 DCIS（肿瘤直径 2.5 cm）、高级别 DCIS（肿瘤直径 1 cm）。基于试验中 327 例患者的组织学标本，采用定量多基因 RT-PCR 进行病理学检测，发现 12-基因 DCIS 评分和保乳术后局部复发风险呈线性相关。根据评分，低、中和高风险亚组后 10 年局部复发风险分别为 10.6%、26.7% 和 25.9%，浸润性癌复发风险分别为 3.7%、12.3% 和 19.2%。多因素分析发现，与局部复发风险相关的因素包括 12-基因 DCIS 评分、肿瘤大小和患者的月经状态。12-基因 DCIS 评分从基因 mRNA 水平对 DCIS 保乳术后的复发风险进行评估，其验证数据和入组人群都来自 E5194 临床试验的低危 DCIS 患者，入组人数偏少，因而在更广泛人群中的应用价值并不确定，也缺乏前瞻性研究的长期随访结果，其准确性还有待更多的试验来验证。无论如何，12-基因 DCIS 评分可以从基因水平补充传统的临床和病理学因素，预测 DCIS 保乳术后局部复发的风险，给临床治疗决策提供了有力的证据。

3. 基于随机临床试验结果辅助放疗决策 RTOG 98-04 研究的入组人群是低危 DCIS 患者，其中低危的定义是通过乳房 X 线筛查发现的、核分级为低-中级别、肿瘤直径≤2.5 cm、切缘≥3 mm 的患者。该研究将入组患者随机分为全乳放疗组和观察组，主要研究终点是 IBTR。共入组 585 例低危 DCIS 患者，中位年龄 58 岁，其中 287 例保乳术后接受全乳放疗，298 例未放疗，接受定期观察。中位随访 7.2 年，结果显示观察组和全乳放疗组的 IBTR 分别为 6.7% 和 0.9%。由此可见，这部分低危患者的 IBTR 风险较低，但全乳放疗仍然能够降低 IBTR，带来较小但有统计学差异的获益。然而，尽管术后放疗降低了 IBTR，放疗的毒性问题依然值得关注。就晚期放疗反应而言，放疗组有 30% 的患者发生 1 级反应，4.6% 发生 2 级反应，0.7% 为 3 级反应。

RTOG 98-04 研究是最近在 DCIS 治疗领域中重要的一项研究，不仅研究质量高，而且证实研究中入组的低危 DCIS 患者 IBTR 确实较低（未放疗组 7 年局部复发率 6.7%），支持作出免除放疗的决策；同时，RTOG 98-04 研究也肯定了低危 DCIS 患者保乳术后全乳放疗的价值，即便是低复发风险的患者，放疗仍能显著降低局部复发率。

（二）不同复发风险 DCIS 的个体化治疗决策

在临床实践中，由于 DCIS 死亡率很低，文献报道 DCIS 进展为浸润性癌的 10 年累积死亡率仅为 1.0%～2.6%，因此针对 DICS 治疗的主要决策原则是尽量降低其进展为浸润性癌的复发风险和各种治疗方式对其生存质量的影响，尤其是低危 DCIS 患者。

前述的各种 DCIS 风险预测模型和研究基于肿瘤临床与病理学以及内在基因特点提出了不同的复发危险分层方法，但目前有循证医学证据支持（RTOG 98-04）并且形成广泛共识的是低复发风险组，根据研究入组标准定义为钼靶筛查发现的、核分级为低-中级别、肿瘤直径≤2.5 cm、术后阴性切缘≥3 mm 的患者。针对这类患者进行保乳术后局部治疗决策时，需要关注来自患者自身和治疗方面的因素，如患者年龄，即估计患者长期生存的概率。理论上，越年轻、身体状况越好的患者越可能从放疗中获益。需要评估放疗相关的风险，合并心脏疾病或其他危险因素者更倾向于放弃术后放疗，或有胶原血管病者以及肥胖患者可能因皮肤损伤和软组织并发症放弃术后放疗；需要尊重患者的意愿；需要探讨保乳术后乳房内复发时的挽救措施，部分患者复发后可能适合再次保乳手术，而其他患者可能需要切除乳房，这些差异可能会影响初始治疗时的决策。将以上患者因素和治疗因素一起考虑在内，针对低危 DCIS 保乳术后的治疗决策可参考图 33-1。

除外以上低危复发风险的 DCIS 患者，对于其他核分级为高级别及肿瘤直径＞2.5 cm 的中-低级别 DCIS 患者，以下的个体化治疗决策图（图33-2）可能会帮助规划患者的局部治疗策略。循证医学来源的数据显示，除外以上定义的低危组，任何高级别 DCIS 只接受肿瘤局部切除在治疗强度上是不够的。美国东部肿瘤协作组（ECOG）于 1997～2002 年对一组相对低危的 DCIS 患者进行了单纯肿瘤局部切除的观察性研究，患者不仅包括阴性切缘＞3 mm、肿瘤直径＜2.5 cm 的中-低级别 DCIS，还纳入了阴性切缘＞3 mm，肿瘤直径＜1 cm 的高级别 DCIS。中位随访 6.2 年后，中-低级别 DCIS 组的 IBTR 为 6.1%，而高级别组为 15.3%。在哈佛大学相同入组标准的 DCIS 免除放疗的研究中，随访 43 个月后，中-低级别 DCIS 组 IBTR 为 6%，而高级别组高达

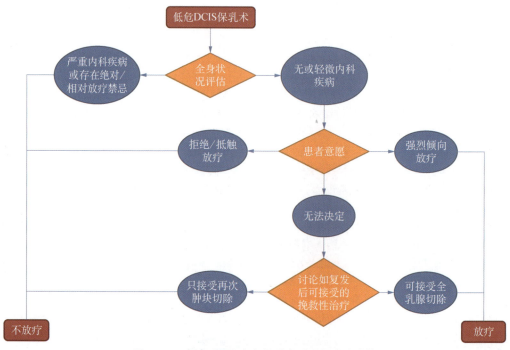

图 33-1 低危 DCIS 患者保乳术后局部治疗决策

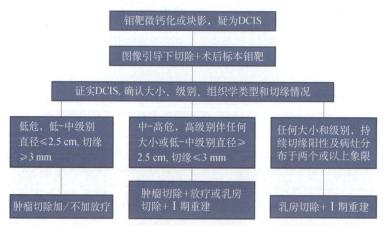

图 33-2 不同复发风险 DCIS 患者个体化治疗决策

40%。以上研究提示,在核分级为高级别及肿瘤较大的患者中需要加强局部治疗强度。

三、DCIS 伴微浸润的局部治疗方案探讨

AJCC 将 DCIS 伴微浸润乳腺癌(DCIS with microinvasion,DCIS-M)定义为肿瘤细胞突破基膜,但浸润灶最大径<1 mm。小样本回顾性研究提示,DCIS-M 的 IBTR 与单纯 DCIS 相似,其预后和生物学行为也与单纯 DCIS 相似。因此,目前对于 DCIS-M 系统治疗和局部治疗的共识更倾向接近单纯 DCIS,而非浸润性癌。

(一) 全乳切除术

DCIS-M 患者接受全乳切除术的比例较保乳手术低,但与单纯 DCIS 相比,DCIS-M 患者接受全

乳切除术的比例显著增加。对于 DCIS-M 患者而言，全乳切除术后放疗并不常见。Clements 等研究了 2 944 例接受全乳切除术的 DCIS 患者，其中 DCIS-M 患者 259 例，6 例患者（2.32%）接受术后放疗。结果显示，微浸润与全乳切除术后放疗显著相关，放疗患者均未出现同侧局部区域复发或远处转移，未放疗患者中有 12 例出现复发及转移事件。由于该研究的放疗及复发转移病例较少，放疗是否能预防局部复发甚至远处转移证据仍不足。Margalit 等的研究中，有 31 例 DCIS-M 患者接受了全乳切除术，仅 1 例患者因为基底切缘阳性而接受了术后放疗，放疗范围为患侧胸壁，剂量为 50 Gy/25 次。由此可见，在 DCIS-M 接受全乳切除后，由于肿瘤负荷，尤其是浸润性癌的比例较小，目前常规不推荐全乳切除术后的放疗；一旦存在复发高危因素如术后切缘阳性，可考虑局部放疗以加强治疗效果。

（二）保乳治疗

与单纯 DCIS 相似，目前 DCIS-M 的主要局部治疗手段是保乳治疗，即保乳手术加术后放疗。欧美国家报道的 DCIS-M 保乳率为 47.8%～100%，中国 DCIS-M 患者保乳率显著低于欧美国家，天津肿瘤医院报道的保乳率仅为 1.1%。

Thomas 等研究发现，乳腺肿块切除术后，DCIS-M 患者接受放疗的比例显著高于单纯 DCIS 患者，并且高于 I 期浸润性乳腺癌患者，导致临床医生对于 DCIS-M 患者同侧乳腺局部复发不确定性的担忧。表 33-3 总结了 DCIS-M 患者局部治疗策略和生存结果的研究，全部为小样本回顾性研究。虽然不同研究中保乳比例有差异，但是绝大多数患者保乳手术后均接受了放疗，放疗的范围为全乳和（或）肿瘤床，全乳剂量为 44.0～50.4 Gy，每次 1.8～2.0 Gy，肿瘤床加量至 60～64 Gy。

表 33-3 DCIS 伴微浸润乳腺癌患者局部治疗和生存结果的研究

研究	年份	患者例数	保乳手术	乳房切除	中位随访时间	局部复发	远处转移	生存结果
Li, 2015（天津）	2003～2009	93	1.1%，RT：NA	98.9%，RT：NA	100 个月	—	—	DCIS 与 DCIS-M 无显著差异
Modesto, 2014（法国）	2000～2010	63	38 例（60%），RT：所有患者，50 Gy/25 次	25 例（40%），RT：2 例，胸壁和区域淋巴结 50 Gy/25 次	61.3 个月	2 例（3.2%）	—	5 年 DFS：89.5%；5 年 OS：98.2%
Matsen, 2014（纪念斯隆-凯特林癌症中心）	1997～2010	414	47.8%，RT：NA	52.1%，RT：NA	4.9 年	14 例	3 例	5 年 RFS：95.9%
Margalit, 2013（丹娜法伯癌症研究院）	1997～2005	83	52 例（63%），RT：所有患者	31 例（37%），RT：1 例，胸壁	6.4 年	总体 5 年 LR：2.6%；保乳 5 年 LR：4.2%	5 年：0	5 年 OS：100%
Parikh, 201（耶鲁大学）	1973～2014	72	72 例（100%），RT：所有患者，全乳＋瘤床 64 Gy/32 次	0	8.94 年	10 年 LR：8.3%	4 例，10 年 DMFS：97.9%	10 年 OS：95.7%

续表

研究	年份	患者例数	保乳手术	乳房切除	中位随访时间	局部复发	远处转移	生存结果
Lee, 2011（韩国）	1999～2011	62	100%，RT：所有患者，全乳＋第一站腋窝淋巴结50.4 Gy/28次，胸壁9 Gy/5次	0	58个月	无局部复发，1例腋窝复发	0例	5年RFS：92.2%；5年OS：94.5%
Vieira, 2010（纽约大学）	1993～2006	21	55%，RT：NA	45%，RT：NA	36个月	0例	0例	100%
Kwon, 2010（韩国）	2000～2006	375	197例(52.5%)，RT：135例(68.5%)	178例(47.5%)，RT：NA	60.8个月	4例：3例保乳，1例全乳切除术	1例	5年RFS：97.4%
Colleoni, 2004	1997～2001	23	14例(60.9%)，RT：所有患者，除外老年伴有并发症	9例(39.1%)，RT：NA	43个月	0例	0例	5年OS：100%
Solin, 1992（福克斯癌症中心）	1977～1988	39	39例(100%)，RT：全乳总剂量44～50 Gy，胸壁中位总剂量60 Gy	0	55个月	9例(23%)	1例(3%)	5年OS：97%

  法国的Modesto等回顾性分析了2000～2010年63例DCIS-M患者，其中60%患者接受保乳手术，所有患者均接受术后放疗，照射剂量为50 Gy/25次。中位随访61.3个月后，3例患者出现乳腺局部复发，5年总生存率和无病生存率分别98.2%和89.5%。Margalit等分析了1997～2005年83例DCIS-M患者，其中52例(63%)接受保乳治疗，所有接受保乳手术的患者均接受了单纯的切线野放疗。接受保乳治疗的患者，5年局部复发率为4.2%。Parikh等的研究包括72例DCIS-M患者，所有患者均接受保乳手术及术后放疗，放疗范围为患侧全乳，肿瘤床总剂量约为64 Gy，每次2 Gy，采用4～6 MV光子线，2个相对的切线野。中位随访8.94年后，8.3%的患者出现局部复发，10年总生存率为95.7%，其局部和长期生存疗效与单纯DCIS患者的差异无显著性。Lee等回顾性分析了1999～2011年62例DCIS-M患者，所有患者均接受保乳手术及术后放疗，放疗采用等中心技术，照射范围为全乳，照射野的上界包括第一站腋窝淋巴引流区。放疗采用6MV光子线，每次1.8 Gy，每周5次，全乳剂量为50.4 Gy/28次，肿瘤床加量9 Gy/5次，加量通常采用en-face电子线。中位随访时间为55个月，无患者出现乳腺局部复发，1例患者出现腋窝淋巴结复发，5年无复发生存率为92.2%，5年生存率为94.5%。Solin等的研究纳入了39例DCIS-M患者，所有患者均接受保乳手术和术后放疗。放疗采用乳腺切线野，总剂量为44～50 Gy，每次1.8～2.0 Gy。肿瘤床加量采用iridium或者不同能量的电子线。中位总剂量为60 Gy(59.4～68.5 Gy)，仅有1例患者的剂量低于60 Gy。8%患者接受锁骨上淋巴引流区放疗。中位随访55个月后，有9例患者局部复发，5年局部复发率为18%，5年总生存率为97%。Kwon等的研究包括197例接受保乳手术的患者，仅有68.5%的患者接受术后放疗。中位随访60.8个月后，3例患者出现局部复发，5年无复发生存率为97.4%。

  需要指出的是，在以上回顾性研究中，Solin等于1992年发表的研究所采用的微浸润在当时的定义为浸润灶＜2 mm，因此该研究中5年局部复发率为18%，而其他相对较新的研究均遵循新的浸润灶

≤1 mm的定义,局部复发率为 5 年<5%,10 年<10%,与低-中级别单纯 DCIS 的复发率相似。

文献提示,影响 DCIS-M 保乳术后局部复发的主要因素和单纯 DCIS 相似。首先,保乳手术切缘与局部复发密切相关。Margalit 等研究发现,切缘邻近或阳性(≤2 mm)患者的局部复发风险显著增高($HR=8.8$, $95\% CI: 1.6\sim 48.8$, $P=0.003$)。Solin 等也发现切缘阴性患者的局部复发率比切缘阳性、邻近或不清楚者低。在此基础上,2016 年 ASCO 联合 ASTRO 及 SSO 对 DCIS-M 保乳术后安全切缘提出的建议为:参考单纯 DCIS 的最佳切缘标准 2 mm。其次,Solin 等研究显示多数局部复发的患者均为粉刺癌、DCIS 成分的核分级为Ⅲ级或浸润性导管癌核分级为Ⅲ级,提示不良的病理因素也与局部复发相关。另外,年轻、HER-2 过表达也是无病生存的独立预后较差因素。

DCIS-M 患者保乳术后的主要复发模式是局部复发,中位局部复发时间是 42 个月,局部复发大多位于照射野内或者照射野边缘;而复发的病理类型主要是浸润性乳腺癌。从一般肿瘤细胞的发展演变过程可以推断,肿瘤细胞的恶性程度是递进式发展,DCIS-M 的复发主要为浸润性癌。提示一旦 DCIS 出现微浸润,肿瘤细胞便从原来相对惰性的原位癌跃迁获得浸润生长的能力,再次复发也以浸润性表现为主。因此,对于 DCIS-M 的局部处理应该比单纯的 DCIS 更为积极,在肿瘤切除的基础上辅以全乳放疗。

尽管没有数据直接比较 DCIS-M 患者保乳术后放疗对比不放疗的局部控制和生存结果数据,但在现有的这些研究中,所有接受保乳手术的患者均接受了术后放疗和(或)肿瘤床加量,提示放疗在 DCIS-M 保乳治疗中的重要作用。然而,由于现有的研究均为小样本回顾性研究,证据级别不高,有待前瞻性临床试验进一步阐述这个问题。

四、在 DCIS 患者保乳术后放疗新技术的应用

DCIS 患者保乳术后的常规放疗技术为全乳切线野照射,照射技术上与浸润性癌保乳放疗技术相似,三维适形技术或者正向调强技术是目前的标准技术。而逆向调强技术因为缺乏相应的临床研究,对于保乳手术患者并不是主流技术。目前标准的分割方案为 50 Gy/25 次,每次 2 Gy,每周 5 次。DCIS 患者不常规推荐瘤床加量。在早期保乳术后放疗的研究中,仅在部分研究中由医生选择性地进行瘤床加量。随着全乳大分割放疗和 APBI 在浸润性乳腺癌中的应用和受到肯定,这些新技术在 DCIS 患者保乳术后治疗中的应用也逐渐受到重视。

(一) APBI

全乳放疗降低 DCIS 患者保乳术后的同侧复发率毋庸置疑。一项 Meta 分析显示,5 年局部复发率从 18%降至 8%,10 年局部复发率从 28%降至 13%。然而,这一局部复发的降低并没有转换为生存的获益。因此,对于原位癌患者,权衡放疗的风险获益比受到关注。一些研究显示,对于低危复发患者,即使采用单纯保乳手术,同侧乳腺复发率也较低。RTOG 9804 研究入组了低危 DCIS 患者,该研究低危的定义是指乳腺 X 线筛查发现的、核分级低-中级别、肿瘤直径≤2.5 cm、切缘≥3 mm 的患者。患者随机分为全乳放疗组和观察组,中位随访时间为 7.2 年,结果显示观察组和全乳放疗组的乳房复发率分别是 6.7%和 0.9%。另外一项 ECOG 5194 研究为 DCIS 患者观察性研究,结果发现一组低危患者接受保乳术后随访观察 12 年后的同侧乳腺癌复发率为 14.4%。从这两项研究提示,定义为低危 DCIS 的患者具有较低的同侧乳腺癌复发风险。

APBI 具有照射范围小、治疗时间短以及患者花费少的特点,避免了整个乳房以及周围正常组织的不必要照射。然而,临床医生对于 DCIS 患者是否适合 APBI 一直持有谨慎态度。美国乳腺外科协会 MammoSite 注册临床试验的一项总结发现,194 例 DCIS 患者 5 年同侧乳腺癌复发率为 3.1%。分析其中 70 例满足 ECOG 5194 入组要求的患者,发现属于低危险组(分级为 1~2 级、肿瘤直径<2.5 cm、切缘<3 mm)的同侧乳腺癌复发率为 0。来自 MammoSite 注册临床试验和 William Beaumont 癌症中心资料的汇总分析也显示,300 例 DCIS 患者 5 年同侧乳腺癌复发率仅为 2.6%。其他几项回顾性研究也显示较低的同侧乳腺癌复发率。然而,有两项研究显示 DCIS 患者采用 APBI 后具有较高的复发率。Zauls 报道了单中心 MammoSite 治疗和全乳放疗的比较,发现 MammoSite 治疗组中 DCIS 患者复发风险是浸润性导管癌的 3.57 倍($P=0.06$),其中核分级高级别患者复发率为 3/15 例(20%)。另一项前瞻性多中心单臂研究也显示 41 例患者 5 年的同侧乳腺癌复发率为 9.8%,其中复发的 4 例患者中 2 例为高级别患者。分析这两项研究,发现高级别 DCIS 患者

具有较高的同侧乳腺癌复发,可能是这两项研究复发率高的原因。另外,在唯一的前瞻性研究中甚至没有采用统一的 MRI 进行术前筛查,提示研究设计存在一定问题。因此,总体来说,对 DCIS 患者是否适合 APBI 仍然需要 RTOG 0314/NSABP B-39 临床试验结果验证,在临床试验以外的应用应该持谨慎态度。

然而,考虑到低危 DCIS 患者本身复发风险较低,且在上述的一些研究中低危 DCIS 患者接受 APBI 的结果令人满意。因此,美国放疗协会的专家仍然形成了一个共识,推荐将低危 DCIS 患者纳入适合 APBI 的人群。当然,对于这部分预后良好的人群,单纯内分泌治疗或观察随访也是合适的选择。而对 APBI 技术设备而言,目前没有优劣之分,常用的包括 MammoSite 球囊导管、插植后装治疗、三维适形放疗、调强放疗等。

(二)全乳大分割放疗

大分割放疗具有缩短治疗时间、降低治疗费用及方便患者的优点。早期浸润性乳腺癌保乳术后的大分割全乳放疗已经获得了 I 类证据的支持。而针对 DCIS,也在临床实践中被一些国家或者癌症中心采用,如加拿大的 42.5 Gy/16 次方案、美国纽约大学的 42 Gy/15 次或者 40.5 Gy/15 次同期瘤床加量 0.5 Gy方案。这些回顾性研究均显示 5 年同侧乳腺癌复发率为 3.0%~4.1%。其中,加拿大多伦多地区随访了 1994~2003 年的 1 609 例 DCIS 患者,有 60% 采用常规分割方案,40% 采用大分割方案,中位随访 9.2 年。两组局部复发率分别为 12.8% 和 10%,10 年无局部复发生存率分别为 86% 和 89%。单因素分析显示,常规放疗劣于大分割放疗($P=0.03$)。然而,多因素分析显示,常规放疗与大分割放疗差异无统计学意义。从这些回顾性研究来看,DCIS 大分割放疗似乎是合适的。国际上已经开展了几项针对非低危复发 DCIS 患者常规分割放疗与大分割放疗的前瞻性多中心研究,因此大分割放疗的临床价值需要等待更长时间的检验。

第二节 早期乳腺癌保乳术后放疗进展

一、早期乳腺癌保乳手术和放疗参与的背景

在乳腺癌保乳手术尝试的早期,由于局部放疗对根治术后患者显示能提高肿瘤局部控制率,但由于随访时间不够,到 20 世纪 80 年代中期尚未显示放疗后的总生存获益。随着内分泌治疗和全身化疗药物的研发和进展,自 20 世纪 80 年代起,很多研究者探讨了放疗对早期乳腺癌广切保乳手术后的地位和意义的研究。此类研究的设计基本一致,将保乳术后患者随机分为全乳放疗及术后观察组,表 33-4 总结了此类相关文献结果。这些研究入组的患者除了 Ford 研究中纳入 15%~20% 腋淋巴结(ALN)≥4 枚转移的复发转移高危患者,其余患者的临床及病理特点基本相似,肿瘤大小要求≤4 cm,ALN 清扫阴性为主。在 Clark 的研究中特别提到除了肿瘤≤4 cm 以外,患者的 ER 阳性,肿瘤细胞分级 G1/G2,Ki-67<10%,以上病理学指标预测患者为复发风险相对低的亚组。不管入组患者的 ALN 是否阳性,有 8 项临床研究的结果是一致的,全乳放疗对比术后观察组降低了 50%~75% 局部复发率。因此,对于绝大多数早期乳腺癌患者来说,放疗是局部手术后必要的后续局部治疗,能提高保乳手术的成功率。

20 世纪 70~80 年代,浸润性乳腺癌的主要治疗策略是乳腺癌根治术或改良根治术。保乳治疗是否有效可行,需与根治术的疗效对比。为此,70 年代开展了 6 项大规模的保乳治疗对比根治术的临床前瞻性随机研究。时至今日,都有长达 10 年甚至 20 年的随访结果(表 33-5)。最早开展研究的法国 Gustave-Roussy 研究所(1972 年)和 WHO 米兰研究(1973 年)的患者入组标准相对比较谨慎,肿瘤直径≤2 cm;1976 年开展的美国 NSABP B-06 研究的入组标准为肿瘤最大径≤4 cm,伴或不伴临床 ALN 肿大,TNM 分期I期或II期。但是,后期开展的研究入组标准更为宽松,1979 年开展的美国 NCI 研究和 1980 年开展的 EORTC 10801 研究的患者入组标准均为临床分期I期或II期,肿瘤最大径≤5 cm,TNM 分期为 N0 或 N1M0。1983 年开始的 DBCG-82TM 研究更是将入组标准放宽至排除 TNM 分期ⅢB 期及Ⅳ期,<70 岁无放疗禁忌证者均可参加。

表33-4 乳腺癌保乳术后全乳放疗或观察的前瞻性随机研究

作者	年限	患者数	随访时间(年)	局部复发率(%)		总生存率(%)	
				放疗	肿瘤切除	放疗	肿瘤切除
Liljegren G	1981~1988	381	10	8.5	24	77.5	78
Veronesi U	1987~1989	579	10	5.8	23.5	82.4	76.9
Holli K	1990~1999	264	12.1	11.6	27.2	91	85
Ford HT	1981~1990	400	20	28.6	49.8	60.5	56.7
Clark RM	1984~1989	837	7.6	6.3	18.8	79	76
Forrest AP	1985~1991	585	5.7	6	24	88	85
Spooner D	1985~1992	707	16.9	13	31	53	50
Malmstrom P	1991~1997	1 187	5	4	14	94	93

表33-5 乳腺癌保乳治疗对比根治术或改良根治术的前瞻性随机研究

研究名称	年限	患者数	随访时间(年)	局部复发率(%)		总生存率(%)	
				保乳	根治	保乳	根治
IGR	1972~1979	179	15	9	14	73	65
WHO米兰	1973~1980	701	20	8.8	2.3	58.3	58.8
NSABP B-06	1976~1984	1 217	20	8.1	14.8	46	47
NCI	1979~1987	237	10	5	10	77	75
EORTC 10801	1980~1986	902	20	*20	*12	39.1	44.5
DBCG-82TM	1983~1989	793	20	13	21	53.7	49.1

注：*为10年随访结果。

此6项研究的治疗方案大同小异。关于全乳切除，米兰研究和NSABP B-06研究采用的是根治术，其余4项均采用改良根治术；而保乳手术，除了米兰研究采用的是象限切除术，其余5项均采用肿块切除术。局部放疗要求全乳加或不加区域淋巴结，放疗剂量为45~50 Gy/18~25次。除了NSABP B-06以外，其余5项研究均要求原瘤床加量至60 Gy左右，采用外照射或铱源近距离放疗。

6项研究的长期随访结果十分一致，保乳治疗与根治术/改良根治术相比，局部复发率、远处转移率和长期总生存基本无差异，由此证实了保乳治疗的安全性，从而使早期浸润性乳腺癌的治疗策略从乳腺癌根治性手术向乳房保留治疗转变，并形成主流和共识。

二、保乳术后局部放疗进展

早期乳腺癌保乳术后局部管理的标准模式是给予全乳常规分割放疗45~50 Gy，瘤床加量10~16 Gy。然而，这种模式也面临着一些挑战：①常规分割放疗总疗程长达5~6.5周，这意味着治疗费用和护理成本高，造成医疗资源特别是加速器资源的紧张；②对放疗引起的正常组织损伤特别是缺血性心肌损伤的担忧；③对早期乳腺癌保乳术后复发模式的认识，有80%的乳房内复发位于瘤床及其周围，全乳照射是以牺牲瘤床周围的正常乳腺组织为代价；④以往认为乳腺癌组织的α/β值为10 Gy，与正常乳腺组织相比，对分割剂量不敏感，而实际上乳腺癌组织和正常乳腺组织对分割剂量效应的差异较小；⑤年龄是影响局部区域复发的重要因素，与年轻乳腺癌患者相比，老年患者有其特殊性，表现为ER阳性的比例高，对内分泌治疗敏感。有鉴于此，探索全乳常规分割放疗替代模式的研究一直在进行，从而促进了保乳术后局部管理模式的个体化。具体体现为豁免瘤床加量、全乳大分割放疗、部分乳房放疗(partial breast irradiation, PBI)以及豁免放疗。

(一)豁免瘤床加量

迄今,有3项前瞻性随机研究比较了全乳照射50 Gy以后的瘤床加量与否并发表了研究结果。这些研究一致发现,与单纯全乳照射相比,全乳照射后瘤床加量照射能够进一步降低局部复发率,但并不能改善总生存。样本量大且切缘一致阴性的EORTC 22881研究还发现,加量照射组与对照组间局部复发率的差别随着年龄增加而减少,绝经前患者加量组与对照组的局部复发率分别为6.8%和10.3%,绝经后则为2.8%和4.6%。10年随访结果显示,<40岁患者未加量组和加量组的局部复发率分别为23.9%和13.5%,而>60岁的患者局部复发率分别为7.3%和3.8%。年龄<50岁的患者,给予66 Gy照射后局部复发率降低了50%。更新后的20年随访结果发现,患者年龄仍然与同侧乳房内复发的绝对风险显著相关。20年累积复发风险从≤35岁年龄组的34.5%降低至>60岁年龄组的11.1%。瘤床加量照射带来的相对获益对于年龄≤40岁组和41~50岁组有显著意义,对于年龄较大亚组(51~60岁和>60岁)则无显著意义。瘤床加量照射的绝对获益在最年轻亚组最大:≤40岁亚组的20年绝对复发风险从对照组的36%降低至加量组的24.4%,41~50岁亚组从19.4%降低至13.5%,51~60岁亚组从13.2%降低至10.3%,>60岁亚组则从12.7%降低至9.7%。这些数据说明不同年龄亚组从瘤床加量照射中的获益存在差异,瘤床加量照射在年龄≤50岁患者中意义更大。

除年龄因素外,影响瘤床加量照射组与对照组局部复发率差异的因素还包括腋窝淋巴结状态、脉管状态以及组织学级别。其中,腋窝淋巴结阳性、脉管阳性,或组织学高级别者能够从瘤床加量照射中显著获益。

因此,尽管瘤床加量照射能够给所有保乳术后人群带来局部控制的改善,但不同亚群的相对或绝对获益差异较大。年轻(≤50岁)、腋窝淋巴结阳性、脉管阳性,或组织学高级别患者获益较大,是瘤床加量照射的指征,可作为保乳术后标准治疗模式的一部分;反之,不含有这些高危因素患者的相对或绝对获益较小,可在临床实践中考虑豁免瘤床加量照射。

(二)全乳大分割放疗

常规保乳术后放疗最常用的放疗剂量分割方式为患侧全乳放疗,每次1.8~2 Gy,总剂量为45~50 Gy,总疗程为5周左右,并给予后期瘤床加量至60 Gy左右。在过去的20余年间,随着对某些肿瘤的生物学行为了解的日渐加深,临床和基础肿瘤学专家发现多数软组织肿瘤、某些乳腺癌和前列腺癌肿瘤细胞的增殖比较缓慢。在放疗生物学理论L-Q模型中,以α/β值对不同增殖特征的正常和肿瘤组织进行区分。通常细胞增殖较快的早反应组织α/β值较高,头颈部肿瘤细胞生长较为快速,其α/β值通常超过10 Gy;而多数晚反应组织如软组织肿瘤的α/β值<3 Gy,增殖缓慢的肿瘤细胞对单次放疗剂量比增殖快的肿瘤更为敏感,因此对α/β值比较小的肿瘤应用大分割放疗可能会提高肿瘤控制率。大分割放疗就是提高分次剂量并用较短疗程完成放疗。

乳腺癌的大分割放疗研究主要集中于以欧洲为主开展的全乳大分割放疗(WBI)和以美国RTOG为主开展的APBI。欧美开展乳腺大分割放疗有其重要的临床操作优势和充分的生物学基础。大分割放疗可缩短放疗时间,降低放疗费用,使欧美患者对保乳手术后放疗的依从性大大增加。其生物学基础为1986年英国马斯登皇家医院(RMH)开展的START pilot研究,该研究主要目的是探索乳腺正常组织后期反应对放疗剂量的敏感性。在这项由Yarnold教授领衔的研究中,共入组1 410例早期乳腺癌患者,随机分为3个不同的放疗剂量组:50 Gy/25次/5周(2 Gy/次)、42.9 Gy/13次/5周(3.3 Gy/次)、39 Gy/13次/5周(3 Gy/次)。经过8.1年的中位随访时间,发现关于乳腺外形后期改变的α/β值为3.6 Gy,乳腺组织硬化的α/β值为3.1 Gy,而后续肿瘤局部控制的α/β值为4 Gy。因此该研究提出,乳腺癌细胞的α/β值可能和乳腺正常组织的α/β值相近或类似,采用大分割放疗理论上可达到与常规50 Gy/25次相当的治疗效果。

关于全乳大分割放疗和常规放疗的比较有3项前瞻性随机临床研究。第一项研究由加拿大安大略临床肿瘤研究组(Ontario Clinical Oncology Group, OCOG)发起,共入组1 234例切缘阴性、腋窝淋巴结清扫阴性的保乳术后患者。大分割放疗组的治疗方案为42.5 Gy/16次/22天,常规放疗组为50 Gy/25次/35天。2010年研究组发表在《新英格兰医学杂志》随访12年的结果显示,常规放疗组10年局部复发率为6.7%,大分割组为6.2%,且两组10年美容效果无统计学差异。

另外两项研究是由英国RMH牵头发起的多中

心临床研究,分别被命名为 START A 研究和 START B 研究。START A 研究共入组 2 236 例保乳术后及改良根治术患者,其中改良根治术患者占 10%,腋窝淋巴结清扫阴性或阳性,比较大分割放疗方案 41.6 Gy/13 次/5 周(3.2 Gy/次)、39 Gy/13 次/5 周(3 Gy/次)与常规放疗 50 Gy/25 次/5 周的疗效。中位随访时间 10 年后结果显示,常规放疗组 10 年局部复发率为 7.4%,41.6 Gy/13 次/5 周组局部复发率为 6.3%,而 39 Gy/13 次/5 周组疗效略差,局部复发率为 8.8%。START B 研究共入组 2 215 例患者,患者构成基本同 START A 研究,90%为保乳术后患者,20%患者腋窝淋巴结阳性。与 START A 方案不同的是采用了加速放疗的大分割,即大分割组 40 Gy/15 次/3 周与常规放疗组进行比较。中位随访 10 年后的局部控制显示,常规放疗组的局部复发率为 5.5%,而大分割组为 4.3%,且乳腺外形改变大分割组略好于常规放疗组。

鉴于以上 3 项大型多中心前瞻性临床研究和其他较小样本的随机研究的结果,美国放射治疗学会(ASTRO)于 2011 年发表了关于全乳大分割放疗的指导性意见(Smith)。全文综合了 1990~2009 年发表的 11 项随机临床研究和 34 项非随机临床研究,推荐可接受大分割放疗的患者人群为:诊断乳腺癌时年龄≥50 岁,病理分期为 pT1-2N0,接受保乳手术治疗,不接受全身化疗,放疗的剂量学要求为二维计划中心轴平面,D_{min}≥处方剂量 93%,D_{max}≤处方剂量 107%。对于保乳术后的后续瘤床加量,目前存在争议。推荐如有瘤床加量指征仍需加量,但与全乳大分割放疗结合方式尚不统一,可同期,可续贯,无明确推荐。目前全乳大分割放疗方案推荐随访时间最长的加拿大研究模式,即 42.5 Gy/16 次/22 天。

(三) PBI

仅限于瘤床的 PBI 是近年来挑战传统全乳放疗模式的另一趋势。其主要理论基础:保乳术后复发模式以瘤床及其周围为主,而瘤床以外部位的复发较为少见。PBI 将术区及其周边 1~2 cm 的范围定义为临床靶体积(clinical target volume, CTV),给予根治性剂量,以替代传统的全乳放疗。无论采用哪种照射方法,整个疗程均在 1 周左右完成,而不是常规的 6 周左右。其潜在优势包括:疗程较标准模式大幅缩短,因而有可能使更多的保乳手术患者接受术后放疗;减少急、慢性损伤,并提高生存质量;

PBI 后即使发生局部复发,仍有可能接受保守治疗。

目前关于 PBI 的主要争议是哪些患者可接受 PBI,并仍然能够保持跟全乳放疗相似的局部控制。总体而言,与成熟的全乳放疗相比,PBI 所对应的复发风险仍然稍高。关于 PBI 的指征,目前可以参考北美或欧洲对低危患者群的定义。北美 ASTRO 关于 APBI 的共识于 2017 年更新了患者选择方面的内容,这些共识对临床试验以外开展 APBI 患者选择给出了指导性意见。适合 APBI 的人群具有复发风险低危的特征,目前认为最具代表性的 APBI 病例的特征是腔面 A 型(luminal-A)乳腺癌亚群,具体表现为 T1,N0,腔面 A 型。不适合的人群具有影响复发的高危因素。介于两者之间者需要慎重考虑,具有影响复发的中危因素者也可能是未来扩大指征的潜在人群。

PBI 从实施技术角度来讲,可分两大类:一类是 APBI,通过分次放疗完成;另一类是术中放疗实施的 PBI,即在手术进行中单次照射完成。就 APBI 技术而言,包括近距离放疗技术和外照射技术。近距离放疗技术又分为组织间插植技术和球囊技术,通常采用高剂量率照射,每次 340 cGy,每日 2 次,总剂量 3 400 cGy;外照射技术以三维适形技术为主,每次 385 cGy,每日 2 次,总剂量 3 850 cGy。曾经被视为 PBI 技术禁区的调强放疗,近年来也得到愈来愈多的关注。术中放疗技术有 X 线或电子线照射等多项技术可供选择。依据运用的广泛性,大致分为三维适形外照射、近距离照射和术中放疗。近几年,关于这些 PBI 技术正在进行临床Ⅲ期研究,目的是验证 PBI 与全乳放疗对局部控制的等效性。

1. APBI 的临床Ⅲ期研究 以 NSABP B-39/RTOG 0413、RAPID-OCOG 和意大利研究为代表。其中,规模最大的是 RTOG 0413 研究,共入组 4 216 例 18 岁以上的Ⅰ~Ⅱ期(阳性淋巴结数目<3 个)患者,APBI 技术包括三维适形外照射、导管插植技术或球囊技术。该研究已于 2013 年关闭,研究结果尚未报道。RAPID 研究共入组 2 315 例>40 岁 0~Ⅱ期患者,APBI 技术以三维适形外照射为主,目前只有 3 年不良反应结果。与全乳放疗组相比,APBI 组的毛细血管扩张、乳房纤维化和脂肪坏死等更为常见;不良美容效果所占的比例更高,无论是患者本人评价,还是医护人员评价,结果都是如此。意大利研究入组的患者数最少,仅 520 例>40 岁、原发肿瘤直径<2.5 cm 患者,APBI 采用调强适形放疗,分次剂量为 6 Gy,共 5 次,总剂量

30 Gy，2周内完成。目前报道了5年研究结果，APBI组与全乳常规分割放疗组在局部控制和生存方面均无统计学差异。按年龄、脉管状态、T分期、N分期、受体状态等因素分层进行亚组分析，也未找到高复发风险的亚组存在。因此，该研究并不能回答将APBI人群扩大到含有中、高危复发因素者以后肿瘤控制的安全性问题。主要原因是复发例数和总例数均较少。在不良反应方面，包括急性皮肤反应和晚期皮肤反应，与全乳放疗组相比，APBI组的不良反应更少；医生评价的美容效果方面，也是APBI组更好，差异均有统计学意义。因此，从不良反应的角度来看，采用调强放疗技术实施的APBI更为有利。造成这种差异的可能原因包括：三维适形放疗技术中受到50%处方剂量放疗的乳房体积大；剂量均匀性较调强放疗差；每日2次照射有更大的生物效应，2次照射间正常组织修复不完全。

2. 术中放疗实现的PBI临床Ⅲ期研究　以意大利ELIOT和TARGIT-A为代表。ELIOT采用移动式直线加速器Mobetron产生的高能电子线在术中单次照射瘤床21 Gy。其特点是有自屏蔽，剂量率高，治疗时间短，通常2分钟左右即可完成。在入选的患者中包括部分含有ASTRO定义的中、高危因素患者(T1以上占15%，ER阴性占10%，N1占21%)。在5年的研究结果中观察到，术中放疗组的同侧乳房内复发高于对照组(4.4%对比0.4%，$P<0.0001$)，区域复发亦高于对照组(1.0%对比0.3%，$P=0.03$)，但尚未影响总生存率(96.8%对比96.9%)。多因素分析显示，增加局部复发的因素包括T2、G3、ER阴性，以及TNBC。因此，将PBI适用人群扩大到ASTRO定义的中、高危人群仍然需要慎重。

TARGIT-A研究的术中放疗组和全乳照射组分别入组1 113例和1 119例T1-2、0~3个腋窝淋巴结阳性、接受保乳手术、切缘阴性的患者。研究中采用Intrabeam产生的低能(50 kV) X线术中单次照射瘤床20 Gy，其特点是剂量跌落快，这对于正常组织保护而言是优点，但对肿瘤控制而言可能是潜在的不足。该研究的5年研究结果也观察到，术中放疗组的同侧乳房内复发高于对照组(3.3%对比1.3%，$P<0.042$)，但尚未影响乳腺癌死亡率(2.6%对比1.9%，$P=0.51$)和总生存率(96.1%对比94.5%，$P=0.099$)。因此，术中放疗实施的PBI只能用于经过筛选的患者。

总之，临床实践中APBI的指征应限于ASTRO共识限定的低危人群，适宜人群能否扩大有待临床Ⅲ期研究结果进一步确认；不良反应和美容效果的优劣可能取决于采用的PBI技术。术中放疗实施PBI的证据在增加，但目前临床Ⅲ期研究提示，术中放疗实施的PBI患者局部复发率较高，因此需要进一步随访和筛选术中PBI适宜人群。

(四) 豁免放疗

虽然PBI和全乳大分割放疗在某种程度上可减少正常组织损伤、患者负担和花费，但并不能消除对正常组织的损伤。这也是为什么考虑豁免放疗。那么，哪些患者能够豁免放疗呢？理论上，只有局部复发风险极低、放疗绝对获益较小的患者才能考虑豁免放疗。基于临床-病理学特征，一直在进行筛选低复发风险人群的研究。其中，改变或有可能改变临床实践的临床研究主要有CALGB-9343研究和PRIMEⅡ研究。

1. CALGB-9343研究　其入选标准包括年龄≥70岁，临床分期T1N0M0，ER阳性或未知。符合标准的患者保乳术后按照是否给予全乳放疗随机分组，研究组给予单纯他莫昔芬(TAM)治疗，对照组给予全乳放疗45 Gy/25次+TAM治疗。共有636例患者入选。从随访5年结果来看，两组在OS、远处转移或因局部复发接受乳房切除的比例均差异无显著性，唯一有统计学差异的是5年局部或区域复发率(1%对比4%)。尽管未放疗患者的复发率略高，但是因复发接受乳房切除的比例未增加，远处转移和OS未受影响。可见，放疗的获益有限。10年后的更新结果显示，单纯TAM组的10年复发率为10%，放疗组为2%，差异仍有统计学意义，但依然没有影响乳腺癌死亡率和OS。该研究结果改变了临床实践，因此被NCCN指南引用。根据指南，年龄≥70岁，临床分期T1N0M0、ER阳性者，可以豁免放疗，给予单纯TAM治疗。

2. PRIMEⅡ研究　是一项Ⅲ期临床试验，目的是评价低危乳腺癌患者保乳术后放疗的价值。入选标准包括年龄≥65岁，保乳术后切缘阴性，组织病理提示原发肿块<3 cm，腋窝淋巴结阴性，并且ER/PR阳性。符合条件的患者随机分组，对照组接受全乳放疗40~50 Gy及内分泌治疗，试验组给予单纯内分泌治疗。2003~2009年共有1 326例患者入选，中位随访时间4.8年。试验组和对照组的5年同侧乳房内复发率分别为4.1%和1.3%。其中，ER评分7以上的患者，5年同侧乳房内复发率分别

是3.2%和0.8%,均差异有统计学意义。然而,换个角度讲,即使不放疗,实际的同侧乳房内复发率很低。由于绝对获益很小,这种差异究竟有多少临床意义值得怀疑。从次要终点来看,除无癌生存外,其他终点均差异无统计学意义,无癌生存率从96.4%提高至98.5%,主要归因于同侧乳房内复发减少。那么,对于每100例符合入选条件并接受放疗的患者,尽管有3例复发被避免,但仍有1例会复发,另外96例患者的放疗是没有意义的。也就是说,有≥95%的患者接受了不必要的放疗。因此,该研究有可能像CALGB-9343一样改变临床实践。

毫无疑问,放疗仍然是多数保乳术后患者的标准治疗,但在选择放疗患者时有必要确保患者有净获益。根据目前的研究结果,能够豁免放疗的人群是:年龄≥70岁、T1及ER阳性者。根据PRIME-Ⅱ的研究结果,未来豁免放疗人群的年龄有可能降低至65岁。

综上所述,早期乳腺癌保乳术后局部管理的标准模式是全乳常规分割照射45~50 Gy,然后瘤床加量10~16 Gy,这种模式适用于接受保乳手术的大多数人群。可供选择的替代模式有4种:①豁免瘤床加量,主要适用于>50岁、组织学低-中级别及切缘阴性者;②全乳大分割放疗,主要适用于≥50岁、接受保乳手术、病理分期T1-2N0M0、术后未行辅助化疗,并且靶区剂量相对均匀者;③PBI,主要适用于局部复发风险较低的人群,其标准可参考ASTRO共识提出的定义;④对于年龄>70岁、原发肿瘤分期T1、ER阳性者可以考虑省略放疗。这种局部管理模式的变化,体现了卫生与经济方面的需要,反映了生物学的原理和规律,以及个体化治疗的需求。在临床实践中应不断适应这种治疗模式的变化,以便给患者提供个体化的治疗。

三、保乳术后区域淋巴结放疗进展

根据EBCTCG的Meta分析和随机研究提示,区域淋巴结照射不仅可降低复发,还可以降低乳腺癌死亡,有生存获益。该研究根据生物统计分析,提示在保乳术后接受放疗的患者中,放疗后5年每避免4例复发,就能在放疗后15年避免1例乳腺癌死亡,存在局部控制和生存4∶1的统计对应关系,因为区域淋巴结放疗可以补充和杀灭未手术的锁骨上下区、内乳区、甚至包括腋窝的潜在残留肿瘤。

根据目前的NCCN指南,对于接受了保乳术+腋窝淋巴结清扫术后腋窝淋巴结>4枚阳性者,有确定的区域淋巴照射指征;对于1~3枚阳性者,也强烈建议给予锁骨上下区和内乳区照射。其主要循证医学依据有MA.20和EORTC 22922等临床Ⅲ期随机研究。加拿大MA.20研究探讨了区域淋巴结照射是否能改善区域控制或生存。研究中,保乳术后腋窝淋巴结阳性或阴性但合并高危特征者(原发肿瘤≥5 cm,或原发肿瘤≥2 cm但腋窝淋巴结清扫数目<10枚,并且含有至少一项以下因素:组织学Ⅲ级,ER阴性,或脉管阳性)随机分为全乳+区域照射组和单纯全乳照射组。区域淋巴结照射的靶区包括内乳区和锁骨上下区,采用分野照射技术。2000年3月~2007年2月,共有1 832例入组,从入组患者的病理等特征来看,80%为腋窝淋巴结1~3枚阳性,5%为4枚以上阳性,腋窝淋巴结阴性但高危者占10%。中位随访9.5年,随访结果证实,区域淋巴结照射可降低区域复发及远处转移,改善了10年无病生存率(DFS)(82.0%对比77.0%,$P=0.01$),但不影响OS(82.8%对比81.8%,$P=0.38$)。然而,区域淋巴结照射增加了Ⅱ级以上放射性肺炎(1.2%对比0.2%,$P=0.01$)和上肢淋巴水肿(8.4%对比4.5%,$P=0.001$)。与区域控制和生存方面的获益相比,适度增加的不良反应并非不可接受。该研究因此确认了腋窝淋巴结清扫术后1~3枚阳性患者区域淋巴结照射的价值。

近年来,有关保乳手术+前哨淋巴结活检以后,前哨淋巴结阳性者的后续区域管理方面的研究主要有IBCSG 23-01、ACOSOG Z0011以及EORTC 10981-22023 AMAROS等。其中,IBCSG 23-01和Z0011研究试图回答前哨淋巴结1~2枚阳性者要不要进一步行腋窝淋巴结清扫术;而AMAROS研究试图用腋窝淋巴结照射代替腋窝淋巴结清扫术,看能否在维持相似的区域控制和生存的前提下减少上肢淋巴水肿等并发症。这些研究结果都已正式发表,Z0011研究报道了10年结果,IBCSG 23-01报道了5年结果,其局部复发率、DFS和OS均差异无显著性。最后的结论是,单纯前哨淋巴结活检不劣于腋窝淋巴结清扫。因此,在2015年ASCO更新的《前哨淋巴结活检指南》中明确指出,对于早期乳腺癌1~2枚前哨淋巴结阳性并将接受保乳术及全乳常规分割放疗者,不推荐行腋窝淋巴结清扫。需要注意的是,指南中提到的放疗范围是全乳房,什么情况下需要区域淋巴结照射在指南中并没有明确说明。因此,有必要对以上涉及区域管理研究的患者特征和放疗技术进行梳理,讨论有限个数阳性前哨淋巴结患者区域淋巴结照射的指征。

IBCSG 23-01 研究属Ⅲ期临床试验,其研究目的是明确对于原发肿瘤≤5 cm,并且有 1 枚或多枚前哨淋巴结微转移(≤2 mm)者未进一步行腋窝淋巴结清扫是否不劣于腋窝淋巴结清扫。2001~2010年,共有 934 例患者随机入组,其中 931 例可评估。中位随访 5 年,腋窝淋巴结清扫组和无腋窝淋巴结清扫组 5 年 DFS 分别为 84.4%和 87.8%,差异无统计学意义($P=0.16$);腋窝淋巴结清扫组的 3~4 级与手术相关的远期事件包括感觉神经病变 1 例、淋巴水肿 3 例、运动神经病变 3 例,而无腋窝淋巴结清扫组仅 1 例出现 3 级运动神经病变。此外,腋窝淋巴结清扫组还有 1 例发生严重不良事件,即术后腋窝感染。因此,对于仅有限个数前哨淋巴结微转移的早期乳腺癌患者应避免行腋窝淋巴结清扫术,从而在不影响生存的前提下避免腋窝手术并发症。

从 IBCSG 23-01 研究入组患者的特征来看,92%的原发病灶<3 cm,ER 阳性者占 90%,95%为 1 枚前哨淋巴结微转移,可以说多数患者的肿瘤负荷较小,预后较好。从治疗角度来讲,91%的患者接受了保乳手术,腋窝淋巴结清扫组和无腋窝淋巴结清扫组分别有 98%和 97%的患者接受辅助放疗,96%的患者接受某种全身治疗;就辅助放疗的策略而言,两组均有 19%的患者接受术中放疗,70%的患者接受术后放疗,接受术中+术后放疗者分别占 9%和 8%。在腋窝淋巴结清扫组,除阳性前哨淋巴结外,仅 13%的患者为非前哨淋巴结受累,可以理解为单纯前哨淋巴结活检组还有 13%的患者腋窝有亚临床肿瘤残留。但治疗后 5 年,区域复发率<1%。区域复发率低可能得益于入组患者的腋窝肿瘤负荷较小,预后良好,以及全身治疗尤其是内分泌治疗的作用和全乳照射对低位腋窝偶然照射的作用。既然早期乳腺癌保乳术后前哨淋巴结 1 个微转移者辅助全身治疗及全乳放疗后区域复发率较低,不给予区域淋巴结照射是合理的。

Z0011 研究是Ⅲ期非劣效性临床试验,其目的是明确腋窝淋巴结清扫对前哨淋巴结阳性患者生存的影响,计划入组 1 900 例,但因死亡率低,试验提前终止。1999 年 5 月~2005 年 12 月实际入组 891 例,中位随访 10 年。腋窝淋巴结清扫组和单纯前哨淋巴结活检组 10 年 OS 分别为 83.6%和 86.3%。因此,对于接受了保乳手术和辅助全身治疗、腋窝有限个数前哨淋巴结转移的患者,就生存而言,单纯前哨淋巴结活检并不劣于腋窝淋巴结清扫术。

从 Z0011 研究入组患者的特征来看,80%为受体阳性者,80%以上有 1~2 枚阳性淋巴结,其中 41%为微转移,因此腋窝肿瘤负荷较小,多数患者的相对预后较好。在腋窝淋巴结清扫组,除阳性前哨淋巴结外,有高达 27%的患者还有其他阳性淋巴结,可理解为单纯前哨淋巴结活检组约 30%的患者腋窝有亚临床病变残留。但治疗后 10 年区域复发率约为 6%。与 IBCSG 23-01 研究相似,导致区域复发率较低的原因包括多数患者的预后较好,腋窝肿瘤负荷较小,以及全身治疗的作用。

此外,放疗对区域控制的作用也不容忽视。Jagsi 等分析了 Z0011 研究的放疗照射野设置以及区域淋巴结的覆盖情况。有完整病理报告的患者共 605 例,其中 89%的患者接受了全乳放疗,15%的患者还接受了锁骨上区放疗。在有详细放疗记录的 228 例患者中,81%的患者接受了单纯乳房切线,对腋窝部分Ⅰ/Ⅱ区淋巴结形成了偶然放疗;有 43 例(18.9%)患者违反研究方案的规定,接受了直接区域放疗(照射野数目≥3 个),腋窝淋巴结清扫组和前哨淋巴结活检组分别有 22 例和 21 例。相比之下,这些接受直接区域放疗的患者有更多的腋窝淋巴结受累,因此主要是针对区域复发风险较高者。此外,有 142 例切线野上界可评估,腋窝淋巴结清扫组和前哨淋巴结活检组分别有 50%(33/66 例)和 52.6%(40/76 例)的患者接受了高切线野(切线野上界距离肱骨头≤2 cm),因此有更多的腋窝Ⅰ/Ⅱ区、部分腋窝Ⅲ区淋巴结受到照射。由此可见,乳房切线野、高切线野以及直接区域照射均在某种程度上增加了区域复发的控制。对于区域复发风险较高的患者,如阳性前哨淋巴结≥3 枚者,增设包括腋窝和锁骨上下区淋巴结的直接区域照射野是必要的;对于阳性前哨淋巴结 1~2 枚者,可在全身治疗的基础上给予乳房切线或高切线野照射,是否需要增设直接区域照射野需要结合患者的临床-病理学特征来判断。

最后看 AMAROS 研究对区域照射的启示。AMAROS 研究也是Ⅲ期非劣效性临床试验,其研究目的是评估对于前哨淋巴结 1 枚阳性者腋窝放疗能否取得与腋窝淋巴结清扫类似的区域控制,并减少上肢淋巴水肿等不良反应。入组标准为原发肿瘤分期 T1-2、前哨淋巴结有 1 枚阳性者,随机分成腋窝淋巴结清扫组和腋窝放疗组。2001 年 2 月~2010 年 4 月,共入选 1 425 例前哨淋巴结 1 枚阳性者。其中,腋窝淋巴结清扫组 744 例,腋窝放疗组 681 例,这些患者构成了意向性治疗的人群。前哨淋巴结阳性者中位随访时间 6.1 年。在腋窝淋巴结清扫组,有 33% 的患者腋窝还有其他阳性淋巴结。腋窝淋巴结清扫组有 4 例出现腋窝淋巴结复发,而腋窝放疗组有 7 例出现腋窝淋巴结复发;腋窝淋巴结清扫后和腋窝放疗后 5 年腋窝淋巴结复发率分别为 0.43% 和 1.19%。

将 AMAROS 研究与 Z0011 研究进行对比,不难发现,AMAROS 研究中患者的腋窝肿瘤负荷略小,前哨淋巴结仅 1 枚阳性;腋窝淋巴结清扫组患者有其他阳性腋窝淋巴结者所占比例相似,均为 30%;5 年腋窝淋巴结复发率相似,均不超过 2%。但是,放疗的差别在于,AMAROS 研究中腋窝放疗组针对腋窝设置了直接照射野,包括全腋窝,甚至部分锁骨上区;与 Z0011 中未做腋窝淋巴结清扫的患者相比,全腋窝放疗增加了上肢水肿发生率,并且影响患者的生活质量。因此,AMAROS 研究中针对腋窝的直接照射野在某种程度上有过度治疗的嫌疑。换个角度来说,对于前哨淋巴结 1 枚阳性者,无论是微转移还是广泛转移,可能并不需要广泛的区域照射。

在临床实践中是否可以参考 MA.20 的结果指导前哨淋巴结 1~3 枚阳性者的区域照射呢?显然有一定的挑战性。首先,MA.20 是为腋窝淋巴结清扫以后 1~3 枚阳性患者量身定制的;其次,MA.20 的研究人群混杂,既有腋窝淋巴结阳性者,还有部分腋窝淋巴结阴性但合并高危因素者;第三,MA.20 研究中多数腋窝淋巴结阳性患者术前临床或影像学检查腋窝淋巴结肿大,并非前哨淋巴结活检的适宜人群,即腋窝肿瘤负荷偏大。因此,不能将 MA.20 研究的结果简单外推到接受前哨淋巴结活检的患者。

总之,Z0011 等有关前哨淋巴结阳性者后续管理的研究还不能直接回答是否给予区域淋巴结照射的问题。在临床实践中,对于有限个数的前哨淋巴结阳性患者,需要综合分析患者的临床-病理学特征,包括原发病灶的大小、前哨淋巴结活检总数和阳性个数,以及转移灶大小,从而估计腋窝其他淋巴结受累的概率,以及腋窝 4 枚以上淋巴结受累的概率,进而判断在多大程度上需要给予区域照射,并确定合适的照射野。如区域淋巴结复发高危患者,更倾向于给予全乳加区域淋巴结放疗;如区域淋巴结阳性可能性<20%、复发低危患者,则可考虑单纯全乳放疗。目前也有很多临床研究正在探讨对这部分患者给予全乳加腋下Ⅰ、Ⅱ区淋巴结的高切线放疗,以控制前哨淋巴结活检后可能的残留。

(陈星星 俞晓立 郭小毛)

参考文献

[1] Bartelink H, Maingon P, Poortmans P, et al. Whole-breast irradiation with or without a boost for patients treated with breast-conserving surgery for early breast cancer: 20-year follow-up of a randomised phase 3 trial. Lancet Oncol, 2015, 16 (1):47-56.

[2] Ciervide R, Dhage S, Guth A, et al. Five year outcome of 145 patients with ductal carcinoma in situ (DCIS) after accelerated breast radiotherapy. Int J Radiat Oncol Biol Phys, 2012, 83(2):e159-e164.

[3] Correa C, Harris EE, Leonardi MC, et al. Accelerated partial breast irradiation: executive summary for the update of an ASTRO evidence-based consensus statement. Pract Radiat Oncol, 2017, 7(2):73-79.

[4] Cuzick J, Sestak I, Pinder SE, et al. Effect of tamoxifen and radiotherapy in women with locally excised ductal carcinoma in situ: long-term results from the UK/ANZ DCIS trial. Lancet Oncol, 2011, 12(1):21-29.

[5] di Saverio S, Catena F, Santini D, et al. 259 Patients with DCIS of the breast applying USC/Van Nuys prognostic index: a retrospective review with long term follow up. Breast Cancer Res Treat, 2008, 109(3):405-416.

[6] Donker M, Litiere S, Werutsky G, et al. Breast-conserving treatment with or without radiotherapy in ductal carcinoma in situ: 15-year recurrence rates and outcome after a recurrence, from the EORTC 10853 randomized phase Ⅲ trial. J Clin Oncol, 2013, 31(32):4054-4059.

[7] Fisher B, Anderson S, Bryant J, et al. Twenty-year follow-up of a randomized trial comparing total mastectomy, lumpectomy, and lumpectomy plus irradiation for the treatment of invasive breast cancer. N Engl J Med, 2002, 347(16):1233-1241.

[8] Goyal S, Vicini F, Beitsch PD, et al. Ductal

carcinoma in situ treated with breast-conserving surgery and accelerated partial breast irradiation: comparison of the mammosite registry trial with intergroup study E5194. Cancer, 2011,117(6):1149－1155.

[9] Haviland JS, Owen JR, Dewar JA, et al. The UK Standardisation of Breast Radiotherapy (START) trials of radiotherapy hypofractionation for treatment of early breast cancer: 10-year follow-up results of two randomised controlled trials. Lancet Oncol, 2013,14(11):1086－1094.

[10] Hughes KS, Schnaper LA, Bellon JR, et al. Lumpectomy plus tamoxifen with or without irradiation in women age 70 years or older with early breast cancer: long-term follow-up of CALGB 9343. J Clin Oncol, 2013,31(19):2382－2387.

[11] Hughes LL, Wang M, Page DL, et al. Local excision alone without irradiation for ductal carcinoma in situ of the breast: a trial of the Eastern Cooperative Oncology Group. J Clin Oncol, 2009,27(32):5319－5324.

[12] Jeruss JS, Kuerer HM, Beitsch PD, et al. Update on DCIS outcomes from the American Society of Breast Surgeons accelerated partial breast irradiation registry trial. Ann Surg Oncol, 2011,18(1):65－71.

[13] Kerlikowske K, Molinaro A, Cha I, et al. Characteristics associated with recurrence among women with ductal carcinoma in situ treated by lumpectomy. J Nat Cancer Inst, 2003, 95 (22): 1692－1702.

[14] Kunkler IH, Williams LJ, Jack WJ, et al. Breast-conserving surgery with or without irradiation in women aged 65 years or older with early breast cancer (PRIME II): a randomised controlled trial. Lancet Oncol, 2015,16(3):266－273.

[15] Lalani N, Paszat L, Sutradhar R, et al. Long-term outcomes of hypofractionation versus conventional radiation therapy after breast-conserving surgery for ductal carcinoma in situ of the breast. Int J Radia Oncol Biol Phys, 2014,90(5):1017－1024.

[16] Mccormick B, Winter K, Hudis C, et al. RTOG 9804: a prospective randomized trial for good-risk ductal carcinoma in situ comparing radiotherapy with observation. J Clin Oncol, 2015,33(7):709－715.

[17] Mchaffie DR, Patel RR, Adkison JB, et al. Outcomes after accelerated partial breast irradiation in patients with ASTRO consensus statement cautionary features. Int J Radia Oncol Biol Phys, 2011,81(1):46－51.

[18] Olivotto IA, Whelan TJ, Parpia S, et al. Interim cosmetic and toxicity results from RAPID: a randomized trial of accelerated partial breast irradiation using three-dimensional conformal external beam radiation therapy. J Clin Oncol, 2013,31(32):4038－4045.

[19] Sanders ME, Schuyler PA, Dupont WD, et al. The natural history of low-grade ductal carcinoma in situ of the breast in women treated by biopsy only revealed over 30 years of long-term follow-up. Cancer, 2005,103(12):2481－2484.

[20] Silverstein MJ. The University of Southern California/Van Nuys prognostic index for ductal carcinoma in situ of the breast. Am J Surg, 2003, 186(4):337－343.

[21] Smith BD, Arthur DW, Buchholz TA, et al. Accelerated partial breast irradiation consensus statement from the American Society for Radiation Oncology (ASTRO). Int J Radia Oncol Biol Phys, 2009, 74 (4):987－1001.

[22] Smith BD, Bentzen SM, Correa CR, et al. Fractionation for whole breast irradiation: an American Society for Radiation Oncology (ASTRO) evidence-based guideline. Int J Radia Oncol Biol Phys, 2011, 81(1):59－68.

[23] Vaidya JS, Wenz F, Bulsara M, et al. Risk-adapted targeted intraoperative radiotherapy versus whole-breast radiotherapy for breast cancer: 5-year results for local control and overall survival from the TARGIT-A randomised trial. Lancet, 2014, 383 (9917):603－613.

[24] Veronesi U, Cascinelli N, Mariani L, et al. Twenty-year follow-up of a randomized study comparing breast-conserving surgery with radical mastectomy for early breast cancer. N Engl J Med, 2002, 347 (16):1227－1232.

[25] Veronesi U, Orecchia R, Maisonneuve P, et al. Intraoperative radiotherapy versus external radiotherapy for early breast cancer (ELIOT): a randomised controlled equivalence trial. Lancet Oncol, 2013,14 (13):1269－1277.

[26] Wapnir IL, Dignam JJ, Fisher B, et al. Long-term outcomes of invasive ipsilateral breast tumor recurrences after lumpectomy in NSABP B-17 and B-24 randomized clinical trials for DCIS. J Nat Cancer Inst, 2011,103(6):478－488.

[27] Warnberg F, Garmo H, Emdin S, et al. Effect of radiotherapy after breast-conserving surgery for ductal carcinoma in situ: 20 years follow-up in the randomized SweDCIS trial. J Clin Oncol, 2014, 32 (32):3613－3618.

[28] Whelan TJ, Olivotto IA, Parulekar WR, et al. Regional nodal irradiation in early-stage breast cancer. N Engl J Med, 2015,373(4):307－316.

第三十四章

乳腺癌前哨淋巴结活检术

腋窝淋巴结的转移状况是判断乳腺癌预后和指导辅助治疗选择的最重要的指标。乳腺癌腋窝淋巴结清扫术（axillary lymph node dissection, ALND）是评估腋窝淋巴结状态最准确的方法，亦是造成上肢水肿、疼痛、感觉及功能障碍等乳腺癌术后并发症的主要原因。随着早期乳腺癌检出的增多，腋窝淋巴结阴性乳腺癌已占新发病例的50%以上；如对所有患者都进行ALND，将只有小部分患者受益，而大部分患者则是过度治疗。20世纪90年代发现了一种微创、能高度准确检测腋窝淋巴结转移的方法，即前哨淋巴结活检术（sentinel lymph node biopsy, SLNB），促使人们对ALND的作用进行重新认识，其对乳腺癌分期、预后及治疗的影响已被纳入第六版及以后的AJCC乳腺癌分期系统。

近十几年来，乳腺癌前哨淋巴结（sentinel lymph node, SLN）相关研究发展迅速。一系列大样本前瞻性临床试验证实了SLNB的安全性，SLNB可以提供准确的腋窝淋巴结分期，SLN阴性及低负荷SLN阳性患者SLNB替代ALND的腋窝复发率和并发症发生率很低，为其提供了循证医学Ⅰ～Ⅱ级证据。此外，目前研究也证实SLNB应用中的放射性核素对患者和医务人员安全，SLNB的适应证也在不断扩大。作为一项腋窝准确分期的微创活检技术，SLNB代表了目前乳腺癌外科治疗的发展水平。

第一节 乳腺癌前哨淋巴结活检术的研究历程

一、浸润性乳腺癌腋窝外科处理的历史

20世纪初期，Halsted提出了乳腺癌渐进转移学说，即乳腺癌细胞首先经淋巴管扩散至区域淋巴结，然后出现全身转移。在此理论的基础上，Halsted开创了乳腺癌根治术，其切除范围包括胸肌、全腋窝淋巴组织，甚至还包括锁骨上淋巴结，以达到局部控制的目的。在此基础上，又出现了乳腺癌扩大根治术和改良根治术。长期随访结果显示，扩大根治术、根治术与乳房单纯切除术加放疗三者在生存率方面无差别，而改良根治术在不降低疗效的前提下减少了手术并发症，为患者保留了更多的功能，提高了生活质量。

19世纪70年代，Halsted关于乳腺癌渐进转移的学说受到了Fisher等学者的质疑。基于肿瘤转移机制的研究结果，他们提出乳腺癌发病伊始即为全身性疾病，对乳腺癌的外科治疗应予重新评估。乳腺的血管系统和淋巴管系统具有相似性，都是肿瘤扩散的潜在路径，旨在清除区域淋巴结的单纯外科治疗不可能提高生存率。

1996年，Quiet等综合了Halsted和Fisher的观点，提出乳腺癌发病伊始并不是全身性疾病，但随着疾病的发展很快就成为全身性疾病。小的肿瘤可发生淋巴结转移，并成为随后发生内脏转移的唯一来源；对此类患者，行腋窝淋巴结或其他区域淋巴结的外科治疗可以提高治愈率。

近20年来，SLNB技术使乳腺癌腋窝治疗的创伤更小，而且可以准确地对乳腺癌进行分期。ALND的作用及乳腺癌淋巴管-血管转移机制正被

重新评估。此外,联合淋巴管成像和 SLNB 技术,腋窝以外的区域淋巴结,即内乳淋巴结(IMLN)和锁骨上淋巴结的转移研究也受到越来越多的重视。

二、浸润性乳腺癌区域淋巴结转移的预测

区域淋巴结切除术被用于乳腺癌的分期、判断预后、局部控制,并希望有助于延长患者的生存时间。区域淋巴结转移的重要预测指标包括肿瘤大小、肿瘤分级、血管淋巴管肿瘤侵犯、患者年龄、组织学类型、受体状况、DNA 倍体、肿瘤的位置、所使用的检测方法及钼靶 X 线片钙化类型。肿瘤大小与淋巴结状况是乳腺癌独立的预后指标,且其预后作用具有相加性。

近年来,乳腺钼靶 X 线显像技术迅速发展,并被广泛应用于普查,从而使乳腺癌新发病例的肿瘤体积有所减小,腋窝淋巴结阳性患者的比例也有所降低。尽管具有某些特性的小肿瘤淋巴结转移率较低,但仍缺乏可重复的淋巴结转移预测指标。由于淋巴结状况是最重要的预后指标,对于小肿瘤患者(<1 cm)的区域淋巴结进行组织病理学分析,明确其有无转移尤为重要,因为该部分患者辅助系统治疗的应用与否目前主要取决于淋巴结状况。

三、区域淋巴结引流模式

乳腺的淋巴引流大部分至腋窝淋巴结,少数引流至内乳淋巴结、锁骨下淋巴结、锁骨上淋巴结、颈部淋巴结,以及其他远处淋巴结。解剖学研究显示,75% 淋巴管引流至腋窝淋巴结,25% 至内乳淋巴结。乳腺肿瘤首先转移的区域不外乎腋窝淋巴结和内乳淋巴结。

Urban 和 Marjani 分析 725 例乳腺癌扩大根治术患者的淋巴引流情况,结果表明乳腺癌的淋巴结转移情况与肿瘤的原发位置无关,但仅有内乳淋巴结转移的可能性较低。即使肿瘤位于胸骨旁附近,腋窝和内乳淋巴结也都可以发生转移。肿瘤部位不同,内乳淋巴结受侵的比例也不同。肿瘤位于外侧象限及腋窝淋巴结阴性者内乳淋巴结几乎均无转移。

Morrow 和 Foster 对 7 070 例乳腺癌扩大根治术患者进行 Meta 分析,制订一个标准来选择需要行内乳淋巴结活检的患者。全部患者内乳淋巴结转移率为 22.4%,而腋窝淋巴结阴性患者内乳淋巴结转移率仅为 9.9%。他们分析了 1 969 例患者后报道,内乳淋巴结的转移率可能与原发肿瘤部位有关:内侧象限肿瘤内乳淋巴结转移率为 7.6%,外侧象限肿瘤为 2.9%。如果腋窝淋巴结阴性,内侧象限肿瘤转移率为 13.9%,外侧象限肿瘤 6.5%。尽管所有患者中内乳淋巴结转移率较低,特别是肿瘤位于外侧象限时,但对只有内乳淋巴结转移的患者仍有意义。

Morrow 和 Foster 提出以下患者应进行内乳淋巴结活检:①患者可能需要接受化疗;②原发肿瘤位于中央区或内侧象限或位于外侧象限但肿瘤直径>2 cm;③腋窝淋巴结清扫术中高度可疑淋巴结快速病理检查为阴性。该建议至今对判断哪些患者可自化疗或内乳淋巴结放疗中获益仍然有一定的作用。

在《AJCC 肿瘤分期指南》中,与内乳淋巴结相关联的分期有:pN1b,临床未发现但 SLN 证实内乳淋巴结有镜下转移;pN1c,内乳淋巴结有镜下转移伴 1~3 个腋窝淋巴结阳性;pN3b,内乳淋巴结有镜下转移并存在 3 个以上阳性腋窝淋巴结;pN2b 期乳腺癌,临床发现内乳淋巴结转移,但腋窝淋巴结无转移;pN3b,临床发现内乳淋巴结转移并有≥1 个腋窝淋巴结转移。内乳淋巴结活检用于分期的必要性曾备受争议。随着近年 SLNB 技术的发展及内乳区放疗的生存获益,人们对内乳淋巴结活检又重新感兴趣。目前许多权威专家建议,如果内乳淋巴结状况将影响术后辅助治疗,且淋巴显像有通向内乳淋巴结引流时,则应该进行内乳淋巴结活检。

随着乳腺癌 SLNB 淋巴显像技术的不断发展,增强了判断淋巴结引流方式的能力,但也使如何进行外科和放疗变得更加复杂。64%~99% 的患者术前淋巴显像可以成功显示吸收了放射性核素的淋巴结。Haigh 等报道,术前淋巴显像的成功率为 98.7%。于肿瘤周围或活检术后的肿瘤残腔内注射 12~16 MBq 的 ^{99m}Tc 标记硫胶体,有 99% 引流至腋窝;只引流至腋窝者占 76%;首先引流至腋窝,第二站到内乳淋巴结者占 10.5%;首先引流至内乳淋巴结,第二站到腋窝者占 5.3%;首先引流至腋窝,第二站到锁骨淋巴结者为 2.6%;腋窝与内乳淋巴结同时显像者占 1.3%;腋窝、内乳淋巴结与锁骨淋巴结同时显像者占 1.3%;仅有内乳淋巴结显像者占 1.3%;锁骨淋巴结与腋窝同时显像者占 1.3%。国内也有相似的研究结果。术前淋巴显像可发现淋巴

引流罕至的淋巴结,患者可从 SLNB 中获益,特别是内乳淋巴结的 SLNB。

虽然以往的研究证实,腋窝淋巴结接受主要的乳腺区淋巴引流,其他部位的淋巴结接受的引流有限,但内乳淋巴结在预后判断中的地位很重要。腋窝与内乳淋巴结均为阴性时预后明显较好,均存在转移时预后明显变差。腋窝淋巴结受累与内乳淋巴结转移两者在统计学上无相关性($P=0.533\ 4$)。因此,无论腋窝淋巴结是否转移,内乳淋巴结具有独立的判断预后的价值。这个结论使我们需要重新认识腋窝淋巴结以外区域淋巴结状况在分期中的作用,特别是内乳淋巴结;即使有内乳淋巴结转移,也不再被认为是晚期乳腺癌。腋窝以外的区域淋巴结状况也将影响辅助治疗方案的制订。腋窝淋巴结阴性患者一般不需要辅助化疗,但如果内乳淋巴结有转移,就会改变治疗方案。通过淋巴显像和 SLNB 可以找到相关的内乳淋巴结。如果淋巴显像和(或)术中 γ 线探测仪不能找到内乳淋巴结,可行前 3 肋间内乳淋巴结活检术或考虑放疗。如果淋巴显像不成功,不常规行内乳淋巴结活检术。内乳淋巴结活检术不作为常规方法,但对于分期和确定可能自辅助治疗获益的高危患者具有重要的参考价值。

四、乳腺癌前哨淋巴结活检术

(一) 乳腺癌 SLN 的概念

SLN 从解剖学角度讲是指收纳某器官某区域组织淋巴液的第一站淋巴结;从临床角度讲是某器官的某一具体部位原发肿瘤转移的第一站区域淋巴结。具体到乳腺癌,即为乳腺癌癌细胞转移的第一站淋巴结。乳腺癌的 SLN 通常位于腋窝,少数情况下亦可位于腋窝以外。

乳腺淋巴系统的解剖学研究及乳腺癌淋巴通道病理生理学研究均证实,乳腺癌腋窝淋巴结不仅是引流乳腺原发肿瘤的第一站淋巴结,也是引流整个乳腺器官的第一站淋巴结。乳腺癌 SLN 概念的完善可进一步扩大乳腺癌 SLNB 的适应证,并可个体化设计 SLNB 示踪剂的注射部位。

SLN 的概念已经被广泛认可,并将 SLNB 应用于乳腺癌的临床分期。SLNB 成功率、灵敏度、阴性预测值、假阴性率和准确率依据不同的检测方法和肿瘤大小进行了大量研究,结果表明 SLNB 具有高准确率和低假阴性率,大多数研究中 SLN 的中位数目为 2 枚。

(二) 支持 SLNB 替代 ALND 的理论依据

在欧美国家的临床治疗中,对于 SLN 阴性乳腺癌患者,SLNB 已经取代 ALND 成为标准的治疗模式。以下理论依据支持上述观点:①淋巴结转移为全身性疾病的预测指标,但并非均有远处转移。②SLN 可能在免疫反应中发挥独特的作用。③新发肿瘤减小、淋巴结转移比例降低、淋巴结受累数目减少。④辅助性化疗和内分泌治疗的应用依据肿瘤大小、组织学/分子生物学指标、淋巴结状况及阳性淋巴结数目,如果原发肿瘤有不良预后特征,无论淋巴结状况如何,随机临床研究结果均支持辅助性全身治疗,ALND 对指导治疗的作用降低;新辅助化疗研究结果证实化疗可以使局部区域肿瘤降期,为较低负荷转移淋巴结的治疗提供了另外一种选择,只要患者被准确分期,无需行 ALND。⑤临床淋巴结阴性早期乳腺癌多个腋窝淋巴结或区域复发后再行 ALND 对预后的影响尚不明确,一系列研究表明延迟 ALND 无不良影响。⑥保乳术后切线照射野包括低位腋窝是有效的治疗方法。⑦新近诊断的乳腺癌患者大多数仅有 SLN 转移,SLNB 足以完成分期和治疗。

(三) 支持乳腺癌 SLN 假说的实践证据

乳腺癌 SLN 假说曾经饱受争议,其面临的挑战之一是 SLN 能否代表区域淋巴结状况。为此,Turner 等对 103 例患者的 SLN 及非 SLN 进行组织病理学分析。所有淋巴结均行 HE 染色,并对 HE 染色检查为阴性的淋巴结行免疫组化(IHC)检测。HE 染色证实 33 例患者 SLN 阳性(32%),HE 染色 SLN 阴性患者的非 SLN 均未发现转移。用 IHC 检测 157 个 HE 染色阴性的 SLN,结果发现 10 例患者 SLN 阳性(14.3%)。60 例患者的 SLN 经 HE 和 IHC 两种方法检测均为阴性,其中 1 087 个非 SLN 经 IHC 检测,只有 1 个淋巴结阳性,57.3% 的患者 SLN 为阴性。44 例患者 SLN 阳性,其中 56.8% 仅有 SLN 转移。另外两项单中心的独立研究,在对非 SLN 进行了同样严格的检测后所得的结论也支持 SLN 假说。NCI 发起的多中心试验对阴性 SLN 行 IHC 检测,也得出了类似的结论。经 IHC 检测,4.1% 的 SLN 和 0.35% 的非 SLN 发现隐匿性转移($P<0.001$),其概率相差 12.3 倍。SLN 这一概念经上述研究获得证实。

SLNB能否应用于临床取决于其高成功率、低假阴性率、手术和病理诊断的准确率。SLNB在有6 000多例患者参加的众多单中心研究及多中心研究中取得了成功,大量的循证医学证据已证实,通过培训和经验积累,SLNB可以准确进行腋窝淋巴结分期。2001年,在宾夕法尼亚乳腺癌SLNB共识会议上已制定有关SLNB应用于临床的指南。

第二节　乳腺癌前哨淋巴结活检术的指征与技术

一、SLNB指征

随着乳腺癌SLNB研究的不断深入,越来越多的相对禁忌证已逐渐转化为适应证。2009版《St. Gallen国际乳腺癌治疗专家共识》支持除炎性乳腺癌以外的所有临床腋窝淋巴结阴性乳腺癌作为SLNB的适应证。2017版《中国抗癌协会乳腺癌诊治指南与规范》也修订了乳腺癌SLNB的指征。

(一) 常规SLNB的适应证与禁忌证

1. 适应证　临床浸润性乳腺癌(乳腺原发肿瘤大小不受限制)、临床腋窝淋巴结阴性、单灶或多中心病变、年龄及性别不限,导管原位癌接受乳房切除术及临床腋窝淋巴结阴性新辅助治疗后。

临床体格检查和影像学检查可疑的腋窝淋巴结可以通过超声引导下的细针穿刺或空芯针活检进行评估,细胞学或组织病理学阴性患者仍可进入SLNB流程。

2. 禁忌证　炎性乳腺癌、临床腋窝淋巴结阳性并经穿刺证实、腋窝淋巴结阳性新辅助治疗后仍为阳性。

(二) 有争议的SLNB

1. 预防性乳腺切除术　高危患者在行预防性乳腺切除时,可以考虑接受SLNB。

2. 导管原位癌接受保乳术　手术范围可能影响随后的SLNB时推荐进行SLNB。

3. 腋窝淋巴结阳性新辅助治疗后腋窝淋巴结临床阴性　前瞻性多中心临床试验显示的SLNB总体假阴性率仍难满足临床需求,但满足以下条件的SLN阴性患者,经与患者充分沟通后可以避免ALND:cT1N1、双示踪剂显像、检出≥3枚SLN、新辅助化疗前穿刺活检阳性的腋窝淋巴结放置标记夹并于术中检出。

4. 妊娠患者　由于蓝染料示踪剂可能的过敏反应,不推荐其用于妊娠患者的SLNB。放射性核素示踪剂对胎儿的安全性得到证实,但仍建议与患者充分沟通。

5. 同侧腋窝手术史　部分研究在先前进行过保乳和腋窝手术后同侧乳房复发的患者中再次SLNB(rSLNB)取得了成功。系统综述显示,rSLNB具有高特异度,对同侧乳房复发患者的腋窝再分期优于同侧ALND:rSLNB成功率64.3%,此前接受SLNB者显著高于ALND者(75.7%对比46.1%);SLN复发阳性率18.2%,阴性预测值96.5%;40%的SLN复发位于同侧腋窝以外,可以更全面地评估异常淋巴引流及转移。SNARB研究纳入201例同侧乳房复发rSLNB阴性未行ALND患者,中位随访4.7年,作为首发事件的区域复发率为4.5%,其中同侧腋窝复发率1.0%。rSLNB阴性患者不行ALND的区域复发风险很低,极低的复发率支持其作为同侧乳房复发患者的再次初始淋巴结分期技术。

6. cN0/影像异常穿刺腋窝淋巴结阳性　SLN阳性免除ALND的相关临床试验,如ACOSOG Z0011、AMAROS、IBCSG 23-01等均未要求对cN0患者常规进行腋窝影像学检查。符合ACOSOG Z0011试验入组条件的cN0/影像异常穿刺腋窝淋巴结阳性患者,SLNB显示约一半的患者只有1~2枚阳性。因此,该部分患者若临床体格检查阴性即可满足相关临床试验入组条件,可使更多患者避免ALND及其并发症。

二、SLNB规范操作

(一) 多学科协作

乳腺癌SLNB的流程包括适应证选择、示踪剂注射、术前淋巴显像、术中SLN的检出、SLN的术中和术后病理和分子生物学诊断等,因此需要外科、影像科、核医学科、病理科和分子生物学科等多学科团队协作，必须通过资料收集和结果分析以确保整个团队熟练掌握 SLNB 技术。

（二）示踪剂

乳腺癌 SLNB 的示踪剂包括蓝染料和放射性核素标记，推荐联合使用蓝染料和放射性核素示踪剂，可以使 SLNB 的成功率提高 1.3%，假阴性率降低 2.5%。2001 年，美国外科医生协会的调查结果显示，90% 的医生使用联合法进行 SLNB。选择何种示踪剂更多地反映医生接受的培训及经验，而不是各种示踪剂本身的成功率。每个研究者应该固定使用一种方法，并收集数据和分析结果。质量控制和合理培训的重要性已经越来越多地被关注。

1. **蓝染料** 国外较多使用专利蓝和异硫蓝，国内较多使用亚甲蓝，两者在 SLNB 的成功率和假阴性率方面无统计学差异，但亚甲蓝注射后弥散的范围较广，保乳术患者注射部位术后可触及硬结是其缺点，对于保乳术患者可适当减量并避免乳晕区注射。实际上，由于 SLNB 的广泛开展，国外亦有单位使用亚甲蓝替代专利蓝和异硫蓝。

荧光染料和纳米碳作为示踪剂的价值有待进一步证实，2017 版《中国抗癌协会乳腺癌诊治指南与规范》不建议其临床常规应用，但可在规范的临床试验中予以开展。

2. **放射性核素示踪剂** 目前，国内较多采用的是 ^{99m}Tc 标记硫胶体，要求煮沸 5～10 分钟，标记率 >90%，标记放射性核素强度 0.5～1.0 mCi/0.5～2.0 ml。是否采用 220 nm 滤网过滤标记的硫胶体并不影响 SLNB 的成功率和假阴性率。放射性核素示踪剂的注射时间一般要求术前 3～18 小时，采用皮内注射可以缩短至术前 30 分钟。

北京大学附属肿瘤医院 SLNB 研究团队率先开展了以抗原-抗体结合反应联合淋巴结吞噬作用的 ^{99m}Tc-利妥昔单抗作为乳腺癌 SLNB 放射性核素示踪剂的基础和临床研究。研究证实，^{99m}Tc-利妥昔单抗具有相对分子质量一致、淋巴引流速率均一、结合紧密、第二三级淋巴结显影率低等优势，其注射活度、注射体积、显像及活检时间等技术因素较易控制。患者年龄、显像时间、病理类型、临床分期、显像前是否行乳腺肿块手术切取活检对 SLN 显影率、SLNB 成功率及 SLN 转移率均无影响。^{99m}Tc-利妥昔单抗行 SLN 显像及 SLNB 成功率较高，具有较好的临床应用前景，目前已在北京多家医院推广应用。

放射性核素示踪剂的放射安全性已得到认可，依据我国确定的放射卫生防护基本标准，术者每年完成约 1 000 台 SLNB 手术在放射安全性方面是安全的，不需要特别防护。

3. **示踪剂注射部位** 乳腺淋巴系统的解剖学研究及乳腺癌淋巴通道研究均证实，乳腺癌腋窝 SLN 不仅是引流乳腺原发肿瘤的第一站淋巴结，也是引流整个乳腺器官的第一站淋巴结。蓝染料和放射性核素示踪剂注射于原发肿瘤周围的乳腺实质内、肿瘤表面的皮内或皮下、乳晕区皮内或皮下均有相似的成功率和假阴性率，但各有特点。皮内注射示踪剂弥散更迅速，可以缩短示踪剂注射至手术开始的时间。乳晕下注射可用于临床不可触及的肿瘤。当肿瘤位于乳房外上象限时，可使注射点远离腋窝，减少蓝染料弥散和放射性核素散射的干扰。可应用于多中心或多灶性乳腺癌患者。肿瘤周围乳腺实质内注射可用于乳腺癌内乳区 SLN 的研究。临床实践中可以个体化设计 SLNB 示踪剂的注射部位。

（三）术前淋巴显像

国内外的研究结果推荐在 SLNB 的临床研究中进行术前淋巴显像，因其可预测术中成功确定 SLN、有助于确定腋窝以外的 SLN。但乳腺癌 SLNB 术前淋巴显像并非必需，联合使用蓝染料和核素示踪剂时，回顾性研究显示术前淋巴阴性显像者 SLNB 仍有很高的成功率，而且 SLNB 的假阴性率并无差异；前瞻性随机对照研究证实，术前淋巴阴性显像组与非显像组患者 SLNB 的成功率及假阴性率亦无统计学差异。考虑到术前淋巴显像所需的条件与耗费的时间和费用，联合术中 γ 线探测仪和蓝染料同样可以准确进行 SLNB。2009 年召开的第三届影像发现的乳腺癌国际共识会也认为，术前淋巴显像对于腋窝 SLN 的完全检出并非必需。上述研究结果和专家共识有助于 SLNB 在我国经济不发达地区及二级医院的推广和普及。

（四）手术技巧

无论是乳房切除手术还是保乳手术，SLNB 均应先于乳房手术。术中 SLN 的确定依示踪剂不同而异。染料法要求检出所有蓝染淋巴管进入的第一个蓝染淋巴结，仔细检出所有蓝染的淋巴管是避免遗漏 SLN、降低假阴性率的关键。放射性核素法

SLN 的阈值是超过淋巴结最高计数 10% 以上的所有淋巴结，术中 γ 线探测仪探头应缓慢移动、有序检测、贴近计数。随着 SLNB 研究的深入，触诊法作为示踪剂检出 SLN 有效补充的价值已经得到肯定，应用蓝染料和（或）放射性核素法检出 SLN 后应对腋窝区进行触诊，触诊发现的肿大、质硬淋巴结也应作为 SLN 单独送检。其原理是 SLN 及其输入淋巴管完全为肿瘤占据时，示踪剂无法到达该 SLN，采用触诊法可避免该阳性 SLN 的遗漏，有效降低假阴性率。

（五）学习曲线

完整的学习曲线对于提高 SLNB 成功率、降低假阴性率非常重要。美国《乳腺外科医生协会共识》指出，SLNB 替代 ALND 前，应完成>20 例的 SLNB→ALND，成功率应达到 85%，假阴性率应该<5%。目前 SLNB 已经是美国外科住院医生的培训课程；对于住院医生阶段未接受培训的医生，该共识要求其接受正规培训，采用联合法完成 20 例以上的 SLNB→ALND，同时保证足够的手术量。中国医生乳腺癌 SLNB 学习曲线的研究正在进行中，在此前，中国抗癌协会乳腺癌专业委员会的《乳腺癌 SLNB 临床指南》推荐，我国乳腺癌 SLNB 替代 ALND 前，应完成>40 例的 SLNB→ALND，使 SLNB 的成功率达到 90%，假阴性率<5%。

第三节　乳腺癌前哨淋巴结的诊断

一、前哨淋巴结的术中诊断

准确、快速的 SLN 术中诊断可以使大多数 SLN 阳性患者一次完成 ALND，避免二次手术费用的负担和手术风险。推荐使用冷冻切片（FS）病理检查和（或）印片细胞学（touch imprint cytology，TIC）作为 SLN 术中诊断的检测方法。术中冷冻切片病理检查和印片细胞学两者或任一诊断阳性者，均可作为 SLN 阳性进行腋窝分期及后续腋窝处理的依据。

由于 1~2 枚 SLN 阳性患者可以有条件地避免 ALND，SLN 术中诊断的重要性和必要性较前降低，符合避免 ALND 条件的患者可以不行 SLN 的术中诊断。

（一）术中印片细胞学

对于术中 TIC 诊断的灵敏度、特异度和准确率，各研究机构不尽相同。Forbes 等将 196 例患者的 SLN 术中 TIC 结果与最终病理检查结果比较，其灵敏度、特异度和准确率分别为 70%、96% 和 88%。而 Zgajinar 等应用同样方法得出的结果分别为 34%、98.6% 和 72%，大体转移灶（32/43 例）的灵敏度显著高于微转移（3/59 例）（$P<0.001$）。TIC 诊断的假阴性率与 SLN 转移灶的大小以及原发肿瘤浸润性小叶癌类型相关。TIC 诊断的假阳性率与活跃的内皮细胞和上皮样细胞有关，其在形态上与典型的转移极为相似。杨耿侠等对 150 例患者的 400 枚 SLN 进行术中 FS、TIC 及联合检测，TIC 诊断的灵敏度、特异度、阳性预测值及阴性预测值分别为 71.9%、100%、100% 和 91.3%。该研究 273 枚术中 FS 及常规病理检查阴性的 SLN 中，10 枚 SLN 术中 TIC 诊断为阳性；将这 10 枚 SLN 间隔 100 μm 行连续切片，HE 染色后发现 7 枚 SLN 转移。考虑到淋巴结在进行术中 FS 及术后病理切片时的组织损耗，作者认为应将这 10 枚 SLN 作为转移淋巴结，可以依据术中 TIC 结果确定 SLN 状况并据此进行腋窝处理。

目前认为，尽管 TIC 存在一定的假阴性率，但其具有不损耗标本、操作简单、廉价等优点，而且通过增加取样面积、多层面印片以及由专门培训的细胞病理学专家阅片，可以提高诊断的准确率，所以仍不失为一种快速、简单、有效的术中诊断方法。

（二）术中冷冻切片病理检查

目前 FS 在 SLN 术中诊断的应用非常广泛，其灵敏度的报道不尽相同，为 60%~91%。Schrenk 等报道的 FS 灵敏度为 15.6%，假阴性率为 15.6%，并认为高假阴性率与微转移、小叶组织及术前化疗有关。Langer 等认为，FS 在淋巴结宏转移诊断方面有比较高的准确率，但是对于微转移以及孤立肿瘤细胞并不是一种准确的诊断方法。Khalifa 等的研究也指出，FS 与常规病理检查结果比较灵敏度为 86%；如果把微转移作为阴性结果，灵敏度可达 100%。这也说明 FS 对大的转移灶比微转移有更高的灵敏度。目前报道的 FS 假阳性率极低,仅有 1 例报道。

总体来说,FS 有较高的准确率、灵敏度和极低的假阳性率,可以指导临床工作。快速病理检查层面受限、切片较厚、染色欠佳、与常规石蜡病理尚不能完全符合,而且损耗组织,为其缺点。

(三) 术中印片细胞学联合冷冻切片病理检查

FS 和 TIC 这两种方法各有优缺点,就灵敏度、特异度、准确率等方面来说,没有很大的差异,而且两种方法均对较大的转移灶更敏感,假阴性均与微转移和小叶癌相关。杨耿侠等对 150 例患者的 400 枚 SLN 进行术中 FS、TIC 及联合检测,TIC 和 FS 术中诊断的灵敏度分别为 71.9%(64/89)和 83.1%(74/89)($P>0.05$);两者联合诊断的灵敏度为 96.6%(86/89),显著高于 FS 和 TIC 单独诊断灵敏度(均 $P<0.001$)。其他研究结果亦显示,TIC 联合 FS 检测的灵敏度较两者单独应用高,假阴性率更低。

联合应用 FS 及 TIC 进行 SLN 术中诊断具有较高的灵敏度和特异度,能够满足临床需求,可以有效避免二次手术。鉴于 SLN 术中分子检测尚未在中国获准临床应用,目前临床实践中推荐术中应用 FS 与 TIC 联合的方法检测 SLN 转移。

(四) 术中快速免疫组化检测

免疫组化染色法比常规病理 HE 染色法可以更有效地发现淋巴结转移灶,尤其是微小转移灶。但是,常规免疫组化法需要时间长,不能满足术中诊断需要,需要建立一种耗时短的免疫组化染色法。1994 年,Chilosi 首先报道加强聚合体一步染色法(enhanced polymer one-step staining, EPOS)用于淋巴结术中诊断,具有简便、快速、准确的特点,可于 20 分钟内完成。王永胜等报道 EPOS 联合 FS 术中诊断 SLN 的灵敏度、特异度、假阴性率和准确率分别为 98.4%、100%、0 和 99.8%,优于单独应用 FS 的 93.9%、100%、6.1% 和 99.1%。Choi 等对快速免疫组化与 FS 进行比较,其特异度均为 100%,准确率分别为 96.2% 和 92.4%($P=0.083$),灵敏度分别为 85.0% 和 70.0%($P=0.083$)。Johnston 等的研究显示,快速免疫组化的灵敏度(92%)高于 FS(80%)及 TIC(64%),其准确率为 94.0%,高于 TIC(93%),而比 FS(96%)低。

快速免疫组化的优势更多体现在微小转移的检测中。在当前对微转移尤其是孤立肿瘤细胞意义尚未完全明确的情况下,提高腋窝淋巴结分级,可能导致过度治疗。同时应注意产生假阳性的问题,树突细胞、巨噬细胞、内皮细胞以及良性上皮细胞等都可以使免疫组化产生阳性结果。假阳性患者接受了不必要的腋窝淋巴结清扫术,对生活质量造成很大影响。因此,一方面,免疫组化有较高的灵敏度,有利于淋巴结转移灶的检出,使更多的患者避免了二次手术;另一方面,尽可能由有经验的病理学专家阅片,以减少假阳性的发生,同时注意与常规病理做对照,避免过度治疗。

(五) 术中分子诊断

尽管联合应用 FS 及 TIC 进行 SLN 术中诊断具有较高的灵敏度和特异度,基本能够满足临床需求,但其均存在灵敏度较低、主观性、非标准化、检测的组织量少(远远低于 5%)等缺点,需要寻求更为准确的术中快速分子诊断技术。

1. Gene Search™ BLN 检测 在 2006 年圣安东尼奥乳腺癌会议上,Blumencranz 报道了一种基于 RT-PCR 的乳腺癌 SLN 术中快速检测技术——Gene Search™ 乳腺淋巴结检测法(Gene Search™ Breast Lymph Node, BLN)检测。检测目标为上皮细胞特异性 CK19 和乳球蛋白(MG),检测阈值确定在 >0.2 mm 的转移灶。以石蜡组织病理学诊断为标准,BLN 检测总的灵敏度为 95.6%,特异度为 94.3%。Blumencranz 等在一项 416 例患者的前瞻性试验中发现,BLN 对 >2 mm、>0.2 mm 及 0.2~2 mm 的 SLN 检出率分别为 98%、88% 和 57%。Viale 等入组 293 例,报道 BLN 对 >2 mm、>1 mm 及 >0.2 mm 的 SLN 检出率分别为 98.1%、94.7% 和 77.8%,总的准确率为 90.8%,特异度为 95.0%。近两年的研究结果均证明,BLN 的灵敏度、特异度高,假阴性率低,显著优于 FS,尤其是 TIC。国内 6 家研究中心的 546 例患者入组该项前瞻性、多中心、大样本临床研究,其中有效病例 479 例,证实 Gene Search™ BLN 检测快速、易于操作、可重复性强、费用低,与逐层切片病理检测比较具有较高的准确率,显著降低了逐层切片病理检测的工作量,其灵敏度优于 FS 和 TIC,可作为 SLN 术中诊断乃至术后诊断的首选,适合在中国推广。

BLN 检测经过简单培训即可掌握,30~46 分钟检测 1~6 枚 SLN,并且每个淋巴结可以检测至少

50%的组织量,检测相对快速,而且客观、标准化,可以重复,可以对SLN转移提供"是"或者"否"的结果,对临床工作有很高的指导价值。

2. OSNA检测 一步核酸扩增检测(one-step nucleic acid amplification,OSNA)是依据反转录-环状介导等温DNA扩增(reverse transcription-loop mediated isothermal amplification,RT-LAMP),检测目标为CK19,并具有不需要mRNA纯化步骤、应用6个引物以提高特异度等优势。如果该项技术最终可以应用到临床工作中,将是SLN术中诊断的又一快速检测手段。国内5家研究中心的558例患者入组该项前瞻性、多中心、大样本临床研究,其中有效病例552例,评估OSNA在乳腺癌SLN术中诊断的价值。研究结果证实:①在SLN检测分析中,OSNA的准确率在统计学上与参比方法(较常规更细致的术后病理检查)相当,与日本多中心临床试验比较也表明OSNA的性能稳定可靠;②OSNA的灵敏度优于术中病理检查,特别是OSNA与TIC相比具有统计学差异;③OSNA(2+)作为参考信息,预测有很大可能存在宏转移;④OSNA检测运作时间均值<40分钟,且5个研究中心无统计学差异。

(六) 小结

准确、快速的SLN术中诊断可以使SLN阳性患者通过一次手术完成ALND,避免二次手术的费用负担和手术风险;中国抗癌协会《乳腺癌SLNB临床指南》推荐使用FS病理检查和TIC作为SLN术中诊断的检测方法。术中FS和TIC两者或任一诊断阳性,均作为SLN阳性而进行ALND。联合应用FS及TIC进行SLN术中诊断具有较高的灵敏度和特异度,基本能够满足临床对SLN宏转移诊断的需求,可以有效避免二次手术,是目前临床实践中的首选。

FS及TIC均存在灵敏度较低、主观性、非标准化、检测的组织量少(远远低于5%)等缺点,需要寻求更为准确的术中快速分子诊断技术。以Gene Search™ BLN检测和OSNA检测为代表的SLN术中分子诊断技术由于检测的SLN组织量更多,较FS病理检查和TIC具有更高的准确率和灵敏度。术中分子诊断技术经过简单培训即可掌握,检测结果客观、标准化、重复性好,对SLN转移提供"是"或者"否"的结果,可以节省有经验的病理医生的宝贵时间,有条件的单位可采用经SFDA批准的术中分子诊断技术。

二、前哨淋巴结的术后诊断

SLN的准确诊断对于腋窝的准确分期、降低SLNB假阴性率、准确确定术后辅助治疗方案,以及降低SLNB替代ALND的区域复发率等至关重要。

(一) 前哨淋巴结转移灶类型判定标准

转移灶的位置不影响微转移、孤立肿瘤细胞(isolated tumor cell,ITC)或宏转移的诊断(AJCC乳腺癌TNM分期第8版),转移灶可以位于淋巴结内、突破被膜或完全淋巴结外侵犯脂肪;转移灶伴纤维间质反应时,转移灶大小为肿瘤细胞和相连纤维化的长径。

1. 宏转移

(1) 淋巴结内存在一个以上>2 mm肿瘤病灶,其他阳性转移淋巴结至少微转移;仅有ITC的淋巴结不作为pN分期阳性淋巴结,但应另外记录为ITC。

(2) 仅依据SLNB分期或SLN+nSLN<6个,加标记(sn),如pN1(sn);SLN≥6个,不再另加标记(sn)。

(3) 不推荐可能含有宏转移的淋巴结接受分子学诊断等其他试验或替代检测,其可能使常规病理诊断漏诊宏转移;如果使用,应予以登记。

2. 微转移

(1) 肿瘤病灶最大径>0.2 mm但≤2.0 mm或单张组织切片不连续,抑或接近连续的细胞簇>200个细胞。

(2) 记录只发现微转移(无宏转移)的淋巴结数目,标记为pN1mi或pN1mi(sn);多个转移灶时,测量最大转移灶的最大径,不能累计。

3. ITC

(1) 单个细胞或最大径≤0.2 mm的小细胞簇;单张组织切片不连续或接近连续细胞簇≤200个细胞,淋巴结不同纵/横切片或不同组织块不能累计计数;通常没有或很少有组织间质反应;可以通过常规组织学或IHC检出。

(2) 记录ITC受累淋巴结数目,标记为pN0(i+)或pN0(i+)(sn);使用分子技术(RT-PCR)检出组织学阴性淋巴结的微小转移灶,标记为pN0(mol+)或pN0(mol+)(sn)。

(二) 前哨淋巴结术后常规病理诊断

SLN术后组织病理学诊断的金标准是逐层切

片病理检测,推荐将 SLN 沿长轴切成 2 mm 厚的组织块,对每个组织块进行逐层或连续切片 HE 染色病理检测,联合或不联合免疫组化染色,3 层切片间距为 200~500 μm。

山东省肿瘤医院 SLNB 研究组对 245 例术中冷冻快速病理 2 层面、术后常规病理 2 层面诊断均阴性的 559 枚 SLN 的残余部分进行间隔 100 μm 的连续切片,分别进行 HE 染色剂和 IHC 染色,以探讨合理 SLN 病理诊断模式,即多层病理切片分析最佳间距,联合 IHC 提高隐匿性转移检出率的价值,探讨 SLN 隐匿性转移的预后意义。连续切片 HE 染色共发现 36 例(14.5%)患者 SLN 的隐匿性转移灶,分别为 ITC 8 例、微转移 22 例和宏转移 6 例;连续切片 HE 染色联合 IHC 染色共发现 49 例(20.0%)患者 SLN 的隐匿性转移灶,分别为 ITC 18 例、微转移 25 例和宏转移 6 例。连续切片 HE 染色联合 IHC 染色较单纯 HE 染色可显著提高隐匿性转移灶的检出率($P=0.000$),主要集中在 ITC 检出率的显著增加($P=0.002$),而微转移和宏转移的检出率无统计学意义。分层分析 SLN 隐匿性转移检出率相关因素,只有组织病理学类型有统计学意义,即浸润性小叶癌隐匿性转移的检出率(57.1%,16/28 例)显著高于浸润性导管癌(16.7%,24/144 例,$P=0.001$),而与患者年龄、肿瘤大小及部位、组织学分级,以及 ER、PR、HER-2 状况无显著性相关($P>0.05$)。

考虑到中国 SLN 病理检测的现状,中国抗癌协会《乳腺癌 SLNB 临床指南》推荐的 SLN 术后病理组织病理学诊断的金标准,是在逐层切片病理检测的同时,不具备开展连续切片病理检测条件的医疗单位仍可采用传统的 SLN 评估方法;至少将 SLN 沿长轴分为两个组织块,每个组织块切一个层面进行 HE 染色病理检测。不推荐常规应用免疫组化技术以提高 SLN 微小转移灶的检出。

第四节 乳腺癌前哨淋巴结活检术的临床实践

近 20 年来,乳腺癌 SLN 研究发展迅速。一系列大样本前瞻性临床试验证实 SLNB 的安全性,即 SLNB 可以提供准确的腋窝淋巴结分期、SLN 阴性患者 SLNB 替代 ALND 的腋窝复发率和并发症发生率很低,为其提供了循证医学 I 级证据。此外,目前研究也证实 SLNB 应用中的放射性核素对患者和医务人员安全,SLNB 的适应证也在不断扩大。作为一项腋窝准确分期的微创活检技术,SLNB 代表了目前乳腺癌外科治疗的发展水平。

一、SLNB 提供准确的腋窝分期

(一) 大样本前瞻性随机试验结果

英国 ALMANAC 试验、意大利米兰 SLNB185 试验、美国 NSABP B-32 试验均证实 SLNB 可以提供准确的腋窝淋巴结分期,SLNB 组与 ALND 组有相同的腋窝淋巴结阳性率(循证医学 I 级证据)。在 ALMANAC 多中心试验中,1 031 例临床腋窝阴性患者随机进入 SLNB 组和标准 ALND 治疗组(手术 72% 或放疗 28%),两组患者腋窝阳性率分别为 24.8% 和 23.8%,SLNB 成功率为 98%,假阴性率为 8.8%。在米兰 SLNB185 试验中,516 例临床 T1N0 患者随机进入 SLNB 组和 ALND 组,两组患者腋窝阳性率分别为 35.5% 和 35.4%,SLNB 成功率为 96%,假阴性率为 8.8%,阴性预测值为 95.4%。NSABP B-32 多中心试验入组临床腋窝阴性患者,5 260 例可评估病例中,两组患者 SLN 阳性率均为 26%,SLNB 成功为 97%,假阴性率为 9.7%,阴性预测值为 96.1%,61.4% 的腋窝阳性患者仅有 SLN 转移。

(二) SLNB 假阴性率循证医学分析结果

大样本前瞻性随机试验和众多单中心验证性研究结果均证实,SLNB 有较低的假阴性率,但未依据循证医学原则对其进行 SLNB 准确率的似然比(likelihood ratios)分析。Barone 等对 SEER 数据库 213 292 例女性乳腺癌患者,依据肿瘤大小的腋窝淋巴结阳性率分别是 T1a 为 7.8%,T1b 为 13.3%,T1c 为 28.5%,T2 为 50.2%,T3 为 70.1%。13 项临床试验的 6 444 例 SLNB 资料显示,总的假阴性率为 8.5%,阴性似然比为 0.086。依据贝氏列线图,不同分期乳腺癌 SLNB 的假阴性概率:T1a 为 0.7%,T1b 为 1.5%,T1c 为 3.0%,T2 为 7%,T3 为 18%。通过似然比可以准确评估不同分期乳腺癌 SLNB 假

阴性率的风险,较单纯假阴性率本身更有助于外科医生制订治疗方案。

(三) SLNB 假阴性率相关临床病理因素

由于 SLNB 假阴性率较低,单一研究难以提供足够的样本量进行 SLNB 假阴性率的相关临床病理因素分析。Martin 等在 3 870 例 T1-2 N0 乳腺癌 SLN 的验证性研究中,采用染料核素联合法检测 SLN,结果 1 243 例真阳性,2 521 例真阴性,106 例假阴性。经单因素和多因素分析,年龄、组织学类型、非 SLN 淋巴结数目、肿瘤是否可触及、乳腺活检类型、示踪剂注射部位与 SLN 假阴性率无关,肿瘤<2.5 cm,位于外上象限,只检出 1 枚 SLN、外科医生经验少、腋窝只有 1 枚阳性淋巴结、采用免疫组化评估 SLN 为假阴性率升高的独立相关因素。

(四) SLNB 使腋窝分期更为准确

SLNB 技术可以为病理科医生提供中位数为 2 个的 SLN,可以对其进行逐层切片病理检测。SLN 沿长轴切成 2 mm 厚的组织块,对每个组织块进行逐层或连续切片 HE 染色病理检测,联合或不联合免疫组化染色,3 层切片间距为 200~500 μm。对 SLN 的细致检测使相应期别原发肿瘤患者腋窝阳性率增加 10%~52%,主要是增加了微转移和 ITC 的检出率。Tvedskov 等基于人群的丹麦研究纳入 SLNB 应用前(1993~1996 年)的 10 231 例与 SLNB 应用后(2005~2008 年)的 13 820 例患者,宏转移的检出率分别为 40.5% 和 40.7%($P>0.05$),微转移的检出率分别为 5.1% 和 9.0%。可见 SLNB 技术显著增加了腋窝淋巴结微转移的检出率($OR=1.85, 95\% CI: 1.65~2.07, P<0.000 1$)。

二、SLN 阴性患者 SLNB 可以安全替代 ALND

(一) 前瞻性非随机试验结果

最大的一项非随机试验结果来自米兰欧洲肿瘤所,1996~2000 年 953 例患者 SLN 阴性仅行 SLNB,中位随访 38 个月,仅有 3 例发生明显的腋窝转移,接受 ALND 后均存活良好,5 年总生存率为 98%。SLN 阴性患者未行 ALND 者腋窝复发率远远低于预期 12%~13%。Palesty 等报道 335 例 SLN 阴性患者用 SLNB 替代 ALND,中位随访 33 个月,15 例(4.5%)肿瘤复发,但仅有 2 例腋窝复发。国内王永胜等报道,642 例 SLNB 患者中有 244 例 SLN 阴性患者免行 ALND,中位随访 26 个月,仅 1 例患者腋窝复发,1 例锁骨上淋巴结复发;目前中位随访 40 个月,未再出现新的区域淋巴结复发病例。

荷兰肿瘤研究所对 SLN 阴性者 SLNB 替代 ALND 的腋窝外淋巴复发情况进行了研究,803 例患者中位随访 34 个月,4 例(0.5%)发生腋窝外复发,其中 1 例内乳区复发,3 例锁骨上复发,2 例同时伴有腋窝复发。作者认为腋窝外淋巴复发少见,是由于术中未探测到腋窝以外的 SLN 所致。如果确定所有淋巴引流区的 SLN 并对其进行治疗,可降低腋窝外淋巴结复发。

中国早期乳腺癌 SLNB 替代 ALND 多中心研究(CBCSG-001):①2002 年 1 月于国内率先开展临床早期乳腺癌 SLNB 替代 ALND 的前瞻性多中心协作研究,2007 年 6 月结束患者入组,有效入组患者 1 970 例。②采用亚甲蓝联合 ^{99m}Tc 标记硫胶体或美罗华进行 SLNB,成功率 100%。③SLNB 技术可以使 SLN 阴性乳腺癌患者免除 ALND(该研究临床腋窝淋巴结阴性患者占 77.8%)。④导管原位癌患者 SLN 的阳性率为 3.5%,如果患者选择乳房切除手术或一期重建手术,建议进行 SLNB。⑤经中位 60.3 个月随访(8~113 个月),应随访 1 672 例,实际随访 1 595 例,随访率 95.4%;SLN 阴性患者 SLNB 替代 ALND 者 5 年总生存率 98.2%,无病生存率 94.2%。⑥结论:SLNB 技术缩小了腋窝淋巴结切除的范围,可以降低术后并发症,改善患者的生活质量。

(二) 前瞻性随机试验结果

第一项前瞻性随机临床试验,即意大利米兰 SLNB185 试验提供了 SLNB 与 ALND 比较的结果,证实 SLN 阴性患者的 SLNB 可以安全替代 ALND,同样具有较低的复发率(循证医学Ⅱ级证据)。1998 年 3 月至 1999 年 12 月,SLNB185 试验有 516 例临床 T1N0 患者随机进入 SLNB 组和 ALND 组。SLNB 组 259 例患者中,SLN 阴性 167 例仅行 SLNB,SLN 阳性 92 例行 ALND。ALND 组 257 例患者中腋窝阳性 91 例,阴性 166 例。中位随访 46 个月,SLNB 替代 ALND 组未见腋窝复发,其生存率与 ALND 组腋窝阴性患者相同。最新的中位随访 64.6 个月结果显示,乳腺癌相关事件包括腋窝复发、锁骨上淋巴结复发、乳房复发、远处转移及死亡,

SLNB 组与 ALND 组分别为 0、0、2、10、4 例和 0、2、2、11、6 例,均无统计学差异($P>0.05$)。

随后,ALMANAC、NSABP B-32、ACOSOG Z0010 等前瞻性多中心大样本临床试验均证实,SLN 阴性患者采用 SLNB 替代 ALND 均有相同的总生存率、无病生存率和腋窝复发率。

一系列大样本单中心和多中心随机试验的结果证实,SLNB 作为 SLN 阴性患者腋窝分期和治疗的唯一手段安全、可靠、有效。综合已报道的 25 项仅行 SLNB 的 8 687 病例,31 例腋窝复发(0.36%)。上述研究证实,SLN 阴性患者仅行 SLNB 的腋窝复发率极低;SLNB 术后腋窝复发率仍在 ALND 术后腋窝复发率的范围之内(0.25%~3.0%);对有经验的医生来说,对 SLN 阴性患者采用 SLNB 替代 ALND 没有不良后果。目前,在欧美、澳大利亚的多数医疗中心,SLN 阴性患者 SLNB 已经替代 ALND。

三、SLNB 替代 ALND 后生活质量提高

ALMANAC 前瞻性随机临床试验的主要研究目的为 SLNB 的并发症及生活质量,随访 12 个月和 18 个月的结果均显示,SLNB 组的淋巴水肿、感觉缺失、引流、住院时间、术后恢复正常功能、生活质量、上肢功能指数均显著优于 ALND 组,焦虑级别并未升高。作者认为与 ALND 比较,SLNB 上肢并发症降低,生活质量提高,应作为临床淋巴结阴性早期乳腺癌患者的首选治疗。Cambridge 前瞻性随机试验入组 298 例患者,也证实淋巴结阴性患者 SLNB 替代 ALND 可以显著降低患者生理和心理并发症,提高生活质量。

前瞻性非随机试验的长期随访结果也获得了类似的结果。吴炅 SLNB 研究组报道,SLNB 替代 ALND 可显著改善患者的上肢水肿、上肢功能、胸壁和上肢感觉异常,以及患者的生活质量。

四、SLNB 的放射安全性

SLNB 示踪剂包括蓝染料和放射性硫胶体,尽管两者单用均具有很高的成功率和相似的假阴性率,联合应用仍是确定 SLN 的最佳技术,可以使检测成功率提高 1.3%,假阴性率降低 2.5%。与蓝染料相比,放射性硫胶体可以缩短学习曲线,检出腋窝以外的 SLN,γ 线探测器还可以帮助体外经皮定位 SLN。但是,也带来了人们对放射安全性的忧虑。

早在 1999 年,Cremonesi 等即对此进行了放射防护研究,SLNB 标记 5~10 mBq 的 ^{99m}Tc,通过测定吸收剂量和比释动能率,患者腹部的平均吸收剂量为 0.45 mGy,低于钼靶 X 线摄片的吸收剂量(1.5~8.0 mGy);外科医生 100 台 SLNB 手术手部的平均吸收剂量为 0.45 mGy,平均有效剂量为 0.09 mGy,远低于国际辐射防护委员会推荐的年剂量限制。

近年来的研究将热发光剂量计放置于术者手部和腹壁,测定其放射性吸收剂量。结果显示,SLNB 过程中术者最大吸收剂量低于目前设定的年剂量限制的 2 200 倍,妊娠女性术者进行 SLNB 应少于 100 台次。

杨耿侠等于国内首次证实了 SLNB 的放射安全性,为乳腺癌 SLNB 在我国的广泛开展进行了有益的探索。SLNB 过程中乳腺癌患者和手术相关医务人员接受的放射剂量很低,显著低于我国颁布的放射卫生防护基本标准。依据我国放射卫生防护基本标准的规定,术者各部位的年均 SLNB 安全台次分别为:手部 2 688 台、胸腺 2 994 台、性腺 2 958 台、眼晶状体 1 000 台。按照最小的耐受部位眼晶状体的 1 000 台/年,术者 1 年内完成约 1 000 台 SLNB 手术,在放射安全性方面是安全的,不需要进行防护。因而,在放射防护方面 SLNB 对患者和医生都是安全的。

五、SLN 微转移的预后意义及腋窝处理

(一) SLN 微转移的预后意义

1. **回顾性研究** MSK 肿瘤中心研究纳入 SLNB 临床应用前的 368 例接受乳腺癌改良根治术而腋窝淋巴结阴性患者,所有患者均未接受辅助全身治疗。对其所有腋窝淋巴结按照 ASCO 标准进行逐层切片病理检测,中位随访 20 年,pN0 对比 pN0(i+)对比 pNmic 患者的无病生存率有统计学差异($P<0.001$)。山东省肿瘤医院 SLNB 研究组对 245 例术中冷冻切片及术后常规病理诊断均阴性的 559 枚 SLN 残余部分进行间隔 100 μm 的连续切片,分别进行 HE 染色剂和 IHC 染色,以探讨 SLN 隐匿性转移的预后意义。所有患者均接受了辅助全身治疗,包括化疗和(或)内分泌治疗,未行 ALND。中位随访 5 年,pN0 对比 pN0(i+)对比 pNmic 患者

的无病生存率无统计学差异（$P>0.05$）。MIRROR 试验纳入 2 628 例接受保乳术或乳房切除术患者，中位随访 5 年。无辅助全身治疗时，前哨淋巴结 pN0 患者的预后显著优于 pN0(i+) 及 pNmic 者（分别 $P=0.003$ 和 $P=0.009$），pN0(i+) 与 pNmic 的 5 年无病生存率无统计学差异（$P=0.77$）。当患者接受辅助全身治疗时，pN0(i+) 与 pNmic 患者的 5 年无病生存率均有显著改善（分别 $P=0.03$ 和 $P=0.0002$）。

2. 前瞻性随机临床试验　ACOSOG Z0010 试验纳入 3 904 例接受保乳术及全乳放疗患者，绝大多数患者接受了辅助全身治疗。中位随访 76 个月，pNmic（占患者总数 10.5%）与 pN0 患者的总生存率分别为 95.1% 和 95.8%，差异无统计学意义。NSABP B-32 试验入组 3 795 例患者，患者接受保乳术及全乳放疗或乳腺切除术，绝大多数患者接受了辅助全身治疗。中位随访 95 个月，pNmic（占患者总数 15.9%）与 pN0 患者的无病生存率（86.4% 和 89.2%）、无远处转移生存率（89.7% 和 92.5%）及总生存率（94.6% 和 95.8%）差异均无统计学意义。IBCSG 23-01 试验将 934 例 SLN 微转移患者随机分入 SLNB 组或 ALND 组，患者接受保乳术及全乳放疗或乳腺切除术，绝大多数患者接受了辅助全身治疗。中位随访 9.8 年，ALND 组与 SLNB 组的主要研究终点无病生存率（85% 和 89%）及次要研究终点总生存率（97% 和 98%）的差异均无统计学意义，SLNB 组患者的腋窝淋巴结的复发率仅 1.7%（保乳治疗为 0.8%）。

（二）SLN 微转移的腋窝处理

目前的循证医学证据证实 SLN 微转移是独立的预后指标，有效的全身治疗使 SLN 微转移患者 SLNB 与 ALND 的 5 年总生存率差异只有 1.2%，SLN 微转移为确定辅助化疗唯一指标少见（占所有病例的 2.1%），HE 染色阴性 SLN 无显著临床获益（预期总生存率提高 0.3%，无远处转移生存率提高 1%），SLN 微转移患者接受保乳治疗时 ALND 不需用于区域控制。由于前瞻性随机临床试验纳入的乳房切除术患者比例较低、样本量较小，SLN 微转移患者接受乳房切除术时可否避免 ALND 尚需谨慎，应该综合考虑以下因素。①SLN 微转移的检出方法，如术中冷冻切片、HE 染色常规病理检查或者 IHC；②SLN 病理检测标准，如 ASCO 标准、单层或者多层；③患者的年龄、合并疾病、意愿及肿瘤的生物学行为等。

六、SLN 宏转移的腋窝处理

目前，循证医学Ⅰ级证据支持 SLNB 的安全性，即 SLNB 可以提供准确的腋窝淋巴结分期、SLN 阴性患者 SLNB 替代 ALND 的腋窝淋巴结复发率和并发症发生率很低。遵循循证医学证据，各项有关乳腺癌 SLNB 的指南或专家共识均支持 SLNB 应用于临床实践。2005 版《ASCO SLNB 指南》及第二届国际乳腺癌共识会认为，临床腋窝淋巴结阴性早期乳腺癌患者，SLNB 可以替代 ALND 准确判断腋窝淋巴结状况，支持 SLNB 用于大多数临床腋窝淋巴结阴性乳腺癌的腋窝分期。2007 版《NCCN 指南》推荐临床腋窝淋巴结阴性Ⅰ～Ⅱ期乳腺癌的腋窝处理首选 SLNB，2007 年 St. Gallen 专家共识认为 SLNB 可靠安全，可以避免 ALND 带来的并发症。此外，已有研究证实了 SLNB 的放射安全性，SLNB 的适应证也在不断扩大，可以使更多的乳腺癌患者免除 ALND 及其并发症。

2012 版《NCCN 指南》仍推荐对临床腋窝淋巴结阴性患者首选 SLNB，SLN 阴性患者无需接受 ALND。2011 版以前的《NCCN 指南》建议对 SLN 阳性乳腺癌患者施行 ALND，2012 版《NCCN 指南》推荐对淋巴结转移较少的特定乳腺癌患者可以避免 ALND，主要是为避免或减少患侧上肢淋巴水肿的发生率，后者在 ALND 术后发生率较高，严重影响患者的生活质量。

上述重大改变基于 ACOSOG Z0011 随机试验结果。将其作为Ⅰ级证据，2012 版《NCCN 指南》推荐对符合以下所有条件的乳腺癌患者可以免行 ALND：乳腺原发肿瘤 T1 或 T2 期（≤5 cm）、1～2 个 SLN 阳性、接受保乳手术、接受全乳放疗及未接受新辅助化疗者。

改变临床实践的 ACOSOG Z0011 试验解答了一个重要问题：腋窝淋巴结阳性乳腺癌患者是否需要进行 ALND？答案是有条件的否定。

ACOSOG Z0011 试验的所有入组患者均符合上述标准，约 96% 的患者接受了辅助全身治疗，包括化疗和（或）内分泌治疗，这非常重要。因为腋窝淋巴结也可从辅助全身治疗和全乳放疗获益。中位随访 6.3 年，ALND 组和单纯 SLNB 组患者的 5 年生存率分别为 91.8% 和 92.5%，5 年无病生存率分别为 82.2% 和 83.9%，局部区域复发率分别为

4.1%和2.8%,均无统计学差异。最新的中位随访9.3年的结果显示,ALND组和单纯SLNB组患者间的生存和复发均无统计学差异:10年生存率分别为86.3%和83.6%,10年无病生存率分别为80.2%和78.2%。与5年随访结果相比,SLNB组仅增加了1例区域复发。

早在SLNB临床应用前,为避免ALND及其相关并发症,已有多项前瞻性随机临床试验探讨腋窝放疗替代ALND的可行性。研究结果证实,与ALND相比,乳腺癌患者行腋窝放疗具有满意的区域控制和更少的并发症。

1971～1974年,NSABP B-04即对临床腋窝淋巴结阴性乳腺癌患者开展了前瞻性随机临床试验,1 079例患者随机接受经典的乳腺癌根治术、全乳切除术+腋窝放疗(50 Gy/25次)与全乳切除+腋窝淋巴结复发后ALND,所有患者均未接受辅助全身治疗。中位随访25年,3组患者的无病生存率、无复发生存率、无远处转移生存率及总生存率均无显著性差异;但3组的局部区域复发率具有显著性差异(分别为9%、5%、13%,$P=0.002$),腋窝放疗可以显著降低局部区域复发风险。68.3%的乳腺癌相关事件发生在术后5年、5～10年及10年后乳腺癌相关事件的发生率分别为17.1%和14.6%。

1982～1987年,法国居里研究所将658例保乳术+全乳照射的原发肿瘤<3 cm的临床腋窝淋巴结阴性患者,随机分组进入ALND组(Ⅰ、Ⅱ水平)或腋窝放疗组(50 Gy/25次),ALND组21%的患者腋窝淋巴结阳性,两组患者接受辅助化疗和(或)内分泌治疗的比例<10%。中位随访54个月,ALND组患者的5年生存率显著优于腋窝放疗组($RR=2.4$, 95% CI:1.3～4.2,$P=0.009$)。结论是ALND组具有较低的内脏转移、锁骨上转移及腋窝复发率。中位随访15年,两组患者的生存率差异(73.8%对比75.5%)不再具有统计学意义,同侧乳房、锁骨上淋巴结及远处转移率无显著差异,但ALND组腋窝复发率仍显著低于腋窝放疗组(1%对比3%,$P=0.04$),提示与腋窝放疗相比,ALND具有更好的腋窝控制。

尽管上述前瞻性随机临床试验证实,与ALND相比,腋窝放疗具有满意的区域控制和更少的并发症,但腋窝放疗并未能够替代ALND成为临床腋窝淋巴结阴性乳腺癌患者的标准腋窝处理模式。首先,在SLNB应用于临床前,ALND不仅仅是治疗目的(强化区域控制和改善生存),还包括TNM分期中N分期,以及据此确定辅助治疗及方案。此外,NSABP B-04试验的所有患者均未接受辅助全身治疗,法国居里研究所试验接受辅助化疗和(或)内分泌治疗患者的比例<10%,这与上述临床试验发表后广泛接受全身辅助治疗的临床实践相差甚远。

随着对乳腺癌研究和认识的不断深入,分子分型时代肿瘤负荷(包括乳腺原发肿瘤大小和腋窝分期)对辅助治疗及其方案的重要性不断降低。引领早期乳腺癌辅助治疗理念转变的St. Gallen专家共识会议,于2011年首次提出临床早期乳腺癌全身辅助治疗首先考虑肿瘤对治疗的反应性,兼顾复发风险(肿瘤负荷)与患者意愿;该理念在随后的2013版、2015版和2017版St. Gallen专家共识中不断得到强化。

乳腺癌局部区域复发相关因素包括肿瘤负荷、肿瘤生物学特性及治疗相关因素。分子分型时代,在继续重视肿瘤负荷及局部区域治疗(外科手术和放疗)对乳腺癌局部区域控制的重要性的同时,肿瘤生物学指导的全身(新)辅助治疗对乳腺癌局部区域控制的贡献率也在不断增加。2005年EBCTCG Meta分析显示,全身治疗在有效控制隐匿性转移病灶、有效提高总体生存率的同时,亦可显著降低局部区域复发风险。辅助化疗(CMF方案及含蒽环类化疗)可降低30%～40%的局部区域复发风险;对于激素受体阳性的乳腺癌患者,5年他莫昔芬治疗可以降低53%的局部区域复发风险。随着疗效更高的药物逐渐应用于临床,如第三代芳香化酶抑制剂、紫杉类化疗及曲妥珠单抗等,进一步降低20%～50%的局部区域复发风险,而且全身治疗对局部区域复发风险的降低与手术类型无关。1990～2011年间,乳腺癌患者的复发率由30%降低至15%,而且与是否接受保乳术、是否接受放疗,以及患者的月经状况无关,只与全身治疗手段的不断优化相关。为此,Poortmans 2014年3月于 *Lancet* 撰文提出了乳腺癌局部区域控制新理念:分子分型时代,乳腺癌局部区域控制应该综合考虑乳腺肿瘤远处转移风险、全身治疗的疗效与不良反应,以及局部区域治疗(手术/放疗)的疗效与不良反应。

在新的全身辅助治疗理念和局部区域控制理念背景下,通过SLNB初步了解临床腋窝淋巴结阴性患者的腋窝分期后,结合乳腺原发肿瘤大小和分子分型指导全身辅助治疗,可否在腋窝肿瘤负荷较低的患者中通过腋窝放疗替代ALND获得同等的区域控制并避免并发症再次进入乳腺专业医生的视野。此外,对于不符合 ACOSOG Z0011 试验入组条件的 1~2 个 SLN 阳性接受乳房切除术的患者、ACOSOG Z0011 试验中区域复发率较高亚组人群的腋窝处理亦备受临床关注。

AMAROS 为前瞻性多中心随机试验,采用非劣效性设计,入组人群与 ACOSOG Z0011 试验基本相同,但患者可以接受保乳术或者乳房切除术。SLN 阳性患者随机进入 ALND 组或腋窝放疗组(全腋窝及内侧锁骨上区,50 Gy/25 次),主要研究目的是评估 SLN 阳性患者腋窝放疗的疗效不差于 ALND(5 年无腋窝复发率 ALND 组 98%,腋窝放疗组>96%),次要研究目的包括疗效(两组患者的总生存率、无病生存率)和安全性(上肢淋巴水肿、肩关节功能及生活质量)。于 2001~2010 年共入组意向治疗人群 1 425 例,其中 ALND 组 744 例,腋窝放疗组 681 例。SLN 中位阳性数为 2 个(Q1~Q3 为 1~3 个),SLN 宏转移、微转移及 ITC 分别为 60%、29%和 11%,ALND 组有 32.8%的患者腋窝其他淋巴结阳性。中位随访 6.1 年,ALND 组和腋窝放疗组患者的 5 年腋窝复发率分别为 0.43%和 1.19%,远低于研究预设的 ALND 组 2%、腋窝放疗组 4%的非劣效性腋窝复发率(由于腋窝复发事件率很低,独立数据监测委员会同意提前终止试验研究);两组患者的 5 年总生存率(92.5%对比 93.3%)和无病生存率(82.7%对比 86.9%)无显著差异,但腋窝放疗组患者上肢淋巴水肿的发生率显著低于 ALND 组(13.6%对比 28.0%)。尽管腋窝放疗对上肢淋巴水肿、肩关节功能障碍及生活质量的影响还需要更长时间的随访,但 AMAROS 试验及其他随机临床试验证实,对于腋窝低肿瘤负荷的乳腺癌患者,无论接受保乳术还是乳房切除手术,腋窝放疗与 ALND 具有相近的腋窝控制率、更低的上肢淋巴水肿发生率。

在临床实践中,应注意 AMAROS 试验的以下特点:①为提高 SLNB 的准确率,试验设计要求首选双示踪剂,次选单用放射性核素示踪剂;②试验设计时认为腋窝淋巴结阳性数目决定腋窝复发的风险,未记录肿瘤生物学资料如激素受体状况、脉管侵犯及 SLN 结外侵犯等,因此无法进一步分层分析;③SLN 阳性患者的后续腋窝处理需要在 SLNB 后 12 天内开始,全身辅助治疗需要在相应腋窝处理后实施(与目前临床实践中完成辅助化疗后放疗不一致);④基于 NSABP B-04 试验 68.3%的乳腺癌相关事件发生于术后 5 年,AMAROS 试验 5 年的非劣效性复发和生存结果值得信赖,尽管尚需更长的随访结果;⑤腋窝放疗对上肢淋巴水肿、肩关节功能障碍及生活质量的影响还需要更长时间的随访。

不同分子分型的乳腺癌具有不同的局部/区域复发风险和特征。分子分型时代,大多数乳腺癌患者接受多种手段的治疗,一种治疗手段疗效的提高可明显降低其他手段的绝对获益。分子分型指导的优效的全身治疗对局部区域控制的贡献率显著增加,乳腺癌的局部区域控制应该综合考虑远处转移风险、全身及局部区域治疗(手术/放疗)的疗效与不良反应。AMAROS 试验结果已被 2015 版《NCCN 指南》及 2015 年 St. Gallen 专家共识所认可。综合 ACOSOG Z0011 及 AMAROS 临床试验,1~2 个 SLN 转移时,接受保乳治疗患者可以避免 ALND 及腋窝放疗;接受乳房切除术患者腋窝放疗是 ALND 可以接受的优选替代;可使更多患者在保证疗效的前提下,获得更好的生活质量。临床腋窝淋巴结阳性患者或者 SLN 转移>2 个时,无论接受保乳术还是乳房切除术,仍应进行 ALND。

七、新辅助化疗后 SLNB

乳腺癌新辅助化疗(neoadjuvant chemotherapy,NAC)不仅可使乳腺原发肿瘤降期,以增加保乳术机会,也可使 40%~70%的腋窝淋巴结阳性患者降期为阴性患者。随着 SLNB 在临床腋窝淋巴结阴性乳腺癌患者的腋窝分期中取得巨大成功,可否将其应用于 NAC 后腋窝淋巴结降期乳腺癌患者越来越受到关注,如能避免对该部分患者施行 ALND 及其并发症,可使乳腺癌患者从 NAC 的获益最大化。与初始手术 SLNB 相比,NAC 后行 SLNB 循证医学证据级别偏低,临床实践中仍存在许多问题需要解决,如 cN0 患者 NAC 与 SLNB 的时机,cN+患者 NAC 后转为 ycN0 后 SLNB 的假阴性阈值设定、准确率及其改进措施。

(一) cN0 患者新辅助化疗与 SLNB

1. cN0 患者 NAC 后行 SLNB 的准确率 3 项 Meta 分析结果均显示,cN0 患者 NAC 后 SLNB 的成功率和假阴性率与常规 SLNB 接近。2008 年美国 NCI 召集的乳腺癌 NAC 后局部区域处理专家共识会指出,cN0 患者 NAC 前后均可进行 SLNB。2017 版《St. Gallen 早期乳腺癌专家共识》、ASCO《SLNB 临床实践指南》更新及《中国抗癌协会乳腺癌诊治指南与规范》亦广泛认可 cN0 患者 NAC 后行 SLNB，即 cN0 患者 NAC 后 SLN 阴性者可以避免 ALND；SLN 阳性，包括宏转移、微转移及孤立肿瘤细胞，ALND 仍是标准治疗。

2. cN0 患者 NAC 与 SLNB 的时机　不同分子分型乳腺癌 NAC 后腋窝 pCR 的比例存在显著差异，HER-2 阴性/HR 阳性、三阴性乳腺癌、HER-2 阳性/HR 阳性及 HER-2 阳性/HR 阴性亚型 NAC 后腋窝 pCR 分别为 21%、47%、70% 和 97%。由于 NAC 后腋窝 SLN 阳性患者均需行 ALND，初始手术患者 SLN 1~2 个阳性可以有条件地避免 ALND，与初始手术 SLNB 相比，三阴性乳腺癌、HER-2 阳性/HR 阳性及 HER-2 阳性/HR 阴性亚型患者 NAC 后 SLNB 可使 ALND 的风险降低 80% 左右，而 HER-2 阴性/HR 阳性患者 NAC 后行 SLNB 反而使 ALND 的风险增加约 3 倍。因此，尽管 60% 的 St. Gallen 共识专家推荐 NAC 后行 SLNB，但 cN0 患者 NAC 与 SLNB 的最佳时机不能一概而论，应综合考虑乳房手术方式及 ER、PR、HER-2 状况。

3. cN0 患者 NAC 后选择性免除 SLNB　随着乳腺癌 NAC 化疗药物及靶向药物疗效的显著提升，HER-2 阳性/HR 阴性、三阴性乳腺癌、组织学 Ⅲ 级及乳房原发肿瘤获得 pCR 的 cN0 患者 NAC 后 SLN 的阳性率极低（0~2%）。因此，ASICS 等临床试验正在进行 cN0 患者 NAC 后选择性免除 SLNB 的相关研究，结果值得期待。

（二）cN＋患者新辅助化疗后行 SLNB

1. cN＋患者 NAC 后行 SLNB 的准确率　ACOSOG Z1071、SENTINA、FN SNAC 等前瞻性多中心临床试验入组 cN＋患者，NAC 后总体人群 SLNB 的假阴性率未达到试验设定的 10% 假阴性阈值，难以满足临床需求。采用双示踪剂检出 ≥3 个 SLN 可显著降低 NAC 后 SLNB 的假阴性率。因此，NAC 前腋窝阳性淋巴结穿刺时放置标志夹并于术中检出，对 SLN 的化疗效果仔细进行病理组织学评估，对 SLN 进行 CK19 免疫组化染色等，有助于降低 SLNB 的假阴性率。

2. cN＋患者 NAC 后行 SLNB 的假阴性率阈值　上述临床试验 NAC 后行 SLNB 的 10% 假阴性率阈值源于初始手术患者 SLNB 总体 8.8%~9.7% 的假阴性率，但将其同样作为 NAC 后 SLNB 的假阴性率阈值还值得商榷。由于 NAC 后残留肿瘤对化疗和靶向治疗耐药，可能也对辅助放疗不敏感，具有更高的复发风险。此外，作为体内药敏试验的有效平台，强化辅助全身治疗可以显著改善 NAC 后未达到 pCR 患者的预后，NAC 后的放疗适应证和区域淋巴结靶区设计也部分依赖 NAC 的疗效。因此，可能 cN＋患者 NAC 后 SLNB 的假阴性率阈值需要远低于 10%。

3. cN＋患者 NAC 后行 SLNB 的措施和人群优化　国内外 SLNB 的相关指南和共识均推荐通过以下措施和人群优化有效降低 cN＋患者 NAC 后行 SLNB 的假阴性率：合理选择 SLNB 患者（T1-3N1）、双示踪剂淋巴显像、检出 ≥3 个 SLN、NAC 前穿刺阳性淋巴结放置标志夹并于术中检出、考虑对 SLN 进行 CK19 免疫组化检测。此外，目前的指南与专家共识均推荐对 NAC 后 SLN 阳性患者，即使 N0(i＋) 亦应进行 ALND。

新辅助化疗后 SLNB 替代 ALND 还有很长的路要走，不仅需要获得临床认可的成功率和假阴性率，还需要 SLNB 替代 ALND 后可以达到 ALND 相似的区域复发率及总生存率。

八、腋窝淋巴结清扫术

随着乳腺癌 SLNB 研究的深入，越来越多的乳腺癌 SLNB 禁忌证已经或逐渐转化为 SLNB 适应证或相对禁忌证。在 SLNB 时代，ALND 的光环逐渐褪去。但是，目前至少仍有 9 个明确的 ALND 适应证。

1. **腋窝淋巴结阳性**　大多数腋窝淋巴结证实有转移的患者需要接受 ALND。因为腋窝的临床检查存在假阴性和假阳性，临床淋巴结阳性不是 ALND 的绝对适应证。有 25% 高度可疑阳性淋巴结的患者，SLNB 证实为腋窝淋巴结阴性。术前超声引导或触诊下的腋窝淋巴结细针穿刺可以直接证实腋窝阳性淋巴结的存在，从而避免 SLNB，直接行 ALND。

2. **先前不充分的腋窝淋巴结切除**　ALND 是否充分受很多因素的影响。首先，不同定义下的手术技术，ALND 的实际操作相差很多。其次，ALND 切除标本的病理检查也相差很大。有少部分患者，ALND 手术切除的解剖范围正确，病理检查充分，但只检出很少的腋窝淋巴结。最近接受 ALND，属于以下情况时应该充分考虑行补充 ALND 或者腋窝放疗：①手术切除的范围未被记载；②没有大体标本可用来重新做病理检查；③清除淋巴结数目很少；④大部分清除淋巴结为阳性。

3. 阳性 SLN　不符合 ACOSOG Z0011 及 AMAROS 临床试验入组条件的、SLN 阳性数目>3 个的患者。

4. SLNB 验证试验　SLNB 是对腋窝淋巴结状态的诊断性手术，有很多标准的评估指标，如灵敏度、特异度、阳性预测值和准确率。这些指标不需要随机临床试验得到，但是需要 SLNB 后的补充 ALND。针对 69 项 SLNB 后补充 ALND 回顾性研究的结果，SLNB 的成功率和假阴性率分别为 96% 和 7%。ALMANAC 试验要求参加的外科医生在第 1 个阶段对 40 例患者行 SLNB 后补充 ALND，成功率和假阴性率分别达到 95% 和 5%，然后才可以进入第 2 个随机阶段的试验。该试验发现，学习曲线比预想的更短，假阴性结果只发生在最初阶段。NSABP B-32 的结果支持这一结论，该试验的假阴性率为 9.7%，并且外科医生经验的积累并不能显著降低假阴性率。

5. SLN 活检失败　随着经验的积累，SLNB 的成功率越来越高，但不能达到 100%。在 SLNB 失败或者 SLNB 其他过程中有技术缺陷时，行 ALND 仍是合理的选择。

6. 炎性乳腺癌新辅助化疗后　已经证明 T2 期和 T3 期乳腺癌可行 SLNB。但是已有的 21 项小样本研究显示，新辅助化疗后（肿瘤较大、非炎性乳腺癌）SLNB 成功率较低，而假阴性率较高（分别为 91% 和 12%）。在一项独立研究中，56 例细针穿刺证实腋窝淋巴结转移的乳腺癌患者接受新辅助化疗后行 SLNB 并补充 ALND，结果有 31% 的患者达到病理完全缓解；其余患者中，SLNB 的假阴性率高到难以接受（25%）。新辅助化疗后 SLNB 可能对 T2 期和 T3 期的患者来说是合理的治疗，对 T4d（炎性）乳腺癌，ALND 仍应该是标准的治疗。

7. 不能施行 SLNB　并不是所有医院都能施行 SLNB，特别是在一些发展中国家。SLNB 增加的后续工作，以及增加的医疗费用对他们来说可能难以接受。由于 SLNB 在全球的影响力越来越大（大部分临床确诊的乳腺癌为腋窝淋巴结阴性），我们面临的挑战是在保持 SLNB 准确率的同时尽量降低费用。不能施行 SLNB 时，ALND 仍是腋窝的标准处理方式。

9. 单独局部/区域复发　SLNB 术后的腋窝局部复发率<1%，与 ALND 相当。SLNB 术后的腋窝肿块大部分为良性，但证明肿块为恶性时，需行 ALND。当患者出现对侧腋窝复发而没有其他部位病变时，也需要行 ALND。

九、乳腺癌内乳前哨淋巴结活检术

IMLN 作为仅次于腋窝淋巴结的重要转移途径，其转移状况是确定乳腺癌临床/病理分期、判断预后和制订辅助治疗方案的重要依据。《NCCN 乳腺癌临床实践指南》将 IMLN 的病理状态作为乳腺癌分期和确定辅助治疗方案的依据之一。随着乳腺癌外科诊疗技术的不断发展，IMLN 活检的重要性经历了重视→忽略→重新评估的演变过程。20 世纪 50 年代，乳腺癌扩大根治术的出现，使 IMLN 清扫术成为乳腺癌外科治疗的重要组成部分；20 世纪 60～70 年代，随着乳腺癌改良根治术和保乳手术的逐渐兴起，IMLN 活检也渐渐淡出了外科手术野；近年来，SLNB 的研究使人们对 IMLN 活检重新产生了兴趣。目前，对乳腺癌原发肿瘤及腋窝淋巴结的治疗已经接近个体化水平，但 IMLN 的最佳治疗方案尚有争议。

（一）IMLN 转移状况及相关影响因素

1952 年，Carey 和 Kirlin 首先报道了乳腺癌扩大根治术，即在根治术的基础上再进行 IMLN 清扫术。但是，IMLN 清扫术的创伤较大，且患者无明显获益，在 20 世纪 70 年代已被弃用。关于乳腺癌扩大根治术的研究仍然是 IMLN 转移信息的主要来源，IMLN 的总体转移率为 18%～33%，且大多数伴有腋窝淋巴结转移，但确实存在部分患者仅有 IMLN 转移而无腋窝淋巴结转移，发生率为 2%～11%，现有的治疗标准可能导致对这部分患者的治疗不足。

预测 IMLN 转移的重要因素为腋窝淋巴结状况、患者年龄和原发肿瘤的特点。黄欧等通过对 1 679 例乳腺癌扩大根治术临床资料进行回顾性分析，认为 IMLN 的转移与腋窝淋巴结状况、患者年龄和肿瘤位置有关（$P<0.05$），与肿瘤大小无关（$P=0.222$）。腋窝淋巴结阳性数目为 0 个、1～3 个、4～6 个和≥7 个时，IMLN 转移率分别为 4.4%、18.8%、28.1% 和 41.5%；腋窝淋巴结阳性数目越多，IMLN 的转移率越高（$P<0.05$）。年龄<35 岁、35～50 岁和年龄>50 岁时，IMLN 转移率分别为 21.8%、15.7% 和 12.9%；患者年龄越大，IMLN 的转移率越低（$P=0.038$）。内侧象限乳腺癌患者的 IMLN 转移率要显著高于外侧象限（17.1% 对比 13.6%，$P<0.05$）。Estourgie 等也报道，内侧象限的 IMLN 转移率显著高于外侧象限（37.4% 对比 14.4%，$P<0.001$）。Coombs 等认为，年龄 <35 岁（多因素分析 $P=0.063$，单因素分析 $P=0.030$）、肿瘤组织学 Ⅲ 级（多因素分析 $P=0.018$，单因素分析 $P=0.008$）和脉管内见癌栓（多因素分析 $P=0.032$，单因素分析 $P<0.0001$）是 IMLN 转移的独立预测因素。Heuts 等的研究证实，ER、原发肿瘤大小和腋窝淋巴结状况与 IMLN 转移率显著相关（$P<0.05$）。另外，Ferlicot 等研究表明，浸润性小叶癌比浸润性导管癌更容易发生 IMLN 转移（$P=0.016$）。

（二）IMLN 转移状况对乳腺癌预后和辅助治疗选择的影响

IMLN 转移状况是乳腺癌的独立预后指标，也是乳腺癌分期的重要依据之一。IBCSG 对 8 422 例患者进行中位随访 11 年的研究证实，与外侧象限及中央区相比，内侧象限乳腺癌患者的 10 年无病生存率（46% 对比 48%，$HR=1.10$，95% CI：1.02～1.18，$P=0.01$）和总生存率（59% 对比 61%，$HR=1.09$，95% CI：1.01～1.19，$P=0.04$）均显著降低。这种差异在调整其他预后因素后仍然存在（无病生存率：$HR=1.22$，95% CI：1.13～1.32，$P=0.0001$；总生存率：$HR=1.24$，95% CI：1.14～1.35，$P=0.0001$）。由于没有足够的证据表明内侧象限肿瘤更具侵袭性，预后差异的原因可能是对 IMLN 转移患者的治疗不足。Veronesi 等对 342 例乳腺癌扩大根治术的回顾性分析显示，腋窝淋巴结和 IMLN 均无转移时较单一转移预后好，仅有腋窝淋巴结或 IMLN 转移时预后相同，均有转移时预后最差。同时，腋窝淋巴结与 IMLN 转移的相关性不强（$P=0.5334$），显示 IMLN 转移在腋窝淋巴结阳性和阴性患者中均有独立的预后意义。这表明仅仅依赖腋窝淋巴结分期指导辅助治疗方案的选择是不充分的，增加 IMLN 分期可以为辅助治疗方案的选择提供更为可靠的依据。

（三）乳腺癌内乳区放疗的获益

当前，分子分型指导的优效的全身治疗能够降低乳腺癌远处转移及局部区域复发导致的死亡风险；但更重要的是，在此基础上合理的局部区域治疗，将对患者的生存获益发挥更大的作用。乳腺癌术后辅助放疗不但能够降低患者的局部-区域复发，而且能够降低远处转移风险，改善患者的生存。

1. **EBCTCG 试验** 乳腺癌患者接受手术和全身治疗后，区域淋巴结照射能够降低局部区域复发和乳腺癌远处转移的风险。EBCTCG 的一项 Meta 分析入组了 22 项临床试验的 8 135 例患者，将全乳房切除＋ALND 后接受放疗（包括 IMLN）与未放疗的患者进行比较。在 3 786 例（46.5%，3 786/8 135）接受了 ALND 和全身治疗的患者中，有 1 314 例（34.7%）患者为 1～3 个 ALN 阳性，1 772 例（65.3%）≥4 个腋窝淋巴结阳性。结果显示，放疗能够降低接受全身治疗的乳腺癌患者的复发率和死亡率（$P<0.05$）。该项分析指出，在过去的几十年放疗技术有了很大的进步，目前放疗的相对获益可能会优于所有入组的临床试验。由于乳腺癌早期检出和全身治疗策略的优化，使得乳腺癌复发和死亡的绝对风险降低，放疗的绝对获益可能会减小。

2. **前瞻性随机临床试验及 Meta 分析** MA. 20 研究入组了 1 832 例腋窝淋巴结阳性/高危腋窝淋巴结阴性患者，均接受保乳术和辅助全身治疗，随机接受全乳±区域淋巴结（包括 IMLN）照射。区域淋巴结照射组的 10 年总生存率与无区域淋巴结照射组无统计学差异（82.8% 对比 81.8%，$HR=0.91$，95% CI：0.72～1.13，$P=0.38$），但无病生存率显著高于无区域淋巴结照射组（82.0% 对比 77.0%，$HR=0.76$，95% CI：0.61～0.94，$P=0.01$），显示腋窝淋巴结阳性/高危腋窝淋巴结阴性患者包括 IMLN 区域淋巴结照射能够降低乳腺癌复发率，但并未改善总生存率。

EORTC 22922/10925 研究入组 4 004 例早期乳腺癌患者，随机分为区域淋巴结照射组（包括 IMLN）和无区域淋巴结照射组。中位随访 10.9 年的结果显示，区域淋巴结照射组的 10 年总生存率高于无区域淋巴结照射组（82.3% 对比 80.7%；$HR=0.87$，95% CI：0.76～1.00，$P=0.06$），无病生存率显著高于无区域淋巴结照射组（72.1% 对比 69.1%；$HR=0.89$，95% CI：0.80～1.00，$P=0.04$），无远处转移生存率也显著高于无区域淋巴结照射组（78.0% 对比 75.0%，$HR=0.86$，95% CI：0.76～0.98，$P=0.02$），乳腺癌死亡率显著降低（12.5% 对比 14.4%，$HR=0.82$，95% CI：0.70～0.97，$P=0.02$）。结论显示，区域淋巴结照射能够改善早期乳腺癌的无病生存率和无远处转移生存率，降低乳腺癌的死亡率，但未改善总生存率。

French 随机临床试验入组 1 334 例患者，均行全乳房切除＋ALND，随机分为 IMLNI 组和内乳区淋巴结无放疗组。中位随访 11.3 年的结果显示，IMLNI 组较内乳区淋巴结无放疗组的总生存率提高 3.3%，但差异无统计学意义（62.6% 对比 59.3%，$P=0.8$）。多因素分析显示，IMLN 转移的高危亚组接受 IMLNI 也无总生存率获益。

上述 3 项研究均将总生存率作为主要研究终点，然而均未达到该研究终点。分析原因为 MA.20 研究入组患者中，9.7% 为腋窝淋巴结阴性，85% 为腋窝淋巴结 1~3 个阳性，5.3% 为腋窝淋巴结≥4 个阳性，可见腋窝淋巴结≥4 个阳性的患者入组比例较低，潜在降低区域淋巴结照射带来的总生存率获益。EORTC22922/10925 研究入组患者中，44% 为腋窝淋巴结阴性和中央象限肿瘤，43% 为腋窝淋巴结 1~3 个阳性，这些 IMLN 转移的低危因素稀释了区域淋巴结照射（包括 IMLN）对生存获益的作用。French 研究中，24.8% 的患者为腋窝淋巴结阴性，44.1% 为腋窝淋巴结 1~3 个阳性，31.1% 为腋窝淋巴结≥4 个阳性，该研究存在的不足是试验设计时设定了 25% 的 IMLN 转移率及 10% 的绝对治疗获益，从而降低了该试验的统计学效力。而且以上研究的入组患者大部分接受了全身辅助治疗，包括化疗和（或）内分泌治疗，这也会进一步降低区域淋巴结照射的绝对总生存率获益。为此，Budach 等对 EORTC 22922/10925、MA.20 和 French 3 项临床研究进行了 Meta 分析，研究结果显示，IMLN 和内侧锁骨上区淋巴结放疗可以显著提高患者总生存率（$HR=0.88$，95% CI：0.80~0.97，$P=0.012$，绝对获益分别为 1.6%、1.6%、3.3%）、无病生存率（$HR=0.85$，95% CI：0.77~0.94，$P=0.002$）和无远处转移生存率（$HR=0.82$，95% CI：0.73~0.92，$P=0.001$）。

3. **相关指南与专家共识** 自 2016 年起，《乳腺癌 NCCN 指南》在 IMLN 方面也进行了相应更新，对接受乳房单纯切除手术和保留乳房手术的患者，≥4 个腋窝淋巴结阳性患者推荐 IMLN 放疗（Ⅰ类证据），1~3 个腋窝淋巴结阳性患者强烈考虑 IMLN 放疗（ⅡA 类证据）。

在 2015 年 St. Gallen 早期乳腺癌国际专家共识会上，对接受乳腺癌保乳术的腋窝淋巴结阳性患者，54% 的专家同意只行全乳放疗，30% 的专家同意全乳和区域淋巴结放疗（不包括 IMLN），只有 16% 的专家同意全乳和区域淋巴结放疗（包括 IMLN），而对接受乳房单切的患者是否进行 IMLN 放疗并未达成一致。因此，需要更多的临床试验数据来明确 IMLN 放疗的治疗抉择。由于此次会议的专家团组成中仅有 3 名（6.25%，3/48 例）肿瘤放疗专家，有可能导致在 IMLN 放疗方面的意见不一致。

4. **前瞻性队列研究** DBCG-IMN 前瞻性队列研究的结果进一步增强了 IMLN 放疗的循证医学证据。该研究共入组 3 089 例腋窝淋巴结阳性早期乳腺癌患者，其中 1 492 例（48%）右侧乳腺癌患者接受 IMLN 放疗，1 597 例（52%）左侧乳腺癌患者为了避免放疗造成的心脏损伤而不进行 IMLN 放疗，均接受标准的全身治疗。中位随访 8.9 年，结果显示，接受 IMLN 放疗者 8 年总生存率高于未接受内乳区放疗者（75.9% 对比 72.2%，$HR=0.82$，95% CI：0.72~0.94，$P=0.005$），接受 IMLN 放疗者 8 年累积乳腺癌死亡率低于无内乳区放疗者（20.9% 对比 23.4%，$HR=0.85$，95% CI：0.73~0.98，$P=0.03$）。该研究的结论为 IMLN 放疗能够增加腋窝淋巴结阳性早期乳腺癌患者的总生存率。

（四）内乳区前哨淋巴结活检术

虽然 2016 版《NCCN 指南》推荐≥4 个腋窝淋巴结阳性患者行 IMLN 放疗，1~3 个腋窝淋巴结阳性患者强烈考虑行 IMLN 放疗。但是，依据腋窝淋巴结转移的状况来判断 IMLN 转移的风险，其中低风险并不意味着 IMLN 无转移，高风险也不意味着 IMLN 存在转移。乳腺癌扩大根治术的相关研究结果显示，≥4 个腋窝淋巴结阳性患者中有 38.3%（36.8%~46.2%）存在 IMLN 转移，1~3 个腋窝淋巴结阳性患者中有 19.6%（18.8%~26.7%）IMLN 转移，腋窝淋巴结阴性患者中有 9.2%（4.4%~16.8%）IMLN 转移。值得注意的是，≥4 个腋窝淋巴结阳性患者中有 60% 左右为 IMLN 无转移，腋窝淋巴结阴性患者中有 9% 左右存在 IMLN 转移。因此，《NCCN 指南》推荐的内乳区放疗指征可能会导致 IMLN 的过度治疗或者治疗不足，需要利用更准确的操作技术来评估 IMLN 的转移情况，进而为 IMLN 放疗提供指导。

通过 IMLN 活检明确 IMLN 转移情况后，对 IMLN 转移的患者行 IMLN 放疗能够取得更好的生存获益。Veronesi 等对 663 例接受 IMLN 活检的患者进行研究，其中 68 例（10.3%，68/663 例）确诊为 IMLN 转移并接受 IMLN 放疗。结果显示，IMLN 阳性接受放疗者的 5 年总生存率为 95%，且与

IMLN阴性不进行放疗者的总生存率无差异（$P=0.251$）。

目前，IMLN活检能够以微创的方法评估IMLN转移状况，对IMLN进行准确分期，并指导IMLN放疗。虽然，自第6版《AJCC指南》开始就已经纳入IM-SLNB的概念，并将其作为确定乳腺癌分期的诊断技术，但通过传统放射性核素示踪剂注射技术得到的内乳区SLN显像率较低，故一直限制了IM-SLNB的临床应用。IM-SLNB相关研究显示，IM-SLNB成功率为60%~100%，但内乳区SLN显像率平均仅为13%（0~37%）。山东省肿瘤医院通过"新型放射性核素示踪剂注射技术"，在乳腺超声引导下将放射性核素示踪剂注入乳晕周边区6点和12点位置的乳腺腺体层内；同时增加注射点的注射体积，以提高注射点局部张力。该新型注射技术较传统注射技术能够显著提高内乳区SLN显像率（71.1%对比15.5%，$P<0.001$），而腋窝SLN显像率两组间无差异（98.9%对比98.3%，$P=0.712$），内乳区SLN显像的数目两组间也无差异（$P=0.629$）。新型放射性核素示踪剂注射技术的准确性已经得到初步验证，验证的结果显示，该技术能够准确指导IM-SLNB。在此基础上，笔者提出了乳腺癌内乳淋巴引流假说：内乳区SLN不仅是引流肿瘤区域，也是引流整个乳腺腺体的SLN。

通过该技术对291例（95.7%，291/304例）患者进行了IM-SLNB，成功率为96.9%（282/291例），IMLN显像率为70.0%（304/434例），检出IMLN中位数为2个（1~5个），分布于第1（1.5%，7/461例）、第2（41.9%，193/461例）、第3（41.6%，192/461例）、第4（14.3%，66/461例）和第5（0.7%，3/461例）肋间，全部转移内乳区淋巴结都位于第2（65.4%，34/52例）和第3（34.6%，18/52例）肋间。临床腋窝淋巴结阴性患者IMLN转移率为8.9%（19/214例），临床腋窝淋巴结阳性患者IMLN转移率为25.0%（17/68例）。IMLN转移患者中，有47.2%（17/36例）发生了分期改变，其中5例由ⅠA期完善至ⅡA期，4例由ⅡA期完善至ⅡB期，8例由ⅢA期完善至ⅢC期。在术后辅助放疗阶段，IMLN转移患者均接受了IMLN放疗。在腋窝淋巴结≥4个阳性患者中，58.1%（25/43例）因检出的IMLN阴性而避免了IMLN放疗；在腋窝淋巴结1~3个阳性患者中，84.7%（61/72例）因IMLN阴性而避免了IMLN放疗。基于上述研究，笔者提出了个体化内乳区处理的新理念：IM-SLNB是微创的内乳区分期技术并指导个体化的内乳区放疗。

尽管笔者创立了IM-SLNB新型示踪技术，提出并验证了乳腺癌内乳淋巴引流假说，提出了个体化内乳区处理的新理念，但IM-SLNB并未显著改变内乳区分期与处理的临床实践，这是由于并未从根本上证实IM-SLNB的准确性。为此，遵循腋窝SLNB的临床验证性研究模式，开展了国际上唯一的IM-SLNB临床验证研究，入组腋窝cN+或cN0但腋窝SLN阳性患者，行IM-SLNB后进行内乳区淋巴结清扫术，从根本上验证IM-SLNB的准确性及个体化内乳区处理策略。

（王永胜）

参考文献

[1] 中国抗癌协会乳腺癌专业委员会. 中国抗癌协会乳腺癌诊治指南与规范（2017版）. 中国癌症杂志, 2017, 27(9): 695-760.

[2] Budach W, Kammers K, Boelke E, et al. Adjuvant radiotherapy of regional lymph nodes in breast cancer — a meta-analysis of randomized trials. Radiat Oncol, 2013, 8: 267.

[3] Cao XS, Li HJ, Liu YB, et al. Axillary and internal mammary sentinel lymph node biopsy in breast cancer after neoadjuvant chemotherapy. Oncotarget, 2016, 7(45): 74074-74081.

[4] Cao XS, Yang GR, Cong BB, et al. The lymphatic drainage pattern of internal mammary sentinel lymph node identified by small particle radiotracer (^{99m}Tc-Dextran 40) in breast. Cancer Res Treat, 2018. DOI: 10.4143/crt.2018.062.

[5] Caudle AS, Yang WT, Krishnamurthy S, et al. Improved axillary evaluation following neoadjuvant therapy for patients with node-positive breast cancer using selective evaluation of clipped nodes: implementation of targeted axillary dissection. J Clin Oncol, 2016, 34(10): 1072-1078.

[6] Chen JJ, Yang BL, Chen JY, et al. A prospective comparison of molecular assay and touch imprint cytology for intraoperative evaluation of sentinel lymph node. Chin Med J, 2011,124(4):491-497.

[7] Cong BB, Cao XS, Cao L, et al. Internal mammary lymph nodes radiotherapy of breast cancer in the era of individualized medicine. Oncotarget, 2017,8(46): 81583-81590.

[8] Cong BB, Cao XS, Qiu PF, et al. Internal mammary sentinel lymph node biopsy: an effective way to search benefit patients and guide internal mammary chain irradiation. Breast, 2017,33(0):204-205.

[9] Cong BB, Qiu PF, Liu YB, et al. Validation study for the hypothesis of internal mammary sentinel lymph node lymphatic drainage in breast cancer. Oncotarget, 2016,7(27):41996-42006.

[10] Cong BB, Qiu PF and Wang YS. Internal mammary sentinel lymph node biopsy: mnimally invasive staging and tailored internal mammary radiotherapy. Ann Surg Oncol, 2014,21(7):2119-2121.

[11] Curigliano G, Burstein HJ, Winer EP, et al. De-escalating and escalating treatments for early-stage breast cancer: the St. Gallen International Expert Consensus Conference on the primary therapy of early breast cancer 2017. Ann Oncol, 2017,28(8): 1700-1712.

[12] De Boer M, van Deurzen CH, van Dijck JA, et al. Micrometastases or isolated tumor cells and the outcome of breast cancer. N Engl J Med, 2009,361 (7):653-663.

[13] Donker M, van Tienhoven G, Straver ME, et al. Radiotherapy or surgery of the axilla after a positive sentinel node in breast cancer (EORTC 10981-22023 AMAROS): a randomised, multicentre, open-label, phase 3 non-inferiority trial. Lancet Oncol, 2014,15(12):1303-1310.

[14] Fisher B, Redmond C, Fisher ER, et al. Ten-year results of a randomized clinical trial comparing radical mastectomy and total mastectomy with or without radiation. N Engl J Med, 1985,312:674-681.

[15] Fleissig A, Fallowfield LJ, Langridge CI, et al. Post-operative arm morbidity and quality of life. Results of the ALMANAC randomised trial comparing sentinel node biopsy with standard axillary treatment in the management of patients with early breast cancer. Breast Cancer Res Treat, 2006,95: 279-293.

[16] Galimberti V, Cole BF, Zurrida S, et al. Axillary dissection versus no axillary dissection in patients with sentinel-node micrometastases (IBCSG 23-01): a phase 3 randomised controlled trial. Lancet Oncol, 2013,14(4):297-305.

[17] Giuliano AE, Ballman KV, McCall L, et al. Effect of axillary dissection vs no axillary dissection on 10-year overall survival among women with invasive breast cancer and sentinel node metastasis: the ACOSOG Z0011 (Alliance) randomized clinical trial. JAMA, 2017,318(10):918-926.

[18] Giuliano AE, Kirgan DM, Guenther JM, et al. Lymphatic mapping and sentinel lymphadenectomy for the breast cancer. Ann Surg, 1994,220:391-401.

[19] Harris JR, Lippman ME, Morrow M, et al, ed. Disease of the breast. 5th ed. New York: Lippincott Williams & Wilkins, 2014.

[20] Hennequin C, Bossard N, Servagi-Vernat S, et al. Ten-year survival results of a randomized trial of irradiation of internal mammary nodes after mastectomy. Int J Radiat Oncol Biol Phys, 2013,86(5): 860-866.

[21] Huang O, Wang L, Shen K, et al. Breast cancer subpopulation with high risk of internal mammary lymph nodes metastasis: analysis of 2,269 Chinese breast cancer patients treated with extended radical mastectomy. Breast Cancer Res Treat, 2008, 107 (3):379-387.

[22] Krag DN, Anderson SJ, Julian TB, et al. Sentinel-lymph-node resection compared with conventional axillary-lymph-node dissection in clinically node-negative patients with breast cancer: overall survival findings from NSABP B-32 randomised phase 3 trial. Lancet Oncol, 2010,11(10):927-933.

[23] Lyman GH, Somerfield MR, Bosserman LD, et al. Sentinel lymph node biopsy for patients with early-stage breast cancer: American Society of Clinical Oncology clinical practice guideline update. J Clin Oncol, 2017,35(5):561-564.

[24] Mamounas EP. Optimizing surgical management of the axilla after neoadjuvant chemotherapy: an evolving story. Ann Surg Oncol, 2018,25(8):2124-2126.

[25] Poodt IGM, Vugts G, Maaskant-Braat AJG, et al. Risk of regional recurrence after negative repeat sentinel lymph node biopsy in patients with ipsilateral breast tumor recurrence. Ann Surg Oncol, 2018,25 (5):1312-1321.

[26] Poodt IGM, Vugts G, Schipper RJ, et al. Repeat sentinel lymph node biopsy for ipsilateral breast tumor recurrence: a systematic review of the results and impact on prognosis. Ann Surg Oncol, 2018,25 (5):1329-1339.

[27] Poortmans PM, Collette S, Kirkove C, et al. Internal mammary and medial supraclavicular irradiation in breast cancer. N Engl J Med, 2015,373(4):317-327.

[28] Qiu PE, Liu JJ, Liu YB, et al. A modified technology could significantly improve the visualization rate of the internal mammary sentinel lymph nodes in breast cancer patients. Breast Cancer Res Treat, 2012, 136(1): 319-321.

[29] Qiu PF, Cong BB, Zhao RR, et al. Internal mammary sentinel lymph node biopsy with modified injection technique: high visualization rate and accurate staging. Oncotarget, 2016, 9(41): 3879-3882.

[30] Qiu PF, Zhao RR, Liu YB, et al. Internal mammary sentinel lymph node biopsy should still be performed, especially in the patient with clinically positive axillary lymph nodes. Breast, 2013, 22(5): 999-1000.

[31] Sun X, Liu JJ, Wang YS, et al. Roles of preoperative lymphoscintigraphy for sentinel lymph node biopsy in breast cancer patients. Jpn J Clin Oncol, 2010, 40(8): 722-725.

[32] Thorsen LB, Offersen BV, Dano H, et al. DBCG-IMN: a population-based cohort study on the effect of internal mammary node irradiation in early node-positive breast cancer. J Clin Oncol, 2016, 34(4): 314-320.

[33] Veronesi U, Paganelli G, Viale G, et al. A randomized comparison of sentinel-node biopsy with routine axillary dissection in breast cancer. N Engl J Med, 2003, 349(6): 546-553.

[34] Wang L, Yu JM, Wang YS, et al. Preoperative lymphoscintigraphy predicts the successful identification, but is not necessary in sentinel node biopsy in breast cancer. Ann Surg Oncol, 2007, 14(8): 2215-2221.

[35] Wang YS, Ouyang T, Wu J, et al. Comparative study of one-step nucleic acid amplification assay, frozen section and touch imprint cytology for intraoperative assessment of breast sentinel lymph node in Chinese patients. Cancer Sci, 2012, 103(11): 1989-1993.

[36] Wang YS, Qiu PF, Cong BB. Breast cancer from biopsy to medicine-internal mammary sentinel lymph node biopsy. INTCH 2017. http://dx.doi.org/10.5772/66158.

[37] Whelan TJ, Olivotto IA, Parulekar WR, et al. Regional nodal irradiation in early-stage breast cancer. N Engl J Med, 2015, 373(4): 307-316.

第三十五章

乳腺癌腔镜下改良根治术

第一节　乳腺癌腔镜手术背景与解剖基础

从20世纪90年代初腹腔镜胆囊切除开始在腹部外科应用至今已20年,腹部外科手术模式已发生重大转变,以微创美观为特色的腹腔镜手术已成为大多数腹部脏器外科手术的首选方式,腔镜器械快速发展和腔镜下操作技术的日益成熟为腹腔镜手术推广与普及提供了前提条件。更重要的是,腹腔作为自然存在的腔隙,为完成腔镜手术提供了充分的操作空间。乳房和腋窝均为实质性器官或组织,没有直接的间隙供腔镜操作。但是,通过观察乳房和腋窝的解剖结构,发现其中有潜在的间隙可以利用。乳房是皮肤汗腺的衍生物,借Cooper韧带将腺体固定在浅筋膜的深层与浅层之间,形成两个潜在间隙即乳房皮下间隙和乳房后间隙。此两个间隙内主要为脂肪组织填充(图35-1),腋窝的淋巴结缔组织间也主要为脂肪组织(图35-2),脂肪组织可通过溶脂吸脂技术去除并充入CO_2,从而建立腔镜操作空间,为完成乳腺癌腔镜手术提供了必要条件。乳房皮下间隙及后间隙吸脂后只需在腔镜下切断Cooper韧带(图35-3)、乳头后方的大乳管,以及乳房边缘与腺体相连的纤维组织,即可完成腺体组织的切除。如果术前用染料示踪,腋窝吸脂后腋窝

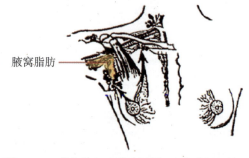

图35-2　黄色标记为腋窝间隙(由脂肪组织填充)

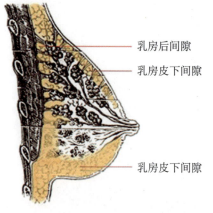

图35-1　黄色标记为乳房皮下间隙和后间隙(主要由脂肪组织填充)

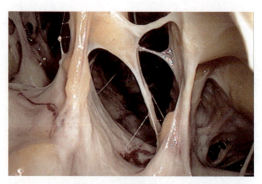

图35-3　乳房皮下间隙吸脂后可见连接皮肤和腺体的Cooper韧带

内的淋巴结与淋巴管可直接显露,容易进行前哨淋巴结活检或清扫(图35-4)。充分吸脂后可直接显露腋静脉,腋静脉是腋窝中最重要的结构,也是寻找和解剖胸长神经、胸背神经血管以及清扫淋巴结的重要解剖标记。

也有学者尝试不进行溶脂吸脂,而采用钝性分离结合球囊扩张器的方法在腋窝脂肪层逐步扩大手术空间完成腋窝腔镜手术。但这种方法建立空间较为费时,操作空间内较多的脂肪组织也增加了手术难度。由于腋窝分离范围有限,有文献报道可采用此法完成腋窝淋巴结清扫。但乳房皮下间隙和后间隙需分离的范围较大,采用球囊扩张器的方法建立操作空间费时费力,不宜推广,为此通过溶脂吸脂建立操作空间的方法应用较多。

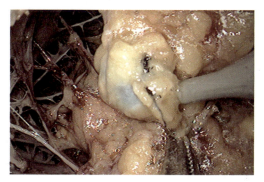

图35-4　腋窝吸脂后腔镜下所见淋巴结和淋巴管(术前乳晕皮下注射纳米炭1 ml)

第二节　乳腺癌全腔镜手术适应证

任何一种手术方式均需掌握严格的适应证,从而发挥其最大益处。目前的腔镜下操作技术已能完成大多数可手术乳腺癌的腺体切除和腋窝淋巴结清扫,但并不是所有可手术乳腺癌均需要进行腔镜手术。在进行腔镜手术前首先要考虑术式本身的彻底性和患者的美观需求。因此,在对某一乳腺癌患者选择适应证时应围绕两点进行考虑:有关的腋窝淋巴结状况,以及原发肿瘤的浸润深度是否适合在腔镜下手术,此时进行腔镜手术是否能做到安全彻底;腔镜下即使能完成该手术,术后结合假体重建乳房能否给患者带来美观效果或者患者是否有这方面的需求。多数情况下全腔镜手术的主要目的是为乳腺癌术后乳房重建提供良好的皮肤条件,因此患者对术后美观要求较高是前提。通常情况下需掌握以下适应证和禁忌证。

1. 相对适应证　①穿刺活检明确诊断为乳腺癌。②肿块<3 cm,或经新辅助化疗后肿块<3 cm,距腺体表面最近处>2 mm,与胸壁无固定,无明显酒窝征,无新近出现的乳头内陷或偏斜;已行切除活检者,切口<5 cm,有明确的彩超或其他客观记录显示原肿块<3 cm,未曾出现过皮肤和乳头受累者;通常情况下,只要肿瘤未侵及皮肤和胸大肌筋膜,对肿瘤大小位置无严格的限制。③肿块位于中央区时只要未侵及乳头-乳晕复合体,未出现明显的乳头歪斜者也可作为乳腺癌腔镜手术的适应证。④有较高的美观需求,心理上能接受假体重建。⑤体积在中等大小以下的乳房,无明显下垂。

2. 禁忌证　主要是从手术的安全性考虑,以下情况行腔镜手术不能保证手术的安全性时不考虑行腔镜手术:①肿瘤直径>5 cm,侵及皮肤或胸肌;②肿块表面有明显的酒窝征;③因肿瘤本身引起乳头内陷或偏斜;④经新辅助化疗后,肿块距腺体表面最近处仍<2 mm;⑤发现已有远处转移者。

3. 相对手术禁忌证　考虑到术后过多的皮肤可能对外观造成不良影响,明显下垂的乳房即使符合以上进行腔镜手术的条件也不适合进行全腔镜手术。

4. 前哨淋巴结活检　根据目前乳腺癌临床治疗共识或指南,即使符合上述条件,如果术前未发现腋窝淋巴结有明确肿大或可疑转移的淋巴结,腋窝手术仅需进行腔镜下前哨淋巴结活检。需进行前哨淋巴结活检者,需在进行溶脂吸脂前10分钟于乳晕周围皮下注射2 ml亚甲蓝或其他符合前哨淋巴结活检要求的示踪剂。

第三节　乳腺癌腔镜下改良根治手术的方法与步骤

一、手术体位及麻醉

患者取仰卧位，气管插管全麻，患侧上肢外展90°。手术床要求能控制侧偏角度，患侧垫高15°～30°。有足够强度的头架固定上肢。术前标记肿块位置、乳房腺体边界、胸大肌外缘及腋窝边界。由于进行乳房腔镜手术的病例均为较早期，其手术范围主要以乳房皮下腺体切除和腋窝淋巴结切除为主，而乳房边缘周围的筋膜和脂肪组织可适当保留。由于手术范围较大，术中需进行溶脂吸脂操作，以及充气建立操作空间，麻醉以气管插管全麻为宜。

二、手术入路和器械选择

乳房腔镜手术入路选择的原则包括方便手术操作，切口尽量隐蔽，又可充分利用。基于以上原则，手术切口位置分别选在：乳晕外上缘（A）、腋中线与乳房外下缘交点外2～3 cm处（B）、乳头水平线与腋前线交点（C；约距乳房外缘 1 cm 处）、腋窝（D）。切口大小分别为 1 cm 左右。进行腺体切除时采用B、C和D切口，行腋窝淋巴结清扫时则可采用 A、B、C切口。每两个套管针（Trocar）间距为 5 cm 以上，从而避免腔镜下操作时观察镜和操作器械之间的相互影响（图35-5）。

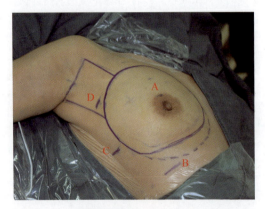

图 35-5　术前标记腋窝、乳房范围，以及 Trocar 放置入口

也有学者采用单孔入路进行乳腺癌腔镜手术，入路部位可选择在腋窝、乳晕及乳房外侧，空间建立方法可以是充气法或者牵拉法，手术方式多为腔镜辅助，起始空间的建立可在直视下完成，远离入口的操作部分转化为腔镜下操作。但单孔入路器械间的相互干扰难以克服，手术难度相对较大，手术时间也可能较长。

Trocar 入口注意要离开手术切除范围边缘 1 cm 以上，目的是有足够的间隙在腺体边缘进行操作。腋窝切口、腋后线切口较为隐蔽，乳晕外上缘切口愈合后瘢痕不明显。而乳房外下缘小切口术毕可做引流口用。因此，以上切口既符合隐蔽的原则，又能充分发挥其实用性，不增加手术创伤。Trocar 入口切开 1～2 cm。切口过大时，在充气过程中会从 Trocar 周围漏气，影响手术操作空间；切口过小，会在插入 Trocar 过程中损伤皮肤切缘。

手术器械可与常规腹腔镜器械通用。观察镜采用 10 mm 或 5 mm 的 30°镜有利于增大手术视野，方便手术操作；采用螺纹 Trocar 有利于固定，避免 Trocar 随着手术操作上下移动；采用光面 Trocar 或切口稍大 Trocar 无法固定时，可采用缝线缩小切口并固定。手术中的分离、切割、止血，主要采用电凝钩操作，处理较大血管时也可使用超声刀。吸脂时采用带侧孔的有手柄金属吸头。

三、溶脂与吸脂

1. **溶脂液的配制**　乳房腔镜手术需采用灭菌蒸馏水 250 ml＋注射用生理盐水 250 ml＋2％利多卡因 20 ml＋0.1％肾上腺素 1 ml，配成 521 ml 的溶脂液。根据乳房大小，溶脂液用量一般为 500～1 500 ml。溶脂吸脂常用于整形美容的抽脂术，其中利多卡因的安全用量可达 35～77 mg/kg。溶脂液 1 500 ml 中利多卡因对于 50 kg 体重的患者，其用量仅为 24 mg/kg。因此，乳腺腔镜手术前溶脂吸脂过程利多卡因的用量是安全的。

2. **溶脂吸脂方法**　采用较粗长针头（可选用硬膜外导管针）经过乳房皮下、乳房后间隙及腋窝均匀注入溶脂液，但不需浸至腺体层内。当针头注入腺体层时推注阻力增大,而在脂肪层内推注时阻力较小。溶脂范围需超过乳房边界 1~2 cm,在腋窝注射溶脂液时需在皮下及较深脂肪层内均匀浸润,包括喙锁筋膜深面、背阔肌前缘、腋静脉下方的脂肪间隙。溶脂液注射 10~20 min 后再开始吸脂,间隔 10 min 以上的时间可使溶脂液充分扩散,溶脂液的低渗作用、利多卡因的脂溶性渗透作用及肾上腺素的缩血管作用可使脂肪细胞肿胀,组织间隙增大,细小血管收缩可减少溶脂液吸收,同时可减少吸脂过程中的出血。吸脂时采用带侧孔的金属吸头接中心负压吸引,吸引压力为 0.04~0.08 MPa。吸力不足时可直接采用电动负压吸引器。在乳房皮下间隙吸脂时吸引头侧孔避免朝向皮肤,以保护皮下血管网;在腋窝内吸脂时为防止损伤重要组织结构,需避免吸引头侧孔朝向腋静脉、胸背神经及胸长神经。吸脂过程中可结合腋静脉的体表投影及背阔肌的解剖位置,确定吸引头进入的长度和深度。

四、手术操作程序

(一)腔镜下腋窝淋巴结清扫术与前哨淋巴结活检

1. **先清扫腋窝淋巴结** 根据乳房改良根治手术肿瘤整块切除的原则,需先行肿瘤和腺体的切除,然后再进行腋窝淋巴结清扫。但肿瘤转移的途径之一是通过区域淋巴结向远处转移,故先清扫腋窝淋巴结理论上能够先阻断淋巴转移途径,更符合肿瘤外科的无瘤原则。而且先清扫腋窝淋巴结,对胸大肌、小肌外缘与皮肤间的纤维组织可起到有效的牵拉作用,方便腋窝第 II 组淋巴结的显露和清扫;腋窝淋巴结清扫后也有利于胸大肌外上缘腺体的游离。

2. **腋窝淋巴结清扫术的入路** 以乳房外下切口为观察孔,乳晕外上缘切口和乳头水平的乳房外侧边缘切口为操作孔。置入 Trocar 后充入 CO_2,充气压力维持在 8~10 mmHg。在腔镜的监视下,首先切断乳房外侧皮下间隙内的 Cooper 韧带,扩大手术视野,并方便腔镜和操作器械进入腋窝。

3. **腋窝淋巴结清扫术的主要步骤**

(1)扩大腋窝腔隙:切断腋窝皮肤与胸大肌外缘或深层组织相连的纤维条索,扩大腋窝间隙,方便手术操作。

(2)显露腋静脉:沿胸大肌外缘游离腋窝内的结缔组织,沿胸小肌外缘切开喙锁筋膜,沿胸前外侧神经、血管游离其周围的脂肪、淋巴组织,直至暴露腋静脉。

(3)显露胸背神经、血管:沿腋静脉下缘游离腋窝内的脂肪、淋巴组织,在距腋静脉 1~2 cm 处采用电凝或超声刀切断胸外侧动静脉。

(4)清扫腋窝外侧的淋巴、脂肪组织:从腋窝外侧壁开始,沿背阔肌前缘由外向内清扫胸背神经、血管外侧及其周围的淋巴、脂肪组织。

(5)显露胸长神经(图 35-6):沿侧胸壁与背阔肌内侧缘向深层纵向游离脂肪、淋巴组织,自腋静脉下缘至进入前锯肌处全程显露胸长神经。

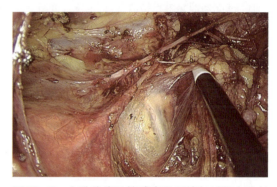

图 35-6 左乳腺癌腔镜腋窝淋巴清扫过程中胸长神经的显露

(6)清扫胸小肌后方和内侧的淋巴、脂肪组织:腔镜斜面朝向内侧,沿腋静脉下缘向胸小肌后及内侧方向游离并切除第 II 组淋巴、脂肪组织。

(7)清扫胸长神经和胸背神经之间的淋巴组织:自腋静脉下缘开始沿背阔肌前缘,在胸长神经和胸背神经之间游离淋巴、脂肪组织直至乳房外上缘,从而完成腋窝淋巴结清扫(图 35-7)。

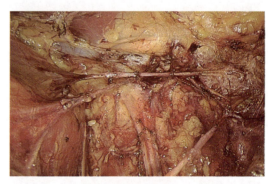

图 35-7 左乳腺癌腔镜腋窝清扫完成后显示保留完好的腋静脉、肋间臂神经、胸长神经和胸背神经及伴行血管

4. 手术要点及注意事项 乳腺癌腋窝淋巴结清扫过程中,最主要的操作步骤或限速步骤是显露腋静脉。溶脂吸脂较为彻底时,在切断皮肤与深层相连的纤维条索后可直接观察到腋静脉。如果腋窝内脂肪残留较多时,可在术中利用腔镜下吸引器尽可能吸出脂肪组织及组织间的溶脂液。处理较粗血管时,先游离足够的长度并远离腋静脉1~2 cm处用电凝或超声刀切断,以防断端出血回缩后增加处理难度。在多数情况下,清扫到Ⅰ、Ⅱ组淋巴结已足够。只有术中发现肿大淋巴结较多,且在Ⅱ组淋巴结及其远端还有肿大或可疑转移的淋巴结时才需要进行Ⅲ组淋巴结清扫,这也符合最新的腋窝处理原则。腋窝内肋间臂神经的保留有利于改善术后患肢功能,操作熟练者可完成腔镜下保留肋间臂神经的腋窝淋巴结清扫。肋间臂神经横跨在腋窝中,比较容易辨认。肋间背神经的保留可能减轻术后腋窝及上臂内侧皮肤的麻木感。但保留肋间臂神经可能会影响手术视野,增加手术难度,延长手术时间。乳房腔镜下腋窝淋巴结清扫术与常规手术的步骤有类似之处,但在腔镜下操作时辨认重要的解剖标记尤为重要。因为腔镜下操作无法用手的触觉感知协助判断,也缺乏常规开刀术野中的立体方位。腔镜下操作时还需要结合体表标记帮助判断手术部位,以防损伤皮肤或其他重要结构。

5. 前哨淋巴结活检 如果计划进行腔镜下前哨淋巴结活检,腋窝溶脂吸脂范围可适当缩小。在溶脂吸脂后腔镜进入腋窝时可顺着染色的淋巴管找到前哨淋巴结,多数情况下则可直接观察到并取出染色的前哨淋巴结(图35-8)。切取前哨淋巴结后还应在其周围探查并切取肿大或可疑淋巴结作为前哨淋巴结一并送检。检出的前哨淋巴结数目应达到3枚以上,以降低其假阴性率。如前哨淋巴结为转移淋巴结,则按上述步骤完成腋窝淋巴结清扫术。

(二) 腔镜下乳腺腺体切除术

乳腺癌腋窝淋巴结清扫完成后,关闭乳晕外上缘切口,在乳房外上缘外侧约1 cm处沿腋横纹切开皮肤约1 cm,乳房外下缘切口仍作为观察孔,乳头水平乳房外缘处及腋窝切口作为操作孔。上肢屈曲固定于头架上。在腔镜监视下先处理乳房外下象限皮下间隙,切断Cooper韧带,扩大操作空间,顺次处理乳房外上、内下及内上象限。切断乳房皮下间隙内大部分与皮肤相连的Cooper韧带后,从乳房外下缘开始由外向内切断乳腺腺体边缘附着的纤维组织,进入乳房后间隙。结合体表标记沿乳房边缘游离腺体,腺体边缘游离约1/2后先切断乳头后方的大乳管,再继续游离腺体边缘。按照由内下向外上的操作顺序,切断乳腺腺体边缘与周围相连的纤维组织后,最后切断腺体内上边缘与胸大肌外上缘及相连的纤维组织,完成乳腺腺体切除(图35-9)。

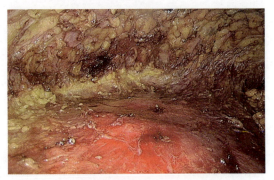

图35-9 腔镜下乳腺切除术后显示乳房皮肤与胸大肌之间的腔隙

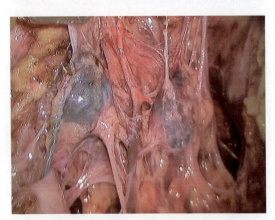

图35-8 腔镜下在腋窝观察到的染色淋巴管和前哨淋巴结

(三) 术后引流及包扎

乳房腔镜手术需延长腋窝切口至3~5 cm,经腋窝切口取出切除的腺体及清扫的腋窝组织。如腺体较大,而腋窝切口相对较小时,可通过切口放入组织剪将切除的腺体剪成2~3部分后分次取出,但要尽量避免剪开肿瘤病灶。标示腺体中肿瘤病灶的位置,将腋窝组织分离找出淋巴结后与切除腺体组织一并送病理检查。用大量温热蒸馏水冲洗手术野,洗出术腔游离脂肪或组织颗粒,检查有无活动性出血,直至流出液完全清澈,必要时镜下止血。直视下检查腋窝,避免腋窝内游离组织的残留。需Ⅰ期植入假体者,经腋窝切口采用专用的胸大肌剥离器游离胸大肌后间隙。对于难于钝性分离的胸大肌附着点,需要在腔镜监视下用超声刀切断(图35-10),确保胸大肌后间隙游离时其下缘范围应超过乳房下皱襞约2 cm。假体植入后需调整位置,与对侧基本对称。假体的大小,可按切除腺体的重量结合患者的需求适当加减。用可吸收缝线缝合关闭胸大肌外缘假体入口。经乳房外下trocar入口放置引流管至腋窝处并固定。术毕于乳房四周及腋窝置棉垫适度加压包扎3~5天,以防止术后出血。假体上缘轻度加压包扎,以防止假体向上移位(图35-11)。

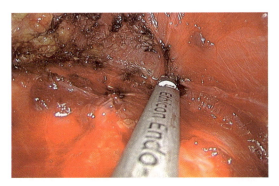

图35-10 乳房腔镜下用超声刀切断其内下附着点,以扩大胸大肌后间隙

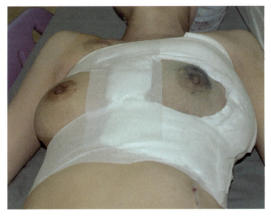

图35-11 左乳腺癌腔镜改良根治术加假体植入,术后左乳房四周及腋窝加压包扎,以防止术后出血及假体移位

(四) 术后处理

乳房腔镜术后腋窝留置引流管5~7天,引流液变为淡黄,引流量减少至每天<15 ml时拔除引流管。术后辅助治疗遵照相应的指南进行。需特别注意的是,由于假体表面组织仅为皮肤和薄层的胸大肌或筋膜组织,易被常规剂量的放疗损伤,导致假体外露或术后假体包膜挛缩。此时需与放疗科医生沟通,在保证肿瘤学安全的情况下进行个体化的减量或避免乳房假体区域的直接照射。

五、全腔镜乳腺癌改良根治术中的操作要点

(一) 溶脂吸脂

溶脂吸脂是乳房腔镜的基本技术,也是关键技术,充分的溶脂吸脂能为乳房腔镜手术建立足够的操作空间,保证乳房腔镜手术的顺利进行。溶脂吸脂不充分可能会增加手术难度,延长手术时间。但如果皮下脂肪完全吸净或皮下脂肪太薄会影响皮肤,以及乳头乳晕的血供,导致术后乳头乳晕坏死。因此,在保证充分吸脂建立操作空间的同时,还需注意在真皮下适当保留薄层脂肪。皮下间隙吸脂时注意吸引头侧孔朝向腺体或背向皮肤,可以防止皮下层吸脂过度。在乳房后间隙吸脂时,同样要注意防止过度损伤胸大肌筋膜,尤其是乳大肌外缘及乳房下缘,此处吸脂时吸引头侧孔要朝向腺体,避免朝向胸大肌。充气后进镜观察,如因吸脂不充分影响操作空间,可在镜下明确需再次吸脂的部位后退出腔镜再次吸脂。

腋窝吸脂过程中重点吸脂部位包括胸大肌外缘、胸长神经周围和背阔肌前缘。但吸脂范围不能超过腋静脉上方,吸引器吸引头要避免朝向腋静脉、胸大肌外缘、背阔肌、胸长神经以及胸背神经。如吸脂过程中有较多出血,可先行压迫止血。但只要溶脂腋注射均匀,溶脂时间>10分钟,吸脂时用力适当,避免粗暴用力吸刮,一般不会损伤较大血管。但小的血管分支损伤及其引起的少量出血难以避免,一般不需特别处理。

(二) 腔镜下电凝钩操作技术

乳房腔镜手术中超声刀主要用于止血、切断较粗的血管或组织时避免误伤周围重要结构;电凝钩既可用于切开、止血,也可用于钝性分离,大部分操作仅需电凝钩就可顺利完成。而对于熟练的操作者,全腔镜乳腺癌改良根治术的全部操作均可采用电凝钩完成。操作要点是充分利用腔镜的放大作用对可能出血的部位精细操作,对较粗的血管游离足

够长度（>1 cm），先钳夹后凝固再电凝切断（游离→钳夹→凝固→切断）。游离血管时注意采用电凝钩尖端进行精细操作，充分游离血管，使其"骨骼化"后再行凝闭，可提高凝闭效率。游离足够的长度，尤其是处理腋静脉属支时可防止热传导引起静脉损伤。容易出血的部位包括乳房内上腺体边缘、胸前外侧神经血管周围以及处理胸外侧血管周围。需特别处理的较粗血管包括内乳血管的穿支、胸外侧血管，以及胸前外侧神经伴行血管分支等。腔镜下全程电凝钩操作技术的应用可加快手术进程，降低手术成本，无超声刀设备的医院也可开展乳腺癌的腔镜手术。

（三）术中注意保留胸肌筋膜

随着辅助治疗理念与技术的进步，乳腺癌手术的范围趋于缩小，在保证手术疗效的前提下，手术范围缩小可使重要的组织结构和相应的功能得以保留，从而改善术后功能和外观。胸大肌筋膜对于维持胸大肌功能的正常发挥、防止术后肌肉组织与周围组织的粘连具有重要作用；同时也是胸大肌表面与皮肤或其他组织的天然屏障。在胸大肌筋膜未受肿瘤明显浸润的前提下，在乳腺癌改良根治术中保留胸大肌筋膜是安全的，而且有利于减少术后引流量，缩短引流时间，减少术后并发症。胸大肌内下缘的筋膜及其前方少量脂肪组织的保留对于开放行改良根治术者有助于维持术后胸前皮肤的平整，减少术后胸壁积液的机会；而对于全腔镜乳腺癌改良根治术，乳房下缘及内下胸大肌筋膜的保留有助于增加胸大肌间隙下缘的强度，在切断胸大肌下方起点时此筋膜有助于保持胸大肌后间隙的完整性，避免植入的假体进入皮下间隙。胸大肌外侧及前锯肌表面的筋膜对于维持胸大肌后间隙外侧缘的强度，需放置假体者对防止胸大肌后间隙内的假体向侧方移位有重要作用。保留胸大肌外上缘腺体附着处的筋膜，在假体经此处放置后，通过缝合此处的筋膜可关闭假体入口，隔断胸大肌后间隙与腋窝和乳房后间隙的通道，保持假体所在胸大肌后间隙的相对独立，维持假体重建乳房的正常位置。但如果肿瘤位置距后间隙较近时，相应部位的胸肌筋膜需彻底切除，必要时冷冰冻切片检查。因此，在保留胸大肌筋膜时也要考虑其安全性，掌握好适应证。

（四）腋静脉附近操作时避免切开腋静脉鞘

乳腺癌腋窝清扫手术中传统的清扫程序需要切开腋静脉鞘，以彻底清除腋血管浅面、下方，以及整个腋腔中的脂肪淋巴组织，尤其是当腋静脉周围有肿大融合，甚至浸及腋静脉鞘的淋巴结时，切开腋静脉鞘可以增加淋巴结清扫的彻底性。但当腋窝淋巴结未侵及腋静脉时，通过精细的解剖技术，可以在不切开腋静脉鞘的前提下完成腋窝淋巴结的清扫。局部手术范围的盲目扩大并不能提高乳腺癌生存率，而适当范围的局部手术辅以术前、术后的综合治疗才是乳腺癌治疗的理想选择。

腋静脉属于中型静脉，其内的静脉瓣膜对维持静脉血的向心性流动、促进上肢回流有促进作用。腋静脉鞘切开后其管径变粗，腋静脉瓣无法对合，失去单向活瓣的作用，出现腋静脉内血流淤滞，可能是导致术后上肢水肿的原因之一。因此，无论是开放手术还是腔镜手术，在清扫腋窝淋巴结过程中要尽可能保留腋静脉鞘的完整。适合腔镜手术的乳腺癌患者主要为Ⅰ、Ⅱ期和少数Ⅲ期患者，腋窝淋巴结多无肿大融合，清扫过程中多数无需切开腋静脉鞘。腔镜乳房手术中手术视野被放大4倍以上，在游离腋静脉浅面及下方的脂肪组织时可借助腔镜的放大作用进行精细操作，辨认腋静脉后采用分离钳或小弯钳适度牵拉拟游离的脂肪结缔组织或淋巴管，电凝钩操作部位离开腋静脉约5 mm以上，可以在完整清除腋窝淋巴结的同时在腋静脉周围保留薄层的纤维组织，以避免切开腋静脉鞘，防止损伤腋静脉。

目前对于乳腺癌腋窝手术所形成的共识是：腋窝淋巴结清扫的目的主要用于对疾病分期，其分期意义大于根治意义。因此，乳腺癌手术范围有缩小的趋势，腋窝淋巴结清扫过程中合理缩小手术范围有利于降低术后患肢淋巴水肿的发生率。

六、乳腺癌腔镜手术特有的并发症

全腔镜下乳腺癌改良根治术后的主要并发症包括皮下积液、皮瓣坏死及乳头缺血后部分坏死等，少有乳头完全坏死发生。前两者与传统改良根治术无异，后者是腔镜皮下腺体切除术后特有的并发症，只要术中注意保护皮下血管网，其发生率并不高。原因是术前乳头血供主要分为两个部分：①来源于周围皮肤内和皮下的血管网，②来源于腺体内的穿支血管。皮下腺体切除后，乳头只能靠皮肤和皮下的血管网供血，在吸脂过程中皮下血管网可能会部分损伤，从而导致乳头血供受到影响。因此，在吸脂时必须注意保留皮下的薄层脂肪,以保护皮下血管网。在乳头乳晕下切断乳头后大乳管时保留皮下适量脂肪,以保护乳晕区皮下血管网,防止术后乳头缺血坏死。其次,对于乳房下垂明显者术后如不放置假体,多余的皮肤皱缩也可能影响乳头血供,从而导致乳头乳晕坏死。因此,除了术中操作注意事项外,适应证选择不当也可能是并发症发生的原因之一。

腔镜技术在乳腺外科的应用已有10多年的历史,但最初的应用限于"有腔"时的假体取出。此后经过不断的探索,腔镜腋窝淋巴结清扫术、腔镜乳房皮下腺体切除术、胸腔镜下内乳淋巴链切除术也得到应用和发展。尤其是腋窝淋巴结清扫术的应用较多,其中溶脂、吸脂技术是乳腺腔镜手术的关键操作。全腔镜下乳腺癌改良根治术是一种新的手术方式,是介于传统改良根治术和保乳手术之间的折中术式。与传统的改良根治术相比,其保留了患侧乳房的全部皮肤,安全性与疗效已有较多的临床数据支持,辅以假体植入Ⅰ期乳房重建对于中等大小以下的乳房效果良好,在根治癌灶的同时,最大限度地改善了乳房的外观(图35-12),为可手术乳腺癌提供了一种新的选择。

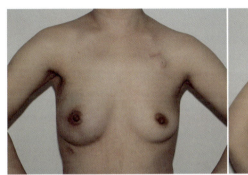
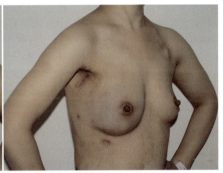

图35-12 右乳腺癌腔镜下改良根治加Ⅰ期假体植入乳房重建术后1个月时的正面和半侧面外观

第四节 机器人手术在乳腺外科的应用

机器人手术是21世纪外科重大进展之一,改变了外科医生的工作模式,在提高手术精度的同时降低了外科医生的工作强度。达·芬奇(Da Vinci®)机器人是目前唯一商用并被美国FDA批准用于临床的机器人手术系统,在发达国家已被广泛用于泌尿外科、普通外科、妇科及心胸外科等。机器人手术本质上是一种高级的腔镜控制系统,适合于腔镜操作的手术均可利用机器人设备完成。其三大核心技术包括3D视野、远程操控,以及内关节(EndoWrist)器械。其中,3D视野也可在传统腔镜手术中实现,但远程操控和内关节器械目前尚属机器手系统所特有。尤其是其特有的内关节器械具有7个自由度,可>540°的自由旋转,具有2~3个可弯曲的关节,在手术中比人手更灵活;且可通过计算机滤掉手术者的无效抖动,按比例缩小动作幅度,从而提高手术精度。但也有自身的缺点,包括费用高昂、对助手要求高、上机前需专门培训、手术时间延长等。

乳腺外科领域的机器人手术也有了成功的尝试,包括乳腺癌的切除、自体组织乳房重建、内乳淋巴链切除等手术,甚至有学者用机器人手术系统完成自体组织乳房重建时供区血管的获取或血管吻合。西南医院乳腺外科已将机器人手术用于乳腺外科的多种手术,包括机器人辅助的乳腺癌改良根治、假体植入乳房重建、背阔肌切取结合假体乳房重建、大网膜切取乳房整形等术式,取得了较好的疗效。随着科技的进步、设备的普及及经验的积累,机器人手术可能会取代大部分的乳房腔镜手术。

(范林军 姜军)

参考文献

[1] 陈显春,阎文婷,吴秀娟,等. 达芬奇机器人辅助下乳腺癌带蒂大网膜乳房填充重建术. 局解手术学杂志, 2017,26(11):823-826.

[2] 姜军,杨新华,范林军,等. 腔镜手术在乳腺疾病外科治疗中的应用. 中华医学杂志,2005,85(3):181-183.

[3] 姜军. 乳腺腔镜手术的进展及存在的问题. 中华医学杂志,2005,85:152-153.

[4] 张永松,梁全琨,钟玲,等. 纳米炭和亚甲蓝联合核素示踪法在腔镜乳腺癌前哨淋巴结组织活检中的对照研究. 中华乳腺病杂志(电子版),2015,9(4):231-235.

[5] 中华医学会外科学分会内分泌外科学组. 乳腺疾病腔镜手术技术操作指南(2016版). 中华乳腺病杂志(电子版),2016,10(4):193-199.

[6] Aponte-Rueda ME, Cárdenas RAS, Aure MJS. Endoscopic axillary dissection: a systematic review of the literature. Breast, 2009,18:150-158.

[7] Chung JH, You HJ, Kim HS, et al. A novel technique for robot assisted latissimus dorsi flap harvest. J Plast Reconstr Aesthet Surg, 2015,68(7):966-972.

[8] Dalberg K, Johansson H, Signomklao T, et al. A randomised study of axillary drainage and pectoral fascia preservation after mastectomy for breast cancer. Eur J Surg Oncol, 2004,30(6):602-609.

[9] Du J, Mo H, Fan L, et al. Robot-assisted internal mammary lymph chain excision for breast cancer: a case report. Medicine (Baltimore), 2017,96(35):e7894.

[10] Fan LJ, JIANG J, Yang XH, et al. A prospective study comparing endoscopic subcutaneous mastectomy plus immediate reconstruction with implants and breast conserving surgery for breast cancer. Chin Med J, 2009,122(24):2945-2950.

[11] Fan LJ, Jiang J. Present and future of robot-assisted endoscopic thyroid surgery. Chin Med J (Engl), 2012,125(5):926-931.

[12] Gundlapalli VS, Ogunleye AA, Scott K, et al. Robotic-assisted deep inferior epigastric artery perforator flap abdominal harvest for breast reconstruction: a case report. Microsurgery, 2018,1:1-4.

[13] hengyu L, Yongqiao Z, Hua L, et al. A standardized surgical technique for mastoscopic axillary lymph node dissection. Surg Laparosc Endosc Percutan Tech, 2005,15:153-159.

[14] Hussien O, Denewer A, Ei-Nahhas W. Video-assisted axillary surgery for cancer: non-randomized comparison with conventional techniques. Breast, 2007, 16(5):513-519.

[15] Ingram D. Is it time for breast cancer surgeons to embrace endoscopic-assisted mastectomy? ANZ J Surg, 2008,78:837-838.

[16] Keshtga MR, Fukuma E. Endoscopic mastectomy: what does the future hold? Women Health, 2009,5 (2):107-109.

[17] Kompatscher P. Endoscopic capsulotomy of capsular contracture after breast augmentation: a very challenging therapeutic approach. Plast Reconstr Surg, 1992,90(6):1125-1126.

[18] Leff DR, Vashisht R, Yongue G, et al. Endoscopic breast surgery: where are we now and what might the future hold for video-assisted breast surgery? Breast Cancer Res Treat, 2011,125:607-625.

[19] Struk S, Qassemyar Q, Leymarie N, et al. The ongoing emergence of robotics in plastic and reconstructive surgery. Ann Chir Plast Esthet, 2018, 63 (2):105-112.

[20] Yamashita K, Shimizu K. Endoscopic video-assisted breast surgery: procedures and short-term results. J Nippon Med Sch, 2006,73(4):193-202.

第三十六章

乳腺癌手术后并发症及其处理

乳腺癌术后并发症因手术方式不同而多有不同,其中尤以改良根治术的术后并发症最为多见,下面按术式对常见并发症进行分别阐述。

第一节 乳腺切除术后并发症

一、切口感染

切口感染是乳腺切除术后常见的并发症。据 U.S. Department of Veterans Affairs Study 报道发生率为 6%。发生原因与患者自身体质、免疫状况、基础疾病和切口感染密切相关。术前放、化疗可造成放射性细胞受损和免疫力下降,加重感染的可能。此外,术中无菌操作不严谨时,也可增加切口感染的发生率。术后出血、皮下积液也可以继发感染。在治疗方面,以伤口换药、引流为主,必要时可给予抗生素治疗。

切口感染的预防:①术前加强营养支持,对症治疗等;②术中避免感染,严格无菌操作;③避免术后出血、皮下积液的发生。2014 年发表于 Cochrane Library 的一项研究证明了预防性使用抗生素的作用。该研究纳入了既往 11 项关于乳腺癌患者术前及术中使用抗生素的随机对照试验,总共纳入 2 867 例患者,以患者是否出现伤口感染作为主要结局指标。研究发现,在术前预防性使用抗生素可以减少患者伤口的感染。

因此,同期发表于 Journal Breast Health 的关于乳腺手术预防性使用抗生素的指南推荐如下:①在没有增加感染风险的情况下,对于干净的未受污染的切口,并不推荐预防性使用抗生素。②如果认为患者存在感染的高危因素,即使是干净的切口,也推荐预防性使用抗生素。③存在污染的非干净切口,推荐预防性使用抗生素。④对于预防性抗生素的使用,推荐单用头孢唑林或者氨苄西林-舒巴坦。如果对β内酰胺类过敏,可考虑使用克林霉素等。⑤如果怀疑革兰阴性菌感染,则推荐使用头孢唑林、庆大霉素或喹诺酮类。⑥预防性使用抗生素一般推荐在术前 1 小时使用,对于氟喹诺酮类及万古霉素则推荐在术前 2 小时使用。术后预防性抗生素一般推荐不超过 24 小时,即使存在导管、引流管或者植入物。不推荐联合用药及长时间使用抗生素,因为会增加恶心、呕吐、皮疹等不良反应的发生。

对于可能存在感染高危因素如即刻乳房重建手术,使用预防性抗感染的研究非常缺乏,因此需要进一步的证据证明。目前在临床实践中,对于重建手术都建议预防性应用抗感染治疗。

二、出血

出血是乳腺切除术后常见的并发症,也是乳腺癌术后较严重的并发症。

1. **诊断标准** 是否发生术后出血主要靠观察引流液的量、颜色等指标来鉴别。正常情况下,术后 1~2 天均可见引流液,每日 50~100 ml,以后逐日减少,引流液颜色为暗红色。若术后 2 小时观察引流管有血清析出,如果颜色变浅则为正常情况;如果引流液混浊,颜色鲜红,每小时引流量>100 ml,持续 3 小时以上,则为术后出血。若引流管有血凝块堵塞,会造成大量出血积存于皮瓣下,使得皮瓣漂浮隆起,同时皮肤肿胀,可有淤血表现。出血可以继发皮下积液和感染。

2. 发生原因

(1) 术前应用化疗或激素类药物使伤口容易渗血。

(2) 术中止血不彻底,遗留活动性出血点。

(3) 术中创面渗血未完全控制。

(4) 术后由于应用持续负压引流,体位改变或剧烈咳嗽等,使电凝的凝血块脱落或结扎的丝线滑脱,导致引流出血。

(5) 术后原痉挛的小动脉断端舒张,或结扎线脱落。

(6) 引流管放置位置不合理,可能戳破了腋静脉。

(7) 患者有凝血机制障碍,可引起术后创面的大面积渗血。

3. 治疗措施

(1) 术后出血量较少且引流通畅时,一般可以通过更换创口敷料、加压包扎或使用止血药止血。

(2) 若已经形成血肿,则可反复穿刺抽出血液,并加压包扎;若血肿离切口较近,可通过拆除部分缝线,排除积血;若血肿较大并形成凝血块,则需切开引流,重置负压引流管。

(3) 若为大量的活动性出血,应迅速输液、输血,监测患者生命体征,并做好术前准备,再次手术止血。

4. 预防方法

(1) 注意术中彻底止血,对切断的小动脉和小静脉均进行结扎。

(2) 若患者有凝血功能障碍,可以术前适当补充凝血因子或者其他血制品,以提高凝血功能。

(3) 术后负压引流的压力不宜过大,避免造成血凝块的脱落或者结扎线的滑脱。

(4) 咳嗽严重者可给予止咳化痰等药物,或者侧卧位,避免坠积性肺炎的形成,减少咳嗽所造成的结扎线滑脱。

三、皮下积液

乳房切除术后的皮下或者腋窝,以及保乳术后的残余乳腺内常有死腔形成,这些死腔中异常积聚的浆液性液体形成皮下积液(seroma)。这是乳腺癌术后最常见的早期并发症。

虽然皮下积液一般不引起严重后果,但延长了康复时间及住院日,增加了患者的经济负担。该并发症的出现不仅延迟了辅助治疗的开始时间,而且增加了伤口感染和上肢淋巴水肿的潜在风险,导致伤口愈合时间延长。

影响皮下积液形成的因素很多,其中最重要的因素,以及最佳的预防策略目前仍不清楚,很多方法和技术处于不断研究和尝试之中。

1. 积液形成 皮下积液的形成与纤溶系统、腋窝淋巴结受累程度、术式有关,与年龄、肿瘤大小、肥胖程度、新辅助化疗无明显关系。与保乳手术相比,广泛切除及腋窝淋巴结清扫造成血管及淋巴管破坏,产生渗出液。同时渗出液使皮瓣与胸壁分离,导致伤口血肿、愈合迟缓、感染、皮瓣坏死、伤口裂开、延长住院期限,使得恢复延迟及相应辅助治疗推迟。

2. 诊断标准 表现为局限性隆起或波动性肿块,可以穿刺抽出非凝固性液体,通常是创面的渗液或者渗血。

(1) 少量积液:穿刺抽出液体≤50 ml。

(2) 大量积液:穿刺抽出液体>50 ml。

3. 临床表现 积液范围较小时表现为积液部位的肿胀,触诊有波动感;血性积液者可表现为青紫色,伴有感染者可表现为红、肿、热、痛等炎症表现;积液范围较大时可造成皮瓣漂浮,甚至皮瓣血运障碍,引起皮瓣缺血坏死;腋窝积液过多时,可影响患侧上肢的静脉回流,引起上肢水肿。

4. 发生原因

(1) 手术范围:肿瘤大小及侵犯部位的不同会导致手术的范围有所差别。手术创面大,容易出现死腔和创面止血不彻底,促进皮下积液的产生。乳房切除术后的皮瓣张力过大则会影响皮瓣血运,使皮瓣不易与基底组织贴合,形成潜在腔隙;腋窝淋巴脂肪组织广泛清除后,腋窝凹陷空虚,造成皮瓣与胸壁之间的潜在腔隙,容易造成渗液积存。这些都是皮下积液形成的重要因素之一。

(2) 手术操作技术:用电刀解剖腋静脉时,发生积液的机会较使用手术刀为多,可能电刀对创面的愈合有一定的影响,且经电刀解剖后一些小的淋巴管暂时封闭,而在负压吸引后又有开放造成积液;淋巴漏常发生于腋窝和肋弓处,因此术中使用电刀清扫淋巴结并切断小血管及淋巴管时,一定要注意结扎。如果术中小淋巴管结扎不彻底,术后多不易自行闭合,从而出现淋巴漏而导致皮下积液。无论是使用电刀还是传统的手术刀,充分的创面止血都是十分重要的。创面内渗血甚至出血,形成凝血块,若不能良好引流,当血凝块液化后也可以形成积液。

(3) 术后引流不畅:术毕前,合理放置引流管十分关键。如果引流不畅,创面的渗出液不能及时引出而积聚。引流管硬度不够、放置位置不合理、引流管阻塞或扭曲、引流管拔除过早等均可以造成引流不畅,导致皮下积液。

(4) 其他:创口包扎前未抽吸彻底,手术后包扎压迫不完全或者继发感染等也可以造成皮下积液。

5. 预防方法 尽管有关预防皮下积液的方法有很多种,但没有一种得到公认或者证实绝对有效。

(1) 手术方法:试图通过减少血管和淋巴管的渗漏或者消减死腔来减少皮下积液的发生率,有多种手术方法,但是效果多有矛盾之处。

1) 组织剥离技术:乳腺癌手术中的组织剥离技术被认为是影响皮下积液发生率和积液量的重要因素之一。20世纪70年代,Kakos和James首次建议在乳腺分离中使用电刀,它的使用减少了分离时间和出血量,但可能与创口并发症的增多有紧密联系。Irshad和Campbell的研究指出,超声刀可以降低皮下积液的发生率,Lumachi等的研究也得出相似结论。Ridings等的研究指出,氩能电刀可以降低皮下积液的发生率。目前,对于乳腺组织剥离应该使用超声刀、激光刀还是传统手术刀尚无定论。

2) 消减死腔的创口闭合方法:死腔和积液的存在会干扰吞噬细胞和成纤维细胞的活性,阻碍毛细血管的形成,影响创口愈合。因此,消减死腔,防止渗出液和血肿,减轻组织水肿,有利于静脉回流和皮瓣存活,可以减少积液的发生。手术消除死腔的方法主要是将皮瓣与胸壁肌肉固定缝合。

3) 新术式:Gong等介绍了一种新的手术方式,并进行了201例患者的随机对照研究,证实两组的积液量、引流时间、积液发生率明显下降。该手术改进的方法为:将所有与标本相连的静脉及淋巴全部结扎;同时在标本切除后,将背阔肌前沿用电凝刀分离;当腋静脉显露后对其进行锐性分离,并对周围的出血点用1~0丝线进行逐层结扎。找出胸背神经血管束(胸背静脉及伴行动脉、神经),找出其向腋窝的分支静脉并夹闭。将背阔肌前沿用可吸收线固定到胸壁上,并在腋窝放置引流管,然后用间断缝合将皮瓣固定在其下方的肌肉上。

4) 密封剂(sealant)和硬化剂(sclerotherapy)的使用:纤维胶的粘连特性使其成为覆盖血管或者淋巴管缺口的黏附材料之一,从而减少漏液的形成,减少皮下积液。Binnema等曾指出,腋窝组织清扫后之所以形成皮下积液,是因为没有足够的纤维蛋白原促成纤维蛋白凝块形成。多项研究证实,纤维胶和其他密封剂在小鼠实验模型中可以减少乳腺切除术后皮下积液的形成。但纤维胶是否可以降低乳腺癌手术或者腋窝淋巴清扫术后的积液形成仍存在矛盾的研究结果(表36-1)。

表36-1 密封剂与积液发生率

作者	研究年限	病例数	引流	积液发生率		P值
				应用密封胶(%)	未应用密封胶(%)	
Rice 等	2000	62	应用	53	22	0.01
Ulusoy 等	2003	54	应用	18	11	无意义
Jain 等	2004	58	未应用	34	41	0.01
Johnson 等	2005	82	未应用	37	45	无意义

最早将硬化剂用于预防乳腺癌术后积液的是Sitzmann等,他们的研究显示硬化剂可以有效降低积液量。随后Nichter的研究也得出相似结论。但后来一些研究表明硬化剂并不能降低乳腺癌术后积液量,相反会增加术后疼痛。现在,硬化剂已经基本不再用于降低乳腺癌术后积液量。

5) 沙培林及艾薇停微纤维止血粉的使用:沙培林(OK-432)既往被应用于恶性肿瘤的辅助治疗,特别是对恶性胸腔积液等的疗效确切,因此广泛用于减少胸腹腔积液的渗出。近年来,也有关于沙培林在乳腺腋窝手术及乳房重建手术中应用的报道。艾薇停粉是手术室常用的由牛真皮制成的可吸收的局部止血材料,既往用于非活动性出血创面的止血,有一定的止血效果。既往也有关于纤维蛋白黏合剂在乳腺腋窝手术中应用的研究,但没有得到阳性结果。针对这个问题,笔者所在的中山大学孙逸仙纪念医院乳腺肿瘤中心设计了一项随机对照研究，纳入224例患者并随机分成沙培林组、艾薇停组及对照组。在沙培林组，术中在腋窝创面处使用100 ml沙培林保留30分钟，而艾薇停组则在创口处使用50 mg艾薇停。基线资料显示3个组之间没有差异。经过随访后显示，沙培林组和艾薇停组可以明显减少腋窝淋巴结清扫术后的积液量，并明显缩短术后拔除引流管的时间。但沙培林组和艾薇停组之间没有明显差异。结果提示，对于行腋窝淋巴结清扫术的患者，特别是对于有形成积液高危因素的患者，如肥胖、高血压、糖尿病或者术前化疗，术中使用沙培林或者艾薇停粉可以明显减少术后的积液，缩短拔管时间，是一个可供参考的选择。

(2) 加压敷料：乳腺切除术后加压包扎胸壁和腋窝是最为传统的减少积液形成的方法之一，目前国内仍普遍应用。包扎压力应适度，术后应注意观察包扎情况，如发现包扎松动应及时重新包扎，一般术后1天即可打开包扎换药检查。

(3) 引流：在所有旨在减少乳腺癌术后积液量的技术中，引流术可能是研究最多但最有争议的问题之一。1947年，Murphey最早将吸引引流法(suction drainage)用于乳腺切除或腋窝淋巴结清扫术后，试图制造负压，消减死腔。该技术可使得胸壁与皮瓣间形成负压，有可能促进创口愈合，减少创口感染。但随后出现了很多关于最佳抽吸压力、引流管数目和引流时限的争议。

1) 是否需要引流：目前引流术仍广泛应用于乳腺切除和腋窝淋巴结清扫术中，虽然没有足够证据证明引流可以降低积液量，但引流可以减少早期的液体积聚，减少积液的抽吸次数。Talbot和Magarey的研究表明，长期引流、短期引流，以及无引流在并发症发生率和积液量方面没有统计学差异，但是无引流组的患者需要更为频繁的穿刺抽液。Zavotsky等的研究表明，无引流组的患者会出现更频繁的穿刺抽吸($P=0.002$)，但引流组患者会出现更严重的疼痛($P=0.006\,2$)。其他相关研究见表36-2。

表36-2　引流与非引流的积液发生率相关研究

作者	研究年限	研究类型	积液发生率	
			引流(%)	非引流(%)
Cameron等	1988	RCT	10	15
Jain等	2004	RCT	26	38
Jeffrey等	1995	前瞻性	—	42
Siegel等	1990	回顾性	—	4.2
Zavotsky等	1998	回顾性+RCT	8.3	50

2) 单管引流与多管引流：许多临床医生倾向于使用多管引流，至少是双管引流，一管置于腋窝；另一管置于胸壁。关于单管或多管引流的研究文献报道较少。Terrell和Singer的研究显示，双管引流相较于单管引流并无明显优势。Petrek等的研究建议，腋窝淋巴结清扫后，腋窝放置单管引流即可。

3) 抽吸(suction)与被动引流(passive drainage)：关于主动引流和被动引流哪个更能减少积液量的研究有很多，但结果多有争议，难以统一。

4) 高压引流与低压引流：对于最佳引流压力临床上尚无统一结论。Bonnema、Chintamani、van Heurn、Britton、Wedderburn等对此问题的研究结果难以统一。就目前情况而言，更倾向于被动引流和低压力引流以减少积液量和引流时间。中山大学孙逸仙纪念医院乳腺中心，针对这个问题设计了一项关于高真空负压与低真空负压引流系统对乳腺癌术后引流影响的前瞻性随机对照临床研究。该研究已通过伦理审核并在中国临床试验注册中心注册(注册号为 ChiCRT1800014665)，目前正在有序进行中。

5) 引流时限(早期拔管与晚期拔管)：英国10年前所报道的乳腺癌术后住院时间多为5~7天，但临床医生倾向于在24小时引流量低于20~50 ml后再拔管，因此约需要住院10天。Barwell的研究提出，74%的积液可以在前48小时内引流；Kopelman的研究建议，如果前3天的引流量≤250 ml则可以拔管。Gupta前瞻性随机研究表明，第5天拔引流管相较第8天拔引流管而言，会增加穿刺抽液频率和积液量。Dalberg 等在瑞典的多中心随机研究显示，早期拔出引流管虽然可以缩短住院时间，但会增加积液发生率。公开的研究结果多倾向于早期拔管。

(4) 穿刺抽吸：适用于拔出引流管后出现的小面积积液，在抽净液体后应采用纱布垫加压包扎。可以反复采用空针抽吸，每日 1～2 次即可。若积液量过大且多次抽吸仍不愈合，应该考虑重新置管引流。

(5) 早期肩关节锻炼与晚期肩关节锻炼：早期有许多研究针对早期或晚期锻炼与积液形成、创口愈合、积液量、肩部功能的关系。有些支持早期锻炼，有些支持晚期锻炼，也有些指出两者无明显差别。2005 年，Shamley 等的 12 项随机对照研究支持晚期上肢运动，以减少积液形成（$P=0.000\,01$），最佳延迟时间为 1 周。

四、皮瓣坏死

皮瓣坏死是乳腺癌根治术后常见的并发症之一，国内发生率为 16%～70%，国外文献报道的发生率为 10%～60%。

1. 诊断标准

(1) 皮瓣完全坏死：全层皮瓣颜色明显变黑，甚至切割时无新鲜血液流出，2 周后坏死皮瓣局限成黑色痂皮。

(2) 皮瓣坏死分度：Ⅰ度，坏死宽度＜2 cm；Ⅱ度，坏死宽度为 2～5 cm；Ⅲ度，坏死宽度＞5 cm。

2. 发生原因　皮瓣的血供除来自周围血供外，部分还来自皮瓣与胸壁紧贴后形成的新血运系统，而皮瓣血供破坏是乳腺癌术后皮瓣坏死的主要原因。

(1) 皮瓣分离不当：乳腺癌根治术常需分离较多皮瓣，皮瓣血供来自创面处形成的新毛细血管网和自身的真皮血管网。若皮瓣分离过薄，可能会破坏皮下血管网；若皮瓣分离过厚，可能会阻碍创面处新毛细血管网的形成；若皮瓣分离范围过大，可能会使皮瓣边缘张力较大，血运较差；若皮瓣分离过松，可能导致皮瓣游离悬空，不利于创面处新毛细血管网的形成；若皮瓣分离过紧，可能导致血管扭曲缺血。

(2) 皮瓣设计不当：缝合时张力过大，造成血运障碍，也会引起近切口处皮瓣的缺血坏死。

(3) 术中电刀和血管钳操作不当：分离皮瓣时造成局部皮肤烧伤或血管凝固性栓塞，也容易导致皮瓣坏死。高频电刀功率过大、使用时间过长、温度过高，可能会导致术后脂肪液化坏死；电凝止血过于频繁密集，可能造成皮瓣及皮瓣血管严重烧伤。因此，修整皮瓣时尽量不使用电刀，以保护皮瓣血供及血管。

(4) 游离皮瓣时将皮肤及其下方的动、静脉直接切断，导致皮瓣血液循环不良。

(5) 包扎不适当：包扎压力过小，可能引起皮瓣与基底部粘贴不紧密，造成渗液积存而使皮瓣坏死；包扎压力过大，可能引起局部皮瓣的血运障碍，造成皮瓣坏死。

(6) 切口发生积液或者感染，造成皮瓣坏死：感染可导致局部血管内栓塞，造成皮瓣血运障碍而发生坏死；积液可以继发感染，引起真皮层毛细血管网水肿、栓塞，造成皮瓣血运障碍而发生坏死。

(7) 引流不适当：可造成大量积液、继发感染或者皮瓣浮起，引起皮瓣坏死。

3. 治疗措施

(1) 手术后皮瓣发紫，表明血供不足，可用 75% 乙醇纱布湿敷，12～24 小时更换 1 次，以促进表皮干燥；也可使用右旋糖酐-40 和丹参治疗，以扩张小血管，改善微循环，使部分皮瓣避免坏死。若表皮已完全坏死，不宜过早去除，应待其自行脱落。

(2) 小面积的皮肤全层坏死，如与切口皮缘距离＜2 cm，或者岛状皮瓣坏死且与皮缘距离＜2 cm 者，可在界限清晰后将坏死皮瓣剪除，通过创面换药、使用抗生素等措施，促进肉芽组织生长，使其自然愈合。

(3) 大面积的皮肤全层坏死，如与切口皮缘距离＞2 cm，或者岛状坏死皮瓣与切缘距离＞2 cm 者，一般需要植皮。常用的方法为中厚皮片植皮、"邮票"状植皮和转移皮瓣。

4. 预防方法　术前合理设计皮瓣，以病变周围 2～3 cm 切口为宜，皮瓣边缘厚度以 1～2 mm 为宜，基底部厚度为 5～6 mm。术中应注意精细操作，游离皮瓣时注意保护皮下毛细血管网。手术时，电刀输出功率不应过大，以 20 W 为宜，最大宜＜40 W，避免毛细血管网发生热凝固而导致皮肤缺血。真皮层出血可使用压迫止血法，减少血管钳对于皮缘下真皮层毛细血管的损伤。切口边缘不宜用组织钳反复钳夹，可以采用每隔 4 cm 丝线缝吊 1 针作为牵引，或者使用巾钳钳夹牵引。术毕缝合时，如有张力就直接植皮或者使用减张缝合。伤口包扎压力应适中，既要减少皮下积液的形成，又要避免皮瓣血运障碍。

五、疼痛

乳腺癌术后的疼痛主要分为两种，一种是由于肌肉或者韧带损伤所造成的疼痛；另一种是神经损伤或者神经系统部分功能丧失所引起的神经痛。后者的研究更多。

1. 乳腺癌术后神经痛分型

第一种：疼痛错觉，即已切除乳腺的疼痛错觉。

第二种：肋间臂神经痛，即乳腺癌术后肋间臂神经所支配区域的疼痛和感觉异常。

第三种：继发于神经瘤的疼痛。这种疼痛包括通过叩击所引发的手术瘢痕、胸壁或者手臂处的放电样麻痛感或蚁走感，即Tinels征。

第四种：损伤其他神经所引起的疼痛，如胸内侧神经、胸外侧神经、胸背神经和胸长神经。

乳腺切除术后疼痛综合征（post-mastectomy pain syndrome，PMPS），是最常见的术后神经痛。来自欧美国家的数据显示，PMPS的发生率较高（20%～50%），严重影响日常生活，因此其缓解和治疗尤为重要。根据国际疼痛研究协会（International Association for Study of Pain，IASP）的定义，PMPS是指乳腺切除术后发生于前胸壁、腋窝和（或）上臂的持续3个月以上的慢性疼痛。

2. PMPS的相关因素

（1）患者相关因素

1）年龄：越年轻，PMPS的发生率越高。这主要是因为年轻患者的预后更差，神经敏感性更高，年轻人焦虑情绪的阈值较低，年轻人的腋窝淋巴组织清扫的概率更大。

2）体质指数（BMI）：有研究认为BMI越大，PMPS发生率越高。

（2）手术相关因素

1）术后疼痛的有无和严重程度：术后疼痛越严重或者使用的止痛药越多，则疼痛错觉和神经痛的发生率越高。

2）手术方式：有研究者认为改良根治术的PMPS发生率更高，术中的肋间臂神经损伤被认为是引起PMPS的重要原因之一。腋窝手术方面，一项随机对照研究显示前哨淋巴结活检的PMPS发生率比腋窝淋巴结清扫术更低，腋窝淋巴结清扫显著提高了PMPS的发生率。

3）辅助放疗：研究表明，辅助放疗会增加PMPS的发生率。

3. 发生机制 在PMPS的发生机制尚不清楚。主流观点认为PMPS是由多种因素共同引起的，其中最主要的因素是神经损伤。在胸壁上有所分布的神经更容易在手术中损伤，如胸背神经、胸内侧神经、胸外侧神经、胸长神经、肋间臂神经。肋间臂神经是胸壁肌肉的感觉神经，主要支配肩部、上肢前部的感觉。胸壁神经在腋窝处的分布非常接近淋巴结，因此腋窝淋巴结清扫时较易损伤肋间臂神经，导致PMPS的发生。

4. 临床表现 疼痛多发生于手术侧的前胸壁、腋窝或者上肢中部。其性质多为烧灼痛、刺痛，或者突发的枪击样疼痛，有时可为不同程度的感觉迟钝。疼痛既可有间歇缓解，也可有持续加重。

术后疼痛的临床表现随损伤神经的不同而有所不同。胸内侧神经和胸外侧神经损伤可引起胸大肌无力、前胸壁肌肉萎缩；胸长神经损伤可引起前锯肌无力、肩关节疼痛、翼状肩胛；胸背神经损伤可引起背阔肌无力、肩关节的内收和内旋障碍；肋间臂神经损伤可引起异常疼痛、感觉异常和麻木。

加剧术后疼痛的因素有：患侧上肢的过度运动，使用患侧上肢抬举重物，增加患侧上肢压力。缓解术后疼痛的因素有：休息，相关药物如阿米替林、文拉法辛、辣椒素等。

5. 治疗措施 正确评估者疼痛的程度。疼痛的程度因手术的方式，患者的修养、年龄、精神状态及社会因素不同而有差异。疼痛严重时可持续使用止痛泵或间断肌内注射布桂嗪（强痛定）、吗啡等止痛药物，并注意保持环境安静，减少不必要的干扰。

有研究报道，通过B超引导下的肋间臂神经阻滞可以明显缓解患者术后的疼痛。但该研究纳入的病例数较少，证据等级也不高。虽然为我们提供了治疗术后疼痛的思路，但仍需要进一步的研究证明其有效性及安全性。

此外，还需要强调一下心理因素所导致的疼痛。首先疼痛的定义是，一种令人不快的感觉和情绪上的感受。既往研究也证明，乳腺癌患者术后疼痛与其焦虑或者抑郁状态息息相关，同时与患者的睡眠质量有关。因此，对于临床上有明显抑郁或者焦虑状态伴随疼痛的患者，应该给予积极的抗焦虑、抗抑郁治疗，或者建议患者接受精神心理科的进一步治疗。

6. 预防措施

（1）通过麻醉技术减轻术后疼痛。

(2)术中尽量避免神经损伤,特别是肋间臂神经的保护,已有研究证明保护肋间臂神经可以减少术后疼痛的发生。

(3)术后完善随访制度,以跟踪观察PMPS的进展,从而研究制定PMPS的治疗指南和病因防治。

第二节 乳腺癌腋窝淋巴结清扫术和前哨淋巴结活检术的常见并发症

乳腺癌腋窝淋巴结清扫术和前哨淋巴结活检术的常见并发症为上肢水肿。据报道,上肢水肿发生率为10%~30%。接受腋窝淋巴1、2、3站淋巴结全部清除者上肢水肿的发生率为37%,而接受1、2站淋巴结清除者发生率仅为7%。一般情况下,上肢水肿是由淋巴回流障碍或者(合并)静脉回流障碍所引起。上肢的浅淋巴组可分为3组,即外侧组、内侧组和中间组,各组淋巴管的集中管分别伴随头静脉、贵要静脉、臂中静脉行走,然后汇入腋淋巴结。易损伤的主要是腋静脉属支、头静脉等。

一、诊断标准

1. **分级** 国际淋巴学会将乳腺癌腋窝淋巴结清扫术上肢水肿分为3级:Ⅰ级,上肢呈凹陷性水肿,肢体抬高则水肿消失;Ⅱ级,上肢组织有中度纤维化,肢体抬高水肿不消失;Ⅲ级,上肢象皮肿。

2. **分度** 依据水肿程度不同可以分为3度:Ⅰ度,上臂体积增加<10%,一般不明显,肉眼不易观察,多发生于上臂近端内后区域;Ⅱ度,上臂体积增加10%~80%,肿胀明显,但一般不影响上肢活动;Ⅲ度,上臂体积增加>80%,肿胀明显,累及范围广,可影响整个上肢,上肢活动明显受限。

二、发生原因

(1)乳腺癌腋窝淋巴结清扫范围过大,破坏了淋巴管网,使淋巴引流不畅。传统对腋静脉周围的淋巴脂肪解剖时常将腋鞘一并切除,影响了术后的淋巴回流。因此,手术时如未见有明显肿大淋巴结,无需将腋血管鞘切除。

(2)腋窝区伤口不愈合,长期积液或并发感染,造成局部充血、纤维化瘢痕形成,都会使残留的淋巴管进一步遭到破坏并阻碍侧支循环的建立,从而造成淋巴回流受阻。

(3)术后锁骨上、下区及腋区的放疗引起局部水肿,结缔组织增生,局部纤维化,继而导致上肢水肿。

(4)包扎时,腋窝内加压过紧或者填充物过多,使腋静脉受压,导致静脉回流障碍。

(5)若手术切口较长,头静脉可能会被结扎,此种情况所造成的上肢水肿较难恢复。

(6)术后患侧上肢活动过晚,未能及早进行上肢功能锻炼。

三、治疗与预防措施

(一)治疗

一旦出现上肢水肿,仅能对症治疗以减轻肿胀程度,例如酌情使用利尿剂及采用康复治疗手段,但效果不佳。因此,对于上肢水肿,重在预防。

(二)预防

1. **术前应充分评估手术切除的范围和腋窝淋巴结清扫的程度** 对于腋窝临床阴性的早期乳腺癌患者可行前哨淋巴结活检,如前哨淋巴结无转移,则术中无需清扫腋窝淋巴结,以减少上肢水肿的发生风险。术前或术后化疗及相关输液禁止在手术侧患肢进行。

2. **术后应及早、有计划、有步骤、适当地进行上肢康复功能锻炼** 根据患者的年龄、接受能力及身体状况,制订功能锻炼计划。同时应避免上肢进行过重的体力劳动。

3. **功能锻炼的基本原则** 康复训练应循序渐进、量力而行,以患者不感到疲劳、不产生明显疼痛为限,以免训练过度影响切口愈合。

4. **功能锻炼的目的** 松解瘢痕组织,预防瘢痕挛缩引起的患肢功能障碍。

5. **早期体位与按摩** 手术当日用枕头适当抬高患肢,按功能位摆放。平卧时将上臂置于高于前胸壁水平,避免患肢长时间受压。若出现上肢水肿,应使用弹性绷带包扎。术后 6 小时开始由远端至近端按摩。由专业人员一手扶患肢手腕处；另一手大小鱼际紧贴患肢皮肤，然后由下向上、由外向内轻轻做环行按摩，促进血液循环；每天 3 次，每次 15 分钟。同时可轻拍打患侧上肢，用拇指和示指沿患肢淋巴走向由下向上、由外向内轻轻对捏，刺激近端淋巴管，促进淋巴液的回流。

6. 功能锻炼方法　术后 24 小时内主要进行屈伸手指、握拳和转腕运动，每日 2 次，每次 1~2 分钟。常用方法：①患侧手尝试游戏手势石头、剪子、布；②患侧手握弹力球；③患侧手指进行逐个交替屈指运动。术后第 2 天开始上下活动其手腕，并配合手腕的内外旋转活动。术后第 3 天，可以上下屈伸前臂。根据患者情况，每日 3 次，每次 10~15 分钟。术后第 5 天开始，进行患侧的肘部运动。运动时，以腰部作为支撑，将手臂抬高，放置到对侧胸前，两臂交替。使用健侧手握住患侧手肘，将其抬高到胸前。拔除皮瓣下的负压吸引管后，患者下床活动时需用吊带将患肢托起，他人扶持时不宜扶患侧，以免皮瓣滑动影响愈合。下床后的训练多为肩关节的相关运动。术后 7~9 天，训练用患侧手摸同侧耳直至摸到对侧肩部，鼓励并指导用患肢进食、洗脸、刷牙、穿衣等日常活动。术后 10~12 天，训练患侧上肢内收、外展、内旋、外旋、向前抬高伸展、逐步上举等运动并进行上臂的全关节活动。每日 3 次，每次 10~15 分钟。具体方法如下。

（1）爬墙运动：这是最常用的康复运动之一。患者面向墙站立，双脚分开，脚趾尽量贴近墙壁，双肘弯曲，双手掌贴在墙壁上与肩同高，双手手指弯曲沿墙壁渐向上方移动，直到手臂完全伸展为止，然后沿墙壁再往下移至原来位置。

（2）转绳运动：患者面向房门站立，将绳子一端固定于房门；另一端由患侧手握住，患侧手臂伸展与地面平行，分别沿顺时针和逆时针方向转动绳子。

（3）滑绳运动：患者直立于挂钩下方，将一长绳挂于挂钩上，两端自然下垂。双手握住长绳的两端，轮流拉动长绳两端，使患侧手臂抬高至感觉疼痛为止。逐渐缩短绳子，直到患侧手臂能抬至额头高度。

（4）举杠运动：患者两手伸直握住长杆，双手间距 60 cm，先将长杆高举过头，再弯曲肘部将长杆置于头后方，然后反方向将长杆高举过头，最后回到初始位置。

7. 出院后的康复训练　出院后半年内坚持上述康复训练，以巩固疗效。尽量避免使用患侧上肢提取重物，避免于患侧上肢测血压、抽血、静脉注射等。鼓励患者出院后生活自理，尽量使用患侧上肢进行穿衣、梳头、进食、洗漱等日常自理活动，可配合有氧运动进行训练。

第三节　保乳术的常见并发症

与标准根治术和改良根治术的术后并发症相比，乳腺癌保乳术的术后并发症较为少见。2011 年陈国平的研究显示，保乳术的并发症发生率最低。虽然也存在皮下积液、出血、切口感染等并发症，但保乳术的主要并发症为上肢水肿，发生率为 6%~15%，接近 50% 的患者自述术后上肢活动障碍，但半年后 92% 的患者症状好转。其发生与腋窝淋巴组织清扫有密切联系，其诊断、预防和治疗同上所述。

第四节　心　理　康　复

乳腺癌多发生于中老年女性患者，此阶段妇女情绪易激动，且乳腺癌手术对患者的形体破坏较大，特别是乳房全切术，很多患者会为失去部分女性第二性征而产生焦虑、失眠，甚至患严重抑郁症。因此，在患者入院后，医护人员应热情主动地进行宣教，主动与患者沟通交流，了解其内心的想法，指导患者正确看待手术对形体的影响，并给予患者及家属心理支持。同时，告诉患者可根据病情选择保乳手术或即时乳房再造术，从而部分弥补手术所产生的形体缺陷，使患者和家属减轻疑虑，以良好的心态接受治疗，引导和帮助患者树立治疗的信心。

（苏逢锡）

参考文献

[1] Baghaki S, Soybir GR, Soran A. Guideline for antimicrobial prophylaxis in breast surgery. J Breast Health, 2014,10(2):79-82.

[2] Barwell J, Campbell L, Watkins RM, et al. How long should suction drains stay in after breast surgery with axillary dissection? Ann R Coll Surg Engl, 1997,79:435-437.

[3] Caffo O, Amichetti M, Ferro A, et al. Pain and quality of life after surgery for breast cancer. Breast Cancer Res Treat, 2003,80:39-43.

[4] Carcoforo P, Soliani G, Maestroni U, et al. Octreotide in the treatment of lymphorrhea after axillary node dissection: a prospective randomized controlled trial. J Am Coll Surg, 2003,196:365-369.

[5] Cho OH, Yoo YS, Kim NC, et al. Efficacy of comprehensive group rehabilitation for women with early breast cancer in South Korea. Nurs Health Sci, 2010,8:140-146.

[6] Classe JM, Dupre PF, Francois T, et al. Axillary padding as an alternative to closed suction drain for ambulatory axillary lymphadenectomy: a prospective cohort of 207 patients with early breast cancer. Arch Surg, 2002,137:169-172.

[7] Covency EC, O'Dwyer PJ, Geraghty JG, et al. Effect of closing dead space on seroma formation after mastectomy — a prospective randomized clinical trial. Eur J Surg Oncol, 1993,19:143-146.

[8] Dalberg K, Johansson H, Signomklao T, et al. A randomised study of axillary drainage and pectoral fascia preservation after mastectomy for breast cancer. Eur J Surg Oncol, 2004,30:602-609.

[9] Deo SV, Shukla NK. Modified radical mastectomy using harmonic scalpel. J Surg Oncol, 2000, 74:204-207.

[10] Donker M, Hage JJ. Surgical complications of skin sparing mastectomy and immediate prosthetic reconstruction after neoadjuvant chemotherapy for invasive breast cancer. EJSO, 2012,38:25-30.

[11] Fromm GH. The neuralgias. In: Joynt RJ, Griggs RC. eds. Baker's clinical neurology. Philadelphia: Lippincott Williams & Wilkins, 2000.

[12] Galatius H, Okholm M, Hoffmann J. Mastectomy using ultrasonic dissection: effect on seroma formation. Breast, 2003,12:338-341.

[13] Ganz PA, Hahn EE. Implementing a survivorship care plan for patients with breast cancer. J Clin Oncol, 2008,26(5):759-767.

[14] Gilron I, Bailey JM, Tu D, et al. Morphine, gabapentin, or their combination for neuropathic pain. N Engl J Med, 2005,352:1324-1334.

[15] Gonzalez EA, Saltzstein EC, Riedner CS, et al. Seroma formation following breast cancer surgery. Breast J, 2003,9:385-388.

[16] Gupta R, Pate K, Varshney S, et al. A comparison of 5-day and 8-day drainage following mastectomy and axillary clearance. Eur J Surg Oncol, 2001,27:26-30.

[17] Hashemi E, Kaviani A, Najafi M, et al. Seroma formation after surgery for breast cancer. World J Surg Oncol, 2004,2:44.

[18] Henry BM, Graves MJ, Pękala JR, et al. Origin, branching, and communications of the intercostobrachial nerve: a Meta-analysis with implications for mastectomy and axillary lymph node dissection in breast cancer. Cureus, 2017,9(3):e1101.

[19] Heville AL, Tchou J. Barriers to rehabilitation following surgery for primary breast cancer. J Surg Oncol, 2007,95(5):409-418.

[20] Jeffrey SS, Goodson WH 3rd, Ikeda DM, et al. Axillary lymphadenectomy for breast cancer without axillary drainage. Arch Surg, 1995,130:909-912.

[21] Johnson L, Cusick TE, Helmer SD, et al. Influence of fibrin glue on seroma formation after breast surgery. Am J Surg, 2005,189:319-323.

[22] Jung BF, Ahrendt GM, Oaklander AL, et al. Neuropathic pain following breast cancer surgery: proposed classification and research update. Pain, 2003, 104:1-13.

[23] Katz J, Poleshuck EL, Andrus CH, et al. Risk factors for acute pain and its persistence following breast cancer surgery. Pain, 2005,119:16-25.

[24] Kehlet H, Jensen TS, Woolf CJ. Persistent postsurgical pain: risk factors and prevention. Lancet, 2006,367:1618-1625.

[25] Keogh GW, Doughty JC, McArdle CSM, et al. Seroma formation related to electrocautery in breast surgery: a prospective randomised trial. Breast, 1998,7:39-41.

[26] Kopelman D, Klemm O, Bahous H, et al. Postoperative suction drainage of the axilla: for how long? Prospective randomised trial. Eur J Surg, 1999,165: 117-120.

[27] Lumachi F, Brandes AA, Burelli P, et al. Seroma prevention following axillary dissection in patients with breast cancer by using ultrasound scissors: a prospective clinical study. Eur J Surg Oncol, 2004, 30:526-530.

[28] Lumachi F, Burelli P, Basso SMM, et al. Usefulness of ultrasound scissors in reducing serous drainage after axillary dissection for breast cancer: a prospective randomized clinical study. Am Surg, 2004,70:80.

[29] Macdonald L, Bruce J, Scott NW, et al. Long-term follow-up of breast cancer survivors with postmastectomy pain syndrome. Br J Cancer, 2005,92: 225-230.

[30] Mansel RE, Fallowfield L, Kissin M, et al. Randomized multicenter trial of sentinel node biopsy versus standard axillary treatment in operable breast cancer: the ALMANAC trial. J Natl Cancer Inst, 2006,98: 568-569.

[31] Miguel R, Kuhn AM, Shons AR, et al. The effect of sentinel node selective axillary lymphadenectomy on the incidence of postmastectomy pain syndrome. Cancer Control, 2001,8:427-430.

[32] O'Dwyer PJ, O'Higgins NJ, James AG. Effect of closing dead space on incidence of seroma after mastectomy. Surg Gynecol Obstet, 1991,172:55-56.

[33] Pereira S, Fontes F, Sonin T, et al. Neuropathic pain after breast cancer treatment: characterization and risk factors. J Pain Symptom Manag, 2017,54(6):877-888.

[34] Perkins FM, Kehlet H. Chorinc pain as an outcome of surgery: a review of predictive factors. Anesthesiology, 2000,93:1123-1133.

[35] Rao AV, Demark-Wahnefried W. The older cancer survivor. Crit Rev Oncol Hematol, 2006,60(2): 131-143.

[36] Rice DC, Morris SM, Sarr MG, et al. Intraoperative topical tetracycline sclerotherapy following mastectomy: a prospective, randomized trial. J Surg Oncol, 2000, 73:224-227.

[37] Schuijtvlot M, Sahu AK, Cawthorn SJ. A prospective audit of the use of a buttress suture to reduce seroma formation following axillary node dissection without drains. Breast, 2002,11:94-96.

[38] Shamley DR, Barker K, Simonite V, et al. Delayed versus immediate exercises following surgery for breast cancer: a systematic review. Breast Cancer Res Treat, 2005,90:263-271.

[39] Smith WCS, Bourne D, Squair J, et al. A retrospective cohort study of post mastectomy pain syndrome. Pain, 1999,83:91-95.

[40] Tasmuth T, Hartel B, Kalso E. Venlafaxine in neuropathic pain following treatment of breast cancer. Eur J Pain, 2002,6:17-24.

[41] Ulusoy AN, Polat C, Alvur M, et al. Effect of fibrin glue on lymphatic drainage and on drain removal time after modified radical mastectomy: a prospective randomized study. Breast J, 2003,9:393-396.

[42] Wijayasinghe N, Duriaud HM, Kehlet H, et al. Ultrasound guided intercostobrachial nerve blockade in patients with persistent pain after breast cancer surgery: a pilot study. Pain Physician, 2016,19(2): E309-E318.

[43] Wood KM. Intercostobrachial nerve entrapment syndrome. South Med J, 1978,71:662-663.

[44] Zavotsky J, Jones R, Brennan M, et al. Evaluation of axillary lymphadenectomy without axillary drainage for patients undergoing breast-conserving therapy. Ann Surg Oncol, 1998,5:227-231.

[45] Zhao J, Su F, Hu Y, et al. Prospective comparison of Sapylin and Avitene for reducing hydrops after axillary lymphadenectomy in breast cancer patients. J Surg Res, 2017,210:8-14.

第三十七章

乳腺癌全乳切除术后的辅助放疗

第一节 全乳切除术后放疗的进展

对于局部晚期乳腺癌,或原发肿瘤最大直径≥5 cm,或肿瘤侵及乳腺皮肤、胸壁,或腋淋巴结转移≥4枚,全乳切除术后放疗(PMRT)不仅能降低局部-区域复发(LRR)风险,还能降低乳腺癌死亡风险。因此,通常认为该亚群患者全乳切除术后有明确的放疗指征。相比之下,PMRT的争议人群主要包括:T1-2、腋淋巴结1~3枚阳性者,改良根治术后;临床Ⅰ~Ⅱ期患者接受了新辅助全身治疗后行改良根治;接受了乳房单纯切除术及前哨淋巴结活检(SLNB),并且病理提示SLN 1枚阳性者。除此之外,由于年轻女性对全乳切除术后胸部外观的需求与日俱增,越来越多的女性选择乳房重建以重塑外观和增强信心,PMRT与乳房重建问题也得到愈来愈多的关注。在靶区范围方面,不断出现的关于内乳区照射的证据也改变着放疗学者对内乳区照射指征的认识。

一、全乳切除术后,T1-2、腋淋巴结1~3枚阳性(行腋窝淋巴结清扫术)

支持改良根治术后T1-2、腋淋巴结1~3枚阳性患者辅助放疗的主要循证医学证据包括British Columbia研究,以及Danish 82b、82c研究。这些研究均包括了相当比例的腋淋巴结1~3枚阳性者,并且一致证实,加用放疗能够降低LRR和改善总生存率(OS)。其中,British Columbia研究包括了超过55%的1~3枚阳性患者,研究发现腋淋巴结1~3枚阳性者术后未放疗组和放疗组的20年OS为50%和57%($RR=0.76$);Danish 82b、82c研究则包括了超过70%的1~3枚阳性者,研究发现对腋淋巴结1~3枚阳性者,PMRT可降低LRR(从27%降为4%),提高15年OS(从48%~57%)。根据这3项随机研究的结果认为,对T1-2、腋淋巴结1~3枚阳性者在根治术后及辅助全身治疗后应做辅助放疗。但是,以上研究存在的不足也导致了当前关于1~3枚阳性者PMRT的争议。这些不足主要包括:腋淋巴结清扫中位数仅7枚,显示部分患者行腋窝淋巴结清扫术(ALND)的理由可能不充分,因此可能低估了腋窝肿瘤负荷,从而低估了LRR风险。后续报道的研究也证实,在补充ALND后,多达30%的患者从1~3枚组跃变为≥4枚组,即腋淋巴结分期因补充手术而改变。研究的对照组,即未做PMRT患者的LRR高达27%。然而,20世纪90年代以后发表的其他文献,包括北美、欧洲及亚洲的多项研究报道的LRR明显较低,10年LRR甚至不到10%,并且随着治疗年代的延迟,LRR有降低趋势。研究中的辅助全身治疗方案,包括CMF和TAM,仅代表了20世纪60~80年代的治疗水平,对局部控制的贡献可能较小。

鉴于对该亚组患者是否需要辅助放疗存在争议,放疗专家一直在探讨解决方案。首先,开展进一步的临床试验可能是最终解决之道。目前有一项大规模的随机临床研究即欧洲SUPREMO试验已经完成患者的入组,现处于随访阶段。SUPREMO研究旨在评价中危可手术乳腺癌患者全乳切除术后辅助胸壁放疗(无区域淋巴结照射,RNI)的作用。

其次，通过探讨存在其他增加或降低 LRR 风险的临床-病理因素因复发风险较高而需要辅助放疗的人群，或因复发风险较低从而可以豁免放疗的人群，是当前比较现实的应对策略。例如，Truong 等于 2005 年报道 542 例 T1-2N1 患者淋巴结转移比例(NR)的预后意义。10 年 LRR 在 NR≤25%组为 13.9%，>25%组为 36.7%（$P<0.0001$）；OS 在 NR≤25%组为 62.6%，>25%组为 43.4%（$P<0.0001$）。Chen 等对 1999 年 4 月～2001 年 12 月的 1 010 例患者进行多因素回归分析，认为 ER、脉管浸润(LVI)、年龄及腋淋巴结转移个数是影响 LRR 的主要因素。多数淋巴结≥4 枚阳性者为高危组，需给予辅助放疗；淋巴结 1～3 枚阳性者，如果不合并其他预后不良因素，可不给予辅助放疗；淋巴结 1～3 枚阳性者如果年轻、ER 阴性、LVI 阳性时也属于高危患者，需给予辅助放疗。Kyndi 等报道了 Danish 82b 及 82c 研究中乳腺癌术后放疗疗效与 ER 及 HER-2 状态的关系。未放疗者的 15 年 LRR 在 ER 阳性/HER-2 阴性组为 32%，ER 阳性/HER-2 阳性组为 48%，ER 阴性/HER-2 阴性组(三阴性组)为 32%，ER 阴性/HER-2 阳性组为 33%；放疗组中 ER 阳性/HER-2 阴性或阳性组为 3%，三阴性组为 15%，ER 阳性或阴性/HER-2 阳性组为 21%。提示三阴性患者和 ER 阴性/HER-2 阳性者术后放疗的获益较小。王淑莲等也报道了 ER 和 PR 及 HER-2 对改良根治术后腋淋巴结阳性乳腺癌放疗疗效的影响。共 437 例患者分为 4 个亚组：ER 阴性/HER-2 阴性、ER 阴性/HER-2 阳性、ER 阳性/HER-2 阳性和 ER 阳性/HER-2 阴性。随访结果显示，上述亚组的 5 年 LRR 放疗获益分别为 20.2%、11.9%、37.3%和 12.2%；除 ER 阳性/HER-2 阴性亚组外，其他亚组的 5 年 OS 放疗获益分别为 48.7%、28.3%和 58.2%。这些研究提示，基于患者特征、病理因素及生物学因素定义的不同亚组，其放疗获益不尽相同，并且不同研究中达到统计学意义的临床因素并不一致。因此，需要进一步研究明确不同临床-病理因素在预测复发风险和放疗获益中的价值。

2014 年 EBCTCG 所做的 Meta 分析进一步探讨了 PMRT 在 T1-2、腋淋巴结 1～3 枚阳性患者中的作用。该分析包括了 1967～1986 年开展的 22 项研究 8 135 例患者，中位随访 9.4 年。分析时对 ALND 进行了定义，即腋窝Ⅰ、Ⅱ群清扫，中位数 10 枚，或至少 10 枚淋巴结，从而排除了那些因 ALND 不充分而低估复发风险的患者。其中，腋淋巴结 1～3 枚阳性患者 1 314 例。结果显示，10 年 LRR 从未放疗组的 20.3%降低至放疗组的 3.8%；10 年总复发率从未放疗组的 45.7%降低至放疗组的 34.2%；20 年乳腺癌死亡率从未放疗组的 50.2%降低至放疗组的 42.3%。进一步分析显示，腋淋巴结 1 枚与 2～3 枚阳性患者的获益并无差异；排除了未接受辅助全身治疗的患者后，在局部复发、总复发和乳腺癌死亡方面仍有获益。换句话说，即使给予辅助全身治疗，PMRT 仍然能够降低腋淋巴结 1～3 枚阳性者的复发和乳腺癌死亡风险。

然而，在过去的 30 年中，随着乳腺癌诊断技术进步，乳房 X 线和 MRI 的应用发现了更多早期患者；腋清扫淋巴结数目增加(≥10 枚)，提示 ALND 愈加彻底；3D-CRT 和 IMRT 计划与实施技术的应用减少了 PMRT 的并发症；辅助全身化疗方案已经处于紫杉类和蒽环类药物时代，辅助全身内分泌治疗已进入后芳香化酶抑制剂(AI)时代，包括卵巢功能抑制＋AI，甚至延长内分泌治疗得到越来越广泛的应用；同时，以抗 HER-2 治疗为主的靶向治疗药物也呈现多元化，这些更有效的全身治疗进展进一步降低了复发风险。相比之下，PMRT 带来的绝对获益可能有所减少。显然，2014 年 EBCTCG 的 Meta 分析并未从根本上解决腋淋巴结 1～3 枚阳性患者 PMRT 的争议，未反映乳腺癌诊疗的进展，因此不能代表当前乳腺癌的治疗实践。由此可见，将该分析结果简单外推到当前接受了标准腋清扫和现代辅助全身治疗的腋淋巴结 1～3 枚阳性人群并不合理。

在 SUPREMO 等随机研究结果尚未报道之前，将 T1-2、腋淋巴结 1～3 枚阳性患者提交多学科讨论是最为现实的应对策略，结合患者是否合并存在其他影响复发风险的因素(患者因素如年龄，病理因素如肿瘤大小、组织学分级、腋淋巴结转移比率、脉管状态等，生物学因素如受体状态，以及预测全身治疗疗效的因素)，综合判断 LRR 的风险。在决策过程中，充分告知患者，有必要考虑患者的看法，在患者理解复发风险大小以及放疗并发症的基础上决定是否给予 PMRT。

当前，对于 T1-2、腋淋巴结 1～3 枚阳性患者 PMRT 的基本共识是，应针对所有患者讨论 PMRT 的指征，当患者同时包含至少下列一项因素时可能复发风险更高，PMRT 更有意义：年龄≤40 岁，组织学Ⅲ级，脉管阳性，ALND 数目<10 枚时转移比例>20%，激素受体阴性，HER-2/neu 过表达等。

二、全乳切除术后,T1-2、前哨淋巴结1枚阳性(未行ALND)

对于术前评估临床分期为T1-2、腋淋巴结阴性(cN0)的患者,在乳房单纯切除的同时通常会做SLNB,若结果提示SLN阴性,可考虑豁免ALND;若SLN阳性,通常会考虑进一步ALND。然而此时,尤其是当腋窝仅有有限的肿瘤负荷时,ALND的必要性面临着越来越多的争议。

乳房单纯切除+SLNB术后SLN阳性,不再做ALND这样的实践,很大程度上是从早期乳腺癌BCS+SLNB术后区域管理的相关随机临床研究包括ACOSOG Z0011、IBCSG 23-01及AMAROS等外推而来。实践的支持者认为,接受了全乳切除术的患者,只要其SLNB发现与符合随机研究入组条件患者的结果相似,就可以豁免进一步的ALND,尤其是做了PMRT的患者。然而,这些研究中仅入组了少数接受全乳切除术的患者。例如,在IBCSG 23-01研究中,仅有9%($n=84$)的患者接受了全乳切除术,其中既未做ALND又未做PMRT的患者42例,在随访中未发现区域复发。再如AMAROS研究,接受全乳切除的患者占入组患者的18%,其中ALND组和AxRT组分别有127例和121例接受了胸壁照射,但研究结果中并未单独报道这些患者是否出现区域复发。因此,对于接受了乳房单纯切除+SLNB,术后病理提示T1-2、SLN 1枚阳性者,是否需要给予PMRT缺乏充分的直接证据。

由于手术范围较小,未清扫的腋窝中很可能还有非SLN残留,与接受了ALND术后1枚淋巴结阳性的情况相比,单纯SLNB后淋巴结1枚阳性的临床意义可能并不相同。因此,那些支持全乳切除术加ALND术后T1-2、腋淋巴结1~3枚阳性的PMRT证据也并不完全适用于这些单纯SLNB术后仅有有限腋窝肿瘤负荷的患者。

总之,在缺乏循证医学证据的情况下,将做了乳房单纯切除及SLNB,并且SLN只有有限个数阳性的患者提交多学科讨论是负责任且现实的做法。当选择豁免ALND时,若有足够的证据确认PMRT有价值,并且潜在的放疗并发症也在合理的可接受范围内,应给与PMRT;反之,当缺乏给予PMRT的足够证据时,应选择进一步ALND。

三、新辅助全身治疗前临床Ⅰ~Ⅱ期,改良根治术后

对于局部晚期乳腺癌新辅助治疗后放疗指征的认识较为一致:其一,无论是新辅助治疗前评估为局部晚期乳腺癌,还是新辅助治疗后评估为局部晚期,由于复发风险高,应常规考虑包含区域照射的辅助放疗;其二,新辅助治疗前临床评估为局部晚期乳腺癌,新辅助治疗后即使达到病理完全缓解,其复发风险仍较高,辅助放疗不可或缺。换句话说,局部晚期乳腺癌的术后放疗指征不受新辅助化疗影响。然而,可切除早期(临床Ⅰ~Ⅱ期)乳腺癌患者新辅助全身治疗后是否有辅助放疗的必要正成为一个重要的问题。遗憾的是,目前有关这部分患者局部-区域复发风险以及危险因素的研究很少。潜在的危险因素对接受了新辅助全身治疗后手术的患者和辅助全身治疗前手术的患者LRR的影响可能并不相同。

在Mamounas对NSABP B-18和B-27两项关于新辅助化疗的试验进行的联合分析中,包括临床分期为T1-3N0-1M0、新辅助化疗后接受了全乳切除术但未行辅助放疗的患者共1 071例,全乳切除术后10年LRR为12.3%(LR占8.9%,RR占3.4%)。多因素分析结果显示,全乳切除术后LRR的独立预测因素包括新辅助化疗前乳房肿瘤大小(>5 cm对比≤5 cm)、临床腋窝淋巴结状态(cN+对比cN-)、病理淋巴结状态及乳房肿瘤反应(ypN-/乳房肿瘤未达pCR对比ypN-/乳房肿瘤达pCR;ypN+对比ypN-/乳房肿瘤达pCR)。依据这些独立预测因素,可评估临床分期为T1-3N0-1M0的可手术乳腺癌患者新辅助化疗后全乳切除术后的LRR风险,并有助于术后放疗的决策。新辅助化疗前临床评估腋淋巴结阳性(cN+)、新辅助化疗后腋窝未达到ypN-者10年LRR风险高达20%,应常规给予术后辅助放疗。相比之下,新辅助化疗前临床评估腋淋巴结阴性(cN-)、新辅助化疗后腋淋巴结仍然阴性(ypN-)者10年LRR风险较低,全乳切除术后不给予辅助放疗可能是合理的选择。然而,新辅助化疗前临床评估cN+、但新辅助化后腋窝达到ypN-者10年LRR风险中等,全乳切除术后是否考虑辅助放疗,目前存在争议。2013年启动的NSABP B51/RTOG 1304研究试图评估区域

淋巴照射是否改善新辅助化疗后腋淋巴结达到pN0患者的无病生存。该研究的结果将有助于明确新辅助化疗前分期为cT1-3N1M0、化疗后达pN0患者的LRR风险和全乳切除术后辅助放疗的价值。

四、全乳切除术后放疗与重建手术

原则上不论手术方式，乳房重建患者的术后放疗指征都需遵循同期别的全乳切除术后患者。无论是自体组织或假体重建术，都不是放疗的禁忌。全乳切除术＋重建术后放疗中需要注意的关键问题在于重建乳房与放疗的相互影响。

总体而言，放疗对乳房重建产生一定的负面影响。但是，并发症的发生率和对美容效果的影响与重建及放疗间隔时间、重建方法有关。①运用组织扩张器/植入物行即期乳房重建，且需要术后放疗的，放疗可在重建过程的不同阶段进行。放疗可以在更换为永久性假体之前开始，组织扩张器的容量可以调节，方便放疗计划及实施，放疗结束半年后进行假体置换。更为常用的方法是在化疗期间快速扩张，在放疗开始前更换为永久假体，这种方法可以稍稍延迟放疗的开始时间。Sloan-Kettering纪念癌症中心的一项回顾性研究发现，化疗结束至放疗开始间隔平均8周不会影响5年局控率和总生存率。②此前曾经接受胸壁放疗的患者（延期重建或保乳术后同侧乳房内复发行补救性全乳切除）进行组织扩张器或植入物重建时，并发症较多，美容效果较差。在一项回顾性研究中，补救性全乳切除术后20%的患者放置扩张器重建有困难，导致最终重建乳房的突起不足。扩张的过程给患者带来更明显的疼痛，而且无法过度扩张；重建的乳房触感更硬，不规则感更明显，相比未放疗者需要对包囊挛缩实施多次的包囊切除术，患者对美观的满意度较低。近期一项回顾性分析显示，在植入物重建完成前接受过放疗的患者，相比未放疗者，出现更多的并发症，需要取出或更换植入物（18.5%对比4.2%），总的并发症也更多（40.7%对比16.7%）。③在需要放疗的情况下，自体组织重建较植入物重建可明显改善美容效果，减少并发症。自体组织重建可在曾接受过放疗的患者或在放疗开始之前进行。保乳术后实施补救性全乳切除的患者，采用自体组织重建乳房后美容效果较满意，并发症少。已经接受过放疗的患者中，游离TRAM皮瓣比带蒂TRAM皮瓣重建的脂肪坏死发生率低，美容效果更好。但是，放疗对自体组织重建的不良影响包括纤维化、形状改变和体积缩小。重建乳房的形状和体积改变有时会非常明显，造成双侧不对称，还需另行组织转移修复畸形。预测哪个患者可能发生放疗后重建乳房并发症是很困难的。

无论是自体组织重建还是假体植入重建，均可认为其电子密度与水等效，因此从射线与物质的作用原理上来讲，重建材料不影响放疗。然而重建的术式和技巧的确会影响放疗计划的设计和实施。Motwani通过剂量学研究，定量分析了即期乳房重建对术后放疗计划的影响。在112例重建术后放疗计划中，有52%的计划因重建乳房"受损"，而同期全乳切除术后未重建的对照组中只有7%计划"受损"（$P<0.0001$）。计划"受损"主要体现为胸壁及内乳区剂量覆盖差，肺的体积-剂量和心脏保护未达预期；"受损"的计划更多见于病变位于左侧的病例。此外，植入假体的位置过于偏向内侧会影响计划时照射角度的选择，从而可能造成对侧乳腺剂量过高。

五、内乳区照射

尽管内乳淋巴结复发的比例相对低，但是支持内乳区照射的证据似乎在增加。支持全乳切除术后辅助放疗的2014年EBCTCG Meta分析中共纳入22项研究，其中有20项研究的照射野包括了内乳区。更为引人注目的是EORTC 22922等4项符合现代放疗规范的研究结果的发表（表37-1）。其中，EORTC 22922、加拿大NCIC MA20以及法国研究均为随机研究，入组患者的腋淋巴结既有阳性者也有阴性者。EORTC 22922和MA20主要评估了保乳术后全乳房照射加或不加包含内乳区在内的区域淋巴照射（两项研究），以及全乳切除术后是否给予胸壁加包含内乳区在内的区域淋巴照射（仅EORTC 22922研究）对生存的影响；法国研究则评估了胸壁、锁骨上、下区照射基础上加或不加内乳区照射对生存的影响。丹麦研究是一项回顾性研究，入组患者的腋淋巴结均阳性，研究方法是将左侧乳腺癌患者作为对照，仅照射左侧胸壁和锁骨上、下区，不照射内乳区；右侧乳腺癌患者作为研究组，除胸壁和锁骨上、下区外，加照内乳区。这些研究结果均显示，由于内乳区或包括内乳区在内的区域淋巴照射，无病生存（DFS）、无远处转移生存（DMFS）、乳腺癌专项死亡率和OS方面都有1%～5%的获益。其中,有些研究终点的组间差异达到统计学意义(如 EORTC 和丹麦研究中的 OS),因而成为支持内乳区照射的重要循证医学证据。

表 37-1 支持内乳区照射的主要研究

研究项目	SFRO	EORTC	NCIC	Danish
入组时间	1991~1997	1996~2004	2000~2007	2003~2007
病例数	1 332	4 004	1 832	3 089
中位随访(年)	8.6	10.9	9.5	8.9
放疗部位	胸壁＋锁骨上下±内乳区	乳房/胸壁±锁骨上下＋内乳区	乳房±锁骨上下＋内乳区	乳房/胸壁＋锁骨上下±内乳区
无病生存率(DFS)	50%对比53%	69%对比72%	77%对比82%	—
无远处转移生存率(DDFS)	—	75%对比78%	83%对比87%	70%对比73%
乳腺癌专项死亡率	—	14%对比12%	12%对比10%	23%对比21%
总生存率(OS)	59%对比63%	81%对比82%	91%对比92%	72%对比76%

然而,这些研究在设计和结果细节方面存在较大的差异,对研究的解读也变得复杂。例如,法国研究只包括接受全乳切除术的患者;MA20 研究只包括接受保乳术的患者;EORTC 22922 研究人群以保乳术后患者为主,但有 24% 的患者接受了全乳切除术。3 项随机研究都入组了腋淋巴结阴性者,但每项研究中淋巴结阴性者所占比例不同,法国、加拿大和 EORTC 研究中淋巴结阴性者分别占 15%、10% 和 44%。任何淋巴结阴性患者,只要原发灶位于中央区或内侧,都符合法国和 EORTC 研究的入组条件,但只有合并高危特征的淋巴结阴性患者才符合加拿大研究的入组条件(≥5 cm,≥2 cm,但腋淋巴结清扫数目≤10 枚,ER 阴性,Ⅲ级,或 LVI 阳性)。EORTC 研究中,接受了全乳切除术的患者随机化决定是否区域淋巴照射;胸壁是否照射则由治疗医生决定。此外,这些研究在照射野设计和技术方面存在明显的差异。例如,法国研究中的内乳区照射野包括了第 1~5 肋间的内乳区淋巴结,加拿大研究只包括了第 1~3 肋间,EORTC 研究一般包括第 1~3 肋间,原发灶位于内下象限者则包括第 1~5 肋间。法国研究中所有患者都接受锁骨上、下区照射,随机化决定是否照射内乳区。然而,MA20 和 EORTC 研究则是随机化决定是否同时包含内乳区和锁骨上、下区的照射,因此锁骨上、下区照射与内乳区照射的效应是无法分开评估的。

根据 EBCTCG Meta 分析以及加拿大和 EORTC 研究,当考虑全乳切除术后辅助放疗时,似乎应该同时包括内乳区和锁骨上、下区。不过,某些患者广泛区域照射的获益可能有限,并且照射范围越广泛,放疗引起的不良反应越多,尤其是心、肺损伤,即便是改进放疗的技术,不良反应仍不可能避免。因此,需要进一步研究明确哪些患者内乳区照射,或内乳区加锁骨上、下区照射的获益有限,从而避免不必要的区域淋巴结放疗。

第二节 照射靶区及其勾画

由于胸壁和锁骨上、下区是最常见的复发部位,占所有复发部位约 80%,所以这两个区域是术后放疗的主要靶区;但 T3N0 患者可以考虑单纯胸壁照射。

尽管内乳区照射的证据在增加,从放疗获益和毒性作用两方面考虑,放疗实践中仍需谨慎选择内乳区照射指征。对于治疗前影像学诊断内乳区淋巴结转移可能较大或经术中活检证实为内乳区淋巴结转移的患者,需考虑内乳区照射。原发肿瘤位于内侧象限同时腋淋巴结有转移的患者或其他内乳区淋巴结转移概率较高的患者,在三维治疗计划系统上评估心脏剂量的安全性后可谨慎考虑内乳区照射。原则上 HER-2 过表达的患者为避免抗 HER-2 治疗和内乳区照射心脏毒性作用的叠加,决定内乳区照射时宜慎重。

清扫后的腋窝复发罕见,并且腋窝照射会增加并发症特别是上肢淋巴水肿发生率,因此 ALND 后的患者通常不照射全腋窝。不过,在有些情况下还是需要考虑腋窝照射的,比如腋窝未清扫,包括仅做 SLNB,病理证实有限个数的淋巴结转移,或做了 ALND 但腋淋巴结广泛受累或侵犯包膜外时。

根据肌肉和骨骼标记可以在定位 CT 上勾画胸壁,锁骨上、下,内乳和腋窝各区域的临床靶体积(CTV),具体范围见表 37-2。锁骨上淋巴引流区解剖上定义为由锁骨、胸锁乳突肌和舌骨肌构成的锁骨上三角内的淋巴结。由于肩部存在斜面,并且治疗时患肢上举,使锁骨肩峰端拉高,所以断层 CT 将锁骨上淋巴引流区定义为在任何有锁骨显示的横断面上位于同侧锁骨内侧的淋巴结区域,勾画时上界平锁骨肩峰端(可能高于环状软骨下缘)。内乳区淋巴结 CTV 外放 0.5~1 cm 为内乳区 PTV,内乳血管深面一般外放 0.5 cm,从而在靶区覆盖及心脏、正常肺保护方面取得平衡,内乳区血管内侧和外侧可外放 0.5~1 cm。

表 37-2 全乳房切除术后局部-区域淋巴引流区临床靶体积(CTV)解剖边界

结构	头侧	脚侧	前界	后界	外侧	内侧
全胸壁	锁骨头下方 1 cm	对侧乳房皱褶	皮肤表面	肋骨-胸膜交界(包括胸肌、胸壁肌肉和肋骨)	腋中线(参考对侧乳房外界)	胸肋关节(参考对侧乳房内界)
锁骨上区	平锁骨肩峰端	锁骨头下方	胸锁乳突肌后缘	斜角肌前缘	头侧:胸锁乳突肌侧缘 脚侧:第一肋骨-锁骨交界	包括颈内动脉或颈内静脉的内缘(除外甲状腺和气管)
锁骨下区(腋窝Ⅲ水平)	胸小肌止点或喙突下方	腋静脉与胸小肌内缘相交处	胸大肌背面	肋骨和肋间肌	胸小肌的内侧	胸廓入口
内乳区	第一肋骨内侧上缘	第四肋骨上缘	包括内乳区血管	包括内乳区血管	包括内乳区血管	包括内乳区血管
腋窝Ⅰ水平	腋血管与胸小肌内侧相交处	第4~5肋间的胸大肌游离缘	胸大肌前缘与背阔肌内侧缘所确定的平面	肩胛下肌及肋骨、肋间肌前缘	背阔肌内侧缘	胸小肌外缘
腋窝Ⅱ水平	腋血管与胸小肌内侧相交处	胸小肌下缘	胸小肌背面	肋骨和前锯肌前缘	胸小肌外缘	胸小肌内缘
Rotter 淋巴结	位于胸大肌、胸小肌间隙,上至胸小肌头侧游离缘,下至胸骨角					

第三节　全乳切除术后放疗体位与固定

全乳切除术后放疗的体位要求与保乳术后基本相似,患者一般取仰卧位,患侧或双侧上臂外展90°以上(图37-1)。相比之下,当有锁骨上、下区照射指征时,采用乳房托架固定更为理想,一方面可以调节托架角度使胸骨保持水平,便于设野;另一方面,可以兼顾淋巴引流区的照射,通过调整头枕的位置,使患者体位舒适,并且重复性好。当仅有胸壁(±低位腋窝)照射指征时,也可以考虑采用臂托固定。

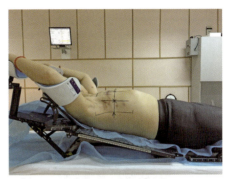

图37-1　全乳切除术后放疗体位及托架固定

第四节　照射技术和照射剂量

当前,全乳切除术后放疗以常规分割为主,所有放疗靶区原则上给予共 50 Gy/25 次/5 周的剂量,对于影像学(包括功能性影像)上高度怀疑有残留或复发病灶的区域可局部加量至 60 Gy 或以上。胸壁局部以及区域淋巴结大分割放疗的最佳分次剂量、总剂量、疗效以及安全性尚在探讨中。

一、常规照射技术

1. **锁骨上、下野**　上界为环甲膜水平,下界位于锁骨头下 0.5～1 cm 与胸壁野上界相接,内界为胸骨切迹中点沿胸锁乳突肌内缘向上,外界与肱骨头相接,照射野需包括完整的锁骨。可采用 X 线和电子线混合照射以减少肺尖的照射剂量。治疗时为头部偏向健侧以减少喉照射,机架角向健侧偏斜 10°～15°以保护气管、食管和脊髓。内上射野必要时沿胸锁乳突肌走向作铅挡保护喉和脊髓。

2. **胸壁切线野**　上界与锁骨上野衔接,如单纯胸壁照射上界可达锁骨头下缘,下界为对侧乳腺皮肤皱折下 1 cm,内界一般过体中线,外界:腋中线或腋后线,参照对侧腺体附着位置。同保乳术后的全乳照射,各边界也需要根据原发肿瘤的部位进行微调,保证原肿瘤部位处于剂量充分的区域,同时需要包括手术瘢痕。

胸壁照射如果采用电子线照射,各设野边界可参照切线野。无论采用 X 线或电子线照射,都需要给予胸壁组织等效填充物以提高皮肤剂量至足量。

3. **腋窝照射**　①锁骨上和腋窝联合野,照射范围包括锁骨上、下和腋窝,与胸壁野衔接。腋锁联合野的上界和内界都同锁骨上野,下界在第 2 肋间,外界包括肱骨颈,需保证射野的外下角开放。采用 6 MV X 线,锁骨上、下区深度以皮下 3～4 cm 计算,达到锁骨上区肿瘤量 50 Gy(5 周,25 次)的剂量后,腋窝深度根据实际测量结果计算,欠缺的剂量采用腋后野补量至剂量 50 Gy,同时锁骨上区缩野至常规锁骨上野范围,采用电子线追加剂量至 50 Gy。②腋后野:作为腋锁联合野的补充,采用 6 MV X 线,上界平锁骨下缘,内界位于肋缘内 1.5 cm,下界同腋锁骨联合野的下界,外界与前野肱骨头铅挡相接,一般包括约 1 cm 肱骨头。转动光栏,以使射野各界符合条件。

4. **内乳野**　常规定位的内乳野需要包括第 1～3 肋间,上界与锁骨上野衔接,内界过体中线 0.5～

1 cm,宽度一般为 5 cm,原则上 2/3 及以上剂量需采用电子线以减少心脏的照射剂量。

二、三维适形与调强照射技术

和二维治疗相比,基于 CT 定位的三维治疗计划可以显著提高靶区剂量均匀性和减少正常组织不必要的照射,提高射野衔接处剂量的合理性。因此,即使采用常规定位,也建议在三维治疗计划系统上进行剂量参考点的优化、楔形滤片角度的选择和正常组织体积剂量的评估等,以更好地达到靶区剂量的完整覆盖和降低放射损伤(图 37-2)。胸壁和区域靶区勾画可以参照 RTOG 标准或其他勾画指南。乳房重建以后放疗的技术可以参照保乳术后的全乳放疗。由于重建的乳房后期美容效果在很大程度上取决于照射剂量,而重建后放疗的患者一般都有区域淋巴照射指征,所以尽可能提高靶区剂量均匀性,避免照射野衔接处的热点,是减少后期并发症的关键。在这个前提下,建议采用三维适形放疗(3D-CRT)技术,尽可能将淋巴引流区的照射整合到三维治疗计划中。

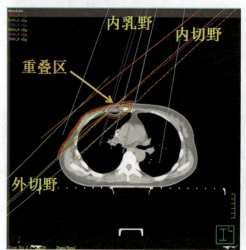 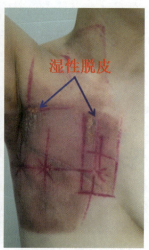

图 37-2 右侧胸壁切线野及内乳野正向调强计划

IMRT 计划在全乳切除术后放疗中的应用尚有一定争议,如全乳切除术后的胸壁通常很薄,导致切线方向的靶区厚度很小,剂量散射不充分,计划设计的剂量分布与实际实施的剂量分布之间的一致性难以保证。在实践中,以下情况可以考虑 IMRT 计划(图 37-3):①有内乳区照射指征者,将内乳区与胸壁和其他淋巴引流区勾画成一个整体靶区,针对整体靶区设计 IMRT 计划。与常规技术相比,可以消除内乳野与胸壁内切野重叠造成的高剂量区,显著改善靶区剂量均匀性,从而减少重叠区域的皮肤反应。②锁骨上、下区已有淋巴结转移,IMRT 计划可以达到更好的剂量覆盖,并避免常规技术存在的锁骨上、下野与胸壁切线野接野造成的锁骨下剂量欠缺。③乳房单纯切除＋SLNB 术后,病理证实 SLN 有限个数的转移,未进一步 ALND 者,若有放疗指征,IMRT 计划可以更好地覆盖腋窝,并显著降低邻近危及器官的受照量。④特殊胸壁结构,如胸廓畸形、胸廓过于膨隆,若常规技术的靶区剂量覆盖不佳或有明显缺损时,或心脏过于贴近胸壁,或胸壁瘢痕过长,常规技术往往会造成心肺剂量过高。⑤即期重建术后。如果采用 IMRT 计划,一定要严格控制照射野的角度,避免对侧乳腺和其他不必要的正常组织照射。

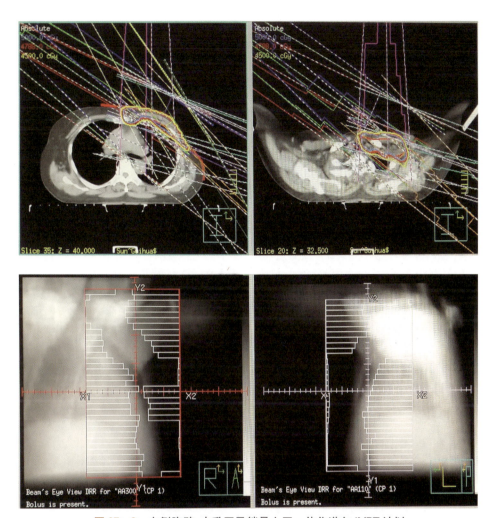

图 37-3　左侧胸壁、内乳区及锁骨上区一体化逆向 IMRT 计划

第五节　全乳切除术后放疗的并发症

乳腺癌放疗常见并发症包括放射性皮肤损伤、肺损伤、心脏损伤、上肢淋巴水肿、臂丛神经损伤及肋骨骨折。

一、皮肤损伤

在乳腺癌放疗中,皮肤损伤的发生率最高,分急性和晚期两类。急性皮肤损伤主要表现为皮肤红斑和湿性脱皮,发生率为 10%～60%。其影响因素包括手术方式和照射技术、体质指数(BMI)等。接受全乳切除术后放疗者,胸壁皮肤作为靶区的一部分受到处方剂量的照射,为保证皮肤剂量充分,常常加填充物,因此皮肤红斑和湿性脱皮的发生率较高。湿性脱皮常常发生于腋窝皱褶处,常规技术放疗时胸壁切线野与锁骨上、下野交接处,或胸壁内切野与内乳野重叠处(图 37-3)。此外,BMI 也是影响急性皮肤损伤发生率的重要因素,高 BMI 者更容易发生红斑和湿性脱皮。晚期皮肤损伤主要表现为皮肤、皮下组织纤维化和毛细血管扩张,通常发生于放疗后 4～12 个月,其影响因素主要包括放疗技术与剂量、遗传因素、结缔组织疾病、同步全身治疗以及糖尿病等。例如，常见于全乳切除术后采用常规技术放疗者，以照射野衔接处或重叠处存在高剂量的区域更为明显；术后放疗同步应用他莫昔芬也可能增加皮下组织纤维化发生率。

二、肺损伤

早期肺损伤表现为症状性放射性肺炎（RP），发生率为1%～6%。其影响因素包括照射体积、总剂量、分次剂量和化疗时序安排。RP的发生率在单纯切线野治疗患者中为0.5%～1.5%，在同时接受锁骨上、下区或锁骨上、下区及内乳区放疗的患者中则为3%～5%。据EORTC 22922研究报道，单纯胸壁或全乳房照射后RP发生率为1.3%，加包括内乳区在内的区域照射后，RP发生率为4.3%，差异有统计学意义（$P<0.0001$）。接受序贯化放疗者RP发生率为1.3%，接受同步放化疗者则为8.8%。晚期肺损伤表现为肺纤维化，CT上以照射范围内的斑片状致密影为主要特征，发生率高达50%～90%。

三、心脏损伤

乳腺癌放疗的心脏不良反应包括冠状动脉、心肌、心包、瓣膜或传导系统受损伤的表现，具体表现取决于受照射的部位及剂量，因此与采用的放疗技术关系密切。以往用于照射胸壁、乳腺或内乳区的"老的"放疗技术往往使心脏受到高剂量的照射；而现代放疗技术使心脏受到的剂量明显减少，从而可能减少心脏损伤。然而，尚不清楚是否有不增加心脏损伤风险的安全剂量。近期的一项病例-对照研究显示，即使受到较低剂量（约2 Gy）照射后，心脏损伤的风险也会增加，在照射后相当长的随访时间（如从<5年到≥20年）内都可以观察到损伤的具体表现，而且已有的心脏危险因素如缺血性心脏病、其他循环系统疾病、糖尿病等病史会显著增加基线风险以及放疗对发生风险的影响。据估计，心脏受到的平均剂量为4.9 Gy，左侧乳腺癌高于右侧（6.6 Gy对比2.9 Gy），随心脏平均剂量递增，冠状动脉事件的发生风险逐渐增加，平均剂量每增加1 Gy，冠状动脉事件的风险增加7.4%。因此，通过技术手段降低心脏或其亚结构的剂量是预防放射性心脏损伤的关键。

四、上肢淋巴水肿

上肢淋巴水肿的发生率在不同临床报道中差异很大，与其诊断标准和手术范围有关。上肢淋巴水肿的发生主要与腋窝清扫（ALND）或腋窝放疗（AxRT）有关。在接受完整ALND后再行AxRT的患者中，上肢淋巴水肿比例可高达79%，所以ALND后应该尽量避免AxRT。然而，随着腋窝SLNB的应用日益广泛，在SLN有限个数转移的情况下，外科医生可能选择放弃ALND，那么AxRT的应用可能会相应增加。据AMAROS研究报道，SLN 1枚转移时，若进一步做ALND，上肢淋巴水肿发生率为28%；若用AxRT代替ALND，上肢淋巴水肿的发生率则为14%。

五、臂丛神经损伤

臂丛神经走向基本沿腋静脉上缘，与锁骨上及腋窝淋巴引流区紧邻，当锁骨上野和腋锁联合野及腋后野照射时，它均受到不同程度的剂量。臂丛神经损伤的发生率为0.5%～5.0%。临床表现为同侧上臂和肩部的疼痛、麻木和麻刺感，以及上肢无力，可在放疗结束后数月至数年才出现。臂丛神经损伤发生率与锁骨上和腋窝淋巴结照射剂量有关，<50 Gy和≥50 Gy者发生比例分别为1%和5.6%，接受化疗者与单纯放疗者分别为0.6%和4.5%，剂量超过50 Gy并接受化疗者发生率达7.9%。

（马金利）

参考文献

[1] 邵志敏,沈镇宙,徐兵河. 乳腺肿瘤学. 上海:复旦大学出版社,2013.

[2] 邵志敏,余科达. 精准医学时代的乳腺肿瘤学. 上海:复旦大学出版社,2016.

[3] Coates AS, Winer EP, Goldhirsch A, et al. Tailoring therapies improving the management of early breast

cancer: St Gallen International Expert Consensus on the Primary Therapy of Early Breast Cancer 2015. Ann Oncol, 2015,26(8):1533-1546.

[4] Darby SC, Ewertz M, McGale P, et al. Risk of ischemic heart disease in women after radiotherapy for breast cancer. N Engl J Med, 2013,368(11):987-998.

[5] Donker M, van Tienhoven G, Straver ME, et al. Radiotherapy or surgery of the axilla after a positive sentinel node in breast cancer (EORTC 10981-22023 AMAROS): a randomised, multicentre, open-label, phase 3 non-inferiority trial. Lancet Oncol, 2014,15(12):1303-1310.

[6] Galimberti V, Cole BF, Zurrida S, et al. Axillary dissection versus no axillary dissection in patients with sentinel-node micrometastases (IBCSG 23-01): a phase 3 randomised controlled trial. Lancet Oncol, 2013,14(4):297-305.

[7] Giuliano AE, Hunt KK, Ballman KV, et al. Axillary dissection vs no axillary dissection in women with invasive breast cancer and sentinel node metastasis: a randomized clinical trial. JAMA, 2011,305(6):569-575.

[8] Jagsi R, Chadha M, Moni J, et al. Radiation field design in the ACOSOG Z0011 (Alliance) Trial. J Clin Oncol, 2014,32(32):3600-3606.

[9] Lyman GH, Temin S, Edge SB, et al. Sentinel lymph node biopsy for patients with early-stage breast cancer: American Society of Clinical Oncology clinical practice guideline update. J Clin Oncol, 2014,32(13):1365-1383.

[10] Ma J, Li J, Xie J, et al. Post mastectomy linac IMRT irradiation of chest wall and regional nodes: dosimetry data and acute toxicities. Radiat Oncol, 2013,8:81.

[11] Mamounas EP, Anderson SJ, Dignam JJ, et al. Predictors of locoregional recurrence after neoadjuvant chemotherapy: results from combined analysis of National Surgical Adjuvant Breast and Bowel Project B-18 and B-27. J Clin Oncol, 2012,30(32):3960-3966.

[12] McGale P, Taylor C, Correa C, et al. Effect of radiotherapy after mastectomy and axillary surgery on 10-year recurrence and 20-year breast cancer mortality: meta-analysis of individual patient data for 8135 women in 22 randomised trials. Lancet, 2014,383(9935):2127-2135.

[13] Poortmans PM, Collette S, Kirkove C, et al. Internal mammary and medial supraclavicular irradiation in breast cancer. N Engl J Med, 2015,373(4):317-327.

[14] Recht A, Edge SB, Solin LJ, et al. Postmastectomy radiotherapy: clinical practice guidelines of the American Society of Clinical Oncology. J Clin Oncol, 2001,19(5):1539-1569.

[15] Verma V, Vicini F, Tendulkar RD, et al. Role of internal mammary node radiation as a part of modern breast cancer radiation therapy: a systematic review. Int J Radiat Oncol Biol Phys, 2016,95(2):617-631.

[16] Whelan TJ, Olivotto IA, Levine MN. Regional nodal irradiation in early-stage breast cancer. N Engl J Med, 2015,373(19):1878-1879.

第三十八章

乳腺癌术后辅助化疗

现代乳腺癌的治疗开始于 100 多年前的外科技术进步,强调完整切除肿瘤。但是,尽管肉眼的大体肿瘤被完整切除,很多似乎是局限性病变的患者发生了复发或转移,最终死于乳腺癌。提示乳腺癌是一个全身性疾病,需要全身药物治疗。

成立于 1957 年的美国国家乳腺和肠道外科辅助治疗项目(National Surgical Adjuvant Breast and Bowel Project,NSABP)于 1958~1961 年开始了第一项由 23 个学术机构参加的乳腺癌辅助化疗的临床试验——NSABP B-01。结果显示,围术期采用塞替派(thiotepa)单药治疗能显著提高绝经前女性的 5 年总生存率,10 年随访后发现腋窝淋巴结阳性数≥4 枚患者的生存率仍然存在差异。这是第一项证明全身辅助化疗是有效的临床试验,它能够改变部分乳腺癌患者的自然病程。Fisher 等于 1975 年在《新英格兰医学杂志》上发表了 NSABP B-05 试验结果,用苯丙氨酸氮芥口服 2 年作为辅助化疗治疗淋巴结阳性乳腺癌,降低了治疗失败率,绝经前患者获益更显著。该试验是第一项大规模、随机化并设立对照组的乳腺癌术后辅助化疗临床试验,是辅助化疗发展史上的一个里程碑。随后,意大利 Bonadonna 等领衔的 CMF 辅助治疗试验和美国 Fisher 等领衔的后续 NSABP 试验进一步确立了乳腺癌术后辅助化疗的作用和地位,它可以推迟或预防疾病的复发。

随后,分别花了约 30 年和约 8 年的时间确立了蒽环类和紫杉类药物在早期乳腺癌治疗中的地位,后者地位的加速确立主要归功于大规模、多中心Ⅲ期临床试验的开展和应用,并立足于个体资料的 Meta 分析。紫杉类药物包括紫杉醇(1992 年上市)、多西他赛(1996 年上市)和白蛋白结合紫杉醇(2005 年上市)。在紫杉类药物之后,尽管出现了多种对复发或转移性乳腺癌有效的化疗药物,如长春瑞滨、卡培他滨和吉西他滨等,但是许多临床试验的证据并未证明它们在乳腺癌辅助治疗中的价值。

许多乳腺癌辅助治疗的结论来自早期乳腺癌试验人员协作组(Early Breast Cancer Trialists' Collaborative Group,EBCTCG)对前瞻性随机对照临床试验的 Meta 分析。EBCTCG 由一群世界知名的乳腺肿瘤学家和统计学家等组成,采用的统计方法是立足于个体资料的 Meta 分析。EBCTCG 的 2005 年 Meta 分析显示,多药化疗可降低 23% 年复发率和 17% 年死亡率。2012 年该协作组在 Lancet 杂志上发表了一篇《比较不同多药化疗方案治疗早期乳腺癌》的文章,这项 Meta 分析收集了 123 项随机临床试验约 100 000 例乳腺癌患者的数据,其中用于比较多药化疗与未化疗的有 32 000 例,蒽环类对比 CMF 方案的有 25 000 例,紫杉类联合蒽环类方案对比单用蒽环类方案的有 44 000 例(与试验组比较,对照组使用了相同疗程的蒽环类药物的有 10 000例,较多疗程蒽环类药物的有 34 000 例)。该 Meta 分析显示,如果在蒽环类方案化疗结束后加用紫杉类药物治疗能够降低乳腺癌死亡率 14%;在治疗组接受紫杉类药物治疗的同时,如果对照组继续用蒽环类药物治疗或者接受其他方案治疗,那么两组之间的死亡率则差异无显著性。4 个疗程 AC 方案和 6 个疗程 CMF 方案是等效的,蒽环类药物累积剂量超过标准 4 个疗程 AC 方案(如 CAF 和 CEF 方案)的疗效要优于 CMF 方案,死亡率降低约 22%。在 44 000 例比较紫杉类联合蒽环类方案对比单用蒽环类方案的临床试验中,紫杉类药物的疗效与患者的年龄、淋巴结状态、肿瘤大小和分化程度(中分化对比低分化,高分化的病例很少)、ER 状态和他莫昔芬的使用等因素均无关。与不使用化疗相比,紫杉类联合蒽环类的方案和超过标准 4 个疗程 AC 的蒽环类方案治疗早期乳腺癌,可降低乳腺癌死亡率1/3，与患者年龄（直到至少70岁）和肿瘤临床病理特征无关。

乳腺癌的辅助化疗从CMF方案到蒽环类药物再到紫杉类药物，大约能够降低一半的复发风险，已经成为早期乳腺癌的标准治疗。目前在制定乳腺癌辅助化疗方案时，对临床实践影响最大的3个指南是《St. Gallen 国际乳腺癌治疗专家共识》《NCCN指南》和中国抗癌协会乳腺癌专业委员会（CBCS）的《乳腺癌诊治指南与规范》（以下简称《CBCS指南》）。

第一节 辅助化疗理论的发展

一、辅助化疗理论基础

乳腺癌易发生血道转移，单纯局部根治性治疗（包括手术和放疗）失败的原因主要是肿瘤细胞的血道转移。早在1869年，Ashworth就在血液中观察到肿瘤细胞，认为在手术中引起的肿瘤细胞播散是影响疾病治愈成败的主要因素，只有杀死血液循环中的肿瘤细胞，才能改善患者的预后。有50%～60%的乳腺癌病例就诊时可能已有血道转移，淋巴结阳性患者术后有70%～80%最终发生远处转移，而淋巴结阴性患者亦有20%～30%因复发转移而导致治疗失败。

对于早期乳腺癌来说，衡量辅助治疗是否成功就是患者的疾病有无复发，主要由3个方面因素决定：肿瘤的生物学行为、肿瘤的疾病分期和有效的辅助治疗。理论上可以用这样的等式来表示：治疗结果=（肿瘤的生物学行为×肿瘤的疾病分期）/辅助治疗的有效程度。

在行根治性治疗前，常规应对乳腺癌进行分期检查。那么这些初始未被发现远处转移的乳腺癌患者是如何发生疾病复发的呢？这可能由初始根治性治疗时未被发现的隐匿性微小转移灶（occult micrometastasis）的生长所致。辅助化疗可以杀灭局部区域淋巴结及远处脏器的亚临床隐匿性微小转移灶，从而降低或推迟局部复发及减少远处转移，以达到提高患者生存率、延长生存期的目的。

肿瘤细胞呈指数式生长，一定量化疗药物杀灭一定比例的肿瘤细胞，这就是一级动力学原则，因此化疗后肿瘤细胞数量呈指数式下降。在去除乳腺原发肿瘤后，患者身体里残留的肿瘤负荷较小，易被抗癌药物杀灭；同时因肿瘤负荷小，肿瘤倍增时间短，增殖细胞的比例大，对抗癌药物较为敏感，这就是蒽环类和（或）紫杉类药物用于早期乳腺癌的辅助治疗可降低乳腺癌约1/3死亡率的理论基础。尽管乳腺癌患者接受了辅助化疗，但仍有患者出现复发或转移，这可能与微小转移灶的相对或绝对耐药性有关。另外一个解释是，不同乳腺癌亚克隆之间的药物敏感性存在差异，对药物不敏感亚克隆细胞的扩增导致了乳腺癌的耐药。

二、乳腺癌的分子分型

乳腺癌是一种异质性肿瘤，不再被认为是单一疾病。目前乳腺癌药物治疗中的一个重要问题是，由于乳腺癌的异质性，依据传统的组织病理学分型、肿瘤分期，以及ER、PR、HER-2状态等指导下的治疗并不一定能在每个患者获得成功。一些患者接受了不必要的过度治疗，增加了不必要的不良反应；而另一些患者则治疗不足，影响了化疗的疗效，造成疾病的复发或转移。因此，对乳腺癌进一步分类和分型显得十分迫切。理想的分型不但能够预示患者的预后，而且能够指导临床医生选择治疗药物和治疗方案。

早在2000年，Perou等在 Nature 杂志上首次发表了采用基因芯片技术将乳腺癌分成不同亚型的文章。按照固有的基因类型（主要是基因芯片的结果），至少可以分为4个类型：腔面A型（luminal A）、腔面B型（luminal B）、HER-2过表达型和基底样型。腔面型表达大量的腔上皮蛋白和正常乳腺组织腔上皮的遗传性标记。HER-2过表达型显示HER-2基因和其他几个基因的扩增和过度表达。基底样型不表达ER、PR和ER相关基因，而正常乳腺组织肌上皮细胞特异性标记如腔上角蛋白、平滑肌特异性标记和某些整合素的表达水平也不是很高。

乳腺癌的分子分型与乳腺癌的临床病理特征、疾病转归、患者预后和治疗反应密切相关。Sorlie

等根据基因表达的不同将患者分为不同亚型,结果发现腔面 A 型、腔面 B 型、正常乳腺样型、基底样型、HER-2 过表达型在 OS 和 PFS 上存在显著差异。其中腔面 A 型的预后较好,而基底样型的预后较差。2007 年,加利福尼亚癌症登记处的数据也发现了类似结果,在对分期进行配对后,三阴性乳腺癌患者(与基底样型乳腺癌有较多重合)的 OS 劣于非三阴性乳腺癌患者。同年发表的加拿大数据还证实,三阴性乳腺癌患者无论淋巴结状态如何,更易出现早期复发。Rebecca 等研究还显示,尽管三阴性乳腺癌组有更多患者接受了化疗,在入组至随访阶段和随访的最初 5 年阶段,其远处转移、死亡、乳腺癌特异性死亡风险都显著高于非三阴性乳腺癌的患者,但在 5 年后这些差异就不明显了。韩国 Keam 等的研究显示,亚洲乳腺癌的结果和白种人的结果相似。

在实际的临床工作中,多数专家认为可以根据免疫组化检测的 ER、PR、HER-2 和 Ki-67 结果,将乳腺癌同样划分为 4 个类型,以作为近似替代。这 4 种类型是腔面 A 型、腔面 B 型、HER-2 过表达型和三阴性乳腺癌。腔面 A 型 Ki-67 和 HER-2 均为低表达;腔面 B 型又分为 2 种,一种 Ki-67 为任何水平,但是 HER-2 阳性,另一种是 Ki-67 指数增高亚型或 PR 低表达亚型。Dawood 等在组织芯片上用免疫组化法检测 ER、PR、HER-2、CK5/6 和表皮生长因子(EGF)以及组织学分级,对 2 021 例无远处转移的侵袭性乳腺癌患者进行分子分型。结果显示,腔面 A 型患者的 5 年 OS、5 年 PFS、10 年 OS、10 年 PFS 分别为 92%、92%、81%、85%,显著优于腔面 B 型、HER-2 过表达型和基底样型。Cuzick 等应用免疫组化检测 ER、PR、HER-2 和 Ki-67,同时用 Oncotype DX 分析 ATAC 试验中乳腺原发灶的基因表达状况,发现两个系统提供的预后信息是接近的。

ER、PR 和 HER-2 的检测均有相应指南或规定以及需要注意的事项。有关 Ki-67 的检测还存在很多问题,相关检测指南正在制定之中。增殖细胞核抗原 Ki-67 是一种与细胞周期相关的蛋白,在 G0 期以外各增殖周期的细胞中均有表达,在低分化腺癌组织中的表达较在中、高分化腺癌组织的表达明显升高,表明 Ki-67 染色阳性程度与组织学分级相关。因此,在目前情况下,如果无可靠的 Ki-67 指数检测方法,可以用相对客观的组织学分级替代。对于 HER-2 阴性、激素受体阳性的乳腺癌,Ⅲ级患者划分到腔面 B 型,Ⅰ级患者划分到腔面 A 型。《CBCS 指南》同样推荐所有医院除了检测 ER、PR 和 HER-2 外,也应将 Ki-67 的检测列为常规检测项目。随着对乳腺癌分子分型认识的深入,依据分子分型进行个体化治疗已逐渐成为可能。

第二节 辅助化疗热点问题

一、辅助化疗的给药方式

(一) 大剂量化疗

剂量强度(dose intensity)是指单位时间内每平方米体表面积接受的药物剂量,通常用"mg/m^2/周"表示。提高剂量强度有 2 个方法:加大每次化疗的给药剂量(即大剂量化疗)和增加给药的频率(即剂量密集化疗)。

乳腺癌辅助化疗的疗效与药物的剂量强度有关,降低给药剂量强度一定会影响疗效。第一项证明大剂量化疗有效的临床试验是 CALGB 8541,在腋窝淋巴结阳性患者中显示大剂量 $CA_{60}F$ 方案较小剂量 $CA_{30}F$ 或 $CA_{40}F$ 方案能够提高疗效。该临床试验提示,多柔比星用于乳腺癌辅助治疗的剂量推荐为 60 mg/m^2。比利时乳腺癌辅助治疗研究组(Belgian Adjuvant Study Group)对 777 例淋巴结阳性乳腺癌进行的临床试验中,将表柔比星的剂量从 60 mg/m^2 提高至 100 mg/m^2,随访 15 年的结果提示无事件生存率(EFS)从 39% 提高至 50%,发生充血性心力衰竭的病例数分别为 5 例和 11 例。法国乳腺癌辅助治疗研究组(French Adjuvant Study Group)开展的 565 例淋巴结阳性乳腺癌的 FASG 05 临床试验,将表柔比星的剂量从 50 mg/m^2 提高至 100 mg/m^2,其中有 82% 患者腋窝淋巴结阳性数为 ≥4 枚,结果提示高剂量组的疗效较好。这几项临床试验提示,表柔比星用于乳腺癌辅助治疗的剂量推荐为 90~100 mg/m^2,不得低于 75 mg/m^2。一般认为,第1个周期的给药剂量强度不得低于标准剂量强度的85%。

提高给药剂量强度不一定能够改善疗效。NSABP B-22和NSABP B-25试验将环磷酰胺的剂量从600 mg/m² 提高至2 400 mg/m²,不但没有提高疗效,反而在NSABP B-25试验中发现了21例骨髓异常增生综合征患者,提示大剂量化疗可能是有害的。CALGB 9344临床试验在腋窝淋巴结阳性患者中将多柔比星的剂量从60 mg/m²提高至90 mg/m²,并未发现疗效的进一步提高。针对晚期乳腺癌,CALGB 9342临床试验显示,同样是每3周给药,将紫杉醇从常规剂量175 mg/m²提高至210 mg/m²,甚至250 mg/m²,疗效没有显著提高,但是造血系统和神经毒性显著增加。

干细胞移植技术的应用为超高剂量化疗提供了条件,早期的一些临床试验出现了获益。但随后开展的多项临床试验如SWOG 9623,采用了超高剂量化疗联合骨髓移植或干细胞移植均不能进一步提高化疗疗效,但显著增加了毒性,最主要的3~4级不良反应是血小板减少(49%对比36%)、淋巴细胞减少(75%对比0)、贫血(36%对比1%)和感染(21%对比0),需要输注血小板的人数也显著增加。理论上来说,根据细胞杀伤假说,增加化疗药物的用量可以更多地杀死肿瘤细胞,但是研究发现在化疗间歇期肿瘤细胞的增殖也会加快,这样每次化疗结束后到下次化疗开始,肿瘤细胞的数量又会恢复到接近化疗前的水平,因此单纯靠增加剂量提高疗效并不理想。

(二)剂量密集化疗

肿瘤细胞并不完全是指数式生长,肿瘤细胞的生长和肿瘤体积的增大更适合用Gompertz生物学增长曲线描述。Gompertz是一位英国的保险精算师,于1825年创建了描述生物学增长曲线的一个方程,该曲线适合于自然界生物群落的发展,如一群动物、人类细胞和肿瘤细胞等。按照这个理论,肿瘤细胞的生长速率是可变的,肿瘤细胞的数量是随时间延长而增加的。但是,当肿瘤细胞生长到达平台期时,其增长的相对速率呈指数式下降。

根据Skipper-Schabel指数生长模型,结合Gompertz生物学增长曲线,Norton和Simon提出了Norton-Simon假说,即肿瘤体积退缩的速率与肿瘤体积增大的速率成正比;化疗药物指数杀灭肿瘤细胞并不是一成不变的,而是与肿瘤的相对生长速率成正比。Norton-Simon假说提示,在肿瘤负荷较小的情况下,比如说根治性治疗后的辅助化疗,使用化疗有一个动力学上的优势,能够杀灭较多的肿瘤细胞。但是,如果不是所有肿瘤细胞均被杀灭的话,这些残留的肿瘤细胞重新生长的速率也很快。因此,Norton和Simon推断缩短化疗间歇时间,即剂量密集化疗,以阻止肿瘤细胞的重新生长,增加多疗程化疗杀灭肿瘤细胞的累积数量,进而治愈肿瘤。而且,在实体肿瘤中很多细胞并不处于增殖期,而处于G0期,这些细胞对大剂量化疗并不敏感,故提高化疗剂量并不能杀死这些细胞。在常规化疗间歇期,这些细胞重新回到细胞循环周期中,只能通过反复化疗和剂量密集化疗杀死这些细胞。

Norton-Simon的剂量密集化疗理论得到了进一步验证。Citron等的Ⅲ期前瞻性随机对照研究(CALGB C9741)入组2 005例淋巴结阳性早期乳腺癌患者,比较剂量密集疗法(2周方案)和传统3周疗法、序贯疗法与联合化疗在淋巴结阳性早期乳腺癌辅助治疗中的疗效。2 005例患者随机分为4组,分别接受以下方案:序贯组(Ⅰ组),多柔比星(A)×4→紫杉醇(T)×4→环磷酰胺(C)×4,每3周1次;序贯组(Ⅱ组),A×4→T×4→C×4,每2周1次加用集落刺激因子;联合化疗组(Ⅲ组),AC×4→T×4,每3周1次;联合化疗组(Ⅳ组),AC×4→T×4,每2周1次加用集落刺激因子。该研究第一次证实以剂量密集方式(每2周1次)的辅助化疗较传统的3周方案能够提高患者的DFS($RR=0.74$,$P=0.010$)和OS($RR=0.69$,$P=0.013$),4年DFS和OS分别为82%对比75%和92%对比90%。

GEICAM 9906临床试验入组1 248例淋巴结阳性患者,比较4个疗程$FE_{90}C$序贯紫杉醇100 mg/m²×8周与6个疗程$FE_{90}C$的疗效。结果提示,5年DFS分别为78.5%对比72.1%($P=0.006$),5年无远处转移生存率分别为83.8%对比78.1%($P=0.005$)。Mobus等采用表柔比星→紫杉醇→环磷酰胺2周方案或表柔比星+环磷酰胺→紫杉醇3周方案作为辅助化疗治疗1 018例腋窝淋巴结阳性数≥4枚具有高复发风险的乳腺癌。2周和3周方案的3年DFS分别为80%和70%($P=0.000 9$),3年OS分别为90%和87%($P=0.03$)。Seidman等用紫杉醇每周方案或3周方案,加或不加用他莫昔芬治疗735例局部晚期转移或复发性乳腺癌。结果提示,每周方案疗效较好($ORR=40\%$对比28%,$P=0.017$),中位至疾病进展时间较长

(9个月对比5个月，$P=0.008$)，患者中位生存期较长(24个月对比16个月，$P=0.17$)。在毒性方面，每周方案血液学毒性较低，但神经毒性发生率较高，3～4级感觉神经毒性分别为23%和12%，运动神经毒性分别为8%和4%。

Del Mastro等进一步研究了2周方案对比3周方案的不同剂量密度以及FEC对比EC的不同化疗方案在淋巴结阳性早期乳腺癌患者中疗效的差异。在一项2×2设计的随机对照临床试验中，患者分为4组：2周FEC×4-P×4；2周EC×4-P×4；3周FEC×4-P×4；3周EC×4-P×4。2 091例患者中，中位随访7年后，2周FEC-P、2周EC-P、3周FEC-P及3周EC-P复发率分别为23%、22%、29%及26%。对于不同剂量密度的比较，5年DFS 2周方案为81%，显著高于3周方案的76%($HR=0.77$, 95% CI：0.65～0.92)。5年OS也明显提高(2周组94%对比3周组89%，$HR=0.65$, 0.51～0.84)。对于化疗方案的比较，FEC在DFS及OS上与EC相比差异无显著性。不良反应方面，2周方案的3～4级贫血、转氨酶升高、肌痛的发生率升高，3～4级中性粒细胞减少发生率降低；联合氟尿嘧啶引起3～4级中性粒细胞减少、发热、恶心、呕吐发生率升高。2周辅助化疗可显著提高淋巴结阳性早期乳腺癌的疗效，而FEC较EC未明显提高疗效。

ECOG 1199临床试验是一个2×2设计，同时比较紫杉醇与多西他赛2周方案及3周方案(剂量密集化疗对常规化疗)，但是结果无获益，可能与该试验的样本量不够有关。共入组5 052例T1-3N1-2或T2-3N0乳腺癌患者，随机分成4组：P3组，多柔比星联合环磷酰胺序贯紫杉醇3周方案；P1组，多柔比星联合环磷酰胺序贯紫杉醇每周方案；T3组，多柔比星联合环磷酰胺序贯多西他赛3周方案；T1组，多柔比星联合环磷酰胺序贯多西他赛每周方案。中位随访46.5个月的结果提示，两种紫杉类药物以及两种给药方式的DFS和OS差异无统计学意义。就不良反应而言，AC序贯多西他赛方案的中性粒细胞减少及相关并发症的发生较多。该研究提示，与AC序贯多西他赛方案相比，序贯紫杉醇每周方案是一个较好治疗方案。

GONO-MIG临床试验入组1 214例患者，比较$FE_{60}C$ 3周方案与$FE_{60}C$ 2周方案辅助治疗的疗效，中位随访10.4年。该研究结果仅提示在G-CSF支持下$FE_{60}C$ 2周方案的安全性，未提示两组OS及DFS的差异，同样得到了一个阴性结果。在晚期乳腺癌中，笔者的Ⅱ期临床研究发现，2周多西他赛加米托蒽醌是一个安全性和疗效均较好的方案。因此，剂量密集方式的给药似乎不适合多西他赛和蒽环类药物。

PANTHER临床试验在高危患者中比较剂量密集的EC-T(多西他赛)与标准3周FEC-T方案的疗效。其中，入组的高危患者包括淋巴结转移阳性以及淋巴结转移阴性但肿瘤直径>2 cm、激素受体阴性、组织学分级Ⅲ级或年龄≤35岁的高危因素。患者按1∶1随机接受剂量密集EC-T或FEC-T 3周方案。其中，剂量密集EC-T是根据血液学不良反应制订剂量，而不固定在体表面积计算的特定剂量上。在初始剂量的基础上(表柔比星90 mg/m², 环磷酰胺600 mg/m², 每2周1次；多西他赛75 mg/m², 每2周1次)，若患者血液学毒性可耐受则增加剂量，若不能耐受则减量。共入组2 017例患者，中位随访5.3年后，两组乳腺癌相关无复发生存率(BCRFS)相似，剂量密集组和常规剂量组BCRFS分别为88.7%和85.0%($HR=0.79$, 95% CI：0.61～1.01)，剂量密集组的DFS高于常规剂量组($HR=0.79$, 95% CI：0.63～0.99)，OS两组无差异。3～4级非血液学毒性发生率剂量密集组高于常规剂量组(52.6%对比36.6%)。因此，在高危早期乳腺癌患者中，根据不良反应制订的剂量密集型辅助化疗并未显著提高乳腺癌患者RFS，且剂量密集型方案的非血液学毒性发生率更高。

从以上数据来看，紫杉醇的剂量密集型方案对乳腺癌的治疗是成功的。近年来有证据显示，周疗除了有直接抗肿瘤作用外，还有抗肿瘤血管生成作用。是否所有乳腺癌患者都适合这一疗法，抑或仅仅是特殊亚群的特殊方案，目前临床试验的证据还不充分。已有证据表明，并不是所有化疗药物和化疗方案均适合剂量密集方式给药，尤其是那些最主要的剂量限制性毒性是非造血系统毒性的方案。G-CSF的预防性使用解决了粒细胞下降所引起的发热和感染问题，但对其他不良反应没有预防作用。在G-CSF支持下的TAC(多西他赛、多柔比星和环磷酰胺)2周方案相对于传统的3周方案，在复发或转移性乳腺癌患者中未发现剂量密集化疗能够提高OS，但不良反应明显增加，如手足综合征。法国的AERO B03试验显示，在G-CSF支持下的TEC(多西他赛、表柔比星和环磷酰胺)2周方案会出现严重的指甲毒性、手足综合征和神经毒性。$FE_{100}C$ 2周方案被发现引起较多的肺炎。

但是,2017年圣安东尼奥乳腺癌大会上报道的EBCTCG Meta分析,共分析来自15项随机临床研究的21 000多例患者,后发现2周方案显著降低患者的复发率($P=0.000\ 04$),且10年乳腺癌相关死亡率较3周方案降低3%($P=0.003$),总死亡率也显著降低($P=0.003$)。同样,在序贯与联合辅助化疗的对比中,蒽环类序贯紫杉类药物较两药联合显著降低复发率($P=0.000\ 1$),10年乳腺癌相关死亡率较3周方案降低2.3%($P=0.005$),总死亡率显著降低($P=0.000\ 8$)。其中,剂量密集辅助化疗复发率的下降在不同激素受体状态的患者中存在显著差异,而且2周方案较3周方案没有明显增加不良反应引起的非乳腺癌相关死亡率,在G-CSF的支持下,剂量密集化疗并不明显增加毒性。

综上所述,适合剂量密集化疗的药物是紫杉醇周疗或2周疗法,同样适合于白蛋白结合型紫杉醇。但推荐其周疗时每次给药剂量不得≥$125\ mg/m^2$,特别适合剂量密集化疗的分子亚型是三阴性乳腺癌。

(三)序贯化疗

Norton-Simon假说支持序贯化疗。既然乳腺癌是一个异质性肿瘤,含有多个亚群细胞,连续使用同一个药物或方案有助于杀灭对该药物或方案敏感的亚群细胞,序贯至无交叉耐药的药物或方案后,则能够杀灭对前一个药物或方案不敏感而对后一个药物或方案敏感的亚群细胞。AC(或EC)序贯T方案是目前最常用的辅助化疗方案之一。

Bonadonna等于1995年在JAMA杂志上发表文章,在腋窝淋巴结阳性数≥4枚早期乳腺癌患者中比较4个疗程多柔比星序贯4个疗程CMF(即序贯治疗组)与1个疗程多柔比星序贯1个疗程CMF,共4次序贯(即交替治疗组)。结果提示,序贯治疗优于交替治疗。

(四)交替化疗

在20世纪80年代,Goldie和Coldman提出交替化疗要优于序贯化疗,理由是交替化疗能够杀灭更多的肿瘤细胞,减少肿瘤细胞产生耐药性的机会。但是临床试验结果提示,因为交替化疗延长了同一个方案的间歇时间,对该方案敏感的亚群细胞有了更长的恢复时间,从而降低了疗效。

二、蒽环类和紫杉类化疗方案的选择

(一)蒽环类方案相同的加或不加序贯紫杉类药物方案

CALG B9344和NSABP B28两个临床试验的设计基本相同,均是在4个疗程AC方案后比较序贯或不序贯紫杉醇,结果显示序贯用紫杉醇能够提高DFS和(或)OS。由美国癌症和白血病协作研究组-B(Cancer and Leukemia Group-B, CALG-B)完成的CALG B9344试验是最早研究紫杉类药物应用于乳腺癌辅助化疗的随机临床研究。共入组3 121例腋窝淋巴结阳性(包括绝经前和绝经后)早期乳腺癌患者,首先随机比较4个疗程不同剂量的AC方案(环磷酰胺$600\ mg/m^2$,多柔比星的剂量随机分为60、75、90 mg/m^2 3个组,3周为1个疗程)化疗的疗效,随后再随机给予4个周期序贯紫杉醇($175\ mg/m^2$,3周为1个疗程)化疗或观察。激素受体阳性者化疗后继续接受5年他莫昔芬治疗。结果显示,接受不同剂量多柔比星患者的生存差异无显著性;联合紫杉醇化疗者的5年DFS和OS均高于观察组(DFS:70%对比65%;OS:80%对比77%),且加用紫杉醇并未增加毒性。亚组分析显示,AC序贯紫杉醇对于激素受体阴性者更加有效。NSABP B-28也研究了AC序贯紫杉醇($225\ mg/m^2$, AC→P)的疗效。中位随访64.5个月的分析结果显示,序贯使用4个疗程紫杉醇将5年RFS由对照组(4个疗程AC)的72%提高至76%($RR=0.83$, $P=0.006$),但两者OS相似。亚组分析显示,无论激素受体状况如何,患者都能从紫杉醇治疗中获益。最近Meta分析进一步证明了此种辅助化疗策略的有效性,可降低14%的乳腺癌死亡率。

Cognetty等报道了针对早期淋巴结阳性乳腺癌的TAXIT216随机试验的研究结果。共998例患者随机分为A、B两组,分别接受E→CMF(表柔比星$120\ mg/m^2$,21天×4→环磷酰胺$600\ mg/m^2$+甲氨蝶呤$40\ mg/m^2$+氟尿嘧啶$600\ mg/m^2$,第1、8天,28天×4)和E→T→CMF(T:多西他赛$100\ mg/m^2$,21天×4)方案化疗。中位随访62个月,A、B两组5年DFS分别为68%和74%($P=0.13$),5年RFS分别为69%和76%($P=0.039\ 4$),5年OS分别为85%和90%($HR=0.67$, $P=0.016\ 8$)。

从以上试验结果可以看出,对淋巴结阳性的乳腺癌患者,在蒽环类为基础的化疗方案中序贯加入紫杉类药物可显著提高疗效。

（二）辅助化疗总时间相近的含或不含紫杉类方案

最近的 ECBCTCG 分析显示，在辅助化疗总时间相近的情况下，对照组使用了超过 4 个疗程的蒽环类方案（如 6 个疗程的 CAF 或 CEF 方案）或序贯不含紫杉类也不含蒽环类方案（如 CMF 方案），含或不含紫杉类方案在降低乳腺癌死亡率方面无统计学差异。

但是，也有临床试验显示在辅助化疗总时间完全一样的情况下，含紫杉类方案的疗效要优于不含紫杉类方案。BCIRG 001 临床试验在淋巴结阳性患者中对比辅助化疗 TAC 方案和 FAC 方案 6 个疗程的疗效。TAC 方案（多西他赛 75 mg/m²，多柔比星 50 mg/m²，环磷酰胺 500 mg/m²）和 FAC 方案（氟尿嘧啶 500 mg/m²，多柔比星 50 mg/m²，环磷酰胺 500 mg/m²）均为 3 周方案，均用 6 个疗程。共入组 1 491 例患者，经过 10 年的中位随访，TAC 组和 FAC 组的 DFS 分别为 62% 和 55%，OS 分别为 76% 和 69%；TAC 方案显著降低复发风险 20%（$HR=0.80, 95\%CI: 0.68\sim0.93$），降低死亡风险 26%（$HR=0.74, P=0.002$）。不论淋巴结、激素受体、HER-2 状态，TAC 方案都显著改善患者的 DFS。安全性数据显示，TAC 组不良反应的发生率相对增高，其中 3～4 级充血性心力衰竭的比例 TAC 组为 3.5%，FAC 组为 2.3%；TAC 组更易发生 3～4 级外周感觉神经毒性（TAC 组 4%，FAC 组 1%）。由于心力衰竭而死亡的病例数分别为 2 例和 4 例，发生髓性白血病的病例数分别为 4 例和 2 例。GEICAM 9805 试验采用了与 BCIRG 001 试验相同的设计，在高危淋巴结阴性患者中证明了 TAC 方案优于 FAC 方案，降低复发风险 32%。

法国 PACS 01 试验入组 1 999 例早期乳腺癌患者，中位随访 60 个月的结果显示，3 个疗程 FE$_{100}$C 序贯 3 个疗程多西他赛方案优于 6 个疗程 FE$_{100}$C 方案，可提高 DFS（78.3% 对比 73.2%，$P=0.041$）和 OS（90.7% 对比 86.7%，$P=0.050$）。

Jones 等的 USON 9735 临床试验提示，TC（多西他赛 75 mg/m²，环磷酰胺 600 mg/m²）方案优于 AC（多柔比星 60 mg/m²，环磷酰胺 600 mg/m²）方案。这是一项在 I～III 期乳腺癌患者中进行的前瞻性、随机辅助治疗临床试验。中位随访 7 年的结果显示，AC 组与 TC 组患者的 DFS 差异有统计学意义（75% 对比 81%，$P=0.033$），OS 差异有统计学意义（82% 对比 87%，$P=0.032$）。TC 方案组 3～4 级发热性中性粒细胞减少的发生率更高（6% 对比 3%，$P=0.03$），而 AC 方案组 3～4 级恶心和呕吐的发生率更高（7% 对比 2% 和 5% 对比 <1%，$P<0.01$）。老年患者使用 TC 方案更容易发生发热性中性粒细胞减少，使用 AC 方案更容易发生贫血，但是总的不良反应可以预见，且易于临床处理。

综上所述，含蒽环类和紫杉类的方案疗效稍优。对于低危患者，4 个周期的 TC 方案要优于 AC 方案。

（三）不推荐 AT 方案

AT 方案中，A 是指蒽环类药物，包括多柔比星和表柔比星，T 是指紫杉类药物，包括紫杉醇和多西他赛。尽管对乳腺癌的新辅助化疗和晚期乳腺癌 AT 方案是一个有效的标准方案，但是在乳腺癌辅助化疗方案中不推荐使用 AT 方案。

有一项入组 3 010 例至少具有阳性淋巴结 1 枚早期乳腺癌患者的 III 期前瞻性、随机对照 PACS 04 临床研究，患者于术后接受 6 个周期每 3 周氟尿嘧啶 500 mg/m²，表柔比星 100 mg/m² 和环磷酰胺 500 mg/m²（FE$_{100}$C 方案）或 6 个周期每 3 周表柔比星 75 mg/m² 和多西他赛 75 mg/m²（AT 方案）辅助化疗。5 年 DFS 分别为 81.8% 与 79.6%，5 年 OS 分别为 90.3% 和 90.1%，因此 6 个周期 AT 方案与 6 个周期 FE$_{100}$C 方案相比并没有明显优势。

NSABP B-30 试验是评价不同剂量及疗程的含多柔比星、多西他赛和环磷酰胺的联合辅助方案治疗可手术、淋巴结阳性乳腺癌的随机临床试验，共入组 5 351 例淋巴结阳性乳腺癌患者，随机分为 3 个组：①4 个疗程 AC（多柔比星 60 mg/m²，环磷酰胺 600 mg/m²）后序贯 4 个疗程 T（多西他赛 100 mg/m²）；②4 个疗程 AT（A、T：60、60 mg/m² 或 50、75 mg/m²）；③4 个疗程 TAC（T、A、C：60、60、600 mg/m² 或 75、50、500 mg/m²）。ITT 人群分析显示，AC→T 方案的死亡率较 TAC 方案和 AT 方案分别下降 14% 和 17%（HR 分别为 0.86 和 0.83，P 值分别 =0.086 和 0.034）。AC→T 方案的 DFS 显著优于 AT 和 TAC（HR 分别为 0.80 和 0.83，P 值分别 =0.001 和 0.006）。AT 方案和 TAC 方案疗效相似（OS：$HR=0.96$，$P=0.67$；DFS：$HR=0.96$，$P=0.58$）。亚组分析显示，基线淋巴结、ER 或停经状态与最终治疗结果之间不存在相互影响。由此看来,对于淋巴结阳性乳腺癌患者,AC→T辅助治疗似较4个疗程AT及TAC等联合化疗具有治疗优势。

有一项入组2 885例淋巴结阳性或高危淋巴结阴性早期乳腺癌患者的Ⅲ期前瞻性、随机对照ECOG E2197临床研究,患者于术后接受6个周期每3周多柔比星60 mg/m²和环磷酰胺600 mg/m²(AC)或6个周期每3周多柔比星60 mg/m²和多西他赛60 mg/m²(AT)辅助化疗。结果显示6个周期AT方案和6个周期AC方案的疗效无差异,两组的4年DFS(87%对比87%)和OS(94%对比93%,$P=0.49$)无差异。但AT方案的毒性明显高于AC方案,尤其是发热性粒细胞减少和心脏不良事件发生率较后者高。

BIG 2-98临床试验入组的是乳腺癌术后淋巴结阳性、年龄18~70岁的患者。根据治疗中心、淋巴结数目(1~3个对比>3个)和年龄(<50岁对比≥50岁)进行分层。治疗组:ⅠA组 A 75 mg/m²,3周×4→CMF×3。ⅠB组 A、C 60、600 mg/m²×4→CMF×3。Ⅱ组 A 75 mg/m²×3→T 100 mg/m²×3→CMF×3;Ⅲ组 A、T 50、75 mg/m²×4→CMF×3。患者随后接受激素治疗(受体阳性)和放疗(根据局部情况)。随机入组的比例按1:1:2:2。主要比较Ⅱ+Ⅲ组与Ⅰ组之间是否差异有显著性,次要比较是Ⅱ组和ⅠA组以及Ⅲ组和ⅠB组之间是否差异有显著性。于1998年6月~2001年6月入组2 887例患者,结果提示AT→CMF方案的疗效要比A→T→CMF的疗效更差。

三、其他辅助化疗方案

乳腺癌常用的辅助化疗方案见本章附录。按照疗效和药物不良反应等可以将乳腺癌的辅助化疗方案分成不同的级别。第1级别包括6个疗程CMF、4个疗程AC和6个疗程$FE_{50}C$;第2级别的化疗方案是在3个标准方案基础上,提升蒽环类药物剂量或联合紫杉类药物等,常见的方案有4个疗程TC、6个疗程$FE_{100}C$、6个疗程FAC、6个疗程TAC和AC序贯T或P等;第3级别的化疗方案是化疗联合靶向药物的方案。

NSABP B15临床试验在淋巴结阳性患者中比较了4个疗程AC化疗与6个疗程CMF化疗的疗效。结果证实,无论是DFS(62%对比63%)还是OS(83%对比82%)两者都没有差异,但4个疗程AC比6个疗程CMF给药方便,治疗时间较短,毒性也不大,易于被患者接受。多柔比星因此被美国FDA批准用于乳腺癌术后的一线用药,AC方案也成为20世纪90年代美国乳腺癌辅助治疗的标准方案。

国际癌症联合组织(ICCG)1984~1992年选择了759例绝经前腋窝淋巴结阳性患者参加一项大型多中心临床试验,旨在比较含蒽环类的$FE_{50}C$与CMF的疗效。结果显示,$FE_{50}C$有等于或优于CMF的疗效。$FE_{50}C$随即成为欧洲乳腺癌术后的一线用药。

与6个疗程CMF、4个疗程AC和6个疗程$FE_{50}C$相比较,疗效较好的蒽环类为主的方案有$FE_{100}C$、$CE_{120}F$和E→CMF方案等。CALGB C9344研究将多柔比星的剂量从60 mg/m²提高至90 mg/m²未见疗效有所提高,且晚期复发或转移性乳腺癌的临床试验提示表柔比星的心脏毒性和骨髓毒性较多柔比星低,因此辅助化疗中蒽环类方案的优化主要集中于表柔比星的研究。

法国的FASG 05试验评估了$FE_{100}C$方案,表柔比星的剂量50 mg/m²($FE_{50}C$)增至100 mg/m²($FE_{100}C$)。该试验选择了淋巴结阳性且预后较差(指腋窝淋巴结阳性数>3枚或激素受体阴性,且核分级≥2级)的患者。1990~1993年,565例女性入组并接受6个疗程的$FE_{100}C$或$FE_{50}C$治疗。中位随访110个月的结果为,提高表柔比星剂量化疗组的10年DFS和OS高于$FE_{50}C$组(分别为50.7%对比45.3%,$P=0.036$;54.8%对比50.0%,$P=0.038$)。更重要的是,10年随访并没有观察到提高表柔比星剂量而增加心脏毒性。$FE_{100}C$和$FE_{50}C$的延迟性心脏毒性的发生率无论是复发前(1.1%对比1.5%)还是复发后(4.1%对比4.3%)都没有显著增加。

2000年EBCTCG得出的含蒽环类方案优于CMF方案的结论来自15项随机临床研究,但其中仅有3项符合要求,其他研究不是蒽环类药物剂量较低或疗程数较少,就是对照组不规范。这3项研究分别是:美国INT 0102研究、加拿大NCIC MA05研究和英国NEAT/NCTBG研究。美国INT 0102研究在淋巴结阴性高危患者中评估了CAF方案,口服环磷酰胺100 mg/m²(第1~14天),注射多柔比星30 mg/m²和氟尿嘧啶500 mg/m²(第1、8天),28天为1个周期,共6个周期。该研究没有显示CAF方案较CMF方案提高DFS;OS有所增加,但无统计学意义。加拿大 NCIC MA05 试验评估了 $CE_{120}F$ 对淋巴结阳性乳腺癌患者的价值。在 1989～1993 年,710 例绝经前和围绝经期乳腺癌患者随机接受术后 6 个疗程 CMF 化疗或 6 个疗程表柔比星 (60 mg/m², 第 1、8 天)的 $CE_{120}F$ 方案。口服环磷酰胺 75 mg/m² (第 1～14 天)和氟尿嘧啶 500 mg/m² (第 1、8 天),28 天为 1 个周期。2005 年公布的 10 年随访结果为,$CE_{120}F$ 治疗组的 DFS 优于 CMF 治疗组(52% 对比 45%,$HR=0.78$,$P=0.007$),OS 也高于 CMF(62% 对比 58%,$HR=0.82$,$P=0.085$)。英国国家表柔比星辅助治疗试验组 (National Epirubicin Adjuvant Trial,NEAT)和 BR9 601 试验组评估了 E→CMF 方案。入组的 2 391 例患者是淋巴结阳性或高危淋巴结阴性乳腺癌患者,被随机分至 6 个疗程或 8 个疗程 CMF 治疗组或 4 个疗程表柔比星(100 mg/m²,3 周方案)序贯 4 个疗程 CMF 化疗的 E→CMF 治疗组。中位 48 个月随访资料分析显示,无论淋巴结状况,E→CMF 方案都能提高 CMF 方案的 DFS($RR=0.69$,$P<0.0001$)和 OS($RR=0.67$,$P<0.0001$)。此方案不良反应发生率较高,但是不影响给药剂量强度和患者的生活质量。

四、辅助化疗的原则

(1) 制订个体化辅助化疗方案应依据分子分型、复发风险和辅助化疗的有效性。乳腺癌患者的复发风险由肿瘤的生物学行为乘以肿瘤的疾病分期后除以辅助化疗的有效程度决定。肿瘤的生物学行为由多种因素决定,分子分型是重要因素之一,HER-2 阳性和三阴性乳腺癌容易复发或转移。疾病分期越晚,复发或转移的风险越大。目前国内用得最多的复发风险评估系统是 2007 年《St. Gallen 国际乳腺癌治疗专家共识》中提供的评估系统。中危 HER-2 阳性乳腺癌和三阴性乳腺癌,应该积极治疗;高危 ER 和(或)PR 强阳性、HER-2 阴性乳腺癌,不需要积极化疗,而采用内分泌治疗。

(2) 结合患者的具体情况,如年龄、有无糖尿病、药物食物过敏史、肝肾功能状态和治疗意愿,制订个体化的辅助化疗方案。辅助化疗的目的是预防乳腺癌的复发或转移,也就是说,患者不用辅助化疗也有可能疾病不会复发或转移。因此,如果化疗风险较大,应权衡化疗的疗效和化疗带来的不良反应,与患者和家属充分沟通,取得患者和家属的知情同意,谨慎给药。

(3) 依据循证医学的证据,选择化疗方案。不像乳腺癌的新辅助化疗和晚期乳腺癌的治疗,辅助化疗期间无法根据疗效决定是否继续化疗,因此辅助化疗方案的选择务必遵循循证医学的证据。目前可选方案包括 FAC/CAF(氟尿嘧啶、多柔比星、环磷酰胺)、CEF(环磷酰胺、表柔比星、氟尿嘧啶)、AC(多柔比星、环磷酰胺)序贯 T(多西他赛)或 P(紫杉醇)、剂量密集 A-P-C[多柔比星-紫杉醇-环磷酰胺(需 G-CSF 支持)]、剂量密集 AC-P(需 G-CSF 支持)、FEC(氟尿嘧啶、表柔比星、环磷酰胺)序贯多西他赛、TC(多西他赛、环磷酰胺)和 TAC 方案(需 G-CSF 支持),不推荐使用 AT 方案。紫杉醇适合与其他药物分开序贯使用,多西他赛既可联合也可序贯使用。根据复旦大学附属肿瘤医院的大样本回顾性同期对照研究,可以用吡柔比星 40 mg/m² 代替 CEF 方案中的表柔比星,组成方案 CPF。233 例接受 CPF 方案,623 例接受 CEF 方案治疗,中位随访了 41 个月后,两组的治疗疗效(RFS 和 OS)和不良反应均相近。

(4) 足够的药物剂量强度是辅助化疗疗效的前提。辅助化疗的疗效与剂量有一定的关系。各组临床研究表明,凡接受化疗剂量大于计划方案的 85% 者不论绝经状态均能受益,而化疗剂量小于原计划方案 65% 者不论绝经与否疗效均不显著。国外一项有关化疗药物剂量不足的原因调查显示,20 世纪 90 年代初有 2/3 患者存在化疗剂量不足或提前停药,90 年代末已经下降至 1/3。主要原因有 3 个:老年患者;肥胖患者,尤其是体表面积≥2 的患者;使用三药联合方案,如 CMF 和 CAF。在具体的临床实践中,需要注意患者的具体情况,如年龄、一般状况、既往用药和目前身体指标等。与纳入临床研究的受试者不同,选择方案时要注意患者是否能耐受标准剂量,而且所有临床研究都有严格的方案调整和减量原则,所以临床实践中一定要密切观察每个患者的不良反应,并根据毒性及时合理地调整治疗,以确保安全有效的治疗。一般来说,4 级造血系统和 3 级非造血系统毒性需要下调剂量,但经过医学处理患者能够很好地耐受化疗(如白细胞下降和恶心)或不可能危及生命的非造血系统毒性(如脱发)除外。一个方案一次剂量下调 20%～25%。如果连续下调 2 个剂量水平患者还是不能耐受化疗,建议不再用此方案继续治疗。另外,《CBCS 指南》推荐医生在处方化疗药物时一定给出患者的身高和体重,根据体表面积给药。

(5) 化疗的疗程数。一般低中危患者4~6个疗程,中高危患者6~8个疗程。Bonadonna等比较应用6个疗程与12个疗程CMF方案辅助化疗的结果,经5年随访两组疗效无差别。亦有学者报道应用24个疗程同样亦未见差别,相反并发症增加。EBCTCG的Meta分析显示,CMF最适宜的化疗持续时间是3~6个月,长于6个月的化疗并不改善生存。有一项大型Ⅲ期临床试验CALGB 40101,在低危乳腺癌患者中比较化疗方案4个疗程和6个疗程之间,AC方案和每周紫杉醇方案之间是否存在疗效差别。该试验自2002年启动,共入组3 173例术后腋窝淋巴结阳性≤3枚的患者,随机分组至AC方案4个疗程或6个疗程,对比紫杉醇4个疗程或6个疗程。94%的入组患者淋巴结阴性,64% ER阳性,80% HER-2阴性。在2010年SABCS会议上仅公布了化疗方案4个疗程和6个疗程治疗的数据,中位随访4.6年后,数据显示无论是RFS还是OS,化疗4个疗程和6个疗程相比较没有显著差别,但6个疗程化疗比4个疗程显著增加了毒性作用和不良反应。AC方案主要表现为3~4级中性粒细胞下降,单药紫杉醇主要表现为3~4级神经病变。辅助化疗常用的方法是每3周1次,为1个疗程。近年来也有应用剂量密集化疗以提高临床疗效,同时需应用集落刺激因子作为支持,以减少化疗所致的骨髓抑制、粒细胞减少性发热和感染等不良反应。

(6) 紫杉醇应与蒽环类药物序贯使用,多西他赛既可以联合(如TAC方案)也可以序贯(如AC序贯T方案)。BCIRG005是对淋巴结阳性早期乳腺癌比较紫杉类序贯应用与同时联合应用疗效的Ⅲ期临床试验。有3 298例HER-2阴性、腋窝淋巴结阳性乳腺癌患者随机分组,分别接受4个疗程AC后序贯4个疗程T或6个疗程TAC。随访10年的结果显示,两组的10年OS和DFS均无差异(OS:79.9%对比78.9%,$P=0.506$;DFS:66.5%对比66.3%,$P=0.749$)。两组毒性反应表现不同,尽管使用G-CSF进行初级预防,TAC组粒细胞减少性发热的发生比例仍高于AC→T组;AC→T组肌痛、手足综合征、液体潴留以及感觉神经病变的发生率较TAC组高。

五、辅助化疗的时机

术后辅助化疗应在术后早期应用,一般认为术后化疗应在术后1个月内开始,间隔时间过长会影响疗效。Ludwig乳腺癌研究小组在术后36小时开始化疗,所用化疗方案是CMF加四氢叶酸,1周后重复1次,共1个疗程。与不用化疗比较,能够提高淋巴结阴性乳腺癌患者的4年DFS,从73%提高至77%。因此,短疗程的化疗应该及早应用。但是,EBCTCG的Meta分析提示,6个疗程辅助化疗较1个疗程的围术期化疗的疗效要好,DFS和OS均有所提高,因此现在均采用术后辅助化疗。Ludwig乳腺癌研究小组进行了一项辅助化疗时机的临床试验,一组是术后3~4周开始给予化疗,另外一组是围术期加术后化疗,所用化疗方案是CMF加泼尼松,结果提示两者疗效无明显差异。一般化疗对伤口愈合的影响不大,但某些化疗药物(如多西他赛)术后早期应用时容易引起伤口积液。Lohrisch等回顾分析了2 594例早期乳腺癌患者,根据辅助化疗距手术的时间间隔将患者分为4组:≤4周、4~8周、8~12周和>12周。结果表明辅助化疗时间间隔≤12周的患者其5年OS优于>12周的患者($HR=1.5$, 95% CI:1.07~2.10);≤4周、4~8周、8~12周和>12周相对应的5年OS分别是84%、85%、89%和78%($P=0.013$),DFS依次为74%、79%、82%和69%($P=0.004$)。Chavez-MacGregor等的研究纳入24 843例Ⅰ~Ⅲ期乳腺癌患者,分析表明术后辅助化疗初始时间超过90天的患者乳腺癌相关复发风险增加27%($HR=1.27$, 95% CI:1.05~1.53),死亡风险增加34%($HR=1.34$, 95% CI:1.15~1.57)。推荐术后辅助化疗应在术后1个月内进行,因为超过术后12周/90天其复发率和乳腺癌相关死亡率明显升高。

六、辅助化疗的适应证

一项美国的调查性研究显示,只要增加1%~2%的生存机会,乳腺癌患者也愿意接受治疗。对于乳腺癌辅助化疗的适应证,2011版《CBCS指南》中包括以下几个条件:肿瘤直径>2 cm、淋巴结阳性、激素受体阴性、HER-2阳性,或组织学分级为3级。随着我国乳腺癌规范诊疗的普及,在2017版《CBCS指南》中去除了肿瘤大小。2011版《St.

Gallen国际化乳腺癌治疗专家共识》包括以下几个条件：高Ki-67指数、三阴性乳腺癌、激素受体阴性、HER-2阳性，或组织学分级为3级。两者适应证的差异主要源于中国的实际情况：肿瘤大小和淋巴结状态的判定比较客观，容易发现高复发风险的患者，而高Ki-67指数和三阴性乳腺癌的诊断标准还没有统一，临床工作中执行起来容易发生偏差。

以前认为肯定不需要辅助化疗的条件包括：淋巴结阴性、ER和(或)PR阳性、HER-2阴性、肿瘤直径≤2 cm、病理分级为Ⅰ级、无脉管侵犯和年龄≥35岁患者。但最近倾向于对激素受体阳性的腔面A型(luminal A型)乳腺癌，如果患者年龄＞60岁，即使具有其他风险因素(如肿瘤直径＞2 cm或淋巴结阳性1~3枚)，按照《NCCN指南》和早期的《St. Gallen国际乳腺癌治疗专家共识》，这些患者应该接受辅助化疗，但现在专家共识可以免去辅助化疗。

年龄不是决定患者是否需要辅助化疗的主要因素。CALGB 49907临床试验曾经尝试在年龄≥65岁的老年乳腺癌患者中使用卡培他滨替代AC方案或CMF方案，入组633例女性乳腺癌患者，主要研究终点是RFS。结果显示，卡培他滨组与常规化疗组相比，在RFS和OS方面均处于劣势，主要是在激素受体阴性患者中差异较大。该试验仅显示接受卡培他滨治疗的患者在治疗期间的生活质量较好。目前认为，患者年龄＜75岁的乳腺癌患者只要身体情况允许，是可以接受辅助化疗的。≥75岁的乳腺癌患者一般不推荐辅助化疗，如临床准备给予辅助化疗，需综合考虑这个特殊人群的生理条件、预期寿命以及辅助化疗后非肿瘤原因死亡可能性相应升高等问题，充分衡量辅助化疗对≥75岁乳腺癌患者的受益/风险比。

七、其他晚期乳腺癌有效的化疗药物

尽管吉西他滨+紫杉醇方案治疗复发或转移性乳腺癌的疗效要优于紫杉醇单药方案，但是用于乳腺癌辅助治疗时的结果是阴性的。英国tAnGo试验比较EC→GT方案(表柔比星90 mg/m²，环磷酰胺600 mg/m²，第1天，每3周重复，共4个周期；续以紫杉醇175 mg/m²，在3小时输注，第1天，联合吉西他滨1 250 mg/m²，第1、8天，每3周重复，共4个周期)和EC→T方案(表柔比星90 mg/m²，环磷酰胺600 mg/m²，第1天，每3周重复，共4个周期；续以紫杉醇175 mg/m²，在3小时输注，第1天，每3周重复，共4个周期)。2001年8月~2004年11月，来自英国和爱尔兰127个临床肿瘤治疗中心共3 152例患者参加了该研究，EC→GT组和EC→T组各1 576例，两组基线特征均衡可比，其中淋巴结阳性患者占77%，年龄＜50岁患者占55%，肿瘤分级3级占65%，肿块＞2 cm占61%，ER阴性占41%，PR阴性占37%，HER-2阳性占26%。中位随访10年，有914例患者死亡，发生了1 087件DFS事件。两组的DFS差异无显著性($P=0.64$)，OS差异亦无显著性($P=0.81$)。因此，对于早期乳腺癌患者，在EC→T方案基础上加用吉西他滨并未显示治疗优势，但显著增加了3级粒细胞减少、肌痛、关节痛、乏力、感染、恶心呕吐、感觉神经病变、发热、腹泻、便秘、贫血和血小板减少等不良反应。

Joensuu等将卡培他滨放到辅助化疗方案中，入组约1 500例淋巴结阳性或淋巴结阴性高危早期乳腺癌患者，同样得到了阴性结果。经过中位59个月随访后，两组间的RFS和OS差异没有统计学意义。如果选择合适的分子亚型，如HER-2阳性或三阴性乳腺癌患者，那么有可能得到阳性结果。Joensuu等在进行探索性研究时发现，在三阴性乳腺癌亚组中，采用含卡培他滨的方案(TX/CEX，多西赛加卡培他滨/环磷酰胺+表柔比星+卡培他滨)能够提高乳腺癌特异性生存率($HR=0.64$，$P=0.027$)和RFS。中国乳腺癌协作组(CBCSG)在中国的35家医疗机构开展了一项随机对照Ⅲ期临床试验，招募了585例术后早期三阴性乳腺癌患者，按1∶1随机接受3个疗程TX(卡培他滨+多西赛)+3个疗程XEC(环磷酰胺+表柔比星+卡培他滨)或3个疗程T+3个疗程FEC(环磷酰胺+表柔比星+氟尿嘧啶)。在中位随访30个月后，两组的DFS差异没有显著性(90.58%对比86.8%，$P=0.23$)。卡培他滨组较对照组显著提高RFS($HR=0.57$，95% CI：0.33~1.00)以及无远处转移生存($HR=0.49$，95% CI：0.27~0.90)。更确切的数据仍有赖于进一步随访。以上结果提示，卡培他滨纳入三阴性乳腺癌辅助化疗可降低患者术后复发率。

八、分子分型对辅助化疗的影响

一般认为，激素受体阳性患者应该接受内分泌治疗，HER-2阳性患者应接受针对HER-2的靶向治疗，而三阴性乳腺癌患者只有全身化疗。不同分子分型应采取不同的辅助治疗策略，但既往研究并不是根据分子分型设计的,因而难以根据分子分型进行个体化选择化疗方案,这仍有待摸索探究。专家共识是:腔面 A 型乳腺癌应采用积极辅助内分泌治疗,而不宜积极化疗;腔面 B 型中的 HER-2 阴性、Ki-67 指数高者选用辅助内分泌治疗±化疗,而 HER-2 阳性(无论 Ki-67 指数如何)选用化疗+内分泌治疗+抗 HER-2 治疗;HER-2 过表达型采用化疗+抗 HER-2 治疗。

对三阴性乳腺癌患者可考虑剂量密集化疗,化疗方案中应包含蒽环类和紫杉类药物已成共识,环磷酰胺也被公认有效。但与非三阴性乳腺癌相比,蒽环类和紫杉类药物并没有显示对三阴性乳腺癌有特别的疗效。另外,三阴性乳腺癌本身也是一种异质性疾病,如 BRCA1 基因突变的乳腺癌对铂类药物特别敏感,而对紫杉类药物相对不敏感。尽管在晚期乳腺癌中铂类药物和抗血管生成药物如贝伐单抗能够提高客观有效率和延长 DFS,但目前证据不支持推荐在辅助治疗中使用这些药物。

尽管最新的 EBCTCG Meta 分析提示辅助化疗的疗效不依赖 ER 状态和肿瘤的分化程度,但是该分析中很少有肿瘤分化良好的乳腺癌病例,这些病例往往是腔面 A 型患者,因此不能用该 Meta 分析去推翻腔面 A 型不宜积极化疗这个结论。

第三节 复发风险评估体系

一、St. Gallen 复发风险分组

2005 年《St. Gallen 国际乳腺癌治疗专家共识》将可手术乳腺癌分成低度风险组、中度风险组和高度风险组。于 2007 年进行了细化,主要的更新是将阳性淋巴结 1~3 枚的三阴性乳腺癌放到了高度风险组(表 38-1)。随着乳腺癌诊断和治疗的进展,尤其是曲妥珠单抗在乳腺癌新辅助治疗、辅助治疗和晚期乳腺癌中的广泛使用,2009 年的《St. Gallen 国际乳腺癌治疗专家共识》不再提及复发风险分组问题,而把重点放在具体每一例乳腺癌患者手术后到底需要何种药物治疗,如化疗、内分泌治疗和(或)靶向治疗。尽管有文献提示 St. Gallen 复发风险分组有很多不完善的地方,尤其是中、高度复发风险组的可变性很大,低度复发风险组与中度复发风险组之间的 5 年 OS 差别不显著,但是《CBCS 指南》考虑到中国的实际情况,在 2011 年的《CBCS 指南》中还是保留了该复发风险评估系统。

表 38-1 乳腺癌术后复发风险的分组

危险度	判别要点	
	转移淋巴结	其他因素
低度	阴性	同时具备以下 6 条:①标本中病灶大小(pT)≤2 cm;②分级[a] I 级;③瘤周脉管未见肿瘤侵犯[b];④ER 和(或)PR 表达;⑤HER-2/neu 基因没有过度表达或扩增[c];⑥年龄≥35 岁
中度	阴性	以下 6 条至少具备 1 条:①pT>2 cm;②分级 II~III 级;③有瘤周脉管肿瘤侵犯;④ER 和 PR 缺失;⑤HER-2/neu 基因过度表达或扩增;⑥年龄<35 岁
	1~3 枚阳性	未见 HER-2 过度表达和扩增,且 ER 和(或)PR 表达
高度	1~3 枚阳性	HER-2 过度表达或扩增,或 ER 和 PR 缺失
	≥4 枚阳性	无

注:a:组织学分级/核分级;b:瘤周脉管侵犯存在争议,它只影响腋窝淋巴结阴性患者的危险度分级,并不影响淋巴结阳性患者的分级;c:HER-2 的测定必须是经由严格质量把关的免疫组化或 FISH 法、CISH 法。

二、淋巴结阴性患者的复发风险评估

在很多参考文献和临床试验中,根据淋巴结阴性患者的复发风险分为低度风险组、中度风险组和高度风险组。低度风险组患者是指同时满足3个指标(肿瘤直径≤1 cm、受体阳性和分级Ⅰ级);高度风险组是指只要满足以下1个指标(肿瘤直径>2 cm、受体阴性和分级Ⅱ~Ⅲ级);其余的淋巴结阴性患者均划归到中度风险组。

三、Oncotype DX 复发评分系统

Oncotype DX 主要以定量反转录-聚合酶链反应(RT-PCR)技术,在石蜡包埋标本中通过抽提RNA,反转录为 cDNA 并扩增、定量检测等步骤,联合检测21个特定基因的表达量。这21个基因分别是:增殖相关的 Ki-67、STK15、survivin、CCNB1、MYBL2 基因,侵袭相关的 MMP11、CTSL2 基因,雌激素相关的 ER、PR、BCL2、SCUBE2 基因,HER-2 相关的 GRB7、HER-2 基因,以及 GSTM-1、CD68、BAG1 基因,5个参考基因 ACTB、GAPDH、RPLPO、GUS、TFRC。上述16个肿瘤相关基因的表达水平与乳腺癌预后相关,另外5个参考基因主要用于质量控制,以及在统计学上平衡误差和偏倚。这21个基因是在3项独立临床研究中(共447个样本)比较250个候选基因表达情况与疾病复发的关系后筛选出来的。在测定21个特定基因的表达情况后,通过复杂的计算公式和每个基因的权重得出复发风险评分(recurrence score,RS 评分)及分组,RS 评分≤17分为低危组,RS 评分18~30分为中危组,RS 评分≥31分为高危组。

临床研究数据表明,RS 评分与患者的远处转移、OS 有相关性。在著名的 NSABP B-14 临床试验中,有668例不同年龄的 ER 阳性、淋巴结转移阴性、仅接受过他莫昔芬治疗的乳腺癌患者接受了 Oncotype DX 基因检测和 RS 评分。结果显示,被分为 RS 低危组的有341例患者,其中6.7%(23例患者)在10年中复发;中危组共有147例患者,其中14.3%(21例患者)在10年中复发;高危组共有180例患者,其中30.6%(55例患者)在10年中复发。经多变量 Cox 统计分析差异有显著性($P<0.001$),且与年龄、肿瘤大小无关。研究还发现,RS 评分对 OS 也有显著的预测价值($P<0.001$)。因此,RS 评分的具体数值与远处复发的风险呈线性相关。

在淋巴结阳性乳腺癌患者中,Albain 等对参加 S8814 Ⅲ期临床试验的患者进行了 Oncotype DX 检测,发现 RS 评分同样具有预后评估价值。该临床试验评估单用他莫昔芬、CAF 方案+他莫昔芬和 CAF 方案序贯他莫昔芬治疗绝经后淋巴结阳性、ER 阳性乳腺癌患者的价值。10年随访提示,CAF 序贯他莫昔芬的疗效最好。尽管 RS 评分对 DFS 和 OS 的主要影响是在前5年,但是10年时还能够观察到其对 DFS 和 OS 的累积效应。因此,在接受他莫昔芬治疗的淋巴结阳性患者中,RS 评分有预后价值。Goldstein 等利用 Oncotype DX 检测 ECOG 2197 临床试验的1 503个乳腺原发肿瘤标本中的465个标本,进一步证实了 Albain 等的发现,RS 评分越低,患者的复发可能性越小。

四、MammaPrint 评估系统

MammaPrint 是通过比较5年内发生远处转移和未发生远处转移的患者基因表达的差异,筛选出70个目标基因。这些基因主要与细胞增殖相关,还包括与侵袭、转移、血管新生等相关的基因。纳入的患者为<55岁、T1或T2期、淋巴结阴性、无远处转移的乳腺癌患者。

van de Vijver 等研究了295例<53岁Ⅰ期或Ⅱ期乳腺癌患者,通过 MammaPrint 检测结果将她们归入高危组或低危组(180例患者归入高危组,115例归入低危组),通过单变量和多变量分析,统计 MammaPrint 预测预后的效力。结果显示,高危组和低危组患者的10年 OS 分别为54.6%±4.4%和94.5%±2.6%,10年无远处转移生存率分别为50.6%±4.5%和85.2%±4.3%。Buyse 等通过临床试验数据证实,对于淋巴结阴性、未接受过治疗的患者,在发生远处转移时间和 OS 上,MammaPrint 有很强的预后预测价值。Mook 等通过对绝经后、淋巴结阴性Ⅰ~Ⅱ期乳腺癌患者进行大样本回顾性分析,将肿瘤大小、组织学分型、ER 状态与 MammaPrint 计算出的预后归类相联系,揭示了 MammaPrint 能预测早期乳腺癌的相关死亡,5年时的预测价值最大。

MammaPrint 给出的结论为两种类型,也就是某个患者"预后好"或者"预后差",因此似乎在预后的两个极端,即针对预后很好和很差的患者,对于指导个体化治疗的价值更大。与 Oncotype DX 相比

较，MammaPrint 针对的患者群体更为广泛，包括了年轻患者和 ER 阴性患者。

第四节　辅助化疗的疗效预测

根据辅助化疗的原则和适应证，推荐大多数早期乳腺癌患者接受辅助化疗，但是并不知道患者是否真能从中获益，因此发现预测因子或预测工具非常重要。过去笔者一直在试图发现预测化疗疗效的因子，但是多数结论来源于小样本探索性研究、回顾性分析或亚组分析的结果，如激素受体阴性患者从化疗中、从紫杉醇中和从剂量密集化疗中获益更多，激素受体阳性患者从多西他赛中获益较多。不同临床试验给出的亚组分析结果经常是矛盾的，使临床医生完全不知所措。

最近，EBCTCG 研究依据患者个体资料的 Meta 分析，显示紫杉类药物的疗效与患者的年龄、淋巴结状态、肿瘤大小和分化程度（中分化对比差分化，很少肿瘤高分化的病例）、ER 状态和他莫昔芬的使用等均无相关性。

目前已经有一些成熟的预测工具，还有一些在研究之中。但对于具体的接受辅助化疗的乳腺癌患者来说，还无法知道辅助化疗是否有效，只有在发现复发或转移的时候，才知道辅助化疗是失败的。

一、疗效预测工具

（一）Oncotype DX

Oncotype DX 检测的 RS 评分主要取决于 ER 相关基因、增殖相关基因和 HER-2 相关基因的表达程度，理论上它能够预测不同患者对内分泌治疗和（或）化疗的反应。以下临床试验的结果也佐证了这一点。在 NSABP B-20 临床试验中，揭示了 Oncotype DX 能够预测不同组别患者对他莫昔芬治疗和（或）辅助化疗的获益。RS 评分低危患者能从他莫昔芬治疗中受益，但不能从辅助化疗中受益；而 RS 评分高危患者能从 CMF（环磷酰胺＋甲氨蝶呤＋氟尿嘧啶）或 MF（甲氨蝶呤＋氟尿嘧啶）辅助化疗方案中受益。更为重要的是，患者从辅助化疗中受益的程度与 RS 分值也呈连续的线性关系。对 Albain 等进行的 S8814 Ⅲ 期临床试验结果与 Oncotype DX 测定的受试患者 RS 分值进行统计学的相关性和整合分析，有 45% 的入组患者提供了标本分析。其中 RNA 足够被用作 RT-PCR 者有 367 例（他莫昔芬 148 例，CAF-他莫昔芬 219 例）。通过 10 年随访，他莫昔芬与 CAF-他莫昔芬在 3 组的 DFS 分别为：低危，60% 对比 64%，$P=0.97$；中危，49% 对比 63%，$P=0.48$；高危，43% 对比 55%，$P=0.03$。结果显示，在他莫昔芬治疗的淋巴结阳性患者中，RS 评分有预后价值。在 RS 评分高危组患者中，加上 CAF（环磷酰胺＋多柔比星＋氟尿嘧啶）的患者能够获益，但淋巴结阳性、RS 评分低的患者并不能从蒽环类为基础的辅助治疗中获益。通过 RS 评分，能更好地指导 ER 阳性、接受过他莫昔芬治疗的乳腺癌患者进行个体化治疗，防止治疗不足或过度治疗。

《NCCN 指南》推荐，对于 ER 阳性、HER-2 阴性、腋窝淋巴结阴性患者，如原发肿瘤直径为 0.6～1.0 cm、中低分化或伴不良预后因素者，或肿瘤直径＞1 cm 者，应考虑采用 Oncotype DX 检测进一步分析 RS 评分，对高危者予以术后辅助化疗（2B 类证据），对低危者不必要化疗。

在淋巴结阳性患者中，Albain 等对参加 S8814 Ⅲ 期临床试验的患者进行了 Oncotype DX 检测。作为 CAF 的获益预测，RS 评分与治疗的相互作用也仅在前 5 年 DFS 中显示有意义（$P=0.029$），但以后并非如此（$P=0.58$），而淋巴结状态无论在哪个时间段都有重要预后意义。OS 分析结果和 DFS 相仿。RS 评分高危组患者接受 CAF 方案化疗的患者能够获益，但是 RS 评分低危组患者并不能从蒽环类为基础的辅助治疗中获益。

正在进行的一项大型临床试验，即 TAILORx（Trial Assigning Individualized Options for Treatment）有望揭示 RS 评分中危组患者是否能从辅助化疗中受益。该临床试验计划从北美的 900 个临床中心入组至少 10 000 例 ER 阳性或 PR 阳性、淋巴结阴性乳腺癌患者。但该临床试验将 RS 风险度分组作了调整，将低、中危和中、高危的界限分别调整为 RS 11 分和 25 分。RS 评分为 11～25 分的中危组患者约占所有乳腺癌的 44%，被随机分入单纯内分泌治疗组或内分泌治疗加化疗组，并且低危组患者也将随访，以进一步证实她们的预后是否更好。

(二) MammaPrint

MammaPrint 虽然为预测预后而开发,但通过对患者的预后归组,也有望用于指导个体化治疗。

Mook 等提示,对绝经后、淋巴结阴性的Ⅰ~Ⅱ期乳腺癌患者,MammaPrint 有助于发现需要做辅助化疗的乳腺癌患者。欧洲正在开展的大型临床试验 MINDACT(Microarray In Node negative Disease may Avoid ChemoTherapy),有望最终揭示和证明 MammaPrint 对指导治疗是否有价值。该临床试验计划共入组 6 000 例患者,经传统病理风险评级和 MammaPrint 基因检测评级归入高危组的患者将接受化疗,归入低危组的患者将不接受化疗;而对于传统病理风险评级和 MammaPrint 基因检测评级风险度结果不一致的患者,将随机接受或不接受化疗。

(三) HER-2

对 HER-2 阳性者蒽环类药物的疗效要优于 CMF 方案,对 HER-2 阴性者 CMF 方案与含蒽环类药物方案辅助化疗的疗效相当。主要由于蒽环类药物的疗效与 TOP-2 基因过度扩增相关,而 TOP-2 基因和 HER-2 基因位于 17 号染色体相邻位点,在 HER-2 阳性乳腺癌患者中有 25%~35%患者伴随 TOP-2 扩增。HER-2 阳性也往往提示早期乳腺癌患者能够从紫杉类药物(紫杉醇和多西他赛)中获益。

最近发表的立足于个体资料的 Meta 分析,选择比较蒽环类药物方案和 CMF 方案的辅助治疗临床试验,用 FISH 方法确认 HER-2 状态(分为扩增和未扩增 2 组)和 TOP-2 状态(分为扩增、缺失和阴性 3 组)。总共分析了 3 452 例患者的 HER-2 和 3 102 例患者的 TOP-2A 状态。在无事件生存方面,HER-2 未扩增组 $HR=0.89(95\%\ CI:0.79\sim1.01)$,HER-2 扩增组 $HR=0.71(95\%\ CI:0.58\sim0.86)$,交互影响 $P=0.048\ 5$。在总生存方面,HER-2 未扩增组 $HR=0.91(95\%\ CI:0.79\sim1.05)$,HER-2 扩增组 $HR=0.73(95\%\ CI:0.59\sim0.89)$,交互影响 $P=0.071$。在无事件生存方面,TOP-2A 正常组 $HR=0.88(95\%\ CI:0.78\sim1.0)$,TOP-2A 缺失组 $HR=0.63(95\%\ CI:0.46\sim0.87)$,TOP-2A 扩增组 $HR=0.62(95\%\ CI:0.43\sim0.90)$,交互影响 $P=0.051\ 3$。在 OS 方面,TOP-2A 正常组 $HR=0.89(95\%\ CI:0.78\sim1.03)$,TOP-2A 缺失组 $HR=0.68(95\%\ CI:0.49\sim0.95)$,TOP-2A 扩增组 $HR=0.67(95\%\ CI:0.46\sim0.98)$,交互影响 $P=0.160\ 8$。提示尽管 HER-2 扩增联合 TOP-2 扩增或缺失可能会提示对蒽环类药物较为敏感,但是目前证据不支持仅仅在 HER-2 扩增或 TOP-2 异常的患者中使用蒽环类药物。

(四) Ki-67

USON 01062 临床试验的探索性研究提示,Ki-67 高表达(≥10%)的患者能从添加卡培他滨的辅助化疗中获益。Penault-Llorca 等发现,Ki-67 高表达的 ER 阳性患者从多西他赛的辅助化疗中获益较多,ER 阳性/Ki-67 阳性与 ER 阳性/Ki-67 阴性乳腺癌患者的 5 年 DFS 分别为 84%和 81%。

二、预测药物或给药方案的疗效

剂量密集性方案是作为乳腺癌术后辅助的常规方案还是特殊亚群的特殊方案,目前临床试验证据还不充分。Estevez 等报道,多西他赛每周方案在乳腺癌新辅助治疗中的疗效与 ER、PR 及 HER-2 状态无相关性,但该研究总的病例数仅 56 例。最新研究表明,剂量密集化疗可以减少 HER-2 高表达对乳腺癌患者 DFS 和 OS 的负面影响。有文献报道,p53 状态是剂量密集化疗疗效的预测指标,p53 突变患者更适于选用剂量密集方案。CALGB C9741 试验结果提示,激素受体阴性患者可能从剂量密集化疗中获益更多,该试验为淋巴结阳性、高复发风险乳腺癌患者的辅助化疗提供了新的思路。但这是亚组分析的结果,剂量密集方案的疗效与乳腺癌的临床特征、受体状态及其他生物靶分子的关系可能仍需要大规模Ⅲ期临床研究提供依据。

Ki-67 用于预测单个化疗药物的疗效和耐药性。最近研究表明,SPARC 阳性肿瘤患者,使用白蛋白结合紫杉醇疗效较好。这可能是由于 SPARC 蛋白对白蛋白具有亲和力,SPARC 蛋白能特异性地吸附紫杉醇白蛋白微粒,并把它聚集在肿瘤细胞上,最终进入肿瘤细胞,杀死肿瘤细胞。SPARC 蛋白是一种从多方面调节细胞功能的细胞外基质蛋白,与组织重建和肿瘤有关。SPARC 蛋白在多种人类肿瘤中高表达,血浆中也可检测到。但是,乳腺癌患者和正常人群的血浆 SPARC 蛋白水平差异无显著性。因此,将来的临床研究应该着重于生物标记的研究,发现真正能够预测紫杉类药物疗效的标记。

TOP-2 基因异常(扩增或缺失)均可增加蒽环类药物的敏感性。拓扑异构酶为催化 DNA 拓扑学异构体相互转变的酶的总称。切断 1 个链而改变拓扑结构的称为 Ⅰ 型拓扑异构酶,通过切断 2 个链进行的称为 Ⅱ 型拓扑异构酶。Ⅱ 型拓扑异构酶包括细菌中的 DNA 促旋酶、噬菌体 T4 的拓扑异构酶 Ⅱ 以及真核细胞中依赖 ATP 的拓扑异构酶 Ⅱ 等,参与 DNA 的复制和转录过程。Desmedt 等的近期研究显示,TOP-2 扩增而不是蛋白表达,可影响含表柔比星的新辅助化疗方案的病理学完全缓解率。目前立足于个体资料的 Meta 分析证据不支持仅仅在 TOP-2 异常的患者中使用蒽环类药物。

第五节 化疗药物耐药性

乳腺癌对化疗的耐药可分为原发性耐药和继发性耐药。一般认为,辅助化疗后 1 年以内的复发和辅助化疗中的复发是由原发性耐药造成的。但是,在乳腺癌手术前必须进行认真和充分的分期评估,排除远处转移。继发性耐药,又称为获得性耐药,是辅助化疗结束后 1 年以上的复发。耐药性的产生可能与减少对药物的吸收与摄取、加快药物的降解代谢、加快药物从细胞内的排出以及特殊蛋白的表达有关。已发现多种与抗药性有关的基因,抑制这些基因的表达可望达到提高或恢复肿瘤组织对药物的敏感性。在乳腺癌中,HER-2 表达与 CMF 方案的疗效差有关。许多肿瘤细胞对一系列相关或不相关的药物均具有抗药性,称为多药耐药性。20 世纪 80 年代开始了很多逆转多药耐药性的实验和临床研究,但是总体上来说是失败的。

乳腺癌是一个异质性疾病,逆转耐药性的研究也应该根据乳腺癌的分子分型来分类研究。HER-2 阳性乳腺癌,应该集中在化疗联合抗 HER-2 治疗;腔面型乳腺癌,应该集中发现化疗能够获益的患者;三阴性乳腺癌,应该集中在化疗联合抗多聚 ADP 核糖聚合酶 1[poly(ADP-ribose) polymerase 1,PARP1]抑制剂和抗血管生成药物的治疗。PARP1 主要在 DNA 碱基剪切修复和单链损伤修复中起关键作用,此酶的表达上调降低了 DNA 损伤类抗肿瘤药物的疗效,理论上可以通过药物抑制该酶活性促进细胞凋亡和增加对化疗的敏感性。

第六节 辅助化疗的注意事项

一、实验室检查和辅助检查

首次化疗前应充分评估患者的脏器功能,检测方法包括血常规、肝肾功能、心电图等。以后每次化疗前应常规检测血常规和肝肾功能;使用心脏毒性药物前应常规做心电图和(或)LVEF 测定;其他检查应根据患者的具体情况和所使用的化疗方案等决定。

二、化疗药物的给药顺序

化疗药物给药顺序主要取决于以下 3 个因素:①化疗药物局部刺激性的大小,刺激性大者先用。但是如果选用经外周静脉插至上腔静脉的导管(PICC 管)或输液港给药,就可忽略这点。②化疗药物的相互作用,是否会增加疗效或毒性。先用紫杉醇后用多柔比星有可能增加后者的心脏毒性。紫杉醇和吉西他滨先后使用,有效率从高至低的顺序分别是紫杉醇序贯吉西他滨、紫杉醇与吉西他滨同时用、吉西他滨序贯紫杉醇。紫杉醇和顺铂合用可使紫杉醇的毒性增加,原因是先用顺铂后导致紫杉醇的肾脏排泄减慢。细胞株研究提示,先用紫杉醇后用顺铂有协同作用,反之则有拮抗作用。甲氨蝶呤给药后 4~6 小时再给氟尿嘧啶有增效作用,但如先给氟尿嘧啶再给甲氨蝶呤则会减效。③根据细胞动力学原则,细胞周期非特异性药物先用,细胞周期特异性药物后用。

三、骨髓毒性

化疗药物引起的骨髓功能抑制与外周血血细胞的寿命有关,白细胞的平均寿命 6~8 小时,血小板的平均寿命 5~7 天,红细胞的平均寿命 120 天。因此,化疗药物引起的骨髓功能抑制首先表现为中性粒细胞下降,然后是血小板减少,红细胞的减少一般发生在化疗 4~6 个疗程后。一般化疗引起的中性粒细胞下降呈"U"形,发生在化疗后 8~10 天,最低点在 10~14 天,在低水平维持 2~3 天后缓慢回升,至第 21~28 天恢复正常。但是,多西他赛和长春瑞滨引起的中性粒细胞下降可以发生在化疗后第 4~5 天;一些延迟性骨髓抑制药物,如丝裂霉素、亚硝脲类和替莫唑胺等可发生在化疗后 3 周。化疗引起的血小板下降呈"V"形,比中性粒细胞降低出现稍晚,一般也在 2 周左右下降至最低值,其下降迅速,在谷底停留较短时间后即迅速回升。

中性粒细胞减少性发热的定义:发热≥38.3 ℃或者持续 1 小时≥38.0 ℃,粒细胞总数<$1×10^9$/L。如果化疗方案的发热性中性粒细胞减少的发生率>20%,那么就推荐预防性使用 G-CSF 和抗生素。目前乳腺癌患者化疗时需要预防性使用 G-CSF 的方案有:TAC 3 周方案和 AC→T(多柔比星+环磷酰胺序贯紫杉醇)2 周方案。最近有文献提示,化疗后发生白血病和骨髓异常增生综合征可能与患者使用 G-CSF 有关,因此应该按照适应证使用 G-CSF。

一般认为,对于中性粒细胞减少伴有发热的患者均预防性使用抗生素;对于 4 级骨髓功能抑制的患者,无论有无发热,均必须预防性使用抗生素。通常用广谱抗生素,特别是需要涵盖革兰阴性菌和厌氧菌,如第三代或第四代头孢菌素。如果患者有发热,应在发热消退至少 48 小时后停用抗生素;如果患者为 4 级中性粒细胞减少但无发热,待中性粒细胞恢复至正常后即可停用。

重组人促血小板生成素(TPO)为特异性巨核细胞生长因子,作用于血小板生成阶段的多个环节,能减少单采血小板的输入量和缩短血小板降低持续的时间。应在化疗结束后 6~24 小时才可开始,每天 300 U/kg,皮下注射,7 天为 1 个疗程。其不足之处是起效较慢,通常需要连续使用 5 天以后才有效果,故建议有 4 级血小板减少史的患者预防性使用,其疗效可能更好。

四、心脏毒性

蒽环类药物导致的心脏毒性按出现的时间进行分类,分为急性、慢性和迟发性心脏毒性。在前几年,给予蒽环类药物后有超过 50%的患者发生左心室结构和功能亚临床心脏超声变化,比如后负荷增加或收缩能力下降。说明大多数患者在使用蒽环类药物后很快发生了心功能损害,而且随着时间的延长其损害越明显。蒽环类药物的慢性及迟发性心脏毒性与其累积剂量呈正相关。当充血性心力衰竭(CHF)的发生率达到 5%时,多柔比星和表柔比星的累积剂量为 400 mg/m^2 和 920 mg/m^2。

临床试验报道的心脏毒性发生率较实际要低,因为心脏毒性研究不是临床试验的主要研究终点,往往是回顾性的,患者一旦复发或死亡就不再随访或无法进一步观察。加拿大 NCIC MA05 试验对 710 例绝经前和围绝经期乳腺癌患者评估了 $CE_{120}F$ 方案,10 年安全数据提示,较 CMF 方案心脏毒性稍有增加,CHF 发生率为 0.3%~1.1%,但是可以接受。在 2010 年 SABCS 会议上公布了 BCIRG 001 试验 10 年安全数据的更新,3~4 级 CHF 的比例 TAC 组为 3.5%,FAC 组为 2.3%。由于心力衰竭而死亡的病例数并未增加,分别为 2 例和 4 例。SEER 项目的统计资料表明,在接受蒽环类药物化疗、不含蒽环类药物的化疗和未化疗的>65 岁乳腺癌患者中,随访至 10 年时 CHF 发生率分别为 38%、32%和 29%。也有研究显示,蒽环类药物对心脏的器质性损害从第 1 次应用时就有可能出现,呈进行性加重,且不可逆。以前推荐一个患者多柔比星的终身累积剂量为 550 mg/m^2,现在认为每个患者多柔比星和表柔比星的累积剂量不宜超过 360 mg/m^2 和 720 mg/m^2。

蒽环类药物有心脏毒性,加用紫杉类药物不会提高心脏毒性的发生率。但是临床前研究显示,多西他赛能使多柔比星引起的心肌细胞凋亡增加。中位随访 5 年的 PACS 01 研究提示,与 6 个疗程的 FEC 比较,3 个疗程的 FEC 序贯 3 个疗程的多西他赛的心脏事件发生率要低(0.4%对比 1.3%,P=0.03),这主要是因为蒽环类药物的累积剂量只有对照组的一半。该试验结果结合 BCIRG 001 试验的 10 年随访结果,提示在乳腺癌辅助化疗中,蒽环类药物序贯紫杉类药物比同时使用的心脏毒性要低。紫杉醇(150 mg/m^2)和多柔比星(50 mg/m^2)合用治疗晚期乳腺癌的有效率可达到 46%,但是心力衰竭的发生率也随之增加 20%。可能的原因是紫杉醇导致多柔比星的体内清除减少了 30%,特别是紫杉醇在多柔比星治疗前 3 小时给药毒性最大。因此,建议两药分开 2 天使用或先用多柔比星。使用蒽环类药物时须至少每 3 个月 1 次评估 LVEF。

右丙亚胺是目前批准的唯一对多柔比星和表

柔比星有效的心脏保护剂。对于癌症化疗患者心脏毒性的治疗,通常被临床肿瘤医生所忽视。发生心脏毒性后的治疗研究最多的是血管紧张素转换酶抑制剂(ACEI,如卡托普利、依那普利、贝那普利及西拉普利等),但是有效率不高。有研究显示,在ACEI的基础上加用β-受体阻滞剂可进一步提高疗效,但是需进一步临床试验的证实。《ACC/AHA成人慢性心力衰竭诊断治疗指南》建议,大多数心力衰竭需常规应用3类药物,即ACEI、血管紧张素受体拮抗剂(ARB)和β-受体阻滞剂。

五、第二原发肿瘤

化疗药物的使用与乳腺癌患者发生继发性急性髓性白血病和骨髓异常增生综合征有关,支持这个结论的证据来自以下两个方面:特异性的染色体改变,如烷化剂和TOP-2抑制剂与发生髓性白血病和骨髓异常增生综合征存在量效关系。有关环磷酰胺联合蒽环类药物方案的辅助临床试验的Meta分析提示,化疗药物的剂量强度是主要原因,G-CSF的使用也可能与之有关。SEER数据显示,较未使用G-CSF的患者,使用G-CSF患者的继发性急性髓性白血病或骨髓异常增生综合征的发生率增加2倍。但是,CALGB C9741临床试验的数据和捐献骨髓正常人群的随访数据并不支持这种观点。

与烷化剂相关的急性髓性白血病,通常在治疗5年后发生,M1或M2型常见,常伴有5号和7号染色体异常,预后差。与TOP-2抑制剂相关的急性髓性白血病,通常在治疗后5年内发生,常伴有11q23细胞遗传学异常。

为了防止继发性急性髓性白血病或骨髓异常增生综合征的发生,建议应控制环磷酰胺和蒽环类药物的累积剂量,严格按照适应证使用。CMF方案和紫杉类药物未发现增加风险。

六、生殖毒性

化疗引起的停经可以是暂时性的,也可以是永久性的。化疗引起停经的风险因素包括患者年龄、化疗类型和化疗周期数。6个疗程CAF或CEF方案引起停经的概率要高于4个疗程AC方案。6个疗程CMF方案的疗效与4个疗程AC的疗效相当,但引起停经的概率显著增高,在>40岁但属绝经前的患者中,停经发生的概率分别是76%~86%和57%~63%。由于乳腺癌的发病率上升,曾经接受过辅助化疗的乳腺癌患者中希望能够怀孕的人也越来越多。有证据表明,怀孕对患者来说是安全的,也不影响患者的预后。主要的担心是以前接受的化疗是否会对怀孕过程和胎儿产生不利影响,因为有研究提示化疗会增加生产并发症、早产和低出生体重儿。一般认为,化疗对后期的哺乳没有不利影响。

有证据显示,GnRH可能会保护患者的卵巢功能,但是没有Ⅲ期前瞻性临床试验结果。当前保留生育力的方法包括激素刺激法、卵泡体外成熟和组织移植技术,需要向患者讲明这些技术还未完全成熟。激素刺激法的具体做法是患者接受1个周期的激素刺激,后取出成熟卵母细胞或胚胎进行冷冻保存。一般需要将癌症治疗推迟近1个月,可能不适合某些患者,而且成熟卵母细胞的冷冻保存是实验性的,虽然有研究报道使用这项技术得到了100多名活产婴儿。后两者是不需要激素暴露的保留生育力技术,根据月经周期的日期,从卵巢中吸取卵母细胞并在体外成熟,然后冷冻保存供以后使用。单个卵泡或卵巢皮质组织条可被直接冷冻保存,供未来用于体外卵泡成熟或组织移植。后两种方法不额外增加激素刺激,因此很少影响患者的辅助治疗计划。

第七节 特殊情况的辅助化疗

一、神经内分泌癌

乳腺原发神经内分泌癌是一个罕见肿瘤,分为3个亚型,即小细胞、大细胞和类癌样癌。据推测,乳腺原发神经内分泌癌由癌症发生过程的上皮细胞分化而来。确立乳腺原发神经内分泌癌的诊断非常困难,主要是依据临床表现、影像学诊断和病理学检查作出一个排除性诊断。

除了罕见的小细胞亚型外,乳腺原发神经内分泌癌多为ER和PR阳性,阳性率分别为90%和87%,HER-2阴性。对于非小细胞乳腺原发神经内分泌癌,预后似乎与肿瘤组织中黏液成分的含量正相关。相对于浸润性导管癌,易局部复发和远处转移,预后较差。由于发生率低,临床研究的样本量小,没有一项研究是根据亚型治疗的,所以无标准的治疗。目前推荐的治疗是,小细胞亚型神经内分泌癌治疗可参考小细胞肺癌,其他亚型同浸润性导管癌,即化疗序贯内分泌治疗。

二、年轻乳腺癌

关于年轻乳腺癌不同研究有不同的定义,有人指＜35岁,也有人指＜40岁。在发展中国家和发达国家分别约有25％和6％的乳腺癌患者的年龄＜40岁。

＜35岁的乳腺癌通常恶性程度较高,往往肿块较大、分化差和伴有血管浸润。早期研究提示,激素受体阳性但未接受辅助内分泌治疗的患者较激素受体阴性患者的预后还要差。Aebi等分析了使用CMF方案辅助化疗3 700例绝经前或围绝经期乳腺癌患者,未使用内分泌治疗。其中有314例＜35岁,发现＜35岁较≥35岁的乳腺癌患者预后更差,尤其是ER阳性者。在＜35岁的乳腺癌患者中,ER阳性者(124例)较ER阴性者(127例)的DFS要低;而在≥35岁的乳腺癌患者中,ER阳性者和ER阴性者的DFS差异无统计学意义。一个解释是单纯化疗引起的内分泌治疗效应对年轻ER阳性乳腺癌患者是不够的,应该加上他莫昔芬或去势治疗。复旦大学附属肿瘤医院402例的回顾性对照研究显示,在CMF方案化疗的基础上加用他莫昔芬可以进一步提高绝经前乳腺癌患者的疗效,中位随访41个月后,在腋窝淋巴结阳性组加用他莫昔芬能够显著提高DFS和OS。

复旦大学附属肿瘤医院另外一项回顾性对照研究纳入了2 593例＜50岁的可手术乳腺癌,其中≤40岁有782例。结果显示,即使接受相同的辅助治疗,这些年轻乳腺癌患者还是容易复发或转移和死亡($P<0.05$)。在多因素分析中,年龄是RFS的独立预后因素。相对于40～50岁的女性来说,年轻乳腺癌患者预后较差,需要开展临床试验进行独立的研究以改善她们的预后。目前有一些研究正在进行之中,如探索药物去势＋他莫昔芬或第三代芳香化酶抑制剂治疗激素受体阳性的年轻乳腺癌患者、用剂量密集化疗治疗激素受体阴性的年轻乳腺癌等。

三、妊娠期乳腺癌

妊娠和哺乳期乳腺癌是指妊娠直到生产后1年内发生的乳腺癌。妊娠25周以上的妊娠期乳腺癌患者行乳腺肿瘤切除时需要有产科医生和新生儿科医生的配合,确保意外分娩时的救治。妊娠30周以内的患者,不建议行前哨淋巴结活检。

妊娠和哺乳期乳腺癌患者可考虑使用蒽环类药物,有证据提示蒽环类药物对胎儿的心脏无明显毒性。也可以选择紫杉类药物,但也有动物实验表明紫杉类药物对胎儿有毒性。地塞米松和恩丹西酮是对妊娠和哺乳期乳腺癌患者比较安全的化疗止吐药物。为预防化疗所致血液学毒性可能对分娩的影响,妊娠35周以上或计划在3周内分娩的患者不予化疗。

妊娠早期胎儿处于发育时期,不宜尝试化疗。妊娠中期和晚期患者可先接受FAC方案化疗,然后终止妊娠;接着根据情况制订辅助治疗方案,选择紫杉类、曲妥珠单抗和内分泌治疗。美国MD Andeson中心报道采用以上方法治疗乳腺癌,有54个健康婴儿出生。对于术后不需要辅助化疗的激素受体阳性乳腺癌患者,可以推迟抗雌激素治疗,直至妊娠结束。

四、男性乳腺癌

男性乳腺癌发病率低,因此关于男性乳腺癌的辅助化疗推荐主要是根据女性乳腺癌的循证医学证据和小样本的男性乳腺癌回顾性研究的资料。既往诸多资料提示,男性乳腺癌的预后较女性乳腺癌差。复旦大学附属肿瘤医院邵志敏等分析了1960～1996年诊治的42例男性乳腺癌患者的临床资料。经过6年4个月的中位随访期,5年OS为64.3％,DFS为57.1％。在预后指标的单因素分析中,发现腋窝淋巴结转移是唯一的独立预后因子。天津肿瘤医院的52例男性乳腺癌资料显示,5年OS为53.3％,10年OS为27.6％。但是男性乳房体积小,肿瘤很容易侵犯胸壁和皮肤,发生腋窝淋巴结转移。将淋巴结状况进行标化处理后,男女乳腺癌的预后相似。因此,男性乳腺癌辅助化疗的推荐,应该参照根据TNM分期和分子亚型女性乳腺癌的方案。

五、新辅助化疗后的辅助化疗

目前新辅助化疗强调在手术前完成既定的方案和周期数,然后根据新辅助化疗的结果指导术后辅助化疗。达到 pCR 的患者,不再推荐进一步辅助化疗,但合适患者应给予内分泌治疗和(或)抗 HER-2 治疗。对于已经达到预定周期数但是术后病理显示有残留或肿块较新辅助化疗前增大的患者,推荐 6~8 个周期辅助卡培他滨治疗。CREATE-X 研究Ⅲ期临床试验探索了在全身治疗的基础上联合卡培他滨能否为新辅助化疗后残留病理浸润病灶的患者带来远期生存获益。该试验共纳入 910 例经蒽环类和(或)紫杉类新辅助化疗后有残留浸润性病灶的 HER-2 阴性乳腺癌患者,手术治疗后随机接受 6~8 个周期卡培他滨或安慰剂治疗。结果显示,卡培他滨组与对照组相比,5 年 DFS 以及 5 年 OS 显著提高,5 年 DFS 分别为 74.1% 和 67.6%($HR=0.70$,95% CI:0.53~0.92,$P=0.01$),5 年 OS 分别为 94.0% 和 89.2%($HR=0.59$,95% CI:0.39~0.90,$P=0.01$)。在三阴性乳腺癌亚组中,5 年 DFS 及 5 年 OS 也显著提高。该项研究提示,新辅助化疗后仍有残留浸润性病灶的 HER-2 阴性患者接受 6~8 个周期卡培他滨治疗可显著改善预后。

第八节 总 结

早期综合治疗是乳腺癌的治疗方向,在综合治疗中化疗发挥着无可替代的作用,已成为乳腺癌最重要的治疗手段之一。乳腺癌术后辅助化疗可提高生存率,降低复发率和死亡率。无论是对于绝经前或绝经后的患者,术后辅助化疗均能降低复发率和死亡率。目前,利用现有的循证医学依据进行术后的规范化和个体化治疗,强调剂量强度、剂量密度以及针对特异性受体或基因的靶向治疗。对于不同的患者应进行综合分析,选择合适的辅助治疗。

对中国乳腺癌患者来说,制订辅助化疗方案既要关心乳腺癌的分子亚型,又要关心复发风险分组,还要结合患者的意愿等。低复发风险患者可以仅选择内分泌治疗或用 Oncotype DX 评分决定是否化疗;高复发风险患者、三阴性乳腺癌患者以及年轻乳腺癌患者,应该选择剂量密集性含紫杉类药物的化疗方案。

【附录】 乳腺癌常用的辅助化疗方案

一、不含曲妥珠单抗的方案

1. TAC 方案

多西他赛 75 mg/m^2,iv,第 1 天
多柔比星 50 mg/m^2,iv,第 1 天
环磷酰胺 500 mg/m^2,iv,第 1 天
21 天为 1 个周期,共 6 个周期
(所有周期均用 G-CSF 支持)

2. 剂量密集 AC→P 方案

多柔比星 60 mg/m^2,iv,第 1 天
环磷酰胺 600 mg/m^2,iv,第 1 天
14 天为 1 个周期,共 4 个周期
序贯紫杉醇 175 mg/m^2,iv(3 小时),第 1 天
14 天为 1 个周期,共 4 个周期
(所有周期均用 G-CSF 支持)

3. AC→T 方案

多柔比星 60 mg/m^2,iv,第 1 天
环磷酰胺 600 mg/m^2,iv,第 1 天
21 天为 1 个周期,共 4 个周期
序贯紫杉醇 80 mg/m^2,iv(1 小时),第 1 天,每周 1 次,共 12 周
或紫杉醇 175 mg/m^2,iv(1 小时),第 1 天,每 3 周 1 次,共 12 周
或多西他赛 100 mg/m^2,iv(1 小时),第 1 天,21 天为 1 个周期,共 4 个周期

4. TC方案

多西他赛 75 mg/m^2,iv,第1天

环磷酰胺 600 mg/m^2,iv,第1天

21天为1个周期,共4个周期

5. AC方案

多柔比星 60 mg/m^2,iv,第1天

环磷酰胺 600 mg/m^2,iv,第1天

21天为1个周期,共4个周期

6. FAC方案

氟尿嘧啶 500 mg/m^2,iv,第1、8天

多柔比星 50 mg/m^2,iv,第1天

环磷酰胺 500 mg/m^2,iv,第1天

21天为1个周期,共6个周期

7. CMF方案

环磷酰胺 100 mg/m^2,po,第1～14天

甲氨蝶呤 40 mg/m^2,iv,第1、8天

氟尿嘧啶 600 mg/m^2,iv,第1、8天

28天为1个周期,共6个周期

8. EC方案

表柔比星 100 mg/m^2,iv,第1天

环磷酰胺 830 mg/m^2,iv,第1天

21天为1个周期,共8个周期

9. 剂量密集A→T→C方案

多柔比星 60 mg/m^2,iv,第1天

14天为1个周期,共4个周期

序贯紫杉醇 175 mg/m^2,iv(3小时),第1天

14天为1个周期,共4个周期

序贯环磷酰胺 600 mg/m^2,iv,第1天

14天为1个周期,共4个周期

(所有周期均用G-CSF支持)

10. FEC→T方案

氟尿嘧啶 500 mg/m^2,iv,第1天

表柔比星 100 mg/m^2,iv,第1天

环磷酰胺 500 mg/m^2,iv,第1天

21天为1个周期,共3个周期

序贯多西他赛 100 mg/m^2,iv,第1天

21天为1个周期,共3个周期

11. FEC→P方案

氟尿嘧啶 600 mg/m^2,iv,第1天

表柔比星 90 mg/m^2,iv,第1天

环磷酰胺 600 mg/m^2,iv,第1天

21天为1个周期,共4个周期

序贯紫杉醇 100 mg/m^2,iv,第1天

每周1次,共8周

二、含曲妥珠单抗的方案

1. AC→PH方案

多柔比星 60 mg/m^2,iv,第1天

环磷酰胺 600 mg/m^2,iv,第1天

21天为1个周期,共4个周期

序贯紫杉醇 80 mg/m^2,iv(1小时),第1天

每周1次,共12周

同时曲妥珠单抗首次剂量 4 mg/kg,之后 2 mg/kg,每周1次,共1年

也可在紫杉醇结束后曲妥珠单抗首次剂量 8 mg/kg,之后 6 mg/kg,每3周1次,共1年

在基线及3、6、9个月时监测心功能

2. 剂量密集AC→PH方案

多柔比星 60 mg/m^2,iv,第1天

环磷酰胺 600 mg/m^2,iv,第1天

14天为1个周期,共4个周期

序贯紫杉醇 175 mg/m^2,iv(3小时),第1天

14天为1个周期,共4个周期

(所有周期均用G-CSF支持)

同时曲妥珠单抗首次剂量 4 mg/kg,之后 2 mg/kg,每周1次,共1年

也可在紫杉醇结束后用曲妥珠单抗首次剂量 8 mg/kg,之后 6 mg/kg,每3周1次,共1年

在基线及3、6、9个月时监测心功能

3. TCH方案

多西他赛 75 mg/m^2,iv,第1天

卡铂 AUC 6,iv,第1天

21天为1个周期,共6个周期

同时曲妥珠单抗首次剂量 4 mg/kg,之后 2 mg/kg,每周1次,共17次

化疗结束后曲妥珠单抗 6 mg/kg,每3周1次,共1年

在基线及3、6、9个月时监测心功能

4. DH→FEC方案

多西他赛 100 mg/m^2,iv,第1天

21天为1个周期,共3个周期

同时曲妥珠单抗首次剂量 4 mg/kg,之后 2 mg/kg,每周1次,共9次

序贯氟尿嘧啶 600 mg/m^2,iv,第1天

表柔比星 60 mg/m^2,iv,第1天

环磷酰胺 600 mg/m^2,iv,第1天

21天为1个周期,共3个周期

在基线、末次 FEC、化疗后 12 和 36 个月监测心功能

5. AC→TH 方案

多柔比星 60 mg/m², iv, 第 1 天

环磷酰胺 600 mg/m², iv, 第 1 天

21 天为 1 个周期, 共 4 个周期

序贯多西他赛 100 mg/m², iv, 第 1 天

21 天为 1 个周期, 共 4 个周期

同时曲妥珠单抗首次剂量 4 mg/kg, 之后 2 mg/kg, 每周 1 次, 共 11 周

化疗结束后用曲妥珠单抗, 6 mg/kg, 每 3 周 1 次, 共 1 年

在基线及 3、6、9 个月时监测心功能

6. TH→FECH 新辅助方案

曲妥珠单抗首次剂量 4 mg/kg, 之后 2 mg/kg, 每周 1 次, 共 23 次

紫杉醇 225 mg/m², iv(24 小时), 第 1 天

21 天为 1 个周期, 共 4 个周期

或紫杉醇 80 mg/m², iv(1 小时), 第 1 天

每周 1 次, 共 12 周

序贯氟尿嘧啶 500 mg/m², iv, 第 1、4 天

表柔比星 75 mg/m², iv, 第 1 天

环磷酰胺 500 mg/m², iv, 第 1 天

21 天为 1 个周期, 共 4 个周期

(赵燕南　胡夕春)

参考文献

[1] 胡夕春, 王碧芸, 邵志敏. 2011 年《St. Gallen 共识》与中国抗癌协会乳腺癌专业委员会指南之比较. 中华乳腺病杂志(电子版), 2011, 5(4): 404-407.

[2] 邵志敏, 沈镇宙, 韩企夏, 等. 男性乳腺癌 42 例分析. 中华外科杂志, 1997, 35(10): 592.

[3] 中国抗癌协会乳腺癌专业委员会. 中国抗癌协会乳腺癌诊治指南与规范(2017 版). 中国癌症杂志, 2017, 27(9): 695-698.

[4] Azim HA Jr, de Azambuja E, Colozza M, et al. Long-term toxic effects of adjuvant chemotherapy in breast cancer. Ann Oncol, 2011, 22(9): 1939-1947.

[5] Bauer K, Parise C, Caggiano V. Use of ER/PR/HER2 subtypes in conjunction with the 2007 St. Gallen Consensus Statement for early breast cancer. BMC Cancer, 2010, 10: 228-230.

[6] Bear HD, Anderson S, Smith RE, et al. Sequential preoperative or postoperative docetaxel added to preoperative doxorubicin plus cyclophosphamide for operable breast cancer: National Surgical Adjuvant Breast and Bowel Project Protocol B-27. J Clin Oncol, 2006, 24(13): 2019-2027.

[7] Bertheau P, Turpin E, Rickman DS, et al. Exquisite sensitivity of TP53 mutant and basal breast cancers to a dose-dense epirubicin-cyclophosphamide regimen. PLoS Med, 2007, 4(3): e90-e93.

[8] Bonadonna G, Moliterni A, Zambetti M, et al. 30 Years' follow up of randomised studies of adjuvant CMF in operable breast cancer: cohort study. BMJ, 2005, 330(7485): 217-220.

[9] Buyse M, Loi S, van't Veer L, et al. Validation and clinical utility of a 70-gene prognostic signature for women with node-negative breast cancer. J Natl Cancer Inst, 2006, 98(17): 1183-1192.

[10] Chavez-Macgregor M, Clarke CA, Lichtensztajn DY, et al. Delayed initiation of adjuvant chemotherapy among patients with breast cancer. JAMA Oncol, 2016, 2(3): 322-329.

[11] Citron ML, Berry DA, Cirrincione C, et al. Randomized trial of dose-dense versus conventionally scheduled and sequential versus concurrent combination chemotherapy as postoperative adjuvant treatment of node-positive primary breast cancer: first report of Intergroup Trial C9741/Cancer and Leukemia Group B Trial 9741. J Clin Oncol, 2003, 21(8): 1431-1439.

[12] Dawood S, Hu R, Homes MD, et al. Defining breast cancer prognosis based on molecular phenotypes: results from a large cohort study. Breast Cancer Res Treat, 2011, 126(1): 185-192.

[13] Del Mastro L, Bruzzi P, Nicolo G, et al. Her2 expression and efficacy of dose-dense anthracycline-containing adjuvant chemotherapy in breast cancer patients. Br J Cancer, 2005, 93(1): 7-14.

[14] Del ML, de Placido S, Bruzzi P, et al. Fluorouracil and dose-dense chemotherapy in adjuvant treatment of patients with early-stage breast cancer: an open-label, 2×2 factorial, randomised phase 3 trial. Lancet, 2015, 385(9980): 1863-1872.

[15] Desmedt C, di Leo A, de Azambuja E, et al. Multifactorial approach to predicting resistance to anthracyclines. J Clin Oncol, 2011, 29(12): 1578-1586.

[16] di Leo A, Desmedt C, Bartlett JM, et al. HER2 and TOP2A as predictive markers for anthracycline-

containing chemotherapy regimens as adjuvant treatment of breast cancer: a meta-analysis of individual patient data. Lancet Oncol, 2011,12(12):1134 - 1142.

[17] Earl HM, Hiller L, Howard HC, et al. Addition of gemcitabine to paclitaxel, epirubicin, and cyclophosphamide adjuvant chemotherapy for women with early-stage breast cancer (tAnGo): final 10-year follow-up of an open-label, randomised, phase 3 trial. Lancet Oncol, 2017,18(6):755 - 769.

[18] Early Breast Cancer Trialists' Collaborative Group (EBCTCG), Clarke M, Coates AS, et al. Adjuvant chemotherapy in oestrogen-receptor-poor breast cancer: patient-level Meta-analysis of randomised trials. Lancet, 2008,371(9606):29 - 40.

[19] Early Breast Cancer Trialists' Collaborative Group (EBCTCG), Peto R, Davies C, et al. Comparisons between different polychemotherapy regimens for early breast cancer: Meta-analyses of long-term outcome among 100,000 women in 123 randomised trials. Lancet, 2012,379(9814):432 - 444.

[20] Early Breast Cancer Trialists' Collaborative Group. Effects of adjuvant tamoxifen and of cytotoxic therapy on mortality in early breast cancer. An overview of 61 randomized trials among 28,896 women. N Engl J Med, 1988,319:1681.

[21] Estevez LG, Cuevas JM, Anton A, et al. Weekly docetaxel as neoadjuvant chemotherapy for stage II and III breast cancer: efficacy and correlation with biological markers in a phase II, multicenter study. Clin Cancer Res, 2003,9(2):686 - 692.

[22] Fisher B, Anderson S, de Cillis A, et al. Further evaluation of intensified and increased total dose of cyclophosphamide for the treatment of primary breast cancer: findings from National Surgical Adjuvant Breast and Bowel Project B - 25. J Clin Oncol, 1999, 17(11):3374 - 3388.

[23] Foukakis T, von Minckwitz G, Bengtsson NO, et al. Effect of tailored dose-dense chemotherapy vs standard 3-weekly adjuvant chemotherapy on recurrence-free survival among women with high-risk early breast cancer: a randomized clinical trial. JAMA, 2016,316(18):1888 - 1896.

[24] Goldhirsch A, Wood WC, Coates AS, et al. Strategies for subtypes-dealing with the diversity of breast cancer: highlights of the St. Gallen International Expert Consensus on the primary therapy of early breast cancer 2011. Ann Oncol, 2011,22(8):1736 - 1747.

[25] Gray R, Bradley R, Braybrooke J, et al. Increasing the dose density of adjuvant chemotherapy by shortening intervals between courses or by sequential drug administration significantly reduces both disease recurrence and breast cancer mortality: an EBCTCG meta-analysis of 21,000 women in 16 randomised trials. https://www.sabcs.org. 2018.

[26] Hammond ME, Hayes DF, Dowsett M, et al. American Society of Clinical Oncology/College of American Pathologists guideline recommendations for immunohistochemical testing of estrogen and progesterone receptors in breast cancer. J Clin Oncol, 2010, 28 (16):2784 - 2795.

[27] Hammond ME, Hayes DF, Wolff AC. Clinical notice for American Society of Clinical Oncology-College of American Pathologists Guideline recommendations on ER/PgR and HER2 testing in breast cancer. J Clin Oncol, 2011,29(15):e458 - e461.

[28] Hutchins LF, Green SJ, Ravdin PM, et al. Randomized, controlled trial of cyclophosphamide, methotrexate, and fluorouracil versus cyclophosphamide, doxorubicin, and fluorouracil with and without tamoxifen for high-risk, node-negative breast cancer: treatment results of Intergroup Protocol INT - 0102. J Clin Oncol, 2005,23(33):8313 - 8321.

[29] Isakoff SJ. Triple-negative breast cancer: role of specific chemotherapy agents. Cancer J, 2010,16(1): 53 - 61.

[30] Joensuu H, Kellokumpu-Lehtinen PL, Huovinen R, et al. Adjuvant capecitabine, docetaxel, cyclophosphamide, and epirubicin for early breast cancer: final analysis of the randomized FinXX trial. J Clin Oncol, 2012,30(1):11 - 18.

[31] Jones S, Holmes FA, O'Shaughnessy J, et al. Docetaxel with cyclophosphamide is associated with an overall survival benefit compared with doxorubicin and cyclophosphamide: 7-year follow-up of US Oncology Research Trial 9735. J Clin Oncol, 2009, 27(8):1177 - 1183.

[32] Kornblith AB, Lan L, Archer L, et al. Quality of life of older patients with early-stage breast cancer receiving adjuvant chemotherapy: a companion study to cancer and leukemia group B 49907. J Clin Oncol, 2011,29(8):1022 - 1028.

[33] Levine MN, Pritchard KI, Bramwell VH, et al. Randomized trial comparing cyclophosphamide, epirubicin, and fluorouracil with cyclophosphamide, methotrexate, and fluorouracil in premenopausal women with node-positive breast cancer: update of National Cancer Institute of Canada Clinical Trials Group Trial MA5. J Clin Oncol, 2005, 23 (22): 5166 -5170.

[34] Lewis JP. An interpretation of the EBCTCG data. Oncologist, 2007,12(5):505 - 509.

[35] Li HC, Wen XF, Hou YF, et al. Addition of

adjuvant tamoxifen to cyclophosphamide, methotrexate and 5-fluorouracil for premenopausal women with oestrogen receptor-positive breast cancer. Asian J Surg, 2003,26(3):163-168.

[36] Li JJ, Di GH, Tang LC, et al. Adjuvant therapy of breast cancer with pirarubicin versus epirubicin in combination with cyclophosphamide and 5-fluorouracil. Breast J, 2011,17(6):657-660.

[37] Lin NU, Gelman R, Winer EP. Dose density in breast cancer: a simple message? J Natl Cancer Inst, 2005, 97(23):1712-1714.

[38] Lohrisch C, Paltiel C, Gelmon K, et al. Impact on survival of time from definitive surgery to initiation of adjuvant chemotherapy for early-stage breast cancer. J Clin Oncol, 2006,24(30):4888-4894.

[39] Mackey J R, Pienkowski T, Crown J, et al. Long-term outcomes after adjuvant treatment of sequential versus combination docetaxel with doxorubicin and cyclophosphamide in node-positive breast cancer: BCIRG-005 randomized trial. Ann Oncol, 2016, 27 (6):1041-1047.

[40] Martín M, Seguí MA, Antón A, et al. Adjuvant docetaxel for high-risk, node-negative breast cancer. N Engl J Med, 2010,363(23):2200-2210.

[41] Masuda N, Lee S J, Ohtani S, et al. Adjuvant capecitabine for breast cancer after preoperative chemotherapy. N Engl J Med, 2017,376(22):2147-2159.

[42] Mayer A, Earl H. Whither high-dose chemotherapy in breast cancer? Breast Cancer Res, 2001, 3(1): 8-10.

[43] Moore HC, Green SJ, Gralow JR, et al. Intensive dose-dense compared with high-dose adjuvant chemotherapy for high-risk operable breast cancer: Southwest Oncology Group/Intergroup Study 9623. J Clin Oncol, 2007,25(13):1677-1682.

[44] Nitz UA, Mohrmann S, Fischer J, et al. Comparison of rapidly cycled tandem high-dose chemotherapy plus peripheral-blood stem-cell support versus dose-dense conventional chemotherapy for adjuvant treatment of high-risk breast cancer: results of a multicentre phase Ⅲ trial. Lancet, 2005,366(9501):1935-1944.

[45] Paik S, Shak S, Tang G, et al. A multigene assay to predict recurrence of tamoxifen-treated, node-negative breast cancer. N Engl J Med, 2004, 351 (27):2817-2826.

[46] Palmieri C, Jones A. The 2011 EBCTCG polychemotherapy overview. Lancet, 2012,379(9814):390-392.

[47] Penault-Llorca F, André F, Sagan C, et al. Ki67 expression and docetaxel efficacy in patients with estrogen receptor-positive breast cancer. J Clin Oncol, 2009,27(17):2809-2815.

[48] Perou CM, Sorlie T, Eisen MB, et al. Molecular portraits of human breast tumours. Nature, 2000, 406(6797):747-752.

[49] Poole CJ, Earl HM, Hiller L, et al. Epirubicin and cyclophosphamide, methotrexate, and fluorouracil as adjuvant therapy for early breast cancer. N Engl J Med, 2006,355(18):1851-1862.

[50] Roché H, Fumoleau P, Spielmann M, et al. Sequential adjuvant epirubicin-based and docetaxel chemotherapy for node-positive breast cancer patients: the FNCLCC PACS 01 Trial. J Clin Oncol, 2006,24(36):5664-5671.

[51] Shao Z, Li J, Pang D, et al. Cbcsg-10: adjuvant capecitabine in combination with docetaxel and cyclophosphamide plus epirubicin for triple negative breast cancer. J Clin Oncol, 2016,34(15):28-31.

[52] Sorlie T, Perou CM, Tibshirani R, et al. Gene expression patterns of breast carcinomas distinguish tumor subclasses with clinical implications. Proc Natl Acad Sci USA, 2001,98(19):10869-10874.

[53] Sparano JA, Wang M, Martino S, et al. Weekly paclitaxel in the adjuvant treatment of breast cancer. N Engl J Med, 2008,358(16):1663-1671.

[54] Tallman MS, Gray R, Robert NJ, et al. Conventional adjuvant chemotherapy with or without high-dose chemotherapy and autologous stem-cell transplantation in high-risk breast cancer. N Engl J Med, 2003, 349: 17-26.

[55] Tang LC, Yin WJ, di GH, et al. Unfavourable clinicopathologic features and low response rate to systemic adjuvant therapy: results with regard to poor survival in young Chinese breast cancer patients. Breast Cancer Res Treat, 2010, 122(1): 95-104.

[56] van de Vijver MJ, He YD, van't Veer LJ, et al. A gene-expression signature as a predictor of survival in breast cancer. N Engl J Med, 2002, 347 (25): 1999-2009.

[57] van't Veer LJ, Dai H, van de Vijver MJ, et al. Gene expression profiling predicts clinical outcome of breast cancer. Nature, 2002,415(6871):530-536.

[58] Venturini M, Del Mastro L, Aitini E, et al. Dose-dense adjuvant chemotherapy in early breast cancer patients: results from a randomized trial. J Natl Cancer Inst, 2005,97(23):1724-1733.

[59] Venturini M, Del Mastro L, Aitini E, et al. Dose-dense adjuvant chemotherapy in early breast cancer patients: results from a randomized trial. J Natl Cancer Inst, 2005,97(23):1724-1733.

[60] Wagner P, Wang B, Clark E, et al. Microtubule associated protein (MAP)-Tau: a novel mediator of

paclitaxel sensitivity in vitro and in vivo. Cell Cycle, 2005,4(9):1149-1152.

[61] Wardley AM, Hiller L, Howard HC, et al. tAnGo: a randomised phase Ⅲ trial of gemcitabine in paclitaxel-containing, epirubicin/cyclophosphamide-based, adjuvant chemotherapy for early breast cancer: a prospective pulmonary, cardiac and hepatic function evaluation. Br J Cancer, 2008, 99(4): 597-603.

[62] Wolff AC, Hammond ME, Schwartz JN, et al. American Society of Clinical Oncology/College of American Pathologists Guideline recommendations for human epidermal growth factor receptor 2 testing in breast cancer. J Clin Oncol, 2007, 25(1): 118-145.

[63] Xiong Q, Valero V, Kau V, et al. Female patients with breast carcinoma age 30 years and younger have a poor prognosis: the M. D. Anderson Cancer Center experience. Cancer, 2001,92:2523-2528.

第三十九章

乳腺癌术后辅助内分泌治疗

乳腺癌的内分泌治疗经历了100多年的历史，已发展成为一种独立的治疗手段。1896年，英国学者Beatson首次通过切除双侧卵巢治疗晚期乳腺癌，揭开了内分泌治疗的序幕。1966年，英国学者首先人工合成他莫昔芬（TAM）。1967年，Jensen等发现人类乳腺癌中含有ER。1971年，他莫昔芬首次应用于绝经后晚期乳腺癌。1974年，美国Bethesda国际会议综合了世界各国400多份各种方式的激素治疗报道，表明未经激素受体测定的乳腺癌病例，应用激素治疗的有效率只有30%，其中ER阳性患者激素治疗的有效率为50%~60%，而ER阴性患者只有5%~8%。于是，内分泌治疗选择性地用于ER阳性患者，疗效显著提高。

体内雌激素水平病理性上升，是刺激乳腺癌细胞增生的主要因素。雌激素在绝经前主要由女性卵巢分泌，绝经后由肾上腺和部分脂肪组织分泌。乳腺细胞中存在ER和PR，这些受体使得乳腺组织随着激素水平而增生。约2/3的乳腺癌细胞含有一定量的ER，这类乳腺癌被称为ER阳性乳腺癌；40%~50%的乳腺癌含有PR，这类乳腺癌被称为PR阳性乳腺癌。ER阳性和（或）PR阳性乳腺癌对激素治疗敏感，是内分泌治疗适合人群。

第一节 内分泌治疗药物

乳腺癌内分泌治疗根据其作用机制分为选择性雌激素受体调变剂（SERM）、芳香化酶抑制剂（AI）、卵巢去势（LHRH类似物或手术）、孕激素类等。

一、选择性雌激素受体调变剂

SERM的作用机制是：与雌激素竞争性结合ER，阻断雌激素相关基因的表达，从而减慢肿瘤细胞的分裂和增殖。代表药物为他莫昔芬，其他非甾体类ER拮抗剂如托瑞米芬、雷洛昔芬、屈洛昔芬，还有甾体类复合物ER下调剂氟维司群。

（一）他莫昔芬

他莫昔芬的主要作用机制是竞争性地与肿瘤细胞ER结合，从而阻止雌激素对肿瘤细胞生长和增殖的促进作用。1971年，他莫昔芬首次应用于乳腺癌治疗。1983年，NATO（Nolvadex Adjuvant Trial Organisation）发表的研究首次证实他莫昔芬用于辅助治疗的疗效，该研究1977~1981年入组75岁以下，术后Ⅰ、Ⅱ期，绝经前、后的乳腺癌患者共1 285例，随机分入他莫昔芬组（10 mg，2年）与观察组，中位随访21个月。治疗组与观察组相比，复发率明显降低（14%对比20.5%，$P=0.01$）。1988年，该研究跟踪随访结果显示，中位随访66个月，治疗组的事件风险和死亡风险分别降低36%和29%，复发风险亦下降，尤其是局部复发风险下降最为明显，且不增加乳腺癌以外的死亡。1988年，早期乳腺癌研究协作组织（EBCTCG）汇总了61项临床研究共28 896例患者的Meta分析结果，显示他莫昔芬组较无他莫昔芬组可显著降低死亡率（$P<0.000\ 1$）。上述研究奠定了他莫昔芬在乳腺癌辅助治疗中的地位。

随后，一系列研究对他莫昔芬术后辅助内分泌治疗的持续时间和获益进行了探讨。1998年，

EBCTCG 对 55 项临床试验结果共 37 000 例患者进行的 Meta 分析显示,在近 8 000 例 ER 阴性患者中,他莫昔芬组与对照组相比获益很小。对近 30 000 例(18 000 例为 ER 阳性,12 000 例未知 ER 状态)患者的 10 年随访资料进行分析,显示他莫昔芬治疗 1 年、2 年和 5 年可减少复发的比例为 21%、29% 和 47%,减少死亡的比例为 12%、17% 和 26%,表明他莫昔芬治疗 5 年优于 1 年或 2 年。他莫昔芬治疗 5 年可使淋巴结阳性患者的 10 年总生存改善 10.9%,淋巴结阴性患者 10 年总生存改善 5.6%。因此该研究得出结论,对于 ER 阳性或 ER 未知者给予他莫昔芬治疗 5 年,可减少复发、延长总生存,并减少对侧乳腺癌的发生风险,这种获益不受患者其他临床或病理因素的影响(如患者年龄、是否绝经、有无化疗、有无淋巴结转移等因素)。2005 年,EBCTCG 汇总 1985~2000 年 194 项临床研究进行的 Meta 分析显示,对于 ER 阳性患者,5 年他莫昔芬辅助治疗可降低乳腺癌每年死亡率 31%,辅助治疗 5 年优于 1~2 年。对于 ER 阳性患者,5 年他莫昔芬治疗使得早期术后乳腺癌的 0~4 年与 5~14 年的每年死亡率接近,因此 15 年时可降低总死亡率是 5 年时的 2 倍多。对于 ER 阳性、年龄≤69 岁的患者,6 个月含蒽环类辅助化疗可使 15 年的死亡率减半,即含蒽环类辅助化疗可使死亡率分别降低 38%(年龄<50 岁)和 20%(年龄为 50~69 岁),而辅助化疗后继续他莫昔芬 5 年治疗可使死亡率进一步降低 31%。这些辅助治疗导致的死亡风险很小。

NSABP B-14 研究将患者随机分为他莫昔芬组和安慰剂对照组,4 年随访结果显示,他莫昔芬组未获得总生存获益,但 DFS 显著延长(83% 对比 77%,$P<0.00001$),局部和远处复发率及对侧乳腺癌的发生率显著降低。该研究 15 年随访结果显示,他莫昔芬组降低复发率 42%,降低死亡率 20%,总生存较对照组延长($P=0.0008$)。该研究进一步将他莫昔芬辅助治疗 5 年组的 1 152 例无复发生存患者随机分为继续他莫昔芬治疗 5 年和安慰剂对照组,7 年随访结果显示,安慰剂组略有优势,与继续接受他莫昔芬治疗的患者相比,无病生存率(DFS)分别为 82% 和 78%($P=0.03$),无复发生存率(RFS)和总生存率(OS)无差异。延长他莫昔芬治疗的总体事件发生较安慰剂组显著增高。与上述结果不一致的是,另外一项长期对比短期他莫昔芬辅助治疗的研究(ATLAS)于 2010 年 11 月公布的结果显示,10 年他莫昔芬治疗较 5 年他莫昔芬治疗可降低复发率 2.2%($P=0.01$)。

综上所述,他莫昔芬用于早期激素受体阳性乳腺癌患者的辅助内分泌治疗,可延长无复发生存及总生存。他莫昔芬治疗的额外获益包括低密度脂蛋白和总胆固醇下降,冠状动脉疾病相关死亡的发生率可能降低,通过稳定绝经后骨去矿物质作用,防止骨质疏松。常见的不良反应有胃肠道反应、月经失调、子宫内膜增生、颜面潮红、皮疹、脱发等,其他罕见不良反应包括精神错乱、肺栓塞、血栓形成等。值得注意的是,有文献报道他莫昔芬可使子宫内膜癌的风险增加 2~4 倍。EBCTCG 的资料分析显示,服用他莫昔芬 1~2 年和 5 年,10 年子宫内膜癌的发生率分别为 4‰、5‰ 和 11‰。NSABP P-1 研究($n=13\ 388$)随访 7 年的结果显示,5 年他莫昔芬治疗组与对照组的子宫内膜癌累计发病率分别为 15.64‰ 和 4.68‰,其中 50 岁以上妇女服用他莫昔芬发生子宫内膜癌的风险最大($RR=1.42$)。此外有研究显示,他莫昔芬可增加血栓风险 2~3 倍,其发生率为 2%~4%。

(二) 托瑞米芬

托瑞米芬(toremifene)是有氯原子结构优化的新一代 SERM 类药物,其作用机制与他莫昔芬相似。但是与他莫昔芬相比,托瑞米芬的疗效和不良反应均不如他莫昔芬研究全面。2004 年发表的对 4 项研究进行的 Meta 分析($n=1\ 035$)显示,托瑞米芬和他莫昔芬两组间的 OS 和 DFS 相似,5 年 DFS 分别为 72% 和 69%($RR=0.95$),5 年 OS 分别为 85% 和 81%($RR=1.03$);两组的不良反应亦相近,仅极少数(<1%)出现严重血栓或子宫内膜癌,其中 9 例发生早期子宫内膜癌(托瑞米芬组 6 例,他莫昔芬组 3 例)。2011 年发表的 Meta 分析汇总了 4 项随机临床研究,比较托瑞米芬($n=1\ 890$)和他莫昔芬($n=1\ 857$)的疗效和不良反应。结果显示,两组间 OS 和 DFS 均无显著差别,血栓事件(包括深静脉血栓、脑血管意外和肺栓塞)、子宫内膜增生和子宫内膜癌(托瑞米芬组 29/1 864 例,他莫昔芬组 28/1 845 例)的发生率亦相近。该项研究认为,托瑞米芬与他莫昔芬的疗效和不良反应均相似。近年来有研究提示,托瑞米芬可能在 CYP2D6*10 基因型的患者中有更好的疗效。2018 年,《国际癌症杂志》在线发表徐兵河、马飞等学者的研究报告,对国家癌症中心 230 例接受术后他莫昔芬(115 例)或托瑞米芬(115

例)内分泌辅助治疗的早期乳腺癌患者进行了深入分析,CYP2D6*10 T/T 型接受托瑞米芬治疗患者 5 年 DFS 率显著高于他莫昔芬组组(90.9% 对比 67.9%,$P=0.031$)。基于此,在乳腺癌辅助内分泌治疗中托瑞米芬可以安全替代他莫昔芬。

(三) 雷洛昔芬、屈洛昔芬

雷洛昔芬(raloxifen)最初用于治疗绝经后女性骨质疏松症,但人们发现其可以降低女性乳腺癌的患病风险,且未发现引起子宫内膜增厚和子宫内膜癌,临床用于治疗乳腺癌的资料较少。

屈洛昔芬(droloxifene)对 ER 有高亲和力,具有抗雌激素和雌激素样作用,对乳腺癌和绝经后妇女的骨质疏松具有治疗作用,尚没有辅助内分泌治疗的证据。Buzdar 等在一项Ⅲ期多中心临床研究中将 1 300 例晚期乳腺癌随机分为他莫昔芬组和屈洛昔芬组,结果显示屈洛昔芬疗效劣于他莫昔芬,疾病缓解率分别为 22.4% 和 28.6%($P=0.02$)。因此,屈洛昔芬未获得治疗乳腺癌的适应证。

(四) 氟维司群

氟维司群(fulvestrant)是一种新型 SERM,用于治疗绝经后乳腺癌患者。氟维司群作用机制与他莫昔芬和 AI 不同,它是 ER 下调剂,能降解 ER 蛋白,下调肿瘤细胞内 ER、PR 水平。因此,它只有 ER 的拮抗作用,没有激活作用,能更有效地降低乳腺癌细胞的 ER 水平。在 0020(北美、双盲)和 0021(欧洲、开放)两项随机对照Ⅲ期临床研究中,对于既往接受过抗雌激素药物或孕激素辅助治疗或转移后一线内分泌治疗失败的绝经后转移性乳腺癌患者,氟维司群(250 mg,每月 1 次)的疗效与阿那曲唑(每日 1 mg)相当。氟维司群的疗效具有剂量依赖性。Ⅲ期 CONFIRM 研究显示,氟维司群 500 mg 治疗既往内分泌治疗失败的绝经后激素受体阳性乳腺癌患者,较氟维司群 250 mg 显著延长了 PFS(中位 PFS 为 6.5 个月对比 5.5 个,$P=0.006$),同时没有因剂量增加而导致不良反应增加,或出现新的安全性事件。2016 年发表的Ⅲ期 FALCON 研究显示,对于激素受体阳性晚期乳腺癌的一线内分泌治疗,氟维司群 500 mg 对比阿那曲唑,可显著延长患者的 PFS 2.8 个月(16.6 月对比 13.8 个月,$HR=0.797$,$P=0.048\ 6$)。目前,氟维司群已批准用于复发、局部晚期或晚期乳腺癌的治疗,但辅助治疗尚缺乏证据。

氟维司群最常见的不良反应是注射部位反应、无力、恶心和肝酶(ALT、AST、ALP)升高,还可能出现关节炎、头痛、背痛、疲劳、肢体末端疼痛、潮热、呕吐、食欲不振、肌肉骨骼痛、咳嗽、呼吸困难和便秘等。总体上,这些不良反应耐受性良好。

二、芳香化酶抑制剂

绝经后妇女的卵巢功能衰退,其雌激素主要来源于外周雄激素(主要来自肾上腺)的转化。芳香化酶可催化雄烯二酮和睾酮合成雌酮和雌二醇,是雄激素转化为雌激素过程的限速酶。AI 通过抑制或灭活肾上腺、肝、脂肪等的芳香化酶,从而降低体内雌激素水平。AI 可分为甾体类和非甾体类。甾体类 AI 通过以共价键形式结合芳香化酶,不可逆地抑制该酶活性。非甾体类 AI 可逆性结合芳香化酶的活性位点,只要它们占据该酶的催化位点,就能阻断通过芳香化酶路径合成雌激素。AI 根据其与芳香化酶结合的亲和力和效力分为 3 代 AI。第一代 AI 如氨鲁米特,是非选择性 AI,明显抑制肾上腺及其他类固醇激素的合成,使用时需加用氢化可的松,不良反应较大(如疲乏、烦躁、恶心、呕吐、皮疹等),目前临床极少应用。第二代 AI 包括甾体类的福美司坦(formestane)和非甾体类的法倔唑(fadrozole),是选择性 AI。福美司坦的不良反应相对较少,疗效并不优于他莫昔芬,而法倔唑有抑制醛固酮等不良反应。因此,第二代 AI 的使用亦受到限制。第三代 AI 包括非甾体类的阿那曲唑、来曲唑及甾体类的依西美坦,是高度选择性 AI。与第一、二代 AI 相比,没有抑制肾上腺皮质和醛固酮的作用,临床不良反应少,近年来成为临床应用和研究的热点。

(一) 阿那曲唑

阿那曲唑是一种强效的选择性非甾体类 AI,可抑制绝经后乳腺癌患者肾上腺中生成的雄烯二酮转化为雌酮,从而明显降低血浆雌激素水平,对肾上腺皮质类固醇或醛固酮的生成没有明显影响。

ATAC 研究确立了阿那曲唑在绝经后乳腺癌术后辅助内分泌治疗中的地位。该随机研究 1996~2000 年入组了来自 21 个国家 381 个研究中心共 9 366 例绝经后早期乳腺癌患者。该研究有两个假设:阿那曲唑对比他莫昔芬的非劣效性研究和阿那曲唑联合他莫昔芬优于他莫昔芬单药。研究的主要终点是 DFS,次要终点是 RFS 和对侧乳腺癌发生率。患者随机分为3组:阿那曲唑组($n=3\ 125$)、他莫昔芬组($n=3\ 116$)和阿那曲唑联合他莫昔芬组($n=3\ 125$)。2002年报道了初次研究结果,中位随访33.3个月,对于HR阳性乳腺癌患者,阿那曲唑组的3年DFS优于他莫昔芬组,而两药联合组较单药他莫昔芬组无明显差别。因此,试验停止联合组,改为阿那曲唑和他莫昔芬两组的对比。同时试验显示,HR阴性患者不能从阿那曲唑的治疗中获益。2003年及2005年分别报道了随访4年及5年的研究结果,均显示阿那曲唑组较他莫昔芬组可延长DFS、至复发时间(TTR),减少对侧乳腺癌发生风险,但总生存未显示差异。该研究的10年随访结果显示,对于激素受体阳性患者,阿那曲唑较他莫昔芬可绝对降低5年复发率2.7%、10年复发率4.3%,绝对降低10年远处复发率2.6%。对全组患者分析显示,阿那曲唑较他莫昔芬可延长DFS($HR=0.91$,$P=0.04$)、TTR($HR=0.84$,$P=0.001$)和至远处复发事件(TDR)($HR=0.87$,$P=0.03$),这种优势在激素受体阳性患者中更为明显。总体来讲,阿那曲唑组较他莫昔芬组治疗相关不良反应的发生率较低。因此,ATAC的10年分析结果证实了阿那曲唑作为绝经后早期乳腺癌患者初始辅助内分泌治疗的有效性和较好的耐受性,术后阿那曲唑辅助治疗5年较他莫昔芬辅助治疗5年获益更多,总体不良反应更小。

2005年,Jakesz等联合分析了ABCSG 8研究和ARNO 95研究的结果,两项研究为早期绝经后激素受体阳性乳腺癌患者2年他莫昔芬治疗后随机分入阿那曲唑组($n=1\ 618$)和继续他莫昔芬组($n=1\ 606$),主要研究终点是无事件生存(EFS)。随访28个月后,阿那曲唑组减少40%的事件风险($HR=0.60$,$P=0.000\ 9$)。此项研究支持绝经后女性2年他莫昔芬治疗后可改为阿那曲唑治疗。2006年美国《NCCN乳腺癌治疗指南》提出,对绝经后激素受体阳性早期乳腺癌患者,辅助内分泌治疗可用阿那曲唑5年或他莫昔芬2～3年后改用阿那曲唑3～2年。

阿那曲唑的常见不良反应有热潮红、疲劳、关节疼痛/僵直、骨质疏松、转氨酶升高等。需要注意的是,由于阿那曲唑降低了血液循环中雌激素水平,故有可能导致骨密度下降,使部分患者骨折风险增加。在ATAC试验中,阿那曲唑组的妇科疾病(子宫内膜癌、阴道出血)和血管事件(脑血管事件、静脉血栓事件)均少于他莫昔芬组,但是骨事件增加,部分患者甚至因为骨痛退出试验。总体来讲,阿那曲唑较他莫昔芬治疗相关不良反应的发生率较低,安全性良好。

(二) 来曲唑

来曲唑为人工合成的苄三唑类衍生物,通过抑制芳香化酶使雌激素水平下降,从而消除雌激素对肿瘤生长的刺激作用。体外研究显示,来曲唑能有效抑制雄激素向雌激素的转化。来曲唑选择性较高,不影响糖皮质激素、盐皮质激素和甲状腺功能,大剂量使用对肾上腺皮质类固醇类物质分泌无抑制作用。对全身各系统及靶器官没有潜在毒性,具有耐受性好、药理作用强的特点。

BIG 1-98奠定了来曲唑在绝经后激素受体阳性早期乳腺癌初始辅助内分泌治疗及换药治疗中的地位。该项研究共入组8 010例患者。1998～2000年入组1 828例患者,随机分为两组:5年来曲唑和5年他莫昔芬。1999～2003年又入组6 182例患者,随机分为4组:5年来曲唑、5年他莫昔芬、2年他莫昔芬后3年来曲唑和2年来曲唑后3年他莫昔芬。2005年的分析结果中,将初始入来曲唑的两组归为来曲唑组(共4 003例),初始入他莫昔芬的两组归为他莫昔芬组(共4 007例)。中位随访25.8个月,来曲唑组能够显著延长DFS($HR=0.81$,$P=0.003$)并降低远处复发风险($HR=0.73$,$P=0.001$),预估5年两组DFS分别为84.0%和81.4%。2011年发表8.1年随访结果显示,在8 010例患者中,有2 463例为单药来曲唑,2 459例为单药他莫昔芬,1 548例2年他莫昔芬后3年来曲唑,1 540例2年来曲唑后3年他莫昔芬。单药来曲唑显著优于单药他莫昔芬(DFS的$HR=0.82$,OS的$HR=0.79$),而两个序贯组DFS相比无统计学差异。单药来曲唑、来曲唑序贯他莫昔芬和他莫昔芬序贯来曲唑组的DFS分别为87.5%、87.7%和85.9%。该研究得出结论,对于绝经后激素受体阳性早期乳腺癌,单药来曲唑优于单药他莫昔芬,而与他莫昔芬序贯并不优于单药来曲唑。

MA.17研究为绝经后激素受体阳性或未知的早期乳腺癌患者进行的随机、双盲、对照临床研究,患者5年他莫昔芬辅助治疗后无复发者随机分入来曲唑组($n=2\ 593$)和安慰剂组($n=2\ 594$),主要终点是DFS,次要终点是无远处复发生存(d-DFS)和OS。2005年中位随访30个月的结果显示,来曲唑组DFS和d-DFS均显著优于安慰剂组(DFS的$HR=0.58$,$P<0.001$;d-DFS的$HR=0.60$,P

0.002),两组 OS 相似($HR=0.82$,$P=0.3$)。尤其是对于淋巴结阳性患者,来曲唑组 OS 有显著优势($HR=0.61$,$P=0.04$)。来曲唑组对侧乳腺癌发病率低于安慰剂组,但无统计学差异。2012 年中位随访 64 个月的结果显示,来曲唑组 DFS、d-DFS 和 OS 均显著优于安慰剂组(DFS 的 $HR=0.52$,$P<0.001$;d-DFS 的 $HR=0.51$,$P<0.001$;OS 的 $HR=0.61$,$P<0.001$)。研究显示,5 年他莫昔芬治疗后再给予 5 年来曲唑治疗可使 DFS、d-DFS 和 OS 均获益。由于来曲唑可明显获益,在揭盲后的安慰剂组中又随机分为 2 组:安慰剂-来曲唑组($n=1579$)和安慰剂-安慰剂组($n=804$),此时离停用他莫昔芬的中位时间为 2.8 年。随访 5.3 年后发现,与安慰剂组相比,来曲唑组 DFS 的 $HR=0.37$($P<0.0001$),d-DFS 的 $HR=0.39$($P=0.004$)。因此,即使他莫昔芬已停用 2~3 年的患者再服用来曲唑仍能显著获益。进一步亚组分析发现,来曲唑对于 889 例绝经前妇女(开始他莫昔芬入组时未绝经,来曲唑治疗时已绝经)更能获益(绝经前 $HR=0.25$,绝经后 $HR=0.69$)。

来曲唑常见的不良反应有热潮红、疲劳、关节痛、高胆固醇血症、抑郁等。BIG1-98 试验和 MA.17 试验中来曲唑组骨事件、心脏事件和高胆固醇血症较他莫昔芬组的发生率高,而他莫昔芬组血栓事件、子宫内膜癌、阴道出血发生率较高。

(三) 依西美坦

依西美坦是一种不可逆的甾体类芳香化酶灭活剂,为芳香化酶的伪底物,可通过不可逆地与该酶的活性位点结合而使其失活,从而明显降低绝经后妇女血液循环中的雌激素水平,但对肾上腺皮质类固醇和醛固酮的生物合成无明显影响。

2001 年,NSABP B-33 研究将早期激素受体阳性乳腺癌经他莫昔芬 5 年辅助治疗后的患者随机分为依西美坦组和安慰剂组。2003 年 10 月由于 MA.17 研究结果的发表迫使该研究提前终止。揭盲时共入组 1 589 例,72% 已入依西美坦组的继续使用该药,44% 已入安慰剂组的选择转入依西美坦组。经过 30 个月的随访,两组 4 年 DFS 分别为 91% 和 89%($HR=0.44$,$P=0.07$)。4 年 RFS 分别为 96% 和 94%($HR=0.44$,$P=0.004$)。尽管该研究提前关闭,而且大量患者交叉到治疗组,但是仍可看到治疗组存在获益。到揭盲时治疗组耐受性良好。

IES 031 是一项针对绝经后早期乳腺癌患者接受依西美坦对比他莫昔芬治疗的国际多中心随机双盲研究。在接受他莫昔芬辅助治疗 2~3 年后疾病无进展的患者,随机给予 3~2 年依西美坦或他莫昔芬治疗,共完成 5 年内分泌治疗。研究共入组 4 742 例患者,随机分为序贯依西美坦组($n=2 362$)和继续他莫昔芬组($n=2 380$)。2004 年随访 30.6 个月的结果显示,依西美坦组事件发生率显著低于他莫昔芬组(183 例对比 266 例,$HR=0.68$,$P<0.001$)。依西美坦使事件风险降低 32%,3 年 DFS 增加 4.7%。两组之间总生存无显著差异。2007 年中位随访 55.7 个月,依西美坦组的 DFS 依然优于他莫昔芬组($HR=0.76$,$P=0.001$)。治疗结束后(随机后 2.5 年),依西美坦组可绝对获益 3.3%($HR=0.85$,$P=0.08$)。而且,将 122 例激素受体阴性者排除后仍可获得统计学意义。IES 031 研究显示,他莫昔芬治疗 2~3 年后改为依西美坦 3~2 年可改善 DFS 及总生存。

TEAM 研究将绝经后激素受体阳性早期乳腺癌患者随机分为 5 年依西美坦和 5 年他莫昔芬序贯依西美坦治疗(他莫昔芬治疗 2~3 年后改依西美坦至 5 年),共入组 9 776 例患者。中位随访 9.8 年后,两组 DFS($HR=0.96$,$P=0.39$)和 OS 均无区别($HR=0.98$,$P=0.99$)。该研究显示,初始依西美坦 5 年和他莫昔芬序贯依西美坦共 5 年,两组间无差别。

依西美坦每天 25 mg 标准剂量的临床研究结果均显示,依西美坦的总体耐受性良好,不良反应常为轻至中度。多数不良反应是由于雌激素生成被阻断后而产生的正常药理学反应(如潮热)。最常见的不良反应为潮热(22%)、关节痛(18%)和疲劳(16%)。依西美坦组的严重不良反应极少,相较而言,依西美坦的骨质疏松(甚至骨折)、关节痛、腹泻发生率高,而妇科症状、阴道出血、血栓事件、肌肉痉挛的发生率低于他莫昔芬。

第三代 AI 之间的比较临床研究主要有 MA.27 和 FACE 研究。MA.27 是第一个直接比较第三代 AI 用于辅助内分泌治疗的研究。研究将绝经后激素受体阳性早期乳腺癌随机分入依西美坦组和阿那曲唑组,共入组 7 576 例患者。中位随访 4.1 年的结果显示,两组的 EFS 没有显著差异($HR=1.02$,$95\% CI:0.87\sim1.18$,$P=0.85$),4 年 EFS 率分别为 91% 及 91.2%。FACE 研究则是针对绝经后激素受体阳性早期乳腺癌患者对比来曲唑和阿那曲唑辅助内分泌治疗的疗效,共入组 4 136 例患者,主要终点 DFS 两组没有显著差异($HR=0.93$,$P=0.31$),5 年 DFS 来曲唑组为 84.9%,阿那曲唑组为 82.9%。由此可见,第三代 AI 之间疗效没有显著差异。

三、卵巢去势治疗

卵巢去势是乳腺癌内分泌治疗中开展最早的治疗方式。1896 年,Beaston 首次报道 1 例绝经前晚期转移性乳腺癌患者行双侧卵巢切除,术后获得长达 4 年的生存期,拉开了卵巢去势治疗的序幕。目前,卵巢去势方式有手术去势、放疗去势和药物去势 3 种类型。

1. 标准的手术去势方法　即双侧卵巢切除术,它能肯定而快速地将患者体内的雌激素水平降低至极低水平,同时还能预防卵巢癌的发生,对于卵巢癌高发人群尤其适合。但手术去势会造成不可逆的绝经,使患者提前进入绝经后状态,增加骨质增生及冠状动脉硬化等疾病的风险,并使患者永久性失去生育能力。总的来说,卵巢切除术是目前最经济的卵巢去势治疗方式,在发展中国家及经济欠发达地区仍有一定的应用价值。

2. 放疗去势　其优势是可以使患者避免手术,但疗效不如双侧卵巢切除术肯定,去势效果与放疗剂量及患者年龄有关。在患者情况相同的条件下,即使是相同标准放疗剂量及操作程序也不一定达到相应的去势效果。与手术相比,放疗去势后患者的雌激素水平下降缓慢。此外,盆腔放疗后会产生远期放射不良反应,这些都限制了放疗去势的应用。目前,除了在美国、加拿大和西欧等国家仍有开展外,我国等大多数国家不再将其作为常规治疗方式。

3. 药物去势　卵巢去势的药物主要是指促性腺激素释放激素(LHRH)类似物,通过负反馈作用于下丘脑,从而抑制下丘脑 LHRH 的生成;同时竞争性地与垂体细胞膜上的 LHRH 受体结合,阻止垂体产生 LH,影响卵巢分泌雌激素。药物包括戈舍瑞林、醋酸亮丙瑞林、曲谱瑞林。由于戈舍瑞林去势作用肯定,操作简单方便,停药后可恢复月经,已成为卵巢去势治疗的常规治疗方式。药物去势治疗常见的不良反应有潮红、多汗、性欲下降、皮疹等,无需终止治疗。其他不良反应还包括头痛、情绪变化(如抑郁)、阴道干燥及乳房大小变化等。

四、其他内分泌药物

1. 雌激素　20 世纪 30 年代,放疗科医生为提高肿瘤对放疗的敏感性,首先在放疗前将大剂量雌激素用于乳腺癌患者,发现其中一部分患者在开始放疗前肿块即已消退,而后雌激素作为一种治疗方法被广泛应用。后来,由于发现部分患者用药后肿块增大,加之不良反应较大,以及新药不断开发,大剂量雌激素疗法逐渐被新药物疗法替代。不用于辅助内分泌治疗。

2. 雄激素　丙酸睾丸酮为人工合成的雄激素,可以抑制垂体分泌 FSH,使卵巢分泌雌激素减少,对抗雌激素的作用,用于绝经后晚期乳腺癌。因不良反应较大而被取代。不用于辅助内分泌治疗。

3. 孕激素(甲孕酮、甲地孕酮)　其作用机制尚不明确,一般认为可以改变内分泌环境,通过负反馈作用抑制垂体产生 LH 和 ACTH,还可以通过 PR 作用于癌细胞。主要用于复发转移性乳腺癌及恶病质的治疗,短期应用可增加食欲、体重,降低化疗药物的不良反应。对软组织和骨转移者效果较好,对内脏转移者效果较差。不用于辅助内分泌治疗。

第二节　早期乳腺癌术后辅助内分泌治疗策略

一、绝经前乳腺癌患者的辅助内分泌治疗

在绝经前乳腺癌患者中,有近 60% 呈现一定的激素反应性,目前针对这部分患者的内分泌治疗方式主要包括选择性雌激素受体调节剂(SERM),如他莫昔芬、卵巢去势治疗(包括手术去势、药物去势或放疗去势)、卵巢去势治疗联合他莫昔芬等。此外,卵巢去势治疗使得 AI 在绝经前乳腺癌患者中的应用成为可能,但其临床应用价值仍有待进一步

的探讨。

(一) 药物选择

1. **他莫昔芬** 是辅助内分泌治疗中应用最广泛的药物。1983 年，NATO 研究证实他莫昔芬辅助治疗乳腺癌可降低复发率 36%，死亡率 29%。1998年，EBCTCG 发表的 Meta 分析结果显示，他莫昔芬治疗 5 年优于治疗 1 年或 2 年。口服他莫昔芬 5 年能显著提高患者的 DFS 和 OS。NSABP B-14 研究结果显示，他莫昔芬治疗 5 年较对照组可降低复发率及死亡率，将 5 年他莫昔芬治疗后患者进一步分入继续 5 年治疗及对照，7 年随访结果未显示继续治疗的优势，而 10 年随访结果显示继续治疗可降低复发率，具有统计学意义。目前，他莫昔芬标准治疗为 10 mg，每日 2 次，应用 5 年，是否延长应用时间或者部分高危患者延长治疗时间有待进一步研究证实。

在他莫昔芬与化疗的顺序研究方面，2002 年 ASCO 会议上 Albain 代表西南肿瘤协作组（SWOG）报道了美国一组乳腺癌大规模Ⅲ期前瞻性随机临床研究结果（Intergroup Trial 0100）。该研究共入组 1 477 例，随机分为 3 组：单用他莫昔芬（$n=361$）、CAF 化疗和他莫昔芬同时给药（$n=550$）及 CAF 化疗后序贯他莫昔芬（$n=566$）。结果显示，单用他莫昔芬、同时和序贯 3 组的 8 年 DFS 分别为 55%、62% 和 67%，OS 分别为 67%、71% 和 73%。结果显示，化疗后序贯内分泌治疗优于同时给予化疗及内分泌治疗。

2. **卵巢功能抑制联合他莫昔芬或 AI** 在卵巢去势的作用研究方面，EBCTCG 的 Meta 分析显示，年龄<50 岁的患者，尤其是未做化疗的患者，卵巢去势治疗可改善长期生存及无复发生存。ZEBRA 研究结果显示，对于 ER 阳性患者戈舍瑞林显示与化疗相当的效果。ABCSG 05 研究认为，戈舍瑞林联合他莫昔芬辅助治疗优于 CMF 辅助化疗。INT-0101研究显示，CAF+戈舍瑞林+他莫昔芬组较 CAF+戈舍瑞林组显著提高了 DFS（$P<0.01$）。Love 等将 709 例绝经前早期乳腺癌患者随机分为辅助治疗组（$n=356$，术后立即给予卵巢手术去势与他莫昔芬）与观察组（$n=353$，复发后再给予卵巢手术去势与他莫昔芬），中位随访 7 年。结果显示，辅助治疗组 DFS 和 OS 均显著获益（P 分别为 0.000 3 和 0.000 2）。其中，治疗组和观察组的 5 年 DFS 分别为 74% 和 61%，5 年 OS 分别为 78% 和 71%；10 年 DFS 分别为 62% 和 51%，10 年 OS 分别为 70% 和 52%。该研究认为，绝经前早期乳腺癌患者卵巢去势治疗联合他莫昔芬可显著提高 5 年和 10 年 DFS 和 OS。

而对于给予他莫昔芬标准辅助内分泌治疗的患者，是否给予卵巢去势呢？由于 LHRH 类似物如戈舍瑞林与他莫昔芬在乳腺癌内分泌治疗中具备不同的机制，理论上两药的联合应用可能优于其中某一药物的单独应用。ZIPP 研究将标准治疗（手术±化疗/放疗）后的绝经前早期乳腺癌患者随机分入他莫昔芬+戈舍瑞林组、他莫昔芬组、戈舍瑞林组和空白对照组，治疗 2 年，共入组 2 706 例患者，中位随访 12 年。结果显示，单独给予戈舍瑞林与对照组相比，可降低 13.9% 的事件发生率及 8.5% 的乳腺癌死亡率。而戈舍瑞林+他莫昔芬较单独他莫昔芬组降低了 2.8% 的事件发生率及 2.6% 的乳腺癌死亡率。单独他莫昔芬与单独戈舍瑞林的事件发生率和乳腺癌死亡率相似。该研究结果得出结论，戈舍瑞林与他莫昔芬辅助治疗取得相似的疗效，无他莫昔芬治疗的患者可从戈舍瑞林显著获益。而给予他莫昔芬治疗的患者，加上戈舍瑞林治疗可得到边缘获益。一项纳入了 16 项戈舍瑞林相关临床研究的 Meta 分析提示，LHRH 类似物与经典 CMF 方案具有相似的疗效，联合应用 LHRH 类似物与他莫昔芬的疗效较单独他莫昔芬或 LHRH 类似物有改善，可降低 12.7% 的复发率（$P=0.02$）和 15.1% 的死亡率（$P=0.03$）。因此，临床上对于激素受体强阳性的高危患者，他莫昔芬基础上联合药物卵巢去势治疗也许可以进一步减少复发风险。

由于 LHRH 类似物可实现卵巢功能抑制，确保绝经前乳腺癌患者维持绝经后激素水平，这使得 AI 在绝经前乳腺癌患者辅助内分泌治疗中的应用成为可能。关于绝经前激素受体阳性乳腺癌术后辅助内分泌治疗的选择，最大规模的研究为 SOFT 和 TEXT 研究。TEXT 研究将入组的 2 672 例患者（术后 12 周内）随机分为两组，即他莫昔芬联合卵巢功能抑制组和依西美坦联合卵巢功能抑制组，内分泌治疗时间为 5 年。而 SOFT 研究则是将入组的 3 066 例患者（无化疗计划的术后 12 周以内或者已经完成辅助化疗 8 个月以内）随机分为 3 组，即他莫昔芬联合卵巢功能抑制组、依西美坦联合卵巢功能抑制组或他莫昔芬单药治疗组，治疗时间也为 5 年。主要研究终点为患者的 DFS。由于复发风险及相关事件远低于预期，研究组于 2011 年对试验方案进行了修订:对两项研究进行联合分析,比较依西美坦联合卵巢功能抑制与依西美坦、他莫昔芬联合卵巢功能抑制的DFS。对两项研究中位随至68个月的数据进行联合分析显示,对于绝经前激素受体阳性早期乳腺癌患者,在进行卵巢功能抑制的前提下,联合应用依西美坦较联合应用他莫昔芬,患者DFS的获益更大,两组的5年DFS分别为91.1%和87.3%($HR=0.72$,$P<0.001$)。在2017年SABCS会议上公布了SOFT、TEXT新的随访结果。SOFT随访8年的结果显示,在他莫昔芬基础上加入卵巢功能抑制可显著改善总人群的DFS($HR=0.76$,$P=0.009$);SOFT和TEXT联合分析中位随访9年的结果显示,在整体人群中,卵巢功能抑制联合依西美坦组的9年DFS较卵巢功能抑制联合他莫昔芬组显著改善($HR=0.77$,$P=0.0006$)。

(二)治疗时程

1. 5年他莫昔芬治疗后的患者应如何处理 5年治疗后仍未绝经的患者继续他莫昔芬治疗的证据不足,目前临床上对于仍未绝经的患者多为停止治疗并观察。而对于5年他莫昔芬治疗后绝经的患者,MA.17、ATLAS、aTTom研究能回答这个问题。

MA.17研究将5年他莫昔芬辅助治疗后无复发的患者随机分入来曲唑组($n=2593$)和安慰剂组($n=2594$)。中位随访30个月的结果显示,来曲唑组DFS和d-DFS均显著优于安慰剂组,两组OS相似。其中淋巴结阳性患者,来曲唑组OS有显著优势($HR=0.61$,$P=0.04$)。中位随访64个月结果显示,来曲唑组DFS、d-DFS和OS均显著优于安慰剂组(DFS的$HR=0.52$,$P<0.001$;d-DFS的$HR=0.51$,$P<0.001$;OS的$HR=0.61$,$P<0.001$)。因此,5年他莫昔芬后再给予5年来曲唑治疗,可使患者进一步获益。

ATLAS研究入组了36个国家或地区的12 894例已完成5年他莫昔芬初始辅助内分泌治疗的早期乳腺癌患者,随机将其分为延长至10年他莫昔芬或停止用药组。随访至分组后10年时,对其中6 846例ER阳性乳腺癌患者进行了疗效及不良反应事件分析。10年组的复发风险显著降低($RR=0.84$,$P=0.002$),乳腺癌死亡($P=0.01$)及总死亡($P=0.01$)均较5年组有所减少。需要注意的是,延长治疗组在确诊10年以后的获益较确诊后5~9年更明显(复发RR分别为0.75和0.90;乳腺癌相关死亡RR分别为0.71和0.97)。

aTTom研究入组了6 953例(其中2 755例ER阳性,4 198例ER未测定)已完成5年他莫昔芬初始内分泌治疗的乳腺癌患者,随机分为继续5年他莫昔芬治疗组和停药组。随访至15年,在乳腺复发率方面得出的研究结果与ATLAS研究相似,他莫昔芬延长治疗可显著降低患者乳腺癌复发风险($RR=0.85$,$P=0.003$),在乳腺癌死亡率和非乳腺癌所致死亡率上两组之间无显著差别。

2. 延长AI治疗的意义 对于5年AI作为初始治疗或之前他莫昔芬治疗后转换为AI治疗者,延长AI治疗至10年能否使患者获益。MA.17R回答了这个问题。2016年报道的MA.17R研究入组1 918例已经完成4.5~6年AI辅助内分泌治疗(AI或他莫昔芬序贯AI)的ER阳性和(或)PR阳性、绝经后早期乳腺癌患者。结果显示,与安慰剂相比,来曲唑延长治疗至10年可进一步显著改善DFS(95%对比91%,$P=0.01$)。

3. 美国《NCCN乳腺癌治疗指南》 激素受体阳性的绝经前早期乳腺癌患者,初始治疗可选择他莫昔芬治疗5年或联合卵巢去势治疗5年、AI联合卵巢去势治疗5年。他莫昔芬或联合卵巢去势治疗5年后仍为绝经前激素水平,可考虑继续他莫昔芬治疗5年,或停止内分泌治疗;若为绝经后激素水平,可改为AI治疗至10年或继续他莫昔芬治疗5年。5年他莫昔芬治疗后为绝经后的患者,根据MA.17研究,可改为AI继续治疗5年。

4.《欧洲乳腺癌治疗指南》 肿瘤中存在任何可检测到的(≥1%)ER和(或)PR被认为是内分泌反应性疾病,不能检测到ER和PR的肿瘤被认为是非内分泌反应性疾病。非内分泌反应性疾病可以从化疗中获益,不应该给予内分泌治疗。对于那些考虑内分泌高反应性或不确定反应性的肿瘤应该进行内分泌治疗。绝经前患者标准治疗是单独使用他莫昔芬(20 mg/d×5年)或卵巢功能抑制联合他莫昔芬。可以通过双侧卵巢切除来达到卵巢功能抑制,这种方法对卵巢功能的抑制是不可逆的。LHRH类似物所致的是可逆性卵巢功能抑制,并且具有充分的治疗作用。虽然这类药物的最佳治疗周期尚不明确,但LHRH类似物治疗应该至少2年。SOFT和TEXT研究中LHRH类似物应用的时间均为5年。他莫昔芬不应该与化疗同时使用,但LHRH类似物的最佳应用方法(与化疗同时还是序贯使用)目前尚不清楚。

5.《中国抗癌协会乳腺癌诊治指南》(2017版)

辅助内分泌治疗适用于 ER 和(或)PR 阳性乳腺癌患者，一般在化疗后使用，但可以和放疗及曲妥珠单抗同时使用。对于绝经前乳腺癌患者辅助内分泌治疗方案，有 3 种选择，即他莫昔芬、卵巢功能抑制加他莫昔芬、卵巢功能抑制加第三代 AI。

选择需要考虑两个方面的因素：①肿瘤复发风险高或需要使用辅助化疗；②患者相对年轻(如年龄<35 岁)，在完成辅助化疗后仍未绝经的病例。对于使用他莫昔芬的患者，治疗期间注意避孕，并每 6~12 个月做一次妇科检查，通过 B 超检查了解子宫内膜的厚度。服用他莫昔芬 5 年后，患者仍处于绝经前状态，部分患者(如高危复发)可考虑延长服用至 10 年。目前尚无证据显示，服用他莫昔芬 5 年后的绝经前患者，后续应用卵巢抑制联合第三代 AI 会进一步使患者受益。托瑞米芬对绝经前乳腺癌的价值尚待大型临床研究的确认，在我国日常临床实践中，常见托瑞米芬代替他莫昔芬。

卵巢功能抑制推荐用于下列绝经前患者：①高风险患者，可与他莫昔芬或第三代 AI 联合应用(TEXT 与 SOFT 试验联合分析提示卵巢功能抑制联合第三代 AI 优于卵巢功能抑制联合他莫昔芬)；②接受辅助化疗的中度风险患者伴有高危因素时，如相对年轻(年龄<35 岁)、组织学高级别(Ⅲ级)等；③对他莫昔芬有禁忌者。卵巢去势有手术切除卵巢、卵巢放射及药物去势。若采用药物性卵巢去势治疗，目前推荐的治疗时间是 2~5 年。根据 SOFT 和 TEXT 试验等循证医学数据，药物性卵巢去势治疗对高危患者使用 5 年。对中危患者应用卵巢功能抑制替代化疗时，使用时间是 2~3 年。

综上所述，他莫昔芬可单独或联合卵巢抑制用于激素反应性的绝经前早期乳腺癌患者的术后辅助内分泌治疗。卵巢去势治疗可有效改善绝经前激素反应性患者的预后，联合应用 LHRH 类似物与他莫昔芬的疗效较单独应用他莫昔芬或 LHRH 类似物略有改善。LHRH 类似物联合 AI 作为绝经前早期乳腺癌患者术后辅助内分泌治疗较 LHRH 类似物联合他莫昔芬更能改善患者预后。

二、绝经后乳腺癌患者的辅助内分泌治疗

(一) 绝经的定义

绝经的定义：①双侧卵巢切除术后。②年龄≥60 岁。③年龄<60 岁，且在没有化疗和服用他莫昔芬、托瑞米芬和卵巢功能抑制治疗的情况下停经 1 年以上，同时血 FSH 及雌二醇水平符合绝经后的范围；而正在服用他莫昔芬、托瑞米芬，年龄<60 岁的停经患者，必须连续监测血 FSH 及雌二醇水平符合绝经后范围。另外，还需要注意：①正在接受 LHRH 激动剂或拮抗剂治疗的妇女无法判定是否绝经；②辅助化疗前没有绝经的妇女，停经不能作为判断绝经的依据，因为患者化疗后虽然会停止排卵或无月经，但卵巢功能仍可能正常或有恢复的可能；③对于化疗引起停经的妇女，如果考虑采用 AI 作为内分泌治疗，则需要考虑有效的卵巢抑制(双侧卵巢完整切除或药物抑制)，或者连续多次检测 FSH 和(或)雌二醇水平以确认患者处于绝经后状态。

(二) 绝经后辅助治疗药物的选择

他莫昔芬一直是乳腺癌术后辅助内分泌治疗的主要药物。近年来，新一代 AI 如阿那曲唑、来曲唑、依西美坦进入临床试验，试验结果对他莫昔芬的地位提出了挑战。这些临床试验使用 3 种不同的策略：以 AI 代替他莫昔芬、他莫昔芬治疗 2~3 年后序贯应用 AI 治疗 3~2 年，以及在他莫昔芬治疗 5 年后再序贯用 AI 治疗 5 年。

1. 术后直接使用 AI　ATAC 研究比较了阿那曲唑和他莫昔芬治疗 5 年的疗效。5 年治疗完全分析结果显示，阿那曲唑组显著延长 DFS 和 TTR，显著减少至远处复发时间和减少对侧乳腺癌发生，两组的 OS 未显示差异。激素受体阳性者，阿那曲唑组获益更明显，但 OS 无统计学差异。BIG 1-98 研究，直接比较了 5 年来曲唑和 5 年他莫昔芬治疗的疗效。中位随访 25.8 个月，阿那曲唑组显著延长 DFS，尤其是降低远处复发风险($HR=0.73$，$P=0.001$)。2011 年发表 8.1 年的随访结果，8 010 例患者中，有 2 463 例为单药来曲唑，2 459 例为单药他莫昔芬，单药来曲唑较单药他莫昔芬可显著改善 DFS 和 OS。

2. 他莫昔芬序贯 AI　如前所述，意大利 ITA 研究、IES 研究、联合分析 ABCSG8 研究和 ARNO95 研究的结果，以及对 ABCSG8、ARNO95 和 ITA 研究的 Meta 分析均支持他莫昔芬治疗 2~3 年后绝经的患者更改为 AI 治疗至 5 年。

3. 直接 AI 和序贯治疗的比较　BIG 1-98 研究分为 4 组：5 年来曲唑、5 年他莫昔芬、2 年他莫昔芬后 3 年来曲唑和 2 年来曲唑后 3 年他莫昔芬。

2011年发表8.1年的随访结果显示,两个序贯组相比无统计学差异。单药来曲唑、来曲唑序贯他莫昔芬和他莫昔芬序贯来曲唑组的DFS分别为87.5%、87.7%和85.9%。该研究显示,单药来曲唑组与序贯组相比无统计学差异。TEAM研究将绝经后激素受体阳性早期乳腺癌患者随机分为依西美坦组和他莫昔芬序贯依西美坦组(他莫昔芬治疗2～3年后改为依西美坦至5年),结果显示初始依西美坦5年和他莫昔芬序贯依西美坦5年两组间无差别。

4. AI之间的疗效比较 MA.27是第一项直接比较第三代AI用于辅助内分泌治疗的研究。研究将绝经后激素受体阳性早期乳腺癌随机分入依西美坦组和阿那曲唑组,共入组7 576例患者。中位随访4.1年的结果显示,两组的EFS没有显著差异($HR=1.02$, $P=0.85$),4年EFS率分别为91%及91.2%。FACE研究则在绝经后激素受体阳性早期乳腺癌患者中对比来曲唑和阿那曲唑辅助内分泌治疗的疗效,共入组4 136例患者,主要终点DFS两组无显著差异($HR=0.93$, $P=0.315\ 0$),5年DFS率来曲唑组为84.9%,阿那曲唑组为82.9%。由此可见,第三代AI之间疗效无显著差异。

5. 治疗时长

(1) 相关临床研究:MA.17、ATLAS、aTTom研究显示,5年他莫昔芬后再给予5年他莫昔芬,或5年来曲唑治疗可使患者进一步获益。2016年发表的MA.17R研究结果显示,相比安慰剂组,5年AI作为初始治疗或之前他莫昔芬治疗后转换为AI治疗者,延长来曲唑治疗至10年可进一步显著改善DFS(95%对比91%, $P=0.01$)。2016年SABCS会议上公布了DATA、IDEAL、NSABP B-42延长内分泌治疗研究的最新结果。DATA研究比较他莫昔芬2～3年后改为阿那曲唑3年对比阿那曲唑6年治疗绝经后激素受体阳性早期乳腺癌的疗效,结果显示主要终点DFS两组没有显著差异,但是在ER阳性、PR阳性、HER2阴性、淋巴结转移既往化疗的亚组,6年阿那曲唑优于3年。IDEAL研究为完成5年辅助内分泌治疗后接受5年来曲唑对比2.5年来曲唑后续强化治疗之间的比较,结果显示两组整体人群在DFS方面均无统计学差异,5年组第二原发乳腺癌发生率较2.5年降低($HR=0.37$, $P=0.01$)。NSABP B-42研究显示,早期乳腺癌患者在内分泌治疗5年后(他莫昔芬5年或他莫昔芬→AI共5年)继续使用来曲唑治疗5年并未使患者的OS和DFS得到明显改善,但无乳腺癌时间间隔($HR=0.71$, $P=0.003$)和远处复发累积发生率($HR=0.72$, $P=0.03$)有所下降。综合以上延长治疗研究的结果,对于高复发风险的人群可以在权衡疗效、不良反应和患者意愿的情况下延长治疗时间。

(2) 美国《NCCN乳腺癌治疗指南》:激素受体阳性绝经后早期乳腺癌患者,内分泌治疗有4种方案:①AI治疗5年,高危患者可考虑延长至10年;②他莫昔芬治疗2～3年后改为AI治疗3～2年,共5年内分泌治疗,或者AI应用更长的时间(2B类证据);③他莫昔芬治疗4.5～6年后,改为AI治疗5年;④若患者有AI禁忌证或拒绝接受AI或不能耐受AI,可以服用他莫昔芬治疗5年。

(3)《欧洲乳腺癌治疗指南》:绝经后患者初始使用5年AI较好。对于那些正在用他莫昔芬治疗的患者,推荐2～3年后换成AI。复发风险非常低的某一特定绝经后患者,单独使用5年他莫昔芬仍然是一个可靠的选择。对于那些已经完成5年他莫昔芬的患者,可以考虑进一步加用2～5年AI,尤其是那些淋巴结阳性患者。辅助内分泌治疗的总的最佳治疗周期是5～10年。尽管尚不清楚AI是否可以与化疗同时开始或化疗后序贯使用,但宁愿与化疗序贯使用而不要联合使用。

(4)《中国抗癌协会乳腺癌诊治指南》(2017版):绝经后患者辅助内分泌治疗的方案及注意事项如下。①第三代AI可以向所有绝经后的ER阳性和(或)PR阳性患者推荐,尤其是具备以下因素的患者:高度复发风险患者;对他莫昔芬有禁忌的患者或使用他莫昔芬出现中、重度不良反应的患者;选用他莫昔芬20 mg/d,共5年后的高度风险患者。②AI可以从一开始就应用5年(来曲唑、阿那曲唑或依西美坦),高危复发患者可考虑继续使用AI 3～5年或改用他莫昔芬3～5年;在他莫昔芬治疗2～3年后再转用AI满5年的高危患者,可继续AI共5年或重新使用AI 5年;也可以在他莫昔芬用满5年后再继续应用5年AI。不同种类的AI都可选择,药物耐受性和安全性是保障长期内分泌治疗疗效的关键。③他莫昔芬20 mg/d,共5年是有效而经济的治疗方案。治疗期间应每6～12个月做一次妇科检查,通过B超检查了解子宫内膜的厚度。④也可选用他莫昔芬以外的其他ER调节剂,如托瑞米芬。⑤绝经前患者在内分泌治疗过程中,因月经状态改变可能引起治疗调整。⑥AI和LHRH类似物可导致骨密度下降或骨质疏松,因此在使用这些药物前常规推荐骨密度检测,以后在药物使用过程中每6个月检测一次骨密度,并进行T评分。若T评分为小于-2.5,应给予双膦酸盐治疗;T评分为-2.5~-1.0,给予维生素D和钙片治疗,并考虑使用双膦酸盐;T评分大于-1.0,不推荐使用双膦酸盐。

综上所述,对于激素反应性的绝经后早期乳腺癌患者,可给予AI治疗5年,高危患者可考虑延长至10年;已给予他莫昔芬治疗2~3年的患者,可改为AI治疗至5年;已给予他莫昔芬治疗4~6年的患者,可改为AI继续治疗5年;对AI有禁忌或不愿接受AI的患者,可给予他莫昔芬治疗5年。3种AI之间的比较显示疗效无差别,任选其一即可,不推荐治疗期间换用其他AI。

第三节 双膦酸盐在乳腺癌辅助治疗中的作用

一、双膦酸盐的作用机制与种类

双膦酸盐是近年来研发的抗代谢性骨病的一类新药,可以抑制破骨细胞介导的骨质破坏。既往主要用于治疗骨质疏松症,以及恶性肿瘤引起的高钙血症、骨痛症等。最早的双膦酸盐类药物辅助治疗研究采用的是第一代双膦酸盐药物——氯屈膦酸。Powles等将1 069例Ⅰ~Ⅲ期可手术的乳腺癌患者随机分配接受氯屈膦酸和安慰剂辅助治疗2年,在5年研究期间发现氯屈膦酸能够降低骨转移风险($HR=0.69$,$P=0.043$),氯屈膦酸组的死亡率低于对照组($HR=0.768$,$P=0.048$)。然而,Saarto等对299例淋巴结转移的术后乳腺癌患者进行随机分组,分别给予氯屈膦酸和安慰剂治疗3年,随访5年后发现两组的骨转移发生率相似(21%对比17%,$P=0.27$),且氯屈膦酸治疗组的OS和DFS均显著低于安慰剂组(OS分别为70%和83%,$P=0.009$;DFS分别为56%和71%,$P=0.007$)。10年的随访结果与5年的随访结果相似,两组患者的骨转移发生率相似(分别为32%和29%,$P=0.35$),氯屈膦酸组的内脏转移和局部复发率高于安慰剂组(分别为51%和36%,$P=0.005$);10年DFS氯屈膦酸也较安慰剂组低,尤其是雌激素阴性患者;两组的10年OS差异比较无统计学意义。可能受此结果的影响,有关第二代双膦酸盐辅助治疗的临床研究未见报道。

二、唑来膦酸

(一)唑来膦酸的作用机制

唑来膦酸是新一代含氮杂环双膦酸盐,属于第三代双膦酸盐类药物。多用于治疗恶性肿瘤所致的高钙血症及多发性骨髓瘤和实体瘤的骨转移,其生物学活性已被临床前试验证实是迄今已发行药物中抗骨吸收能力最强的药物。专家将唑来膦酸的作用归纳为3个方面:对抗肿瘤作用、预防骨转移、对骨关节骨丢失病变的预防作用。众多临床前试验均表明唑来膦酸具有直接的抗肿瘤作用,可阻止肿瘤细胞的黏附和浸润,同时诱导凋亡。随着研究的深入,唑来膦酸的抗肿瘤作用在各种临床试验中得以证明。

(二)抗肿瘤作用

ABCSG-12是一项比较他莫昔芬+戈舍瑞林±唑来膦酸与阿那曲唑+戈舍瑞林±唑来膦酸对绝经前内分泌反应性妇女的随机Ⅲ期临床研究。1 801例患者分为4组共3年治疗。研究的第二终点是了解骨矿物质密度(BMD)在第12个月时的变化,在第0、6、12、36和60个月时测定BMD。404例被分入骨亚组,含唑来膦酸205例,不含唑来膦酸199例。3年治疗后,不含唑来膦酸组患者有明显的BMD丢失:腰椎为-11.3%,平均偏差0.119 g/cm^2($P<0.000\ 1$);股骨大转子为-7.3%,平均偏差-0.053 g/cm^2($P<0.000\ 1$);阿那曲唑比他莫昔芬组丢失更多,36个月时腰椎为-13.6%、-9.0%($P<0.000\ 1$)。终止治疗2年后即随访60个月时,未接受唑来膦酸治疗组的BMD仍然偏低:腰椎为-6.3%($P=0.001$);股骨大转子为-4.1%($P=0.058$)。相反,含唑来膦酸组36个月时腰椎为+4.1%,股骨大转子为+0.8%;60个月时腰椎为+4.0%($P=0.02$);股骨大转子为+3.9%($P=0.07$)。因此,同步使用唑来膦酸和内分泌治疗可以在治疗期间预防骨质丢失,治疗后第5年随访时

BMD 有所增加。随访 60 个月时,含唑来膦酸比不含唑来膦酸组明显减少 DFS 事件风险 36%($HR=0.64, P=0.01$),减少 RFS 事件风险 35%($HR=0.65, P=0.015$),OS 也倾向于有利于含唑来膦酸组($HR=0.60, P=0.1$)。说明唑来膦酸辅助治疗除了能预防骨质丢失外,还有抗肿瘤的作用。

Z-FAST 和 ZO-FAST 研究是在绝经后接受来曲唑辅助内分泌治疗的妇女中进行的两项设计相似的临床试验,共 1 667 例患者。一组开始就用唑来膦酸;另一组等出现明显骨丢失或非病理性骨折时再用。在随访第 12 个月时两项研究的联合分析表明,前者腰椎 BMD 比后者高 5.2%,全髋骨 BMD 高 3.5%。N-终末肽和骨特异性碱性磷酸酶前者分别减少 21.3% 和 12.8%,而后者分别增加 21.7% 和 24.9%($P<0.000\ 1$)。更值得注意的是,前者只有 7 例患者(0.84%)肿瘤复发,而后者有 17 例(1.9%)肿瘤复发($P=0.04$)。再次证明唑来膦酸有抗肿瘤作用。

早期乳腺癌研究协作组(EBRTCG)开展了一项辅助双膦酸盐的 Meta 分析,纳入 18 776 例患者。结果表明,辅助应用双膦酸盐可以显著降低绝经后乳腺癌患者的乳腺癌相关死亡率($HR=0.82$, 95% $CI:0.73\sim0.93$)。因此,在国际和国内的一些指南中已将唑来膦酸作为激素受体阳性乳腺癌患者内分泌辅助治疗的标准方案。

(三) 不良反应

唑来膦酸的不良反应主要为发热、肌痛和流感样症状,最严重的不良反应为下颌骨坏死。患有牙科疾病或有牙科手术史的患者容易引起下颌骨坏死。然而,目前对于引起下颌骨坏死的原因还不十分明确,如何有效预防这一不良反应仍有待进一步的研究。不过,在 ZO-FAST 和 ABCSG12 等大规模临床研究中并无确诊的下颌骨坏死病例,也未发现严重的肾脏毒性。因此,唑来膦酸仍具有一定的安全性和耐受性。

临床上对于绝经后应用 AI 的患者,可应用唑来膦酸预防骨质疏松及骨事件的发生,然而是否能延长 DFS 及 OS 仍有待进一步研究证实。根据 ABCSG12 研究,绝经前接受卵巢功能抑制的患者应接受唑来膦酸治疗,以预防骨丢失。

总之,选择辅助内分泌治疗应根据激素受体状态。关于判定激素受体阳性的标准,既往临床试验大多定义 ER 阳性细胞数 ≥10% 为阳性,而 2009 年 St. Gallen 国际乳腺癌治疗专家共识更新定义 ER 阳性细胞数 ≥1% 为阳性,美国《ASCO/CAP 激素受体免疫组化检测指南》随即也作了调整。目前,他莫昔芬是绝经前乳腺癌辅助内分泌治疗的基本药物;而第三代 AI 已经成为绝经后乳腺癌辅助内分泌治疗的主要药物。卵巢功能抑制联合 AI 或他莫昔芬与单独应用他莫昔芬相比,在整体人群中能够改善患者的 DFS。另外,即使是激素受体阳性患者,也有相当部分并不能从辅助内分泌治疗中获益,部分患者存在过度治疗。随着现代分子生物学的发展,希望将来能够从激素受体阳性患者中进一步区分激素反应性和激素无反应性肿瘤,从而真正实施个体化治疗。

(袁 芃 徐兵河)

参考文献

[1] Baum M, Budzar AU, Cuzick J, et al. Anastrozole alone or in combination with tamoxifen versus tamoxifen alone for adjuvant treatment of postmenopausal women with early breast cancer: first results of the ATAC randomised trial. Lancet, 2002, 359(9324): 2131-2139.

[2] Baum M, Buzdar A, Cuzick J, et al. Anastrozole alone or in combination with tamoxifen versus tamoxifen alone for adjuvant treatment of postmenopausal women with early-stage breast cancer: results of the ATAC (Arimidex, Tamoxifen Alone or in Combination) trial efficacy and safety update analyses. Cancer, 2003, 98(9): 1802-1810.

[3] Bliss JM, Kilburn LS, Coleman RE, et al. Disease-related outcomes with long-term follow-up: an updated analysis of the intergroup exemestane study. J Clin Oncol, 2012, 30(7): 709-717.

[4] Blok EJ, Kroep JR, Meershoek-Klein KE, et al. Optimal duration of extended adjuvant endocrine therapy for early breast cancer: results of the IDEAL trial (BOOG 2006-05). J Natl Cancer Inst, 2018, 110(1): 14-19.

[5] Boccardo F, Rubagotti A, Guglielmini P, et al. Switching to anastrozole versus continued tamoxifen treatment of early breast cancer. Updated results of the Italian tamoxifen anastrozole (ITA) trial. Ann Oncol, 2006, 17 (Suppl 7): 10-14.

[6] Brufsky A, Bundred N, Coleman R, et al. Integrated analysis of zoledronic acid for prevention of aromatase inhibitor-associated bone loss in postmenopausal women with early breast cancer receiving adjuvant letrozole. Oncologist, 2008, 13(5): 503-514.

[7] Buzdar A, Hayes D, El-Khoudary A, et al. Phase III randomized trial of droloxifene and tamoxifen as first-line endocrine treatment of ER/PgR-positive advanced breast cancer. Breast Cancer Res Treat, 2002, 73(2): 161-175.

[8] Controlled trial of tamoxifen as adjuvant agent in management of early breast cancer. Interim analysis at four years by Nolvadex Adjuvant Trial Organisation. Lancet, 1983, 1(8319): 257-261.

[9] Controlled trial of tamoxifen as a single adjuvant agent in the management of early breast cancer. Nolvadex Adjuvant Trial Organisation. Br J Cancer, 1988, 57(6): 608-611.

[10] Coombes RC, Kilburn LS, Snowdon CF, et al. Survival and safety of exemestane versus tamoxifen after 2~3 years' tamoxifen treatment (Intergroup Exemestane Study): a randomised controlled trial. Lancet, 2007, 369(9561): 559-570.

[11] Cuzick J, Ambroisine L, Davidson N, et al. Use of luteinising-hormone-releasing hormone agonists as adjuvant treatment in premenopausal patients with hormone-receptor-positive breast cancer: a meta-analysis of individual patient data from randomised adjuvant trials. Lancet, 2007, 369(9574): 1711-1723.

[12] Cuzick J, Sestak I, Baum M, et al. Effect of anastrozole and tamoxifen as adjuvant treatment for early-stage breast cancer: 10-year analysis of the ATAC trial. Lancet Oncol, 2010, 11(12): 1135-1141.

[13] Davidson NE, O'Neill AM, Vukov AM, et al. Chemoendocrine therapy for premenopausal women with axillary lymph node-positive, steroid hormone receptor-positive breast cancer: results from INT 0101 (E5188). J Clin Oncol, 2005, 23(25): 5973-5982.

[14] Davies C, Pan H, Godwin J, et al. Long-term effects of continuing adjuvant tamoxifen to 10 years versus stopping at 5 years after diagnosis of oestrogen receptor-positive breast cancer: ATLAS, a randomised trial. Lancet, 2013, 381(9869): 805-816.

[15] Derks MGM, Blok EJ, Seynaeve C, et al. Adjuvant tamoxifen and exemestane in women with postmenopausal early breast cancer (TEAM): 10-year follow-up of a multicentre, open-label, randomised, phase 3 trial. Lancet Oncol, 2017, 18(9): 1211-1220.

[16] Di Leo A, Jerusalem G, Petruzelka L, et al. Results of the CONFIRM phase III trial comparing fulvestrant 250 mg with fulvestrant 500 mg in postmenopausal women with estrogen receptor-positive advanced breast cancer. J Clin Oncol, 2010, 28(30): 4594-4600.

[17] Early Breast Cancer Trialists' Collaborative Group (EBCTCG). Adjuvant bisphosphonate treatment in early breast cancer: Meta-analyses of individual patient data from randomised trials. Lancet, 2015, 386: 1353-1361.

[18] Early Breast Cancer Trialists' Collaborative Group. Effects of adjuvant tamoxifen and of cytotoxic therapy on mortality in early breast cancer. An overview of 61 randomized trials among 28,896 women. N Engl J Med, 1988, 319(26): 1681-1692.

[19] Early Breast Cancer Trialists' Collaborative Group. Tamoxifen for early breast cancer: an overview of the randomised trials. Lancet, 1998, 351(9114): 1451-1467.

[20] Fisher B, Costantino J, Redmond C, et al. A randomized clinical trial evaluating tamoxifen in the treatment of patients with node-negative breast cancer who have estrogen-receptor-positive tumors. N Engl J Med, 1989, 320(8): 479-484.

[21] Fisher B, Costantino JP, Wickerham DL, et al. Tamoxifen for the prevention of breast cancer: current status of the National Surgical Adjuvant Breast and Bowel Project P-1 study. J Natl Cancer Inst, 2005, 97(22): 1652-1662.

[22] Fisher B, Dignam J, Bryant J, et al. Five versus more than five years of tamoxifen for lymph node-negative breast cancer: updated findings from the National Surgical Adjuvant Breast and Bowel Project B-14 randomized trial. J Natl Cancer Inst, 2001, 93(9): 684-690.

[23] Fisher B, Jeong JH, Bryant J, et al. Treatment of lymph-node-negative, oestrogen-receptor-positive breast cancer: long-term findings from National Surgical Adjuvant Breast and Bowel Project randomised clinical trials. Lancet, 2004, 364(9437): 858-868.

[24] Gnant M, Mlineritsch B, Luschin-Ebengreuth G, et al. Adjuvant endocrine therapy plus zoledronic acid in premenopausal women with early-stage breast cancer: 5-year follow-up of the ABCSG-12 bone-mineral density substudy. Lancet Oncol, 2008, 9(9): 840-849.

[25] Goldhaber SZ. Tamoxifen: preventing breast cancer and placing the risk of deep vein thrombosis in perspective. Circulation, 2005,111(5):539-541.

[26] Goss PE, Ingle JN, Martino S, et al. Randomized trial of letrozole following tamoxifen as extended adjuvant therapy in receptor-positive breast cancer: updated findings from NCIC CTG MA. 17. J Natl Cancer Inst, 2005,97(17):1262-1271.

[27] Goss PE, Ingle JN, Pritchard KI, et al. Exemestane versus anastrozole in postmenopausal women with early breast cancer: NCIC CTG MA. 27 — a randomized controlled phase Ⅲ trial. J Clin Oncol, 2013,31(11):1398-1404.

[28] Gradishar W. Landmark trials in endocrine adjuvant therapy for breast carcinoma. Cancer, 2006,106(5): 975-981.

[29] Hackshaw A, Baum M, Fornander T, et al. Long-term effectiveness of adjuvant goserelin in premenopausal women with early breast cancer. J Natl Cancer Inst, 2009,101(5):341-349.

[30] Howell A, Cuzick J, Baum M, et al. Results of the ATAC (Arimidex, Tamoxifen, Alone or in Combination) trial after completion of 5 years' adjuvant trea-tment for breast cancer. Lancet, 2005, 365 (9453):60-62.

[31] Jakesz R, Jonat W, Gnant M, et al. Switching of postmenopausal women with endocrine-responsive early breast cancer to anastrozole after 2 years' adjuvant tamoxifen: combined results of ABCSG trial 8 and ARNO 95 trial. Lancet, 2005,366(9484):455-462.

[32] Jin H, Tu D, Zhao N, et al. Longer-term outcomes of letrozole versus placebo after 5 years of tamoxifen in the NCIC CTG MA. 17 trial: analyses adjusting for treatment crossover. J Clin Oncol, 2012,30(7): 718-721.

[33] Joensuu H, Holli K, Oksanen H, et al. Serum lipid levels during and after adjuvant toremifene or tamoxifen therapy for breast cancer. Breast Cancer Res Treat, 2000,63(3):225-234.

[34] Love RR, van Dinh N, Quy TT, et al. Survival after adjuvant oophorectomy and tamoxifen in operable breast cancer in premenopausal women. J Clin Oncol, 2008,26(2):253-257.

[35] Mamounas EP, Jeong JH, Wickerham DL, et al. Benefit from exemestane as extended adjuvant therapy after 5 years of adjuvant tamoxifen: intention-to-treat analysis of the National Surgical Adjuvant Breast and Bowel Project B-33 trial. J Clin Oncol, 2008,26(12):1965-1971.

[36] Osborne CK, Pippen J, Jones SE, et al. Double-blind, randomized trial comparing the efficacy and tolerability of fulvestrant versus anastrozole in postmenopausal women with advanced breast cancer progressing on prior endocrine therapy: results of a North American trial. J Clin Oncol, 2002,20(16): 3386-3395.

[37] Pagani O, Gelber S, Price K, et al. Toremifene and tamoxifen are equally effective for early-stage breast cancer: first results of International Breast Cancer Study Group Trials 12-93 and 14-93. Ann Oncol, 2004,15(12):1749-1759.

[38] Pagani O, Regan MM, Walley BA, et al. Adjuvant exemestane with ovarian suppression in premenopausal breast cancer. N Engl J Med, 2014,371(2): 107-118.

[39] Regan MM, Neven P, Giobbie-Hurder A, et al. Assessment of letrozole and tamoxifen alone and in sequence for postmenopausal women with steroid hormone receptor-positive breast cancer: the BIG 1-98 randomised clinical trial at 8. 1 years median follow-up. Lancet Oncol, 2011,12(12):1101-1108.

[40] Robertson JFR, Bondarenko IM, Trishkina E, et al. Fulvestrant 500 mg versus anastrozole 1 mg for hormone receptor-positive advanced breast cancer (FALCON): an international, randomised, double-blind, phase 3 trial. Lancet, 2016, 388 (10063): 2997-3005.

[41] Smith I, Yardley D, Burris H, et al. Comparative efficacy and safety of adjuvant letrozole versus anastrozole in postmenopausal patients with hormone receptor-positive, node-positive early breast cancer: final results of the randomized phase Ⅲ femara versus anastrozole clinical evaluation (FACE) trial. J Clin Oncol, 2017,35(10):1041-1048

[42] Tempfer C. Extending adjuvant aromatase-inhibitor therapy to 10 years. N Engl J Med, 2016,375(16): 1590-1591.

[43] Thurlimann B, Keshaviah A, Coates AS, et al. A comparison of letrozole and tamoxifen in postmenopausal women with early breast cancer. N Engl J Med, 2005,353(26):2747-2757.

[44] Zhou WB, Ding Q, Chen L, et al. Toremifene is an effective and safe alternative to tamoxifen in adjuvant endocrine therapy for breast cancer: results of four randomized trials. Breast Cancer Res Treat, 2011, 128(3):625-631.

第四十章

HER-2 阳性乳腺癌的辅助治疗

乳腺癌已成为严重的全球健康负担，每年新增病例超过 100 万例，其中美国 2014 年新增病例超过 26 万例。在美国，平均每 8 名女性就有 1 例乳腺癌患者。2014 年，美国约有 4.1 万患者死于乳腺癌。根据中国国家癌症中心公布的数据，2014 年全国女性乳腺癌新发病例约 27.89 万例，占女性恶性肿瘤发病 16.51%；2014 年全国女性乳腺癌死亡病例约 6.60 万例，占女性恶性肿瘤死亡 7.82%。目前乳腺癌在女性是仅次于肺癌的第二大死亡原因。

由于健康知识的普及、健康筛查以及检查手段和方法的进步，早期乳腺癌患者比例逐年增加。尽管很多乳腺癌早期即被诊断，仍有相当一部分患者出现复发或转移并导致死亡。这些转移病灶的出现，提示在早期乳腺癌患者体内存在临床难以诊断的微小转移灶，仅靠局部治疗如乳腺癌根治术并不能有效清除这些转移灶。辅助性全身性治疗的目标是清除临床难以发现的微小转移灶，是早期可治愈性乳腺癌根治性治疗的一部分。

辅助性全身治疗包括辅助内分泌治疗、辅助化疗及辅助靶向治疗。辅助内分泌治疗，对于绝经后患者，优先考虑第三代芳香化酶抑制剂，他莫昔芬低危患者可选用。对于绝经前患者来说，目前选择包括他莫昔芬、他莫昔芬加卵巢去势、第三代芳香化酶抑制剂加卵巢去势治疗。

在过去的 30 年里，辅助化疗通过随机临床研究获得长足发展，从最初的单药化疗到 CMF 方案，以及蒽环类为基础的方案、蒽环类和紫杉类药物联合或序贯化疗方案等，极大地提高了辅助化疗的效果，延长了患者的生存时间。随访 15 年的数据表明，辅助化疗可降低 50% 的死亡率。近年来，乳腺癌的全身性治疗发生了许多里程碑式的进展，尤其是抗 HER-2 靶向药物的使用显著改善了 HER-2 阳性乳腺癌患者的预后。HER-2 阳性乳腺癌诊疗进展十分迅速的主要原因是，明确了 HER-2 过表达对于乳腺癌生物学行为的影响，靶向 HER-2 类药物在晚期及早期乳腺癌治疗领域取得了巨大成功。本章主要探讨 HER-2 阳性早期乳腺癌的抗 HER-2 辅助治疗。

第一节 HER-2 状态对于乳腺癌的临床意义

1981 年，Shih 等首次从大鼠的神经母细胞瘤 DNA 中克隆出一种新的癌基因 neu。后来 Slamon 等首次从人 cDNA 文库中分离出与表皮生长因子受体（epidermal growth factor receptor，EGFR）基因高度同源的 HER-2。随后的序列分析和染色体谱分析发现 neu 和 HER-2 其实是一个基因，习惯上称为 HER-2/neu 基因或 c-erbB-2 基因。原癌基因 HER-2 位于染色体 17q21，编码相对分子质量为 185 000 的跨膜蛋白，因此又被称为 p185HER-2，是具有跨膜酪氨酸激酶活性的生长因子受体。人类 EGFR 家族共有 4 个成员：HER-1、HER-2、HER-3 和 HER-4。HER-2 的结构包括胞外生长因子的结合区、亲脂的跨膜区和带有调节羧基末端片段的胞内区。

HER-2 介导的信号通路是一个复杂的网络系统，包括输入层、信息处理层和输出层。目前研究较为清楚的 HER-2 胞内信号途径主要有 4 条，分别为 Ras/MAPK（有丝分裂原活化蛋白激酶）、PI3K/

PKB(磷脂酰肌醇-3-激酶/蛋白激酶 B)、PLC-PKC(磷脂酶 C-蛋白激酶 C)及 STAT(信号转导和转录激活因子)途径。受各种因素的影响,HER-2过表达或扩增可促进肿瘤的发生、发展和恶性转化。HER-2受体胞内区有蛋白酪氨酸激酶(PTK)活性,自身也具有若干酪氨酸(Tyr)残基磷酸化位点。当生长因子与 HER-1、HER-3 或 HER-4结合后,诱导蛋白膜外区构象改变,与 HER-2分子形成异二聚体,使细胞膜内侧的 PTK 活性显著增加,导致受体分子 Tyr 互相催化发生自身磷酸化;同时,p185 自身 Tyr 磷酸化,被下游一系列信号蛋白识别并特异性结合,进而引发瀑布式的连锁反应。信号转导经细胞膜和细胞间质、细胞核、激活基因,最终使核内早期反应基因如 c-fos、c-jun 等转录水平增加,促进有丝分裂等,引起细胞增殖、分化、迁移,从而诱发肿瘤。

1987 年,Slamon 等首先发现 HER-2 基因扩增或蛋白过表达与乳腺癌的发生、发展和预后相关。Slamon 的研究表明,HER-2 是有别于肿瘤大小、淋巴结及激素受体状况的乳腺癌重要预后因子,且为肿瘤复发和生存期的独立预后因子。HER-2阳性乳腺癌患者的平均生存期为 3 年,而 HER-2 阴性患者的生存期为 6~7 年。Slamon 的这一发现开创了乳腺癌与 HER-2 关系的研究先河,也使得靶向 HER-2 的治疗成为近年来乳腺癌治疗研究最为活跃的领域。

进一步的研究发现,HER-2 状态可能与患者对某些治疗药物的敏感性或耐药性相关,因此 HER-2 状态还能作为预测药物疗效的预测因子。在内分泌治疗方面,HER-2 过表达可导致激素受体的结构和功能出现某种缺陷,从而抑制乳腺癌细胞激素依赖生长的特性,因而不能对内分泌治疗产生良好反应。Wrightd 等的研究表明,HER-2 过表达使得激素受体阳性乳腺癌患者对他莫昔芬的反应性从 48% 下降至 20%,激素受体阴性者的反应性从 27% 下降至 0,提示 HER-2 过表达可能与他莫昔芬耐药有关。后来关于 HER-2 状态与芳香化酶抑制剂的疗效分析同样显示,HER-2 阳性患者对芳香化酶抑制剂的疗效也低于 HER-2 阴性患者,提示 HER-2 过表达可能与内分泌治疗耐药相关。此外,在化疗研究中,Allred 等对 306 例乳腺癌患者进行以 CMF 方案作为术后辅助化疗方案的随机研究。结果显示,存在 HER-2 基因扩增或过表达的患者对 CMF 化疗药物的反应性降低。多项回顾性分析提示可能与蒽环类药物疗效相关联。因此,HER-2 基因扩增或过表达提示肿瘤对内分泌治疗和 CMF 方案化疗反应较低,而对蒽环类药物化疗敏感性较高。至于 HER-2 状态能否预测肿瘤对紫杉类药物的反应,目前尚无定论。在动物模型和临床试验中,紫杉醇联合可干扰 HER-2 功能的其他制剂用于治疗 HER-2 阳性肿瘤已得到肯定的结果。

总的来说,HER-2 是乳腺癌的重要预后因子,HER-2 基因扩增或过表达的患者预后差,有较短的无病生存期和总生存期。同时,HER-2 又是能够预测某些治疗反应的生物学指标,HER-2 基因扩增或过度表达提示肿瘤对内分泌治疗和 CMF 方案化疗反应较低,而对蒽环类药物化疗敏感性较高。当然,HER-2 状态对于抗 HER-2 靶向治疗有着直接的指导意义,存在 HER-2 基因扩增或过表达才是抗 HER-2 靶向治疗的适应人群。

HER-2 是乳腺癌的预后因子,但随着临床上抗 HER-2 治疗的广泛使用以及抗 HER-2 靶向治疗的进展,这一状况已经得到了很大改观。已有研究显示,对于 HER-2 阳性乳腺癌患者,如能使用抗 HER-2 治疗药物,其预后并不差于 HER-2 阴性患者。

第二节 曲妥珠单抗在 HER-2 阳性早期乳腺癌辅助治疗中的应用

一、概述

HER-2 是与乳腺癌预后有密切关系的癌基因,在 20%~30% 的乳腺癌中可以检测到该基因的扩增和过表达。近年来,乳腺癌治疗发生了许多里程碑式的进展,尤其是 HER-2 靶向药物的使用显著改善了 HER-2 阳性乳腺癌患者的预后。HER-2 阳性乳腺癌诊疗进展十分迅速的主要原因是明确了 HER-2 过表达对乳腺癌生物学行为的影响以及靶向 HER-2 类药物在晚期以及早期乳腺癌治疗领域所取得的巨大成功。

目前,已有曲妥珠单抗(trastuzumab)、拉帕替尼(lapatinib)、帕妥珠单抗(pertuzumab)以及来那替尼(neratinib)4种靶向HER-2的药物被批准用于HER-2阳性乳腺癌的治疗。在中国只有曲妥珠单抗具有辅助治疗的适应证。帕妥珠单抗及来那替尼已被NCCN指南推荐用于高危HER-2阳性乳腺癌辅助治疗,但这两个药物目前未在中国上市;而拉帕替尼虽然在新辅助临床研究中可显著提高pCR,但辅助治疗研究中并未达到其预设的终点。抗体药物偶联物(ADC)类药物T-DM1在乳腺癌辅助治疗中的临床研究正在进行。此外,还有多个靶向HER-2药物处于临床前和临床研究阶段。本节主要阐述曲妥珠单抗在HER-2阳性早期乳腺癌辅助治疗中的应用。

曲妥珠单抗是一种重组的人源化抗HER-2单抗,对HER-2阳性乳腺癌患者有效。它可与HER-2细胞外区域结合,具有高度亲和力和特异性,能阻断HER-2而产生抗肿瘤作用;又能与人体免疫细胞作用,产生抗体依赖性细胞毒效应。曲妥珠单抗是第一个用于临床的靶向治疗药物,单药治疗HER-2阳性转移性乳腺癌的有效率为11%~36%。该药与铂类、多西他赛、长春瑞滨有协同作用,与多柔比星、紫杉醇、环磷酰胺有相加作用,而与氟尿嘧啶有拮抗作用。Smith于2001年报道H0648g临床试验研究结果,曲妥珠单抗联合紫杉醇的中位生存期较单用紫杉醇延长6.9个月。2005年,Marty等报道了多中心随机临床试验M77001,比较每3周多西他赛加曲妥珠单抗与多西他赛单药的疗效。结果显示,联合用药的疗效优于单用多西他赛,有效率分别为61%和34%,中位生存期分别为31.2个月和22.0个月。另外,多西他赛加铂类及曲妥珠单抗有很好的疾病缓解率。曲妥珠单抗还可与长春瑞滨联合应用,有效率为68%~72%,该方案的优点是在疗效与多西他赛近似的情况下而脱发的不良反应轻微。与卡培他滨联合的有效率为62%。

曲妥珠单抗最初被批准用于HER-2阳性晚期乳腺癌的治疗,其后又有多项临床试验证实曲妥珠单抗对HER-2阳性早期乳腺癌的价值,所以曲妥珠单抗也被批准用于HER-2阳性早期乳腺癌的辅助治疗。北美的2项临床试验均为AC(多柔比星和环磷酰胺)×4,序贯紫杉醇×4。NSABP B31临床试验比较合用或不用曲妥珠单抗,Intergroup N9831临床试验比较联合、序贯或不用曲妥珠单抗。HERA临床试验允许HER-2阳性乳腺癌术后采用任何化疗方案,化疗结束后比较联合和不用曲妥珠单抗的结果。BCIRG 006临床试验旨在验证不含蒽环类药物合用曲妥珠单抗的效果,共分为3个组:第1组,AC×4,接着多西他赛(每3周)×4;第2组,AC×4,接着多西他赛(每3周)×4,同时用曲妥珠单抗每周1次,化疗结束后每3周1次,共1年;第3组,多西他赛+卡铂(每3周)×6,曲妥珠单抗每周1次,以后每3周1次,共1年。还有部分小样本临床试验为长春瑞滨或多西他赛×3,用或不用曲妥珠单抗9周,序贯FEC(氟尿嘧啶+表柔比星+环磷酰胺)×3。通过这一系列的临床研究,目前曲妥珠单抗已被推荐为HER-2阳性早期乳腺癌辅助治疗的标准组成部分。

二、曲妥珠单抗用于辅助治疗的相关临床研究

下面简单介绍曲妥珠单抗用于乳腺癌辅助治疗的6项主要临床试验(图40-1)。

(一) NSABP B-31和NCCTG N9831临床试验研究

NSABP B-31研究的启动时间是2000年2月,是第一个启动的曲妥珠单抗辅助治疗研究。NCCTG N9831研究的启动时间是2000年5月,由美国北部中部癌症治疗组组织,基本相同于NSABP B-31临床研究。不同的是紫杉醇不是每3周给药,而是每周给药。在NSABP B-31试验中,患者随机分成2组。第1组:行AC(多柔比星60 mg/m² +环磷酰胺600 mg/m²)化疗,每21天为1个疗程,共4个疗程;随后行紫杉醇(P)化疗,剂量175 mg/m²,每3周1次,共4个疗程。第2组:化疗方案和第1组相同,在首剂紫杉醇的同时给予负荷剂量的曲妥珠单抗(H) 4 mg/kg,随后每周2 mg/kg,维持治疗51周。在NCCTG N9831试验中,患者随机分成3组。A组:行AC(多柔比星+环磷酰胺,疗程及剂量与NSABP B31试验相同)化疗后,再行12周紫杉醇化疗,剂量为80 mg/m²。B组:化疗方案和A组一样,化疗后予52周的曲妥珠单抗治疗(剂量和疗程与NSABP B31试验相同)。C组:化疗方案和A组一样,但在行紫杉醇化疗同时行52周的曲妥珠单抗治疗。

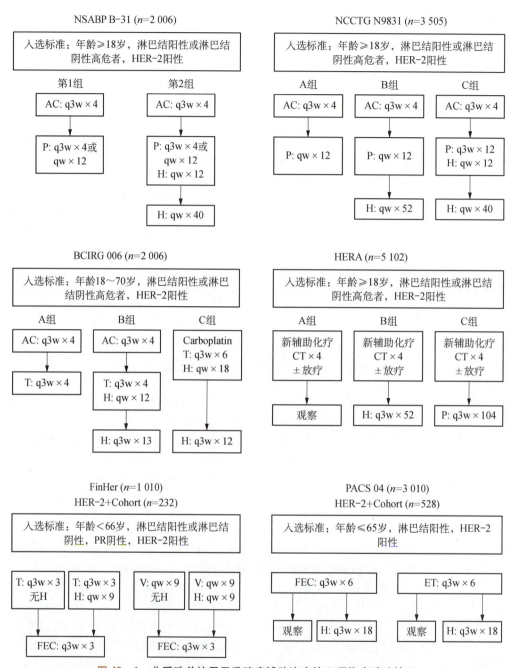

图 40-1 曲妥珠单抗用于乳腺癌辅助治疗的 6 项临床试验情况

NSABP B-31 和 NCCTG N9831 的入选标准：①经病理学检测确定为 HER-2 过度表达[IHC（3+）]或 HER-2 基因扩增（FISH 阳性）的乳腺癌患者。②在试验开始阶段，两项试验均要求组织学检测证实为淋巴结阳性；2003 年 3 月 2 日以后，NCCTG N9831 试验允许淋巴结阴性的高危患者入组（单个肿瘤直径＞2 cm，ER 或 PR 阳性；单个肿瘤直径＞1 cm，ER 和 PR 阴性）。③患者的肝、肾、骨髓功能及左心室射血分数（LVEF）良好。④有下列心血管疾病者排除：需要药物治疗的心绞痛、心律不齐患者，严重传导异常，有临床症状的严重心瓣膜病，胸片示心脏肥大，心脏超声示左心室肥厚(NSABP B-31试验),难以控制的高血压病,严重的心包积液(NCCTG N9831试验),有心肌梗死、充血性心力衰竭或心肌病史的患者。

由于NSABP B-31和NCCTG N9831均为比较术后化疗联合曲妥珠单抗治疗和术后单纯化疗的疗效,且两个试验设计类似,所以首次在 *N Engl J Med* 2005年发表的是对这两项研究的联合分析,以评价曲妥珠单抗联合辅助化疗治疗在早期HER-2阳性乳腺癌患者中的疗效及安全性。2005年发表的中期分析显示,至2005年2月15日,共有2 043例患者入选NSABP B-31试验,其中1 736例患者有至少一次随访评价。至2004年11月1日,有1 636例患者入选NCCTG N9831试验的A组和C组;截至2005年3月15日,共提交了1 615例患者的随访资料,各组患者的基线特征均相似。第一次中期分析比较了第1组、A组(对照组)与第2组、C组(曲妥珠单抗治疗组)的情况。因为NCCTG N9831试验B组的曲妥珠单抗并非和紫杉醇同时使用,所以在第一次对B-31和NCCTG N9831的联合中期分析中,NCCTG N9831试验中的B组被排除。截至2005年3月15日,第一次计划的中期分析报道了394个事件(包括局部复发、远处转移、第二原发肿瘤或复发前的死亡),其中133个事件发生在曲妥珠单抗治疗组,261个事件发生在对照组($HR=0.48$, 95% CI: $0.39\sim0.59$, $P<0.000\,1$)。这个结果超过了早期停止的界限。曲妥珠单抗治疗组和对照组比较,3年无病生存率超过对照组11.7个百分点(分别为87.1%和75.4%);曲妥珠单抗治疗组的4年无病生存率为85.3%,而对照组为67.1%;曲妥珠单抗治疗组死亡62例,对照组死亡92例($HR=0.67$, 95% CI: $0.48\sim0.93$, $P=0.015$);曲妥珠单抗治疗组有96例发生远处转移,而对照组有193例发生远处转移。曲妥珠单抗治疗组与对照组相比,第一次远处复发的$HR=0.47$(95% CI: $0.37\sim0.61$, $P<0.000\,1$)。曲妥珠单抗治疗组的3年无远处转移率为90.4%,而对照组为81.5%;4年无远处转移率在两组分别为89.7%和73.7%。

严重心脏事件和其他不良反应:在蒽环类辅助化疗以后应用曲妥珠单抗治疗的主要不良反应是心功能不全。在NSABP B-31试验中,3年内对照组中发生3~4级充血性心力衰竭或者因心脏疾病导致死亡的发生率为0.8%(4例患者发生充血性心力衰竭,1例因心脏疾病致死);曲妥珠单抗治疗组则为4.1%(31例患者发生充血性心力衰竭)。在NCCTG N9831试验中,对照组为0,曲妥珠单抗治疗组则为2.9%(20例患者发生充血性心力衰竭,1例因心脏疾病致死)。

对NSABP B-31和NCCTG N9831的中期联合分析显示,在AC方案化疗后加入曲妥珠单抗较单用紫杉醇使HER-2阳性乳腺癌的复发率降低一半,3年远处转移风险降低8.8%,4年远处复发率降低15.9%。曲妥珠单抗使死亡率降低1/3($P=0.015$),在AC化疗方案后使用曲妥珠单抗的HER-2阳性患者相对死亡率下降39%($P=0.01$)。曲妥珠单抗使非乳腺第二原发肿瘤的发生率明显下降,但在肿瘤部位及类型上差异无统计学意义。在使用过或蒽环类与曲妥珠单抗同时应用增加心功能障碍的风险。两项试验综合分析结果表明,加入曲妥珠单抗使充血性心力衰竭的发生率增加3个百分点,大部分事件发生在曲妥珠单抗使用过程中,有必要延长随访时间以观察曲妥珠单抗的心脏毒性。与化疗相比,曲妥珠单抗并未使总的不良反应发生率和严重的非心脏不良反应发生率增加。

NSABP B-31和NCCTG N9831试验综合分析的中期结论是:在AC方案后,使用曲妥珠单抗给HER-2阳性早期乳腺癌患者带来明显的临床益处,显著降低患者的复发风险和死亡风险。同时,加用曲妥珠单抗是安全的。因此,对于已使用化疗的HER-2阳性乳腺癌患者应继续使用曲妥珠单抗治疗,以提高患者的生存率,减少术后肿瘤的复发。

在2012年12月的San Antonio会议上报道了NSABP B-31和NCCTG N9831试验综合分析的最终结果。数据截至2012年9月底,中位随访时间8.4年,入组患者4 045例。其中102例(5%)被分配到曲妥珠单抗治疗组的患者由于有心血管系统症状或者LVEF下降未能使用曲妥珠单抗,但在ITT分析中仍被纳入曲妥珠单抗治疗组分析;另外,413例(20.4%)被分配到对照组的患者,由于2005年的中期分析结果显示曲妥珠单抗具有较好疗效,这些患者接受了曲妥珠单抗的治疗,但在ITT分析中仍被纳入对照组分析。中位随访8.4年的数据显示,主要研究终点无病生存率的$HR=0.60$(95% CI: $0.53\sim0.68$, $P<0.000\,1$);曲妥珠单抗治疗组的6年、8年、10年无病生存率分别是81.4%、76.8%、73.7%,单纯化疗组的6年、8年、10年无病生存率分别是69.5%、64.9%、62.2%,10年无

病生存率绝对差值达 11.5 个百分点。关于首次无病生存事件,在曲妥珠单抗治疗组中有 227 例(11.2%)患者出现了远处转移、84 例(4.1%)出现了局部或区域复发、46 例(2.3%)发生了对侧乳腺癌、67 例(3.3%)发生了第二原发肿瘤、38 例(1.9%)出现了没有乳腺癌复发的死亡;在单纯化疗组中 391 例(19.4%)患者出现了远处转移、124 例(6.1%)出现了局部或区域复发、40 例(2.0%)发生了对侧乳腺癌、74 例(3.7%)发生了第二原发肿瘤、31 例(1.5%)出现了没有乳腺癌复发的死亡。中位随访 8.4 年的数据显示,总生存率的 $HR=0.63$(95% CI:0.54~0.73,$P<0.0001$);曲妥珠单抗治疗组的 6 年、8 年、10 年总生存率分别是 89.8%、87.0%、84.0%,单纯化疗组的 6 年、8 年、10 年总生存率分别是 84.3%、79.4%、75.2%,10 年总生存率绝对差值达 8.8 个百分点。进一步亚组分析显示,曲妥珠单抗治疗获益无论在哪个年龄组别、激素受体状况如何、淋巴结转移状况、肿瘤大小或组织学分级如何皆有获益。

NSABP B-31 和 NCCTG N9831 试验综合分析的终期结论是:在 AC 方案后,使用曲妥珠单抗给 HER-2 阳性早期乳腺癌患者带来明显的临床益处,显著降低患者的复发风险和死亡风险(可以降低 40% 的复发风险以及 37% 的死亡风险)。因此,NSABP B-31 和 NCCTG N9831 试验更长时间的随访结果提示,对于 HER-2 阳性早期乳腺癌患者使用曲妥珠单抗治疗能明确提高患者的生存率。这两项大规模Ⅲ期临床研究联合分析奠定了对于 HER-2 阳性早期乳腺癌辅助化疗使用蒽环序贯紫杉类联合曲妥珠单抗的辅助治疗模式。

(二) HERA 临床研究

HERA 研究启动于 2001 年 12 月,是一项国际性开放性Ⅲ期随机试验。此项研究与 NSABP B-31 和 NCCTG N9831 不同处为:患者包括有淋巴结阳性和淋巴结阴性者,且化疗方案不完全相同,有含蒽环类和不含蒽环类者,曲妥珠单抗都在化疗结束以后使用。

HERA 研究入选的患者为完成局部治疗(伴或不伴放疗的手术治疗)和至少 4 个疗程化疗的 HER-2 阳性(过度表达或扩增)早期浸润性乳腺癌患者。其中,有 89% 完成术后辅助化疗、5% 完成术前新辅助化疗、6% 完成新辅助化疗和辅助化疗。患者随机分配至 3 组:观察组(A 组)、曲妥珠单抗辅助治疗 1 年组(B 组,初始剂量为 8 mg/kg,维持剂量为 6 mg/kg,每 3 周为 1 个疗程)、曲妥珠单抗辅助治疗 2 年组(C 组,剂量及疗程与 1 年组相同)。研究的主要终点为无病生存期,次要终点包括心脏安全性、总生存期、首次无病生存事件发生部位、远处转移时间等。

患者的入选标准:①必须经病理学检测确定为 HER-2 过度表达或扩增。②淋巴结阳性(不考虑肿瘤大小),或淋巴结阴性(包括前哨淋巴结阴性)且肿瘤>1 cm。③患者在基线水平肝、肾、骨髓功能良好。④在完成所有的化疗和放疗后,患者 LVEF 正常(≥55%)。既往有充血性心力衰竭、伴 Q 波异常的心肌梗死性冠状动脉病变、不能很好控制的高血压、心律不齐、有临床症状的瓣膜异常患者不能入选。

用法:曲妥珠单抗首剂为 8 mg/kg,注射时间超过 90 分钟,随后每 3 周给药 6 mg/kg 维持治疗。出现 3~4 级非血液学不良反应时,暂时停药直至恢复至 2 级或更低。

中断治疗的标准:①超过 5 周不良反应仍不能降至≤2 级。②出现症状性充血性心力衰竭。③LVEF<45% 或 LVEF<50%,但较基线时相比下降>10%。

HERA 研究最早于 2005 年在 *N Engl J Med* 发表了中位随访 1 年的结果。2001 年 12 月~2005 年 3 月,共有 5 081 例信息可分析女性患者参加了 HERA 研究。在中位随访 1 年的报道中,仅比较了曲妥珠单抗 1 年治疗组和观察组的分析结果。曲妥珠单抗 1 年治疗组 1 694 例,观察组 1 693 例。有 67% 经中心实验室确认为 HER-2 过度表达[IHC(3+)]患者未进行 FISH 检测。中位年龄为 49 岁,有 1/3 的患者淋巴结阴性,48% 的患者激素受体阴性。94% 接受了以蒽环类为基础的化疗,26% 接受过紫杉类治疗,76% 接受过放疗,内分泌治疗的主要药物为他莫昔芬。从确诊乳腺癌至开始使用曲妥珠单抗的治疗时间为 8.4 个月(7.1~9.6 个月)。

2005 年,在 *N Engl J Med* 发表的中位随访 1 年的结果显示,曲妥珠单抗 1 年治疗组的无病生存事件总数为 127 例(7.5%),观察组的无病生存事件总数为 220 例(13.0%),两组 $HR=0.54$(95% CI:0.43~0.67,$P<0.0001$)。近 2/3 的首次报道的无病生存事件为远处转移,曲妥珠单抗 1 年治疗组的远处转移为 85 例(5.0%),观察组的远处转移为 154 例(9.1%),两组 $HR=0.49$(95% CI:0.38~

0.63，$P<0.0001$）。曲妥珠单抗1年治疗组的死亡例数为29例（1.7%），观察组的死亡例数为37例（2.2%），两组相比差异无显著性。

心脏安全性方面，观察组有1例患者出现心源性死亡，曲妥珠单抗1年治疗组有9例（0.54%）患者出现严重充血性心力衰竭；症状性充血性心力衰竭（包括9例严重充血性心力衰竭）在曲妥珠单抗1年治疗组的发生率为1.7%，而在观察组的发生率为0.06%；曲妥珠单抗1年治疗组有7.1%的患者出现LVEF下降，而观察组LVEF下降的发生率为2.2%。

HERA研究中位随访1年的结果显示，在完成初始治疗[包括手术、放疗和新辅助化疗或（和）辅助化疗]后给予曲妥珠单抗辅助治疗能给HER-2阳性早期乳腺癌患者带来明显的临床益处，减少46%的复发风险，特别是减少51%的远处转移风险。

正是由于HERA研究以及NSABP B-31/NCCTG N9831研究的中期分析结果于2005年公布，欧盟EMA以及美国FDA于2006年先后批准了曲妥珠单抗用于HER-2阳性早期乳腺癌辅助治疗；也是从2006年起，美国《NCCN乳腺癌临床实践指南》推荐AC方案序贯紫杉醇同期使用曲妥珠单抗作为HER-2阳性早期乳腺癌的标准辅助治疗方案之一，同时推荐在所有辅助化疗结束后序贯使用曲妥珠单抗1年作为HER-2阳性早期乳腺癌辅助治疗方案的选择之一。

HERA研究后续还分别公布了中位随访2年、4年、8年及11年的结果。针对无病生存事件：中位随访2年时，曲妥珠单抗1年治疗组218例，观察组321例，两组$HR=0.64$（$P<0.0001$）；中位随访4年时，曲妥珠单抗1年治疗组369例，观察组458例，两组$HR=0.76$（$P<0.0001$）；中位随访8年时，曲妥珠单抗1年治疗组471例，观察组570例，两组$HR=0.76$（$P<0.0001$）；中位随访11年时，曲妥珠单抗1年治疗组505例，观察组608例，两组$HR=0.76$（$P<0.0001$）。针对总生存事件：中位随访2年时，曲妥珠单抗1年治疗组59例，观察组90例，两组$HR=0.66$（$P=0.0115$）；中位随访4年时，曲妥珠单抗1年治疗组182例，观察组213例，两组$HR=0.85$（$P=0.1087$）；中位随访8年时，曲妥珠单抗1年治疗组278例，观察组350例，两组$HR=0.76$（$P=0.0005$）；中位随访11年时，曲妥珠单抗1年治疗组320例，观察组405例，两组$HR=0.76$（$P<0.0001$）。

综合近年来HERA研究的随访结果，曲妥珠单抗1年治疗组与对照组的无病生存获益HR在中位随访1、2、4、8、11年分别是0.54、0.64、0.76、0.76、0.76（P均<0.0001）；曲妥珠单抗1年组与对照组的总生存获益HR在中位随访1、2、4、8、11年分别是0.76、0.66、0.85、0.76、0.74。总结中位随访11年时曲妥珠单抗1年治疗组对比观察组的无病生存及总生存分析，尽管存在观察组交叉使用曲妥珠单抗，HERA中位11年随访结果仍显示，意向治疗人群中曲妥珠单抗1年治疗组相比观察组有持续统计学意义的无病生存和总生存获益，再次支持1年曲妥珠单抗辅助治疗是HER-2阳性早期乳腺癌的标准治疗。

2012年的ESMO会议上还公布了曲妥珠单抗1年治疗组与2年治疗组的比较情况，结果显示化疗序贯2年曲妥珠单抗治疗与1年曲妥珠单抗治疗疗效相当；2年曲妥珠单抗治疗组的继发心脏事件和其他不良反应有所增加；2年曲妥珠单抗治疗组中激素受体阴性亚组的无病生存率在短期内是有提高的。

（三）BCIRG 006临床研究

BCIRG 006研究启动于2001年4月。该项研究与HERA以及NSABP B-31/NCCTG N9831的最大不同是研究组中有一组的化疗方案不含蒽环类。鉴于临床前研究显示曲妥珠单抗与铂类及多西他赛有协同作用，以及对HER-2阳性转移性乳腺癌在紫杉醇联用曲妥珠单抗的基础上加用卡铂可进一步提高无进展生存（虽然BCIRG 007研究显示，对HER-2阳性转移性乳腺癌在多西他赛联用曲妥珠单抗的基础上加用卡铂未能进一步提高疗效，但研究组的多西他赛剂量比对照组低了约1/3），该项研究中有一组采用的是TCH方案（多西他赛+卡铂+曲妥珠单抗）。

2001年4月～2004年3月，共入组3 222例患者。入组为淋巴结阳性或淋巴结阴性具有高危因素的HER-2阳性浸润性乳腺癌患者。所有患者HER-2状态都经FISH检测，证实存在HER-2基因扩增。该项研究分为3组：A组（AC-T组），AC 4个周期后（多柔比星60 mg/m^2，环磷酰胺600 mg/m^2，每3周为1个周期，共4个周期），序贯多西他赛4个周期（多西他赛100 mg/m^2，每3周为1个周期，共4个周期）；B组（AC-TH组），化疗药物的剂量及给药方法同A组，曲妥珠单抗首剂自多西他赛首剂开始时使用;C组(TCH组),多西他赛/卡铂6个周期(多西他赛75 mg/m²,卡铂AUC=6,每3周为1个周期,共6个周期),同时联用曲妥珠单抗。在B组及C组,初始曲妥珠单抗与化疗同期使用时,曲妥珠单抗负荷剂量4 mg/kg,其后2 mg/kg每周维持治疗;化疗结束后曲妥珠单抗改为6 mg/kg,每3周维持治疗;曲妥珠单抗的使用时间共1年。该项研究的主要研究终点为无病生存率,次要研究终点包括总生存率、安全性等。

2005年9月报道了BCIRG 006的首次中期分析结果。结果显示,主要研究终点无病生存率B组、C组皆明显优于对照A组,B组与C组在主要研究终点无病生存率上差异无显著性。

2011年10月在 *N Engl J Med* 上全文发表了BCIRG 006的第3次分析结果。中位随访65个月,总共出现656例无病生存事件,其中A组257例,B组185例,C组214例。无论是主要研究终点无病生存率,还是次要研究终点总生存率,B组及C组皆显著优于A组;5年无病生存率,A组75%,B组84%($HR=0.64$,$P<0.001$),C组81%($HR=0.75$,$P=0.04$)。中位随访65个月,共有348例患者死亡,5年总生存率,A组87%,B组92%($HR=0.63$,$P<0.001$),C组91%($HR=0.77$,$P=0.04$)。B组与C组在主要研究终点无病生存率及次要研究终点总生存率上皆差异无显著性。进一步亚组分析,对于淋巴结阴性患者,5年无病生存率,A组85%,B组93%($HR=0.47$,$P=0.003$),C组90%($HR=0.64$,$P=0.06$);对于淋巴结阳性患者,5年无病生存率,A组71%,B组80%($HR=0.68$,$P<0.001$),C组78%($HR=0.78$,$P=0.01$);对于≥4个淋巴结阳性的患者,5年无病生存率,A组61%,B组73%($HR=0.66$,$P=0.002$),C组72%($HR=0.66$,$P=0.002$)。对于肿瘤直径≤1 cm的患者,5年无病生存率,A组72%,B组86%($HR=0.36$,$P=0.03$),C组86%($HR=0.45$,$P=0.09$);对于肿瘤直径>1 cm但不超过2 cm的患者,5年无病生存率,A组86%,B组87%($HR=0.88$,$P=0.59$),C组86%($HR=1.11$,$P=0.64$);对于肿瘤>2 cm的患者,5年无病生存率,A组71%,B组82%($HR=0.62$,$P<0.001$),C组79%($HR=0.70$,$P<0.001$)。另外,还对TOP2A与HER-2共扩增的情况进行了分析,对于HER-2阳性但无TOP2A共扩增的患者,其使用曲妥珠单抗的获益程度超过整体人群;对于HER-2阳性同时存在TOP2A共扩增的患者,加上曲妥珠单抗并无显著获益,也就是B组及C组的无病生存率并不显著优于A组。

在不良反应方面,关节痛、肌肉痛、手足综合征、黏膜炎、呕吐、神经毒性、指甲变化、白细胞下降、中性粒细胞下降等,B组比C组严重;贫血和血小板下降C组比B组发生更多。B组有7例患者发生白血病,C组有1例患者发生白血病,且此患者是在乳腺癌后患了淋巴瘤使用蒽环类药物治疗后发生的白血病。在心脏毒性方面,充血性心力衰竭的发生率A组0.7%,B组2.0%,C组0.4%;LVEF下降>10%的比例A组11.2%,B组18.6%,C组9.4%。在2015年的SABCS会议上报道了该研究10年随访结果,进一步证实了上述结果。对于心脏安全性要求更高的患者,可以选择TCH方案。B组和C组维持了相对于不含曲妥珠单抗A组的长期显著性获益。C组相对于B组的无病生存率事件数仅多10例,B组没有比C组更好的趋势。然而,B组充血性心力衰竭事件数约为C组的5倍(21例对比4例),并且B组的白血病事件和持续性LVEF下降>10%事件更多。

BCIRG 006研究结论:1年曲妥珠单抗的辅助治疗能够提高无病生存率和总生存率;AC-TH和TCH方案疗效相似,C组有着更低的急性毒性、心脏毒性,C组白血病的发生也少于AC-TH组。2008年5月美国FDA批准AC-TH方案以及TCH方案用于HER-2阳性早期乳腺癌的辅助治疗;AC-TH方案以及TCH方案也是美国NCCN指南推荐的HER-2阳性早期乳腺癌辅助治疗的可选方案。

(四) FinHer研究

FinHer研究的主要目的有两个,一是比较多西他赛和长春瑞滨辅助治疗早期乳腺癌的疗效,二是比较HER-2阳性患者在化疗的同时随机给予或不给予曲妥珠单抗的疗效。FinHer是一项Ⅲ期、随机开放的多中心临床试验研究,所有患者按照HER-2状态随机分层后随机分组,接受3个周期多西他赛或3个周期长春瑞滨治疗后,接受3个周期的FEC方案化疗。HER-2阳性患者随机分组给予或不给予曲妥珠单抗治疗,在第1个周期多西他赛或长春瑞滨的第1天开始用药,首剂4 mg/kg,静脉滴注时间>90分钟;之后每周1次,2 mg/kg,静脉滴注时间>30分钟,共9次。曲妥珠单抗均在多西他赛或长春瑞滨前使用,不与 FEC 方案同时应用。与 HERA 等研究方案不同,FinHer 研究中曲妥珠单抗用药时程为每周 1 次,连用 9 周,而非 1 年或 2 年。

2000 年 10 月～2003 年 9 月,FinHer 研究共入组 1 010 例女性患者。各组间的基线情况基本相同,具有可比性,多西他赛组患者的肿瘤体积略大于长春瑞滨组患者,曲妥珠单抗治疗组腋窝淋巴结转移患者略多于对照组。在 2006 年 N Engl J Med 报道了 FinHer 研究的中期分析结果。报道该中期分析结果时,多西他赛组中位随访时间 36 个月,长春瑞滨组 35 个月,曲妥珠单抗组 37 个月,非曲妥珠单抗组 35 个月。疗效分析显示,多西他赛序贯 FEC 组患者的乳腺癌复发或复发前死亡率低于长春瑞滨序贯 FEC 组(42/502 例对比 71/507 例,$HR=0.58$,$95\% CI$:$0.40\sim 0.85$,$P=0.005$);多西他赛组远处转移率同样较低(33/502 例对比 58/507 例,$HR=0.56$,$95\% CI$:$0.37\sim 0.86$,$P=0.008$);两组间总生存率没有统计学差异(多西他赛组死亡 20 例,长春瑞滨组死亡 30 例,$HR=0.66$,$95\% CI$:$0.38\sim 1.17$,$P=0.15$)。接受曲妥珠单抗治疗的 115 例患者中,有 12 例发生乳腺癌复发或死亡,对照组(未接受曲妥珠单抗治疗)的 116 例患者中有 27 例复发或死亡($HR=0.42$,$95\% CI$:$0.21\sim 0.83$,$P=0.01$)。此外,曲妥珠单抗治疗组远处复发率也低于对照组(8 例对比 26 例,$HR=0.29$,$95\% CI$:$0.13\sim 0.64$,$P=0.002$),总生存率有所改善(6 例对比 14 例患者死亡,$HR=0.41$,$95\% CI$:$0.16\sim 1.08$,$P=0.07$)。中位随访 5 年的结果显示,多西他赛组的优势依然存在,5 年无远处转移风险率分别为 86.8%对比 81.6%($HR=0.66$,$95\% CI$:$0.49\sim 0.91$,$P=0.01$)。在总生存时间两组生存曲线有拉开趋势,5 年总生存率分别为 92.6%对比 89.3%($HR=0.70$,$95\% CI$:$0.46\sim 1.05$,$P=0.086$)。

在不良反应方面,多西他赛组引起较多的中性粒细胞减少性发热、脱发、指甲异常、皮肤毒性反应、过敏反应、神经病变和水肿,而长春瑞滨组更常见的有外周静脉炎和血清天冬氨酸转氨酶升高。如果将多西他赛的剂量从 100 mg/m² 减至 80 mg/m²,中性粒细胞减少性发热降低 14.9%($P<0.001$)。曲妥珠单抗对上述不良反应没有影响,与对照组相比差异没有统计学意义。

在所有入组患者中,1 例患者出现心肌梗死,3 例患者发生心力衰竭,这 4 例患者均未接受曲妥珠单抗治疗。经曲妥珠单抗治疗患者的 LVEF 优于对照组,治疗前后没有明显改变。ANCOVA 模型分析显示,化疗结束后 12 个月曲妥珠单抗治疗组 LVEF 较对照组高 1.7%($95\% CI$:$0.1\%\sim 3.5\%$,$P=0.06$),治疗结束后 36 个月差别可达 3.0%($95\% CI$:$0.7\%\sim 5.4\%$,$P=0.01$)。在该模型中,长春瑞滨和多西他赛对 2 个时间点的 LVEF 影响相似($P=0.50$)。4 例接受曲妥珠单抗治疗患者(3.5%)和 7 例未接受曲妥珠单抗治疗患者(6.0%)发生 1 次或多次 LVEF 降低>15%的不良事件,其中 3 例患者(均未接受曲妥珠单抗治疗)LVEF 降低>25%,即 LVEF 低至 50%以下。

FinHer 研究中期分析结论:在早期乳腺癌辅助化疗中,多西他赛与长春瑞滨相比能改善患者无复发生存。多西他赛或长春瑞滨化疗同时给予曲妥珠单抗对 HER-2/neu 基因扩增患者有效。

正是由于 FinHer 研究的中期分析结果显示,9 周曲妥珠单抗的疗程可有效治疗 HER-2 阳性乳腺癌患者,加之与 12～24 个月的长疗程相比 9 周曲妥珠单抗的疗程能减少患者就诊的次数,具有更好的成本-效益价值,同时能有效减少心脏不良反应,所以在全球多个专家共识以及美国 NCCN 指南推荐短期 9 周曲妥珠单抗方案用于术后辅助治疗。

虽然 9 周曲妥珠单抗的疗程一度被专家共识所认可,其主要依据就是 FinHer 研究的中期分析结果,但考虑到 FinHer 研究样本量较小,只有 1 010 例入组患者,并且该研究中 HER-2 阳性比例为 23%,只有 232 例患者参加了曲妥珠单抗随机分组研究,中期分析时随访时间较短(3 年)。因此,在具体的临床实践中,9 周曲妥珠单抗的疗程往往因为经济问题难以维持曲妥珠单抗 1 年治疗情况下的补充。9 周曲妥珠单抗疗程的推荐随着 FinHer 研究更长时间随访结果的公布受到了挑战。在随访 5 年时,发现两组的总生存率分别是 83.3%和 73.0%,无病生存率分别是 91.3%和 82.3%,差异均无统计学意义。但是,该项研究入组患者例数较少,仅有 200 余例,因此短期曲妥珠单抗方案的价值仍无定论。这是第一个对比短程(9 周)曲妥珠单抗治疗和不使用曲妥珠单抗治疗的研究。阳性结果曾一度写入指南,但更长期的随访结果并未看到获益。此外,长春瑞滨在辅助治疗阶段疗效不及多西他赛,长春瑞滨最终未能进入辅助治疗领域。

(五) Short-HER 研究

意大利 Short-HER 研究是一项Ⅲ期、多中心的临床试验,将 HER-2 阳性乳腺癌患者随机分入 A 组和 B 组。A 组(长程):4 个周期 AC/EC 方案序贯多西他赛,此后曲妥珠单抗 3 周方案治疗 14 个疗程。B 组(短程):多西他赛 3 周方案联合曲妥珠单抗单周方案×3 个周期,序贯 FEC×3 个周期。化疗结束后给予放疗,激素受体阳性患者完成化疗后开始内分泌治疗。该项研究为非劣效性试验。无病生存率为主要终点,总生存率为次要终点。根据短程组非劣效性于长程组的 $HR<1.29$ 计算样本量,需入组 1 250 例患者。次要目标包括 2 年治疗失败率、心脏毒性、相关生物标记分析。

2007 年 12 月~2013 年 10 月,共有 82 个中心的 1 254 例患者进行随机分组。中位年龄为 55 岁(25~78 岁),Ⅰ期患者有 37.3%,ⅡA 期有 40%,ⅡB 期 20.6%,Ⅲ期有 2.1%。30% 的患者有 1~3 个淋巴结阳性,16% 的患者淋巴结果及数目≥4 个。68% 患者为 ER 阳性。A、B 两组患者特征齐同可比。在 2017 年 ASCO 会议上公布了该研究的结果,中位随访 5.2 年,共有 189 个事件发生。5 年无病生存率:长疗程组为 87.5%,短疗程组为 85.4%。但其结果未能证实 9 周相对于 1 年的非劣效性($HR=1.15$, 90% CI: 0.91~1.46),1 年抗 HER-2 治疗仍是标准。短疗程组的心脏毒性显著降低($HR=0.32$, 95% CI: 0.21~0.50, $P<0.0001$)。对于复发低风险患者以及心脏毒性高风险患者,可能有一定的应用价值。

(六) SOLD 研究

SOLD 研究是一项芬兰发起的多中心、非劣效性随机临床研究,原理是基于 FinHer 研究的亚组人群数据,后者提示 9 周的辅助曲妥珠单抗相对于空白对照组似乎有获益的趋势。其主要终点是无病生存率,次要终点包括总生存率等。最初研究设计为一个优效性研究,其设计按照预计的 5 年无病生存率达 80%,差异 4%,计算需要 516 例无病生存事件和 3 000 例样本量。然而,由于在入组及随访中发现,在预期时间内,无病生存事件数的发生比预期少,随后在 2014 年 2 月进行了方案的重大修改,将优效性改为非劣效性。非劣效性的假设如下:预估 1 年组的 5 年无病生存率 85.0%,按两组的 5 年无病生存率差异<4% 就达到非劣效的标准,非劣效界值设定为 1.3,计算需要样本量 2 168 例。在 2017 年 SABCS 会议上报道的最终结果显示,主要终点 5 年无病生存率短疗程组对比长疗程组为 88.0% 对比 90.5%($HR=1.39$, 95% CI: 1.12~1.72)。可以看到,95% CI 上限跨过了预设的非劣效界值 1.3,即非劣效性的假设不成立。

(七) PHARE 研究

法国 PHARE 研究是一项随机、多中心、开放、对照、非劣效性Ⅲ期临床试验,共有 156 家中心 350 名研究者参与。入组的 HER-2 阳性早期乳腺癌患者在随机化之前接受至少 4 个周期的化疗、乳腺及腋窝手术,在 6 个月曲妥珠单抗辅助治疗后随机分为观察组(接受 6 个月曲妥珠单抗治疗组)和继续曲妥珠单抗治疗 6 个月组(接受 12 个月曲妥珠单抗治疗组)。主要研究终点为无病生存率,非劣效界值为 1.15,次要研究终点包括总生存率和心脏毒性。2010 年 7 月,随着 FinHer 研究更长随访时间结果的公布,PHARE 研究的 IDMC 建议停止进一步入组新的患者。于 2012 年 ESMO 会议上公布了其结果:2006 年 5 月~2010 年 7 月,共有 3 382 例患者被随机分入接受 12 个月曲妥珠单抗治疗组和接受 6 个月曲妥珠单抗治疗组,两组患者的疾病及治疗特征等有着较好的平衡。中位随访 42.5 个月(IQR 30.1~51.6),接受 12 个月曲妥珠单抗治疗组与接受 6 个月曲妥珠单抗治疗组的 2 年无病生存率分别为 93.8% 和 91.1%($HR=1.28$, 95% CI: 1.05~1.56, $P=0.29$)。由于无病生存率 HR 的 95% CI 上界 1.56 与预先设定的 1.15 非劣效界值相交叉,故未证明 6 个月曲妥珠单抗治疗时长非劣效于 12 个月的治疗时长。在安全性方面,该项研究共观察到 128 例心脏毒性事件,其中 119 例(93%)发生在接受了曲妥珠单抗治疗的患者,接受 12 个月曲妥珠单抗治疗组出现的心脏毒性事件显著高于接受 6 个月曲妥珠单抗治疗组(5.7% 对比 1.9%, $P<0.0001$)。

其他相关研究还包括希腊 Hellenic 研究和英国 PERSEPHONE 研究,比较 1 年和 6 个月曲妥珠单抗治疗的疗效。结合既往多项失败的非劣效临床研究和最新的 Meta 分析,得到定论,即短疗程辅助曲妥珠单抗不能取代 1 年疗程,进一步肯定了 1 年疗程是曲妥珠单抗辅助治疗的最佳疗程。

(八) PACS 04 研究

PACS 04 研究启动于 2001 年。主要目的有两个:一是比较 $FE_{100}C$(氟尿嘧啶 500 mg/m², 表柔比星 100 mg/m²,环磷酰胺 500 mg/m²)和 ED$_{75}$(表柔比星 75 mg/m²,多西他赛 75 mg/m²)辅助治疗早期乳腺癌的疗效;二是比较 HER-2 阳性患者在化疗后随机给予或不给予曲妥珠单抗 1 年治疗的疗效。

PACS 04 研究共入组 3 010 例淋巴结阳性可手术乳腺癌患者,这些患者先进行第 1 次随机分配到 FE$_{100}$C 与 ED$_{75}$ 组,然后对 528 例 HER-2 阳性患者再进行第 2 次随机分配到曲妥珠单抗 1 年治疗组(260 例)或观察组(268 例)。主要研究终点是无病生存率。在 260 例曲妥珠单抗 1 年治疗组的患者中,26 例未接受曲妥珠单抗治疗。随访至 2007 年 10 月,共有 129 例疾病复发或转移发生,其中 70 例在观察组,59 例在曲妥珠单抗 1 年治疗组,曲妥珠单抗 1 年治疗可减少 14% 的疾病复发风险(HR=0.86,95% CI:0.61~1.22,P=0.41)。曲妥珠单抗 1 年治疗组和观察组的 3 年无病生存率分别是 77.9%(95% CI:72.2%~82.5%)和 80.9%(95% CI:75.2%~85.3%)。PACS 04 的研究结论:在完成辅助化疗 FE$_{100}$C 或 ED$_{75}$ 6 个周期后给予曲妥珠单抗 1 年治疗未能显著降低 HER-2 阳性可手术乳腺癌的复发风险。考虑到 PACS 04 研究样本量较小,且研究组的 260 例患者中有 26 例未接受曲妥珠单抗治疗,加之在具体数据上曲妥珠单抗治疗可降低 14% 的复发风险,所以 PACS 04 的研究结果不能否定前述几项大型研究的结论。

根据上述几项临床研究的结果,目前专家共识认为曲妥珠单抗联合化疗可以提高 HER-2 过表达早期乳腺癌患者的疗效,证据支持曲妥珠单抗辅助治疗的最佳时间为 1 年。需要提醒的是,开始使用曲妥珠单抗时以及在使用曲妥珠单抗治疗期间和曲妥珠单抗治疗结束后应对患者进行心功能评估。

三、曲妥珠单抗用于 HER-2 阳性早期乳腺癌辅助治疗的几个临床问题

(一)曲妥珠单抗究竟应该使用多长时间

由于 NSABP B-31、NCCTG N9831、HERA、BCIRG 006 四项临床研究均证实了曲妥珠单抗辅助治疗 1 年相对于观察组能够明显提高无病生存及总生存,所以目前在多种指南及专家共识中皆推荐曲妥珠单抗使用 1 年用于 HER-2 阳性早期乳腺癌的辅助治疗。

但是,对于 1 年是否为曲妥珠单抗辅助治疗的最佳时间,研究者一直在进行相关探索。对曲妥珠单抗最佳使用时限的探索主要集中在 9 周、6 个月、1 年或 2 年。例如,FinHer 研究更长时间曲妥珠单抗治疗的疗效,结果显示 9 周曲妥珠单抗治疗在主要研究终点上显著优于观察组;HERA 研究中位随访 8 年的结果显示,曲妥珠单抗 2 年治疗并不优于 1 年治疗;PHARE 研究、Short-HER 研究、FinHER 研究的 5 年随访及 SOLD 研究均不能得出短疗程曲妥珠单抗治疗不差于 1 年的结论。由此可见,目前曲妥珠单抗 1 年的辅助治疗方案是具有最多的循证医学依据,仍是 HER-2 阳性早期乳腺癌患者术后辅助治疗的标准用药方式。

(二)辅助治疗中曲妥珠单抗与何种化疗方案联合疗效更佳

目前在 NCCN 指南中,关于 HER-2 阳性乳腺癌辅助治疗中曲妥珠单抗与何种化疗方案联合有几种模式推荐。根据 NSABP B-31 和 NCCTG N9831 的设计,推荐 AC 方案序贯紫杉醇加曲妥珠单抗;根据 BCIRG 006 研究,推荐 AC 方案序贯多西他赛加曲妥珠单抗或直接使用多西他赛加卡铂加曲妥珠单抗;根据 HERA 研究,推荐在辅助化疗全部结束后序贯曲妥珠单抗,至于辅助化疗方案可选择目前指南推荐的任一辅助化疗方案。所以,对于辅助治疗中曲妥珠单抗与何种化疗方案联合疗效更佳的问题,目前并无足够的证据加以回答,只是在 BCIRG 006 研究中比较了含有蒽环类的 AC-TH 方案与不含蒽环类的 TCH 方案。

BCIRG 006 的研究结论:1 年曲妥珠单抗的辅助治疗能够提高无病生存率和总生存率,AC-TH 和 TCH 方案疗效相似,TCH 组有更低的急性毒性、心脏毒性,TCH 组白血病的发生也少于 AC-TH 组。于是,2008 年 5 月美国 FDA 批准 AC-TH 及 TCH 方案用于 HER-2 阳性早期乳腺癌的辅助治疗,AC-TH 及 TCH 方案也是美国 NCCN 指南推荐的 HER-2 阳性早期乳腺癌辅助治疗的可选方案。从 BCIRG 006 的第 3 次中期分析(截至 2015 年 10 年随访)结果看,TCH 方案和 AC-TH 方案有 3% 的无病生存率绝对差异,总生存率的绝对值相差 1%;充血性心力衰竭的发生,AC-TH 有 21 例不良事件,TCH 方案仅有 7 例,并且 LVEF 下降两方案分别为 19% 和 9%。因此,临床医生需要衡量两个方案的疗效和心脏毒性,结合患者的具

体情况加以选择。

(三) 辅助治疗中曲妥珠单抗与化疗方案联合或序贯孰优孰劣

NCCTG N9831试验将3 133例Ⅰ～Ⅲ期HER-2阳性可手术乳腺癌患者随机分为3组：对照组为多柔比星+环磷酰胺4个疗程序贯单周紫杉醇治疗12周(AC→P方案)；序贯组为多柔比星+环磷酰胺4个疗程序贯单周紫杉醇治疗12周后，再序贯单周曲妥珠单抗治疗52周(AC→P→H方案)；联合组为多柔比星加环磷酰胺4个疗程序贯单周紫杉醇治疗12周，同时单周曲妥珠单抗治疗共52周(AC→PH→H方案)。在2009年San Antonio乳腺癌大会上报道了中位随访5年的更新数据。结果显示与对照组相比，序贯使用曲妥珠单抗可延长乳腺癌患者的无病生存率(80.1%对比71.9%，$HR=0.68$，$P=0.000\ 5$)。同时，与序贯组相比，联合组的无病生存率显著提高(84.2%对比79.8%，$HR=0.75$，$P=0.019$)。因此，对于HER-2阳性乳腺癌患者，应尽早在辅助化疗中联合使用曲妥珠单抗，以最大限度地提高HER-2阳性乳腺癌患者的辅助治疗效果。

(四) 辅助治疗中延迟使用曲妥珠单抗是否仍然有效

在HERA研究1年中期分析中无病生存率已显示差异有统计学意义，曲妥珠单抗辅助治疗表现出卓越的疗效，因此独立评审委员会根据伦理要求将HERA研究设计调整，起初被分到观察组的患者允许接收曲妥珠单抗治疗。2005年5月16日，观察组中有344例出现无病生存事件或失访，在其余无病生存患者中根据其意愿，有885例接受曲妥珠单抗治疗，469例继续留在观察组。观察组患者接受曲妥珠单抗首剂治疗时间距初始随机分组的平均间隔为22.8个月(1～52.7个月)。

由于HERA研究对照组1 354例无病生存患者中有885例在2005年5月16日以后接受了曲妥珠单抗交叉治疗，故以2005年5月16日作为临界点进行分析。结果显示，延迟曲妥珠单抗治疗对处于无病生存的患者仍有获益。目前认为，尽早使用曲妥珠单抗治疗获益较大，后续补用曲妥珠单抗治疗的患者仍可从治疗中获益。因此，对于辅助化疗已结束但尚未复发、转移的患者，仍可使用1年曲妥珠单抗辅助治疗。

(五) 辅助治疗中曲妥珠单抗对肿瘤直径<1 cm且淋巴结阴性乳腺癌是否有效

通过几项大型临床试验评估已确立了曲妥珠单抗在肿瘤直径≥1 cm和(或)淋巴结阳性、HER-2阳性乳腺癌患者中的地位，但辅助治疗中曲妥珠单抗对肿瘤直径<1 cm且淋巴结阴性乳腺癌是否有效，并没有直接的足够循证医学证据。随着乳腺癌筛查项目的展开，越来越多淋巴结阴性、HER-2阳性小肿瘤获得诊断，所以对这一问题的探讨有着非常重要的现实意义。

通常认为淋巴结阴性小肿瘤预后较好。但大量文献结果显示，由于分子亚型的预后不良，虽然肿瘤直径<1 cm且淋巴结阴性，但HER-2阳性乳腺癌仍具有较高的复发危险。一项回顾性研究显示，HER-2阳性比HER-2阴性小肿瘤患者的5年复发率高16.6%，HER-2阳性比HER-2阴性小肿瘤患者的5年远处复发率高10.8%。还有回顾性研究显示，HER-2阳性T1ab患者5年无复发/疾病生存的风险是HER-2阴性患者的5倍以上。总之，HER-2阳性是T1ab患者预后不佳的相关因素。

一项回顾性研究收集2002～2008年治疗的侵袭性pT1abN0 HER-2阳性乳腺癌。入选标准：侵袭性肿瘤，肿瘤病理大小1～10 mm(pT1ab)，前瞻性检测HER-2过表达。排除标准：淋巴结侵袭，既往侵袭性乳腺癌史，肿瘤含80%导管原位癌、微浸润灶和多病灶/多点病变。该项研究共收集97例合格病例，其中41例(42%)接受曲妥珠单抗辅助治疗，通常为激素受体阴性、高Elston-Ellis分级、中/高度有丝分裂指数(MI)。结果接受曲妥珠单抗治疗组无1例复发；未使用曲妥珠单抗治疗患者出现5例疾病复发，4例远处复发，1例复发后死亡。

HERA研究的亚组分析显示，T1c肿瘤从曲妥珠单抗治疗中的获益与总体人群一致。但目前没有前瞻性关于曲妥珠单抗在T1ab、淋巴结阴性、HER-2阳性早期乳腺癌辅助治疗中的应用研究，关于T1ab的HER-2阳性、淋巴结阴性小肿瘤的曲妥珠单抗辅助治疗有待商榷。综合APT及TcH研究中入组的人群，以及部分回顾性研究的结果提示，可考虑在HER-2阳性高危T1ab患者中使用曲妥珠单抗辅助治疗。目前NCCN指南已经将HER-2阳性、淋巴结阴性、T1ab肿瘤纳入曲妥珠单抗辅助治疗。

单抗辅助治疗考虑范围,但需充分权衡风险获益比后方可使用。

(六) 曲妥珠单抗的心脏不良反应

最初的 H0648g 临床研究提示了曲妥珠单抗的心脏毒性,后续临床研究对抗 HER-2 靶向药物的心脏毒性尤其关注。NSABP B-31 和 NCCTG N9831 描述了在辅助治疗阶段使用曲妥珠单抗引起心脏毒性的范围和自然病史过程。将两项研究中不包含曲妥珠单抗的对照组和包括曲妥珠单抗并同期接受紫杉醇的治疗组进行联合分析。3 年累积 3~4 级心力衰竭的发生率在 NSABP B-31 研究中的曲妥珠治疗组中明显高于单纯化疗组(分别为 4.1%和 0.8%)。在 NCCTG N9831 研究中,曲妥珠单抗治疗组出现 1 例死亡,3~4 级心力衰竭的发生率明显高于单纯化疗组(分别为 2.9%和 0)。对于全部患者,有 19%因心脏原因停止曲妥珠单抗治疗,14.2%因非症状性 LVEF 降低停止曲妥珠单抗治疗,4.7%因症状性心脏毒性停止曲妥珠单抗治疗。在 NSABP B-31 研究的后期分析中,心脏毒性的发生率在结束 AC 方案后心功能处于边界状态的患者中显著升高。那些在 AC 方案治疗之后 LVEF 稍高于正常值低限(如<54%)的患者发生心力衰竭的概率高于 LVEF>65%的患者。两项试验中患者的心脏事件并没有随着随访时间的延长而增加。在 NSABP B-31 研究中,5 年来导致死亡的累积心脏毒性事件或 3~4 级心力衰竭的发生率在曲妥珠单抗治疗组和非曲妥珠单抗治疗组分别是 3.8%和 0.9%,这些结果与最初的报道相似。AC 方案序贯紫杉醇加入曲妥珠单抗在 6 个月和 9 个月之后导致 LVEF 降低更多。除 AC 方案治疗后 LVEF<54%外,其他不良因素包括年龄>50 岁、接受过蒽环类药物治疗以及基线 LVEF 水平在 50%~54%,但是不包括左侧胸部肿瘤或放疗病史。在 NCCTG N9831 研究的单独分析中,没有证据证明一开始就同时使用曲妥珠单抗和紫杉醇(而非序贯)会显著增加严重不良反应的发生率。3 年积累心脏事件的发生率在同时治疗组仅比序贯治疗组稍微增高。增加同时用药心脏毒性风险的因素包括高龄、使用过蒽环类药物,以及基线 LVEF 水平低(特别是指<55%但仍高于正常值低限)。

HERA 临床试验中只有 3.4%的患者因为心脏毒性而停止治疗,比北美研究中观察到的发生率较低。其主要原因可能是多数患者没有接受紫杉醇治疗。在北美临床试验中,与单纯化疗组相比,联合用药组患者出现症状性和非症状性心脏毒性的概率均显著升高,而严重或症状性心力衰竭,或 12 个月以上的心脏毒性发生率没有增加。在北美研究中,心脏功能异常在多数患者中是可逆的。10 例严重心力衰竭患者中有 8 例是无症状的,6 例患者 LVEF 恢复至 55%以上。在出现其他心脏毒性的 61 例患者中,6 个月后 41 例患者(61%)的 LVEF 恢复到 55%以上。与心脏毒性相关的因素包括高剂量的蒽环类药物以及其他化疗药物、基线 LVEF 水平低(>25%)。

在 BCIRG 006 研究的 3 个治疗组中,有一组患者接受不包括蒽环类药物的辅助化疗方案联合曲妥珠单抗治疗。在 2006 年 SABCS 和 2007 年 ASCO 会议上,均报道了多西他赛联合卡铂和曲妥珠单抗相对曲妥珠单抗+包含蒽环类的方案,以及 AC 方案序贯多西他赛较低的严重心脏毒性事件发生率。对所有已发表的辅助化疗临床试验中的心脏毒性进行 Meta 分析,在 10 955 例患者中,接受 1 年曲妥珠单抗治疗后或者单纯化疗后出现症状性临床 3~4 级心力衰竭的比例是 1.9%和 0.3%,而非症状性 LVEF 降低的比例是 13.3%和 6.1%。

从目前多项临床试验的长期随访结果看,在辅助治疗中使用曲妥珠单抗后心脏事件的累积发生率较低;多在第 1 年即曲妥珠单抗治疗过程中其累积发生率有一个明显的上升,当治疗结束后其累积发生率则基本维持在一个相对稳定的水平,未呈现增长趋势。虽然 LVEF 在曲妥珠单抗辅助治疗阶段会较基线有所下降,但当治疗结束后多能逐步恢复或接近基线水平。换言之,曲妥珠单抗的心脏毒性与蒽环类药物不同,前者多仅引起细胞功能障碍,呈可逆性发展,通过对症治疗和暂时停药可初步恢复心脏功能;而后者则多引起细胞死亡,呈慢性发展,且不可逆。另外,BCIRG 006 试验第 3 次分析结果显示,AC-TH 组与 TCH 组均能显著延长患者生存期,但前者更易发生 3~4 级左心功能下降(两组发生数分别为 21 例和 4 例,$P<0.001$)和 LVEF 下降(两组发生数分别为 19 例和 9 例,$P<0.001$),表明蒽环类药物与曲妥珠单抗联合使用会显著增加心脏不良反应。

鉴于曲妥珠单抗与化疗药物合用可能增加心脏不良反应,在治疗前后及治疗过程中应监控患者的心脏功能,且对有心脏疾病的患者尤应重视。值得注意的是,在目前所有曲妥珠单抗辅助治疗的临床试验中均无任何有关蒽环类药物同步联合曲妥珠单抗的辅助治疗资料,其长期的心脏不良反应尚不能评价。因此,在临床实践中暂不推荐采用曲妥珠单抗联合蒽环类药物的辅助化疗。

(七) HER-2阳性乳腺癌的减法治疗

HER-2阳性乳腺癌抗HER-2辅助治疗的大型临床研究主要针对Ⅱ、Ⅲ期患者,入组患者基本不包含小肿瘤人群。但Ⅰ期患者仍然存在一定的术后复发风险,这类患者从辅助治疗中获益不及大肿瘤或淋巴结阳性患者,是否接受辅助化疗联合曲妥珠单抗主要取决于治疗方案的毒性。

1. APT研究 是一项单臂、多中心、研究者发起的研究。考察了406例淋巴结阴性、肿瘤最长直径不超过3 cm早期乳腺癌患者术后紫杉醇周疗联合曲妥珠单抗12个周期,以及序贯曲妥珠单抗40周的疗效,主要研究终点是无病生存率。该研究入组的人群为:HER-2阳性[IHC(3+)或FISH阳性],肿瘤直径≤3 cm,淋巴结阴性(后修改方案,允许只有1个淋巴结微转移已行腋窝淋巴结清扫术患者入组)。2007年10月~2010年9月共入组410例患者,有406例患者接受了方案规定的治疗,49.5%肿瘤直径≤1 cm。结果提示,中位随访4年,3年无浸润型疾病生存率98.7%(95% CI:97.6%~99.8%),探索性研究终点无复发生存率达到99.2%(95% CI:98.4%~100%)。然后,根据肿瘤大小(直径≤1 cm、>1 cm)和激素受体状态做了亚组分析,复发风险均低于预期。7年无病生存率也可以达到93.3%。其中13例患者出现3级神经病变(3.2%,95% CI:1.7%~5.4%);2例患者出现有症状充血性心力衰竭(0.5%,95% CI:0.1%~1.8%),这2例患者在停用曲妥珠单抗后LVEF恢复正常;13例患者出现无症状LVEF下降(3.2%,95% CI:1.7%~5.4%),其中11例LVEF恢复后继续使用曲妥珠单抗。关于Ⅰ期HER-2阳性乳腺癌的治疗目前存在两个问题:一是多大的肿瘤需要辅助化疗联合曲妥珠单抗。NCCN推荐化疗联合曲妥珠单抗可用于T1abN0M0患者,同时承认这类人群被纳入前瞻性随机对照辅助治疗研究中。二是什么方案对这类人群是最安全有效的。方案AC-TH和TCH会带来较大的毒性,通常用于具有较高复发风险的患者。在APT研究中,研究者对AC-TH方案进行了改造,考虑到至今尚无证据证实曲妥珠单抗单药的获益,删去了AC,保留了紫杉醇与曲妥珠单抗联合应用,结果既降低了复发风险(与历史数据相比),又能保证相对较低的毒性。另外,激素受体状态也会影响预后,一些回顾性研究发现,至少在前5年,激素受体阴性患者的复发率高于激素受体阳性患者。在APT研究中,激素受体阳性患者的比例高达67%,而既往大型Ⅲ期辅助临床研究中该比例为51%~54%,这可能是为什么随访至今无复发生存率仍然较高的原因。为此需要继续随访,待取得随访10年的数据后,才能全面客观地评价该方案的疗效。

2. TcH研究 既往的研究结果表明,与多柔比星联合环磷酰胺相比,多西他赛联合环磷酰胺(TC)方案对比多柔比星联合环磷酰胺(AC)能够改善早期乳腺癌患者的无病生存率及总生存率。该研究评估在非蒽环类治疗方案(多西他赛+环磷酰胺)中增加1年曲妥珠单抗用于治疗HER-2扩增的早期乳腺癌患者的疗效,并评估是否该方案在TOP2A扩增和TOP2A非扩增患者中是否等效。这是一项开放、单臂、Ⅱ期临床研究,主要终点是在意向治疗人群(ITT)中分析TOP2A扩增和TOP2A非扩增患者的2年无病生存率。主要入组标准为:诊断为HER-2扩增的可手术、组织学确认的浸润性早期乳腺癌,年龄18~75岁,ECOG PS≤1,足够的组织学标本用于FISH检测是否存在TOP2A扩增,心、肝、肾功能正常。患者接受TC方案,剂量按照每3周方案,即多西他赛75 mg/m^2+环磷酰胺600 mg/m^2,共使用4个周期,联合化疗期间曲妥珠单抗每周4 mg/kg(负荷量),后续为每周2 mg/kg维持;当化疗结束后,曲妥珠单抗改为每3周6 mg/kg维持,直至使用满1年。该研究共招募493例受试者,入组时间2007年6月~2009年8月。中位随访时间为36.1个月(IQR 35.5~36.7)。2年无病生存率为97.8%(95% CI:94.2%~99.2%),2年总生存率为99.5%(95% CI:96.2%~99.9%)。有190例受试者存在TOP2A扩增,2年无病生存率为97.9%(95% CI:94.9%~99.1%),2年总生存率为98.8%(95% CI:96.2%~99.6%);有248例受试者为TOP2A非扩增,55例受试者的TOP2A状态无法评估。在486例至少接受过一次治疗的患者中,最常见的不良反应包括各种级别的乏力(284例,58.4%)、中性粒细胞减少(250例,51.4%)和恶心(217例,44.7%)。最常见的3~4级不良反应为中性粒细胞减少(229例,47.1%)、中性粒细胞减少性发热(30例,6.2%)、乏力(21例,4.3%)、腹泻(16例,3.3%)。共有29例(6.0%)患者发生心功能异常,其中 12 例(2.5%)为 1 级,15 例(3.1%)为 2 级,2 例(0.4%)为 3 级。有 23 例受试者发生了至少一项与研究相关的严重不良事件,16 例患者因为心功能异常停止使用曲妥珠单抗。

TcH 研究结论:4 个周期多西他赛和环磷酰胺联合曲妥珠单抗可作为 HER-2 扩增低风险早期乳腺癌患者的辅助治疗方法,无论其检测的 TOP2A 状态如何。选择一个短周期的化疗方案(仅 TC×4)联合 1 年的曲妥珠单抗治疗,对部分乳腺癌患者仍是合适的选择,并且疗效与 TOP2A 是否扩增无关,3 年无病生存率近 96.9%,相比于其他研究是非常不错的数据。

NSABP B15 研究证实含蒽环方案优于传统的 CMF 方案,说明蒽环类药物在辅助治疗领域占有重要地位。曲妥珠单抗在 HER-2 阳性乳腺癌中地位也经多项临床研究所证实。然而,蒽环类和曲妥珠单抗具有心脏毒性,当这两种药物同时使用将会增加心功能异常、骨髓抑制的风险。其他研究已证实非蒽环方案在辅助治疗中与蒽环类方案有同样的疗效。

TcH 研究仅随访了比较短的时间,因为多数 HER-2 扩增的乳腺癌复发、转移高峰在该时间段内;而且和蒽环类药物所不同的是,TOP2A 是否扩增与药物疗效并无相关性,同样 c-MYC 基因拷贝数与疗效也无关系。

这两项研究均提示,对于 HER-2 阳性的低危小肿瘤可以考虑弱化化疗的模式,采用不含蒽环或短周期化疗,但曲妥珠单抗治疗仍保留 1 年的标准用药时间,可以获得不错的疗效。

第三节 其他靶向治疗药物在 HER-2 阳性乳腺癌辅助治疗中的应用探索

目前已有曲妥珠单抗(trastuzumab)、拉帕替尼(lapatinib)、帕妥珠单抗(pertuzumab)及来那替尼(neratinib)4 种靶向 HER-2 的药物被批准用于 HER-2 阳性乳腺癌的治疗。国内只有曲妥珠单抗具有辅助治疗的适应证。帕妥珠单抗及来那替尼已被 NCCN 指南推荐用于高危 HER-2 阳性乳腺癌辅助治疗,但这两种药物目前未在中国上市。拉帕替尼虽然在新辅助临床研究中可显著提高 pCR 率,但在辅助治疗研究中并未达到其预设的终点。T-DM1 在乳腺癌辅助治疗中的临床研究正在进行。还有如 ONT-380、DS-8201、吡咯替尼等多个靶向 HER-2 的药物处于临床前和临床研究阶段。本节主要阐述除曲妥珠单抗以外的其他靶向治疗药物在 HER-2 阳性乳腺癌辅助治疗中的应用探索。

一、拉帕替尼

拉帕替尼是一种可逆的小分子酪氨酸激酶抑制剂(双激酶抑制剂),能有效抑制 HER-1 和 HER-2 酪氨酸激酶活性,抑制细胞内的 EGFR 和 HER-2 的 ATP 位点,阻止肿瘤细胞磷酸化和激活,对 EGFR 和 HER-2 均有抑制作用,可有效克服 EGFR 上调的补偿机制,而且对配体依赖性和非依赖性信号转导均有抑制作用。通过 EGFR 和 HER-2 的同质和异质二聚体阻断下调信号,从而抑制肿瘤的生长。有研究表明,拉帕替尼联合卡培他滨能有效提高对曲妥珠单抗耐药的 HER-2 阳性转移性乳腺癌患者的至进展时间(TTP),并且对脑转移病灶治疗有效;拉帕替尼联合来曲唑可显著提高绝经后激素受体阳性、HER-2 阳性转移性乳腺癌患者的无病生存期。

Howard 报道,单用拉帕替尼治疗曲妥珠单抗耐药的乳腺癌患者有效率为 7.8%,稳定期≥4 个月的患者有 41%,稳定期≥6 个月者有 21%。Press 报道,拉帕替尼联合紫杉醇治疗 HER-2 阳性初治晚期乳腺癌患者,与紫杉醇单药治疗比较,有效率分别是 60% 和 36%,TTP 分别是 7.9 个月和 5.2 个月。

EGF100151 是一项随机对照的多中心 Ⅲ 期临床研究。对 324 例 HER-2 阳性的经蒽环类、紫杉类联合曲妥珠单抗治疗失败的晚期乳腺癌患者使用(治疗组)拉帕替尼 1 250 mg/d,卡培他滨 2 000 mg/m², 第 1~4,21 天为 1 个周期;对照组使用卡培他滨单药 2 500 mg/m², 第 1~14,21 天为 1 个周期。主要观察终点是 TTP。于 2006 年 3 月 20

日进行了中期结果分析。TTP 的 $HR=0.49$（95% CI：0.34～0.71，$P<0.001$），TTP 分别为 8.4 个月和 4.4 个月。中位无病生存期分别为 8.4 个月和 4.1 个月，$HR=0.47$（95% CI：0.33～0.67，$P<0.001$）。治疗组客观缓解率（ORR）为 22%（95% CI：16%～29%），对照组为 14%（95% CI：9%～21%，$P=0.09$）。治疗组除腹泻和皮疹较对照组增多外，其他方面无明显差异（包括心脏毒性）。研究结果表明，拉帕替尼联合卡培他滨治疗含有曲妥珠单抗联合治疗失败后的乳腺癌患者优于单用卡培他滨。同时再次表明，对于含有曲妥珠单抗联合方案治疗失败后，可考虑应用酪氨酸激酶抑制剂联合化疗的新治疗方案。

2007 年美国 FDA 批准拉帕替尼上市，用于治疗曲妥珠单抗耐药的 HER-2 阳性晚期乳腺癌，其主要不良反应为腹泻、皮疹等。目前正在进行一系列关于拉帕替尼在乳腺癌新辅助及辅助治疗领域的临床研究。

西班牙学者 Baselga 等在 2010 年 SABCS 会议上报道了Ⅲ期新辅助临床研究（NeoALTTO 试验）的结果，该研究旨在比较拉帕替尼和(或)曲妥珠单抗联合紫杉醇新辅助治疗 HER-2 阳性乳腺癌的疗效。研究共入组 455 例 HER-2 阳性初治患者，随机分为 3 组，分别为拉帕替尼＋紫杉醇（LP）、曲妥珠单抗＋紫杉醇（TP）和拉帕替尼＋曲妥珠单抗＋紫杉醇（LTP）。结果显示，3 组的 pCR 率分别为 24.7%、29.5% 和 51.3%。LTP 组 pCR 率显著高于 TP 组（$P=0.0001$）。结果提示，在化疗基础上联合使用靶向药物的疗效可能优于单一靶向药物。

ALTTO 试验比较患者在接受标准方案化疗后接受曲妥珠单抗、拉帕替尼、曲妥珠单抗序贯拉帕替尼、曲妥珠单抗联合拉帕替尼的疗效。ALTTO 研究是一项开放、全球多中心、Ⅲ期临床研究，2007 年 6 月～2011 年 7 月共入组了 8 381 例早期乳腺癌患者，随机分为 4 组：曲妥珠单抗单药（T 组）、拉帕替尼单药（L 组）、曲妥珠单抗联合拉帕替尼（T＋L 组）和曲妥珠单抗序贯拉帕替尼（T→L 组）。抗 HER-2 靶向治疗共 1 年，序贯期间有 6 周的洗脱期，避免药物代谢间的影响。主要的分层因素包括化疗方案、激素受体状态、淋巴结状态。抗 HER-2 治疗可以在所有化疗结束后开始，也可以在含蒽环类药物化疗方案中序贯到紫杉类药物阶段与紫杉类药物联用。随着 BCIRG 006 结果的发表，多西他赛联合卡铂＋抗 HER-2 治疗也被认可。按照患者病情的需要，在化疗结束后完成放疗及内分泌治疗，放疗和内分泌治疗与抗 HER-2 靶向治疗同时进行。

主要研究终点：无病生存事件，即第一次出现浸润性乳腺癌在任何位置的复发，或第二原发肿瘤（对侧浸润性乳腺癌或非乳腺恶性肿瘤，或第一事件为任意原因导致的死亡）。次要研究终点：总生存、至复发时间（TTR）、至远处复发时间（TTDR）、脑转移的累计发生率、总体安全性、心脏安全性、是否存在 c-MYC 基因扩增、PTEN 表达水平和是否存在 p95HER-2。在 2011 年 8 月首次中期分析时，L 组由于疗效显著劣于 T 组而提前关闭，获得无病生存的患者改为 T 组继续辅助治疗。随着 L 组的关闭，统计方案也作了修订，由最开始的 Hochberg 法调整为更为保守的 Bonferroni 校正法，并设定在 ITT 人群 T＋L 组优于 T 组的显著水平为 0.025，在 PP 人群验证 T→L 组非劣于 T 组的显著水平为 1.11。中位随访 4.5 年后，L 组与 T 组的 4 年无病生存率为 82% 和 86%（$HR=1.34$，95% CI：1.15～1.56）；T＋L 组和 T 组的无病生存率分别为 88% 和 86%（$HR=0.84$，95% CI：0.70～1.02，$P=0.048$），未达到预设的显著水平（0.025）。在 PP 人群中 T→L 组和 T 组的无病生存率分别为 87% 和 86%（$HR=0.96$，95% CI：0.80～1.15，$P=0.61$），未达到预设的非劣效界值（1.11）。同时，T＋L 组没有显示降低脑转移发生率。含拉帕替尼治疗组的不良反应发生率高于曲妥珠单抗单药组，T＋L 组的至中断治疗事件发生率高于其他组，常见的导致拉帕替尼剂量调整或中断治疗的不良反应包括腹泻、中性粒细胞减少和皮疹。然而，ALTTO 研究没有达到其主要终点（无病生存），不良反应发生率低于预期。中位随访 4.5 年，T＋L 组对比 T 组共发生 555 例无病生存事件，未达到预期的 850 例。与 T 组比较，T＋L 组和 T→L 组均没有达到终点。也就是说，在曲妥珠单抗辅助治疗基础上加入拉帕替尼并没有改善无病生存，同时增加了毒性；曲妥珠单抗序贯拉帕替尼也未被证明非劣于曲妥珠单抗单药。其实研究自从 2007 年开始，陆续有研究提示拉帕替尼没有想象中的优势，晚期一线无病生存没有曲妥珠单抗好，在新辅助治疗的结果也不一致。但仍要注意到，研究中约有 92% 的患者完成了超过 85% 曲妥珠单抗的剂量，仅有 66% 和 76% 的患者完成了 85% 的拉帕替尼预设剂量。因为入组患者的复发风险更低(约有85%患者肿瘤最大径≤5 cm,40%患者腋窝淋巴结阴性),这些特征可以解释患者具有较低的复发率。研究主要观察指标为无病生存,预先设定的中位生存期达到4.5年或者无病生存事件数达到850例,而实际上只达到550例,所以事件数还未达到预计目标,还需要进一步随访。还需要强调的是,患者在ALTTO研究的整体生存率数据不劣于HERA研究。当然后续的随访还将继续,探讨拉帕替尼对HER-2阳性早期乳腺癌辅助治疗的价值,以及在曲妥珠单抗治疗基础上能否进一步提高HER-2阳性早期乳腺癌的辅助治疗效果。

就目前ALTTO试验公布的数据而言,拉帕替尼并未获得HER-2阳性乳腺癌辅助治疗的适应证,并且在各大治疗指南的辅助治疗中没有拉帕替尼。

二、帕妥珠单抗

帕妥珠单抗(rhuMab 2C4)是基于人IgG1框架序列的人源化单克隆抗体,由两个重链(449个氨基酸残基)和两个轻链(214个残基)组成。与曲妥珠单抗一样,帕妥珠单抗也是在中国仓鼠卵巢(CHO)细胞中产生的,直接靶向HER-2胞外区。但其轻链(有12个氨基酸不同)和重链表位结合区域(有29个氨基酸不同)与曲妥珠单抗不同。帕妥珠单抗与HER-2二聚化表位结合,可抑制HER-2与HER-2及其他HER家族之间的二聚化作用。因此,曲妥珠单抗与帕妥珠单抗的作用方式是互补的。除了阻断信号转导,帕妥珠单抗和曲妥珠单抗均能诱导抗体依赖性细胞介导的细胞毒作用(ADCC)。帕妥珠单抗在不同肿瘤源(如乳腺癌、肺癌和前列腺癌)异种移植模型中表现出活性。此外,在HER-2阳性乳腺癌和肺癌异种移植模型中帕妥珠单抗联合曲妥珠单抗用药表现有协同抗肿瘤作用。产生协同作用的原因可能是两个抗体的作用机制互补,即曲妥珠单抗抑制HER-2胞外区脱落(HER-2激活机制),帕妥珠单抗抑制HER-2与配体激活的HER家族成员(如HER-3和HER-1)之间的二聚化。

BO17929是一项在接受曲妥珠单抗治疗后疾病进展的HER-2阳性转移性乳腺癌患者中进行的两阶段Ⅱ期临床研究。患者接受曲妥珠单抗(每周1次或每3周1次)和帕妥珠单抗合用,负荷剂量为840 mg,维持剂量为420 mg,每3周1次(q3w)。该研究前两个队列的数据显示有良好的临床获益[完全缓解(CR)率为6%,部分缓解(PR)率为18%,病情稳定(SD)率6个月的为26%],耐受性良好,无患者因治疗相关不良反应而退出。在一项相似设计的研究中,观察到了相似的疗效,临床缓解率为18%。BO17929研究中增加了第3列患者,该列患者仅接受帕妥珠单抗,但若肿瘤对帕妥珠单抗无应答或先有应答后又复发,则可再增加曲妥珠单抗。该队列的数据显示,仅使用帕妥珠单抗(无曲妥珠单抗)时有抗肿瘤活性,但两个抗体合用优于任一单药。

在NeoSphere研究中,将新诊断为HER-2阳性乳腺癌的合格患者随机分为以下4组:A组(对照组),曲妥珠单抗/多西他赛;B组,曲妥珠单抗/多西他赛和帕妥珠单抗;C组(无化疗),曲妥珠单抗/帕妥珠单抗;D组,帕妥珠单抗/多西他赛。4个周期的治疗后患者接受手术。研究的主要终点为手术时pCR。手术后,患者完成了化疗和1年的曲妥珠单抗治疗,所有患者至少接受了标准疗法。主要治疗结果显示,在常规帕妥珠单抗和多西他赛治疗中增加帕妥珠单抗后乳腺癌根除率很高,三联方案(B组)为45.8%,对照组(A组)为29%。接受两种单抗(C组)无化疗组的女性患者pCR为16.8%,D组接受帕妥珠单抗和多西他赛的患者pCR为24%。NeoSphere研究所得数据证实,曲妥珠单抗和帕妥珠单抗与多西他赛合用具有抗HER-2阳性乳腺癌活性,这两种单抗同时合用与各自联合多西他赛相比活性更高。

CLEOPATRA(WO20698/TOC4129g)研究是一项多中心、随机、双盲、安慰剂对照的关键性Ⅲ期临床试验。该研究共入组808例HER-2阳性转移性乳腺癌患者,按1:1随机分配到两组:一组接受安慰剂联合曲妥珠单抗及多西他赛治疗,另一组接受帕妥珠单抗联合曲妥珠单抗及多西他赛治疗。这项随机临床试验的主要终点事件为无病生存,由独立的评估机构(IRF)进行评估。经IRF评估,这项随机临床试验证实帕妥珠单抗组较安慰剂组的无病生存期显著性提高($HR=0.62$, $95\% CI: 0.51 \sim 0.75$, $P<0.0001$)。帕妥珠单抗组较安慰剂组中位无病生存期提高6.1个月(帕妥珠单抗组中位无病生存期为18.5个月,而安慰剂组中位无病生存期为12.4个月);帕妥珠单抗组较安慰剂组中位总生存期提高15.7个月(帕妥珠单抗组中位总生存期为

56.5个月,而安慰剂组中位总生存期为40.8个月)。

截至2010年11月10日(现版IB数据截止日期),1 327例患者接受了帕妥珠单抗治疗(不包括仍设盲的研究)。这些患者出现的多数不良事件(AE)为美国国家癌症研究所-AE常用术语标准(NCI-CTCAE)1级或2级。单药Ⅱ期研究中最常报道的AE(不考虑因果关系)为腹泻、疲乏、恶心、腹痛和呕吐(>20%的患者)。

由于帕妥珠单抗与曲妥珠单抗一样是针对HER-2靶点的,其具有潜在的心脏不良反应风险,尤其是既往接受过蒽环类治疗的患者。对于所有入选帕妥珠单抗研究的患者,需要通过超声心动图(ECHO)或多门电路控制采集法(MUGA)扫描进行常规心脏监测。到目前为止,所有数据均显示帕妥珠单抗(单药或与其他联合治疗,如曲妥珠单抗或细胞毒化疗合用)具有良好心脏安全性,其心脏不良反应特征与曲妥珠单抗相似;在参加研究的患者中,2种单抗合用并未增加心脏事件发生率。

帕妥珠单抗在药代动力学(PK)各研究中的剂量为2.0~15.0 mg/kg(对于70 kg患者,相当于140~1 050 mg),药代动力学特征相似,清除率无变化。二室模型充分解析了浓度-时间数据,得出典型患者系统血清清除率为0.24 L/d,终末半衰期为17.3天。基于这些数据,支持在临床研究中选择3周1次给药间隔。有一项Ⅱ期临床研究,按负荷剂量840 mg(继而420 mg,每3周1次)给药时,在第2个周期达到稳态谷浓度和峰浓度。Ⅰa期和Ⅱ期研究所得的群体PK模型支持在女性患者中继续按固定剂量(不基于体重)给药。到目前为止,完成的Ⅰb和Ⅱ期研究中,未发现帕妥珠单抗影响合并用药吉西他滨、多西他赛、卡培他滨或厄洛替尼的药代动力学。

基于帕妥珠单抗在HER-2阳性晚期乳腺癌中取得了卓越的疗效,目前APHINITY正开展一项探索帕妥珠单抗对HER-2阳性早期乳腺癌的Ⅲ期临床研究。该项研究的主要目的是比较随机接受化疗加1年曲妥珠单抗加安慰剂或化疗加1年曲妥珠单抗加帕妥珠单抗的HER-2阳性乳腺癌患者的无侵袭疾病生存期(IDFS)。次要目的是比较两个治疗组的IDFS,包括第二原发非乳腺癌、无病生存期(DFS)、总生存期(OS)、无复发间隔时间(RFI)、远端无复发间隔时间(DRFI)、心脏安全性、总体安全性和健康相关生活质量(HRQL)。研究设计是在切除原发肿瘤的HER-2阳性原发性乳腺癌患者中进行前瞻性、随机化、多中心、多国家、双盲安慰剂对照研究。患者入选研究前,将在中心病理学实验室确诊原发性肿瘤的HER-2阳性状态。研究者应从批准的辅助化疗方案中选择一个方案治疗患者。在研究者选择化疗方案并确认患者合格后,患者将被随机分配到接受曲妥珠单抗加安慰剂或曲妥珠单抗加帕妥珠单抗治疗。

在2017年ASCO会议上报道了该研究的结果。结果显示,在ITT人群中,双靶向+化疗组较单靶向+化疗组可改善4年IDFS,分别为92.3%和90.6%($HR=0.81$,95% CI:0.66~1.00,$P=0.044\ 6$)。但引入辅助化疗时,CMF方案对比安慰剂可以提高9.9%的5年无复发生存(RFS);在引入内分泌治疗时,他莫昔芬较安慰剂可以提高11.4%的5年RFS;引入抗HER-2治疗时,曲妥珠单抗的加入也可以改善5.8%的4年无病生存率。但就帕妥珠单抗加入辅助治疗中,APHINITY研究结果显示可以改善1.7%的IDFS,可见4年IDFS提高的比例有点偏低。进一步分析提示,在淋巴结阳性亚组(改善3.2%)和激素受体阴性(HR-)亚组(改善2.3%),患者的获益更加明显。由于早期乳腺癌患者的生存时间很长,随着随访时间的进一步延长,才可以观察到两组的差别逐渐拉大。期待APHINITY研究在后续随访中的结果能有更大的提高。

三、T-DM1

T-DM1是一种抗体-药物偶联物,它将可特异性靶向HER-2的抗肿瘤药物曲妥珠单抗与具有细胞毒性的微管抑制剂DM1相偶联。这种抗体与细胞毒性因子偶联物以稳定的化学键相连接,其中曲妥珠单抗充当制导装置,将具有细胞毒性的DM1传递到HER-2阳性肿瘤细胞上。

EMILIA临床试验是一项随机Ⅲ期国际性研究,将T-DM1与卡培他滨和拉帕替尼(标准治疗)的疗效进行对比。研究纳入了991例HER-2阳性转移性乳腺癌患者,之前使用过曲妥珠单抗和紫杉类治疗。入组患者被随机接受T-DM1或拉帕替尼加卡培他滨联合治疗,受试者均先经曲妥珠单抗和紫杉烷类治疗。试验的主要终点为无病生存期(经独立回顾评估)、OS以及安全性评价,次要终点包括无病生存期(调查员评估)、目标反应率、至症状发展的时间。研究人员还对总生存率进行了两项临时分析。结果显示,在 991 例随机入组的患者中,T-DM1 组与拉帕替尼加卡培他滨组的中位无病生存期分别为 9.6 个月和 6.4 个月(任何原因引起的进展或死亡 $HR=0.65$,95% CI:0.55~0.77,$P<0.001$),对终止边界交叉治疗效果的二次中期分析得到的中位 OS 分别为 30.9 个月和 25.1 个月(任何原因引起的死亡 $HR=0.68$,95% CI:0.55~0.85,$P<0.001$)。研究发现,T-DM1 组较拉帕替尼加卡培他滨组的目标反应率更高(43.6%对比30.8%,$P<0.001$);所有附加的次要终点结果均支持 T-DM1 具有优越性。研究还观察到,拉帕替尼加卡培他滨组的 3~4 级不良事件发生率比 T-DM1 治疗组更高(57%对比 41%)。与拉帕替尼加卡培他滨组相比,T-DM1 组血小板减少症的发生率和血清转氨酶水平增加更高,而前者腹泻、恶心、呕吐以及手掌-脚掌感觉迟钝的发生率更高。

研究由此得出结论,与拉帕替尼加卡培他滨组相比,T-DM1 组可显著延长经过曲妥珠单抗和紫杉烷类治疗的 HER-2 阳性晚期乳腺癌患者的无病生存期及总生存率,且毒性作用更小。目前针对 T-DM1 在 HER-2 阳性乳腺癌辅助治疗中的临床研究已经展开。

四、来那替尼

来那替尼是一个作用于 HER-1、HER-2、HER-4 的不可逆小分子 TKI。ExteNET 研究是一项正在进行中的国际多中心、随机、双盲、安慰剂对照的Ⅲ期临床研究,入组Ⅰ~ⅢC 期(2010 年 2 月改为Ⅱ~ⅢC 期)完成手术、辅助化疗+曲妥珠单抗治疗,没有复发及转移征象的 HER-2 阳性乳腺癌患者。开展的 ExteNET 研究的目的是探究在 HER-2阳性早期乳腺癌标准方案基础上序贯 1 年来那替尼治疗是否可以进一步改善患者的生存结局。入组患者按 1:1 的比例随机分为治疗组和安慰剂组,治疗组接受 1 年来那替尼 240 mg/d 的延长治疗,安慰剂组口服等量安慰剂。主要研究终点是 ITT 人群的 DFS。入组患者根据激素受体状态、淋巴结转移情况、曲妥珠单抗应用情况(化疗联合/序贯曲妥珠单抗)进行分层。先期发表的研究结果表明,来那替尼可以显著改善患者的 2 年 DFS。该研究的 5 年随访数据发表在 *Lancet Oncology* 上。2009 年 7 月~2011 年 10 月共入组来自 40 个国家的 2 840 例患者,治疗组和安慰剂组各 1 420 例。至随访数据截止(2017 年 3 月 1 日),两组的中位随访时间为 5.2 年。在 ITT 人群中,治疗组和安慰剂组各有 116 例和 163 例 IDFS 事件发生,5 年 IDFS 分别为 90.2% 和 87.7%,有显著统计学差异($HR=0.73$,95% CI:0.57~0.92,$P=0.0083$)。亚组分析显示,对于激素受体阳性患者,治疗组和安慰剂组的 5 年 IDFS 分别为 91.2%和86.8%($HR=0.60$,95% CI:0.43~0.83);而在激素受体阴性亚组,两组的 5 年 IDFS 差异无统计学意义(88.9%对比 88.8%,$HR=0.95$,95% CI:0.66~1.35)。进一步亚组分析表明,T2 肿瘤、4 个以上阳性淋巴结、既往接受过放疗、辅助治疗周期<1 年的患者更有可能从来那替尼治疗中获益。

在安全性方面,治疗组与安慰剂组的严重不良反应发生率分别为 7%($n=103$)和 6%($n=85$),本次随访未发现治疗组的长期毒性风险较安慰剂组上升。数据表明,1 年来那替尼延长辅助治疗可进一步改善 HER-2 阳性早期乳腺癌患者的 DFS,激素受体阳性患者较阴性患者可能获益更加明显。治疗组与安慰剂组相比,未增加远期毒性的发生风险,不良反应总体可以耐受。当有 248 例患者出现总生存率事件时,该研究团队将进一步对总生存率数据进行分析。目前来那替尼已被 NCCN 指南纳入,对于预估复发风险较高或Ⅱ~Ⅲ期激素受体阳性、HER-2 阳性患者,在曲妥珠单抗辅助治疗后考虑来那替尼延长治疗 1 年。

五、靶向药物的联合治疗

肿瘤细胞的无限制生长及耐药可能与其存在的多条偶联的信号通路相关。多靶点联合治疗能最大限度杀死肿瘤细胞,是肿瘤治疗的新策略。多靶点治疗策略可分为"横向阻断"和"纵向阻断"两大类。

横向阻断是指联合应用作用于不同信号通路的靶向药物,如针对 HER-2、VEGFR、血小板衍生生长因子受体(PDGFR)的靶向药物。研究发现,HER-2 信号通路与 VEGFR 信号通路存在偶联,且部分 HER-2 阳性乳腺癌患者的 VEGF 表达增强。与仅 HER-2 或仅 VEGF 表达增强的患者相比,HER-2 与 VEGF 表达同时增强的患者预后更差。

研究发现,在化疗的基础上联合应用贝伐单抗和曲妥珠单抗具有协同效应。因此,NSABP 和

CIRG 研究组设计了 BETH 试验,旨在比较 TCH 方案和 TCH+贝伐单抗方案用于 HER-2 阳性乳腺癌辅助治疗的疗效。目前还有很多关于靶向药物联合治疗在乳腺癌辅助治疗领域的临床研究正在进行,如抗 HER-2 治疗与 mTOR 抑制剂联合、不同抗 HER-2 治疗药物联合等。总之,随着不断增加的抗 HER-2 治疗药物的开发及其不同靶向治疗药物的联合应用,必将进一步提高 HER-2 阳性早期乳腺癌的辅助治疗效果。

(夏 雯 王树森)

参考文献

[1] Boyraz B, Sendur MA, Aksoy S, et al. Trastuzumab emtansine (T-DM1) for HER2-positive breast cancer. Curr Med Res Opin, 2013, 29(4): 405.

[2] Cameron D, Casey M, Oliva C, et al. Lapatinib plus capecitabine in women with HER-2-positive advanced breast cancer: final survival analysis of a phase Ⅲ randomized trial. Oncologist, 2010, 15(9): 924.

[3] Cameron D, Casey M, Oliva C, et al. Lapatinib plus capecitabine in women with HER-2-positive advanced breast cancer: final survival analysis of a phase Ⅲ randomized trial. Oncologist, 2010, 15(9): 924.

[4] Cameron D, Piccart-Gebhart MJ, Gelber RD, et al. 11 years' follow-up of trastuzumab after adjuvant chemotherapy in HER2-positive early breast cancer: final analysis of the HER adjuvant (HERA) trial. Lancet, 2017, 389(10075): 1195.

[5] Dawood S, Broglio K, Buzdar AU, et al. Prognosis of women with metastatic breast cancer by HER2 status and trastuzumab treatment: an institutional-based review. J Clin Oncol, 2010, 28(1): 92-98.

[6] EBCTCG. Effects of chemotherapy and hormonal therapy for early breast cancer on recurrence and 15-year survival: an overview of the randomised trials. Lancet, 2005, 365(9472): 1687-1717.

[7] Goldhirsch A, Gelber RD, Piccartgebhart MJ, et al. 2 years versus 1 year of adjuvant trastuzumab for HER2-positive breast cancer: an open-label, randomised controlled trial. Lancet, 2013, 382(9897): 1021-1028.

[8] Gonzalez-Angulo AM, Litton JK, Broglio KI, et al. High risk of recurrence for patients with breast cancer who have human epidermal growth factor receptor 2-positive, node-negative tumors 1 cm or smaller. J Clin Oncol, 2009, 27(34): 5700-5706.

[9] Guarneri V, Frassoldati A, Bruzzi P, et al. Multicentric, randomized phase Ⅲ trial of two different adjuvant chemotherapy regimens plus three versus twelve months of trastuzumab in patients with HER2-positive breast cancer (Short-HER trial; NCT00629278). Clin Breast Cancer, 2008, 8(5): 453-456.

[10] Joensuu H, Bono P, Kataja V, et al. Update of the FINHER trial based on 5 years of follow-up. Breast, 2009, 18(Suppl 1): S10.

[11] Joensuu H, Kellokumpu-Lehtinen PL, Bono P, et al. Adjuvant docetaxel or vinorelbine with or without trastuzumab for breast cancer. N Engl J Med, 2006, 354(8): 809-820.

[12] Marty M, Cognetti F, Maraninchi D, et al. Randomized phase Ⅱ trial of the efficacy and safety of trastuzumab combined with docetaxel in patients with human epidermal growth gactor receptor 2-positive metastatic breast cancer administered as first-line treatment: the M77001 study group. J Clin Oncol, 2005, 23(19): 4265-4274.

[13] Perez EA, Romond EH, Suman VJ, et al. Trastuzumab plus adjuvant chemotherapy for human epidermal growth factor receptor 2-positive breast cancer: planned joint analysis of overall survival from NSABP B-31 and NCCTG N9831. J Clin Oncol, 2014, 32(33): 3744-3752.

[14] Perez EA, Suman VJ, Davidson NE, et al. Sequential versus concurrent trastuzumab in adjuvant chemotherapy for breast cancer. J Clin Oncol, 2011, 29(34): 4491-4497.

[15] Piccart-Gebhart MJ, Procter M, Leyland-Jones B, et al. Trastuzumab after adjuvant chemotherapy in HER2-positive breast cancer. N Engl J Med, 2005, 353(16): 1659-1672.

[16] Pivot X, Romieu G, Debled M, et al. 6 months versus 12 months of adjuvant trastuzumab for patients with HER2-positive early breast cancer (PHARE): a randomised phase 3 trial. Lancet Oncol, 2013, 14(8): 741-748.

[17] Romond EH, Perez EA, Bryant J, et al. Trastuzumab plus adjuvant chemotherapy for operable HER2-positive breast cancer. N Engl J Med, 2005, 353: 1673-1684.

[18] Siegel RL, Miller KD, Jemal A. Cancer statistics, 2018. CA Cancer J Clin, 2018, 68(1): 7-30.

[19] Slamon D, Eiermann W, Robert N, et al. Adjuvant trastuzumab in HER2-positive breast cancer. N Engl J Med, 2011,365(14):1273-1283.

[20] Slamon DJ, Clark GM, Wong SG, et al. Human breast cancer: correlation of relapse and survival with amplification of the HER-2/neu oncogene. Science, 1987,235(4785):177-182.

[21] Slamon DJ, Leyland-Jones B, Shak S, et al. Use of chemotherapy plus a monoclonal antibody against HER2 for metastatic breast cancer that overexpresses HER2. N Engl J Med, 2001,344(11):783-792.

[22] Spielmann M, Roché H, Delozier T, et al. Trastuzumab for patients with axillary-node-positive breast cancer: results of the FNCLCC-PACS 04 trial. J Clin Oncol, 2009,27(36):6129-6134.

[23] Wright C, Nicholson S, Angus B, et al. Relationship between C-ERBB2 protein product expression and response to endocrine therapy in advanced breast cancer. Br J Cancer, 1992,65:118-121.

第四十一章

乳腺癌术后辅助治疗指南

乳腺癌术后辅助治疗是在手术完成后的治疗，治疗的目的是降低复发转移的概率，延长无复发生存和总生存时间。由于术后辅助治疗是没有病灶的治疗，无法"摸着石头过河"，所以治疗更需要遵循指南和规范，应该依照循证医学证据制订术后治疗方案。在乳腺癌治疗领域，国际上最常用、最权威的指南包括《St. Gallen 国际乳腺癌治疗专家共识》《美国国立综合癌症网络（NCCN）治疗指南》《美国肿瘤学会（ASCO）治疗指南》《欧洲肿瘤学会（ESMO）指南》。这些指南和共识既有共同点，也存在一些差异。结合中国国情，中国专家与美国NCCN指南专家组充分讨论，制定并颁布了NCCN指南中文版，并且逐年更新。此外，近几年还有《中国抗癌协会乳腺癌诊治指南与规范》、卫生计生委《乳腺癌诊疗规范》等，2017年4月中国临床肿瘤学会（CSCO）颁布《乳腺癌诊疗最新指南》。各种指南共识均来自循证医学的证据。因此，指南共识可以指导临床工作。乳腺癌治疗应该提倡遵循指南，规范治疗。针对不同阶段的乳腺癌，采取不同的治疗策略，早期乳腺癌术后患者，要把握机会，争取治愈，治疗更要标准规范。

第一节　乳腺癌术后辅助全身治疗临床指南

乳腺癌术后辅助治疗完全基于临床分期制订治疗决策已经受到实践的挑战。随着对乳腺癌发生发展分子机制认识的逐渐深入，乳腺癌术后治疗决策经历了在充分重视传统肿瘤负荷为基础的分期诊断的前提下，更多考虑肿瘤预后相关的组织学分期以及治疗获益相关的分子指标过程。到了今天，治疗决策更加重视临床病理分型，这些历程的转变使得乳腺癌诊治理念日臻完善，并充分体现更为精准的个体化治疗。当然，无论何时，准确判断肿瘤分期、利用分子指标评价预后是指导术后辅助治疗的关键所在。因此，对于常见组织类型的早期乳腺癌患者，以分子分型为基础，结合传统危险度分析，制订全身辅助治疗方案是合理可行的。

一、乳腺癌术后复发风险评估及全身辅助治疗指南

中国抗癌协会 2011 年发布了《乳腺癌诊治指南与规范》。该指南与规范中对乳腺癌术后复发风险进行了分组，见表 41-1。该表可供全面评估患者手术后复发风险的高低，是制订全身辅助治疗方案的重要依据。

根据表 41-1 术后复发风险因素，制订术后全身辅助治疗方案，见表 41-2 和表 41-3。

从表 41-1 中可以看到中国抗癌协会 2011 年的《乳腺癌诊治指南与规范》对复发风险因素评估分为低、中、高危 3 个分级，这种危险度分级更多的是参照了 2007 年《St. Gallen 国际乳腺癌治疗专家共识》中对乳腺癌复发风险的评估，并有所丰富，沿用至今。

而自 2011 年起《St. Gallen 国际乳腺癌治疗专家共识》中对乳腺癌复发风险的评估，更多地依照临床病理分型进行术后辅助治疗方案的决策。乳腺癌亚型可以通过基因列阵试验或免疫组化进行分类。由于获取基因表达微阵列信息并不总是可行的，

第四十一章 乳腺癌术后辅助治疗指南

表 41-1 乳腺癌术后复发风险的分组

危险度	判别要点	
	转移淋巴结	其他因素
低度	阴性	同时具备以下 6 条：①标本中病灶大小(pT)≤2 cm；②分级[a] I 级；③瘤周脉管未见肿瘤侵犯[b]；④ER 和(或)PR 表达；⑤HER-2/neu 基因没有过度表达或扩增[c]；⑥年龄≥35 岁
中度	阴性	以下 6 条至少具备 1 条：①pT>2 cm；②分级Ⅱ~Ⅲ级；③有瘤周脉管肿瘤侵犯；④ER 和 PR 缺失；⑤HER-2/neu 基因过度表达或扩增；⑥年龄<35 岁
	1~3 枚阳性	未见 HER-2 过度表达和扩增，且 ER 和(或)PR 表达
高度	1~3 枚阳性	HER-2 过度表达或扩增，或 ER 和 PR 缺失
	≥4 枚阳性	无

注：a：组织学分级/核分级；b：瘤周脉管侵犯存在争议，它只影响腋窝淋巴结阴性患者的危险度分级，并不影响淋巴结阳性患者的分级；c：HER-2 的测定必须是经由严格质量把关的免疫组化或 FISH 法、CISH 法。

Cheang 等提议运用一种接近基因表达微阵列分析的简单分类方法，已经被视为有用的标准方法。运用临床病理标准确定亚型与本质上的亚型相似，但并不完全等同，是一种方便而近似的确定方法。临床病理分型运用免疫组化法定义 ER 与 PR，检测 HER-2 基因过表达和(或)基因扩增，以及作为细胞增殖标记的 Ki-67 指数，运用这些确定肿瘤亚型。这种临床病理学分类需要对上述指标进行可靠的检测。美国肿瘤学会(ASCO)/美国病理学家学会(CAP)联合制定针对激素受体检测和HER-2检测的相关指南。Ki-67 指数目前面临更重要的挑战，其检测指南尚不成熟。但在该分类中，Ki-67 对区分腔面 A 型与腔面 B 型(HER-2 阴性)两种亚型非常重要。如果不能获取准确的 Ki-67 指数，可采用一些替代的测量增殖的方法，如组织学分级。St. Gallen 2015 版乳腺癌临床病理分型见表41-2。

表 41-2 乳腺癌临床病理分型定义

亚型	临床、病理定义	说明
腔面 A 型	ER/PR 阳性，且 PR 高表达 HER-2 阴性 Ki-67 低表达	ER、PR、Ki-67 表达的判定值建议采用报告阳性细胞的百分率。Ki-67 高低表达的判定值在不同病理实验中心可能不同，可统一采用 14% 作为判断 Ki-67 高低的界值；同时，以 20% 作为 PR 表达高低的判定界值[*]，可进一步区分腔面 A 型和腔面 B 型(HER-2 阴性)
腔面 B 型	腔面 B 型(HER-2 阴性) ER/PR 阳性 HER-2 阴性 Ki-67 高表达或 PR 低表达 腔面 B 型(HER-2 阳性) ER/PR 阳性 HER-2 阳性(蛋白过表达或基因扩增) Ki-67 任何水平	上述不满足腔面 A 型条件的腔面型肿瘤均可作为腔面 B 型
HER-2 过表达型	HER-2 阳性(蛋白过表达或基因扩增) ER 和 PR 阴性	
基底样型	ER 和 PR 阴性 HER-2 阴性	三阴性乳腺癌和基底样型乳腺癌之间约有 80% 重叠；三阴性乳腺癌也包含一些特殊类型乳腺癌如髓样癌(典型性)和腺样囊性癌，这类癌的复发转移风险较低

注：* 以 20% 作为 PR 表达高低的判定界值，目前仅有一篇回顾性文献支持(J Clin Oncol, 2013, 31:203-209)。

基于临床病理学分型特点,St. Gallen 专家委员会也进行了基于此分型的治疗推荐(表41-3)。临床病理学分类为腔面 A 型(Luminal A)乳腺癌(除外高风险患者)基本上推荐单用内分泌治疗,腔面 B 型(Luminal B)推荐化疗和内分泌治疗,HER-2 阳性患者加用抗 HER-2 治疗,绝大多数三阴性乳腺癌主要依赖化疗(如浸润性导管癌患者)。

表41-3 不同亚型系统治疗的推荐

亚型	治疗类型	备注
腔面 A 型	大多数患者仅需内分泌治疗	少数需要细胞毒性化疗(如淋巴结转移数目多或其他高风险指征)
腔面 B 型(HER-2 阴性)	内分泌治疗±细胞毒性化疗	是否加用化疗需要综合考虑激素受体表达高低、复发转移风险及患者状态等
腔面 B 型(HER-2 阳性)	化疗+抗 HER-2+内分泌治疗	无证据显示这类患者可以避免化疗
HER-2 阳性过表达型	化疗+抗 HER-2	低风险患者(如 pT1a 且淋巴结阴性)可以观察,不使用全身辅助治疗
三阴性(导管型)	细胞毒性化疗	
特殊组织类型*		
内分泌有反应性	内分泌治疗	
内分泌无反应性	细胞毒性化疗	髓样癌与腺样囊性癌可能不需要任何细胞毒性辅助化疗(如果淋巴结阴性)

注:*特殊组织类型是指内分泌治疗有反应性(筛状癌、管状癌及黏液癌)、内分泌无反应性(顶分泌癌、髓样癌、腺样囊性癌及化生癌)。

在临床工作中参考《NCCN 指南》2011 年中文版,针对术后辅助治疗选择,首先根据对内分泌治疗和曲妥珠单抗的反应(即激素受体状况和 HER-2 状态)进行分类,然后根据解剖和病理学特征(即肿瘤分级、肿瘤大小、腋窝淋巴结状态、血管淋巴浸润)提示的疾病复发风险作进一步分类。

前面所述的几个指南共识给出的治疗推荐总体来讲是一致的,最终选择方案要综合考虑肿瘤的临床病理学特征、患者相关因素和患者意愿以及治疗可能的获益和由之带来的毒性等。

二、激素受体状况和 HER-2 检测的说明

乳腺癌术后辅助治疗方案制订需要依据临床病理学分类,而临床病理学分类需要对激素受体状况和 HER-2 状态进行可靠的检测。

2010 年 ASCO/CAP 联合制定并公布了一份指南,该指南旨在提高免疫组化检测乳腺癌 ER 和 PR 的准确性,对于有针对性地进行内分泌治疗、避免不必要的不良反应具有重要意义,极大地改变了目前全球范围内 ER/PR 检测 20% 的不准确率。指南推荐,对于每一个新诊断为乳腺癌的患者,应进行 ER 和 PR 检测,这是新诊断乳腺癌的标准程序。激素受体检测判定标准变化是本次指南中最引人注目的,指南推荐 ER 和(或)PR 阳性标准是:≥1% 肿瘤细胞核染色阳性即是激素受体阳性,而以往是以 10% 作为标准。该指南明确提出,病理学报告中应该包括如下 3 个方面内容:①记录和报告肿瘤细胞激素受体阳性染色的百分率;②记录和报告染色强度,分别为弱染色、中等染色和强染色;③激素受体阳性结果解释,即是否有至少 1% 的肿瘤细胞染色阳性。受体检测结果应该是阳性、阴性、不确定。当然,如果由于样本问题不能得出激素受体检测结果也应该明确标出。

此次指南推荐区分激素受体阳性和阴性的临界值定为 1% 的肿瘤细胞核染色。当然,染色细胞的百分率能够提供更多的预测及预后信息。多项研究显示,乳腺癌患者预后指标,如总生存、无病生存、内分泌治疗反应率等与 ER 水平高低呈正相关,这就提示临床医生,如果一个患者的激素受体水平较高,那么她可能从内分泌治疗中的获益要好于激素受体水平较低者。因此,指南同时指出,对于那些

ER表达弱阳性(即介于1%~10%细胞核染色)的患者,是否应用内分泌治疗应该慎重。一般认为,激素受体表达在5%~10%的,可以考虑应用内分泌治疗;对于<5%的患者,由于内分泌治疗获益有限,应由临床医生和患者讨论从获益和毒性两方面综合权衡后决定是否用药。

HER-2状态是乳腺癌患者重要的预测及预后因子,因此正确检测和评定乳腺癌的HER-2状态至关重要。目前,一般采用免疫组化(IHC)检测HER-2过度表达,应用荧光原位杂交(fluorescence in situ hybridization,FISH)和显色原位杂交(chromogenic in situ hybridization,CISH)法检测HER-2基因扩增水平。鉴于多种因素(如标本的固定保存、抗体或探针的选择、结果的判读、操作者的经验等)均可导致检测结果的偏差。中国病理学家及临床专家一起,根据国内外学术界最新的研究数据讨论后达成共识,并制定了《HER-2检测指南》。该指南强调检测中容易出现误差的环节、内部及外部质量控制和保证程序,旨在使HER-2检测的操作程序和对结果的判读标准化,提高HER-2检测的可重复性和准确性,更准确地筛选适宜曲妥珠单抗等药物治疗的乳腺癌患者。为了更好地推广规范的HER-2检测,准确评估患者预后,更大地发挥HER-2靶向治疗药物使用的疗效,减少治疗盲目性,使更多患者获益,中国抗癌协会乳腺癌专业委员会,根据现有国内外研究结果讨论后达成以下共识——《HER-2检测和结果判定标准》。

(1) HER-2是乳腺癌重要的预后指标,同时也是靶向HER-2药物的预测指标。

(2) 靶向HER-2药物治疗适应证是HER-2阳性乳腺癌。

(3) HER-2阳性的定义,可以是标准免疫组化(3+),或FISH阳性。

(4) 如果患者免疫组化检测显示HER-2(3+),即>10%的浸润癌细胞呈现强而完整的细胞膜染色,可以直接判断为HER-2阳性;如果免疫组化检测HER-2(2+),应该再进行FISH检测以明确。如果标准实验室免疫组化检测结果HER-2(+)或HER-2(-),则判断为HER-2阴性。

(5) HER-2阳性判断也可以通过FISH检测或CISH检测。当HER-2/CEP 17比值≥2.0时,为HER-2阳性;HER-2/CEP 17比值<2.0但平均HER-2拷贝数/细胞≥6.0时,也为HER-2阳性。HER-2/CEP 17比值<2.0且平均HER-2拷贝数/细胞<4.0时,为HER-2阴性。HER-2/CEP 17比值<2.0且平均HER-2拷贝数/细胞<6.0,但≥4.0时,为HER-2结果不确定,应结合免疫组化结果,也可以选取不同的组织块重新进行检测。应注意的是,HER-2/CEP 17比值≥2.0但平均HER-2拷贝数/细胞<4.0的病例是否应该视为免疫组化阳性,目前尚存一定争议。建议对这部分病例在报告中加以备注,提示目前的认识争议,建议临床医生参考免疫组化检测结果并与患者进行必要的沟通。HER-2状态未明确,应慎重决定是否使用抗HER-2治疗。

第二节 辅助内分泌治疗

内分泌治疗是乳腺癌的重要治疗手段。ER或PR阳性的浸润性乳腺癌患者,不论其年龄、淋巴结状态或是否应用辅助化疗,都应考虑辅助内分泌治疗。对于内分泌治疗与其他辅助治疗的次序问题,有研究证实辅助内分泌治疗与化疗同时应用可能会降低疗效。因此,一般在辅助化疗之后使用,但可以和放疗以及抗HER-2的曲妥珠单抗治疗同时应用。

一、绝经后乳腺癌患者的术后辅助内分泌治疗

经典内分泌药物——他莫昔芬(TAM)适用于绝经后乳腺癌患者的辅助内分泌治疗。20世纪90年代,国际知名制药企业相继开发上市了第三代芳香化酶抑制剂(AI),来曲唑(letrozole)、阿那曲唑(anastrozole)、依西美坦(exemestane)的问世,对他莫昔芬在乳癌内分泌治疗各阶段的地位提出了挑战,在绝经后早期乳腺癌辅助内分泌治疗中的作用

和地位也已明确。相关研究设计主要有 4 种策略，见表 41-4。

表 41-4 第三代芳香化酶抑制剂相关研究策略

研究策略	研究名称	研究设计
AI 初始治疗(upfront)	ATAC(阿那曲唑) BIG 1-98(来曲唑) TEAM(依西美坦)	AI 5 年 对比 TAM 5 年
他莫昔芬序贯 AI(sequence)	BIG 1-98(来曲唑)	TAM 2 年序贯 AI 3 年 对比 AI 2 年序贯 TAM 3 年
他莫昔芬转换 AI(switch)	IES 031(依西美坦) ITA(阿那曲唑) ABCSG 8/ARNO 95(阿那曲唑)	2～3 年 TAM 后换 AI 2～3 年 对比 TAM 5 年
他莫昔芬后续 AI 强化(extended)	MA17(来曲唑) ABCSG 6a(阿那曲唑) B33(依西美坦)	5 年 TAM 后延长 5 年 AI 对比 5 年 TAM 后延长安慰剂

注：TAM:他莫昔芬；AI:芳香化酶抑制剂。

初始治疗的目的是使患者能够在辅助治疗开始即接受更为有效的治疗，从而最大限度降低早期复发风险。ATAC 研究入选病例 9 366 例，随访 100 个月的结果显示，对于激素受体阳性乳腺癌患者，5 年阿那曲唑与 5 年他莫昔芬相比，能够明显改善无进展生存，复发风险下降 24%，至复发时间随访 5 年时差别是 2.8%，而随访 9 年时这个差别继续扩大至 4.8%，显示了阿那曲唑疗效的持续效应。研究至今仍未显示阿那曲唑在改善总生存上的优势。亚组分析显示，阿那曲唑对子宫内膜组织的影响比他莫昔芬小，阿那曲唑导致的骨密度降低更为明显。

BIG 1-98 研究是一项大型双盲、双模拟的研究，入组患者随机分入 4 个治疗组，即来曲唑 5 年、他莫昔芬 5 年、来曲唑 2 年后序贯 3 年他莫昔芬和他莫昔芬 2 年后序贯 3 年来曲唑。总计 8 000 余例患者入选。来曲唑和他莫昔芬直接比较结果显示，来曲唑较他莫昔芬能明显改善无病生存。一项分析比较他莫昔芬与来曲唑治疗组在心血管不良反应方面的情况，发现两组的心脏不良事件发生率相似，来曲唑组的 3～5 级心脏不良事件明显增高，而他莫昔芬组的总体不良事件发生率和 3～5 级血栓栓塞性事件发生率显著更高。此外，来曲唑组患者的骨折发生率高于他莫昔芬组。

转换策略研究与序贯策略研究设计有所不同。转换策略研究中将 2～3 年他莫昔芬使用中出现复发转移的患者作为截尾数据，转换至 AI 治疗的患者实际上内分泌治疗疗效相对较好，即选择了对内分泌治疗相对敏感的亚组。而序贯策略，研究开始时对患者未进行筛选，全部是研究一开始即随机分入序贯组。IES 031 研究是一项他莫昔芬治疗 2～3 年后转换依西美坦治疗，或继续他莫昔芬至 5 年治疗的随机、双盲对照研究。ITA 随机研究比较 2～3 年他莫昔芬治疗后，随机分为阿那曲唑和他莫昔芬继续治疗两组治疗 5 年的疗效。ABCSG 8 研究(入选病例 2 176 例)和 ARNO 95 研究(入选病例 947 例)的设计与 ITA 一样，但病例数更多。几项研究得到相似的结果，即在完成 2～3 年他莫昔芬治疗后，换为 AI 治疗至 5 年与继续他莫昔芬治疗至 5 年相比，无复发生存都有改善。

MA17 研究和 ABCSG 6a 研究证实了在 5 年他莫昔芬治疗后继续来曲唑或阿那曲唑治疗的积极作用。

最近的一些研究在探讨 5 年 AI 治疗之后继续延长 AI 的使用，是否能使患者得到进一步获益，相关研究有 NSABP B-42、MA17R、DATA、IDEAL 研究(表 41-5)。

表 41-5 芳香化酶抑制剂延长相关研究策略

研究项目	MA17R	NSABP B-42	DATA	IDEAL
患者数量	1 918	3 996	1 912	1 824
初始治疗	3~5 年 TAM→5 年 AI	5 年 AI 或 TAM+AI	2~3 年 TAM	5 年任何内分泌治疗
延长治疗	5 年 LET	5 年 LET	6 年 ANA	5 年 LET
对照组	5 年安慰剂	5 年安慰剂	3 年 LET	2.5 年 LET
治疗总持续时间	15 年	10 年	5~9 年	7.5~10 年
DFS	$HR=0.8$ $P=0.06$	$HR=0.85$ $P=0.048$	5 年 aDFS $HR=0.79$,$P=0.07$	$HR=0.96$ $P=0.7$
无乳腺癌间期 (BCFI)	$HR=0.66$ $P=0.01$	$HR=0.71$ $P=0.003$		第二原发乳腺癌发生率 0.9% 对比 1.9%，$HR=0.37$ $P=0.008$
DR	NR	$HR=0.72$ $P=0.03$		
OS	$HR=0.98$ $P=0.83$	$HR=1.15$ $P=0.6$	OS,$HR=0.91$ $P=0.6$	92.6% 对比 93.5%

注：TAM：他莫昔芬；AI：芳香化酶抑制剂；LET：来曲唑；DR：远端复发。

MA17R 研究是一项随机、双盲、多中心研究，共入组 1 918 例绝经后患者，接受 5 年 AI 治疗（初始应用 AI 或他莫昔芬序贯 AI）后，未复发患者随机分为继续 5 年来曲唑或安慰剂。中位随访 6.3 年，有 165 例受试者出现乳癌复发或对侧乳腺癌，来曲唑组 67 例（7.0%）对比安慰剂组 98 例（10.2%），来曲唑组 5 年 BCFI 显著高于安慰剂组（95% 对比 91%，$P=0.01$），但 OS 未见显著性差异。延长来曲唑治疗主要增加了骨不良事件，但生活质量未观察到明显降低。MA17R 的研究结果首次肯定了绝经后患者使用 5 年以上 AI 治疗的临床获益及其安全性。

NSABP B-42 研究入组 3 996 例绝经后患者，初始接受 5 年 AI 或 AI+他莫昔芬（≤3 年）治疗，后续随机、盲态接受 5 年来曲唑或安慰剂，中位随访 6.9 年。5 年 DFS 来曲唑组为 84.7%，安慰剂组 81.3%，$P=0.048$，未达预设的 0.041 8 水平，即未达到延长来曲唑优于安慰剂，显著性差异。来曲唑组的 5 年 BCFI 显著降低（10.0% 对比 6.7%，$P=0.003$），两组的 OS 无差异（91.8% 对比 92.3%）。

DATA 研究是随机、双盲、多中心、Ⅲ 期临床研究，入组 1 912 例患者，2~3 年他莫昔芬治疗后未复发者随机接受 6 年或 3 年阿那曲唑治疗，中位随访 4.1 年。5 年 aDFS 为 83.1% 对比 79.4%（$P=0.07$），对于 ER 阳性和 PR 阳性、HER-2 阴性、PN 阳性、化疗亚组，5 年 DFS 为 86% 对比 75.9%（$P=0.01$），提示可能对有高危复发风险的患者，延长阿那曲唑使用可能获益，但还需进一步研究证实。两组 OS 无差异（90.8% 对比 90.4%）。

IDEAL 研究是一项随机临床 Ⅲ 期研究，纳入 1 824 例绝经后患者，接受 5 年内分泌治疗（他莫昔芬、AI、他莫昔芬序贯 AI），后续随机分配接受 2.5 年或 5 年来曲唑治疗，中位随访 6.5 年。两组的 DFS 无显著差异（88.4% 对比 87.%），OS 和 BCFI 也无显著差异。但是，来曲唑 5 年组的第二原发乳腺癌累计发生率显著低于 2.5 年组（0.9% 对比 1.9%，$P=0.008$）。

现有的有关延长 AI 辅助治疗超过 5 年的研究，有阳性结果，也有阴性结果。部分研究显示，对于有高危复发风险因素的患者，延长 AI 使用可以获益。但是如何定义患者的远期高危复发风险，还有待商榷。因此，延长 AI 辅助治疗超过 5 年，还需要权衡患者的长期复发风险和长期用药的不良反应。

由于不同的 AI 临床试验在试验设计和入组人群方面存在差异，故不能对这些研究结果进行直接比较。因此，AI 最佳应用策略应该是初始辅助治疗、序贯治疗还是后续强化治疗，目前还不确定。但是上述的研究已经证实，对于绝经后激素受体阳性的乳腺癌患者，应用第三代 AI，无论作为初始治疗、序贯治疗或是后续强化治疗,与单独应用他莫昔芬相比,能进一步降低复发风险,包括同侧复发、对侧乳腺癌和远处转移的风险。因此,绝经后激素受体阳性患者,术后辅助内分泌治疗可以选择。AI 可以从一开始就应用 5 年(来曲唑、阿那曲唑或依西美坦),或者在他莫昔芬治疗 2~3 年后再转用 2~3 年(依西美坦或阿那曲唑),抑或在他莫昔芬用满 5 年之后的高风险患者再继续应用 5 年(来曲唑)。AI 用满 5 年之后的延长治疗目前尚无定论。一旦使用某种第三代 AI,如果无特殊原因,不推荐换用其他第三代 AI。各种原因不能耐受 AI 治疗的患者,仍然可以用他莫昔芬 5 年。

2017 年 4 月最新颁布的 CSCO 指南,对于绝经后乳腺癌辅助内分泌治疗策略的建议见表 41-6。

表 41-6 绝经后乳腺癌辅助内分泌治疗策略

基本策略	可选策略
第三代芳香化酶抑制剂(AI)5 年包括阿那曲唑、来曲唑、依西美坦(1A)	初始辅助 AI 治疗已满 5 年,耐受性良好者可考虑延长内分泌治疗,继续 5 年 AI 或他莫昔芬(2B)
	符合以下之一可考虑延长内分泌治疗:①淋巴结阳性;②G3;③其他需要行辅助化疗的危险因素
初始使用他莫昔芬的患者,治疗期内可换用 5 年 AI 治疗	

(摘自:CSCO 乳腺癌指南. 2017)

目前,还未有确切证据证实阿那曲唑、来曲唑和依西美坦在疗效和毒性方面差异有统计学意义。

应强调的是,AI 不能充分抑制卵巢仍有功能的患者的卵巢雌激素合成。因此,在临床试验以外的情况下,不应对绝经前患者单独应用 AI。诊断时处于绝经前的患者以及化疗后停经的患者,即使没有月经,卵巢仍可以继续产生雌激素。如果这些患者考虑应用 AI,必须多次检测血循环中黄体生成素(LH)、卵泡刺激素(FSH)和雌二醇的水平,以确保处于绝经状态。

绝经一般是指月经永久性终止,也用于描述乳腺癌治疗过程中卵巢合成的雌激素水平持续性减少。关于绝经有几条明确的定义:①双侧卵巢切除术后;②年龄≥60 岁;③年龄<60 岁,停经≥12 个月,没有接受化疗、他莫昔芬、托瑞米芬或抑制卵巢功能治疗,且 FSH 及雌二醇水平在绝经后的范围;④年龄<60 岁,正在服用他莫昔芬或托瑞米芬,FSH 及雌二醇水平应在绝经后范围;⑤正在接受黄体生成素释放激素(LHRH)激动剂或拮抗剂治疗的患者无法判定是否绝经;⑥正在接受辅助化疗的绝经前妇女,停经不能作为判断绝经的依据;⑦尽管患者在化疗后会停止排卵或出现停经,但卵巢功能仍可能正常或有恢复可能。对于化疗引起停经的妇女,如果考虑以 AI 作为内分泌治疗,则需要进行卵巢切除或连续多次监测 FSH 和(或)雌二醇水平,以确保患者处于绝经后状态。

二、绝经前乳腺癌患者的术后辅助内分泌治疗

1998 年 *Lancet* 的一篇 Mate 分析包括有 37 000 例患者的 55 个临床试验结果,得出的明确结论是:激素反应型乳腺癌患者,术后 5 年他莫昔芬治疗可以降低 47% 的复发率和 26% 的死亡率,且疗效不依赖年龄、月经状态、淋巴结是否有转移及既往是否曾接受化疗。同时,他莫昔芬作为 ER 的部分激动剂,能防止骨质丢失。当然,也存在增加子宫内膜癌、血栓栓塞性疾病风险的威胁。2011 年 *Lancet* 再次发表了有关他莫昔芬治疗疗效的更新结果,再次证实 5 年他莫昔芬的疗效,并且具有延续效应,直到 10 年仍能显示获益。5 年他莫昔芬治疗后未绝经患者仍然存在复发风险,延长他莫昔芬治疗能否进一步降低复发风险,为此进行了相关研究。对于他莫昔芬的使用时间,有 3 项研究探讨了 10 年对比 5 年的疗效。NSABP B-14 研究显示,对于激素受体阳性、淋巴结阴性的患者,10 年他莫昔芬治疗较 5 年治疗未显示出生存优势,反而增加了不良反应。另外两项大型随机对照研究 ATLAS、aTTom(入组患者包括淋巴结阴性和阳性)共同证实,延长 5 年他莫昔芬治疗至 10 年能降低患者的乳腺癌复发率和死亡率。ATLAS 试验入组患者 12 894 例,完成 5 年他莫昔芬治疗,没有复发转移者随机(非盲)分为停止治疗和继续 5 年他莫昔芬治疗。6 846 例 ER 阳性患者纳入疗效分析,中位随访 7.6 年。10 年他莫昔芬治疗显著降低了乳腺癌的复发风险($RR=0.84$, $P=0.002$)、乳腺癌相关死亡风险($RR=0.83$, $P=0.01$)和总死亡风险($RR=0.87$, $P=0.01$)。值得注意的是,10 年他莫昔芬治疗组的获益在 10 年以后更为显著。aTTom 试验入组 6 953 例患者,2 755 例 ER 阳性,5 年他莫昔芬治疗后随机分为继续 5 年和停止治疗两组,中位随访 9 年。10 年他莫昔芬治疗显著降低了乳腺癌的复发风险

($P=0.003$)和总死亡率($P=0.05$),并且这种风险的降低随着随访时间的延长越来越明显。但需要注意,10 年他莫昔芬治疗会增加子宫内膜癌的风险(102 例对比 45 例,$RR=2.20$,$P<0.0001$)和子宫内膜癌相关死亡风险(37 例对比 20 例,$P=0.02$)。

中国妇女乳腺癌发病年龄比西方妇女轻,因而绝经前乳腺癌患者比例较高。这部分患者的辅助内分泌治疗如何选择非常重要。当然,他莫昔芬 5 年治疗是标准治疗。1996 年 Lancet 发表了 EBCTCG 关于卵巢功能抑制(OFS)在辅助治疗中的研究,总结了 12 项试验 3 456 例患者随访 15 年的结果:①绝经前妇女卵巢功能抑制可明显提高 DFS 和 OS。②无论是否有淋巴结转移,临床都有获益。2000 年发表在 Lancet 上的研究显示,化疗后闭经对于 ER 阳性、年龄≥35 岁患者有增加疗效趋势,但差异无统计学意义;而对于 ER 阳性、年龄<35 岁患者可显著降低复发风险。提示对于这些年轻患者,术后辅助内分泌治疗可以考虑卵巢功能抑制+他莫昔芬治疗。

对于绝经前乳腺癌患者,在卵巢功能抑制基础上加用 AI 是否更好,目前尚没有明确结论。已有的 ABCSG12 研究随访 62 个月的结果显示,卵巢功能抑制联合他莫昔芬组与卵巢功能抑制联合阿那曲唑组相比,无复发生存和总生存无差异(HR 分别为 1.08 和 1.75)。另两项大型临床研究 SOFT 研究(入组 3 000 例,他莫昔芬 5 年、卵巢抑制+他莫昔芬 5 年、卵巢抑制+依西美坦 5 年比较)和 TEXT 研究(入组 1 845 例,卵巢抑制+他莫昔芬 5 年、卵巢抑制+依西美坦 5 年比较)的联合分析显示,卵巢抑制联合依西美坦较卵巢抑制联合他莫昔芬显著改善患者的 DFS(91.1% 对比 87.3%,$HR=0.72$,$P=0.0002$)、BCFI(92.8% 对比 88.8%,$HR=0.66$,$P<0.0001$)及远处转移间期(93.8% 对比 92.0%,$HR=0.78$,$P=0.02$),但 OS 无差异(96.9% 对比 95.9%,$HR=1.14$,$P=0.37$)。SOFT 研究的单独分析结果显示,对所有患者而言,在他莫昔芬基础上加用卵巢抑制未能进一步改善预后(84.7% 对比 86.6%,$HR=0.83$,$P=0.1$),但对于既往化疗和年龄<35 岁亚组加用卵巢功能抑制能增加患者的 BCFI。

基于上述研究结果,目前对于绝经前患者的辅助内分泌治疗的共识是:①他莫昔芬仍是绝经前早期乳腺癌患者内分泌治疗的基石药物;②他莫昔芬标准治疗时间是 5 年,对于具有高危因素的患者如淋巴结阳性、组织学分级Ⅲ级,考虑延长至 10 年;③综合评估患者的危险因素,高危患者可考虑联用卵巢功能抑制,如腋窝淋巴结阳性≥4 个或组织学分级Ⅲ级可考虑卵巢功能抑制加用 AI;④服用他莫昔芬能显著降低对侧乳腺癌的发生,但只能预防 ER 阳性乳腺癌发生;⑤长期服用他莫昔芬会增加子宫内膜癌的发生风险。

卵巢功能抑制可以采用手术切除卵巢,也可采用药物性卵巢去势。若采用药物性卵巢去势,目前推荐的治疗时间是 2～5 年。

2017 年 4 月颁布的最新 CSCO 指南,对于绝经前乳腺癌辅助内分泌治疗策略的建议见表 41-7。

表 41-7 绝经前乳腺癌辅助内分泌治疗策略

分　层	基本策略	可选策略
复发风险低的患者: 淋巴结阴性;G1;肿瘤直径<2 cm;无辅助化疗指征	TAM 5 年	
年轻患者,综合考虑以下危险因素: G2～3;淋巴结阳性 1～3 个;肿瘤直径≥2 cm 有辅助化疗指征,但不愿意接受化疗的患者	OFS+TAM 5 年	完成 5 年治疗后,耐受性良好者可考虑延长内分泌治疗;未绝经者使用 TAM 治疗 5 年;绝经者使用 AI(2B)
具有以下危险因素的患者: 淋巴结阳性≥4 个;G3	OFS+AI 5 年	完成 5 年治疗后,耐受性良好者可考虑延长内分泌治疗;未绝经者使用 OFS+AI 治疗 5 年或 TAM 5 年;绝经者使用 AI 治疗 5 年(2B)

(摘自:CSCO 乳腺癌指南.2017)。TAM:他莫昔芬;OFS:卵巢功能抑制;AI:芳香化酶抑制剂。

第三节 术后辅助化疗

Bonadonna教授随访30年的临床研究结果显示,乳腺癌术后CMF方案化疗可以改善无病生存和总生存,确立了乳腺癌术后辅助化疗的地位。随着抗肿瘤药物的发展,蒽环类药物问世后,临床研究证实含蒽环类的化疗方案优于经典的CMF方案。紫杉类药物问世后,一系列的临床研究显示在蒽环类基础上,序贯或同时加用紫杉类药物疗效更好。

一、术后辅助化疗适应证

中国抗癌协会2015年发布的《乳腺癌诊治指南与规范》中,提出乳腺癌患者术后辅助化疗的适应证:①肿瘤直径>2 cm;②淋巴结阳性;③激素受体阴性;④HER-2阳性(对T1a以下患者目前无明确证据推荐使用辅助化疗);⑤组织学分级为3级。

二、术后辅助化疗方案的有关研究

乳腺癌辅助化疗研究进程中,首先CMF化疗与不化疗的对照研究显示,接受CMF化疗的患者具有无病生存和总生存的优势。含蒽环类方案与CMF方案的比较结果显示,蒽环类方案的年复发风险比CMF方案进一步下降。多项随机研究显示,4周期多柔比星联合环磷酰胺方案的DFS和OS与CMF方案相仿,增加多柔比星或环磷酰胺剂量不提高疗效。将绝经前腋窝淋巴结阳性的乳腺癌患者随机分组,比较标准剂量CMF方案与采用大剂量表柔比星CEF方案,10年DFS(45%对比52%,$P=0.007$)和OS(58%对比62%,$P=0.085$)都显示CEF方案有优势。另外一项表柔比星剂量的研究比较每3周1次CEF方案下2种表柔比星剂量水平($50\ mg/m^2$对比$100\ mg/m^2$),5年DFS(55%对比66%,$P=0.03$)和OS(65%对比76%,$P=0.007$)均支持表柔比星$100\ mg/m^2$方案更有优势。

CALGB9344研究、BCIRG001研究、PACS01研究等均证实,对于腋窝淋巴结阳性的或腋窝淋巴结阴性但高危的早期乳腺癌,在蒽环类药物的基础上联合紫杉类药物,可以进一步改善DFS和OS。

美国东部肿瘤协作组E1199研究纳入4 950例早期乳癌患者,随机分别接受AC序贯紫杉醇或多西他赛治疗,并分别采用每3周方案或每周方案,中位随访63.8个月。结果显示,两种紫杉类药物和两种给药方案的无病生存率和总生存率差异无统计学意义。随后的分析显示,每周紫杉醇方案在无病生存率($HR=1.27, 95\% CI: 1.03\sim1.57, P=0.006$)与总生存率($HR=1.32, 95\% CI: 1.02\sim1.72, P=0.01$)方面均优于每3周方案。而同为每3周给药方案,多西他赛在无病生存方面($HR=1.23, 95\% CI: 1.00\sim1.52, P=0.02$)优于紫杉醇,但两种方案在总生存方面无差别。CALGB9741研究显示,剂量密集AC序贯紫杉醇双周方案的生存获益优于AC序贯紫杉醇3周方案。因此,NCCN指南中已经将紫杉醇每3周方案去除。辅助治疗中紫杉醇推荐的使用方案是每周方案。

三、术后选择辅助化疗原则

早期乳腺癌辅助化疗的目标应该是争取治愈,所以选择方案更要强调遵循指南,规范治疗行为。

(1)标准化疗方案包括标准的药物、剂量、治疗间隙和治疗疗程。

(2)蒽环类药物治疗后序贯应用紫杉醇和多西他赛的治疗效果差别并不大,但亚组分析显示多西他赛3周方案(D3)和紫杉醇每周方案(T1)比紫杉醇3周方案疗效更好。所以蒽环类后序贯应用紫杉醇3周方案已不再是标准推荐方案。紫杉醇在辅助治疗中应采用每周方案。

(3)辅助治疗中蒽环类和紫杉类序贯应用,比同时应用效果可能更好(A→T>AT),所以AT同时使用的联合方案并不是辅助治疗的推荐方案。

(4)BCIRG005研究显示,AC→T与TAC辅助化疗疗效在DFS和OS方面均无明显差异,但序贯组的血液学毒性显著低于联合组,耐受性更好,因此高危患者可优先推荐AC→T。

(5)USON9735研究7年随访结果显示,TC组在无病生存和总生存均明显优于AC治疗组,并且在年龄>65岁组也显示了优势。对于年龄偏大、有心脏基础疾病的患者可以考虑选择 TC 方案的术后辅助化疗。

(6) 如何为 HER-2 阳性乳腺癌确定一个优选方案,大多数专家还是倾向于包含蒽环类和紫杉类药物。对于三阴性乳腺癌(导管型),目前的共识是支持化疗方案应包含蒽环类、紫杉类与烷化剂(典型的是环磷酰胺),但不支持常规使用顺铂或卡铂。也有一些专家同意这类患者应该考虑使用剂量密集性化疗。目前,没有证据支持在辅助治疗中使用抗血管生成药物。

(7) 对于淋巴结阴性、激素受体阳性、肿瘤较小的乳腺癌患者,NCCN 英文版指南中推荐应用 Oncotype DX™ 技术在低危患者中选择需要进行化疗者。Oncotype DX™ 技术是将 ER、肿瘤增殖基因、侵袭基因等 21 个基因分为 7 组,根据表达量分别评分(RS),将 RS <18 分者列为低危患者,18≤RS≤30 者为中危,RS >30 分者为高危。通过对 NSABP B-14 和 B-20 研究的回顾性分析,RS 评分系统预测无病生存的相关性很好,即低危患者其无病生存期明显长于高危患者,且高危患者能够从化疗中获益。因此,英文版指南中指出,对于激素受体阳性、HER-2 阴性、腋窝淋巴结阴性、肿瘤直径在 0.6~1.0 cm 的中低分化或有不良预后因素的患者或肿瘤直径>1 cm 的患者,考虑应用 Oncotype DX™ 对患者进一步分析,对于 RS 评分为高危的患者应予以术后辅助化疗。应用这项技术可以在一定程度上对某些低危患者避免过度治疗。

2017 年 4 月颁布的最新 CSCO 指南,对于 HER-2 阴性乳腺癌辅助化疗策略的建议见表 41-8。

表 41-8 HER-2 阴性乳腺癌辅助化疗策略

分层	基本策略	可选策略
高复发风险的患者: 腋窝淋巴结≥4 个阳性;或淋巴结 1~3 个阳性伴有其他复发风险;三阴性乳腺癌	(1) AC→T 方案: 多柔比星/表柔比星联合环磷酰胺序贯多西他赛 3 周(1A) (2) 剂量密集性 AC→T 方案: 多柔比星/表柔比星联合环磷酰胺序贯紫杉醇(1A)	(1) AC→wT 方案: 多柔比星/表柔比星联合环磷酰胺序贯紫杉醇周疗(1A) (2) TAC 方案: 多西他赛联合多柔比星联合环磷酰胺 (3) FEC→T 方案: 氟尿嘧啶联合表柔比星联合环磷酰胺序贯多西他赛
复发风险较低的患者,符合以下危险因素之一: 淋巴结 1~3 个(腔面 A 型);Ki-67 高表达(≥30%);≥T2 期;年龄<35 岁	AC 方案: 多柔比星/表柔比星联合环磷酰胺(1A)	TC 方案: 多西他赛联合环磷酰胺(1A)

(摘自:CSCO 乳腺癌指南. 2017)

四、术后辅助化疗注意事项

(1) 化疗前应充分评估患者的脏器功能,检测方法包括血常规、肝功能、肾功能、心电图等。以后每次化疗前应常规检测血常规和肝功能、肾功能;使用心脏毒性药物前应常规做心电图和(或)LVEF 测定;其他检查应根据患者的具体情况和所使用的化疗方案等决定。

(2) 进行术后辅助化疗,若无特殊情况,一般不建议减少化疗的剂量。一般推荐首次给药剂量不得低于推荐剂量的 85%,后续给药剂量应根据患者的具体情况和初始治疗后的不良反应,可以 1 次下调 20%~25%。每个辅助化疗方案仅允许剂量下调 2 次。

(3) 辅助化疗一般不与内分泌治疗或放疗同时进行,化疗结束后再开始内分泌治疗,放疗与内分泌治疗可先后或同时进行。

(4) 化疗时应注意化疗药物的给药顺序、输注时间和剂量强度,严格按照药品说明和配伍禁忌使用。

(5) 蒽环类药物有心脏毒性,使用时应注意心脏不良事件,予以及时处理。也可以考虑右雷佐生预防性使用,减少蒽环类药物所致的心脏毒性发生。

第四节 术后辅助曲妥珠单抗治疗

曲妥珠单抗是一种特异性针对 HER-2 胞外区的单克隆抗体。已有 4 项大型曲妥珠单抗作为辅助治疗效果的随机试验结果公布。NSABP B-31 研究、NCCTG N9831 研究、BCIRG006 研究和 HERA 研究等大型国际多中心临床研究(研究设计见表 41-9),总计入组 13 000 余例早期 HER-2 阳性乳腺癌患者。2005 年后几项研究相继公布了结果,证实了曲妥珠单抗术后辅助治疗 1 年能使 HER-2 阳性乳腺癌患者复发风险下降 39%~52%。基于此结果,对于 HER-2 阳性乳腺癌、原发肿瘤≥1.0 cm 时,推荐使用曲妥珠单抗治疗 1 年。

表 41-9 曲妥珠单抗用于辅助治疗的主要临床研究

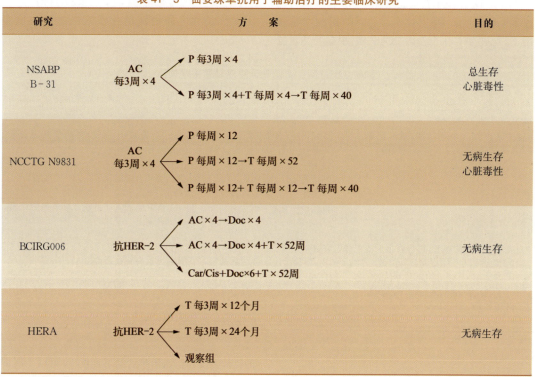

HERA 研究中期(2005 年)随访结果显示,1 年曲妥珠单抗治疗优于观察组,于是方案进行修改,允许观察组患者选择接受曲妥珠单抗治疗。随后 4 年的随访结果显示,对照组中选择接受曲妥珠单抗治疗的患者与未接受治疗者相比,无病生存和总生存均有优势。由于观察组患者是根据个人意愿选择接受或不接受治疗,不是随机分组,所以不能进行严格统计学分析,但是接受治疗组的无病生存和总生存显示出明显优势。此结果有助于临床医生面对那些术后没有立即选择曲妥珠单抗辅助治疗的患者时,如果其在一段时间后没有复发,仍可以推荐使用曲妥珠单抗治疗 1 年。NCCTG N9831 研究中位随访至 5.5 年的结果显示,化疗和曲妥珠单抗同时应用与序贯应用相比,可降低 25% 的复发风险。因此,基于 HER-2 阳性乳腺癌患者的风险获益比,该研究推荐曲妥珠单抗辅助治疗时与化疗联合使用更好,可采用多柔比星联合环磷酰胺(AC)→紫杉醇(T)+H→H 模式。BCIRG006 研究显示,TCH 或 AC 序贯多西他赛联合曲妥珠单抗方案均较只用 AC 序贯多西他赛有更长的无病生存期。因

此,对于那些有心脏毒性风险因素的患者,TCH可以是优先方案。

对于HER-2阳性中偏低危患者,可能短疗程化疗足矣。有两项小型研究探讨了短疗程化疗联合靶向治疗的疗效。Jones等的Ⅱ期临床研究显示,对于临床分期低于ⅢA的早期乳腺癌患者给予4周期多西他赛联合环磷酰胺辅助化疗和1年曲妥珠单抗靶向治疗,患者2年的无病生存和总生存高达97.8%和99.2%。另外一项APT研究显示,对于肿瘤直径<3 cm,腋窝淋巴结阴性的患者,给予12周紫杉醇辅助化疗和1年曲妥珠单抗靶向治疗,患者3年的无病生存高达98.7%。因此,对于复发风险低或化疗耐受性差的患者,可选择这两种化疗方案联合曲妥珠单抗治疗。

在曲妥珠单抗1年治疗成为术后HER-2阳性患者的标准后,研究者在曲妥珠单抗基础上增加靶向药物,以期进一步提高疗效。ALTTO研究在曲妥珠单抗基础上加用小分子酪氨酸激酶抑制剂拉帕替尼,未能提高患者的无病生存期。最新的APHINITY研究是随机、双盲、Ⅲ期临床研究,共纳入4 805例患者,探索在化疗(C)联合曲妥珠单抗(H)基础上加用帕妥珠单抗(P)进行辅助治疗的疗效和安全性。2017年ASCO会议公布了最新研究结果,PTC组对比TC组无侵袭性疾病生存(IDFS)事件分别为171例(7.1%)和210例(8.7%)($HR=0.81, 95\% CI: 0.68\sim1.00, P=0.045$),4年IDFS率分别是92.3%对比90.6%。淋巴结阳性亚组3年IDFS率92.0%对比90.2%($HR=0.77, 95\% CI: 0.62\sim0.96, P=0.019$),淋巴结阴性亚组3年IDFS率97.5%对比98.4%($HR=1.13, 95\% CI:$ 0.68~1.86)。研究获得了阳性结果,即在曲妥珠单抗的基础上增加帕妥珠单抗,提高了无病生存期,但是4年IDFS绝对值提高仅1.7%,同时经济投入巨大,经济获益比引发大家争议,是否成为指南,拭目以待。

对于HER-2阳性小肿瘤的回顾性分析显示,其较HER-2阴性小肿瘤仍有更差的预后。一项针对1 245例分期T1bN0的早期乳腺癌患者的回顾性研究显示,HER-2阳性、ER阳性乳腺癌患者的10年乳腺癌特异生存率与10年无复发生存率分别是85%与75%,而HER-2阳性、ER阴性患者分别是70%与61%。另外,另有2项回顾性分析显示,HER-2阳性和HER-2阴性T1a、Tb、N0、M0乳腺癌患者的5年无复发生存率分别为77.1%和93.7%($P<0.001$)。这样的分析提示,对于小肿瘤,HER-2阳性也是预后不佳的因素。对于肿瘤直径为0.6~1.0 cm、HER-2阳性患者,曲妥珠单抗在NCCN指南中也作为2A类推荐使用,对于肿瘤直径<0.5 cm作为2B类推荐使用。

曲妥珠单抗使用中还有一项短疗程的临床研究——FinHer研究。研究中患者接受9周长春瑞滨序贯3周期FEC治疗,或3周期多西他赛序贯3周期FEC治疗。HER-2阳性患者随机分组在长春瑞滨或多西他赛治疗期间接受或不接受曲妥珠单抗治疗9周。结果证实,加用曲妥珠单抗并不降低死亡风险。所以,目前不推荐采用9周的短疗程曲妥珠单抗治疗。

2017年颁布的最新CSCO指南,对于HER-2阳性乳腺癌辅助治疗策略的建议见表41-10。

表41-10 HER-2阳性乳腺癌辅助治疗策略

分层	基本策略	可选策略
有高危因素: T2期及以上,或N1期及以上,或激素受体阴性	AC-TH方案 (1A)	TCbH方案 尤其适用于有蒽环类心脏毒性隐患的患者
肿瘤直径≤2 cm;淋巴结阴性,且激素受体阳性	TC4H方案	wPH方案
不能耐受化疗;激素受体阳性;老年患者	—	H+内分泌治疗

(摘自:CSCO乳腺癌指南.2017)

进行曲妥珠单抗治疗首先应注意:①进行精确的HER-2/neu检测。建议将浸润性乳腺癌组织的石蜡标本(蜡块或白片)送往国内有条件的病理科进行复查。②心功能检查(心脏超声或放射性核素扫描,以前者应用更为普遍)。③曲妥珠单抗给药方案6 mg/kg(首次剂量8 mg/kg)每3周方案,或2 mg/kg(首次剂量4 mg/kg)每周方案。④与蒽环类药物同期应用需慎重,但可以前后阶段序贯应用。

与非蒽环类化疗、内分泌治疗或放疗都可同期应用。

曲妥珠单抗治疗过程中要关注心脏毒性。曲妥珠单抗联合化疗药物可能增加心肌损害，严重者会发生心力衰竭。尽管 NSABP B-31、NCCTG N9831 和 HERA 试验中心脏毒性事件数不多并且可以恢复，但临床研究入选的病例是化疗后经过心脏功能安全筛选的。临床实践中建议，对既往史、体格检查、心电图、超声心动图 LVEF 基线评估后再开始应用曲妥珠单抗，使用期间应每 3 个月监测心功能。若患者有无症状性心功能不全，监测频率应更高（如每 6～8 周 1 次）。出现下列情况时，应停止曲妥珠单抗治疗至少 4 周，并每 4 周检测 1 次 LVEF：①LVEF 较治疗前绝对数值下降≥16%。②LVEF 低于该检测中心正常范围并且 LVEF 较治疗前绝对数值下降≥10%。③4～8 周 LVEF 回升至正常范围或 LVEF 较治疗前绝对数值下降≤15%，可恢复使用曲妥珠单抗。④LVEF 持续下降（>8 周），或者 3 次以上因心肌病而停止曲妥珠单抗治疗，应永久停止使用曲妥珠单抗。

第五节　术后辅助放疗

乳腺癌是一个全身性疾病，全身治疗地位重要，局部治疗不容忽视。在乳腺癌局部治疗方面，放疗是重要部分。3 项随机临床试验显示，对于腋窝淋巴结阳性乳腺癌患者，全乳切除和腋窝淋巴结清扫后加用胸壁和区域淋巴结放疗可以提高无病生存率与总生存率。有 4 个或 4 个以上淋巴结受累的乳腺癌患者的局部复发风险会明显升高。在这种情况下，预防性胸壁放疗可以显著降低局部复发的风险。丹麦乳腺协作组研究的亚组分析结果显示，腋窝存在 1～3 个阳性淋巴结的患者在全乳切除术后接受放疗与大幅度的生存改善有关。但是在此问题上仍有争论，因为仍有一些研究并未显示针对这部分患者给予放疗有治疗优势。对于这部分患者，强烈建议放疗，但非强制性的。但是，对于有腋窝 1～3 个阳性淋巴结且肿瘤直径>5 cm 或全乳切除后病理切缘阳性的乳腺癌患者，应当接受放疗。

全乳切除术后，具有下列预后因素之一，则符合高危复发，具有术后放疗指征，该放疗指征与全乳切除的具体手术方式无关：①肿瘤最大直径≥5 cm，或肿瘤侵及乳腺皮肤、胸壁。②腋窝淋巴结转移≥4 个。③淋巴结转移 1～3 个的 T1/T2，目前的资料也支持术后放疗的价值。其中，包含至少下列一项因素的患者可能复发风险更高，术后放疗更有意义：年龄≤40 岁，腋窝淋巴结清扫数目<10 个时转移比例>20%，激素受体阴性，HER-2/neu 过表达等。④对于腋窝淋巴结阴性患者，局部复发的危险因素是肿瘤直径>5 cm、切缘阳性或切缘与肿瘤距离<1 mm，这样的患者应考虑给予胸壁放疗。

目前，区域淋巴结引流区的范围建议包含内乳区，近期发表的 MA20 和 EORTC 22922/10925 两项研究均将内乳淋巴引流区包括在区域淋巴结放疗照射范围之内，但内乳淋巴引流区的放疗可能显著增加心脏照射剂量，导致心脏损伤风险增加。结合丹麦 DBCG-IMN 和中国的数据，对于证实存在内乳淋巴结转移或具有高内乳淋巴结转移概率的患者，给予内乳放射可能获益更大，包括：①腋窝淋巴结转移≥4 个；②原发肿块位于中央或内象限，同时伴有腋窝淋巴结转移；③年龄≤35 岁，存在腋窝淋巴结转移；④治疗前影像学诊断内乳淋巴结转移可能性较大。

对于接受过新辅助治疗的乳腺癌患者，放疗选择应该以新辅助治疗前的乳腺癌分期作为术后选择放疗的指征，无论新辅助治疗效果如何。

放疗的具体方法：对于腋窝淋巴结转移阳性的患者，特别腋窝淋巴结转移≥4 个的患者，应进行同侧胸壁区和区域淋巴结引流区的放疗；对于腋窝淋巴结转移为 1～3 个的患者，强烈建议给予同侧胸壁区和区域淋巴引流区的放疗。局部淋巴结和胸壁的放射剂量是 50 Gy，每次 1.8～2.0 Gy；腋窝未做解剖或前哨淋巴结阳性而未做腋窝淋巴结清扫者，照射靶区需包括患侧乳房、腋窝和锁骨上/下区域，同侧内乳区放疗参考上述指导意见。如果进行内乳淋巴结区照射，应采用基于 CT 的放疗计划。

具有全乳切除术后放疗指征的患者一般都具有辅助化疗适应证，所以术后放疗应在完成末次化疗后 2～4 周开始。个别有辅助化疗禁忌证的患者可以在术后切口愈合、上肢功能恢复后开始术后放疗。内分泌治疗与放疗的时序配合目前没有一致意见,可以同期或放疗后开展。曲妥珠单抗治疗患者,只要开始放疗前心功能正常可以与放疗同时使用。但这些患者不宜照射内乳区;而且,左侧患者应尽可能采用三维治疗技术,降低心脏照射体积,评估心脏照射平均剂量至少低于 8 Gy。

保乳患者在行全乳放疗 50 Gy 后,高危患者推荐进行瘤床推量放疗。高危患者定义为:年龄<50岁,高组织学分级,切缘阳性,增加剂量控制在 10~16 Gy,2 Gy/次。START 研究显示,全乳大分割放疗与常规放疗相比,局部复发率相当,但是乳腺硬化、水肿、表皮血管扩张等不良反应减少。因此,对于仅行全乳放疗的患者,可优先考虑行全乳大分割放疗:40~42.5 Gy/15~16 次。符合美国放射肿瘤学会(ASTRO)推荐的低危患者(年龄≥60 岁、Ⅰ期、ER 阳性、不伴广泛原位癌、无 BRCA 突变、切缘阴性)可考虑行部分乳腺短程照射(APBI)。另外,年龄≥70 岁、T1N0M0、激素受体阳性、HER-2 阴性、可以接受辅助内分泌治疗的患者可以考虑减免放疗。

研究证实,导管原位癌保乳术后接受全乳放疗,可使局部复发率下降约 50%。目前,所有数据均显示,局部治疗并不改善患者总生存。NCCN 指南对导管原位癌治疗提出 3 条可供选择的方案:①保乳术联合全乳放疗,不行腋窝淋巴结清扫;②乳房根治术考虑乳房重建,可行前哨淋巴结活检;③仅行保乳术,不行腋窝淋巴结清扫和保乳放疗。临床实践中应该提倡争取保乳术联合全乳放疗,行前哨淋巴结活检。不适合保乳者可考虑切除后的乳房重建。

原则上,不论手术方式,乳房重建患者的术后放疗指征都需遵循同期别的乳房切除术后患者。无论是自体组织或假体重建术,都不是放疗的禁忌证。但是从最佳的肿瘤控制和美容兼顾的角度考虑,如采用自体组织重建,有条件的单位可以将重建延迟至术后放疗结束,期间可考虑采用扩张器保持皮瓣的空间,这样在一定程度上比Ⅰ期重建后放疗提高美容效果。当采用假体重建时,由于放疗以后组织的血供和顺应性下降,Ⅱ期进行假体植入会带来更多的并发症,包括假体移位、挛缩等,所以考虑有术后放疗指征、又需采用假体的患者建议采用Ⅰ期重建。乳房重建以后放疗的技术可以参照保乳术后的全乳放疗。由于重建的乳房后期美容效果在很大程度上取决于照射剂量,而重建后放疗的患者一般都有淋巴引流区的照射指征,所以尽可能提高靶区剂量均匀性,避免照射野衔接处的热点,是减少后期并发症的关键。在此前提下,建议采用三维治疗技术,尽可能将淋巴引流区的照射整合到三维治疗计划中。

第六节　特殊类型乳腺癌的术后辅助治疗

浸润性乳腺癌类型中,有些是组织学特征较好的,如小管癌和黏液癌,对其的治疗仍然是首先根据激素受体进行分类。大多数小管癌是 ER 阳性和 HER-2 阴性的。因此,如果发现小管癌 ER 阴性和(或)HER-2 阳性,或者发现 ER 和 PR 阴性的肿瘤其分级为Ⅰ级,应对病理诊断和 ER 和(或)HER-2 检测的准确性提出质疑。对于 ER 和(或)PR 阴性的小管癌或黏液癌,如果腋窝淋巴结阳性,可以考虑化疗,然后序贯内分泌治疗。如果腋窝淋巴结阴性,肿瘤直径<1 cm,可不进行任何治疗;如果肿瘤直径在 1~2.9 cm,可以考虑内分泌治疗;如果肿瘤直径≥3 cm,则进行内分泌治疗。如果患者的组织学分型确为小管癌或黏液癌,并被确认为 ER 阴性,其治疗应该依照乳腺癌常见组织学类型的 ER 阴性乳腺癌的常规推荐进行。

髓样癌是浸润性导管癌中一种不常见的变异类型,其特征是:细胞核分级高,伴有淋巴细胞浸润,肿瘤边界呈膨胀性生长、合体生长方式。过去认为髓样癌较少发生转移,预后好于典型的浸润性导管癌。但是最新证据显示,即使符合典型髓样癌的所有病理学标准,其转移的风险也与其他高度恶性的浸润癌相当。因此,目前认为把髓样癌与其他预后非常好、通常不需要全身治疗的特殊类型乳腺癌归为一类是不合适的。髓样癌患者也应根据肿瘤大小、分级和淋巴结状态,接受与其他浸润性导管癌一样的治疗。

第七节 老年乳腺癌的术后辅助治疗

有近1/3的乳腺癌发生于年龄＞65岁的老年女性，在多数发达国家这个比例超过40%。多数老年乳腺癌恶性程度较低，表现为肿瘤细胞增殖率低、组织学分级低、HER-2表达低、ER和(或)PR多为阳性和预后较好等特征。但老年乳腺癌患者中也有20%～30%恶性程度较高。对于老年乳腺癌患者，应采用与年轻患者相同的预后因子，包括肿瘤大小、腋窝淋巴结转移情况、组织学分级、激素受体和HER-2表达状态等来评价患者复发风险，综合考虑患者的生理年龄、预期寿命、治疗可能风险及获益、治疗耐受性、患者治疗意愿，进而采取合适的治疗方法。

现代医学研究进入循证医学时代，临床实践多由来自大型临床研究获得的数据结论指导。但是，多数乳腺癌临床研究很少将＞65岁的老年女性纳入其中，＞70岁的几乎没有。因此，目前的指南可能并不能完全适用于老年乳腺癌患者的诊治。2007年国际老年肿瘤学会(International Society of Geriatric Oncology)根据已经发表的临床研究文献，发布了老年乳腺癌诊治推荐，于2012年进行了更新。推荐明确指出，现有的有关老年乳腺癌诊治的依据较少。结合该推荐，对于老年乳腺癌术后辅助治疗有以下建议。

老年患者如果没有重要的合并疾病，能够耐受保乳手术或乳腺根治术，手术相关的死亡率非常低，为0～3%。随着麻醉技术的进步，目前对于健康状况较好的老年女性，乳腺癌手术的死亡率几乎为0。因此，年龄不是进行乳腺癌手术的障碍，影响手术的是患者存在的其他合并疾病。

一、老年乳腺癌患者术后放疗

Whyckoff等比较了65～78岁年龄组和年轻患者对放疗的耐受性，发现年龄＞65岁者放疗的不良反应并未明显增加。因此，老年患者是能够耐受放疗的。早期乳腺研究协作组回顾性分析了42 000例乳腺癌治疗，＜50岁者保乳手术的5年局部复发率＞70岁者(33%对比13%)，保乳放疗后＜50岁患者局部复发控制效果好于老年患者(风险下降分别是22%和11%)。老年患者风险下降虽然小，但仍明显好于不放疗者。但是，年龄＞70岁的低危患者，放疗所带来的局部复发风险的下降非常轻微。对这样的低危患者是否接受放疗应进行综合考量，综合评价放疗的绝对获益、合并症、预期寿命和患者的选择。一项回顾性研究分析了11 594例＞70岁患者的治疗，显示高危患者接受根治术后放疗，生存获得明显改善($P=0.02$)，但是中、低危患者未显示有改善。因此，原则上如果腋窝有＞4个淋巴结转移或肿块直径＞5 cm，应进行胸壁放疗。总之，接受保乳手术的老年患者，接受放疗能够降低局部复发率，但是低危的年龄超过70岁患者是否放疗应综合考虑。根治术后的高危患者，应接受放疗。年龄≥70岁、T1N0M0、激素受体阳性、HER-2阴性、可以接受辅助内分泌治疗的患者可考虑减免放疗。

二、老年乳腺癌的术后内分泌治疗

在西方白人妇女，至少70%～80%的老年乳腺癌是激素反应型的，内分泌治疗最合适。包括有37 000例患者的55个临床试验的Meta分析得出明确结论：激素反应型乳腺癌患者，术后5年他莫昔芬治疗可以减少47%的复发率和26%的死亡率，且疗效不依赖年龄、月经状态、淋巴结是否有转移及既往是否曾接受化疗。近年来，第三代芳香化酶抑制剂(AI)的来曲唑(letrozole)、阿那曲唑(anastrozole)、依西美坦(aromasin)相继问世。多项大型临床研究，如ATAC、BIG1-98、IESO31、MA17等证实对于绝经后早期乳腺癌，术后5年AI(阿那曲唑或来曲唑或依西美坦)疗效优于5年他莫昔芬；已经用他莫昔芬2～3年的患者，换用依西美坦或阿那曲唑满5年疗效优于单纯他莫昔芬5年；已经用他莫昔芬5年的患者，后续强化使用来曲唑5年疗效优于不用者。

对于老年患者，选择他莫昔芬还是AI，既要考虑疗效，也要考虑安全性。他莫昔芬和AI长期应用后的不良反应不同。他莫昔芬长期应用增加子宫内膜癌、血栓栓塞性疾病的患病风险。AI的耐受性较好，主要的不良反应在于骨骼肌肉异常，特别需要重视的是骨质疏松问题。老年妇女由于卵巢功能丧失,增加了骨质疏松风险。乳腺癌患者应用 AI 后,会进一步增加此风险。对于接受 AI 辅助治疗的乳腺癌患者,应常规进行骨密度监测。AI 长期应用对脂类代谢的影响、对心血管系统的影响目前还不甚明确,值得进一步深入研究。

三、老年乳腺癌的术后化疗

总体而言,随着年龄的增加,术后辅助化疗获益逐渐下降。但是由于有关化疗的研究中,基本 70 岁以上的患者均不涵盖,所以循证医学证据很少。2 项使用 SEER 数据库的独立研究显示,对于激素受体阴性的乳腺癌患者,辅助化疗能够改善 70 岁以上患者的总生存,绝对获益程度依赖患者的健康状况以及肿瘤大小分级、淋巴结状态、HER-2 表达等。准确地讲,应该是其中的一些亚组患者能够获益。对于激素受体阳性的老年患者,辅助化疗受益明显降低。

如果给予激素受体阴性老年患者辅助化疗,采用何种化疗方案、剂量目前也不明确。已经证实,含有蒽环类的化疗疗效优于 CMF,但是蒽环类药物的心脏毒性成为其用于老年患者的最大限制。2006 年 ASCO 会议上报道,66~70 岁乳腺癌患者接受含有蒽环类药物治疗后,充血性心力衰竭发生率与未接受蒽环类药物治疗者相比仍明显增加。因此,对于有心脏风险的老年低危患者,多西他赛联合环磷酰胺的方案(TC)可能是更好的选择。对于腋窝淋巴结阳性的高危患者,可能要考虑其他化疗,包括蒽环类和紫杉类药物的序贯应用。

对于 HER-2 阳性乳腺癌,已经证明曲妥珠单抗治疗 1 年能够明显改善无病生存。但是这些研究中纳入的老年患者很少,且心脏功能不好者全部排除在研究之外。因此,对于老年患者接受曲妥珠单抗治疗应谨慎,应用过程中应更加密切监测心脏功能。

国际老年肿瘤学会发布的老年乳腺癌诊治推荐指出,老年患者是否接受术后辅助化疗,不是由年龄决定的,而是应综合考虑患者病情、身体状况、预期寿命、治疗的可能受益,即个体化的治疗。腋窝淋巴结阳性、激素受体阴性者是最可能的受益人群。无心脏疾病患者首选蒽环类药物治疗方案。高危患者应在蒽环类药物基础上加用紫杉类药物。对于有心脏基础疾病患者,可以考虑 TC 或 CMF 方案替代蒽环类方案。无心脏禁忌证的 HER-2 阳性患者,应考虑加用曲妥珠单抗治疗,但应密切监测心脏功能。

目前,中国也没有针对老年乳腺癌患者的治疗指南,临床实践中应结合中国老年患者的实际情况综合考虑,结合指南、推荐,给予患者合适的治疗。

(王 涛 周金妹 江泽飞)

参考文献

[1] 江泽飞,姚开泰,宋三泰.乳腺癌治疗的新循证医学证据和临床实践.中华医学杂志,2005,85(43):3025-3027.

[2]《乳腺癌 HER2 检测指南(2014)》编写组.乳腺癌 HER2 检测指南.中华病理学杂志,2014,43(4):262-267.

[3] 中国抗癌协会乳腺癌专业委员会.中国抗癌协会乳腺癌诊治指南与规范(2015 版).中国癌症杂志,2015,25(9):692-754.

[4] 中国临床肿瘤学会指南工作委员会.中国临床肿瘤学会(CSCO)乳腺癌诊疗指南(2017.V1).北京:人民卫生出版社,2017.

[5] Albain KS, Barlow WE, Ravdin PM, et al. Adjuvant chemotherapy and timing of tomoxifen in postmenopausal patients with endocrine-responsive, node-positive breast cancer: a phase 3, open-label, randomized controlled trial. Lancet, 2009, 374:2055-2063.

[6] Bang SM, Heo DS, Lee KH, et al. Adjuvant doxorubicin and cyclophosphamide versus cyclophosphamide, methotrexate, and 5-fluorouracil chemotherapy in premenopausal women with axillary lymph node positive breast carcinoma. Cancer, 2000, 89: 2521-2526.

[7] Biganzoli L, Wildiers H, Oakman C, et al. Management of elderly patients with breast cancer: updated recommendations of the International Society of Geriatric Oncology (SIOG) and European Society of Breast Cancer Specialists (EUSOMA). Lancet Oncol, 2012, 13(4):e148-e160.

[8] Bonadonna G, Moliterni A, Zambetti M, et al. 30 years' follow up of randomized studies of adjuvant CMF in operable breast cancer: cohort study. BMJ, 2005, 330:217

[9] Citron ML, Berry DA, Cirrincione C, et al.

Randomized trial of dose-dense versus conventionally scheduled and sequential versus concurrent combination chemotherapy as postoperative adjuvant treatment od node-positive primary breast cancer: first report of Intergroup Trial C9741/Cancer and Leukemia Group B Trial 9741. J Clin Oncol, 2003, 21: 1431-1439.

[10] Coates AS, Keshaviah A, Thurlimann B, et al. Five years of letrozole compared with tamoxifen as initial adjuvant therapy for postmenopausal women with endocrine-responsive early breast cancer: update of study BIG 1-98. J Clin Oncol, 2007, 25(5): 486-492.

[11] Coates AS, Winer EP, Goldhirsch A, et al. Tailoring therapies-improving the management of early breast cancer: St. Gallen international expert consensus on the primary therapy of early breast cancer 2015. Ann Oncol, 2015, 26(8): 1533-1546.

[12] Coombes RC, Kilburn LS, Snowdon C, et al. Surival and safety of exemestane versus tamoxifen after 2-3 years' tamoxifen treatment (Intergroup Exemestane study): a randomized controlled trial. Lancet, 2007, 369: 359-370.

[13] Davies C, Pan H, Godwin J, et al. Long-term effects of continuing adjuvant tamoxifen to 10 years versus stopping at 5 years after diagnosis of oestrogen receptor-positive breast cancer: ATLAS, a randomised trial. Lancet, 2013, 381(9869): 805-816.

[14] Fisher B, Anderson S, Bryant J, et al. Twenty-year follow-up of a randomized trial comparing total mastec-tomy, lumpectomy, and lumpectomy plus irradiation for the treatment of invasive breast cancer. N Engl J Med, 2002; 347: 1233-1241.

[15] Francis PA, Regan MM, Fleming GF, et al. Adjuvant Ovarian Suppression in Premenopausal Breast Cancer. N Engl J Med, 2015, 372(5): 436-446.

[16] Gnant M, Mlineritsch B, Stoeger H, et al. Adjuvant endocrine therapy plus zoledronic acid in premenopausal women with early-stage breast cancer: 62-month follow-up from the ABCSG-12 randomised trial. Lancet Oncol, 2011, 12(7): 631-641.

[17] Hammond MEH, Hayes DF, Dowsett M, et al. American Society of Clinical Oncology/College of American Pathologist guildline recommendation for immunohistochemical testing of estrogen and progesterone receptors in breast cancer. J Clin Oncol, 2010, 28(21): 3543.

[18] Jakesz R, Jonat W, Gnant M, et al. Switching of postmenopausal women with endocrine-responsive early breast cancer to anastrozole after 2 years adjuvant tamoxifen: combined results of ABCSG trial 8 and ARNO 95 trial. Lancet, 2005, 366: 455-462.

[19] Martin M, Pienkowski T, Mackey J, et al. Adjuvant docetaxel for node-positive breast cancer. N Engl J Med, 2005, 352: 2302-2313.

[20] Regan MM, Francis PA, Pagani O, et al. Absolute benefit of adjuvant endocrine therapies for premenopausal women with hormone receptor-positive, human epidermal growth factor receptor 2-negative early breast cancer: TEXT and SOFT Trials. J Clin Oncol, 2016, 34(19): 2221-2231.

[21] Slamon DJ, Eiermann W, Robert N, et al. Adjuvant trastuzumab in HER2-positive breast cancer. N Engl J Med, 2011, 365(14): 1273-1283.

[22] The ATAC Trialista' Group. Effect of anastrozole and tamoxifen as adjuvant treatment for early-stage breast cancer: 100-month analysis of the ATAC trial. Lancet Oncol, 2008, 9(1): 45-53.

第四十二章

乳腺癌术后乳房重建

目前,手术治疗仍然是乳腺癌综合治疗的主要手段之一。但是,在全身治疗迅速发展的前提下,乳腺癌的手术范围对预后的影响已经较为有限,盲目追求过于广泛、根治性的切除,不能改善患者的预后,反而给患者带来更大的身心创伤。在过去30~40年,随着早期诊断和全身治疗水平的提高,乳腺癌的外科治疗经历了一些里程碑式的变化,从保乳治疗到前哨淋巴结活检,体现了乳腺外科领域从局部根治模式向局限而依循临床价值的取向变化。在早期乳腺癌中,尽管保乳治疗非常安全、有效,但是仍有较大部分患者选择全乳切除手术。其原因主要有:患者害怕残余乳腺组织的复发或不愿接受长达5~6周的术后放疗;医疗方面的原因包括出现在乳腺不同象限的多中心病灶,或保乳手术无法达到切缘阴性,以至于必须选择全乳切除。对于需要全乳切除的病例,选择一种患者心理、美容上均能接受的治疗手段已成为目前的趋势。在这些必须行全乳切除或自行选择全乳切除手术的患者中,乳房重建可以提供很好的美容效果,帮助患者恢复其形体完整,修复心理创伤,有助于更好地恢复其正常的社会和家庭角色。

本章将纵览乳腺癌术后乳房重建的发展历程,讲述乳房重建手术的时机与技术方法、乳腺癌辅助治疗和乳房重建手术间的关系,以及介绍乳房重建术后的美学评价方法。

第一节 乳腺癌术后乳房重建的发展历程与现状

即刻乳房重建的概念最早由法国提出,1906年由Obredanne描述使用胸大肌肌瓣进行乳房重建。在美国,由于受到William Halsted根治性手术等传统观念的影响,20世纪的大部分时期全乳切除术后乳房重建未得到广泛开展。然而,在过去的20~30年,随着对肿瘤生物学特性认识的深入,对原有乳腺癌手术原则过于陈旧的认识,以及整形外科技术的进步,全乳切除后乳房重建得到了广泛应用与推广。

现代即刻乳房重建是从20世纪70年代发展起来的,最早仅用于良性疾病全乳切除术后的乳房重建,此后即刻乳房重建用于乳房恶性肿瘤患者的报道也见于文献。Georgiade等在1982年报道了62例的临床研究,与延期重建进行比较,即刻乳房重建显示了多方面的优势,且对恶性肿瘤的预后未造成不良影响。

进入20世纪80年代,即刻乳房重建技术得以更为广泛的应用。起初,植入物乳房重建所占比例并不高,而近10年来,该术式已经取代自体组织皮瓣重建,成为乳房重建的主要方式。大多数手术采用了组织扩张器和乳房假体的两步法重建方式。标准的植入物乳房重建需要经历组织扩张+置换永久假体两个步骤,乳房皮肤需要4~6周时间的扩张,即全乳切除术中将扩张器放置于胸大肌和前锯肌下方,通过皮下注射泵注入生理盐水逐渐扩张,再经手术将其替换为永久假体。为了避免组织扩张后再次手术植入永久假体,有报道使用可调式盐水囊乳房假体,或配合使用补片,即刻植入永久假体。目前,硅凝胶假体乳房重建获得了较好效果,已成为目前最为常用的乳房重建方法。尤其是近10年来,在北美和欧洲,植入物已经成为乳房重建的首选方法,几乎占所有乳房重建手术的80%。其主要原因是,植入物乳房重建手术方便,易于放置,术后恢复快,无供区手术瘢痕,易于被患者接受。同时,预防性乳房切除的日益广泛,使双侧乳房再造的比例显著上升。有报道,在美国乳腺癌患者进行对侧预防性乳房切除接近16%,年轻患者中这一比例更高,接近40%。随着保留乳头乳晕全乳切除(nipple sparing mastectomy, NSM)以及脱细胞真皮的广泛应用,重建即刻置入假体的比例也在升高。

自体组织乳房重建的美容效果最为自然,结合保留皮瓣或NSM所重建的乳房,无论是轮廓、外观还是质地,其结果是非常完美的。背阔肌肌皮瓣是较早用于乳房重建的自体组织,意大利的Iginio Tansini教授在1906年首次报道了这种皮瓣的应用,当时用于全乳切除术后的皮肤修复。在20世纪70年代,背阔肌肌皮瓣一度是乳房重建的主要方式。进入80年代初,带蒂横形腹直肌肌(transverse rectus abdominis myocutaneous, TRAM)皮瓣逐渐取代了背阔肌肌皮瓣,成为自体组织乳房再造的主流式。自此,许多术者将背阔肌肌皮瓣作为其他再造失败或并发症出现后的补救性选择。

乳房重建最常用的自体供区来自腹壁。1982年,Hartrampf等首先报道了带蒂TRAM皮瓣。该皮瓣作为腹部组织的唯一皮瓣应用了多年,直至显微外科和游离皮瓣技术用于乳房重建。带蒂TRAM在大多数病例中效果较好,但是随着对腹壁解剖的深入了解和手术经验的不断累积,还是发现了带蒂TRAM皮瓣的一些不足。20世纪90年代,游离皮瓣的显微外科移植成为乳房重建手术中最先进的技术,手术中将皮肤、脂肪和肌肉等一群组织从身体的某一部位向另一部位依据一定的血管系统进行游离转运,将皮瓣的动、静脉从供区分离出来,并与受区的血管采用显微外科技术实现吻合。在乳房重建手术中,这类皮瓣主要取自腹壁,包括保留肌肉的游离TRAM(muscle-sparing free transverse rectus abdominis myocutaneous, MS-FTRAM)皮瓣、腹壁下深血管穿支(deep inferior epigastric perforator, DIEP)皮瓣和腹壁下浅动脉(superficial inferior epigastric artery, SIEA)皮瓣;游离皮瓣还可取自臀部或腿部,包括臀上动脉穿支(superior gluteal artery perforator, SGAP)皮瓣、大腿前外侧皮瓣和股薄肌肌皮瓣。游离组织皮瓣技术不仅改善了皮瓣的血供,降低了供区的并发症,而且使重建乳房的塑形更为方便,重建乳房的美观度获得改进。当然,自体组织皮瓣技术不可避免地会造成供区的手术瘢痕,一些患者可能不愿意接受此类术式,而且此类技术对于外科医生来说需要较长的学习曲线。

近年来,游离脂肪移植技术越来越广泛地应用于乳房重建,该技术得益于脂肪获取方法的改进,结合体外负压装置,甚至可以单纯依靠脂肪移植重建乳房。尽管该技术仍然需要多次手术,负压装置会给患者带来一定不适,移植脂肪的肿瘤学安全性也受到一定质疑,但是这一技术无疑给乳房重建带来很大的进步。随着越来越多的临床实践和随访,其应用前景将得到进一步发展。

第二节 乳腺癌术后乳房重建的手术时机

乳腺重建可以在全乳切除或部分乳房切除术的同时进行,也可以延迟到全乳切除术后一段时间或完成辅助治疗之后进行。前者称为即刻乳房重建,后者称为延期乳房重建。临床上根据患者的疾病情况、自身的需求来确定乳房重建的时机。总体而言,大多数患者均适合接受即刻乳房重建。

一、即刻乳房重建

(一)即刻乳房重建的特点

即刻乳房重建是在全乳切除术的同时进行重建,一次全身麻醉可完成肿瘤切除和乳房重建两种手术,在一定程度上节省了医疗费用。切除乳房时可以保留原先乳房的皮瓣,获得极佳的美观效果。从技术上讲,即刻乳房重建更易于操作,一般较少形成瘢痕和组织挛缩。即刻乳房重建患者在麻醉苏醒后,并不感觉乳房的缺失,有助于减少焦虑感,改善自我形体认知。

但是,即刻乳房重建也有缺点。全乳切除术后,乳房皮瓣的并发症可能较多,尤其是经验不足的乳腺外科医生分离皮瓣,可能导致皮瓣坏死。少量患者因为即刻乳房重建手术的并发症,可能延迟后续的辅助治疗。

(二) 即刻乳房重建的主要优势

1. 提高美容效果 与延期乳房重建相比，即刻乳房重建能够获得更为理想的美容效果。第一，全乳切除后，原先的乳房皮肤、皮下组织形成的包囊组织较为自然，没有瘢痕牵缩和纤维化的影响；第二，采用保留皮肤或保留乳头乳晕复合体的皮下腺体切除后，乳房各个边界尤其是下皱襞等重要解剖标记不会被破坏，能够保留每个女性乳房的独特形态，大部分的乳房皮肤包囊得以保留，只需将乳房容积恢复，就能够得到乳房自然的外形和对称性，重建的乳房更接近于患者自身的乳房形态。当采用自体组织进行容积充填时，往往会获得更为理想的重建美观效果。

在即刻乳房重建手术中，保留皮肤的全乳切除 (skin sparing mastectomy，SSM) 技术是实现重建乳房美观度的前提。SSM 需要切除乳头、乳晕以及既往开放活检时留下的瘢痕。设计切口时，尽量将穿刺针道包含在切口之内。如果患者的乳房较大、皮肤较多，或伴有乳房下垂，可以通过缩乳成形切口或乳房提升固定的切口行皮下腺体切除，从而减少皮肤量，以获得最佳的乳房美观效果。此时，可同时行健侧乳房的对称性手术。重建乳房的美观效果很大程度上取决于切口的设计和全乳切除时乳房皮瓣的分离技术。乳腺外科医生掌握 SSM 技术需要一定的学习曲线，相比传统的全乳切除，这种手术方式切口较小，较为复杂且费时，易出现乳房皮瓣缺血坏死。笔者建议，在有条件的医学中心，乳腺外科应与整形外科紧密合作，以期获得更好的美观效果。

2. 减少手术并发症 大多数乳腺癌患者希望尽快完成治疗，同时减少各种治疗带来的并发症以及对于正常生活的影响。即刻乳房重建将切除手术和重建手术合二为一，对患者而言有明显的优势。手术次数减少意味着仅需要一次全身麻醉，降低了麻醉相关的风险。即刻乳房重建术后，患者往往可以在化疗前就能够获得一定程度的康复，以较为完整的形体接受后续的治疗，这种积极的心态可能会减轻辅助治疗并发症所引发的心理不适。另外，由于即刻乳房重建的乳房外形一般比较满意，二次手术需要做的乳房改型和对侧乳房修整一般较少，在植入物重建过程中，后续的假体置换手术也比较简单，从而可以减少患者的总体并发症发生率。

3. 降低费用 即刻乳房重建减少了总的手术时间和住院时间，各种材料、药物的消耗有所降低，而且患者及家属为住院治疗所投入的时间、精力也会相应减少，因此能显著节约花费。当采用某些自体组织如 TRAM 皮瓣进行即刻乳房重建时，乳房切除和取瓣可同时由两个手术组完成，进一步缩短手术时间。笔者所在中心，在实施游离皮瓣乳房重建时，乳房切除和腹部取瓣同时进行，乳房标本离体时往往已经完成腹部取瓣和穿支血管的评估、解剖等。另外，即刻乳房重建可以使患者获得较好的美观效果，重建乳房的改型手术较少，范围较小，也能够降低额外手术所需要的资源和时间消耗。

4. 改善心理健康 心理健康上的获益可能是患者选择即刻乳房重建的主要原因。基于以往的认识，乳腺癌患者在接受延期乳房重建之前会经历一段乳房缺失的阶段，她们会格外珍惜重建之后的乳房形态，对于乳房重建手术所带来的创伤、并发症和术后身体外观有更为充分的准备。目前，这种看法已经有很大的改变。从患者自身的角度而言，乳腺癌根治术后其心理的负面影响是非常严重的。接受即刻乳房重建的患者在麻醉苏醒后，比较容易接受重建的乳房，并将其视作身体的一部分，从而减轻心理创伤；术后，这些患者很少回忆起手术过程的痛苦不适，她们站在镜子前，对于自己的裸体外形更为满意。与未接受乳房重建的患者相比，她们穿衣服时显得更为舒适和自信。临床研究很难评价各种重建技术对心理影响的差异，但是有理由相信重建的乳房在外观及质感上越自然、越接近于自身的乳房，患者对于重建手术的评价将越高。有研究表明，与保乳手术比较，全乳切除术后即刻乳房重建能得到类似的社会心理效果。两种手术都应强调患者对于疾病康复预期的重要性，对于即刻乳房重建手术而言，能够在最大程度上提升患者的满意度、身体外形和生活质量。在整体社会心理适应性疾病发生和性生活满意度方面，不同的手术方式没有明显的差别。但在性生活中，患者在维持乳房爱抚的乐趣和频率方面，保乳手术相比于乳房重建有着明显优势。另外，与延期乳房重建手术相比，即刻乳房重建瘢痕更为隐蔽，从而为患者提供了更好的心理安慰，这种心理优势与保乳手术相似。

二、延期乳房重建

患者经历了乳房缺失的心理打击，对于重建手术有更为充分的准备,对于重建术后的并发症、乳房形态接受度更为乐观。延期乳房重建很少发生乳房皮瓣坏死。一般而言,经过一定时间的随访,胸壁区域肿瘤复发的风险较低。但是,延期重建的缺点也显而易见,如乳房塑形难度更大,重建乳房的外形、轮廓、手术瘢痕不尽如人意;在一些接受过放疗的患者中,受区血管的解剖难度较大,胸壁组织纤维化明显,很难使用植入物重建,而且需要更多的供区正常皮肤替换。

1. 延期乳房重建的技术方法　延期乳房重建为患者提供了足够的时间去选择行乳房重建的时机和方式,目前国内大多数延期乳房重建由整形科医生完成,而且有更多的技术方法选择。其次,这种乳房重建方式使整形医生有机会在置入自体组织皮瓣或放置假体前,对乳房皮肤包括乳房下皱褶做任何塑形。

延期乳房重建的技术方法选择主要考虑的因素有:患者对侧乳房形态、既往接受的治疗方式、外科医生的技术水平以及经济效益等方面。目前采用比较多的方法有自体皮瓣(游离或带蒂)、植入物以及游离脂肪移植联合体外真空负压装置。为了达到两侧对称性,还有必要分期对健侧乳房采用乳房上提、隆乳和乳房缩小等手术。放疗后的患者进行延期乳房重建,一般需等到放疗导致的损伤减退后,即在放疗结束6~12个月后实施。

(1) 自体皮瓣(游离或带蒂):可用于大多数延期乳房重建的患者,对体重较大的患者,腹部皮瓣能提供更多的组织量,方便乳房的塑形。文献报道,对于既往接受过放疗的乳腺癌患者(往往更多选择自体皮瓣重建),在重建手术前采用更多的方法对受区血管进行评估,能有效提高游离皮瓣手术的成功率。

(2) 单纯植入物重建:较少用于延期乳房重建,以往多采用背阔肌联合或两步法放置组织扩张器和永久性假体。近年来,脱细胞真皮基质材料广泛应用于乳房重建手术,其主要优点:重塑的乳房下皱襞更加美观、降低假体包囊挛缩的发生率、减少假体的上移等。

(3) 游离脂肪移植:是指将身体其他部位的脂肪细胞抽取、移植到缺损部位,达到充填、修复缺损和美容的目的,传统上主要用于保留乳房手术后乳房变形的修补和再塑形。近年来,随着体外真空负压装置的发展和脂肪移植技术的进步,单纯使用自体游离脂肪进行乳房重建也成为一种新的选择。这种手术方式步骤较多,需要长时间对胸壁进行外力抽吸及多次脂肪移植,后续尚需重建乳房下皱褶。

2. 延期乳房重建的应用情况　截至2015年7月,复旦大学附属肿瘤医院共进行了915例重建手术,其中51例(5.6%)为延期乳房重建。20世纪初,一篇基于美国SEER数据库的报道显示,有11.3%的乳房重建手术为延期乳房重建,但近年来随着即刻乳房重建技术的发展和美容效果及患者心理上的优势,延期乳房重建的应用比例越来越低。但其作为乳房重建的选择之一,尤其对于那些行乳腺癌外科治疗时未考虑乳房重建的患者来说有很大意义。

三、延期-即刻乳房重建

延期-即刻乳房重建可用于一些淋巴结状态未知、可能需要术后放疗的患者。全乳切除术后,暂时性置入组织扩张器,维持胸壁皮肤、软组织的扩张,待术后病理检查报告明确,没有必要进行术后辅助放疗的患者,于术后14~21天取出扩张器,完成自体组织皮瓣或在完成扩张后置换假体的乳房重建。如果需要放疗,则在化疗期间继续完成组织扩张。待放疗完成后,间隔一定时间择期行假体置换或自体皮瓣重建。

该术式的优点:避免放疗对于即刻乳房重建造成不可挽回的并发症和美容学的损害;患者可保留乳房皮肤和(或)乳头乳晕复合体,降低全乳切除术后的心理创伤。当然也有缺点,包括增加手术次数,因此在临床上延期-即刻乳房重建手术并未得到广泛推广。另外,通过术前的精确评估,以及前哨淋巴结活检的应用,能够比较明确判别哪些患者需要放疗。在一些有经验的团队中,即刻自体组织皮瓣重建术后,皮瓣对于放疗的耐受性较好,不会造成明显的并发症。

第三节 乳腺癌术后乳房重建技术与方法

一、植入物乳房重建

使用乳房假体行即刻乳房重建是最为简便实用的方法。对于大多数患者而言,植入物重建采取两步法,在置入永久假体之前,有必要进行一定阶段的组织扩张。在全乳切除术后,组织扩张器放置于胸大肌和前锯肌的下方并部分扩张。完成扩张通常需要6~8周,并在4~6个月或结束辅助化疗后取出扩张器,置入乳房假体。

1. **优点与缺点** 这种技术的优点在于全乳切除手术的同时只需要创伤很小的附加手术,与单纯全乳切除所需要的手术恢复时间相同,不会产生供区瘢痕。该技术的缺点在于完成整个重建手术所需要的时间较长,通常在半年至1年,至少需要两次手术,有些患者重建后的美观效果难以预测。同时,患者麻醉苏醒后无法看到一个完整的乳房。而且有必要提醒患者,在组织扩张过程中乳房的大小和形态是不正常的。多数植入物乳房重建的最终形态可能较为满意,但由于假体的位置比较表浅,重建乳房的轮廓往往不够自然,特别是盐水假体植入物。另外,乳房植入物可能会发生一些远期并发症,如包膜挛缩、感染、局部凸起。

2. **应用范围** 该重建方式适合于身材纤细、乳房较小、下垂不明显并希望减少额外瘢痕和缩短恢复时间的患者。这类重建方式尤为适用于行双乳切除的患者,因为使用假体乳房重建时,可以最大程度上保证双侧重建乳房的对称性。当然,需要告知患者,永久假体并非一劳永逸,因为多种原因,有可能在未来某个时间需要再次手术替换假体。当患者的乳房较小且下垂不明显,同时患者较为年轻、无吸烟史、胸壁肌肉结构完整,尤其是行保留乳头乳晕复合体皮下腺体切除和(或)预防性乳房切除时,可以在全乳切除术后,联合使用脱细胞真皮或合成补片即刻植入永久性假体行乳房重建。

3. **主要操作** 将胸大肌的肋弓和下方胸骨缘止点切断,将补片与胸大肌下缘和乳房下皱褶处缝合,假体的上半部分由胸大肌覆盖,下半部分由补片覆盖。植入物重建手术一次即可完成,减少患者的手术次数;肌肉和补片后方的间隙较为疏松,能够容纳一定容积的假体;离断胸大肌下缘,有助于重塑有一定下垂感的乳房,美容效果较为理想。部分文献报道,使用脱细胞真皮可能增加术后血清肿、感染的风险;尸源性脱细胞真皮的材料来源有限,费用较昂贵,可能限制此项技术的开展。

二、自体组织乳房重建

(一) 自体组织乳房重建的特点

自体组织皮瓣的即刻乳房重建是难度最大的乳房重建手术技术,对外科医生而言,需要更长时间的学习曲线。但是,自体组织重建乳房的形态自然,美容效果持久。相比较而言,自体组织皮瓣所达到的乳房外形轮廓的自然程度以及乳房腺体的自然触感,是乳房假体重建无法企及的。另外,尽管初次手术等治疗费用较高,但是后续的手术次数少,因而总体费用并不高。这种技术适合于那些期望重建乳房自然、美观、柔软,不介意术后供区瘢痕和康复周期延长的患者。

(二) 常用的自体组织皮瓣

1. **背阔肌肌皮瓣** 国内众多乳腺外科医生最常用的自体组织皮瓣是扩大背阔肌肌皮瓣。适用于体积小-中等的乳房重建,乳腺外科医生对于肩胛下血管、胸背血管的解剖较为熟悉,易于推广应用。

2. **TRAM 皮瓣** 在欧美国家,TRAM 皮瓣是最为常用的皮瓣。该皮瓣提供的组织量更大,而且脂肪组织在血供良好的情况下不会发生萎缩。为了加强皮瓣的静脉引流,可以在胸部寻找适合的静脉进行吻合,形成超级引流的 TRAM 皮瓣乳房重建,或者行双蒂 TRAM 皮瓣重建。TRAM 皮瓣可以通过带蒂皮瓣或者游离皮瓣的方式移植。在具备显微外科技术的医学中心,游离腹部皮瓣已经成为最为常用的自体组织皮瓣。

使用显微外科技术的游离皮瓣具有诸多优势:由于皮瓣血供比带蒂皮瓣更好且可靠,可以降低皮瓣部分坏死和脂肪坏死的发生率;在即刻乳房重建中,不论是腋窝的肩胛下血管、胸背血管、胸外侧血管,还是内乳血管,从血管口径而言,均与腹壁下血管非常匹配,解剖难度也不高;在取瓣过程中,采用保留肌束和保留鞘膜,可以极大减少腹部供区的损伤,从而降低腹部术后并发症,使腹壁功能得到更好恢复。

3. 其他组织皮瓣　对于不适合使用腹部皮瓣的患者,可考虑其他部位的组织皮瓣,例如臀上动脉穿支皮瓣、臀下动脉穿支皮瓣、横形股薄肌肌皮瓣、股前外侧穿支皮瓣等。利用显微外科技术与胸壁的受区血管吻合,这些供区皮瓣可以用于进行中等体积量的乳房重建。

三、植入物联合自体组织乳房重建

背阔肌肌瓣或肌皮瓣联合假体是这种重建方法中最常用的组合。当然,也可以根据患者的选择和皮瓣的可获取性选择其他皮瓣。使用自体组织皮瓣最大的优势在于,可以覆盖缺失的皮肤和软组织。如果患者已有足够的乳房皮肤,那仅需移植自体肌肉组织用于覆盖假体。乳房假体的大小可以经过评估,以达到和对侧乳房对称的目的。对于双侧乳房重建的患者而言,还可以根据患者的意愿调整乳房的大小。用健康的组织覆盖假体,无需额外的时间进行组织扩张,同时保留了乳房皮肤,以达到自然的乳房外形。与单纯植入物重建相比较,该技术的缺点在于造成了额外的瘢痕,康复时间延长。有报道,使用腔镜(或腔镜辅助)技术可减少获取肌瓣或肌皮瓣过程中的手术瘢痕。对很多患者而言,这种联合方式是介于单纯植入物重建和单纯自体组织皮瓣重建之间的一种选择,具备两种重建方式的优缺点。这种技术也相当于许多乳腺外科医生进行乳房重建手术的敲门砖。对于保乳治疗后复发或者局部晚期患者而言,背阔肌肌皮瓣联合植入物是一种有效的重建方式,可以提供较为充足的皮肤/软组织覆盖,以完成较困难的乳房重建手术。背阔肌肌皮瓣获取后的并发症和功能减退对于大部分患者而言并不明显。

四、部分乳房重建——肿瘤整形保乳技术

前瞻性临床研究的长期随访结果表明,早期乳腺癌的保留乳房治疗与全乳切除手术可以达到相同的总生存率。在保留乳房手术过程中,通常采用肿块扩大切除,或更大范围的区段甚至象限切除术,足够安全的切缘距离意味着切除较大范围的正常乳腺组织,有可能导致乳房局部腺体、皮肤缺失,引起术后特别是放疗后乳房变形和乳头乳晕复合体的移位等乳房美学缺陷。文献报道,保留乳房手术后有25%~30%的乳房外形美观欠佳。

造成保留乳房治疗后外形美观欠佳的原因很多,其中切除的乳腺组织量和肿瘤部位是影响乳房美观的主要因素。临床处理的主要措施:①乳房局部凹陷代表容积减小,需要对该区域进行充填。Cochrane等研究发现,影响美观的组织量上限是乳房总体积的10%。但肿瘤位于乳房内侧,其上限为≤5%。由于乳房外侧的腺体较丰富,其上限可扩展至15%。②乳头乳晕复合体的回缩是因为瘢痕和皮肤纤维化,需要切除瘢痕,而非移植皮肤和软组织。③乳房总体形状无改变,但是体积呈均匀性缩小,可以进行对侧乳房的缩乳成形。

自20世纪90年代起,乳腺癌的外科治疗正在不断向专科化发展,普外科对于乳房的解剖和系统治疗把握不足,催生了乳腺外科。在借鉴了全乳切除术后整形外科的一些技术后,肿瘤整形外科(onco-plastic surgery, OPS)这一新名词诞生。在不影响肿瘤局部治疗效果的前提下,术前由肿瘤外科医生和(或)整形外科医生对乳房的缺损进行评估并做好相应准备,术中采用肿瘤整形乳房手术技术,在缺损部位进行局部充填,进而改善保留乳房术后的乳房外形。要求在肿瘤广切时确保达到足够的切缘距离,又不影响术后乳房的外形。

肿瘤整形保乳术常用的方式包括容积移位和容积置换技术,例如乳房上提固定术、缩乳成形术、腺体瓣移位、邻近筋膜瓣转移修复以及远处肌皮瓣转移修复术。由于这些肿瘤整形外科手术技术的介入,保留乳房术后的美观度可以得到极大改善,外观欠佳的比例<7%。

在进行肿瘤整形手术的过程中,需要对标本切缘做好充分的评估。术者应根据影像学的肿瘤表现、范围设计合理的手术方案。如果存在广泛的钙化灶等恶性影像特征,术中有必要对标本进行及时的影像学评估;对于切缘,尤其是可疑肿瘤邻近的切缘需行术中快速冷冻切片评估。一旦在保留乳房手术中对切缘有疑问,应该延迟乳房重建,等到最终的病理检查诊断后另行决定。肿瘤整形手术的切口较为特殊,往往不能准确反映瘤床位置。笔者建议在原肿瘤周围腺体放置钛夹标记,以指导术后辅助放

疗的瘤床加量。

肿瘤整形技术不仅需要面对保留乳房手术的即刻修复,还需要解决一些保乳后乳房缺损的修复问题。临床上可见到患侧乳房体积因纤维化缩小、患侧乳房区段的缺损、保乳术残腔的窦道,因此患侧乳房经过放疗一般不能采用乳房本身的邻近组织进行修复。可根据以下情况,给予针对性的措施:①如果放疗一侧乳房外形正常,只是存在体积缩小的问题,将对侧乳房进行缩乳成形是最佳选择;②轮廓畸形、皮肤或乳头回缩的患者,可尝试游离脂肪移植;③如果保乳部位畸形明显,伴有窦道形成,并经久不愈,最好采用自体组织充填,而且应该选择放疗野以外的组织,包括 LDMF、胸背动脉穿支皮瓣,范围较大者可采用带蒂 TRAM 皮瓣、SIEA 皮瓣、游离 TRAM 皮瓣或 DIEP 皮瓣。上述决策应顾及多种因素,同时分析缺损的成因和患者的意愿。

五、游离脂肪移植

游离脂肪移植(fat grafting)是指提取身体其他部位的脂肪细胞,再注射、移植到缺损部位,达到充填、修复缺损和美容的目的。

(一)适应证

在医学美容外科领域,隆乳也是脂肪移植的适应证。对于乳腺癌患者,游离脂肪移植主要用于以下几种情况。

(1)纠正保乳治疗后的乳房局部凹陷、变形,以及对乳头的牵拉。

(2)全乳切除术后需要进行植入物重建的患者,可以在胸壁皮瓣下方先行移植脂肪,适用于胸壁皮瓣较薄的患者。这种情况在国内尤为多见,分离乳房皮瓣时极少或仅保留很少的皮下脂肪,当这些患者接受扩张器-植入物的乳房重建手术时,假体周围的乳房轮廓往往极不自然。也可用于部分接受过胸壁放疗的患者,移植脂肪中的细胞因子有助于缓解胸壁组织的纤维化,有助于进行后续的组织扩张。

(3)也有一些患者接受自体组织或植入物乳房重建后,局部组织量较少,或乳房塑形时考虑不周,局部有明显的轮廓凹陷、组织量不足,这些情况均可以通过游离自体脂肪移植加以纠正。

(4)当患者无法使用植入物或自体组织皮瓣进行乳房重建,或不愿意接受上述方法时,单纯使用自体脂肪移植进行乳房重建也是一种选择,并已见诸报道。在全乳切除术后扁平的胸壁完全依靠脂肪移植重建乳房,所需的步骤繁多,较为复杂。通常需要联合外戴式胸壁负压装置,多次注射自体脂肪移植,并重建乳房下皱褶。但有些患者对于使用胸壁负压装置感到不适。脂肪移植后,在胸壁所形成的扁平隆起基础上进行固定术及锥体塑形,然后行乳头重建,最后对重建乳房的内侧做脂肪移植,塑造乳沟,并对腋尾部进行塑形。采用该类乳房重建方法时,必须选择那些全乳切除术后,胸壁皮肤较为松弛,但弹性较好的病例。这种方法的主要困难在于每侧乳房重建均需要大量的脂肪移植,据报道其总量为 400~450 ml;移植的脂肪细胞发生坏死、吸收的可能较大,手术的顺利与否非常依赖整形外科医生的经验和技术能力;其总体较为昂贵的费用也是该技术推广受限的因素。

(二)肿瘤安全性问题

对于乳腺癌患者而言,肿瘤安全性应该是不可回避的问题,当前自体脂肪移植组织再生功能的生物学机制尚未完全阐明,尤其是自体脂肪细胞注入保乳术后的瘤床部位,是否可能因为这些具备干细胞特征的细胞释放细胞因子、促进新生血管生成等因素,导致局部肿瘤复发机会增多,已经引发了一些争议。尽管如此,在过去 10 余年间,自体脂肪移植已经广泛应用于乳房重建的临床实践。多项回顾性研究显示,移植脂肪对于乳房外形的重塑及放疗组织损伤的修复有极大的帮助,可在一定程度上替代创伤更大的肌皮瓣乳房重建手术,术后的不良反应较少,局部脂肪坏死、感染率为 3.6%,移植脂肪在钼靶片显示细微变化的发生率为 5.9%,局部或区域的复发、总生存与未行脂肪移植的研究报道类似。提示该技术并未如一些体外研究所言,增加瘤床或局部的复发风险。

六、对侧乳房的处理

乳房重建的一个主要目标是与对侧乳房达到一定程度的对称性。在一些对侧乳房外形较好或轻度下垂的患者中,这一目标比较容易实现,不需要改变对侧正常乳房。然而,大多数患者需要行对侧乳房的缩乳、提升或隆乳,以改善对称度或对侧乳房的形态。必须引起注意的是,当一侧乳房以植入物进行重建时,对侧的手术处理也很难达到理想的对称性。在多数情况下，手术目标应该设定为患者穿衣服、穿戴胸罩或浴袍时获得一定程度的对称。对于大多数患者，这个目标是可以实现的，而且能够获得较高的满意度。进行自体组织乳房重建的患者，乳房的对称性更为理想，主要是因为重建组织位于乳房皮下，具有更为自然的组织质地和外形。当患者年龄改变，自体组织可以随体重而发生相应的改变，不会出现包囊挛缩。

（一）缩乳成形术

对于有症状的巨乳症患者，缩乳成形术可以获得患者满意度的提升，以及生活质量的改进；同样，在乳腺癌患者接受全乳切除、乳房重建时，缩乳成形术也有助于实现对称性。这些手术操作特别有助于植入物重建的患者，因为乳房假体大小和形态有局限性，而且假体一般位于胸肌下方，往往使重建乳房在胸壁上的位置较高。在自体组织重建的患者中，缩乳手术对于有症状的巨乳症患者（即颈部或上背部疼痛、肩部下垂、乳房下皱褶皮肤瘙痒）也是有益的。

缩乳手术有许多技术，最为常用也最为可靠的是下蒂技术。在该术式中，乳头乳晕复合体通过下方的乳房腺体瓣分离后，移位至更为理想的美容位置（即位于或刚好高于乳房下皱褶水平，并处于乳房的中央）。还有一些不同的乳房蒂术式（上方蒂、双蒂或内上蒂），也能够使乳头移位，达到很好的美容效果。

Wise 缩乳成形术是最为常用的皮肤切口，可以达到缩乳和提升的目的，最初用于胸罩的设计。在这种术式中，将乳房水平方向和垂直方向的部分皮肤切除，以提升乳房，并将乳头移位至乳房的中央部位，结果形成船锚样的切口。尽管有些学者批评这种缩乳和提升术式的美容效果（较长的切口、矮胖的乳房外观），以及持久性（后期可能出现乳房下垂、下半部突出），但它仍然是最常被采用的术式。因为如果手术得当，Wise 缩乳成形术可以获得非常理想的美容结果，主要的手术切口在下皱褶，较为隐蔽。为了改进该术式的不足，也有一些其他术式。例如垂直型术式，在乳房下方采用一个垂直方向切口，从而避免乳房下皱褶水平方向较长的切口，适合于有轻度下垂、缩乳体积较小的患者。

（二）乳房固定术

乳房固定术也称为乳房提升术，是一种将乳房多余的皮肤去除，将乳房移位至胸壁更为中央的位置。Wise 缩乳成形术式简便易行，结果可靠，临床上较为常用。但是，根据多余皮肤的量、乳房大小和外形，以及皮肤弹性，可以采用其他术式，例如双环法、垂直切口。仅去除皮肤的乳房固定术是指主要依靠收紧皮肤，使乳房成形的乳房提升。然而，这些术式的效果无法保持长久，因为皮肤的延展，乳房又会恢复下垂。因此，发展了一些与乳房实质有关的术式，使乳房改型，并去除皮肤，以达到提升乳房的目的。这些术式同样适合于肿瘤整形保乳手术的患者。

（三）隆乳成形术

隆乳成形术也是乳房重建术后对称性手术的常用方法。这些术式通常用于乳房较小、接受假体乳房重建的女性，在隆乳的同时可附带或不附带进行乳房提升术。对这些患者实施乳房固定术，目的是使乳头乳晕复合体位于乳房中央，或者与对侧乳房的位置保持对称（或兼顾两者）。如果自体组织重建一侧的乳房较大，未进行重建的乳房也可以通过隆乳达到对称的效果。对某些患者，隆乳可以在自体重建的乳房进行，适用于自体组织量不足，为达到与对侧乳房对称的效果，或者进行双侧乳房重建时，期望增加乳房的体积和凸度者。

隆乳假体一般放置在胸肌下方，但是并非完全由胸肌覆盖。与美容手术相似，在乳腺肿瘤患者正常一侧乳房的假体隆乳术中，假体的上半部分由肌肉覆盖，胸肌的下方附着点离断，因此假体的下半部分处于腺体后方。这样，可以使假体位于乳房的中央，不会朝上偏移。假体放置在胸肌后，可以减少包囊挛缩的发生率，防止看到假体的皱褶，而且可以继续应用乳房摄片进行随访。

（四）缩乳成形术、乳房固定术、隆乳成形术并发症

缩乳成形术或乳房固定术最为常见的手术并发症是轻微的伤口愈合不良，多见于垂直与水平切口交汇的"T点"。这类并发症一般很轻微，保守治疗后能够自行愈合。在我国患者中，瘢痕增生或瘢痕疙瘩比较常见，而且难以处理。除了强调标准缝合技术之外，有时可以通过注射甾体激素、激光或者再次手术切除加以干预。瘢痕再次切除手术后，短期内针对瘢痕部位给予低剂量放疗会起到很好的效果，但是需要和放疗医生相互配合。

在缩乳成形术或乳房固定术后,据估计有3%~5%的女性出现乳头感觉缺失。极少的情况下(1%),患者会在乳房固定术、缩乳成形术或隆乳成形术后抱怨长期的疼痛,其原因不明,可能与神经损伤或瘢痕有关。远期感染(术后3个月以上)的发生很少见,可表现为皮肤红斑、疼痛和发热,通常与皮瓣或腺体/脂肪缺血导致的液化及继发感染有关。建议给予引流、抗感染,必要时手术清除坏死组织。

另一个罕见的情况是有偶发的乳腺癌或高级别增生性病变。有报道显示,在非乳腺癌的一组缩乳成形术患者中,1%的患者标本中发现乳腺癌。有趣的是,在乳腺癌患者中,对侧乳房缩乳成形术标本偶发性乳腺癌的发生率更低,可能和这部分患者接受更为密切的乳房影像随访有关。发现偶发性乳腺癌的关键问题是阳性切缘。尽管有时可以返回手术室进行补充切除,令切缘阴性,但是由于乳腺组织的重排,第二次手术时很难定位需要补充切除的切缘,这就导致了两难处境,有时候不得不进行全乳切除。

七、乳头乳晕重建

乳头重建是乳房重建的重要组成部分,有助于恢复乳房的正常外观,遮蔽原有的全乳切除手术瘢痕,改善对称性和患者的满意度。乳房重建术后的乳头再造对于许多患者而言是安全的。乳头重建的相对禁忌证包括:曾经接受放疗、乳房皮瓣很薄以及此前的乳头重建失败。这些患者乳头重建手术的并发症较多。但是,如果患者能对手术风险充分理解,仍然可以接受该手术。

乳头乳晕重建有许多手术技术。迄今,大多数乳头重建采用乳房局部皮瓣,如C-V皮瓣、滑板样皮瓣、双向推进皮瓣等。乳头移植技术不太常用,适用于健侧乳头较大的患者,该术式将健侧乳头切取一部分,以全厚皮瓣的形式移植到重建的乳房部位。

目前,乳头重建最大的问题是术后乳头凸度的丢失。尽管重建的乳头在尺寸上会稍大些,但是仍然会出现这一结果。偶尔会发生伤口裂开,但是一般较为轻微。通过伤口换药及局部使用抗生素,均可愈合。

乳晕重建一般采用纹身或全厚皮片移植。纹身较为简单,患者不需要停止工作,很少出现感染和其他并发症。但是,纹身也可能看上去立体感不强,并且纹身可能发生褪色。另外,很难做到和对侧的乳头颜色一致,特别是选择的颜色很淡时。相反,虽然植皮有更多的损伤和供区瘢痕,但是移植皮肤的颜色和质地使乳晕重建的效果更为自然。如果选择体表色素较深的部分作为植皮供区,如腹股沟皱褶内侧,其乳晕的颜色会更加匹配,供区瘢痕也非常隐蔽。移植皮片的完全坏死很少发生,但是部分坏死会导致重建乳晕的扭曲。另外,供区可出现并发症,往往比较轻微,保守处理后很快愈合。

第四节 乳房重建术后的美学评价

一、乳房重建术后患者满意度的影响因素

乳房重建术后患者的满意度可分为患者对术后美观结局的满意度及患者对医疗服务的满意度,两种满意度往往会相互影响。影响患者重建术后满意度的因素有很多,其中术后并发症发生率往往是患者满意度出现差异的根本原因。一项德国的研究显示,患者的某些临床特征与重建术后满意度可能有一定相关性,年龄较大的患者、肥胖患者(BMI>30)及吸烟患者对重建术后的满意度相对较低,可能与这些患者术后并发症的发生率相对较高有关。重建方式也可能影响患者满意度。一项哈佛医学院的研究显示,自体组织乳房重建患者的术后总体满意度及美观满意度均显著高于假体乳房重建患者($P=0.017$, $P<0.001$),且选择腹部皮瓣重建的患者术后总体满意度及美观满意度显著高于选择背部皮瓣重建的患者($P=0.011$, $P=0.016$)。另外,需要接受放疗的乳房重建患者并发症发生率相对较高,因此其重建满意度有所下降。多项研究显示,相比于事先选择假体乳房重建,后来选择自体组织乳头重建的术后并发症发生率较低,且术后满意度较高。

已有多项研究表明，重建乳房是否有乳头乳晕复合体对患者术后满意度的影响较大。一项意大利的研究显示，接受 NSM 的患者在乳房外观满意度（$P<0.0001$）、身体形象满意度（$P=0.001$）及乳头感觉（$P=0.001$）等方面均显著优于接受 SSM 后行乳头重建的患者。对于已行根治性全乳切除术的患者，一项美国的研究比较了接受乳头重建与否对患者外观满意度的影响。结果显示，接受乳头重建的患者术后总体满意度及外观满意度均明显增高（$P<0.0001$）。因此，是否保留或重建乳头乳晕复合体是影响患者术后满意度的关键因素之一。

另外，患者对医疗服务的满意度可能在一定程度上影响其总体满意度，进而影响其对术后乳房外观结局的满意度。其中，外科医生的专业程度、患者对医生的信任及满意程度、患者在治疗决策制订中的参与程度等都可能影响乳房重建术后的满意度。

二、乳房重建术后患者满意度评估方法及比较

乳房重建后患者满意度评估方法分为 3 类：①信度与效度经过科学检验且针对乳房重建术后满意度的评估方法；②信度与效度经过科学检验的其他患者报告结局评估方法；③信度与效度未经科学检验的其他评估方法。毋庸置疑，第一类评估方法获得的结果最为可靠。但在实际操作中，第二类及第三类评估方法也并非完全不可取。

第一类评估方法，适用于接受乳房重建手术的患者。针对性较强，且经过合理验证，可信度较高，但其翻译版本的可获得性及民族区域特异性等因素，对其应用的普遍程度产生一定影响。因此，此类评估方法常见于翻译版本信度与效度的验证及某些大型临床研究。

第二类评估方法，较为常见的是截取其他患者报告结局中与乳房重建相关的部分直接应用，其适用人群往往根据疾病分类，并未根据外科治疗进行细分。因此，这类评估方法对于特定外科治疗方式满意度的评估并不敏感，评估结果的可信度也相对降低。由于操作简单方便、易于获得等原因，此类评估方法的应用并不少见，也逐渐成为目前较为认可的评估方法之一。此类评估量表常截取自乳腺癌生存质量综合量表，如欧洲癌症研究和治疗组织的乳腺癌生存质量问卷（European Organization for Research and Treatment of Cancer Quality of Life Questionnaire-Breast Cancer Module，EORTC QLQ-BR23）与乳腺癌治疗功能评估问卷（Functional Assessment of Cancer Therapy-Breast Cancer，FACT-B）。

第三类评估方法，具体形式不固定，如电话随访、乳房重建术后患侧乳房局部形态比较等，其应用较为灵活，方式多样。虽然信度与效度未经验证，但仍因其评估结果直观、实用性较强等优势，被不少学者及临床工作者接受。

部分量表信度及效度较差的原因，笔者认为可总结为以下几点：研究纳入标准模糊不清，选择纳入人群时存在较大的偏倚；对满意度分级及各级定义不同，自答量表主观性偏倚及对量表问题的理解偏倚；乳房重建手术与满意度评估的时间间隔不同等。另外，需要强调的是，量表有很强的民族区域特异性，在使用翻译量表前，应先在一定地区的适用人群中进行信度与效度的检验。只有在量表一致性及准确性均较高的前提下，得到的患者满意度评估结果才是可靠的。国内缺乏乳房重建术后患者满意度调查的高水平研究报道，与量表的可信度及其应用有关。

目前，经过科学检验的重建术后满意度评估量表有：密歇根乳房重建结果研究满意度问卷（Michigan Breast Reconstruction Outcomes Study Satisfaction Questionnaire，MBROS-S）、密歇根乳房重建结果研究身体形象问卷（Michigan Breast Reconstruction Outcomes Study Body Image Questionnaire，MBROS-BI）、乳腺癌治疗结局测评量表（Breast Cancer Treatment Outcome Scale，BCTOS）和 BREAST-Q 问卷。上述评估量表均为患者报告结局测量工具（patient-reported outcome measure，PROM），即评估过程无需医生解释，评估结果直接来源于患者对自身健康状况的反映。MBROS-S 问卷主要用于评估乳房重建患者的总体及外观满意度，MBROS-BI 问卷是单纯针对乳房重建术后患者身体形态的评估，BCTOS 量表是对乳房外观及功能的评估，BREAST-Q 量表是对乳房重建术后患者满意度及生存质量的评估。由于上述量表间异质性较大，可比性较差，目前尚无研究对其中任意两种量表的评估结果进行比较。笔者对上述 4 种评估方法作了简单的介绍，详见表 42-1。

表 42-1　常用的乳房重建术后患者满意度评估方法

评估量表	信度	效度	适用人群	评估项目	评估标准
MBROS-S	+	+	乳房重建术后患者	总体及外观满意度	5级量表
MBROS-BI	Cronbach's α=0.89	+	乳房重建术后患者	身体形态	—
BCTOS	Cronbach's α=0.81~0.91	+	乳房重建术后患者（双侧乳房重建除外）	乳房功能、外观及乳房特异性疼痛	4级量表
BREAST-Q	组内相关系数=0.85~0.98	+	乳房重建术前及术后患者	乳房重建满意度及其生存质量	3个维度

其中，BREAST-Q量表是目前应用最为广泛、评估最为全面的量表之一。其报告结果不仅可以反映患者满意度及生存质量，还可以直接反映患者对治疗、护理及决策辅助等方面的需求。

另外，有不少研究应用其他方法对乳房重建术后患者满意度进行评估，包括其他患者报告结局量表、自行设计未检验信度及效度量表、电话随访等。1979年，Harris提出的美观评价标准评价重建乳房的美容效果：①优，重建乳房与健侧乳房相比大小基本相等，位置对称，患者非常满意；②良，重建乳房与健侧乳房相比大小、位置相差不多，着装后双乳无明显差别，患者较为满意；③一般，双侧乳房明显不对称，着装后双乳区别较明显，患者不满意；④差，重建乳房严重变形。

比较常用的还有Ueda所报道的美学评价标准（表42-2）：优秀（≥9分）、好（7~8分）、尚可（5~6分）和差（≤4分）。

表 42-2　Ueda整形效果的评分标准

评分项目	2	1	0
乳房			
体积对称性	对称	略不对称	不对称
外形对称性	对称	略不对称	不对称
瘢痕可见性	不明显	略明显	明显
乳头乳晕复合体			
大小对称性		对称	不对称
位置对称性		距离<2 cm	距离≥2 cm
颜色相等性		基本相等	不同
乳房下皱线			
位置对称性		距离<2 cm	距离≥2 cm

（吴　炅）

参考文献

[1] Agrawal A, Sibbering DM, Courtney CA. Skin sparing mastectomy and immediate breast reconstruction: a review. Eur J Surg Oncol, 2013,39(4):320-328.

[2] Albornoz CR, Bach PB, Mehrara BJ, et al. A paradigm shift in US breast reconstruction: increasing implant rates. Plast Reconstr Surg, 2013,131(1):15-23.

[3] Albornoz CR, Matros E, McCarthy CM, et al. Implant breast reconstruction and radiation: a multicenter analysis of long-term health-related quality of life and satisfaction. Ann Surg Oncol, 2014,21(7):

2159-2164.

[4] Allen RJ, Heitmann C. Perforator flaps — the history of evolution. Handchir Mikrochir Plast Chir, 2002,34(4):216-218.

[5] Arnez ZM, Khan U, Pogorelec D, et al. Breast reconstruction using the free superficial inferior epigastric artery (SIEA) flap. Br J Plast Surg, 1999,52(4):276-279.

[6] Atiyeh B, Chahine FM. Two-stage implant-based breast reconstruction: an evolution of the conceptual and technical approach over a two-decade period. Plast Reconstr Surg, 2017,140(1):227e-228e.

[7] Atiyeh B, Dibo S, Zgheib E, et al. Skin sparing/skin reducing mastectomy (SSM/SRM) and the concept of oncoplastic breast surgery. Int J Surg, 2014,12(10):1115-1122.

[8] Ayoub Z, Strom EA, Ovalle V, et al. A 10-year experience with mastectomy and tissue expander placement to facilitate subsequent radiation and reconstruction. Ann Surg Oncol, 2017, 24 (10): 2965-2971.

[9] Bellini E, Pesce M, Santi P, et al. Two-stage tissue-expander breast reconstruction: a focus on the surgical technique. Biomed Res Int, 2017,2017:1791546.

[10] Bertozzi N, Pesce M, Santi P, et al. One-stage immediate breast reconstruction: a concise review. Biomed Res Int, 2017,2017(1):1-12.

[11] Bohac M, Varga I, Polak S, et al. Delayed post mastectomy breast reconstructions with allogeneic acellular dermal matrix prepared by a new decellularization method. Cell Tissue Bank, 2018,19(1): 61-68.

[12] Bonomi R, Betal D, Rapisarda IF, et al. Role of lipomodelling in improving aesthetic outcomes in patients undergoing immediate and delayed reconstructive breast surgery. Eur J Surg Oncol, 2013, 39(10):1039-1045.

[13] Brady MJ, Cella DF, Mo F, et al. Reliability and validity of the Functional Assessment of Cancer Therapy — Breast quality-of-life instrument. J Clin Oncol, 1997,15(3):974-986.

[14] Cohen WA, Mundy LR, Ballard TN, et al. The BREAST-Q in surgical research: a review of the literature 2009-2015. J Plast Reconstr Aesthet Surg, 2016,69(2):149-162.

[15] Colakoglu S, Khansa I, Curtis MS, et al. Impact of complications on patient satisfaction in breast reconstruction. Plast Reconstr Surg, 2011,127(4): 1428-1436.

[16] Davis GB, Lang JE, Peric M, et al. Breast reconstruction satisfaction rates at a large county hospital. Ann Plast Surg, 2014,72 (Suppl 1):S61-S65.

[17] Delay E, Guerid S. The role of fat grafting in breast reconstruction. Clin Plast Surg, 2015,42(3):315-323.

[18] Delay E, Meruta AC, Guerid S. Indications and controversies in total breast reconstruction with lipomodeling. Clin Plast Surg, 2018,45(1):111-117.

[19] Denewer A, Setit A, Hussein O, et al. Skin-sparing mastectomy with immediate breast reconstruction by a new modification of extended latissimus dorsi myocutaneous flap. World J Surg, 2008,32(12):2586-2592.

[20] Didier F, Radice D, Gandini S, et al. Does nipple preservation in mastectomy improve satisfaction with cosmetic results, psychological adjustment, body image and sexuality? Breast Cancer Res Treat, 2009, 118(3):623-633.

[21] Dieterich M, Dragu A, Stachs A, et al. Clinical approaches to breast reconstruction: what is the appropriate reconstructive procedure for my patient? Breast Care (Basel), 2017,12(6):368-373.

[22] Filip CI, Jecan CR, Raducu L, et al. Immediate versus delayed breast reconstruction for postmastectomy patients. Controversies and solutions. Chirurgia (Bucur), 2017,112(4):378-386.

[23] Gabriel A, Sigalove S, Sigalove NM, et al. Prepectoral revision breast reconstruction for treatment of implant-associated animation deformity: a review of 102 reconstructions. Aesthet Surg J, 2018, 20 (5):1093.

[24] Gougoutas AJ, Said HK, Um G, et al. Nipple-areola complex reconstruction. Plast Reconstr Surg, 2018,141 (3):404e-416e.

[25] Guerra AB, Soueid N, Metzinger SE, et al. Simultaneous bilateral breast reconstruction with superior gluteal artery perforator (SGAP) flaps. Ann Plast Surg, 2004,53(4):305-310.

[26] Heil J, Holl S, Golatta M, et al. Aesthetic and functional results after breast conserving surgery as correlates of quality of life measured by a German version of the Breast Cancer Treatment Outcome Scale (BCTOS). Breast, 2010,19(6):470-474.

[27] Iwuchukwu OC, Harvey JR, Dordea M, et al. The role of oncoplastic therapeutic mammoplasty in breast cancer surgery—a review. Surg Oncol, 2012,21(2): 133-141.

[28] Jalini L, Lund J, Kurup V. Nipple reconstruction using the C-V flap technique: long-term outcomes and patient satisfaction. World J Plast Surg, 2017,6 (1):68-73.

[29] Jeong W, Lee S, Kim J. Meta-analysis of flap perfusion and donor site complications for breast reconstruction using pedicled versus free TRAM and

DIEP flaps. Breast, 2018, 38: 45-51.
[30] Kern P, Zarth F, Kimmig R, et al. Impact of age, obesity and smoking on patient satisfaction with breast implant surgery — a unicentric analysis of 318 implant reconstructions after mastectomy. Geburtshilfe Frauenheilkd, 2015, 75(6): 597-604.
[31] Kronowitz SJ. Current status of autologous tissue-based breast reconstruction in patients receiving postmastectomy radiation therapy. Plast Reconstr Surg, 2012, 130(2): 282-292.
[32] Kronowitz SJ. Current status of implant-based breast reconstruction in patients receiving postmastectomy radiation therapy. Plast Reconstr Surgm, 2012, 130(4): 513e-523e.
[33] Lancellotta V, Iacco M, Perrucci E, et al. Comparing four radiotherapy techniques for treating the chest wall plus levels Ⅲ-Ⅳ draining nodes after breast reconstruction. Br J Radiol, 2018, 10: 1259.
[34] Levine SM, Patel N, Disa JJ. Outcomes of delayed abdominal-based autologous reconstruction versus latissimus dorsi flap plus implant reconstruction in previously irradiated patients. Ann Plast Surg, 2012, 69(4): 380-382.
[35] Lipa JE. Breast reconstruction with free flaps from the abdominal donor site: TRAM, DIEAP, and SIEA flaps. Clin Plast Surg, 2007, 34(1): 105-121.
[36] Lu SM, Nelson JA, Fischer JP, et al. The impact of complications on function, health, and satisfaction following abdominally based autologous breast reconstruction: a prospective evaluation. J Plast Reconstr Aesthet Surg, 2014, 67(5): 682-692.
[37] Momoh AO, Colakoglu S, de Blacam C, et al. The impact of nipple reconstruction on patient satisfaction in breast reconstruction. Ann Plast Surg, 2012, 69(4): 389-393.
[38] Newman MK. Reconstruction of the ptotic breast using wise pattern skin deepithelialization. Plast Reconstr Surg Glob Open, 2016, 4(11): e1077.
[39] Ogunleye AA, Leroux O, Morrison N, et al. Complications after reduction mammaplasty: a comparison of wise pattern/inferior pedicle and vertical scar/superomedial pedicle. Ann Plast Surg, 2017, 79(1): 13-16.
[40] Pusic AL, Klassen AF, Scott AM, et al. Development of a new patient-reported outcome measure for breast surgery: the BREAST-Q. Plast Reconstr Surg, 2009, 124(2): 345-353.
[41] Santos GD, Urban C. Aesthetics and quality of life after breast reconstruction. In: Urban C, Rietjens M. eds. Oncoplastic and reconstructive breast surgery. Milan: Springer-Verlag, 2013: 431-440.
[42] Simonacci F, Grieco MP, Bertozzi N, et al. Autologous fat transplantation for secondary breast reconstruction: our experience. IL Giornale Di Chirurgia, 2017, 38(3): 117-123.
[43] Smith ML, Clarke-Pearson EM, Vornovitsky M, et al. The efficacy of simultaneous breast reconstruction and contralateral balancing procedures in reducing the need for second stage operations. Arch Plast Surg, 2014, 41(5): 535-541.
[44] Spear SL, Pelletiere CV. Immediate breast reconstruction in two stages using textured, integrated-valve tissue expanders and breast implants. Plast Reconstr Surg, 2004, 113(7): 2098-2103.
[45] Sue GR, Lee GK. Mastectomy skin necrosis after breast reconstruction: a comparative analysis between autologous reconstruction and implant-based reconstruction. Ann Plast Surg, 2018, 80(Suppl 5): 1.
[46] Thamm OC, Andree C. Immediate versus delayed breast reconstruction: evolving concepts and evidence base. Clin Plast Surg, 2018, 45(1): 119-127.
[47] Trignano E, Fallico N, Dessy LA, et al. Transverse upper gracilis flap with implant in postmastectomy breast reconstruction: a case report. Microsurgery, 2014, 34(2): 149-152.
[48] Ueda S, Tamaki Y, Yano K, et al. Cosmetic outcome and patient satisfaction after skin-sparing mastectomy for breast cancer with immediate reconstruction of the breast. Surgery, 2008, 143(3): 414-425.
[49] Waljee JF, Hawley S, Alderman AK, et al. Patient satisfaction with treatment of breast cancer: does surgeon specialization matter? J Clin Oncol, 2007, 25(24): 3694-3698.
[50] Waljee JF, Hu ES, Newman LA, et al. Correlates of patient satisfaction and provider trust after breast-conserving surgery. Cancer, 2008, 112(8): 1679-1687.
[51] Wamalwa AO, Stasch T, Nangole FW, et al. Surgical anatomy of reduction mammaplasty: a historical perspective and current concepts. S Afr J Surg, 2017, 55(1): 22-28.
[52] Wilkins EG, Cederna PS, Lowery JC, et al. Prospective analysis of psychosocial outcomes in breast reconstruction: one-year postoperative results from the Michigan Breast Reconstruction Outcome Study. Plast Reconstr Surg, 2000, 106(5): 1014-1025.
[53] Wu LC, Bajaj A, Chang DW, et al. Comparison of donor-site morbidity of SIEA, DIEP, and muscle-sparing TRAM flaps for breast reconstruction. Plast Reconstr Surg, 2008, 122(3): 702-709.
[54] Yueh JH, Slavin SA, Adesiyun T, et al. Patient satisfaction in postmastectomy breast reconstruction:

a comparative evaluation of DIEP, TRAM, latissimus flap, and implant techniques. Plast Reconstr Surg, 2010, 125(6): 1585-1595.

[55] Zimmerman AL, Tugertimur B, Smith PD, et al. In the age of breast augmentation, breast reconstruction provides an opportunity to augment the breast. Cancer Control, 2017, 24(4): 1073-1078.

第四十三章

乳腺肿瘤重建术后的放疗

第一节 背 景

乳房切除术是治疗乳腺癌的主要方法,但是乳房切除会给女性患者带来负面的心理体验,甚至影响患者的社会、个人和两性关系,尤其是年轻患者。乳房重建能显著提高乳腺癌患者的生活质量,它不仅能够重塑器官,提高患者对乳房外形的满意度,而且能够减轻患者的心理负担。近年来,乳房重建手术在临床中的应用越来越普遍。据统计,2000～2011年美国乳腺癌患者的乳房重建率由15%增加至32%,其中绝大部分是基于植入物的乳房重建。中国乳腺癌患者的乳房重建率相对较低,但也呈逐年增加的趋势。

根据乳房重建手术与乳房切除术的相对时间,乳房重建分为即刻重建、延迟重建和延迟-即刻重建。根据重建组织来源的不同,又可分为自体组织重建、植入物重建和自体组织+植入物重建。自体组织重建的皮瓣可来源于背阔肌皮瓣、腹部皮瓣、臀上动脉穿支皮瓣等。植入物重建可进一步分为直接放置永久性植入物单阶段重建和先放置组织扩张器后换成永久性植入物的两阶段重建。自体组织重建和植入物重建各有优缺点。自体组织重建的优点包括:可以调整乳房的外形使之与对侧乳房对称,年龄增加和体重增减对乳房对称性的影响较小,对于大部分患者而言一次手术即可完成。缺点包括:手术、住院和恢复的时间均较长,存在皮瓣坏死的风险,供体部位留下瘢痕并且可能会影响身体健康等。植入物重建的优点包括:手术、住院和恢复时间均较短,无供体部位的瘢痕。缺点是:有发生长期并发症的风险,如假体破裂和包膜挛缩,通常需要两次手术和多次组织扩张等。

放疗在乳腺癌的多学科综合治疗中占据重要地位,EBCTCG的Meta分析证实,对于淋巴结阳性的高危乳腺癌患者,乳房切除术后辅助放疗不仅能提高肿瘤的局部控制率,且局部获益可转化为长期生存的获益。NCCN指南推荐乳腺癌患者乳房切除术后辅助放疗的指征是:肿块T3及以上,或腋窝转移淋巴结≥4枚,或术后切缘阳性。除此之外,由于放疗技术的发展和区域淋巴结照射疗效的提高,乳房切除术后辅助放疗在临床中的应用也越来越多。

然而,当乳房重建患者需要进行辅助放疗时,临床医生常常会面临两难的境地:乳房重建可能会增加放疗实施的难度,增加心脏和肺等正常组织的受照剂量,而放疗也可能会增加乳房重建的并发症,影响重建乳房的美容效果。因此,乳房切除术后辅助放疗与乳房重建手术的最佳结合模式受到临床医生越来越多的关注。如何在最大限度地减少并发症的同时不降低重建乳房的肿瘤控制结果和美容效果,这是肿瘤科医生和患者的共同目标。

第二节 基于不同重建材料和方式下放疗的影响

即刻乳房重建能成为患者和医生的一个重要选择是因为这种方法有很多治疗上的优势。研究显示,在接受放疗的乳腺癌患者中,2004～2013年即刻乳房重建的比率从13%增加至33%。即刻乳房重建能让患者在乳房切除术后立刻恢复乳房轮廓,从而减轻患者的心理负担并提高生活质量。对于选择组织扩张器-永久性植入物重建的患者,即刻重建能够保留足够的乳房皮肤,为后续的重建手术做准备。对于自体组织重建或单阶段的植入物重建,即刻重建只需要进行一次手术,而更少的手术意味着更少的危险和更低的费用。但是,对于有放疗指征的高危乳腺癌患者,即刻自体组织或植入物重建后辅助放疗可能会增加重建相关的并发症,影响乳房重建的美容效果。

一、放疗对自体皮瓣的影响及美容疗效

自体组织重建是采用患者身体其他部位的脂肪和皮肤组织替代切除的乳房。由于自体组织的柔软特性,方便医生根据患者的情况进行个体化塑形,从而使重建的乳房更加自然和对称。与植入物重建相比,自体组织重建可以获得更好的美容效果。一项研究采用BREAST-Q评估TRAM皮瓣重建和植入物重建患者的长期满意度,结果显示在重建术后的一段时间内,植入物重建组患者的满意度不断降低,而TRAM皮瓣重建组患者的满意度一直保持相对稳定。

自体组织重建联合放疗可能引起一系列并发症,包括血肿、血清肿、感染、栓塞、纤维化、脂肪坏死、总体或部分皮瓣体积丢失、供体部位的问题等,从而降低患者的满意度和乳房重建的美容效果。研究报道的自体组织即刻重建术后放疗的皮瓣总丢失率为0～7%,美容效果评估为"好"的比率为70%～90%。对于接受自体组织重建的患者,放疗是否会显著增加重建相关的并发症尚存在争议,放疗对自体组织重建并发症发生率的影响也报道不一。Momoh等发现,在接受即刻自体组织重建的患者中,放疗组的总体并发症发生率显著高于无放疗组(40%对比20.2%; $P=0.0023$),但两组皮瓣相关的并发症发生率差异无统计学意义,包括部分皮瓣丢失、总体皮瓣丢失、因血管并发症而进行再次手术的比率和脂肪坏死率。另一项研究则发现,在接受自体组织重建的患者中,放疗组的总体并发症发生率与无放疗组相比差异无统计学意义(28.4%对比32.5%, $P=0.51$),严重并发症发生率差异无统计学意义(17.9%对比20.5%, $P=0.79$),总体并发症包括血肿、伤口开裂、感染、乳房切除术皮瓣坏死、自体皮瓣坏死、皮瓣外漏、包膜挛缩等,严重并发症定义为需要再次手术治疗的并发症。近年来,更新的研究证据倾向于认为,放疗对即刻自体组织重建的影响比以往经验中认为的要小,其中最有说服力的证据是2017年MROC的一项前瞻性多中心研究。这项研究在2012～2015年共纳入2 247例接受乳房重建的乳腺癌患者,其中643例患者接受即刻自体组织重建(236例接受放疗,407例未接受放疗)。结果显示,放疗不会增加自体重建术后并发症的风险($OR=1.12$, 95% CI: 0.66～1.92, $P=0.67$)。

二、放疗对异体植入物的影响及美容疗效

近几十年来,异体植入物重建在临床上的运用越来越普遍。2006年上市的硅胶假体的重建效果可与自体组织重建相媲美,而且植入物重建的手术时间、住院时间和恢复时间均较短,急性并发症也相对较少。异体植入物重建包括单阶段的植入物重建和两阶段的组织扩张器-永久性植入物重建,后者在临床上更常见。

放疗联合异体植入物重建的并发症包括感染,血清肿,包膜挛缩,植入物移位、破裂或外漏,植入物取出等。其中包膜挛缩是植入物重建最严重的并发症之一。包膜挛缩的严重程度通常用Baker分级表示,Baker分级包括Ⅰ～Ⅳ级:ⅠA级定义为重建的乳房非常自然,如同自身乳房一般;ⅠB级定义为重建的乳房柔软,但是医生视诊或触诊可感知是植入物而不是自身乳房;Ⅱ级定义为重建的乳房质地略硬,医生视诊和触诊可发现是植入物而不是自身乳

房；Ⅲ级定义为重建的乳房中等硬度，医生可轻易地发现是植入物，但重建效果是可接受的；Ⅳ级定义为重建的乳房非常僵硬，美容效果是不可接受的和(或)患者出现严重的症状需要手术干预。

放疗对植入物重建的影响比对自体组织的影响更大。文献报道的放疗结合组织扩张器-永久性植入物重建的重建失败率为0~40%。Lam等的一项系统综述纳入2000~2012年12项分析放疗对组织扩张器-植入物重建影响的研究，共计1 853例患者，其中1项为前瞻性研究，11项为回顾性研究。结果显示，与无放疗组相比，放疗显著增加植入物重建患者的重建失败率(18%对比3.1%，$P<0.000\ 01$)。2017年MROC的一项前瞻性多中心研究包括了1 604例接受植入物重建的乳腺癌患者，其中386例接受放疗，1 218例未接受放疗。结果显示，对于接受植入物重建的患者，放疗组并发症的风险是无放疗组的2.12倍(95%CI：1.48~3.03，$P<0.001$)，放疗组严重并发症的发生率也显著增高(95%CI：1.73~3.91，$P<0.001$)，严重并发症定义为需要再次住院或再次手术治疗。在患者满意度方面，无放疗组患者对乳房、重建结果、心理状态和生理状态4个方面的满意度评分均高于放疗组。

在讨论放疗对异体植入物重建的影响时，还应该考虑不同重建类型对结果的影响。对于两阶段的组织扩张器-植入物重建，照射组织扩张器和永久性植入物的结局可能并不相同，这部分内容将在本章第三节进行详细阐述。另外，尽管两阶段的组织扩张器-植入物重建在临床上更常见，但直接比较放疗对单阶段和两阶段重建影响的研究较少。2017年ASTRO会议上，Salama等汇报了一项比较单阶段植入物重建和两阶段植入物重建的研究。结果显示，在接受放疗的患者中单阶段重建的重建失败率较低(16.4%对比33.8%，$P=0.000\ 7$)。总体而言，目前放疗对植入物重建术后并发症和美容效果的影响多为回顾性分析，前瞻性研究较少，需要更多的设计良好的前瞻性随机对照临床试验进一步验证。

三、有放疗指征的高危乳腺癌患者重建类型的选择

在接受放疗的高危乳腺癌患者中，自体组织重建比植入物重建更常见。目前直接比较照射自体组织与照射植入物的研究较少。Barry等的一项Meta分析包括了4项这样的研究，共380例乳腺癌患者(164例患者照射自体组织，216例患者照射植入物)。结果显示，照射自体组织的并发症发生率显著低于照射植入物。2017年MROC的一项前瞻性多中心的研究结果与这项Meta分析一致。MROC研究在2012~2015年共纳入2 247例接受乳房重建的乳腺癌患者，其中622例患者接受放疗，1 625例未接受放疗。结果显示，在接受放疗的患者中自体组织重建组的并发症发生率显著低于植入物重建组(25.6%对比38.9%，$P=0.007$)，而且自体组织重建组的重建失败率也显著低于植入物重建组(1.0%对比18.7%，$P=0.002$)。同时这项研究采用了BREAST-Q评分评估患者对重建效果的满意度。BREAST-Q评分包括乳房、重建结果、心理状态和生理状态4个方面。结果显示，在接受放疗的患者中，自体组织重建组对这4个方面的满意度评分均高于植入物重建组。

另外，讨论选择自体皮瓣重建还是假体重建时还需要考虑一个实践性的问题，即初次手术采用假体可以为之后选择其他重建类型保留机会，包括自体组织重建的机会，尽管皮瓣重建失败需要移除坏死皮瓣的情况并不常见。

四、放疗技术对乳房重建结果的影响

早期关于放疗对乳房重建影响的研究多采用二维放疗技术，而近些年来随着放疗技术的发展与革新，更新的放疗技术被应用到乳房重建患者的治疗之中，包括逆向调强放疗(intensity modulated radiation therapy，IMRT)和容积弧形调强放疗(volumetric modulated arc therapy，VMAT)。这两项技术可以提高靶区内剂量分布的均匀性，同时降低肺和心脏的高剂量区受照体积。

放疗技术的差异，如是否采用bolus或boost、放疗分割模式、淋巴结靶区体积等，都是决定乳房重建患者美容效果的重要影响因素。但是，乳房重建手术和患者相关因素变化多样，每个因素的重要程度还没有得到很好地阐明。因此，需要更多前瞻性的研究客观地评估接受乳房重建和放疗的乳腺癌患者中并发症的发生率。

一些聚焦于优化乳房重建患者放疗计划的临床试验也正在进行或者设计之中，如乳房重建术后大分割放疗。乳房重建术后放疗通常采用的是常规

分割模式,即单次照射剂量为 1.8~2.0 Gy。近期有研究显示,乳房切除术后大分割放疗非劣效于常规分割放疗,使得乳房切除术后大分割放疗受到越来越多的关注,包括乳房重建术后的大分割放疗。Khan 等设计了一项前瞻性 II 期临床试验,探讨大分割放疗用于乳房重建患者的疗效。这项研究在 2010~2014 年共纳入 69 例 IIA~IIIC 期且接受乳房切除术的乳腺癌患者,其中 41 例患者接受乳房重建,绝大部分患者采用扩张器-假体的即刻延迟重建的模式。放疗方案是:胸壁+区域淋巴结 36.63 Gy/11 次加或不加瘢痕处加量 3.33 Gy×4 次,中位随访时间为 32 个月。结果显示,没有患者出现 3 级及以上的毒性反应,3 年无局部复发生存率为 89.2%,3 年 DFS 为 90.3%。重建失败率为 24%,重建相关并发症发生率为 32%。基于这项研究,Haffty 教授又发起了一项 III 期随机对照临床试验(ALLIANCE A221505 研究),这项研究纳入的全部都是乳房重建患者,目的是进一步探讨在乳房重建的患者中采用大分割放疗的疗效和安全性。

第三节 放疗和重建的时序

一、放疗联合自体组织乳房重建的治疗方案和决策

(一) 自体组织乳房重建时放疗介入的时机

以往的观念认为,对于选择接受自体组织乳房重建且有术后放疗指征的乳腺癌患者,应该先放疗再进行延迟重建手术。相关证据可以追溯到 2001 年 MDACC 癌症中心发表的一项研究,这项研究在 1988~1998 年共纳入 102 例接受游离 TRAM 皮瓣乳房重建和放疗的乳腺癌患者,其中 32 例患者接受即刻乳房重建+放疗,70 例患者接受放疗+延迟乳房重建,即刻重建组和延迟重建组的中位随访时间分别为 3 年和 5 年。结果显示,两组患者的早期并发症差异没有显著性,但是即刻重建组的晚期并发症发生率显著高于延迟重建组(87.5%对比 8.6%,$P=0.000$),晚期并发症包括脂肪坏死、皮瓣体积减小、皮瓣挛缩等。为了降低并发症风险,大多数整形外科医生常常会为需要自体组织乳房重建且有放疗指征的患者推荐延迟重建。

近年来,越来越多新的研究提供了更有说服力的证据,认为在放疗前进行即刻自体组织乳房重建也是一个可行的选择。2014 年 Kelley 等发表了一篇关于自体组织重建与放疗相对顺序的系统综述,这篇综述纳入 1994~2012 年共 20 项前瞻性或回顾性的相关研究。结果显示,即刻重建+放疗组的重建相关并发症发生率和重建成功率与放疗+延迟重建组相似,并发症包括脂肪坏死、总体皮瓣丢失率、部分皮瓣坏死率、血管栓塞率等。另外两项系统综述的结果与 Kelley 等的结果相似,也发现在自体组织重建中放疗介入的相对时序对总体并发症发生率没有显著影响。其中,Schaverien 等的系统综述显示,即刻重建组的矫正手术率显著高于延迟重建组。但是这些系统综述纳入的研究绝大部分是回顾性分析,其结论的可靠性也因此受到置疑。

目前,关于这一问题最有说服力的证据是来自 MROC 涉及 11 个北美癌症中心、57 个整形外科医生的一项前瞻性多队列研究。这项研究评估了 175 例接受即刻或延迟自体组织乳房重建和放疗的乳腺癌患者的术后并发症,其中 108 例患者接受即刻重建+放疗,67 例患者接受放疗+延迟重建。结果显示,两组患者 1 年总体并发症发生率相似(即刻重建组 25.9%对比延迟重建组 26.9%,$P=0.54$)。延迟重建组的重建前 BREAST-Q 评分(包括对乳房、心理健康、性健康的满意度)显著低于即刻重建组;但在重建术后 1 年和 2 年评估 BREAST-Q 问卷中,两组患者在这些方面的满意度均相似。总体来说,这些证据说明即刻自体组织重建对放疗的耐受性比以往经验中的耐受性要好,且并发症发生率较低。

(二) 在接受放疗的患者中进行延迟自体组织乳房重建的最佳时间

Baumann 等发现,在放疗结束 12 个月之后再进行延迟自体组织重建的并发症显著低于在 12 个月之内进行延迟重建的患者,包括总体皮瓣丢失、微血管内血栓形成等,而且间隔 12 个月之上的患者再次手术率也显著降低。而 Monoh 等则发现,放疗与重

建的间隔时间≤6个月与＞6个月相比,两组并发症发生率差异无显著性。虽然这些研究并没有规定放疗之后间隔多长时间再进行延迟重建手术是安全的,但常识认为,放疗与乳房重建手术的间隔时间越长,放疗之后皮肤损伤修复就越充分,乳房重建术后发生损伤修复相关并发症的风险就越小。

二、放疗联合异体植入物乳房重建的治疗方案和决策

基于植入物的乳房重建可以分为单阶段的植入物重建和两阶段的组织扩张器-永久性植入物重建。单阶段重建是指在乳房切除手术中就即刻放置永久性植入物。然而,只有一小部分患者适合单阶段的植入物重建,因为这种重建的首要条件是乳房切除术后的皮肤要有足够的质量且能够耐受直接的植入物手术。对选择植入物重建且有放疗指征的高危乳腺癌患者,两阶段的组织扩张器-永久性植入物重建是最常用的方法。这种重建模式是在乳房切除术时将组织扩张器放置于皮肤和胸壁肌肉之下,术后通过金属扣向扩张器内定期注入生理盐水以充分扩展皮肤,最后将组织扩张器取出并更换为永久性植入物。

（一）组织扩张器-植入物乳房重建时放疗介入的最佳时机

组织扩张器-植入物乳房重建时,重建与放疗的最佳结合时序是一个备受争议的话题。放疗介入的时机有两种:一种是在换永久性植入物之前进行放疗,顺序是放置组织扩张器-放疗-扩张器取出换成永久性植入物,这种模式中放疗照射的是组织扩张器;另一种是在换永久性植入物之后进行放疗,顺序是放置组织扩张器-扩张器取出换成永久性植入物-放疗,这种模式中放疗照射的是永久性植入物。文献报道的组织扩张器-植入物重建的失败率变化范围较大（0～40%）,这取决于放疗照射的是组织扩张器还是永久性植入物。比较照射组织扩张器与照射永久性植入物的研究较多,但是大部分是回顾性分析,前瞻性研究非常少,研究结论也尚不统一。2011年Nava等的一项前瞻性研究入组了257例接受组织扩张器-植入物重建和放疗的乳腺癌患者,发现照射组织扩张器组的重建失败率显著高于照射植入物组（40%对比6.4%,$P<0.0001$）,且照射扩张器组的乳房外形和对称性较差,Baker Ⅳ级包膜挛缩的发生率也最高（照射组织扩张器组13.3%对比照射植入物组10.1%对比无放疗组0,$P=0.0001$）。Cordeiro等的研究与Nava等的结果相似,也发现照射组织扩张器的重建失败率显著高于照射植入物,但是照射植入物组的中-重度包膜挛缩的发生率显著较高。由此提出一个问题:虽然照射植入物的重建失败率比照射组织扩张器低,但会导致更高的包膜挛缩率,这样的代价是否值得？

2016年MROC的一项前瞻性研究也分析了在组织扩张器-植入物重建中不同放疗时序对重建并发症的影响。这项研究纳入了150例接受组织扩张器-植入物重建及放疗的乳腺癌患者,104例患者照射组织扩张器,46例患者照射永久性植入物,所有患者在重建术后至少随访2年。结果显示,两组的主要并发症率和重建失败率均差异没有显著性,提示在两阶段重建模式中放疗介入的时序可能并不是影响并发症的主要预测因素。2017年Lee等的一项Meta分析纳入了8项比较照射组织扩张器与照射永久性植入物的研究,共计899例患者,其中489例照射组织扩张器,410例照射永久性植入物。结果显示,照射组织扩张器组的重建失败率和重建并发症发生率与照射永久性植入物组相比差异均没有显著性。需要注意的是,照射永久性植入物组的严重包膜挛缩率显著高于照射组织扩张器组,这与Cordeiro的研究结果一致。虽然不同研究报道的包膜挛缩发生率差异较大,但是包膜挛缩是植入物重建最严重的风险,会导致患者美容效果较差、疼痛、不适感。在缺乏有力的证据证明某一个放疗时序优于另一个的情况下,患者和医生在权衡放疗与扩张器-假体重建的最佳时序的利弊时,降低包膜挛缩是一个重要的考量因素。

到目前为止,关于乳房重建和放疗最佳时序的高质量证据还比较有限,大部分是单中心回顾性研究,随机对照临床试验非常少。研究结果可能受其他因素的影响,如研究终点定义不同、测量方法不标准、缺乏与手术并发症相关的危险因素信息、不同分组之间患者的异质性等,在解读研究结果时需要充分考虑这些因素。

（二）在组织扩张器-植入物乳房重建时,放疗结束后组织扩张器更换植入物的最佳时间

在照射扩张器的患者中,放疗结束后何时进行扩张器换假体手术也是一个需要解答的问题。

Peled 等研究显示,放疗结束 6 个月之内进行置换手术患者的重建失败率显著高于放疗结束超过 6 个月的患者。在临床实践中,大部分整形外科医生会等到放疗结束 6 个月以上再进行更换手术以减低并发症,尤其是重建失败率。另外常识认为,进行置换手术的确切时间可能应该取决于放疗后皮肤损伤的恢复情况。

第四节 乳房重建技术对放疗计划及实施的影响

理想的放疗计划包括放疗靶区或者病灶的剂量覆盖及正常组织保护。如在乳腺癌的放疗计划中,要求处方剂量能够充分覆盖靶区(包括重建的乳房、胸壁、区域淋巴结),同时尽可能降低周围正常组织如心脏和肺的受照剂量。传统的观点认为,乳房重建会增加放疗计划实施的难度,膨胀的组织扩张器会在乳房轮廓的内侧和顶部形成一个陡峭的斜坡,从而导致接野处的胸壁形成低剂量区,同时胸壁厚度也会因此变得厚薄不均,导致电子线治疗时靶区内的剂量分布不均匀。MDACC 的一项研究显示,即刻重建术后放疗会导致 52% 的患者放疗计划有妥协,而未重建组仅有 7% 的患者计划有妥协。

许多更新的研究对这个既往观念提出了挑战,认为放疗科医生可以通过标准的照射野实现放疗计划。大部分放疗科医生认为最具挑战性的放疗计划是那些需要包括内乳淋巴结区域的计划,因为内乳淋巴结更靠近心脏。一项 MSKCC 大型研究也比较了接受乳房重建和未接受重建患者的放疗计划。结果发现,显著增加心脏和肺受照剂量的因素并不是乳房重建,而是靶区包括了内乳淋巴结。Mayo Clinic 的一项研究也发现,即刻乳房重建不会延长放疗开始的时间,不会降低靶区的覆盖剂量,也不会增加正常组织的受照剂量。重要的是,这些研究都是通过 DVH 图评价乳房重建患者放疗计划的质量,而既往研究多是在深吸气相呼吸控制技术发明之前开展的,数据分析存在很多局限。同时,单独电子线前野照射内乳淋巴结的技术现在也应用得很少。由于放疗技术的发展,对于乳房重建的患者更常用的放疗技术是 IMRT 或 VMAT,这两项技术可以提高靶区内剂量分布的均匀性,同时降低肺和心脏的受照剂量。同时,深吸气相呼吸控制技术的应用可以进一步降低心脏的受照剂量,即使靶区包括了内乳淋巴结,也更能满足剂量学参数的要求。另外,胸壁 bolus 和 boost 的应用也比以前减少。

近年来,随着预防性乳房切除术和重建技术的提高,双侧乳房重建手术的数量在不断增加。随着双侧乳房重建的增加,放疗科医生经常被问到这样一个问题:双侧乳房假体重建是否会影响放疗计划的实施?一项 MSKCC 研究比较了双侧和单侧乳房重建患者的放疗计划。这项研究纳入了 197 例接受乳房切除术和即刻组织扩张器重建的乳腺癌患者,患者在放疗前接受或不接受扩张器换假体手术,其中 100 例患者接受了单侧乳房重建手术,97 例患者接受了双侧乳房重建手术。放疗采用的是 2 个切线野+锁骨上野。结果显示,双侧乳房假体重建不会降低放疗计划的质量,增加肺和心脏剂量的显著预测因素是靶区包括了内乳淋巴结,而不是单侧或双侧重建。对于接受双侧乳房重建的患者,精确设计切线野的位置至关重要。在制订放疗计划时,医生可以将对侧乳房组织扩张器内的盐水部分或全部抽出,以缩小其体积,使其远离照射野。

另外,在组织扩张器-假体重建时,由于组织扩张器的体积比假体大,采用常规的切线野照射组织扩张器的技术可行性通常受到置疑。放疗科医生对于是否必须在放疗前抽出组织扩张器内的盐水尚未达成共识,通常根据每例患者的具体情况而定。虽然从组织扩张器里抽出盐水只是一种简单的操作,但是这种方法带来的剂量学优势很有限,还需要更多、更成熟的研究证据解答这个问题。

第五节 保留乳头乳晕复合物根治术中放疗的地位和作用

在乳腺癌切除术式不断演进的百年间,可以清楚看到乳腺癌治疗从注重肿瘤切除到关心患者心理及后期人文生活质量的转变。对于肿瘤相对局限的早期患者,从前期外科先驱者们追求以肿瘤完全切除为目的的扩大根治术,到20世纪70年代开始的局部肿瘤切除后全乳及原瘤床的辅助放疗,经过几十年的探索,保留乳腺的治疗方案已被证实疗效和安全性等同于改良根治术。但是在30%~40%的肿瘤复发风险相对高或有家族性遗传性乳腺癌倾向,如BRCA1/2基因突变的群体中,改良根治手术仍然是标准治疗术式。虽然改良根治术保留了胸肌,使患者的长期生活质量(如肺功能等)较传统根治手术有所改善,但美容外观上的缺失可能殃及患者长期心理健康。1991年Toth和Lappert率先报道了改良根治术——保留皮肤的乳腺切除术(skin-sparing mastectomy, SSM),为后期的乳腺重建储备了足够的皮肤组织,从而使后期重建成为可能。而对于SSM手术的肿瘤安全性,多项研究已显示SSM的后续局部复发概率与改良根治手术相似。保留乳头乳晕复合物乳腺切除术(nipple-sparing mastectomy, NSM)是对SSM的进一步改良。SSM术后约80%的患者出现重建的乳头乳晕复合物(nipple areola complex, NAC)的各种不被接受的并发症,NSM术后患者的评价和满意度均有积极改善。目前在NSM治疗中,有几个关键问题尚未达成统一共识,如患者适应证的选择、NSM术中或术后是否加用或联合局部放疗、NSM本身术式是否有进一步改进空间等,而这些问题最终指向的是保留NAC后肿瘤复发的安全性,即术后局部复发问题,本节就放疗在NSM中的可能地位做阐述和探讨。

一、放疗在 NSM 中的研究实践

NSM术式中肿瘤安全性的基础为NAC无隐匿性的肿瘤累及。既往文献所报道的NAC的肿瘤累及率为0~58%,肿瘤累及率的差异与原发肿瘤大小、部位及腋淋巴结是否阳性等相关。对于NSM病例选择的不肯定和对患者NAC是否肿瘤累及的不确定,促使研究者探讨NSM联合术中和术后放疗的可能。

(一) 外照射研究

外照射在NSM手术后的应用并不常见,文献报道的结合外照射的病例数少。瑞典Karolinska研究所的Benediktsson等于1988~1994年前瞻性地入组了216例患者行NSM手术治疗,73.6%为多发病灶,64.8%为T1病灶,33.8%为T2病灶,40%患者淋巴结阳性,中位随访时间13年。结果显示,10年总生存率达80.5%,中位局部复发时间为2.9年,其中局部复发时间小于3年的早期复发患者的总生存率明显低于复发时间大于3年的晚期复发患者。该研究中有47例患者接受了术后辅助放疗,最终显示接受放疗的患者中局部复发率为8.5%,而未接受放疗的患者局部复发率高达28.4%。提示局部放疗能降低局部复发率。该研究对美容结果的讨论有限,所有患者均接受假体重建,而且年龄相对大的患者双侧乳腺的对称性比年轻患者好。

(二) 术中电子线放疗

在NSM与放疗的结合中,除了传统的外照射,意大利欧洲肿瘤研究所(IEO)报道了针对NSM的特殊术中放疗技术,这个研究也是迄今为止报道病例数最多的NSM。该研究自2002年起入组病例,接受NSM的指征为无乳头回缩与溢血,冷冻病理提示NAC下无肿瘤累及,肿瘤距离乳头3 cm以上,腋下淋巴结阴性。采用的手术技术为皮下腺体切除的乳腺切除手术,保留3~5 mm皮肤厚度及皮下血管,同时单独取乳头后方组织进行冷冻病理检查。如冷冻病理阳性,则切除NAC;如冷冻病理阴性,则开始术中电子线放疗(electron intraoperative treatment, ELIOT)的步骤。NAC及外扩1 cm范围为计划放疗靶区,放疗剂量为单次电子线16 Gy。基于Yarnold等的START-pilot研究,乳腺癌复发的放射生物学参数α/β值为4。因此,单次16 Gy的剂量相当于常规放疗每次2 Gy的总剂量40~45 Gy,该剂量也是乳腺癌术后辅助放疗的标准剂量。在肿瘤控制效果方面,2012年报道了中位随访期50个

月的局部控制率等疗效。在 772 例浸润性肿瘤患者中,乳腺内复发率为 3.6%,NAC 复发率为 0.8%;在 162 例原位肿瘤患者中,乳腺其他部位复发率为 4.9%,NAC 复发率为 2.9%。总共 934 例患者中,有 861 例接受放疗,其中只有 1.3% 的患者出现 NAC 的复发。对复发高危因素进行分析,研究认为浸润性肿瘤患者的高危因素是肿瘤分级及 HER-2 状态,但 NAC 复发高危因素则是 EIC 及 ER 状态等。另外,在美容效果和并发症方面,75%~85% 的患者对术后的美容效果评价为"好"或"满意"。该研究中感染和坏死的发生率为 2%~10%。IEO 研究中心分析了另外 1 001 例接受 NSM 及术中放疗患者的 NAC 坏死率,NAC 全部坏死率为 3.5%(35 例),部分坏死率为 5.5%(55 例),最终 NAC 因并发症而切除的患者为 50 例(5.5%)。

二、对于 NSM 联合放疗临床研究的再思考

以上两项临床研究是 NSM 中为数不多的前瞻性探索研究,尤其是 IEO 的研究设计可圈可点。两项研究结果提示,不管是术后放疗(瑞典研究)还是术中放疗(意大利研究),联合 NSM 都能降低局部复发率。但值得关注的是,瑞典研究中术后患者入组放疗的指征并不很明确,因此评价该研究中放疗是否能降低局部复发率仍需谨慎。在对整组患者局部复发部位的分析中,显示 77% 的患者复发部位为同侧象限,提示了加强原病灶瘤床区局部治疗的必要性。

对于 IEO 系列研究的解读就更需谨慎。Petit 等在随访 26 个月时对部分 NAC 术后石蜡标本阳性或切缘较近的患者进行分析,统计发现有 79 例患者 NAC 冷冻病理阴性,而后期石蜡标本阳性;另外有 81 例患者术中切缘近,需二次手术切除才达到阴性。共 160 例患者在接受手术及放疗随访 26 个月后,无一例出现局部复发。虽然此结果支持了术中放疗可能会杀灭手术中残留的亚临床病灶,但整个 NSM 联合术中放疗系列研究中的患者是高度选择的,以临床复发低危患者为主。在 IEO 同一研究中心针对保乳术后患者瘤床区术中电子线加量的前瞻性临床研究中,术中放疗组局部复发率并不理想。自 2001 年起,IEO 进行保乳术后同期术中电子线放疗的研究,共入组 1 305 例患者,肿瘤直径均 < 2.5 cm,保乳术后随机分为术中电子线单次 21 Gy 放疗或术后全乳放疗(EBRT)加后期瘤床加量至 60 Gy,其中 T1 患者 84%,腋窝淋巴结阴性患者 73%,ER 阳性患者 90%。中位随访期 5.8 年后,在原瘤床区域"true recurrence"发生率术中放疗组(2.4%)显著高于术后全乳+瘤床放疗组(0.4%)。比较此研究和 NSM 术中放疗,不难发现首先患者入组标准是有差异的,其次术中放疗技术在目前为非主流。另外一项来自欧洲的术中放疗研究 Targit,由于其入组流程的复杂和合理性,最终疗效仍为大家争议和讨论。总之,即使在保乳治疗中,ELIOT 的复发率也比常规放疗高,而用 ELIOT 取代整个胸壁的照射及区域淋巴结的照射,也是值得商榷的。

三、NSM 治疗联合放疗与不放疗的疗效对比

放疗能否降低 NSM 局部复发率还需与其他未联合放疗的 NSM 研究比较,表 43-1 综述了不同 NSM 研究的患者入组标准及局部复发情况。比较不同研究可以发现,多数研究对入组要求肿瘤的直径 < 3 cm,肿瘤距乳头距离至少 1 cm,Monhoz 等的研究要求肿瘤距乳头至少 5 cm。另外需要排除其他可能的 NAC 侵犯及皮肤侵犯的高危因素,如无溢血/乳头回缩、非炎性乳癌等。类似的患者入组标准都是为了确保 NSM 手术后局部复发的安全性,同时涉及放疗的研究比较未放疗的研究,其局部复发率相似。

表 43-1 不同 NSM 研究的患者入组标准及局部复发情况

作者	患者数(例)	放疗	放疗方式	随访时间(中位)	肿瘤大小,淋巴结或分期	局部复发率(%)
Petit (2012)	934	900	ELIOT(875 例) EBRT+/− ELIOT(25 例)	50 个月	pTis-T3 N(+):422 例	5.1

续表

作者	患者数（例）	放疗	放疗方式	随访时间(中位)	肿瘤大小,淋巴结或者分期	局部复发率(%)
Benediktsson (2008)	216	47	EBRT	13年	pTis-T3 N(+);87例	No RT/RT 20.8/8.5
Gerber (2009)	60	16	EBRT	101个月	0~ⅢB期 N(+);32例	11.7
Sacchini (2006)	68	无	—	24.6个月	pTis-T1 N(+);7例	3
Boneti (2011)	293	22	EBRT	25.3~38.2个月	—	LRR:4.7
Crowe (2008)	58	N/A	—	41个月	N(+);10例	1.7
Wijayanayagam (2008)	35	N/A	—	—	0~Ⅱ期	—
Monhoz (2013)	106/158	N/A	—	65.6个月	—	3.7
Poruk (2015)	130	36	EBRT	25.8个月	0~Ⅳ期	0.8

四、未来放疗与 NSM 整合的可能方式

从整个 NSM 的治疗原则出发,患者的选择和手术质控是整个治疗的关键。从本质上分析 NSM 的术式,其实是为了后期重建而改良的乳腺全切除术,探讨放疗在 NSM 中的地位还需回归到乳腺癌切除术后辅助放疗的目的层面。

丹麦研究和加拿大温哥华研究在 20 世纪末已证实,对复发高危的乳腺癌患者给予局部胸壁及区域淋巴结放疗后,不仅能降低近 2/3 局部复发率,还能提高约 10% 总生存率。因此,在复发高危患者如淋巴结转移数目较多及原发肿瘤病灶较大,根治术后推荐局部胸壁及区域淋巴结放疗。在这个前提下,结合表 43-1 中放疗和不放疗的研究结果对比,如果 NSM 挑选的患者肿瘤足够小,距离乳头距离足够远,术中冷冻乳头下方组织无肿瘤累及,术中前哨腋下淋巴结阴性,换言之,复发低危的患者可能不需要术中放疗及术后放疗的参与;如果是复发高危的患者接受了 NSM,如腋下淋巴结阳性数目≥4 枚,肿块直径>5 cm,则需要在相应的术后行局部胸壁、NAC 及区域淋巴结的辅助放疗;复发风险中危患者是否要联合放疗、以何种放疗方式介入、放疗的剂量确定等则需要更多的临床研究和数据说明,有待后期更多的临床实践和探讨。

五、小结

NSM 手术是改良根治术后的一种改进,基于既往的临床研究,高危复发患者如≥4 枚以上的淋巴结转移,或者肿块直径>5 cm,需要接受术后辅助放疗。中危复发患者(淋巴结 1~3 枚转移)是否接受放疗需要考虑复发风险以及放疗对美容效果等的影响。

对于 NAC 的 ELIOT 常规应用于 NSM 手术患者存在争议,特别是患者肿瘤足够小,距离乳头距离足够远,术中冷冻乳头下方组织无肿瘤累及,术中前哨淋巴结阴性。但是,对于乳头乳晕后方切缘假阴性或者近切缘的患者应该考虑给予局部放疗。ELIOT 技术在 NSM 手术后淋巴结转移患者中的应用价值还需要更长时间的随访或者前瞻性研究的支持。

(张 丽 俞晓立 郭小毛)

参考文献

[1] Barry M, Kell MR. Radiotherapy and breast reconstruction: a meta-analysis. Breast Cancer Res

Treat, 2011, 127:15 - 22.
[2] Baumann DP, Crosby MA, Selber JC, et al. Optimal timing of delayed free lower abdominal flap breast reconstruction after postmastectomy radiation therapy. Plast Reconstr Surg, 2011, 127:1100 - 1106.
[3] Benediktsson KP, Perbeck L. Survival in breast cancer after nipple-sparing subcutaneous mastectomy and immediate reconstruction with implants: a prospective trial with 13 years median follow-up in 216 patients. Eur J Surg Oncol, 2008, 34:143 - 148.
[4] Berbers J, van Baardwijk A, Houben R, et al. 'Reconstruction: before or after postmastectomy radiothe-rapy?' A systematic review of the literature. Eur J Cancer, 2014, 50:2752 - 2762.
[5] Berry T, Brooks S, Sydow N, et al. Complication rates of radiation on tissue expander and autologous tissue breast reconstruction. Ann Surg Oncol, 2010, 17(Suppl 3):202 - 210.
[6] Billig J, Jagsi R, Qi J, et al. Should immediate autologous breast reconstruction be considered in women who require postmastectomy radiation therapy? A prospective analysis of outcomes. Plast Reconstr Surg, 2017, 139:1279 - 1288.
[7] Cordeiro PG, Albornoz CR, McCormick B, et al. What is the optimum timing of postmastectomy radiotherapy in two-stage prosthetic reconstruction: radiation to the tissue expander or permanent implant? Plast Reconstr Surg, 2015, 135:1509 - 1517.
[8] Ho AY, Patel N, Ohri N, et al. Bilateral implant reconstruction does not affect the quality of postmastectomy radiation therapy. Med Dosim, 2014, 39:18 - 22.
[9] Jagsi R, Momoh AO, Qi J, et al. Impact of radiotherapy on complications and patient-reported outcomes after breast reconstruction. J Natl Cancer Inst, 2018, 110(2). doi: 10.1093/jnci/djx148.
[10] Jethwa KR, Kahila MM, Whitaker TJ, et al. Immediate tissue expander or implant-based breast reconstruction does not compromise the oncologic delivery of post-mastectomy radiotherapy (PMRT). Breast Cancer Res Treat, 2017, 164:237 - 244.
[11] Kelley BP, Ahmed R, Kidwell KM, et al. A systematic review of morbidity associated with autologous breast reconstruction before and after exposure to radiotherapy: are current practices ideal? Ann Surg Oncol, 2014, 21:1732 - 1738.
[12] Khan AJ, Poppe MM, Goyal S, et al. Hypofractionated postmastectomy radiation therapy is safe and effective: first results from a prospective phase II trial. J Clin Oncol, 2017, 35:2037 - 2043.
[13] Lam TC, Hsieh F, Boyages J. The effects of postmastectomy adjuvant radiotherapy on immediate two-stage prosthetic breast reconstruction: a systematic review. Plast Reconstr Surg, 2013, 132:511 - 518.
[14] Lee KT, Mun GH. Optimal sequencing of postmastectomy radiotherapy and two-stages of prosthetic reconstruction: A meta-analysis. Ann Surg Oncol, 2017, 24:1262 - 1268.
[15] Momoh AO, Colakoglu S, de Blacam C, et al. Delayed autologous breast reconstruction after postmastectomy radiation therapy: is there an optimal time? Ann Plast Surg, 2012, 69:14 - 18.
[16] Nava MB, Pennati AE, Lozza L, et al. Outcome of different timings of radiotherapy in implant-based breast reconstructions. Plast Reconstr Surg, 2011, 128:353 - 359.
[17] Ohri N, Cordeiro PG, Keam J, et al. Quantifying the impact of immediate reconstruction in postmastectomy radiation: a large, dose-volume histogram-based analysis. Int J Radiat Oncol Biol Phys, 2012, 84: e153 - e159.
[18] Peled AW, Foster RD, Esserman LJ, et al. Increasing the time to expander-implant exchange after postmastectomy radiation therapy reduces expander-implant failure. Plast Reconstr Surg, 2012, 130:503 - 509.
[19] Petit JY, Veronesi U, Orecchia R, et al. Nipple sparing mastectomy with nipple areola intraoperative radiotherapy: one thousand and one cases of a five years experience at the European Institute of Oncology of Milan (EIO). Breast Cancer Res Treat, 2009, 117:333 - 338.
[20] Petit JY, Veronesi U, Orecchia R, et al. Risk factors associated with recurrence after nipple-sparing mastectomy for invasive and intraepithelial neoplasia. Ann Oncol, 2012, 23:2053 - 2058.
[21] Poruk KE, Ying J, Chidester JR, et al. Breast cancer recurrence after nipple-sparing mastectomy: one institution's experience. Am J Surg, 2015, 209: 212 - 217.
[22] Santosa KB, Chen X, Qi J, et al. Postmastectomy radiation therapy and two-stage implant-based breast reconstruction: Is there a better time to irradiate? Plast Reconstr Surg, 2016, 138:761 - 769.
[23] Schaverien MV, Macmillan RD, McCulley SJ. Is immediate autologous breast reconstruction with post-operative radiotherapy good practice: A systematic review of the literature. J Plast Reconstr Aesthet Surg, 2013, 66:1637 - 1651.

第七篇

乳腺癌的术前治疗

第四十四章

可手术乳腺癌的术前处理

第一节 术前处理与准备

"可手术"一词过于宽泛，为便于讨论，我们将可手术乳腺癌患者定义为"无需其他治疗就可以直接按预定方案行全乳切除或保乳手术的乳腺癌患者"和"有保乳意愿但仅仅因肿瘤过大无法行保乳手术的乳腺癌患者"两类。对于前者，治疗原则很明确，就是尽快手术；对于后者，应在新辅助化疗达到保乳条件后立即行保乳手术或发现新辅助化疗无效时立即行全乳切除。

女性乳腺是人类哺育后代的主要器官，是体形健美的重要标志。乳腺癌手术不可避免地会给患者造成一定程度的心理和生理负担。因此，通过充分的术前处理和准备使患者尽可能接近生理状态，增强手术的耐受性，减少手术的风险就显得非常重要。

一、全身情况的评估

术前除完成乳腺专科的相关检查外，必须详细询问病史，全面进行体检，掌握患者的全身状态、病情、营养状况、有无并发疾病等；应全面检查心、肺、肝、肾、骨等重要脏器的功能，对有功能障碍者应予及时纠正，使其达到可以耐受手术的程度。患者大体分为耐受能力良好和耐受能力不良两类。

1. **耐受力良好** 第1级良好，全身健康状况良好，外科病变局限，不影响或对全身只有极小影响，其他重要生命器官并无足以影响功能的器质性疾病；第2级较好，全身健康情况较好，外科疾病对全身已有一定影响，但容易纠正或重要生命器官有早期病变，但功能处于代偿状态。

2. **耐受力不良** 第3级较差，全身健康状况较差或属于老年或少年，或外科疾病对全身已经发生明显影响，或重要生命器官有器质性病变，功能濒于失代偿或者处于早期失代偿期；第4级很差，全身健康状况很差，外科疾病对全身已有严重影响或重要生命器官有明显器质性病变，失去代偿功能，经常需要内科支持疗法。

二、一般性术前准备

乳腺位于浅筋膜内，非胸腹腔重要脏器，因此乳腺癌手术的术前准备相对简单，遵循一般外科手术术前准备原则即可。

（一）皮肤的准备

乳腺外科术前皮肤准备关系到组织的愈合、切口感染和手术本身的效果，是乳腺手术前的必要步骤。术前患者应洗澡、洗头、修剪指（趾）甲、更换衣服。腋毛及手术区汗毛亦应仔细剃去。如术中需要植皮，供皮区亦按手术区准备。常见乳腺疾病备皮范围，包括同侧的上臂，上至颌下，下至平脐，同侧背部1/4，对侧至腋中线。

（二）胃肠道准备

术前12小时开始禁食，术前4小时开始禁水，以防止手术时呕吐引起吸入性肺炎或窒息。

(三) 镇静剂的应用

手术期临近，要注意安慰和鼓励患者，使其情绪稳定，身心都得到休息。对于思想负担较重的患者，可适当给予镇静药物。

(四) 其他方面的准备

如患者发热或月经来潮，因全身抵抗力降低兼之盆腔充血，手术应推迟为妥；术前应排空大小便，如全身麻醉患者术前应放置导尿管；如考虑术中、术后需要输血，术前应备血；术前应锻炼床上大小便、深呼吸及戒烟等；应将患者的活动义齿取下，以免麻醉或手术过程中脱落或咽下。

三、耐受力不良的纠正及特殊处理

对于有其他合并症的耐受力不良患者，应在充分评估患者全身状态和重要脏器功能的前提下，尽量予以纠正，以期达到能够耐受手术的目的。对于经特殊对症处理后仍严重失代偿、无法耐受手术的患者，则不应强行手术。现将常见的耐受力不良情况及处理列举如下。

1. **营养不良** 营养不良的患者耐受失血、休克的能力降低，组织的愈合能力降低易发生感染。对于营养不良的患者手术前应给予高热量、高蛋白饮食，以保证患者的正氮平衡。对于体质衰弱的患者，术前特别需要补充水溶性维生素 B 及维生素 C。各种维生素 B 对碳水化合物的中间代谢很重要，维生素 C 则能促进手术后切口的愈合。贫血严重者或血浆蛋白过低的患者，对手术及麻醉的耐受力均较差，术中、术后容易发生各种并发症，术前必须给予纠正。纠正贫血需通过输全血或红细胞混悬液使血红蛋白提高至 90～100 g/L；纠正低蛋白血症，可用血浆或白蛋白液体制剂，使血浆总蛋白提高至 60 g/L，至少≥50 g/L，以提高对手术的耐受力。

2. **高血压** 尚无心、脑、肾等脏器病变的早期高血压病在合理治疗、控制血压的条件下，手术危险性并不比正常人大；但已有重要脏器病变的后期高血压，手术危险性比较大，可能出现脑出血、心力衰竭和肾衰竭的危险。血压过高者，在术前应适当应用降压药物，使血压控制于一定程度，但并不要求降至正常后才做手术。降压药物的选择既要有效降压，又要为麻醉创造条件，如必须术前停止耗竭型钙离子拮抗剂的使用。

3. **心血管疾病** 心血管疾病患者对手术的耐受力较一般患者低，与健康人相比其手术死亡率高 2.8 倍，心脏病的类型与手术的耐受力有关。发绀型先天性心脏病、风湿性心脏病和高血压性心脏病等心律正常而无衰竭趋势者，手术耐受力良好，术前无需特殊准备；冠状动脉硬化性心脏病、房室传导阻滞，特别是高度房室传导阻滞的患者易发生心搏骤停，对手术耐受力较差，必须做好充分的术前准备；急性心肌炎、心力衰竭和急性心肌梗死患者对手术耐受力极差，除急症抢救外手术应推迟。心血管疾病患者的乳腺癌术前准备应在心血管专科医生的指导下实施。

4. **呼吸功能障碍** 凡有呼吸功能不全的患者，都应做血气分析和肺功能检查。肺部有急性炎症、上呼吸道感染及急性扁桃体炎的患者，择期手术应待感染控制后 1～2 周施行；患有慢性支气管炎、支气管扩张、肺气肿等慢性肺部疾病的患者，应在术前治疗观察。支气管扩张剂对阻塞性肺功能不全患者有较好的作用，可增加肺活量，对咳脓痰者术前应使用抗生素，择期手术应在症状好转后施行。经常哮喘发作的患者术前应用肾上腺皮质激素以减轻支气管黏膜水肿，常用泼尼松 10 mg 或地塞米松 0.75 mg，均为每天 3 次口服。吸烟患者必须术前 2 周停止吸烟，术前可行增加肺通气量的锻炼，并戒除吸烟的习惯。肺结核患者择期手术应在结核病灶静止后施行，同时抗结核治疗。

5. **肝脏疾病** 常见的是肝炎和肝硬化。凡有肝病者术前都应做各项肝功能检查。

(1) 给予高碳水化合物、高蛋白质饮食以改善全身情况，增加肝糖原储备量，术前每天应摄取碳水化合物 300～500 g。无肝性脑病前期症状患者，蛋白质应在 100 g 以上，必要时可每天应用葡萄糖、胰岛素和钾盐混合液，还可输入 25% 浓缩白蛋白溶液 20 ml，以提高血浆白蛋白浓度。

(2) 给予大量维生素 B 族和维生素 C、维生素 K。

(3) 小量多次输注新鲜血液，以纠正贫血，增加凝血因子。

(4) 如有水肿或胸、腹腔积液时，应在限制钠盐的基础上应用利尿剂或抗醛固酮药，输入血浆及白蛋白。

6. **肾脏疾病** 凡有肾脏疾病者都应进行肾功能检查。对于肾功能不全患者也应测定血、尿肌酐、24 小时肌酐清除率等。肾功能损害越重，手术耐受力越差，术后并发症的发生率及死亡率越高。有重度肾功能损害者手术后并发症发生率达60%,所以乳腺疾病合并肾功能不全者术前准备的要点是最大限度地改善肾功能。对于轻、中度肾功能损害的患者,经过适当的内科治疗一般都能良好地耐受手术。即使处于重度肾功能损害的患者,在有效的透析疗法处理下仍能安全地耐受手术。为了保护肾功能,避免其进一步受损,术前还应补足血容量,维持肾血流量,纠正水、电解质平衡紊乱及酸碱平衡失调,避免应用对肾脏有损害的药物及治疗泌尿系感染等疾病。

7. 曾用激素治疗者　正在应用激素治疗或在6~12个月内曾经应用激素治疗超过1~2周者,肾上腺皮质功能可能受到不同程度的抑制,可在手术前2天开始应用氢化可的松每天100 mg,第3天即手术当天应用300 mg。在手术室配备氢化可的松,一旦出现低血压者,静脉注射本品100 mg,手术后每天100~200 mg,手术性应激过去后才可停用。

8. 糖尿病　糖尿病患者对手术的耐受力差,易出现术后并发症。手术前应使患者的血糖稳定于轻度升高状态(5.6~11.2 mmol/L)。这样不仅对人体没有害处,而且不至于因胰岛素过多而发生低血糖,同时也避免因胰岛素过少而发生酸中毒。如果患者应用降血糖药物或长效胰岛素,均应改用短效胰岛素皮下注射,使血糖、尿糖控制于上述水平。手术应在当日尽早实施,以缩短手术前禁食时间,避免酮生成。

值得提出的是,在为乳腺癌患者进行特殊的术前准备时,针对其各个脏器的疾病,应当请有关的各专科医生会诊,认真倾听专科医生的意见,从而使术前准备更加完善,提高手术的安全性。

四、术前宣教

术前宣教一般由护士进行,是患者由普通住院状态向手术状态转变的重要过程。良好的术前宣教,能够稳定患者情绪,使患者知晓手术相关信息,帮助患者顺利度过手术并尽快恢复。术前宣教一般包括:①在手术方案确定后,应向患者及家属讲解病情进展程度及手术治疗情况,使患者及家属心中有数,减少顾虑。②讲解术前准备的意义和术后的注意事项,使患者能主动配合治疗和护理。③介绍术后患侧上肢状态及功能锻炼的重要性,并从术前开始施行肢体运动训练。就运动的目的、方法及注意事项向患者进行指导,并给患者示范具体方法。④为有效预防术后呼吸系统并发症,术前应指导患者掌握深呼吸、咳痰、变换体位,以及在病床上完成大小便的具体方法。

五、心理准备

对于患者来说,施行乳腺癌手术是一件大事,手术前必然会有各种各样的想法,且乳腺癌患者多为女性,对手术存在双重的恐惧感。一方面因为患恶性肿瘤,对手术是否能够达到预期效果担忧;另一方面,如果手术中切除乳房,意味着失去了女性第二性征和丧失了女性部分功能;加之,术后的形体变化、肢体功能恢复情况、家庭经济状况、是否影响生活质量、是否会复发等问题都会给患者带来不安和困惑,使之在术前背上了较大的思想包袱。医护人员应对患者做深入细致的思想工作,根据患者的年龄、职业、文化程度、心理素质、患者的意愿,对患者及其家属就施行手术的必要性、手术的危险性、可能取得的效果、可能出现的并发症、采取何种预防措施,以及术后恢复过程等都要交代清楚,以取得患者及其家属的信任,消除患者的思想顾虑及恐惧心理,树立与疾病作斗争的正确态度,勇于接受手术的痛苦和作出必要的牺牲,与医护人员积极配合,充满信心地接受各种治疗以达到最佳治疗目的。

国外研究表明,临床医生是乳腺癌患者有关治疗信息的最主要来源,良好信任的医患关系,能够帮助患者认识手术的重要性,主动接受治疗,并树立战胜疾病的信心。对于有外观要求的患者,医生应根据具体情况,提供保乳或整形方案,并充分说明利弊,供患者选择。

第二节　关于可手术乳腺癌患者的新辅助化疗

对于"无需其他治疗就可以直接按预定方案行全乳切除或保乳手术的乳腺癌患者",治疗原则很明确,就是尽快手术;对于"有保乳意愿但仅仅因肿瘤过大无法行保乳手术的乳腺癌患者",可以在严密观察疾病进展的前提下,先进行新辅助化疗,在新辅助化疗达到保乳条件后立即行保乳手术或发现新辅助化疗无效时立即行全乳切除。但近年来,某些单位和机构对"无需其他治疗就可以直接按预订方案行全乳切除或保乳手术的乳腺癌患者"应用新辅助化疗,对"有保乳意愿但仅仅因肿瘤过大无法行保乳手术的乳腺癌患者"已达到保乳要求后进行过度新辅助化疗,笔者就此进行简要讨论。

新辅助化疗又称术前化疗、诱导化疗、初始化疗等,是指在手术前给予全身的化疗药物治疗。虽然新辅助化疗有个"新"字,但务必认清并不是一种新的治疗方法,而仅仅在全身治疗的时间点上与辅助化疗不同。新辅助化疗之所以在术前进行,也恰恰说明了其目的是为尽早手术服务的。其临床应用的主要目的在于:①用于不可手术的局部晚期乳腺癌,通过化疗缩小肿瘤,从而使不可手术的患者获得手术治疗的机会。②对于可手术的乳腺癌,美国《NCCN指南》明确的说明,新辅助化疗仅仅适用于有保乳意愿,且除了肿瘤大小都符合保乳条件的患者,目的是为了使肿瘤缩小而尽早进行保乳手术。对于新辅助化疗,以下问题应作为关键点进行讨论。

一、新辅助化疗并不能改善患者的预后

在不可手术的局部晚期乳腺癌,以及提高保乳率方面的成功,再加上有动物实验报道似乎新辅助化疗有更好的全身治疗作用,于是逐渐有人提出是否可以将新辅助化疗的适应证进一步扩大到可手术的早期乳腺癌?为了在循证医学水平证实这个问题,从20世纪80年代中期开始,陆续进行了一系列的前瞻性随机对照研究,其中规模最大的试验为NSABP B-18和B-27试验。NSABP B-18试验的研究目标有3个:①多柔比星+环磷酰胺(AC)术前新辅助化疗与术后辅助化疗相比,能否提高患者的无病生存率(DFS)和总体生存率(OS);②肿瘤对新辅助化疗的反应是否与预后相关;③新辅助化疗能否提高保乳率。在B-18试验中,751例患者接受AC新辅助化疗,742例患者接受AC术后辅助化疗。目前,最新公布的数据为中位随访时间16年的研究结果:新辅助化疗与辅助化疗的DFS和OS没有显著性差异,但是新辅助化疗中获得病理完全缓解(pCR)患者的预后优于非pCR患者;对于随机前就准备进行保乳手术的患者,新辅助化疗能提高其保乳率。B-27试验共入组2 411例患者,随机分成3组:AC新辅助化疗后手术(AC→手术)、AC序贯多西他赛新辅助化疗后手术(AC→T辅助化疗→手术)、AC新辅助化疗后手术并继续T辅助化疗(AC→手术→T辅助化疗)。B-27的研究目标为评估新辅助化疗在AC的基础上加用T辅助化疗能否提高可手术乳腺癌的DFS和OS。最新公布的数据为中位随访8.5年的研究结果:新辅助化疗方案在AC的基础上加用T辅助化疗能使患者的pCR率从13%提高至26%,但并不能改善患者的DFS和OS。对11项临床试验共3 946例患者进行的Meta分析结果也表明:新辅助化疗与辅助化疗相比,并不能提高患者的DFS、OS、无远处转移生存率,反而增加了局部复发的风险。当然,新辅助化疗局部复发风险的增加可能与保乳率的提高,以及部分临床完全缓解(CR)的患者只进行了放疗而未行手术治疗有关。总之,新辅助化疗并不能改善患者的预后,新辅助化疗和辅助化疗在DFS和OS方面是没有差异的。

对于新辅助化疗的优点和缺点目前还有很多争议,国际上已经基本达成共识的优点主要是能缩小肿瘤便于手术,提高不可手术局部晚期乳腺癌的切除率,增加部分肿瘤体积较大患者的保乳成功率。缺点则包括延长体内带瘤时间,无效者延误了手术时机,取材有限而造成的诊断误差,预后较好的肿瘤可能造成过度治疗,而且影响预后判断和方案的选择。

二、通过新辅助化疗达到pCR并非为追求的目标

B-18和B-27试验都发现新辅助化疗中获得pCR者预后明显优于非pCR者,因此有些学者认为达到pCR的患者可以提高生存率,在新辅助化疗中应该将pCR作为追求的目标,只要患者有可能达到pCR,就不要放弃新辅助化疗。

对于这个问题的理解,首先要明确一点,参与比较的pCR和非pCR患者都接受了新辅助化疗,也就是说,是新辅助化疗中两个亚组之间的比较,而不是新辅助化疗与辅助化疗之间的比较,因此不能通过pCR与非pCR的比较得出新辅助化疗与辅助化疗孰优孰劣的结论。

B-18和B-27试验同时也证实,新辅助化疗

与辅助化疗的 DFS 和 OS 没有差异。对于 pCR 患者是否通过新辅助化疗而提高了生存率可以通过两种可能性进行理解。一种可能的情况是，达到 pCR 的患者确实通过新辅助化疗提高了生存率，但是，OS 并没有改变，那么结果只能是非 pCR 的患者由于新辅助化疗使其生存率降低了。如果有人获益，那么肯定有人受损，才能保证总体没有发生变化。如果上述推论成立，那么 pCR 患者的获益则是建立在损害大多数非 pCR 患者利益的基础之上的。另一种可能的情况是，对新辅助化疗中获 pCR 的患者自身而言，术后化疗效果也一样良好，自身的生存率并没有改变。从这种意义上说，新辅助化疗仅是一个筛选试验，把对化疗敏感的、预后好的患者挑选了出来，而这部分患者通过辅助化疗同样也能获益，新辅助化疗并没有增加生存人群的数量。

从伦理上来说，更希望是第 2 种情况，因为"不伤害"是行医的最首要原则。而且，临床试验也提示：获 pCR 的患者从辅助化疗中同样可以获益，提高 pCR 并不能提高 OS。在 B-27 试验中，第二组为 AC→T→手术，第三组为 AC→手术→T。第二组由于新辅助化疗方案中加入了 T，pCR 为 26%；第三组将 T 用于辅助化疗，而新辅助化疗中仅用 AC，pCR 为 13%。虽然第二组对比第三组的 pCR 升高了 1 倍，但是两组的 8 年 DFS 都为 62%，OS 都为 75%，这表明第二组 pCR 的提高是因为加入了更加有效的 T，将 T 用于辅助化疗患者同样也能获益。pCR 并不能提高患者的 OS。

此外，已有多项 Meta 分析证实 pCR 并不能作为患者生存期的替代临床终点。2014 年发表在 *Lancet Oncology* 上的 CTNeoBC 研究，共纳入 12 项乳腺癌相关新辅助治疗研究，pCR 与无事件生存期的相关性 $R^2=0.03$（95% CI：0～0.25），与 OS 的相关性 R^2 仅为 0.24，（95% CI：0.00～0.70）。相类似的，另一项纳入 29 项研究 14 641 例患者的 Meta 分析提示，pCR 仅与患者的 DFS 和 OS 存在较弱的关联性（R^2 分别为 0.08 和 0.09）。能否获得 pCR 是由肿瘤对药物的内在特性决定的，能够达到 pCR 的患者是否可以从化疗中获益并不会因为术前化疗还是术后化疗而发生改变。乳腺癌治疗的目标是提高患者的生活质量和生存率，况且并非所有 pCR 患者都不会复发和转移，也并非所有非 pCR 患者都会复发和转移，pCR 不能代表 DFS 和 OS，所以乳腺癌治疗的终极目标并非 pCR，pCR"不需要追求"。更何况，pCR 的定义只是原发病灶中无浸润性癌成分，手术切除则可以使所有可手术的患者都达到 pCR。

三、新辅助化疗可应用于正规临床试验，但不能在临床作为药敏试验指导用药

与辅助化疗相比，新辅助化疗存在可评估疗效的病灶，因此可以进行体内药敏试验，这种说法听起来非常迷人，也正是一部分学者选择新辅助化疗的重要原因。

然而，目前的临床试验都表明新辅助化疗的"体内药敏试验"在实践中是不可行的。在德国进行的一项前瞻性研究 GeparTrio 试验中，受试者达 2 090 例。所有受试者先进行 2 个疗程的多西他赛＋多柔比星＋环磷酰胺（TAC）新辅助化疗，然后进行疗效评估，对 TAC 无效的患者随机分成 2 组，一组继续 4 个疗程的 TAC，另一组换成没有交叉耐药的长春瑞滨＋卡培他滨（vinorelbine＋capecitabine，NX）。结果表明，对 2 个疗程 TAC 无效的患者，继续 TAC 原方案，采用最佳手段（超声或查体）评估的总体有效率（CR＋部分缓解[partial response, PR]）仍可达到 69.5%，pCR 为 5.3%；而换药为 NX 后总体有效率为 62.5%，pCR 为 6%，两者没有统计学差异。在保乳率方面两者也没有差异。结果表明，对于初始治疗无效的患者，如果继续原方案仍有有效的可能，即使换成没有交叉耐药的方案，仍然很有可能无效。另一项在英国进行的有关新辅助化疗药敏试验的前瞻性研究 Aberdeen 试验中，所有受试者先接受 4 个疗程的环磷酰胺＋长春新碱＋多柔比星＋泼尼松（CVAP）后，无效者换成多西他赛，有效者随机分成多西他赛或者继续 CVAP 化疗 4 个疗程，然后进行手术。结果表明，对于初始治疗有效的患者，换成多西紫杉醇后 pCR 从 15% 增加到 31%，也就是说，原方案有效的患者，换成其他方案后可能更有效；而 CVAP 失败的患者，即使换成多西紫杉醇，pCR 仍只有 2%，这与 Gepartrio 的结果也是一致的。Aberdeen 试验还发现，CVAP 初始治疗有效的患者，如果继续原方案进行新辅助化疗，总体有效率仅 64%，而且有 3.5% 的患者出现疾病进展（progression disease）。也就是说，1/3 初始治疗有效的患者，如果继续原方案治疗将会变成无效，甚至出现疾病进展。上述两项前瞻性研究用确凿的数据证实，新辅助化疗的体内药敏试验听起来很美好，但

在临床实践中是行不通的。

四、新辅助化疗的疗程选择与手术时机

对于新辅助化疗的疗程，目前还有许多争议。有些学者认为新辅助化疗需要6~8个疗程，甚至更长，才能达到目的。乳腺癌治疗的目的应该是提高生存率和改善生活质量。之前提到的GeparTrio试验对这个问题也进行了研究。在GeparTrio试验中，对2个疗程TAC有效者随机分成2组，分别继续4个疗程的TAC或者延长至6个疗程，来确定用更多的疗程能否提高pCR或者保乳率。研究结果表明，延长新辅助化疗的疗程并没有提高pCR和保乳率，反而增加了化疗的毒副作用，影响患者的手术及术后恢复。对于新辅助化疗能获得pCR的患者，即使术前的疗程不足而没有达到pCR，在术后的辅助化疗中同样也能从化疗中获得相同的疗效。然而，不必要的延长疗程可能导致一部分开始对化疗敏感的肿瘤细胞出现继发耐药，使本来已经缩小的肿瘤再次长大，甚至失去手术机会。新辅助化疗的"目的"不是pCR，而是为了提高手术切除率，提高保乳率。所以，一旦肿瘤缩小到可以手术或者保乳的程度，就应该停止新辅助化疗进行手术，在术后的辅助化疗中继续完成疗程。

五、新辅助化疗的适应证

曾经有人以2006年国际专家委员会（International Expert Panel）共识中"所有适合辅助化疗的乳腺癌都可以行新辅助化疗"的说法为依据来定义新辅助化疗的适应证。事实上，该会议每2年在德国的Biedenkopf举行一次，会议制定的共识主要基于十余名与会专家观点，是循证医学的低级别证据。随后大量的研究证实，新辅助化疗除了提高切除率和保乳率以外，与辅助化疗相比没有其他任何益处，反而可能使部分进展期患者失去保乳或者手术的机会。而且，术前判断是否需要辅助化疗是非常困难的，例如术前无法准确判断淋巴结转移状况，粗针穿刺结果可能没有代表性，也无法判断脉管瘤栓情况，有些体积较大但以原位癌为主的肿瘤可能术后不需要辅助化疗。

正因为如此，在NCCN 2018年最新更新的乳腺癌治疗指南中，明确指出了新辅助化疗的适应证。

美国《NCCN指南》已将新辅助化疗规范命名为术前化疗，并放在与辅助化疗并列的位置进行规范，明确指出了术前化疗适用于：①可手术的ⅡA、ⅡB、ⅢA（T3N1M0）乳腺癌，患者有强烈的保乳意愿，除了肿瘤大小外，其他条件均符合保乳标准，用于提高保乳的成功率；②不可手术的局部晚期乳腺癌（Ⅲ期，不含T3N1M0），用于提高切除率。在此，还需要明确"局部晚期"和"不可手术"的概念。根据美国《NCCN最新指南》，Ⅲ期即被称为局部晚期肿瘤，但局部晚期不代表不可手术，Ⅲ期中的T3N1M0归于可手术的局部晚期肿瘤。也就是说，除非出于患者主动的强烈保乳意愿，T3N1M0不应该进行新辅助化疗，而且肿瘤体积越大的患者出现进展而失去手术机会的风险更高。

此外，虽然美国《NCCN指南》将腋窝淋巴结转移且经术前化疗后有可能转为阴性的患者也列入了适用于术前化疗的范畴，但这一部分患者经术前化疗后行前哨淋巴结活检的安全性仍存在争议。美国《NCCN指南》将这一部分患者纳入新辅助化疗的指征，初衷是为了尽最大可能避免腋窝淋巴结清扫，从而降低患者上肢淋巴水肿的发生率。然而，这一设想在临床实践中面临前哨淋巴结假阴性率显著增高的风险，即肿瘤残留风险增高。目前已有3项大型临床研究关注于新辅助化疗后前哨淋巴结活检的疗效，然而结果均不尽如人意。在ACOSOG Z1071研究中，前哨淋巴结假阴性率为12.6%；而在SN FNAC研究中，如将前哨淋巴结ypN0（i+）归类为阴性，假阴性率高达13.3%；SENTINA研究提示，经新辅助化疗后腋窝转阴的患者中前哨淋巴结检出率仅为80.1%，而假阴性率高达14.2%。3项研究的结果均高于国际公认的可接受前哨淋巴结活检假阴性率（10%）。因此，通过术前新辅助化疗使腋窝淋巴结转阴，从而减少腋窝淋巴结清扫，这一设想目前来看仍缺乏强有力的循证医学证据支持，不应成为开展新辅助治疗的依据。

综上所述，对于新辅助化疗，人们必须保持清醒的头脑，严格遵循原则，不要滥用。对于原本就可以按预定方案进行全乳切除或保乳手术的可手术乳腺癌患者，不应进行新辅助化疗，不要让能手术的患者失去手术机会，不要让能保乳的患者失去保乳机会。

（孙　强）

参考文献

[1] Berruti A, Amoroso V, Gallo F, et al. Pathologic complete response as a potential surrogate for the clinical outcome in patients with breast cancer after neoadjuvant therapy: a meta-regression of 29 randomized prospective studies. J Clin Oncol, 2014, 32: 3883-3891.

[2] Boileau JF, Poirier B, Basik M, et al. Sentinel node biopsy after neoadjuvant chemotherapy in biopsy-proven node-positive breast cancer: the SN FNAC study. J Clin Oncol, 2015, 33: 258-264.

[3] Boughey JC, Suman VJ, Mittendorf EA, et al. Sentinel lymph node surgery after neoadjuvant chemotherapy in patients with node-positive breast cancer: the ACOSOG Z1071 (Alliance) clinical trial. JAMA, 2013, 310: 1455-1461.

[4] Cortazar P, Zhang L, Untch M, et al. Pathological complete response and long-term clinical benefit in breast cancer: the CTNeoBC pooled analysis. Lancet Lond Engl, 2014, 384: 164-172.

[5] Esteva FJ, Hortobagyi GN. Can early response assessment guide neoadjuvant chemotherapy in early-stage breast cancer? J Natl Cancer Inst, 2008, 100: 521-523.

[6] Gralow JR, Burstein HJ, Wood W, et al. Preoperative therapy in invasive breast cancer: pathologic assessment and systemic therapy issues in operable disease. J Clin Oncol, 2008, 26: 814-819.

[7] Kaufmann M, von Minckwitz G, Bear HD, et al. Recommendations from an international expert panel on the use of neoadjuvant (primary) systemic treatment of operable breast cancer: new perspectives 2006. Ann Oncol, 2007, 18: 1927-1934.

[8] Kuehn T, Bauerfeind I, Fehm T, et al. Sentinel-lymph-node biopsy in patients with breast cancer before and after neoadjuvant chemotherapy (SENTINA): a prospective, multicentre cohort study. Lancet Oncol, 2013, 14: 609-618.

[9] Mauri D, Pavlidis N, Ioannidis JPA. Neoadjuvant versus adjuvant systemic treatment in breast cancer: a meta-analysis. J Natl Cancer Inst, 2005, 97: 188-194.

[10] Mieog JSD, van de Velde CJH. Neoadjuvant chemotherapy for early breast cancer. Expert Opin Pharmacother, 2009, 10: 1423-1434.

[11] Rastogi P, Anderson SJ, Bear HD, et al. Preoperative chemotherapy: updates of National Surgical Adjuvant Breast and Bowel Project Protocols B-18 and B-27. J Clin Oncol, 2008, 26: 778-785.

[12] Smith IC, Heys SD, Hutcheon AW, et al. Neoadjuvant chemotherapy in breast cancer: significantly enhanced response with docetaxel. J Clin Oncol, 2002, 20: 1456-1466.

[13] von Minckwitz G, Kümmel S, Vogel P, et al. Neoadjuvant vinorelbine-capecitabine versus docetaxel-doxorubicin-cyclophosphamide in early nonresponsive breast cancer: phase Ⅲ randomized GeparTrio trial. J Natl Cancer Inst, 2008, 100: 542-551.

第四十五章

乳腺癌新辅助内分泌治疗

局部晚期乳腺癌(locally advanced breast cancer，LABC)因其病变侵及局部-区域的范围广，手术切除困难或为不可切除。自20世纪70年代始采用化疗作为此类患者的第一步治疗(即新辅助化疗)，多可使肿瘤缩小，手术易于切除。迄今，新辅助化疗已成为乳腺癌综合治疗中的重要方法。但某些年迈、体弱或同时伴有重要脏器、器官疾病难以耐受化疗不良反应的LABC，一度成为临床工作中颇感困扰的难题。鉴于ER阳性乳腺癌对内分泌治疗反应好，患者易于耐受，遂逐渐将内分泌治疗引入绝经后ER阳性LABC新辅助治疗模式(新辅助内分泌治疗)。与新辅助化疗相比，新辅助内分泌治疗的历史较短，前瞻性研究资料有限，虽不如新辅助化疗临床应用那么广泛，但对某些ER阳性LABC，尤其是绝经后乳腺癌分子分类为腔面A(luminal A)型患者，采用适当的新辅助内分泌治疗，可取得与新辅助化疗相似的疗效。

一、新辅助内分泌治疗的历史和现状

新辅助内分泌治疗，最初为非选择性(指并非完全选择ER阳性乳腺癌)应用他莫昔芬。

第三代芳香化酶抑制剂(AI)问世后，相继出现第三代AI与他莫昔芬对照研究的新辅助内分泌治疗临床试验，以及新辅助内分泌治疗与新辅助化疗疗效比较的研究。

1. 最早研究 最初报道他莫昔芬用于新辅助内分泌治疗是Tan等的一项前瞻性Ⅲ期随机试验。108例LABC分两组：试验组单用他莫昔芬，对照组采用新辅助化疗—乳腺癌改良根治术—术后放疗及辅助他莫昔芬内分泌治疗，治疗后中位随访时间52个月。两组患者总生存率和无病生存率差异无统计学意义，但试验组首次局部-区域复发的时间较对照组明显短。在其他一些单用他莫昔芬治疗与手术后辅助他莫昔芬的对照研究中，随访34~72个月，结果与上述相似。实则，这些试验不能称之为新辅助内分泌治疗。新辅助内分泌治疗同新辅助化疗一样，是术前先用全身治疗欲使肿瘤缩小，为其后的外科治疗创造条件。

Mauriac等回顾性研究了199例50~70岁ER阳性和(或)PR阳性乳腺癌，用他莫昔芬作初始(新辅助)内分泌治疗。其中97例为可手术的(T2>30 mm，T3，N0/1)，102例为T4肿瘤，中位治疗时间5.3个月。治疗后保乳手术率为54%，初步显示对肿瘤较大、激素受体阳性乳腺癌，新辅助内分泌治疗实用、可行。

2. 第三代AI与他莫昔芬新辅助内分泌治疗的对照研究 资料最早来自英国Edinburgh。将136例绝经后ER阳性的LABC或肿瘤较大的乳腺癌分第三代AI组和他莫昔芬组，治疗3个月后评价疗效。在第三代AI中，来曲唑(letrozole)、阿那曲唑(anastrozole)和依西美坦(exemestane)组的临床有效率分别为87%、78%和83%，而他莫昔芬组为46%。此后，Miller等对原发肿瘤较大、ER阳性绝经后乳腺癌采用第三代AI(来曲唑和阿那曲唑)或他莫昔芬治疗。3个月后，来曲唑和阿那曲唑组的有效率分别为88%和70%，同样明显高于他莫昔芬组(46%)($P<0.0001$)。

第三代AI与他莫昔芬乳腺癌新辅助内分泌治疗对照研究的较大样本首次是由16个国家55个中心进行的一项双盲随机试验即P024试验。共337例绝经后ER阳性和(或)PgR阳性原发性乳腺癌随机进入两组：来曲唑组2.5 mg/d；他莫昔芬组20 mg/d，新辅助治疗4个月。337例中，治疗前无1例适合保乳，且14%为不可手术。新辅助内分泌治疗后，来曲唑和他莫昔芬组临床疗效评价总有效率

[(OR),即(CR+PR)]分别为55%和36%($P<0.001$);超声评价两组的OR分别为35%和25%($P=0.04$);乳房X线评价两组OR分别是34%和16%($P<0.001$);两组手术保乳率分别为45%和35%($P=0.022$),两组患者对药物的耐受性均良好。结果显示,来曲唑对激素受体阳性、原发乳腺癌疗效明显优于他莫昔芬。

新辅助内分泌治疗4个月后,有效病例再延长用药时间是否能进一步提高疗效?为此,Paepke等进行了一项开放性临床试验。33例术前服用来曲唑2.5 mg/d,治疗时间分两组:4个月和8个月。结果显示,后者的有效率(90%)明显高于前者(57%)($P=0.0393$)。作者认为,对新辅助内分泌治疗有效者,适当延长用药时间(8个月)可能是提高疗效的实用方法。Renshaw等同样用来曲唑2.5 mg/d对142例绝经后乳腺癌进行新辅助内分泌治疗,3个月后评估有效者继续用药,长达12个月。结果也显示,对来曲唑有效者,3个月后继续用药可使肿瘤进一步缩小。

第三代AI另一个较大样本的新辅助内分泌治疗的多中心、双盲随机试验是IMPACT(the immediate preoperative arimidex alone or in combination with tamoxifen)。330例绝经后ER阳性和(或)PR阳性乳腺癌分3组:阿那曲唑1 mg/d、他莫昔芬组20 mg/d、阿那曲唑+他莫昔芬组。3个月后,3组的有效率无差异,但阿那曲唑组手术的保乳率(46%)高于他莫昔芬组(22%)($P=0.03$)。

阿那曲唑与他莫昔芬对照研究的另一新辅助内分泌治疗是PROACT[preoperative arimidex (anastrozole) compared with tamoxifen]试验。451例绝经后ER阳性原发乳腺癌术前随机进入阿那曲唑组和他莫昔芬组,用药12周后手术。疗效评估以超声测量肿瘤的最大径缩小>30%者为有效,阿那曲唑和他莫昔芬组的有效率分别为39.5%和35.4%,两组无明显差异。

辽宁省肿瘤医院于2013年报道32例绝经后ER阳性Ⅱ、Ⅲ期乳腺癌,采用来曲唑2.5 mg/d,平均用药4个月。临床触诊评价疗效OR为70%,超声评价疗效OR为56%,保乳手术率为29%,与目前文献报道相似。

3. 新辅助内分泌治疗与新辅助化疗的对照研究 新辅助内分泌治疗的对象与新辅助化疗不同。前者目前主要用于绝经后患者,后者则多用于绝经前乳腺癌患者。有关两者的对照研究资料很少。

Semiglazov等于2007年报道239例绝经后ER阳性和(或)PR阳性乳腺癌,临床分期为T2N1-2、T3N0-1、T4N0M0。随机分两组:新辅助化疗组采用多柔比星联合紫杉醇4周期;新辅助内分泌治疗组用阿那曲唑或依西美坦3个月。临床有效率分别为63.6%和64.5%。pCR(内分泌组、化疗组分别为3%和6%)、疾病进展(两组均为9%)两组差异无统计学意义。保乳手术率,内分泌组高于化疗组,分别为33%和24%,$P=0.058$。在激素水平高表达(ER水平,Allred评分≥6)病例中,内分泌治疗组的OR和保乳手术率高于化疗组,分别为43%和24%,$P=0.054$。化疗组的治疗不良反应发生率高,而内分泌组患者对治疗的耐受性好。这一结果提示,绝经后ER阳性乳腺癌,如果选择病例适当,新辅助内分泌治疗可取得与新辅助化疗相似的效果。对局部晚期或肿瘤较大的乳腺癌,尤其年迈、体弱者,是新辅助内分泌治疗很好的适应证。另一项Ⅱ期新辅助内分泌治疗与化疗前瞻性随机研究(GEICAM/2006-03),纳入95例(包括绝经前和绝经后患者)ER阳性Allred评分≥3、HER-2阴性可手术乳腺癌。化疗组TAC方案(多柔比星+环磷酰胺4周期,续贯多西他赛4周期)。内分泌治疗组用依西美坦24周,绝经前病例先用戈舍瑞林抑制卵巢功能。临床疗效评价,化疗组CR和OR均高于内分泌组(分别为13%和6%、66%和48%,$P=0.075$),在绝经前病例中尤为明显(有效率分别为75%和44%,$P=0.027$)。亚组分析,在Ki-67>10%病例中,化疗组保乳手术率高于内分泌治疗组,分别为56%和47%($P=0.2369$),即使在ER水平Allred评分≥7亚组中,化疗组有效率(68%)仍高于内分泌治疗组(41%),$P=0.026$。这一现象提示,在激素受体高表达情况下,Ki-67水平是预测治疗反应的重要生物学指标,即Ki-67水平高,化疗效果优于内分泌治疗。

4. 美国ACOSOG Z1031新辅助内分泌治疗试验 这是3个第三代AI对照的Ⅱ期临床研究,旨在通过临床疗效评价筛选适用于进一步研究的药物。研究的主要终点是新辅助内分泌治疗后临床有效率;次要终点包括:新辅助内分泌治疗后保乳手术率、肿瘤增殖指数Ki-67变化,以及基于乳腺癌分子类型的术前内分泌治疗预后指标(preoperative endocrine prognostic index,PEPI)和PAM50的分析。研究的初步结果发表于2011年。全组381例Ⅱ、Ⅲ期绝经后ER阳性乳腺癌。ER水平为Allred

评分 6～8，随机分依西美坦、来曲唑或阿那曲唑组。新辅助内分泌治疗时间 16～18 周。3 组的临床有效率均高，分别为 62.9%（95% CI：53.8%～71.4%）、74.8%（95% CI：66.3%～82.1%）和 69.1%（95% CI：60.1%～77.1%）。其中来曲唑组有效率较高，但 3 组间差异无统计学意义。治疗前只适合行乳房切除的，新辅助内分泌治疗后肿瘤缩小，有 51% 患者适应并实施了保乳手术。

Z1031 试验初步结果证实，第三代 AI 是目前绝经后 ER 阳性乳腺癌新辅助内分泌治疗的首选有效药物，ER 水平高表达者预期有效率高。新辅助内分泌治疗有效者，治疗时间不应少于 16 周。

目前报道的新辅助内分泌治疗主要对象为绝经后 ER 阳性乳腺癌，但随机试验资料有限，且样本不够大，每一试验的病例数充其量为 300 例左右。绝经前 ER 阳性乳腺癌新辅助内分泌治疗仅有零星报道。

二、绝经后 ER 阳性 HER-2 阴性乳腺癌新辅助内分泌治疗

1. **适应证** 绝经后 ER 阳性、HER-2 阴性的局部晚期或肿瘤较大乳腺癌，或各种原因拟行保乳手术（或行部分乳房切除术），但因肿瘤较大又不适合保乳者，均应是新辅助内分泌治疗的适应证，其中乳腺癌分子分类为腔面 A 型（luminal A）者是最佳适应证。

2. **治疗前准备和诊断**

(1) 治疗前常规系统检查，包括：肺、腹部、盆腔 CT。对局部晚期乳腺癌患者应行骨扫描检查。对可疑部位行 X 线或 CT 检查。应警惕无症状远处转移灶存在的可能，此类情况在局部晚期乳腺癌患者中可高达 30% 左右。

治疗前原发肿瘤大小、病变范围和区域淋巴结转移与否及转移情况的准确测定是乳腺癌 TNM 分期依据和新辅助内分泌治疗后与治疗前对照行疗效判定的基线。常规影像学检查包括乳腺钼靶 X 线（最好用全数字化钼铑双靶）和彩超，有条件者同时加用乳腺 MRI 检查。后者不仅可提供有无多病灶及对侧乳腺有无病变信息，对新辅助内分泌治疗疗效评价也较其他影像学方法更为确切、可靠。

(2) 治疗前必须获得确切的病理学诊断，包括：乳腺癌组织学类型、组织分级、ER、PR、HER-2 和 Ki-67。病理学诊断常规在超声引导下空芯针穿刺活检，肿瘤内多处取材，要确认是浸润性癌。临床疑腋下或锁骨上淋巴结有转移者，应力争穿刺活检证实，最好同时植入金属夹标记，以备新辅助内分泌治疗后评价淋巴结对治疗反应用。

3. **新辅助内分泌治疗药物选择和治疗时间**

对于绝经后患者，乳腺癌新辅助内分泌治疗药物无疑要首选第三代 AI。文献报道，新辅助内分泌治疗临床试验时间多为 4 个月，治疗有效病例再延长用药时间多可进一步提高疗效。Paepke 等进行了一项开放性临床试验，33 例新辅助内分泌治疗分两组，分别服用来曲唑 2.5 mg/d 4 个月和 8 个月。后者的有效率（90%）明显高于前者（57%）（P=0.039 3）。故认为，对新辅助内分泌治疗有效者，适当延长用药时间（达 8 个月）可能是提高疗效的实用方法。Renshaw 等同样用来曲唑 2.5 mg/d 对 142 例绝经后乳腺癌进行新辅助内分泌治疗，3 个月后评估有效者继续用药，长达 12 个月。结果显示，对来曲唑有效者，3 个月后继续用药可使肿瘤进一步缩小。关于新辅助内分泌治疗的时间，从临床实践考虑，多数学者主张治疗有效者不应少于 4 个月，但以 6 个月为宜，如继续治疗也不应超过 1 年，且在继续治疗期间要密切观察肿瘤大小变化，在肿瘤缩小至具备手术（包括保乳手术）条件时适时手术，不可一味单纯依赖内分泌治疗试图达到长期控制局部肿瘤的效果，以防长期用药产生肿瘤耐药而导致疾病复燃。

4. **新辅助内分泌治疗期间的监测**

(1) 临床监测：新辅助内分泌治疗期间要定期（每月）监测肿瘤大小变化。临床观察可通过患者自述肿瘤变软、缩小和体检测量肿瘤大小与治疗前比较作初步评估。常规影像学检查能较客观地准确了解肿瘤大小变化。彩超具有对患者无损伤、可重复检查的优点，为新辅助内分泌治疗期间常规应用的监测方法。但应考虑到在同一病变部位，由于使用不同仪器或不同检查者操作，测出的肿瘤大小会有出入，故所用彩超仪器和检查者相对固定最好。

肿瘤对内分泌治疗反应不像化疗来得那么快。治疗 1～2 个月有效者仅表现为肿瘤质地变软，大小略缩小，可继续治疗、观察。如经 1～2 个月治疗肿瘤没有变化或有增长趋势，应果断改用其他疗法。

(2) 生物学指标监测：有报道在新辅助内分泌治疗早期（开始治疗后 2 周）肿瘤内 Ki-67 的变化与患者预后明显相关，但与肿瘤对内分泌治疗反应无明显相关。近来，有研究利用新辅助内分泌治疗

这一平台动态观察(通过再穿刺活检)与肿瘤增殖、耐药等相关的生物学指标变化,以及液体活检(liquid biopsy)生物学指标,探索、寻找预测疗效或耐药等相关的生物学指标,对实现精准个体化治疗具有重要意义。

5. **新辅助内分泌治疗后疗效评价和预后评估**

(1) 临床疗效评价:可初步用触诊测量的大小与治疗前比较进行疗效评价,但存在因检查者主观因素而低估、高估之弊。可用影像学检查,较能客观反映疗效。超声和MRI等能提供新辅助内分泌治疗后残余病灶范围、区域淋巴结的更多信息。彩超联合MRI检查对保乳手术适应证选择更为实用。对临床触诊不到肿块,而X线显示有微钙化者,乳腺钼靶可明确病变累及的范围,对是否适合保乳或保乳手术的切除范围具有重要的指导价值。

(2) 病理学疗效评价:新辅助内分泌治疗后疗效评价与新辅助化疗疗效评价有所不同。新辅助化疗后病理学疗效评价主要依肿瘤细胞数变化(减少)。目前多用Miller-Payne 5级组织学分级系统。紫杉和蒽环类联合新辅助化疗后病理学pCR在20%左右。文献报道,新辅助内分泌治疗4个月后,乳腺癌原发肿瘤pCR仅为1%~8%,多数为0.65%~2.7%。其原因:药物的抗肿瘤机制不同。化疗属肿瘤细胞毒药,杀伤、杀灭肿瘤细胞,导致瘤细胞数减少;而内分泌治疗机制是抗肿瘤细胞增殖,诱导肿瘤细胞周期停滞,致肿瘤细胞凋亡,这一过程较化疗缓慢。显然,Miller-Payne 5级系统不是新辅助内分泌治疗的理想病理学疗效评价方法。目前,能为临床新辅助内分泌治疗后疗效评价和预后评估提供较有价值的是Ki-67变化和术前内分泌治疗预后指数(preoperative endocrine prognostic index, PEPI)。

1) Ki-67在整个细胞周期中,除G0期外均有表达,其表达水平与细胞增殖情况相关。内分泌治疗机制是诱导肿瘤细胞周期停滞,故Ki-67水平也是肿瘤对内分泌治疗反应的一个指标。新辅助内分泌治疗早期Ki-67明显下降被认为是预测无复发生存(RFS)的一个有价值的指标。IMPACT试验中,新辅助内分泌治疗前及开始治疗后2周,分别行原发肿瘤空芯针穿刺活检,检测肿瘤Ki-67变化,发现治疗2周后Ki-67水平变化与患者的RFS(中位随访时间37个月)明显相关。经多因素分析,治疗2周后,Ki-67仍处于高水平患者的RFS明显低于Ki-67低水平者($P=0.004$)。也有研究认为,倘能导致肿瘤细胞周期停滞,可反映内分泌治疗获得最好反应,并把细胞周期完全反应(cell-cycle complete response, CCCR)定义为:浸润性癌的增殖指标Ki-67染色细胞<1%。从P024试验随访结果看到,新辅助内分泌疗效达到CCCR的患者RFS和乳腺癌特异性生存率(breast cancer-specific survival, BCSS)明显升高。

2) Ellis等对新辅助内分泌随机试验P024患者中位随访61个月的资料进行系统研究发现,肿瘤的病理大小、淋巴结情况、Ki-67水平和ER状况4个因素均与患者的RFS和BCSS明显相关。经多因素分析显示,4个因素均为影响患者预后的独立因素。将4项指标按复发风险分别评分,并整合4项指标分组,建立PEPI模型。4项指标的风险评分方法:①按肿瘤的病理大小,T1/T2为0分,T3/T4记为3分。②淋巴结情况,N阴性为0分,N阳性为3分。③治疗后ER水平明显下降、转阴,肿瘤不再保持内分泌治疗反应需要的通路,预示预后差,故ER水平,Allred评分0~2为3分,3~8为0分。④治疗后,肿瘤增殖基因表达信号的丢失(Ki-67明显下降,<2.7%)与增殖信号持续表达比较,预示预后好。对患者的RFS,Ki-67的评分是:<2.7%为0分,2.7%~19.7%为1分,19.8%~53.1%为2分,>53.1%为3分。最后将4项指标评分相加之和分3组:0分为一组,1~3分为二组,≥4分为三组,形成PEPI风险模型。一组患者的复发风险低,三组的复发风险明显高。3个组间患者的RFS和BCSS均差异有显著统计学意义($P<0.001$)。笔者用PEPI同一标准,在另一新辅助内分泌治疗随机试验(IMPACT试验,即阿那曲唑和他莫昔芬对照研究,中位随访60.3个月)作了验证。结果证明,PEPI确能区别患者的复发风险,3个组间$P=0.002$。PEPI的价值在于能将复发低危(一组)患者区分,在后续治疗时单用内分泌治疗即可,避免不必要的化疗。最近报道,ACOSOG Z1031新辅助内分泌试验也证实新辅助内分泌治疗后PEPI为0分的肿瘤复发率明显低于>0分者(随访5.5年,复发率分别为3.7%和14.4%,$P=0.014$)。PEPI简便、实用,能为临床实施个体化治疗提供重要依据。但还需有更大样本,经更长期的随访结果验证。

6. **新辅助内分泌治疗后的手术治疗** 只要无手术禁忌证,接受新辅助内分泌治疗的患者应适时手术治疗。手术术式选择要综合治疗前原发肿瘤、区域淋巴结情况和对新辅助内分泌治疗的反应而定。如初始局部病变并不是太晚,治疗后肿瘤明显呈向心性缩小,具备保乳条件者可选择保乳手术的综合治疗。临床腋淋巴结阴性者行前哨淋巴结活检术。新辅助内分泌治疗有效,但残留肿瘤直径(病理大小)>2 cm,多病灶,腋淋巴结转移较重及有脉管受侵者,保乳手术后局部复发率高,均应视为保乳手术的禁忌证。

7. 术后辅助治疗　对新辅助内分泌治疗反应好,肿瘤复发、转移低危病例(PEPI 0),继续单用同一药物辅助内分泌治疗至少 5 年。对高危病例(PEPI≥4),如年龄<70 岁,体力情况良好者,手术后宜辅助化疗。辅助内分泌治疗,应根据对新辅助内分泌治疗的反应选择药物,有效者,化疗后序贯用同一药物,时间不少于 5 年;对新辅助内分泌治疗反应差者,应分析是原发还是获得性耐药,并根据测得的相关生物学指标结果更换内分泌治疗药物。

三、绝经前 ER 阳性/HER-2 阴性乳腺癌新辅助内分泌治疗

绝经前 ER 阳性单用新辅助内分泌治疗的文献资料非常有限。由于第三代 AI 用于绝经后 ER 阳性乳腺癌的疗效优于他莫昔芬,故目前报道的绝经前 ER 阳性乳腺癌新辅助内分泌治疗方法主要以卵巢功能抑制(多采用药物去势,如戈舍瑞林)加 AI。Torrisi 等报道(2007 年)35 例绝经前 ER 和 PR 阳性局部晚期乳腺癌,采用药物卵巢功能抑制联合 AI(来曲唑)。治疗中位时间:卵巢功能抑制 5.2 个月,来曲唑 4 个月。临床疗效:有效率(PR)50%,pCR(包括原发肿瘤和腋淋巴结)3%。47%患者施行保乳手术。肿瘤对内分泌治疗的反应与患者年龄和治疗时间相关。患者年轻(<40 岁)和治疗时间长(>4 个月)疗效好。中位随访 36 个月,DFS 76%。临床评价治疗有效和无反应的 DFS 分别为 83%和 70%。2012 年 Masuda 等报道一项Ⅲ期多中心前瞻性随机对照试验。将 204 例绝经前 ER 阳性、HER-2 阴性,临床病期较早,即肿瘤直径为 2~5 cm、N0M0 乳腺癌随机分为戈舍瑞林+阿那曲唑或戈舍瑞林+他莫昔芬组,新辅助内分泌治疗 24 周。临床疗效评价:戈舍瑞林+阿那曲唑总有效(CR+PR)明显高于戈舍瑞林+他莫昔芬组(分别为 70.4%和 50.5%,$P=0.004$)。影像学(超声和 MRI)评价结果亦然。病理学疗效评价前者同样好于后者(化疗反应好,包括明显反应和 pCR,两组分别为 41.8%和 27.3%,$P=0.032$)。两组保乳手术率分别为 86%和 68%。对绝经前 ER 阳性乳腺癌,新辅助内分泌治疗以卵巢功能抑制联合 AI 为好。

有关绝经前 ER 阳性乳腺癌新辅助内分泌治疗适应证和如何实施,目前尚无专家共识意见。如临床考虑此类患者确需新辅助内分泌治疗,最好选择乳腺癌分子分类为腔面 A 型(luminal A),激素受体阳性水平较高者。治疗方法首先行卵巢功能抑制,如采用药物去势(如戈舍瑞林),1 个月后患者体内激素达到绝经水平时再加 AI。每月监测肿瘤对治疗的反应。反应好,治疗时间不少于 4 个月,治疗时间 6 个月效果可能更好。

四、新辅助化疗+内分泌治疗

迄今为止,在乳腺癌全身治疗中并不主张化疗与内分泌治疗同时应用。在临床实践中,常感困惑的是一些激素受体阳性、HER-2 阴性,而非腔面 A 型的局部晚期或肿瘤较大的乳腺癌,对内分泌治疗或化疗可能都不敏感,于是就出现将两者联合应用于新辅助治疗以提高治疗效果的尝试研究。Torrisi 等报道 36 例绝经前 ER 和(或)PR 阳性(阳性率≥10%)乳腺癌,临床分期 T2-T4a-d N0-2 M0,术前给 ECF 方案化疗,有效者连用 6 个周期。化疗同时用药物行卵巢功能抑制。临床疗效评价有效率(CR+PR)为 75%,pCR 为 11%。58%的患者行保乳手术。有 31 例监测评估卵巢功能抑制情况,30 例的卵巢功能达到抑制水平。这一研究显示,绝经前激素受体阳性乳腺癌,采用化疗同时联合内分泌治疗(抑制卵巢功能)可提高治疗的有效率。

Mohammadianpanah 等于 2012 年报道绝经后局部晚期乳腺癌新辅助化疗联合内分泌治疗Ⅲ期临床随机对照试验。单纯化疗为对照组,化疗采用 FAC 方案,中位化疗 4 个周期。研究组:化疗(方案同化疗组)+内分泌治疗,内分泌用来曲唑。新辅助治疗结束 2 周后手术。研究组和对照组的 pCR 分别是 22.5%和 10.2%($P=0.049$)。两组临床 CR 亦然,分别为 27.6%和 10.00%($P=0.037$)。亚组分析显示,ER 阳性患者中,研究组的 pCR(31.25%)更高,对照组为 10.00%($P=0.040$)(该研究是在获得 ER 情况前进行随机分组)。结果显示,对绝经后 ER 阳性局部晚期乳腺癌,化疗同时联合来曲唑较单纯化疗能明显提高肿瘤的临床及病理完全缓解率。患者对治疗的不良反应易于耐受。

五、ER 阳性/HER-2 阳性乳腺癌新辅助治疗

ER 阳性/HER-2 阳性乳腺癌的治疗,理论上应内分泌治疗联合抗 HER-2 靶向治疗。如何实施,迄今尚无明确的专家共识意见。Rimawi 等报道一项局部晚期 HER-2 阳性乳腺癌Ⅱ期新辅助临床试验(TBCRC 006),其中对 ER 阳性/HER-2 阳性乳腺癌同时采用抗 HER-2 双靶向治疗(曲妥珠单抗和拉帕替尼)和内分泌治疗(绝经后患者用来曲唑,绝经前患者用卵巢功能抑制+来曲唑),治疗时间 12 周。乳腺癌的 pCR 为 21%。结果提示,针对 ER 阳性和 HER-2 阳性乳腺癌,联合采用相应的靶向(不含化疗)治疗是有效的。

2015 年 SABCS 会议报道了 WSG-ADAPT 研究对 HER-2 阳性/HR 阳性患者新辅助治疗Ⅱ期试验。380 例患者随机分 3 组接受新辅助治疗 12 周。治疗方案:A 组,T-DM1 3.6 mg/kg,3 周 1 次;B 组,A 组方案+内分泌治疗(绝经前患者用他莫昔芬,绝经后用 AI);C 组(对照组),曲妥珠单抗(每周 1 次)+内分泌治疗。结果显示,A、B、C 3 组的 pCR 分别为 40.5%、45.8%和 6.7%,A、B 组间差异无统计学意义,A、B 两组与 C 组差异显著统计学意义($P<0.001$)。这一结果还需要更多临床资料证实。

(张 斌)

参考文献

[1] Alba E, Calvo L, Albanell J, et al. Chemotherapy (CT) and hormonotherapy (HT) as neoadjuvant treatment in luminal breast cancer patients: results from the GEICAM/2006-03, a multicenter, randomized, phase-Ⅱ study. Ann Oncol, 2012, 23:3069-3074.

[2] Dowsett M, Smith IE, Ebbs SR, et al. Prognostic value of Ki-67 expression after short-term presurgical endocrine therapy for primary breast cance. J Natl Cancer Inst, 2007, 99:167-170.

[3] Eiermann W, Paepke S, Appfelstaedt L, et al. Preoperative treatment of postmenopausal breast cancer patients with letrozole: a randomized double-blind multicenter study. Ann Oncol, 2001, 12:1505-1506.

[4] Ellis MJ, Luo J, Tao Y, et al. Tumor proliferation index within 4 weeks of initiating neoadjuvant endocrine therapy for early identification of non-responders. Cancer Res, 2009, 69(Suppl):78.

[5] Ellis MJ, Suman VJ, Hoog J, et al. Randomized phase Ⅱ neoadjuvant comparison between letrozole, anastrozole, and exemestane for postmenopausal women with estrogen receptor-rich stage 2 to 3 breast cancer: clinical and biomarker outcomes and predictive value of the baseline PAM50-based intrinsic subtype—ACOSOG Z1031. J Clin Oncol, 2011, 29 (17):2342-2349.

[6] Ellis MJ, Tao Y, Bhatnagar AS, et al. Cell-cycle complete response after neoadjuvant letrozole predicts superior relapse-free and overall survival: long-term follow-up of letrozole P024 study. J Clin Oncol 2007, 25(Suppl 18):S20.

[7] Ellis MJ, Tao Y, Luo J, et al. Outcome prediction for estrogen receptor-positive breast cancer based on postneoadjuvant endocrine therapy tumor characteristics. J Natl Cancer Inst, 2008, 100:1380-1388.

[8] Ellis MJ, Suman VJ, Hoog J, et al. Ki-67 proliferation index as a tool for chemotherapy decisions during and after neoadjuvant aromatase inhibitor treatment of breast cancer: Results from the American College of Surgeons Oncology Group Z1031 Trial (Alliance). J Clin Oncol, 2017, 35(10):1061-1069.

[9] Jassem J. Highlights from the San Antonio Breast Cancer Symposium 2015. ESMO Open, 2016, 1(1):e000043.

[10] Masuda N, Sagara Y, Kinoshita T, et al. Neoadjuvant anastrozole versus tamoxifen in patients receiving goserelin for premenopausal breast cancer (STAGE): a double-blind, randomised phase 3 trial. Lancet Oncol, 2012, 13(4):345-352.

[11] Mauriac L, Debled M, Durand M, et al. Neoadjuvant tamoxifen for hormone-sensitive non-metastatic breast carcinoma in early postmenopausal women. Ann Oncol, 2002, 13:193-198.

[12] Mohammadianpanah M, Ashouri Y, Hoseini S, et al. The efficacy and safety of neoadjuvant chemotherapy+/- letrozole in postmenopausal women with locally advanced breast cancer: a randomized phase Ⅲ clinical trial. Breast Cancer Res Treat, 2012, 132

(3):853-861.

[13] Rimawi MF, Mayer IA, Forero A, et al. Multicenter phase Ⅱ study of neoadjuvant lapatinib and trastuzumab with hormonal therapy and without chemotherapy in patients with human epidermal growth factor receptor 2-overexpressing breast cancer: TBCRC 006. J Clin Oncol, 2013, 31(14): 1726-1731.

[14] Semiglazov VF, Semiglazov VV, Dashyan GA, et al. Phase 2 randomized trial of primary endocrine therapy versus chemotherapy in postmenopausal patients with estrogen receptor-positive breast cancer. Cancer, 2007, 110(2): 244-254.

[15] Tan SM, Cheung KL, Willsher PC, et al. Locally advanced primary breast cancer: medium-term results of a randomized trial of multimodal therapy versus initial hormone therapy. Eur J Cancer, 2001, 37: 2331-1338.

[16] Torrisi R, Bagnardi V, Pruneri G, et al. Antitumour and biological effects of letrozole and GnRH analogue as primary therapy in premenopausal women with ER and PgR positive locally advanced operable breast cancer. Br J Cancer, 2007, 97(6): 802-808.

[17] Torrisi R, Colleoni M, Veronesi P, et al. Primary therapy with ECF in combination with a GnRH analog in premenopausal women with hormone receptor-positive T2-T4 breast cancer. Breast, 2007, 16(1): 73-80.

第四十六章

局部晚期乳腺癌及乳腺癌的新辅助化疗

第一节 局部晚期乳腺癌的诊断与处理

一、定义

局部晚期乳腺癌(locally advanced breast cancer, LABC)是指乳腺癌在乳房内病变浸润范围广,或同时有较重区域淋巴结受累,但临床未发现有远处转移。在早年的文献中,对 LABC 已有明确的定义。凡具有下列情况之一即为 LABC:原发肿瘤>5 cm;不论肿瘤大小,病变侵及皮肤或胸壁(皮肤受侵表现为:乳房皮肤水肿或橘皮样变,破溃或卫星结节;胸壁受侵,是指病变侵及肋骨、肋间肌或前锯肌);腋淋巴结融合或侵及周围组织;内乳或锁骨上淋巴结有转移,临床尚未证实有远处转移者。

在过去的 30 年间,随乳腺癌 TNM 分期系统的修改,对 LABC 概念的理解和定义曾发生过一些变化。例如,在最初的乳腺癌 TNM 分期中,同侧锁骨上淋巴结转移为 N3 期,但在 1988 年 AJCC 和 UICC 修订的 TNM 分期中将其归为 M1 期(Ⅳ期),换言之,同侧锁骨上淋巴结转移为远处转移,不再属 LABC。然而,许多研究资料证明,同侧锁骨上转移而未发现有其他部位远处转移的患者预后明显好于其他部位的远处转移者,此类患者的远期生存率与ⅢB 期相仿。Olivotto 等研究分析了英国 BCCA(British Columbia Cancer Agency)1976~1985 年诊断为ⅢB 期 326 例、M1 期(非锁骨上淋巴结,而是其他远处部位转移)233 例和 nodal - M1 期(仅有锁骨上淋巴结而无其他远处转移)51 例。对 LABC(含 nodal - M1 期)病例按常规疗法,包括含蒽环类新辅助化疗、手术、放疗和 ER 阳性者内分泌疗法等综合治疗。随访长达 20 年,nodal - M1 期、ⅢB 期和 M1 期患者的总生存率(OS)分别是 13.2%、9.4%和 1.3%($P<0.0005$),nodal - M1 期与ⅢB 期患者的 OS 相似($P=0.27$)。nodal - M1 期、ⅢB 期和 M1 期患者的 20 年乳腺癌特异生存率(breast cancer-specific survival,BCSS)分别为 24.1%、30.2%和 3.9%($P<0.0005$,但前两者近似)。经证实,诊断时转移仅限于锁骨上淋巴结而无其他部位远处转移的乳腺癌,采用恰当的综合治疗,患者的生存情况与ⅢB 期病例相似,与其他远处转移者截然不同。因此,在 2002 年 AJCC 和 UICC 更新的 TNM 分期中,将同侧锁骨上淋巴结转移重新划归为 N3 期。

对肿瘤>5 cm 但无腋窝淋巴结转移者(T3N0,ⅡB 期)是否属于 LABC 存在不同的看法。有人认为此类患者的预后较好,5 年生存率达 70%~80%,不应列为 LABC。但多数学者认为:乳腺癌肿块>5 cm 时,手术切除有一定难度;而如此大的乳腺癌,区域淋巴结转移的概率高;治疗前,临床对无明显肿大的淋巴结常难以明确有无转移。故这类病例,从治疗角度考虑,仍应按 LABC 处理为宜。

综上所述,LABC 是包含了 TNM 分期中 T3、T4、N2 和 N3 期的病例,即从ⅡB 期到ⅢC 期(包括未发现有远处转移的炎性乳腺癌)一大类乳腺癌。就我国目前状况,虽然存在地区差异,但总的来看,在收治的原发性乳腺癌患者中,这一部分仍占有相当大的比例。

从乳腺癌的生物学角度看，LABC 间的差异颇大，有肿瘤发展缓慢、病程长达数年，仍为可手术切除者（这类也称为惰性型）；也有肿瘤的恶性程度高、进展较快，为不可手术切除者。诊断为 LABC 的患者，许多在较短时期内即可出现转移，故治疗前一定要进行全面、系统的检查。即使临床尚未发现有远处转移，也应想到患者可能已存在周身微小亚临床转移，这对综合治疗具有重要意义。

从外科手术角度看，LABC 分可手术和不可手术两类。凡 T4 期（肿瘤直接侵犯皮肤或胸壁，包括炎性乳腺癌），或锁骨上、内乳淋巴结转移（N3 期），或出现同侧上肢水肿者，因病变累及的区域已超出根治性手术可切除的范围，故称为不可手术（inoperable）乳腺癌。某些腋窝淋巴结转移，呈融合或侵及周围组织（N2 期）手术切除困难者，也应视为不可手术的 LABC。

二、LABC 治疗历史的演变

乳腺癌的治疗历史已有 100 年之久，根治性手术一直被认为是乳腺癌（包括 LABC）的标准治疗术式。Haagensen 和 Stout 在早年记载，LABC 采用单纯根治性手术治疗的 5 年复发率为 46%，5 年存活率为 6%。其他报道的资料与此相似。总结治疗失败的经验发现，有相当多的病例（如患者有乳房皮肤广泛水肿或有卫星结节；肋间或胸骨旁结节；同侧上肢水肿；锁骨上淋巴结转移或炎性乳腺癌等），实为不可手术者。于是，对不可手术的 LABC 改用放疗，但效果仍不理想。不可手术（非炎性乳腺癌）的 LABC，单纯放疗后局部复发率为 36%～72%。为提高肿瘤局部控制效果，采用大剂量照射可降低肿瘤的局部复发，但大剂量放疗的并发症也随之增加。Arriagada 等回顾分析法国 Gustave-Roussy 研究所和 Princess Margaret 医院应用大剂量放疗治疗 LABC 的经验是，能成倍降低局部-区域复发的风险，但一些放疗的并发症随放射剂量的加大而增加，如胸壁纤维化、皮肤溃疡形成、肋骨坏死、骨折、臂丛神经病变及上肢淋巴水肿等，严重降低了患者的生存质量。

放疗联合手术治疗，从对肿瘤局部控制看，要优于任何一种单一疗法。优点是：可延缓肿瘤局部-区域复发时间；术前放疗可使不可手术的 LABC 变为可手术切除；两者联合可取得比高剂量照射或单一手术治疗最大效果的局部-区域肿瘤控制，而且防止或减少了高剂量放疗的并发症。但无论怎样加强或变换局部治疗方法，最终未能改善患者的预后。

Hortobagyi 总结了 9 055 例 Ⅲ 期乳腺癌，手术加放疗，5 年存活率为 33%，10 年存活率为 22%。综合 1960～1985 年间文献，可手术的 LABC，局部治疗后 5 年和 10 年生存率分别为 38% 和 22%；不可手术的 LABC，局部治疗后 5 年和 10 年生存率仅为 21% 和 10%。

20 世纪 70 年代开始，新辅助化疗（术前化疗）首先用于 LABC，取得显著成效，也由此产生了 LABC 治疗策略的巨大变革，即先全身后局部的治疗模式。

在不了解腋窝淋巴结的情况下化疗，化疗后由于腋窝淋巴结情况发生变化，是否会影响淋巴结分期对预后评估的价值？术前化疗是否会增加手术后并发症？延迟手术时间对患者总生存有无影响？这是新辅助化疗用于临床初期曾有所担心的问题，但随着临床研究结果的陆续报道，这些疑虑逐渐得以澄清。

Broadwater 等对 200 例 LABC，对照观察了术前化疗患者术后并发症与术后辅助化疗患者有何不同。结果显示，术前化疗患者术后很少有皮下积液及手术切口愈合不良等并发症。Danforth 等也报道，术前化疗既未增加手术后并发症，也未因化疗而延迟手术及术后的其他辅助治疗。

新辅助化疗对 LABC 患者腋窝淋巴结分期预后价值的影响，是长期以来未能得到圆满解答的问题。McCready 等对 136 例 LABC 新辅助化疗后行改良根治术，经长期随访发现，化疗后手术切除标本腋窝淋巴结无转移患者的 5 年生存率近 80%，而淋巴结有转移患者的生存率随转移淋巴结数目增加而下降。阳性淋巴结≥10 个者 5 年生存率<10%。其他的报道与此相仿。据此，可以这样看待：与术后辅助化疗患者一样，LABC 患者新辅助化疗后，腋窝淋巴结情况是影响患者预后的重要因素。如何解决治疗前淋巴结分期问题？最简单的方法是：当临床检查腋窝淋巴结肿大，疑有转移时，采用淋巴结穿刺活检，争取获得病理学诊断的结果。

新辅助化疗不但给不可手术的 LABC 和 IBC 患者带来了新的生存希望，而且使可手术的 LABC 易于切除，甚而可以保乳，提高了患者的生存质量。临床试验证明，新辅助化疗延迟手术时间并未影响患者的预后。可以确信，乳腺癌的新辅助化疗安全、可靠。

三、LABC 的诊断和治疗安排

（一）LABC 的诊断

1. **病理学诊断** 应常规在超声引导下空芯针

穿刺活检,在肿瘤内多处取材,便于确诊。如空芯针活检失败或不能明确诊断,必要时可切取活检。检测的内容至少应包括乳腺癌的组织病理学类型、组织分级、ER、PR、HER-2 和 Ki-67。

对于腋窝或锁骨上淋巴结有转移者,应行细针穿刺针吸活检证实,便于疾病分期。

2. **影像学检查** 对 LABC 患者,不论年龄大小,常规行双侧乳房 X 线钼靶检查。对 X 线显示在乳房不同象限有弥散多灶或多处微钙化的患者,即使是新辅助化疗反应很好也不宜采用保乳手术(保乳手术禁忌证)。

超声是 LABC 患者最常用的影像学检查方法。对乳房、腋窝及锁骨上下区淋巴结仔细检查,可了解病变范围,为临床分期和判断预后提供重要信息,但超声不能检测出<5 mm 转移的淋巴结,因而存在一定的假阴性率(20%左右)。

对 LABC 患者,应系统检查有无远处转移,包括肺、腹部、盆腔 CT,以及骨扫描等尤为重要。有新发生固定部位的骨痛,对可疑部位行 X 线或 CT 或 MRI 检查,还应警惕无症状远处转移灶存在的可能,此类情况在临床早期乳腺癌病例中只占 2%~3%,而 LABC 患者存在这种可能性高达 30%左右。

(二) LABC 的治疗安排

当证实有远处转移时,治疗的原则应以全身治疗为主。虽然也有人认为,即使发生远处转移,行根治性乳房切除术对患者的生存可能有益,但这些回顾性分析因其无法控制固有选择性偏差,价值有限。在某些情况下,如仅发现有预后相对较好的骨转移或其他部位的孤立病灶,经全身治疗后,在较长时间内病变稳定、无进展,选择性施行原发病灶的乳房切除根治术,对患者的生存可能会有所改善。

术前化疗 2 个周期后要评估疗效(包括影像学和常用超声检查,与治疗前基线检查测得病变大小、范围进行对照)。如肿瘤对化疗无反应或有进展,应及时更换非交叉耐药的化疗药物。更换化疗方案后,要密切监测肿瘤对化疗的反应,以免肿瘤对多药耐药而导致疾病进展难以处理。如确属多药耐药者,停用化疗,改用其他疗法。可手术者,争取手术切除后辅助放疗。

新辅助化疗结束后,疗效评估包括临床触诊测量、影像学评估和术后病理学评估。

四、LABC 的治疗

全身治疗作为综合治疗的首治方法(即术前全身治疗),是 LABC 的基本疗法。术前全身治疗包括新辅助化疗、新辅助内分泌治疗及新辅助化疗联合靶向治疗。具体病例选择何种疗法要综合考虑乳腺癌类型、生物学指标、乳腺癌的分子分类及患者的身体情况而定。一般而言,除年老、体弱,或同时有重要脏器疾病、功能障碍不能耐受化疗毒性反应,或对化疗药物过敏者外,均适宜首先采用新辅助化疗。新辅助内分泌治疗,或新辅助化疗联合靶向治疗均有严格的适应证。新辅助内分泌治疗,适用于激素依赖性乳腺癌,目前主要用于绝经后 ER 阳性者,尤其是分子分类为腔面 A 型者是新辅助内分泌治疗最好的适应证。HER-2 阳性乳腺癌,采用化疗联合曲妥株单抗治疗;如 HER-2 阳性、ER 阳性,应化疗联合抗 HER-2 靶向治疗,必要时加内分泌治疗。

(一) 新辅助化疗

新辅助化疗是 LABC 术前全身治疗最常用、有效的治疗方法之一。相关内容详见新辅助化疗内容。

目前,LABC 的新辅助化疗几乎都含有蒽环类或联合紫杉类,两者联合的有效率为 70%~80%,但仍有约 20%的患者对目前的化疗药物并不敏感。临床工作中,对多数 LABC 易于处理,但对部分病例颇感棘手。现结合文献中的一些相关资料,就这部分病例的治疗策略、方法作一概括介绍,供参考。

1. **对蒽环类不敏感(耐药)的 LABC 的处理** 对蒽环类化疗不敏感者,更换用紫杉类(或同时加卡培他滨)是较为有效的方法。Heller 等报道,88 例 LABC,FEC 新辅助化疗 6 个周期,总有效率 78% (cCR 为 27%,cPR 为 51%)。对 FEC 化疗反应差者再给多西他赛 4 个周期后,疗效为 cCR 14%,cPR 48%,cSD 38%。全组 pCR 11 例,其中单用 FEC 化疗 9 例,加用多西他赛 2 例。结果显示,对 LABC,采用含蒽环类(FEC)新辅助化疗有效、适用;而对 FEC 化疗不敏感者,改用多西他赛也有相当部分患者有效,但约 10%的病例对目前认为最为有效的联合化疗仍不敏感。

2. **不可手术的 LABC 的处理** 新辅助化疗后 LABC 多能变为可手术切除,但仍有部分病例为不可手术。对这部分病例的处理，可参考下述方法。

(1) 围术期的综合治疗：Ardavanis等报道，对不可手术LABC(包括IBC)采用围术期化疗、手术、放疗综合疗法取得了比较满意的远期疗效。术前FEV化疗4个周期(氟尿嘧啶600 mg/m^2，第1天；表柔比星75 mg/m^2，第1天；长春瑞滨25 mg/m^2，第1天和第8天，均静脉给药，21天为1个周期)→手术(根治术或保乳术)→FEV化疗(同上)4个周期→局部-区域放疗→ER阳性者给予内分泌治疗。结果显示，48例中，炎性乳腺癌12例(25%)。患者中位年龄52岁(34～75岁)。除3例外，新辅助化疗后均变为可手术，有31.3%的患者行保乳术。临床总有效率77.7%(cCR 22.2%)，pCR(原发肿瘤+腋窝淋巴结)20%，病理总有效率73.3%(根据NSABP 2002年制订的新辅助化疗后病理评估标准)。中位随访72个月，3年、5年DFS分别为62.5%和16.7%；3年、5年OS分别为83%和58.3%。对不可手术的LABC，上述围术期的综合治疗较为实用。

(2) 新辅助化疗后仍为不可手术病例的处理：通常应用放疗使肿瘤变为可手术切除。一般不主张同时应用放、化疗，但也有放疗联合二线化疗的报道。Gaui等对含蒽环类作为一线新辅助化疗不敏感的不可手术LABC 28例，采用放疗同时加卡培他滨850 mg/m^{2}每天2次，第1～14天，每3周为1个周期的二线治疗。结果有82%(23/28例)病例经二线新辅助治疗后变为可手术切除，5例疾病进展。

(3) 动脉化疗：是将导管置入乳房肿瘤供血动脉内(可经内乳动脉、锁骨下动脉或胸廓外动脉)注入化疗药，因药直接注入病变局部区域，短时间内达到高浓度，增强了化疗药对局部肿瘤的杀伤力，在较短时间内出现疗效。Fiorentini等报道采用动脉化疗做LABC一线治疗，表柔比星30 mg/m^2+米托蒽醌10 mg/m^2，在短时间内注入，3周1次。36例为肿瘤>13 cm或皮肤溃疡形成，或癌浸润整个乳房。动脉化疗后4周，可见到明显肿瘤反应，肿瘤缩小>75%。动脉化疗具有局部肿瘤对化疗反应见效快、化疗药物全身不良反应轻的优点，但对患者有一定创伤，而且设备、技术要求高。动脉化疗可选择用于某些难治的不可手术LABC或不能耐受全身化疗而ER阴性的老年LABC。

Pacetti等报道10例年龄>75岁的LABC，采用动脉化疗，目的是观察治疗方法的可行性、药物的毒性反应及治疗的有效率。股动脉经路导管置入内乳动脉，化疗药物用氟尿嘧啶750 mg/m^2+表柔比星30 mg/m^2+丝裂霉素7 mg/m^2，1次注入。每例平均2次。治疗中，患者的顺应性良好，无明显全身毒性反应(包括骨髓抑制、心脏毒性和脱发等)，不影响患者的正常生活。治疗的有效率为80%，中位生存期33.5个月，无局部复发。结果提示，对高龄ER阴性LABC患者，低剂量动脉化疗可起到有效的姑息治疗效果。

国内王启堂等报道357例LABC患者术前采用一次性经腹壁上动脉置管高选择性区域联合化疗。药物：环磷酰胺500 mg/m^2，表柔比星80 mg/m^2，氟尿嘧啶500 mg/m^2，顺铂80 mg/m^{2}和丝裂霉素12 mg/m^2。手术后给予CEF联合化疗6个周期。动脉灌注化疗有效率89.08%。动脉灌注化疗的不良反应：69.7%患者化疗后2～3天出现灌注区域皮肤水肿或皮肤水泡，严重者皮肤破溃、坏死，2周后破溃区结痂愈合。80%患者有灌注区疼痛感。胃肠道反应、骨髓抑制及心脏等毒性反应较轻。中位随访时间8年，DFS 74.8%，OS 82.1%，局部复发率5.04%。

3. 激素依赖性LABC密集化疗问题　乳腺癌对化疗的反应与激素受体状况有关。ER阴性高危乳腺癌，尤其年龄<50岁患者，应用含蒽环类的密集化疗较常规化疗(3周1次)能提高临床疗效，但对ER阳性乳腺癌，采用密集化疗能否带来益处有以下相关报道。Massidda等报道，72例LABC(77%为T4abc，23%为T4d；88%淋巴结阳性)，患者中位年龄51岁。新辅助化疗分为两组，两组采用同一方案，但给药的间隔时间和周期不同。方案：PEV(顺铂50 mg/m^2，表柔比星100 mg/m^2，长春瑞滨25 mg/m^2)。用法：常规化疗组，每3周1个周期，共4个周期；密集化疗组，每2周1个周期，共6个周期。全程均为3个月。所有患者术后辅助CMF化疗和放疗。ER阳性者辅助他莫昔芬内分泌治疗。中位随访76个月。结果显示，ER阳性患者，常规化疗与密集化疗的DFS和OS无差异。提示对ER阳性LABC患者，拟采用含蒽环类密集化疗并不能给患者带来益处。此类患者可否采用化疗结合内分泌治疗，尚缺乏文献资料，且多数学者并不主张两者同时联用。但新近确有对ER阳性乳腺癌在新辅助化疗中同时联用内分泌治疗的报道，并显示其有效率好于单纯化疗组。ER阳性乳腺癌新辅助化疗结合内分泌治疗的科学性、可行性有待探讨。

4. LABC新辅助化疗反应为pCR的后续治疗　新辅助化疗后病理评估疗效为pCR的患者，术后是否需要放疗,是一个颇有争议的问题。一项研究显示,LABC 新辅助化疗达 pCR,乳房切除后辅以放疗可明显改善患者的远期疗效。McGuire 等报道,一组新辅助化疗后为 pCR 的 220 例患者,其中 106 例为非炎性乳腺癌行乳房切除术。106 例中临床诊断为 Ⅰ、Ⅱ、Ⅲ A、Ⅲ B 和 Ⅲ C 期者分别占 2%、31%、30%、25% 和 11%。这些患者中,92% 采用含蒽环类化疗,38% 同时接受紫杉类化疗。72 例术后辅助放疗,34 例未行放疗。全组患者中位生存时间 62 个月。Ⅰ、Ⅱ期患者,放疗与否对 10 年局部区域复发(LRR)无影响,但Ⅲ期患者接受放疗的 10 年 LRR 显著低于未行放疗者($7.3\% \pm 3.5\%$ 对比 $33.3\% \pm 15.7\%$,$P=0.04$),患者的 OS 也有提高。故对 LABC 患者,新辅助化疗反应好,即使疗效为 pCR,辅助放疗仍属必要。

(二) 新辅助化疗联合靶向治疗

针对肿瘤特异的生物学靶点,如 HER-2 阳性乳腺癌,在新辅助化疗中加用曲妥单抗可显著提高肿瘤的反应率,联合含蒽环类、紫杉类或长春瑞滨等化疗的 pCR 为 18%~65%。Cristofanilli 等报道拉帕替尼(针对 erbB1 和 erbB2 过表达酪氨酸激酶抑制剂)+紫杉醇治疗炎性乳腺癌新辅助全身治疗研究(EGF102580),拉帕替尼单药(用药时间 2 周)临床有效率 30%,拉帕替尼+紫杉醇总有效率 77%,pCR(原发灶和腋窝淋巴结均无浸润性癌残留)17%。

HER-2 阳性 LABC,如以 pCR 作为新辅助全身治疗疗效评估的主要终点,加入靶向治疗后的效果可谓当前新辅助治疗之最。靶向治疗的病例选择严格,HER-2 检测以 FISH 法为准。在实验室检测质量控制良好的情况下免疫组化(3+)者可信,否则最好以 FISH 法核实。联合蒽环类、紫杉类化疗时,仔细评估患者对治疗的耐受性,尤其是心脏的毒性反应。治疗时加强对相应不良反应的监测非常重要。

第二节 乳腺癌的新辅助化疗

一、乳腺癌新辅助化疗概念、理论依据及其合理性

(一) 新辅助化疗的概念

乳腺癌的新辅助化疗(neoadjuvant chemotherapy,NAC)为新辅助全身治疗(neoadjuvant systemic treatment,NST)的一部分。NST 还包括新辅助内分泌治疗(neoadjuvant endocrine therapy)、新辅助化疗(内分泌治疗)联合生物学靶向治疗。NST 是指乳腺癌在局部治疗前先以全身治疗,故又称为初始全身治疗(primary systemic treatment)。与 NAC 的同义词有术前化疗(preoperative chemotherapy)、初始化疗(primary chemotherapy)及诱导化疗(induction chemotherapy)。在初期的文献中,对 LABC 及炎性乳腺癌(inflammatory breast cancer,IBC)的新辅助化疗常称为诱导化疗,在局部治疗后的继续辅助化疗称为巩固化疗(consolidation chemotherapy)。目前,均通称为新辅助化疗。

(二) 新辅助化疗的理论依据及其合理性

1. **实验室乳腺癌动物模型研究** 结果显示,将原发肿瘤切除后,转移灶肿瘤迅速增长。Fisher 等在鼠乳腺癌动物模型实验中,曾进行切除原发肿瘤与给予化疗的间隔时间对转移灶肿瘤生长影响的实验室研究。实验设计:将患有原发性乳腺癌鼠分为切除原发肿瘤给化疗和不给化疗两组。化疗组又分为术后化疗(术后当天、第 3 天和第 5 天化疗)和术前化疗。术前化疗后,第 5 天或第 7 天切除原发肿瘤。化疗药用环磷酰胺。观察指标:残留肿瘤细胞标记指数(labeling index,LI)和转移灶肿瘤的增长状况及实验动物的存活情况。结果:①切除原发肿瘤后,残留灶 LI 明显增高,术后第 1 天平均增加 32%,第 3 天增加 55%;同时,远处转移肿瘤迅速增长($P=0.02$)。②原发肿瘤切除与化疗时间对 LI 的影响:肿瘤切除当天给予较大剂量化疗,比术后第 3 天给药(此时转移灶 LI 正处高峰时)更有效,而且在以后的任何时间内,残留肿瘤细胞 LI 未再增高;与此同时,转移灶肿瘤生长也受到抑制。随着化疗给药时间的推迟,化疗对 LI 和转移肿瘤的作用也延缓、减弱。与不化疗组相比,化疗组能不同程度地阻

滞残留肿瘤的增长,而对肿瘤增长产生最大抑制效果的是术前化疗后 5 天再切除原发肿瘤,这时测定残留肿瘤细胞 LI 处于最低值。③实验动物的生存情况:原发肿瘤切除前或切除当日给予化疗的死亡率低;术后化疗的生存率,随化疗距原发肿瘤切除时间的延长而下降。术后 7 天才给予化疗者的生存期与不给化疗者一样。术前化疗者存活期比术后当日化疗者更长(分别为 34 天和 28 天)。实验显示,原发肿瘤切除后,随之发生转移肿瘤快速增长的动态变化,并非由于肿瘤细胞周期或 DNA 合成时间缩短,而是当切除原发肿瘤后,刺激残留肿瘤非周期细胞由 G0～G1 进入 S 期增殖。先给予化疗直至 LI 降到最低后再切除原发肿瘤,能预防切除原发肿瘤导致的 LI 增加,远比术后任何时候给予化疗能更有效地抑制残留肿瘤负荷和延长生存时间。实验结果提示,当乳腺癌存在微小转移时,尽早化疗会更为有效,这为临床采用术前化疗治疗乳腺癌提供了依据。

2. 乳腺癌具有易于发生血行播散的生物学特性 在乳腺癌的早期阶段,常可发生周身的亚临床微小转移,故将乳腺癌称为"全身性疾病"。近 40 年来,大量的临床试验结果证实,早期乳腺癌辅助化疗后患者 DFS 和 OS 有显著提高。国际乳腺癌治疗协作组 EBCTCG 组织多中心协作研究,分别于 1988、1992 和 1998 年公布了乳腺癌辅助化疗的 Meta 分析结果。1998 年报道了包括 47 个单位 17 723 例乳腺癌,随访 15 年的结果:联合化疗组的乳腺癌年复发率下降 $24\% \pm 2\%$,年死亡率下降 $15\% \pm 2\%$。无疑,这一成绩应主要归功于化疗根除了周身的微小转移。从理论上讲,存在亚临床转移时,首先使全身微转移得以控制,再采用局部治疗,才有可能获得更多治愈机会。临床尚未出现转移征象前,尽早给予全身治疗更为合理。术前化疗尚可在转移灶细胞未产生自发性耐药前将其杀灭,对防止肿瘤产生耐药具有一定意义。

3. 不可手术的 LABC 从临床实用角度,LABC 手术切除常有困难,尤其不可手术的 LABC 是长期困扰外科医生的一大难题。乳腺癌对化疗药物比较敏感,化疗后肿瘤缩小,手术易于切除,使一些不可手术者变为可手术切除,使这部分患者获得手术治疗的机会;也为肿瘤较大,不适合保乳的患者创造了保乳治疗的条件。

4. 术前化疗 从 20 世纪 70 年代开始,已有大量术前化疗与术后辅助化疗对照的随机试验,经长期随访后证实,术前化疗患者并未因术前化疗延迟手术而影响患者的预后(无病生存和总生存率)。

二、乳腺癌新辅助化疗发展历史

概括为下述 4 个阶段。

1. 20 世纪 70 年代(新辅助化疗初期) 从 70 年代始,新辅助(诱导)化疗首先用于 LABC,尤其是不可手术的 LABC 和 IBC。新辅助化疗的初衷是为解决此类患者的手术切除。化疗后肿瘤缩小,手术易于切除,或再加放疗,可达到满意的肿瘤局部控制效果。Perez 等于 1979 年首次报道了东南癌症研究组(Southeastern Cancer Study Group)一小型研究。共 14 例乳腺癌(其中包括 IBC 5 例和乳房切除后复发 5 例),先用 FAC 方案化疗 2 个周期后局部治疗,或放疗同时用 CF(环磷酰胺和氟尿嘧啶)化疗。所有患者再接受 8 个周期 FAC 化疗。放疗后,除 3 例外,其余肿瘤全部缓解。局部治疗前 FAC 化疗 2 个周期后,65%的患者肿瘤缩小 50%～75%(部分缓解)。这一领航研究的结果显示,新辅助化疗对 LABC 有效、可行。

此后,相继许多 LABC 新辅助化疗临床试验被报道。有代表性的是意大利米兰国立癌症研究所和美国 MD Anderson 癌症中心的资料。de Lena 和 Valagussa 等相继报道了米兰国立癌研所两项前瞻性随机试验的结果:①de Lena 等于 1981 年报道,65 例采用 AV(多柔比星、长春新碱)方案 3 个周期诱导化疗后,局部治疗随机分根治性手术和放疗两组。局部治疗后,所有患者再用 AV 化疗 7 个周期。两组诱导化疗的有效率均为 75%,局部复发率和患者总生存率无区别;②1983 年,Valagussa 等报道 95 例 AV 方案化疗 3～4 个周期后分 3 组:手术→AV 化疗组、放疗→AV 化疗组和单一放疗组。与 de Lena 报道不同的是,放疗组(包括放疗后给予同样 AV 化疗组)的局部-区域复发率相当高。研究结果认为,LABC 中有相当部分病例属不可手术,诱导化疗后肿瘤缩小,适时手术是必要的。放疗可提高对肿瘤的局部控制效果,但不能替代手术治疗。这也是迄今为止普遍共识的,即乳腺癌新辅助化疗后,即使临床疗效达到完全缓解(CR),也应适时手术治疗。

与上述报道几乎同期,美国 MD Anderson 癌症中心报道(1983 年)联合应用化疗、手术和放疗治疗

LABC。治疗程序：FAC 化疗 3 个周期→局部治疗→辅助化疗 2 年。52 例中，完成 2 年治疗仅 12 例。未完成 2 年治疗患者的中位无病生存时间为 11 个月。作者将 52 例的治疗结果与既往采用单纯局部治疗（乳房切除加放疗）病例对组分析，两组患者肿瘤局部复发率相似，但接受 FAC 化疗组中尤其是锁骨上淋巴结有转移者的中位生存期明显延长。来自 MD Anderson 癌症中心的另一报道显示（Kantarjian 等，1984 年），93 例 LABC 用上述同样方案治疗，新辅助化疗的有效率（CR+PR）为 86%，局部治疗后 89 例无病生存，预计中位生存期可达 66 个月。

在 20 世纪 80 年代前的这段时期，新辅助化疗的价值主要在于为 LABC 患者的手术治疗创造条件。一般在 3 个周期化疗后，肿瘤缩小至可行手术时即手术治疗，局部治疗后再辅以化疗，这种治疗模式也称为"三明治"疗法（即化疗→局部治疗→化疗）。

20 世纪 80 年代初，联合蒽环类的新辅助化疗用于 LABC，在提高新辅助化疗有效率的同时，患者的生存率也有改善。Maloisel 等报道了一组临床无远处转移的 IBC，采用 FAC 化疗 3 个周期→局部治疗（手术加放疗）→FAC 化疗 9 个周期的"三明治"疗法，原不可手术变为可手术，患者 5 年生存率达 40%。而既往单以局部治疗者 5 年生存率不到 10%。

至 20 世纪 80 年代中期，新辅助化疗已成为 LABC 和 IBC 的一标准疗法。

2. 20 世纪 80 年代后期，新辅助化疗的适应证逐渐扩大到肿瘤较大可手术乳腺癌 其目的是使肿瘤缩小、降低分期，可成功实施保乳治疗。由于东西方国家的文化背景不同，人们对待生活质量的要求和标准各异。西方发达国家乳腺癌患者要求保乳者居多，但肿瘤较大（>3 cm）的乳腺癌，传统的外科治疗是乳房切除，所以国外文献中新辅助化疗后保乳手术的比例较高。

意大利米兰国立癌症研究所 1988 年 1 月至 1995 年 6 月间，对肿瘤较大可手术乳腺癌进行新辅助化疗后保乳治疗的前瞻性研究。1990 年 Bonadonna 等首次报道了研究初期结果。165 例原发肿瘤≥3 cm（3～10 cm，中位 4.5 cm）可手术乳腺癌，活检确诊后采用 CMF、FAC 或 FEC 方案 3～4 个周期。新辅助化疗有效率 78%，81% 病例的肿瘤缩小至<3 cm 而行保乳手术。保乳术式采用经典的 1/4 乳房切除（quadrantectomy）联合腋窝淋巴结清除术，术后再行放疗。如切除标本残留肿瘤≥3 cm，行改良根治术。新辅助化疗后行保乳手术的 75 例中，近期随访（12 个月）仅 1 例肿瘤局部复发。最初研究结果显示，对肿瘤较大的可手术乳腺癌，短期的新辅助化疗使肿瘤降级，增加了保乳手术的机会。作者在文中评述，化疗在乳腺癌初始治疗中的作用和贡献已超越以往对它的评估；乳腺癌的第一步治疗不再局限于手术室内的外科疗法；并展望，新辅助全身治疗将成为乳腺癌综合治疗中不可缺少的部分。

1998 年，Bonadonna 等全面总结并发表了米兰癌症研究所进行的可手术乳腺癌新辅助化疗前瞻性、非随机试验随访 8 年的经验。研究分为两个连续的阶段。继前述报道的工作后，第二阶段的研究设计与前基本相同。不同的是，入组病例的肿瘤大小定为≥2.5 cm，肿瘤大小为 2.5～7.0 cm（中位 4.0 cm）。全组 536 例，新辅助化疗临床总有效率为 76%，病理完全缓解率（pCR）为 3%。85% 的病例行保乳手术。原发肿瘤>5 cm，新辅助化疗后有 62% 病例采用保乳治疗。中位随访时间 65 个月，局部复发率 6.8%。患者 8 年无病生存率（DFS）和总生存率（OS）分别为 54% 和 69%。该试验虽然为非随机性，但与同一时期同在米兰癌症研究所，对肿瘤≥2.5 cm 乳腺癌采用传统辅助化疗治疗 1 000 余例的效果比较，前者 DFS 和 OS 高于后者（后者 8 年 DFS 和 OS 分别为 45% 和 59%）。米兰的经验说明，对肿块大的可手术乳腺癌，新辅助化疗后，肿瘤降级并实施保乳手术，经较长时间随访证实安全、有效。

Calais 等报道的可手术乳腺癌新辅助化疗后保乳研究，在化疗方案、疗效评估与保乳治疗方法上与 Bonadonna 报道的做法有所不同。158 例 T2-3、N0-1 可手术乳腺癌，原发肿瘤均>3 cm，平均大小为 5.6 cm。诊断方法采用手术切取活检。新辅助化疗方案：MVCF（米托蒽醌，vindesin, CTX, 5-Fu）或 EVCF（E=epirubicin）3 个周期。疗效评估采用影像学（X 线钼靶）。总有效率 60.8%（CR 20.2%，PR 40.6%）。48.7% 的患者化疗后肿瘤<3 cm，采用保乳治疗。保乳术式采用切缘距肿瘤边缘 1 cm 的肿瘤切除术（tumorectomy）。疗效达 CR 的 32 例行单纯放疗。化疗后肿瘤>3 cm 者行乳房切除术。腋窝淋巴结清除只限于 N1 期病例，N0 期者不做腋窝淋巴结清除术。保乳病例的放疗野包括全乳房及区域淋巴结(锁骨上、内乳和腋窝)。治疗后,全组局部复发 11 例(6.9%),保乳组 6 例(6/77 例,7.8%),乳房切除组5例(5/81,6.2%)。保乳组 6 例中,采用单纯放疗2例,肿瘤切除加放疗 4 例,5 年DFS 73.2%。新辅助化疗有效(疗效为 CR 或 PR)者的 DFS 明显高(89.7%对比 57.3%)。该组采用含蒽环类联合化疗方案,客观评估疗效(影像学)的有效率达 60.8%;新辅助化疗有效者采用肿瘤切除加放疗对肿瘤局部控制和患者的生存率均获得了满意的效果。结果显示,含蒽环类联合化疗的疗效好于传统的 CMF 方案化疗。

3. 20 世纪 90 年代,新辅助化疗的适应证进一步扩大 原发肿瘤>1~2 cm 的可手术乳腺癌,相继开展了采用同一化疗方案进行新辅助化疗与术后辅助化疗对照研究,其中几项大型临床随机试验有 NSABP B-18、EORTC 10902、ECTO 和 S6 等。化疗方案以含蒽环类为主(AC、FAC 或 FEC)。规模最大的是 NSABP B-18,1 523 例Ⅰ、Ⅱ期(T1-3N0-1M0)乳腺癌,经乳腺细针穿刺细胞学或空芯针穿刺活检诊断。随机分为两组:术前 AC 化疗4 个周期组和术后 AC 化疗 4 个周期组。年龄≥50 岁病例服用他莫昔芬 5 年。术前化疗组原发肿瘤对新辅助化疗反应的临床有效率为 80%(cCR 36%, cPR 44%);对化疗无反应病例,病变稳定(SD)和疾病进展(PD)分别为 17%和 3%。原发肿瘤的 pCR 为 13%(其中 4%残留病变仅为原位癌成分)。术前化疗组淋巴结阴性率高于术后化疗组,保乳手术率亦然(分别为 67%和 60%)。肿瘤≥5.1 cm病例中,术前化疗组保乳手术率高(22%对比 8%)。随访 5 年,两组患者的 DFS、DDFS (distant disease-free survival)和 OS 无区别(术前化疗和术后辅助化疗组的 DFS 分别是 66.7%和 67.3%, DDFS 分别为73.3%和 73.2%, OS 分别为 79.6%和 80.0%)。保乳手术病例,乳房内肿瘤复发率也无区别(7.9%对比 5.8%)。肿瘤对术前化疗反应与患者的 DFS 和 OS 明显相关。疗效为 pCR、pINV(临床 CR,但病理仍可见浸润性癌)、cPR 和 cNR 的 5 年 RFS 分别为85.7%、76.9%、68.1% 和 63.9%(P<0.000 1)。综合这一时期的文献资料,可手术乳腺癌采用含蒽环(AC、FEC、FAC)新辅助化疗 4 个周期的 pCR 为 6%~19%。随着新辅助化疗后 pCR 的增加,保乳治疗的成功率和同侧腋窝淋巴结阴性率随之增加,患者的 DFS 和 OS 也有改善。因此,pCR 既是预测远期疗效好的可靠预后指标,也是评估新辅助化疗的主要研究终点。

4. 从 20 世纪末到 21 世纪初,乳腺癌的新辅助化疗进入全新时期 紫杉类药物用于新辅助化疗,无论单药或联合用药,均显著提高了新辅助化疗的有效率和pCR。将新辅助化疗作为体内化疗药敏试验以指导个体化治疗,以及利用新辅助化疗这一研究平台获得药物疗效与某些生物学指标关系的信息均迅速进展。对新辅助化疗的适应证,有学者认为"凡需要术后辅助全身治疗(包括化疗、化疗联合靶向治疗、内分泌治疗等)的,都应是术前全身治疗的适应证"。

术前全身治疗涉及乳腺癌从基础到临床、从诊断到治疗的多学科知识和技能。一般而言,就临床医生在术前全身治疗病例的选择上,推荐以本节中介绍的适应证为宜。

三、乳腺癌新辅助化疗的目的、意义及存在的问题

新辅助化疗对 LABC 和 IBC 的主要目的是使不可手术变为可手术切除,再通过合理综合应用其他疗法,能提高对肿瘤的局部控制,改善患者预后,故为 LABC 和 IBC 的一规范疗法。而可手术乳腺癌新辅助化疗的目的和意义有更深的内涵,概括如下。

(一)改善乳腺癌患者手术术式选择

综合文献资料,经 4 个周期新辅助化疗后,有 50%~70%的乳腺癌缩小>50%。许多随机试验结果显示,与术后辅助化疗相比,新辅助化疗后乳房切除率降低,保乳率增加。Bonadonna 等报道,在乳腺癌肿块>5 cm 的患者中,新辅助化疗后,有 73%的病例采用了保乳手术治疗。对诊断时肿块较大不适合保乳,但希望保乳者,有效的新辅助化疗后,肿瘤分期降级,原本不适合保乳者可能采用保乳手术,原有腋窝淋巴结阳性者转阴后也可避免腋窝淋巴结清除术。

(二)即时获得对新辅助化疗反应信息

术后辅助化疗的最大不足是:治疗前难以预测所给化疗药物、方案是否有效及患者能否从化疗中获益。有些患者可能会接受了只有不良反应的无效治疗。从这一角度讲,辅助化疗存在一定的盲目性。

新辅助化疗的突出优点:通过新辅助化疗前、后

肿瘤的变化(包括临床触诊、影像学检查和病理学疗效评估,以及某些生物学指标变化),可获得肿瘤对化疗的反应。尤其是在化疗早期(化疗1~2个周期后)及时评估(触诊、影像学及生物学指标监测)化疗反应,可避免那些对化疗无反应的患者长期接受无效而有毒的化疗,及时更换有效的药物或采用其他疗法。通过新辅助化疗这一平台,在较短期间内(2~3个月),还可对新药、新疗法、不同方案、不同用法的疗效、毒副反应和安全性进行对照分析得出结果;观察不同药物、剂量、用法、药物组合、给药顺序、化疗周期及周期间隔时间等与疗效的关系。然而,辅助治疗随机试验的结果则要经过数年,甚至更长时间(10年左右)获得。

Green等在一项Ⅲ期临床试验中,将紫杉醇分为每周1次低剂量组与每3周1个周期的标准治疗组进行对照研究。前者剂量:淋巴结阴性者 80 mg/m^2;淋巴结阳性者 150 mg/m^2,共12次。标准治疗组剂量:225 mg/m^2,每3周1个周期,共4个周期。两组均再序贯FAC化疗4个周期。结果:每周1次组,原发肿瘤+腋窝淋巴结的pCR,无论是淋巴结阳性还是阴性(pCR分别为28.8%和29.4%)均高于标准治疗组(淋巴结阳性和阴性者pCR分别为13.7%和13.4%,$P<0.01$)。结果显示,紫杉醇每周1次低剂量密集化疗优于常规用法。这一事实被后来的辅助治疗及晚期病例解救治疗的随机试验结果所证实。在多西他赛单药新辅助化疗试验中,每周1次低剂量(40 mg/m^2)可获得与标准疗法(100 mg/m^2,每3周1次)同样疗效(临床有效率和pCR),而血液的不良反应轻,周身情况较差的患者容易耐受。尽管新辅助化疗的初期结果也需经较长时间随访验证,但无可置疑的是,新辅助化疗为诸多临床和基础研究提供了捷径。

新辅助化疗是一难得可靠的体内药敏试验。其结果对实施个体化治疗(tailored therapy,即量体裁衣治疗)具有指导意义。从德国乳腺组以药敏试验为目的的GEPARTRIO研究中看到新辅助化疗能提供多种信息。该试验共2106例肿瘤≥2 cm可手术乳腺癌或LABC(T4或N3,M0)。先接受TAC新辅助化疗(多西他赛 75 mg/m^2,多柔比星 50 mg/m^2,环磷酰胺 500 mg/m^2)2个周期后,有效(临床疗效为CR和PR)者(HCS组)继续应用TAC方案化疗,再分4个周期和6个周期组。其余患者(LCS组)随机分为两组:继用TAC 4个周期组(共6个周期),或改用非交叉耐药的NX(长春瑞滨 25 mg/m^2 第1天和第8天+卡培他滨 2 000 mg/m^2 第1~14天)4个周期组(TAC/NX组)。HCS组和LCS组的cCR分别为46.6%和14.1%,pCR分别为25.2%和5.6%($P<0.000\ 1$)。HCS组中,TAC 6个周期组和TAC 8个周期组的pCR无明显差异(21%和23.5%),但中位随访62个月显示,TAC 8个周期组的DFS好于TAC 6个周期组($P=0.027$)。LCS组中两亚组的pCR情况相似(TAC 6个周期组和TAC/NX组分别为5.3%和6.0%),但TAC/NX组的药物不良反应较TAC 6个周期组低。进一步分析肿瘤内激素受体与pCR的关系发现,ER阳性和(或)PR阳性病例中,HCS组接受8个周期TAC化疗者pCR高于6个周期(pCR分别是18.3%和11.7%,$P=0.03$);LCS组中TAC 6个周期组的pCR高于TAC/NX组(分别是9.5%和2.5%,$P=0.01$)。中位随访62个月的结果显示,根据新辅助化疗早期反应指导的治疗组患者的DFS明显好于常规治疗组($P<0.001$)。该试验提供了下述信息:①TAC新辅助化疗的早期反应(2个周期)能即时得出药敏结果,有预测疗效的价值;②早期化疗反应好,预示疗效达pCR的概率高;③早期反应差,更换用非交叉耐药的NX虽未能提高pCR,但降低药物不良反应;④对激素受体阳性者,TAC方案的pCR高于TAC/NX;⑤对TAC方案有效时,增加TAC化疗周期有可能进一步提高pCR及改善患者的预后;⑥按早期化疗反应指导其后的化疗有改善患者长期生存率趋向。

NSABP B-27是测定乳腺癌在4个周期AC方案后序贯多西他赛4个周期新辅助化疗的反应,以及对患者DFS、OS影响的随机试验。分析发现,4个周期AC方案化疗后序贯4个周期多西他赛组中,AC化疗后临床疗效为PR者序贯多西他赛后RFS明显提高;而临床疗效已达CR和无缓解的患者未能从序贯多西他赛化疗中受益。提示先用AC化疗,临床疗效达CR时无须再序贯多西他赛,而临床有效但肿瘤尚未消失是序贯多西他赛化疗的最好适应证。是否可用上述分析的结果来指导临床,尚需更多资料证实。但至少对未来个体化治疗的安排和临床试验的设计能引发更多的思考。

新辅助化疗作为药敏试验,至少可用于指导临床,即对所给的药物、方案敏感者继续应用;不敏感者及时更换他药(方案);对多种化疗药物均不敏感(耐药)者,应改用其他疗法,避免长期盲目应用无效而有毒性的化疗。从这一点讲,新辅助化疗显然要优于术后辅助化疗。

通过新辅助化疗前、中、后对有关基因和分子的检测,可获得疗效与相关生物学指标关系的信息。随着基因芯片技术的成熟,可根据测得的肿瘤生物学特征,筛选出有效(高效)的药物、方案,以及用法和预测疗效指标。新辅助化疗为实施个体化治疗提供了有效途径,也为临床探索、研究提供了很好的平台。

(三) 改善患者的远期疗效

新辅助化疗的最大目标还在于通过根除乳腺癌亚临床的微小转移达到提高患者长期生存的效果。尽管从目前的资料尚未看出新辅助化疗患者OS优于术后辅助化疗,但从 NSABP B-18 试验随访9年的结果看到,年龄小的(年龄<50岁)术前化疗患者的生存率较术后辅助化疗有好的趋向,这种趋向一直持续存在到随访16年。分析可能与年龄较小、ER 阴性乳腺癌病例较多有关,因为 ER 阴性乳腺癌对化疗敏感。所有随机试验资料均显示,对新辅助化疗反应好(疗效为 CR 及 PR),尤其是 pCR 患者的 OS 和 DFS 明显高于未达到 pCR 者。NSABP B-18 试验随访9年的结果显示,两组患者 OS 无差别,但术前化疗组疗效达 pCR 者的 OS 和 DFS 均明显高于未达到 pCR 者(OS 分别为 85% 和 73%,DFS 分别是 75% 和 58%)。从其他资料同样看出,对新辅助化疗反应好,尤其是原发肿瘤和腋窝淋巴结均为 pCR 的患者 OS 和 DFS 均有提高,说明全身治疗倘能使局部-区域肿瘤细胞消失,确有远处微小转移得以根除的可能。于是,提高新辅助化疗效果(尤其是提高原发肿瘤和腋窝淋巴结 pCR)有望改善患者的远期疗效。

在样本较小但具有代表性的 Aberdeen 试验中,对含蒽环类方案(CVAP)新辅助化疗早期反应好者序贯多西他赛后,明显增加了临床有效率(94% 对比 66%)和 pCR(34% 对比 18%),5 年 OS 也有提高(97% 对比 78%)。在规模较大的 NSABP B-27 试验中,与上述试验类似的给药策略,即 AC 方案 4 个周期后序贯多西他赛 4 个周期组的 pCR 是单用 AC 组的 2 倍(分别是 26.1% 和 13.7%)。中位随访 77.9 个月,患者的 RFS 有显著提高,而 OS 无明显改善。从多数资料看,尽管目前新辅助化疗的成绩还不足以改善乳腺癌患者总体远期生存率,但达到 pCR 的患者生存率确有明显提高的事实,以及新辅助化疗本身所具有的许多潜在优点,始终鼓舞人们在这一领域不断深入探索。

目前,在乳腺癌的分子分类中,三阴性乳腺癌不像 HER-2 过表达型和腔面型乳腺癌那样有针对其存在的靶点治疗(曲妥珠单抗治疗 HER-2 过表达,内分泌治疗 ER 阳性乳腺癌等)。三阴性乳腺癌有效的全身治疗是化疗,缺少生物学靶向治疗。虽然已有化疗联合某些靶向药物治疗获益的苗头,尚不成熟。在有条件的情况下,适合术前化疗的三阴性乳腺癌患者若能积极参与三阴性乳腺癌术前全身治疗,即化疗联合各类生物学治疗的随机试验,无疑会加速提高治疗效果。

(四) 新辅助化疗存在的问题

1. **新辅助化疗的缺点和不足** 失去乳腺癌原始的临床、病理分期是最大不足。治疗前常难获得完整的乳腺癌临床、病理分期资料;治疗后,多数乳腺癌已发生明显的病理改变(尤其是肿瘤完全消失者),腋窝淋巴结可能发生数量减少、性质改变(由阳性转阴性)。诚然这一损失可由评估肿瘤对治疗反应获得预后信息而得以补偿,但给以后手术术式的选择及放疗等带来了某些不确定因素,有时难以确立恰当的局部治疗方案。新辅助化疗更需要多学科(影像学、病理学、放疗科和临床内、外科)的密切协作。在治疗前就应当拟订出系统的治疗和对治疗反应的监测计划。为此,要重点做好治疗前的 TNM 分期(参见相关章节)和穿刺获得完整的病理学、必要的免疫组化指标。

2. **新辅助化疗是否有导致肿瘤进展而延误治疗之弊** 综合文献资料和笔者长期临床工作的体会,此类情况发生的概率很小。因为从总体讲,乳腺癌对化疗的反应好,蒽环类联合紫杉类化疗的有效率在 70% 以上,其余多为疾病稳定(按实体瘤化疗疗效评估标准),而在化疗期间疾病进展者很少(<3%)。在新辅助化疗前,综合活检获得确切的病理学诊断和必要的免疫组化指标,结合乳腺癌的分子分类选择治疗方法,可有效提高新辅助化疗的有效率。化疗早期(2个周期后)评估疗效,对化疗无反应乃至疾病有进展趋向的病例,及时更换化疗方案或采用其他有效治疗可避免因化疗无效而延误治疗。

四、乳腺癌新辅助化疗的适应证

(1) 新辅助化疗是 LABC 和 IBC 患者的规范

疗法。

(2) 从根除肿瘤细胞为目标，尽早给予全身治疗更为合理，故任何需要辅助化疗的可手术乳腺癌都可视为新辅助化疗的适应证。由于对乳腺癌新辅助化疗的理解、经验、体会和目的各异，临床实践中，对掌握新辅助化疗适应证范围跨度差异颇大。一般而言，临床Ⅱ～Ⅲ期乳腺癌都是新辅助化疗的适应证，尤其对三阴性乳腺癌和 HER-2 过表达型乳腺癌的第一步治疗优选新辅助化疗。对临床有足够证据诊断为隐匿性乳腺癌的患者，施行新辅助化疗是合理的。需特别强调的是，对那些不能确定是否需要辅助化疗的患者，要避免贸然施行新辅助化疗而导致过度治疗。

(3) 原发肿瘤大(>3 cm)的可手术浸润性乳腺癌，患者希望保乳，可通过新辅助化疗，使肿瘤缩小、分期降级，常可成功实施保乳手术，这也是新辅助化疗的主要目标之一，但要严格掌握新辅助化疗后保乳手术的适应证。

五、新辅助化疗前的准备

(一) 常规全身系统检查

了解有无远处转移(包括肺和肝，对 LABC 应常规做骨扫描检查)。评估患者的体力情况(performance status)；血常规，肝、肾功能检验；主要器官(如心、肺等)功能状态，对有心脏病患者，必要时检测 LVEF，综合分析患者对化疗的耐受能力及有无化疗的禁忌证。

(二) 诊断

治疗前必须获得确切的组织病理学诊断为浸润性乳腺癌，以及与乳腺癌相关的一些必要的生物学指标，如乳腺癌的组织分级，ER、PR、c-erbB2、Ki-67等。活检方法推荐在超声引导下空芯针活检。穿刺点的选择，应考虑到未来的根治性手术时连同整个穿刺针道要包括在手术切除的范围内。活检所获得的组织量要足够确定病变性质，区分浸润性或非浸润性癌，以及进行多项必要的生物学指标。在原发肿瘤中，至少从 3 个不同部位取材。对新辅助化疗后疗效达 pCR 的患者，最初空芯针获得的组织则是乳腺癌肿瘤组织的唯一来源，医生对此要有足够的认识。

治疗前病理学诊断内容包括乳腺癌的组织学分型，组织(核)分级、ER、PR、c-erbB2 和 Ki-67，其他指标，如 P53 等可作为临床选择或研究检测。

(三) 原发肿瘤大小及淋巴结情况

除触诊方法测量外，要采用影像学(乳房 X 线、超声或 MRI 检查)。触诊检查对腋窝淋巴结受累情况的估计比较困难，影像检查可能有所帮助。对腋窝淋巴结有转移者，应争取获得细针穿刺的阳性结果。

(四) 原发肿瘤所在部位的定位标记

随着新辅助化疗后疗效为 CR 的病例增多，原发肿瘤所在部位的定位标记对新辅助化疗后手术切口设计非常重要。原发肿瘤部位的标记方法有多种选择，可采用在影像(如 X 线)导向下将金属丝插入并留置在病灶中央；或在肿瘤所在体表处纹身标记；也可采用肿瘤所在部位的体表记录标记。方法：患者取仰卧位，与日后手术时体位相同，超声显示肿瘤在乳房的具体位置，记录肿瘤所在的顺时针方位，并标记、测出肿瘤距乳头根部的距离(cm)。最好同时在乳房皮肤上描绘出肿瘤所在乳房体表投影、拍照，供手术时设计皮肤切口用。

临床常遇到的另一个问题是，手术前做皮肤切口划线时找不到治疗前空芯针穿刺点的痕迹。因为皮肤穿刺点和穿刺针道均应在根治性手术切除的范围内，故空芯针穿刺点的标记同样重要。

(五) 前哨淋巴结活检问题

文献报道，早期乳腺癌前哨淋巴结活检(SLNB)阴性者替代腋窝淋巴结清除是有效、可行的。对新辅助化疗患者，SLNB 对评估腋窝淋巴结转移情况的准确性、可靠性，以及价值和意义在初期的文献中有不同的说法。有人认为，由于接受新辅助化疗的患者多为 LABC 或原发肿瘤较大，这些病例诊断时腋窝淋巴结转移的概率高，故对这部分患者 SLNB 的价值不大；也有人认为，对腋窝淋巴结无转移患者，尤其是随着新辅助化疗越来越多地用于较早期乳腺癌，SLNB 阴性者避免不必要的腋窝淋巴结清扫术，其意义、价值不逊于早期乳腺癌 SLNB。综合近年来文献，接受新辅助化疗患者的 SLNB 成功率为 80%～100%，SLN 假阴性率为 0～33%。从 NSABP B-27 资料看，新辅助化疗后 SLNB 的结果与早期乳腺癌患者 SLNB 的结果相仿，确认 SLN 成功率 84.8%，假阴性率 10.7%(文献资料，早期乳腺癌 SLN 假阴性率为 0～10%)。

对新辅助化疗患者,SLNB 的时间选择(化疗前或化疗后)曾有不同主张。主张化疗前 SLNB 的优点是:可明确腋窝淋巴结情况,易于 TNM 分期,并指导下一步治疗。不足之处:①SLN 阳性者,未来手术时要常规行腋窝淋巴结清除,但新辅助化疗可使 25%~30%患者腋窝淋巴结降级(由阳性转为阴性),而淋巴结转阴的患者仍未能避免腋窝淋巴结清扫术。②患者要经历两次手术(SLNB 和新辅助化疗后的手术治疗),而化疗后 SLNB 的利弊与此相反。目前,总的趋向于新辅助化疗后 SLNB 为宜。应强调的是,对临床疑有腋窝淋巴结转移患者,需经穿刺病理证实,并在转移淋巴结内植入金属夹标记,新辅助化疗后将其取出进行病理检查以评定对化疗的反应。

六、新辅助化疗的药物、方案和用法

(一) 化疗药物

乳腺癌辅助化疗所用的药物、方案均适用于新辅助化疗。但随着新药不断开发,抗肿瘤作用增强,化疗效果会逐渐提高,一些辅助治疗尚未应用的新药也会进入新辅助治疗的研究。Bonadonna 报道,20 世纪 70 年代用 CMF 方案 3~4 个周期新辅助化疗后 pCR 为 3%。80 年代,含蒽环类联合化疗广泛用于乳腺癌辅助与新辅助化疗,4 个周期新辅助化疗后,临床有效率可达 60%~80%,pCR 为 10%~15%。既往所用的新辅助化疗方案中几乎均含有蒽环类。20 世纪 90 年代,紫杉类药物问世,无论从单药或联合应用,均显示有更强的抗癌功效,尤其是联合蒽环类新辅助化疗的疗效突出,pCR 达 15%~20%。在长春碱类中,抗细胞有丝分裂特异性较强、直接作用于微管蛋白/微管动态平衡的长春瑞滨用于乳腺癌的新辅助化疗也有较好疗效,与蒽环类联合化疗 6 个周期的 pCR 可达 14%。

(二) 化疗方案及用法

1. **以蒽环类为主的联合化疗** 蒽环类中,常用的药物有多柔比星和表柔比星。在相同的剂量时,两者的疗效相同,但后者对心脏的不良反应轻。辅助化疗试验显示,提高表柔比星剂量(从常规 50 mg/m² 提高到 100 mg/m²)可明显改善患者 5~10 年生存率,并不增加心脏的不良反应。这也为新辅助化疗中采用较大剂量表柔比星(从常规 50~60 mg/m² 增加至 100 mg/m²),为提高新辅助化疗效果提供了可靠依据。实际应用时,如不适宜应用较大剂量时,可适当下调表柔比星剂量,下调幅度不应低于预计剂量的 85%,否则会直接影响疗效。

含蒽环类联合化疗常用的方案有 FAC(500/50/500 mg/m²,每 3 周为 1 个周期)、FEC(500/100/500 mg/m²,每 3 周为 1 个周期)。国内临床多用后者。

2. **蒽环类与紫杉类联合化疗** 两药联合应用为乳腺癌辅助化疗的骨架。鉴于两者并用有增加不良反应(如心脏毒性等)之弊,近年来,在给药的策略上进行了诸多对照研究的临床试验,如同时联合与序贯给药、密集化疗与常规化疗等对照研究。目前,已有一些研究结果可供临床参考,其中有紫杉类与蒽环类同时联合应用的 ECTO 试验、两药续贯应用的 NSABP B-27 和 Aberdeen 试验以及密集化疗与序贯化疗对照研究的 GEPARDUO 试验。

ECTO 试验是将紫杉类用于早期乳腺癌新辅助化疗与术后辅助化疗对照研究。1 350 例患者随机分 3 组治疗:A 组,手术→术后多柔比星化疗 4 个周期,继 CMF 化疗 4 个周期;B 组,手术→术后多柔比星+紫杉醇 4 个周期;C 组,术前化疗多柔比星+紫杉醇 4 个周期,继 CMF 方案 4 个周期后手术。所有 ER 阳性和(或)PR 阳性患者服他莫昔芬 5 年。C 组新辅助化疗总有效率 81%,临床 CR 52%,pCR 22%。术前化疗组和术后化疗组保乳手术率分别为 68% 和 34%。C 组患者术前化疗共 8 个周期,国内临床医生会感到术前化疗时间太长,也很少采用 DP×4→CMF×4 方案新辅助化疗。该试验表明,蒽环类联合紫杉醇可提高新辅助化疗的有效率、pCR 和保乳手术率。

NSABP B-27 试验入组 2 411 例为 T1c-3N0-1M0 乳腺癌。分 3 组新辅助化疗:AC 方案组,4 个周期;AC 方案 4 个周期后序贯多西他赛 4 个周期组;AC 方案 4 个周期,术后多西他赛 4 个周期组。初步的结果:AC 序贯多西他赛组与 AC 组新辅助化疗临床总有效率分别是 90.7% 和 85.8%($P<0.001$);临床 CR 分别为 63.6% 和 40.1%($P<0.001$);pCR 分别为 26.1% 和 13.7%($P<0.001$)。结果显示,AC 序贯多西他赛新辅助化疗可显著提高临床的有效率和 pCR。

Aberdeen 临床试验选择 LABC 或原发肿瘤>4 cm 的 167 例原发性乳腺癌为研究对象。先给 4 个周期 CVAP 方案联合化疗,达到 CR 或 PR 者再随机进入 CVAP 或多西他赛组,各用 4 个周期。其他病例给4个周期多西他赛。结果显示,多西他赛组的临床有效率94%(对照组66%),pCR 34%(对照组18%)。患者3年OS:多西他赛组97%,对照组84%;3年DFS:多西他赛组90%,对照组77%。提示在CVAP化疗有效的基础上再加多西他赛,可显著提高肿瘤对化疗的反应(尤其是pCR),有望改善患者的DFS和OS。

GEPARDUO试验是紫杉类联合蒽环类两种不同给药方法的对照研究。913例可手术乳腺癌患者随机进入密集化疗(ADOC)组或序贯化疗(AC→DOC)组。ADOC组:多柔比星 50 mg/m² + 多西他赛 75 mg/m²,每14天为1个周期,共4个周期;AC→DOC组:多柔比星 60 mg/m² + 环磷酰胺 600 mg/m²,每3周为1个周期,4个周期后序贯多西他赛100 mg/m²,每3周为1个周期,共4个周期。结果显示,乳腺癌对蒽环类序贯多西他赛的反应好于两者同时联合的密集化疗(pCR分别为14.3%和7%,$P=0.0011$)(该研究的pCR定义为:原发肿瘤和腋窝淋巴结无浸润性癌和非浸润性癌)。该研究采用AC 4个周期序贯多西他赛4个周期,这是一个国外常用的蒽环类联合紫杉类化疗方案。其疗效与TAC方案6个周期化疗相似,但具有不良反应较轻、患者耐受性好的优点,唯化疗时间较长。考虑到化疗的疗效与药物的不良反应,习惯选用表柔比星而不用多柔比星。与紫杉类联合化疗常用TEC方案6个周期或多西他赛4个周期后序贯EC 4个周期。

3. **密集化疗** 在化疗药物的剂量与疗效关系的研究中,发现两者并不呈线性关系。换言之,大剂量的化疗药并非总能产生很好的杀伤肿瘤细胞的效果,反而会增加药物的不良反应。按常规周期的化疗,肿瘤细胞会有更多的时间从每次化疗的间隔期间恢复、生长而耐药。如以一个有效的低剂量药,缩短给药时间,即密集化疗,可能杀伤、清除更多敏感的肿瘤细胞并克服细胞的耐药。Link等报道的密集化疗与上述GEPARDUO试验的密集化疗方法不同。200例组织学分级为高(Grade Ⅲ)、中(Grade Ⅱ)的可手术乳腺癌采用A(E)C后序贯多西他赛密集化疗(常规剂量每2周为1个周期),同时以生长因子支持。结果显示,达pCR 57例(29%)。这57例的平均年龄45岁,组织学高、中分级者分别占81%和19%。有51例临床腋窝淋巴结阳性(49%经穿刺活检病理证实)。有27例(47%)为三阴性乳腺癌病例(即ER、PR和HER-2均阴性)。中位随访32个月,98%(55/57例)的患者无病生存。

就目前对三阴性乳腺癌生物学特性的了解,化疗是唯一可用的全身疗法。该研究提示,三阴性乳腺癌对蒽环类序贯紫杉类的密集化疗反应比较敏感,但能否改善患者的DFS和OS,尚无足够的证据说明。

辽宁省肿瘤医院乳腺科于1986年12月至1990年12月对503例可手术的Ⅱ~Ⅲ期乳腺癌分为两组(即术前化疗组与术后辅助化疗组)行前瞻性对照研究。术前化疗组采用CMF方案行短程密集化疗。用法:环磷酰胺 500 mg/m²,甲氨蝶呤 40 mg/m²,氟尿嘧啶 500 mg/m²,静脉注射,每周1次,连用4周。术前化疗后休息2周行手术。两组患者手术后2周内开始化疗,均用CMF方案:第1、8天用药,剂量同前,28天为1个周期。全程化疗定为6个周期。术前化疗组每2次计为1个周期。结果显示,术前化疗组总有效率为68.9%,无病变进展者。随访5年,术前化疗组Ⅲ期患者的OS和DFS分别为59.2%和54.9%,均高于术后辅助化疗组(28.3%对比20.8%,$P<0.05$);10年,术前化疗组Ⅱ~Ⅲ期患者OS和DFS均高于术后辅助化疗组($P<0.05$)。这一好的结果可能与前述的密集化疗可杀伤更多敏感的肿瘤细胞并克服细胞的耐药有关。

对因身体情况或药物不良反应而不适宜3周1次化疗的患者,改为低剂量每周1次,同样有效、实用。Estevez等对56例Ⅱ~Ⅲ期乳腺癌患者用多西他赛单药每周1次,剂量为 40 mg/m²,连用6周,第8周开始第2个周期。原发肿瘤的反应:总有效率68%,临床CR 29%,PR 39%,pCR 16%。有效率与每3周1次的疗效相当,血液系统的不良反应轻而少,患者的耐受性好。

蒽环类与紫杉类如何序贯为好,有不同说法。Ramaswamy等通过临床研究认为,先给紫杉类后给蒽环类更有效,患者耐受性好。临床前实验显示,两类药先后给药顺序不同,彼此导致的交叉耐药程度差异悬殊。先给予紫杉类,乳腺癌细胞对其后给的蒽环类耐药显著低于先蒽环类后紫杉类的耐药。究竟如何序贯更好,有待更多的研究资料证实。

4. **长春碱类与蒽环类联合化疗** van Praagh等对89例Ⅱ~Ⅲ期乳腺癌患者采用长春瑞滨联合EM新辅助化疗。长春瑞滨 25 mg/m²,表柔比星 35 mg/m²,甲氨蝶呤 20 mg/m²,第1、8天应用,28天为1个周期,共 6 个周期。结果显示,临床总有效率 90%(CR 28%,PR 62%),pCR 14%,保乳手术 87%。中位随访 86 个月(39～100 个月),复发 13 例,死于转移 5 例。中位无病生存 100 个月(8.4 年)。目前,常用 NE 方案(长春瑞滨 25～30 mg/m^2,静脉注射第 1、18 天+表柔比星 75 mg/m^2,静脉注射第 1 天,3 周为 1 个周期)。

5. **蒽环类联合顺铂和卡培他滨新辅助化疗** Willman 等报道一项采用三药联合的Ⅱ期临床试验。48 例 LABC,其中 IBC 8 例(17%)。化疗方案:EXC(表柔比星 60 mg/m^2,第 1 天;卡培他滨 1 000 mg/m^2,每天 2 次,第 1～14 天;顺铂60 mg/m^2,第 1 天),每 3 周为 1 个周期,共 4 个周期,术后再用 2 个周期。结果显示,临床总有效率 74%(cCR 13%)。41 例手术后 pCR 22%。该疗法消化道的不良反应发生率高,需积极预防、处理。血液系统的不良反应容易控制。

6. **强化化疗** 主要用于 LABC 和 IBC。Cance 等报道,采用剂量和时间强化新辅助化疗综合疗法治疗 LABC 62 例,其中 13 例为 IBC,3 例有锁骨上淋巴结转移。新辅助化疗用多柔比星 90 mg/m^2,48 小时,每 2.5 周 1 次,4 个周期后施行手术,术后 2～3 周开始采用剂量和时间强化的 CMF 方案进行化疗;剂量逐步升至环磷酰胺 1 200 mg/m^2,甲氨蝶呤 900 mg/m^2,氟尿嘧啶 1 200 mg/m^2。所有患者同时应用粒细胞集落刺激因子(G-CSF)支持治疗,化疗结束后放疗。上述全部治疗在 32～35 周完成。ER 阳性和(或)PR 阳性者,服用他莫昔芬 5 年。结果显示:①肿瘤对新辅助化疗反应,乳腺 X 线检查评估为 CR、PR 和 MR 者分别占 22%、62% 和 14%,45%患者的乳腺癌分期降级;②在 49 例非炎性乳腺癌中,有 22 例(45%)施行保乳手术;③术后原发肿瘤 pCR 15%,腋窝淋巴结阴性者 34%;④中位随访 70 个月,局部复发率 14%,全组 5 年 OS 76%。在保乳病例中,5 年生存率高达 96%。

从文献资料看,对 LABC 尤其是 IBC,如病例选择得当,辅以 G-CSF 支持的强化新辅助化疗的综合疗法,有可能取得满意的效果。此类强化化疗用药过程中,需要密切监护患者。

(三) HER-2 阳性乳腺癌新辅助化疗联合靶向药物治疗

HER-2 过表达在浸润性乳腺癌中约占 20%,其生物学恶性程度高、预后差。自针对 HER-2 过表达型乳腺癌特异性靶向治疗药物问世,联合化疗用于临床,戏剧性地改变了 HER-2 阳性乳腺癌患者的疗效和预后。由于在新辅助化疗中化疗联合靶向治疗能明显提高 HER-2 阳性乳腺癌的 pCR,2017 版《NCCN 指南》对 HER-2 阳性乳腺癌新辅助化疗推荐联合曲妥珠单抗至少 9 周。目前,用于 HER-2 阳性乳腺癌治疗的靶向药物还有酪氨酸激酶抑制剂拉帕替尼、培妥珠单抗、曲妥珠单抗偶联物(T-DM1)等。

1. **化疗+单靶向药物治疗** 针对 HER-2 过表达型乳腺癌特异性治疗药——曲妥珠单抗是第一个成功用于乳腺癌的靶向治疗。临床随机试验显示,对 HER-2 过表达型转移性乳腺癌,曲妥珠单抗联合蒽环类及紫杉类,总有效率、有效持续时间和患者生存期均明显高于单用同一化疗方案者。近年来,利用新辅助全身治疗这一研究平台获得了曲妥珠单抗治疗原发性乳腺癌的更多信息。迄今综合文献,HER-2 阳性乳腺癌新辅助化疗联合曲妥珠单抗的资料诸多,最常用的联合化疗药物有蒽环类、紫杉类、长春瑞滨或铂类药物等,新辅助化疗联合曲妥珠单抗治疗的 pCR 为 18%～65%。最初由 Buzdar 等报道 MD Anderson 癌症中心的一项随机试验,选择Ⅱ、ⅢA 期乳腺癌 42 例,HER-2 阳性[测定方法:FISH(+)或 IHC(3+)]。随机分两组:单纯化疗组,即紫杉醇 4 个周期(每 3 周为 1 个周期),序贯 FEC 方案 4 个周期(每 3 周为 1 个周期);化疗+曲妥珠单抗组,化疗方案、用法同化疗组,曲妥珠单抗每周 1 次,共 24 次。结果显示,化疗+曲妥珠单抗组的 pCR[ypT0(is) ypN0]显著高于单纯化疗组(65.2%对比 26.3%,$P=0.016$),且 ER 阳性与阴性肿瘤的 pCR 相似(61.5%对比 70%)。

NOAH 试验将 HER-2 阳性局部晚期乳腺癌随机分为化疗联合曲妥珠单抗组和单纯化疗组。新辅助化疗方案:3 个周期 AT→4 个周期多西他赛→3 个周期 CMF。联合曲妥珠单抗组每次化疗联用曲妥珠单抗,手术后继续每 3 周 1 次曲妥珠单抗,共 52 周。结果显示,化疗联合与不联合曲妥珠单抗的 pCR[ypT0(is) ypN0]分别为 38% 和 19%。中位随访 5.4 年,单纯化疗组和联合靶向治疗组的 DFS 分别是 43% 和 58%。

德国的 GeparQuattro 研究对 445 例 HER-2 阳性可手术和局部晚期乳腺癌采用 EC 化疗 4 个周期,继之多西他赛 4 个周期,加或不加卡培他滨(EC-T[X]),化疗期间用曲妥珠单抗,每 3 周 1 次。

该研究有1 050例HER-2阴性乳腺癌为参照组，给予相同化疗方案。结果显示，HER-2阳性乳腺癌化疗联合曲妥珠单抗组和HER-2阴性化疗组的pCR（ypT0ypN0）分别为31.7%和15.7%。总的来看，HER-2阳性乳腺癌新辅助化疗联合曲妥珠单抗后的pCR几近成倍增加。但蒽环类、紫杉类联合化疗加靶向治疗，心脏不良反应及患者的耐受性是备受关注的问题。基于临床前研究显示曲妥珠单抗与紫杉类和铂类联合用药有协同作用，故有用铂类替代蒽环类，以减少对心脏不良反应的新辅助化疗联合靶向治疗的研究。Coudert等报道70例Ⅱ、Ⅲ期HER-2阳性可手术乳腺癌，新辅助化疗采用多西他赛和卡铂（carboplatin）联合曲妥珠单抗（TCH方案）6个周期。肿瘤对治疗反应好，pCR为43%，患者的耐受性好，重度（3～4级）及发热性嗜中性粒细胞减少症少见。在第29届SABCS会上报道了两项联合靶向药物新辅助全身治疗LABC和IBC研究的初期结果。一项是卡培他滨（X）联合多西他赛（T）±曲妥珠单抗（H）治疗LABC的Ⅱ期多中心研究，初步报道了近期治疗有效率和安全性，研究对象是不可手术的LABC［cT4和（或）cN2-3］。治疗方案：卡培他滨（900 mg/m² 每天2次，第1～14天口服），多西他赛（36 mg/m² 静脉注射，第1天和第8天），每3周为1个周期，共6个周期。HER-2阳性［IHC(3+)或FISH(+)］者，同时接受曲妥珠单抗（第1个周期8 mg/kg第1天，第2周期开始6 mg/kg第1天）。多数患者术后接受含蒽环类化疗（FEC$_{100}$）4～6个周期。结果：①药物不良反应为3级的有腹泻(22%)、手足综合征(16%)、食欲下降(14%)、呕吐(10%)、胃炎(8%)、恶心(6%)、乏力(4%)、粒细胞减少性发热(8%)；②临床有效率94%（cCR 12%，cPR 82%），pCR在XT组6%(2/34例)，XT+H组54%(7/13例)（pCR定为原发灶和腋窝淋巴结均无浸润性癌残留）。对不可手术的LABC，XT疗效差，而HER-2阳性者加用靶向治疗效果令人鼓舞。该疗法的另一优点是术后用蒽环类辅助化疗，可避免药物对心脏累加不良反应风险。但治疗中所有患者要经受一定程度的药物不良反应。另一项是拉帕替尼（针对ErbB1和ErbB2过表达酪氨酸激酶抑制剂）+紫杉醇治疗IBC新辅助全身治疗研究（EGF102580）。35例IBC，治疗前活检。ErbB2阳性（A组）30例，ErbB1阳性/ErbB2阴性5例。先用拉帕替尼（1 500 mg/d）连用14天，活检后应用拉帕替尼（用量同前）+紫杉醇（80 mg/m²，每周1次）12周。14周后施行手术，术后继续其他辅助治疗。结果显示，拉帕替尼单药（头14天）临床有效率30%，拉帕替尼+紫杉醇总有效率77%，pCR 17%（均为A组，pCR定为原发灶和腋窝淋巴结均无浸润性癌残留）。拉帕替尼+紫杉醇药物不良反应中最常见的是消化道（腹泻）、疲劳和乏力。

目前，化疗联合单靶向治疗方法多用A(E)C×4→TH×4，新辅助化疗结束后手术，术后继续靶向治疗（共1年）。如有心功能异常，新辅助化疗联合靶向治疗也可选用TCH方案。

2. 化疗+双靶向及单纯双靶向治疗 HER-2阳性乳腺癌新辅助化疗联合双靶向治疗可显著提高pCR，但不良反应发生率明显升高。NeoALTTO是一多中心化疗联合双靶治疗Ⅲ期临床试验。455例原发肿瘤>2 cm，HER-2阳性乳腺癌随机分为3组（2∶2∶2）：口服拉帕替尼组，每天1 500 mg；静脉注射曲妥珠单抗组，每周1次，（初始4 mg/kg，继之2 mg/kg）；双靶组（上述剂量两者联合应用）。抗HER-2治疗6周后再给予紫杉醇80 mg/m²，每周1次共12周。新辅助治疗后4周手术。所有患者术后6周内给予FEC（剂量分别为500、100、500 mg/m²）辅助化疗，每3周1次，共3次。化疗结束后，所有患者按术前的剂量和用法再给予抗HER-2治疗34周。其他辅助治疗按常规应用。辅助内分泌治疗时间最少5年。研究的主要终点是pCR，次要终点有DFS、OS、治疗的安全和患者的耐受性。结果显示，双靶组pCR为51.3%，曲妥珠单抗组为29.5%（$P=0.000 1$），拉帕替尼组为24.7%。两个单靶组的pCR无统计学差异。治疗不良反应中，拉帕替尼组和双靶组3级腹泻发生率明显高于曲妥珠单抗组（分别为23.4%、21.1%和2%）。同样，肝功能异常分别为17.5%、9.9%和7.4%。3个组均未出现明显心功能障碍。中位随访3.84年，3个组间OS无明显差异。但达到pCR的无事件生存率（EFS，86%）明显高于未达到pCR者（72%，$P=0.000 3$）。OS亦然，分别为94%和87%（$P=0.005$）。

另一项HER-2阳性乳腺癌双靶临床试验是2014～2015年间实施的KRISTINE多中心Ⅲ期试验。入组病例为年龄18岁以上Ⅱ～Ⅲ期可手术乳腺癌，原发肿瘤>2 cm。随机分为两组（1∶1）：双靶（曲妥珠单抗3.6 mg/kg，帕妥珠单抗首次840 mg，维持剂量420 mg）+化疗（多西他赛，卡铂）组223

例和不加化疗双靶(同上)组221例。新辅助治疗共6个周期(每3周为1个周期)。研究的主要终点是pCR,同时分析治疗的安全性。结果显示,双靶+化疗和单纯双靶组的pCR分别为55.7%和44.4%($P=0.016$)。双靶组3～4级不良事件(13%)少于双靶+化疗组(64%)。重度不良事件,双靶组和双靶+化疗组分别为5%和29%。3～4级不良事件中最常见的是血小板减少,两组分别为1%和5%。双靶+化疗组最多见3～4级不良反应有粒细胞减少、腹泻和发热性粒细胞减少,分别占25%,15%和15%;而双靶组少,<1%或无。两组新辅助治疗期间均无死亡病例。该研究的另一意图是评估对HER-2阳性乳腺癌可否避免应用传统的化疗药物。但目前为止,靶向联合化疗仍是HER-2阳性乳腺癌的标准治疗。

HER-2阳性乳腺癌新辅助化疗中,无论HR情况(阴性或阳性)均是双靶联合化疗的适应证。

(四)三阴性乳腺癌的新辅助化疗

目前,三阴性乳腺癌(TNBC)无确切的生物学分类,治疗缺乏有效的靶向药物,其全身治疗以化疗为主。TNBC对化疗药物比较敏感,采用新辅助化疗的pCR较高,故新辅助化疗是Ⅱ～Ⅲ期TNBC很好的适应证,尤其是肿瘤分级高(G3级)或肿瘤增殖快(Ki-67指数高)的患者。

紫杉醇联合蒽环类是TNBC化疗的主要药物。由于TNBC与BRCA1基因突变相关的乳腺癌有许多共同的生物学特性。BRCA1基因在双链DNA断裂修复中起重要作用,而铂类药物的作用机制是使双链DNA断裂,据此推理TNBC对铂类药物敏感。也有一些以铂类单药用于乳腺癌新辅助研究。Byrski等报道,小样本BRCA1基因突变的TNBC应用顺铂单药新辅助化疗,剂量75 mg/m²,21天为1个周期,共4个周期,pCR高达83%(10/12例)。但该研究的病例数太少,BRCA1基因突变对TNBC预测铂类药物化疗的价值尚需进一步深入研究。还有研究在化疗中加入铂类或PARP抑制剂,主要用于BRCA异常(基因突变)病例,可提高pCR,但尚缺乏能证实患者生存获益的资料。

目前,正在进行新辅助化疗联合某些分子靶向治疗的有抗血管内皮生长因子、mTOR抑制剂、PARP等。

TNBC新辅助化疗是否优选剂量密集或剂量强度化疗并无专家共识意见。1989年,Hryniuk等回顾性分析6 106例Ⅱ期乳腺癌采用CMF方案剂量强度辅助化疗,随访3年无复发生存(RFS)情况。多元分析显示,化疗剂量强度与患者RFS明显相关,且是独立因素。自此,剂量强度和剂量密集化疗逐渐用于乳腺癌的辅助及新辅助化疗。迄今,文献中有关新辅助化疗采用剂量密集化疗或剂量强度化疗的方案以含蒽环类为主,与常规标准方案对照研究的结果也不尽相同(包括pCR、OS、DFS)。缺乏新辅助化疗中紫杉类联合蒽环类密集化疗的资料。

(五)三阳性乳腺癌(HER-2阳性,HR阳性)的新辅助治疗

三阳性乳腺癌的新辅助治疗,理论上应采用抗HER-2靶向加内分泌治疗。是否应联合化疗,以及如何合理安排治疗程序尚无成熟的共识意见。下面介绍一些初期的临床试验供参考。

Rimawi等报道三阳性乳腺癌采用抗HER-2靶向联合内分泌(不用化疗药)新辅助治疗Ⅱ期临床试验(TBCRC 006)。66例Ⅱ～Ⅲ期乳腺癌,双靶向治疗药(曲妥珠单抗每周1次,初始4 mg/kg,然后2 mg/kg;拉帕替尼1 000 mg每天1次)共12周。ER阳性者内分泌治疗用来曲唑(绝经前患者采用药物卵巢功能抑制+来曲唑)。结果显示,乳腺的pCR 27%(ER阳性者21%,ER阴性者36%),少量残留癌(ypT1a-b)占22%(ER阳性者33%,ER阴性者4%)。不良反应各占63%和46%。肝功能异常占18%。该研究提示,选择性采用抗HER-2双靶联合内分泌治疗对三阳性乳腺癌是一有效的治疗策略。

2017年,Harbeck等报道了另一具有代表性的三阳性乳腺癌新辅助治疗Ⅱ期临床试验(ADAPT HER-2阳性/HR阳性)。375例HER-2阳性和HR阳性乳腺癌随机分为3组:T-DM1组;T-DM1+内分泌治疗组;曲妥珠单抗+内分泌治疗组。治疗时间为12周。主要研究终点是pCR[ypT0(is)ypN0],次要研究终点包括治疗安全性和早期治疗反应预测pCR的意义。术后辅助治疗按常规进行,90%以上患者完成了预定治疗计划。3组pCR分别是41%、41.5%和15.1%($P<0.001$)。新辅助治疗后3周再行空芯针穿刺活检测Ki-67,比治疗前下降≥30%判定为早期治疗有反应。67%患者治疗早期有反应,其中35.7%达到pCR,而早期无反应病例19.8%达到pCR。

T-DM1治疗1~2级不良反应明显,主要是血小板减少、恶心和肝功酶升高。总的不良反应发生率较低。T-DM1组和曲妥珠单抗加内分泌治疗组重度不良反应分别是5.3%和3.1%。该试验显示,三阳性乳腺癌采用T-DM1(包括或不包括内分泌治疗)仅12周即可使近半数患者达到pCR,且避免了化疗药物的不良反应。

(六) 新辅助化疗的时间

乳腺癌新辅助化疗有效的患者,常规应完成全程化疗。在早期的临床试验中,多数应用CMF方案3~4个周期,临床有效率约60%,pCR 3%~4%。20世纪90年代以来国外报道的文献中,含蒽环类或联合(序贯)紫杉类新辅助化疗,多完成全程化疗,即6~8个周期。8个周期是指采用AC×4→T×4方案,有效率可达90%,pCR为15%~25%。

国内情况与国外不同。国内新辅助化疗有效者,通常在化疗3~4个周期后积极主张尽早手术。从临床实用角度而言,新辅助化疗采用几个周期为宜,可取决于应用新辅助化疗的目的。对LABC,新辅助化疗有效者,应该完成全程化疗。化疗有效者,3~4个周期后肿瘤会有明显缩小,继续完成预计的化疗周期,可增加疗效达pCR的机会。Steger等报道可手术乳腺癌采用蒽环类联合紫杉类的ED方案(表柔比星+多西他赛)新辅助化疗,随机分组比较3个和6个周期化疗的ABCSG-14试验结果。入组病例292例,可评估有效性和安全性者288例。ED剂量为75 mg/m^{2}和75 mg/m^2,每3周为1个周期。6个周期组加用G-CSF。6个周期组的pCR明显高于3个周期组(18.6%对比7.7%,$P=0.0045$);前者淋巴结阴性率也高(56.6%对比42.8%,$P=0.02$)。

(七) 每周期化疗后应评估一次疗效

如经2个周期化疗,肿瘤大小无变化或有进展,应及时更换方案或改用其他疗法。在换用第2个化疗方案期间,要密切监测肿瘤的反应,以免因肿瘤明显进展不可手术。通常,蒽环类和紫杉类为新辅助化疗方案的骨架,如肿瘤对化疗反应不好或手术后病理检查仍有癌残留(包括腋窝淋巴结有转移)者,可考虑更换非交叉耐药的方案,如NX方案(长春瑞滨+卡培他滨)。

七、与乳腺癌新辅助化疗效果相关的病理、生物学因子

化疗效果与乳腺癌某些相关病理、生物学因子关系的研究对预测疗效、选择有效化疗药物、制订个体化方案具有重要意义。有关这方面的文献报道不少,但多数研究样本的数量有限,研究的方法(如病例选择、化疗方案、检测的指标和方法等)各异,得出的结果不尽相同。现就目前文献中与化疗效果关系较密切的因子概括介绍,可供参考。

(一) ER

ER状况是乳腺癌是否选择内分泌治疗的依据,对预测患者的DFS及OS有重要意义。乳腺癌新辅助化疗效果与ER状况的关系,总体而言,ER阴性乳腺癌较ER阳性者对化疗敏感。欧洲可手术乳腺癌协作试验(ECTO试验)于2002年首次报道,乳腺癌AC序贯CMF新辅助化疗的反应与ER状况有关。单因素分析显示,在ER阴性患者中,疗效达pCR者占45%,而ER阳性pCR为10%($P=0.001$)。同样,PR阴性和阳性的pCR分别是36%和13%($P=0.001$)。多因素分析显示,ER与淋巴结情况是影响pCR的因素。Ring等报道,435例可手术乳腺癌采用AC或CMF方案每3周为1个周期的新辅助化疗,全部病例术前完成6个周期化疗。全组pCR 12%,ER阴性和阳性病例的pCR分别为21.6%和8.1%($P<0.001$)。在分层分析中看到,ER阴性病例达pCR者5年DFS和OS明显高于未达到pCR者(DFS分别为73%和37%,$P=0.001$;OS分别为90%和52%,$P=0.005$),但在ER阳性病例中未看到达pCR与非pCR者生存率的差异。事实上,ER阳性乳腺癌,尤其是ER和PR均强阳性,分子分类为腔面A型患者的预后好与其本身的生物学特性直接相关,而与新辅助化疗是否达到pCR关系不大。NSABP B-27试验的结果与此相似,ER阴性和阳性病例的pCR分别为16.7%和8.3%($P<0.001$)。值得注意的是,GEPARTRIO和NSABP B-27试验均显示出另一种情况,即在新辅助化疗中加入多西他赛后,pCR明显增加,而pCR的增加与ER状态无关。换言之,多西他赛的疗效与ER状态无明显关系,ER阳性乳腺癌需要化疗者,选用含紫杉类药物的方案为宜。

（二）组织学分级

肿瘤组织学分级高及细胞增殖指数高的乳腺癌对化疗药物敏感。Ring 等采用 AC 或 CMF 新辅助化疗 6 个周期后，癌组织学分级为 G1、G2 和 G3 级患者的 pCR 分别是 3.2%、2.4% 和 15.6%（$P<0.001$）。

（三）Ki-67

乳腺癌的化疗效果与癌细胞的增殖情况明显相关，增殖快的化疗反应好。在乳腺癌新辅助化疗中，采用反映肿瘤增殖情况的 Ki-67 作为监测和预测化疗反应是一项非常实用的指标。在新辅助化疗主要研究终点为 pCR 与 Ki-67 水平关系的研究中，结果显示 Ki-67 高是预测 pCR 高的指标。Fasching 等进行了一项乳腺癌新辅助化疗 Ki-67 水平与化疗反应和患者预后关系的研究。552 例可手术乳腺癌接受含蒽环类或联合紫杉类等方案的新辅助化疗，达 pCR（pCR 定义为 ypT0ypN0）者为 21.7%。单因素分析显示，以 Ki-67>13% 为肿瘤细胞高增殖，余为低增殖。高增殖与低增殖组的 pCR 分别为 29%（113/390 例）和 4.3%（7/162 例）（$P<0.00001$）。多因素分析显示，Ki-67 仍为一个预测 pCR 的独立因素（$P=0.01$）。从乳腺癌的分子分类看，腔面 A 型 pCR 低，316 例中 pCR 仅为 5.7%，但 Ki-67 相对高者 pCR 仍高于 Ki-67 低者，pCR 分别为 8% 和 2.9%（$P=0.03$）。在激素受体和 HER-2 阳性（即腔面 B 型）病例中，无论加或不加抗 HER-2 的靶向治疗（赫赛汀），Ki-67 高低者间 pCR 差异（分别为 44.3% 和 14.3%，$P=0.03$）同样十分明显。

文献中通常将 Ki-67 阳性染色癌细胞 14% 作为激素受体阳性、HER-2 阴性的腔面 A 和 B 型鉴别的截点（cut-off）。Ki-67 14% 还不足以表示肿瘤细胞增殖率的高低，也不是预测化疗反应最好的截点。Fasching 等在乳腺癌新辅助化疗治疗分析中发现，不同分子分类乳腺癌对新辅助化疗反应的 Ki-67 截点不同。激素受体阳性乳腺癌的 Ki-67 截点为 36%~40%，TNBC 的截点为 30%~40%，而 HER-2 阳性乳腺癌介于 17%~20%。TNBC 的 Ki-67 值普遍较高，这与 TNBC 新辅助化疗达 pCR 较高有关。Ki-67 作为一预测治疗反应的生物学指标，在对拟行新辅助化疗病例的选择上具有一定的参考价值。如 ER 阳性和 HER-2 阴性乳腺癌，在 Ki-67 低的情况下会预示难以从化疗中获益或受益有限。

临床工作中，可以 Ki-67 阳性染色癌细胞 20% 作为判定其高低的参考值。

（四）HER-2

普遍认为，HER-2 阳性乳腺癌对含蒽环方案较 HER-2 阴性者敏感。Penault-Llorea 等对 115 例乳腺癌进行含蒽环类新辅助化疗，治疗前、后活检，检测肿瘤组织学分级、ER、PR、HER-2、Ki-67 和 P53。结果显示，HER-2 阳性者 pCR 是 HER-2 阴性者的 4.54 倍（$P<0.005$），认为 HER-2 过表达是预测蒽环类化疗效果的独立因素。Learn 等对 121 例可手术乳腺癌采用 AC 或加 D（多西他赛）新辅助化疗，结果显示，HER-2 阳性患者单用 AC 的有效率高于 HER-2 阴性者（75% 对比 51%，$P=0.06$），而加入 D 后（AC-D 组），两者的有效率相仿（78% 对比 81%，$P=0.39$），认为这可能是由于多西他赛复苏（rescue）了 HER-2 阴性乳腺癌对 AC 的化疗反应。但也有 HER-2 状况与化疗反应无明显关系的报道。Zhang 等报道 MD Anderson 癌症中心 97 例 Ⅰ~Ⅲ 期乳腺癌，采用 FAC 新辅助化疗 4~6 个周期。结果显示，cOR 78%，影像 OR 64%，pCR 15%。在影像评估中，HER-2 阳性和阴性者 OR 分别为 80% 和 57%（$P>0.05$），两者的差异无显著意义。

乳腺癌肿瘤的拓扑异构酶 alpha Ⅱ（TOP2A）基因变化（扩增或缺失）与含蒽环类化疗敏感性的关系也引起了人们的兴趣。O'Malley 等采用 MA.5 随机试验的样本进一步研究发现，TOP2A 基因变化（扩增或缺失）乳腺癌对含蒽环类化疗的敏感性与 HER-2 阳性乳腺癌相似，即对含蒽环类化疗反应较不含蒽环类药物的化疗好。故认为，HER-2 阳性同时 TOP2A 基因扩增或缺失的乳腺癌，对含蒽环类化疗会更敏感。

（五）乳腺癌的分子分型

乳腺癌的分子分型与化疗反应明显相关。腔面 A 型对化疗反应差，此类患者的预后主要取决于其本身的生物学特性，与新辅助化疗的反应无明显关系。在新辅助化疗的临床研究中观察到，腔面 A 型患者达到 pCR 者的预后与未达到 pCR 者无差异。

虽然总的来看，TNBC 患者的预后差，但在新辅助化疗中 TNBC 对化疗反应较好，达到 pCR 者的预后与非 TNBC 相似，而仍有癌残留者的预后比非

TNBC差。Liedtke等报道MD Adenson癌症中心一项乳腺癌新辅助化疗长期随访的资料,1 118例乳腺癌行新辅助化疗,其中255例TNBC,非TNBC 863例。TNBC达到pCR者明显多于非TNBC（22%对比11%,$P=0.034$）。中位随访时间3年,达到pCR的TNBC患者的生存率与非TNBC患者相似（$P=0.24$）,而未达到pCR的患者生存率明显低于非TNBC患者（$P<0.000\,1$）。为提高TNBC化疗效果,新近有研究在通常采用蒽环类和（或）紫杉类药物的基础上加抗代谢药物,或联合铂类及新型微管稳定剂等。NSABP B-40研究试图回答在蒽环类联合紫杉类药物基础上加抗代谢药物（卡培他滨或吉西他滨）是否能提高TNBC新辅助化疗的pCR。结果显示,加与不加抗代谢药物组间的pCR无明显差异（TX→AC组23.3%,TG→AC组27.3%,T→AC组为26%,$P>0.4$）,前者反而增加了药物毒性反应。

（六）P53

综合目前的资料,P53的表达情况对蒽环类化疗效果也具有一定的预测价值。Bottini报道143例可手术乳腺癌新辅助化疗,分为CMF联合化疗和表柔比星单药化疗两组,2~6个周期（平均3个周期）。检测的指标有P53、Bcl-2、c-erbB2、ER、PR、Pg-170。结果显示,表柔比星组,P53阳性表达和阴性表达者的CR分别为9.4%和25.5%（$P<0.02$）。多因素分析显示,P53为预测蒽环类疗效的一独立指标。Anelli等报道的结果与此相似。73例LABC采用PA（紫杉醇175 mg/m² + 多柔比星60 mg/m²）新辅助化疗3个周期,化疗前切取活检P53和DNA测定。结果显示,OR 83.5%,pCR 15.1%。临床CR 25例中,P53阳性者2例（$P=0.004$）。pCR 11例中,P53阳性仅1例（$P=0.099$）,提示P53阴性表达的乳腺癌采用PA方案化疗获得有效的概率高。

Aas等进行一项多柔比星单药新辅助化疗,观察肿瘤细胞增殖情况对预测疗效价值。结果显示,乳腺癌对阿霉素耐药与肿瘤内P53表达有关。94例LABC采用多柔比星14 mg/m²每周1次新辅助化疗16周,治疗前切取活检。临床疗效PR 38%,SD 52%,PD 10%。单因素分析显示,对多柔比星耐药与肿瘤细胞增殖率高明显相关;进一步分析显示,这一相关性仅限于肿瘤为野生型P53表达的亚组。多因素分析显示,P53突变状态是预测多柔比星耐药的唯一因素。

（七）化疗效果与细胞凋亡的关系

Davis等对30例乳腺癌新辅助化疗,治疗前及治疗后24、48小时分别行空芯针活检,动态检测细胞凋亡变化。化疗方案用AT（多柔比星+多西他赛）或紫杉醇。新辅助化疗结束后评估疗效。结果显示,化疗后肿瘤的病理学反应与化疗诱导肿瘤细胞凋亡程度直接相关;化疗反应好者,化疗后48小时细胞凋亡呈高水平。这一研究既提示提高化疗诱导细胞凋亡水平,可提高肿瘤对化疗的反应,也预示深入探究根据化疗诱导出现的凋亡高峰来调整化疗间期,有可能进一步提高化疗效果。

（八）乳腺癌组织学类型

浸润性小叶癌（ILC）对化疗的敏感性与浸润性导管癌（IDC）显著不同。诸多关于新辅助化疗中两者对照研究的报道中,总的来看,采用含蒽环类新辅助化疗中,ILC的pCR（约3%）明显低于IDC。来自MD Aderson癌症中心的一组样本较大的资料中,1 034例Ⅱ~Ⅲ期乳腺癌,ILC 122例（12%）,IDC占88%。所有病例均接受含蒽环类新辅助化疗,另有32%患者加入紫杉类。疗效评估pCR标准为原发肿瘤和腋窝淋巴结均无浸润性癌。结果显示,ILC的pCR显著低于IDC（3%对比15%,$P<0.001$）。

八、新辅助化疗反应的监测、疗效评估和新辅助化疗后的TNM分期

（一）新辅助化疗反应的监测

1. 原发肿瘤大小（T）和区域淋巴结情况（N） 这是乳腺癌患者的重要预后因素,也是新辅助化疗近期主攻的目标。治疗前准确测量T和了解N情况,包括影像学（乳房钼靶X线、超声、MRI等）基线检测非常重要。对疑腋窝淋巴结有转移者,应争取获得细针穿刺细胞学的阳性结果。每一个周期化疗后,临床评估疗效一次。新辅助化疗结束后、手术前同时进行影像学评估,掌握疗效。如采用序贯化疗（如蒽环类和紫杉类序贯）,在更换药物前重新评估一次疗效,以便分别评估两类不同药物（方案）的各自疗效。

新辅助化疗的早期疗效评估非常重要。虽然乳腺癌对化疗的反应好,但即使是最有效的化疗药物,其有效率在70%左右,换言之,仍有约30%的乳腺

癌对化疗反应差或无反应。因此,在化疗早期评估乳腺癌对化疗的反应,可及时发现那些对所给化疗药物(方案)不敏感的患者尽早更换化疗药物(方案),或改用其他有效治疗,以避免患者接受无效而有毒性的全程化疗。早期的疗效评估多在第2个化疗周期结束到第3个周期开始前进行。评估的方法有患者主观感觉肿瘤大小和肿瘤质地硬度的变化,医生触诊检查肿瘤范围、大小的变化,以及影像学客观检查新辅助化疗前、后的变化。

2. **影像学** 早期疗效评估最常用的影像学检查方法是彩超,可提供病灶范围、大小和肿瘤内血供情况的改变。早期疗效评估中,对化疗反应好者(是指肿瘤大小缩小>30%)可继续完成预订的化疗。但是传统的影像学检查存在如下局限性:即使化疗效果很好,肿瘤大小的明显改变均需经过数个周期化疗后才能测得,而化疗有效者在化疗早期就可有肿瘤内血供、细胞弥散、组织代谢等变化。近年来,在新辅助化疗早期(1~2个周期后),采用磁共振弥散加权成像(DWI)、动态增强 MRI 等技术,成为乳腺癌新辅助化疗早期监测肿瘤对化疗反应的研究热点。

3. **新辅助化疗早期动态监测生物学指标变化** 肿瘤对所给药物的反应,在治疗早期肿瘤的生物学特征即可发生明显变化,而肿瘤的形态学显著改变则在治疗后期方能出现。故新辅助化疗早期监测肿瘤的生物学变化,对治疗无反应(或反应差)是否需要及时调整治疗方案,以免延续无效治疗具有临床指导价值。WSG ADAPT 是一创新的研究设计,以治疗早期 Ki-67 变化作为对化疗反应评估的生物学指标,并综合其他风险指标调整下一步的治疗。在初始治疗3周后需要对原发肿瘤重新空芯针穿刺比较治疗前后 Ki-67 变化。新辅助化疗早期(1~2个周期),再空芯针穿刺原发肿瘤,如 Ki-67 下降,尤其有明显下降应视为化疗有效。

4. **乳腺癌新辅助化疗 CTC 的监测** Pierga 等于2017年报道152例非转移性炎性乳腺癌新辅助化疗,采用 FEC×4→多西他赛×4,HER-2阳性者多西他赛联合曲妥珠单抗。其中137例监测 CTC 和循环血内皮细胞(CEC),基线测定39%为阳性,4个周期化疗后再监测发现 CTC 显著下降至9%。40%病例达到 pCR,但发现 CTC、CEC 和 pCR 无相关性。基线 CTC 和患者的 DFS、OS 明显相关。

Bidard 等2018年报道国际 Meta 分析,收集2003~2015年早期乳腺癌新辅助化疗前采用 CellSearch 法监测患者 CTC 1 574 例。主要研究终点是患者 OS,次要终点包括 DDFS、局部区域无复发间隔时间(LRFI)和化疗效果的 pCR。结果显示,有25.2%患者 CTC 细胞数≥1,CTC 细胞数与原发肿瘤大小明显相关。新辅助化疗前监测患者 CTC 阳性数与患者的预后(DDFS、LRFI 和 OS)明显呈负相关,但与化疗病理评估的 pCR 无关。

(二) 新辅助化疗疗效评估

新辅助化疗的疗效评估分为临床和病理学两种。

1. **临床疗效评估** 仅依触诊测量的大小计算,存在检查者主观因素而易低估、高估之弊,联用影像学检查评估较能客观反映疗效。超声和 MRI 检查等能提供新辅助化疗后残余病灶范围、区域淋巴结情况等更多信息。对拟行保乳手术病例,必要时应联合多种影像学检查。对临床触不到肿块,钼靶 X 线显示有微钙化时,可明确病灶累及的范围,对是否适合保乳或保乳手术的切除范围具有重要的指导价值。有研究报道,以病理学评估为金标准,临床评估疗效的高估率为25%,低估率为56%。化疗后,癌细胞变性、坏死、肉芽形成,或瘤床区纤维组织增生、胶原化,由瘢痕组织替代。因此,临床可触及肿块,影像学也显示有病灶,临床评估为 PR,但病理评估则为 pCR 的并不少见。临床与病理评估疗效的不一致性,给临床工作带来一定困难,成为新辅助化疗研究中亟待解决的难点。为改善影像学评估技术,目前多数学者集中于 MRI 和 PET 对疗效评估价值的临床研究。Schmitz 等报道一项前瞻性研究,188 例 Ⅱ~Ⅲ期乳腺癌按肿瘤的分子分类进行新辅助化疗。影像学采用单用 MRI、单用 ^{18}F-FDG PET-CT 及两者联合监测原发肿瘤对化疗反应。化疗的病理疗效 pCR 定义为 pCRmic(可存在有少数散在浸润性癌细胞)。结果显示,HER-2 阳性者 pCRmic 为76.1%,三阴性者为56.4%,而 ER 阳性者为12.6%。对 HER-2 阳性型,MRI 检查预测疗效的准确率明显优于 PET-CT。对三阴性乳腺癌单用 MRI 检查或 PET-CT 或两者联合的效果相似。而对 ER 阳性乳腺癌,联合应用较单用为好。

2. **病理学疗效评估**

(1) 病理学疗效评估标准:pCR 和病理学无变化易于判定,但病理学部分缓解(pPR)评定标准存在难度。Apple 等推荐采用 NSABP 2002年制定的新辅助化疗后病理评估标准,易于掌握,但不够确切。目前,文献中应用较多的是5级组织学分级系统:1级,为肿瘤内个别细胞可发生某些变化,但细胞总数无明显变化;2级,浸润性癌细胞数量有所减少,癌细胞数减少<30%;3级,肿瘤细胞数量减少30%~90%;4级,浸润性癌细胞数减少>90%,仅可查到非常散在的成簇癌细胞;5级,从原发肿瘤多处切片,证实无浸润癌细胞(pCR)。

(2) pCR的定义:文献报告中对乳腺癌新辅助化疗后pCR定义的标准各异,pCR对患者预后的意义也有所不同。美国MD Anderson癌症中心、奥地利乳腺癌和结肠癌研究组和国际乳腺组(Neo-Breast International Group)均定义为:ypT0(is)ypN0,即乳腺癌原发肿瘤和腋窝淋巴结无浸润癌残留,容许有非浸润癌残留。Mazouni等回顾分析MD Anderson癌症中心2 302例接受新辅助化疗的乳腺癌患者中,达到pCR 78例(3.4%),pCR+DCIS 199例(8.6%),残留有浸润癌2 025例(88%)。经过长期随访结果显示,原发灶及腋窝淋巴结残留DCIS并不影响患者的预后。pCR和pCR+DCIS组患者5年、10年DFS和OS相似(5年DFS均为87.1%,10年DFS分别为81.3%和81.7%;5年OS为91.9%和92.5%,10年OS为91.8%和92.5%),明显好于残留浸润癌组($P<0.000\,1$)。pCR和pCR+DCIS组5年局部区域无复发生存率同样无差异(分别为92.8%和90.9%,$P=0.63$)。

NSABP B-18和B-27对乳腺癌术前化疗的pCR定义与上述不同,即术前化疗后手术切除的标本仅限于原发肿瘤无浸润性癌者,不考虑腋窝淋巴结情况。pCR为ypT0(is)ypN0(+)(容许淋巴结内浸润癌残留)。B-18随访5年、8年和16年的资料始终显示,术前化疗达到pCR的患者DFS和OS均明显好于未达到pCR的患者($P<0.000\,1$)。B-27随访8年的结果同样显示,术前化疗达到pCR的患者DFS和OS均显著高于未达到pCR的患者($P<0.000\,1$)。

德国乳腺组(German Breast Group, GBG)将pCR严格定义为ypT0ypN0(乳腺原发肿瘤和淋巴结无浸润和非浸润癌残留)。von Minckwitz等Meta分析了7项随机试验,共6 377例乳腺癌接受新辅助化疗后按不同的pCR定义分组并比较对患者预后(中位随访时间46.3个月)的差异,发现pCR为ypT0ypN0组患者(955例)的DFS明显好于ypTisypN0组(309例)、ypT0(is)ypN(+)组(186例)、ypT1micypN0(+)组(478例)和ypT1micypN0(+)组(4 449例)(P均<0.001)。作者在讨论中分析认为,Mazouni等报道的pCR和pCR+DCIS组患者的DFS和OS无差异存在研究样本的病例数较少,且术前化疗所用药物仅42%患者采用蒽环类联合紫杉类,导致达到pCR和pCR+DCIS的患者仅为3.4%和8.6%,统计学数据说服力不够强。对pCR中含有DCIS对患者预后影响的说法不一,是否存在某些DCIS诊断的准确性和可靠性因素,如病理检查不够充分(如未能做连续切片等)造成浸润部分遗漏。但目前文献中pCR的标准采用ypT0(is)ypN0居多。比较共识的意见是,无论是ypT0还是ypT0(is),ypN情况对患者预后的影响尤为重要。ypT0(is)ypN(+)患者的预后与原发灶和淋巴结同时有浸润癌残留者相似。

文献中,还有将pCR的标准确定为:ypT1micypN0(+)。

(3) 乳腺癌分子分类与新辅助化疗反应的关系:一些恶性程度低的乳腺癌,如增殖指数低的小叶癌,组织分级1级和ER、PR阳性乳腺癌及分子分类为腔面A型乳腺癌对化疗的反应差,新辅助化疗后的pCR低。此类患者的预后(DFS、OS)较好,主要归因其乳腺癌本身的生物学恶性程度低,与是否达到pCR无关,故新辅助化疗后pCR并无预测这类患者预后的意义。相反,在恶性程度较高的TNBC和HER-2阳性(非腔面B型)乳腺癌对化疗(尤其是蒽环类联合紫杉类)反应好,全程新辅助化疗后的pCR可高达20%(不包括HER-2阳性者联合生物学靶向治疗病例),达到pCR的患者预后明显好于未达到pCR者。这些类型乳腺癌新辅助化疗后的pCR是一重要的预后指标。von Minckwitz等对接受新辅助化疗患者按乳腺癌的分子分类得出的结果认为,在腔面B型中,HER-2状况与新辅助化疗的pCR不尽相同。对腔面B型HER-2阴性乳腺癌,pCR具有预后意义,但对腔面B型HER-2阳性乳腺癌,尽管联合应用抗HER-2靶向治疗,pCR仍低,且pCR并未显示与预后相关。

(4) 残留癌对患者预后评估指标

1) Ki-67变化:残留肿瘤内Ki-67水平与患者预后的关系,德国乳腺癌新辅助化疗临床试验GeparTrio研究中,对新辅助化疗后病理疗效评估未达pCR者,通过检测残留癌内Ki-67水平,分析其预后价值。按Ki-67阳性细胞百分率分为Ki-67低(0%~15%)、中(15.1%~35%)和高(35.1%~

100%）3组。结果显示，新辅助化疗后，Ki-67高组患者肿瘤复发风险（主要在术后头3年内）明显高于Ki-67低、中组（HR分别为4.53、1.12和1.86，$P<0.0001$）。患者的死亡风险亦然（HR分别为5.86、1.06和1.56，$P<0.0001$）。Ki-67低组患者的DFS和OS与新辅助化疗疗效达pCR（该研究pCR定义为：乳腺组织内无浸润性癌残留，无论淋巴结是否受累，即ypT0(is)ypN0(i+)者无明显差异（DFS，$P=0.211$；OS，$P=0.779$）。后者情况仅在ER阳性患者中看到。在ER阴性患者中，Ki-67中、低组的复发风险虽然低于Ki-67高组，但仍高于pCR患者（低Ki-67的$HR=1.84$，$P=0.01$；中Ki-67的$HR=2.71$，$P=0.005$）。研究结果提示，对新辅助化疗后疗效未达到pCR的患者，检测残留肿瘤内Ki-67水平能提供一可靠的预后信息。如此，对接受新辅助化疗患者，新辅助化疗后，pCR结合新辅助化疗后Ki-67水平较单一pCR更具有预测预后的价值。

2) RCB指数：文献报道，采用含T/FAC方案新辅助化疗后未达到pCR，对病理残留癌组织应用RCB指数可预测新辅助治疗后无远处复发生存情况。RCB计算公式如下：

$$RCB = 1.4(f_{inv} d_{prim})^{0.17} + [4(1-0.75^{LN})d_{met}]^{0.17}$$

式中，$d_{prim} = \sqrt{d_1 d_2}$为切除标本瘤床的两个径；$f_{inv}$为原发肿瘤床浸润癌部分的比例；LN为腋窝淋巴结转移数；d_{met}为转移的腋窝淋巴结最大径。

RCB分为4类（0、1、2、3）。残留癌很少的（RCB-1）患者5年预后与新辅助化疗后pCR（RCB-0）相同。RCB-3者预后差。激素受体阳性乳腺癌新辅助化疗后，RCB指标同样有预测预后价值。

3) 肿瘤淋巴细胞浸润（TIL）：Asano等报道，177例新辅助化疗后按TIL程度计分。围绕浸润性癌细胞巢淋巴细胞浸润间质区>50%、>10%且≤50%、≤10%和无淋巴细胞，分别计为3分、2分、1分和0分。计分≥2分为阳性，1分和0分为阴性。在TNBC和HER-2型乳腺癌中，TIL高与pCR呈明显正相关。中位随访时间3.4年，TIL高组患者DFS和OS均明显高于TIL低组。故认为，TIL可作为TNBC和HER-2型乳腺癌新辅助化疗后预测患者预后的生物学指标。

有人认为可将RCB和TIL两者联合（RCB-TIL）用于所有分子亚型乳腺癌新辅助化疗后有残留癌患者的预后判定。

（三）新辅助化疗后的TNM分期

2003年AJCC乳腺癌TNM分期系统中，在TNM前加以"y"表示新辅助化疗后残留癌的分期，即yTNM为乳腺癌新辅助化疗后的临床病理分期，其中T、N的分类标准与非新辅助化疗乳腺癌TNM分类中的相同。

九、新辅助化疗后的外科治疗

（一）保乳治疗

1. 新辅助化疗后保乳治疗局部复发的高危因素 新辅助化疗后保乳手术是否增加日后乳房内肿瘤复发（IBTR）是普遍关注的问题。Rouzier等报道，新辅助化疗后保乳治疗5年、10年IBTR分别为16%和21.5%。NSABP B-18的资料也显示，经术前化疗、肿瘤降级后保乳，5年IBTR高于初诊时适合保乳者（分别为14.5%和6.9%）。如此高的IBTR让人们对新辅助化疗后保乳手术的安全性产生疑虑。但同一时期的文献报道中，如意大利米兰报道新辅助化疗后保乳的5年IBTR仅为6.8%。相差如此之大，原因何在？仔细分析Rouzier等文献后，不难看出下述的综合因素导致IBTR如此之高：①新辅助化疗方案中的抗肿瘤药物作用不够强（50%的病例用CMF方案；CE组的表柔比星剂量仅为25 mg/m²，第1天和第8天，每28天为1个周期），疗效不够高。②评估疗效，仅依触诊测得的结果计算，易高估，可靠性差。③保乳的适应证宽，其中有化疗反应差（肿瘤缩小≤50%）乃至无反应的病例也采用保乳手术，使这类患者IBTR高达43%。④手术切缘阳性率和切缘邻近肿瘤（≤2 mm）比例高（分别为10.9%和17.5%），尽管术后给予全乳或加瘤床放疗，但5年IBTR仍为20%。这些具有代表性的资料，反映了在新辅助化疗初期阶段，所用的化疗药物抗肿瘤效力有限，对疗效评估的方法粗略，不够准确，有关新辅助化疗后保乳治疗技术不够成熟。随着新辅助化疗方法的不断完善，保乳手术的技术日臻成熟，只要认真、严格掌握保乳适应证，新辅助化疗后保乳不会增加局部复发。

2004年，Chen等报道了MD Aderson癌症中心乳腺癌新辅助化疗后保乳的经验，分析了IBTR和局部区域复发（LRR）与临床、组织病理学相关因子的关系。所有病例采用的新辅助化疗药物作用强（含蒽环类或联合紫杉类）；疗效评估的同时采用触诊测量和影像学（X线和超声）检查，评估的结果比较可靠、准确;保乳手术的切缘处理比较严谨(在病理报告切缘阳性或切缘情况不明时,常规再切直至阴性,否则改行乳房切除术);有系统的术后辅助治疗(包括放疗、辅助化疗及辅助内分泌治疗)。中位随访5年,乳房内无复发和无LRR为95%和91%,疗效满意,并总结出新辅助化疗后保乳与IBTR和LRR明显相关的4个临床、病理因素(N2-3;化疗后病理残留肿瘤>2 cm;残留病变呈多灶型;瘤周脉管受侵)。在其后的研究中,进一步将4个指标量化、计分而发展衍变为一预后指数。具体打分方法:每一指标计分为0分(较好)或1分(差)。4个指标中计为0分的分别是:初始临床淋巴结情况为N0-1;手术后标本原发肿瘤浸润性癌≤2 cm;肿瘤的病理形态为孤立病灶;肿瘤标本无脉管浸润。而N2-3,原发癌>2 cm,残留癌为多灶和有脉管浸润均计为1分。将4项得分之和称为MD Adenson预后指数(MD Anderson prognostic index,MDAPI),此指数计分为0分、1分、2分、3分和4分。MDAPI计分为0分组患者5年无IBTR和无LRR分别为99%和97%。MDAPI计分为1分组患者无IBTR和无LRR分别为94%和91%。0分和1分2组的无IBTR和无LRR相近。而MDAPI计分为2分组患者无IBTR和无LRR分别为88%和83%。计分为3分组患者无IBTR和无LRR分别为82%和58%。将MADPI整合为3个组,即计分为0分或1分为低危组,计分为2分组为中危组,计分为3分或4分为高危组。3个组患者5年无IBTR差异显著,分别为97%、88%和82%($P=0.0001$)。低、中危组间差异明显($P=0.05$),而中、高危组间无明显差异($P=0.11$)。5年无LRR,3组间差异显著,分别为94%、83%和58%($P<0.0001$)。低、中危组间和中、高危组间的差异同样明显($P=0.001$,$P=0.009$)。低、中和高危3组的相对IBTR风险比分别为0.7、2.0和7.0;3组相对LRR风险比分别为0.7、2.2和8.2。显然,新辅助化疗后,按MDAPI分类为低危者,选用保乳治疗的局部复发风险低。

MDAPI的目的是为接受新辅助化疗后行保乳治疗患者,根据IBTR和LRR风险建立具有统计学差异的不同亚组,对拟行保乳病例按LRR分层,为临床医生治疗选择和患者预后判断提供了非常实用的指标,对患者的治疗选择也提供了有根据的信息。

需提及的是,建立MDAPI的病例是在完成新辅助化疗后接受了规范的保乳手术和必要的辅助治疗,包括术中切缘阴性、术后全乳房及瘤床放疗和术后辅助其他全身治疗(内分泌治疗等)。所以,MDAPI仅适应于非炎性乳腺癌新辅助化疗进行规范保乳手术综合治疗的患者。

MDAPI不仅适用于新辅助化疗后保乳治疗病例,同样适用于某些行乳房切除根治术的患者。如N2-3为保乳手术LRR高危因素,也是乳房切除根治术患者的LRR高危因素。MDAPI中影响LRR的因子也是与远处转移相关的因素。对MDAPI高危患者,选择局部治疗方法同时要考虑到远处转移的风险。此类高危患者的局部、区域和全身肿瘤的控制最终将有赖于有效的全身治疗(包括新型有效的生物学治疗)。

MD Anderson癌症中心的经验,为新辅助化疗后是否适合保乳及如何防止、减少局部复发提供了很有参考价值的依据。当然,除此之外,要真正做好新辅助化疗后保乳治疗还应当具备有关新辅助化疗以及保乳综合治疗的其他相关知识与技能。

2018年,发表了国际协作组对乳腺癌新辅助化疗(NCT)后保乳手术局部和LRR危险因素进行了文献Meta分析。收集9个研究组4 125例随访10年资料,总结出与局部复发(LR)和LRR相关因素,并分别计分产生预测LR和LRR的低、中、高风险组,其方法简单,对NCT后患者是否适合选择保乳手术非常适用。LR的4个因素为:ER阴性,记2分;NCT前腋窝淋巴结阳性(cN+),记1分;NCT后腋窝淋巴结仍为阳性,记1分;术后阳性淋巴结数>3枚,记1分。上述总分≤1分为低危,2~4分为中危,5分为高危。3组10年LR分别为4%、7.9%和20.4%($P<0.001$)。与LRR相关的6个高危因素:ER阴性,记2分;诊断时原发肿瘤为T3-4,记2分;NCT前腋窝淋巴结阳性(cN+),记1分;NCT后原发肿瘤非pCR,记1分;NCT后腋窝淋巴结仍为阳性,记2分;术后阳性淋巴结数>3枚,记2分。总分0~2分为低危,3~6分为中危,7~10分为高危。3个组的10年LRR分别为3.2%、10.1%和24.1%($P<0.001$)。

2. 非新辅助化疗早期乳腺癌保乳手术局部复发的高危因素 乳腺癌组织学类型中,浸润性小叶癌常有多灶;组织学分级高(G3),肿瘤分化程度差,恶性程度高,这些均为局部复发相对高危因素。意大利米兰随访20年的结果和Meta分析NSABP随机试验的资料均显示,年轻患者(年龄<45岁或年龄<49岁)保乳术后局部复发率高。是年龄本身还

是年轻患者肿瘤的生物学特性恶性程度高所致,有待探讨。临床实践中应更注重后者,不应把年龄作为治疗选择的独立因素。

3. 新辅助化疗后拟行保乳治疗者的注意事项

(1) 选好适应证:一般讲,TNM 分期中 Ⅱ 期乳腺癌适宜采用新辅助化疗后保乳,其中初治时肿瘤大小介于适合与不适合保乳交界者是最好的适应证。此类患者如化疗有效,肿瘤缩小后保乳,行部分乳房切除可不必切除过多组织,既可确保切缘距肿瘤有足够的距离而获得切缘阴性,也易于保持手术后良好的乳房外形。

(2) 排除保乳手术的禁忌证:治疗前钼靶 X 线显示有广泛或散在的微钙化或存在多病灶,即使新辅助化疗后临床疗效为 CR 也不适宜保乳手术。

(3) 警惕前述保乳治疗相关的高危因素。

4. 努力提高新辅助化疗效果 提高新辅助化疗疗效(尤其是 pCR,包括原发肿瘤和腋窝淋巴结)是防止、减少保乳后局部复发的关键。NSABP B-27 试验中,术前化疗 AC 方案组和 AC 后→T(多西他赛)组及术前 AC+术后 T 辅助化疗 3 组中,术前化疗 AC 和 AC→T 组有效率分别为 85.5% 和 90.7%($P<0.001$),两组 pCR 分别为 13.7% 和 26.1%($P<0.001$)。保乳手术后,中位随访 77.9 个月,术前化疗 AC→T 组局部复发率(4.7%)显著低于术前 AC 化疗组(8.5%)和术前 AC+术后 T 辅助化疗组(5.5%)($P=0.003\ 4$)。这一结果显然与 AC→T 组化疗有效率高,尤其是 pCR 高直接相关。

5. 新辅助化疗后保乳手术的适应证 应限于临床疗效达到完全缓解(CR)或部分缓解(PR)的病例。疗效的评估要联用影像学(最好有 MRI 检查)评估。新辅助化疗后,在肿瘤缩小、分期降级的情况下,保乳的条件和适应证原则上应与早期乳腺癌保乳相同。

提高新辅助化疗效果,严格掌握保乳适应证,遵照保乳手术规范的综合治疗,新辅助化疗后保乳不会增加 IBTR。

(二) 新辅助化疗后对腋窝淋巴结反应的评估和 SLNB

1. 新辅助化疗后 SLNB 的准确性和可行性 长期以来,新辅助化疗后乳腺癌根治性手术均常规行 ALND。随着早期乳腺癌 SLNB 技术的成熟,再联合有效的化疗,使新辅助化疗后腋窝淋巴结阳性率明显下降,新辅助化疗患者 SLNB 的可行性、实用性便成为引人关注的探索课题。虽然目前尚缺乏新辅助化疗后 SLNB 的随机试验资料,但已有大量临床研究和 Meta 分析乳腺癌(包括局部晚期乳腺癌)新辅助化疗后 SLNB 的准确性和可行性。Xing 等 Meta 分析 21 个研究单位 1 273 例新辅助化疗后 SLNB 的成功率为 72%~100%(90%),SLNB 假阴性率 12%。Deurzen 等 Meta 分析 55 个单位 2 148 例新辅助化疗后 SLNB 成功率 90.9%,假阴性率 10.5%。从两项 Meta 分析中新辅助化疗后 SLNB 的假阴性率来看,与 NSABP B-32 临床腋窝淋巴结阴性乳腺癌先外科手术治疗的 SLNB 假阴性率 9.8% 几近一致。MD Aderson 癌症中心对初始外科手术和接受新辅助化疗患者的 SLNB 进行系统研究。1994~2007 年间 3 746 例 T1-3N0 乳腺癌,其中 3 171 例(85%)为初始手术治疗患者行 SLNB,575 例(15%)为新辅助化疗后行 SLNB,所有病例在 SLNB 后均行 ALND。两组病例 SLNB 成功率分别为 98.7% 和 97.4%,虽然在统计学上两者有差异($P=0.017$),但这种差异在临床上并无实际意义。两组 SLN 假阴性率分别为 4.1% 和 5.9%($P=0.39$)。两组 SLN 阳性率分别为 23% 和 21%($P=0.40$)。大量临床研究提示,乳腺癌新辅助化疗后,临床腋窝淋巴结阴性者行 SLNB 同样是准确、可行的。

新辅助化疗有效的乳腺癌,对腋窝淋巴结有转移(尤其是那些潜在隐匿转移)者,化疗同样可能达到根除效果。换言之,新辅助化疗有可能使原本腋窝淋巴结阳性者转阴,从而可使此类患者避免不必要的常规行 ALND,对减少、预防根治术后上肢水肿、功能障碍,提高患者生活质量有重要意义。

2. 腋窝超声检查用于新辅助化疗后腋窝淋巴结情况的判定 有效的新辅助化疗,不仅可使乳腺癌原发肿瘤缩小、降级,也可能使腋窝淋巴结阳性转阴。文献报道,新辅助化疗后采用腋窝超声检查能有效判定腋窝淋巴结对化疗的反应情况,对新辅助化疗后患者选择性行 SLNB 具有重要的实用价值。美国肿瘤外科医学会 Z1071 试验,对新辅助化疗后采用超声检查腋窝淋巴结情况并与术后病理检查的结果对照分析。超声检查腋窝淋巴结包括淋巴结大小、皮质厚度及其形态。将其分为 6 型:Ⅰ 型,看不到皮质;Ⅱ 型,低回声皮质≤3 mm;Ⅲ 型,低回声皮质>3 mm;Ⅳ 型,低回声皮质呈广泛分叶状;Ⅴ 型,灶性低回声小叶;Ⅵ 型,整个淋巴结呈低回声,看不到淋巴门。全组 611 例新辅助化疗前均经淋巴结穿刺活检证实为阳性。新辅助化疗后，术后病理淋巴结达到 pCR 占 39%，余 61% 有残留癌。有残留癌和淋巴结阴性的淋巴结皮质平均厚度分别为 3.5 mm 和 2.5 mm。淋巴结的短、长轴径与病理情况明显相关。超声检查为 I～II 型者有较低的淋巴结残留癌，分别占 56% 和 56.1%。VI 型者多有残留癌（80%）。淋巴结可见脂肪门者与淋巴结阴性明显相关。研究结果显示，对淋巴结有转移者，新辅助化疗后腋窝超声检查是评估淋巴结对化疗反应的实用方法。淋巴结较长的短轴径和较长的长轴径、淋巴结皮质增厚以及淋巴结脂肪门缺失均提示淋巴结有残留癌。

十、新辅助化疗患者手术后的化疗、放疗

（一）术后化疗

如新辅助化疗尚未完成预定的全程化疗，术后应继续完成。炎性乳腺癌的情况比较特殊。术前应加强化疗，以使肿瘤获得最大程度的化疗反应，常规应完成辅助化疗的全程周期。术后是否继续化疗，目前尚无共识。临床工作中，可根据术后病理检查情况，决定是否需增加化疗周期。对可手术的乳腺癌，如新辅助化疗完成预定全程化疗，术后原发肿瘤和腋窝淋巴结均达 pCR 者，不再化疗；对未达到 pCR 者，即有残留癌，分子分类 HER-2 过表达型术后继续辅助抗 HER-2 治疗，对残留癌负荷重者考虑采用抗 HER-2 双靶治疗。对 ER 阳性者辅助内分泌治疗。是否需要术后辅助化疗虽然无专家共识，但对高危患者应给予辅助化疗。Masuda 等报道，采用含紫杉类、蒽环类，或两者联合标准方案的新辅助化疗后有残留浸润癌（原发肿瘤或淋巴结阳性）的 HER-2 阴性乳腺癌 910 例，随机分为 2 组：辅助化疗卡培他滨 6～8 个周期（每 3 周为 1 个周期）；对照组（不用辅助化疗）。辅助化疗卡培他滨组和对照组的 5 年 DFS 分别为 74.1% 和 67.6%（$P=0.01$）。两组 OS 亦然，分别为 89.2% 和 83.6%（$P=0.01$）。在三阴性乳腺癌中两组差异更为明显。辅助化疗卡培他滨组和对照组的 5 年 DFS 分别为 69.8% 和 56.1%，OS 分别为 78.8% 和 70.3%。卡培他滨组的不良反应主要是手足综合征（占 73.4%）。

（二）术后放疗

对 LABC 患者，放疗是综合治疗中的重要部分。术后胸壁照射，以及加或不加区域淋巴结区照射的适应证应以肿瘤最初的大小及腋窝淋巴结的转移情况而定。对行保乳手术者，即使原发肿瘤对化疗反应达 pCR，仍应行乳房照射。需强调的是，虽然放疗对肿瘤局部有很好的疗效，但有足够的资料证实，单以放疗对局部-区域肿瘤的控制是不够的。Ring 等报道，早期乳腺癌经新辅助化疗后，原发肿瘤临床疗效为 CR 的病例，局部治疗分手术及单纯放疗两组对照观察。虽然两组患者 5 年和 10 年生存率无明显差异，但单纯放疗组局部复发率高。普遍认为，不能单以放疗替代外科手术。

（张　斌）

参考文献

［1］王启堂,王炳高,赵辉,等.局部晚期乳腺癌术前区域动脉灌注化疗的临床研究.中国肿瘤,2009,18(6):485.

［2］张斌,张强,赵林,等.乳腺癌新辅助化疗疗效的评价及影响因素分析.中华肿瘤杂志,2006,28(11):867.

［3］张斌.可手术乳腺癌术前全身治疗存在的问题及未来方向.中华肿瘤杂志,2008,3(11):877-880.

［4］Abdel-Razeq H, Saadeh SS, Abu-Nasser M, et al. Four cycles of adriamycin and cyclophosphamide followed by four cycles of docetaxel (NSABPB-27) with concomitant trastuzumab as neoadjuvant therapy for high-risk, early-stage, HER2-positive breast cancer patients. Onco Targets Ther, 2018,11:2091-2096.

［5］Ardavanis A, Scorilas A, Tryfonopoulos D, et al. Multidisciplinary therapy of locally far-advanced or inflammatory breast cancer with fixed perioperative sequence of epirubicin, vinorelbine, and fluorouracil chemotherapy, surgery, and radiotherapy: long-term results. Oncologist, 2006,11(6):563-573.

［6］Asano Y, Kashiwagi S, Goto W, et al. Prediction of treatment response to neoadjuvant chemotherapy in breast cancer by subtype using tumor-infiltrating lymphocytes. Anticancer Res, 2018,38(4):2311-2321.

［7］Baselga J, Bradbury I, Eidtmann H, et al. First

results of the NeoALTTO trial (BIG 01-06/EGF 106903): a phase Ⅲ, randomized, open label, neoadjuvant study of lapatinib, trastuzumab, and their combination plus paclitaxel in women with HER2-positive primary breast cancer. Cancer Res, 2010,70(Suppl):S3.

[8] Bear HD, Anderson S, Smith RE, et al. Sequential preoperative or postoperative doxorubicin plus cyclophosphamide for operable breast cancer: National Surgical Adjuvant Breast and Bowel Project Protocol B-27. J Clin Oncol, 2006,24:2019-2027.

[9] Byrski T, Gronwald J, Huzarski T, et al. Pathologic complete response rates in young women with BRCA1-positive breast cancers after neoadjuvant chemotherapy. J Clin Oncol, 2010,28(3):375-379

[10] Chawla A, Hunt KK, Mittendorf EA. Surgical considerations in patients receiving neoadjuvant systemic therapy. Future Oncol, 2012,8(3):239-250.

[11] Chen AM, Meric-Bernstam F, Hunt KK, et al. Breast conservation after neoadjuvant chemotherapy: The M. D. Anderson Cancer Center experience. J Clin Oncol, 2004,22(12):2303-2312.

[12] Colleoni M, Montagna E. Neoadjuvant therapy for ER-positive breast cancers. Ann Oncol, 2012, 23 (Suppl 10):243-248.

[13] Di Cosimo S, Campbell C, Azim HA Jr, et al. The use of breast imaging for prfedicting response to neoadjuvant lapatinib, trastuzumab and their combination in HER2-positive breast cancer: Results from Neo-ALTTO. Eur J Cancer, 2018,89:42-48.

[14] Dieras V, Fumoleau P, Romieu G, et al. Randomized parallel study of doxorubicin plus paclitaxel and doxorubicin plus cyclophosphamide as neoadjuvant treatment of patients with breast cancer. J Clin Oncol, 2004,22:4958-4965.

[15] Fasching PA, Heusinger K, Haeberle L, et al. Ki67, chemotherapy response, and prognosis in breast cancer patients receiving neoadjuvant treatment. BMC, 2011,11:486.

[16] Fuksa L, Micuda S, Grim J, et al. Predictive biomarkers in breast cancer: their value in neoadjuvant chemotherapy. Cancer Invest, 2012,30(9):663-678.

[17] Galvez M, Castaneda CA, Sanchez J, et al. Clinicopathological predictors of long-term benefit in breast cancer treated with neoadjuvant chemotherapy. World J Clin Oncol, 2018,9(2):33-41.

[18] Gaui Mde F, Amorim G, Arcuri RA, et al. A phase Ⅱ study of second-line neoadjuvant chemotherapy with capecitabine and radiation therapy for anthracycline-resistant locally advanced breast cancer. Am J Clin Oncol, 2007,30(3):331.

[19] Giacchetti S, Porcher R, Lehmann-Che J, et al. Long-term survival of advanced triple-negative breast cancers with a dose-intense cyclophosphamide/anthracycline neoadjuvant regimen. Br J Cancer, 2014,110(6):1413-149.

[20] Gianni L, Eiermann W, Semiglazov V, et al. Neoadjuvant chemotherapy with trastuzumab followed by adjuvant trastuzumab versus neoadjuvant chemotherapy alone, in patients with HER2-positive locally advanced breast cancer (the NOAH trial): a randomised controlled superiority trial with a parallel HER2-negative cohort. Lancet, 2010,375(9712):377-384.

[21] Harbeck N, Gluz O, Christgen M, et al. De-Escalation strategies in human epidermal growth factor receptor 2 (HER2)-positive early breast cancer (BC): final analysis of the West German Study Group adjuvant dynamic marker-adjusted personalized therapy trial optimizing risk assessment and therapy response prediction in early BC HER2 and hormone receptor-positive phase Ⅱ randomized trial—efficacy, safety, and predictive markers for 12 weeks of neoadjuvant trastuzumab emtansine with or without endocrine therapy (ET) versus trastuzumab plus ET. J Clin Oncol, 2017,10,35(26):3046-3054.

[22] Hatt M, Groheux D, Martineau A, et al. Comparison between ^{18}F-FDG PET image-derived indices for early prediction of response to neoadjuvant chemotherapy in breast cancer. J Nucl Med, 2013,54(3):341-349.

[23] Hofmann D, Nitz U, Gluz O, et al. WSG ADAPT-adjuvant dynamic marker-adjusted personalized therapy trial optimizing risk assessment and therapy response prediction in early breast cancer: study protocol for a prospective, multi-center, controlled, non-blinded, randomized, investigator initiated phase Ⅱ/Ⅲ trial. Trials, 2013,14:261.

[24] Hunt KK, Yi M, Mittendorf EA, et al. Sentinel lymph node surgery after neoadjuvant chemotherapy is accurate and reduces the need for axillary dissection in breast cancer patients. Ann Surg, 2009,250(4):558-566.

[25] Huober J, Fasching PA, Hanusch C, et al. Neoadjuvant chemotherapy with paclitaxel and everolimus in breast cancer patients with non-responsive tumours to epirubicin/cyclophosphamide (EC) ± bevacizumab—results of the randomised GeparQuinto study (GBG 44). Eur J Cancer, 2013,49(10):2284-2293.

[26] Hurvitz SA, Martin M, Symmans WF, et al. Neoadjuvant trastuzumab, pertuzumab, and chemotherapy versus trastuzumab emtansine plus pertuzumab in

patients with HER2-positive breast cancer (KRISTINE): a randomised, open-label, multicentre, phase 3 trial. Lancet Oncol, 2018,19(1):115-126.

[27] Khasraw M, Bell R. Primary systemic therapy in HER2-amplified breast cancer: a clinical review. Expert Rev Anticancer Ther, 2012,12(8):1005-1013.

[28] Kuehn T, Bauerfeind I, Fehm T, et al. Sentinel-lymph-node biopsy in patients with breast cancer before and after neoadjuvant chemotherapy (SENTINA): a prospective, multicentre cohort study. Lancet Oncol, 2013,14(7):609-618.

[29] Le-Petross HT, McCall LM, Hunt KK, et al. Axillary ultrasound identifies residual nodal disease after chemotherapy: results from the American College of Surgeons Oncology Group Z1071 Trial (Alliance). AJR Am J Roentgenol, 2018,210(3):669-676.

[30] Lips EH, Mulder L, de Ronde JJ, et al. Breast cancer subtyping by immunohistochemistry and histological grade outperforms breast cancer intrinsic subtypes in predicting neoadjuvant chemotherapy response. Breast Cancer Res Treat, 2013,140(1):63-71.

[31] Mamounas EP, Anderson SJ, Dignam JJ, et al. Predictors of locoregional recurrence after neoadjuvant chemotherapy: results from combined analysis of National Surgical Adjuvant Breast and Bowel Project B-18 and B-27. J Clin Oncol, 2012, 30(32):3960-3966.

[32] Martelli G, Miceli R, Folli S, et al. Sentinel node biopsy after primary chemotherapy in cT2 N0/1 breast cancer patients: long-term results of a retrospective study. Eur J Surg Oncol, 2017, 43(11):2012-2020.

[33] Masuda N, Lee SJ, Ohtani S, et al. Adjuvant capecitabine for breast cancer after preoperative chemotherapy. N Engl J Med, 2017,376(22):2147-2159.

[34] McAndrew N, DeMichele A. Neoadjuvant chemotherapy consideration in triple negative breast cancer. J Target Ther Cancer, 2018,7(1):52-69.

[35] Mohammadianpanah M, Ashouri Y, Hoseini S, et al. The efficacy and safety of neoadjuvant chemotherapy ± letrozole in postmenopausal women with locally advanced breast cancer: a randomized phase III clinical trial. Breast Cancer Res Treat, 2012,132(3):853-861.

[36] Omarini C, Guaitoli G, Pipitone S, et al. Neoadjuvant treatments in triple-negative breast cancer patients: where we are now and where we are going. Cancer Manag Res, 2018,10:91-103.

[37] Pernas S, Gil-Gil M, de Olza MO, et al. Efficacy and safety of concurrent trastuzumab plus weekly paclitaxel-FEC as primary therapy for HER2-positive breast cancer in everyday clinical practice. Breast Cancer Res Treat, 2012,134(3):1161-1168.

[38] Prevos R, Smidt ML, Tjan-Heijnen VC, et al. Pre-treatment differences and early response monitoring of neoadjuvant chemotherapy in breast cancer patients using magnetic resonance imaging: a systematic review. Eur Radiol, 2012,22(12):2607-2616.

[39] Rastogi P, Anderson SJ, Bear HD, et al. Preoperative chemotherapy: updates of National Surgical Adjuvant Breast and Bowel Project Protocols B-18 and B-27. J Clin Oncol, 2008,26(5), 778-785.

[40] Rimawi MF, Mayer IA, Forero A, et al. Multicenter phase II study of neoadjuvant lapatinib and trastuzumab with hormonal therapy and without chemotherapy in patients with human epidermal growth factor receptor 2-overexpressing breast cancer: TBCRC 006. J Clin Oncol, 2013, 31(14): 1726-1731.

[41] Schmitz AMT, Teixeira SC, Pengel KE, et al. Monitoring tumor response to neoadjuvant chemotherapy using MRI and ^{18}F-FDG PET/CT in breast cancer subtypes. PLoS One, 2017,12(5):e0176782.

[42] Sonke GS, Mandjes IA, Holtkamp MJ, et al. Paclitaxel, carboplatin, and trastuzumab in a neoadjuvant regimen for HER2-positive breast cancer. Breast J, 2013,19(4):419-426.

[43] Steger GG, Greil R, Jakesz R, et al. A randomized phase III study comparing epirubicin, docetaxel and capecitabine (EDC) to epirubicin and docetaxel (ED) as neoadjuvant treatment for early breast cancer: First results of ABCSG-24. Eur J Cancer, 2009, 7 (Suppl):S3.

[44] Symmans WF, Peintinger F, Hatzis C, et al. Measurement of residual breast cancer burden to predict survival after neoadjuvant chemotherapy. J Clin Oncol, 2007,25(28):4414-4422.

[45] Untch M, Rezai M, Loibl S, et al. Neoadjuvant treatment with trastuzumab in HER2-positive breast cancer: results from the GeparQuattro Study. J Clin Oncol, 2010,28(12):2024-2031.

[46] Volders JH, Negenborn VL, Spronk PE, et al. Breast-conserving surgery following neoadjuvant therapy—a systematic review on surgical outcomes. Breast Cancer Res Treat, 2018,168(1):1-12.

[47] von Minckwitz G, Untch M, Blohmer JU, et al. Definition and impact of pathologic complete response on prognosis after neoadjuvant chemotherapy in various intrinsic breast cancer subtypes. J Clin Oncol, 2012,30(15):1796-1804.

[48] Xing Y, Foy M, Cox DD, et al. Meta-analysis of sentinel lymph node biopsy after preoperative

chemotherapy in patients with breast cancer. Br J Surg, 2006, 93(5):539-546.

[49] Yao X, Hosenpud J, Chitambar CR, et al. A phase II study of concurrent docetaxel, epirubicin and cyclophosphamide as a neoadjuvant chemotherapy regimen in patients with locally advanced breast cancer. J Cancer, 2012, 3:145-151.

第四十七章

炎性乳腺癌的诊断与处理

炎性乳腺癌(inflammatory breast cancer，IBC)是一种罕见的侵袭性乳腺癌。其特点为起病快、进展迅速、预后差。20世纪70年代前，对于IBC的治疗主要以局部治疗(手术或放疗)为主，极少有长期生存的报道。近20年来，随着有效化疗方案的出现，全身新辅助化疗观念的引入，采用多种方法进行联合治疗能明显改善预后，而现代分子生物学和肿瘤免疫学领域研究的突破性进展为这类疾病的治疗带来了新的希望。

自1924年IBC一词被Lee和Tannenbaum引入临床，当时报道IBC占全部乳腺癌的1.3%。近80年来IBC在乳腺癌中的构成比没有明显变化。Jaiyesimi在1992年和Dawood在2007年报道IBC占全部乳腺癌的1%～6%；近年Li等报道IBC占全部乳腺癌的2%～5%。文献中炎性乳腺癌的最小发病年龄为12岁，平均发病年龄为52岁，与非炎性乳腺癌的平均发病年龄一致。IBC的危险因素尚不明确，目前认为妊娠或哺乳并不是IBC的易患因素。

第一节 诊断与鉴别诊断

一、临床特征

原发性IBC的首发症状常为乳房肿大，皮肤发红、变坚实，可伴有疼痛。典型临床表现为全乳弥漫性肿大，乳腺1/3或以上面积的皮肤充血、水肿(橘皮征)，且充血、水肿区有明显可触及的边界，肿瘤的边界多触诊不清，可伴有皮肤丹毒样边缘或斑纹状色素沉着、皮温增高及触痛。部分患者可见局部肿瘤破溃引起的皮肤溃疡，这类患者往往系局部晚期乳腺癌继发所致。

二、辅助检查

除了常规的实验室检查外，患者还应该接受双侧乳房钼靶X线摄片、双乳及相应引流区域(双腋下及颈部)淋巴结超声检查、胸/腹/盆腔CT扫描、全身骨骼ECT扫描，必要时行乳腺MRI检查及PET-CT扫描等。

1. 钼靶X线检查 IBC的钼靶X线检查主要表现为皮肤弥漫性增厚、弥漫性密度增高，皮下组织及乳腺实质梁状、网状增粗，乳头回缩，腋窝淋巴结肿大等，有时可见微小钙化和局灶肿块。

2. 超声检查 B超声像图可见皮肤明显增厚，悬韧带增厚，皮下组织水肿。有时可检出X线不能检出的局灶性肿块。

3. MRI检查 T2WI可见患侧乳房体积增大，皮肤增厚，信号增高，乳腺组织呈弥漫性高信号；动态增强减影后显示患侧乳腺弥漫性明显强化，周边散在强化结节，血管影增多、增粗；信号强度-时间曲线为Ⅲ型。目前影像学辅助检查对IBC的诊断鉴别意义不大，需要结合临床表现和病史。

三、病理诊断

细针或空芯针穿刺活检可以明确诊断，包括皮肤、皮下淋巴管组织以及肿瘤实质的切取活检可作为确诊手段。活检组织除常规病理检查外，还应该检测其激素受体及 c-erbB2 情况。IBC 的组织学类型无特殊性，各种组织学类型的乳腺癌均可见 IBC。IBC 的临床表现实为肿瘤栓子堵塞真皮淋巴管而造成。虽然需要活检以评估乳腺中的肿瘤情况及真皮淋巴管内病变，但是 IBC 的诊断主要基于其临床表现，真皮淋巴管内病变并非诊断之必需，也不足以诊断该疾病。

四、鉴别诊断

1. **急性化脓性乳腺炎** 通常发生于哺乳期妇女，有急性炎症的全身和局部表现，中性粒细胞增多，穿刺时可见脓液和坏死组织，涂片可见炎性细胞。

2. **乳房蜂窝织炎** 初起时为境界不明显的弥漫浸润性斑块，以后炎症症状迅速扩展与加重，局部红、肿、热、痛，有显著的指压性水肿，有压痛。溃破后排出脓液及坏死组织。急性患者有高热、寒战、头痛、全身不适等，或伴有淋巴结炎、淋巴管炎、坏疽、转移性脓肿或严重败血症，中性白细胞、淋巴细胞增多。抗生素治疗有效。

3. **恶性淋巴瘤或白血病的乳腺浸润** 细胞学或组织学检查可明确诊断，临床鉴别较困难。

第二节 分类与分期

一、分类

临床上 IBC 应包括原发性和继发性，而隐性 IBC 则是病理概念中的 IBC。广义上讲，IBC 可分为 3 类：①临床有炎症体征，组织学有真皮淋巴管浸润；②临床有炎症体征，组织学无真皮淋巴管浸润；③临床无炎症体征，组织学有真皮淋巴管浸润。

目前，大多数学者认为继发性 IBC 与原发性 IBC 应该采取相同的治疗原则和策略，因为两者治疗后有相似的 5 年和 10 年生存率。也有部分学者认为不该将继发性 IBC 归入为本类型，他们认为继发性 IBC 的概念忽略了局部晚期乳腺癌与 IBC 在临床和预后上的区别。

对于诊断为 IBC 的患者，病理检查是否能够看到皮肤淋巴管癌栓，对于患者的预后有很大的影响。Ellis 通过对临床诊断为 IBC 的病例进行回顾性研究，发现根治术后存活 5 年以上的患者中，无 1 例在乳房皮肤淋巴管内发现癌栓；也就是说，在行根治术后病理检查发现存在淋巴管癌栓的患者中，无 1 例存活 5 年以上。他认为只有发现真皮淋巴管癌浸润才能确立 IBC 的诊断，并将具备该病理特征的乳腺癌命名为"乳腺真皮淋巴癌病"（dermal lymphatic carcinomatosis）。但是，目前大多数学者仍坚持认为仅有临床特征或组织学特征均可建立炎性乳腺癌的诊断，只不过有组织学特征炎性乳腺癌的预后更差。

二、分期

1. **TNM 分期** 临床上诊断 IBC 即为 T4d，N 和 M 不限。具体分为 T4dN0-2M0（ⅢB 期）、T4dN3M0（ⅢC 期）、T4dN0-3M1（Ⅳ期）。

2. **哥伦比亚分期** D 期。

3. **IGR 分期** PEV2，乳腺红、肿、热的范围＜1/2 乳腺；PEV3，乳腺红、肿、热的范围＞1/2 乳房。

第三节 分子生物学基础

癌细胞弥漫性阻塞皮肤淋巴管导致引流受阻是 IBC 炎性样临床表现的基础，而不是真正的炎症反应。病理学上皮肤淋巴管内癌栓是 IBC 的特征性表现，但只在＜70% 的 IBC 中见到，因此不是确诊 IBC 必须具备的病理依据。临床、流行病学及生物学研究资料提示，IBC 的生物学有别于局部晚期乳腺癌（LABC）。病理学上 IBC 不具有特定的组织学类型，但通常显示为高组织学分级和核分级，以及较非 IBC 更显著的血管淋巴管侵犯。与 LABC 相比，IBC 多数表现为 ER 和 PR 阴性，HER-2 和 EGFR 蛋白过表达或基因扩增。

IBC 极易侵犯血管、淋巴管，其分子学基础尚不明确。有研究表明，IBC 可能是黏附分子、血管生长因子及肿瘤细胞释放因子等多种因素协同作用的结果。E-钙黏蛋白是钙依赖转膜糖蛋白，对维持上皮细胞的黏附至关重要。Colpaert 等报道 35 例 IBC 患者，其中 33 例呈强 E-钙黏蛋白表达，而且 E-钙黏蛋白在淋巴管内的癌栓中也高表达，表明 E-钙黏蛋白对增加肿瘤细胞间黏附，以及形成和稳固癌栓是必需的。体外研究发现，抗 E-钙黏蛋白抗体使肿瘤细胞团内细胞间黏附降低；此抗体使 IBC 移植模型（MARY-X）肺淋巴血管内的癌栓松散、消失，而 MARY-X 转染显性负突变的 E-钙黏蛋白则可减弱肿瘤生长及减少淋巴血管内癌栓形成。

MUC1 可能是 IBC 血管淋巴管内转移的另一个关键因素。MUC1 是细胞表面的糖蛋白，也是血管内皮细胞表面的黏附受体（E-选择素）的配体，MUC1 上一个由 sialyl-LewisX/A 组成的结构是 E-选择素的结合位点。Alpaugh 等的研究显示，MARY-X 细胞表达的 MUC1 有 sialyl-LewisX/A 缺陷，肿瘤细胞因此不能黏附到血管内皮细胞，从而促使癌栓游离于血液循环之中，为肿瘤细胞弥散创造了条件。表达 E-钙黏蛋白联合有缺陷的 MUC1 可能是 IBC 凶险生物学行为的分子基础之一。

另外，在血管及淋巴管生成研究中，Colpaert 等发现 IBC 内血管密度及内皮细胞增殖率均增高，其中薄壁的未成熟血管达 90%，致使肿瘤细胞更易穿越。Bieche 等用反转录-聚合酶链反应（RT-PCR）检测到 IBC 的血管生成因子和细胞因子表达上调。这些因子包括血管内皮生长因子（VEGF）、血栓素 A2（TBXA2R）、前列腺素内过氧化物合酶 2/环氧化酶 2（PTGS2/COX2）、THBD、ANGPT2、白细胞介素-6（IL-6）、CCL3/MIP1A 和 CCL5/RANTES。van der Auwera 等用 RT-PCR 证实 IBC 中淋巴管生成因子 VEGF-C、VEGF-D、Flt-4、Prox-1 和 LYVE-1 的表达显著高于非 IBC。动物模型显示，过表达 VEGF-C 和 VEGF-D 的肿瘤细胞可诱导肿瘤内部和肿瘤周边的淋巴管生成，有利于其扩散转移，而抗 VEGF 受体的抗体可以阻止淋巴管生成和淋巴结转移。

RhoC-GTPase 是一种在乳腺癌中表达的癌基因，参与细胞骨架重建，增加细胞移动浸润，诱导肌动蛋白纤维和局部黏附成分形成，其在 IBC 中的表达远远高于 LABC（90% 对比 38%）。Kleer 等发现，RhoC-GTPase 过表达与高组织学分级、淋巴结阳性、激素受体阴性及 HER-2 阳性相关，是预后不良的指标，也是对蒽环类化疗不敏感的因子。与此相反，WISP3（WNT-1 inducible signaling pathway protein 3）基因在大多数 IBC（80%）不表达。体外研究显示，当 IBC 细胞株（SUM149）中 WISP3 表达增高时，其迁移、浸润和增殖力下降；而靶向敲除 WISP3 可增加 RhoC 的表达，从而促进浸润转移。这些结果表明，WISP3 有抑制肿瘤生长转移的能力。RhoC 和 WISP3 表达互为平衡调节着 IBC 肿瘤细胞浸润及转移。这两个基因有可能成为 IBC 预后判断指标和治疗靶点。

最近，将高通量基因表达和组织芯片应用于 IBC 基因表达的研究。van Laere 等采用 cDNA 芯片分析 19 例 IBC 和 40 例非 IBC 的基因表达，发现 115 个基因在 IBC 过表达，其中 20 个过表达基因中有 3 个与 IGF 信号相关。NF-κB 为细胞增殖、凋亡和迁移的重要调节子。van Laere 等采用 cDNA 芯片发现 IBC 中的 NF-κB 表达较非 IBC 增高，这一发现随后被 RT-PCR 证实。可见，NF-κB 转录通路在 IBC 进展中发挥重要作用，靶向抑制 NF-κB 可能有治疗前景。

第四节 治 疗

虽然 IBC 患者并不是不可手术，但事实证明 IBC 患者手术治疗的失败率非常惊人，因为绝大多数患者表面上虽然切除干净，仍有 90% 以上的 IBC 在术后 1 年内出现远处转移。因此认为手术并不是 IBC 的首选治疗方式。而单纯放疗或者手术＋放疗的治疗模式，与单纯手术治疗的效果相似。这些事实说明 IBC 在诊断时就是一种全身性疾病，单纯采用局部治疗效果很差。

IBC 的治疗应为多模式的综合治疗。首先进行系统的新辅助化疗,再考虑行局部治疗,包括手术切除和放疗,术后予以辅助化疗。对 HER-2 阳性患者建议靶向药物治疗,对激素受体阳性患者建议内分泌治疗。IBC 不建议行一期乳房重建,对有需求的患者可在术后行二期乳房重建手术。

一、新辅助化疗

20 世纪 70 年代初期,美国安德森癌症中心和意大利米兰国家肿瘤研究所提出了先行化疗的治疗策略,形成这种治疗观念是因为认识到以往多数患者治疗失败和死亡的原因都是远处转移。很明显,术前化疗后大多数患者(50%~90%)的原发瘤和肿大淋巴结都缩小了,皮肤的炎性改变面积也会有所缩小,提高了局部治疗的效果。

新辅助化疗概念的引入,化疗成为 IBC 的一线治疗;同时确立了 IBC 综合治疗的观点,IBC 的临床疗效有了明显提高。目前,IBC 化疗方案的核心是蒽环类联合紫杉类;若患者为 HER-2 阳性,同时给予靶向药物治疗。

对 HER-2 阴性患者,术前建议使用多柔比星和环磷酰胺,然后使用含有或不含铂类的紫杉醇进行序贯治疗。但是,该建议主要基于对非 IBC 患者的前瞻性试验结果的推断,进一步证据需要专门针对 IBC 的临床试验。目前有研究表明,IBC 患者接受基于蒽环类药物治疗,然后进行局部区域治疗,10 年 OS 为 33%,因此建议使用基于蒽环类药物的新辅助化疗。为了提高病理完全缓解率(pCR),一些研究者对 IBC 患者进行高剂量化疗(high-dose chemotherapy,HDCT),试图延长患者的生存期并提高化疗反应率,建议给予紫杉醇、多柔比星和环磷酰胺的联合方案,以达到最高的 pCR。但随之而来的不良反应也必须权衡。HDCT 是否可用于常规治疗 IBC,还有赖前瞻性大样本临床试验。

对 HER-2 阳性患者,在术前建议使用帕妥珠单抗和曲妥珠单抗的双靶向治疗。NOAH 试验是一项证明曲妥珠单抗在新辅助治疗中获益的关键性试验,其中有 20% 患者为 IBC。该试验的 IBC 亚组分析显示,加入曲妥珠单抗的新辅助化疗使 pCR 增加至 48%,5 年 DFS 从 24% 提高至 64%,5 年 OS 从 44% 提高至 74%。Overmoyer 等也有数据支持紫杉醇、帕妥珠单抗和曲妥珠单抗作为 HER-2 阳性乳腺癌的术前全身治疗。NeoSphere 试验研究了双重 HER-2 靶向药物,其中 7% 的患者为 IBC,并且帕妥珠单抗和曲妥珠单抗联合化疗将 pCR 提高至 45.8%。为了实现更高的 pCR,目前建议将双靶向疗法(帕妥珠单抗和曲妥珠单抗)与化疗联合使用。因此,对于 HER-2 阳性 IBC,目前建议多柔比星和环磷酰胺序贯 TPH 的方案。

近年来,有研究表明可用 IBC 基因表达来预测 IBC 患者对新辅助化疗的反应,ER 阴性和 p53 基因突变与蒽环类新辅助化疗后 pCR 增高相关,HER-2 过表达与紫杉类新辅助化疗后 pCR 增高相关。Mina 等检测新辅助化疗后达到 pCR 的 IBC 及相关基因后发现,血管生成相关基因 VEGF-C 和 ID1,以及浸润相关基因 LRP1、cMet、PLAUR 和基质金属蛋白酶 2(MMP2)等基因表达增高与 pCR 降低相关,增殖相关基因 STK15、TPX2、BIRC5、PTPD1、CDC20 及 MMP9 表达增高与 pCR 增高相关。

二、局部治疗

IBC 患者新辅助化疗后,如果局部缓解或完全缓解,在患者一般身体状况允许的前提下,可以进行手术治疗。手术方式以改良根治术为主,对于没有胸大肌浸润的患者没有必要行切除胸大、小肌的传统根治术。IBC 患者由于其广泛的皮肤浸润和肿瘤的高侵袭性,目前大多数学者不推荐行保乳手术。

前哨淋巴结活检(SLNB)通常用于临床上腋窝淋巴结阴性的非 IBC 患者,尤其是未接受新辅助化疗的患者。但大多数 IBC 患者(55%~85%)的腋窝淋巴结阳性。IBC 患者的癌细胞可能阻塞淋巴管,从而阻止 SLNB 示踪剂进入淋巴结,影响评估前哨淋巴结的准确性。此外,新辅助化疗可能改变淋巴系统的结构和功能,导致 SLNB 假阴性率达 11%~18%。目前大多数学者认为,针对 IBC 采用传统的淋巴结清扫术更加适合,能够有效避免由于 SLNB 假阴性造成的转移性淋巴结残留,由此可降低局部复发率。

出于对 IBC 皮肤淋巴管侵犯及需要术后放疗的考虑,目前不建议 IBC 患者进行一期乳房重建。同时 IBC 患者术后放疗会造成重建乳房外形改变,影响重建乳房的美观。因此,多数学者认为 IBC 患者不适合一期乳房重建,而建议在治疗结束后行二期乳房重建手术。

对于 IBC 患者目前认为放疗是必要的,无论患者术后的病理是否完全缓解都应该接受胸壁、锁骨上下区、内乳区的放疗,同时广泛覆盖皮肤病变区域。对于放疗时机的选择,目前多数学者认为在完成全部化疗后再进行放疗是安全的,不会影响局部控制率。

三、辅助化疗与内分泌治疗

对于 IBC 的术后辅助化疗,其治疗原则可以参考非 IBC 乳腺癌的辅助化疗原则。对于新辅助化疗有效的患者,术后多采用相同的化疗方案进行辅助化疗,使术前和术后的化疗疗程达到相应辅助化疗方案所要求的计划疗程。而对于新辅助化疗治疗无效的患者,术后辅助化疗建议采用与新辅助化疗药物无交叉耐药的新方案,疗程也应达到新方案所要求的疗程。

HER-2 阳性 IBC 的辅助化疗方案,目前建议使用 1 年曲妥珠单抗和帕妥珠单抗联合方案。该建议基于 APHINITY 试验结果,数据显示在含紫杉类/曲妥珠单抗的方案中加入帕妥珠单抗,疾病复发事件从 8.7% 减少至 7.1%。在疾病复发风险较高的患者中,例如淋巴结受累或激素受体阴性,这种方案获益更为显著。尽管该试验并非特异性地在 IBC 群体中进行,但考虑到 IBC 高复发率,以及该方案在高风险乳腺癌群体中的明显获益,大多数学者倾向于辅助化疗使用双靶向治疗 1 年。

内分泌治疗原则与非 IBC 乳腺癌一致。激素受体阳性的 IBC 患者,应该接受辅助内分泌治疗。对于 ER 阳性 IBC,建议绝经前女性使用他莫昔芬 10 年,绝经后女性使用芳香酶抑制剂 5 年。根据 SOFT 试验,对于激素受体阳性 IBC 的绝经前女性,建议卵巢功能抑制,可以提高患者 DFS。

第五节 预后因素

在采取这些综合治疗措施前,接受单纯手术和(或)放疗的 IBC 患者的 5 年生存率 <5%。尽管现在实施了多模式综合治疗,但 IBC 患者的预后仍然很差。根据多项回顾性分析报道,IBC 短期(2 年) OS 约 71%,长期 OS 约 40%。

IBC 患者的自身特点和肿瘤特性与复发和死亡有关,其中一些因素与早期乳腺癌相似。对于没有进行全身治疗的患者,病变范围大、区域淋巴结转移多、组织分化差或核分级高,以及增殖指数高都提示预后差。另外,患者一般身体状况差,不能耐受治疗,也是预后的不良因素。生物学标记对预后也有提示价值。激素受体阴性是提示预后的不良因素。HER-2 过表达或基因扩增提示预后不良,但这部分患者能够接受靶向治疗,可提高 DFS 和 OS。TP53 基因突变提示预后不良,但目前仍没有足够的证据。也有人提出肿瘤坏死、凋亡指数高、Bcl-2、P-gp 和 MDR-1 表达都是提示预后不良的指标,但尚存在争议。P-gp 表达者一般对含蒽环类药物方案疗效差。但没有任何一个指标或将这些指标联合能准确、灵敏地预测单个病例对治疗的有效性。由于多数病例化疗无效或部分有效,所以找到灵敏、可靠的指标预测化疗和内分泌治疗有效与否,具有重要的临床意义。

新辅助化疗的临床疗效与治疗的远期效果有关,无论肿瘤原来的临床分期如何,达到 pCR 者远期效果更明显。所有临床试验都已证实,pCR 与远期 DFS 和 OS 有关,可作为可靠的预后指标。区域淋巴结受累情况也与新辅助化疗疗效和远期生存有关。即使在新辅助化疗后,根据阳性淋巴结数目进行的传统分组仍可以有效地预测预后。从随机临床试验和患者自身对照的前瞻性试验中得知,化疗可以使约 20% 患者活检阳性的淋巴结转为阴性,残余的受累淋巴结不仅说明了肿瘤本身有侵袭和转移的能力,也说明肿瘤细胞在细胞毒性作用后仍然存活,因此具有抗药性,提示预后不良。

第六节 研究方向

目前,含铂类药物化疗方案对于 IBC 的应用仍存在很大争议。由于蒽环类药物和曲妥珠单抗联合应用会增加心脏毒性,所以不推荐化疗和靶向治疗同时使用。含铂类化疗方案没有心脏毒性,能够较好地解决这个问题。虽然有数据支持新辅助化疗卡铂可以增加三阴性乳腺癌的 pCR,但仍然没有足够的证据支持其长期临床疗效。

对于激素受体阳性患者,新辅助化疗和新辅助内分泌治疗的联合应用也是一个研究的方向,目前进行这类研究的报道较少,其疗效和安全性还有待进一步观察。另一个研究方向是全身化疗的给药密度,即在骨髓支持下缩短化疗间隔。已经有报道表明,这种方式能够提高 pCR。

最后要强调的是,必须认识到早期诊断和系统普查工作的重要性,对于继发性炎性乳腺癌,如果能在肿瘤侵犯皮肤之前就给予患者实施治疗,无疑将提高这部分患者的 DFS 和 OS,降低死亡率。

(张 瑾)

参考文献

[1] Abeywardhana DY, Nascimento VC, Dissanayake D, et al. Review of ultrasound appearance in inflammatory breast cancer: a pictorial essay. J Med Imaging Radiat Oncol, 2016, 60: 83-87.

[2] Bieche I, Lerebours F, Tozlu S, et al. Molecular profiling of inflammatory breast cancer: identification of a poor-prognosis gene expression signature. Clin Cancer Res, 2004, 10: 6789-6795.

[3] Bonev V, Evangelista M, Chen JH, et al. Long-term follow-up of breast-conserving therapy in patients with inflammatory breast cancer treated with neoadjuvant chemotherapy. Am Surg, 2014, 80: 940-943.

[4] Boughey JC, Suman VJ, Mittendorf EA, et al. Sentinel lymph node surgery after neoadjuvant chemotherapy in patients with node-positive breast cancer: the ACOSOG Z1071 (Alliance) clinical trial. JAMA, 2013, 310: 1455-1461.

[5] Brzezinska M, Williams LJ, Thomas J, et al. Outcomes of patients with inflammatory breast cancer treated by breast-conserving surgery. Breast Cancer Res Treat, 2016, 160: 387-391.

[6] Carkaci S, Sherman CT, Ozkan E, et al. ^{18}F-FDG PET/CT predicts survival in patients with inflammatory breast cancer undergoing neoadjuvant chemotherapy. Eur J Nucl Med Mol Imaging, 2013, 40: 1809-1816.

[7] Chang EI, Chang EI, Ito R, et al. Challenging a traditional paradigm: 12-year experience with autologous free flap breast reconstruction for inflammatory breast cancer. Plast Reconstr Surg, 2015, 135: 262e-269e.

[8] Chang EI, Chang EI, Soto-Miranda MA, et al. Comprehensive evaluation of risk factors and management of impending flap loss in 2138 breast free flaps. Ann Plast Surg, 2016, 77: 67-71.

[9] Chen H, Wu K, Wang M, et al. A standard mastectomy should not be the only recommended breast surgical treatment for non-metastatic inflammatory breast cancer: a large population-based study in the surveillance, epidemiology, and end results database 18. Breast, 2017, 35: 48-54.

[10] Dawood S, Lei X, Dent R, et al. Survival of women with inflammatory breast cancer: a large population-based study. Ann Oncol, 2014, 25: 1143-1151.

[11] DeSnyder SM, Mittendorf EA, Le-Petross C, et al. Prospective feasibility trial of sentinel lymph node biopsy in the setting of inflammatory breast cancer. Clin Breast Cancer, 2017, 18(1): e73-e77.

[12] Dobbs J, Krishnamurthy S, Kyrish M, et al. Confocal fluorescence microscopy for rapid evaluation of invasive tumor cellularity of inflammatory breast carcinoma core needle biopsies. Breast Cancer Res Treat, 2015, 149: 303-310.

[13] Francis PA, Regan MM, Fleming GF, et al. Adjuvant ovarian suppression in premenopausal breast cancer. N Engl J Med, 2015, 372: 436-446.

[14] Gianni L, Eiermann W, Semiglazov V, et al. Neoadjuvant and adjuvant trastuzumab in patients with HER2-positive locally advanced breast cancer (NOAH): follow-up of a randomised controlled superiority trial

with a parallel HER2-negative cohort. Lancet Oncol, 2014,15:640 – 647.

[15] Groheux D, Giacchetti S, Delord M, et al. ^{18}F-FDG PET/CT in staging patients with locally advanced or inflammatory breast cancer: comparison to conventional staging. J Nucl Med, 2013,54:5 – 11.

[16] Jaiyesimi IA, Buzdar AU, Hortobagyi G. Inflammatory breast cancer: a review. J Clin Oncol, 1992, 10:1014 – 1024.

[17] Masuda N, Lee SJ, Ohtani S, et al. Adjuvant capecitabine for breast cancer after preoperative chemotherapy. N Engl J Med, 2017,376(22):2147 – 2159.

[18] Nguyen AT, Chang EI, Suami H, et al. An algorithmic approach to simultaneous vascularized lymph node transfer with microvascular breast reconstruction. Ann Surg Oncol, 2015,22:2919 – 2924.

[19] Niikura N, Odisio BC, Tokuda Y, et al. Latest biopsy approach for suspected metastases in patients with breast cancer. Nat Rev Clin Oncol, 2013,10:711 – 719.

[20] Raghav K, French JT, Ueno NT, et al. Inflammatory breast cancer: a distinct clinicopathological entity transcending histological distinction. PLoS One, 2016,11(1):e0145534.

[21] Rea D, Francis A, Hanby AM, et al. Inflammatory breast cancer: time to standardise diagnosis assessment and management, and for the joining of forces to facilitate effective research. Br J Cancer, 2015, 112:1613 – 1615.

[22] Rosso KJ, Tadros AB, Weiss A, et al. Improved locoregional control in a contemporary cohort of nonmetastatic inflammatory breast cancer patients undergoing surgery. Ann Surg Oncol, 2017,24(10): 2981 – 2988.

[23] Sikov WM, Berry DA, Perou CM, et al. Impact of the addition of carboplatin and/or bevacizumab to neoadjuvant once-per-week paclitaxel followed by dose-dense doxorubicin and cyclophosphamide on pathologic complete response rates in stage Ⅱ to Ⅲ triple-negative breast cancer: CALGB 40603 (Alliance). J Clin Oncol, 2015,33:13 – 21.

[24] von Minckwitz G, Procter M, de Azambuja E, et al. Adjuvant pertuzumab and trastuzumab in early HER2-positive breast cancer. N Engl J Med, 2017, 377(2):122 – 131.

[25] von Minckwitz G, Schneeweiss A, Loibl S, et al. Neoadjuvant carboplatin in patients with triple-negative and HER2-positive early breast cancer (GeparSixto; GBG 66): a randomised phase 2 trial. Lancet Oncol, 2014,15:747 – 756.

[26] Woodward WA. Postmastectomy radiation therapy for inflammatory breast cancer: is more better? Int J Radiat Oncol Biol Phys, 2014,89:1004 – 1005.

第八篇

特殊人群早期乳腺癌的处理

第四十八章 男性乳腺癌

男性乳腺癌(male breast cancer, MBC)是一种少见的恶性肿瘤,临床上易漏诊,发现时病期较晚,常导致预后不佳。由于病例少见,难以进行前瞻性的临床随机对照试验,也鲜有深入的基础研究,有关 MBC 的相关信息多来自单中心小规模的回顾性病例分析,总结病例较多的报道也仅为数百例,且病例收集时间跨度较大,分析结果有一定困难。因此,MBC 治疗策略的制订多参考女性乳腺癌的治疗规范,但其临床和病理特点与女性乳腺癌不尽相同。

近年来,MBC 发病率有逐年上升趋势,随着新发病例的不断增加,有关 MBC 发病及规范化治疗等方面的研究越来越受到重视。本章从流行病学、病因与高危因素、临床病理特点、诊疗及预后等方面来详细阐述 MBC 的特点。

第一节 流行病学特点

MBC 发病罕见,在所有乳腺癌患者中<1%,在男性肿瘤相关死亡中<0.1%。可于任何年龄发病,下至 5 岁半的儿童上达 93 岁的老人都有病例报道。平均发病年龄国外报道为 65~67 岁,国内为 50~60 岁,比女性乳腺癌患者晚 5~10 年。随着年龄的增长,MBC 的发病率呈上升趋势,70 岁左右达到平台期。与女性乳腺癌发病双峰的特点不同,MBC 呈单峰发病。2011 年纳入过去 40 年涵盖世界多个国家 459 846 例女性、2 665 例男性乳腺癌患者的研究显示,世界女性、男性乳腺癌平均发病率为 66.70/10 万、0.40/10 万,平均发病年龄为 61.7 岁、69.6 岁。

近年来,MBC 的发病呈逐年上升趋势。美国癌症协会数据显示,1997 年美国新发 MBC 患者仅 1 400 例,而 2007 年新发病例达 2 030 例,占所有乳腺癌的 1.12%,10 年间增长 45%。有研究显示,非洲和印度的 MBC 发病率上升,而患者年龄下降,进展期患者比例增加。在我国 MBC 发病率同样呈上升趋势,调查显示 1995~1999 年广东省中山市男性、女性乳腺癌世界标化发病率为 0.13/10 万和 14.32/10 万,而该市 1970~1999 年期间的数据为 0.11/10 万和 10.07/10 万。

从地域上看,世界范围内不同地理位置和种族间的 MBC 发病有一定差异。非洲 MBC 发病率最高,部分地区 MBC 可占全部乳腺癌的 6.4%~27.2%,乌干达 5%,赞比亚 15%;欧洲和北美发病率次之,美国黑种人 MBC 占乳腺癌发病总数的 1.4%,高于白种人的 1%;而亚洲发病率较低,我国 MBC 的发病率约为 0.5/10 万,占乳腺癌的 0.82%~1.2%。

MBC 的死亡率较女性乳腺癌高,可能与 MBC 发现较晚、病情较重有关。美国和欧盟国家 20 世纪 90 年代 MBC 死亡率约为 0.2/10 万。我国 29 省市 1973~1975 年 3 年肿瘤死亡回顾调查显示,MBC 的死亡率为 0.06/10 万。

收集天津医科大学附属肿瘤医院 1980~2012 年收治的资料完整的 MBC 共 150 例,平均发病年龄 59 岁,最小 26 岁,最大 83 岁;5 年、10 年总生存率分别为 72.9%、53.9%。而同期女性乳腺癌的 5 年、10 年总生存率为 83.2%、68.5%,均有明显统计学差异。

第二节 病因学及危险因素

MBC 发病原因复杂,机制尚未明确。目前认为可能与以下几个因素有关:年龄和种族、体内雌雄激素水平失衡、既往乳腺疾病、乳腺癌家族史、某些基因的异常、职业和环境因素,以及饮食等生活方式,具体如下。

一、年龄和种族

与许多癌症一样,MBC 的发病率随着年龄增长而增加,在 70 岁时达到最高。最近 Cardoso 等的 MBC 大型回顾性研究显示,年龄≤50 岁诊断 MBC 患者仅占 10%,诊断年龄中位数为 68 岁。同样,在 Masci 研究中,诊断年龄中位数为 65 岁,而女性诊断乳腺癌的平均年龄为 61 岁。然而,这一年龄差距在亚洲和中东部分地区并没有这么明显。

在美国,黑种人相较于白种人男性、女性乳腺癌的患病率更高。此外,黑种人男性往往肿瘤更大,分级更高,有更多的淋巴结转移,较少激素受体阳性。Chavez-Macgregor 等研究了加利福尼亚州 2005~2009 年诊断 MBC 的 606 例患者,发现非西班牙裔黑种人男性更易患三阴性乳腺癌并且预后更差。O'Malley 等研究发现,早期乳腺癌患者中,白种人的 5 年总生存率为 66%,黑种人为 57%,而其他种族/民族的人为 75%,并证实黑种人男性患病更严重。但目前尚不清楚这种种族差异在多大程度上是由于生物学差异、诊断延迟还是治疗缺口造成的。

二、体内雌、雄激素水平失衡

(一) 雄激素水平低或缺失

既往有睾丸疾病者如睾丸未降、畸形、损伤、切除术、睾丸炎、先天性睾丸发育不全伴染色体异常(Klinefelter 综合征,即 XXY 综合征)等,由于雄激素水平下降使得雌激素水平相对较高而增加 MBC 的患病风险。Klinefelter 综合征(又称先天性曲细精管发育不全)是一种性染色体异常疾病,患者的性染色体中多了一个 X 染色体,核型为 47,XXY,临床表现为睾丸发育不全、不育或生精障碍、男性乳房发育、身材过高和骨骼比例失常(类似无睾症体型)、血浆睾酮浓度下降、高促性腺激素血症等症状,在男性人群中发病率为 0.1%。通常到青春期才被确诊,患有 Klinefelter 综合征的男性患者体内促卵泡激素和促性腺激素增加,伴随雄激素减少,导致雌激素/雄激素比例升高。同 BRCA-2 携带者类似,Klinefelter 综合征患者乳腺癌诊断年龄更早,平均为 58 岁。目前提出,雄激素/雌激素失衡可能导致导管乳腺癌细胞增殖扩散,成为浸润性乳腺癌。其乳腺癌的发病率可达正常男性的 20~50 倍,与女性乳腺癌的发病率和死亡率相近。瑞典的一组 93 例 MBC 报道发现,7.5% 的患者具有额外的 X 染色体。

(二) 雌激素水平绝对或相对增高

增加外源性雌激素可能会诱发乳腺癌。有报道使用雌激素治疗前列腺癌、变性人服用雌激素后继发乳腺癌的情况。小规模的研究发现,MBC 患者血清或尿液中的雌激素水平高于正常人。另有研究报道头胎男孩发生乳腺癌的风险是其弟弟们的 1.71 倍,原因是他们暴露于较高的子宫内雌激素中。

肝脏疾病导致体内雌激素灭活减少,使其水平相对升高,也可诱发乳腺癌。肝功能损害和肝血吸虫病患者血清雌激素水平高于正常人,如埃及血吸虫病流行区 MBC 占全部乳腺癌的 5%~6%,慢性酒精性肝硬化人群中 MBC 的发病率明显升高。在丹麦进行的回顾性队列研究结果也支持患肝硬化和其他高雌激素水平疾病的男性具有很高的乳腺癌发病风险。

动物实验发现,泌乳素可作为癌变的启动因子和促进因子,而许多乳腺癌患者尤其是绝经期妇女,其血清泌乳素水平显著升高,有人推断泌乳素可能与雌激素协同作用,增加了乳腺组织对致癌因素的敏感性。虽然有研究表明 MBC 患者和正常男性的外周血泌乳素没有明显区别,但泌乳素可能会诱发雌激素水平相对较高的男性发生乳腺癌。

另外,糖尿病可以使男性发生乳腺癌的风险翻倍。糖尿病增加了外周血雄激素的芳香化反应,是最常见的引起男性血清雌激素升高的原因之一。肥胖同样与 MBC 发病相关,被美国退休人员饮食与健康小组确定为 MBC 发生的危险因素,BMI≥30 kg/m² 者 MBC 发生风险较 BMI<25 kg/m² 者增加 80%。

三、乳腺疾病史

与 MBC 相关性最强、研究最多的是男性乳腺发育症(gynaecomastia,GM)(图 48-1)。有文献报道,MBC 患者中有 30%～50% 合并男性乳腺发育,在其发育的乳腺组织中可见小管上皮细胞异常高度增生,并与癌灶间有明显的细胞移行。但总人群中约有 30% 以上的男子有乳腺发育,因此 MBC 患者中乳腺发育的比例并不一定高于一般人群。有人认为,1% 的男性乳腺发育症患者可能演变成乳腺癌,但男性乳腺发育是否使男子易患乳腺癌尚无定论。

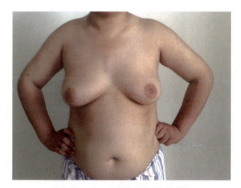

图 48-1 男性乳腺发育症

四、乳腺癌家族史

与女性乳腺癌相似,男女亲属的乳腺癌家族史是 MBC 的患病危险因素之一。数据显示,约有 20% 的 MBC 患者有一级女性亲属患乳腺癌。一般认为,一级男女亲属患乳腺癌会使 MBC 发病风险增高 2～3 倍。受影响的亲属越多,发生乳腺癌的概率越大,一级亲属患乳腺癌时年龄<45 岁的男性发生乳腺癌的风险要比那些一级亲属发病年龄较大的男性要高。另外,家族中患有其他恶性肿瘤者并不少见,兄弟或父子同患乳腺癌也有报道。天津市肿瘤医院 125 例 MBC 患者中,有 21 例(16.8%)有恶性肿瘤家族史,3 例(2.4%)为乳腺癌家族史,其中 2 例有多名亲属患恶性肿瘤。

五、遗传学因素

(一)乳腺癌易感基因

BRCA 1、BRCA 2 是遗传性女性乳腺癌的易感基因,该基因突变的女性其一生中患乳腺癌的风险为 40%～70%。据估计,约有 10% 的 MBC 患者有遗传倾向,在 MBC 患者中同样检测到这两个基因突变。男性 BRCA 2 基因突变携带者一生患乳腺癌的风险是正常人群的 80～100 倍,而 BRCA 1 基因突变携带者风险增加 58 倍。多项研究结果显示,BRCA 2 基因突变的发生率为 4%～40%,高于 BRCA 1 基因,与 MBC 的发生关系更密切。对于 BRCA 2 基因突变携带者,到 70 岁其累计 MBC 发生率为 6%。BRCA 2 基因突变的 MBC 患者常较年轻,组织学级别较高,预后较差。

(二)其他基因变化

Cowden 综合征是一种 PTEN 基因突变的多发错构瘤综合征,发病约 1/25 万,主要表现为皮肤、黏膜、胃肠道、骨骼、中枢神经系统和泌尿生殖道多发错构瘤。Cowden 综合征已证实可增加女性乳腺、甲状腺、肾、子宫癌发生风险。20%～25% 的女性患者终生伴随乳腺癌的患病风险。文献报道 2 例有 Cowden 综合征家族史的 MBC 患者存在 PTEN 基因突变,分别为 41 岁和 43 岁,表明 Cowden 综合征可能参与发病年龄较早的 MBC 发生。另外,PR 的 DNA 结合区发生基因突变可能会增加 MBC 患病风险,遗传性非息肉性结直肠癌也可能同 MBC 相关,其他与 MBC 有关的突变基因有 CHEK2、p53、AR、ESR、CYP17,它们与 MBC 的确切关系仍需进一步研究证实。

六、职业和环境因素

暴露于热和电磁辐射的工作环境可能与 MBC 发病相关。长期在高温环境如高炉、钢厂中工作的 MBC 的风险明显增加,这可能是由于长期暴露于高温环境引起的睾丸衰竭症。职业暴露于汽油和尾气也可增加患癌风险,目前公认的致癌物多环芳烃(PAH)存在于烟草烟雾和汽车尾气中。有研究发现,在富含汽油和尾气环境下工作>3 个月的男性,发生乳腺癌的危险性增加 2.5 倍。另外,高辐射环境使 MBC 的风险明显增加。动物实验表明,电磁波辐射可抑制松果体功能,降低褪黑素水平,从而增加乳腺肿瘤的发生率。

七、生活方式

饮酒与女性乳腺癌的发生有关,对女性来说,每日每增加 10 g 乙醇摄入,乳腺癌的患病风险会增加 7%。吸烟和饮酒也使 MBC 的发生风险略有增加,但并没有发现剂量-反应关系,可能与数目较少有关。但丹麦一项对于 11 642 例男性肝硬化患者的研究表明,因酗酒导致患乳腺癌的风险较对照组增高 4 倍。欧洲一项对乙醇摄入和 MBC 发病关系的对照研究表明,每日每增加 10 g 乙醇摄入,乳腺癌的患病风险会增加 16%。大量饮酒者(日饮酒量>90 g/d)比小量饮酒者(日饮酒量<15 g/d)患 MBC 的风险高 6 倍。

第三节 病理学特征

一、组织病理学特征

MBC 的病理类型和女性乳腺癌基本相同,大多数女性乳腺癌的组织学亚型在 MBC 中有过报道。但临床病理特征不同,约 90% 为浸润性癌,其中 80% 为浸润性导管癌,其他如浸润性乳头状癌、髓样癌、管状癌、黏液性癌和鳞癌等都有报道,但比例很低。导管原位癌占 5%～10%,主要为乳头状和筛状亚型。

男性乳腺由于缺乏雌、孕激素的作用,始终停留于胎儿晚期的发育状态,只有乳腺导管及其周围纤维组织和脂肪组织,一般不形成乳腺小叶及腺泡,因此以前人们认为只有女性才会发生小叶癌。但是 Nance 报告 1 例 80 岁男性患者,病检为小叶原位癌及小叶浸润癌。Goss 分析了 229 例 MBC,发现小叶癌占 2.6%,其发生原因尚不清楚。根据 SEER 数据库显示,93.7% 的 MBC 是导管或未分类癌,只有 1.5% 为小叶分型,而女性乳腺癌为 12%～15%。在组织学分级上,12%～20% 属于 I 级,54%～58% 属于 II 级,17%～33% 属于 III 级。

天津市肿瘤医院收治的资料完整的 125 例 MBC 中,浸润性导管癌 95 例(76%)、黏液癌 8 例(6.4%)、囊内乳头状癌 6 例(4.8%)、浸润性乳头状癌 5 例(4%)、髓样癌 4 例(3.2%),其他少见类型还有腺样囊性癌、导管内乳头状癌、导管癌伴早浸、分泌型癌、富脂质性癌、鳞状细胞癌、乳头佩吉特病。49 例进行了组织学分级,I 级 10 例(20.4%),II 级、III 级共 39 例(79.6%)。

二、分子病理学特征

(一) ER、PR

与女性乳腺癌一样,多数 MBC 也表达 ER、PR。研究显示,MBC 的 ER 阳性率约为 90%,高于女性乳腺癌的 60%～70%;PR 阳性率为 92%～96%。在匹配肿瘤期别、级别和患者年龄后,MBC 的激素受体阳性率依然高于女性。Giordano 等研究显示,与女性相似,MBC 患者激素受体阳性率随着年龄的增加而增加。

(二) HER-2

在女性乳腺癌中,HER-2 的阳性率为 20%～30%,常预示患者预后较差。在 MBC 中,其阳性表达较低。一项研究对 58 例侵袭性 MBC 患者和 202 例女性乳腺癌患者进行 HER-2 检测,结果仅有 1 例男性患者免疫组化提示 HER-2 过表达,但 FISH 没有检测到基因扩增。最近的一系列研究发现,MBC 患者 HER-2 阳性率为 2%～15%,而在女性乳腺癌患者 HER-2 过表达率为 26%,基因扩增率为 27%。HER-2 在 MBC 中的数据很少见,因此很难对 HER-2 状态对预后的影响作出任何结论,但目前多数研究结果显示 HER-2 过表达与 MBC 预后差相关。

Kornegoor 等对 134 例 MBC 患者的多中心研究显示,MBC 的分子分型以腔面 A 型为主,占 75%,而腔面 B 型是第 2 个最常见的类型,占 21%,其他类型仅占 4%。Ge 等应用免疫组化方法回顾性分析 42 例 MBC 的分子分型,其中 83% 为腔面 A 型,17% 为腔面 B 型,未观察到 HER-2 阳性/ER

阴性和基底样型 MBC。这和女性乳腺癌的分子分型差异较大,大宗报道数据显示女性乳腺癌中腔面 A 型占 51%～69%,基底样型占 12%～21%,HER-2 阳性/ER 阴性型占 7%～12%。

天津医科大学肿瘤医院共检测了 66 例 MBC 患者的激素受体情况,ER 阳性 55 例(83.3%),PR 阳性 49 例(74.2%)。55 例进行了 HER-2 的免疫组化检测,以(2+)～(3+)诊断为阳性,HER-2 阳性共 5 例(9.09%)。该院近年来对女性乳腺癌免疫组化的检测结果显示,ER 阳性率为 61.4%,PR 阳性率为 53.0%,HER-2 阳性率为 36.6%。

最近 Johansson 等的一项研究,发现了两种不同于女性乳腺癌固有亚型的 MBC 基因组亚型,并归类为腔面 M1 和 M2 型。腔面 M1 型肿瘤更具侵袭性,预后较差,而腔面 M2 型肿瘤显示免疫反应增强和 ER 信号激活,并与预后良好相关。

(三) p53、Ki-67

p53 作为抑癌基因,其突变在癌症中常见。在女性乳腺癌中,约 30% 患者有 p53 基因突变,常预示预后不良。而在 MBC 中,其突变率约为 25%,低于女性乳腺癌。对于 p53 基因是否可作为 MBC 的预后指标目前仍存争议。

Ki-67 作为肿瘤细胞增殖指标,其预后及临床指导价值越来越受到关注。文献报道,20%～40% 的 MBC 中 Ki-67 表达阳性,且其阳性表达与淋巴结转移、肿瘤分级分期及无病生存期无相关性。当然,对于 p53 基因、Ki-67 等分子指标在 MBC 中的表达及预后价值还需进行更大规模的研究来证实。

(四) 遗传分子病理

对于 MBC 发生发展的分子学事件目前研究不多。杂合性缺失(LOH)和比较基因组杂交(CGH)研究及细胞遗传学分析表明,散发的 MBC 患者发生的体细胞遗传改变在质和量上均与女性患者一致。细胞遗传学研究显示,MBC 可发生克隆性染色体异常,常见的有 Y 染色体缺失、X 染色体增加和 5 号染色体增加。

第四节　临床表现

MBC 可见于任何年龄,多数发病年龄较晚,国外报道平均发病年龄为 63.4 岁,国内平均为 57.6 岁,高于女性乳腺癌平均年龄 5～10 岁。女性乳腺癌发病年龄双高峰的特点在 MBC 中并未看到。由于男性乳腺组织少,发生肿块时容易发现,但因早期无明显不适症状,甚至少数医生对 MBC 认识不足而导致延误诊断,所以大部分患者就诊晚、病程长。Agrawal 等报道,诊前病程在西方国家平均为 1～8 个月,而亚非地区为 12～15 个月。病期在 1 年以上的患者占 1/3,而女性<1/5,就诊时大部分患者为 Ⅱ～Ⅲ 期,部分已明确发生远处转移。

MBC 的常见症状多为乳晕下无痛性肿块,皮肤溃疡,约 75% 的患者存在乳头回缩或溢液,类似于女性乳腺癌,绝大部分为单侧,左乳较右乳常见,双侧罕见,发生率仅为 1%。由于男性乳腺组织不发达,乳管主要集中在乳晕区,MBC 患者的肿块多数发生在乳晕下及其周围。肿块多为圆形或半圆形,无疼痛,质地硬,边界不清,多逐渐增大,也可静止多年而后迅速增大,多与皮肤粘连或较固定。

部分患者以乳头改变为初始症状。由于男性乳房小,皮下脂肪少,腺管与乳头之间的距离短,易早期侵及大乳管,而导致乳头变形、回缩凹陷、糜烂。严重者可因病程长,肿瘤露于体表受外伤而致乳头破溃、缺如。少部分 MBC 患者表现乳头溢液,70% 为血性或血清样。有资料表明,MBC 乳头糜烂或血性乳头溢液者较女性乳腺癌多见。还有个案报道以淋巴结为首发症状的隐性乳腺癌,以皮肤潮红为主的炎性乳腺癌等。

男性乳房皮下脂肪少,与胸壁紧贴,因而肿瘤易侵犯皮肤和胸肌,形成凹陷或溃疡并易与胸肌发生粘连,晚期皮肤可出现卫星结节。由于男性乳头乳晕下有丰富的淋巴管网,即使很小的肿瘤也很容易发生腋下及锁骨上下淋巴结转移,且发生时间较早,约半数于就诊时已有淋巴结转移,内乳区淋巴结、锁骨上下淋巴结均可较早受累。有报道肿瘤直径 ≥3 cm 时淋巴结阳性达 100%,累及乳头者 80% 淋巴结阳性。MBC 远处转移与女性乳腺癌相似,主要为骨、肺、胸膜、肝,有时可在原发灶不大时即发生远处转移,应予以重视。

根据文献中最大病例数研究报道,TNM 分期的比例为：Ⅰ期：37%；Ⅱ期：21%；Ⅲ期：33%；Ⅳ期：9%。天津市肿瘤医院收治的 125 例 MBC 患者年龄为 11～84 岁，平均 59.1 岁，其中Ⅰ期 20 例(16.0%)，Ⅱ期 64 例(51.2%)，Ⅲ期 30 例(24.0%)，Ⅳ期 11 例(8.8%)。伴有乳头血性溢液者 11 例(8.8%)，乳头受累者 38 例(30.4%)，皮肤受累者 20 例(16.0%)，腋窝淋巴结已有转移者 54 例(43.2%)。

第五节 诊断与鉴别诊断

一、诊断

MBC 诊断主要包括临床评估、乳腺 X 线钼靶或 B 超检查，以及针吸病理学检查。

(一) 乳腺 X 线检查

乳腺 X 线检查是诊断 MBC 的有效方法之一，特征性的 X 线征象为肿块较小、界限清晰、多位于乳头偏心侧三联征。Ouimet-Oliva 报道了 20 例 MBC，X 线片上平均直径仅 2.1 cm，25% 直径 ≤1 cm。多数 MBC 表现为一境界锐利的孤立结节，个别可因癌周围的间质增生或继发感染而显示肿块边缘有毛刺样突起或模糊。60% 以上 MBC 的肿块为偏心位，而男性乳房的良性病变仅 3.4% 为偏心位。除上述的三联 X 线征象外，尚可有一些与女性乳腺癌共有的恶性征象，如皮肤的粘连与增厚、皮肤溃疡、血运增加。X 线诊断 MBC 的灵敏度和特异度可达到 92% 和 90%。

X 线检查 MBC 区别于女性乳腺癌有以下几点：①MBC 常出现局部进展，累及乳头或皮肤，易有胸壁的侵犯而导致乳后脂肪线闭塞；②MBC 肿块常位于乳晕区，而女性乳腺癌的肿块大部分位于外上象限；③MBC 钙化较少见，部分呈现散在点状钙化，而女性乳腺癌常与良性乳腺疾病伴发；④男性乳腺中单纯的囊性病变较少见，乳头状瘤有时会表现为囊实性病变，所以男性乳腺中的囊性改变可能也需要活检；⑤临床触诊肿块大小与 X 线测量肿块大小的差异在女性乳腺癌的诊断中颇为重要，但在 MBC 诊断中价值不大。

(二) 超声检查

超声特征性表现为位于乳头偏心侧的低回声肿块影，边界较清晰，形态可为圆形、卵圆形，多数为不规则形。钙化的发生率较女性乳腺癌要低，且较散在分布，较粗大。较女性乳腺癌更易侵犯胸壁而导致乳腺后间隙闭塞或胸大肌受累。可见粗大血流信号，流速加快，血流频谱一般表现为高阻动脉频谱。

然而 MRI 检查在 MBC 的诊断中似乎并未显示出明显优势。

(三) 组织病理学检查

对可疑 MBC 者需行空芯针穿刺或细针穿刺以明确诊断，必要时需要术中冷冻切片病理学检查。术前可获得病理结果者还应检查激素受体和 HER-2 表达情况，这些可能会影响治疗策略。另外，根据患者个体情况，需恰当选择 X 线胸片、ECT、腹部盆腔超声，或 CT 甚至 PET-CT 等检查，以便确定肿瘤临床分期，制订恰当的治疗策略。

二、鉴别诊断

男性乳腺组织少，出现新生肿块容易发现，故 MBC 诊断并不困难；但是，由于 MBC 发病率很低、患者早期无明显不适症状、部分男性羞于检查乳腺等因素，加之患者和部分医生对 MBC 认识不足，缺乏必要的警惕性，导致 MBC 较女性乳腺癌更易被误诊。MBC 主要应与男性乳腺发育症(GM)、乳腺良性肿瘤等相鉴别。

(一) 男性乳腺发育症

由于正常男性人群中 30% 以上有 GM，所以大多数男性乳房肿块并不一定就是乳腺癌。GM 常见于青春发育期、生理激素改变的老年人，以及肝病、酗酒患者，多为单侧或双侧对称性乳房增大，可自行消失或治疗后消失。多为盘状肿块，质地软，边界清晰，活动度好，一般无乳头及皮肤改变，无胸肌粘连，少数可伴有疼痛。

GM 在 X 线上可呈现树枝型与非树枝型改变，

后者又称结节型或三角型。树枝型增生多见于组织学上以导管增生为主的病例,而非树枝型增生多见于腺泡或小叶增生的病例。超声表现为患侧腺体较对侧明显增厚,回声与女性乳腺图像相似,一般无导管扩张。乳腺中央区位于乳头和乳晕深面可见片状低回声区,边界清晰,形态不规则,无明显血流信号。针吸细胞学检查或切除活检组织学检查为重要鉴别手段。

(二) 男性乳腺良性肿瘤

男性乳腺良性肿瘤很少见,主要为生长于该部位的脂肪瘤、表皮样囊肿、腺纤维瘤、导管内良性肿瘤、导管扩张、硬化性腺病、乳腺炎症等。鉴别诊断主要根据临床表现,如男性乳头状瘤常见乳头血性溢液。

第六节 治 疗

MBC 的治疗原则与女性乳腺癌基本相同,包括手术、化疗、放疗、内分泌及靶向治疗在内的综合性治疗模式。

一、手术治疗

与女性乳腺癌一样,手术治疗是 MBC 治疗的重要手段。早期研究认为,较小的手术范围可能会影响患者预后,因此传统的乳腺癌根治术是20世纪70年代前 MBC 的主要治疗方式。后来,随着对乳腺癌研究的不断深入,诊断和治疗技术的不断提高,外科手术术式发生了很大变革,由根治术向损伤范围较小的改良根治术演变。Cutuli 回顾性分析了397例 MBC 病例,发现与改良根治术相比,根治术并不能使患者获益增加。其他多项大型回顾性研究也证实传统的根治术和改良根治术治疗效果相当。

对于腋窝淋巴结的处理,也随着人们对乳腺癌生物学行为认识的不断深入而发生变化。曾经认为腋窝淋巴结清扫术(axillary lymph node dissection,ALND)很重要,它可以改善患者预后,并且为预测预后提供准确信息。例如,在 Cutuli 的397例患者中,未行 ALND 的患者中有13%术后局部淋巴结复发,而行 ALND 的患者中只有1.2%发生局部淋巴结复发。但是 ALND 有很多缺陷,是造成上肢水肿、疼痛、感觉及功能障碍等乳腺癌术后并发症,影响患者术后生活质量的重要原因。近些年开展的前哨淋巴结活检(sentinel lymph node biopsy,SLNB)技术为乳腺癌患者带来了福音,是乳腺癌外科领域又一里程碑式的重要进展。1999年,Hill 报道了第一例 MBC 患者行 SLNB。随后欧美进行了多项单中心小样本的研究。目前,《ASCO 指南》推荐 SLNB 适合 MBC,肿瘤不固定于胸大肌时推荐行乳腺癌改良根治术和 ALND 或 SLNB,而对于累及胸壁和 Rotter 淋巴结的患者推荐行乳腺癌根治术。部分老年患者,若有严重伴随疾病,可考虑行乳腺癌保乳术,但较少应用。

天津市肿瘤医院125例 MBC 患者中,接受手术治疗117例(93.6%),根治性手术比例达85.6%,其中行传统根治术75例(60.0%),改良根治术31例(24.8%),扩大根治术1例(0.8%)。其他行乳腺癌局部切除6例(4.8%),全乳切除4例(3.2%)。

二、辅助化疗

乳腺癌是一种全身性疾病,规范的辅助化疗对于降低女性乳腺癌复发转移风险、提高 DFS 和 OS 有着重要意义,是女性乳腺癌重要的全身治疗手段。MBC 少见,因此关于 MBC 辅助化疗的文献报道不多,也缺乏关于 MBC 辅助化疗价值的大规模随机对照临床研究的数据。对于化疗对 MBC 的意义,回顾性研究已证实,辅助化疗能够降低 MBC 复发和死亡风险,而前瞻性随机临床试验较少。研究显示,辅助化疗可以降低 MBC 的复发转移风险,使患者临床获益。如 Bagley 等1987年发表了一项24例Ⅱ期 MBC 患者术后应用 CMF 方案化疗的研究结果,5年生存率>80%,高于相似历史对照的生存率。Yildirim 和 Berberoglu 对121例用不同方案化疗的 MBC 进行了预后分析,同样得出辅助化疗可以增加5年生存率的结论。此外,转移性 MBC 的预后和治疗率与女性乳腺癌相似。因此,认为早期 MBC 患者能够从辅助治疗中获益。目前,还没有足够的信息来预测不良的预后因素。通常，女性使用的预后因素适用于男性，如淋巴结阳性，肿瘤＞1 cm，激素受体阴性。三阴性 MBC 侵袭性强，提示高风险，建议给予化疗。HER-2 和 p53 基因的表达是预后不良的指标，此类患者需要更积极的全身治疗。淋巴结阴性患者首选蒽环类药物，淋巴结阳性患者首选蒽环类联合紫杉类药物。

由于 MBC 的发病率低，大样本的 MBC 辅助化疗随机对照研究几乎不可能，目前认为其治疗原则可借鉴女性乳腺癌的治疗指南。

三、辅助放疗

辅助放疗是降低女性乳腺癌局部复发的重要的局部治疗手段。由于 MBC 患者常常在就诊时已处于进展期，易发生乳头和局部皮肤受累、淋巴结转移等情况，因此 MBC 术后放疗比例较女性乳腺癌高。

MBC 的放疗同化疗一样，缺乏有效治疗方案设计的数据。对于辅助放疗是否可以提高患者的 DFS 和 OS 尚未明确。一些回顾性的单中心研究发现，放疗有较高的局部控制率。Stranzl 等分析了 31 例术后放疗患者，局部控制率达 96.8%。Zabel、Ober 等回顾性分析也得到了类似的结果。还有两项研究也证实了放疗的临床价值。一项是 Cutuli 分析法国 20 个研究中心跨越 30 年的 690 例 MBC，可评估病例 496 例，接受放疗和未接受放疗患者的局部复发率分别为 7.3% 和 13%，具有显著性差异。另一项研究为 Ribeiro 等回顾性分析 428 例 MBC，单纯手术组和手术加放疗组患者的 5 年 DFS 分别为 44.6% 和 77.2%。不过需要注意的是，以上研究由于时间跨度较大，期间手术和放疗技术水平得到了显著提高，放疗联合的术式也不尽相同，其他全身性辅助治疗的影响也应考虑在内。目前认为，MBC 的放疗原则，包括剂量、放射源和治疗时间均参考女性乳腺癌的治疗指南。总体来说，当腋窝淋巴结阳性、肿瘤直径＞5 cm、切缘阳性时，推荐行放疗。

在笔者收集的接受手术治疗的 117 例 MBC 患者中，49 例（41.9%）进行了术后辅助放疗，包括胸壁原发灶部位和区域淋巴引流区，7 例于术后出现局部复发，其中 2 例只接受了肿瘤局部切除术，3 例患者腋窝淋巴结转移状况不明，只有 1 例为腋窝淋巴结阴性；在术后未行放疗的 68 例（58.1%）中，仅 2 例出现局部复发，均为腋窝淋巴结阴性患者。初步分析可能与接受放疗的患者病情较严重有关，同时由于病例收集时间跨度长达 50 年，诊断和治疗水平的差异也是影响因素之一。

四、内分泌治疗

内分泌治疗是女性乳腺癌全身治疗的重要方法之一，具有使用方便、不良反应小、疾病缓解时间长等优点，对大部分激素受体阳性患者的治疗效果不逊于化疗。MBC 的 ER 阳性率较女性乳腺癌高，因此在 MBC 治疗中内分泌治疗显得尤为重要。基于早期女性乳腺癌患者的阳性临床研究结果，MBC 患者推荐使用单独内分泌治疗或联合化疗。

MBC 应用内分泌治疗的历史已超过半个世纪。在 20 世纪 60 年代前，主要以手术治疗为主，如双侧睾丸切除术、双侧肾上腺切除术及脑垂体切除术等。随着内分泌药物研发和相关临床研究的不断开展，已经证明药物性内分泌治疗不仅疗效好，而且不良反应小，较手术疗法可显著提高患者的生活质量，因此逐步代替了手术内分泌治疗。然而，针对 MBC 的内分泌治疗疗效仅有少数回顾性研究，并没有随机临床试验，这些研究显示出了复发率和死亡率的降低。

（一）他莫昔芬

他莫昔芬是 MBC 治疗中研究最多、疗效最确切的一种非类固醇类抗雌激素药物。19 世纪 80 年代开始用于乳腺癌的内分泌治疗，作为一线治疗药物的地位一直持续至今。他莫昔芬与 ER 竞争结合，形成不易解离的药物受体复合物，阻止雌激素促进肿瘤细胞的生长，同时还能上调转化生长因子 β，特异性抑制蛋白激酶 C，这些均对肿瘤细胞有抑制作用。1978 年，Morgan 等首先应用他莫昔芬治疗晚期 MBC，有效率达 48%。1985 年 Ribeiro 对可手术的Ⅰ、Ⅱ期 MBC 患者在手术和放疗后加用他莫昔芬 1 年治疗，5 年生存率为 55%。对大部分 ER 阳性的 MBC，他莫昔芬可明显提高 DFS 和 OS。文献报道 5 年 DFS 可从 28% 提高至 56%，OS 从 44% 提高至 61%。对局部进展期和晚期 MBC 有效率可达 25%~80%，对老年体弱晚期的 MBC 患者，应用他莫昔芬疾病缓解率可达 66%。同时他莫昔芬不良反应轻，患者耐受性好，适用于任何年龄的患者。因此，目前对局部复发或远处转移的 MBC 患者,他莫昔芬已作为首选内分泌治疗,代替了传统的手术切疗法。

女性乳腺癌辅助内分泌治疗的标准疗程是5年。Goss等研究发现,对于MBC患者,即使内分泌治疗<2年,也可以显著提高患者的DFS和OS。另一项回顾性研究也得到了相似的结论,治疗组为应用他莫昔芬1～2年的39例Ⅱ/Ⅲ期MBC患者,其5年生存率达61%,而对照组仅为44%。这些研究中,内分泌治疗的疗程均<2年。因此,他们建议ER阳性MBC患者应用他莫昔芬5年有可能观察到更好的疗效,但是一直达不到这么长应用时间的一个重要原因是其具有更多的不良反应。MBC患者服药后的常见不良反应包括:性欲减退(29%),体重增加(25%),潮热(21%),情绪改变(21%),抑郁(17%),失眠(12%)和血栓形成(4%),这些不良反应足以导致21%的患者治疗中断。因此,目前推荐应用他莫昔芬作为MBC的辅助内分泌治疗。

(二) 芳香化酶抑制剂

芳香化酶是存在于周围脂肪组织和乳腺细胞中的一种酶,可使雄激素前体转化为雌酮和雌二醇,芳香化酶抑制剂(AI)通过抑制肾上腺、脂肪、肌肉及肝脏组织,特别是乳腺组织中的芳香化酶,阻止其利用雄烯二酮及睾丸酮转化为雌激素,从而降低血液中雌激素水平,是绝经后激素受体阳性女性乳腺癌患者的主要内分泌治疗药物。研究发现,非类固醇类AI可以显著降低健康男性的血清雌激素水平,但应用AI治疗MBC的研究有限。1984年,Patel首次对1例睾丸切除失效后患者应用第一代AI——氨鲁米特(AG)治疗,病情缓解维持7个月。Harris对22例睾丸切除无效的病例进行的研究也得到了相同疗效。男性体内雌激素80%来自睾丸、肾上腺等产生的雄激素的芳香化,其余20%直接来自睾丸。同时由于反馈机制的存在,AI药物的应用可能会导致LH、FSH增加,继而增加芳香化作用。单一应用AI药物抑制激素的产生可能是不够的。应用戈舍瑞林药物去势或睾丸切除术联合第三代AI来治疗MBC可能会获得更好的效果。因此,AI在MBC中的应用需要更多的循证医学证据。

五、针对HER-2的靶向治疗

MBC患者中HER-2阳性表达者少见(2%～15%),目前曲妥珠单抗在MBC中的应用较少,还没有关于MBC辅助应用曲妥珠单抗获益的数据。鉴于对HER-2阳性女性乳腺癌的治疗效果和没有可预见的生物原因导致曲妥珠单抗对男性和女性乳腺癌治疗效果不同,对于HER-2阳性MBC患者,考虑同女性乳腺癌患者一致的抗HER-2治疗原则。根据女性乳腺癌治疗经验,对于淋巴结阳性或淋巴结阴性但高风险患者,如果HER-2阳性必须给予曲妥珠单抗治疗。文献报道1例78岁初治Ⅳ期肺转移MBC患者,激素受体阴性,HER-2过表达,联合应用曲妥珠单抗和紫杉醇收到了较好的效果。

第七节 预后及影响因素

文献报道,MBC的5年、10年OS分别为63%和41%。早发现、早诊断、早治疗是提高生存率、降低复发转移率的关键。近年来,随着人们对MBC的认识和诊断水平的不断提高,早期癌的确诊比例在增加。过去认为其预后较女性乳腺癌差的原因主要是晚期病例比例偏高及患者年龄较大,目前包括来自SEER数据库及其他多项研究的数据显示,MBC预后和女性乳腺癌相似,将两性的年龄、期别相匹配后进行比较研究发现,两者的DFS和OS无显著差别。一项入组>335例的MBC大型研究发现,如果采用淋巴结状态来分层比较MBC和女性乳腺癌,两组预后相似。

肿瘤大小和腋窝淋巴结转移状况是决定预后的主要因素。Borgen在其报道的104例MBC中,0、Ⅰ、Ⅱ、Ⅲ期的5年生存率分别为100%、83%、70%、74%。研究显示,肿瘤<1cm患者的5年生存率为94%,1～4cm者为80%,>4cm者为40%,表明肿瘤大小仍是一个独立的生存预测因子。MBC多位于中央区,易发生淋巴结转移,影响预后,因此,腋窝阳性淋巴结的数目是影响预后的重要因素,生存率随阳性淋巴结数目的增加而呈下降趋势。Guinee报道335例MBC,腋窝淋巴结阴性、1～3枚阳性及≥4枚阳性患者的5年生存率分别为为84%、44%、14%。多变量分析显示,阳性淋巴结≥

4枚患者的死亡风险明显增加。同时病理类型、肿瘤组织学分级、激素受体状况等肿瘤生物学特征也是决定预后的重要因素。ER阳性肿瘤预后较好,但孕激素无此关联。HER-2阳性是预后不良的特征。据报道,与其他组相比,基底样型患者生存率较短,预后较差。

另外,MBC患者发生第2原发肿瘤如对侧乳腺癌、恶性黑色素瘤及前列腺癌等的风险较一般人群明显增加,发生率为9%~12%。来自美国和瑞典相关资料库的数据显示,MBC患者发生对侧乳腺癌的风险较普通人群高30倍以上,而女性乳腺癌患者发生对侧乳腺癌的风险仅为2~4倍,所以MBC患者应定期常规复查对侧乳腺,警惕对侧乳腺癌的发生。当出现远处转移(骨、肺、肝、脑等)时,中位生存期为26.5个月。

(刘　红　吴雅媛　王　南)

参考文献

[1] 刘红,旬培,陈可欣,等. 天津市近20年女性乳腺癌临床病理特点及预后变化趋势分析. 中华医学杂志, 2007,87(34):2405-2407.

[2] 魏矿荣,曾志灵,林建友,等. 中山市1970~1999年乳腺癌发病动态分析. 中山大学学报(医学科学版), 2004,6:379-381.

[3] 吴雅媛,王彤,刘红. 男性乳腺癌125例患者的临床病理特征与生存分析. 肿瘤,2012,32(10):805-810.

[4] Agrawal A, Ayantunde AA, Rampaul R, et al. Male breast cancer: a review of clinical management. Breast Cancer Res Treat, 2007,103(1):11-21.

[5] Bo S, Zhang LN, Zhang J, et al. The prognostic value of clinical and pathologic features in nonmetastatic operable male breast cancer. 亚洲男性学杂志:(英文版),2016,(1):90-95.

[6] Cutuli B, Lacroze M, Dilhuydy JM, et al. Male breast cancer: results of the treatments and prognostic factors in 397 cases. Eur J Cancer, 1995,31A(12):1960-1964.

[7] Deb S, Lakhani SR, Ottini L, et al. The cancer genetics and pathology of male breast cancer. Histopathology, 2016,68(1):110-118.

[8] Fentiman IS, Fourquet A, Hortobagyi GN. Male breast cancer. Lancet, 2006,367(9510):595-604.

[9] Ferzoco RM, Ruddy KJ. The epidemiology of male breast Cancer. Curr Oncol Rep, 2016,18(1):1.

[10] Ge Y, Sneige N, Eltorky MA, et al. Immunohistochemical characterization of subtypes of male breast carcinoma. Breast Cancer Res, 2009,11(3):R28.

[11] Guenel P, Cyr D, Sabroe S, et al. Alcohol drinking may increase risk of breast cancer in men: a European population-base case-control study. Cancer Causes Control, 2004,15(6):571-580.

[12] Hayashi H, Kimura M, Yoshimoto N, et al. A case of HER2-positive male breast cancer with lung metastases showing a good response to trastuzumab and paclitaxel treatment. Breast Cancer, 2009,16(2):136-140.

[13] Hotko YS. Male breast cancer: clinical presentation, diagnosis, treatment. Exper Oncol, 2013,35(35):303-310.

[14] Losurdo A, Rota S, Gullo G, et al. Controversies in clinicopathological characteristics and treatment strategies of male breast cancer: A review of the literature. Crit Rev Oncol Hematol, 2017,113:283.

[15] Luigi DL, Maddalena B, Laura P, et al. Androgen receptor and antiandrogen therapy in male breast cancer. Cancer Lett, 2015,368(1):20.

[16] Patten DK, Sharifi LK, Fazel M. New approaches in the management of male breast cancer. Clin Breast Cancer, 2013,13(5):309-314.

[17] Ruddy KJ, Winer EP. Male breast cancer: risk factors, biology, diagnosis, treatment, and survivorship. Ann Oncol, 2013,24(6):1434-1443.

[18] Sorensen HT, Olsen ML, Mellemkjaer L, et al. The intrauterine origin of male breast cancer: a birth order study in Denmark. Eur J Cancer Prev, 2005, 14(2):185-186.

[19] Sousa B, Moser E, Cardoso F. An update on male breast cancer and future directions for research and treatment. Eur J Pharmacol, 2013,717(1-3):71-83.

[20] Yang XR, Sherman ME, Rimm DL, et al. Differences in risk factors for breast cancer molecular subtypes in a population-based study. Cancer Epidemiol Biomarkers Prev, 2007,16(3):439-443.

[21] Zabolotny BP, Zalai CV, Meterissian SH. Successful use of letrozole in male breast cancer: a case report and review of hormonal therapy for male breast cancer. J Surg Oncol, 2005,90(1):26-30.

第四十九章

乳房佩吉特病

乳房佩吉特病（Paget's disease）是一种少见的发生于乳头乳晕复合体（nipple-areolar complex，NAC）的恶性病变，其典型的临床表现为乳头上皮的脱屑、糜烂、渗液、瘙痒、结痂等湿疹样改变，故又称为湿疹样癌。2012版WHO乳腺肿瘤学分类中关于乳房佩吉特病的定义是，一种以乳头鳞状上皮内出现恶性腺上皮细胞（佩吉特细胞）为特征的乳腺癌，可能累及乳晕和邻近的皮肤，通常和乳腺深部的癌相关。乳腺深部的癌大多是组织学高分级的非特殊型浸润性癌（53%～60%）或导管原位癌（ductal carcinoma in situ，DCIS）（24%～43%），可能位于乳腺的中央区、外周或呈多中心性。

乳房佩吉特病被认为是一种特殊的疾病已有100多年的历史。Velpeau等在1856年首次描述了乳房佩吉特病的乳头湿疹样改变，随后Paget于1874年报道了15例乳头乳晕部位出现湿疹样改变的患者，由于这些患者均伴有同侧乳腺癌，故推测其与乳房深部的乳腺癌存在联系，并以之命名。然而，这种发生于乳头乳晕的改变在之后的54年被认为是一种良性病变。直至1928年，Pautrier发表了佩吉特细胞是恶性肿瘤细胞的理论后，才最终确定了乳头乳晕的这种异常改变本身就是一种恶性病变。

第一节 流行病学特征

在乳腺恶性肿瘤中，所有佩吉特病的发生率为1.4%～13%，在绝经后的患者中较为常见，不伴有乳腺深部癌的单纯乳头佩吉特病是罕见的。来自美国监测、流行病学及预后（Surveillance, Epidemiology, End Results, SEER）数据库的结果显示，1973～1987年期间佩吉特病的发病率呈增高趋势，1985年达到峰值时发病率为1.31/10万。随后逐渐下降，1988～2002年期间发病率为0.64/10万，佩吉特患者在2002年只占全部女性乳腺癌患者的0.5%。与伴有乳腺深部病灶的佩吉特病的发病率逐渐下降相比，在这15年期间单纯乳头佩吉特病的发病情况基本保持稳定（单纯乳头佩吉特病占全部佩吉特病的比例1988年为12%，2002年为15%）。

佩吉特病伴有乳腺深部病变，基本上总是与乳腺导管癌相关，伴有其他类型的肿瘤（如菜花样乳头状瘤或者浸润性小叶癌）极其罕见。男性佩吉特病尤其少见，在全世界范围内的相关文献报道<50例。

女性佩吉特病患者发病高峰集中在60～70岁，平均年龄为62.6岁，比其他类型乳腺癌的发病高峰年龄推迟5～10年。其中伴有乳腺浸润性导管癌的患者平均发病年龄为60.8岁，伴有DCIS的患者平均发病年龄是63.8岁，单纯乳头佩吉特病的平均发病年龄是66.2岁。目前，还没有直接证据解释为什么单纯乳头佩吉特病患者的发病年龄略晚于伴有乳房深部恶性病变的患者，推测可能与临床钼靶X线检查的广泛开展有关，因为伴有乳房深部恶性病变的佩吉特病比不伴有乳腺深部恶性病变者更容易被钼靶X线检查早期发现。

第二节 临床表现

乳房佩吉特病的典型表现是乳头乳晕区反复出现脱屑、糜烂、渗液及结痂等湿疹样改变，但是在疾病的不同时期亦有不同的表现。乳房佩吉特病主要发生于女性一侧乳房的乳头乳晕区域，罕有副乳、男性及双侧乳房同时发生佩吉特病的报道。

多达20%的患者在就诊前1年以上即出现佩吉特病的症状和（或）体征。起初患者可能会有乳头乳晕部的感觉异常，常见的症状是乳头上皮增厚、变红，往往有灼痛或者瘙痒，有时会出现小的结痂。随着病情的进展，乳头表面变得十分粗糙，逐渐出现糜烂。有时有浆液性或血性渗出，有时渗出减少，结有干痂或脱屑，貌似愈合，但干痂脱落后仍可见糜烂面。当整个乳头受累后，可以逐渐侵犯乳晕，最终导致整个NAC湿疹样改变。通常湿疹样反应的边缘呈轻度隆起和不规则状，但明显不同于周围的正常皮肤。病变通常首发于乳头，随后累及乳晕，很少波及周围皮肤。乳头小囊泡反复发作和自愈也是早期的表现之一。疾病早期像结痂和皮肤发红这些改变，容易被误诊为湿疹或者其他良性皮肤病变，局部应用糖皮质激素后瘙痒等不适症状暂时会有所缓解，但乳腺深部病变仍继续进展，导致诊断和治疗的延误。

乳房佩吉特病持续发展，上皮缺损会导致乳头乳晕区的溃疡形成和破坏，甚至乳头消失。严重的上皮缺损也可从最初的乳头乳晕区发展到周围的皮肤。随着病变进展，上皮缺损呈现出圆形、卵圆形或者形状不规则的湿疹样改变的斑片，色泽为粉红色或者红色，与周围正常的皮肤边界仍很清晰。皮损区域可出现浆液性或血性渗出。由于乳腺深部肿瘤的牵拉，可引起乳头变扁或回缩，这一临床表现有异于炎性乳腺癌，后者常表现为弥漫性红斑，随后出现继发的皮肤和乳头的改变，可与之相鉴别。

乳房佩吉特病根据临床表现可分为3种类型：①乳头乳晕区湿疹样改变合并乳腺浸润性癌，此时TNM分期应根据肿块大小或者病理浸润性癌的大小进行T分期，并注明存在佩吉特病；②乳头乳晕区的湿疹样改变合并DCIS；③不伴有任何乳腺深部病灶的单纯乳头乳晕区湿疹样改变。根据美国SEER的资料，在1988～2002年期间确诊的1 704例女性乳房佩吉特病患者中，895例（50%）伴有乳房深部浸润性癌，618例（36%）伴有DCIS，而不伴有乳头以外恶性病变的单纯乳头佩吉特病仅为227例（14%）。Kaplan-Meier生存分析显示，伴有浸润性导管癌的佩吉特病患者15年乳腺癌特异生存率为61%，伴有DCIS的佩吉特病患者15年乳腺癌特异生存率为94%，而单纯乳头佩吉特病患者15年乳腺癌特异生存率为88%。

值得注意的是，并非所有伴有乳腺深部病变的佩吉特病患者在临床体检中都可触及肿块。在一篇早期文献报道中，约92%的佩吉特病患者伴有乳腺深部病灶，但只有近50%的患者可于同侧乳腺发现临床可触及的肿块。临床可触及肿块的患者中有90%～94%被证实伴有浸润性癌，且其中1/2～2/3的患者存在腋窝淋巴结转移。而临床未触及肿块的患者常伴有非浸润性癌，其中66%～86%的患者被证实是DCIS。

与佩吉特病相关的同侧乳腺深部病灶可以在乳房中央的乳头附近出现，也可以在远离乳头的位置出现，且部分为多灶性。Chaudary等在一项研究中报道，伴有可触及肿块的佩吉特患者中，有45%的患者肿块位于外上象限。在另一项研究中，伴有乳房深部病灶的佩吉特病患者中多灶性癌的比例高达42%～63%，推测佩吉特病细胞在输乳管内的播散可能是不连续的。

乳房佩吉特病也可发生于男性，临床表现与女性并无差别。Crichlow等在一项研究中报道，男性乳房佩吉特病最常见的临床表现为湿疹样改变和溃疡（71%），其次为腋窝可触及肿大淋巴结（54%）、乳房可触及肿块（43%）、乳头回缩或出血（40%），其中瘙痒（14%）、疼痛（14%）、硬结（11%）等表现较为少见。由于其在男性患者中并不常见，故对其诊断更容易延误。

近年来报道乳腺癌保乳手术后局部复发的患者也会偶然以佩吉特病表现为首发症状。对2 181例在Pennsylvania大学附属医院接受保乳手术治疗的早期女性乳腺癌患者的一项回顾性分析研究发现，183例患者出现局部复发，其中4例（2.2%）患者被诊断为佩吉特病。

在乳腺癌患者中,部分 DCIS 细胞可能自发消失,被纤维结缔组织所替代,这种现象被 Muir 等称为"自愈"。据报道,乳房佩吉特病的"自愈"率约为 17%,此时虽然乳头的湿疹样病变消失,但乳房深部的癌灶仍会继续生长,导致诊断和治疗的延误。

第三节 病理学特征与诊断

由于乳房佩吉特病临床表现的多样性,可能存在乳房深部病灶,因此美国《NCCN 乳腺癌临床实践指南》(2017 版)推荐,乳房佩吉特病的诊断应包括 NAC 皮肤全层活检,至少包含部分临床受累的 NAC 和乳房深部病灶的空芯针活检。如果 NAC 活检诊断为佩吉特病,推荐使用乳房 MRI 检查以确定肿瘤的范围并发现其他病灶。

一、组织学起源

乳房佩吉特病的组织起源尚无定论,目前有两种相对被广泛接受的假说。一种称为嗜表皮迁移理论,或称为移行学说(migration theory),认为佩吉特细胞起源于乳房深部的导管癌,通过输乳管迁移至乳头上皮,形成所谓的"佩吉特样迁移"。有大量的数据支持佩吉特病的嗜表皮迁移理论。2000 年,Schelfhout 及其同事为佩吉特病细胞的这种迁移运动找到了原动力。该研究发现,由正常的表皮角质细胞产生并释放的调蛋白-α(Heregulin-α),不仅是一种细胞运动因子,还是 HER-2 和 HER-3 配体。体外实验发现,在乳腺 SK-BR-3 细胞系中,调蛋白-α与 HER-3/HER-2 或 HER-4/HER-2 异二聚体的结合可以促进肿瘤细胞的趋化性和迁移性。同时 80% 以上佩吉特细胞中 HER-2 基因过表达,而 HER-2 基因的过表达通常和 HER-3 和 HER-4 基因的表达直接相关。

作为进一步支持嗜表皮迁移理论的证据,有研究发现佩吉特细胞与其乳房深部病灶的乳腺癌细胞在 ER 和细胞角蛋白表达上存在高度相似性,也提示它们可能有相同的起源。最后,电镜下可以观察到佩吉特细胞具有树突状的突起,这种突起也被认为是佩吉特细胞具有细胞迁移潜能的证据。

另一种理论是表皮内转化理论(transformation theory),认为佩吉特细胞是由乳头大导管上皮基底层内的多潜能细胞原位转化而来。支持该理论的主要证据是有少数佩吉特病患者仅为单纯乳头佩吉特病,不伴有乳房深部病灶。Mai 及其同事用三维立体结构研究了 19 例伴有 DCIS 的佩吉特病,发现肿瘤细胞可以通过表皮从一支输乳管蔓延至另一支输乳管,其中 5 例 DCIS 成分的边缘是从乳头部指向乳房深部组织,提示了病变是从乳头向乳房深部延伸,而不是向乳头方向延伸;佩吉特病所伴发的乳房深部病灶的解剖学分布与不伴有佩吉特病的 DCIS 不一致。根据美国 SEER 的资料,498 例伴有乳房深部 DCIS 的佩吉特病患者中,386 例(78%)深部病灶位于乳房中央区,而不伴有佩吉特病的 DCIS 患者仅有 10% 病灶位于中央区。最后,超微结构显示,佩吉特细胞与邻近角质形成细胞之间存在桥粒连接也支持原位转化理论。

此外,表皮内转化理论的另一个有力证据是乳头表皮内 Toker 细胞的发现。虽然到目前为止尚无确切的证据,但研究发现 Toker 细胞可能是起源于乳头表皮内佩吉特细胞的祖细胞。这一描述首次出现在 1970 年,Toker 细胞为良性的表皮细胞,具有圆形的细胞核和淡染的细胞质,体积比典型的佩吉特细胞小。Toker 细胞和佩吉特细胞具有相同的黏蛋白表型和免疫分子化学谱,它们之间的区别主要在于细胞学特征不同。佩吉特细胞的 HER-2 蛋白和上皮膜抗原通常为阳性表达,而 Toker 细胞通常为阴性。尽管 Toker 细胞很可能是佩吉特细胞的前体,但 Toker 细胞本身的起源还不清楚。

目前,对佩吉特细胞的起源仍存在争议。通过进一步的深入研究来揭示佩吉特病的真正起源是十分有必要的,因为佩吉特病的治疗在很大程度上取决于佩吉特细胞的起源。按照嗜表皮迁移理论,全乳切除术应被认为是局部的标准治疗;但如果佩吉特细胞来源于乳头表皮,那么全乳切除术的必要性就值得商榷。同时对未触及肿块且乳腺钼靶 X 线表现阴性的佩吉特病患者,单纯局部治疗(单纯 NAC 切除或放疗)后,对剩余乳腺组织是否还需要进一步治疗也存在很大争议。

二、组织病理学特征

佩吉特病的组织病理学特征为乳头表皮层有佩吉特细胞浸润。佩吉特细胞表现为细胞体积大，胞质丰富而透明，核大而圆、染色淡，胞质内通常含有黏蛋白，偶尔可见黑色素颗粒。佩吉特细胞通常作为单层细胞或形成腺体样结构，或以细胞巢的方式分布于表皮的基底层。由于收缩假象，这些细胞有时似乎位于表皮的间隙中，而且细胞数目大不相同，有时仅有单个分散的细胞，有时则完全替换了部分表皮细胞。在毛囊或汗腺排泄管的外皮层中偶尔也可以发现佩吉特细胞。表皮下的真皮层表现出反应性变化，包括毛细血管扩张和慢性炎症，从而形成特征性的临床表现。在病变的后期可以见到溃疡合并存在。在>90%的佩吉特病患者中可以见到乳房内伴有浸润性导管癌或单纯DCIS，或者两者同时出现。

电镜下佩吉特细胞的核呈圆形或椭圆形，核膜略呈波纹状，胞质较少，有较丰富的高尔基复合体、内质网、线粒体，胞质内有大小不等的泡状结构，张力细丝明显减少。相邻的佩吉特细胞间隙宽，有微绒毛形成，并向细胞间隙呈细枝状突起，有时可见细胞呈腺状排列。佩吉特细胞和周围角质形成细胞之间桥粒甚少，发育不全，附着板小，汇聚丝色淡且少而短。

由于佩吉特病容易合并感染，所以乳头可疑变的刮片细胞学检查背景中常见到较多的炎症细胞，如中性粒细胞、淋巴细胞、组织细胞等，并可伴有较多鳞状上皮细胞、成纤维细胞及坏死残屑。而诊断佩吉特病的主要依据是在镜下能找到数目不一的佩吉特细胞，该细胞可单个存在或成团、成巢存在；胞体较大，外形多呈多边、多角、多瘤状突出或花边状结构，部分外缘残碎不全；核中等大小，呈圆形、卵圆形或不规则形，一个或多个核，居中或偏位，有时被挤压至细胞边缘部，呈半月形；核染色质浓集深染呈块状，常有核内空泡；核仁明显，常单个存在，偶见多个核仁；胞质丰富，淡染或空亮，嗜酸性或多色性，部分边缘不规则而模糊，常含有大小不一的空泡，呈泡沫状；少数细胞胞质残缺或脱失；核分裂象可见。除此之外，有时还可以看到腺癌细胞团，癌细胞体积大或中等大，多呈圆形，核形不规则，明显深染，可见多核瘤巨细胞。

免疫组化不仅有助于佩吉特病的诊断，还可用于鉴别其他病变，阐明佩吉特病的细胞起源。研究表明，佩吉特细胞常高表达CK7，且CK7阳性细胞的分布呈一定的规律性，随着与输乳管乳头开口处的距离增加而减少；通常不表达CK20，而这些细胞角蛋白通常在表皮样癌或Bowen病中高表达。有趣的是，乳房深部病变常与乳头乳晕病变表现出相似的免疫组化染色模式，这可能有助于发现乳房深部病变。

佩吉特细胞也表达其他腺上皮抗原，如EMA、癌胚抗原（CEA）、巨囊性病液状蛋白-15（GCDFP-15）等，但不表达黑色素细胞抗原。在许多病例中，这种染色模式和细胞内黏蛋白的存在也在一定程度上支持佩吉特细胞的腺上皮起源假说。

佩吉特病伴发的乳房深部病灶的诊断依赖于对可触及肿块及影像学异常表现部位的空芯针活检结果。美国1988~2002年SEER资料表明，与不伴有乳头佩吉特病的乳腺浸润性导管癌相比，伴有乳头佩吉特病的乳腺浸润性导管癌恶性程度更高（两者的直接比较见表49-1），表现为肿瘤大小较大、淋巴结阳性率较高、组织学分级较高，以及ER、PR阴性率更高。由于伴发浸润性癌的佩吉特病患者发生远处转移的风险很高，故美国《NCCN乳腺癌临床实践指南》（2017版）推荐，对伴发浸润性癌的佩吉特病患者应根据浸润性癌的分期和生物学指标表达情况（如ER、PR、HER-2及Ki-67等）接受相应的全身辅助治疗。

表49-1 伴有乳头佩吉特病与不伴有乳头佩吉特病浸润性导管癌的特征比较

特征	伴有乳头佩吉特病的乳腺浸润性导管癌（$n=859$）		不伴有乳头佩吉特病的乳腺浸润性导管癌（$n=155\,965$）	
	例数	百分率（%）	例数	百分率（%）
组织学分级				
低	322	37	73 383	58
高	379	63	54 202	42

续表

特征	伴有乳头佩吉特病的乳腺浸润性导管癌($n=859$)		不伴有乳头佩吉特病的乳腺浸润性导管癌($n=155\,965$)	
	例数	百分率(%)	例数	百分率(%)
肿瘤大小				
<2 cm	407	54	94 642	65
2~5 cm	244	33	43 198	29
>5 cm	99	13	8 071	6
淋巴结				
阴性	404	56	84 991	66
阳性	315	44	43 999	34
雌激素受体				
阳性	271	48	87 236	75
阴性	291	52	28 339	25
孕激素受体				
阳性	231	41	74 944	66
阴性	330	59	38 234	34
原发肿瘤位置				
中央区	232	36	10 588	8
周围区	406	64	121 569	92

三、诊断

临床上出现 NAC 皮肤的湿疹样改变时,应仔细检查乳头乳晕,观察乳头乳晕皮肤是否粗糙、脱屑、糜烂、溃疡、出血,有无乳头凹陷、溢液、缺失等;体检还应包括乳头乳晕下、乳腺实质内有无伴发肿块,发现肿块后,应注意肿块的大小、硬度、表面是否光滑、边界是否清晰、活动度,以及有无皮肤的粘连等,双侧腋窝淋巴结及锁骨上淋巴结有无肿大、数目及活动度等。对于所有具有乳头湿疹样可疑症状和体征者,应给予乳头可疑病变处刮片细胞学检查或受累的 NAC 皮肤全层活检取检,以明确诊断。此外,还应通过乳腺钼靶 X 线摄片、超声,以及乳腺 MRI 等影像学检查协助判断是否伴有深部的乳腺癌病灶。对于体检和(或)影像学检查发现的乳腺深部病灶,尽早行组织学活检以明确病灶性质。

乳房佩吉特病由于其典型的乳头乳晕皮肤改变而容易引起临床医生重视。值得注意的是,临床上一小部分患者入院时体检仅有乳腺肿块,未发现佩吉特病典型的乳头乳晕区皮肤湿疹样改变,仅仅是组织病理学镜下检查乳腺切除标本的乳头乳晕区时发现了佩吉特细胞,并依此给出了佩吉特病的诊断。这可能是一类比较特殊的佩吉特病类型,Kollmorgen 等,报道了 12 例这种无乳头乳晕皮肤症状的佩吉特病,占全部乳房佩吉特病的 15%,但未就此现象进行深入研究。

(一) 乳头可疑病变刮片细胞学检查

刮片细胞学检查是一种快速、简便、非侵入性的诊断方法。对于乳头可疑病变及时行刮片细胞学检查,镜下找到佩吉特细胞是有效的早期确诊方法。但刮片细胞学检查发现具有特征性的佩吉特细胞的机会较少。在 Lucarotti 等的研究中,32 例佩吉特病患者中仅有 6 例细胞学检查发现佩吉特细胞。此外,刮片细胞学检查对细胞病理学医生经验丰富程度的依赖性比较高。当病灶的表面出现溃烂时,可能需要通过免疫组化检查来协助诊断佩吉特细胞。Cohen 等的一项早期研究表明,CEA、黏蛋白、HER-2 等免疫组化检查有助于提高细胞学检查的准确性。然而,阴性的表皮刮片细胞学检查结果并不能排除佩吉特病的诊断,应当将开放(手术)活检作为乳房佩吉特病诊断的标准方法。

（二）受累 NAC 皮肤楔形切取活检和钳取活检

受累 NAC 皮肤楔形切取活检和钳取活检是常用的手术活检方法。楔形切取活检能完全切取全层表皮，且获取的组织中包含部分输乳管，所获取的组织更有代表性，因而是首选的手术活检方法。尽管钳取活检也可能会包含深层的间质及部分导管，但通常只是检验了少量的表皮组织，致使诊断的准确性下降。需要注意的是，没有任何一种方法能完全确诊佩吉特病，有时需要进行两次活检，甚至切除整个乳头。

为了尽可能明确乳头佩吉特病与乳房深部病灶的关系，有研究指出对楔形切除的 NAC 标本应仔细标明标本的方位；对乳晕区采用放射状切片并包埋，乳头部分采用间隔 2 mm 的横向切片。

（三）乳房深部病灶的影像学检查

1. X 线钼靶摄片　在高达 2/3 的乳房内无可触及肿块的佩吉特病患者中，诊断时钼靶 X 线片无异常发现。相反，在乳房内有可触及肿块的佩吉特病患者中，>90% 的患者钼靶 X 线片有异常发现，通常表现为边缘不规则、形态各异的肿块影，伴有或不伴有砂粒样、短棒状、分支状钙化或仅表现为结构紊乱，以上表现既可单独存在，亦可同时出现。

多项研究表明，尽管乳腺钼靶 X 线片有助于发现乳房深部的病变，但存在较高的漏诊率和假阴性率。Ikeda 的研究显示，钼靶 X 线片阴性时 5.5% 的患者乳房内存在浸润性癌，钼靶 X 线片显示有微钙化时 60% 的患者乳房内存在浸润性癌，钼靶 X 线片显示有肿块影时 82% 的患者乳房内存在浸润性癌。Zakaria 及其同事报道了 40 例佩吉特病患者的资料，这些患者乳房内无可触及的肿块，钼靶 X 线片无异常发现，手术后发现 5% 合并浸润性癌，68% 合并有延伸至乳头以外的 DCIS。Morrogh 及其同事的研究显示，在 34 例体格检查乳房内无肿块的佩吉特病患者中，23 例钼靶 X 线片无异常发现。手术后病理检查，12 例患者乳房内发现 DCIS，4 例发现 DCIS 伴微浸润，5 例发现浸润性癌，2 例为单纯乳头佩吉特病。

尽管钼靶 X 线片可能会低估佩吉特病患者的乳房深部病灶，但其在评估对侧乳房情况，以及排除多中心病灶等方面仍具有较高的应用价值。同样，钼靶 X 线片也可用于选择保乳治疗的佩吉特病患者的随访监测。

2. 彩色多普勒超声检查　诊断时推荐将超声检查作为钼靶 X 线检查的辅助手段。超声检查能够证实钼靶检查发现的结果，便于进行乳腺实质内肿块的经皮穿刺活检。超声检查能够显示高达 67% 的乳腺原发肿瘤病灶，识别出未预料到的多灶性病变，包括钼靶 X 线检查阴性的患者。

然而，多数超声检查结果不具有特异性。佩吉特病超声表现通常为实质内不均匀低回声区、皮肤增厚或导管扩张等。Günhan-Bilgen 等研究发现，在 35 例 NAC 皮肤病变不明显的佩吉特病患者中，超声检查共发现了 43 处乳房深部肿块，所有这些肿块边缘均呈分叶状或不规则波浪状，且多数（95%）肿块无后方声影。

3. MRI　对乳腺癌的检测，MRI 检查是灵敏度比较高的一种手段。MRI 检查应用于乳腺癌诊断的研究始于 20 世纪 70 年代后期，随着乳腺专用线圈及增强扫描技术的应用，乳腺 MRI 检出浸润性癌的灵敏度高达 98%～100%。Amano 等研究显示，MRI 可以检测出散在分布的 DCIS 病灶（灵敏度达 100%，特异度高达 95%），这些病灶在 MRI 增强扫描时通常表现为散在的节段性强化信号。MRI 检查也可以显示乳头的异常强化信号、NAC 增厚、强化的浸润性癌病灶。许多研究报道了 MRI 检查在佩吉特病患者术前评估（发现乳房深部病灶及判断是否存在多中心性病灶等）中的重要价值。结果显示，在制订精确的手术计划方面 MRI 检查具有其他影像学检查无法替代的优势。Morrogh 等研究显示，在 34 例佩吉特病患者中，有 32 例（95%）伴有乳房深部病灶，术前影像学检查评估（所有患者均接受钼靶 X 线片检查，13 例患者还接受 MRI 检查）显示，钼靶 X 线片发现 11 个乳房深部病灶且准确判断了其中 9 个病变范围，MRI 检查发现 7 个乳房深部病灶且准确判断了其中 6 个范围；在 23 例钼靶 X 线片阴性患者中，有 8 例进一步接受 MRI 检查后发现，4 例伴有乳房深部病灶且准确判断了范围。因此，在钼靶 X 线片阴性患者中加用 MRI 检查能提高术前评估的准确性。

（四）鉴别诊断

需与佩吉特细胞进行临床鉴别诊断的病变包括炎性改变，如乳头异位性或接触性皮炎、慢性湿疹、银屑病、伴有慢性乳头溢液的乳腺导管扩张、梅毒硬下疳，以及其他肿瘤细胞如导管内乳头状瘤、Bowen 病、基底细胞癌、表面蔓延的恶性黑色素瘤（尤其是着色的病灶）、乳头腺病瘤、Toker 细胞。由于乳头皮肤的病变很相似，诊断常常延迟，部分病例有时会被误诊。

佩吉特细胞常常在表皮的基底层表面呈簇状分布。区别佩吉特病与黑色素瘤常常比较困难，尤其是当恶性上皮细胞内含有黑色素颗粒时。黑色素瘤细胞常沿皮肤表皮与真皮交界处形成明显的巢状排列，而佩吉特细胞通常分布比较散在。累及皮肤表皮真皮连接，以及肿瘤细胞直接蔓延至乳头真皮是恶性黑色素瘤的典型表现。黑色素瘤不会有腺泡形成，细胞不产生表皮黏蛋白。在鉴别诊断有困难时，免疫组化标记可用来区分这两种疾病。黏蛋白染色阳性可排除黑色素瘤。不幸的是，有 30%~60% 的佩吉特病缺乏黏蛋白，需要另外的免疫组化染色。恶性黑色瘤 S-100 蛋白染色阳性，细胞核和细胞质均显示阳性，佩吉特细胞通常显示阴性或仅细胞质显示阳性。HMB-45（一种黑色素细胞标记）阳性可特异性诊断为黑色素瘤，而排除佩吉特病。大多数佩吉特病 EMA 染色为阳性，但黑色素瘤为阴性。

佩吉特病皮肤长期损伤通常会出现明显的表皮过度角化和角化不全、表皮突延长，以及角化细胞的反应性不典型增生。在这些情况下，佩吉特病易被误诊为 Bowen 病。细胞内黏蛋白、图章细胞、腺状结构、腺泡形成支持佩吉特病的诊断。腺体分化缺乏时免疫组化染色有助于区分这两种疾病。细胞角蛋白亦有助于鉴别佩吉特病与 Bowen 病，佩吉特病 CK7 免疫组化染色阳性，Bowen 病则 CK20 免疫组化染色阳性。

第四节 治疗与预后

佩吉特病的治疗包括以外科手术为主的局部治疗，对伴有乳腺浸润性癌的患者，还需要依据浸润性癌的分期和生物学特征进行系统辅助治疗。佩吉特病的传统手术方式是全乳切除加腋窝淋巴结清扫，即使对不伴有乳房深部病变的佩吉特病患者，全乳切除仍是适当的治疗选择之一。除此之外，佩吉特病的局部治疗方式还包括单纯肿块切除、单纯放疗、保乳手术及前哨淋巴结活检等。但乳房佩吉特病患者数量较少，且绝大多数文献是回顾性的，缺少大规模随机对照研究，因此在局部治疗的部分领域尚存在争议，尤其是病变仅局限于乳头的患者。

一、局部治疗

（一）单纯局部切除术

按照表皮内转化理论，对单纯乳头佩吉特病患者行 NAC 的单纯切除是合理选择之一，但在不同研究中采用该术式的患者局部复发率差别很大。在一项小型临床研究中，Lagios 等对未触及肿块且钼靶 X 线检查阴性、渴望保留乳房的 5 例佩吉特病患者行单纯局部切除术。其中 4 例患者行乳头乳晕全部切除术（3 例还接受了钼靶 X 线引导下活检或乳头深部 4 个象限的盲切活检），1 例行部分乳头乳晕切除术。结果发现，2 例患者病变仅累及乳头皮肤，3 例累及输乳管。经过 12 个月的随访，1 例患者（最初行部分乳头乳晕切除术）出现残存乳晕区复发，随后接受复发病灶重新切除而不是乳房切除术，该患者在之后 43 个月的随访过程中，也未出现乳房深部病变及钼靶 X 线检查异常表现。其余 4 例患者在平均 50 个月（30~69 个月）随访中未出现局部复发。Dixon 等报道，10 例乳房内未触及肿块、钼靶 X 线检查表现仅限于乳头部位改变的佩吉特病患者，接受 NAC 切除加乳头深部锥形切除术，尽管所有患者有显微镜下阴性切缘，但 4 例患者在术后 8~19 个月出现局部复发，其中 3 例为浸润性癌，2 例出现远处转移，1 例死亡。Anelli 等报道 118 例佩吉特病患者，对 14 例没有浸润性癌证据的佩吉特病患者施行包括 NAC 的中央区乳腺切除术，且显微镜下切缘阴性，其中 9 例术后接受放疗，5 例未接受放疗。中位随访 56 个月（12~150 个月），术后接受放疗的 9 例患者，仅 1 例出现复发，而未接受放疗的 5 例患者中有 3 例出现局部复发。由于术前体检及影像学检查对乳房深部病变常存在较高的低估率（约 40%），虽然对单纯乳头佩吉特病患者施行局部切除术可获得较高的局部控制率，但对于存在乳房深部病变的佩吉特病患者单纯采用该术式而不加放疗可能不是最佳的选择。

(二) 单纯放疗

乳房佩吉特病单纯放疗文献报道不多,结果各异。以往研究表明,对 DCIS 患者行肿块局部切除加放疗即可获得较高的局部控制效果,10 年局部区域控制率为 91%。因此,对于乳房佩吉特病局限于乳头、临床和影像学检查阴性的患者是否可单用放疗替代根治性手术,目前尚需大型临床研究证实这一假设。一些证据支持对乳房佩吉特病仅局限于乳头乳晕的患者采用单纯放疗:①由于需要治疗的肿瘤范围较小,局部可达到较高治疗剂量(60~65 Gy)而不至于对周围正常组织造成严重损伤,从而保证较高的局部控制率;②单纯放疗后局部复发能被临床体检和钼靶 X 线检查早期发现,及时采取补救性外科手术不会对患者的预后造成不利影响;③放疗后病变得到控制,避免手术创伤,对患者具有较大的心理优势。

Fourquet 等对 20 例病变局限于乳头的佩吉特病患者中的 17 例采用乳腺和区域淋巴结(腋窝和内乳淋巴结)的单纯放疗,3 例采用局部切除加放疗,平均放射剂量为 57 Gy,90% 患者接受局部加量照射,平均加量部位的总剂量达 72 Gy。中位随访 7.5 年,没有患者死于乳腺癌,仅有 3 例患者出现局部复发。因此,单纯放疗对部分病变局限于乳头的佩吉特病患者可作为常规根治性手术的替代治疗。

Stockdale 等报道 28 例采用根治性放疗的佩吉特病患者,其中 19 例患者放疗前乳房内未触及肿块且钼靶检查阴性。5 年随访后,16 例保持无病生存,3 例出现局部复发,接受了乳房切除术。7 例乳房内有肿块的患者,放疗后均出现局部复发,并有 4 例出现远处转移。

Bullens 等报道 13 例病变局限于乳头乳晕、活检证实无乳房深部病灶的佩吉特病患者,全乳接受 30~65 Gy 照射,并给以瘤床加量到总剂量 60~70 Gy。中位随访 52 个月,无一例患者出现复发及转移。

尽管缺少随机临床研究,单纯放疗无法直接与全乳切除术相比较,但这些回顾性研究表明,对部分乳房佩吉特病患者单纯放疗有一定价值。然而,放疗经常作为联合治疗中的一部分,常在手术切除病灶后进行。

(三) 保乳手术

尽管大量研究表明,对其他部位乳腺癌而言保乳手术与乳房切除术在患者总生存方面无显著差异,但对佩吉特病患者保乳治疗的资料仍很有限,缺少前瞻性随机临床试验直接比较保乳手术与乳房切除术的优劣,NSABP B-06 研究也将佩吉特病患者排除在外。根据美国 SEER 的报道,无论是否伴有乳房深部浸润性癌或 DCIS,保乳手术与全乳切除术后患者 15 年乳腺癌特异生存率无显著差异。但 1988~2002 年接受手术治疗的 1 642 例佩吉特患者中,仅有 293 例(18%)接受了保乳手术。

外科医生在对佩吉特病患者行保乳手术时存在许多顾虑。即使乳房内未触及肿块,仍有相当多的佩吉特病患者可能伴有 DCIS 或浸润性癌;有 20%~40% 佩吉特病患者的乳房深部病灶常常是弥散、多中心的,在相当多的患者中乳房深部病灶可能在 NAC 后方,距离乳头较远的部位也可能存在病灶;活检仅能发现乳头邻近部位的病灶,不能发现其他部位的多灶性病变。此外,由于佩吉特病患者行保乳手术时需要切除包括 NAC 在内的中央区乳腺组织,如何保证术后较好的美容效果也是一个值得考虑的问题。

2011 年,Onoe 等对 59 例接受全乳切除的佩吉特病患者的乳房切除标本进行研究发现,55 例患者存在乳房深部病灶,锥形切除以乳头为中心的 3 cm 和 4 cm 范围内的乳腺组织,分别能够保证完全切除 74% 和 85% 的乳房深部病灶。因此,对部分佩吉特患者保乳手术是可行的。

2001 年,欧洲癌症治疗研究组织(EORTC)发表了一项佩吉特病保乳治疗的前瞻性研究,1987~1998 年 61 例临床未触及肿块且组织病理学检查证实无乳房深部浸润性癌的佩吉特病患者接受保乳治疗,其中绝大多数(93%)伴有 DCIS,仅 7% 患者为单纯乳头佩吉特病。保乳手术包括 NAC 的完全切除和乳晕后乳腺组织的锥形切除,要求切缘组织病理学检查阴性。如切缘阳性,只要在宽度和深度上 <5 cm 者允许再次切除。术后接受总量 50 Gy 的放疗。中位随访 6.4 年,4 例患者出现局部复发,其中 3 例为浸润性癌,1 例为 DCIS。5 年局部复发率为 5.2%(95%CI:1.8%~14.1%)。另一项大型临床研究由美国密西根医学院的 Marshall 报道,共包括 38 例未触及肿块且钼靶检查阴性的佩吉特病患者,94% 的患者接受完全或部分 NAC 切除,所有患者接受平均 50 Gy 的全乳放疗,97% 的患者接受剩余乳头或瘤床的加量放疗,平均总剂量 61.5 Gy。中位随访 113 个月,结果 4 例患者出现同侧乳房肿

瘤复发,2例患者同时伴有远处转移。5年、10年和15年局部控制率分别为91%、83%和76%,5年、10年和15年总生存率分别为93%、90%和90%。因此,对临床未触及肿块且钼靶X线检查阴性的佩吉特病患者施行保乳手术是安全的,这类患者术后同侧乳房肿瘤复发率与浸润性癌,或DCIS保乳治疗后的同侧乳房肿瘤复发率相似。需要注意的是,对于临床可触及肿块或伴有乳房深部浸润性癌的佩吉特病患者是否可行保乳治疗,目前尚无直接的证据。

佩吉特病患者行包括NAC在内的中央区乳腺组织切除后如何保证术后美容效果也是一个值得重视的问题。1993年,Grisotti首次将肿瘤整形技术引入到中央区小乳腺癌患者的手术治疗中,提出采用Grisotti腺体瓣来弥补切除NAC在内的中央区乳腺组织后的组织缺损,从而保证较好的美容效果。随后又有意大利学者对经典Grisotti腺体瓣进行改良,以降低切口张力、利于切口愈合。2014年日本学者提出对没有下垂且乳腺内病灶局限于中央区的佩吉特病患者,可采用钥匙孔形皮肤腺体瓣实现部分乳腺切除后的即刻乳房重建。相信随着此类研究的深入开展,外科医生和佩吉特病患者对保乳术后美容问题的担忧会得到有效缓解。

佩吉特病患者施行保乳手术另一个需要注意的问题是,约1/3的患者伴有DCIS,而DCIS钼靶X线片常表现为微钙化,因此对这类患者施行保乳手术需要通过术中钼靶X线片或术后钼靶X线片对比以保证局部病灶的完全切除。早期研究表明,如残留可疑钙化灶>5枚,则乳房内残留癌灶的可能性高达44%。

(四)前哨淋巴结活检

前哨淋巴结活检(SLNB)是临床腋窝淋巴结阴性的早期浸润性乳腺癌患者的标准腋窝分期手段。循证医学Ⅰ级证据证实,对于腋窝淋巴结阴性的患者,SLNB可安全有效地替代腋窝淋巴结清扫(ALND),从而显著降低手术的并发症,改善患者的生活质量。然而,佩吉特病患者的乳房内有时可能并不存在浸润性癌,在这些患者中SLNB是否有价值呢?2006年,Sukumvanich等发表的回顾性研究中包括了39例接受SLNB的佩吉特病患者,平均切除淋巴结数量为3个。其中19例患者临床及影像学检查提示乳房内无其他病灶(单纯乳头佩吉特病),20例患者临床或影像学检查发现乳房深部病灶(乳头佩吉特病伴乳房深部病灶)。结果表明,在所有佩吉特病患者中SLNB的成功率98%,SLNB的阳性率为29%(11/39)。术后组织病理学检查发现,在临床及影像学检查提示为"单纯乳头佩吉特病"的患者中,27%的患者乳房内发现浸润性癌,SLNB阳性率为11%;临床或影像学检查提示为"乳头佩吉特病伴乳房深部病灶"的患者中,55%的患者乳房内发现浸润性癌,SLNB阳性率为45%。因此,对于临床及影像学检查提示"单纯乳头佩吉特病"的患者,也应行SLNB来评估腋窝淋巴结的病理学状态。另一项研究包含54例佩吉特病患者,其中36例患者接受SLNB,18例患者未行SLNB(9例患者接受常规腋窝淋巴结清扫;另外9例患者未行腋窝淋巴结外科分期)。其中单纯乳头佩吉特病患者占33%,伴有DCIS者占41%,伴有浸润性癌者占26%。结果显示,SLNB成功率97%,SLNB阳性的患者均为伴有浸润性癌的佩吉特病患者。因此,对伴有浸润性癌的佩吉特患者应慎重考虑SLNB。

二、全身辅助治疗

对于乳房深部无伴发肿瘤且接受保乳治疗的佩吉特病患者或伴发DCIS的佩吉特病患者,应考虑他莫昔芬治疗以降低风险。伴有浸润性乳腺癌的佩吉特病患者应根据浸润性癌的分期和生物学指标表达情况(如ER、PR、HER-2及Ki-67等)接受相应的全身辅助治疗。此外,在80%以上的佩吉特细胞中HER-2基因过表达,是否应对其进行分子靶向治疗尚不得而知。

三、预后

佩吉特病患者的预后与乳房内是否有可触及的肿块、是否伴有浸润性癌、腋窝淋巴结是否转移等因素密切相关。不伴有乳房深部肿瘤的单纯乳头佩吉特病患者的预后数据相对较少。伴有浸润性癌的佩吉特病患者更有可能是组织学高分级,淋巴结阳性和激素受体阴性的比例亦较高。多变量分析显示,浸润性癌灶大小和淋巴结状态是独立的预后因素。根据前面提及的美国SEER数据报告,伴有浸润性癌的佩吉特病患者15年乳腺癌特异生存率是61%,伴有DCIS的佩吉特病患者15年乳腺癌特异生存率是94%,而单纯乳头佩吉特病患者15年乳腺癌特异生存率是88%。

此外,有研究表明乳房内未触及肿块的佩吉特病患者的预后明显优于可触及肿块的患者,两者的5年无病生存率分别为85%与80%,10年无病生存率分别为32%与31%,原因可能是乳房内可触及肿块的佩吉特病患者往往伴有浸润性癌。可触及肿块的患者中,有50%～65%存在腋窝淋巴结转移,而未触及肿块的患者腋窝淋巴结转移的概率仅为0～15%,腋窝淋巴结阳性的佩吉特病患者10年无病生存率明显差于淋巴结阴性的患者(分别为28%和79%)。在另一项研究中,腋窝淋巴结阳性和阴性的佩吉特病患者10年乳腺癌特异生存率分别为47%和93%。

尽管男性佩吉特病患者的临床表现与女性患者相似,但男性佩吉特病患者的预后明显差于女性患者,其5年总生存率仅为20%～30%。

(崔树德)

参考文献

[1] Adams SJ, Kanthan R. Paget's disease of the male breast in the 21st century: A systematic review. Breast, 2016, 29:14-23.

[2] Amano G, Yajima M, Moroboshi Y, et al. MRI accurately depicts underlying DCIS in a patient with Paget's disease of the breast without palpable mass and mammography findings. Jpn J Clin Oncol, 2005, 35(3):149.

[3] Bijker N, Rutgers EJ, Duchateau L, et al. Breast conserving therapy for Paget disease of the nipple: a prospective European organization for research and treatment of cancer study of 61 patients. Cancer, 2001, 91:472-477.

[4] Chen CY, Calhoun KE, Anderson BO. Paget's disease of the breast: breast surgical techniques and interdisciplinary management. New York: Springer, 2010.

[5] Chen CY, Sun LM, Anderson BO, et al. Paget disease of the breast: Changing patterns of incidence, clinical presentation, and treatment in the U.S. Cancer, 2006, 107:1448-1458.

[6] Elina S, Katja H, Päivi H, et al. Surgical treatment in Paget's disease of the breast. Am J Surg, 2010, 200:241-246.

[7] Günhan-Bilgen I, Oktay A. Paget's disease of the breast: clinical, mammographic, sonographic and pathologic findings in 52 cases. Eur J Radiol, 2006, 60:256-263.

[8] Hyeon SK, Jee HS, Eun SC, et al. Significance of nipple enhancement of Paget's disease in contrast enhanced breast MRI. Arch Gynecol Obstet, 2010, 282:157-162.

[9] Ikeda DM, Helvie MA, Frank TS, et al. Paget disease of the nipple: radiologic-pathologic correlation. Radiology, 1993, 189(1):89-94.

[10] Jimenez RE, Hieken TJ, Peters MS, et al. 12-Paget disease of the breast. Breast, 2018, 5:169-176.

[11] Kawase K, Dimaio DJ, Tucker SL, et al. Paget's disease of the breast: There is a role for breast-conserving therapy. Ann Surg Oncol, 2005, 12:1-7.

[12] Lakhani SR, Ellis IO, Schnitt SJ, et al. WHO classification of tumours of the breast. In: World Health Organization classification of tumours. 4th ed. Lyon: IARC Press, 2012.

[13] Laronga C, Hasson D, Hoover S, et al. Paget's disease in the era of sentinel lymph node biopsy. Am J Surg, 2006, 192:481-483.

[14] Lundquist K, Kohler S, Rouse RV. Intraepidermal cytokeratin 7 expression is not restricted to Paget cells but is also seen in Toker cells and Merkel cells. Am J Surg Pathol, 1999, 23(2):212.

[15] Mai K, Yazdi HD. Mammary Paget's disease: evidence of diverse origin of the disease with a subgroup of Paget's disease developing from the superficial portion of lactiferous duct and a discontinuous pattern of tumor spread. Pathol Intern, 1999, 49(11):956-961.

[16] Marshall JK, Griffith KA, Haffty BG, et al. Conservative management of Paget disease of the breast with radiotherapy: 10-15 year results. Cancer, 2003, 97:2142-2149.

[17] Morrogh M, Morris EA, Liberman L, et al. MRI identifies otherwise occult disease in select patients with Paget disease of the nipple. J Am Coll Surg, 2008, 206(2):316-321.

[18] Morrogh M, Morris EA, Liberman L, et al. The predictive value of ductography and magnetic resonance imaging in the management of nipple discharge. Ann Surg Oncol, 2007, 14:3369-3377.

[19] Onoe S, Kinoshita T, Tamura N, et al. Feasibility of breast conserving surgery for Paget's disease. Breast, 2011, 20(6):515-518.

[20] Plastaras JP, Harris EE, Solin LJ. Paget's disease of the nipple as local recurrence after breast-conservation treatment for early-stage breast cancer. Clin Breast Cancer, 2005,6(4):349-353.

[21] Sano Y, Inoue T, Aso M, et al. Paget's disease of the male breast. Am Surg, 1996,123(4):1068-1072.

[22] Schelfhout VRJ, Coene ED, Delaey B, et al. Pathogenesis of Paget's disease: epidermal heregulin-α, motility factor, and the HER receptor family. J Nat Cancer Inst, 2000,92(8):622.

[23] Sek P, Zawrocki A, Biernat W, et al. HER2 molecular subtype is a dominant subtype of mammary Paget's cells. An immunohistochemical study. Histopathology, 2010,57:564-571.

[24] Shaheen Z, Gouri P, Karthik G, et al. Paget's disease of the breast: accuracy of preoperative assessment. Breast Cancer Res Treat, 2007, 102: 137-142.

[25] Sukumvanich P, Bentrem DJ, Cody HS, et al. The role of sentinel lymph node biopsy in Paget's disease of the breast. Ann Surg Oncol, 2006,14:1020-1023.

[26] Toker C. Further observations on Paget's disease of the nipple. Cancer, 1961,14(4):653.

[27] Wu Q, Ding X, Li J, et al. Surgical treatment in Paget's disease with invasive ductal carcinoma: an observational study based on SEER. Sci Rep, 2017, 7:45510.

[28] Yang M, Long H, He J, et al. Paget's disease of the breast: Clinical analysis of 45 patients. Chin J Clin Oncol, 2004,1(4):236-240.

[29] Zakaria S, Pantvaidya G, Ghosh K, et al. Paget's disease of the breast: accuracy of preoperative assessment. Breast Cancer Res Treat, 2007,102(2): 137-142.

第五十章

妊娠期与哺乳期乳腺癌

妊娠期与哺乳期乳腺癌（gestational breast cancer or pregnancy-associated breast cancer, PABC）通常是指怀孕期间及分娩后1年内确诊的或哺乳期确诊的乳腺癌。目前，人们发现分娩对于乳腺的影响可能超过1年，一些学者将妊娠期与哺乳期乳腺癌中的分娩后时间定义为2～5年不等。随着女性生育时间的延后，妊娠期与哺乳期乳腺癌发病率逐渐升高。最近的研究表明，妊娠期与哺乳期乳腺癌并不会因为终止妊娠而提高患者疗效。因此，越来越多的妊娠期与哺乳期乳腺癌患者在明确诊断后选择接受综合治疗。但妊娠期与哺乳期乳腺癌往往伴随着更差的临床分期，而且在治疗过程中需要同时考虑患者的预后和胎儿的健康状况，成为临床工作中的一个独特议题。我们将在本章节详细介绍妊娠期与哺乳期乳腺癌的相关基础知识及研究进展，包括疾病的流行病学、诊断、治疗等，让更多的医生在接诊妊娠期与哺乳期乳腺癌时，不仅能给予患者最佳的预后，同时避免对胎儿生长发育造成伤害。

第一节 流行病学

妊娠期与哺乳期乳腺癌是妊娠阶段最常见的恶性肿瘤，在30岁以下的乳腺癌患者中，有高达20%的患者是妊娠相关的。国外报道的总体发病率为15/10万～35/10万，相较于妊娠期乳腺癌，产后第1年被诊断为乳腺癌的发病率更高。随着社会的发展，越来越多的女性推迟生育，妊娠期与哺乳期乳腺癌发病率逐渐增加，如瑞典国家健康中心的数据显示，妊娠期乳腺癌的发病率由1963年的16/10万上升到2002年的37.4/10万。

妊娠期与哺乳期乳腺癌的遗传及环境危险因素与一般乳腺癌类似。一项针对韩国人的回顾性分析显示，月经初潮早（年龄≤13岁）、初次妊娠时间晚（年龄≥30岁）和超重（BMI≥23.0 kg/m^2）是妊娠期与哺乳期乳腺癌发病的独立危险因素。有限的证据表明，遗传因素似乎在妊娠期与哺乳期乳腺癌的发病中占据更为明显的地位。BRCA-2基因突变可能会使多产对预防乳腺癌的作用丧失。虽然妊娠在长期上会使女性罹患乳腺癌的风险下降，但妊娠本身能一过性地使女性罹患乳癌的风险增加。

第二节 诊断与分期

由于患者乳腺的生理变化及对胎儿健康的考虑，妊娠期与哺乳期乳癌患者的诊断和分期都更为困难。

一、体格检查

与非妊娠期与哺乳期乳腺癌一样，妊娠期与哺乳期乳腺癌主要体征为乳房肿块或局部增厚；少数情况下，由于哺乳期婴儿拒绝吮吸患侧乳房，可使疾病得到早期发现。由于妊娠期与哺乳期乳腺的腺体增多，体积增大，乳腺组织密度增高，妊娠期与哺乳期乳腺肿瘤很容易被漏诊。上述情况常导致诊断延迟，继而对预后产生不利影响，因为诊断每延迟1个月，淋巴结转移的风险就增高1%~2%。

虽然妊娠期发现的乳腺肿块80%为良性，但一旦孕妇体内发现新生的可触及的肿块且在2周内未消退，就需要进一步明确诊断，如超声、钼靶X线及穿刺细胞学等辅助检查。

二、影像学检查

1. **超声检查** 由于乳腺超声对胎儿的安全性及对鉴别囊实性结节较高的特异度及灵敏度，乳腺超声检查应作为评估妊娠期不明乳腺肿块及结节的首选影像学检查。

2. **乳腺钼靶X线检查** 使用腹部屏蔽后，钼靶X线检查对胎儿的辐射为0.002~0.004 Gy，远低于造成胎儿畸形的阈值0.05 Gy，因此可对妊娠期患者进行钼靶X线检查。虽然妊娠期乳腺较致密，会降低钼靶的灵敏度，但证据表明其灵敏度足以诊断妊娠期乳腺癌。当超声、穿刺活检等明确乳癌诊断后，需要行双乳钼靶X线检查排除双侧或多灶性乳癌。

3. **乳腺磁共振检查** 目前对于乳腺MRI检查在妊娠期与哺乳期肿块的诊断中尚没有系统研究证据，虽然没有不良反应的报道，但早期妊娠期间应尽量避免应用MRI检查，因为MRI在胎儿器官形成期的安全性证据有限。虽然增强MRI扫描诊断乳腺癌的灵敏度强于钼靶X线检查，但由于乳腺增强MRI扫描通常需要钆(gadolinium, Gd)做增强显影，该金属离子可以通过胎盘屏障导致胎儿畸形。因此，在选择乳腺MRI检查时需特别谨慎，如确实需要，建议在产后行钆增强MRI扫描。

三、活检及组织病理学特征

由于妊娠期与哺乳期性激素水平改变，导致乳腺生理性增生，这些生理改变显著提高了细针穿刺活检的假阳性或假阴性率，明确肿块性质必须依赖组织病理学诊断。局麻下行空芯针穿刺活检技术为首选方法，该检查的灵敏度高达90%，能有效获取肿瘤组织标本供病理诊断。有部分患者穿刺后会发生乳汁瘘管形成，且出血和感染的风险较非妊娠哺乳期患者高，因此活检时可预防性应用抗生素并注意止血。

需要强调的是，病理医生在诊断时必须明确活检标本是来自妊娠期与哺乳期乳腺，而ER、PR及HER-2等同样需要行免疫组化检测。

与非妊娠期与哺乳期乳腺癌相同，妊娠期与哺乳期乳腺癌多为浸润性导管癌。在相同的发病年龄下，相较非妊娠期与哺乳期乳腺癌，妊娠期与哺乳期乳腺癌有着更高的肿瘤分级，更容易发生淋巴结转移。从免疫分子表达上讲，ER及PR的表达在妊娠期与哺乳期乳腺癌中更为少见(为25%对比55%~60%)；目前没有明确的证据显示HER-2在两者之间的表达差异性，均约40%。

四、分期

在确诊妊娠期与哺乳期乳腺癌后，如为淋巴结阴性且原发灶为T1-T2，由于远处转移的可能性小，不需要对其进行全身的影像学评估，仅需进行胸部屏蔽X线、肝肾功能检查及血常规检查。若原发灶为T3或发现临床淋巴结转移，则需要进行全面的全身评估，除上述项目外，还要进行包括腹部超声、脊柱胸腰段MRI等检查。

在行影像学评估的同时，需尽量减少胎儿辐射。因为，胎儿辐射一旦超过阈值0.1~0.2 Gy时，就可能导致严重的不良反应，如死胎、胎儿畸形或胎儿发育不良。胎儿期辐射还可能导致以后肿瘤及白血病的发生。有研究显示，与对照组相比，胎儿暴露剂量每增加0.01 Gy，其终生罹患恶性肿瘤的风险增加0.06%。因此，相较于非妊娠期与哺乳期患者，妊娠期与哺乳期患者的全身影像学评估作出了诸多调整，以下分系统详述。

1. **胸部评估** 应在屏蔽胎儿的情况下进行胸部X线检查，评估是否存在肺转移。胸部CT应避免应用于妊娠期，进一步行胸部评估优选胸部MRI平扫。

2. **肝评估** 腹部超声的安全性高，敏感性较CT及MRI差。由于辐射剂量大，CT禁忌于妊娠期患者使用。如需进一步详细评估，则首选非增强MRI扫描，如前文所述，早期妊娠期间应尽量避免应用MRI检查，同时由于钆元素的致畸作用，应尽量避免妊娠期患者使用增强MRI扫描。

3. 脑评估 MRI平扫是脑转移评估敏感而又安全的手段。

4. 骨评估 在未出现可疑骨转移症状的患者中，不推荐行骨扫描进行评估。但骨扫描被认为是妊娠期安全的检查，低剂量骨扫描(0.000 8 Gy)可用于评估患者骨转移以减少对胎儿的放射。骨扫描后，放射性物质在母体的膀胱浓聚，可能对胎儿产生放射性损伤，为此患者可以通过充分水化从而减轻相应损伤。MRI平扫可作为骨扫描的替代手段，由于骨转移多侵袭红骨髓，80%的转移灶集中在中轴骨(如胸骨、肋骨、脊椎及骨盆)。如果没有明显的脊柱外症状，可以仅进行脊柱胸腰段的评估。妊娠期间碱性磷酸酶会升高，但碱性磷酸酶(包括特异性)不能作为评价患者骨转移的可靠指标。

5. 心功能评估 在计划使用蒽环类药物化疗之前，需对患者行超声心动图检查评估心脏功能。

6. 胎儿评估 妊娠期乳腺癌患者需严密进行胎儿评估，评估胎龄及预产期，这对诊疗方案的制订至关重要。在提前终止妊娠前，需要进行羊膜穿刺术以确定胎儿的胎肺成熟程度。

第三节 综合治疗

妊娠期与哺乳期乳腺癌的综合治疗策略需要根据肿瘤的生物学特性、肿瘤分期、孕周及患者和家人的意愿共同决定。同时，需要产科、肿瘤科、儿科和遗传学专家共同制订治疗方案，以及伦理学、心理学等专业人员参与。一般需参考普通乳腺癌的治疗原则制订治疗方法。如图50-1所示，具体的治疗流程因孕周的不同有所差异，具体的治疗方案需要根据具体情况制订，有时为了给予胎儿成熟的时间，可以适当推迟治疗。但研究表明，分娩后再接受治疗孕妇无明显获益。因此，应尽量避免为了诊治而提前分娩或为了降低对胎儿的影响待分娩后再开始诊治。

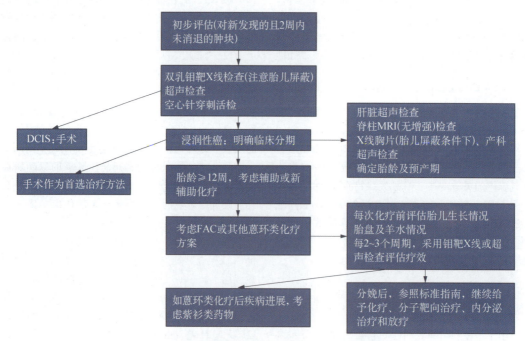

图50-1 妊娠期与哺乳期乳腺肿块诊治流程图

(图片来源：Litton JK, Theriault RL. Breast cancer and pregnancy: current concepts in diagnosis and treatment. Oncologist, 2010, 15(12): 1238-1247)

一、终止妊娠

患者是否已有小孩、是否想继续此次妊娠及治疗是否会影响其生育能力都影响患者对治疗方法的选择。患者及其家属在决定继续此次妊娠还是终止妊娠前,临床医生应告知患者及其家属各种治疗方案及其优缺点,并告知他们终止妊娠并不能提高疗效。有研究发现,终止妊娠组较继续妊娠组存活率更低,但由于该研究并未根据肿瘤分期进行配对研究,结论有待商榷。

二、手术

妊娠任何阶段都可选择手术治疗,且大多数麻醉药对胎儿无明显不良影响。手术前需要乳腺外科医生、麻醉医生及产科医生共同参与讨论,尽量避免低氧、低血压、贫血、发热、疼痛、感染或血栓等的发生,因为这些都可能对胎儿造成严重影响。围术期对母亲的良好护理是确保胎儿健康的重要因素。术中应采用胎心监护对胎儿进行监测。疼痛可能造成分娩提前,因此需要给予充足的麻醉镇痛剂。由于妊娠及恶性肿瘤都能增加血栓形成的风险,可选择使用小分子肝素降低血栓发生风险。

改良根治术与保乳术在非妊娠期乳腺癌治疗中的等效性已经证实。对于妊娠期乳腺癌患者,改良根治术为患者局部控制的首选治疗方法,因其避免了保乳术后的放疗。但不能因保乳手术后需行放疗而放弃保乳,因为通常等手术、化疗结束后该行放疗时,胎儿已可成熟分娩。如果患者要求进行整形手术,可以考虑假体植入,而自体组织再造通常要等到分娩后再进行。

腋窝淋巴结的清扫和分期十分重要,其不仅能改善疾病的局部控制情况,还能对患者的预后及辅助治疗进行指导。前哨淋巴结活检(sentinel lymph node biopsy,SLNB)不仅能够避免不必要的淋巴结清扫所带来的不良反应,而且能缩短手术手术时间,减少麻醉剂对胎儿的不良影响。但目前对妊娠期乳腺癌 SLNB 的安全性及敏感性尚未有充足的研究评估。对该项技术的疑虑主要围绕如下两个方面。①检测技术的安全性:目前常用于 SLNB 的注入剂包括蓝色染料和放射性胶体。标准的蓝染料为异硫蓝,其可使 2% 的患者产生过敏性休克,因此妊娠期应避免使用。目前,临床上使用的放射胶体常为锝标记,大部分研究显示使用临床剂量的锝-99m 标记的放射性示踪剂所造成的胎儿辐射暴露量远低于胎儿的安全辐射阈值(50 mSv)。②SLNB 在妊娠期女性中的诊断价值:妊娠的生理变化对乳房的淋巴引流作用尚不明确。虽然没有前瞻性研究证据,但近年来的病例报道显示,妊娠期 SLNB 的诊断价值与非妊娠期相仿。综上所述,由于没有大型的前瞻性研究显示其安全性和有效性,众多指南并未推荐 SLNB;但由于有限的资料显示了 SLNB 的安全性和有效性,一些指南并未将其归入禁忌。是否进行 SLNB 应根据患者情况进行个体化选择。

三、化疗

对于年轻乳腺癌患者,化疗是重要的治疗方法。妊娠期与哺乳期乳腺癌患者的化疗方案选择应参照普通乳腺癌治疗指南,同时需考虑妊娠周数及综合治疗方案(如手术时机、是否需放疗等)。

1. 化疗的时机 妊娠不同阶段施行化疗对胎儿的影响有明显差异。受精及着床期(受孕后 10 天内)是关键时期,存活的胚胎干细胞数目决定了是否能成长为正常的胚胎或流产。器官形成期(受孕后 10 天至 8 周)的损害可能导致胎儿畸形,该阶段给予化疗,胎儿畸形率达 14%~19%。妊娠的中期和晚期主要是胎儿的生长和成熟期,在这阶段给予化疗,虽然可能导致胎儿生长受限、早产、胎儿子宫内死亡和新生儿死亡,但胎儿畸形率显著降低,约为 1.3%。目前,尚缺乏妊娠期化疗对胎儿长期影响的研究结果。一般选择妊娠中、晚期对患者进行化疗,无需将化疗强制推迟到分娩后,因为不必要的推迟化疗时间导致患者的生存更差。同时应避免在妊娠前 3~4 周进行化疗,防止新生儿一过性骨髓抑制和脓毒血症的发生。

2. 化疗方案 虽然大多数化疗药物具有致畸性,且有些化疗药物可以通过胎盘屏障,让临床医生、患者及其家属对妊娠期乳腺癌患者接受化疗的安全性表示质疑。但众多研究显示,有些化疗药物在胎儿体内的血药浓度显著低于同时期孕妇体内的血药浓度,如胎儿体内的多柔比星、表多柔比星和紫杉醇浓度分别为孕妇体内的 7.5%、4.0% 和 1.4%。

3. 基于蒽环类药物的化疗方案 在妊娠期应用最常见的方案为多柔比星联合环磷酰胺(AC),或氟尿嘧啶、多柔比星加环磷酰胺(FAC),虽然前瞻性研究有限,但一些研究显示了 AC 与 FAC 方案在妊娠中晚期应用对患者的安全性;而且有研究表明,密集方案(2周为1个周期)对比常用的3周方案似乎并没有更多的不良事件发生。多柔比星与环磷酰胺能通过乳汁排泄,因此在使用上述药物期间禁止哺乳。

4. 紫杉烷类药物 有关紫杉烷类药物的安全性资料有限,但不断增多。一篇2010年的综述分析了40例妊娠期应用紫杉类药物的病例,其中21例应用紫杉醇,16例应用多西他赛,3例同时应用上述两种药物。有38例于妊娠中晚期应用,其中27例为妊娠期乳腺癌。总体来讲,在妊娠中晚期应用紫杉烷类药物对妊娠期乳腺癌患者似乎是可行的。如需应用,NCCN小组推荐应用紫杉醇进行单周化疗。

此外,妊娠期乳腺癌在进行化疗等治疗时,除非确实需要,一般不给予辅助用药。临床对接受化疗的妊娠期乳腺癌患者使用生长因子刺激白细胞及红细胞生成,未发现明显的不良反应。在临床确实需要的情况下,目前的指南未明确禁止某些辅助药物的使用。

四、内分泌治疗

1. 选择性ER调节剂 选择性ER调节剂如他莫昔芬不推荐在妊娠期使用,因为其能导致阴道出血、流产、先天畸形及死胎;同时在大鼠中,他莫昔芬的长期应用会增加后代乳腺癌的患病风险。另外,他莫昔芬会抑制哺乳期女性的泌乳,且在乳汁中的含量不详,因此哺乳期女性不宜应用他莫昔芬。

2. 芳香化酶抑制剂与促性腺激素受体激动剂 这两种药物均禁忌用于妊娠期,而且芳香化酶抑制剂一般不用于绝经前乳腺癌患者的治疗,但两者可联合用于妊娠后患者的内分泌治疗,同时使用药物期间不应对新生儿进行哺乳。

五、分子靶向药物治疗

据报道,妊娠期使用曲妥珠单抗能导致羊水过少、肺发育不全、骨骼异常和新生儿死亡,因此曲妥珠单抗禁止用于妊娠期。同时,哺乳女性亦不宜应用曲妥珠单抗。

其他抗HER-2靶向药物如拉帕替尼、帕妥珠单抗和T-DM1,到目前为止,因缺乏相关数据,不建议用于妊娠哺乳期乳腺癌患者。

六、放疗

妊娠期妇女接受放疗,胎儿暴露于放射野的风险很高,可能造成严重的不良影响,因此应避免妊娠期进行放疗,如有可能(手术后或化疗后),可将放疗推至分娩后进行。妊娠期与哺乳期乳腺癌患者的放疗方案与普通乳腺癌患者无明显区别。待分娩后,根据患者的肿瘤分期及肿瘤生物学特点,参照指南给予放疗。

第四节 预 后

由于妊娠期乳腺增大、致密等特点,其乳腺癌为晚期的概率较非妊娠期乳腺癌显著增高。妊娠期乳腺癌可能因为发现较晚、延迟治疗等而预后欠佳。但目前越来越多的研究表明,妊娠期乳腺癌的预后与非妊娠期乳腺癌相比并没有明显的差别,妊娠不是有关预后的独立危险因素。一项来自斯隆-凯瑟琳纪念医院的回顾性分析显示,通过将1981~2007年该院收治的99例妊娠期与哺乳期乳腺癌患者与非妊娠期与哺乳期乳腺癌患者相比较,妊娠期与哺乳期乳腺癌患者的ER与PR阴性率、原发灶与淋巴结分期及肿瘤分级较对照组明显增高。经过多因素分析,淋巴结分期与ER的表达分别为妊娠期与哺乳期乳腺癌患者预后的独立危险因素,而单独的妊娠期与哺乳期乳腺癌诊断并不是患者预后的独立危险因素。一项来自法国的研究将49例妊娠期乳腺癌患者与104例非妊娠期乳腺癌患者进行倾向得分匹配和相应分析,结果显示,将已知预后因子匹配后,两组间的无乳腺癌生存期与乳腺癌特异性生存期并没有明显差异。因此,妊娠似乎并不是有关预后的独立危险因素,这需要更有说服力的研究对其进一步证实。

(高松琳 袁 芃)

参考文献

[1] Amant F, Deckers S, van Calsteren K, et al. Breast cancer in pregnancy: recommendations of an international consensus meeting. Eur J Cancer, 2010, 46 (18): 3158-3168.

[2] Anderson BO, Petrek JA, Byrd DR, et al. Pregnancy influences breast cancer stage at diagnosis in women 30 years of age and younger. Ann Surg Oncol, 1996, 3(2): 204-211.

[3] Andersson TM, Johansson AL, Hsieh CC, et al. Increasing incidence of pregnancy-associated breast cancer in Sweden. Obstet Gynecol, 2009, 114(3): 568-572.

[4] Azim HA, Azim H, Peccatori FA. Treatment of cancer during pregnancy with monoclonal antibodies: a real challenge. Expert Rev Clin Immunol, 2010, 6(6): 821-826.

[5] Baker J, Ali A, Groch MW, et al. Bone scanning in pregnant patients with breast carcinoma. Clin Nucl Med, 1987, 12(7): 519-524.

[6] Beadle BM, Woodward WA, Middleton LP, et al. The impact of pregnancy on breast cancer outcomes in women ≤35 years. Cancer, 2009, 115(6): 1174-1184.

[7] Behrman RH, Homer MJ, Yang WT, et al. Mammography and fetal dose. Radiology, 2007, 243(2): 605-606.

[8] Boudy AS, Naoura I, Selleret L, et al. Propensity score to evaluate prognosis in pregnancy-associated breast cancer: Analysis from a French cancer network. Breast, 2018, 40: 10-15.

[9] Briggs GG, Freeman RK, Yaffe SJ. Drugs in pregnancy and lactation. 8th ed. Philadelphia, PA: Lippincott Williams & Wilkins, 2008.

[10] Byrd BF, Bayer DS, Robertson JC, et al. Treatment of breast tumors associated with pregnancy and lactation. Ann Surg, 1962, 155: 940-947.

[11] Bézu C, Coutant C, Salengro A, et al. Anaphylactic response to blue dye during sentinel lymph node biopsy. Surg Oncol, 2011, 20(1): e55-e59.

[12] Cardonick E, Dougherty R, Grana G, et al. Breast cancer during pregnancy: maternal and fetal outcomes. Cancer J, 2010, 16(1): 76-82.

[13] Cardonick E, Gilmandyar D, Somer RA. Maternal and neonatal outcomes of dose-dense chemotherapy for breast cancer in pregnancy. Obstet Gynecol, 2012, 120(6): 1267-1272.

[14] Cardonick E, Iacobucci A. Use of chemotherapy during human pregnancy. Lancet Oncol, 2004, 5(5): 283-291.

[15] Cardonick E, Iacobucci A. Use of chemotherapy during human pregnancy. Lancet Oncol, 2004, 5(5): 283-291.

[16] Cohen-Kerem R, Railton C, Oren D, et al. Pregnancy outcome following non-obstetric surgical intervention. Am J Surg, 2005, 190(3): 467-473.

[17] Colleoni M, Rotmensz N, Robertson C, et al. Very young women (<35 years) with operable breast cancer: features of disease at presentation. Ann Oncol, 2002, 13(2): 273-279.

[18] Collins JC, Liao S, Wile AG. Surgical management of breast masses in pregnant women. J Reprod Med, 1995, 40(11): 785-788.

[19] Cullins SL, Pridjian G, Sutherland CM. Goldenhar's syndrome associated with tamoxifen given to the mother during gestation. JAMA, 1994, 271(24): 1905-1906.

[20] Doll R, Wakeford R. Risk of childhood cancer from fetal irradiation. Br J Radiol, 1997, 70: 130-139.

[21] Durodola JI. Administration of cyclophosphamide during late pregnancy and early lactation: a case report. J Natl Med Assoc, 1979, 71(2): 165-166.

[22] Ezzat A, Raja MA, Berry J, et al. Impact of pregnancy on non-metastatic breast cancer: a case control study. Clin Oncol (R Coll Radiol), 1996, 8(6): 367-370.

[23] Gwyn K, Theriault R. Breast cancer during pregnancy. Oncology, 2001, 15(1): 39-46

[24] Hahn KM, Johnson PH, Gordon N, et al. Treatment of pregnant breast cancer patients and outcomes of children exposed to chemotherapy in utero. Cancer, 2006, 107(6): 1219-1226.

[25] Halaska MJ, Pentheroudakis G, Strnad P, et al. Presentation, management and outcome of 32 patients with pregnancy-associated breast cancer: a matched controlled study. Breast J, 2009, 15(5): 461-467.

[26] Han SN, Amant F, Cardonick EH, et al. Axillary staging for breast cancer during pregnancy: feasibility and safety of sentinel lymph node biopsy. Breast Cancer Res Treat, 2018, 168(2): 551-557.

[27] Iqbal J, Amir E, Rochon PA, et al. Association of the timing of pregnancy with survival in women with breast cancer. JAMA Oncol, 2017, 3(5): 659-665.

[28] Isaacs RJ, Hunter W, Clark K. Tamoxifen as systemic treatment of advanced breast cancer during preg-

nancy — case report and literature review. Gynecol Oncol, 2001, 80(3): 405-408.

[29] Ishida T, Yokoe T, Kasumi F, et al. Clinicopathologic characteristics and prognosis of breast cancer patients associated with pregnancy and lactation: analysis of case-control study in Japan. Jpn J Cancer Res, 1992, 83(11): 1143-1149.

[30] Ives A, Musiello T, Saunders C. The experience of pregnancy and early motherhood in women diagnosed with gestational breast cancer. Psychooncology, 2012, 21(7): 754-761.

[31] Kal HB, Struikmans H. Radiotherapy during pregnancy: fact and fiction. Lancet Oncol, 2005, 6(5): 328-333.

[32] Keleher A, Wendt R, Delpassand E, et al. The safety of lymphatic mapping in pregnant breast cancer patients using Tc-99m sulfur colloid. Breast J, 2004, 10(6): 492-495.

[33] Kelly H, Graham M, Humes E, et al. Delivery of a healthy baby after first-trimester maternal exposure to lapatinib. Clin Breast Cancer, 2006, 7(4): 339-341.

[34] Kim YG, Jeon YW, Ko BK, et al. Clinicopathologic characteristics of pregnancy-associated breast cancer: results of analysis of a nationwide breast cancer registry database. J Breast Cancer, 2017, 20(3): 264-269.

[35] Liu Q, Wu J, Lambe M, et al. Transient increase in breast cancer risk after giving birth: postpartum period with the highest risk (Sweden). Cancer Causes Control, 2002, 13(4): 299-305.

[36] Loibl S, von Miackwitz G, Gwyn K, et al. Breast carcinoma during pregnancy. International recommendations from an expert meeting. Cancer, 2006, 106(2): 237-246.

[37] Mazonakis M, Varveris H, Damilakis J, et al. Radiation dose to conceptus resulting from tangential breast irradiation. Int J Radiat Oncol Biol Phys, 2003, 55(2): 386-391.

[38] Middleton LP, Amin M, Gwyn K, et al. Breast carcinoma in pregnant women: assessment of clinicopathologic and immunohistochemical features. Cancer, 2003, 98(5): 1055-1060.

[39] Molckovsky A, Madarnas Y. Breast cancer in pregnancy: a literature review. Breast Cancer Res Treat, 2008, 108(3): 333-338.

[40] Moran BJ, Yano H, Al ZN, et al. Conflicting priorities in surgical intervention for cancer in pregnancy. Lancet Oncol, 2007, 8(6): 536-544.

[41] Murphy C, Mallam D, Stein S, et al. Pathologic features and outcomes of pregnancy-associated breast cancer (PABC): A case control study. J Clin Oncol, 2010, 28(15 Suppl): 1589.

[42] Murphy CG, Mallam D, Stein S, et al. Current or recent pregnancy is associated with adverse pathologic features but not impaired survival in early breast cancer. Cancer, 2012, 118(13): 3254-3259.

[43] Nettleton J, Long J, Kuban D, et al. Breast cancer during pregnancy: quantifying the risk of treatment delay. Obstet Gynecol, 1996, 87(3): 414-418.

[44] Ní MR, O'Gorman DA. Anesthesia in pregnant patients for nonobstetric surgery. J Clin Anesth, 2006, 18(1): 60-66.

[45] Pentsuk N, van der Laan JW. An interspecies comparison of placental antibody transfer: new insights into developmental toxicity testing of monoclonal antibodies. Birth Defects Res B Dev Reprod Toxicol, 2009, 86(4): 328-344.

[46] Press MF, Cordon-Cardo C, Slamon DJ. Expression of the HER-2/neu proto-oncogene in normal human adult and fetal tissues. Oncogene, 1990, 5(7): 953-962.

[47] Rajaraman P, Simpson J, Neta G, et al. Early life exposure to diagnostic radiation and ultrasound scans and risk of childhood cancer: case-control study. BMJ, 2011, 342: d472.

[48] Rosenthal DI. Radiologic diagnosis of bone metastases. Cancer, 1997, 80(8 Suppl): 1595-1607.

[49] Saber A, Dardik H, Ibrahim IM, et al. The milk rejection sign: a natural tumor marker. Am Surg, 1996, 62(12): 998-999.

[50] Shannon J, Douglas-Jones AG, Dallimore NS. Conversion to core biopsy in preoperative diagnosis of breast lesions: is it justified by results. J Clin Pathol, 2001, 54(10): 762-765.

[51] Shellock FG, Crues JV. MR procedures: biologic effects, safety, and patient care. Radiology, 2004, 232(3): 635-652.

[52] Smith LH, Danielsen B, Allen ME, et al. Cancer associated with obstetric delivery: results of linkage with the California cancer registry. Am J Obstet Gynecol, 2003, 189(4): 1128-1135.

[53] Spanheimer PM, Graham MM, Sugg SL, et al. Measurement of uterine radiation exposure from lymphoscintigraphy indicates safety of sentinel lymph node biopsy during pregnancy. Ann Surg Oncol, 2009, 16(5): 1143-1147.

[54] Stensheim H, Møller B, van Dijk T, et al. Cause-specific survival for women diagnosed with cancer during pregnancy or lactation: a registry-based cohort study. J Clin Oncol, 2009, 27(1): 45-51.

[55] Taylor D, Lazberger J, Ives A, et al. Reducing delay in the diagnosis of pregnancy-associated breast cancer: how imaging can help us. J Med Imaging Radiat

Oncol,2011,55(1):33-42.
[56] Tewari K, Bonebrake RG, Asrat T, et al. Ambiguous genitalia in infant exposed to tamoxifen in utero. Lancet,1997,350(9072):183.
[57] Ulery M, Carter L, McFarlin BL, et al. Pregnancy-associated breast cancer: significance of early detection. J Midwifery Womens Health, 2009, 54(5): 357-363.
[58] Veronesi U, Viale G, Paganelli G, et al. Sentinel lymph node biopsy in breast cancer: ten-year results of a randomized controlled study. Ann Surg, 2010, 251(4):595-600.
[59] Wohlfahrt J, Andersen PK, Mouridsen HT, et al. Risk of late-stage breast cancer after a childbirth. Am J Epidemiol,2001,153(11):1079-1084.
[60] Yang WT, Dryden MJ, Gwyn K, et al. Imaging of breast cancer diagnosed and treated with chemotherapy during pregnancy. Radiology, 2006, 239(1): 52-60.
[61] Zagouri F, Sergentanis TN, Chrysikos D, et al. Trastuzumab administration during pregnancy: a systematic review and meta-analysis. Breast Cancer Res Treat,2013,137(2):349-357.
[62] Zemlickis D, Lishner M, Degendorfer P, et al. Maternal and fetal outcome after breast cancer in pregnancy. Am J Obstet Gynecol, 1992, 166(3): 781-787.

第五十一章

隐性乳腺癌

隐性乳腺癌（occult breast cancer，OBC）一般是指以腋窝淋巴结转移或其他部位远处转移的乳腺癌，临床体检乳腺未能触及肿块和影像学检查（包括乳腺 X 线摄片、超声检查等）不能确定，亦称隐匿性乳腺癌。

隐性乳腺癌是一种少见的特殊类型乳腺癌。其不同于临床体检无肿块性乳腺癌，后者常可通过各种影像学检查发现乳腺内的微小病灶、原位癌等。在一些乳房触摸不到肿块，以乳头糜烂、乳头溢液、乳腺局限性增厚为主要症状的乳腺癌以及无其他部位转移通过辅助检查发现的乳腺癌，通常称为临床不可触及的乳腺癌，不在本章讨论之列。

笔者认为，以腋窝淋巴结转移或其他部位远处转移首发，组织病理检查确认为乳腺来源，临床体检乳腺未能触及肿块和影像学检查（包括乳腺 X 线摄片、超声检查、MRI、PET - CT、分子乳腺成像）不能决定的乳腺癌称为隐性乳腺癌的定义更为准确地表达了对这一特殊类型乳腺癌的界定。UICC/AICC 的 TNM 分期中，T0N1 - 3 期指的是隐性乳腺癌。隐性乳腺癌在诊断时可以表现为远处部位的转移。

隐性乳腺癌患者通常有近 1/3 乳房切除标本中不能找到病灶，而在随访过程中无其他可疑原发病灶出现。在当代先进的影像学技术条件下，这类乳腺癌患者应该属于真正意义上的隐性乳腺癌。由于术前找不到乳腺的原发肿瘤病灶，隐性乳腺癌的处理对外科医生和患者都有一定的特殊性，一直是乳腺癌诊断、治疗的难点和挑战之一。

第一节 流行病学特点

自 Halsted 于 1907 年首先报道了 3 例仅表现为腋窝淋巴结肿大的隐性乳腺癌，1909 年 Cameron 又报道了 3 例类似病例，此后这一类型乳腺癌逐渐引起了业内的注意。总体来说，伴腋窝淋巴结转移的隐性乳腺癌发病率较低。在一系列文献报道中，隐性乳腺癌的发病率占新发乳腺癌病例<1%。自 20 世纪 50 年代至今，各家报道的病例数累计约 350 例以上。

国内天津医科大学附属肿瘤医院是报道此类病例数较多的，1954 年 1 月～2007 年 1 月共报道 207 例隐性乳腺癌病例资料。患者均为女性，占同期乳腺癌住院病例的 0.86%（207/24 118）；年龄 32～71 岁，中位年龄 49 岁；均以单侧腋下肿块为首发症状，肿块最大直径 1.5～5.5 cm；发现至就诊时间 1 周～5 年，58 例（28%）有癌症家族史。全组 207 例经临床触诊均未触及乳腺肿块，影像学检查无阳性发现。经全身检查，未发现其他部位病变。

上海交通大学医学院附属瑞金医院乳腺疾病诊治中心 2009～2017 年收治的 7 100 例乳腺癌患者中，有 17 例诊断为隐性乳腺癌，占同期乳腺癌住院病例的 0.24%。文献报道，乳房切除标本的病理检查结果表明，2/3 隐性乳腺癌患者的乳房内可找到原发灶，约 75% 的隐性乳腺癌属于浸润性导管癌，发病部位多位于外上象限，而且多中心病灶较常见；1/3 的病例切除标本中找不到原发灶的原因可能是原发灶太小，即使通过仔细的大体和组织学检查亦难以发现。

第二节 临床表现

1. 腋窝无痛性肿块 绝大多数的隐性乳腺癌患者以腋窝无痛性淋巴结肿大为首发症状。腋窝肿大淋巴结多由患者在淋浴或更衣时发现，偶尔在健康体检时由医生检出，肿块直径以 3 cm 左右居多，大者可达>5 cm。呈单发或多发，或互相粘连，固定，质地硬。大部分患者的淋巴结无疼痛，在累及腋部神经时可有疼痛。若压迫腋静脉，患肢可有水肿。有时可伴有同侧锁骨上淋巴结肿大。患侧乳房体积均偏大，但体检乳房内没有肿块可触及。发现转移病灶至检出乳腺原发灶的间隔时间，短者数天，长者可达 2 年以上。文献报道 1 例在腋窝淋巴结切除活检术后长达 20 余年才出现原发性乳腺癌的临床表现。

2. 远处转移 隐性乳腺癌以转移至腹腔内脏器，极少数隐性乳腺癌病例以胃肠道出血、梗阻或表现为弥漫性皮革状胃为首发症状，可见于文献报道。

3. 副肿瘤性神经病综合征（paraneoplastic neurologic syndrome） 文献中可见到有副肿瘤性神经病合并隐性乳腺癌的个案报道，表现为首发周围神经病变症状，病情进行性发展。有四肢远端不适、刺痛、灼痛、麻木感，向近端发展，伴有肌无力。感觉障碍呈套型，或仅有主观感觉异常。

第三节 诊断与鉴别诊断

一、诊断

隐性乳腺癌发病规律同一般乳腺癌一样，几乎都发生于女性，男性患者罕见。发病年龄 45～55 岁，与一般乳腺癌相当。几乎均表现为腋窝无痛性肿块，极少数表现为锁骨上淋巴结或其他部位远处转移，少部分患者转移淋巴结局部可出现疼痛，极少数患者出现病理性乳头溢液。临床体检应包括全身其他浅表淋巴结区有无肿大淋巴结，尤其是双侧锁骨上有无肿大的淋巴结，甲状腺有无结节，乳腺有无肿块、局限性增厚或乳头出血等乳腺癌表现。询问有无其他不适，如发热、咯血、腹部不适、饮食习惯改变、排便习惯改变等，女性患者同时需询问月经情况。

对肿大淋巴结进行组织病理学检查是隐性乳腺癌诊断的关键步骤。获取组织的方法可选择细针细胞学诊断、肿大的淋巴结切除以及空芯针活检。首选空芯针活检进行组织病理学检查，此法不仅可以提示转移灶的病理类型，而且可以进一步通过免疫组化方法提示原发病灶的来源。如转移病灶呈实性癌特征提示肿瘤可能来自乳腺，呈低分化者可能来自恶性黑色素瘤，呈浆液性或黏液性乳头状癌可能来自卵巢原发癌，而高柱状细胞分泌黏液的腺癌则多来自胃和大肠。

一旦腋窝淋巴结的病理检查证实为转移性腺癌，来源于乳腺，而临床检查包括体格检查、乳腺 X 线摄片、乳腺超声检查、乳腺 MRI 均未发现乳腺癌征象，则隐性乳腺癌的诊断可以初步成立。

二、鉴别诊断

一般情况下腋窝淋巴结肿大多为良性病变所致，如慢性炎症、结核病等。而恶性病变，可由原发癌与转移癌两种原因引起。

1. 淋巴瘤 大多为全身性疾病，除腋窝淋巴结肿大外，其他部位的浅表淋巴结以及胸、腹腔淋巴结也可肿大，淋巴结活检及免疫组化检查诊断多无问题。

2. 乳腺腋尾部癌及副乳腺癌 在大乳房及无明显副乳腺的妇女，此处肿块仅凭临床检查不易确定性质，关键是切除后病理检查。乳腺腋尾部癌和副乳腺癌病变不在淋巴结内，或有淋巴结转移，但此处会有乳腺结构及管内癌成分，或有囊性增生病。

3. **肺癌伴腋淋巴结转移** 肺癌累及胸膜壁层或胸壁时亦有同侧腋淋巴结转移,或通过其他途径转移至腋窝。有显性症状的肺癌腋淋巴结转移率约为 5.3%,无肺癌显性症状者较少见。在 Feuerman 报道的 11 例乳腺外原发癌中,肺癌有 5 例。

4. **胃癌** 多见于男性,据国内 1 686 例胃癌统计资料,腋淋巴结转移发生率为 2%。病理研究表明,胃癌有"跳跃式"淋巴结转移,胃癌的主要误诊原因之一是以转移灶为首发症状。腋窝转移灶病理类型呈高柱状分泌黏液的腺癌应考虑来自胃或大肠。

5. **卵巢癌和子宫内膜癌** 一些卵巢癌患者可有腋淋巴结转移,病理为浆液性或黏液性乳头状癌。文献中有子宫内膜癌转移至腋淋巴结的个案报道。

6. **其他** 皮肤癌及四肢躯干的恶性黑色素瘤、软组织肉瘤均可转移至腋窝淋巴结,特殊染色和电镜有助于诊断恶性黑色素瘤和各种肉瘤。

在女性患者中,发生于腋窝淋巴结的恶性病变以乳腺癌转移为多见。有研究报道腋窝淋巴结活检证实为转移癌者 21 例,14 例女性,其中 10 例为乳腺癌的转移。另外 4 例非乳腺癌转移者,均有乳腺外原发癌的临床表现。腋窝淋巴结转移性癌在无任何原发灶征象的女性患者中,绝大多数原发灶位于乳腺的结论得到了公认。但腋窝淋巴结活检行常规的病理组织学检查有误诊现象。笔者曾见到 1 例病理首次诊断为右侧腋窝淋巴结转移性低分化腺癌,保乳术后 1 年出现同侧乳腺内肿块,病理检查为恶性淋巴瘤,重新复核第一次腋窝淋巴结的免疫组化结果是恶性淋巴瘤。Jachson 曾报道 1 例病理诊断考虑为右腋大汗腺癌,3 年 4 个月后右乳出现了原发癌。Patce 报道 29 例隐性乳腺癌,其中有 2 例病理分别诊断为腋窝淋巴结转移的鳞癌及霍奇金病,随后出现了乳腺癌原发灶。Iglehart 报道 5 例光镜诊断为非腺癌(低分化鳞癌、淋巴瘤、恶性黑色类瘤各 1 例,未分化癌 2 例),经电镜检查发现了腺管、分泌上皮等腺癌的特征性结构,施行了同侧乳腺癌改良根治术后均查到了乳腺原发灶。另有相反事例,有学者曾报道 1 例腋窝淋巴结转移腺癌而按乳腺癌给予根治性放疗,尸检证实为霍奇金病。因此,在进行腋窝淋巴结活检时,临床医生应与病理科医生密切配合,除行一般病理检查外,必要时可行组化特殊染色及电镜超微结构分析。

在病理诊断为腋窝淋巴结转移性腺癌但无明显原发病灶的相关症状而行全身广泛检查(包括胸部 X 线片、消化道 X 线造影、静脉肾盂造影、内镜、肝胆胰及盆腔脏器 B 超检查等)的必要性尚有争议,但大部分学者认为在重点进行乳腺检查的同时,排除诊断的某些检查还是必要的。

第四节 辅 助 检 查

一、影像学检查

(一) 乳腺 X 线摄片和超声检查

乳腺 X 线摄片和超声是乳腺癌的常规检查。在乳腺影像学诊断技术尚不发达的时代,隐性乳腺癌最初主要是指乳房检查无肿块触及而以腋窝淋巴结转移为首发症状的乳腺癌。乳腺 X 线摄片检查在已有明显的乳腺癌临床表现时意义不大,其真正的贡献在于发现临床早期的小乳腺癌或隐性乳腺癌。

乳腺内成簇细小钙化往往为隐性乳腺癌的 X 线唯一表现,但钙化灶并不是乳腺癌特有的征象。隐性乳腺癌的其他 X 线征象包括单侧血管影增加、导管隆突增加或走向异常、皮肤增厚及连续检查局灶性间质密度增加等。

一般认为乳腺 X 线摄片可以发现直径几毫米的肿瘤。乳腺 X 线摄片对隐性乳腺癌的检出率各家报道为 5%~72.5%,但多数报道在 50% 左右。随着乳腺超声和钼靶摄片的普及,隐性乳腺癌被认为是以腋窝淋巴结等转移癌为主要表现,在体检及以超声和钼靶等影像学检查均无法找到乳腺原发病灶的病例。Sharon 等对 1 458 例乳腺癌患者的回顾性分析表明,超声对乳腺病灶检出的灵敏度为 91%,钼靶摄片为 78%。但是,在所有触诊阴性及非浸润性癌患者中钼靶摄片的灵敏度(73% 和 72%)明显高于超声(62% 和 69%),故两者应互为补充,有望进一步提高乳腺癌检出率。

乳腺癌典型超声表现为肿瘤形态不规则,边缘呈"毛刺状"或"蟹足样"改变,内部多呈不均质,实性低回声;中心有液化坏死时,可见液性无回声区。肿块后方回声衰减,部分可见微小钙化灶,肿瘤纵横径比值＞1。内部血流信号丰富,肿瘤内部的动脉血流RI＞0.70。如有皮肤筋膜浸润,则局部皮肤连续性回声中断。腋窝淋巴结的短径和长径比值(S/L)是区别有否转移的重要标志。如L＞1 cm,S/L＞0.5,则高度提示为转移性淋巴结。

超声的局限性:对于早期浸润性导管癌和导管原位癌,超声仍难于显示X线上的毛刺样结构和微小钙化灶。隐性乳腺癌在超声检查中可能仅表现为局部导管扩张,而此类图像非乳腺癌特有表现。因此,隐性乳腺癌在超声检查中常常是阴性结果。

(二) 乳腺 MRI 检查

对隐性乳腺癌患者乳腺原发病灶的寻找不仅可为明确乳腺癌的诊断提供依据,而且可为手术治疗的选择提供参考。目前乳腺 MRI 是隐性乳腺癌治疗前的常规检查之一。对于钼靶和超声阴性的隐性乳腺癌,乳腺增强 MRI 检查在寻找原发灶方面有重要作用。

隐性乳腺癌病灶 MRI 增强扫描一般表现为:①单个局限的强化肿块灶或区域性强化灶;②强化灶边界不清晰或呈毛刺状。Morris 等的研究对12例隐性乳腺癌患者行乳腺增强 MRI 检查,有10例患者可检测到强化灶,术后病理检查证实其中9例存在原发灶(75%)。Paul 等的研究对8例腋窝淋巴结转移性腺癌患者行乳腺增强 MRI 检查,有2例患者表现为可疑病灶或局部强化,随后的病理检查证实相应部位为浸润性导管癌和导管原位癌。Olson 等报道40例隐性乳腺癌患者行 MRI,28例MRI 发现可疑癌灶的患者中有22例接受手术治疗,21例在手术标本中发现乳腺病灶;12例 MRI 阴性患者中有5例接受乳腺手术,4例手术标本未能找到癌灶。综合目前7项 MRI 研究资料,其对隐性乳腺癌的诊断灵敏度为85%～100%。但其特异度各报道差异较大,为22%～50%。Eline 等报道在乳腺 MRI 检查中,尝试将临床读片与计算机辅助分析结合,这种方法有提高隐性乳腺癌检出率的潜在价值。

(三) CT 检查

胸部、腹部 CT 在隐性乳腺癌检测中的作用在于了解除腋窝病变以外有无存在其他病灶。CT 能提供乳腺局部解剖结构详细资料,尤其经对比剂增强后扫描可使致密型乳腺患者乳腺癌的检出率明显高于乳腺钼靶摄片。在 CT 图像上通过感兴趣区CT 值的测量,可以较客观地测出局限致密浸润区。CT 也能较好地评价腋下、胸骨周围的淋巴结情况,有助于对腋窝淋巴结转移的术前分析,明显优于临床体检。有文献报道,多层螺旋 CT 检出乳腺癌的准确率可达90%。乳腺癌血供丰富,增强 CT 扫描显示肿瘤多有明显强化,且表现为"快进快出"型曲线,CT 值常增加50 HU。增强 CT 检查对隐性乳腺癌和早期小乳腺癌有较高价值。研究表明 CT 薄层扫描能检出直径＜0.2 cm 的癌灶。结合螺旋 CT 后处理技术能三维重组显示病灶立体空间形态,得到更多诊断信息。

CT 的局限性:①存在对比剂过敏的危险,且价格昂贵;②对微小针尖样钙化,特别钙化数目较少时易受部分容积效应的影响;③有一定的放射性损伤。

在一组78例病理检查证实为乳腺癌患者中,CT 检出73例(94%),乳腺 X 线摄片检出60例(77%)。尽管 CT 不能取代常规的乳腺 X 线摄片检查,但可以克服普通 X 线检查的局限性,尤其是肥大乳房者,CT 更具有优越性。当肿瘤最大径＜1.5 mm 时,CT 不易检出。对于早期乳腺癌和隐性乳腺癌,两者联合应用可以提高检出率。在乳腺MRI 诊断技术日臻完善的今天,乳腺 CT 检查已经很少用于乳腺病变的检测,唯有在乳腺 MRI 发现的病灶在乳腺 X 线摄片与超声不能显示,同时又缺乏MRI 定位专用设备时,则可利用 CT 增加技术显示病灶放置钩针定位活检。

(四) PET 和 PET-CT 诊断隐性乳腺癌的应用价值

1. PET 和 PET-CT 检查　是利用示踪剂能被组织细胞特异性摄取的特点而获得功能和代谢信息。PET-CT 能对病理性摄取灶准确定位。由于采用 CT 扫描数据进行衰减校正,PET-CT 的扫描时间也相应减短,从而减少了患者移动造成的可能影响。随着 PET-CT 应用经验增加,越来越多的研究表明 PET-CT 相对于单纯的 CT 或 PET 在肿瘤诊断及分期中具有更高的准确性,尤其对于单纯 PET 无法确定性质的病灶以及临床高度怀疑复发或转移但形态学显像为阴性的患者。

2. 乳腺癌 PET 和 PET-CT 影像表现 乳腺肿瘤显像属阳性显像,恶性肿瘤属放射性浓聚,多数病例在显像早期即可见肿瘤显影,肿瘤内部均匀放射性分布。但在较大肿瘤的中心发生组织坏死时,可见周边放射性较浓,而中央区呈示踪减低。纵隔或腋窝区出现异常放射浓聚,高度提示淋巴结转移。

既往 PET 和 PET-CT 显像的缺点在于较低的空间分辨率,对于<1 cm 的病灶效果不佳。此外,PET 和 PET-CT 显像的准确性还受肿瘤组织学分类的影响,即生长缓慢的导管原位癌以及非侵袭性导管或小叶原位癌等在 PET 显像中常被遗漏。Kumar 等的研究同样显示,肿瘤的体积大小和组织学分级作为两个独立因素,明显影响原发性乳腺癌诊断的准确率。近年乳腺 PET 为乳腺专用 3D 分子影像技术,明显改善了病灶定位准确性的问题,但过高的费用限制了其在原发性乳腺癌筛选及诊断中的应用。

3. 分子乳腺成像(molecular breast imaging, MBI;或 breast-specific gamma image, BSGI) 近 10 余年来,MBI 技术已应用于临床,与乳腺钼靶检查比较,其不受乳腺致密度的影响。随着高分辨率伽玛摄像的应用,MIB/BSGI 可发现 1.6 mm 以上的病灶,可作为常规影像检查的补充。

二、定位活检

通过影像学检查发现乳腺内的隐匿病灶后,进一步行活检取得病理诊断,使乳腺癌的诊断更加明确,而且可以在了解病灶位置及范围后实现病灶的局部切除,使保乳手术成为乳房根治术之外的一种手术选择。

(一) 乳腺癌原发病灶的定位活检

最初为有细丝引导的手术活检(needle localized breast biopsy, NLBB),是指通过超声或 X 线的引导,将一末端带有弯钩的细金属丝放置到病变处,外科医生沿着细丝切开乳腺组织,将弯钩旁的乳腺组织切除送病理检查。这种方法比较繁琐,且乳腺外形受损较重。近年出现的立体定位空芯针活检(stereotactic core needle biopsy, SCNB)是通过计算机辅助的 X 线立体定位装置对可疑病灶进行定位,确定穿刺进针点及进针深度,使用真空旋切空芯针切取组织并送病理检查。这种方式方便、快捷、灵敏度高。对以上活检方法的引导方式加以改进,可用于隐性乳腺癌的定位活检。

(二) 乳腺 MRI 定位下活检

1. MRI 引导定位穿刺活检 MRI 具有发现病灶敏感性高的优势,其引导下行定位穿刺也成为定位活检的一种选择。LaNette 等使用的就是 MRI 引导下的 SCNB 和 NLBB。在 41 例隐性乳腺患者中,成功发现 5 例恶性病灶、2 例非典型组织改变。Kuhl 等对 59 例隐性乳腺癌患者的 78 个病灶进行 MRI 导向下穿刺活检。该项研究的定位成功率为 99%,穿刺活检成功率为 98%,灵敏度为 96%,特异度为 100%,阳性预测值为 100%,阴性预测值为 97%。

2. 乳腺 MRI 引导超声定位下活检 由于乳腺 MRI 引导定位下活检需要特殊的器械,目前还不能广泛地应用于临床。通过乳腺 MRI 检查发现乳腺内可疑病灶后,再利用乳腺超声定位对病灶活检也是一种不错的选择。但是在实际应用时要注意,MRI 发现与超声再现的符合率平均为 80%(60%~100%)。

(三) 放射性核素引导定位

放射性核素引导定位(radioisotope occult lesion localization, ROLL)是指将放射性核素标记的白蛋白凝胶与水溶性非离子性碘对比剂混合,实施活检前注射到乳腺可疑病灶附近,在 γ 线探测器指引下切除病灶。这种方法并发症少,比细线引导的 NLBB 引起的患者不适更少,完全切除率高,且放射性很小,是一种安全的活检方式。

在 Heriberto 等的研究中,40 例患者中有 39 例很容易地探测到放射性热点,这些热点均与病灶位置对应。还可以用这种方法在手术时对切除标本确认是否切尽,如未切尽则扩大切除范围。Rampaul 等的研究将 95 例隐性乳腺癌患者分为接受 ROLL 组($n=48$)和 NLBB 组($n=47$),ROLL 组 46 例精确定位,NLBB 组 44 例精确定位。对两组进行比较得出结论:两者都是简单有效的乳腺癌定位活检方法,但是 ROLL 更简便,引起患者的疼痛更少。

三、组织学及免疫组化检查

(一) 组织学检查

隐性乳腺癌以腋淋巴结转移为首发症状,明确腋窝淋巴结的病理性质及转移病灶的病理类型是诊断的关键步骤。

文献报道乳腺隐匿灶的病理检出率为45%～100%,多在50%以上。减少乳腺微小原发灶病理漏诊的措施有:①术前乳腺X线片可疑区域细针X线定位及术后大体标本X线摄片对照;②应用连续病理切片检查或全乳大切片病理检查技术;③全乳大切片电镜检查。

(二) 免疫组化检测

1. ER检测 腋窝淋巴结转移癌ER测定有助于隐性乳腺癌的诊断及指导治疗。隐性乳腺癌约50%为ER阳性。ER阳性提示乳腺癌腋窝淋巴结转移,但其阴性也不能排除乳腺癌。

2. PR检测 隐性乳腺癌的PR表达较ER要低一点。

3. 巨囊病液体蛋白-15(gross cystic disease fluid protein-15, GCDFP-15)检测 最初此蛋白在乳腺囊肿液及乳腺癌患者的血清中发现,该蛋白家族成员按照其相对分子质量命名。乳腺囊肿液中主要成分是GCDFP-15、GCDFP-25和GCDFP-44。GCDFP-15是乳腺癌最具再现性的标记,由泌乳素刺激产生。非肿瘤性浆液性涎腺腺体、支气管浆液性腺体、精囊和皮肤附件的顶浆分泌腺体均具有免疫反应性,肾小管、卵巢被覆上皮和膀胱上皮为阴性,胞质染色,乳腺癌中可见核旁增强区。原发性乳腺癌与其转移的免疫反应具有一致性。GCDFP-15有助于确定腋窝淋巴结转移病灶来源于乳腺,约5%的非乳腺癌也可检出GCDFP-15。

4. 其他标记检测 乳腺珠蛋白(mammaglobin)是明确的乳腺组织特异性蛋白,与促进乳腺上皮生长有关。若腋窝淋巴结转移癌细胞的胞质内有乳腺珠蛋白着色,常提示肿瘤来源于乳腺。GATA3是一种锌指转录因子,在许多组织中参与激发和引导细胞增殖、成长、分化。但在肿瘤组织中,GATA3排他性地主要在乳腺癌和泌尿道上皮癌表达。有报道GATA3在乳腺癌的表达与ER、PR和HER-2有相关性;在泌尿道上皮癌的表达与肿瘤的浸润性和级别呈正相关。GATA3定位于细胞核。然而,腋窝淋巴结转移病灶的GATA3阳性也可能来源于49%(81/164)唾液腺肿瘤,95%(20/21)嗜铬细胞瘤,89%(31/35)副神经节瘤,96%(24/25)卵巢良性纤维上皮瘤,100%甲状旁腺肿瘤,23%肺鳞癌。因此,应用GATA3阳性结果判断癌的转移来源于乳腺时需排除上述情况。

隐性乳腺癌细胞的免疫表型常表现为CK7、ER、PR和GCDFP-15阳性,而CK20和CA19-9阴性。免疫表型为ER(阳性)、PR(阳性)且分化差的腺癌,来源于乳腺的可能性较大。但ER和PR两者均为阴性并不能排除隐性乳腺癌的诊断。CK7和CK20联合检测对于判定转移癌的来源有一定价值。CK20主要表达于胃肠道肿瘤、胰腺癌等,乳腺癌一般不会有阳性表达;而CK7表达于90%的乳腺癌。近年来,抗人乳腺癌特异性糖蛋白单抗(M4G3)的检测对原发灶的鉴别意义受到重视。牛昀等报道M4G3对隐性乳腺癌的检出率高达93.55%(58/62例)。

第五节 治 疗

一、局部治疗

根据定义,隐性乳腺癌相当于AJCC分期中的T0N1-2M0(Ⅱ～Ⅲ期)乳腺癌,其手术治疗方法的选择尚有争议。由于此类乳腺癌较少见,目前尚无大规模具有确切治疗结果的病例制定标准的治疗方案。小规模回顾性研究由于缺少合适的患者筛选标准和治疗途径的选择,影响了这些研究结果的指导作用。在无乳腺原发病灶的情况下,医生和患者对手术选择应十分慎重。经病理检查确诊为腋窝淋巴结转移性乳腺癌,在治疗上有以下3种意见。

(一) 乳房切除加腋窝淋巴结清扫术

传统的手术治疗原则是同侧乳房切除加腋窝淋巴结清扫术,这种手术被多数研究证明是安全的。即使没有发现乳腺原发肿瘤,又无明显乳腺外原发灶征象时,腋窝淋巴结转移性腺癌即可视为乳腺癌而行根治术或改良根治术,无须为寻找乳腺外的原发灶而行广泛检查。乳房悬垂或腋窝淋巴结转移癌较大时,行乳房单纯切除或加低位腋窝淋巴结清扫术,然后放疗;如果是小的或萎缩的乳房或腋窝转移癌较小时,放疗前无须行乳房切除。

(二) 腋窝淋巴结清扫术后放疗

近年来,手术日趋保守,越来越多的传统影像学阴性的乳腺病灶可以被 MRI 等检查发现,使保乳术成为根治术之外的一种手术选择。保乳术已逐渐得到认可。多数研究表明,保乳术与乳房切除术相比较,5 年、10 年的生存率差异无统计学意义。

保乳术式有两种:一种是完整保留乳房,对其不做任何处理;另一种是乳房象限切除,切除病灶所属象限,保留其余乳房。当然,以上保乳术式的前提是完全切除腋窝肿大淋巴结。Tzu 等报道,乳腺影像学阴性的 214 例及乳腺影像学阳性的 2 168 例早期乳腺癌患者均接受保乳治疗,10 年总生存率、疾病相关生存率、远处转移率均无明显差异;乳腺影像学阴性组乳腺局部复发率为 15%,乳腺影像学阳性组复发率为 8%,多变量分析显示两组复发率差异无统计学意义($P=0.929\ 6$)。该研究表明,对于无明显乳腺原发灶的腋窝淋巴结转移腺癌且乳腺钼靶片阴性的女性患者,无须行乳房切除,腋窝淋巴结清扫术后放疗(包括乳房及区域淋巴引流区)与乳腺切除效果相似。全乳照射剂量 50~55 Gy。法国居里研究所推荐对有 3 个以上腋窝淋巴结转移的患者给予腋上群和锁骨上淋巴结照射。那些没有行腋窝淋巴结清扫的患者应接受全腋窝淋巴结照射。笔者所在的河南省肿瘤医院的 17 例隐性乳腺癌患者中有 15 例接受乳房切除术,仅有 2 例接受保乳术,与国内大多数报道结果大致相似。

目前多数学者认为,对腋窝淋巴结转移性腺癌无明显原发灶征象者应行全身系统检查,在排除乳腺外原发癌的情况下,方可视为乳腺癌而行手术治疗。

(三) 观察

有少数医生或患者采取等待观察,笔者认为等待观察需谨慎。Farshad 等报道 20 例隐性乳腺癌患者,分为放疗组 12 例,观察组 6 例,乳房切除组 2 例。平均随访 73 个月,结果放疗组 3 例局部复发(25.0%),观察组 5 例复发(83.3%),乳房切除组无一例复发。Blanchard 等报道 35 例隐性乳腺癌患者,中位随访 715 个月,结果接受全乳切除的 18 例中有 6 例出现肿瘤复发,4 例死亡;未接受全乳切除的 17 例患者中有 12 例出现复发,11 例死亡。Xin 等回顾性分析了 51 例隐性乳腺癌患者,其中 38 例采取全乳切除,13 例没有局部治疗,平均随访 73 个月,两组局部复发率分别为 26% 和 77%,无病生存期分别为 76 个月和 23 个月,死亡率分别为 18%(7/38 例)和 62%(8/13 例)。综合上述各家报道,观察组的预后最差,患者有可能失去治愈的机会。

根据中国人群对乳腺癌认识的心理学特点,笔者认为以下做法是稳妥的:①乳腺发现原发灶者,以非隐性乳腺癌的治疗模式选择保留乳房或乳房切除术。②在应用现代乳腺检查技术后确实未发现乳腺原发灶者,可以在腋窝淋巴结清扫的同时行皮下乳房切除术,或单纯进行腋窝淋巴结清扫术,术后辅以全乳放疗。

二、辅助治疗

一般认为,对隐性乳腺癌术后的辅助治疗应与原存在的其他乳腺癌一致,并无特殊性。术后根据病理类型及激素受体阳性与否、HER-2 有无过表达或扩增,采用化疗、放疗和内分泌治疗以及靶向治疗。

三、新辅助治疗

依据 2017 版《中国抗癌协会乳腺癌诊断和治疗指南》的建议,对不可手术的隐性乳腺癌行新辅助治疗是可行的。其中,隐性乳腺癌定义为腋窝淋巴结转移为首发症状,而乳房未能检出原发灶的乳腺癌。在排除其他部位原发肿瘤后,尽管临床体检和现有的影像学检查均不能发现乳房肿块,甚至术后病理检查也未查及乳腺内的原发病灶,但还是可以诊断为这是一类特殊类型的乳腺癌。依据免疫组化结果,按照乳腺癌分子分型,术前给予隐性乳腺患者相应的全身治疗。近年来的相关文献报道亦逐年增加,笔者单位的 17 例隐性乳腺癌中有 10 例接受了新辅助治疗。

第六节 预后与随访

一般认为,隐性乳腺癌较有乳腺肿块伴腋窝淋巴结转移的乳腺癌预后好,多数报道的5年生存率为70%左右。影响预后的因素包括:①原发癌的病理类型;②腋窝淋巴结转移的数目,隐性乳腺癌的生存率曲线随阳性淋巴结数目的增加而下降;③与发现腋窝肿块至就诊的时间有关,而与转移的腋窝淋巴结大小、是否发现乳腺原发灶及原发灶大小无关。笔者单位17例隐性乳腺癌患者中有3例出现远处转移事件(骨、脑),死亡2例,1例随访中发现输卵管癌(原发灶)。

通过术后随访及尸检证实,在切除的乳腺中没有发现病灶不能排除其原发瘤在乳腺的可能,但对此类病例治疗后的随访中应有意识地加以注意,及时发现乳腺原发灶。

(李亚芬)

参考文献

[1] 李树玲主编. 乳腺肿瘤学. 北京:科学技术文献出版社,2000:616-619.

[2] 牛昀,傅西林,牛瑞芳,等. 抗人乳腺癌单抗M4G3在隐性乳腺癌诊断中的应用. 中华实验外科杂志,2003,20(7):654.

[3] 沈镇宙,邵志敏主编. 乳腺肿瘤学. 上海:上海科学技术出版社,2005:378.

[4] 中国抗癌协会乳腺癌专业委员会. 中国抗癌协会乳腺癌诊治指南与规范(2017年版). 中国癌症杂志,2017,27(9):695-760.

[5] Baron PL, Moore MP, Kinne DW, et al. Occult breast cancer presenting with axillary metastases. Arch Surg, 1990,125(2):210.

[6] Blanchard DK, David RF. Retrospective study of women presenting with axillary metastases from occult breast carcinoma. World J Surg, 2004,28(3):535-539.

[7] Chu P, Wu E, Weiss LM. Cytokeratin 7 and cytokeratin 20 expression in epithelial neoplasm: a survey of 435 cases. Mod Pathol, 2000,13(9):962.

[8] Eline ED, Sara HM, Johannes LP, et al. Clinically and mammographically occult breast lesions on MR images: potential effect of computerized assessment on clinical reading. Radiology, 2005,234(4):693.

[9] Han A, Xue J, Hu M, et al. Clinical value of ^{18}F-FDG PET-CT in detecting primary tumor for patients with carcinoma of unknown primary. Cancer Epidemiol, 2012,36(5):470-475.

[10] Han JH, Kang Y, Shin HC, et al. Mammaglobin expression in lymph nodes is an important marker of metastatic breast carcinoma. Arch Pathol Lab Med, 2003,127(10):1330-1334.

[11] Haupt HM, Rosen PP, Kinne DW, et al. Breast carcinoma presenting with axillary lymph node metastasis: an analysis of specific histopathologic features. Am J Surg Pathol, 1999,9(3):165.

[12] Heriberto MF, Leonardo AP, Jose LU, et al. Radio-guided localization of clinically occult breast lesions (ROLL): a pilot study. Breast J, 2007,13(4):401-405.

[13] Khandelwal AK, Garguilo GA. Therapeutic options for occult breast cancer: a survey of the American Society of Breast Surgeons and review of the literature. Am J Surg, 2005,190:609-613.

[14] LaNette FS, Ronda HT, Anne TM, et al. Magnetic resonance imaging guided core needle biopsy and needle localized excision of occult breast lesions. Am J Surg, 2001,182(3):414-418.

[15] Lonzetta N, Nicole S, Carol R. Occult breast carcinoma presenting as gastrointestinal metastases. Case Rep Med, 2009,2009:564756.

[16] Merson M, Andreola S, Galimberti V, et al. Breast carcinoma presenting as axillary metastases without evidence of a primary tumor. Cancer, 1992,70(6):504.

[17] Olson JA, Morris EA, Van KJ, et al. Magnetic resonance imaging facilitates breast conservation for occult breast cancer. Am Surg Oncol J, 2000,7(6):411.

[18] Paul CS, Brad EW, Stephen BE, et al. Breast MRI in the evaluation of patients with occult primary breast carcinoma. Breast J, 1999,5(4):230.

[19] Rachel FB, Jocelyn AR, Gilat Z, et al. Occult breast cancer: Scintimammography with high-resolution

breast-specific gamma camera in women at high risk for breast cancer. Radiology, 2005,237(2):274.

[20] Rampaul RS, Bagnall M, Burrell H, et al. Randomized clinical trial comparing radioisotope occult lesion localization and wire-guided excision for biopsy of occult breast lesions. Br J Surg, 2004,91(8):1575-1577.

[21] Reichmann LR, Lineman MJ, Lieberman JH, et al. Breast-specific gamma imaging for the detection of breast cancer in dense versus condense breasts. AJR Am J Roentgenol, 2014,202(2):293-298.

[22] Sharon WW, Polly SY, Stefanie C, et al. Benefit of ultrasonography in the detection of clinically and mammographically occult breast cancer. World J Surg, 2008,32(13):2593.

[23] Varadarajan SB, Edge J, Watroba N, et al. Prognosis of occult breast carcinoma presenting as isolated axillary nodal metastasis. Oncology, 2007,71:456-459.

[24] Velez A, Walsh D, Karakousis CP, et al. Treatment of unknown primary melanoma. Cancer, 1991, 68 (12):2579.

[25] Wang J, Talmon G, Hankins JH, et al. Occult breast cancer presenting as metastatic adenocarcinoma of unknown primary: clinical presentation, immunohistochemistry, and molecular analysis. Case Rep Oncol, 2012,5(1):9-16.

[26] Xin W, Ying Z, Xuchen C. Clinical benefits of mastectomy on treatment of occult breast carcinoma presenting axillary metastases. Breast J, 2010, 16 (1):32-37.

[27] Yang TJ, Yang Q, Haffty BG, et al. Prognosis for mammographically occult, early-stage breast cancer patients treated with breast-conservation therapy. Int J Radiat Oncol Biol Phys, 2010,76(1):79-84.

第五十二章

双侧原发性乳腺癌

乳腺是人体成对存在的器官,当一侧乳腺发生癌变后,对侧乳腺发生癌变的风险大幅增加。随着乳腺癌发病率的不断提高,患者预后的改善及人类预期寿命的延长,双侧乳腺发生癌变的概率也随之上升,逐渐引起关注。双侧乳腺癌包括双侧转移性乳腺癌(bilateral metastatic breast cancer)和双侧原发性乳腺癌(bilateral primary breast cancer)。双侧转移性乳腺癌是指一侧乳腺先发生癌变后再转移到对侧乳腺,多具有相似的病理类型。而双侧原发性乳腺癌,即通常意义上是指在双侧乳腺独立发生的原发癌。根据发生时间的不同,又可分为同时性双侧原发性乳腺癌(synchronous bilateral breast cancer)和异时性双侧原发性乳腺癌(metachronous bilateral breast cancer)。1921年,Kilgore首次将两侧乳腺同时发生原发病灶定义为同时性双侧原发性乳腺癌;1971年,Haagensen引进了两侧原发性病灶出现的时间间隔的概念。目前,国内外专家对异时性双侧原发性乳腺癌的发病时间间隔尚有争议,不同专家对这一时间间隔的长短意见不一,短至1个月、6个月,长至5年。目前,大多数研究以6个月为界,将6个月以内发生双侧原发性乳腺癌定义为同时性双侧原发性乳腺癌,将超出6个月发生的双侧原发性乳腺癌称为异时性双侧原发性乳腺癌。由于肿瘤特性的异质性,时间上的划分没有绝对的界定依据和标准,同时性双侧原发性乳腺癌和异时性双侧原发性乳腺癌的界定只是相对概念。

第一节 流行病学特征及危险因素

一、流行病学特征

双侧原发性乳腺癌的发病率较低,据国外文献报道占同期乳腺癌的1.4%~15%,其中同时性双侧原发性乳腺癌的发病率为0.7%~3.2%。国内双侧原发性乳腺癌发病率约为4%,同时性双侧原发性乳腺癌的发病率约为1.6%。随着乳腺癌发病率的不断增加及患者生存期的不断延长,该类型乳腺癌的发病率将进一步增加。

二、发病危险因素

大多数学者认为,患一侧乳腺癌的患者其对侧再发乳腺癌的概率会升高。但目前尚无循证医学证据证实双侧原发性乳腺癌的独立发病危险因素。因此,目前认为与单侧乳腺癌发病相关的危险因素同样也是双侧原发性乳腺癌的危险因素。同时,随着分子基因诊断技术的不断提高,很多研究也发现某些分子或基因的功能改变参与双侧原发性乳腺癌的发生。

(一)临床病理因素

1. **单侧乳腺癌患者** 作为人类成对器官,双侧乳腺处于相同激素水平、致癌因素、外界环境及遗传因素的影响下。因此,一侧乳腺癌患者对侧乳腺患癌的概率也会增高。据报道,单侧乳腺癌患者对侧罹患乳腺癌的危险度是普通群体的2~6倍。其中首发癌为小叶原位癌及浸润性小叶癌的患者相对于其他组织学类型原发癌,对侧发病率明显升高,且单侧多中心性癌、浸润性导管癌、硬化性腺病等亦与双侧乳腺癌的发生相关。此外，亦有观点认为首发侧乳腺癌的激素受体水平及 HER-2 表达情况对于对侧肿瘤的发生存在一定的指导意义，对于对侧肿瘤的病理学特征有一定的预示意义。

2. **家族史** 家族史是发生双侧乳腺癌的重要危险因素。研究表明，家族性乳腺癌患者发生对侧乳腺癌的概率是普通乳腺癌患者的 2 倍，是普通人群的 5 倍。有报道发现双侧乳腺癌患者中家族史阳性比率可高达 39%，单侧乳腺癌患者中家族史阳性比率仅约 5%。Narod 等基于瑞典 78 775 例乳腺癌患者的研究显示，母亲无乳腺癌病史的乳腺癌患者发展为双侧乳腺癌的 15 年累加风险为 8.4%；母亲曾患单侧乳腺癌者，其风险为 12%；若患者母亲曾患双侧乳腺癌，则单侧乳腺癌患者发展为双侧乳腺癌的风险升高为 13%。

3. **年龄** 许多研究已经证实，双侧原发性乳腺癌患者具有较年轻的首发乳腺癌，可能与年轻乳腺癌患者生存期延长引起的危险因素暴露时间延长，以及有乳腺癌家族史的患者易年轻发病等有关。Hartman 等对 6 550 例双侧原发性乳腺癌患者进行回顾性分析，结果表明，<45 岁患者和≥45 岁患者首发乳腺癌后 2~5 年，每年对侧乳腺癌发病率分别为 800/10 万和（400~600）/10 万。

（二）遗传因素

癌症相关基因携带者 BRCA 基因突变是乳腺癌患者中最常见的基因异常，乳腺癌患者中有 5%~10% 为遗传性乳腺癌，遗传性乳腺癌患者中约 90% 携带 BRCA 1/2 基因突变。近年来研究发现，包括 BRCA 1/2 在内的某些癌症相关基因与双侧乳腺癌的发生有相关性。在 BRCA 1/2 基因突变者中，有乳腺癌家族史及首发乳腺癌年龄<50 岁者更容易发生对侧乳腺癌。Fang 等研究显示，双侧乳腺癌患者中 BRCA1/2 的突变率可达 25%。此外，亦有研究表明 p53、POLQ、Rad51、PALB2、CHEK2 及 ATM 基因等与双侧乳腺癌的发生具有相关性。

（三）治疗因素

1. **内分泌治疗** 对于双侧原发性乳腺癌，特别是异时性双侧原发性乳腺癌，针对首发侧乳腺癌的治疗措施可能会影响对侧乳腺癌的发生风险。研究发现，应用包括他莫昔芬及 AI 在内的内分泌治疗，可能显著降低对侧乳腺癌的发生风险。Mezencev 等的研究表明，首发癌为 ER 阴性乳腺癌的患者对侧第二原发癌中有约 48.8% 为 ER 阳性，因此部分首发癌为 ER 阴性的患者也可能受益于内分泌治疗。Singletary 等研究发现，未接受内分泌治疗的乳腺癌患者相对于接受内分泌治疗的乳腺癌患者，对侧乳腺癌的发生风险增高 1 倍。Gronwal 等研究发现，对携带 BRCA 1/2 基因突变的乳腺癌患者应用内分泌治疗，可使其对侧乳腺癌发生风险降低约 50%。因此，对于双侧乳腺癌高危患者，是否应该预防性应用内分泌治疗药物仍有待探讨。

2. **放疗** 对于既往因淋巴瘤或保乳手术等接受过胸部放疗的患者，其发生双侧乳腺癌的风险较普通人群显著增高。有研究提示辐射史与乳腺癌发病风险增高之间的相关性，受患者年龄、辐射剂量等多重因素的影响。

3. **化疗** 化疗药物是治疗癌症的双刃剑，目前临床应用的多种化疗药物在抑制癌症的同时也可能伴有轻微的致癌作用。然而，目前研究结果提示，对于原发单侧乳腺癌应用化疗药物治疗，可能会降低对侧乳腺癌的发生风险。关于此方面的研究资料较少，需要进一步大样本分析探究。

第二节 临床与病理学特征

一、临床特征

双侧原发性乳腺癌总体发病年龄较低，其中双侧异时性乳腺癌的首发癌年龄多<45 岁，要早于双侧同时性乳腺癌。关于双侧异时性乳腺癌和双侧同时性乳腺癌患者的肿瘤分期、易复发转移风险及预后等是否存在明显差异，尚存在一定争议，有待进一步探讨与研究。

单侧乳腺发生乳腺癌之后，对侧乳腺癌发生的累积危险度逐年增加，应建立完善的随访制度。在双侧原发性乳腺癌中，第一原发癌灶多由于触及乳房肿块被发现;因首发癌后定期随访复诊,第二原发病灶则多由乳腺超声或乳腺X线片等辅助检查发现。因此,相对于首发癌灶,双侧原发性乳腺癌患者的第二原发癌灶往往不可触及,肿块大小普遍小于第一原发癌灶。Vuoto等研究发现,在双侧异时性乳腺癌患者中,第一原发肿瘤的直径平均为2.2 cm,第二原发肿瘤的直径平均为1.7 cm,差异有统计学意义($P<0.0001$)。首发乳腺癌患者定期随访,行双乳超声和X线检查,可有效提高对侧乳腺新发癌症的检出率,是早期诊断及改善预后的有力措施。此外,Santiago等研究证明,MRI可以检出临床体格检查及乳腺钼靶遗漏的对侧乳腺癌病灶,MRI检查对侧乳腺的灵敏度及特异度均可达90%左右。但是MRI费用较高,可在双侧乳腺癌高危患者中选择性增加该项检查。

二、组织病理学特征

国内外多项研究普遍认为,首发癌为小叶原位癌的患者具有较高的发生对侧乳腺癌的倾向性。澳大利亚一项包括2 336例单侧乳腺癌和87例双侧乳腺癌患者的大样本调查发现,病理类型为小叶癌的单侧乳腺癌患者罹患双侧乳腺癌的危险性增高。Chen等对117例同时性双侧乳腺癌患者的病理资料进行分析发现,乳腺小叶癌患者和乳腺硬化性腺病患者具有较高的发生对侧乳腺癌的倾向性。

近期某些研究提出,双侧乳腺癌的病理类型与单侧乳腺癌病理类型分布无明显差异。Vuoto等回顾性研究1970~2007年阿根廷4 085例乳腺癌患者临床特征,结果显示,浸润性导管癌是单侧乳腺癌(72%)、同时性双侧乳腺癌(76.3%)、异时性双侧乳腺癌(71%)3个研究组群中最常见的组织学亚型,小叶癌(包括浸润癌、原位癌)在各组群中的发病率均等,分别为12.3%、13.8%和12.3%。Kheirelseid等的研究亦显示,肿瘤组织学类型及分级在单侧与双侧乳腺癌研究群组中差异无统计学意义,70%的单侧乳腺癌患者与双侧乳腺癌患者组织学类型分布相似。以上两项研究提示,组织学亚型与罹患双侧乳腺癌的风险性无明显相关,组织学亚型作为双侧乳腺癌发生危险性的指标并不成立。因此,关于组织学亚型与双侧乳腺癌发生发展的相关性,目前尚未达成共识。

由于双侧原发性乳腺癌首发癌发病之后增加随访,对侧乳腺癌发现及时,所以通常第二癌在发病早期即可得到诊断和治疗。张晟等对565例双侧乳腺癌患者临床资料进行分析发现,无论是同时性或是异时性双侧原发性乳腺癌,第二癌在临床分期和术后阳性淋巴结数目方面都明显优于第一癌。张扬等的研究也得出相似结论,即无论原发灶大小或淋巴结阳性情况以及肿瘤TNM分期,第二癌都优于第一癌。

三、分子生物学特征

关于ER、PR及HER-2在双侧原发性乳腺癌组织间表达状态的一致性问题也有许多相关研究。总体来说,目前研究大多支持首发癌与对侧乳腺癌激素受体表达趋于一致。Padmanabhan等研究发现,在双侧原发性乳腺癌患者中,双侧乳腺癌ER、PR和HER-2表达状态的一致率分别为83%、80%和90%,且约70%的患者双侧乳腺癌的病理类型相同,双侧病理类型相同的患者中乳腺癌分期的一致率高达69%。Renz等关于双侧乳腺癌的研究显示,双侧乳腺癌ER、PR表达状态的一致率分别为86%和79%,病理类型的一致率为54%。Baker等的研究表明,双侧乳腺癌在组织学类型、ER、PR和HER-2表达状态上的一致率分别为53%、73%、64%和88%。

此外,Wadasadawala等回顾性研究了193例双侧乳腺癌患者(131例同时性,62例异时性)的临床资料发现,在异时性双侧乳腺癌中ER阴性患者所占的比例明显高于同时性双侧乳腺癌。Mezencev等的研究发现,在异时性双侧乳腺癌患者中,首发癌为ER阳性的患者其对侧乳腺癌也为ER阳性的比率高达81.6%;而首发癌为ER阴性的患者其对侧乳腺癌为ER阳性的比率也可达48.8%。由此提出论点,首发癌为ER阴性的高危双侧乳腺癌患者也可能受益于内分泌治疗,通过内分泌治疗可在一定程度上预防和抑制对侧乳腺癌的发生。

第三节 诊断与鉴别诊断

一、临床病理诊断

诊断双侧原发性乳腺癌最重要的就是区分对侧乳腺癌是原发灶还是转移灶,这一问题对于肿瘤分期及治疗都很重要。目前无论是临床特征还是组织病理方面,均没有明确的区分标准,多数人认可的是1984年Chaudary等制定的诊断标准:①两侧都有原位性病变;②两侧具有完全不同的组织学类型;③两侧具有不同的肿瘤分期;④没有任何局部或远处转移的证据。之后,又有学者对上述标准进行补充:①发生部位:乳房外上象限是原发性乳腺癌的好发部位,如果发生对侧转移,则是通过内乳淋巴结或血液转移,故转移癌多位于乳房内侧半或近胸骨中线位置。②生长方式:原发性乳腺癌多为单发,浸润性生长,边缘呈毛刺状;而转移癌常为多发,膨胀性生长,病灶边缘较清晰。③时间间隔:首发侧乳腺癌术后5年以上未见局部复发及远处转移者应属于双侧原发性乳腺癌。

二、基因诊断的探索

随着基因诊断技术的不断开展,近年来很多研究致力于从基因层面对双侧乳腺癌的来源进行鉴定分析,但此类研究还处于探索阶段。Daniel等对25例双侧乳腺癌患者标本进行外显子测序,结果发现3例患者的原发癌和对侧癌有共同的体细胞突变,提示可能是转移癌而并非原发癌。Alkner等对10例双侧乳腺癌患者进行全基因组二代测序,结果发现1例患者的原发癌与对侧癌有高度一致的基因重组信息,提示对侧癌为转移癌。Begg等对美国纪念斯隆凯特琳癌症中心(Memorial Sloan-Ketterlin Cancer Center,MSKCC)49例双侧乳腺癌进行大规模平行测序,结果发现3例患者对侧乳腺癌与原发癌存在相同的罕见体细胞突变,且临床特点及基因拷贝数异常也提示这3例患者的对侧乳腺癌为转移癌。同时,还有另外3例患者对侧乳腺癌与原发癌有相同位点的PIK3CA单发突变。以上研究均提示,基因水平分析可以为转移性乳腺癌和原发癌的鉴别诊断提供依据。但鉴于乳腺癌组织中的肿瘤异质性,基因水平诊断尚缺乏标准,目前仍需大样本的研究进行验证。

第四节 治疗原则及进展

双侧原发性乳腺癌的治疗应遵循一般乳腺癌的治疗原则,根据肿瘤分期决定手术治疗方式,根据术后病理诊断决定辅助治疗方案,即手术、放疗、化疗、内分泌治疗及分子靶向治疗相结合的综合治疗原则。

一、局部治疗

双侧原发性乳腺癌手术方式的选择与单侧原发性乳腺癌一致。对于适合保留乳房的患者可以选择进行保乳手术,对于不符合保乳条件的患者可以选择进行改良根治术或者I/II期乳房重建术。目前,国内一项回顾性研究显示,同时性双侧原发性乳腺癌患者接受双侧改良根治术、双侧保乳术、双侧乳房重建术和混合手术方式的比例分别为86.2%、6.4%、3.7%和3.7%;而异时性双侧乳腺癌的第二次手术方式受第一次手术方式的影响,其接受双侧改良根治术、双侧保乳术、双侧乳房重建术和混合手术方式的比例分别为81.1%、4.4%、3.0%和11.5%。该研究还发现,随着时间的推移,接受双侧乳房重建手术的患者比例逐渐上升,从2011年的近乎0至2014年超过10%。这提示,随着诊疗技术的不断进步,乳腺癌患者对美的要求也越来越高,相信未来接受双侧乳房重建术的患者比例将进一步提高(附1例同时性双侧原发性乳腺癌双侧乳房重建图片,图52-1)。国外文献报道,双侧乳腺癌接受保乳术的比例均超过50%。相信随着放疗技术的改善和患者对生活质量要求的提高,国内双侧乳腺癌患者保乳术的比例也将进一步提高。

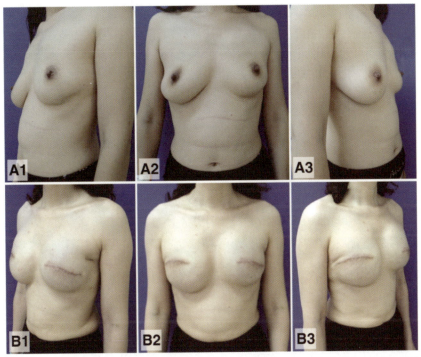

图52-1 双侧乳腺癌患者双侧乳房重建前(A1～A3)及术后8个月(B1～B3)的对比

(图片来源:Chen JJ, et al. PLoS One, 2015)

对于双侧原发性乳腺癌患者的SLNB目前尚缺乏循证医学证据。大多数专家认为,根据现有理论与实践,以SLNB为指导的腋窝淋巴结清扫是可行的。

双侧原发性乳腺癌患者的放疗指征与方案的选择也缺乏相关研究证据的支持。目前,其放疗指征的把握需平衡获益与毒性,选择合适的放疗方案与技术,尤其要考虑到双侧放疗可能引起的并发症。

二、全身治疗

双侧原发性乳腺癌的全身治疗包括新辅助治疗、辅助化疗、内分泌治疗和分子靶向治疗,其治疗原则与单侧原发性乳腺癌相似,但应综合考虑双侧乳腺癌的病理类型差别、发病时间间隔及首发侧乳腺癌的治疗选择,尤其是首发侧化疗方案的选择。对于同时性双侧原发性乳腺癌的治疗,更应参考分期较晚的一侧。对于一侧激素受体阳性或HER-2阳性的患者,需行内分泌治疗或曲妥珠单抗靶向治疗。对于异时性双侧原发性乳腺癌,首先需排除转移性乳腺癌的可能,迟发侧乳腺癌的治疗应参考该侧的病理类型及分期,但是在药物选择上应考虑治疗首发侧乳腺癌的药物,避免选择毒性累积已达极限的药物,如蒽环类药物;也应考虑内分泌治疗药物的有效性,综合考虑是否需更换其他内分泌药物,治疗原则可参考复发转移性乳腺癌的一线解救治疗原则。

三、预防性对侧乳房切除

对于单侧乳腺癌患者是否应进行预防性对侧乳房切除(contralateral prophylactic mastectomy,CPM)存在争议。据报道,近年来在美国选择行CPM的患者正逐步增加。Tuttle利用SEER数据库回顾了1998~2003年单侧乳腺癌患者的治疗,入组了152 755例Ⅰ、Ⅱ、Ⅲ期乳腺癌,4 969例患者选择了CPM,从1998年的4.2%增长至2003年的11.0%。Kurian等对加利福尼亚州1998~2011年登记的189 734例单侧早期乳腺癌进行分析,结果显示双侧乳房切除术的使用率显著增加(2%增长至12.3%),而且与保乳手术加放疗所获得的死亡率相比,并没有降低死亡率。倾向性分析提示,单侧乳房切除术与双侧乳房切除术的死亡率未见明显差别。尽管CPM明显降低了对侧乳腺癌的发生率,但此手术方式过于激进且不可逆,对于不会发生对侧乳腺癌的患者是没有必要的。一些患者发生远处转移的危险超过对侧原发性乳腺癌,即使行CPM也不会提高其生存率。只有发生对侧乳腺癌风险很高的患者才能受益于CPM。Yi等统计了542例行CPM的单侧乳腺癌患者资料,多因素分析结果显示对侧乳腺癌的3个独立危险因素、浸润性小叶癌($OR=3.4$,$P=0.01$)、多中心癌灶($OR=3.1$,$P=0.004$)、5年盖尔风险$\geqslant 1.67\%$($OR=3.5$,$P=0.005$)。因此,他们建议具有上述危险因素的患者应行CPM。1993年,肿瘤外科学会发表了CPM指南并于2007年更新细化,其适应证主要包括:①对侧乳腺癌高危患者(如BRCA-1、BRCA-2突变者,乳腺癌、卵巢癌家族史);②由于X线片乳腺组织致密或存在弥漫的不确定钙化,导致随访监测困难的患者;③有改善对称性或乳房重建愿望的患者。

第五节 预 后

目前,双侧原发性乳腺癌的预后是否较单侧乳腺癌更差尚有争议,因为不同文献报道的双侧原发性乳腺癌的诊断标准、随访时间缺乏统一标准。但大多数研究提示双侧原发性乳腺癌的预后差于单侧乳腺癌。Holm等对9项研究的3 631例患者进行Meta分析,结果发现同时性双侧原发性乳腺癌的预后较临床分期相同的单侧乳腺癌差,Jobsen等也得出了类似的结论。而Nichol等则在一项病例-对照研究中发现,同时性双侧原发性乳腺癌的乳腺癌特异性生存时间(breast cancer specific survival,BCSS)与高度匹配的单侧乳腺癌相比并无显著差别。关于同时性双侧原发性乳腺癌与异时性双侧原发性乳腺癌的预后目前研究尚有争议。一些研究认为同时性双侧原发性乳腺癌的预后差于异时性双侧原发性乳腺癌,也有一些研究认为异时性双侧原发性乳腺癌易于局部复发,其预后更差。但大多数研究显示同时性双侧原发性乳腺癌的预后差于异时性双侧原发性乳腺癌,且异时性乳腺癌的发生时间间隔越长,预后越好。

目前,关于影响双侧原发性乳腺癌预后因素的研究较少。Holm等发现,双侧乳腺癌本身就是预后不良的影响因素($HR=1.37$,$95\% CI$:1.24~1.50,$P<0.000 1$)。Baretta等对1998~2011年SEER数据库进行分析,结果发现在双侧原发性乳腺癌中,双侧肿瘤ER状态不一致者较一致者预后更差($HR=1.96$,$95\% CI$:1.60~2.40),但双侧肿瘤均为ER阴性的患者预后最差($HR=2.49$,$95\% CI$:2.03~3.07)。提示双侧肿瘤的肿瘤异质性也会影响患者的预后。

总之,双侧原发性乳腺癌的防治原则也是早期发现、早期诊断、早期治疗,并要与首发癌进行鉴别。

【附】 74例双侧原发性乳腺癌资料及1例同时性双侧原发性乳腺癌的影像学表现(图52-2~图52-4)。

青岛大学附属医院于2008~2015年共收治74例双侧原发性乳腺癌患者,将1年以内发生双侧原发性乳腺癌定义为同时性双侧原发性乳腺癌,其中48例为双侧同时性乳腺癌患者,26例为双侧异时性乳腺癌患者。双侧同时性乳腺癌发病年龄32~72岁,中位年龄50岁;5例(10.4%)有家族史;40例(83.3%)行乳腺癌改良根治术,2例(4.2%)双侧均行保乳手术,4例(8.3%)行双侧乳房Ⅰ期再造术,2例(4.2%)一侧行保乳术一侧行乳房单纯切除术;26例(54.2%)术后病理双侧均为浸润性导管癌;中位随访41个月,2例(4.2%)死亡。双侧异时性乳腺癌的中位发生间隔时间为43个月;患者的发病年龄按第一原发癌发生时算为29~69岁,中位年龄为44岁;3例(11.5%)有家族史;23例(88.5%)双侧均行改良根治术,1例(3.8%)行双侧保乳术,1例

(3.8%)行双侧乳房Ⅰ期再造术,1例(3.8%)一侧行保乳术一侧行改良根治术;10例(38.5%)术后病理双侧均为浸润性导管癌;中位随访96个月,1例(3.8%)死亡。

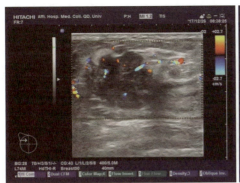 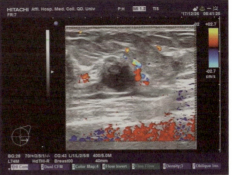

图52-2 双侧同时性乳腺癌患者的超声表现

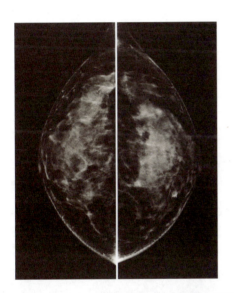 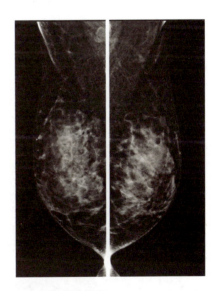

图52-3 双侧同时性乳腺癌患者的X线表现

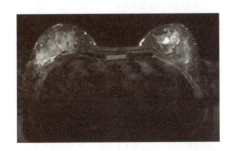 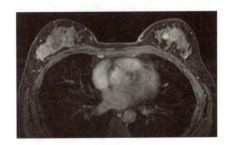

图52-4 双侧同时性乳腺癌患者的MRI表现

(王海波)

参考文献

[1] Alkner S, Tang MH, Brueffer C, et al. Contralateral breast cancer can represent a metastatic spread of the first primary tumor: determi-nation of clonal relationship between contralateral breast cancers using next-generation whole genome sequencing. Breast Cancer Res, 2015, 17:102.

[2] Beckmann KR, Buckingham J, Craft P, et al. Clinical characteristics and out-comes of bilateral breast cancer in an Australian cohort. Breast, 2011, 20(2):158-164.

[3] Begg CB, Ostrovnaya I, Geyer FC, et al. Contrala-teral breast cancers: Indepe-ndent cancers or metastases? Int J Cancer, 2018, 142(2):347-356.

[4] van Bommel RMG, Voogd AC, Nederend J, et al. Incidence and tumour characteris-tics of bilateral and unilateral interval breast cancers at screening mammography. Breast, 2018, 38:101-106.

[5] Chaudary MA, Millis RR, Hoskins EO, et al. Bilateral primary breast cancer: a prospective study of disease incidence. Br J Surg, 1984, 71(9):711-714.

[6] Chen JJ, Wang Y, Xue JY, et al. A clinicopatho-logical study of early-stage synchronous bilateral breast cancer: a retrospe-ctive evaluation and prospective validation of poten-tial risk factors. PLoS One, 2014, 9(4):e95185.

[7] Chen JJ, Huang NS, Xue JY, et al. Surgical mana-gement for early-stage bilateral breast cancer patients in China. PLoS One, 2015, 10(4):e0122692.

[8] Klevebring D, Lindberg J, Rockberg J, et al. Exome sequencing of contralateral breast cancer identifies metastatic disease. Breast Cancer Res Treat, 2015, 151:319-324.

[9] Díaz R, Munárriz B, Santaballa A, et al. Synch-ronous and metachronous bilate-ral breast cancer: a long-term single-institution experience. Med Oncol, 2012, 16-24.

[10] Fang M, Zhu L, Li H, et al. Characterization of mutations in BRCA1/2 and the relationship with clinic-pathologi-cal features of breast cancer in a hereditarily high-risk sample of Chinese population. Oncol Lett, 2018, 15(3):3068-3074.

[11] Hartman M, Czene K, Reilly M, et al. Incidence and prognosis of synch-ronous and metachronous bilateral breast cancer. J Clin Oncol, 2007, 25(27):4210-4216.

[12] Holm M, Tjønneland A, Balslev E, et al. Prognosis of synchronous bilateral breast cancer: a review and meta-analysis of obser-vational studies. Breast Cancer Res Treat, 2014, 146:461-475.

[13] Jobsen JJ, van der Palen J, Ong F, et al. Bilateral breast cancer, synchron-ous and metachronous: differences and outcome. Breast Cancer Res Treat, 2015, 153:277-283.

[14] Kheirelseid EA, Jumustafa H, Miller N, et al. Bilateral breast cancer: analysis of incidence, outcome, survival and disease characteristics. Breast Cancer Res Treat, 2011, 126(1):131-140.

[15] Kurian AW, McClure LA, John EM, et al. Second primary breast cancer occurrence according to hormone receptor status. J Natl Cancer Inst, 2009, 101(15):1058-1065.

[16] Kurian AW, Lichtensztajn DY, Keegan TH, et al. Use of and mortality after bilateral mastectomy compared with other surgical treatments for breast cancer in California, 1998-2011. JAMA, 2014, 312(9):902-914.

[17] Mezencev R, Švajdler M Jr. Hormone receptor status of contralateral breast cancers: analysis of data from the US SEER population-based registries. Breast Cancer, 2017, 24(3):400-410.

[18] Narod SA, Kharazmi E, Fallah M, et al. The risk of contralateral breast cancer in daughters of women with and without breast cancer. Clin Genet, 2016, 89(3):332-335.

[19] Nichol AM, Yerushalmi R, Tyldesley S, et al. A case-match study comparing unilateral with synchronous bilateral breast cancer outcomes. J Clin Oncol, 2011, 29(36):4763-4768.

[20] Palmero EI, Alemar B, Schüler-Faccini L, et al. Screening for germline BRCA1, BRCA2, TP53 and CHEK2 mutations in families at-risk for hereditary breast cancer identified in a population-based study from Southern Brazil. Genet Mol Biol, 2016, 39(2):210-222.

[21] Reinisch M, Huober J, von Minckwitz G, et al. pCR rates in patients with bilateral breast cancer after neoadjuvant anthracycline-taxane based-chemotherapy—a retrospective pooled analysis of individual patients data of four German neoadjuvant trials. Breast, 2017, 32:73-78.

[22] Roukos DH. Linking contralateral breast cancer with genetics. Radiol Oncol, 2008, 86(2):139-141.

[23] Santiago L, Whitman G, Wang C, et al. Clinical and pathologic features of clinically occult synchronous bilateral breast cancers. Curr Probl Diagn Radiol, 2017, (17):30150.

[24] Schwentner L, Wolters R, Wischnewsky M, et al. Survival of patients with bilate-ral versus unilateral breast cancer of guideline adher-ent adjuvant treatment: A multi-centre cohort 5292 patients. Breast, 2012, 21(2): 171-177.

[25] Tuttle TM, Habermann EB, Grund EH, et al. Increasing use of contralateral pro-phylactic mastectomy for breast cancer patients: a trend toward more aggressive surgical treatment. J Clin Oncol, 2007, 25(33): 5203-5209.

[26] Vuoto HD, García AM, Candás GB, et al. Bilateral breast carcinoma: clinical characteristics and its impact on survival. Breast, 2010, 16(6): 625-632.

[27] Wadasadawala T, Lewis S, Parmar V, et al. Bilateral breast cancer after multimodality treatment: A report of clinical outcomes in an Asian population. Clin Breast Cancer, 2017.

[28] Weitzel JN, Robson M, Pasini B, et al. A comparison of bilateral breast cancers in BRCA carriers. Cancer Epidemiol Biom-arkers Prev, 2005, 14(6): 1534-1538.

[29] Yadav BS, Sharma SC, Patel FD, et al. Second primary in the contralateral breast after treatment of breast cancer. Radiother Oncol, 2008, 86(2): 171-176.

第五十三章

副乳腺癌

第一节 副乳腺

副乳腺(accessory breast)也称副乳房、副乳、多乳腺症、多乳、多乳房、多余乳房,是指出生后除乳线(mammary line)上头侧第四对(位于胸部)乳腺原基(图53-1)发育外,其余的不退缩并呈不同程度的发育形成副乳腺。副乳腺可以发生在乳线上的任何部位,多见于腋窝,亦可见于前腹壁及腹股沟处。副乳腺在男性和女性均可发生,女性多见。发生率为1%~3%。副乳腺的形态可分为两类:即具有乳头、乳晕及乳腺组织的完整副乳腺和仅有乳头或乳晕或乳腺组织的不完整副乳腺。副乳腺的组织构成与正常乳腺相同,可随妊娠、月经期等发生变化,出现胀痛、压痛,甚至泌乳等症状,也可发生肿瘤。副乳腺还可同时出现多乳头畸形。多数不需治疗,若出现病变或影响体形者则需手术切除。

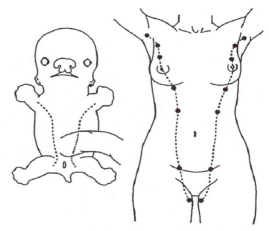

图53-1 胎儿期乳线(左图)及乳腺原基(右图)示意图

第二节 副乳腺癌

一、概述

副乳腺癌(accessory breast carcinoma)为副乳腺发生的癌,多见于腋窝,常以腋下肿块为首发症状,>40岁女性好发。副乳癌的发生率占全部乳腺癌的0.2%~0.6%。多为腋窝下或腋窝前无痛性肿块,生长较快。其他部位如腹股沟副乳腺癌等也有报道。副乳腺癌大多为副乳腺单发,与正常位置乳腺癌并发的病例较少见。

国内已发表的文献大部分为个案报道。例数较多的有李英等报道的38例,患者均经手术病理组织学检查确诊。其中女35例,男3例,年龄35~83岁,中位年龄52岁。绝经前患者18例,占35例女性患者的51.4%。主要临床表现为腋窝下或腋窝前方肿块,质实,无痛,表面欠规则,活动性较差。12

例患者伴同侧乳腺肿块,3 例就诊时已发生同侧锁骨上淋巴结肿大。腋下肿块直径 1.0~10 cm,中位直径 4.0 cm。23 例行乳腺癌改良根治术,6 例经新辅助化疗后行乳腺癌改良根治术,9 例行保乳加腋窝淋巴结清扫术。病理类型:浸润性导管癌 18 例(47.4%),单纯癌 6 例,导管内癌 6 例,腺癌伴灶性鳞癌分化 3 例,髓样癌 3 例,黏液腺癌 2 例。随访至 2011 年,随访时间 1~23 年,中位随访时间为 6 年 7 个月,2 例局部复发,12 例发生远处转移(肺转移 2 例、肝转移 3 例、骨转移 4 例、多发转移 3 例),死亡 12 例(均死于远处转移)。5 年 OS 为 35.3%,3 年 OS 为 77.8%;5 年无瘤生存率为 28.6%,3 年无瘤生存率为 63.6%。

二、鉴别诊断

发生于腋窝的副乳腺癌应注意与乳腺尾叶发生的癌、隐性乳腺癌、淋巴瘤、腋窝部大汗腺癌及其他器官恶性肿瘤的腋窝淋巴结转移等鉴别。鉴别诊断的要点如下。

(1) 乳腺腋尾部是正常乳腺向腋窝的延伸,超声检查可见腋窝部乳腺组织与正常乳腺的外上象限相延续。而副乳腺则独立存在,与正常乳腺无延续。若伴有副乳腺的典型体征,如副乳头、乳晕,则有助于鉴别诊断。

(2) 临床手术中注意观察肿瘤组织是否与乳腺尾叶相连,并通过病理连续取材观察证实,以排除乳腺尾叶原发。肿块组织学检查为癌时,癌旁乳腺组织中见到大导管可排除乳腺尾叶部位,因为乳腺尾叶部不具有此成分。癌组织周围见到正常乳腺组织、导管内癌或者小叶癌成分是与淋巴结内转移癌鉴别的重要依据。

(3) 发病前有副乳腺疾病病史,对诊断有参考价值。

三、治疗及预后

副乳腺癌病理类型以浸润性癌居多,治疗方式与乳腺癌一样。副乳腺癌以腋窝和腹股沟处多见,这些部分均为淋巴结丰富的区域,发生淋巴结转移较早。副乳腺癌因部位异常,易被忽视或者误诊,常常病期偏晚。一旦发现应尽早治疗,根据病理组织学分期及分子分型等决定术后化疗、放疗、内分泌治疗及靶向治疗等,根治手术应包括肿瘤扩大切除术和同侧腋窝淋巴结清扫。

副乳腺癌与乳腺癌同样遵循手术、化疗、放疗等综合治疗原则。术前若能明确诊断,通过新辅助化疗,有望提高治疗效果。Madej 等认为,借鉴乳腺癌保乳手术的成功经验,副乳腺癌的手术范围同样可以缩小。除非副乳腺癌非常靠近乳腺或与乳腺相连,否则切除同侧乳腺已无必要。副乳腺区扩大切除加同侧腋窝淋巴结清扫的手术方式是大多数专家的共识。

对有副乳腺的患者,副乳腺较小,无症状者,一般不需要处理。常规乳房检查应包括副乳腺区域,文献报道副乳腺肿瘤恶变的概率 24%~63%。故一旦发现副乳腺良性肿瘤,应积极手术处理,可行副乳腺切除术,以防癌变。

副乳腺癌属原发癌,其预后好于隐匿性乳腺癌及其他器官恶性肿瘤的腋窝淋巴结转移。

(郝晓鹏 王 涛)

参考文献

[1] 長村義之,秋山太.乳腺生検診断——進め方・考え方.東京:文光堂出版社,1977.

[2] 付丽,傅西林.乳腺肿瘤病理学.北京:人民卫生出版社,2008.

[3] 付丽.乳腺疾病彩色图谱.北京:人民卫生出版社,2000.

[4] 李英,郑磊.副乳腺癌 38 例临床分析.青海医药杂志,2011,41(3):15-17.

[5] 马毅,孟刚.副乳腺肿瘤的诊断和治疗.中国癌症杂志,2000,10(6):540.

[6] 赵东兵,邵永孚,周志祥.腋下副乳腺癌 12 例报告.中国实用外科杂志,2000,20(5):295.

[7] Basu S, Bag T, Saha KS, et al. Accessory breast in the perineum. Trop Doct, 2003, 33:245.

[8] Camisa C. Accessory breast on the posterior thigh of a man. J Am Acad Dermatol, 1980, 3:467-469.

[9] Gutermuth J, Audring H, Voit C, et al. Primary carcinoma of ectopic axillary breast tissue. J Eur Acad Dermatol Venereol, 2006, 20:217-221.

[10] Intra M, Maggioni A, Sonzogni A, et al. A rare

association of synchronous intraductal carcinoma of the breast and invasive carcinoma of ectopic breast tissue of the vulva: case report and literature review. Int J Gynecol Cancer, 2006, 16(1):428-433.

[11] Hao J, Yang C, Liu F, et al. Accessory breast cancer occurring concurrently with bilateral primary invasive breast carcinomas: a report of two cases and literature review. Cancer Biol Med, 2012, 9:85-89.

[12] Kitamura K, Kuwano H, Kiyomatsu K, et al. Mastopathy of the accessory breast in the bilateral axillary regions occurring concurrently with advanced breast cancer. Breast Cancer Res Treat, 1995, 35: 221-224.

[13] Matsuoka H, Ueo H, Kuwano H, et al. A case of carcinoma originating from accessory breast tissue of the axilla. Gan No Rinsho, 1984, 30:387-391.

[14] Matsuoka H, Yeo H, Kuwano H, et al. A case of carcinoma originating from accessory breast tissue of the axilla. Gan No Rinsho, 1984, 30(4):387.

[15] Ogston KN, Miller ID, Payne S, et al. A new histological grading system to assess response of breast cancers to primary chemotherapy: prognostic significance and survival. Breast, 2003, 12:320-327.

[16] Oshida K, Miyauchi M, Yamamoto N, et al. Phyllodes tumor arising in ectopic breast tissue of the axilla. Breast Cancer, 2003, 10:82-84.

[17] Pathak S, Preston J. A rare case of multiple accessory breast tissue in the axillae, lower abdomen and vulval areas. J Obstet Gynaecol, 2007, 27:531-533.

[18] Patnaik P. Axillary and vulval breasts associated with pregnancy. Br J Obstet Gynaecol, 1978, 85:156-157.

[19] Routiot T, Marchal C, Verhaeghe JL, et al. Breast carcinoma located in ectopic breast tissue: a case report and review of the literature. Oncology Rep, 1998, 5(2):413.

[20] Scanlan KA, Propeck PA. Accessory breast tissue in an unusual location. Am J Roentgenol, 1996, 166: 339-340.

[21] Tavassoli FA, Devillee P. Pathology and gene-tics of tumors of the breast and female genital organs. World Health Organization Classification of Tumors. Lyon: IARC Press, 2003:35-36.

第五十四章

年轻乳腺癌

美国癌症协会统计,2018 年美国乳腺癌新发病例约 26 万,死亡约 4.1 万,居发病率第 1 位,癌症死亡率第 3 位(仅次于肺癌和结肠癌),以及女性癌症死亡的第 1 位。美国女性一生中患乳腺癌的概率从 20 世纪 70 年代的 1/11 上升至今天的 1/8。年轻乳腺癌是一种相对少见的疾病,在美国每年约有 1 万名年龄<40 岁的妇女诊断为乳腺癌,约占所有乳腺癌的 5%,30 岁前发生乳腺癌的概率为 1/2 000,40 岁前发生乳腺癌的概率为 1/200。乳腺癌主要发生在 40~60 岁人群,年轻人发病较罕见。据英国《每日邮报》报道,加拿大一名 3 岁的女童阿莱莎被确诊为世界上年纪最小的乳腺癌患者。目前,国际上对年轻乳腺癌的定义不同,不同文献报道 30~50 岁为界不等。ESO-ESMO 第 3 届国际共识指南《年轻女性乳腺癌(BCY3)及欧洲乳腺癌专家协会年轻乳腺癌指南(EUSOMA)》,将年轻乳腺癌定义为 40 岁前确诊的乳腺癌患者(包括初治Ⅳ期)。年轻乳腺癌的生物学特征及预后与年长患者有很大差异,其诊断和治疗策略,如影像学检查、手术、化疗、内分泌治疗等有特殊之处,年轻乳腺癌的相关问题,如遗传性乳腺癌、生育保留、怀孕、避孕等都值得特别关注。

第一节 流行病学特点

尽管乳腺癌发病率在近几十年不断增加,但死亡率呈现下降趋势。根据美国 SEER 数据库的统计,2011~2015 年美国乳腺癌调整发病率为 126/10 万,发病的中位年龄为 62 岁(其中 20~34 岁占 1.9%,35~44 岁占 8.6%,45~54 岁占 20.4%,55~64 岁占 25.9%,65~74 岁占 24.1%,75~84 岁占 13.6%,年龄≥85 岁占 5.5%)。调整死亡率为 20.9/10 万,死亡的中位年龄为 68 岁(其中 20~34 岁占 0.9%,35~44 岁占 4.7%,45~54 岁占 13.3%,55~64 岁占 22.0%,65~74 岁占 22.4%,75~84 岁占 19.7%,年龄≥85 岁占 16.9%)。与 2008~2012 年的数据比较,发病率上升 1.2/100 万。而死亡率下降 1.0/100 万。从 SEER 数据库 1975~2015 年资料的总体趋势来看,近年来乳腺癌发病率较 20 世纪 70 年代明显增加,从 100/10 万增加至 130/10 万,但死亡率明显下降,从 20 世纪 70 年代的 30/10 万下降至目前的 20/10 万。5 年生存率更是从 20 世纪 70 年代的 75% 提高至目前的 90% 左右。应该说,这与诊断技术的改进和治疗手段的提高有密切的关系。

年轻乳腺癌在欧美国家虽然十分罕见,但患病人数不断上升,美国 40 岁以下女性罹患乳腺癌的人数从 20 世纪 90 年代的 6 000 余例增长至 2015 年的 10 000 余例。德国也有类似情况,以德国 1996~2004 年间的资料为例,年轻乳腺癌的发病率上升约 7%,5 年死亡率下降约 13%,10 年死亡率下降约 33%。不同种族也有差别,在美国 40 岁以下女性中黑种人的发病率明显高于白种人(16.8/10 万对比 15.1/10 万),而 40 岁以上女性中白种人乳腺癌的发病率较黑种人高。近年来,黑种人和白种人乳腺癌死亡率均下降,白种人下降趋势更明显。美国 1970~2008 年的资料显示,年轻妇女中白种人妇女年死亡率下降 2.02%,高于黑种人妇女的 0.68%。

亚洲人群的乳腺癌总发病率低于欧美等西方

国家,中国妇女乳腺癌的年龄标化发病率和死亡率水平均为发达国家的1/3,标化发病率略低于发展中国家平均水平,标化死亡率为发展中国家的1/2。但几十年来中国女性乳腺癌发病率和死亡率明显上升,特别是上海、北京、天津、香港等经济较发达地区。中国癌症中心2018年2月发布的全国最新癌症报告显示,我国东中部地区女性乳腺癌发病率排名第1,西部地区女性乳腺癌发病例数少于肺癌,但发病率仍排名第1。发病率由高到低依次为东、中、西部地区。我国各地区乳腺癌死亡率普遍低于肺癌、胃癌、肝癌、结直肠癌等常见恶性肿瘤。死亡率由高到低依次为东、中、西部地区。我国东部地区乳腺癌负担较重,这与东部地区城镇化进程较快有关。城市居民生活方式的不断西化、肥胖率的普遍增高、生育率的相对降低都是导致城市地区乳腺癌发病率不断增高的危险因素。以上海为例,自1973年以来,乳腺癌标化发病率以每年2.9%的速度持续增长,高于同期美国白种人(1.1%)和亚裔人群(1.5%),中国香港已成为亚洲第2位乳腺癌高发地区,仅次于新加坡。另外,中国年轻乳腺癌患者的比例明显高于西方。亚洲年轻乳腺癌患者占所有乳腺癌患者的9.5%~12%,欧美则为5%左右。2003~2006年间中国香港地区年龄<40岁的乳腺癌约占总发病人群的17%。上海市疾病预防控制中心的统计数据表明,1990~2007年间上海市年龄<40岁乳腺癌患者比例占上海市乳腺癌发病总数的10%~20%。历时2年的"中国乳腺癌流行病学调研项目"对华北、东北、华中、华南、华东、西北和西南七大地区7家医院的住院病例进行调研。结果显示,中国女性乳腺癌患者的发病中位年龄为48岁,发病年龄为20~70余岁,其中40~49岁年龄段是发病高峰期,有近四成的患者在这个年龄段确诊,与欧美国家2/3以上患者发病时已是绝经后形成鲜明对比,足足比西方国家提早了10年。因此,与欧美国家相比,中国乳腺癌患者发病呈现日益年轻化的趋势。邵志敏报道复旦大学附属肿瘤医院1990~2004年间乳腺癌手术患者5 445例,40岁以下乳腺癌患者占所有患者的16.4%。孟洁报道天津肿瘤医院年龄≤35岁乳腺癌患者所占比例为6.6%(191/2 890例)。刘健报道福建省肿瘤医院2002~2011年6月4 852例乳腺癌中,年龄<40岁占15.6%,年龄<35岁占7.3%。

乳腺癌的发病与年龄有关,青春期女性及育龄期少见,但到45岁左右发病率随着年龄的增长迅速增高。世界各地乳腺癌发病年龄分布模式也有显著差异,大致可以分为3种类型:①以北美为代表的持续增长型,发病最高峰出现在65岁以后的老年人群,西欧、北欧、南欧、南美、中美、西亚和南非地区均表现出此类特征;②以东欧为代表的平台维持型,发病最高峰往往出现在55~64岁,65岁以后发病率开始降低,其特征是上升和下降的幅度均不大,大洋洲、中南亚、东非和中非地区表现出此类特征;③以东亚为代表的逐渐下降型,发病最高峰提前到45~54岁,55岁以后发病率逐渐降低,下降幅度较大,但在60~69岁有小幅上升,呈"双峰"形态,绝经期前峰值明显高于绝经期后。近年来,由于各年龄组发病曲线整体趋向于平台维持型,典型的"双峰"形态已不太明显。但总体来说,中国妇女乳腺癌平均发病年龄仍明显早于西方国家,这也是中国年轻乳腺癌较西方国家多的原因之一。

第二节　临床病理学特征及分子生物学特点

一、临床病理学特征

年轻乳腺癌最常见症状是乳腺肿块。年轻乳腺癌患者的诊断常偏晚,其原因包括:年轻女性对乳腺癌症状的忽视;乳腺致密导致钼靶X线检查诊断乳腺癌的灵敏度很低;目前的筛查指南主要针对40岁以上女性,年轻女性未进行定期体检;自身重视不够,自检困难及受恐惧、害羞等心理;乳腺癌症状常被怀孕或哺乳掩盖;年轻乳腺癌本身的发展较快等。因此,许多年轻乳腺癌患者就诊时已为非早期,常以自己可触及的乳腺肿块就诊。

年轻乳腺癌与年长乳腺癌患者比较具有以下特点:分期更晚,即使两者分期相同,年轻者预后更差;大部分是浸润性癌,约70%为浸润性导管癌;肿瘤恶性程度高,多具有脉管癌栓、广泛的导管原位癌成分、HER-2过表达(HER-2阳性率26%~44%)、ER阴性(阴性率39%~80%)、S期细胞比例高、p53 基因和 Ki-67 高水平；基底样型或三阴性乳腺癌常见，在年龄＜30 岁的乳腺癌患者中约 1/3 为基底样型乳腺癌（而基底样型乳腺癌总体比例仅约 15%）；更易局部复发、远处转移及出现骨髓微转移。其中有家族史的年轻乳腺癌较没有家族史者分级高，HER-2 阳性比例更高。Azim 等用基因芯片分析 3 500 余例乳腺癌后发现，年龄＜40 岁的年轻乳腺癌中基底样型占 34%，高于 41~52 岁的 28%、53~64 岁的为 21% 和 65 岁以上的为 18%。HER-2 阳性型的比例在年轻乳腺癌中占 22%，高于 41~52 岁的 17%、53~64 岁的 15% 和 65 岁以上的 10%。而腔面 A 型在年龄＜40 岁的年轻乳腺癌中比例为 17%，低于其他 3 个年龄组的 31%、35% 和 35%。通过 IHC 分型研究也发现，年轻乳腺癌中三阴性乳腺癌和 HER-2 阳性型比例较高。

总之，年轻乳腺癌是独特的疾病，具有高淋巴结转移率、高组织学级别、高临床分期、高三阴性比例、大肿块的"四高一大"的特点。相比年长乳腺癌更具有侵袭性，无疾病进展时间和总生存均比年长乳腺癌短。除了上述预后不良因素外，年轻乳腺癌还有复杂的分子生物学改变。

二、生物学特点

基因芯片 Oncotype DX 分析发现，年轻乳腺癌 RS 评分更高，Ki-67 水平更高，TP53 基因突变，HER-2 扩增，表达更多与增殖相关的基因。Anders 等通过基因微阵列发现，年轻乳腺癌区别于年长乳腺癌的 367 个基因，包括与免疫功能相关的 mTOR、低氧、BRCA1、干细胞、细胞凋亡、组蛋白脱乙酰酶，以及信号通路如 Myc、E2F、Ras、β-连环蛋白、AKT、p53、PTEN 和 MAPK 通路等。另外，年轻组与非年轻组比较，ERα、ERβ 及 PR 的 mRNA 表达下降，而 HER-2 及 EGFR 的 mRNA 表达增高。多因素分析显示，年轻患者中 ERβ mRNA 低表达和 EGFR mRNA 高表达与预后不良相关。

Azim 等通过基因芯片发现，年轻乳腺癌组织中与未成熟乳腺细胞相关的基因（如 NF-κB、c-kit、BRCA1 基因突变）和生长因子相关的信号通路（如 MAPK、PI3K 通路）增强或上调，凋亡相关基因（FAS）低表达。早期研究表明 c-kit、BRCA1 基因突变会促进腔面型祖细胞增殖，而后者被认为与基底样型乳腺癌有关。另外，年轻乳腺癌还高表达 NF-κB 受体激活因子（receptor activator for nuclear factor-κB ligand, RANKL）。RANKL 可刺激破骨细胞活化，与乳腺癌骨转移有关，抑制 RANKL 可以减少骨质疏松和骨不良事件发生。RANKL 还参与调控 PR 信号通路，孕期或哺乳期时孕激素水平增高可上调 RANKL，从而促进乳腺干/祖细胞增殖诱导乳腺癌发生。

由我国多家医院牵头的亚太地区最大规模的多中心乳腺癌高风险人群多基因筛查对包括 BRCA1 和 BRCA2 在内的 40 个乳腺癌易感基因种系突变情况进行了大数据分析，结果发现 937 例样本中，159 例 BRCA 基因突变阳性，61 例有 15 个非 BRCA 基因突变，BRCA 突变阳性率 17.3%，非 BCAR 基因突变阳性率 6.8%；非 BRCA1/2 基因突变中，TP53（1.9%）和 PALB2（1.2%）基因突变频率较高。

近年来，已有许多采用 NGS 检测乳腺癌细胞突变谱的研究，发现 25% 的患者出现 TP53 和 PIK3CA 点突变。另一项针对妊娠乳腺癌和非妊娠乳腺癌患者进行基因热点突变检测的研究，检测到 PIK3CA 存在 29 种基因突变，ERBB2 存在 7 种基因突变，TP53 存在 6 种基因突变。基因拷贝数变异研究显示，4 个基因（Rb1、CHEK2、c-Myc、CCND1）拷贝数变异在年轻乳腺癌更常见，特别是在腔面 B 型、HER-2 过表达型和三阴性型乳腺癌中更明显，其中 Rb1、CHEK2 和 CCND1 拷贝数变异与预后不良相关。Nature 研究发现，ADAMTSL1 胚系突变与年轻乳腺癌不良预后相关。

PI3K/AKT 信号通路是乳腺癌治疗中的重要靶点，是乳腺癌治疗成功与否的关键因素之一。邵志敏团队在 *Nature Communications* 杂志发表文章，通过对乳腺癌中 PI3K/AKT 信号通路基因（PIK3CA、PIK3R1、AKT1、AKT2、AKT3、PTEN、PDK1 等）的突变进行靶向外显子组测序，获得了基于中国乳腺癌人群的该通路基因的突变谱系，并提供了针对每一个突变进行大规模功能性注释的方案，实现了乳腺癌中 PI3K 功能性突变的精准解读。首次绘制出 PI3K/AKT 通路在中国乳腺癌人群的突变谱，并展示了乳腺肿瘤中驱动该通路活化的功能性突变。

三、预后

人口学研究已经证实，年轻是乳腺癌的独立预后指标。年龄<35岁的年轻乳腺癌较绝经前非年轻乳腺癌的年死亡风险增加5%,10年总生存率(包含所有原因的死亡)显著低于35岁以上的患者。不论分子分型,年轻乳腺癌较年长乳腺癌预后差。

年轻乳腺癌中 ER 阴性比例较非年轻乳腺癌高,既往有研究发现 ER 阳性的年轻乳腺癌患者预后更差,提示年轻因素造成的预后负面影响在 ER 阳性者中比 ER 阴性者中更大。但大型前瞻性 POSH 研究随访8年结果,并未发现 ER 阳性与 ER 阴性年轻乳腺癌的总生存有差异。HER-2 过表达比率高也是导致年轻乳腺癌侵袭性强、预后差的因素之一,与 HER-2 相关的酪氨酸激酶、EGFR mRNA 高表达预示年轻乳腺癌预后差。

另外,研究还发现肥胖对年轻乳腺癌预后存在影响。正常(BMI<25 kg/m^2)、超重(BMI 25~29 kg/m^2)、肥胖(BMI≥30 kg/m^2)3组中,超重和肥胖组中 T 分期更晚,淋巴结阳性比例更高,组织学Ⅲ级比例更高。肥胖组与正常组比较,三阴性乳腺癌比例更高,OS 和无远处疾病时间间隔(distant disease-free interval, DDFI)下降。黑种人也是年轻乳腺癌无远处复发生存的独立危险因素。

目前,有许多基因检测模型能够预测乳腺癌预后、指导辅助治疗,包括 Oncotype Dx、MammaPrint、EndoPredict、PAM50、乳腺癌指数等,但这些模型不足之处在于大部分数据来自非年轻乳腺癌。有研究对年轻乳腺癌采用 Oncotype Dx 和 MammaPrint 芯片检测发现,年龄<40岁的年轻乳腺癌中评为高危的比例高于年老组。

乳腺癌预后评估工具 Adjuvant(https://www.adjuvantonline.com/)是一个在线软件,可以帮助评估早期乳腺癌(Ⅰ~Ⅲ期)患者手术及术后辅助治疗后的预后情况。有研究表明,诺丁汉预后指数(Nottingham prognostic index)对于年轻乳腺癌预后预测和 Adjuvant 没有差别。

第三节 筛查和诊断

乳腺癌高发于45~55岁,大多数早期乳腺癌没有特殊症状,因此通过影像学检查对无症状的妇女进行筛查是目前主要的方法。钼靶 X 线检查是唯一可以降低乳腺癌死亡率的筛查方法,国内外《指南》都推荐钼靶 X 线检查用于40岁以上妇女的筛查。美国癌症协会(ACS)《乳腺癌筛查指南》(2015版)建议:40~44岁女性,可以开始考虑每年1次钼靶 X 线检查,45~54岁女性(即高发年龄段),建议每年定期1次钼靶检查,55岁以上女性,推荐每2年1次钼靶检查,也可根据情况继续每年定期1次钼靶检查。2013版指南将开始钼靶筛查的时间从40岁推迟到45岁,与美国预防医学工作组(USPSTF)指南接近,USPSTF 认为50岁以上女性每年筛查与2年筛查相比,收益甚微,甚至每年筛查有更多的危害。因此,USPSTF 建议从50岁开始每2年1次钼靶 X 线检查。

乳腺彩超是年轻女性常用的检查方法。我国女性乳腺癌发病年龄较欧美早约10年,呈"双峰"分布,乳腺组织相对较致密,钼靶 X 线检出率低,而彩超对年轻乳腺癌的诊断相对敏感,因此40岁以下女性建议彩超检查,但不建议单纯使用彩超筛查,钼靶 X 线联合超声检查可以提高检出率。另外,高风险妇女由于种种原因无法进行 MRI 检查者也可行彩超检查。

MRI 检查主要用于高风险妇女的筛查,灵敏度比钼靶 X 线检查高,MRI 联合钼靶 X 线检查对高风险妇女乳腺癌的检出率最高。对于高风险妇女,MRI 联合钼靶 X 线的灵敏度达92.7%,明显高于超声联合钼靶 X 线检查的52%,因此,对于钼靶诊断不明确的高风险妇女,建议进一步行 MRI 检查。但对于中、低风险妇女,MRI 检查的假阳性会导致许多不必要的穿刺活检,且费用较高,应用指征尚不明确。应注意的是,MRI 检查并不能降低乳腺癌局部复发和远处转移,不能改善乳腺癌预后。另外,还应该注意在月经周期的第7~10天进行 MRI 检查最佳。

以上筛查建议主要是针对一般风险女性的筛查。对于高风险女性,如携带 BRCA1/2 基因突变或有胸部放疗史的妇女,筛查建议有所不同。BRCA 基因突变与乳腺癌的发生密切相关,年龄<40岁女性 BRCA 基因突变携带者患乳腺癌的概率显著增加。证据证实,BRCA1/2 携带者或有明显乳腺癌家族史者早期影像学检查可以减少死亡风险。因此,对于 BRCA1/2 携带者或有明显乳腺癌家族

史者,建议 25～30 岁后或在家族最年轻乳腺癌患者发病年龄提前 5～10 年开始联合影像学筛查,方法采用钼靶 X 线和 MRI 检查,有时加上超声检查。青少年时期接受胸部放疗者也是乳腺癌高风险人群,尤其是接受斗篷照射者,其成年以后乳腺癌发生率增加 13%～20%。有资料显示,在 10～30 岁接受 >4 Gy 胸部照射的年轻女性的乳腺癌患病风险是同龄女性的 4～75 倍。儿童霍奇金病接受胸部照射后 10 年就可能发生乳腺癌,在 40 岁时约 35% 的患者发展成乳腺癌。因此,对青少年时期接受胸部放疗者,建议 25 岁以后或放疗 8 年后常规进行每年 1 次钼靶和 MRI 检查。

最新的美国放射学院(ACR)乳腺癌影像检查指南根据患病风险建议如下。

(1) 一般风险妇女(终身患乳腺癌风险<15%、非致密型乳房):40 岁后可以开始考虑每年 1 次钼靶检查。

(2) 高风险妇女(终身患乳腺癌风险≥20% 或一级亲属患有绝经前乳腺癌、本身 BRCA 或一级亲属为 BRCA 携带者、既往 10～30 岁接受过胸部放疗、患其他会增高乳腺癌风险的遗传综合征):①BRCA 携带者或一级亲属(如母女、姐妹)被证实 BRCA 携带者的妇女,建议在 25～30 岁开始进行筛查,30 岁以后每年钼靶和 MRI 检查 1 次,不早于 25 岁;②终身患乳腺癌风险≥20% 或一级亲属患有绝经前乳腺癌,25～30 岁每年钼靶和 MRI 检查 1 次,不早于 25 岁,或在最年轻乳腺癌亲属患病年龄提前 10 年开始每年钼靶和 MRI 检查 1 次;③10～30 岁接受过胸部放疗,治疗结束后 8 年开始每年钼靶和 MRI 检查 1 次,25 岁以前不推荐钼靶 X 线检查;④活检证实小叶原位癌、小叶不典型增生、导管不典型增生、导管原位癌、浸润性乳腺癌患者,从诊断即刻起每年钼靶检查 1 次(不限年龄),MRI 或超声检查也可以考虑;⑤患其他增高乳腺癌风险的遗传综合征如 Li-Fraumeni 综合征。

(3) 对于中度风险女性(终身患乳腺癌风险为 15%～20%,患者有小叶增生、非典型增生),建议每年钼靶 X 线检查,部分患者可考虑增强 MRI 筛查。

第四节 治 疗

年轻和年长乳腺癌在局部治疗原则上相同。年轻患者更多选择保乳手术,无法保乳者应考虑乳房重建,年轻患者也更关心治疗不良反应、对性生活以及对体态的影响。局部肌皮组织不能满足美容要求时,可以行皮肤移植或保留乳头乳晕复合体的一期重建,在局部复发、远处转移和长期生存上均与改良根治术没有差别。T3 或 T4 者优选二期重建,以避免放疗引起植入物相关并发症。术前行前哨淋巴结活检有助于综合治疗方案的确定。本节重点介绍年轻乳腺癌治疗中比较特别的几个问题如保乳、局部放疗和辅助内分泌治疗的特点。

一、保乳治疗

由于年轻乳腺癌患者具有侵袭性更高,以及切缘阳性发生率更高等特点,其接受保乳手术治疗(BCT)后的局部复发率要高于年长患者。既往研究显示,早期年轻乳腺癌保乳治疗与改良根治术比较,保乳治疗的局部复发率高,年龄<35 岁的局部复发率是年龄>60 岁的 9 倍。但由于保乳术后局部放疗的引入,降低了约 2/3 的局部复发率。在年龄<40 岁的早期年轻乳腺癌中,保乳手术虽然局部复发率较高,但保乳+放疗的远处转移率和长期生存与改良根治术相似。目前,已有充分证据说明早期年轻乳腺癌保乳+全乳放疗与改良根治术相比,远处转移率或总生存都没有显著差异,而且年轻乳腺癌患者同样能进行前哨淋巴结活检。对于高危患者(年龄<50 岁和高级别),全乳放疗后建议行瘤床局部加量,通常为每次 2 Gy,共 10～16 Gy。也有报道可以采用保乳术后全乳放疗 46～50 Gy 基础上加用单次高剂量 7 Gy,10 年局部复发率 4.3%,5 年总生存率 92.1%,10 年总生存率 87.3%。因此,年轻并不是保乳的禁忌证。

在行肿块切除的早乳腺癌患者中,年轻是预测乳腺局部复发的独立危险因素。除年龄对局部复发有影响外,其他因素也影响年轻乳腺癌患者保乳术后局部复发率和远期生存率,包括切缘情况、局部放疗加量、辅助全身治疗等。一项研究显示,切缘阳性、不确定、阴性患者的局部复发率分别为 11.9%、6.9% 和 3.1%,切缘阳性者 10 年生存率为 75%,切缘阴性者10年生存率为92%。多因素分析表明，年龄和切缘状态是影响预后的独立危险因素，说明了谨慎处理年轻患者手术切缘的重要性。对于年轻乳腺癌患者，术后放疗局部加量也能降低局部复发率。另外，他莫昔芬（TAM）可使DCIS患者的局部复发风险降低（年龄<50岁患者下降更明显）。

BRCA基因突变乳腺癌的保乳治疗存在争议。由于保乳后需要局部放疗，而BRCA突变者的乳腺经放疗后可能诱发新的乳腺癌，一些研究也提示保乳治疗增加局部复发。而多中心研究显示，BRCA相关乳腺癌保乳治疗并没有增加局部复发。BRCA相关乳腺癌保乳术后局部复发率增加的原因主要与卵巢是否切除有关，对选择保乳治疗而要求保留卵巢者应告知复发风险。基于此，《NCCN指南》中BRCA基因突变是乳腺癌保乳治疗的相对禁忌证。

对侧乳房预防性切除（contralateral prophylactic mastectomy，CPM）对预后影响生存也存在争议。既往SEER数据库回顾性研究曾表明CPM能减少Ⅰ/Ⅱ期、ER阴性18~49岁患者乳腺癌相关死亡率，5年生存率略有提高。但更多的研究发现早期年轻乳腺癌患者行CPM并无生存获益，即使是有家族史或BRCA基因突变危险因素者，CPM也不会增加生存。大型Ⅲ期POSH研究（prospective outcomes in sporadic versus hereditary breast cancer）发现，携带BRCA1或BRCA2基因突变的年轻乳腺癌患者与散发性乳腺癌患者相比较，总生存没有差别，对于携带BRCA1或BRCA2基因突变的三阴性乳腺癌，早期CPM并不能带来生存获益。

二、放疗

保乳术后放疗可以降低年轻乳腺癌局部复发。对于腋窝淋巴结阳性、脉管浸润、年轻、高分级的患者行保乳术后，建议行瘤床加量。EORTC研究证实，保乳手术后的全乳照射加瘤床加量可以进一步降低局部复发，年轻乳腺癌患者瘤床局部加量16 Gy能使局部复发率从19.4%降至11.4%。年轻乳腺癌不主张做加速部分乳腺照射（APBI）。全乳切除术后的照射指征为T3或T4、腋窝淋巴结阳性、R1切除。

三、全身治疗

全身治疗包括化疗、内分泌治疗、靶向治疗。辅助化疗方案的选择上，年轻乳腺癌与年长乳腺癌在辅助化疗、抗HER-2靶向治疗方面原则一致，在辅助内分泌治疗方面有所不同。年龄<50岁患者接受蒽环类联合化疗可以降低死亡风险38%，指南推荐淋巴结阳性和高危淋巴结阴性患者适用紫杉类方案，化疗相关停经（CIA）6个月以上能改善生存。

（一）内分泌治疗

有研究表明，术前新辅助内分泌治疗（GnRH+来曲唑或阿那曲唑）对HR阳性/HER-2阴性年轻乳腺癌患者的ORR可达50%~70%，高于GnRH+TAM，但关于新辅助内分泌治疗和新辅助化疗比较的研究不多。一项Ⅱ期临床研究发现，绝经后妇女AI新辅助内分泌治疗与化疗在临床获益率、pCR方面类似。而GEICAM/2006-03研究中有部分绝经前乳腺癌患者接受了GnRH+依西美坦新辅助内分泌治疗，与EC-T新辅助化疗比较，新辅助内分泌组的预后更差。因此，新辅助内分泌治疗一般用于绝经后、HR阳性、分级较低的老年患者，年轻乳腺癌患者因HR阳性率低、Ki-67较高、进展较快等原因，目前各项指南均不建议年轻乳腺癌患者进行除临床研究以外的常规新辅助内分泌治疗。

关于术后辅助内分泌治疗，EBCTCG Meta分析纳入37 000例患者，随访15年后发现5年TAM能够降低复发风险47%、死亡风险26%，并且5年TAM的效果优于1年或2年TAM；即使到了第15年，与安慰剂比较，5年TAM依然能够使复发风险和死亡风险明显下降。因此，5年TAM成为绝经前激素受体阳性早期乳腺癌患者标准治疗。但研究发现，激素受体阳性乳腺癌患者可能存在术后2~3年和7年两大复发高峰，根据aTTom和ATLAS两项大型研究结果，内分泌治疗时间延长有助于降低患者的复发风险，10年TAM较5年TAM能够降低乳腺癌复发风险和死亡风险（5~9年获益不明显，10年后获益明显，相对复发风险下降25%~28%，相对死亡风险下降22%~29%）。因此，目前绝经前乳腺癌辅助化疗结束后内分泌治疗为TAM 20 mg/d 5~10年。

除了延长内分泌治疗时间，研究者还在增加内分泌治疗强度方面进行尝试。由于年轻患者化疗很难引起绝经，对于高危复发风险的绝经前患者，人们考虑在TAM基础上加用卵巢去势[包括卵巢切除术、放疗和促性腺激素释放激素类似物（GnRHa）]是否能进一步提高疗效。既往有研究表明,年龄<40岁年轻患者化疗后单独使用 GnRHa 或联合 TAM 有益。著名的 SOFT 研究入组患者后随机分为 3 组:TAM 5 年、TAM+卵巢功能抑制(OFS)5 年、EXE+OFS 5 年。TEXT 研究随机分为 2 组:TAM+OFS 5 年、EXE+OFS 5 年。SOFT 研究主要目的是 TAM+OFS 是否优于单用 TAM,次要目的是 EXE+OFS、TAM+OFS 和 TAM 3 组间的优劣,主要评估哪些患者需要联合卵巢去势治疗。而 TEXT 研究的主要目的是 EXE+OFS 和 TAM+OFS 之间的优劣。TEXT 研究的人群与 SOFT 研究的部分人群重叠,因此通过 TEXT 和 SOFT 联合研究评估 EXE+OFS 是否优于 TAM+OFS,也就是 OFS 治疗中 EXE 的地位问题。

2017 年,SOFT 及 TEXT 研究公布了随访 8 年数据。在整体人群中,OFS+TAM 较 TAM 显著延长 DFS(83.2%对比 78.9%,$HR=0.76$,95%CI:0.62~0.93,$P=0.009$)及 OS(93.3%对比 91.5%,$HR=0.67$,95%CI:0.48~0.92)。OFS+AI 较 TAM 在整体人群中显著延长 DFS(85.9%对比 78.9%,$HR=0.65$,95%CI:0.53~0.81),但在 OS 方面未显示出优势(92.1%对比 91.5%,$HR=0.85$,95%CI:0.62~1.15)。对预先分层的低危/中高危亚组分析发现,未化疗亚组(低危)和化疗亚组(中高危)患者的 DFS 获益趋势一致。化疗亚组 OFS+TAM 对比 TAM 随访 8 年的 DFS 分别为 76.7%对比 71.4%;未化疗亚组 8 年的 DFS 分别为 90.6%对比 87.4%。事后亚组分析还发现,在年龄<35 岁的人群中,OFS+TAM 对比 TAM 随访 8 年的 DFS 分别为 73%对比 64.3%。同时,TEXT 或 SOFT 联合分析研究结果(2017 年)显示,OFS+AI 较 OFS+TAM 显著改善 8 年 DFS(86.8%对比 82.8%,$HR=0.77$,95%CI:0.67~0.90,$P<0.001$)、无浸润性乳腺癌间期(BCFI)($HR=0.74$,95%CI:0.63~0.87),以及无远处复发间期(DRFI)($HR=0.80$,95%CI:0.65~0.96)。不良反应方面:加用 OFS 后,增加了更年期综合征、抑郁、高血压、糖尿病、骨质疏松的风险,但在可接受范围内。

总体来说,从 8 年随访结果来看,SOFT 研究证实了在绝经前女性乳腺癌患者中 TAM/AI+OFS 可以减少复发和提高总生存,颠覆了既往 SOFT 5 年随访研究的结果,这也从侧面印证了 ER 阳性乳腺癌在复发模式上的特殊性,以及 ATLAS 和 aTTom 的研究结果,即内分泌治疗的获益在 5 年甚至 10 年后更加明显。另外,2017 年 ESMO 大会上一项来自葡萄牙的真实世界研究[181] P-Use and effectiveness of adjuvant ovarian function suppression (OFS) in premenopausal women with early breast cancer]发现,辅助 OFS+AI/TAM 能改善绝经前激素受体阳性早期乳腺癌的 OS,OFS+AI/TAM 与没有接受 OFS 的患者相比,显著降低患者死亡风险达 50%,绝对获益达 2.1%。在真实世界中再次肯定了辅助 OFS+AI/TAM 对绝经前 HR 阳性乳腺癌治疗的疗效。

SOFT/TEXT 事后亚组分析中发现年龄<35 岁患者获益特别明显,因此一项 TEXT/SOFT 亚组研究针对年龄<35 岁年轻女性乳腺癌辅助内分泌治疗的疗效、依从性及生活质量进行了深入的评估报告。结果发现,对于年龄<35 岁、HER-2 阴性、接受化疗的患者,OFS+TAM/EXE 在 BCFI、DRFI 方面均优于 TAM。对 BCFI 来说,SOFT 研究中依西美坦+OFS 组为 83.2%(95% CI:72.7%~90.0%),他莫昔芬+OFS 组为 75.9%(95% CI:64.0%~84.4%),他莫昔芬单药组为 67.1%(95% CI:54.6%~76.9%);TEXT 研究中依西美坦+OFS 组为 81.6%(95% CI:69.8%~89.2%),他莫昔芬+OFS 组为 79.2%(95% CI:66.2%~87.7%)。对 DRFI 来说,SOFT 研究中依西美坦+OFS 组为 84.4%(95% CI:74.0%~90.9%),他莫昔芬+OFS 组为 77.3%(95% CI:65.5%~85.5%),他莫昔芬单药组为 74.6%(95% CI:62.5%~83.2%);TEXT 研究中依西美坦+OFS 组为 81.0%(95% CI:68.8%~88.8%),他莫昔芬+OFS 组为 80.9%(95% CI:68.1%~89.0%)。不良反应及生活质量方面,年龄<35 岁并接受 OFS 的患者,最明显的症状是血管舒缩症状,在 6 个月时症状最严重,之后逐渐好转,而在 TAM 单药组这种症状逐渐加重;与年龄≥35 岁者相比,年龄<35 岁者更严重的不良反应是盗汗等,这可能是由于基线差异引起。从治疗依从性上来说,年龄<35 岁患者对口服内分泌治疗的不依从性和使用 OFS 的不依从性都明显多于年龄≥35 岁者。应注意的是,不依从性与总生存下降相关。

因此,对于年龄<35 岁的 HR 阳性乳腺癌患者,OFS 联合 TAM 或 EXE 辅助内分泌治疗相比单药 TAM 可以提高 BCFI 及 DRFI 的获益;虽然年龄年龄<35 岁患者使用含 OFS 的辅助内分泌治疗的围绝经期症状明显,但并不比年龄≥35 岁的绝经前

患者更严重。

基于上述证据，对于绝经前乳腺癌，特别是年轻高危复发风险的患者，2018 版《NCCN 指南》推荐术后辅助内分泌治疗采用卵巢去势 5 年＋AI。

（二）化疗

辅助化疗能有效降低年轻乳腺癌患者的复发风险，其部分原因是年轻乳腺癌侵袭性高、ER 阴性比例较高。年轻是新辅助化疗获得 pCR 的关键因素，不论 HR 阳性或 HER-2 阴性还是三阴性乳腺癌，年龄＜40 岁患者更容易获得 pCR。年轻患者接受术前化疗可以降低疾病分期，使其更适于接受保乳术，而免于接受影响美观的根治术，达到 pCR 者还可能转化为生存获益。年轻晚期乳腺癌治疗原则与年长晚期乳腺癌一致。由于近年来基因芯片复发风险评估作为是否化疗的参考被引入辅助化疗领域，是否基因低危的年轻乳腺癌患者能够免除化疗呢？TAILORx 研究评估了 21 基因复发风险评分（Oncotype DX）在 HR 阳性、HER-2 阴性、T1-2、淋巴结阴性早期乳腺癌中的价值。21 基因芯片将患者分为低危、中危和高危 3 组，虽然低危组中 30％的患者为绝经前，但仅 4％的患者年龄＜40 岁。结果显示，低危组仅用内分泌治疗的 5 年 DRFI 能达到 99％。MINDACT 研究则评估 70 基因芯片的价值，基因芯片将患者分为复发低危组和高位组，将临床评估风险和基因评估风险不一致的患者随机分配至化疗组和非化疗组。结果发现，化疗组的远处无复发生存获益为 1.5％。但由于仅 6.2％的患者年龄＜40 岁，目前还难以判断年轻乳腺癌是否能根据基因复发风险评估结果来决定是否化疗。从目前的数据来看，对于高选择性年轻乳腺癌患者（临床低复发风险、基因低复发风险），可能可以免除辅助化疗。这也提示，年轻不能作为进行术后辅助化疗的单一决定因素。

年轻乳腺癌患者中有 6％～12％存在 BRCA1/2 突变。在 BRCA 存在缺陷的细胞中，由于 BRCA1/2 介导的同源重组修复通路障碍，使得其他 DNA 修复路径变得更为重要，而 PARP 是 DNA 单链断裂修复的关键酶，因此具有 BRCA1/2 基因突变的乳腺癌对 PARP 抑制剂（如奥拉帕尼、veliparib）更为敏感。研究还发现，BRCA 基因突变的乳腺癌对铂类药物敏感，两者联合有协同作用。I-SPY 2 研究发现，接受 veliparib 和卡铂联合新辅助治疗的三阴性乳腺癌患者，其 pCR 要高于仅接受标准治疗的对照组。2016 年Ⅱ期 BROCADE 研究中，将携带 BRCA1/2 突变的晚期乳腺癌分为紫杉醇＋卡铂联合或不联合 veliparib 两组，发现 veliparib 组提高了 ORR。国际多中心随机开放性临床Ⅲ期 OlympiAD 研究的目的是评价口服 PARP 抑制剂奥拉帕尼与医生选择的标准化疗方案在具有 BRCA1/2 基因突变的 Her-2 阴性转移性乳腺癌患者中的疗效和耐受性。纳入 302 例胚系 BRCA 1/2 基因突变的 HER-2 阴性晚期乳腺癌患者，患者既往接受≤2 线的化疗，既往化疗必须包括蒽环类和紫杉类，如患者在辅助/新辅助化疗期间曾接受铂类药物，则化疗开始入组随机期间必须＞12 个月，如患者曾接受针对晚期疾病的铂类药物化疗，则不能有铂类药物化疗期间进展的事件。302 例患者接受了受试药物治疗，以 2∶1 随机分组，奥拉帕尼组（300 mg，每日 2 次）205 例，化疗组 97 例。主要研究终点为盲态独立中心审查（BICR）的 PFS（RECIST V1.1 标准），次要研究终点为总生存（OS）、至二次进展时间（PFS2）、客观缓解率（ORR）、安全性，以及健康相关生活质量（HRQoL）。用于主要研究终点 BICR 评估的 PFS 显示，与化疗组相比，奥拉帕尼组将 PFS 从 4.2 个月延长至 7.0 个月，显著降低 42％疾病进展风险（$HR=0.58$），研究者评估的 PFS，以及 PFS2 的结果均进一步支持了主要研究终点的结果。总生存数据目前尚未成熟。至首次后续治疗或死亡时间（TFST）和至二次后续治疗或死亡时间（TSST）结果与 PFS 的获益一致。奥拉帕尼组患者客观缓解率达 60％，显著高于化疗组（29％）。奥拉帕尼组患者生活质量评分改善显著高于化疗组，3 级以上不良反应明显低于化疗组（36.6％对比 50.5％），因不良反应导致治疗中断者奥拉帕尼组 5％，化疗组 8％。奥拉帕尼组不良反应与之前卵巢癌相关研究报道一致，恶心、呕吐、贫血是最为常见的不良反应。该研究是第一项 PARP 抑制剂用于 BRCA 突变乳腺癌治疗的临床Ⅲ期研究，显示了奥拉帕尼在 BRCA 突变晚期乳腺癌患者中具有显著疗效。

另外，辅助化疗会抑制卵巢功能造成雌激素水平下降，因此要特别注意年轻乳腺癌辅助治疗后的骨折风险增高。有研究发现 AI 类药物、放疗和单抗使用与骨折风险增高有关，特别是 AI 类药物使用 6 个月以上患者风险更高。虽然 EBCTCG 的 Meta 分析未证实绝经前妇女辅助双膦酸盐治疗的价值，但对于使用 OFS 卵巢去势的绝经前患者，指南推荐使用双膦酸盐预防肿瘤复发。

第五节 年轻乳腺癌的特殊问题

年轻乳腺癌是特殊的人群,其年龄的特殊性使得患者在生育保留、怀孕、遗传咨询及避孕等方面与普通人群存在不同,特别是随着乳腺癌疗效的提高,患者的生存期延长,这些问题也越来越重要。

卵巢早衰(POF)是指卵巢功能衰竭所导致的40岁之前即闭经的现象,并伴有 FSH 增高(>40 mIU/ml)。特点是原发或继发闭经伴有血促性腺激素水平升高和雌激素水平降低,并伴有不同程度的一系列低雌激素症状,如潮热多汗、面部潮红、性欲低下等。化疗对卵巢早衰和生育能力的影响取决于年龄、所用化疗药物及用药总量。一般来说,年龄越大、用药剂量越大,对卵巢功能的损害也就越严重。虽然化疗后经常导致闭经,但大部分年龄<35 岁的患者完成辅助化疗后 2 年内会恢复月经。研究发现,年龄<45 岁的乳腺癌患者辅助化疗后90%以上发生化疗相关性闭经(chemotherapy-related amenorrhea, CRA),其中有 1/3 的患者后期会恢复月经。约 50%发生化疗相关性停经(chemotherapy-related menopause, CRM)。研究发现,卵巢早衰的发生与卵巢血流下降有关,年龄<35 岁的年轻乳腺癌患者较 35 岁以上患者更容易恢复卵巢血流,FSH水平更快恢复到绝经前状态,因此 35 岁以上者卵巢早衰的危险性高于 35 岁以下者。有研究发现,抗苗勒管激素(antimullerian hormone, AMH)>0.7 ng/ml 和 FSH≤10 IU/L 与卵巢功能短时间内恢复相关,吸烟也会影响卵巢功能恢复。

多种化疗药物会对生殖系统产生影响,常见的中度风险药物为蒽环类、铂类、长春碱类,高度风险药物为环磷酰胺、丝裂霉素。环磷酰胺和蒽环类都是乳腺癌最常用的药物。每位接受化疗的女性都有提前绝经的危险,有些甚至在化疗结束后直接进入绝经期,而另一些则发生在数年后。由于化疗可能影响卵巢功能达 10 年之久,加上 5 年内分泌治疗后卵巢功能自然衰退导致患者无法再次怀孕。因此,《NCCN 指南》建议,所有绝经前患者都应该被告知化疗可能对生殖能力产生影响,对年轻乳腺癌患者实施化疗前应该讨论生育保留问题,以及保留生育的方法、时间和费用。曲妥珠单抗虽然无证据具有相关性腺损害,但可导致羊水过少,使胎儿肺发育不全及关节挛缩,妊娠期禁忌使用。

即使在发达国家,近 10 年来生育保留和性生活知识咨询不足的情况并没有改善。研究显示,目前仍只有约 50%和 40%的患者对提供的生育和性生活知识咨询满意。在德国大约只有一半的乳腺癌患者在诊断时接受了生育咨询,特别是年龄较大或者非初产妇更少接受生育咨询,主要原因包括认识不足、对乳腺癌的担忧、经济压力、对化疗毒性的担心等。我们应该为患者提供更为完善的生育咨询,因为许多年轻乳腺癌患者对生育能力的担忧甚至会影响到其对治疗方案的选择。

(一) 生育保留

1. **GnRHa 保护卵巢功能** 前瞻性研究已证实,对于 ER 阴性绝经前乳腺癌患者辅助化疗期间使用 GnRHa 抑制卵巢可以保留卵巢功能并减少化疗所致停经的发生率。POEMS 研究证实,在 ER 阴性早期绝经前乳腺癌中,戈舍瑞林与含 CTX 的辅助化疗同时使用(戈舍瑞林化疗前 1 周使用,每月 1 次皮下注射至化疗结束)显示出更好的保护卵巢功能、预防卵巢早衰的作用,可以改善生育能力,成功受孕的事件数更多,且与化疗联用不影响化疗的疗效。将戈舍瑞林添加到标准化疗方案中,对早期激素受体阴性乳腺癌女性是一种保留生育能力的有效方法。既往对 ER 阳性患者化疗的同时使用 GnRHa尚有争议,但 2017 年 SABCS 大会发布了卵巢保护 5 项随机试验的汇总分析,发现化疗期间使用 GnRHa 可以有效保护卵巢功能并且不影响后续生存。该研究共纳入 5 项随机临床实验 873 例患者数据进行分析,对早期乳腺癌患者在化疗期间使用 GnRHa 进行卵巢功能抑制的有效性(卵巢功能和生育保护)和安全性(生存结果)进行了探讨。结果显示,GnRHa 显著降低早发性卵巢功能不全(POI)的发生率,GnRHa 组显著低于对照组($P<0.001$),其结果在各亚组中保持一致。GnRHa 显著降低化疗后 2 年的闭经率($P=0.009$)。化疗期间使用 GnRHa 进行短暂卵巢功能抑制可以显著提高治疗后续的妊娠率(10.3%对比 5.5%,$IRR=1.83$,95% $CI:1.06\sim3.15$,$P=0.03$),实现怀孕者全部

集中在年龄≤40岁的年龄组。无论是ER阳性还是ER阴性乳腺癌，化疗期间使用GnRHa进行卵巢功能抑制并不会影响DFS（$P=0.999$）和OS（$P=0.083$）。另外，ABCSG12研究、TEXT和SOFT研究还证实，联合使用OFS可能会降低部分高危乳腺癌（如年龄<35岁、阳性淋巴结≥4个、化疗后未绝经）的疾病复发风险。

因此，早期乳腺癌患者无论其ER状态，在化疗期间使用GnRHa进行卵巢功能抑制能够有效保护卵巢功能，并且不影响DFS和OS，对部分高危患者，还能改善DFS。对于绝经前的女性，无论其有无生育需求，临床医生可以根据需要选择GnRHa类药物进行卵巢功能保护。

2. 保留生育能力的其他方法　由于担心全身辅助治疗会影响卵巢功能或胚胎的质量，有很多研究开始尝试在全身辅助治疗前进行胚胎冷冻、卵子冷冻或卵巢组织冷冻等技术，使之不受化疗等影响，乳腺癌治疗结束后再重新将胚胎移植回宫腔或者卵巢组织以获取妊娠，保留生育能力，即辅助生殖技术（ART）。美国肿瘤协会（ASCO）也建议，在化疗前尽早向患者指明化疗可能带来的生育风险，选择性地推荐患者采取保存生育能力。目前，常用的生育能力保存方式有体外受精-冻融胚胎移植（IVF-FET）；卵子冷冻保存，部分卵巢组织乃至整个卵巢冷冻保存，以及异种卵巢移植等。

IVF-FET被证实是一种成功保留生育能力的有效途径，是在B超引导下获取卵子，体外与伴侣或供体的精子结合受精形成胚胎后，直接或冻融后移植体内进行妊娠。每个冷冻胚胎植入子宫成功怀孕的概率为10%~25%。其优点：相对有效地实现妊娠、临床可行。缺点：为了获取成熟的卵母细胞，需要用激素刺激卵巢，可能对激素敏感或激素不敏感的患者都有不利的影响，而且可能延误化疗时间2~6周。另外，还存在需要男伴、基因携带者将增加癌症风险传给后代的缺点。

冷冻卵子的受孕率低于冷冻胚胎。其优点：无需男伴。缺点：妊娠成功率低、很可能增加雌激素水平、可能延误化疗时间、基因携带者将增加癌症风险传给后代。

卵巢组织冷藏和异种卵巢移植适用于在化疗开始前没有时间刺激卵巢的女性。卵巢组织冷冻保存是一项进展迅速的低温冷冻技术，是唯一适用于青春期前女性的技术。医生取出一侧或双侧卵巢，切成薄片组织，其内含有生成激素的细胞和卵子，将这些卵巢组织冷冻，以后再移植回女性体内。移植成功者可以再次产生激素并生产成熟卵子。优点：无需男伴、不增加雌激素水平、不延误化疗时间。缺点：妊娠成功率极低、卵巢移植引起微转移、基因携带者将增加癌症风险传给后代、一般需要2次腹腔镜操作。

另外，IVF-FET和卵子冷冻保存前均需要在进行超促排卵，可应用他莫昔芬或芳香化酶抑制剂。他莫昔芬低剂量应用时，其较弱的雌激素活性可以促进垂体前叶分泌促性腺激素，刺激和诱发排卵，同时其较强的抗雌激素作用可以对激素受体阳性患者发挥抗肿瘤效应，降低超促排卵带来的预后风险。芳香化酶抑制剂可分别抑制雄烯二酮和睾酮向雌激素和雌二醇转变，也可增加卵泡对促性腺激素的敏感性，增加成熟卵泡数量，降低对促性腺激素的需要量。研究发现，采用含来曲唑和卵泡刺激素的刺激方案可获得满意卵母细胞，同时保持血清中低雌激素水平。

（二）妊娠、哺乳与乳腺癌

既往认为妊娠会增加近期乳腺癌发生风险，但降低远期乳腺癌的发生。近年来多项研究探讨了妊娠和乳腺癌之间的关系，发现妊娠会降低ER阳性乳腺癌风险，增高TNBC风险，而哺乳能降低TNBC风险，哺乳1年和2年分别降低乳腺癌风险32%和49%，在BRCA1携带者中也是如此。

妊娠后发生乳腺癌则预后不良。多项研究及Meta分析均表明，妊娠期乳腺癌，特别是妊娠后短期发生的乳腺癌预后很差，这可能与妊娠造成体内激素水平剧变、改变乳腺细胞微环境有关。Schedin等研究发现，妊娠后乳腺局部胶原蛋白和COX-2上调，COX-2抑制剂能够使肿块缩小，使5-羟色胺受体通路和G蛋白偶联受体通路活化，还与PD1/PDL1、SRC、胰岛素样生长因子、Wnt/β-连环蛋白等信号通路的变化有关。由于妊娠期乳腺癌患者较少，且研究困难，目前还难以证实哪些分子通路与妊娠期乳腺癌明确相关。

术后妊娠成为年轻乳腺癌患者特有的问题，对患者本人和家庭均有十分重要的意义。据统计，在美国约有10%乳腺癌患者术后有生育需求。由于妊娠会导致女性体内性激素水平发生明显改变，可能对术后肿瘤复发及患者预后存在一定的影响，使得多数患者和临床医生对乳腺癌术后妊娠存在顾虑。大量的流行病学研究已证实，乳腺癌治疗后妊娠并不增加乳腺癌复发率或乳腺癌相关死亡率,患者的后代畸形率或其他严重儿科疾病的发生率也没有增高。但是乳腺癌化疗药物(特别是细胞毒药物)会影响生育功能。因此,对于有生育愿望的年轻乳腺癌患者,化疗前应充分考虑生育保留问题。

许多年龄＜35岁的年轻乳腺癌患者在化疗结束后2年恢复月经,但有无月经与生育能力之间并无必然的联系,特别是当患者服用他莫昔芬时,无规律月经并不意味着没有生育能力,反之,有规律月经也不代表有生育能力。回顾性资料提示,患者治疗后妊娠并不影响乳腺癌的预后,相反,5年、10年生存更优。一项多中心回顾性研究纳入333例乳腺癌治疗后妊娠患者,发现与非妊娠患者相比,DFS无差别(无论ER阳性还是阴性),甚至OS还略优于非妊娠患者。Ives对123例术后妊娠及2 416例术后未妊娠患者的预后进行比较,结果显示,术后妊娠的患者OS显著高于对照患者,治疗结束2年后怀孕时6个月有生存优势。Mueller比较了术后生育患者与术后无生育患者的预后,发现对于年龄＜35岁的年轻乳腺癌患者,无论肿瘤状态或治疗方式,术后生育的乳腺癌患者死亡风险均显著低于未生育患者。丹麦的一项全国性回顾性分析研究发现,与9 865例术后无妊娠患者相比,199例乳腺癌术后足月产患者死亡的相对危险度显著降低,术后自然流产患者的死亡风险也显著下降。

术后妊娠对年轻乳腺癌患者预后影响的确切机制目前尚不很清楚。目前认为,妊娠后雌激素和孕激素水平的升高对乳腺的导管结构起促进增殖和分化的双重作用,妊娠的促进分化作用有利于促使乳腺干细胞向正常的细胞分化,同时降低它们对致癌原的敏感性,从而带来长期的保护作用。小样本研究发现,妊娠会促进凋亡和细胞周期相关基因的表达,阻止乳腺癌发生。Asztalos等对比妊娠前后人乳腺细胞基因表达谱的差异,3组分别为未产、2年内曾妊娠、5～10年内曾妊娠,发现既往曾妊娠组ERα、PR和HER-2下调,而ERβ、炎症相关基因上调。另一项研究发现,妊娠下调了Wnt/Notch信号通路,并且抑制乳腺干/祖细胞增殖,说明妊娠能降低乳腺癌发生风险。年轻乳腺癌患者妊娠不影响预后的现象也可能用"健康母亲效应"来解释,因为这个群体自我选择妊娠基于其本来就有良好的预后。

年轻乳腺癌患者术后妊娠的另一个焦点问题是术后多长时间后可以妊娠,并且不会影响患者预后。研究发现,乳腺癌诊断10个月后生育的患者预后与未生育患者类似,而术后2～5年内生育的患者死亡风险与未妊娠患者相比逐年下降。Ives也发现,手术后2年妊娠的患者预后较好。有研究显示,乳腺癌患者术后1年内妊娠生育的婴儿发生早产和低体重儿的风险升高。Largillier等根据Cox回归模型的妊娠预后指数,将妊娠风险分成低、中、高危组,将总分≤6分为低危,7～9分为中危,≥10分为高危。低危患者完成治疗后2年可以妊娠,而高危患者完成治疗后5年再妊娠较为稳妥。鉴于卵巢功能随着年龄增大会逐渐下降,亦不宜过分延迟受孕时间。因此,一般建议乳腺癌患者术后2年后可以考虑妊娠。年轻乳腺癌内分泌治疗时间可能长达10年,而TAM可以刺激排卵,并引起子宫内胎儿颅面和生殖道畸形,因此服用TAM期间需采取避孕措施,计划怀孕前2个月应停服TAM。

目前,化疗后有几条途径可以生育:①自然和辅助妊娠:许多女性在治疗后可以自然妊娠,如果化疗没有直接进入绝经期,自然妊娠为最佳选择。如果不能自然妊娠,还可能通过接受不孕症的治疗实现妊娠。②冷冻胚胎、卵子和卵巢组织:对于化疗后没有直接造成不孕或进入绝经期的女性,也可能希望以后妊娠,但由于不知何时会提前闭经,部分女性选择在乳腺癌治疗后冷冻胚胎、卵子和卵巢组织以备以后之需。③卵子和胚胎供体:应用年轻健康女性的卵子增加成功的机会,化疗不孕或提前绝经的女性可以接受供体卵子或供体胚胎而怀孕。供体卵子可与伴侣的精子结合形成胚胎,然后植入不孕女性的子宫。④代孕:将不孕女性的胚胎植入其他女性的子宫。⑤领养:适于不能或不愿意成为具有生物遗传联系母亲的女性。

乳腺癌患者是可以进行哺乳的,资料证明哺乳并不影响乳腺癌患者的预后。保乳术后进行哺乳也是可行的,虽然保乳治疗及随后的乳腺照射会影响大多数患者的乳腺泌乳功能,但对侧乳腺的泌乳功能不受影响,还可能有一定的代偿。但应注意,这类患者的乳汁质量可能较差,缺乏某些营养元素。另外,化疗药物能通过乳汁进入新生儿体内,因此不建议在化疗或内分泌治疗期间进行哺乳。哺乳期间也不宜服用TAM,因为其会抑制乳汁的分泌。

(三)避孕问题

放疗、化疗、内分泌治疗期间应当避孕。不论激素受体状态如何,均不建议采用含激素的避孕药物,建议采用宫内节育器、屏障避孕法(避孕套、子宫帽)、输卵管结扎或输精管结扎。左炔诺孕酮宫内缓释系统(levonorgestrel intrauterine system, LNG-IUS)可在宫腔内局部形成高孕激素水平而全身低浓度。体外实验提示,低浓度孕酮不会刺激乳腺癌生长。在芬兰 17 000 余例 LNG-IUS 使用者中没有增加乳腺癌的风险。研究亚组分析显示,使用 LNG-IUS 者中,患乳腺癌者诊断后继续使用 LNG-IUS 预后差,因此建议患乳腺癌后应及时取出 LNG-IUS。

(四) 小结

有关年轻乳腺癌患者生育问题归纳如下:①虽然在化疗及其后一段时间患者会出现停经现象,但是大多数 35 岁以下患者会在停止化疗后 2 年重新出现月经。②是否重新出现月经与能否生育无必然联系,特别是对仍然进行他莫昔芬治疗的患者。反之亦然,重新出现月经不一定具有生育能力。有关化疗后能否生育资料有限。③一般来说,患者在进行化疗、放疗和内分泌治疗时不应该妊娠。④虽然目前资料有限,但是无论患者的肿瘤是何种激素受体情况,均不推荐含有激素类的避孕药物作为避孕措施。⑤可选择的避孕方式有宫内避孕器或其他阻止卵子精子结合的方法。另外,对于没有生育需求的患者,可以采用输卵管结扎术或性伙伴进行输精管结扎术。⑥目前还没有确切的方法能够完全保证化疗后患者的生育能力。⑦有生育预期的患者在化疗前可咨询生育专家。⑧保乳手术不是哺乳的禁忌证。但是,患侧乳腺的乳汁数量和质量可能不足,或是缺少某些必需的营养成分。化疗和内分泌治疗期间不应该哺乳。

第六节 遗传性乳腺癌和遗传咨询

乳腺癌很大程度上与遗传有关,全基因组关联研究已经确定了超过 90 个乳腺癌易感位点。其中最著名的当属 BRCA1/BRCA2,80% 的遗传性乳腺癌与胚系基因 BRCA1/2 突变有关。遗传性乳腺癌是指与明确的基因突变有关,具有明确遗传因子的乳腺癌,占所有乳腺癌 5%~10%。美国一般人群中 BRCA 基因突变携带率为 1/(400~600),而在某些特定族群如德系犹太人中 BRCA 突变携带率高达 1/(40~50)。BRCA1/2 基因突变导致的疾病属于常染色体显性遗传,单个细胞中一条染色体正常拷贝的基因缺失或功能异常即可能发生癌症。所幸的是,并非所有携带者都会发展成为癌症,只是癌症的易感性高而已,即所谓"可变的外显率"。

在年龄分布上,BRCA 基因突变在年轻乳腺癌中更为多见。研究发现,年龄<35 岁的乳腺癌患者中 5.9%~12.4% 存在 BRCA1 或 BRCA2 基因突变,而总体乳腺癌患者中 BRCA1 或 BRCA2 的基因突变率为 1.2%~6.1%。在特定人群如德系犹太人、冰岛人和法裔加拿大人中,年轻乳腺癌患者 BRCA 基因突变率可达 29.3%~44.4%。亚裔人群中,年轻乳腺癌患者 BRCA 基因突变率约 8%。刘健等报道福建省肿瘤医院乳腺癌患者中 BRCA1/2 基因突变阳性率 15.2%,其中年龄<50 岁的双侧乳腺癌患者 2 例,均为突变阳性。

BRCA 基因突变患者预后较差。BRCA1 突变和 BRCA2 基因突变乳腺癌在临床病理及分子分型特点上存在差异:年龄<50 岁的乳腺癌中约 7% 存在 BRCA1 突变,以三阴性乳腺癌最为多见(9%~28% 的 TNBC 有 BRCA1 突变),同时大部分 BRCA1 基因突变乳腺癌亦为基底样型。BRCA1 基因突变乳腺癌多表达细胞周期蛋白(cyclins A、B1、E 和 SKP2)。BRCA2 基因突变与男性乳腺癌关系更密切,携带 BRCA2 基因突变的男性一生中发生乳腺癌的概率为 7%~8%,携带 BRCA1 基因突变的男性占 1.2%,而 BRCA 基因无突变男性仅占 0.1%。男性乳腺癌中,有 4%~16% 携带 BRCA2 基因突变,而对于有家族史的男性乳腺癌人群,BRCA2 基因突变率可达 40%。BRCA2 基因突变乳腺癌多为 ER、PR 阳性,表达 cyclin D1 和 p27。BRCA1 和 BRCA2 基因突变乳腺癌的 HER-2 表达水平都不高。

BRCA1 和 BRCA2 基因突变具有很高的外显率,BRCA1 基因突变妇女至 70 岁发生乳腺癌的概率为 57%~60%,终身患乳腺癌的概率为 85%,发生卵巢癌的概率为 40%~59%。BRCA2 基因突变携带者终身患乳腺癌的风险与 BRCA1 基因相似,但发病年龄稍迟。BRCA2 基因突变妇女至 70 岁发生乳腺癌的概率为 49%~55%,发生卵巢癌的概率为

16.5%～18%。BRCA1基因突变的乳腺癌患者至70岁发生对侧乳癌的概率为83%，BRCA1基因突变者为62%。以德国为例，年龄<35岁BRCA基因突变携带者患乳腺癌的风险约为12%（8%是BRCA1,4%是BRCA2）。因此，携带BRCA1/2基因突变者发生乳腺癌和卵巢癌的概率明显增高，对这部分人群应加强筛查，强化预防措施。

子女的遗传物质一半来自父亲，一半来自母亲，如果父母任何一方在遗传物质上存在缺陷，都有可能传给子女。BRCA1/2基因突变携带者有50%的概率将突变基因传给后代。对于已携带易感基因的个体，若再次发生体细胞突变则容易转化为肿瘤细胞。大部分遗传性乳腺癌在分布上具有家族聚集性，属于家族性乳腺癌，但有一小部分遗传性乳腺癌在分布上表现为散发性而没有家族史。这可能是因为与乳腺癌相关的突变基因由男性家族成员携带而无法形成乳腺癌表型有关。

CHEK2* 1100delC等位基因异常是另一种年轻乳腺癌中较常见的遗传性改变。CHEK2是一种丝/苏氨酸激酶，经活化后（如电离辐射）可引起DNA双链断裂，导致细胞周期停滞或细胞凋亡。乳腺癌患者中约1.8%存在CHEK2* 1100delC杂合性，这部分患者更年轻，在雌激素受体阳性乳腺癌女性患者中，CHEK2* 1100delC杂合性可增加乳腺癌复发风险，与乳腺癌患者的早期死亡、乳腺癌特异性死亡相关。因此，带有家族遗传性乳腺癌综合征的患者更容易发生年轻乳腺癌。对于这部分高危年轻患者，应加强筛查，以期早期诊断、早期治疗、改善预后。

遗传性乳腺癌综合征及其易感基因：①Li-Fraumeni综合征（LFS），是一种少见的遗传性乳腺癌综合征，仅占遗传性乳腺癌的1%。LFS与TP53基因突变有关，一半以上的LFS家族携带有TP53基因突变。此类患者经常发生软组织肉瘤、骨肉瘤、乳腺癌、脑肿瘤、白血病和肾上腺皮质肿瘤，少数有肺癌、前列腺癌及恶性黑色素瘤。近年来还有研究发现，TP53基因突变的乳腺癌中67%～83%为HER-2过表达型。②Cowden's综合征，也称PTEN错构瘤综合征（PTEN hamartoma tumor syndrome），普通人群中发生率很低，约1/200 000，是一种由PTEN基因胚系突变引起的常染色体显性病变。PTEN突变的外显率较高，可达80%，临床表现为包括与乳腺癌伴发的多发性错构瘤、口腔乳头瘤病、肢端角化症、甲状腺腺瘤和胃肠道息肉。

近来还有研究发现，KILLIN甲基化也可能与Cowden's综合征有关。患有Cowden's综合征的妇女一生中患乳腺癌的概率25%～50%，平均发病年龄38～50岁。③其他与乳腺癌相关的基因突变，如CDH1、STK11、CHEK2、PALB2和ATM突变。CDH1基因胚系突变与遗传性弥漫型胃癌和乳腺浸润性小叶癌相关，携带CDH1基因突变的妇女终生累积乳腺癌发病风险为39%～52%。《NCCN指南》建议，携带CDH1基因突变的妇女应行乳腺MRI扫描，可考虑行预防性乳房切除术。STK11基因突变与Peutz-Jeghers综合征有关，并与乳腺癌风险增高相关。患Peutz-Jeghers综合征的妇女40岁时患乳腺癌的概率为8%，50岁为13%，60岁为31%，70岁为45%。另一个与乳腺癌相关的基因突变为CHEK2，研究发现有乳腺癌或卵巢癌家族史但BRCA1/2没有基因突变的美国妇女中5%存在CHEK2基因突变。有乳腺癌家族史并携带CHEK2基因突变的妇女一生中患乳腺癌的风险为28%～37%。PALB2（partner and localizer of BRCA2）基因突变会明显增加女性患乳腺癌的风险。PALB2基因突变的女性至70岁时患乳腺癌的风险为35%。在有乳腺癌家族史的女性中PALB2基因突变率为3.4%，BRCA2突变阴性的男性乳腺癌中PALB2基因突变率1%～2%。PARP抑制剂可以有效治疗携带PALB2和BRCA2基因突变的癌症患者。共济失调毛细血管扩张症突变基因（ATM）同样也会增加患乳腺癌的风险。一项针对2 570例妇女的研究显示，携带ATM基因突变的妇女至80岁患乳腺癌风险为60%。因此，《NCCN指南》建议携带CDH1、STK11、CHEK2、PALB2和ATM基因突变的妇女定期行乳腺MRI检查。

另外，还有一些基因如BARD1、BRIP1、RAD51C和RAD51D的突变也与乳腺癌风险增高有关，但这些基因外显率较低，《NCCN指南》并不推荐对这些基因进行筛查。

2018年邵志敏教授团队在 Cancer Research 期刊发表大规模全基因组乳腺癌关联研究文章，揭示了两个全新的编码变体，即C21orf58（rs13047478，Pmeta=4.52×10^{-8}）和ZFN526（rs3810151，Pmeta=7.60×10^{-9}），以及一个新的位于7q21.11的非编码变体，它们在控制乳腺癌细胞生长中具有功能性作用。该研究揭示了乳腺癌遗传易感性的新基因和位点，有助于更详细地了解乳腺癌风险的遗传学机制，更好地进行乳腺癌风险评估；同时在临床上扩大了

BRCA基因突变携带者的监测手段包括25岁后临床体检、乳腺钼靶X线、超声和MRI检查。对高危遗传性乳腺癌患者,推荐进行遗传咨询,目的是通过一个患者的患病发现家族其他成员的患病风险,协助患者确定其所患乳腺癌是否为家族性乳腺癌,是否具有遗传性。如果不是突变基因携带家族,该家族的其他女性可以减少精神负担,而如果不幸是突变基因的携带家族,则需要确定在该家族中哪个女性成员是致病基因的携带者并进行相应的处理。对筛选出遗传高风险的家族成员,建立健康随访档案,为其制订个体化预防方案,训练自我检查,通过个体化的体检方案,尽可能早诊、早治,使咨询者受益。引导建立良好的生活、饮食习惯,进行适当药物和心理干预,预防肿瘤的发生。通过完善的乳腺癌三级预防体系,尽可能降低乳腺癌对个人和家庭的不良影响。还可以提供乳腺癌相关的婚姻、生育、哺乳、避孕等合理建议,例如捐卵、产前诊断、胚胎植入前的遗传性诊断(PGD)等。BCY3指南建议,对所有年轻乳腺癌患者都进行遗传咨询。国外遗传咨询需要有专门人员进行,在遗传咨询前还要对患者进行心理状态的评估。

《NCCN指南》指出,对于乳腺癌患者,如果有以下一条以上情况者建议行BRCA1/BRCA2检测:①诊断时年龄≤45岁;②年龄≤50岁,诊断时有2个以上原发灶(如双侧乳腺癌或2个以上肿块),不论同时或异时出现;③诊断时年龄≤50岁,1名以上的近亲患乳腺癌或胰腺癌或前列腺癌(Gleason评分≥7);④年龄≤60岁的三阴性乳腺癌;⑤≥1名近亲年龄≤50岁时诊断乳腺癌;⑥≥2名近亲患有乳腺癌;⑦≥1名近亲患浸润性卵巢癌(包括输卵管癌和原发性腹膜癌);⑧≥2名近亲患胰腺癌和(或)前列腺癌(Gleason评分≥7);⑨1名近亲患男性乳腺癌。另外,对于浸润性上皮性卵巢癌或男性乳腺癌,也建议行BRCA1/BRCA2检测。

BRCA基因突变携带者的预防措施:BRCA基因突变携带者属于乳腺癌高风险妇女,一生中患乳腺癌的概率高达85%。WECARE(The Women's Environm-ental Cancer and Radiation Epidemiology)研究发现,一级亲属为乳腺癌或一级亲属发病年龄<40岁的患者对侧乳腺癌10年累积绝对风险为8.2%(95% CI:6.7%~9.8%)和14.1%(95% CI:9.5%~20.7%)。而携带BRCA1/2基因突变者对侧乳腺癌10年累积绝对风险为18.4%(95% CI:16.0%~21.3%)。一项中位随访14年的回顾性研究发现,双侧预防性乳房切除术(bilateral risk-reducing mast-ectomy,RRM)能够减少BRCA基因突变携带者乳腺癌发生概率90%以上。纳入2 600余例的前瞻性研究Meta分析也支持了这个观点($HR=0.07$,95% CI:0.01~0.44,$P=0.004$)。因此,对于高风险女性(如BRCA1/2、TP53、PTEN、CDH1、STK11基因突变),曾建议行RRM(可加重建),如果影像学怀疑可能已患乳腺癌,可同时行前哨淋巴结活检。但2018年最新的POSH研究发现,携带BRCA1或BRCA2基因突变的年轻乳腺癌患者与散发性乳腺癌患者相比,总生存没有差别,对于携带BRCA1或BRCA2基因突变的三阴性乳腺癌,早期RRM并不能带来生存获益,因此要慎重选择。

BRCA1/2基因突变携带者卵巢癌的发生率也增高,虽然发生率比乳腺癌低,但卵巢癌难以早期诊断而且预后差。因此,推荐对携带BRCA1/2基因突变妇女在完成生育后行预防性双侧输卵管卵巢切除术(bilateral risk-reducing salpingo-oophorectomy,RRSO)。大量数据已证实,RRSO能够降低BRCA1/2基因突变携带者卵巢癌发生率80%。另外,RRSO还能降低BRCA1/2基因突变携带者50%的乳腺癌发生率,在年龄<40岁的BRCA1基因突变妇女中下降更明显($OR=0.36$,95% CI:0.20~0.64),这可能与RROS后激素水平下降有关。对于BRCA基因突变乳腺癌患者,RROS可以减少卵巢癌的发生,并可以延长生存期,因此预后好的BRCA相关乳腺癌推荐RROS。同样,最新的POSH研究提示,由于携带BRCA1或BRCA2基因突变的年轻乳腺癌患者生存与散发性乳腺癌无差异,年轻患者行RRSO之前要充分考虑其不良反应,并慎重选择。

口服TAM可以预防BRCA突变患者对侧乳腺癌的发生。TAM能降低35岁以上人群乳腺癌发生,而BRCA突变携带者使用TAM能否降低乳腺癌发生尚无高级别证据。

第七节 妊娠相关乳腺癌

妊娠相关乳腺癌（即妊娠期或哺乳期乳腺癌），是指在妊娠期或产后 1 年内确诊的乳腺癌。其发病率占所有乳腺癌的 0.2%～3.8%。发达国家生育年龄推迟，妊娠相关乳腺癌的发病率越来越高。回顾性队列研究显示，妊娠相关乳腺癌预后并不差。妊娠相关乳腺癌治疗既要考虑母亲的治疗，又要避免对胎儿的损害。

一、妊娠相关乳腺癌的诊断

妊娠相关乳腺癌的诊断常因增大的乳腺组织增加了检查难度而延误，平均延误 2.5 个月，延误 1 个月增加腋窝淋巴结转移风险 0.9%。70%妊娠相关乳腺癌发生在 30 岁以下患者。妊娠期乳腺癌多为浸润性导管癌，常为大肿块、腋窝淋巴结阳性。组织学上常为低分化，ER/PR 阴性，HER-2 阳性率约 30%。妊娠期或哺乳期妇女Ⅰ期病变很少见，Ⅳ期乳腺癌的风险比一般妇女高 2.5 倍。妊娠相关乳腺癌淋巴结转移为 56%～83%，而非妊娠乳腺癌仅 38%～54%。

任何检查都应注意避免胎儿受到 X 射线影响。常用的方法为彩超及彩超引导下穿刺活检，腹部遮挡下的乳腺钼靶 X 线检查是安全的（约 0.5 Gy，低于每周 2 mGy 的本底剂量），准确率可达 80%以上。由于体位原因，不推荐 MRI 检查，而且造影剂中的钆原子在动物实验中可通过胎盘致畸。活检后乳漏罕见报道。

二、妊娠期乳腺癌的治疗

妊娠期乳腺癌治疗与非妊娠乳腺癌相同，孕早期终止妊娠并不能提高生存率。研究发现，相同的年龄及临床分期条件下，妊娠期或哺乳期乳腺癌患者与非妊娠期患者有相似的无复发生存率及总生存率。

（一）妊娠相关乳腺癌的外科治疗

妊娠早、中、晚期均可以手术，允许保乳，但放疗应在分娩后进行。前哨淋巴结活检不能用于妊娠 30 周前，锝$^{-99}$的使用仅见于少数个案报道。不推荐采用异硫蓝和亚甲蓝示踪，因其可能有过敏和致畸作用。

（二）妊娠相关乳腺癌的放疗

放疗必须推迟到妊娠结束，因为射线致畸、降低智力、精神发育迟滞（阈值＜0.12 Gy）和致胎儿癌症。

（三）妊娠相关乳腺癌的化疗

妊娠期乳腺癌全身化疗的原则和非妊娠期乳腺癌一样，但应注意不能在孕 12 周前进行，否则会导致严重的胎儿毒性。孕 12 周后化疗是安全的，胎儿致畸率为 1.3%左右，与不化疗的胎儿畸形率相似。妊娠期间的化疗也应该在孕 35 周后或预产期前 3 周停止，避免化疗所致血小板偏低、出血等影响分娩。

妊娠相关乳腺癌患者在妊娠期可能需要化疗，但应避免使用烷化剂，因其有严重的致畸作用和较高的致流产率。可使用对胎儿危害较小的蒽环类药物为基础的联合化疗方案，如 FAC（氟尿嘧啶 500 mg/m² 静脉滴注，第 1、4 天，多柔比星 50 mg/m² 静脉滴注 72 h，CTX 500 mg/m² 静脉滴注，第 1 天）。含蒽环类如 FAC、AC 和 EC 方案是安全的，止吐药物如恩丹西酮、劳拉西泮、地塞米松也是安全的。通过对 50 余名母亲妊娠期间接受过 FAC 治疗的孩子进行随访发现，化疗并发症的发生率较低，孩子均很健康。然而，即便如此，对于是否需继续妊娠、是否需要化疗，以及何时化疗均应与患者进行充分沟通、权衡利弊后再作决定。只有少量报道使用紫杉类药物，如果病情需要，建议使用单周方案。不推荐使用曲妥珠单抗，妊娠期应用曲妥珠单抗可导致羊水过少，使胎儿肺发育不全及关节挛缩。

（四）妊娠相关乳腺癌的内分泌治疗

妊娠期禁止使用内分泌治疗和放疗，可以在产后使用。动物实验及临床病例报告 TAM 对宫内胎儿有致畸作用，尤其是生殖道畸形。

（吴 凡 刘 健）

参考文献

［1］ Ademuyiwa FO, Gao F, Hao L, et al. US breast cancer mortality trends in young women according to race. Cancer, 2015,121(9):1469-1476.

［2］ Badawy A, Elnashar A, El-Ashry M, et al. Gonadotropin-releasing hormone agonists for prevention of chemotherapy-induced ovarian damage: prospective randomized study. Fertil Steril, 2009, 91(3): 694-697.

［3］ Bakkach J, Mansouri M, Derkaoui T, et al. Clinicopathologic and prognostic features of breast cancer in young women: a series from North of Morocco. BMC Women's Health, 2017,17(1):106.

［4］ Bantema-Joppe EJ, van den Heuvel ER, de Munck L, et al. Impact of primary local treatment on the development of distant metastases or death through locoregional recurrence in young breast cancer patients. Breast Cancer Res Treat, 2013,140(3):577-585.

［5］ Bedrosian IHC, Chang GJ. Population-based study of contralateral prophylactic mastectomy and survival outcomes of breast cancer patients. J Natl Cancer Inst, 2010,102:401-409.

［6］ Ben Charif A, Bouhnik AD, Rey D, et al. Satisfaction with fertility- and sexuality-related information in young women with breast cancer — ELIPPSE40 cohort. BMC Cancer, 2015,15:572.

［7］ Cancello G, Maisonneuve P, Mazza M, et al. Pathological features and survival outcomes of very young patients with early breast cancer: how much is "very young"? Breast, 2013,22(6):1046-1051.

［8］ Casadei S, Norquist BM, Walsh T, et al. Contribution of inherited mutations in the BRCA2-interacting protein PALB2 to familial breast cancer. Cancer Res, 2011,71(6):2222-2229.

［9］ Chang CH, Chen SJ, Liu CY. Fracture risk and adjuvant therapies in young breast cancer patients: a population-based study. PLoS One, 2015, 10(6): e0130725.

［10］ Chen L, Yang L, Yao L, et al. Characterization of PIK3CA and PIK3R1 somatic mutations in Chinese breast cancer patients. Nat Commun, 2018, 9(1):1357.

［11］ Copson E, Eccles B, Maishman T, et al. Prospective observational study of breast cancer treatment outcomes for UK women aged 18-40 years at diagnosis: the POSH study. J Natl Cancer Inst, 2013,105(13):978-988.

［12］ Copson E, Maishman T, Gerty S, et al. Ethnicity and outcome of young breast cancer patients in the United Kingdom: the POSH study. Br J Cancer, 2013,110(1):230-241.

［13］ Copson ER, Maishman TC, Tapper WJ, et al. Germline BRCA mutation and outcome in young-onset breast cancer (POSH): a prospective cohort study. Lancet Oncol, 2018,19(2):169-180.

［14］ Cybulski C, Kluźniak W, Huzarski T, et al. Clinical outcomes in women with breast cancer and a PALB2 mutation: a prospective cohort analysis. Lancet Oncol, 2015,16(6):638-644.

［15］ De Felice F, Marchetti C, Musella A, et al. Bilateral risk-reduction mastectomy in BRCA1 and BRCA2 mutation carriers: a meta-analysis. Ann Surg Oncol, 2015,22(9):2876-2880.

［16］ Fostira F, Tsitlaidou M, Papadimitriou C, et al. Prevalence of BRCA1 mutations among 403 women with triple-negative breast cancer: implications for genetic screening selection criteria: a Hellenic Cooperative Oncology Group Study. Breast Cancer Res Treat, 2012,134(1):353-362.

［17］ Fredholm H, Magnusson K, Lindstrom LS, et al. Breast cancer in young women and prognosis: How important are proliferation markers? Eur J Cancer, 2017,84:278-289.

［18］ Gnerlich JL, Deshpande AD, Jeffe DB, et al. Elevated breast cancer mortality in women younger than age 40 years compared with older women is attributed to poorer survival in early-stage disease. J Am Coll Surg, 2009,208(3):341-347.

［19］ Gonzalez KD, Noltner KA, Buzin CH, et al. Beyond Li Fraumeni syndrome: Clinical characteristics of families with p53 germline mutations. J Clin Oncol, 2009,27(8):1250-1256.

［20］ Gonzalez-Suarez E, Jacob AP, Jones J, et al. RANK ligand mediates progestin-induced mammary epithelial proliferation and carcinogenesis. Nature, 2010, 468 (7320):103-107.

［21］ Guth U, Huang DJ, Bitzer J, et al. Contraception counseling for young breast cancer patients: a practical needs assessment and a survey among medical oncologists. Breast, 2016,30:217-221.

［22］ Han W, Kang SY. Relationship between age at diagnosis and outcome of premenopausal breast cancer: age less than 35 years is a reasonable cut-off for defining young age-onset breast cancer. Breast Cancer Res Treat, 2010,119(1):193-200.

[23] Hartmann S, Reimer T, Gerber B. Management of early invasive breast cancer in very young women (<35 years). Clin Breast Cancer 2011,11(4):196-203.

[24] Hearne BJ, Teare MD, Butt M, et al. Comparison of Nottingham Prognostic Index and Adjuvant Online prognostic tools in young women with breast cancer: review of a single-institution experience. BMJ Open, 2015,5(1):e005576.

[25] Katalinic A, Pritzkuleit R, Waldmann A. Recent trends in breast cancer incidence and mortality in Germany. Breast Care, 2009,4(2):75-80.

[26] Kranick JA, Schaefer C, Rowell S, et al. Is pregnancy after breast cancer safe? Breast J, 2010, 16 (4):404-411.

[27] Largillier R, Savignoni A, Gligorov J, et al. Prognostic role of pregnancy occurring before or after treatment of early breast cancer patients aged <35 years: a GET(N)A Working Group analysis. Cancer, 2009,115(22):5155-5165.

[28] Lee CH, Dershaw DD, Kopans D, et al. Breast cancer screening with imaging: recommendations from the Society of Breast Imaging and the ACR on the use of mammography, breast MRI, breast ultrasound, and other technologies for the detection of clinically occult breast cancer. J Am Coll Radiol, 2010,7(1):18-27.

[29] Li C, Bai J, Hao X, et al. Multi-gene fluorescence in situ hybridization to detect cell cycle gene copy number aberrations in young breast cancer patients. Cell Cycle, 2014,13(8):1299-1305.

[30] Liem GS, Mo FK, Pang E, et al. Chemotherapy-related amenorrhea and menopause in young Chinese breast cancer patients: Analysis on incide-nce, risk factors and serum hormone profiles. PLoS One, 2015,10(10):e0140842.

[31] Lyons TR, O'Brien J, Borges VF, et al. Postpartum mammary gland involution drives progression of ductal carcinoma in situ through collagen and COX-2. Nat Med, 2011,17(9):1109-1115.

[32] Maishman T, Cutress RI, Hernandez A, et al. Local recurrence and breast oncological surgery in young women with breast cancer: The POSH Observational Cohort Study. Ann Surg, 2017, 266 (1): 165-172.

[33] Masuda N, Sagara Y, Kinoshita, et al. Neoadjuvant anastrozole versus tamoxifen in patients receiving goserelin for premenopausal breast cancer (STAGE): a double-blind, randomised phase 3 trial. Lancet Oncol, 2012,13(4):345-352.

[34] Meier-Abt FME. Parity induces differentiation and reduces Wnt/Notch signaling ratio and proliferation potential of basal stem/progenitor cells isolated from mouse mammary epithelium. Breast Cancer Res Treat, 2013,15:R36.

[35] Nancy L. Keating LEP. New guidelines for breast cancer screening in US women. JAMA, 2015,314:1569-1571.

[36] Nik-Zainal S, Alexandrov LB, Wedge DC, et al. Mutational processes molding the genomes of 21 breast cancers. Cell, 2012,149(5):979-993.

[37] Pesce C, Liederbach E, Wang C, et al. Contralateral prophylactic mastectomy provides no survival benefit in young women with estrogen receptor-negative breast cancer. Ann Surg Oncol, 2014,21(10):3231-3239.

[38] Pilarski R, Burt R, Kohlman W, et al. Cowden syndrome and the PTEN hamartoma tumor syndrome: systematic review and revised diagnostic criteria. J Nat Cancer Inst, 2013,105(21):1607-1616.

[39] Quan ML, Paszat LF, Fernandes KA, et al. The effect of surgery type on survival and recurrence in very young women with breast cancer. J Surg Oncol, 2017,115(2):122-130.

[40] Rebbeck TR, Kauff ND, Domchek SM. Meta-analysis of risk reduction estimates associated with risk-reducing salpingo-oophorectomy in BRCA1 or BRCA2 mutation carriers. J Nat Cancer Inst, 2009, 101(2):80-87.

[41] Recio-Saucedo A, Gerty S, Foster C, et al. Information requirements of young women with breast cancer treated with mastectomy or breast conserving surgery: A systematic review. Breast, 2016,25:1-13.

[42] Redondo CM, Gago-Dominguez M, Ponte SM, et al. Breast feeding, parity and breast cancer subtypes in a Spanish cohort. PLoS One, 2012,7(7):e40543.

[43] Rosenberg SM, Ruddy KJ, Tamimi RM, et al. BRCA1 and BRCA2 mutation testing in young women with breast cancer. JAMA Oncol, 2016, 2 (6):730-736.

[44] Rummel S, Varner E, Shriver CD, et al. Evaluation of BRCA1 mutations in an unselected patient population with triple-negative breast cancer. Breast Cancer Res Treat, 2013,137(1):119-125.

[45] Semiglazov VF, Semiglazov VV, Dashyan GA, et al. Phase 2 randomized trial of primary endocrine therapy versus chemotherapy in postmenopausal patients with estrogen receptor-positive breast cancer. Cancer, 2007,110(2):244-254.

[46] Shak S, Baehner F, Stein M, et al. Quantitative gene expression analysis in a large cohort of estrogen-receptor positive breast cancers: characterization of the tumor profiles in younger patients (≤40 yrs) and in older patients (≥70 yrs). Cancer Res, 2010,

70:24s.
[47] Sheridan W, Scott T, Caroline S. Breast cancer in young women: have the prognostic implications of breast cancer subtypes changed over time? Breast Cancer Res Treat, 2014,147(3):617-629.
[48] Srikanthan A, Amir E, Warner E. Does a dedicated program for young breast cancer patients affect the likelihood of fertility preservation discussion and referral? Breast, 2016,27:22-26.
[49] Stephens PJ, Tarpey PS, Davies H, et al. The landscape of cancer genes and mutational processes in breast cancer. Nature, 2012,486(7403):400-404.
[50] Su HC, Haunschild C, Chung K, et al. Prechemotherapy antimullerian hormone, age, and body size predict timing of return of ovarian function in young breast cancer patients. Cancer, 2014,120(23):3691-3698.
[51] Tun NM, Villani G, Ong K, et al. Risk of having BRCA1 mutation in high-risk women with triple-negative breast cancer: a meta-analysis. Clin Gen, 2014,85(1):43-48.
[52] Wang YA, Jian JW, Hung CF, et al. Germline breast cancer susceptibility gene mutations and breast cancer outcomes. BMC Cancer, 2018,18(1):315.
[53] Wenners A, Grambach J, Koss J, et al. Reduced ovarian reserve in young early breast cancer patients: preliminary data from a prospective cohort trial. BMC Cancer, 2017,17(1):632.
[54] Xie Z, Wang X, Lin H, et al. Breast-conserving therapy: a viable option for young women with early breast cancer—evidence from a prospective study. Ann Surg Oncol, 2014,21(7):2188-2196.

第五十五章

老年乳腺癌

根据中国内地2010年第六次人口普查资料,年龄≥60岁人口1.78亿,占总人口13.26%,其中年龄≥65岁者1.19亿,占总人口8.87%。与2000年相比,年龄≥60岁和≥65岁人口分别增加2.93%和1.91%。显然,中国已经完全属于人口老龄化国家,且是全球老龄人口最多的大国。由于老年人群越来越大,老年乳腺癌患者也势必越来越多。然而,目前对老年乳腺癌大型的、多中心的临床研究甚少,尚没有相关的临床指南或共识。因此,如何进一步研究老年乳腺癌的诊断与治疗等问题尤为重要。

第一节 老年人的年龄定义

老年人的年龄定义尚无统一界定。早于1889年,德国Bismarck将70岁定为老年人并享受养老金,后于1916年将年龄降为65岁。目前,美国和欧洲发达国家也将65岁定为老年人并享受退休养老金。1982年7月,联合国在奥地利维也纳召开了关于老龄问题首次世界大会,提出60岁定义为老年人并且通过了《老龄问题维也纳行动计划》。世界卫生组织于2001年将60~74岁的人群称为初老年人,75岁以上才称老年人,又将90岁以上者称长寿老人。中国于1996年8月颁布了《中华人民共和国老年人权益保障法》,本法所称老年人是指60周岁以上的公民。显然,世界上对老年人的年龄标准不尽相同。但从广义上来说,年龄60岁就可称为进入老年期。

在临床实践和研究中,将年龄≥60岁的乳腺癌统称老年乳腺癌过于笼统,常需将年龄段再分为多个亚组,如年龄60~64、65~69、70~74、75~79和≥80岁等组,这样才能适合临床上制定个体化治疗策略和有利于学术上的总结、研究和交流。

第二节 老年乳腺癌的流行病学

老年乳腺癌绝大多数为女性,男性仅占1%左右。老年乳腺癌的发病率因地区和国家的发达程度而异。总的说来,欧美等发达国家的发病率最高,第三世界国家和欠发达地区的发病率较低。老年乳腺癌发病率的很大特点是发病率明显高于整体女性人群的发病率,并随年龄的增加而升高。在北美洲,年龄≥65岁的老年乳腺癌粗发病率(432.7/10万)明显高于女性人群乳腺癌的粗发病率(141.9.7/10万)。在北欧和西欧,年龄≥65岁的老年乳腺癌粗发病率(295.0/10万)也明显高于女性人群乳腺癌的粗发病率(130.0/10万)。美国国立癌症研究所监测、流行病学和最终结果(Surveillance, Epidemiology, and End Results, SEER)癌症登记库2010年的数据显示,年龄≥65岁的老年乳腺癌发病率为403.8/10万,在诊断时发病平均年龄为61岁。也就是说,在新发病例中超过一半患者的年龄>60岁。资料还显示,2012~2014年美国年龄为50~59岁的女性浸润性乳腺癌发病概率为2.3%（每43人中1例），60～69岁组上升为3.4%（每29人中1例），≥70岁者高达6.8%（每15人中1例）。预计65岁以上的新发病例占所有新发病例的37%以上。

中国属乳腺癌低发地区。依据中国2005年卫生统计资料，乳腺癌发病率为24.8/10万，城市高于农村。然而，老年女性乳腺癌发病率同样是明显高于年龄＜60岁者。例如，中国上海市区1997～1999年年龄≥60女性的乳腺癌标化发病率（89.5/10万）明显高于1996～1999年所有年龄段女性乳腺癌的标化发病率（31.0/10万）。

全球而言，在每年大约115万乳腺癌新病例中，年龄≥65岁者约占1/3。而在欧美等发达国家，年龄≥65岁的老年乳腺癌约占其全部乳腺癌的50%，年龄≥70岁者约占30%。

在我国接受了手术治疗的乳腺癌病例中，中山大学肿瘤医院报道患者年龄≥60岁者占13.0%，中国科学院肿瘤医院报道患者年龄≥65岁者占16.4%。值得注意的是，鉴于我国有些老年患者拒绝手术或因身体状况等原因而未实施手术，如果将这些未手术病例加入统计，毫无疑问，老年乳腺癌患者的比例定会增加。

老年乳腺癌发病率的另一特点是一直居高不下，而且不少国家或地区有逐年上升的趋势。美国SEER（2010年）数据显示，在20世纪80年代早期，年龄≥50岁人群的乳腺癌发病率以5.4%的高速率每年递增，1987～1993年相对稳定，1993～1999年以1.9%的低速率递增，1999～2005年递增率为2.6%，比前又有小幅上升，其后处于较稳定状态。资料中值得一提和感兴趣的是，年龄＜50岁人群的乳腺癌发病率仅在20世纪80年代早期以3.2%的速率递增，自1985年以来一直处于稳定状态。在欧洲，年龄≥70岁的老年乳腺癌发病率在2000年为100/10万，而2004年上升至350/10万。中国上海市区1973～1975年年龄≥60岁的女性乳腺癌标化发病率才61.60/10万，而1997～1999年则上升至89.5/10万。可以预言，在乳腺癌真正病因未明的情况下，随着世界人口老龄化的加速，老年乳腺癌的发病率（尤其是发展中国家）还会逐年递升，老年乳腺癌患者将会越来越多。

然而，尽管老年乳腺癌发病率呈逐年上升，但有些国家和地区的老年乳腺癌死亡率却在近年来有下降趋势。美国SEER（1975～2007年）资料显示，1975～1990年美国乳腺癌死亡率曾以0.4%低速上升，而1990～2007年死亡率每年下降2.2%，其中年龄＜50岁下降3.2%，年龄≥50岁者仅下降2.0%。

根据中国死因回顾调查资料，20世纪90年代乳腺癌人口调整死亡率（3.8/10万）比70年代（4.9/10万）有所下降。其下降趋势均出现在老年组。下降原因可能主要归功于早期诊断和合理治疗。不过，有些地区的死亡率下降甚微，有些地区尚无改变。

第三节　老年乳腺癌的临床和病理学特点

一、临床特点

老年乳腺癌在临床上90%以上表现为乳腺肿块。肿块早期因无疼痛等不适、增长速度较慢而常被忽视，或因经济、社会等因素而至就诊时常较为晚期。Ali等报道的14 048例资料显示，在年龄≥75岁患者中，11%的肿瘤在诊断时肿瘤直径＞5 cm。Bastiaannet等报道的127 805例乳腺癌资料中，肿瘤属Ⅳ期者在年龄80～84岁组中占8.5%，高于15～64岁组的3.7%。中山大学肿瘤医院的资料显示，60～69岁组中T4患者占5.6%，高于≤35岁组的1.9%。

少数病例在临床上以乳头糜烂就诊。另外，临床上也偶见因呼吸困难（胸膜或肺转移并胸腔积液）或骨疼痛（骨转移）就诊而最后确诊为乳腺癌者。值得注意的是，在乳腺癌远处转移的病例中，老年乳腺癌患者骨转移更为常见，并且年龄越大骨转移的比率越高。有资料显示，在75岁以上有远处转移的患者中，有骨转移者占65%，而75岁以下者为57%。

老年乳腺癌的进展多数较慢，病程较长。就可手术老年乳腺癌而言，首次就诊时约70%的患者病程超过6个月，临床发现腋窝淋巴结肿大者约30%。然而，年龄＜60岁的乳腺癌在首次就诊时病程超过6个月者仅约40%，发现腋窝淋巴结肿大者也约40%。经病理证实，尽管老年乳腺癌在接受治疗时原发病灶较大的比例较高,但其腋窝淋巴结转移率与非老年组相仿。

二、病理特点

(一) 病理类型与肿瘤级别

1. 病理类型　老年乳腺癌约90%为浸润性癌。其中70%以上为浸润性导管癌。在浸润性癌中,小叶浸润癌尤其是黏液癌的比例随着年龄增加而有所升高。Diab等从San Antonio和美国SEER数据库分析了55岁以上35 154例患者,在年龄55~64组、65~74组、75~84组和≥85岁组中,小叶浸润癌的比例分别为8%、9%、9%和10%,黏液癌的比例分别为1%、2%、4%和6%。我国复旦大学附属肿瘤医院报道,≥75岁组中小叶浸润癌和黏液癌的比例也高于60~74岁组(3.7%对比3.4%;9.9%对比3.8%),且差异有统计学意义($P<0.001$)。

2. 肿瘤级别　老年乳腺癌的组织学特点与年轻乳腺癌相比,常以低增殖、高分化居多。中山大学肿瘤医院的资料显示,老年(≥60岁且<70岁)浸润性乳腺癌组织学分级属Ⅰ级者的比例(23.3%)高于年龄<35岁者(17.7%),Ⅲ级者则低于年龄<35岁者(23.9%对比28.7%)。Waker等报道50~67岁浸润性乳腺癌组织学分级属Ⅰ级者(15%)明显高于年龄25~34岁者(0),Ⅲ级者的比例(37%)则明显低于年龄25~29岁(76%)和30~34岁者(70%)。Gennari等的资料中,老年与中年乳腺癌的肿瘤级别比例虽然无大的差别,但肿瘤周围脉管浸润随年龄增加而减少,65~74岁组有周围脉管浸润的比例(15.5%)明显低于50~64岁组(30.6%),且差异有统计学意义($P<0.02$)。

三、生物学特点

(一) 激素受体(ER/PR)表达

老年乳腺癌激素受体阳性率较高,且有随年龄增长而升高的趋势。Colleoni等报道,在非常年轻组(年龄<35岁)ER和PR阳性率[ER和(或)PR≥10%为阳性]较低(分别为61%和51%),而青壮年组(35~50岁)则明显升高(分别为78%和65%)。Gennari等报道,50~64岁组ER阳性率(ER≥10%)的比例为78.6%,而>75岁组的比例高达81%。Sami等报道的35 000多例资料显示,55~64岁组ER阳性率83%,≥85岁组竟高达91%。中山大学肿瘤医院的资料显示,老年(≥60岁且<70岁)浸润性乳腺癌激素受体阳性率(62%)也明显高于年龄<35岁者(56%)。

(二) HER-2表达

总的说来,老年乳腺癌的HER-2阳性率相对较低,并随年龄增大而降低。Munck等分析14 934例非转移性乳腺癌,年龄<40岁组HER-2阳性率22%,而≥70岁组的阳性率低至10%。复旦大学附属肿瘤医院的资料显示,年龄60~69岁组HER-2(3+)者为13.0%~13.6%,而≥70岁组为5.6%~4.3%。Sami等分析了超过3万例的资料,在55~64、65~74、75~84和≥85岁组中,HER-2阳性率分别为21%、15%、14%和10%。

(三) Ki-67

老年乳腺癌Ki-67抗原表达指数相对较低,并随年龄增加而下降。Colleoni等报道,年龄<35岁组Ki-67≥20%的比例为28%,而35~60岁组的比例下降为22%,差异有统计学意义($P<0.001$)。复旦大学附属肿瘤医院资料显示,60~64岁组Ki-67高增殖指数(31~100)的比例为20.5%,65~69岁组为12.8%,70~74岁组为8.7%,而≥75岁组低至4.9%,各组间均差异有统计学意义($P<0.05$)。不过,Gennari等报道,在绝经后各年龄段(50~64、65~75及>75岁)患者中,Ki-67≥20%的比例虽然呈减少趋势,但差异无统计学意义。

第四节　老年乳腺癌的治疗

老年乳腺癌的治疗较为复杂,Ⅰ类证据非常有限,大多数为回顾性资料。临床医生在评价治疗的受益时,有时相当困难。Satariano等报道900多例乳腺癌,在7种基础疾病(心肌梗死、其他类型心脏病、糖尿病、其他肿瘤、呼吸系统疾病、胆结石、肝脏疾病)中合并有≥3种者,真正死于乳腺癌的比例仅为其他死因的1/20。显然,对老年乳腺癌治疗前的评估并非易事。国际老年肿瘤学协会(SIOG)和欧洲乳腺癌专家协会(EUSOMA)于2012年再次修改了治疗前的评估推荐,总体要求考虑每个患者的生理年龄、预测寿命期、风险与绝对得益、治疗的耐受性、患者的意愿以及可能会影响治疗的各种因素,诸如实际年龄≥75岁、文化程度和社会经济状况、精神状况等。在临床实践中,上述推荐只能参考,难以量化。因为"老年人"的年龄段太长,每个5岁年龄段都会有所不同。例如,65～69岁与70～74岁或75～79岁年龄段的比较会有许多差异,若与85～89岁相比,那就更难以比较了。另外,每个患者的病期不同,处理方法的选择会有所不同。因此,临床工作中对老年乳腺癌都推荐进行个体化治疗。顾名思义,所谓个体化治疗并不是针对患者群体的治疗,而是依据每个患者的生理年龄、一般状况、肿瘤分期、肿瘤生物学特点及患者意愿等多方面综合评估后进行的"量体裁衣"式的治疗。显然,个体化并非随意化,更需要熟悉和掌握更多的知识和丰富的临床经验,才能制定出较为合理的个体化治疗方案。

一、外科治疗

目前,外科治疗仍然是老年乳腺癌治疗最为重要的手段。鉴于麻醉药物、麻醉技术的不断发展和进步,以及外科术式的改进,老年乳腺癌手术死亡率为0～0.3%。因此,在临床实践中,只要患者条件许可,可手术老年乳腺癌就要优先考虑手术治疗。SIOG/EUSOMA(2012年)也明确推荐年龄≥70岁者应该接受和年轻乳腺癌一样的标准外科治疗。

诚然,老年乳腺癌在手术前要特别慎重。因为老年人经常合并有心血管系统疾病、糖尿病、慢性支气管炎、肺功能不全等疾病。中国科学院肿瘤医院报道老年乳腺癌年龄≥70岁的患者中,58.9%合并有冠心病、高血压病、脑血栓和糖尿病等疾病,6.4%曾患过其他恶性肿瘤。因此,在手术前必须认真检查和做相应治疗,必要时应请相关专科会诊。值得一提的是,对极需手术而身体状况欠佳者,还应提前邀请麻醉科会诊,因为个别病例可考虑在局部麻醉下(必要时加静脉麻醉)进行手术。

老年乳腺癌的手术效果毋庸置疑。Fennessy等报道455例年龄≥70岁的可手术乳腺癌,将其随机分为手术+他莫昔芬组和单纯他莫昔芬组。中位随诊12.7年,结果显示前者的总生存率(37.7%)优于后者(28.8%),局部复发率更是优于后者(16.0%对比50.0%)。Ali等分析了14 048例乳腺癌(1999～2007年),其中年龄70～74、75～79和≥80岁的病例分别为1 561例、1 487例和2 486例。各年龄组手术与不手术的例数比分别为1 328对比233、1 093对比394和1 051对比1 435(例)。中位随诊4.7年,以上各年龄组相对5年生存率分别为81%、76%和70%。用多因素Cox回归模型分析,手术是老年乳腺癌降低死亡率的主要因素($REM=0.36$,95% CI:0.30～0.44)。目前,临床上最常采用的手术方式如下。

(一) 全乳腺切除+外科腋窝淋巴结分期

理论研究和临床实践发现,全乳腺切除比保乳手术的局部复发率要低一些。另外,保乳术后尚需做放疗,治疗时间较长,且要接触较多射线而可能发生相关的放疗并发症。对可手术老年乳腺癌,只要患者身体状况可以耐受并且完全知情同意,就可考虑做全乳腺切除+外科腋窝淋巴结分期。临床上主要选择:瘤体较大,区段切除难以达到切缘阴性或切除后美容效果很差者;肿瘤多中心起源且不能用一个切口切除者;手术后不愿意或不适宜放疗者;保乳术后局部复发者;预期寿命可能较长者。

所谓外科腋窝淋巴结分期,包括对前哨淋巴结活检和腋窝淋巴结清扫的病理结果进行分期。如果临床上考虑腋窝淋巴结阳性,可直接按常规行全乳腺切除及腋窝清扫,即改良根治术。如果临床考虑腋窝淋巴结阴性,有条件的单位可首选做前哨淋巴结活检。如果前哨淋巴结阴性,可免做腋窝清扫。如果阳性,则按常规清扫腋窝。有些医院对临床上考虑腋窝淋巴结阳性者,常在B超下对可疑转移的淋巴结做穿刺活检,活检报告如果阳性则做腋窝清扫,如果阴性则行前哨淋巴结活检。对于临床未触及腋窝淋巴结肿大的老年乳腺癌患者,《NCCN老年肿瘤指南》认为,如患者肿瘤类型预后好,不影响术后辅助治疗方案的选择,或者有严重并存疾病者,可免除腋窝分期。

(二) 保乳手术

保乳手术又称乳腺区段切除+外科腋窝淋巴结分期。保乳手术最大的优点是手术创伤小、恢复快和保留乳房。患者手术后生活质量好,满足了女性对美的特有追求。尽管其手术后复发概率会比全乳切除者稍高一些,但只要严格按规程操作,复发概率可以降低。况且,发现复发后如果能尽快做全乳切除,其总生存率与全乳切除相比无大的差异。近年来,接受保乳治疗的老年乳腺癌患者比例也有所上升。有资料报道,2003 年以后美国 68 岁以上乳腺癌患者接受保乳治疗的比例高达 81.8%

目前,老年乳腺癌保乳手术指征无明确规定。一般要求:可手术乳腺癌;能一个切口将肿瘤切除干净(无癌残留);手术后美容效果满意;患者知情且有保乳意愿。

保乳手术应争取尽量做到切缘阴性。对切缘有癌浸润者应做切缘扩大切除(必要时全乳腺切除)。如果切缘局灶阳性或见少量原位癌,原则上做再次切缘扩大切除。当然,对年纪太大、身体状况差、预期生存时间较短者,应该进行多学科讨论,决定是否实行切缘扩大切除或做其他方法的综合治疗。

保乳手术时腋窝淋巴结的处理一般与全乳腺切除+外科腋窝淋巴结分期基本相同。不过,NCCN 推荐对于未行新辅助治疗的 T1-2 期肿瘤,前哨淋巴结仅 1~2 个阳性且决定术后行全乳腺放疗者,可考虑不做腋窝清扫。但对于此种治疗方式必须相当慎重,其效果尚需更多和更长时间的随访资料来证实。

(三) 姑息性手术

姑息性手术的主要对象是:年龄太大、肿瘤可能溃破且不能耐受根治手术者;肿瘤已经溃破但不能达到根治切除目的者;有远处转移,经多学科会诊需做姑息切除者。

姑息切除常用方式为乳腺区段切除和全乳腺切除。区段切除常用于年龄较大、体质较差、肿瘤较小和预测生命期较短的患者。全乳腺切除常用于肿瘤较大或合并溃破出血的急诊患者。对有远处转移需配合全身治疗而要求手术者,也常需做全乳腺切除。

二、化疗

(一) 辅助化疗

1. 辅助化疗指征 老年乳腺癌是否应给予术后辅助化疗尚没有高级别的循证医学证据和共识。目前较多资料表明,老年乳腺癌激素受体阳性者术后辅助化疗获益不大;激素受体阴性、淋巴结阳性者术后辅助化疗能够获益;激素受体阴性、淋巴结也阴性但有多种高危因素者也能从辅助化疗中受益。

Elkin 等分析了 SEER 中年龄≥65 岁、激素受体阴性的老年乳腺癌 5 081 例,其中 1 711 例接受辅助化疗。不管用那种分析方法计算,结果是化疗对高危患者(调整后)的死亡风险约降低 15%($P<0.001$)。但亚组分析仅显示淋巴结阳性组接受化疗可明显降低死亡风险($HR=0.68$,$P<0.0001$),而淋巴结阴性组的死亡风险无明显下降($HR=0.94$)。不过,淋巴结阴性且有多种高危因素(例如肿瘤较大;侵犯皮肤、胸肌、胸壁;肿瘤分化较差等)的亚组接受化疗也能降低死亡风险($HR=0.71$,$P<0.05$)。资料还显示,年龄≥70 岁、淋巴结阳性者接受化疗的受益与年龄无关。Giordano 等分析 41 390 例老年乳腺癌(年龄≥65 岁)接受化疗的研究,结果显示,激素受体阳性者不管其淋巴结阳性还是阴性,接受化疗都不能改善生存期($HR=1.05$,95% CI:0.85~1.31);激素受体阴性、淋巴结阳性者接受化疗可明显减低乳腺癌死亡率($HR=0.72$,95%CI:0.54~0.96),其中年龄≥70岁者接受化疗同样明显受益($HR=0.74$,95% CI:0.56~0.97)。

在临床实践中,是否给予辅助化疗应结合患者的年龄、身体状况、预期寿命、肿瘤分期、激素受体状况和肿瘤的生物学特征等因素综合考虑。一般而言,年龄>80 岁者不考虑化疗;体质差、预期寿命短者不化疗;年龄≥65 岁、激素受体阳性者一般不考虑化疗(≥N2 且身体状况好者可考虑化疗);激素受体阴性、淋巴结阳性者应考虑化疗;激素受体阴性、淋巴结阴性不考虑化疗(有多种高危因素者可考虑化疗)。国外,对激素受体阳性、淋巴结阴性者,有根据 ONCOTYPE Dx 的 21-基因测试或 MammaPrint 的 70-基因测试结果决定是否化疗。但基因测试决定是否化疗的主要研究对象并非老年乳腺癌,尚无与老年乳腺癌相关的资料。

2. 辅助化疗方案的选择 老年人一般存在心贮备功能降低、骨髓贮备功能降低、肾功能下降和神经功能衰弱等特点,还常伴有较多基础疾病。因此,对老年乳腺癌辅助化疗要特别慎重。

6 个疗程 CMF(环磷酰胺+甲氨蝶呤+氟尿嘧啶)是最早用于早期乳腺癌辅助治疗的经典方案。其后,随着蒽环类药物的问世,多项研究结果显示,4 个疗程 AC(多柔比星+环磷酰胺)/EC(表柔比星+环磷酰胺）的效果与 6 个疗程 CMF 的效果相似。2005 年，早期乳腺癌试验者协作组（Early Breast Cancer Trialists' Collaborative Group，EBCTCG)对含 6 个疗程蒽环类药物的 FAC/FEC 方案 194 项辅助化疗随机试验资料（1985～2000 年）的 10 年和 15 年结果进行分析，发现 6 个疗程 FAC/FEC 对年龄<50 岁者能降低年死亡风险 38%，年龄 50～59 岁者降低年死亡风险 20%（研究组中极少数患者年龄≥70 岁者）。结果还显示，6 个疗程 FAC/FEC 不论是对降低复发率还是减少乳腺癌死亡率均优于 6 个疗程 CMF。而 NSABP B36 试验 8 年随访结果则表明，4 个疗程 AC 方案治疗效果与 6 个疗程 FEC/FAC 相当，但后者不良反应较大，因此目前不推荐 6 个疗程 FEC/FAC 方案作为辅助治疗选择。

值得注意的是，蒽环类对心脏的毒性是累积和不可逆的，必须慎重衡量利弊。Aapro 等回顾分析了 SEER 资料（1992～2002 年）中年龄 66～80 岁患者超过 40 000 例，患者以前没有心脏病史。资料显示，66～70 岁组中接受蒽环类辅助治疗者发生充血性心力衰竭的风险比接受非蒽环类辅助治疗者高（$HR=1.26，95\%CI：1.12～1.42$）。进一步研究发现，接受蒽环类辅助治疗者 10 年内发生充血性心力衰竭的概率为 38%，非蒽环类辅助治疗者为 33%，而未接受任何化疗者为 29%。很显然，老年人的心脏功能较差，本身发生充血性心力衰竭的概率较高，接受蒽环类辅助治疗的潜力比较有限。因此，应用蒽环类必须全面评价心脏功能，灌注药物的速度不能过快，用药期间应严格监护并适当加用心脏保护药物。另外，蒽环类的剂量可依据心脏功能适当减少，但不能低于其有效剂量。

关于含紫杉类（紫杉醇、多西他赛）的方案，EBCTCG 对 123 项随机试验 100 000 例乳腺癌辅助治疗进行分析时发现，在标准的蒽环类药物联合方案（如 AC/EC）中加用 4 个疗程的紫杉类延长治疗比蒽环类为基础的联合治疗能减低死亡率[$RR=0.86；SE=0.04；双侧检验（2P）=0.000\ 5$]。Jones 等的 9 735 试验显示，TC（多西他赛＋环磷酰胺）方案对比 AC（多柔比星＋环磷酰胺）方案和 CMF 方案能明显延长无病生存期和提高总生存率，但其研究中年龄>65 岁者仅占 16%。ELDA 试验中，65～79 岁的患者术后辅助每周多西他赛与 CMF 方案相比无病生存率无优势，多西他赛与严重的非血液系统毒性和较差的生活质量相关。另外，紫杉类对心脏也有一定的毒性作用和不良反应，主要影响心肌传导系统。据 812 例应用多西他赛的研究资料，极少数（3%）可出现心动过缓，有心脏病史者在用药期间最好做心电监护。

在卡培他滨单药与标准方案（AC 和 CMF）对年龄≥65 岁的老年乳腺癌辅助化疗比较的随机临床试验中，当中位随诊至 2.4 年时发现前者的复发率几乎为后者的 2 倍，且有 2 例死于治疗相关并发症，随后该研究被终止。

笔者在实践中对有辅助化疗指征者的方案选择一般原则是：心脏等功能尚好者选用 4 个疗程 TC 或 AC 或 EC 方案；心脏功能欠佳者考虑用 TC 或 CMF；年龄<70 岁、有多个高危因素且身体状况较好者考虑用 4 个疗程 AC/EC 后加紫杉类方案；TAC 方案对<70 岁者慎重采用，年龄≥70 岁者一般不考虑采用。

另外，辅助化疗方案还要依据肿瘤分子亚型进行选择。对 HER-2 阳性者，常用 A/EC-TH（曲妥珠单抗）或 TC（卡铂）H 方案。如果患者心功能欠佳，可单药每周紫杉醇 12 周方案加曲妥株单抗（依据 TBCRC 试验）。另外，有用 4 个疗程 TC（环磷酰胺）加曲妥珠单抗的Ⅱ期临床研究，结果显示该方案有很好的心脏安全性。对三阴性乳腺癌，如果淋巴结阴性，可考虑 4 个疗程 AC 或 TC，或 6 个疗程 CMF。如果淋巴结阳性，更多考虑用 AC-T 方案。

（二）挽救化疗

挽救化疗的目的是延长生命、减轻痛苦。因此，对老年晚期患者的治疗首先要考虑能否耐受，然后才考虑药物和方案。

目前研究资料显示，联合化疗比单药序贯化疗能提高近期有效率，但多数资料显示没有延长生存期，反而增加了毒性作用和不良反应。ECOG（Eastern Cooperative Oncology Group）1193 研究将 739 例转移性乳腺癌（MBC）随机分为 3 组：第 1 组为单独用多柔比星，第 2 组为单独用紫杉醇，第 3 组为多柔比星与紫杉醇联合应用。结果显示，第 3 组的治疗有效率和治疗失败时间（time to treatment failure，TTF）明显优于第 1 和第 2 组且差异有统计学意义，但 OS 并无改善。O'Shaughnessy 等报道 511 例先前用过蒽环类者，随机安排用多西他赛单药（3 周 1 次）或多西他赛与卡培他滨联合治疗。结果联合组的治疗有效率和 TTP 优于单药组，OS 也延长 3 个月，且差异有统计学意义（$P=0.013$）。但是，联合组的毒性作用明显高于单药组（3～4 级不良反应分别为71%和49%)。GEICAM 9903试验中,将252例先前已接受蒽环类和紫杉类药患者随机分为2组:一组用长春瑞滨+吉西他滨(联合组),另一组仅用长春瑞滨(单药组)。结果联合组的中位无进展期优于单药组(6.0个月对比4.0个月,$P=0.03$),治疗有效率也有所改善(36%对比26%),但差异无统计学意义($P=0.093$)。两组的OS差异无统计学意义。

临床上对初诊的晚期患者进行化疗时,一般会首先考虑蒽环类或紫杉类。然而,越来越多的复发、转移患者以前已经用过蒽环类和紫杉类。Oostendorp等收集和分析了22个研究组的资料后认为,对曾经用过蒽环类和紫杉类患者,肿瘤控制率最好的是卡培他滨和长春瑞滨,OS都超过12个月。吉西他宾和脂质体多柔比星的资料虽然比较少,却显示OS比卡培他滨和长春瑞滨差。

在临床实践中,除了病情较急且患者身体状况尚可的情况下考虑用联合化疗外,一般选用估计有效的单药进行序贯治疗。如紫杉类、蒽环类(以前曾应用且接近临界量者不能重复应用)、卡培他滨、长春瑞滨、吉西他滨等。

三、靶向治疗

(一) 曲妥珠单抗

曲妥珠单抗(trastuzumab)是目前临床上对乳腺癌HER-2阳性者用得最多、最为成熟的直接对抗HER-2蛋白的生物治疗制剂。曲妥珠单抗对HER-2阳性晚期乳腺癌的疗效在早年已有很多报道,近年来又有较大宗的针对老年乳腺癌HER-2阳性者应用曲妥珠单抗的报道。Griffiths等利用SEER资料(2000～2006年),分析610例转移性老年乳腺癌(中位年龄74岁)的结果。多因素分析显示,曲妥珠单抗+紫杉醇联合用药组的调整肿瘤死亡率明显低于单独应用曲妥珠单抗组($P<0.01$)。目前,临床上曲妥珠单抗最常与紫杉类联合应用。

曲妥珠单抗对HER-2阳性早期乳腺癌的辅助治疗疗效已经在HERA试验和NSABP B-31/NCCTG N-9831试验等多项大型、多中心的研究中得到证实。试验数据还显示,年龄>60岁的患者与年轻患者一样能从术后辅助化疗加曲妥珠单抗治疗中获益。目前,对肿瘤直径>1 cm的浸润性乳腺癌、HER-2阳性者应用曲妥珠单抗是标准治疗,瘤体直径>0.5 cm者可以考虑用曲妥珠单抗。

近年来,陆续有用曲妥珠单抗对HER-2阳性局部晚期乳腺癌患者做新辅助治疗的报道,并且都得到较好的效果。Minckwitz等报道,对HER-2阳性局部晚期乳腺癌仅用化疗的pCR才17%,而用化疗+曲妥珠单抗的pCR可达40%。

目前,曲妥珠单抗应用越来越广。但值得注意的是,曲妥珠单抗与蒽环类联合应用虽然有较好的疗效,但其发生心力衰竭的危险可高达5倍甚至更高。Pinder等指出,曲妥珠单抗是老年乳腺癌患者发展为慢性心功能不全的危险因素。笔者认为,对老年乳腺癌应用曲妥珠单抗时不与蒽环类联用为妥。另外,老年患者应用曲妥珠单抗要特别加强对心功能的监测,建议每2～3个月做有关心功能的检查。

(二) 拉帕替尼

拉帕替尼(lapatinib)是双靶向小分子抗EGFR及HER-2的靶向治疗药。但目前资料显示,拉帕替尼的效果不优于曲妥珠单抗。Untch等报道一组新辅助治疗的临床研究,全组共620例HER-2阳性局部晚期乳腺癌。患者在接受化疗(EC)4个疗程后随机安排应用拉帕替尼或曲妥珠单抗。结果前者的pCR(22.7%)明显低于后者(30.3%)($P=0.04$)。O'Shaughnessy等报道一组先前用过蒽环类、紫杉类及曲妥珠单抗但病情进展的乳腺癌,随机安排应用单药拉帕替尼和拉帕替尼联合曲妥珠单抗治疗。结果联合组的DFS和临床获益率(CBR)明显优于单药拉帕替尼组(P值分别为0.03和0.02),联合组的OS也高于后者,但差异无统计学意义($P=0.11$)。Blackwell等报道一组在设计方面与上组很类似的资料,全组296例。结果拉帕替尼联合曲妥珠单抗治疗组PFS和CBR均优于单药拉帕替尼治疗组(P值分别为0.008和0.01)。试验分析显示两组的毒性作用和不良反应都很低,故拉帕替尼联合曲妥珠单抗被认为是对HER-2阳性患者不含化疗的可接受的方案。目前,许多单位在临床上将拉帕替尼作为治疗HER-2阳性晚期乳腺癌的二线用药。

(三) 帕妥珠单抗

帕妥珠单抗(pertuzumab)也是抗HER-2的生物学制剂。Baselgad等将808例HER-2阳性转移性乳腺癌患者随机分为2组,分别用安慰剂+曲妥珠单抗+多西他赛(对照组)和帕妥珠单抗+曲妥珠单抗+多西他赛(帕妥珠单抗组)作为一线治疗。结果帕妥珠单抗组无进展生期(18.5个月)优于对照组(12.4个月)且差异有显著统计学意义($P<$

0.001）。两组总体安全性类似，帕妥珠单抗组发生中性白细胞减少性发热和 3 级腹泻稍多，但心脏的毒性并无增加。目前看来，帕妥珠单抗是很有潜力的靶向药物，不过尚需更多的研究来进一步证实。

（四）贝伐单抗

贝伐单抗（bevacizumab，Avastin）是一种抑制血管生成的药物。其作用机制是通过抑制血管内皮生长因子阻断对肿瘤的血液供应，从而抑制肿瘤生长和在体内扩散。美国 FDA 于 2008 年批准贝伐单抗用于治疗复发、转移性乳腺癌，但要求后期研究效果进行确认。可惜的是，后期研究结果发现贝伐单抗不能延长患者的寿命，而且不良反应非常明显。于是美国 FDA 于 2011 年撤销了贝伐单抗对复发、转移性乳腺癌治疗适应证的批文。目前，尽管 NCCN 仍然有紫杉醇＋贝伐单抗治疗复发、转移性乳腺癌的推荐，但对老年乳腺癌缺乏相关证据，必须慎重。

（五）依维莫司

依维莫司（everolimus）是抑制 mTOR 通路的靶向药物。目前研究证明，ER 阳性绝经后乳腺癌在非甾体芳香化酶抑制（AI）治疗失败后应用依维莫司有效。Basega 等报道一组Ⅲ期临床研究，入组患者 724 例，中位年龄 62 岁，均为 ER 阳性晚期乳腺癌，并且先前（在辅助期间或在转移复发后）接受过非甾体 AI 治疗。患者随机安排进入依维莫司＋依西美坦组（依维莫司组）和依西美坦组＋安慰剂组（对照组）。结果依维莫司组的中位无进展生存期（10.6 个月）明显长于对照组（4.1 个月）（$P<0.001$）。

（六）CDK 4/6 抑制剂

PALOMA - 3 等多项临床试验显示，Palbociclib 等 CDK4/6 抑制剂与内分泌治疗联用与单用内分泌治疗相比，能明显提高激素受体阳性转移性乳腺癌的治疗效果，可作为激素受体阳性转移性乳腺癌的一线治疗。大多数入组患者为绝经后患者，故这类药物可作为老年转移性乳腺癌患者的选择。

四、内分泌治疗

（一）内分泌辅助治疗

内分泌辅助治疗是激素受体阳性可手术乳腺癌综合治疗的重要手段之一。大量证据显示，只要激素受体阳性，不论患者年龄大小，内分泌治疗均可显著降低其复发风险，延长患者生存期。在临床上常用的有他莫昔芬和 AI。

1. 他莫昔芬　20 多年来，他莫昔芬一直是乳腺癌激素受体阳性者辅助治疗的金标准。激素受体阳性、淋巴结阴性者服用他莫昔芬 5 年后能提高 10 年生存率 5.6%（$P<0.0001$），淋巴结阳性者则可提高 10.9%（$P<0.0001$）。他莫昔芬常见的不良反应主要为面部潮红、多汗、失眠和阴道分泌物增多等，而更为值得注意的是可增加发生子宫内膜癌的风险（与对照组相比为 15.6‰对比 4.7‰）。另外，血栓形成的风险增加 2～3 倍。应用他莫昔芬的标准剂量为每天 20 mg，连用 5 年。用药期间要每年进行一次妇科检查。

2. AI　近年来，几项 AI 大型临床研究（ATAC、BIG - 198、IES031、MA - 17、TEAM 试验等）结果显示，应用第三代芳香化酶抑制剂（AI）在降低局部复发率和远处转移率方面优于单用他莫昔芬，而且减少了血栓形成和发生子宫内膜癌的风险。不过，应用 AI 与他莫昔芬相比，两组 OS 并没有明显差异。目前，AI（阿那曲唑、来曲唑和依西美坦）已成为绝经后激素受体阳性乳腺癌的标准辅助内分泌治疗，并为优先考虑的一线药物。

AI 的主要不良反应是骨质丢失而表现为骨质疏松甚至骨折。另外，AI 也增加心血管疾病的风险。Amir 等报道 30 023 例患者较长期应用 AI，发现心血管疾病增加（$OR=1.26$，$P<0.001$）、骨折增加（$OR=1.47$，$P<0.001$），但静脉血栓减少（$OR=0.55$，$P<0.001$）、子宫内膜癌减少（$OR=0.34$，$P<0.01$）。5 年 AI 与 5 年他莫昔芬（包括 2～3 年他莫昔芬再加 2～3 年 AI）相比，前者仅见肿瘤复发率有所降低，而 OS 并无差异（$OR=1.11$，$P<0.09$）。鉴于骨质疏松和心血管疾病往往是老年人的基础疾病，应用 AI 前要做心血管和骨质密度等相关检测。有明显心血管疾病者可考虑用他莫昔芬，骨密度评分 T 值＜－2 标准差时应开始用双膦酸盐治疗并补充维生素 D 及钙剂。

在临床上经常要权衡老年乳腺癌应用 AI 和他莫昔芬的利弊。如果年龄太大、基础疾病较多、肿瘤复发风险较低，可考虑用他莫昔芬。Amir 等认为，AI 仅延长 DFS 而不改善 OS，先用他莫昔芬后换用 AI 可从获益与减毒方面得到很好的平衡。

(二) 内分泌挽救治疗

内分泌治疗也是激素受体阳性晚期乳腺癌治疗的重要手段之一。只要患者无广泛的内脏转移及无影响生命的重要器官转移病灶，往往考虑内分泌治疗为首选。因为内分泌治疗不但有较好的效果，还具有不良反应较小并可长期应用的优点。

1. 他莫昔芬和 AI 两者均可作为激素受体阳性晚期乳腺癌的一线用药。当他莫昔芬治疗无效或失效时改用 AI，反之亦然。不过，如果患者在辅助治疗时常规应用了两者中的一种，挽救治疗时不再重复应用，而直接用第二种。

2. 氟维司群（fulvestrant） 氟维司群是一种新型的选择性 ER 调节剂（SERM），它有 ER 的拮抗作用而没有类雌激素的激动作用。目前氟维司群用于绝经后、激素受体阳性、以往内分泌治疗失败的晚期乳腺癌的二线治疗。最近有用氟维司群与阿那曲唑对晚期乳腺癌（绝经后、激素受体阳性）一线治疗的研究。资料显示，氟维司群组的临床有效率（72.5%）高于阿那曲唑组（67%），但差异无统计学意义。另外，也有用氟维司群 500 mg 与 250 mg 的比较研究（CONFIRM 试验），患者均为以往内分泌治疗失败者。资料显示，氟维司群 500 mg 对比 250 mg 能改善 PFS（中位 PFS：6.5 个月对比 5.5 个月，$HR=0.8$，$P=0.006$）。两组不良反应相似。此外，尚有氟维司群联合阿那曲唑及氟维司群联合依西美坦的研究，但都没有阳性结果。

3. 孕激素 临床上常用的有甲孕酮和甲地孕酮，其有效率 30% 左右。因其有水钠潴留、血压升高、阴道出血和血栓形成等不良反应，一般用作三线内分泌治疗。

(三) 内分泌新辅助治疗的研究

鉴于他莫昔芬对不能耐受手术的老年乳腺癌进行初始内分泌治疗的临床有效率超过 30%，研究者们进行了新辅助内分泌治疗的多项研究。至今，比较有代表性的至少有 letrozole P024、IMPACT 和 PROACT 等 3 项试验。P024 试验结果显示，用来曲唑做新辅助治疗 4 个月的临床有效率（55%）高于他莫昔芬（36%）（$P<0.001$），而且明显提高保乳率（45% 对比 35%；$P=0.022$）。IMPACT 试验结果显示，用阿那曲唑做新辅助治疗 3 个月的临床有效率在单药阿那曲唑组、单药他莫昔芬组和阿那曲唑+他莫昔芬组相似（分别为 37%、39% 和 36%），但单药阿那曲唑组的保乳率高于其他两组（分别为 44%、31% 和 24%）。PROACT 试验用单药阿那曲唑与单药他莫昔芬随机安排为新辅助治疗，观察 3 个月后，阿那曲唑组的临床有效率（39.5%）与他莫昔芬组（35.4%）无大差异，而阿那曲唑组的保乳率（43.0%）比他莫昔芬组（30.8%）高。此外，Semiglazov 等报道了依西美坦与他莫昔芬为新辅助内分泌治疗 3 个月的随机研究，结果是依西美坦组的临床有效率（76.3%）优于他莫昔芬组（49.0%）（$P=0.05$），依西美坦组的保乳率（36.8%）也优于他莫昔芬组（20.0%）（$P=0.05$）。就目前的研究资料显示，AI 中不管来曲唑、阿那曲唑还是依西美坦用作老年乳腺癌的新辅助内分泌治疗都比他莫昔芬有更多优势，但 3 个 AI 中究竟有何差异尚无证据。美国肿瘤外科学院现进行一项包括 3 个 AI 的 Ⅲ 期临床试验，结果显示三者用作辅助治疗在临床上未见有明显差异。

五、放疗

老年乳腺癌一方面具有肿瘤发展相对缓慢、病程较长和局部/区域复发风险显著低于年轻乳腺癌患者的临床生物学共性，另一方面老年乳腺癌患者往往身体状况相对较差，且常合并有基础疾病而影响放疗的耐受性。因此，对老年乳腺癌放疗应根据患者的特殊性进行个体化处理。

(一) 保乳手术后

保乳手术后做全乳放疗能减少局部复发几乎被所有试验证实，但能提高生存率的证据甚少。EBTCG 2005 年系统分析 42 000 例的资料显示，手术后不做放疗者中，年龄 >70 岁组局部复发风险为 13%，而 <50 岁组为 33%。手术后放疗对年龄 >70 岁者降低 5 年复发风险的受益较小（11%），而 <50 岁者降低 5 年复发风险的受益较大（22%）。不过，尽管术后放疗对 >70 岁者受益较小，但降低 5 年复发风险仍有统计学意义。然而，经亚组进一步分析后发现，术后放疗对 >70 岁且为复发低危者（例如肿瘤直径 ≤2 cm，切缘阴性，腋窝淋巴结阴性，激素受体阳性并计划内分泌治疗）减少局部复发的作用甚微，其死因通常与乳腺癌无关。EBTCG 于 2011 年再次分析了 17 项随机研究 10 801 例的 10 年复发和 15 年死亡资料。结果发现，保乳术后放疗能将 10 年复发风险（包括局部复发和远处转移）从

35.0%降至19.3%（2P=0.00001），15年死亡风险从25.2%降至21.4%（2P=0.00005）；淋巴结阳性者，术后放疗能将10年复发风险从63.7%降至42.5%（2P=0.00001），15年死亡风险从51.3%降至42.8%（2P=0.01）；淋巴结阴性者，术后放疗能将复发风险从31.0%降至15.6%（2P=0.00001），死亡风险从20.5%降至17.2%（2P=0.005）。资料还显示，虽然年轻组放疗受益较大，但60～69岁组放疗能降低绝对复发转移风险14.1%（从28.3%降至14.2%），>70岁组降低8.9%（从17.7%降至8.8%）（2P=0.0002）。因此，在临床上对年龄≤70岁且身体状况尚可者，常规做术后放疗。

老年乳腺癌做保乳手术经全乳放疗后，瘤床是否需追加放疗尚值得进一步研究。Romestaing等的多项前瞻性研究均证实，瘤床加量放疗可降低0.9%～6.9%的局部复发率。EORTC 22881-10882的资料也显示，瘤床加量放疗16 Gy组的10年局部复发累积发生率（6.2%）明显低于不追加放疗者（10.2%）（P<0.0001）。不过，尽管追加放疗后局部复发率明显降低，但两组的10年OS并无明显差异。Bartelink等将Ⅰ～Ⅱ期、切缘病理阴性者在全乳放疗后随机分为瘤床加量组（2 661例）和不加量组（2 657例）。中位随访5.1年的结果显示，瘤床加量组与不加量组相比，加量组的累积复发率仅在年龄≤40岁和41～50岁组比不加量组低且有统计学意义（两组累积复发率分别为10.2%对比19.5%，P=0.002；5.8%对比9.5%，P=0.02）；在年龄51～60岁和>60岁组，瘤床加量组的累积复发率稍偏低，但无统计学意义（累积复发率分别为3.4%对比4.2%，P=0.07；2.5%对比4.0%，P=0.14）。资料表明，年龄≤50岁的患者从瘤床加量放疗中的获益最大，年龄≥50岁的患者因本身复发概率很低而从瘤床加量放疗中受益甚少。如何使老年患者既能减少局部复发，又能减少放疗剂量，在临床上必须进行个体化处理。《NCCN指南》推荐，对年龄≥50岁、切缘阴性、腋窝淋巴结阴性、无脉管癌栓等高危因素者，可考虑在全乳照射后不做瘤床加量照射。毫无疑问，年龄≥60岁的老年乳腺癌且低危患者也在推荐的可考虑不做瘤床加量放疗之列。

近年来，有些单位进行部分乳腺放疗（PBI）的前瞻性研究。PBI的主要理论依据是保乳术后复发的部位80%以上在原瘤床区域。另外，PBI能明显缩小放疗范围和缩短放疗时间，从而进一步减少邻近器官放射损伤并改善美容结果。目前报道随访最长的为Antonucci等的研究，前瞻性配对入组做组织间插植PBI和全乳照射各199例，10年局部控制率分别是5%和4%（P>0.05）。Khan等分析了1 449例放疗患者，其中年龄≥70岁537例。资料显示，年龄≥70岁组放疗后的美容满意率92%，5年局部复发率与≤70岁组相似（2.79%对比2.92%）。PBI除了做组织间插植外，术中放疗、单管球囊腔内近距离放疗和适形调强外放疗被许多单位采用，目前中位随访时间在48～75个月，初步报道结果与上述研究相似。PBI有明显缩短放疗时间的优点，又能免除全乳放疗的不良反应，但其远期效果尚需更多研究和进一步随访。在美国，采用PBI的患者越来越多，从2000年的0.4%增至2007年的6.6%。不过，ASTRO-G和NCCN制定的指南中仅推荐年龄≥60岁、原发灶单发、Ⅰ期、ER阳性且非BRCA1/2基因突变携带等极低危者作为临床的选择标准，其他患者则仅限于在有条件的单位进入相关研究。

对老年乳腺癌属低危的患者能否免除放疗也有相关研究和报道。GALGB 9343于2004年报道636例年龄≥70岁、Ⅰ期且ER阳性乳腺癌随机研究，317例做乳腺区段切除后放疗加他莫昔芬治疗，319例术后仅单独用他莫昔芬治疗。随访5年的结果显示，前者的局部复发率（1%）低于后者（4%）（P<0.001），但两组无论远处转移率还是OS（87%对比86%）差异无统计学意义。继续随访至10.5年，仅发现单独用他莫昔芬组的同侧乳腺癌复发高于放疗组（6%），而两组死于乳腺癌的比例（2%对比4%）和OS（63%对比61%）相似。研究结果进一步提示，年龄≥70岁、早期和ER阳性者仅用他莫昔芬而不做放疗也是一种合理的选择。

（二）全乳腺切除后

老年乳腺癌在全乳切除后做术后放疗效果的Ⅰ类证据非常有限。美国SEER（1992～1999年）的11 594例资料显示，年龄≥70岁的浸润性乳腺癌做术后放疗的生存率（中位随访6.2年）明显优于不放疗者（HR=0.85，P=0.02）。不过，放疗受益者均为高危者，而中、低危者未见受益。据CBCCA的回顾性资料（1989～1997年），术后放疗（中位随访5.5年）的复发风险明显低于不放疗者（16%对比28%，P=0.03）。多因素分析发现，肿瘤病理高级别和不做术后放疗的局部复发概率增加，转移淋巴结的个数会增加远处转移率和降低生存率，提示应选择有高危复发和身体状况较好者做术后放疗。目前,大多数学者主张只对全乳切除后有高危因素者做术后放疗,例如肿瘤为 T3/T4 期或≥N2 期者。对 N1 期老年乳腺癌者做术后放疗尚无足够证据推荐。

第五节 老年乳腺癌的预防与预后

老年乳腺癌尚无有效的Ⅰ级预防措施。《NCCN 指南》推荐用他莫昔芬或雷洛昔芬对高危者进行药物干预甚至预防性乳腺切除。然而,确定是否为高危人群需做 BRCA1/2 检测和其他许多因素分析和研究,目前在临床上应用甚少。行之有效的应是Ⅱ级预防,即早期发现、早期诊断和早期治疗。目前,欧美国家主要强调通过乳腺钼靶进行早期诊断。因为老年人的乳腺腺体相对萎缩,乳腺肿瘤在 X 线摄片中更能清楚显示并有利于作出诊断。不过,根据中国的经验,超声检查的检出率和符合率并不逊于 X 线摄片检查。当然,如果能用超声与 X 线摄片联合应用,将会进一步提高检出率和符合率。至于对老年妇女进行乳腺癌筛查仍然有争议,SIOG/EUSOMA 也认为对 70 岁以上者进行乳腺 X 线摄片筛查能否获益尚缺乏证据,故推荐依据个体情况(乳腺癌发病风险、预期寿命和个人意愿等)进行个体化处理。如果能在Ⅱ级预防中发现早期乳腺癌并及时治疗,其效果明显优于中、晚期者。Bastiaannet 等资料显示,65～69 岁组Ⅰ期的 10 年相对生存率高达 93.9%,而Ⅱ期者降至 77.1%。

老年乳腺癌的预后总体来说比非老年乳腺癌预后差。Ali 等分析东英格兰 1 万多例的资料显示,年龄为 50～69、70～74、75～70 和≥80 岁组的相对 5 年生存率分别为 89%、81%、76% 和 70%。Rosso 等分析欧洲 11 个国家的 8 份资料显示,年龄≥70 岁组的 5 年相对生存率比 60～69 岁组低 9%。不过,有资料显示美国老年乳腺癌的预后与非老年乳腺癌的预后基本类似。

从肿瘤的分化级别和生物学标记来看,老年乳腺癌对提高生存率有多个有利因素,理应有较好的生存期,但与事实数据不符。较多学者认为,老年乳腺癌生存率不优于非老年乳腺癌主要原因是:相当部分老年乳腺癌未能得到合理的综合治疗,因而不能像非老年乳腺癌患者那样从规范的综合治疗中获益;肿瘤一旦出现复发、转移,老年乳腺癌患者难以承受非老年患者一样的多学科治疗,从而得不到更长的生存期。

值得一提的是,近年来接受多学科治疗的老年乳腺癌越来越多,但如何规范老年患者综合治疗的方案和剂量(有效而不过量),很值得进一步研究。

(谢泽明 杨名添)

参考文献

[1] 刘恩菊,项永兵,金凡,等. 上海市区恶性肿瘤发病趋势分析(1972～1999). 肿瘤,2004,24(1):11-15.

[2] 杨玲,李连弟,陈育德,等. 中国 2000 年及 2005 年恶性肿瘤发病死亡的估计与预测. 中国卫生统计,2005,22(4):218-221.

[3] 杨名添,戎铁华,黄植番,等. 可手术乳腺癌 6 263 例临床分析. 癌症,2005,24(3):327-331.

[4] 张薇,项永兵,刘振伟,等. 1973～1999 年上海市区老年人恶性肿瘤发病趋势分析. 中华老年医学杂志,2005,24(9):701-704.

[5] Aapro M, Bernard-Marty C, Brain EG, et al. Anthracycline cardiotoxicity in the elderly cancer patient: a SIOG expert position paper. Ann Oncol, 2011, 22(2): 257-267.

[6] Ali AMG, Greenberg D, Wishart GC, et al. Patient and tumor characteristics, management, and age-specific survival in women with breast cancer in the East of England. Br J Cancer, 2011, 104(4): 564-570.

[7] Amir E, Seruga B, Niraula S, et al. Toxicity of adjuvant endocrine therapy in postmenopausal breast cancer patients: a systematic review and meta-analysis. J Natl Cancer Inst, 2011, 103(17): 1299-1309.

[8] Bartelink H, Horiot JC, Poortmans P, et al. Recurrence rates after treatment of breast cancer with standard radiotherapy with or without additional radiation. N Engl J Med, 2001, 345(19): 1378-1387.

[9] Baselga J, Campone M, Piccart M, et al. Everolimus in postmenopausal hormone-receptor-positive advanced

breast cancer. N Engl J Med, 2012,366(6):520-529.

[10] Baselga J, Cortés J, Kim SB, et al. Pertuzumab plus trastuzumab plus docetaxol for metastatic breast cancer. N Engl J Med, 2012,366(2):109-119.

[11] Bastiaannet E, Liefers GJ, de Craen AJ, et al. Breast cancer in elderly compared to younger patients in the Netherlands: stage at diagnosis, treatment and survival in 127,805 unselected patients. Breast Cancer Res Treat, 2010,124(3):801-807.

[12] Biganzoli L, Wildiers H, Oakman C, et al. Management of elderly patients with breast cancer: updated recommendations of the International Society of Geriatric Oncology (SIOG) and European Society of Breast Cancer Specialists (EUSOMA). Lancet Oncol, 2012,13(4):e148-e160.

[13] Chia YH, Ma CX. Neoadjuvant endocrine therapy in breast cancer: indications and use as a research tool. Br J Cancer, 2010,103(6):759-764.

[14] de Munck L, Schaapveld M, Siesling S, et al. Implementation of trastuzumab in conjunction with adjuvant chemotherapy in the treatment of non-metastatic breast cancer in the Netherlands. Breast Cancer Res Treat, 2011,129(1):229-233.

[15] Early Breast Cancer Trialists' Collaborative Group (EBCTCG), Darby S, McGale P, et al. Effect of radiotherapy after breast-conserving surgery on 10-year recurrence and 15-year breast cancer death: meta-analysis of individual patient data for 10,801 women in 17 randomized trials. Lancet, 2011, 378 (9804):1707-1716.

[16] Early Breast Cancer Trialists' Collaborative Group (EBCTCG), Peto R, Davies C, et al. Comparisons between different polychemotherapy regimens for early breast cancer: meta-analyses of long-term outcome among 100,000 women in 123 randomized trials. Lancet, 2012,379(9814):432-444.

[17] Early Breast Cancer Trialists' Collaborative Group (EBCTCG). Effects of chemotherapy and hormonal therapy for early breast cancer on recurrence and 15-year survival: an overview of the randomized trials. Lancet, 2005,365(9472):1687-1717.

[18] Elkin EB, Hurria A, Mitra N, et al. Adjuvant chemotherapy and survival in older women with hormone receptor-negative breast cancer: assessing outcome in a population-based, observational cohort. J Clin Oncol, 2006,24(18):2757-2764.

[19] Giordano SH, Duan Z, Kuo YF, et al. Use and outcomes of adjuvant chemotherapy in older women with breast cancer. J Clin Oncol, 2006, 24 (18): 2750-2756.

[20] Hattangadi JA, Taback N, Neville BA, et al. Accelerated partial breast irradiation using brachytherapy for breast cancer: patterns in utilization and guideline concordance. J Natl Cancer Inst, 2012,104(1):29-41.

[21] Hughes KS, Schnaper LA, Bellon JR, et al. Lumpectomy plus tamoxifen with or without irradiation in women age 70 years or older with early breast cancer: long-term follow-up of CALGB 9343. J Clin Oncol, 2013,31(19):2382-2387.

[22] Ma CD, Zhou Q, Nie XQ, et al. Breast cancer in Chinese elderly women: pathological and clinical characteristics and factors influencing treatment patterns. Crit Rev Oncol Hematol, 2009, 71 (3): 258-265.

[23] Martín M, Ruiz A, Muñoz M, et al. Gemcitabine plus vinorelbine versus vinorelbine monotherapy in patients with metastatic breast cancer previously treated with anthracyclines and taxanes: final results of the phase III Spanish Breast Cancer Research Group (GEICAM) trial. Lancet Oncol, 2007,8(3): 219-225.

[24] Muss HB, Berry DA, Cirrincione CT, et al. Adjuvant chemotherapy in older women with early-stage breast cancer. N Engl J Med, 2009,360(20):2055-2065.

[25] Oostendorp LJ, Stalmeier PF, Donders AR, et al. Efficacy and safety of palliative chemotherapy for patients with advanced breast cancer pretreated with anthracyclines and taxanes: a systematic review. Lancet Oncol, 2011,12(11):1053-1061.

[26] Perrone F, Nuzzo F, Di Rella F, et al. Weekly docetaxel versus CMF as adjuvant chemotherapy for older women with early breast cancer: final results of the randomized phase III ELDA trial. Ann Oncol, 2015,26:675-682.

[27] Samuel JA, Wilson JW, Bandos H, et al. NSABP B-36: A randomized phase III trial comparing six cycles of 5-fluorouracil (5-FU), epirubicin, and cyclophosphamide (FEC) to four cycles of adriamycin and cyclophosphamide (AC) in patients (pts) with node-negative breast cancer. Cancer Res, 2015, 75 (9 Suppl):S3-S2.

[28] SEER Cancer Statistics Review, 1975—2014. National Cancer Institute, 2011.

[29] Siegel RL, Miller KD, Jemal A. Cancer statistics, 2018. CA Cancer J Clin, 2018,68(1):7-30.

[30] Tang J, Wu CC, Xie ZM, et al. Comparison of clinical features and treatment outcome of breast cancers in young and elderly Chinese patients. Breast, 2011,6(6): 435-440.

[31] Turner NC, Ro J, André F, et al. Palbociclib in hormone-receptor-positive advanced breast cancer. N Eng J Med, 2015,373(3):209-219.

[32] Untch M, Loibl S, Bischoff J, et al. Lapatinib versus trastuzumab in combination with neoadjuvant anthracycline-taxane-based chemother-apy (GeparQuinto, GBG 44): a randomized phase 3 trial. Lancet Oncol, 2012,13(2):135-144.

[33] Von Minckwitz G, Loibl S, Untch M. What is the current standard of care for anti-HER2 neoadjuvant therapy in breast cancer? Oncology, 2012,26(1):20-26.

第五十六章

三阴性乳腺癌

第一节 分子亚型研究进展

作为乳腺癌的一种特殊分子分型,三阴性乳腺癌(triple negative breast cancer)是指缺乏 ER、PR 及 HER-2 表达的乳腺癌,占整体乳腺癌的 15% 左右,具有特殊的分子表达特征、生物学行为及临床病理特征,表现为发病相对年轻,存在种族差异(非洲裔美籍、西班牙裔白人占比高),生物学行为侵袭性强,早期复发风险,远处转移率高,内脏转移和脑转移概率较高,进展快,治疗方法有限,化疗仍然为最主要的系统性治疗措施。虽然三阴性乳腺癌概念的提出至今已经有 18 年,有一些基础及临床研究的成果,但没有突破性进展,三阴性乳腺癌的总体预后没有改善,也没有一个有针对性的药物批准上市,仍然是乳腺癌中预后最差的类型。

导致三阴性乳腺癌治疗及预后困境的原因之一是三阴性乳腺癌的异质性。本身三阴性乳腺癌的命名就是一个排他性诊断,排除 ER、PR 和 HER-2 阳性即为三阴性乳腺癌,但事实上其是一组异质性很大的疾病,依靠现有的临床和病理指标难以对这类患者进行个体化治疗和预后分析。如何将三阴性乳腺癌进一步区分亚型,分析各亚型表达谱特征及潜在治疗靶点,研究的方向是希望将三阴性乳腺癌分而治之,从而达到改善患者治疗策略及预后的目的。

一、Lehmann 六分型

目前,接受度较高的分型研究来自美国范德比尔特-英格拉姆癌症中心 Lehmann 等于 2011 年发表在 *Journal of Clinical Investigation* 的六分型(表 56-1)。对 587 例三阴性乳腺癌的 21 组基因表达谱数据进行聚类分析,将三阴性乳腺癌进一步分为 6 个亚型:基底样 1 型(basal-like 1,BL1)、基底样 2 型(basal-like 2,BL2)、免疫调节型(immunomodulatory,IM)、间充质样细胞型(mesenchymal,M)、间充质样干细胞型(mesenchymal stem-like,MSL)和腔面雄激素受体型(luminal androgen receptor,LAR)。各型经典的基因途径见表 56-1,六分型分别在三阴性乳腺癌中的占比及预后见表 56-2。数据显示,BL1 型、IM 型和 MSL 型预后较好,中位总生存期在 20 个月左右,前两者占比 20% 左右,后者占比低(6%);而 BL2 型、M 型和 LAR 型预后较差,中位生存期仅 6~8 个月。BL1 型和 BL2 型常常高表达细胞周期和 DNA 损伤反应基因,高 Ki-67,往往对铂类敏感;IM 型高表达免疫因子、细胞因子等信号途径基因,存在大量免疫细胞浸润,可能对免疫抑制有效;M 型和 MSL 型富含 EMT 及生长因子途径基因,可能对 mTOR 和 abl/src 抑制剂敏感;而 LAR 型往往高表达雄激素受体(AR),对抗雄激素治疗药物比卡鲁胺(bicalutamide)等可能敏感。2016 年,该研究团队在 *PLoS One* 发表论文,使用组织病理学定量和激光捕获显微切割,确定 IM 和 MSL 型的转录物分别来自浸润淋巴细胞和肿瘤相关基质细胞,故更新数据,将先前的六分型改为四分型(图 56-1),分别为 BL1、BL2、M 和 LAR,并描述了乳腺癌诊断时患者年龄、病理学分级、局部和远处疾病复发转移及病理组织学特征等与四分型的区别。同时,使用 5 个公开的新辅助化疗的乳腺癌基因表达数据,回顾性地评估了 300 例三阴性乳腺癌患者各亚型的新辅助化疗病理学完全缓解率(pCR),其中 BL1 型患者的 pCR 高达 41%,而 BL2 和 LAR 型分别为 18% 和 29%,有显著性差异。

表 56-1 三阴性乳腺癌基因亚型(Lehmann 六分型)

基因表达谱	简称	亚型	经典途径	治疗意义
	BL1	基底样 1 型	细胞周期、DNA 损伤修复基因、RNA 酶、ATR/BRCA 途径、G1→S 周期	标准化疗,PARP 抑制剂,铂类
	BL2	基底样 2 型	EGF、NGF、MET、WNT/β-连环蛋白通路、IGF-1R、糖酵解/糖异生途径	标准化疗,靶向 EGF、MET
	IM	免疫调节型	CTLA4、IL-12、Th1/Th2、IL-7、NF-κB、TNF、T 细胞、DC 途径、BCR 通路、NK 细胞介导的细胞毒作用、JAK/STAT、ATR/BRCA	免疫治疗,JAK/STAT
	M	间充质样细胞型	IGF/mTOR、ECM、RHO 调节、WNT 途径、ALK、TGFβ 途径	PI3K 抑制剂,mTOR 抑制剂
	MSL	间充质样干细胞型	ECM 受体、TCR、WNT/β-连环蛋白通路、NF-κB、EGF、ALK、GH、NK、RAC1、GPCR、ERK1/2、ABC、钙通路、RHO、PDGF、TGF-β 途径	PI3K 抑制剂,mTOR 抑制剂,达沙替尼
	LAR	腔面雄激素受体型	戊糖/葡萄糖醛酸转换、谷胱甘肽、酪氨酸代谢、类固醇生物合成、卟啉代谢、雄激素和雌激素代谢、苯丙氨酸代谢、ATP 合成、淀粉和蔗糖代谢、细胞色素 P450、精氨酸和脯氨酸代谢、脂肪酸代谢、丙氨酸和天冬氨酸代谢、CHREB 途径、色氨酸代谢	抗 AR 治疗,CDK4/6 抑制剂
	UNS	未分类型	暂时无法分类	—

表 56-2 163 例三阴性乳腺癌各亚型的比例及预后

三阴性乳腺癌亚型	比例	中位 DFS(月)	中位 OS(月)
BL1	27(17%)	20.1	21.1
BL2	12(7%)	12.5	8.4
IM	30(18%)	22.7	24.8
M	39(24%)	9.1	9.5
MSL	10(6%)	13.9	20.9
LAR	14(9%)	4.4	5.7
UNC	31(19%)	22.0	24.9
合计	163(100%)	11.8	15.2

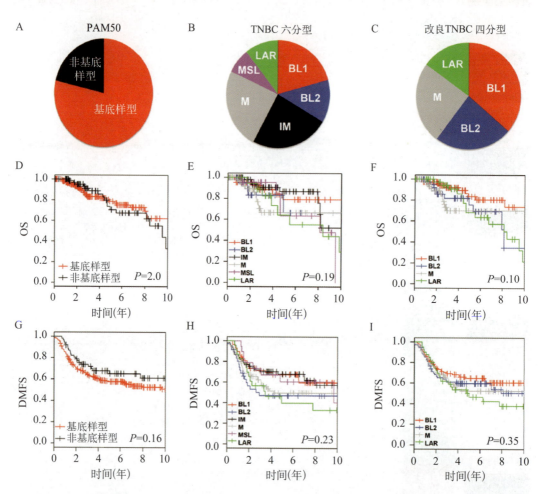

图 56-1 PAM50、TNBC 六分型和改良 TNBC 四分型在 TNBC 标本分子亚型的分布和生存分析

注:767 个 TNBC 样品的分布。A. PAM 50；B. TNBC 六分型；C. 改良 TNBC 四分型。Kaplan Meier 曲线整体显示：D. PAM 50 总生存；E. TNBC 六分型总生存；F. TNBC 四分型总生存；G. PAM 50 无远处转移生存(DMFS)；H. TNBC六分型无远处转移生存；I. TNBC 四分型无远处转移生存。TNBC:三阴性乳腺癌(图片来源：PLoS One, 2016,11:e0157368)。

二、Burstein 四分型

Burstein 等 2015 年发表在 Clin Cancer Res 的文章通过对 198 例三阴性乳腺癌的肿瘤 RNA 和 DNA 谱进行基因组分析,将三阴性乳腺癌分为 4 型:腔面雄激素受体型(LAR)、间质型(MES)、基底样/免疫抑制型(basal-like/immune suppressed, BLIS)和基底样/免疫激活型(basal-like/immune activated, BLIA)。其中,无病生存期(DFS)BLIS 预后最差,而 BLIA 预后最好。DNA 拷贝数分析产生了两个主要的组(LAR 和 MES/BLIS/BLIA),提示在某些情况下存在基因扩增,如 FGFR2(BLIS)驱动基因表达。另外,确定了各亚型特异性靶点:①LAR→AR 和细胞表面黏蛋白 MUC1;②MES→血小板衍生生长因子(PDGF)受体 A 和 c-kit;③BLIS→免疫抑制分子(VTCN1);④BLIA→STAT 信号转导分子和细胞因子。

三、FUSCC 四分型

国内复旦大学附属肿瘤医院邵志敏团队近年来通过对 488 例三阴性乳腺癌组织样本进行不同组学层面、不同分型数目的尝试,最终确定表达谱四分型是最优的分型策略,与之前该中心 2016 年 Breast Cancer Res 发表的文章结论一致。利用基因表达谱差异将所有三阴性乳腺癌分为 4 个亚型,分别是 LAR、IM、BLIS 和 MES。LAR 型预后中等,研究显示,16%富集 HER-2 突变,CDKN2A/B 缺失而 RB1 正常,可能对抗雄激素内分泌治疗、靶向抗 HER-2 或 CDK4/6 抑制剂有效;IM 型预后最好,77%出现 TP53 突变,推测免疫抑制剂有效;BLIS 型预后差,高频 BRCA1/2 胚系突变,高同源重组缺陷(HRD)亚组对铂类或 PARP 抑制剂敏感;MES 型预后差,可能对抗肿瘤干细胞治疗、抗 STAT3 靶向治疗或抗血管生成制剂敏感。

四、Metzger-Filho 六分型

《乳腺肿瘤学》第一版三阴性乳腺癌章节详细介绍了 2012 年 JCO(《临床肿瘤学杂志》)一篇综述,描述了三阴性乳腺癌的异质性,将三阴性乳腺癌细分成 6 类亚型,分别为基底样型(BL)、BRCA 相关性型、CK 和 EGFR 高表达型、claudin-low 型、其他病理亚型和免疫系统亚型。

(1) 基底样型(BL):为三阴性乳腺癌的主要组成,占 70%~80%,是指具有基底细胞基因表型并不同程度表达基底细胞角蛋白(cytokeratins, CK)和肌上皮标记(caveolin, CAV)的乳腺癌。多数学者认为 CK5/6 和(或)CK14 和(或)CK17 和(或)EGFR 阳性同时 ER、PR 和 HER-2 阴性被界定为 BL。但由于诊断 BL 的"金标准"是基因芯片,该方法操作复杂,目前还没有得到推广。

(2) BRCA 相关性型:见本章第二节。

(3) CK 和 EGFR 高表达型:三阴性乳腺癌中存在 EGFR 的高表达,EGF 作用后可看到三阴性乳腺癌细胞系中 EGFR 的磷酸化。而 EGFR 的磷酸化可导致包括 MEK/ERK 和 PI3K/Akt 通路在内的下游信号转导通路激活,引起相关基因的转录表达,抑制肿瘤细胞凋亡,促进肿瘤细胞生长、增殖、转移及血管生成,进而促进肿瘤发展。此型大多侵袭强,预后凶险。在三阴性乳腺癌的细胞实验中观察到 EGFR 的单克隆抗体西妥昔单抗有一定的作用,但Ⅱ期临床试验结果令人失望。

(4) claudin-low 型:以间叶细胞表型为特征,$CD44^+/CD24^{-/low}$ 作为标记特征,低表达 claudin 及 E-钙黏蛋白等细胞与细胞连接蛋白,高表达免疫应答基因,是上皮分化的较早阶段。STAT3 在 claudin-low 型乳腺癌的干细胞中首先被激活,导致肿瘤发展,针对 STAT3 的靶向药物可能给 claudin-low 型带来治疗机会,但大多数 claudin-low 型表现为三阴性乳腺癌,预后较差。UNC、NKI 和 MDACC 3 个中心分别分析 337 例、295 例和 133 例患者的资料,将 claudin-low 型与包括基底样型在内的其他 5 型的临床特征进行对比,结果此型占 7%~14%,大多数 ER、PR、HER-2 均为阴性。相对于腔面 A 型,claudin-low 型预后较差,其 RFS 和 OS 短,而与腔面 B 型、HER-2 过表达型及基底样型乳腺癌无明显差异。同时来自 MDACC 的以蒽环/紫杉类新辅助化疗后各型 pCR 进行比较结果显示,claudin-low 型的 pCR 较基底样型乳腺癌低(38.9%对比 73.3%,$P=0.08$),但较腔面 A 型及腔面 B 型高。

(5) 其他病理亚型:髓样癌、化生性癌、肌上皮癌、腺样囊性癌、黏液表皮样癌、低级别腺鳞癌、鳞状细胞癌以及伴有间叶成分化生的癌免疫标记为三阴性,但预后比常见三阴性浸润性导管癌要好。

(6) 免疫系统亚型:三阴性乳腺癌中免疫应答高表达与较好的预后相关,近年研究表明,肿瘤组织中淋巴细胞浸润(TIL)是三阴性乳腺癌独立的预后因素,TIL 者预后较好,TIL 每增加 10%,局部复发

风险降低 14%（$P=0.02$），远处转移风险降低 18%（$P=0.04$），死亡风险降低 19%（$P=0.01$）。

综上所述，目前三阴性乳腺癌的基因亚型分类及能否通过进一步的免疫组化进行分类，国内外专家还没有达成共识，期待后续研究有所突破。

第二节　BRCA 突变与三阴性乳腺癌

一、概述

遗传性乳腺癌占所有乳腺癌的 5%～7%。1990 年，研究者发现了一种直接与遗传性乳腺癌有关的基因，命名为人类乳腺癌易感基因 1 号，英文为 breast cancer susceptibility gene 1，简称 BRCA1。1994 年，又发现另外一种与乳腺癌有关的基因，称为 BRCA2。BRCA1/2 本身是抑癌基因，在调节人体细胞复制、遗传物质 DNA 损伤修复、维持细胞遗传物质（DNA）功能正常细胞有重要作用。然而，BRCA1/2 基因的致病性突变可大幅度提高女性罹患乳腺癌、卵巢癌或对侧乳腺癌或其他癌症的风险。2017 年，剑桥大学研究团队在《美国医学会杂志》（JAMA）发表了一项迄今为止最大样本量的前瞻性研究结果。该研究于 1997～2011 年纳入致病性 BRCA1/2 突变携带女性 9 856 例，其中 BRCA1 突变者 6 036 例，BRCA2 突变者 3 820 例，入组时未患癌者 5 046 例，已发乳腺癌和（或）卵巢癌者 4 810 例。中位随访 5 年，至 80 岁时，BRCA1 和 BRCA2 突变携带者的乳腺癌累积风险分别为 72% 和 69%，罹患卵巢癌的风险分别为 44% 和 17%。以每 10 年为一个年龄段，BRCA 突变携带者的乳腺癌发病率自 21～30 岁迅速增加，其中 BRCA1 携带者在 31～40 岁达到峰值，BRCA2 携带者在 41～50 岁达到峰值，随后均保持相对稳定的增速直到 80 岁［(20～30)/1 000 人年］。BRCA1/2 突变携带者的卵巢癌发病风险在 61～70 岁有所增加，BRCA1 携带者的卵巢癌风险高于 BRCA2 携带者（$HR=3.6$，$P<0.001$）。首次确诊乳腺癌后，BRCA1 和 BRCA2 携带者 20 年后发生对侧乳腺癌的累积风险分别为 40% 和 26%。BRCA1 携带者：相比于首诊年龄 <40 岁的女性，首诊时 40～50 岁或 >50 岁的女性再发生对侧乳腺癌的风险更低。BRCA2 携带者：相比于首诊年龄 <40 岁的女性，首诊时 40～50 岁或 >50 岁的女性再发生对侧乳腺癌的风险更低。拥有 BRCA 基因致病突变的家族乳腺癌和卵巢癌的发生率高。

BRCA1/2 基因致病性突变与三阴性乳腺癌关系密切。其相关特征表现在：①BRCA1 突变携带者发生乳腺癌绝大多数（60%～80%）为三阴性乳腺癌；②BRCA1 基因在乳腺癌中的突变比例为 4%～11%，而在三阴性乳腺癌为 10%～34%；③BRCA1 基因突变在遗传性乳腺癌和种族为犹太人的乳腺癌患者中更明显；④生物学及临床表现三阴性乳腺癌与 BRCA1 相关性乳腺癌有许多相同之处，如 ER 阴性、CK5/6 阳性、Ki-67 阳性、EGFR 阳性、p53 基因突变，多为浸润性导管癌，高组织学分级，对化疗敏感，但预后差，易出现转移及局部复发等；⑤由 BRCA1 介导的通路在三阴性乳腺癌发病中发挥重要作用。BRCA1 基因与 DNA 双链断裂同源重组修复有关，BRCA1 基因突变后 BRCA1 通路失活，肿瘤缺乏 BRCA1 介导的双链 DNA 修复功能，理论上对破坏 DNA 化学结构的细胞毒性化疗药（如烷化剂、铂类、丝裂霉素）及放疗可能高度敏感，为探索针对三阴性乳腺癌分子分型为基础的化疗方案及靶向治疗靶点的选择提供了理论基础，也提示三阴性乳腺癌对某些细胞毒性化疗药敏感可能与 BRCA1 突变有关。

美国洛杉矶南部加利福尼亚大学进行了一项基于人口的研究（population-based study），对 1 469 例乳腺癌标本资料完整的患者中的 1 196 例进行 BRCA1 和 BRCA2 测序，分析前剔除了 29 例 BRCA2 突变者。最后分析符合下列条件：美国出生、会说英语、白人（包括西班牙裔）或非洲裔美国人、当地诊断乳腺癌（既往无乳腺癌病史）、年龄 20～49 岁的所有 1 167 例乳腺癌患者（156 例三阴性乳腺癌和 1 011 例非三阴性乳腺癌），显示 4%（46/1 167 例）的患者存在 exon2 的 185delAG 及 exon20 的 5382insC 等位点 BRCA1 突变（剔除了 29 例 BRCA2 突变者）。但携带 BRCA1 突变者约一半（48%，22/46 例）为三阴性乳腺癌，而不携带 BRCA1 突变者发生三阴性乳腺癌的概率只有 12%（134/1 121 例）。46 例 BRCA1 突变种族分布为犹太人 13 例、西班牙人7例、非洲裔美国人2例、其他24例。犹太人同时携带BRCA1突变者三阴性乳腺癌发生的概率(9/13例,69%)比非犹太人高5倍($OR=6.38$, $P=0.04$),其他种族对比差异无显著性。携带BRCA1的三阴性乳腺癌患者发病中位年龄更年轻(38岁对比44岁),组织学Ⅲ级所占比例更高(95%对比65%)。美国纪念斯隆-凯特琳癌症中心(MSKCC)测序分析451例犹太人乳腺癌DNA样本BRCA突变(BRCA1 185delAG,BRCA1 5382insC及BRCA2 6174delT),48例(10.6%)BRCA1(27例,6.0%)或BRCA2突变(21例,4.7%)。64/451例(14.2%)三阴乳腺癌中,25/64例(39.1%)BRCA1或BRCA2突变(19例BRCA1突变,6例BRCA2突变);携带BRCA1突变者发生三阴乳腺癌(70.4%,19/27例)比BRCA2突变者发生三阴性乳腺癌(28.6%,6/21例)更加常见,而非BRCA突变者中仅有9.7%(39/403例)是三阴性乳腺癌($P<0.001$)。犹太妇女BRCA1和BRCA2突变与三阴性乳腺癌关系密切。三阴性乳腺癌且有家族性乳腺癌史,6/15例(40%)伴有BRCA突变。另一项研究检测了99例患者BRCA的突变情况,结果10例携带BRCA1突变者中8例为三阴性乳腺癌($P<0.001$),7例携带BRCA2突变者中只有1例为三阴性乳腺癌($P>0.05$)。

一项希腊研究进一步描述了三阴性乳腺癌与BRCA1突变之间的相关性。对403例三阴性乳腺癌BRCA1突变进行测序(外显子5,11,12,16,20,21,22,23,24位点),结果16%(65/403例)三阴性乳腺癌患者携带BRCA1基因突变,携带者诊断三阴性乳腺癌的中位年龄为39岁。106例患者诊断三阴性乳腺癌时年龄<40岁,其中38例(36%)携带BRCA1突变。诊断三阴性乳腺癌时年龄<50岁患者中,27%(56/208)携带BRCA1突变。家族中有乳腺癌或卵巢癌病史的三阴性乳腺癌患者中,48%(50/105例)携带BRCA1突变。但值得注意的是,23%(15/65例)携带BRCA1突变者无家族史。携带者除1例外,病理组织学分级均为Ⅲ级(98%)。笔者认为,对于年轻的三阴性乳腺癌患者,即使没有乳腺癌或卵巢癌家族史,也需要进行BRCA1基因突变的检测。

二、BRCA相关性乳腺癌预后

携带BRCA1突变者发生的乳腺癌绝大多数为三阴性乳腺癌,那么携带/不携带BRCA1/2突变的三阴性乳腺癌RFS及OS有无差异?一项研究对比了1997~2010年227例三阴性乳腺癌的预后,单因素及多因素分析显示,50%($n=114$)携带BRCA1/2突变,年龄、种族、原发灶特征在携带与不携带者之间无差异。中位随访3.4年,5年RFS不携带和携带突变者分别为74%和81%($P=0.21$),5年OS分别为85%和93%($P=0.11$)。经调整年龄及分期后,单因素及多因素分析显示,在诊断乳腺癌的前5年内携带与不携带BRCA的三阴性乳腺癌患者之间RFS($HR=0.67$,$P=0.17$)和OS($HR=0.51$,$P=0.11$)差异均无统计学意义。

三、BRCA检测结果判读

由于BRCA与乳腺癌、卵巢癌明确相关,且近年来针对BRCA突变的乳腺癌或卵巢癌患者美国FDA批准了多个靶向药物用于治疗,故越来越多的患者进行BRCA检测。需要强调的是,BRCA检测与解读需要在有资质的实验室进行。检测及判断过程涉及突变频率过滤、突变类型过滤、文献阅读及归纳和临床表型复核等过程,其结果判读有5个等级(表56-3)。

表56-3 BRCA检测结果判读

分类	突变类型	致病可能性	意义
5	已知致病性突变(pathogenic)	>0.99	已有文献报道,可显著增加肿瘤发病风险
4	疑似致病突变(likely pathogenic)	0.95~0.99	无文献报道,但可能增加肿瘤风险
3	意义未明突变(unknown)	0.05~0.949	尚无证据证明是否增加肿瘤发病风险,待进一步研究分类
2	疑似良性(likely non-pathogenic)	0.01~0.049	尚无证据证明是否增加肿瘤发病风险,但可能不是致病突变
1	良性多态性(polymorphism)	<0.01	非致病性突变,可认为是"无突变"

四、BRCA 相关性乳腺癌、三阴性乳腺癌及基底样型乳腺癌三者关系

BRCA 相关性乳腺癌与三阴性乳腺癌密切相关,而基底样型乳腺癌与三阴性乳腺癌高度重叠。基底样型乳腺癌、三阴性乳腺癌和 BRCA1 相关性乳腺癌三者之间关系密切。三阴性乳腺癌具有基底样型乳腺癌和 BRCA1 相关性乳腺癌的大部分特征,三者有关联但又不能相互替代。三者在形态学、免疫学、分子特点、治疗策略及预后方面的主要特征见本书相关章节。

第三节 临床特征及预后

一、临床表现侵袭性强

典型的三阴性乳腺癌的临床特征表现如下。①恶性程度高:发病往往年轻,诊断时原发肿瘤较大,组织分级高,腋淋巴结阳性者较多,分期较晚;②侵袭性强:诊断三阴性乳腺癌的前 3 年内早期复发风险高,远处转移常见,肺、脑转移率高,病情进展快;③治疗方法有限,临床预后差。

一项比较三阴性和非三阴性乳腺癌临床特征、自然史和预后的资料显示,1 601 例早期乳腺癌术后有 180 例为三阴乳腺癌,占 11.2%,非三阴乳腺癌 1 421 例,占 88.8%。中位随访 8.1 年,三阴性和非三阴性乳腺癌的中位年龄、组织学Ⅲ级、肿瘤大小<2.0 cm、淋巴结受累分别为 53 岁和 57.7 岁($P<0.0001$)、66% 和 28%($P<0.0001$)、36.5% 和 62.7%($P<0.0001$)、54.6% 和 45.6%($P=0.02$)。三阴性乳腺癌中淋巴结受累与肿瘤大小关系不大(肿瘤直径<1.0 cm 中 56% 淋巴结阳性对比肿瘤直径≥2.5 cm 中 50% 淋巴结阳性),非三阴性乳腺癌中淋巴结受累与肿瘤大小相关(肿瘤直径<1.0 cm 中 19% 淋巴结阳性对比肿瘤直径≥2.5 cm 中 60% 淋巴结阳性)。两组局部复发率相似,但远处转移率三阴性乳腺癌是非三阴性乳腺癌的 2.6 倍($P<0.0001$),三阴性乳腺癌复发高峰在诊断乳腺癌的前 3 年内,而后迅速下降,其远处转移率 34%;非三阴性乳腺癌远处转移率 24%,其复发风险曲线呈一相对恒定水平。三阴性乳腺癌的死亡风险是非三阴乳腺癌的 3.2 倍($P<0.001$),死亡率分别为 42% 和 28%($P<0.0001$),中位复发到死亡时间分别为 9 个月和 20 个月($P=0.02$)。这些结果提示,三阴性乳腺癌相对于非三阴性乳腺癌在临床上更具侵袭性。

另一项研究中,482 例早期乳腺癌保乳术后放疗及系统治疗后中位随访 7.9 年,53 例出现乳腺局部复发,10 例淋巴结复发,77 例出现远处转移,69 例死亡。117 例三阴性乳腺癌(24.3%)5 年无远处转移生存率较非三阴性者低。三阴性乳腺癌为远处转移(67% 对比 82%,$HR=2.14$,$P=0.002$)及乳腺癌特异性死亡(72% 对比 85%,$HR=1.79$,$P=0.047$)的独立预测因素,而局部复发在三阴性及非三阴性乳腺癌之间无差异(83% 对比 83%)。

那么,早期 T1N0 期乳腺癌不同分型的预后有无差异?华盛顿州的一项研究显示,同样为早期 T1N0 期,分型为三阴性乳腺癌的患者即使给予积极的辅助化疗,复发率仍然比分型 HR 阳性/HER-2 阴性者明显高。对比 1998~2005 年 T1N0 期三阴性乳腺癌(110 例)及 ER 阳性/PR 阳性/HER-2 阴性(919 例)的资料,三阴性乳腺癌中 6% 为 T1a(>0.1 cm,≤0.5 cm),21% 为 T1b(>0.5 cm,≤1 cm),73% 为 T1c(>1 cm,≤2 cm);HR 阳性/HER-2 阴性中 9% 为 T1a,34% 为 T1b,57% 为 T1c。三阴性乳腺癌中 67% T1b 和 73% T1c 接受了蒽环/CTX/紫杉醇的辅助化疗,而 HR 阳性/HER-2 阴性患者中只有 7% T1b 和 32% T1c 接受辅助化疗。中位随访 4.2 年,三阴性乳腺癌与 HR 阳性/HER-2 阴性的复发率分别为 T1b 8.7%(2/23)对比 0(0/315),T1c 的 8.8%(7/80)对比 2.1%(11/523);T1N0 的 5 年无复发生存率三阴性乳腺癌与 HR 阳性/HER-2 阴性分别为 89% 和 98%($P<0.001$);三阴性乳腺癌复发的 $HR=6.57$(95% CI:2.34~18.49)。提示即使早期病变,三阴性乳腺癌侵袭性仍然较高。

二、复发转移特点

(一)诊断后 1~3 年高复发转移率

三阴性乳腺癌复发转移时间点及转移部位具

有独特的表现。三阴性乳腺癌远处转移出现更早,其高峰在诊断乳腺癌的前1～3年,而后迅速下降,至5～10年其复发风险曲线与非三阴性乳腺癌差异无显著性,8～10年甚至比非三阴性乳腺癌转移风险还要低,换句话说,8年后几乎不会出现复发转移;而非三阴性乳腺癌在诊断乳腺癌10年间其远处转移风险曲线呈一相对恒定水平。

(二) 内脏转移风险高

三阴性乳腺癌出现肺、脑及肝等内脏转移的概率比非三阴性乳腺癌高,而预后相对较好的骨转移概率低,预后差,出现复发转移后生存期短。

三阴性与非三阴性乳腺癌在复发转移时间、部位及复发转移后的生存3个方面均有明显差异。MD Anderson 肿瘤中心分析1 118例Ⅰ～Ⅲ期可手术乳腺癌新辅助化疗及手术后的预后,225例为三阴性乳腺癌,863例为非三阴性乳腺癌。三阴性乳腺癌及非三阴性乳腺癌中位随访时间分别为2.9年和3.8年时,304例复发转移患者中有171例死亡,133例患者生存。在复发转移时间上,三阴性乳腺癌在术后前3年内有明显的复发转移高峰,尤其在第1年内,其后复发转移趋势迅速下降;而非三阴性乳腺癌复发转移曲线呈现缓慢持续特点,以至于3～5年时显示比三阴性乳腺癌更高的概率。复发转移部位按内脏、骨和软组织划分,三阴性乳腺癌出现更多内脏(74%对比63%)及软组织转移(13%对比10%),而骨转移概率较低(13%对比27%),均差异有统计学意义($P=0.027$)。复发转移后中位生存期三阴性与非三阴性乳腺癌分别为1.0年和2.3年,差异有显著统计学意义($HR=2.5$,$P<0.0001$),三阴性与非三阴性乳腺癌内脏转移者中位生存期分别为0.9年和1.7年($HR=2.1$,$P=0.0005$);骨转移为0.8年和2.6年($HR=3.7$,$P=0.008$);而软组织转移无差别(1.7年对比2.6年,$P=0.37$)。

三阴性乳腺癌远处转移中,以肺转移最常见占40%,其次为脑转移占30%,肝转移占20%,骨转移仅10%;而非三阴性乳腺癌骨转移占40%。

(三) 脑转移概率高预后差

美国哈佛大学医学院Dana-Farber癌症研究所进行的一项关于转移性乳腺癌预后的研究表明,发生远处转移的三阴性乳腺癌患者中,近一半(48%,56/116例)存在中枢神经系统转移,14%的患者以中枢神经系统转移为首发部位,脑转移后的中位OS只有4.9个月,而首发转移部位不是中枢神经系统的三阴性乳腺癌患者中位OS为13.1个月,差异有显著统计学意义($P<0.001$)。与以非中枢神经系统转移为首发部位的患者相比,以中枢神经系统为首发转移部位的患者转移后的1年、2年和3年OS均显著较低,分别为18.8%和61.6%($P<0.0001$)、0和21.8%($P<0.001$)、0和14.4%($P<0.001$)。作者认为,降低三阴性乳腺癌远处转移,特别是降低中枢神经系统转移是延长三阴性乳腺癌患者生存重要因素。

复旦大学附属肿瘤医院的一项单中心研究分析2010年1月1日～2016年12月31日连续7年转移性三阴性乳腺癌脑转移的发生率、复发模式和预后。结果显示,433例组织学确诊转移性三阴性乳腺癌经过中位随访48.1个月,整组中位OS为21.6个月。29%(127/433例)发生脑转移,其中25%(32/127例)的脑转移发生在诊断转移性三阴性乳腺癌时即存在。确诊颅外转移至诊断脑转移的中位时间是10个月。脑转移确诊后的中位生存期为7.3个月。首先复发于脑转移与随后复发于脑转移的患者相比,中位OS显著较长(17.3个月对比6.3个月,$P=0.008$)。不过,首先复发于脑转移与无脑转移的患者相比,中位OS显著较短(17.3对比22.1个月,$P=0.006$)。脑转移所致死亡风险增加的独立因素包括5个:脑转移灶超过3个、未针对脑转移灶治疗、随后复发于脑转移、有症状的脑转移和未控制的颅外转移。因此,转移性三阴性乳腺癌患者的早期脑转移发生率高,生存转归差。该研究认为,对于转移性三阴性乳腺癌患者,应该考虑进行脑影像学筛查。

近年来,三阴性乳腺癌脑转移的报道有所增加。一项3 193例早期乳腺癌患者随访中发现有脑转移80例(占2.5%),其中三阴性乳腺癌的脑转移19例(占23.8%)。多因素分析显示,三阴性乳腺癌发生脑转移的风险明显高于非三阴性乳腺癌($OR=4.16$,$P<0.001$)。三阴性乳腺癌的PFS、OS与非三阴乳腺癌相比分别为23个月与31.5个月($OR=3.2$,$P<0.0001$),49.5个月与72个月($OR=3.3$,$P<0.0001$)。发生脑转移的中位时间三阴性乳腺癌为22个月,而非三阴性乳腺癌为51个月($P<0.0001$)。发生脑转移后三阴性乳腺癌的中位生存期为4个月,非三阴性乳腺癌为8个月,无差异。多因素分析显示,年龄≤50岁($P=0.012$)、分期Ⅲ～Ⅳ期($P=0.016$)和淋巴结阳性($P=0.028$)为预测脑转移的独立因素。与其他类型相比,三阴性乳腺癌和HER-2阳性乳腺癌的脑转移发生率高且早,脑转移发生后生存期短,各型之间差别不大。其他报道预测脑转移的因素:淋巴结阳性、组织Ⅲ级、ER阴性、年轻、

CK5/6 阳性、EGFR 阳性、BRCA1 阳性、HER-2 阳性、肺转移。

不同分子分型乳腺癌脑转移的发生概率及预后不同。2017 年 JAMA 报道一项迄今最大样本量的以人群为基础的 2010～2013 年确诊的 238 726 例浸润性乳腺癌患者，研究目的是确认乳腺癌脑转移的发生率及中位生存期，排除通过尸检确诊和随访情况未知的患者后，最终该样本队列数量为 231 684 例。结果确定了 968 例乳腺癌脑转移患者，占整个队列的 0.41%，7.56% 为其他部位的转移性疾病。HR 阴性/HER-2 阳性和三阴性乳腺癌患者脑转移的发生率最高。HR 阴性/HER-2 阳性乳腺癌患者：整个队列中占 1.1%，在任意远处转移性疾病的患者中占 11.5%；三阴性乳腺癌：整个队列中占 0.7%，在任意远处转移性疾病的患者中占 11.4%。中位生存期方面，整体队列中脑转移患者中位生存期为 10 个月；HR 阳性/HER-2 阳性乳腺癌患者脑转移（$n=136$ 例）后显示出最长中位生存期为 21 个月，HR 阳性/HER-2 阴性（$n=361$ 例）次之，为 14 个月，HR 阴性/HER-2 阳性（$n=106$ 例）为 10 个月，三阴性乳腺癌脑转移患者（$n=173$ 例）的中位生存期最短，为 6 个月。

三、预后及其相关因素

传统的乳腺癌预后因素也适用于三阴性乳腺癌，包括年龄、临床分期、原发灶大小、淋巴结等，但三阴性乳腺癌的预后往往更差。

前面已提及的超大样本量数据完整的来自美国加利福尼亚州癌症登记的随访生存资料显示，三阴性乳腺癌（6 370 例）在诊断后的总体预后较差，5 年生存率为 77%，差于非三阴性乳腺癌（44 704 例）的 93%。分期对于三阴性乳腺癌仍然适用，Ⅰ 期三阴性乳腺癌的 5 年生存率达 90%，与 Ⅰ 期非三阴性乳腺癌相似。但分期较晚 Ⅲ～Ⅳ 尤其是非西班牙裔黑人三阴性乳腺癌预后最差，5 年生存率仅 14%，同样分期的非西班牙裔黑人非三阴性乳腺癌 5 年生存率为 49%，非西班牙裔白人三阴性乳腺癌为 36%，西班牙裔白种三阴性乳腺癌为 37%。同样分期情况下，种族不同导致预后的差异与三阴性乳腺癌的异质性有关。其他研究报道相似的结果，早期可手术乳腺癌综合治疗后三阴性乳腺癌与非三阴性乳腺癌相比，5 年生存率（72% 对比 85%，$P=0.047$）及无远处转移率（68% 对比 83%，$P=0.002$）均较差。接受新辅助化疗后随访资料同样显示，三阴性乳腺癌 3 年 DFS 较非三阴性乳腺癌差（63% 对比 76%，$P=0.000\ 1$）。另外，年轻（$P<0.015$）、导管癌（对比非导管癌，$P=0.002\ 2$）、高核分级（$P=0.001\ 6$）、分期晚（$P=0.005\ 6$）、非洲裔（对比非西班牙裔白人，$P=0.029$）预后差。

种族与三阴性乳腺癌患者预后相关，以非洲裔美籍三阴性乳腺癌预后最差。Ⅲ～Ⅳ 期黑种人三阴性乳腺癌预后最差，5 年生存率仅 14%。另有报道分析 282 例非洲裔妇女乳腺癌的预后，三阴性乳腺癌占 29%（82/282 例），且 Ⅲ～Ⅳ 期比例与非三阴性乳腺癌相比较高（32% 对比 20%，$P<0.01$）。中位随访 5.5 年，Ⅰ 期三阴性乳腺癌和非三阴性乳腺癌的 DFS 分别为 4.7 年和 8.7 年（$P=0.04$），Ⅱ、Ⅲ 期则没有差别，Ⅱ 期三阴性和非三阴性乳腺癌的 OS 分别为 2.8 年和 7 年（$P=0.01$）。笔者认为，在非洲裔乳腺癌妇女中，三阴性乳腺癌的比例较一般要高 10%～20%，分期为晚期者多。即使早期 Ⅰ～Ⅱ 期三阴性乳腺癌仍然具有高复发风险和低生存率的特点，这些特征犹如火上浇油，使非洲裔美籍三阴性乳腺癌患者预后最差。

淋巴结状态与三阴性乳腺癌预后相关。MD Anderson 肿瘤中心回顾 1980～2009 年 1 711 例三阴性乳腺癌的预后与淋巴结状态的关系，患者中位年龄 48 岁（21～87 岁），中位随访 53 个月，747 例患者出现复发转移，614 例死亡。5 年无复发生存率，N0、N1（1～3 个阳性）、N2（4～9 个阳性）和 N3（≥10 个阳性）分别为 67%、52%、36% 和 33%（$P<0.000\ 1$）；5 年 OS，N0、N1、N2 和 N3 分别为 80%、65%、48% 和 44%（$P<0.000\ 1$）。进一步配对分析显示，淋巴结阴性与阳性患者的无复发生存及 OS 差异有显著统计学意义（$P<0.001$），而淋巴结阳性数目间的无复发生存及 OS（N1 对比 N2+N3）差异无显著性。作者得出结论，三阴性乳腺癌患者一旦出现腋淋巴结阳性，其预后与淋巴结转移的具体数目无关。

伴基底标记的三阴性乳腺癌预后更差。来自英国诺丁汉的资料分析三阴性乳腺癌的预后因素，1 944 例乳腺癌中三阴性乳腺癌 282 例（14.5%），中位随访 56 个月，三阴性乳腺癌患者中位 DFS 和 OS 分别为 49 个月和 54 个月，均较非三阴性乳腺癌差。该研究还同时进行了多项免疫组化与临床病理特征及预后的分析，肿瘤分级差与雄激素、E-钙黏蛋白表达阴性及 P-钙黏蛋白、p53 表达阳性相关。多因素生存分析提示，肿瘤大小及淋巴结状态为独立的预后因素，分子免疫标志与预后无明显的相关性。将伴有 ≥10% 肿瘤细胞 CK5/6 和（或）CK14 阳性定义为基底样型乳腺癌,三阴性乳腺癌中有 157 例患者符合此定义,占 56%,基底样型乳腺癌 DFS 及 OS 均较不伴有标记阳性的三阴性乳腺癌明显要差。

总之,三阴性乳腺癌总体预后较非三阴性乳腺癌差。虽然传统的年龄、临床分期、原发灶大小、组织学分级、腋淋巴结与三阴性乳腺癌也相关,但同等情况下三阴性乳腺癌表现为侵袭性更强,且预后具有种族差异。基底样型三阴性乳腺癌的预后较差,Ki-67 及其他因素对于三阴性乳腺癌的预后价值有待于进一步评估。

第四节 三阴性乳腺癌的治疗策略

一、治疗现状

三阴性乳腺癌因 ER、PR 及 HER-2 均阴性,缺乏内分泌及抗 HER-2 治疗的靶点,治疗方法有限,目前尚无针对性的标准治疗方案,化疗仍然为主要的全身治疗措施。2018 年 1 月 12 日,美国 FDA 批准了 PARP 抑制剂奥拉帕尼用于 HER-2 阴性且胚系 BRCA 突变(gBRCA 阳性)晚期乳腺癌治疗的适应证,可作为 gBRCA 阳性晚期三阴性乳腺癌的可选治疗策略之一。

目前,乳腺癌的治疗一般遵循《St. Gallen 专家共识》、美国《NCCN 指南》《ASCO 指南》和《ESMO 指南》。对于三阴性乳腺癌的治疗,《St. Gallen 专家共识》仅简单提及应主要以化疗为主,《ASCO 指南》没有专门提及三阴性乳腺癌的治疗,而《ESMO 指南》及《NCCN 指南》均有独立章节,对三阴性乳腺癌治疗进行讨论。

三阴性乳腺癌的系统性内科治疗仍以化疗为主。多年来,研究主要集中于化疗药物的选择,如蒽环类、紫杉类、伊沙匹隆、铂类等。三阴性乳腺癌对 DNA 双链断裂剂,如铂类、拓扑异构酶Ⅰ和Ⅱ抑制剂等较敏感。新辅助化疗的临床研究结果表明,单药顺铂即可取得较高的 pCR。然而,美国 FDA 尚未批准任何专门针对三阴性乳腺癌的药物。多数患者早已接受蒽环类、紫杉类和环磷酰胺治疗,三阴性乳腺癌患者一旦复发转移,其预后极差,中位生存期仅为 10~12 个月。治疗选择有限,可选择的药物很少。近年来,三阴性乳腺癌治疗研究的焦点逐渐集中于靶向药物,图 56-2 列出潜在的三阴性

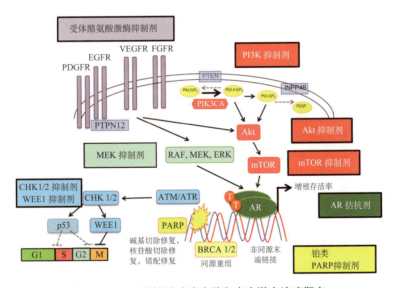

图 56-2 三阴性乳腺癌当前和未来潜在治疗靶点

注:三阴性乳腺癌治疗靶点包括调节同源重组修复机制缺陷的铂类、PARP 抑制剂(黄色)、CHK1/2 抑制剂(蓝色)、p53 家族信号的调节[PI3K/Akt/mTOR 抑制剂(红色)]、CHK1/2 抑制剂、WEE1 抑制剂(蓝色)、AR 拮抗剂(深绿色)、MAPK/MEK 途径的调节和 MEK 抑制剂(淡绿色)(图片来源:Clin Cancer Res,2014,20:782-790)。

乳腺癌治疗靶点,包括细胞增殖和DNA修复的关键酶如PARP抑制剂、免疫治疗PD1/PD-L1、抗体-药物偶联物(ADC)、PI3K抑制剂、MEK抑制剂、肿瘤干细胞抑制剂(Ras/MAPK、JAK/STAT、Wnt、TGF-β、Hedgehog、Notch通路)、EGFR抑制剂、抗血管生成VEGF、小分子单靶点及多靶点酪氨酸激酶抑制剂(TKI)等。随着这些药物研究的进展,有望给三阴性乳腺癌患者提供更多的治疗选择,以提高治愈率,改善预后。

二、新辅助治疗

(一)蒽环/紫杉类新辅助化疗

传统的包括蒽环及紫杉类新辅助化疗方案同样适合三阴性乳腺癌,而且多项回顾性资料显示,三阴性乳腺癌患者对新辅助化疗较非三阴性乳腺癌患者更敏感,达到pCR的三阴性乳腺癌预后与非三阴性乳腺癌患者无差别,但未达到pCR者预后明显差。pCR对于三阴性乳腺癌的预后有预测作用,获得pCR的三阴性乳腺癌患者较未达到pCR患者DFS明显提高。换句话说,新辅助化疗提前挑选出了对化疗高度敏感(达到pCR)的三阴性乳腺癌患者。但这些研究都是回顾性分层分析,至今仍然没有随机对照的大样本前瞻性专门针对三阴性乳腺癌新辅助蒽环联合紫杉类化疗的报道。

MDACC回顾1985~2004年1118例Ⅰ~Ⅲ期乳腺癌,予含蒽环或蒽环联合紫杉类的新辅助化疗,分析手术后长期随访的生存情况。225例(20%)为三阴性乳腺癌,863例(77%)为非三阴性乳腺癌。与非三阴性乳腺癌相比,三阴性乳腺癌3年生存率显著降低(74%对比89%,$HR=2.53$,$P<0.0001$)。新辅助化疗后,163例(15%)获得pCR。进一步分析显示,三阴性乳腺癌对新辅助化疗可能更敏感(pCR 22%对比11%,$P=0.034$);获得pCR的情况下,三阴性乳腺癌与非三阴性乳腺癌患者之间3年生存率无差异(98%对比94%,$P=0.24$),而对于新辅助化疗未取得pCR的三阴性乳腺癌患者往往预后很差(3年生存率仅68%,而非三阴性乳腺癌患者为88%,$P=0.0001$)。Rouzier等研究表明,基底样型乳腺癌及HER-2高表达型乳腺癌患者相对于腔面型及正常乳腺样型乳腺癌,对含紫杉及蒽环类的新辅助化疗效果更好。基底样型乳腺癌及HER-2高表达型乳腺癌接受含紫杉及蒽环类的新辅助化疗后获得最高的pCR均为45%,而腔面型乳腺癌仅获得6% pCR,正常乳腺样型乳腺癌则无一获得pCR。

三阴性乳腺癌总体无远处转移生存率及OS较非三阴性者明显差,有早期高复发转移风险,预后差,很大程度上与化疗后肿瘤残留、术后辅助策略有限及此类型本身的恶性程度高等因素有关。

(二)铂类药物新辅助化疗

前已述及三阴性乳腺癌与BRCA相关性乳腺癌的关系。三阴性乳腺癌常伴有BRCA通路的失活,而BRCA基因与DNA双链断裂修复有关,而铂类药物可与DNA双链交联,导致DNA双链断裂,阻碍DNA复制、转录并最终导致细胞死亡,所以理论上铂类药物治疗三阴性乳腺癌可能更有效。一项回顾性研究比较不同新辅助化疗方案对gBRCA突变乳腺癌的疗效差异,在102例gBRCA突变乳腺癌患者中,所有方案(CMF、AC、FAC、AT和顺铂)的中位pCR为24%,并不高,但顺铂单药治疗pCR达83%(10/12),远远高于其他不含铂的方案。

前瞻性顺铂($75 mg/m^2$,每周1次)单药新辅助化疗28例Ⅱ~Ⅲ期三阴性乳腺癌的Ⅱ期临床研究结果显示,21%(6/28)获得了pCR。其中2例携带BRCA1突变的三阴性乳腺癌者均获得pCR,18例(64%)获得临床性的完全或部分缓解,14例患者(50%)显示出了良好的病理学缓解(Miller-Payne评分为3~5分),10例患者显示出轻微缓解(Miller-Payne评分为1~2)。虽然该研究缺乏对照组,但仅顺铂单药就能获得如此高的缓解率令人惊喜。同时进行的疗效预测因子研究显示,<50岁($P=0.001$)、治疗前肿瘤标本中的BRCA mRNA低表达($P=0.03$)、BRCA1启动子甲基化($P=0.04$)、p53无义密码子或移码突变($P=0.01$)以及E2F3表达活化可作为三阴性乳腺癌对顺铂治疗敏感特异性分子标记。

2011年一项多中心Ⅱ期临床研究(GEICAM 2006-03-A)中,94例基底样型[ER阴性、PR阴性、HER-2阴性、CK5/6阳性和(或)EGFR阳性]随机接受EC→T(46例,EC 4个周期后序贯多西他赛$100 mg/m^2$,4个周期)或EC→TCb(48例,EC 4个周期后序贯多西他赛$75 mg/m^2$+卡铂,$AUC=6$,4个周期)新辅助化疗,结果pCR分别为35%和30%($P=0.6$),似乎在蒽环/紫杉类新辅助化疗基础上加上卡铂并不能增加基底样型乳腺癌的pCR。毒性方面,EC→T组较多3~4度粒细胞缺乏及粒细胞缺乏性发热，而 EC→TCb 出现较多 3～4 级贫血及血小板下降。

2015 年，圣安东尼奥会议公布了两项ⅡB 期临床试验——GeparSixto 和 CALGB40603。在三阴性乳腺癌新辅助化疗中加入卡铂，可以显著提高 pCR。GeparSixto 分层分析显示，卡铂的加入使得三阴性乳腺癌的 pCR 显著提高，对照组和试验组分别为 36.9% 和 59.2%（$P=0.005$），3 年 DFS 分别为 76.1% 及 85.8%（$P=0.0325$）。这一阳性结果仅在三阴性乳腺癌患者中有所体现。同时该研究提示，BRCA 基因的突变与否能够有效预测卡铂的疗效。CALGB40603 评估Ⅱ～Ⅲ期三阴性乳腺癌在蒽环/紫杉类新辅助治疗中±卡铂及±贝伐单抗的疗效，结果表明无论加卡铂（60% 对比 46%，$P=0.001$）或贝伐单抗（59% 对比 48%，$P=0.008$）均可提高乳腺肿瘤 pCR。对于乳腺肿瘤和腋窝淋巴结，仅卡铂（54% 对比 41%，$P=0.002$）提高 pCR，加贝伐单抗虽然提高乳腺和腋窝 pCR，但差异无统计学意义（44% 对比 52%，$P=0.057$）。同时加卡铂和贝伐单抗乳腺肿瘤 pCR 达 67%。

2016 年，*Cancer Research* 杂志发表了随机Ⅲ期 WSG-ADAPT TN 研究的结果，探讨了不含蒽环类的新辅助化疗方案，白蛋白紫杉醇联合卡铂对比白蛋白紫杉醇联合吉西他滨在三阴性乳腺癌中的疗效。白蛋白紫杉醇联合卡铂组带来的 pCR 高达 45.9%，患者耐受性也较好，该研究目前还没有随访 DFS 的数据。

2018 年 2 月，*Lancet Oncol* 发表了 BrighTNess 试验结果，旨在评估卡铂或 PARP 抑制剂 veliparib 用于三阴性乳腺癌标准新辅助化疗的疗效。BrighTNess 研究是目前唯一的关于三阴性乳腺癌新辅助化疗的全球性多中心（15 个国家 145 家中心）、随机、双盲、安慰剂对照的Ⅲ期临床试验，研究入组均为Ⅱ～Ⅲ期潜在可手术治愈的三阴性乳腺癌患者。治疗分为 3 个阶段，随机化分组主要设置在第一阶段，第二阶段为多柔比星和环磷酰胺化疗，第三阶段为手术。第一阶段将 634 例患者按 2:1:1 随机分入 3 组，分别为紫杉醇＋卡铂＋veliparib 组、紫杉醇＋卡铂组和紫杉醇单药组。紫杉醇＋卡铂＋veliparib 组的 pCR 高于仅接受紫杉醇组（53% 对比 31%，$P<0.0001$），veliparib 的加入并没有提高 pCR，低于紫杉醇＋卡铂组（53% 对比 58%，$P=0.36$）。BrighTNess 试验结果支持将卡铂添加到三阴性乳腺癌患者的新辅助化疗方案中，分层结果不论 BRCA 突变情况还是淋巴结状态，与单药相比，加入卡铂或卡铂＋veliparib 能获得基本相近的获益。最常见的严重不良反应主要是发热性粒细胞缺乏及贫血，由于卡铂的加入有更多的患者需要减量或者延迟治疗，但大部分患者（≥88%）能接受至少 11 次每周紫杉醇治疗。

（三）PARP 抑制剂新辅助化疗

2015 年 *JCO* 发表了单臂Ⅱ期 PrECOG 0105 临床试验评估 iniparib（BSI-201）新辅助疗效，Ⅰ～ⅢA 期三阴性乳腺癌或 gBRCA 突变，吉西他滨（1 g/m²，第 1、8 天）联合卡铂（AUC=2，第 1、8 天）联合依尼帕尼（iniparib）（5.6 mg/kg，第 1、4、8 和 11 天），21 天为 1 个周期×（4～6）个周期。80 例患者中，19 例（24%）携带 BRCA1/2 突变，入组患者临床分期Ⅰ期（13%）、ⅡA（36%）、ⅡB（36%）和ⅢA（15%）。pCR 为 36%。与无应答者相比，应答者平均 HRD-LOH 评分更高（$P=0.02$），即使排除 gBRCA1/2 突变者，差异有统计学意义（$P=0.021$）。该研究显示，术前吉西他滨＋卡铂＋iniparib 对于早期三阴性乳腺癌或 gBRCA1/2 阳性乳腺癌有一定的作用，HRD-LOH 评分能够鉴别出缺乏 BRCA1/2 的散发性三阴性乳腺癌患者。HD-LOH 评分增高能预测较好的病理缓解率。

前已述及，2018 年 2 月公布的随机Ⅲ期 BrighTNess 临床试验中，在紫杉醇＋卡铂基础上 veliparib 的加入并没有提高三阴性乳腺癌新辅助治疗的 pCR（58% 对比 53%，$P=0.36$）。紫杉醇联合卡铂疗效显著，加 veliparib 无进一步获益。不论 BRCA 的突变情况还是淋巴结状态，在紫杉醇和卡铂的基础上加入 veliparib 都没有明显的获益，而三药联合应用时 3～4 级毒性明显增加，主要为粒细胞缺乏、贫血及血栓形成。

（四）其他

在三阴性乳腺癌的新辅助化疗中引入贝伐单抗或其他靶向药物的疗效还需要更多样本更长时间的随访评估。新辅助 GeparQuinto 研究组后续的亚组分析显示，在蒽环类和紫杉类基础上加贝伐单抗增加 pCR，这一结果仅限于三阴性乳腺癌患者。CALGB40603 评估蒽环/紫杉类新辅助治疗±贝伐单抗对Ⅱ～Ⅲ期三阴性乳腺癌的疗效，结果加贝伐单抗可提高乳腺肿瘤 pCR 率（59% 对比 48%，$P=0.008$）；乳腺和腋窝 pCR 率，加贝伐单抗后差异无统计学意义(44%对比52%，$P=0.057$)。期待评价mTOR抑制剂依维莫司联合新辅助化疗对三阴性乳腺癌疗效的Ⅱ期临床研究结果。

三、辅助治疗

由于三阴性乳腺癌患者一旦复发转移,治疗方法有限,预后极差,所以探讨怎样使三阴性乳腺癌术后辅助化疗更有效,使更多的早期三阴性乳腺癌患者经过有效的、有针对性的辅助内科治疗能够进一步降低复发转移概率,尤其是如何降低三阴性乳腺癌远处转移是延长患者生存的关键。

(一) 含蒽环类及紫杉类辅助化疗

基于2项随机蒽环类辅助化疗的回顾性分析,与不进行辅助化疗比较,含蒽环类辅助化疗对于分层为ER阴性/HER-2阴性/基底样型乳腺癌无复发生存(RFS)获益，$HR=0.54(0.27\sim1.08)$，而ER阴性/HER-2阴性/非基底样型乳腺癌RFS获益，$HR=0.35(0.18\sim0.68)$。Meta分析也显示,与CMF方案相比,蒽环类辅助化疗能够降低三阴性乳腺癌事件发生风险13%($HR=0.87$，95% CI：$0.77\sim0.99$)。在BCIRG 001回顾性分层分析中,三阴性乳腺癌亚组TAC方案3年DFS为73.5%,而FAC方案3年DFS为60%($HR=0.05$，$P=0.051$)。在CALGB 9344回顾分层中,ER阴性/HER-2阴性AC-P组对比AC组能明显改善DFS($P=0.002$)。

上述结果说明,传统的包括蒽环类及紫杉类辅助化疗方案对于三阴性乳腺癌有一定的疗效,但这些研究无论是蒽环类与不化疗、蒽环类对比CMF，还是蒽环类联合紫杉类对比蒽环类,都是回顾性分层分析的结果,至今缺乏前瞻性的、大样本的针对三阴性乳腺癌辅助化疗的随机对照Ⅲ期临床研究评估蒽环类/紫杉类的疗效,以及与潜在的可能对三阴性乳腺癌更有效的药物如铂类药物、PARP1抑制剂等辅助治疗的结果。

(二) 卡培他滨辅助治疗未获得pCR三阴性乳腺癌指南的推荐

前已述及,来自MDACC的回顾性分析显示,含蒽环类或蒽环类联合紫杉类新辅助化疗后,三阴性乳腺癌获得pCR的患者DFS与非三阴性者相似,但那些未获得pCR的三阴性乳腺癌患者预后较非三阴性乳腺癌患者显著差。

一项日本和韩国联合的Ⅲ期研究(CREATE-X/JBCRG-04)的最终结果正式刊登在2017年 NEJM。该研究入组910例经过蒽环类和(或)紫杉类新辅助化疗后未获得pCR/淋巴结阳性且HER-2阴性患者,随机分成两组,试验组给予术后强化辅助卡培他滨(1 250 mg/m^2，每日2次,口服2周停1周)持续6~8个周期,对照组不用。结果显示,加或不加卡培他滨的患者3年DFS为82.8%对比74.0%；估算5年DFS分别74.1%对比67.7%($P=0.01$)，5年OS分别为89.2%对比83.9%($P=0.01$)。加用卡培他滨辅助化疗后可显著改善HER-2阴性、经新辅助化疗后病理有残留浸润性病灶[non-pCR/N(+)]患者的DFS和OS。进一步分层显示三阴性乳腺癌亚组中,卡培他滨组与空白对照组DFS分别为69.8%对比56.1%($HR=0.58$，95% CI：$0.39\sim0.87$)，OS分别为78.8%对比70.3%($HR=0.52$，95% CI：$0.30\sim0.90$)；三阴性乳腺癌亚组从卡培他滨强化辅助化疗中受益明显,降低5年复发转移风险42%，死亡风险48%。

基于此临床试验结果,2017年St. Gallen全球专家投票环节,对于经过蒽环类、紫杉类和烷化剂新辅助化疗,手术未获得pCR[残留浸润性肿瘤直径超过1 cm和(或)淋巴结阳性]的三阴性乳腺癌患者,术后建议不再化疗(31.1%赞成票)、卡培他滨(48.9%赞成票)、铂类(6.7%赞成票)、BRCA阳性者加铂类(8.9%赞成票)和节拍化疗(4.4%赞成票)。2017年底,《NCCN指南》更新将卡培他滨列为三阴性乳腺癌新辅助化疗后未获得pCR患者的推荐方案。

(三) 卡培他滨辅助治疗三阴性乳腺癌有待更多数据

FinXX研究初步证实卡培他滨在三阴性乳腺癌辅助治疗中的疗效,探讨在传统紫杉类/蒽环类化疗方案中加或不加卡培他滨辅助治疗的疗效。研究于2004年1月至2007年5月入组芬兰和瑞典1 500例淋巴结阳性或淋巴结阴性高危乳腺癌患者,随机分为两组：对照组为3×T(多西他赛)→3×CEF(环磷酰胺＋表柔比星＋氟尿嘧啶),试验组为3×XT(多西他赛＋卡培他滨)→3×CEX(环磷酰胺＋表柔比星＋卡培他滨)。非三阴性乳腺癌患者(1 294例)预后总体优于三阴性乳腺癌(202例)。其中三阴乳腺癌患者共计202例(XT→CEX组93例，T→CEF组109例),中位随访59个月的结果显示,与T→

CEF 组相比，XT→CEX 组的 RFS 显著延长（$P=0.018$），疾病复发风险降低一半以上，OS 同样有显著获益（$P=0.019$）。该研究中位随访时间 10.3 年的结果显示，卡培他滨组和对照组 OS、对侧乳腺癌发生率和其他肿瘤发生率差异均无统计学意义。然而，三阴性乳腺癌的亚组分析发现，卡培他滨组的 RFS（$HR=0.43$，95% CI：$0.24\sim0.79$，$P=0.007$）和 OS（$HR=0.55$，95% CI：$0.31\sim0.96$，$P=0.037$）明显优于对照组。虽然该研究已初步提示 TX-CEX 方案对于三阴性乳腺癌患者具有持续的生存优势，但由于是亚组分析，样本量较少。

NO17629（USO）研究共纳入 2 611 例高危早期乳腺癌患者，术后被随机分为两组：4×AC（多柔比星+环磷酰胺）→4×T（多西他赛）组和 4×AC→4×XT（多西他赛+卡培他滨）组。该研究中位随访 5 年，首要研究终点 DFS 未达到（$HR=0.84$，95% CI：$0.67\sim1.05$，$P=0.125$），但 AC→XT 组较 AC→T 组 OS 有显著改善（$P=0.011$）。三阴性乳腺癌亚组的获益显著（$HR=0.62$），且加用卡培他滨后未见明显毒性作用和不良反应增加。

以上两项研究结果证实，紫杉类/蒽环类联合辅助化疗中加入卡培他滨治疗三阴性乳腺癌疗效突出，RFS 和 OS 双重获益，为临床辅助治疗三阴性乳腺癌提供了前景，当然这些分层研究结果需要进一步前瞻性随机临床试验证实。

2016 年，ASCO 会议中复旦大学附属肿瘤医院邵志敏教授团队报道了 CBCSG 010 多中心随机非盲Ⅲ期临床试验的初步结果。该研究纳入 585 例术后早期三阴性乳腺癌患者，随机分为两组：一组接受 3 个疗程环磷酰胺+表柔比星+卡培他滨序贯 3 个疗程卡培他滨+多西他赛的辅助治疗；另一组接受 3 个疗程环磷酰胺+表柔比星+氟尿嘧啶序贯 3 个疗程多西他赛。中位随访时间 30 个月，主要研究终点（DFS）在两组间差异无显著性（90.6% 对比 86.8%，$P=0.23$），但研究发现含卡培他滨的方案能改善 RFS（92.7% 对比 87.8%，$P=0.049$）和无远处转移生存（94.3% 对比 89.3%，$P=0.019$）。两组的 OS 卡培他滨组 97.4% 对比对照组 95.61%（$P=0.063$），期待 2018 年最终结果的公布，以确立早期三阴性乳腺癌辅助化疗中卡培他滨的地位。另外，中山大学附属肿瘤医院一项随机对照前瞻性Ⅲ期（SYSCBS-001，NCT01112826）节拍式卡培他滨辅助治疗三阴性乳腺癌，以及国外另一项常规连二停一卡培他滨辅助治疗三阴性乳腺癌（CIBOMA，NCT001305337）的临床试验结果值得期待。如果这些前瞻性随机Ⅲ期临床试验获得一致性结果，就能确立卡培他滨在三阴性乳腺癌辅助化疗中的地位。

（四）辅助密集化疗

WSG AM 01 随机试验的回顾性分析试图明确高剂量化疗的疗效。对 ≥9 个淋巴结阳性的高危早期乳腺癌术后辅助治疗进行分析，比较 2 个周期密集型 EC 方案序贯 2 个周期高剂量化疗方案（表柔比星 90 mg/m² + 环磷酰胺 3 g/m² + 塞替哌 400 mg/m²）与 4 个周期剂量密集型 EC 方案序贯 3 个周期 CMF 方案。高剂量化疗组 5 年无事件生存率（62% 对比 41%，$HR=0.60$，95% CI：$0.43\sim0.85$，$P=0.004$）及 5 年生存率（76% 对比 61%，$HR=0.58$，95% CI：$0.39\sim0.87$，$P=0.007$）均有明显改善，而年轻的三阴乳腺癌患者可以从高剂量化疗中获得最大益处。

2017 年，圣安东尼奥乳腺癌大会公布了 EBCTCG 剂量密集方案 Meta 分析的最新数据，涉及含蒽环类/紫杉类化疗的相同剂量 2 周密集对比标准 3 周方案的 7 项临床试验的 10 004 例患者。剂量 2 周密集方案能够显著降低患者的任意复发率（24% 对比 28.3%），10 年获益率为 4.3%，并降低患者乳腺癌死亡率（16.8% 对比 19.6%），10 年获益率为 2.8%。强烈支持含蒽环类/紫杉类 2 周密集方案的临床获益，尤其是对于三阴性乳腺癌，包含蒽环类/紫杉类的密集化疗方案作为优选方案。

（五）其他药物辅助治疗三阴性乳腺癌

前瞻性随机Ⅲ期 BEATRICE 临床试验结果显示，早期三阴性乳腺癌在目前标准辅助化疗基础上加用 1 年贝伐单抗并不能改善预后，加或不加贝伐单抗 DFS 无差异。

前已述及，多项前瞻性临床试验结果显示，对于三阴性乳腺癌的新辅助化疗，在蒽环类/紫杉类基础上加用卡铂可明显提高 pCR，但在直接接受手术治疗的早期三阴性乳腺癌术后辅助化疗中，铂类的地位目前不明确。2017 年，St. Gallen 全球专家投票环节，是否所有三阴性乳腺癌在术后辅助化疗中加用铂类，86.3% 的专家投了反对票；是否在 gBRCA 阳性三阴性乳腺癌辅助化疗中加用铂类，赞成和反对的专家约一半对一半。

对于早期三阴性乳腺癌术后免疫治疗(PD1或PD-L1),目前全球多中心辅助三阴性乳腺癌的临床试验已经在入组患者,拭目以待。

四、复发转移姑息治疗

(一) 复发转移性三阴性乳腺癌内科治疗原则

化疗仍然是三阴性乳腺癌全身治疗的主要方法。但复发转移性三阴性乳腺癌目前没有标准化疗方案,适用于其他类型的复发性转移性三阴性乳腺癌的一般治疗原则同样适用于三阴性乳腺癌。复发转移性三阴性乳腺癌不可治愈,治疗目的在于缓解症状,同时延长生存期。复发转移性三阴性乳腺癌预后差,中位生存期仅10~12个月。

复发转移性三阴性乳腺癌首选联合化疗抑或单药化疗,仍然遵循一般晚期乳腺癌化疗的原则。对于病变发展快、累及范围广、肿瘤负荷大、有明显症状需要药物快速控制病情、患者一般状态好等情况下首选联合化疗;反之,可以首选单药化疗。同非三阴性乳腺癌一样,NCCN推荐单药化疗包括蒽环类(多柔比星、表柔比星、脂质体多柔比星)、紫杉类(紫杉醇、多西他赛、白蛋白结合型紫杉醇)、抗代谢类(卡培他滨、吉西他滨),以及其他微管抑制剂和(或)稳定剂(长春瑞滨、艾日布林、伊沙匹隆)。用过蒽环类的患者联合化疗方案,包括紫杉醇联合吉他滨和多西紫杉醇联合卡培他滨。

当然,治疗三阴性乳腺癌的最佳策略是寻找作用靶目标。随着对三阴性乳腺癌病理学及分子学特点的更多认识,有助于寻求有效治疗措施,给三阴性乳腺癌患者提供更多的治疗选择,以提高治愈率,改善预后。

目前,复发转移性三阴性乳腺癌治疗领域研究热点包括:①铂类,如顺铂、卡铂、奥沙利铂;②PARP抑制剂,如依尼帕尼(iniparib)、奥拉帕尼(olaparib)、veliparib;③EGFR抑制剂,如cetuximab、埃罗替尼(erlotinib);④抗血管生成单抗,如贝伐单抗;⑤抗血管生成及细胞增殖,多靶点酪氨酸激酶抑制剂,如舒尼替尼、索拉非尼、达沙替尼;⑥其他,如肿瘤坏死因子相关凋亡诱导配体(TRAIL)、组蛋白去乙酰化酶抑制剂(HDACI)、依维莫司(RAD001)等。

(二) 化疗药物

1. **铂类为主的化疗** 三阴性乳腺癌中约有30%伴BRCA1基因突变,而伴BRCA1基因突变的乳腺癌中三阴性乳腺癌占60%~80%。BRCA1基因为抑癌基因,正常的BRCA1基因编码的蛋白质可通过激活S期和G2/M期DNA损伤检测点及后续的DNA损伤修复机制,导致肿瘤细胞对损伤DNA的化疗药物(如烷化剂、铂类、丝裂霉素)耐药;BRCA1基因突变后,该基因所编码的蛋白质表现为功能降低或丧失,导致DNA损伤修复障碍。三阴性乳腺癌常伴有BRCA1通路的失活,药物进入肿瘤细胞后与DNA形成链内交联或链间交联(以链内交联为主),导致DNA双链断裂,阻止DNA复制、转录并最终导致细胞死亡。理论上,铂类药物治疗三阴性乳腺癌可能更有效。铂类治疗三阴性乳腺癌的研究见表56-4。

表56-4 三阴性乳腺癌靶向治疗临床试验

期别	临床试验名称	抑制剂类型	入组人群	登记号
Ⅰ期	BKM120/olaparib治疗TNBC或高级别浆液性卵巢癌Ⅰ期临床试验	pan-PI3K PARP	TNBC或高级别浆液性卵巢癌	NCT01623349
Ⅱ期	BKM120治疗晚期TNBC 顺铂±GDC0941治疗AR阴性TNBC	pan-PI3K	晚期TNBC	NCT01629615 NCT01918306
Ⅰb~Ⅱ期	依维莫司(RAD001)联合卡铂治疗晚期乳腺癌		HER-2阴性转移性乳腺癌	NCT00930475
Ⅱ期	顺铂联合紫杉醇加或不加依维莫司治疗Ⅱ或Ⅲ期乳腺癌	TORC1抑制剂	Ⅱ~Ⅲ期TNBC	NCT00930930

续表

期别	临床试验名称	抑制剂类型	入组人群	登记号
Ⅰ期	dinaciclib 联合表柔比星治疗晚期 TNBC	CDK 抑制剂	晚期 TNBC	NCT01624441
Ⅱ期	恩杂鲁胺(enzalutamide)治疗晚期 AR 阳性 TNBC 的疗效和安全性 重新表达 ER 的 TNBC 阿扎胞苷(azacitidine)联合恩替诺特(entinostat)治疗晚期 TNBC	AR 抑制剂	AR 阳性晚期 TNBC 晚期 TNBC	NCT01889238 NCT0114908 NCT01349959
Ⅱ期	恩替诺特联合阿那曲唑辅助绝经后 TNBC 白蛋白型紫杉醇联合卡铂±伏立诺他(vorinostat)辅助治疗术后 TNBC	HDAC 抑制剂	Ⅰ～Ⅱ期 TNBC Ⅱ～Ⅲ期 TNBC	NCT01234532 NCT00616967
Ⅰ期	olaparib 联合卡铂治疗复发转移女性恶性肿瘤 AZD2281 联合卡铂治疗乳腺癌和卵巢癌 一项评估 PARP 抑制剂联合卡铂和(或)紫杉醇的安全性和耐受性的研究 Ⅰ期 BKM120/olaparib 治疗 TNBC 或高级别浆液性卵巢癌 veliparib 联合放疗治疗炎性或局部进展性乳腺癌		女性携带 BRCA 突变 晚期乳腺癌和卵巢癌 TNBC 和卵巢癌 TNBC 和卵巢癌 炎性或局部进展性乳腺癌	NCT01237067 NCT01445418 NCT00516724 NCT01623349 NCT01477489
Ⅰ～Ⅱ期	rucaparib 治疗 gBRCA 突变乳腺癌或卵巢癌,或其他实体瘤	PARP 抑制剂	gBRCA 突变乳腺癌或卵巢癌	NCT01482715
Ⅱ期	标准化疗联合 BSI-201 新辅助治疗 TNBC INIPARIB 联合化疗治疗 TNBC 脑转移 AZD2281 治疗已知 gBRCA 突变的高级别浆液性卵巢癌或 TNBC PARP 抑制剂治疗已知 BRCA1/2 突变的 TNBC ABT-888 联合 CTX 治疗复发性 BRCA 阳性卵巢癌、原发腹膜肿瘤、高级别浆液性卵巢癌、输卵管癌、TNBC 和低级别 NHL BSI-201 联合吉西他滨/卡铂治疗晚期 TNBC BSI-201 联合紫杉醇或紫杉醇单药新辅助治疗 TNBC ABT-888 联合替莫唑胺(temozolomide)治疗晚期乳腺癌或 BRCA1/2 突变乳腺癌 eucaparib(CO-338, AG-014699 或 PF-0136738)治疗局部晚期或转移性乳腺癌或进展期卵巢癌		Ⅱ～Ⅲ期 TNBC TNBC 伴脑转移 gBRCA 突变的高级别浆液性卵巢癌或 TNBC gBRCA 突变 TNBC 晚期 TNBC Ⅱ～Ⅲ期 TNBC 复发性乳腺癌或 BRCA1/2 突变乳腺癌 晚期乳腺癌或进展期卵巢癌,BRCA 突变	NCT00813956 NCT01173497 NCT00679783 NCT01074970 NCT01306032 NCT01045304 NCT01204125 NCT01009788 NCT00664781

注:TNBC:三阴性乳腺癌。

(1) 铂类单药:少数研究中,顺铂或卡铂单药治疗转移性三阴性乳腺癌显示了一定的活性,但疗效不尽如人意。一项多中心、单组(TBCRC009)Ⅱ期临床试验中,顺铂 75 mg/m^2 或卡铂(AUC=6),每3周1次一线或二线治疗转移性三阴性乳腺癌,2007年6月至2010年10月入组86例(80%白种人、8%

黑种人),其中86%曾予辅助化疗,70%曾用蒽环类,73%曾用紫杉类,41%肺转移,24%有肝转移。结果显示,总有效率30.2%(95% CI: 22.1%～39.4%),4例完全缓解(4.7%),22例部分缓解(25.6%),临床受益率34%。分层结果RR:顺铂37%,卡铂23%;一线31.7%,二线20%。中位PFS为89天(2.9个月),中位化疗周期数为4(1～19),10例患者化疗周期数≥10。同样为对照组的铂类单药疗效将在后面TBCRC001研究中详细介绍。

评估铂类单药对比紫杉类(多西他赛)化疗药物一线治疗复发转移性三阴性乳腺癌的最大样本随机、多中心、头对头临床试验结果来自TNT(Triple Negative Beast Cancer Trial)临床试验(NCT00532727)。该研究入组了376例复发性局部晚期或者转移性三阴性乳腺癌患者,随机分两组:卡铂(AUC=6)或多西他赛(100 mg/m²)每3周1次的单药化疗,整组卡铂对比多西他赛的有效率、PFS、OS分别为31%对比36%、3.1个月对比4.5个月、12.4个月对比12.3个月,均差异无显著性。分层分析显示,对于整组中那些11.4%携带gBRCA1/2突变复发转移性三阴性乳腺癌患者,卡铂(n=25例)单药对比多西他赛(n=18例)单药有效率、PFS均有增加(68%对比33%,6.8个月对比4.8个月),故gBRCA突变的复发转移性三阴性乳腺癌患者卡铂单药的客观有效率和PFS均优于多西他赛单药;在未经选择的散发性复发转移性三阴性乳腺癌患者中,卡铂与多西他赛疗效相似。TNT研究支持复发转移性三阴性乳腺癌进行BRCA1/2基因检测,以指导铂类单药治疗选择。

(2)铂类联合化疗:含铂与非铂方案治疗转移性三阴性乳腺癌是否能提高疗效、改善其预后一直被关注。迄今只有一项前瞻性随机Ⅱ期临床试验显示,含铂方案可以改善三阴性乳腺癌患者的疗效及预后。该研究入组126例三阴性乳腺癌患者,随机接受节拍式CM化疗(环磷酰胺每天50 mg,甲氨蝶呤2.5 mg,每天2次,每周第1、2天;n=66)或节拍式CM+顺铂(CM同前+顺铂20 mg/m²,每周第1天;n=60)。结果显示,联合顺铂组总有效率(62%对比CM组30%)、至疾病进展时间(13个月对比CM组7个月)和OS(16个月对比CM组12个月)均有提高。含铂联合化疗似乎比铂类单药治疗三阴性乳腺癌更有效。

复旦大学附属肿瘤医院乳腺癌多学科团队一项前瞻性单中心Ⅱ期临床试验中(NCT00601159),64例复发转移性三阴性乳腺癌患者接受吉西他滨联合顺铂的一线化疗,中位PFS为7.2个月,中位OS为19.1个月,总有效率62.5%。随后的全国多中心随机Ⅲ期CBCSG006临床试验结果表明,吉西他滨联合顺铂的疗效显著优于吉西他滨联合紫杉类,中位生存时间分别为7.7个月和6.5个月。这一结果奠定了含铂联合化疗在复发转移性三阴性乳腺癌一线治疗中的地位。中国医学科学院肿瘤医院Ⅱ期临床研究显示,复发转移性三阴性乳腺癌一线化疗中含铂(TP:多西他赛联合顺铂;n=27)比非铂(TX:多西他赛联合卡培他滨;n=26)方案显著提高疗效,改善预后,TP组对比TX组有效率分别为59.3%对比15.4%($P=0.001$),中位PFS分别为10.9个月对比4.8个月($P<0.001$),OS分别为32.8个月对比21.5个月($P=0.027$)。

全球多中心Ⅱ期及Ⅲ期临床试验评估PARP抑制剂依尼帕尼的临床试验中,作为对照组的铂类联合化疗(吉西他滨联合卡铂)治疗复发转移性三阴性乳腺癌(一线或以上)的有效率为30%左右,中位PFS为3.6～4.0个月,中位OS为7.7～11.1个月,铂类联合化疗显效。吉西他滨联合卡铂是NCCN指南推荐的复发转移性三阴性乳腺癌化疗方案,但并没有改善复发转移性三阴性乳腺癌的总体预后,OS为1年左右。

2. 其他化疗药物

(1)伊沙匹隆(ixabepilone):伊沙匹隆与紫杉类有不同的微管结合位点,因此对紫杉类耐药者仍有活性。Ⅲ期临床研究(BMS 046/048试验)分层分析显示,对蒽环类及紫杉类耐药的复发转移性三阴性乳腺癌,伊沙匹隆联合卡培他滨的疗效优于卡培他滨单药,有效率分别为27%和9%,PFS分别为4.1个月和2.1个月。

(2)白蛋白结合型紫杉醇:Ⅲ期临床研究结果显示,白蛋白结合型紫杉醇较普通紫杉醇疗效高,不良反应小。其作用机制部分是通过特异与gp60和小窝蛋白1结合,调节血管内皮细胞的转胞作用,因为三阴性乳腺癌小窝蛋白1常高表达,理论上白蛋白结合型紫杉醇治疗三阴性乳腺癌更有效,但仍有待临床研究数据证实。

(3)卡培他滨:一项回顾性研究分析363例应用卡培他滨治疗的局部晚期或转移性乳腺癌,其中89例(24.5%)为三阴性乳腺癌。47例(53%)卡培他滨作为一线治疗,42例(47%)卡培他滨作为二线或三线治疗。总有效率为21%,临床受益率33%,

中位至疾病进展时间为 11 周，中位 OS 为 39 周。该研究还显示，应用希罗达作为一、二、三线治疗的有效率差异无显著性。

（4）新药：如 EndoTAG-1（一种阳离子脂质体紫杉醇）单独或联合其他化疗药物治疗复发转移性三阴性乳腺癌的临床研究也在进行中。

（三）靶向药物

1. PARP 抑制剂　当 DNA 损伤时，PARP 可识别结合到 DNA 断裂处并被激活而参与 DNA 的修复，是细胞增殖和 DNA 修复的关键酶。PARP 在肿瘤细胞 DNA 修复中起着重要作用。PARP 的缺失导致 DNA 单链大量聚集，须通过双链同源重组通路进行修复，包括重要的抑癌蛋白 BRCA1 和 BRCA2。胚系 BRCA1/BRCA2 致病性突变（gBRCA 阳性）与乳腺癌、卵巢癌的发生密切相关。三阴性乳腺癌拥有 BRCA1 相关性乳腺癌的临床和病理学特征。与非三阴性乳腺癌相比，三阴性乳腺癌对 PARP 抑制剂更敏感。PARP 抑制剂与吉西他滨和顺铂联合治疗三阴性乳腺癌有协同增效作用，但 luminal 型则不然。PARP 抑制剂可能是今后三阴性乳腺癌或 gBRCA 阳性乳腺癌治疗的新策略。近 2 年，一系列 PARP 抑制剂如奥拉帕尼、talazoparib、依尼帕尼、veliparib、niraparib 和 rucaparib 等均在三阴性乳腺癌治疗中取得了不同程度的进展。

（1）奥拉帕尼（AZD2281）：为口服的 PARP 抑制剂。多中心 II 期临床研究结果显示，奥拉帕尼治疗晚期难治性 gBRCA1/2 突变乳腺癌的疗效和耐受性较好。研究入组 54 例中位经过 3 个化疗方案的患者，在接受该药物高剂量（400 mg，每天 2 次口服）治疗的 27 例患者（18 例 BRCA1 基因突变，9 例 BRCA2 基因突变）中，客观有效率为 41%（11/27 例），低剂量组（100 mg，每天 2 次口服）的有效率亦达到 22%（6/27 例）。不良反应主要为轻度（1～2 级），高剂量组≥3 级毒性反应包括疲乏 5 例，恶心 2 例和贫血 1 例；而低剂量组仅有 1 例 3 级以上疲乏。奥拉帕尼对 gBRCA 基因突变的多线治疗过的转移性乳腺癌显示高度的活性，尤其是高剂量组。

2017 年，ASCO 会议首次公布了 OlympiAD 的结果，这是一项全球多中心随机 III 期临床试验对比奥拉帕尼单药与化疗在 HER-2 阴性且 BRCA 基因突变的转移性乳腺癌中的疗效。302 例患者 2:1 随机分别接受奥拉帕尼组（片剂，300 mg，每天 2 次）和化疗组（医生选择，卡培他滨或艾日布林或长春瑞滨单药），两组基线特征均衡，主要终点为 PFS。全组 56% 为 gBRCA1 突变，44% 为 gBRCA2 突变，一半患者为 HR 阴性/HER-2 阴性，一半为三阴性乳腺癌，一、二、三线各占约 1/3，约 1/3 入组前曾经接受过铂类化疗。结果显示，奥拉帕尼单药口服组中位 PFS 显著优于标准化疗（7.0 个月对比 4.2 个月，$P=0.0009$）。客观有效率：奥拉帕尼组为 60%，化疗组为 29%，两组 OS 差异无统计学意义。奥拉帕尼总体耐受性好，因不良反应中断治疗的患者比例<5%，≥3 级不良反应发生率比化疗组低。OlympiAD 是第一项在晚期 HER-2 阴性乳腺癌中证实 PARP 抑制剂优于 HER-2 阳性对照的 III 期临床试验。需要强调的是，OlympiAD 研究入组条件为携带 gBRCA 致病性突变 HER-2 阴性转移性乳腺癌患者，这一精准选择使得研究取得成功。

2018 年 1 月 12 日，美国 FDA 基于 OlympiAD 临床试验结果，批准 PARP 抑制剂奥拉帕尼用于 HER-2 阴性且 gBRCA 阳性晚期乳腺癌治疗的适应证，可作为 gBRCA 阳性晚期三阴性乳腺癌可选策略之一。奥拉帕尼是第一个获批用于治疗携带 BRCA 突变的抗癌药物。有很多研究正在探索 PARP 抑制剂联合治疗，如与免疫治疗或化疗联合等。随机对照对比奥拉帕尼或安慰剂辅助治疗 1 年对于 gBRCA 阳性早期乳腺癌患者的大型辅助阶段的价值正在全球多中心进行中。

（2）talazoparib（BMN 673，MDV3800）：为口服 PARP 抑制剂。临床前研究表明，talazoparib 是高度有效的，具有双重作用机制，可以通过阻断 PARP 活性并将 PARP 捕获在 DNA 损伤部位诱导肿瘤细胞死亡。I 期临床试验推荐剂量每天 1 mg 持续给药，单药对于乳腺癌、前列腺癌、卵巢癌和小细胞肺癌等实体瘤均有活性。14 例晚期乳腺癌中，talazoparib 单药有效率达 50%，中位 PFS 为 7.5 个月，临床受益率 86%。II 期 ABRAZO 临床试验显示，talazoparib 对于 48 例既往铂类治疗的晚期乳腺癌有效率 21%，中位 PFS 为 4.0 个月。35 例 gBRCA1/2 突变既往未用过铂类但晚期化疗线数≥3 线的患者有效率达 37%，中位 PFS 为 5.6 个月，临床受益率达 66%，疗效显著且耐受性好。

2017 年，SABCS 会议上公布了 EMBRACA 临床试验结果，这项全球 III 期、开放标签、随机、平行双臂研究的总体临床设计与 OlympiAD 相似。共招募了 431 例 gBRCA1/2 突变且 HER-2 阴性的局部晚期或转移性乳腺癌患者，40% 为三阴性，60% HR

阳性/HER-2 阴性,入组前最多接受过三线化疗,包括铂类化疗。按 2∶1 比例随机分配接受 talazoparib 治疗或医生选择的单药治疗（PCT，单药为卡培他滨、艾日布林、吉西他滨或长春瑞滨）直至病情进展或不可耐受的毒性。结果显示,接受 talazoparib 治疗的患者中位 PFS 为 8.6 个月（95% CI：7.2～9.3）,而 PCT 组中位 PFS 为 5.6 个月（95%CI：4.2～6.7）,talazoparib 组有显著的统计学改善（$HR=0.54, P<0.0001$）,疾病进展风险降低 46%。talazoparib 组的 ORR 为 62.6%,而 PCT 组 ORR 仅 27.2%（$HR=4.99, P<0.0001$）。安全性方面,talazoparib 组不良反应发生率最常见（≥15%）的包括贫血（52.8%）、疲劳（50.3%）、恶心（48.6%）、中性粒细胞下降（34.6%）、头痛（32.5%）、血小板减少（26.9%）、脱发（25.2%）、呕吐（24.8%）、腹泻（22%）、便秘（22%）、食欲减退（21.3%）、背痛（21%）和呼吸困难（17.5%）。talazoparib 治疗组严重不良反应的发生率为 31.8%,化疗组为 29.4%。talazoparib 治疗组因严重不良反应而中止治疗的患者比例为 7.75%,化疗组为 9.5%。由 Anderson 牵头的这项多中心Ⅲ期临床试验显示,PARP 抑制剂 talazoparib 对比化疗,能显著延长 gBRCA 阳性、HER-2 阴性的局部晚期或转移性乳腺癌患者的 PFS。目前,该临床试验结果已经提交美国 FDA,等待适应证的批准。

（3）依尼帕尼（BSI-201）：为静脉用 PARP 抑制剂。一项晚期三阴性乳腺癌的多中心、随机、开放性Ⅱ期临床试验共纳入了 123 例晚期转移性三阴性乳腺癌,试验组（GCI 组）接受吉西他滨（$1\,000\,mg/m^2$,第 1、8 天）、卡铂（$AUC=2$,第 1、8 天）联合依尼帕尼（5.6 mg/kg,第 1、4、8、11 天）治疗,对照组（GC 组）单用吉西他滨联合卡铂的化疗方案,均 21 天为 1 个周期。主要的研究终点为临床收益率和安全性。结果显示,联合依尼帕尼组与对照组疗效差异有显著性,临床获益率分别为 56% 与 34%（$P=0.01$）,总有效率分别为 52% 与 32%（$P=0.02$）,中位 PFS 分别为 5.9 个月与 3.6 个月（$P=0.01$）,中位 OS 分别为 12.3 个月与 7.7 个月（$HR=0.57, P=0.01$）。两组的不良反应率差异无显著性。然而,具有相似设计的全球多中心Ⅲ期临床试验大样本入组 519 例晚期三阴性乳腺癌,中位 PFS 从 4.1 个月延长至 5.1 个月（$P=0.027$）,中位 OS 从 11.1 个月延长至 11.8 个月,没有出现Ⅱ期临床研究的差异有统计学意义的结果（$P=0.28$）,未达主要终点

指标,也未获得适应证的批准。由于三阴性乳腺癌异质性明显,上述Ⅱ期及Ⅲ期临床试验入组的患者为三阴性乳腺癌,而不是 gBRCA 突变患者,有待进一步研究寻找应用依尼帕尼的真正受益人群。

（4）veliparib（ABT-888）：为口服的 PARP 抑制剂。一项Ⅱ期临床试验对 41 例晚期三阴性乳腺癌患者（其中 8 例存在 BRCA 突变）给予 veliparib 联合替莫唑胺治疗。整组人群中,总有效率和临床获益率分别为 7% 和 17%,有效的似乎都是携带 BRCA 突变的患者,其总有效率和临床获益率分别是 37.5% 和 62.5%。veliparib 联合卡铂治疗晚期 BRCA 相关性乳腺癌的Ⅰ期耐受性试验已经完成,有待进一步临床试验观察 veliparib 联合化疗的疗效。前已述及 BrighTNess 评估 veliparib 新辅助三阴性乳腺癌的随机Ⅲ期临床试验结果,veliparib 在晚期三阴性乳腺癌中的Ⅲ期临床研究结果有待报道。

其他在研究的 PARP 抑制剂中,niraparib 已进入Ⅲ期临床试验阶段。还有多个 PARP 抑制剂（Rucaparib、MK-4827、INO-1001、CO-338、CEP-9722、E7016）正在进行各期临床试验中。

2. 免疫治疗　PD-1（programmed death-1）是一种细胞膜蛋白受体,为调节免疫细胞功能的关键哨所,PD-L1 是一种能和 PD-1 蛋白结合的配体。近年来发现,PD-L1 一旦出现在肿瘤细胞膜上,机体的淋巴免疫细胞失效,癌细胞无限增殖。PD-1/PD-L1 免疫治疗是当前备受瞩目的新的一类抗癌策略,旨在利用人体自身的免疫系统抵御癌症,通过阻断 PD-1/PD-L1 信号通路使癌细胞死亡,具有治疗多种类型肿瘤的潜力,有望改善患者预后。近年来,免疫治疗在恶性黑色素瘤、非小细胞肺癌、尿路上皮癌等多种实体瘤中取得了巨大进展。原发性乳腺癌细胞表面有 PD-L1 表达,三阴性乳腺癌是 PD-L1 表达量最高的乳腺癌,为 20%～30%。一直以来都期待免疫治疗在棘手的晚期难治三阴性乳腺癌治疗中能有所突破。

（1）pembrolizumab（Keytruda）：为 PD-1 抑制剂。Ⅰb 期 KEYNOTE-012 研究 PD-1 抑制剂 pembrolizumab（10 mg/kg,每 2 周 1 次）治疗 PD-L1 表达阳性（免疫组化检测肿瘤细胞基质 PD-L1 表达量≥1% 为阳性）的多程治疗后复发转移性三阴性乳腺癌。结果显示,111 例复发转移性三阴性乳腺癌患者中,58.6% PD-L1 阳性。27 例可评估的患者中,有效率为 18.5%,包括 1 例（3.7%）临床缓

解和 4 例（14.8%）部分缓解，其中有 3 例从 pembrolizumab 取得持续获益。此外，还有 7 例（25.9%）患者疾病稳定。研究中 pembrolizumab 的总临床获益率为 22.2%。临床缓解的 1 例患者在达到临床缓解后中断治疗，11 个月后仍处于临床缓解状态。2 例部分缓解的患者在完成 24 个月治疗后停药，其中 1 例缓解时间维持了 22.7 个月。常见不良反应与其他队列相似，如关节痛、疲劳、恶心等，其中 5 例（15.6%）患者出现≥3 级不良反应，1 例出现治疗相关死亡。晚期难治性三阴性乳腺癌患者从单药 pembrolizumab 中获益不多，然而一旦治疗有效，则获益时间很长，且停药后依然能持续。Ⅰb 期临床试验显示，pembrolizumab 对 PD-L1 阳性复发转移性三阴性乳腺癌有良好的抗肿瘤活性，而且安全性可以接受。

其后的Ⅱ期 KEYNOTE-086 继续评估单药 pembrolizumab 作为后线治疗的有效性和安全性。KEYNOTE-086 研究队列 A 中，170 例复发转移后接受≥1 次化疗的复发转移性三阴性乳腺癌患者接受 pembrolizumab 200 mg，每 3 周 1 次，不论 PD-L1 表达情况。pembrolizumab 治疗后有效率仅为 5%，其中临床缓解率为 0.6%，疾病控制率为 8%。中位缓解持续时间为 6.3 个月。105 例 PD-L1 阳性复发转移性三阴性乳腺癌者 PFS 为 2.0 个月，64 例 PD-L1 阴性复发转移性三阴性乳腺癌患者 PFS 为 1.9 个月。从 pembrolizumab 单药中的获益尽管较为微弱，但一旦出现缓解则可以获得较为持久的疗效，仍需大型研究进一步明确。2017 年，ESMO 大会更新了肿瘤周围浸润淋巴细胞（TIL）水平与 pembrolizumab 治疗复发转移性三阴性乳腺癌疗效的相关性分析结果，TIL 可以预测 PD-1 抑制剂的疗效，对如何更好地用药给出非常好的建议。

三阴性乳腺癌的预后极差，PD-1 抑制剂 pembrolizumab 能否取得成功还有待更多的临床试验证实。Ⅲ期临床研究 KEYNOTE-119 在复发转移性三阴性乳腺癌二线或三线治疗中评估单药 pembrolizumab 对比化疗的疗效。Ⅲ期临床研究 KEYNOTE-355 则探索了一线 pembrolizumab 联合化疗的疗效。

（2）atezolizumab：为 PD-L1 抑制剂。GP28328（NCT01633970）是一项 atezolizumab 联合每周白蛋白型紫杉醇治疗复发转移性三阴性乳腺癌的多中心Ⅰb 期临床试验，无治疗相关死亡事件。32 例患者中，56% 观察到 3～4 级不良反应，主要为白细胞减少（41%）、血小板减少（9%）以及贫血（6%）。24 例可评估疗效，9 例接受 atezoliz-umab 联合白蛋白紫杉醇一线治疗，8 例接受二线治疗，7 例接受三线或以上治疗。结果显示，接受一线治疗的患者相比二线或以上治疗的患者可获得更高的有效率。一线治疗时，11.1% 的患者获得完全缓解，77.8% 的患者获得部分缓解，11.1% 的患者获得稳定，没有患者出现疾病进展，有效率为 88.9%，连续 2 次以上有效率为 66.7%。该研究显示了 atezolizumab 可接受的安全性和耐受性，以及良好的抗肿瘤活性。研究者还强调，好转的患者中，既有 PD-L1 阴性者也有 PD-L1 阳性者。

IMpassion130 为随机双盲对照多中心Ⅲ期临床试验，旨在评估 PD-L1 抑制剂 atezolizumab 联合白蛋白紫杉醇一线治疗复发转移性三阴性乳腺癌的安全性和疗效。将入组的患者 1∶1 随机分配至 atezolizumab 组和安慰剂组，两组患者均接受白蛋白结合紫杉醇治疗。主要终点是 PFS，次要终点包括 OS、客观缓解率、有效持续时间、安全性/耐受性、药代动力学和生活质量等指标。该研究还将探索与疗效相关的潜在生物学标记。另外，国内多家中心参与的 atezolizumab 联合紫杉醇与安慰剂联合紫杉醇一线治疗复发转移性三阴性乳腺癌的Ⅲ期临床多中心研究也进行中。

（3）avelumab：为 PD-L1 抑制剂。2015 年，SABCS 会议公布了 JAVELIN 研究初步结果，探索 PD-L1 抑制剂 avelumab 治疗局部晚期或转移性乳腺癌患者的安全性和疗效。共入组 168 例患者，其中 58 例为 mTNBC，72 例为 HR 阳性/HER-2 阴性，26 例为 HER-2 阳性。结果显示，药物不良反应在可接受的安全范围内，17 例患者发生免疫相关不良反应，包括甲状腺功能低下、血小板减少以及自身免疫性肝炎。疗效数据显示，有效率为 4.8%。在 8 例有效患者中，5 例是三阴性乳腺癌，占 62.5%。进一步分析 PD-L1 表达与疗效的相关性，在 PD-L1 表达阳性患者中，有效率达 33.3%；而在 PD-L1 表达阴性患者中，有效率只有 2.4%。在 5 例复发转移性三阴性乳腺癌的有效患者中，4 例为 PD-L1 阳性。

（4）nivolumab：为 PD-1 抑制剂。开放性多中心Ⅰ期临床试验正在进行，评估 PD-1 抑制剂 nivolumab 联合白蛋白紫杉醇治疗 HER-2 阴性复发转移性乳腺癌的安全性。研究的主要终点是剂量限制性毒性，次要终点包括药物不良反应导致的剂量调整、治疗延迟、中断和终止、PFS、疾病控制率、总体有效率以及有效持续时间,探索性终点包括肿瘤相关的PD-L1表达、nivolumab治疗相关的免疫激活机制、nivolumab血清浓度水平等。

总之,相对恶性黑色素瘤、肺癌及尿路上皮癌等实体瘤,乳腺癌中PD-L1阳性比例偏低,未来PD-1/PD-L1类药物在乳腺癌中的应用可能存在局限性。但对于难治的晚期三阴性乳腺癌,免疫治疗仍然值得期待,关键是找到真正受益有效的人群,是PD-L1过表达还是基因表达谱分型中的IM型更有效,目前的数据显示免疫治疗单药疗效不尽如人意,化疗药物联合免疫治疗可能是方向,有待随机对照Ⅲ期临床试验的结果。

3. 抗体-药物偶联物　抗体-药物偶联物(antibody-drug conjugate, ADC)是通过一个化学链接将具有生物活性的小分子药物连接到单抗上,单抗作为载体将小分子药物靶向运输到目标细胞中,形象地,抗体"弹头"携带化疗药直击肿瘤细胞。目前研发中的3个用于复发转移性三阴性乳腺癌的ADC有sacituzumab govitecan(IMMU-132,靶点为Trop-2)、glembatumumab vedotin(CDX-011,靶点为gpNMB)和ladiratuzumab vedotin(SGN-LIV1A,靶点为LIV-1)。

IMMU-132是一种ADC,通过蛋白链接技术将"单克隆抗体RS7"和"依立替康的活性代谢产物SN-38"连接在一起。RS7靶向人滋养细胞表面抗原Trop-2,该抗原在超过80%的三阴性乳腺癌中大量表达。RS7携带SN-38,选择性结合乳腺癌细胞的Trop-2,进入细胞后释放SN-38,发挥细胞毒作用。IMMU-132的这种作用机制理论上能够增加肿瘤内的药物浓度,同时减少正常组织的毒性。抗Trop-2抗体RS7有一定的间接抗肿瘤活性,可以激活免疫反应杀伤肿瘤细胞。因此,IMMU-132在提供细胞毒效应的同时,还具有潜在免疫抗肿瘤效应。2017年,SABCS会议公布了IMMU-132治疗复发转移性三阴性乳腺癌的单臂、开放标签Ⅱ期临床试验结果。110例晚期二线化疗以上或1年内复发转移一线化疗以上,均为紫杉类治疗过的复发转移性三阴性乳腺癌患者,给予IMMU-132 10 mg/kg,第1、8天,21天为1个周期,每8周复查评估直至病情进展或不可耐受的毒性。有效率34%,临床受益率45%,中位PFS达5.5个月,中位OS为12.7个月,显示出较好的疗效和耐受性。随机对照Ⅲ期IMMU-132对比化疗单药的多中心研究ASCENT也已开展(NCT02574455)。

另外,CDX-011的单药有效率为37%,Ⅲ期METRIC临床试验正在进行。SGN-LIV1A在Ⅰ~Ⅱ期研究中,有效率也达到30%。总体来说,3个ADC都很有潜力改善复发转移性三阴性乳腺癌的治疗现状。

4. 雄激素受体拮抗剂　雄激素受体(androgen receptor, AR)是类固醇激素受体家族中的一员,主要存在于靶细胞的核内。

(1) AR与三阴性乳腺癌的关系:三阴性乳腺癌中AR阳性率为6.6%~75%,低于非三阴性乳腺癌中AR的表达。2011年,Lehmann等首次报道了与AR表达密切相关的一种三阴性乳腺癌亚型——腔面雄激素受体型(LAR)。该亚型约占三阴性乳腺癌总数的11%,肿瘤中含有大量涉及激素信号、甾体类合成、雄激素/雌激素代谢、AR下游靶点信号等基因的表达,这些特征有望为研究AR在三阴性乳腺癌中的作用提供新的思路。

(2) AR在三阴性乳腺癌中的可能作用机制:雄激素及AR信号通路在乳腺癌中发挥一定的作用,AR与ERα、HER-2、MAPK等信号通路联合作用。研究发现,三阴性乳腺癌中AR通过活化EGFR和AR信号通路,激活MAPK信号通路,导致肿瘤细胞增殖,但是AR和EGFR两条通路的超活化反而会抑制MAPK信号通路。在ER阴性/AR阳性乳腺癌细胞中研究发现,AR与ERK信号通路间存在一个正反馈环路,能互相调节对方的磷酸化,促进肿瘤细胞增殖。临床前期研究显示,AR阳性三阴性乳腺癌对于抗雄激素药物有高反应性。

(3) AR阳性三阴性乳腺癌的预后:许多研究都证明ER阳性乳腺癌中AR高水平表达提示较好的预后,但AR在判断三阴性乳腺癌预后转归中的作用有较大争议。回顾性研究发现,AR阴性比AR阳性患者有更高的淋巴结转移概率,但AR阳性患者的死亡率高于AR阴性患者。也有学者提出,三阴性乳腺癌中AR是否能作为判断预后的独立因素还不能确定。各研究报道的不一致可能与三阴性乳腺癌样本数量少、检测AR技术条件不同、随访时间不同等因素有关。

(4) AR抑制剂治疗三阴性乳腺癌:目前已有两项Ⅱ期临床试验评估AR拮抗剂治疗复发转移性三阴性乳腺癌的结果。

TBCRC011(NCT00468715)评估AR抑制剂比卡鲁胺(康士得,casodex, bicalutamide)在AR阳性

晚期三阴性乳腺癌中的疗效。研究共筛选424例复发转移性三阴性乳腺癌患者，AR阳性定义为免疫组化≥10%细胞阳性，结果12%（51例）AR阳性病例，报道时26例进入有效性分析，5例部分缓解，24周临床受益率19%，中位PFS为3个月。

MDV3100-11是评估另一个AR抑制剂恩杂鲁胺（enzalutamide，ENZA）在AR阳性晚期三阴性乳腺癌中疗效的Ⅱ期临床试验。恩杂鲁胺是更强效的口服AR拮抗剂，前列腺癌中的两项关键性结果显示，恩杂鲁胺相比比卡鲁胺PFS延长3~4倍，2012年FDA批准其前列腺癌适应证。MDV3100-11入组115例患者，口服恩杂鲁胺160 mg/d。结果显示，16周临床受益率35%，24周临床受益率29%，PFS为3.7个月。不良反应较小，3级以上不良反应疲劳5%。研究者根据二代RNA检测结果，进一步划分患者为"PREDICT AR阳性"（56例）和"PREDICT AR阴性"（62例）。PREDICT AR阳性和AR阴性患者PFS分别为3.7个月对比1.8个月，AR阳性肿瘤对恩杂鲁胺治疗反应更好。AR测序预测恩杂鲁胺的疗效比免疫组化更优，PREDICT AR阳性和AR阴性患者的OS分别为18个月和8个月，其预测价值优于AR（IHC：≥10%对比<10%）。预测疗效的另一个因素为既往治疗次数，62例一至二线PREDICT AR阳性和AR阴性患者PFS分别为9.3个月和2.0个月。然而，该Ⅱ期临床研究结果需要Ⅲ期临床研究进一步证实。目前，AR抑制剂在乳腺癌中没有被批准适应证。

5. PI3K/AKT/mTOR抑制剂 PI3K/AKT/mTOR是调节细胞增殖、存活、代谢和运动的代表性通路，对各亚型乳腺癌都具有较高活性。三阴性乳腺癌中，PI3K/AKT/mTOR因上游调节因子（如EGFR）过表达而被激活，从而激活PI3K催化亚基α（PIK3CA）突变，使PTEN和PIPP失活或表达减少。然而，PAM同源通路MAPK和RAS在三阴性乳腺癌中突变相对较少。

ipatasertib是AKT抑制剂。近期报道的LOTUS临床试验中，124例未经治疗的复发转移性三阴性乳腺癌患者随机分为紫杉醇（80 mg/m²，第1、8、15天）联合ipatasertib（400 mg每天口服）组或联合安慰剂组（第1~21天），28天为1个周期。结果与对照组相比，ipatasertib组的中位PFS显著延长（6.2个月对比4.9个月，$P=0.037$）。主要3~4级不良反应有腹泻（23%）、中性粒细胞减少（10%）和口腔炎（2%）。联合ipatasertib组3级以上不良反应仅轻微增加（54%对比42%）。通过二代测序，在PIK3CA/AKT1/PTEN突变亚组，PFS的获益更明显（$HR=0.44$，$P=0.041$）。还有其他在研的AKT抑制剂（如AZD5363、MK-2206），单药或联合化疗或联合靶向治疗用于晚期乳腺癌，包括复发转移性三阴性乳腺癌。

mTOR抑制剂依维莫司（RAD001）在HR阳性/HER-2阴性晚期乳腺癌获得适应证。目前，依维莫司联合卡铂治疗晚期乳腺癌（NCT00930475）、顺铂联合紫杉醇加或不加依维莫司新辅助治疗Ⅱ~Ⅲ期三阴性乳腺癌（NCT00930930）及泛PI3K抑制剂BKM120治疗复发转移性三阴性乳腺癌（NCT01629615）正在临床试验中。

6. EGFR信号通路 抑制EGFR活化可激活下游信号转导途径，在肿瘤细胞增殖、损伤修复、侵袭及新生血管形成等方面起重要作用。有45%~70%的三阴性乳腺癌存在EGFR基因扩增或高表达，因此三阴性乳腺癌最有可能从抗EGFR治疗中受益。EGFR的单克隆抗体西妥昔单抗在头颈部肿瘤放射增敏及结直肠癌临床应用中显示出良好疗效。在三阴性乳腺癌的细胞实验中也观察到西妥昔单抗具有一定的疗效，目前有多项临床研究正在开展中。

（1）西妥昔单抗（cetuximab）：目前为止，3项Ⅱ期临床试验（表56-4）评价了西妥昔单抗单独或联合铂类药物化疗的疗效。乳腺癌转化治疗研究联盟（TBCRC）001多中心临床研究显示，102例一、二、三线（一线占46%）转移性三阴乳腺癌，西妥昔单抗联合卡铂治疗组获得17%（12/71）有效率；而西妥昔单抗单药有效率极低，仅6%，中位PFS仅2个月，提示预后凶险。BALI-1试验共入组173例复发转移性接受≤1个化疗方案的三阴性乳腺癌患者，以2∶1的比例随机分成两组，试验组（115例）给予西妥昔单抗联合顺铂治疗，对照组（58例）给予顺铂单药治疗，进展后允许序贯至西妥昔单抗单药治疗。结果显示，联合组客观有效率及PFS分别为20%（23//115例）和3.7个月，单药顺铂组分别为10.3%（6/58例）和1.5个月（$P=0.03$）。美国肿瘤组（US Oncology Group）的一项Ⅱ期临床研究中，转移性乳腺癌患者被随机分为依立替康+卡铂治疗组或依立替康+卡铂+西妥昔单抗治疗组。在三阴性乳腺癌亚组分析中，两组的客观有效率分别为30%和49%。

虽然此项Ⅱ期临床研究显示西妥昔单抗联合

顺铂治疗三阴性乳腺癌具有一定的疗效,但结果还是令人失望的。为了使其成为一个有价值的治疗方法,要求有更好的方法确认哪一类三阴性乳腺癌患者对这种治疗方法更易感。是否需要筛选 EGFR 表达的三阴性乳腺癌患者接受西妥昔单抗治疗,以期获得较高的临床疗效,是否有其他生物标记预测疗效,尚待Ⅲ期临床研究的验证。在三阴性乳腺癌中并未看到西妥昔单抗单药的良好表现,可能是由于 EGFR 信号转导通路下游的 MEK/ERK 通路异常激活。因此,西妥昔单抗对复发转移性三阴性乳腺癌的作用乍现曙光,但疗效不确定。

(2) 埃罗替尼(erlotinib)和吉非替尼(gefitinib):为 EGFR 酪氨酸激酶抑制剂,联合化疗药物在三阴性乳腺癌的新辅助治疗中有一定活性。埃罗替尼联合多西他赛和卡铂新辅助治疗 30 例三阴性乳腺癌 pCR 为 40%。一项随机双盲研究评估在 EC 新辅助化疗基础上加或不加吉非替尼(NCT00239343)的疗效,初步分层显示 82 例三阴性乳腺癌 pCR 15%(12/82 例;吉非替尼:7/41;安慰剂:5/41 例)。但小分子 EGFR 酪氨酸激酶抑制剂在晚期三阴性乳腺癌治疗中的作用有待评估。

7. **抗血管生成单抗** 血管生成在乳腺癌发生发展中具有十分重要的作用。基底样型乳腺癌的生物标记 CK 5/6 与 VEGF 的表达显著相关,并且三阴性乳腺癌及基底样型乳腺癌存在一个特征性的表现:肾小球样微血管增生。另有研究显示,三阴性乳腺癌较非三阴性乳腺癌患者高表达 VEGF-2,且 VEGF-2 的高表达与三阴性乳腺癌患者 5 年生存率降低有直接关系。因此,抗血管生成可作为三阴性乳腺癌的一个治疗靶点,为三阴性乳腺癌患者抗血管生成的药物应用治疗提供了理论依据,抗 VEGF 治疗可能对三阴性乳腺癌有效。抗血管生成抑制剂包括贝伐珠单抗及口服多靶点小分子酪氨酸激酶抑制剂舒尼替尼和索拉非尼等。

贝伐单抗(bevacizumab,avastin)为重组的人源性单克隆抗体,可与 VEGF 结合,阻止 VEGF 与血管内皮细胞上的 VEGFR 结合,从而抑制 VEGF 调控信号通路,进而抑制血管生成,达到抗肿瘤的作用。实验室和临床证据都支持血管生成在乳腺癌的进展中有重要作用。尽管多项随机对照Ⅲ期临床试验已经证明在化疗的基础上加用贝伐单抗可明显改善无进展生存率,但是 OS 未获益。考虑到毒性和费用增加,尚不清楚加贝伐单抗是否具有临床意义。经美国 FDA 批准,贝伐单抗对转移性乳腺癌的应用适应证在 2010 年 12 月被撤销。

三阴性乳腺癌患者进行亚组分析得出令人惊喜的结果。E2100 试验(763 例)入组 232 例三阴性乳腺癌患者,紫杉醇联合贝伐单抗组较紫杉醇组 PFS 显著延长(10.6 个月对比 5.3 个月)。而 AVADO 试验的 167 例(22%)三阴性乳腺癌患者中,化疗联合贝伐单抗可使 PFS 由 6.0 个月延长至 8.2 个月。另一项 RIBBON-1 试验中,贝伐单抗无论联合卡培他滨还是紫杉醇/表柔比星,PFS 均显著延长(表 56-4)。Meta 分析综合以上 3 项临床研究结果,对于三阴性乳腺癌患者($n=621$)一线治疗,在化疗基础上加用贝伐单抗可显著延长 PFS($HR=0.65$,$95\% CI$:$0.54\sim0.78$),改善 PFS 绝对值达 2.7 个月。然而令人遗憾的是,在 OS 方面,贝伐单抗对三阴性乳腺癌仍未显示出优势。RIBBON-2 试验三阴性乳腺癌亚组分析结果显示,684 例入组患者中 159 例(23%)为三阴性乳腺癌,其中化疗联合贝伐单抗组中位 PFS 较化疗组显著延长(6.0 个月对比 2.7 个月,$HR=0.494$,$P=0.0006$),中位 OS 有延长的趋势(17.9 个月对比 12.6 个月,$HR=0.624$,$P=0.053$)。

8. **多靶点小分子酪氨酸激酶抑制剂** 三阴性乳腺癌具有高增殖性的特征,因此抑制增殖信号通路可能会对此类乳腺癌有效。增殖信号如细胞因子、激素或生长因子等可通过激活相应受体,启动信号转导途径,蛋白激酶通过磷酸化作用可引起一系列酶链反应,最终引起基因表达的改变。蛋白激酶在增殖信号通路中起重要作用,在许多癌细胞中往往发生突变或呈过表达,为治疗提供了可能的靶点。

(1) 舒尼替尼(sunitinib):为口服的多靶点小分子酪氨酸激酶抑制剂,对 VEGFR、血小板源性生长因子受体(PDGFR)和 c-kit 都有抑制作用。Ⅱ期临床试验显示,舒尼替尼单药对于多种化疗失败的复发转移性三阴性乳腺癌患者仍然取得 15% 的有效率。但随机Ⅱ期临床试验结果显示,在 217 例二线以上的复发转移性三阴性乳腺癌患者中,与传统化疗药物(卡培他滨、吉西他滨、长春瑞滨及紫杉醇类)相比,舒尼替尼 37.5 mg,每日 1 次,无论有效率、中位 PFS 及 OS 均未显示优势。

(2) 阿帕替尼(apatinib):为口服的主要作用于 VEGFR2 的小分子酪氨酸激酶抑制剂。国内Ⅱ期临床试验结果显示,对于 56 例多程治疗后的难治性复发转移性三阴性乳腺癌,阿帕替尼单药有效率 10%,中位 PFS 和 OS 分别为 3.3 个月和 10.6 个月,常见非血液学毒性包括高血压、蛋白尿、手足综合征和 ALT 增高。

(3) 达沙替尼(dasatinib)：乳腺癌也常伴有与肿瘤侵袭相关的酪氨酸激酶 C-Src 的激活和表达。体外研究显示，Src 抑制剂对于三阴性乳腺癌较其他亚型可能更有效。达沙替尼是一种口服的 Src 家族激酶抑制剂，初步 II 期临床试验显示，达沙替尼对晚期三阴性乳腺癌有单药活性，临床有效率为 9.3%。正在进一步研究这种药物联合化疗治疗复发转移性三阴性乳腺癌。

9. 其他的潜在靶点

(1) 肿瘤坏死因子相关凋亡诱导配体(tumor necrosis factor-related apoptosis-inducing ligand, TRAIL)：与肿瘤坏死因子家族成员序列具有同源性。当 TRAIL 与受体 DR4 和 DR5 结合后，可启动信号转导，选择性地诱导肿瘤细胞凋亡，而对正常细胞毒性小或无损伤。正常细胞如何逃逸 TRAIL 杀伤作用的机制还未完全明确。有研究表明，大多数人乳腺癌细胞株对 TRAIL 介导的凋亡不敏感，但三阴性乳腺癌细胞株对 TRAIL 介导的凋亡敏感。一项体外研究采用顺铂联合 TRAIL，显著升高了三阴乳腺癌细胞株致死率，并抑制了三阴性乳腺癌中 EGFR、p63、survivin、Bcl-2 和 Bcl-xL 的表达。顺铂联合 TRAIL 有可能成为三阴性乳腺癌的有效治疗方法。

(2) 组蛋白去乙酰化酶抑制剂(histone deacetylase inhibitor, HDACI)：组蛋白的乙酰化修饰是重要的表观遗传调控方式之一。组蛋白去乙酰化酶抑制剂能够调节组蛋白的乙酰化水平，从而使系列信号转导发生变化，最终诱导肿瘤细胞分化，抑制肿瘤细胞生长并引发凋亡，尤其可能在 ER 阴性乳腺癌 ER-α 缺失中起重要作用，为三阴性乳腺癌治疗的潜在靶点。

(3) MEK/ERK 抑制剂：有研究显示，三阴性乳腺癌过表达 αβ 晶体蛋白，该蛋白是一种热休克蛋白，且这一表型可作为独立的乳腺癌预后指标，提示预后较差。其主要功能是作为一种肽链分子装配的陪伴蛋白抑制变性蛋白质的聚集。αβ 晶体蛋白过表达通过调节 ERK1/2 蛋白稳定性导致 MEK/ERK 通路保持活性，使不依赖 EGF 的细胞迁移而增加其侵袭性。进一步研究发现，MEK 抑制剂能够抑制 αβ 晶体蛋白过表达的腺泡细胞增殖并恢复其极性。说明三阴性乳腺癌中一部分过表达 αβ 晶体蛋白的患者可能从 MEK/ERK 抑制剂中受益，而非通过抑制 EGFR。虽然尚无针对性的临床研究，但研发抑制增殖信号通路的药物会对三阴性乳腺癌有效。

(4) PU-H71：为一种 HSP90 抑制剂。体内及体外研究显示，PU-H71 通过多种机制抑制三阴性乳腺癌移植物的活性，从而抑制肿瘤的生长，通过下调 Ras/Raf/MAPK 通路和 G2~M 期以抑制肿瘤细胞增殖，降解激活的 Akt 及 Bcl-xl 诱导细胞凋亡，抑制激活 NF-κB、Akt、ERK2、Tyk2 和 PKC 降低三阴性乳腺癌的侵袭性。

(5) JAK/STAT 通路：CHK1 抑制剂、FGFR 抑制剂、转化生长因子 β(TGF-β)拮抗剂等都有可能成为三阴性乳腺癌治疗的潜在靶点，诸多基础及临床研究在进行中，希望能找到针对三阴性乳腺癌患者的靶向药物。

第五节 结 语

三阴性乳腺癌作为一种独特的乳腺癌亚型，其临床、病理以及分子生物学特征具有高度异质性，有着某些独特的生物学行为。系统性内科治疗策略目前仍然是化疗，可选择的药物并不多，且由于耐药性也受到限制，预后差，临床上亟须新的治疗方案。对于 gBRCA 突变的三阴性乳腺癌，PARP 抑制剂奥拉帕尼是可选择的唯一靶向药物，但国内尚未上市，且只有 10% 的三阴性乳腺癌存在 gBRCA 突变，所以 PARP 抑制剂并不适合所有三阴性乳腺癌患者。三阴性乳腺癌肿瘤异质性很高，进一步的分型而治之是未来的方向。前期数据显示，ADC、免疫治疗 PD1/PD-L1 联合化疗等已经为三阴性乳腺癌的治疗提供了良好的前景。然而，目前尚无十分有效的靶向治疗药物，美国 FDA 尚未批准任何专门针对三阴性乳腺癌的药物。发掘新的治疗靶点和开发新的药物，改善三阴性乳腺癌的疗效和预后，是今后的努力方向。

(王中华)

参考文献

[1] Bianchini G, Balko JM, Mayer IA, et al. Triple-negative breast cancer: challenges and opportunities of a heterogeneous disease. Nat Rev Clin Oncol, 2016, 13: 674–690.

[2] Brewster AM, Chavez-MacGregor M, Brown P, et al. Epidemiology, biology, and treatment of triple-negative breast cancer in women of African ancestry. Lancet Oncol, 2014, 15: e625–e634.

[3] Burstein MD, Tsimelzon A, Poage GM, et al. Comprehensive genomic analysis identifies novel subtypes and targets of triple-negative breast cancer. Clin Cancer Res, 2015, 21: 1688–1698.

[4] Denkert C, von Minckwitz G, Brase JC, et al. Tumor-infiltrating lymphocytes and response to neoadjuvant chemotherapy with or without carboplatin in human epidermal growth factor receptor 2-positive and triple-negative primary breast cancers. J Clin Oncol, 2015, 33: 983–991.

[5] Dietze EC, Sistrunk C, Miranda-Carboni G, et al. Triple-negative breast cancer in African-American women: disparities versus biology. Nat Rev Cancer, 2015, 15: 248–254.

[6] Fan Y, Xu BH, Yuan P, et al. Docetaxel-cisplatin might be superior to docetaxel-capecitabine in the first-line treatment of metastatic triple-negative breast cancer. Ann Oncol, 2013, 24: 1219–1225.

[7] Giltnane JM, Balko JM. Rationale for targeting the Ras/MAPK pathway in triple-negative breast cancer. Discov Med, 2014, 17: 275–283.

[8] Herold CI, Anders CK. New targets for triple-negative breast cancer. Oncology (Williston Park), 2013, 27: 846–854.

[9] Hu XC, Zhang J, Xu BH, et al. Cisplatin plus gemcitabine versus paclitaxel plus gemcitabine as first-line therapy for metastatic triple-negative breast cancer (CBCSG006): a randomised, open-label, multicentre, phase 3 trial. Lancet Oncol, 2015, 16: 436–446.

[10] Ibrahim EM, Al-Foheidi ME, Al-Mansour MM, et al. The prognostic value of tumor-infiltrating lymphocytes in triple-negative breast cancer: a meta-analysis. Breast Cancer Res Treat, 2014, 148: 467–476.

[11] Lehmann BD, Bauer JA, Chen X, et al. Identification of human triple-negative breast cancer subtypes and preclinical models for selection of targeted therapies. J Clin Invest, 2011, 121: 2750–2767.

[12] Lehmann BD, Jovanović B, Chen X, et al. Refinement of triple-negative breast cancer molecular subtypes: implications for neoadjuvant chemotherapy selection. PLoS One, 2016, 11: e0157368.

[13] Liu YR, Jiang YZ, Xu XE, et al. Comprehensive transcriptome analysis identifies novel molecular subtypes and subtype-specific RNAs of triple-negative breast cancer. Breast Cancer Res, 2016, 18: 33.

[14] Loibl S, O'Shaughnessy J, Untch M, et al. Addition of the PARP inhibitor veliparib plus carboplatin or carboplatin alone to standard neoadjuvant chemotherapy in triple-negative breast cancer (BrighTNess): a randomised, phase 3 trial. Lancet Oncol, 2018, 19: 497–509.

[15] Masuda N, Lee SJ, Ohtani S, et al. Adjuvant capecitabine for breast cancer after preoperative chemotherapy. N Engl J Med, 2017, 376: 2147–2159.

[16] Mayer IA, Abramson VG, Lehmann BD, et al. New strategies for triple-negative breast cancer-deciphering the heterogeneity. Clin Cancer Res, 2014, 20: 782–790.

[17] Nanda R, Chow LQ, Dees EC, et al. Pembrolizumab in patients with advanced triple-negative breast cancer: phase Ib KEYNOTE-012 study. J Clin Oncol, 2016, 34(21): 2460–2467.

[18] Petrelli F, Coinu A, Borgonovo K, et al. The value of platinum agents as neoadjuvant chemotherapy in triple-negative breast cancers: a systematic review and meta-analysis. Breast Cancer Res Treat, 2014, 144: 223–232.

[19] Telli ML, Jensen KC, Vinayak S, et al. Phase Ⅱ study of gemcitabine, carboplatin, and iniparib as neoadjuvant therapy for triple-negative and BRCA1/2 mutation-associated breast cancer with assessment of a tumor-based measure of genomic instability: PrECOG 0105. J Clin Oncol, 2015, 33: 1895–1901.

[20] von Minckwitz G, Schneeweiss A, Loibl S, et al. Neoadjuvant carboplatin in patients with triple-negative and HER2-positive early breast cancer (GeparSixto; GBG 66): a randomised phase 2 trial. Lancet Oncol, 2014, 15: 747–756.

[21] Zhang J, Wang Z, Hu X, et al. Cisplatin and gemcitabine as the first line therapy metastatic triple negative breast cancer. Int J Cancer, 2015, 136: 204–211.

第九篇

复发转移性乳腺癌的处理

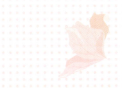

第五十七章

乳腺癌保乳术后局部复发的处理

保乳治疗（breast-conserving therapy，BCT）的目的在于：①获得与乳腺癌根治术相同的生存率；②术后复发率与乳房切除手术相似；③保留的乳房具有一定的美容效果；④提高患者生存质量。保留乳房治疗的基本策略是通过手术将主要癌灶整体切除，再运用放疗杀灭残存的癌细胞和亚临床病灶。大量的临床实践和循证医学证据证明，与传统的根治术相比，行局部切除的保乳手术更趋合理，且不降低疗效，远期无病生存（DFS）、总生存（OS）、对侧乳腺原发癌及乳腺第二原发癌的发生率均相似。不仅缩小手术范围，减少了术后并发症，还减轻机体肿瘤负荷，改善了宿主免疫功能。对原发肿瘤的局部处理方式基本上不影响生存率。由于区域淋巴结并非防御屏障，扩大手术无助于消除远处转移。保乳手术满足了现代女性对乳腺日益提高的外形要求。

目前，全球共有6项有价值的前瞻性对照研究，包括美国乳腺与肠道外科辅助治疗研究组的NSABP、欧洲癌症研究与治疗组（EORTC）、意大利米兰癌症研究所的 Milan Ⅰ～Ⅲ 试验、法国的Gustave-Roussy、丹麦的 DBCG 和美国的 NCI 等前瞻性多中心随机临床试验，对保乳手术与根治性手术进行了比较，发现保乳手术组的8～10年局部复发率为4%～20%，根治组为2%～9%，但保乳手术组＋放疗后的局部复发率可降低至与根治术相同或略低水平。其中 Milan 试验和 NSABP B-06 试验的随访已近30年，所有前瞻性研究认为两组的生存率无统计学差异。结论显示，只要严格掌握指征，规范治疗计划，保乳手术和根治手术可达到相同的无病生存率和总生存率。

乳腺癌外科在经历了肿瘤的单纯切除阶段、肿瘤的扩大根治阶段、肿瘤合理切除的保器官功能阶段三大革命性的技术飞跃后，步入了微创手术时代。在欧美国家，50%～75%的乳腺癌患者首选治疗方式是保乳手术。这一起步于20世纪80年代的手术方式，代表着现代乳腺癌外科的发展趋势和未来。经过30余年的探索，从20世纪90年代开始，保乳治疗逐渐形成规模，并日臻成熟和完善。随着手术方式的改变，保乳术后的长期随访结果显示，乳腺癌局部复发率也呈逐年上升的趋势，近年来欧美保乳率已开始下降。因此，如何降低保乳术后的局部复发，复发后又如何科学合理地安排治疗，依然是乳腺癌外科研究的热点问题之一。

第一节 保乳术后局部复发的危险因素

乳腺癌保乳手术后的局部复发（local recurrence，LR）有两种方式：一种是癌前病变或亚临床病灶的癌细胞未被手术或放疗清除所导致的真性复发（true recurrence，TR）；另一种复发是出现了组织学类型或肿瘤部位不同于第一原发癌的新原发癌灶（new primary，NP），即第二原发癌。两种局部复发均会增加乳腺癌患者的远处转移发生率和死亡率。目前资料表明，两种形式的局部复发与下列因素有关。

一、家族史

在家族史中，基因易感性被认为是导致保乳治疗失败的因素之一。研究发现，乳腺癌遗传易感性与BRCA1和BRCA2基因突变有关。那么,乳腺癌患者易感基因突变是否增加保乳治疗后局部复发的机会呢?研究表明,有家族史的患者保乳术后真性复发风险相对较低,而第二原发癌风险明显增高。新近多项研究发现,有家族史的乳腺癌患者在保乳手术加放疗后,其真性复发率、远处转移率、无瘤生存率,以及对侧乳腺癌发生率与无家族史的患者相比并无显著性差异。有明显家族史的患者,在保乳术后更趋于发展为新的原发乳腺癌。

有家族史的患者中,BRCA1携带者多为乳腺浸润性癌,分化相对差,组织学分级相对高。两项欧洲的研究报道显示,BRCA1相关性乳腺癌较散发性乳腺癌预后相似,甚至更差,对侧患乳腺癌的危险性显著增高,这是完全不同的组织病理学特点所致。BRCA1基因突变相关性乳腺癌具有髓样癌比例高、肿瘤细胞低分化比例高、三阴性乳腺癌比例高等特点。BRCA2相关肿瘤的表型更具多样性,目前对其特征的了解较BRCA1少。有明显家族史的遗传性乳腺癌并不比散发性乳腺癌保乳治疗后有更高的局部、区域或远处转移等治疗失败率。但是,遗传基因的表达异常可以提示某些乳腺癌在保乳术后是否更容易复发。在2011年第34届美国圣·安东尼奥乳腺癌年会(SABCS)上,Minetta C. Liu博士报道了一项基因差异预测乳腺癌复发时间的研究。该研究发现,HR阳性乳腺癌存在基因表达的差异,这些差异可区分不同复发时间的亚型,并决定是否会早期复发、晚期复发或根本不会复发,临床上有助于治疗方案的调整和改善患者转归。荷兰一项5 065例BRCA1/2基因突变携带者发生对侧乳腺癌风险的报道显示,中位随访9.2年,BRCA1携带者累计对侧乳腺癌发生率为20.3%($P<0.01$),BRCA2携带者为11.1%($P<0.05$),普通人群为6%。再将BRCA携带者按年龄分成两组,年龄<40岁组对侧乳腺癌发生率为26.0%,年龄≥40岁组为11.6%($P<0.05$)。提示年龄<40岁BRCA1携带者对侧患乳腺癌的发生风险显著增高。

乳腺癌发病年龄越小,往往提示携带乳腺癌易感基因的可能性越大。BRCA1基因突变携带者40岁前罹患乳腺癌的风险是20%,70岁前的风险是80%。对于存在BRCA1或BRCA2基因突变的年轻乳腺癌患者,因考虑到以后残余乳腺和对侧乳腺癌复发或新发的风险,可行患侧乳腺癌改良根治手术、对侧预防性全乳切除联合乳房再造。JCRT研究了201例年龄<36岁的乳腺癌患者,发现有家族史的年轻乳腺癌患者BRCA1或BRCA2基因突变率高,保乳术后5年局部复发率3%,对侧乳腺癌发生率14%;而无家族史者局部复发率14%,对侧乳腺癌发生率3%。多因素分析表明,有家族史的患者局部复发的相对危险度为0.2,发生对侧乳腺癌的相对危险度为5.7。因而,年轻并有家族史的乳腺癌患者具有乳腺癌遗传易感性,接受保乳治疗后,对侧乳腺癌发生率较高,保乳质量评估时应予充分考虑。最近有报道显示,BRCA1/2基因与放疗修复基因相邻,基因突变可能提示对放疗敏感。同时易感基因突变的患者一般均为E1C阴性,提示有家族史的乳腺癌患者可以比无家族史的患者有着更低的局部复发率,更高的对侧乳腺发生率。最新研究已发现BRCA通路机制关系网,有望针对特异性通路设计靶向药物,从而降低BRCA基因突变导致的乳腺癌保乳术后的复发率。

二、年龄

年龄是乳腺癌保乳治疗后局部复发的相关因素,年轻是主要危险因素。年轻定义为年龄≤35岁。在欧美国家,年龄≤40岁的患者也多定义为年轻。中国女性因乳腺癌发病年龄较西方国家平均提前10年左右,故定义为年龄≤35岁更为恰当。有研究提示,年轻女性乳腺癌患者保乳治疗后每增加1年生存时间,乳腺癌局部复发的风险累计增加1%。因此,术后生存时间越长,局部复发的风险可能越大。年轻患者保乳术后局部复发率增高与其肿瘤生物学行为和组织病理学特征有关,如更晚的TNM分期、更低的ER/PR阳性率、更高的组织学分级、更高的BRCA1/2基因突变率等。在2009年第11届St. Gallen国际乳腺癌会议上取得共识:35岁或<40岁年轻乳腺癌患者保乳治疗后同侧乳房复发(ipsilateral breast recurrence, IBR)较其他年龄段患者显著增加。单因素分析显示,年轻患者伴随更多的不良因素,如肿瘤较大、脉管浸润、广泛导管原位癌成分、高核分级、切缘阳性或再次切除等。多因素分析显示,年龄和瘤床加量照射是年轻患者IBR的独立预后指标。目前认为,年轻是乳腺癌的不良预后指标,年龄越小或预后越好的患者,其IBR累积风险越大,越倾向于接受全乳切除手术。

欧美国家对保乳手术年龄≤35岁组和年龄>35岁组的局部复发率进行了对照研究。美国宾夕法尼亚大学(UPenn)两组局部复发率分别为24%

和14%~15%；EORTC和DBCG两组分别为35%和9%；荷兰Leiden大学两组分别为28%和9%。在第11届St. Gallen国际乳腺癌大会上，荷兰癌症研究所报道了保乳治疗15年的随访结果，年龄＜41岁乳腺癌患者同侧乳腺癌复发率为23%，内分泌和（或）化疗后可降低复发率，瘤床补量16 Gy放疗也同样有效。然而，保乳手术后经过规范化的综合治疗，10年局部复发率仍可达15%左右，这一数据是年龄＞50岁保乳患者的2倍。

NSABP B-13、B-14、B-19、B-20、B-23这5项前瞻性研究中，3 799例患者随访至2006年3月时，有342例（9.0%）发生了同侧乳房复发。结果表明，乳腺癌行保乳治疗后，年龄≤50岁的年轻患者同侧乳房事件（ipsilateral breast event, IBE）发生率明显高于年龄＞50岁的患者。

EORTC 10854试验纳入2 795例乳腺癌患者，随机分为单纯保乳手术组和保乳手术联合术后36小时内CAF（环磷酰胺＋多柔比星＋氟尿嘧啶）化疗1个周期组。结果发现，年龄＜43岁是局部复发的独立危险因素，但联合化疗后局部复发风险明显降低。对于受体阳性的年轻女性乳腺癌，辅助内分泌治疗可降低全身转移或局部复发的风险。EORTC 22881/10882试验对5 569例Ⅰ期和Ⅱ期乳腺癌患者保乳术后局部复发情况进行了研究，中位随访5.1年的结果显示，与年龄＞40岁患者相比，年龄≤40岁乳腺癌患者局部复发率明显增加。运用三维适形及调强放疗技术对瘤床进行加量照射后，年龄≤40岁患者的局部复发率从20%降至10%。说明年轻和治疗方式是影响保乳术后局部复发率的重要因素。

循证医学证据显示，年轻是乳腺癌行保乳治疗后局部复发的危险因素，真性复发是主要复发风险和复发方式。其中，同侧乳房复发患者的5年无远处转移生存率和总生存率分别为66.9%和76.6%，显示其远处转移发生率和死亡风险显著增高。因此，2011版《NCCN乳腺癌临床实践指南》将年龄≤35岁浸润性乳腺癌仍列为保乳手术的相对禁忌证（2A类共识），临床上对年龄≤35岁年轻乳腺癌行保乳治疗应审慎施行。

亚洲人群中乳腺癌发病率显著低于欧美等西方国家，但年轻乳腺癌患者的比例明显高于西方，约占亚洲所有乳腺癌的9.5%~12%。在中国，36~50岁的女性为乳腺癌的高发年龄，平均发病年龄较欧美国家提早10年。上海市疾病预防控制中心统计数据显示，绝经前乳腺癌占56%，绝经后乳腺癌占44%。2011年版《中国抗癌协会乳腺癌诊治指南与规范》中明确指出，年龄≤35岁的年轻患者具有相对高的复发和再发乳腺癌风险。因此，临床上对于年轻患者，特别是年龄≤35岁乳腺癌患者选择保乳治疗时，应根据患者病情，如肿瘤大小、ER/PR情况、组织病理学分化等级、腋窝淋巴结是否受累，以及肿瘤易感基因BRCA1/2的检测等相关肿瘤生物学指标，评估乳腺癌复发风险，慎重决定是否进行保乳治疗。对保乳手术复发风险较大的年轻患者，可行保留皮肤的乳房切除术（skin-sparing mastectomy, SSM），或者保留乳头乳晕复合体的乳房切除术（nipple-areola-complex-sparing mastectomy, NSM）加一期乳房成形重建，以保证疗效并提高生活质量。

三、肿瘤状况

（一）肿瘤部位

乳腺癌保乳治疗后的局部复发与肿瘤的不同部位和残留有关。许多学者根据复发病灶与原发肿瘤的位置关系，对复发进行分类。真性复发主要集中在原发病灶及其周围乳腺组织内，乳腺其他部位的复发则较少。即使未行放疗也是如此。放疗后复发往往位于乳腺瘤床加量照射区域内，近邻加量照射区域的复发称为边缘遗漏，两者占局部复发的75%；而病理类型不同或远离原发肿瘤部位的新发癌灶，包括对侧乳腺的复发称为第二原发癌。其他未进行分类的复发，包括位于皮肤的复发、乳腺内弥漫性的慢性复发。

GAGE等报道了1 628例乳腺癌保乳手术＋放疗（包括对原发部位至少60 Gy照射剂量）的术后随访资料，中位随访116个月。真性复发包括边缘遗漏复发率在手术后2~7年为1.3%~1.8%，10年后降至0.4%。与此相反，乳腺内其他部位的复发在治疗后8年内每年上升并保持较高水平。患侧乳房皮肤的复发较少见，若出现则提示预后不佳。Kurtz等同样发现，保乳治疗5年后有32%的复发位于远离原发灶的位置，对侧乳腺癌发生的危险性相似。由此说明，全乳放疗虽然能杀死许多中心性乳腺癌，但不能防止第二原发癌的发生。因此，保乳患者放疗后需要密切监测对侧乳房，注意筛查第二原发癌。

加拿大British Columbia癌症中心的Truong等

对 6 020 例新诊断的 pT1-2N0-1M0 浸润性乳腺癌患者行保乳治疗后进行了回顾性分析,发现有 289 例患者出现经病理学检查证实的同侧乳腺肿瘤复发(ipsilateral breast tumor recurrence, IBTR),真性复发和新原发癌灶两组患者诊断时的年龄分布、复发年龄、原发肿瘤病理类型、肿瘤大小、病理分级、淋巴结状况、脉管瘤栓,以及 ER 状况的差异无统计学意义($P>0.05$)。比较两种复发方式的预后,结果显示,保乳治疗后新原发癌灶患者的中位复发时间(6.3 年)明显长于真性复发患者(4.7 年, $P=0.001$),两组患者无远处转移生存率和总生存率的差异均无统计学意义。

(二)肿瘤大小

目前的研究结果均显示,随着肿瘤体积增大,乳腺癌保乳治疗的局部复发率呈上升趋势。同时,原发肿瘤体积占乳房容积比例即肿瘤/乳房比值过大时,外科技术难以保证满意的乳房外观。因此,针对中国女性较小的乳房,《NCCN 乳腺癌指南》将保乳治疗肿瘤最大直径限于≤3 cm。在肿瘤临床触诊为 4~5 cm 者,可通过新辅助治疗降期后实施保乳。通常乳房较小的病例,肿瘤易较早发现。乳房较大,且肿瘤位置较深时,临床触诊难以发现,应结合影像学检查早期诊断。有时尽管肿瘤较大,但当肿瘤/乳房比值较小时仍可保证进行足够的肿瘤周围组织切除术。NSABP 有 5 项临床试验的 Meta 分析显示,肿瘤大小(≤2 cm,>2 cm)与其他部位局部复发相关,但与同侧乳房复发无关。Tartter 分析了 674 例保乳手术的标本,发现肿瘤大小是影响切缘状况和局部复发的独立预后因素。

(三)新辅助化疗后保乳与局部复发的关系

新辅助化疗可使乳腺癌原发肿瘤缩小,是否会降低保乳手术后的局部复发率呢? NSABP B-18 试验将 1 523 例患者随机分为先手术再化疗组和新辅助化疗后再接受手术组。结果显示,新辅助化疗使得 27% 的患者改行保乳手术,提示新辅助化疗可对乳腺癌进行降级、降期而增加保乳的机会。该试验随访 9 年的结果提示,两组患者的局部复发率分别为 7.6% 和 10.7%,差异无统计学意义($P>0.05$)。Chen 等研究认为,新辅助化疗后行保乳手术的患者 5 年同侧乳腺肿瘤无复发与局部无复发生存率分别提高 4% 和 7%。Rouzier 等对 594 例 T2-3 期乳腺癌患者新辅助化疗后保乳加术后放疗,并与改良根治术组对比,中位随访 67 个月,发现两者局部复发率差异无统计学意义($P=0.60$)。有研究提示,新辅助化疗后保乳治疗并不能降低局部复发率。这是因为新辅助化疗可以改变肿瘤的大小,却不能改变肿瘤的生物学行为。实际上,在规范化治疗的前提下,保乳术后的局部复发更多是与乳腺癌本身的生物学特性相关。

四、切缘状况

保乳手术的切缘是指切除原发肿瘤时切缘距瘤缘之间的距离。切缘状况表明的是镜下病理切缘有无癌细胞浸润,它与保乳术后局部复发密切相关。切缘阴性是保乳手术的前提,是降低局部复发率的首要条件,是保乳治疗能否成功的关键步骤。

在切除病灶的同时最大限度地保持乳房美观,是实施保乳手术的基本要求。理论上,切除组织量越多,局部复发机会越小,但对乳房外观的影响也越大,而且对局部控制率并无更高获益。最佳的切除范围仍有很大争议。在北美倾向于一种有限的切除,即肿块局部扩大切除(lumpectomy or tylectomy)或区段切除(segmentectomy);而在欧洲倾向于实施更广泛的切除,即象限切除(quadrectomy)。象限切除是依据乳腺癌区段累犯的性质设计的,但是手术中所谓区段的界限并不分明,切除范围仍以切缘状况为准。在 Milan II 试验中,705 例肿瘤≤2.5 cm 的患者随机接受象限切除+腋窝淋巴结清扫+术后全乳放疗(TART 组)或肿瘤切除+腋窝淋巴结清扫+放疗+^{192}Ir 瘤床植入放疗(QUART 组)。TART 组患者手术切缘阳性率 16%,QUART 组为 5%。中位随访 113 个月,TART 组局部复发率为 19%,高于 QUART 组的 7%。但是,两组远处转移率、病死率均无差别。因此,增加乳腺组织切除范围,虽可降低局部复发率,但术后乳房美观度下降,且疗效并没有明显提高。最小有效治疗的保证在于切缘状况。研究表明,肿瘤边缘细胞的生物学形态和异质性生物学行为对局部复发的影响非常关键,切缘镜检癌细胞阴性者局部复发率仅为 2%~8%。而切缘阳性者术后局部复发率高达 50% 以上。因此,临床上不仅要求手术完整切除病灶,还要求镜下切缘无肿瘤细胞浸润。

切缘阳性的危险因素包括肿瘤较大、淋巴结转移、脉管浸润、EIC、LCIS、DCIS 等。一些临床试验报道,保乳手术阳性切缘率为20%～40%,显示切缘状态与局部复发有关。EORTC 10853试验中距切缘≤1 mm或切缘阳性的保乳病例局部复发率高达24%,切缘状况不确定者局部复发率达28%,且切缘阳性患者施行术后放疗也不能改善和降低保乳术后的局部复发率。美国放疗联合中心(JCRT)的资料显示,外周切缘阴性、切缘局灶阳性,以及切缘阳性患者的8年局部复发率分别为7%、14%、27%。Veronesi等的研究表明,保乳手术切缘阳性患者的局部复发风险是阴性患者的2倍(17.4%对比8.6%)。一项荷兰研究发现,年龄<40岁乳腺癌患者接受保乳手术后,切缘阳性者10年局部复发率高达58%,而切缘阴性者10年局部复发率为15%,表明切缘阳性者局部复发风险明显增加。大多数研究表明,切缘阳性增加复发危险;而且切缘阳性者随访时间越长,局部复发风险越大。有研究将2 mm作为区镜下病理切缘阴性和阳性的标志,发现切缘阴性病例在36～120个月的随访期中,局部复发率无差异($HR=-0.31, P=0.35$),切缘阳性组局部复发率随着随访时间的延长而增加($HR=0.75, P=0.008$)。在JCRT研究中,局部切缘阳性患者接受全身性辅助治疗,8年局部复发率为8%(95% CI:1%～18%);切缘阳性>2 mm时,乳腺内IBR明显升高,且术后放疗无明显获益。合适、安全的手术切缘宽度,目前尚无定论,1.0～3.0 cm的手术切缘、1.0～10 mm的镜下切缘均有报道。

一些研究认为,手术近切缘(切缘距离肿瘤边缘>0且<2 mm)明显增加局部复发率,因为残留的癌细胞几乎都聚集于手术切缘附近。Zavagno等报道,保乳手术切缘阳性和近切缘者术后局部复发率分别为51.8%和34.1%($P=0.001$)。但手术近切缘究竟多少距离才会增加局部复发率,目前尚无定论。NSABP和JCRT研究结果均显示,保乳手术切缘距瘤缘镜下病理阴性者5年局部复发率为3%,切缘距瘤缘1 mm者5年复发率为2%,两者无统计学差异。Singletary分析34项有关手术切缘的临床研究,依据切缘距离为1 mm、2 mm、3 mm和5 mm,将上述研究归类,发现在阴性切缘距离>1 mm和>2 mm两组中,切缘阳性组的局部复发率明显高于切缘阴性组。而部分资料显示,切缘接近瘤缘病例的10年局部复发率较高。NSABP B-06要求局部广泛切除并达到切缘阴性。由于无论何种范围的局部切除(在切缘阴性前提下)都不影响远处转移率和总生存率,现在流行更小范围的局部切除术加术后45～50 Gy的全乳放疗。但边缘切除多少正常组织是合理的尚无定论。若保镜下阴性切缘达>2 mm,5年局部复发率就可以控制在<3%。

目前共识为,手术切缘距瘤缘1.0～2.0 cm,镜下切缘>5 mm,即可达到保乳手术的安全宽度,同时基本保证镜下病理切缘阴性。2009年第11届St. Gallen国际乳腺癌会议也认为,切缘阴性应明确定义,统一标准,以降低保乳术后的局部复发率,避免盲目扩大切除。对浸润性乳腺癌,染料标记的切缘阴性即可,尚无循证医学证据支持增加切缘距离可减少IBR。对DCIS,切缘距离要求为2 mm,同时要注意肿瘤生物学异质性对病理检查的影响。对于乳腺触诊阴性的恶性钙化患者,术中标本应予全数字化乳腺摄影(full field digital mammography, FFDM)复检摄片,确认钙化病灶已完全、完整切除并达到镜下病理切缘阴性,才能有效降低局部复发率。100%的专家支持切缘有浸润性癌或DCIS者必须行再次扩大切除,而切缘存在小叶原位癌时则不需要。

在2010年ASCO会议上,法国Geffrelot等报道了4 832例保乳手术加术后放疗乳腺癌患者的调查结果,以明确保乳术后可获得局部控制的最小切缘。研究显示,原发病灶完全切除的条件是阴性切缘达1 mm,而切缘是浸润性癌还是原位癌对局部复发无影响。这为安全切缘和乳房美观度提供了理论支持。2017版《NCCN乳腺癌临床实践指南》对保乳术中切缘阳性者要求进一步手术治疗,以求达到切缘阴性;若多次切缘阳性,则建议接受全乳切除手术。

保证镜下病理切缘阴性,首先要求外科医师在手术中对肿瘤切缘的精确判断,同时结合术中冷冻切片检查、印片细胞学检查、手术切缘的影像学检查等手段,确定保乳手术的切除范围,才能取得满意的阴性切缘。2017版《中国抗癌协会乳腺癌诊治指南与规范》中,对于保乳手术切缘的要求是包括肿瘤周围1～2 cm的乳腺组织,以及肿瘤深部的胸大肌筋膜。对切缘阳性者应予再次补切;若反复扩大切除后仍不能达到阴性切缘,则建议行改良根治术。

保乳标本切缘取材的方法主要有两种:垂直切缘放射状取材(radial sections perpendicular to the margin)和切缘离断取材(shave sections of the margin),对手术标本的上、下、内、外、表面及基底等6侧切缘进行标记,送术中快速冷冻切片检查或印片细胞学检查,明确切缘状况。冷冻切片检查(frozen section analysis,FSA)是一种相对安全、有效、价廉的检查方法,能显著减少再次手术切除率。在判断手术切缘方面,与石蜡切片比较,FSA的精确度为86%,灵敏度为83%,特异度为86%。但FSA在评估直径<1.0 cm癌灶、EIC、低级别DCIS等方面存在着一定的缺陷,不推荐常规运用。回顾性研究发现,根据术中FSA结果,有24%~27%的保乳患者需要对切缘进行补切或扩大切除;获得最终病理检查切缘的结果后,有5%~9%的保乳患者需要再次手术治疗。印片细胞学检查(intraoperative touch preparation cytology,IOTPC)是根据肿瘤细胞黏附性的特点进行的常规印片后HE染色病理学检查,具有时间快、癌细胞组织不易丢失的优点,缺点是对近切缘的诊断因印片不能深入肿瘤内部而无法进行。Weinberg等的研究指出,使用IOTPC对术中切缘评估能显著降低局部复发率。

在手术切缘的影像学检查方面,术前乳腺MRI检查、术中导丝引导定位(wire-guided localization,WGL)、术中超声(intraoperative ultrasound,IOUS)引导手术切除、冷冻探针辅助定位(cryoprobe-assisted localization,CAL)等技术的逐步普及应用,对明确切缘状况提供了良好的帮助,使保乳手术阳性切缘率明显下降。对临床不能触及肿块的乳腺癌保乳手术时,术前可采用FFDM立体定位或MRI检查确定肿瘤、恶性钙化等病灶的位置,术中根据WGL进行精确三维定位切除。但无法确定手术切缘,此时IOUS可作为一种辅助手段帮助确定切缘,在可触及肿块的乳腺癌实施保乳手术时同样可以运用。几项研究显示,IOUS可使82%~97%的病例达到手术切缘阴性。IOUS对DCIS的切缘判断仍然不够准确,对临床不能触及肿块仅钼靶摄片上表现为恶性簇状钙化的DCIS,应将切除标本术中FFDM摄片复检后决定是否扩大手术范围,以保证钙化病灶的完整切除。CAL为肿瘤<1 cm或触诊阴性乳腺癌提供了新颖的定位方法,这项技术是使用超声引导将冷冻探针置入乳腺肿瘤病灶内,将肿瘤病灶冷冻形成一个较小的、可触摸到的球状物,可以精确定位便于手术切除。

近年来,^{18}F-FDG作为肿瘤示踪剂的PET-CT在乳腺癌保乳手术切缘评估等方面具有较好的应用价值。^{18}F-FDG在保乳术中使用PET探针可以检测癌灶区高能量的射线,用于定位癌灶和手术切缘,明确切缘状况,具有较高的灵敏度和特异度。

放射性核素引导隐匿性病灶定位(radioguided occult lesion localization,ROLL)是在超声等引导下,将非特异性放射性核素注入病灶处,术中使用γ探针对肿瘤病灶进行精确定位。ROLL的大样本、前瞻性、多中心试验已开展,其结果将变革保乳切缘的手术模式。可以预计,这些临床技术正在为保乳手术的切除范围提供更为精确的评估方法,以确保手术切缘阴性,同时又不影响乳房外观满意度,使保乳治疗的局部控制率和美容效果达到完美统一。

乳腺癌保乳治疗中,DCIS的处理具有特殊性。其肿瘤异质性及多中心性的特征,使病变往往表现独特。有时尽管只累及一个导管,然而肿瘤细胞可沿导管蔓延播散,超出切缘阴性所确定的范围。手术切除距离太小,则保乳术后局部复发率高;而切除距离更大并不能进一步降低局部复发率,同时影响乳房美观度。如何定义其组织学上的切缘阴性,仍是目前临床所面临的问题。研究表明,病理切缘阴性对比阳性的DCIS患者,同侧乳腺肿瘤复发风险减少64%($OR=0.36$,95%CI:0.27~0.47)。另外,同切缘情况未知相比,病理切缘阴性患者同侧乳腺肿瘤复发风险减少44%($OR=0.56$,95%CI:0.36~0.87)。有关DCIS的保乳治疗切缘标准大多沿用浸润性癌的标准,即1 mm或2 mm。当切缘阴性时,DCIS和浸润性癌的平均局部复发率为5.3%和4.6%($P=0.59$);切缘阳性组,DCIS和浸润性癌的平均局部复发率为20.2%和14.1%($P=0.06$)。Silverstein报道的一组DCIS切缘阴性组(>1 mm)病例局部复发率为15%,切缘为2 mm与切缘为5 mm的同侧乳房复发风险相同;当切缘≥10 mm时,局部复发率为3%。研究显示,当切缘>2 mm时,同侧乳腺肿瘤复发风险显著降低($OR=0.53$,95%CI:0.26~0.96)。因此,2 mm的镜下切缘阴性是DCIS患者保乳手术阴性切缘的合理距离。

越来越多的证据支持,对于浸润性癌,采用墨汁染色评估切缘,并规定切缘无肿瘤即可确认为切缘阴性。一项丹麦研究对11 900例单侧乳腺癌接受保留乳房手术的患者进行了中位4.9年的随访,发现5年和9年累计同侧乳腺复发率分别为2.4%和5.9%。只要保证切缘阴性即可,扩大切缘(>1 mm、>3 mm、>5 mm等)均不会进一步降低同侧乳腺复发率。对于DCIS,Monica Morrow教授报道了美国肿瘤外科协会、美国放射肿瘤协会和美国临床肿瘤协会对DCIS安全切缘的推荐。首先确认无论切缘宽度,单纯肿瘤切除不联合局部放疗则术后局部复发风险较高；对于联合放疗的患者，如果切缘阳性则局部复发风险较高；切缘>2 mm后，进一步扩大切缘不再进一步降低局部复发风险。因此，不推荐>2 mm作为DCIS保留乳房手术的安全切缘限定。基于该文献的结果，对于DCIS保留乳房手术后计划全乳放疗患者安全切缘的界定，有61.5%的专家认为最小可接受切缘为2 mm无瘤切缘，还有34.6%的专家认为墨汁染色无DCIS即可定为切缘阴性。对于"切缘范围是否依赖肿瘤生物学特性进行抉择"的问题，有93.5%的专家支持"不需要"。当然，保留乳房手术的完美实施，还依赖完整切除后乳房外形的保证，特别是面对多中心、多病灶的患者，外科医师常常会偏于保守。虽然根据《NCCN乳腺癌诊疗指南》，多病灶、多中心并不是保留乳房的绝对禁忌证。在专家共识投票中，只要达到阴性切缘并保证术后放疗，有97.1%的专家认同分布于同一象限2个以上肿瘤灶（多病灶性）的患者可选择保留乳房手术；当病症分布于1个以上象限（多中心性）时，仍有60.6%专家认可保留乳房治疗。

值得注意的是，临床上病理切片检查即使切缘阴性，但患者的体质状况和肿瘤的生物学行为会影响局部复发。目前还没有前瞻性随机研究资料证明扩大无瘤切除范围能降低局部复发风险。在2008年德国国际乳腺癌局部治疗会议上，对于浸润性乳腺癌，要求切缘阴性，扩大切除无瘤范围并未获得推荐。对于少数情况，如切缘距肿瘤太近、靠近切缘的肿瘤较大、肿瘤的组织学分级较高、患者年轻等，可考虑扩大切缘范围。

五、腋窝淋巴结状况

腋窝淋巴结的转移是影响乳腺癌预后最客观、最具指导意义的因素，是独立的预后指标。随着腋窝淋巴结转移数目的增加、转移水平的升级、淋巴结外浸润程度的上升，乳腺癌患者的预后呈线性下降。研究表明，无论腋窝淋巴结是否转移、转移程度如何，保留乳房与乳房切除治疗比较，局部区域复发率及远期生存率的差异无统计学意义。

就腋窝淋巴结的转移状况对保乳术后局部复发的影响而言，淋巴结阴性患者局部复发率较淋巴结阳性患者低；如果复发，其预后变差。但其远处转移率及死亡率明显低于淋巴结阳性患者。目前，尚无研究揭示淋巴结阳性患者保乳术后局部复发后的长期生存结果。而淋巴结阳性患者保乳术后可通过局部放疗及全身治疗降低局部复发率。

Courdi等研究发现，淋巴结状态与早期局部复发无关。Mitov等也认为，保留乳房手术无需考虑腋窝淋巴结状态。一项临床试验的Meta分析显示，对于腋窝淋巴结阴性的保乳治疗患者，术后12年同侧乳腺癌复发率为12.3%；如果接受全身辅助化疗和内分泌治疗，则12年同侧乳腺癌复发率可降低为6.6%。但如果区域淋巴结出现复发，则患者5年无远处转移生存率可降为27.8%，总生存率可降至34.9%。在2011年SABCS会议上报道了EBCTCG研究的更新数据，无论腋窝淋巴结是否阳性，保乳术后联合放疗可降低约50%的局部复发风险，减少约1/6乳腺癌特异死亡风险。MA.20研究则显示，局部淋巴结照射可减少早期乳腺癌区域复发风险。有关前哨淋巴结活检（SLNB）的问题，研究显示，对于SLNB阴性者，即使不放疗，其局部复发风险也非常低（0.6%）；而SLNB阳性者，放疗和化疗可使其5年腋窝复发率降至3%以下。对N0期患者，SLNB是标准诊疗方案。

六、放疗与否

保乳手术加术后放疗的合理性在于局部手术切除整体病灶，适当的放疗消灭全乳残存的亚临床病灶，以上两种方法的联合应用使局部肿瘤得到高效控制，并保持乳房的美观，其生存率与全乳切除术相同。随机试验显示，术后放疗可以将单纯保乳手术的局部复发率降低2/3，减少DCIS和浸润性癌的局部复发率达50%。所以，保乳治疗的完整概念是保乳手术＋术后放疗。NSABP的一项报道显示，局部切除后不放疗的局部复发率为28.9%，而联合放疗后为7%。Fisher于2002年公布了NSABP B-06试验20年的随访结果，在腋窝淋巴结有转移的病例同时接受放疗和化疗，20年局部复发率为14.3%，而12年局部复发率仅为5%。欧美国家大样本、多中心前瞻性研究的Meta分析显示，保乳术后放疗较不放疗患者的局部复发率可降低70%（$P<0.00001$），死亡率下降11.4%（$P=0.01$）。正是这些临床试验证实了保乳手术的可行性、安全性，同时肯定了术后放疗的必要性。

保乳术后放疗是控制局部复发的关键步骤。多项随机研究证实，作为大多数Ⅰ期和Ⅱ期乳腺癌患者的初始治疗，全乳切除术加腋窝淋巴结清扫相对于采用肿块切除加腋窝淋巴结清扫加全乳放疗的保乳治疗疗效相同。因此,原则上所有保乳手术后的患者都应行放疗。保乳术后的全乳放疗可以将早期乳腺癌保乳手术后的 10 年局部复发率从 0.29% 降低至 0.1%。目前保乳术后的放疗主要采用三维适形及调强技术,对靶区的照射更均匀,对周围组织的影响更小,同时可最大限度地消灭残存的亚临床病灶,显著降低局部复发。现有的随机试验结果没能显示放疗可提高生存率,但是也不能完全排除放疗对生存率有微弱提高的可能。目前,尚无法从保乳手术病例中筛选出低危复发的患者,因此放疗是保乳治疗必不可少的部分。保乳手术后单纯给予全身性辅助治疗不能降低局部复发率。

在 2011 年第 12 届 St. Gallen 会议上,TARGIT-A 研究表明,术中放疗组和外照射组 4 年局部复发率分别为 0.95%、1.20%。EORTC 228812/10882 试验对 5 569 例乳腺癌保乳术后患者的局部复发情况进行了研究,10 年随访结果发现,保留乳房手术后,在全乳照射基础上瘤床加量照射(16 Gy)并不能改变患者的生存率,但可使局部复发率下降 3%～10%。结论提示,瘤床加量可以在保乳术后全乳放疗获益的基础上再降低 50% 的局部复发率。

在 MA.20 研究中,1 832 例已接受保乳手术和辅助治疗的高危乳腺癌患者,淋巴结阴性或 1～3 个淋巴结阳性者被随机分为全乳照射(WBI)＋局部淋巴结照射(RNI)或单纯 WBI 组。中位随访 62 个月的结果显示,与单纯全乳放疗相比,接受全乳＋区域淋巴结放疗可显著降低保乳术后局部复发危险($HR=0.59$, $P=0.02$),明显改善 5 年无病生存率(89.7% 对比 84.0%,$HR=0.68$, $P=0.003$),但总生存率改善无显著意义。

美国东部肿瘤协作组(ECOG)和北部肿瘤治疗中心小组(NCCTG)的一项多中心、前瞻临床试验结果显示,术后放疗可显著降低保乳患者的局部复发率。回顾分析研究结果提示,对于病灶较小,尤其是组织学分级为中低级的 DCIS 患者而言,无论接受或不接受放疗,患者的局部复发率差异均无统计学意义。

NSABP B-17 试验研究了术后放疗对 DCIS 的治疗价值。818 例患者经病灶切除术后病理证实为 DCIS,且切缘未受累。将其随机分为两组,其中一组术后接受 50 Gy 的乳房照射,另一组患者不接受放疗。随访 5 年结果发现,无论患者的肿瘤发现方法、钼靶表现及病理特点,术后放疗均能显著降低术后同侧乳腺的肿瘤复发率,包括非浸润性复发($P=0.007$)和浸润性复发($P<0.001$),之后 8 年随访结果更加印证了以上结论($P=0.007$, $P<0.000\ 1$)。研究认为,术后放疗有益于降低 DCIS 病灶切除术后的同侧乳腺肿瘤复发率。瘤床加量对 DCIS 的放疗价值尚缺乏 III 期临床研究。理论上原位癌相比浸润性癌的放射敏感性更差,所以可能需要更高的剂量才能杀灭亚临床病灶。根据 NSABP B-17 和 B-24 综合随访的结果,DCIS 的内分泌治疗可以在全乳照射基础上再降低约 30% 的复发率。

在 2009 年第 11 届 St. Gallen 国际乳腺癌会议上,有 81% 的专家认为 DCIS 保乳术后放疗是标准治疗,61% 认为老年乳腺癌可避免放疗,59% 认为低级别 DCIS 可避免放疗,83% 认为加速全乳照射是可接受的治疗选择。84% 认为保乳术中放疗可以用于试验研究。93% 认为乳房切除术后放疗对 ≥4 个阳性淋巴结者是标准治疗,70% 认为对于所有 1～3 个阳性淋巴结者不是标准治疗,但对于预后差或年轻患者应予以推荐。73% 认为绝经后 ER 阳性 T1N0 患者不能避免放疗,超过半数认为接受内分泌治疗的 T1N0 老年患者可避免放疗。

保乳术后行全乳放疗可以明显减少术后的局部复发和同侧乳腺第二原发癌。其中年龄 >70 岁、I 期激素受体阳性患者术后绝对复发率较低,且全乳放疗后易发生乳房水肿、疼痛等不适反应,可选择单纯内分泌治疗。北美癌症与白血病研究组织(CALGB)的一项前瞻性随机临床试验,研究老年乳腺癌患者保乳手术,他莫昔芬辅助治疗以后放疗的价值;另外 NSABP B-21 将肿瘤 <1 cm、切缘阴性的乳腺癌保乳患者随机分为放疗、他莫昔芬或放疗＋他莫昔芬 3 个治疗组。结果显示,对于部分低危或年龄 ≥70 岁的高龄乳腺癌患者,保乳术后可考虑免予放疗;辅助内分泌治疗后,并不会导致局部复发率的升高。在 2010 年 ASCO 会议上,美国学者 Hughes 报道的一项临床研究显示,年龄 ≥70 岁的乳腺癌患者保乳术后可不行放疗。早在 2004 年,Hughes 等发表了一项关于 ER 阳性乳腺癌的 I 期临床研究,诊断时年龄 ≥70 岁的患者被随机分组接受肿块切除＋全乳放疗或单纯肿块切除术,两组患者均接受他莫昔芬(TAM)治疗 5 年。肿块切除＋全乳放疗＋TAM 组的局部复发率为 1%,肿块切除＋TAM 组的局部复发率为 4%。两组在 OS、DFS 或因局部复发需要全乳切除方面没有显著性差异。2006 年在 SABCS 乳腺癌大会上公布了随访 8.2 年的结果,

得到相似的结论。在2010年ASCO肿瘤大会上,该研究随访10.5年的结果显示,肿块切除+全乳放疗+TAM组的局部复发率为2%,肿块切除+TAM组的局部复发率为9%。行全乳放疗的患者,同侧乳腺复发风险下降6%,但两组在OS、DFS或因局部复发需要全乳切除方面仍没有显著性差异。随访至10年时,43%的患者已死亡,但仅7%是乳腺癌相关死亡。鉴于乳腺癌相关死亡发生率低,且两组无显著差异,推荐对于腋窝淋巴结阴性、ER阳性、诊断时年龄≥70岁的乳腺癌患者,保乳术后可不考虑行全乳放疗。

研究表明,接受全乳放疗的保乳患者真性复发降低,未接受全乳放疗的患者其他部位的复发率及新原发癌灶无统计学差异,表明全乳放疗可以杀灭多中心性乳腺癌,但不能预防对侧乳腺第二原发乳腺癌的发生。上述证据支持部分乳照射可以在部分乳腺癌患者中替代全乳照射。部分乳腺短程照射(accelerated partial breast irradiation,APBI)的初步研究显示,对于某些早期乳腺癌患者,保乳术后APBI可获得与标准全乳放疗相当的局部控制率和局部复发率,同时可减少疗程和正常组织的体积-剂量照射,其前瞻性研究尚在进行中。需要提醒的是,在APBI中获益的患者多属于低复发风险的乳腺癌亚群,北美肿瘤放射治疗学会(ASTRO)认为低复发风险的亚群必须符合:年龄≥60岁、T1N0期单发病灶、未接受新辅助治疗降期、切缘阴性、无脉管受侵、无广泛DCIS成分、激素受体阳性或其他预后良好的浸润性癌。因临床上对APBI指征掌握的差异,目前将APBI作为常规治疗推荐的时机尚不成熟。操作上,APBI的临床肿瘤靶区(clinical target volume,CTV)应包括原瘤床及周围一定范围的正常乳腺。对于无高危复发因素的腋窝淋巴结或前哨淋巴结阴性者,或腋窝淋巴结转移1~3个,照射靶区只需患侧乳腺。对于腋窝淋巴结转移≥4个,或腋窝淋巴结转移1~3个并含有其他高危复发因素者,照射靶区需包括患侧乳腺,锁骨上、下淋巴引流区。对于腋窝未做解剖或前哨淋巴结宏转移而未做腋窝淋巴结清扫者,可在全乳照射基础上行腋窝和锁骨上、下区域的照射。

七、肿瘤病理学类型和组织学特点

(一)浸润性小叶癌和小叶原位癌

小叶原位癌(LCIS)的定义是:癌细胞局限于乳腺小叶末梢导管及腺泡基膜内的非浸润性乳腺癌。病变分布广,具有双侧增殖活性,约30%的小叶原位癌累及双侧乳腺。细胞动力学显示小叶原位癌整体细胞增殖率低,常为ER阳性,很少表达HER-2/neu。进展为浸润性癌的相对危险度与DCIS相似,约为8~10倍。

浸润性小叶癌(ILC)具有显著多中心性特点,占50%~60%。ILC与浸润性导管癌(IDC)相比具有以下特点:①ILC的病理检查结果常比临床诊断的范围广;②ILC原发肿瘤常大于IDC;③ILC淋巴结转移较IDC少;④ILC切缘假阴性率高于IDC;⑤ILC最终手术方式由保乳改为全切的比例高于IDC 2倍多。LCIS和ILC行保乳术后均容易引起局部复发。Jolly等研究发现,保乳术后LCIS患者10年局部复发率为14%,不含有LCIS成分的IDC患者仅为7%,两者差异有统计学意义,表明LCIS患者在保乳术后局部复发率增高。

Sasson等经过长时间随访注意到,这两类患者在保乳术后,新的乳腺癌病灶的发生率显著增加,经过内分泌辅助治疗后,复发率降低。NSABP试验的数据显示,LCIS患者服用他莫昔芬5年,进展为浸润性癌的风险降低大约56%。目前认为,LCIS预后良好,可以长期随访,临床上应该避免过度治疗。因为LCIS患者出现浸润性癌的风险很低,15年内仅约21%。在特殊情况下,如BRCA1/2基因突变者或有明确乳腺癌家族史的妇女,可考虑双侧全乳切除联合或不联合乳房重建术。

(二)导管原位癌

DCIS多发生于中小导管,恶性增生可充满管腔,基膜完整,无间质浸润,属于癌前期病变范畴。其病理形态学可分为:粉刺型、微小乳头型、筛状型、块状型和乳头型5种类型。预后明显好于浸润性癌,多数适合保乳治疗。但其生物学行为明显的异质性和病理组织学上的多中心性,直接影响了保乳手术的效果和增加了局部复发的风险。DCIS既可能侵犯局部导管,也可以同时累及各级分支导管,范围数毫米到4~5 cm。其组织学核分级的差别、粉刺坏死的形成、肿瘤大小、切缘状态、病理类型和年龄等是影响保乳术后局部复发的主要因素。同时,ER、PR多在高、中分化的DCIS表达,在低分化DCIS中往往缺失。HER-2/neu、p53基因在低分化DCIS中则过度表达等,都增加了保乳术后局部复发的风险。

多数随访结果显示，DCIS在保乳术后会出现较高的局部复发率，而复发率很大程度上依赖手术切缘的情况。组织病理学特点决定了DCIS比浸润性癌更易出现阳性切缘。对于DCIS，临床试验定义的安全切缘是指切缘没有肿瘤组织浸润（染色的切缘无癌细胞）。而DCIS的不连续生长，以及在病理切片上显示的导管内多节段分布均提示邻近切缘的导管内有肿瘤组织充填，实际情况要比看到的肿瘤负荷更大。一项关于DCIS切除和放疗的Meta分析显示，镜下切缘宽度≥2 mm者比＜2 mm者更能降低同侧乳腺癌复发率，进一步增加切缘宽度，并不能得到更多获益。如果染色切缘为阳性，多数学者支持进一步扩大手术切除范围。目前尚缺乏支持常规扩大无瘤切除范围的科学依据，保乳手术切缘是否安全，同时可参考患者的年龄和影响肿瘤局部控制的其他参数进行辅助评估。现有的共识是：镜下病理切缘距肿瘤＞10 mm是足够的，而＜1 mm则不充分，但对这两个值之间的切缘状态没有统一的共识。一项关于445例只接受了肿块切除的单纯DCIS患者的回顾性分析显示，切缘宽度是局部复发的最重要独立预测因子，切缘宽度越宽，局部复发风险越低。

保乳手术加放疗是DCIS的标准治疗，ER阳性DCIS与浸润性癌一样，应用内分泌辅助治疗可以降低局部复发率。DCIS保乳术后局部复发的风险评估目前多采用vanNuys预后指数评估系统（vanNuys prognostic index, VNPI）。VNPI根据病理形态、年龄、肿瘤大小、切缘距离等预后因素进行综合分析，预测局部复发的危险。每个风险因子分成3级，总体预后评分为4～12分。建议4～6分低危者行单纯肿块切除，7～9分中危者行肿块切除＋放疗，10～12分高危者行乳房切除。最近，Altintas等将基因分级指数（genomic grading index, GGI）整合入VNPI，不仅可以使DCIS预后评估更为精准，同时可以判断早期复发的风险。

ECOG和NCCTG研究了病灶≤2.5 cm、组织学分级为中-低级DCIS患者（中低危组），或肿瘤≤1 cm、组织学分级为高级DCIS患者（高危组），镜下切缘≥3 mm，术后钼靶X线检查无残余钙化的保乳手术患者。入组患者仅行局部切除而不加放疗。该试验主要通过对比中低危组和高危组患者的5年、10年同侧乳腺事件（IBE）发生率和生存率对DCIS患者仅行局部切除不加放疗的疗效进行观察。研究的主要终点为IBE发生率。结论显示，中低级别DCIS患者可以采用局部切除不加术后放疗，IBE发生率的增加无统计学意义；而高级别患者的IBE发生率则明显提高，提示单纯局部切除不能达到满意的局部控制率。

第29届SABCS大会的一项回顾性研究报道了711例对原发灶＜1 cm患者，采用单纯肿块切除术而未行全乳放疗DCIS的预后情况。结果发现，低中级别DCIS同侧乳腺癌复发率为6.1%，对侧乳腺癌发生率为3.7%；高级别DCIS单纯切除后的同侧乳腺癌复发率达到14.8%，而对侧乳腺癌发生率为4.2%。

根据NSABP B-17和B-24综合随访的结果，明确DCIS的内分泌治疗可以在全乳照射基础上再降低约30%的复发率。NSABP B-35试验则比较阿那曲唑和他莫昔芬对DCIS保乳术后局部复发的疗效，其结果值得期待。

总之，对于DCIS，1类建议是保乳手术＋术后放疗；2A类建议是全乳切除术±乳房重建。对于激素受体阳性DCIS，给予辅助内分泌治疗可以减少对侧乳腺癌、第二原发乳腺癌发生的风险，同时降低保乳术后同侧局部复发的风险。前瞻性随机试验的结果显示，对手术切缘阴性的单纯DCIS患者加用全乳放疗可以降低局部复发率，对患者的OS、无远处转移生存率没有影响。在保乳手术后接受放疗可以使局部复发的相对风险降低大约一半。推荐对肿瘤床进行推量照射（采用光子、近距离放疗或电子束），特别是年龄≤50岁的患者，以达到最大的局部控制率。对于初始治疗仅为肿块切除的DCIS患者，复发的治疗方法基本同初始治疗。对于初次治疗为保乳手术加放疗的DCIS患者，如果出现复发常需要行全乳切除术。全乳切除术后的局部复发DCIS患者则需行广泛的局部切除并考虑胸壁放疗。总之，术后全乳放疗对DCIS患者可降低56%～60%的局部复发率，其对于原位癌和浸润性癌复发率的降低同样有效。目前尚不能定义明确的"安全"亚组可以免除术后放疗。全乳照射后的瘤床加量，也许在DCIS如同在浸润性乳腺癌，可以获得显著降低复发的价值，尤其对年轻患者。

（三）广泛导管原位癌成分

在浸润性乳腺癌中，＞25%的肿瘤成分为DCIS，且DCIS延伸至正常乳腺基质即为广泛导管内癌成分（EIC）。EIC被认为是导致术后真性复发的重要因素。EIC往往从原发灶延伸至周围看似正常的乳腺实质,从而威胁到整个切缘。Holland 认为,EIC 是乳房内存在弥散微小癌变的标志,是取得阴性切缘的不利因素,可降低术后放疗的成功率。研究表明,EIC 可使保乳后 5 年局部复发率高达 20%~25%,而无 EIC 者 5 年乳腺癌复发率仅为 7%。Garami 等研究显示,含有 EIC 的 T1 期肿瘤的局部复发率由 6.1%上升至 31.0%,T2 期肿瘤的局部复发率由 15.7%上升至 33.0%。故 EIC 不仅是保乳术中反复切缘阳性的原因,也是保乳术后预测复发风险的主要指标。但也有研究报道,对于 EIC 阳性病例,如切缘为局灶阳性,局部复发率高达 50%。如果能做到切缘阴性,则局部复发率无明显升高。

目前认为,只要切缘阴性,EIC 仍可施行保乳手术,不影响治疗的安全性和生存率。2017 版《NCCN 指南》要求,对此部分患者应追加更高剂量的瘤床推量照射。

(四) 乳腺癌分子分型与保乳术后局部复发的关系

局部复发的方式包括新原发癌灶和真性复发。目前已知,导致保乳手术后局部复发率升高的原因包括患者年龄、肿瘤大小、EIC、核分级高、切缘状态、HER-2 状态、是否放疗等多种因素。在第 32 届 SABCS 会议上,Truong 等对 6 020 例患者回顾性分析发现,保乳治疗后新原发癌灶患者的中位复发时间(6.3 年)明显长于真性复发患者(4.7 年)($P=0.001$),两组患者无远处转移生存率和总生存率的差异均无统计学意义。两种复发方式对预后的影响无差异,但均会增加乳腺癌患者远处转移的发生率和死亡风险。

保乳术后的局部复发方式和复发原因与肿瘤生物学特性,以及乳腺癌的分子分型有着密切关系。目前,ER、PR 及 HER-2 状态等乳腺癌细胞增殖动力学与保乳术后局部复发的关系成为研究热点。研究认为,HER-2 阳性/ER、PR 阴性患者局部复发率高于 HER-2 阳性/ER、PR 阳性患者。而且,ER 状态与同侧乳房复发相关。ER 阳性患者的复发呈现一个较早的高峰,而 ER 阴性患者则呈现缓慢持续的复发时间分布。说明激素受体状态不同,乳腺癌细胞增殖动力等也不相同。HER-2 过表达与肿瘤细胞低分化、激素受体表达阴性密切相关,提示 HER-2 阳性肿瘤细胞具有更高的侵袭性。

随着分子分型研究的不断进步,人们对乳腺癌异质性的认识也逐渐深入。目前普遍认为,根据不同的分子特征(ER、PR、HER-2 状态等),可将乳腺癌分成不同亚型,并表现出截然不同的临床预后。对肿瘤生物学行为异质性的研究表明,不同的分子亚型对保乳术后局部复发的影响也不同。Nguyen 等进行的一项研究将 793 例保留乳房手术患者依据受体状态分为 4 组,即腔面 A 型组(ER 阳性,PR 阳性,HER-2 阴性)、腔面 B 型组(ER 阳性,PR 阳性,HER-2 阳性)、HER-2 过表达型组(ER 阴性,PR 阴性,HER-2 阳性),以及基底样型组(ER 阴性,PR 阴性,HER-2 阴性)。中位随访 70 个月,总的局部复发率 1.8%。其中,腔面 A 型组 0.8%,腔面 B 型组 1.5%,HER-2 型组 8.4%,基底样型组 7.1%。在以腔面 A 型组作为基线的多因素分析中,HER-2 型组、基底样型组与局部复发高风险相关($P=0.012$,$P=0.009$);腔面 B 型组、基底样型组与远处转移高风险相关($P=0.007$,$P=0.035$)。Voduc 等对 2 985 例不同分子分型患者的局部复发风险进行综合分析后认为,腔面 A 型患者局部复发的危险性较低,而 HER-2 过表达型及基底样型相对较高。

(五) 乳腺癌保乳术后局部复发风险的分级

1. **低度危险(淋巴结阴性,同时具备以下所有特点)** 年龄≥35 岁、病理学的肿瘤浸润直径(pT)≤2 cm、组织学分级或核分级Ⅰ级、无肿瘤周围脉管浸润、HER-2 无过度表达,或无 neu 基因扩增、ER/PR 阳性。

2. **中度危险(淋巴结阴性,并具备以下至少一项特点)** 年龄<35 岁,或病理学的肿瘤浸润直径(pT)≥2 cm,或组织学分级或核分级Ⅱ~Ⅲ级,或肿瘤周围脉管受侵,或 HER-2 过表达或 neu 基因扩增,1~3 个淋巴结阳性但无 HER-2 过表达或 neu 基因扩增,且 ER/PR 阳性。

3. **高度危险** 阳性淋巴结 1~3 个,且 HER-2 过度表达或 neu 基因扩增,或阳性淋巴结 1~3 个,且 ER/PR 阴性,或阳性淋巴结≥4 个。

第二节 保乳术后局部复发的处理

在保乳术后局部复发的两种类型中，TR 较为常见，约占 75%。这种复发的特点是复发病灶往往就发生在原发病灶附近，复发病灶手术后的病理类型、影像学改变也基本与原发病灶相同。NP 是在保留乳房内又出现了新生的病灶，这种新发的病灶极少数可以发生在原来的瘤床区域，更多地是发生在原瘤床以外的其他象限或对侧乳腺内。NP 在病理学类型和影像学特征上可以与第一次原发病灶相同，也可能完全不同。研究显示，保乳术后 5 年内出现的复发多数是 TR，其发生率随治疗后时间的延长逐年降低，8 年后原发瘤床附近很少再出现复发灶。而 NP 的发生率随着保乳治疗后时间的延长逐年增加，并且对侧乳腺癌的发生风险在 5~10 年后同步增加。也有研究显示，TR 的复发主要发生在手术以后的 5 年内，NP 发生概率则会长期保持在一种很稳定的低水平状态。

一、局部复发的诊断

保乳术后局部复发的诊断，应该在确诊复发病灶的同时明确远处有无转移。局部病灶诊断方面，约 1/3 单纯由乳腺钼靶 X 线检查发现，1/3 单纯由临床体检发现，另外 1/3 由临床体检和影像学检查联合发现。在规范保乳术后复查中，乳腺钼靶 X 线检查不可替代，保乳术后患者定期的双侧乳房钼靶片复查对局部复发的诊断率较高。由于手术和放疗的影响，保乳术后复发病灶在临床体检和影像学上的表现可能比初诊患者更复杂。如保乳术后局部组织的纤维化、瘤床的纤维瘢痕样改变等，在影像学检查上可以和乳腺癌不规则毛刺样肿块影等表现类似，所以临床上要注意仔细鉴别。也有些局部复发没有明显异常的临床表现，如浸润性小叶癌的局部复发。因此，保乳术后随访复查时应结合临床体检、实验室检查和影像学结果，仔细分析，作出正确诊断。

（一）临床体检

乳腺癌保乳术后局部复发在临床体检时，常常是首先发现乳房疼痛、乳房肿块，肿块多位于原切口附近，质地偏硬，表面欠光滑，与周围组织分界不清等，有时可与皮肤粘连，引起乳头凹陷、皮肤水肿和橘皮样改变等。但要注意与放疗后的纤维化及手术瘢痕相鉴别。手术和放疗都可以带来局部组织的纤维化，从而使局部组织有一种厚韧的触诊感觉，这种"正常"的局部改变有时很难与肿瘤复发相鉴别。注意患者局部组织的增厚性改变和皮肤有无内陷等间接性改变很重要。临床上出现以下征象时，应警惕局部复发的可能：①由癌性淋巴管炎引起的皮肤水肿和红斑，与放疗中的急性皮肤反应不同；②表皮渗透结节；③治疗后乳房出现的近期变形，原瘤床部位出现肿块，这些必须与放疗后纤维收缩和瘢痕硬化相区别。

（二）影像学检查

1. **乳房钼靶摄片** 全数字化平板乳腺机（full field digital mammography，FFDM）钼靶摄片是诊断乳腺癌及保乳术后局部复发的主要并广泛采用的影像学检查方法。FFDM 以良好的清晰度、对比度、高空间分辨率成为首选检查方法。文献报道其灵敏度和特异度达到 83% 和 97%。局部复发的 X 线征象分为直接征象和间接征象。直接征象是发现复发肿块，可呈边缘毛刺、小尖角征、彗星征等，是诊断乳腺癌的重要征象。间接征象包括密集成簇、密度不一、浓淡不均、大小不等的恶性钙化，放射状影和局灶性收缩特殊的结构扭曲征象等。

2. **MRI 检查** 具有高灵敏度，能够检查出多中心病灶、多发病灶、隐匿性病灶和准确确定肿瘤病灶的范围。MRI 检查乳腺癌的灵敏度为 94%~100%，特异度为 53%~97%，是公认最灵敏地发现小叶癌的影像学方法，对多中心、多灶性病变的检出率高于其他方法。三维旋转 MRI 检查可准确显示复发病灶的位置、范围，而且与病理检查有很好的相关性。动态增强 MRI 扫描检查能够准确鉴别恶性肿瘤组织与术后形成的纤维化组织，并能对放疗和保乳术后的局部复发病灶进行评估。尤其是对浸润性较强的乳腺癌范围的评估最接近组织病理学结果，这方面要优于临床乳腺触诊和 X 线检查，为治疗方案的制订提供有效帮助。

MRI 的成像特点，使其对 DCIS 特别是高核分级 DCIS 的早期检出具有优势，对仅表现为钙化的 DCIS 或伴 EIC 的浸润性癌，可准确评估病变范围。乳腺多灶性或多中心性癌发生率为 14%~47%，明确诊断对保乳术后局部复发采取何种补救性手术方式具有重要参考价值。文献报道，在拟行二次保乳手术前行动态增强 MRI 检查的病例中，有 11%~19.3% 因发现多灶或多中心病变而改变了原来的治疗方案。Turnbull 等进行的多中心研究结果表明，术前行 MRI 检查的 816 例患者中，有 50 例因 MRI 检查发现了其他病灶而改变了临床处理方式，其中有 35 例经病理检查证实 MRI 诊断正确，即 70% 的患者受益于术前乳腺 MRI 检查。动态增强 MRI、X 线和超声 3 种影像学检查方法对于多灶、多中心性乳腺癌诊断的准确率分别为 85%~100%、13%~66% 和 38%~79%。因此，对保乳术后局部复发的患者再次手术前行 MRI 检查具有较高的临床价值。

乳腺癌保乳术后局部复发在动态增强 MRI 扫描上表现为明显强化，由于新鲜瘢痕组织也有一定的强化效应，所以术后 6 个月后进行 MRI 检查可以减少假阳性率的结果。而 6 个月后的陈旧性瘢痕则无强化或只有极弱的强化，可与乳腺复发癌相区别。影像学、功能影像学诊断，需要覆盖完整的胸壁和区域淋巴结。如果复发患者既往曾接受术后放疗，则诊断复发时的影像学检查还需要增加对有无放射性肺损伤的评估。如接受过术后放疗的患者出现臂丛神经症状或上肢水肿，且临床体检无明显淋巴结肿大，推荐行增强 MRI 或 PET-CT 扫描，有助于鉴别复发和放射性纤维化。

3. **B 超检查** 超声检查具有无创特点，是乳腺癌保乳术后局部复发的常用检查方法之一。高频的超声独到之处是能检出致密腺体的早期乳腺癌。乳腺癌或保乳术后复发癌灶的超声典型表现：肿瘤形态不规则，边缘呈"毛刺状"或"蟹足样"改变，内部多呈不均质实性低回声；中心有液化坏死时，可见液性无回声区。肿块后方回声衰减，部分可见微小钙化灶。肿瘤纵横径比值 >1，内部血流信号丰富，肿瘤内部的动脉血流 RI 值 >0.70。如有皮肤筋膜浸润，则局部皮肤连续性回声中断。局限性是对于复发癌灶和 DCIS，超声难以显示 X 线上的毛刺样结构和微小钙化灶。对乳腺导管内疾病的诊断准确率为 60% 左右。

4. **CT 检查** 对乳腺局部解剖结构显示清晰，尤其经对比增强后扫描使致密型乳腺患者的乳腺复发癌灶的检出率明显高于钼靶乳腺摄影。CT 检查也能较好地评估腋下、胸骨周围的淋巴结情况，有助于对腋窝淋巴结转移的术前分析。多层螺旋 CT 检出乳腺癌的准确率可达 90%。保乳术后局部复发在 CT 检查表现为圆形或卵圆形软组织肿块，多数为实质性，不均匀高密度，周边为粗糙不齐的毛刺样改变，肿瘤局部皮肤增厚，皮下脂肪层消失。乳腺癌血供丰富，增强 CT 扫描显示肿块多有明显强化，且表现为"快进快出"型曲线。CT 值常增加 50 HU。增强检查对较小癌灶有较高价值。

5. **其他检查** PET-CT 能从分子水平反映肿瘤的代谢信息，应用 ^{18}F-FDG 显像可显示肿瘤组织的生物代谢状态，直接反映肿瘤细胞对葡萄糖的摄入，准确检出隐于体内的病灶。临床研究提示，PET-CT 检查具有较高的灵敏度，更高的特异度，对乳腺癌保乳治疗后是否复发的病情跟踪优于 CT 检查。PET-CT 检查对于复发患者评估复发的完整范围、有无远处转移，以及术后改变与放射性损伤之间的鉴别都优于传统影像学检查。

PCR 技术、端粒酶活性测定是分子生物学技术在保乳治疗中的应用。Hara 在切除标本表面刮片，经 PCR 技术测定端粒酶活性，发现浸润性癌周围 10 mm 处、原位癌周围 30 mm 处端粒酶活性很高。这些新技术为精确测定复发肿瘤提供了新的途径，为准确选择保乳治疗术后复发的病例、避免不必要的治疗提供了依据。

临床上，在保乳手术前应进行充分的乳腺影像学检查，评估肿瘤大小、除外多中心病灶、设计手术切除腺体范围、确定切缘状况等，完善的影像学评估可以对手术决策起到很好的辅助作用。

（三）病理学诊断

1. **细针穿刺** 虽然操作方便，可以提供复发的依据，但属于病理细胞学诊断。

2. **粗针穿刺** 取得组织较多，可行组织病理学检查，可获得复发灶的组织学诊断，并确定复发病变的生物学标记（ER、PR 和 HER-2）状态。

3. **手术活检** 对保乳术后局部复发性肿块可以手术活检，术中冷冻切片检查（frozen section analysis, FSA）或术中印片细胞学检查（intraoperative touch preparation cytology, IOTPC）可明确诊断，为手术方式的选择提供依据。

二、局部复发的治疗策略(原则)

保乳术后局部复发的治疗原则是获得满意的局部控制率,尽可能减少或延迟再次复发或远处转移的发生,取得生存获益。具体的原则应在局部区域治疗后,根据分子分型制订辅助治疗方案。单纯局部复发的患者,在外科治疗后应考虑全身治疗,包括化疗和内分泌治疗。在治疗策略上,应注意保乳术后的局部复发与全乳切除后的局部区域复发的区别,不同的复发方式,治疗的策略不同。前者更倾向于属于局部问题,可能更多与手术方式有关,如切缘问题和多中心病灶;后者主要与肿瘤的生物学行为有关。也就是说,保乳手术的高局部复发风险,多为手术方式本身带来的结果,但早期复发更可能是乳腺癌本身明显不同的生物学特点所致。虽然放疗可显著降低局部复发,使得局部复发率由单纯肿块切除的>20%降至放疗后的4%~11%,但这两种复发是不同的危险因素或肿瘤生物学行为所致,在临床实践中需要制订实施不同的治疗方案。同时应该认识到,对于那些可获得长期生存的患者,局部复发可能是远处转移的先兆。如果出现远处转移,局部复发率的增加会降低远期生存。

2011年3月召开的第12届St. Gallen国际乳腺癌大会上,Vincini阐述了乳腺癌局部区域复发后的治疗策略。他将保乳术后的复发归为3类:①约60%为无远处转移的孤立性复发;②10%为复发同时伴转移;③复发后转移的可能性显著增加,可达30%。其中,40%的患者可从积极的全身治疗中获益,60%的患者只需局部挽救治疗。

早期乳腺癌乳房保留治疗后10年同侧乳房复发率在10%左右,其中75%左右的复发部位在原发肿瘤床附近。因此,保乳术后局部复发者如果具备和符合外科手术适应证,首先应考虑局部区域治疗。补救性乳房切除术(salvage mastectomy)是保乳术后局部复发和同侧乳房复发的标准治疗方法。在施行补救性全乳切除+腋窝淋巴结分期手术后仍可获得较好的局部控制率,辅以放疗、化疗及内分泌治疗等规范化综合治疗后,预后良好,不影响远期生存。新近有文献报道,保乳术后局部复发实行补救性乳房切除术,可获得50%左右的长期无复发生存率。Fowble报道,其5年生存率达84%。Kurtz等也有类似报道。补救性乳房切除的治疗原理是肿瘤生物学证据证明乳房有继续生成肿瘤的潜在可能,再次手术可获得与初始乳腺癌相同的疗效,并且保乳术后放疗对乳房所形成的损害可以避免。补救性乳房切除术可以是全乳切除。如果乳房皮肤和乳头乳晕没有受侵,推荐施行SSM或NSM加一期乳房重建成形,以期获得满意的乳房外形,以保证疗效并提高生活质量。

2017版《NCCN指南》要求对初始治疗为肿块切除+放疗的局部复发者,施行全乳切除+腋窝淋巴结分期(如果先前未进行Ⅰ~Ⅱ组腋窝淋巴结清扫)。然后,根据其分子分型及复发风险等级制订全身治疗方案,腔面A型与部分腔面B型(HER-2阴性)通常只需要内分泌治疗,如内分泌治疗耐药则行化疗;大部分腔面B型(HER-2阳性)、HER-2过表达型与三阴性乳腺癌(triple negative breast cancer, TNBC)则需化疗;HER-2过表达型还需加用曲妥珠单抗治疗。

保乳术后局部复发,再次补救性手术后的生存率和远处复发率很少有文献报道。一是与病例数较少有关;二是与这类患者作为复发转移病例来统计,其生存率不能真实反映治疗方式的疗效。但初次治疗至复发的无疾病间期是一项重要的预后因素。因此,保乳术后的复发首先应强调的是尽可能地减少人为因素,确保切缘阴性和准确的术前评估。初始治疗必须做到:保乳术后加用放疗,切缘阳性应再切至阴性或行全乳切除术,腋窝淋巴结有转移者要行放化疗,受体阳性者应给予内分泌治疗等。通过规范化的辅助治疗及密切随访来进一步改善乳腺癌保乳手术治疗的预后。

保乳术后局部复发,是否可行二次保乳治疗尚存在争议。Kurtz等使用局部肿块广泛切除作为唯一的局部治疗手段,50例患者5年实际复发率为37%,但在无疾病间期5年以上者复发率仅为10%。再次放疗没有改善局部控制率。由于复发对长期生存率有确切的不利影响,所以选择局部手术保留的同侧乳房复发必须慎重,并有密切随访的保证。目前也有学者认为,复发后的二次保乳手术并不影响生存率。乳腺局部复发者仍可行二次保乳手术联合术后放疗或改全乳切除,以提高局部控制率。影像学技术的进步也使复发的早期诊断成为可能,加上更为有效的系统辅助治疗和创新的放疗方法,为再次保乳提供了可能。临床实践发现,无论是乳腺癌传统手术治疗还是保乳手术治疗,乳腺癌治疗失败的最终原因是远处转移,而不是局部复发。

目前,对于保乳术后局部复发患者的全身辅助治疗尚存在争议,化疗价值仍不明确。

三、局部区域治疗

（一）乳房的处理

目前,针对保乳术后同侧乳房复发患者的处理方式仍未有统一的标准。临床处理方法的考量在于:一是有效控制局部复发,尽量改善患者生活质量,延长患者生存时间;二是局部复发的处理方式需合理选择,不同于原发病灶的根治性手术,治疗前需充分评估是否能完整切除或姑息治疗,避免过度治疗。

保乳术后局部复发的首选治疗方式是补救性切除加一期乳房重建。但肿块切除方式尚有争论,是二次保乳、全乳切除,还是保留皮肤乳腺切除术（SSM）或保留乳头乳晕复合体乳房切除术（NSM）加一期乳房重建? 目前共识为全乳切除。理由有两个:①患者对于二次保乳的恐惧等心理因素的影响,通常不愿再次保乳;②首次保乳术及放疗等措施对乳房结构的破坏,增加再次保乳术手术范围评估的难度。笔者推荐的是符合条件并具备手术适应证者施行 SSM 或 NSM 加一期乳房重建。相应的适应证应包括:患者心理上能接受;局部复发病灶未侵犯胸壁和皮肤。否则全乳切除。

保乳术后同侧乳房单灶或可手术的复发患者,补救性乳房切除是最主要的局部治疗手段,可以获得 60%～70% 的 5 年局部控制率和约 85% 的总生存率。如果首次手术时未行 ALND,乳房切除术的同时可行Ⅰ～Ⅱ组 ALND。若以往曾行 ALND,经临床或影像学检查发现淋巴结侵犯证据时可行腋窝手术探查或补充淋巴结清扫。

再次保乳手术可作为乳房切除术的替代方法,既往接受放疗者,再次保乳术后可考虑加或不加部分乳腺照射,需视既往心、肺等正常组织照射剂量、放疗与复发间隔,以及乳腺纤维化、心肺损伤等综合评判而定;未接受放疗者,可考虑保乳术＋放疗;临床或影像学腋窝无淋巴结可扪及,既往未接受 ALND 者,可考虑 SLNB。若复发范围广泛或累及皮肤,甚至呈现炎性乳腺癌表现,则需先行全身治疗后再考虑局部手术和(或)放疗。补救性乳房切除术后一般不考虑胸壁放疗,但如腋窝淋巴结有转移而既往未行区域淋巴结照射的患者,需补充锁骨上/下淋巴结的照射。

一项随机Ⅲ期临床研究在 931 例临床淋巴结阴性并接受 SLNB 病理提示微转移的患者中,随机分为补充 ALND 或观察。通过 5 年随访发现 2 组乳腺癌相关事件数的发生率、局部复发率以及生存率差异均无统计学意义,但补充 ALND 组患者手术并发症更多,提示对于 SLN 微转移的患者无需进一步手术治疗。2015 年的《St. Gallen 国际乳腺癌治疗专家共识》明确指出,对于 SLN 微转移的患者无需补充 ALND。

SSM 运用于保乳术后局部复发的患者,其优势在于方便应用假体置入或自体肌皮瓣行即刻乳房再造,且术后能获得较好的美容外观。2009 年,韩国学者报道了一项比较 577 例 SSM 和 3 882 例传统乳房切除术（CM）疗效的研究。结果显示,SSM 组和 CM 组 5 年 DFS、OS 和局部复发率均无显著差异。研究者认为,对选择性患者予以 SSM（保留或不保留乳头乳晕复合体）治疗安全可行。

NSM 是指同时保留皮肤和保留乳头乳晕复合体（NAC）的乳房切除术。在术中行乳头后组织冷冻切片检查,并行即刻乳房再造。该手术最引人关注的问题是保留的 NAC 区域的肿瘤复发情况。

在 2011 年 St. Gallen 国际乳腺癌会议上报道了一项回顾性研究,纳入 2000～2006 年 172 例接受 NSM 手术的患者（其中 142 例为浸润性乳腺癌,30 例为 DCIS）。中位随访 37.3 个月的结果显示,有 5 例患者（2.9%）局部复发,其中 2 例患者的肿瘤复发于保留的 NAC 区域。该研究表明,原位癌或浸润性乳腺癌患者接受 NSM 的局部肿瘤复发风险较低。患者是否有保留 NAC 的机会与肿瘤至乳头的距离并不相关,术中对乳晕切缘病理的控制是决定性的关键环节。

在 2011 年的 SABCS 会议上,日本的一项中位随访 104 个月的研究也证实,与标准乳房切除术（mastectomy, MT）相比,NSM 治疗的术后局部复发率并未显著增加。该项研究对 806 例 NSM 和同期 200 例 MT 者进行对比分析,结果显示,NSM 组和 MT 组的局部复发率、DFS 和 OS 均无显著差异。该研究表明,NSM 手术可为患者提供更优的术后外观,且同 MT 一样安全可行。因此,NSM 手术有望成为 MT 的一个可行的替代方案。

（二）区域淋巴结的处理

如果首次手术时未行 ALND,或初始保乳仅行 SLNB 者,在补救性乳房切除术的同时可行Ⅰ～Ⅱ组 ALND。ALND 不仅可以提供患者的预后资料,判断腋窝淋巴结状况和分期,指导术后治疗,而且可以起到良好的局部控制作用。如果保乳术后局部复发腋窝的处理方式是 SLNB,则 SLB 阴性者无需 ALND。2011 年《St. Gallen 国际乳腺癌治疗专家共识》指出,对于 SLN 仅有孤立肿瘤细胞的患者,无论是接受乳房切除还是保留乳房手术,专家组都不同意常规行 ALND;SLN 微转移患者接受保乳手术时,无论微转移灶相对大小如何,多数专家认为可不对其行 ALND。

重复前哨淋巴结活检术(rSLNB)已被越来越多地应用在同测乳腺肿瘤复发,并且发现 rSLNB 阴性时同侧区域淋巴结复发概率很低,提示 rSLNB 作为同测乳腺肿瘤复发时腋窝分期的重要方法是安全可行的。

四、术后放疗

放疗方法与保乳术后局部复发的关系多来自回顾性分析。其中,是否需要瘤床加量存在争议。2011 年 St. Gallen 国际乳腺癌治疗专家共识认为,局部区域治疗策略走向精细,对于保乳术后局部复发的患者,目前更主张对适合的患者进行更加精确的放疗,包括部分乳腺加速照射、大分割全乳照射、瘤床剂量追加等。NSABP B-06 临床试验中未使用瘤床加量,其复发率与那些使用瘤床加量照射的临床试验结果相近,因而该研究认为手术切缘阴性的患者不需要瘤床加量。法国里昂的一项临床试验中,有 1 024 例肿瘤<3 cm 的乳腺癌患者接受保乳手术,50 Gy 全乳放疗,然后随机分组:一组给予 10 Gy 瘤床加量,另一组随访。随访 3.3 年时的初步结果显示,加量组患者 5 年局部复发率 3.6%,未加量组为 4.5%。在另一项 EORTC 试验中,根据保乳手术切缘状况分为两组:镜下切缘阴性者给予全乳照射 50 Gy,再随机分为两个亚组,即不做瘤床加量或 15 Gy 组织间放疗或 16 Gy 外放疗;镜下切缘阳性患者给予全乳照射 50 Gy 后,随机分为低剂量加量 10 Gy 或高剂量 25 Gy 组织间放疗或 26 Gy 外照射。目前试验正在进行中,其结果可能会解决上述疑问。

在全乳切除术后局部复发的治疗中,放疗较手术治疗常用。一般文献报道,单独运用放疗的完全缓解率为 60%~70%,患者的 5 年生存率是 20%~40%。保乳术后局部复发的二次放疗是可行的,放疗范围应包括全胸壁及区域淋巴结。有报道显示,在既往放疗的患者中,若采用电子线和局部加热联合治疗局部复发,41% 的患者可获得完全缓解。但 2011 年 SABCS 大会报道的一项研究显示,保乳术后接受近距离放疗的局部复发风险是接受全乳放疗的 1 倍,美国安德森癌症中心放射肿瘤专家 Smith 等对 2000~2007 年 130 535 例施行保乳治疗的乳腺癌患者进行评估,在保乳术后进行部分乳腺加速近距离放疗或全乳放疗。结果显示,近距离放疗的患者后续需行全乳切除的风险为 4%,而全乳放疗仅为 2.2%。

在 ASCO 2011 年度报告中,有研究表明,局部淋巴结照射可减少早期乳腺癌复发。对于具有 1~3 个淋巴结转移的乳腺癌患者,术后除辅助化疗和内分泌治疗外,是否还应进行区域淋巴结放疗一直是很有争议的问题。MA.20 临床试验目前提供的数据显示,与单纯全乳放疗相比,接受全乳+区域淋巴结放疗能够降低复发概率,改善 DFS,但 OS 的改善无显著意义。同时,研究数据也提示了增加区域淋巴结放疗后,放射性肺炎和淋巴水肿的发生增加,对患者的生活质量有一定影响。因此,对有 1~3 个淋巴结转移患者进行区域淋巴结放疗应慎重,不能将其作为常规治疗方式进行推广。

加拿大一项研究显示,对保乳手术后外科切缘阴性、腋窝淋巴结阴性的乳腺癌患者,低分割放疗(42.5 Gy/16次,22 天)不劣于标准放疗(50.0 Gy/25次,35 天),两组 10 年局部复发率分别为 6.2% 和 6.7%。但是,标准放疗组 10 年后乳腺外观较佳者的比例高于低分割放疗组。目前,通过增加单次照射剂量来减少总照射次数的低分割放疗愈来愈受到临床医师的重视。

五、全身辅助治疗

保乳术后局部复发在局部区域治疗后,可考虑序贯全身治疗。其治疗策略为:激素受体阳性患者内分泌治疗,具有可持续治疗和降低再次复发率的价值;复发灶广泛乃至放疗难以覆盖完整的靶区,同期放化疗可以提高局部控制率;HER-2 阳性患者可以联合靶向治疗。和其他复发转移患者的治疗原则一致,推荐局部区域复发患者参加前瞻性临床研究。

在 NSABP 研究中,包括 NSABP B-13、B-14、B-19、B-20、B-23 这 5 项临床试验。随访至 2006 年 3 月,3 799 例患者中有 342 例(9.0%)

发生同侧乳房复发。结果显示，辅助治疗影响同侧乳房复发而非其他部位复发，没有接受辅助全身治疗患者的12年局部复发率为12.3%，按受过1种以上辅助全身治疗患者的12年局部复发率为6.4%~6.8%。

有学者认为，保乳术后局部复发极少是一种孤立的单发事件，往往是远处转移的前兆。研究显示，平均14.6个月后便会出现远处转移。因此，在进行局部治疗的同时，应当予以全身治疗。但目前唯一的一项前瞻性随机临床试验的结果显示，他莫昔芬可以显著提高患者5年无瘤生存率，但在试验至8~9年后，这种差异完全消失。回顾性研究的结果也表明，全身治疗对大多数局部复发的患者无益。因此，是否应联合运用全身治疗的争论还有待更多的研究。

（一）化疗

目前已明确，保乳术后局部复发的乳腺癌患者，其远处转移、肿瘤扩散的可能性增加，但哪些患者应再次化疗尚有待前瞻性研究的结果。

在NSABP B-13试验中，腋窝淋巴结阴性、ER阴性的患者随机接受化疗或随访。在235例保乳治疗患者中，未化疗组的8年同侧乳房复发率13.4%，化疗组为2.6%。他莫昔芬也有相似的效果。在NSABP B-14试验中，未用他莫昔芬的患者10年同侧乳房复发率14.7%，用他莫昔芬的患者为4.3%。Stockholm乳腺癌研究组取得了相似的结果，在432例保乳治疗患者中，未用他莫昔芬的患者10年同侧乳房复发率12%，用他莫昔芬的患者为3%。

化疗药物选用原则：保乳术后局部复发的乳腺癌可参照初始乳腺癌的辅助化疗原则进行方案选择。①辅助治疗仅用内分泌治疗而未用化疗的患者可以选择CMF方案（CTX/MTX/5-FU）或CAF方案（CTX/ADM）/AC方案（ADM/CTX）。不过临床上并不常用。②辅助治疗未用过蒽环类和紫杉类化疗的患者首选AT方案（蒽环类联合紫杉类），如CMF辅助治疗失败的患者。③部分辅助治疗用过蒽环类和（或）紫杉类化疗，但临床未判定耐药和治疗失败的患者也可使用AT方案；④蒽环类辅助治疗失败的患者，推荐的联合化疗方案为XT方案（卡培他滨联合多西他赛）和GT方案（吉西他滨联合紫杉醇）；⑤紫杉类治疗失败的患者，目前尚无标准方案推荐，可以考虑的药物有卡培他滨、长春瑞滨、吉西他滨和铂类，采取单药或联合化疗。

（二）靶向治疗

乳腺癌细胞的代谢主要为无氧代谢，因此癌细胞代谢途径中的各处关键点都可能成为新的治疗靶点。HER-2不仅是一个重要的预后指标，也是一个重要的治疗靶点。抗HER-2治疗可分为4类：抗HER-2分子胞外区的抗体（曲妥珠单抗和帕妥珠单抗）、小分子酪氨酸激酶抑制剂（拉帕替尼）、抗体-细胞毒药物耦合剂（曲妥珠单抗-DM1）以及伴侣蛋白拮抗剂（格尔德霉素）。研究表明，曲妥珠单抗单药的有效率为12%~34%，与化疗联合后的有效率为30%~60%，标准治疗时间1年。NSABPB-31、NCCTG N9831、BCIRG006和HERA等大型国际多中心临床研究总计入组了13 000余例早期HER-2阳性乳腺癌患者，结果证实曲妥珠单抗术后辅助治疗1年，能使HER-2阳性乳腺癌患者复发风险下降39%~52%。但对保乳术后局部复发的治疗意义，目前观点认为，靶向治疗运用在保乳术后局部复发患者依然有效。化疗联合曲妥珠单抗与单独化疗相比，前者能使保乳治疗失败的风险下降50%。两药联合靶向治疗在2011年SABCS会议上也被认为可以显著延长乳腺癌患者生存期。研究提示，有效的靶向治疗是改善局部控制的手段之一，也是保乳术后局部复发的有效治疗方法。

（三）内分泌治疗

ER和（或）PR阳性的乳腺癌保乳术后局部复发患者应考虑内分泌治疗。考虑到乳腺癌的异质性，相同的HR阳性乳腺癌可能存在着不同的生物学差异，导致复发时间不同的亚型。对于接受过抗雌激素治疗以及距抗雌激素治疗1年以内的绝经后患者，芳香化酶抑制剂（AI）是针对乳腺癌保乳术后局部复发的首选一线治疗。对于没有接受过抗雌激素治疗或距既往抗雌激素治疗1年以上的绝经后妇女，他莫昔芬和AI都是合适的选择。3种AI包括阿那曲唑、依西美坦和来曲唑疗效均优于他莫昔芬。

AI的运用有4种方式：起始方案（upfront）、后续强化方案（extend）、转换方案（switch）和序贯方案（sequence）。对于绝经后的距既往抗雌激素治疗1年以内的抗雌激素经治患者，首选二线治疗方案是通过外科或放疗切除/抑制卵巢，或应用促黄体生成激素释放激素（LHRH）拮抗剂联用内分泌治疗。对未接受过抗雌激素治疗的绝经前患者，初始治疗为抗雌激素单药治疗,或卵巢去势或切除后进行和绝经后患者一样的内分泌治疗。临床随机试验显示,ER 阴性且接受化疗的患者 5 年局部复发率为 6%～8%,阳性且接受内分泌治疗的患者 5 年局部复发率为 1.5% 或更低。依据中国女性绝经前乳腺癌患者占多数的现状,转换方案可能应用更多。在 2011 年第 34 届 SABCS 大会上,SWOG S0226 Ⅲ期临床试验报道,联合内分泌治疗可以明显提高绝经后 HR 阳性乳腺癌的无进展生存期。BOLERO-2 Ⅲ期试验的结果显示,依维莫司＋依西美坦联合治疗可使乳腺癌患者的中位无进展生存期和临床获益率提高 1 倍。提示乳腺癌二次治疗使用两联用药的疗效优于单药内分泌治疗。最新公布的 IES031 研究随访 91 个月的结果显示,与他莫昔芬组相比,换用依西美坦不仅可显著改善 DFS 及降低局部和远处复发风险,而且显著增加 ER 阳性或不明患者的 OS($HR = 0.83$,95% CI:0.69～099,$P=0.04$)。到目前为止,IES 研究是唯一证实 AI 治疗有 OS 获益的大型国际多中心临床研究,对保乳术后局部复发患者的内分泌治疗具有指导意义。

内分泌治疗药物选用原则:①尽量不重复使用辅助治疗或一线治疗用过的药物;②他莫昔芬辅助治疗失败的绝经后患者首选 AI;③AI 治疗失败者可选孕激素(醋酸甲地孕酮/甲羟孕酮)或氟维司群;④非甾体类 AI(阿那曲唑或来曲唑)治疗失败者可选甾体类 AI(依西美坦)、孕激素(醋酸甲地孕酮/甲羟孕酮),或氟维司群;⑤既往未用抗雌激素治疗者,仍可试用他莫昔芬或托瑞米芬;⑥ER 阳性绝经前患者可采取卵巢手术切除或其他有效的卵巢功能抑制治疗,随后采用绝经后妇女 AI 内分泌治疗。

(唐金海　徐晓明)

参考文献

[1] 邵志敏,李俊杰. 2015 年 St. Gallen 国际乳腺癌研讨会乳腺癌新的诊疗理念. 中华乳腺病杂志(电子版),2015,9(2):65-69.

[2] 邵志敏,李俊杰. St. Gallen 国际乳腺癌大会外科新进展和解读. 中华乳腺病杂志(电子版),2017,11(4):198-202.

[3] 唐金海,徐晓明,郑凯尔,等. 未扪及肿块的乳腺癌病灶定位与手术方法. 中华肿瘤杂志,2009,31(4):305-307.

[4] 张保宁,张慧明. 第 32 届圣·安东尼奥乳腺癌研讨会报道. 中华乳腺病杂志,2010,4:51-57.

[5] 中国抗癌协会乳腺癌专业委员会. 中国抗癌协会乳腺癌诊治指南与规范(2017 年版). 中国癌症杂志,2017,27(9):695-759.

[6] Altintas S, Toussaint J, Durbecq V, et al. Fine tuning of the Vannuys prognostic index (VNPI) 2003 by integrating the genomic grade index (GGI): new tools for ductal carcinoma in situ (DCIS). Breast J, 2011,17(4):343-351.

[7] Anderson SJ, Wapnir I, Dignam JJ, et al. Prognosis after ipsilateral breast tumor recurrence and locoregional recurrences in patients treated by breast-conserving therapy in five National Surgical Adjuvant Breast and Bowel Project protocols of node negative breast cancer. J Clin Oncol, 2009,27(15):2466-2473.

[8] Ataseven B, Lederer B, Blohmer JU, et al. Impact of multifocal or multicentric disease on surgery and locoregional, distant and overall survival of 6 134 breast cancer patients treated with neoadjuvant chemotherapy. Ann Surg Oncol, 2015,22(4):1118-1127.

[9] Bernardi S, Bertozzi S, Londero AP, et al. Incidence and risk factors of the intraoperative localization failure of nonpalpable breast lesions by radio-guided occult lesion localization: a retrospective analysis of 579 cases. World J Surg, 2012,36(8):1915-1921.

[10] Biglia N, Ponzone R, Bounous VE, et al. Role of re-excision for positive and close resection margins in patients treated with breast-conserving surgery. Breast, 2014,23(6):870-875.

[11] Blichert-Toft M, Nielsen M, Düring M, et al. Long-term results of breast conserving surgery vs mastectomy for early stage invasive breast cancer: 20-year follow-up of the Danish randomized DBCG-82 TM protocol. Acta Oncol, 2008,47(4):672-675.

[12] Bodilsen A, Bjerre K, Offersen BV, et al. Importance of margin width in breast-conserving treatment of early breast cancer. J Surg Oncol, 2016,113(6):609-615.

[13] Chabner E, Nixon A, Gelman R, et al. Family history and treatment outcome in young women after breast-conserving surgery and radiation therapy for early 2 stage breast cancer. J Clin Oncol, 1998,16:2045-2051.

[14] Courdi A, Largillier R, Ferrero JM, et al. Early versus late local recurrences after conservative treat-

ment of breast carcinoma: differences in primary tumor characteristics and patient outcome. Oncology, 2006, 71 (5-6): 361-368.

[15] Dunne C, Burke JP, Morrow M, et al. Effect of margin status on local recurrence after breast conservation and radiation therapy for ductal carcinoma in situ. J Clin Oncol, 2009, 28(10): 1615-1620.

[16] Findlay-Shirras LJ, Outbih O, Muzyka CN, et al. Predictors of residual disease after breast conservation surgery. Ann Surg Oncol, 2018, 25(7): 1936-1942.

[17] Fisher B, Anderson S, Bryant J, et al. Twenty-year follow-up of a randomized trial comparing total mastectomey, lumpectomy, and lumpectomy plus irradiation for the treatment of invasive breast cancer. N Engl J Med, 2006, 347(16): 1233-1241.

[18] Fisher B, Anderson S, Redmond CK, et al. Reanalysis and results after 12 years of follow-up in a randomized clinical trial comparing total mastectomy with lumpectomy with or without irradiation in the treatment of breast cancer. N Engl J Med, 2005, 333 (22): 1456-1461.

[19] Fisher B, Bauer M, Margolese R, et al. Five-year results of a randomized clinical trial comparing total mastectomy and segmental mastectomy with or without radiation in the treatment of breast cancer. J N Engl J Med, 2005, 312(11): 665-673.

[20] Fisher B, Redmond C, Fisher E, et al. Ten-year results of a randomized clinical trial comparing radical mastectomy and total mastectomy with or without radiation. N Engl J Med, 2005, 312(11): 674-681.

[21] Fitzgerald S, Romanoff A, Cohen A, et al. Close and positive lumpectomy margins are associated with similar rates of residual disease with additional surgery. Ann Surg Oncol, 2016, 23(13): 913-923.

[22] Foulkes WD, Chappuis PO, Wong N, et al. Primary node negative breast cancer in BRCA1 mutation carriers has a poor outcome. Ann Oncol, 2000, 11: 307-313.

[23] Galimberti V, Cole BF, Zurrida S, et al. Axillary dissection versus no axillary dissection in patients with sentinel-node micrometastases (IBCSG 23-01): a phase 3 randomised controlled trial. Lancet Oncol, 2013, 14(4): 297-305.

[24] Garami Z, Szluha K, FülÈp B, et al. Significance of the intraductal component in local recurrence after breast-conserving surgery. Magy Seb, 2008, 61(1): 12-15.

[25] Garcia-Etienne CA, Barile M, Gentilini OD, et al. Breast-conserving surgery in BRCA1/2 mutation carriers: are we approaching an answer? Ann Surg Oncol, 2009, 16(12): 3380-3387.

[26] Goldhirsch A, Wood WC, Gelber RD, et al. Progress and promise: highlights of the international expert consensus on the primary therapy of early breast cancer 2007. Ann Oncol, 2007, 18(7): 1133-1144.

[27] Heckathorne E, Dimock C, Dahlbom M. Radiation dose to surgical staff from positron-emitter-based localization and radio-surgery of tumors. Health Phys, 2008, 95(2): 220.

[28] Houssami N, Macaskill P, Marinovich ML, et al. The association of surgical margins and local recurrence in women with early-stage invasive breast cancer treated with breast-conserving therapy: a meta-analysis. Ann Surg Oncol, 2014, 21(3): 717-730.

[29] Igm P, Vugts G, Ajg MB, et al. Risk of regional recurrence after negative repeat sentinel lymph node biopsy in patients with ipsilateral breast tumor recurrence. Ann Surg Oncol, 2018, (3): 1-10.

[30] Jolly S, Kestin LL, Goldstein NS, et al. The impact of lobular carcinoma in situ in association with invasive breast cancer on the rate of local recurrence in patients with early-stage breast cancer treated with breast-conserving therapy. Int J Radiat Oncol Biol Phys, 2006, 66(2): 365-366.

[31] Kim HR, Jung HK, Ko KH, et al. Mammography, US, and MRI for preoperative prediction of extensive intraductal component of invasive breast cancer: interobserver variability and performances. Clin Breast Cancer, 2016, 16(4): 305-311.

[32] Kim I, Choi S, Kim S. BRCA-pathway: a structural integration and visualization system of TCGA breast cancer data on KEGG pathways. BMC Bioinformatics, 2018, 19(Suppl 1): 42.

[33] Krauss DJ, Kestin LL, Mitchell C, et al. Changes in temporal patterns of local failure after breast-conserving therapy and their prognostic implications. Int J Radiat Oncol Biol Phys, 2004, 60: 731-740.

[34] Kunkler IH, Williams LJ, Jack WJ, et al. Breast-conserving surgery with or without irradiation in women age 65 years or older with early breast cancer (PRIME II): a randomised controlled trial. Lancet Oncol, 2015, 16(3): 266-273.

[35] Kunos C, Latson L, Overmoyer B, et al. Breast conservation surgery achieving 2 mm tumor-free margins results in decreased local-regional recurrence rates. Breast J, 2006, 12(1): 28.

[36] Lee MY, Chang WJ, Kim HS, et al. Clinicopathological features and prognostic factors affecting survival outcomes in isolated locoregional recurrence of breast cancer: single-institutional series. PLoS One, 2016, 11(9): e0163254.

[37] Marcus JN, Watson P, Page DL, et al. Hereditary

breast cancer: pathobiology, prognosis, and BRCA1 and BRCA2 gene linkage. Cancer, 1996,77:697-709.

[38] Mitov FS, Molov VV. Breast-conserving surgery in early-stage breast cancer (indications, local recurrences, survival, cosmetic results). Folia Med(Plovdiv), 2006,48(1):23-30.

[39] Moran MS, Schnitt SJ, Giuliano AE, et al. Society of Surgical Oncology-American Society for Radiation Oncology consensus guideline on margins for breast-conserving surgery with whole-breast irradiation in stages I and II invasive breast cancer. J Clin Oncol, 2014,32(14):1507-1515.

[40] Morrow M, Harris JR, Schnitt SJ. Surgical margins in lumpectomy for breast cancer—bigger is not better. N Engl J Med, 2012,367(1):79-82.

[41] Morrow M, van Zee KJ, Solin LJ, et al. Society of Surgical Oncology-American Society for Radiation Oncology-American Society of Clinical Oncology consensus guideline on margins for breast-conserving surgery with whole-breast irradiation in ductal carcinoma in situ. Ann Surg Oncol, 2016,23(12):3801-3810.

[42] Nguyen PL, Taghian AG, Katz MS, et al. Breast cancer subtype approximated by estrogen receptor, progesterone receptor, and HER-2 is associated with local and distant recurrence after breast-conserving therapy. J Clin Oncol, 2008,26(14):2373-2378.

[43] Radhakrishna S, Agarwal S, Parikh PM, et al. Role of magnetic resonance imaging in breast cancer management. South Asian J Cancer, 2018,7(2):69-71.

[44] Rana Z. Comparative dosimetric findings using accelerated partial breast irradiation across five catheter subtypes. Radiat Oncol, 2015,10:160.

[45] Riedl O, Fitzal F, Mader N, et al. Intraoperative frozen section analysis for breast-conserving therapy in 1016 patients with breast cancer. Eur J Surg Oncol, 2009,35(2):264.

[46] Robson M, Gilewski T, Haas B, et al. BRCA2 associated breast cancer in young women. J Clin Oncol, 1998,16:1642-1649.

[47] Sastre GX, Jouve M, Asselain B, et al. Infiltrating lobular carcinoma of the breast: clinicopathologic analysis of 975 cases with erference to data on conservative therapy and metastatic patterns. Cancer, 1996,77:113-120.

[48] Schnitt SJ, Abner A, Gelman R, et al. The relationship between microscopic margins of resection and the risk of local recurrence in patients with breast cancer treated with breast-conserving surgery and radiation therapy. Cancer, 1994,74:1746-1751.

[49] Silverstein MJ, Recht A, Lagios M. Ductal carcinoma in situ of the breast. 2nd ed. Philadelphia: Lippincott Williams and Wilkins, 2002.

[50] Smitt MC, Nowels K, Carlson RW, et al. Predictors of reexcision findings and recurrence after breast conservation. Int J Radiat Oncol Biol Phys, 2003,57(4):979-985.

[51] Tamura N, Tsuda H, Yoshida M, et al. Clinicopathological predictive factors for ipsilateral and contralateral events following initial surgery to treat ductal carcinoma in situ. Breast Cancer, 2016, 23 (3): 510-518.

[52] Teixeira SC, Koolen BB, Vogel WV, et al. Additional prone ^{18}F-FDG PET/CT acquisition to improve the visualization of the primary tumor and regional lymph node metastases in stage II/III breast cancer. Clin Nucl Med, 2016,41(4):e181-e186.

[53] Turnbull L, Brown S, Harvey I, et al. Comparative effectiveness of MRI in breast cancer (COMICE) trial: a randomised controlled trial. Lancet, 2010, 375(9714):563-571.

[54] van Dongen J, Voogd AC, Fentiman IS, et al. Long-term results of a randomized trial comparing breast onserving therapy with mastectomy: European organization for research and treatment of cancer trial. Natl Cancer Inst, 2010,92:1143.

[55] Verhoog LC, Brekelmans CT, Seynaeve C, et al. Survival and tumour characteristics of breast cancer patients with germline mutations of BRCA1. Lancet, 1998,351:316-321.

[56] Veronesi U, Banfi A, Salvadori B, et al. Breast conservation is the treatment of choice in small breast cancer: long term results of a randomized trial. J Eur Cancer, 2005,26(6):668-670.

[57] Veronesi U, Saccorzi R, del Vecchio M, et al. Comparing radical mastectomy with quadrantectomy, axillary dissection, and radiotherapy in patients with small cancers of the breast. N Engl J Med, 2006,305(1):6-11.

[58] Voduc D, Nielsen TO. Basal and triple-negative breast cancers: impact on clinical decision-making and novel therapeutic options. Clin Breast Cancer, 2008,8(Suppl 4):S171-S178.

[59] Wapnir IL, Dignam JJ, Fisher B, et al. Long-term outcomes of invasive ipsilateral breast tumor recurrences after lumpectomy in NSABP B-17 and B-24 randomized clinical trial for DCIS. J Natl Canccer Inst, 2011,103(6):478-488.

[60] Weinberg E, Cox C, Dupont E, et al. Local recurrence in lumpectomy patients after imprint cytology margin evaluation. Am J Surg, 2004,188(2):349.

第五十八章

复发转移性乳腺癌的化疗

复发转移性乳腺癌（metastatic breast cancer，MBC）是不可治愈的疾病，中位生存时间为2~3年。治疗的主要目的是缓解症状、提高生活质量和延长患者生存期。应尽可能在决定治疗方案前对复发或转移部位进行活检，尤其是孤立性病灶，以明确诊断和重新评估肿瘤的ER、PR和HER-2状态。除了少数患者有机会接受局部手术或者放疗外，多数患者需要全身药物治疗，主要包括化疗、内分泌和靶向药物治疗。在晚期乳腺癌患者中合理使用这些药物，可以有效控制肿瘤的发展，改善患者症状，延长患者的生存时间。因此，药物治疗在晚期乳腺癌具有极其重要的地位。

化疗是应用细胞毒性药物杀伤肿瘤细胞的治疗方法，乳腺癌临床使用已经40余年，对复发转移性乳腺癌在缓解症状和延长生存方面起到重要作用。由于化疗药物的细胞毒作用，这类药物也会给正常组织造成一些损伤，引起诸如恶心、呕吐、骨髓功能抑制、脱发、器官功能损害等不良反应。因此，在确定化疗和制订化疗方案前，先要对患者身体状况、器官功能、肿瘤的生物学特征和肿瘤负荷进行详细评估，权衡利弊，以便制订合适的化疗方案。

第一节 乳腺癌化疗发展简史

一、化疗药物发展简史

乳腺癌的化疗始于20世纪60年代末。在20世纪70年代以前，可供选择的化疗药物较少，常用的有环磷酰胺（cyclophosphamide，CTX）、甲氨蝶呤（methotrexate，MTX）、氟尿嘧啶（fluorouracil，5-FU）等细胞毒药物，其有效率和疾病控制时间与现在方案有着很大差距。70年代初开始前瞻性对照临床研究，证实了联合化疗CMF方案（环磷酰胺、甲氨蝶呤、氟尿嘧啶）较之单药方案，其客观疗效和疾病控制时间都有明显提高，生存也有改善。因此，联合方案成为主流，CMF至今仍然是可以选用的化疗方案。蒽环类（anthracycline）药物在70年代早期进入临床应用，常用的种类包括多柔比星（adriamycin，ADR）、表柔比星（epirubicine，EPI）、吡柔比星（piparamycin，THP）和多柔比星脂质体（liposome doxorubicin）。治疗复发转移乳腺癌患者，单药蒽环类以及与传统化疗药物联合使用疗效优于CMF、CMFVP方案，至今在乳腺癌化疗中仍然具有重要地位。紫杉类药物在70年代末研发出来，到20世纪90年代才在乳腺癌治疗中进行广泛研究并取得重要进展。紫杉类与蒽环类为主方案比较，显示了良好的疗效和安全性，是乳腺癌化疗方案的骨干药物，也是靶向治疗的主要联合药物。在蒽环类和紫杉类越来越多进入辅助治疗以来，复发转移性乳腺癌的治疗需要新的药物，如长春瑞滨、卡培他滨、吉西他滨和铂类等药物显示良好的抗肿瘤疗效和安全性。这些新老化疗药物的临床应用，使晚期乳腺癌患者有了更多的治疗机会，推进了晚期乳腺癌的治疗效果和生存期的延长。

近几年，新型化疗药物的研发为临床提供了新的选择，如伊沙匹隆（ixabiplone）、艾日布林（erebulin）、UTD1等。遗憾的是，在总体疗效和毒性方面没有明显的突破。因此,晚期乳腺癌治疗效果的提升,有待于新型抗肿瘤药物,特别是靶向抗肿瘤药物的进一步研发。但不可否认,目前化疗药物仍然是治疗晚期乳腺癌的重要手段。

二、联合化疗与单药化疗的对照

ECOG 1193 研究结果十分清楚地显示,与单药序贯化疗对比,在生存时间上联合化疗并没有显著的改善,单药序贯组耐受性更好,应该更适合于姑息性治疗。但是,联合化疗可提高有效率和 PFS,仍然适合部分病情需要快速控制的患者。由于联合化疗能够获得更高的客观疗效,对于肿瘤负荷大、肿瘤进展快、需要缩小肿瘤和减轻症状的患者,仍然值得考虑使用。但是联合化疗的不良反应常常更为多见,也更为严重,在选择联合化疗时应该注意权衡利弊,避免过度追求疗效而给患者带来化疗不良反应。

2007 年,欧洲首次对转移性乳腺癌化疗方案的制定给出了推荐意见:针对晚期乳腺癌联合化疗和单药序贯化疗选择的问题,认为多数患者适合单药序贯化疗。鉴于联合化疗的毒性和晚期乳腺癌的不可治愈性,临床医生选择联合化疗还是单药化疗,通常应根据肿瘤情况、患者体能和意愿选择方案。

推荐的首选化疗方案包括单药序贯化疗或联合化疗。与单药化疗相比,联合化疗通常有更好的客观缓解率和疾病进展时间,但联合化疗的毒性较大,且生存获益有限。此外,序贯使用单药能降低患者需要减小剂量的可能性。需要使肿瘤迅速缩小或症状迅速缓解的患者可选择联合化疗,优先考虑耐受性和生活质量的患者可选择单药序贯化疗。

第二节 常用化疗药物

一、蒽环类

蒽环类是从波赛链霉菌变种中分离出来的一种抗生素类药物,具有广谱抗肿瘤作用。在 20 世纪 60 年代末研发成功,大量的临床研究证实了其在许多恶性肿瘤中的疗效。对于乳腺癌,蒽环类药物已经成为临床上最广谱的抗肿瘤药物之一,也是单药疗效最好的细胞毒药物之一。

(一) 蒽环类药物的疗效

1. **多柔比星** 在 20 世纪 70 年代中期进入临床应用,对于化疗后进展的乳腺癌,单药多柔比星和表柔比星是当时有效率最高的化疗药物,疗效与 CMF 和 CMFVP 这两个联合方案相当。1987 年 CALGB 临床试验显示,与 CMF 方案比较,2 个含有蒽环类 CAF 方案和 CAFVP 方案的有效率更高,生存时间也都优于 CMF 组,但 CAFVP 组的毒性更大。CAF 方案因此而成为继 CMF 方案之后疗效最好的联合化疗方案。

2. **表柔比星** 是多柔比星的同分异构体,心脏毒性比多柔比星更低。

3. **吡柔比星** 显示了很强的抗肿瘤活性和广泛的抗癌谱,能迅速进入癌细胞,通过直接抑制核酸合成,在细胞分裂的 G2 期阻断细胞周期,从而杀灭癌细胞。在鼠类白血病 L5178y 细胞中的吸收速度比表柔比星快 170 倍。

4. **多柔比星脂质体** 既能加强药物的抗癌作用,又能减少其毒性作用和不良反应,心脏毒性及脱发发生率低,但手足综合征较明显。

(二) 蒽环类药物的不良反应

蒽环类药物除骨髓抑制、呕吐、脱发等不良反应外,最显著的不良反应为心脏毒性,包括各种心律失常和充血性心力衰竭。充血性心力衰竭常常难以救治,因而具有重要临床意义。推荐最大累积剂量多柔比星为 550 mg/m^2(放疗或合并用药,<350~400 mg/m^2)。表柔比星为 900~1 000 mg/m^2(用过多柔比星,<800 mg/m^2)。在使用蒽环类时,应注意监测和预防心脏毒性,如检测心电图、肌钙蛋白和超声心动图等。左心室射血分数(LVEF)至少每 3 个月检测 1 次。如果患者使用蒽环类药物期间发生有临床症状的心脏毒性,或虽无症状但 LVEF<45%或较基线下降>15%,需先停药,充分评估患者的心脏功能,后续治疗应该慎重。注意计算蒽环类的累积剂量,选择心脏毒性轻的联合化疗方案,对已有潜在心脏功能损害的患者要审慎使用。可以对症处理,如应用血管紧张素转化酶抑制剂、血管紧张素受体拮抗剂、β受体阻滞剂及心脏保护剂如右丙亚胺等。尽管早期有临床试验提示,同时使用右丙亚胺和蒽环类药物可能会降低化疗的客观有效率,但是 Meta 分析显示右丙亚胺会引起明显的粒细胞减少,并未降低化疗的疗效,且可降低约70%的心力衰竭发生率。

二、紫杉类

紫杉醇自 20 世纪 70 年代研发和进入临床研究,20 世纪 90 年代紫杉类的乳腺癌临床研究开始快速发展,大量临床研究证实了紫杉类单药和联合方案对难治性和一线转移性乳腺癌的作用。紫杉类已经在临床应用多年,是转移性乳腺癌单药最有效的药物之一和主要联合化疗方案的组成药物。

1. 紫杉醇(paclitaxel) 于 1971 年分离提纯,是一种独特的二萜类植物产品,从太平洋紫杉的树枝和树皮中提取。20 世纪 80 年代开始人体临床试验。紫杉醇体外抗肿瘤机制是促进微管聚合,抑制微管解聚,从而抑制肿瘤细胞的分裂,导致肿瘤细胞死亡。对 G2 和 M 期细胞敏感。使用紫杉醇之前 30 分钟常规预防过敏反应,常用的抗过敏药有地塞米松(20 mg 口服,紫杉醇使用前 12、6 小时)、苯海拉明(50 mg 静脉推注,紫杉醇使用前 30 分钟)和西咪替丁(300 mg 静脉推注,紫杉醇使用前 30 分钟)。主要不良反应包括过敏反应、骨髓抑制、神经毒性等。

2. 多西他赛(docetaxel) 是欧洲紫杉树树枝提取物的半合成药物,化学结构与紫杉醇相似,也是微管抑制剂,可阻止细胞的有丝分裂。但是多西他赛在细胞内浓度更高,停留时间更长,体外抗瘤活性更强。多西他赛单药($100\ mg/m^2$,3 周方案)治疗乳腺癌有效率为 55.3%~67.7%,中位有效时间 8.3 个月,中位生存时间 16.4 个月。与当时的标准治疗多柔比星和 MF 等方案疗效相当。多西他赛的不良反应与紫杉醇常见的过敏反应和神经毒性不同,常表现出独有的液体潴留和疲乏,液体潴留通过 3~5 天地塞米松处理可以减少。多西他赛单药或者联合方案的骨髓抑制发生率较高,骨髓抑制是剂量限制性毒性。

3. 白蛋白结合型紫杉醇(albumin-bound paclitaxel) 是 130 nm 紫杉醇微粒由白蛋白包被的新型紫杉醇剂型,可以避免羟乙基蓖麻油所引起的不良反应。白蛋白与细胞表面的白蛋白受体(albondin)结合,可能作为载体进行药物转运。I 期临床试验发现,3 周方案的最大耐受剂量为 $300\ mg/m^2$,每周方案(连续 3 周,4 周重复)的最大耐受剂量为 100~$150\ mg/m^2$。不需要预防性抗过敏,输注时间缩短至 30 分钟。主要毒性是外周性感觉神经异常、口腔溃疡、视物模糊和浅表性角膜炎。

三、其他化疗药物

(一) 卡培他滨

卡培他滨(capecitabin)是口服氟尿嘧啶类药物,在体内经过三重酶活化,生成氟尿嘧啶而起抗肿瘤作用。其中胸苷磷酸化酶在肿瘤组织的浓度高于正常组织,能使肿瘤组织中氟尿嘧啶浓度高于正常组织,使卡培他滨具有更好的疗效和更低的毒性。卡培他滨是一个广谱抗肿瘤药物,在临床上已经证实对乳腺癌、胃肠道肿瘤、头颈肿瘤均有明显的疗效,1998 年批准用于蒽环类和紫杉类治疗失败的晚期乳腺癌。不良反应有骨髓毒性、轻度脱发、腹泻、口腔溃疡,以及手足综合征,通常不会危及生命。有两项 II 期研究显示,卡培他滨对紫杉类治疗后进展的转移性乳腺癌仍然有效,而且耐受性较好。卡培他滨是口服药物,方便门诊使用。

(二) 吉西他滨

吉西他滨属于核苷类似物,是细胞周期性药物,主要作用于细胞的 DNA 合成期,阻止细胞从 G1 期进入 S 期。是广谱抗肿瘤药物,对多种肿瘤有效,已经批准的适应证包括非小细胞肺癌、胰腺癌、胃癌、膀胱癌等。多项 II 期临床研究显示,吉西他滨单药对于复发转移性乳腺癌(包括一线以及多线治疗)有不同程度的疗效,客观缓解率为 25%~46%。主要不良反应为骨髓抑制、脱发和较轻的消化道反应。

(三) 长春瑞滨

长春瑞滨(vinorelbine)属于抗微管类药物,通过抑制细胞内微管聚合,干扰细胞中期的有丝分裂而起抗肿瘤作用。长春瑞滨是广谱抗肿瘤药物,适应证包括非小细胞肺癌、乳腺癌等。对乳腺癌一线单药的疗效为 40%~50%,中位治疗失败时间和有效时间与蒽环类、紫杉类近似。主要剂量限制性毒性为骨髓抑制、周围神经毒性、肌痛。值得注意的是,临床肿瘤中心没有静脉输液装置时,其静脉炎的发生率高达66%。其他常见毒性为周围神经感觉异常。口服长春瑞滨研发于1987年,对于复发转移性乳腺癌需要反复进行化疗的患者,口服药能够减少注射药物带来的静脉炎,最大耐受剂量为每周100 mg/m²。与静脉给药不同,主要剂量限制性毒性为中性粒细胞减少、便秘及明显的消化道反应。

四、新型细胞毒药物

(一) 伊沙匹隆

伊沙匹隆(ixabepilone)是一种半合成的埃博霉素-B(epothilones-B)类似物,具有与紫杉类相似的抗微管作用。临床前研究证实,其对耐紫杉类的细胞株仍有抑制作用。2007年12月,FDA批准伊沙匹隆用于治疗蒽环类、紫杉类和卡培他滨治疗后进展的局部晚期和转移性乳腺癌。神经毒性是伊沙匹隆的主要毒性作用,停止用药后毒性可逆,转为1级或消失。

(二) 艾日布林

艾日布林(eribulin mesylate)是软海绵素的结构衍生物,属于新型微管类细胞毒药物。与其他抗微管类细胞毒药物作用点不同,通过影响微管聚合并干扰细胞微管功能,在多种实体瘤中显示一定疗效。2010年11月,美国FDA批准艾日布林适应证为在蒽环类和紫杉治疗失败且2个化疗方案进展后的晚期乳腺癌。常见的3级治疗相关不良反应有粒细胞缺乏伴发热、疲劳、脱发、恶心和神经毒性。艾日布林对晚期乳腺癌改善生存的结果十分令人鼓舞,是唯一在重度复治乳腺癌患者中获得生存改善的细胞毒药物。

(三) 优替德隆

优替德隆(UTD1)是一种基因工程埃博霉素类似物,也是一类新型的非紫杉类抗微管聚合的抗肿瘤药物。在Ⅰ期和Ⅱ期临床研究中显示了对乳腺癌的治疗潜力,是中国第一个具有确定Ⅰ类Ⅳ期乳腺癌患者三线用药。Ⅲ期临床研究结果曾于2017年2月10日在线发表于国际著名肿瘤学期刊 *Lancet Oncology*。结果显示,优替德隆+卡培他滨组的中位PFS、OS、客观缓解率和临床获益率均显著优于单药卡培他滨组。安全性方面,除了优替德隆+卡培他滨组的周围神经毒性之外,其余差异无显著性。优替德隆最大的特点就是没有明显的骨髓抑制毒性。该研究结果表明,对既往经多程治疗后进展的乳腺癌患者,优替德隆联合卡培他滨方案疗效显著,能够明显延长患者的PFS,并有改善OS的明显趋势,为晚期乳腺癌患者提供了新的有效治疗方案。

蒽环类和紫杉类是单药最有效的化疗药物,长春瑞滨、卡培他滨、吉西他滨、铂类等是常用的蒽环类/紫杉类治疗失败后的常用药物。除了伊沙匹隆、艾日布林等新药外,异环磷酰胺、依托泊苷(VP-16)、多柔比星脂质体、持续静脉滴注氟尿嘧啶和CMF方案等也具有一定治疗价值。

第三节 晚期乳腺癌化疗适应证与注意事项

一、晚期乳腺癌化疗适应证与注意事项

1. **晚期乳腺癌化疗适应证** 具备以下1个条件即可考虑首选化疗:①激素受体阴性;②有症状的内脏转移;③激素受体阳性但对内分泌治疗耐药者。

2. **化疗方案的选择和注意事项**

(1) 常用单药:蒽环类,如多柔比星、表柔比星、吡柔比星、聚乙二醇化脂质体多柔比星;紫杉类,如紫杉醇、多西他赛、白蛋白结合紫杉醇;抗代谢药,如卡培他滨和吉西他滨;非紫杉类微管形成抑制剂,如长春瑞滨、艾日布林。

(2) 常用的联合化疗方案:环磷酰胺、多柔比星和氟尿嘧啶(FAC/CAF);氟尿嘧啶、表柔比星和环磷酰胺(FEC);环磷酰胺、吡柔比星和氟尿嘧啶(CTF);多柔比星、环磷酰胺(AC);表柔比星、环磷酰胺(EC);多柔比星联合多西他赛或紫杉醇(AT);环磷酰胺、甲氨蝶呤和氟尿嘧啶(CMF);多西他赛联合卡培他滨;吉西他滨联合紫杉醇。对于三阴性乳腺癌,可选择吉西他滨加卡铂或顺铂(见附录)。

(3) 其他有效的单药:环磷酰胺、顺铂、口服依托泊苷、长春碱、米托蒽醌和氟尿嘧啶持续静脉给药

方案。

（4）用药时长：药物治疗应该应用一个治疗方案直至疾病进展再考虑换药。由于缺乏 OS 方面的差异，是采用长期化疗还是短期化疗后停药或维持治疗，需权衡疗效、药物不良反应和患者生活质量。

（5）其他：治疗前应进行治疗前谈话，告知化疗的目的是改善生活质量，延长 PFS 及生存期；告知化疗的不良反应等。首次化疗前应检测血常规、肝功能、肾功能、心电图。以后每次化疗前后应常规检测血常规，使用蒽环类药物者还需检查心电图或 LVEF。育龄妇女应妊娠试验阴性并嘱避孕。签署化疗知情同意书。

二、维持治疗和姑息治疗

复发转移性乳腺癌的治愈很难，需采取"细水长流，延年益寿"的策略，选择最佳的一线治疗，可以是内分泌治疗、化疗（或联合靶向治疗），有效的患者可以考虑合理的维持治疗。乳腺癌维持治疗（mantanence therapy）通常是指诱导化疗产生疗效或达到疾病稳定后，延长化疗时间以延长肿瘤控制时间的一种治疗策略。联合化疗有效的患者，如果因为不良反应不能继续耐受联合化疗，可以考虑原先方案中的其中一个单药进行维持治疗，以尽量延长疾病控制时间。维持化疗的理想选择，应该是单药治疗有效、相对低毒、便于长期使用如口服的化疗药物卡培他滨等。激素受体阳性患者的后续治疗还可以选择内分泌治疗作为维持手段。

复发转移性乳腺癌的治疗，如果连续 3 种化疗方案无缓解，或患者 ECOG 体力状态评分≥3，则不再建议化疗，可以考虑温和的内分泌治疗和分子靶向治疗进行姑息治疗，或者仅给予最佳支持治疗，或者参加新药临床研究。因为在这种情况下再不断更换化疗方案，对于患者没有意义。这里的化疗方案无缓解，是指未从以往的化疗方案中获益，甚至从未获得过缓解，而不包括化疗后获得缓解再出现病情进展者。

虽然一些临床试验和 Meta 分析显示，对复发转移性乳腺癌一线化疗疾病得到控制的患者维持化疗可以改善 PFS，OS 也有一定延长，但是仍然需要更多的临床试验进一步阐释维持化疗的最佳药物、方案和适宜人群。鉴于当前研究证据有限，加之转移性乳腺癌不能治愈，对这些患者进行维持化疗前，应该充分评估治疗获益与生活质量之间的平衡，患者的选择意愿也是考量因素之一。

第四节 小结

化疗是激素受体阴性或者内分泌耐药的复发转移性乳腺癌的主要手段，抗 HER-2 治疗也通常与化疗药物联合使用。根据文献报道，晚期乳腺癌一线化疗的有效率为 25%～65%，化疗开始时通常有效，多次进展后化疗有效率会逐步下降，终至耐药。所以，晚期乳腺癌的治疗是肿瘤内科医生经常面对的最大挑战。蒽环类和紫杉类单药有效率最高，近些年来多用于辅助化疗阶段及复发转移以后，长春瑞滨、卡培他滨、吉西他滨、铂类常用以治疗这类患者，伊沙匹隆、艾日布林等新药也进一步提供了新的治疗机会。制订化疗方案应该全面评估患者疗效和耐受性，尊重患者的主观意愿，在控制肿瘤的同时，避免给患者造成治疗伤害。对于激素受体阳性和（或）HER-2 阳性患者，化疗与内分泌药物和抗 HER-2 药物应该合理安排使用，达到疗效最大、损伤最轻的目的。

提高复发转移性乳腺癌的治疗疗效，需要更多新的抗肿瘤药物，包括内分泌、分子靶向和细胞毒药物。对于乳腺癌基础研究的进展，发现和确立了许多重要的分子学机制，由此研发出许多靶向药物，正在进行广泛的临床研究，这些药物可能会极大地改变晚期乳腺癌的治疗结局。

【附录】复发转移性乳腺癌常用的化疗方案

一、联合化疗方案

1. CAF 方案　环磷酰胺 100 mg/m²，口服，第 1~14 天；多柔比星 30 mg/m²，静脉滴注，第 1、8 天；氟尿嘧啶 500 mg/m²，静脉滴注，第 1、8 天，28 天为 1 个周期。

2. FAC 方案　氟尿嘧啶 500 mg/m²，静脉滴注，第 1、8 天；多柔比星 50 mg/m²，静脉滴注，第 1 天；环磷酰胺 500 mg/m²，静脉滴注，第 1 天，21 天为1个周期。

3. FEC方案　环磷酰胺 400 mg/m², 静脉滴注, 第1、8天; 表柔比星 50 mg/m², 静脉滴注, 第1、8天; 氟尿嘧啶 500 mg/m², 静脉滴注, 第1、8天, 28天为1个周期。

4. AC方案　多柔比星 60 mg/m², 静脉滴注, 第1天; 环磷酰胺 600 mg/m², 静脉滴注, 第1天, 21天为1个周期。

5. EC方案　表柔比星 75 mg/m², 静脉滴注, 第1天; 环磷酰胺 600 mg/m², 静脉滴注, 第1天, 21天为1个周期。

6. AT方案（Ⅰ）　多柔比星 60 mg/m², 静脉滴注, 第1天; 紫杉醇 125~200 mg/m², 静脉滴注, 第1天, 21天为1个周期。

7. AT方案（Ⅱ）　多柔比星 50 mg/m², 静脉滴注, 第1天; 多西他赛 75 mg/m², 静脉滴注, 第1天, 21天为1个周期。

8. CMF方案　环磷酰胺 100 mg/m², 口服, 第1~14天; 甲氨蝶呤 40 mg/m², 静脉滴注, 第1、8天; 氟尿嘧啶 600 mg/m², 静脉滴注, 第1、8天, 28天为1个周期。

9. XT方案　多西他赛 75 mg/m², 静脉滴注, 第1天; 卡培他滨 950 mg/m², 口服, 每天2次, 第1~14天, 21天为1个周期。

10. GT方案　紫杉醇 175 mg/m², 静脉滴注, 第1天; 吉西他滨 1 250 mg/m², 静脉滴注, 第1、8天, 21天为1个周期。

11. GC方案　吉西他滨 1 000 mg/m², 静脉滴注, 第1、8天; 卡铂 AUC=2, 静脉滴注, 第1、8天, 21天为1个周期。

二、单药化疗方案

1. 蒽环类　多柔比星 60~75 mg/m², 静脉滴注, 第1天, 21天为1个周期; 或多柔比星 20 mg/m², 静脉滴注, 每周1次。表柔比星 60~90 mg/m², 静脉滴注, 第1天, 21天为1个周期。多柔比星脂质体 50 mg/m², 静脉滴注, 第1天, 28天为1个周期。

2. 紫杉类　紫杉醇 175 mg/m², 静脉滴注, 第1天, 21天为1个周期; 或紫杉醇 80 mg/m², 静脉滴注, 每周1次。多西他赛 60~100 mg/m², 静脉滴注, 第1天, 21天为1个周期。白蛋白结合型紫杉醇 100~150 mg/m², 静脉滴注, 第1、8、15天, 28天为1个周期; 或白蛋白结合型紫杉醇 260 mg/m², 静脉滴注, 第1天, 21天为1个周期。

3. 抗代谢类　卡培他滨 1 000~1 250 mg/m², 口服, 每天2次, 第1~14天, 21天为1个周期。吉西他滨 800~1 200 mg/m², 静脉滴注, 第1、8、15天, 28天为1个周期。

4. 其他微管类抑制剂　长春瑞滨 25 mg/m², 静脉滴注, 每周1次; 艾日布林 1.4 mg/m², 静脉滴注, 第1、8天, 21天为1个周期。

三、HER-2阳性患者化疗方案

1. 曲妥珠单抗　曲妥珠单抗首次剂量 4 mg/kg, 之后为 2 mg/kg, 每周1次; 或曲妥珠单抗首次剂量 8 mg/kg, 之后为 6 mg/kg, 每3周1次。

2. 一线与曲妥珠单抗联合的化疗方案

（1）联合化疗方案及PCH 3周方案：

紫杉醇 175 mg/m², 静脉滴注, 第1天; 卡铂 AUC=6, 静脉滴注, 第1天, 21天为1个周期。

（2）PCH每周方案：紫杉醇 80 mg/m², 静脉滴注, 第1、8、15天; 卡铂 AUC=2, 静脉滴注, 第1、8、15天, 28天为1个周期。

3. 单药化疗　紫杉醇 175 mg/m², 静脉滴注, 第1天, 21天为1个周期; 或紫杉醇 80~90 mg/m², 静脉滴注, 每周1次。多西他赛 80~100 mg/m², 静脉滴注, 第1天, 21天为1个周期。长春瑞滨 25 mg/m², 静脉滴注, 每周1次。卡培他滨 1 000~1 250 mg/m², 口服, 每天2次, 第1~14天。

（张清媛）

参考文献

[1] Ahmann DL, Schaid DJ, Bisel HF, et al. The effect on survival of initial chemotherapy in advanced breast cancer: polychemotherapy versus single drug. J Clin Oncol, 1987, 5: 1928-1932.

[2] Aisner J, Weinberg V, Perloff M, et al. Chemotherapy versus chemoimmunotherapy (CAF v CAFVP v CMF each to MER) for metastatic carcinoma of the breast: a CALGB study. J Clin Oncol, 1987, 5: 1523-1533.

[3] Alba E, Ruiz-Borrego M, Marin M. Prolongation of TTP by maintenance therapy with PLD in a multicenter phase Ⅲ ramdomised trial following standard

chemotherapy for MBC: GEICAM 2001 study. J Clin Oncol, 2007, 25(18S): 1007.

[4] Albain KS, Nag SM, Calderillo-Ruiz G, et al. Gemcitabine plus paclitaxel versus paclitaxel monotherapy in patients with metastatic breast cancer and prior anthracycline treatment. J Clin Oncol, 2008, 26: 3950-3957.

[5] Bajetta E, Procopio G, Celio L, et al. Safety and efficacy of two different doses of capecitabine in the treatment of advanced breast cancer in older women. J Clin Oncol, 2005, 23: 2155-2161.

[6] Baldini E, Prochilo T, Salvadori B, et al. Multicenter randomized phase III trial of epirubicin plus vs epirubicin followed by paclitaxel in metastatic breast cancer patients: focus on cardiac safety. Br J Cancer, 2004, 91: 45-49.

[7] Blum JL, Dees EC, Chacko A, et al. Phase II trial of capecitabine and weekly paclitaxel as first-line therapy for metastatic breast cancer. J Clin Oncol, 2006, 24: 4384-4390.

[8] Cardoso F, Bedard PL, Winer EP, et al. International guidelines for management of metastatic breast cancer: combination vs sequential single-agent chemotherapy. J Natl Cancer Inst, 2009, 101: 1174-1181.

[9] Chan S, Friedrichs K, Noel D, et al. Prospective randomized trial of docetaxel versus doxorubicin in patients with metastatic breast cancer. J Clin Oncol, 1999, 17: 2341-2354.

[10] Cortes J, O'Shaughnessy J, Loesch D, et al. Eribulin monotherapy versus treatment of physician's choice in patients with metastatic breast cancer (EMBRACE): a phase 3 open-label randomised study. Lancet, 2011, 377: 914-923.

[11] French Epirubicin Study Group. A prospective randomized phase III trial comparing combin-ation chemotherapy with cyclophosphamide, fluoro-uracil, and either doxorubicin or epirubicin. J Clin Oncol, 1988, 6: 679-688.

[12] Gampenriedera SP, Bartsch R, Matzneller P, et al. Capecitabine and vinorelbine as an all-oral chemotherapy in HER2-negative locally advanced and metastatic breast cancer. Breast Care, 2010, 5: 158-162.

[13] Gehl J, Boesgaard M, Paaske T, et al. Combined doxorubicin and paclitaxel in advanced breast cancer: effective and cardiotoxic. Ann Oncol, 1996, 7: 687-693.

[14] Gennari A, Amadori D, Lena MD, et al. Lack of benefit of maintenance paclitaxel in first-line chemotherapy in metastatic breast cancer. J Clin Oncol, 2006, 24: 3912-3918.

[15] Gennari A, Stockler M, Puntoni M, et al. Duration of chemotherapy for metastatic breast cancer: a systematic review and meta-analysis of randomized clinical trials. J Clin Oncol, 2011, 29: 2144-2149.

[16] Gradishar WJ, Julandin ST, Davidson N, et al. Phase III trial of nanoparticle albumin-bound paclitaxel compared with polyethylated castor oil-based paclitaxel in women with breast cancer. J Clin Oncol, 2005, 23: 7794-7803.

[17] Gradishar WJ, Krasnojon D, Cheporov S, et al. Significantly longer progression-free survival with nab-paclitaxel compared with docetaxel as first-line therapy for metastatic breast cancer. J Clin Oncol, 2007, 27: 3611-3619.

[18] Gradishar WJ, Meza LA, Amin B, et al. Capecitabine plus paclitaxel as front-line combination therapy for metastatic breast cancer: a multicenter phase II study. J Clin Oncol, 2004, 22: 2321-2327.

[19] Harvey V, Mouridsen H, Semiglazov V, et al. Phase III trial comparing three doses of docetaxel for second-line treatment of advanced breast cancer. J Clin Oncol, 2006, 24: 4963-4970.

[20] Jones SE, Erban J, Overmoyer B, et al. Randomized phase III study of docetaxel compared with paclitaxel in metastatic breast cancer. J Clin Oncol, 2005, 23: 5542-5551.

[21] Nabholtz JM, Falkson C, Campos D, et al. Docetaxel and doxorubicin compared with doxorubicin and cyclophosphamide as first-line chemotherapy for metastatic breast cancer: results of a randomized, multicenter, phase III trial. J Clin Oncol, 2003, 21: 968-975.

[22] O'Shaughnessy J, Miles D, Vukelja S, et al. Superior survival with capecitabine plus docetaxel combination therapy in anthracycline-pretreated patients with advanced breast cancer: phase III trial results. J Clin Oncol, 2002, 20: 2812-2823.

[23] Perez EA, Lerzo G, Pivo X, et al. Efficacy and safety of ixabepilone (BMS-247550) in a phase II study of patients with advanced breast cancer resistant to an anthracycline, a taxane, and capecitabine. J Clin Oncol, 2007, 25: 3407-3414.

[24] Piccart-Gebhart MJ, Burzykowski T, Buyse M. Taxanes alone or in combination with anthracyclines as first-line therapy of patients with metastatic breast cancer. J Clin Oncol, 2008, 26: 1980-1986.

[25] Reichardt P, Minckwitz GV, Thuss-Patience PC, et al. Multicenter phase II study of oral capecitabine (Xeloda) in patients with metastatic breast cancer relapsing after treatment with a taxane-containing therapy. Ann Oncol, 2003, 14: 1227-1233.

[26] Seidman AD, Berry D, Cirrincione C, et al.

Constance cirrincione, randomized phase II trial of weekly compared with every-3-weeks paclitaxel for metastatic breast cancer, with trastuzumab for all HER-2 overexpressors and random assignment to trastuzumab or not in HER-2 nonoverexpressors: final results of cancer and leukemia group B protocol 9840. J Clin Oncol, 2008, 26: 1642-1649.

[27] Seidman AD, Hudis CA, Albanel J, et al. Dose-dense therapy with weekly 1-hour paclitaxel infusions in the treatment of metastatic breast cancer. J Clin Oncol, 1998, 16: 3353-3361.

[28] Sledge GW, Neuberg D, Bernardo P, et al. Phase III trial of doxorubicin, paclitaxel, and the combination of doxorubicin and paclitaxel as front-line chemotherapy for metastatic breast cancer: an intergroup trial (E1193). J Clin Oncol, 2003, 21: 588-592.

[29] Sparano JA, Vrdoljak E, Rixe O, et al. Randomized phase III trial of ixabepilone plus capecitabine versus capecitabine in patients with metastatic breast cancer previously treated with an anthracycline and a taxane. J Clin Oncol, 2010, 28: 3256-3263.

[30] Stockler MR, Harvey VJ, Francis PA, et al. Capecitabine versus classical cyclophosphamide, methotrexate, and fluorouracil as first-line chemotherapy for advanced breast cancer. J Clin Oncol, 2011, 29: 4498-4504.

[31] Thomas E, Tabernero J, Fornier M, et al. Phase II clinical trial of ixabepilone (BMS-247550), an epothilone B analog, in patients with taxane-resistant metastatic breast cancer. J Clin Oncol, 2007, 25: 3399-3406.

[32] Thomas ES, Gomez HL, Li RK, et al. Ixabepilone plus capecitabine for metastatic breast cancer progressing after anthracycline and taxane treatment. J Clin Oncol, 2007, 25: 5210-5217.

[33] Tubiana-Mathieu N, Bougnoux P, Becquart D, et al. All-oral combination of oral vinorelbine and capecitabine as first-line chemotherapy in HER2-negative metastatic breast cancer: an international phase II trial. Br J Cancer, 2009, 101: 232-237.

[34] Xu B, Shen Z, Jiang Z, et al. A phase II study of gemcitabine plus paclitaxel in patients with metastatic breast cancer and prior anthracycline treatment. Asia Pac J Clin Oncol, 2010, 6: 320-329.

[35] Zielinski C, Beslija S, Krmpotic ZM, et al. Gemcitabine, epirubicin, and paclitaxel versus fluorouracil, epirubicin, and cyclophosphamide as first-line chemotherapy in metastatic breast cancer: a Central European Cooperative Oncology Group interna-tional, multicenter, prospective, randomized phase III trial. J Clin Oncol, 2005, 23: 1401-1408.

第五十九章

复发转移性乳腺癌的内分泌治疗

内分泌治疗是复发转移性乳腺癌的重要治疗手段之一。乳腺癌内分泌治疗的历史可以追溯到1896年,Beatson为3例晚期乳腺癌患者施行了卵巢切除术,发现其中2例患者的肿瘤缩小。但直到20世纪60年代,ER的发现才真正阐明了内分泌治疗的作用机制:雌激素与ER结合使ER构象发生改变,形成二聚体,继而与雌激素反应元件相互作用,激活或抑制靶基因的表达,最终导致正常乳腺细胞表型以及生物学特征发生改变。大量研究证明,雌激素是诱发乳腺癌的明显因素,通过减少雌激素水平,可以抑制雌激素依赖性乳腺癌细胞的生长,从而使肿瘤消退。

ER与PR在乳腺癌组织中的表达可以预测肿瘤对内分泌治疗的敏感性,对于ER和PR均阳性的复发转移性乳腺癌,内分泌治疗的疗效高达50%~75%,而两者均阴性患者的有效率不足10%。通常,对内分泌敏感的患者通常具有以下特征:较长的无病生存期(≥2年)、无或局限的脏器转移、慢性病程和转移部位少、相关症状轻微、既往内分泌治疗有效等。内分泌治疗中或辅助内分泌治疗结束12个月内出现疾病进展的患者被认为对内分泌治疗耐药。

标准化检测ER/PR是内分泌治疗的基石。需要强调的是,约有38%的乳腺癌患者转移灶和原发灶的受体状况不一致,约14%的患者因转移灶受体状况的改变而调整治疗方案,转移灶PR转阴患者的内分泌疗效低于PR持续阳性患者(12个月无疾病进展率分别为27%和47%,$P=0.30$)。极少数患者转移灶的HER-2状态与原发灶不同。因此,对新出现的转移以及内分泌治疗过程中出现病情进展的患者,建议重新进行活检,以明确ER/PR以及HER-2状态是否改变。

晚期乳腺癌的治疗目的主要包括以下3点:保持生活质量,预防和减轻转移所造成的相关症状,延长患者的生存期。国内外指南和共识均一致推荐,对于激素受体阳性的晚期乳腺癌患者,除非存在肿瘤的内脏危象,或疾病快速进展急需迅速控制肿瘤,或存在内分泌耐药情况,否则内分泌治疗应作为激素受体阳性晚期乳腺癌的优先选择方案。

第一节 常用的内分泌治疗药物

临床常用的内分泌药物包括选择性ER调节药(selective estrogen-receptor modulator,SERM;如他莫昔芬和托瑞米芬)、ER下调药(如氟维司群)、芳香化酶抑制剂(aromatase inhibitor,AI;如阿那曲唑、来曲唑和依西美坦)、促黄体激素释放激素受体拮抗剂和孕酮类药物(如甲羟孕酮和甲地孕酮)。

一、SERM

他莫昔芬是目前最常用的SERM,常用剂量每天20 mg,对绝经前和绝经后患者均有效。其他SERM如托瑞米芬,其化学结构与他莫昔芬相似,但类雌激素样作用较他莫昔芬弱,与他莫昔芬之间存在交叉耐药。除了激素受体对他莫昔芬的疗效有预测作用,药物代谢酶细胞色素 P450 家族的 CYP2D6 基因多态性在患者对他莫昔芬的敏感性和不良反应方面也起着重要的作用。最近几项研究发现,CYP2D6 的多态性通过影响他莫昔芬的代谢,导致他莫昔芬对不同患者治疗疗效存在差异。

二、AI

芳香化酶作用于类固醇合成雄激素并将其转化为雌激素的一系列过程的最后一步。80% 的 ER 阳性绝经后乳腺癌患者肿瘤组织内可检测到芳香化酶活性。

第 3 代 AI,因其具有高度选择性和能够强效抑制芳香化酶,毒性更小,疗效更好。第 3 代 AI 可分为 2 类,即非甾体类可逆性 AI(阿那曲唑和来曲唑)和甾体类芳香化酶灭活剂(依西美坦)。依西美坦对非甾体类 AI 治疗失败的患者依然有效,这显示甾体类和非甾体类 AI 之间没有完全的交叉耐药。对既往没有用过抗雌激素药物的激素受体阳性绝经后乳腺癌患者,AI 的疗效略优于他莫昔芬,AI 在二线内分泌治疗中的疗效优于醋酸甲地孕酮。Riemsma 进行 Meta 分析,比较了 3 种第 3 代 AI 的疗效,结果依西美坦和来曲唑的有效率略高于阿那曲唑。但依西美坦、来曲唑和阿那曲唑 3 种药物在 PFS 和 OS 方面的差异没有统计学意义。

ESR1 基因是编码 ER 的基因,ESR1 基因错义突变导致 ER 活性增高,且表现为非配体依赖,可解释有此类突变的患者对 AI 的耐药现象。目前认为,ESR1 基因突变相关的耐药主要为获得性耐药,常规剂量的他莫昔芬或氟维司群仅能部分抑制突变型 ER 的活性。但进一步上调剂量后,仍可达到与野生型相同的抑制水平。ESR1 的自然突变率明显低于内分泌治疗后再经过至少一线内分泌治疗的转移性乳腺癌患者,而在接受过多线治疗的患者中观察到更高的突变率。

三、ER 下调剂

氟维司群可以下调和降解 ER,没有类雌激素作用,对 ER 的亲和力远高于他莫昔芬(氟维司群和他莫昔芬与 ER 的亲和力分别为 89% 和 2.5%)。该药对 ER 的作用是拮抗,而不是竞争性抑制。FALCON 研究显示,尤其是对于无内脏转移、既往未用过其他内分泌治疗的患者,氟维司群 500 mg 一线治疗的中位 PFS 可达 22.3 个月,而阿那曲唑的中位 PFS 为 13.8 个月。氟维司群与他莫昔芬或 AI 之间没有交叉耐药,对他莫昔芬或 AI 耐药的乳腺癌患者仍有效。氟维司群已被批准用于一线和二线治疗转移性 ER 阳性乳腺癌。

第二节 内分泌治疗联合靶向治疗

虽然乳腺癌内分泌治疗近年来有了飞速的发展,第 3 代 AI 和氟维司群先后上市,但是内分泌治疗终究不可避免地会出现耐药。Ellis 将乳腺癌内分泌治疗的耐药分为 3 种类型:一为全方位内分泌治疗耐药,定义为尽管肿瘤表达 ER,但对所有内分泌治疗固有存在的耐药;二为选择性耐药,定义为只对一个或几个特定的内分泌药物耐受;三为获得性耐药,定义为初始治疗有效之后出现进展。既往,对内分泌治疗后进展的患者只能换用其他内分泌药物,或者转用化疗。现在,随着对内分泌耐药作用机制的深入了解,内分泌治疗联合靶向药物逆转耐药成为另一种可能的选择。

一、细胞周期蛋白 4 和 6(CDK4/6)抑制剂

乳腺癌患者中细胞周期相关基因和蛋白常常失调控,并且持续在乳腺癌进展的所有阶段。CDK4/6 抑制剂主要包括帕博西尼(palbociclib)、瑞博西尼(ribociclib)和玻玛西尼(abemaciclib),其中玻玛西尼对 CDK6 的抑制性更强,帕博西尼和瑞博西尼对 CDK4/6 的抑制性相似。两项Ⅲ期临床研究分别证实了帕博西尼或瑞博西尼联合来曲唑在激素受体阳性、HER-2 阴性绝经后转移性乳腺癌中的一线治疗地位。结果显示,与来曲唑单药对比,CDK4/6 抑制剂联合来曲唑治疗可较大幅度地提高

中位 PFS。基于多项研究的临床数据,无论是在一线治疗还是二线治疗及后线治疗,CDK4/6 抑制剂联合内分泌治疗均可明显延长 PFS。

二、ER/HER-2 双阳性转移性乳腺癌的内分泌治疗

ER 通路和 HER-2 通路之间存在相互关联,Akt、ERK1/2、MAPK 在 ER 及其共调节剂的磷酸化和活化方面具有重要作用,ER 阳性和 HER-2 过表达相互影响,共同促进了肿瘤细胞的生长。因此,激素受体和 HER-2 双阳性患者如果只抑制其中的一条通路,肿瘤细胞会通过另一条通路活性的加强而产生逃逸。临床前研究结果支持了这一假设,且同时阻断 ER 和 HER-2 通路比单一阻断任一条通路具有更好的疗效。在激素受体阳性患者中,单纯的内分泌治疗对 HER-2 过表达患者的疗效仍差。虽然有 2 项Ⅲ期临床研究结果显示,与 AI 单药治疗相比,抗 HER-2 治疗联合 AI 可使者的 PFS 显著延长,但是曲妥珠单抗联合化疗的疗效优于拉帕替尼联合 AI,故仍首先推荐给予这部分患者曲妥珠单抗联合化疗。对于肿瘤负荷小、年老或因为并发症等不适合化疗的患者,可考虑曲妥珠单抗或拉帕替尼、来那替尼联合 AI 治疗。近来的研究结果初步显示,双靶联合内分泌治疗可以进一步提高有效率,延长 PFS,但同时增加不良反应,尤其是腹泻的发生率。

三、mTOR 抑制剂

PI3K/Akt 通路与 ERα 具有相互作用。在乳腺癌患者中 PI3K 经常出现异常上调,PI3K 活化后可以激活 Akt,活化的 Akt 部分通过 mTOR 调节细胞周期相关基因包括 c-myc 和 cyclin D1 加速增殖。雷帕霉素类似物(依维莫司)能抑制 mTOR,从而抑制乳腺癌细胞的生长。

BOLERO-2 是一项大型的国际多中心Ⅲ期临床研究,在非甾体类 AI 治疗失败的 ER 阳性局部晚期或转移性乳腺癌患者中,依西美坦(25 mg/d)联合依维莫司(10 mg/d)对比依西美坦单药,两组的中位 PFS 分别为 7.4 个月和 3.2 个月($P<1×10^{-6}$)。同样,在治疗 AI 耐药的乳腺癌中,依维莫司联合氟维司群或他莫昔芬与单独内分泌治疗相比,也可以显著延长患者的 PFS。BOLERO-4 研究虽然是Ⅱ期临床研究,但其结果仍显示来曲唑联合依维莫司一线治疗的中位 PFS 优于来曲唑单药。

内分泌治疗起效缓慢,常常要服药 2~3 个月后才能见到肿瘤缩小。因此,如果肿瘤无明显进展,有必要至少服药 16 周后再评价疗效。内分泌治疗的疗效受肿瘤转移部位(如软组织和骨转移比内脏转移效果好)和受体状况等因素的影响。内分泌治疗是治疗激素受体阳性复发转移性乳腺癌的重要手段,CDK4/6 抑制剂和 mTOR 通路抑制剂的上市增强了内分泌治疗的效果。但是,开发新的作用机制的药物、预测内分泌治疗的疗效和不良反应、克服耐药仍是需要不断深入探索和努力解决的问题,内分泌治疗联合靶向治疗则是进一步研究的方向。

(罗 扬 徐兵河)

参考文献

[1] Beslija S, Bonneterre J, Burstein H, et al. Second consensus on medical treatment of metastatic breast cancer. Ann Oncol, 2007, 18: 215-225.

[2] Bonneterre J, Thürlimann B, Robertson JFR, et al. Anastrozole versus tamoxi-fen as first-line therapy for advanced breast cancer in 668 postmenopausal women: results of the Tamoxifen or Arimidex Randomized Group Efficacy and Tolerability study. J Clin Oncol, 2000, 18: 3748-3757.

[3] Chia S, Gradishar W, Mauriac L, et al. Double-blind, randomized placebo controlled trial of fulvestrant compared with exemestane after prior nonsteroidal aromatase inhibitor therapy in postmenopausal women with hormone receptor-positive, advanced breast cancer: results from EFECT. J Clin Oncol, 2008, 26: 1664-1670.

[4] Cristofanilli M, Turner NC, Bondarenko I, et al. Fulvestrant plus palbociclib versus fulvestrant plus placebo for treatment of hormone-receptor-positive, HER-2-negative metastatic breast cancer that pro-

gressed on previous endocrine therapy (PALOMA-3): final analysis of the multicentre, double-blind, phase 3 randomised controlled trial. Lancet Oncol, 2016,17:425-439.

[5] Di Leo A, Jerusalem G, Petruzelka L, et al. Results of the CONFIRM phase Ⅲ trial comparing fulvestrant 250 mg with fulvestrant 500 mg in postmenopausal women with estrogen receptor-positive advanced breast cancer. J Clin Oncol, 2010,28:4594-4600.

[6] Dombernowsky P, Smith I, Falkson G, et al. Letrozole, a new oral aromatase inhibitor for advanced breast cancer: double-blind randomized trial showing a dose effect and improved efficacy and tolerability compared with megestrol acetate. J Clin Oncol, 1998,16:453-461.

[7] Gu G, Fuqua SA. ESR1 mutations in breast cancer: proof-of-concept challenges clinical action. Clin Cancer Res, 2016,22:1034-1036.

[8] Hortobagyi GN, Stemmer SM, Burris HA, et al. Ribociclib as first-line therapy for HR-positive, advanced breast cancer. N Engl J Med, 2016,375: 1738-1748.

[9] Huober J, Fasching PA, Barsoum M, et al. Higher efficacy of letrozole incombination with trastuzumab compared to letrozole monotherapy as first-line treatment in patients with HER-2-positive, hormone-receptor-positive metastatic breast cancer—results of the eLEcTRA trial. Breast, 2012,21:27-33.

[10] Johnston S, Pippen J Jr, Pivot X, et al. Lapatinib combined with letrozole versus letrozole and placebo as first-line therapy for postmenopausal hormone receptor-positive metastatic breast cancer. J Clin Oncol, 2009,27:5538-5546.

[11] Kaufman B, Mackey JR, Clemens MR, et al. Trastuzumab plus anastrozole versus anastrozole alone for the treatment of postmenopausal women with human epidermal growth factor receptor 2-positive, hormone-receptor-positive metastatic breast cancer: results from the randomized phase Ⅲ TAnDEM study. J Clin Oncol, 2009,27:5529-5537.

[12] Kaufmann M, Bajetta E, Dirix LY, et al. Exemestane is superior to megestrol acetate after tamoxifen failure in postmenopausal women with advanced breast cancer: results of a phase Ⅲ randomized double-blind trial. J Clin Oncol, 2000,18:1399-1411.

[13] Kemp Z, Jones A. A shift in the treatment of hormone receptor and human epidermal growth factor receptor 2-positive metastatic breast cancer. Adv Ther, 2011,28:603-614.

[14] Lim HS, Lee HJ, Lee KS, et al. Clinical implications of CYP2D6 genotypes predictive of tamoxifen pharmacokinetics in metastatic breast cancer. J Clin Oncol, 2007,25:3837-3845.

[15] Mouridsen H, Gershanovich M, Sun Y, et al. Phase Ⅲ study of letrozole versus tamoxifen as first-line therapy of advanced breast cancer in postmenopausal women: analysis of survival and update of efficacy from the International Letrozole Breast Cancer Group. J Clin Oncol, 2003,21:2101-2109.

[16] Paridaens RJ, Dirix LY, Beex LV, et al. Phase Ⅲ study comparing exemestane with tamoxifen as first-line hormonal treatment of metastatic breast cancer in postmenopausal women: the European Organisation for Research and Treatment of Cancer Breast Cancer Cooperative Group. J Clin Oncol, 2008,26: 4883-4890.

[17] Piccart M, Hortobagyi GN, Campone M, et al. Everolimus plus exemestane for hormone-receptor-positive, human epidermal growth factor receptor-2-negative advanced breast cancer: overall survival results from BOLERO-2. Ann Oncol, 2014,25:2357-2362.

[18] Riemsma R, Forbes CA, Kessels A, et al. Systematic review of aromatase inhibitors in the first-line treatment for hormone sensitive advanced or metastatic breast cancer. Breast Cancer Res Treat, 2010, 123:9-24.

[19] Robertson JFR, Bondarenko IM, Trishkina E, et al. Fulvestrant 500 mg versus anastrozole 1 mg for hormone receptor-positive advanced breast cancer (FALCON): an international, randomised, double-blind, phase 3 trial. Lancet, 2016,388:2997-3005.

[20] Turner NC, Ro J, André F, et al. Palbociclib in hormone-receptor-positive advanced breast cancer. N Engl J Med, 2015,373:209-219.

[21] Wu VS, Kanaya N, Lo C, et al. From bench to bedside: what do we know about hormone receptor-positive and human epidermal growth factor receptor 2-positive breast cancer? J Steroid Biochem Mol Biol, 2015,153:45-53.

第六十章

HER-2过表达的转移性乳腺癌的处理

乳腺癌不再是单一疾病,按照固有的基因类型,可以分为4个类型:腔面A型(luminal A)、腔面B型(luminal B)、HER-2过表达型和基底样型。HER-2过表达型乳腺癌分属于2个分子亚型,即激素受体阳性(属于luminal B型)和激素受体阴性的HER-2过表达型。

HER-2/neu基因也称为ERBB-2基因,位于染色体17q21,是指人表皮生长因子受体-2,是近年来发现的乳腺癌最重要的分子标记之一。HER-2是跨膜的酪氨酸激酶受体ERBB家族成员之一,编码具有酪氨酸激酶活性的细胞跨膜蛋白,参与受体信号的处理,增强细胞有丝分裂,促进肿瘤细胞增殖。它无天然的配体,然而含HER-2的异源二聚体通过增加配体结合使其潜在的催化活性得以放大。因此,抗HER-2是靶向治疗的关键点。

为什么HER-2阳性乳腺癌的靶向治疗取得了如此大的成功?主要是因为HER-2不仅是一个预测因子,而且是一个预后因子。HER-2的蛋白表达和(或)基因扩增,与其他生物标记一样,能够预测药物治疗的疗效。只有HER-2阳性患者才可以使用针对HER-2的药物,如曲妥珠单抗(trastuzumab)和拉帕替尼(lapatinib)。HER-2阳性往往也预示对蒽环类和紫杉类药物的疗效较好,CMF方案的疗效较差。更重要的是HER-2也是一个预后因子。HER-2阳性患者如果不接受曲妥珠单抗治疗,其预后较差;接受曲妥珠单抗治疗,预后明显改善,与HER-2阴性患者的预后一样。提示针对HER-2的曲妥珠单抗治疗已经改变了HER-2阳性乳腺癌的病程。

晚期复发或转移性乳腺癌仍然是一个不可治愈的疾病,HER-2阳性患者复发或转移性乳腺癌也是一样。乳腺癌患者与糖尿病、高血压病患者一样,长期给药,长期生存,患者在治疗期间尽可能保持正常生活工作状态,最终将乳腺癌变成为一种慢性病。除曲妥珠单抗外,其他针对HER-2的分子靶向治疗药物,如拉帕替尼和来那替尼(HKI-272)等也在逐步上市,乳腺癌治疗正在向这个目标前进。

第一节 HER-2基因和曲妥珠单抗

一、发现HER-2基因

HER-2基因,最初被称为neu基因。Shih等于1981年首次报道来自大鼠神经胶质母细胞瘤的DNA能够转化NIH3T3细胞。Schechter等于1984年在 Nature 杂志发表文章,一系列大鼠神经胶质母细胞瘤均包含诱导合成一个相对分子质量为185 000(p185)的转化基因,命名为neu基因。该基因和HER-2基因及肿瘤抗原p185同源,在血清学上与表皮生长因子(epidermal growth factor, EGF)相关。最初的研究证实了它在人类肿瘤细胞系和肿瘤组织中是扩增的,显示了neu基因的重要性。Aaronson等第1次发现了HER-2在人乳腺癌中的扩增并证明了其恶性转化性质,为以后针对HER-2蛋白产物进行靶向治疗研究铺平了道路。HER-2在很多类型上皮中有低水平表达,包括正常乳腺导管上皮,在约20%乳腺癌中过度表达。

HER-2基因扩增的结果是这些肿瘤细胞表面HER-2蛋白表达增加，导致HER-2活化。

二、标准HER-2检测与结果判定

HER-2基因过表达是指免疫组化法（IHC）检测达3+，或经荧光原位杂交法（FISH）、原位杂交法（CISH或SISH）证实的基因扩增。如果患者IHC显示HER-2(3+)，可以直接判断为HER-2阳性；经IHC显示HER-2(2+)的患者需要进一步行FISH或CISH明确是否有基因扩增。IHC(3+)与FISH的一致性约90%，而IHC(2+)与FISH的一致性仅25%。如果标准实验室IHC检测结果HER-2(1+)或HER-2无表达，则判断为HER-2阴性。

HER-2阳性判断也可以通过FISH检测。在合格实验室进行的FISH检测，HER-2基因与17号染色体着丝粒的比值≥2.0，则可判断为HER-2阳性；<1.8，则为HER-2阴性；如果所得结果为1.8~2.0，则应该根据IHC结果判断或重新做CISH检测。

临床医生和病理科医生均应明白多种因素会影响结果的判定，如标本的制备、固定及保存，抗体或探针，操作者的经验等均可能导致结果的偏差。不正确的操作，包括使用未达最佳固定标准的组织、没有应用特定试剂、背离特定技术指南和没有包括合适的实验对照，可能会导致不可靠的结果。相对于蛋白质抗原来说，DNA受影响的可能性较小，很多临床试验提示中心实验室和当地实验室的FISH结果一致率较高，因此更倾向于用FISH检测判断HER-2的状态。

如果患者病情发展不符合HER-2阴性特点，临床认为有可能是HER-2阳性，或者复发转移患者治疗过程中为了争取治疗机会，建议进行HER-2的重新检测，可以用原发肿瘤标本，更提倡用复发病灶标本，可以采用IHC或FISH。

最近有文献提示，HER-2过度表达也可以通过组织或血浆样品的酶联免疫吸附试验（ELISA）检测HER-2的胞外片段来确认。

三、HER-2基因的预后价值

有研究显示，HER-2作为与细胞增殖有关的癌基因，其蛋白表达与肿瘤恶性程度高、激素受体表达水平低、预后差有关。Slamon等于1987年在Science杂志发表文章，收集了189例乳腺癌患者的原发灶标本、临床随访资料，发现HER-2扩增的患者至复发事件时间和总生存期（OS）均显著缩短，首次提出HER-2表达与乳腺癌疾病进展及患者预后的关联。

HER-2阳性乳腺癌易复发和转移，预后差。有一项回顾性早期乳腺癌研究（$n=9524$）观察10年脑转移的累计发生率，HER-2阳性者的发生率为7%，HER-2阴性者的发生率为3.5%。在2006年ASCO会议上，Abdulkarim报道了乳腺癌脑转移和HER-2高表达相关性的结果，显示8%HER-2高表达的患者被证实有脑转移，而HER-2阴性患者中脑转移发生率仅为1.7%，两组差异有显著统计学意义（$P=0.0001$）。故认为，HER-2高表达的乳腺癌患者发生脑转移的危险性明显增高。

四、曲妥珠单抗时代HER-2基因的预后价值

在没有接受曲妥珠单抗治疗的乳腺癌患者中，HER-2阳性意味着患者有较短的无病生存期（PFS）和OS。Dawood等报道在2091例乳腺癌患者中，有118例（5.6%）HER-2阳性患者没有接受曲妥珠单抗治疗；191例（9.1%）HER-2阳性患者接受曲妥珠单抗治疗；1782例（85.2%）是HER-2阴性患者。在中位随访16.9个月后，1年生存率分别为70.2%、86.6%和75.1%。HER-2阳性接受了曲妥珠单抗治疗的患者与HER-2阴性患者相比，HR为0.56，降低了44%的死亡风险（$P<0.0001$）；HR的改善在前24个月有统计学意义，24个月以后就不再有意义了。HER-2阳性转移性乳腺癌患者的预后明显改善，该研究显示其预后比HER-2阴性患者的预后还要好，提示针对HER-2的曲妥珠单抗治疗已经改变了HER-2阳性乳腺癌的病程。

最近几项非随机回顾性研究提示，在曲妥珠单抗治疗的转移性乳腺癌患者中，脑转移的发生率高达30%~50%，但是具体机制不清楚。可能的原因包括HER-2阳性乳腺癌本身就容易发生脑转移；曲妥珠单抗治疗疗效好，患者存活时间长，发现脑转移的机会多；作为一个大分子的单抗，曲妥珠单抗通过血脑屏障较少，脑脊液药物浓度低。Park等回顾性分析了251例HER-2阳性乳腺癌患者，分为接受

曲妥珠单抗治疗组和未接受曲妥珠单抗治疗组,发生脑转移的概率分别为 37.8% 和 25.0%,中位发生脑转移的时间分别为 15 个月和 10 个月,中位从脑转移至死亡时间分别为 14.9 个月和 4.0 个月。这是一项回顾性研究,其结论还有待大规模样本临床研究或前瞻性研究的证实。

五、HER-2 基因的预测价值

HER-2 阳性预示抗 HER-2 分子靶向治疗药物有效。H0648g 和 H0649g 临床试验证明,HER-2(3+)患者接受曲妥珠单抗的疗效较(2+)患者好。EGF30008 临床试验显示,952 例 HER-2 阴性患者接受拉帕替尼和来曲唑的疗效与单用来曲唑相比,差异无统计学意义。帕妥珠单抗的疗效与 HER-2 状态有关。NeoSphere 的新辅助临床试验提示,帕妥珠单抗的疗效与 HER-2 的免疫组化 H 评分呈正相关。

HER-2 阳性能够预测化疗药物和内分泌药物治疗的疗效。HER-2 阳性者采用含蒽环类药物方案的疗效要优于 CMF 方案,HER-2 阴性者采用 CMF 方案与含蒽环类药物方案辅助化疗的疗效相当。主要是由于蒽环类药物的疗效与 TOP-2 基因过度扩增相关,而 TOP-2 基因和 HER-2 基因位于 17 号染色体相邻位点,HER-2 阳性乳腺癌患者中有 25%~35% 伴随 TOP-2 扩增。HER-2 阳性也往往提示早期乳腺癌患者能够从紫杉类药物(紫杉醇和多西他赛)中获益。

但是这些往往是回顾性研究,而且结果相互矛盾,无法指导临床用药。最近发表的立足于个体资料的 Meta 分析,选择比较蒽环类药物方案和 CMF 方案的辅助治疗临床试验,用 FISH 方法确认 HER-2 状态(分为扩增和未扩增 2 组)和 TOP-2 状态(分为扩增、缺失和阴性 3 组)。提示尽管 HER-2 扩增联合 TOP-2 扩增或缺失可能会提示对蒽环类药物较为敏感,但是目前证据不支持仅仅在 HER-2 扩增或 TOP-2 异常的患者中使用蒽环类药物。

六、曲妥珠单抗临床前研究

Drebin 等于 1985 年在 *Cell* 杂志发表论文,第 1 次用抗 p185 抗体处理 neu 基因转化的 NIH3T3 细胞,显示抗 HER-2 单抗将变异细胞恢复为非变异表型。

曲妥珠单抗是一种重组 DNA 衍生的人源化单抗,选择性地作用于 HER-2 胞外部位。此抗体属 IgG1 型,为 95% 来自人和 5% 来自鼠的 IgG 抗体,前者降低其免疫原性,后者保留其与 HER-2 抗原结合的鼠抗-p185 HER-2 抗体的互补决定区,因而保留了鼠单抗的高亲和性。

人源化的抗 HER-2 抗体是由悬养于无菌培养基中的哺乳动物细胞(中国仓鼠卵巢细胞 CHO)产生的,用亲和色谱法和离子交换法纯化,包括特殊的病毒灭活去除程序。曲妥珠单抗在体外及动物实验中均显示可抑制 HER-2 过度表达肿瘤细胞的增殖。

曲妥珠单抗能够选择性作用于 HER-2 胞外部位,通过阻断 HER-2 介导的信号转导通路下调细胞膜 HER-2 水平,加速 HER-2 蛋白降解,参与抗血管生成作用,导致细胞生长受抑制和诱导细胞凋亡,以及通过抗体依赖细胞介导的细胞毒作用(antibody-dependent cell-mediated cytotoxicity, ADCC)诱导机体杀死肿瘤细胞。在体外研究中,曲妥珠单抗介导的 ADCC 被证明在 HER-2 过度表达的癌细胞中比在 HER-2 非过度表达的癌细胞中更优先产生。目前大量临床前研究证明,该药不仅本身具有抗肿瘤作用,还能显著增强常规化疗药物的抗肿瘤作用。

第二节 药代动力学

一、曲妥珠单抗

对转移性乳腺癌的研究表明,短时间静脉输入 10、50、100、250、500 mg 曲妥珠单抗每周 1 次的药代动力学呈剂量依赖性。随着剂量增加,平均半衰期延长,清除率下降。10 mg 和 500 mg 剂量的平均半衰期分别为 1.7 天和 12 天。曲妥珠单抗分布容积近似等于血清容积(44 ml/kg),研究中每周最高剂量 500 mg 的平均血清峰浓度为 377 μg/ml。

在临床试验中,使用曲妥珠单抗的首次负荷量 4 mg/kg 和每周维持量 2 mg/kg 的平均半衰期为

5.8天(1~32天),16~32周曲妥珠单抗的血浆浓度达到稳定状态,平均谷值浓度约75 μg/ml。Leyland-Jones 等研究了曲妥珠单抗的单周方案和 3 周方案,并与紫杉醇联合。采用 3 周方案,首次负荷量 8 mg/kg 和维持量 6 mg/kg。对于 HER-2 阳性转移性乳腺癌患者,3 周给药未发现剂量相关的非线性药代动力学特性,3 周给药的平均半衰期为 16~27 天。将曲妥珠单抗和紫杉醇的给药间隔延长为 3 周并增加曲妥珠单抗的每次给药剂量后,与以往每周给药方案比较,不会增加药物不良反应,也不会改变两种药物的药代动力学参数。

评价患者特性(如年龄、血浆肌酐浓度)对曲妥珠单抗药代动力学的影响,显示曲妥珠单抗的体内分布在不同亚群患者中均无显著差异。

在一项比较曲妥珠单抗联合紫杉醇与曲妥珠单抗联合蒽环类药物和环磷酰胺的临床试验中,曲妥珠单抗联合紫杉醇组的曲妥珠单抗平均血清谷值浓度约是另一组的 1.5 倍。而在另外一项在 HER-2 阳性转移性乳腺癌患者进行的临床试验中,曲妥珠单抗与紫杉醇、多西他赛,或紫杉醇+多柔比星联用时,似乎没有观察到这些化疗药物或所分析的代谢产物的血浆浓度有显著差异。

在一些 HER-2 过度表达的肿瘤患者血清中可检测到循环 HER-2 胞外区域(extracellular domain, ECD)的存在。对基线血清样本的检测发现,有 64%(286/447 例)的患者可检测到 ECD,最高水平达 1 880 ng/ml(平均值为 11 ng/ml)。基线血清 ECD 水平较高的患者,其血清曲妥珠单抗的谷值浓度相对较低。

二、拉帕替尼

口服拉帕替尼的吸收是不完全和可变的。在口服给药中位约 0.25 小时(0~1.5 小时)后血清中可以检测出药物,约 4 小时后达到血浆峰浓度(Cmax),连续每天给药 6~7 天后血浆浓度达到稳态,半衰期约 24 小时。与食物同服会增加拉帕替尼的全身暴露量,低脂饮食(5%脂肪)和高脂饮食(50%脂肪)时拉帕替尼的 AUC 分别是空腹服用拉帕替尼 AUC 的 3 倍和 4 倍,Cmax 分别是 2.5 倍和 3 倍。

拉帕替尼在体内经肝脏 CYP3A4 酶进行代谢,而同时给予 CYP3A4 酶的强抑制剂(酮康唑)或诱导剂(卡马西平)会显著改变拉帕替尼浓度。在健康受试者中接受酮康唑 200 mg,每天 2 次,共 7 天,拉帕替尼的 AUC 是对照组的 3.6 倍,半衰期是对照组的 1.7 倍。同时,接受卡马西平的健康受试者较对照组的拉帕替尼 AUC 减低约 72%。对必须同时接受 CYP3A4 酶强抑制剂或强诱导剂的患者,应考虑调整拉帕替尼的剂量。

一项研究显示,癌症患者同时接受拉帕替尼和 CYP2C8 酶的底物紫杉醇治疗时,紫杉醇的 AUC 增加 23%。

第三节 相关临床试验的发展

最初的临床试验入组病例均选择 HER-2 IHC 表达阳性者,但随后的回顾性研究选择 FISH 分析显示阳性者。FISH 基因扩增能更好地预测疗效,FISH 阳性者对曲妥珠单抗的有效率为 19%~34%,而阴性者仅为 0~7%。1996 年,Baselga 等报道曲妥珠单抗单药治疗既往多个化疗方案治疗失败的晚期乳腺癌,客观有效率为 11.6%。H0649g 试验表明,单药二、三线治疗 222 例转移性乳腺癌,有效率为 15%,中位缓解期 9.1 个月,中位生存期 13 个月。由独立的评价委员会评估,ORR 为 14%,其中完全缓解率为 2%,部分缓解率为 12%。完全缓解仅见于肿瘤转移限于皮肤和淋巴结的患者。IHC 检测 HER-2(3+)的患者整体缓解率为 18%,HER-2(2+)的患者缓解率为 6%。

Vogel 等报道一项曲妥珠单抗单药一线治疗转移性乳腺癌的 H0650g 临床研究,114 例 HER-2 阳性转移性乳腺癌随机接受低剂量(4 mg/kg,第 1 天,随后每周 2 mg/kg)或高剂量(8 mg/kg,第 1 天,随后每 3 周 4 mg/kg)曲妥珠单抗单药治疗。结果总体有效率为 26%,111 例进行 HER-2 IHC 检测,其中 HER-2(3+)和(2+)者的有效率分别为 35%和 0,临床获益率分别为 48%和 7%。108 例进行 FISH 检测,阳性和阴性者的有效率分别为 34%和 7%,有效者和临床获益者的 1 年无进展生存率分别为57%和51%。主要治疗相关不良事件包括寒战(25%)、呼吸困难(23%)、发热(22%)、疼痛(18%)、恶心(14%)等。疗效及不良事件与曲妥珠单抗的剂量高低无显著相关。

这些临床试验结果均显示 IHC(3+)比(2+)的疗效要好,FISH 阳性比阴性的疗效要好;另外,相关性研究显示 IHC 阳性(3+)者和 FISH 阳性的符合率高。因此,随后临床试验入组的病例多选择免疫组化阳性(3+)者或 FISH 阳性者。

一、一线治疗

(一) 紫杉醇

曲妥珠单抗与化疗联合应用的Ⅲ期关键性 H0648g 临床试验发现,化疗(多柔比星/表柔比星+环磷酰胺方案或紫杉醇方案)加用曲妥珠单抗后,患者的肿瘤缓解率、疾病无进展时间和总生存时间都得到了显著提高。该研究入组了 469 例患者,平均年龄 52 岁(25~77 岁)。89% 为白种人,5% 为黑种人,1% 为亚洲人,5% 为其他人种/民族。由中心实验室 IHC 评估肿瘤组织(2+)或(3+)过度表达 HER-2(一共分为 0~3+)的患者可以入组。所有患者曲妥珠单抗的初始剂量为 4 mg/kg,之后为 2 mg/kg,每周 1 次,直到疾病进展。对于在辅助治疗中曾接受蒽环类药物治疗的患者,化疗采用紫杉醇(175 mg/m^2,静脉输注至少 3 小时,21 天为 1 个疗程,共 6 个疗程);其他患者化疗采用蒽环类药物加环磷酰胺(AC 或 EC 方案:多柔比星 60 mg/m^2 或表柔比星 75 mg/m^2 + 环磷酰胺 600 mg/m^2,21 天为 1 个疗程,共 6 个疗程),后续是否继续用化疗由研究者决定。在此研究中,作为独立扩展研究的一部分,65% 随机分组接受单纯化疗的患者在疾病进展后接受了曲妥珠单抗治疗。曲妥珠单抗治疗时间超过 6 个月或 12 个月的患者比例分别为 58% 和 9%。

为了提高紫杉醇联合曲妥珠单抗方案的疗效,又作了如下尝试。

第一种,将紫杉醇每 3 周方案改为每周方案。意大利的一项随机Ⅱ期临床试验对紫杉醇每周给药联合曲妥珠单抗方案进行了研究。IHC(2+)或(3+)的患者可以入组。124 例患者随机接受紫杉醇单药(每周 80 mg/m^2)加或不加曲妥珠单抗方案,有效率分别为 75% 和 56.9%($P=0.037$),HER-2(3+)者的有效率分别为 84.5% 和 47.5%($P=0.0005$),中位至疾病进展时间(TTP)分别为 369 天和 272 天($P=0.030$)。内脏转移者接受联合治疗也能获益,联合组和单药组的中位 TTP 分别为 301 天和 183 天($P=0.0080$)。研究认为,紫杉醇每周方案联合曲妥珠单抗能提高 HER-2(3+)者的疗效。

第二种,在两药(PT 方案)基础上加用铂类药物(PCT 方案)。一项研究将 196 例患者随机接受 PT 方案(紫杉醇 175 mg/m^2,第 1 天,每 3 周 1 次;曲妥珠单抗 4 mg/kg,第 1 天,随后每周 2 mg/kg)或 PCT 方案(紫杉醇 175 mg/m^2;卡铂 AUC=6,第 1 天,每 3 周 1 次;曲妥珠单抗 4 mg/kg,第 1 天,随后每周 2 mg/kg)治疗。结果 PCT 和 PT 方案的有效率分别为 52% 和 36%($P=0.04$),中位 PFS 分别为 10.7 个月和 7.1 个月($P=0.03$)。HER-2(3+)者更能获益,PCT 和 PT 方案的有效率分别为 57% 和 36%($P=0.03$),中位 PFS 分别为 13.8 个月和 7.8 个月($P=0.005$)。PCT 组的 4 级粒细胞减少显著高于 PT 组,其他 3~4 级不良事件两组无显著差异。研究显示,在 PT 方案基础上联合卡铂能进一步提高有效率和 PFS,且毒性可耐受。为了降低进一步 PCT 方案的毒性,提高该方案的安全性,Perez 等进行了一项Ⅱ期临床试验,评估周方案的疗效和安全性。wPCT 方案:紫杉醇 80 mg/m^2;卡铂 AUC=2,第 1、8、15 天,每 4 周 1 次;曲妥珠单 4 mg/kg,第 1 天,随后每周 2 mg/kg。入组 48 例患者,用该方案作为一线治疗。结果提示该方案较同期进行的 3 周方案同样有效,但是对中性粒细胞、白细胞和血小板的毒性显著降低。Burris 等的试验进一步证明了 wPCT 方案的价值。

第三种是用白蛋白紫杉醇(ABX)代替传统的紫杉醇。Mirtsching 等用白蛋白紫杉醇周方案加曲妥珠单抗治疗 22 例 HER-2 阳性晚期乳腺癌,ABX 125 mg/m^2,第 1、8、15 天,每 4 周 1 次;曲妥珠单抗用周方案。结果有效率为 52%,安全性良好。

(二) 多西他赛

多西他赛联合曲妥珠单抗的试验也显示了较好疗效,一线治疗晚期乳腺癌的有效率为 63%~70%。一项比较多西他赛单药或联合曲妥珠单抗一线治疗晚期乳腺癌的 M77001 随机Ⅱ期临床试验研究中,有 186 例患者随机接受多西他赛单药(100 mg/m^2,每 3 周 1 次)或联合曲妥珠单抗方案治疗。联合组和单药化疗组的有效率分别为 61% 和

34%（$P=0.0002$），中位 TTP 分别为 11.7 个月和 6.1 个月（$P=0.0001$），中位缓解期分别为 11.7 个月和 5.7 个月（$P=0.009$），中位生存期分别为 31.2 个月和 22.7 个月（$P=0.0325$）。联合组的 3～4 级粒细胞减少及发热性粒细胞减少高于单药化疗组，其他 3～4 级不良事件两组无显著差异。M77001 试验结果证实，曲妥珠单抗联合多西他赛一线治疗 HER-2 阳性转移性乳腺癌的疗效优于多西他赛单药。

为了提高多西他赛联合曲妥珠单抗方案的疗效，在两药基础上尝试加用铂类、卡培他滨等。在 BCIRG 007 研究中，263 例 FISH 检测 HER-2 阳性的转移性乳腺癌患者随机接受 TH 方案（多西他赛 100 mg/m²，每 3 周 1 次；曲妥珠单抗 4 mg/kg，第 1 天，随后每周 2 mg/kg）或 TCH 方案（多西他赛 75 mg/m²；卡铂 AUC=6，每 3 周 1 次；曲妥珠单抗 4 mg/kg，第 1 天，随后每周 2 mg/kg）治疗。结果显示，两组在有效率和生存期方面无显著差别，TH 和 TCH 的有效率均为 73%，临床获益率均为 67%，中位 TTP 分别为 11.1 个月和 10.4 个月（$P=0.57$），中位缓解期分别为 10.7 个月和 9.4 个月。3～4 级不良反应中，TH 和 TCH 组的粒细胞减少分别为 34% 和 25%，血小板减少分别为 2% 和 15%，贫血分别为 5% 和 11%，腹泻分别为 2% 和 10%。该研究未发现和前面试验一致的结果，加用铂类药物未能提高 HER-2 阳性乳腺癌的疗效。

M016419 CHAT 研究评估了加用卡培他滨的疗效和安全性。该试验入组 222 例 HER-2 阳性转移性乳腺癌患者，随机分为两组。试验组以曲妥珠单抗 8 mg/kg，第 1 天，第 4 周起每 3 周 1 次 6 mg/kg；联合多西他赛 75 mg/m²，第 1 天＋卡培他滨 950 mg/m² 每天 2 次，第 1～14 天，每 3 周 1 次。对照组曲妥珠单抗用法一样，联合多西他赛 100 mg/m²，第 1 天，每 3 周 1 次。主要研究终点是 ORR。结果显示，两组 ORR 相仿，试验组与对照组分别为 70.5% 和 72.7%，完全缓解率为 23.2% 和 16.4%；中位 PFS，试验组较对照组延长（17.9 个月对比 12.8 个月，$P=0.045$）；中位 TTP，试验组与对照组分别为 18.2 个月和 13.8 个月（$P=0.04$）。因此，对于 HER-2 阳性转移性或局部晚期乳腺癌患者，在标准曲妥珠单抗联合多西他赛的基础上，加卡培他滨的联合治疗能显著延长 TTP。以上试验结果表明，曲妥珠单抗联合多西他赛是治疗 HER-2 阳性转移性乳腺癌的有效方案，加用卡铂治疗并不能使患者从中受益，加用卡培他滨有助于控制疾病。

（三）其他药物

Ⅱ期临床研究显示，长春瑞滨联合曲妥珠单抗一线治疗晚期乳腺癌的有效率为 52%～84%。TRAVIOTA（Trastuzumab and Vinorelbine or Taxane）研究中，该试验原计划入组 250 例患者，因为入组非常慢，所以仅入组了 81 例就提前关闭了。81 例患者随机接受长春瑞滨（NVB 组）或紫杉类联合曲妥珠单抗方案治疗。NVB 组和紫杉类组的有效率分别为 51% 和 40%（$P=0.37$），中位 TTP 分别为 8.5 个月和 6.0 个月（$P=0.09$），两组的耐受性均较好，神经毒性及胃肠道毒性相仿，NVB 组的贫血和粒细胞减少发生率高于紫杉类组，而后者的皮肤毒性、肌肉疼痛及液体潴留等较明显。该试验为临床医生提供了一个可供选择的新方案。

（四）联合内分泌治疗

激素受体阳性同时 HER-2 阳性的乳腺癌可依赖 2 条信号转导通路的任何 1 条获得存活的机会。又由于 ER 与 HER-2 通路间存在交互影响（crosstalk），进一步提示阻断其中 1 条通路是不妥的。对晚期患者，除了靶向治疗联合化疗外，也可采用靶向药物联合内分泌的方案。Ⅲ期随机临床研究（TAnDEM 试验）表明，曲妥珠单抗联合阿那曲唑治疗 HER-2 阳性转移性乳腺癌的疗效优于阿那曲唑单药。103 例患者随机分到曲妥珠单抗与阿那曲唑联合组，104 例患者分到阿那曲唑单药组。中位 PFS 从 2.4 个月延长到 4.8 个月。若排除从阿那曲唑单药组转到曲妥珠单抗与阿那曲唑联合组治疗者，则联合组的 OS 显著延长（28.5 个月对比 17.2 个月，$P=0.048$）。

EGF 30008 试验显示，在激素受体阳性、HER-2 高表达的 219 例复发或转移性乳腺癌患者中，一线应用拉帕替尼联合来曲唑，与单用内分泌治疗相比，能显著延长患者的无进展生存期（PFS），两组分别为 8.2 个月和 3.0 个月，临床获益率分别为 48% 和 29%。而在 HER-2 阴性的 952 例患者中，两组无明显差异。在差异有统计学意义的 3～4 级不良反应中，联合组和单药组的腹泻发生率分别为 10% 和 1%，皮疹分别为 1% 和 0。

综合曲妥珠单抗联合化疗或内分泌治疗的疗效和安全性数据，考虑到靶向治疗联合化疗的有效率较高、疾病控制时间比较长和药物经济学因素，推荐首选曲妥珠单抗联合化疗。对于病程发展慢的患者、手术后无病间歇时间长的患者、无内脏危象的患者，或年龄较大的患者，可以考虑单纯内分泌治疗或内分泌联合靶向治疗。

（五）曲妥珠单抗辅助治疗失败的患者

如果患者完成了1年曲妥珠单抗治疗，后续随访中发现复发或转移，可再次使用曲妥珠单抗加化疗，尤其是疾病复发出现在停用曲妥珠单抗1年之后的患者。

二、二线或二线以后治疗

对传统化疗，一旦出现疾病进展意味着需要更换治疗方案。曲妥珠单抗不但有直接的抗肿瘤作用，而且可以通过ADCC杀灭肿瘤细胞，后者像其他免疫机制一样，不易产生耐药性。另外，HER-2阳性肿瘤的驱动性基因异常是HER-2扩增，且大多数情况下没有随着疾病进展而发生本质的变化。在原发性乳腺肿瘤HER-2阳性患者中，约90%的复发或转移病灶仍为阳性。因此，一线治疗中出现疾病进展的患者并不一定需要停药。临床前研究显示，在疾病进展后持续应用曲妥珠单抗抑制HER-2表达有助于控制乳腺癌细胞生长，而停止曲妥珠单抗，则肿瘤生长加快。在对曲妥珠单抗耐药的KPL-4细胞株建立的荷瘤裸鼠模型中，一组用紫杉醇（60 mg/kg）治疗，另外一组用紫杉醇（60 mg/kg）加曲妥珠单抗（40 mg/kg）治疗，残留的肿瘤体积分别为169 mm³和44 mm³，证明持续应用曲妥珠单抗能够抑制HER-2表达和控制乳腺癌细胞生长。Hermine的队列研究共观察623例患者，全部观察时间至少2年。一线使用曲妥珠单抗疾病进展后，继续使用曲妥珠单抗比停用曲妥珠单抗的疗效更好，中位TTP分别为10.2个月和7.1个月。

多项临床研究证实抗HER-2药物可用于二线及之后的疗效，因此在含曲妥珠单抗方案治疗后发生疾病进展的HER-2阳性转移乳腺癌患者中，后续治疗应继续阻滞HER-2通路。对于已经接受过蒽环类药物和紫杉类药物治疗、曲妥珠单抗耐药的HER-2阳性乳腺癌，一项Ⅱ期临床试验选择卡培他滨联合曲妥珠单抗治疗18例晚期乳腺癌，有效率47%，中位缓解期10.4个月，表明治疗方案的耐受性好。Bartsch等报道，卡培他滨联合曲妥珠单抗二线或二线以上治疗35例晚期乳腺癌，有效率22.9%，6个月稳定率48.6%，中位TTP 8个月，中位生存期24个月。治疗相关3~4级不良反应发生率仅包括腹泻（5%）和手足综合征（15%）等。

von Minckwitz等报道了一项卡培他滨对比卡培他滨+曲妥珠单抗Ⅲ期GBG-26临床试验的更新结果，有效率分别为25%和49%，中位PFS分别为5.6个月和8.5个月（$P<0.05$），中位OS分别为19.9个月和20.3个月，加用曲妥珠单抗可显著延长患者PFS近3个月。EGF10051试验在曲妥珠单抗治疗疾病进展的患者中，证实了抗HER-2药物拉帕替尼的疗效。

Christodoulou等报道吉西他滨联合曲妥珠单抗治疗25例转移性乳腺癌的有效率为35.7%，中位TTP 7.8个月，中位生存期18.7个月。另一项Ⅱ期试验采用吉西他滨联合曲妥珠单抗治疗61例转移性乳腺癌，有效率38%，中位TTP 5.8个月，中位生存期14.7个月。一项吉西他滨/紫杉醇联合曲妥珠单抗治疗晚期乳腺的研究共入组30例患者，有效率56%，中位TTP 14.6个月，15个月生存率86.7%；在13例一线治疗的患者中，有效率高达92%。

Campiglio等报道，对于一线治疗没有显示疗效的患者，包括疾病稳定或疾病进展的患者，后续治疗中停用（44例）对比继续使用含曲妥珠单抗方案（75例）的OS的$HR=3.53$；一线治疗取得完全缓解或部分缓解的患者，后续治疗中停用（74例）对比继续使用含曲妥珠单抗方案（79例）的OS的$HR=2.23$；两个HR之间差异无统计学意义。提示一线治疗的疗效并不影响患者从二线含曲妥珠单抗方案中取得OS的获益，推测疗效可能与曲妥珠单抗具有多重抗肿瘤机制有关。但这是一项回顾性分析，有待进一步证实。

三、曲妥珠单抗生物类似物

生物靶向药物为患者的治疗提供了更多的机遇，但这些药物在一些国家和地区无法获得。鉴于药物可及性的限制，一系列生物类似物应运而生。生物类似物是指与已上市生物药物高度相似的药物，两者在临床应用中安全性、纯度和有效性方面都无明显差异。曲妥珠单抗也有相应的生物类似物已完成Ⅲ期临床试验。该研究入组500例HER-2阳性转移性乳腺癌患者,试验组和对照组分别行生物类似物或曲妥珠单抗联合紫杉类药物治疗。结果显示,生物类似物组患者ORR为69.6%,曲妥珠单抗组则为64.0%,ORR比值为1.09(90% CI:0.974~1.211),ORR差值为5.53个百分点(95% CI:3.08~14.04),两者ORR相似。在治疗48周后,两组的TTP、PFS和OS无明显差异。生物类似物组和曲妥珠单抗组的不良事件发生率分别为98.6%和94.7%。最常见的不良反应在试验组和对照组分别为中性粒细胞减少(57.5%对比53.3%)、周围神经毒性(23.1%对比24.8%)、腹泻(20.6%对比20.7%)。接下来还需进一步研究探索其安全性和对患者生存的影响。

第四节 新的靶向药物

一、拉帕替尼

拉帕替尼是一种能同时抑制HER-1(EGFR)和HER-2的小分子酪氨酸激酶抑制剂。其作用机制为可逆性地结合细胞内HER-1和HER-2的酪氨酸激酶区域ATP位点,阻断肿瘤细胞磷酸化和下游信号转导;同时阻断HER-1和HER-2异源二聚体的形成,抑制一系列ERBB家族调控的细胞内信号转导途径。体外实验和动物实验提示,其对多种肿瘤细胞株的生长和增殖有显著抑制作用。在动物实验中还发现,其与他莫昔芬联合能够抑制抗拒他莫昔芬的HER-2过度表达乳腺癌的生长。HER-1和HER-2过表达与乳腺癌预后差相关,但尚无临床研究证实拉帕替尼在乳腺癌患者中对HER-1靶点的作用。

Ⅰ/Ⅱ期临床试验确立拉帕替尼的剂量范围为口服500~1 600 mg/d,不良反应可耐受,主要表现为腹泻(42%)、皮疹(31%),没有观察到4级不良反应,3级不良反应发生率仅6%,主要为腹泻和皮疹。并且证实其对乳腺癌、头颈部癌、膀胱癌、子宫内膜癌等多种实体肿瘤有效,尤其是对曲妥珠单抗抗拒的局部晚期和转移性乳腺癌有较好疗效。

两项Ⅱ期临床试验对拉帕替尼单药治疗难治性转移性乳腺癌进行了研究。在Blackwell等进行的EGF 20002研究中,有78例HER-2阳性既往含他莫昔芬方案治疗失败的转移性乳腺癌患者接受拉帕替尼(1 250 mg/d或1 500 mg/d)治疗,有效率7.7%,临床获益率14%,中位TTP 15.3周。EGF 20008研究分为2组,HER-2阳性140例,对蒽环类、紫杉类、卡培他滨耐药;HER-2阴性89例,对前面所述化疗药物均耐药。HER-2阳性和阴性组的客观有效率为1.4%和0%,CBR分别为5.7%和0。

卡培他滨联合拉帕替尼也是含曲妥珠单抗方案治疗后疾病进展HER-2阳性患者的治疗选择之一。爱丁堡总院的EGF 10051试验在曲妥珠单抗耐药、之前在转移癌治疗或辅助治疗时使用过蒽环类和紫杉类的晚期或转移性乳腺癌患者中比较卡培他滨联合拉帕替尼与单用卡培他滨的疗效,结果显示联合治疗组较单用卡培他滨组的TTP增加(8.4个月对比4.4个月,HR=0.49,95% CI:0.34~0.71,P<0.001),有效率分别为22.5%和14.3%。该研究还发现,联合治疗组有4例脑转移,而单药组有11例患者发生脑转移,提示拉帕替尼对治疗HER-2高表达且发生脑转移的乳腺癌患者具有相当潜力。2006年SABCS会议上还报道了一些生物学标记表达水平与PFS关系的结果。在卡培他滨单药组,HER-2胞外片段(ECD)基线高水平与PFS短相关。无论基线HER-2 ECD水平的高低,卡培他滨联合拉帕替尼方案都能延长PFS,而基线HER-1的ECD水平与PFS无关。

另外,在一项关于已经过多重复治疗且先前接受过曲妥珠单抗治疗后发生疾病进展的转移性乳腺癌的随机EGF 104900 Ⅲ期临床试验中,总共入组296例患者。结果显示,拉帕替尼联合曲妥珠单抗相对单药拉帕替尼将中位TTP从8.1周延长至12周(P=0.008),ORR分别为6.9%和10.3%,两组之间无差异。尽管有52%的患者在使用拉帕替尼进展后序贯到联合组,但后期随访还显示中位OS的获益,分别为9.5个月和14.1个月(P=0.026)。

拉帕替尼联合化疗可用于HER-2阳性转移性乳腺癌的一线治疗。Leo等将580例患者随机接受紫杉醇单药(175 mg/m^2,第1天,每3周1次)或联合拉帕替尼(紫杉醇 175 mg/m², 第 1 天; 拉帕替尼每日 1 250 mg, 每 3 天 1 次)治疗。结果提示,与紫杉醇单药比较,紫杉醇联合拉帕替尼一线治疗可显著提高 HER-2 阳性转移性乳腺癌患者的 ORR(60%对比 36%,$P=0.027$)、中位 TTP(8.1 个月对比 5.8 个月,$P=0.011$)和无事件生存期(EFS)(8.1 个月对比 5.0 个月,$P=0.004$)。联合治疗组腹泻和皮疹的发生率明显增加,联合组的严重不良事件(SAE)相关死亡率高于单药组,分别为 2.7%和 0.6%。

HER-2 阳性乳腺癌容易发生脑转移。Abdulkarim 报道了乳腺癌脑转移和 HER-2 高表达相关性的研究,其结果显示 HER-2 高表达的患者中有脑转移者达 8%,而 HER-2 阴性患者中脑转移发生率仅为 1.7%,两组差异有显著统计学意义($P=0.0001$)。Burstein 等研究证实,以曲妥珠单抗治疗 HER-2 高表达的转移性乳腺癌,即使外周肿瘤病变控制良好,却依然无法延缓中枢神经系统的病情进展。作为一种小分子药物,拉帕替尼可以进入细胞内直接阻断 EGFR 的酪氨酸激酶活性。同时该药可以通过血脑屏障,从而有可能治疗乳腺癌的脑转移。在 2006 年 ASCO 会议上,Lin 等报道以拉帕替尼治疗 39 例 HER-2 高表达且发生脑转移的乳腺癌的研究结果,所有患者都经过曲妥珠单抗治疗,其中 38 例接受全颅放疗后出现脑转移病情进展。结果显示,有 2 例脑转移灶取得部分缓解,中位至治疗失败时间为 3.2 个月,中位生存时间 6.57 个月。大规模多中心 II 期临床试验表明,拉帕替尼对已经接受过蒽环类、紫杉类、曲妥珠单抗药物治疗和颅脑放疗的脑转移患者的客观有效率仍有 6%。这些研究结果提示,拉帕替尼能透过血脑屏障,对 HER-2 高表达且发生脑转移的乳腺癌患者有效,预计小分子酪氨酸激酶抑制剂会在更多恶性肿瘤脑转移中得以应用。

二、帕妥珠单抗

HER-2 阳性肿瘤的 HER-2 主要存在形式为 HER-2/HER-2 同源二聚体和 HER-2/HER-3 异源二聚体。曲妥珠单抗与 HER-2 ECD IV 区结合,与功能密切相关的二聚体形成不涉及 IV 区,因此曲妥珠单抗只对 HER-2 阳性乳腺癌患者有效。帕妥珠单抗是一种针对 HER-2 的重组单抗,对 HER-2 阳性肿瘤也有效。另外,它与 HER-2 ECD II 区结合,抑制二聚体,尤其是 HER-2、HER-3 异源二聚体的形成,抑制受体介导的信号转导通路,因此对 HER-2 低表达肿瘤也有一定的作用,这能部分解释帕妥珠单抗抑制 HER-2 低表达肿瘤生长的原因。在 HER-2 阳性乳腺癌的动物模型中,联合使用曲妥珠单抗和帕妥珠单抗,因结合 HER-2 ECD 的不同区,发挥作用机制互补,从而能够更广泛抑制 HER 信号转导通路,具有更强的抗肿瘤活性。

对曲妥珠单抗治疗进展的患者,可使用帕妥珠单抗。一项 II 期临床研究显示,帕妥珠单抗联合曲妥珠单抗治疗对曲妥珠单抗用药期间病情进展的 HER-2 阳性转移性乳腺癌患者的有效率达 18%,CBR 39%。Cortés 等进行了一项 II 期临床试验,入组的患者同前。一组 17 例患者,接受帕妥珠单抗联合曲妥珠单抗治疗,为联合组;另一组 29 例患者接受帕妥珠单抗单药治疗,若疾病进展再序贯到联合组。帕妥珠单抗的用法,首次剂量 840 mg,以后每 3 周 420 mg。联合组的 ORR、CBR 和中位 PFS 分别是 17.6%、41.2% 和 17.4 周,而单药组分别为 3.4%、10.3% 和 7.1 周。这些试验提示,尽管帕妥珠单抗是有效的,临床还是主张联合使用曲妥珠单抗。Baselga 等进行了一项随机、双盲、III 期国际研究 CLEOPATRA(Clinical Evaluation of Pertuzumab and Trastuzumab)试验,808 例患者随机分为曲妥珠单抗+多西他赛联合帕妥珠单抗或安慰剂组。结果显示,对于 HER-2 阳性转移性乳腺癌,曲妥珠单抗+多西他赛+帕妥珠单抗较对照组一线治疗可使患者中位 PFS 延长 6.1 个月,从 12.4 个月延长到 18.5 个月($P<0.001$)。OS 也有提高趋势。加用帕妥珠单抗后,心脏毒性未见显著增加,但发热性粒细胞下降和腹泻的发生率有所提高。但是,这种 3 药组合方案并没有显著提高完全缓解率。在术前新辅助治疗中使用相同的方案,加用帕妥珠单抗使病理学完全缓解率从 29% 提升至 45.8%。Miles 等对 CLEOPATRA 进行了转化性研究,探索 HER-2 阳性转移性乳腺癌患者接受曲妥珠单抗+多西他赛+帕妥珠单抗或安慰剂方案时多西他赛治疗持续时间对该方案疗效的影响。入选的 804 例患者按照接受多西他赛治疗的周期数分为>6、=6、<6 个周期组。结果显示,相较于接受 6 个周期多西他赛治疗者,>6 个周期多西他赛治疗并未延长 PFS 或 OS,而<6 个周期多西他赛治疗则与较差的 PFS 和 OS 相关。但无论多西他赛治疗持续时间长短,

3组患者加用帕妥珠单抗后PFS和OS均获益。

Araki等进行了一项单中心、单臂、非盲的Ⅱ期临床试验,入组既往接受过紫杉类化疗药物和曲妥珠单抗治疗的HER-2阳性复发转移性乳腺癌患者30例,接受艾立布林(eribulin)联合曲妥珠单抗及帕妥珠单抗治疗。结果显示,该方案的ORR为34.8%,中位PFS为42.6周,CBR为60.9%。该方案最为常见的3～4级不良反应为中性粒细胞减少,见于66.7%的患者。接受过多线治疗的患者普遍能够耐受这一方案。这为应用曲妥珠单抗和帕妥珠单抗治疗HER-2阳性复发转移性乳腺癌患者提供了一种新的联合化疗选择。

三、双靶向阻滞

目前临床上比较成功的双靶向阻滞是HER-2 ECD Ⅳ区和Ⅱ区的联合阻断,分别用曲妥珠单抗和帕妥珠单抗;HER-2 ECD Ⅳ区和胞内酪氨酸激酶区域的联合阻断,分别用曲妥珠单抗和拉帕替尼。

NeoSphere的新辅助临床试验提示,帕妥珠单抗联合曲妥珠单抗的双抗体治疗,不用化疗,pCR达到17%。CLEOPATRA研究证实,在多西他赛和曲妥珠单抗的基础上加用帕妥珠单抗能够进一步提高疗效。对于晚期复发或转移性乳腺癌患者,尽管患者已经接受了很多治疗,包括蒽环类、紫杉类和曲妥珠单抗的治疗,EGF 104900 Ⅲ期临床试验证实,相对于单药拉帕替尼,曲妥珠单抗联合拉帕替尼的疗效比较好,而且可延长患者OS。

四、T-DM1

曲妥珠单抗-DM1(T-DM1)将抗体和药物通过共轭连接(antibody-drug conjugate,ADC)形成T-DM1轭合物。DM1是一种半合成药物,通过抑制微管功能杀死肿瘤细胞。DM1附着于曲妥珠单抗后,以HER-2阳性乳腺癌细胞为靶点,通过受体介导的内化作用进入肿瘤细胞,释放DM1,特异性地杀灭HER-2阳性肿瘤细胞,而对HER-2阴性正常细胞无毒性。细胞株研究提示,对曲妥珠单抗和拉帕替尼均耐药的细胞株,T-DM1可能通过有丝分裂灾难(mitotic catastrophe)机制抑制肿瘤细胞生长。

美国研究者报道,在一项多中心、开放的单中心Ⅱ期临床试验中,通过T-DM1治疗晚期HER-2阳性乳腺癌患者(包括曾经接受化疗或曲妥珠单抗靶向治疗的患者),单药有效,耐受性良好,并且对先前接受过拉帕替尼的患者也有相似的抗肿瘤效应。T-DM1(3.6 mg/kg,每3周给药)的药代动力学不受外周血中游离HER-2 ECD水平的影响,血浆终末半衰期为4～5天。

从理论上来说,T-DM1和帕妥珠单抗的联合相当于多西他赛、曲妥珠单抗和帕妥珠单抗3种药物的联合,应该会发生协同作用。但是因为化疗药物通过曲妥珠单抗的靶向引导作用直接进入肿瘤细胞,减少了对正常组织的毒性,故而治疗指数更高。靶向HER-2的抗体嵌合药物T-DM1,在HER-2阳性难治性乳腺癌治疗中显示出较好的疗效及安全性。帕妥珠单抗是第一种用于治疗HER-2阳性乳腺癌的二聚体抑制剂,结合HER-2的不同ECD。帕妥珠单抗与T-DM1联合应用,在HER-2阳性移植瘤模型中显示出协同抗肿瘤效应。

Miller等报道了一项国际多中心无对照临床研究,表明足量T-DM1联合帕妥珠单抗治疗HER-2阳性ⅠB/Ⅱ期局部晚期或转移性乳腺癌具有较好的安全性和确切的有效性。研究至2009年10月1日,共入组37例HER-2阳性局部晚期或转移性乳腺癌患者,接受帕妥珠单抗(首剂为840 mg,之后每3周420 mg)联合T-DM1(第1组剂量为3.0 mg/kg,如未出现剂量限制性毒性,则进入第2组剂量3.6 mg/kg),随后按试验得出的剂量扩展为60例患者的Ⅱ期试验。患者曾接受过中位治疗时间为8个周期的曲妥珠单抗治疗,主要研究终点包括药物的安全性和初步疗效。在23例可评价药物安全性的患者中(9例为ⅠB期,14例为Ⅱ期),给予≥1个周期T-DM1联合帕妥珠单抗治疗(中位为2个周期)。3.0 mg/kg T-DM1剂量组的3例患者未出现剂量限制性毒性;进入3.6 mg/kg剂量组的3例患者中,有1例出现剂量限制性毒性,4级血小板减少。因此,T-DM1的最大耐受剂量定为3.6 mg/kg。与单药T-DM1相比,该方案的药物毒性并没有显著增加,且未出现新的安全性问题,肝不良事件及严重血小板减少少见。Burris等用T-DM1治疗了112例化疗和曲妥珠单抗治疗后进展的HER-2阳性乳腺癌,ORR为25.9%,中位PFS为4.6个月。最常见的≥3级不良反应是低钾血症、血小板减少和乏力,分别为8.9%、8.0%和4.5%。

Hurvitz 等进行了一项Ⅱ期非劣效性临床试验,比较 T-DM1 与多西他赛加曲妥珠单抗一线治疗 HER-2 阳性局部晚期或转移性乳腺癌的疗效和安全性。共入组 137 例 HER-2 阳性乳腺癌,67 例接受 T-DM1 治疗(3.6 mg/kg,每 3 周重复),70 例接受两药治疗(多西他赛 75 mg/m^2 或 100 mg/m^2,曲妥珠单抗 6 mg/kg,首剂 8 mg/kg,均每 3 周重复)。ORR 分别为 58% 和 64%,差异无统计学意义。中位 PFS 分别为 14 个月和 9 个月,$HR=0.59$,$P=0.0353$。提示 T-DM1 相对于标准的两药方案降低了 41% 的疾病进展事件。≥3 级不良反应发生率分别为 32% 和 59%;所有级别的中性粒细胞减少分别为 17.4% 和 63.6%,血小板减少分别为 30% 和 6%,脱发分别为 4% 和 67%,腹泻发生率分别为 16% 和 46%,周围性水肿分别为 10% 和 44%。提示 T-DM1 较多西他赛加曲妥珠单抗可延长 5 个月的中位 PFS。在安全性方面,除血小板毒性外,其余毒性显著减少。

在 2012 年 ASCO 会议上,EMILIA 试验公布了中期分析结果。这是一项同时有 3 个主要研究终点,即 PFS、OS 和安全性的Ⅲ期临床试验,比较 T-DM1 与卡培他滨加拉帕替尼。入组接受 1~3 线治疗的患者,以前接受曲妥珠单抗治疗和一种紫杉类药物治疗。PFS 的 HR 预先设定是 0.75,结果是 0.65,中位 PFS 分别为 9.6 个月和 6.4 个月;OS 的 HR 预先设定是 0.8,结果是 0.62,中位 OS 分别是未达到和 23.3 个月。2017 年 Lancet Oncology 杂志发表了 EMILIA 研究的最终 OS 结果。2012 年该研究方案曾修订,准许对照组患者交叉至 T-DM1 组。入组的 991 例患者中,接受 T-DM1 的患者相较于对照组患者中位 OS 更长,分别为 29.9 个月和 25.9 个月($HR=0.75$,95% CI:0.64~0.88);并且 T-DM1 组较对照组≥3 级不良事件发生率低,分别为 48% 和 60%。对照组最常见的≥3 级不良反应为腹泻、手足综合征和呕吐,而 T-DM1 组则为血小板减少、AST 升高和贫血。

T-DM1 一线治疗的 Marianne 临床试验也有了报道。该研究入组 1 095 例 HER-2 阳性未经治疗的复发转移性乳腺癌患者,分别接受曲妥珠单抗+紫杉类药物(对照组)、T-DM1+安慰剂或 T-DM1+帕妥珠单抗治疗。结果显示,T-DM1 组和 T-DM1+帕妥珠单抗组的 PFS 和 OS 既不劣于也不优于曲妥珠单抗+紫杉类药物组(中位 PFS 分别为:曲妥珠单抗+紫杉类药物组 13.7 个月、T-DM1+安慰剂组 14.1 个月、T-DM1+帕妥珠单抗组 15.2 个月。中位 OS 分别为:曲妥珠单抗+紫杉类药物组 50.9 个月、T-DM1+安慰剂组 53.7 个月、T-DM1+帕妥珠单抗组 51.8 个月);对照组发生≥3 级不良反应者较多(55.8%),而 T-DM1+安慰剂组和 T-DM1+帕妥珠单抗组不良反应发生率分别为 47.1% 和 48.6%,并且 T-DM1+安慰剂组因不良反应停止治疗的患者较少,该组患者的生活质量也较佳。

至于 T-DM1 在三线和三线以后的治疗价值,Krop 等进行了一项多中心、随机、非盲Ⅲ期临床试验(TH3RESA),对比 T-DM1 和医生选择方案在既往接受过曲妥珠单抗、拉帕替尼和紫杉类药物,转移后经过二线以上 HER-2 靶向治疗的 HER-2 阳性转移性乳腺癌患者中的疗效。该研究在 2017 年报道了最终 OS 结果。在 2012 年,研究方案曾修改,准许医生选择方案治疗后进展的患者接受 T-DM1 治疗。该研究共入组 602 例患者。结果显示,T-DM1 组患者 OS 显著优于医生选择方案组,中位生存时间分别为 22.7 个月和 15.8 个月($HR=0.68$,95% CI:0.54~0.85,$P=0.0007$);T-DM1 组患者≥3 级不良反应的发生率为 40%,对照组为 47%。对照组更多出现腹泻、中性粒细胞减少和发热性中性粒细胞减少;T-DM1 组则更多见血小板减少和出血。该研究进一步明确了 T-DM1 在 HER-2 阳性转移性乳腺癌治疗中的地位,即使在多线治疗后该药物仍然能延长患者 OS。

五、DS-8201

类似于 T-DM1,DS-8201(trastuzumab deruxtecan)也是一种单抗与药物的轭合物,通过新型可酶解连接媒介连接的人源化 HER-2 抗体和拓扑异构酶Ⅰ的抑制剂。该药物在乳腺癌和胃或食管肿瘤患者中进行Ⅰ期临床研究,剂量爬坡从 0.8 mg/kg 至 8.0 mg/kg,21 天为 1 个周期。研究共入组 24 例患者。截至试验结束,未出现剂量限制性毒性。最常见的 3 级不良反应为淋巴细胞减少和中性粒细胞减少,4 级不良反应仅在 1 例患者中发生,表现为贫血。有 3 例患者出现严重不良反应,分别为发热性粒细胞减少、肠穿孔和胆管炎。在可评估疗效的 23 例患者中,有 10 例(43%)达到客观缓解,21 例(91%)达到疾病控制。在接受过 T-DM1 治疗的 12 例患者中,有 7 例患者达到客观缓解,所有患者达到疾病控制。该药物甚至在HER-2低表达患者中也有效。目前还需进一步研究其疗效和安全性。

六、来那替尼

来那替尼(neratinib,HKI-272)系小分子酪氨酸激酶抑制剂,是一种处在研究阶段的口服不可逆HER-2和HER-1激酶抑制剂。在晚期实体肿瘤进行的Ⅰ期临床试验中,来那替尼的剂量爬坡从40、80、120、180、240、320、400 mg至500 mg,每天1次。Wong等发现,来那替尼的最大耐受剂量是320 mg,每天1次。在25例可评价疗效的乳腺癌患者中,有8例达到部分缓解,ORR为32%。对HER-2(2+)或(3+)的乳腺癌或曾经接受过蒽环类、紫杉类药物和曲妥珠单抗治疗的乳腺癌患者有一定的疗效。

一项Ⅱ期研究旨在评估来那替尼治疗HER-2阳性乳腺癌的疗效和安全性。口服240 mg/d,入组以前接受过曲妥珠单抗治疗者66例和以前未接受过曲妥珠单抗治疗者70例,主要研究终点是16个周时的PFS。接受和未接受曲妥珠单抗治疗患者的中位PFS是22.3周和39.6周,ORR分别为24%和56%。腹泻是最常见的3~4级不良反应,两组患者的发生率分别为30%和13%,分别引起29%和4%的患者剂量下调,但是仅1例患者因不良反应而终止研究。目前正在评估来那替尼联合曲妥珠单抗或紫杉醇两个方案治疗乳腺癌的疗效和安全性。

七、吡咯替尼

吡咯替尼(pyrotinib)也是目前正在研究的口服酪氨酸激酶抑制剂,它是一种不可逆的泛-ERBB抑制剂。目前在未接受过HER-2酪氨酸激酶抑制剂治疗的HER-2阳性转移性乳腺癌患者中已完成Ⅰ期临床试验,剂量爬坡从80、160、240、320、400 mg至480 mg,每日1次。该研究共入组38例患者。研究发现吡咯替尼的剂量限制性毒性主要是3级腹泻,发生在2例接受480 mg吡咯替尼的患者,因此患者的最大耐受剂量为400 mg。吡咯替尼最常见的不良反应包括腹泻、恶心、口腔溃疡、乏力和白细胞减少。其中≥3级不良反应仅有腹泻。在可评估疗效的36例患者中,吡咯替尼的ORR为50.0%,临床获益率为61.1%,中位PFS为35.4周。在未接受过曲妥珠单抗治疗的患者中ORR为83.3%,而接受过的患者中ORR为33.3%。还需进一步对该药物的有效性和安全性进行评估。

第五节 治疗原则

(1) 靶向HER-2药物治疗适应证是HER-2过表达乳腺癌。有条件尽量行转移灶的再次活检,以证实转移灶的HER-2状态是否有转变,并可将组织标本(蜡块或白片)送往国内有条件的病理科进行复查。

(2) 考虑到化疗联合曲妥珠单抗的疗效更好,目前推荐对HER-2和激素受体同时阳性的转移性乳腺癌,首选化疗联合曲妥珠单抗,内分泌治疗联合曲妥珠单抗仅适用于那些不适合化疗的患者。

(3) 签署治疗知情同意书。

(4) 一线治疗可选择紫杉类药物或长春瑞滨加曲妥珠单抗治疗。对含曲妥珠单抗方案治疗后发生疾病进展的HER-2阳性转移性乳腺癌患者,后续治疗应继续阻滞HER-2通路。可保留曲妥珠单抗,而更换其他化疗药物,如卡培他滨;也可换用拉帕替尼与其他化疗药物如卡培他滨的联合;也可停用细胞毒药物,而使用两种靶向治疗药物的联合,如拉帕替尼联合曲妥珠单抗。

(5) 关注患者的生活质量(QOL)。一项多中心随机双盲对照Ⅲ期临床研究比较了拉帕替尼联合紫杉醇对比紫杉醇单药一线治疗的疗效。此前在HER-2阳性患者中进行的亚组分析显示,拉帕替尼联合紫杉醇治疗可显著延长TPP。研究者采用FACT-B、TOI以及乳腺癌亚指标(BCS)评价患者QOL。所有579例患者中,有86例为HER-2阳性,其中85例至少完成了一次FACT-B评价(联合组48例,紫杉醇组37例)。经过1年,联合组FACT-B评分与基线相比保持稳定($P=0.99$),而紫杉醇组则显著降低($P=0.01$)。无论采用FACT-B($P=0.05$)、TOI($P=0.03$)还是BCS($P=0.01$)评价,两组间均存在显著差异。

(6) 曲妥珠单抗两种用法均可以采用,6 mg/kg(负荷剂量 8 mg/kg),每 3 周方案,或 2 mg/kg(负荷剂量 4 mg/kg),每周方案。但每 3 周方案的药物半衰期明显要长。首次治疗后观察 4~8 小时。如果在用药过程中计划给药被忘记或推迟超过 1 周以上,建议下一次给药应给予负荷剂量。曲妥珠单抗使用的相对禁忌证为治疗前 LVEF<50% 和同期正在进行多柔比星药物化疗。人对曲妥珠单抗产生抗体是罕见的,但是不推荐曲妥珠单抗用于曾经对曲妥珠单抗严重过敏或对中国仓鼠卵巢细胞蛋白过敏的患者。在曲妥珠单抗使用过程中或停药后 6 个月内,应该避孕。因为有证据显示,怀孕期间的曲妥珠单抗暴露可以引起羊水过少、胎儿肺发育不全、胎儿骨骼畸形和新生儿死亡。

第六节 药物常见不良反应与处理

一、心脏毒性

曲妥珠单抗常见的不良反应为输液相关症状,其所致的心脏毒性越来越受到重视。不同临床试验有关心脏毒性的定义不完全一样。鉴于曲妥珠单抗的心脏毒性,美国 FDA 领导下成立的心脏毒性审查和评估委员会(Cardiac Review and Evaluation Committee,CREC)专门给心功能不全(cardiac dysfunction,CD)下了一个定义:①心肌病,特征是 LVEF 下降;②充血性心力衰竭(CHF)的症状或体征;③LVEF 至少下降 5% 使 LVEF<55%,同时伴有 CHF 的症状或体征;或 LVEF 至少下降 10% 使 LVEF<55%,不伴有 CHF 的症状或体征。心功能不全的发作根据美国心脏病联合会的心功能分级进行描述。下面以关键性临床试验为例,曲妥珠单抗联合环磷酰胺和多柔比星的心功能不全发生率为 27.3%,3 级或 4 级心功能不全发生率为 16.1%;联合紫杉醇时心功能不全发生率 13.2%,3 级或 4 级心功能不全发生率只有 2.2%。

心脏事件(cardiac event)的定义为 3 级或 4 级心功能不全,或可能由于心脏毒性引起的死亡。2007 年 ASCO 会议报道了 NASBP B-31 临床试验心脏毒性的 5 年随访结果。在 AC 治疗后 LVEF 正常患者中,对照组 1.3% 的患者出现心脏事件,其中 9 例 CHF,1 例心源性死亡。而曲妥珠单抗治疗组心脏事件的发生率为 3.9%,其中 35 例 CHF,无心源性死亡。CHF 的危险因子包括年龄>50 岁(5.3%)、需药物控制的高血压(7.7%)和 AC 治疗后 LVEF 50%~54%。

由不同乳腺癌辅助治疗临床试验得出的心脏毒性的具体发生率不完全可比,因为基线的 LVEF 不一样,从>50% 到>55%;开始使用曲妥珠单抗的时间点也不同,如初始使用(如 BCIRG 006 试验)、4 个疗程 AC 化疗结束后且经过心脏功能安全筛选(如 NSABP B31 和 NCCTG N9831 试验)、所有化疗全部结束后且经过心脏功能安全筛选(如 HERA 试验)。BCIRG 006 Ⅲ 期临床研究总共入组了 3 222 例 HER-2 阳性、淋巴结阳性或阴性但高危的乳腺癌患者,随机分组,分别接受 AC 序贯多西他赛(AC→T)、AC 序贯多西他赛联合曲妥珠单抗治疗 1 年(AC→TH)或采用多西他赛/卡铂联合曲妥珠单抗治疗 1 年(TCH)。TCH 组较 AC→TH 组的心脏毒性明显要低,LVEF 下降>10% 者分别为 8.6% 和 18%($P<0.000\,1$),TCH 组和 AC→T 组的心脏毒性无明显差异。

米兰大学的 Moja 等进行了一项 Cochrane 最新系统综述,搜索了大约 3 900 项临床研究,应用排除标准后,缩减到涵盖 8 项随机对照临床试验的 35 篇文献,总共有 11 991 例女性患者。其中 7 000 余例患者被分配到含曲妥珠单抗方案治疗组,4 971 例患者被分配到不含曲妥珠单抗方案治疗组。研究人群的中位年龄为 49 岁,包括绝经前和绝经后女性患者,但排除有转移性疾病或既往有心脏疾患的患者。结果显示,对于 HER-2 阳性早期和局部晚期女性乳腺癌患者,含曲妥珠单抗的方案可显著增加 CHF 和 LVEF 降低的风险,HR 分别为 5.11 和 1.83($P<0.000\,01$,$P=0.000\,8$)。同时也显示含曲妥珠单抗的方案可显著提高 OS 和 DFS,HR 分别为 0.66 和 0.60($P<0.000\,01$)。序贯和同时使用曲妥珠单抗在有效率和安全性方面相似。如果换一种计算方法,该研究结果为,1 000 例 HER-2 阳性的可手术

乳腺癌患者，如果使用不含曲妥珠单抗治疗的标准辅助治疗，有900例存活，5例发生严重心脏毒性；接受含曲妥珠单抗的辅助治疗，有933例存活，26例发生严重心脏毒性。每用曲妥珠单抗方案治疗1 000例女性乳腺癌患者，额外存活的患者增加33例，发生严重心脏毒性的患者增加21例。因此，心脏危险因素较少的高危女性患者将获益于曲妥珠单抗治疗，复发风险较低但心脏毒性风险较高的患者必须谨慎选用。

曲妥珠单抗引起心脏毒性的机制与蒽环类引起的心脏毒性机制不同，可能源于心肌细胞也有HER-2表达。其心脏毒性是可逆的，程度较轻，无终生累积剂量的报道。曲妥珠单抗所致的心功能不全大多数是轻微的、非特异性的，3~4级心功能不全者较少。临床症状与蒽环类引起的心肌损害相似，主要是心功能减退的症状和体征，如体重增加、呼吸困难、咳嗽增加、夜间阵发性呼吸困难、周围性水肿、S3奔马律或LVEF减低，严重者可引起致命性心力衰竭、死亡、脑栓塞。

拉帕替尼的心脏毒性与曲妥珠单抗相比较轻。Perez等对3 689例使用拉帕替尼患者的心功能进行分析，结果提示1.6%的患者LVEF下降，但仅0.19%的患者出现CHF症状。随访发现，经常规心功能不全治疗能逆转。但是这些患者中，超过90%既往曾使用过蒽环类药物、曲妥珠单抗和(或)接受过放疗。因此，拉帕替尼的心脏毒性有待进一步评估。

曲妥珠单抗使用过程中的注意事项：①曲妥珠单抗使用前应当常规行心电图检查和心脏超声检查，LVEF正常时才可使用。②与蒽环类化疗同期应用须慎重，但可以前后阶段序贯应用；可同时使用脂质体多柔比星或其他心脏毒性小的蒽环类药物。与非蒽环类化疗、内分泌治疗或放疗可以同期应用。③第一次使用曲妥珠单抗建议全程心电监护，之后每3个月监测1次LVEF。治疗中若出现LVEF<50%，应暂停治疗，并跟踪监测LVEF结果，直至恢复50%以上方可继续用药。若不恢复或继续恶化或出现心力衰竭症状，则应当终止曲妥珠单抗治疗。一般曲妥珠单抗治疗结束后至少2年内每6个月进行1次LVEF测量；而使用曲妥珠单抗导致严重左心室功能不全的患者在停药后，应该每4周进行1次LVEF测量。

在治疗前就有心功能不全的患者需特别小心。早期发现心功能不全的有效方法：仔细询问病史、体检、定期测量体重和LVEF。一旦患者出现曲妥珠单抗相关的心脏毒性反应，可根据美国心脏病联合会的心功能分级指导原则及时处理：①对于轻度舒张性心功能不全，可用血管紧张素转换酶抑制剂、利尿剂和β受体阻滞剂治疗，对中、重度心力衰竭可用地高辛治疗；②对于收缩性心功能不全，利尿剂和硝酸酯类是有症状患者的首选药物，也可选用钙通道阻滞剂、β受体阻滞剂、血管紧张素转换酶抑制剂治疗。大多数患者可通过标准治疗或停止使用而症状减轻和LVEF恢复正常，多数患者可以继续使用曲妥珠单抗。

二、腹泻

Leo等的研究表明，拉帕替尼可增加3~4级腹泻和皮疹的发生率。拉帕替尼引起的消化道反应常见的为腹泻，与卡培他滨联合治疗时3~4级腹泻发生率为13%，与来曲唑联合治疗时为10%，与紫杉醇联合治疗时为16%。纽约Memorial Sloan-Kettering癌症中心的Dang等对HER-2阳性乳腺癌患者使用AC→PTL方案的安全性进行了研究。该方案首先包括4个周期的剂量密集AC方案(多柔比星和环磷酰胺分别为60 mg/m²、600 mg/m²，每2周1次)，序贯P(紫杉醇80 mg/m²，每周1次×12次)+T(曲妥珠单抗，初始剂量4 mg/kg，后续剂量2 mg/kg，每周1次；在紫杉醇化疗结束后6 mg/kg，每3周1次，共1年)+L(拉帕替尼1 000 mg/d×1年)。共有92例可评估患者，41例(45%)因为PTL毒性而退出研究，29%的患者出现3级腹泻，43%的患者拉帕替尼须减量。该试验第一个报道拉帕替尼联合标准每周紫杉醇和曲妥珠单抗方案，因出现过多的3级腹泻而导致该临床试验提前终止。原因可能是PTL联合使用明显增加了拉帕替尼的胃肠道不良反应。

一旦患者出现腹泻，应首先排除感染(实验室检查：大便常规、隐血和外周血白细胞计数)，1~2级腹泻可用复方苯乙哌啶和洛哌丁胺治疗，3~4级腹泻须住院治疗和静脉补液，如伴腹泻持续超过24小时、发热，或3~4级中性粒细胞减少，可以应用抗生素；若不能在24小时内控制症状，可加用奥曲肽。如果1~2级腹泻伴有以下情况：重度痉挛、重度恶心或呕吐、体力状态降低、发热、败血症、3~4级中性粒细胞减少、大量出血或脱水等，处理同3~4级腹泻。

来那替尼也可引起腹泻。Abbas等为了降低腹泻的发生率,尝试将来那替尼每天1次240 mg(qd组),改为120 mg每天2次(bid组)。这项随机双盲临床研究入组了50例患者,未发现3级腹泻,1~2级腹泻发生率在两组之间无明显差异。qd组的第1天峰浓度和稳态浓度均较高。

三、输注反应

第一次输注曲妥珠单抗时,约40%的患者出现一些输注反应,最常见的是寒战和发热,第二次和后续输注时分别有21%和35%发生输注反应,严重者分别有1.4%和9%。大多数情况下,症状发生在曲妥珠单抗输注过程中或24小时内。其他输注反应症状包括恶心、呕吐、疼痛(一些发生在肿瘤部位)、严重寒战、头痛、眩晕等。可使用对乙酰氨基酚、苯海拉明和哌替啶等对症处理,也可减慢或不减慢曲妥珠单抗的输注速度。对于发生严重过敏、血管性水肿、间质性肺炎、急性呼吸窘迫综合征或显著呼吸困难或低血压患者,应当立即停止输注曲妥珠单抗,给予支持对症处理(如肾上腺素、皮质类固醇激素、苯海拉明、支气管扩张剂和氧气),并对患者进行监控,直至症状完全消失。

四、免疫原性

曲妥珠单抗是大分子蛋白,长期使用存在产生抗抗体的可能。在研究免疫原性的两项主要试验中,除2例患者,其他病例均接受了抗体检测。在903例接受曲妥珠单抗治疗的转移性乳腺癌女性患者中,有1例患者通过ELISA被检测出曲妥珠单抗的人抗人抗体,但该患者未发生过敏症状。

五、肝毒性

在拉帕替尼的临床试验和上市后的调查中,大约有<1%的患者发生肝毒性,表现为肝ALT和AST上升到正常上限的3倍以上,胆红素上升到正常上限的1.5倍以上。有些患者肝毒性很严重,可能危及生命,已经有肝受损引起死亡的报道。因此,建议服用拉帕替尼的患者每4~6周监测1次肝功能。Teo等在临床上观察到拉帕替尼的肝毒性可能与CYP3A4诱导剂、地塞米松有关。在实验中,他们证实地塞米松会加速拉帕替尼在肝的代谢,形成一个具有肝毒性的反应性拉帕替尼代谢产物。对严重肝受损患者或肝功能为Child-Pugh分级C级的患者,应考虑将药物曲线下面积(AUC)调整至正常范围。拉帕替尼的剂量,可从每天1 250 mg减至1 000 mg或750 mg,有些患者必须永久停药。

T-DM1也有肝毒性,主要表现为ALT和AST升高,3~4级的发生率分别为2.9%和4.3%,可能与其在代谢中释放DM1有关。

第七节 耐 药 机 制

曲妥珠单抗单药或者与化疗药物联合应用治疗晚期乳腺癌能够延长患者的OS。然而,对多种方案治疗后的晚期乳腺癌患者,曲妥珠单抗单药治疗的有效率仅为15%~20%,而且大部分初始治疗有效的患者往往在1年内出现耐药。

曲妥珠单抗的耐药问题是乳腺癌靶向治疗过程中面临的最大挑战,其可能机制主要包括受体后信号转导增加、受体水平的变化及受体前抑制。PTEN、p95HER-2、PI3K/Akt信号转导通路、胰岛素样生长因子-1受体(IGF-1R)、EGFR家族其他成员等均可能与抗HER-2药物的耐药相关。

一、PTEN下调或缺失

PTEN基因定位于人类染色体10q23.3,是迄今为止发现的第一个具有磷酸化酯酶活性的抑癌基因,可能通过去磷酸化参与细胞调控。PTEN的C端也是肿瘤易突变区;PTEN在细胞质和细胞核内,通过一个C2结构域连接到膦酸脂质膜上。不同于其他几种信号蛋白的C2区域,PTEN不需要Ca^{2+}的协同而能直接连接到细胞膜上。

PTEN能特异性地使磷脂酰肌醇-3,4,5-磷酸去磷酸化,拮抗PI3K信号通路,具有调节细胞生长、增殖、迁移、分化等多种功能。PTEN 基因的缺失、突变或表达异常与多种肿瘤有关。Nagata 等对 47 例 HER-2 过表达原发性乳腺癌患者发展成转移性乳腺癌后给予曲妥珠单抗和多西他赛治疗,37 例无 HER-2 过表达患者给予多西他赛单药治疗,并分析 PTEN 表达。研究发现,PTEN 下调患者对曲妥珠单抗和多西他赛治疗的有效率明显低于 PTEN 表达正常患者,分别为 11.1% 和 65.8%;而 PTEN 下调患者对多西他赛单药的有效率与 PTEN 表达正常患者相同。该研究结果表明,PTEN 活性有助于曲妥珠单抗的抗肿瘤活性,PTEN 低表达往往预示着曲妥珠单抗耐药。乳腺癌新辅助治疗和晚期复发转移性乳腺癌的临床试验均显示,拉帕替尼对 PTEN 低表达的 HER-2 阳性乳腺癌也有肯定的疗效。

二、p95HER-2

p95HER-2 是全长 HER-2 的 C 端部分。p95HER-2 阳性肿瘤细胞的 HER-2 蛋白没有 ECD,曲妥珠单抗无法和肿瘤细胞结合,故而不能发挥其抗肿瘤作用。HER-2 阳性乳腺癌患者中约 25% 表达 p95HER-2,其缺少 HER-2 ECD,但保留了激酶活性,与临床不良预后及曲妥珠单抗耐药相关。但 NeoSphere 新辅助临床试验提示,曲妥珠单抗和帕妥珠单抗的疗效与 p95HER-2 的表达状态无关。德国的 GeparQuattro 新辅助治疗研究得出了完全相反的结果,p95HER-2 阳性患者和阴性患者的 pCR 分别为 59% 和 24%($P=0.001$)。而 Arribas 等综述相关文献,认为 p95HER-2 可引起抗 HER-2 抗体药物的耐药。目前针对 p95HER-2 的特异性抗体已经研发出来,希望能够早期开展临床试验,验证其是否能够逆转对曲妥珠单抗的耐药。

临床前研究显示,HER-1 和 HER-2 酪氨酸激酶双重抑制剂拉帕替尼在 p95HER-2 阳性肿瘤中表现出活性。西班牙研究者对两项临床研究[单药拉帕替尼(EGF20009)或拉帕替尼联合卡培他滨(EGF100151)治疗 HER-2 阳性乳腺癌]中患者的治疗前标本用免疫荧光检测 p95HER-2 的表达,用 Logistic 回归和 Cox 比例风险模型分析 p95HER-2 的表达与临床受益率和 PFS 的相关性。结果显示,在 EGF20009 研究中,p95HER-2 阳性率为 20.5%,EGF100151 中 p95HER-2 阳性率为 28.5%;临床获益率和 PFS 在两组研究中的 p95HER-2 阳性与阴性组间没有显著差异。证明拉帕替尼单药或拉帕替尼联合卡培他滨的疗效不依赖 p95HER-2 的表达状态。

三、PI3K 信号转导通路

PI3K 是催化磷脂酰肌醇的肌醇环上 3 位羟基发生磷酸化反应,生成磷脂酰肌醇-3-磷酸的关键酶,主要调节细胞存活信号通路、基因表达调控、细胞代谢和细胞骨架重建等生理功能。PI3K 信号转导通路失调与多种恶性肿瘤发生有关。近来的研究表明,PI3K/Akt 信号通路活性上调可能与抗 HER-2 药物的耐药性有关,可能涉及丝氨酸/苏氨酸蛋白激酶 Akt 磷酸化、p27(kip1)水平及其下游信号调控等。

PI3K 通路的激活与曲妥珠单抗的耐药有关。复旦大学附属肿瘤医院的 II 期临床试验入组了 67 例 HER-2 阳性转移性乳腺癌患者,其中有 57 例得到足够的标本用于分析 PI3K 通路状态。用 PTEN 的低表达或无表达或 PIK3CA 突变提示 PI3K 通路激活。结果发现接受曲妥珠单抗治疗时,PI3K 通路激活组和未激活组的中位 PFS 分别为 4.5 个月和 9.0 个月($P=0.013$)。接受拉帕替尼加卡培他滨治疗时,有效率分别为 9.1% 和 31.4%($P=0.05$),临床获益率分别为 36.4% 和 68.6%($P=0.017$)。提示 PI3K 通路激活也可能导致拉帕替尼耐药。NeoSphere 新辅助临床试验提示,曲妥珠单抗和帕妥珠单抗的耐药与 PIK3CA 的第 9 外显子突变相关。Garcia-Garcia 等建立了细胞株和 3 个动物模型,其中 2 个是对曲妥珠单抗和拉帕替尼均耐药的细胞株建立的模型,另外 1 个是用接受曲妥珠单抗治疗后复发的乳腺癌患者标本建立的模型,发现联合 mTORC1/2 抑制剂和拉帕替尼有协同作用,诱导凋亡和引起肿瘤退缩。

四、IGF-1R

IGF-1R 信号系统在乳腺癌发生发展中起着十分重要的作用。近来临床前研究显示,其与曲妥珠单抗耐药相关。Lu 等在研究中发现,当 IGF-1R 信号降到最小时,在过表达 HER-2 和 IGF-1R 的 MCF-7/HER-2-18 细胞株中曲妥珠单抗可引起细胞生长抑制,如在 1% 的胎牛血清中曲妥珠单抗可明显抑制细胞增殖,而在 10% 的胎牛血清或者

IGF-1R培养液中曲妥珠单抗对细胞增殖无影响。在HER-2过表达而IGF-1R极少表达的SKBR3细胞株中,曲妥珠单抗可明显抑制肿瘤细胞增殖,曲妥珠单抗抑制肿瘤细胞增殖的作用与培养液中IGF-1浓度无关。当使SKBR3细胞株表达IGF-1R后,然后置入在含IGF-1培养液中,曲妥珠单抗对其生长无影响,而当给予IGF连接蛋白3处理后,即减少IGF-1R信号,曲妥珠单抗又重新抑制SKBR3细胞株的增殖。

Nahta等研究发现,曲妥珠单抗耐药与IGF-1R/HER-2异源二聚体形成相关。IGF-1R激活导致耐药株中ERBB2磷酸化增加,应用IGF-1R抑制剂I-Ome-AG538可引起耐药株中HER-2的磷酸化降低。用抗IGF-1R抗体alpha-1R3干扰HER-2/IGF-1R异源二聚体形成后,可明显恢复耐药株对曲妥珠单抗的敏感性,而在曲妥珠单抗敏感细胞株中并没有观察到此种现象发生。Camirand等研究发现,同时靶向HER-2和IGF-1R对抑制肿瘤细胞生长有协同作用,该研究进一步证明IGF-1R信号活性与曲妥珠单抗的耐药相关。

虽然近来的临床前研究显示IGF-1R信号系统的激活与曲妥珠单抗耐药存在相关性,但是并没有相关临床证据。Kostler等对72例接受曲妥珠单抗治疗的HER-2过表达转移性乳腺癌患者,用IHC分析患者的IGF-1R表达与肿瘤临床特征、生物学特性和曲妥珠单抗疗效的相关性。结果显示,IGF-1R染色强度和模式与乳腺癌临床和生物学特征无关。单因素分析和多因素分析显示,治疗有效率、临床获益率、PFS、OS不依赖IGF-1R的表达。由此可见,虽然IGF-1R信号在曲妥珠单抗耐药中可能有一定的作用,但阐明两者之间的复杂关系仍需进一步的基础和临床研究。

五、抗体连接位点改变

Nagy等研究发现,曲妥珠单抗耐药株JIMT-1中膜黏蛋白4(membrane mucin 4,MUC4)表达明显增加,封闭了细胞表面HER-2与曲妥珠单抗的连接位点,阻断曲妥珠单抗与HER-2的连接,抑制MUC4后发现结合明显增加。Price-Schiavi等研究发现,MUC4/SMC(唾液酸黏蛋白)复合物能抑制曲妥珠单抗连接到乳腺癌细胞表面的HER-2。

尽管曲妥珠单抗的耐药机制多种多样,但是目前能够在临床上让乳腺癌患者从中获益的药物只有拉帕替尼和帕妥珠单抗,而且无论在HER-2阳性乳腺癌的一线治疗还是曲妥珠单抗耐药患者的治疗,或是新辅助治疗,两者均需要与曲妥珠单抗联合使用,即双靶向治疗。期待T-DM1和针对p95HER-2的单抗等能够尽快进入临床常规应用。

第八节 总 结

曲妥珠单抗是一种生物靶向制剂,经10年以上的临床应用证实其毒性作用和不良反应少,总体安全性良好,但其中较严重的毒性作用(尤其与蒽环类药物联合应用时)可能会影响心脏射血功能和增加CHF的机会。拉帕替尼可用于晚期乳腺癌的一线治疗和曾用曲妥珠单抗治疗的乳腺癌,其主要不良反应是腹泻和肝毒性。T-DM1相对于化疗加单靶向治疗,不良反应较少。在疗效方面,其在二线和二线以后使用已经成为新标准,一线治疗并未显示出优势。其他靶向药物的前景令人振奋,尤其是我国自主研发的吡咯替尼。

在没有曲妥珠单抗的时代,HER-2既是一个预后因子,也是一个预测因子。但是,由于抗HER-2药物不断涌现,HER-2阳性已经不再是不良预后的指标。目前该领域的主要热点是双靶向治疗、新药物的开发和安全用药。

(冯 喆 胡夕春)

参考文献

[1] 王研,李俊杰,狄根红,等. 曲妥珠单抗治疗141例人表皮生长因子受体2阳性乳腺癌的回顾性分析. 中华

肿瘤杂志,2010,32(11):864-867.

[2] Araki K, Fukada I, Yanagi H, et al. First report of eribulin in combination with pertuzumab and trastuzumab for advanced HER2-positive breast cancer. Breast, 2017,35:78-84.

[3] Arribas J, Baselga J, Pedersen K, et al. p95HER2 and breast cancer. Cancer Res, 2011,71(5):1515-1519.

[4] Baselga J, Carbonell X, Castaneda-Soto NJ, et al. Phase Ⅱ study of efficacy, safety, and pharmacokinetics of trastuzumab monotherapy administered on a 3-weekly schedule. J Clin Oncol, 2005,23:2162-2171.

[5] Baselga J, Cortés J, Kim SB, et al. Pertuzumab plus trastuzumab plus docetaxel for metastatic breast cancer. N Engl J Med, 2011,366(2):109-119.

[6] Baselga J, Fumoleau P, Verma S, et al. A phase Ⅱ trial of trastuzumab and pertuzumab in patients with HER2-overexpressing metastatic breast cancer that had progressed during trastuzumab therapy: all response data. Ann Oncol, 2008,19(Suppl 8):65.

[7] Blackwell KL, Pegram MD, Tan-Chiu E, et al. Single-agent lapatinib for HER2-overexpressing advanced or metastatic breast cancer that progressed on first- or second-line trastuzumab-containing regimens. Ann Oncol, 2009,20(6):1026-1031.

[8] Burris H 3rd, Yardley D, Jones S, et al. Phase Ⅱ trial of trastuzumab followed by weekly paclitaxel/carboplatin as first-line treatment for patients with metastatic breast cancer. J Clin Oncol, 2004,22(9):1621-1629.

[9] Burstein HJ, Keshaviah A, Baron AD, et al. Trastuzumab plus vinorelbine or taxane chemotherapy for HER2-overexpressing metastatic breast cancer: the trastuzumab and vinorelbine or taxane study. Cancer, 2007,110(5):965-972.

[10] Burstein HJ, Keshaviah A, Baron AD, et al. Trastuzumab plus vinorelbine or taxane chemotherapy for HER2-overexpressing metastatic breast cancer: the trastuzumab and vinorelbine or taxane study. Cancer, 2007,110(5):965-972.

[11] Burstein HJ, Sun Y, Dirix LY, et al. Neratinib, an irreversible ErbB receptor tyrosine kinase inhibitor, in patients with advanced ErbB2-positive breast cancer. J Clin Oncol, 2010,28(8):1301-1307.

[12] Campiglio M, Bufalino R, Sandri M, et al. Increased overall survival independent of RECIST response in metastatic breast cancer patients continuing trastuzumab treatment: evidence from a retrospective study. Breast Cancer Res Treat, 2011,128(1):147-154.

[13] Dang C, Lin N, Moy B, et al. Dose-dense doxorubicin and cyclophosphamide followed by weekly paclitaxel with trastuzumab and lapatinib in HER2/neu-overexpressed/amplified breast cancer is not feasible because of excessive diarrhea. J Clin Oncol, 2010,28(18):2982-2988.

[14] Dawood S, Broglio K, Buzdar AU, et al. Prognosis of women with metastatic breast cancer by HER2 status and trastuzumab treatment: an institutional-based review. J Clin Oncol, 2010,28(1):92-98.

[15] Di Leo A, Gomez H, Aziz Z, et al. Lapatinib (L) with paclitaxel compared to paclitaxel as first-line treatment for patients with metastatic breast cancer: a phase Ⅲ randomized, double-blind study of 580 patients. Proc Am Soc Clin Oncol, 2007,25(1):34s.

[16] Diéras V, Miles D, Verma S, et al. Trastuzumab emtansine versus capecitabine plus lapatinib in patients with previously treated HER2-positive advanced breast cancer (EMILIA): a descriptive analysis of final overall survival results from a randomised, open-label, phase Ⅲ trial. Lancet Oncol, 2017,18(6):732-742.

[17] Doi T, Shitara K, Naito Y, et al. Safety, pharmacokinetics, and antitumour activity of trastuzumab deruxtecan (DS-8201), a HER2-targeting antibody-drug conjugate, in patients with advanced breast and gastric or gastro-oesophageal tumours: a phase Ⅰ dose-escalation study. Lancet Oncol, 2017,18(11):1512-1522.

[18] Extra JM, Antoine EC, Vincent-Salomon A, et al. Efficacy of trastuzumab in routine clinical practice and after progression for metastatic breast cancer patients: the observational Hermine study. Oncologist, 2010,15(8):799-809.

[19] Gasparini G, Gion M, Mariani L, et al. Randomized phase Ⅱ trial of weekly paclitaxel alone versus trastuzumab plus weekly paclitaxel as first-line therapy of patients with Her-2 positive advanced breast cancer. Breast Cancer Res Treat, 2007,101(3):355-365.

[20] Geyer CE, Forster J, Lindquist D, et al. Lapatinib plus capecitabine for HER2-positive advanced breast cancer. N Engl J Med, 2006,355:2733-2743.

[21] Girish S, Gupta M, Wang B, et al. Clinical pharmacology of trastuzumab emtansine (T-DM1): an antibody-drug conjugate in development for the treatment of HER2-positive cancer. Cancer Chemother Pharmacol, 2012,69(5):1229-1240.

[22] Jeyakumar A, Younis T. Trastuzumab for HER2-positive metastatic breast cancer: clinical and economic considerations. Clin Med Insights Oncol, 2012,6:179-187.

[23] Kaufman B, Mackey JR, Clemens MR, et al. Tras-

tuzumab plus anastrozole versus anastrozole alone for the treatment of postmenopausal women with human epidermal growth factor receptor 2-positive, hormone receptor-positive metastatic breast cancer: results from the randomized phase Ⅲ TAnDEM study. J Clin Oncol, 2009,27(33):5529-5537.

[24] Kostler WJ, Hudelist G, Rabitsch W, et al. Insulin-like growth factor-1 receptor (IGF-1R) expression does not predict for resistance to trastuzumab-based treatment in patients with HER-2 overexpressing metastatic breast cancer. J Cancer Res Clin Oncol, 2006,132(1):9-18.

[25] Krop IE, Kim SB, Martin AG, et al. Trastuzumab emtansine versus treatment of physician's choice in patients with previously treated HER2-positive metastatic breast cancer (TH3RESA): final overall survival results from a randomised open-label phase Ⅲ trial. Lancet Oncol, 2017,18(6):743-754.

[26] Leyland-Jones B, Gelmon K, Ayoub JP, et al. Pharmacokinetics, safety, and efficacy of trastuzumab administered every three weeks in combination with paclitaxel. J Clin Oncol, 2003,21(21):3965-3971.

[27] Leyland-Jones B, Gelmon K, Ayoub JP, et al. Pharmacokinetics, safety, and efficacy of trastuzumab administered every three weeks in combination with paclitaxel. J Clin Oncol, 2003,21:3965-3971.

[28] Lin NU, Dieras V, Paul D, et al. Multicenter phase Ⅱ study of lapatinib in patients with brain metastases from HER2-positive breast cancer. Clin Cancer Res, 2009,15(4):1452-1459.

[29] Ma F, Li Q, Chen S, et al. Phase Ⅰ study and biomarker analysis of pyrotinib, a novel irreversible pan-ErbB receptor tyrosine kinase inhibitor, in patients with human epidermal growth factor receptor2-positive metastatic breast cancer. J Clin Oncol, 2017,35(27):3105-3112.

[30] Marty M, Cognetti F, Maraninchi D, et al. Randomized phase Ⅱ trial of the efficacy and safety of trastuzumab combined with docetaxel in patients with human epidermal growth factor receptor 2-positive metastatic breast cancer administered as first-line treatment: the M77001 study group. J Clin Oncol, 2005,23:4265-4274.

[31] Miles D, Im YH, Fung A, et al. Effect of docetaxel duration on clinical outcomes: exploratory analysis of CLEOPATRA, a phase Ⅲ randomized controlled trial. Ann Oncol, 2017,28(11):2761-2767.

[32] Mirtsching B, Cosgriff T, Harker G, et al. A phase Ⅱ study of weekly nanoparticle albumin-bound paclitaxel with or without trastuzumab in metastatic breast cancer. Clin Breast Cancer, 2011,11(2):121-128.

[33] Mukohara T. Mechanisms of resistance to anti-human epidermal growth factor receptor 2 agents in breast cancer. Cancer Sci, 2011,102(1):1-8.

[34] Nagy P, Friedlander E, Tanner M, et al. Decreased accessibility and lack of activation of ErbB2 in JIMT-1, a herceptin-resistant, MUC4-expressing breast cancer cell line. Cancer Res, 2005,65(2):473-482.

[35] Nielsen DL, Andersson M, Kamby C. HER2-targeted therapy in breast cancer. Monoclonal antibodies and tyrosine kinase inhibitors. Cancer Treat Rev, 2009,35:121-136.

[36] O'Shaughnessy JA, Vukelja S, Marsland T, et al. Phase Ⅱ study of trastuzumab plus gemcitabine in chemotherapy-pretreated patients with metastatic breast cancer. Clin Breast Cancer, 2004,5(2):142-147.

[37] Park YH, Park MJ, Ji SH, et al. Trastuzumab treatment improves brain metastasis outcomes through control and durable prolongation of systemic extracranial disease in HER2-overexpressing breast cancer patients. Br J Cancer, 2009,100(6):894-900.

[38] Perez EA, Barrios C, Eiermann W, et al. Phase Ⅲ, randomized study of first-line trastuzumab emtansine (T-DM1) ± pertuzumab (P) vs trastuzumab + taxane (HT) treatment of HER2-positive MBC: final overall survival (OS) and safety from MARIANNE. J Clin Oncol, 2017, 35 (15 Suppl):1003.

[39] Perez EA, Suman VJ, Rowland KM, et al. Two concurrent phase Ⅱ trials of paclitaxel/carboplatin/trastuzumab (weekly or every-3-week schedule) as first-line therapy in women with HER2-overexpressing metastatic breast cancer: NCCTG study 983252. Clin Breast Cancer, 2005,6(5):425-432.

[40] Perou CM, Sorlie T, Eisen MB, et al. Molecular portraits of human breast tumours. Nature, 2000, 406(6797):747-752.

[41] Robert N, Leyland-Jones B, Asmar L, et al. Randomized phase Ⅲ study of trastuzumab, paclitaxel, and carboplatin compared with trastuzumab and paclitaxel in women with HER-2-overexpressing met-astatic breast cancer. J Clin Oncol, 2006, 24 (18):2786-2792.

[42] Robert N, Leyland-Jones B, Asmar L, et al. Randomized phase Ⅲ study of trastuzumab, paclitaxel, and carboplatin compared with trastuzumab and paclitaxel in women with HER-2-overexpressing metastatic breast cancer. J Clin Oncol, 2006, 24(18):2786-2792.

[43] Rugo HS, Barve A, Waller CF, et al. Effect of a proposed trastuzumab biosimilar compared with trastuzumab on overall response rate in patients with

ERBB2 (HER2)-positive metastatic breast cancer: a randomized clinical trial. JAMA, 2017, 317 (1): 37-47.

[44] Slamon DJ, Leyland-Jones B, Shak S, et al. Use of chemotherapy plus a monoclonal antibody against HER2 for metastatic breast cancer that overexpresses HER2. N Engl J Med, 2001,344:783-792.

[45] Sorlie T, Perou CM, Tibshirani R, et al. Gene expression patterns of breast carcinomas distinguish tumor subclasses with clinical implications. Proc Natl Acad Sci USA, 2001,98(19):10869-10874.

[46] Tan-Chiu E, Yothers G, Romond E, et al. Assessment of cardiac dysfunction in a randomized trial comparing doxorubicin and cyclophosphamide followed by paclitaxel, with or without trastuzumab as adjuvant therapy in node-positive, human epidermal growth factor receptor 2-overexpressing breast cancer: NSABP B-31. J Clin Oncol, 2005,23(31): 7811-7819.

[47] Vogel CL, Cobleigh MA, Tripathy D, et al. Efficacy and safety of trastuzumab as a single agent in first-line treatment of HER2-overexpressing metastatic breast cancer. J Clin Oncol, 2002,20:719-726.

[48] Wang L, Zhang Q, Zhang J, et al. PI3K pathway activation results in low efficacy of both trastuzumab and lapatinib. BMC Cancer, 2011,11:248.

[49] Wardley AM, Pivot X, Morales-Vasquez F, et al. Randomized phase II trial of first-line trastuzumab plus docetaxel and capecitabine compared with trastuzumab plus docetaxel in HER2-positive metastatic breast cancer. J Clin Oncol, 2010,28(6):976-983.

[50] Wong KK, Fracasso PM, Bukowski RM, et al. A phase I study with neratinib (HKI-272), an irreversible pan ErbB receptor tyrosine kinase inhibitor, in patients with solid tumors. Clin Cancer Res, 2009,15(7):2552-2558.

[51] Xia W, Liu LH, Ho P, et al. Truncated ErbB2 receptor (p95ErbB2) is regulated by heregulin through heterodimer formation with ErbB3 yet remains sensitive to the dual EGFR/ErbB2 kinase inhibitor GW572016. Oncogene, 2004,23(3):646-653.

第六十一章

乳腺癌术后孤立性复发的放疗

早期乳腺癌临床试验研究组(EBCTCG)针对大型随机研究的 Meta 分析显示,尽管早期乳腺癌患者在保乳术后或乳房切除术后接受了辅助放疗,仍然有 5%~15% 的患者出现局部区域复发。根据初次治疗手术方法的不同,局部区域复发的患者可以归纳为两大类:保乳术后的局部区域复发,乳房切除术后的局部区域复发。局部复发,是指在患侧的乳房和胸壁,包括覆盖术后胸壁表面的皮肤再次出现肿瘤;区域复发是指患侧的淋巴引流区,包括腋窝、锁骨上及内乳区淋巴结出现肿瘤。局部区域复发是否伴有远处转移,其预后截然不同。通过常规检查确认不伴有远处转移的局部区域复发预后较好,经过补救性治疗有可能获得长期的局部控制和生存。这种不伴有远处转移的局部区域复发通常称为孤立性复发。据统计,孤立性局部区域复发约占全部复发的 70%。

第一节 保乳术后同侧乳房内复发的放疗

一、保乳术后局部复发的总体预后

保乳治疗后孤立性复发最常见的部位是同侧乳房,占全部孤立性复发的 60%~90%。超过 1/3 保乳手术后的乳房局部复发并不是体检发现异常,而是通过随访的影像学诊断,尤其是乳房 X 线检查发现的。同侧乳房内复发是一组异质性的群体,大体上可分为真复发和新原发两类。据英国研究分析 1 400 例患者的随访数据,15 年真复发率和新原发率分别为 11.8% 和 3.5%。两者可根据复发部位、组织学类型及分级加以鉴别。真复发与原发肿瘤位于同一象限,组织学类型相同,分级相同或升高。新原发与原发肿瘤位于不同象限,组织学分级不同。与新原发相比,真复发的发生较早,转移较多、较早,预后较差。

大多数局部复发患者可以接受挽救性乳房切除,所以总体预后好于乳房切除术后胸壁复发患者。另外有 5%~10% 的患者发现复发时范围已广泛,失去了手术机会,其预后类似于乳房切除术后胸壁弥散复发或炎性乳腺癌患者。可手术的孤立性复发患者通过挽救性乳房切除术可以获得 60%~90% 的 5 年局部控制率和约 85% 的总生存率。与胸壁复发患者高达 75% 的后续远处转移率不同,孤立性乳房复发后续的远处转移率在 40% 左右。影响复发患者生存率的主要预后因素包括初治时的临床病理特征(原发肿瘤组织学类型、分期)、复发距术后放疗的无病间期、复发时年龄、复发肿瘤组织学类型(浸润性癌、导管原位癌)、受体状态及腋窝淋巴结转移数目,以及有无挽救性乳房切除的指征等。虽然总体预后比乳房切除术后复发者好,但是来自 NSABP B-13、B-14、B-19、B-20、B-23 中 3 799 例 N0 期的保乳术后患者与未复发患者相比,即使是单纯的同侧乳房复发也带来远处转移概率显著增高和死亡风险明显增大。同侧乳房复发患者的 5 年无远处转移生存率和 OS 分别为 66.9% 和 76.6%;区域淋巴结复发者的 5 年无远处转移生存率和 OS 更低,分别为 27.8% 和 34.9%。单纯同侧乳房复发患者死亡风险在激素受体阳性和阴性患者中分别是未复发患者的 3.32 倍和 4.49 倍;而区域淋巴结复发患者死亡风险更高,在激素受体阳性和阴性患者中分别是未复发患者的6.43倍和19.84倍。这说明即使是预后相对好的同侧乳房内复发,局部复发在一定程度上提示存在全身疾病进展的先兆。

二、保乳术后局部复发的放疗

虽然挽救性乳房切除(可行即时乳房重建术)是主要的挽救性治疗措施,但其他局部治疗手段也在不断探索中,包括再次肿块扩大切除、肿块扩大切除配合全乳再次放疗,以及肿块扩大切除配合部分乳腺短程放疗等。再次保乳治疗的主要理论依据是复发患者的后续乳房局部复发比例为19%~50%,所以不是所有复发患者必须接受全乳切除。当然,这些探索都是相对小样本、高选择性的病例。德国放疗协会基于回顾性分析的数据拟定了再次保乳的病例选择标准。首先,保乳术后复发风险低,低复发风险的特征主要包括:年龄≥50岁,孤立性同侧乳房内复发,复发灶最大径<2~3 cm,乳腺影像学检查如B超、钼靶、MRI提示乳腺内单灶病变,初程治疗与复发间隔时间长(≥2年);其次,患者有再次保留乳房的意愿,倾向于补救性保乳术,并联合再程放疗;再次,补救性保乳手术技术上可行,预期乳房美容效果可接受。

再次治疗的放疗技术是很重要的考虑因素。当前,文献中关于同侧乳房内复发再程部分乳腺短程放疗的技术以组织间近距离治疗为主,仅有少数研究探讨了外照射和术中放疗技术实施的部分乳腺再程放疗。GEC-ESTRO回顾分析了217例患者,所有患者都接受了再次保乳术和再程近距离放疗,5年局部控制率达94.4%,OS达88.7%,3度并发症发生率为10%,4度并发症发生率(皮肤溃疡)为1%。美容效果好-优占85%。这一研究是当前关于再程放疗的最可靠证据。临床实践中建议采用与首次治疗不同的技术,如近距离插植或三维适形外照射,使得两次照射的靶区外正常组织高剂量区域不完全叠加,减少后期放射性损伤。

第二节 乳房切除术后局部区域复发的放疗

一、乳房切除术后局部区域复发的总体预后

根据不同的病期,有10%~30%的乳腺癌在接受根治术或改良根治术后会出现胸壁和区域淋巴结的复发,其中约2/3的患者为孤立性局部区域复发。胸壁复发是乳房切除术后最常见的复发部位,其次为锁骨上淋巴结,以及内乳淋巴结和腋窝淋巴结。在胸壁复发患者中,约30%同时合并区域淋巴结复发。绝大部分的复发发生在首次治疗后的5年以内。局部区域复发患者病程发展的另一项特点是其他部位的再次局部区域复发。与初次复发的规律相似,胸壁和锁骨上区也是再次复发最常累及的区域,其中以胸壁后续复发最常见,提示对淋巴引流区复发患者进行胸壁预防性照射的必要性。

乳房切除术后局部区域复发的总体预后远不如保乳治疗后单纯的同侧乳房内复发。与初治的可手术乳腺癌不同,局部区域复发患者的治疗策略对临床医生而言仍然是一项挑战。一方面,初始病期和复发的各项特征对复发患者的OS预后有很大的影响,虽然复发后的总体5年生存率为10%~50%,然而在预后好的亚组可以达到61%~72%;另一方面,即使经过积极的综合治疗,复发后的5年局部控制率仍徘徊在27%~75%,其中大部分文献报道为40%~60%。

与保乳术后局部复发相比,影响乳房切除术后胸壁和区域淋巴结复发的预后因素更复杂,主要原因是前者初次治疗的病期相对较早,手术和术后放疗规范较一致,而后者的初始病期和辅助治疗差异更多。影响复发后生存率的主要因素可以归纳为三大类:①初始病期、组织学特征;②辅助治疗;③复发灶临床特征和针对复发的治疗及近期疗效。原发肿瘤T分期越晚,腋窝淋巴结转移数目越多,复发的预后越差。其他因素如组织学级别、激素受体状态也有重要意义。Schmoor等发现,首次治疗时腋窝淋巴结是否累及、肿瘤组织学级别、原发灶的激素受体状况和无病间期长短是独立的预后因素。Willner等的回顾性分析发现,除以上因素外,原发

灶 T 分期和坏死也是独立的预后因素。大部分文献没有发现首次治疗手段对预后的影响。Nielsen 等分析丹麦乳腺癌协作组 82b/c 的资料，发现随机分入术后放疗组或随访组的患者复发后的预后没有差异。

复发灶特征影响预后的主要因素包括年龄，复发灶的部位、大小和数目，以及无病间期和激素受体。其中复发灶的部位和数目提示复发时的肿瘤负荷，无病间期反映肿瘤细胞增殖的活跃程度。复发灶部位中预后最好的是胸壁或腋下的单灶复发，多个单独结节次之，弥散复发或同时累及胸壁和区域淋巴结者最差。复旦大学附属肿瘤医院报道 255 例改良根治术或根治术后局部区域复发患者无病间期 1 年以内、1~2 年和 2 年以上的 5 年生存率分别是 18.2%、58.5% 和 74.3%，$P=0.00001$。在淋巴结复发患者中，有锁骨上淋巴结累及者生存率下降。激素受体状况对乳腺癌预后的影响已达到广泛的共识，但对其在复发患者中的意义探讨较少，可能因为很多早期资料缺乏受体测定。在 Wilner 等的报道中，145 例患者只有 57 例有激素受体资料，阴性和阳性者的 2 年生存率分别为 25% 和 79%，5 年生存率分别为 8% 和 33%。复旦大学附属肿瘤医院资料中，74.1% 的患者有激素受体测定，5 年生存率在阳性者和阴性者分别为 73.6% 和 20.6%，$P=0.00001$。说明复发患者如同初治患者，激素受体是十分重要的预后指标。

传统的观念认为复发患者一般是不可治愈的，局部复发可能是远处转移的先兆。然而，近 20 年来大量文献发现，局部区域复发患者的预后存在很大的异质性，其中部分患者可以在相当长的时间内没有远处转移的发生，有治愈的可能。Willner 发现，>50 岁、孤立胸壁或腋窝复发、无病间期 >1 年、原发灶为 T1-2N0 及复发灶局部控制良好的患者，2 年和 5 年生存率分别达 100% 和 69%。His 等发现，无病间期 >2 年、单一的胸壁复发灶直径 <3 cm 或手术切除者 10 年生存率达 72%。

二、乳房切除术后局部区域复发的治疗

（一）基本治疗原则

乳房切除术后胸壁和区域淋巴结复发的治疗目的是有效控制局部病变，尽可能减少或延迟后续远处转移的发生。总体治疗原则为包括手术切除（如果有手术可能）、放疗和全身治疗在内的多学科治疗。然而，多学科治疗的具体内容和次序因受既往已接受治疗的限制，特别是局部治疗受既往放疗的限制。

（二）乳房切除术后局部区域复发，既往未接受放疗

丹麦 82b/c 研究不仅奠定了乳房切除术后辅助放疗的地位，也明确了孤立性复发后手术与放疗的价值。随访中共发现 535 例孤立性复发，其中 440 例接受了挽救性局部治疗，包括单纯放疗 108 例，单纯手术 149 例，手术联合放疗 183 例。从长久的局部控制来看，单纯放疗优于单纯手术（49% 对比 32%），联合治疗优于单纯放疗（58% 对比 49%）。因此，手术和放疗联合是孤立性复发的最佳局部治疗。然而文献报道，约 1/3 的患者会出现再次的局部区域复发。如何在照射剂量、照射范围等方面优化放疗技术，以及更好地同其他综合治疗手段配合以提高局部区域复发性乳腺癌的局部控制率，是临床医生十分关注的问题。

对于胸壁复发，局部小野照射因为野外复发率高，在实践中已经摒弃，被预防性全胸壁照射取代。类似地，内乳区或锁骨上、下淋巴结复发时，不是只针对转移淋巴结局部照射，而是针对整个内乳区或锁骨上、下区照射。这种针对复发病灶所在局部或区域整体的照射称为累及野照射。中国台湾地区的回顾性研究分析了 115 例孤立性局部区域复发患者，其中 69 例接受了累及野放疗，46 例接受了累及野加选择性野放疗；除放疗外，其中 98 例还接受了手术治疗。随访结果显示，加选择性野照射不仅改善 DFS（52% 对比 39%，$P=0.011$），而且改善 OS（63% 对比 50%，$P=0.026$）。多因素分析显示，初诊时腋窝淋巴结阳性、组织学 Ⅲ 级、受体阴性、无病间期 <2 年、复发灶未手术，或仅累及野放疗，与 DFS 短或 OS 短显著相关。显然，对于乳房切除术后孤立性复发患者，仅累及野照射是不够的。实践中，当仅有胸壁局部复发时，选择性照射野以锁骨上、下区为主，其次是内乳区；当仅有内乳区或腋窝复发时，选择性照射野以全胸壁和锁骨上、下区为主；当仅有锁骨上、下区复发时，选择性照射野以全胸壁为主，其次是内乳区。需要特别指出的是，当区域复发部位不包含腋窝时，选择性照射野通常不包括腋窝；当胸壁局部和各区域均有复发时，只有累及野，无选择性野。

放疗的合理剂量也是复发患者治疗中的另一

个重要临床问题。基于乳腺癌细胞的放射敏感性,亚临床病灶需要给予 50 Gy/25～28 次的照射才能达到 90%以上的肿瘤控制。当存在较大病灶时,需要复发灶剂量追加至 60 Gy 及以上。进一步增加剂量是否改善局部控制?MDACC 的剂量递增研究提示,胸壁和区域(锁骨上、下区及内乳区)的剂量从 50 Gy 递增到 54 Gy,复发部位加量剂量从 10 Gy 递增到 12 Gy,总剂量从 60 Gy 增加到 66 Gy,并没有带来局部控制和生存的获益。因此,当前的标准放疗剂量仍然是累及野+选择性野 50～50.4 Gy/25～28 次,局部加量 10 Gy/5F。

(三) 乳房切除术后局部区域复发,既往已接受放疗

对于放疗后的复发,治疗上的选择有限。实践中,通常先给予全身治疗;若有可能完全切除,应给予手术,但应尽力避免手术造成显著的组织缺损或伤口延迟愈合。传统上,对于再程放疗的应用比较谨慎,主要担忧是增加正常组织并发症。

多项回顾性研究表明,对于高度选择的放疗后复发患者,再程放疗是可行的治疗选择。杜克大学、MDACC 等 8 家医院汇总分析了 81 例接受再程放疗的患者,其中 76% 接受了全胸壁照射,22% 接受了部分胸壁照射。再程放疗时,54% 的患者接受了同步加热或同步化疗。首程和再程放疗的中位剂量分别是 60 Gy 和 48 Gy,总剂量 106(74.4～137.5)Gy。随访结果显示,总体完全缓解率(CR) 57%;3 度皮肤感染、淋巴水肿及肺炎各 1 例。因而,从局部控制和不良反应来看,放疗后胸壁复发再程放疗是可行的,但与未放疗后复发补救放疗达到 90% 的 CR 相比,结果显然不够理想。

加热(热疗)配合局部放疗可以在一定程度上改善局部控制率。杜克大学的随机研究共入选 108 例表浅肿瘤患者,其中乳腺癌 70 例,随机分成单纯放疗($n=52$)、放疗联合热疗($n=56$)两组。结果显示,热疗组的完全缓解率显著高于单纯放疗组(66% 对比 42%,$P=0.02$),其中既往接受过放疗者获益更大(68% 对比 23%),然而热疗并未改善 OS;毒性方面,多数能够耐受,仅 1 例 3 度热灼伤。一项 Meta 分析也发现,热疗合并放疗可以将单纯放疗的局部控制率从 49% 提高至 59%。

为了避免出现严重不良反应,应该事先根据无放疗间隔、已发生的放疗晚期不良反应程度,以及局部-区域复发风险大小,谨慎决定再程放疗。若复发时无放疗间隔>2 年,胸壁的放疗晚期不良反应程度较轻,预计胸壁复发灶局部手术后复发风险仍较高,或不可切除时,可考虑再程放疗 45～50 Gy,但累积剂量应<100～110 Gy。

(四) 局部区域复发患者全身治疗的意义

从综合治疗角度,局部区域复发患者治疗的主要目的是通过有效控制局部疾病进展而达到控制远处转移,所以全身治疗的地位不可忽略。来自中国台湾地区的回顾性资料分析了 115 例孤立性局部区域复发患者,发现联合全身治疗的局部区域放疗较单纯放疗生存率显著提高(62% 对比 37%,$P=0.017$)。

全身化疗对于局部-区域性复发乳腺癌的意义逐渐明确。CALOR 随机研究结果提示,孤立性复发灶切除后辅助化疗改善了 DFS 和 OS,其中 ER 阴性患者有显著获益,DFS 和 OS 均显著提高。因此,推荐所有孤立性复发患者术后辅助化疗,尤其是 ER 阴性者。近期小样本研究提示,同期放化疗可能提高局部控制率,尚无资料明确证实同期化疗可以改善这些患者的生存率。在目前发表的唯一的前瞻性Ⅲ期临床研究中,Borner 等对激素受体阳性或未知、无病间期>1 年的患者比较在手术和放疗的基础上加入他莫昔芬或随访的生存率差别,发现虽然 5 年 OS 没有区别(76% 和 74%),但他莫昔芬的运用将 5 年 DFS 从 36% 提高至 59%。回顾性资料也证实内分泌治疗可以显著降低其他部位的后续复发。

临床实践中,下列情况需要考虑全身治疗:局部-区域病变较大或不可切除,但经全身治疗后病变缓解有可能变得可以切除者;孤立的局部区域复发在得到有效的局部治疗后,巩固化疗有可能改善 DFS 和 OS,应考虑化疗,尤其是复发病灶对内分泌治疗不敏感或无效者;激素受体阳性患者内分泌治疗,具有可持续治疗和降低再次复发率的价值;复发灶广泛乃至放疗难以覆盖完整的靶区;同期放化疗可以提高局部控制率;HER-2 阳性患者可以联合靶向治疗。与其他复发转移患者的治疗原则一致,应密切跟踪治疗方案的疗效,并适时调整治疗方案。推荐局部-区域复发患者参加前瞻性临床研究。

总之,乳房切除术后胸壁和同侧淋巴引流区复发的患者预后差异很大,预后良好的患者是存在的,对这部分患者应采取积极的局部治疗措

施,争取治愈。放疗技术的合理应用对于改善复发灶的局部控制、降低后续复发十分重要,全身治疗的价值对于局部-区域复发仍然有很大可拓展的空间。

(马金利)

参考文献

[1] 邵志敏,沈镇宙,徐兵河. 乳腺肿瘤学. 上海:复旦大学出版社,2013.

[2] Aebi S, Gelber S, Anderson SJ, et al. Chemotherapy for isolated locoregional recurrence of breast cancer (CALOR): a randomised trial. Lancet Oncol, 2014,15(2):156-163.

[3] Darby S, McGale P, Correa C, et al. Effect of radiotherapy after breast-conserving surgery on 10-year recurrence and 15-year breast cancer death: meta-analysis of individual patient data for 10 801 women in 17 randomised trials. Lancet, 2011, 378 (9804):1707-1716.

[4] Gentilini O, Botteri E, Veronesi P, et al. Repeating conservative surgery after ipsilateral breast tumor reappearance: criteria for selecting the best candidates. Ann Surg Oncol, 2012,19(12):3771-3776.

[5] Hannoun-Levi JM, Resch A, Gal J, et al. Accelerated partial breast irradiation with interstitial brachytherapy as second conservative treatment for ipsilateral breast tumour recurrence: multicentric study of the GEC-ESTRO Breast Cancer Working Group. Radiother Oncol, 2013,108(2):226-231.

[6] Harms W, Budach W, Dunst J, et al. DEGRO practical guidelines for radiotherapy of breast cancer VI: therapy of locoregional breast cancer recurrences. Strahlenther Onkol, 2016,192(4):199-208.

[7] Jones EL, Oleson JR, Prosnitz LR, et al. Randomized trial of hyperthermia and radiation for superficial tumors. J Clin Oncol, 2005,23(13):3079-3085.

[8] Kuo SH, Huang CS, Kuo WH, et al. Comprehensive locoregional treatment and systemic therapy for postmastectomy isolated locoregional recurrence. Int J Radiat Oncol Biol Phys, 2008,72(5):1456-1464.

[9] McGale P, Taylor C, Correa C, et al. Effect of radiotherapy after mastectomy and axillary surgery on 10-year recurrence and 20-year breast cancer mortality: meta-analysis of individual patient data for 8 135 women in 22 randomised trials. Lancet, 2014, 383(9935):2127-2135.

[10] Nielsen HM, Overgaard M, Grau C, et al. Locoregional recurrence after mastectomy in high-risk breast cancer—risk and prognosis. An analysis of patients from the DBCG 82 b&c randomization trials. Radiother Oncol, 2006,79(2):147-155.

[11] Skinner HD, Strom EA, Motwani SB, et al. Radiation dose escalation for locoregional recurrence of breast cancer after mastectomy. Radiat Oncol, 2013, 8:13.

[12] Smith TE, Lee D, Turner BC, et al. True recurrence vs. new primary ipsilateral breast tumor relapse: an analysis of clinical and pathologic differences and their implications in natural history, prognoses, and therapeutic management. Int J Radiat Oncol Biol Phys, 2000,48(5):1281-1289.

[13] Wahl AO, Rademaker A, Kiel KD, et al. Multiinstitutional review of repeat irradiation of chest wall and breast for recurrent breast cancer. Int J Radiat Oncol Biol Phys, 2008,70(2):477-484.

第六十二章

有远处转移乳腺癌的局部处理

从导致远隔部位转移能力而论,乳腺癌是最富于侵犯性和多变的肿瘤之一。在早期即可发生播散,临床上有时Ⅰ期乳腺癌尚未见到淋巴结转移之前,就可出现血行转移。以其发生的时间来看,应当把乳腺癌认为是系统性疾病。美国的一项研究报道,初诊即有转移的乳腺癌患者占初诊乳腺癌患者的6%~10%,而发展中国家明显要高于这个比例。根据ACS统计,初诊即有转移的乳腺癌5年生存率为16%~20%,中位生存期为18~24个月。不同转移部位的生存率也存在很大差异,软组织转移的5年生存率为41%,骨转移为23%,内脏转移为13%。以往指南将有远处转移性乳腺癌即Ⅳ期乳腺癌列为手术禁忌,但随着时间的推移和技术进步,有一些患者虽然有远处转移,但仍属于早期能手术处理的浸润性癌。

第一节 问题的提出与研究现状

一、适合局部治疗患者的特点

转移性乳腺癌即Ⅳ期乳腺癌是出现远隔部位转移的晚期乳腺癌。以往认为,此类乳腺癌是不能治愈的,因此以全身治疗为主,不主张借助局部治疗手段。之所以有这样的观点,是因为以往转移性乳腺癌患者确诊时,体内已有多个病灶,常累及多个器官,肿瘤体积较大,全身损害重,除了可检测的病灶外,还有一些亚临床病灶,并且此类患者年龄较大,还有严重的并发症,预期患者的生存时间不长。只有在出现脊髓压迫、心包填塞、严重胸腔积液、病理性骨折等情况时,才考虑应用局部治疗措施。

国外学者对比初诊即有远处转移的乳腺癌患者和复发远处转移的乳腺癌患者,发现初诊远处转移组患者的中位生存时间比复发转移组要长。特别是近几年,由于医学影像学的发展,CT、MRI检查分辨率的提高和普及,以及PET-CT的应用,在临床中可以发现一些早期的转移性乳腺癌患者,有些患者仅有1~3处转移,仅累及单个器官,而且转移肿瘤体积较小、全身损害较轻,并对全身治疗敏感性好。根据以上分析,在初诊即有转移的乳腺癌患者中,有一些为早期能手术的浸润性乳腺癌,这类患者是不是也可以采取类似根治性手术的局部治疗措施,从而达到延长生存期、提高生活质量的目的,本章就该问题进一步探讨。

哪些初诊即有转移的患者适合局部治疗,目前并不十分清楚。目前研究倾向于,雌激素敏感的肿瘤、骨转移、疾病负担低或是那些对治疗反应好的患者最有可能从原发肿瘤的治疗中获益。Rapiti等发现,手术对乳腺癌骨转移和其他部位转移患者的死亡率没有显著影响。根据转移部位对研究人群分层后发现,手术对仅骨转移患者的生存获益特别明显($HR=0.2$,95% CI:0.1~0.4,$P<0.001$),而其他转移部位则无统计学意义。Babiera等研究发现了类似的效果,即手术仅对骨转移患者有效。Shien等发现,手术只对年龄<50岁且无内脏转移的患者提高生存率有益处。相反,Blanchard等发现,即使在骨转移患者中也没有发现手术的益处。Le

Scodan等发现，初诊有广泛转移的乳腺癌患者也会从局部治疗中获益，即使初诊时患者有一些不好的症状(如内脏或多处转移等)。根据他们的经验，局部治疗与仅有骨转移的乳腺癌患者生存率提高没有明显相关性。也有一些文献显示，与有内脏转移的患者相比，仅有骨转移的乳腺癌患者初诊时激素受体多为阳性，其对全身治疗反应较好，生存期更长。需要注意的是，必须非常谨慎地看待这些矛盾的结果，因为它们是回顾性研究中亚组分析的结果。关于对一线化疗的反应，没有足够的临床证据表明是否患者对化疗有良好反应才应手术。或者反过来说，手术是否只有当全身治疗未能控制疾病时才应施行。Hazard等认为，如果手术的益处来自局部症状的控制，那么就不能确定转移和原发灶对全身治疗有反应的患者是否会从手术切除原发灶中获益。他们的研究发现，无论是否进行手术切除原发肿瘤，胸壁症状控制后患者的生存率均得到改善($HR=0.415,P<0.0002$)。Le Scodan等最近的一项分析认为，根据初诊有转移的乳腺癌患者对一线全身治疗的反应情况，其中全身治疗无法控制的患者最有可能从局部治疗中获益。

二、指南对这个问题的看法

Annals of Oncology 期刊认为，转移性乳腺癌需要一个多学科团队共同治疗，包括内科、放疗、外科、影像科、姑息治疗专家、心理治疗师等。绝大多数转移性乳腺癌的治疗是姑息性治疗，主要治疗目标是改善生活质量，并有可能提高生存率。

1. 姑息性放疗常见的适应证

(1) 骨转移：当患者出现疼痛、进行病理性骨折、神经系统并发症时。

(2) 脑转移瘤：立体定向放疗可应用于单一或少数转移灶的患者，可以获得同样良好的局部控制率和低于全脑放疗的不良反应。

(3) 其他：对于全身情况良好、转移性有限的转移性乳腺癌患者，也可以进行根治性放疗。

(4) 局限性病灶：《NCCN指南》认为，以下临床局限性病灶适用手术、放疗±热疗(就热疗达成3类共识)或局部化疗(如鞘内注射甲氨蝶呤)。

1) 首选局部治疗：①脑转移灶；②软脑膜转移灶；③脉络膜转移灶；④胸腔积液；⑤心包积液；⑥胆道梗阻；⑦尿路梗阻；⑧即将发生的病理性骨折；⑨病理性骨折；⑩脊髓压迫。

2) 可以考虑局部治疗：①局限性、有疼痛的骨转移或软组织转移灶；②胸壁病灶。

2. 最新《NCCN指南》对于远处转移的手术治疗观点

(1) 转移性乳腺癌与原发肿瘤未经治疗的患者，首选全身治疗。

(2) 有以下症状者可以考虑在全身治疗后行相应手术，如皮肤溃疡、出血、真菌感染及疼痛并发症。

(3) 通常手术只在局部肿瘤可以完整切除，且其他部位的病变短期内不会威胁生命的情况下进行。

(4) 放疗可作为手术的替代方案。

上述是治疗的主要原则，并没有对手术治疗的具体问题给出明确答案，原因是没有高级别的临床研究证据。

三、支持手术的观点

正如指南所说，相对其他实体肿瘤而言，乳腺癌化疗、内分泌治疗以及靶向治疗等效果较好，Ⅳ期乳腺癌的中位生存期相对较长。在此过程中，如果不对病灶进行处理，随着肿瘤的生长，经常会出现皮肤溃疡、出血、感染、疼痛等严重的局部并发症，对患者的生理和心理带来严重的打击。因此，对这类患者病灶的手术治疗不仅可起到控制局部症状的作用，还对改善患者生活质量具有重要意义。

切除原发肿瘤有利于其他转移性恶性肿瘤患者生存率的提高。两项Ⅲ期随机对照试验比较单独药物治疗与药物治疗加肾切除治疗转移性肾细胞癌，结果表明原发肿瘤切除后，患者有明显的生存获益。目前已知，原发肿瘤切除可提高患者生存率的肿瘤有胃癌、黑色素瘤、结肠癌和卵巢癌。但是，每种转移性肿瘤的生物学特性、对全身治疗的反应和生长动力学都有很大差异。因此，即使在相同的情况下，一种肿瘤的治疗方案也不适合完全应用于乳腺癌患者，但可以提供参考。

首先，对于原发病灶、孤立转移灶及区域淋巴结转移，化疗、内分泌治疗、生物治疗或者放疗都不如手术切除能更有效地消除肿瘤负荷。切除或照射原发肿瘤可以降低总的肿瘤负荷，提高化疗的效果，阻止原发肿瘤继续通过血液播散，而这些循环肿瘤细胞正是转移灶形成的重要来源。有部分学者认为，原发肿瘤是唯一持续的转移灶的来源，而转移灶再行全身播散的可能性比较小。总肿瘤负荷如机体中存在肿瘤细胞的总数，对影响患者生存发挥重要作用,因为转移部位和转移灶的多寡与患者生存密切相关。手术切除肿瘤可以减少从原发肿瘤中产生的促进转移灶生长的炎性因子、促血管生长因子等。有研究表明,循环肿瘤细胞和肿瘤干细胞均可能来自原发肿瘤,因此可以减少上述两种细胞的数量,并且可以减少有化疗抵抗性细胞的产生,提高化疗、内分泌治疗,以及靶向治疗等全身治疗的疗效。此外,有报道称,从转移性上皮癌患者转移灶分离的循环肿瘤细胞的染色体异常情况与其原发瘤一致,表明循环肿瘤细胞来自原发肿瘤。

其次,切除原发肿瘤会使得转移灶对化疗更加敏感。其原理是通过诱导血管生成激增(增加肿瘤的血管化和药物的渗透),去除了坏死组织和非血管化肿瘤细胞(这些细胞对化疗和放疗不敏感),通过从原发肿瘤中消除乳腺癌干细胞,可限制化疗抵抗细胞株的出现。

第三,去除原发肿瘤有助于恢复免疫力和改善营养状况。事实上,某些肿瘤包括乳腺癌,可能是由于肿瘤细胞分泌的细胞因子诱导免疫抑制状态,影响转移性疾病病程的进展。Danna 等在小鼠模型中发现,原发肿瘤通过免疫抑制因子的释放可影响转移性肿瘤的病程进展。去除原发肿瘤,即使存在转移灶的情况下,可以促进免疫应答的恢复。

第四,手术治疗或完全性放疗可有效防止不受控制的胸壁症状出现。术后放疗的前瞻性随机试验表明,胸壁和淋巴结放疗可以延长接受他莫昔芬或化疗且淋巴结阳性患者的生存期。这表明转移性乳腺癌的局部治疗可以改善患者的生存并对患者的全身治疗有影响。如不控制局部肿瘤,那么该肿瘤就可能是全身转移性肿瘤播散的来源,削减全身治疗的有效性。一项研究的结论支持上述观点,即在肿瘤切除后未放疗,增加了局部的复发率,而且患者 15 年生存期较接受放疗组更短。此外,一项随机对照试验表明,局部复发是远处播散的预测因素之一。前面提到的 Hazard 等的研究发现,手术对胸壁症状控制起到较好的作用,这表明局部治疗对患者生存的影响可能是通过较好的局部症状控制。因此,至少存在这两种机制:一是去除原发肿瘤减少肿瘤负荷,减少肿瘤细胞的播散;二是较好的局部控制。事实上,这些机制也是相关联的,因为不受控制的局部病变也可成为全身肿瘤播散的来源。

四、反对手术的观点

相反的争议也存在。有学者认为,手术切除原发肿瘤会影响微转移灶的生长动力学,加速转移的形成。其原因是手术损伤可能加速去除了血管生成的抑制和(或)释放生长因子和免疫抑制因子,特别是手术创面可能会释放生长因子。此外,手术切除原发肿瘤会使体内循环肿瘤细胞数量持续增加,加速其复发和转移灶的形成或扩大。Retsky 等研究发现,手术切除原发灶可加速淋巴结阳性患者的术后复发,该结果可用上述理论解释。手术和麻醉也会引起免疫抑制等不利因素,即改变了肿瘤免疫系统。也有一些试验和临床发现提出一个新的观点,认为手术切除肿瘤会扰乱肿瘤转移或代谢稳态,加速转移过程。但目前没有研究确定是哪些生物学和临床特征可以让患者可能从手术中获益,以及如何更好地整合手术和化疗的关系。然而,目前的回顾性研究并不支持这种观点。

五、主要的回顾性研究

切除转移性乳腺癌的原发肿瘤的研究很多,多数样本量不大。其中有几项代表性的回顾性研究认为,对Ⅳ期乳腺癌原发病灶的局部处理可以带来生存率获益。Khan 等对 1990~1993 年美国国家癌症数据库(NCDB)的 16 023 例Ⅳ期乳腺癌患者进行分析表明,57.2% 的患者接受了乳腺癌原发病灶切除(保乳或全切),肿瘤完整切除且切缘阴性患者的总体生存率比未手术者提高 39%;如果不考虑切缘情况,保乳患者的总体生存率可提高 12%,全切患者提高 26%。

Gnerlich 等对 1988~2003 年 SEER 数据库中 9 734 例Ⅳ期乳腺癌患者进行分析,其中 47% 的患者接受了手术治疗,接受手术患者的中位生存期明显比未手术的患者长。在随访结束时仍生存的患者中位生存期分别为 36 个月和 21 个月($P<0.001$),手术可以使Ⅳ期患者的死亡风险降低 37%。此外,即使患者在随访过程中死亡,手术患者比非手术患者的生存时间也要长(分别是 18 个月和 7 个月)。作者认为,手术切除原发灶对比仅行化疗者有更好的生存获益,特别是手术切缘阴性的患者。

Ruiterkamp 等对荷兰南部地区 1993~2004 年 15 769 例患者进行了回顾性研究,其中包括 728 例初诊即有远处转移的患者,占总人数的 5%。在初诊即转移的患者中,有 40% 的患者对原发灶进行了手术治疗,并随访至 2006 年 1 月。结果表明,接受原发灶手术切除治疗的患者平均生存时间明显长于未手术组(分别为 31 个月和 14 个月),5 年生存率为 24.5% 和 13.1%($P<0.0001$)。多变量 Cox 回归分析年龄、确诊时间、TNM 分期、转移灶数目、放疗、化疗等,发现手术是影响患者生存率的独立影响因素($HR=0.62$,95% CI:0.51~0.76)。因此 Ruiterkamp 等认为,初诊即有远处转移的乳腺癌患者,手术切除原发灶可降低死亡率 40%。

Blanchard 等回顾性研究 16 401 例乳腺癌,有 807 例初诊即有远处转移,其中 395 例生存期>90 天入选研究。手术组(242 例)和非手术组(153 例)比较了临床和肿瘤特征、手术、生存率等。作者发现,手术组患者年龄较大,大多数为白种人,多数患者激素受体为阳性,原发灶较小,转移部位少,内脏很少累及。手术组中位生存时间为 27.1 个月,非手术组为 16.8 个月($P<0.0001$)。多因素分析手术、年龄、种族、激素受体状态、转移灶数目、有无内脏转移等,发现手术是提高患者生存期的独立影响因素($P=0.006$)。

也有回顾性分析持相反观点。Golshan 等对美国 NCCN 1997~2007 年的 1 048 例患者进行回顾性分析,其中 609 例远处转移的乳腺癌患者入选。入选患者分为两组:手术+化疗组;仅化疗组。两组患者 ER、HER-2 状态、转移部位数目等无显著差异。研究发现,手术组并没有明显提高生存时间(分别为 3.5 年和 3.4 年)。

此外,其他研究机构也进行了较小规模的研究,人数为 147~728 例,如贝勒医学院、华盛顿大学和 MD Andersen 癌症中心,研究结果较一致认为,Ⅳ 期乳腺癌患者手术切除原发肿瘤可以使患者受益。在 MD Andersen 癌症中心的研究中,手术切除原发肿瘤并没有显著改善患者生存率,与没有接受手术的患者相比,$HR=0.5$(95% CI:0.4~0.8)。在贝勒医学院的研究中,接受手术组的相关死亡 $HR=0.7$($P=0.0059$)。Morrow 等最近报道,在纪念斯隆-凯特琳癌症中心,乳房切除术后患者症状控制率从 41% 下降至 25%,同时乳房切除术施行的比例从 34% 上升至 66%。Leung 等的研究报道称,接受手术患者的中位生存期为 25 个月,未接受手术患者为 13 个月($P=0.004$)。然而,在多因素分析中考虑化疗影响时,外科手术不再对患者的生存率有显著影响。Cady 等认为,病例选择性偏倚可能是手术使患者受益的主要原因之一。

在 2018 年 ASCO 大会上公布了国内中山大学 SYSBTC-001 研究结果。该多中心、真实世界的研究回顾性分析了 2001 年 9 月~2017 年 9 月共 353 例初诊Ⅳ期乳腺癌患者。结果发现,局部手术对患者的生存获益没有影响,但发现 Ki-67 较高者似乎更能从局部手术中获益。

尽管评估手术对转移性乳腺癌患者生存期的文献日益增多,而且结果较为一致,但手术能否延长生存期仍存在争议。原因是许多数据局限于单一研究机构的系列研究,患者基线特征不一致,结果有明显偏移。入选病例多数是年轻、孤立转移、肿瘤较小或者仅有骨或软组织转移(而不是内脏转移),此类一般情况好的患者更容易被选择进行乳腺癌原发病灶的切除。此外,虽然难以衡量,但从文献中可以看出患者大多数是年轻已婚、来自欧洲、有较好的医疗保障。解决上述问题的最好方法就是要在前瞻性试验中建立良好的随机原则。

六、放疗与其他局部处理方法

(一)术后辅助放疗

放疗与外科相辅相成,是乳腺癌局部治疗的一项重要手段。放疗可以有效缓解转移灶引起的症状,如骨转移患者的止痛和病理性骨折、脊髓压迫的预防;脑转移患者降低颅内高压,减轻或长期缓解转移灶引起的神经定位症状,改善患者带病期内的生存质量,并延长部分患者的生存时间。因此,在初诊即有转移的乳腺癌的治疗中,放疗作为一种重要的姑息治疗手段,发挥着积极的作用。

但目前在多因素分析中还不清楚放疗是否是影响患者预后的因素。关于转移性乳腺癌患者放疗的研究不多,而且疗效不完全一致。国外学者在对美国 NCDB 数据分析时并没有将原发灶局部治疗与远处转移灶的放疗分开。Khan 的研究纳入了 16 023 例患者,其中 5 806 例患者接受了放疗,但没有说明放射部位是乳房还是胸壁、骨或转移灶等。日内瓦的研究报道,接受手术的患者特别是保乳手术的患者,更有可能接受局部放疗。266 例患者接受了放疗,其生存有显著提高,但作者没有说明放疗是仅仅辅助治疗还是仅对转移灶的治疗。在日内瓦的研究,以及 SEER 的研究中,手术加放疗比单独手术的人数要多。SEER 的研究还表明,同等剂量的放疗在乳房切除手术组和保乳手术组的中位生存时间分别是 24 个月和 31 个月。该研究提示,手术和放疗都是提高患者生存率的重要手段。Gnerlinch 的研究发现,手术组中有 41% 的患者接受放疗比非手术组中有 34% 患者接受放疗的死亡风险降低（$HR=0.83$）。Ruiterkamp 等研究认为，局部放疗（locoregional radiotherapy）与患者的生存率提高无关。Le Scodan 等在研究中发现，单纯手术治疗的 30 例患者的中位生存期为 26 个月，3 年生存率为 46%（95% CI：29.60%～63.60%）；单独局部放疗的 249 例患者的中位生存期为 31 个月，3 年生存率为 41.5%（95% CI：35.50%～47.90%）；手术后放疗组的 41 例患者的中位生存期为 39 个月，3 年生存率为 52.6%（95% CI：37.60%～67.20%）（$P=0.07$）。然而，进行上述类似研究必须谨慎进行，特别要注意选择性偏移。

术后放疗的益处还不十分清楚。几项随机试验支持全乳房放疗，作为辅助治疗已显示良好的结果。原发肿瘤手术后进行局部放疗也让越来越多的医生感兴趣，放疗也成为一个积极局部治疗方法。

（二）完全性局部放疗

完全性局部放疗（exclusive loco regional radiotherapy）是转移性乳腺癌局部治疗的一种可选择方式，同时对保留乳房有优势。Le Scodan 回顾性研究了局部治疗对初诊即有转移乳腺癌患者生存率的影响，其中包括完全性局部放疗的评估。在 581 例纳入的患者中，261 例未接受局部治疗，320 例接受了局部治疗，其中 249 例患者（78%）接受了完全性局部放疗，41 例患者（13%）接受手术＋局部和放疗，30 例患者（9%）仅接受手术治疗。接受局部治疗与不接受局部治疗的 3 年生存率分别是 43.4% 和 26.7%。可见局部治疗是独立的预后影响因素，在局部治疗中局部放疗发挥了重要作用，也提示完全性局部放疗对原发肿瘤的治疗是有效的治疗手段。

（三）转移灶的放疗

乳腺癌骨转移较为常见，而且其自然病程较长。在患者的生存期内，如何提高患者的生存质量、减轻其痛苦有着重要的现实意义。在骨转移的治疗中，虽然药物治疗具有一定的疗效，但从控制疼痛的角度讲，放疗是效率高、见效快的手段。对骨破坏严重患者放疗常可防止病理性骨折的发生，同时还可以有效治疗椎骨转移等造成的脊髓压迫症。当然放疗的这些价值都以靶病灶比较局限为前提，对于非常广泛的转移应用放疗是不合适的。

放疗方法包括体外照射与放射性核素治疗两类。①体外照射：是骨转移姑息治疗的常用有效方法。体外照射的主要适应证：有症状的骨转移灶，用于缓解疼痛及恢复功能；选择性用于负重部位骨转移的预防性放疗，如脊柱或股骨转移。②放射性核素治疗：对缓解全身广泛性骨转移疼痛有一定疗效，但是有些核素治疗后骨髓抑制发生率较高，而且恢复较缓慢，约需 12 周，可能会影响化疗的实施。因此，放射性核素治疗的临床使用应充分考虑选择合适的病例和恰当的时机。放疗缓解骨痛的有效率为 70%～90%，其中 50%～60% 患者的骨痛可以完全缓解。其机制可能与肿瘤退缩后骨膜张力减低有关。值得注意的是，放疗缓解骨痛的显效需要一定的时间。因此，对于在放疗明显显效前的患者及放疗不能完全控制疼痛的患者，仍然需要根据患者的疼痛程度使用止痛药，以及必要的双膦酸盐治疗，可以使用负荷剂量。

对于肺部有多个转移灶、一般情况较好的患者，除全身化疗外，还可以放疗。由于肺部对射线耐受性差，放疗以姑息性治疗为主，且治疗中应尽量保护正常的肺组织，放射野尽量小，照射剂量不宜过高。中等剂量照射不仅能控制病灶发展，必要时还留有再次治疗的机会。

放疗可以解除肿瘤压迫、消退黄疸、减轻疼痛，是除手术以外的另一种有效的局部治疗手段。肝脏对射线耐受较差，大剂量易引起放射性肝炎。

脑转移的致命性很强，预后较差，应及时治疗。伴有临床脑转移症状的患者一经确诊即应予以皮质激素对症治疗，然后行全脑照射。国外学者报道，全脑照射对脑转移的有效率为 60%，中位生存时间只有 4～6 周。对于孤立性脑转移患者，或者其他部位转移已经得到控制的单发脑转移患者可以考虑手术治疗，再进行放疗。研究证实，与单独应用放疗相比，手术切除病灶后再进行全脑放疗可以更有效地推迟复发，并可能获得更好的生存机会。但多发脑转移仍然以放疗为标准治疗。术后放疗可以显著减少局部复发（从 85% 减至 21%），延长患者的生存时间（从 11.5 个月延长到 21 个月）。在脑转移患者中，不论是单独放疗还是手术都属于姑息性治疗范畴。好在经过这样的治疗后，患者生存时间的首要决定因素一般不是脑转移的复发，而是脑外转移灶的进展及治疗相关毒性所致。

X 线刀、伽玛刀等立体定向放疗技术的价值还没有完全肯定。立体定向放射外科的优势在于可以避免全脑放射对中枢神经系统的毒副作用，虽然疗效不及预想的好,但对于不能耐受手术的患者而言,仍不失为一种选择。接受立体定向放疗的患者,其中位生存时间为 9 个月,较接受手术加放疗者短,但比不治疗和采用单独放疗者长。对于直径＜3 cm 的病灶,这些放疗方法有可能替代手术治疗,但目前仍不能替代全脑照射。

肿瘤播散引起脊髓压迫是肿瘤的急症之一,通常表现为疼痛、感觉异常、运动障碍和括约肌功能失常。一般予以放疗即可。但出现下列情况,则应先行椎板切开减压后再行放疗,例如脊髓压迫是由于椎体不稳引起;在放疗期间由于病情进展而引起脊髓压迫等。

(四) 其他治疗

几项前瞻性随机试验比较了放疗与放疗＋热疗用于局部晚期/复发肿瘤和原发性乳腺癌胸壁复发患者的疗效,尽管研究结果存在异质性,近期一项经严格质量控制的系列分析仍证实,放疗＋热疗在局部肿瘤缓解和局部肿瘤控制持续时间方面均优于单用放疗,但总生存率没有差异。给予局部热疗对技术的要求较高,需要专业的人员和设备(如监控温度和处理可能的组织灼伤)。因此,专家组建议热疗的应用仅限在接受过适当培训、有专业人员和设备的治疗中心开展。增加热疗在专家组中引起了相当的讨论和争议,因而被定为 3 类推荐。

此外,微波治疗、高强度超声、激光、射频消融、冷冻、动脉插管化疗加栓塞治疗等均具有杀伤肿瘤的作用,这些治疗方法应用于适当的早期转移患者也可达到缓解症状的目的,结合其他治疗手段,可以有效缓解疼痛,恢复患者活动能力,并能用于部分放疗效果不佳的患者。但目前还不能肯定这些措施确实可以延长患者生存时间。

第二节 手术相关问题

一、原发灶手术时机

最佳手术时机还是一个有争议的问题。虽然大部分医师认为,尽早手术会使患者受益更多。这样的观点缘于原发肿瘤与转移灶的生物学特征。首先,原发肿瘤可能会产生新的转移灶;其次,手术切除原发肿块会使远处转移灶血管生成增加,从而增加其对化疗的敏感性;第三,去除原发肿瘤可减轻肿瘤负荷,全身治疗会更加有效,因为去除了坏死和非血管化的肿瘤区域也是去除了对药物反应不佳的区域,减少了对化疗药有抵抗细胞系的产生。然而,临床研究并不能完全支持上述理论。

Bafford 等的研究认为,手术只会使得那些诊断转移前已采取手术的患者受益。诊断转移后手术的患者,其生存率与非手术组患者相似。Hazard 等研究显示,在 64 例非手术患者中,有 10 例延期进行了姑息性手术。结果表明,这 10 例患者和其他 54 例患者总体生存率没有显著性差异,表明延迟手术并没有使患者受益。Cady 等观察到,在化疗前后或者同时手术都会使患者生存获益。同时发现,化疗在手术前或手术在化疗前,两组患者的生存率没有显著差异。

国内学者认为,如果将目标病灶先行手术切除或局部放疗,然后再做全身药物治疗,很可能让全身的亚临床病灶在一个痛苦的、昂贵的、实际上是无效的全身治疗中不断蔓延进展。所以,为了让解救治疗能够更好地"跟着自己的疗效走",新辅助治疗显效后如果能手术切除,应该尽快进行外科手术。理由有两个:①肿瘤在新辅助治疗过程中可能出现继发性耐药,导致肿瘤再次生长,从而丧失手术切除的机会;②已经有研究表明,对于这部分患者仅进行化疗和放疗等非手术治疗,其局部复发的风险要明显高于手术,影响患者的生活质量。

Rao 等对 MD Anderson 癌症中心的相关数据进行重新分析,以确定手术的最佳时机。根据患者的诊断和第一次手术间隔,将患者分为 3 组,在诊断后 3～8.9 个月或稍后时间接受手术的患者可得到较好的无进展生存期。此结论受到许多学者的质疑。分析原因之一,早期手术组的患者没有立即确定为转移性疾病,可能会延迟全身治疗。

综上所述,手术时机问题的相关研究结论还不明确,是化疗显效后马上手术还是再过一段时间,还是先手术再化疗? 需要今后的研究关注。

二、手术方式与切缘

Khan 等直接研究了不同手术方式的疗效差异,结果表明生存率的差异完全由手术切缘的病理状态决定,而与手术方式如部分乳房切除或全乳房切除无关。切缘阳性患者中,行部分乳房切除和全乳房切除的 3 年生存率相似(分别是 26.4% 和 26.1%);在切缘阴性患者中,行部分乳房切除和全乳房切除的 3 年生存率相似(分别是 34.7% 和 35.7%)。其中全乳房切除组的切缘阴性率比部分乳房切除术组高。同样,在 Ruiterkamp 针对初诊即有远处转移的乳腺癌病例进行系统评估,发现手术切除原发灶,特别是切缘阴性,是提高患者生存率的最重要的独立影响因素。这项研究还发现,年龄小、原发灶体积较小、只有一处转移灶患者的生存率较高。由于所纳入的研究多是非随机对照研究及研究目的限制,并未对化疗对手术的影响进行亚组分析。

手术切缘阴性是局部治疗有效的关键因素,不仅对未转移乳腺癌,对转移性肿瘤也是如此。在美国 NCDB 数据分析中,也发现切缘阴性患者比切缘阳性患者生存期更长。而且在切缘阴性患者中行全乳切除者比部分行乳房切除者多,这也证明 NCDB 分析结果中切缘阴性是全乳切除患者的生存率和疗效较好的原因。手术切缘阳性与未手术组患者生存率无明显差异,全乳切除与更大范围的手术生存率相当。在日内瓦的研究中,发现初诊有远处转移的乳腺癌患者,原发灶行根治性切除、切缘阴性,与未行手术者相比,死亡风险降低 40%;且全乳切除患者较部分乳房切除患者的生存期更长。然而,荷兰的一项研究表明,保乳手术与乳房切除术患者的整体生存期没有显著差异。

三、腋窝淋巴结清扫术

在初诊即远处转移的患者中,接受腋窝淋巴结清扫术的比例为 24%~77%。目前腋窝淋巴结清扫术对患者预后的影响研究不多,术后腋窝淋巴结区放疗益处的研究也不多。以往腋窝淋巴结清扫术只是将病理结果作为分期依据,但一项纳入近 3 000 例,包括 6 项随机对照试验的非转移性乳腺癌的 Meta 分析表明,腋窝淋巴结清扫术可以提高患者 5% 的平均生存率。在 NCDB 研究中,淋巴结受累程度与生存时间无显著相关性,但接受全乳切除妇女(多数会行淋巴结清扫术)的生存期更长。由此可推断,淋巴结清扫术有可能对生存优势有贡献。有几项研究认为,未进行淋巴结清扫术可能是肿瘤复发的原因,未清扫的淋巴结中存有肿瘤细胞,很可能是肿瘤复发的来源。Kahn 的研究认为,乳房切除的同时行腋窝淋巴结清扫术有助于提高患者生存率,这个结论也被其他研究所证实。在日内瓦的研究中,有 24% 的患者行腋窝淋巴结清扫术,结果手术切缘阴性和腋窝淋巴结清扫的患者有更大的生存获益($HR=0.2$)。荷兰的一项研究分析也认为,腋窝淋巴结清扫会使患者获益,但该研究仅随访到治疗后 1 年,远期效果和生存率尚不清楚。从逻辑上讲,如果原发灶局部切除是有益、有效的,那么腋窝淋巴结也应该进行清扫,但现有的研究仍未能对这个问题给出明确回答。

四、不同转移部位的区别

乳腺癌患者转移部位、转移灶大小、多寡等不同,其治疗方法和预后也明显不同。对 NCDB 数据库的研究显示,仅有一个远处转移的患者比有多个转移灶患者接受乳房切除术的概率更大。手术治疗与转移灶的部位有关,如骨及软组织转移患者手术的概率(61.7%)与内脏转移者(52.7%)明显不同。同样,波士顿的一项研究显示,肝和中枢神经系统转移也是不良的预测因子($HR=1.59$ 和 2.05,$P=0.015$)。一般来讲,中枢神经系统的转移预后很差,肝转移的预后也较差,肺转移预后稍好,一般骨、淋巴结、软组织转移预后相对较好。

一项研究采用多变量分析,确定了 4 个独立的协变量与患者的预后相关:①手术切除原发灶(阴性切缘,$HR=0.61$,$95\% CI$:$0.58\sim0.65$);②全身治疗(化疗 $HR=0.72$,$95\% CI$:$0.68\sim0.76$);激素治疗($HR=0.73$,$95\% CI$:$0.69\sim0.78$);③转移部位(2 处 $HR=1.25$,$95\% CI$:$1.18\sim1.32$);④转移性疾病的类型(软组织 $HR=0.75$,$95\% CI$:$0.71\sim0.78$)。

美国华盛顿大学的一项研究也支持类似的结论。多变量分析表明,只有骨转移患者死亡风险较低($HR=0.76$,$95\% CI$:$0.58\sim0.98$),而内脏转移患者风险较高($HR=4.57$,$95\% CI$:$2.20\sim9.49$)。

针对乳腺癌转移灶治疗的研究不多,有些研究采用对原发肿瘤进行手术,对转移灶采取放疗等局部处理方法。然而,在转移性胃癌、卵巢癌、肾癌和结肠癌中,切除原发肿瘤及转移灶的效果是肯定的,而且部分已写入指南,值得借鉴。

五、转移灶的处理时机与方法

在目前研究中,对于初诊即转移的乳腺癌患者手术效果评价的临床研究多是对原发灶切除后对患者生存时间影响的研究,对转移灶手术方法等研究较少,临床上也因初诊转移患者多是晚期,标准的治疗只采用化疗,而忽视了对转移灶的研究。国外现有的指南也是不分原发灶,仅针对转移瘤的治疗推荐。因为结直肠癌肝转移研究比较多,效果确切,本文借鉴其经验,以肝脏为例,对乳腺癌转移灶的处理进行探讨(各部位转移灶的治疗见相关章节)。

约有15%初诊即有远处转移的乳腺癌患者其转移仅累及肝,这其中又有1/3患者肝中仅有一处转移。目前,所见报道的乳腺癌肝转移手术治疗的报道不多,并且研究的样本数比较少,5年生存率较低,且报道的结果不一。单纯采用化疗、内分泌治疗等全身治疗方法的效果并不理想,有报道称全身治疗有效者最长中位生存时间仅15个月,5年生存率为3%。因此,对仅有肝转移的患者进行手术切除转移灶有可能控制病情,切断肿瘤级联转移的途径,并有可能阻断其他脏器发生转移。

(一) 手术指征与影响因素

传统观点认为,如果左右半肝均有转移灶、肿块数目>3个、肿块直径>5 cm或10 cm或者伴有肝外转移者不适于行肝切除术。由于肝脏外科技术的进步,手术已成为比较安全的治疗方法,而且转移性肝癌多不伴肝硬化,肝储备功能好,即使肝手术切除范围偏大,术后出现肝功能衰竭的可能性也不大。

在2008版《中国结直肠癌肝转移诊断和综合治疗指南》中,对手术的适应证及禁忌证概括如下,可供参考。手术切除的适应证:①结直肠癌原发灶完全切除(R0);②根据肝解剖学基础和病灶范围,肝转移灶可完全切除,且要求保留足够的肝功能,肝残留容积≥30%(异时性肝转移)或50%(同时性肝转移行肝转移灶和结直肠原发灶同步切除);③患者心、肺功能等一般情况允许,没有不可切除的肝外病变。禁忌证包括:①术后残余肝容量不够;②结直肠癌原发灶不能取得R0切除;③患者心、肺功能等身体状况不能耐受手术;④出现广泛的肝外转移。国内专家共识也指出,随着技术的进步,肝转移灶的大小、数目、部位,以及分布等已不再是判断结直肠癌肝转移患者是否适宜手术的决定因素。该指南认为,能否达到根治性切除以及手术的安全性才是应该被考虑的两个最重要的因素。在肝功能正常情况下,手术如果能达到R0切除(切除后切缘镜下无癌细胞残留),且剩余肝体积在25%~30%,那么手术则是可行的。为了不遗留病灶,部分研究者在切除过程中采用术中超声检查方法。有学者认为,切缘距肿块>1 cm会提高生存率。也有研究认为,在保证切缘阴性的情况下,较小的切缘与较宽的切缘相比,预后无明显差异,并不能因术前估计切缘不到1 cm而视为手术禁忌证。肝切缘达到多宽才能实施R0切除,仍需进一步探讨。

肝转移合并肝外转移是传统的手术禁忌证。在结肠癌的治疗中,Elias等报道111例结直肠来源的转移性肝癌同时伴肝外转移行同期手术,其中77例(占69%)R0切除,5年生存率为29%,提示肝外转移并不降低5年生存率。在乳腺癌肝转移合并肝外转移的研究中,肝转移灶切除前存在骨、肝周淋巴结或腹腔淋巴结转移灶者,手术治疗后5年生存率为16%,低于手术前肝外转移灶被切除或全身治疗后已完全消退者的5年生存率25%,更低于无肝外转移灶者的5年生存率43%。尽管如此,选择手术治疗者的生存率仍高于仅采用姑息或全身治疗者。在选择合适病例的基础上,手术预期能达到R0切除且肝外转移灶对化疗敏感,术后能得到有效治疗的肝转移癌以及伴有肝外转移的病例也适合行手术切除。

在国外研究中,认为R0切除、切缘阴性是最重要的因素,其他相关因素有激素受体状态、对化疗的敏感性、肿瘤血运情况、转移灶的数目等。

肝转移灶数目往往提示肿瘤扩散的程度。目前认为,转移灶数目的增加并不增加手术病死率及并发症发生率。因此,转移灶数目>3~4个并非手术的绝对禁忌证。而Imamura等对131例结直肠癌肝转移手术病例回顾性分析后指出,肝转移灶1~3个、4~9个和≥10个的患者5年生存率分别为51%、46%和25%。因此,该研究提示,只要肝转移灶<10个,手术治疗会对患者生存率有积极影响。

肝转移灶对化疗的敏感性也是影响手术效果的因素之一。多数转移性乳腺癌患者在术前接受了全身化疗。在一项65例患者的研究中,55例化疗后肝转移灶部分缓解(PR)患者接受手术后的中位生存期为40个月,5年生存率为42%;10例稳定(SD)和进展(PD)患者的中位生存期分别为10个月和6个月,5年生存率分别为21%和18%。因此,作者对化疗后为SD或PD的转移性乳腺癌患者不主张手术。术前的化疗也为手术能否有效提供了参考和时间。

(二)肝转移灶手术时机与手术方式

许多临床医师对手术时机也存在一些顾虑,如果同期进行肝切除,那么是否同期手术病死率和并发症的发生率会增高,且微小肝转移灶可能会被漏诊。如果延期行肝转移灶切除,那么肝转移灶在诊断到术前这段时间从而发生二次转移,从而失去肝切除机会。

国外一项研究表明,有3个因素与乳腺癌肝转移患者预后差密切相关:①术前对化疗的反应性不良;②肝切除时发现肝外转移;③ R2切除。研究表明,同期手术与分期手术安全性相当,且预后亦相似,因此手术时机的选择取决于患者的具体情况,如手术耐受力,原发肿瘤与转移性肝癌的部位、大小,切口的位置是否有利于肝切除的术野暴露等。

手术方式是选择肝段切除还是非解剖性肝段切除,Sarpel等回顾性分析了183例(1987~2007年)接受手术切除的结直肠癌肝转移患者的临床资料,其中89例接受非解剖性肝段切除,94例接受解剖性肝段切除,两组的中位生存时间分别为91.2个月和66.5个月($P=0.357$);围术期死亡率分别为0和3%($P=0.890$)。因此,作者认为只要能完整切除转移灶,不必追求解剖性肝段切除。

(三)不可切除转移性肝癌的外科治疗

通常将不可切除的转移性肝癌定义为:70%以上的肝脏或6个肝段以上受累,以及肿瘤侵犯门静脉分支及肝静脉。现在的观点认为,可先行新辅助化疗,待肿瘤缩小后再行手术切除。Bismuth等的一组系列研究表明,术前化疗有益于降低肝转移灶的肿瘤分期,能使更多的原先被评估为不可切除的转移性肝癌重新获得外科根治的可能。

第三节 前瞻性研究的进展与展望

一、回顾性研究的不足

有远处转移乳腺癌的局部处理是临床中遇到的重要问题,特别是手术对初诊即有转移乳腺癌患者的疗效,对今后制定临床治疗指南至关重要。国内外学者都意识到该问题的重要性,也进行了大量的临床研究,其中回顾性分析样本总数已达25 000例以上,且 $HR>0.6$。但研究存在明显的不足。首先是研究多为单中心研究,不是随机对照研究;其次入选病例个体间差异大,入选病例的手术时间、手术方式不一致,因选择性的偏移而使分析结果的可信度降低。

目前,这些观察性研究的结果存在两种可能性:①在诊断之初就预计到对原发灶的局部治疗会使患者生存获益;②有一个明显和一致的选择性偏倚驱动研究者应用局部治疗,因此所选择的患者导致高生存率。目前,所有的回顾性研究都或多或少存在选择偏倚。临床决策似乎能够较确切地确定哪些患者会有较好的预后,因为在多数文献中可发现手术或完全放疗和已知改善预后的因素之间存在关联。事实上,在研究的样本中大多数患者年轻,50%患者肿块处于T1-2期,转移灶多局限于单个部位,如淋巴结、骨及软组织转移,而不是内脏转移。当进行由其他预后因素作为协变量的多变量分析时,上述偏差可减小。然而,即使这种方法也不会考虑那些未记录的预后因素或医生主观的预后评估,例如患者对一线化疗的应答情况等。Cady等建议,对手术和非手术组进行病例匹配,可减少或消除明显的生存优势。同样,Leung等发现在考虑化疗因素时,手术相关的生存获益不再明显。Le Scodan等在去除生存期<6个月的患者之后,观察到手术患者的生存获益。同样,局部治疗有利于接受化疗的患者(加或不加内分泌治疗),其日常体能状态与局部治疗相关。此外,局部治疗后晚期死亡的风险较低(诊断后≥1年),提示局部治疗可以改善患者的生存率,这种影响来自治疗分配的偏倚。手术是比较积极治疗方式的代表,在手术的同时往往也进行

积极的全身治疗,从而转化为更好的生存获益。因此,在几项研究中患者更可能在手术切除原发肿瘤的同时接受放疗或化疗。尽管如此,Le Scodan 等研究记录了紫杉类和新的芳香化酶抑制剂的使用,但并没有分组。

此外,还有许多问题未解决,例如初诊已远处转移的患者是否可以再细化,其中哪类患者适宜手术。Le Scodan 在其综述中也提到这个问题。已发表的文献可能会给我们一些提示,但目前尚不清楚 ER 阳性、仅骨转移、全身损害轻或是化疗药反应良好的患者,他们是否可更好地从手术切除原发与转移灶的治疗中获益。Rapiti 的研究表明,手术对骨转移与其他部位转移的乳腺癌患者的死亡率没有影响。然而,根据转移部位进行分层研究后发现,初诊即有骨转移的乳腺癌患者较治疗后复发骨转移患者的生存率高,但在其他转移部位没有发现相同现象。Shien 等发现,手术仅对年龄<50 岁、没有内脏转移的患者有益。相反,Blanchard 在仅骨转移的患者群中未发现手术的益处。Le Scodan 报道,初诊即有广泛转移的乳腺癌患者也可以从局部治疗中获益。还有一些研究显示,仅有骨转移的患者与有内脏转移的患者相比,激素受体阳性、化疗药反应性较好的患者生存率更长。对于一线化疗方案,没有可靠的临床证据表明,患者对化疗较好的反应性是手术治疗的推荐指征,也没有研究认为化疗反应不佳后应该手术治疗。

二、已有前瞻性临床试验的启示

土耳其 NCT00557986(MF07-01)临床试验研究手术对初诊有转移乳腺癌患者生存率的影响,是一项Ⅲ期、多中心、随机对照临床试验。入选标准为:初诊有转移乳腺癌患者,原发肿瘤可以被完整切除,患者身体状况可以行相应方案治疗,可以进行前哨淋巴结活检。排除标准为:在初诊即有肿块部位的出血、坏死等情况,患者全身情况差,双侧乳房都有乳腺癌,之前有其他肿瘤或转移瘤的病史,对侧腋窝可扪及淋巴结,不愿意参与试验者。所有患者接受全身治疗。①手术组,接受完整切除原发肿瘤(根治或保乳手术);如果淋巴结活检有转移,需行腋窝淋巴结清扫术;对于保乳治疗的患者还需进行 30 天全乳放疗,术后可行辅助治疗。②非手术组,仅当患者出现局部症状时采取手术治疗。观察的主要指标是总生存率,次要指标是无进展生存期和生存质量等。每 6 个月随访一次,直至病情出现新进展或患者死亡,随访检查指标为肿瘤标记(CA 15-3 和 CEA 等),以及影像学方法对远处转移灶进行评估。此外,该项试验还采用 SF-36 问卷来评估患者的生存质量。该试验共入组符合条件的 274 例患者,其中手术组 138 例,非手术组 136 例。手术组的死亡风险比非手术组低($HR=0.66$,95% CI:0.49~0.88,$P=0.005$)。计划外的亚组分析显示,在 ER/PR 阳性($HR=0.64$,95% CI:0.46~0.91,$P=0.01$)、HER-2/neu 阴性($HR=0.64$,95% CI:0.45~0.91,$P=0.01$)、年龄<55 岁($HR=0.57$,95% CI:0.38~0.86,$P=0.007$)、单纯骨转移($HR=0.47$,95% CI:0.23~0.98,$P=0.04$)的患者中,手术组的死亡风险低于非手术组。

在该试验中,对Ⅳ期乳腺癌患者的前期手术没有观察到 36 个月生存率的改善。然而,更长的随访研究(中位数 40 个月)显示,中位生存率有统计学意义显著改善。该试验也提示,当手术作为初诊转移乳腺癌患者的一种治疗选择时,医疗工作者必须考虑其年龄、身体状态、并发症、肿瘤类型和转移性疾病负担,例如 HR 阳性、HER-2 阴性、单发骨转移和年龄<55 岁的患者可以从初始手术治疗中获益。另外,多发转移患者初始接受手术治疗的预后更差。

美国 Dana Farber 癌症中心的 TBCRC 013 临床试验是一项多中心前瞻性研究,主要评估Ⅳ期乳腺癌患者原发灶手术治疗对生存期的影响。共纳入 112 例Ⅳ期乳腺癌患者,接受系统治疗(包括化疗和内分泌治疗)后,临床医生评定疗效,其中 85%属于临床有效,15%患者系统治疗无效。然后将 94 例患者分为两个队列,其中 39 例(43%)患者进行局部手术治疗,另外 51 例(57%)患者继续全身系统治疗。研究发现,无论属于乳腺癌哪种分子分型,手术一般在确诊乳腺癌后 6~7 个月内施行。对化疗有反应者接受手术治疗与不接受手术相比,其生存期均无明显改变,全身系统治疗无反应的患者预后明显较临床显效组差。但是,手术并未改善全身系统治疗显效患者的预后。同时还需要考虑的问题是,患者入组时完全由临床医生根据患者临床表现综合判断决定。

MF07-01 和 TBCRC 013 试验是两项相似却又似乎矛盾的研究。MF07-01 的外科局部治疗在前,综合治疗在后,旨在外科减瘤后再行综合治疗。结果提示,外科降低肿瘤负荷可能会对后续综合治疗产生积极作用；而 TBCRC 013 综合治疗在前，有效后再选择外科局部处理，旨在全身治疗有效的情况下进行乳腺癌原发病灶的切除。结果提示，乳腺癌多发转移病灶同时存在，因而乳腺癌病灶局部手术治疗在全身治疗获益的情况下并不能改善晚期乳腺癌患者的预后。

ABCSG-28 POSYTIVE 是一项前瞻性随机多中心Ⅲ期试验，通过比较手术加全身治疗和仅全身治疗对初诊Ⅳ期转移性乳腺癌患者中位生存期的影响。针对的人群是组织病理学证实单侧或双侧乳腺癌及初诊转移的患者。纳入标准：年龄≥18岁，东部肿瘤合作组织（ECOG）评分 0~2 级，任何大小的可手术乳腺癌，转移部位可通过影像学评估确定，不强制对肿瘤部位活检。排除标准：患有炎性癌症、脑转移瘤，以及不适合全身麻醉和手术的患者，没有原发性转移性乳腺癌影像学证据的患者，继发或以往患过恶性肿瘤的患者。A 组（手术组）包括标准保乳手术或乳房全切加腋窝分期和系统治疗；B 组（非手术）系统治疗。患者根据分期、受体情况、HER-2 情况、转移部位和一线治疗方案进行分层分析。总生存被定义为主要研究终点，次要终点为远处转移和局部进展时间。在分组后 2 年内每 3 个月进行一次总生存的评估，之后每 6 个月进行一次随访，随访包括临床、影像学、实验室检查等。使用欧洲癌症研究和治疗组织（EORTC）生活质量问卷（QLQ-C30）和 EORTC QLQ-BC23 进行调查。生活质量问卷在随机分组前进行一次，在之后随访期间每 6 个月进行一次。

2011~2015 年，该试验共纳入 90 例以前未接受治疗的Ⅳ期乳腺癌患者，随机分配到原发肿瘤手术切除、随后全身治疗（A 组）和全身治疗（B 组）。中位随访时间为 37.5 个月。A 组的患者 cT3 乳腺癌较多（22.2% 对比 6.7%）、cN2 分期多（15.6% 对比 4.4%）。结果显示，A 组中位生存期为 34.6 个月，而 B 组为 54.8 个月（$HR=0.691$，95% CI：0.358~1.333，$P=0.267$）；远期进展时间，A 组为 13.9 个月，B 组为 29.0 个月（$HR=0.598$，95% CI：0.343~1.043，$P=0.0668$）。

前瞻性Ⅲ期临床试验 ABCSG-28（POSYTIVE）得出的结论是，不能证明手术切除使原发Ⅳ期乳腺癌患者获益。

印度 NCT00193778（TATA）试验是一个开放标签随机对照临床试验，主要目的是评估局部治疗对初诊转移性乳腺癌生存率的影响。入选标准：初诊转移性乳腺癌患者且预期生存 1 年以上，既往未接受过肿瘤治疗，年龄＜65 岁，心脏和肝功能正常可耐受蒽环类化疗。排除标准：不能接受蒽环类为基础的化疗，＞2 处内脏转移，多处肝转移且肝功能异常（SGOT/SGPT 超出正常的 4 倍），局部静止或进行性疾病或系统性进行性疾病，化疗完成后的溃疡/蕈样/出血需要手术，化疗完成后预期生存期＜6 个月，由于转移性疾病而不适合麻醉的患者。随机分为手术组（改良根治或保乳术±放疗）和非手术组（内分泌、系统化疗），病情进展后按标准治疗。分层因素包括远处转移位置、转移灶数量（2~3 个对比＞3 个）、激素受体情况。主要指标是总生存率和无疾病进展生存，次要指标是 VEGFR、血管抑素、内皮素等指标和生存质量。每 3 个月随访一次，临床体检及影像学检查，评估生存及局部或远处转移情况。

2005 年 2 月~2013 年 1 月，该试验共入组 350 例，其中手术组 173 例（局部治疗），非手术组 177 例（非局部治疗）。数据截至 2013 年 11 月，中位随访 23 个月（IQR=12.2~38.7 个月），有 235 例死亡（局部治疗 118 例，无局部治疗 117 例）。中位总生存期手术组为 19.2 个月（95% CI：15.98~22.46 个月），非手术组为 20.5 个月（95% CI：16.96~23.98 个月），$HR=1.04$（95% CI：0.81~1.134，$P=0.79$）。手术组相应的 2 年总生存率为 41.9%（95% CI：33.9%~49.7%），非手术组为 43.0%（95% CI：35.2%~50.8%）。该试验提示，对一线化疗有反应的初诊转移乳腺癌患者，局部手术治疗不会影响患者的总生存期，不提倡手术作为此类患者常规治疗的一部分。

埃及的一项前瞻性随机对照研究入组 57 例患者，随机分为原发灶手术组（27 例）与非手术组（30 例）。多因素分析发现，体力评分是一个重要的因素，转移部位和骨转移的数量都非常重要。结果提示，外科手术可以增加转移性乳腺癌患者的总生存率，并且具有较好 ECOG 评分和单骨转移患者更可能从手术中获益。

2017 年 ASCO 大会公布了日本的一项正在进行的随机对照临床试验 JCOG1017 PRIM-BC。该研究设计与 TBCRC 013 研究类似，首先筛选对系统治疗敏感的Ⅳ期乳腺癌患者，再随机分为原发灶切除+系统治疗和单纯系统治疗。主要研究终点为总生存，已完成 307 例患者入组，但最终研究结果尚未公布。

针对已发表的前瞻性临床研究的 Meta 分析提示，在共计 857 例的患者分析中，总生存没有统计学差异($HR=0.84, 95\% CI: 0.61\sim1.15$)。

综上所述，对于Ⅳ期乳腺癌患者，局部治疗是否能使患者获益仍然存在争议。肿瘤的生物学特性和全身系统治疗对患者预后的影响较手术更大。初治Ⅳ期乳腺癌原发病灶的手术干预主要目的在于缓解症状，综合治疗方案的选择才是治疗的关键。原发病灶的手术干预主要目的是缓解症状，原发病灶是否手术干预目前尚需具体问题具体分析。对于部分预后较好的Ⅳ期乳腺癌患者，不排斥"R0"局部手术干预，尤其是肿瘤负荷小、预后好的患者，局部手术干预可以改善患者生活质量，并在一定程度上提高患者生存率。

三、展望

一些新的肿瘤标记是否也可以作为确定转移性乳腺癌能否手术的指标，值得今后探讨，如循环肿瘤细胞(circulating tumor cell, CTC)。也有一些研究发现，循环肿瘤细胞数的升高与转移性乳腺癌的预后有较强的相关性，即在治疗前循环肿瘤细胞数是转移性乳腺癌患者的独立预警因素。同样，治疗后如果循环肿瘤细胞数下降说明治疗显效，减轻了患者体内的肿瘤负荷。

外科手术在乳腺癌治疗中是否有明确的疗效，近几年相关研究报道较多，也使得传统观点越来越受到置疑，但能达到Ⅰ～Ⅱ类证据的临床试验尚没有。目前认为，总肿瘤负荷对患者的生存起至关重要的作用。原发肿瘤也被认为是另一个转移灶，因为肿瘤本身有肿瘤干细胞存在，有自我播散的特性，即意味着肿瘤可以持续地在局部扩散，而不是仅仅扩散到其他脏器。这也可解释一种临床现象，原发灶的增长速度比转移灶要快。基于上述考虑，手术切除应是正确的选择。至少在可以预见的未来，尚无有效的化疗、内分泌治疗、生物治疗或者放疗能够比手术切除更有效地消除乳腺癌的原发病灶及区域淋巴结转移。因此，目前乳腺癌治疗策略仍然是以外科手术为主的综合治疗，无论从提高生存率还是改善生活质量方面来看，外科手术在乳腺癌的多学科治疗中仍占有重要地位。

(李恒宇　林　健　盛　湲)

参考文献

[1] 沈镇宙,邵志敏.乳腺肿瘤学.上海:上海科学技术出版社,2004.

[2] 许剑民,钟芸诗,秦新裕.2008 版中国结直肠癌肝转移诊断和综合治疗指南(草案)解读.中华胃肠外科杂志,2009,12(4):333-336.

[3] Abo-Touk NA, Fikry AA, Fouda EY. The benefit of locoregional surgical intervention in metastatic breast cancer at initial presentation. Cancer Res J. 2016,4(2):32-36.

[4] Ali D, Le Scodan R. Treatment of the primary tumor in breast cancer patients with synchronous metast-ases. Ann Oncol, 2011,22:9-16.

[5] Badwe R, Hawaldar R, Nair N, et al. Locoregional treatment versus no treatment of the primary tumour in metastatic breast cancer: an open-label randomised controlled trial. Lancet Oncol, 2015,16(13):1380-1388.

[6] Barbara AP, Nabil W, Amylou CD, et al. Metastasectomy and surgical resection of the primary tumor in patients with stage Ⅳ breast cancer. Ann Surg Oncol, 2010,17(9):2419-2426.

[7] Cardoso F, Bedard PL, Winer EP, et al. International guidelines for management of metastatic breast cancer. J Natl Cancer Inst, 2010,102(7):456-463.

[8] Fitzal F, Bjelic-Radisic V, Knauer M, et al. Impact of breast surgery in primary metastasized breast cancer: outcomes of the prospective randomized phase Ⅲ ABCSG-28 positive trial. Ann Surg, 2018, doi:10.1097/SLA.0000000000002771.

[9] Gennari R, Audisio RA. Surgical removal of the breast primary for patients presenting with metastases—where to go? Cancer Treat Rev, 2009, 35(5):391-396.

[10] Soran A, Ozmen V, Ozbas S, et al. Randomized trial comparing resection of primary tumor with no surgery in stage Ⅳ breast cancer at presentation: protocol MF07-01. Ann Surg Oncol, 2018,13(Suppl 1):1-9.

第六十三章

复发转移性乳腺癌综合治疗的评述

第一节 复发转移性乳腺癌的科学认识

一、复发转移性乳腺癌的发病及治疗现状

最新资料显示,乳腺癌发生率以1.5%年增长率持续增高,全世界每年乳腺癌新发病例为138万,年死亡病例为45.8万,其中新确诊的乳腺癌患者中4%~6%为转移性病变,而早期患者即便综合应用手术、化疗、放疗、内分泌治疗、分子靶向治疗等手段,仍只可治愈50%左右的患者。其中腋窝淋巴结转移阴性患者复发转移率为30%,腋窝淋巴结转移阳性患者复发转移率为70%,这些复发转移的患者,无疑将进入几乎不可治愈的解救治疗阶段。

复发转移性乳腺癌的治疗与早期乳腺癌不同,因为早期术后乳腺癌患者病情、病期较为接近,可以开展大量的临床试验研究,治疗策略可以建立在大量循证医学Ⅰ级证据的基础之上。简单地讲,"早期乳腺癌的治疗可以遵循循证医学的研究结果执行"。而对于晚期转移性乳腺癌患者的治疗策略,由于患者的病情严重程度差异较大,转移部位可多可少,脏器受累可轻可重,伴随症状各有不同,基础疾病干扰较多,治疗周期一般较长,治疗的个体化需求较高,即便国内外学术机构推荐了一些"晚期复发转移性乳腺癌治疗指南和共识",也很难为临床医生广泛接受。因此,国际乳腺癌专家组曾撰文感慨地认为"复发转移性乳腺癌的治疗是一门艺术"。

二、复发转移性乳腺癌的治疗目的和内容

理念和思想是指导临床医疗实践的关键,一个理念陈旧、思路混乱的乳腺专科医生一定很难处理好复发转移性晚期乳腺癌。对于复发转移性乳腺癌的治疗,必须时刻认识到两个重要问题:①转移性乳腺癌已经是一种全身播散性疾病,几乎不可治愈;②延长生存期、改善生活质量是转移性乳腺癌最切实的治疗目的。因为只有明确了这两个重要问题,才能科学、人文地处理好晚期乳腺癌患者。下面我们将依据《NCCN乳腺癌指南》、国际专家组共识,结合晚期乳腺癌的临床经验和总结,就复发转移性乳腺癌诊治流程的诸多内容分别进行评述。

第二节 复发转移性乳腺癌的病情评估

一、完整的病历资料采集

尽快明确患者是否出现乳腺癌的复发转移,如确诊为复发转移,需明确复发转移的部位、严重程度等,同时制订治疗策略。完整的患者病情资料采集通常包括如下内容:①月经状态和合并疾病;②原发肿瘤的完整病史,包括肿瘤生物学特点、既往诊治

经过、末次随诊情况；③复发转移肿瘤的诊治经过，包括复发转移的持续时间及部位、既往治疗方案及疗效；④详尽的体格检查；⑤完整的血液及生化检查，肿瘤标记检测；⑥胸部X线片或CT，腹部超声或CT、MRI检查，以尽快明确有无内脏转移；⑦中枢神经系统CT/MRI检查，通常在伴有症状时推荐；⑧PET-CT对于常规检查无法确诊的转移病灶有着重要的参考价值，其对乳腺癌复发转移诊断的灵敏度、特异度都>90%，特别是对孤立的局部复发或远处转移病灶的界定，因为这些患者可以从更为积极的多学科综合治疗中获得长期生存的可能；⑨最大可能获得转移性肿瘤病灶的ER、PR、HER-2、Ki-67检测结果，特别是在既往原发灶无法提供这方面信息时；⑩对于HER-2阳性，预计将接受蒽环类药物、抗HER-2靶向药物治疗的患者，要进行心脏功能评估；⑪循环血肿瘤细胞检测已经显示出对判断患者预后、疗效评估等方面的价值，但目前还处在临床试验阶段。

二、转移病灶的穿刺活检

在完成了充分的肿瘤影像学检查，明晰了肿瘤的转移范围后，对可疑部位的病理学穿刺活检通常是必需的。这考虑到以下多个因素：①鉴别重复癌；②对转移事件的最权威证据；③无论是内分泌治疗还是分子靶向治疗，都需要明确ER/PR状态和HER-2状态。已有的研究证明，目前所有检测技术都存在一定的假阴性，并且自上次检测后，肿瘤细胞接受了辅助治疗干预，或者经历一定时间的生长过程，可能会出现受体表达状态改变，而这种细胞受体表型的改变将直接导致治疗策略的改变（表69-1）。解放军307医院近期比较分析了432例乳腺癌患者原发灶与转移灶的受体状态，结果发现ER、PR、HER-2免疫组化检测的转化率分别为30%、38.7%、8.1%（表69-2）。因此，对于复发转移部位的病灶穿刺活检非常必要。关于穿刺的针道转移问题，常常为医生和患者关注。分析认为，对于没有转移的穿刺，穿刺导致转移根本不存在；对于真正转移部位的穿刺，的确有针道转移的风险，但对已经转移的患者现实影响不大，明确诊断后的治疗可进一步降低这种风险，而且穿刺后组织病理学检查提供的诸多肿瘤信息对患者的后续治疗往往是决定性。但对于以下情况，穿刺活检需要避免：①穿刺活检风险太高；②复发转移距离原发肿瘤手术时间较短，为1~2年；③穿刺活检的病理检查结果不可能改变患者的治疗选择，患者拒绝应用化疗或者抗HER-2治疗。

表69-1 乳腺癌原发灶与转移灶细胞受体状态免疫组化检测的转化率

作者	ER转化率(%)	PR转化率(%)	HER-2转化率(%)	治疗改变(%)
Amir	16.0	40.0	10.0	14.0
Curigliano	14.5	48.6	13.9	12.1
Amir	12.6	31.2	5.5	14.2

表69-2 解放军307医院乳腺癌原发灶与转移灶细胞受体状态免疫组化检测的转化率

项目		转移灶					
		ER(%)		PR(%)		HER-2(%)	
		阴性	阳性	阴性	阳性	阴性	阳性
原发灶	阴性	135(31.3)	46(10.6)	152(35.2)	40(9.3)	259(83.5)	13(4.2)
	阳性	84(19.4)	167(38.7)	127(29.4)	113(26.2)	12(3.9)	26(8.4)
不一致率	阴转阳	10.6		9.3		4.2	
	阳转阴	19.4		29.4		3.9	
	总不一致率	30		38.7		8.1	

近年来,转移性乳腺癌生物学标记的转化对治疗方案选择的影响已经得到较多的研究。初步研究结果显示,转移灶的穿刺活检将改变20%～30%患者的临床治疗抉择。笔者单位432例的相关资料结果显示,在激素受体转化方面,受体由阴性转换为阳性患者的临床预后显著优于持续受体阴性患者,而受体由阳性转化为阴性患者,总生存期则会显著缩短。

第三节 复发转移性乳腺癌的综合治疗

一、多学科组成

复发转移性乳腺癌往往由于病情复杂多变,患者面临着生命危险,更需要多学科的综合治疗。国际专家组的多次学术研讨会议中都强调了多学科协作的重要性。目前认为,多学科协作应包括肿瘤内科、肿瘤外科、肿瘤放疗科、影像诊断科、姑息治疗科、心理社会支持治疗等参与。在长期大量临床工作中,经常会忽视多学科协作的存在,过分强调单学科的治疗地位,从而贻误患者病情,给患者造成伤害。例如,不进行术前充分病情评估,贸然实施乳腺癌改良根治术,术后影像学汇报患者已经广泛骨转移、肺转移、肝转移;不进行多学科协作会诊,设计综合治疗方案,对于多发性肺转移、肝转移、脑转移患者,仅仅进行少病灶的外科切除或局部精确放疗;不注意新治疗药物、手段的知识更新,给予患者首选20世纪70～80年代的陈旧治疗方案治疗,从而贻误病情,导致患者转移复发;在没有明确患者绝经状态的前提下,给予患者应用芳香化酶抑制剂治疗,导致患者接受了无效治疗,不但耽误病情,还酿成患者妊娠的后果。

二、明确治疗目的

在完成了转移性乳腺癌患者的转移范围评估和转移肿瘤的生物学信息采集以后,应尽快明确患者的治疗预期目标。这通常需要邀请患者及其家属参加。临床医疗专家会根据患者的病情严重程度提出比较现实的治疗目标,包括对于局部复发、少病灶转移的积极治疗选择,也包括较为严重转移、短生存的姑息支持治疗选择。临床医生一定要积极采纳患者及家属的建议,确立现实的综合治疗目标,以免让患者错失可能长期生存的机会,也避免患者接受过度治疗。

三、治疗方案的设计和实施

在明确了转移性乳腺癌患者的治疗目标后,治疗方案的设计通常需要经验丰富的临床专家团队协作完成。方案制订过程中要参考前期病史采集资料、影像学资料、肿瘤生物学指标,以及前期医患制订的治疗目标。具体参考指标包括以下内容:①内分泌治疗反应性;②HER-2状态;③月经状况;④无病生存期;⑤既往治疗的手段及疗效;⑥肿瘤转移的部位和数目,以了解肿瘤负荷;⑦患者的生理学年龄;⑧患者合并的基础疾病,包括主要脏器功能;⑨体质状况评分;⑩是否需要快速的肿瘤或相关症状控制;⑪患者的社会、家庭经济状况;⑫患者的性格、心理类型;⑬患者个人的治疗选择意向;⑭患者所在地区可提供的医疗条件。

全身性解救治疗手段包括化疗、内分泌治疗、分子靶向治疗。"解救治疗跟着自己的疗效走"是一直坚持的晚期乳腺癌临床实践思路。客观存在的肿瘤病灶提供了可以准确评估每个治疗方案疗效的条件。在起始全身性治疗方案设计时,我们遵循"优选既往未用过方案或者既往有效而非肿瘤进展因素中止的方案,次选既往用过但疗效未评价的方案,排除既往治疗无效的方案"。在解救治疗药物的选择中,一、二、三线药物的概念是相对的,如对于既往蒽环类辅助治疗后复发转移的患者,紫杉类、长春瑞滨乃至吉西他滨、卡培他滨、第三代芳香化酶抑制剂、针对HER-2阳性的曲妥珠单抗可以用作第一选择,用作一线治疗,其中一个或多个药物用作第一次解救治疗,其他自然就作为二～五线治疗。并不是某一个药物解救治疗疗效为100%,20%～50%的临床缓解率对于每个患者都有可能出现有效、稳定、进展3种结果。开始选择哪一种药物并不重要,因为解救治疗的过程漫长,患者几乎要用遍这些药物。重要的是,如果选择了某种药物,一定要用好它,剂量要足,治疗时限要充分,疗效和不良反应评估要科学、及时、准确。这里要强调对于 SD 的理解,不少资料已经显示乳腺癌患者的 SD≥6 个月,等同于 CR、PR 对患者的生存贡献。但临床过程中,常常面临患者对 SD 的不满意,除了做好详尽的解释,首先临床医生本身要端正对 SD 的认知。接着上面的临床思路,"效不更方,无效必改"应是制订和更改方案的指导原则。笔者认为只有以下 3 种情况可以考虑更改治疗方案:①肿瘤进展;②药物毒性无法耐受,包括含蒽环类化疗方案已达到最大耐受剂量者;③经济无法维系。否则,任何更改治疗方案都是值得商榷的。

2012 版《NCCN 指南》已经就晚期复发转移性乳腺癌的治疗给出了基本治疗思路。具体表述如下:全身性化疗目前多用于 ER/PR 阴性、进展期内脏转移、内分泌治疗耐受的复发转移性乳腺癌患者;内分泌治疗多用于 ER/PR 阳性、不伴有症状的内脏转移、骨或软组织,或淋巴结复发转移性乳腺癌患者,即便是 ER/PR 阴性或者内分泌治疗耐受的患者,也可考虑参加内分泌治疗试验研究;分子靶向药物曲妥珠单抗、拉帕替尼主要用于 HER-2 阳性患者。显然《NCCN 指南》推荐还是线条型的,仅是一个基本轮廓,实际的临床实践远远复杂得多。例如,解救化疗方案是联合用药,还是序贯单药?内分泌治疗和化疗如何合理切换?分子靶向药物如何与化疗及内分泌药物联合协同治疗?

对于伴有症状的进展期内脏转移的复发转移性乳腺癌患者,如果其年龄较轻或体质状况较好,两药联合化疗一般作为首选方案。因为两药联合方案如紫杉类+铂类、长春瑞滨+铂类、吉西他滨+铂类、紫杉类+吉西他滨、紫杉类+卡培他滨、长春瑞滨+卡培他滨等,均有 50% 左右的临床有效率,30% 左右的 SD,因此通常可获得多数患者的症状和肿瘤控制。但这些方案都存在难以长期维系治疗,一般完成 4~6 个周期治疗后患者多不能坚持。我们的治疗策略是把上述联合药物再拆解为单药应用,拆解后的单药紫杉类、长春瑞滨、吉西他滨、卡培他滨多能使联合化疗的疗效发挥最大可能

地持续状态。对于激素受体阴性骨转移患者,也多选择卡培他滨、吉西他滨、紫杉类单药治疗策略,便于长期用药和维持。

对于 ER/PR 阳性、不伴有症状的内脏转移、骨或软组织,或淋巴结复发转移性乳腺癌患者,内分泌治疗多为一线选择。由于该组患者多数已用过他莫昔芬,则第三代芳香化酶抑制剂阿那曲唑、来曲唑、依西美坦多为主要选择。对于绝经前患者,卵巢功能的去除或者抑制也是医患双方常常探讨的问题。笔者认为,如果不是经济上特别宽裕,双侧卵巢的切除去势应该作为该组患者的基本治疗选择,因为患者可能将要经历的 3~5 种内分泌治疗方案都需要卵巢功能去除。从 1893 年 Beaton 博士最早应用这一手段治疗晚期乳腺癌,双侧卵巢切除去势疗法一直就是激素受体阳性晚期乳腺癌患者的重要治疗手段。此外,氟维司群、孕激素、雌激素、丙酸睾丸酮等也是内分泌治疗的可选方案。

分子靶向药物在晚期乳腺癌治疗中的地位日益凸显,曲妥珠单抗联合化疗与单用化疗近一倍病理完全缓解率的提高,显示分子靶向药物解救治疗乳腺癌的时代已经到来。贝伐单抗联合紫杉类显著优于单药化疗的研究结果,也显示贝伐单抗在晚期乳腺癌治疗中的重要地位。笔者联合应用曲妥珠单抗、拉帕替尼、贝伐单抗和化疗,在临床上也获得不少精彩的治疗效果。

关于化疗、内分泌治疗、分子靶向药物治疗手段之间的切换,笔者的经验是在长期化疗导致患者骨髓储备下降、体质状况降低,而肿瘤基本稳定或控制的情况下,切换成毒性反应轻、"润物细无声"的内分泌治疗,可以在继续有效控制肿瘤的同时,给患者休养生息的机会,为可能再次面临的全身化疗提供必要的身心储备。我们常常把化疗与内分泌治疗的相互切换,比喻成提着重物的左右手,左手累了换右手,右手累了换左手,相互轮替,守护患者长期生存。目前,化疗与分子靶向药物的协同或序贯应用,也逐渐在临床上进行实践,但分子靶向药物多作为一个基础用药,化疗与分子靶向药物的协同应用应为标准治疗选择。

第四节　复发转移性乳腺癌的治疗手段

一、化疗

化疗是复发转移性乳腺癌患者的全身性治疗选择。综合资料显示,一线解救化疗的临床缓解率为30%～70%,中位肿瘤进展时间为7～10个月。若一旦一线解救治疗失败,此后解救化疗的临床有效率仅为20%～30%,中位肿瘤进展时间降为6个月。至于一线解救化疗的药物选择,如果患者在辅助治疗阶段未接受过蒽环类或者紫杉类药物治疗,蒽环类及紫杉类应为一线解救治疗的选择,资料显示临床缓解率分别为33%、38%,两者疗效近似。卡培他滨目前是蒽环类、紫杉类解救治疗的二、三线解救治疗方案推荐,其临床缓解率为15%～29%,中位无进展生存时间为3个月。笔者认为,临床医生应当淡化所谓的一、二、三线治疗的概念,对于复发转移性乳腺癌患者,既往未接受的、辅助治疗阶段应用12个月后的化疗药物蒽环类、紫杉类、卡培他滨、长春瑞滨、铂类、吉西他滨、依托泊苷等,均有机会在以后长期的解救治疗阶段应用,甲药成为一线选择,乙药自然成为以后线数选择,综合患者诸多因素,如无病生存期、机体耐受状况、肿瘤生物学特点等进行药物选择,应是积极推荐的策略。与选择治疗方案的孰重孰轻相比,笔者认为给予标准剂量强度,准确评估每个药的临床疗效,追求每个药的最长肿瘤进展时间,从而延长患者的总生存期,应该是最为重要的追求。

在化疗药物的应用方面,联合化疗还是序贯化疗,近年引起了学术界广泛的探讨和研究。国际专家组对此也进行了广泛分析总结,并撰文推荐对于转移性乳腺癌患者,序贯化疗方案应是首选,但两药联合方案对于肿瘤进展较快、威胁生命或者需要快速控制症状和疾病的患者应该是可以接受的。在单药与联合选择方面,临床医生一定要仔细权衡每位患者的具体情况。

二、内分泌治疗

1896年Beatson在*Lancet*期刊上首先报道了应用手术切除乳腺癌患者双侧卵巢,有效治疗晚期乳腺癌的研究结果,无疑是人类内分泌治疗乳腺癌的历史性标志,此后ER的发现、他莫昔芬及第三代芳香化酶抑制剂的相继成功开发,组成了乳腺癌内分泌治疗的3个历史性标志阶段。内分泌治疗作为乳腺癌患者特殊的治疗手段,在晚期复发转移性乳腺癌的全身性药物治疗中发挥着极为重要的作用。以下对目前临床常用内分泌治疗药物的类别、适应证、注意事项等分别简要介绍。

(1) 切除卵巢治疗晚期乳腺癌仍是目前绝经前乳腺癌治疗的重要选择。该治疗手段不仅去除双侧卵巢功能治疗晚期乳腺癌,还等同于药物去势。1980年,Henderson综合分析了1 674例切除卵巢治疗晚期乳腺癌的临床资料,结果显示临床缓解率为33%(21%～41%)。而随后开展的双侧肾上腺切除、脑垂体摘除术虽然疗效与双侧卵巢切除术近似,但不良反应较多,目前已为人们弃用。

(2) 他莫昔芬是一种非甾体类抗雌激素药物,通过和体内的雌激素竞争乳腺癌细胞的ER而达到抑制肿瘤细胞生长的目的。几项涉及1 269例晚期乳腺癌的临床试验研究结果显示,其临床缓解率为32%(16%～52%),这初步奠定了他莫昔芬解救治疗晚期乳腺癌的地位。随后进行的他莫昔芬与雌激素、雄激素、高剂量孕激素、氨鲁米特(氨基导眠能)的随机对照研究,均显示出他莫昔芬不逊于上述对照药物的疗效优势。因此,他莫昔芬在相当长时间内作为晚期乳腺癌的一线内分泌治疗药物选择。在第三代芳香化酶抑制剂广泛应用的今天,我们一定不应忽视他莫昔芬的临床重要地位。对于激素受体阳性的绝经前患者、伴有芳香化酶抑制剂禁忌证的患者、术后复发风险较低的患者,他莫昔芬仍有其重要的治疗地位。

(3) 托瑞米芬(法乐通)是他莫昔芬的衍生物,作用机制与他莫昔芬相似,比他莫昔芬对受体有更高的亲和力,能显著降低细胞膜上ER的数量,没有雌激素样作用,被称为"纯"抗雌激素样药物。适用于绝经前、后乳腺癌患者,对肺转移的效果好。托瑞米芬对子宫和肝脏的影响较少,引发子宫内膜癌的危险性仅为他莫昔芬的1/3～1/2。因此,托瑞米芬已被 WHO 列为非致癌、无基因毒性的药物,是目前唯一可以替代他莫昔芬用于绝经前、后及晚期乳腺癌的治疗药物。推荐剂量为每天 60 mg,一次口服。

(4) 孕激素类药物包括甲羟孕酮、甲地孕酮、炔诺酮等,主要用于晚期乳腺癌的解救治疗。Henderson 综合了该领域的临床资料,结果显示甲羟孕酮治疗 1 802 例晚期乳腺癌,临床缓解率为 33%(10%~67%);甲地孕酮治疗 1 488 例晚期乳腺癌,临床缓解率为 28%(14%~56%)。此外,孕激素剂量与疗效存在一定相关性。研究显示,甲羟孕酮剂量每天<500 mg,315 例患者的临床缓解率为 18%;而甲羟孕酮剂量每天>500 mg,860 例患者的临床缓解率为 36%。因此,目前甲羟孕酮的临床推荐剂量每天>500 mg,甲地孕酮每天推荐剂量为 160 mg。该类药物常伴有食欲亢进、体重增加、血糖增加、阴道出血等不良反应。

(5) 芳香化酶抑制剂的研究经历了第一代氨鲁米特、第二代法倔唑(fadrozole)和福美司坦(formestane)、第三代非甾体类的阿那曲唑、来曲唑及甾体类的依西美坦 3 个阶段。已有的研究显示,阿那曲唑、来曲唑、依西美坦一线治疗晚期转移性乳腺癌,可获得等于或优于他莫昔芬的临床疗效。第三代芳香化酶抑制剂用于辅助治疗也显示出优于他莫昔芬的无病生存疗效。因此,上述 3 种药物均已通过了世界各国注册,用于激素受体阳性乳腺癌的解救治疗和辅助治疗。

(6) LHRH 类似物通过竞争结合垂体 LHRH 的大部分受体,反馈性抑制 LH 和 FSH 的分泌,从而抑制卵巢雌激素的生成,达到药物性卵巢切除的治疗作用。该类药物包括戈舍瑞林(goserelin,诺雷德)、亮丙瑞林。其中戈舍瑞林从 20 世纪 90 年代开始用于绝经前及围绝经期晚期乳腺癌的治疗。综合资料显示,戈舍瑞林的临床有效率为 33%~36.4%,与传统的卵巢去势术疗效相似。目前该药可用于乳腺癌患者的药物去势,替代双侧卵巢切除去势术。

(7) 氟维司群(fulvestrant)是一种新型甾体类 ER 拮抗剂,具有选择性下调 ER 水平,而无他莫昔芬的弱雌激素作用。氟维司群具有与天然型雌激素相似的化学结构,与 ER 有高度的亲和力,较他莫昔芬强 100 倍。早期的 Ⅰ 期临床试验发现,氟维司群所致 ER 水平下降的作用是剂量依赖性的,与其他内分泌药物没有交叉耐药性。研究显示,氟维司群治疗他莫昔芬耐药的 ER 阳性绝经后患者,仍可

获得较高的有效率。该药二、三线解救治疗乳腺癌,仍有 35%~46% 的患者临床获益。

三、分子靶向治疗

(一) 针对 HER-2 基因的分子靶向治疗

针对 HER-2 基因的分子靶向治疗单克隆抗体曲妥珠单抗、酪氨酸激酶抑制剂拉帕替尼,是目前常用的分子靶向药物治疗。近 10 年来学术界对上述药物进行了较为全面、详尽的科学评估。

早期的研究结果显示,曲妥珠单抗单药解救治疗 HER-2 阳性转移性乳腺癌的临床缓解率在 20% 左右,随后的化疗联合曲妥珠单抗的随机研究显示,曲妥珠单抗的加入,可使单药紫杉醇的临床缓解率从 16% 提高至 38%,中位肿瘤进展时间从 3 个月延长至 6.9 个月,总生存时间从 18.4 个月延长至 22.1 个月。随后酪氨酸激酶抑制剂拉帕替尼解救治疗曲妥珠单抗治疗失败的 HER-2 阳性乳腺癌的临床研究显示,拉帕替尼联合卡培他滨可显著延长患者的肿瘤进展时间。以上研究初步奠定了曲妥珠单抗、拉帕替尼在 HER-2 阳性转移性乳腺癌治疗中的地位。最近,Harris 等 Meta 分析了针对 HER-2 基因分子靶向治疗的全球研究资料,结果显示抗 HER-2 治疗可提高患者总生存率 22%,提高 PFS 和 TTP 分别为 37%、44%,临床缓解率提高 67%。基于上述研究结果,我们应该清醒地认识到乳腺癌的治疗已经进入分子指标指导下的分类治疗时代,对于 HER-2 阳性转移性乳腺癌患者,针对 HER-2 基因的分子靶向治疗已经成为标准治疗。

(二) 抗血管生成分子靶向治疗

血管生成是肿瘤细胞存活、生长、转移的物质基础,因此针对肿瘤血管生成的抗肿瘤药物研发自然成为重要方向。

贝伐单抗是第一个针对血管内皮生长因子(VEGF)的抗肿瘤药物。该药是一种人免疫球蛋白 IgG1 单克隆抗体,通过抑制 VEGF-A 达到抑制血管正常分化和新血管生长。早期开展的 E2100 临床试验评估了贝伐单抗联合紫杉醇的疗效。结果显示,贝伐单抗联合紫杉醇和单用紫杉醇的临床有效率分别为 36.9%、21.2%($P<0.001$),DFS 分别为 11.8 个月、5.9 个月($P<0.001$),联合组均显著优于单药组。但两组 OS 分别为 26.7 个月、25.2 个

月,未显示出统计学差异($P=0.16$)。同时研究还发现,联合组中3～4级不良反应较多,主要以高血压、蛋白尿、头痛、脑缺血为主。基于该研究的良好疗效,2008年2月23日美国FDA批准贝伐单抗上市用于乳腺癌的治疗。但随后开展的多项贝伐单抗联合化疗作为一线(RIBBON-1)或二线(RIBBON-2)治疗晚期乳腺癌的Ⅲ期临床试验,尽管均显示贝伐单抗联合任何化疗作为一线治疗都显著改善PFS,且不良反应尚可耐受,但均未显著延长患者的总生存期。基于此,美国FDA 2011年取消了贝伐单抗对晚期转移性乳腺癌的适应证注册。

贝伐单抗从注册成功到注册注销的过程,引发出一个令学术界备受关注的抗肿瘤药物研发的研究终点问题,到底第一研究终点是PFS,还是OS,值得探讨。笔者近期连续对近10例晚期转移性乳腺癌患者,在几乎所有治疗药物无效的情况下,经充分知情同意接受了贝伐单抗联合化疗的解救治疗,均获得了理想的肿瘤控制和DFS,但贝伐单抗高昂的价格的确显著影响患者的继续应用。

此外,酪氨酸激酶抑制剂舒尼替尼、索拉非尼均报道对晚期转移性乳腺癌也具有一定的临床疗效,但研究病例较少,还需要深入评估。

第五节 复发转移性乳腺癌的维持治疗

近年来,晚期转移性乳腺癌的"维持治疗"引起了业界广泛关注,不少专家撰文对此进行评述。有些专家认为"静脉化疗药物不适合做维持治疗,口服药物适合做维持治疗""内分泌治疗药物、分子靶向治疗药物适合做维持治疗",初听起来似乎有一定的道理。但笔者认为,关于转移性乳腺癌的维持治疗,目前的确存在很大的认知误区和概念混乱问题,很有必要明确概念、理清思路,具体对以下问题进行确定:①何谓转移性乳腺癌的维持治疗?②转移性乳腺癌维持治疗的具体手段?③如何实施转移性乳腺癌的维持治疗?

一、何谓"转移性乳腺癌的维持治疗"

具体定义可表述为"转移性乳腺癌患者接受某种抗肿瘤治疗后,获得了肿瘤的临床控制(如CR、PR或SD),此后选择某种有效的治疗手段,继续维持前面获得的临床疗效,从而达到延长患者生存期、维持患者较好生活质量的目的"。要达到维持已获得的临床疗效,同时维持较好的生活质量的目的,笔者认为维持治疗必须同时满足两个条件:①必须是对转移性肿瘤有效的治疗手段;②同时患者可耐受该治疗手段,便于较长时间应用,维持前期获得的疗效。目前,临床实践中有两种维持治疗选择:①原来治疗方案的继续应用;②用一种新治疗方案替代原来有效的方案。例如,用卡培他滨替代原来的化疗方案,应用内分泌治疗替代化疗等。笔者认为,第一种维持治疗策略应该首先推荐,然而第二种维持治疗策略值得商榷。原因在于第一种维持治疗方案是一个经过临床实践证明有效的治疗方案,继续应用治疗失败的风险较低;第二种是全新的治疗方案,化疗单药、内分泌治疗、分子靶向治疗等手段的最高临床获益率很难超过50%。放弃一个几乎100%获益的方案,而去选择一个疗效不确切的方案,显然是不明智的。如果一个联合化疗方案获得了肯定的临床肿瘤控制,原则上不会更改治疗方案,而是"效不更方"继续应用;如果患者出现了无法耐受的毒性,可以考虑变联合为单药进行维持治疗,同时严密监测评估疗效。如果其中一个药物无效,则切换到原来联合方案的另一个单药,以达到最长的PFS。如果患者真正无法耐受原来有效的治疗方案,需要更改治疗方案,那么对于新治疗方案,应视为新解救治疗的开始,而不是维持治疗,需要重新进行新治疗方案的疗效评估。根据以上分析笔者认为,那种应用某种化疗方案获得临床肿瘤控制,然后停用原来的有效方案,应用单药卡培他滨、内分泌药物、分子靶向药物来进行所谓"维持治疗",显然是概念不清。试想一想"如果单药卡培他滨、内分泌药物、分子靶向药物根本就没有临床疗效",还何谓维持治疗? 何况这些治疗手段无效的可能性高达50%以上。最近一项Meta分析结果支持了笔者的临床观点。该研究共分析了11项既往进行的针对转移性乳腺癌的随机试验,主要目的是观察转移性乳腺癌患者化疗周期长短对生存期的影响。试验设计分为3组:对照组(任何化疗方案);试验组1,与对照组相同种类的化疗方案,但治疗持续时间延长(连续性维持);试验组2,与对照组相同种类和时程的化疗方案,而后序贯不同类型的化疗药物(转换性维持)。结果显示,延长化疗时间可以改善患者OS及PFS(OS:$HR=0.92$,$P=0.046$;PFS:$HR=0.66$,$P<0.001$)。

二、转移性乳腺癌维持治疗措施

转移性乳腺癌维持治疗措施应该包括可以获得全身肿瘤控制的有效药物治疗。目前,治疗乳腺癌的常用药物化疗、内分泌治疗、分子靶向治疗等均可作为维持治疗的选择。

化疗常用作复发转移性乳腺癌的一线解救治疗,并可获得50%~80%的临床肿瘤控制,因此其作为维持治疗应被首先谈论。笔者认为,只要满足前面述及的维持治疗标准"治疗有效且可继续耐受应用",就应推荐该化疗方案用作维持治疗。临床践行的"效不更方"的原则,其实就是维持治疗的另一种表述。最近Gennari等的Meta分析结果与笔者的观点不谋而合,该研究认为延长有效化疗的周期数,可显著延长患者的DFS、OS。多年来笔者积累了一些联合化疗多西他赛+卡培他滨、长春瑞滨+卡培他滨、长春瑞滨+顺铂等用作维持治疗的例子,更多积累了单一化疗药物卡培他滨、多西他赛、长春瑞滨、吉西他滨、依托泊苷等维持治疗半年以上、1年以上、长达多年的临床病例。只要牢记"治疗有效且可继续耐受应用"的原则,而不是刻板机械地认为只有口服药才可做维持治疗,就可为患者选择好维持治疗方案,受益更多患者。在化疗维持治疗方面,目前有一种非常值得注意的"不良习惯"。一些临床医生在患者接受6个周期解救化疗已经获得显著的临床肿瘤控制时,断然停止目前有效的治疗,选择其他方法维持治疗,还自圆其说认为"解救化疗6个周期就足够了,不能再继续应用",这种错误治疗理念导致患者放弃了有效治疗方案,转而接受疗效不清的治疗,从而损害患者利益。

内分泌治疗由于患者耐受性好,也是目前激素受体阳性转移性乳腺癌的主要维持治疗选择。该类药物可以是原来解救内分泌治疗有效方案的延续,也可以在解救化疗方案无法耐受时切换应用。需要注意的是,对于后者,也可谓内分泌解救治疗的开始,一定要密切进行疗效评估,因为从一个疗效肯定的治疗切换到一个临床缓解率只有20%~30%的治疗,无效的可能远大于原来治疗方案。在内分泌治疗药物维持治疗过程中要注意一些细节:①芳香化酶抑制剂的绝经问题、骨密度检测问题;②孕激素类药物的体重增加、心脏负荷增加、血栓、视力异常等;③不要忽视托瑞米芬的临床疗效,笔者已有一些托瑞米芬长期获益的经验积累。

当然针对HER-2阳性乳腺癌的曲妥珠单抗、拉帕替尼也可用作转移性乳腺癌的维持治疗,由于这两种药物联合化疗均可获得显著高于化疗的临床有效率,并延长患者的DFS和OS,一般多与化疗联合应用。在曲妥珠单抗长期应用过程中,一定要注意心脏毒性的检测;长期应用拉帕替尼时,也要注意皮肤黏膜、肝脏毒性的检测。

综上所述,笔者认为所谓的维持治疗就是"追求临床最长PFS"的另一种表述方式。循此思路,只要能够达到延长患者肿瘤控制,同时又兼顾到患者的生活质量,就是最好的维持治疗选择,不管它是何种治疗药物。

第六节 复发转移性乳腺癌的再治愈

转移性乳腺癌患者中,有1%~10%为少数目转移灶患者。近年关于这组人群的治疗策略引起了学术界的广泛关注,为此国际乳腺癌专家组已多次开会讨论,并撰文"少转移数目乳腺癌患者还能治愈吗"进行评述,专家组认为全身性药物治疗和局部手段相结合的综合治疗是该群组患者的主要治疗策略。

来自美国MD Anderson肿瘤中心的长期随诊资料,报道了转移性乳腺癌患者接受全身性药物治疗的长期生存结果。该研究中心连续随诊了1 581例1973~1982年间接受蒽环类、烷化剂类药物治疗的转移性乳腺癌患者。结果显示,263例(16.6%)患者获得CR,其中49例(3.1%)DFS>5年。中位随诊191个月后,26例仍然无病生存,4例在184~234个月间死亡,但乳腺癌仍处于CR状态。该研究显示,转移数目较少的患者更容易获得长期

CR，在激素受体阳性组 CR 率为 14%，激素受体阴性组 CR 率为 11%，但前者可获得更好的 OS 和 DFS。由此可见，尽管是 20 世纪 70～80 年代的药物治疗水平，在转移性乳腺癌患者人群中，的确有一些患者是完全可以从全身性药物治疗中获得长期肿瘤控制。此外，两项较大样本的综合资料比较了 20 世纪 90 年代初期与末期，芳香化酶抑制剂、紫杉类、抗 HER-2 治疗等药物对转移性乳腺癌患者生存的影响。共 2 150 例转移性乳腺癌患者资料进入分析。结果显示，患者生存时间从 438 天提高至 667 天。由此可见，新型抗肿瘤治疗药物的加入，对于少转移数目乳腺癌患者，长期无病生存患者的比例有可能进一步提高。关于复发转移性乳腺癌局部手术或者放疗后的辅助性全身治疗，也是业界关注的方面。美国 MD Anderson 肿瘤中心报道了 285 例患者（多为局部复发患者）的临床治疗资料。结果显示，接受了以蒽环类为主的化疗，患者的 20 年 DFS、OS 达到 26%，53 例出现远处转移患者的长期肿瘤控制率为 23%，26 例接受了多西他赛为主治疗患者的 5 年 DFS、OS 分别为 34%、59%，但该组内未接受化疗患者的 15 年 DFS 只有 3%。高剂量化疗联合自体造血干细胞移植解救治疗转移性乳腺癌，在 20 世纪 90 年代得到较为广泛探讨，20 多年的大量临床研究结果显示，该项技术无法显著提高转移性乳腺癌患者的 OS，除非开展临床研究，目前不再推荐应用。综上可见，对于少病灶转移乳腺癌患者，全身性药物治疗是患者长期生存的关键治疗手段，那种忽视全身性药物治疗，只重视局部治疗的选择，是不应该被纵容的。

手术、放疗等局部治疗手段在转移性乳腺癌患者，特别是少病灶转移患者中的应用，近年也得到广泛探讨。初诊时即伴有远处转移的 IV 期乳腺癌患者占新确诊乳腺癌的 3.5%～7%，通常这组患者会选择以全身治疗为主、有限局部姑息治疗为主的治疗策略。但最近研究认为，原发肿瘤的切除可通过减少进一步肿瘤播散机会，降低原发肿瘤灶介导的抗肿瘤免疫抑制，卵巢癌、胃肠肿瘤的减瘤治疗均证明可提高肿瘤的整体治疗效果。因此，不少学者探讨了乳腺癌原发病灶切除对患者总生存的影响。综合目前资料显示，不接受乳腺癌切除术患者的中位生存期为 12～19.3 个月，接受乳腺癌切除术患者的中位生存期为 26～31.9 个月，但对于手术切缘阳性的患者，手术的获益很小。对于乳腺癌肺转移、肝转移的外科切除治疗也有相关研究报道。国际肺转移癌登记处的资料显示，乳腺癌肺转移患者约有 84% 可以完全切除病灶，中位生存期为 37 个月，其中 5 年 OS 为 38%，10 年 OS 为 22%。对于乳腺癌肝转移的手术切除，综合资料显示患者的中位生存期为 27～63 个月，5 年 OS 为 21～65 个月。近年射频消融术也较多应用于 <3 cm 肝脏转移灶，显示出初步的较好疗效，值得进一步关注。对于局部治疗手段在乳腺癌转移患者中的研究结果，必须清醒意识到回顾性资料的局限性，前瞻性临床研究很值得鼓励，以科学评估其在综合治疗中的地位。

以上各方面研究结果显示，少数目转移性乳腺癌患者的确可以获得长期的 DFS，至于如何筛选出该患者亚群、如何能更早发现少病灶转移患者、如何预见性选择高效的治疗手段，理应是临床医生努力的方向。这具体涉及乳腺癌术后随诊复查的花费和效益平衡、乳腺癌相关生物学标记的开发，以及治疗手段疗效预测指标的评估等重要问题，显然治愈转移性乳腺癌仍是任重而道远。

第七节　复发转移性三阴性乳腺癌的治疗

三阴性乳腺癌是指 ER、PR 及 HER-2 均为阴性的乳腺癌亚群，约占乳腺癌的 15%。已有的研究显示，转移性三阴乳腺癌的预后较差，中位生存期一般在 1 年左右，而非三阴乳腺癌可达 2.3 年，转移性三阴乳腺癌患者已成为乳腺癌治疗研究的困难人群。

化疗是目前转移性三阴性乳腺癌的主要治疗选择，近年蒽环类、紫杉类、铂类、埃博霉素等化疗药物得到较为广泛的研究探讨。其中铂类在三阴性乳腺癌治疗中的研究较为广泛，引起人们的关注更多。来自新辅助化疗研究的数据，可为铂类治疗三阴性乳腺癌的疗效提供重要参考。综合多项临床研究结果显示，联合铂类化疗的 pCR 率为 34%～67%。其中 Dana Farber 肿瘤中心探讨了单药顺铂新辅助治疗三阴性乳腺癌，获得的 pCR 率为 22%。最近业界就铂类治疗三阴性乳腺癌的地位进行评述，认为由于三阴性乳腺癌化疗的临床疗效高于非三阴性乳腺癌,目前联合蒽环类、紫杉类药物新辅助化疗治疗三阴性乳腺癌的 pCR 率也在 30% 左右。还没有大样本前瞻性铂类解救治疗三阴性乳腺癌的临床研究结果,因此铂类在三阴性乳腺癌治疗中的地位还需要科学评价。此外,紫杉类在三阴性乳腺癌治疗中的地位同样引人关注,BCIRG001 等临床试验研究的亚组分析结果均显示,紫杉类对三阴性乳腺癌具有更高的疗效。由于转移性乳腺癌临床缓解率已经不再是研究终点,延长 PFS、OS 才能真正生存获益,特别是三阴性乳腺癌患者通常表现为临床缓解率较高,但生存期较短。因此,对于转移性三阴性乳腺癌的临床疗效评估,更应依据 PFS、OS 的结果。

此外,贝伐单抗联合化疗解救治疗转移性三阴性乳腺癌,也得到 E2100 试验、AVADO 试验、RIBBON-1 试验等的评估,几乎一致性的亚层分析显示,贝伐单抗的加入可显著延长患者的 PFS,但 OS 是分离的结果。由于美国 FDA 注销了贝伐单抗在转移性乳腺癌的适应证,目前不再作为转移性乳腺癌的标准推荐。近年来,笔者单位应用贝伐单抗解救治疗多线化疗耐药的转移性乳腺癌,50%～80% 患者可获得临床肿瘤控制,延长了患者的 DFS。但由于药物昂贵的价格,严重影响患者的长期应用。

笔者单位新近评估了不同受体表型转化的转移性三阴性乳腺癌对解救治疗的疗效,以及与临床预后的相关性。将 211 例三阴性乳腺癌患者分为 3 个亚组:原发三阴性乳腺癌复发后转化为非三阴性乳腺癌、原发非三阴性乳腺癌复发后转化为三阴性乳腺癌、原发三阴性乳腺癌复发后仍为三阴性乳腺癌。结果发现,三阴性乳腺癌转换为 ER/PR 阳性后,解救化疗的疗效显著低于三阴性乳腺癌($P=$ 0.030、0.003、0.001)。中位随诊 68(20～127)个月,3 组患者的中位转移后生存期分别为 63.1、33.7、25.8 个月,3 组患者间存在显著差异($P=$ 0.000),持续三阴性乳腺癌患者预后最差。提示不同细胞受体表型转化的三阴性乳腺癌患者的临床预后存在差异,对该类患者临床解救治疗方案的设计应依据最新的受体表型检测结果。

转移性三阴性乳腺癌作为三阴性乳腺癌的严重阶段,其治疗面临很多挑战,迫切需要深化对该疾病的深入认知,开发出特效药物。目前 PARP1 抑制剂、mTOR 抑制剂等已经显示一定的治疗活性,业界期待更好的结果。

第八节 局部区域复发乳腺癌的治疗

一、局部区域复发乳腺癌的局部处理

对于胸壁、腋窝淋巴结局部复发的乳腺癌患者如何处理?《NCCN 乳腺癌临床实践指南》《ESMO 局部复发乳腺癌处理专家共识》均认为局部区域复发的孤立性病灶应当视同于新发可治愈的原发灶处理,可推荐进行完全手术切除,或者放疗。特别是 ESMO 专家共识认为,对于既往接受了保乳术的患者,再次复发后的全乳腺切除应该推荐;对于既往未接受全乳腺放疗的患者,还应给予患侧胸壁及受累淋巴结区放疗;对于既往接受过放疗的患者,肿瘤受累区域的再次放疗还是推荐的,但要仔细评估既往放疗间期、放疗剂量强度、局部复发风险高低等因素;对于不可手术的局部复发患者,应该考虑首先给予全身性药物解救治疗,以缩小肿瘤负荷,为手术或局部治疗争取机会。笔者对于上述《NCCN 乳腺癌临床实践指南》《ESMO 局部复发乳腺癌处理专家共识》并不完全认同。笔者认为,对于局部复发的乳癌患者,首先选择局部肿瘤切除或者放疗并不合理。一定要考虑到乳腺癌潜在的全身播散转移的特点,应该以此肿瘤病灶作为解救治疗效果的评估指标。借此肿瘤指标选择有效的全身解救治疗方案,尽最大可能杀灭那些潜在的已经全身播散的肿瘤细胞,降低其他脏器的转移风险。在全身解救治疗充分,也就是局部复发转移病灶完全控制或获得全身肿瘤最大控制效果时,再选择手术或者放疗对局部残留病灶进行去除。如果首先将局部肿瘤手术切除或者放疗去除,就失去了选择有效全身解救治疗方案的机会,随后的巩固治疗又成为没有评估病灶的所谓"盲目"治疗。

二、局部区域复发乳腺癌的全身治疗

如果按照《NCCN乳腺癌临床实践指南》《ESMO局部复发乳腺癌处理专家共识》的推荐,对局部复发肿瘤进行手术切除或者放疗后,随后的全身性药物治疗自然成为重要选择。对此目前还没有关于再次辅助治疗或者巩固治疗的指南推荐,但如果患者要接受再次辅助化疗,通常应该参考肿瘤侵袭程度、既往全身辅助性治疗方案、患者合并疾病、个人意愿等诸多因素。对于激素受体阳性患者,内分泌治疗应该是标准推荐。HER-2阳性患者,如果既往未接受曲妥珠单抗治疗,并且没有心脏疾病禁忌证,曲妥珠单抗治疗应该是推荐应用。笔者认为,如果在进行局部治疗前给予解救性全身治疗,以上推荐也就没有实际意义,这就如同新辅助治疗与辅助治疗的学术争执。笔者一直认为,全身肿瘤控制下的局部治疗才应是符合乳腺癌生物学行为的最佳治疗选择策略。

第九节 复发转移性乳腺癌患者的姑息镇痛治疗

即便综合应用目前最好的治疗手段化疗、放疗、外科治疗、内分泌治疗、分子靶向治疗等,转移性乳腺癌几乎还是不可治愈的。多数患者终究要进入生命的终末期,在这一阶段80%~90%的患者都会伴有不同程度的疼痛问题。2009年12月28日20:00,北京癌症姑息康复专业委员会组织了北京地区癌痛控制现状调研,也称"冬至行动"。当天北京地区的26所医院共有2 238例住院肿瘤患者,531例(24%)伴有癌痛,中位疼痛天数42天,38%癌痛未控。笔者科室的同样调查也得到了相似的结果,显然临床医生忽视了对晚期患者的癌痛控制和管理。是缺少有效的镇痛药物?不是!我们已经拥有从强阿片类药物吗啡、羟考酮、芬太尼到弱阿片类药物强痛定、曲马朵、可待因,再到非甾体镇痛药物的选择。是没有镇痛临床指导方案?不是!WHO 1986年就颁布了疼痛控制三阶梯原则,《NCCN成人疼痛控制指南》已经在医学界广为推广,几乎所有的肿瘤科医生都接受过相关培训。患者一旦出现癌痛,立即给予镇痛处理,已是医护人员的职业操守;几乎所有的患者及家属对镇痛都怀有最大的渴求。癌痛患者对生命尊严的渴求,以及癌痛控制不力的严峻现实,笔者分析了疼痛控制不力症结所在,以及如何改变这一现状。

一、传统镇痛理念难辞其咎

分析癌痛控制不理想的主要原因,不外乎患者和医生两个方面。来自患者本身原因的调研结果显示,担心药物成瘾为15.08%,不按时用药为10.55%,怕找医生麻烦为6.53%。尽管患者原因占有一定比例,但始终是被动的因素,医护人员应该有责任和能力说服患者接受正确的镇痛方法,而目前日益富足的国民和几乎覆盖全民的医保也不应成为买不起药物的推辞。因此,患者因素不应是疼痛控制不好的主要因素。

既然患者非问题的主要,那么问题最可能还是出在医生身上。对癌痛控制不力的医生原因调查结果显示,医生重视不够为5.53%,医生用药不规范为12.56%,药物不良反应处理不当为5.53%,药物供应不畅为1.51%。通过这些数据,发现医生的原因也并非主导,仅占疼痛控制不力原因的23.62%。其实不然,癌痛控制不力的深层次原因,如果不是出在医生自身,那只能出在癌痛控制的传统理念,是传统的医疗模式"包庇和纵容"了医生的临床行为。长期以来,临床医疗模式约定俗成地遵循"患者主诉→医生处理→反馈治疗效果"的模式。例如,在肿瘤内科:确诊肿瘤→制订化疗方案→3周1次回诊;在外科:确诊疾病→手术治疗→1个月后回诊;在放疗科:确诊肿瘤→制订放疗计划→执行放疗计划→3个月后回诊。简单地讲,就是当患者出现临床主诉时,医生的医疗行为多为一次性,不需要短期反复多次的随诊、更改或调整治疗方案。这也就养成了"患者有主诉,医生处理了,等一段时间评估疗效"的常规。

但是癌痛的控制具有特殊性,对于中重度疼痛,未应用镇痛药物前根本不知道该个体的合理药物剂量。因此,对于这些患者,需要在1~2天内进行几次乃至几十次剂量调整,评价频度最长仅1小时,最短只间隔15分钟,此外还要处理发生率高达50%左右的恶心、呕吐、眩晕、便秘等不良反应,直到癌痛控制到NRS评分4分以下,并且还不能伴有不可耐受的药物不良反应。这是何等高强度、高密度、高随诊率的繁琐而劳累的工作,没有极强的责任心和奉献精神,肯定是很难很好完成的。我国著名的乳腺癌内科专家宋三泰教授曾经讲过"癌痛控制是一项需要极大爱心和奉献的工作。"

二、癌痛全程控管亟须践行

基于癌痛控制的如此迫切和极大付出,笔者认为临床医生在处理癌痛问题时,除了要有极强的爱伤观念和奉献精神,还要改变癌痛控制理念。中重度癌痛是等同于心力衰竭、支气管哮喘的急症,需要快速、有效的控制,需要高强度、高密度、高随诊率的医疗投入。只有医生把癌痛控制上升到临床急症的级别,才可能使癌痛在短期内得到控制,达到《NCCN指南》要求的重度疼痛24小时内控制、中度疼痛48小时内得到控制。目前我国临床医生常采取的"药物初始剂量每天2次,2~3天评估一次的医疗行为",与国际标准推荐显然差距巨大,这就是癌痛控制不力的根本原因。

由于每一位癌痛患者的镇痛过程都是一件繁琐、细致的沉重工作,需要很大的医疗投入,而应付日常医疗已经超负荷的多数医生,面对癌痛患者如此镇痛强度的需求,的确有些力不从心。因此,笔者建议成立病房"癌痛全程控管小组",小组成员包括1名医生、1名护士、患者及其家属,四方力量共同参与癌痛的全程管理。

医护人员除了要更新癌痛控制理念,还应注意癌痛控制的以下几个方面:①提高癌痛的评估水平。癌痛的评估是癌痛治疗的前提,决定癌痛治疗的成败。②短效阿片药物滴定。对于初次使用阿片类药物,其止痛过程应包括短效阿片药物滴定阶段和控缓释阿片药物维持治疗两个阶段。③规范癌性爆发痛的治疗。④难治性癌痛的治疗需要规范。⑤患者和家属教育。《NCCN成人疼痛控制指南》(2009版)新加入该条款,突出了业界专家组对患者及其家属教育的重要性。经过一定镇痛知识培训的患者和家属,在癌痛控制过程中,常常会成为癌痛控制的好帮手,会使癌痛控制达到事半功倍的效果。

癌痛控制的确是一件繁琐而细致的系统工作,每位癌痛患者的疼痛控制都可谓一场悲喜剧。希望这场医生主导下的一幕幕悲喜剧,都应有皆大欢喜的剧终,这就需要医疗界一定要怀有"癌痛全程控管理念",严格而细致按照《NCCN成人疼痛控制指南》来规范医疗行为,处理好"癌痛全程控管"的每一个细节。我们相信"医生-护士-患者-家属"组成的癌痛全程控管小组,一定会给每位癌痛患者带来无痛有尊严的人生。

第十节 乳腺癌骨转移诊治需注意的问题

骨转移是乳腺癌疾病进展的晚期阶段,其发生率高达15%~70%,其中骨转移患者1年内病理性骨折发生率为22%~52%%。肿瘤骨转移是一个复杂的多步骤过程。肿瘤细胞随血流到达骨髓后,通过与成骨细胞、破骨细胞及骨基质细胞的相互作用,破坏骨组织,释放出骨组织中贮存的多种生长因子,使肿瘤细胞不断增生形成转移灶。骨转移可分为溶骨性、成骨性、混合性3种类型。一般说来,乳腺癌转移以溶骨性转移为主。目前,国内外学术界在乳腺癌骨转移的诊断、疗效评估方面,存在骨转移不可评效、应用ECT/MRI进行评效等误区,下面将就该领域的诸多方面进行评述。

一、骨转移的诊断及疗效判断

目前,骨转移瘤的临床诊断主要包括以下几种手段,具体有ECT骨显像、钼靶X线摄片、CT、MRI检查等。

ECT骨显像是通过^{99m}Tc标记的磷酸盐化合物与晶体表面和有机物质(骨胶质)结合而沉积在骨骼内,再通过ECT检测^{99m}Tc发射的γ线强度,来显示骨转移病灶的异常。该技术是一种功能代谢显像,特别是对成骨细胞活跃病变灵敏度高,可以在出现解剖或形态改变之前早期探查骨转移病灶。此外,ECT骨显像一次检查可以了解全身的骨骼情况,发现一些钼靶 X 线、CT、MRI 等检查范围以外或不易观察到的病变。检查安全、简便、无创伤性、无痛苦、无绝对禁忌证,目前广泛用于骨转移的早期筛选。但 ECT 骨显像存在特异度不高的问题,必须结合钼靶 X 线、CT、MRI 等影像学检查才能明确诊断。ECT 骨显像不可以用作骨转移瘤病灶的疗效评估。

MRI 检查也是一种骨转移早期诊断手段,可以在骨骼整体结构未出现变形的情况下就显示出骨骼内部的结构异常。但临床实践发现,MRI 检查特异度不高,不宜用作药物的疗效评估。PET 是近年新兴的核素显像技术,通过肿瘤细胞对葡萄糖高摄入的特点显示肿瘤位置。该项技术具有与骨扫描相似的灵敏度,更高的特异度,对骨转移治疗后病情的跟踪优于骨扫描,但价格昂贵,目前还很难推广应用。

钼靶 X 线摄片、CT 扫描是骨转移的影像学确诊方法。对于 ECT 骨扫描、MRI、PET 检查发现骨异常的患者,应该针对可疑骨转移灶部位进行 X 线摄片、CT 扫描,以确诊骨转移,并了解骨破坏的严重程度。钼靶 X 线摄片、CT 扫描是目前可评价骨转移临床疗效的主要检查手段。

二、骨转移的治疗

乳腺癌骨转移可采取化疗、内分泌治疗、分子靶向治疗等选择。常用化疗药物包括紫杉类、蒽环类、长春瑞滨、吉西他滨、卡培他滨、铂类等。由于乳腺癌骨、软组织转移患者肿瘤进展较慢,一般选择单药化疗,这样患者耐受性更好,但需要强调足量用药。乳腺癌的内分泌治疗对于激素受体阳性骨转移患者是一种重要的治疗选择,包括抗雌激素药物他莫昔芬、孕激素类药物、第三代芳香化酶抑制剂、ER 调节剂氟维司群等。内分泌治疗由于毒性较轻、疗效不逊于化疗,特别适用于受体阳性的年老体弱、不能耐受化疗的患者。乳腺癌的分子靶向药物治疗也是骨转移乳腺癌的重要选择。对于 HER-2 过度表达的患者,可以选择针对 HER-2 的药物曲妥珠单抗、拉帕替尼等。

骨折是骨转移的严重伴发事件。骨转移临床试验的空白对照组研究资料发现,空白对照组 1 年内病理性骨折发生率,乳腺癌为 52%,其中脊椎、股骨等负重部分骨转移并发病理性骨折的危险性约为 30%。骨转移患者一旦出现病理性骨折,将严重影响患者生活质量及活动能力。因此,对于脊椎、股骨、肱骨等负重部分骨转移患者,放疗通常作为重要的治疗选择,可快速缓解骨疼痛,减少病理性骨折的危险。放疗的主要适应证为有症状的骨转移灶、负重部位的骨转移灶。骨转移的体外照射方案包括 40 Gy/20 次、30 Gy/10 次、20 Gy/5 次、800 cGy/单次。这几种照射方案缓解骨疼痛的疗效及耐受性无明显差异。

此外,骨外科技术的进步也给骨转移患者提供了更多的治疗选择。外科手术包括骨损伤部位固定术、病变骨置换术和受压神经松解术。固定术治疗可考虑选择性用于病理性骨折或脊髓压迫,预期生存时间>4 周的乳腺癌骨转移患者。预防性固定术治疗可考虑选择性用于股骨转移灶直径>2.5 cm,或股骨颈骨转移,或骨皮质破坏>50%,预期生存时间>4 周的乳腺癌骨转移患者。

三、双膦酸盐治疗

高钙血症、骨痛、骨相关事件是骨转移患者常见的并发症,严重影响患者的生活质量,加重患者的心理压力,缩短患者的生存时间。双膦酸盐是骨转移患者的重要选择药物。该类药物通过抑制破骨细胞的分化与成熟,干扰破骨细胞介导的骨重吸收作用,阻止破骨细胞在骨质吸收部位的聚集,抑制肿瘤细胞扩散、浸润和黏附于骨基质,从而降低骨相关并发症如骨折等事件的发生,日益成为骨转移瘤患者的基础治疗手段。

双膦酸盐类药物共有三代,第一代药物以氯屈膦酸盐为代表;第二代是含氮的双膦酸盐,包括帕米膦酸二钠,其抑制骨吸收的作用强于第一代药物;第三代为具有杂环结构的含氮双膦酸盐唑来膦酸,以及不含环状结构含氮的伊班膦酸,作用强度和疗效方面比第二代进一步提高。目前已有的临床研究显示,双膦酸盐药物对于降低骨转移患者骨相关事件发生率均具有显著疗效,降低危险度分别为唑来膦酸 41%,帕米膦酸二钠 23%,依班膦酸 18%,氯屈膦酸盐 8%~31%。唑来膦酸对于多数肿瘤均可显著降低骨相关事件发生危险度,乳腺癌为 41%,前列腺癌 36%,肺癌 32%,肾癌为 58%,其他实体瘤为 31%。新近完成的第三代双膦酸盐药物唑来膦酸与第二代药物帕米膦酸二钠的比较研究显示,在降低骨相关事件发生危险度方面,唑来膦酸、帕米膦酸二钠分别为 37%、22%,前者优于后者。在控制骨转移疼痛方面,唑来膦酸也优于帕米膦酸二钠。

此外，在双膦酸盐应用过程中，要注意该类药物的不良反应，特别是颌面部下颌骨骨髓炎问题。最近的一项综合分析资料显示，应用双膦酸盐可使颌面部下颌骨骨髓炎发生率提高3倍。在长期应用双膦酸盐患者中，下颌骨骨髓炎发生率高达5.48%。

四、骨标记的临床价值评估

近年来，应用骨标记进行骨转移的临床疗效和预后评价引起业界广泛关注。其中来自尿的标记包括钙(Ca/Cr)、羟脯氨酸、氨基末端肽(NTX/Cr)、羧基末端肽(Ctx/Cr)、吡啶啉(PYD/Cr)、脱氧吡啶啉(DPD/Cr)；来自血清代表骨重吸收的标记为氨基末端肽(S-NTX)、羧基末端肽(S-Ctx)、RANKL/OPG；代表骨形成的血清标记为骨碱性磷酸酶(BALP)、骨钙素、C-端1型前胶原(PICP)、N-端1型前胶原(PINP)。已有的研究发现，骨转移患者的尿NTX、骨BALP显著升高，高水平NTX、BALP患者，严重不良反应发生风险明显增加，并且NTX升高水平与患者的生存期缩短相关。还有研究显示，对于高水平NTX、BALP患者，唑来膦酸的应用可快速降低上述标记水平，并可延长患者的生存时间。但综合资料来看，这些骨转移相关生物标记还无法取代影像学诊断作为乳腺癌骨转移诊治、预后判断方面的重要依据。

第十一节 脑转移治疗和脑水肿的处理

随着乳腺癌综合治疗水平的提高，早期乳腺癌的10年生存率已经超过90%。即便如此，早期患者中仍有40%左右发生复发转移，而一旦转化为晚期病情，几乎不可避免演变成全身弥漫性播散疾病，其中脑转移成为患者的主要死亡原因。已有资料显示，晚期乳腺癌患者脑转移发生率高达60%以上，一般患者死于不可控制的脑转移，因此脑转移成为临床乳腺癌的棘手问题。尽管已有一些诊疗指南推荐，但都存在许多缺陷。下面将结合已有指南以及临床实践就该领域的若干问题进行探讨：①乳腺癌脑转移危险因素；②乳腺癌脑转移治疗选择与预后因素；③乳腺癌脑转移脑水肿处理。

一、乳腺癌脑转移危险因素分析

基于乳腺癌脑转移较差的预后，深入探讨分析乳腺癌伴发脑转移的危险因素，以便尽早进行防治，自然成为业界的研究方向之一。已有相关研究从不同方面运用不同方法探讨了乳腺癌脑转移的相关危险因素。有研究显示，肺转移和激素受体阴性是脑转移伴发的主要危险因素；也有研究显示，患者年龄和激素受体阴性是危险因素。但这些研究均来自复发转移后乳腺癌人群的资料分析，该人群本身就是经过复发事件筛选出的预后较差人群，得出的结论只能代表复发转移人群中易发脑转移的危险因素，而不能准确代表早期乳腺癌人群。也有学者依据早期乳腺癌患者，探讨了早期乳腺癌脑转移发生的危险因素，但研究样本较小，研究结果说服力有限。

基于该领域的研究现状，笔者开展了乳腺癌脑转移的预测因素分析研究，严格按照入排标准纳入患者，筛选出2005年1月～2009年6月期间笔者医院收治的部分早期乳腺癌患者共885例。中位随诊时间为68(8～106)个月，其中61例患者失访，予以剔除，最后共有824例患者纳入数据统计，入组患者均在笔者单位接受了规范化诊断和治疗。纳入统计的患者中，199例确诊为脑转移，其中28例为首发脑转移，171例为后程脑转移，从首发颅外转移到后程脑转移的中位时间为19.7(1～83)个月。在没有发生脑转移的625例患者中，302例出现颅外复发转移，323例仍无病生存。单因素分析显示，肿瘤组织分级Ⅲ级、绝经前期、HER-2阳性、ER阴性、发病年龄≤35岁、伴有腋窝淋巴结转移、临床分期Ⅲ期、无辅助化疗、无辅助内分泌是脑转移发生的相关因素。多因素分析显示，发病年龄≤35岁、绝经前期、肿瘤组织分级Ⅲ级、临床分期Ⅲ期、HER-2阳性和ER阴性乳腺癌是脑转移发生的主要危险因素。根据上述研究结果建立数学预测模型，绘制ROC曲线，其AUC值为0.743±0.018，灵敏度和特异度分别为0.779和0.640，模型显示出中等程度的预测能力。在另一组150例Ⅰ～Ⅲ期乳腺癌患者的验证研究中，根据预测模型计算每位患者发生脑转移的概率，并绘制 ROC 曲线，其 AUC 值为 0.721 ± 0.067，灵敏度和特异度分别为 0.8 和 0.677，验证了已建模型具有中等度的脑转移预测能力。进一步对 199 例脑转移患者中首发脑转移、后程脑转移患者进行对比分析，结果显示三阴性乳腺癌更易首发脑转移（$P<0.05$），HER-2 阳性、绝经前期患者更易发生后程脑转移（$P<0.05$）。研究显示，发病年龄≤35 岁、绝经前期、肿瘤组织分级Ⅲ级、临床分期Ⅲ期、HER-2 阳性和 ER 阴性乳腺癌是脑转移发生的主要危险因素，据此建立的预测模型对脑转移发生具有中等程度的预测能力。三阴性乳腺癌更易首发脑转移，HER-2 阳性、绝经前期患者更易发生后程脑转移，为乳腺癌脑转移的防治策略提供了一定依据。

二、乳腺癌脑转移治疗选择和预后因素

已有研究显示，乳腺癌脑转移预后与年龄、分子分型、是否颅外转移、病灶数目、最大病灶面积、KPS 评分等因素相关。研究者根据以上影响因素建立了不同的预后评估模型，试图更有效区分不同预后脑转移患者以帮助临床策略的选择。表 63-3 中列出了几种常用的脑转移瘤预后评估模型，这些模型大多是基于各种转移瘤（肺癌、乳腺癌、消化道肿瘤等）建立的评估系统，并没有综合乳腺癌特有的预后或治疗因素，在乳腺癌领域中的应用值得进一步探讨。Sperduto 等在分析 400 例乳腺癌脑转移患者的临床特征后建立了 Breast-GPA 模型，该模型将 ER、PR、HER-2 等乳腺癌常用的分子指标纳入评估体系，研究者依据 Breast-GPA 评分将患者分为 4 组（0~1.0、1.5~2.0、2.5~3、3.5~4.0），得到不同组别患者中位生存时间分别为 3.4（$n=23$）、7.7（$n=104$）、15.1（$n=140$）和 25.3（$n=133$）个月（$P<0.0001$），可以看出该模型能够将不同预后的患者区别开来，为个体化治疗提供了必要条件。虽然这些模型对患者预后有一定的区分能力，但也有不足。Marko 等用 261 例 BCBM 患者对 RPA、GPA、Breast-GPA 模型进行了验证，采用一致性指数（c-index，一致性指数为 1.0 表示预测值和实际值完全吻合，0 表示吻合度为 0，0.5 表示吻合率为 50%）评估模型的准确性，结果显示 3 个模型的一致性指数分别为 0.51、0.58、0.61，可以看出预测效果并不理想。原因可能与各个研究中心病例的选择偏倚、预后参数的选择以及模型建立所用的方法

表 63-3 脑转移预后评估模型

模型	参数	分级
RPA	年龄<65 岁，KPS≥70，原发病灶控制，无颅外转移	Ⅰ
	Ⅰ~Ⅲ期	Ⅱ
	KPS<70	Ⅲ
GPA	（年龄）≥60/50~59/<50 岁	0/0.5/1.0
	<70/70~80/81~100（KPS）	0/0.5/1.0
	>3/2~3/1（脑转移数目）	0/0.5/1.0
	有/无（颅外转移）	0/1.0
Breast-GPA	≤50/60/70~80/90~100（KPS）	0/0.5/1.0/1.5
	基底样/腔面 A/HER-2/腔面 B（分子分型）	0/1.0/1.5/2.0
	（年龄）≥60/<60 岁	0/0.5

注：RPA：递归分割分析法（recursive partitioning analysis）；GPA：分级预后评估法（graded prognostic assessment）。

不同有关。同时也说明不同种族、不同地域的患者预后影响因素可能存在差异，不能盲目将模型适用范围扩大，有必要对乳腺癌脑转移预后因子进行更深入的研究，从而完善或建立新的预后评估模型。

笔者单位回顾性分析了 2000 年 1 月~2013 年 8 月军事医学科学院附属医院收治的 342 例乳腺癌脑转移患者的临床病理资料、治疗措施等对患者预后的影响，通过比例风险模型（Cox 模型）进行多因素分析。全组患者脑转移的中位年龄为 47.8 岁（25.3~79.9 岁），从确诊乳腺癌到发生脑转移的中位时间为 40.5 个月（0~264.3 个月），脑转移后中位生存时间为 14.3 个月，1、2、3 年生存率分别为 56.5%、31.0%、16.5%。全脑放疗（whole brain radiation，WBRT）+立体定向放射外科治疗（stereotactic radiosurgery，SRS）对比单用 WBRT 存在生存差异（18.9 个月对比 11.6 个月，$P=0.001$）；SRS+WBRT 对比单用 SRS 在生存时间上没有明显区别（18.9 个月对比 18.7 个月，$P=0.528$）；放化综合治疗将显著延长患者生存时间（17.7 个月对比 12.7 个月对比 10.1 个月，$P=0.005$）。Cox 多因素分析结果显示，DFS、是否伴内脏转移、KPS 评分、是否伴脑膜转移、脑转移病灶数目与患者生存时间显著相关（P 值分别为 0.004、0.000、0.000、0.049、0.001）。研究显示，乳腺癌脑转移患者生存时间较以往延长；DFS、

是否伴内脏转移、KPS评分、是否伴脑膜转移、脑转移病灶数目是患者预后的独立影响因素；WBRT+SRS较单用WBRT能更好地改善患者预后；患者进行放化综合治疗能够延长生存时间。

该研究还对36例再程放疗乳腺癌脑转移患者的临床病理特点、放疗方式、剂量、放疗不良反应、生存时间等资料信息进行回顾性分析。结果显示，全组患者中位年龄为51.2岁，再程放疗后中位生存时间为9.1个月（1.3～56.8个月），6个月、12个月总生存率分别为71.1%和33.9%，局部控制率分别为72.3%和13.0%。再程放疗的中位等效生物剂量$BED_{\alpha/\beta=10}$为41.6 Gy（23.7～72.0 Gy），中位累积$BED_{\alpha/\beta=10}$为89.6 Gy（62.7～109.5 Gy）。多因素分析显示，累积$BED_{\alpha/\beta=10}$高（$P=0.032$，$HR=0.271$）患者局部控制时间长；而放疗间隔时间长（$P=0.004$，$HR=0.247$）和累积$BED_{\alpha/\beta=10}$高（$P=0.015$，$HR=0.288$）的患者生存时间长。再程放疗后神经功能状态（neurologic function score，NFS）评估结果为16例（47.1%）稳定，16例（47.1%）好转，2例（5.9%）加重，2例无法评估。RTOG急性放射不良反应分级显示，33例（94.3%）患者为0～2级，2例（5.7%）为3级，无4级不良反应，1例无法评估。结果显示，放疗间隔时间、放疗剂量是乳腺癌脑转移再程放疗患者的独立预后因素；再程放疗可以减轻患者症状且不良反应能耐受。

三、乳腺癌脑转移脑水肿的处理

脑转移伴发的脑水肿（PTBE）可导致头晕、头痛、嗜睡、昏迷等各种临床表现，降低患者生活质量，影响放疗方案的实施。糖皮质激素和甘露醇等脱水剂是PTBE的主要治疗手段，但长期应用上述方案有低钠血症、血压下降和肾损害现象，效果欠佳。

已有研究显示，脑转移瘤导致的脑水肿与肿瘤血管分泌的VEGF有关。VEGF与其受体结合后可刺激肿瘤细胞增殖，同时特异性作用于血管内皮细胞，促进新生血管的生成，破坏血-脑屏障的正常功能，增加水、电解质等物质的渗出，形成水肿。近年研究发现，抗VEGF药物可通过肿瘤血管正常化降低血管通透性，从而减轻肿瘤水肿，这种阻断作用伴随着肿瘤血管的正常化和血-脑屏障的重建。抗VEGF药物贝伐单抗对于放射性脑坏死伴发的严重脑水肿具有显著疗效。

笔者单位研究了脑转移瘤瘤周水肿程度与乳腺癌脑转移临床病理特征和预后的关系，回顾性分析了乳腺癌脑转移患者伴发瘤周水肿的临床特征，影响瘤周水肿程度的因素，并探讨瘤周水肿是否与脑转移患者的预后相关。研究共入选62例乳腺癌1～3个脑转移瘤患者，共66个病灶，中位年龄44岁（26～61岁），中位水肿指数3.50。研究结果显示，乳腺癌脑转移瘤瘤周水肿中位水肿指数3.50，平均水肿指数5.65；三阴性、激素受体阴性、年龄偏大、病灶不规则的乳腺癌脑转移水肿指数较大；病灶直径与水肿指数并非线性相关，当病灶至一定大小后水肿指数随着直径增大而缩小；HER-2情况，病灶位置、发病至脑转移时间、脑转移后生存时间、病灶是否均匀强化与水肿指数未见明确相关；多因素分析提示脑转移后生存时间可能与PR、分子分型、内脏转移情况、靶向治疗与否、局部治疗方式5个因素相关，与水肿指数未见明确相关。笔者进一步探讨了贝伐单抗治疗难治性瘤周水肿的疗效。研究共纳入121例患者，接受212次贝伐单抗治疗。结果显示，贝伐单抗对于难治性瘤周水肿有效率为84.74%；目前考虑减轻水肿的有效剂量为5 mg/kg，存在进一步下降空间；不良反应主要为高血压，偶有颅内出血（1.8%），需严格掌握适应证。

第十二节　复发转移性乳腺癌治疗注意事项

一、提高专科医生的专业素养

复发转移性乳腺癌患者一般由肿瘤内科医生负责主要治疗，也多会接受化疗、内分泌治疗、分子靶向治疗等。因此，作为主治医生一定要熟练掌握上述药物的药理知识，熟悉药物的抗瘤谱、主要不良反应特点及预防和处理措施，并且这些知识应在治疗前告知患者及家属。在治疗前及治疗过程中，要对患者可能出现的各种情况进行积极预防干预，最大限度降低不良反应对患者的伤害，提高患者的生活质量。例如，多西他赛是目前治疗乳腺癌疗效最好的药物之一,已经得到广泛应用。该药在用药后1周可出现严重的骨髓毒性,常常导致患者出现感染发热、休克等反应,如果再联合其他药物上述毒性可造成更大伤害,临床医生一定要关注。孕激素类药物停药1周后患者通常会出现阴道出血,如果医生未告知患者,就会出现患者及家属恐慌,导致急诊手术切除子宫的不必要伤害。

二、掌握抗肿瘤治疗利弊的科学平衡

化疗等药物治疗通常对骨髓、肝肾功能有着严格的适应标准,在临床实践中医护人员应该严格恪守。但在临床实践中,主诊医生也应科学分析,灵活掌握。例如,对于乳腺癌多发肝脏转移的患者,由于肝脏功能异常是由于肿瘤侵犯肝脏引起,如果不进行抗肿瘤治疗,去除导致肝功能升高的肿瘤因素,患者肝功能永远也不可能恢复到正常,也就失去了有效化疗的机会。对于该组患者,经过充分与患者及家属知情同意,尽快给予有效治疗,部分患者得到肿瘤控制,肝功能恢复正常,显著延长了患者生存期。

三、基础疾病对抗肿瘤治疗的影响

基础疾病也是干扰晚期乳腺癌患者治疗方案实施的常见因素,常见的有糖尿病、心脏病、肾衰竭、药物过敏史等。专科医生首先应评估基础疾病和肿瘤对患者的生存何为主要影响因素?在此过程中一定要与相关会诊科室充分沟通,听取会诊意见,一起权衡利弊,进行抉择。笔者曾遇到转诊多家肿瘤专科医院,因为心脏基础疾病而被拒治的患者,后经权威心血管专科医生会诊,认为抗肿瘤治疗可安全实施,后来的治疗证实了专科医生的建议。此外,肾衰竭患者定期透析治疗对抗肿瘤药物的应用有很大的干扰,通过合理安排透析时间、选择生物半衰期较短的药物,也可达到较为理想的抗肿瘤效果,对此笔者也积累了一定的经验。

四、抗肿瘤药物不良反应的科学认识

抗肿瘤药物存在不良反应,但只要临床医生足够清楚和重视,通常可得到有效的预防和处理。例如,紫杉类药物的过敏反应,只要关注患者的药物过敏史,合理给予抗过敏预处理,应该是安全的;曲妥珠单抗的心脏毒性,通过积极心脏超声检测,也会早期发现而有效处理;芳香化酶抑制剂的骨质疏松问题,通过定期骨密度的检测,可有效防治。下面需要特别强调化疗药物的骨髓抑制预防和处理问题。几乎所有的化疗药物均伴有不同程度的骨髓抑制,主要表现为粒细胞减少、血小板下降。临床医生在处理骨髓抑制毒性反应方面,存在严重的过度医疗问题。G-CSF合理应用时机,应该从白细胞计数降低至$(1\sim2)\times10^9$/L以下开始,至白细胞计数从最低点升至2×10^9/L以上停用。不少医生还采用从化疗后48小时开始应用,连续应用1~2周,这无疑增加了患者的医疗负担,同时药物的不良反应如盗汗、低热、骨骼肌肉酸痛、类感冒症状也影响了患者的生活质量。

五、中医药在晚期患者的科学应用

中药是中华民族的珍贵遗产,其在肿瘤综合治疗中的地位还需要科学评估。比较肯定的是中医药在减轻化放疗导致的恶心、呕吐、便秘、体质衰弱、改善食欲等方面,具有积极的作用。中医药的抗肿瘤效果目前还未得到学术界的认可,目前国内批准上市的一些抗肿瘤中成药多为20世纪60~90年代批准上市,但当时国家中医药抗肿瘤疗效评估体系不健全,这些药物在肿瘤治疗中的科学地位还需要进一步评估。

六、老年患者治疗方案的科学设计

年龄>65岁的肿瘤患者占肿瘤人群的70%左右,我国乳腺癌患者中老年患者也超过50%。老年乳腺癌患者由于体质较差、合并疾病较多,临床医生在设计治疗方案时更要谨慎。目前,中国老年肿瘤学会正在建立我国老年肿瘤患者的体质综合评估体系,希望对老年患者的治疗起到积极支持作用。对于老年乳腺癌患者,更多采用内分泌治疗、单药序贯化疗,更要强调积极支持治疗,平衡好抗肿瘤治疗与基础疾病控制的综合平衡。笔者在临床实践中也深深感受到,同样治疗方案应用在60岁以上老年乳腺癌,肺部感染、肛周脓肿等发生率明显升高。

七、肿瘤标记的科学认识和应用

肝癌、绒毛膜癌、前列腺癌等特异性肿瘤标记的出现,的确给这些肿瘤诊治带来了积极的作用。但随后出现的 CEA、CA125、CA153、CA199 等生物学标记在各自肿瘤领域并未起到同样的作用。乳腺癌人群中有 60%～70% 伴有 CA153 的不同程度升高，但综合目前大量资料认为，CA153 对乳腺癌患者诊断和疗效评估的价值还无法与病理学诊断和影像学证据相比，因此不推荐用于乳腺癌的诊断和疗效评估，不应作为改变乳腺癌治疗方案的依据。但该指标对于不可测量病灶的疗效评估有一定的辅助作用。

对于出现复发转移的晚期乳腺癌，科学与人文结合、技术与艺术并举的临床实践应是临床医生追求的境界。我们除了不断提高专业素养、丰富治疗手段，"大医精诚"的行医理念可能比任何灵丹妙药都显得弥足珍贵——"医学绝不仅仅是装在瓶子里的药！"

（吴世凯）

参考文献

[1] 宋三泰,江泽飞. 乳腺癌内科治疗的基本思路. 中国实用外科杂志,2003,23(10):580-582.

[2] 吴世凯,宋三泰. 对乳腺癌雌孕激素受体检测的认识. 中华乳腺病杂志(电子版),2012,6(3):42-44.

[3] 吴世凯,宋三泰. 转移性乳腺癌治疗的临床实践和思考. 肿瘤研究与临床. 2011,23(2):1-4.

[4] 赵新,吴世凯,孟祥颖等. 三阴性乳腺癌受体表型转化情况对患者临床预后的影响. 解放军医学杂志,2012,4(1):322-326.

[5] Berrada N, Delaloge S, Andre F. Treatment of triple-negative metastatic breast cancer: toward individualized targeted treatments or chemosensitization? Ann Oncol, 2010, 21(Suppl 7):30-35.

[6] Cardoso F, Bedard Fl, Winer EP, et al. International guidelines for management of metastatic breast cancer: combination vs sequential single-agent chemotherapy. J Natl Cancer Inst, 2009;101:1174-1181.

[7] Cardoso F, Fallowfield L, Costa A, et al. Locally recurrent or metastatic breast cancer: ESMO Clinical Practice Guidelines for diagnosis, treatment and follow-up. Ann Oncol, 2011, 22(Suppl 6):25-30.

[8] Catherine H. Van Poznak, Sarah T, et al. American Society of Clinical Oncology executive summary of the clinical practice guideline update on the role of bone-modifying agents in metastatic breast cancer. J Clin Oncol, 2011, 29(9):1221-1227.

[9] Gennari A, Stockler M, Puntoni M, et al. Duration of chemotherapy for metastatic breast cancer: A systematic review and meta-analysis of randomized clinical trials. J Clin Oncol, 2011, 29:2144-2149.

[10] Hammond ME, Hayes DF, Dowsett M, et al. American Society of Clinical Oncology/College of American Pathologists guideline recommendations for immu-nohistochemical testing of estrogen and progesterone receptors in breast cancer. J Clin Oncol, 2010, 28(16):2784-2795.

[11] Liedtke C, Mazouni C, Hess KR, et al. Response to neoadjuvant therapy and long-term survival in patients with triple-negative breast cancer. J Clin Oncol, 2008, 26:1275-1281.

[12] Pagani O, Senkus E, Wood W, et al. International guidelines for management of metastatic breast cancer: can metastatic breast cancer be cured? J Natl Cancer Inst, 2010, 102:456-463.

[13] Verma S, Mcleod D, Batist G, et al. In the end what matters most? A review of clinical endpoints in advanced breast cancer. Oncologist, 2011, 16:25-35.

第十篇

乳腺癌特殊复发转移部位的处理

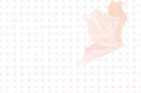

第六十四章

乳腺癌脑、脑膜、脊膜转移的处理

第一节 乳腺癌脑转移的处理

脑转移瘤较颅内原发肿瘤更为常见,常为多发性,亦可为单发性。好发部位为大脑中动脉供血区的灰白质交界区,亦可见于小脑及鞍区。其中10%~15%的原发癌为乳腺癌,成为继肺癌之后的第二大易发生中枢系统受累的疾病。乳腺癌脑转移常规表现为脑实质转移和脑膜转移,其中脑实质转移多见,幕上转移多于幕下转移。50%~75%为多发性颅内转移灶,并且常伴有颅外转移,如淋巴结、肺、肝转移等。脑转移多出现在疾病的后期阶段,一旦出现脑转移,病情往往迅速恶化,预后大多不良。

一、流行病学

近年随着肿瘤患者生存期的延长和影像诊断技术的发展,乳腺癌脑转移的发生率逐年上升,有5%~21%的病例出现脑转移。而尸检结果进一步证实,发生脑转移的比例达到26%~36%。乳腺癌患者初诊时的临床分期与乳腺癌脑转移的发生密切相关,早期局限性乳腺癌患者脑转移的发生率不到3%;局部晚期或高危乳腺癌患者脑转移的发生率为7%~8%;而晚期乳腺癌患者发生脑转移的比例达到10%~16%。乳腺癌发生脑转移者病死率高,存活率低,一旦出现将严重影响患者的生存率和生活质量。

二、风险因素

乳腺癌脑转移的风险因素包括年龄较轻(<50岁)、肿瘤负荷大(初诊转移病灶>2个)、ER阴性、HER-2阳性以及组织学分级较高。底特律癌症检测系统统计结果显示,在20~39岁初诊为乳腺癌的患者中,有10%发生了脑转移,而>70岁患者脑转移发生率仅为3%。不同亚型乳腺癌,脑转移率不尽相同。以HER-2阳性乳腺癌发生率最高,可达30%~55%;其次为三阴性乳腺癌,25%~46%。

三、转移途径及部位

脑实质转移瘤被认为是肿瘤细胞血行转移所致,转移灶的分布与人脑整体血运分布的一致性则验证了这一观点。幕上是最常见的受累部位(80%),其次是小脑(15%)、脑干(5%)。此外,灰质交界处为常见的转移区域,这与此处血管直径及血流变化有关。

早期试验表明,约有半数患者脑转移为单发病灶。随着磁共振技术的发展,一系列试验表明只有1/3~1/4的患者为单发转移灶。长期孤立的脑转移灶则常见于单纯脑转移而非全身转移的患者。

四、临床表现

由于脑的影像学检查并未纳入无症状乳腺癌患者的常规检查,脑转移多根据新发生的神经系统症状来诊断。患者可出现头痛、颅内压增高相关症状、局灶性神经功能障碍、认知功能障碍和癫痫发作等。

1. **头痛** 大部分患者的首发症状为头痛,不久出现局灶性症状,这些症状可与颅内压增高的症状共同发展,日趋严重。

2. **颅内压增高相关症状** 颅内转移瘤即使结节很小,也能引起广泛的脑实质性反应和脑膜血管壁的渗透性损害,导致严重的脑水肿和脑脊液吸收障碍,造成明显的颅内压增高。由于颅内压增高出现早而急剧,且发展较快,临床表现与颅内原发性肿瘤比较有一定差异。有些症状如头痛、智力改变、脑膜刺激征和嗅觉减退等表现较为明显,发生率也高,而另一些症状如视乳头水肿、恶心、呕吐的表现则不明显,发生率也低。这一特点称为颅内压增高症状的两极分化现象。

3. **精神症状** 颅内转移瘤患者的精神症状比原发肿瘤者多见且明显,这构成了诊断的重要依据之一。其表现可分为3型:①梦魇性谵妄症;②健忘症;③淡漠寡情与意志薄弱性症候群。开始时患者出现带戏谑性的躁狂情绪,逐渐对自己及周围情况的判断能力开始衰退,随之完全记忆缺失,然后患者显得软弱、淡漠寡情、意识错乱和定向不能,至晚期则进入昏睡状态。部分患者可有严重痴呆与谵妄发作。

4. **局灶神经功能障碍** 单发转移的部分患者首先出现颅内压增高症状,少数患者则以局灶性症状发病,特别是位于额叶及顶叶的转移瘤患者。多发转移患者一般情况更为严重,恶病质早期出现,颅内压增高症状也更为显著,且常为暴发性的,发展迅速,使患者很快进入垂危阶段。不同部位的肿瘤可以产生不同的定位症状和体征。其局灶性症状可表现为偏瘫、失语及进行性意识改变等。转移灶分布在幕上和幕下兼有者,则于大脑局灶症状的同时,尚有极严重的阻塞性脑积水表现和小脑损害体征。

5. **癫痫** 有10%~20%的乳腺癌脑转移患者主要症状为癫痫发作,且多出现于幕上转移的患者,而在后颅窝受累的患者中较为罕见。

五、诊断

典型的脑转移瘤患者在乳腺癌发现后数周至数月出现脑部症状,对这种病例诊断不难。但有些病例,颅内转移症状可发生于乳腺癌根治以后多年,或转移症状不明显,对这些病例诊断常有一定困难。各种辅助检查对确定颅内转移性肿瘤的诊断有一定意义。

1. **头颅CT检查** CT平扫时脑内转移瘤可呈现低密度、高密度或等密度。这与肿瘤的细胞成分、血供、坏死或囊变程度,以及是否出血和钙化有关。典型的乳腺癌脑转移瘤多为低密度或等密度,也可为两者混杂密度,水肿明显。

CT强化能显示更多的病灶,绝大多数转移瘤的血供较丰富,经静脉注射的造影剂通过肿瘤血管渗入肿瘤内,故转移瘤经常显示不同程度的增强。在平扫时密度较高的转移瘤增强扫描时强化相对较弱,反之平扫密度较低者强化反而明显。实质性肿瘤往往显示均匀性增强,发生坏死、囊性变者则显示为不均匀增强,即肿瘤的实质部分增强,而坏死、囊性变区不增强。典型者不增强的坏死区、囊性变区为偏心性,轮廓不规则,即使坏死、囊变区较大增强的四壁也厚薄不均,可见有结节状突起。但也有部分病例呈现为薄壁环状增强。

2. **头颅MRI检查** 脑转移瘤MRI表现为病灶多发,大脑半球或小脑内均可发生。病灶位于皮髓质交界区或皮质内,呈膨胀性生长,多呈圆形及类圆形,其外缘较光滑、清晰,大小一般为2~3 cm。瘤内呈不均匀略长、长或等T1信号,以及长、略长或等T2信号,均有占位效应及水肿,常有坏死、囊变或出血。当早期转移病灶为单发时,肿瘤体积较小。增强后病灶呈不均匀性明显或中等度强化。

MRI增强扫描是目前公认的最佳检查方法,可以发现常规MRI平扫不能发现的较小转移灶。有学者认为,应用双倍或3倍剂量对比剂可以发现更多、更早的转移瘤,从而提高病灶的检出率,对无周围水肿的小病灶来说意义更大。由于血供丰富,脑转移瘤多有明显强化,在伴有囊变坏死时,可呈环形强化;无囊变坏死时,为均匀结节状强化(图64-1)。

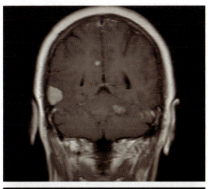
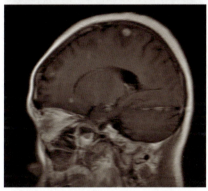

图 64-1 乳腺癌脑转移 MRI 图像

3. 头颅 X 线检查 颅骨平片可发现伴有颅骨转移、靠近颅骨的转移瘤，可见颅骨骨质破坏，甚至瘤结节，可有颅内高压迹象。

4. 头颅放射性核素脑扫描 可在转移灶处见到放射性核素的积聚，特别是多发性转移常能据此作出鉴别。

5. 脑电图检查 如转移灶位于大脑半球，则脑电图上的病灶变化可明显（δ波和θ波），且范围大于病灶所处的位置。大脑多发性转移时，在脑电图上有时可看到一个以上的病灶性表现。

6. 周围血液检查 红细胞沉降率增高可见于约 90% 的患者。

7. 脑脊液检查 颅内转移瘤患者的脑脊液变化有蛋白含量增高，糖含量常显著降低，而细胞数一般不增加。有些病例可查到肿瘤细胞，以脑膜弥漫性转移时阳性率较高。但颅内高压患者进行脑脊液检查前，需谨慎脑疝发生。

8. 头颅其他检查

(1) PET-CT：能够评价肿瘤及正常组织的代谢差异，有助于肿瘤定性诊断，但是对小的脑转移灶不敏感。

(2) CT 引导下穿刺活检：是有创性检查。在 CT 引导下可准确地对肿瘤部位进行穿刺，获得病理学证据，排除原发颅内肿瘤，避免误诊误治。

(3) 手术检查：如原发肿瘤已治愈多年，颅内孤立性病灶难以排除转移癌，或颅内占位性病灶诊断不明者，也可在经选择的条件下行手术探查确诊。

(4) 脑血管造影：曾是神经外科常用的检查方法。由于造影引起的痛苦较大，操作复杂，且有一定的危险性，患者常难以接受。

六、鉴别诊断

颅内单发转移瘤需与胶质瘤、脑膜瘤等鉴别，较为困难，容易造成误诊。多发性转移瘤需要与颅内多发性脑脓肿、多发性脑膜瘤、脑出血、脑梗死、血管网状细胞瘤、多发性硬化脑白质病等鉴别。

1. 胶质瘤 特别是成胶质细胞瘤在病史和影像学上均与转移瘤有相似之处，但胶质瘤很少多发，无原发肿瘤病史，瘤周水肿多呈片状，而转移瘤多呈指套状。

2. 脑膜瘤 主要是幕下脑膜瘤与单发结节型脑转移瘤相鉴别。转移瘤可找到脑外原发瘤，与小脑幕无关系；而脑膜瘤无脑外原发瘤，与小脑幕关系密切，且重度强化，其程度远大于轻、中度强化的结节型脑转移瘤。

3. 脑脓肿 脑脓肿和囊性转移瘤在影像学上很难区分，一般靠病史鉴别，如多有感染病史、心脏病病史、中耳炎病史等，而转移瘤可有肿瘤病史。

4. 脑出血 当转移瘤卒中出血时，呈急性发病，需与脑出血相鉴别。一般脑部强化 CT 和 MRI 检查在转移瘤的患者可见肿瘤结节。另外，还可根据出血的部位、形态、有无高血压病史来判断。

5. 血管母细胞瘤 病灶多位于幕下小脑半球，呈囊实性改变，表现"大囊小结节"；增强扫描时，小结节增强明显，瘤周可见流空血管影。

七、治疗

乳腺癌患者出现脑转移多提示预后不良，但是脑转移患者的死因不仅有神经系统症状，还包括全身疾病的进展，所以局部治疗联合全身治疗既可提高颅内肿瘤的控制率，还能改善全身症状。目前，手术、立体定向放射外科学（stereotactic radio-surgery, SRS）、全脑放疗（whole-brain radiotherapy, WBRT）为脑转移的一线治疗方法。随着综合治疗的发展，化疗、内分泌治疗也取得了一些进展。

（一）对症治疗

对病情危重不能耐受手术或急性恶化垂危的患者首先给予药物对症治疗，如激素、脱水药等，一般都能迅速缓解颅内高压的症状，待病情平稳后再采取其他治疗方法。激素是脑转移瘤的基础治疗，对70%的患者有效。但单用激素治疗的平均生存期只有2个月，故通常与其他治疗联合应用。控制颅内高压症状时还应使用脱水及利尿剂，控制癫痫采用苯妥英钠、地西泮等药物。

20世纪60年代，皮质激素被首次应用以降低转移瘤周围异常血管的通透性，减少肿瘤水肿或与放疗有关的水肿；在80%的患者，皮质激素常可在24小时内逆转神经系统症状。地塞米松由于其盐皮质激素活性低而最常应用。常在放疗期间给予激素，采用能控制神经系统症状的最低剂量。20%的患者长期服用激素以逆转或稳定神经系统症状。

（二）WBRT

在过去的50年中，WBRT在脑转移的治疗中起核心作用，可改善49%～93%患者的神经系统症状，神经系统恢复的程度与放疗前症状的严重程度成反比。对多发脑转移瘤或单发的手术难以接近的病灶可给予全脑外照射。WBRT的目的是根除显微镜下可见的肿瘤病灶。对于接受WBRT的乳腺癌脑转移患者，预期中位生存期为4~6.5个月；而仅接受支持治疗的患者，其预期中位生存期则为1~2个月。WBRT还可以有效缓解神经症状，有70%～90%的患者神经症状可以得到持久的改善或者保持稳定。也有研究显示，WBRT可以降低颅内病灶的复发，消除微转移病灶，降低因神经系统症状死亡的可能性。

1. WBRT的适应证　WBRT适用于颅内多发肿瘤、瘤体直径<3 cm、肿瘤位于不适合手术或SRS以及一般状况尚可的患者。

2. WBRT的不良反应　尽管WBRT治疗乳腺癌脑转移能有效缓解患者症状，提高生活质量，延长患者生存期，但其并发症较多，包括急性和迟发性不良反应。急性不良反应发生于放疗后90天内，包括恶心、呕吐、脱发、失聪、急性或亚急性皮肤反应、嗜睡，大多数急性不良反应可在治疗结束后消失。迟发性不良反应在放疗90天以后才出现，包括脑皮质坏死、性格及记忆改变、认知缺陷等。

（三）SRS

乳腺癌脑转移患者的局部治疗，除WBRT外，还可选择SRS治疗。SRS是指利用γ线、X线或荷电粒子束和立体定向系统的精确定位，将高能量放射线聚焦照射在某一局部靶区内，摧毁该区域内的所有组织，或引起所需要的生物学效应。SRS因其高精确度、微创性等特点，目前已广泛应用于脑转移瘤的治疗。SRS适应于颅内1~3个转移灶、瘤体直径<3 cm、全身疾病被控制及KPS评分较高者。有报道称，SRS的局部控制率可达85%，最佳剂量为不少于18 Gy。RTOG 90-05研究已确定，肿瘤最大直径为31~40 mm、21~30 mm和≤20 mm的最大耐受剂量分别为15、18、24 Gy。而最近的回顾性分析表明，对于直径≤20 mm肿瘤，剂量>20 Gy不增加局部控制率，而徒增毒性反应。还有研究结果显示，单独应用SRS治疗脑转移瘤患者的中位生存期为10.5个月。Firlik等报道30例经SRS治疗的乳腺癌脑转移患者的中位生存期为13个月。但是另有研究表明，单独进行SRS会增加脑转移患者的颅内复发风险，SRS联合WBRT可提高局部控制率，降低局部复发风险，但在提高生存率方面的差异无显著性，同时增加了放疗的并发症。其联合应用仍在进一步研究中。

（四）手术

手术治疗适用于浅表的转移病灶，病灶多为1~3个、KPS评分较高、无脑外转移灶及一般状况好的脑转移患者。手术治疗单发的乳腺癌脑转移患者的中位生存期可达12个月，这也与手术患者的一般状态较好有关。遗憾的是，临床上仅有20%～30%的脑转移患者适合手术治疗。术后辅助放疗可降低局部复发率，但并没有研究证实可以提高生存率。

两项回顾性随机试验对乳腺癌脑转移患者的手术治疗效果进行了评估。一项由Patchell等报道，将48例存在单个脑转移的患者（6%原发部位为乳腺）随机分为手术联合WBRT组和单纯WBRT组。发现联合组OS较长（两组分别为40周和15周，$P<0.01$）。Noordijk等的一项对63例脑转移患者（19%原发部位为乳腺）分析的临床试验也得到相似的结果，接受手术联合WBRT的患者较单纯放疗组的生存期得到延长，两组中位生存期分别为10个月和6个月（$P=0.04$）。

多发性脑转移瘤患者是否接受手术治疗仍存在争议,且目前得到的数据仅为回顾性研究结果。多数研究认为,手术不能缓解颅内高压症状,但可延长患者生命和改善生活质量,也可手术切除占位大的"责任肿瘤",位于"哑区"的转移瘤可行脑叶切除,待颅内高压缓解后再行放疗、化疗。手术定位要准确,力争全切肿瘤,如开颅后因颅内高压脑组织肿胀,可采取各种方法降低颅内压,这样手术效果佳,死亡率低。一项对56例多发脑转移患者手术治疗后的分析研究显示,相对于脑部仍留有未切除转移灶的患者,那些切除全部脑转移瘤的患者生存期可得到改善。Wronski等报道了一项回顾性研究结果,70例乳腺癌脑转移患者中,单发脑转移与多发脑转移在接受手术治疗后的生存差异并没有统计学意义。

(五) 化疗

对放射线不甚敏感,或无法接受手术和(或)放疗的患者,化疗是重要的姑息治疗手段。有效的化疗可以消除全身各处的微小转移灶及脱落的癌细胞,防止转移,放疗加化疗的中位生存期高于单纯放疗。有人认为化疗药物很难通过血脑屏障,而另有学者认为脑转移瘤在形成转移灶的过程中,自始至终就没有形成完整的血脑屏障,脑转移瘤对血脑屏障有一定破坏,化疗对脑转移瘤有一定效果。到目前为止,尚没有化疗药物获得美国FDA批准用于治疗乳腺癌脑转移。一些病例报道及研究分析结果显示,环磷酰胺、甲氨蝶呤、卡培他滨、拓扑替康、替莫唑胺等药物,在治疗乳腺癌脑转移方面可能起到一定的积极作用。但由于耐药问题,后期疗效较差,一般不作为首选治疗手段,可以作为手术或放疗的辅助治疗。

(六) 靶向治疗

目前,越来越多的靶向治疗药物进入乳腺癌治疗的临床研究中,包括抑制HER-2、Ras/Raf、PI3K和抗血管生成途径的药物。然而,除了少部分研究,起初的临床试验都将活跃的脑转移纳入排除标准。已有的研究结果显示,曲妥珠单抗、拉帕替尼、贝伐单抗等靶向治疗药物显示了良好的治疗潜力。有研究证实,在放疗前给予患者小分子酪氨酸激酶抑制剂——拉帕替尼联合卡培他滨治疗,可缩小脑内病灶,推迟全脑放疗时间。贝伐单抗可考虑用于有症状的放射性脑水肿患者。

(七) 治疗策略

乳腺癌脑转移的处理原则与策略见表64-1。

表64-1 乳腺癌脑及脑膜转移的处理原则与策略

分层	Ⅰ级推荐	Ⅱ级推荐
脑转移灶数目1~3个	(1) 颅外疾病控制良好,KPS≥60分 1) 手术切除,术后残腔部位进行SRS 2) 手术或SRS治疗后不常规推荐WBRT(缺乏生存获益数据,且有神经认知障碍风险) (2) 颅外疾病控制不佳,KPS评分低考虑WBRT或支持治疗	(1) 病灶直径≤3~3.5 cm,考虑SRS (2) 不能手术病灶,考虑SRS
脑转移灶数目>3个	WBRT或SRS治疗	
脑膜转移	放疗	鞘内注射

八、预后

影响患者预后的因素有全身器官及神经系统功能状况、年龄、原发瘤(病变部位及范围、病理类型、是否已控制)、脑转移瘤的数量及部位、手术切除、有无颅外转移灶、有无复发、原发灶到转移灶出现的时间等。Shu等认为,病灶体积小、无颅外转移灶、较高的KPS评分(≥70)、年龄<70岁等对于延长生存期是积极因素。Rutiglian认为,放射外科治疗脑转移瘤无论在一般状况、生存率、安全性及死亡率等方面均优于外科手术加WBRT。

第二节 乳腺癌脑膜、脊膜转移的处理

脑膜转移癌又称脑膜癌病（meningeal carcinomatosis，MC）或癌性脑膜炎，以脑和脊髓的软脑（脊）膜内转移性肿瘤细胞弥漫性或多灶性、局限性浸润为特点，可有/无脑和脊髓实质内转移性肿瘤结节的中枢神经系统转移瘤。由 Eberth 于 1870 年在肺癌患者的尸解中偶然发现并描述。

一、流行病学

有报道称，乳腺癌脑膜转移的发病率可达 8%。近年，随着肿瘤诊断与治疗技术的不断改进、癌症患者的生存期有所延长及影像学诊断技术的不断发展，确诊病例越来越多，已引起临床医生重视。脑膜转移常见于淋巴血液系统的恶性肿瘤，实体瘤中常见的病理类型是腺癌，常见的原发疾病包括乳腺癌、肺癌、消化系统肿瘤和恶性黑色素瘤等。对于乳腺癌患者来说，发生脑膜转移的风险因素有年龄较轻、绝经前状态、ER 和 PR 阴性、HER-2 过表达等。

二、转移途径

MC 一般是由中枢神经系统以外的原发肿瘤经血液或淋巴转移种植播散而引起，主要通过血行扩散或通过局部直接侵犯达软脑（脊）膜，发生弥漫性蛛网膜下隙浸润。肿瘤细胞到达脑脊膜有多条途径：①血源转移到颅内，然后浸润软脑膜达蛛网膜下隙；②血源转移到脉络膜丛血管后达蛛网膜下隙；③转移到 Batson 静脉丛而达静脉窦，侵犯脑膜；④沿周围神经或神经周围淋巴管浸润逆行进入椎管并达蛛网膜下隙；⑤先转移到颅骨再侵犯脑膜。

三、临床表现

乳腺癌脑（脊）膜转移好发于中老年人，临床表现复杂，缺乏特异性。

1. **颅内压升高症状** 癌细胞在脑膜、脊膜表面种植，影响脑脊液的回流，形成脑积水，引起颅内压升高而导致全脑症状，包括头痛、呕吐、意识障碍、抽搐、精神障碍等，头痛常是最早最突出的临床表现。

2. **脑膜刺激征** 由于后颅凹脑膜和高颈段脊神经根的癌细胞浸润作用，可导致脑膜刺激征、颈项强直、后枕部痛，甚至慢性枕骨大孔疝，Kernig 征阳性。

3. **周围神经受损表现** 蛛网膜下隙癌细胞的浸润以脑底或脊髓脊膜多见，可导致周围神经受损，以Ⅱ、Ⅵ脑神经受累最常见。

4. **脊神经根受累表现** 脑脊液中癌细胞因重力作用，易侵犯下位脊神经根。表现为腰背痛、肢体麻木无力、腱反射减低或消失等。

四、诊断

脑脊液检查镜下找到癌细胞是诊断 MC 的金标准，虽然脑膜转移患者初次检测阳性率只有 50%，但连续 3 次以上的脑脊液检查可使灵敏度上升至 90%。一些新技术已被应用于检测脑脊液恶性细胞，如单克隆抗体免疫组化分析、流式细胞技术、荧光原位杂交（FISH）和聚合酶链反应（PCR）等。脑脊液常规化学分析及白细胞计数异常也是该病的突出表现。其中以蛋白浓度升高最为常见，但一般不超过 100 mg/L。约半数的 MC 患者，其脑脊液白细胞增多，通常为单核细胞。还有约 1/3 的患者葡萄糖浓度降低。此外，β-葡萄糖醛酸酶、总乳酸脱氢酶（LDH）或 LDH-5 同工酶百分率以及 $β_2$-微球蛋白升高为 MC 的间接指标。

CT、MRI 平扫所显示的阳性征象主要为特异性不高的交通性脑积水、间质性脑水肿等间接征象，因此 CT、MRI 平扫对诊断本病帮助不大。MRI 增强扫描对脑（脊）膜转移的诊断及鉴别诊断具有重要临床价值，不仅可区分脑（脊）膜受侵的类型，还能检出脑实质内有无病灶（图 64-2、图 64-3）。脑膜转移的 MRI 表现可以分为 4 种类型：①脑积水，伴或不伴有脑膜或室管膜的强化；②硬脑膜-蛛网膜强化型，表现为颅骨内板大脑凸面连续的粗的弧线形强化，不延伸至脑沟内；③软脑膜-蛛网膜型，表现为脑表面连续的可延伸至脑沟内的细线状或结节状强化；④室管膜下强化，最常见的是软脑膜-蛛网

膜强化,而硬脑膜-蛛网膜强化和室管膜下强化相对少见。

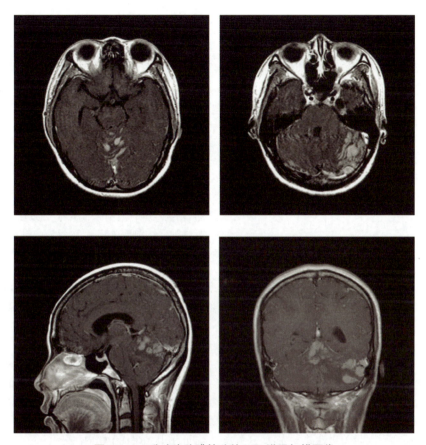

图 64-2　乳腺癌脑膜转移的 MRI 增强扫描图像

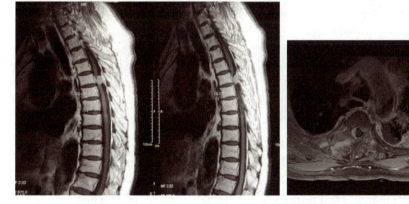

图 64-3　乳腺癌脊膜转移的 MRI 图像

五、鉴别诊断

脑脊液检查糖降低伴有或不伴有氯化物降低,存在炎性改变而无其他特异性结果时,需与感染性脑膜炎特别是结核性脑膜炎鉴别。如仅在 MRI 增强扫描表现为脑膜强化,而无脑脊液炎性改变时,需与非感染性脑膜炎如结节病、Wegner's 肉芽肿、脑缺血病变以及手术后改变等 MRI 脑膜强化的情况相鉴别。

1. **结核性脑膜炎** 两者临床表现较相似,但结核性脑膜炎有发热、盗汗症状,且病前常有肺结核等脑外结核病史,头痛及脑膜刺激征较轻。脑脊液细胞学检查呈混合细胞反应,糖和氯化物均降低,早期不出现脑恶性肿瘤特征性蛋白、细胞分离现象。

2. **病毒性脑炎** 病前多有上呼吸道感染、发热病史,有明显的精神症状,不同程度的意识障碍,脑膜刺激征不明显。头颅 MRI 检查常见脑实质内多灶性异常信号,无脑膜斑片状强化增厚。脑脊液检查细胞、蛋白可增高,而糖和氯化物均正常。

六、治疗

对 MC 进行积极的治疗可以改善神经症状,预防疾病恶化。然而,很少有患者能一直保持病情稳定,多数患者疾病呈进展状态。目前对 MC 的治疗多是姑息性治疗,治疗手段包括对症治疗、全身化疗、鞘内化疗、局部放疗及脑室-腹腔分流手术等。

1. **对症治疗** 如针对出现癫痫患者的抗惊厥治疗,针对有癌痛患者的止痛治疗等。

2. **放疗** 一般不建议 MC 患者,特别是正在接受全身化疗的患者行全脑全脊髓放疗,因为不但难以控制病情,还会引起相关急性并发症,如食管炎和严重的骨髓抑制。WBRT 可加重化疗的神经毒性,因此应仅在患者出现脑神经症状或脑脊液流动受阻时应用。对引起症状的局部病灶进行放疗常能有效改善症状,但疾病往往累及整个神经轴,因此治疗应覆盖整个蛛网膜下隙,这时就需要进行化疗。

3. **鞘内化疗** 大多数静脉化疗药物不易透过血脑屏障,很难在脑脊液中达到足够的剂量杀死肿瘤细胞,因此鞘内直接注射化疗药物成为治疗的重要手段。给药途径有经脑室给药或经反复腰穿给药。可选药物很少,主要是甲氨蝶呤、阿糖胞苷和塞替派。甲氨蝶呤初始剂量一般为每次 12~15 mg,每周 2 次鞘内注射,之后逐渐减少注射频率。塞替派每次 10 mg,每周 2 次鞘内注射,1~3 个月后减少注射频率。在 Grossman 等进行的鞘内注射甲氨蝶呤与塞替派的随机对照临床试验中,52 例参与者均为实体瘤 MC 患者,其中 25 例为乳腺癌患者。试验结果表明,甲氨蝶呤在延长生存方面显示轻微的优势。而塞替派的半衰期较短,限制了其药效发挥。目前没有证据显示化疗药物联合应用比单药更有效,而不良反应可能增多。脂质体阿糖胞苷注射剂(DepoCyt®)是一种缓释的阿糖胞苷制剂,其细胞毒性作用可在脑脊液中维持 10 天,甚至更长。其使用剂量一般为每次 50 mg,每月 2 次,之后减为每月 1 次。不良反应主要有蛛网膜炎和头痛。所有患者在用药前 2 天均需要使用地塞米松 4 mg,每天 2 次,且用药后继续使用至少 2 天。

鞘内化疗也有弊端,如较易引起脑脊液流动异常,药物在脑脊液中分布不均,导致疗效降低以及毒性增加。特别是在颅底,脑脊液流动梗阻可导致药物灌输在脑室,并逐渐渗透到脑室周围组织,从而导致白质脑病。

4. **全身化疗** 目前对 MC 的全身化疗越来越受到重视,亲脂类的药物可透过血脑屏障进入蛛网膜下隙,或者大剂量应用化疗药物以到达脑膜,从而起到治疗作用。全身化疗的优势在于可以覆盖整个脑脊液,而不论其脑脊液流体动力学是否正常。其缺点是可引起全身不良反应。Lassman 等的一项研究结果显示,32 例患者接受大剂量甲氨蝶呤($3.2 g/m^2$)静脉化疗的中位 OS 为 19.9 周,其中 1 例存活超过 135 周,其结果优于鞘内注射组。

5. **手术治疗** 为放疗、化疗的辅助性治疗措施。MC 出现颅内压增高症状或脑室扩大时,应行侧脑室-腹腔分流手术,以降低颅内压,保证放疗、化疗顺利进行。

七、预后

乳腺癌一旦发生脑膜转移,恶性程度极高,为恶性肿瘤晚期,预后较差。如不进行治疗,其中位生存期仅为 6 周~2 个月,治疗干预后中位生存期为 3~6 个月,其中有 15% 的患者生存期可超过 1 年。患者常死于进行性神经功能破坏。预后与年龄、大肿块、有无其他部位转移、KPS 评分等相关。

(张 丽 佟仲生)

参考文献

[1] Alicia T, Enrico F, Alba AB. Chemotherapy in breast cancer patients with brain metastases: have new chemotherapic agents changed the clinical outcome? Crit Rev Oncol Hematol, 2008,68(3):212-221.

[2] Altundag K, Bondy M, Mirza N, et al. Clinicopathologic characteristics and prognostic factors in 420 metastatic breast cancer patients with central nervous system metastasis. Cancer, 2007, 110: 2640-2647.

[3] Anna N, Magdalena M, Katarzyna P. Breast cancer subtypes and response to systemic treatment after whole-brain radiotherapy in patients with brain metastases. Cancer, 2010,9(15):4238-4247.

[4] Bindal RK, Sawaya R, Leavens ME, et al. Surgical treatment of multiple brain metastases. J Neurosurg, 1993,79(2):210-216.

[5] Cross NE, Glantz MJ. Neurologic complications of radiation therapy. Neurol Clin, 2003,21(1):249-277.

[6] Grossman SA, Finkelstein DM, Ruckdeschel JC, et al. Randomized prospective comparison of intraventricular methotrexate and thiotepa in patients with previously untreated neoplastic meningitis. J Clin Oncol, 1993,11:561.

[7] Harris JR, Lippman ME, Morrow M, et al. Diseases of the breast. 4th ed. New York: Lippincott Williams & Wilkins, 2010.

[8] Hedde JP, Neuhaus T, Schuller H, et al. A phase Ⅰ/Ⅱ trial of topotecan and radiation therapy for brain metastases in patients with solid tumors. Int J Radiat Oncol Biol Phys, 2007,68:839-844.

[9] Lassman A, Abrey LE, Shah GG, et al. Systemic high-dose intravenous methotrexate for central nervous system metastases. J Neurooncol, 2006, 78: 255-260.

[10] Lassman A, Abrey LE, Shah GG, et al. Systemic high-dose intravenous methotrexate for central nervous system metastases. J Neurooncol, 2006, 78: 255-260.

[11] Luck AA, Evans AJ, Green AR, et al. The influence of basal phenotype on the metastatic pattern of breast cancer. Clin Oncol (R Coll Radiol), 2008, 20 (1):40-45.

[12] Matsunaga S, Shuto T, Kawahara N, et al. Gamma knife surgery for metastatic brain tumors from primary breast cancer: treatment indication based on number of tumors and breast cancer phenotype. J Neurosurg, 2010,113:65-72.

[13] Noordijk EM, Vecht CJ, Haaxma-Reiche H, et al. The choice of treatment of single brain metastasis should be based on extracranial tumor activity and age. Int J Radiat Oncol Biol Phys, 1994,29(4):711-717.

[14] Palmieri D, Bronder JL, Herring JM, et al. HER-2 overexpression increases the metastatic outgrowth of breast cancer cells in the brain. Cancer Res, 2007,67 (9):4190-4198.

[15] Patchell RA, Tibbs PA, Walsh JW, et al. A randomized trial of surgery in the treatment of single metastases to the brain. N Engl J Med, 1990, 322 (8):494-500.

[16] Sabine F, Rupert B, Margaretha R, et al. Factors influencing the time to development of brain metastases in breast cancer. Breast, 2008,(17):512-516.

[17] Sanna G, Franceschelli L, Rotmensz N, et al. Brain metastases in patients with advanced breast cancer. Anticancer Res, 2007,27(4C):2865-2869.

[18] Suh JH, Videtic GMM, Germano I, et al. ACR appropriateness criteria: single brain metastasis. Curr Probl Cancer, 2010,34:162-174.

[19] Wronski M, Arbit E, McCormick B. Surgical treatment of 70 patients with brain metastases from breast carcinoma. Cancer, 1997,80(9):1746-1754.

第六十五章

乳腺癌肺、胸膜转移的处理

第一节 乳腺癌肺转移的处理

约20%的乳腺癌患者可发生肺转移,肺是仅次于骨的第二常见的乳腺癌转移部位。肺转移通常发生在乳腺癌诊断5年内,但部分患者转移可发生在乳腺癌诊断20年后。转移性乳腺癌可为单纯肺转移,也可为肺伴其他部位的转移。肺转移灶常多发,位于双肺,也有部分肺转移局限于单侧肺一个区域或表现为孤立性肺结节。孤立性肺结节的定义为:肺周孤立≤3 cm的肿块,且不伴不张、阻塞性肺炎等并发症。在一项回顾性分析中,1 581例乳腺癌中约有23%患者存在肺转移,5.6%患者是以孤立性肺转移结节作为首个复发部位。

乳腺癌是一种全身性疾病,以往认为乳腺癌肺转移是不可治愈的。由于随诊意识的提高,越来越多的乳腺癌早期肺转移被发现。亦有研究显示,乳腺癌孤立性肺转移经全身及局部治疗后可长期存活。本章重点围绕乳腺癌单纯肺转移患者,包括孤立性肺转移或转移灶局限于单侧肺一个区域,讨论其局部治疗的生存获益、并发症以及适应人群的选择。关于乳腺癌肺多发转移或双侧肺转移、乳腺癌肺转移伴其他部位转移的治疗,参见Ⅳ期乳腺癌的治疗,本章不再赘述。

一、诊断

乳腺癌肺转移的检查包括原发乳腺病灶检查和肺部病灶检查。原发乳腺病灶的检查详见有关章节,这里主要介绍乳腺癌肺转移患者肺部病灶的检查。

(一)临床表现

大多数乳腺癌肺转移患者是无症状的,通常为随诊时偶然发现。有症状肺转移只发生在15%~20%的乳腺癌患者,多由于肿块接近中央气道引起咳嗽、咯血或呼吸困难等症状。

(二)影像学检查

1. 胸部X线 包括胸部正侧位X线检查,只作为筛查工具。凡胸部X线发现可疑的恶性病灶或临床怀疑肺转移而X线检查阴性者,应进一步行CT检查。

2. 胸部CT 胸部CT检测肺部转移病灶比胸部X线更灵敏。胸部CT可以检测2~3 mm的肺周结节,在胸部X线示孤立性肺结节的患者,CT往往能检测额外的结节病灶。CT检查已成为肺结节或肿块诊断、鉴别诊断、治疗后随诊的主要方法,对外科局部治疗方案的制订具有决策性意义。

3. 胸部MRI 也用于评估肺结节。由于MRI的空间分辨率低,钙化难以显示,图像受运动(心脏、呼吸运动等)的影响和肺实质的相对低信号,MRI诊断肺转移灶的价值有限。

4. PET-CT 是20世纪90年代发展起来的一项新的检查技术,其机制是利用正常细胞和恶性肿瘤细胞对荧光脱氧葡萄糖(FDG)的代谢不同而有不同的显像,既能定位又能定性。但是,阳性PET-CT发现仍需病理学的证实,且由于PET-CT价格不菲,目前不作为常规检查项目。

(三) 痰液细胞学检查

细胞学痰液样本应该是连续 3 天清晨的痰液。痰液应该合理收集，以免混入口腔污染。痰液细胞学检查对大的中央型肿瘤的检出率可达 80%，对肺周围性病变有效率降低至 25%。

(四) 纤维支气管镜检查

支气管镜可以通过气道冲洗、细胞刷或支气管肺泡灌洗采集细胞标本送病理学诊断。经支气管镜腔内超声 (endobronchial ultrasound，EBUS) 是用超声支气管镜或将超声小探头通过支气管镜进入气管、支气管管腔，通过实时超声扫描，获得气管、支气管管壁各层次以及周围相邻脏器的超声图像，从而进一步提高肺部及纵隔疾病的诊断水平。

(五) 经皮穿刺肺活检

经皮穿刺肺活检是在 CT 引导下经皮穿刺获取肺结节或肿块组织学样本，检出率达 80%～90%。这项检查为创伤性操作，有引起气胸、出血、感染的可能。

(六) 手术

胸腔镜手术或开胸手术均属创伤性检查，对于以诊断为目的的手术，一般都是在其他非创伤性检查后仍然未能确诊的病例中考虑应用。

(七) 病理学检查

转移肿瘤的生物学特征跟原发肿瘤相比可能会发生改变，例如 ER、PR、HER-2 状况，这会引起乳腺癌肺转移后续治疗策略的改变。所以，对于乳腺癌肺转移患者需要重新测量其肺转移灶的病理类型和分子分型，以明确转移灶的生物学特征，为后续的个体化全身治疗提供证据。

二、鉴别诊断

(一) 原发性肺癌

乳腺癌并发肺癌，即乳腺、肺双侧原发癌。乳腺癌患者发生第二原发肿瘤的风险较健康人群高 30%。第二原发癌常常发生于肺，有 4%～9% 的乳腺癌患者可并发肺癌。乳腺癌诊断 5 年后肺癌危险性明显增加。据报道，吸烟和放疗是导致第二原发肺癌的主要危险因素。

同时，肺是乳腺癌转移的主要部位，乳腺癌患者的尸检报道中有 57%～77% 病例发生肺转移。乳腺癌肺转移模式包括胸膜转移、淋巴结转移、多发转移、孤立性肺转移、支气管内转移、肺癌栓等。在这些转移模式中，孤立性肺转移结节与原发性肺癌较难区分。研究显示，伴有孤立性肺结节的乳腺癌，52% 的患者为原发性肺癌，43% 的患者为乳腺癌肺转移，而 5% 的患者为良性病变如错构瘤和肉芽肿。

乳腺癌肺转移和原发性肺癌的鉴别主要是通过病理组织学表现，但有时形态学的区别很难。例如，乳腺高级别的转移性导管癌与低分化肺腺癌在显微镜下很难区分，需借助免疫组化判断肺结节起源。分析显示，83% 的乳腺癌 ER/乳腺球蛋白和(或)GATA-3/乳腺球蛋白表达阳性，84% 的肺腺癌 TTF-1 和(或)napsinA 表达阳性。因此，ER/乳腺球蛋白或 GATA-3/乳腺球蛋白作为乳腺癌标记，而 TTF-1/napsinA 作为肺癌标记。

(二) 肺良性病变

肺部的良性病变包括肉芽肿、错构瘤、炎性假瘤等。孤立性肺结节常见的良性病变是肉芽肿，肉芽肿可由吸入一些特殊物质或各种感染性病原体引起。恶性病变的表现主要为边界不清的结节或球灶病变，边缘多呈分叶状、不规则、有毛刺等。

三、治疗

晚期乳腺癌常存在多发转移灶，首要的治疗方法为化疗、内分泌治疗等全身治疗，此时局部治疗对控制疾病及延长生存无明显作用。然而，随着随诊意识的提高，越来越多的乳腺癌早期肺转移被发现。对于乳腺癌孤立性肺转移结节，在全身治疗的同时，外科手术切除转移灶可进一步改善患者的生存及预后。这里主要讨论乳腺癌肺转移患者肺转移瘤局部治疗的生存获益、并发症以及适应人群的选择。

(一) 外科治疗

乳腺癌术后出现肺转移的患者生存期短，中位生存期仅为 22 个月。在最终死亡的乳腺癌患者中，有 60%～70% 存在肺转移。对于乳腺癌术后单纯肺转移的患者，原发肿瘤已切除，只存在肺部病灶，是否对肺转移灶进行手术仍存在争议。ABC3 指南指出，对于这部分存在寡转移灶的晚期乳腺癌患者，如果局部治疗有望得完全缓解，可考虑施行微创外科技术、高适形消融治疗等安全有效的手段治疗转移性病灶。

1. **肺转移瘤切除术** 肺转移瘤的切除可行开放手术或电视胸腔镜(video assisted thoracoscopy, VATS)手术。在既往的一些病例研究中，VATS的实施明显少于开胸手术。开胸手术时较大的切口允许整个单侧肺组织的触诊，可检测到影像学上难以发现的病变。VATS手术更适合单个周围性肺转移灶的切除。根据肺的解剖边界，手术范围可分为肺段、肺叶或全肺等解剖切除。若肺转移瘤较小，激光剜除术或楔形切除术等非解剖切除也是可行的。相比之下，解剖切除可获得更好的肿瘤根治效果，但也导致更多的正常肺组织的损失。在各项病例研究中，解剖切除手术的比例为17%～88.9%。

肺转移灶的手术治疗可分为姑息性手术切除和治愈性手术切除。姑息性手术可用于控制或缓解呼吸困难、咯血等症状，并保证足够的肺功能。实施治愈性手术时需同时满足以下要求：乳腺肿瘤完全切除；已排除同时的肺外转移；术后具备足够的肺功能；所有肺转移灶可完全切除。

在肺转移瘤切除术中，纵隔淋巴结切除也经常被考虑。关于乳腺癌肺转移瘤手术的回顾性分析中，只有一小部分患者行淋巴结清扫术，其中7.8%～44.0%的患者有纵隔淋巴结转移，但研究没有评估淋巴结转移对患者预后的意义。因此，淋巴结清扫术对乳腺癌肺转移患者长期生存的影响仍不确定。

2. **术后并发症** 病例研究显示，5.8%～23.8%的患者出现术后并发症，最常见的并发症为肺不张、气胸、血胸、肺炎、心律失常等。肺转移瘤手术的术后死亡率为0～3%，是一种安全的治疗方案。

3. **肺转移瘤术后生存** 中位随访时间为20.6～102.0个月时，肺转移瘤切除术后中位生存期为32～96.6个月，5年生存率为30.8%～54.4%，10年生存率为18%～51%。2015年的一项Meta分析定量分析了乳腺癌患者肺转移瘤手术后的生存率，收集了16项病例研究中1 937例患者的数据，计算的5年生存率为46%（95% CI：43%～49%），但敏感性分析发现存在显著异质性。

然而，肺转移瘤完全切除后仍有可能发生肺内复发。如果复发肺转移灶满足手术指征，且患者有再次进行转移灶手术的意愿，可再次行肺转移瘤的手术切除。在Friedel等研究中，行转移瘤再次手术患者的5年生存率达40%，明显优于研究整体人群的35%。Meimarakis等的研究中，乳腺癌患者肺转移瘤再次手术治疗后的生存期为47个月。

4. **肺转移瘤手术的生存预后因素** 所有肺转移瘤的完全切除是最重要的一项预后因素，R0切除患者具有显著的生存优势。Welter等的研究显示，完全切除（R0和R1）的患者（中位生存期约30个月）与不完全切除的患者（中位生存期约16个月）相比，生存期有延长趋势，但差异无统计学意义。

无病生存期(DFS)，定义为自原发肿瘤切除至确诊转移之间的时间间隔，一般为预测肿瘤负荷的一种重要指标。针对DFS的预后作用各项研究结果存在差异：6项研究发现此参数对肺转移瘤切除术后的生存期有显著影响，4项研究则得出阴性结果。多变量分析模型显示，DFS超过36个月的患者均有显著的生存优势，Fan等在Meta分析中计算DFS<36个月患者的HR=1.7。但更短的DFS似乎也与良好的长期生存有关。DFS<36个月的乳腺癌患者肺转移瘤术后的中位生存期为28.8～34.4个月，5年生存率为21%～33.3%。

在Welter等的研究中，肺转移瘤HR阳性与显著的生存优势相关，而Kycler等的研究则为阴性结果。Meimarakis等将ER和PR联合分析，发现HR阳性肺转移瘤患者的生存有显著获益，这与Fan的研究结果一致，他计算的HR阴性肺转移瘤患者的HR=2.3。另外，较小转移灶和较少转移灶数目也具有显著的生存优势。患者年龄、肺转移灶分布、手术切除范围（解剖或非解剖切除术）或手术方式（开胸与VATS）均不影响患者的预后。

5. **乳腺癌原发肿瘤术后单纯肺转移患者的手术推荐治疗策略**

(1) 每个乳腺癌术后孤立性肺转移的患者应进行多学科讨论。

(2) 孤立性肺转移、DFS 1年以上的患者可接受乳腺癌肺转移瘤切除术。

(3) 应在保证肺功能的同时切除所有肺转移灶。

(4) 肺转移瘤手术最重要的预后因素是肺转移灶的完全切除(R0切除)。

(5) DFS<12个月者，双侧肺转移不是肺转移瘤手术的绝对禁忌证，这些患者尤其需要仔细的跨学科治疗决策。

(二) 化疗和内分泌治疗

乳腺癌肺转移患者的化疗和内分泌治疗详见Ⅳ期乳腺癌的治疗。乳腺癌肺转移患者系统化疗通常选择基本的治疗方法。对于乳腺癌多发性或双侧性肺广泛转移,治疗的目的是延长生存期,减轻症状,提高生活质量。

(三) 放疗

对于肺部有多个转移灶、一般情况较好的乳腺癌肺转移患者,除做全身化疗外,肺部可予以放疗。由于肺部对射线耐受性较差,故放疗以姑息性治疗为主,治疗中应尽力保护正常的肺组织,放射野能小就小,照射剂量不宜过高。

第二节 乳腺癌胸膜转移的处理

乳腺癌胸膜转移可引起恶性胸腔积液。恶性胸腔积液是肿瘤患者的常见并发症,多属于疾病进展或复发的结果,也可作为肿瘤患者的首发临床表现。恶性胸腔积液常提示预后不良。

恶性胸腔积液的原因以肺癌(约占35%)、乳腺癌(约占20%)、淋巴瘤和白血病(约占20%)常见,乳腺癌是女性患者恶性胸腔积液的常见原因。一项纳入811例恶性胸腔积液患者的研究分析显示,23%的胸腔积液由乳腺癌产生,35%由肺癌产生。另一项研究显示,女性恶性胸腔积液患者中有37%由乳腺癌引起,20%来自生殖恶性肿瘤(大部分是卵巢癌),15%来自肺癌。

胸腔积液可以发生在原发乳腺癌的同侧或对侧,这可能跟胸腔积液的产生机制有关。对侧胸腔积液可能是由于肿瘤血源性播散引起,而同侧胸腔积液可能是由于肿瘤血源性播散或通过胸壁直接浸润。在一项系列研究中,83%的胸腔积液发生在同侧,9%在对侧,6%在双侧。另一项研究显示,48%的胸腔积液发生在同侧,42%在对侧,10%在双侧。

乳腺癌胸膜转移很少作为乳腺癌的首发就诊原因,多出现于原发乳腺癌诊断之后疾病复发或转移的某个阶段。首次诊断乳腺癌至发生胸膜转移的时间为20~42个月,20%的患者胸膜转移是唯一首发部位。乳腺癌胸膜转移患者的中位生存期与其他部位转移的患者大致相同,为1~2年。乳腺癌胸膜转移的症状主要为气短、咳嗽和疼痛。

一、诊断

(一) 影像学检查

1. **胸部X线** 胸腔积液量0.3~0.5 L时,X线仅见肋膈角变钝。随着胸腔积液增多,肋膈角消失,显示一凹面向上、外侧高内侧低的弧形积液影。大量胸腔积液时,整个患侧胸部呈致密影,纵隔和气管被推向健侧。局限包裹性积液可发生于胸腔任何部位。肺底积液时,显示一侧膈肌明显升高或胃底气泡影与肺下缘之间明显加宽。

2. **胸部CT** 根据胸腔积液的密度不同,提示判断为渗出液、血液或脓液,尚可显示纵隔、气管旁淋巴结、肺内肿块以及胸膜间皮瘤和胸内转移性肿瘤。CT检查胸膜病变有较高的灵敏度与密度分辨率,较易检出X线平片上难以显示的少量积液。

3. **B超** 可探查胸腔积液掩盖的肿块,协助胸腔穿刺的定位。

(二) 胸腔穿刺术

诊断性胸腔穿刺易于操作,安全,并发症少,对急性压迫症状还可起治疗作用,最常用于胸腔积液定性诊断。恶性胸腔积液常表现为渗出液,常规和生化检查pH值<7.30,比重>1.016,糖含量降低(<600 mg/L),胸腔积液蛋白含量与血清蛋白含量比值>0.5,胸腔积液LDH与血清LDH比值>0.6。胸腔积液肿瘤标记如CEA、CA153升高。细胞学诊断更为重要,胸腔积液可经离心后进行细胞学评估及分子诊断,恶性细胞的阳性率为40%~90%,特异度>97%。

(三) 胸膜活检

多次胸腔积液细胞学阴性病例可考虑行胸膜活检以提高诊断率。研究显示,有81%的乳腺癌胸膜转移患者进行细胞学检验可发现恶性细胞,胸膜活检又增加了6%的检出率,即总诊断率为87%。

二、治疗

乳腺癌胸膜转移的治疗很棘手,全身治疗包括化疗、内分泌治疗或靶向治疗。新诊断的乳腺癌胸膜转移患者对全身治疗的反应率大约是70%;既往接受过治疗的胸膜转移患者治疗反应率为10%~40%。局部治疗可在全身治疗的基础上进一步控制胸膜病灶及胸腔积液。应根据患者的症状、胸腔积液的增加速度、乳腺肿瘤的分子分型及对全身治疗的敏感性决定治疗方案。

(一) 乳腺癌胸膜转移的局部治疗

乳腺癌胸膜转移的局部治疗主要是对胸腔积液的治疗,包括胸腔穿刺引流术、胸腔内化疗、胸膜固定术、胸廓切开术加硬化剂治疗,也包括一些其他局部胸膜治疗方法,如胸腔内热疗或基因治疗等。

1. 胸腔穿刺引流术　胸腔穿刺引流可减轻压迫症状,也是胸腔内灌注化疗及硬化剂治疗的基础。单纯胸腔引流仅少数患者可长期控制症状,因此应尽可能排除胸腔内液体,使肺得到充分膨胀,并同时行胸腔内化疗或注入硬化剂,使胸腔积液得到长期控制。

2. 胸腔内化疗　抗癌药物已广泛用于恶性胸腔积液的胸膜腔内化疗,其优点是在脏壁两层胸膜间产生化学性炎症,导致胸膜粘连、胸膜腔闭塞,达到控制胸腔积液,还具有抗癌作用。研究提示,胸腔内给药,药物局部浓度高,能较好发挥抗癌效果。但药物一般只能渗透到肿瘤的1~3 mm深度,对腔内肿块的效果并不理想。常用化疗药物如顺铂、氟尿嘧啶等已广泛用于胸腔内化疗。

3. 胸膜固定术　胸膜固定术是指将硬化剂注入胸腔,使脏层胸膜和壁层胸膜融合,大部分药物是通过化学刺激胸膜使其融合。若患者预计生存期很短(<1个月)或体能状态很差,不应该进行胸膜固定术。致硬化物质包括滑石粉、四环素或类似的抗生素、氮芥、博来霉素、聚维酮碘及硝酸银等。文献报道不同药物的反应率是不同的,这些疗效差异可能是由于技术不同、人群肿瘤特征不同以及随访期差异所引起。

滑石粉应用广泛,是成功率最高的硬化剂,但会引起强烈的胸膜炎。在一项多中心随机研究中,Dresler等观察到粉状和浆状滑石粉的ORR是相同的。但对于乳腺癌肺转移引起的胸腔积液,粉状滑石粉疗效优于浆状滑石粉。Manes等报道,浆状比粉状滑石粉有更高的复发率。浆状滑石粉潜在的缺点包括散布不一致、胸膜腔堆积及硬化不完全等。大部分关于滑石粉的研究是采用外科方法,经胸腔镜或胸廓切开灌注滑石粉。胸腔镜在胸腔积液的完全引流、胸膜粘连松解,甚至喷洒时滑石粉的分布方面具有优势。Weissburg等报道,用胸腔镜灌注硬化剂的成功率达90%。一项研究比较了胸腔镜引导下灌注滑石粉、博来霉素和四环素的疗效,结果显示滑石粉具有优越性。

四环素作为硬化剂应用也很广泛,但报道的四环素反应率差别很大。一项报道中,四环素治疗后只有15%的患者为CR,PR为40%(定义为患者重新出现胸腔积液,但是不需要胸腔引流)。另一项研究报道了四环素等的CR为69%。

博来霉素也是广泛应用的硬化剂。报道显示,在应用博来霉素30天后,约有69%的完全反应率和12%的部分反应率。在90天时,54%的患者显示完全反应,4%显示部分反应。在乳腺癌恶性胸腔积液患者中,81%的患者显示了30天反应率,63%的患者显示了90天反应率。在一项比较博来霉素和四环素的随机试验中,硬化剂治疗90天后出现胸腔积液复发的患者中,博来霉素组为30%,四环素族为53%,提示博来霉素比四环素硬化治疗的患者有更长的控制期。

4. 其他治疗　一项关于基因治疗的研究报道了腺病毒介导的β干扰素(IFN-β)治疗恶性胸腔积液的疗效及安全性。一项关于抗VEGF控制胸膜肿瘤生长的研究显示,腺病毒介导的贝伐单抗治疗具有控制恶性胸腔积液的效果。

(二) 乳腺癌胸膜转移的全身治疗

乳腺癌胸膜转移的全身治疗包括化疗、内分泌治疗和靶向治疗,详见Ⅳ期乳腺癌的治疗。

(黄　香　殷咏梅)

参考文献

[1] Buiatti E, Crocetti E, Acciai S, et al. Incidence of second primary cancers in three Italian population-based cancer registries. Eur J Cancer, 1997, 33: 1829-1834.

[2] Cardoso F, Costa A, Senkus E, et al. 3rd ESO-

ESMO International Consensus Guidelines for advanced breast cancer (ABC 3). Ann Oncol, 2017, 28 (12):3111.

[3] Chen F, Fujinaga T, Sato K, et al. Clinical features of surgical resection for pulmonary metastasis from breast cancer. Eur J Surg Oncol, 2009, 35(4): 393-397.

[4] Dan Z, Cao H, He X, et al. A pH-responsive host-guest nanosystem loading succinobucol suppresses lung metastasis of breast cancer. Theranostics, 2016,6(3):435-445.

[5] Diaz-Canton EA, Valero V, Rahman Z, et al. Clinical course of breast cancer patients with metastases confined to the lungs treated with chemotherapy. The University of Texas MD Anderson Cancer Center experience and review of the literature. Ann Oncol, 1998,9:413-418.

[6] Dresler CM, Olak J, Herndon JE, et al. Phase III intergroup study of talc poudrage vs. talc slurry sclerosis for malignant pleural effusion. Chest, 2005, 127:909-991.

[7] Fan J, Chen D, Du H, et al. Prognostic factors for resection of isolated pulmonary metastases in breast cancer patients: a systematic review and meta-analysis. J Thorac Dis, 2015,7(8):1441-1451.

[8] Friedel G, Pastorino U, Ginsberg RJ, et al. Results of lung metastasectomy from breast cancer: prognostic criteria on the basis of 467 cases of the International Registry of Lung Metastases. Eur J Cardiothorac Surg, 2002,22(3):335-344.

[9] Gravelyn TR, Michelson MK, Gross BH, et al. Tetracycline pleurodesis for malignant pleural effusions: a 10-year retrospective study. Cancer, 1987, 59:1973.

[10] Harris JR, Lippman ME, Morrow M, et al. Disease of the breast. 2nd ed. Philadelphia: Lippicott Williams&Wilkins, 2000.

[11] Hartman DL, Gaither JM, Kesler KA, et al. Comparison of insufflated talc under thoracoscopic guidance with standard tetracycline and bleomycin pleurodesis for control of malignant pleural effusion. J Thorac Cardiovasc Surg, 1993,105:743.

[12] Hausheer FH, Yarbro JW. Diagnosis and treatment of malignant pleural effusion. Semin Oncol, 1985, 12:54.

[13] Johnston WW. The malignant pleural effusion: a review of cytopathologic diagnoses of 584 specimens from 472 consecutive patients. Cancer, 1985,56:905.

[14] Kycler W, Laski P. Surgical approach to pulmonary metastases from breast cancer. Breast J, 2012, 18 (1):52-57.

[15] Macherey S, Doerr F, Heldwein M, et al. Is manual palpation of the lung necessary in patients undergoing pulmonary metastasectomy? Interact Cardiovasc Thorac Surg, 2016,22(3):351-359.

[16] Macherey S, Mallmann P, Malter W, et al. Lung metastasectomy for pulmonary metastatic breast carcinoma. Geburtshilfe Frauenheilkd, 2017,77(6): 645-650.

[17] Manes N, Rodriguez-Panadero F, Bravo JL, et al. Talc pleurodesis: prospective and randomized study. Clinical follow-up. Chest, 2000,118(4 Suppl):131S.

[18] Meimarakis G, Rüttinger D, Stemmler J, et al. Prolonged overall survival after pulmonary metastasectomy in patients with breast cancer. Ann Thorac Surg, 2013,95(4):1170-1180.

[19] Mohsen TA, Zeid AA, Meshref M, et al. Local iodine pleurodesis versus thoracoscopic talc insufflation in recurrent malignant pleural effusion: a prospective randomized control trial. Eur J Cardiothorac Surg, 2011,40(2):282-286.

[20] Neto JD, de Oliveira SF, Vianna SP, et al. Efficacy and safety of iodopovidone pleurodesis in malignant pleural effusions. Respirology, 2010,15:115-118.

[21] Ostrowski MJ. An assessment of the long-term results of controlling reaccumulation of malignant effusions using intracavity bleomycin. Cancer, 1986, 57:721.

[22] Prakash UBS, Reiman HM. Comparison of needle biopsy with cytologic analysis for the evaluation of pleural effusion: analysis of 414 cases. Mayo Clin Proc, 1985,60:158.

[23] Prochazka M, Granath F, Ekbom A, et al. Lung cancer risks in women with previous breast cancer. Eur J Cancer, 2002,38:1520-1525.

[24] Rashid OM, Takabe K. The evolution of the role of surgery in the management of breast cancer lung metastasis. J Thorac Dis, 2012,4(4):420-424.

[25] Ruckdeschel JC, Moores D, Lee JY, et al. Intrapleural therapy for malignant pleural effusions: a randomized comparison of bleomycin and tetracycline. Chest, 1991,100:1528.

[26] Shaw P, Agarwal R. Pleurodesis for malignant pleural effusions. Cochrane Database Syst Rev, 2004, 1:CD002916.

[27] Smid M, Wang Y, Zhang Y, et al. Subtypes of breast cancer show preferential site of relapse. Cancer Res, 2008,68(9):3108-3114.

[28] Sterman DH, Recio A, Haas AR, et al. A phase I trial of repeated intrapleural adenoviral-mediated interferon-beta gene transfer for mesothelioma and metastatic pleural effusions. Mol Ther, 2010,18:852-860.

[29] Tanaka H, Tsukuma H, Koyama H, et al. Second primary cancers following breast cancer in the Japanese female population. Jpn J Cancer Res, 2001, 92:1-8.

[30] Tan C, Sedrakyan A, Browne J, et al. The evidence on the effectiveness of management for malignant pleural effusion: a systematic review. Eur J Cardiothorac Surg, 2006,29(5):829-838.

[31] Terra RM, Kim SY, Pego-Fernandes PM, et al. Is silver nitrate pleurodesis for patients with malignant pleural effusion feasible and safe when performed in an outpatient setting? Ann Surg Oncol, 2011,18(4):1145-1150.

[32] Watanabe M, Boyer JL, Crystal RG. AAVrh 10-mediated genetic delivery of bevacizumab to the pleura to provide local anti-VEGF to suppress growth of metastatic lung tumors. Gene Ther, 2010, 17:1042-1051.

[33] Welter S, Jacobs J, Krbek T, et al. Pulmonary metastases of breast cancer. When is resection indicated? Eur J Cardiothorac Surg, 2008, 34(6):1228-1234.

[34] Yoshimoto M, Tada K, Nishimura S, et al. Favourable long-term results after surgical removal of lung metastases of breast cancer. Breast Cancer Res Treat, 2008,110(3):485-491.

[35] Zaloznik AJ, Oswald SG, Langin M. Intrapleural tetracycline in malignant pleural effusions: a randomized study. Cancer, 1983,51:752.

第六十六章

乳腺癌肝转移的处理

就全球而言,乳腺癌的发病率仍在逐年上升,2014年全球女性乳腺癌新发病例约为138.4万例,同时期女性乳腺癌死亡例数约为45.8万例,乳腺癌仍位于女性恶性肿瘤死亡的首位。由于早期诊断的进步加之综合治疗的合理应用,欧美等发达国家近十年来乳腺癌死亡率已经呈现下降趋势,但中国乳腺癌死亡率仍有上升趋势。肝转移是乳腺癌较常见的远处转移部位,是晚期乳腺癌的主要致死原因之一。一旦患者发生肝转移常提示预后差,生存时间短。因此,如何改善肝转移的治疗效果,控制疾病进展,改善患者预后,已经成为临床医生面临的重大课题。

第一节 概 述

肝脏是人体最大的实质性器官。在血液循环方面,肝脏接受门静脉和肝动脉的双重血液供应,使其成为许多恶性肿瘤的常见转移部位,而肝脏血供非常丰富的特点又为肝脏转移癌的快速生长提供了很好的条件。Pickren等报道,在9 700例尸体解剖中发现恶性肿瘤10 912个,其中有肝脏转移者4 444例,占45.8%,是除淋巴结以外转移部位最多的器官。癌症死亡者尸体解剖发现,有肝转移者占30%~50%,为体内仅次于淋巴结的转移癌好发部位。一项对乳腺癌死亡者的尸体解剖研究显示,骨、肺、肝、脑是乳腺癌的最常见远处转移部位,骨转移的发生率为70%、肺转移的发生率为66%、肝转移的发生率为61%、脑转移的发生率为30%,对乳腺癌来说,肝是仅次于骨和肺的远处转移部位。肿瘤转移至肝脏的途径主要包括经门静脉、肝动脉、淋巴道和直接浸润。门静脉转移途径主要是血流汇入门静脉系统的器官如胃、结直肠的恶性肿瘤的转移途径;位于肝脏邻近部位的肿瘤如胃癌、横结肠癌、胰腺癌等可直接浸润至肝脏;乳腺癌主要是通过肝动脉转移到肝脏,也可经纵隔淋巴管转移至肝脏。乳腺癌一旦发生肝转移,绝大多数往往伴有肝外部位的转移。有研究显示,在转移性乳腺癌的整个病程中,40%~50%的患者会出现肝转移,但肝脏作为唯一转移部位者比例非常低,仅约5%。转移性乳腺癌预后比较差,就目前整体治疗水平而言,转移性乳腺癌还是一种难以治愈的疾病,仅少部分患者经积极有效的治疗后可以较长期存活。在转移性乳腺癌中,相对于软组织以及骨、肺转移等,有肝转移者相对预后更差。一项针对1 038例转移性乳腺癌患者的队列研究显示,皮肤和淋巴结转移的患者中位生存期为43个月,骨转移患者中位生存期为33个月,肺转移患者中位生存期为22个月,肝转移患者中位生存期只有12个月,脑转移患者中位生存期为3个月。虽然乳腺癌肝转移预后不良,但近年来随着对乳腺癌肝转移生物学行为认识的深入,加之不断有新的系统性治疗药物的开发,如细胞毒药物伊沙匹隆、艾日布林,靶向治疗药物如曲妥珠单抗、拉帕替尼、帕妥珠单抗等,以及治疗理念的更新,如特别强调包括手术在内的局部治疗的合理应用等,使得近年来乳腺癌肝转移的诊断及治疗水平不断提高。

第二节 分子基础和生物学特征

肿瘤的转移是一种复杂而有序的过程,它包括肿瘤细胞从原发部位脱落,进入细胞外基质与脉管内直至在远端适宜组织中克隆生长。肿瘤转移的发生不仅取决于肿瘤细胞的生物学特性,而且取决于肿瘤细胞与细胞外基质和宿主细胞的相互作用,同时宿主免疫因素也对癌细胞转移有重要影响。现代分子生物学研究表明,乳腺癌的转移不仅受一些基因的调控,肿瘤转移的微环境在转移的发生和发展过程中也发挥着重要作用,乳腺癌转移是肿瘤细胞与微环境之间发生的多步骤、多基因及多个信号通路共同作用的结果。

目前,已有多种肿瘤抑制基因被报道。nm23基因是从黑色素瘤细胞株中分离克隆成功的,它在低转移细胞株中的表达强度是高转移细胞株的10倍。进一步研究发现,人基因组中存在两个nm23基因,即nm23-H1和nm23-H2。在人乳腺癌组织中雌激素及其受体可通过nm23-H1基因启动子区的正性雌激素反应元件激活nm23-H1表达,从而抑制乳腺癌转移。KAI1/CD82是在前列腺癌中发现的肿瘤转移抑制基因,KAI1基因表达水平下降与肿瘤细胞间、细胞与基质间黏附减弱、体内外侵袭能力增强密切相关。对乳腺癌的研究表明,KAI1的表达无论在mRNA还是蛋白质水平,均与乳腺癌细胞的转移潜能呈负相关。目前研究发现,其他与乳腺癌转移相关的转移抑制基因还包括Maspin、MSK4、BRMS1、KISS1、TIMP等。

促进肿瘤转移的相关基因有多种被报道。CD44V6是与肿瘤浸润转移关系最为密切的基因。目前认为,CD44V6主要参与异质性黏附,即癌细胞与宿主细胞基质的黏附,异质性黏附在癌细胞侵袭和转移过程中起促进作用。对乳腺癌的研究发现,有淋巴结转移的乳腺癌患者CD44V6表达显著高于无淋巴结转移患者,CD44V6蛋白表达可作为预测乳腺癌预后的指标。转移相关基因(metastasis-associated gene 1,MTA-1)是从乳腺癌细胞株中分离克隆的,在ER阳性乳腺癌组织中,MTA-1蛋白表达抑制转录ER,降低激素治疗反应。在有MTA-1基因表达的细胞株中,MTA-1的表达水平与其在裸鼠体内的转移潜能相关。研究发现其他可能与乳腺癌转移相关的转移促进基因还包括NF-κB、RhoC、OPN、Tiam-1、MMP-9、Cath-D等。

肿瘤转移的发生不仅取决于肿瘤的生物学特征,还与肿瘤转移前微环境密切相关,即所谓的"种子"和"土壤"学说。肿瘤细胞与肿瘤转移前微环境相互作用共同促进转移的发生和发展。细胞外基质(ECM)沉积是转移前微环境形成的重要基础。乳腺癌细胞通过激活TGF-β/SMAD2途径,使FN、TNC、POSTN、VCAN、COL-1等ECM蛋白高表达,并在癌细胞巢周围形成纤维结构。乳腺癌细胞通过分泌大量的炎性因子,包括TNF-α、IL-6,形成炎性微环境,促进癌细胞对肝细胞的黏附和侵袭。乳腺癌细胞中CXCR4、CCL2、CCL5、CCL18、CCL9等趋化因子受体高表达,通过与肝细胞表面的配体结合或肿瘤相关巨噬细胞的介导而促进转移。其中CCL18信号途径还可以降低miR98和miR27b的表达,促进乳腺癌细胞的上皮间质转化。

乳腺癌肝转移的器官倾向性是目前尚未解决的巨大难题,除了乳腺癌细胞分泌的趋化因子受体外,近年研究的热点是有关肿瘤细胞外泌体介导了乳腺癌肝转移。来自康奈尔大学的研究人员Lyden等在 *Nature* 发表文章,揭示了来自小鼠和人的肺、肝、脑等器官趋向性的肿瘤细胞外泌体,倾向于与它们预计转移的目的器官的细胞(肺纤维细胞和上皮细胞、肝Kupffer细胞和脑内皮细胞)相结合。研究表明,被特定器官的细胞获取的肿瘤外泌体可为肿瘤的转移准备转移前微环境。外泌体的蛋白质组学分析发现,不同器官倾向性的肿瘤细胞来源的外泌体具有不同的整合素表达谱,整合素α6β4和α6β1与肺转移有关,而整合素αvβ5与肝转移有关。体外敲除整合素α6β4和αvβ5可减少外泌体被靶器官细胞获取,进而分别降低肺和肝的转移。还有研究显示,转移性乳腺癌细胞分泌的外泌体含有促进迁移、增殖、侵入和血管生成的蛋白质,有转移潜能的乳腺癌细胞分泌的外泌体还含有一组不同的膜成分,如铜蓝蛋白等,这可能有助于将原发癌细胞靶向特定的转移部位。

乳腺癌的转移是一个多步骤、多基因参与的过程。虽然已经对肿瘤转移相关基因及肿瘤转移微环境的相关因子进行了广泛深入的研究,但具体调控机制仍不十分明确。随着人们对乳腺癌转移机制研究的深入,期待着能够探索出干预肿瘤转移的有效途径。

第三节 临床特征及诊断

一、病理特征

肝转移癌以弥漫多发、大小不一为特点,可散布于肝的一叶或整个肝脏,也有形成巨块;但也有一部分为单发性转移癌,单发癌灶多位于靠近肝脏边缘的肝实质内。癌结节外观多呈灰白色,质地较硬,四周边缘隆起,中间凹陷,与四周肝脏组织有明显分界,包膜多完整。当肿瘤呈弥漫性分布,或者肿瘤体积进行性增大时,可引起肝脏增大。肝脏边缘因肿瘤隆起而呈结节状或分叶状。肝转移癌的组织学特征与原发性乳腺癌相类似,但往往因细胞分化差,难以根据形态特点确定其来源。转移性肝癌很少合并肝硬化,肝硬化较少发生转移性癌的原因是肝脏血液循环障碍和结缔组织的改变限制了癌细胞的侵袭、转移和发展。

二、临床表现

乳腺癌肝转移的患者往往伴有其他部位的复发或转移,如伴有骨转移可能会出现骨转移的相关症状如骨痛等,伴有肺转移则会出现肺转移的相关症状如胸闷、咳嗽等。乳腺癌肝转移早期常无特异性的症状,一般随着病情进展会出现乏力、消瘦、低热、食欲减退及肝区隐痛不适,继而出现肝大、腹部肿块、腹水、腹胀及疼痛等,还有些患者可能出现黄疸。肝区疼痛是由于肿瘤增大使肝包膜张力增加,或癌结节破裂出血所致,表现为持续性疼痛,呼吸时肝区痛加重及急腹症表现。食欲减退常因肝功能损害、肿瘤压迫胃肠道等所致。腹胀是因肿瘤巨大、腹水以及肝功能障碍引起。消瘦、乏力可由恶性肿瘤的代谢消耗与进食少、营养不良等引起。在剑突下和右肋下扪及肿块,或由于转移性肝脏肿瘤的占位导致肝大。发热是因肿瘤组织坏死、合并感染及肿瘤代谢产物引起。黄疸多为晚期表现,但也可为胆道癌栓形成所致,晚期患者除肿瘤压迫肝胆管外,亦可合并肝细胞性黄疸。肝功能减退可以导致水肿、肾衰竭、肝性脑病等。

三、影像学检查

目前,肝脏转移癌各种检查方法的目的在于早期发现、早期诊断,包括肝脏超声、CT及MRI等。

(一)超声检查

超声检查是最简便易行的检测手段之一,有廉价、应用广泛、无创和对肝转移的界定敏感等优势。它的局限性在于对于不典型病灶很难鉴别良恶性。另外,超声检查受操作者主观影响较大。乳腺癌术后患者脂肪肝的比率较高,在脂肪肝背景下的肝转移典型者为圆形,呈不均质低回声,边界清楚,肿块与脂肪肝之间的回声差异较明显,常无低回声晕环,多发时则表现为筛网征。无脂肪肝背景下的肝转移声像图常表现为"牛眼"样结构。

国内黄建国等探讨了超声造影对乳腺癌肝转移的诊断价值。89例常规超声疑似乳腺癌肝转移者,经相关病理检查及临床追踪半年以上确诊为乳腺癌肝转移48例,良性41例,常规超声诊断乳腺癌肝转移的准确率为53.93%(48/89例)。48例乳腺癌肝转移超声造影正确诊断47例,漏诊1例。超声造影对乳腺癌肝转移诊断的灵敏度为97.92%(47/48例),假阴性率为2.08%(1/48例)。以快进快出作为诊断乳腺癌肝转移的特异度为100%(41/41例)。超声造影对乳腺癌肝转移诊断的准确率及真阳性率为98.88%(88/89例),阳性预测值为100%(47/47例),阴性预测值为97.62%(41/42例)。结论是超声造影有助于乳腺癌肝转移与不典型血管瘤、局灶性脂肪缺失或局灶性脂肪变、囊液黏稠性肝囊肿、肝硬化结节等肝内局灶性病变的鉴别诊断,以及早期发现乳腺癌肝内较小的转移灶,提高超声对乳腺癌肝转移诊断的准确率和检出率。

张彦等回顾性分析了105例乳腺癌肝转移的超声声像图特点及穿刺活检结果。乳腺癌肝转移声像图为实性结节或肿块,大多数为低回声(86.7%,

91/105例)。较小者(≤3 cm)形态多规整,边界清晰,内部回声多分布均匀;较大者(>3 cm)形态多不规整,边界模糊,内部回声多分布不均匀。血流信号不能作为诊断的重要依据,但仅靠声像图不能明确病变的组织学类型。彩色多普勒超声引导下穿刺活检术的应用可弥补这一不足,所有病例穿刺活检后均无严重并发症发生。

(二) CT检查

CT具有较高的分辨率,能显示病变的形态、范围、结构及密度等改变。造影剂输注时或输注后即刻行动态扫描,可分辨出血管瘤和血运相对较少的转移性病变,再加上肝脏薄层扫描,可发现更小的肝脏转移瘤。随着设备的完善及检查技术的改进,目前CT可以发现直径<1 cm的癌灶。CT平扫发现,绝大多数转移性肝癌病灶密度低于同一扫描层面的肝实质密度,但在少部分肝脏呈弥漫性脂肪变的病例中,转移癌的密度可高于肝实质。肝转移癌的CT表现复杂多样,同一患者中弥漫多发性的转移癌各个病灶亦可呈大小不等、密度不同、边缘有或无强化等不同的表现。在增强CT扫描中,癌灶和肝组织密度均有不同程度的增强。增强后癌灶的CT表现有以下几种:①病灶边缘强化,大部分仍低于正常肝实质;②整个病灶均匀或不均匀强化,通常低于正常肝组织,而且两者密度差异增加;③囊样改变,大的病灶中心坏死,中心密度低于边缘部分;④"牛眼"征:病灶中心密度低,边缘强化,最外层密度又低于肝实质;⑤晕圈征:病灶边缘强化,形似包膜。

(三) MRI检查

由于正常肝组织和转移灶组织的差异以及正常解剖结构和病变结构的差异,使得MRI具有较高的分辨率。与传统检查方法相比,MRI还有其他优点,如无辐射、无造影剂过敏反应等。MRI最大的不足在于,患者和呼吸运动可能形成伪影,但可通过使用更快速、功率更大的机器而校正。Walker等采用全身MRI STIR序列对17例乳腺癌患者进行随访观察,结果5例发现有明显肝转移,而全身CT仅发现3例。在发现其他部位转移灶方面,MRI也有较大的优势。MRI可用来评价肝脏病变并帮助鉴别良、恶性肿块。应用三维多平面扫描,能够确定病灶的大小、部位以及与重要解剖结构的毗邻关系。自旋回波序列T1WI上转移灶显示为低信号,T2WI在病变定位和定性中则具优势。Noone等对MRI在诊断明确乳腺癌患者肝内小结节是否为转移性质中的作用进行了研究,结果发现真阳性为20/21,真阴性为13/13,假阳性为0/13,假阴性为1/21,灵敏度为95%,特异度为100%。

四、实验室检查

(一) 肝功能检查

乳腺癌肝转移在转移初期肝功能往往正常,碱性磷酸酶和乳酸脱氢酶(LDH)常有升高。随着肿瘤的发展,肝功能受到不同程度的损害,表现为胆红素、γ-谷氨酰转肽酶(GGT)等升高。但由于转移性肝癌多数不伴有肝炎、肝硬化等并发症,所以肝脏的代偿功能较强。在原发性肝癌中常出现的白/球蛋白倒置、凝血酶原时间延长等异常,在转移性肝癌中极少出现。血清5'-核苷核酸酶诊断肝转移癌有较高的灵敏度和一定的特异度。LDH同工酶检测,转移性肝癌为$LDH_5 < LDH_4$,而原发性肝癌则为$LDH_5 > LDH_4$。

(二) 肿瘤标记检测

血清标记CA153、CEA和CA125等在部分乳腺癌肝转移患者中会升高,而且随着肿瘤的增大及肿瘤负荷的增加,这些标记呈渐进性增高,所以检测这些标记有助于监测疾病的进展。另外,这些标记的动态检测有助于治疗效果的评价。AFP的检测有助于肝转移和原发性肝癌的鉴别。

五、诊断和鉴别诊断

临床上诊断乳腺癌肝转移的主要依据:①有原发乳腺癌病史或依据;②有肝区肿瘤的临床表现如腹胀、食欲减退等;③实验室肝脏酶学改变,可有CA153等升高而AFP不高;④影像学检查发现肝内占位性病变,多为散在多发的占位性病变,超声显像时可见"牛眼"征,且多无肝硬化声像;⑤肝穿刺活检证实。

乳腺癌肝转移需与原发性肝癌鉴别。原发性肝癌常有慢性肝炎病史,病毒血清标记常呈阳性,并且大部分伴有肝硬化。原发性肝癌症状较明显,表现为乏力、消瘦、食欲减退、低热、右上腹痛、腹水和黄疸等。病情多较重,发展快,黄疸和腹水出现早。影像学多表现为单发结节,晚期出现肝内播散也可为多发,临床常合并门静脉癌栓。血清AFP检测往往升高。乳腺癌肝转移有乳腺癌的病史或依据,肝脏症状不明显,影像学常表现为多发结节,肝功能检测一般正常,血清 AFP 检查很少阳性。

其他常需与乳腺癌肝转移鉴别的疾病有:①肝血管肿瘤:病程长,发展缓慢,临床症状轻,实验室酶学检查阴性,B 超为高回声均质病灶,CT 增强后有填充,肝血池扫描阳性。②肝囊肿:病史长,发展慢,患者一般情况好,B 超示肝内液性暗区等。③肝脓肿:常有肝外感染病史,突发性寒战、高热、肝区痛,外周血白细胞升高,中性粒细胞增多,超声可见液平,穿刺有脓液,细胞培养阳性。④肝脏肉瘤:此病少见,无肝脏外原发癌病史,病灶多呈大片、局限性,发展险恶。

第四节 治 疗

转移性乳腺癌预后不良,绝大多数不可治愈。但近年来随着对乳腺癌肝转移生物学行为认识的深入,加之不断有新的系统性治疗药物的开发,如细胞毒药物伊沙匹隆、艾日布林,靶向治疗药物曲妥珠单抗、拉帕替尼、帕妥珠单抗等,以及治疗理念的更新,如特别强调包括手术在内的局部治疗的合理应用等,近年来对转移性乳腺癌的治疗水平不断提高。来自美国 MD Anderson 的一项对 1974~2000 年在该院治疗的 834 例转移性乳腺癌的回顾性研究显示,转移性乳腺癌的中位生存期从 15 个月提高至 58 个月,5 年生存率从 10% 提高到 44%。Dafni 等进行的 Meta 分析显示,1991~2006 年,转移性乳腺癌的中位生存期从 15 个月提高至 31 个月,3 年生存率从 1% 提高至 42%。

乳腺癌肝转移较常见,有多项研究显示其预后要差于乳腺癌骨转移和肺转移,系统治疗始终居主导地位。近年来,由于多学科诊疗模式的普及,越来越多的研究显示,在有效的系统治疗基础上合理应用手术、射频消融等局部治疗手段可显著改善部分乳腺癌肝转移患者的治疗效果。乳腺癌肝转移的治疗更加强调以分子亚型为基础的综合治疗模式。

一、手术治疗

乳腺癌肝转移一直以来被认为是全身性疾病,对肝转移灶的手术治疗充满争议。但近年来,大量回顾性研究发现,对于部分高选择的乳腺癌肝转移患者,在系统治疗有效的前提下,对肝转移的手术治疗也能给患者带来生存获益。早在 2002 年,Elias 等对 54 例乳腺癌肝转移患者肝转移灶进行手术治疗(其中 3 例伴有骨转移),所有患者手术前病情稳定或化疗有效,R0、R1-2 切除率分别为 81.5%、18.5%。结果显示,患者中位生存期 34 个月,5 年生存率 34%。2012 年 MD Anderson 回顾分析了对 84 例乳腺癌肝转移患者进行肝转移灶手术治疗的结局。中位随访 62 个月,DFS 和 OS 分别为 14 个月和 57 个月。多因素分析显示:ER 阳性和(或)术前化疗后评效为缓解[PR 和(或)CR]者预后较好。2015 年,EranSadot 等对 2 150 例乳腺癌接受肝转移灶手术治疗的患者进行病例-对照研究,其中 167 例(8%)具有孤立的肝转移病灶,中位随访 73 个月(自诊断乳腺癌始),接受孤立的肝转移病灶手术的患者中位无复发间隔期为 28.5 个月。多因素分析显示,原发性肿瘤中无淋巴结转移、使用曲妥珠单抗、单发的肝转移及肝转移部位为单叶者手术治疗有良好的预后。

严格选择手术患者,术前外部成像及术中探头检测,可以使临床尚未发现的肝脏受累和肝外病变得以检出,有利于肝脏转移癌切除术疗效的提高。根治性切除术比非根治性切除术预后更好。Raab 等的报道显示,根治性切除术术后中位生存期为 41.5 个月,而非根治性切除仅 5 个月。肝切除术采用何种术式目前尚无定论,解剖性切除(标准肝叶、肝段切除)或非解剖性切除(楔形切除、挖除等)都有相关报道,但缺乏大病例随机对照研究。

综合文献报道,乳腺癌肝转移手术适应证的筛选不仅需要考虑肝脏局部的肿瘤负荷,而且需要综合评估肿瘤生物学行为、分子分型、患者的 DFS 及全身治疗的反应,有效的全身治疗始终是肝转移局部治疗成功的基础。目前的研究证据显示,对有手术指征的乳腺癌肝转移患者,实施根治性切除术能够较大程度地延长患者生存期,取得比常规治疗更好的效果。但由于手术选择范围的限制,入选和排除标准不一,对手术适应证的掌握也存在一些差异,手术治疗在乳腺癌肝转移患者中的应用仍有一定的局限性。

二、射频消融治疗

射频消融（radiofrequency ablation，RFA）治疗的途径有 3 种：超声引导下经皮射频消融、腹腔镜下射频消融及术中射频消融。标准的射频消融治疗技术可使局部组织温度超过 100 ℃，肿瘤组织及周围的肝实质发生凝固性坏死，同时肿瘤周围的血管组织凝固形成一个反应带，使之不能继续向肿瘤供血和防止肿瘤转移。该技术对手术无法切除的肝脏原发或转移瘤具有很好的疗效，术后并发症发生率低，尤其适用于直径<3 cm 的肿瘤病灶，可一次毁损成功。一些小规模的对乳腺癌肝转移病灶为 1～3 个的患者进行的前瞻性研究显示，射频消融对 75%～92% 的患者有效，1 年生存率为 64%～95%。Meloni 等对 52 例乳腺癌患者进行超声引导下的射频消融治疗，中位生存期为 30 个月，5 年生存率为 27%。

已经确立了射频消融在乳腺癌肝转移治疗中的作用，但是没有数据表明这些方法中有可以取代切除作为金标准的治疗方法。射频消融治疗的应用仍受肿瘤大小和位置的限制，接近主要血管结构的病灶不能被完全消融。射频消融的潜在优势是更适合于经皮应用。

三、其他局部疗法

经皮激光热疗、瘤体内无水乙醇注射、冷冻治疗、高强度聚焦超声刀及放疗等对乳腺癌肝转移的治疗亦有部分报道，这些疗法对乳腺癌肝转移的疗效及合适的应用范围还有待进一步研究。

四、全身化疗

乳腺癌肝转移作为一种全身性疾病，化疗仍是最主要的治疗手段。自从 20 世纪 50 年代甲氨蝶呤被美国 FDA 批准用于转移性乳腺癌治疗以来，目前已有约 20 种细胞毒药物被批准用于转移性乳腺癌的治疗。目前，临床上可用于乳腺癌肝转移的治疗药物包括蒽环类（多柔比星、表柔比星、脂质体多柔比星）、紫杉类（紫杉醇、多西他赛、白蛋白结合型紫杉醇）、吉西他滨、卡培他滨、长春瑞滨、伊沙匹隆、艾日布林、铂类、长春碱、依托泊苷、氟尿嘧啶等。在临床上，应根据患者的具体情况如肿瘤负荷、疾病发展的快慢、患者症状及患者的全身状况合理地应用单药或联合化疗方案。

随着蒽环类在乳腺癌辅助治疗中的广泛应用及蒽环类药物的心脏毒性，复发转移后蒽环类再选择机会已经显著下降。多西他赛和卡培他滨的组合、紫杉醇和吉西他滨的组合方案均具有较强的证据被推荐作为转移性乳腺癌的一线治疗首选方案。对于三阴性乳腺癌，国内胡夕春教授团队发表的吉西他滨联合顺铂对比吉西他滨联合紫杉醇一线治疗三阴性乳腺癌的 III 期临床研究证明了含铂联合方案在转移性乳腺癌一线治疗中的地位。TNT 研究显示，BRCA1/2 突变是单药铂类方案优势人群。最新 OlympiAD 研究显示，对于 BRCA1/2 突变乳腺癌，在紫杉类/蒽环类治疗失败后应用 PARP 抑制剂奥拉帕尼较单药化疗显著延长患者的 PFS，提示了更多的低毒靶向药物在转移性乳腺癌的应用前景。

乳腺癌肝转移化疗过程中，要特别注意对肝脏功能的监测。乳腺癌肝转移本身可导致肝功能异常，而大多数细胞毒药物可引起肝损害。如乳腺癌肝转移已引起明显的肝损害，有内脏危象的风险，建议选择单药化疗，或剂量调整后选择联合化疗。对于肿瘤负荷小、疾病进展慢的肝转移患者，单药化疗常常是合理的选择。

五、内分泌治疗

对于激素受体阳性转移性乳腺癌来说，内分泌治疗是一种非常有效的手段，也是部分激素受体阳性乳腺癌优先选择的全身治疗措施。乳腺癌肝转移患者往往伴有其他部位的转移且肿瘤进展快，因此大多数临床医生倾向首选化疗。对于那些 DFS 较长、肿瘤负荷较低、肿瘤进展缓慢的激素受体阳性乳腺癌肝转移患者，也可首选内分泌治疗。对于一线选择化疗的激素受体阳性乳腺癌肝转移患者，在化疗取得疗效后可转为内分泌维持治疗。

近年来，乳腺癌治疗领域的一些重大进展是激素受体阳性晚期乳腺癌的靶向治疗药物纷纷走上历史舞台。2016 年，ESMO 报道的 FALCON 研究显示，氟维司群 500 mg 一线治疗激素受体阳性绝经后晚期乳腺癌疗效显著优于阿那曲唑（PFS：氟维司群 16.6 个月，阿那曲唑 13.8 个月）。多项大规模 III

期临床研究均证明，CDK4/6 抑制剂联合芳香化酶抑制剂一线治疗激素受体阳性绝经后晚期乳腺癌，使 PFS 突破 24 个月。而对于二线以后的治疗，靶向治疗选择更多。对于芳香化酶抑制剂治疗失败的患者，Bolero2 研究显示，依维莫司联合依西美坦较单药依西美坦使患者 PFS 延长至 10 个月。对于一线治疗未应用过 CDK4/6 抑制剂的患者，PAMOLA3 研究显示，氟维司群联合帕博西尼较单药氟维司群显著延长 PFS（PFS：帕博西尼 9.5 个月，氟维司群 4.6 个月）。因此，随着靶向药物在激素受体阳性晚期乳腺癌中的应用，将使更多激素受体阳性晚期乳腺癌肝转移患者在内分泌治疗中获益。但值得注意的是，在一线内分泌治疗方案的选择上，并不是所有肝转移患者都需要应用内分泌联合靶向治疗药物。由于靶向药物的毒性问题，长期应用需要临床医生对患者进行安全性管理。临床医生应该在选择内分泌治疗之前对患者进行全面评估，根据患者肿瘤的分子分型、肿瘤负荷、进展速度、DFS 及内分泌治疗耐药的类型，合理地选择内分泌单药、靶向联合内分泌治疗或化疗。

六、靶向治疗

曲妥珠单抗改变了 HER-2 阳性晚期乳腺癌的自然病程。这部分患者因为存在治疗靶点，预后大为改观。研究证据显示，曲妥珠单抗一线治疗显著改善 HER-2 阳性晚期乳腺癌的生存，二线及多线治疗应用曲妥珠单抗虽然也获益，但获益时间显著缩短。因此，对于肝转移患者，为了把握治疗时机，抗 HER-2 靶向治疗应尽可能早线应用。

曲妥珠单抗是第一个被批准用于 HER-2 阳性晚期乳腺癌的靶向治疗药物。早期两项Ⅲ期随机对照研究证实，曲妥珠单抗联合紫杉类化疗显著延长患者的 OS，奠定了以曲妥珠单抗为基础的靶向治疗是 HER-2 阳性转移性乳腺癌的标准治疗。CLEOPATRA 研究显示，帕妥珠单抗联合曲妥珠单抗及多西他赛治疗显著延长中位 PFS（PFS：帕妥珠单抗组为 18.5 个月，安慰剂组 12.4 个月；$HR=0.62$）。双靶向联合化疗使 HER-2 阳性转移性乳腺癌中位 OS 达到 56 个月。因此，乳腺癌 NCCN 指南已经把帕妥珠单抗联合曲妥珠单抗加多西他赛治疗作为 HER-2 阳性晚期乳腺癌的一线治疗推荐。由于帕妥珠单抗在中国的不可及性，曲妥珠单抗联合化疗仍然是中国 HER-2 阳性晚期乳腺癌肝转移的一线治疗策略。化疗方案的选择取决于患者既往辅助化疗用药。对紫杉类/蒽环类耐药的患者，可选择曲妥珠单抗联合长春瑞滨或卡培他滨单药治疗；辅助治疗紫杉类结束 1 年以上的患者，也可以在转移后选择曲妥珠单抗联合多西他赛或紫杉醇。由于肝转移的进展较快，预后差，未来帕妥珠单抗被批准在中国上市，曲妥珠单抗联合帕妥珠单抗双靶向抗 HER-2 治疗应该成为肝转移的首选方案。

HER-2 阳性转移性乳腺癌在曲妥珠单抗耐药后治疗充满挑战。EMILIA 临床试验显示，T-DM1 较卡倍他滨和拉帕替尼显著延长 PFS（9.6 个月对比 6.4 个月，$P<0.001$）。T-DM1 被美国 FDA 批准为经曲妥珠单抗和紫杉烷类治疗过的 HER-2 阳性晚期乳腺癌患者的标准治疗。目前中国 T-DM1 尚处于临床研究阶段，由于药物不可及性，临床实践中应该根据患者既往辅助治疗曲妥珠单抗停药时间、曲妥珠单抗耐药类型（原发耐药或继发耐药）决定是否继续应用曲妥珠单抗联合化疗，还是换用拉帕替尼联合卡培他滨。对于既往辅助治疗曲妥珠单抗停药 12 个月以上，或晚期曲妥珠单抗联合化疗初始有效继发耐药的患者，可以继续应用曲妥珠单抗换用另一种化疗药物，而对于既往辅助治疗曲妥珠单抗停药 12 个月以内，或晚期曲妥珠单抗有效时间<3 个月的患者，推荐改用拉帕替尼联合卡培他滨。

激素受体阳性、HER-2 阳性乳腺癌属于腔面型乳腺癌的一种，表现为疾病进展相对缓慢，对抗 HER-2 靶向治疗联合化疗反应不如激素受体阴性、HER-2 阳性乳腺癌敏感。随机Ⅱ期 PERTAIN 临床研究显示，帕妥珠单抗联合曲妥珠单抗加芳香化酶抑制剂/化疗对比曲妥珠单抗联合芳香化酶抑制剂/化疗一线治疗显著延长 PFS（18.89 个月对比 15.80 个月，$HR=0.65$，$P=0.007$）。随机Ⅲ期 ALTERNATIVE 临床研究显示，拉帕替尼联合曲妥珠单抗及芳香化酶抑制剂二线治疗激素受体阳性、HER-2 阳性转移性乳腺癌，较拉帕替尼加芳香化酶抑制剂及曲妥珠单抗加芳香化酶抑制剂显著延长 PFS（11.0 个月对比 8.3 个月对比 5.7 个月），双靶向联合芳香化酶抑制剂疗效更好。因此，对于少数肿瘤负荷小、无症状、进展缓慢、不能耐受化疗的激素受体阳性、HER-2 阳性转移性乳腺癌肝转移患者，可以一线选择双靶向联合内分泌治疗；而对于一线选择抗 HER-2 靶向联合化疗的患者，可以在化疗结束后选择内分泌联合抗 HER-2 靶向治疗维持。

第五节 预 后

影响肝转移患者的预后因素有：转移灶大小、数目、合并肝外转移与否、原发灶性质、切除类型等。Pocard 等发现，间距时间 3 年与 4 年的生存率差异有显著性(82% 对比 45%)。Selzner 同样认为，原发性乳腺癌切除后 1 年以上发生肝转移者的预后较早期转移为好。国内徐兵河等对 146 例乳腺癌肝转移的预后因素进行了分析。单因素分析显示，原发肿瘤大小、激素受体状态、是否为三阴性乳腺癌、DFS、有无其他脏器转移、肝转移灶数目、肝转移时转氨酶水平、转移后首次治疗方式以及一线治疗疗效与预后有关。多因素分析显示，是否三阴性乳腺癌及 DFS 是影响乳腺癌肝转移后生存的独立预后因素（$P=0.006$，$P=0.008$）。

（滕月娥）

参考文献

[1] 黄建国,翁高龙,查莉,等.超声造影在诊断乳腺癌肝转移中的应用价值.中国医学影像学杂志,2011,19(2):96-99.

[2] 张彦,唐英,白玲,等.超声及穿刺活检诊断乳腺癌肝转移的临床意义.中华肿瘤防治杂志,2010,17(2):142-144.

[3] Abbott DE, Brouquet A, Mittendorf EA, et al. Resection of liver metastases from breast cancer: estrogen receptor status and response to chemotherapy before metastasectomy define outcome. Surgery, 2012,151(5):710-716.

[4] Arena E, Ferrero S. Surgical treatment of liver metastases from breast cancer. Minerva Chir, 2004, 59(1):7.

[5] Baselga J, Campone M, Piccart M, et al. Everolimus in postmenopausal hormone-receptor-positive advanced breast cancer. N Engl J Med, 2012, 366(6):520-529.

[6] Chua TC, Saxena A, Liauw W, et al. Hepatic resection for metastatic breast cancer: A systematic review. Eur J Cancer, 2011,47(15):2282-2290.

[7] Cristofanilli M, Turner NC, Bondarenko I, et al. Fulvestrant plus palbociclib versus fulvestrant plus placebo for treatment of hormone-receptor-positive, HER2-negative metastatic breast cancer that progressed on previous endocrine therapy (PALOMA-3): final analysis of the multicentre, double-blind, phase 3 randomised controlled trial. Lancet Oncol, 2016, 17(4):425-439.

[8] Dafni U, Grimani I, Xyrafas A, et al. Fifteen-year trends in metastatic breast cancer survival in Greece. Breast Cancer Res Treat, 2010,119:621-631.

[9] Gangoda L, Liem M, Ang CS, et al. Proteomic profiling of exosomes secreted by breast cancer cells with varying metastatic potential. Proteomics, 2017, (17):23-24.

[10] Giordano SH, Buzdar AU, Smith TL, et al. Is breast cancer survival improving? Cancer, 2004,100(1):44-52.

[11] Hlupic L, Jakic-Razumovic J, Bozikov J, et al. Prognostic value of different factors in breast carcinoma. Tumori, 2004,90(1):112-119.

[12] Honig SF. Treatment of metastatic disease. In: Harris JR, Lippman ME, Morrow M, et al. eds. Diseases of the breast. Philadelphia: Lippincott-Raven Publishers, 1996:669-734.

[13] Hoshino A, Costa-Silva B, Shen TL, et al. Tumour exosome integrins determine organotropic metastasis. Nature, 2015,527(7578):329-335.

[14] Hu XC, Zhang J, Xu BH, et al. Cisplatin plus gemcitabine versus paclitaxel plus gemcitabine as first-line therapy for metastatic triple-negative breast cancer (CBCSG006): a randomised, open-label, multicentre, phase 3 trial. Lancet Oncol, 2015, 16(4):436-446.

[15] Johnston SRD, Hegg R, Im SA, et al. Phase III, randomized study of dual human epidermal growth factor receptor 2 (HER2) blockade with lapatinib plus trastuzumab in combination with an aromatase inhibitor in postmenopausal women with HER2-positive, hormone receptor-positive metastatic breast cancer: ALTERNATIVE. J Clin Oncol, 2018, 36

(8):741-748.
[16] Largillier R, Ferrero JM, Doyen J, et al. Prognostic factors in 1038 women with metastatic breast cancer. Ann Oncol, 2008,19(12):2012-2019.
[17] Leong SP, Cady B, Jablons DM, et al. Clinical patterns of metastasis. Cancer Metastasis Rev, 2006,25(2):221-232.
[18] Locatelli MA, Curigliano G, Fumagalli L, et al. Should liver metastases of breast cancer be biopsied to improve treatment choice? J Clin Oncol, 2010,28:18s.
[19] Ma R, Feng YL, Lin S, et al. Mechanisms involved in breast cancer liver metastasis. J Tran Med, 2015, 13:64.
[20] Meloni MF, Andreano A, Laeseke PF, et al. Breast cancer liver metastases: US-guided percutaneous radiofrequency ablation intermediate and long-term survival rates. Radiology, 2009,253(3):861-869.
[21] MouridsenH, Sun Y, Gershanovich M, et al. Superiority of letrozoleto tamoxifen in the first line treatment of advanced breast cancer: evidence from metastatic subgroups and a test of functional ability. Oncologist, 2004,9(5):489.
[22] Robertson JF, Lindemann JP, Llombart-Cussac A, et al. Fulvestrant 500 mg versus anastrozole 1 mg for the first-line treatment of advanced breast cancer: follow-up analysis from the randomized 'FIRST' study. Breast Cancer Res Treat, 2012,136(2):503-511.
[23] Robertson JFR, Bondarenko IM, Trishkina E, et al. Fulvestrant 500 mg versus anastrozole 1 mg for hormone receptor-positive advanced breast cancer (FALCON): an international, randomised, double-blind, phase 3 trial. Lancet, 2016,388(10063):2997-3005.
[24] Robson M, Im SA, Senkus E, et al. Olaparib for metastatic breast cancer in patients with a germline BRCA mutation. N Engl J Med, 2017,377(6):523-533.
[25] Sadot E, Koerkamp BG, Leal JN, et al. Resection margin and survival in 2368 patients undergoing hepatic resection for metastatic colorectal cancer: surgical technique or biologic surrogate? Ann Surg, 2015,262(3):476-485.
[26] Slegel R, NalshadhamD, Jemal A. Cancer statistics, 2012. CA Cancer J Clin, 2011,62(1):10-29.
[27] Ursini-Siegel J, Siegel PM. The influence of the pre-metastatic niche on breast cancer metastasis. Cancer Lett, 2016,380(1):281-288.
[28] Vlastos G, Smith DL, Singletary SE, et al. Long term survival after an aggressive surgical approach in patients with breast cancer hepatic metastases. Ann Surg Oncol, 2004,11(9):869.
[29] Vlastos G, Smith DL, Singletary SE, et al. Long-term survival after an aggressive surgical approach in patients with breast cancer hepatic metastases. Ann Surg Oncol, 2004,11(9):869-874.

第六十七章

乳腺癌区域淋巴结复发转移的处理

第一节 区域淋巴结复发转移的概念与发生率

一、区域淋巴结复发转移的概念

早期乳腺癌患者术后患侧的淋巴引流区包括腋窝、锁骨上/下及内乳区淋巴结转移,或同时伴有患侧两处及两处以上的淋巴引流区转移称为区域淋巴结复发转移(regional lymph node recurrence, RLR)。孤立性复发是指在发现局部-区域复发时,通过常规检查未发现合并其他部位的转移。

关于对侧区域淋巴结复发转移(contralateral lymph node recurrence, CLNR)是否也归为区域淋巴结转移而非远位转移的问题也有争议。Moossdorff 等报道了一项包括 24 篇文章的 Meta 分析,指出尽管是个小样本的 Meta 分析,但是可以看出对侧区域淋巴结复发转移患者的生存率明显好于远位转移患者,认为对侧区域淋巴结复发转移倾向于归为区域淋巴结复发转移范畴。

二、区域淋巴结复发转移的发生率及预后

(一)区域淋巴结复发转移的发生率

早期乳腺癌患者行保乳术或乳房切除术后区域淋巴结复发转移的发生率均较低,且常与乳房或胸壁的局部复发同时存在。有报道显示,行腋窝淋巴结清扫术后同侧腋窝淋巴结复发的发生率仅有 0.9%,Ⅰ、Ⅱ期乳腺癌保乳术后区域淋巴结转移的发生率为 1.2%~5%(表 67-1)。

表 67-1 Ⅰ、Ⅱ期乳腺癌保乳手术加放疗后区域淋巴结转移的发生率

作者	病例数	随访时间	区域淋巴结转移率(%)
Veronesi 等	352	8 年(中位)	2.3
Pierquin 等	3 353	≥5 年(中位)	3
Sarrazin 等	592	78 个月(中位)	2
Leung 等	493	10 年(平均)	1.2
Mate 等	180	5 年	5
van Limbergen 等	235	80 个月(中位)	3
Fisher 等	625	38.9 个月(平均)	2.2
Delouche 等	410	11 年(中位)	1.2
Calle 等	324	≥5 年	2.1
Fowble 等	990	5 年	3

据文献报道,最常见的复发区域为腋窝淋巴结,其次是锁骨上淋巴结。Veronesi 等研究显示,经腋窝淋巴结清扫术后的患者随访中未发现腋窝淋巴结转移,却有锁骨上淋巴结转移的病例出现。因此,进行腋窝淋巴结清扫术后的患者,锁骨上淋巴结转移成为区域淋巴结转移较常见的部位,锁骨下和内乳淋巴结转移率均<2%,且常伴随腋窝淋巴结转移。关于内乳区淋巴结转移状况的分析,Fisher 等指出,临床查体显示腋窝淋巴结阴性的乳腺癌患者,若肿瘤位于外象限,内乳区淋巴结受侵率为 3%~8%;肿瘤位于内象限或中央区,内乳区淋巴结

受侵率为6%～14%。腋窝淋巴结阳性患者,肿瘤位于外象限,内乳区淋巴结受侵率为19%～42%;肿瘤位于内象限或中央区,内乳区淋巴结受侵率高达33%～65%。尽管内乳区淋巴结受侵率较高,但治疗后临床上再出现内乳区淋巴结转移的病例很少见。Fisher和Langlands的研究均显示,不论临床上发现或未发现腋窝淋巴结转移,单纯外科手术后内乳区淋巴结转移的发生率为0～2%。大量研究证实,辅助放疗可降低内乳区淋巴结转移的发生率,使其发生率≤1%;同时也有意义地降低了相应区域的淋巴结转移率。最新研究还提示,乳腺癌分子分型中的三阴性和HER-2阳性乳腺癌可以提高区域淋巴结复发转移率。

(二) 区域淋巴结复发转移与预后

区域淋巴结复发转移与局部复发相比常预示着不良的预后。一项来自NSABP B-13、B-14、B-19、B-20和B-23中3 799例接受保乳手术+Ⅰ/Ⅱ水平腋窝淋巴结清扫患者的预后分析证实,同侧乳房复发患者的5年无远处转移生存率和OS分别为66.9%和76.6%,区域淋巴结复发转移者的5年无远处转移生存率和OS更低,分别为27.8%和34.9%,确认了区域淋巴结复发患者死亡风险更高。临床研究的回顾性分析还显示,无病间期的时间可以影响预后,对于孤立可手术的腋窝淋巴结复发、无病间期>1年、达到局部控制的患者仍可获得较好的预后,10年生存率约为69%;而2年以内发生区域淋巴结复发转移患者的5年无远处转移生存率和OS分别仅为12.5%和19.5%。进一步分析显示,激素受体阳性和阴性患者中,区域淋巴结复发转移患者的死亡风险分别是未复发患者的6.43倍和19.84倍,显示阴性患者预后较差。

第二节　区域淋巴结复发转移的局部治疗

按照解剖部位和淋巴结引流区域,乳腺癌术后区域淋巴结复发转移分为腋窝淋巴结、锁骨上淋巴结、锁骨下淋巴结、内乳区淋巴结和对侧区域淋巴结转移,治疗方法略有差异。但是,完整全面的检查以明确复发时有无合并远处转移非常重要。

空芯针穿刺可以提供复发灶的病理组织学诊断,并确定复发病灶的生物学状态(ER、PR、HER-2和Ki-67),甚至雄激素受体(androgen receptor,AR)状况等。胸部CT需要覆盖完整的胸壁和区域淋巴结;如果患者既往曾接受术后放疗,则诊断复发时的影像学检查需要明确复发病灶在放射野内还是在放射野外,以及距离放射野边缘的距离。此外,还需要增加对有无放射性肺损伤的评估。如接受过术后放疗的患者出现臂丛神经症状或上肢水肿,且临床无明显淋巴结肿大,推荐行增强MRI或PET-CT扫描,有助于鉴别区域淋巴结的复发和放射性纤维化。

一、腋窝淋巴结转移

早期乳腺癌患者若初始手术未行腋窝淋巴结清扫术,术后仅发现同侧孤立的腋窝淋巴结转移,或即便融合且尚未固定,可行腋窝淋巴结清扫。若腋窝转移淋巴结已固定,应首先考虑全身治疗,若全身治疗有效,达到可切除条件可再行手术切除。若初始治疗已行腋窝淋巴结清扫,腋窝转移淋巴结活动,在未发现其他部位及远处转移的情况下,可手术切除腋窝转移淋巴结。对于未进行过放疗的患者,术后需对胸壁+锁骨上/下淋巴引流区进行预防性放疗至剂量50 Gy/25次/5周,若手术未能完整切除转移淋巴结,放疗范围还应包括腋窝。若曾接受过腋窝或锁骨上区放疗,不建议行再次照射。

腋窝淋巴结清扫术后的患者切除腋窝转移淋巴结时手术操作要精细,因正常的解剖关系已改变,解剖层次要清楚,避免损伤腋静脉。若初始手术已行前哨淋巴结活检术(sentinel lymph node biopsy,SLNB),术后出现同侧腋窝淋巴结转移,再次进行SLNB,在技术上是可行的。但再次行SLNB的准确性尚未经研究证实,并且在乳腺癌切除术后再次进行SLNB的预后价值目前尚不明确,因此不建议再次进行SLNB。

二、锁骨上淋巴结转移

锁骨上淋巴结位于锁骨上窝,属于颈深淋巴结最下群,沿锁骨下动脉和臂丛排列,引流腋尖和胸骨旁淋巴结的大部分淋巴回流,其输出淋巴管与颈深下淋巴结输出管合成颈干，汇入胸导管和右淋巴导管，或直接注入静脉角。乳腺癌转移至锁骨上淋巴结有4条途径：①经腋窝淋巴结转移至锁骨下淋巴结，再转移至锁骨上淋巴结；②经腋窝淋巴结转移至胸肌间淋巴结，再转移至锁骨下淋巴结，至锁骨上淋巴结；③经腋窝直接转移至锁骨上淋巴结；④经胸骨旁淋巴结转移至锁骨上淋巴结。

约50%乳腺癌术后同侧锁骨上淋巴结转移（ipsilateral supraclavicular lymph node metastasis, ISLM）患者同时伴有腋窝淋巴结转移或胸壁复发；锁骨上淋巴结转移患者中绝大多数会出现远处转移，预后差，应积极考虑全身治疗。若初始治疗未进行过放疗，通常情况下在全身治疗获得缓解的情况下，考虑行胸壁+锁骨上/下淋巴引流区放疗至剂量50 Gy/25次/5周后，对复发病灶加量至60 Gy或以上。如既往有乳房和胸壁照射史，可单独给予锁骨上/下淋巴引流区的放疗，照射野需与原照射野衔接，并需要考虑既往照射导致脊髓和臂丛神经等正常组织的受量情况，避免因两次照射的剂量重叠而出现重要组织的过度损伤。

放疗可使乳腺癌ISLM患者在局部治疗中生存获益，研究者对此观点比较一致；然而，在局部控制方面是否需要手术治疗一直存在很大的争议。2011年，日本Tezuka等报道，接受局部手术治疗的ISLM患者的预后较好，但对部分伴远处转移、可行局部手术切除的ISLM患者，术前需进行全身情况的评估。2012年对117名英国权威专家的问卷调查显示，有61%的专家认为，尽管缺乏明确的证据支持，但仍建议对于无远处转移的ISLM患者积极行颈部淋巴结清扫术，可改善患者的预后，但总体上仍需进一步研究ISLM行颈部淋巴结清扫术的意义。但是，2015年Nikpayam等研究手术对局部晚期乳腺癌患者的意义时，得出了相反的结论。该研究分析了31例实施常规腋淋巴结清扫术以及8例实施根治性颈淋巴结清扫术患者的预后，结果显示两组中位OS的差异无统计学意义（32个月对比49个月，P=0.25），患者RFS也无差异。2017年NCCN指南指出，建议根据ISLM患者的分型，在进行辅助内分泌治疗、化疗等全身治疗的基础上，同时对局部进行放疗，但对是否行局部手术以控制病灶没有明确建议。

三、锁骨下淋巴结转移

锁骨下淋巴结转移意味着腋淋巴结第Ⅲ水平淋巴结受累，由于这部分淋巴结靠近腋静脉进入胸腔的入口，往往是低位腋窝淋巴结和锁骨上淋巴结转移中间的桥梁，预后要比单纯低位腋窝淋巴结转移差，需要更积极地考虑全身治疗。局部治疗方面，由于外科手术创伤大，可以考虑以放疗为主，设野原则同锁骨上淋巴结，即在没有接受过术后放疗的患者需要对锁骨上和胸壁进行扩大照射野，复发淋巴结区域加量至60 Gy或以上，需要注意对臂丛神经的剂量限制。

四、内乳区淋巴结转移

由于淋巴结位于胸廓内，内乳区淋巴结转移（internal mammary lymph nodes metastasis, IMLM）不易诊断。Fowble等回顾性分析4 126例内乳区淋巴结转移乳腺癌患者，发现内乳区淋巴结转移患者的区域复发率仅为0~7%。一旦胸骨旁发现肿块，往往病灶范围已较广泛，可能侵及胸骨、肋骨等邻近部位或向胸廓内延伸，应首先考虑全身治疗。如初始治疗未进行过放疗，条件允许可遵照与锁骨上淋巴结转移相同的处理原则；如既往无胸壁照射史，可考虑行胸壁+锁骨上/下淋巴引流区放疗。有报道经胸腔镜行内乳区淋巴结切除，在技术上可行，但技术要求高，手术创伤较大，其预后价值仍有待考证。有研究证实，内乳区淋巴结清扫能改善部分患者的预后，提高内乳区淋巴结复发转移的乳腺癌患者生存率。笔者的研究也证实，是否手术清扫内乳区转移淋巴结，是影响乳腺癌患者OS的独立预后因素。

第三节　区域淋巴结复发转移的全身治疗

全身治疗包括化疗、内分泌治疗和分子靶向治疗。CALOR（adjuvant for locally recurrent breast cancer）试验显示局部复发患者可从化疗中获益，尤其是激素受体阴性患者，但既往数据并未证实全身治疗可改善区域复发患者的预后。目前认为，区域淋巴结复发可能预示远处转移的发生，因此全身治疗仍是主要的治疗手段。

乳腺癌术后出现区域淋巴结转移,需要多学科评估和治疗,以最大限度优化治疗原则,目的在于一方面有效控制局部疾病,另一方面尽可能减少或延迟再次复发转移。在疾病进展过程中,肿瘤的分子表型可能发生改变,因此在确认区域淋巴结转移的同时需再次检测转移灶的受体状况,及时确定或调整患者的个体化治疗方案。因为肿瘤是一种异质性疾病,不同时期、不同部位的肿瘤生物学特性有可能存在差异;肿瘤基因组不稳定,随着疾病的进展,可能出现基因水平的改变;治疗可能是导致受体状态转变的主要原因。

需要说明的是,可手术的区域淋巴结复发转移患者的治疗应以根治性治疗为主而非姑息治疗。即:对初始治疗后仅出现区域淋巴结转移,各项检查没有发现远处转移,患者可以从局部手术或放疗中获益,且患者的身体状况可以承受局部治疗,《NCCN乳腺癌临床实践指南》推荐:对于孤立的区域淋巴结转移患者,可以选择先进行局部治疗再进行全身治疗;若患者出现区域淋巴结转移的同时也不能除外其他脏器转移,或已发现区域淋巴结转移发展较快,很可能已有远处转移,估计预后差,应首先考虑全身治疗,在初步的全身治疗获得缓解的情况下再考虑局部手术或放疗。

《NCCN乳腺癌临床实践指南》和2017版《中国抗癌协会乳腺癌诊治指南与规范》在乳腺癌局部区域淋巴结复发诊治指南中提出了全身治疗策略,在下列情况下需要考虑全身治疗:局部区域病变较大或不可切除,但经全身治疗后病变缓解有可能变得可以切除者;孤立的局部区域复发在得到有效的局部治疗后,巩固化疗有可能改善患者PFS和OS,尤其是复发病灶对内分泌治疗不敏感或无效者;激素受体阳性患者内分泌治疗,具有可持续治疗和降低再次复发率的价值;复发灶广泛乃至放疗难以覆盖完整的靶区,同期放化疗可以提高局部控制率;HER-2阳性患者可以联合靶向治疗。

在全身治疗的选择方面,需考虑以下因素:①初始系统治疗方案;②复发转移的范围;③无病间期;④原发灶及转移灶的分子分型;⑤患者年龄及体能状态评分。与其他复发转移患者的治疗原则一致,应密切跟踪治疗方案的疗效,并适时调整治疗方案。推荐局部区域复发患者参加前瞻性临床研究。

有关全身治疗的详细内容可参阅复发转移性乳腺癌的处理相关章节。

第四节 预防区域淋巴结复发转移的措施

区域淋巴结复发转移的危险因素包括:低龄(发病年龄<35岁)、淋巴结阳性、分子分型(三阴性或HER-2阳性乳腺癌)、大肿瘤、淋巴管浸润、多中心性,以及术中淋巴结清扫数量不足,都是乳腺癌术后复发的危险因素。对于腋窝淋巴结临床阴性而未进行腋窝淋巴结清扫和局部放疗的乳腺癌患者,腋窝淋巴结转移的临床发生率为37%,丹麦的研究为19%,NSABP B-04试验为19%。乳腺癌手术若腋窝淋巴结清扫彻底,术后腋窝淋巴结转移发生率<5%,手术后无需进行腋窝部位放疗,腋窝放疗只会增加上肢淋巴结水肿的发生率。Hayward和Langlands的研究组分别报道,进行不适当的放疗腋窝淋巴结转移的发生率为13%~19%。全身治疗可提高乳腺癌术后的局部控制率。一项Meta分析显示,5年他莫昔芬治疗可使激素受体阳性乳腺癌患者局部复发率降低约1/2,化疗可使乳腺癌术后局部复发率下降约1/3。可见规范化的综合治疗方案和标准的手术、放疗技术是避免和减少乳腺癌复发转移的重要因素。

乳腺癌术后放疗可以降低腋窝淋巴结转移≥4枚患者的锁骨上淋巴结转移率,并延迟锁骨上淋巴结转移的出现时间。一项随机对照试验显示,1~3枚淋巴结转移的患者可从乳腺癌术后放疗中获益,不仅可降低局部区域复发率,同时可改善远期生存。如果内乳区淋巴结为临床阳性或病理阳性,需对内乳区淋巴结进行放疗。

区域淋巴结复发转移的发生率与是否接受引流区放疗及初始治疗时淋巴结去除数量相关。一项研究显示,82%的区域淋巴结转移发生在此前未经放疗的淋巴结引流区。因此,对于淋巴结清扫数目不足(<10枚)的患者应追加术后淋巴引流区放疗。值得思考的是,随着前哨淋巴结探测术的广泛应用,

腋窝淋巴结去除数量减少,区域淋巴结复发率是否呈上升趋势仍有待进一步研究。

第五节 对侧区域淋巴结复发转移的处理原则

对侧区域淋巴结转移通常被认为是远处转移的一种,目前以全身治疗为主。然而,随着再次前哨淋巴结探测技术的应用,淋巴显像技术显示,既往接受过乳腺或腋窝手术或放疗的乳腺癌患者,其淋巴引流方向和区域可能发生改变,其中部分患者前哨淋巴结将出现于对侧淋巴引流区。Moossdorff 等通过一项回顾性研究,分别对比同侧区域淋巴结转移及远处转移与对侧淋巴结转移患者的 DFS 和 OS,发现对侧淋巴结转移患者的预后与同侧区域淋巴结转移患者预后相近,远优于远处转移患者。因此,对侧淋巴结转移应视为区域淋巴结转移的一种,其治疗原则应遵循区域淋巴结复发转移的处理原则。

由于仅对侧淋巴结转移伴或不伴局部复发的发生率较低,目前对于该部分患者的研究数据不足。但对侧区域淋巴结转移并不罕见,此类患者是否属于远处转移的范畴及其治疗原则需进一步研究证实。

(程 萌 耿翠芝)

参考文献

[1] 中国抗癌协会乳腺癌专业委员会. 中国抗癌协会乳腺癌诊治指南与规范(2017 版). 中国癌症杂志, 2017,27(9):695-760.

[2] Abdulkarim BS, Cuartero J, Hanson J, et al. Increased risk of locoregional recurrence for women with T1-2N0 triple-negative breast cancer treated with modified radical mastectomy without adjuvant radiation therapy compared with breast-conserving therapy. J Clin Oncol, 2011,29:2852-2858.

[3] Anderson SJ, Wapnir I, Dignam JJ, et al. Prognosis after ipsilateral breast tumor recurrence and locoregional recurrence in patients treated by breast-conserving therapy in five National Surgical Adjuvant Breast and Bowel Project protocols of node-negative breast cancer. J Clin Oncol, 2009,27(15):2466-2473.

[4] Bader J, Lippman M, Swain S, et al. Preliminary report of the NCI early breast cancer study: A prospective randomized comparison of lumpectomy and radiation to mastectomy for stage Ⅰ and Ⅱ breast cancer. Int J Radiat Oncol Biol Phys, 1987, 13:160.

[5] Bisase B, Kerawala C. Survey of UK practice for management of breast cancer metastases to the neck. Ann R Coll Surg Engl, 2012,94(7):484-489.

[6] Buchanan CL, Dorn PL, Fey J, et al. Locoregional recurrence after mastectomy: incidence and outcomes. J Am Coll Surg, 2006,203:469-474.

[7] Early Breast Cancer Trialists' Collaborative Group (EBCTCG). Effects of chemotherapy and hormonal therapy for early breast cancer on recurrence and 15-year survival: an overview of the randomised trials. Lancet, 2005,365:1687-1717.

[8] Fisher B, Bauer M, Margolese R, et al. Five-year results of a randomized clinical trial comparing total mastectomy and segmental mastectomy with or without radiation in the treatment of breast cancer. N Eng J Med, 1985,312:665-673.

[9] Fisher B, Redmond C, Fisher ER, et al. Ten-year results of a randomized clinical trial comparing radical mastectomy and total mastectomy with or without radiation. N Eng J Med, 1986,312:674-681.

[10] Fowble B, Solin LJ, Schultz DJ, et al. Frequency, sites of relapse, and outcome of regional node failures following conservative surgery and radiation for early breast cancer. Int J Radiat Oncol Biol Phys, 1989, 17:703-710.

[11] Freedman MG, Fowble LB, Nicolaou N, et al. Should internal mammary lymph nodes in breast cancer be a target for the radiation oncologist? Int J Radial Oncol Biol Phys, 2000,46:805-814.

[12] Gradishar WJ, Anderson BO, Balassanian R, et al. NCCN guidelines insights: Breast cancer, version 1. 2017. J Natl Compr Canc Netw, 2017,15(4):433-451.

[13] Graversen HP, Blichert-Toft M, Andersen JA, et al. Breast cancer: Risk of axillary recurrence in node-negative patients following partial dissection of the

axilla. Eur J Surg Oncol, 1988, 14: 407 – 412.

[14] Harris EER, Hwang WT, Seyednejad F, et al. Prognosis after regional lymph node recurrence in patients with stage Ⅰ-Ⅱ breast carcinoma treated with breast conservation therapy. Cancer, 2003, 98: 2144 – 2151.

[15] Kaiz A, Strom EA, Buchholz TA, et al. Locoregional recurrence patients after mastectomy and doxorulicin-based chemotherapy: implications for postoperative irradiation. J Clin Oncol, 2000, 18: 2817 – 2827.

[16] Lindström LS, Karlsson E, Wilking UM, et al. Clinically used breast cancer markers such as estrogen receptor, progesterone receptor, and human epidermal growth factor receptor 2 are unstable throughout tumor progression. J Clin Oncol, 2012, 30(21): 2601 – 2608.

[17] Lythgoe JP, Palmer MK. Manchester regional breast study — 5 and 10 year results. Br J Surg, 1982, 69: 693 – 696.

[18] Mehta K, Haffty GB. Long-term outcome in patients with four or more positive lymph nodes treated with conservative surgery and radiation therapy. Int J Radiat Oncol Biol Phys, 1996, 35: 679 – 685.

[19] Moossdorff M, Vugts G, Maaskant-Braat AJG, et al. Contralateral lymph node recurrence in breast cancer: Regional event rather than distant metastatic disease. A systematic review of the literature. Eur J Surg Oncol, 2015, 41: 1128 – 1136.

[20] Nielsen HM, Overgaard M, Grau C, et al. Locoregional recurrence after mastectomy in high-risk breast cancer—risk and prognosis. An analysis of patients from the DBCG 82 b&c randomization trials. Radiother Oncol, 2006, 79: 147 – 155.

[21] Nikpayam M, Uzan C, Rivera S, et al. Impact of radical surgery on outcome in locally advanced breast cancer patients without metastasis at the time of diagnosis. Anticancer Res, 2015, 35(3): 1729 – 1734.

[22] Ragaz J, Olivotto IA, Spinelli JJ, et al. Locoregional radiation therapy in patients with high-risk breast cancer receiving adjuvant chemotherapy: 20-year results of the British Columbia randomized trial. J Natl Cancer Inst, 2005, 97: 116 – 126.

[23] Rangan AM, Ahern V, Yip D, et al. Local recurrence after mastectomy and adjuvant CMF: implications for adjuvant radiation therapy. Aust N Z Surg, 2000, 70: 649 – 655.

[24] Solin LJ, Hwang WT, Vapiwala N. Outcome after breast conservation treatment with radiation for women with triple-negative early-stage invasive breast carcinoma. Clin Breast Cancer, 2009, 9: 96 – 100.

[25] Taghian A, Jeong JH, Mamounas E, et al. Patterns of locoregional failure in patients with operable breast cancer treated by mastectomy and adjuvant chemotherapy with or without tamoxifen and without radiotherapy: results from five National Surgical Adjuvant Breast and Bowel Project randomized clinical trials. J Clin Oncol, 2004, 22: 4247 – 4254.

[26] Tezuka K, Dan N, Tendo M, et al. A case of breast cancer with postoperative metastasis to the supraclavicular lymph nodes — recurrence free survival achieved by surgical excision following chemotherapy. Gan To Kagaku Ryoho, 2011, 38(8): 1345 – 1347.

[27] Veronesi U, Zucali R, Delvecchio M. Conservative treatment of breast cancer with the QUART technique. World J Surg, 1985, 9: 676 – 681.

[28] Voduc KD, Cheang MC, Tyldesley S, et al. Breast cancer subtypes and the risk of local and regional relapse. J Clin Oncol, 2010, 28: 1684 – 1691.

[29] Walsh N, Kiluk JV, Sun W, et al. Ipsilateral nodal recurrence after axillary dissection for breast cancer. J Surg Res, 2012, 177: 81 – 86.

[30] Willner J, Kiricuta IC, Kolbl O. Locoregional recurrence of breast cancer following mastectomy: always a fatal event? Results of univariate and multivariate analysis. Int J Radiat Oncol Biol Phys, 1997, 37: 853 – 863.

第六十八章 乳腺癌骨转移的处理

第一节 概　　述

在晚期乳腺癌患者中,骨转移的发生率为65%~75%,而首发为骨转移者占27%~50%。骨转移的发生与乳腺癌发病时的病理分期和激素受体状态有关,肿块≥2 cm、淋巴结转移≥4个、临床分期Ⅱ~Ⅲ期、激素受体阳性患者出现骨转移的比例较高,诊断骨转移的患者ER和(或)PR阳性率可高达76.6%。

乳腺癌骨转移是复杂精细的多步骤过程,包括:乳腺癌原发灶的生长和增殖并获得转移特征;突破基底膜侵入细胞外基质;血管内渗与转运;黏附滞留;迁徙至血管外,形成微转移;最后定植于骨并在其中克隆生长,引起骨质改变。乳腺癌骨转移最常见的部位是富含红髓的骨骼干骺端,其原因可能与骨骼内结构复杂、血流缓慢、干骺端红骨髓血供丰富有关,骨髓产生特异的黏附分子能够捕获乳腺癌的循环肿瘤细胞。1889年Paget提出了"种子-土壤"学说,该学说突出了肿瘤细胞与转移靶器官微环境之间的相互作用,很好地解释了肿瘤骨转移的器官选择性。随着分子生物学理论及技术的进步,近年来出现的"克隆进展"学说和"肿瘤干细胞"学说正日益为学术界所接受。

骨痛、骨损伤等骨相关事件(skeletal related event, SRE)是乳腺癌骨转移常见的并发症,严重影响患者的生活质量。临床研究将SRE定义为:骨痛加剧或出现新的骨痛、病理性骨折(椎体骨折、非椎体骨折)、椎体压缩或变形、脊髓压迫、骨放疗后症状(因骨痛或防治病理性骨折或脊髓压迫)及高钙血症。这些都是影响患者自主活动能力和生活质量的主要因素。

乳腺癌单纯骨转移的预后明显好于内脏转移。如果通过全身抗肿瘤治疗,推迟骨转移患者出现内脏转移的时间,患者的OS将有明显改观。而骨转移常见的疼痛、骨折等骨相关事件对生活质量的影响较大,需要在全身抗肿瘤治疗的基础上选择合理的放疗、手术等局部治疗,加强镇痛治疗,以改善生活质量、延长生存时间。因此,对乳腺癌骨转移应采取"全身治疗为主,局部治疗为辅"的原则。

第二节　骨转移的诊断、临床表现和疗效评价

一、骨转移的诊断

对于局部晚期乳腺癌患者,初诊时推荐进行骨转移的常规筛查,术后的定期检查每1~2年也应包含骨转移的常规筛查。一旦患者出现骨痛、病理性骨折、碱性磷酸酶升高、脊髓或脊神经根压迫症状,或者高钙血症等临床表现,应进一步检查明确有无骨转移病变,主要依据影像学检查。

骨放射性核素计算机断层显像(emission

computed tomo-graphy，ECT）是骨转移初筛诊断方法，具有灵敏度高、早期发现异常骨代谢灶、全身成像等优点，但也存在特异度较低、不能提示病变为成骨性或溶骨性病变、不能显示骨破坏程度的缺点。CT骨窗、X线检查和磁共振成像（MRI）是骨转移的影像学确诊方法。对于骨ECT异常的患者，应该针对可疑骨转移灶部位进行CT骨窗、X线、MRI检查，以确认骨转移情况，并了解骨破坏的严重程度以及负重骨的稳定性。

X线平片可以看到转移病灶的骨结构改变，可分辨成骨及溶骨，因图像重叠观察困难，已逐渐被CT取代。然而，X线在评估肱骨、股骨等长骨转移的整体情况以及骨稳定性方面仍有优势。

CT骨窗扫描是诊断骨转移的最重要影像学方法，灵敏度和特异度均较高，表现为骨质结构的破坏。乳腺癌骨转移大部分表现为溶骨性转移，仅有少部分表现为成骨性转移。常规CT检查并不能显示骨结构的变化，以胸部CT为例，常规肺窗和纵隔窗检查很难发现骨转移，特别是在肋骨轻度破坏、无软组织肿块时更易漏诊。CT扫描的窗技术包括窗宽、窗位的设定，它是调节图像显示的最重要功能。在临床实践中必须依据不同的观察组织，设定不同的窗宽和窗位，才能得到合适的CT值和灰度。对于骨组织，CT检查需要设定骨窗，才能清晰显示骨结构。

MRI检查的原理是体内氢原子的成像，对以脂肪和水为主的软组织具有很高的分辨率。MRI检查灵敏度高，可以在骨皮质破坏之前发现髓质转移，但可能存在假阳性，而且不能分辨成骨转移还是溶骨转移。因此，单纯MRI异常诊断骨转移需要谨慎。MRI检查可以清晰辨认骨与软组织、脊髓的关系，对于了解脊髓是否受压及评估脊柱稳定性很有优势，可以帮助评估骨转移的手术和放疗的适应证。

正电子发射计算机断层显像（PET-CT）具有与骨扫描相似的灵敏度和更高的特异度，对乳腺癌骨转移治疗后病情的跟踪优于骨扫描，但对骨转移诊断的价值有待进一步研究，且其价格昂贵，临床并不作为常规推荐。

骨活检是诊断乳腺癌骨转移的金标准。针对临床可疑骨转移灶，尤其是那些单发骨病变，或者少见转移部位的骨病变，应争取进行穿刺活检以明确病理诊断。

结合乳腺癌病史，骨ECT、X线、CT骨窗检查，大多数骨转移不难诊断，但需要注意与放射性骨损伤、外伤引起的骨病变鉴别。放射性骨损伤影像亦可表现为骨皮质密度减低、变薄、表面不光滑、骨质有不规则破坏，典型的可能有虫蚀样改变，甚至出现骨折，通过CT骨窗或X线较难与骨转移相区分。采集病史对于鉴别诊断非常重要，放射性骨损伤的范围与既往放疗的范围高度一致，多数无骨痛、活动受限等症状，通过观察随访，如骨破坏范围无变化可以帮助诊断。对于骨扫描发现的单发骨浓聚，如有明确的外伤史，且外伤部位与病变部位一致，需要考虑到是否存在既往外伤引起的骨病变。对于可疑的病灶，仍需要密切随访观察，必要时行骨活检，以免延误骨转移的诊治。

二、骨转移的临床表现

乳腺癌骨转移灶的分布有一定的规律性，以脊柱、骨盆和长骨干骺端最为常见，其次为胸骨、肋骨、颅骨等。乳腺癌骨转移的X线和CT骨窗表现以溶骨性破坏为多，易发生部分或完全的病理性骨折。还有极少数患者的骨转移以成骨性破坏为主，破坏区显现不规则的致密阴影，边界不清，骨小梁紊乱、增厚、粗糙。诊断成骨性或混合性骨转移时需排除既往抗肿瘤治疗以及双膦酸盐治疗的影响。也就是说，只有在从未治疗，初次摄片时即有骨质硬化表现的病灶，才可明确诊断为成骨性或混合性骨转移。

骨痛是骨转移的常见症状，脊椎、股骨等负重部位骨转移并发病理性骨折的危险约为30%，是影响患者生活质量及活动能力的主要原因。骨皮质溶骨性破坏侵及周围软组织可能表现为局部软组织肿块，以胸骨、骨盆、肋骨较为常见，治疗有效可观察到软组织肿块缩小。骨转移病灶压迫神经会出现神经病理性疼痛以及相应的神经系统症状，如椎体骨转移压迫脊髓，可能出现相应平面以下的感觉和运动障碍。骨转移本身一般不直接威胁患者生命，有效的治疗手段较多，不合并内脏转移的患者生存期相对较长。但是对于出现病理性骨折、肿瘤压迫神经等情况的骨转移患者，长时间生活质量的下降会明显缩短患者的生存时间。

三、骨转移的疗效评价

在乳腺癌骨转移病程中，因为破骨细胞和成骨细胞的活性交替变化，致使骨的代谢平衡倾向于骨吸收或骨形成。因此，评价骨转移的疗效，既需要评价肿瘤负荷，又需要评价骨结构改变。

骨扫描可以初筛有无新增部位骨转移,如果转移部位增多,结合临床症状加重,可评估骨转移进展。骨扫描和MRI检查无法显示骨质结构,对比治疗前后影像片亦无法显示原骨转移部位骨结构的变化。CT骨窗扫描可以清晰显示骨结构的变化,是骨转移疗效评价的主要手段。PET-CT将PET功能显像和CT解剖显像有机结合起来,既可以调整窗宽、窗位显示CT骨窗,亦可以显示出骨转移部位治疗前后代谢活性的变化,在骨转移的疗效评价中有一定优势。

1981年WHO对骨转移的疗效评价标准是:溶骨病灶缩小,出现钙化,或者成骨性病灶密度减低至少4周定义为部分缓解(PR),这对于评价骨转移的疗效有非常重要的现实意义。目前的实体瘤疗效评价标准(RECIST)将骨转移作为非目标病灶,对于骨转移来说,没有PR的疗效评价,仅有稳定(SD),即非CR/非进展。临床实践中观察到,溶骨性骨转移治疗好转的CT骨窗表现为原有溶骨病灶缩小,出现钙化、成骨、溶骨混合,或者完全表现为成骨,这与WHO评价标准一致。而在临床实践中发现,成骨性转移的好转,并不是骨质密度减低,而同样是钙化增加,这与WHO标准相反。因临床初诊为成骨转移的病例数较少,成骨性转移的疗效评价尚需要进一步累积数据。

大多数国际新药临床试验排除了单纯骨转移的乳腺癌患者,因此骨转移的影像评价缺乏权威的证据,在临床判断过程中常常出现偏差。对于溶骨性转移治疗后出现钙化修复,表现为成骨,甚至成骨范围大于原有溶骨范围的影像表现,影像科医生常常误判为肿瘤进展。因此,临床医生一定要结合影像和患者的临床表现,如果患者症状减轻,再结合骨窗出现的成骨改变,就可以判断病情好转。骨转移的影像进展表现为:溶骨性转移出现新增部位的溶骨性改变,或者原有溶骨性病灶范围扩大;原有成骨性转移灶密度降低,逐步转化为溶骨性病灶。

然而,临床实践中骨转移影像变化相对滞后,尤其是多线治疗后,CT骨窗多表现为高低密度混杂影,更是增加了疗效评价的难度。因此,在乳腺癌单纯骨转移病情进展的判断方面,学术界亦有不同的观点。基于大量的临床实践,笔者认为,在骨转移影像无明显变化的情况下,骨转移的疗效评价需要结合症状和肿瘤标记。针对临床常见的几种情况,提出了疗效评价和处理措施的建议,并初步达成了共识。如果患者骨转移症状进行性加重、肿瘤标记进行性升高,即使CT骨窗影像无明显变化,亦需要考虑骨转移进展,并警惕新发其他部位转移,必要时借助PET-CT全面检查。而对于仅有骨转移症状加重的患者,需结合症状、查体和影像明确疼痛或活动受限的具体部位,建议在不改变全身抗肿瘤治疗的情况下,进行局部放疗,或者加用负荷剂量伊班膦酸进一步提高对骨转移症状的控制,并继续密切随访复查。如果骨转移症状和影像稳定,单纯的肿瘤标记升高不能判定骨转移进展,更不能作为更换全身抗肿瘤治疗的依据,但是密切随访复查是非常必要的。

在单纯骨转移患者中,影像评估如发现新增部位的转移灶,如内脏转移,那么可以确定病情进展,并且此后需要以内脏转移的影像变化进行疗效评价。

第三节　骨转移的局部治疗

一、手术治疗

外科治疗可以最大限度地解决癌症骨转移患者病理性骨折、肿瘤压迫神经的问题,并可减轻疼痛,恢复肢体功能,从而改善患者生活质量。应对骨转移患者密切随访观察,特别是肿瘤进展期间,对于疼痛明确的部位,尤其是潜在病理性骨折发生率高且后果较严重的股骨、椎体、髋关节等承重部位,需肿瘤内科、放疗科和骨科进行多学科会诊,对于是否需要进行手术以及手术的时机作出恰当的判断,争取降低截瘫、骨折的发生率,切实提高患者的生活质量。

手术治疗骨转移的适应证有:单发或多发骨转移,骨质破坏严重,伴或不伴有病理性骨折,特别是承重骨及四肢长骨;骨转移瘤局限,软组织未侵及者;短时间内发生的肿瘤压迫脊髓,需要立即手术减压;预计原发肿瘤治疗后有较长的存活期;全身状况良好,能够耐受手术治疗。禁忌证及相对禁忌证有:预计生存期较短;全身一般情况较差,有手术禁忌证,不能耐受手术治疗。

外科手术治疗乳腺癌骨转移的方法包括:单纯内固定术、病灶清除加内固定术、病灶切除加人工关节置换术、脊髓受压后的减压及脊柱稳定性的重建术。固定术治疗可考虑选择性用于治疗病理性骨折或因脊髓受压而减压后,预期生存时间>3个月的乳腺癌骨转移患者。如四肢长骨病理性骨折可行切开复位,肿瘤刮除内固定术。骨缺损处可用骨水泥充填以增加稳定性,便于患者活动。对骨转移压迫脊髓致不同程度的瘫痪患者应尽早行椎板减压,多数患者可得到恢复。预防性固定术治疗可考虑选择性用于股骨转移灶直径>2.5 cm,或股骨颈骨转移,或骨皮质破坏>50%,预期生存时间>3个月的乳腺癌骨转移患者。

手术后,待身体状态好转,一般情况允许时,可尽快给予全身性抗肿瘤治疗以控制肿瘤。

二、放疗

放疗是乳腺癌骨转移姑息性治疗的有效方法,主要作用是缓解骨疼痛和降低病理性骨折的危险,包括外照射与放射性核素治疗。

外照射是骨转移姑息性放疗的首选放疗方法,有效的外照射可以使50%~80%患者的骨痛症状迅速缓解,接近1/3的患者症状完全消失,具有骨痛缓解率高、疗效持久等优势。外照射的作用原理主要是射线可以直接杀灭肿瘤细胞,控制肿瘤生长,减轻骨膜和骨髓腔的压力,缓解疼痛。主要适应证为:有症状的骨转移灶,用于缓解疼痛及恢复功能;选择性用于负重部位骨转移的预防性放疗,如脊柱或股骨转移。

对于承重部位的单纯溶骨性转移,如果溶骨性改变影响了骨的稳定性,有塌陷或者骨折的风险,建议先行手术增加稳定性,再行放疗以进一步消灭局部的肿瘤细胞。

骨转移放疗的外照射常用局部单野、两野对穿、三野照射及调强放疗(IMRT)技术。预期生存期较长者可用常规分割照射,反之或行动不便者可选择短疗程大分割照射,单次照射尤其适用于活动及搬运困难的晚期患者,以尽快获得止痛效果。立体定向放疗采用更精确的放疗技术,优势在于更好地保护邻近转移灶的关键器官,可给患者带来更好的生活质量。

美国放射肿瘤学会(ASTRO)于2017年2月更新发布了《骨转移姑息性放疗指南》,该指南更新是基于2009年12月~2015年1月发表的临床研究数据,并由来自医疗专业和转移性疾病的专家进行评估,就骨转移放疗的关键问题提出了建议,内容如下。

1. *放疗剂量* 指南维持了原先推荐的4种针对既往未曾放疗的骨病灶的外照射方案,即:单次大剂量8 Gy/次、20 Gy/5次、24 Gy/6次和30 Gy/10次这4种方案。上述4种分割方案可达到相似的疼痛缓解率,放疗相关不良反应的发生率也相似。与分次放疗相比,单次大剂量放疗患者需要再次治疗的概率更高,然而由于其便捷性,单次大剂量放疗方案是预期生存期较短患者的最佳选择。研究数据并未提示单次放疗会产生不可接受的长期不良反应。与多次分割相比,单次大分割之后出现骨折的风险是否更高,尚无明确结论。

2. *骨转移的再放疗* 对四肢骨转移或椎体骨转移进行外照射放疗1个月后,再次出现或持续疼痛时可考虑再放疗,应该根据已有的文献报道对正常组织放疗剂量进行合理限制。2014年的一项系统综述和Meta分析显示,其疼痛总缓解率达58%,证实了再放疗的有效性。

3. *先进放疗技术在骨转移治疗中的应用* 目前尚缺乏足够的数据支持常规使用先进放疗技术治疗骨转移,建议进行临床研究,将先进的放疗技术如SBRT作为疼痛性脊柱转移病变或脊髓压迫的初始治疗。先进放疗技术如SBRT再次治疗脊椎骨转移复发性疼痛有可能是可行、有效和安全的,但由于数据有限,指南建议该方法应该仅限于临床研究。

4. *姑息性放疗在骨痛患者中的地位* 对于合并骨痛的骨转移患者,指南强调手术、放射性核素、双膦酸盐或椎体后凸成形术/椎体成形术的应用不能免除姑息性骨转移放疗。

放射性核素治疗俗称"内放射",是指通过静脉注射高度亲骨的放射性核素药物,使骨转移部位出现高度选择性的放射性核素浓聚,利用放射性核素药物的衰变而产生生物吸收剂量的射线对转移灶进行照射,发挥抗肿瘤治疗作用。放射性核素治疗对于溶骨病灶能发挥一定的缓解作用,主要适用于骨转移病灶分布广泛,无法实现对所有病灶进行外照射的患者,对缓解骨疼痛有一定疗效。但是放射性核素治疗后骨髓抑制发生率较高,而且恢复周期较长。因此,放射性核素治疗前应充分考虑选择合适的病例和恰当的时机,临床应慎用(表68-1)。

表 68-1　2017 年骨转移姑息性放疗 ASTRO 指南建议和证据力度

指 南 建 议	支持率(%)	建议强度	证据力度
问题1:哪一种放疗分割方案对于缓解疼痛和降低骨痛的发生率更有效? 指南维持了原先推荐的 4 种针对既往未曾放疗的骨转移病灶的外照射方案,即:单次大分割 8 Gy/次、20 Gy/5 次、24 Gy/6 次和 30 Gy/10 次。这 4 种分割方案可达到相似的疼痛缓解率。必须要认识到,单次大分割放疗与多次分割相比,疼痛部位的再次治疗率可能增加	100	强烈建议	高
问题2:对于脊椎或者关键部位骨转移需要缓解骨痛或者预防疼痛发生的患者,何时实施单次大分割更为合适? 单次大分割每次 8 Gy 在缓解疼痛方面的疗效不劣于多次分割,由于其便捷性,是预期生存期较短患者的最佳选择	100	强烈建议	高
问题3:是否存在长期的不良反应因而限制了单次大分割方案的应用? 目前没有高质量的临床研究表明单次大分割方案会产生不能接受的长期不良反应而限制骨转移疼痛患者的应用;与多次分割相比,单次大分割之后出现骨折的风险是否更高,尚无明确结论	100	强烈建议	高
问题4:四肢骨转移的患者何时可以接受再放疗? 四肢骨转移患者外照射后 1 个月如疼痛症状仍然持续,或者疼痛缓解后再发,可以进行再放疗,应该根据已有的文献报道对正常组织放疗剂量进行合理限制	100	强烈建议	高
问题5:脊椎骨转移病变疼痛再发的患者何时可以接受再放疗? 脊椎骨转移患者初始放疗结束后 1 个月如出现疼痛再发,可以进行再次外照射放疗,应该根据已有的文献报道对正常组织放疗剂量进行合理限制	100	强烈建议	高
问题6:适形放疗在骨转移疼痛的初始治疗方面有着什么样的应用前景? 在临床研究中,可将先进的放疗技术例如立体定向放疗(SBRT)应用于脊椎骨转移疼痛或者脊髓压迫的初始治疗,但目前尚缺乏足够的数据支持常规使用	100	强烈建议	中等
问题7:脊椎骨转移病变疼痛再发的患者何时考虑应用适形放疗? 对于脊椎骨转移疼痛再发的患者,应用先进放疗技术例如 SBRT 进行再放疗可能是可行、有效且安全的,专家组建议其应用仅限于临床研究,尚缺乏足够的数据支持其常规使用	100	强烈建议	中等
问题8:对于骨转移疼痛的患者,手术、放射性核素、双膦酸盐和椎体后凸成形术/椎体成形术等的合理应用,是否可以免除姑息性放疗? 近期 2 项大型研究结果显示,在前列腺癌骨转移患者中,注射伊班膦酸与单次分割外照射放疗相比,疼痛的缓解效果是相似的,尽管疼痛缓解不太快。但是专家组仍然重申,对于疼痛的骨转移患者,手术、放射性核素、双膦酸盐和椎体后凸成形术/椎体成形术等的合理应用,不能免除姑息性放疗	100	强烈建议	中等

第四节　全身抗肿瘤治疗

骨转移综合治疗的主要目标是:①缓解疼痛,恢复功能,改善生活质量;②预防和治疗 SRE;③控制肿瘤进展,延长患者生存期。

制订晚期乳腺癌的全身治疗方案,要考虑患者肿瘤组织的激素受体状况、HER-2 表达、年龄、月经状态、肿瘤负荷以及疾病进展的速度。单纯骨转移应避免不必要的联合化疗,可选择单药化疗或内分泌治疗。原则上,对于激素受体阳性、HER-2 阴性的晚期乳腺癌患者,转移病灶局限在骨、软组织,以及无症状、肿瘤负荷不大的内脏,可以优先选择内分泌治疗。但对于内分泌治疗耐药、肿瘤快速进展、骨转移伴随广泛内脏转移的患者,应先给予化疗。HER-2过表达的患者应考虑含曲妥珠单抗或拉帕替尼等抗HER-2药物的治疗方案。

第五节 骨改良药物的应用

美国临床肿瘤学会(ASCO)在2000年制定并公布了第1部双膦酸盐应用于乳腺癌患者的临床实践指南,并在2003年进行了第1次更新。基于2003年1月~2010年11月的文献资料,2011年ASCO对指南进行了第2次更新,主要更新点为:涉及新的药物类型,其中包括破骨细胞抑制剂地诺单抗,以及其他将来可能应用于临床的药物;增加了下颌骨坏死方面的内容;指南首次使用骨改良药物(bone-modifying agent,BMA)这一名词,更新版中BMA包括双膦酸盐及地诺单抗。

指南推荐的应用于乳腺癌骨转移的BMA包括:地诺单抗(2011年指南新增)、帕米膦酸、唑来膦酸;每种双膦酸盐均不可与其他双膦酸盐联合使用。目前并无充足的证据能够证明哪种骨改良药物更好。BMA仅被推荐应用于证实有骨质破坏的复发转移乳腺癌患者,对于出现骨外转移而无骨转移证据的患者不推荐使用。

指南认为,癌性骨痛的标准治疗药物包括非甾体类抗炎药、阿片与非阿片类镇痛药、皮质类固醇类,其他辅助对症支持治疗,全身抗肿瘤药物治疗,局部放疗和外科治疗。标准治疗须在疼痛出现时即开始进行,同时给予BMA治疗。除临床试验外,并不推荐将生物标记用于BMA疗效监测(表68-2)。

表68-2 2011年ASCO推荐BMA应用指南摘要

推荐目录	2011版推荐内容
推荐1: 适应证和起始治疗的时间	对伴有骨转移的乳腺癌患者,推荐使用地诺单抗120 mg,每4周皮下注射1次,或每3~4周使用帕米膦酸二钠90 mg,>2小时静脉滴注,或每3~4周使用唑来膦酸4 mg,>15分钟静脉滴注 目前无充足的证据能证明哪种骨改良药物更好 推荐骨扫描、CT/MRI扫描异常,但骨X线平片正常,或骨X线平片显示溶骨性或溶骨/成骨混合改变的患者开始使用BMA治疗。除临床试验以外,不推荐骨扫描异常,但CT/MRI扫描、骨X线平片正常的患者开始使用BMA治疗
推荐2: BMA在骨外转移中的作用	不推荐没有骨转移证据的转移性乳腺癌患者使用BMA。这种临床状况在以往的静脉给药的双膦酸盐和其他BMA的临床试验中没有充足的证据,有待在以后新的临床试验中评价
推荐3A: 肾脏安全性问题	对肌酐清除率>60 ml/min的患者,帕米膦酸、唑来膦酸的给药剂量、输注时间和治疗间期无需调整 肾功能不全的患者使用BMA的数据尚不充分 基线血清肌酐清除率30~60 ml/min时应根据说明书调整唑来膦酸的剂量 避免帕米膦酸二钠90 mg,<2小时静脉滴注,或者唑来膦酸4 mg,<15分钟静脉滴注 每次输注帕米膦酸和唑来膦酸前监测血清肌酐 地诺单抗120 mg每4周皮下注射1次,出现低钙血症的风险尚未在肌酐清除率<30 ml/min和透析的患者中评价 在地诺单抗、帕米膦酸、唑来膦酸使用过程中应监测血清钙、磷、镁、血细胞比容、血红蛋白,但监测的时间和周期尚无明确的推荐
推荐3B: 下颌骨坏死(ONJ)	ONJ是BMA使用中不太常见但严重的情况。指南推荐根据地诺单抗、唑来膦酸、帕米膦酸的FDA药物标签上的说明,初始使用此类药物时,需要保持良好的口腔卫生,进行预防性牙科检查,尽量避免侵入性牙科操作。这些推荐内容需要随时观察。一旦抑制破骨细胞功能,患者需要保持理想的口腔卫生;如果可能的话,尽量避免下颌骨和骨膜的侵入性牙科操作。虽然多数ONJ发生于静脉给药的BMA期间进行侵入性牙科操作后,但仍有一些自发出现的ONJ发生于口服给药的其他BMA,包括双膦酸盐或破骨细胞直接抑制剂

续表

推荐目录	2011 版推荐内容
推荐 4： 理想缓解期	一旦开始给药，静脉给药的骨改良药物继续给药至患者的一般状况降低。没有再出现一次或更多的骨相关事件后停止 BMA 治疗的证据
推荐 5： 理想给药间期	骨 X 线平片提示骨破坏的乳腺癌患者，推荐使用地诺单抗 120 mg，每 4 周皮下注射 1 次，或每 3~4 周使用帕米膦酸二钠 90 mg，>2 小时静脉滴注，或每 3~4 周使用唑来膦酸 4 mg，>15 分钟静脉滴注
推荐 6： BMA 在疼痛控制中的作用	委员会推荐，目前癌症骨痛管理的标准是在骨痛出现的最初使用 BMA 治疗。疼痛的标准治疗包括：非甾体类抗炎药、阿片类和非阿片类镇痛药、类固醇激素、辅助药物、介入措施、全身化疗、局部放疗和手术。BMA 是癌症骨痛的联合治疗手段，但不是癌痛的一线治疗手段。除了其他的治疗选择外，与镇痛药物、全身化疗、放疗和(或)内分泌治疗合用，BMA 能够缓解骨转移引起的疼痛，因为两者在对照临床试验中已经体现了中度镇痛的优势
推荐 7： 生物标记的作用	不推荐将监测 BMA 的生物标记应用于临床

一、双膦酸盐的共性和个性

（一）作用原理

双膦酸盐是焦磷酸盐分子的稳定类似物。破骨细胞聚集于矿化骨基质后，通过酶水解作用导致骨重吸收，而双膦酸盐可以抑制破骨细胞介导的骨重吸收作用，还可以抑制破骨细胞成熟，抑制成熟破骨细胞的功能，抑制破骨细胞在骨质吸收部位的聚集，抑制肿瘤细胞扩散、浸润和黏附于骨基质。

（二）适应证

主要适应证为：①高钙血症；②骨痛；③治疗和预防 SRE。

SRE 对乳腺癌骨转移患者的生活质量具有至关重要的影响，适用于病理性骨折、脊髓压迫，以及缓解骨痛或预防和治疗病理性骨折，进行放疗、骨骼手术、改变抗肿瘤治疗方案的患者。目前在乳腺癌骨转移中使用 BMA 的主要目的是治疗和预防 SRE，减少抗肿瘤治疗引起的骨丢失(CTIBL)，提高骨密度(BMD)。临床研究证实，双膦酸盐可以有效治疗乳腺癌的骨转移，并预防乳腺癌骨转移患者发生 SRE。所以，乳腺癌骨转移，如果预期的生存期 >3 个月，且肌酐 <0.04 μmol/L(3.0 mg/dl)，在治疗病情所需的化疗和激素治疗的同时，应及时给予双膦酸盐治疗。

（三）临床用药及使用方法

双膦酸盐化学结构中与中心碳原子连接的侧链不同，双膦酸盐类药物的临床活性和功效亦有所不同。

第一代双膦酸盐以氯膦酸二钠为代表，这些药物在 30 年前进入临床使用。用量和用法：氯膦酸二钠目前有静脉、口服 2 种制剂可供选择。双膦酸盐口服制剂方便在家用药，也方便与口服化疗药物及内分泌药物联合使用。临床上也可以先采用静脉滴注氯膦酸二钠 400 mg/d，连用 3 天，而后口服氯膦酸二钠 1 600 mg/d，共 3~4 周作为 1 个周期。氯膦酸二钠主要经肾脏清除，因此在氯膦酸二钠治疗过程中一定要维持足够的水分摄入。氯膦酸二钠胶囊应整粒吞服。任何情况下不能将氯膦酸盐与含有钙或其他二价阳离子的牛奶、食物或药物同服，因为它们会减少氯膦酸盐的吸收。氯屈膦酸二钠在欧洲和加拿大获准应用，目前在美国尚未通过 FDA 批准。

第二代是含氮的双膦酸盐，包括帕米膦酸二钠、阿仑膦酸钠，这些药物抑制骨吸收的体外活性作用要强于第一代药物。用量和用法：帕米膦酸盐静脉滴注，每次 60~90 mg，输注时间不短于 2 小时，每 3~4 周用药 1 次。

第三代为具有杂环结构的含氮双膦酸盐包括唑来膦酸和不含环状结构含氮的伊班膦酸，作用强度和疗效比第二代进一步提高。用量和用法：唑来膦酸 4 mg，静脉滴注 >15 分钟，每 3~4 周注射 1 次，主要的不良反应是发热和骨关节疼痛。伊班膦酸治疗骨转移常规剂量为 6 mg,每 3~4 周静脉注射 1 次,每次静脉注射不短于 2 小时。伊班膦酸负荷剂量可快速缓解伴有严重疼痛的转移性骨痛患者。使用方法:6 mg/d,连续 3 日静脉注射,以后每 3~4 周常规使用 6 mg/次。临床研究显示,一线应用帕米膦酸、唑来膦酸等治疗后骨痛加重的患者,二线应用负荷剂量伊班膦酸治疗可以减轻骨痛,减少镇痛药物的剂量,明显改善患者的生活质量,且不良反应轻。伊班膦酸目前在国外有静脉、口服 2 种制剂可供选择,静脉滴注 6 mg 伊班膦酸和口服 50 mg 伊班膦酸疗效相当,而口服制剂可方便在家用药。伊班膦酸的胃肠道不良反应略高于唑来膦酸或安慰剂,关节痛高于安慰剂。在用药过程中应监测血清钙、镁、磷及血清肌酐的水平。

(四)双膦酸盐应用的相关注意事项

(1) 在使用双膦酸盐前,应该检测患者血清电解质水平,重点关注血肌酐、血清钙、磷酸盐、镁等指标。

(2) 临床研究表明,第一代氯膦酸盐、第二代帕米膦酸盐、第三代唑来膦酸和伊班膦酸盐都有治疗乳腺癌骨转移的作用,都可以用于治疗高钙血症、骨痛、预防和治疗 SRE。已有临床研究结果显示,第三代双膦酸盐如唑来膦酸和伊班膦酸有疗效更好、毒性更低和使用更方便的优点。

(3) 双膦酸盐可以与放疗、化疗、内分泌治疗、镇痛药联合使用。

(4) 长期使用双膦酸盐联合治疗时应每日补充钙和维生素 D,剂量为钙 1 200~1 500 mg/d 及维生素 D_3 400~800 IU。

(5) 在轻、中度肾功能不全(肌酐清除率>30 ml/min)的患者中无需调整剂量,但严重肾功能不全(肌酐清除率≤30 ml/min)的患者,应根据不同产品的说明书进行剂量调整或延长输注时间。肌酐清除率<30 ml/min 或透析患者,在接受地诺单抗治疗时应密切监测,以防发生低钙血症。

(6) 鉴于有文献报道少数患者在长期使用双膦酸盐后有发生下颌骨坏死的风险,患者在接受 BMA 治疗之前,应先做口腔科检查并预防性地进行口腔护理。用药期间注意每日口腔清洁,尽量避免包括拔牙等口腔手术。如用药期间无诱因或口腔操作后出现颌面部骨暴露,不能愈合,应尽早联系专科医生处理。

(五)双膦酸盐建议使用时间、停药和换药指征

在治疗和预防乳腺癌骨转移患者 SRE 的临床研究中,双膦酸盐的中位用药时间为 6~8 个月,Van den Wyngaert 等研究表明,2 年以上唑来膦酸治疗的安全性可靠,并且可降低 SRE 的发生率,因此临床实践中推荐用药时间可达 2 年或更长时间。ZOOM 研究、OPTIMIZE-2 研究和 CALGB70604 研究均显示,在接受双膦酸盐静脉注射治疗 1 年或 1 年以上的患者中,继续予以唑来膦酸每 12 周 1 次治疗的效果及安全性不劣于每 4 周给药组。2014 欧洲临床肿瘤学会(ESMO)强调给予个体化的治疗策略,即只有对于抗肿瘤治疗控制良好的非侵袭性骨转移患者,可降低给药频率(如每 3 个月给药 1 次)。基于现有数据,对于 SRE 高危患者,双膦酸盐 4 周 1 次标准给药方案仍是合适的治疗选择。只有病情稳定、进展缓慢的低危 SRE 患者,可适当延长给药间隔至每 3 个月 1 次。至于 SRE 高危因素的界定,还有待更多试验数据验证。

双膦酸盐使用过程中,如出现以下情况下可考虑停药:①用药过程中监测到明确与双膦酸盐相关的严重不良反应;②治疗过程中肿瘤恶化,出现其他脏器转移并危及生命。另外,研究表明,患者治疗期间出现骨痛加重或 SRE 时,继续接受唑来膦酸治疗,可以减少再次发生 SRE 的风险。因此,在应用某种双膦酸盐治疗过程中即使发生了 SRE 仍建议继续用药,但此时可以考虑换用另外一种双膦酸盐。临床研究结果显示,应用帕米膦酸、唑来膦酸等治疗后骨痛加重的患者,应用负荷剂量伊班膦酸治疗可以减轻骨痛,明显改善患者的生活质量。其他双膦酸盐之间换药是否获益,尚有待更多的临床研究结果证实。

二、单抗

近年研究显示,核因子-κB 受体活化因子/核因子κB 受体活化因子配体/骨保护素(RANK/RANKL/OPG)系统在破骨细胞的成熟和活化过程中起关键作用,维持着骨代谢平衡,也参与恶性肿瘤骨转移 SRE 的发生。地诺单抗(denosumab)是人源化单抗,靶向作用于 RANKL,通过阻止 RANK 配体激活破骨细胞表面的受体 RANK 发挥作用,抑制破骨细胞活化,减少骨吸收,增加骨密度和骨强度。

地诺单抗关键性的 3 项Ⅲ期临床研究分别比

较了地诺单抗与唑来膦酸对于乳腺癌骨转移、前列腺癌骨转移和伴骨转移的其他实体瘤或多发性骨髓瘤患者的疗效,共包括5 723例各类肿瘤患者。其中,地诺单抗应用于乳腺癌骨转移的Ⅲ期临床研究,旨在比较地诺单抗与唑来膦酸延迟或预防SRE的疗效。患者随机接受皮下注射地诺单抗120 mg加静脉注射安慰剂($n=1\,026$)或静脉注射唑来膦酸(4 mg,根据肌酐清除率调整剂量)加皮下注射安慰剂($n=1\,020$)治疗,每4周重复治疗,所有患者服用钙片与维生素D补充剂。主要研究终点是到首次出现SRE的时间。结果显示,与唑来膦酸组相比,地诺单抗组延长了至首次SRE的时间8.21个月,降低了首次和多次SRE的风险,差异有统计学意义。两组的总生存、疾病进展以及不良事件和严重不良事件的发生率相似。唑来膦酸组肾脏不良事件和急性反应较多,地诺单抗组则发生更多的低钙血症,两组的下颌骨坏死发生率均较低(地诺单抗组2.0%,唑来膦酸组1.4%,$P=0.39$)。提示在延迟或预防SRE方面,地诺单抗治疗乳腺癌骨转移患者的疗效优于唑来膦酸且耐受性良好。

2010年11月美国FDA批准地诺单抗用以预防实体肿瘤骨转移患者的SRE,不包括多发性骨髓瘤或其他血液系统肿瘤。欧盟于2011年7月也批准地诺单抗用于治疗实体瘤合并骨转移的患者。地诺单抗在中国尚未上市,因此尚未进入中国版的骨转移专家共识。

地诺单抗的推荐用法是120 mg每4周皮下注射1次。地诺单抗的不良反应有头痛、皮疹、恶心、腹泻、肌痛、疲劳、低磷血症和低钙血症等,总体耐受性良好。关节痛、乏力、急性反应的发生率较低,但低钙血症的发生率较高。使用地诺单抗最常见的严重不良反应是呼吸困难。导致停药的最常见不良反应是骨坏死和低钙血症。说明书没有根据肾脏安全性进行剂量调整的规定。对于血清肌酐清除率<30 mg/min或正在接受透析治疗的患者,出现低钙血症的风险高于肾功能正常患者。ASCO指南提出,对于血清肌酐清除率<30 mg/min或正在接受透析治疗的患者,如果接受地诺单抗治疗,推荐密切监测是否出现低钙血症。

地诺单抗作为特异性靶向RANKL的单抗,能抑制破骨细胞活化和发展,减少骨吸收,增加骨密度,尤其适用于双膦酸盐疗效不佳的患者。

三、BMA在早期乳腺癌辅助治疗中的应用

抗肿瘤治疗引起的骨丢失是应该引起临床重视的问题,它可以发生在不同年龄的患者,在化疗、激素治疗尤其是卵巢功能抑制和芳香化酶抑制剂治疗后。《ASCO乳腺癌妇女骨健康指南》推荐:乳腺癌妇女均应接受骨质疏松风险评估。高危患者包括:年龄>65岁;60~64岁但具有以下危险因素之一:骨质疏松家族史,体重<70 kg,曾发生过非创伤性骨折或其他骨质疏松导致病理性骨折的危险因素,正在接受芳香化酶抑制剂治疗的绝经后妇女,正在接受可能导致早期绝经的治疗(化疗、卵巢去势)的绝经前妇女。乳腺癌辅助治疗期间,BMD评分<−2.5时应开始使用双膦酸盐治疗;当BMD评分在−2.5~−1时考虑使用双膦酸盐;当BMD评分>−1.0时不建议使用双膦酸盐。双膦酸盐治疗骨质疏松的用法和治疗骨转移的用法不一样,可以每3~6个月使用1次,并且要根据治疗后BMD评分的改变调整用药。

3项大型临床研究——Z-FAST、ZO-FAST和E-ZO-FAST,观察唑来膦酸预防乳腺癌内分泌治疗引起的骨丢失的作用。结果显示,与延迟治疗比较,唑来膦酸早期应用于接受来曲唑辅助治疗的患者可显著增加腰椎和髋部骨密度,提示乳腺癌患者接受芳香化酶抑制剂治疗的同时,每6个月注射唑来膦酸4 mg可有效预防乳腺癌治疗引起的骨丢失。ABCSG-12研究对绝经期前乳腺癌妇女在药物性卵巢去势联合他莫昔芬或阿那曲唑治疗后采用唑来膦酸(每6个月4 mg)治疗。5年随访结果显示,唑来膦酸能够有效预防治疗相关的骨丢失。专家组意见:可考虑用唑来膦酸预防乳腺癌内分泌治疗引起的骨丢失。

体外研究显示,双膦酸盐具有抗肿瘤作用,已有ZO-FAST和ABCSG-12研究提示,使用唑来膦酸可能明显降低骨转移发生风险,而且可能具有潜在的预防内脏转移的作用。但有关双膦酸盐预防乳腺癌骨转移的临床研究仍在进行中。目前,中国乳腺癌骨转移的权威指南——2014版《乳腺癌骨转移和骨相关疾病临床诊疗专家共识》并不推荐使用双膦酸盐预防骨转移。

2014年ESMO发布的《肿瘤患者骨健康临床实践指南》指出,双膦酸盐可改善绝经后女性乳腺癌患者的生存,减少骨转移的发生,不改善绝经前女性患

者的预后。双膦酸盐和地诺单抗可预防早期乳腺癌应用卵巢抑制或芳香化酶抑制剂引起的骨量丢失。

2017年6月,ASCO和Cancer Care Ontario联合发表了《早期乳腺癌辅助应用骨改良药物的临床实践指南》,推荐绝经后乳腺癌患者在辅助治疗中考虑增加双膦酸盐,最终是否应用双膦酸盐治疗需要临床医生和患者共同决定,决定过程中应考虑到患者和疾病的特征、复发风险,对潜在的获益和风险(不良反应)进行权衡。唑来膦酸和氯膦酸盐是乳腺癌辅助治疗的推荐药物,推荐的用药方法是:唑来膦酸4 mg静脉滴注,每6个月1次,持续3~5年;氯膦酸钠1 600 mg,口服每日1次,持续2~3年。双膦酸盐治疗前推荐进行口腔科的专科评估,并解决好所有可能的牙科或者口腔疾病;患者应该对双膦酸盐可能引起下颌骨坏死充分知情,尤其是在进行拔牙等有创牙科操作时发生率更高。地诺单抗用于辅助治疗的结果令人期待,但是现在尚无足够证据推荐其在辅助治疗中的应用。

第六节 镇痛及辅助用药

止痛药是缓解乳腺癌骨转移疼痛的主要方法。骨转移疼痛的止痛药治疗应遵循WHO癌症三阶梯止痛指导原则:首选口服及无创给药途径;按阶梯给药;按时给药;个体化给药;注意具体细节。

止痛药物包括非甾体类抗炎止痛药、阿片类止痛药、辅助用药。常用非甾体类抗炎药包括:乙酰氨基酚、布洛芬、双氯芬酸钠、吲哚美辛、萘普生、塞来昔布、氯诺昔康等。常用阿片类止痛药包括:吗啡缓释片、芬太尼透皮贴剂、羟考酮控释片、吗啡即释片、可待因、美沙酮等。哌替啶不宜用于癌痛治疗。

其他辅助用药包括三环类抗抑郁药、抗惊厥类药、神经弛缓剂、糖皮质激素类等。非甾体类抗炎药是骨转移疼痛药物止痛治疗的基础用药,当止痛效果不佳或出现中重度疼痛时,推荐联用阿片类止痛药。选择阿片缓释剂按时用药,有利于持续缓解骨疼痛。然而,骨转移疼痛患者在持续慢性疼痛的同时,大约63%伴有突发性(暴发性)疼痛。对频繁发作的突发性疼痛患者,可以通过增加止痛药的按时用药剂量缓解。对少数患者则无法通过增加止痛药按时用药剂量控制疼痛,甚至因无法耐受药物不良反应而不能增加按时用药的剂量。控制突发性疼痛的主要方法是备用速效或短效止痛药,单次用药剂量一般为日用剂量的5%~10%。对于难治的突发性疼痛患者,可考虑使用患者自控镇痛泵法给药。发生神经病理性疼痛时,应根据病情选择辅助用药。例如出现灼痛、坠胀痛等表现时,可选择合用阿米替林、去甲替林或多虑平等三环类抗抑郁剂;出现电击样疼痛或枪击样疼痛等表现时,可选择联用加巴喷丁或卡马西平等抗惊厥剂。止痛药可与双膦酸盐类、放疗等方法综合治疗[1]。

第七节 放射性核素的应用

放射性核素是姑息性治疗骨转移疼痛的方法之一,其原理是利用放射性核素或其标记物(放射性药物),通过代谢或其他途径引入体内,选择性地聚集在病变部位,利用其发射出的射程很短的β粒子或α粒子,对病变进行集中照射。放射性核素治疗骨转移疼痛的主要目的是缓解疼痛,提高患者的生活质量。其适应证有:明确诊断的恶性肿瘤骨转移、骨显像显示病灶有明显放射性摄取、有(或无)明显的骨痛症状且抗肿瘤治疗无明显缓解的患者。

放射性核素治疗骨转移灶时,注射一针放射性药物,通过代谢可浓聚于所有转移部位进行治疗(即使是多发性骨转移灶),而正常组织滞留很少。放射性核素治疗骨转移疼痛疗效肯定,总的止痛有效率为75%~90%。部分肿瘤骨转移患者治疗后可出现骨转移病灶缩小甚至消失,使病情得到一定缓解。另外,不伴疼痛的肿瘤骨转移患者也可以治疗,以预防和延缓骨痛的发生。目前用于治疗肿瘤骨转移的放射性药物主要有两种——钐-153(^{153}Sm)和锶-89(^{89}Sr),它们的物理学特性,尤其是半衰期和β粒子能量均不相同。

(一) ^{89}Sr

^{89}Sr 是纯 β 线发射型的放射性核素,是使用较早的骨治疗药物。锶与钙属同族元素,其代谢与钙相似,主要集中于骨骼系统而身体其他组织器官的分布较少。^{89}Sr 经静脉注射进入体内后,90% 浓聚于骨骼系统,仅 10% 由肾脏排泄,骨转移灶中的 ^{89}Sr 集聚量是正常骨的 2~25 倍,对肿瘤侵犯骨骼引起的疼痛具有较好的镇痛作用。

^{89}Sr 注射后很快被骨摄取,在正常骨的生物半衰期为 14 天,在转移灶内的生物半衰期 >50 天,其放射的 β 线在治疗后的两个半衰期(约 101 天)内释放量为 75%。因此,^{89}Sr 治疗周期为每 3~4 个月 1 次。^{89}SrCl 的 β 粒子能量较高,因而穿透性较强。由于其释放期较长,治疗效果一般在药物注射后 7~20 天开始显现,且疼痛缓解较缓慢,治疗后骨髓功能恢复的时间也相对较长。另外,β 线可杀伤肿瘤细胞。因此,^{89}Sr 治疗除了可镇痛外,还能对骨转移灶起到治疗作用,使骨转移灶缩小或消失,以缓解病情。

(二) ^{153}Sm

^{153}Sm 可积聚中等能量的 β 线,粒子的半衰期较短,仅为 46 小时,其放射的 β 线在治疗后的两个半衰期(约 4 天)内释放量为 75%。^{153}Sm 对疼痛缓解的起效及骨髓功能恢复的时间均较短。但其 β 粒子能量较低,因而穿透性较弱,穿透距离较短。1997 年美国 FDA 批准放射性钐-乙二胺四亚甲基膦酸盐(^{153}Sm-EDTMP,简称"热钐")上市,用于恶性肿瘤骨转移的镇痛治疗。其镇痛作用主要通过四膦酸盐(EDTMP)完成,EDTMP 不仅可抑制骨转移部位的破骨活性,还可抑制异常的成骨活性,以完成其对骨破坏的修复作用,从而达到止痛效果。目前国内一些医院的核医学科可以使用。

热钐治疗优点:治疗方法简单,一个疗程只需一次静脉注射;一般无严重不良反应;止痛效果明确,在治疗结束后可维持一定时间;无严重骨髓抑制作用;对重要器官无明显损害。^{153}Sm 注射后 1 小时,基本上完全从血液中清除,除了 50% 以上到达骨骼和病变部位起治疗作用外,其余迅速从尿液中排出,所以对其他器官和组织损害较小。治疗后少数患者有血小板和白细胞降低,但一般均可短期内恢复。

热钐的缺点:^{153}Sm 很难有效地杀伤骨转移部位的肿瘤细胞,临床上也没有这方面治愈的报道;其含有的 ^{153}Sm 将不可避免地导致骨髓功能抑制等毒性作用和不良反应,同时也存在运输保存困难及放射污染等问题。

用非放射性 Sm 取代放射性 Sm,既可去除放射毒性,又可保留 Sm 能够长时间滞留在骨转移部位的特点,以协助 EDTMP 发挥其治疗作用。因此研发了非放射性钐-乙二胺四亚甲基膦酸盐(Sm-EDTMP,简称"冷钐"),国内开展了其对比安慰剂、热钐的多中心、随机对照临床试验。研究显示,冷钐对溶骨型、成骨型及混合型骨转移均有较好的止痛作用,冷钐组镇痛的有效率与热钐组差异无显著性(52.5% 对比 60.0%),热钐组对骨髓功能的抑制较严重,两组均有疼痛加剧、皮疹、头晕、恶心、呕吐等不良反应,全部为轻至中度,两组发生率相似。提示冷钐治疗恶性肿瘤骨转移疼痛疗效与热钐相当,无明显骨髓抑制,耐受性较好。目前仍在临床试验阶段。

(三) 放射性核素治疗的注意事项

放射性核素治疗应当在有核医学科的医院开展,以便进行放射性核素检查和治疗,并防止放射性核素污染。放射性核素治疗对骨髓功能均具有抑制作用,引起血小板和中性粒细胞计数减少。^{153}Sm 的骨髓功能抑制较重,但恢复时间短。肿瘤患者在放射性核素治疗前及治疗过程中,应密切检测血常规,直至放射性核素的释放量为 75%。对伴有血小板减少($<100\times10^9$/L)或中性粒细胞减少($<2\times10^9$/L)的患者,应慎用或避免使用。当有脊柱肿瘤转移时,如出现脊髓膜转移及压迫脊髓,禁忌行放射性核素治疗。

必须指出,放射性核素的应用要在考虑全身抗肿瘤治疗的基础上,合理选择,科学安排,必要时可同时应用止痛药,以最大程度减轻骨转移疼痛,改善患者生活质量。

乳腺癌骨转移作为复发转移疾病应以全身治疗为主,按照分类治疗原则选择化疗、内分泌治疗、分子靶向治疗。双膦酸盐类可以预防和治疗 SRE。合理的局部治疗可以更好地控制骨转移症状,手术是处理病理性骨折、脊髓压迫问题的积极手段。放疗是缓解骨痛、降低骨折风险的局部治疗手段。镇痛药是缓解乳腺癌骨转移疼痛的重要方法。总之,乳腺癌骨转移的治疗需采用综合治疗的方法,将全身治疗与局部治疗合理、规范应用,并结合患者实际情况,实行灵活的个体化治疗原则。

(袁 洋 张少华 江泽飞)

参考文献

[1] 江泽飞,陈佳艺,牛晓辉,等.乳腺癌骨转移和骨相关疾病临床诊疗专家共识(2014版).中华医学杂志,2015,95(4):241-247.

[2] 鲁光平,殷咏梅,周雪峰,等.乳腺癌骨转移机制与靶向治疗进展.现代肿瘤医学,2017,25(2):314-318.

[3] 孟祥颖,宋三泰.乳腺癌骨转移药物治疗的疗效评价及分类处理.中华肿瘤杂志,2017,39(3):161-165.

[4] 孙春晓,王简,黄香,等.乳腺癌骨转移药物治疗的现状和进展.临床肿瘤学杂志,2016,21(9):844-848.

[5] 王如良,田吉征,张少华,等.负荷剂量伊班膦酸钠二线治疗乳腺癌转移性骨痛的研究.中国骨与关节杂志,2015(4):302-305.

[6] 王涛,宋三泰,江泽飞,等.钐乙二胺四亚甲基膦酸盐治疗恶性肿瘤骨转移疼痛的不良反应观察.中国新药杂志,2005,14(10):1206-1209.

[7] 吴晁,邵志敏,沈坤炜,等.乳腺癌骨转移相关的临床病理因素的研究.中国癌症杂志,2003,13(4):316-318.

[8] 徐兵河,江泽飞,胡夕春.中国晚期乳腺癌临床诊疗专家共识2016.中华医学杂志,2016,96(22):1719-1727.

[9] 闫敏,宋三泰,江泽飞,等.乳腺癌骨转移的临床病程.中国骨与关节杂志,2003,2(4):221-224.

[10] 中国抗癌协会乳腺癌专业委员会.中国抗癌协会乳腺癌诊治指南与规范(2015版).中国癌症杂志,2015(9):692-754.

[11] Amadori D, Aglietta M, Alessi B, et al. Efficacy and safety of 12-weekly versus 4-weekly zoledronic acid for prolonged treatment of patients with bone metastases from breast cancer (ZOOM): a phase 3, open-label, randomised, non-inferiority trial. Lancet Oncol, 2013,14(7):663-670.

[12] British Association of Surgical Oncology Guidelines. The management of metastatic bone disease in the United Kingdom. The Breast Specialty Group of the British Association of Surgical Oncology. Eur J Surg Oncol, 1999,25(1):3-23.

[13] Coleman R, Body J J, Aapro M, et al. Bone health in cancer patients: ESMO Clinical Practice Guidelines. Ann Oncol, 2014,25 (Suppl 3):iii124.

[14] Coleman RE, Lipton A, Costa L, et al. Possible survival benefits from zoledronic acid treatment in patients with bone metastases from solid tumours and poor prognostic features——An exploratory analysis of placebo-controlled trials. J Bone Oncol, 2013, 2(2):70-76.

[15] Dhesy-Thind S, Fletcher GG, Blanchette PS, et al. Use of adjuvant bisphosphonates and other bone-modifying agents in breast cancer: A Cancer Care Ontario and American Society of Clinical Oncology Clinical Practice Guideline. J Clin Oncol, 2017, 35(18):2062-2081.

[16] Himelstein AL, Qin R, Novotny PJ, et al. CALGB 70604 (Alliance): A randomized phase Ⅲ study of standard dosing vs. longer interval dosing of zoledronic acid in metastatic cancer. J Clin Oncol, 2015, 33(Suppl):a9501.

[17] Hortobagyi GN, Lipton A, Chew HK, et al. Efficacy and safety of continued zoledronic acid every 4 weeks versus every 12 weeks in women with bone metastases from breast cancer: Results of the OPTIMIZE-2 trial. J Clin Oncol, 2014,32 (15 Suppl):a LBA9500.

[18] Paget S. The distribution of secondary growths in cancer of the breast 1889. Cancer Metastasis Rev, 1989,8(2):98-101.

[19] Lutz S, Balboni T. Palliative radiation therapy for bone metastases: Update of an ASTRO Evidence-based Guideline. Practi Radiat Oncol, 2017,7:4-12.

[20] Stopeck AT, Lipton A, Body JJ, et al. Denosumab compared with zoledronic acid for the treatment of bone metastases in patients with advanced breast cancer: a randomized, double-blind study. J Clin Oncol, 2010,28(35):5132-5139.

[21] van den Wyngaert T, Delforge M, Doyen C, et al. Prospective observational study of treatment pattern, effectiveness and safety of zoledronic acid therapy beyond 24 months in patients with multiple myeloma or bone metastases from solid tumors. Support Care Cancer, 2013,21(12):3483-3490.

[22] van Poznak CH, Temin S, Yee GC, et al. American Society of Clinical Oncology executive summary of the clinical practice guideline update on the role of bone-modifying agents in metastatic breast cancer. J Clin Oncol, 2011,29(9):1221.

第六十九章
乳腺癌其他少见部位转移的处理

乳腺癌可以通过血行和淋巴道转移至常见的部位,如局部皮肤、腋窝和胸骨旁淋巴结,以及肺、肝和骨等远处器官。但也有部分乳腺癌患者发生少见部位的转移。特殊转移部位的定义:除淋巴结、胸壁、乳腺、骨、肝、肺、脑、腹膜和胸膜转移以外的少见转移部位。本章主要介绍在临床中该如何处理这些乳腺癌少见部位的转移。

第一节 乳腺癌肾上腺转移的处理

肾上腺是乳腺癌少见部位转移发生率最高的。北京大学附属肿瘤医院张如艳等对68例乳腺癌少见部位转移的患者进行分析,少见部位转移乳腺癌患者中肾上腺转移率为44.1%(30/68例),这与Bradley等的报道一致。

较易发生肾上腺转移的原发肿瘤大多为肺癌、肝癌、乳腺癌、肾癌、胃肠癌和胆管癌,其中约39%由乳腺癌转移,35%由肺癌转移。目前有关乳腺癌肾上腺转移方面的数据十分缺乏,大多认为乳腺癌肾上腺转移罕见,且总体预后较差。

乳腺癌肾上腺转移大多通过血行转移,少数可能通过淋巴转移,多无临床症状。诊断方法首选影像学检查,如CT、MRI或PET-CT等,部分诊断困难的患者可考虑进行穿刺活检。

治疗方面,若患者一般情况较好,估计可耐受手术,原发肿瘤可切除或控制良好,高度怀疑肾上腺转移或经活检病理诊断明确,无其他脏器转移者,可行手术治疗。行肾上腺转移癌切除后的5年生存率为25%~40%。若全身多发转移者,建议行全身治疗。

第二节 乳腺癌女性生殖道转移的处理

与原发性生殖道肿瘤相比,生殖道外肿瘤发生女性生殖道转移的概率明显降低。其中,乳腺癌和胃肠道肿瘤是最常见的原发肿瘤,大多通过血行转移或直接转移。Mazur等报道,在生殖道外肿瘤发生女性生殖道转移的325例病例中,最常见的原发肿瘤分别为结直肠癌(37.6%)、乳腺癌(34.9%)、胃癌(5.4%)、阑尾癌(2.7%)、原发肿瘤部位不确定(9.4%)及混杂瘤(10.0%)。浸润性小叶癌占所有发生妇科器官转移乳腺癌的80%。可能与浸润性小叶癌细胞间黏附分子E-钙黏蛋白缺失有关。

生殖道外肿瘤发生女性生殖道转移,最常转移至卵巢,宫颈较少受侵犯。其中,卵巢受累占86.5%,子宫内膜占3.8%,阴道占5.8%,外阴2.0%,宫颈占3.4%。卵巢转移位列最常见特殊部位转移的第2位,乳腺癌的卵巢转移癌占所有卵巢恶性肿瘤的5%~30%,大多为双侧转移。有文献报道,2%~11%患者在常规行手术去势治疗时发现镜下卵巢转移,提示乳腺癌卵巢转移的发病率较高,可能被忽视。卵巢转移患者能从卵巢切除术中获益,且乳腺肿瘤来源的卵巢癌转移患者较胃肠肿瘤来源的患者行卵巢切除后获益更多,尤其是仅发生卵巢转移的乳腺癌患者。

宫颈是血供有限的小器官,且仅有一条淋巴输入系统,所以宫颈较少受累。有67%～89%的病例发现宫颈转移时多伴有其他部位的转移。大多数发生生殖道转移的乳腺癌患者正在接受或接受过他莫昔芬治疗。

大多数宫颈转移癌患者出现阴道出血等症状,少数病例在确诊时仍无明显症状。对于既往有乳腺癌病史的患者,如出现阴道出血或子宫阴道增大等,不能排除乳腺癌发生生殖道转移的可能。

原发性乳腺癌患者在随访中需定期进行妇科体检和盆腔B超检查。当以上检查发现生殖道肿块时,需进一步行病理学检查(包括免疫组化检查),明确是否为乳腺癌发生生殖道转移。但是多数宫颈癌和乳腺癌有相似的免疫染色表现,如两者均表达ER、PR和CK7,有时很难将原发性宫颈癌和乳腺癌宫颈转移区分开来。

当确诊乳腺癌宫颈转移后,如无其他器官转移灶,则推荐采取积极的治疗,包括放疗及手术。相对放疗而言,手术治疗无阴道瘘,放射性肠炎,以及肾脏、膀胱等腹腔脏器损害的并发症。对于不可手术的患者,应采用全身治疗,含紫杉类的化疗方案可提高存活率和患者生活质量。

第三节 乳腺癌胃肠道转移的处理

乳腺癌易发生肺、肝、脑等常见远处器官的转移,还可以发生胃肠道、女性生殖道、眼部等少见部位的转移。有报道对比了不同病理类型乳腺癌的转移特性后发现,浸润性小叶癌较浸润性导管癌更易发生胃肠道、女性生殖道、腹膜、胰腺、肾上腺和骨转移,多器官转移的发生率分别为25%和15.8%。

恶性肿瘤胃肠道转移很少见,其中最常见者来源于乳腺癌。尸检结果发现,恶性肿瘤胃肠道转移的发生率为4%～35%。乳腺癌发生胃转移的概率为0.3%～18.0%。甚至在某些病例,胃转移瘤是乳腺癌的首发临床表现。更常见的是乳腺癌初次治疗数年后发生胃转移。乳腺小叶癌较导管癌更易发生胃肠道转移。Taal报道发生胃转移的乳腺癌病例中,有83%为乳腺小叶癌。

乳腺癌胃转移的临床表现无特异性,与原发性胃癌的临床表现类似,包括吞咽困难、消化不良、厌食、腹部疼痛、恶心和呕吐、出血。影像学和内镜检查结果也与原发性胃肠道肿瘤相似。对于既往有乳腺癌病史的患者,当发现胃部肿瘤时,首先还是考虑原发性胃癌的可能,但也必须排除乳腺癌胃转移的可能性。两者的鉴别诊断很重要,不仅可判断预后,还有助于选择合适的治疗并避免不必要的手术治疗。

当既往有乳腺癌的患者出现胃部症状时,需进一步检查排除胃转移的可能。需采用内镜检查、影像学检查和病理学评估鉴别原发性胃癌和乳腺癌胃转移,但两者影像学和内镜检查表现无特异性,很难鉴别。乳腺癌胃转移最常见的表现是皮革胃,乳腺癌细胞广泛侵犯黏膜下层和固有肌层。很少表现为分散的突起结节和外部压迫。由于病变多局限于黏膜下层和浆膜肌层,约50%病例内镜检查结果正常或分散的黏膜异常,难以与其他肿瘤或良性病变区分。CT扫描或钡餐检查可显示整个胃的皮革样僵硬改变或散在的胃壁异常表现。需要进行胃壁深层活检,且与乳腺癌原发肿瘤进行病理学对比,才能确诊胃部肿瘤是否来自乳腺癌。有时,乳腺小叶癌镜下呈现印戒样病变,容易与原发性胃癌混淆。当胃转移瘤表现为大量印戒细胞合并有胃黏膜播散时,很难与原发性胃癌所致的皮革胃相鉴别。但乳腺印戒细胞癌与胃和结肠印戒细胞癌有些形态学的区分,如单个分界清晰的胞质内空泡、中央包含嗜酸性物质,而其他印戒细胞癌胞质内可见广泛的球样酸性黏蛋白并将细胞核推向细胞膜。免疫组化检查是鉴别转移癌和原发性胃癌的可靠方法。乳腺胃转移癌通常为CK7、GCDFP15、CEA、ER、PR阳性,CK20阴性。CK20在胃癌、结直肠癌、胰腺癌和转化细胞癌中呈特异性阳性表达,但在任何乳腺癌中都为阴性。90%乳腺癌CK7呈阳性表达,而原发性胃癌中仅50%～64%为阳性。虽然胃活检标本中ER和PR阳性提示乳腺癌胃转移的可能,但需要注意,胃癌患者中ER和PR弱至中度表达的概率分别为32%和12%。van Velthuysen等报道,原发性胃癌均不表达 ERα,因此该标记可以用于鉴别原发性胃癌和乳腺癌胃转移,且乳腺转移癌通常呈现 E-钙黏蛋白染色缺失。

乳腺癌在发生胃转移的同时,通常伴随其他远处器官的转移。Taal 的研究结果显示,94%的患者同时伴有其他器官转移,主要为骨(60%)、肝(20%)和肺(18%)。因此,在明确乳腺癌发生胃转移的同时,需要进行全身性检查,以确诊是否同时合并有其他远处器官的转移。

乳腺癌胃转移为全身性疾病,需要采用全身综合治疗方法如化疗和内分泌治疗。由于大多数病例有局部侵犯,转移病灶无法彻底切除,McLemore 等报道手术治疗不能有效提高存活率(28 个月对比 26 个月)。因此,对于乳腺癌胃转移通常不采取手术切除,除非出现梗阻或出血症状时才采取姑息性手术治疗。但也有报道,对于转移瘤局限于胃肠道的患者,采用姑息性切除手术可以有效延长中期生存率(44 个月对比 9 个月)。化疗的有效率为 30%~50%,确诊胃转移后的中期生存期为 11~28 个月,有约 20%患者存活期超过 2 年。

第四节 乳腺癌腹股沟淋巴结转移的处理

乳腺癌常通过淋巴道转移至腋窝淋巴结、锁骨上淋巴结、锁骨下淋巴结及内乳淋巴结,并随着疾病进展可能转移至上纵隔淋巴结。除此以外,有报道乳腺癌患者发生单一的腹股沟淋巴结转移。患者通常表现为下肢水肿,体检可发现腹股沟淋巴结肿大,并随着疾病进展出现髂窝及腹主动脉旁淋巴结肿大。乳腺癌转移至腹股沟淋巴结的转移途径可能为乳腺的淋巴经皮肤的深筋膜淋巴管,或经腹直肌前鞘的筋膜和肝镰状韧带的淋巴管通向膈下淋巴结,部分引起肝和腹腔内转移,部分注入腹股沟淋巴结而引起远处转移。此情况多因肿瘤发生在乳腺的最下方,也可能因癌栓阻塞淋巴液产生逆流所致。

因此,在乳腺癌患者随访过程中,应重视患者的主诉,定期行全面的体格检查,特别要注意广泛的淋巴结检查。当乳腺癌患者在随访过程中出现下肢水肿、疼痛,或腹股沟区肿块时,可通过 B 超、CT 或 MRI 等影像学检查发现肿大淋巴结,并通过细针穿刺细胞学检查及淋巴结活检,以确诊乳腺癌淋巴结转移。

中国医学科学院北京协和医学院的李倩等总结了该院收治的 17 例确诊腹股沟淋巴结转移的原发乳腺癌患者的临床资料。结果显示,17 例有腹股沟淋巴结转移者占同期乳腺癌的 0.11%,其中合并其他部位转移 15 例,单纯腹股沟淋巴结转移仅 2 例,说明乳腺癌腹股沟淋巴结转移常常合并其他部位的转移。在乳腺癌患者随访过程中,如发现腹股沟肿大淋巴结,除了细针穿刺细胞学检查或活检确诊该区域淋巴结转移外,还需进行全身检查,以确定其他部位或器官是否同时合并转移。在上述 17 例患者中,14 例接受手术治疗,术中发现淋巴结转移≥4 枚的患者有 9 例,17 例患者均接受放化疗。对 17 例患者的随访结果显示,5 年 OS 为 44.3%,其中受体状态和淋巴结转移数目与预后显著相关。

对临床确诊的乳腺癌患者,体格检查或影像学检查发现腹股沟淋巴结肿大的患者,如果患者身体条件允许,尽量选择区域淋巴结切除活检,确诊肿瘤性质及分子标记的表达情况,如 ER、PR 和 HER-2,根据以上结果针对性进行化疗、内分泌治疗和分子靶向治疗等,并结合局部放疗。

第五节 乳腺癌胆囊转移的处理

有文献报道,经尸检诊断的乳腺癌胆囊转移发生率为 4%~7%。临床工作中胆囊转移的病例非常罕见,仅有几例病例被报道。检索 Pubmed 发现,首次确诊乳腺癌至确诊胆囊转移的时间为 1 个月~10 年。Zagouri 等报道了 1 例双侧乳腺癌发生胆囊转移的罕见病例。患者为双侧乳腺癌,一侧为浸润性小叶癌,另一侧为浸润性导管癌。术后 20 个月出现胆囊炎症状(开始是一次突发的右上腹胆区疼痛,48

小时内缓解,但在随后的 1 个月中为持续性的腹部轻微痛)。生化指标如天冬氨酸转氨酶(AST)、丙氨酸转氨酶(ALT)、碱性磷酸酶(ALP)、结合和非结合胆红素、乳酸脱氢酶、淀粉酶等均在正常范围内。超声及 CT 检查发现胆结石,行胆囊切除术后,病理检查证实为乳腺小叶癌转移到胆囊,胆囊壁肌层及动脉外膜为乳腺小叶癌浸润(ER 阳性、PR 阴性、CK AE1/AE3 阳性),胆囊合并有囊壁纤维化的慢性胆囊炎表现。术后采用 MRI 和腹腔镜检查未发现并发腹膜转移。随访 12 个月后,患者未发现有复发的征象。该病例为乳腺小叶癌转移胆囊提供了典型例证。

与上述病例类似,胆囊转移的临床表现通常为急性或慢性胆囊炎或腹部疼痛。胆囊转移患者预后一般较差,且通常伴随其他器官的广泛转移。由于乳腺癌和胆囊炎无共同的病因学因素,在确诊及治疗转移性乳腺小叶癌时,如果出现胆囊炎的症状,不要忽略了胆囊转移的可能。

第六节　乳腺癌胰腺转移的处理

恶性肿瘤发生胰腺转移的概率很低,仅占胰腺恶性肿瘤的不到 5%。胰腺可以由于邻近器官肿瘤如胃癌、结肠癌和肾透明细胞癌直接侵犯,但更多的是通过淋巴道和血道播散转移,其中最常见的是来源于肾和肺。

乳腺癌极少发生胰腺转移。在约 1 000 例尸体解剖中,乳腺癌胰腺转移的发生率在所有恶性肿瘤中占 6%~11%,作为乳腺癌单个转移部位的胰腺肿瘤仅占胰腺肿块的 3%。乳腺癌胰腺转移可以是单发的,也可同时或序贯出现其他部位转移。目前为止,仅有 23 篇文献报道乳腺癌单发胰腺转移。仅有 12 例乳腺癌胰腺转移的病理报道,胰头较胰尾更易发生转移。其中,乳腺小叶癌占 9 例,印戒细胞癌 1 例,粉刺型(comedo type)1 例,硬化型 1 例。

乳腺癌胰腺转移瘤的症状可与胰腺原发肿瘤相似,50%~83% 的患者无明显症状,只是在常规检查时发现胰腺肿块。可以采用 B 超、CT、MRI 和 PET-CT 诊断胰腺病变,但以上影像学方法难以区别原发胰腺肿瘤和转移病灶。目前最有效的方法还是胰腺活检,但有时也难以区分。转移病灶有时与原发胃肠道肿瘤类似,特异性血清标记如 CA15-3 升高有助于明确诊断。

目前的研究结果显示,肿瘤胰腺转移较胰腺原发癌预后好。但对于胰腺转移病灶的治疗方法仍存在争论。乳腺癌一旦发生转移,几乎不能被治愈,治疗的主要目标是延长生命,缓解症状,减少痛苦,提高患者的生活质量。治疗方法以全身治疗为主。激素受体阳性、HER-2 阴性的乳腺癌患者在无内脏危象等急需达到肿瘤缓解的情况下,首选内分泌治疗。手术也可作为首选治疗方式,但具有较高的致死率和相关并发症的发生率。在转移灶仅局限于胰腺且手术可以将病灶切除的情况下,建议手术治疗。

总之,当乳腺癌患者在随访过程中发现胰腺病灶时,医生应该考虑到胰腺单一转移的可能。应该细致地分析病史,根据原发肿瘤组织类型、无病间隔期、患者整体状况、转移灶完整切除的可能性等合理选择手术、化疗等治疗方法。

第七节　乳腺癌眼部转移的处理

多种实体肿瘤可以发生眼部转移,但来源于乳腺癌的转移瘤占大多数。乳腺癌眼部转移的发生率 28.5%~58.8%。乳腺癌眼部转移灶易侵犯眼周肌肉和眼眶脂肪,导致眼球运动障碍。各类型的乳腺癌都可能发生眼部转移,且眼部转移灶的病理类型可能异于原发肿瘤。

发生眼部转移的患者预后较差,确诊后平均生存期为 31 个月(1~116 个月)。即使眼部是临床唯一的转移灶,随后也极易发生其他器官部位的转移。

眼部转移的典型症状包括可触及的占位病变,导致眼球异位或突出,疼痛,炎症,眼周骨性结构受侵犯,球结膜水肿及眼睑水肿。主要通过临床表现及裂隙灯显微镜下活检病理明确诊断。

眼部转移治疗的目的是提高患者生活质量,重建或维持患者视力。通常眼部转移的治疗为姑息性治疗,全身治疗包括化疗、内分泌治疗和手术,以及局部治疗。

放疗是眼部转移灶的主要治疗方法,照射剂量通常为 20~50 Gy,其有效率可达 63%~83%。患者可以通过放疗改善症状,有些病例甚至可恢复视力。但外放疗可能导致白内障形成和视网膜病,因此需权衡放疗疗效及不良反应。化疗及内分泌治疗也是眼部转移的主要治疗手段,如果同时确诊有骨转移,需联合应用双膦酸盐治疗。此外,分子靶向治疗也是眼部转移的可选治疗方法。有报道 HER-2 阳性乳腺癌单侧脉络膜转移的患者,在接受曲妥珠单抗和长春瑞滨治疗后,转移灶明显缓解;联合抗血管生成药物如贝伐单抗治疗也有不错的疗效。

总之,对眼部转移灶不推荐使用广泛的手术切除,因为不能达到治愈效果,且会造成较多的并发症。眼球摘除或更激进的手术方式并不能达到延缓疾病进展和提高存活率的目的,仅在缓解严重的眼部疼痛或局部肿块迅速增长为减瘤考虑手术。乳腺癌眼部转移灶的唯一适用手术方式是局部活检,便于明确诊断。

虽然乳腺癌患者很少发生眼部转移,但对于既往有乳腺癌病史的患者,出现上睑下垂、突眼、复视、眼部疼痛、眼球突出等,需进一步检查排除眼部转移的可能。一旦确诊为眼部转移,需采用多学科联合方法进行治疗。

第八节 乳腺癌腮腺转移的处理

腮腺恶性肿瘤较少见,仅占头颈部恶性肿瘤的 5%,腮腺转移瘤通常占腮腺恶性肿瘤的 9%~14%。约 2/3 的腮腺转移瘤来源于面部,且临近淋巴道的恶性肿瘤、锁骨下区域的恶性肿瘤也可经下颌下腺转移至腮腺,乳腺、胃肠道、肾及肺的恶性肿瘤可经胸导管或椎旁静脉丛转移至腮腺。发生腮腺转移的乳腺癌类型大多为乳腺浸润性导管癌。

腮腺转移瘤的首发症状通常为腮腺内明显肿大的可移动肿块。仅 30%~40% 患者会出现局部疼痛、周围面神经麻痹或张口活动异常。

乳腺癌腮腺转移通常发生在乳腺癌初次诊治后的数年。CT 及 MRI 检查可协助诊断及明确肿块与周围组织的情况。但影像学检查通常不能鉴别肿瘤为腮腺原发或转移瘤,此时需要进一步明确病理学诊断。有文献报道,细针穿刺活检诊断腮腺病变良、恶性的准确率为 85% 左右。

一旦病理学确诊乳腺癌腮腺转移,建议行腮腺全切术,并局部加用放疗。同时根据患者基本情况、是否合并其他转移及局部转移灶控制情况,考虑选择全身性治疗方法如化疗、内分泌治疗、靶向治疗等。

此外,除发生以上超常规远处器官转移外,还有文献报道乳腺癌发生脾、鼻旁窦、颌下腺、心包、胸腺、膀胱、脑垂体等远处器官的转移,其至有报道孕期乳腺癌患者发生胎盘部位转移的罕见病例。

(胡南林 袁 芃)

参考文献

[1] 何龙波,金梅. 乳腺癌肾上腺转移 1 例. 广东医学, 2015,36(16):2466.

[2] 李倩,徐兵河,张频,等. 17 例乳腺癌腹股沟淋巴结转移患者的临床特征及预后分析. 中华肿瘤杂志, 2013,35(3):207-211.

[3] 张如艳,黄思宇,李惠平,等. 乳腺癌特殊部位转移 68 例临床特征及预后分析. 肿瘤,2017,2(37):157-162.

[4] 张芷旋,王兴元,邢镨元,等. 乳腺癌卵巢转移 22 例临床分析. 四川医学,2010,31(4):445-447.

[5] 郑丽,张丽娜,顾林. 乳腺癌卵巢转移:18 例患者的临床特征及预后. 肿瘤,2015,36(9):1021-1025.

[6] Ahmad SM, Esmaeli B. Metastatic tumors of the orbit and ocularadnexa. Curr Opin Ophthalmol, 2007, 18:405-413.

[7] Alath P, Kapila K, Hussein S, et al. Parotid gland metastasis of breast cancer diagnosed on fine needle aspiration cytology: case report and review of literature. Cytopathology, 2014,25(5):346-348.

[8] Amore BS, Gregori M, Lanza R, et al. Metastasis to the pancreas from breast cancer: difficulties in diagnosis and controversies in treatment. Breast Care (Basel), 2010, 5(3):170-173.

[9] Baba M, Tatsuta M, Miya A, et al. A case of breast cancer diagnosed by inguinal lymph node metastasis. Breast Cancer, 2000, 7(2):173-175.

[10] Bezpalkoa K. Concomitant endometrial and gallbladder metastasis in advanced multiple metastatic invasive lobular carcinoma of the breast: a rare case report. Int J Surg Case Reports, 2015, 14:141-145.

[11] Bogliolo S. Breast cancer with synchronous massive metastasis in the uterine cervix: a case report and review of the literature. Arch Gynecol Obstet, 2010, 281(4):769-773.

[12] Borst MJ, Lngold JA. Metastatic pattrens of invasive lobular versus invasive ductal carcinoma of the breast. Surgery, 1993, 114:637-641.

[13] Bradley CT, Strong VE. Surgical management of adrenal metastases. Langenbecks Arch Surg, 2014, 109(1):31.

[14] Critchley AC, Harvey J, Carr M, et al. Synchronous gastric and colonic metastases of invasive lobular breast carcinoma: case report and review of the literature. Ann R Coll Surg Engl, 2011, 93(5):e49-e50.

[15] Cummings MC, Simpson PT, Reid LE, et al. Metastatic progression of breast cancer: insights from 50 years of autopsies. J Pathol, 2014, 232(1):23-31.

[16] Dangore-Khasbage SB, Degwekar SS, Bhowate RR, et al. Metastatic involvement of parotid from carcinoma of the breast — a case report. Oral Maxillofac Surg, 2009, 13(1):49-53.

[17] Eckardt AM, Rana M, Essi H, et al. Orbital metastasis as first sign of metastatic spread in breast cancer: case report and review of the literature. Head Neck Oncol, 2011, 3(1):1-4.

[18] Georgalas I, Paraskevopoulos T. Ophthalmic metastasis of breast cancer and ocular side effects from breast cancer treatment and management: mini review. Biomed Res Int, 2015, 15:1-8.

[19] Jebbin NJ, Adotey JM. Metastatic carcinoma of the breast with inguinal lymph node involvement: a report of two cases. Niger J Clin Pract, 2008, 11(4):383-385.

[20] Kilçiksiz S, Gökçe T, Kinay M. Isolated inguinal lymph node metastasis from breast carcinoma — case report and review of the literature. J BUON, 2006, 11(2):229-232.

[21] Laforga JB, Joan M. Mammary invasive duct carcinoma metastatic to parotid gland: report of a case diagnosed by fine-needle aspiration. Diagn Cytopathol, 2009, 37(2):154-158.

[22] Lokadasan R, Ratheesan K, Sukumaran K, et al. Metastatic lobular carcinoma of breast mimics primary cervix carcinoma: two case reports and a review of the literature. Ecancermedical Science, 2015, 9:571.

[23] Mazur MT. Metastases to the female genital tract. Analysis of 325 cases. Cancer, 1984, 53(9):1978-1984.

[24] Mclemore EC, Pockaj BA, Reynolds C. Breast cancer: presentation and intervention in women with gastrointestinal metastasis and carcinomatosis. Ann Surg Oncol, 2005, (11):886-894.

[25] Molino C, Mocenino C, Braucci A, et al. Pancreatic solitary and synchronous metastasis from breast cancer: a case report and systematic review of controversies in diagnosis and treatment. World J Surg Oncol, 2014, 12(1):2.

[26] Pimentel C, Becquet M, Lavoue V, et al. Ovarian metastases from breast cancer: a series of 28 cases. Anticancer Res, 2016, 36(8):4195-4200.

[27] Pérez OA, Sáez HF, Cajigas FC, et al. Pancreatic metastases from ductal and lobular carcinomas of the breast. Clin Transl Oncol, 2007, 9:603-605.

[28] Reddy S, Wolfgang CL. The role of surgery in the management of isolated metastases to the pancreas. Lancet Oncol, 2009, 10:287-293.

[29] Sal V, Demirkiran F, Topuz S, et al. Surgical treatment of metastatic ovarian tumors from extragenital primary sites. Int J Gynecol Cancer, 2016, 26(4):688-696.

[30] Sellinger M, Neubauer K, William M, et al. Contralateral metastasis of parotid gland in advanced breast cancer with peripheral facial paralysis. Arch Gynecol Obstet, 2011, 284(6):1557-1560.

[31] Taal BG. Clinical presentation, endoscopic features, and treatmentof gastric metastases from breast carcinoma. Cancer, 2000, 89:2214-2221.

[32] Taal BG. The spectrum of gastrointestinal metastases of breast carcinoma: I. Stomach. Gastrointest Endosc, 1992, 38:130-135.

[33] Taal BG. The spectrum of gastrointestinal metastases of breast carcinoma: II. The colon and rectum. Gastrointest Endosc, 1992, 38:136-141.

[34] Tohnosu N, Narushima K, Sounouchi K, et al. A case of breast cancer metastatic to the tail of the pancreas. Breast Cancer, 2006, 13:225-229.

[35] Washington K. Secondary tumors of the gastrointestinal tract: surgical pathologic findings and comparison with autopsy survey. Mod Pathol, 1995, 8:427-433.

[36] Zagouri F. Bilateral synchronous breast carcinomas followed by a metastasis to the gallbladder: a case report. World J Surg Oncol, 2007, 5:101.

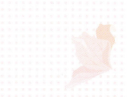

第十一篇

乳腺癌药物治疗研究进展

第七十章

内分泌治疗耐药机制及治疗研究进展

在乳腺癌中,ER 表达阳性的腔面型乳腺癌是最常见的一种乳腺癌亚型,占所有乳腺癌的 60%~70%。这类患者一般对内分泌治疗敏感,目前临床上常用的内分泌治疗药物包括 ER 拮抗剂,如他莫昔芬和托瑞米芬,ER 下调剂如氟维司群;甾体类及非甾体类芳香化酶抑制剂(aromatase inhibitor, AI),如依西美坦、来曲唑、阿那曲唑等。EBCTCG 的 Meta 分析显示,5 年他莫昔芬内分泌治疗可显著降低 ER 阳性乳腺癌患者 10 年复发率($RR=0.68$)。即使如此,接受内分泌治疗的 ER 阳性乳腺癌患者中,仍有高达 30%~40%的患者因耐药而出现复发。ER 阳性乳腺癌对内分泌治疗耐药的机制研究及应对措施成为此类乳腺癌患者治疗的重要研究问题。本章将对乳腺癌内分泌治疗耐药机制及药物治疗进展进行阐述。

第一节 内分泌治疗耐药机制

一、ER 作用机制

在乳腺细胞中,雌二醇(E2)进入细胞后,与 ER 相结合并激活 ER,导致其构象改变,从而激活 ER 下游相关基因。经典的 ER 包括两种亚型,ERα 及 ERβ,两者结构相近,含有多个不同功能结构域,包括非配体依赖的转录激活功能-1(ligand-independent activation function-1, AF-1),其激活依赖磷酸化与去磷酸化作用,而与配体是否结合无关;配体依赖的转录激活功能-2(ligand-dependent activation function-2, AF-2),AF-2 对配体结合区域(ligand binding domain, LBD)的功能具有关键作用,且其激活依赖 E2 与 LBD 的结合,AF-2 与雌激素结合将导致 ER 复合体发生不同的构象改变,因此 AF-2 对 ER 功能具有重要的调节作用;LBD 在 ER 的激活中起重要作用,其功能包括可与雌激素结合、介导核定位及受体二聚化、与核内受体辅助激活因子(nuclear-receptor coactivator, NCOA)及核内受体辅助抑制因子(nuclear-receptor corepressor, NCOR)结合等;DNA 结合区域(DNA binding domain, DBD)结合 DNA,并可影响受体蛋白 DNA 结合位点的结构。

在非激活状态,ER 与 NCOR 复合体相结合,NCOR 可募集组蛋白去乙酰化酶(histone deacetylase, HDAC),并使得组蛋白去乙酰化,染色体局部结构凝聚,抑制相应区域的基因转录。当 E2 与 LBD 相结合后,AF-2 产生构象改变,使 ER 复合体更易与 NCOA 相结合,募集组蛋白转乙酰酶(histone acetyltransferase, HAT),介导组蛋白乙酰化增多,染色体局部结构松弛,使得转录相关因子可结合在相应的区域,介导基因的转录(图 70-1)。了解 ER 的作用机制过程有利于探索及理解乳腺癌内分泌治疗后耐药的机制。

二、内分泌治疗作用机制

目前的内分泌药物主要有 ER 抑制剂,如他莫昔芬及氟维司群;AI,包括甾体类 AI 如依西美坦及非甾体类 AI 如来曲唑、阿那曲唑等;绝经前患者的

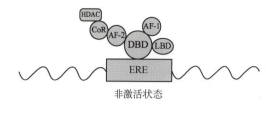

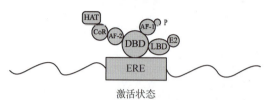

图 70-1　ER 的非激活状态与激活状态示意图

注：非激活状态 AF-2 与 CoR 相结合，并可募集 HDAC，使得局部染色体结构浓聚；激活态 LBD 区域与 E2 相结合，使得 AF-1 磷酸化激活 AF-1，同时 AF-2 与 CoR 相结合，招募 HAT，使得局部染色体结构疏松，利于转录活动进行。

卵巢抑制剂，如戈舍瑞林等。

他莫昔芬是一种选择性 ER 拮抗剂（estrogen receptor modulator, SERM），其可通过结合 ER 选择性抑制雌激素调节的 AF-2 功能，调节 ER 与 CoR 或 CoA 的结合，呈现拮抗雌激素效应。但由于他莫昔芬仅抑制 AF-2 的功能，并不能抑制 AF-1 的功能，故其仍然保留了部分 ER 效应。在乳腺组织中，AF-2 起主要作用，而在其余器官如子宫中，AF-1 的作用占更大的比例，故他莫昔芬主要作用于乳腺上皮与乳腺癌细胞，对子宫的作用较小。氟维司群与他莫昔芬作用机制不同，氟维司群与 ER 结合能力很强，结合 ER 后，导致 ER 出现构象变化并可出现二聚化，可同时抑制 AF-1 及 AF-2 的转录。与此同时，氟维司群可诱导受体降解，导致 ER 下游信号通路完全阻隔。因此，从药物作用机理上，氟维司群可能拥有比他莫昔芬更强的 ER 抑制效应。AI 主要通过抑制芳香化酶以抑制雄激素向雌激素的转化过程，抑制雌激素的生成从而降低血液中雌激素的浓度。

三、内分泌治疗耐药机制进展

对于 ER 阳性乳腺癌患者，内分泌治疗是目前的标准治疗。内分泌药物他莫昔芬、AI 等在临床上取得了良好的疗效，但接受内分泌治疗的一部分患者最终会由于耐药而复发转移。以往认为，治疗过程中乳腺癌细胞发生 ER 丢失或失活可能是耐药的机制之一，但最近的研究发现，在接受内分泌治疗后复发的一部分进展期乳腺癌患者中出现了体细胞中 ESR1 突变，而这种突变在初诊 ER 阳性患者中很少出现。在 TCGA（Cancer Genome Atlas）数据库中，390 例 ER 阳性且未接受过内分泌治疗的乳腺癌患者并未发现 ESR1 突变。

ESR1 为编码 ER 的基因，在 BOLERO-2 临床试验中，91 例接受 AI 治疗后出现进展的 ER 阳性乳腺癌，有 22%（20/91 例）可检测出 ESR1 基因突变，且在接受 AI 治疗前并未检测到 ESR1 基因突变。Toy 等在 AI 治疗中发生肿瘤进展的患者中检测出 ESR1 在 LBD 基因区域的突变，并导致 LBD 突变。Toy 还发现，突变的 ER 会导致下游靶基因的表达，并表现出突变的特定的分子结构，这种突变结构更易与激活因子相结合，可通过提高丝氨酸 537 与甘氨酸 538、天冬氨酸 351 之间的氢键联合，可提高 CoA 结合区域的活性。然而以往的研究发现，LBD 区域的基因突变增强了其与 CoA 因子 AIB1 的相互作用，并可提高 Ser118 的磷酸化，而 Ser118 的作用与 ERα 中的配体依赖及非配体依赖作用都有密切的联系。综合以上研究，可认为 ESR1 基因突变发生在编码 LBD 区域，并导致 LBD 改变，可增强 LBD 区域与激活因子的非配体依赖的结合，使 ER 持续激活，导致对 AI 的耐药（图 70-2）。

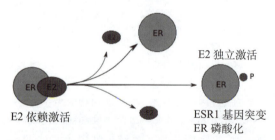

图 70-2　ER 中 ESR1 基因突变导致耐药产生的机制

有趣的是，ESR1 基因突变很少在接受选择性 ER 拮抗剂如他莫昔芬的患者中出现，而是更多出现在接受 AI 治疗的患者中。在 Toy 及 Robinson 的研究中也发现，AI 耐药后出现 ESR1 基因突变的患者仍然可对他莫昔芬治疗出现反应，但需要更高的浓度才能达到临床上的抑制效果。且在这两项研究中，出现 ESR1 基因突变的患者并没有表现出 AI 反应的显著不同。但由于这两项研究样本量小，研究数据较为局限，需要进行更多的研究以获得充分的研究证据。此外，ESR1 基因突变是否可以用于临床治疗的指导也是一个非常关键的问题，是否可通过检测 ESR1 来预测患者对内分泌治疗耐药或在耐药早期检测出耐药趋势从而及早换药,是否可针对此基因突变使用相应的靶向药物,是否可通过检测循环肿瘤 DNA 检测其基因突变水平等,对于将相关研究转化到临床应用中具有重要的价值。

同时,在内分泌耐药患者中,一些 ER 相关的信号通路出现异常激活,如 EGFR/HER-2 通路、PIK3CA/AKT/mTOR 通路及 E2F 细胞周期等,目前靶向这些通路的药物治疗上有较多进展。

第二节 内分泌治疗研究进展

一、内分泌治疗的单用药物

在所有 ER 阳性而 HER-2 阴性的腔面型早期乳腺癌患者中,辅助 5~10 年内分泌治疗是目前公认的标准治疗。各大指南认为,ER 或 PR 检测含量≥1% 即可视为阳性,而内分泌治疗的有效性与 ER 的表达量呈正相关。在这一类患者中,ER 阳性的绝经前患者推荐用药方案为他莫昔芬 20 mg 每天 1 次,连续使用 5 年;绝经前患者也可使用卵巢抑制药物进行去势治疗,或采用手术切除卵巢的方式抑制雌激素生成。而对于 ER 阳性的绝经后患者,他莫昔芬及 AI 均为可选的治疗方案。

《柳叶刀》上刊登了一项纳入 31 920 例患者的大规模 Meta 分析,比较了在辅助内分泌治疗中单用他莫昔芬,或单用 AI 或他莫昔芬及 AI 序贯使用。结果显示,单用 AI 方案的患者在使用期间,复发率显著低于使用他莫昔芬方案组,2~4 年复发率 $RR=0.56(95\% CI:0.46~0.67)$,但在方案期满停药后的复发率无显著差异;而乳腺癌导致的死亡率则前者显著低于后者,无论是在治疗期间($RR=0.79$,95% $CI:0.46~0.67$)还是在治疗结束后远期评估($RR=0.89$,95% $CI:0.81~0.99$)。这些临床研究结论为临床上 ER 阳性绝经后乳腺癌患者制订辅助内分泌治疗方案提供了依据,但是否应该推荐此类患者使用 AI 仍然存在一定争议,如何准确地将能从 AI 方案中获益最多的患者群体挑选出来成为关键问题。

对于已发生复发转移的绝经后 ER 阳性乳腺癌患者,其内分泌治疗方案的选择近年来有较多新的进展和争议。在接受他莫昔芬治疗的患者中,一部分患者会在治疗中复发。对这些耐药患者中,可以选择将药物换为 AI(来曲唑、阿那曲唑或依西美坦)。近年来,一种新的靶向 ER 的药物氟维司群给内分泌耐药患者带来了新选择,氟维司群在理论上比他莫昔芬具有更强的 ER 抑制效应。

临床上刚开始使用氟维司群时,推荐剂量为每 4 周 250 mg。为了评估氟维司群与现有药物他莫昔芬及 AI 的有效性差异,多项临床试验将氟维司群与他莫昔芬及 AI 对比,并评估了氟维司群联合使用 CDK4/6 抑制剂、mTOR 抑制剂等的疗效。结果显示,在绝经后接受内分泌治疗后出现肿瘤复发转移的乳腺癌患者中,每 4 周使用 250 mg 氟维司群与使用 AI 有相似的疗效,其至疾病发生时间(TTP)的中位数为 5.5 个月对比 5.1 个月($HR=0.98$,95% $CI:0.8~1.21$,$P=0.84$)。在未接受过内分泌治疗的进展期乳腺癌患者接受他莫昔芬治疗及氟维司群治疗的对比中,两种方案的 TTP 未显示出明显的差异(8.3 个月对比 6.8 个月)。随后,关于氟维司群的最佳用药剂量又进行了多项研究。一项纳入 736 例接受内分泌治疗后进展的绝经后乳腺癌患者的 CONFIRM III 期临床研究比较了 250 mg 与 500 mg 氟维司群的疗效,其主要研究终点为无进展生存时间(PFS),次要研究终点为远期生存率(OS)。结果显示,500 mg 组表现出 PFS 的明显优势($HR=0.80$,95% $CI:0.68~0.94$,$P=0.006$),且 OS 也明显高于 250 mg 组(26.4 个月对比 22.3 个月,$HR=0.81$,95% $CI:0.69~0.96$,$P=0.02$),两组患者均显示出良好耐受,未出现明显的不良反应。多项研究结果汇总证实,低剂量氟维司群与他莫昔芬及 AI 有相似的疗效,而高剂量(500 mg)氟维司群相比于低剂量(250 mg)在不增加毒性的情况下能获得更长的 PFS 及 OS。此外,氟维司群与多种药物的联合用药也经过了广泛的探讨。

在进展期乳腺癌(advanced breast cancer,ABC)指南中,Cardoso 等认为,对于绝经后的 ER 阳性进展期乳腺癌患者,如患者已出现内脏危象或存在原发内分泌治疗耐药,可选择化疗进行下一步治疗(图 70-3)。如患者无以上情况,则仍应优先选

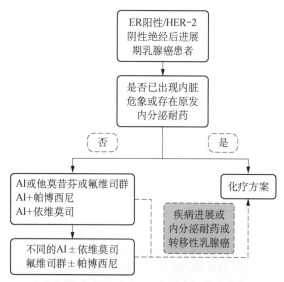

图 70-3 ABC 指南中绝经后进展期乳腺癌患者的治疗方案

择内分泌治疗,一线治疗方案包括 AI/他莫昔芬/氟维司群,AI 联用 CDK4/6 抑制剂帕博西尼,使用 AI 后疾病有进展的患者可选用 AI 联用 mTOR 抑制剂依维莫司。二线治疗则包括不同的 AI 联用依维莫司或氟维司群联用帕博西尼,在上述治疗过程中,患者如出现内分泌耐药或疾病进展,则可选择化疗方案进一步治疗。

二、内分泌治疗的联合用药

(一) CDK4/6 抑制剂

1. **机制进展** 在癌症的发生、发展过程中,细胞周期调控的失调导致肿瘤细胞异常增殖,是肿瘤的基本特征之一。其重要机制通路中涉及的蛋白包括细胞周期蛋白 D1、CDK4、CDK6、RB 蛋白等。这些细胞周期相关蛋白在细胞周期中起着至关重要的作用。大部分 ER 阳性腔面型乳腺癌中 cyclin D1 蛋白显著上调,其上调将增加下游 CDK4/6 的活性,并促使乳腺癌细胞跨过 G1 期,从而导致乳腺癌细胞快速增殖。体外细胞实验证实,抑制 CDK4/6 通路将导致几乎所有 ER 阳性乳腺癌细胞系产生生长抑制。

CDK4/6 抑制剂在乳腺癌中展现出显著的生长抑制效应,且在对内分泌耐药的乳腺癌细胞中仍表现出明显的生长抑制效应。因此,CDK4/6 抑制剂能否作为内分泌治疗后耐药的乳腺癌患者的联合用药,成为临床研究热点。目前,CDK4/6 抑制药物包括帕博西尼及 ribociclib、abemaciclib 等。

2. **临床研究进展** PALOMA-1 Ⅱ期临床试验比较了 165 例对内分泌药物敏感的乳腺癌患者使用来曲唑或来曲唑联合帕博西尼的疗效。结果显示,帕博西尼将 PFS 从来曲唑单药组的 10 个月延长到联合组的 20 个月 ($HR=0.49$, 95% CI: $0.32\sim0.75$, $P=0.0004$)。此结果在 PALOMA-2 Ⅲ期临床试验中得到了验证。PALOMA-2 纳入了 668 例内分泌治疗敏感的患者,PFS 为 14 个月(单用来曲唑)对比 24 个月(来曲唑联合 CDK4/6 抑制剂)($HR=0.58$, 95% CI: $0.46\sim0.72$, $P<0.000001$)。另外一项纳入了 521 例对内分泌治疗已耐药的乳腺癌患者的 PALOMA-3 Ⅲ期临床试验,比较了单用氟维司群及氟维司群联合帕博西尼的疗效,前者 PFS 为 3.8 个月,后者为 9.2 个月 ($HR=0.42$, 95% CI: $0.32\sim0.56$, $P<0.001$)。以上临床试验证实,在对内分泌治疗敏感或者已耐药的绝经后腔面型乳腺癌患者中,CDK4/6 抑制剂联合内分泌治疗可以显著提高 PFS,为临床上进展期 ER 阳性乳腺癌患者提供了 CDK4/6 抑制剂联合内分泌治疗的有效选择。

3. **药物不良反应及应用展望** CDK4/6 抑制剂帕博西尼、ribociclib、abemaciclib 的主要不良反应均为无症状性白细胞减少。PALOMA-3 试验中,有 62% 的患者在接受治疗后出现了 3~4 级的白细胞减少。研究认为,此种不良反应主要是由于药物抑制了细胞周期进展,导致白细胞生长停滞,但白细胞的功能并不受影响。其他不良反应还包括疲倦、腹泻等。

在临床试验中,CDK4/6 抑制剂联用内分泌治疗药物表现出了明显的疗效,但由于其较高比例的白细胞减少的产生,使得如何在患者中挑选出能从此方案受益最多的人群成为重要的问题。为了使患者获得更多的受益,并尽可能减少不良反应,多项寻找能精准预测 CDK4/6 抑制剂疗效的探索性研究已在临床开展。PALOMA-1 和 PALOMA-3 试验发现,CCND1、p16、PIK3CA 的突变均与疗效无明显相关性。另一项 POP 试验也证实了这个结论,同时显示 Rb 蛋白的早期磷酸化与 CDK4/6 抑制剂的疗效有关。

(二) 组蛋白乙酰化酶抑制剂 HDACi

1. **机制进展** 表观遗传的调控包括 DNA 甲基化、组蛋白乙酰化、核小体重塑及非核小体蛋白修饰等。表观遗传进程的失调控将导致细胞内基因发生变化,在肿瘤的发生发展过程中起重要作用。其中,组蛋白的乙酰化是由组蛋白乙酰化转移酶(histone acetyl-transferase,HAT)及组蛋白去乙酰化酶(histone deacetylase,HDAC)调控的。组蛋白在乙酰化后,促使核小体形成较为疏松的结构,各种转录因子及酶可结合到相应的 DNA 区域,促进基因的转录发生;而组蛋白在去乙酰化后,结构相对紧密,不利于基因转录过程。在肿瘤发生过程中,HDAC 异常结合至正常基因及抑癌基因的转录活性区,导致正常基因无法转录,癌基因发生异常转录,可能在肿瘤的发生、发展过程中具有一定的作用。此外,HDAC 不仅仅作用于组蛋白,也作用于许多其他非组蛋白,介导去乙酰化,包括一些转录因子、转录调节因子、信号传递因子、伴侣蛋白、结构蛋白、炎性调节因子等,提示 HDAC 可能通过多种不同途径参与肿瘤的发生发展。与此同时,组蛋白乙酰化酶抑制剂(HDAC inhibitor,HDACi)也可能通过多种机制对肿瘤细胞产生作用。

目前研究表明,肿瘤细胞中 HDAC 抑制剂的主要作用包括:①可通过多种机制诱导肿瘤细胞死亡,诱导细胞固有通路及外在通路导致肿瘤细胞凋亡、加强活性氧簇(reactive oxygen species,ROS)的产生,增加 ROS 介导的细胞死亡、抑制 DNA 的损伤修复及通过增强免疫细胞功能杀伤癌细胞等。②可通过上调 p21 的表达及下调细胞周期蛋白的表达诱导细胞周期停滞在 G1/S 期。③下调 VEGF 的表达及抑制 HIF-1α 的表达抑制肿瘤血管生成。

人体内已发现的 HDAC 有 18 种,可分为Ⅰ类及Ⅱ类。其中Ⅰ类包括 HDAC1、2、3、8;Ⅱ类又可分为Ⅱa 类,包括 HDAC4、5、7、9;Ⅱb 类包括 HDAC6、10;Ⅲ类包括 HDAC11;Ⅳ类包括 SIRT1、2、3、4、5、6、7。Ⅰ、Ⅱ、Ⅳ类为 Zn^{2+} 离子依赖型,而Ⅲ类为 NAD 依赖型。乳腺癌中 HDAC 亚型主要为 1、2、3、8,其中 HDAC1 的高表达被认为可抑制 ERα 基因的表达从而抑制 ERα 蛋白的生成。

目前 HDACi 主要分为以下几类:苯甲酰胺类(benzamide)、异羟肟酸类(hydroxamic acid)、环四肽类(cyclic tetrapeptide)及脂肪酸类(aliphatic acid)。苯甲酰胺类 HDACi 靶向Ⅰ类 HDAC,异羟肟酸类 HDACi 同时靶向Ⅰ类(HDAC1、2 和 3)和Ⅱ类(HDAC6),而脂肪酸类 HDACi 主要靶向Ⅰ类及Ⅱa 类。

目前临床上使用的 HDACi 类药物包括 SAHA(异羟肟酸类)、MS-275(苯甲酰胺类)、罗米地辛(环四肽类)及丙戊酸(脂肪酸类)等。

2. **临床研究进展** 在一项Ⅱ期临床试验中,比较了进展期乳腺癌患者使用单用依西美坦与联用 HDACi MS-275 的疗效。结果显示,患者 PFS 从 2.3 个月提高到 4.3 个月($HR=0.73$,95% CI:0.5~1.07,$P<0.1$)。研究还发现,在外周血单核细胞中检测到蛋白乙酰化增高可能预测其疗效获益,相关研究正在一项Ⅲ期临床试验中进行。

3. **药物不良反应及应用展望** 以往,HDACi 主要应用于血液恶性肿瘤如淋巴瘤等。在对血液肿瘤的研究中,SAHA 及罗米地辛表现出严重的心脏毒性,心电图检查患者表现为 T 波低平、ST 段压低及 Q-T 间期延长等,其他不良反应还包括疲劳、胃肠道反应、血小板计数减少等。HDACi 在实体瘤中的研究较少,因此在实体瘤治疗中是否会发生相同比例的不良反应尚无定论。在正式进入临床治疗方案前,其疗效与不良反应的研究及权衡需要更多的研究才能确定。

(三) PI3K 抑制剂

1. **机制进展** PI3K-AKT1-mTOR 通路可调控细胞生长过程中的新陈代谢、迁移、存活及血管生成等过程。PI3K 为一个异二聚体,由 PIK3CA、PIK3CB、PIK3CD 及 PIK3CG 中的一种基因编码其中一个蛋白,PIK3R1、PIK3R2、PIK3R3 编码中的一个编码另一个蛋白。PI3K 可使细胞膜上的磷酸肌醇发生磷酸化,并激活 mTOR 通路,从而激活一系列下游通路及分子,介导相应的功能。而 PI3K-mTOR 通路的负调控因素主要包括磷酸酶及一些抑制肿瘤生长的因子。在乳腺癌中,高达 30% 的进展期 ER 阳性乳腺癌有 PIK3CA 的阳性基因突变,但其在 ER 阴性及三阴性乳腺癌中较少发生基因突变。PIK3CA 的基因突变将导致下游 AKT1 及 mTOR 通路的持续性激活,可通过调控 ER 的转录和表达来调控肿瘤的活动及进展。在乳腺癌治疗中联合使用 PI3K 抑制剂可能可获得更好的疗效。

目前,PI3K 抑制剂包括泛 PI3K 抑制剂、广谱 PI3K 及 mTOR 抑制剂、选择性 PI3K 抑制剂。其中,广谱 PI3K 及 mTOR 抑制剂由于在临床试验中显示出过高毒副作用未能进入临床应用。

2. **临床研究进展** BELLE2 Ⅲ期临床试验探究了使用氟维司群及安慰剂与联用氟维司群及泛 PI3K 抑制剂 BKM120 的疗效差异,纳入了 1 147 例绝经后使用 AI 进展期乳腺癌患者。结果显示,联用两种药物将 PFS 从 5.0 个月提高到 6.9 个月

($HR=0.78$,95% CI：0.67～0.89，$P<0.001$)。然而，远期实验结果不支持BKM120的疗效。远期BKM120仅仅产生较小获益，并带来较严重的毒副作用，如抑郁。其他几项对泛PI3K抑制剂的临床研究均未发现阳性疗效结果，一项Ⅱ期临床研究显示GDC-0941不能使AI耐药的进展期乳腺癌患者在PFS中得到明显获益。

选择性PI3K抑制剂可选择性抑制PI3K的其中一种亚型，能更加精确地靶向治疗，并减低其带来的毒性作用。在一项比较单用氟维司群及联用氟维司群与GDC-0032的Ⅰ期临床研究中，50%(6/12例)的患者呈现出明显的效果。进一步的Ⅲ期临床试验SANDPIPER正在进行中。另一项在PIK3CA基因突变的转移性乳腺癌患者中，比较氟维司群单用与联用BYL179的试验结果显示，联用BYL179带来了24%的明显反应率。进一步的Ⅲ期SOLAR-1临床试验正在进行中。

3. **药物不良反应及应用展望** 在使用PI3K抑制剂的患者中，常见的不良反应有血糖升高、转氨酶升高、皮疹、疲劳、口腔炎及胃肠道反应等，同时由于PI3K抑制剂可通过血-脑屏障，也有部分患者可出现如焦虑、易怒或抑郁等精神症状。目前临床研究中，应用选择性PI3K抑制剂展现出了较好的疗效，且在ER阳性乳腺癌中PIK3CA突变是最常见的异常激活的突变之一。因此，从理论上及临床实践上来讲，PI3K抑制剂拥有很好的应用前景。此外，PIK3CA基因突变可部分预测PI3K抑制剂的疗效反应，且PIK3CA基因突变可在循环肿瘤DNA中被检测到。基于这个发现，将来可能得以在临床上挑选出能在PI3K抑制剂中获益最大的患者并充分发挥PI3K抑制剂的疗效。

(四) mTOR抑制剂

1. **机制进展** mTOR是一种丝苏氨酸激酶，如上所述，其可在PI3K-AKT1-mTOR通路中发挥作用，并参与细胞的新陈代谢、迁移等生理过程中，其基因突变及异常激活在肿瘤发生过程中起到一定的作用。同时，其也参与肝激酶B1、AMP激活蛋白酶及结节硬化病基因TSC1、TSC2所介导的机制通路。体外细胞实验发现，在内分泌治疗耐药的癌细胞中mTOR活动增强，此外，内分泌治疗耐药患者中4EBP1水平显示mTOR的激活水平在耐药过程中显著上升；同时，有研究显示在尚未接受过内分泌治疗的患者中，AKT1的激活可介导患者对内分泌治疗的原发耐药。

2. **临床研究进展** 目前，临床上主要有两种类型mTOR抑制剂，一种是纳巴霉素类似物雷帕霉素如西罗莫司及依维莫司，可抑制mTOR中TORC1；另一种是ATP竞争性抑制剂，可同时抑制mTOR中的TORC1及TORC2，且可抑制TORC2介导的反馈环路，从理论上讲比雷帕霉素具有更强的效应。

有多项临床研究探讨了西罗莫司及依维莫司的疗效。一项Ⅱ期临床试验比较了不同剂量西罗莫司联合来曲唑使用与来曲唑单独使用的疗效差异。结果显示，疾病的1年控制率，使用来曲唑及每天10 mg西罗莫司的患者为69%，而使用来曲唑联用间断性30 mg西罗莫司为62%，单用来曲唑为48%。一项Ⅲ期临床试验比较了每2周使用每天30 mg西罗莫司，连用5天，联合来曲唑治疗的疗效。结果显示，联用组与单用来曲唑组的PFS没有显著差异。但有人认为，此结果可能与西罗莫司的剂量及使用方法有关，需要进行进一步的剂量及用法研究以确定其疗效。依维莫司的临床研究也有较多进展。一项Ⅱ期临床试验TAMRAD比较了在对AI治疗耐药的进展期乳腺癌患者中使用他莫昔芬及联用依维莫司的疗效，结果显示，联用后可将无疾病进展时间由4.5个月提高到8.6个月($HR=0.54$,95% CI：0.36～0.81)。另一项Ⅲ期临床试验BOLERO-2评估了依维莫司与依西美坦联合应用于绝经后对AI耐药的进展期乳腺癌患者的疗效，结果显示，联用可将中位PFS由4.1个月提高到11个月，显示出了很好的疗效。

3. **药物不良反应及应用展望** 目前，临床上观察到的不良反应主要包括黏膜炎、腹泻、皮疹、疲倦、厌食、血脂异常、骨髓抑制、非感染性肺炎等。mTOR抑制剂有较多不良反应产生，因此精准地挑选出能从中最大获益的患者非常重要。多项研究显示，mTOR突变、TSC1/2突变、AKT1突变可能与依维莫司的疗效有关，但需要更进一步的研究验证。

综上所述，内分泌耐药是ER阳性乳腺癌治疗的难点和研究热点，目前已有不少药物能够用于逆转或延缓内分泌耐药。可以预见，在不久的将来，会有更多的药物针对不同内分泌耐药机制进行更精准的治疗，有些药物如CDK4/6抑制剂帕博西尼也在早期乳腺癌中进行尝试，以期尽量早期逆转耐药，减少乳腺癌的复发转移。

(朱梦迪 刘 强)

参考文献

[1] Arnedos M, Cheaib B, Bayar MA, et al. Antiproliferative response and predictive biomarkers to palbociclib in early breast cancer: The Preoperative Palbociclib (POP) randomized trial. Cancer Res, 2016,76(4):16-20.

[2] Baselga J, Semiglazov V, Dam PV, et al. Phase Ⅱ randomized study of neoadjuvant everolimus plus letrozole compared with placebo plus letrozole in patients with estrogen receptor-positive breast cancer. Breast Dis, 2009,27(16):2630.

[3] Cardoso F, Costa A, Senkus E, et al. 3rd ESO-ESMO international consensus guidelines for advanced breast cancer (ABC 3). Ann Oncol, 2016,28(1):16-33.

[4] Ellard SL, Clemons M, Gelmon KA, et al. Randomized phase Ⅱ study comparing two schedules of everolimus in patients with recurrent/metastatic breast cancer: NCIC Clinical Trials Group IND.163. J Clin Oncol, 2009,27(27):4536-4541.

[5] Ellis MJ, Bondarenko I, Trishkina E, et al. FALCON: A phase Ⅲ randomised trial of fulvestrant 500 mg vs. anastrozole for hormone receptor-positive advanced breast cancer. Ann Oncol, 2016, 27 (Suppl 6):318.

[6] Finn R, Martin M, Rugo H, et al. PALOMA-2: primary results from a phase Ⅲ trial of palbociclib (P) with letrozole(L) compared with letrozole alone in postmenopausal women with ER+/HER2- advan-ced breast cancer(ABC). J Clin Oncol, 2016, 34(Suppl):507.

[7] Finn RS, Crown JP, Lang I, et al. The cyclin-dependent kinase 4/6 inhibitor palbociclib in combination with letrozole versus letrozole alone as first-line treatment of oestrogen receptor-positive, HER2-negative, advanced breast cancer (PALOMA-1/TRIO-18): a randomised phase 2 study. Lancet Oncol, 2015,16(1):25-35.

[8] Fleming GF, Ma CX, Huo D, et al. Phase Ⅱ trial of temsirolimus in patients with metastatic breast cancer. Breast Cancer Res Treat, 2012,136(2):355-363.

[9] Greene G, Berger M, Baselga J, et al. ESR1 ligand-binding domain mutations in hormone-resistant breast cancer. Nature Gene, 2013,45(12):1439-U189.

[10] Jfr R, Bondarenko IM, Trishkina E, et al. Fulvestrant 500 mg versus anastrozole 1 mg for hormone receptor-positive advanced breast cancer (FALCON): an international, randomised, double-blind, phase 3 trial. Lancet, 2016,388(10063):2997-3005.

[11] Jr SG, Toi M, Neven P, et al. MONARCH 2: abemaciclib in combination with fulvestrant in women with HR+/HER2- advanced breast cancer who had progressed while receiving endocrine therapy. J Clin Oncol, 2017,35(25):2875.

[12] Krop I, Johnston S, Mayer IA, et al. The FERGI phase Ⅱ study of the PI3K inhibitor pictilisib (GDC-0941) plus fulvestrant vs fulves-trant plus placebo in patients with ER+, aromatase inhibitor (AI)-resistant advanced or metastatic breast cancer—Part I results. Cancer Res, 2015,75(Suppl):S2.

[13] Ozaki A, Tanimoto T, Saji S. Palbociclib in hormone-receptor-positive advanced breast cancer. Breast Dis, 2016,27(4):314-315.

[14] Patnaik A, Rosen LS, Tolaney SM, et al. Efficacy and safety of abemaciclib, an inhibitor of CDK4 and CDK6, for patients with breast cancer, non-small cell lung cancer, and other solid tumors. Cancer Discov, 2016,6(7):740-753.

[15] Raphael J, Helou J, Pritchard KI, et al. Palbociclib in hormone receptor positive advanced breast cancer: A cost-utility analysis. Eur J Cancer, 2017,85:146-154.

[16] Sherr CJ, Beach D, Shapiro GI. Targeting CDK4 and CDK6: from discovery to therapy. Cancer Discov, 2016,6(4):353-367.

[17] Wolff AC, Lazar AA, Bondarenko I, et al. Randomized phase Ⅲ placebo-controlled trial of letrozole plus oral temsirolimus as first-line endocrine therapy in postmenopausal women with locally advanced or metastatic breast cancer. J Clin Oncol, 2013,31(2):195-202.

[18] Yardley DA, Ismail-Khan RR, Melichar B, et al. Randomized phase Ⅱ, double-blind, placebo-controlled study of exemestane with or without entinostat in postmenopausal women with locally recurrent or metastatic estrogen receptor-positive breast cancer progressing on treatment with a nonsteroidal aromatas. J Clin Oncol, 2013,31(17):2128-2135.

第七十一章

血管生成抑制剂

由于乳腺癌综合治疗手段的不断进步,患者的OS显著提高,即使是晚期乳腺癌患者,其5年生存率也在20%以上。然而,乳腺癌作为一种全身性疾病,较早就会出现血行及淋巴道转移。因此,即使是早期乳腺癌患者,仍有20%~30%死于局部复发和远处转移。肿瘤在持续生长和侵袭转移过程中离不开肿瘤新生血管的营养供给,研究显示新生血管不仅与实体瘤的生长、浸润及转移密切相关,还与预后明显相关。因此,抑制肿瘤新生血管被认为是一种理想的肿瘤靶向治疗策略。肿瘤血管生成抑制剂(tumor angiogenesis inhibitor,TAI)通过作用于肿瘤血管内皮细胞,抑制新的血管形成,从而阻断肿瘤的营养供给,遏制肿瘤的快速生长与转移。与传统的细胞毒化疗药物相比,这类药物具有靶向性,无明显的剂量限制性毒性,不易引起耐药性问题和严重的不良反应,为肿瘤治疗带来了新的发展空间。当今,抗血管生成已成为肿瘤生物靶向治疗研究的重要方向,也为乳腺癌治疗提供了新的方法,将成为提高乳腺癌治愈率的重要途径之一。

第一节 肿瘤血管生成的基础研究

一、肿瘤血管生成学说

肿瘤血管生成(tumor angiogenesis, neovascularization)是指肿瘤细胞诱导的微血管生长及肿瘤微环境中血液循环建立的过程,对肿瘤的生长、浸润和转移都有重要作用。1971年,Folkman首次系统提出肿瘤生长、转移依赖肿瘤血管生成的学说,奠定了控制肿瘤生长的理论基础。1996年,Hanahan和Folkman提出血管生成切换的概念,进一步阐明了原发实体肿瘤的增殖和转移过程都依赖新生血管的生成,并受促血管生成因子和血管生成抑制因子的双重调节。

实体瘤的生长分为血管前期和血管期两个阶段。在血管前期,实体肿瘤的生长直径不超过1~2 mm,通过弥散作用与周围组织进行气体和物质交换。随着肿瘤不断长大,出现缺乏氧气和营养的情况(尤其是肿瘤组织中心部位),此期肿瘤细胞不断生长、不断死亡,组织处于休眠状态或发生退化,几乎无转移能力。从血管前期到血管期的转换称为"血管生成开关"。一旦经过"开关"转化过程,肿瘤就进入血管期,肿瘤直径超过2~3 mm。细胞数达到1×10^7左右时,其继续生长需要依赖肿瘤血管供氧、获取营养及排泄废物。当肿瘤内血管形成活跃时,促血管生成因子占优势,抑制因子减少,此期肿瘤局部出现大量新生毛细血管,肿瘤细胞呈不可控制性生长并浸润至周围组织。新生血管经过重塑和扩展形成成熟的血管网,为肿瘤转移提供了有利条件,大量肿瘤细胞由此进入血液循环,并在周围组织器官停留,形成肿瘤转移灶。Folkman等进而提出了通过抑制血管生成阻止肿瘤生长的治疗理念,此后抗血管生成治疗肿瘤的理论被确立,并逐渐应用于临床实践。

二、肿瘤血管生成步骤

肿瘤血管生成是一个复杂动态连续的过程,有多种促血管生长因子及其受体、细胞外基质、蛋白水解酶和细胞黏附分子参与反应,主要包括以下5个步骤。①维持血管正常代谢的刺激因子之间的平衡被破坏,促血管生成因子的活性上调,使得血管内皮细胞分化和增殖加快。②内皮细胞和肿瘤细胞释放的多种蛋白水解酶外渗,降解基膜与细胞外基质,引起细胞外基质重塑。③内皮细胞膜上的黏附分子表达水平上调,如整合素 αvβ3 通过激发钙信号调节途径,导致血管内皮细胞向周围组织的基质膜增殖和迁移。④促血管内皮生长因子的受体如 VEGFR-1、VEGFR-2、Tie-1 和 Tie-2 等表达量相应增多,这些受体与 VEGF 结合,促使内皮细胞形成血管网。⑤新生的血管内皮细胞排列呈管状,内部相互贯通,形成成熟的血管网,血流进入肿瘤。上述步骤受复杂机制的调控。

三、肿瘤新生血管的形态结构和功能特点

与正常的血管生成相比,肿瘤血管生成有如下特点。①生长失控:受肿瘤组织分泌的过量促血管生长因子刺激而过度生长,肿瘤组织内血管生成的调节机制失控;肿瘤血管内皮细胞有10%~20%始终处于 DNA 合成状态,也导致肿瘤组织特别是中心部位因缺血、缺氧而坏死。②结构不完整:肿瘤血管管腔不规则,呈窦状扩张,基膜较薄,无外膜细胞或平滑肌细胞包围,因而神经内分泌系统无法对其舒缩状态进行调节。③高通透性:因血管基膜的不完整性,血管内皮细胞之间的连接常常开放并出现裂隙,呈现高通透性的特点,还与肿瘤侵犯胸、腹腔导致胸、腹腔积液的机制有关。

四、肿瘤血管生成调控因子

在正常生理状态下,血管生成因子与血管抑制因子处于动态平衡状态,调控机体血管生成。与正常组织一样,肿瘤新生血管的形成也受促血管生成因子与血管生成抑制因子的共同调节,这些调节因子主要由肿瘤细胞和血管内皮细胞分泌。这些调节因子大致分为以下两类。

1. 促血管生长因子 VEGF、血小板衍生生长因子(platelet derived growth factor,PDGF)、转化生长因子 α(transforming growth factor α,TGF-α)、碱性成纤维细胞生长因子(basic fibroblast growth factor,bFGF)、肝细胞生长因子(hepatocyte growth factor,HGF)、血管生成素(angiogenin)、胰岛素样生长因子-1(insulin-like growth factor-1,IGF-1)、环氧化酶-2(cyclooxygenase-2,COX-2)等。

2. 血管生成抑制因子 血管生成抑素(angiostatin)、内皮抑素(endostatin,ES)、组织金属蛋白酶抑制剂(tissue inhibitor of matrix metalloproteinase,TIMP)、血小板反应素(thrombospondin,TSP)、纤溶酶原激活物抑制剂(plasminogen activator inhibitor,PAI)、白细胞介素-12(IL-12)、干扰素 α 等。

同样,在乳腺癌生长、转移的整个过程中,肿瘤血管生成是其中重要的环节。正常生理状态下,促血管生成因子与血管生成抑制因子处于动态平衡,共同调控机体血管生成。肿瘤发生时,该动态平衡被破坏,导致血管异常增生。肿瘤血管生成是一个多因素、多步骤的复杂过程,其作为恶性肿瘤的一个标志,也是肿瘤转移的早期关键事件之一。在肿瘤发展过程中,不同的血管生成因子在不同阶段优先表达,而 VEGF 作为促肿瘤血管生成活性最强的关键因子,在肿瘤发展的全过程中都有表达。

第二节 血管生成抑制剂在乳腺癌治疗中的临床应用

TAI 是指一类能破坏或抑制血管生成,从而有效阻止肿瘤生长和转移的药物。TAI 通过切断肿瘤赖以生长和转移的营养来源和迁移通道发挥作用,具有许多优势:TAI 抑制血管生成治疗肿瘤,具有很好的特异性和靶向性;药物能通过血流与暴露的血管内皮细胞直接接触而发挥作用,具有剂量小、疗效高、不良反应小等优点;血管内皮细胞基因表达相对稳定,不易产生耐药性。因此,TAI 不会带来传统化疗药物具有的不良反应,如骨髓抑制、胃肠道反应、脱发等。临床研究表明,将 TAI 与传统疗法

相结合,能很好地发挥其作用。它能增强传统化疗、放疗的疗效,同时对于传统治疗后处于消退期的患者,应用 TAI 有可能抑制肿瘤微小转移灶,控制肿瘤的转移和复发。国内外大量实验研究证实,肿瘤血管生成因子与乳腺癌的发生、发展及转移密切相关。2005 年,ASCO 会议上报道了一项转移性乳腺癌Ⅲ期临床研究(ECOG2100)的结果,标志着 TAI 治疗已成为乳腺癌治疗的新热点。美国 FDA 于 2008 年 3 月批准贝伐单抗(bevacizumab)用于乳腺癌治疗,但在 2011 年 11 月撤销了该适应证。

一、抑制血管生成因子

VEGF 是一种高度特异性的内源性促血管内皮细胞生长因子,主要通过与血管内皮细胞表面受体 VEGFR-1(Flt-1)特异性结合,激活受体酪氨酸激酶,引起一系列信号转导,促进内皮细胞的有丝分裂,最终引起新生血管生成;同时,增加基质降解过程中所需酶的表达,提高血管通透性,使肿瘤细胞获得充足的营养而迅速增殖,并通过血管内皮细胞进入血流而发生远处转移。多数研究显示,转移性乳腺导管癌的 VEGF 水平明显升高,还与部分早期乳腺癌患者的不良临床预后有关。因此,VEGF 可能是乳腺癌患者 DFS 和 OS 的独立预后因素之一。VEGF 既可抑制血管内皮细胞凋亡,也可抑制乳腺癌细胞凋亡,可导致肿瘤对化疗及内分泌治疗产生耐药。因此,在乳腺癌治疗中,抗 VEGF 治疗将会有良好的应用前景。目前,临床应用的该类药物主要有两类,一类是直接以 VEGF 为靶点,另一类则靶向于 VEGF 通路中其他信号传递分子。

(一) VEGF 单克隆抗体

贝伐单抗是抗 VEGF 的重组人源化单克隆抗体,通过中和 VEGF 达到阻止 VEGF 的生物学效应,破坏新生血管的形成,减少肿瘤区域血氧和其他营养物质的供应,进而抑制肿瘤的生长。其在人体的半衰期为 17~21 天。临床前期大量实验室研究表明,贝伐单抗和化疗药物联用能降低肿瘤微血管的密度,且具有协同作用。在转移性乳腺癌的治疗中,贝伐单抗已经显示出明显的抗肿瘤作用。最具代表意义的临床研究是 Miller 报道的一项国际多中心开放性随机Ⅲ期临床试验(ECOG2100),美国 FDA 也于 2008 年 3 月批准贝伐单抗联合紫杉类药物应用于转移性乳腺癌的一线治疗。

1. **复发转移性乳腺癌一线治疗** ECOG2100 作为第一项比较单用紫杉醇每周给药方案与紫杉醇联合贝伐单抗一线治疗复发或转移性乳腺癌疗效与安全性的Ⅲ期临床研究,共入组 722 例晚期乳腺癌患者。紫杉醇 90 mg/m^2(第 1、8、15 天)、贝伐单抗 10 mg/kg(第 1、15、28 天)治疗,每 4 周重复。研究结果显示,联合用药组与单药组相比显著延长 PFS(11.8 个月对比 5.9 个月,$P<0.001$),同时提高客观缓解率(ORR)(36.9% 对比 21.2%,$P<0.001$),两组的中位 OS 无明显差异(26.7 个月对比 25.2 个月,$P=0.16$)。AVADO 试验是另一项双盲随机多中心Ⅲ期临床试验,以评价多西他赛联合贝伐单抗一线治疗晚期复发性乳腺癌的疗效和安全性。该研究入组 736 例晚期乳腺癌患者,主要入选标准为 HER-2 阴性。该试验随机分为 3 组:对照组(多西他赛 100 mg/m^2 + 安慰剂)、两个治疗组(多西他赛 100 mg/m^2 + 贝伐单抗 7.5 mg/kg 或 15 mg/kg),3 周重复。结果显示,多西他赛与贝伐单抗联合组较单用多西他赛显著提高 ORR(分别为 46.4%、55.2%、64.1%)和中位 PFS(分别为 8.1 个月、9.0 个月和 10.0 个月),不良反应可以耐受。综合 ECOG2100 和 AVADO 研究结果,两项临床试验共同证实了紫杉类药物联合贝伐单抗的疗效与安全性,显著改善 PFS、ORR 的结论一致,可重复。紫杉类化疗联合贝伐单抗的安全性可控,3 级以上出血、动脉栓塞等不良反应的发生率为 1.2%~3.6%,严重血液学不良反应也未较单纯化疗组有明显增加。RIBBON-1 研究旨在观察常规多个一线化疗药物或方案联合贝伐单抗治疗转移性乳腺癌的疗效与安全性,该多中心随机Ⅲ期临床试验入组标准为未经化疗的局部复发或转移性乳腺癌、ECOG PS 0~1 分、HER-2 阴性以及无中枢神经系统转移的患者。结果显示,与单独化疗方案相比,联用贝伐单抗治疗组的中位 PFS 更长,卡培他滨组 PFS 从 5.7 个月延长至 8.6 个月($P<0.001$),紫杉类/蒽环类药物组从 8.0 个月延长至 9.2 个月($P<0.001$)。

3 项临床研究(ECOG2100、AVADO、RIBBON-1 试验)的研究结果奠定了贝伐单抗在复发转移性乳腺癌一线治疗中的重要地位。这些研究结果基本一致,即贝伐单抗无论与何种化疗药物联合,其一线治疗复发转移性乳腺癌能够超越传统化疗方案的疗效,PFS 明显延长,并且患者耐受性良好,未发现新的治疗相关不良反应。但是,这些患者 OS 没有得到改善。美国 FDA 对贝伐单抗治疗乳腺癌的适应证保留与否有争议,在缺乏 OS 获益的情况下,替代终点(如 PFS)的显著改善能否预测早期乳腺癌患者的治疗获益?

COMET 临床研究旨在评估贝伐单抗联合紫杉醇/卡培他滨治疗三阴性乳腺癌或转移性乳腺癌的疗效,62 例患者的 ORR 为 77%(95% CI:66%~88%),中位 PFS 为 7.6 个月,中位 OS 为 19.2 个月。3 级以上不良反应包括高血压、中性粒细胞减少,22% 的患者因不良反应被迫中断治疗。综上所述,贝伐单抗联合紫杉醇/卡培他滨治疗方案对三阴性乳腺癌有很好的治疗效果,且不良反应可控。

2. 转移性乳腺癌二线治疗 于 2005 年报道的 AVF2119 研究关于贝伐单抗联合卡培他滨二线治疗复发转移性乳腺癌并没有得到 PFS 的改善,仅有肿瘤缓解率的提高。RIBBON-2 是贝伐单抗联合不同化疗方案二线治疗 HER-2 阴性复发转移性乳腺癌的疗效和安全性的Ⅲ期临床试验,共纳入 684 例转移性乳腺癌患者,随机以化疗联合安慰剂或贝伐单抗进行治疗直至疾病进展。与单纯化疗组相比,化疗加贝伐单抗治疗组明显延长中位 PFS(5.1 个月对比 7.2 个月,$P=0.0072$),ORR 也有提高趋势(29.6% 对比 39.5%,$P=0.0193$),但中位 OS 差异仍无统计学意义(16.4 个月对比 18.0 个月,$P=0.372$)。最常见的 3 级不良反应是高血压(9.0%)和蛋白尿(3.1%),并导致更多的治疗中断(7.2% 对比 13.3%)。

3. 新辅助化疗 于 2012 年报道的 NSABP B-40 试验和 GeparQuinto 试验,初步数据显示,早期 HER-2 阴性乳腺癌患者在新辅助化疗的基础上加用贝伐单抗可显著提高 pCR;B-40 研究发现加用贝伐单抗的效果在激素受体阳性和三阴性乳腺癌中均明显提高,pCR 分别从 15.1% 提高至 23.2%,47.1% 提高至 51.5%。在 GBG44 试验中,仅三阴性乳腺癌患者加用贝伐单抗 pCR 提高(分别为 39.3% 和 27.9%),而激素受体阳性患者的 pCR 相近(分别为 7.7% 和 7.8%)。Earl 等报道的一项随机开放Ⅲ期临床研究(ARTemis)结果显示,贝伐单抗联合化疗组患者的 pCR 显著提高,分别为 22%(87/388 例,95% CI:18%~27%)和 17%(66/393 例,95% CI:13%~21%,$P=0.03$)。两组均报道了预期的 3~4 级不良反应,联合组的 4 级粒细胞减少显著增加(22% 对比 17%)。由于仍不清楚以获益 pCR 的提高能否转化为 DFS 和 OS 的改善,需长期随访。只有 Meta 分析才可能提供确定贝伐单抗使早期乳腺癌亚组新辅助化疗达到长期的临床获益。

4. 辅助化疗 BEATRICE 研究和 BETH 试验均提示贝伐单抗在三阴性和 HER-2 阳性乳腺癌的辅助治疗中未能改善生存。两大试验得出的阴性结果表明,贝伐单抗在乳腺癌辅助治疗中价值有限。

5. 贝伐单抗联合其他抗肿瘤药物 研究显示,VEGF 及 HER-2 信号通路存在交叉作用,HER-2 阳性乳腺癌细胞可以部分通过增加 VEGF 表达而增加新生血管生成。对初发乳腺癌患者的体外实验和观察提示,VEGF 与 HER-2 的表达有显著相关性。2013 年的 AVEREL 临床Ⅲ期研究评价贝伐单抗联合他莫昔芬/多西他赛一线治疗 HER-2 阳性复发转移性乳腺癌患者的疗效。424 例患者的 ORR 分别为 70% 及 74%($P=0.3492$),并未显著改善 PFS,含贝伐单抗治疗组更常见 3~4 级中性粒细胞减少症及高血压。

一项对内分泌治疗加用贝伐单抗治疗激素受体阳性/HER-2 阴性晚期乳腺癌的 LEA 和 GALGB 40503 研究的汇总分析证实,将贝伐单抗加用一线内分泌药物来曲唑治疗激素受体阳性晚期乳腺癌患者可提高 PFS(20 个月对比 16 个月),但未改善 OS,同时增加贝伐单抗相关的不良反应,分别是 3 级高血压(23% 对比 2%)和蛋白尿(11% 对比 0)。

6. 争议 尽管贝伐单抗可有效治疗多种恶性肿瘤,非特异毒性比化疗药物少,不良反应程度轻微,普遍耐受,但长期应用仍可能发生严重不良反应。最常见的不良反应为 3 级高血压、蛋白尿、消化道穿孔、粒细胞减少,个别患者发生血栓、可逆性的后部脑病综合征、鼻中隔穿孔等。这些研究结果均无法平息有关贝伐单抗的争论。美国 FDA 专家委员会认为,尽管贝伐单抗可以延缓肿瘤的生长,但是没有证据能改善 OS 和生活质量,相反还证明有严重和危及生命的风险,因此于 2011 年 11 月 18 日宣布撤销贝伐单抗治疗乳腺癌的适应证,但仍然批准用于治疗某些结肠、肺、肾及脑部等肿瘤。在 NCCN 指南中,仍保留贝伐单抗联合紫杉醇作为治疗复发或转移性乳腺癌的推荐方案。但是,中国目前尚未批准贝伐单抗在乳腺癌治疗方面的应用。

(二) VEGFR 酪氨酸激酶抑制剂

VEGFR 酪氨酸激酶(TK)由一组酶蛋白组成,催化某些蛋白质磷酸化。当 VEGF 与其相应的受体高亲和力结合后,这些激酶就被激活并启动细胞内活化信号的转导。选择性 VEGFR 酪氨酸激酶抑制剂(TKI)可通过干扰 VEGFR 信号应答,阻断 VEGF 促血管生成作用。

1. **甲磺酸阿帕替尼** 是国内自主研发的针对靶点 VEGFR-2 较明确的 TKI。2014 年 10 月 17 日,经 CFDA 批准用于晚期胃癌或胃食管结合部腺癌三线及三线以上治疗。除了在胃癌领域,阿帕替尼在乳腺癌、肝癌等其他肿瘤方面也取得了不俗的治疗效果。2017 年,美国肿瘤学会(ASCO)展示了口服长春瑞滨联合阿帕替尼对晚期乳腺癌的疗效和安全性。该项前瞻性Ⅱ期临床研究纳入 HER-2 阴性经蒽环类或紫杉类一线治疗的晚期乳腺癌患者,计划入组 40 例。在 2017 年的全球乳腺癌大会(GBCC)上,由袁芃教授牵头的阿帕替尼联合化疗应用于多线治疗后转移性乳腺癌的研究被大会收录。该项研究入组 23 例接受至少一线治疗后进展的转移性乳腺癌患者,其中 14 例(60.9%)接受含植物类化疗方案,9 例(39.1%)接受非植物类药物方案。研究结果显示,全组患者 ORR 为 34.7%,中位 PFS 为 5.4 个月(95%CI:3.5~7.3 个月),中位 OS 为 8.2 个月(95%CI:4.7~11.7 个月)。治疗出现的不良反应可耐受并得到了有效控制。最常见为高血压、骨髓抑制、手足综合征、蛋白尿、乏力和胃肠道反应,最常见的 3~4 级不良反应为骨髓抑制(39.1%)和胃肠道反应(17.4%)。该项研究不干预临床医生的用药决策,表明阿帕替尼联合化疗用于经多线治疗失败的晚期乳腺癌可以取得显著疗效,不良反应可耐受并可控。

2. **索拉菲尼(sorafenib,BAY43-9006)** 是一种多靶点口服 TKI,用于治疗转移性肾透明细胞癌、晚期肝癌和甲状腺癌。SOLTI-0701 Ⅱ期临床试验评估了索拉菲尼联合卡培他滨对进展或转移性三阴性乳腺癌的疗效,共有 229 例患者入组。结果表明,尽管 OS 没有差异,两组的中位 PFS(6.4 个月对比 4.1 个月,$P=0.001$)及 ORR(38% 对比 31%,$P=0.25$)提高,不良反应如皮疹、腹泻、黏膜炎、中性粒细胞减少、手足综合征等增加。RESILIENCE Ⅲ期临床研究表明,索拉菲尼不能延长 HER-2 阴性乳腺癌患者的 PFS 和 OS。

3. **其他** 舒尼替尼(sunitinib,SU11248)、凡德他尼(vandetanib,ZD6474)、帕唑帕尼(pazopanib)的临床研究均未显著延长乳腺癌患者的 PFS,而毒性增加。此外,多个 TKI 处于临床研究阶段,瓦拉尼(vatalanib,PTK-787,ZK-222584)、西地尼布(cediranib,AZD2171)、莫特塞尼(motes-anib,AMG706)、CP-547632 等已获得基础研究数据证实活性的药物正进入不同阶段的临床试验。尽管目前没有针对 VEGFR 的分子靶向药物上市,但对抗血管生成治疗肿瘤仍具有研究和应用价值。

二、抑制血管内皮细胞增殖及促进血管内皮细胞凋亡

以血管内皮细胞为靶点抗肿瘤血管生成将是令人满意的肿瘤治疗主要手段之一。抑制内皮细胞增殖药物可以直接抑制血管内皮细胞增殖和(或)促进血管内皮细胞凋亡,这类药物可直接作用于遗传稳定的内皮细胞,选择性好,而且内皮细胞直接暴露于血液,药物穿透性好。目前这类药物开发进展缓慢,可能与这类化合物的分子作用机制尚不清楚有关。

内皮抑素为一种内源性 TAI,是从小鼠血管内皮细胞瘤(EOMA)的培养上清中提取的内源性糖蛋白,是胶原蛋白ⅩⅧ的羧基端片段,可以明显降低内皮细胞内凋亡抑制蛋白 Bcl2 和 Bcl2XL 的水平,同时可以阻碍 VEGF 诱导的新生内皮细胞管状结构,还可抑制内皮细胞迁移。内皮抑素可减少肿瘤血管并且抑制转移灶的发生,对正常细胞无毒性,且不产生耐药性,抑制活性随剂量增大而增强,可能与肿瘤内皮细胞接触内皮抑素的总剂量和时间有关。鉴于内皮抑素易失活,中国科研人员研发了重组人血管内皮抑素 YH-16(endostar,恩度),它在内皮抑素母体上添加了 9 个氨基酸,不仅使内皮抑素稳定性提高,半衰期延长,而且生物活性增加。临床上将其联合 NP 方案治疗晚期非小细胞肺癌(NSCLC)已取得了良好的效果,证实重组人血管内皮抑素注射液联合 NP 方案能明显提高晚期 NSCLC 的客观疗效并延长生存时间。2006 年,重组人血管内皮抑素注射液与化疗联合已被《NCCN 临床实践指南》(中国版)推荐为复发和转移 NSCLC 的一线治疗方案,并获得 SFDA 批准为生物制品一类新药上市。在一项前瞻性的重组人血管内皮抑素注射液联合紫杉醇治疗 57 例 HER-2 阴性转移性乳腺癌的Ⅲ期临床研究中,一线、二线、三线及以上治疗的 ORR 分别为 68.4%、79.3%、54.5% 和 16.7%。经过 18.2 个月的中位随访,中位 PFS 为 10.8 个月。最常见的 3~4 级不良反应为骨髓抑制、肝功能异常、周围

神经毒性。与重组人血管内皮抑素注射液相关或可能相关的不良反应为1~2级心律失常、高血压。临床研究显示,内皮抑素单独使用或与其他疗法联用,尽管有低毒性、低免疫原性以及低耐药性等优点,但其有效性仍需经过临床试验进一步证实。

第三节　血管生成抑制剂治疗乳腺癌的局限性及发展趋势

在乳腺癌治疗中,以贝伐单抗为代表的抗血管生成药物已显示出显著抗肿瘤作用,其独特的作用机制决定了贝伐单抗等抗血管生成药物在今后乳腺癌治疗中具有深远的意义。传统化疗药物主要通过抑制细胞增殖周期或细胞毒作用而发挥疗效,除抑制肿瘤细胞外也能抑制和杀伤宿主中一些处于增殖周期的正常细胞,临床表现为严重的毒性作用和不良反应。血管生成抑制剂的优势体现在可直接特异性靶向于被激活的内皮细胞,作用的靶点较单一,不良反应较少,因此无化疗药物常见的骨髓抑制等。理论上,抗血管生成药物的抗瘤谱广,应该对多种实体肿瘤有疗效,而对患者生活质量影响较小。

尽管贝伐单抗使几种常见肿瘤(某些结肠癌、肺癌、肾癌及脑部肿瘤等)的治愈率有了一定程度提高,患者的生存状况有了一定改善,但是其在肿瘤治疗中的作用还有待进一步证实。如乳腺癌治疗中疗效增加的幅度或获益没有转化为OS的改善,相反还有严重和危及生命的风险,被认为与当今的价值医学不符。因此,2010年7月20日美国FDA咨询委员会撤回贝伐单抗治疗乳腺癌的适应证。此后,有关适应证是否保留的争议进入了白热化。其焦点是,在缺乏OS收益的情况下,替代终点(如PFS)的显著改善是否可预测早期乳腺癌患者的治疗收益,而FDA以DFS或PFS这类替代终点为依据批准新药上市并非没有先例。撤销贝伐单抗治疗乳腺癌的适应证批准,除了其重要的4项临床研究结果的有效率和PFS改善最终均没有转换成OS改善外,贝伐单抗的安全性也一直是争论的焦点,主要是3级以及以上不良反应,如高血压、出血、蛋白尿、伤口并发症和消化道穿孔等。乳腺癌患者治疗药物众多,生存时间相对较长,因此上述严重不良反应往往给后续治疗带来困惑。

阿帕替尼、索拉菲尼和舒尼替尼的靶点均是VEGFR-2表面受体,三药的作用机制、不良反应谱相似。但舒尼替尼、索拉菲尼等均被证明单药疗效不佳,目前国产的阿帕替尼单药治疗方案已显示有效性及安全性。阿帕替尼联合化疗及内分泌治疗的疗效是否会获得PFS及OS的获益,目前正在临床研究中,值得持续关注。

肿瘤血管生成过程是一个多因素、多条信号通路参与的极其复杂的过程,在肿瘤生长的早期和晚期血管生成的机制也不尽相同,单独使用某种血管生成抑制剂或是阻断与血管生成相关的某条信号通路,并不能完全阻断肿瘤血管的生成。事实上,研究结果也显示在人体试验中的抑瘤效果并不如动物实验所显示的结果理想。临床前期或临床试验亦证实了抗血管增殖的疗效,但受益多数是一过性的,肿瘤进展或复发仍不可避免。有研究报道,乳腺癌患者血清VEGF水平与其治疗疗效和预后密切相关,可作为乳腺癌患者治疗疗效和预后判断监测的重要指标之一。但是机体内的各种细胞,如肿瘤细胞、血小板、肌细胞、间质和基质细胞都能分泌VEGF,所以血液中或肿瘤组织中VEGF水平的升高不能准确地预测靶向VEGF-VEGFR通路的药物疗效。

肿瘤新生血管生成机制的深入研究及抗血管生成药物的开发,为治疗肿瘤开辟了新的领域。TAI可能对各期乳腺癌都有效,这就需要有效的生物标记指导临床决策,探索预测抗血管生成疗效的关键因子,使TAI联合化疗、放疗、手术、内分泌治疗等方案达到最大的协同增效作用;同时加强不良反应的监测,防止危及生命的并发症发生。TAI疗效的评价尚需设计严谨的前瞻性临床随机试验加以证实。相信在不久的将来,以上问题会逐一解决,抗肿瘤血管生成将成为乳腺癌的标准治疗方案之一。

(韩　娜　王晓稼)

参考文献

[1] 刘淑英,王晓稼.贝伐单抗在肿瘤治疗中相关毒副反应.肿瘤学杂志,2009,15(12):1133-1135.

[2] 王晓稼,钱学珂.HER2 阴性转移性乳腺癌病人二线治疗的有效性和安全性评估:RIBBON-2.循证医学,2012,12(3):153-156.

[3] Aalders KC, Tryfonidis K, Senkus E, et al. Anti-angiogenic treatment in breast cancer: facts, successes, failures and future perspectives. Cancer Treat Rev, 2017, 53:98-110.

[4] Bronte G, Andreis D, Bravaccini S, et al. Sorafenib for the treatment of breast cancer. Expert Opin Pharmacother, 2017, 18(6):621-630.

[5] Brufsky AM, Hurvitz S, Pere E, et al. RIBBON-2: a randomized, double-blind, placebo-controlled, phase Ⅲ trial evaluating the efficacy and safety of bevacizumab in combination with chemotherapy for second-line treatment of human epidermal growth factor receptor 2-negative metastatic breast cancer. J Clin Oncol, 2011, 29(32):4286-4293.

[6] Delaloge S, Pérol D, Courtinard C, et al. Paclitaxel plus bevacizumab or paclitaxel as first-line treatment for HER2-negative metastatic breast cancer in a multicenter national observational study. Ann Oncol, 2016, 27(9):1725-1732.

[7] Hanahan D, Folkman J. Patterns and emerging mechanisms of the angiogenic switch during tumorigenesis. Cell, 1996, 86(3):353-364.

[8] Huang W, Liu J, Wu F, et al. The eficacy and safety of endostar combined with taxane-based regimens for HER-2-negative metastatic breast cancer patients. Oncotarget, 2016, 21:31501-31507.

[9] Miles D, Chan A, Romieu G, et al. Randomized, doubled-blind, placebo-controlled, phase Ⅲ study of bevacizumab with docetaxel or docetaxel with placebo as first-line therapy for patients with locally recurrent or metastatic breast cancer(mBC): AVADO. J Clin Oncol, 2008, 26(15 Suppl):aLB1011.

[10] Robert NJ, Dieras V, Glaspy J, et al. RIBBON-1: randomized, double-blind, placebo-controlled, phase Ⅲ trial of chemotherapy with or without bevacizumab for first-line treatment of human epidermal growth factor receptor 2-negative, locally recurrent or metastatic breast cancer. J Clin Oncol, 2011, 29(10):1252-1260.

[11] Sini V, Cassano A, Corsi D, et al. Bevacizumab as first-line treatment in HER2-negative advanced breast cancer: pros and cons. Tumori, 2016, 102(5):472-480.

[12] van Netten JP, Cann SH, Thornton I, et al. Anti-angiogenic treatment for breast cancer? Cancer Treat Rev, 2017, 55:230.

[13] Wragg JW, Heath VL, Bicknell R. Sunitinib treatment enhances metastasis of innately drug-resistant breast tumors. Cancer Res, 2017, 77(4):1008-1020.

[14] Zambonin V, de Toma A, Carbognin L, et al. Clinical results of randomized trials and real-world data exploring the impact of bevacizumab for breast cancer: opportunities for clinical practice and perspectives for research. Expert Opin Biol Ther, 2017, 17(4):497-506.

第七十二章 酪氨酸激酶抑制剂

酪氨酸激酶在肿瘤的发生与发展过程中起着非常重要的作用,包括位于细胞膜的受体酪氨酸激酶(receptor tyrosine kinase, RTK)和位于细胞质的非受体酪氨酸激酶。在乳腺癌中备受关注的 EGFR 和 VEGFR 均为 RTK。以酪氨酸激酶为靶点的酪氨酸激酶抑制剂(tyrosine kinase inhibitor, TKI)已经成为目前国际抗肿瘤分子靶向治疗药物研发的热点。TKI 通过抑制酪氨酸激酶生物活性,从而抑制肿瘤细胞的损伤修复,使细胞分裂阻滞在 G1 期,诱导细胞凋亡、抗新生血管形成等,从多途径实现抗肿瘤效果。目前应用于乳腺癌的 TKI 从作用靶点来分,可以分为 3 类:作用于 EGFR 的 TKI、作用于 VEGFR 的 TKI 和非受体 TKI。在乳腺癌治疗中,循证医学证据最充分,也是国内外诊治指南和共识推荐的主要是作用于 EGFR 的 TKI,本章重点介绍这部分药物的作用机制以及现有的循证医学数据。

第一节 作用于 EGFR 的酪氨酸激酶抑制剂

作用于 EGFR 的酪氨酸激酶抑制剂(EGFR-TKI)是作用于 EGFR 的酪氨酸激酶小分子化合物。EGFR 属于Ⅰ型酪氨酸激酶受体家族,表达于中胚层和外胚层的各种组织(造血细胞除外),在细胞的生长、增殖和分化等活动中起关键作用。EGFR 由胞外区、跨膜区和胞内区 3 个部分组成,包括 EGFR-1(也称 EGFR 或 HER-1 或 ErbB1)、EGFR-2(也称 ErbB2 或 HER-2 或 Neu)、EGFR-3(也称 HER-3 或 ErbB3)和 EGFR-4(也称 HER-4 或 ErbB4)4 个成员。

配体与 EGFR 胞外区结合,引发两个相同或不同 EGFR 形成同型或异型二聚体,刺激 EGFR 胞内区酪氨酸激酶活性,触发酪氨酸残端的磷酸化,激活其下游的 3 条主要信号通路:①Ras-Raf-MAPK 通路。Ras 的活化开启了多步骤的磷酸化级联反应,最终激活丝裂原活化蛋白激酶(MAPK)、细胞外信号调节激酶(ERK1、ERK2)。ERK1 和 ERK2 主要参与细胞周期调控。②PI3K 和 AKT。活化的 AKT 能激活一系列与细胞生存、抗凋亡有关的反应。③JAK 和 STAT 通路。JAK 是 Janus 家族酪氨酸激酶。活化的 JAK 通过信号转导与转录激活因子(STAT)磷酸化,诱导与生长相关的基因转录,最终导致细胞增殖、迁移、血管生成和抑制凋亡等(图 72-1)。许多肿瘤细胞存在 EGFR 过

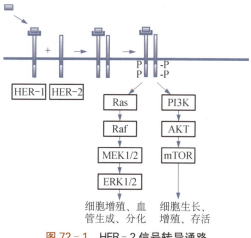

图 72-1 HER-2 信号转导通路

度表达,乳腺癌中 HER-1 过度表达发生率为 27%～30%,HER-2 为 20%～25%,这些患者表现为生存期短、预后差等临床特征。因此,针对这些 EGFR 靶点研发药物,阻断 EGFR 通路,从而抑制肿瘤生长,达到治疗肿瘤的目的。

目前,靶向 EGFR 通路治疗肿瘤的药物主要包括两类(图 72-2):①EGFR 单克隆抗体。以靶向 HER-2 的曲妥珠单抗为代表,它可干扰配体结合受体 HER-2,抑制受体二聚体形成。曲妥珠单抗在乳腺癌治疗中取得重大突破,已成为目前 HER-2 阳性乳腺癌的标准治疗。②EGFR-TKI。这类小分子化合物可进入细胞内,竞争性抑制 EGFR 的酪氨酸激酶部分结合 ATP,抑制 EGFR 的自身磷酸化,从而抑制 EGFR 介导的下游信号转导,因此具有抗肿瘤效果。目前,用于乳腺癌治疗的 EGFR-TKI 主要包括拉帕替尼、来那替尼、吡咯替尼、阿法替尼、吉非替尼、厄洛替尼等。

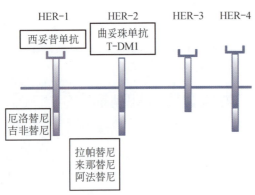

图 72-2 以 EGFR 为靶点的相关药物

一、拉帕替尼

拉帕替尼(lapatinib, Tykerb, GW572016)是一种口服的、双靶点、小分子 TKI,其靶点为 HER-1 和 HER-2。拉帕替尼通过氢键与 HER-1 和 HER-2 的胞内区 ATP 位点结合,形成轻微可逆的无活性结构,抑制两种受体同型二聚体或异型二聚体的酪氨酸激酶磷酸化,阻断 EGFR 信号转导,进而影响基因转录、细胞增殖和凋亡。此外,拉帕替尼还能抑制 PI3K 信号转导途径,下调细胞凋亡抑制蛋白 survivin,促进抑癌因子 FOXO3A 的表达,引起肿瘤细胞凋亡。研究者进行了一系列的研究,逐步证实了拉帕替尼在 HER-2 阳性乳腺癌治疗中的作用,在国内外指南和共识中均将拉帕替尼作为 HER-2 阳性乳腺癌的治疗药物予以推荐。

(一) 体外实验

细胞实验表明,拉帕替尼能降低 HER-2 过表达型乳腺癌细胞系(BT474)中 HER-1 和 HER-2 磷酸化,以时间和剂量依赖的方式阻断下游细胞外信号相关激酶(extracellular signal related kinase, ERK)和 AKT 通路的激活。对曲妥珠单抗耐药的细胞系,拉帕替尼能通过降低磷酸化和激活 IGF-1、S6 激酶两条通路,显示出抑制肿瘤细胞的活性。在 HER-2 过表达的细胞系中联合应用曲妥珠单抗和拉帕替尼,证明了两者抗肿瘤的活性具有叠加和协同作用,这一点在以后的临床研究中进一步得到验证。另外,拉帕替尼具有放疗增敏作用,它可以提高 HER-2 过度表达型乳腺癌细胞系(SUM149)对放射线的敏感性,使肿瘤细胞集落形成减少 10%。

在动物实验中,将人乳腺癌细胞种植到无胸腺小鼠体内,与对照组相比,应用拉帕替尼组的肿瘤体积明显缩小。Chu 等研究发现,用 ER 阳性/他莫昔芬抵抗的乳腺癌细胞种植小鼠,联合拉帕替尼和他莫昔芬治疗,显示出明显的抑制肿瘤细胞增殖、减缓肿瘤增长速度的作用,提示拉帕替尼能够逆转激素耐药的乳腺癌细胞对激素的敏感性。

(二) 临床试验

鉴于体外实验的良好结果,研究者进行了大量的临床试验,结果证实拉帕替尼治疗 HER-2 阳性乳腺癌疗效肯定,且耐受性良好,已成为 HER-2 阳性乳腺癌的标准治疗药物之一。

1. Ⅰ期临床试验　Ⅰ期临床研究结果显示,拉帕替尼在服药后 3 小时达血浆峰浓度,6~7 天达稳态血药浓度;拉帕替尼在肝脏通过细胞色素酶 CYP3A4 代谢,肝功能不良时需要降低剂量,使用 CYP3A4 诱导剂/抑制剂(如抗生素和抗癫痫药物)时拉帕替尼需调整剂量;拉帕替尼使用中无严重不良反应发生,常见的不良反应包括头痛、腹泻、皮疹、感冒样症状、胃肠道症状、肝功能损害。随后,在 67 例 ErbB2 和(或)HER-2 过表达的之前接受过多程治疗的转移性乳腺癌患者中进行了拉帕替尼剂量爬坡试验,最高剂量达 1 600 mg/d,患者耐受良好,拉帕替尼显示临床活性的剂量为 650~1 600 mg/d,以 900~1 200 mg/d 最常见。在使用上述剂量时,常见的不良反应为 1~2 级腹泻(42%)、皮疹

(31%)，无4级不良反应发生，无心脏毒性出现。在剂量超过500～1 600 mg/d时，腹泻与剂量呈线性相关，而与血药浓度无关，提示拉帕替尼对肠道上皮有直接的毒性而导致腹泻。皮疹是靶向HER-2药物常见的不良反应。同时，这项研究还首次显示拉帕替尼的临床治疗活性：对HER-2阳性、曲妥珠单抗治疗无效的转移性乳腺癌患者，在使用拉帕替尼1 200 mg/d的剂量下，4例患者疾病部分缓解(PR)，中位持续时间为5.5个月，另外10例患者病情稳定(SD)，持续时间超过6个月。

2. Ⅱ期和Ⅲ期临床试验

（1）拉帕替尼单药：一项开放的Ⅱ期临床试验纳入经过多程治疗的转移性乳腺癌患者，其中HER-2阳性者140例、HER-2阴性者89例，给予口服拉帕替尼1 500 mg/d。结果显示，HER-2阳性组有效率为1.4%，临床获益率5.7%；HER-2阴性组有效率为0。两组至疾病进展时间(TTP)分别为9.1周和7.6周，中位生存期分别为29.4周和18.6周。常见的不良反应为腹泻(59%)、呕吐(37%)和皮疹(32%)。

随后另一项研究入组78例HER-2阳性转移性乳腺癌患者，之前至少接受2种含曲妥珠单抗的治疗方案，给予拉帕替尼1 250 mg/d或1 500 mg/d，结果有效率为5.1%，临床获益率为9.0%，中位TTP为15.3周，中位生存时间为79周。不良反应可以耐受，与之前研究相似。

从上述研究中发现，拉帕替尼单药治疗乳腺癌的安全性良好，但疗效有限，临床较少使用单药给予患者治疗。随后研究者开展了大量的关于拉帕替尼与其他药物联合治疗乳腺癌的临床研究。

（2）拉帕替尼联合化疗

1）联合卡培他滨：在前期研究的基础上，一项随机对照、多中心、Ⅲ期临床研究(EGF 100151)纳入了321例HER-2阳性且经蒽环类、紫杉类联合曲妥珠单抗治疗失败的晚期乳腺癌患者，对比拉帕替尼+卡培他滨与卡培他滨单药的治疗疗效。该研究排除了之前使用过卡培他滨的患者，但不排除之前使用过氟尿嘧啶的患者，并要求患者左心室射血分数(LVEF)正常；有中枢神经系统转移的患者，如果在停用皮质激素和抗癫痫药物后病情稳定达3个月以上者，可以入组。随机分组后，160例患者接受拉帕替尼+卡培他滨联合方案，拉帕替尼推荐剂量为1 250 mg/d，持续口服，卡培他滨每日2 000 mg/m²，分2次口服，第1～14天，每21天为1个周期；161例患者接受单药卡培他滨每日2 500 mg/m²，分2次口服，第1～14天，每21天为1个周期。两组患者基本情况相似。结果显示，拉帕替尼+卡培他滨与单药卡培他滨比较，能明显延长患者中位PFS(8.4个月对比4.4个月)，降低疾病进展风险51%($P<0.001$)，ORR显著提高(22%对比14%)，OR为1.9(95%CI：1.1～3.4，$P=0.017$)；临床获益率也显著提高(29.3%对比7.4%)，OR为2.0(95%CI：1.2～3.3，$P=0.008$)。然而，平均OS差异无显著性(15.6个月对比15.3个月)，HR为0.78(0.55～1.12，$P=0.177$)。安全性方面，两组基本相似，常见的不良反应是腹泻(65%对比40%)、手足综合征、呕吐、疲乏、皮疹和(或)皮肤反应(29%对比14%)。在心血管事件方面，联合组出现5例治疗相关心血管事件，对照组出现2例治疗无关心血管事件，两组平均LEVF无显著差异。总之，HER-2过度表达的难治性转移性乳腺癌患者使用拉帕替尼+卡培他滨治疗能明显提高TTP，且耐受性良好。美国FDA根据该项研究结果，于2007年3月经优先审批程序批准拉帕替尼联合卡培他滨应用于曲妥珠单抗治疗失败的晚期乳腺癌。该研究的另一项重要发现是，拉帕替尼联合卡培他滨组仅4例出现有症状的中枢神经系统转移，而单药卡培他滨组为13例($P=0.045$)，提示拉帕替尼能明显减少晚期乳腺癌患者脑转移的发生，这一点也在后来的研究中得到证实。

2）联合紫杉醇：Ⅱ期临床研究显示了拉帕替尼联合紫杉醇的有效性和安全性。随后开展的Ⅲ期临床研究(EGF104535)共入组444例HER-2阳性转移性乳腺癌患者，既往在辅助或新辅助治疗中接受过曲妥珠单抗治疗和(或)紫杉醇治疗，但末次治疗距离入组时间超过12个月。患者随机分组至拉帕替尼(1 500 mg/d)+紫杉醇(80 mg/m²，第1、8、15天，每3周方案)组，或安慰剂+紫杉醇(80 mg/m²，第1、8、15，每3周方案)组。研究结果显示，拉帕替尼+紫杉醇组与单用紫杉醇组对比，ORR更高(69%对比50%，$P<0.01$)，临床获益率更高(75%对比56%，$P<0.01$)，PFS更长(9.7个月对比6.5个月，$P<0.01$)，并且OS也得以延长(27.8个月对比20.5个月，$P<0.01$)。由此也证明拉帕替尼联合紫杉醇治疗是HER-2阳性晚期乳腺癌一线治疗可选择方案。

3）联合长春瑞滨：对紫杉醇和卡培他滨治疗无效的转移性乳腺癌患者，长春瑞滨是一个有效的选择。最近报道了一项小样本的临床研究,观察拉帕替尼联合长春瑞滨治疗经紫杉醇和(或)蒽环类治疗失败的转移性乳腺癌患者,拉帕替尼剂量为1 250 mg/d,长春瑞滨为25 mg/m^2,6例患者使用后,因为发生了严重的粒细胞减少,长春瑞滨剂量降低至20 mg/m^2。19例患者中有5例达PR,8例达SD,中位PFS为20周。初步研究结果显示了拉帕替尼+长春瑞滨对转移性乳腺癌的治疗效果。

4) 联合吉西他滨/顺铂:在小规模的Ⅰ期临床研究中,曾接受过多程治疗的HER-2阳性转移性乳腺癌患者19例,给予吉西他滨1 000 mg/m^2,第1、8天,+顺铂25 mg/m^2,第1、8天,+拉帕替尼1 000 mg/d治疗。3~4级不良反应包括血液学毒性、腹泻、肝毒性和黏膜炎。中位PFS为4个月,ORR为44%,提示这是一个有效的方案,拉帕替尼联合吉西他滨治疗也是选择的方案之一。

在晚期乳腺癌治疗中,拉帕替尼联合化疗药物的选择应该本着排除既往已经明确耐药的用药原则,选择合适的联合化疗药物。

(3) 拉帕替尼联合激素治疗:激素抵抗最终成为激素受体阳性患者治疗面对的棘手问题。可能的原因之一是激素治疗上调了其他促进肿瘤增殖的信号通路,如EGFR-1、ErbB2、MAPK和PI3K/Akt等。因此,研究者设想在标准的激素治疗基础上增加新的信号通路抑制剂,可以治疗激素抵抗的患者。近来,有研究提示ErbB2和ER存在交互作用,而这可能导致激素抵抗,并提示联合拉帕替尼和激素治疗可能成为有效的治疗方式;而且这两种药物都是口服制剂,使用方便,毒性重叠较少。

先前的Ⅰ期临床研究纳入39例激素受体阳性的转移性乳腺癌患者,接受来曲唑和拉帕替尼的联合治疗,结果显示常规剂量拉帕替尼和来曲唑合用,患者耐受性良好。随后,在一项Ⅲ期临床试验中,激素受体阳性的绝经后转移性乳腺癌患者,随机接受拉帕替尼1 500 mg/d+来曲唑2.5 mg/d或单药来曲唑治疗。在219例HER-2阳性患者中,联合组中位PFS显著延长(8.2个月对比3.0个月,$HR=0.71$),临床获益率显著提高(48%对比29%)。而在HER-2阴性患者中,PFS无显著改善。联合组3~4级腹泻和皮疹更常见。因此,2010年拉帕替尼被批准与来曲唑联合用于治疗HER-2阳性、激素受体阳性转移性乳腺癌患者。

(4) 联合靶向治疗

1) 联合曲妥珠单抗:有几项临床前研究显示拉帕替尼和曲妥珠单抗对HER-2阳性患者具有协同抗肿瘤作用。Ⅰ期临床研究纳入54例患者,结果显示,拉帕替尼+曲妥珠单抗治疗的耐受性良好。在Ⅲ期临床研究中,曲妥珠单抗治疗失败的HER-2阳性转移性乳腺癌患者296例,随机分为曲妥珠单抗联合拉帕替尼组和拉帕替尼单药组。结果显示,联合组显著改善临床获益率(24%对比12.4%)和PFS($HR=0.73$),但OS无显著差异。联合组患者生活质量(QOL)比拉帕替尼组有明显改善。常见的不良反应为腹泻,而心脏毒性在联合组无加重。这一结果证实了联合组更彻底阻断了HER-2的抗肿瘤效果,是一个有效的非化疗方案。

2) 联合抗血管生成药物:临床前数据表明,抗HER-2和抗VEGF靶向治疗联合使用具有协同抗肿瘤活性。因此,研究者进行了拉帕替尼联合贝伐单抗治疗HER-2过表达转移性乳腺癌的Ⅱ期临床研究。入组52例患者,给予拉帕替尼1 500 mg/d,联合贝伐单抗10 mg/kg,每2周方案,观察到患者中位PFS为24.7周,显示一定的治疗作用,不良反应可以接受。此外,一项拉帕替尼联合贝伐单抗和曲妥珠单抗的临床试验中,患者接受拉帕替尼21天,与贝伐单抗和曲妥珠单抗每3周方案。结果治疗14例。常见的不良反应有腹泻和高血压。推荐Ⅱ期临床研究剂量的曲妥珠单抗6 mg/m^{2}和贝伐单抗15 mg/kg,每3周;拉帕替尼每日1 250 mg。其中有1例患者(1%)获得CR,8例患者(9%)PR,14例患者(15%)SD≥6个月(6个月总SD≥25%)。对于难治性晚期乳腺癌患者,拉帕替尼联合抗血管生成药物的耐受性良好,并有一定的抗肿瘤活性。

3. 拉帕替尼治疗早期乳腺癌患者的临床研究

拉帕替尼对晚期乳腺癌治疗的良好表现,鼓舞人们在新辅助治疗和辅助治疗中进一步评估其作用。NeoALTTO研究是一项拉帕替尼联合曲妥珠单抗双靶治疗与单靶治疗比较新辅助治疗疗效的Ⅲ期临床研究。2008年1月5日~2010年5月27日,入组HER-2阳性早期乳腺癌患者,肿瘤直径>2 cm,这些患者随机分为拉帕替尼组(154例)、曲妥珠单抗组(149例)和拉帕替尼+曲妥珠单抗组(152例)。拉帕替尼组剂量为1 500 mg/d;曲妥珠单抗组首次剂量为4 mg/kg,然后2 mg/kg,每周用药;联合组的拉帕替尼剂量为1 000 mg/d,曲妥珠单抗剂量同上述。最初6周只行抗HER-2靶向治疗,随后12周中靶向治疗联合每周紫杉醇(80 mg/m^2)化疗,之后再行手术。术后接受3个周期FEC(氟尿嘧啶 500 mg/m²,第 1 天+表柔比星 100 mg/m²,第 1 天+环磷酰胺 500 mg/m²,第 1 天)辅助化疗,化疗后再行手术前相同的靶向治疗,直至满 52 周。pCR 在双靶联合组明显升高(51.3%,$P=0.0001$),而曲妥珠单抗组为 29.5%,拉帕替尼组为 24.7%,拉帕替尼组和曲妥珠单抗组比较差异无显著性。在双靶联合组,3 级腹泻、3 级肝功能不良的发生率更高,但无明显心脏毒性发生。后续随访显示,3 年无事件生存率和 3 年 OS,获得 pCR 患者明显优于未获得 pCR 患者。但是,3 年 OS 在双靶联合组和单靶治疗组之间没有差异。NeoALTTO 研究证实了双靶联合治疗在新辅助治疗中的优势。

另有一项比较拉帕替尼或曲妥珠单抗联合化疗,用于早期乳腺癌新辅助治疗的开放性Ⅲ期临床研究(GeparQuinto)。研究共入组 615 例 HER-2 阳性乳腺癌患者,术前接受 EC 序贯多西他赛联合曲妥珠单抗(307 例)或拉帕替尼(308 例)治疗。手术后,曲妥珠单抗组继续接受 6 个月曲妥珠单抗治疗,而拉帕替尼组继续接受 12 个月拉帕替尼治疗。曲妥珠单抗组对比拉帕替尼组,达到 pCR 为 30.3% 对比 22.7%($P=0.04$)。中位随访 55 个月的数据显示,3 年 DFS、DDFS 和 OS,在两组间无差异。曲妥珠单抗治疗组,获得 pCR 患者与非 pCR 患者相比,有 OS 获益($HR=0.15$,$P=0.010$),但是在拉帕替尼治疗组未看到这种差异。在毒性作用和不良反应方面,拉帕替尼组因不良反应需要调整剂量或停用的更多,这可能也影响了拉帕替尼的疗效。其中,腹泻为拉帕替尼联合化疗的剂量限制性不良反应。

同时进行了拉帕替尼在辅助治疗中的研究。著名的 ALTTO 研究就是一项Ⅲ期多中心临床研究,目的是在现有标准曲妥珠单抗治疗基础上增加拉帕替尼是否能够进一步延长患者的 DFS 和 OS。研究设计分为 4 组,分别是单药拉帕替尼辅助治疗 1 年组、单药曲妥珠单抗辅助治疗 1 年组、拉帕替尼序贯曲妥珠单抗辅助治疗 1 年组和拉帕替尼联合曲妥珠单抗辅助治疗 1 年组。2007 年 6 月~2011 年 7 月,总计入组 8 381 例 HER-2 阳性患者,中位随访 4.5 年,拉帕替尼联合曲妥珠单抗组较单药曲妥珠单抗组复发风险下降 16%(555 例 DFS;$HR=0.84$,95% CI:0.70~1.02,$P=0.048$);拉帕替尼序贯曲妥珠单抗组较单药曲妥珠单抗组复发风险下降 4%($HR=0.96$,95% CI:0.80~1.15,$P=0.61$)。拉帕替尼治疗组有更多患者出现腹泻、皮疹和肝功能异常不良反应。研究最终结论为含有拉帕替尼的治疗组与单药曲妥珠单抗组相比,并未明显延长 DFS。因此,目前 1 年曲妥珠单抗治疗仍然是 HER-2 阳性早期乳腺癌的标准治疗。

(三)针对乳腺癌脑转移,拉帕替尼的作用

乳腺癌患者出现脑转移的概率为 10%~16%,但 HER-2 过表达时脑转移的概率明显升高(34%),其中约 50% 的患者死于严重的中枢神经系统病变。HER-2 阳性患者易发生脑转移的可能原因:①抗 HER-2 治疗有效延长了患者 OS,给予患者发生脑转移的时间;②多数药物不能通过血脑屏障;③HER-2 过表达改变了疾病的进程,增加了脑转移概率。拉帕替尼作为小分子物质,理论上能够通过血脑屏障。虽然临床前研究并未发现拉帕替尼能透过完整的血脑屏障并在脑脊液中达到有效的血药浓度,但是脑转移患者的血-脑屏障通透性可能增高,使拉帕替尼可能在脑脊液中达到有效的血药浓度,从而治疗乳腺癌脑转移。因此,有学者就此进行了初步研究。

一项Ⅱ期临床研究入组了 39 例 HER-2 阳性曲妥珠单抗治疗失败的乳腺癌脑转移患者,给予拉帕替尼单药治疗,1 例达到 PR,7 例(18%)在治疗 16 周时评价全身病灶稳定。另一项Ⅱ期临床研究(EGF105084)中,有 242 例在脑部放疗后出现中枢神经系统病灶进展的乳腺癌患者,给予拉帕替尼单药或拉帕替尼+卡培他滨治疗。结果显示,拉帕替尼组 ORR 为 6%,拉帕替尼+卡培他滨组为 20%,肯定了拉帕替尼对乳腺癌脑转移的治疗疗效。此外,最为有利的证据显示拉帕替尼对脑转移治疗疗效的是一项Ⅱ期临床研究,HER-2 阳性脑转移乳腺癌患者在接受全脑放疗之前,口服拉帕替尼(1 250 mg/d)和卡培他滨(2 000 mg/m²,分 2 次口服,第 1~14 天)治疗。中枢神经系统的反应率(CNS-OR)为 65.9%,中位反应时间为 1.8 个月,中位 TTP 为 5.5 个月,将全脑放疗推迟 8.3 个月,中位 OS 为 17 个月。这些研究显示,拉帕替尼对脑转移具有确切疗效。

二、来那替尼

来那替尼(neratinib,HKI272)是一种口服不可逆的全 EGFR-TKI,作用靶点为 EGFR-1、ErbB2

和EGFR-4。Ⅰ期和Ⅱ期临床研究证实了来那替尼对HER-2阳性乳腺癌的临床疗效和可控制的不良反应，而且对于曲妥珠单抗治疗后失败的乳腺癌患者也同样显示有效。

一项开放的多中心Ⅱ期临床试验评估了来那替尼治疗HER-2阳性乳腺癌的疗效和安全性。患者根据之前是否使用过曲妥珠单抗治疗分为2组：A组，之前使用过曲妥珠单抗出现疾病进展的患者63例；B组，之前没有用过曲妥珠单抗的患者63例。所有患者均口服来那替尼240 mg/d治疗。A组和B组比较，16周PFS分别为59%和78%，中位PFS分别为22.3周和39.6周，ORR分别为24%和56%。常见的不良反应为腹泻、恶心、呕吐和疲劳。A组和B组发生3~4级腹泻分别为30%和13%，两组因此导致来那替尼减量的比例分别为29%和4%，但只有1例患者治疗终止。无来那替尼相关性3~4级心脏毒性的报道。该研究结果提示，口服来那替尼治疗HER-2阳性乳腺癌是一个有效的方案，并且耐受性良好。

另一项小样本临床研究初步评估了来那替尼联合曲妥珠单抗对HER-2阳性乳腺癌的治疗疗效。该研究分为两部分：第一部分（剂量增量），患者接受来那替尼160 mg/d或240 mg/d联合曲妥珠单抗4 mg/kg，静脉滴注，随后2 mg/kg，每周方案；第二部分，患者接受每周曲妥珠单抗联合来那替尼240 mg/d治疗。共45例患者入组，ORR为27%，中位PFS为19周，耐受性良好。常见的不良反应为腹泻（91%）、恶心（51%）、厌食（40%）、呕吐（38%）和乏力（27%），无心脏事件发生。

另有一项Ⅱ期临床研究比较单药来那替尼与拉帕替尼联合卡培他滨治疗HER-2阳性晚期乳腺癌的疗效。单药来那替尼剂量240 mg/d；拉帕替尼剂量1 250 mg/d，卡培他滨2 000 mg/m²，第1~14天，21天为1个周期。来那替尼组入组117例患者，拉帕替尼联合卡培他滨组入组116例患者，研究设计是非劣效性检验。但是研究结果显示，中位PFS，来那替尼组为4.5个月，拉帕替尼联合卡培他滨组是6.8个月，中位OS分别为19.7个月和23.6个月。有效率，拉帕替尼组为29%，拉帕替尼联合卡培他滨组为41%，临床获益率分别为44%和64%。按照非劣效性检验假设，来那替尼未取得不劣于拉帕替尼联合卡培他滨治疗的假设。尽管是阴性结果，但是也再次验证了来那替尼单药的疗效。

来那替尼作为小分子TKI，对于HER-2阳性脑转移患者，在一些小样本临床研究中也显示了疗效。相关的临床研究正在进行中。

来那替尼的最为引人注目之处在于，2017年该药被美国FDA批准用于HER-2阳性早期乳腺癌辅助治疗的延长治疗药物。FDA批准来那替尼的这项适应证基于ExteNET研究结果。该项研究设计的目的是观察HER-2阳性早期乳腺癌患者完成标准1年曲妥珠单抗治疗后，继续延长抗HER-2治疗是否能够使患者进一步获益。ExteNET研究是随机双盲多中心的临床研究，完成1年的曲妥珠单抗治疗后未出现复发转移的患者，随机分组至服用1年来那替尼（240 mg，每日1次）治疗或安慰剂治疗。2009年7月至2011年10月，研究总计入组2 840例患者，中位随访5.2年，来那替尼治疗组无浸润性疾病发生病例明显少于对照组（116例对比163例，$HR=0.73$，$95\% CI: 0.57~0.92$，$P=0.008\ 3$），5年无浸润性疾病发生率分别为90.2%和87.7%。未见长期毒性风险。主要不良反应为腹泻，未经腹泻预防处理，来那替尼组3~4级腹泻发生率为40%，而对照组为23%。2017年7月17日，美国FDA批准来那替尼用于完成标准曲妥珠单抗治疗后的HER-2阳性早期乳腺癌，以延长抗HER-2治疗。

三、吡咯替尼

吡咯替尼是一种主要靶向作用于EGFR-1和ErbB2的不可逆双重RTK抑制剂，是中国自主研发的Ⅰ类新药，已经进行了一系列体外和体内研究。

在HER-2过表达细胞系、EGFR过表达细胞系以及HER-2和EGFR低表达细胞系中评价了吡咯替尼对肿瘤细胞的生长抑制。结果表明，吡咯替尼可显著抑制HER-2过表达细胞系的增殖，其对EGFR过表达细胞系也有显著的增殖抑制作用。正如预期，吡咯替尼对HER-2和EGFR低表达细胞无显著增殖抑制作用。

目前，在中国共开展了11项针对吡咯替尼的临床研究：7项Ⅰ期临床研究包括4项在健康受试者中的研究、2项在HER-2阳性转移性乳腺癌（mBC）受试者中的研究（研究BLTN-Ib、BLTN-Ic）和1项在晚期胃癌受试者中的研究（研究BLTN-Id）；1项mBC受试者的Ⅰ/Ⅱ期临床研究（HR-BLTN-Ⅰ/Ⅱ-mBC）；1项正在进行的在HER-2突变非小细胞肺癌（NSCLC）Ⅱ期临床研究(HR-BLTN-Ⅱ-NSCLC研究);2项在mBC受试者的Ⅲ期临床研究(HR-BLTN-Ⅲ-MBC-A研究和HR-BLTN-Ⅲ-MBC研究)。目前,在美国有1项Ⅰ期临床研究正在进行,针对既往接受HER-2靶向治疗后出现疾病进展的HER-2阳性和HER-2突变的实体瘤受试者。上述这些临床研究中常见的不良反应相似,与吡咯替尼动物毒理学研究结果一致。胃肠道疾病、皮肤和皮下反应是迄今为止在临床研究中报道的常见不良反应,值得注意的是腹泻、恶心、呕吐和掌跖红肿综合征。

胃肠道反应:涉及消化系统紊乱的不良反应在各项研究中被频繁报道,包括腹泻、恶心、呕吐和口腔溃疡。腹泻是这些事件中最常见的,也是常见的≥3级不良反应。

血液学毒性:在各项研究中报道的≥3级实验室检查异常的不良反应包括天冬氨酸转酶升高、丙氨酸转氨酶升高、血胆红素升高、血红蛋白水平降低、白细胞计数降低、谷氨酰转移酶升高、血三酰甘油升高、中性粒细胞计数降低和低钾血症等。

皮肤及皮下反应:最常见的是掌跖红肿综合征。吡咯替尼联合卡培他滨时掌跖红肿综合征的发生率和严重程度均明显加重。

对心脏的影响:尽管迄今为止动物毒性研究尚未提示吡咯替尼对心脏功能有任何显著的影响,但临床研究中仍需仔细监测可能出现的心脏毒性。目前观察到有无症状的LVEF 2级下降,QTcF间期延长,也发现有心律失常发生。

总体而言,吡咯替尼安全性较好,不良反应可控。

吡咯替尼在针对HER-2阳性转移性乳腺癌的单中心Ⅰ期临床研究中显示,在80~400 mg剂量,36例可评价疗效患者中的有效率为50%,临床获益率为61%,中位PFS为35.4周。吡咯替尼进行的一项Ⅱ期临床研究,比较其单药与拉帕替尼联合卡培他滨的疗效,取得非常好的结果。基于这项研究结果,预计在2018年年底中国SFDA可能会批准其优先上市,治疗HER-2阳性晚期乳腺癌。

四、其他作用于EGFR的酪氨酸激酶抑制剂

前面重点讲述了3个作用于EGFR的TKI——拉帕替尼、来那替尼和吡咯替尼。拉帕替尼已经在全球上百个国家上市用于HER-2阳性晚期乳腺癌治疗,来那替尼已经获得美国FDA批准用于早期HER-2阳性乳腺癌的辅助治疗,吡咯替尼预计在不久将来,会被中国SFDA批准用于HER-2阳性晚期乳腺癌治疗。此外,还有一些在其他肿瘤如肺癌等批准治疗的药物在乳腺癌中也进行了一些临床研究。由于临床研究数据不够充分,还未批准用于乳腺癌的治疗,以下简要介绍。

(一)阿法替尼

阿法替尼(afatinib, BIBW2992)是靶向EGFR-1和ErbB2的双靶点TKI,其结合是不可逆的。此外,阿法替尼能对抗继发于点突变T790M的EGFR-1过表达,而该突变常常导致对第一代EGFR-1抑制剂包括吉非替尼和厄洛替尼的耐药。在Ⅰ期和Ⅱ期临床试验中,阿法替尼显示明显的抗实体肿瘤的效果,而且耐受性良好。阿法替尼已被美国FDA快速通道审批用于治疗晚期非小细胞肺癌。在乳腺癌方面,Ⅱ期临床研究初步显示阿法替尼在HER-2阳性乳腺癌中的临床活性,在既往对曲妥珠单抗治疗无效的HER-2过表达的转移性乳腺癌患者中亦显示临床疗效。但是,阿法替尼在乳腺癌进行了一项Ⅲ期临床研究(LUX-Breast 1),未取得阳性结果。该项研究2010年8月至2013年4月总计入组508例HER-2阳性晚期乳腺癌患者,既往曲妥珠单抗治疗失败的339例随机分组至阿法替尼联合长春瑞滨治疗组,169例分组至曲妥珠单抗联合长春瑞滨治疗组。研究经独立委员会评审,基于获益风险分析不利于阿法替尼组,于2013年4月终止入组,原阿法替尼联合长春瑞滨治疗组可选择转至曲妥珠单抗联合长春瑞滨治疗组、单药阿法替尼治疗组或单药长春瑞滨治疗组。中位随访9.3个月,阿法替尼联合长春瑞滨治疗组的中位PFS为5.5个月,曲妥珠单抗联合长春瑞滨治疗组是5.6个月。研究未显示阿法替尼对HER-2阳性晚期乳腺癌的疗效优于目前的标准治疗。

(二)吉非替尼

吉非替尼(gifitinib, iressa)是第1个被美国FDA批准应用于临床治疗的EGFR-TKI,其作用靶点为EGFR-1,主要用于非小细胞肺癌的二线治疗。在乳腺癌中也进行了一些小样本临床研究,显示了一定的疗效。但是还需要大样本临床研究提供更多循证医学证据,确立其在乳腺癌中的治疗地位。在乳腺癌中进行的单药吉非替尼有效性的研究,大

多得出了阴性结果,联合治疗显示一定的潜力。一项随机对照Ⅱ期临床研究评估了吉非替尼联合 EC 方案对 ER 阴性早期乳腺癌患者新辅助治疗的作用。要求肿瘤直径不小于 2 cm,共入组 181 例患者,随机接受 4 个周期新辅助 EC 方案+12 周吉非替尼(250 mg/d)或 EC 方案+安慰剂治疗。联合组和单独化疗组的 pCR 分别为 17%和 12%($P=0.44$), ORR 差异无统计学意义($P=0.45$)。联合组的血液学毒性更高。亚组分析显示,三阴性乳腺癌和非三阴性乳腺癌对比,pCR 差异有显著统计学意义($P=0.03$)。

一项随机对照Ⅱ期临床研究对比了他莫昔芬+安慰剂与他莫昔芬+吉非替尼治疗激素受体阳性转移性乳腺癌的安全性和疗效。患者分为 2 组:新诊断为转移的或他莫昔芬辅助治疗后复发的患者(St1 组),芳香化酶抑制剂辅助或一线治疗期间或之后复发的患者(St2 组)。在 St1 组 206 例患者中,吉非替尼联合组和他莫昔芬组的 PFS 分别为 10.9 个月、8.8 个月($HR=0.84$),临床获益率 50.5%对比 45.5%,正期待进一步的研究。在 St2 组 84 例患者中,吉非替尼联合组和他莫昔芬组的临床获益率分别为 29.2%和 31.4%,提示无需进一步研究。St1 组患者的分子标记分析显示,ER 阴性或低表达的患者更有可能从增加吉非替尼治疗中获益。

另外一项Ⅱ期小样本随机对照临床试验比较阿那曲唑+吉非替尼与阿那曲唑+安慰剂对绝经后激素受体阳性转移性乳腺癌患者的疗效。共入组 43 例未接受过内分泌治疗或他莫昔芬治疗失败的患者,随机分为阿那曲唑+吉非替尼与阿那曲唑+安慰剂组。结果显示,联合组 PFS 更长(14.7 个月对比 8.4 个月,$HR=0.55$),临床获益率及 ORR 均显著提高(49%对比 34%,2%对比 12%),且两组患者均耐受性良好。

(三) 厄洛替尼

厄洛替尼(erlotinib,tarceva)与吉非替尼的作用机制类似,也是口服选择性作用于 EGFR-1 的小分子 TKI,目前也主要用于非小细胞肺癌的二线治疗。然而,厄洛替尼在乳腺癌中的研究结果令人失望。一项Ⅰb 期临床研究联合厄洛替尼和 mTOR 抑制剂依维莫司(everolimus)治疗 14 例转移性乳腺癌,结果显示,联合用药的耐受性良好,但未见临床疗效,推荐不再进一步研究。另外一项Ⅱ期临床试验联合厄洛替尼和贝伐单抗治疗 38 例转移性乳腺癌,只有 1 例达到 PR,4 例达到 SD,提示无需对此方案开展进一步的临床研究。

第二节 作用于 VEGFR 的酪氨酸激酶抑制剂

VEGFR 的酪氨酸激酶抑制剂(VEGFR-TKI)是作用于 VEGFR 的酪氨酸激酶小分子化合物。肿瘤细胞通过分泌生长因子诱导新生血管形成,以供给肿瘤细胞生长和增殖。目前发现的最关键的生长因子为 VEGF。血管生成是肿瘤生长、侵袭和转移中必不可少的环节,因此抑制肿瘤血管生成是一个崭新的、充满希望的治疗肿瘤方法。目前的抗血管生成主要通过抑制 VEGF 通路,包括 VEGF 单克隆抗体(如贝伐单抗)和 VEGFR-TKI(如索拉非尼、舒尼替尼等)。这些药物目前都没有被批准用于乳腺癌的治疗,主要原因在于缺乏随机多中心Ⅲ期临床研究结果,或研究结果与现有标准治疗比较并未显示优势。下文简要介绍这些药物在乳腺癌中的临床研究结果。

一、索拉非尼

索拉非尼(sorafenib)是多靶点的小分子 TKI,其靶点包括 VEGFR-2、VEGFR-3、血小板衍生生长因子受体(platelet-derived growth factor receptor,PDGFR)、RAF/MEK/ERK MAPK 通路、c-kit 等。索拉非尼能抑制肿瘤血管生成和直接抑制肿瘤生长。索拉非尼目前获批的适应证是晚期肝癌和肾癌,但在乳腺癌治疗领域也有一些相关临床研究。

(一) 索拉非尼单药

一项Ⅱ期小样本临床试验探讨了单药索拉非尼治疗蒽环类和(或)紫杉类治疗失败的转移性乳腺

癌的疗效和安全性。共入组 23 例患者,96% 之前使用过蒽环类,70% 之前使用过紫杉类。给予口服索拉非尼 400 mg,每日 2 次,第 1~28 天,每 4 周为 1 个周期。使用索拉非尼的中位时间为 2 个周期(1~15 个周期),中位随访时间 2.4 年。20 例可评价疗效,但无患者达到 CR 或 PR,仅 2 例患者达到 SD 超过 6 个月,因此在第一期结束时就停止了研究。可见索拉非尼单药尽管耐受性良好,但以肿瘤缩小为标准,对复治的乳腺癌未能显示出疗效,于是开展了索拉非尼联合化疗的临床研究。

(二) 联合化疗

1. **联合卡培他滨** Baselga 等报道的 ⅡB 期、双盲、安慰剂对照的临床研究 (SOLTI-0701) 共入组 229 例 HER-2 阴性、无法切除的局部晚期或转移性乳腺癌患者,随机接受一线或二线卡培他滨 1 000 mg/m²,每日 2 次,第 1~14 天,每 21 天为 1 个周期;联合索拉非尼 400 mg,每日 2 次或安慰剂治疗。结果显示,索拉非尼联合卡培他滨组的中位 PFS 为 6.4 个月,显著优于卡培他滨单药组的 4.1 个月 ($P=0.001$), ORR 为 38%、31%, 而 OS 差异无显著性 (22.2 个月对比 20.9 个月, $P=0.42$)。不良反应方面,联合组对比单药卡培他滨组,皮疹 (22% 对比 8%)、腹泻 (58% 对比 30%)、黏膜炎 (33% 对比 21%)、粒细胞减少 (13% 对比 4%)、高血压 (18% 对比 12%)、手足综合征 (90% 对比 66%) 发生率较高;严重不良反应中,除手足综合征 (44% 对比 14%) 外,其他的两组相当。有 20% 的联合组治疗组患者、9% 的单药卡培他滨组患者因不良反应而停止治疗。索拉非尼联合卡培他滨在 Ⅱ 期研究中取得了较好疗效,于是开展了 Ⅲ 期临床研究。但是很可惜,Ⅲ 期研究失败了,并未看到联合治疗组较单药治疗组有更好的疗效结果。Ⅲ 期研究是双盲、随机、对照研究,入组 537 例晚期乳腺癌患者,比较索拉非尼 (600 mg/d) 联合卡培他滨 (2 000 mg/d, 第 1~14 天,21 天为 1 个周期) 与安慰剂联合卡培他滨 (2 000 mg/d, 第 1~14 天, 21 天为 1 个周期) 治疗疗效。联合治疗组未延长 PFS (5.5 个月对比 5.4 个月, $HR=0.973$, 95% CI: 0.779~1.217, $P=0.811$), OS 也未延长 (18.9 个月对比 20.3 个月, $HR=1.195$, 95% CI: 0.943~1.513, $P=0.140$), 有效率未提高 (13.5% 对比 15.5%, $P=0.515$)。研究结论是索拉非尼联合卡培他滨治疗与单药卡培他滨比较,无疗效优势,而 3 级不良反应发生率更高。基于这些结果,目前索拉非尼没有治疗乳腺癌的适应证。

2. **联合紫杉醇** 一项双盲、随机、安慰剂对照、多中心的 Ⅱb 期临床研究 (NU07B1) 评估索拉非尼联合紫杉醇一线治疗 HER-2 阴性进展期乳腺癌。共入组 237 例患者,随机接受紫杉醇每周 90 mg/m², 连用 3 周休息 1 周;联合索拉非尼 400 mg, 每日 2 次或安慰剂治疗。紫杉醇联合索拉非尼组对比紫杉醇联合安慰剂组,中位 PFS 无显著改善 (6.9 个月对比 5.6 个月, $HR=0.788$, $P=0.171\,5$), 但显著改善了 TTP (8.1 个月对比 5.6 个月, $HR=0.674$, $P=0.034\,3$) 和 ORR (67% 对比 54%, $P=0.046\,8$), OS 差异无统计学意义 (16.8 个月对比 17.4 个月, $P=0.904$)。3~4 级不良反应主要为手足综合征 (31% 对比 3%)、中性粒细胞减少 (13% 对比 7%) 和贫血 (11% 对比 6%)。索拉非尼组因疟疾和肝功能不良导致死亡 2 例。研究结果提示紫杉醇联合索拉非尼虽然提高了疾病控制率,但没有显著延长 PFS, 不支持开展 Ⅲ 期临床研究。

二、舒尼替尼

舒尼替尼 (sunitinib, SU11289) 与索拉非尼的作用机制相似,也是一种口服的多靶点 TKI, 抑制靶点包括 VEGFR、PDGFR 和 c-kit。舒尼替尼在乳腺癌治疗中的作用也不太乐观。

(一) 舒尼替尼单药

2008 年,Burstein 等发表了一项 Ⅱ 期开放多中心临床研究结果,64 例接受过蒽环类和紫杉醇治疗后复发的晚期转移性乳腺癌患者,给予单药舒尼替尼治疗,50 mg/d, 4 周服药,2 周休息。观察疗效显示,11% 的患者达 PR, 5% 的患者达 SD, 中位 TTP 和 OS 分别为 10 周和 38 周。

另外一项舒尼替尼对比卡培他滨治疗蒽环类和紫杉类治疗失败的 HER-2 阴性晚期乳腺癌的 Ⅲ 期临床研究入组 700 例患者,中期分析显示,舒尼替尼对比卡培他滨无疗效优势,且不良反应加重,因此研究提前终止。该研究指出,舒尼替尼不适宜单药用于治疗转移性乳腺癌。

(二) 联合化疗

一项前瞻性随机对照 Ⅲ 期临床研究评估了舒尼替尼联合多西他赛对比单药多西他赛一线治疗

HER-2阴性进展期乳腺癌:舒尼替尼37.5 mg/d,第2~15天;联合多西他赛75 mg/m²,每21天为1个周期;或单药多西他赛100 mg/m²,每21天为1个周期。296例患者随机分到联合治疗组,297例患者分到单药多西他赛治疗组。联合组对比单药组,ORR显著改善(55%对比42%),中位PFS和中位OS无显著改善(8.6个月对比8.3个月,24.8个月对比25.5个月)。研究结论提示,舒尼替尼联合多西他赛虽然改善了ORR,但没有显著延长PFS或OS,且不良反应明显,不推荐用于治疗进展期乳腺癌。

三、阿帕替尼

阿帕替尼是中国自行研发的拥有自主知识产权的小分子VEGFR-TKI,化学名称为N-[4-(氰基环戊基)苯基]-2-[(4-吡啶甲基)氨基](3-吡啶)甲酰胺甲磺酸盐,分子式为C25H27N5O3S,相对分子质量为493.58(甲磺酸盐)。

阿帕替尼选择性作用于VEGFR2酪氨酸激酶胞内ATP结合位点,阻断VEGF-VEGFR下游信号转导,抑制肿瘤血管生成。较高浓度还能抑制PDGFRβ、c-kit及c-src等激酶。临床前研究证明阿帕替尼对人多种裸鼠移植瘤具有很好的疗效,肿瘤抑制率高。目前已经批准上市,用于治疗晚期胃癌。

在阿帕替尼的Ⅰ期临床研究中,纳入7例晚期乳腺癌患者,4例受试者疗效评价为SD。一项在至少经历过3种化疗方案失败的三阴性乳腺癌中开展的Ⅱ期研究中,第一阶段结果显示,在可评价的22例受试者(剂量为750 mg/d)中,中位PFS为4.6个月,中位OS为8.3个月,疾病控制率为59.1%,ORR为16.7%;第二阶段结果显示,在可评价的56例受试者(剂量为500 mg/d)中,中位PFS为3.3个月,中位OS为10.6个月,疾病控制率为25.0%,ORR为10.7%。安全性分析中不良反应多为1~2级,且500 mg剂量耐受性更好。肿瘤组织pVEGFR2表达水平可作为阿帕替尼治疗三阴性乳腺癌的疗效预测指标,高表达组PFS(6.44个月对比1.97个月,$P=0.014$)和疾病控制率(81.8%对比38.5%,$P=0.047$)显著高于低表达组。

随后进行的甲磺酸阿帕替尼治疗1~4种化疗方案失败的晚期乳腺癌(包括HER-2阳性、抗HER-2治疗失败者)Ⅱ期临床研究结果显示,中位PFS为4.0个月,中位OS为10.3个月,疾病控制率66.7%,ORR为16.7%,安全可控。此项研究支持阿帕替尼在治疗晚期乳腺癌方面开展进一步的临床研究。

第三节　非受体酪氨酸激酶抑制剂

非受体酪氨酸激家族中目前关注较多的是Src激酶家族,它们可与多种受体蛋白结合,参与调节细胞的增殖、分化、黏附、运动及血管生成。阻断或调控Src酪氨酸激酶与这些过表达的受体结合,可以控制肿瘤细胞的增殖及侵袭。目前,较新的非受体TKI有达沙替尼(BMS-354825)、波舒替尼(SKI-606)、塞卡替尼(AZD-0530)等,都是通过竞争Src酪氨酸激酶的ATP位点发挥作用的。大量相关临床研究正在进行中,期待这些结果能为乳腺癌靶向治疗带来更美好的前景。

一、达沙替尼

达沙替尼(dasatinib,sprycel,BMS-354825)是一种多靶点的TKI,其作用靶点包括Src激酶家族(Src、LCK、YES、FYN)、Bcr-Abl、c-kit、EPHA2和PDGFR-B等多种激酶。2006年6月29日,FDA批准达沙替尼用于治疗对伊马替尼等一线药物化疗不敏感的各期慢性粒细胞白血病(CML),以及对其他疗法无效或不能耐受的费城染色体阳性的急性淋巴细胞白血病(ALL)。其主要不良反应包括骨髓抑制(血小板减少、中性粒细胞减少和贫血)、出血、体液潴留和QT间期延长等。

一项Ⅱ期临床试验研究了达沙替尼治疗进展期的HER-2阳性和(或)激素受体阳性乳腺癌的安全性及疗效。入组标准为:化疗后进展,并且之前接受过抗HER-2和雌激素的药物辅助或者解救治疗的转移性乳腺癌,转移病灶不超过2个,且为可测量的病灶。给予达沙替尼每天2次口服,共计70

例患者(中位年龄为55岁)入组,83%的HER-2阳性患者之前接受过抗HER-2治疗,61%的激素受体阳性患者之前接受过内分泌治疗。达沙替尼的起始剂量为70 mg或100 mg,每天2次,两个剂量组的中位治疗时间均为1.8个月。在69例可以评价的患者中,3例达PR,6例达SD(并至少维持了16周),疾病控制率为13.0%。这9例患者均为激素受体阳性(其中有2例HER-2为阳性)。常见的药物相关不良反应为胃肠道不适、头痛、乏力和胸腔积液。有37%的患者发生3～4级不良反应,更多见于100 mg组。提示达沙替尼在进展期激素受体阳性乳腺癌患者中的治疗效果有限。

二、波舒替尼

波舒替尼(bosutinib,SKI-606)与达沙替尼相似,也是一种强效的Src/Abl激酶双重抑制剂。体外实验显示,波舒替尼能显著抑制人乳腺癌细胞MDA-MB-231的增殖、浸润和迁徙。动物实验也显示,与溶媒对照组相比,接受波舒替尼治疗实验组的肿瘤体积明显减少(45%～54%)。提示波舒替尼可能是一个新的阻断乳腺癌生长和转移的抗肿瘤药物。

一项Ⅱ期临床试验观察波舒替尼在已接受过化疗的局部进展或转移性乳腺癌中的作用。总共有73例患者入组,从诊断为转移性乳腺癌到使用波舒替尼的中位时间为24.5个月,给予波舒替尼每天400 mg口服。随访16周PFS为39.6%,并且所有有反应的4例患者均为激素受体阳性,临床获益率为27.4%,2年OS为26.4%。主要的不良反应为腹泻(66%)、恶心(55%)以及呕吐(47%),3～4级转氨酶升高发生率为19%,骨髓抑制罕见。该研究结果表明,波舒替尼对于已接受过化疗的转移性乳腺癌有一定疗效。

三、塞卡替尼

塞卡替尼(saracatinib,AZD0530)是一种Src-TKI。一项Ⅱ期临床研究评价塞卡替尼单药治疗激素受体阴性转移性乳腺癌的安全性及疗效。入组标准:既往仅接受不超过1个化疗的激素受体阴性转移性乳腺癌患者。给予塞卡替尼单药治疗,175 mg/d。主要研究终点为疾病控制率,即CR+PR+SD>6个月,次要终点包括不良反应和PFS。总共有9例患者纳入研究。在接受中位2个周期(1～3个周期)治疗后,没有患者达到疾病控制,中位治疗时间为82天(12～109天)。常见的不良反应为乏力、进行性肝酶增高、恶心、低钠血症、呼吸困难、咳嗽,以及肾上腺功能减退。在该项研究中,塞卡替尼单药并没有显示对激素受体阴性转移性乳腺癌患者的治疗效果。

虽然TKI的开发取得了很多进展,但也面临着诸多挑战。肿瘤细胞基因突变所造成的激酶抑制剂耐药问题越来越严重;如何在多靶点TKI和提高激酶选择性问题上找到一个平衡点;如何在进入临床前对化合物毒性、药代动力学性质等有比较准确的预测,以提高新药开发的速率和避免重复浪费。因此,全面有效地开发抗肿瘤药物,需要化学、分子生物学、蛋白晶体学等各领域的学者通力协作。可以预见,设计合成小分子TKI治疗肿瘤疾病必将走入一个新的时代。

(王 涛 于世英)

参考文献

[1] 王涛,江泽飞.乳腺癌分子靶向治疗进展、困境和出路.中华乳腺病杂志(电子版),2011,5(5):517-524.

[2] 王勇,龙亚秋.蛋白酪氨酸激酶小分子抑制剂的研究新进展.有机化学,2011,31(10):1595-1606.

[3] Azambuja E, Holmes AP, Piccart-Gebhart M, et al. Lapatinib with trastuzumab for HER2-positive early breast cancer (NeoALTTO): survival outcomes of a randomised, open-label, multicentre, phase 3 trial and their association with pathological complete response. Lancet Oncol, 2014,15(10):1137-1146.

[4] Bachelot T, Romieu G, Campone M, et al. Lapatinib plus capecitabine in patients with previously untreated brain metastases from HER2-positive metastatic breast cancer (LANDSCAPE): a single-group phase 2 study. Lancet Oncol, 2013,14(1):64-71.

[5] Barrios CH, Liu MC, Lee SC, et al. Phase Ⅲ randomized trial of sunitinib versus capecitabine in patients with previously treated HER2-negative adva-

nced breast cancer. Breast Cancer Res Treat, 2010, (1): 121-131.

[6] Baselga J, Bradbury I, Eidtmann H, et al. Lapatinib with trastuzumab for HER2-positive early breast cancer (NeoALTTO): a randomised, open-label, multicentre, phase 3 trial. Lancet, 2012, 379(9816): 633-640.

[7] Baselga J, Roché H, Costa F, et al. SOLTI-0701: a multinational double-blind, randomized phase 2b study evaluating the efficacy and safety of sorafinib compared to placebo when administered in combination with capecitabine in patients with locally advanced or metastatic breast cancer (BC). Cancer Res, 2009, 69(Suppl): 45.

[8] Baselga J, Segalla JG, Roché H, et al. Sorafenib in combination with capecitabine: an oral regimen for patients with HER2-negative locally advanced or metastatic breast cancer. J Clin Oncol, 2012, 30 (13): 1484-1491.

[9] Baselga J, Zamagni C, Gómez P, et al. RESILIENCE: phase Ⅲ randomized, double-blind trial comparing sorafenib with capecitabine versus placebo with capecitabine in locally advanced or metastatic HER2-negative breast cancer. Clin Breast Cancer, 2017, 17 (8): 585-594.

[10] Bergh J, Bondarenko IM, Lichinitser MR, et al. First-line treatment of advanced breast cancer with sunitinib in combination with docetaxel versus docetaxel alone: results of a prospective, randomized phase Ⅲ study. J Clin Oncol, 2012, 30(9): 921-929.

[11] Burris HA, Hurwitz HI, Dees EC, et al. Phase I safety, pharmacokinetics, and clinical activity study of lapatinib (GW572016), a reversible dual inhibitor of epidermal growth factor receptor tyrosine kinases, in heavily pretreated patients with metastatic carcinomas. J Clin Oncol, 2005, 23(23): 5305-5313.

[12] Burstein HJ, Storniolo AM, Franco S, et al. A phase Ⅱ study of lapatinib monotherapy in chemotherapy-refractory HER-2-positive and HER-2-negative advanced or metastatic breast cancer. Ann Oncol, 2008, 19(6): 1068-1074.

[13] Burstein HJ, Sun Y, Dirix LY, et al. Neratinib, an irreversible ErbB receptor tyrosine kinase inhibitor, in patients with advanced ErbB2-positive breast cancer. J Clin Oncol, 2010, 28(8): 1301-1307.

[14] Campone M, Bondarenko I, Brincat S, et al. Phase Ⅱ study of single-agent bosutinib, a Src/Abl tyrosine kinase inhibitor, in patients with locally advanced or metastatic breast cancer pretreated with chemotherapy. Ann Oncol, 2012, 23(3): 610-617.

[15] Finn RS, Bengala C, Ibrahim N, et al. Dasatinib as a single agent in triple-negative breast cancer: results of an open-label phase 2 study. Clin Cancer Res, 2011, 17(21): 6905-6913.

[16] Geyer CE, Schwartz G, Lindquist D, et al. Lapatinib plus capecitabine for HER-2-positive advanced breast cancer. N Engl J Med, 2006, 355(26): 2733-2743.

[17] Gradishar WJ, Kaklamani V, Prasad TS, et al. A double-blind, randomized, placebo-controlled, phase 2b study evaluating the efficacy and safety of sorafenib (SOR) in combination with paclitaxel (PAC) as a first-line therapy in patients with locally recurrent or metastatic breast cancer. Cancer Res, 2009, 69(Suppl): 44.

[18] Guan Z, Xu B, de Silvio ML, et al. Randomized trial of lapatinib versus placebo added to paclitaxel in the treatment of human epidermal growth factor receptor 2-overexpressing metastatic breast cancer. J Clin Oncol, 2013, 31(16): 1947-1953.

[19] Harbeck N, Huang CS, Hurvitz S, et al. Afatinib plus vinorelbine versus trastuzumab plus vinorelbine in patients with HER-2-overexpressing metastatic breast cancer who had progressed on one previous trastuzumab treatment (LUX-Breast 1): an open-label, randomised, phase 3 trial. Lancet Oncol, 2016, 17(3): 357-366.

[20] Hu X, Cao J, Hu W, et al. Multicenter phase Ⅱ study of apatinib in non-triple negative metastatic breast cancer. BMC Cancer, 2014, 14: 820.

[21] Hu X, Zhang J, Xu B, et al. Multicenter phase Ⅱ study of apatinib, a novel VEGFR inhibitor in heavily pretreated patients with metastatic triple-negative breast cancer. Int J Cancer, 2014, 135(8): 1961-1969.

[22] Johnston S, Pippen J Jr, Pivot X, et al. Lapatinib combined with letrozole versus letrozole and placebo as first-line therapy for postmenopausal hormone receptor-positive metastatic breast cancer. J Clin Oncol, 2009, 27(33): 5538-5546.

[23] Lin NU, Winer EP, Wheatley D, et al. A phase Ⅱ study of afatinib (BIBW 2992), an irreversible ErbB family blocker, in patients with HER2-positive metastatic breast cancer progressing after trastuzumab. Breast Cancer Res Treat, 2012, 133(3): 1057-1065.

[24] Ma F, Li Q, Chen S, et al. Phase I study and biomarker analysis of pyrotinib, a novel irreversible pan-ErbB receptor tyrosine kinase inhibitor, in patients with human epidermal growth factor receptor 2-positive metastatic breast cancer. J Clin Oncol, 2017, 35(27): 3105-3112.

[25] Martin M, Bonneterre J, Geyer CE Jr, et al. A phase two randomised trial of neratinib monotherapy

versus lapatinib plus capecitabine combination therapy in patients with HER2（＋）advanced breast cancer. Eur J Cancer，2013，49（18）：3763－3772.

［26］Martin M，Holmes FA，Ejlertsen B，et al. Neratinib after trastuzumab-based adjuvant therapy in HER2-positive breast cancer（ExteNET）：5-year analysis of a randomised，double-blind，placebo-controlled，phase 3 trial. Lancet Oncol，2017，18（12）：1688－1700.

［27］Mayer EL，Baurain JF，Sparano J，et al. A phase Ⅱ trial of dasatinib in patients with advanced HER2-positive and/or hormone receptor-positive breast cancer. Clin Cancer Res，2011，17（21）：6897－6904.

［28］Osborne CK，Neven P，Dirix LY，et al. Gefitinib or placebo in combination with tamoxifen in patients with hormone receptor-positive metastatic breast cancer：a randomized phase Ⅱ study. Clin Cancer Res，2011，17（5）：1147－1159.

［29］O'Shaughnessy J，Blackwell KL，Bursein H，et al. A randomized study of lapatinib alone or in combination with trastuzumab in heavily pretreated HER－2（＋）metastatic breast cancer progressing on trastuzumab therapy. Proc Am Soc Clin Oncol，2008，26（Suppl 15）：1015.

［30］Piccart-Gebhart M，Holmes E，Baselga J，et al. Adjuvant lapatinib and trastuzumab for early human epidermal growth factor receptor 2-positive breast cancer：results from the randomized phase Ⅲ adjuvant lapatinib and/or trastuzumab treatment optimization trial. J Clin Oncol，2016，34（10）：1034－1042.

［31］Schuler M，Awada A，Harter P，et al. A phase Ⅱ trial to assess efficacy and safety of afatinib in extensively pretreated patients with HER2-negative metastatic breast cancer. Breast Cancer Res Treat，2012，134（3）：1149－1159.

［32］Somlo G，Martel CL，Lau SK，et al. A phase Ⅰ/Ⅱ prospective，single arm trial of gefitinib，trastuzumab，and docetaxel in patients with stage Ⅳ HER－2 positive metastatic breast cancer. Breast Cancer Res Treat，2012，131（3）：899－906.

［33］Untch M，Loibl S，Bischoff J，et al. Lapatinib versus trastuzumab in combination with neoadjuvant anthracycline-taxane-based chemotherapy（GeparQuinto，GBG 44）：a randomised phase 3 trial. Lancet Oncol，2012,13（2）：135－144.

［34］Untch M，von Minckwitz G，Gerber B，et al. Survival analysis after neoadjuvant chemotherapy with trastuzumab or lapatinib in patients with human epidermal growth factor receptor 2-positive breast cancer in the geparQuinto（G5）study（GBG 44）. J Clin Oncol，2018，36（13）：1308－1316.

第七十三章

新靶向治疗药物研究进展

第一节 靶向治疗概述

恶性肿瘤的传统治疗手段包括手术、放疗、化疗。进入20世纪后半叶，生物学发生了革命性的进展。与20世纪前期物理学的发展带来影像学、放射性核素、激光等巨大变化一样，分子生物学的进展导致临床医学尤其是肿瘤学的重大变革，靶向治疗正是这一变革的产物。

分子生物学研究发现恶性细胞与正常细胞之间存在许多遗传学的差异。众所周知，DNA和RNA作为主要的遗传物质，它们传递遗传信息，指导功能蛋白质的合成，调控生命活动。在此过程中发生的一些分子事件就会促使细胞遗传物质向恶性表型转变，导致细胞的恶性增殖或无控制生长。这些差异主要包括癌基因的突变或过表达，以及抑癌基因的丢失或功能丧失。这些基因水平的变化导致某一条信号通路或功能蛋白的过度激活，影响细胞的分化、增殖、凋亡、转移等。理论上，如果针对这些发生特殊变化的基因或蛋白进行治疗，药物进入体内会特异性地选择与致癌位点相结合发生作用，使肿瘤细胞特异性死亡，而不会或很少波及肿瘤周围的正常组织细胞，这就是所谓的靶向治疗。相对于传统的细胞毒药物杀伤所有增殖周期的细胞而言，其目标更精确，所以又被称为"生物导弹"。同样，因为治疗更具有靶向性，对正常组织影响小，不良反应发生率低，能明显提高患者的生活质量。

分子生物学研究和技术的发展使得研究者对肿瘤的发生与发展有了更准确的认识，能够发现肿瘤致病过程中的一些关键性基因，使得针对相应基因开展针对性的靶向治疗从理论上可行。而转化医学的出现使得这一理想真正成为现实。转化医学的核心就是打破基础研究与药物研发、临床医学之间固有的屏障，将基础实验研究与临床实际需要结合起来，将基础研究的成果迅速有效地转化为临床实际应用的理论、技术、方法和药物，通常被称为"从实验台到病床旁"(from bench to bedside，B to B)。可以说，分子生物学和转化研究的共同发展，使得分子靶向治疗从治疗理念转化成临床上真正看得见摸得着的靶向药物。而分子靶向药物在临床应用中取得了显著的疗效，又反过来证实分子靶向治疗理论的正确性与可行性。迄今为止，很多靶向药物已经在临床起了极其重要甚至是奇迹般的作用，有些已经按照循证医学的原则进入国际肿瘤学界公认的标准治疗方案和规范。可以说，靶向治疗的出现将肿瘤治疗推向了一个前所未有的新阶段，成为未来肿瘤治疗的必然趋势。

第二节 乳腺癌靶向治疗的现状

乳腺癌可以说是最早开展靶向治疗的肿瘤。作为乳腺癌主要治疗手段之一的内分泌治疗，其实就是针对ER通路的靶向治疗,而抗HER-2治疗药物曲妥珠单抗对乳腺癌治疗的成功,使得乳腺癌成为分子靶向药物治疗恶性肿瘤的典范之一,带动了抗HER-2治疗药物领域的快速发展。而近年来针对激素受体阳性、HER-2阴性晚期乳腺癌的靶向药物的快速发展又为这种亚型肿瘤带来了靶向治疗的全新局面。

一、抗HER-2药物

HER-2(c-erbB2/neu)是具有酪氨酸激酶活性的跨膜蛋白,有20%~30%的乳腺癌患者存在HER-2基因扩增或过表达。HER-2过表达的乳腺癌患者DFS和OS下降,是预后不良因子,可能导致对某些化疗药物和内分泌治疗耐药,因此HER-2是乳腺癌治疗的理想靶点。HER-2基因的扩增是导致HER-2过表达的根本原因。

(一) 曲妥珠单抗

曲妥珠单抗(trastuzumab,赫赛汀,herceptin)是第一个以HER-2为靶点的靶向治疗药物,用于HER-2阳性转移性乳腺癌患者。曲妥珠单抗是由鼠单抗4D5衍生的重组人抗HER-2单克隆抗体,是一个95%来源于人、5%来源于鼠的人源化单抗。目前,曲妥珠单抗的抗肿瘤作用机制还未完全阐明,可能的机制包括与HER-2结合,阻断HER-2介导的生长信号的传递;促进HER-2的内化与降解;通过抗体依赖的细胞毒作用(ADCC)杀伤肿瘤细胞;下调VEGF,抑制肿瘤血管生成等。

Slamon等(H0648g)首先报道以H(曲妥珠抗,先给予负荷量4 mg/kg,然后给予2 mg/kg,静脉滴注,每周1次)+AC(多柔比星60 mg/m^2,环磷酰胺600 mg/m^2)或T(紫杉醇175 mg/m^2,静脉滴注,3小时)治疗469例晚期乳腺癌。将未曾接受AC方案治疗者随机分为AC方案或AC+H方案治疗;曾接受AC方案治疗者,给予紫杉醇或紫杉醇加H治疗,每3周为1个周期,共6个周期。结果表明,化疗+H(235例)与单用化疗(234例)组的有效率、中位肿瘤进展时间(TTP)、中位缓解期、中位治疗失败时间(TTF)、中位生存期分别为50.0%对比32%、7.4个月对比4.6个月、9.1个月对比6.1个月、6.6个月对比4.5个月、25个月对比20个月。提示与单用化疗相比,化疗加曲妥珠单抗能明显提高疗效,甚至能明显改善OS,这在晚期乳腺癌的药物中是非常少见的。包括这项研究在内的一系列关键性临床研究(M77001)促使美国FDA与欧盟分别于1998年和2000年先后批准曲妥珠单抗联合紫杉醇治疗HER-2阳性晚期乳腺癌的适应证。

在晚期乳腺癌中,曲妥珠单抗单用的有效率为11%~36%。该药与铂类、多西他赛、长春瑞滨有协同作用,与多柔比星、紫杉醇、环磷酰胺有相加作用,而与氟尿嘧啶有拮抗作用。曲妥珠单抗与上述化疗药物的联合越早使用获益越多。

即使在曲妥珠单抗治疗进展以后,换用化疗方案再继续使用曲妥珠单抗仍能看到生存的获益。除了与化疗联合使用,对于激素受体阳性、HER-2阳性晚期乳腺癌,TAnDEM试验显示,与单用阿那曲唑相比,曲妥珠单抗联合阿那曲唑能够显著延长HER-2阳性、激素受体阳性复发转移性乳腺癌的PFS,两组PFS分别为3.8个月与5.6个月($P=0.005\,9$);在单用阿那曲唑治疗组,尽管只有70%的患者在肿瘤进展后改用曲妥珠单抗治疗,但仍然显示患者的OS有改善趋势(28.5个月对比23.9个月,$P=0.325$)。

曲妥珠单抗在治疗晚期乳腺癌中取得的成功,推动了早期乳腺癌临床研究的迅速开展。从2000年开始曲妥珠单抗辅助治疗的临床研究中,NASBP B-31、NCCTG N-9831、BCIRG-006和HERA最具代表性,全球超过13 000例早期乳腺癌患者入组,结果均证实曲妥珠单抗的使用能够显著降低患者的复发风险和死亡风险。

B-31和N-9831研究比较了AC-T方案辅助化疗基础上加或不加1年曲妥珠单抗治疗的疗效。2005年报道了这两项研究联合分析的结果,发现曲妥珠单抗辅助治疗组3年的复发风险下降52%,死亡风险下降33%。N-9831研究比较了曲妥珠单抗辅助治疗与紫杉醇同时应用及序贯应用的差别。2009年SABCS公布的结果表明,曲妥珠单抗与紫杉醇同时应用较序贯应用的复发风险还能进一步降低25%,两组的5年DFS分别是84%和80%。因此,曲妥珠单抗与紫杉醇同时开始应用可能疗效更好,但也有可能增加心脏毒性的风险。

HERA研究入组5 102例患者,所有患者在完成新辅助或辅助放化疗后被随机分为曲妥珠单抗1年治疗组、2年治疗组和观察组。2013年发表了中位随访8年的结果,1年治疗组的复发风险降低24%。同时亚组分析显示,无论腋窝淋巴结是否转移、激素受体状况和肿瘤大小,各亚组的复发风险均显著降低。

随后观察组有52%的患者选择了交叉到曲妥珠单抗治疗,8年中位随访结果显示,ITT人群中1年治疗组的死亡风险依然降低15%。目前2年曲妥珠单抗辅助治疗的长期随访结果尚未公布,术后1年曲妥珠单抗仍是现今的标准方案,有待HERA最终结果确定最佳的曲妥珠单抗辅助治疗时间。

此外,BCIRG-006研究将患者分为3组:第1组接受多柔比星联合环磷酰胺序贯多西他赛联合曲妥珠单抗(AC→TH方案)治疗;第2组接受多西他赛+卡铂联合曲妥珠单抗(TCH方案)治疗;第3组为对照组,单纯使用AC-T方案化疗。2009年报道的5年DFS分别为84%、81%和75%,5年OS分别为92%、91%和87%。应用曲妥珠单抗的两组之间DFS和OS差异无显著性,但均显著优于单纯化疗组;不含蒽环类TCH方案的心脏安全性优于AC→TH方案,类似于不用曲妥珠单抗的AC-T方案。

上述研究确立了曲妥珠单抗对HER-2阳性乳腺癌术后辅助治疗的金标准地位,而曲妥珠单抗辅助治疗疗程的问题也是一直以来关注的焦点。在HERA研究中,2年曲妥珠单抗治疗与1年曲妥珠单抗治疗相比较,两组的OS类似,$HR=1.05$(95% CI:0.86~1.28,$P=0.6333$);远处再发时间(TTDR)结果也类似;而心脏毒性在2年组更高(7.17%对比4.10%)。对缩短曲妥珠单抗疗程可能性的探索也在进行中。PHARE试验、HORG试验均未证明6个月曲妥珠单抗治疗的疗效不劣于1年治疗。Short-HER研究对比9周和1年疗效,仍是阴性结果。近期公布的SOLID研究,中位随访5.2年,曲妥珠单抗9周治疗组的5年DFS为88.0%,与1年治疗组90.5%相比并没有达到非劣效性研究终点($HR=1.39$,90% CI:1.12~1.72,非劣效界值1.385),仍为阴性结果。2017年发表在 *Cancer Treatment Reviews* 上纳入4项研究共7 614例患者的Meta分析也显示,1年曲妥珠单抗辅助治疗对患者DFS和OS的改善均显著优于缩短疗程的方案。因此,术后1年的曲妥珠单抗仍是现今的标准方案。

根据以上临床试验结果,目前推荐对HER-2阳性患者在术后辅助治疗时,应考虑选择含曲妥珠单抗的联合方案。对肿瘤直径≥1.0 cm或淋巴结阳性的患者,建议辅助曲妥珠单抗治疗1年;对肿瘤直径0.5~1.0 cm的患者,结合其他高危因素,也可考虑辅助曲妥珠单抗治疗。曲妥珠单抗不与蒽环类药物同时使用,但可以与紫杉类药物同时使用,目前推荐在紫杉类辅助化疗期间开始给予曲妥珠单抗,也可以在化疗后开始使用。

充足的证据使得曲妥珠单抗成为HER-2乳腺癌晚期和术后辅助治疗的标准方案。新辅助治疗虽然还没有进入治疗指南,但大量的临床研究显示,化疗加上曲妥珠单抗治疗能显著增加pCR,pCR提高在HER-2阳性乳腺癌可能转化为OS的获益。

目前,免疫组化(IHC)法检测HER-2(3+)或荧光原位杂交(FISH)检测显示扩增是接受曲妥珠单抗治疗的指征。而对于IHC HER-2(2+)者,应通过FISH重新检测,存在HER-2基因扩增的患者方可接受曲妥珠单抗治疗。根据以往研究的结果和药代动力学特征,目前一般选择以体重调节曲妥珠单抗的剂量范围,即初始剂量4 mg/kg,以后每周2 mg/kg;也可以初始剂量8 mg/kg,随后每3周6 mg/kg。两种给药方式的曲妥珠单抗的半衰期均比较长,达25天以上。

曲妥珠单抗最常见的不良反应为发热和寒战,发生率约为40%。多数在首次输注过程中出现,对症处理后可以缓解,多数再次给药时不再发生。曲妥珠单抗不会导致严重的胃肠道反应和骨髓抑制。曲妥珠单抗最严重的不良反应为心功能障碍,主要表现为心力衰竭和LVEF下降,发生率2%~5%。先前曾使用或者目前合并使用蒽环类药物,可使心脏毒性的发生率增加,而高龄以及存在心脏危险因素等情况也明显增加了心脏毒性的发生率。一般心脏毒性没有症状,停药后多数能自行缓解,有症状患者采用常规抗心力衰竭治疗,基本可以缓解。一般建议,在对患者的既往史、体格检查、心电图和超声心动图LVEF基线进行评估后,才能应用曲妥珠单抗。曲妥珠单抗治疗期间,每3~4个月进行一次LVEF监测(心超或放射性核素显像),治疗结束之后可每年进行一次心功能评估。若患者有症状性心功能不全,监测频率应该缩短至每6~8周一次。出现下列情况时,应停止曲妥珠单抗治疗至少4周,并每4周检测一次LVEF:①LVEF较治疗前绝对数值下降≥16%。②LVEF低于该检测中心正常范围,并且LVEF较治疗前绝对数值下降≥10%。但如果4~8周LVEF回升至正常范围,或LVEF较治疗前绝对数值下降≤15%,可恢复使用曲妥珠单抗。若在治疗过程中LVEF持续下降>8周,或因心肌病而停止曲妥珠单抗治疗3次以上者,应永久停止使用曲妥珠单抗。

(二) 拉帕替尼

部分乳腺癌存在 HER-2 和 EGFR 的共同过表达，理论上同时抑制 HER-2 和 EGFR 比单一抑制 HER-2 或 EGFR 更有优势，因为单一抑制剂可能不会有效抑制 HER-2 和 EGFR 的异二聚体。拉帕替尼就是可逆性双受体抑制剂，能有效抑制 HER-2 和 EGFR 的酪氨酸激酶活性。此外，由于拉帕替尼作用于 HER 的胞内区，对于可能导致抗 HER-2 抗体耐药的 HER-2 胞外区截断后形成的 p95^{ErbB2} 仍然有效。

在曲妥珠单抗治疗失败的晚期乳腺癌患者中，拉帕替尼联合卡培他滨(EGF100151)或拉帕替尼联合紫杉醇(EGF30001)同单用化疗相比均可延长 TTP，亚组分析提示联合组脑转移的发生明显减少，两组不良反应发生率相似。2007 年 3 月美国 FDA 批准拉帕替尼(商品名为 Tykerb)上市用于治疗晚期或转移性 HER-2 阳性乳腺癌。拉帕替尼为口服，推荐剂量为 1 250 mg，每日 1 次。对于炎性乳腺癌，也有数项Ⅱ期临床研究显示，拉帕替尼单用或与化疗联合能够取得较好的临床和 pCR。因此，拉帕替尼是继曲妥珠单抗之后第 2 个对 HER-2 阳性乳腺癌治疗有效的靶向治疗药物。目前主要应用于曲妥珠单抗治疗失败的晚期乳腺癌，因其能通过血脑屏障，对脑转移的患者是又一新的选择。

拉帕替尼用于早期乳腺癌的全球多中心临床试验主要有两项：一项是 TEACH 试验。该试验主要选择未使用曲妥珠单抗治疗的 HER-2 过表达的术后患者，对比拉帕替尼 1 年和安慰剂。2011 年圣安东尼奥乳腺癌大会公布了主要研究终点 DFS 的结果。拉帕替尼与安慰剂相比，虽然降低 17% 的复发风险，但并未达到统计学差异($P=0.053$)，为拉帕替尼在早期乳腺癌中的应用蒙上了阴影。另一项更大样本的 ALTTO 试验，进一步否定了拉帕替尼在术后辅助治疗的作用。在 2017 年 ASCO 公布的结果中显示，与曲妥珠单抗单药治疗相比，拉帕替尼+曲妥珠单抗序贯治疗或同时治疗，患者 DFS 的风险较低，但是差异没有显著性。3 个治疗组患者的 4 年 DFS 相似，其中曲妥珠单抗单药组为 86%，拉帕替尼+曲妥珠单抗同时治疗组为 88%，拉帕替尼+曲妥珠单抗序贯治疗组为 87%。

拉帕替尼主要的不良反应为胃肠道反应，包括恶心、腹泻、口腔炎和消化不良等，还包括皮肤干燥、皮疹、背痛、呼吸困难及失眠等。其中腹泻和皮疹较为明显，多项临床试验显示影响患者对药物的依从性。也有极少见但严重的不良反应报道，包括 LVEF 下降和间质性肺炎。

二、抗新生血管药物

肿瘤新生血管生成参与了乳腺癌的发生、发展、转移等关键过程，其中 VEGF 及其受体在调控肿瘤新生血管生成过程中发挥重要作用，对其抑制可以达到抑制肿瘤新生血管生成的作用，最终达到抑制肿瘤的目的。

贝伐单抗是第一个批准上市的 VEGF 抑制剂，属于重组人源化的单克隆 IgG1 抗体，通过抑制 VEGF 而发挥抗血管生成的作用。2004 年 2 月由美国 FDA 批准上市，商品名安维汀(avastin)。最初用于治疗晚期大肠癌，之后尝试用于肺癌、乳腺癌等多种肿瘤。

Ⅱ期临床试验表明，贝伐单抗单药治疗乳腺癌的临床受益率为 17%(CR+PR+SD≥6 个月)。随后多项Ⅲ期临床研究(E2100、AVADO、RIBBON-1、RIBBON-2)比较了一线或二线采用化疗(紫杉醇、多西他赛、卡培他滨)联合贝伐单抗与单用化疗相比，能提高肿瘤缓解率，延长 PFS。2006 年美国 NCCN 指南已推荐贝伐单抗联合紫杉醇用于治疗晚期乳腺癌。但是，由于其缺乏有效的疗效预测指标，加之成本昂贵，OS 获益不显著等原因，目前中国和美国 FDA 均未批准贝伐单抗治疗乳腺癌的适应证。但是，相关的临床研究仍然在进行，并且在 NCCN 指南中仍推荐紫杉醇联合贝伐单抗可以作为复发转移性乳腺癌患者的一线治疗选择。贝伐单抗最常见的不良反应为乏力、高血压、头痛、发热、恶心、呼吸困难、蛋白尿等，而最严重的不良反应就是胃肠穿孔、出血、高血压危象、肾病综合征、充血性心力衰竭等，但发生率很低，多数可以临床控制。

三、EGFR 通路药物

有 40%~50% 的乳腺癌患者存在 EGFR 的高表达，EGFR 与 HER-2 形成异源二聚体可以激活下游的信号转导通路，而且 EGFR 通路与 ER 通路的交叉对话(crosstalk)可能与内分泌治疗的疗效有关。吉非替尼(gefitinib, iressa)和厄洛替尼(elortinib, tarceva)是 EGFR-TKI，西妥昔单抗(centuximab, erbitux)是 EGFR 的单克隆抗体。这些药物因为在肺癌和结直肠癌中的疗效已经批准上市。在乳腺癌中，单药均未显示良好的疗效。在一些小样本Ⅱ期临床研究中,吉非替尼/厄洛替尼联合内分泌治疗(他莫昔芬或芳香化酶抑制剂)可以延长疾病控制时间,一定程度上克服内分泌药物的耐药;西妥昔单抗与化疗药物联合有一定疗效,但疗效增加不显著,似乎在三阴性乳腺癌中获益更明显。

第三节 乳腺癌靶向治疗新药

乳腺癌发病原因复杂,很多基因和信号分子都有可能成为潜在的靶点。表73-1罗列了已经证实或可能为乳腺癌治疗靶点。但实际上乳腺癌细胞的分子通路复杂交错,还有很多信号通路尚不了解,可能的靶点远远不止这些。目前靶向治疗新药研发最多的还是围绕着HER这条信号通路。随着三阴性乳腺癌作为乳腺癌一个特殊亚型日益得到重视,针对三阴性乳腺癌的靶向治疗药物的研发成为另一个重点。

表73-1 乳腺癌靶向治疗的主要靶点

相关信号通路	主要靶点
激素受体通路	组蛋白去乙酰化酶抑制剂(HDACi)
人表皮生长因子(EGFR家族) EGFR/HER-1 HER-2	血管生成 血管内皮生长因子(VEGF)
下游信号通路(Ras、Raf、PI3K、AKT、mTOR、MAPK等)	血管内皮生长因子受体(VEGFR1、VEGFR2) 血小板衍生生长因子(PDGFR)
细胞周期调控点(CDK4/6)	DNA损伤修复(PARP)
胰岛素样生长因子受体(IGFR)家族 IGFR-1 IGFR-2	蛋白激酶C(PKC) 细胞周期蛋白(Cdk) 凋亡通路(BCL2、BCLX)
下游信号通路	热休克蛋白(HSP)

一、抗HER新药

曲妥珠单抗作为抗HER-2治疗的基石药物,虽然能够明显提高HER-2阳性乳腺癌患者的治愈机会,延长晚期HER-2阳性乳腺癌患者的生存时间,但是仍有相当一部分患者术后出现复发转移。因此,需要不断研发新的针对HER-2通路以及抗HER-2治疗耐药的新药。目前这方面的研究是乳腺癌研究中最活跃的一部分。

(一)帕妥珠单抗

帕妥珠单抗是一种重组的单克隆抗体,与曲妥珠单抗不同的是,它主要与HER-2胞外结构域Ⅱ区结合,抑制HER-2本身形成的同源二聚体以及HER-2与HER家族其他成员形成的异源二聚体,从而抑制受体介导的信号转导通路。帕妥珠单抗(P)在曲妥珠单抗治疗失败后的多发转移性乳腺癌患者中并未显示良好的疗效,一度影响其研发。但是,随后发现其与曲妥珠单抗(T)联合治疗HER-2阳性乳腺癌,无论是在晚期(BO17929、PHEREXA)还是新辅助研究(NEOSP-HERE、TRYPHAENA)中都提示双重HER-2阻断能提高疗效。Ⅲ期临床试验CLEOPATRA结果显示,曲妥珠单抗+多西他赛(TH)组和曲妥珠单抗+多西他赛+帕妥珠单抗组患者的PFS分别为18.5个月与12.4个月($HR=0.62, P<0.0001$),加用帕妥珠单抗还能降低死亡风险36%($HR=0.64, P=0.0053$),并且加用帕妥珠单抗并没有在标准治疗方案多西他赛联合曲妥珠单抗基础上增加毒性。因此,帕妥珠单抗于2012年6月被美国FDA批准与曲妥珠单抗和多西他赛联合一线治疗HER-2阳性晚期乳腺癌。

帕妥珠单抗联合曲妥珠单抗用于HER-2阳性乳腺癌的术后辅助治疗的APHINITY研究在2017年ASCO会议上报道了最终结果。随访3年后,帕妥珠单抗联合曲妥珠单抗和化疗组的无浸润性疾病生存(IDFS)为94.1%,曲妥珠单抗联合化疗和安慰剂组的IDFS为93.2%($HR=0.82$, 95% $CI: 0.67\sim1.00$),这种获益在高危亚组更为明显。随访4年后,帕妥珠单抗组淋巴结阳性患者的IDFS为89.9%,标准治疗组淋巴结阳性患者的IDFS为86.7%($HR=0.77$, 95% $CI: 0.62\sim0.96, P=0.019$)。对于激素受体阴性患者,帕妥珠单抗组和标准治疗组4年后的IDFS分别为91.0%和88.7%($HR=0.76$, 95% $CI: 0.56\sim1.04, P=0.085$)。

帕妥珠单抗推荐给药方法为840 mg负荷剂量,

然后 420 mg，每 3 周 1 次。用帕妥珠单抗与曲妥单抗和多西他赛联用常见的不良反应（>30%）是腹泻、脱发、中性粒细胞减少、恶心、疲乏、皮疹和周围神经病。

（二）T-DM1

T-DM1（trastuzumab emtansine）是曲妥珠单抗通过硫醚键同微管抑制药物 DM1 偶联后制备的一类全新的单抗药物，这是乳腺癌领域目前研究较深入、前景乐观的首个单抗偶联物。由 Genentech 和 ImmunoGen 公司合作研发，罗氏公司进行全球开发。

DM1 是 20 世纪 70~80 年代研发的药物，在乳腺癌和肺癌患者中观察到肿瘤缓解。由于治疗指数较窄，未继续开发。通过特殊的连接体将 DM1 和曲妥珠单抗偶联后的药物（T-DM1）能特异性地与 HER-2 过表达的肿瘤细胞结合，药物内化，在肿瘤细胞内释放 DM1。因此，T-DM1 既保留了曲妥珠单抗对 HER-2 阳性乳腺癌的靶向性，又携带高效的细胞毒药物（DM1）进入肿瘤细胞，抑制微管蛋白聚合和微管动力学，发挥抗肿瘤作用。理论上，T-DM1 可以克服曲妥珠单抗的耐药性。

T-DM1 的早期临床研究均显示很好的疗效，在曲妥珠单抗治疗失败的患者中单药有效率达 26%~44%。Ⅱ期临床研究发现，T-DM1 与曲妥珠单抗联合多西他赛比较，可以进一步延长 HER-2 阳性晚期乳腺癌患者 5 个月的 PFS，并且耐受性和安全性明显优于两药联合。T-DM1 临床试验所采用的给药方法是 3.6 mg/kg，每 3 周 1 次。主要不良反应包括乏力、恶心、血小板减少、白细胞减少、腹泻、水肿和脱发等，但多数轻微。2012 年 ASCO 会议报道了Ⅲ期随机对照临床研究（EMILIA）结果。在含曲妥珠单抗和紫杉类药物治疗失败的复发转移性乳腺癌中，T-DM1 无论是缓解率、PFS、OS 都优于当前的标准选择拉帕替尼＋卡培他滨，并且毒性更小，很可能取代后者成为新的治疗标准。预计 T-DM1 很快就能批准上市。目前 T-DM1 的其他研究，包括与帕妥珠单抗联合以及新辅助和辅助治疗的研究正在进行中。

（三）来那替尼

来那替尼（neratinib，HKI-272）属苯胺喹啉类化合物，也是小分子酪氨酸激酶抑制剂，但是不同于拉帕替尼，它对 EGFR/HER-1、ErbB-2/HER-2 和 ErbB-4/HER-4 这 3 种信号转导途径的抑制是不可逆的。临床前研究及临床研究数据表明，无论是作为单药治疗，还是与化疗联用，来那替尼对 HER-2 阳性乳腺肿瘤均存在抗肿瘤活性。

在Ⅰ/Ⅱ期临床试验中，多程化疗后，曲妥珠单抗治疗失败的患者，单药来那替尼的有效率达 24%~32%，中位 PFS 为 22.3~39.6 周。来那替尼的主要不良反应是腹泻，其次是恶心和皮疹。虽然 2011 年 SABCS 报道的Ⅱ期非劣效性临床研究显示，来那替尼单药治疗 HER-2 阳性复发转移性乳腺癌并不优于拉帕替尼＋卡培他滨，但是随着来那替尼与紫杉类药物、长春瑞滨、卡培他滨联合治疗复发转移性乳腺癌的结果陆续报道以及将来大型Ⅲ期研究的开展，来那替尼仍有可能成为继拉帕替尼之后第二个批准的 HER-1/HER-2 的 TKI。

虽然来那替尼在晚期 HER-2 阳性乳腺癌中没有突出的研究结果，但是 ExteNET 研究 5 年结果公布，与 2015 年公布的 3 年结果一致。该研究比较了 1 年来那替尼治疗对比安慰剂治疗对接受过 1 年曲妥珠单抗治疗的早期乳腺癌患者的疗效。5 年 IDFS 分别为 90.2% 和 87.7%（$P=0.0083$），此前报道的 3 年结果分别为 90.5% 和 88.6%（$P=0.023$）。来那替尼目前是唯一可用于 HER-2 阳性乳腺癌术后辅助治疗的 HER-1/HER-2 的 TKI 药物。

（四）吡咯替尼

吡咯替尼是中国自主研发的抗 HER-2 新药。其作用机制与来那替尼类似。Ⅰ期临床试验结果显示，马来酸吡咯替尼联合卡培他滨治疗 HER-2 阳性晚期乳腺癌的 PFS 为 35.4 周，而拉帕替尼早期公布的临床数据为 27 周，可见马来酸吡咯替尼有可能优于拉帕替尼。目前，吡咯替尼联合卡培他滨对比拉帕替尼联合卡培他滨的Ⅱ期临床研究已经结束，Ⅲ期临床研究正在进行中。吡咯替尼有可能取代拉帕替尼成为曲妥珠单抗治疗失败后的标准治疗。

二、抗血管生成新药

虽然贝伐单抗治疗乳腺癌的地位仍有争议，但并不妨碍在乳腺癌中探索新的抗血管生成药物。目前，临床研究阶段相对较早的是作用于 VEGFR 的小分子激酶抑制剂，如索拉非尼和舒尼替尼，而抗 VEGFR 的单克隆抗体、VEGF 捕获剂（VEGF trap）等新药的数据非常有限。

(一) 索拉非尼

索拉非尼(sorafenib,多吉美)是一种多靶点丝氨酸/苏氨酸激酶抑制剂,靶点包括c-raf和b-raf以及RET、Flt-3和c-kit。索拉非尼对肿瘤血管发生过程中重要受体的酪氨酸激酶包括VEGFR家族(VEGFR1~3)以及血小板衍生生长因子受体(PDGFR)也有很强的活性。因此,索拉非尼在体内的抗肿瘤活性一是通过抑制Raf/MEK/ERK通路对肿瘤生长的直接作用;二是通过药物的抗血管生成作用。目前已经批准用于治疗肝细胞肝癌和肾细胞癌。

单药索拉非尼在转移性乳腺癌中并未显示很强的活性。但是,Baselga等最近报道了SOLTI 0701 Ⅱ期临床研究结果,在HER-2阴性晚期乳腺癌患者中,卡培他滨联合索拉非尼与卡培他滨联合安慰剂相比,能显著延长患者的PFS($P=0.0006$),耐受性良好。因此,后续研究将主要针对索拉非尼与化疗药物或其他靶向药物的联合。

(二) 舒尼替尼

舒尼替尼(sunitinib,索坦,sutent)通过抑制$PDGFR\alpha$、$PDGFR\beta$、VEGFR1~3、KIT、FLT3、集落刺激因子1受体(CSFR)和神经胶质细胞系衍生的神经营养因子受体(RET)而产生抗肿瘤和抗血管生成作用。虽然舒尼替尼已经批准上市,但在乳腺癌中的地位还处于研究阶段。Ⅱ期临床研究显示,舒尼替尼单药客观有效率为11%,中位TTP 10周左右,而与多西他赛序贯使用的有效率可达72.2%。舒尼替尼联合不同化疗药物用于一至三线治疗晚期乳腺癌的Ⅲ期临床研究正在进行中,其中部分研究因为未达到中期分析要求而提前终止。目前,舒尼替尼在乳腺癌治疗中的应用前景并不乐观。

三、针对激素受体阳性/HER-2阴性的靶向治疗新药

(一) 依维莫司

依维莫司(everolimus)是雷帕霉素的大环内酯类衍生物。该药于2003年首次在瑞典上市,当时临床主要应用于预防肾移植和心脏移植手术后的排斥反应。它主要通过作用于PI3K-AKT通路下游的一个关键分子mTOR,起到抑制肿瘤的作用。依维莫司还可以通过抑制肿瘤细胞的缺氧诱导因子-1(HIF-1)和VEGF的生成,以及VEGF诱导内皮细胞增殖的间接作用,抑制肿瘤血管生成,发挥抗肿瘤作用。2007年10月欧洲批准依维莫司治疗胃肠神经内分泌肿瘤的适应证,2009年3月美国FDA批准其肾癌的适应证(商品名Afinitor)。目前依维莫司还在多种其他肿瘤中开展临床研究,其中就包括乳腺癌。

内分泌治疗耐药的一个可能机制是ER通路与其他生长信号传导通路存在交叉对话(crosstalk),即使抑制ER通路,其他生长信号通路的异常激活会导致内分泌耐药。因此,内分泌治疗联合生长信号通路的靶向药物有可能逆转内分泌治疗耐药。PI3K-AKT-mTOR通路是许多细胞膜表面受体(EGFR家族、VEGFR、PDGFR、IGFR)下游主要的信号通路之一,因此抑制其通路下游就有可能克服靶向治疗药物如曲妥珠单抗的耐药。这个理论在临床前和Ⅰ~Ⅱ期临床试验中已得到初步证实。目前,依维莫司正在全球进行2项针对HER-2阳性乳腺癌比较化疗联合曲妥珠单抗±依维莫司的Ⅲ期临床随机研究(BOLERO-1、BOLERO-3),探索依维莫司能否克服曲妥珠单抗的耐药。此外,ER通路与PI3K-AKT-mTOR通路存在交叉对话,因此mTOR抑制剂可能会逆转内分泌治疗的耐药。BOLERO-2研究结果显示,对来曲唑或阿那曲唑治疗失败的绝经后晚期乳腺癌患者,依西美坦联合依维莫司治疗能明显延长患者的PFS(7.4个月对比3.2个月,$P<1\times 10^{-16}$)。

(二) CDK4/6抑制剂

近年来,CDK4/6抑制剂帕博西尼(palbociclib)、瑞博西尼(ribociclib)、玻玛西尼(abemaciclib)都先后在晚期激素受体阳性/HER-2阴性绝经后乳腺癌的研究中证明其与芳香化酶抑制剂或氟维司群联合治疗能显著延长患者的PFS。CDK4/6抑制剂能抑制CDK4/6与cyclin D1的结合,而后者结合以后能使Rb(一种抑癌基因)磷酸化,导致Rb的抑癌作用消失,细胞进入细胞周期不断增殖分裂。在PALOMA-2临床研究中,接受阿那曲唑或来曲唑作为(新)辅助治疗一部分的患者,若自辅助治疗完成后>12个月疾病进展,来曲唑加帕博西尼与单药来曲唑相比,中位PFS从14.5个月延长至24.8个月($P<0.000001$,$HR=0.58$);而在PALOMA-3临床研究中,帕博西尼与氟维司群联合治疗与单药氟维司群相比,中位PFS延长近5个月(9.5个月对比4.6个月,$HR=0.46$,$P<0.0001$)。随后,

Monalissa 系列研究和 Monarch 系列研究也证实了瑞博西尼、玻玛西尼有类似的疗效。可以说,CDK4/6抑制剂的时代已经来临。

(三) PI3K 抑制剂

PI3K 抑制剂同样作用于 PI3K - AKT - mTOR 通路,是其上游的 PI3K 信号转导因子。在 BELLE - 2 研究中,针对绝经后内分泌治疗抵抗的激素受体阳性/HER - 2 阴性晚期乳腺癌患者,PI3K 抑制剂 Buparlisib 联合氟维司群和单药氟维司群组患者的中位 PFS 分别为 6.9 个月和 5.0 个月 ($HR=0.78$,$P=0.00021$)。目前大量靶向于 PI3K 信号通路的候选药物正处于不同的临床研究阶段。根据不同的作用机制,可将其分为 3 类,分别:广谱型 PI3K 抑制剂、亚型特异性 PI3K 抑制剂,以及可作用于 PI3K 及 mTOR 的双靶点抑制剂。

四、针对三阴性乳腺癌的靶向治疗

三阴性乳腺癌(TNBC)是指 ER、PR、HER - 2 均为阴性的乳腺癌,占乳腺癌的 10%~17%。由于 TNBC 具有侵袭力强、远处转移风险高和预后差等特点,引起了国内外肿瘤学家的高度关注,成为近年来乳腺癌研究的热点之一。但是,TNBC 缺乏 ER、PR、HER - 2 这样成熟的靶点,目前靶向治疗药物的研究尚处于起步阶段。

(一) 抗 EGFR 通路

EGFR 在 TNBC 中表达率约 60%,其信号转导通路往往与 TNBC 的发生发展密切相关。ESMO 会议报道了一项Ⅱ期临床试验(BALI-1试验)的结果,研究共入组 173 例转移性 TNBC 患者,随机分为两组:试验组(115 例)给予西妥昔单抗联合顺铂治疗,对照组(58 例)给予顺铂单药治疗,两组总缓解率分别为 20%与 10.3%。特别引人关注的是,联合西妥昔单抗组 PFS 较单药组显著延长(3.7 个月对比 1.5 个月,$HR=0.675$,$P=0.032$)。然而,在另一项西妥昔单抗联合伊立替康和卡铂治疗 72 例 TNBC 的亚组分析中,西妥昔单抗增加了 ORR 13%~19%,但这一改善并没有带来 PFS 的延长。

此外,EGFR-TKI 吉非替尼和厄洛替尼(tarceva)用于 TNBC 的临床试验也在进行中。Bernsdorf 等的Ⅱ临床研究比较了在受体阴性乳腺癌中使用 EC 方案联合吉非替尼或安慰剂的疗效。结果显示,两组 pCR 相差 4.57%($P=0.44$),总缓解率相差 5.96%($P=0.45$),均差异无显著性。但在联合吉非替尼组,TNBC 的 pCR 显著高于非 TNBC($P=0.03$)。Gholam 报道一项使用吉西他滨加厄洛替尼治疗转移性乳腺癌的Ⅱ期临床研究,共 57 例可评价病例,TNBC 20 例,PR 达 25%,而非 TNBC 的 PR 仅 14%。

这些都是一些单组的无对照研究或者小样本随机研究,并且结果不一致。初步的结果提示抑制 EGFR 不会带来 TNBC 患者预后的显著改变。

(二) 抗血管生成

大量研究已经证实,血管生成在乳腺癌发生发展中具有十分重要的作用,基底样型乳腺癌高度表达生物标记 CK5/6 与 VEGF,并且 TNBC 及基底样型乳腺癌存在一个特征性的表现:肾小球样微血管增生。这为 TNBC 患者采用抗血管生成药物治疗提供了理论依据,抗 VEGF 治疗可能对 TNBC 有效。E2100 试验共入组 722 例晚期乳腺癌患者,其中 TNBC 233 例。结果显示,紫杉醇联合贝伐单抗组患者的 PFS 较紫杉醇单药组显著延长。而 AVADO 试验的 167 例(22%)TNBC 患者,化疗联合贝伐单抗可使 PFS 由 6.0 个月上升至 8.1 个月。近期发表的 Meta 分析综合以上多项临床研究结果,发现对于 TNBC 患者,贝伐单抗可显著延长患者 PFS($HR=0.63$,$95\%CI:0.52\sim0.76$)。这些亚组分析只能说明接受贝伐单抗治疗的 TNBC 患者可能获益,但是未提示接受贝伐单抗治疗的 TNBC 患者同其他类型乳腺癌相比有特殊疗效。

(三) PARP 抑制剂

在 BRCA 存在缺陷的细胞中,由于同源重组修复通路(homologous recombination)障碍,使得其他 DNA 修复路径变得更为重要。其中,聚腺苷酸二磷酸核糖转移酶-1(PARP-1)参与的聚 ADP 核糖化是碱基切除修复通路中的一个关键组分。BRCA 基因功能缺陷导致细胞同源重组修复缺陷,抑制 PARP-1 将阻断细胞的另一个主要修复途径,导致细胞损伤后的凋亡,这称为合成致死理论(synthetic lethality)。TNBC 临床病理特征与 BRCA 相关性乳腺癌类似。有研究显示,PARP-1 在 TNBC 中的表达率可达 80%,因此理论上 PARP-1 可能成为 TNBC 的一个有力靶点。目前,已有多种 PARP-1 抑制剂应用于临床研究。2009 年 ASCO 年会公布了

PARP抑制剂伊尼帕尼（iniparib）的Ⅱ期临床试验结果。研究共入组123例转移性TNBC患者，随机分为两组：治疗组（GCI组）接受吉西他滨＋卡铂化疗联合伊尼帕尼治疗，对照组（GC组）采用吉西他滨＋卡铂的化疗方案。结果显示，治疗组与对照组疗效差异有显著统计学意义，临床获益率分别为56%对比34%（$P=0.01$），总有效率分别为52%与32%（$P=0.02$），中位OS分别为12.3个月对比7.7个月（$HR=0.57$，$P=0.01$）。但是，这样显著的差异并没有出现在类似设计的伊尼帕尼Ⅲ期临床试验中，GCI组和GC组的OS和PFS均未达到预期的显著差异。伊尼帕尼是否是真正的PARP抑制剂遭到了质疑。由于伊尼帕尼和另一个PARP抑制剂维利帕尼（veliparib）的试验失败，使得很长一段时间对于PARP抑制的研究出现了停滞状态。但是，2017年ASCO会议报道了Olympiad研究的结果，重新肯定了PARP抑制剂对乳腺癌的治疗价值。该研究中，302例BRCA突变或可疑有害突变的晚期乳腺癌患者，既往经过至少2个以上的化疗方案，随机分为奥拉帕尼（olaparib）组和医生选择的单药化疗，中位PFS为7个月对比4.2个月，有效率分别为59.9%和28.8%，均差异有显著统计学意义。奥拉帕尼由此成为首个获批用于BRCA突变乳腺癌的PARP抑制剂，带动了PARP抑制剂多个新药临床研究。

随着对TNBC分子特征的进一步了解，FGFR抑制剂、mTOR抑制剂、Src抑制药（dasatinib）、hedgehog和NOTCH通路都有可能成为TNBC分子靶点，目前这些药物大部分处于临床早期研发阶段。确定它们对于TNBC是否有独特的作用，还需要相当长的时间。

五、其他靶向药物

（一）IGF-1R抑制剂

HER-2信号通路被抑制以后，IGFR家族及下游信号通路的代偿激活可能是导致曲妥珠单抗耐药的原因之一。临床前研究显示干扰IGF-1R/HER-2具有协同作用。目前，抗IGF-1R的抗体正在曲妥珠单抗治疗失败的晚期HER-2阳性乳腺癌中进行Ⅰ期和Ⅱ期研究，包括与曲妥珠单抗联合或与卡培他滨/拉帕替尼联合。虽然目前还缺乏IGF-1R抗体对乳腺癌疗效的数据，但是作用于IGFR通路的药物值得关注。

（二）热休克蛋白90抑制剂

热休克蛋白90（HSP90）是分子伴侣，其功能包括调节多个癌基因蛋白的稳定性和成熟（如HER-2）替拉替尼（telatinib，17-AAG）是首个HSP90抑制剂。Ⅰ期和Ⅱ期临床试验结果显示，在HER-2阳性晚期乳腺癌患者中，替拉替尼联合曲妥珠单抗治疗的总有效率为22%，疾病控制率为59%。主要不良反应包括腹泻、乏力、恶心和头痛，其他HSP90抑制剂，如retaspimycin和AUY922也处在早期临床评估阶段。

（三）乳腺癌疫苗

通过接种疫苗诱导机体免疫从而达到预防和控制肿瘤的目的一直以来都是肿瘤学家想要达到的理想状态。Stimuvax®（L-BLP25或BLP25脂质体疫苗）是目前这方面研发的先头药物之一，能激发针对表达MUC1恶性肿瘤细胞的主动特异性免疫反应。MUC1在乳腺癌中的表达阳性率为91%。雌激素能上调MUC1基因的表达，导致胞内MUC1合成增加，从而使血液循环MUC1水平上调，诱导T细胞免疫抑制反应。他莫昔芬可阻断ERα，使细胞内和外周MUC1水平降低，因此联合使用可能获益。目前，乳腺癌疫苗正处在临床前和早期研发阶段，尚缺乏数据支持其在乳腺癌中的应用前景。

第四节　靶向治疗的个体化选择

虽然靶向治疗已经在个体化治疗的道路上前进了一大步，但是，由于肿瘤细胞存在靶点，仍然有部分患者对治疗无效，存在原发性耐药。如曲妥珠单抗，目前以HER-2阳性（IHC 3+/FISH+）作为唯一的选择标准，单药有效率仅为15%~26%，与化疗联合治疗的中位缓解时间为5~11个月。此外,有些靶向治疗目前还没有明确的靶点用于预测疗效,如抗血管生成的药物贝伐单抗。相对于靶向治疗昂贵的费用而言,这个问题的重要性不亚于新的靶向治疗药物的研发,有时会直接导致药物研发失败。事实上,这方面的研究一直未曾中断。以抗HER-2药物为例,对曲妥珠单抗、拉帕替尼等进行了很多探索性的标记,包括PTEN、PI3K/AKT/mTOR、IGFR等能否影响药物疗效的研究,至今未能找到合适的预测指标。而Averel研究显示,贝伐单抗的疗效似乎与血浆VEGFR的水平相关。毫无疑问,对于靶向治疗预测指标的研究,将成为未来靶向药物研发必不可少的组成部分。

第五节 展 望

进入21世纪后,分子靶向性药物的开发逐渐占据了抗肿瘤药物研发的绝大部分领域。随着对肿瘤发生机制和耐药机制的深入了解,新的靶向治疗药物不断涌现,更多更有希望的药物正在快马加鞭地研制和早期临床试验中。目前,肿瘤的药物治疗正处于从单纯细胞毒性攻击到分子靶向性调节的过渡时期,所有这些都使研究者有理由相信,靶向治疗有可能替代其他内科治疗;通过靶向治疗,有望使肿瘤成为一种慢性病,将其长期控制在可控范围内,真正在延长患者生命的同时改善生活质量。

当然也要意识到,虽然针对肿瘤的某些基因或信号通路研究的药物确实在临床上看到了明显的疗效,但实际上肿瘤是一种分子网络病,其发生发展不可能是因为某一个或某些基因遗传改变简单叠加作用的结果,而是涉及细胞生长、分化等通路的基因群网络系统功能异常驱动下的细胞恶性转化。这种分子网络的异常程度及复杂性决定了肿瘤的恶性表型和个体差异。对于这样一个复杂的网络机制,还需要进一步了解靶向药物治疗的分子生物学基础;了解大多数实体肿瘤所具有多靶点、多环节调控过程的特点;了解目前转化性研究还远远未能解释的所发生的一切临床现象;了解不同民族、性别、环境、条件都可能对治疗有不同的反应。随着对人类基因组学中功能性基因组和支配肿瘤基因组的深入了解,以及结合高新技术如高通量药物筛选等手段的有效运用,肿瘤的治疗必将跨入一个全新的时代。

(樊 英 徐兵河)

参考文献

[1] Abramson V, Arteaga CL. New strategies in HER2-overexpressing breast cancer: many combinations of targeted drugs available. Clin Cancer Res, 2011, 17: 952-958.

[2] Bareschino MA, Schettino C, Colantuoni G, et al. The role of antiangiogenetic agents in the treatment of breast cancer. Curr Med Chem, 2011, 18: 5022-5032.

[3] Barginear MF, van Poznak C, Rosen N, et al. The heat shock protein 90 chaperone complex: an evolving therapeutic target. Curr Cancer Drug Targets, 2008, 8: 522-532.

[4] Baselga J, Campone M, Piccart M, et al. Everolimus in postmenopausal hormone-receptor-positive advanced breast cancer. N Engl J Med, 2012, 366: 520-529.

[5] Baselga J, Cortés J, Kim SB, et al. Pertuzumab plus trastuzumab plus docetaxel for metastatic breast cancer. N Engl J Med, 2012, 366: 109-119.

[6] Baselga J, Segalla JG, Roché H, et al. Sorafenib in combination with capecitabine: an oral regimen for patients with HER2-negative locally advanced or metastatic breast cancer. J Clin Oncol, 2012, 30: 1484-1491.

[7] Berrada N, Delaloge S, André F. Treatment of triple-negative metastatic breast cancer: toward individualized targeted treatments or chemosensitization? Ann Oncol, 2010, 21 (Suppl 7): 30-35.

[8] Burstein HJ, Sun Y, Dirix LY, et al. Neratinib, an irreversible ErbB receptor tyrosine kinase inhibitor, in patients with advanced ErbB2-positive breast cancer. J Clin Oncol, 2010, 28: 1301-1307.

[9] Criscitiello C, Viale G, Curigliano G, et al. Profile of buparlisib and its potential in the treatment of breast cancer: evidence to date. Breast Cancer (Dove Med Press), 2018, 10: 23-29.

[10] Giampaglia M, Chiuri VE, Tinelli A, et al. Lapatinib in breast cancer: clinical experiences and future persp-ectives. Cancer Treat Rev, 2010, 36 (Suppl 3): 72-79.

[11] Gianni L, Eiermann W, Semiglazov V, et al. Neoadjuvant chemotherapy with trastuzumab followed by adjuvant trastuzumab versus neoadjuvant chemotherapy alone, in patients with HER2-positive locally advanced breast cancer (the NOAH trial): a randomised controlled superiority trial with a parallel HER2-negative cohort. Lancet, 2010, 375: 377-384.

[12] Gianni L, Romieu G, Lichinitser M, et al. First results of AVEREL, a randomized phase Ⅲ trial to evaluate bevacizumab (BEV) in combination with trastuzumab (H) + docetaxel (DOC) as first-line therapy for HER2-positive locally recurrent/metastatic breast cancer (LR/mBC). CTRC-AACR San Antonio Breast Cancer Symposium, 2011.

[13] Gyawali B, Niraula S. Duration of adjuvant trastuzumab in HER2 positive breast cancer: overall and disease free survival results from meta-analyses of randomized controlled trials. Cancer Treat Rev, 2017, 60: 18-23.

[14] Hickish T, Wheatley D, Lin N, et al. Use of BIBW 2992, a novel irreversible EGFR/HER1 and HER2 tyrosine kinase inhibitor to treat patients with HER2-positive metastatic breast cancer after failure of treatment with trastuzumab. Cancer Res, 2009, 69: 2191-2194.

[15] Hudis CA, Gianni L. Triple-negative breast cancer: an unmet medical need. Oncologist, 2011, 16 (Suppl 1): 1-11.

[16] Irshad S, Ashworth A, Tutt A. Therapeutic potential of PARP inhibitors for metastatic breast cancer. Expert Rev Anticancer Ther, 2011, 11: 1243-1251.

[17] LoRusso PM, Weiss D, Guardino E, et al. Trastuzumab emtansine: a unique antibody-drug conjugate in development for human epidermal growth factor receptor 2-positive cancer. Clin Cancer Res, 2011, 17: 6437-6447.

[18] Ma F, Li Q, Chen S, et al. Phase Ⅰ study and biomarker analysis of pyrotinib, a novel irreversible pan-ErbB receptor tyrosine kinase inhibitor, in patients with human epidermal growth factor receptor 2-positive metastatic breast cancer. J Clin Oncol, 2017, 35 (27): 3105-3112.

[19] Martin M, Holmes FA, Ejlertsen B. Neratinib after trastuzumab-based adjuvant therapy in HER2-positive breast cancer (ExteNET): 5-year analysis of a randomised, double-blind, placebo-controlled, phase 3 trial. Lancet Oncol, 2017, 18 (12): 1688-1700.

[20] Marty M, Cognetti F, Maraninchi D, et al. Randomized phase Ⅱ trial of the efficacy and safety of trastuzumab combined with docetaxel in patients with human epidermal growth factor receptor 2-positive metastatic breast cancer administered as first-line treatment: the M77001 study group. J Clin Oncol, 2005, 23: 4265-4274.

[21] Montero AJ, Escobar M, Lopes G, et al. Bevacizumab in the treatment of metastatic breast cancer: friend or foe? Curr Oncol Rep, 2012, 14: 1-11.

[22] O'Shanghnessy J, Weckstein D, Vukelja SJ, et al. Randomized phase Ⅱ study of weekly irinotecan/carboplatin with or without cetuximab in patients with metastatic breast cancer. Breast Cancer Res Treat, 2007, 106: 308-319.

[23] O'Shaughnessy J, Dieras V, Glaspy J, et al. Comparison of subgroup analyses of PFS from three phase Ⅲ studies of bevacizumab in combination with chemotherapy in patients with HER-2-negative metastatic breast cancer. 2009 San Antonio Breast Cancer Symposium, 2009.

[24] Robson M, Im SA, Senkus E, et al. Olaparib for metastatic breast cancer in patients with a germline BRCA mutation. N Engl J Med, 2017, 377 (6): 523-533.

[25] Rosen LS, Ashurst HL, Chap L. Targeting signal transduction pathways in metastatic breast cancer: a comprehensive review. Oncologist, 2010, 15: 216-235.

[26] Slamon D, Eiermann W, Robert N, et al. Adjuvant trastuzumab in HER2-positive breast cancer. N Engl J Med, 2011, 365: 1273-1283.

[27] Slamon DJ, Leyland-Jones B, Shak S, et al. Use of chemotherapy plus a monoclonal antibody against HER2 for metastatic breast cancer that overexpresses HER2. N Engl J Med, 2001, 344: 783-792.

[28] Vijayaraghavan S, Moulder S, Keyomarsi K, et al. Inhibiting CDK in cancer therapy: current evidence and future directions. Target Oncol, 2018, 13 (1): 21-38.

[29] von Minckwitz G, du Bois A, Schmidt M, et al. Trastuzumab beyond progression in human epidermal growth factor receptor 2-positive advanced breast cancer: a german breast group 26/breast international group 03-05 study. J Clin Oncol, 2009, 27: 1999-2006.

[30] von Minckwitz G, Procter M, de Azambuja E.

Adjuvant pertuzumab and trastuzumab in early HER2-positive breast cancer. N Engl J Med, 2017, 377(2):122-131.

[31] Xu BH, Guan ZZ, Shen ZZ, et al. Association of PTEN loss and PIK3CA mutations on outcome in HER2$^+$ metastatic breast cancer patients treated with first-line lapatinib plus paclitaxel or paclitaxel alone. CTRC-AACR San Antonio Breast Cancer Symposium, 2011.

[32] Xu BH, Wu YL, Shen L, et al. Two-dose-level confirmatory study of the pharmacokinetics and tolerability of everolimus in Chinese patients with advanced solid tumors. J Hematol Oncol, 2011, 4(1):3-6.

第七十四章

卵巢功能抑制剂的应用

绝经前女性下丘脑分泌促性腺激素释放激素（gonadotropin-releasing hormone，GnRH），也称黄体生成素释放激素（luteinizing hormone releasing hormone，LHRH），与垂体细胞膜上相应受体结合，使垂体释放黄体生成素（luteinizing hormone，LH）和卵泡刺激素（follicular stimulating hormone，FSH），从而作用于卵巢并释放雌激素，雌激素能促进乳腺肿瘤的生长。卵巢功能抑制（ovarian function suppression，OFS）是指通过手术或者药物抑制卵巢产生雌激素，根据卵巢功能抑制药物（卵巢功能抑制剂）对受体作用的方式可分为 GnRH 激动剂（GnRHa，也称 LHRHa）和 GnRH 拮抗剂。GnRHa 常见有戈舍瑞林、曲普瑞林和亮丙瑞林；GnRHa 通过对垂体持续刺激，抑制垂体的 LH 和 FSH 分泌，雌激素的分泌量随之下调，从而达到下调雌激素水平的目的。拮抗剂主要通过与内源性 GnRH 竞争性结合 GnRH 受体，阻断二聚体复合物形成，进而控制促性腺激素的分泌（LH 和 FSH）。常见药物有加尼瑞克（ganirelix），西曲瑞克（cetrorelix）等，目前主要用于辅助生殖医学控制性促排卵治疗中。

本章谈及的用于乳腺癌的卵巢功能抑制剂为 GnRHa，涉及的主要使用目的有：①绝经前 ER 阳性早期乳腺癌的强化内分泌治疗，用以改善疗效，并降低复发风险；②绝经前早期乳腺癌化疗期间的卵巢保护；③绝经前复发转移性乳腺癌的内分泌治疗。绝经一般是指月经永久性终止，提示卵巢合成的雌激素持续性减少。卵巢功能抑制剂用于绝经前患者，故绝经状态的确定对于卵巢功能抑制剂的使用和其他内分泌治疗的选择至关重要。年龄、治疗导致的闭经时间、雌二醇（E2）水平、FSH 水平等是判断绝经状态的关键指标。双侧卵巢切除术后的患者均为绝经后患者；正在接受 GnRHa 的患者月经状况无法判断；化疗前未绝经者，化疗所致的闭经也不能判断其为绝经后状态。化疗或内分泌治疗后闭经的患者需反复测定 FSH 和 E2 水平，不能确认其为绝经后状态者按照绝经前来处理。

第一节 早期乳腺癌内分泌治疗中的应用

内分泌治疗通过改变 ER 阳性肿瘤生长所需的内分泌环境，使乳腺癌细胞增殖停止于 G0/G1 期，从而达到肿瘤缓解，减少肿瘤复发。乳腺癌的内分泌药物治疗已经有 100 余年历史，比化疗药物的应用要长得多。早在 1896 年，Beatson 首先在《柳叶刀》杂志上报道切除卵巢可使乳腺癌退缩，之后 GnRHa、孕激素、ER 调节剂他莫昔芬（tamoxifen，TAM）、芳香化酶抑制剂（aromatase inhibitor，AI）、ER 下调剂氟维司群（fulvestrant）等一系列新药被研发和应用，对 ER 阳性乳腺癌的治疗产生了深刻的影响（图 74-1）。这些药物在复发转移阶段均使用，但在早期乳腺癌新辅助和辅助阶段要依据临床研究结果进行选择。

一、新辅助治疗领域

新辅助治疗对于晚期乳腺癌地位重要，其主要目的为减小肿瘤和降期。腔面型（luminal 型）患者

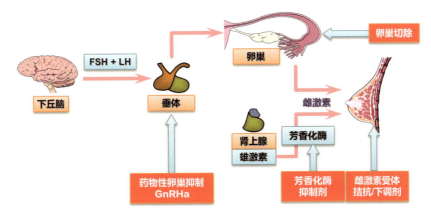

图74-1 乳腺癌治疗药物

在新辅助化疗之外还可选择新辅助内分泌治疗,新辅助内分泌治疗中的病理完全缓解(pathological complete response,pCR)预后提示作用尚不明确。对于绝经前患者,Torrisi 等分析了 OFS+来曲唑的疗效,来曲唑治疗中位时间 5.2 个月,32 例患者临床获益,其中 1 例(3%)患者达到 pCR,15 例(47%)患者达到部分缓解(partial response,PR)。Masuda 等开展的 STAGE 试验入组 204 例 ER 阳性、HER-2 阴性绝经前女性乳腺癌,随机分成戈舍瑞林+TAM 组和戈舍瑞林+阿那曲唑组,治疗时为 6 个月,发现阿那曲唑组相对 TAM 组总有效率(overall response rate,ORR)更高(70.4%对比 50.5%,$P=0.004$)。

韩国 Yoon 等在 2015 年 SABCS 大会报道了<40 岁乳腺癌新辅助治疗的回顾性数据分析,目的是想了解 OFS[用于内分泌治疗和(或)卵巢保护]同步化疗是不是比单纯化疗提高 pCR(分别入组 116 和 216 例患者)。结果显示,新辅助 OFS 同步化疗组有更高的 pCR($OR=2.98$,95% CI:1.37~6.34),并更能降低 Ki-67 指数。令人惊讶的是,HR 阴性患者获益更明显,原因需要进一步探究,但 HR 阳性亚组至少疗效不会降低。这些证据部分提示,OFS 联合新辅助化疗不是绝对禁止的,至少不影响,甚至增加 HR 阳性患者的短期获益,但是否有长期获益尚待进一步随访。

二、辅助治疗领域

绝经前女性乳腺癌患者辅助内分泌治疗的主要手段包括选择性雌激素受体调节剂(selective estrogen receptor modulator,SERM)如 TAM 和托瑞米芬、OFS(包括手术、放射或药物去势)、OFS 联合 TAM 或 AI 等。与卵巢切除术相比,研究显示 20%~30%的患者经放疗后不能成功达到卵巢去势的效果,且整体诱导雌激素下降的水平显著差于卵巢切除术,因而临床使用受到限制。而 GnRHa 去势药物能够抑制血清中雌激素水平,其抑制程度与手术去势相似。2016 年 ASCO 关于 OFS 的指南更新也推荐药物去势为 OFS 疗法的首选。

ZEBRA 研究观察 2 年戈舍瑞林对比 CMF 化疗方案治疗绝经前早期乳腺癌的疗效。结果显示,对激素受体阳性患者,两组治疗方案的无病生存率(disease free survival,DFS)和总生存期(overall survival,OS)没有显著差异,但是戈舍瑞林组生活质量显著优于 CMF 组。2007 年的 GnRHa 在乳腺癌辅助治疗的 Meta 分析进一步确认,对激素受体阳性患者戈舍瑞林单药与化疗的临床获益相似。ZIPP 研究中,在标准放化疗后,将患者随机分配到观察组、2 年 TAM 组、2 年戈舍瑞林组、2 年 TAM 联合戈舍瑞林组,比较含戈舍瑞林方案和不含戈舍瑞林方案的患者获益。在不加 TAM 的基础上,戈舍瑞林能够显著获益;而在 TAM 基础上,戈舍瑞林获益不显著。ABCSG-12 试验是第一项比较药物性卵巢功能抑制(戈舍瑞林)联合 TAM 或阿那曲唑治疗 ER 阳性绝经前早期乳腺癌的研究,中位随访 62 个月。结果显示,戈舍瑞林+TAM×3 年组与戈舍瑞林+阿那曲唑×3 年组的 DFS 差异无统计学意义($P=0.59$),甚至 OS 戈舍瑞林+TAM 组更占优势。但是由于 ABCSG-12 试验的患者只接受了 3 年戈舍瑞林联合阿那曲唑治疗,且患者大多为未接受化疗的相对低危患者，可能影响了患者的长期获益。随后 2014 年公布了 SOFT 研究结果，5 年随访显示 OFS 联合 TAM 对比 TAM 在总体人群没有显著获益。但在接受化疗的亚组中，与 TAM 单药组相比，OFS 联合 AI 组和 OFS 联合 TAM 组的 5 年无乳腺癌生存绝对获益率分别为 7.7% 和 4.5%，复发风险分别降低了 35%（$HR=0.78,95\%CI$：$0.60\sim1.02$）和 22%（$HR=0.65;95\%CI$：$0.49\sim0.87$）；在年龄 <35 岁的年轻患者中，与 TAM 单药组相比，OFS 联合 AI 组和 OFS 联合 TAM 组的 5 年无乳腺癌生存绝对获益率分别为 15.7% 和 11.2%；在未化疗的亚组中，3 个治疗组的无乳腺癌生存率都在 95% 以上。

通过 STEPP 方法综合定量评价患者的复发风险，进一步分析 TEXT 联合 SOFT 亚组人群的治疗绝对获益。结果发现，中度复发风险患者辅助 OFS 联合 AI 对比 TAM 单药，5 年无乳腺癌生存绝对获益率超过 5%；在高度复发风险患者，辅助 OFS 联合 AI 对比 TAM 单药，5 年无乳腺癌生存绝对获益率达到 10%~15%；OFS 联合 TAM 对比 TAM 单药的获益在高度复发风险患者中较为显著。故 2015 年 St. Gallen 共识指出，考虑使用 OFS 的因素包括年龄≤35 岁、接受辅助化疗后仍为绝经前雌激素水平、4 个淋巴结转移、组织学分级为 3 级或多基因检测显示不良预后的患者。2016 年 ASCO 更新的 OFS 治疗指南指出，较高危患者应当接受含 OFS 的内分泌治疗，低危患者则不需要使用 OFS；临床分期为 Ⅱ 或 Ⅲ 期患者应接受辅助化疗的，推荐接受 OFS 的内分泌治疗；临床分期为 Ⅰ 或 Ⅱ 期考虑使用化疗的较高危患者，考虑含 OFS 的内分泌治疗。TEXT 联合 SOFT 的分析结果还显示，OFS 联合 AI 治疗组相对于 OFS 联合 TAM 治疗组，5 年 DFS 分别为 91.1% 和 87.3%，绝对获益率为 3.8%（$HR=0.72,P<0.001$）。故 2015 年 St. Gallen 专家共识建议，将≥4 个淋巴结转移、组织学分级为 3 级或≤35 岁等作为优选 OFS 联合 AI 而非选 OFS 联合 TAM 的影响因素。

中国抗癌协会乳腺癌专业委员会召集了国内乳腺癌治疗领域的临床专家，基于一些新的循证医学数据共同商讨制定了《中国早期乳腺癌卵巢功能抑制临床应用专家共识（2016 版）》，该共识为规范和优化 OFS 在早期绝经前乳腺癌患者中的临床应用提供了指导意见。2017 年 SABCS 大会公布了 SOFT 随访 8 年的结果和 TEXT 和 SOFT 联合分析随访 9 年的结果。前者显示，在整体人群中，经过更长期的随访后 OFS+TAM 较 TAM 显著延长了无病生存率（83.2% 对比 78.9%）及总 OS（93.3% 对比 91.5%），OFS+AI 较 TAM 在整体人群中显著延长无病生存率（85.9% 对比 78.9%，$HR=0.65$；$95\%CI$：$0.53\sim0.81$）；未化疗亚组和化疗亚组患者的 DFS 获益趋势未见异质性；<35 岁的人群中，OFS+TAM 对比 TAM 随访 8 年的无病生存率分别为 73% 对比 64.3%；亚组分析显示 HER-2 状态不影响 OFS 的疗效。后者显示，OFS+AI 较 OFS+TAM 显著改善 8 年无病生存率（86.8% 对比 82.8%，$HR=0.77;95\%CI$：$0.67\sim0.90$，$P<0.001$）、无乳腺癌间期（BCFI）（$HR=0.74;95\%CI$：$0.63\sim0.87$）以及无远处复发间隔（DRFI）（$HR=0.80;95\%CI$：$0.65\sim0.96$）；相较于 TAM+OFS，AI+OFS 能够持续减少复发风险（虽然未看到总生存获益）；在安全性方面，OFS+AI 与 OFS+TAM 无显著差异。

目前，市售 OFS 剂型常见 1 个月和 3 个月两种。3 个月剂型的证据尚不充分，尤其是相对年轻的患者，使用 1 个月剂型可能更有利于抑制卵巢功能。TABLE 研究为早年开展的多中心、随机、双盲 Ⅲ 期临床研究，共入组来自欧洲 71 个中心的 599 例绝经前患者。入组标准：Ⅱ~Ⅲa 期术后乳腺癌、淋巴结 1~9 阳性、ER 阳性。随机接受亮丙瑞林 3 个月剂型 11.25 mg/3 个月×2 年（$n=294$）或 CMF×6 周期（4 周为 1 个疗程）（$n=295$）。ITT 分析显示，亮丙瑞林 3 个月剂型组 5 年 RFS 与 CMF 组相似（63.9% 对比 63.4%，$HR=1.03,P=0.83$），但显著提高 5 年 OS（81.0% 对比 71.9%，$HR=1.50$，$P=0.005$）。该研究提示，亮丙瑞林 3 个月剂型可作为 ER 阳性、淋巴结阳性绝经前乳腺癌的有效辅助治疗手段。但现行辅助标准治疗往往是单用内分泌或化疗后序贯内分泌，与本研究的设计不太一样，后续如能直接比较 1 个月和 3 个月剂型的疗效将更有说服力。一项入组 222 例 ER 阳性绝经前早期乳腺癌的多中心、随机、多中心、开放性研究对比了亮丙瑞林 3 个月剂型辅助使用 2 年和使用≥3 年（同时使用 TAM 5 年）的疗效与安全性。结果显示，E2 水平可降低至绝经后水平（<30 pg/ml），且一直维持低水平至研究结束，疗效上辅助使用 2 年和使用≥3 年亮丙瑞林 DFS 差异无统计学意义（3 年 DFS 94.1% 对比 91.8%；5 年 DFS 90.8% 对比 90.4%）。

辅助治疗时化疗和 OFS 是否可以同步目前还

存在一定争议,但从被大家反复解读的 TEXT 和 SOFT 联合分析中可以看出,OFS＋AI 较 OFS＋TAM 的获益在 TEXT 亚组更为明显。TEXT 和 SOFT 研究之间有很多差异,而其中很重要的差异之一是 TEXT 亚组是化疗同步联合 OFS,SOFT 研究则是全部化疗结束后确认未绝经的情况下给予的 OFS,这一差异是否为亚组间获益差异的主要原因尚未可知,但至少可以得出不排斥绝经前 ER 阳性乳腺癌辅助化疗同步 OFS 的结论。另外,PROMISE 研究入组的绝经前患者接受化疗同步 GnRHa 治疗对比化疗,其中 79% 患者为激素受体阳性。生存结果显示,激素受体阳性患者两组间 5 年 DFS 没有显著差异(85.1%对比 85.2%)。

关于 GnRHa 在绝经前乳腺癌治疗中的最佳疗程,目前尚无明确定论。既往关于 GnRHa 用于绝经前乳腺癌辅助治疗的重要临床研究采用了 2 年、3 年或者 5 年的 OFS 疗程,如 ZIPP 研究中 GnRHa 的疗程为 2 年,ABCSG-05 研究中 GnRHa 的疗程为 3 年,SOFT 和 TEXT 研究中 GnRHa 疗程则为 5 年,上述疗程均证实了 GnRHa 良好的安全性和耐受性。目前 GnRHa 不同治疗疗程的直接对比研究甚少。《中国抗癌协会乳腺癌诊治指南与规范》(2017 版)和《中国早期乳腺癌卵巢功能抑制临床应用专家共识》(2016 版)均推荐 GnRHa 疗程为 2~5 年,对于高危患者,基于内分泌治疗延长治疗的理念及 GnRHa 良好的安全性,推荐可延长至 5 年。

第二节　早期乳腺癌卵巢保护中的应用

化疗所致的卵巢早衰是较严重的毒性作用和不良反应,除了造成闭经,临床还可表现出更年期症状、骨质疏松和不育。中国乳腺癌患者中,处于年轻、生育年龄的患者比例相对较高。化疗可以导致卵母细胞和卵巢储备功能短暂的或长久的损害,进而影响生育功能。损害程度取决于化疗的方案和累积剂量、先前的卵巢储备功能和患者年龄。当残余的卵泡数量达到≤1 000 个时会出现绝经。因此,对于年轻、有生育要求的乳腺癌患者,治疗过程中的卵巢功能保护显得尤为重要。目前来说,比较公认的生育能力保护措施包括胚胎冷冻、卵子冷冻、卵巢组织固定等一些措施。但由于技术难度大、价格昂贵等,这类技术的使用较为有限。2017 年 BCY3 建议在开始全身治疗前,所有女性都应该告知治疗相关闭经和过早绝经的风险、相关症状和结局,可转诊至专门的生育咨询,同时要告知可用的和已批准的改良疗法;若辅助化疗时想同时使用 GnRHa 以保留卵巢功能以及可能的生育能力,需要针对每个患者的情况来具体讨论。事实上,对于国内大多数乳腺癌临床医生,比较关注的就是与化疗同步采用 GnRHa 来保护卵巢功能的问题。

从一些早期研究中,可以观察到 GnRHa 对卵巢的影响比化疗小。如在辅助治疗的 ZEBRA 研究中,接受 2 年的戈舍瑞林辅助治疗后,77%患者在 3 年内恢复卵巢功能,而接受 CMF 化疗者 3 年内仅有 23%恢复卵巢功能,提示 GnRHa 是绝经前乳腺癌患者有保护卵巢功能需求时替代辅助化疗的一种理想方法。然而,现实治疗模式中多为辅助化疗联合/序贯 GnRHa,并非仅使用其中一种手段。PROMISE 研究总计纳入 281 例绝经前乳腺癌患者,其中 80%为激素受体阳性,在辅助或新辅助化疗基础上联合 GnRHa 或仅单用化疗。结果显示,化疗联合 GnRHa 组和单用化疗组的早期绝经率分别为 8.9%和 25.9%($P<0.001$),5 年月经恢复率分别为 72.6%和 64.0%($P=0.006$),怀孕率相似。POEMS 研究则纳入 257 例绝经前激素受体阴性乳腺癌患者,在辅助化疗基础上联合 GnRHa 或仅单用化疗。结果显示,化疗联合 GnRHa 能显著降低 2 年卵巢功能衰竭的发生率(8%对比 22%,$P=0.04$),并有更多的女性实现了怀孕(21%对比 11%,$P=0.03$)。2017 年 SABCS 报告了关于卵巢保护的 5 项随机研究汇总分析结果,共纳入 873 例患者,对早期乳腺癌患者在化疗期间使用 GnRHa 进行卵巢功能抑制的有效性(卵巢功能和生育保护)和安全性(生存结果)进行探讨。结果显示,GnRHa 显著降低卵巢早衰(premature ovarian failure, POF)的发生率,GnRHa 组显著低于对照组($P<0.001$),其结果在各亚组中保持一致。GnRHa 显著降低化疗后 2 年的闭经率($P=0.009$)。化疗期间使用 GnRHa 进行短暂卵巢功能抑制可以显著提高治疗后续的怀孕率

(10.3%对比5.5%,$IRR=1.83$,95% CI:1.06～3.15,$P=0.03$),实现怀孕者全部集中在≤40岁年龄组。无论是ER阳性还是ER阴性乳腺癌,化疗期间使用GnRHa进行卵巢功能抑制并不会影响DFS($P=0.999$)和总生存率($P=0.083$)。

2015年St. Gallen专家共识强烈推荐,激素受体阴性的年轻乳腺癌患者在接受化疗的同时应加用OFS药物进行生育功能的保护。NCCN生育力保存指南也推荐化疗时给予GnRHa降低POF的发生率,从而提高受孕率。一般情况下,对于有生育要求的计划接受化疗的绝经前患者,可以在辅助化疗期间给予GnRHa。在化疗前1～2周给予GnRHa,化疗期间全程使用,化疗结束后2周给予最后一剂药物;对激素受体阳性患者出于内分泌治疗的需要,化疗结束后可继续应用GnRHa。

目前,基于患者妊娠计划可有条件中断包括GnRHa在内的内分泌治疗,分娩后继续完成5年辅助内分泌治疗。2015年St. Gallen共识提示,60.6%的专家认为可以在18～30个月的内分泌治疗后中断治疗尝试怀孕。非常期待POSITIVE研究的结果,其对医院中断内分泌治疗后患者怀孕进行研究,计划入组500例患者,主要终点是BCFI,同时还包括其他观察指标,如怀孕情况、出生婴儿情况、母乳喂养情况等。

第三节 晚期乳腺癌内分泌治疗中的应用

在激素受体阳性的转移性乳腺癌患者中开展的Intergroup研究显示,戈舍瑞林对乳腺癌治疗的客观有效率与手术去势相当,且使用安全性和耐受性良好。

2001年的一项纳入506例绝经前晚期乳腺癌患者的Meta分析显示,GnRHa联合TAM对比单用GnRHa,ORR显著升高($OR=0.67$,$P=0.03$),PFS有显著获益($HR=0.70$,$P=0.003$),中位随访6.8年后OS延长($HR=0.78$,$P=0.02$)。这提示,GnRHa联合TAM可成为绝经前晚期乳腺癌内分泌治疗的较优选择。

Milla-Santos等对119例绝经前晚期乳腺癌进行一线内分泌治疗的研究显示,在GnRHa使用基础上,阿那曲唑较TAM显著提高了ORR(53%对比80%,$P=0.0023$),显著延长了OS(18.9个月对比14.3个月,$P=0.0001$)。另一项研究也证实GnRHa联合阿那曲唑的临床获益率可高达71.9%。提示GnRHa联合AI可成为绝经前晚期乳腺癌内分泌治疗的更优选择。随后,一项纳入26例绝经前转移性乳腺癌的研究显示,戈舍瑞林联合氟维司群250 mg作为1～4线治疗的临床获益率高达58%,中位肿瘤进展时间(TTP)为6个月,OS为32个月。提示在GnRHa基础上氟维司群可产生一定的疗效,同时值得对500 mg剂量进行探索。基于以上及其他证据,2017版《NCCN乳腺癌指南》指出,对于内分泌敏感晚期乳腺癌患者的一线治疗,绝经前可使用SERM类(如TAM、托瑞米芬),而在OFS使用后,可以将绝经后内分泌药物(如AI、氟维司群)用在绝经前。

随着靶向治疗时代的到来,绝经前激素受体阳性乳腺癌在GnRHa联合AI或氟维司群的基础上联合CDK4/6抑制剂可能产生更好的效果。多中心PALOMA-3研究随机入组521例ER阳性、HER-2阴性转移性乳腺癌患者(其中未绝经患者占21%,均使用GnRHa),这些患者在内分泌治疗进展后以2:1比例随机给予氟维司群+安慰剂(对照组)或氟维司群+palbociclib(治疗组),与氟维司群+安慰剂相比,氟维司群+palbociclib解救内分泌治疗的DFS得到显著延长,分别为9.2个月(95% CI:7.5～NE)和3.8个月(95% CI:3.5～5.5),达到主要终点。随后,在2017年SABCS会议上公布了MONALEESA-7研究结果,这是全球首项将CDK4/6抑制剂应用于绝经前HR阳性/HER-2阴性晚期乳腺癌患者的一线治疗大型Ⅲ期临床试验,所有患者均接受戈舍瑞林+TAM(占1/4)或戈舍瑞林+非甾体类AI(占3/4),试验组在此基础上联合CDK4/6抑制剂ribociclib。结果显示,中位DFS为23.8个月,高于对照安慰剂组的13.0个月($HR=0.553$;95% CI:0.441～0.694;$P<0.0001$),提示绝经前激素受体阳性乳腺癌在GnRHa+内分泌治疗的基础上加入Ribociclib治疗可进一步降低一半的疾病进展风险,成为目前不考虑经济因素情况下的内分泌治疗最优选择。

第四节 卵巢功能抑制剂应用的安全性

卵巢功能抑制剂的应用会带来体内雌激素水平的下降,必然会引起一系列的不良反应和安全性问题,但总体可耐受、可控。即使在卵巢功能抑制剂长期应用的 SOFT 联合 TEXT 研究中,在中位随访 68 个月时,仅 13.7% 的患者早期停止了治疗,其中 OFS 联合 AI 组的停药率为 16.1%,而 OFS 联合 TAM 组的停药率为 11.2%。GnRHa 联合 AI 或 GnRHa 联合 TAM 的主要不良反应与 AI 及 TAM 在绝经后乳腺癌患者中的应用相似。两种含 GnRHa 的辅助内分泌方案的 3~4 级不良反应发生率相当,但相比 TAM 单药明显增加。AI 联合 OFS 组多见骨质疏松、骨折、阴道干燥等;TAM 联合 OFS 组多见血栓症状、潮热和夜汗。总体来说,这两种方案不会严重影响大部分患者的生活质量,但是部分患者确实因不良反应影响治疗的依从性,从而影响生存获益。因此,加强卵巢功能抑制剂应用的安全性管理,给予针对性的干预措施(表 74-1),能够有效缓解不良症状,改善患者生活质量,提高治疗依从性,进而降低乳腺癌患者的复发风险。

表 74-1 含 GnRHa 辅助内分泌治疗安全性管理措施推荐

相关不良事件	药物治疗	非药物治疗
血管舒缩症状: 潮热,盗汗	SSRI:帕罗西汀(不与 TAM 合用) SNRI:文拉法辛 加巴喷丁、可乐定	针灸,合适的衣物
阴道症状: 阴道干燥,阴道萎缩	阴道雌激素	非激素润滑剂,阴道保湿霜
性功能障碍: 性欲减退	非激素润滑剂,阴道保湿霜,阴道雌激素	充分的医患沟通,放松心情
骨骼肌症状: 骨质疏松,骨折	双膦酸盐、维生素 D 和钙	负重练习,戒烟限酒
关节痛	NSAID、COX-2 抑制剂、维生素 D	减肥,全身抗阻力练习,物理治疗

(张 剑)

参考文献

[1] 徐兵河,邵志敏,胡夕春,等. 中国早期乳腺癌卵巢功能抑制临床应用专家共识. 中国癌症杂志,2016,26(8):712-718.

[2] 徐兵河,邵志敏,胡夕春,等. 中国早期乳腺癌卵巢功能抑制临床应用专家共识(2016 年版). 中国癌症杂志,2016,26:712-718.

[3] 中国抗癌协会乳腺癌专业委员会. 中国抗癌协会乳腺癌诊治指南与规范(2017 年版). 中国癌症杂志,2017,27:695-760.

[4] Bartsch R, Bago-Horvath Z, Berghoff A, et al. Ovarian function suppression and fulvestrant as endocrine therapy in premenopausal women with metastatic breast cancer. Eur J Cancer, 2012, 48: 1932-1938.

[5] Baum M, Hackshaw A, Houghton J, et al. Adjuvant goserelin in pre-menopausal patients with early breast cancer: Results from the ZIPP study. Eur J Cancer, 2006, 42(7): 895-904.

[6] Brown J, Farquhar C. An overview of treatments for endometriosis. JAMA, 2015, 313(3): 296-297.

[7] Burstein HJ, Lacchetti C, Anderson H, et al. Adjuvant endocrine therapy for women with hormone receptor-positive breast cancer: American Society of Clinical Oncology Clinical Practice Guideline Update on ovarian suppression. J Clin Oncol, 2016,34(14):1689-1701.

[8] Carlson RW, Theriault R, Schurman CM, et al. Phase II trial of anastrozole plus goserelin in the treatment of hormone receptor-positive, metastatic carcinoma of the breast in premenopausal women. J Clin Oncol, 2010,28:3917.

[9] Coates AS, Winer EP, Goldhirsch A, et al. Tailoring therapies — improving the management of early breast cancer: St Gallen International Expert Consensus on the Primary Therapy of Early Breast Cancer 2015. Ann Oncol, 2015,26(8):1533-1546.

[10] Cristofanilli M, Turner NC, Bondarenko I, et al. Fulvestrant plus palbociclib versus fulvestrant plus placebo for treatment of hormone-receptor-positive, HER2-negative metastatic breast cancer that progressed on previous endocrine therapy (PALOMA-3): final analysis of the multicentre, double-blind, phase 3 randomised controlled trial. Lancet Oncol, 2016, 17:425-439.

[11] Cuzick J, Ambroisine L, Davidson N, et al. LHRH-agonists in early breast cancer overview group: use of luteinizing-hormone-releasing hormone agonists as adjuvant treatment in premenopausal patients with hormone-receptor-positive breast cancer: A meta-analysis of individual patient data from randomized adjuvant trials. Lancet, 2007,369:1711-1723.

[12] Dees EC, Davidson NE. Ovarian ablation as adjuvant therapy for breast cancer. Semin Oncol, 2001, 28 (4):322-331.

[13] Fan L, Strasser-Weippl K, Li JJ, et al. Breast cancer in China. Lancet Oncol, 2014,15(7):e279-e289.

[14] Fleming G, Francis PA, Láng I, et al. Randomized compa-rison of adjuvant tamoxifen (T) plus ovarian function suppression (OFS) versus tamoxifen in premenop-ausal women with hormone receptor-positive (HR+) early breast cancer (BC): update of the SOFT trial. 2017, SABCS GS4-03.

[15] Francis PA, Pagani O, Regan MM, et al. Randomized comparison of adjuvant aromatase inhibitor exemestane (E) plus ovarian function suppression (OFS) vs tamoxifen (T) plus OFS in premenopausal women with hormone receptor positive (HR+) early breast cancer (BC): update of the combined TEXT and SOFT trials. 2017, SABCS GS4-02.

[16] Francis PA, Regan MM, Fleming GF, et al. Adjuvant ovarian suppression in premenopausal breast cancer. N Engl J Med, 2015,372(5):436-446.

[17] Gnant M, Mlineritsch B, Stoeger H, et al. Adjuvant endocrine therapy plus zoledronic acid in premenopausal women with early-stage breast cancer: 62-month follow-up from the ABCSG-12 randomised trial. Lancet Oncol, 2011,12:631-641.

[18] Hickey M, Saunders C, Partridge A, et al. Practical clinical guidelines for assessing and managing menopausal symptoms after breast cancer. Ann Oncol, 2008,19(10):1669-1680.

[19] Jonat W, Kaufmann M, Sauerbrei W, et al. Goserelin versus cyclophosphamide, methotrexate, and fluorouracil as adjuvant therapy in premeno-pausal patients with node-positive breast cancer: The Zoladex Early Breast Cancer Research Association Study. J Clin Oncol, 2002,20(24):4628-4835.

[20] Kasum M, von Wolff M, Franulić D, et al. Fertility preservation options in breast cancer patients. Gynecol Endocrinol, 2015,31(11):846-851.

[21] Kaufmann M, Jonat W, Blamey R, et al. Survival analyses from the ZEBRA study: goserelin (Zoladex) versus CMF in premenopausal women with node-positive breast cancer. Eur J Cancer, 2003, 39 (12):1711-1717.

[22] Kim HJ, Yoon TI, Chae HD, et al.. Concurrent gonadotropin-releasing hormone agonist administration with chemotherapy improves neoadjuvant chemotherapy responses in young premenopausal breast cancer patients. J Breast Cancer, 2015, 18: 365-370.

[23] Klijn JG, Blamey RW, Boccardo F, et al. Combined tamoxifen and luteinizing hormone-releasing hormone (LHRH) agonist versus LHRH agonist alone in premenopausal advanced breast cancer: a meta-analysis of four randomized trials. J Clin Oncol, 2001,19(2):343-353.

[24] Lambertini M, Boni L, Michelotti A, et al. Ovarian suppression with triptorelin during adjuvant breast cancer chemotherapy and long-term ovarian function, pregnancies, and disease-free survival: a randomized clinical trial. JAMA, 2015, 314 (24): 2632-2640.

[25] Lambertini M, Moore HCF, Leonard RCF, et al. Pooled analysis of five randomized trials investigating temporary ovarian suppression with gonadotropin-releasing hormone analogs during chemotherapy as a strategy to preserve ovarian function and fertility in premenopausal early breast cancer patients. 2017, SABCS S4-01.

[26] Loibl S, Lintermans A, Dieudonné AS, et al. Management of menopausal symptoms in breast

[27] McDonald WS, Hackney MH, Khatcheressian J, et al. Ovarian suppression in the management of premenopausal breast cancer: methods and efficacy in adjuvant and metastatic settings. Oncology, 2008, 75(3-4): 192-202.

[28] Milla-Santos A, Milla L, Portella J, et al. A randomized trial of goserelin+tamoxifen versus goserelin+anastrozole in pre/perimenopausal patients with hormone dependent advanced breast cancer. Breast Cancer Res Treat, 2002, 76 (Suppl 1): S32.

[29] Moore HCF, Unger JM, Phillips KA, et al. Goserelin for ovarian protection during breast-cancer adjuvant chemotherapy. N Engl J Med, 2015, 372: 923-932.

[30] Olivennes F. The use of gonadotropin-releasing hormone antagonist in ovarian stimulation. Clin Obstet Gynecol, 2006, 49(1): 12-22.

[31] Pagani O, Regan MM, Walley BA, et al. Adjuvant exemestane with ovarian suppression in premenopausal breast cancer. N Engl J Med, 2014, 371(2): 107-118.

[32] Paluch-Shimon S, Pagani O, Partridge AH, et al. ESO-ESMO 3rd international consensus guidelines for breast cancer in young women (BCY3). Breast, 2017, 35: 203-217.

[33] Regan MM, Francis PA, Pagani O, et al. Absolute benefit of adjuvant endocrine therapies for premenopausal women with hormone receptor-positive, human epidermal growth factor receptor 2-negative early breast cancer: TEXT and SOFT trials. J Clin Oncol, 2016, 34(19): 2221-2231.

[34] Schmid P, Untch M, Kosse V, et al. Leuprorelin acetate every-3-months depot versus cyclophosphamide, methotrexate, and fluorouracil as adjuvant treatment in premenopausal patients with node-positive breast cancer: the TABLE study. J Clin Oncol, 2007, 25(18): 2509-2515.

[35] Shiba E, Yamashita H, Kurebayashi J, et al. A randomized controlled study evaluating safety and efficacy of leuprorelin acetate every-3-months depot for 2 versus 3 or more years with tamoxifen for 5 years as adjuvant treatment in premenopausal patients with endocrine-responsive breast cancer. Breast Cancer, 2016, 23: 499-509.

[36] Torrisi R, Bagnardi V, Pruneri G, et al. Antitumour and biological effects of letrozole and GnRH analogue as primary therapy in premenopausal women with ER and PgR positive locally advanced operable breast cancer. Br J Cancer, 2007, 97(6): 802-808.

[37] Tripathy D, Sohn J, Im SA, et al. First-line ribociclib or placebo combined with goserelin and tamoxifen or a non-steroidal aromatase inhibitor in premenopausal women with hormone receptor-positive, HER2-negative advanced breast cancer: results from the randomized phase Ⅲ MONALEESA-7 trial. 2017, SABCS S2-05.

[38] Tsutsui K, Bentley GE, Bedecarrats G, et al. Gonadotropin-inhibitory hormone (GnIH) and its control of central and peripheral reproductive function. Front Neuroendocrinol, 2010, 31: 284-295.

[39] Yoon TI, Kim HJ, Yu JH, et al. Concurrent gonadotropin releasing hormone (GnRH) agonist administration with chemotherapy improves neoadjuvant chemotherapy responses in young premenopausal breast cancer patients. 2015, SABCS P5-13-06.

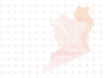

第十二篇

患者的全程管理

第七十五章

乳腺肿瘤的全程管理

在不断探索最佳医疗服务模式、深化医疗体制改革的今天,健康管理已经成为了一个民生话题。近年来,由李克强总理提出的"互联网+"计划为健康管理带来了新的思路。众多大型诊疗中心纷纷借助移动工具,对医院层面的诊疗流程进行了梳理,采取网上预约挂号、候诊与支付等措施,以缩短患者的候诊时间,优化各诊疗节点中的中间环节。然而,真正可以触动医疗服务核心的、体现医师服务价值的、实现医患需求匹配的,不会是这些流程上的便民措施,而是以医疗机构为主导的针对患者管理模式上的改革。

慢病、外伤、畸形、肿瘤、炎症等,不同的病种需要不同的管理模式。乳腺癌作为女性最常见的恶性肿瘤之一,与其他诸多恶性肿瘤相比,存在着较大的差异。首先,早期乳腺癌的预后非常好,患者多可以长期生存,随之而来对生活质量的要求也越来越高;其次,乳腺癌对多种治疗方式都有较好的反应性,包括手术、化疗、放疗、内分泌治疗及靶向治疗等,因此对临床路径的设计尤为重要,需要各治疗模块间的高效衔接,以及对患者的充分教育;最后,乳房作为女性的第二性征,对于乳房肿瘤的处理,尤其是手术方式的选择,需要考虑患者心理、家庭及社会因素等方面。除此之外,医疗机构对于患者治疗后康复状态的长期随访也有强烈的需求,完善随访资料的单病种数据库是临床研究的基础,一旦患者出现复发转移事件,复发转移灶样本的获取也是转化性研究的重要基础。因此,患者整个病程的管理显得非常重要。

深化肿瘤单病种临床路径的实施,建立乳腺肿瘤全程管理模式,是目前诸多乳腺诊疗中心正在努力实现的目标。广义上讲,乳腺肿瘤的全程管理是指以健康人群与患者为中心,在健康宣教、筛查导诊、多学科综合治疗、随访等与乳腺肿瘤诊疗相关的全部环节中,匹配相应医疗资源、提供相应医疗服务的单病种管理模式。由于健康宣教、肿瘤筛查等诊前环节需要更多的社会资源协作,本章仅以乳腺诊疗中心为主,讨论诊中与诊后环节的患者管理。

第一节 诊中环节的患者管理

一、合理的临床标准化操作流程

在临床上会有较多复杂但重复性较高的流程,建立符合医院、科室、治疗组实际情况的临床标准化操作流程(standard operating procedure,SOP),有助于缩短治疗组新进成员熟悉治疗组临床常规的学习曲线,规范操作流程,增加医疗安全性。

例如,复旦大学附属肿瘤医院某临床治疗组的SOP(见附录),从患者入院时,到围术期管理,到患者出院后等待病理报告期间的管理都梳理成文,在依据患者个性化特征与需求制订治疗方案前,明确标准化的临床操作细节,缩短患者入院后的待术时间,也增加了医疗安全性(图75-1)。

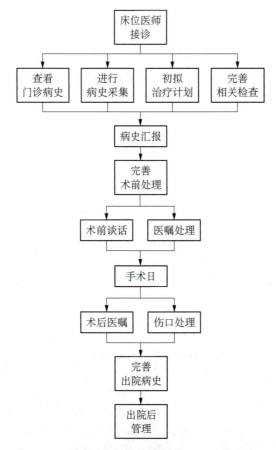

图 75-1 复旦大学附属肿瘤医院某临床治疗组临床标准化操作流程框架

二、以人为核心的个体化综合治疗

乳腺癌全程管理,其本质还是在于将以技术为核心的治疗理念转变为以患者为核心的管理理念,在乳腺癌诊疗临床路径的每一个节点(图75-2),明确患者的疾病治疗需求以及其他个体化的需求,提供相应的医疗服务。对于一个患者,根据其临床表现,手术或新辅助治疗哪个更为合适?是否需要在术前进行充分的病理诊断,甚至等待免疫组化结果?患者是否有保乳或重建需求?后续可能会需要接受怎样的辅助治疗?一期重建还是二期重建,自体或是植入物重建。患者是否有生育需求?患者的依从性如何,是否会影响手术方式、辅助治疗以及随访的决策?当前有无合适的临床研究?是否需要留取科研样本,是否还需要进行基因检测,其结果对于后续治疗与随访有无影响?患者是否加入科室病友会,是否有成为患者志愿者的意愿?患者的经济条件是否会影响患者接受推荐治疗?适当的经济补助是否会改变患者对于治疗方案的选择?这一系列问题,都是在对患者进行诊疗方案决策之前、在对患者进行诊疗的过程中,以及决定患者后续综合治疗与随访策略时,需要考虑到的(图75-3)。

除此之外,为了优化临床服务流程、节省医疗成本,目前已有一些基于信息科技的辅助工具应用于临床实践。这些辅助工具主要有两类,其一是基于医疗大数据,依据数据特征进行治疗决策制订的辅助决策工具,代表作有美国纪念斯隆-凯特琳癌症中心(Memorial Sloan-Kettering Cancer Center, MSKCC)与IBM联合开发的辅助决策工具——Watson for Oncology;另一类是优化医疗服务流程,改善患者就诊体验的医疗服务工具,代表作有复旦大学附属肿瘤医院基于微信公众平台建立的线上

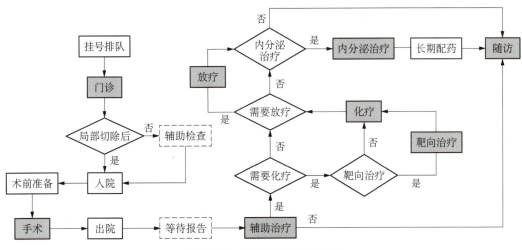

图 75-2　乳腺癌诊疗临床路径

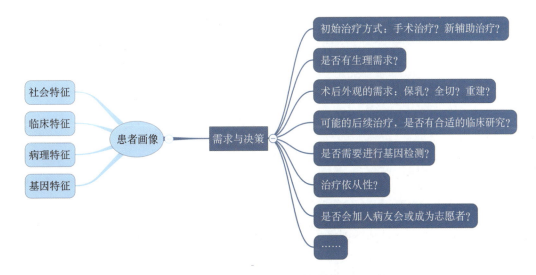

图 75-3　以患者需求为核心的诊中环节管理

医疗服务工具"妍康 e 随访"。旨在为医师提供决策的辅助工具理论上可以节省大量的医疗成本，但其实际的临床应用价值并未得到论证。例如，Watson for Oncology，尽管有报道其提供的决策方案与医师的决策有较高的一致性，但因自带的 MSKCC 标签使得其难以兼容与本土化，在大型乳腺诊疗中心中的应用价值也相当有限。能够符合国内诊疗常规并且真正基于人工智能技术的辅助决策工具，还需要等待医疗大环境的孵育及技术的进一步成熟。

现阶段，一些旨在优化医疗服务流程、改善患者就诊体验的医疗服务工具则显得更为刚需。例如，复旦大学附属肿瘤医院乳腺外科所开通的微信公众平台"妍康 e 随访"，基于此工具全面实现了预约就诊，一定程度的按需分诊，同时延伸了线上医疗服务，提高了患者的主动随访（图 75-4）。2017 年，共有 6 033 例患者通过了按需门诊的预约申请，14 640 人次预约了新辅助或辅助化疗；此外，预约靶向治疗、内分泌治疗、随访复查以及远程报告解读等功能的使用也逐年增加。尽管如此，此类工具的建立也受到一些因素的限制，如科室成员的架构、科室患者的容量等，同时此类平台的建立也需要科室医生的高度参与及建议。

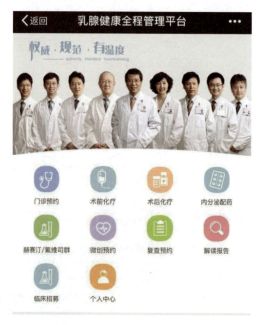

图 75-4 "妍康 e 随访"界面

第二节 诊后环节的患者管理

一、康复随访团队的建设

(一) 康复随访团队建设的重要意义

习近平总书记在十九大工作报告中提出的"健康中国 2030 战略",给现阶段我国医疗健康事业的发展,尤其是乳腺肿瘤学科的发展建设提出了新要求,指明了新方向。报告指出,"健康中国 2030",就是要把人民健康放在优先发展的战略地位,以普及健康生活、优化健康服务、完善健康保障、建设健康环境、发展健康产业为重点,加快推进健康中国建设,努力全方位、全周期保障人民健康,为实现"两个一百年"奋斗目标、实现中华民族伟大复兴的中国梦打下坚实健康基础。这样的国家战略的制定提出对于肿瘤学科发展来说,是极有远见的。

乳腺肿瘤的密集治疗期仅仅是为期几个月的短暂阶段,而治疗后的康复随访可以长达数年甚至数十年。因此,康复随访期才是乳腺肿瘤诊疗过程中需要更长期专业关注的阶段。从另一个角度来说,

乳腺癌多样化的综合治疗手段日新月异,乳腺癌康复随访的概念渗透在综合治疗的时时刻刻、方方面面,患者的生活质量也将由此得到保障。另一方面,如同大多数恶性肿瘤一样,对于乳腺癌患者来说,集中治疗期的结束并不意味着疾病的完全治愈,在后续的康复随访过程中可能出现疾病的复发和转移,规范化的康复随访可以最大限度确保疾病变化的及时发现和及时诊疗。此外,乳腺癌患者的康复随访又有其单病种的特殊性,需要内分泌治疗的患者服药跨度可以长达十余年,这段康复期内的患者需要集中治疗期同样的医疗关注,才能保证患者内分泌治疗的依从性和不良反应的及时正确处理。因此,时至乳腺癌逐渐成为慢性疾病的今日,只有通过全方位、全周期的康复随访使得患者的健康状况得到良好的复查跟踪,才能确保乳腺癌患者真正意义上的全面康复。

建设好乳腺癌的康复随访专业团队,做好乳腺癌患者的康复随访工作,全程管理、全面关爱乳腺癌患者意义重大。帮助患者发现处理康复随访期的问

题,指导患者落实自我慢病管理的健康意识、自我慢病管理的知识手段,从而协助乳腺癌患者过好他们的"第二人生"。

(二)康复随访团队建设的组织架构

康复随访团队的建设应当是多学科、跨领域的共同合作网络。如前所述,乳腺癌的综合治疗手段是多元化的,手术、化疗、放疗、内分泌治疗、靶向治疗……对患者面临的身心考验可谓来势凶猛,每一项治疗手段的康复和后期的随访都需要全程管理和关爱。因此,乳腺癌综合治疗团队、身心康复团队及预防随访团队的密切配合起着举足轻重的作用。

乳腺癌综合治疗团队的建设涉及乳腺癌密集综合治疗时期的化疗、放疗、内分泌治疗、靶向治疗等人员架构;身心康复团队的建设需要融合综合治疗团队尤其是手术治疗医护团队的力量和康复团队的力量共同实现,特别是在功能康复及心理康复阶段的康复理疗师或技师及心理咨询师的介入;预防随访团队的建设需要整合大数据体系、统计、随访等公共卫生领域的专业技术和人才。上述各领域的大融合、大贯通才能真正实现乳腺癌康复随访团队的高效运作和目标达成。

(三)康复随访团队建设的目标任务及工作内容

乳腺癌康复随访的重要性不言而喻,在乳腺癌慢病管理的过程中意义重大,旨在帮助乳腺癌患者尽快、顺利地从乳腺癌治疗的不良反应中摆脱出来,建立起健康的身心状态,恢复到正常的生活、学习及社会角色中去。乳腺癌康复领域的工作内容涵盖手术、放疗、化疗、靶向治疗、内分泌治疗等各个领域的康复指导。纵向来说,涉及术前、术后、综合治疗前后、康复随访期内的各个时间段的康复。需要通过专业领域的指导,帮助患者尽快摆脱所接受的治疗的不良反应,尽早恢复正常生活状态。从生理层面来说,手术后的康复、全身治疗及放疗的不良反应均属康复的范畴;从心理层面来说,围术期的心理状态、全身治疗及放疗过程中的情绪影响、康复随访期的内心状态也都涵盖在康复的领域内;除此之外,非手术、放疗及药物治疗领域的乳腺癌相关问题,包括乳腺癌患者生育功能的保留、遗传咨询、运动、营养、膳食等非药物治疗均属于乳腺癌康复工作的内容。

乳腺癌随访期的工作重点则是不言而喻——及时发现治疗的不良反应和疾病的复发转移。对于不良反应或并发症的及时发现和治疗,有利于乳腺癌患者生活质量的最大限度改善;而长期生存期的随访复查有助于早期发现、早期诊断、早期治疗乳腺癌复发转移,并改善转移性乳腺癌的生存预后。

二、多元化的跨领域康复管理网络的搭建

乳腺癌之所以越来越多地被称为"慢病",是源于其综合治疗手段的日益成熟导致的生存期不断延长。于是,乳腺癌患者治疗期及长期生存期间的生活质量受到越来越广泛的重视。乳腺癌的伴随疾病成为早期乳腺癌患者慢病管理过程中的重大问题,有些伴随疾病甚至危及患者的长期生存。乳腺癌伴随疾病是指乳腺癌非直接与直接导致的,由于乳腺癌患者年龄及内在微环境改变、生活方式改变及药物不良反应等多因素导致的疾病,该疾病与乳腺癌伴随或继发出现率>30%,并且严重影响乳腺癌患者生活质量甚至威胁生命。

约一半乳腺癌患者是绝经后中老年人群,在长期内分泌治疗期间,心血管事件的发生率显著高于非乳腺癌人群,因此降低康复随访期心血管疾病风险尤为重要。除此以外,早期乳腺癌患者在长期慢病管理中,还可能面临骨代谢异常、心理健康(焦虑、抑郁)等伴随疾病,这些伴随疾病同样亟待关注和管理。因此,建立多元化、跨领域的康复管理网络势在必行。可以通过互联网+平台的搭建,构建医院及科室间的病案交流平台及转诊绿色通道,最大限度满足乳腺癌患者康复随访期的慢病管理需求,在"全程管理"+"全程关爱"的共同努力下,实现乳腺癌患者真正意义上的"全面康复"。

三、诊后环节的数据收集与事件监管

患者治疗后长期随访过程中的各种数据,具有非常重要的临床与科研意义。如何有效提高患者的随访率,也是诸多诊疗中心所关心的问题。例如,复旦大学附属肿瘤医院,对于乳腺外科治疗后的患者,会在患者全程管理手册中提示有规范的随访间期,同时患者也可通过科室微信平台"妍康e随访"预约具体的随访时间,预约后的患者可在预约当天完成几乎所有的随访检查项目,降低患者常规随访的经济成本和时间成本。对于异地不便来院进行随访检

查的患者,在科室微信平台开设"解读报告"功能模块,允许患者通过该模块上传当地医院的随访检查结果,由乳腺外科主治医师以上级别的医生提供报告解读服务,延伸了线上医疗服务。这些举措,对患者而言增加了医疗服务温度,体现了科室对患者的人文关怀;对医师而言则显著提高了患者随访率,有利于临床与基础研究的开展。

延伸医患关系,提高患者的主动随访,也有利于及时发现术后出现复发转移的患者。对于这些首次出现复发转移的患者,可以提供各种绿色通道,参加多学科病例讨论,给予患者最适合的方案,或参加更合适的临床研究,实现对患者更为完善的全程管理。

除此之外,也有研究者探索智能硬件在患者诊后环节中数据收集与事件监管的实用价值。复旦大学附属肿瘤医院肿瘤防治科的郑莹教授团队与专业技术团队合作,尝试建立基于智能手环和电子秤等智能健康管理工具的现代康复管理模式,通过实时采集乳腺癌患者体重、脂肪、基础代谢和睡眠质量、心率等指标,与平台系统中乳腺癌患者术后康复有关体征指标的监测模型进行智能匹配,根据需要协调医生及时干预指导。同时患者也可定期上传随访检查结果、药品服用不良反应等信息,对异常情况,智能硬件将提示所绑定的医生通过各种方式予以咨询解答,必要时根据需要安排就诊绿色通道,实现对患者的数据收集与事件监管。

第三节 全程管理的意义

(一)乳腺肿瘤全程管理模式可促进单病种多学科临床路径融合

目前的患者管理多是以技术模块形式拼接而成的,如宣教环节,社交平台中的各种宣教信息虚实参半,而正规的大型诊疗中心也并未实现有效的规范化宣教措施;又如临床科研,往往各科室之间少有临床路径或学术上的沟通,较难实现跨学科、跨专业、多学科综合协作的高质量临床研究;此外,患者在术后辅助治疗期间,往往也可能无法完全了解或理解对于自己的整体诊疗与随访策略,手足无措。乳腺肿瘤全程管理模式为上述问题提供了很好的解决方案,例如科室的微信公众平台提供了权威的健康宣教与科普知识;门诊"按需预约"挂号功能也提供了最有效的"分诊"机制,始终为真正病情需要的患者保留专家号源,并且根据患者的病情匹配相应学科、相应资质的医生提供专业服务;患者全程管理手册帮助患者了解多学科综合治疗与随访策略,并可通过科室微信平台轻松获得相应治疗阶段的医疗资源;对于发现的复发转移患者,也可以第一时间进入多学科综合治疗协作组的讨论流程,促进单病种多学科临床路径的融合,有利于单病种学科发展。

(二)乳腺肿瘤全程管理模式可实现科室内部分级诊疗,优化资源配置

乳腺肿瘤全程管理模式的应用将患者"按就诊需求"进行分诊,利于科室内部医疗资源配置的优化。由住院医师承担科室患者筛查、随访、诊断等环节的任务,由主治医师承担诊断、治疗等环节的任务,而主诊医师则承担治疗、决策等环节的任务,实现各级医师价值与科室患者容量的最大化。此外,科室内部分级诊疗机制的形成,也有利于跨区域分级诊疗模式的形成,为推动双向转诊等医改措施的实施作了很好的铺垫。

(三)乳腺健康全程管理模式为精准医疗理念下的临床与基础研究加成

精准医疗是以个体化医疗为基础,随着基因组测序技术快速进步以及生物信息与大数据科学的交叉应用而发展起来的一种新型医学概念与医疗模式,它的本质是通过医学前沿技术,对大样本人群与特定疾病进行生物标记分析与鉴定、验证与应用,最终实现对疾病和特定患者进行个体化精准治疗。但这一理念得以实现的前提,是有足够高的临床随访率,以及足够多用于进行基础与转化型研究的临床样本,尤其是首次复发转移患者的肿瘤样本。乳腺健康全程管理模式的实施显著提高了患者的随访率,利于单病种大数据的采集与结构化,同时也可以第一时间发现复发转移病例,在为患者提供合理治疗的同时获得肿瘤样本,为精准医疗理念下的临床与基础研究加成。

(陈嘉健 汤立晨)

【附录】 复旦大学附属肿瘤医院乳腺外科某治疗组临床标准化操作流程

一、床位医师接诊

(1) 查看门诊病史
- 了解入院指征：病变位置、范围、性质、已行检查。
- 了解入院目的：恶性初治？乳房重建？新辅助治疗后评估？
- 了解特殊意见：定位方式？初拟手术方案？

(2) 进行病史采集
- 现病史：发病时间、发现方式，发病时间长者需关心是否应用中药以评估依从性。
- 外院已行检查：超声、钼靶、磁共振结果（病变特征、范围、BI-RADS 分类）、穿刺结果、有无会诊。
- 体格检查：病灶是否可及、病灶位置、距离乳头及乳晕距离、病灶大小、是否有乳头溢液。
- 是否新辅助后：化疗前基线评估检查结果、化疗前做出肿瘤分期分型、查看纹身范围、制订化疗方案、疗效评估、末次化疗时间、近期血常规与肝肾功能情况、是否参与临床试验。
- 是否扩张器植入后：扩张器植入时间、扩张器大小、注水容量、辅助治疗方案、末次化疗时间。
- 是否门诊确诊后：如日间手术后需了解手术日期、术前检查、术前定位方式、伤口位置等。
- 家族史：有无、关系、人数。
- 伴随内科疾病与用药情况：高血压、糖尿病、冠心病、脑梗死、心肌梗死等；用药情况、用药后控制情况、是否有长期口服抗凝药物、是否有利舍平作为降压药物史。

(3) 初拟治疗计划
- 根据主诊医师门诊病例中记录的治疗策略，收治患者时了解患者意向：如保乳意愿、重建意愿。
- 告知患者需要进行补充的检查项目。

(4) 完善相关检查
- 常规检查：全套血液、生化、免疫功能检查。
- 常规影像学检查：超声（必查，同时勾选定位）、钼靶、磁共振（有保乳条件者必查）、胸部 CT 平扫（外院已有检查并为阴性结果且可提供胶片与报告者可免做）。
- 心电图：70 岁以上患者补充心脏超声、肺功能检查；心律失常者补充 Holter。
- 空芯针穿刺：超声可见肿块并为 BI-RADS 4B 及以上时为必查，发送医嘱后需要添加标本。
- 淋巴结细针穿刺：超声提示腋窝淋巴结明显肿大时，如体检可触及则直接开具细胞学检查申请，如体检不可及则开具超声定位下细针穿刺检查。
- 局部切除后患者病理会诊：开具病理申请单（原发灶定性与免疫组化检查），告知患者需从原手术医院借蜡块或 15 张白片。
- 内科疾病观察：需注意检查医嘱及合并用药医嘱。
- 自备药物开具：嘱托医嘱。

(5) 入院当天完成入院录与首次病程录。

二、病史汇报

主诊医师查房时，需规范且完整地进行病史汇报，包括以下内容。

(1) 门诊基本信息：门诊时间、主诊医师、年龄。

(2) 主诉及入院目的：因"发现××病灶××时间"入院，行××目的(手术治疗、新辅助前评估或新辅助前前哨淋巴结活检、重建后改型、扩张器置换假体、二期乳房重建)。

(3) 体格检查结果：_____侧乳房_____象限距离乳头、乳晕_____cm 处可触及病灶，范围_____cm，边界_____，质硬_____，活动_____，伴有(不伴有)皮肤凹陷、水肿、乳头溢液，同侧腋窝淋巴结_____，对侧乳房及腋下淋巴结_____，双侧锁骨上淋巴结_____。

(4) 辅助检查情况：外院及本院已行检查：项目、病灶特征、病灶范围、BI-RADS 分类。

(5) 病理情况：外院有病理者需汇报活检时间、活检方式、病理情况、本院是否已行会诊、是否已有会诊结果；无病理诊断者需汇报是否已开或者已行空芯针穿刺活检，并且在查房时在患者体表标记穿刺点。

(6) 患者的治疗意愿(手术倾向、是否有保乳意愿、是否有重建意愿),已开具检查项目。

三、完善术前处理

(1) 术前1天发送手术医嘱:第1台手术需准确表明。

(2) 发送病理申请单,同时开具备皮、血型检测等医嘱。

(3) 术前定位医嘱
- 术前钼靶与超声置针定位:注明具体病灶位置。
- 术前乳管镜定位:开具白色内镜定位单,交予主班护士。
- 术前磁共振定位:由组内主治医师联系影像科医师进行定位。

(4) 前哨淋巴结放射性核素申请发送:提前2个工作日进行申请。

(5) 预防性抗生素:适用于植入物重建、DIEP、新辅助化疗后(中性粒细胞降低者),头孢类药物过敏者可使用克林霉素。

(6) 查房时确认扩张器大小与假体尺寸,术前确认备货并与患者一同带入手术室。

(7) 对于需要进行保乳整复(OPS)及乳房重建的患者,进行术前拍照。

四、完善术前谈话

查房时明确手术方式,各类手术谈话内容在相应的手术同意书模板中。

(1) 年龄>70岁患者术前需要进行三方谈话:电话医务科进行预约。

(2) 注意保乳手术与重建手术的谈话要点。

(3) 适合保乳者建议保乳,50岁前患者存在保乳禁忌证时询问是否有重建意愿,余按全乳切除。

(4) 腋窝淋巴结处理
- 若术前体检/任何影像学发现淋巴结转移可能,则术前务必行腋下细针穿刺活检,若活检阳性则行腋窝清扫(改良根治术或保乳+腋窝淋巴结清扫)。
- 若术前无发现则行前哨淋巴结活检,谈话时告知前哨淋巴结活检的含义及目的,术中若细胞学印片发现前哨淋巴结转移则术中改为腋窝淋巴结清扫。

- 注意前哨淋巴结活检术的谈话要点。

五、手术日注意事项

(1) 手术当日8:30前进入手术室。

(2) 原则上床位医师必须参加所负责患者的手术。

(3) 术后及时完成手术记录,可参考相应手术模板,特别注意记录缝线类型、放置扩张器容量及术中注水量、术中放置假体类型与型号,并且如实反映术中前哨淋巴结数量、重建后改型方式等情况;DIEP术后记录参考病案夹中的DIEP术中情况记录表,记录供区血管选择、受区血管选择、是否离断肋骨、是否取内乳淋巴结、血管吻合位置位于第几肋间等。

(4) 术后医嘱
- 扩张器与假体植入患者,手术当日术后增加预防性抗生素应用一次。
- DIEP患者:手术当日术后开具术后第1天医嘱查血常规、电解质,术后第1天开补液医嘱,可酌情,一般为2L容量。

六、术后常规处理

1. 术后第1天查看伤口、换药,注意腋窝区域需以碎纱布充分填塞,平均压迫。

2. 视伤口情况每2~3天换药1次。

3. 有皮片者视渗出情况,于术后第1~3天拔除,皮片务必在患者出院前拔除。

4. 留置引流管的患者,一般术后3~4天拔除内侧引流管;外侧引流管视引流量决定拔除时间,通常患者需带外侧引流管出院,告知患者引流管护理细节,并告知患者至医院拔管的合适时间。

5. 如体温>38℃,首先检视伤口有无积液、皮瓣是否红肿,查血常规、CRP。

七、完善出院病史

(1) 确保病史描述正确,病史内容完整:入院录-首程-首次主治查房-首次主任查房-常规病程录(每周2次普通病程录+1次主治查房录)-手术当日病程录-术后第1、2、3天病程录-常规病程录-出院当日病程录;术前小结、术后讨论、出院录。

(2) 确保病史签字完整,病史病程录签字、手术知情同意书签字、授权委托书签字(特别需要注意住院期间未行手术治疗的患者授权委托书签字)。

(3) 完善临床路径,所有乳腺癌手术患者必须确保在出院时已完成临床路径。

(4) 上海医保乳腺癌患者填报肿瘤登记。

八、出院后管理

(1) 非手术日轮流留守病房进行换药处理,原则上床位医生优先处置,组内医师需相互协作,床位医师因任何原因无法立即处理患者换药时,组内其他医师需协助处理。

(2) 术后2周伤口未恢复时,需及时告知组内主治医师进行确认处理。

(3) 告知患者等待术后详细病理报告及综合治疗方案的制订。

参考文献

[1] 陈嘉健,余科达,柳光宇,等. 基于病种的全流程信息引导医疗服务探索. 中华医院管理杂志,2016,32(6):463-464.

[2] McDonald ES, Clark AS, Tchou J, et al. Clinical diagnosis and management of breast cancer. J Nucl Med, 2016,57(Suppl 1):S9-S16.

第十三篇

乳腺癌术后的护理、康复与随访

第七十六章

乳腺癌术后护理、生命质量及心理疏导

近年来乳腺癌的发病率逐年上升。随着对乳腺癌生物学的认识,乳腺癌的治疗方式有了很大的进展,多学科合作的综合治疗模式取代了传统的以手术为主、放化疗为辅的治疗模式,患者的治疗周期也较长。乳腺癌诊疗水平的不断提高,患者在延续生命的同时渴望生活质量的提高。乳腺癌患者的大部分辅助治疗在出院后完成,患者在这期间可能面对很多康复相关问题,如术后并发症的预防和处理、术后的肢体功能康复、淋巴水肿的预防和治疗、饮食指导、放化疗和内分泌治疗以及靶向治疗中不良反应的应对和依从性的提高、担心疾病转移或复发、患病后的性生活和生育问题等。随着循证医学、精准医学的步入,治疗理念开始向人性化、个体化转变,关注乳腺癌患者人身心灵和社会等各方面的压力显得尤为重要。

随着社会及科学技术的快速发展,护理进入到一个加快专业化发展的阶段,许多先进国家如美国、英国、澳大利亚、日本等兴起了高级护理实践活动,使得护理专业的职能在广度和深度上都有了很大的拓展,乳腺癌专科护士(breast cancer nurse)也应运而生。乳腺癌的术后护理工作贯穿于整个治疗康复过程,从患者被诊断为乳腺癌开始,乳腺癌专科护士即帮助患者制订综合康复计划,提供乳腺专科护理技术,解答患者在治疗、康复过程中遇到的各种问题,适时地提供心理疏导,陪伴患者度过抗癌康复的全过程,以提高乳腺癌患者的治疗依从性以及生命质量。

第一节 乳腺癌术后护理

乳腺癌的外科治疗方式主要有乳腺癌改良根治手术、根治术、扩大根治术、保乳手术、前哨淋巴结活检术、乳房重建术等。科学的术后护理对减少患者术后并发症、提高术后生命质量起到至关重要的作用。

一、乳腺癌患者手术后护理

(一)乳腺癌根治手术术后护理

1. 观察生命体征、排尿情况

(1)术后予心电监护,密切观察患者的体温、脉搏、呼吸、血压、血氧饱和度。常规情况下,接受全身麻醉患者需要每30分钟观察1次,连续观察6次,至生命体征平稳;硬膜外麻醉患者需要每30分钟观察1次,连续观察4次,至生命体征平稳。行乳腺癌扩大根治术的患者有损伤胸膜引起气胸的可能,术后应注意观察患者有无胸闷、呼吸困难等症状,一旦发现异常情况,及时报告医生协同处理。

(2)手术后6~8小时若不能自解小便,应予以导尿,避免患者过度用力,造成出血。腹直肌皮瓣转移、乳房重建术的患者适当延长保留导尿期,以减轻腹壁张力,促进伤口愈合。

2. 体位护理

(1)全身麻醉患者术后应予平卧位6小时,头偏向一侧,以防患者因麻醉反应发生呕吐而引起误吸,将患肢平放在前胸,以减轻皮瓣张力,有效防止皮下积液形成死腔。

(2)术后第一天即可鼓励患者下床活动,并告知患者卧床时采取半卧位,以利于术后伤口积血、积液引流,并使膈肌位置下降,便于有效咳嗽,以预防肺不张和肺部感染的发生。手术后应鼓励患者进行早期活动,预防下肢深静脉血栓的形成。

3. **胸部加压包扎护理** 乳腺癌根治手术后使用胸带加压包扎,加压包扎有利于创造良好的愈合环境,促进组织再生,避免皮下积血、积液、感染和皮瓣坏死的发生,对皮瓣的愈合至关重要。胸带包扎的松紧度要适中,以感觉不紧为宜。若胸带过松,不能有效加压包扎,使渗液积于皮瓣下,皮瓣不能与胸壁牢固固定,导致皮瓣下积血、积液和坏死的发生;若胸带过紧,不仅会压迫皮瓣,影响皮瓣的血液循环,导致缺血,还限制了呼吸,增加肺部并发症的发生率。应告诉患者及家属手术后不可随意解开胸带,避免皮瓣移动。同时应注意观察患侧肢体远端的血液供应情况,若皮肤发绀,伴皮温低,脉搏扪不清,提示腋部血管受压,应及时调整绷带松紧度,以患侧上肢血运恢复正常为宜。若绷带或胸带松脱滑动应重新加压包扎,减少创腔积液,使皮瓣与胸壁紧贴,以利愈合。

4. **引流管的护理**

(1) 乳腺癌根治术后因腋窝淋巴结清扫致大量淋巴管断离,淋巴液积聚于皮下,皮瓣剥离时的渗血亦可同时积聚在皮下,因此必须予以及时引流,即持续性的低负压吸引,压力为 $-40 \sim -80$ mmHg。压力过大易引起出血,压力过小不能及时吸出积液,导致皮瓣飘浮、坏死,影响伤口愈合。应经常挤压引流管,保持引流管通畅。

(2) 24 小时内应每小时观察并记录 1 次引流液的色、质、量,同时观察引流管内有无血带形成,以便及早发现出血现象。通常手术后 24 小时内引流量为 300~400 ml,如果每小时血性引流液>100 ml 或呈鲜红色、质地黏稠伴有血带且>50 ml,则提示有活动性出血,应立即通知医生,并做好手术止血的准备工作。

(3) 目前,临床上在手术后直接应用一次性负压吸引器或负压球连接引流管,方便了患者下床活动。应注意观察负压吸引器或负压球是否处于负压状态,若引流量大,应及时倾倒出引流液,以保证有效引流。告知患者负压吸引器不能高于伤口,防止引流液倒流。

(4) 引流管妥善固定,预留出一定的长度,利于患者翻身,避免引流管受压、扭曲、折叠和脱落。告诉患者万一引流管脱出应立即反折引流管,并及时通知医护人员。

5. **疼痛的护理** 乳腺癌手术后疼痛发生率较高,影响患者术后的舒适度和睡眠质量。疼痛强度以轻至中度为主,疼痛部位以伤口、术侧上肢、腋下和腰背部为主。疼痛性质主要表现为酸胀痛。另外,手术时如将臂丛神经表面的鞘膜或将神经分支损伤,则术后引起上肢相应部位的麻木。针对术后疼痛,护理要点如下。

(1) 建立评估乳腺癌术后疼痛状况的常规机制。包括主观测定法:运用疼痛评估尺;行为测定法:即通过对患者的行为举止,如面部表情、身体姿势、肌紧张的观察评估疼痛的强度;生理指标测定法。通过以上方法的综合运用,及时、准确、动态地评估疼痛状况。

(2) 加强疼痛相关的教育,向患者说明何时及如何表达疼痛反应,包括疼痛强度、性质、持续时间和部位、促进因素等,并说明这些主诉将成为疼痛治疗的依据。

(3) 避免激发和加剧疼痛,创造安静的休养环境,调节光线,减少噪音,保持适宜的温湿度。向家属解释,减少术后一二天内亲朋好友的探视,提供患者安静的休养环境。

(4) 总结疼痛特点并给予针对性护理,动态观察患者疼痛情况,必要时遵医嘱予以止痛剂。

6. **患肢的护理** 手术后即给予抬高患侧上肢,并保持内收状态。接受腋窝淋巴结清扫者患侧肩下垫以小软枕,使患肢抬高 30°~40°,手高于肘,肘高于心脏,以利于血液循环、淋巴回流,防止或减轻患肢水肿。应循序渐进地进行患肢功能锻炼,术后 24 小时开始活动腕关节,卧床期间练习伸指、握拳、屈腕、屈肘运动;3~5 天可练习手摸对侧肩和同侧耳;5~7 天可练习肩关节抬高运动。引流管拔除后可进行肩关节爬墙运动,逐日递增;14 天后可指导进行器械锻炼运动。锻炼过程中要注意双肩高度需尽量保持一致,以免影响体型。

(二) 前哨淋巴结活检术的护理

1. **心理护理** 向患者详细介绍前哨淋巴结是肿瘤淋巴引流的第一站淋巴结,前哨淋巴结是否转移对肿瘤的分期及治疗方法的选择和预后的估计都有重要作用,使患者明白前哨淋巴结活检的重要性和必要性,同时亦告知前哨淋巴结活检存在二次手术的可能,应做好相应准备。

2. 健康教育

(1) 向患者介绍放射性核素的一般知识,说明活检注入的放射性核素量少,实际上患者所接受的放射量仅约为拍X线胸片的1/400左右。

(2) 告知患者及家属由于术中注射的亚甲蓝是经肾脏排泄为主,故术后尿液会呈蓝绿色,不必紧张。嘱患者多饮水以加速体内残留的放射性核素通过肾脏排泄排出体外,尿液及时用大量水冲净。

(3) 宣教放射性核素自我防护知识:告知患者及家属避免过于亲密的、较长时间的接触;注射放射性核素后至手术后1天尽量避免其他人探访,尤其是不准婴幼儿及孕妇进入病室。

(4) 术中使用亚甲蓝作为示踪剂,亚甲蓝注射后部分患者可能会在乳晕旁下方局部形成硬节,1周之后可恢复,不会对身体健康造成负面影响。

(三) 乳腺癌乳房重建手术的护理

近年来,随着乳腺癌治疗水平的提高以及患者对生存质量要求的提高,要求重建乳房的患者日渐增多。乳房重建手术可以恢复患者女性完整的形体,缓解丧失乳房而带来的心理压力,给患者以形体和心理的双重治疗。

乳房重建术后患者的生命体征观察、引流管护理及疼痛护理等与一般乳腺癌术后护理要求基本相同。对于自体组织乳房重建术的患者,需要特别注意的是术后的体位和皮瓣的观察。

1. 体位护理 采用背阔肌肌皮瓣的患者应采取健侧卧位,以避免皮瓣受压,第二天可取半卧位。采取横行腹直肌肌皮瓣(TRAM)和腹壁下动脉穿支皮瓣(DIEP)的患者应采取中凹位卧床3天,头抬高60°,脚抬高45°,以减轻腹部张力,有利于静脉回流,减轻局部肿胀。采取TRAM皮瓣和DIEP皮瓣的患者需长时间卧床,尾骶部可垫气圈或水枕以减轻局部受压,并密切观察尾骶部皮肤状况,防止发生压疮。卧床期间进行下肢的被动运动和主动运动,必要时穿弹力袜,避免下肢深静脉血栓形成。

2. 移植皮瓣的观察 术后24~72小时是皮瓣出现循环危象的高峰期,应重点观察。术后48小时内每1~2小时观察1次,48小时后至7天内每4小时观察1次,如有异常及时报告医生处理。观察指标包括以下5个方面。

(1) 皮瓣颜色:分为苍白、淡红、红润、暗红、紫红、紫色6个等级,颜色偏紫为静脉回流不畅,偏白为动脉供血不足。

(2) 皮瓣张力:分为低(皮瓣瘪陷、皮肤皱纹加深)、略低、正常、略高、高(皮纹变浅或消失),皮瓣张力低为动脉供血不足,皮瓣张力高为静脉回流不畅。

(3) 毛细血管充盈时间:以手指或玻璃棒轻压移植物皮肤,使之苍白,然后迅速移开手指或玻璃棒,正常者皮肤颜色1~2秒转为红润。如果充盈时间缩短,提示静脉回流不畅;如果反应迟缓,时间超过5秒,提示动脉栓塞的可能。

(4) 皮瓣温度:用半导体体温计测量移植皮瓣的皮肤温度,并与近旁的健康皮肤的温度相对照。移植皮瓣24~48小时温度略高于正常1~1.5 ℃,48小时后皮温正常或略低。如皮温低于正常皮肤2~3 ℃,则提示可能存在血液循环障碍,皮瓣存活率低。

(5) 血管搏动情况:采用触诊方法检查动脉搏动状况。也可用多普勒超声血流探测仪测定动脉血流情况。正常情况下用多普勒超声血流探测仪可听到动脉搏动有力,声音清晰且规则,静脉搏动声音较动脉低沉。

3. 供区的护理 采用背阔肌皮瓣的患者由于术后早期胸背动静脉是皮瓣唯一的血供来源,应注意避免压迫胸背动静脉,可以将患侧臀部和肩背部垫高,使供区悬空。采用TRAM皮瓣和DIEP皮瓣的患者应注意腹部的加压包扎,保持屈膝屈髋的中凹位,减少腹部张力,避免剧烈咳嗽、用力排便增加腹压的动作,防止腹壁疝的形成。鼓励患者胸式深呼吸,有效咳嗽咳痰。咳嗽时用手按住腹部,必要时给予雾化吸入。告知患者多饮水,多吃蔬菜、水果等纤维素含量高的食物,避免便秘,必要时服用缓泻剂。

4. 重建乳房的护理 术后1周根据重建乳房切口的愈合情况,可指导患者进行乳房按摩。以乳头为中心,用指腹围绕从近端向远端轻轻按摩移植乳房,促进血液循环,但要特别注意按摩的力度和方向。因皮瓣末梢循环差,擦洗时注意水温,防止烫伤或冻伤。告知患者出院后要继续戴胸罩,避免皮瓣因重力作用下垂和固定缝线松脱;有意识地做两侧乳房运动,将双侧乳房向上托起,切不可上下反复揉搓,以免引起乳房下垂。

5. 其他 行一期乳房重建的患者可适当延缓患肢功能锻炼的进度,术后6月内勿抬起5千克以上的重物。采用TRAM皮瓣和DIEP皮瓣的患者应在术后3~6个月避免仰卧起坐等增加腹部张力的运动。

(四) 乳腺癌扩张器和假体植入术的护理

1. 扩张器患者护理

(1) 术前指导患者注意个人卫生,保持皮肤清洁干净,防止皮肤感染。术前1日指导患者洗澡、剪指甲,按手术范围做好皮肤准备工作。同时仔细检查皮肤有无疖肿、毛囊炎等。提前告知患者在皮肤扩张期随着每次注水量的增加,扩张部位隆起,注水后还会有轻微皮肤胀痛,让患者有心理准备。

(2) 术后应尽早注水扩张,拆线后1周即可开始。每次注水量应适当,不可使皮肤表面苍白,一旦发生,回抽1~2ml即可缓解。每次注水约为扩张器容量的10%。扩张时间需要1~3个月。扩张完毕后需稳定1~2月再行修复手术。治疗间隔可每周1次或两周1次。

(3) 乳房皮肤扩张后,可能出现充血等反应,此为正常反应,一般在取出扩张器后能恢复正常。疼痛是扩张过程中常见的症状,一般注射后20~30分钟消失。每次注水后观察皮瓣皮肤表面循环半小时方可离开。

(4) 随着皮肤软组织逐渐扩张,局部皮肤软组织的抵抗力和耐受力逐渐降低,指导患者注意保持局部皮肤清洁,不得抓挠扩张器表面的皮肤,勿穿着过小过紧的衣物,紧贴扩张皮瓣表面的衣物应宽松柔软。同时注意避免局部持续受压、摩擦、碰撞及利器刺穿扩张器,避免到拥挤的公共场合活动,以防止外伤的发生。在整个扩张期间,指导患者睡觉时向健侧卧位,不要烫伤、晒伤皮瓣,防止蚊虫叮咬,不宜进行剧烈运动。患者需坚持患侧肢体锻炼,保持生活规律,避免发胖。

(5) 经充分扩张后,乳房区皮肤已足够松弛时,可将扩张器置换为乳房假体。这种方法可避免因肌皮瓣转移后肌肉萎缩造成的再造乳房体积缩水,因而其再造效果应优于直接放置乳房假体手术。

2. 假体患者护理

(1) 术后乳房四周用敷料包扎,以保证假体有效固定,不要随意松开敷料以防假体移位。

(2) 假体置入手术后胸部通常会有疼痛及瘀肿的情形,其程度因人而异,视手术的方法、性质及个人的体质而定。疼痛一般会维持2~3天,可依医生的指示按时服药控制。瘀肿会在1~2周内消退。假体手术休息2~3天后,日常活动普遍可恢复。手术后的第5~7天后便可如常上班工作。

(3) 术后1周,在医护人员指导下开始进行自我按摩乳房,要循序渐进,从轻到重,力度适宜,均匀。以乳头为中心,自外上向内下按摩,每日2~3次,每次10~15分钟,坚持3个月以上。

(4) 术后2周内应避免进行蒸汽浴及游泳。1个月内患侧上肢避免上举、提重物及扩胸等剧烈运动,以减轻胸大肌对假体向上的压力。

(5) 选择佩戴舒适的胸罩,承托乳房,防止过度下垂。

(五) 乳腺癌患者术后健康教育

手术是大多数患者的首次治疗。患者对乳腺癌的知识缺乏,所以患者教育在乳腺癌诊疗和康复过程中尤显重要。乳腺癌患者术后健康教育主要包括饮食指导、患肢保护及患肢功能锻炼等。

1. 饮食指导 术后鼓励患者进食高蛋白、高维生素及微量元素的食物,以加速伤口愈合。告知患者忌食含致癌物质的食品;忌食含有雌激素、生长激素的食物,如蜂王浆、哈士蟆等;忌食高脂肪饮食,因高脂肪饮食后脂肪酸经芳香化可转化成雌激素。同时告知患者不要饮酒、吸烟。

目前,尚没有证据证明某一食物与乳腺癌的复发或转移相关。中医治疗药物中有10余味药为海产品,如海藻、昆布、海带等,都有很好的软坚散结作用。其中海参有扶正(补元气、滋阴)、祛邪(软坚散结)的作用。

另外,大豆及豆制品含有的植物激素有对抗雌激素作用,大蒜、菌菇类食物有抗癌作用,乳腺癌患者可多选用。

2. 患肢保护 行腋窝淋巴结清扫的患者,由于手术清扫了腋窝淋巴结,淋巴管被切开,使淋巴回流受阻,术后患肢易出现水肿。若处理不当,易引起淋巴管炎,使上肢肿胀加剧,不仅影响患肢功能,也容易使患者情绪紧张、低落,严重影响其生活质量。目前,医护人员更关注于围术期的治疗和护理以及术后的疗效,容易忽视淋巴水肿对患者身心损害的影响。再者,多数淋巴水肿出现于术后3个月至3年,患者已经出院,致使医护人员不容易评估淋巴水肿情况。当患者因患肢肿胀明显而就医时,水肿状况已经比较严重,治疗通常比较棘手。故淋巴水肿重在预防。医护人员要从手术后就对淋巴水肿予以高度重视,对患者做好相应的宣教工作,多数患者的水肿是能够得到有效预防的。因此,对于进行了腋窝淋巴结清扫的患者,应指导其进行患肢的保护,预防水肿的发生。

(1) 告知患者术后早期发生(术后数周内)的水

肿往往可以自行消退,但数月及数年后发生的水肿则往往为持续性或进行性发展,因此应在术后早期就重视患肢的保护。

(2) 预防感染:保持患侧皮肤清洁;不宜在患肢手臂进行有创性的操作,如抽血、输液等;洗涤时戴宽松手套,避免长时间接触有刺激性的洗涤液;避免任何形式的皮肤损伤,如蚊虫叮咬、刀割伤、晒伤、烫伤、运动损伤等;衣着、佩戴首饰或手表时一定要宽松。

(3) 避免高温环境:避免烫伤;患侧手臂不要热敷,沐浴时水温不要过高;避免强光照射和高温环境。

(4) 避免负重:避免提、拉、推过重的物品;避免从事重体力劳动或较剧烈的体育活动。

(5) 其他:尽快恢复手臂功能;不要忽视轻微的手指、手背、上肢的肿胀;乘坐飞机或长途旅行时戴弹力袖套;在医生指导下进行适当的体育锻炼,避免过度疲劳。

(6) 淋巴水肿的治疗:包括保守治疗和手术治疗。保守治疗指综合消肿疗法(CDT),包括人工淋巴引流(MLD)、压力绷带治疗、皮肤护理等。

(7) 淋巴水肿的自我护理方法:①轻度或中度淋巴水肿:皮肤护理;抬高手臂;沿淋巴走向自下而上向心性按摩;做手臂功能恢复训练;戴弹力袖套。②重度淋巴水肿:戴弹力袖套,行综合消肿疗法。如手臂出现变红或异常硬等症状,抑或水肿严重时应考虑有感染发生,应抗感染及对症处理。

3. 患肢功能锻炼　作为人体内最灵活的关节,肩关节的功能在整个上肢中占有重要地位,功能丧失将导致大部分上肢功能丧失。患肢功能锻炼对于恢复患者肩关节功能和消除水肿至关重要。护理人员应指导患者循序渐进地进行患肢的功能锻炼,并强调虽然患肢宜尽早开始锻炼,但必须严格遵守循序渐进的顺序,不可随意提前,以免影响伤口的愈合。皮下积液较多及进行重建术的患者应适当推迟锻炼时间。而且功能锻炼必须持之以恒,建议持续数年以上。

(1) 患肢功能锻炼的注意事项

1) 功能锻炼以自主锻炼为主,坚持锻炼的时间应不少于半年。

2) 功能锻炼要循序渐进,适可而止,特别是术后早期锻炼要适度,避免患肢过度劳累和下垂过久,以免引起肢体肿胀,肩部活动以不产生明显疼痛为限。

3) 要掌握病情,在病情稳定、无并发症的情况下进行锻炼。皮下积液较多及进行重建术的患者应适当推迟锻炼时间。

4) 根据季节和环境调整运动,在过热和严寒的气候下要适当降低运动强度;饭后和空腹不做剧烈运动;注意保护皮肤,运动时穿宽松、舒适、透气的衣裤,运动后避免立即洗水浴。

5) 锻炼可以与按摩相结合。按摩对皮肤的刺激可使毛细血管扩张,促进血液循环,帮助消除肢体肿胀,促进瘀血的吸收;同时按摩对神经系统有镇静或刺激作用,有利于皮肤愈合,减少瘢痕增生,有利于肌肉、神经功能恢复。

(2) 复旦大学附属肿瘤医院应用的乳腺癌术后渐进式康复操

1) 早期康复操(术后2周内)

第一节(术后24小时)　握拳运动:握松拳。

第二节(术后48小时)　手腕运动:上、下活动手腕,配合内外旋转运动。

第三节(术后第3天)　前臂运动:上、下屈伸前臂。

第四节(术后第5天)　肘部运动:肘部以腰为支撑,手臂抬高放置对侧胸前,两侧交替进行。

第五节(术后第7天)　抱肘运动:健侧手握患侧手肘部,抬至胸前。

第六节(术后第9天)　松肩运动:往前、往后旋转肩部。

第七节(术后第10天)　上臂运动:上臂抬高尽量与地面平行。

第八节(术后第11天)　颈部运动:两手叉腰,头颈往前、后、左、右及双向旋转。

第九节(术后第12天)　体转运动:左、右旋转上体,手臂前、后摆动。

第十节(术后第14天)　抬肩运动:健侧握患侧手腕至腹前,抬高至胸前平屈,尽力前伸。

2) 中期康复操(术后3个月内)

第一节　收展运动:双手向两侧展开45°,左、右两手向斜下于腹前交叉,重复展开。

第二节　侧推拉运动:健侧握患侧手腕至胸前平屈,向患侧推、健侧拉。

第三节　甩手运动:双前臂向前平举,双臂由前向下后方摆动,双前臂向前上摆至头后侧。

第四节　扩胸运动:两手抬至胸前平屈,向两侧用力展开,恢复至平屈。

第五节　侧举运动:两手侧平举,屈肘与肩同宽,恢复至侧平举。

第六节 上举运动:健侧握患侧手腕至腹前,拉至胸前平屈,上举过头。

第七节 环绕运动:健侧手握患侧手腕,从胸前由患侧向上环绕上举,再向健侧向下环绕交替。

第八节 腹背运动:双手放至肩部,向上侧举于头两侧,弓步,弯腰,双手伸直下垂。

第九节 体转运动:双手臂上举,一手叉腰,同时向后旋转,目光随另一手移动。

第十节 整理运动:原地踏步,双手前后摆动。

3) 后期康复操(术后 3 个月开始,并配合游泳、乒乓球等体育运动)

第一节 热身运动:脚与肩同宽,双手臂配合吸气、呼气上下做环绕动作。

第二节 甩头运动:左右甩头。

第三节 抬头运动:低头,双手抬至胸前,抬头,双手相握举至头顶,配合前后踮脚动作。

第四节 伸臂运动:左右移重心,手臂依次上升,配合抬头动作。

第五节 侧腰运动:侧腰肌,低头含胸,缓慢起立后,双肩向后环绕。

第六节 转腰运动:左右移重心转腰,手臂弯曲。

第七节 环绕运动:双手臂大绕环,左右移重心。

二、化疗的护理

乳腺癌作为全身性疾病,化疗有着非常重要的意义。规范的护理对确保化疗的疗效、减轻不良反应等起着非常重要的作用。

与其他肿瘤的化疗相比,乳腺癌化疗的特殊性在于乳腺癌患者静脉的有限性。乳腺癌患者多为女性,静脉条件细,而且中老年患者静脉条件差;术后行腋窝淋巴结清扫的患侧上肢不行静脉穿刺的护理常规亦减少了可供选择的静脉途径。因此,在进行首次化疗时,就应对患者的静脉条件、化疗方案及其预后进行充分评估,做出正确的选择。乳腺癌的化疗方案中大多数抗癌药为发泡剂,化学性静脉炎的发生率较高,静脉的保护较为重要。特别是高危复发的患者,应考虑在首次治疗时予以中心静脉置管,既能保证有效的静脉通路,避免反复穿刺的痛苦,减少化学性静脉炎的发生和化疗药外渗所带来的危害,又能保护外周静脉,为再次治疗提供静脉选择。

(1) 对新辅助化疗(手术前化疗)的患者,应选择患乳腺癌一侧的手臂静脉进行化疗,保留健侧静脉,为后期的化疗做准备。

(2) 对于单侧乳腺癌的患者,为避免化疗药物外渗、多次穿刺给患者带来的痛苦,保证化疗的疗效,通常对首次化疗的患者推荐考虑予以中心静脉置管[如经外周中心静脉置管(PICC)],为其保留长期的静脉通路。

(3) 对于双侧乳腺癌的患者,通常建议患者经过静脉输液港(port)化疗。在条件不允许的情况下,其化疗方案应尽可能地减少输液量,选择手术范围小的一侧上臂静脉作为主要静脉途径,同时做好相应的保护,如严格无菌操作以保护穿刺点、严格控制滴速并预防外渗。

三、放疗的护理

放疗是乳腺癌的治疗手段之一,在各期乳腺癌治疗中发挥着不同的作用。随着放疗技术的提高,乳腺癌放疗的不良反应亦有所下降。护理人员应根据乳腺癌患者的特点,做好放疗前准备,进行保护放射野皮肤的宣教,以及出现放疗皮肤反应的护理和放疗期间的康复指导。

1. 放疗前准备

(1) 简明扼要地向患者及家属介绍放疗的知识、治疗中可能出现的不良反应以及需要配合的事项,并提供通俗易懂的放疗宣传手册。

(2) 除了做常规检查及了解患者身体状况外,应妥善处理好照射野内的切口,以免影响放疗的进行。

(3) 乳腺癌放疗时的体位需要上肢外展和上举,应告诉患者坚持进行患肢的功能锻炼是必需的。

2. 保护放射野皮肤的宣教 乳腺癌放疗所产生的皮肤反应重在预防,护理要点为清洁、干燥、避免损害。

3. 放疗皮肤反应的护理 乳腺癌放疗皮肤反应的程度与射线的种类、剂量以及手术范围有关,与患者自身的敏感性有关。放疗与化疗同期进行会增加皮肤反应,增加湿性脱皮的发生。

4. 放疗后的指导

(1) 乳腺癌放疗后最常见的后期反应是放疗的皮肤反应,如纤维化、毛细血管扩张等,还可能出现心肌损害、肺部损害、上肢水肿等。因此,需进行定期随访以观察治疗效果,了解放疗的后期反应。

(2) 仍要保护好照射野皮肤,持续时间视皮肤的情况而定。

(3) 患肢经过放疗更易出现水肿,故仍应继续进行患肢的功能锻炼和保护,必要时进行向心性按摩。

四、康复护理

癌症患者的康复服务已经成为综合医疗的重要组成部分。康复是一个动态过程,不应该等待临床治疗结束之后再进行,而是在预示会有功能障碍时就应该积极进行,即应在确诊后尽早开始。康复工作开始得越早,效果也越好。乳腺癌治疗后常见的康复问题有患肢功能障碍、淋巴水肿及乳房缺失等。

1. **患肢功能障碍** 作为人体内最灵活的关节,肩关节的功能在整个上肢中占有重要地位,其功能丧失将导致大部分上肢功能丧失。乳腺癌手术后患肢功能障碍的原因是多方面的,主要有以下几方面。

(1) 乳腺癌改良根治术手术范围较大,需切除胸大肌和(或)胸小肌及相应神经,术后皮瓣粘连愈合于胸壁,且运动肩关节的其他肌肉短期内无法代偿胸大肌、胸小肌的功能,使得术后上肢抬起困难。

(2) 手术后患肢内侧感觉障碍、放置的引流管可能引起疼痛以及加压包扎,使得患者不敢活动,也造成了一定程度的上肢活动障碍。

(3) 愈合过程中,肌肉和关节周围的疏松结缔组织变成致密结缔组织,易致关节挛缩,加上关节囊、韧带及通过该关节的肌肉和肌腱失用性萎缩,皮肤愈合后的瘢痕挛缩等均可造成肩关节不同程度的活动受限。

(4) 手术清除腋窝淋巴组织致使上肢淋巴回流障碍,易造成淋巴水肿;若胸部伤口愈合不良,会导致皮下积液、皮瓣坏死等术后并发症,亦影响患肢功能的康复。

功能锻炼对于恢复患者肩关节功能和消除水肿至关重要。术后第一天就应该开始肩关节的被动运动,如果在术后1周内不进行肩关节活动,就可能产生严重的关节功能障碍。虽然强调宜尽早开始锻炼,但必须严格遵守循序渐进的顺序,不可随意提前,以免影响伤口的愈合。皮下积液较多及进行重建术的患者应适当推迟锻炼时间。需要指出的是,功能锻炼必须持之以恒,建议持续半年以上。

2. **淋巴水肿** 乳腺癌手术清扫了腋窝淋巴结,淋巴管被切开,使淋巴回流受阻,术后患肢易出现水肿。若处理不当,易引起淋巴管炎,使上肢肿胀加剧,不仅影响患肢功能,也容易使患者出现情绪紧张、低落,严重影响其生活质量。而目前医护人员更关注围术期的治疗和护理以及术后的疗效,容易忽视淋巴水肿对患者身心损害的影响。再者,多数淋巴水肿出现于术后3个月至3年,患者已经出院,致使医护人员不容易评估淋巴水肿情况。当患者因患肢肿胀明显而就医时,水肿状况已经比较严重,治疗通常比较棘手。故淋巴水肿重在预防。只要医护人员及患者从手术后就对淋巴水肿予以高度重视,多数患者的水肿是能够得到有效预防的。另外,术后早期发生的水肿往往可以自行消退,但术后数周至数月发生的水肿则往往为持续性或进行性发展。临床护理人员应在患者手术结束后就告知患者应经常进行向心性按摩,促进淋巴回流,降低淋巴水肿发生的可能性,而且淋巴水肿的预防宜长期坚持。

3. **乳房缺失** 乳房缺失是乳腺癌根治术所不可避免的,也是手术后患者最不愿意面对的残酷现实。切除乳房,丧失了女性的第二性征之一,患者往往会认为自己作为女性的魅力丧失,同时也丧失了性爱的能力。部分患者可能术后无法面对自己残缺的躯体,会尽量避免看到自己胸部较长的伤痕,甚至有的配偶也无法面对爱人术后的躯体,最终可能导致家庭破裂。患者首先应该学会慢慢地接受自己,同时也要帮助丈夫及家庭接受这一事实。要认识到并不是失去了乳房以后就成了残废,或者是失去了女性魅力,要对自己的身体继续抱欣赏的态度。因为只有先自我认同了,才能获得他人的认同。要与配偶敞开心扉,互相了解各自的想法,一起寻求解决困难的途径,共同度过这一段艰难时期,从而建立真正坚实的婚姻关系。

乳房的切除不仅使患者自我形象受损,也容易导致患者躯体出现不平衡,而且因患侧对外力冲击的缓冲作用减弱甚至消失,其胸部更容易受到伤害。建议患者术后配戴假体弥补形体缺陷和保持躯体的平衡,并且注意保护胸壁不受外力的直接碰撞,同时注意胸部的保暖。

第二节 乳腺癌患者生命质量

乳腺癌患者因病损部位的特殊性及术后生存期较长等特点,传统评价肿瘤治疗效果的生物学指标如治愈率、生存率、生存时间均难以全面评价其综合治疗效果。随着医学模式的转变和健康意识的提高,对乳腺癌患者的治疗不再满足于单纯延续生命,而更加关注患者的生命质量(quality of life, QOL)。

一、生命质量的定义

生命质量最早作为一个社会学指标来使用。随着医学科学的发展,治愈的概念不仅仅在于对疾病的治疗和延长生命,还包括对疾病的预防和控制,促进患者重要功能的恢复和维持,使患者保持一定的生活能力并减轻痛苦。因此,将社会学中的生命质量概念引入医学领域。

在医学领域,生命质量包括总体生命质量(global quality of life, GQOL)和健康相关生命质量(health-related quality of life, HRQOL)。世界卫生组织(WHO)对生存质量的界定,总体生命质量(GQOL)是个体对其社会地位、生活状况的认识和满意程度,是出于不同文化和价值体系中的个体对他们的目标、期望、标准以及所关心的事情有关的生活状况体验,包含了个体的生理健康、心理状态、独立能力、社会关系、个人信仰和周围环境的关系。健康相关生命质量(HRQOL)指在疾病、意外损伤及医疗干预的影响下,与个人生活事件相联系的健康状态和主观满意度。肿瘤学科领域已普遍将生命质量作为评价肿瘤患者治疗和康复结局的重要终末指标。

二、乳腺癌综合治疗中评价生命质量的意义

乳腺癌综合治疗的最终目标是延长生存期和提高生命质量,然而治疗会给患者的生命质量带来两个方面的影响。一方面通过治疗延长患者生存时间,间接提高患者生命质量;另一方面治疗带来的不良反应等也会使患者生命质量降低。例如,乳腺癌术后辅助化疗可以降低肿瘤复发转移的危险性,但化疗相关性恶心、呕吐、腹泻、皮疹、脱发、疲乏等不良反应也会对患者的生命质量带来严重的损害。因此,在乳腺癌患者的整个治疗过程中,应综合考虑治疗方案的疗效和对生命质量带来的影响;评价治疗效果时,应该充分考虑治疗对患者生命质量带来的正反两方面的影响。对于姑息性治疗的乳腺癌患者,生命质量往往比生存期更重要。

三、乳腺癌患者生命质量的评定工具

多年来,研究者们开发了许多癌症患者生命质量的评定工具,如癌症患者生活功能指数量表(functional living index — cancer, FLIC)、SF-36量表(health survey questionnaire — short form 36, SF-36)、欧洲癌症治疗研究组织生命质量核心量表(EORTC-C30)、癌症治疗功能评价系统(functional assessment of cancer therapy, FACT)、癌症康复评价系统简表(cancer rehabilitation evaluation system — short form, CARES-SF)、中国癌症患者化学生物治疗生命质量简表(QOL-CCC)等。EORTC-C30和FACT两种工具在核心量表的基础上,针对乳腺癌分别增加了EORTC-BR23和FACT-B特异性模块,作为乳腺癌患者生命质量的常用评定工具。

1. 欧洲癌症治疗研究组织生命质量核心量表(EORTC-C30) 欧洲癌症治疗研究组织(European Organization for Research and Treatment of Cancer)1993年研制出来的EORTC-C30生命质量核心量表包括30个条目,分为身体功能、角色功能、情绪功能、认知功能、社会功能5个功能子量表,疲劳、疼痛、恶心呕吐3个症状子量表,一个总体健康状况子量表和一些单一条目。该量表专门针对癌症患者设计,具有较好的可行性和特异性,能较全面地反映生命质量的多维结构。评价乳腺癌患者生命质量的EORTC-BR23特异性模块增加了23个乳腺癌相关条目。至2001年已经翻译成41种语言,在几十个国家运用,经临床验证已足够成熟,大量研究组织将其应用于广泛的癌症临床试验,也是目前癌

症患者生命质量评定的权威性工具之一。

2. 癌症治疗功能评价系统(FACT) 美国芝加哥的Rush-Presbyterian-St-Luke医学中心Celia等于1993年研制出FACT，FACT是由一个测量癌症患者生命质量共性部分的一般量表(共性模块) FACT-G和一些特定癌症的特异量表构成的量表群。FACT-G由27项条目构成，分成4个部分，即生理状况(physical well-being)7条、社会/家庭状况(social/family well-being)7条、情感状况(emotional well-being)6条和功能状况(functional well-being)7条。评估乳腺癌患者生命质量的FACT-B特异性模块增加了9个乳腺癌相关条目。

2002年中国的万崇华教授和张冬梅博士对FACT-B中文版(见本章附录)进行了生命质量的评定，证实具有较好的信度、效度、反应度和可行性，可以作为中国乳腺癌患者生命质量的评价工具。

第三节　乳腺癌患者的心理疏导

乳腺癌不仅是严重危害妇女身体健康的恶性肿瘤，还会对患者的心理健康造成影响，且这些影响贯穿于疾病的诊断、治疗、康复及肿瘤复发的全过程。由于手术带来的女性特征改变，放疗或化疗引起的不良反应，以及长期患病给患者及其家属带来的经济和精神上的压力，乳腺癌患者不但要面临疾病和治疗，还要对生命和死亡的意义、疾病是否会复发、是否有外形和生理功能改变、是否给家庭造成负担等进行思考并作出抉择。因此，医护人员应严格掌握癌症患者及其家属的心理特征，将提高生命质量作为乳腺肿瘤治疗和康复的最终目标。

一、乳腺癌患者常见的心理问题

乳腺癌患者的心理变化过程往往较为复杂，且波动较大，极易受外界不良刺激的影响。患者的心理反应与自身个性特征、病情严重程度以及对癌症认识程度有关。乳腺癌患者常见的心理问题包括以下几个方面。

(一) 悲痛

绝大部分患者当得知自己患癌症时，难以承受如此沉重的打击，往往认为患了癌症就等于被判了死刑，出现悲痛欲绝的情绪。大部分患者经过治疗，病情出现好转，并得到抗癌知识宣传和成功病友的介绍，情绪又会逐渐开朗起来。但一旦病情反复或复发，或病友去世，又会给他们带来沮丧、焦虑、紧张和恐惧。

(二) 紧张、恐惧、情绪波动

紧张、恐惧是被确诊初期患者的主要反应。就诊时医生的详细检查、关切的眼神等在患者看来预示着患癌的可能，当再去取报告时，心情极度紧张、惶惶不安。一旦确诊后，一想到癌症可怕的结局，便不寒而栗。初住院治疗期间亲戚、朋友、领导、同事均十分关心，频繁到医院探望，好像自己即将离开人间，这也加剧了患者的恐惧感，更加精神紧张。一旦被确诊为癌症，人们往往会产生强烈的求生愿望，患者会认为这是命运对自己不公平，因此情绪波动明显，容易激怒，感到处处不合自己的心意，对他人百般挑剔，莫名其妙地无端发泄，有时将怒气转移到医护人员和家属身上。

(三) 焦虑不安

焦虑是对恐惧的自然反应，是绝大多数乳腺癌患者在疾病过程中出现的体验。对疾病的恐惧得不到及时有效的解除，就会发展到无法克制的焦虑。大多数患者确诊后往往还会考虑到家庭的种种负担，如孩子尚未长大、年迈的双亲将无人照顾等，因此更加忧心忡忡。焦虑的强度与患者的个性特征、文化程度、生活体验、应对能力相关。焦虑情绪可通过语言或非语言的方式传播，所以医护人员应避免在言行举止中将自己生活中的焦虑情绪传递给患者和家属，同时还要有效缓解患者的焦虑，以免波及其他患者。

(四) 抑郁

焦虑、恐惧情绪得不到及时缓解，持续时间过长则容易导致抑郁。乳腺癌患者大多存在强烈的孤独感，他们时常感到生存无望，前景一片暗淡，因此情绪抑郁，甚至对周围的一切采取冷漠的态度，不愿意和医护人员、家属、病友交流，甚至产生自杀的念头。

抑郁常常导致患者食欲、睡眠障碍。抑郁反应的强度与患者个性特征有关,并与应激源的强度和持续时间有关。对癌症诊断缺乏思想准备,肿瘤恶性程度较高,病程已在晚期等均会加重患者的抑郁反应。家庭社会因素也会影响抑郁的发生和转归。另外,家庭负担过重、缺乏家人的关心、家庭经济负担过重、社会支持力度不够、缺乏交流渠道,负性情绪得不到及时宣泄,均会加重抑郁反应的程度。

(五) 退化和依赖

乳腺癌患者一旦认同了诊断,往往会情绪低落,专注于治疗,尤其是治疗不良反应严重时,往往会出现行为上的退化和心理上的依赖,没有精力顾及自己的家庭和社会角色,患者情感脆弱,意志衰弱,依赖家人,如希望家人夜间陪护,否则无法入睡等。这种负性情绪,可降低患者的自身免疫功能,缺乏抵御疾病的信心和能力,因此医护人员应在认真评估后,采取积极护理措施,让患者在力所能及的情况下做一些事情,使其在自理中恢复信心,找回自尊。

(六) 对身体形象的忧虑

乳腺癌手术直接损害患者的第二性征,加上放疗、化疗所带来的脱发等不良反应,造成患者对身体形象的忧虑,产生严重的自卑感和沮丧感。乳腺癌手术后2年内几乎100%的患者有自卑感,手术后5年左右仍然有64.86%的患者有自卑感,年龄越轻自卑感越沉重。乳房的切除不仅影响躯体形象,还不同程度地影响患者的夫妻关系、社会交往等。患者难以面对、接受这一事实,她们越面对乳房的丧失,心理反应就越大。年轻患者会非常关注自己是否可以行保乳术,以及行改良根治术后乳房重建的相关信息。

(七) 对性生活和夫妻关系的担忧

乳腺癌患者与其他类型的癌症患者相比,在性生活方面面临的问题更为突出。患者手术后由于乳房缺失和胸部畸形,影响日常生活扮演的"角色"、社会关系以及业余活动等,其生存质量明显下降,特别在婚姻质量方面更是显著,婚姻满意度低,性生活质量低,夫妻交流状态不满意。自身形体的缺陷造成自尊心的伤害和自卑感,很担心丈夫可能在性方面对自己不感兴趣,这种心理压力很可能造成一种心理性性功能障碍,因此有意无意地回避性生活,久而久之导致性欲低下或无性欲。

患者对性生活和夫妻关系的担忧与病程直接相关。Stephanie等(2005)对204例平均手术时间为2年的中年乳腺癌患者进行婚姻关系调查,发现尽管其中近75%的患者认为她们与伴侣的关系因乳腺癌反而变得更加亲密,但有68%的患者感到手术造成了自我形象的严重损害,从而影响性生活,甚至12%的患者发现与另一半产生了隔离感甚至是感情的结束。同时,该研究还发现乳腺癌患者与子女的关系中,角色的转换和情感的压抑是存在的主要问题。

在中国,李体明等(2011)对217例乳腺癌患者进行性生活满意度调查。结果显示,乳腺癌改良根治术后绝大多数患者对自己的性生活状态感到不满意,主要表现为性活动频度降低、羞于对丈夫主动提出性活动、不敢与丈夫沟通她们的性欲望、想要从事性活动的愿望减少、常常拒绝丈夫的性要求、难以在性活动中获得愉悦感,这些最终导致她们对性生活满意度的感受差,而且近半数的患者(48.4%)认为性生活并不重要。

因此,在东方传统文化背景下,医护人员应充分认识到性生活在乳腺癌患者生存质量中的重要性,从而将有关康复期性生活纳入健康教育的范畴中,让乳腺癌患者正确认识到有关康复期性生活的一些误区,以改善患者的性功能,进一步提高乳腺癌患者康复期的生命质量。

二、乳腺癌患者家属的心理特征

乳腺癌患者家属所承受的心理压力并不轻于患者本人,尤其是患者丈夫。患者丈夫作为最重要的看护和社会支持源,与患者同样经历对癌症的情感反应过程,承受着更大的精神压力,其心理变化也是复杂的,心理状态直接影响患者的治疗过程。同时,丈夫的茫然、不确定感也会影响着患者的心理适应能力和应对能力。乳腺癌患者家属的心理特征主要包括以下几个方面。

(一) 悲痛

当朝夕相处、相依为命的亲人突然患上癌症,在人们心里总认为是被宣判了死刑,想到以往美满、幸福、和睦的家庭即将毁于癌症,家属往往极度悲痛;尤其是当亲人在治疗过程中承受着剧烈的痛苦折磨,以及化疗、放疗后的种种反应而导致病情每况愈下时,守护在其身边的亲属更是悲痛不安,可又不能在患者面前流露出悲哀的情绪,还要强打精神安慰患者,其内心充满了痛苦。

(二) 委屈

乳腺癌患者由于长期受疾病和治疗不良反应的折磨,尤其是第二性征受到损害,化疗过程中发生脱发等不良反应以及治疗所致家庭经济压力的困扰,心理状态在一定程度上会发生畸形变化,有时会对照护的亲属百般挑剔,发泄压抑和焦虑情绪。而家属常虽然无端受责,深感委屈,却只得为了患者的病情稳定而委曲求全,忍气吞声。

(三) 忧虑和烦恼

患者被确诊为癌症后,其家属一方面要长期请假照护患者,调理患者的饮食,对患者进行精神上的支持和安慰,到处寻医问药,同时还要照管子女的生活起居和学习,照护家中年迈的老人。因此,家属心里充满了压力,感到极其忧虑和烦恼,却常常要以坚强乐观的状态出现在患者前面,自己内心的压力和忧愁没有时间和机会释缓。有些家属由于照顾患者而请假,收入受到影响,而患者的收入也因住院治疗而大大减少,致使家庭经济产生种种困难,进一步加重了家属的苦恼。有些家属甚至因此影响自身事业的发展,从而造成一系列难以摆脱的忧虑和烦恼。以上现象均严重危及家属的身体健康和心理健康。

上述乳腺癌患者家属的种种不良心理特征,必将影响他们的身体健康、工作、生活、学习。当家属长期被负性社会心理因素影响,可导致中枢神经系统、内分泌系统、免疫系统功能的失调,这种状态又本人反过来极大地影响患者的信心和心境。所以医护人员应将患者和家属作为整体的照护对象,及时评估家属的身体和心理状况,对家属给予同样的同情和理解,提供支持和帮助,指导家属正确应对,克服种种心理障碍。

三、根据不同治疗阶段患者的心理需要给予心理支持

(一) 确诊阶段

尽管乳腺癌患者的生存期较其他恶性肿瘤患者长,但"谈癌色变"仍然是大多数患者的反应。因此,在接受一系列检查过程中,患者的心理反应复杂而强烈。癌症对生命的威胁是多数患者首先考虑的问题。因此,主要的护理措施包括以下几个方面。

1. **合理选择向患者及家属告知病情的时间和方式** 在患者尚未知道诊断前,医护人员应注意语言恰当,不要随意向患者和家属透露可能是癌症的言辞。医护人员不要在患者面前交头接耳,使患者怀疑是在谈论自己的病情。

值得注意的是,如果病情已经有了确切的诊断,长期向患者隐瞒病情的做法不值得倡导,因为患者在治疗过程中一旦发现真实病情而又无思想准备时会产生受骗的感觉,引发愤怒、恐惧、委屈、责怪等一系列消极心理反应,甚至会出现意外。但应注意在充分了解患者的心理特征、教育背景、接受能力基础上,以适合的时间、恰当的方式向患者讲解治愈的过程,强调治愈的希望,尤其是请成功应对的患者进行现身说法,可帮助患者及早摆脱恐惧,积极配合治疗,无论是早期还是晚期的患者,都应争取将最好疗效的希望给予患者。

2. **做好各种治疗前的健康宣教** 患者在得知乳腺癌诊断后,在否认阶段,往往会不断地进行自我归因。此时需要护理人员参与她们的认知矫正,告诉她们乳腺癌的常见病因,帮助她们进行适当的反思,避免因错误地认为癌症是上天对自己的惩罚而产生的负罪感或者认为是因为自己倒霉才得了癌症。在确诊阶段,往往需要进行各种检查,患者由于缺乏必要的知识,对检查可能存在顾虑,对检查的目的、方法、不良反应、注意事项等不了解,产生猜疑、恐惧等情绪。因此,医护人员应对各种检查的目的、意义、配合要求做耐心详细的解释,帮助患者尽快完成各种检查。当术后诊断已经明确后,对于那些非常关注自身诊断的患者,医务人员需对诊断进行详细的解释,如发生部位、淋巴转移数与随后治疗的关系、预后情况等,减少患者对癌症的无名恐惧。在日常护理工作中,及时向患者解释护理操作、治疗方法(如术后引流、术后化疗、放疗等)的作用,使其明确自身行为的意义,从而能够更好地配合治疗。

(二) 治疗阶段

1. **详细解释治疗计划,取得患者的理解和配合** 在治疗方案的制订过程中,如果患者自己参与了方案的选择,她们将更容易接受治疗带来的后果(如乳房的丧失、化疗的不良反应),其依从性更好。因此,应强调以患者为中心的医疗模式,帮助患者充分发挥她们的决策权,并使她们认识到自身行为的重

要性,学会自立自强,激发自我承担意识。

可通过以下措施提高患者的应对能力:①自我暗示,包括自我安慰和自我鼓励。可多为患者介绍身边的榜样,帮助她们以他人为榜样树立自己的短期和长期目标。另外,帮助患者拥有自己的座右铭,使她们能够随时地运用它鼓励自己。②适度忍耐。面对痛苦的治疗过程,忍耐是成功的一项重要因素。护士可通过正性强化,向患者强调责任、目标、榜样,以强化其忍耐行为;另外,患者自身的成功经历也可成为她们恢复信心的动力。③适当宣泄。控制自我不等于压抑自我,适当的宣泄可以使患者稳定情绪并得到外界的支持,帮助她们更好地面对现实、把握自己。医护人员可鼓励患者通过各种形式(如聊天、日记、网络博客等)说出自己的感受,让更多的人了解自己,从而得到更多的帮助。当患者出现严重并发症时,会表现出急躁、缺乏信心,医护人员应及时给予患者信息和情感上的支持,同时请成功完成同样治疗方案的病友谈治疗过程中的感受,鼓励患者坚持治疗。

2. **编制有关宣传手册,以通俗易懂的方式进行健康教育** 应编写有关疾病知识、治疗知识和如何配合方面的宣传材料,有利于患者的理解,了解治疗的安全性、有效性。

3. **做好围术期的宣教工作** 对手术患者进行系统的术前宣教和术后访谈是非常必要的措施,可以解除患者和家属对手术的恐惧和顾虑,促进术后的恢复。对于某些根治性手术可能造成身体部分功能的缺失或机体正常功能的改变等,则应详细说明手术的必要性,用实例说服患者,只要处理得当,不会影响患者日后的生活。

(三) 康复阶段

由于乳腺癌患者住院时间相对较短,治疗周期长,大部分的辅助治疗在出院后完成,在治疗各阶段有间歇期,无论是生理还是心理上都未完全适应术后的变化,因此患者出院后所面临的康复相关问题会渐渐呈现出来。例如,乳腺癌的治愈情况、疾病的分期、疼痛、术后的肢体康复、饮食、放疗、化疗及内分泌治疗的不良反应、担心转移或复发、与医务人员的沟通、心理支持、婚姻关系、康复期性生活等。这些问题都会影响患者的日常生活和工作,并贯穿在整个康复过程中。康复阶段的患者大多在家中度过,现代医学模式下要求医护人员工作的范畴不但包括住院患者,还应包括在家庭、社区的患者。因此,应注意从以下方面进行心理指导。

(1) 做好出院指导,使患者离开医院后,仍能按照治疗计划、康复计划进行。

(2) 与患者和家属制订切实可行的康复计划,遵循循序渐进的原则,对上肢、肩关节功能进行康复训练;并综合心理社会干预措施,帮助患者从生理和心理上得到整体的康复。

(3) 鼓励患者参加社会活动。例如,乳腺癌患者自发组织的活动,成为志愿者,一起鼓励其他有类似经历的患者,往往患者能够在鼓励他人过程中稳固并强化自身信心。同时病友之间在医护人员引导下组织一些活动,一起锻炼身体,谈康复经验,相互鼓励,是一种极好的集体心理治疗的形式。

(4) 向家属宣传家庭护理中的心理护理知识,从房间布置、患者情绪调理,到如何给患者心理支持,让家属充分参与对患者的心理护理过程。

(5) 与患者保持联系,如通过开通热线咨询、定期访谈、组织康复期患者的沙龙活动等,及时询问患者在康复阶段的情况,可增强患者的安全感和康复的信心。

(6) 患者在康复期间大多希望通过维持以往的常态来达到有效的自我控制,她们有强烈的被视为正常人的需求。因此,医护人员及家属可适当满足患者该项需求,避免过多的同情与怜悯。医护人员可向患者强调常态的重要性,并在生病的非常态和患者渴望达到的常态间发挥协调作用,从而帮助她们尽快摆脱患者角色,积极应对疾病。护士可帮助患者努力适应疾病造成的各种变化,将此变化转化为常态。合理地运用回避这一应对方式,使患者在接受和抗争的过程中有一个缓冲阶段,能够更好地控制自我,保持常态。

(7) 针对复发患者,主动、积极做好心理支持。乳腺癌复发患者往往在心理上打击甚大,非常容易丧失配合治疗的信心和勇气,医护人员应及时地、积极地进行心理干预,及早控制患者的悲哀情绪,帮助患者找到希望和信心。专业心理咨询师的介入尤其有必要,经验丰富的医护人员对病情的讲解和治疗方案的解释也是对患者的情绪起关键性作用。

四、心理状态的调整

(一) 情绪的评定

不良情绪主要集中在自尊、身体形象、焦虑和抑郁。

可选用的评定量表有：①自尊：Rosenberg 自尊量表、自尊评定量表（body esteem scale）；②身体形象：身体形象量表（body image scale）；③焦虑：状态-特质焦虑问卷（STAI）、社会焦虑量表（SPA）、焦虑自评量表（SAS）、医院焦虑抑郁量表（HAD）；④抑郁：Beck 抑郁自评量表、CES‐D 抑郁自评量表、自评抑郁量表（SDS）、情绪状态量表（POMS）。

（二）心理状态调整的过程

能帮助个体面对应激事件并顺利度过的个性特征称之为"坚强"。坚强可以缓解应激对身体的效应，可以影响个体对应激的反应和适应能力。它作为一个自我调整的过程，可以帮助个体免于应激事件的损害，包括认知、信念和行为3个方面的调整。

（1）认知调整：患者面对癌症诊断，通过自我归因，关注疾病的诊断、治疗和康复知识，从而理性地接受患病事实。

（2）信念调整：以强烈的理想为中心，在强烈的责任感的影响下，形成自信乐观的态度。它以认知调整为基础，又可促进认知调整。

（3）行为调整：患者为了战胜癌症，以自我承担和自我控制作为行为表现。它必须以认知调整和信念调整为基础。

（三）康复期心理干预

医护人员需要了解患者心理变化特点及心理状态调整的过程，以提供必要的心理干预。医护人员可以在认知、决策、应对技能等方面提升患者的自我控制能力，指导患者合理地运用暗示、宣泄等应对技巧，以增加对困境的忍耐力。避免给予患者过多的同情与怜悯，向患者强调常态的重要性，帮助患者尽快摆脱患者角色，积极面对生活。

（1）提供充分信息，帮助患者理性接受患病事实：医护人员可参与患者的认知矫正，帮助她们进行适当的反思，减少错误的想法，减轻患者的恐惧。

（2）帮助患者寻找积极的生存目的，建立生活的信心：医护人员必须及时且正确地评估患者当前的期望，包括患者与其家属之间的依赖关系。帮助患者意识到自身的价值、对家庭其他成员的重要性，以增加与疾病抗争的信心。

（3）激发患者的承担意识，协助其有效地控制自我：实施以患者为中心的医疗护理模式，帮助患者充分发挥她们的决策权，激发她们的自我承担意识。

五、康复期重建和谐的家庭关系

大多数乳腺癌患者在医院的治疗仅限于围术期，术后的后续治疗及康复在家中进行。患者回归家庭后，由于缺少医院、社会的支持和关爱，会出现恐惧、茫然等心理。国内外各大医院已经开始关注到这一问题，并且依托于医院的专业资源成立了各种康复中心或沙龙，通过信访、电子邮件等方式对出院后患者进行调查，了解术后患者不同时期的需求，从而定期开展各种活动或举办各类讲座，使患者有机会与专家面对面，直接解决自身对疾病的各种疑惑，并且给予患者之间、家属之间互相交流的机会，为医患、患患之间的交流提供了平台。

家庭是组成社会的单位，一个家庭的建立和维系需要每一个家庭成员的努力。乳腺癌患者出院后首先面对其家庭角色的变化。部分患者短期内可能会出现患者角色的强化，此时家庭成员宜对其倾注较多的关注，多倾听患者的各种感受，以使其尽快恢复部分家庭角色。有些患者家属认为乳腺癌者应尽可能卧床休息，不让患者进行日常的家务处理，使得患者认为其原有的家庭角色受到威胁，产生一些不必要的家庭矛盾。乳腺癌患者家属应该鼓励患者进行力所能及的家务或其他活动，能像往常一样与患者一起分担生活中的点点滴滴，帮助患者更容易找到自己在家庭中的地位。配偶在陪伴患者就诊的过程中也会出现一些心理变化，此时也应该与患者或其他亲友分享自己的感受，使自己的一些压抑、沮丧的心理得到一定程度的缓解，更好地与患者一起共渡难关。已经长大成人的子女作为家庭的重要成员，应该理解父母的一些感受，尊重父母的一些选择，体贴、关心父母，常与父母进行交流，让父母也了解自己的一些心理变化，一家人同心协力战胜病魔。一个家庭的和谐才是社会和谐的关键所在。

（裘佳佳　黄嘉玲）

【附录】乳腺癌患者生命质量测定量表 FACT-B 中文版（V4.0）

指导语：表内是一些与您的疾病有关的重要问题。请在每一个问题之后圈出一个数字，以表明在过去的 7 天中最适合您的情况。

领域（各具体条目）	一点也不	有一点	有些	相当	非常
生理状况					
GP1 我精力不济					
GP2 我感到恶心					
GP3 因为我身体不好，我满足不了家庭的需要					
GP4 我感到疼痛					
GP5 治疗的不良反应让我觉得不舒服					
GP6 我觉得病了					
GP7 我不得不卧床					
社会/家庭状况					
GS1 我和朋友们很接近					
GS2 我在感情上得到家人的支持					
GS3 我得到朋友的支持					
GS4 我的家人已能正视我患病这一事实					
GS5 我高兴和家里人谈论我的病情					
GS6 我和自己的配偶（或给我主要支持的人）很亲近					
Q1 不管你近期性生活的程度，请回答下面的问题 如果你不愿回答，请在这里注明					
GS7 我对自己的性生活感到满意					
情感状况					
GE1 我感到悲伤					
GE2 我为自己这样对待疾病感到自豪					
GE3 我与疾病的抗争中，越来越感到失望					
GE4 我感到紧张					
GE5 我担心自己可能会去世					
GE6 我担心自己的病情会更糟					
功能状况					
GF1 我能够工作（包括家里的工作）					
GF2 我的工作（包括家里的工作）令我有成就感					
GF3 我能够享受生活					
GF4 我已能面对自己的疾病					
GF5 我睡得很好					
GF6 我在享受我过去常做的娱乐活动					
GF7 我对现在的生活质量感到满意					

续表

| 领域(各具体条目) | 一点也不 | 有一点 | 有些 | 相当 | 非常 |

附加关注
　B1 我一直气促
　B2 (由于疾病)我在意自己的穿着打扮
　B3 我的一条或两条胳膊肿胀或无力
　B4 我感到在性方面有吸引力
　B5 脱发使我烦恼
　B6 我担心家里其他人有一天会患和我一样的疾病
　B7 我担心紧张对我的疾病造成的影响
　B8 体重的变化使我烦恼
　B9 我仍能感到像一个女人

参考文献

[1] 艾励生,王淑华,崔勇,等.恶性肿瘤出院患者的随访工作.中国肿瘤,2001,10:696-697.

[2] 陈嘉莹,陈嘉健,曹阿勇,等.51例乳腺癌患者术后游离腹壁皮瓣乳房重建的临床分析.中国癌症杂志,2012,22(5):367-372.

[3] 管佳琴,张晓菊,黄嘉玲,等.DIEP皮瓣乳房再造术的意义及围手术期护理.全国肿瘤护理学术交流,2008.

[4] 胡雁,陆箴琦.实用肿瘤护理.上海:上海科学技术出版社,2007.

[5] 黄嘉玲,吴旭芳,贝文英.双侧乳腺癌术后化疗静脉的选择.上海护理,2002,(1):29-30.

[6] 李体明,黄嘉玲,胡雁.乳腺癌患者性生活满意度及其影响因素调查.护理学杂志,2011,26(14):38-40.

[7] 马双莲,丁玥.临床肿瘤护理学.北京:北京大学医学出版社,2003.

[8] 邵志敏,沈镇宙,徐兵河.乳腺肿瘤学.上海:复旦大学出版社,2013.

[9] 汤钊猷.现代肿瘤学.第3版.上海:复旦大学出版社,2011.

[10] 唐秀治.癌症的症状征候护理.北京:科学技术文献出版社,1999.

[11] 万崇华,张冬梅,汤学良,等.乳腺癌患者生命质量测定量表FACT-B中文版介绍.中国肿瘤,2002(6):10-12.

[12] 吴志祥,李春波.乳腺癌术后病人心理状态调查.健康心理学杂志,1998,6(1):4-7.

[13] 徐从高,张茂宏.癌——肿瘤学原理和实践.第5版.济南:山东科学技术出版社,2001.

[14] 杨耿侠,王磊,张英民,等.乳腺癌前哨淋巴结活检放射安全性研究.中华乳腺病杂志(电子版),2007,1(6):214-219.

[15] 袁永熙,袁正平,施浩,等.乳腺癌患者整体康复情况调查.中国肿瘤临床与康复,2005,12(5):473-476.

[16] 张惠兰,陈荣秀.肿瘤护理学.天津:天津科学技术出版社,2000.

[17] 张莉,朱大江,阮红卫,等.佩戴义乳对乳腺癌术后乳房缺失患者的心理影响及护理干预.中外医疗,2009,(12):127-128.

[18] 张晓菊,胡雁,黄嘉玲,等.渐进式康复护理对乳腺癌术后肩关节活动度和生命质量的影响.复旦大学学报(医学版),2008,35(1):128-132.

[19] 仲茜,陈胜莲.乳腺癌患者丈夫的心理状态与应对方式相关性分析.护理学报,2010,17(16):61-62.

[20] Brandão T, Schulz MS, Matos PM. Psychological adjustment after breast cancer: a systematic review of longitudinal studies. Psycho-Oncology, 2016,(1):1-10.

[21] Chan DN, Lui LY, So WK. Effectiveness of exercise programmes on shoulder mobility and lymphoedema after axillary lymph node dissection for breast cancer: systematic review. J Adv Nurs, 2010, 66: 1902-1914.

[22] Cho OH, Yoo YS, Kim NC, et al. Efficacy of comprehensive group rehabilitation for women with early breast cancer in South Korea. Nurs Health Sci, 2006,8:140-146.

[23] Davis BS. Lymphedema after breast cancer treatment. AJN, 2001,101(4):24A-24D.

[24] Donkera M, Hage JJ. Surgical complications of skin-sparing mastectomy and immediate prosthetic reconstruction after neoadjuvant chemotherapy for invasive breast cancer. EJSO, 2012,38:25-30.

[25] Enajat M, Smit JM, Rozen WM, et al. Aesthetic refinements and reoperative procedures following 370 consecutive DIEP and SIEA flap breast reconstructions: important considerations for patient consent. Aesth Plast Surg, 2010,34:306-312.

[26] Engel J, Kerr J, Schlesinger-BaaB A, et al.

Comparison of breast and rectal cancer patients' quality of life: results of a four year prospective field study. Eur J Cancer Care, 2003,12:215-223.

[27] Gallagher P, Buckmaster A. Experiences in the provision, fitting and supply of external breast prostheses: findings from a national survey. Eur J Cancer Care, 2009,18:556-568.

[28] Heville AL, Tchou J. Barriers to rehabilitation following surgery for primary breast cancer. J Surg Oncol, 2007,95(5):409-418.

[29] Jimenez-Puente A, Prieto-Lara E. Complications in immediate breast reconstruction after mastectomy. Int J Technol Assess Health Care, 2011, 27(4): 298-304.

[30] Khatcheressian JL, Hurley P, Bantug E, et al. Breast cancer follow-up and management after primary treatment: American Society of Clinical Oncology Clinical Practice Guideline Update. J Clin Oncol, 2013,31(7):961-965.

[31] Kubon TM, Mams BA, McClennen BFA. A mixed-methods cohort study to determine perceived patient benefit in providing custom breast prostheses. Curr Oncol, 2012,19(2):43-52.

[32] Leung EY, Tirlapur SA, Meads C. The management of secondary lower limb lymphoedema in cancer patients: a systematic review. Palliat Med, 2015,29(2):112-119.

[33] Man LX, Selber JC, Serletti JM. Abdominal wall following free TRAM or DIEP flap reconstruction: a meta-analysis and critical review. Plast Reconstr Surg, 2009,124:782-764.

[34] Mansel RE, Fallowfield L, Kissin M, et al. Randomized multicenter trial of sentinel node biopsy versus standard axillary treatment in operable breast cancer: the ALMANAC trial. J Natl Cancer Inst, 2006,98:568-569.

[35] National Comprehensive Cancer Network. Breast cancer. V1. 2014. http://www.nccn.org/professionals/physician_gls/PDF/breast.pdf.

[36] Pusic AL, Cemal Y, Albornoz C, et al. Quality of life among breast cancer patients with lymphedema: a systematic review of patient-reported outcome instruments and outcomes. J Cancer Surviv, 2013, (7):83-92.

[37] Ridner SH, Rhoten B, Radina ME, et al. Breast cancer survivors' perspectives of critical lymphedema self-care support needs. Support Care Cancer, 2016, (24):2743-2750.

[38] Shamley DR, Barker K, Simonite V, et al. Delayed versus immediate exercises following surgery for breast cancer: a systematic review. Breast Cancer Res Treat, 2005,90:263-271.

[39] Taylor JC, Rai S, Hoar F, et al. Breast cancer surgery without suction drainage: the impact of adopting a 'no drains' policy on symptomatic seroma formation rates. Eur J Surg Oncol, 2013,39(4):334-338.

[40] Walsh SR, Manuel JC, Avis NE. The impact of breast cancer on younger women's relationships with their partner and children. Famil Syst Health, 2005, 23(1):80-93.

[41] Yarbro CH, Frogge MH, Goodman M. Cancer Nursing: Principles and Practice. 6th ed. Boston: Jones & Bartlett, 2005.

第七十七章

乳腺癌术后随访

随着医学技术日新月异的发展,乳腺癌的治疗效果不断提高,带癌生存者数量持续增加,患者的术后随访(follow up)成为继乳腺癌诊断、治疗之后人们最为关注的第三大焦点。虽然乳腺癌患者在术后需要接受规范的随访服务早已成为共识,然而直到近几十年来才将术后随访真正纳入临床常规工作。

大多数乳腺癌患者是在体检中发现相关体征或症状而发现肿瘤复发的。术后随访有利于早期发现复发转移、提供整体照护、控制和管理并发症以及改善生活质量。强调术后随访是乳腺癌生存者、医务人员、患者家庭成员,甚至医疗相关政策指南制定者的一个过渡。在这个过渡期间,需要越来越强调疾病的长期监控和照护,管理肿瘤辅助治疗的疗效及不良反应,帮助患者返回患病前的生活方式,以及健康促进。Ganz等的研究显示,49%的癌症生存者认为在术后生存期间的需要未被满足。因此,明确乳腺癌患者生存期有哪些需求,如何长期监测术后乳腺癌患者的疾病进展,在乳腺癌患者术后为其提供哪些随访服务,由谁来承担随访术后乳腺癌患者的任务,以及探索适合中国医疗背景的基于医院/社区的随访模式等均是乳腺癌患者术后随访工作中值得思考的问题。

第一节 随访的定义及目的

一、随访的定义

随访是指医疗、科研工作中,为定期或不定期了解某些门诊患者或出院患者在院期间医疗处理的预后情况、健康恢复情况、远期疗效及新技术临床应用效果而采取的家庭访视、预约到医疗机构复诊检查或者用通讯方式了解病情的手段。

目前为止,已有完整随访方案的恶性肿瘤有乳腺癌和结肠癌。越来越多的研究开始关注肿瘤治疗给乳腺癌患者所带来的后期影响。持续困扰患者的问题主要包括疲乏、停经综合征、体形改变、上肢功能障碍以及如何处理工作和健康之间的矛盾等。优化随访服务必须要明确以下几个方面的内容:监控、遗传因素、转移癌的检测和治疗、并发症的治疗、生理改变、心理治疗以及其他治疗方式的联合使用。

二、乳腺癌术后随访的目的

乳腺癌术后随访的目的在于监测局部复发、监测第二原发癌,维持与患者的持续关系便于同患者交流、评价和处理治疗带来的并发症,鼓励患者依从正在进行的后续治疗、提供心理支持以及提供关于可能被乳腺癌病史所影响的健康决定的意见(如妊娠等)。随访的目标应该集中于对第二原发肿瘤和复发疾病的诊断和处理、对长期内分泌治疗的管理、对治疗并发症的评价和管理、维持医患关系以及必要的心理支持。

对于乳腺癌患者,术后随访有利于监督其辅助治疗的疗效及依从状况,及时发现复发转移,及时正确处理不良反应,从而促进康复。另一方面,完善的乳腺癌术后随访服务也有利于医师总结经验教训和开展临床研究。

三、乳腺癌患者术后随访内容

近年来,乳腺癌患者的术后随访内容得到越来越多的调整和规范。

(一) ASCO推荐乳腺癌随访计划

根据美国临床肿瘤协会(ASCO)推荐的乳腺癌患者初始治疗后随访计划,乳腺癌患者术后随访的项目、频率和证据水平如表77-1、表77-2所示。

表77-1 乳腺癌患者初始治疗后的随访计划

推荐项目	频率	证据水平
病史和体格检查	每3个月1次,连续2～3年 每6个月1次,连续2～3年 以后每年1次	Ⅲb(除外共识)
乳腺钼靶 　对侧 　同侧	每年1次	Ⅰa Ⅳc
乳房自查	每月1次	Ⅲd(除外共识)
不推荐项目(除非有病史和查体指征)		
全血细胞计数,化学研究		Ⅰa
肿瘤标记(CA153、CEA)		Ⅲ(除外共识)
胸部X片		Ⅰa
骨扫描		Ⅰa
CT扫描		Ⅴd

表77-2 证据水平的标准

证据水平	推荐证据的类型
Ⅰ	由多项设计严谨的对照研究所得的综合分析证据;假阳性和假阴性都很低的随机试验(高效能)
Ⅱ	从至少一项设计严谨的对照研究所得的综合分析证据;假阳性和假阴性都很低的随机试验(低效能)
Ⅲ	从设计严密的准试验研究所得证据
Ⅳ	从设计严谨的非试验性研究所得证据,如对照性或相关性描述和病例研究
Ⅴ	从病理报告和临床样本所得证据

(二) 随访内容

1. 监测对侧乳腺癌　乳腺癌患者对侧乳腺癌的发生率不断升高,每年为0.5%～1.0%。研究表明,对侧乳腺癌的5年、10年、15年和20年发生率分别为3.0%、6.1%、9.1%和12.0%。具有BRCA1和BRCA2变异的患者对侧乳腺癌的10年发生率为29%。小叶乳腺癌患者的对侧乳腺癌发生率要高于导管型乳腺癌。接受术后辅助内分泌治疗或化疗的患者对侧乳腺癌发生率较低。

对侧乳腺癌的危险因素包括:乳腺癌家族史、遗传性乳腺癌、初始诊断年龄轻、年轻时(<45岁)接受过辐射、原位小叶癌、侵袭性小叶癌和多中心癌。

2. 早期发现局部复发　乳腺癌患者应该密切关注复发相关的体征与症状,并及时告知医务人员。局部复发相关的体征与症状包括:①乳腺保乳治疗后同侧乳腺肿块;②乳腺全切除术后胸壁肿块;③乳腺保乳治疗后乳头溢液;④患侧乳房或胸壁的皮疹。

3. 远处转移的监测　基于预后因素如肿瘤大小、淋巴结情况、组织分级、激素受体状况、HER-2 状况和患者年龄,可以预测早期乳腺癌远处转移的风险。远处转移的位置在某种程度上是根据肿瘤类型而变化的。与导管癌相反,小叶癌倾向于浆膜面,HER-2 阳性肿瘤倾向于内脏和中枢神经系统,ER 阴性肿瘤在诊断后 5 年复发的可能性最大,而 ER 阳性肿瘤在诊断后 10~15 年有持续稳定的复发风险。

乳腺癌患者应该密切关注远处相关的体征与症状,并及时告知医务人员。远处转移相关的主要体征与症状包括:①骨转移:局限性,渐进性骨痛或触痛;②肺转移:胸膜炎性胸痛、咳嗽、呼吸困难;③肝转移:右上腹不适、饱胀感或疼痛、体重下降、厌食;④中枢神经系统转移:持续性头痛、精神状态改变、新发癫痫、局灶性运动感觉丧失、膀胱或大肠运动功能失调。

4. 辅助治疗并发症的评估和管理

(1) 局部治疗的并发症:乳腺癌患者在手术和放疗之后可能面临着长期的不良反应。局部治疗最常见的并发症是由于腋窝手术和(或)放疗带来的对腋窝神经和淋巴管的影响。患者表现为麻木、乏力、疼痛、活动受限或上肢肿胀。保乳手术患者在放疗后的最常见长期不良反应是胸痛。但随着技术的不断完善,长期并发症的发生率不断降低。

(2) 全身治疗的并发症:全身治疗的长期并发症包括疲乏、停经相关的卵巢衰竭、神经病变、认知障碍、体重增加、抑郁和性功能障碍。后期并发症包括化疗后所致白血病、卵巢早衰导致的骨质疏松以及蒽环霉素继发的心功能障碍。

对早期乳腺癌的术后辅助内分泌治疗需要持续 5~10 年,其导致的不良反应包括潮热、更年期症状、性功能障碍、肌肉关节疼痛等。服用他莫昔芬的患者血栓形成、泌尿系统肿瘤和脑血管事件的可能性增加,服用芳香化酶抑制剂的患者骨质疏松和骨折的风险也增高。美国临床肿瘤协会(ASCO)建议临床医生更多关注乳腺癌治疗后的骨健康,对于年龄>65 岁、60~64 岁有骨质疏松风险的、使用芳香化酶抑制剂停经的、化疗导致早期停经的乳腺癌患者,都应该积极地接受骨密度监测。

5. 辅助治疗的依从状况　依从性是慢性疾病长期治疗成败的重要决定因素之一。乳腺癌辅助治疗给患者带来的不良反应可能会降低患者的生存质量,从而降低患者的治疗依从性。同时,患者由于"治疗疲乏"、缺乏动力和满足现况等原因,治疗依从性往往会随着时间的推移而下降。Partridge 随访了接受内分泌药物治疗的 2 378 例早期乳腺癌患者,通过医疗保险数据库的资料,发现在 4 年的随访时间中,在第 4 年仅有 50% 的患者依从服药。Hershman 在美国加州对 8 769 例接受内分泌治疗的女性乳腺癌患者平均 4.4 年的随访研究显示,31% 的患者发生自行停药;在坚持接受内分泌治疗的患者中,28% 的患者未良好地依从服药。Sedjo 对 MarketScan 数据库中 13 593 例纳入医保接受芳香化酶抑制剂治疗的女性乳腺癌患者 1 年的队列研究表明,23% 的患者未依从服药。

在乳腺癌患者的随访工作中,辅助治疗的依从性是一个需要重点关注的问题。近年来,内分泌治疗乳腺癌患者的服药依从性也受到越来越多学者的关注,在临床实践中具有重要的意义。

6. 患者术后生存质量　既往研究对乳腺癌患者术后生存质量可能会有各不相同的解读,普遍被认可的观点是在评估癌症生存者生活质量时应该考虑 4 个方面:生理健康、心理健康、社会健康以及精神健康(表 77-3)。

表 77-3　癌症生存者生活质量评估内容

评估内容	乳腺癌患者需要关注项目的说明
生理水平	
疲乏	一些乳腺癌患者在诊断患病后 5 年内反映感到疲乏
睡眠和休息	
总体身体健康状况	并发症,尤其是老年患者
疼痛	手术或放疗导致的慢性疼痛
生殖	尤其针对年轻乳腺癌生存者

续表

评估内容	乳腺癌患者需要关注项目的说明
心理水平	
对复发的恐惧	对复发的恐惧会影响治疗决策
焦虑	年轻女性的焦虑程度普遍较高
抑郁	患病后第1年抑郁程度较高
控制	患者感到对疾病和复发缺乏控制感
休闲和娱乐	
注意力和认知障碍	常发生于接受过化疗的老年患者
社会水平	
角色和关系	30～39岁的乳腺癌患者在患病后第1年角色功能水平低于同龄女性,60岁以上的乳腺癌患者角色功能水平与同龄女性无明显差别
性和情感	乳房缺失,长期治疗对性功能的影响
外形	乳房缺失,保乳患者对外貌的信心更高,年轻患者身体形象相关问题更多
家庭压力	
孤独	感到孤独以及缺乏社会支持的患者预后较差
工作	疲乏感影响正常工作
经济	对于年轻患者,无法恢复正常工作可能会影响收入,造成经济困难
精神水平	
疾病对生活带来的影响	
宗教	
超越	自我超越能帮助乳腺癌患者更好地应对
希望	
不确定感	许多乳腺癌患者寻找疾病给自己带来的影响
内在力量	

7. 乳腺癌术后随访的患者教育 指导患者每月进行1次乳房自我检查,月经规律者每次月经周期开始后的第9～11天进行自检,月经不规律者每月固定一个时间进行自检。自我检查的方法如下。

(1) 镜前检查:站在镜前,裸露上身,双臂垂于两侧,接着将双臂举过头顶查看;然后,双手叉腰向左右慢慢旋转身体;最后,将双手掌撑在臀部,并使劲向下压,同时转动身体。在这一过程中熟知自己正常乳房的外观,并注意观察乳房、乳头、皮肤的形态,一侧乳房比另一侧稍大或位置稍有高低并不是异常现象,关键是在长期的观察中是否发生了较突然的变化。

(2) 立位或坐位检查:检查时先注意两侧乳房、乳头的位置,皮肤有无红肿或凹陷,乳头有无改变、溢液。将左手举起放在头后,用右手检查左侧乳房。检查范围是:上至锁骨下,下至第六肋,外达腋前线,内侧近胸骨旁。正确手法:中间3个手指并拢,从乳房上方12点开始,用手指指腹按顺时针方向紧贴皮肤做循环按摩。每检查完一圈回到12点,下移2cm做第二圈检查,如此循环,要检查整个乳房直至乳头。检查时手指不能脱离皮肤,用力要均匀,力度以手指能触压到肋骨为宜。检查完左侧乳房后,右手举起放在头后,以左手按同样方法检查右侧乳房。最后,用示指、中指和拇指提起乳头并挤一下,查看有无分泌物。如果发现有分泌物,应去医院做进一步检查。

(3) 卧位检查:身体平躺在床上,肩下垫只小枕头或折叠后的毛巾,使整个乳房平坦于胸壁,以便检查乳房内有无异常肿块。检查的范围和手法同坐位或立位检查。

第二节 随访模式

一、乳腺癌患者术后随访模式

乳腺癌患者的治疗需要多学科专业人员的参加,包括外科医生、内科医生、放疗科医生、影像科医生以及乳腺专科护理人员等。面对术后可能会遇到的疾病及手术有关的生理和心理问题,由谁来承担乳腺癌患者术后随访者的角色尚存争议。

国外有研究将 296 例早期乳腺癌患者随机分为普通职业医生随访和医院专家随访。结果发现,两组在 18 个月随访中检测出的复发数目相同,大部分复发患者(69%)具有症状。确诊复发的中位时间两组间无差异。Grunfeld 等将 968 例患者随机分为肿瘤专家随访以及内科医生随访两组。对于严重的临床疾病如脊髓压迫、病理性骨折、高钙血症、无法控制的局部复发和臂丛神经病变,在随访 3 年、5 年后两组之间差异无统计学意义,生存质量差异也无显著性。一项从患者角度的调查表明,大部分女性(84%)认为随访是重要的,并且满意当前的随访服务,2/3 的患者认为每次都应该接受同一位医生的随访。

随着对出院患者延续性照护和指导的需求不断增加,传统门诊随访的适宜性已经受到越来越多的挑战,而护士主导的延续性服务也随之产生和发展。Kimman 等在 2005~2008 年,对 320 例女性乳腺癌患者在接受治疗后 18 个月内实施了护士主导的电话随访和个体化健康教育。结果显示,护士主导的个体化随访是可行的一种随访策略,且可以有效提高患者的满意度。同时,护士主导的随访可以满足患者的心理支持和信息支持,通过电话随访,可以在同一时期内与较多的患者保持联系,为在医院接受治疗后脆弱的患者提供有效的延续性支持,是确保延续护理的一个简便、经济而有效的途径。2011 年 Kimman 等一项针对 299 例出院后的乳腺癌患者的随机对照试验中,采取护士主导的电话随访策略和个体化的健康教育。结果显示,护士随访组的患者与医院随访组的患者生活质量差异没有统计学意义,但可以有效减少医院门诊访问量。Amico 对 1996~2004 年美国学者提高服药依从性的研究进行分析后证明,在所有的干预性研究中,对已经证实或预期会出现依从性的问题目标人群干预效果最好,尤其对具有独特的人格特征、心理特点和社会属性的目标人群。

二、提高乳腺癌患者随访率的方法

(1) 提高医务工作者对癌症患者术后随访的意识,在患者住院期间,加强与患者之间的沟通,认真核对患者信息。

(2) 在出院指导中向患者及家属宣传随访和按时复查的重要性。

(3) 确定患者真实身份和长期居住地址。

(4) 在建立患者资料档案室留下包括手机和固定电话在内的多个联系方式。

(5) 定期召开病友联谊会,动态收集患者新近信息,及时更新患者资料。

(6) 运用多种随访方式,如信访、电话随访、门诊随访、病友联谊会等。

(裘佳佳　黄嘉玲)

参考文献

[1] Epplein M, Zheng Y, Zheng W, et al. Quality of life after breast cancer diagnosis and survival. J Clin Oncol, 2011, 29(4): 406-412.

[2] Ganz PA. A teachable moment for oncologists: cancer survivors, 10 million strong and growing. J Clin Oncol, 2005, 23: 5458-5460.

[3] Ganz PA, Hahn EE. Implementing a survivorship care plan for patients with breast cancer. J Clin

Oncol, 2008,26(5):759-767.
[4] Grunfeld E, Earle CC. The interface between primary and oncology specialty care: treatment through survivorship. J Natl Cancer Inst Monogr, 2010, 201(40): 25-30.
[5] Grunfeld E, Hodgson DC, Del GM, et al. Population-based longitudinal study of follow-up care for breast cancer survivors. J Oncol Pract, 2010,6(4):174-181.
[6] Hartl K, Schennach R, Muller M, et al. Quality of life, anxiety, and oncological factors: a follow-up study of breast cancer patients. Psychosomatics, 2010, 51(2): 112-123.
[7] Hershman DL, Shao T, Kushi LH, et al. Early discontinuation and non-adherence to adjuvant hormonal therapy are associated with increased mortality in women with breast cancer. Breast Cancer Res Treat, 2011,126(2):529-537.
[8] Hoffman B, Stovall E. Survivorship perspectives and advocacy. J Clin Oncol, 2006,24(32):5154-5159.
[9] Institute of Medicine and National Research Council. From cancer patient to cancer survivor: Lost in transition. Washington, DC: The National Academies Press, 2006.
[10] Khatcheressian JL, Wolff AC, Smith TJ, et al. American Society of Clinical Oncology 2006 update of the breast cancer follow-up and management guidelines in the adjuvant setting. J Clin Oncol, 2006,24 (31):5091-5097.
[11] Partridge AH, Wang PS, Winer EP, et al. Non-adherence to adjuvant tamoxifen therapy in women with primary breast cancer. J Clin Oncol, 2003, 21 (4):602-606.
[12] Roelen CA, Koopmans PC, van Rhenen W, et al. Trends in return to work of breast cancer survivors. Breast Cancer Res Treat, 2011,128(1):237-242.
[13] Rowland JH, Hewitt M, Ganz PA. Cancer survivorship: a new challenge in delivering quality cancer care. J Clin Oncol, 2006,24(32):5101-5104.
[14] Sedjo RL, Devine S. Predictors of non-adherence to aromatase inhibitors among commercially insured women with breast cancer. Breast Cancer Res Treat, 2011,125(1):191-200.
[15] Shockney LD. Pain following breast cancer surgery: a quality-of-life issue. Arch Surg, 2010, 145(3): 224-225.
[16] Snyder CF, Frick KD, Kantsiper ME, et al. Prevention, screening, and surveillance care for breast cancer survivors compared with controls: changes from 1998 to 2002. J Clin Oncol, 2009, 27(7): 1054-1061.
[17] Stanton AL. Psychosocial concerns and interventions for cancer survivors. J Clin Oncol, 2006, 24(32): 5132-5137.

第七十八章

乳腺癌术后生育功能与预后

乳腺癌是目前威胁全球女性健康的最常见恶性肿瘤之一。据2012年世界癌症研究中心公布的全球肿瘤流行病学统计数据（GLOBOCAN 2012）显示，乳腺癌占女性恶性肿瘤发病总数的25%，死亡总数的15%。中国国家癌症中心的统计数据预计，至2015年乳腺癌占中国所有妇女新发癌症的15%，新发病例总计约268 600例，标化发病率为33/10万。随着年龄的增长，乳腺癌发病的累积风险逐年增加。和绝经后乳腺癌患者相比，年轻育龄期的乳腺癌患者面临更为复杂多变的诊断、治疗、生存等医学问题和挑战。GLOBOCAN 2012的数据显示，20～39岁女性新发乳腺癌病例为191 105例，年龄标化发病率为17/10万，死亡率为4.4/10万。中国统计数据预计，新发年龄<45岁的乳腺癌在2015年将达到59 800例，占所有新发乳腺癌总数的22%。年轻患者的肿瘤侵袭性比老年患者更强，常伴有更多的淋巴结转移概率以及三阴性生物学行为，且需要更多的系统性综合性治疗。辅助化疗和内分泌治疗在改善年轻乳腺癌患者的复发、生存预后的同时，往往会导致其他慢性毒性作用和不良反应，卵巢功能衰竭即是其中最重要的问题。在国家开放二胎、重视人口政策的现阶段，关注探讨并切实保障年轻乳腺癌患者的生育功能具有重大意义。

第一节 乳腺癌术后妊娠与预后

一、乳腺癌术后妊娠的安全性

乳腺癌患者术后妊娠的安全性包括两个方面，母亲的肿瘤安全性以及胎儿的存活和健康分娩。早前，因为担心增加复发风险以及妊娠会中断治疗，许多乳腺癌患者尤其是激素受体阳性的患者会被建议避免妊娠。但目前大多回顾性研究数据显示，在乳腺癌辅助治疗结束后的妊娠不会影响乳腺癌患者的生存结局。在ER阴性治疗组，妊娠可以显著增加OS；在ER阳性治疗组，妊娠组和对照组间的生存无明显差别。这些回顾性研究往往会受"健康母亲效应"的影响而存在一定的选择偏倚。为了避免这一效应，2012年，欧洲一项多中心回顾性研究入组了333例妊娠患者和配对的874例未妊娠患者。中位随访4.7年后发现，ER阳性和ER阴性的妊娠患者与不妊娠患者比较，两者的DFS并无不同，相反妊娠组的OS更高（$P=0.03$）。妊娠改善乳腺癌患者预后的可能机制：妊娠期的高激素水平状态可能导致激素敏感性肿瘤细胞发生凋亡；胎儿抗原假说认为妊娠期母亲的免疫功能爆发可以对抗肿瘤细胞。故而妊娠不一定对乳腺癌的生存与预后有保护作用，但也不会增加乳腺癌的复发和转移风险。

乳腺癌的辅助治疗毫无疑问会降低育龄患者的生育能力，这部分群体在治疗结束后会有越来越多的生育需求，但往往面临许多生殖困境。2017年，澳洲的一项Meta分析入组了16项相关研究，基于总体人群的统计分析发现，乳腺癌患者治疗后的妊娠率仅为3%，妊娠患者中有12%经历过流产。与总体人群的妊娠率相比，乳腺癌治疗后幸存者的妊娠率下降40%。因此，在治疗前提供生殖保障的相关信息、进行生殖保护对育龄期患者来说非常重要。关于乳腺癌辅助治疗是否会影响胎儿的顺利分娩，两项大型队列研究都提示乳腺癌幸存者的生育结局有一些负面风险。一项包含5752例患者的研究发现，乳腺癌患者的流产比例相对较高（20%～44%）。另一项来自瑞典的队列研究认为，乳腺癌患者和健康者相比其生产风险有：剖宫产比例增高，胎儿低体重（<1500 g）以及早产（<32周）较多。2015年，一项来自欧洲的研究比较了乳腺癌治疗后使用辅助生殖技术（assisted reproductive technology，ART）的安全性。研究共入组198例患者，其中25例接受ART；两组间病理学特征相似，ART组肿瘤组织学分级3级较少；90%的患者接受辅助化疗，50%患者激素受体敏感；ART组乳腺癌诊断时年龄更大，妊娠时年龄较大，且流产比例更高；自然组足月妊娠率为77%，ART组为76%；两组预后没有明显差别。

2013年美国临床肿瘤协会（ASCO）推荐，尽管缺乏高级别前瞻性研究的证据，目前罹患癌症后妊娠以及各项生育保障措施的实施，即使在激素受体阳性的癌症患者中也不会增加癌症复发风险；除了遗传性基因综合征以及妊娠期子宫暴露于一些化疗药物下，目前也没有证据显示癌症病史、癌症治疗以及生育保障措施会增加后代发生癌症和先天性畸形的风险。

二、乳腺癌术后生育时机

临床上通常推荐乳腺癌患者至少等治疗结束后2年再考虑妊娠，以避开复发风险高峰。一些报道显示，自乳腺癌诊断至妊娠的中位时间在2.4年左右相对安全。但也有研究认为不一定需要等待2年再考虑妊娠，对于相对早期局限的疾病，完成治疗6个月内妊娠并不会影响患者的预后。对于激素受体阳性的患者，由于内分泌治疗时间的延长，生育时机的选择会比较难，但目前并没有提前妊娠不利于疾病转归的证据。考虑到卵母细胞的成熟，一般建议化疗结束后至少6个月再考虑生育，内分泌治疗至少撤退3～6个月后再考虑生育。有限的数据显示，乳腺癌患者有30%的哺乳成功概率，在获得实用咨询和有效信息后可以考虑哺乳。

第二节　乳腺癌患者术后生育功能的影响因素

一、化疗

和其他治疗相比，化疗对卵巢功能的危害最为严重。卵母细胞长期处于减数分裂期，对细胞毒性药物造成的DNA损伤非常敏感，一旦损伤多数会发生凋亡。此外，化疗破坏卵泡的成熟，继而导致FSH失去负反馈增加分泌水平，促使其他卵泡进入成熟状态，再次遭到化疗的损伤。在乳腺癌治疗常用的化疗药物中，烷化剂如环磷酰胺对于卵巢的毒性最高，最有可能引起卵巢早衰。蒽环类药物通过DNA损伤以及损害卵巢血液循环造成卵巢基质细胞、卵母细胞以及颗粒细胞的功能衰竭；紫杉类药物可通过对原始卵泡和颗粒细胞的损伤间接作用于卵母细胞；抗代谢药物不会直接损伤DNA，故甲氨蝶呤、氟尿嘧啶以及吉西他滨对卵巢功能的毒性有限。总体来说，化疗引起患者的闭经比例为40%～68%。

除了不同的药物类型和方案组合，化疗导致卵巢功能衰竭的风险主要和患者的年龄相关。<40岁的女性患者卵巢功能降低发生闭经的比例为22%～61%，而在>40岁的患者中上升至61%～97%，且往往不可逆。目前乳腺癌最常使用的6个疗程CEF方案，≥40岁的患者>70%发生闭经，<40岁的患者为32%～28%；蒽环类的化疗方案使用3～6个疗程，<40岁的患者34%发生闭经；使用蒽环类和紫杉类的化疗方案，>40岁的患者>80%闭经，<40岁的患者40%～60%闭经。一项亚洲人群研究发现，1995～2000年接受CMF方案或FEC方案治疗的女性中，<40岁的患者16.2%发生闭经，而>40岁的女性85.3%发生闭经。

除了正常且规律的月经周期之外，临床上可通过检测患者的血清激素水平以及窦状卵泡数量（antral follicle count，AFC）来评估卵巢的储备功能。其中，抗苗勒管激素（anti-Müllerian hormone，AMH）和AFC的评估最为准确。对250例接受辅助或新辅助治疗的乳腺癌患者（18～39岁）的研究发现，血清

AMH 的平均基线值为 4.19～4.84 ng/ml，与年龄呈负相关。接受化疗后患者的 AFC 和 AMH 迅速降低，AMH 通常无法检出；化疗后 2 年内 AFC、AMH 缓慢增长，2 年后恢复至治疗前水平，这一变化和年龄不相关，但和化疗前的基线水平密切相关。吸烟对于化疗后 24 个月时的 AFC 影响很大；LH 以及 FSH 一般在化疗后半年内逐渐上升，1～2 年后下降，并维持在高于化疗前的水平。通过了解化疗前后这些激素水平以及卵泡数量的变化，结合患者的年龄和月经情况，能更全面地评估化疗后的卵巢储备功能。

二、内分泌治疗

乳腺癌的内分泌治疗主要通过降低体内雌激素水平或阻断 ER，从而抑制乳腺癌细胞的生长。他莫昔芬作为选择性 ER 调节剂是绝经前女性主要的内分泌治疗药物之一。由于在动物模型中胚胎摄取他莫昔芬会导致发育和生殖畸形以及乳腺肿瘤发生率上升，一般临床建议服用他莫昔芬期间避免妊娠。有研究报道乳腺癌治疗使用他莫昔芬患者的生育率相比不使用组降低。但他莫昔芬本身对卵巢的毒性较小，虽然用药期间可能导致卵巢囊肿以及子宫内膜息肉，但不会降低卵巢储备功能；相反，排除其他干扰因素后使用他莫昔芬的患者 AMH 和 AFC 值较不使用组均有升高。另一类绝经前患者可能使用的内分泌药物——促性腺激素释放激素类似物(GnRHa)可抑制雌激素的产生，治疗期间抑制卵巢功能，治疗后卵巢功能恢复。其作用只是暂时使卵巢功能处于"休眠状态"，并可能在化疗期间保护卵巢。

三、卵巢早衰

除了降低患者的生殖能力，乳腺癌治疗导致的卵巢早衰还会引起其他影响患者生活质量的症状，主要表现为血管舒缩症状和性功能障碍，如潮热、夜汗、睡眠障碍、阴道干涩、性交疼痛、性欲下降等，还会引发情绪障碍、形体改变、体重增加、骨质疏松、骨骼肌肉疼痛等。长期雌激素降低状态会导致慢性阴道萎缩和不适，可以借助非激素性阴道润滑剂改善症状，恢复阴道的 pH 值。但激素替代治疗如阴道雌激素类药物必须慎用。严重的潮热和夜间盗汗会严重影响睡眠，引起慢性疲劳。潮热可以通过使用抗抑郁药物万拉法新或加巴喷丁以及压力控制进行缓解。另外，生活方式调节（如减肥）以及针灸也可以有效减少血管舒缩症状。

第三节　乳腺癌患者生殖保障措施

一、卵子或胚胎冷冻

目前胚胎和成熟卵子冻存以及之后进行体外受精(IVF)是美国生殖协会唯一承认的技术，其成功妊娠的概率为 25%～35%。胚胎冻存是女性生殖保障最明确且最成功的手段，但需要延迟相关肿瘤治疗 2～3 周。如果由于法律的原因无法施行胚胎冻存或者患者单身并不想接受精子捐赠可考虑卵子冻存。对于乳腺癌患者来说，关键的问题是这两种方式都必须经过刺激卵巢后获取卵子，从而延迟化疗开始的时间。有研究报道，取卵手术并不会导致新辅助治疗延迟。但斯坦福大学对 20 例化疗前接受生殖咨询患者的研究发现，从取卵至化疗一般间隔 33.3 天，从接受咨询至开始化疗整体间隔 46.8 天。故成功实施卵子或胚胎冻存或多或少会使肿瘤的整体治疗延后。

除此之外，在获取卵子进行卵巢刺激阶段，患者的雌激素水平会显著上升，其安全性在激素受体依赖的肿瘤中还有待进一步研究。由于他莫昔芬刺激卵巢释放卵子可能会诱发先天畸形，目前优先选择使用芳香化酶抑制剂。在随访 33 个月后使用戈舍瑞林联合来曲唑刺激卵巢进行胚胎冻存或卵子冻存被证明没有增加肿瘤复发的风险。另一项进行 2 年随访的研究发现，这种方式对 ER 阳性乳腺癌患者相对安全，但缺乏长期随访以及安全数据。2017 年一项来自瑞典的病例对照研究中位随访 5.8 年，发现在调整肿瘤大小、激素受体状态以及淋巴结受累情况后，使用或不使用激素刺激卵巢进行生殖保护并不会增加乳腺癌的复发风险。综上所述，使用芳香化酶抑制剂刺激卵巢获取卵子并进行卵子冻存或胚胎冻存相对安全可靠,对于无需立刻开始治疗的乳腺癌患者是优选的生殖保障方法。

二、卵巢组织冻存与移植

目前美国生殖医学协会推荐的生殖保护措施仅包括在刺激卵巢排卵后进行胚胎冻存和成熟卵子冻存,越来越多的证据提示卵巢组织冻存技术逐渐脱离试验阶段成为一种安全有效的可选方式,一般运用于青少年患者或无法推迟癌症治疗的妇女。卵巢组织移植需要严格掌握适应证。患者必须年龄≤35岁,卵巢储备功能仍旧充足,预计可以存活超过5年,并且在治疗后可能面临至少一半患者发生卵巢早衰的风险。尽管乳腺癌转移至卵巢的风险较低,浸润性小叶癌可能发生肿瘤细胞通过组织移植而种植的风险。因此,小叶癌患者必须谨慎考虑卵巢组织冻存。在BRCA1和BRCA2突变的患者中,由于卵巢癌的发生风险增高,故这种方式也不适合。冻存的卵巢组织解冻后如果没有发现恶性细胞感染的风险,可以种植到卵巢髓质或设定的腹膜区域;如果存在恶性种植的风险,卵泡可以先进行体外分离和培养以获取成熟卵子,再转移到子宫受精。

三、卵巢功能抑制药物的应用与卵巢功能保护

除了借助辅助生殖技术,GnRHa或促黄体激素释放激素类似物(LHRHa)可以通过降低体内FSH和LH来抑制卵巢功能。一些随机对照研究对于化疗期间短期使用GnRHa是否能真正保护卵巢功能的结论各不相同。但最近多项随机对照研究和系统综述分析发现,GnRHa可以显著降低年轻患者因化疗而引起的卵巢早衰发生风险,减少闭经的比例。其中最著名的两项Ⅲ期随机对照研究分别是PROMISE-GIM6和POEMs/S0230研究。POEMs研究入组257例绝经前可手术激素受体阴性乳腺癌患者,随机分为标准化疗联合GnRH拮抗剂(戈舍瑞林组)和单用化疗组。主要研究终点为2年后发生卵巢功能衰竭比例。卵巢功能衰竭定义为持续6个月的闭经以及FSH水平位于绝经后范围。中位随访4.1年后发现,联合组卵巢功能衰竭率8%,化疗组22%。联合组妊娠率高于化疗组(21%对比11%),且DFS和OS均有提高。ER阳性患者在化疗前使用GnRHa,理论上有可能造成体内雌激素水平迅速下降,从而减少ER阳性乳腺癌细胞的增殖比例,降低化疗的效果。但来自意大利的PROMISE-GIM6研究在2015年更新了随访数据,证实ER阳性患者运用LHRHa联合化疗同样安全有效。研究自2003~2008年共入组281例绝经前激素受体阳性或阴性Ⅰ~Ⅲ期乳腺癌,疗期间(辅助化疗或新辅助化疗)使用或不使用曲普瑞林(triptorelin),中位随访7.3年。在148例LHRHa组有72.6%的患者月经恢复,在133例对照组有64%的患者月经恢复;调整年龄差异后两组间差异有统计学意义($P=0.006$),但两组间的DFS以及妊娠率没有差别。

绝经前患者单独化疗组发生卵巢早衰的比例为37%~59%,化疗联合GnRHa组发生卵巢早衰的比例为9%~22%。2015年一项Meta分析入组12项随机对照研究共1 231例乳腺癌患者,结果使用LHRHa可以显著降低卵巢早衰的风险($OR=0.36$),各组间异质性强;卵巢早衰定义为化疗结束后闭经1年。其中有8项研究报道了化疗结束后闭经1年的比例,LHRHa显著降低卵巢早衰的风险($OR=0.55$),各组间没有明显异质性。有5项研究报道了妊娠率,使用LHRHa的患者有更高的妊娠率(33例对比19例,$OR=1.83$),3项研究报道了组间比较DFS,未发现明显异差。因此,使用GnRHa可以提高末次化疗后6个月以及12个月时规律月经恢复比例,且患者的妊娠例数更多。结合目前的研究数据,在年轻患者中短期使用LHRHa进行卵巢功能抑制可以显著降低化疗诱发的卵巢早衰,有助于提高妊娠率,对预后无明显不良影响。

但这些研究尚存在一定的限制:对于卵巢早衰的定义各不相同;没有研究借助测量AMH定量评估LHRHa治疗保护卵巢功能的程度;研究随访时间短,妊娠率低;激素受体阳性乳腺癌使用LHRHa治疗是否对远期预后有影响,各研究中合并化疗使用LHRHa的时限不同等。因此,临床上需要根据患者的年龄、疾病分期、分子表型和治疗效果进行综合判断与选择。

第四节 乳腺癌患者生育计划与策略

一、生育能力评估

月经状态并不能准确反映患者的生殖能力,即便一些患者化疗后月经恢复,其卵巢的储备功能可能遭到损害,不一定能生育。卵巢功能下降的女性由于卵泡加速发展,往往会有更短更规律的月经周期。卵巢储备功能的概念通常是指原始卵泡的数量和发育成熟。基线评估储备功能的最佳方式为:AFC、FSH、雌二醇以及 AMH 测定。其中,AMH 水平最有可能实际反映化疗后的生殖能力。

AMH 由窦状和窦前卵泡成熟时的颗粒细胞分泌,其水平和初始卵泡个数成正比,能很好地评估卵巢的储备功能。有 Meta 分析显示,年龄和化疗前血清 AMH 水平能可靠预测乳腺癌患者治疗后的卵巢活力,尤其是<40 岁的患者。大多数妇女接受化疗后,AMH 水平快速下降至无法测量的水平,并通常在治疗后维持在相当低的水平。血清 AMH 联合或不联合年龄可以预测化疗相关闭经。对于年龄较大、AMH 基线水平低以及卵泡数量少的患者,更应在治疗前探讨卵巢功能的保护。

二、计划生育策略

许多国立机构,包括美国临床肿瘤协会(ASCO)、国立综合癌症网络(NCCN)、美国生殖医学协会(ASRM),以及英国、德国、瑞士、奥地利专家组等先后发布了育龄妇女患癌后的生殖保护指南。强调医疗领域的服务人员包括医学肿瘤医生、放射肿瘤医生、外科医生,必须在肿瘤治疗的同时告知患者可能带来的生殖损害,向患者推荐转诊相关的生殖医学专家并提供相关生殖保护资讯。临床医生应该和患者讨论癌症治疗对生育的影响,鼓励患者入组临床试验,告知她们治疗的安全性和获益。患者的生育选择需综合考虑患者的年龄、诊断、治疗类型、男性同伴参与、精子银行、可等待及治疗开始的时间,以及肿瘤转移至卵巢的可能性等。

对于年轻患癌女性来说,主诊医生一般需要在乳腺癌诊断明确时与患者讨论癌症治疗对生殖健康的影响,并了解潜在的生殖意向。如果患者对生育有需求,治疗前需评估患者的卵巢功能(FSH、AMH、AFC 等)。卵巢储备功能下降的患者,冻存卵子的同时可考虑在治疗结束后使用捐赠者的卵子进行体外受精。卵巢储备功能正常的患者,如果无需化疗和内分泌治疗,可以自然妊娠;如果无需化疗而需内分泌治疗,可以延后或中断内分泌治疗自然妊娠,或者为降低妊娠期的激素暴露可以尝试卵子或卵巢组织冻存或考虑代孕母亲(需遵守国家的相关法律);如果需要化疗,和患者充分讨论沟通后,可在化疗期间使用 GnRHa 进行卵巢保护后自然妊娠,或者无法预计治疗后卵巢功能的损害程度,在化疗前即可冻存卵子或卵巢组织,使用辅助生殖技术进行生育保障(一般需要 2~4 周)。

辅助生殖技术通常在患者治疗开始前 2 周进行取卵,卵子获取或冻存平均花费 11.5 天(9~20 天)。罹患肿瘤的女性卵子质量信息并不明了,其冻存卵子和捐赠精子的生育成功率低于正常人群。一般≤35 岁的正常人群进行卵子冻存累计生育成功率为 60.5%,患癌女性仅为 34.0%。目前的研究发现,结合卵巢组织冻存和卵子或胚胎冻存两类辅助生殖技术,能将生育率提高到 50%~60%。

三、生育保障现状与遗传咨询

现阶段,年轻患癌女性的生育问题从生理和心理层面面临很多困境。如制订治疗计划时缺乏生殖健康、心理健康、遗传学、商业保险等咨询,患者的健康教育以及获得患者的参与是其中最关键的步骤。2011 年,澳大利亚一项关于年轻乳腺癌女性患者生育意向和知识的前瞻性调查研究发现,许多患者并没有意识到乳腺癌治疗会对生育造成影响,且缺乏生殖保障知识以及乳腺癌患病后的生育规划;女性患者了解更多生殖相关知识后更容易作出生育选择。多数患者希望在治疗时即刻得到生育相关信息,不论是好消息还是坏消息,大多数倾向于自我参与作出积极的生育选择。生育保障是一项综合性问题,需考量患者的疾病分期、预后、治疗开始时间、是否属于激素敏感性肿瘤、是否单身、教育背景以及经济情况(是否可以负担生殖保障,社会保险是否覆盖)、生殖保障机构技术是否完善、相关法律是否完善等多学科共同评估和参与。

年轻乳腺癌患者生殖保障领域的另一项挑战是 BRCA 基因突变携带者的优化生殖问题。对于 BRCA 基因突变患者,除了一般生殖保障问题之外,往往会面临真实的生育抉择——一半的可能性将突变基因遗传给后代。此外,BRCA 基因突变患者由于遗传不稳定,容易引起卵巢功能障碍,其本身卵巢储备功能比正常人群差,需要通过积极的生育保护才能获得更高的受孕率;如果选择自然妊娠,在孕早期可进行产前诊断或者选择 IVF,在胚胎植入前进行遗传诊断。胚胎植入前基因诊断(preimplantation genetic diagnosis,PGD)是指在 IVF 过程中(体外受精/胞质内精子注射)使用 PGD 技术筛选未携带基因突变的胚胎进行植入。PGD 一般在胚胎发展的第 3 天取 1~2 枚胚叶细胞活检进行 PCR 分析。如果没有发现突变基因,则在胚囊发展第 5 天进行胚胎种植。尽管如此,考虑到经济和精神负担、低迷的妊娠率、可能需要丢弃感染突变的胚胎,大多数患者会认为 PGD 可行,但并不愿意真正去实施这一复杂且艰难的过程。

相信在不久的将来,医学教育和发展能促使患者充分了解疾病和临床治疗对于生育的影响;医生准确评估患者疾病预后,提供多样的生育保护方式和遗传咨询诊断;相关地区完善法律指导,规划经济费用;社会群体提供心理情感支持。这样,越来越多的年轻乳腺癌患者能获得更完善、更科学的生育保障。

(王 研)

参考文献

[1] Azim AA, Costantini-Ferrando M, Oktay K. Safety of fertility preservation by ovarian stimulation with letrozole and gonadotropins in patients with breast cancer: a prospective controlled study. J Clin Oncol, 2008,26(16):2630-2635.

[2] Azim HA, Kroman N, Paesmans M, et al. Prognostic impact of pregnancy after breast cancer according to estrogen receptor status: a multicenter retrospective study. J Clin Oncol, 2013,31(1):73-79.

[3] Barnabei A, Strigari L, Marchetti P, et al. Predicting ovarian activity in women affected by early breast cancer: a meta-analysis-based nomogram. Oncologist, 2015,20(10):1111-1118.

[4] Barrie P. Anti-Müllerian hormone levels and evolution in women of reproductive age with breast cancer treated with chemotherapy. Eur J Cancer, 2017,74:1-8.

[5] Chen W, Zheng R, Baade PD, et al. Cancer statistics in China. CA Cancer J Clin, 2016,66(4):115-132.

[6] Chien AJ, Chambers J, Mcauley F, et al. Fertility preservation with ovarian stimulation and time to treatment in women with stage Ⅱ~Ⅲ breast cancer receiving neoadjuvant therapy. Breast Cancer Res Treat, 2017,165(1):151-159.

[7] Codacci-Pisanelli G, Del L, Del M, et al. Mechanisms of chemotherapy-induced ovarian damage in breast cancer patients. Crit Rev Oncol Hematol, 2017,113:90-96.

[8] Constance ES, Moravek MB, Jeruss JS. Strategies to maintain fertility in young breast cancer patients. Cancer Treat Res, 2018,60:1-13.

[9] Dabrosin C. An overview of pregnancy and fertility issues in breast cancer patients. Ann Med, 2015,47(8):673-678.

[10] Dabrosin C. An overview of pregnancy and fertility issues in breast cancer patients. Ann Med, 2015,47(8):673-678.

[11] del Mastro L, Ceppi M, Poggio F, et al. Gonadotropin-releasing hormone analogues for the prevention of chemotherapy-induced premature ovarian failure in cancer women: systematic review and meta-analysis of randomized trials. Cancer Treat Rev, 2014,40(5):675-683.

[12] Dezellus A, Barriere P, Campone M, et al. Prospective evaluation of serum anti-Müllerian hormone dynamics in 250 women of reproductive age treated with chemotherapy for breast cancer. Eur J Cancer, 2017,79:72-80.

[13] Fidler MM, Gupta S, Soerjomataram I, et al. Cancer incidence and mortality among young adults aged 20—39 years worldwide in 2012: a population-based study. Lancet Oncol, 2017,18(12):1579-1589.

[14] Gerstl B, Sullivan E, Ives A, et al. Pregnancy outcomes after a breast cancer diagnosis: a systematic review and meta-analysis. Clin Breast Cancer, 2017,18(1):79-88.

[15] Goldrat O, Kroman N, Peccatori FA, et al. Pregnancy following breast cancer using assisted reproduction and its effect on long-term outcome. Eur J Cancer, 2015,51(12):1490-1496.

[16] Hulvat MC, Jeruss JS. Fertility preservation options for

young women with breast cancer. Curr Opin Obstet Gynecol, 2011,23(3):174-182.

[17] Ives A, Saunders C, Bulsara M, et al. Pregnancy after breast cancer: population based study. BMJ, 2007,334 (7586):194.

[18] Jacques D, Marie-Madeleine D. Fertility preservation in women. N Engl J Med, 2017,377:1657-1665.

[19] Kasum M, Beketić-Orešković L, Peddi PF, et al. Fertility after breast cancer treatment. Eur J Obstet Gynecol Reprod Biol, 2014;173(1):13-18.

[20] Lambertini M, Boni L, Michelotti A, et al. Ovarian suppression with triptorelin during adjuvant breast cancer chemotherapy and long-term ovarian function, pregnancies, and disease-free survival: a randomized clinical trial. JAMA, 2015,314(24):2632-2640.

[21] Lambertini M, Ceppi M, Poggio F, et al. Ovarian suppression using luteinizing hormone-releasing hormone agonists during chemotherapy to preserve ovarian function and fertility of breast cancer patients: a meta-analysis of randomized studies. Ann Oncol, 2015,26(12):2408-2419.

[22] Lambertini M, Goldrat O, Toss A, et al. Fertility and pregnancy issues in BRCA-mutated breast cancer patients. Cancer Treat Rev, 2017,59:61-70.

[23] Lammerink EAG, de Bock GH, Schröder CP, et al. The management of menopausal symptoms in breast cancer survivors: a case-based approach. Maturitas, 2012,73(3):265-268.

[24] Linkeviciute A, Boniolo G, Chiavari L, et al. Fertility preservation in cancer patients: the global framework. Cancer Treat Rev, 2014,40(8):1019-1027.

[25] Loren AW, Mangu PB, Beck LN, et al. Fertility preservation for patients with cancer: American Society of Clinical Oncology clinical practice guideline update. J Clin Oncol, 2013,31(19):2500-2510.

[26] Moore HCF, Unger JM, Phillips KA, et al. Goserelin for ovarian protection during breast-cancer adjuvant chemotherapy. N Engl J Med, 2015, 372 (10):923-932.

[27] Munhoz RR, Pereira AAL, Sasse AD, et al. Gonadotropin-releasing hormone agonists for ovarian function preservation in premenopausal women undergoing chemotherapy for early-stage breast cancer. JAMA Oncol, 2016,2(1):65-68.

[28] Pagani O, Partridge A, Korde L, et al. Pregnancy after breast cancer: if you wish, ma'am. Breast Cancer Res Treat, 2011,129(2):309-317.

[29] Peate M, Meiser B, Friedlander M, et al. It's now or never: fertility-related knowledge, decision-making preferences, and treatment intentions in young women with breast cancer — an Australian fertility decision aid collaborative group study. J Clin Oncol, 2011,29(13):1670-1677.

[30] Raad J, Comtet M, Vinolas C. Fertility preservation in BRCA-mutated women: when and how? Future Oncol, 2018,14(5):483-490.

[31] Rosenberg SM, Tamimi RM, Gelber S, et al. Treatment-related amenorrhea and sexual functioning in young breast cancer survivors. Cancer, 2014,120 (15):2264-2271.

[32] Schover LR. Premature ovarian failure and its consequences: vasomotor symptoms, sexuality, and fertility. J Clin Oncol, 2008,26(5):753-758.

[33] Shandley LM, Spencer JB, Fothergill A, et al. Impact of tamoxifen therapy on fertility in breast cancer survivors. Fertil Steril, 2017,107(1):243-252.

[34] Tomasi-Cont N, Lambertini M, Hulsbosch S, et al. Strategies for fertility preservation in young early breast cancer patients. Breast, 2014,23(5):503-510.

[35] Torre LA, Bray F, Siegel RL, et al. Global cancer statistics, 2012. CA Cancer J Clin, 2015, 65 (2): 87-108.

[36] von Wolff M, Montag M. Fertility preservation in women — a practical guide to preservation techniques and therapeutic strategies in breast cancer, Hodgkin's lymphoma and borderline ovarian tumours by the fertility preservation network FertiPROTEKT. Arch Gynecol Obstet, 2011,284(2):427-435.

[37] Wallberg KAR, Eloranta S, Krawiec K, et al. Safety of fertility preservation in breast cancer patients in a register based matched cohort study. Breast Cancer Res Treat, 2017,167(3):1-9.

[38] Wenners A, Grambach J, Koss J, et al. Reduced ovarian reserve in young early breast cancer patients: preliminary data from a prospective cohort trial. BMC Cancer, 2017, 17:1-9.

[39] Yasmin E, Balachandren N, Davies MC, et al. Fertility preservation for medical reasons in girls and women: British Fertility Society policy and practice guideline. Hum Fertil, 2018,(1):1-24.

第十四篇

循征医学与乳腺癌

第七十九章

循证医学与乳腺癌的治疗

循证医学(evidence-based medicine，EBM)的概念，最早出现于20世纪90年代初，意为"遵循证据的医学"。其核心思想是应在现有的最好的临床研究证据基础上作出医疗决策，同时结合医生的个人专业经验与患者的实际状况和意愿，为患者的诊治作出最佳决策。

乳腺癌是女性常见恶性肿瘤，在中国的发病率逐年上升，但总体死亡率已开始下降。一方面是更多的患者早期得到诊断；另一方面得益于治疗手段的进步。循证医学的发展，使得乳腺癌治疗模式发生了改变。例如，在乳腺癌手术方面，正是由于循证临床研究的结果，乳腺癌的手术经历了一个从"由小到大"(根治术→扩大根治术)到"由大到小"(改良根治术→保留乳房手术)的发展过程。又如，《St. Gallen国际乳腺癌治疗专家共识》作为指导临床实践的重要指南，也体现了循证医学在治疗指导中的意义。其中，2007年的共识将患者按照临床特征分为高危、中危、低危，而在2009年的共识中未再提及危险度分级，到2011年共识的重要改变就是基于对乳腺癌生物学亚型认识的深入，采用了按照乳腺癌分子分型进行治疗决策的新思路。

由此可见，循证医学深刻地影响着乳腺癌诊治的临床实践。对于综合治疗的规范化并不是要求治疗方案完全一致，而是在临床实践中追求治疗的个体化，即根据患者的病情特点，按照循证医学依据，给予不同的个体以最适合的治疗。当前，乳腺癌治疗已逐步迈入"精准医学"的大门，但做到精准治疗的基础仍离不开循证医学的基石，包括前瞻性随机对照研究以及来源于医疗真实世界的大数据分析。

第一节 乳腺癌手术治疗

手术是乳腺癌综合治疗的重要方法。手术方式大致经历了如下变化：由原始的肿块切除→单纯乳房切除→标准根治术→扩大根治术及超根治术到标准根治术→改良根治术→保留乳腺根治术→保乳术或Ⅰ期成形术，同时部分患者可用前哨淋巴结活检(SLNB)替代腋窝淋巴结清扫术(ALND)。学术界对此已经达成了共识：基于循证医学证据，在规范综合治疗方案中，缩小乳腺癌手术范围和损伤。1973年，在Fisher的领导下，设计了NSABP B-06随机临床试验。随访20年后，3组OS、DFS、无远处转移生存期差异没有统计学意义。肿瘤切除后续放疗组的同侧乳腺癌复发率较单纯肿瘤切除组明显下降。对Ⅰ、Ⅱ期乳腺癌，这两种治疗对生存率没有根本影响，宜采取综合治疗，这也是乳腺癌可以保乳的理论依据。同期，Veronesi也进行了保乳手术和根治术的临床对比试验，即米兰试验。随访20年后，发现两组的对侧乳腺癌发生率、远处转移率、第二原发癌发生率差异没有统计学意义，OS、乳腺癌相关生存率相近。这些研究结果与NSABP B-06的结果相平行。从此，保乳治疗正式作为治疗Ⅰ/Ⅱ期乳腺癌适宜可取的方法，乳腺癌的手术治疗模式由"可以耐受的最大治疗"转变为"有效的最小治疗"。这正是由于大量的大规模且严格的随机对照研究和长期完整的随访结果为循证医学提供了很好的支持，使临床实践发生了根本性改变，这是乳腺癌循证外科的典型例证。

乳腺癌 SLNB 是乳腺外科领域的一个里程碑式的进展，其临床推广和应用是很好的循证医学证据，由此改变了目前临床治疗策略，即腋窝 SLNB 阴性的乳腺癌患者免行 ALND。NSABP B-32 研究是评估临床腋窝淋巴结阴性者行 SLNB 代替 ALND 的前瞻性随机临床研究，其入组腋窝淋巴结阴性的乳腺癌患者，对比两种方法的局部控制率、OS 及并发症情况，明确能否提供相同的预后信息。结果显示，SLNB 总的成功率为 97.1%。前哨淋巴结是唯一的阳性淋巴结，只有 0.6% 的患者前哨淋巴结位置在腋窝以外。前哨淋巴结切除术对于腋窝淋巴结阴性者具有相同的 OS 及 DFS。

第二节 乳腺癌化疗

对于乳腺癌的辅助化疗，大量临床研究证实其可改善乳腺癌术后的 DFS 和 OS，成为早期乳腺癌标准治疗的重要组成部分。乳腺癌化疗药物从 20 世纪 70 年代的环磷酰胺、甲氨蝶呤、氟尿嘧啶，发展到 80 年代的蒽环类药物，90 年代紫杉类药物的问世使乳腺癌化疗有了很大的突破。在循证医学时代，早期乳腺癌辅助化疗的目标应该是争取治愈，选择方案时强调循证医学证据。

NSABP B-15 研究证实了 4 个周期 AC 治疗方案的疗效等同于 6 个周期的 CMF 治疗方案；EBCTCG 的分析显示，蒽环类与传统的 CMF 方案比较，在 DFS 和总生存 OS 方面具有显著性获益，这奠定了蒽环类在乳腺癌辅助化疗中的地位。

紫杉类药物的应用进一步提高了疗效，CALGB 9344 试验及 NSABP B-28 试验结果表明，在 4 周期 AC 基础上加用紫杉醇，可以进一步降低复发率和死亡率（AC→T 优于 AC）。而 BCIRG 001 临床试验奠定了多西他赛在乳腺癌辅助治疗中的重要地位，证实 6 个周期 TAC 较 6 个周期 FAC 可显著提高 DFS 和 OS。

BCIRG 005 研究比较 TAC×6 个周期和 AC×4 个周期序贯 T×4 个周期用于乳腺癌术后辅助化疗的疗效，结果证明 TAC 方案与 AC→T 方案之间 DFS 和 OS 均相似，但 AC→T 方案患者发生中性粒细胞减少的比例明显少于 TAC 方案。这是循证医学证据支持从而改变用药方式的范例，将 TAC 三药联合应用改为序贯应用的 AC→T 方案。

US Oncology 9735 研究纳入 1 016 例乳腺癌术后患者，比较多西他赛联合环磷酰胺（TC）×4 个周期方案与 AC×4 个周期方案的疗效。中位随访 7 年时，TC 组 DFS（81% 对比 75%，$P=0.033$）和 OS（87% 对比 82%，$P=0.032$）均显著优于 AC 组。

CALGB 9741 临床试验比较了淋巴结阳性乳腺癌患者应用 2 周剂量密集方案化疗与常规 3 周方案化疗的疗效。随访 7 年的结果显示，含紫杉醇剂量密集方案组的 DFS 和 OS 均显著优于常规方案组。

基于上述循证医学证据，目前临床实践中笔者建议：术后高度复发风险患者的化疗应用 AC×4 个周期→T×4 个周期方案（首选 2 周剂量密集方案），而中度复发风险患者的化疗推荐应用 TC×4 个周期方案。

第三节 乳腺癌内分泌治疗

在 NCCN 指南中，要求对所有原发浸润性乳腺癌明确 ER 及 PR 状态，ER 或 PR 阳性患者不论其年龄、淋巴结状态或是否进行辅助化疗都应考虑辅助内分泌治疗，所以内分泌治疗是乳腺癌重要的全身治疗手段之一。2005 年 1 月，中国乳腺癌专家就乳腺癌的内分泌治疗进行了讨论，并制定了指导临床实践的专家共识。

一、他莫昔芬是辅助内分泌治疗中应用最早的药物

ER 拮抗剂他莫昔芬是辅助内分泌治疗中应用最早的药物。NATO 于 1983 年发表的研究结果首次证实他莫昔芬治疗可提高患者生存率。EBCTCG 于 1998 年发表了一项 Meta 分析表明，他莫昔芬服

用 5 年的效果优于用药 1 年和 2 年,差异有统计学意义。NSABP B-14 研究证实口服他莫昔芬能提高 ER 阳性、淋巴结阴性患者的疗效,治疗组和对照组患者的 4 年 DFS 分别为 83% 与 77%($P<0.00001$);还显示淋巴结阴性患者在 5 年他莫昔芬辅助治疗结束后,再继续服用 5 年他莫昔芬并不能改善生存,反而增加不良反应。

二、延长他莫昔芬辅助治疗时间可进一步降低复发风险和死亡风险

ATLAS 和 aTTom 研究结果明确了延长他莫昔芬辅助治疗可以进一步降低患者的复发风险和乳腺癌相关死亡风险。ATLAS 临床试验 1996~2005 年共入组已完成 5 年他莫昔芬治疗且没有复发转移的乳腺癌患者 12 894 例,随机(非盲)分为停止他莫昔芬治疗组和继续 5 年他莫昔芬治疗组,其中 ER 阳性患者 6 846 例纳入疗效比较分析。随访时间 7.6 年的结果显示,10 年他莫昔芬治疗降低了乳腺癌的复发风险、乳腺癌相关死亡风险和总死亡风险。尤其值得注意的是,风险降低均在他莫昔芬治疗 10 年以后更为显著,而在 5~9 年并未观察到这些获益。aTTom 临床试验 1991~2005 年共入组 6 953 例乳腺癌患者,其中 2 755 例的 ER 状态明确为阳性,5 年他莫昔芬治疗后随机分为继续 5 年他莫昔芬治疗和停止他莫昔芬治疗 2 组。中位随访 9 年的结果显示,10 年他莫昔芬治疗显著降低了乳腺癌的复发风险和总死亡率,并且这种风险的降低随着随访时间的延长而越来越明显。随访 5~9 年患者的乳腺癌相关死亡 $HR=1.03$;而随访 10 年以上的患者,$HR=0.77$。增加生存获益的同时,10 年他莫昔芬治疗也增加了子宫内膜癌的风险和子宫内膜癌相关死亡风险。

三、芳香化酶抑制剂在初始治疗、序贯治疗以及强化治疗中均具治疗优势

芳香化酶抑制剂(AI)是辅助内分泌治疗领域继他莫昔芬之后的又一类重要治疗药物。循证医学证据评价了 AI 在初始治疗、他莫昔芬治疗 2~3 年后的序贯治疗、他莫昔芬治疗 5 年后的后续强化治疗的疗效。在 ATAC 临床试验中,对于绝经后激素受体(HR)阳性的患者,阿那曲唑辅助内分泌治疗的疗效优于他莫昔芬或他莫昔芬联合阿那曲唑方案。随访 10 年后,5 年 AI 治疗较 5 年他莫昔芬治疗可明显改善患者的无病生存,降低复发风险。因此,确立了 AI 作为绝经后早期乳腺癌患者辅助治疗标准方案的地位。国际乳腺癌工作组(BIG 1-98)的研究比较他莫昔芬治疗 5 年、单用来曲唑治疗 5 年、他莫昔芬治疗 2 年后序贯来曲唑治疗 3 年,或者来曲唑治疗 2 年后序贯他莫昔芬治疗 3 年的疗效。结果表明,接受来曲唑治疗患者的 DFS 更高;还显示辅助治疗 5 年他莫昔芬与 AI 的换药方案较 5 年 AI 治疗在疗效上并无明显差异。MA17 临床试验入组 5 187 例乳腺癌患者均已接受 5 年他莫昔芬治疗,后随机分为来曲唑治疗组或安慰剂组。该研究随访至 27.5 个月时,初步研究结果显示来曲唑组 DFS 有显著提高。因此试验揭盲,1 579 例安慰剂组患者(66%)开始接受来曲唑维持治疗。中位随访 64 个月时,尽管有 66% 患者新加入来曲唑治疗组,但 DFS 仍有显著优势,且来曲唑治疗在腋窝淋巴结阳性患者中显示生存优势。该研究证实,患者接受他莫昔芬治疗 5 年后,继续接受 5 年 AI 治疗可临床获益。

四、芳香化酶抑制剂治疗超过 5 年的疗效和安全性得以证实

MA17R 研究入组了 1 918 例绝经后乳腺癌患者,均已接受 5 年 AI 治疗(初始应用 AI 或他莫昔芬序贯 AI),随机分为来曲唑 5 年治疗组或安慰剂组。中位随访 6.3 年,有 165 例受试者出现乳腺癌复发或对侧乳腺癌(来曲唑组 67 例对比安慰剂组 98 例),来曲唑组 5 年 DFS 显著高于安慰剂组(95% 对比 91%,$P=0.01$),但 OS 未见显著性差异。延长来曲唑治疗主要增加了骨不良事件,但生活质量未观察到明显降低。MA17R 的研究结果首次肯定了绝经后乳腺癌患者使用 5 年以上 AI 治疗的临床获益及其安全性。

五、绝经前辅助内分泌治疗最优策略相关研究已有结论

ABCSG-12 研究选择了较低危的乳腺癌患者(中位年龄 45 岁,T1 期患者占 75%,淋巴结阴性患者占 66%,G1/2 占 75%),中位随访 62 个月。结果显示,卵巢功能抑制(OFS)+他莫昔芬与 OFS+AI 的 DFS 和 OS 相似。SOFT 和 TEXT 研究探讨了在

结束 OFS 前提下,AI 是否比他莫昔芬带给患者更大的获益。

SOFT 研究于 2003~2011 年共纳入 3 066 例(新)辅助化疗结束后仍然处于绝经前的乳腺癌患者,按 1∶1∶1 随机接受 OFS+依西美坦 5 年对比 OFS+他莫昔芬 5 年对比单纯他莫昔芬 5 年。TEXT 研究于 2003~2011 年共纳入 2 672 例患者,按 1∶1 随机接受 OFS+依西美坦 5 年对比 OFS+他莫昔芬 5 年。OFS 的方法包括使用曲普瑞林(促性腺激素释放激素激动剂)、双侧卵巢切除、卵巢放疗等。SOFT 研究结果显示,年龄<35 岁亚组 OFS 治疗获益非常明显,OFS+他莫昔芬组 5 年无乳腺癌复发率为 78.9%,他莫昔芬组为 67.7%。

SOFF 和 TEXT 联合分析的结果表明,相比于 OFS+他莫昔芬,OFS+AI 能够明显改善 DFS、无乳腺癌复发生存期与无远处复发生存期。亚组分析显示,具有高危因素如淋巴结阳性、肿瘤最大径>2 cm(经化疗)患者,OFS+AI 较 OFS+他莫昔芬 5 年无乳腺癌复发生存期绝对获益,在两项研究中分别为 5.5%、3.9%;而临床较低危(无化疗)的患者,OFS+他莫昔芬与 OFS+AI 两组的绝对获益差异较小。可见,高危患者更能够从 OFS 联合 AI 治疗中获益,而低危患者则从中获益较小。

第四节 乳腺癌靶向治疗

从晚期应用到辅助治疗,曲妥珠单抗的临床疗效体现了循证医学的思路。1997 年 FDA 批准抗 HER-2 的分子靶向治疗药物曲妥珠单抗用于治疗晚期乳腺癌,开始了分子靶向治疗的新时代。曲妥珠单抗从单药治疗到联合化疗均显示出显著疗效。曲妥珠单抗联合紫杉醇或多西他赛的Ⅲ期临床研究(H0648g 和 M77001)证实,联合化疗不仅获得有效率的明显提高,而且患者的生存期得以延长。至此,曲妥珠单抗确立了其在 HER-2 阳性晚期乳腺癌的标准治疗地位。

随后,曲妥珠单抗在辅助治疗领域取得了"革命性"成果。5 项大型国际多中心前瞻性随机临床研究(NSABP B-31 试验、NCCTG N9831 试验、HERA 试验、BCIRG 006 试验和 FinHER 试验)共纳入 13 000 余例患者,研究结果显示曲妥珠单抗辅助治疗 1 年,可显著降低乳腺癌复发风险 46%~52%,降低死亡风险 35%,显著改善 DFS;进一步将 NSABP B-31、NCCTG N9831 和 HERA 联合分析,证实可显著改善 OS。从此确定了曲妥珠单抗在 HER-2 阳性乳腺癌早期患者辅助治疗中的重要作用,具有里程碑式的意义。

5 项研究用不同的研究设计回答了不同的问题:HERA 研究设计是在患者术后完成任何所需化疗后,接受 1 年曲妥珠单抗治疗。NASBP B-31 研究和 NCCTG N9831 研究明确了 AC-T 方案联合曲妥珠单抗的治疗优势,还回答了曲妥珠单抗的应用时机问题,显示曲妥珠单抗在蒽环类化疗后提前与紫杉类合用的效果获益更好。而 BCIRG 006 研究则设计了不含蒽环类多西他赛+卡铂+曲妥珠单抗方案,证实了部分有心脏基础疾患的患者可以考虑此方案治疗,这同样体现了在循证医学基础上的个体化治疗。需要提到的是,FinHER 研究与上述几项研究的最大不同之处是曲妥珠单抗为短疗程的 9 周治疗。初期结果在 2006 年《新英格兰杂志》发表,3 年中位随访结果显示短疗程的曲妥珠单抗治疗亦能提高 DFS。直到 2009 年,在 St. Gallen 乳腺癌会议上研究者公布了 5 年随访结果,证明 9 周曲妥珠单抗治疗方案并没有改善 HER-2 阳性者预后。

帕妥珠单抗(pertuzumab)是一种 HER-2 二聚体抑制剂,在 HER-2 阳性早期乳腺癌治疗中进行的Ⅲ期 APHINITY 研究,探索了在化疗(C)联合曲妥珠单抗(H)基础上加用帕妥珠单抗(P)进行辅助治疗的疗效和安全性,预设 PTC 组对比 TC 组的 3 年无侵袭性疾病生存(IDFS) 91.8%对比 89.2%,共纳入 4 805 例患者。在 2017 年 ASCO 会议上公布了最新研究结果,PTC 组对比 TC 组的 IDFS 事件分别为 171 例(7.1%)和 210 例(8.7%)($HR=0.81, 95\% CI: 0.68\sim1.00, P=0.045$),预估 3 年 IDFS 为 94.1%对比 93.2%。淋巴结阳性亚组 3 年 IDFS 为 92.0%对比 90.2%($HR=0.77, 95\% CI: 0.62\sim0.96, P=0.019$);淋巴结阴性亚组 3 年 IDFS 为 97.5%对比 98.4%($HR=1.13, 95\% CI: 0.68\sim1.86$)。因此,APHINITY 试验结果达到了

预设的研究终点,证实在化疗联合曲妥珠单抗基础上加用帕妥珠单抗能够显著改善患者 IDFS。

ALLTO 同样也探讨了抗 HER-2 双靶向治疗是否较单靶向治疗增加疗效。共纳入 8 381 例 HER-2 阳性早期乳腺癌患者,所有的患者都接受了手术和化疗,随机分配至 4 个靶向治疗组:曲妥珠单抗单药组、拉帕替尼(针对 HER-2/HER-1 小分子酪氨酸激酶抑制剂)单药组、曲妥珠单抗联合拉帕替尼同步治疗组,以及曲妥珠单抗与拉帕替尼序贯治疗组。在 2017 年 ASCO 会议上更新了随访 6.9 年的结果,双靶向治疗没有达到预设终点,但是有获益趋势,而对于 HER-2 阳性/HR 阴性亚群可能会有相对较大的获益。就目前的证据来说,曲妥珠单抗联合拉帕替尼双靶向辅助治疗并无依据,不作为临床治疗可选方案。

第五节 乳腺癌新辅助治疗

目前乳腺癌的术前新辅助治疗临床应用越来越多,有研究结果显示术前新辅助化疗和术后辅助化疗相比较并没有改善生存,但是新辅助化疗的患者接受保乳手术的机会增多;相同方案新辅助治疗获得病理完全缓解(pCR)的患者比未获 pCR 的患者有更长的生存期。新辅助治疗的周期数要根据不同病期和治疗目的而定。严格的疗效评价对决定后续治疗非常重要,一般认为每个周期治疗后应做检查,了解肿瘤大小变化,2 个周期后应做影像学(B 超和 MRI)检查评价临床疗效,3~4 个周期后根据疗效评价决定下一步的治疗,必要时可以通过穿刺细胞学检查了解病理改变;疗效好的患者应该继续原方案至 6~8 个周期,疗效欠佳的患者考虑更换药物治疗方案,总体化疗周期数不超过 8 个周期。

NSABP B-18 试验纳入 1 523 例 T1-2N0-1M0 患者,随机分成多柔比星+环磷酰胺(AC)×4 后手术组和手术后 AC×4 化疗组,结果显示接受新辅助化疗组的保乳率高于辅助化疗组。NSABP B-18 和 B-27 的联合分析显示术前新辅助化疗和术后辅助化疗是等效的,加入多西他赛后相对于单用 AC×4 方案可以明显提高 pCR,两组 DFS 和 OS 差异均无统计学意义。但是,达到 pCR 者比未达 pCR 者的 DFS 和 OS 均更长。

对于 HER-2 阳性患者,早在 2005 年 JCO 杂志报道了新辅助化疗基础上加用曲妥珠单抗可显著提高疗效,研究计划入组 164 例患者,但在最先入组的 34 例患者完成治疗后该研究被提前终止,因为加用曲妥珠单抗治疗组的疗效显著优于单纯化疗组(pCR 66.7% 对比 25%,$P=0.02$)。而后多项研究证实新辅助应用帕妥珠单抗联合曲妥珠单抗的双靶向治疗较曲妥珠单抗单靶向治疗显著提高了 pCR,成为临床可选择的优化治疗方案。

NeoSphere Ⅱ 期临床研究共纳入 417 例患者,按照 1∶1∶1∶1 随机进入 4 组,均接受 4 个周期新辅助治疗。A 组为曲妥珠单抗(首剂 8 mg/kg,之后每 3 周 6 mg/kg)联合多西他赛,B 组为帕妥珠单抗(首剂 840 mg,之后 420 mg/3 周)+曲妥珠单抗联合多西他赛,C 组为帕妥珠单抗联合曲妥珠单抗,D 组为帕妥珠单抗联合多西他赛。结果显示,双靶向加化疗的 B 组 pCR 显著高于曲妥珠单抗靶向加化疗的 A 组(45.8% 对比 29%,$P=0.014\ 1$),帕妥珠单抗靶向加化疗的 D 组 pCR 为 24%。

TRYPHAENA Ⅱ 期临床研究共纳入 225 例患者,按照 1∶1∶1 随机进入 3 组,均接受 6 个周期新辅助治疗(3 周为 1 个周期)。A 组 FEC+H+P×3→T(多西他赛)+H+P×3,B 组 FEC×3→T+H+P×3,C 组 T+卡铂+H(TCH)+P×6。结果显示,A、B、C 组 pCR 分别为 61.6%、57.3%、66.2%。

GeparSepto Ⅲ 期临床研究共纳入 1 206 例患者,随机接受紫杉醇或者白蛋白结合型紫杉醇 4 个周期治疗(周疗)序贯至 4 个周期 EC 治疗,HER-2 阳性患者同时联合曲妥珠单抗和帕妥珠单抗靶向治疗。结果表明,HER-2 阳性患者 pCR 显著高于 HER-2 阴性患者(57.8% 对比 22.0%,$P<0.000\ 1$),HER-2 阳性/HR 阴性亚组 pCR 最高(总体 71.0%,紫杉醇组 66.7%,白蛋白结合型紫杉醇组 74.6%),HER-2 阳性/HR 阳性亚组 pCR 52.9%(紫杉醇组 49.7%,白蛋白结合型紫杉醇组 56.4%)。

第六节 复发转移乳腺癌的治疗

对于复发和全身转移的乳腺癌治疗主要以控制肿瘤发展、延长生存期为目的，而非治愈性，争取做到"细水长流，延年益寿"。在治疗上，要综合考虑患者原发或复发肿瘤的 HR 及 HER-2 状态、患者年龄、术后无病间期以及复发转移后的肿瘤负荷等。

一、对于 HR 阳性患者，即使有内脏转移，如果肿瘤负荷轻且无症状，可以首选内分泌治疗

研究证实第三代芳香化酶抑制剂（AI）较他莫昔芬具有明确的疗效优势。而氟维司群是一种 ER 下调剂，在转移性乳腺癌治疗中开展了氟维司群与 AI 类药物的疗效对比研究。

FIRST 研究是一项针对绝经后患者一线治疗的 Ⅱ 期临床研究，共纳入 205 例，允许患者在早期治疗阶段接受内分泌治疗，但随机前 12 个月内无用药。氟维司群 500 mg/28 d 对比阿那曲唑 1 mg/d，主要终点为临床获益率（CBR），次要终点为客观缓解率（ORR）、无进展生存期（PFS）、OS 和安全性等。结果显示，CBR 在两组间无显著性差异（72.5% 对比 67%，$P=0.386$），但氟维司群组的 PFS 较阿那曲唑组显著延长（23.4 个月对比 13.1 个月，$P=0.01$），OS 也有显著性差异（54.1 个月对比 48.4 个月，$P=0.041$）。FALCON 研究是在既往未接受内分泌治疗的患者一线治疗中进行氟维司群和阿那曲唑对比的 Ⅲ 期临床研究。结果显示，主要研究终点 PFS 在氟维司群组较阿那曲唑组显著延长（16.6 个月对比 13.8 个月，$P=0.048\ 6$），在无内脏转移亚组中氟维司群组的 PFS 较阿那曲唑组差异更显著（22.3 个月对比 13.8 个月）。

在内分泌治疗基础上加用靶向药物以期进一步提高疗效，延缓甚至克服耐药是目前内分泌治疗领域的发展方向。

PALOMA-2 研究是探讨在 AI 基础上加用 CDK4/6 抑制剂帕博西尼（palbociclib）进行一线治疗的 Ⅲ 期临床研究，纳入 ER 阳性/HER-2 阴性绝经后晚期乳腺癌 666 例，按 2∶1 比例随机接受帕博西尼＋来曲唑对比＋来曲唑治疗，主要研究终点为 PFS（研究者评估），次要研究终点为 OS、ORR、CBR、安全性等。结果显示，加用帕博西尼组的中位 PFS 较单药 AI 组显著延长（24.8 个月对比 14.5 个月，$HR=0.58$，95%CI：0.46～0.72，$P<0.001$），帕博西尼＋来曲唑组 ORR 55%，CBR 84%。3～4 级不良事件包括中性粒细胞减少（66.4% 对比 1.4%）、白细胞减少（24.8% 对比 0）等。

BOLERO-2 是在 AI 基础上加用 mTOR 抑制剂依维莫司进行二线治疗的 Ⅲ 期临床研究，纳入 ER 阳性/HER-2 阴性绝经后晚期乳腺癌 724 例，均为非甾体类 AI 治疗失败者（在辅助治疗期间或结束后 12 个月内复发，或晚期治疗期间或结束后 1 个月内疾病进展），随机接受依维莫司＋依西美坦对比安慰剂＋依西美坦治疗。结果显示，加用依维莫司组的中位 PFS 较单药 AI 组显著延长（当地评估 7.8 个月对比 3.2 个月，中央评估 11.0 个月对比 4.1 个月，$P<0.000\ 1$），不良反应包括口腔炎（56% 对比 11%）、皮疹（36% 对比 6%）、腹泻（30% 对比 16%）、非感染性肺炎（12% 对比 0）。

PrECOG0102 是在氟维司群基础上加用 mTOR 抑制剂依维莫司进行二线治疗的 Ⅱ 期临床研究，针对 AI 治疗失败的绝经后晚期乳腺癌患者。2016 年圣安东尼奥会议公布研究结果，依维莫司＋氟维司群对比安慰剂＋氟维司群两组的中位 PFS 差异显著（10.4 个月对比 5.1 个月）。

PALOMA-3 是在氟维司群基础上加用 CDK4/6 抑制剂帕博西尼进行二线治疗的 Ⅲ 期临床研究，纳入 ER 阳性/HER-2 阴性晚期乳腺癌 521 例（任何月经状态），既往内分泌治疗疾病进展（内分泌解救治疗期间或完成辅助治疗 12 个月内出现疾病进展），且绝经后患者必须既往 AI 治疗疾病进展。截至 2015 年 3 月，PFS 事件累计 259 例，中位随访 8.9 个月进行分析显示，加用帕博西尼组中位 PFS 较单药氟维司群组显著延长（9.5 个月对比 4.6 个月，$HR=0.46$，95% CI：0.36～0.59，$P<0.000\ 1$）。

二、HR 均为阴性，或即使 HR 阳性但内分泌治疗耐药的患者，应选择化疗

这类患者可行单药或联合化疗，联合化疗比单

药化疗有更高的 ORR 和更长的 PFS,但与单药序贯治疗相比 OS 无显著差异。然而,联合化疗的毒性相对较大,单药毒性较低,利于长期用药,患者生活质量较好。因此,对于疾病进展快、一般情况好、肿瘤负荷大、年轻的患者可以选择联合化疗;既往两个联合化疗失败的晚期患者不再给予联合化疗,应考虑单药化疗或化疗联合分子靶向治疗。如果连续 3 种化疗方案无缓解或 ECOG 体力状态评分≥3,则建议给予支持治疗。蒽环类治疗失败的患者接受紫杉类药物治疗显示出很好的疗效。此外,长春瑞滨、卡培他滨、吉西他滨、铂类、依托泊苷等药物对于晚期乳腺癌患者的疗效及安全性也已经在大型临床研究中得到确认,可以作为晚期乳腺癌的治疗选择。

三阴性乳腺癌是 ER、PR 均为阴性及 HER-2 无过表达的一类乳腺癌。TNT 研究是比较卡铂或多西他赛治疗晚期三阴性或 BRCA1/2 突变型乳腺癌的Ⅲ期临床研究。结果显示,两组总体 ORR 相似,卡铂组 59/188(31.4%)对比多西他赛组 67/188(35.6%),$P=0.44$。但是,在 BRCA1/2 基因体细胞突变患者中,卡铂组的 ORR 较多西他赛组显著提高,卡铂组 17/25(68.0%)对比多西他赛组 6/18(33.3%),$P=0.03$。而在无 BRCA1/2 基因体细胞突变患者中,两组的 ORR 相似,卡铂组 36/128(28.1%)对比多西他赛组 53/145(36.6%),$P=0.16$。卡铂治疗的中位 PFS 在 BRCA1/2 基因突变组对比未突变组为 6.8 个月对比 3.1 个月,而多西他赛治疗的中位 PFS 在 BRCA1/2 基因突变组对比未突变组为 4.8 个月对比 4.6 个月。因此,对于 BCRA1/2 突变患者,卡铂治疗的 ORR 与 PFS 显著优于多西他赛。该研究支持对于转移性三阴性乳腺癌和家族性乳腺癌患者应进行 BRCA1/2 基因分析,以指导选择治疗方案。

CBCSG006 研究是在转移性三阴性乳腺癌患者一线解救治疗中对比顺铂+吉西他滨(GP)与紫杉醇+吉西他滨(GT),共有 236 例患者被纳入意向性治疗分析(两组分别为 118 例)。结果显示,GP 组的中位随访时间为 16.3 个月,GT 组为 15.9 个月,PFS 的 HR 为 0.692,非劣效性 $P<0.0001$,优效性 $P=0.009$。因此,GP 组既非劣效于对照组,又优于对照组,中位 PFS 分别为 7.73 个月(95% CI:6.16~9.30)和 6.47 个月(95% CI:5.76~7.18)。

三、在 HER-2 阳性复发转移性乳腺癌治疗中,联合应用抗 HER-2 靶向治疗

CLEOPATRA Ⅲ期临床研究纳入 808 例 HER-2 阳性转移性乳腺癌患者,比较在多西他赛联合曲妥珠单抗基础上加或不加帕妥珠单抗一线解救治疗的疗效和安全性。结果显示,加用帕妥珠单抗组的 PFS 显著长于对照组(18.5 个月对比 12.4 个月,$HR=0.62$,95% CI:0.51~0.75,$P<0.001$),并且显著延长 OS,中位 OS 延长 15.7 个月,HER-2 阳性转移性乳腺癌一线治疗中位 OS 达到前所未有的 56.5 个月(56.5 个月对比 40.8 个月,$HR=0.68$,95% CI:0.56~0.84,$P<0.001$)。

四、曲妥珠单抗±帕妥珠单抗治疗后的二线治疗选择

拉帕替尼联合卡培他滨与单药卡培他滨比较的Ⅲ期临床研究证实,对于 HER-2 阳性、既往曾接受过蒽环类、紫杉类和曲妥珠单抗治疗的晚期乳腺癌,两者联合与单药化疗比较,可明显延长 PFS。基于该研究,拉帕替尼联合卡培他滨成为曲妥珠单抗治疗后晚期患者的可选标准方案。

T-DM1(trastuzumab-derivative of maytansine)在曲妥珠单抗的基础上偶联细胞毒药物,其优点是在曲妥珠单抗抑制肿瘤细胞生长的基础上增强了对肿瘤细胞的精准杀伤。EMILIA 研究比较了曲妥珠单抗治疗后患者应用 T-DM1 对比拉帕替尼联合卡培他滨的疗效。结果显示,两组的中位 PFS 9.6 个月对比 6.4 个月($HR=0.65$,$P<0.0001$),ORR 43.6% 对比 30.8%($P=0.0002$),OS 30.9 个月对比 25.1 个月($HR=0.682$,$P=0.0006$)。基于此,T-DM1 超越拉帕替尼联合卡培他滨成为曲妥珠单抗治疗失败后二线靶向治疗的首选方案。

来那替尼(neratinib)是一种针对 HER-1、HER-2 和 HER-4 的小分子酪氨酸激酶抑制剂。NEfERT-T 研究是针对 HER-2 阳性转移性乳腺癌,评估来那替尼+紫杉醇对比曲妥珠单抗+紫杉醇作为一线解救治疗的Ⅲ期临床研究,共纳入 479 例患者。结果显示,来那替尼+紫杉醇对比曲妥珠单抗+紫杉醇,其中位 PFS 12.9 个月(95% CI:11.1~14.9)对比 12.9 个月(95% CI:11.1~

14.8),$HR=1.02$(95% CI:0.81~1.27,$P=0.89$)。但在来那替尼+紫杉醇组,中枢神经系统转移发生率更低($RR=0.48$,95% CI:0.29~0.79,$P=0.002$),且至中枢神经系统转移时间延迟($HR=0.45$,95% CI:0.26~0.78,$P=0.004$)。

当然,来那替尼尚需积累更多循证医学证据,期待其能够成为抗HER-2治疗的又一利器。

(边 莉 张令强 赵 玮 江泽飞)

参考文献

[1] 江泽飞,邵志敏,徐兵河,等. 人表皮生长因子受体2阳性乳腺癌诊疗专家共识. 中华肿瘤杂志,2010,32(2):158-160.

[2] 江泽飞,尉承泽. 乳腺癌术前新辅助化疗的若干热点问题. 中华医学杂志,2009,89(2):73-74.

[3] 江泽飞,徐兵河,宋三泰,等. 乳腺癌内分泌治疗的基本共识. 中华肿瘤杂志,2006,28(3):238-239.

[4] 王涛,江泽飞. 循证医学证据对乳腺癌临床实践的影响. 临床肿瘤学杂志,2011,16(3):193-196.

[5] Awada A, Colomer R, Inoue K, et al. Neratinib plus paclitaxel vs trastuzumab plus paclitaxel in previously untreated metastatic ERBB2-positive breast cancer: the NEfERT-T randomized clinical trial. JAMA Oncol, 2016, 2(12):1557-1564.

[6] Baselga J, Cortés J, Kim SB, et al. Pertuzumab plus trastuzumab plus docetaxel for metastatic breast cancer. N Engl J Med, 2012, 366(2):109-119.

[7] Buzdar AU, Ibrahim NK, Francis D, et al. Significantly higher pathologic complete remission rate after neoadjuvant therapy with trastuzumab, paclitaxel, and epirubicin chemotherapy: results of a randomized trial in human epidermal growth factor receptor 2-positive operable breast cancer. J Clin Oncol, 2005, 23(16):3676-3685.

[8] Citron ML, Berry DA, Cirrincione C, et al. Randomized trial of dose dense versus conventionally scheduled and sequential versus concurrent combination chemotherapy as postoperative adjuvant treatment of node positive primary breast cancer: First report of Intergroup trail C9741/Cancer and Leukemia Group B trial 9741. J Clin Oncol, 2003, 21(8):1431-1439.

[9] Cristofanilli M, Turner NC, Bondarenko I, et al. Fulvestrant plus palbociclib versus fulvestrant plus placebo for treatment of hormone-receptor-positive, HER2-negative metastatic breast cancer that progressed on previous endocrine therapy (PALOMA-3): final analysis of the multicentre, double-blind, phase 3 randomised controlled trial. Lancet Oncol, 2016, 17(4):425-439.

[10] Cuzick J, Sestak I, Baum M, et al. Effect of anastrozole and tamoxifen as adjuvant treatment for early-stage breast cancer: 10-year analysis of the ATAC trial. Lancet Oncol, 2010, 11(12):1135-1141.

[11] Diéras V, Miles D, Verma S, et al. Trastuzumab emtansine versus capecitabine plus lapatinib in patients with previously treated HER2-positive advanced breast cancer (EMILIA): a descriptive analysis of final overall survival results from a randomised, open-label, phase 3 trial. Lancet Oncol, 2017, 18(6):732-742.

[12] Finn RS, Martin M, Rugo HS, et al. Palbociclib and letrozole in advanced breast cancer. N Engl J Med, 2016, 375(20):1925-1936.

[13] Fisher B, Anderson S, Bryant J, el al. Twenty-year follow-up of a randomized trial comparing total mastectomy, lumpectomy, and lumpectomy plus irradiation for the treatment of invasive breast cancer. N Engl J Med, 2002, 347(16):1233-1241.

[14] Gianni L, Pienkowski T, Im YH, et al. Efficacy and safety of neoadjuvant pertuzumab and trastuzumab in women with locally advanced, inflammatory, or early HER2-positive breast cancer (NeoSphere): a randomised multicentre, open-label, phase 2 trial. Lancet Oncol, 2012, 13(1):25-32.

[15] Gnant M1, Mlineritsch B, Stoeger H, et al. Adjuvant endocrine therapy plus zoledronic acid in premenopausal women with early-stage breast cancer: 62-month follow-up from the ABCSG-12 randomised trial. Lancet Oncol, 2011, 12(7):631-641.

[16] Hu XC, Zhang J, Xu BH, et al. Cisplatin plus gemcitabine versus paclitaxel plus gemcitabine as first-line therapy for metastatic triple-negative breast cancer (CBCSG006): a randomised, open-label, multicentre, phase 3 trial. Lancet Oncol, 2015, 16(4):436-446.

[17] Jones S, Holmes FA, O'Shaughnessy J, et al. Docetaxel with cyclophosphamide is associated with an overall survival benefit compared with doxorubicin and cyclophosphamide: 7-year follow-up of US

Oncology Research trial 9735. J Clin Oncol, 2009, 27(8):1177-1183.

[18] Kornblum NS, Manola J, Klein P, et al. PrECOG 0102: a randomized, double-blind, phase II trial of fulvestrant plus everolimus or placebo in post-menopausal women with hormone receptor-positive, HER2-negative metastatic breast cancer resistant to aromatase inhibitor therapy. San Antonio Breast Cancer Symposium Abstract, 2016, S1-02.

[19] Loibl S, Jackisch C, Schneeweiss A, et al. Dual HER2-blockade with pertuzumab and trastuzumab in HER2-positive early breast cancer: a subanalysis of data from the randomized phase III GeparSepto trial. Ann Oncol, 2017, 28(3):497-504.

[20] Pagani O, Regan MM, Walley BA, et al. Adjuvant exemestane with ovarian suppression in premenopausal breast cancer. N Engl J Med, 2014, 371(2):107-118.

[21] Perez E, Romond E, Suman V, et al. Updated results of the combined analysis of NCCTG N9831 and NSABP B-31 adjuvant chemotherapy with/without trastuzumab in patients with HER2-positive breast cancer. J Clin Oncol, 2007, 25(18):512-519.

[22] Rastogi P, Anderson SJ, Bear HD, et al. Preoperative chemotherapy: updates of National Surgical Adjuvant Breast and Bowel Project Protocols B-18 and B-27. J Clin Oncol, 2008, 26(5):778-785.

[23] Regan MM, Neven P, Giobbie-Hurder A, et al. Assessment of letrozole and tamoxifen alone and in sequence for postmenopausal women with steroid hormone receptor-positive breast cancer: the BIG 1-98 randomised clinical trial at 8.1 years median follow-up. Lancet Oncol, 2011, 12(12):1101-1108.

[24] Robertson JF, Lindemann JP, Llombart-Cussac A, et al. Fulvestrant 500 mg versus anastrozole 1 mg for the first-line treatment of advanced breast cancer: follow-up analysis from the randomized FIRST study. Breast Cancer Res Treat, 2012, 136(2):503-511.

[25] Robertson JFR, Bondarenko IM, Trishkina E, et al. Fulvestrant 500 mg versus anastrozole 1 mg for hormone receptor-positive advanced breast cancer (FALCON): an international, randomised, double-blind, phase 3 trial. Lancet, 2016, 388(10063):2997-3005.

[26] Schneeweiss A, Chia S, Hickish T, et al. Pertuzumab plus trastuzumab in combination with standard neoadjuvant anthracycline-containing and anthracycline-free chemotherapy regimens in patients with HER2-positive early breast cancer: a randomized phase II cardiac safety study (TRYPHAENA). Ann Oncol, 2013, 24(9):2278-2284.

[27] Smith I, Procter M, Gelber RD, et al. 2-year follow-up of trastuzumab after adjuvant chemotherapy in HER2-positive breast cancer: a randomised controlled trial. Lancet, 2007, 369(9555):29-36.

[28] Swain SM, Baselga J, Kim SB, et al. Pertuzumab, trastuzumab, and docetaxel in HER2-positive metastatic breast cancer. N Engl J Med, 2015, 372(8):724-734.

[29] Tutt A, Eiuis P, Kilburn L, et al. The TNT trial: a randomized phase III trial of carboplatin (C) compared with docetaxel (D) for patients with metastatic or recurrent locally advanced triple negative or BRCA1/2 breast cancer. Cancer Res, 2015, 75(9):53-61.

[30] Verma S, Miles D, Gianni L, et al. Trastuzumab emtansine for HER2-positive advanced breast cancer. N Engl J Med, 2012, 367(19):1783-1791.

[31] Veronesi U, Cascinelli N, Mariani L, et al. Twenty-year follow-up of a randomized study comparing breast-conserving surgery with radical mastectomy for early breast cancer. N Engl J Med, 2002, 347(16):1227-1232.

[32] Yardley DA, Noguchi S, Pritchard KI, et al. Everolimus plus exemestane in postmenopausal patients with HR(+) breast cancer: BOLERO-2 final progression-free survival analysis. Adv Ther, 2013, 30(10):870-884.

第八十章

循证医学在乳腺癌中的应用

第一节 保乳手术相关临床研究

1. NSABP B-06

目的 比较保乳加腋窝淋巴结清扫联合或不联合放疗疗效是否等同于全乳切除加腋窝淋巴结清扫。

日期 1976年8月8日至1984年1月27日

设计方法 诊断为乳腺癌(肿瘤最大径≤4cm,伴或不伴有腋窝淋巴结肿大,TNM分期Ⅰ～Ⅱ期)的女性患者随机分为3组:全乳切除组、肿瘤局部广切组、肿瘤局部广泛切除加术后放疗组。所有患者都行腋中、腋下群淋巴结清扫术;局部广泛切除组需切除足够多的乳腺正常组织,以保证切缘阴性;腋窝淋巴结阳性的患者接受美法仑加氟尿嘧啶化疗。全乳放疗剂量50Gy/25次。试验还规定,局部广泛切除组和局部广泛切除联合放疗组者,同侧乳腺肿瘤复发(IBTR)只要有条件行单纯乳腺切除术或第2次肿瘤局部广泛切除术,就不作为治疗失败,同时不影响无病生存期(DFS)。

入组情况 共入组2163例患者,其中全乳切除组713例,局部广泛切除组719例,局部广泛切除联合术后放疗组731例。有部分患者未签署知情同意,淋巴结状态未知,实际分析中全乳切除对比局部广泛切除对比局部广泛切除联合术后放疗分别入组589例、634例、628例,局部广泛切除对比局部广泛切除联合术后放疗分别为570例和567例。

研究终点 DFS、无远处转移生存率(DDFS)、总生存率(OS)。

结果 至2002年3月,有69%的患者至少随访20年。行局部广泛切除术、局部广泛切除联合放疗、全乳切除术患者的DFS分别为(35±2)%、(35±2)%、(36±2)%。与仅行局部广泛切除对比,加用术后放疗能获得近似统计学差异增加的DFS($HR=0.87$,95% CI: $0.75\sim1.01$, $P=0.07$),行局部切除术联合术后放疗患者的同侧乳房肿瘤复发率为14.3%,而仅行局部广泛切除术患者的同侧乳房肿瘤复发率为39.2%($P<0.001$)。3组患者的DFS($P=0.26$)、DDFS($P=0.34$)、OS无明显统计学差异($P=0.57$)。仅行局部广泛切除术组对比行全乳切除术组死亡的$HR=1.05$(95% CI: $0.90\sim1.23$, $P=0.51$);局部广泛切除术后放疗组对比全乳切除术组死亡的$HR=0.97$(95% CI: $0.83\sim1.14$, $P=0.74$)。而仅行局部广泛切除术切缘阴性的患者对比联合放疗组死亡的$HR=0.91$(95% CI: $0.77\sim1.06$, $P=0.23$)。可见术后放疗减少了切缘相关乳腺癌复发引发的死亡,而这一减少抵消了其他原因造成死亡人数的增加。

结论 经20年的随访证明,局部广切术联合术后放疗依然是乳腺癌局部治疗的合适手段,可以提供肿瘤安全切缘并达到可接受的美观结果。

文献出处 N Engl J Med, 2002, 347: 1233-1241

2. WHO Milan研究

目的 比较乳腺癌改良根治术与保乳手术的疗效。

日期 1973年5月至1980年5月。

设计方法 患者确诊乳腺癌(肿瘤最大径<2cm)随机分成两组:一组行乳腺癌改良根治术,另一组行保乳手术(象限切除术)联合术后同侧全乳放疗。所

有患者行腋窝淋巴结清扫,腋窝淋巴结阳性患者给予12个疗程的 CMF 方案辅助化疗。放疗剂量为50 Gy/25 次,局部瘤床加量 10 Gy。

入组情况 共入组 701 例患者,其中改良根治组 349 例,保乳+放疗组 352 例。

研究终点 DFS、OS、同侧复发乳腺癌事件、单侧区域性复发、对侧乳腺癌发生、远处转移生存率、疾病死亡,以及乳腺癌相关死亡事件。

结果 中位随访 20 年,保乳组有 20 例患者同侧乳房肿瘤复发,改良根治组有 8 例患者发生局部复发($P<0.001$)。保乳组对比改良根治组 20 年的累积事件发生率分别是 8.8%对比 2.3%,两组在对侧乳腺癌、远处转移和第二原发肿瘤的发生率差异无统计学意义。在 20 年中位随访后,所有原因导致的死亡率在保乳组为 41.7%,改良根治组为 41.2%($P=1.0$)。乳腺癌导致的死亡率在两组分别为 26.1%和 24.3%($P=0.8$),无统计学意义。

结论 长时间的随访证明,乳腺癌保乳手术和改良根治术在患者的生存上无显著差别。保乳手术是乳房肿瘤较小患者的安全选择。

文献出处 N Engl J Med, 2002,347:1227-1232.

3. EORTC 10801

目的 比较乳腺癌改良根治术和保乳手术联合术后放疗的疗效。

日期 1980 年至 1986 年。

设计方法 组织病理学证实浸润性乳腺癌,TNM 分期 Ⅰ~Ⅱ 期(肿瘤最大径≤5 cm,伴或不伴有腋窝淋巴结肿大)的患者随机分成改良根治组和保乳组。保乳组确保切缘>1 cm,所有患者行腋窝淋巴结清扫。保乳组的患者术后行全乳放疗,剂量为 50 Gy/25 次,瘤床加量 25 Gy,大部分为铱植入内照射。腋窝淋巴结转移且年龄≤55 岁的患者术后行 CMF 方案化疗 6 个疗程。

入组情况 共入组 902 例,其中 466 例行保乳手术联合放疗,436 例行全乳切除术。到中位随访 20 年,有随访资料的分析人数保乳为 448 例,全乳切除组为 420 例。

研究终点 至远处转移时间、DFS、OS、同侧复发乳腺癌事件、单侧区域性复发、对侧乳腺癌发生、远处转移生存率、疾病死亡,以及乳腺癌相关死亡事件。

结果 中位随访 22.1 年(IQR 为 18.5~23.8 年),全乳切除组有 175 例患者(42%)发生远处转移,而保乳组 207 例患者(46%)发生远处转移。全乳切除组 232 例患者(55%)死亡,而保乳组 274 例患者(61%)死亡。保乳组和全乳切除组无远处转移率($HR=1.13$,95% CI:0.92~1.38,$P=0.23$)、至死亡时间($HR=1.11$,95% CI:0.94~1.33,$P=0.23$)的差异无统计学意义。随访 20 年的远处转移事件累积发生率,全乳切除组 42.6%(95% CI:37.8%~47.5%),保乳组 46.9%(95% CI:42.2%~51.6%)。20 年 OS,全乳切除组 44.5%(95% CI:39.3%~49.5%),保乳组 39.1%(95% CI:34.4%~43.9%)。两组至远处转移时间及 OS 在年龄分组的差异均无统计学意义[至远处转移时间:年龄<50 岁为 1.09(95% CI:0.79~1.51),年龄≥50 岁为 1.16(95% CI:0.90%~1.50);总生存率:年龄<50 岁为 1.17(95% CI:0.86~1.59),年龄≥50 岁为 1.10(95% CI:0.89~1.37)]。

结论 研究结果证实,肿瘤≤5 cm、年龄>35 岁的乳腺癌患者可以接受保乳治疗。随着外科学技术的发展、放射性核素等新技术的开展和全身治疗的发展,能够更好地平衡保乳手术较全乳切除带来的更高的局部复发风险。

文献出处 Lancet Oncol, 2012,13(4):412-419.

4. NCI

目的 比较早期乳腺癌患者接受保乳联合术后放疗或改良根治术的疗效。

日期 1979 年 7 月至 1987 年 12 月。

设计方法 临床诊断 Ⅰ~Ⅱ 期浸润性乳腺癌患者(T1-2 期,肿瘤最大径≤5 cm,N0 或 N1,M0)均为单个病灶、无对侧乳腺癌病史、无 Paget's 病可入组。患者根据年龄及腋窝状态配对,随机分成两组:全乳切除加腋窝淋巴结清扫组和保乳手术加腋窝淋巴结清扫联合术后放疗组。保乳手术要求切除所有大体肿瘤,但并未要求显微镜下的切缘阴性。如果首次手术未完成可以进行第 2 次切除,若两次手术后仍有残余则行全乳切除术。全乳放疗剂量为 4 500~5 040 cGy,瘤床加量 1 500~2 000 cGy(81%患者采用铱植入内照射,19%患者采用电子线加量)。腋窝淋巴结转移的患者采用环磷酰胺联合多柔比星辅助化疗。1985 年后,绝经后淋巴结阳性患者进行 5 年他莫昔芬内分泌治疗。

入组情况 共 247 例患者入组,有 10 例患者拒绝随机分组。在 237 例患者中,有 116 例行全乳切除,121 例行保乳手术。

研究终点 DFS、OS、对侧乳腺癌发生率。

结果 中位随访 10.1 年(5.9~14.3 年),2 组

DFS 和 OS 的差异无统计意义。10 年 OS,全乳切除组为 75%,保乳加放疗组为 77%($P=0.89$)。10 年 DFS,全乳切除组为 69%,保乳加放疗组为 72%($P=0.93$)。局部或区域复发定义为同侧锁骨上、腋窝或内乳淋巴结区域复发,胸壁复发或乳腺术野区域复发。乳房区域内的复发,如果能通过全乳切除成功治疗则不视为局部或区域复发。10 年随访时的局部区域复发率在全乳切除组为 10%,保乳加放疗组在出现复发再次行全乳切除后局部区域复发率为 5%($P=0.17$)。

结论 Ⅰ~Ⅱ期乳腺癌在 10 年随访时保乳手术联合放疗的疗效等同于全乳切除术。

文献出处 N Engl J Med,1995,332(1):907-911.

5. Danish DBCG-82TM 临床研究

目的 比较保乳联合术后放疗与改良根治术的长期疗效。

日期 1983 年 1 月至 1989 年 3 月。

设计方法 年龄<70 岁可手术单侧乳腺癌患者、单个病灶、无放疗禁忌、无 Paget's 病均可入组,排除 TNM 分期ⅢB 及Ⅳ期患者。随机分成两组:全乳切除组及保乳联合术后放疗组。保乳手术需保证大体检查切缘阴性,所有患者行腋下群及腋中群淋巴结清扫。术后全乳放疗剂量为 50 Gy/25 次,不管镜下切缘是否阳性均行局部瘤床加量照射(10~25 Gy/5~12 次)。高危组(肿块>5 cm、皮肤侵犯、脉管癌栓、腋窝淋巴结阳性)在全乳切除术后也行标准术后放疗,放疗区域包括胸壁和区域淋巴引流区;高危组患者术后还需行 8 个疗程的 CMF 方案化疗。绝经后患者行他莫昔芬 1 年辅助内分泌治疗。

入组情况 1 154 例患者入组,有 21 例患者被排除。共计 924 例患者随机分组,209 例患者根据意愿选择了治疗方法。924 例患者中,有 793 例患者行统计学分析,其中 404 例(51%)行保乳手术,389 例(49%)行全乳切除术。

研究终点 无复发生存率(RFS)、OS。

结果 中位随访 10 年,在随机分组的 793 例患者分析中,两组 10 年 RFS 和 20 年 OS 的差异无明显统计学意义($P=0.95$,$P=0.10$)。在 1 133 例全体患者的分析中,两组 10 年 RFS 和 20 年 OS 的差异无明显统计学意义($P=0.94$,$P=0.24$)。复发作为首发事件,两组的差异同样无统计学意义($P=0.27$)。从复发类型来看,第二原发灶与保乳手术存在相关性,而真正复发则与全乳切除相关($P<0.001$)。

结论 长期随访资料证明,保乳手术与全乳切除在局部肿瘤控制、RFS 及 OS 上具有相似的疗效。局部治疗失败中第二原发灶与保乳手术相关,而全乳切除术后主要表现为真正复发。

文献出处 Acta Oncol,2008,47(4):672-681.

6. 基于荷兰人群的早期乳腺癌保乳手术及术后放疗对比全乳切除的 10 年生存情况研究

目的 探讨在早期乳腺癌荷兰妇女中,保乳手术及术后放疗对比全乳切除 10 年总生存和乳腺癌特异性生存的情况。

日期 2000 年 1 月至 2004 年 12 月 31 日

设计方法 在这项基于人口的研究中,纳入的是荷兰癌症登记处诊断为早期原发浸润性乳腺癌的女性患者。其分期为 T1-2 N0-1 M0,并在 2000 年 1 月 1 日至 2004 年 12 月 31 日期间接受了保乳手术及放疗,或全乳切除术。无论患者腋窝淋巴结的分期手术情况或辅助系统治疗情况如何,均纳入统计分析。主要研究终点是整个队列中所有患者的 10 年总生存情况,以及 2003 年诊断为乳腺癌患者亚组的乳腺癌特异性生存情况,该亚组的患者特征与整体队列相似。通过计算无远处转移生存率来估计乳腺癌特异性生存和相对生存情况,并根据肿瘤大小和淋巴结情况进行分层分析。通过多因素 Cox 比例风险分析估算总生存和乳腺癌特异性生存的 HR,并利用总体人群寿命表中的其他死亡率估计相对生存情况。缺失数据用多重填补方式处理。

入组情况 共纳入 38 207 例患者,其中有 21 734 例(58%)接受保乳手术及术后放疗,15 473 例(42%)接受全乳切除术。2003 年的队列共纳入 7 552 例(20%)患者,其中有 4 647 例(62%)接受保乳手术及术后放疗,2 905 例(38%)接受全乳切除术。

研究终点 所有患者 10 年 OS,2003 年诊断为乳腺癌亚组的特异性生存情况。

结果 在调整多种混杂因素前后,整个队列中保乳手术及术后放疗组均较全乳切除组的 10 年 OS 更优($HR=0.51$,95% CI:0.49~0.53,$P<0.000\ 1$);调整后的 $HR=0.81$(95% CI:0.78~0.85,$P<0.000\ 1$),并且这种优势在所有 T 分期及 N 分期的乳腺癌亚组中均有统计学意义。调整混杂因素后,在 2003 年的患者队列中,保乳手术及放疗组与全乳切除组相比,并未显著改善 10 年无远处转移生存率

(调整后的 $HR=0.88$,95% CI：$0.77\sim1.01$,$P=0.07$),但在 T1N0 期亚组中可显著改善生存情况(调整后的 $HR=0.74$,95% CI：$0.58\sim0.94$,$P=0.014$)。在 2003 年的患者队列中,10 年相对生存情况保乳手术及术后放疗组显著优于全乳切除组(调整后 $HR=0.76$,95% CI：$0.64\sim0.91$,$P=0.003$),在 T1N0 亚组中也是如此(调整后 $HR=0.60$,95% CI：$0.42\sim0.85$,$P=0.004$)。

结论 调整混杂因素后,早期乳腺癌患者接受保乳手术及术后放疗相较于全乳切除来讲,可改善 10 年 OS 和相对生存情况,但仅有 T1N0 期亚组患者可以改善无远处转移生存情况,这可能与疾病严重程度的混杂相关。研究说明,保乳手术及术后放疗的疗效在 OS 方面与全乳切除相比至少是等效的。

文献出处 Lancet Oncol,2016,17(8):1158-1170.

(杨犇龙)

第二节　前哨淋巴结活检术相关临床研究

1. SNB 185 试验

目的 评估前哨淋巴结活检术替代常规腋窝淋巴结清扫术的肿瘤安全性与可行性。

日期 1998 年 3 月至 1999 年 12 月。

设计方法 入组患者被随机分入两组：第 1 组患者无论前哨淋巴结的病理学状态都进行腋窝淋巴结清扫术；第 2 组患者仅在前哨淋巴结活检阳性时行腋窝淋巴结清扫术。

入组情况 共有 516 例患者入组,其中 257 例患者进入腋窝清扫组,259 例患者进入前哨活检组。

研究终点 主要研究终点为前哨淋巴结对于腋窝淋巴结状态的预测准确性,次要研究终点为前哨淋巴结阴性患者的生活质量、淋巴结复发率、DFS 与 OS。

结果 在腋窝清扫组中有 32.3%(83/257 例)的患者至少有 1 枚阳性前哨淋巴结,而在前哨活检组患者中有 35.5%(92/259 例)的患者前哨淋巴结阳性。在腋窝清扫组中,前哨淋巴结预测腋窝淋巴结病理学状态的准确率为 96.9%,灵敏度为 91.2%,特异度为 100%。仅行前哨淋巴结活检术的患者患肢疼痛及并发症的发生率低于接受腋窝淋巴结清扫术的患者。中位随访 46 个月,腋窝清扫组患者中有 15 例复发转移事件,而前哨活检组患者中有 10 例复发转移事件。在随访期间,未行腋窝淋巴结清扫术的 167 例患者均无明显腋窝复发。

结论 在肿瘤较小的乳腺癌患者中,前哨淋巴结活检术可以准确预测腋窝淋巴结病理学状态,是一种安全有效的腋窝病理学状态评估手段。

文献出处 N Engl J Med,2003,349(6):546-553.

2. ALMANAC 试验

目的 在临床腋窝淋巴结阴性浸润性乳腺癌患者中比较前哨淋巴结活检术后与腋窝淋巴结清扫术后生活质量。

日期 1999 年 11 月至 2003 年 10 月。

设计方法 符合入组要求的患者随机分成两组：第 1 组为腋窝清扫组,该组患者在接受前哨淋巴结活检术后常规进行腋窝淋巴结清扫术；第 2 组为前哨活检组,前哨淋巴结阳性的患者根据研究中心实际情况进行补充腋窝淋巴结清扫术或腋窝放疗。所有患者术后均根据研究中心诊疗规范进行辅助治疗。在术前及每次随访中均进行上肢周径的测量以及患者感觉功能的评估,术前及术后第 1、3、6、12、18 个月完成 FACT-B 生活质量量表。

入组情况 共 1 031 例患者入组研究,其中 515 例患者进入前哨活检组,516 例患者进入腋窝清扫组。

研究终点 主要研究终点为患肢并发症及生活质量,次要研究终点为腋窝复发率。

结果 在术后 1 年时,与腋窝清扫组的患者相比,前哨活检组患者上肢水肿与感觉异常的 RR 分别为 0.37(5% 对比 13%)与 0.37(11% 对比 31%)。前哨活检组患者的引流时间、住院时间、恢复日常活动时间显著缩短($P<0.001$),腋窝手术操作时间相对减少($P=0.55$)；前哨活检组的患者总体生活质量和肢体功能评分显著高于腋窝清扫组的患者($P<0.003$)。

结论 在淋巴结阴性的患者中,前哨淋巴结活检术与腋窝淋巴结清扫术相比可以显著降低患肢并发症发生率,改善患者术后生活质量。前哨淋巴结活检术可作为早期临床腋窝淋巴结阴性乳腺癌患者的常规手术方式之一。

文献出处 J Natl Cancer Inst,2006,98(9):599-609.

3. NSABP B-32 试验

目的 在临床腋窝淋巴结阴性乳腺癌患者中比较前哨淋巴结活检术与常规腋窝淋巴结清扫术的临床应用价值。

日期 1999年5月至2004年2月。

设计方法 符合入组要求的浸润性乳腺癌患者随机进入前哨活检组与腋窝清扫组。应用放射性核素与染料作为淋巴结示踪剂。进入腋窝清扫组的患者,在接受前哨淋巴结活检术后常规进行腋窝淋巴结清扫术;而进入前哨活检组的患者,仅在前哨淋巴结阳性时补充行腋窝淋巴结清扫术。所有患者均按照诊疗常规接受术后辅助治疗,并进行长期随访。对于病理检查证实为阴性前哨淋巴结的石蜡组织块,进一步利用连续切片以及免疫组化技术寻找是否存在微转移灶。

入组情况 实际入组5611例患者,其中2807例患者进入腋窝清扫组,2804例患者进入前哨活检组。

研究终点 主要研究终点为并发症发生率、OS与DFS,次要研究终点为前哨淋巴结活检术成功率与前哨淋巴结评价腋窝淋巴结病理学状态的灵敏度。

结果 该研究中有3989例(71.1%)患者淋巴结阴性。中位随访95.6个月时,在腋窝清扫组中有140/1975例死亡,在前哨活检组中有169/2011例死亡;腋窝清扫组与前哨活检组患者的8年OS为91.8%对比90.3%,8年DFS为82.4%对比81.5%。在腋窝清扫组与前哨活检组中,分别有8例患者及14例患者以区域淋巴结复发为首发事件($P=0.22$)。前哨淋巴结活检术最常见的不良反应为过敏反应,很可能与染料示踪剂有关。在病理检查证实为阴性的前哨淋巴结中,进一步的病理检测发现有15.9%的患者存在微转移。淋巴结存在微转移的患者,OS($P=0.03$)、DFS($P=0.02$)以及无远处转移时间($P=0.04$)都显著劣于淋巴结阴性的患者;5年OS分别为94.6%与95.8%,绝对差值仅1.2个百分点。

结论 前哨淋巴结活检术与常规腋窝淋巴结清扫术相比,OS、DFS及局部控制率差异无显著统计学意义。前哨淋巴结阴性的患者可以安全有效地避免腋窝淋巴结清扫术。微转移的存在是一个独立的预后因素,但对5年生存情况影响很小而缺乏实际的临床意义。该研究并不支持对HE染色阴性的前哨淋巴结常规应用免疫组化技术进一步检测微转移灶。

文献出处 Lancet Oncol,2010,11(10):927-933. N Engl J Med,2011,364(5):412-421.

4. ACOSOG Z0010 试验

目的 在临床Ⅰ期或ⅡA期乳腺癌患者中,评估HE染色和免疫组化染色阳性的前哨淋巴结微转移发生率与评估预后的价值;评估免疫组化染色阳性的骨髓微转移的发生率与评估预后的价值。

日期 1999年4月至2003年5月。

设计方法 入组的患者均接受保乳手术以及前哨淋巴结活检术,所有患者在术前均接受双侧髂前上棘骨髓穿刺活检并检测其中的肿瘤微转移。前哨淋巴结阴性的患者不进行腋窝处理;前哨淋巴结活检失败以及前哨淋巴结经HE染色检测确诊为阳性并且拒绝进入Z0011临床试验筛选的患者均进行腋窝淋巴结清扫术。所有患者均在术后接受保乳手术后的常规全乳放疗以及其他系统性辅助治疗。术后第1、6、12、18、24、30、36个月进行常规随访,之后每年随访1次。

入组情况 共有5210例患者入组。

研究终点 首要研究终点是OS,次要研究终点是DFS。

结果 在5119例前哨淋巴结标本中,有3904例(76.3%)前哨淋巴结经HE染色检测证实为阴性。在3326例HE染色阴性的前哨淋巴结中,免疫组化染色技术检出349例(10.5%)存在肿瘤微转移。在3413例骨髓标本中,免疫组化技术检出104例(3.0%)存在肿瘤微转移。中位随访6.3年时,有435例患者死亡,376例患者出现复发转移事件。前哨淋巴结免疫组化阳性的患者与前哨淋巴结阴性的患者相比,5年OS差异无显著性(95.1%对比95.7%,$P=0.64$);而骨髓微转移的患者与骨髓阴性的患者相比,5年OS显著降低($P=0.04$)。但多因素分析并未证实仅免疫组化检测阳性的前哨淋巴结微转移或骨髓微转移为独立的预后因素。

结论 在接受保乳手术与前哨淋巴结活检术的患者中,仅免疫组化阳性的前哨淋巴结微转移与预后无显著相关;骨髓微转移虽然发生率较低,但是与预后显著相关。该研究结果并不支持常规应用免疫组化技术检测前哨淋巴结微转移。

文献出处 JAMA,2011,306(4):385-393.

5. ACOSOG Z0011 试验

目的 评估对前哨淋巴结阳性乳腺癌患者行腋窝淋巴结清扫术的临床意义；量化比较前哨淋巴结活检术与腋窝淋巴结清扫术后手术并发症及生活质量。

日期 1999 年 4 月至 2010 年 4 月。

设计方法 纳入该试验的前哨淋巴结 1～2 枚阳性的乳腺癌患者随机分入 2 组：第 1 组患者均接受补充腋窝淋巴结清扫术，第 2 组患者不行进一步的腋窝处理；所有患者均接受保乳术后的常规全乳放疗，以及其他系统性辅助治疗。术后第 1、6、12、18、24、30、36 个月进行常规随访，之后每年随访 1 次。

入组情况 实际入组 891 例患者，其中 445 例进入腋窝清扫组，446 例进入前哨活检组。

研究终点 主要研究终点为 OS，次要研究终点为 DFS。

结果 腋窝清扫组与前哨活检组患者的临床病理特征相似。在前哨活检组中，平均淋巴结摘取数目为 2 枚，而腋窝清扫组中为 17 枚。中位随访 6.3 年，腋窝清扫组与前哨活检组患者的 5 年 OS 分别为 91.8% 与 92.5%，DFS 分别为 82.2% 与 83.9%，两组间的差异无统计学意义。10 年生存结果显示，中位随访 9.3 年，腋窝清扫组与前哨活检组患者的 10 年 OS 分别为 83.6% 与 86.3%，DFS 分别为 78.2% 与 80.2%，两组间的差异无统计学意义。

结论 在前哨淋巴结 1～2 枚阳性、将接受保乳手术及系统性辅助治疗的患者中，是否进行补充腋窝淋巴结清扫术并不显著影响患者的生存。临床腋窝淋巴结阴性、前哨淋巴结 1～2 枚阳性并将接受化疗与放疗的患者，可考虑免去腋窝淋巴结清扫术。

文献出处 Ann Surg, 2010, 252(3): 426-432. JAMA, 2011, 305(6): 569-575. Ann Surg, 2016, 264(3): 413-420. JAMA, 2017, 318(10): 918-926.

6. IBCSG 23-01 试验

目的 在临床腋窝淋巴结阴性而前哨淋巴结活检提示存在微转移（包括孤立肿瘤细胞）的患者中，比较进行腋窝淋巴结清扫术与不进行腋窝淋巴结清扫术患者的 DFS、OS、腋窝复发率，以及首次复发部位、近期或远期手术并发症等，探寻病理学特点与患者预后的联系。

日期 2001 年 12 月至 2010 年。

设计方法 临床腋窝淋巴结阴性而前哨淋巴结活检提示存在微转移（包括孤立肿瘤细胞）的乳腺癌患者随机分组：第 1 组患者进行补充腋窝淋巴结清扫术，第 2 组患者不进行手术处理；所有入组患者均根据诊疗常规进行术后辅助治疗；术后 1 年内每 4 个月随访 1 次，1～4 年每半年随访 1 次，4 年后每年随访 1 次。

入组情况 从 2001 年 12 月起拟入组 1 960 例患者，但该临床试验于 2010 年因入组率低而提前关闭，入组患者共 890 例。

研究终点 主要研究终点为 DFS，次要研究终点为 OS、系统 DFS、腋窝复发率等。

结果 该研究中的早期乳腺癌患者，92% 肿瘤直径 <3 cm，91% 接受保乳手术，96% 接受术后系统性辅助治疗。中位随访 5 年，共发生 124 例 DFS 事件，其中乳腺癌相关事件 95 例。前哨活检组患者的 5 年 DFS 为 87.8%，而腋窝清扫组为 84.4%，两组间差异无统计学意义。前哨活检组患者 5 年腋窝复发率仅为 1%。

结论 临床腋窝淋巴结阴性、前哨淋巴结微转移的患者可考虑免去腋窝淋巴结清扫术。

文献出处 J Clin Oncol, 2006, 24(1): 210-211. Breast, 2011, 20(Suppl 3): 96-98. Lancet, 2013, 14(4): 297-305.

7. EORTC AMAROS 10981-22023 试验

目的 在前哨淋巴结阳性的可手术浸润性乳腺癌患者中，比较腋窝淋巴结清扫术与腋窝放疗对腋窝局部控制的应用价值；评估在前哨淋巴结阴性的患者中是否可以安全地避免行腋窝淋巴结清扫术；比较前哨淋巴结阳性患者接受腋窝淋巴结清扫术或腋窝放疗后的 5 年 RFS 及生活质量。

日期 2001 年 2 月至 2010 年 2 月。

设计方法 应用放射性核素或染料示踪剂定位行前哨淋巴结活检术。注射放射性核素示踪剂 2～3 小时后行淋巴闪烁显像，24 小时内行前哨淋巴结活检术。若前哨淋巴结活检失败，或非前哨淋巴结存在肿瘤转移，则行腋窝淋巴结清扫术；前哨淋巴结阴性的患者不接受进一步的腋窝处理。前哨淋巴结阳性的患者进行随机分组：第 1 组患者在前哨淋巴结活检术后 8 周内进行腋窝淋巴结清扫术，仅对 ≥4 枚淋巴结阳性或肿瘤侵犯两群或以上腋窝淋巴结的患者进行腋窝放疗；第 2 组患者在前哨淋巴结活检术后 8 周内进行常规腋窝放疗（每周 5 次，持续 5 周）。所有患者均在术前，以及术后第 1、2、3、5 年进行生活质量的评估；所有患者均进行每年随访,持续5年。

入组情况 从2001年2月起3年内计划入组3 485例患者,其中1 394例为前哨淋巴结阳性患者,2 091例为前哨淋巴结阴性患者。2001~2010年共入组4 806例患者,其中2 402例进入腋窝清扫组,2 404例进入腋窝放疗组。

研究终点 主要研究终点为腋窝复发率,次要研究终点为无腋窝复发生存率、DFS与OS。

结果 在进入临床研究的前2 000例患者中,前哨淋巴结检出率为97%(1 888/1 953例)。影响淋巴结检出率的因素包括年龄、肿瘤大小、组织学分级、入组年份以及淋巴结示踪方法。有1 220例(65%)患者淋巴结阴性,未行进一步腋窝处理。有647例(34%)患者前哨淋巴结阳性,包括409例(63%)宏转移、161例(25%)微转移以及77例(12%)孤立肿瘤细胞。腋窝清扫组患者进一步行腋窝清扫时发现,在宏转移、微转移以及孤立肿瘤细胞患者中,分别有41%、18%及18%存在其他腋窝淋巴结转移。在腋窝清扫组与腋窝放疗组患者中,分别有58%(175/300例)与61%(162/266例)的患者接受辅助化疗,有78%(235/300例)与76%(203/266例)的患者接受辅助内分泌治疗。

在1 425例前哨淋巴结阳性患者中,有744例进入腋窝清扫组,681例进入腋窝放疗组。中位随访6.1年,腋窝清扫组及腋窝放疗组分别有4例和7例患者发生腋窝复发,5年的腋窝复发率分别为0.43%与1.19%。

结论 前哨淋巴结活检术可以有效预测腋窝淋巴结状态。前哨淋巴结微转移或存在孤立肿瘤细胞的患者中,其余腋窝淋巴结存在肿瘤转移的概率相似,均为18%。忽略非前哨淋巴结病理信息,对前哨淋巴结阳性的患者仅行腋窝放疗并不显著影响患者的辅助治疗策略。

文献出处 Ann Surg Oncol,2010,17(7):1854-1861. Eur J Cancer,2013,49(9):2093-2100. Lancet Oncol,2014,15(12):1303-1310.

8. CBCSG-001试验

目的 主要目的是观察接受前哨淋巴结活检术(SLNB)和腋窝淋巴结清扫术(ALND)的乳腺癌患者5年DFS以及术后并发症情况,次要目的包括接受SLNB患者的5年OS、前哨淋巴结的术中诊断、微转移的诊断及其预后意义、放射安全性的研究等。

日期 2002年1月至2007年6月。

设计方法 应用亚甲蓝和放射性核素(^{99}锝标记的硫胶体或利妥昔)联合法作为示踪剂标记前哨淋巴结。所有患者术前均行淋巴闪烁显像。前哨淋巴结阴性的患者不行腋窝淋巴结清扫术。

入组情况 共有1 970例接受SLNB的患者。

研究终点 主要终点为OS,次要终点为DFS。

结果 入组病例的中位年龄为46岁,前哨淋巴结中位数为2枚。所有患者的肿瘤长径均<5 cm,平均直径为1.9 cm。前哨淋巴结阳性率随着肿瘤原发灶增大和组织病理学进展而升高,差异有统计学意义($P=0.001$)。行保乳+SLNB术、乳房单切+SLNB术、保乳+ALND术,以及乳房单切+ALND术的患者比例分别为51.4%、26.1%、8.9%、13.6%。导致各个肿瘤中心保乳手术的比例、SLNB替代ALND的比例以及前哨淋巴结阳性率各不相同的主要原因是原发肿瘤灶大小的不同。中位随访26个月(12~77个月)的结果显示,前哨淋巴结阴性仅行SLNB组的OS和DFS分别为99.6%和97.6%,5年预期OS和DFS分别为97.5%和90.2%。接受SLNB患者术后并发症明显少于行ALND的患者($P<0.001$)。

结论 联合应用亚甲蓝和放射性核素作为示踪剂标记前哨淋巴结的成功率为99.5%;SLNB技术使得前哨淋巴结阴性患者避免行ALND(该研究中77.8%的患者腋窝淋巴结阴性);前哨淋巴结的阳性率与原发肿瘤大小显著相关,提示对于肿瘤比较小的患者应该首先选择SLNB替代ALND导管原位癌(DCIS)患者的前哨淋巴结阳性率为3.5%,提示如果患者接受乳房切除或乳房重建应该行SLNB。中位随访26个月的结果表明,对于前哨淋巴结阴性的患者,SLNB可以替代ALND,并且腋窝复发率比较低;SLNB可以显著降低术后并发症的发生,提高患者的生活质量。

文献出处 中华乳腺病杂志(电子版),2009,3(3):265-272.

9. SENTINA试验

目的 评估在接受新辅助化疗的乳腺癌患者中行SLNB的合理时机,为临床合理应用提供依据。

设计方法 该研究为前瞻性、多中心、四臂队列研究。临床淋巴结阴性(cN0)患者,在新辅助化疗前行SLNB(armA);如果前哨淋巴结阳性(pN1),新辅助化疗后再次行SLNB(armB);临床淋巴结阳性(cN+)患者,如化疗后转阴(ypN0,armC),行SLNB及ALND;化疗后仍然为阳性(ypN1)者,则直接行ALND(armD)。

入组情况 共入组1 737例患者,其中1 022例在新辅助化疗前接受SLNB(armA和armB)。

研究终点 主要观察终点为armC组患者SLNB的准确率[即假阴性率(false negative rate, FNR)],次要观察终点为新辅助化疗前后SLNB检出率以及SLNB后再次行SLNB(armB)的检出率和FNR。

结果 在armA和armB的1 022例患者中,前哨淋巴结检出率为99.1%。cN+患者新辅助化疗后转阴的患者行SLNB的检出率为80.1%,FNR为14.2%(armC),其中前哨淋巴结检出数为1个及2个者FNR分别为24.3%及18.5%。新辅助化疗后再次行SLNB者(armB)检出率为60.8%,FNR为51.6%。

结论 SLNB在新辅助化疗前是一种可靠的诊断方法。而在系统治疗后或行再次SLNB,其检出率较低,FNR较高。因此,新辅助化疗后行SLNB仍具有一定的局限性。

文献出处 Lancet Oncol, 2013,14(7):609-618.

10. ACOSOG Z1071试验

目的 在化疗前活检证实淋巴结阳性的患者中,评价新辅助化疗后SLNB的FNR。

日期 2009年7月至2011年6月。

设计方法 纳入临床T0-4N1-2 M0接受新辅助化疗的乳腺癌患者。患者在化疗后行SLNB和ALND。应用亚甲蓝和放射性核素标记的硫胶体联合法作为示踪剂标记前哨淋巴结。

入组情况 共纳入136个中心756例患者,其中21例不符合入组标准,34例未完成手术,最终共663例cN1和38例cN2患者纳入研究分析。

研究终点 主要研究终点为cN1患者新辅助化疗后SLNB的FNR,次要研究终点为新辅助化疗后腋窝超声(AUS)状态、淋巴结状态、残余肿瘤负荷、RFS及DFS。

结果 共有756例患者纳入。在接受评估的663例cN1患者中,有649例化疗后接受SLNB和ALND。其中46/649例患者(7.1%)未检出前哨淋巴结,78/649例患者(12.0%)仅检出1枚前哨淋巴结。其余525例患者检出≥2枚前哨淋巴结,其中215例患者的腋窝淋巴结中未发现肿瘤细胞,淋巴结pCR 41.0%;39例SLNB者未发现肿瘤细胞,但行ALND者在淋巴结中发现肿瘤细胞,其FNR为12.6%。611例患者化疗后行AUS,AUS可疑腋窝淋巴结阳性患者中有71.8%术后证实为阳性,AUS正常患者占56.5%。如果仅AUS正常的患者行SLNB,则FNR从12.6%降至9.8%。入组患者中共有203例进行钛夹标记,前哨淋巴结标本中有钛夹者,FNR为6.8%。

入组的701例患者中位随访4.1年,获得pCR的患者有较好的乳腺特异性生存及OS。乳腺特异性生存在HER-2阳性患者中为95.8%,HR阳性/HER-2阴性患者中为80.4%,三阴性乳腺癌仅为74.8%。

结论 cN1乳腺癌患者新辅助化疗后行SLNB,即使检出2个或更多前哨淋巴结,其FNR仍不低于10%。考虑到较高FNR,SLNB替代ALND需选择能够获得较高SLNB敏感性的患者。钛夹的标记可显著降低FNR。术前AUS结果作为SLNB的考虑因素可降低FNR。

文献出处 JAMA, 2013,310(14):1455-1461. J Clin Oncol, 2015,33(30):3386-3393. Ann Surg, 2016, 263(4):802-807. Ann Surg, 2017,266(4):667-676.

11. SN FNAC试验

目的 评估腋窝淋巴结阳性患者新辅助化疗后SLNB的准确率。

日期 2009年3月至2012年12月。

设计方法 该前瞻性多中心研究纳入活检证实腋窝淋巴结阳性的乳腺癌患者(T0-3N1-2),新辅助化疗后行SLNB及ALND,淋巴结均行免疫组化检测,任何前哨淋巴结转移均定义为阳性(包括孤立肿瘤细胞)。预期SLNB的检出率(IR)≥90%,FNR≤10%。

入组情况 共入组153例患者。

研究终点 主要观察终点为细针穿刺腋窝淋巴结阳性患者,新辅助化疗后SLNB的准确率;次要观察终点为新辅助化疗后SLNB的成功率,新辅助化疗后临床体检及超声评估腋窝淋巴结的准确率。

结果 在入组的153例患者中,SLNB的IR为87.6%,FNR为8.4%。如果ITC患者定义为阴性,则FNR为13.3%。前哨淋巴结转移程度与非前哨淋巴结阳性率无相关性。

结论 在活检证实淋巴结阳性患者中,新辅助化疗后SLNB联合免疫组化可获得较低的FNR(8.4%)。因此,新辅助化疗后推荐SLNB联合免疫组化评估腋窝淋巴结状态。

文献出处 J Clin Oncol, 2015,33(3):258-264.

(郭 瑢 陈嘉健)

第三节　导管原位癌相关临床研究

1. EORTC 10853 试验

目的　研究 DCIS 局部切除术后放疗的作用。

日期　1986 年 3 月至 1996 年 7 月。

设计方法　诊断为 DCIS(≤5 cm,不包括浸润性癌以及乳头 Paget 病,年龄≤70 岁)的女性患者接受局部切除术后随机分为两组:接受放疗组以及不接受放疗组;放疗需在术后 12 周内开始,全乳放疗剂量 50 Gy/25 次

入组情况　共入组 1 010 例患者,其中接受放疗 507 例,未接受继续治疗 503 例。

研究终点　主要研究终点为同侧乳房浸润性癌,以及 DCIS 的局部复发率,次要研究终点为疾病转移、死亡及对侧乳腺癌的发病率。

结果　中位随访时间 10.5 年。未接受继续治疗组发生 132 例局部复发事件,10 年 RFS 为 74%;放疗组的局部复发事件有 75 例,10 年 RFS 为 85%。放疗降低了 48% 局部 DCIS 复发以及 42% 局部浸润性癌复发的风险。两组间 10 年无对侧乳腺癌发生率以及无远处转移率、OS(95%)相似。多因素分析显示,与复发相关的危险因素包括年龄≤40 岁、疾病发现时伴有临床症状、组织学分级为中等至高级别、筛状或实性粉刺样结构以及可疑的切缘情况。于 2013 年该试验更新中位随访 15.8 年的数据。放疗可以降低 48% 任何保乳术后的复发。未放疗组 15 年 RFS 为 69%,放疗组增加至 82%。未放疗组无浸润性癌复发生存率为 84%,放疗组为 90%(*HR*=0.61)。两组间乳腺癌相关生存率或 OS 没有差异。发生浸润性癌复发的患者对比无复发患者乳腺癌相关生存率和 OS 降低,差异有统计学意义(*HR* 分别为 17.66 和 5.17)。

结论　经过 10 年随访,DCIS 局部切除术后进行放疗可以降低患者 47% 的局部复发风险。15 年后,DCIS 保乳术后未放疗的患者每 3 例会有 1 例发生局部复发,放疗可以降低一半的风险。尽管 DCIS 术后发生浸润性癌复发后生存率降低,但长期预后较好,与治疗无明显关联。

文献出处　Lancet,2000,355(9203):528-533. J Clin Oncol,2006,24(21):3381-3387. J Clin Oncol,2013,31(32):4054-4059.

2. SweDCIS 试验

目的　研究 DCIS 保乳术后放疗的疗效并进行亚组分析。

日期　1987 年 9 月至 1999 年 12 月。

设计方法　患者确诊 DCIS 并接受保乳术后随机分为两组:放疗组和不接受放疗组。放疗剂量 50 Gy/25 次/5 周(或根据肿瘤生物有效剂量 46 Gy,以 2 周间隔分 2 个系列给予剂量 54 Gy)。

入组情况　共入组 1 067 患者,其中放疗组 534 例,对照组 533 例;可分析 1 046 例(放疗组 526 例,对照组 520 例)。

研究终点　主要研究终点为单侧复发乳腺原位癌以及浸润性癌事件,次要研究终点为单侧区域性复发、对乳腺癌发生、远处转移生存率、疾病死亡以及乳腺癌相关死亡事件。

结果　平均随访 8.4 年,放疗组单侧乳腺癌发生事件数为 64 例,而对照组为 141 例,10 年危险度降低 16%,ORR 为 0.4。可见放疗同时降低了单侧浸润性癌和原位癌的发生率。两组无远处转移生存率比较差异无统计学意义。对于年龄<50 岁的患者,放疗的保护作用较少,而对于年龄>60 岁的患者有明显的保护作用。2014 年研究组公布随访 20 年的数据。同侧乳腺总共发生 129 例原位癌和 129 例浸润性癌。放疗组在 20 年时绝对风险降低 12%,相对风险降低 37.5%;同侧原位癌发生绝对风险下降 10%,浸润性癌下降 2%;而对侧乳腺事件发生率略增高(67 例对比 48 例,*HR*=1.38),并差异无统计学意义。两组间乳腺癌相关死亡和 OS 也无差别。年轻患者发生浸润性癌事件的风险相对更高,放疗的保护作用也略小。

结论　放疗可以有效减低 DCIS 保乳术后单侧乳腺癌复发率,年龄较轻的 DCIS 患者保乳术后从放疗中的获益相对年老患者较少。辅助放疗在 20 年后仍然带来稳定的临床获益。需要注意的是,放疗带来的对侧乳腺癌略升高的风险以及对浸润性癌复发的保护作用略弱,临床需要筛选合适的人群规避放疗。

文献出处　Acta Oncol,2006,45(5):536-543. J Clin Oncol,2008,26(8):1247-1252. J Clin Oncol,2014,32(32):3613-3618.

3. NSABP B-17 试验

目的　研究 DCIS 保乳术后加放疗或不加放疗的单侧浸润性乳腺癌复发率以及对于生存的影响。

日期 1985年10月至1990年12月。

设计方法 局限性DCIS患者随机分为两组：保乳术后不加放疗组(403例)与保乳术后序贯放疗组(410例)。入组患者要求手术切缘阴性,且术后8周内需接受放疗(剂量50 Gy/5周)。

入组情况 共入组813例患者。

研究终点 无事件生存率(事件包括单侧乳腺浸润性癌发生率、DCIS发生率,以及对侧乳腺癌发生率)、OS、乳腺癌相关生存以及单侧浸润性乳腺癌发生后的生存率。

结果 中位随访207个月(17.25年),共发生490例单侧乳腺癌事件,其中263例(53.7%)为浸润性癌;放疗可以降低52%单侧浸润性乳腺癌的发生率($HR=0.48$, $P<0.001$)以及47%单侧DCIS发生率($HR=0.53$, $P<0.001$)。15年单侧浸润性癌发生率,保乳术后不加放疗组为19.4%,保乳术后序贯放疗组为8.9%。15年对侧乳腺癌发生率,保乳术后不加放疗组为10.3%,保乳术后序贯放疗组为10.2%。单侧浸润性乳腺癌发生与死亡风险增加有关,但单侧DCIS发生并不影响生存时间。15年乳腺癌总体死亡率,保乳组术后不加放疗为3.1%,保乳术后序贯放疗组为4.7%。年龄<45岁、切缘阳性、粉刺样坏死是单侧DCIS发生的危险因素。

结论 虽然单侧浸润性乳腺癌复发增加了乳腺癌相关死亡风险,但放疗可以降低这种风险,DCIS保乳术后接受放疗的长期预后较好。

文献出处 J Clin Oncol, 1998, 16(2): 441 - 452. J Natl Cancer Inst, 2011, 103(6): 478 - 488.

4. NSABP B-24试验

目的 研究DCIS保乳术序贯放疗后行或不行他莫昔芬内分泌治疗的单侧浸润性乳腺癌复发率及对于生存的影响。

日期 1991年5月至1994年4月。

设计方法 入组的DCIS患者或DCIS+LCIS患者接受保乳+放疗后(手术切缘允许有DCIS残留或切缘状态不确定)随机分为口服他莫昔芬组(899例)以及口服安慰剂组(900例)。患者术后8周内接受放疗(剂量50 Gy/5周),允许临床加量10 Gy。术后56天内需接受每日2次、每次10 mg他莫昔芬口服治疗满5年。

入组情况 共入组1 799例患者。

研究终点 主要研究终点为治疗后单侧以及对侧乳腺浸润性癌发生率和DCIS发生率,次要研究终点为OS、乳腺癌相关生存以及单侧浸润性乳腺癌发生后的生存率。

结果 中位随访163个月(13.5年)后,口服他莫昔芬组相比于口服安慰剂组降低32%单侧浸润性乳腺癌发生率($HR=0.68$, $P=0.025$)和32%对侧乳腺癌发生率($HR=0.68$, $P=0.023$)。15年累计单侧浸润性乳腺癌发生率,口服他莫昔芬组为8.5%,口服安慰剂组为10%;对侧乳腺癌发生率,口服他莫昔芬组为7.3%,口服安慰剂组为10.8%。乳腺癌总死亡率,安慰剂组为2.7%,他莫昔芬组为2.3%。对仅接受放疗组的分析发现,切缘阳性或不确定与单侧浸润性乳腺癌的发生密切相关。

结论 虽然单侧浸润性乳腺癌复发增加了乳腺癌相关死亡风险,但放疗以及术后口服他莫昔芬可以降低这种风险。DCIS保乳术后接受放疗和内分泌治疗的长期预后较好。

文献出处 Lancet, 1999, 353(9169): 1993 - 2000. J Natl Cancer Inst, 2011, 103(6): 478 - 488. J Clin Oncol, 2012, 30(12): 1268 - 1273.

5. UK/ANZ DCIS试验

目的 评估同侧或双侧DCIS局部切除术后辅助放疗及他莫昔芬内分泌治疗的作用。

日期 1990年5月至1998年8月。

设计方法 采用2×2析因设计。DCIS患者随机分为放疗组、口服他莫昔芬组、放疗联合他莫昔芬组及不接受任何辅助治疗组。其中,不接受任何辅助治疗544例,只接受他莫昔芬治疗567例,只接受放疗267例,接受放疗联合他莫昔芬治疗326例。1 030例可比较患者中,有522例接受放疗,508例作为对照组;而1 576例可比较患者中,有794例患者接受他莫昔芬治疗,782例患者为对照组(保乳术后放疗50 Gy/25次/5周;他莫昔芬口服每日20 mg,共5年)。

入组情况 共入组1 701例患者,总分析1 694例。

研究终点 主要研究终点为单侧浸润性乳腺癌局部发生率,次要研究终点为患者同侧DCIS发生率及对侧乳腺癌发生率。

结果 中位随访52.6个月,发现他莫昔芬没有降低单侧浸润性疾病的发生率,但降低总体DCIS局部发生率($HR=0.68$, $P=0.03$)。放疗可降低单侧浸润性癌发生率(风险降低55%, $HR=0.45$, $P=0.01$)以及单侧DCIS发生率(风险降低64%, $HR=0.36$, $P=0.000\ 4$),但对对侧乳腺癌的发生没有影响。

中位随访12.7年,放疗降低所有新发乳腺癌事件的HR为0.41,其中降低同侧浸润性癌的HR为0.32,降低同侧DCIS的HR为0.38。放疗对于对侧乳腺癌发病率没有影响($HR=0.84$)。他莫昔芬可降低所有新发乳腺癌事件($HR=0.71$),其中降低同侧 DCIS 发病率及对侧乳腺癌发病率的 HR 分别为 0.71 和 0.44,但对于同侧浸润性癌发病率没有影响($HR=0.95$)。

结论 DCIS 保乳术后进行放疗可以降低患者同侧乳腺癌的发病风险;接受他莫昔芬治疗可以降低局部 DCIS 发病率和对侧新发乳腺癌发病率。

文献出处 Lancet,2003,362(9378):95-102. Lancet Oncol,2011,12(1):21-19.

6. **NSABP B-35 试验**

目的 在接受保乳及放疗的绝经后 DCIS 患者中比较阿那曲唑和他莫昔芬内分泌治疗的疗效。

日期 2003 年 1 月至 2006 年 6 月。

设计方法 为随机、双盲、安慰剂对照的Ⅲ期临床研究。诊断为 DCIS 的绝经后女性患者接受保乳及全乳放疗后(激素受体阳性、切缘阴性)被随机分为口服他莫昔芬(每日 20 mg)+安慰剂组与口服阿那曲唑(每日 1 mg)+安慰剂组。内分泌治疗共 5 年。

入组情况 共入组 3 104 例患者,其中他莫昔芬组 1 552 例,阿那曲唑组 1 552 例。

研究终点 主要研究终点为乳腺癌 DFS(指自随机开始到发生任何乳腺癌事件的时间,乳腺癌事件包括局部、区域或远处复发,对侧乳腺癌,浸润性癌或 DCIS)。

结果 中位随访时间 9 年,共有 3 083 例患者的 OS 随访以及 3 077 例患者的无病终点随访信息。共发生 212 例乳腺癌相关事件,其中他莫昔芬组 122 例,阿那曲唑组 90 例($HR=0.73,P=0.023 4$)。治疗效果与年龄密切相关($P=0.037 9$),提示阿那曲唑组对年龄<60 岁的女性患者有疗效优势。两组间毒性作用和不良反应无明显差别。他莫昔芬组发生 4 级血栓形成的风险比阿那曲唑组增高(17 例对比 4 例)。

结论 和他莫昔芬相比,阿那曲唑对绝经后 DCIS 患者有一定治疗优势,尤其是年龄<60 岁的患者。

文献出处 Lancet,2015,387(10021):849-856.

7. **IBIS-Ⅱ DCIS 试验**

目的 对比绝经后激素受体阳性 DCIS 患者接受阿那曲唑和他莫昔芬治疗的疗效。

日期 2003 年 3 月至 2012 年 2 月。

设计方法 为随机、双盲、安慰剂对照的临床研究。激素受体阳性 DCIS 女性患者接受局部切除术后随机分为口服 1 mg 阿那曲唑组和口服他莫昔芬组,共治疗满 5 年。

入组情况 共入组 2 980 例患者,最终分析时阿那曲唑组 1 449 例,他莫昔芬组 1 489 例。

研究终点 主要研究终点为各类肿瘤复发,包括 DCIS 复发及发生对侧乳腺肿瘤。

结果 中位随访时间 7.2 年,共发生 144 例乳腺癌复发事件,其中阿那曲唑组 67 例,他莫昔芬组 77 例,两组间差异无显著统计学意义($HR=0.89$),阿那曲唑显示疗效不劣于他莫昔芬,但并没有疗效优势($P=0.49$)。共发生 69 例死亡事件,其中阿那曲唑组 33 例,他莫昔芬组 36 例,两组间差异无显著性($HR=0.79,P=0.78$)。两组药物的不良反应事件发生率相似,阿那曲唑组 91%,他莫昔芬组 93%。两组的不良反应谱有差异,阿那曲唑组发生更多的骨折、肌肉关节事件、高胆固醇血症以及脑卒中事件。他莫昔芬组肌肉痉挛、妇科肿瘤、血管舒缩症状、深静脉血栓的发生率更高。

结论 DCIS 患者接受阿那曲唑和他莫昔芬治疗的疗效相似。对他莫昔芬使用有禁忌证的患者可以考虑阿那曲唑治疗。期待更长期的随访结果评估两种药物的疗效差异。

文献出处 Lancet,2015,387(10021):866-873.

(王 研)

第四节 新辅助治疗相关临床研究

一、新辅助化疗与辅助化疗的比较

1. **NSABP B-18 试验**

1988 年 10 月 17 日至 1993 年 4 月 30 日,共入组 1 523 例 T1-3N0-2M0 的乳腺癌患者,所有患者随机分组。对照组 759 例,直接接受乳腺癌根治术或者保乳术+放疗后实施 4 个周期 AC 化疗方案。试验组 747 例,患者在术前接受 4 个周期 AC 方案化疗。所有年龄>50 岁的患者在化疗的同时接受他莫昔芬治疗。新辅助化疗组的临床反应率(cRR)为 80%,完全临床反应率(cCR)为 36%,pCR 为

13%。经过9年随访,新辅助化疗组和对照组的DFS(55%对比53%)、OS(69%对比70%)差异没有统计学意义,但新辅助化疗后取得pCR的患者预后包括5年DFS、OS、RFS均优于各个亚组。保乳率在新辅助化疗组高于对照组(68%对比60%,$P=0.01$),但因新辅助化疗后肿块缩小而取得保乳机会的患者局部复发率高于对照组接受保乳的患者($P=0.04$),这可能与肿瘤缩小后癌周仍有灶性肿瘤细胞残留有关。结果提示,对于临床Ⅰ期和Ⅱ期患者,接受术前或者术后AC方案化疗同样有效,但新辅助化疗可以增加保乳机会。肿瘤对术前化疗的反应可以作为预测患者预后的指标,但并不比术后化疗所能提供的信息更有意义。

文献出处 J Clin Oncol, 2008, 26:778 - 785.

2. NSABP B-27 试验

1995年12月20日至2000年12月29日共入组2 411例T1-3N0-1M0乳腺癌患者。随机分成3组:第1组接受AC化疗方案4个周期后手术;第2组接受AC化疗方案4个周期后手术,再接受4个周期多西他赛化疗;第3组接受AC化疗方案4个周期后再序贯4个周期多西他赛,然后手术。所有患者在接受AC方案化疗的同时服用他莫昔芬5年(20 mg/d),目的是比较术前或者术后给予多西他赛是否可以提高患者的DFS和OS。中位随访77.9个月。与单纯运用AC方案相比,增加多西他赛并没有提高DFS和OS。与术前只应用AC相比,增加术前应用多西他赛后的cRR从86%增加至91%($P<0.001$),cCR从40%增加至63%($P<0.001$),pCR从13%增加至26%($P<0.001$)。但联合多西他赛可以降低局部复发($P=0.034$)。术前应用多西他赛而非术后应用可以提高在4个周期AC方案中取得临床反应患者的DFS,但保乳率并没有因为多西他赛的应用而增加,AC组和AC序贯多西他赛组的保乳率分别为61.4%和63.1%($P>0.05$)。新辅助化疗后取得的pCR患者预后包括5年DFS、OS均优于各亚组。

文献出处 J Clin Oncol, 2006, 24:2019 - 2027.

二、序贯与联合新辅助化疗方案

1. GEPAR-DUO 临床试验

1999年6月至2001年9月,共入组913例可手术的乳腺癌患者(T2-3N0-2M0)。随机分为两组:ADOC组患者455例,接受AD方案(多柔比星50 mg/m²,多西他赛75 mg/m²)4个疗程,每2周1次,然后序贯每3周1次4个疗程的多西他赛(100 mg/m²)。AC-DOC组患者458例,接受AC方案(多柔比星60 mg/m²,环磷酰胺600 mg/m²)3周方案4个疗程,同样序贯每3周1次4个疗程的多西他赛(100 mg/m²)。观察其pCR、临床缓解、保乳率、安全性等指标。AC-DOC组的pCR高于ADOC组(14.3%对比7.0%,$P<0.01$),临床缓解率(85%对比75%,$P<0.01$)和保乳率也优于ACOC组(63.4%对比58.1% $P=0.05$),但3~4级药物毒性相对较高。

文献出处 J Clin Oncol, 2005, 23:2676 - 2685.

2. GEPARQUATTRO 试验

2005年8月至2006年11月,共入组1 509例患者,所有患者在术前接受4个疗程EC方案(表柔比星90 mg/m²,环磷酰胺600 mg/m²)之后,1 421例患者随机分为3组:T组($n=471$),患者接受4个疗程多西他赛(100 mg/m²);TX组($n=471$),患者接受多西他赛加卡培他滨(多西他赛75 mg/m²,卡培他滨1 800 mg/m²);T→X组($n=479$),接受多西他赛4个疗程序贯卡培他滨4个疗程(多西他赛75 mg/m²,卡培他滨1 800 mg/m²)。HER-2患者均应用曲妥珠单抗治疗。实验目的是通过EC+T与EC+TX比较卡培他滨对pCR的影响,通过比较EC+TX和EC+T→X评价延长治疗时间对pCR的影响。3组的pCR分别为22.3%、19.5%、22.3%,各组之间的差异并无统计学意义。3组的保乳率分别为70.1%、368.4%、65.3%。在药物毒性评估方面,EC+TX较EC+T→X观察到更多的腹泻、指甲病变、手足综合征,但较少有水肿。由此,术前新辅助化疗EC+T方案加用或者序贯卡培他滨并没有提高pCR。

文献出处 J Clin Oncol, 2010, 28:2015 - 2023.

3. AGO 试验

1998年1月至2002年5月,共入组668例乳腺癌患者(肿块直径≥3 cm或者炎性乳腺癌)。患者随机分配到剂量密度组和标准治疗组。剂量密度组患者序贯每2周1次共3个疗程的表柔比星(150 mg/m²)和紫杉醇(250 mg/m²);标准治疗组接受每3周1次共4个疗程的表柔比星(90 mg/m²)和紫杉醇(175 mg/m²)。术后所有患者接受CMF(500、40、600 mg/m²)4周方案3个疗程。最终剂量密度组($n=242$)比标准治疗组有更高的pCR(18%对比10%,$P=0.030$),患者保乳机会更大(66%对比55%,$P=0.016$)。非炎性乳癌患者接受剂量密度治疗的 DFS 和 OS 均更好（$P=0.005$，$P=0.013$）。但在炎性乳癌患者中剂量密度组并没有在 DFS 和 OS 上取得优势。剂量密度治疗会带来更多的非血液学毒性、贫血、血小板减少，但中性粒细胞减少和感染发生率相似。

文献出处 J Clin Oncol, 2009, 27: 2938 - 2946. J Clin Oncol, 2011, 29: 3351 - 3357.

三、疗效指导的新辅助化疗方案

1. Aberdeen 试验

开始于1996年，共入组162例局部进展期乳腺癌患者。所有患者接受4个周期新辅助化疗 CVAP 方案（环磷酰胺、长春新碱、多柔比星、泼尼松）后，将多西他赛用于 CVAP 方案后观察疗效。试验将 4×CVAP 化疗后敏感患者分为两组：一组继续 CVAP 化疗，另一组改用 4×多西他赛。结果表明，CVAP 敏感者一直使用 CVAP 组，pCR 为 16%；而换用多西他赛组，pCR 达 34%（$P=0.035$），3年 DFS、OS 显著延长，且保乳率大大提高（67% 对比 48%，$P<0.01$）。而 CVAP 不敏感者换用多西他赛后仅有 1.8% 达 pCR。试验表明，对于 4 个周期 CVAP 治疗有效的患者，切换不交叉耐药方案疗效更好，不良反应发生率更低，应为较好选择。

文献出处 Breast Cancer Res Treat, 2001, 69: 288 - 298. Breast Cancer Res Treat, 2003, 79: 519 - 524.

2. MD Anderson 试验

开始于 1985 年，共入组 193 例局部进展期乳腺癌患者。所有患者先接受每次间隔 21 天的 3×VACP 方案（长春新碱、多柔比星、环磷酰胺、泼尼松）新辅助化疗。手术后肿瘤直径<1 cm 者，继续给予 5×VACP；≥1 cm 者，随机给予 5×VACP 方案或 VbMF 方案（亚叶酸钙、甲氨蝶呤、氟尿嘧啶）。经过中位时间为 13.9 年的随访后，对新辅助化疗敏感的乳腺癌患者 RFS 和 OS 明显高于不敏感者；换药组 RFS（49% 对比 39%，$P=0.16$）和 OS（65% 对比 47%，$P=0.06$）升高，但无统计学意义。实验证明，对含多柔比星的新辅助化疗敏感的可手术乳腺癌患者能获得更高的 RFS 和 OS；而对于新辅助化疗不敏感的患者，换用无交叉耐药方案后 RFS 和 OS 的增高没有统计学意义。

文献出处 J Clin Oncol, 2004, 22: 2294 - 2302.

3. GeparTrIo 试验

这是一项来自德国 88 个肿瘤中心的 III 期新辅助化疗临床试验。该项研究开始于 2002 年 8 月，共入组 2 090 例局部进展期乳腺癌患者。首先进行 2 个周期 TAC 方案（紫杉醇、多柔比星、环磷酰胺）新辅助化疗后，B 超评价疗效。以肿瘤缩小 50% 作为评价是否有效的标准，缩小 50% 以上者，继续给予 4 或 6 个周期 TAC 方案。不足 50% 者，改用 4 个周期 NX 方案（诺维本、希罗达）。研究的主要目的是比较有效者与无效者的缓解率，次要目的是比较传统的新辅助化疗策略与疗效指导治疗方案的 DFS 和 OS。结果显示，早期评估有效者的最终 pCR 显著高于无效者。但在早期评估有效的患者中，比较 TAC 方案 6 个周期（常规治疗组）和 8 个周期（疗效指导的治疗组），尽管 pCR 差异没有显著性，TAC×8 方案的患者 DFS 显著延长（$HR=0.79$，$P=0.026$），OS 有获益趋势（$HR=0.76$，$P=0.061$）。同样，对于早期评估无效的患者，比较继续 TX（常规治疗组）还是换成 NX（疗效指导的治疗组），pCR 差异也没有显著性，但在 NX 治疗组中患者 DFS 显著延长（$HR=0.6$，$P=0.001$），OS 差异无显著性。另外，较之 TAC 组，NX 组患者的化疗不良反应更少。该试验提示：①在新辅助化疗中，早期评估疗效可以指导后续的治疗，患者能够从有针对性的换药方案中获益；②开放性新辅助方案的制定有赖于临床工作者在患者新辅助治疗期间的密切评估和关注；③pCR 并不是评价疗效的唯一标准，不必一味追求 pCR。

文献出处 J Nat Cancer lnst, 2008, 100: 542 - 551. J Nat Cancer lnst, 2008, 100: 552 - 562. Ann Oncol, 2008, 19: 292 - 298.

四、含靶向治疗药物的新辅助治疗方案

1. TECHNO 试验

2002 年 6 月至 2005 年 8 月，共入组 217 例 HER-2 过表达乳腺癌患者（肿块直径≥2 cm 或者炎性乳癌），手术前接受 4 个疗程每 3 周 1 次的 EC 方案（表柔比星 90 mg/m^2，环磷酰胺 600 mg/m^2），序贯 4 个疗程每 3 周 1 次的紫杉醇（175 mg/m^2）和曲妥珠单抗（6 mg/m^2，首剂量 8 mg/m^2）。曲妥珠单抗在术后继续治疗满 1 年。39% 患者取得 pCR，71.4% 患者取得临床缓解，保乳率为 64%。取得 pCR 的患者 3 年 DFS 高于未取得 pCR 的患者（88% 对比 73%，$P=0.01$），3 年 OS 也高于未取得 pCR 的患者（96% 对比 86%，$P=0.025$）。由此研究者认为，在 HER-2 阳性乳腺癌患者中加入常规新辅助化疗方案联合曲

妥珠单抗可以取得较高的 pCR，未取得 pCR 的患者增加了复发和死亡的风险。

文献出处 J Clin Oncol, 2004, 22: 2294-2302.

2. Noah 试验

始于 1992 年，有 334 例局部晚期乳腺癌或炎性乳腺癌患者进入试验，其中 235 例患者为 HER-2 阳性，99 例患者为 HER-2 阴性。将 235 例 HER-2 阳性患者随机分为曲妥珠单抗（作为新辅助和辅助治疗）联合新辅助化疗组（$n=117$）与单纯新辅助化疗组（$n=118$）。所有纳入者均接受相同的静脉新辅助化疗方案，包括下列无交叉抗药的细胞毒药物：多柔比星 60 mg/m²（首先给予）联合紫杉醇 150 mg/m²（静脉滴注 3 小时），3 周为 1 个疗程，3 个疗程后再序贯 4 个疗程的单药紫杉醇（175 mg/m²，3 周为 1 个疗程）；环磷酰胺 600 mg/m²，甲氨蝶呤 40 mg/m²，氟尿嘧啶 600 mg/m²，均为第 1 天和第 8 天静脉给药，4 周为 1 个疗程，共 3 个疗程。所有患者化疗完成后接受手术治疗，术后行局部放疗。ER 或 PR 阳性者术后接受 5 年他莫昔芬辅助治疗（20 mg/d），术后继续给予曲妥珠单抗辅助治疗。经过中位期为 3.2 年的随访后，曲妥珠单抗可显著提高 HER-2 阳性乳腺癌患者的无事件存活率，3 年无事件存活率为 71%（95% CI: 61%～78%，$n=36$ 例事件）对比 56%（95% CI: 46%～65%，$n=51$ 例事件），$HR=0.59$（95% CI: 0.38～0.90，$P=0.013$）。曲妥珠单抗显示良好的耐受性，同时应用多柔比星仅有 2 例（2%）出现有症状的心力衰竭，对症治疗后缓解。该试验证明，HER-2 阳性局部晚期乳腺癌或炎性乳腺癌采用新辅助化疗联合曲妥珠单抗的新辅助及辅助治疗可提高无事件存活率、存活期及 cRR 和 pCR。

文献出处 Lancet, 2010, 375(9712): 377-384. N Engl J Med, 2012, 366(2): 109-119.

3. NSABP B-40 试验

2007 年 1 月至 2011 年 6 月，共招募 1 206 例患者，随机分别给予其 4 个周期的多西他赛（T 组）、多西他赛＋卡培他滨（TX 组）或多西他赛＋吉西他滨（TG 组）新辅助治疗。各组患者均序贯接受多柔比星＋环磷酰胺治疗 4 个周期。与此同时，患者还被随机分组，在总共 8 个周期中的前 6 个周期加用或不加用抗 VEGF 单抗——贝伐单抗。T 组：多西他赛静脉注射 100 mg/m²，每个周期的第 1 天注射，每 3 周为 1 个周期；序贯 4 个周期的多西他赛 60 mg/m²＋环磷酰胺 600 mg/m² 静脉注射，每 3 周为 1 个周期；TX 组或 TG 组：多西他赛静脉注射 75 mg/m²，每个周期的第 1 天注射；序贯多西他赛＋环磷酰胺治疗；在第 1～14 天，每日 2 次给予卡培他滨 825 mg/m²，或在第 1、8 天给予吉西他滨 1 000 mg/m²。TX 组和 TG 组的 pCR 分别为 29.7% 和 32%，T 组为 32.7%。与 T 组相比，TX 组和 TG 组均未增加 cCR（cCR 分别为 61.5%、58.3%、60.4%）。但 TX 组和 TG 组毒性增加。加用贝伐单抗后 pCR（28.4% 对比 34.5%，$P=0.027$）和 cCR（55.8% 对比 64.3%，$P=0.007$）增加。贝伐单抗主要作用于激素受体阳性亚型（15.2% 对比 23.3%，$P=0.008$），而对激素受体阴性亚型的作用很小（47.3% 对比 51.3%，$P=0.44$）。加用贝伐单抗后增加的 2～4 级毒性反应有高血压、手足综合征和黏膜炎。该试验提示，在新辅助化疗方案中加用贝伐单抗改善了 pCR 和 cCR，但是在多西他赛基础上加用卡培他滨或吉西他滨并不能改善 pCR 和 cCR。

文献出处 N Engl J Med, 2017, 376(22): 2147-2159.

4. NeoALTTO 试验

2008 年 1 月 5 日至 2010 年 5 月 27 日，共招募 455 例 HER-2 阳性的肿瘤直径＞2 cm 的乳腺癌患者进入试验。随机分组：154 例入组拉帕替尼组，149 例入组曲妥珠单抗组，152 例入组联合组。方案一（拉帕替尼组）：拉帕替尼每日 1 500 mg×6 周，序贯拉帕替尼每日 1 500 mg＋紫杉醇 80 mg/m²×12 周，序贯 FEC×9 周，序贯拉帕替尼每日 1 500 mg×34 周。方案二（曲妥珠单抗组）：曲妥珠单抗首剂 4 mg/kg 之后每周 2 mg/kg×6 周，序贯曲妥珠单抗每周 2 mg/kg＋紫杉醇 80 mg/m²×12 周，序贯 FEC×9 周，序贯曲妥珠单抗首剂 8 mg/kg 之后每 3 周 6 mg/kg×34 周。方案三（联合组）：曲妥珠单抗首剂 4 mg/kg 之后每周 2 mg/kg×6 周＋拉帕替尼每日 1 000 mg×6 周，序贯拉帕替尼每日 1 000 mg×6 周＋曲妥珠单抗每周 2 mg/kg＋每周紫杉醇 80 mg/m²×12 周，序贯 FEC×9 周，序贯拉帕替尼每日 1 000 mg×6 周＋曲妥珠单抗首剂 8 mg/kg 之后每 3 周 6 mg/kg×34 周。经过中位期 2.2 年的随访，联合组（78/152 例，51.3%）的 pCR 显著高于曲妥珠单抗组（44/149 例，29.5%）。拉帕替尼组（38/154 例，24.7%）和曲妥珠单抗组的 pCR 差异无显著性（$P=0.34$）。无心功能不全事件发生。3 级腹泻在联合组（32 例，21.1%）与拉帕替尼组（36 例，23.4%）中略高，而曲妥珠单抗组则较低（3 例，2%）。同样，3

级肝转氨酶异常在联合组(15例,9.9%)和拉帕替尼组(27例,17.5%)高于曲妥珠单抗组(11例,7.4%)。因此,在化疗的基础上,联合使用靶向药物的疗效可能优于单一靶向药物。

文献出处 Lancet,2012,379(9816):633-640.

5. NeoSphere 试验

这是一项在新辅助化疗背景下研究帕妥昔单抗及曲妥珠单抗的有效性和安全性的研究。该研究共招募417例HER-2阳性乳腺癌患者。随机分组:A组,曲妥珠单抗(首剂8 mg/kg,之后 6 mg/kg,每3周1次)+多西他赛75 mg/m²,每3周1次;B组,帕妥昔单抗(首剂840 mg,之后 420 mg,每3周1次)+曲妥珠单抗(首剂 8 mg/kg,之后 6 mg/kg,每 3 周 1 次)+多西他赛 75 mg/m²,每 3 周 1 次;C组,帕妥昔单抗(首剂 840 mg,之后 420 mg,每3周1次)+曲妥珠单抗(首剂 8 mg/kg,之后 6 mg/kg,每 3 周 1 次);D组,帕妥昔单抗(首剂 840 mg,之后 420 mg,每 3 周 1 次)+多西他赛 75 mg/m²,每 3 周 1 次。随访后数据显示,接受帕妥昔单抗+曲妥珠单抗+多西他赛(49/107例,45.8%,95% CI:36.1%~55.7%)的患者 pCR 显著高于曲妥珠单抗+多西他赛组(31/107例,29.0%,95% CI:20.6%~38.5%,$P=0.0141$),也高于帕妥昔单抗+多西他赛组(23/96例,24.0%,95% CI:15%~33%)及帕妥昔单抗+曲妥珠单抗组(18/107例,16.8%,95% CI:10.3%~25.3%)。最常见的≥3级不良反应为发热性中性粒细胞减少及白细胞减少。不良反应例数在A、B、D组大约相似,在C组略低。化疗联合曲妥珠单抗和帕妥珠单抗可显著提高pCR,而单独应用靶向治疗(曲妥珠单抗+帕妥珠单抗)的疗效肯定,且毒性明显降低,亦有一定的优势。

文献出处 Lancet Oncol,2012,13(1):25-32.

6. GeparQuinto 试验

2007年11月7日至2010年7月9日,共入组615例患者。化疗方案为表柔比星+环磷酰胺4个周期,再序贯多西他赛4个周期联合曲妥珠单抗或联合拉帕替尼。曲妥珠单抗组:4个周期EC(表柔比星 90 mg/m² + 环磷酰胺 600 mg/m²,每 3 周 1 次),序贯 4 个周期多西他赛(100 mg/m²,每 3 周 1 次),联合 8 个周期曲妥珠单抗(首剂 8 mg/kg,之后 6 mg/kg,每 3 周 1 次)。拉帕替尼组:4 个周期EC(表柔比星 90 mg/m² + 环磷酰胺 600 mg/m²,每 3 周 1 次),序贯 4 个周期多西他赛(100 mg/m²,每 3 周 1 次),联合拉帕替尼(每日 1 000~1 250 mg)。结果显示,曲妥珠单抗组有93/307例(30.3%)患者达到pCR,拉帕替尼组有70/308例(22.7%)患者达到 pCR($OR=0.68$,95% CI:0.47~0.97,$P=0.04$);保乳手术率分别为65.6%和56.0%;不良反应,曲妥珠单抗组的水肿及呼吸困难更常见,拉帕替尼组的腹泻及皮疹更为常见。曲妥珠单抗组有43/307例(14.0%)患者退出试验,拉帕替尼组有102/308例(33.1%)患者退出。该研究提示,对于HER-2阳性的局部晚期乳腺癌,在化疗基础上联合拉帕替尼或曲妥珠单抗,前者的疗效低于后者。

文献出处 N Engl J Med,2016,375(1):11-22.

五、新辅助化疗新方案的探索

1. GeparSixto 试验

2011年8月1日至2012年12月31日,共入组315例TNBC患者。所有患者给予紫杉醇联合脂质体多柔比星新辅助化疗18周,HER-2阳性患者接受曲妥珠单抗和拉帕替尼,TNBC接受贝伐单抗。按照TNBC及HER-2阳性状况按照1:1随机接受卡铂治疗。分析数据显示,治疗方案含卡铂组的pCR为56.8%(83/146例),治疗方案不含卡铂组的pCR为41.4%(60/145例),$P=0.009$。2017年最新的二次分析数据显示,无BRCA1和BRCA2突变的TNBC加用卡铂能获得更高的pCR和DFS。在研究人群中,有BRCA1和BRCA2突变的患者占17.2%(50/291例)。治疗方案不含卡铂组,有BRCA1和BRCA2突变者的pCR为66.7%(16/24例),无BRCA1和BRCA2突变者的pCR为36.4%(44/121例),$P=0.008$。有BRCA1和BRCA2突变、已获得高pCR的患者(66.7%,16/24例)加用卡铂后并没有提高pCR(65.4%,17/26例)。另一方面,卡铂可提高无BRCA1和BRCA2突变患者的pCR。无BRCA1和BRCA2突变的患者中,治疗方案含卡铂的pCR为55%(66/120例),治疗方案不含卡铂的pCR为36.4%。无BRCA1和BRCA2突变的患者加用卡铂治疗后增加了DFS,无卡铂对比含卡铂为73.5%对比85.3%,$P=0.04$。因此,研究者认为无BRCA1和BRCA2突变的TNBC加用卡铂能获得更高的pCR和DFS。

文献出处 JAMA Oncol,2017,3(10):1378.

2. CALGB 40603 研究

该研究共对443例Ⅱ期或Ⅲ期TNBC患者进

行了分析。所有患者均接受标准化疗（紫杉醇 80 mg/m²，每周 1 次）12 周，之后为多柔比星与环磷酰胺联合治疗，每 2 周 1 次，共 4 个疗程。患者随机接受化疗治疗或几种联合治疗之一，添加卡铂、贝伐单抗，或卡铂和贝伐单抗。卡铂每 3 周 1 次，4 个疗程；同时，贝伐单抗 10 mg/kg，每 2 周 1 次，共 9 个疗程。最终分析表明，添加卡铂后 pCR 为 60%，而紫杉醇联合多柔比星和环磷酰胺标准化疗的 pCR 为 44%（$P=0.0018$），添加贝伐单抗后 pCR 为 59%，单独化疗为 48%（$P=0.0089$）。当 pCR 定义为乳腺及腋窝 pCR 时，仅添加卡铂增加了 pCR（54% 对比 41%，$P=0.0029$）。CALGB 40603 研究同时探讨了 TNBC 新辅助化疗对 OS 的影响。结果表明，3 年无事件生存（EFS）和 OS 分别为 74% 和 83%；pCR 者与非 pCR 者的 3 年 OS 分别为 93% 和 73%（$HR=0.20$，$P=0.0001$）。含卡铂与含卡铂加贝伐单抗联合治疗组相比，EFS 和 OS 差异无统计学意义，含卡铂与不含卡铂联合组 3 年 EFS 分别为 76% 和 71%（$P=0.36$），3 年 OS 分别为 81% 和 85%。因此研究者认为，新辅助化疗 pCR 无论加否卡铂和（或）贝伐单抗均能改善 EFS 和 OS，新辅助化疗基础上加卡铂或贝伐单抗可以提高 TNBC 的 EFS 和 OS，但并不显著。

文献出处 J Clin Oncol, 2015, 33(1):13-21.

3. **BrighTNess 研究**

这是国际多中心Ⅲ期随机双盲安慰剂对照研究。于 2014 年 4 月 4 日至 2016 年 3 月 18 日，从 15 个国家 145 个医疗机构入组年龄≥18 岁、有指征接受根治手术、东部肿瘤协作组（ECOG）体力状态评分 0~1，经组织学或细胞学证实为临床Ⅱ~Ⅲ期三阴性乳腺癌患者 634 例。通过交互反馈技术系统分层置换区组（区组大小为 4）按 2:1:1 随机分配接受以下 3 种术前新辅助化疗方案之一。316 例采用紫杉醇＋卡铂＋维利帕瑞；160 例采用紫杉醇＋卡铂＋口服安慰剂；158 例采用紫杉醇＋静脉和口服安慰剂。结果发现，pCR 患者比例：紫杉醇＋卡铂＋维利帕瑞与紫杉醇＋静脉和口服安慰剂相比，显著提高（53% 对比 31%，$P<0.0001$）；紫杉醇＋卡铂＋维利帕瑞与紫杉醇＋卡铂＋口服安慰剂相比，基本相似（53% 对比 58%，$P=0.36$）；接受卡铂的患者 3~4 级不良反应和严重不良事件较多，维利帕瑞并未显著增加不良反应。研究结果表明，对于三阴性乳腺癌患者，虽然卡铂＋维利帕瑞可以提高紫杉醇→多柔比星＋环磷酰胺的 pCR，但是维利帕瑞并未提高卡铂＋紫杉醇→多柔比星＋环磷酰胺的 pCR。

文献出处 N Engl J Med, 2016, 375(1):23-34.

4. **I-SPY2 联合研究**

于 2009 年纳入 16 个中心共同开展乳腺癌新辅助治疗试验。入组标准为≥18 岁的Ⅱ期或Ⅲ期乳腺癌患者。研究以 pCR 作为主要终点，评估试验药物对于 T2-3 期早期高危复发（根据激素受体状态、HER-2 情况及 70 基因 MammPrint 评定）乳腺癌女性的疗效和检测所有标记。对于激素受体阳性 HER-2 阴性乳腺癌患者，只纳入 70 基因高危风险人群。至今，已有超过 1 200 例患者随机进入 14 个研究组：对照组（紫杉醇序贯 AC）、维利帕尼/卡铂组、来那替尼组、MK2206 组、trebananib 组、曲妥珠单抗/帕妥珠单抗组、T-DM1/帕妥珠单抗组、帕博利珠单抗×4 组、ganitumab/二甲双胍组、ganetespib 组、PLX-3397 组。7 个药物组已完成并发现至少 1 个标记（300 例患者的Ⅲ期确证试验成功概率＞85%），另外 2 个已完成的药物组未发现标记，1 个药物组因不良反应终止。还有 3 个药物组（patritumab/曲妥珠单抗、talazoparib/伊立替康、帕博利珠单抗×8）仍在入组。目前，已有 2 个新型药物脱颖而出。在来那替尼的研究中，有 115 例 HER-2 阳性、激素受体阳性乳腺癌患者接受了来那替尼联合标准方案治疗（共 12 个周期），同时有 78 例患者接受了标准剂量和疗程的标准方案治疗（曲妥珠单抗、紫杉醇、多柔比星和环磷酰胺）。结果显示，将来那替尼添加到标准方案治疗中，相比标准方案治疗的 33% pCR，可达到 56% pCR（95% CI：37%~73%）。在维利帕尼研究中，有 72 例三阴性乳腺癌患者接受了维利帕尼/卡铂治疗，同时 44 例患者接受了标准剂量和疗程的标准方案治疗（紫杉醇、多柔比星和环磷酰胺）。结果显示，维利帕尼/卡铂方案和标准疗法的 pCR 分别为 51% 和 26%（95% CI：36%~66%）。此外，基于 2017 年 I-SPY2 试验的首次远期疗效数据情况，显示所有治疗组、所有分子亚型的高危人群，pCR 是 EFS 和 DDFS 的一个非常强有力的结局替代指标。

文献出处 N Engl J Med, 2016, 375(1):11-22.

六、non-pCR 患者的新辅助化疗

Creat-X 研究

这是日本及韩国进行的前瞻性、多中心、开放、随机Ⅲ期临床研究。研究共入组 910 例 HER-2 阴

性、在新辅助化疗后未达到 pCR 患者。随机对患者进行卡培他滨化疗/无辅助化疗。结果显示,卡培他滨治疗可显著提高患者 DFS 和 OS。卡培他滨组 5 年 DFS 为 74.1%,对照组为 67.7%($HR=0.70$,95% CI:0.53~0.93)。卡培他滨组 5 年 OS 为 89.2%,对照组为 83.3%($HR=0.60$,95% CI:0.40~0.92)。在 TNBC 亚组中,卡培他滨组 DFS 为 69.8%,而对照组为 56.1%($HR=0.58$,95% CI:0.39~0.87),OS 为 78.8%对比 70.3%($HR=0.52$,95% CI:0.30~0.90)。而对于内分泌受体阳性亚组,分析表明该组患者获益与总体一致,但差异未达到有统计学意义。研究结果表明,新辅助治疗后未达到 pCR 的 HER-2 阴性乳腺癌患者应用卡培他滨辅助治疗可以显著改善 DFS 及 OS,而综合评估治疗的获益与不良反应也同样支持该类患者新辅助治疗后接受卡培他滨辅助治疗。该研究被评价为新辅助化疗后未达到 pCR 患者的重大发现。

文献出处 N Engl J Med,2017,376(2):2147-2159.

(陈 盛)

第五节 术后辅助化疗相关临床研究

一、CMF 方案

1. 术后 CMF 方案辅助化疗

目的 使用或不使用环磷酰胺/甲氨蝶呤/氟尿嘧啶对接受乳腺癌根治术的腋窝淋巴结阳性早期乳腺癌患者的疗效和安全性。

日期 1973 年 6 月至 1975 年 9 月。

设计方法

(1) 对照组:无术后辅助化疗。

(2) 试验组:环磷酰胺 100 mg/m^2 + 甲氨蝶呤 40 mg/m^2 + 氟尿嘧啶 600 mg/m^2,每 28 天为 1 个疗程,共 12 个疗程。

入组情况 共入组 386 例腋窝淋巴结阳性的早期乳腺癌患者,其中试验组 207 例,对照组 179 例。

研究终点 主要研究终点为无复发生存期(RFS),次要研究终点为 OS。

结果 研究随访 19.4 年的结果发现,试验组的 RFS 显著优于对照组(32%对比 25%,$RR=0.56$,95% CI:0.51~0.83,$P<0.001$),OS 也明显优于对照组(34%对比 23%,$RR=0.76$,95% CI:0.60~0.97,$P=0.03$)。研究还发现,术后辅助化疗在所有绝经前患者的亚组分析中均有获益(OS 47%对比 24%,$P=0.004$;RFS 37%对比 26%,$P=0.04$)。

结论 长期随访显示,术后辅助化疗可改善腋窝淋巴结阳性早期乳腺癌患者的生存。

文献出处 N Engl J Med,1995,332(14):901-906.

2. EORTC 09771 研究

目的 比较使用或不使用长期低剂量的 CMF 方案术后辅助化疗对接受乳腺癌根治/改良根治术及术后辅助放疗的腋窝淋巴结阳性早期乳腺癌患者的疗效及安全性。

日期 1976 年 10 月至 1980 年 11 月。

设计方法

(1) 对照组:无术后辅助化疗。

(2) 试验组:CMF 方案辅助化疗 2 年(环磷酰胺 50 mg/m^2 + 甲氨蝶呤 15 mg/m^2 + 氟尿嘧啶 350 mg/m^2,每 28 天为 1 个疗程)。

入组情况 共入组 437 例腋窝淋巴结阳性的早期乳腺癌患者,其中试验组 224 例,对照组 213 例。

研究终点 主要研究终点为 OS,次要研究终点为 RFS 及安全性。

结果 研究随访 10 年的结果显示,试验组的 OS 显著延长($HR=0.75$,95% CI:0.56~0.99,$P=0.04$)。试验组的 10 年 OS 为 $(59±3.6)$%,而对照组为 $(50±3.7)$%。试验组的 RFS 显著延长($HR=0.63$,95% CI:0.42~0.94,$P=0.02$)。淋巴结转移数目 1~3 枚的 ER 阴性患者的化疗获益更大。93% 的患者发生药物不良反应,主要 3~4 级不良反应为恶心(88.4%)、呕吐(59.4%)及脱发(35.3%)。

结论 长期低剂量的 CMF 方案化疗可显著延长腋窝淋巴结阳性早期乳腺癌患者的 OS。然而,尽管此方案较常规 CMF 方案减量 50%,但不良反应仍然较大。因此，常规剂量的短程化疗方案更适用于腋窝淋巴结阳性的乳腺癌患者。

文献出处 J Clin Oncol, 1995, 13(1): 33-41.

3. CMF 方案 12 个疗程与 6 个疗程比较的临床试验

目的 12 个疗程与 6 个疗程 CMF 方案辅助治疗腋窝淋巴结阳性早期乳腺癌患者的疗效比较。

日期 1975 年 9 月至 1980 年 5 月。

设计方法 入组患者随机分入 12 个疗程与 6 个疗程 CMF 方案组。

(1) CMF12 组：环磷酰胺 100 mg/m² ＋甲氨蝶呤 40 mg/m² ＋氟尿嘧啶 600 mg/m²，每 28 天为 1 个疗程，共 12 个疗程。

(2) CMF6 组：环磷酰胺 100 mg/m² ＋甲氨蝶呤 40 mg/m² ＋氟尿嘧啶 600 mg/m²，每 28 天为 1 个疗程，共 6 个疗程。

入组情况 共入组 466 例 T1-3a 期、腋窝淋巴结阳性、年龄＜70 岁的早期乳腺癌患者，其中 459 例有完整随访结果并进行疗效分析。

研究终点 主要研究终点为 RFS，次要研究终点为 OS。

结果 中位随访 5 年结果显示，CMF12 组与 CMF6 组的 5 年 RFS 及 OS 的差异无统计学意义（RFS 59% 对比 65.6%，$P=0.17$；OS 72.7% 对比 76.9%，$P=0.22$）。两组方案中绝经前及绝经后患者的 RFS 的差异无统计学意义（CMF 12 组 59.3% 对比 57.6%，CMF 6 组 66.5% 对比 63.1%），而 CMF12 组与 CMF6 组的 RFS 与淋巴结转移数目成反比（淋巴结 1～3 枚者 RFS 为 72.3% 对比 76.2%，淋巴结＞3 枚者 RFS 为 37.4% 对比 49.3%）。分析表明，RFS 在绝经后与绝经前两个亚组中均不受 ER 表达状态影响（$P>0.05$）。急性不良反应均为轻、中度，且均为可逆性。此外，没有化疗相关白血病发生。

结论 CMF 方案 12 个疗程的疗效基本等同于 CMF 方案 6 个疗程。

文献出处 J Clin Oncol, 1983, 1(1): 2-10.

二、含蒽环类方案

1. NSABP B-15 试验

目的 比较 4 个周期多柔比星联合环磷酰胺方案联合/不联合再诱导化疗及 6 个周期环磷酰胺、甲氨蝶呤联合氟尿嘧啶辅助治疗腋窝淋巴结阳性的他莫昔芬耐药患者的疗效与安全性。

日期 1984 年 10 月至 1988 年 10 月。

设计方法

(1) AC 方案组：多柔比星 60 mg/m² ＋环磷酰胺 600 mg/m²，每 21 天为 1 个疗程，共 4 个疗程。

(2) AC-CMF 组：多柔比星 60 mg/m² ＋环磷酰胺 600 mg/m²，每 21 天为 1 个疗程，共 4 个疗程。末次 AC 化疗后休息 6 个月，给予环磷酰胺 750 mg/m² ＋甲氨蝶呤 40 mg/m² ＋氟尿嘧啶 600 mg/m²，每 28 天为 1 个疗程，共 3 个疗程。

(3) CMF 组：环磷酰胺 100 mg/m² ＋甲氨蝶呤 40 mg/m² ＋氟尿嘧啶 350 mg/m²，每 28 天为 1 个疗程，共 6 个疗程。

入组情况 共随机入组 2 318 例患者，其中符合用药条件且有随访资料者 2 194 例，AC 方案组 734 例，AC-CMF 方案组 728 例，CMF 方案组 732 例。

研究终点 DFS、DDFS、OS。

结果 随访 3 年结果发现，3 组患者的 DFS、DDFS、OS 的差异均无统计学意义（DFS：$P=0.5$；DDFS：$P=0.5$；OS：$P=0.8$）。基于此结果可以认为，AC 方案与 CMF 方案基本等效。然而，AC 方案的疗程仅 63 天，传统 CMF 方案达 154 天；CMF 方案组患者就诊次数是 AC 方案组患者的 3 倍；AC 方案组患者的剂量密度平均 4 天，而 CMF 方案组为 84 天；CMF 方案组止吐药累计给药 84 天，而 AC 方案组为 12 天；两组脱发率差异并未达到预期，AC 方案组为 92%，而 CMF 方案组的脱发率为 71%，其中 41% 患者的脱发量超过 50%。

结论 研究结果显示，4 个疗程 AC 方案辅助治疗腋窝淋巴结阳性的他莫昔芬耐药患者具有优势。

文献出处 J Clin Oncol, 1990, 8: 1483-1496.

2. CAF 方案与 CMF 方案比较的临床试验

目的 比较多柔比星联合氟尿嘧啶、环磷酰胺与甲氨蝶呤联合氟尿嘧啶、环磷酰胺辅助治疗早期可手术乳腺癌患者的有效性与安全性。

日期 1987 年 11 月至 1991 年 12 月。

设计方法

(1) CMF 方案组：环磷酰胺 600 mg/m² ＋甲氨蝶呤 60 mg/m² ＋氟尿嘧啶 600 mg/m²，每 28 天为 1 个疗程，共 6 个疗程。

(2) FAC 方案组：氟尿嘧啶 500 mg/m² ＋多柔比星 50 mg/m² ＋环磷酰胺 500 mg/m²，每 21 天为 1 个疗程，共 6 个疗程。

入组情况 共入组 985 例（T1-3N0-2M0，Ⅰ～ⅢA 期，UICC 分期）年龄 18～72 岁的早期乳腺癌患者。

研究终点 主要研究终点为 5 年 DFS，次要研究终点为 5 年 OS 及安全性。

结果 FAC 方案组与 CMF 方案组的相对剂量强度分别为计划剂量的 87% 及 85%。未调整的生存率显示倾向 FAC 方案的趋势，但差异无统计学意义（OS：$P=0.18$；DFS：$P=0.056$）。在淋巴结阴性亚组患者中，FAC 方案组的 DFS 及 OS 明显优于对照组（DFS：$P=0.041$；OS：$P=0.034$）；但在淋巴结阳性亚组中并未发现 FAC 方案的获益，可能与研究入组淋巴结阳性≥4 枚患者在 FAC 方案组的比例较高有关。经调整淋巴结阳性情况、肿瘤大小及治疗中心不同等因素后的相对复发及死亡风险在 FAC 方案组中较低（DFS：$RR=1.2$，$P=0.03$；OS：$RR=1.3$，$P=0.05$），这与淋巴结亚组所得的结论一致。两组方案的毒性相对较轻，均未发生相关死亡事件。FAC 方案组患者脱发、呕吐、黏膜炎及心脏毒性发生率较高；CMF 方案组患者结膜炎和体重增加发生率较高。

结论 在早期乳腺癌患者改善生存方面，应用 FAC 方案显著优于 CMF 方案，尤其是在淋巴结阴性患者的治疗获益势更为明显。尽管 FAC 方案的心脏毒性较 CMF 方案常见，但处于可控及可接受水平。

文献出处 Ann Oncol, 2003, 14(6): 833-42.

3. NCICC-MA5 试验

目的 比较环磷酰胺/表柔比星/氟尿嘧啶与环磷酰胺/甲氨蝶呤/氟尿嘧啶辅助治疗绝经前腋窝淋巴结阳性早期乳腺癌患者的有效性与安全性。

日期 1989 年 12 月至 1993 年 7 月。

设计方法

(1) CMF 方案组：环磷酰胺 100 mg/m² + 甲氨蝶呤 40 mg/m² + 氟尿嘧啶 600 mg/m²，每 28 天为 1 个疗程，共 6 个疗程。

(2) CEF 方案组：环磷酰胺 500 mg/m² + 表柔比星 60 mg/m² + 氟尿嘧啶 500 mg/m²，每 28 天为 1 个疗程，共 6 个疗程。

入组情况 共入组 710 例绝经前腋窝淋巴结阳性的早期乳腺癌患者，CMF 方案组 359 例，CEF 方案组 351 例。

研究终点 主要研究终点为 DFS，次要研究终点为 OS 及安全性。

结果 随访结果显示，CEF 方案组的 5 年 RFS 为 63%，CMF 方案组 5 年 RFS 为 53%（$P=0.009$）；CEF 方案组的 5 年 OS 为 77%，CMF 方案组 5 年 OS 为 70%（$P=0.03$）。CEF 方案组的 10 年 RFS 为 52%，CMF 方案组 10 年 RFS 为 45%（$HR=1.31$，分层 log-rank，$P=0.007$）。CEF 方案组的 10 年 OS 为 62%，CMF 方案组 10 年 OS 为 58%（$HR=1.18$，分层 log-rank，$P=0.085$）。与 CMF 方案组相比，CEF 方案组中有 5 例患者发生急性白血病，且充血性心力衰竭的比例略高（1.1% 对比 3%）。

结论 辅助化疗 CEF 方案与 CMF 方案相比，可显著改善腋窝淋巴结阳性早期乳腺癌患者的生存。

文献出处 J Clin Oncol, 2005, 23(22): 5166-5170.

4. EC 或 HEC 与 CMF 比较的临床试验

目的 比较高剂量表柔比星联合环磷酰胺（HEC）或中等剂量表柔比星联合环磷酰胺（EC）与传统环磷酰胺/甲氨蝶呤/氟尿嘧啶（CMF 方案）辅助治疗腋窝淋巴结阳性早期乳腺癌的疗效与安全性。

日期 1988 年 3 月至 1996 年 12 月。

设计方法

(1) CMF 组：环磷酰胺 100 mg/m² + 甲氨蝶呤 40 mg/m² + 氟尿嘧啶 600 mg/m²，每 28 天为 1 个疗程，共 6 个疗程。

(2) EC 组：表柔比星 60 mg/m² + 环磷酰胺 500 mg/m²，每 21 天为 1 个疗程，共 8 个疗程。

(3) HEC 组：表柔比星 100 mg/m² + 环磷酰胺 830 mg/m²，每 21 天为 1 个疗程，共 8 个疗程。

入组情况 共入组 777 例腋窝淋巴结阳性早期乳腺癌患者，其中 CMF 组 255 例，EC 组 267 例，HEC 组 255 例。

研究终点 主要研究终点为 HEC 组与 CMF 组的 5 年 EFS 比较，次要研究终点为 EC 组与 HEC 组的 5 年 EFS、5 年 OS 及安全性。

结果 中位随访 4 年发现，HEC 组与 CMF 组的生存并无差别（EFS：$HR=0.96$，95% CI：0.70～1.31，$P=0.80$；DEFS：$HR=0.97$，95% CI：0.70～1.34，$P=0.87$；OS：$HR=0.97$，95% CI：0.65～1.44，$P=0.87$）。HEC 组与 EC 组相比可显著改善生存（EFS：$HR=0.73$，95% CI：0.54～0.99，$P=0.04$；DEFS：$HR=0.75$，95% CI：0.55～1.02，$P=0.06$；OS：$HR=0.69$，95% CI：0.47～

1.00，$P=0.05$）。EC 组及 HEC 组分别有 1 例及 3 例充血性心力衰竭，HEC 组报道 1 例急性髓细胞淋巴瘤。

结论 研究并未显示高剂量蒽环类方案辅助治疗淋巴结阳性早期乳腺癌的疗效优于传统 CMF 方案，而蒽环类存在剂量-效应关系。

文献出处 J Clin Oncol, 2001, 19(12): 3103-3110.

5. FASG 01 试验

目的 探索环磷酰胺/表柔比星/氟尿嘧啶方案辅助治疗绝经前腋窝淋巴结阳性早期乳腺癌患者的最佳剂量强度、密度与安全性。

日期 1986 年 7 月至 1990 年 7 月。

设计方法

(1) 6FEC50 组：环磷酰胺 500 mg/m² + 表柔比星 50 mg/m² + 氟尿嘧啶 500 mg/m²，每 21 天为 1 个疗程，共 6 个疗程。

(2) 3FEC50 组：环磷酰胺 500 mg/m² + 表柔比星 50 mg/m² + 氟尿嘧啶 500 mg/m²，每 21 天为 1 个疗程，共 3 个疗程。

(3) 3FEC75 组：环磷酰胺 500 mg/m² + 表柔比星 75 mg/m² + 氟尿嘧啶 500 mg/m²，每 21 天为 1 个疗程，共 3 个疗程。

所有患者在第 3 个疗程化疗后接受胸壁放疗。

入组情况 共入组 621 例绝经前或年龄<50 岁的早期乳腺癌患者。

研究终点 本研究研究终点为 10 年 OS 及 DFS。

结果 中位随访 131 个月发现，3 组的 10 年 DFS 分别为 53.4%、42.5% 及 43.6%（$P=0.05$）。配对检验显示，6 个疗程 FEC50 组疗效显著优于 3 个疗程 FEC50 组（$P=0.02$）及 3 个疗程 FEC75 组（$P=0.05$）。3 组 10 年 OS：6 个疗程 FEC50 组为 64.3%，3 个疗程 FEC50 组为 56.6%，3 个疗程 FEC75 组为 59.7%（$P=0.25$）。6 个疗程 FEC50 组有效性优于 3 个疗程 FEC50 组（$P=0.10$）。Cox 回归分析显示，6 个疗程 FEC50 组的 OS 显著优于 3 个疗程 FEC50 组（$P=0.046$）。研究未观察到 3～4 级严重感染、急性心脏毒性或不良反应导致的死亡事件。仅有 5 例患者发生延迟性心功能减退，3 例患者发生急性髓细胞白血病。

结论 长期随访发现，6 个疗程 FEC50 方案与 3 个疗程 FEC50 或 FEC75 方案相比可显著改善绝经前腋窝淋巴结阳性早期乳腺癌患者的 DFS 及 OS。

文献出处 J Clin Oncol, 2003, 21(2): 298-305.

6. FAC 方案及 FAC-MV 方案与 TAM 方案比较的临床试验

目的 比较 FAC 方案 6 个疗程后序贯或不序贯无交叉耐药的 4 个疗程甲氨蝶呤联合长春碱 4 个疗程的疗效与安全性。

日期 1986 年至 1994 年。

设计方法 将患者根据月经情况、疾病分期、淋巴结转移情况、放疗情况及激素受体表达情况进行分层并随机。

第 1 组：患者年龄<50 岁或≥50 岁，但 ER 阴性或不详的患者随机入组以下两个方案：① FAC 组：环磷酰胺 500 mg/m² + 多柔比星 60 mg/m² + 氟尿嘧啶 500 mg/m²，每 21 天或 28 天为 1 个疗程*，共 6 个疗程。② FAC-MV 组：环磷酰胺 500 mg/m² + 多柔比星 60 mg/m² + 氟尿嘧啶 500 mg/m²，每 21 天或 28 天为 1 个疗程*，共 6 个疗程；序贯长春碱 1.7 mg/m² + 甲氨蝶呤 75 mg/m²（甲氨蝶呤使用后 24 小时用亚叶酸钙 8 mg/m²，每 6 小时口服 1 次，共 8 次），每 21 天或 28 天为 1 个疗程*，共 4 个疗程。

第 2 组：患者年龄≥50 岁，且 ER 阳性患者随机入组以下两个方案：① 他莫昔芬组：他莫昔芬 10 mg，口服，每日 2 次，共 5 年。② FAC-MV 组：方案同第 1 组的 FAC-MV 组。

注：* 根据患者骨髓恢复情况决定每疗程间期。

入组情况 共入组 791 例患者，2 例患者因Ⅳ期乳腺癌而出组，故符合研究条件的为 789 例Ⅱ期或可手术的Ⅲ期或具有高危因素的Ⅰ期乳腺癌患者。

研究终点 DFS 及 OS。

结果 中位随访 10 年结果显示，第 1 组接受两种不同化疗方案患者的 DFS 和 OS 的差异均无统计学意义。FAC 组及 FAC-MV 组患者 5 年 DFS 分别为 0.70 及 0.76（$P=0.26$）。两组 OS 的差异无统计学意义，分别为 0.84 及 0.83。FAC-MV 组中 ER 阳性患者的 DFS 也没有明显改善。在第 2 组患者中，他莫昔芬与 FAC-MV 化疗相比，可延长患者 DFS，但差异无统计学意义（0.78 对比 0.66，$P=0.28$）；他莫昔芬也可延长患者 OS，但差异无统计学意义（0.85 对比 0.74，$P=0.86$）。

结论 经过长期随访发现，6 个疗程 FAC 方案后序贯 4 个疗程 MV 方案并不能改善乳腺癌患者的生存。

文献出处 Cancer,2003,97(11):2716-2723.

7. NSABP B-22 试验

目的 比较多柔比星联合剂量密集型环磷酰胺方案维持或增加环磷酰胺总剂量辅助治疗腋窝淋巴结阳性早期乳腺癌患者的疗效及安全性。

日期 1989 年 7 月至 1991 年 5 月。

设计方法

(1) 对照组(AC)：环磷酰胺 600 mg/m² + 多柔比星 60 mg/m²，每 21 天为 1 个疗程，共 4 个疗程。

(2) 强化型 AC 组：环磷酰胺 1 200 mg/m²，每 21 天为 1 个疗程，共 2 个疗程 + 多柔比星 60 mg/m²，每 21 天为 1 个疗程，共 4 个疗程（其中环磷酰胺总剂量不变）。

(3) 强化密集型 AC 组：环磷酰胺 1 200 mg/m² + 多柔比星 60 mg/m²，每 21 天为 1 个疗程，共 4 个疗程（其中环磷酰胺总剂量为对照组的 2 倍）。

入组情况 共入组 2 305 例腋窝淋巴结阳性早期乳腺癌患者。

研究终点 DFS 及 OS。

结果 中位随访 5 年结果显示，各方案组的 DFS 及 OS 均无明显差别（DFS：$P=0.30$；OS：$P=0.95$）。5 年 DFS：AC 组为 62%，强化 AC 组为 60%（$P=0.43$），强化密集型 AC 组为 64%（$P=0.59$）。5 年 OS：AC 组为 78%，强化 AC 组为 77%（$P=0.86$），强化密集型 AC 组为 77%（$P=0.82$）。强化 AC 组及强化密集型 AC 组中的 4 级不良反应比例明显高于 AC 组。因此，环磷酰胺各疗程剂量密度与剂量强度的改变无法转化为生存获益。

结论 环磷酰胺各疗程剂量密度与剂量强度的改变无法显著改善 DFS 或 OS。因此，强化密集型环磷酰胺不适用于早期乳腺癌的辅助 AC 方案。

文献出处 J Clin Oncol,1997,15(5):1858-1869.

8. CALGB 8541 试验

目的 剂量及周期密集型化疗方案辅助治疗腋窝淋巴结阳性Ⅱ期乳腺癌患者的疗效与安全性。

日期 1985 年 1 月开始入组。

设计方法

第 1 组：环磷酰胺 600 mg/m² + 多柔比星 60 mg/m² + 氟尿嘧啶 600 mg/m²，每 28 天为 1 个疗程，共 4 个疗程。

第 2 组：环磷酰胺 400 mg/m² + 多柔比星 40 mg/m² + 氟尿嘧啶 400 mg/m²，每 28 天为 1 个疗程，共 6 个疗程。

第 3 组：环磷酰胺 300 mg/m² + 多柔比星 30 mg/m² + 氟尿嘧啶 300 mg/m²，每 28 天为 1 个疗程，共 4 个疗程。

入组情况 共入组 1 572 例腋窝淋巴结阳性Ⅱ期乳腺癌患者，其中第 1 组 513 例，第 2 组 507 例，第 3 组 509 例。

研究终点 主要研究终点为第 1 组与第 3 组的 DFS 比较，次要研究终点为 OS 与安全性。

结果 中位随访 3.4 年发现，与接受低剂量强度化疗组患者相比，接受中、高剂量强度化疗患者的 DFS 及 OS 均显著延长（DFS：$P<0.001$；OS：$P=0.004$）。然而，中剂量强度组与高剂量强度组之间生存的差异无统计学意义。结果提示，疗效可能与剂量应答效应或剂量强度的阈值有关。

结论 辅助化疗应保持一定剂量强度以期达到更好的疗效，不应随意降低用药剂量强度。

文献出处 N Engl J Med,1994,330(18):1253-1259.

三、含紫杉类方案

1. PACS01 试验

目的 比较 6 个周期氟尿嘧啶/表柔比星/环磷酰胺（FEC）方案与 3 个周期 FEC 方案序贯 3 个周期多西他赛方案（FEC-D）辅助治疗腋窝淋巴结阳性早期乳腺癌的疗效与安全性。

日期 1997 年 6 月至 2000 年 3 月。

设计方法

(1) FEC 组：氟尿嘧啶 500 mg/m² + 表柔比星 100 mg/m² + 环磷酰胺 500 mg/m²，每 21 天为 1 个疗程，共 6 个疗程。

(2) FEC-D 组：氟尿嘧啶 500 mg/m² + 表柔比星 100 mg/m² + 环磷酰胺 500 mg/m²，每 21 天为 1 个疗程，共 3 个疗程；序贯多西他赛 100 mg/m²，每 21 天为 1 个疗程，共 3 个疗程。

入组情况 共入组 1 999 例 18~64 岁可手术的早期乳腺癌患者，其中 FEC 组 996 例，FEC-D 组 1 003 例。

研究终点 主要研究终点为 DFS，次要研究重点为 OS 与安全性。

结果 中位随访 60 个月结果显示，FEC 组和 FEC-D 组的 5 年 DFS 分别为 73.2% 和 78.4%（未调整 $P=0.011$，调整 $P=0.012$）。多因素分析显示，FEC-D 组降低复发风险达 18%（$HR=0.82$，$95\%\ CI$：$0.69\sim0.99$，$P=0.034$）。FEC 组和

FEC-D组的5年OS分别为86.7%和90.7%(未调整$P=0.014$,调整$P=0.017$),FEC-D组降低相对死亡风险达27%($HR=0.73$, 95% CI:0.56~0.94, $P=0.017$)。3~4级中性粒细胞减少(20.2%对比10.9%),需骨髓集落刺激因子支持(27.0%对比22.2%)及恶心呕吐(20.5%对比11.2%)发生率均在FEC方案组中较高。FEC-D组的第4个疗程粒细胞缺乏性发热(11.2%对比8.4%)、口腔炎(4.0%对比2.3%)、水肿(4.8%对比0.3%)及指甲改变(10.3%对比1.0%)发生率较FEC组高。FEC-D组的心脏相关事件发生率更低(1.3%对比0.4%,$P=0.03$),可能与蒽环类累积剂量较低有关。

结论 3个周期FEC方案序贯3个周期多西他赛显著改善腋窝淋巴结阳性早期乳腺癌患者的DFS及OS,药物安全性良好。

文献出处 J Clin Oncol, 2006, 24(36):5664-5671.

2. NSABP B-28试验

目的 比较4个周期多柔比星/环磷酰胺序贯4个周期紫杉醇与4个周期多柔比星/环磷酰胺术后辅助治疗腋窝淋巴结阳性早期乳腺癌患者的有效性与安全性。

日期 1995年8月至1998年5月。

设计方法

(1) 对照(AC方案)组:多柔比星60 mg/m² + 环磷酰胺600 mg/m²,每21天为1个疗程,共4个疗程。

(2) 试验(AC→P方案)组:多柔比星60 mg/m² + 环磷酰胺600 mg/m²,每21天为1个疗程,共4个疗程;序贯紫杉醇225 mg/m²,每21天为1个疗程,共4个疗程(每个疗程紫杉醇静脉注射前12小时及6小时口服地塞米松20 mg;静脉注射前1小时,苯海拉明50 mg静脉注射及西咪替丁300 mg或雷尼替丁50 mg静脉注射)。

入组情况 共入组3 060例患者,其中AC组1 529例,AC-P组1 531例。

研究终点 主要研究终点为DFS及OS。

结果 AC→P方案组的DFS风险降低17%($RR=0.83$, 95% CI:0.72~0.95,$P=0.006$)。AC方案组及AC→P方案组5年DFS分别为72%±2%及76%±2%。AC→P方案组存在OS改善趋势,但差异无统计学意义($RR=0.93$, 95% CI:0.78~1.12,$P=0.46$),两组5年OS均为85%±2%。亚组分析显示,AC→P组患者中,无论激素受体表达情况或是否辅助使用他莫昔芬,DFS差异均无统计学意义(DFS:$P=0.30$,$P=0.44$)。AC→P方案组的3~4级不良反应事件主要有感觉神经病变(15%)、运动神经病变(7%)、关节肌肉酸痛(12%)等。

结论 AC方案后序贯使用3周紫杉醇可显著改善DFS,但未显著延长OS。其药物耐受情况良好。激素受体表达情况及是否使用他莫昔芬并不显著影响紫杉醇疗效。

文献出处 J Clin Oncol, 2005, 23(16):3686-3696.

3. E1199试验

目的 比较多柔比星联合环磷酰胺序贯紫杉醇或多西他赛3周方案或每周方案辅助治疗淋巴结阳性或高危淋巴结阴性乳腺癌的有效性与安全性。

日期 1999年10月至2002年1月。

设计方法 该随机、Ⅲ期、开放的国际多中心临床试验将已接受4个疗程AC方案化疗(多柔比星60 mg/m² + 环磷酰胺600 mg/m²,每3周为1个疗程,共4个疗程)的患者按1∶1∶1∶1随机分为以下4个治疗组。

(1) 紫杉醇3周方案组:紫杉醇175 mg/m²,每3周为1个疗程,共4个疗程。

(2) 多西他赛3周方案组:多西紫杉醇100 mg/m²,每3周为1个疗程,共4个疗程。

(3) 紫杉醇单周方案组:紫杉醇80 mg/m²,每周为1个疗程,共12个疗程。

(4) 多西他赛单周方案组:多西他赛35 mg/m²,每周为1个疗程,共12个疗程。

入组情况 共入组4 950例腋窝淋巴结阳性或有高危因素的腋窝淋巴结阴性早期乳腺癌患者。紫杉醇3周方案组1 253例,紫杉醇单周方案组1 231例,多西他赛3周方案组1 236例,多西他赛单周方案组1 230例。

研究终点 主要研究终点为DFS(紫杉醇对比多西他赛;3周方案对比单周方案),次要研究重点为OS与安全性。

结果 与使用紫杉醇标准3周方案相比,紫杉醇单周方案组DFS的$HR=1.27$(95%CI:1.07~1.51,$P=0.006$),多西他赛3周方案组的$HR=1.23$(95%CI:1.04~1.46,$P=0.02$),多西他赛单周方案组的$HR=1.09$(95% CI:0.93~1.29,$P=0.29$)。紫杉醇单周方案组的OS明显改善($HR=1.32$, 95% CI:1.06~1.63,$P=0.01$)。在紫杉醇

单周方案组患者的亚组分析中,当 HER-2 表达阴性时(无论激素受体表达状态),DFS 和 OS 均得到明显改善($P<0.05$)。与紫杉醇 3 周方案组相比,2~4 级神经病变在紫杉醇单周方案组中发生率更高(27%对比 20%)。中性粒细胞减少(47%)、粒细胞缺乏性发热(16%)、感染(13%)均在多西他赛 3 周方案组中发生率更高。

12.1 年随访结果更新显示,与紫杉醇 3 周方案组相比,紫杉醇单周方案组(DFS:$HR=0.84$,$P=0.011$;OS:$HR=0.87$,$P=0.09$)和多西他赛 3 周方案组(DFS:$HR=0.79$,$P=0.001$;OS:$HR=0.86$,$P=0.054$)都有 DFS 显著提高和 OS 改善的趋势。紫杉醇单周方案组显著改善三阴性乳腺癌的 DFS($HR=0.69$,$P=0.010$)和 OS($HR=0.69$,$P=0.019$)。HR 阳性/HER-2 阴性亚组未获得生存获益,但黑种人及肥胖与复发和死亡高风险相关。

结论

(1) 与 AC 序贯紫杉醇相比,AC 序贯多西他赛没有提高 DFS。

(2) 与 AC 序贯紫杉醇 3 周方案相比,AC 序贯紫杉醇每周方案和 AC 序贯多西他赛 3 周方案可改善 DFS。

(3) 与 AC 序贯紫杉醇 3 周方案相比,AC 序贯紫杉醇每周方案可改善 OS。

(4) AC 序贯多西他赛 3 周方案组严重中性粒细胞减少、粒细胞缺乏性发热及感染的发生率更高;AC 序贯紫杉醇每周方案组神经毒性的发生率较高。

(5) 与 AC 序贯紫杉醇 3 周方案相比,AC 序贯紫杉醇每周方案可改善三阴性乳腺癌的 DFS 和 OS。

(6) HR 阳性/HER-2 阴性亚组未获得生存获益。

文献出处 N Engl J Med,2008,358(16):1663-1671. J Clin Oncol,2015,33(21):2353-2360.

4. CALGB 9344 试验

目的 比较不同剂量的多柔比星联合环磷酰胺(AC)联合或不联合紫杉醇(P)术后辅助治疗腋窝淋巴结阳性早期乳腺癌患者的有效性与安全性。

日期 1994 年 5 月至 1999 年 4 月。

设计方法 患者被随机分配至以下 3 个组(AC 方案)。

(1) 低剂量组:环磷酰胺 600 mg/m^2 + 多柔比星 60 mg/m^2,每 3 周为 1 个疗程,共 4 个疗程。

(2) 中剂量组:环磷酰胺 600 mg/m^2 + 多柔比星 75 mg/m^2,每 3 周为 1 个疗程,共 4 个疗程。

(3) 高剂量组:环磷酰胺 600 mg/m^2 + 多柔比星 90 mg/m^2,每 3 周为 1 个疗程,共 4 个疗程。

AC 方案 4 个疗程后随机分入以下 2 个组。

(1) 序贯组:序贯紫杉醇 175 mg/m^2,每 3 周为 1 个疗程,共 4 个疗程。

(2) 对照组:无后续辅助化疗。

入组情况 共入组 3 121 例患者。其中低剂量组 1 048 例,中剂量组 1 040 例,高剂量组 1 033 例;序贯组 1 551 例,对照组 1 570 例。

研究终点 主要研究终点为 DFS,次要研究终点为 OS 与安全性。

结果 中位随访 69 个月的结果发现,多柔比星低、中、高剂量组的 5 年 DFS 分别为 69%、66%、67%($P>0.05$)。序贯紫杉醇组的复发风险降低 17%(调整 Wald 卡方检验 $P=0.0023$;调整 Wilcoxon 检验 $P=0.0011$),且死亡风险降低 18%(调整 $P=0.0064$;未调整 $P=0.0098$)。对照组及序贯紫杉醇组的 5 年 DFS 分别是 65%±1% 对比 70%±1% 及 77%±1% 对比 80%±1%。此外,在激素受体阴性亚组中,序贯紫杉醇组的复发 $HR=0.72$(95% CI:0.59~0.86),而在激素受体阳性且接受他莫昔芬治疗的亚组中 $HR=0.91$(95% CI:0.78~1.07)。使用多柔比星及序贯紫杉醇期间的 4 级中性粒细胞降低比例分别 62% 及 16%,使用多柔比星最常见的非血液学毒性为恶心(32%)和呕吐(27%),序贯紫杉醇组最常见的非血液学毒性是感觉异常(15%)及过敏反应(6%)。

结论 标准 AC 方案后序贯 4 个疗程紫杉醇可显著改善早期乳腺癌患者的 DFS 及 OS。

文献出处 J Clin Oncol,2003,21(6):976-983.

5. BCIRG 001 试验

目的 比较多西他赛联合多柔比星和环磷酰胺(TAC)或氟尿嘧啶联合多柔比星和环磷酰胺(FAC)辅助治疗腋窝淋巴结阳性早期乳腺癌的疗效与安全性。

日期 1997 年 6 月至 1999 年 6 月。

设计方法

(1) TAC 组:多西他赛 75 mg/m^2 + 多柔比星 50 mg/m^2 + 环磷酰胺 500 mg/m^2,每 21 天为 1 个疗程。

(2) FAC 组:氟尿嘧啶 500 mg/m^2 + 多柔比星 50 mg/m^2 + 环磷酰胺 500 mg/m^2,每 21 天为 1

个疗程。

入组情况 共入组 1 491 例腋窝淋巴结阳性的早期乳腺癌患者并纳入有效性分析,1 480 例患者纳入安全性研究(TAC 组 744 例对比 FAC 组 736 例)。

研究终点 主要研究终点为 DFS,次要研究终点为 OS、安全性及生活质量。

结果 中位随访 55 个月的结果显示,TAC 组及 FAC 组的 5 年 DFS 分别为 75% 及 68%,TAC 组较 FAC 组降低了 28% 的复发风险($HR=0.72$, 95% CI:$0.59\sim 0.88$,$P=0.001$)。TAC 组及 FAC 组的 5 年 OS 分别为 87% 及 81%,TAC 组较 FAC 组降低了 30% 的死亡风险($HR=0.70$,95% CI:$0.53\sim 0.91$,$P=0.008$)。3~4 级中性粒细胞减少在 TAC 组达 65.5%,在 FAC 组为 49.3%($P<0.001$),而粒细胞缺乏性发热分别为 TAC 组 24.7% 及 FAC 组 2.5%($P<0.001$)。3~4 度感染在 TAC 组发生率相对更高(3.9% 对比 2.2%,$P=0.05$),但治疗期间无感染相关死亡发生。充血性心力衰竭和急性淋巴细胞白血病在两组中的发生率 <2%。两组患者的生活质量评分在化疗期间下降,但在治疗结束后恢复基线水平。

结论 与 FAC 方案相比,术后辅助化疗 TAC 方案显著改善腋窝淋巴结转移早期乳腺癌的 DFS 及 OS。

文献出处 N Engl J Med,2005,352(22):2302-2313.

6. GEICAM 9906 研究

目的 比较氟尿嘧啶/表柔比星/环磷酰胺序贯或不序贯紫杉醇辅助治疗腋窝淋巴结阳性早期乳腺癌患者的疗效与安全性。

日期 1999 年 11 月 1 日至 2002 年 6 月 30 日。

设计方法

(1) FEC 组:氟尿嘧啶 600 mg/m² + 表柔比星 90 mg/m² + 环磷酰胺 600 mg/m²,每 21 天为 1 个疗程,共 6 个疗程。

(2) FEC→P 组:氟尿嘧啶 600 mg/m² + 表柔比星 90 mg/m² + 环磷酰胺 600 mg/m²,每 21 天为 1 个疗程,共 4 个疗程,后休息 21 天;序贯紫杉醇 100 mg/m²,每 7 天为 1 个疗程,共 8 个疗程。

入组情况 随机入组 1 246 例早期腋窝淋巴结阳性乳腺癌患者,FEC 方案组 632 例,FEC→P 方案组 614 例。

研究终点 主要研究终点为 5 年 DFS,次要研究终点为 OS、预后的临床因素及分子病理学标记。

结果 入组 1 246 例患者,FEC→P 方案组的 5 年 DFS 为 78.5%,FEC 方案组为 72.1%(95% CI:$1.6\%\sim 11.2\%$,$P=0.006$)。FEC→P 组与 FEC 组相比,复发风险降低 23%(FEC→P 组对比 FEC 组为 146 例对比 193 例,$HR=0.77$,95% CI:$0.62\sim 0.95$,$P=0.022$),死亡风险降低 22%(FEC→P 组对比 FEC 组为 73 例对比 95 例,$HR=0.78$,95% CI:$0.57\sim 1.06$,$P=0.11$)。分析 928 例患者的组织样本后发现,化疗方案($P=0.017$)、淋巴结转移数目($P<0.001$)、肿瘤大小($P=0.020$)、激素受体状态($P=0.004$)及 HER-2 状态($P=0.006$)是 DFS 的预测因素。研究尚未证实 HER-2 或激素受体状态与紫杉醇疗效相关。

结论 FEC-P 方案治疗早期腋窝淋巴结阳性乳腺癌患者可降低疾病复发风险。

文献出处 J Natl Cancer Inst,2008,100(11):805-814.

7. MA 21 试验

目的 比较环磷酰胺/表柔比星/氟尿嘧啶(CEF)方案、剂量密集型表柔比星/环磷酰胺序贯紫杉醇(EC→P)方案及多柔比星/环磷酰胺序贯紫杉醇(AC→P)方案应用于腋窝淋巴结阳性或高危腋窝淋巴结阴性早期乳腺癌的疗效及安全性,检验 EC→P 方案是否优于 AC→P 方案。

日期 2000 年 12 月至 2005 年 5 月。

设计方法

(1) CEF 方案组:环磷酰胺 75 mg/m² + 表柔比星 60 mg/m² + 氟尿嘧啶 500 mg/m²,每 28 天为 1 个疗程,共 6 个疗程。

(2) EC→P 方案组:表柔比星 120 mg/m² + 环磷酰胺 830 mg/m²,每 21 天为 1 个疗程,共 4 个疗程;序贯紫杉醇 175 mg/m²,每 21 天为 1 个疗程,共 4 个疗程。

(3) AC→P 方案组:多柔比星 60 mg/m² + 环磷酰胺 600 mg/m²,每 21 天为 1 个疗程,共 4 个疗程;序贯紫杉醇 175 mg/m²,每 21 天为 1 个疗程,共 4 个疗程。

入组情况 共入组 2 104 例患者,CEF 方案组 701 例,EC-P 方案组 701 例,AC-P 方案组 702。

研究终点 主要研究终点为 RFS,次要研究终点为 OS、常见不良反应及生活质量评分。

结果 中位随访时间 30.4 个月,AC→P 对比 CEF:$HR=1.49$(95% CI:$1.12\sim 1.99$,$P=0.005$);AC→P 对比 EC→P:$HR=1.68$(95% CI:

1.25～2.27，$P=0.0006$）；EC→P 对比 CEF：$HR=0.89（95\% CI：0.64～1.22，P=0.46）$。3 个组的 3 年 RFS 分别为 90.1%、89.5% 及 85.0%。CEF 方案组粒细胞缺乏性发热发生率较 EC→P 方案组及 AC→P 方案组更高（22.3% 对比 16.4% 对比 4.8%），而神经病变发生率较后两组低（周围神经病变 0.3% 对比 6.0% 对比 5.5%；运动神经病变 0.3% 对比 1.5% 对比 0.3%）。

结论 3 周 AC→P 方案对 RFS 的改善显著优于 CEF 及 EC→P 方案，而 CEF 方案与 EC→P 方案的差异并不明显。

文献出处 J Clin Oncol，2010，28(1)：77-82.

8. US Oncology 9735 试验

目的 比较 4 个周期多柔比星/环磷酰胺（AC）方案与 4 个周期多西他赛/环磷酰胺（TC）方案辅助治疗早期乳腺癌的疗效与安全性。

日期 1997 年 7 月 1 日至 2000 年 1 月。

设计方法

（1）AC 方案组：多柔比星 60 mg/m^2 + 环磷酰胺 600 mg/m^2，每 21 天为 1 个疗程，共 4 个疗程。

（2）TC 方案组：多西他赛 75 mg/m^2 + 环磷酰胺 600 mg/m^2，每 21 天为 1 个疗程，共 4 个疗程。

入组情况 共入组 1 016 例患者，AC 方案组 510 例，TC 方案组 506 例。

研究终点 主要研究终点为 DFS 及 OS，次要研究终点为评估年龄、治疗手段、HER-2 状态、ER/PR 状态等对 DFS 的影响。

结果 入组患者根据年龄＜65 岁及≥65 岁被分为两组。＜65 岁组的中位年龄为 50(27～64)岁，≥65 岁组的中位年龄为 69(65～77)岁。两组基线特征基本均衡，≥65 岁组的淋巴结转移比例稍高，但差异无统计学意义。中位随访 7 年发现，与 AC 方案比较，TC 方案明显改善患者的 DFS（81% 对比 75%，$P=0.033$，$HR=0.74$，$95\% CI：0.56～0.98$）及 OS（87% 对比 82%，$P=0.032$，$HR=0.69$，$95\% CI：0.50～0.97$），而 ER/PR 及 HER-2 表达情况对两组方案的生存没有显著影响。多因素分析显示，TC 方案与 AC 方案相比能降低复发转移及死亡风险（DFS：$HR=0.75$，$95\% CI：0.57～0.99$；OS：$HR=0.70$，$95\% CI：0.50～0.98$）。≥65 岁组中，TC 方案组的粒细胞缺乏性发热比例更高（8% 对比 4%），而 AC 方案组的贫血比例更高（5% 对比＜1%）。

结论 长期随访发现，4 个周期 TC 方案与 4 个周期 AC 方案比较，能改善早期乳腺癌患者的 DFS 及 OS，且在年轻及老年患者中耐受性良好。

文献出处 J Clin Oncol，2009，27(8)：1177-1183.

9. E2197 试验

目的 比较多柔比星联合环磷酰胺（AC）方案与多柔比星联合多西他赛（AT）方案辅助治疗可手术乳腺癌的疗效与安全性。

日期 1998 年 7 月至 2000 年 1 月。

设计方法

（1）AC 组：多柔比星 60 mg/m^2 + 环磷酰胺 600 mg/m^2，每 3 周为 1 个疗程，共 4 个疗程。

（2）AT 组：多柔比星 60 mg/m^2 + 多西他赛 60 mg/m^2，每 3 周为 1 个疗程，共 4 个疗程。

入组情况 共入组 2 882 例腋窝淋巴结转移 1～3 枚或腋窝淋巴结阴性但肿块直径＞1 cm 的早期乳腺癌患者，其中 AC 组及 AT 组各 1 441 例。

研究终点 主要研究终点为 DFS，次要研究终点为 OS。

结果 中位随访 79.5 个月的结果显示，AC 组与 AT 组的 5 年 DFS 及 5 年 OS 均差异无显著性（DFS：85% 对比 85%；OS：91% 对比 92%）。AC 组比 AT 组 DFS 的 $HR=1.02（95\% CI：0.86～1.22，P=0.78）$，OS 的 $HR=1.06（95\% CI：0.85～1.31，P=0.62）$。基于 ER/PR 表达情况的亚组分析显示，ER 或 PR 表达阴性患者的 AT 方案具有改善 DFS 的趋势（ER 阴性 PR 阳性：$HR=1.24$，$95\% CI：0.95～1.62$；ER 阳性 PR 阴性：$HR=1.89$，$95\% CI：1.15～3.11$）。AT 组的 3 级粒细胞缺乏性发热或感染的比例与 AC 组更高（26% 对比 10%，$P=0.05$）。

结论 AT 方案并不能改善早期乳腺癌患者的生存，且不良反应发生率更高。

文献出处 J Clin Oncol，2008，26(25)：4092-4099.

10. TACT 试验

目的 探索蒽环类化疗方案后序贯多西他赛是否可改善早期乳腺癌患者的生存。

日期 2001 年 2 月至 2003 年 7 月。

设计方法

（1）对照组（FEC 或 E→CMF）组：氟尿嘧啶 600 mg/m^2 + 表柔比星 60 mg/m^2 + 环磷酰胺 600 mg/m^2，每 21 天为 1 个疗程，共 8 个疗程。或表柔比星 100 mg/m^2，每 21 天为 1 个疗程，共 4 个疗程，

后序贯 CMF 方案 4 个疗程:氟尿嘧啶 600 mg/m² + 甲氨蝶呤 40 mg/m² + 环磷酰胺 600 mg/m²,每 28 天为 1 个疗程。

(2) 试验组(FEC→T)组:氟尿嘧啶 600 mg/m² + 表柔比星 60 mg/m² + 环磷酰胺 600 mg/m²,每 21 天为 1 个疗程,共 4 个疗程。序贯多西他赛 100 mg/m²,每 3 周为 1 个疗程,共 4 个疗程。

入组情况 共入组 4 162 例年龄>18 岁腋窝淋巴结阳性或具有高危因素的腋窝淋巴结阴性早期乳腺癌患者,对照组 2 073 例,试验组 2 089 例。

研究终点 主要研究终点为 DFS,次要研究终点为无转移生存期(MFS)、OS 及药物耐受性。

结果 中位随访 62 个月结果显示,试验组及对照组的 DFS 分别为 517/2 073 例及 539/2 089 例($HR=0.95$, $95\% CI$: $0.85\sim1.08$, $P=0.44$)。试验组及对照组的 5 年 DFS 分别为 75.6%($95\% CI$: $73.7\sim77.5$)及 74.3%($95\% CI$: $72.3\sim76.2$)。试验组 3~4 级不良反应发生率显著高于对照组($P<0.0001$)。最多见为中性粒细胞降低(937 例对比 797 例)、白细胞降低(507 例对比 362 例)及嗜睡(456 例对比 272 例)。

结论 在含蒽环类标准方案治疗后序贯多西他赛未改善早期乳腺癌患者的生存。

文献出处 Lancet, 2009, 373(9676): 1681-1692.

11. NSABP B-30 试验

目的 比较含蒽环类及紫杉类的化疗方案是否能改善腋窝淋巴结阳性早期乳腺癌患者的 DFS 及 OS,比较两药联合或序贯方案的有效性。

日期 1999 年至 2004 年。

设计方法

(1) AC→T 组:多柔比星 60 mg/m² + 环磷酰胺 600 mg/m²,每 3 周为 1 个疗程,共 4 个疗程;序贯多西他赛 100 mg/m²,每 3 周为 1 个疗程,共 4 个疗程。

(2) AT 组:多柔比星 60 mg/m² + 多西他赛 60 mg/m²,每 3 周为 1 个疗程,共 4 个疗程。

(3) TAC 组:多柔比星 60 mg/m² + 环磷酰胺 600 mg/m² + 多西他赛 60 mg/m²,每 3 周为 1 个疗程,共 4 个疗程。

入组情况 共入组 5 351 例腋窝淋巴结阳性早期乳腺癌患者。

研究终点 主要研究终点为 OS,次要研究终点为 DFS、有效性、安全性、生活质量,以及导致闭经的差异。

结果 中位随访 73 个月结果显示,AC→T 组的 OS 与 AT 组或 TAC 组相比均得到明显改善,AC→T 组的 8 年 OS 为 83%,AT 组为 79%($HR=0.83$, $P=0.03$),TAC 组为 79%($HR=0.86$, $P=0.09$)。AC→T 组的 DFS 与 AT 组或 TAC 组相比也有显著改善,AC→T 组为 74%,AT 组为 69%($HR=0.80$, $P=0.001$),TAC 组为 69%($HR=0.83$, $P=0.01$)。TAC 组与 AT 组相比并未显示生存优势($HR=0.96$, $95\% CI$: $0.82\sim1.14$)。闭经 6 个月以上患者的 OS($RR=0.76$, $P=0.04$)和 DFS($RR=0.70$, $P<0.001$)均有明显改善,而此结果独立于治疗方案、年龄及 ER 表达状态。

结论 AC→T 方案与 AT 或 TAC 方案相比能显著延长腋窝淋巴结阳性早期乳腺癌患者的 DFS,与 AT 方案相比能显著延长 OS。闭经与生存改善存在显著相关性,与治疗方案、年龄及 ER 表达状态无关。

文献出处 N Engl J Med, 2010, 362(22): 2053-2065.

12. BCIRG 005/TAX 301 试验

目的 比较多柔比星 + 环磷酰胺序贯多西他赛(AC→T)方案或联合多西他赛(TAC)方案辅助治疗 HER-2 阴性腋窝淋巴结阳性早期乳腺癌患者的疗效与安全性。

日期 2000 年 8 月至 2003 年 2 月。

设计方法

(1) AC→T 组:多柔比星 60 mg/m² + 环磷酰胺 600 mg/m²,每 3 周为 1 个疗程,共 4 个疗程;序贯多西他赛 100 mg/m²,每 3 周为 1 个疗程,共 4 个疗程。

(2) TAC 组:多柔比星 50 mg/m² + 环磷酰胺 500 mg/m² + 多西他赛 75 mg/m²,每 3 周为 1 个疗程,共 4 个疗程。

入组情况 共入组 3 298 例腋窝淋巴结阳性、HER-2 阴性的早期乳腺癌患者,其中 AC→T 组 1 649 例,TAC 组 1 649 例。

研究终点 主要研究终点为 DFS,次要研究终点为 OS、安全性、生活质量、社会经济学分析、分子病理学标记。

结果 中位随访 65 个月结果显示,TAC 组及 AC→T 组的 5 年 DFS 为 79%($P=0.98$, $HR=1.0$, $95\% CI$: $0.86\sim1.16$),5 年 OS 分别为 88% 及 89%($P=0.37$, $HR=0.91$, $95\% CI$: $0.75\sim1.11$)。TAC 组的粒细胞缺乏性发热及血小板减少

比例更高,而 AC→T 组的感觉神经病变、指甲改变及肌痛比例更高。两组中性粒细胞降低相关感染比例相似。

结论 多柔比星及环磷酰胺联合或序贯多西他赛的疗效相似,但不良反应有所不同。

文献出处 J Clin Oncol,2011,29(29):3877-3884.

13. CALGB 9741 试验

目的 比较剂量密集型/常规剂量与序贯/同期化疗方案术后辅助治疗腋窝淋巴结阳性早期乳腺癌的疗效与安全性。

日期 1997 年 9 月至 1999 年 3 月。

设计方法

(1) 方案一(A→T→C):多柔比星 60 mg/m^2,每 3 周为 1 个疗程,共 4 个疗程;序贯紫杉醇 175 mg/m^2,每 3 周为 1 个疗程,共 4 个疗程;序贯环磷酰胺 600 mg/m^2,每 3 周为 1 个疗程,共 4 个疗程。

(2) 方案二(剂量密集型 A→T→C):多柔比星 60 mg/m^2,每 2 周为 1 个疗程,共 4 个疗程;序贯紫杉醇 175 mg/m^2,每 2 周为 1 个疗程,共 4 个疗程;序贯环磷酰胺 600 mg/m^2,每 2 周为 1 个疗程,共 4 个疗程。同期使用骨髓细胞集落刺激因子 5 μg/m^2,每疗程第 3~10 天,皮下注射,共 7 次,总量可达 300 μg 或 480 μg。

(3) 方案三(AC→T):多柔比星 60 mg/m^2+环磷酰胺 600 mg/m^2,每 3 周为 1 个疗程,共 4 个疗程;序贯紫杉醇 175 mg/m^2,每 3 周为 1 个疗程,共 4 个疗程。

(4) 方案四(剂量密集型 AC→T):多柔比星 60 mg/m^2+环磷酰胺 600 mg/m^2,每 2 周为 1 个疗程,共 4 个疗程;序贯紫杉醇 175 mg/m^2,每 2 周为 1 个疗程,共 4 个疗程。骨髓细胞集落刺激因子 5 μg/m^2,每疗程第 3~10 天,皮下注射,共 7 次,总量可达 300 μg 或 480 μg。

入组情况 共入组 2 005 例女性患者,其中方案一 484 例,方案二 493 例,方案三 501 例,方案四 495 例。

研究终点 主要研究终点为 DFS,次要研究终点为 OS 与安全性。

结果 中位随访 36 个月发现,315 例患者发生复发或死亡,而预期为 515 例。剂量强度的增加显著改善了主要研究终点 DFS($RR=0.74$, $P=0.010$)及 OS($RR=0.69$, $P=0.013$)。剂量密集型方案组的 4 年 DFS 为 82%,而常规剂量组为 75%。序贯或同期使用紫杉醇的 DFS 及 OS 的差异无统计学意义。疗程间隔时间与紫杉醇使用顺序并无显著相关性。在接受剂量密集型方案的患者中,4 级中性粒细胞缺乏的比例较常规剂量组高(33% 对比 6%)。

结论 剂量强度的增加显著改善腋窝淋巴结阳性早期乳腺癌患者的预后,但不良反应比例较高。序贯使用紫杉醇的疗效与联合使用相似。

文献出处 J Clin Oncol,2003,21(8):1431-1439.

14. GEICAM 9805 试验

目的 比较 TAC 方案和 FAC 方案辅助治疗早期高危、淋巴结阴性乳腺癌的疗效与安全性。

日期 1999 年 6 月至 2003 年 3 月。

设计方法 入组患者以 1:1 的比例随机分入以下两组。

(1) TAC 方案组:多西他赛 75 mg/m^2+多柔比星 50 mg/m^2+环磷酰胺 500 mg/m^2,每 21 天为 1 个疗程,共 6 个疗程;入组 230 例受试者允许使用 G-CSF 预防不良反应。

(2) FAC 方案组:氟尿嘧啶 500 mg/m^2+多柔比星 50 mg/m^2+环磷酰胺 500 mg/m^2,每 21 天为 1 个疗程,共 6 个疗程。

入组情况 共入组 1 060 例高危、淋巴结阴性早期乳腺癌患者,其中 TAC 方案组 539 例,FAC 方案组 521 例。

研究终点 主要研究终点为 DFS,次要研究终点为 OS、安全性及生存质量。

结果 中位随访 77 个月结果显示,共有 161 例复发、新发肿瘤或非肿瘤死亡事件(TAC 组 66 例,FAC 组 95 例),无事件发生率 TAC 组(87.8%)较 FAC 组(81.8%)降低 32% 的复发风险($HR=0.68$, 95% CI:0.49~0.93, $P<0.01$),其获益在激素受体、绝经状态及高危因素各亚组中均有体现。估计的 5 年 DFS:TAC 组 90.1%,FAC 组 85.3%($HR=0.67$, $P=0.03$);OS:TAC 组 95.2%,FAC 组 93.5%($HR=0.76$, 95% CI:0.45~1.26)。3~4 级不良反应发生率:TAC 组 28.2%,FAC 组 17.0%($P<0.001$);严重不良反应发生率两组分别为 22.4% 和 4.2%。G-CSF 一级预防后 TAC 组不良反应减少。

分析评估患者 HRQOL 和 TAC 方案中 G-CSF 一级预防效果。TAC 组根据 G-CSF 使用与否分为两个亚组:TAC 组(不使用 G-CSF, $n=114$)和 TAC+G-CSF 组(使用 G-CSF, $n=414$)。FAC、TAC、TAC+G-CSF 3 组发热性中性粒细

胞减少症（根据 NCI-CTC 定义标准）分别为 3.1%、27.2%、7.5%；2～4 级贫血分别为 7.5%、47.4%、27.5%。在生活质量分析中，TAC 组 HRQOL 先是降低，但 44 周时发生逆转，得以恢复。

结论 在高危、淋巴结阴性乳腺癌患者中 TAC 方案优于 FAC 方案，TAC 方案可改善 5 年 DFS。使用 G-CSF 一级预防后 TAC 方案不良反应可缓解；此外，G-CSF 的一级预防还可改善 TAC 组患者的生活质量。

文献出处 Ann Oncol, 2006, 17(8): 1205-1212. N Engl J Med, 2010, 363(23): 2200-2210.

15. ABC 研究

目的 比较多西他赛联合环磷酰胺（TC）方案及多西他赛联合多柔比星、环磷酰胺（TaxAC）方案术后辅助治疗腋窝淋巴结阳性或阴性高危早期乳腺癌患者的有效性与安全性。

日期 USOR 06-090 研究入组时间 2007 年 5 月至 2009 年 6 月；NSABP B-46-I/USOR 07132 研究入组时间 2009 年 5 月至 2012 年 1 月 11 日；NSABP B-49 研究入组时间 2012 年 4 月至 2013 年 11 月。

设计方法

(1) USOR 06-090 研究

1) TC6 组：多西他赛 75 mg/m^2 + 环磷酰胺 600 mg/m^2，每 21 天为 1 个疗程，共 6 个疗程。

2) TAC 组：多西他赛 75 mg/m^2 + 多柔比星 50 mg/m^2 + 环磷酰胺 500 mg/m^2，每 21 天为 1 个疗程，共 6 个疗程。

(2) NSABP B-46-I/USOR 07132 研究

1) TC6 组：多西他赛 75 mg/m^2 + 环磷酰胺 600 mg/m^2，每 21 天为 1 个疗程，共 6 个疗程。

2) TAC 组：多西他赛 75 mg/m^2 + 多柔比星 50 mg/m^2 + 环磷酰胺 500 mg/m^2，每 21 天为 1 个疗程，共 6 个疗程。

3) TCB 组：多西他赛 75 mg/m^2 + 环磷酰胺 600 mg/m^2 + 贝伐单抗 15 mg/kg，每 21 天为 1 个疗程，共 1 年（未纳入研究）。

(3) NSABP B-49 研究

1) TC6 组：多西他赛 75 mg/m^2 + 环磷酰胺 600 mg/m^2，每 21 天为 1 个疗程，共 6 个疗程。

2) TaxAC 组：①TAC6，多西他赛 75 mg/m^2 + 多柔比星 50 mg/m^2 + 环磷酰胺 500 mg/m^2，每 21 天为 1 个疗程，共 6 个疗程；②DD AC 序贯 WP，多柔比星 60 mg/m^2 + 环磷酰胺 600 mg/m^2，每 14 天为 1 个疗程，共 4 个疗程，序贯单周紫杉醇 80 mg/m^2，共 12 次；③DD AC 序贯 DD P，多柔比星 60 mg/m^2 + 环磷酰胺 600 mg/m^2，每 14 天为 1 个疗程，共 4 个疗程，序贯双周紫杉醇 175 mg/m^2，共 4 个疗程。

入组情况 USOR 06-090 研究入组 TC 方案 648 例，TAC 方案 647 例；NSABP B-46-I/USOR 07132 研究入组 TC 方案 539 例，TAC 方案 538 例，TCB 方案 536 例（TCB 方案未纳入分析）；NSABP B-49 研究入组 TC 方案 938 例，TaxAC 方案 932 例。

研究终点 主要研究终点为无浸润性远处转移生存（IDFS），次要研究终点为无复发生存（RFS）、OS 及安全性。

结果 研究共入组 2 125 例 TC 方案及 2 117 例 TaxAC 方案，中位随访 3.3 年共发生 335 例 IDFS 事件。TC6 方案对比 TaxAC 方案的 ITT 分析 $HR=1.23$（95% CI: 1.01～1.50, $P=0.04$）。TC 方案组与 TaxAC 方案组的 4 年 IDFS 为 88.2% 对比 90.7%（$P=0.04$）。激素受体阴性且淋巴结阴性的亚组 TC 方案对比 TaxAC 方案的 $HR=0.69$（95% CI: 0.39～1.19）。在 2017 年 ASCO 会议上报道 OS 差异无显著性（$HR=1.08$, 95% CI: 0.82～1.41, $P=0.60$）。TC 方案组及 TaxAC 方案组发生 3～4 级不良事件分别为 40 例及 42 例，其中 3～4 级粒细胞缺乏分别为 3 例及 8 例。

结论 TaxAC 方案与 TC 方案比较，前者能显著改善 HER-2 阴性高危早期乳腺患者的 IDFS，除血液学毒性外，两组的安全性相似。

文献出处 J Clin Oncol, 2017, 35(23): 2647-2655.

16. NSABP B-38 研究

目的 比较多西他赛、多柔比星联合环磷酰胺方案，剂量密集多柔比星、环磷酰胺序贯紫杉醇方案，多柔比星、环磷酰胺序贯剂量密集紫杉醇联合骨髓集落刺激因子方案辅助治疗腋窝淋巴结阳性早期乳腺癌的有效性与安全性。

日期 2004 年 3 月至 2007 年 5 月。

设计方法

(1) TAC 组：多西他赛 75 mg/m^2 + 多柔比星 50 mg/m^2 + 环磷酰胺 600 mg/m^2，每 3 周为 1 个疗程，共 6 个疗程。

(2) DD AC→P 组：多柔比星 60 mg/m^2 + 环磷酰胺 600 mg/m^2，每 2 周为 1 个疗程，共 4 个疗程；序贯紫杉醇 175 mg/m^2，每 2 周为 1 个疗程，共 4 个疗程。

(3) DD AC→PG 组：多柔比星 60 mg/m² +环磷酰胺 600 mg/m²，每 2 周为 1 个疗程，共 4 个疗程；序贯紫杉醇 175 mg/m² +吉西他滨 2 000 mg/m²，每 2 周为 1 个疗程，共 4 个疗程。

入组情况 入组腋窝淋巴结阳性早期乳腺癌患者，TAC 组 1 630 例，DD AC→P 组 1 634 例，DD AC→PG 组 1 630 例。

研究终点 主要研究终点为 DFS，次要研究终点为 OS、RFS、无远处转移生存（DDMS）及安全性。

结果 中位随访 64 个月显示，5 年 DFS 各组间的差异无统计学意义，DD AC→PG 组对比 DD AC→P 组为 80.6% 对比 82.2%，$HR=1.07$，$P=0.41$；DD AC→PG 组对比 TAC 组为 80.6% 对比 80.1%，$HR=0.93$，$P=0.39$；DD AC→P 组对比 TAC 组为 $HR=0.87$，$P=0.07$。5 年 OS 各组间差异无统计学意义，DD AC→PG 组对比 DD AC→P 组为 90.8% 对比 89.1%，$HR=0.85$，$P=0.13$；DD AC→PG 组对比 TAC 组为 90.8% 对比 89.6%，$HR=0.86$，$P=0.17$；DD AC→P 组对比 TAC 组 $HR=1.01$，$P=0.96$。TAC 组、DD AC→P 组和 DD AC→PG 组的 3~4 不良反应分别为：粒细胞缺乏性发热 9%、3%、3%，$P<0.01$；感觉神经病变<1%、7%、6%，$P<0.001$；腹泻 7%、2%、2%，$P=0.95$。各组的不良反应与 DFS 事件无相关性（$HR=1.02$，$P=0.95$）。

结论 在 AC→PG 方案中增加吉西他滨并未提高治疗结果。DD AC→PG 方案和 TAC 方案相比，两组的不良反应率相当，毒性谱不同。

文献出处 N Engl J Med, 2010, 362(22): 2053-2065.

四、含卡培他滨方案

1. FinXX 试验

目的 比较卡培他滨联合多西他赛序贯环磷酰胺/表柔比星/卡培他滨与多西他赛序贯环磷酰胺/表柔比星/氟尿嘧啶术后辅助治疗腋窝淋巴结阳性或高危腋窝淋巴结阴性早期乳腺癌患者的有效性与安全性。

日期 2004 年 1 月至 2007 年 5 月。

设计方法

(1) 试验组：TX 方案（卡培他滨 900 mg/m² +多西他赛 60 mg/m²，每 3 周为 1 个疗程）序贯 CEX 方案（环磷酰胺 600 mg/m² +表柔比星 75 mg/m² +每 3 周为 1 个疗程+卡培他滨 900 mg/m²）。

(2) 对照组：T 单药方案（多西他赛 80 mg/m²，每 3 周为 1 个疗程）序贯 CEF 方案（环磷酰胺 600 mg/m² +表柔比星 75 mg/m² +氟尿嘧啶 600 mg/m²，每 3 周为 1 个疗程）。

入组情况 共入组 1 500 例 18~65 岁早期乳腺癌患者，其中试验组 753 例，对照组 747 例。

研究终点 主要研究终点为 RFS，次要研究终点为 OS 及安全性。

结果 中位随访 35 个月结果显示，试验组 3 年 RFS 显著优于对照组（93% 对比 89%，$HR=0.66$，$95\% CI: 0.47~0.94$，$P=0.020$）。试验组 3~4 级腹泻[46/740 例(6%)对比 25/741 例(3%)]及手足综合征发生率[83/741 例(11%)对比 2/741 例(<1%)]较高，而对照组 3~4 级中性粒细胞缺乏[368/375 例(98%)对比 325/378 例(86%)]及粒细胞缺乏性发热发生率[65/741 例(9%)对比 33/742 例(4%)]较高。试验组的退组患者比例高于对照组[178/744 例(24%)对比 23/741 例(3%)]。试验组及对照组分别有 4 例及 2 例患者死于治疗相关因素。

中位随访 59 个月结果显示，总共发生 214 例复发即远处转移或死亡事件（试验组 96 例，对照组 118 例）；两组的 RFS 差异无显著性（$HR=0.79$，$95\% CI: 0.60~1.04$，$P=0.087$；5 年 RFS 试验组和对照组分别为 86.6% 和 84.1%）。试验组和对照组分别有 56 例及 75 例死亡事件发生（$HR=0.73$，$95\% CI: 0.52~1.04$，$P=0.080$）。试验组可改善三阴性乳腺癌患者（$HR=0.48$，$95\% CI: 0.26~0.88$，$P=0.018$）及腋窝淋巴结转移数目>3 枚患者（$HR=0.64$，$95\% CI: 0.44~0.95$，$P=0.027$）的 RFS。迟发性不良反应较为少见。

结论 术后辅助化疗加用卡培他滨未明显改善早期乳腺癌患者的长期 RFS。

文献出处 J Clin Oncol, 2012, 30(1): 11-18. JAMA Oncol, 2017, 3(6): 793-800.

2. 卡培他滨与标准化疗用于老年患者的临床试验

目的 比较卡培他滨与标准方案辅助治疗年龄≥65 岁老年早期乳腺癌的疗效与安全性。

日期 2001 年 9 月至 2006 年 12 月。

设计方法 入组患者以 1：1 的比例随机分入以下 2 组。

(1) 标准化疗组：CMF 方案（环磷酰胺 100 mg/m²

＋甲氨蝶呤 40 mg/m² ＋氟尿嘧啶 600 mg/m²，每 21 天为 1 个疗程，共 6 个疗程）或 AC 方案（多柔比星 60 mg/m² ＋环磷酰胺 600 mg/m²，每 21 天为 1 个疗程，共 4 个疗程）。

（2）卡培他滨组：卡培他滨 1 500 mg/m²，每 21 天为 1 个疗程，无不良反应则第 2 个疗程改为卡培他滨 2 000 mg/m²，每 21 天为 1 个疗程，共 6 个疗程。

入组情况 共入组 633 例年龄≥65 岁早期乳腺癌患者。

研究终点 主要研究终点为 RFS，次要研究终点为 OS、不良反应、口服化疗依从性、生存质量及功能状态。

结果 入组第 600 例患者后，研究发现卡培他滨疗效可能显著劣于标准化疗组，故停止入组。中位随访 2.4 年结果显示，卡培他滨组 RFS 的 $HR=2.09$（95% CI：1.38～3.17，$P<0.001$），卡培他滨组的复发风险和死亡风险均为对照组的 2 倍（$P=0.02$）。随访 3 年后，卡培他滨组的 RFS 和 OS 分别为 68% 和 86%，标准化疗组为 85% 和 91%。卡培他滨组有 2 例患者因治疗相关并发症死亡，标准化疗组和卡培他滨组轻至中度不良反应发生率为 64% 和 33%。

结论 标准化疗辅助治疗年龄≥65 岁老年早期乳腺癌疗效显著优于单药卡培他滨。

文献出处 N Engl J Med, 2009, 360(20): 2055-2065.

3. 比较 WP-FEC 方案与 XT-FEC 方案的临床试验

目的 比较紫杉醇每周方案序贯氟尿嘧啶/表柔比星/环磷酰胺（FEC）方案与多西他赛联合卡培他滨序贯 FEC 方案辅助治疗早期乳腺癌的疗效与安全性。

日期 2002 年 11 月至 2008 年 7 月。

设计方法 入组患者以 1∶1 的比例随机分入以下 2 组，并根据辅助化疗或新辅助化疗分层分析。

（1）WP→FEC 组：紫杉醇每周方案（紫杉醇 80 mg/m²，每 7 天为 1 个疗程，共 12 个疗程），序贯 FEC 方案（氟尿嘧啶 500 mg/m² ＋表柔比星 100 mg/m² ＋环磷酰胺 500 mg/m²，每 21 天为 1 个疗程，共 4 个疗程）。

（2）XT→FEC 组：XT 方案（多西他赛 75 mg/m² ＋卡培他滨 1 500 mg/m²，每 21 天为 1 个疗程，共 12 个疗程），序贯 FEC 方案（氟尿嘧啶 500 mg/m² ＋表柔比星 100 mg/m² ＋环磷酰胺 500 mg/m²，每 21 天为 1 个疗程，共 4 个疗程）。

入组情况 共入组 601 例 Ⅰ～ⅢC 期可手术乳腺癌患者。

研究终点 主要研究终点为 RFS，次要研究终点为 OS、保乳率及安全性。

结果 中位随访 50 个月结果发现，XT 方案的 RFS 与 WP 方案相比并未获得明显改善（XT 组为 87.5%，95% CI：82.7%～91.1%；WP 组为 90.7%，95% CI：86.4%～93.7%，$P=0.51$）。在新辅助化疗亚组分析中，XT 组 pCR 为 19.8%，而 WP 组 16.4%（$P=0.48$）。两方案组的保乳率相似（XT 组对比 WP 组为 45% 对比 40%，$P=0.45$）。XT 组的胃炎、手足综合征和中性粒细胞降低相关感染发生率较高（$P<0.001$）。

结论 紫杉醇每周方案与多西他赛联合卡培他滨辅助治疗对可手术乳腺癌在改善生存方面并无差异。XT 方案的消化道、皮肤及中性粒细胞降低相关感染等不良反应发生率更高。

文献出处 J Clin Oncol, 2012, 30(9): 930-935.

（汤立晨）

第六节　术后辅助内分泌治疗相关临床研究

一、他莫昔芬

1. 在绝经后乳腺癌患者中他莫昔芬辅助治疗的随机试验

目的 比较乳腺癌患者接受他莫昔芬辅助内分泌治疗和不接受内分泌治疗的区别。

日期 1976 年至 1990 年。

设计方法 共入组 2 378 例早期浸润性乳腺癌的绝经后患者，在完成放化疗后随机分为 2 组：一组为服用他莫昔芬 2 年或 5 年组；另一组无辅助内分泌治疗。同时将患者分为高危和低危两组，高危组的患者接受术后放疗或者基于 CMF 方案的化疗。

入组情况 共入组 2 378 例。

研究终点 无事件复发、局部区域复发率、对侧乳腺癌发生率、远处转移发生率。

结果 中位随访时间 18 年(11～25 年),ER 表达水平和他莫昔芬的疗效呈显著相关($P=0.001$),ER 受体阴性患者没有从他莫昔芬治疗中获益。而 PR 表达水平的预测价值不高。在 ER 阳性患者中,他莫昔芬可显著降低 48% 局部区域复发率、54% 对侧乳腺癌发生率及 27% 远处转移发生率,降低总体事件 24%($P<0.001$)。从另一方面来看,他莫昔芬组的子宫内膜癌比例较高。该试验于 1998 年进行了亚组分析,显示 432 例接受保乳手术+放疗,安慰剂组 10 年总生存率 88%,他莫昔芬组 90%;无事件生存率他莫昔芬组和安慰剂组分别为 70% 和 80%($P=0.03$);安慰剂组 10 年局部复发率 12%,他莫昔芬组仅 3%,他莫昔芬降低了同侧复发率($HR=0.4, P=0.02$)和对侧复发率($HR=0.4, P=0.06$)。虽然他莫昔芬组乳腺癌相关死亡率减少 31%($P<0.001$),总死亡率减少 15%($P<0.01$),但是并没有降低并发症引起的死亡,他莫昔芬引起第二原发肿瘤(除外对侧乳腺癌)比例高于对照组(12% 对比 7%,$P<0.001$)。

结论 他莫昔芬显著降低 ER 阳性乳腺癌患者的复发转移事件而使患者长期获益,但是也能增加子宫内膜癌的发病比例。经过长时间的随访,他莫昔芬并没有降低心血管相关事件的死亡率。

文献出处 Acta Oncol, 2007, 46(2):133 - 145. Cancer, 1998, 82(11):2204 - 2211.

2. NSABP B-09(PBCTG-B09)研究

目的 比较乳腺癌患者接受辅助化疗的同时加或不加他莫昔芬的 DFS 区别。

日期 1977 年 1 月至 1980 年 5 月。

设计方法 1 891 例乳腺癌根治或改良根治术后腋淋巴结阳性患者被随机分为 2 组:一组应用美法仑(L-PAM)和氟尿嘧啶化疗;另一组除化疗外,同时服用他莫昔芬 2 年(20 mg,每天 1 次)。

入组情况 共入组 1 891 例。

研究终点 DFS。

结果 1986 年,NSABP 公布了其 5 年(中位随访期 72 个月)的随访结果。在全体患者中,服用他莫昔芬组的 DFS 显著提高($P=0.002$),但 OS 无明显变化。同时发现,DFS 和 OS 的提高与 ER 和 PR 的状态有关。在年龄>50 岁、ER 或 PR 阳性患者中,服用他莫昔芬可显著提高 DFS,且 DFS 的提高在腋淋巴结阳性个数>4 个患者中尤为显著($P<0.001$)。在 50～59 岁患者中,当 ER 或 PR 表达水平≥10 fmol/mg 时,他莫昔芬能显著提高 DFS($P=0.01$ 和 0.009)。在 60～70 岁患者中,无论 ER 或 PR 状态如何,DFS 都能得到显著提高。在所有患者中,唯一的生存率的显著提高集中在年龄>50 岁、腋淋巴结阳性个数>4 个及 PR 阳性患者中($P=0.02$)。在所有年龄<49 岁的患者中,无论 ER、PR 或腋淋巴结状态如何,他莫昔芬都不能提高 DFS 和 OS。但是,在 ER 或 PR 表达水平>10 fmol/mg 的患者中,DFS 获益更显著($P=0.001$ 和 0.002),且在 PR 阴性(0～9 fmol/mg)患者中,服用他莫昔芬可显著降低生存率($P=0.007$)。

结论 该项研究证实了乳腺癌术后服用他莫昔芬的疗效,且其效果与患者的年龄、ER、PR 及淋巴结状态有关,为今后的研究奠定了基础。

文献出处 J Clin Oncol, 1986, 4(4):459 - 471.

3. 在可手术乳腺癌中比较≥5 年辅助他莫昔芬治疗的随机对照研究

目的 评估他莫昔芬在乳腺癌术后(或手术+放疗后)立即服用他莫昔芬(辅助试验组)或在出现复发后服用他莫昔芬(对照组)的疗效。

日期 1978 年至 1984 年。

设计方法 80 岁确诊为乳腺癌,符合淋巴结阴性的患者,或者淋巴结阳性的绝经后患者,在乳腺切除术后或者手术加辅助放疗后被随机分为 2 组:一组服用他莫昔芬($n=667$),每天 20 mg 服用满 5 年;另一组随访($n=656$),出现复发或转移后开始服用他莫昔芬。患者如果在服用 5 年他莫昔芬后仍然无病生存,则再随机分为继续服用他莫昔芬组至出现复发转移($n=173$)和停用他莫昔芬组($n=169$)。1987 年,Lancet 发表该研究随访 2.5～8 年的结果。随后 2001 年,JNCI 发表了随访 15 年的更新结果,分析了最初原始试验以及后续试验中仍存活 539 例患者的总生存、疾病复发、因乳腺癌死亡情况。

入组情况 共入组 1 323 例。

研究终点 DFS、OS。

结果 随访 2.5～8 年的结果显示,辅助试验组患者的 OS 显著升高($HR=0.7, P=0.002$),RFS 显著升高($HR=0.57, P<0.0001$)。15 年随访资料显示,患者能持续从服用 5 年他莫昔芬辅助治疗中获益,提高 OS($P=0.006$),降低转移复发($P=$

0.007),以及降低乳腺癌相关死亡率($P=0.002$)。而在5年后继续服用他莫昔芬并不能使患者获益。

结论 建议可手术乳腺癌患者接受他莫昔芬辅助治疗的时间<5年。

文献出处 J Natl Cancer Inst,2001,93(6):456-462. Br J Cancer,1996,74(2):297-299. Lancet,1987,2(8552):171-175.

4. NSABP B-14 研究

目的 验证他莫昔芬对腋淋巴结阴性乳腺癌患者的疗效。

日期 1982年1月至1988年1月。

设计方法 2 892例患者进入该项试验,条件为ER阳性及病理证实腋淋巴结阴性,患者都经过乳腺癌改良根治术或保乳手术。经过第1次随机分组,两组患者分别服用他莫昔芬(每天20 mg)和安慰剂5年。5年后,由于他莫昔芬组显示明显疗效,研究者又试图比较服用他莫昔芬5年和10年的疗效。所以,从1987年4月开始进行了第2次随机化,共有1 172例完成5年他莫昔芬治疗的患者被随机分成两组:第1组继续服用他莫昔芬5年($n=593$);第2组则服用安慰剂($n=579$)。

入组情况 共入组2 892例。

研究终点 主要研究终点为DFS,次要研究终点为DDFS和OS。

结果 于1989年公布4年随访结果,1996年公布10年随访结果。在第1次随机化中,经过10年的随访,服用他莫昔芬能显著提高DFS(69%对比57%,$P<0.001$)、DDFS($P<0.001$)和OS(80%对比76%,$P=0.02$),同时发现在不同的年龄层次中都有显著疗效。他莫昔芬能显著降低乳腺癌术后局部区域复发、远处转移及第二原发癌的发生率,能降低胸壁、手术瘢痕复发及骨骼和呼吸系统转移的发生率,降低保乳手术后同侧乳房肿瘤的复发率。特别值得注意的是,他莫昔芬能降低对侧乳房肿瘤的发生率(4.0%对比5.8%,$P=0.007$)。在第2次随机化中,经过5年的随访,延长他莫昔芬的服用时间反而降低了DFS(86%对比92%,$P=0.003$)、DDFS(90%对比96%,$P=0.01$)和OS(96%对比94%,$P=0.08$)。随访7年后,延长服用他莫昔芬仍不能得到更好的疗效。事实上,服用他莫昔芬5年与延长服用时间相比,具有轻微的优势,DFS分别为82%和78%($P=0.03$),DDFS分别为94%和92%($P=0.13$),OS分别为94%和91%($P=0.07$)。停止继续服用他莫昔芬的这些获益均是独立于年龄和其他因素存在的。他莫昔芬产生的不良反应有皮肤潮红、阴道排液、月经不规则、深静脉血栓形成等。人们还发现,服用他莫昔芬能使子宫内膜癌的发病率显著提高($P=0.001$)。NSABP的研究者认为,延长他莫昔芬的服用时间引起负效应的原因可能是长期服用他莫昔芬导致肿瘤细胞的耐药性和他莫昔芬依赖性肿瘤细胞株的形成,后者可能与他莫昔芬的类雌激素样作用有关,但具体机制至今未明。

结论 服用他莫昔芬5年有益于ER阳性、腋淋巴结阴性的乳腺癌术后患者,延长用药时间至10年无法得到更好的疗效。

文献出处 N Engl J Med,1989,320(8):479-484. J Natl Cancer Inst,1996,88(2):1529-1542.

5. SBCCG 研究

目的 比较年龄<75岁的早期绝经后浸润性乳腺癌患者服用2年他莫昔芬和5年他莫昔芬疗效的区别。

日期 1983年至1991年。

设计方法 共有3 887例患者参加了试验,2年后3 545例(91%)患者仍然无病生存,被随机分为2年他莫昔芬组($n=1 801$,停止服用他莫昔芬)和5他莫昔芬年组($n=1 744$,继续服用3年他莫昔芬)。

入组情况 共入组3 887例。

研究终点 主要研究终点为无事件(局部区域复发、远处转移、对侧乳腺癌或者死亡)生存时间和OS。

结果 于1996年公布了10年随访结果。与服用2年他莫昔芬相比,服用5年他莫昔芬组患者的无事件生存时间($HR=0.82$)和OS($HR=0.82$)显著提高,这意味着降低了18%的复发转移事件和死亡风险。5年他莫昔芬组的10年生存率估计为80%,而2年组为74%。延长服用他莫昔芬时间不仅对淋巴结转移患者带来获益,淋巴结阴性患者同样获益,但是仅仅在ER阳性患者中才体现出来。该试验于2000年又公布了与激素受体关系的结果。延长他莫昔芬服用时间(5年)仅对ER阳性/PR阳性患者有提高无远处复发生存的作用($P=0.001 6$);而ER阴性/PR阴性,以及ER阳性/PR阴性患者并没有从5年他莫昔芬治疗中获益($P=0.53$和0.80);ER阴性/PR阴性亚组的病例数太少(2.2%)而不足以进行亚组分析。同时,研究发现在5年他莫昔芬组患者中,PR表达升高(阴性对比弱阳性对比强阳性)与复发率下降呈显著相关性;而此相关性没有在ER这一指标中表现出来。在PR阳性患者中,S期细胞比例与复发率没有相关性。在他莫昔芬治疗期间复发的患者中激素受体阴性的患者比例显著高于在他莫昔芬治疗结束后复发的患者。

结论 相比2年他莫昔芬辅助内分泌治疗,5年他莫昔芬辅助内分泌治疗能显著提高ER阳性早期浸润性乳腺癌患者的疗效。对于ER阳性/PR阳性患者,延长他莫昔芬治疗至5年与仅服用2年相比,能使患者得到更多的生存获益。

文献出处 J Natl Cancer Inst, 1996, 88(21): 1543-1549. Breast Cancer Res Treat, 2000, 59(1): 69-76.

6. EBCTCG(1998)研究

目的 Meta分析有关乳腺癌他莫昔芬辅助治疗的临床试验结论。

日期 1990年。

设计方法 收集全球1990年前开展的194项乳腺癌他莫昔芬辅助内分泌治疗的随机对照临床试验数据,共分析了55项临床试验的37 000例患者,其证据范围覆盖了全球87%。

入组情况 共入组37 000例。

研究终点 复发率、死亡率。

结果 近8 000例原发性乳腺癌的ER表达水平很低或不表达,他莫昔芬对这些患者的疗效很小,所以后续关于复发率和死亡率的分析都基于ER阳性(18 000例患者),以及ER状态不明(12 000例,估计其中8 000例患者的ER状态为阳性)的30 000例患者。对于1年、2年和5年他莫昔芬辅助治疗的临床试验,经过10年随访,他莫昔芬能分别降低21%、29%、和47%的复发率,而且治疗时间越长,患者得到的疗效越显著($P<0.000\,01$),相对应的死亡率下降为12%、17%和26%。同样,治疗时间越长,患者的生存获益也越大($P=0.003$)。在接受治疗的前5年,患者能得到的绝对无复发获益较大,但是这种生存的获益持续存在并且贯穿整个前10年。死亡比例的下降在淋巴结阴性和阳性患者中类似,但是死亡下降的绝对数值在淋巴结阳性患者中更大。在有关5年他莫昔芬辅助治疗的临床试验中,他莫昔芬能提高淋巴结阳性患者的10年生存率10.9个百分点(61.4%对比50.5%,$P<0.000\,01$),淋巴结阴性患者中为5.6个百分点(78.9%对比73.3%,$P<0.000\,01$)。这些获益独立于患者的年龄、月经状态、服用他莫昔芬剂量以及是否化疗。对所有的研究对象而言(包括ER低表达或阴性的患者),服用1年、2年和5年他莫昔芬的对侧乳腺癌发生的比例分别下降了13%、26%和47%。在服用1年、2年他莫昔芬的临床试验中,患者子宫内膜癌的比例翻倍;而在5年他莫昔芬临床试验中,该数值大概是对照的4倍。对侧乳腺癌发生比例的绝对下降数值是子宫内膜癌比例绝对上升数值的2倍。在去除乳腺癌和子宫内膜癌引起的死亡外,他莫昔芬对结直肠癌和其他主要死亡原因的发病率没有影响($RR=0.99$)。

结论 对ER阴性患者,他莫昔芬辅助治疗的疗效有限,仍需要进一步研究。然而,对于ER阳性或者ER状态不明确的患者,进行数年他莫昔芬辅助治疗在很大程度上提高10年生存率,患者复发比例和死亡比例的下降不受患者临床病理特征或治疗方式的影响。

文献出处 Lancet, 1998, 351(9114): 1451-1467.

7. EBCTCG(2005)研究

目的 Meta分析有关乳腺癌全身辅助治疗的临床试验结论。

日期 1985年至1995年。

设计方法 收集至1995年全球开展的194项乳腺癌全身辅助化疗和内分泌治疗的随机对照临床试验数据,多数临床试验包括了CMF方案,以蒽环类为基础的联合化疗方案如FAC或FEC,或者卵巢抑制等治疗方法,而紫杉类方案、曲妥珠单抗、雷洛昔芬或者芳香化酶抑制剂没有包括在该项分析中。

入组情况 共入组145 000例。

研究终点 复发率、死亡率。

结果 无论患者ER状况、淋巴结状态、其他临床病理特征如何,或是否服用了他莫昔芬,以蒽环类药物为基础的辅助化疗方案可降低乳腺癌年死亡风险约30%(其中年龄<50岁者降低38%,50~69岁者降低20%,年龄>70岁者未计入)。含蒽环类药物的方案要显著优于CMF方案(环磷酰胺、甲氨蝶呤、氟尿嘧啶),复发率$P=0.000\,1$,乳腺癌相关死亡率$P<0.000\,01$。

在ER阳性患者中,无论其年龄(<50岁、50~69岁、≥70岁)、PR状况、其他临床病理特征如何或是否加用化疗,5年他莫昔芬辅助治疗亦可降低乳腺癌年死亡风险31%。进一步分析表明,服用他莫昔芬5年较服用1~2年更有效(复发率$P<0.000\,01$,乳腺癌相关死亡率$P=0.01$)。

有关辅助化疗的Meta分析发现,无论是否服用他莫昔芬,或在治疗后 0～4 年及 5～14 年中,化疗所致的死亡风险降低比例是一致的。同样,在 ER 阳性服用他莫昔芬 5 年的患者中,无论是否化疗,在治疗后的 0～4 年及 5～14 年中均可使死亡率显著降低。因此,如果采用含蒽环类药物的方案化疗再服用 5 年他莫昔芬,可使年龄≤70 岁的 ER 阳性患者乳腺癌复发(转移)所致的 15 年死亡风险下降约一半。化疗可使年龄<50 岁及 50～69 岁组的死亡风险分别降低 38% 和 20%,化疗后服用他莫昔芬可进一步降低死亡风险。如果仍是 31%,那么除去任何非依从性因素,其最终的死亡风险下降分别 57% 和 45%。综合所有其他因素所导致的死亡之后,治疗会对死亡率降低产生相对的"净"结果,总的生存率亦相应提高。

结论 20 世纪 80 年代以来所进行的全身辅助性化疗和内分泌治疗,可在相当程度上降低乳腺癌 5 年复发(转移)率,亦可降低 15 年总死亡率。新药的出现或老药的更好利用,可进一步提高长期生存率。

文献出处 Lancet,2005,365(9472):1687-1717.

8. SWOG-8814、INT-0100 研究

目的 评价他莫昔芬联合化疗的疗效,探讨他莫昔芬的给药时机,即与化疗同步或者序贯。

日期 1989 年 6 月至 1995 年 7 月。

设计方法 在激素受体/淋巴结双阳性绝经后乳腺癌妇女患者中开展了Ⅲ期平行随机对照试验,主要有两个观察目的:与单独使用他莫昔芬相比较,环磷酰胺+多柔比星+氟尿嘧啶(CAF 方案)(每 4 周 1 次,共 6 个周期)+他莫昔芬(每天给药,持续 5 年)无病生存期是否更长;与 CAF 方案+他莫昔芬(CAFT 方案)相比,CAF 方案给药后给予他莫昔芬(CAF→T 方案)DFS 是否更长。次要观察终点为每种方案的 OS 和不良反应。在此开放试验中,受试者通过计算机以 2∶3∶3(他莫昔芬∶CAF-T∶CAFT)随机分配,在合格的受试者中展开意向治疗分析。

入组情况 共入组 1 588 例。

研究终点 主要研究终点为 DFS,次要研究终点为 OS 和不良反应。

结果 在 1 558 例随机受试者中,有 1 477 例(95%)可纳入分析。在最大年限为 13 年的追踪随访后(中位 8.94 年),有 637 例受试者生存,其中他莫昔芬 179 例(总 361 例),CAF→T 216 例(总 566 例),CAFT 242 例(总 550 例)。对于第一个观察目的,与他莫昔芬单独治疗组相比较,CAF+他莫昔芬联合组(CAFT 或 CAF→T)的主要观察终点 DFS 更长(调整后 Cox 回归分析,$HR=0.76$,$P=0.002$),但次要观察终点 OS 仅稍占优势($HR=0.83$,$P=0.057$)。第二个观察目的,根据调整后的 HR 值,CAF→T 组优于 CAFT 组,但两者 DFS($HR=0.84$,$P=0.057$)和 OS($HR=0.90$,$P=0.30$)没有达到统计学显著差异。与他莫昔芬单独治疗组相比,中性粒细胞减少、口炎、血栓栓塞、充血性心力衰竭和白血病在 CAF+他莫昔芬联合治疗组发生率更高。

结论 与他莫昔芬单独治疗相比,CAF 序贯他莫昔芬治疗对于治疗激素敏感/淋巴结阳性乳腺癌患者的疗效更佳。但是,治疗前需要先排除对蒽环类耐药的淋巴结阳性患者。

文献出处 Lancet,2009,374(9707):2055-2063.

9. ATLAS 研究

目的 他莫昔芬治疗时间超过 5～10 年的疗效。

日期 1996 年至 2005 年。

设计方法 该项研究招募了近 13 000 例已完成 5 年他莫昔芬治疗的可手术乳腺癌患者,有 6 846 例 ER 阳性乳腺癌患者随机分组,分别接受他莫昔芬治疗至 10 年,或停止他莫昔芬治疗(对照组)。

入组情况 共分析 6 846 例。

研究终点 复发风险、死亡率。

结果 继续他莫昔芬 10 年治疗组显著降低复发率($P<0.0001$)和乳腺癌死亡率($P=0.002$),延长总生存率($P=0.005$)。10 年复发风险不受年龄和淋巴结的影响,年龄<55 岁 RR 为 0.70(0.53～0.92),年龄≥55 岁 RR 为 0.80(0.68～0.94);淋巴结阴性 RR 为 0.80(0.64～1.0),淋巴结阳性 RR 为 0.73(0.58～0.91)。不良反应是患子宫内膜癌的风险($RR=1.74$,95% CI:1.30～2.34),以及肺动脉栓塞的风险升高。脑卒中发生率无升高,缺血性心脏病发生率下降。总体而言,他莫昔芬长期治疗的获益似乎超过其毒性的风险。

结论 继续他莫昔芬治疗 10 年与仅治疗 5 年相比,可进一步降低复发率和乳腺癌死亡率。

文献出处 Lancet,2013,381(9869):805-816.

10. NSABP P-1 研究

目的 研究他莫昔芬是否能降低原发性乳腺癌的发病率。

日期 1992 年 6 月至 1997 年 9 月。

设计方法 入组 13 388 例乳腺癌高危妇女,随机分为 2 组:一组服用他莫昔芬($n=6\,681$)(每天 20 mg)5 年;另一组服用安慰剂($n=6\,707$)。

入组情况 共入组 13 388 例。

研究终点 主要研究终点为发生浸润性乳腺癌事件。

结果 经过中位 54.6 个月随访,结果显示他莫昔芬可降低 49% 浸润性乳腺癌发生风险($P<0.000\,01$),在年龄 $\leqslant$49 岁、50~59 岁和年龄 $\geqslant$60 岁的妇女中,其危险度分别降低 44%、51% 和 55%。此外,他莫昔芬也可减少 50% 非浸润性乳腺癌的发病率。他莫昔芬组亚组分析显示,ER 阳性乳腺癌的发病率比安慰剂组减少了 69%,而 ER 阴性乳腺癌的发病率在两组中无显著差别。服用他莫昔芬不能改变缺血性心脏病的发病率,但减少了髋骨、桡骨和椎骨骨折的发生。药物毒性方面,他莫昔芬增加子宫内膜癌的发病率($RR=2.53$),且主要集中在年龄 $\geqslant$50 岁的患者。他莫昔芬组脑卒中、肺动脉栓塞和深静脉血栓的发病率也有所增加,但未增加肝癌、结直肠癌、卵巢癌和其他恶性肿瘤的发病率。

结论 他莫昔芬虽具有不良反应,但不失为良好的乳腺癌化学预防用药。

文献出处 J Natl Cancer Inst,1998,90(18):1371-1388.

11. STAR 研究

目的 比较他莫昔芬与雷洛昔芬对浸润性乳腺癌和其他疾病发生风险的相对疗效和安全性。

日期 1999 年 7 月至 2005 年 12 月。

设计方法 通过改良的 Gail 模型预测绝经后女性发生乳腺癌的风险,纳入 19 747 例高危(5 年乳腺癌发病风险 $\geqslant$1.66%)和健康的绝经后妇女,随机分为接受他莫昔芬(20 mg/d)(9 872 例)或雷洛昔芬(60 mg/d)(9 875 例)治疗 5 年(随机、双盲、前瞻性)。

入组情况 共入组 19 747 例,随机分为他莫昔芬治疗组 9 872 例,雷洛昔芬治疗组 9 875 例。

研究终点 主要终点为发生浸润性乳腺癌,次要终点包括子宫内膜癌、心血管事件、脑卒中、肺动脉栓塞、深静脉血栓、短暂性脑缺血发作、骨质疏松性骨折、白内障、死亡和生活质量评估。

结果 中位随访 45 个月后显示,他莫昔芬或雷诺昔芬治疗能使绝经后妇女患乳腺癌的高风险降低 50%,两者对侵袭性乳腺癌似乎有相等的效果(0.43% 对比 0.44%,$RR=1.02$),两个治疗组中出现其他恶性肿瘤、缺血性心脏病、脑卒中、骨折、死亡的人数相当。但与雷洛昔芬组相比,他莫昔芬组发生非浸润性乳腺癌病例较多(0.15% 对比 0.21%,$RR=1.40$),血栓栓塞和白内障事件也明显增多。最新的资料分析显示,经过中位 81 个月随访,与他莫昔芬组相比,雷洛昔芬组发生浸润性乳腺癌的 RR 为 1.24。两组间死亡率亦无显著差异(他莫昔芬组 236 例,雷洛昔芬组 202 例;$RR=0.84$)。在药物毒性和耐受方面,雷洛昔芬组亦表现出显著优势:子宫内膜癌的 $RR=0.55$($P=0.003$),子宫内膜增生的 $RR=0.19$,血栓栓塞的 $RR=0.75$。

结论 他莫昔芬和雷洛昔芬均可有效降低绝经后高危乳腺癌妇女的发病风险。在减少药物毒性方面,雷洛昔芬比他莫昔芬更具优势。

文献出处 Cancer Prev Res(Phila),2010,3(6):696-706. J Natl Cancer Inst,2001,93(5):334-335.

12. NSABP B-24 研究

目的 探究导管原位癌(DCIS)患者接受区段切除+放疗+他莫昔芬治疗是否优于区段切除+放疗。

日期 1991 年 5 月至 1994 年 4 月。

设计方法 入组接受病灶区段切除术的 DCIS 患者 1 804 例,随机分为 2 组:第 1 组患者接受放疗(50 Gy)+安慰剂治疗 5 年($n=902$);第 2 组行放疗(50 Gy)+他莫昔芬(20 mg/d)治疗 5 年($n=902$)。

入组情况 共入组 1 804 例。

研究终点 主要研究终点为发生同侧或对侧浸润性或非浸润性乳腺癌事件,次要研究终点包括局部区域复发、远处复发、第二原发肿瘤或这些事件之前发生的死亡。

结果 经过中位 74 个月随访,发现他莫昔芬组的乳腺癌相关事件发生率显著低于安慰剂组(8.2% 对比 13.4%,$P=0.000\,9$),尤其浸润性癌事件的概率减少更为显著(7.2% 对比 4.1%,$P=0.004$)。不论病灶切缘情况或有无伴粉刺性坏死,他莫昔芬组同侧浸润性乳腺癌复发率显著低于安慰剂组。2001 年报道的该研究 12 年随访结果显示,DCIS 患者在局部切除术加放疗后联合他莫昔芬能降低同侧局部复发风险 31%,同时降低对侧乳腺癌发生风险 53%。2011 年发表在 JNCI 上关于联合 NSABP B-17 与 NSABP B-24 两项研究最新 15 年随访的结果显示,保乳术后的 DCIS 患者接受放疗可以降低 52% 的同侧浸润性乳腺癌复发风险,在放疗的基础上联合他莫昔芬内分泌治疗则可进一步降低 32% 的同侧浸润性乳腺癌复发风险,同时对侧乳腺癌的发生率也得到了降低。

结论 对于 DCIS 患者来说,病灶切除术加术后放疗同时服用他莫昔芬内分泌治疗是一种可行的治疗方案。

文献出处 J Natl Cancer Inst, 2011, 103(6): 478-488. Semin Oncol, 2001, 28(4): 400-418.

二、芳香化酶抑制剂

(一)初始治疗

1. ATAC 研究

目的 阿那曲唑与他莫昔芬辅助治疗绝经后妇女早期乳腺癌的疗效与安全性。

日期 1996年7月至2000年3月。

设计方法 绝经后浸润性乳腺癌患者在完成手术/化疗/放疗后,随机 1:1:1 分为 3 组:阿那曲唑(1 mg,每日1次)+安慰剂($n=3 125$);他莫昔芬(20 mg,每日1次)+安慰剂($n=3 116$);阿那曲唑(1 mg,每日1次)+他莫昔芬(20 mg,每日1次)($n=3 125$)。

入组情况 共入组 9 366 例。

研究终点 主要终点为 DFS、安全性和治疗耐受情况,次要终点为至复发时间、至远处复发时间、对侧新发乳腺癌发生率、OS、复发后或无复发死亡率。

结果 中位随访时间 120 个月(0~145 个月)的结果发表在 2010 年的 *Lancet Oncol* 杂志上。与他莫昔芬组相比,阿那曲唑组的 DFS($HR=0.91$, $P=0.04$)、至复发时间($HR=0.84$, $P=0.001$)、至远处转移时间($HR=0.87$, $P=0.03$)均显著改善。在激素受体阳性病例中,阿那曲唑组的 DFS($HR=0.86$, $P=0.003$)、至复发时间($HR=0.79$, $P=0.000 2$)、至远处转移时间($HR=0.85$, $P=0.02$)也较他莫昔芬组有显著改善。在激素受体阳性病例中,阿那曲唑组和他莫昔芬组至复发时间的绝对差值随时间而增长(5 年为 2.7%,10 年为 4.3%);虽然 8 年后的残留效应减小,治疗结束后阿那曲唑组的复发率仍显著低于他莫昔芬组($HR=0.81$, $P=0.03$)。在激素受体阳性的亚组病例中,阿那曲唑组的复发后死亡率较他莫昔芬组有减小的趋势($HR=0.87$, $P=0.09$),但两组的整体死亡率无差别($HR=0.95$, $P=0.4$)。阿那曲唑组的病例在治疗中发生更多的骨折(451 例对比 351 例,$OR=1.33$, $P<0.000 1$),但治疗结束后的随访期间两组的骨折发生率相似(110 例对比 112 例,$OR=0.98$, $P=0.9$)。阿那曲唑组的治疗相关严重不良反应发生率较他莫昔芬组更低(223 例对比 369 例,$OR=0.57$, $P<0.000 1$),但治疗结束后两组的治疗相关严重不良反应发生率相似(66 例对比 78 例,$OR=0.84$, $P=0.3$)。两组的非乳腺癌导致的死亡相似,其他肿瘤的总发生率也相似(425 例对比 431 例)。阿那曲唑组的结肠癌(66 例对比 44 例)和肺癌(51 例对比 34 例)发生率仍相对较高,而子宫内膜癌(6 例对比 24 例)、黑色素瘤(8 例对比 19 例)和卵巢癌(17 例对比 28 例)发生率较低。没有发现新的安全问题。

结论 这些数据证实了在激素敏感的绝经后妇女早期乳腺癌患者中,阿那曲唑作为早期辅助治疗药物的长期疗效和安全性优于他莫昔芬。

文献出处 Lancet, 2002, 359(9324): 2131-2139. Cancer 2003, 98(9): 1802-1810. Lancet, 2005, 365(9453): 60-62. Lancet Oncol, 2008, 9(1): 45-53. Lancet Oncol, 2010, 11(12): 1135-1141.

2. BIG 1-98 研究

目的 比较他莫昔芬和来曲唑作为绝经后激素受体阳性乳腺癌辅助治疗的疗效。

日期 1998年3月至2003年5月。

设计方法 入组患者随机分为 4 组:A 组($n=2 459$)接受他莫昔芬治疗 5 年;B 组($n=2 463$)接受来曲唑治疗 5 年;C 组($n=1 548$)在他莫昔芬治疗 2 年后序贯来曲唑治疗 3 年;D 组($n=1 540$)在来曲唑治疗 2 年后序贯他莫昔芬治疗 3 年。于 2005 年 1 月初步试验结果公布后,他莫昔芬组 2 459 例患者中有 619 例(25.2%)转为来曲唑治疗。

人数 共入组 8 010 例。

研究终点 主要终点事件为 DFS,次要终点事件包括 OS,无全身性疾病生存率和安全性。

结果 经过中位 25.8 个月随访,来曲唑组和他莫昔芬组 5 年 DFS 分别为 84% 和 81.4%,两组的绝对差异达 2.6 个百分点($HR=0.81$, $P=0.003$)。与他莫昔芬相比,来曲唑组乳腺癌术后远处转移的风险降低 27%($P=0.006$);同时,来曲唑组死亡率也下降 14%,但没有达到统计学差异。中位随访 71 个月的资料表明,与单用来曲唑相比,序贯治疗没有明显改善 DFS(他莫昔芬→来曲唑 $HR=1.05$,来曲唑→他莫昔芬 $HR=0.96$)。但他莫昔芬→来曲唑组与单用来曲唑相比,复发时间更早。来曲唑单药和他莫昔芬单药治疗组的 OS 没有显著差别($HR=0.87$，$P=0.08$)。由于 BIG 1-98 研究于 2005 年中位随访 25.8 个月的核心分析中观察到来曲唑治疗显示明显优势，要求他莫昔芬组揭盲并允许该组患者交叉选择来曲唑治疗，故有 619 例(25.2%)他莫昔芬单药治疗组的患者选择交叉至来曲唑治疗组。按照传统的统计方法可能造成结果出现偏差，因此 BIG1-98 研究中单药来曲唑与他莫昔芬 5 年相比的分析采用了逆概率截尾加权分析(inverse probability of censoring weighted analysis, IPCW)。该方法适用于当两研究组间有患者未按照原方案而交叉至另一组的情形，统计分析时给予维持原方案的患者加以权重，使他们不仅代表原组别也能代表交叉至另一组的患者，由此得出的结论在一定程度上可能较 ITT 分析更好地反映实际的情况。采用 IPCW 方法的计算结果发表在 2011 年 *JCO* 上(中位随访 74 个月)，来曲唑治疗显著降低 OS 风险，降幅达 18%($HR=0.82$)。来曲唑组和他莫昔芬组基于 IPCW 估算的 5 年 OS 分别为 91.8% 和 90.4%；DFS 和至远处复发时间(TDR)的 HR 分别为 0.83 和 0.80(DFS、OS 和 TDR 的 P 均 < 0.05)。提示 5 年来曲唑治疗较他莫昔芬改变了 DFS，其 HR 值介于 ITT 分析和删失分析之间。而在中位随访时间 8.1 年(0~12.4 年)的更新结果中，IPCW 分析结果提示，服用来曲唑的患者预后显著好于他莫昔芬，DFS、OS、无远处转移生存、乳腺癌 DFS 间隔的 HR 分别为 0.82、0.79、0.79、0.80。任何一种序贯用药方式与来曲唑单药相比，上述 4 个研究终点比较的差异没有统计学意义。

结论 对于激素敏感的绝经后乳腺癌患者，来曲唑作为辅助治疗的初始用药优于他莫昔芬，可显著减低绝经后激素受体阳性乳腺癌女性的死亡、复发及远处复发风险。

文献出处 J Clin Oncol, 2011, 29(9): 1117-1124. N Engl J Med, 2005, 353(26): 2747-2757. N Engl J Med, 2009, 361(8): 766-776. Lancet Oncol, 2011, 12(12): 1101-1108. J Clin Oncol, 2011, 29(9): 1093-1095.

3. FACE 研究

目的 比较阿那曲唑和来曲唑在绝经后激素受体阳性、淋巴结阳性早期乳腺癌患者辅助治疗中有效性与安全性。

日期 2005 年 11 月至 2008 年 3 月。

设计方法 纳入了 4 172 例绝经后激素受体阳性、淋巴结阳性的早期乳腺癌患者。随机将患者分配进入来曲唑治疗(2.5 mg, $n=2\,061$)或阿那曲唑治疗(1 mg, $n=2\,075$)，共 5 年或直到疾病进展。根据淋巴结受累情况以及 HER-2 状态将患者分层进行分析。

入组情况 共入组 4 172 例。

研究终点 主要研究终点是 5 年 DFS，次要研究终点是 OS 与安全性。

结果 中位随访 65 个月，来曲唑组患者的 5 年 DFS 为 84.9%，阿那曲唑组为 82.9%，两组无明显差异($HR=0.93$)。两组的无进展生存时间均未达到。探索性分析显示，在所有亚组中来曲唑和阿那曲唑的 5 年 DFS 相似，包括 HER-2 阳性(86.5% 对比 78.9%)、HER-2 阴性(84.7% 对比 83.4%)、1~3 个阳性淋巴结(88.7% 对比 87.8%)、≥4 个阳性淋巴结(75.1% 对比 70.9%)。此外，BMI、肿瘤分期、辅助化疗和地区等亚组也有类似结果。来曲唑和阿那曲唑组患者的 5 年预计 OS 分别为 89.9% 对比 89.2%($HR=0.98$)，两组的中位 OS 均未达到。最终分析，两组死亡率分别为 11.4% 对比 11.7%，远处转移率均为 10.8%，第二原发恶性肿瘤发生率分别为 4.1% 对比 4.8%。安全性方面，来曲唑和阿那曲唑治疗常见的 3~4 级不良反应为关节痛(3.9% 对比 3.3%)、高血压(1.2% 对比 1.0%)、潮热(0.8% 对比 0.4%)、肌痛(0.8% 对比 0.7%)、呼吸困难(0.8% 对比 0.5%)和抑郁(0.8% 对比 0.6%)。

结论 来曲唑并未在头对头的比较中胜出阿那曲唑，两者都是绝经后激素受体阳性乳腺癌辅助内分泌治疗的选择。

文献出处 J Clin Oncol, 2017, 35(10): 1041-1048.

(二) 转换试验

1. ARNO 95 研究

目的 通过前瞻性随机对照研究比较 2 年他莫昔芬后序贯 3 年阿那曲唑与 5 年他莫昔芬的疗效。

日期 1996 年 12 月至 2002 年 8 月。

设计方法 接受 2 年他莫昔芬治疗后，随机分为改用阿那曲唑(1 mg/d)或者继续服用他莫昔芬(20 mg/d 或 30 mg/d)3 年，期间接受每 6 个月 1 次的随访，3 年后每年随访 1 次。

入组情况 共入组 979 例。年龄≤75 岁的绝经后女性，组织病理学确定为Ⅰ~Ⅲ级浸润性乳腺癌(pT1-3)、淋巴结(pN0-2)、无远处转移，手术后接受2年持续他莫昔芬治疗(20 mg/d或30 mg/d)，且无复发。ITT分析人数979例，改用阿那曲唑489例，继续服用他莫昔芬490例。

研究终点 主要研究终点为DFS(包括局部或远处复发、新的对侧乳腺癌或者死亡)，次要研究终点包括OS与安全分析。

结果 与继续他莫昔芬组相比，转换至阿那曲唑组患者的复发风险显著降低($HR=0.66$，$P=0.049$)，同时能提高OS($HR=0.53$，$P=0.045$)。与继续他莫昔芬组相比，转换至阿那曲唑组的患者有更少的严重不良反应(22.7%对比30.8%)，主要与他莫昔芬组患者有较多的子宫内膜事件相关。阿那曲唑的安全性数据与之前的报道一致，没有发现新的安全事件。

结论 对于已接受2年他莫昔芬作为辅助治疗的绝经后乳腺癌患者，与继续服用他莫昔芬相比，转换成阿那曲唑继续服用3年能显著降低复发率并提高OS。

文献出处 J Clin Oncol, 2007, 25(19): 2664-2670.

2. ABCSG 8研究

目的 评估低危至中危绝经后乳腺癌患者他莫昔芬序贯阿那曲唑治疗与5年他莫昔芬治疗的疗效。

日期 1996年1月至2003年7月。

设计方法 激素受体阳性的分级为G1~2级的患者在服用2年他莫昔芬辅助治疗后随即分为继续服用3年或改用3年阿那曲唑。G3和T4期肿瘤，以及辅助化疗的患者均被排除。

入组情况 共入组3714例。

研究终点 主要研究目的为无事件生存(EFS)，次要目标为OS与安全性。

结果 中位随访时间60个月的结果，中位年龄63.8岁，75%的患者为淋巴结阴性，75%为T1期肿瘤。总体疗效有利于序贯治疗组，无远处复发生存率有显著差异($HR=0.78$，$P=0.046$)，但DFS($HR=0.91$，$P=0.331$)和OS($HR=0.87$，$P=0.339$)无显著差异，RFS有临界优势($HR=0.80$，$P=0.064$)。该研究显示，序贯治疗与单用他莫昔芬治疗相比，对低危患者可降低复发率，并建立了Meta分析和转化性研究的基础。

结论 尽管研究对象为低危复发的乳腺癌患者人群，但是2年他莫昔芬序贯3年阿那曲唑组仍然能看到微弱的生存获益和较少的不良反应。

文献出处 J Clin Oncol, 2012, 30(7): 722-728.

3. ITA研究

目的 比较接受他莫昔芬辅助内分泌治疗2~3年后转换为阿那曲唑与5年他莫昔芬治疗的疗效。

日期 1998年3月至2002年12月。

设计方法 448例激素受体阳性、腋窝淋巴结阳性的绝经后乳腺癌患者进入试验。在手术加或不加辅助化疗加、或不加放疗后都完成了2~3年他莫昔芬辅助内分泌治疗后被随机分为2组：一组继续应用他莫昔芬(20 mg/d)至5年；另一组则改用阿那曲唑(1 mg/d)2~3年，直至内分泌治疗总时间为5年。

入组情况 共入组448例。

研究终点 主要研究终点为DFS，次要研究终点为EFS、OS与安全性。

结果 中位随访时间64个月(12~93个月)，他莫昔芬组报道63个事件，而阿那曲唑组为39个事件($HR=0.57$，$P=0.005$)。阿那曲唑组的RFS和OS比对照组更长($HR=0.56$，$P=0.01$；$HR=0.56$，$P=0.1$)，然而OS的区别没有统计学意义。总体来说，阿那曲唑组患者不良反应发生较多(209例对比151例，$P=0.000$)，但是两组间发生严重不良反应的患者没有显著区别(37例对比40例，$P=0.7$)。

结论 对激素受体阳性、淋巴结阳性的绝经后乳腺癌患者，2~3年他莫昔芬辅助治疗后转换为阿那曲唑治疗能提高DFS和RFS。

文献出处 Ann Oncol, 2006, 17(Suppl 7): 10-14.

4. ARNO 95、ABCSG 8和ITA的Meta分析

目的 绝经后激素受体阳性乳腺癌妇女从应用他莫昔芬2~3年，转换成阿那曲唑辅助至5年治疗与持续他莫昔芬治疗5年进行比较，并对最近的临床试验数据进行Meta分析，探究在单项临床试验中的无事件生存优势是否能够转化成患者的长期受益，包括OS的改善。

日期 1996年至2003年。

设计方法 ABCSG 8、ARNO 95，以及ITA 3项研究进行Meta分析。组织病理学确定为乳腺癌的激素受体阳性绝经后患者，在2~3年他莫昔芬辅助治疗后随机分为继续他莫昔芬20~30 mg/d ($n=1997$)，或者转换为阿那曲唑 1 mg/d ($n=$

2 009)2～3年,直至服用满5年。

入组情况 总共纳入3项临床试验的4 006例合格患者,其中有2 579例来自ABCSG 8试验,979例来自ARNO 95试验,448例来自ITA试验。

研究终点 DFS(定义为任何地方出现的复发、对侧乳腺癌发生、任何原因引起的死亡)、无事件生存(定义为至任何地方复发、对侧乳腺癌发生时间)、无远处转移生存(定义为至远处转移时间),以及OS(包括死亡伴或不伴复发)。

结果 与仍然使用他莫昔芬治疗的妇女相比,转换成阿那曲唑治疗的患者有下列治疗受益:DFS提高41%($HR=0.59, P<0.000\ 1$),无事件生存率提高45%($HR=0.55, P<0.000\ 1$),无远处转移生存率提高39%($HR=0.61, P=0.001\ 5$),OS提高29%($HR=0.71, P=0.037\ 7$)。在这些试验中,阿那曲唑和他莫昔芬的安全性问题与既往的研究发现相同,没有出现新的安全性问题。

结论 在单项试验中的他莫昔芬转向阿那曲唑的无事件生存受益,确实能够转化成患者的OS受益。这个结果证实了目前正在接受他莫昔芬辅助治疗的绝经后妇女,在完成他莫昔芬治疗2～3年后应当转换成阿那曲唑治疗。

文献出处 Lancet Oncol, 2006, 7(12): 991-996.

5. IES-031研究

目的 比较绝经后ER阳性早期乳腺癌患者术后给予2～3年他莫昔芬治疗后序贯使用依西美坦至5年,是否在DFS上优于术后5年他莫昔芬方案。

日期 1998年2月至2003年2月。

设计方法 研究分为两组:研究组接受术后他莫昔芬辅助内分泌治疗2～3年,再服用依西美坦至5年;对照组术后他莫昔芬辅助内分泌治疗5年。

入组情况 共有4 742例患者进入研究,随机化分组后发现有192例患者不合格。

研究终点 主要终点指标为DFS,次要终点指标为OS、对侧乳腺癌发生率、长期毒性。

结果 中位随访时间30.6个月。主要预后因素两组均衡。依西美坦组的DFS显著长于他莫昔芬组($HR=0.68, P=0.000\ 05$);3年DFS,依西美坦组为91.5%,他莫昔芬组为86.8%。依西美坦可显著降低对侧复发乳腺癌的风险($HR=0.44, P=0.04$)。依西美坦可提高3年OS 11%($P=$

0.41)。相对于他莫昔芬组,依西美坦组显著减少了妇科综合征、阴道出血、静脉栓塞等不良反应,但关节痛与腹泻显著增加($P<0.001$);子宫内膜癌、肺癌、黑色素瘤在依西美坦组发生的病例数比他莫昔芬组少。

结论 2～3年他莫昔芬序贯依西美坦至5年比持续5年他莫昔芬能显著提高DFS,且能改善患者预后。

文献出处 N Engl J Med, 2004, 350(11): 1081-1092. J Clin Oncol, 2011, 30(7): 709-717. Lancet, 2007, 369(9561): 559-570.

6. TEAM研究

目的 比较5年依西美坦和2.5～3年他莫昔芬序贯2～2.5年依西美坦至5年的无复发生存。

日期 2001年1月至2006年1月。

设计方法 对已完成主要治疗绝经后ER和(或)PR阳性的早期浸润性乳腺癌患者(中位年龄64岁,范围35～96岁)比较他莫昔芬(20 mg/d)和依西美坦(25 mg/d)辅助内分泌治疗的疗效。

入组情况 共入组9 779例。

研究终点 主要研究终点为DFS。

结果 在2008年圣安东尼奥乳腺癌会议(SABCS)上公布了该项研究随访2.75年的数据。在ITT人群中,依西美坦与他莫昔芬相比,可使复发风险显著降低15%(RFS:$HR=0.85, P=0.05$),远处转移风险显著降低19%(至远处转移时间:$HR=0.81, P<0.03$)。由于有较多患者停止治疗或不足2.5年即由他莫昔芬转换为依西美坦治疗,ITT人群的疾病风险下降11%(DFS:$HR=0.89, P=0.12$),未达统计学意义。去除停止治疗和提前换药的患者后,依西美坦组疾病风险较他莫昔芬组下降17%(DFS:$HR=0.83, P=0.02$)。荷兰/比利时组近1/3的病例,这些入组患者的危险度相对于其他国家的入组患者略高,因此在对荷兰/比利时入组的3 167例患者的ITT人群分析中,依西美坦组的DFS较他莫昔芬组显著改善,疾病风险降低23%(DFS:$HR=0.77, P=0.02$)。2011年,在Lancet上报道了随访5年的结果,显示依西美坦起始治疗5年与他莫昔芬后序贯依西美坦相比疗效上没有差异。9 779例患者随机入序贯治疗组($n=4\ 875$)和单用依西美坦组($n=4\ 904$),其中意向分析的分别有4 868例和4 898例患者。序贯组4 154例(85%)、单用依西美坦4 186例(86%)患者在第5年时的具体数据为DFS的$HR=0.97(P=0.604)$;

至复发时间的 $HR=0.94(P=0.293)$；OS 的 $HR=1.00(P=0.999)$。不良反应发生率与其他研究相似，序贯治疗组较高的不良反应包括妇科症状（942 例对比 523 例）、静脉血栓形成（99 例对比 47 例），以及子宫内膜异常（191 例对比 19 例）。肌肉骨骼不良反应（2 448 例对比 2 133 例）、高血压（303 例对比 219 例）和高脂血症（230 例对比 136 例）则较多发生在单用依西美坦组。

结论 激素受体阳性的绝经后早期乳腺癌患者使用单独依西美坦辅助内分泌治疗或者采用他莫昔芬序贯依西美坦方案辅助内分泌治疗都是合适的可选方案。

文献出处 Lancet，2011，377(9762)：321-331.

7. FATA-GIM3 研究

目的 探索直接采用 AI 辅助治疗是否优于序贯治疗模式，比较 3 个 AI 药物的直接疗效和毒性的差异。

日期 2007 年 3 月至 2012 年 7 月。

设计方法 FATA-GIM3 研究是一项多中心、开放的、随机、2×3 析因设计研究。入组了任意年龄的组织病理学确诊为浸润性乳腺癌的绝经后乳腺癌患者。入组患者按 1：1：1：1：1：1 随机分配至任意 1 个研究组。分层因素包括 ER 和 PR 状态、HER-2 状态、既往是否接受过化疗、淋巴结病理状态，患者被分配至以下 2 个治疗组：①直接使用 AI 治疗 5 年策略：阿那曲唑组（1 mg）、来曲唑组（2.5 mg）、依西美坦组（25 mg）；②序贯策略：他莫昔芬 20 mg/d 使用 2 年后再序贯 AI 治疗 3 年。

入组情况 共入组 3 697 例。

研究终点 主要研究终点为 DFS，定义为随机至出现局部或远处复发、对侧浸润性乳腺癌、DCIS、其他部位的第二原发癌或死亡，次要研究终点包括 OS 和毒性。

结果 入组患者的中位年龄为 64 岁，70% 的患者原发肿瘤为 pT1，腋窝淋巴结病理检查为阴性的患者占 64%，9% 的患者 HER-2 为阳性，38% 的患者在随机前接受了辅助或新辅助化疗。研究组所有患者的基线特征均衡。在中位随访 60 个月后，401 例患者达到 DFS 终点事件（序贯治疗组 211 例，直接使用 AI 组 190 例），138 例患者死亡（序贯治疗组 80 例，直接使用 AI 组 58 例）。85 例患者出现非乳腺癌的第二原发癌，其中 5 例患者是在复发后出现第二原发癌。最常见的死亡原因为乳腺癌，两组分别占 3%（55/1 850 例）和 2%（30/1 847 例）。5 年 DFS 序贯治疗组为 88.5%（95% CI：86.7%～90.0%），直接使用 AI 组为 89.8%（88.2%～91.2%），两组无统计学差异（$HR=0.89$，95% CI：0.73～1.08，$P=0.23$）。5 年 OS 序贯治疗组为 95.3%（95% CI：94.1%～96.3%），直接使用 AI 组为 96.8%（95.7%～97.6%），两组无统计学差异（$HR=0.72$，95% CI：0.51～1.00，$P=0.052$）。进一步对比不同 AI 治疗组，5 年 DFS 阿那曲唑为 90.0%（95% CI：87.9%～91.7%），来曲唑组为 88.0%（95% CI：85.8%～89.9%），依西美坦组为 89.4%（87.3%～91.1%），3 组无统计学差异（$P=0.24$）。5 年 OS 阿那曲唑为 95.9%（95% CI：94.4%～97.0%），来曲唑组为 95.7%（95% CI：94.2%～96.8%），依西美坦组为 96.6%（95.3%～97.6%），3 组无统计学差异（$P=0.52$）。安全性分析：接受他莫昔芬治疗的中位时间为 24 个月，接受 AI 治疗时间为 3 个月。序贯治疗组相似，32～35 个月；3 个直接使用 AI 治疗组也相似，54～56 个月。不良反应是患者提前停药的主要原因。在序贯治疗组中，他莫昔芬治疗时不良反应发生率为 11%，AI 治疗时不良反应发生率为 5%；在直接使用 AI 治疗组中，发生率为 7%。子宫内膜不良反应是他莫昔芬停药的主要原因（为 4%）；肌肉骨骼的不良反应是 AI 停药的主要原因，序贯治疗组为 3%，直接使用 AI 组为 4%。

结论 与既往的研究结果相似，直接使用 AI 治疗相比于序贯使用 AI 治疗，并没有带来有临床意义的 DFS 获益。此外，3 个 AI 药物对比，也未发现疗效上存在差异。

文献出处 Lancet Oncol，2018.19(4)：474-485.

（三）延长试验

1. ABCSG 6a 研究

目的 研究在他莫昔芬治疗 5 年后进行阿那曲唑延长治疗的疗效。

日期 1996 年至 1997 年。

设计方法 该项研究是 ABCSG 6 的延续，856 例激素受体阳性绝经后早期乳腺癌妇女（中位年龄为 61.8 岁）在完成 5 年他莫昔芬辅助治疗后随机分为接受阿那曲唑序贯治疗 3 年组或无序贯治疗组。

入组情况 共入组 856 例。

研究终点 主要研究终点为无复发生存期。

结果 入组 856 例患者，中位随访时间 62.3 个月。在他莫昔芬治疗 5 年后进行阿那曲唑延长治疗

3 年组($n=387$),与无延长治疗组($n=469$)相比,能显著降低 38% 复发风险,包括局部区域复发、对侧乳腺癌、远处转移($HR=0.62$, $P=0.031$)。OS 两组差别没有统计学意义($HR=0.89$, $P=0.570$)。服用阿那曲唑患者耐受性很好,均为预期的结果,两组间有区别的不良反应为潮红、乏力、嗜睡、过敏、皮疹、脱发。

结论 5 年辅助他莫昔芬内分泌治疗后继续服用阿那曲唑能使患者获益。需要更多的研究来确定最佳的延长内分泌治疗时间。

文献出处 J Natl Cancer Inst, 2007, 99(24): 1845 - 1853.

2. MA17 研究

目的 绝经后乳腺癌患者完成他莫昔芬辅助治疗 5 年后继续使用来曲唑进行后续强化辅助治疗,是否能进一步减少复发和死亡率。

日期 1998 年 8 月至 2002 年 9 月。

设计方法 对绝经后乳腺癌患者完成 5 年他莫昔芬辅助内分泌治疗后分为 2 组:一组继续 5 年来曲唑治疗;另一组服用安慰剂。

入组情况 共随机化入组 5 187 例患者(中位随访时间 2.4 年),因 18 例来曲唑患者和 12 例安慰剂组患者没有基线调查表格而未纳入分析。共有来曲唑组 2 575 例,安慰剂组 2 582 例纳入分析。

研究终点 主要研究终点为 DFS,次要研究终点包括无远处转移生存率(DDFS)、OS、生活质量和长期安全性。

结果 来曲唑组发生复发转移患者 75 例,而安慰剂组为 132 例。经过统计推算,4 年 DFS 来曲唑组为 93%,安慰剂组为 87%,来曲唑组相对于安慰剂组复发风险比为 0.57,在统计学上有显著差异($P=0.00008$)。31 例来曲唑组患者和 42 例安慰剂组患者死亡,来曲唑组估计 4 年 OS 为 96%,安慰剂组为 94%,来曲唑组相对于安慰剂组的死亡危险比例为 0.76,差异无显著意义($P=0.25$)。轻度潮热、关节炎、关节疼痛和肌痛在来曲唑组较常见,但是阴道不规则出血的比例较低。在来曲唑组和安慰剂组分别为 5.8% 和 4.5% 的新诊断骨质疏松患者($P=0.07$),骨折的比例相似。安全性的结论是来曲唑的耐受性很好,由于不良反应引起的停药与安慰剂组相比没有差异。根据伦理学原则,试验破盲,所有对照组患者均转入治疗组,接受来曲唑治疗。来曲唑组的估计 4 年 DFS 上升至 94.7%,安慰剂组为 89.8%。来曲唑组相对于安慰剂组的复发风险比为 0.58,差异有显著意义($P=0.00004$),这意味来曲唑可显著降低复发风险达 42%。OS 的改善在 2 组间未见显著统计学差异($HR=0.82$, $P=0.3$)。但是对于淋巴结阳性患者,来曲唑可降低死亡率达 39%($HR=0.61$, $P=0.04$)。2007 年更新亚组结果提示,在 ER 阳性/PR 阳性亚组患者中($n=3809$),来曲唑组相对于安慰剂组 DFS 的 $HR=0.49$,而 ER 阳性/PR 阴性亚组患者($n=636$)的 $HR=1.21$。ER 阳性/PR 阳性亚组患者中,来曲唑组患者的 DDFS 和 OS 显著降低(HR 分别为 0.53 和 0.58)。ER 阳性/PR 阳性和 ER 阳性/PR 阴性两亚组患者之间 DFS 差别有显著意义($P=0.02$),而 DDFS 和 OS 没有显著差异($P=0.06$, $P=0.09$)。

结论 在完成标准 5 年他莫昔芬治疗后,与安慰剂相比,继续应用来曲唑治疗能显著提高 DFS。ER 阳性/PR 阳性亚组患者更能从来曲唑治疗中得到 DFS、DDFS 和 OS 获益。但是,因为患者受体状态并不是中心统一检测,所以在临床中仍然要根据实际情况选择治疗方案。

文献出处 J Clin Oncol, 2007, 25(15): 2006 - 2011.

3. NSABP B - 33 研究

目的 研究使用依西美坦延长辅助内分泌治疗能否降低患者的复发率。

日期 2001 年 5 月至 2003 年 10 月。

设计方法 临床确诊为 T1 - 3N1M0 期的绝经后乳腺癌患者在完成 5 年他莫昔芬辅助治疗后仍然无病生存,将会随机入组口服依西美坦(25 mg/d)或安慰剂服用 5 年。在该试验进行期间,MA17 试验结果显示来曲唑可显著改善已接受他莫昔芬治疗 5 年的绝经后乳腺癌患者的 DFS,因此 NSABP B - 33 试验中止了随机双盲,并将依西美坦的治疗时间延长至 5 年。

入组情况 共有 1 577 例患者符合入组标准。72%(560/783 例)依西美坦组患者完成依西美坦治疗;44%(344/779 例)安慰剂组患者转换至服用依西美坦组。

研究终点 主要研究终点为 DFS,次要研究终点为 OS、至治疗失败时间,应用总碱性磷酸酶、骨折病史和身高测量来评估骨相关不良反应。

结果 尽管有相互交叉,根据中位随访期为 30 个月的结果来看,依西美坦和安慰剂组的 DFS 分别为 91% 和 89%($RR=0.68$, $P=0.07$),两组间的 DFS 差别在统计学上有显著意义,无复发生存率分别为 96% 和 94%（$RR=0.44$，$P=0.004$），但 OS 相似（安慰剂组 13 例死亡对比依西美坦组 16 例死亡，$RR=1.2$，$P=0.63$）。在不良反应方面，两组均有 1% 的 4 级不良反应，3 级不良反应在依西美坦组和安慰剂组分别是 9% 和 6%（$P=0.03$）。最常见的 3~4 级不良反应是关节疼痛、乏力和骨痛。依西美坦组和安慰剂组的关节痛发生率分别为 1.0% 和 0.5%，乏力发生率分别 0.9% 和 0.5%，骨痛发生率分别为 0.5% 和 0.7%，在揭盲 6 个月后两组分别有 28 例和 20 例发生骨折（$P=0.33$）。

结论 由于提前结束入组，且较多对照组患者交叉到依西美坦组治疗，结果早期乳腺癌患者在接受他莫昔芬治疗 5 年后再接受依西美坦治疗 5 年，无复发生存率可获得显著改善，DFS 也有获益趋势，而不良反应未见明显增加。

文献出处 J Clin Oncol, 2008, 26(12): 1965-1971.

4. MA17R 研究

目的 延长辅助 AI 治疗至 10 年。

日期 2004 年 10 月至 2009 年 5 月。

设计方法 入组标准为：已经完成 4.5~6 年 AI 辅助内分泌治疗（AI 或他莫昔芬序贯 AI）的 ER 阳性和（或）PR 阳性绝经后早期乳腺癌患者，中位预期存活时间>5 年。来曲唑组与安慰剂组各 959 例。

入组情况 共有 1 918 例患者入组。

研究终点 主要研究终点是 DFS，次要终点是 OS、安全性、对侧乳腺癌（CBC）和生存质量（QOL）。

结果 DFS 事件在 AI 治疗组和安慰剂组分别 67 例和 98 例，其中癌症复发次数在两组分别为 42 次和 53 次。在随访时间内，AI 组和安慰剂组均死亡 100 例。5 年 DFS 在 AI 组和安慰剂组分别为 95% 和 91%，AI 组乳腺癌复发风险降低 34%。5 年 OS 在 AI 组和安慰剂组分别为 93% 和 94%，无明显差异。对侧乳腺癌年发生率在 AI 组和安慰剂组分别为 0.21% 和 0.49%。不良反应方面，骨折在 AI 组和安慰剂组分别为 133 例和 88 例，新发骨质疏松两组分别为 109 例和 54 例。

结论 延长辅助 AI 治疗至 10 年，可改善绝经后 HR 阳性早期乳腺癌患者的 DFS，降低 34% 的复发风险，同时可以预防对侧乳腺癌的发生。

文献出处 N Engl J Med, 2016, 375(3): 209-219.

5. IDEAL 研究

目的 比较两种延长内分泌治疗持续时间的方法。

日期 2007 年 4 月至 2011 年 11 月。

设计方法 在这项随机Ⅲ期研究（IDEAL）中，绝经后激素受体阳性乳腺癌患者开始接受 5 年任何种类的内分泌治疗后，被随机分配到 2.5 年来曲唑组或 5 年来曲唑组继续治疗。

入组情况 共有 1 824 例患者行来曲唑治疗，其中 2.5 年组 909 例，5 年组 915 例。

研究终点 主要研究终点是 DFS，次要究终点包括 OS、无远处转移间隔时间（DMFi）、第二原发乳腺癌与安全性。

结果 中位随访 6.6 年。5 年组 152 例患者发生 DFS 事件，2.5 年组为 163 例（$HR=0.92$，95% CI: 0.74~1.16）；但 OS（$HR=1.04$，95% CI: 0.78~1.38）和 DMFi（$HR=1.06$，95% CI: 0.78~1.45）在两组间无差异。第二原发乳腺癌的发生率在 5 年治疗组更低（$HR=0.39$，95% CI: 0.19~0.81）。亚组分析未能鉴别出可从 5 年延长治疗获益的优势人群。

结论 对于绝经后激素受体阳性乳腺癌患者，在 5 年辅助内分泌治疗后接受 5 年来曲唑较应用 2.5 年来曲唑未显示明显获益。

文献出处 J Natl Cancer Inst, 2018, 110(1): 1093.

6. DATA 研究

目的 比较他莫昔芬治疗 2~3 年后，序贯使用 6 年阿那曲唑与 3 年标准治疗的 DFS 差异。

日期 2006 年 6 月至 2009 年 8 月。

设计方法 为前瞻性、随机、开放标签Ⅲ期临床研究。在荷兰 73 家医院入组绝经后激素受体阳性早期乳腺癌，已接受过他莫昔芬治疗 2~3 年，要求无复发转移，按 1∶1 随机分为阿那曲唑 3 年组和阿那曲唑 6 年组。分层因素为淋巴结、激素受体和 HER-2 状态，他莫昔芬持续治疗时间。

入组情况 共入组 1 912 例。

研究终点 主要研究终点为调整的 DFS（adapted DFS，ADFS），定义为随机 3 年后的 DFS。

结果 数据截至 2016 年 7 月 14 日，中位随访 4.2 年。6 年组较 3 年组并未显著延长 5 年 ADFS，分别为 83.1% 和 79.4%（$HR=0.71$，$P=0.066$）。亚组分析 6 年组的结果，可延长淋巴结阳性（$HR=0.75$，$P=0.047$）、ER 阳性/PR 阳性（$HR=0.70$，$P=0.011$）的 ADFS；5 年调整 OS 的结果，6 年组和 3 年组分别为 90.8% 对比 90.4%（$HR=0.91$，$P=0.60$）；5 年累积发生第二乳腺癌的结果，6 年组和

3年组分别为1.5%和3.3%($HR=0.50$, $P=0.068$)。6年组和3年组出现DFS事件分别为116例和145例,在局部复发和远处转移上略有区别。6年组较3年组不良反应发生率略有增加,包括关节痛/肌痛(58%对比53%)、骨质减少/骨质疏松(21%对比16%)。3～4级不良反应发生率两组类似,其中包括关节痛/肌痛(9%对比9%)、骨质减少/骨质疏松(2%对比1%)、心血管事件(6%对比4%)。

结论 绝经后激素受体阳性乳腺癌,不推荐5年连续内分泌治疗后延长AI的使用时间。

文献出处 Lancet Oncol, 2017, 18(11): 1502-1511

7. SOLE研究

目的 绝经后淋巴结阳性早期乳腺癌完成4～6年辅助内分泌治疗后,比较连续或间歇性应用来曲唑的疗效。

日期 2007年12月至2012年10月。

设计方法 共纳入4 884例淋巴结阳性、HR阳性、完成4～6年辅助内分泌治疗的绝经后乳腺癌。随机分入连续来曲唑治疗组(2.5 mg/d, 5年; $n=2\,441$)和间歇来曲唑治疗组(前9个月服药,第1～4年;第5年全年服药;$n=2\,443$)。

入组情况 共入组4 884例患者,其中连续性来曲唑治疗组2 441例,间歇性来曲唑治疗组2 443例。

研究终点 主要研究终点为DFS。

结果 间歇组和连续性组的5年DFS分别为87.5%和85.8%($HR=1.08$, 95% CI: 0.93～1.26, $P=0.31$)。两组的无乳腺癌间期(BCFI)($HR=0.98$, 95% CI: 0.81～1.19)、无远处复发间期(DRFI)($HR=0.88$, 95% CI: 0.71～1.09)和OS($HR=0.85$; 95% CI: 0.68～1.07)结果类似。两组报道的3级以上不良反应发生率分别为43.5%和41.6%,两组均有24%的患者早期停止应用来曲唑。

结论 对于HR阳性绝经后乳腺癌来说,相比于连续服用来曲唑进行延长治疗的患者,间歇性给药并不能改善DFS。

文献出处 Lancet Oncol, 2018, 19(1): 127-138.

8. EBCTCG研究

目的 是否在5年后延长内分泌治疗,是否应在不良反应发生后再继续治疗。

设计方法 这是一项由EBCTCG进行的Meta分析,共纳入88项符合资格标准的临床试验。

入组情况 共入组62 923例患者。

研究终点 在5～20年期间评估复发风险。

结果 复发风险按照基线淋巴结状态有所不同。在T1期没有淋巴结受累(T1N0期)患者的复发风险为13%,有1～3个淋巴结受累(T1N1-3期)患者的复发风险为20%,有4～9个淋巴结受累(T1N4期)患者的复发风险为34%。对于T2期女性患者,T2N0患者的复发风险为19%,T2N1-3期患者的复发风险为26%,T2N4期患者的复发风险为41%。按照淋巴结转移的变化,死亡风险相似。但对侧乳腺癌风险并非如此。

结论 在ER阳性早期乳腺癌女性患者中,尽管完成了相当于5年的内分泌治疗,但根据肿瘤的大小和淋巴结状态(TN),20年复发风险为13%～41%。

文献出处 N Engl J Med, 2017, 377(19): 1836-1846.

三、卵巢去势治疗

1. IBCSG研究

目的 评估绝经前腋窝淋巴结>4个转移的乳腺癌患者在辅助化疗后加卵巢切除术后的疗效。

日期 1978年7月至1981年8月。

设计方法 1 601例可评估的淋巴结阳性乳腺癌患者随机分入试验Ⅰ～Ⅳ中。试验Ⅰ(包括491例1～3个淋巴结转移的绝经前患者)在CMF方案化疗基础上加或不加低剂量泼尼松龙(p)加以区别。试验Ⅱ中,有327例包括>4个转移淋巴结的绝经前乳腺癌患者被随机分为CMFp组和手术切除卵巢后序贯1年CMFp组。试验Ⅲ(463例年龄≤65岁绝经后患者)随机分为联合化疗组[1年CMFp联合他莫昔芬(T)]、化学内分泌治疗组(1年p+T)或者单纯手术组。试验Ⅳ,320例66～80岁绝经后患者被随机分为p+T组和单纯手术组。

入组情况 共入组1 601例患者。

研究终点 主要研究终点为DFS、OS。

结果 试验Ⅰ中,与单用CMF相比,增加p能导致更多的不良反应。尽管增加了剂量强度,13年随访结果显示,CMFp和CMF两组的DFS和OS均相似(DFS: 49%对比52%; OS: 59%对比65%)。试验Ⅱ中,对107例已知激素受体阳性的亚组分析中,CMFp基础上加上手术卵巢去势治疗能显著增加生存获益,差别有显著统计学意义(DFS:23%对比15%;OS:41%对比30%)。试验Ⅲ中,联合化学内分泌治疗组与单用内分泌治疗组,或无辅助治疗组相比能增加DFS和OS(DFS:35%对比25%;OS:48%对比36%对比32%)。试验Ⅳ中,与无辅助治疗相比,p+T能显著增加DFS(27%对比15%),OS也有提高,但是差异未达到统计学意义(34%对比22%)。

结论 在化疗基础上增加内分泌治疗能显著获益,尤其是淋巴结阳性乳腺癌患者能得到获益。

文献出处 J Clin Oncol,1985,3(8):1059-1067. Ann Oncol,1994,(8):717-724.

2. Scottish 研究

目的 比较卵巢去势与辅助化疗治疗绝经前淋巴结阳性乳腺癌的疗效。

日期 1980年3月至1990年5月。

设计方法 入组患者在接受乳腺癌术后随机分为4组:卵巢切除术或者盆腔放疗(85例)、卵巢切除术或者盆腔放疗+泼尼松龙(82例)、CMF方案(82例)、CMF+泼尼松龙(83例)。CMF方案为环磷酰胺(750 mg/m^2)+甲氨蝶呤(50 mg/m^2)+氟尿嘧啶(600 mg/m^2),每3周1个疗程,共8个疗程;泼尼松龙从卵巢去势和化疗开始每天服用7.5 mg至5年。

入组情况 共入组332例患者。

研究终点 主要研究终点为疾病复发和死亡。

结果 中位随访5.9年后显示,卵巢去势组和辅助化疗组相比在复发率、无事件生存率和总生存率方面(95% CI:0.76~1.63)的差异均无显著统计学意义,服用泼尼松龙和不服用泼尼松龙间总生存率也没有显著差异(95% CI:0.86~1.84)。亚组分析显示,ER状态显著影响疗效决策($P=0.001$):卵巢去势治疗可以显著改善ER含量≥20 fmol/mg患者的预后,ER阳性患者能从卵巢去势治疗中获益,ER阴性患者接受卵巢去势治疗的死亡率更高些($HR=2.33$);而CMF方案可明显改善ER含量<20 fmol/mg患者的预后。

结论 卵巢去势与化疗作为绝经前淋巴结阳性乳腺癌患者的辅助治疗具有相同疗效,患者ER状态影响治疗决策的制订。

文献出处 Lancet,1993,341(8856):1293-1298. Breast,2002,11(5):419-429.

3. Scandinavian 研究

目的 比较卵巢放疗去势疗法与CMF方案化疗治疗绝经前激素阳性乳腺癌患者的疗效。

日期 1990年1月至1998年5月。

设计方法 激素受体阳性、腋窝淋巴结阳性或者肿块>5 cm的患者随机分为两组,分别接受卵巢放射去势疗法或CMF方案(环磷酰胺、甲氨蝶呤和氟尿嘧啶)化疗(每3周1次,共9个疗程)。

入组情况 共入组762例患者。

研究终点 主要研究终点为DFS、OS。

结果 中位随访8.5年后的结果显示,卵巢放疗去势组与化疗组DFS相似(未校正$HR=0.99$,$P=0.95$)。中位随访10.5年后两组的OS亦无显著差异(未校正$HR=1.11$,$P=0.38$)。

结论 对于绝经前激素受体阳性的乳腺癌患者,卵巢去势治疗在DFS和OS上与CMF方案化疗具有相同疗效。

文献出处 J Clin Oncol,2006,24(31):4956-4962.

4. EBCTCG 研究

目的 评估卵巢去势治疗对早期可手术乳腺癌复发转移和死亡的影响。

日期 1985年至1995年。

设计方法 Meta分析13项始于1980年前的临床试验,均采用外科手术或放疗的方法行卵巢去势(OA)。除1项含143例患者的小型试验记录无法收集外,其余的12项包含3 456例妇女,占入组人数的96%。

入组情况 共入组3 456例患者。

研究终点 主要研究终点为RFS、OS。

结果 在全组范围内OA治疗可以改善年龄<50岁患者的预后(15年RFS和OS分别为45%对比39%,$P=0.007$;52.4%对比46.1%,$P=0.001$)。在淋巴结阴性组,OA组的5年、10年、15年RFS和OS均高于对照组(RFS:84.0%对比82.5%、80.3%对比73.6%、75.4%对比66.5%;OS:88.7%对比88.6%、82.8%对比78.7%、76.6%对比70.9%);在淋巴结阳性组中,OA组的5年、10年、15年RFS和OS同样高于对照组(RFS:51.8%对比38.6%、44.1%对比30.6%、37.4%对比24.0%;OS:61.3%对比52.2%、48.3%对比38.3%、41.7%对比29.2%),均有显著统计学意义。在无化疗组中,OA组的RFS较对照组相对提高25%($P=0.000\ 5$),OS较对照组高24%;在以CMF为主的化疗亚组中,OA组较对照组相对提高10%的RFS和8%的OS,但差异均无统计学意义($P>0.1$)。

结论 在年龄<50岁乳腺癌患者中，无论其淋巴结状态如何，OA都有利于改善患者的DFS及OS。但在已接受辅助化疗的患者中，OA仅表现有利的趋势，尚需进一步临床研究，其与激素受体表达的相关性也需要进一步研究。

文献出处 Lancet，1996，348(9036)：1189-1196.

四、药物去势治疗

1. ZIPP研究

目的 评估在绝经前的早期乳腺癌患者辅助治疗（化疗或放疗）中加入戈舍瑞林和(或)他莫昔芬治疗是否有益。

日期 1987年8月至1999年3月。

设计方法 将受试者随机分为4组：①戈舍瑞林，3.6 mg，每4周注射1次；②他莫昔芬，每日口服20 mg或40 mg；③戈舍瑞林+他莫昔芬；④对照组，不使用上述任何治疗。中位随访12年。

入组情况 共入组2 710例患者。

研究终点 主要研究终点为无事件生存、OS。

结果 试验开始后15年，在每100例未接受他莫昔芬治疗的患者中，使用戈舍瑞林组的事件发生数（复发、新发肿瘤或死亡）较未使用组少13.9例（95% CI：17.5～19.4）；在每100例接受他莫昔芬治疗的患者中，使用戈舍瑞林组的事件发生数较未使用者少2.8例，差异无统计学意义。死于乳腺癌的风险也有所降低，在每100例使用戈舍瑞林的患者中，使用他莫昔芬组的乳腺癌死亡者减少2.6例（95% CI：2.1～6.6），而未使用组减少8.5例（95% CI：2.2～13.7）。于2011年发表了中位随访12.3年的更新结果显示，在未使用他莫昔芬的患者中，戈舍瑞林能降低32%的首次复发风险（P=0.005）；在未使用戈舍瑞林的患者中，他莫昔芬能降低27%的风险（P=0.018）。与不用内分泌治疗的对照组相比，联合戈舍瑞林和他莫昔芬能降低24%的首次复发风险（P=0.021）。在ER高表达的患者中，戈舍瑞林治疗能降低事件发生风险29%（P=0.044），且ER表达程度与戈舍瑞林降低复发风险的程度呈相关性趋势；在未使用他莫昔芬的患者中，戈舍瑞林降低复发风险的比例最高，达48%（HR=0.52，P=0.007）。

结论 2年戈舍瑞林治疗与2年他莫昔芬治疗均能降低绝经前乳腺癌患者复发风险。ER高表达的患者也许能从戈舍瑞林中获益。在未使用他莫昔芬的患者中，戈舍瑞林治疗对于存活和复发均有较显著的优势；而在使用他莫昔芬的患者中，加入戈舍瑞林对患者的存活和复发可能有边缘潜在的获益趋势。戈舍瑞林联合他莫昔芬与单独用戈舍瑞林或他莫昔芬相比并不具有明显的优势，还需要进一步验证。

文献出处 J Natl Cancer Inst，2009，101(5)：341-349. Eur J Cancer，2006，42(7)：895-904. Breast Cancer Res Treat，2011，128(3)：755-763.

2. INT 0101(E5188)研究

目的 比较化疗、他莫昔芬，以及卵巢功能抑制在绝经前激素受体阳性乳腺癌患者中的联合应用价值。

日期 1989年7月至1994年2月。

设计方法 绝经前腋窝淋巴结阳性、激素受体阳性的乳腺癌患者共1 503例，随机分为3组：①16个周期CTX+ADM+5-FU(CAF)；②CAF后序贯每月注射戈舍瑞林共5年(CAF→Z)；③CAF后序贯每月注射戈舍瑞林，以及每天服用他莫昔芬共5年(CAF→ZT)。

入组情况 共入组1 503例患者。

研究终点 主要研究终点为CAF→Z对比CAF和CAF→Z对比CAF→ZT的至复发时间(TTR)、DFS和OS。

结果 中位随访时间9.6年，CAF→Z方案基础上加用他莫昔芬能提高TTR及DFS，但是不能提高OS。CAF方案基础上加用戈舍瑞林没有获益。

结论 CAF→Z方案基础上加用他莫昔芬能提高绝经前淋巴结阳性、激素受体阳性乳腺癌患者的生存获益。仍需要更多的研究来证实单用卵巢去势联合其他内分泌治疗药物的疗效。

文献出处 J Clin Oncol，2005，23(25)：5973-5982.

3. ABCSG 5研究

目的 比较结合内分泌治疗（戈舍瑞林）+他莫昔芬与标准化疗辅助治疗的疗效。

日期 1990年12月至1999年6月。

设计方法 将激素敏感的受试者随机分为2组：一组接受3年戈舍瑞林合并5年他莫昔芬方案治疗；另一组接受6个疗程环磷酰胺+甲氨蝶呤+氟尿嘧啶(CMF)方案化疗。

入组情况 共入组1 034例患者。

研究终点 主要研究终点为DFS，次要研究终点为 OS 与不良反应。

结果 经过中位随访 60 个月,内分泌治疗组有 17.2% 患者和化疗组有 20.8% 患者出现复发,复发的比例各占 4.7% 和 8.0%。证明两组间无复发生存率和局部无复发生存率有显著差异($P=0.037$ 和 $P=0.015$),且内分泌治疗更有利。OS 也有相同的趋势($P=0.195$)。

结论 本研究提示,在 I 期和 II 期绝经前乳腺癌患者的辅助治疗中,戈舍瑞林和他莫昔芬联合使用比 CMF 方案化疗更加有效。

文献出处 J Clin Oncol,2002,20(24):4621-4627.

4. IBCSG Ⅷ 研究

目的 比较淋巴结阴性绝经前乳腺癌患者使用化疗联合戈舍瑞林与单用化疗或单用戈舍瑞林的疗效。

日期 1990 年 3 月至 1999 年 10 月。

设计方法 将 1063 例淋巴结阴性绝经前乳腺癌患者随机分为 3 组:第 1 组 346 例,接受戈舍瑞林治疗 24 个月(3.6 mg,每 28 天 1 次);第 2 组 360 例,接受 6 个疗程 CMF 方案化疗(口服 CTX 100 mg/m²,第 1~14 天,静脉滴注 MTX 40 mg/m²,第 1、8 天,静脉滴注氟尿嘧啶 600 mg/m²,第 1、8 天,28 天为 1 个疗程);第 3 组 357 例,接受 6 个疗程 CMF(28 天为 1 个疗程)后序贯 18 个月戈舍瑞林(28 天 1 次)治疗。

入组情况 共有 1111 例患者接受了随机化分组,最终完成用药和分析的为 1063 例。

研究终点 DFS、OS、乳腺癌无病生存时间间隔。

结果 中位随访时间 12.1 年。对于 ER 阳性患者,化疗序贯去势治疗组的 DFS 有显著优势(12 年 DFS 为 77%),而单用 CMF 组的 DFS 为 69%,单用戈舍瑞林组的 DFS 为 68%(CMF 序贯戈舍瑞林对比戈舍瑞林和 CMF 序贯戈舍瑞林对比他莫昔芬的 $P=0.04$);对于 ER 阴性患者,含有 CMF 方案的两组与单用戈舍瑞林组的 DFS 相似(单用 CMF 组 12 年 DFS 为 67%,CMF 序贯戈舍瑞林组 12 年 DFS 为 69%,单用戈舍瑞林组 12 年 DFS 为 61%,$P=NS$)。

结论 对于淋巴结阴性且 ER 阳性的绝经前乳腺癌患者,CMF 序贯戈舍瑞林治疗比单用其中任一方案的 DFS 更具优势,且在年龄<40 岁患者中最为显著,提示戈舍瑞林可能存在延长 CMF 诱发闭经的内分泌作用。

文献出处 Ann Oncol,2011,22(10):2216-2226. J Natl Cancer Inst,2003,95(24):1833-1846.

5. ZEBRA 研究

目的 比较淋巴结阳性绝经前乳腺癌患者使用环磷酰胺、甲氨蝶呤和氟尿嘧啶(CMF 方案)与戈舍瑞林的疗效和耐受性。

日期 1990 年 10 月至 1996 年 12 月。

设计方法 将 1614 例淋巴结阳性绝经前乳腺癌患者随机分为 2 组:一组为 797 例,使用戈舍瑞林(3.6 mg/28 天)共 2 年;另一组为 817 例,使用 CMF 方案化疗(环磷酰胺 500 mg/m²,第 1、8 天静脉滴注,或 100 mg/m²,第 1~14 天口服;甲氨蝶呤 40 mg/m²,第 1、8 天静脉滴注;氟尿嘧啶,600 mg/m²,第 1、8 天静脉滴注;每 28 天为 1 个疗程),共 6 个疗程。

入组情况 共入组 1614 例患者。

研究终点 主要研究终点为 DFS,次要研究终点为 OS。

结果 中位随访时间 6 年。在 ER 阳性患者中,戈舍瑞林组与 CMF 组的 DFS 相当($HR=1.01$);在 ER 阴性患者中,戈舍瑞林组的 DFS 较 CMF 组差($HR=1.76$)。6 个月内闭经的发生率在戈舍瑞林组更高(戈舍瑞林组>95%,CMF 组 58.6%);而治疗结束后月经恢复率在戈舍瑞林组更高(3 年后无月经率戈舍瑞林 22.6%,CMF 组 76.9%)。其他化疗不良反应如恶心、呕吐、脱发、感染等在 CMF 组更多见;雌激素抑制相关不良反应最初在戈舍瑞林组较多,而停止治疗后即降至比 CMF 组更低的水平。

结论 对于 ER 阳性且淋巴结阳性的绝经前早期乳腺癌患者,戈舍瑞林较 CMF 方案更有效,且耐受性更好。

文献出处 J Clin Oncol,2002,20(24):4628-4635. Eur J Cancer,2003,39(12):1711-1717.

6. MAM-1 GOCSI 研究

目的 比较多柔比星序贯 CMF 方案与单用 CMF 方案的区别,比较在化疗方案中加入戈舍瑞林和他莫昔芬后的疗效。

日期 1991 年 9 月至 1996 年 12 月。

设计方法 入组淋巴结阳性患者,术后随机分为 4 组。A 组:CMF 6 个周期(CMF);B 组:多柔比星 4 个周期序贯 CMF 6 个周期(A→CMF);C 组:CMF 6 个周期序贯 2 年戈舍瑞林加他莫昔芬

(CMF→GT)；D组：多柔比星4个周期序贯CMF 6个周期序贯2年戈舍瑞林加他莫昔芬(A→CMF→GT)。

入组情况 共入组466例患者。

研究终点 主要研究终点为DFS，次要研究终点为OS。

结果 中位随访5年，比较A+C组与B+D组，其DFS($HR=0.86, P=0.42$)及OS($HR=0.79, P=0.31$)均没有差异。A+B组与C+D组的DFS比较有显著性差异($HR=0.71, P=0.04$)，而OS无显著性差异($HR=0.86, P=0.52$)。72个月的更新结果显示，B组与A组相比能显著提高DFS($HR=0.74, 95\% CI: 0.556 \sim 0.986, P=0.040$)，但没有显著提高OS($HR=0.764, 95\% CI: 0.489 \sim 1.193$)。在化疗后增加戈舍瑞林和他莫昔芬能显著提高DFS($HR=0.74, 95\% CI: 0.555 \sim 0.987, P=0.040$)，但不能显著提高OS($HR=0.84, 95\% CI: 0.54 \sim 1.32$)。

结论 蒽环类序贯CMF方案要优于CMF方案，化疗联合内分泌治疗的DFS较单纯化疗为优，能使淋巴结阳性绝经前患者获益。

文献出处 Br J Cancer, 2005, 92(3): 467-474.

7. ABCSG 12 研究

目的 比较内分泌药物加唑来膦酸治疗与单用内分泌治疗对Ⅰ～Ⅱ期激素受体阳性绝经前乳腺癌患者的疗效。

日期 1999年6月至2006年5月。

设计方法 激素受体阳性绝经前早期(Ⅰ～Ⅱ期)乳腺癌患者接受戈舍瑞林3.6 mg，每28天1次，并随机分为4个组，分别接受单药他莫昔芬20 mg/d、单药阿那曲唑1 mg/d、他莫昔芬20 mg/d加唑来膦酸4 mg(每6个月1次)及阿那曲唑加唑来膦酸治疗，共3年。

入组情况 共入组1 803例患者。

研究终点 分为两大类比较，他莫昔芬对比阿那曲唑组，唑来膦酸亚组对比对照组。主要研究终点为DFS；次要研究终点为无复发生存、OS、骨密度、安全性。

结果 经过62个月中位随访，共报告186例无病生存事件，其中单用他莫昔芬治疗组53例(共450例)，单药阿那曲唑治疗组57例(共453例)，他莫昔芬加唑来膦酸组36例(共450例)，阿那曲唑加唑来膦酸组40例(共450例)。唑来膦酸可降低总体无病生存事件的风险($HR=0.68, P=0.009$)，但与他莫昔芬治疗组($HR=0.67, P=0.067$))和阿那曲唑治疗组($HR=0.68, P=0.061$)比较无显著差异。唑来膦酸治疗对死亡风险中无显著影响(加唑来膦酸组死亡30例，不加唑来膦酸组死亡43例；$HR=0.67, P=0.09$)。单药他莫昔芬组和单药阿那曲唑组的DFS无显著差异($HR=1.08, P=0.591$)；但对于OS，单药阿那曲唑组(46例死亡)较单药他莫昔芬组(27例死亡)更差($HR=1.75, P=0.02$)。各组治疗的耐受性较好，无肾衰竭或下颌骨坏死的报道。共报道601例患者骨痛(33%；其中分别为唑来膦酸组349例，未使用唑来膦酸组252例)、361例患者乏力(20%；其中使用与未使用唑来膦酸组分别为192例和169例)、280例头痛(16%；其中使用与未使用唑来膦酸组分别为147例和133例)、266例关节痛(15%；其中使用与未使用唑来膦酸组分别为145例和121例)。在2011年圣安东尼奥乳腺癌研讨会上报道了中位随访84个月的结果，接受唑来膦酸辅助治疗的患者乳腺癌复发和死亡的HR分别为0.72和0.63；在单变量和多变量分析中，风险降低均有统计学意义。对于生存获益，唑来膦酸与年龄之间存在很强的相互作用。在年龄≥40岁的患者中，复发风险降低34%，死亡率降低44%；在年龄<40岁的患者中，未见相似统计学意义的生存获益。

结论 在使用戈舍瑞林及他莫昔芬，或阿那曲唑患者的治疗中加入唑来膦酸可增加DFS，该项研究验证了唑来膦酸的益处，并建议在绝经前早期乳腺癌患者的辅助治疗中加入唑来膦酸。

文献出处 Lancet Oncol, 2011, 12(7): 631-641.

8. TABLE 研究

目的 比较每3个月1次LHRH类似物亮丙瑞林(LAD-3M)与CMF方案化疗在绝经前淋巴结阳性乳腺癌患者辅助治疗中的疗效。

日期 1995年至1999年。

设计方法 选择淋巴结阳性、ER阳性或未知、绝经前或围绝经期的患者，在术后随机分为2组：一组接受每3个月1次皮下注射LAD-3M(11.25 mg)，共使用2年；另一组接受6个周期CMF方案(CTX 500 mg/m², MTX 40 mg/m², 氟尿嘧啶600 mg/m²，第1、8天，每4周为1个疗程)。

入组情况 共入组599例患者。

研究终点 主要研究终点为无复发生存，次要研究终点为OS、不良反应及激素抑制水平。

结果 中位随访时间5.8年。两组之间的基本临床特征均衡。比较 LAD-3M 使用 2 年和 CMF 方案 6 个周期,两组的无复发生存率无显著差别($HR=1.19,P=0.15$)。激素抑制水平及闭经比例在 LAD-3M 组中较高。在各亚组中(年龄、PR 状态、淋巴结状态、激素水平、治疗结束后月经恢复情况)均没有异质性差异。LAD-3M 组 OS 高于化疗组($HR=1.5,P=0.005$)。与化疗相关的不良反应如恶心、呕吐及脱发在 CMF 组中较高,而激素抑制症状如潮红,以及出汗在 LAD-3M 组的比例较高。

结论 3 个月 1 次的 LHRH 类似物(LAD-3M)对绝经前淋巴结阳性、激素受体阳性乳腺癌患者是一种有效的辅助治疗方案,疗效不比 CMF 方案差。

文献出处 J Clin Oncol, 2007, 25(18):2509-2515. Anticancer Res, 2002, 22(4):2325-2332.

9. SOFT 研究

目的 评估卵巢功能抑制(OFS)对绝经前乳腺癌患者内分泌治疗的价值。

日期 2003 年 12 月至 2011 年 1 月。

设计方法 SOFT 研究为Ⅲ期随机对照研究。共入组 3 047 例绝经前 HR 阳性早期乳腺癌患者。术后或者化疗后尚未绝经的患者随机分为 3 组:①他莫昔芬 5 年;②OFS+他莫昔芬 5 年;③OFS+AI 5 年。

入组情况 共入组 3 047 例患者。

研究终点 主要研究终点为 DFS,次要研究终点包括无乳腺癌间期(BCFI)、无远处复发间期(DRFI)和 OS。

结果 研究中位随访 8 年。在整体人群中,OFS+他莫昔芬较他莫昔芬显著提高 DFS(83.2% 对比 78.9%,$HR=0.76$,95% CI:0.62~0.93,$P=0.009$)及 OS(93.3% 对比 91.5%,$HR=0.67$,95% CI:0.48~0.92)。OFS+AI 较他莫昔芬在整体人群中可显著提高 DFS(85.9% 对比 78.9%,$HR=0.65$,95% CI:0.53~0.81)。未化疗亚组和化疗亚组患者的 DFS 获益趋势未见异质性。化疗亚组 OFS+他莫昔芬对比他莫昔芬的 8 年 DFS 分别为 76.7% 和 71.4%;未化疗亚组 8 年 DFS 分别为 90.6% 对比 87.4%。在年龄<35 岁人群中,OFS+他莫昔芬对比他莫昔芬的 8 年 DFS 分别为 73% 和 64.3%。在亚组分析中显示,HER-2 状态并不影响 OFS 的疗效。安全性方面,OFS+AI 与 OFS+他莫昔芬无显著差异,OFS+他莫昔芬/AI 略高于他莫昔芬单药组,患者耐受性良好。安全性事件两组无显著差异,潮热、肌肉骨骼症状和高血压是最常见的 3~4 级不良反应。安全性事件 OFS+他莫昔芬组的发生率略高于他莫昔芬单药组。

结论 OFS+他莫昔芬/AI 可显著改善绝经前激素受体阳性早期乳腺癌整体人群的 DFS。

文献出处 N Engl J Med, 2015, 372(5):436-446.

10. TEXT 和 SOFT 研究

目的 探索辅助内分泌治疗对激素受体阳性绝经前女性乳腺癌患者的作用,检测依西美坦联合 OFS、他莫昔芬联合 OFS,以及他莫昔芬单药的治疗作用。

日期 2003 年 11 月至 2011 年 4 月。

设计方法 SOFT 和 TEXT 均为优效设计的前瞻性Ⅲ期随机临床试验。①TEXT 研究:比较 OFS 联合依西美坦(AI)或他莫昔芬治疗绝经前激素受体阳性乳腺癌患者。2003~2011 年共纳入 2 672 例患者,按 1:1 分别给予 OFS+依西美坦 5 年与 OFS+他莫昔芬 5 年。OFS 通过使用曲普瑞林(促性腺激素释放激素激动剂)、双侧卵巢切除术、卵巢放射等。②SOFT 研究:在(新)辅助化疗结束后仍然处于绝经前的乳腺癌中,比较 OFS 联合他莫昔芬 5 年、OFS 联合依西美坦 5 年、单用他莫昔芬 5 年 3 种不同干预措施的疗效。2003~2011 年共纳入 3 066 例患者,按 1:1:1 分别给予 OFS+依西美坦 5 年、他莫昔芬+OFS 5 年、单用他莫昔芬 5 年。

入组情况 两项研究分别入组 3 066 例和 2 672 例患者。

研究终点 研究终点为无乳腺癌间期(BCFI),定义为随机分配到第一次出现包括局部区域浸润、远处转移或对侧乳腺癌的复发。

结果 在低复发风险患者中,OFS+AI 对比他莫昔芬单药,5 年 BCFI 效果近似;在中度复发风险患者中,OFS+AI 对比他莫昔芬单药,5 年无乳腺癌生存绝对获益>5%;在高度复发风险患者中,OFS+AI 对比他莫昔芬单药,5 年无乳腺癌生存绝对获益达到 10%~15%。在 2017 年圣安东尼奥会议上报道的 8 年随访联合分析结果显示,OFS+AI 较 OFS+TAM 显著改善 8 年 DFS(86.8% 对比 82.8%,$HR=0.77$,95% CI:0.67~0.90,$P<0.001$)、BCFI($HR=0.74$,95% CI:0.63~0.87)以及 DRFI($HR=0.80$; 95% CI:0.65~0.96)。在 TEXT 研究中,安全性事件两组无显著差异,潮热、肌肉骨骼症状和高血压是最常见的 3~4 级不良反

应。在 SOFT 研究中，OFS+他莫昔芬组的不良反应发生率略高于他莫昔芬单药组。

于 2017 年 6 月在 *JCO* 发表的 TEXT/SOFT 研究中年龄<35 岁年轻女性的治疗疗效、治疗依从性及生存质量的评估报告的结果提示，年龄<35 岁的 HR 阳性/HER-2 阴性早期乳腺癌接受 OFS+他莫昔芬/AI 与他莫昔芬相比，能获得更长的 BCFI；并且，该研究显示年龄<35 岁患者中内分泌治疗相关的绝经症状并不比年龄≥35 岁的患者严重。共纳入 5 707 例患者，其中年龄<35 岁的患者 582 例。与年龄≥35 岁的患者相比，年龄<35 岁的患者复发风险更高，主要表现在淋巴结阳性（39.6% 对比 55.5%）、组织病理学Ⅲ级（21.6% 对比 41.8%），以及脉管癌栓（27.8% 对比 43.5%）。年龄<35 岁与年龄≥35 岁患者相比，乳腺癌事件发生风险（$HR=1.53$，95% CI：1.24～1.88）、远处转移风险（$HR=1.52$，95% CI：1.21～1.91），以及 DFS 事件发生风险（$HR=1.43$，95% CI：1.18～1.74）均升高。年龄<35 岁是独立的不良预后因子。

结论 联合 OFS 在绝经前低、中、高危乳腺癌患者中全线获益，HR 阳性/HER-2 阴性绝经前及具有高复发风险临床病理特征的女性乳腺癌患者中，与他莫昔芬+DFS 相比，依西美坦+DFS 辅助化疗可以明显降低绝经前期 HR 阳性早期乳腺癌者的复发风险。年龄<35 岁的 HR 阳性/HER-2 阴性绝经前早期乳腺癌相比于年龄≥35 岁的患者，能从 OFS+他莫昔芬/AI 中获得更高的 BCFI 效果。年龄<35 岁的患者辅助内分泌治疗的不良反应并不比年龄≥35 岁的患者严重。

文献出处 N Engl J Med，2014，371(2)：107-118. J Clin Oncol，2016，34(19)：2221-2231. J Clin Oncol，2017，35(27)：3113-3122.

（刘哲斌）

第七节 乳腺癌放疗相关临床研究

一、乳腺癌全乳大分割放疗研究

1. START-A 研究

目的 基于 1986 年英国 RMH 开展的 START-pilot 研究结果支持乳腺癌和乳腺正常组织的后期反应对放疗分次剂量的敏感性相近，在原有 START-pilot 研究的基础上，将放疗剂量稍加改良，进一步研究乳腺癌和正常组织对放疗分次剂量的敏感性。

日期 1999 年 1 月至 2002 年 12 月。

设计方法 将患者随机分为 3 组。

（1）研究组：为两组大分割治疗方案，即 41.6 Gy/13 次/5 周（3.2 Gy/次）和 39 Gy/13 次/5 周（3 Gy/次），放疗时间为隔日放疗（第一周为一、三、五，第二周为二、四），并不断重复。

（2）对照组：为常规放疗 50 Gy/25 次/5 周，每日放疗 1 次。

如患者接受化疗，则化疗和放疗之间需间隔 2 周。

（3）放疗方案：患者仰卧位，乳腺靶区定义为可扪及乳腺腺体边缘外扩 1 cm 的全部乳腺组织。如有区域淋巴结放疗指征，给予锁骨上淋巴结±腋下淋巴结放疗，14% 的患者同时接受区域淋巴结放疗。保乳术后患者瘤床是否加量由各研究中心的治疗方案决定，接受加量的放疗剂量为 10 Gy/5 次/5 天，为电子线治疗。所有中心的放疗计划和质量控制均由研究组指定的质控小组监督，包括在 2D 和 3D 体模上进行剂量验证；胸壁野和锁骨野接野处的剂量计算、处方剂量和体模验证剂量的平均差别为 2.1%；参考点所在中心层面的剂量变化范围要求在 95%～105%。

入组情况 英国 17 个研究中心共 2 236 例患者参与此项研究，其中 750 例患者接受 41.6 Gy 研究方案，737 例患者接受 39 Gy 研究方案，749 例患者接受 50 Gy 的常规方案。入组标准：女性，年龄≥18 岁，可手术的浸润性乳腺癌（病理分期 pT1-3a pN0-1M0）接受保乳术或乳腺癌根治术后需行局部放疗，手术切缘阴性且≥1 mm，可进行有效随访的患者。

研究终点 主要研究终点为局部区域复发、正常组织效应、生活质量。局部区域复发：在放疗野范围内出现的局部乳腺或胸壁的复发和同侧腋下/锁骨上区域的复发，任何放疗野外出现的同侧区域复发不计入局部区域复发分析。正常组织效应：进行乳腺、上肢和肩关节的正常组织效应通过与基线照片的对比、患者自我评估和医生评估3个方面结合分析。次要研究终点为 DFS、OS、第二原发肿瘤、健康经济效应。

结果 中位随访 5.1 年的结果显示，常规放疗组 5 年局部复发率为 3.6%，41.6 Gy 组局部复发率为 3.5%，而 39 Gy 组疗效略差，局部复发率为 5.2%，但差异无统计学意义。远处转移率、DFS 和 OS 在 3 个组中无统计学差异。正常组织的长期效应根据照片评估和患者的自我评估显示，39 Gy 组的后期不良反应比常规放疗组更低，乳腺外形后期改变较常规放疗组的 $HR=0.69$（95% CI：0.52～0.91，$P=0.01$）。另外，将 START-A 研究结果和 pilot 研究结果进行 Meta 分析显示，肿瘤局部控制的 α/β 值为 4.6 Gy（95% CI：1.1～8.1 Gy），而乳腺外形后期改变的 α/β 值为 3.4 Gy（95% CI：2.3～4.5 Gy）。

结论 START-A 研究结果与前期 pilot 研究结果一致，进一步证实了乳腺癌和乳腺正常组织后期反应对放疗的分次剂量改变的敏感性相似的生物学假设。41.6 Gy/13 次/5 周的放疗方案在肿瘤局部控制、正常组织后期效应等方面均与常规 50 Gy/25 次/5 周的放疗方案相似。同时，13 次的分割方案并不一定是大分割的极限。正在进行的 NCRN FAST 临床试验评估比较 5 次、每次放疗剂量 5.7 Gy 和 6 Gy 放疗方案同常规方案的区别。

文献出处 Lancet Oncol，2008，9：331-341.

2. START-B 研究

目的 进一步研究乳腺癌和正常组织对放疗分次剂量的敏感性。START-A 研究在相同的 5 周治疗时间中采用不一样的放疗分次剂量对乳腺癌局部控制和正常组织的影响，而 START-B 侧重于研究在增加放疗分次剂量的同时，缩短放疗时间后对乳腺癌局部控制及正常组织长期效应等的影响。

日期 1999 年 1 月至 2001 年 10 月。

设计方法 将患者随机分为 2 组。

(1) 研究组：大分割方案，40 Gy/15 次/3 周（2.67 Gy/次），每日 1 次。

(2) 对照组：常规方案，50 Gy/25 次/5 周，每日 1 次。

如患者接受化疗，则化疗和放疗之间需间隔 2 周。

(3) 放疗方案：患者仰卧位，乳腺靶区定义为可扪及乳腺腺体边缘外扩 1 cm 的全部乳腺组织。如果有区域淋巴结放疗指征，给予锁骨上淋巴结±腋下淋巴结放疗。保乳术后的患者瘤床是否加量由各研究中心的治疗方案决定，接受加量的放疗剂量为 10 Gy/5 次/5 天，方法为电子线治疗。所有中心的放疗计划和质量控制均由研究组指定的质控小组监督，包括在 2D 和 3D 体模上进行剂量验证；胸壁野和锁骨野接野处的剂量计算、处方剂量和体模验证剂量的平均差别为 2.1%；参考点所在中心层面的剂量变化范围为 95%～105%。

入组情况 英国 23 个研究中心共 2 215 例患者参与此研究，其中 1 110 例患者接受 40 Gy 研究方案，1 105 例患者接受 50 Gy 常规方案。入组标准：女性，年龄≥18 岁，可手术的浸润性乳腺癌（病理分期 pT1-3apN0-1M0）接受保乳术或乳腺癌根治术后需行局部放疗，手术切缘≥1 mm，可进行有效随访的患者。

研究终点 主要研究终点为局部区域复发、正常组织效应、生活质量。局部区域复发：在放疗野范围内出现的局部乳腺或胸壁的复发和同侧腋下/锁骨上区域的复发，任何放疗野外出现的同侧区域复发不计入局部区域复发分析。正常组织效应：进行乳腺、上肢和肩关节的正常组织效应通过与基线照片的对比、患者自我评估和医生评估3个方面结合分析。次要研究终点为 DFS、OS、第二原发肿瘤、健康经济效应。

结果 中位随访 6 年的结果显示，常规放疗组 5 年局部复发率为 3.3%（95% CI：2.2%～4.5%），40 Gy 组的局部复发率为 2.2%（95% CI：1.3%～3.1%）。40 Gy 组的 5 年远处转移率为 7.6%，显著低于常规治疗组的 10.2%（$P=0.01$），研究组的 DFS 和 OS 均比常规治疗组有优势，且差异有统计学意义。保乳术后的乳腺僵硬是常见的后期改变，根据照片评估和患者的自我评估显示，40 Gy 组的后期不良反应比常规放疗组更低，其中皮肤外观的改变显著好于常规放疗组（$P=0.02$）。

结论 START-B 的研究结果显示，早期乳腺癌术后辅助放疗中，40 Gy/15 次/3 周的放疗方案在肿瘤局部控制、正常组织后期效应等方面均与 50 Gy/25 次/5 周常规放疗方案相似。

文献出处 Lancet，2008，371：1098-1107.

3. 加拿大研究

目的 研究保乳术后淋巴结阴性患者的全乳

大分割放疗方案 42.5 Gy/16 次/22 天)与常规方案 50 Gy/25 次/35 天疗效差异。

日期 1993 年 4 月至 1996 年 9 月。

设计方法 将患者随机分为 2 组。

(1) 研究组:全乳大分割治疗方案,42.5 Gy/16 次/22 天(2.66 Gy/次),每日 1 次。

(2) 对照组:常规放疗 50 Gy/25 次/5 周,每日 1 次。根据患者年龄(≥50 岁或<50 岁)、肿瘤大小(≤2 cm 或>2 cm)、全身治疗(他莫昔芬、化疗或无治疗)和不同治疗中心进行分层。

(3) 放疗方案:对切线野放疗患侧乳腺,不考虑患侧锁骨上、腋下和内乳淋巴结区放疗,局部瘤床不加量治疗。

入组情况 共有 1 234 例患者参与此项研究,其中 622 例患者接受 42.5 Gy 研究方案,612 例患者接受 50 Gy 的常规方案。

(1) 入组标准:女性患者,术后病理为乳腺浸润性导管癌,无远处转移;保乳术(包括区段切除和部分切除),切缘阴性;未接受腋窝淋巴结清扫,或接受腋窝淋巴结清扫后所有的腋窝淋巴结均为阴性。

(2) 排除标准:病理标本检查肿瘤最大径>5 cm;切缘阳性;术前临床检查提示患侧乳腺皮肤侵犯,如水肿、溃疡、与胸壁肌肉粘连导致肿瘤固定或炎性乳腺癌;双侧乳腺癌(双原发或转移性);同侧乳腺内多中心原发病灶;曾有乳腺癌手术史;腋下病理情况未知、辅助全身治疗状况尚未决定;对于不接受术后化疗的患者,不能在末次手术治疗后 16 周内开始放疗;对于接受术后化疗的患者,不能在末次疗程化疗结束后 8 周内开始放疗;严重的非恶性肿瘤疾病(如心血管疾病、肾疾病等)可能会影响手术和放疗;孕期或哺乳期乳腺癌;过大的乳腺组织可能影响放疗摆位(宽度>25 cm);其他恶性肿瘤疾病,除外皮肤鳞癌或基底细胞癌或子宫颈原位癌等可以被有效治愈的肿瘤;由于地缘关系,无法进行有效随访;存在精神或成瘾等心理疾病,可能阻碍医患的有效沟通,从而妨碍研究的正常进行。

研究终点 主要研究终点为患侧乳腺腺体的浸润性癌复发,次要研究终点为区域复发或远处转移、第二原发肿瘤(包括对侧乳腺癌)、乳腺腺体美容评价、放疗晚期毒性、死亡。

结果 随访 10 年,大分割组的累积局部复发率为 6.2%,对照组的局部复发率为 6.7%,说明大分割治疗效果并不差于常规分割的疗效。但在亚组分析中,高级别肿瘤(high grade tumor)对照组的 10 年复发率为 4.7%,而大分割组为 15.6%($P = 0.01$)。10 年 OS 比较,大分割组为 84.6%,对照组为 84.4%,两组差异无统计学意义。

整体的 3 级皮肤和皮下组织后期毒性反应发生率≤4%,未观察到 4 级毒性反应,两组的皮肤及皮下组织后期反应无显著差异。虽然美容效果随着随访时间的延长而有所下降,但两组之间无统计学差异。随访 10 年,对照组有 71.3% 评价为"非常好或好",大分割组为 69.8%。

结论 10 年的长期随访结果显示,短程加速大分割全乳放疗作为保乳术后的辅助治疗,在切缘阴性、淋巴结阴性的浸润性乳腺癌患者中与常规放疗相比的非劣效性,进一步为在部分保乳术后淋巴结阴性患者中开展短程加速大分割放疗提供了可靠依据。

文献出处 N Engl J Med, 2010, 362:513-520.

二、乳腺癌保乳术后全乳放疗和瘤床加量研究

1. 里昂研究

目的 探讨全乳放疗后瘤床加量 10 Gy 对局部复发的影响,以及相关皮肤毛细血管扩张发生率和美容效果。

日期 1986 年 1 月至 1992 年 6 月。

设计方法 在放疗开始前,将患者随机分为 2 组。

(1) 研究组:接受瘤床加量方案,50 Gy/20 次/5 周(2.5 Gy/次,4 次/周)全乳放疗后,瘤床加量 10 Gy/5 次/1 周(2 Gy/次)。

(2) 对照组:无瘤床加量,仅接受 50 Gy/20 次/5 周(2.5 Gy/次,4 次/周)全乳放疗。

接受辅助化疗的患者,放疗于 CAF 方案化疗 3 个疗程后的 3 周内开始,放疗结束后再接受 3 个疗程 CAF 方案化疗。无辅助化疗的患者,放疗于术后 3~5 周内开始。

入组情况 共有 1 024 例患者参与此项研究,其中 521 例患者接受瘤床加量方案,503 例患者未接受瘤床加量。入组标准:年龄<70 岁,浸润性导管癌,肿块大小≤3 cm,保乳术后切缘阴性(切缘无肿瘤细胞残留),无远处转移,无恶性肿瘤病史(皮肤基底细胞癌和宫颈原位癌除外)。

研究终点 主要研究终点为至局部复发时间。至局部复发时间:包括非远处转移引起的死亡。次要研究终点为 DFS、OS、局部/区域复发、远处转

移、毛细血管扩张及美容效果。

结果 中位随访 3.3 年的结果显示,瘤床加量组 5 年局部复发率为 3.6%,无瘤床加量组的局部复发率为 3.5%。两组至局部复发时间的曲线图存在明显差异,瘤床加量组优于非瘤床加量组($P=0.044$)。瘤床加量组的 5 年 DFS 明显优于非瘤床加量组,分别为 86% 和 82.2%($P=0.011$)。瘤床加量组的 5 年 OS 略优于无瘤床加量组,但无显著差异。平衡两组之间的相关预后因素,两组至局部复发时间的 $HR=0.34$,两组 DFS 和 OS 的 HR 分别为 0.63 和 0.49。

瘤床加量组的毛细血管扩张发生率要显著高于无瘤床加量组,分别为 5.9% 和 12.4%($P=0.003$)。但是两组的美容效果评分无明显差异。

结论 保乳术后全乳放疗 50 Gy 之后,瘤床加量 10 Gy 可显著降低早期局部复发风险,且对美容效果无明显影响。

文献出处 J Clin Oncol, 1997, 15(3): 963-968.

2. **EORTC 22881-10882 研究**

目的 针对 I 期和 II 期乳腺癌患者,比较全乳放疗后瘤床加量 16 Gy 和无瘤床加量两种放疗方案对局部控制率、OS、美容效果的影响。

日期 1989 年至 1996 年。

设计方法 在全乳放疗 50 Gy/25 次/5 周(2 Gy/次)后,将切缘镜下无残留患者随机分为 2 组:研究组接受 16 Gy 瘤床加量,对照组无瘤床加量。镜下残留患者随机分为 2 组:一组接受 16 Gy 瘤床加量;另一组接受 26 Gy 瘤床加量。瘤床加量采用 2 种方式,即电子线或者切线野加量 2 Gy/次,以及剂量率为 0.5 Gy/h 的 ^{192}Ir 种植。全乳放疗采用切线野照射(高能 X 线或远距离钴疗)。对于未接受化疗的患者,于术后 9 周内开始放疗。

入组情况 共有 9 个国家 31 个研究中心参与此项研究,总计入组 5 569 例患者。在 5 318 例镜下切缘阴性患者中,有 2 261 例患者入组 16 Gy 瘤床加量组,2 657 例患者入组非瘤床加量组。在 251 例镜下切缘阳性患者中,有 126 例入组 16 Gy 瘤床加量组,125 例入组 26 Gy 瘤床加量组。瘤床加量组中 26 例患者未接受瘤床加量,而对照组中有 53 例患者接受瘤床加量。

(1) 入组标准:病理分期 T1-2N0-1M0,接受保乳手术,年龄 ≤70 岁。

(2) 排除标准:单纯原位癌,多灶或多中心乳腺癌,其他恶性肿瘤病史,ECOG 评分>2,术后乳腺钼靶 X 线检查发现残余微钙化灶,手术切缘肉眼见癌残留。

研究终点 研究终点为 OS、局部复发、挽救性乳房切除、纤维化、DFS 及远处转移。

结果 中位随访 10.8 年的结果显示,非瘤床加量组 10 年累积局部复发率为 10.2%,明显差于瘤床加量组的 6.3%,($P<0.0001$)。局部复发的 $HR=0.59(0.46\sim0.76)$,各年龄组的差异无统计学意义。10 年局部复发风险下降的绝对值在 ≤40 岁年龄组最大,从 23.9% 降至 13.5%($P=0.0014$)。10 年 OS 在两组相同,均为 81.7%。两组间的远处转移、DFS 及乳腺癌特殊死亡的发生率均有明显差异。瘤床加量组的 10 年累积严重纤维发生率显著高于非瘤床加量组,分别为 4.4% 和 1.6%($P<0.0001$)。瘤床加量组的挽救性乳房切除率较无瘤床加量组下降 41%。26 Gy 加量组的局部复发率、OS 略高于 16 Gy 加量组,分别为 17.5%、76.7% 和 10.8%、77.8%,但差异无统计学意义。26 Gy 加量组的严重纤维化发生率显著高于 16 Gy 加量组,分别为 4.4% 和 14.4%($P<0.0001$)。

结论 与无瘤床加量相比,16 Gy 瘤床加量可降低镜下切缘阴性所有年龄组患者的局部复发率,但是对 OS 无影响。

文献出处 J Clin Oncol, 2007, 25(22): 3259-3265. Cancer Radiother, 2008, (12): 565-570.

3. **Budapest Boost 研究**

目的 评估保乳术后瘤床加量对局部肿瘤控制的影响及其不良反应和美容效果,探讨高剂量近距离放疗(HDR-BT)用于瘤床加量的可行性、疗效及其远期不良反应。

日期 1995 年 8 月至 1998 年 10 月。

设计方法 保乳手术后 2~3 周,将患者随机分为 3 组。

(1) 研究组:采用两种瘤床加量方式,电子线加量 16 Gy,或者 HDR-BT 加量 12 Gy/3 次/3 天(4 Gy/次)或 14.25 Gy/3 次/3 天(4.75 Gy/次)。

(2) 对照组:无瘤床加量。

(3) 具体放疗方案:全乳采用 6 MV 或 9 MV X 线或者钴切线野照射。瘤床靶区定义为术腔外扩 1~1.5 cm。采用 6~16 MeV 电子线行瘤床加量,或者起始活性为 370 GBq(10 Ci) ^{192}Ir 植入加量。^{192}Ir 加量于全乳放疗结束 3 周后开始。腋窝淋巴结阳性者(转移灶>2 mm)行区域淋巴结照射,50 Gy/25 次。

入组情况 共有 604 例患者参与此项研究。

(1) 入组标准:女性,年龄>18 岁,病理分期为

T1-2N0-1，接受保乳手术并行术后全乳放疗50 Gy。

(2) 排除标准：双侧乳腺癌，既往同侧或对侧乳腺癌病史，同时存在或既往有其他恶性肿瘤病史（除外皮肤基底细胞癌）

研究终点 主要研究终点为局部肿瘤控制、RFS。局部肿瘤控制：是指同侧乳房复发。无复发生存：包括局部/区域复发和远处转移。次要研究终点为肿瘤特异生存、晚期皮肤反应及美容效果。

结果 在604例患者中，有209例患者至少完成3年随访，中期分析仅对这部分患者数据进行分析。中位随访5.3年的结果显示，瘤床加量组局部复发率为6.7%（7/104例），非瘤床加量组局部复发率为15.5%（16/103例）。电子线瘤床加量的局部复发率为5.8%（3/52例），HDR-BT瘤床加量的局部复发率为7.7%（4/52例）。瘤床加量组的5年肿瘤控制率、5年RFS和5年肿瘤特异生存率均显著优于无瘤床加量组，分别为92.7%对比84.9%（$P=0.049$，$RR=0.42$，95% CI：0.17~1.02）、76.6%对比66.2%（$P=0.044$，$RR=0.60$，95% CI：0.36~1.01）、90.4%对比82.1%（$P=0.053$，$RR=0.48$，95% CI：0.22~1.03）。电子线瘤床加量组和HDR-BT瘤床加量组的5年局部肿瘤控制率无明显差异（分别为94.2%和91.4%，$P=0.74$）。多因素分析显示，年龄<40岁、切缘阳性和高有丝分裂指数为局部复发的危险因素。

瘤床加量组的2~3级不良反应显著高于非瘤床加量组，分别为17.3%和7.8%（$P=0.03$）。两组间的美容效果相似，电子线瘤床加量组和HDR-BT瘤床加量组的美容效果也相似。

结论 瘤床加量可显著提高保乳术后全乳放疗患者的局部肿瘤控制率和RFS，推荐瘤床加量用于局部复发高危的乳腺癌患者。切缘近或切缘阳性、高有丝分裂指数和年轻可视为瘤床加量的绝对适应证。电子线加量与HDR-BT加量的局部肿瘤控制率和美容效果相似。

文献出处 Stranlenther Oncol, 2002, 178(11)：615-623.

三、乳腺癌保乳术后加或不加全乳照射的临床研究

1. Uppsala-Orebro研究

目的 评估Ⅰ期乳腺癌患者行保乳（区段切除）术后放疗的价值。

日期 1981~1988年。

设计方法 入组患者随机分为放疗组与非放疗组。放疗方案：靶体积包括乳腺组织加1 cm的边界。照射野为两个相对切线野，两射野交角为185°。射线要求为加速器4~10 MV X线或者钴-60治疗机。照射剂量为54 Gy/27次，没有瘤床加量。

入组情况 总共有5个医院参加该项多中心研究，共入组389例T1N0M0患者。8例患者因不合格排除入组，因此实际入组381例。其中，放疗组184例，非放疗组197例。

入组标准：年龄<80岁，乳腺钼靶X线片检测为单灶，肿瘤直径≤2 cm；腋窝淋巴结病理检查阴性；不能明确触及的肿块必须术前予以wire-hook定位或者立体定向的染料定位。所有患者必须在围术期钼靶X线检查予以证实，以保证手术切除的完整性。所有患者接受标准化的区段手术切除，腋窝行第Ⅰ组和第Ⅱ组淋巴结清扫。所有患者没有辅助全身治疗。如果手术过程中肿块不是完整切除，则排除入组。

研究终点 主要研究终点为局部复发、DFS、OS。局部复发：在患侧乳腺内发生经过细胞学或者组织学证实的浸润性癌或者原位癌，包括手术野内的复发、手术野以外其他象限新的肿瘤、内乳淋巴结转移、皮肤组织的复发、同侧腋窝淋巴结复发。

结果 放疗组中位随访109个月，非放疗组中位随访103个月。有57例患者局部复发，其中13例在放疗组。有1例患者因术后感染没有接受放疗，2例患者拒绝放疗。10年局部复发率，放疗组为8.5%（95% CI：3.9%~13.1%），非放疗组为24%（95% CI：17.6%~30.4%），两组差异具有统计学意义（$P=0.001$）。10年DFS，放疗组为83.3%（95% CI：77.5%~89.1%），非放疗组为80.0%（95% CI：73.9%~86.1%），两组差异没有统计学意义（$P=0.29$）。10年OS，放疗组为77.5%（95% CI：70.9%~84.1%），非放疗组为78.0%（95% CI：71.7%~84.3%），两组差异没有统计学意义（$P=0.99$）。

单因素分析结果显示，年龄、是否绝经、病理类型、淋巴血管浸润、组织学分级，以及乳腺钼靶X线片上肿块形状是影响局部复发的危险因素。而多因素分析仅仅显示年龄是局部复发的危险因素。亚组分析显示，年龄>55岁，且病理类型不是粉刺型癌或者小叶癌的患者无论是否接受术后放疗，均具有

较低的局部复发风险。

结论 Ⅰ期乳腺癌区段切除加术后放疗相比单纯手术可减少局部复发风险,10年减少绝对风险16%。年龄>55岁且病理类型不是粉刺型癌或者小叶癌的患者无论是否接受术后放疗,均具有较低的局部复发风险。放疗不能减少远处复发,也不能提高OS。

文献出处 J Natl Cancer Inst, 1990, 82(4): 277-282; 1994, 86(9): 717-722. J Clin Oncol, 1999, 17(8): 2326-2333.

2. Ontario 研究

目的 评估乳腺癌保乳术后放疗对降低局部复发的作用。探索一组低危复发的乳腺癌患者,试图避免放疗而不明显增加乳腺癌的复发风险。

日期 1984年4月至1989年2月。

设计方法 入组患者随机分为放疗组和非放疗组。

(1) 手术方式:乳房肿瘤切除术:完成切除肿瘤组织以及周围0.5~1 cm的正常组织,镜下切缘没有原位癌或者浸润性癌。手术切口直接在肿瘤的上方,有利于原发灶位置的确定,避免过分的广泛切除。腋窝淋巴结清扫采用独立的腋窝切口,清扫范围为第Ⅰ组和第Ⅱ组腋窝淋巴结。乳腺肿瘤局部复发后,如果可行以及美容效果允许的话,建议再次行肿瘤切除术。在非放疗组,如果局部复发后再次行肿瘤切除术,建议术后补充放疗。

(2) 放疗方案:放疗设备为钴-60。全乳放疗采用平行相对的切线野照射,部分加用楔形板。全乳剂量4 000 cGy/16次/3周,瘤床加量1 250 cGy/5次。不需要在皮肤表面加bolus。放疗在术后12周内开始。

入组情况 共有837例患者入组,放疗组416例,非放疗组421例,两组基线特征无差异。入组标准:接受乳腺肿瘤切除术的患者,乳腺肿瘤直径≤4 cm,显微镜下完成切除,组织学证据腋窝淋巴结阴性。

研究终点 研究终点为累积局部肿瘤复发率、远处转移率及总死亡率。

结果 放疗组123例复发(30%),非放疗组207例复发(49%)。其中,放疗组47例乳房内复发,97例远处转移;非放疗组148例乳房内复发,128例远处转移。作为第一事件,累积局部肿瘤复发率在治疗组和对照组有明显差异($P<0.001$),治疗组与对照组的$RR=4.0$(95% CI: 2.8~5.7, $P<0.001$)。年龄、肿瘤大小、组织学分级是局部复发的独立预后因素。非放疗组具有更高的累积远处转移率($P<0.02$),转移的$RR=1.4$(95% CI: 1.07~1.8, $P=0.01$)。肿瘤大小和组织学分级为远处转移的独立预后因素。

治疗组与对照组的死亡人数分别为87例(21%)和99例(24%),两组间无明显统计学差异($P=0.33$),死亡的$RR=1.17$(95% CI: 0.87~1.57, $P=0.29$)。

在Cox模型的基础上,没有找到低危乳腺肿瘤复发的亚组,故放疗是不可避免的。

结论 乳腺癌术后的辅助放疗可减少乳腺内肿瘤的复发,但是没有减少死亡率。亚组分析没有发现能够避免放疗的低危乳腺癌复发组。

文献出处 J Natl Cancer Inst, 1992, 84(9): 683-689; 1996, 88(22): 1659-1664.

3. Scottish 研究

目的 评估早期乳腺癌保乳术后根据ER状况接受不同全身治疗的患者是否可以免除放疗。

日期 1985年4月至1991年10月。

设计方法 入组患者随机分为放疗组和对照组。

(1) 手术特点:局部肿瘤切除定义为切除肿瘤及肿瘤周围1 cm的正常组织。如果既往有穿刺活检,穿刺点及穿刺路径应一并切除。如果乳头有佩吉特病,且肿块位于乳头中央,乳头一并切除。腋窝淋巴结可以取样(3~4个淋巴结)或者行第Ⅰ~Ⅲ组淋巴结清扫。对于切缘是否切净没有要求。

(2) 放疗方案:全乳照射剂量50 Gy,分20~25次照射,每天1次。瘤床加量可以是铱的近距离插植治疗20~30 Gy,或者电子线、深部X线的外照射10~15 Gy。对于腋窝淋巴结清扫的患者,不考虑腋窝淋巴结转移情况,腋窝及锁骨上照射45 Gy/20次,当腋窝淋巴结有明确转移时,放疗剂量可以增加。

(3) 辅助治疗要求:ER<5 fmol/mg定义为阴性,≥20 fmol/mg定义为阳性,位于两者之间定义为弱阳性。当ER≥20 fmol/mg,给予他莫昔芬口服,反之给予6个疗程×3周方案的CMF方案化疗。其中,87%患者没有检测ER蛋白水平,均给予口服他莫昔芬治疗。

入组情况 共有589例患者入组,其中585例患者接受治疗。

(1) 入组标准:浸润性癌,年龄≤70岁,肿瘤大小≤4 cm,乳房内肿瘤活动度良好且没有固定的转移腋窝淋巴结。

(2) 排除标准:绝经前患者,具有转移的腋窝淋巴结,在同侧乳房有第二原发癌或者对侧乳腺癌,既往任何组织有浸润性癌的病史。

研究终点

(1) 局部复发:同侧乳房内复发或皮肤复发。

(2) 区域复发:累积同侧腋窝、锁骨上、内乳区淋巴结复发。

(3) 远处转移:除外局部复发,身体其他部位的复发,包括对侧乳腺癌。

(4) 无事件生存:任意位置的新的原发癌,但对侧乳腺癌在计算无事件存活时忽略。

结果 至末次随访,482 例活着的患者中位随访 5.7 年。放疗组与对照组两组 OS 相似($HR=0.98$, 95% CI: 0.67~1.44)。然而,放疗组远处转移率较低($HR=0.68$, 95% CI: 0.45~1.03),但差异没有统计学意义。

无事件生存显示,对照组具有很高的复发风险,包括任意原因引起的死亡($HR=0.54$, 95% CI: 0.39~0.74)。主要原因是放疗组与对照组局部区域复发率有明显差异。放疗组仅 18 例局部区域复发,而对照组有 84 例($HR=0.20$, 95% CI: 0.12~0.33)。放疗组复发后的控制率为 10/18 例,对照组为 55/84 例。两组的乳房保留率分别为 93.8% 和 81.3%。

在 472 例接受 ER 蛋白水平检测的患者中,有 464 例接受了分配的治疗,其中放疗组 228 例,对照组 236 例。针对 464 例患者进行亚组分析,结果显示无论是否接受放疗,低 ER 蛋白水平均提示较高的局部区域复发风险。

结论 根据 ITT 分析,放疗组与对照组的 OS 没有差异($HR=0.98$, 95% CI: 0.67~1.44)。然而,放疗组的无事件生存明显优于对照组($HR=0.54$, 95% CI: 0.39~0.74),这一差别主要来自局部区域复发率的差异($HR=0.20$, 95% CI: 0.12~0.33)。放疗组同侧乳房的复发率为 24.5%,对照组为 5.8%。亚组分析同样显示了放疗的价值,低 ER 蛋白水平提示较高的局部区域复发风险。另外,放疗组患者具有远处转移发生率下降的趋势,但没有统计学意义。

文献出处 Lancet, 1996, 348(9029): 708-713.

4. Milan 研究

目的 比较局限期乳腺癌象限切除术加放疗与单纯象限切除术的临床疗效。

日期 1987 年至 1989 年。

设计方法 入组患者随机分为象限切除加术后放疗组与单纯象限切除组。

(1) 手术特点:象限切除术包括广泛乳腺、部分皮肤、筋膜组织切除,通常采用放射状切口。同时包括腋窝第Ⅲ组淋巴结清扫。

(2) 放疗方案:放疗设备采用钴-60 或者 6 MV 加速器。放疗开始时间为术后 4~6 周。全乳采用平行的切线野照射,总剂量 50 Gy/25 次/5 周,2 Gy/次。瘤床采用深部 X 线机加量 10 Gy/5 次。

(3) 辅助治疗要求:有淋巴结转移患者接受辅助治疗。ER 阳性患者接受他莫昔芬治疗,而激素受体阴性患者接受 CMF 方案的化疗。

入组情况 共入组 579 例患者,随机分为象限切除加术后放疗组(294 例)与单纯象限切除组(273 例)。12 例患者因入组切缘阳性最终排除入组。入组标准:乳腺癌肿块≤2.5 cm 的早期乳腺癌。

研究终点

(1) 局部复发:在乳腺内瘢痕周围 2 cm 范围内新发生的肿瘤。

(2) 同侧新的原发癌:发生在同侧乳腺其他象限且距瘢痕组织 2 cm 以外新发生的肿瘤。

结果 中位随访 39 个月。放疗组 294 例患者中 1 例复发(0.3%),未放疗组(单纯象限切除组)273 例患者中 24 例局部复发(8.8%),两组比较有明显差异($P=0.001$)。放疗组未发现同侧新的原发癌,未放疗组发现 4 例新的原发癌。在未放疗组中,≥55 岁患者有 167 例,局部复发率分别为 12% 和 3.8%,两组差异有明显的统计学意义($P=0.02$)。肿瘤内存在广泛导管原位癌成分者提示局部复发率明显增高($P=0.04$),而淋巴结转移、肿瘤大小均未发现影响局部复发率。

结论 早期乳腺癌在象限切除术后进行放疗可减少局部复发。但是,老年患者中放疗可能是不必要的。

文献出处 N Engl J Med, 1993, 328(22): 1587-1591.

5. NSABP B-06 研究

目的 比较适合保乳术的乳腺癌患者:施行乳房切除及腋窝淋巴结清扫术、乳腺癌区段切除术及腋窝淋巴结清扫术后加放疗或者不加放疗的疗效。评估美法仑和氟尿嘧啶联合化疗方案对淋巴结阳性乳腺癌患者的疗效及化疗对绝经前乳腺癌患者卵巢功能的影响。

日期 1976年8月8日至1984年1月27日。

设计方法 入组患者随机分组为乳房切除术＋腋窝淋巴结清扫组、保乳术＋腋窝淋巴结清扫组、保乳术＋腋窝淋巴结清扫＋放疗组。淋巴结转移的患者接受美法仑＋氟尿嘧啶方案化疗，保乳手术患者同侧乳房内肿瘤复发接受乳房切除术。放疗技术：全乳放疗50 Gy，腋窝不照射，瘤床不加量。

入组情况 在所有入组2 163例患者中，最终有1 262例患者纳入分析，未放疗组与放疗组分别为634例和628例。入组标准：女性患者，年龄≤70岁，具有潜在可治愈的乳腺癌且适合区段切除，肿瘤必须局限于乳房内（可以有腋窝淋巴结转移），肿瘤直径≤4 cm，相对于皮肤和胸壁可移动；可触及的腋窝淋巴结相对于胸壁和神经血管束可移动，没有皮肤累积的证据（水肿、溃疡、浸润）；除了穿刺或者活检以外，没有接受其他治疗；没有任何乳腺癌治疗史；患者没有怀孕或者哺乳；除外可治愈的非黑色素瘤的皮肤癌以外，没有其他恶性肿瘤病史。乳房内多个肿块者不适合入组。

研究终点 主要研究终点为DFS、无远处转移、OS。

局部复发：第一次复发位置在同侧胸壁或者瘢痕处，不包括保乳术后同侧乳房内复发。

区域复发：内乳区淋巴结、锁骨上、同侧腋窝淋巴结复发。

远处转移：除外局部、区域复发以外的其他部位复发。

美容失败：保乳术后同侧乳房内的复发，经过再次乳房切除术。

DFS：包括第一次局部区域复发及远处复发、第二原发癌，以及非乳腺癌原因引起的死亡。不包括保乳术后同侧乳房内的复发。

无转移生存：包括第一事件为远处转移、局部区域复发后出现的远处转移、第二原发癌及对侧乳腺癌。

OS：包括所有的死亡。

所有事件的时间计算从手术时间开始。

结果 有69%患者随访至少20年，随访<20年的患者比例在各个治疗组相似。

保乳术后放疗组与未放疗组同侧乳房内累积复发率分别为14.3%与39.2%（$P<0.001$）。放疗的获益独立于淋巴结转移情况：淋巴结阴性患者，放疗组与未放疗组的同侧乳房内累积复发率分别为36.2%与17.0%（$P<0.001$）；淋巴结阳性患者，放疗组与未放疗组的同侧乳房内累积复发率分别为44.2%与8.8%（$P<0.001$）。在未放疗组，73.2%事件发生在5年内，18.2%发生在5～10年，8.6%发生在10年后；而在放疗组，39.7%事件发生在5年内，29.5%发生在5～10年，30.8%发生在10年后。

在1 262例患者中，有36.8%的患者无瘤生存。最常见的事件是远处转移。3组中，保乳术后放疗组具有最低的局部复发率。3组首次事件（复发、第二原发癌或非乳腺癌死亡）没有统计学差异：保乳术后未放疗组与乳房切除术组的$HR=1.05$（$95\% CI:0.92～1.21, P=0.47$），保乳术后放疗组与乳房切除术组的$HR=0.94$（$95\% CI:0.82～1.09, P=0.41$）。3组间DFS没有统计学差异（$P=0.26$），乳房切除组为$(36\pm2)\%$，保乳术后未放疗为$(35\pm2)\%$，保乳术后放疗组为$(35\pm2)\%$。保乳术后放疗组与未放疗组DFS的$HR=0.87$（$95\% CI:0.75～1.01, P=0.07$）。

3组无远处转移存活率没有统计学差异（$P=0.34$），乳房切除组49%±2%，保乳术后未放疗组45%±2%，保乳术后放疗组46%±2%。保乳术后未放疗组与乳房切除组的$HR=1.11$（$95\% CI:0.94～1.30, P=0.21$），保乳术后放疗组与乳房切除组的$HR=1.01$（$95\% CI:0.86～1.18, P=0.95$）；保乳术后放疗组与保乳术后未放疗组的无远处转移生存率也没有统计学差异（$HR=0.89, 95\% CI:0.75～1.04, P=0.15$）。

3组OS没有统计学差异（$P=0.57$）。保乳治疗未放疗组与乳房切除术组死亡的$HR=1.05$（$95\% CI:0.90～1.23, P=0.51$），保乳治疗放疗组与乳房切除组死亡的$HR=0.97$（$95\% CI:0.83～1.14, P=0.74$）。3组20年OS分别为：乳房切除组47%±2%，保乳手术未放疗组46%±2%，保乳手术放疗组46%±2%。保乳手术放疗组与未放疗组的$HR=0.91$（$95\% CI:0.77～1.06, P=0.23$）。

保乳治疗的2组间累积的各种死亡率没有统计学差异。然而，乳腺癌特异性死亡率在2组间有统计学差异，放疗组与未放疗组的$HR=0.82$（$95\% CI:0.68～0.99, P=0.04$）。这种存活优势部分被其他原因引起的死亡率增加而抵消，其他原因引起的死亡率两组$HR=1.23$（$95\% CI:0.89～1.71, P=0.21$）。

在1 262例患者中，累积的20年各种死亡率为

53.5%,有40.4%死于复发或者对侧乳腺癌,13.2%患者死于非乳腺癌原因。在淋巴结阴性患者中,累积的20年各种死亡率为47.7%,有32%死于复发或者对侧乳腺癌,15.6%患者死于非乳腺癌原因。在淋巴结阳性患者中,累积的20年各种死亡率为63.3%,有54.2%死于复发或者对侧乳腺癌,9.1%患者死于非乳腺癌原因。

结论 在术后组织切缘阴性的前提下,保乳术后加放疗是乳腺癌治疗的合适选择。保乳术后获得可接受的美容效果。

文献出处 N Engl J Med, 2002, 347(16):1233-1241. Cancer, 2001, 91(8 Suppl):1679-1687. N Engl J Med, 1995, 333(22):1456-1461. Semin Surg Oncol, 1992, 8(3):161-166. J Clin Oncol, 1988, 6(7):1076-1087. Cancer, 1986, 57(9):1717-1724.

6. CALGB 9343 研究

目的 评估年龄>70岁激素受体阳性早期乳腺癌患者在保乳术后他莫昔芬内分泌治疗的基础上,施行放疗是否可进一步降低复发风险,是否可减少乳房切除率。

日期 1994年7月至1999年2月。

设计方法 随机分为他莫昔芬组和他莫昔芬+放疗组。

放疗方案:全乳切线野照射45 Gy/25次,1.8 Gy/次。采用钴-60或者6 MV光子线。治疗体积包括低位的腋窝淋巴结(第Ⅰ组和第Ⅱ组)。切线野肺最大宽度为3 cm。瘤床加量采用电子线加量14 Gy/7次,2 Gy/次。为取得均匀剂量,可使用楔形补偿器。

入组情况 研究共入组647例患者,其中11例没有按照指定的方案进行治疗,4例患者入组时不合格。统计学分析包括了636例患者,317例入组他莫昔芬加放疗组,319例入组他莫昔芬组。在刚开始入组的129例患者中,有10例为激素受体阴性患者,14例患者肿块直径≥2 cm。入组标准:组织学证实的浸润性乳腺癌,年龄≥70岁,临床检查、乳腺钼靶X线片或者病理评估原发肿瘤≤2 cm;相对于胸壁肿瘤活动;临床阴性的腋窝和锁骨上淋巴结;如果行腋窝淋巴结清扫,淋巴结为阴性;如果有阳性的转移淋巴结,术前的临床检查必须是阴性;没有皮肤溃疡、橘皮样改变,或者炎性改变(局部显微镜下皮肤或者皮肤淋巴管受累是可以的);在治疗前的影像学检查中没有远处转移的证据;除了宫颈原位癌或者非黑色素瘤的皮肤癌以外,5年内没有其他肿瘤病史;ER阳性或者不详;切缘阴性(病理学切缘没有癌细胞)。

研究终点 主要研究终点为至局部区域复发时间、复发后乳房切除率、至远处转移时间、OS。

结果 他莫昔芬组有16例患者局部区域复发(4%/5年),其中13例为同侧乳房内复发,1例同侧复发伴有远处转移,2例仅腋窝复发。放疗联合他莫昔芬组有2例局部区域复发(1%/5年)。联合组复发间隔时间明显延长($P<0.001$)。

两组保乳术后复发接受乳房切除术的时间间隔无明显差异($P=0.15$)。他莫昔芬组与联合组分别有6例和2例接受乳房切除术。他莫昔芬组8例患者复发后再次行保乳手术,2例腋窝复发的患者进一步做了腋窝淋巴结清扫术。他莫昔芬组与联合组5年乳房保留率分别为99%(95% CI:98%~100%)和98%(95% CI:97%~100%)。

两组中位远处转移的时间间隔差异没有统计学意义($P=0.97$),每组中有7例出现远处转移。他莫昔芬组与联合组5年无远处转移的概率分别为98%(95% CI:97%~100%)和99%(95% CI:97%~100%)。

治疗方式对OS没有影响($P=0.94$),联合组与他莫昔芬组分别死亡54例和53例患者。在107例死亡患者中,仅6例患者死于乳腺癌(每组各3例)。5年生存率分别为87%(95% CI:84%~91%)和86%(95% CI:82%~90%)。

根据医生的评估,联合组前2年总体美容效果较他莫昔芬组差;乳腺疼痛、乳腺水肿,以及皮肤颜色改变均较他莫昔芬组明显。然而,4年后两组之间没有明显差异。同样,乳房纤维化和乳房挛缩在2年也有明显的差异,4年后差异消失。

根据患者自己的评估,放疗联合他莫昔芬组在4年内疼痛均较对照组明显;尽管乳房纤维化或挛缩在前2年也明显较对照组显著,但是4年后差别均消失。

结论 在年龄>70岁的早期ER阳性乳腺癌患者中,放疗联合他莫昔芬没有明显降低挽救性乳房切除手术率,也没有增加OS和无远处转移生存率。因此,针对这类患者,仅仅给予他莫昔芬是一个可以选择的合适治疗方法。患者和医生应当权衡轻微增加的局部复发风险和成本、治疗方便程度,以及放疗不良反应之间的关系。对于年龄>70岁临床Ⅰ期ER阳性患者,两种治疗选择都是合适的。

文献出处 N Engl J Med, 2004, 351(10):971-977.

7. 加拿大研究

目的 比较年龄≥50岁的早期乳腺癌患者辅助放疗及他莫昔芬内分泌治疗与单纯他莫昔芬内分泌治疗的临床疗效。

日期 1992年12月至2000年6月。

设计方法 386例患者随机入组他莫昔芬联合放疗组,383例患者随机入组他莫昔芬。

(1) 放疗方案:全乳照射40 Gy/16次/3～4周,瘤床加量12.5 Gy/5次;全乳采用平行相对的切线野照射,射线采用4～6 MV光子线或者钴-60;采用楔形板技术提高剂量的均匀性;瘤床加量用9～12 MeV电子线或者混合射线照射;瘤床范围参考手术提示:术前乳腺钼靶X线片检查、临床评估以及术中标记的夹子,典型范围包括瘤床周围1～2 cm。

(2) 用药方法:他莫昔芬20 mg/d,共5年。

入组情况 共入组769例患者,其中386例随机入组他莫昔芬联合放疗组,383例随机入组他莫昔芬组。

(1) 入组标准:年龄≥50岁,肿瘤大小≤5 cm,切缘阴性,病理淋巴结阴性或者年龄>65岁患者临床淋巴结阴性。

(2) 排除标准:既往有其他癌症,DFS<5年,除外非黑色素瘤的皮肤癌或者宫颈原位癌;既往有乳腺癌(包括原位癌),DFS<10年;双侧乳腺癌或者多灶性原发乳腺癌;因技术原因或者其他因素不适合放疗的患者;因其他疾病不能使用他莫昔芬的患者;不签署知情同意书或者不能接受随访的患者;在乳腺癌诊断之前接受化疗或者他莫昔芬治疗的患者。

研究终点 主要研究终点为DFS;次要研究终点为乳腺和腋窝复发率及OS。

结果 中位随访5.6年。两组患者基线特征相似,中位年龄68岁,中位肿瘤大小1.4 cm,ER或PR阳性患者621例(80.8%),ER、PR均阴性患者46例(6%),受体状态不详102例(13.3%),734例(95.4%)患者自然绝经或者手术绝经。

截至2003年,34例患者因其他原因死亡(没有复发)。81例患者因复发死亡,其中43例局部复发。放疗组与未放疗组5年DFS分别为91%和84%($HR=1.7$, 95% CI:1.2～2.5, $P=0.004$),可见放疗组具有优越的5年DFS。放疗组与未放疗组5年OS分别为92.8%和93.2%($P=0.83$)。未放疗组与放疗组的复发例数分别为54例和27例,5年同侧乳房内的复发率分别为7.7%和0.6%($HR=8.3$, 95% CI:3.3～21.2, $P<0.001$);同侧腋窝的复发率分别为2.5%与0.5%($P=0.049$)。在476例年龄>65岁的患者中,当腋窝淋巴结未行清扫时,腋窝复发率有增加的趋势(未放疗组与放疗组的复发率分别为3.3%和0.6%, $P=0.07$)。放疗组与未放疗组的远处转移率和OS差异没有明显统计学意义。

单因素分析显示,局部复发和远处转移的不良预后因素是肿瘤大小(T2)、受体情况(阴性)、未行放疗和更高的组织学分级。总体来说,年龄没有意义,但是与年龄>60岁的患者相比,50～59岁的患者具有更高的局部复发风险(6%对比3.3%, $P=0.02$)。多因素分析显示,治疗方式、受体状态及肿块大小是局部复发的预后因素。

亚组分析611例T1且激素受体阳性患者,总体局部复发率为3.2%,而T2或者激素受体阴性患者的局部复发率为7.8%($P=0.002$)。然而,在此预后良好的亚组中,未放疗组与放疗组的复发率分别为0.4%和5.9%($P<0.001$)。对于肿块≤1 cm且激素受体阳性患者来说,未放疗组(139例)与放疗组(124例)的5年局部复发率分别为2.6%与0($P=0.02$)。

结论 对于年龄≥50岁、小肿块、淋巴结阴性且激素受体阳性的乳腺癌患者,保乳术后放疗联合他莫昔芬治疗较单用他莫昔芬治疗明显减少局部复发率。

文献出处 N Engl J Med, 2004, 351(10):963-970.

8. PRIME Ⅱ研究

目的 在老年早期/低危乳腺癌保乳术后患者中评估豁免全乳放疗(WBI)对其局部复发率的影响。

日期 2003年4月16日至2009年12月22日。

设计方法 患者随机分为全乳放疗(WBI)组和未放疗组。可获得详细放疗方案的患者584例,其中91例(16%)接受了瘤床加量。

(1) 放疗方案:WBI组靶区范围为全乳±瘤床加量,全乳照射40～50 Gy/15～25次/3～5周,允许瘤床加量10～15 Gy。全乳采用兆级射线照射,瘤床加量采用电子线或铱近距离插植放疗。射野采用楔形板技术,使剂量均匀性差异<10%。

(2) 辅助内分泌治疗方案:他莫昔芬20 mg/d,

共5年。但允许其他形式的辅助和新辅助内分泌治疗。

入组情况　共入组1 326例患者,WBI组668例,未放疗组658例,两组患者的基线临床及病理特征相似。中位年龄70岁(67～74岁),激素受体弱表达的患者不超过10%。

(1) 入组标准:年龄≥65岁,保乳术后,肿瘤最大径≤3 cm,pN0M0;ER或PR阳性,切缘阴性(≥1 mm);接受辅助内分泌治疗(允许新辅助内分泌治疗),允许组织学分级Ⅲ级或脉管癌栓阳性者(但不能同时包含两者)。

(2) 排除标准:年龄<65岁,既往乳腺癌(包括原位癌)病史,既往5年内患其他恶性肿瘤病史(除外非黑色素瘤的皮肤癌或宫颈原位癌)。

研究终点　主要研究终点为同侧乳腺肿瘤复发(IBTR,定义为发生在手术瘢痕以及同侧乳腺任何象限的复发);次要研究终点为区域复发(定义为发生在同侧腋窝或锁骨上淋巴结的复发)、对侧乳腺癌、远处转移、DFS和OS。

结果　经过中位5年(3.84～6.05年)随访,WBI组的IBTR显著低于未放疗组(1.3%对比4.1%,$P=0.000\ 2$),未放疗者IBTR的$HR=5.19$(95% CI:1.99～13.52,$P=0.000\ 7$)。WBI组的5年IBRT绝对获益为2.9%(95% CI:1.1～4.8)。Cox比例风险模型纳入pT、切缘状态、肿瘤分级、年龄、LVI、激素受体状态以及有无放疗这7项局部复发相关危险因素后的多因素分析结果显示,未放疗是影响局部诊疗复发的独立危险因素($HR=4.87$,95% CI:1.86～12.74,$P=0.013$),肿瘤分级Ⅲ级和激素受体表达为临界值时有统计学差异($P=0.06$)。

两组5年OS相同(93.9%,$P=0.34$),两组之间区域复发、远处转移、对侧乳腺癌、新发癌和DFS的差异均未达统计学意义。

结论　对于年龄≥65岁且激素受体阳性、淋巴结阴性、肿块最大径≤3 cm的保乳术后乳腺癌患者可选择单纯辅助内分泌治疗(豁免局部放疗)。但应注意,必须根据每个患者肿瘤病理学特征、并发症、个人意愿,以及治疗费用等不同情况进行个体化综合判断。

文献出处　J Clin Oncol, 2013, 31(19):2382-2387.

四、部分乳腺短程照射的临床研究

1. TARGIT-A研究

目的　探讨在选择性患者中定向术中放疗的疗效是否不劣于全乳放疗。

日期　2000年3月到2009年11月。

设计方法　将患者随机分为2组。

(1) 研究组:定向术中放疗,瘤床表面剂量20 Gy,1 cm深度处剂量为5～7 Gy,单次照射。

(2) 对照组:常规全乳放疗40～56 Gy,加或不加局部瘤床加量(10～16 Gy)。若有不良病理特征(如小叶癌),部分研究组患者(约15%)将再接受全乳放疗(无瘤床加量)。局部治疗后继续合适的全身治疗和定期随访。

(3) 具体定向术中放疗方案:提供低能X线(最大50 kV)光子放疗仪,其3.2 mm直径的尖端置于球形瘤床施源器中心。术中选择合适大小施源器置于术腔后,对瘤床照射20～35分钟。

入组情况　此项研究由University College London(UCL)牵头,有9个国家28个研究中心共2 232例患者参与,其中1 113例患者接受定向术中放疗,1 119例患者接受常规全乳放疗。

(1) 入组标准:女性,年龄≥45岁,适合接受保乳手术的单灶性浸润性导管癌,可进行有效随访的患者。

(2) 排除标准:术前病理证实为小叶癌。

研究终点　主要研究终点为病理证实的患侧乳腺局部复发;次要研究终点为不良反应,主要包括需要外科处理的血肿、需要3次或以上抽吸处理的血清肿、需要静脉注射抗生素或外科处理的手术切口感染、皮肤破溃、手术切口愈合延迟、3～4级放射性皮炎、毛细血管扩增及射野区域疼痛。

结果　研究组和对照组接受指定治疗的比例分别为89%和92%。14%接受定向术中放疗的患者同时接受了全乳放疗。中位随访4年后结果显示,定向术中放疗组中有6例患者出现局部复发,常规全乳放疗组中有5例患者出现局部复发。患侧乳腺的4年预计局部复发率在两组之间无显著差异,发生率分别为1.2%(95% CI:0.53%～2.7%)和0.95%(95% CI:0.39%～2.31%),两组之间的差异为0.25个百分点($P=0.41$)。

两组之间发生局部不良反应的患者数相似。需要3次或以上抽吸处理的血清肿发生率在定向术中放疗组显著高于常规全乳放疗组(分别为 2.1% 和 0.8%，$P=0.012$)。但是，3~4 级放射性皮炎在常规全乳放疗组显著高于定向术中放疗组(分别为 2.1% 和 0.5%，$P=0.002$)。

结论 对于有选择性的某些早期乳腺癌患者，定向术中放疗可以取代全乳放疗。

文献出处 Lancet，2010，376：91-102.

2. RTOG 0319 研究

目的 探讨三维适形放疗(3D-CRT)实施加速部分乳腺放疗的可重复性和易行性，从而为 RTOG 0431 研究中 3D-CRT 的适用性提供证据。同时评价该技术的疗效和不良反应。

日期 2003 年 8 月至 2004 年 4 月。

设计方法 共有 58 例患者入组该项研究，其中 52 例最终接受了加速部分乳腺放疗。

(1) 具体放疗方案为：38.5 Gy/10 次/5 天，每日 2 次，两次间隔时间>6 小时，周一至周五连续放疗 5 天。对未接受辅助化疗的患者，放疗于术后 8 周内开始；对接受辅助化疗的患者，放疗于末次化疗后 2 周内开始。

(2) 放疗技术：患者仰卧位，取定位 CT 扫描图像(扫描层厚≤5 mm)。临床靶体积(CTV)定义为瘤床周围外扩 10~15 mm，并包括术中放置的 6 个夹子，前界不超过皮下 5 mm，后界不超过肋骨后缘。计划靶体积(PTV)为 CTV 外扩至少 10 mm。采用 3D-CRT 进行放疗计划设计。90% 等剂量线包括 100% PTV，PTV 的最高剂量<110% 的处方剂量。首次放疗前拍摄射野片和正侧位验证片，随后第 2、5、9 次放疗前拍摄正侧位验证片。

入组情况 共有 58 例患者入组，其中 5 例患者不符合条件出组，1 例患者未接受原计划治疗，最终 52 例接受加速部分乳腺放疗患者的数据被纳入分析。

(1) 入组标准：女性，浸润性导管癌(T_1N_0，T_1N_1，T_2N_0，T_2N_1)，肿瘤大小≤3 cm，单灶性乳腺癌，手术切缘>2 mm，0~3 枚阳性淋巴结。

(2) 排除标准：广泛导管原位癌成分，5 年内无恶性肿瘤病史(不包括非黑色素瘤的皮肤癌)。

研究终点 主要研究终点为可重复性。

每次治疗后进行统一评估，分为以下 3 个级别，即可接受(acceptable)、勉强可接受(marginally acceptable)和不能接受(unacceptable)。可接受和勉强可接受被定义为可重复。用 p 表示可重复的概率，p 值越接近 1 表示该治疗在多中心应用的可重复性越高。次要研究终点为同侧乳房复发(IBF)、同侧淋巴结复发(INF)、对侧乳房复发(CBF)、远处转移(DF)、无乳房切除生存(MFS)、DFS、OS 及急性和远期毒性。

结果 对 51 例患者的放疗计划评估显示，仅 5 例被评估为不能接受，37 例评估为勉强可接受，9 例被评估为可接受。基于以上结果，该技术被评估为可重复。中位随访时间 4.5 年，2 例患者(4%)出现 3 级不良反应，其中 1 例为 3 级皮肤纤维化和毛细血管扩张，另 1 例为 3 级放射性皮肌炎。出现 1~2 级疼痛的患者分别为 9 例(17%)和 7 例(13%)。各疗效评估指标的 4 年预计发生率(95% CI)分别为 IBF 6%(0~12%)，其中 4% 发生于射野内)，INF 2%(0~6%)，CBF 0，DF 8%(0~15%)，MFS 90%(78%~96%)，DFS 84%(71%~92%)，OS 96%(85%~99%)。

结论 使用 3D-CRT 技术实施加速部分乳腺放疗，在剂量学标准要求严格的多中心临床试验中，技术上可行并且重复性好。与随访时间相似的其他技术相比，3D-CRT 技术取得了相似疗效，并未增加不良反应。但是，还需更大样本、更长的随访及成熟的Ⅲ期临床试验去评估该技术的适用范围、局限性和价值。

文献出处 Int J Radiat Oncol Biol Phys，2005，63：1531-1537；2010，77：1120-1127.

3. 近距离插植部分乳腺放疗的临床研究

目的 比较保乳术后部分乳腺放疗与全乳放疗的疗效及不良反应。

日期 1998 年 6 月至 2004 年 5 月。

设计方法 将患者随机分为 2 组。

(1) 研究组：接受部分乳腺照射，有 2 种方案：高剂量率多导管插植近距离放疗，36.4 Gy/7 次/4 天(每日 2 次，间隔时间>6 小时)；电子线照射，50 Gy/25 次/5 周(2 Gy/次)。

(2) 对照组：接受全乳放疗，50 Gy/25 次/5 周(2 Gy/次)。不接受淋巴结引流区放疗，仅 1 例患者接受瘤床加量。

(3) 高剂量率多导管插植近距离放疗方案：近距离放疗于术后 4~6 周，在局部麻醉下实施。采用 ^{192}Ir 放射源。Paris system guidelines 用于导管插植几何位置计划。插植前行 X 线片模拟，以确定进针口和出针口。导管间距为 13~15 mm。计划靶体积(PTV)定义为瘤床(由术中放置的钛夹标记)外扩 2 cm，靠近皮下或胸壁处，外扩缩小至 1~1.5 cm。

放疗计划的制订基于导管、术中钛夹和皮肤标记点的三维重建。

（4）电子线局部乳腺照射方案：PTV 为瘤床周围外扩 2 cm；对于深部肿瘤，外扩缩小至 1.5 cm。采用 6～15 MeV 电子线。

（5）全乳放疗方案：远距离钴疗或光子线放疗。等中心点为 CT 中心轴上的皮肤与胸壁之间中点。

入组情况　共有 258 例患者参与此项研究，其中 129 例患者接受全乳放疗，127 例患者接受部分乳腺放疗。

（1）入组标准：女性，年龄≥40 岁，接受保乳手术并获得镜下阴性切缘，单中心病灶，肿瘤直径≤20 mm，N 分期为 cN0、pN0 或 pN1mi（微转移灶＞0.2 mm 但≤2 mm），组织学分级≤Ⅱ级。

（2）排除标准：对侧或者同侧乳腺癌病史，同时存在其他恶性肿瘤或者有恶性肿瘤病史（不包括皮肤基底细胞癌）、导管原位癌或小叶原位癌、浸润性小叶癌。

研究终点　主要研究终点为局部复发（患侧乳房出现经组织学证实的任何肿瘤）；次要研究终点为瘤床外复发、美观效果、肿瘤特异生存、OS、DFS。

结果　中位随访时间 66 个月的结果显示，部分乳腺放疗组 5 年局部复发率为 4.7%，常规全乳放疗组疗效略好，局部复发率为 3.4%。两组的相对危险度为 1.24（$P=0.05$）。部分乳腺放疗组和常规全乳放疗组的 5 年预计 OS 为 94.6% 和 91.8%，部分乳腺放疗组略好，但差异无统计学意义。部分乳腺放疗组和常规全乳放疗组的肿瘤特异生存和 DFS 分别为 98.3%、88.3% 和 96%、90.3%。部分乳腺放疗组的美观效果显著好于常规全乳放疗组。多因素分析显示，组织学分级对局部复发率无影响（$P=0.25$）。

结论　在选择性早期乳腺癌患者中，使用高剂量率多导管插植近距离放疗或电子线实施部分乳腺放疗，可取得与常规全乳放疗相似的 5 年疗效，且部分乳腺放疗的美观效果要显著优于全乳放疗。

文献出处　Int J Radiat Oncol Biol Phys, 2007, 69:694-702.

五、区域淋巴结放疗范围的临床研究

1. EORTC 22922/10925 研究

目的　探讨早期乳腺癌患者保乳术后或乳房切除术后内乳区和内侧锁骨上淋巴引流区照射对 OS 的影响。

日期　1996 年 7 月至 2004 年 1 月。

设计方法　患者按照 1∶1 的比例被随机分配到区域淋巴结照射组（剂量为 50 Gy/25 次）或无区域淋巴结照射组。采用随机化的最小化算法对患者进行分层，分层因素包括研究组、月经状态、肿瘤位置、乳房手术类型、腋窝淋巴结手术类型、病理 T 分期和病理 N 分期。

治疗结束后的随访要求是前 5 年每年随访 1 次，之后每 2 年随访 1 次，出现疾病复发或死亡的情况除外。建议每年进行一次胸部 X 线检查。随访时记录患者的 ECOG 评分，是否出现肺、心脏纤维化、心脏疾病或其他晚期毒性的临床表现。没有收集严重不良事件的相关数据，最后由 EORTC 总部进行数据收集和统计分析。

入组情况　共入组 4 004 例患者并进行随机分组，其中大部分患者（76.1%）接受了保乳手术。在接受乳房切除术的患者中，区域淋巴结照射组和无区域淋巴结照射组分别有 73.4% 的患者接受了胸壁放疗。几乎所有淋巴结阳性患者（99.0%）和 66.3% 淋巴结阴性患者接受了辅助全身治疗。

13 个国家共 46 个肿瘤中心参加了这项Ⅲ期随机对照临床试验，入组患者 4 004 例。入组要求：Ⅰ～Ⅲ期肿瘤位于中央或内侧象限（无论腋窝淋巴结是否受累），或者肿瘤位于外侧象限且伴有腋窝淋巴结受累，单侧，经病理学证实为乳腺癌。乳房手术方式为保乳手术或乳房切除术。在该项研究的最后几年，如果患者接受前哨淋巴结活检术且前哨淋巴结 1 枚阳性并随后补充了腋窝淋巴结清扫术也可以入组。

研究终点　主要研究终点为 OS；次要研究终点为 DFS、无远处转移生存率、乳腺癌死亡率。

结果　中位随访 10.9 年，有 811 例患者死亡。区域淋巴结照射组和无区域淋巴结照射组的 10 年 OS 分别为 82.3% 和 80.7%（$HR=0.87$，95% CI：0.76～1.00，$P=0.06$），DFS 分别为 72.1% 和 69.1%（$HR=0.89$，95% CI：0.80～1.00，$P=0.04$），远处无病生存率分别为 78.0% 和 75.0%（$HR=0.86$，95% CI：0.76～0.98，$P=0.02$），乳腺癌死亡率分别为 12.5% 和 14.4%（$HR=0.82$，95% CI：0.70～0.97，$P=0.02$）。区域淋巴结照射的急性不良反应相对较轻微。

结论　对于早期乳腺癌患者，区域淋巴结照射能够显著提高 DFS、远处无病生存率，并且能够降低乳腺癌死亡率。但是,10年随访结果并未观察到OS的改善,其对OS的影响处于临界状态。

文献出处 N Engl J Med,2015,373:317-327.

2. MA.20研究

目的 探讨在全乳放疗的基础上增加区域淋巴结照射是否能够改善生存结果。

日期 2000年3月至2007年2月。

设计方法 在随机化之前对患者进行分层,分层因素包括腋窝淋巴结清扫数目(<10枚或≥10枚、腋窝淋巴结阳性数目(0枚、1~3枚、>3枚)、化疗类型(包括蒽环类、其他、无化疗)、是否接受内分泌治疗(是或否)和不同的研究中心。

患者被随机分配到全乳+区域淋巴结放疗组和单纯全乳放疗组。单纯全乳放疗组仅接受全乳放疗,采用一对切线野照射,处方剂量为50 Gy/25次。区域淋巴结放疗组的照射范围包括全乳+同侧内乳区+锁骨上区+腋窝。内乳区放疗可以采用改良的宽切线野技术或一个单独的内乳野+切线野。锁骨上区和腋窝第Ⅲ组淋巴引流区的放疗采用一个非散度型前野,内侧包括锁骨头,外侧包括喙突。全乳和内乳区剂量为50 Gy/25次,锁骨上和腋窝前野剂量为50 Gy/25次(深度3 cm)。对于接受前野和后野治疗的患者,射野中心分离处的处方剂量为45 Gy/25次。允许肿瘤床加量10~16 Gy/5~8次(外照射或近距离照射均可)。

放疗前先给予辅助化疗。内分泌治疗药物包括他莫昔芬及卵巢功能抑制剂,可以与放疗同期或在放疗结束后开始。于2005年6月后,HER-2阳性患者推荐采用曲妥珠单抗靶向治疗。

入组情况 共入组1 832例女性乳腺癌患者。患者被随机分配到区域淋巴结放疗组和无区域淋巴结放疗组(每组各916例患者)。前哨淋巴结活检阳性的患者需要补充腋窝第Ⅰ~Ⅱ组淋巴结清扫术,所有患者均接受辅助全身化疗和(或)内分泌治疗。

(1) 入组标准:病理证实为浸润性乳腺癌,接受保乳手术和前哨淋巴结活检或腋窝淋巴结清扫术,腋窝淋巴结阳性或腋窝淋巴结阴性但合并高危因素。

(2) 高危因素:定义为肿瘤直径≤5 cm或≥2 cm,且腋窝淋巴结清扫数目<10枚,至少具有以下一个特征:组织学分级Ⅲ级、ER阴性或脉管侵犯。

(3) 排除标准:T4期(有胸壁或皮肤直接侵犯的临床证据)、N2-3期(腋窝淋巴结固定或内乳淋巴结受累)、远处转移,合并严重的非恶性肿瘤疾病不能耐受放疗。

研究终点 主要研究终点为OS;次要研究终点为DFS、局部/区域无病生存率、远处无病生存率和不良反应。

结果 中位随访时间为9.5年,结果显示区域淋巴结照射组和无区域淋巴结照射组的10年OS无显著差异,分别为82.8%和81.8%($HR=0.91$,95% CI:0.72~1.13,$P=0.38$);两组的DFS分别为82.0%和77.0%($HR=0.76$,95% CI:0.61~0.94,$P=0.01$)。区域淋巴结照射组≥2级急性放射性肺炎(1.2%对比0.2%,$P=0.01$)和淋巴水肿(8.4%对比4.5%,$P=0.001$)的发生率较高。

结论 在淋巴结阳性或淋巴结阴性但具有高危因素的乳腺癌患者中,在全乳放疗的基础上增加区域淋巴结照射不能提高患者的OS,但可以降低乳腺癌复发率。

文献出处 N Engl J Med,2015,373:307-316.

(陈星星 张 丽)

第八节 内分泌治疗耐药相关临床研究

一、mTOR抑制剂与内分泌药物的联合

1. BOLERO-2试验

目的 评估依维莫司治疗已发生内脏转移的绝经后HR阳性/HER-2阴性乳腺癌患者的有效性与安全性。

日期 2008年3月至2011年6月。

入组情况 共有724例患者入组。其中485例患者进入依维莫司联合依西美坦组,239例患者进入依西美坦联合安慰剂组。

设计方法 入组患者被随机分为2组:一组患

者接受依维莫司联合依西美坦治疗；另一组患者接受依维莫司联合安慰剂治疗。

研究终点 主要研究终点为疾病无进展生存时间（DFS）；次要研究终点包括 OS、总反应率、临床效益率、ECOG 体能状况恶化的时间、安全性，使用欧洲癌症研究和治疗组织生命质量核心调查表（QLQ-C30）和乳腺癌模型（QLQ-BR23）生活质量量表进行评估。

结果 两组患者的基线特征有很好的平衡，中位年龄为 62 岁。其中 56% 患者有内脏受累，84% 患者为内分泌治疗敏感型。既往接受的治疗包括来曲唑或阿那曲唑（100%）、他莫昔芬（48%）、氟维司群（16%）和化疗（68%）。基于地方评估的结果显示，相比于安慰剂加依西美坦，依维莫司联合依西美坦可显著延长患者的中位 PFS（2.8 个月对比 6.8 个月；$HR=0.43, 95\% CI: 0.35\sim 0.54, P<0.001$）。中心评估的结果显示，依维莫司组和安慰剂组的中位 PFS 分别为 10.6 个月和 4.1 个月（$HR=0.36, 95\% CI: 0.27\sim 0.47, P<0.001$）。次要研究终点分析显示，联合治疗组平均 OS 为 31 个月，依西美坦单药治疗组平均 OS 为 26.6 个月，差异 4.4 个月（$HR=0.89, P=0.1426$），未达统计学显著差异。药物不良反应方面，最常见的 3~4 级不良反应是口腔炎（依维莫司组对比安慰剂组为 8% 对比 1%）、贫血（6% 对比 1%）、呼吸困难（4% 对比 1%）、高血糖（4% 对比 1%）、疲劳（4% 对比 1%）、肺炎（3% 对比 0%）。

结论 对于 HR 阳性、既往接受非甾体类芳香化酶抑制剂治疗失败的晚期乳腺癌患者，依维莫司联合甾体类芳香化酶抑制剂可显著改善患者 PFS。

文献出处 N Engl J Med, 2012, 366(6): 520-529. Ann Oncol, 2014, 25(12): 2357-2362.

2. TAMRAD 试验

目的 评估依维莫司在治疗既往 AI 耐药、HR 阳性/HER-2 阴性绝经后转移性乳腺癌患者的有效性与安全性。

日期 2008 年 3 月至 2011 年 6 月。

入组情况 共有 111 例患者入组。其中，54 例患者进入他莫昔芬联合依维莫司组，57 例患者进入单用他莫昔芬组。

设计方法 入组患者被随机分为 2 组：一组患者接受他莫昔芬联合依维莫司治疗；另一组患者单用他莫昔芬治疗。

研究终点 主要研究终点为 6 个月临床获益率；次要研究终点包括疾病进展时间、OS、客观缓解率、不良反应及实验室检测的不良反应

结果 两组患者的基线特征有很好的平衡，中位年龄为 64 岁。发生转移的中位时间为 1.2 年，分别约有 78% 发生骨转移，53% 发生内脏转移。他莫昔芬联合依维莫司组 6 个月临床获益率为 61%（95% CI: 47%~74%），单用他莫昔芬组为 42%（95% CI: 29%~56%）。联合用药组的疾病进展时间为 8.6 个月，相比单药组的 4.5 个月，进展风险降低 55%（$HR=0.54, 95\% CI: 0.36\sim 0.81$）。联合用药组的死亡风险也较单药组降低 55%（95% CI: 24%~81%）。药物不良反应主要为疲劳（他莫昔芬联合依维莫司组对比他莫昔芬组为 72% 对比 53%）、口腔炎（56% 对比 7%）、皮疹（44% 对比 7%）、厌食（43% 对比 18%）及腹泻（39% 对比 11%）。

结论 对于 AI 耐药且已发生转移的绝经后乳腺癌患者，他莫昔芬联合依维莫司可增加临床获益率、疾病进展时间及 OS。

文献出处 J Clin Oncol, 2012, 30(22): 2718-2724.

3. PrE0102 研究

目的 比较依维莫司联合氟维司群与安慰剂联合氟维司群对治疗绝经后 HR 阳性/HER-2 阴性 AI 后发生复发或进展乳腺癌患者的疗效。

日期 2013 年 5 月至 2015 年 11 月。

入组情况 共有来自 23 个机构的 131 例患者接受随机分组。其中 66 例进入依维莫司组，65 例进入安慰剂组。有 2 例患者随机分配到依维莫司组未接受任何方案治疗（包括 1 例患者撤回同意，1 例患者由于体力状态恶化被认为不合格）。

设计方法 入组患者被随机分为 2 组：一组患者接受氟维司群联合依维莫司治疗；另一组患者接受氟维司群联合安慰剂治疗。

研究终点 主要终点为 DFS（由当地进行评估审查，再通过独立影像学评估进行确认）；次要终点为客观缓解率及临床获益率（缓解或疾病稳定＞24 周）。

结果 氟维司群组相比安慰剂组，DFS 较长（10.3 个月对比 5.1 个月；$HR=0.61, 95\% CI: 0.40\sim 0.92, P=0.02$），达到主要研究终点。两者客观缓解率相似（18.2% 对比 12.3%，$P=0.47$），但氟维司群组的临床获益率较高（63.6% 对比 41.5%，$P=0.01$）。氟维司群组不良反应发生率较高，主要为 1~2 级不良反应，如口腔黏膜炎（氟维司群组对比安慰剂组为 53% 对比 12%）、疲乏（42% 对

比 22%)、皮疹(38% 对比 5%)、贫血(31% 对比 6%)、腹泻(23% 对比 8%)、高糖血症(19% 对比 5%)、高脂血症(17% 对比 3%)及肺炎(17% 对比 0%)。

结论 依维莫司联合氟维司群能够显著延长绝经后 HR 阳性/HER-2 阴性的芳香化酶抑制剂治疗后发生复发或进展乳腺癌患者的无进展生存。

文献出处 J Clin Oncol,2018,doi:10.1200/JCO.2017.76.9331.

二、CDK 4/6 抑制剂与内分泌药物的联合应用

1. PALOMA-1 研究

目的 评估帕博西尼(palbociclib)联合来曲唑对比单药来曲唑的有效性与安全性。

日期 2009 年 12 月 22 日至 2012 年 5 月 12 日。

设计方法 入组受试患者按照随机对照原则,按照 1∶1 随机接受单药来曲唑治疗($n=66$)或者帕博西尼联合来曲唑治疗($n=99$)。单药组为每天口服 2.5 mg 来曲唑,两药联合组则每天口服 2.5 mg 来曲唑加用 125 mg 帕博西尼(服用 3 周休息 1 周)。

入组情况 整个临床试验包含两部分:第一部分是根据 ER、HER-2 状态的患者入组,即 ER 阳性、HER-2 阴性。第二部分除要求 ER 阳性、HER-2 阴性外,还要求存在 cyclin D1 扩增或 p16 表达丢失或者两者都存在。共入组 165 例患者。

研究终点 主要研究终点为 PFS;次要和探索性研究终点为客观缓解率(ORR)、临床获益率、缓解持续时间(DOR)、OS、安全性和耐受性、血清标记分析、患者报告结果。

结果 帕博西尼联合来曲唑组的中位 PFS 为 20.2 个月(95% CI:13.8~27.5 个月),而单药来曲唑为 10.2 个月(95% CI:5.7~12.6 个月,两组的 $HR=0.488$,95% CI:0.319~0.748,$P=0.004$)。同时对第一部分入组患者进行统计分析,发现两药联合组的中位 PFS 为 26.1 个月(95% CI:11.2 个月至无法预测),单药来曲唑组为 5.7 个月(95% CI:2.6~10.5 个月,两组 $HR=0.299$,95% CI:0.156~0.572,$P<0.0001$)。同样,对第二部分入组患者分析发现,两药联合组的中位 PFS 为 18.1 个月(95% CI:13.1~27.5 个月),单药来曲唑组为 11.1 个月(95% CI:7.6~16.4 个月,两组的 $HR=0.508$,95% CI:0.303~0.853,$P=0.0046$)。相关的药物不良反应,与Ⅰ期临床试验报道的结果一致。两药联合组的主要不良反应为白细胞减少、中性粒细胞减少和乏力,其他不良反应包括贫血、恶心、关节痛、脱发等,但大多数不良反应的程度比较轻微。

结论 帕博西尼联合来曲唑的临床获益明显优于单药来曲唑,并且具有可接受的药物不良反应。

文献出处 Lancet Oncol,2015,16(1):25-35.

2. PALOMA-2 研究

目的 评估帕博西尼+来曲唑对照安慰剂+来曲唑用于治疗未经过系统治疗的绝经后 ER 阳性/HER-2 阴性晚期乳腺癌患者的疗效。

日期 2012 年 2 月至 2014 年 7 月。

设计方法 接受帕博西尼治疗(每天 1 次,每次 125 mg,每疗程服药 3 周/停药 1 周)并联合服用来曲唑(持续每天 1 次,每次 2.5 mg);对照组服用来曲唑+安慰剂作为一线治疗绝经后 ER 阴性/HER-2 阴性晚期乳腺癌女性患者,对其 PFS 进行评估。

入组情况 共入组 666 例患者。

研究终点 主要研究终点为 PFS;次要研究终点为 OS,第 1、2、3 年生存率,以及 OR、DOR、QoL。

结果 治疗组的中位 PFS 为 24.8 个月,对照组的 PFS 为 14.5 个月($HR=0.58$,95% CI:0.46~0.72,$P<0.000001$)。在所有预设亚组人群中均显示治疗组有显著获益。帕博西尼联合来曲唑可改善 ORR(42.1% 对比 34.7%,$P=0.031$;可测量病灶者 55.3% 对比 44.4%,$P=0.013$)。不良反应包括中性粒细胞减少(79.5% 对比 6.3%)、乏力(37.4% 对比 27.5%)、恶心(35.1% 对比 26.1%)、关节痛(33.3% 对比 33.8%)、脱发(32.9% 对比 15.8%),其中 3 级中性粒细胞减少 56.1%,发热性中性粒细胞减少 2.5%。治疗组与对照组因不良反应导致终止治疗的发生率分别为 9.7% 和 5.9%。

结论 帕博西尼联合来曲唑对 ER 阳性/HER-2 阴性晚期乳腺癌患者一线治疗是安全有效的治疗方式。

文献出处 N Engl J Med,2016,375(20):1925-1936.

3. PALOMA-3 研究

目的 探讨帕博西尼联合氟维司群对比氟维司群单药在复发转移 HR 阳性/HER-2 阴性乳腺癌患者中的疗效差异。

日期 2013年10月7日至2014年8月26日。

设计方法 帕博西尼125 mg,每天口服,服用3周休息1周。氟维司群500 mg,肌内注射,前3次每14天1次,之后每28天1次,28天为1个周期。当患者因毒副作用不能耐受时,帕博西尼可以减量至100 mg,再次为75 mg,最后为75 mg服用2周休息2周。但是不允许氟维司群减量。

入组情况 共入组521例患者。

研究终点 主要研究终点为PFS;次要研究终点包括OS、客观缓解率、临床获益率,以及药物安全性等。

结果 接受帕博西尼联合氟维司群的中位PFS为9.2个月(95% CI:7.5个月至无法预测),而安慰剂联合氟维司群的中位PFS为3.8个月(95% CI:3.5~5.5个月,两组的 $HR=0.42$, 95% CI:0.32~0.56, $P<0.001$)。

结论 帕博西尼+氟维司群可以在既往内分泌治疗进展后的HR阳性/HER-2阴性晚期乳腺癌患者中获得比单用氟维司群显著延长的PFS,无关乎月经状态。

文献出处 N Engl J Med, 2015, 373(3):209-219.

4. MONARCH-1研究

目的 评估单药abemaciclib对HR阳性/HER-2阴性晚期乳腺癌的疗效。

日期 2014年10月6日至2015年4月30日。

设计方法 abemacictib 200 mg,每12小时口服1次,持续使用,直至疾病进展。合格的患者需有可测量病灶、ECOG PS评分0~1分、没有中枢神经系统转移、既往接受过针对晚期疾病的至少一线化疗但不能超过二线治疗。

入组情况 共入组132例患者。

研究终点 主要研究终点为ORR;次要研究终点包括OS,以及药物安全性与耐受性等。

结果 8个月期中分析时,有35.6%患者曾接受≥8个周期abemaciclib的治疗,确认的ORR为17.4%,临床获益率(CR+PR+SD≥6个月)为42.4%,中位PFS为5.7个月。期中分析时有22例患者仍在接受研究治疗,其中13例患者有客观缓解的临床表现,9例SD。最常见的不良反应有腹泻、疲劳、恶心、食欲减退和腹痛。因不良反应停药者并不常见(6.8%)。

结论 对于既往接受多种治疗的HR阳性/HER-2阴性晚期乳腺癌患者,abemaciclib单药治疗可以获得肿瘤客观缓解。该治疗方法耐受性良好,可以长期用药。

文献出处 Clin Cancer Res, 2017, 23(17):5218.

5. MONARCH-2研究

目的 评估abemaciclib与氟维司群联用对HR阳性/HER-2阴性晚期乳腺癌的疗效。

日期 2014年8月7日至2015年12月29日。

设计方法 abemaciclib 150 mg,每隔12小时服用1次,连续服用28天为1个周期。氟维司群则为第1个周期中的第1、15天500 mg肌内注射,以后每个周期肌内注射1次。随机分为abemaciclib+氟维司群组与氟维司群单药组。

入组情况 共入组669例患者,其中abemaciclib+氟维司群组446例,氟维司群单药组223例。

研究终点 主要研究终点为PFS;次要研究终点包括OS、ORR、临床获益情况,以及药物的安全性与不良反应。

结果 abemaciclib+氟维司群组对照氟维司群组单药,可显著延长PFS(16.4个月对比9.3个月,$HR=0.553$, 95% CI:0.449~0.681, $P<0.001$)。在可测量病灶的患者中,abemaciclib+氟维司群组ORR达48.1%(95% CI:42.6%~53.6%),氟维司群单药组为21.3%。abemaciclib常见的不良反应为腹泻(86.4%对比24.7%)、中性粒细胞减少(46.0%对比4.0%)、恶心(45.1%对比22.9%)和疲劳(39.9%对比26.9%)。

结论 abemaciclib每天150 mg,每日2次是有效的治疗方法,可显著改善PFS和ORR,并证明HR阳性/HER-2阴性晚期乳腺癌接受abemaciclib+氟维司群治疗是安全性的。

文献出处 J Clin Oncol, 2017, 35(25):2875.

6. MONARCH-3研究

目的 评估abemaciclib+非甾体类芳香化酶抑制剂(阿那曲唑或来曲唑)联用时对HR阳性/HER-2阴性晚期乳腺癌的疗效。

日期 2014年11月18日至2015年11月11日。

设计方法 abemaciclib 150 mg,每隔12小时服用1次,连续服用28天为1个周期。氟维司群第1个周期的第1、15天,500 mg肌内注射,然后每个周期肌内注射1次。

入组情况 共入组493例患者。

研究终点 主要研究终点为PFS;次要研究终点为OS,以及药物的安全性与不良反应。

结果 abemaciclib+非甾体类芳香化酶抑制剂用于HR阳性/HER-2阴性绝经后晚期乳腺癌患者

初始治疗,可显著改善 PFS(中位 PFS:未达到试验时间对比 14.7 个月,$HR=0.543$,$P=0.000\ 021$)和 ORR(可测量疾病患者:59.2%对比 43.8%)。

探索性亚组分析显示,存在不良预后预测因子的患者接受 abemaciclib 治疗后的获益增加,而对于无治疗间隔时间长或仅有骨疾病的患者来说,内分泌单一治疗可作为适当的初始治疗方法。abemaciclib 连续给药方案通常能良好耐受。3~4 级中性粒细胞减少发生率为 21.1%(与中性粒细胞减少性发热无关),9.5%患者发生 3 级腹泻。腹泻通常发生在给药早期,可通过剂量调整和止泻药进行处理。

结论 abemaciclib 联合非甾体芳香化酶抑制剂作为 HR 阳性/HER-2 阴性晚期乳腺癌的初始治疗是安全有效的。

文献出处 J Clin Oncol,2017,35(32):3638-3646.

7. MONALEESA-2 研究

目的 评估瑞博西尼(ribociclib)+来曲唑对比来曲唑单药的临床疗效与安全性。

日期 2014 年 1 月 24 日至 2015 年 3 月 24 日。

设计方法 患者按照 1∶1 的比例随机分配至瑞博西尼(600 mg/d,服用 3 周休息 1 周)或安慰剂组,同时各组联合来曲唑(2.5 mg/d)治疗。

入组情况 共入组 668 例患者。

研究终点 主要研究终点为 PFS;次要研究终点为 OS、ORR,以及药物安全性与耐受性等。

结果 瑞博西尼组对比安慰剂组,可显著改善患者的 DFS($HR=0.56$,$95\%\ CI$:0.43~0.72,$P=0.000\ 003$)。随访的中位时间为 15.3 个月。瑞博西尼组 18 个月 PFS 为 63.0%,安慰剂组为 42.2%。在基线有可测量病灶患者中,总体反应率分别为 52.7%和 37.1%($P<0.001$)。常见的 3~4 级不良反应有中性粒细胞减少(瑞博西尼组为 59.3%,安慰剂组为 0.9%)和白细胞减少(21.0%对比 0.6%),由于不良反应而停止治疗分别为 7.5%和 2.1%。

结论 瑞博西尼联合来曲唑可显著改善 HR 阳性/HER-2 阴性晚期乳腺癌患者初始系统治疗的 PFS,伴有骨髓抑制增高。

文献出处 N Engl J Med,2016,375(18):1738-1748.

8. MONALEESA-7 研究

目的 比较瑞博西尼(ribociclib)联用他莫昔芬+戈舍瑞林方案与非甾体类芳香化酶抑制剂+戈舍瑞林治疗对比 HR 阳性/HER-2 阴性晚期乳腺癌患者的疗效。

日期 2014 年 12 月至 2016 年 8 月。

设计方法 受试患者随机按照 1∶1 比例入组到瑞博西尼+内分泌治疗或安慰剂+内分泌治疗。该方案设计中既有他莫昔芬治疗,也有芳香化酶抑制剂治疗,同时接受戈舍瑞林进行卵巢功能抑制。

入组情况 共入组 660 例患者。

研究终点 主要研究终点为 PFS;次要研究终点包括 OS、ORR,以及药物安全性与耐受性等。

结果 相比于安慰剂+他莫昔芬/非甾体类芳香化酶抑制剂+戈舍瑞林,瑞博西尼+他莫昔芬/非甾体类芳香化酶抑制剂+戈舍瑞林的 PFS 显著延长(中位 PFS:23.8 个月对比 13.0 个月,$HR=0.553$,$P=0.000\ 000\ 098\ 3$)。在不考虑内分泌伴随治疗的情况下,患者亚组的治疗获益是类似的。以瑞博西尼为基础的联合方案表现出了可预测和可控的安全性。瑞博西尼组患者的 QOL 恶化时间和疼痛评分有显著改善。瑞博西尼联合他莫昔芬/非甾体类芳香化酶抑制剂+戈舍瑞林是一种有潜力的新型治疗方案,适用于 HR 阳性/HER-2 阴性晚期乳腺癌的绝经前妇女,无需考虑无病间隔期和内分泌伴随药物。

结论 MONALEESA-7 是目前首项评估 CDK4/6 抑制疗法用于 HR 阳性/HER-2 阴性晚期乳腺癌绝经前妇女的一线治疗Ⅲ期研究。

文献出处 San Antonio Breast Cancer Symposium,2017,Abstract GS2-05.

三、成纤维细胞生长因子受体抑制剂与内分泌药物的联合应用

多维替尼联合氟维司群(NCT01528345)

目的 评估多维替尼(dovitinib)联合氟维司群用于绝经后内分泌耐药激素受体阳性/HER-2 阴性乳腺癌患者的有效性与安全性。

日期 2012 年 5 月至 2014 年 11 月。

入组情况 共有 97 例患者入组。其中,47 例患者进入多维替尼+氟维司群组,50 例患者进入氟维司群+安慰剂组。

设计方法 入组患者按照有无成纤维细胞生长因子(FGF)通路扩增、有无内脏转移进行分层,随机分为 2 组:一组患者接受多维替尼+氟维司群治

疗；另一组患者接受安慰剂＋氟维司群治疗。

研究终点 主要研究终点为整体人群的 PFS 及 FGF 通路扩增亚群的疾病无进展生存时间；次要研究终点包括 ORR、缓解时间、OS、安全性，以及多维替尼药代动力学。

结果 多维替尼＋氟维司群对比安慰剂＋氟维司群，PFS 在整体人群中没有差异(5.5 个月对比 5.5 个月，$HR=0.68$，95% CI：0.41～1.14，$P>0.05$)，但在 FGF 扩增亚群中达到主要研究终点(10.9 个月对比 5.5 个月，$HR=0.64$，95% CI：0.22～1.86，$P>0.05$)。次要研究终点结果：不论 FGF 扩增状态，多维替尼＋氟维司群组对比安慰剂＋氟维司群组 ORR 较高(27.7%对比10.0%；其中 FGF 扩增亚群的 ORR 为 20.0%对比 12.5%，FGF 未扩增亚群的 ORR 为 31.3%对比8.8%)。不良反应的发生率较高，主要为 1～2 级事件，包括腹泻、恶心、呕吐、乏力、高血压、皮疹、谷丙转氨酶升高、味觉障碍等。

结论 联合氟维司群可显著延长 FGF 扩增的绝经后 HR 阳性/HER-2 阴性的内分泌治疗耐药的局部晚期或远处转移乳腺癌患者的 PFS，但这一结论需要谨慎解读。

文献出处 Breast Cancer Res，2017，19(1)：18.

(贺 敏)

第九节　靶向新辅助及辅助治疗相关临床研究

一、曲妥珠单抗(trastuzumab)

(一)辅助治疗临床试验

1. HERA 试验(BIG 01-01)

目的 比较 HER-2 阳性早期乳腺癌患者辅助化放疗结束后序贯曲妥珠单抗辅助治疗 1～2 年，或不联合曲妥珠单抗的疗效与安全性。

日期 2001 年 12 月 7 日至 2005 月 06 月 20 日。

设计方法 该试验是Ⅲ期、随机、开放的国际多中心临床试验。将患者按 1∶1∶1 随机分为以下 3 个治疗组：①观察组；②1 年曲妥珠单抗治疗组，初始剂量 8 mg/kg，维持剂量 6 mg/kg，每 3 周为 1 个疗程，共治疗 1 年；③2 年曲妥珠单抗治疗组，初始剂量 8 mg/kg，维持剂量 6 mg/kg，每 3 周为 1 个疗程，共治疗 2 年。2005 年 4 月，根据第 1 次中期分析结果建议对方案进行修改，即对照组中无病生存的患者可选择交叉至曲妥珠单抗组。

入组情况 共入组 5 102 例患者，观察组、1 年曲妥珠单抗治疗组和 2 年曲妥珠单抗治疗组分别入组 1 698 例、1 703 例和 1 701 例患者。

研究终点 主要研究终点为 DFS；次要研究终点为 OS、至复发时间、至远处转移时间和安全性(包括心脏毒性)。

结果 中位随访 23.5 个月的研究结果表明，与观察组相比，曲妥珠单抗 1 年治疗组存在显著 DFS 获益($HR=0.64$，95% CI：0.54～0.76，$P<0.0001$)及 OS 获益($HR=0.66$，95% CI：0.47～0.91，$P=0.0115$)。中位随访 48.4 个月后，1 年曲妥珠单抗治疗较观察组可显著改善 HER-2 阳性患者的 DFS，两组的 4 年 DFS 分别为 72.2% 和 78.6%($P<0.001$)。然而，1 年曲妥珠单抗治疗未能显著降低患者的死亡风险(4 年 OS 分别为87.7%和 89.3%，$P=0.11$)。此处 OS 优势的丧失可部分归结于第 1 次中期分析结果公布后所做的方案修改。截至 2005 年 5 月 16 日，对照组中无病生存患者共有 1 354 例。根据修改方案，这些患者均有条件选择交叉用药，最终有 885 例(65%)无病生存患者选择交叉至曲妥珠单抗组。非随机比较结果显示，与观察组中未选择曲妥珠单抗治疗的患者相比，选择交叉用药可显著降低患者的复发风险(校正 $HR=0.68$，95% CI：0.51～0.90，$P=0.0077$)。

2017 年，在中位随访时间 11 年(IQR=10.09～11.53 年)时，1 年曲妥珠单抗治疗组较观察组可显著降低 DFS 风险事件($HR=0.76$，95% CI：0.68～0.86)及死亡率($HR=0.74$，95% CI：0.64～0.86)。2 年曲妥珠单抗治疗组较 1 年曲妥珠单抗治疗组并未提高 DFS($HR=1.02$，95% CI：0.89～1.17)。观察组、1 年曲妥珠单抗治疗组、2 年曲妥珠单抗治疗组的 10 年 DFS 分别为 63%、69%、69%。

该试验最常见的 3～4 级不良反应为充血性心

力衰竭、高血压、关节疼痛、背部疼痛、中心静脉导管感染、潮红、头痛和腹泻,但发生率均低于1%。所有组的心脏毒性较低,主要发生在治疗阶段。2年曲妥珠单抗组有22例(7.3%)患者发生心脏毒性,1年曲妥珠单抗组为74例(4.4%),观察组为15例(0.9%)。

结论 辅助化放疗结束后序贯曲妥珠单抗治疗1年可显著降低HER-2阳性患者的复发风险。由于曲妥珠单抗2年治疗组的结果尚未公布,目前1年曲妥珠单抗辅助治疗仍是HER-2阳性早期乳腺癌患者的最佳治疗时限。延迟使用曲妥珠单抗治疗的患者仍可具有显著的DFS获益。

文献出处 Lancet, 2007, 369(9555): 29-36; 2013, 382(9897): 1021-1028; 2017, 389(10075): 1195-1205. Lancet Oncol, 2011, 12(3): 236-244.

2. BCIRG 006 试验

目的 比较多柔比星+环磷酰胺序贯多西他赛联合或不联合曲妥珠单抗与多西他赛+卡铂+曲妥珠单抗辅助治疗HER-2阳性早期乳腺癌患者的疗效与安全性。

日期 自2001年4月至2004年3月。

设计方法 该试验是Ⅲ期、随机、开放的国际多中心临床试验,将患者按1:1:1随机分为以下3个治疗组。①多柔比星+环磷酰胺序贯多西他赛组(AC→T组):多柔比星60 mg/m² + 环磷酰胺600 mg/m²,第1天,每3周为1个疗程,共4个疗程;序贯多西他赛100 mg/m²,第1天,每3周1个疗程,共4个疗程。②多柔比星+环磷酰胺序贯多西他赛+曲妥珠单抗组(AC→TH组):化疗方案同AC→T组;自多西他赛第1个疗程起联合曲妥珠单抗治疗,首剂4 mg/kg,化疗期间2 mg/kg每周维持,化疗结束后6 mg/kg每3周维持,共治疗1年。③多西他赛+卡铂+曲妥珠单抗组(TCH组):多西他赛75 mg/m² + 卡铂AUC=6,第1天,每3周为1个疗程,共6个疗程;自化疗第1个疗程起联合曲妥珠单抗治疗,首剂4 mg/kg,化疗期间2 mg/kg每周维持,化疗结束后6 mg/kg每3周维持,共治疗1年。

入组情况 共入组3 222例患者,AC→T组、AC→TH组和TCH组分别入组1 073例、1 074例和1 075例患者。

研究终点 主要研究终点为DFS;次要研究终点为OS、安全性(包括心脏毒性)。

结果 经过65个月的中位随访后,AC→TH组和TCH组患者无论是5年DFS(AC→TH和AC→T组:84%对比75%,$HR=0.64$,$P<0.001$;TCH组和AC→T组:81%对比75%,$HR=0.75$,$P=0.04$),还是5年OS(AC→TH和AC→T组:92%对比87%,$HR=0.63$,$P<0.001$;TCH组和AC→T组:91%对比87%,$HR=0.77$,$P=0.04$)均较AC→T组有显著改善,而AC→TH组和TCH组DFS和OS差异均无统计学意义。进一步的亚组分析结果显示,在淋巴结阳性乳腺癌患者中,与AC→T组相比,AC→TH组($HR=0.68$,$P<0.001$)和TCH组($HR=0.78$,$P=0.01$)均具有显著的DFS获益。在≥4枚淋巴结转移患者中,这一现象同样存在(两种比较均为$HR=0.66$,$P=0.002$)。

在心脏毒性方面,AC→TH组的充血性心力衰竭(2.0%对比0.4%)和心功能不全(18.6%对比9.4%)的发生率显著高于TCH组($P<0.001$),但3组患者均未发生心因性死亡。另外,该试验共报道8例急性白血病,其中AC→TH组有7例,TCH组有1例。而TCH组的这例急性白血病患者曾在诊断为乳腺癌后罹患B细胞淋巴瘤而接受过蒽环类药物化疗。另外,这8例患者均未出现乳腺癌复发。

结论 在辅助化疗过程中联合曲妥珠单抗治疗1年可显著改善HER-2阳性乳腺癌患者的DFS和OS。TCH方案与AC→TH方案的疗效相似,且TCH方案的不良反应发生率低于AC→TH方案。因此,从风险/获益比的角度而言,TCH方案优于AC→TH方案。

文献出处 N Engl J Med, 2011, 365(14): 1273-1283.

3. NSABP B-31 和 NCCTG N9831 试验

目的 在HER-2阳性可手术乳腺癌患者中比较辅助化疗联合曲妥珠单抗与单用辅助化疗的疗效与安全性;NCCTG N9831试验则是在HER-2阳性可手术乳腺癌患者中比较辅助化疗联合或序贯曲妥珠单抗与单用辅助化疗的疗效与安全性。

日期 ①NSABP B-31:2000年2月21日至2005年4月30日;②NCCTG N9831:2000年5月19日至2005年4月30日。

设计方法

(1) NSABP B-31:将患者按1:1随机分为以下2个治疗组。①多柔比星+环磷酰胺序贯紫杉醇组(AC→P组):多柔比星60 mg/m² + 环磷酰胺600 mg/m²,第1天,每3周为1个疗程;序贯紫杉醇 175 mg/m²,第 1 天,每 3 周为 1 个疗程,共 4 个疗程。自 2003 年 5 月 16 日起,紫杉醇也可采用单周方案,即 80 mg/m²,第 1 天,每周 1 次,共 12 周。②多柔比星+环磷酰胺序贯紫杉醇+曲妥珠单抗组(AC→PH 组):化疗方案同 AC→P 组;自紫杉醇第 1 个疗程起联合曲妥珠单抗治疗,首剂 4 mg/kg,此后 2 mg/kg 每周维持,共治疗 51 周。

(2) NCCTG N9831:将患者按 1∶1∶1 随机分为以下 3 个治疗组。①多柔比星+环磷酰胺序贯紫杉醇组(AC→P 组):多柔比星 60 mg/m²+环磷酰胺 600 mg/m²,第 1 天,每 3 周为 1 个疗程,共 4 个疗程;序贯紫杉醇 80 mg/m²,第 1 天,每周 1 次,共 12 周。②多柔比星+环磷酰胺序贯紫杉醇序贯曲妥珠单抗组(AC→P→H 组):化疗方案同 AC→P 组;自化疗结束后序贯曲妥珠单抗治疗,首剂 4 mg/kg,此后 2 mg/kg 每周维持,共治疗 51 周。③多柔比星+环磷酰胺序贯紫杉醇+曲妥珠单抗组(AC→PH 组):化疗方案同 AC→P 组;自紫杉醇第 1 次治疗起联合曲妥珠单抗治疗,首剂 4 mg/kg,此后 2 mg/kg 每周维持,共治疗 51 周。

入组情况

(1) NSABP B-31:共入组 2 101 例患者,AC→P 组及 AC→PH 组各有 1 046 例和 1 055 例患者。

(2) NCCTG N9831:共入组 3 505 例患者。但在联合分析和独立分析时各组的分析人数有所不同。

在联合分析时,AC→P 组及 AC→PH 组的分析人数各为 971 例和 973 例。被剔除的患者包括:①AC→P→H 组中共 1 216 例患者;②2002 年 AC→PH 组曾因心脏毒性暂停入组 8 个月,因此这一期间被随机分入 AC→P 组的 166 例患者被剔除;③2002 年 1 月 11 日,由于当时不同研究点实验室的 HER-2 检测结果与中心实验室的吻合率较低,方案要求所有患者的 HER-2 检测结果必须经过中心实验室验证为阳性才能继续参加试验,导致 AC→P 组及 AC→PH 组各有 95 例和 84 例患者因中心实验室 HER-2 检测结果为阴性而被剔除。

在独立分析时,分别对 AC→P 组和 AC→P→H 组以及 AC→P→H 组和 AC→PH 组进行比较。比较 AC→P 组和 AC→P→H 组时,两组的分析患者数分别为 1 232 例和 1 216 例;比较 AC→P→H 和 AC→PH 组时,两组的分析患者数分别为 1 216 例和 1 057 例。剔除的患者主要分为 3 类:①不符合入组标准,如手术切缘阳性、拒绝妊娠试验等;②HER-2 经中心实验室检测并非为阳性;③患者在接受治疗前撤销知情同意书。

研究终点 主要研究终点为 DFS;次要研究终点为 OS、至远处转移时间、至复发时间、乳腺癌死亡、对侧乳腺癌发生率和第二原发肿瘤发生率。

结果

(1) 联合分析结果:中位随访 3.9 年的分析数据显示,AC→PH 组较 AC→P 组显著改善患者的 DFS($HR=0.52$,$P<0.001$) 和 OS($HR=0.61$,$P<0.001$)。心脏毒性联合分析结果表明,有症状的心力衰竭发生率在 AC→PH 组和 AC→P 组分别为 2.0% 和 0.45%,其中 AC→PH 组中有 86.1% 的患者最终达到完全或部分康复。另外,共有 5 例患者因出现心脏相关事件而死亡,其中 3 例发生在 AC→PH 组。这 3 例患者中,1 例患者系接受 AC 化疗 1 个疗程后死亡,1 例患者系完成 AC 化疗 4 个疗程后准备接受曲妥珠单抗治疗前死亡,另 1 例患者则是在接受紫杉醇联合曲妥珠单抗治疗 2 个月后发生严重的充血性心力衰竭(LVEF 10%)并在放置左心室辅助装置(LVAD)后出现缺氧性脑损伤而死亡。

(2) NCCTG N9831 独立分析结果:中位随访 6 年结果显示,AC→P 组和 AC→P→H 组的 5 年 DFS 分别为 71.8% 和 80.1%($HR=0.69$,$P<0.001$),5 年 OS 分别为 88.4% 和 89.3%($HR=0.88$,$P=0.343$)。进一步的分析表明,AC→P→H 组和 AC→PH 组的 5 年 DFS 分别为 80.1% 和 84.4%($HR=0.77$,$P=0.021\ 6$),5 年 OS 分别为 89.7% 和 91.9%($HR=0.78$,$P=0.102$)。虽然 AC→P→H 组和 AC→PH 组比较得到的 P 值($P=0.021\ 6$)未达到统计学预先设定的显著水平($P=0.001\ 16$),但也在一定程度上提示化疗联合曲妥珠单抗较化疗序贯曲妥珠单抗具有改善 DFS 的趋势。

结论 在紫杉类药物辅助化疗同时联合曲妥珠单抗可显著改善 HER-2 阳性可手术乳腺癌患者的 DFS 和 OS,并推荐为标准治疗方案,以最大限度地提高疗效。化疗结束后序贯曲妥珠单抗则可以作为 HER-2 阳性患者的备选方案。

文献出处 J Clin Oncol, 2011, 29(25): 3366-3373; 2011, 29(34): 4491-4497; 2010, 28(21): 3416-3421.

4. FinHer 试验

目的 在淋巴结阳性或高危淋巴结阴性患者中比较多西他赛序贯氟尿嘧啶+表柔比星+环磷

酰胺(FEC)方案与长春瑞滨序贯 FEC 方案的疗效，并在 HER-2 阳性患者中比较化疗联合或不联合曲妥珠单抗的疗效。

日期 2000年10月至2003年9月。

设计方法 该试验首先将所有入组患者随机分为以下2个治疗组。①D→FEC 组：多西他赛 100 mg/m², 第1天, 每3周为1个疗程, 共3个疗程；序贯氟尿嘧啶 600 mg/m² + 表柔比星 60 mg/m² + 环磷酰胺 600 mg/m², 第1天, 每3周为1个疗程, 共3个疗程。②V→FEC 组：长春瑞滨 25 mg/m², 第1、8、15天, 每3周为1个疗程, 共3个疗程, 同时取消第3个疗程第15天的长春瑞滨治疗, 以确保其后 FEC 方案可按时足量给予。FEC 方案同 D→FEC 组。

其次, 将 HER-2 阳性患者进一步随机分为2组。①不接受曲妥珠单抗组：该组患者仅接受上述辅助化疗方案；②接受曲妥珠单抗组：自多西他赛或长春瑞滨第1个周期第1天化疗起开始曲妥珠单抗治疗, 首剂 4 mg/kg, 此后 2 mg/kg 每周维持, 共治疗9次。FEC 方案化疗过程中或化疗结束后均不给予曲妥珠单抗治疗。

入组情况 共入组 1 010 例腋淋巴结阳性或高危淋巴结阴性患者, 其中 D→FEC 组有 502 例, V→FEC 组有 508 例。在所有患者中, 232 例为 HER-2 阳性, 各有 116 例被随机分入接受或不接受曲妥珠单抗组。

研究终点 主要研究终点为 RFS、无远处转移生存期(DDFS)；次要研究终点为 OS、不良反应及治疗对 LVEF 的影响。

结果 中位随访 62 个月的最终分析结果发现, D→FEC 组的 DDFS 优于 V→FEC 组(5 年 DDFS: 86.8%对比 81.6%, $HR=0.66$, $P=0.010$)；两组的 5 年 OS 分别为 92.6%和 89.3%, D→FEC 组有一定的生存优势($HR=0.70$, $P=0.086$)。然而在 HER-2 阳性患者中, 仅接受化疗与联合曲妥珠单抗治疗的患者 5 年 DDFS 分别为 83.3%和 73.0%($HR=0.65$, $P=0.12$)。进一步分析结果表明, 与 D→FEC 方案(74.1%对比 92.5%, $HR=0.32$, $P=0.029$), 以及 V→FEC 联合曲妥珠单抗治疗(75.2%对比 92.5%, $HR=0.31$, $P=0.020$)相比, HER-2 阳性患者接受 D→FEC 联合曲妥珠单抗后 DDFS 获得显著改善。

在心脏毒性方面, 接受曲妥珠单抗治疗组中有 1 例(0.9%)患者发生心力衰竭, 而仅接受化疗的患者中有 2 例(1.7%)发生心力衰竭。接受曲妥珠单抗患者的中位 LVEF 在随访期间并无变化(65%), 而对照组则略有下降(从 66%降至 62%, $P=0.006$)。

结论 采用多西他赛进行辅助治疗较长春瑞滨可显著改善乳腺癌患者的 DDFS, 而且 9 周曲妥珠单抗联合多西他赛治疗对 HER-2 阳性乳腺癌患者是安全有效的, 但仍需进一步评估。

文献出处 Oncologist, 2006, 11(7): 853-854. J Clin Oncol, 2009, 27(34): 5685-5692.

5. **FNCLCC-PACS 04 试验**

目的 在腋淋巴结阳性可手术乳腺癌患者中比较多西他赛+表柔比星与氟尿嘧啶+表柔比星+环磷酰胺的疗效, 并在 HER-2 阳性患者中比较辅助化疗结束后接受或不接受曲妥珠单抗的疗效。

日期 2001 年 2 月至 2004 年 8 月。

设计方法 该试验首先将所有入组患者随机分为以下2组。①FEC 组：氟尿嘧啶 500 mg/m² + 表柔比星 100 mg/m² + 环磷酰胺 500 mg/m², 第1天, 每3周为1个疗程, 共6个疗程。②ED 组：表柔比星 75 mg/m² + 多西他赛 75 mg/m², 第1天, 每3周为1个疗程, 共6个疗程。

其次, 将 HER-2 阳性患者进一步随机分为以下2组。①不接受曲妥珠单抗组：该组患者仅接受化疗；②接受曲妥珠单抗组：自化放疗结束后开始曲妥珠单抗治疗, 首剂 8 mg/kg, 此后 6 mg/kg 维持, 每3周为1个疗程, 共治疗1年。

入组情况 共入组 3 010 例患者。其中, HER-2 阳性患者 528 例。在这 528 例患者中, 各有 260 例和 268 例患者被随机分入接受和不接受曲妥珠单抗组。

研究终点 主要研究终点为 DFS；次要研究终点为无事件生存期(EFS)、OS 及安全性。

结果 曲妥珠单抗组中, 有 26 例(10%)患者并未接受曲妥珠单抗治疗, 其余 234 例(90%)患者均接受过至少一次曲妥珠单抗治疗, 其中 196 例(84%)患者接受过≥6 个月的曲妥珠单抗治疗。有 41 例(18%)患者因心脏毒性而中止治疗, 单纯辅助化疗组和曲妥珠单抗组分别有 1 例和 4 例患者出现有症状的充血性心力衰竭, 但并未发生心因性死亡。

中位随访 47 个月的结果显示, DFS 和 OS 事件数分别为 129 例和 40 例。单纯辅助化疗组和曲妥珠单抗组的 3 年 DFS 分别为 77.9%和 80.9%, 曲妥珠单抗治疗可降低14%的复发风险（$HR=0.86$，$P=0.41$）。而曲妥珠单抗并未能显著改善患者的OS，单纯化疗组和曲妥珠单抗组的OS分别为96%和95%（$HR=1.27$，95% CI：0.68～2.38）。

结论　47个月的中位随访显示，并未发现辅助化疗结束后序贯1年曲妥珠单抗治疗可显著降低患者的复发风险。

文献出处　J Clin Oncol, 2009, 27(36): 6129-6134.

（二）新辅助治疗临床试验

1. MDACC试验

目的　在明确紫杉醇序贯蒽环类药物的新辅助化疗方案基础上，联合每周曲妥珠单抗治疗是否可较单纯新辅助化疗提高HER-2阳性可手术乳腺癌患者的病理完全缓解率（pCR）。

日期　第一阶段入组始于2001年6月，止于2003年10月。第二批患者自2004年2月开始入组，于2005年5月结束。

设计方法　将Ⅱ～ⅢA期HER-2阳性乳腺癌患者随机分为2个治疗组。①P→FEC组：紫杉醇225 mg/m²，第1天，24小时持续静脉滴注，每3周为1个疗程，共4个疗程；序贯氟尿嘧啶500 mg/m²，第1、4天＋表柔比星75 mg/m²，第1天＋环磷酰胺500 mg/m²，第1天，每3周为1个疗程，共4个疗程。②新辅助化疗联合曲妥珠单抗组：新辅助化疗方案同P→FEC组；曲妥珠单抗首剂4 mg/kg，此后2 mg/kg每周维持，共治疗24次。自紫杉醇第1疗程开始前1天给予曲妥珠单抗治疗，以监测患者是否在注射后1天会出现不良反应。若第1疗程给药后未出现不良反应，则此后曲妥珠单抗与紫杉醇同一天注射。

入组情况　该试验第一阶段共入组42例患者，其中单用新辅助化疗组和联合曲妥珠单抗组分别有19例和23例。2003年10月，数据监察委员会（Data Monitoring Committee，DMC）对研究结果进行分析后发现，已有充分证据表明联合曲妥珠单抗治疗可显著提高患者的pCR。为避免违反伦理，DMC要求中止单纯新辅助化疗组的继续入组，并于第二阶段在联合曲妥珠单抗组中追加入组22例患者。

研究终点　主要研究终点为乳腺和淋巴结的pCR、DFS；次要研究终点为安全性（包括心脏毒性）。

结果　在入组42例患者治疗后发现，联合曲妥珠单抗组的pCR较单用新辅助化疗组显著增高（65.2%对比26.3%，$P=0.016$）。同时，曲妥珠单抗组的乳腺残留肿瘤较对照组明显减小（$P=0.01$），但两组的淋巴结残留病灶并无显著差异（$P=0.25$）。经过36.1个月的中位随访，曲妥珠单抗组的DFS较对照组得到明显改善（$P=0.041$），3年DFS分别为100%和85.3%。此后再入曲妥珠单抗治疗组的22例患者的pCR达到54.5%。这些患者的中位随访时间为16.3个月，截至数据分析时尚无患者出现复发。将两个阶段入组的患者进行合并后分析显示，联合曲妥珠单抗治疗者的pCR达60%，其1年DFS的95% CI 为92%～100%。

在治疗开始前，第一阶段入组曲妥珠单抗和单用新辅助化疗的患者，以及第二阶段入组患者的中位LVEF均为65%。化疗6个月后，这3组的中位LVEF分别为65%、60%和60%。在单用新辅助化疗组中，有1例患者出现急性心肌梗死，LVEF降至35%。但这例患者有高血压病、糖尿病及二尖瓣反流病史。截至数据分析时，第一阶段入组的曲妥珠单抗组无1例患者出现心功能不全，而第二阶段入组的患者中有1例在治疗开始前行基线心电图检查时发现房性心律失常和左束支传导阻滞，并在治疗结束后出现《纽约心脏协会心功能评价标准》Ⅰ级心功能不全。

结论　虽然该项试验样本量较小，但仍能提示在新辅助化疗中加用曲妥珠单抗可显著提高HER-2阳性患者的pCR，而且无严重的心脏毒性。

文献出处　J Clin Oncol, 2005, 23(16): 3676-3685. Clin Cancer Res, 2007, 13(1): 228-233.

2. NOAH试验

目的　在HER-2阳性局部晚期或炎性乳腺癌患者中，比较新辅助化疗联合曲妥珠单抗序贯辅助曲妥珠单抗与单用新辅助化疗的疗效。

日期　2002年6月20日至2005年12月12日。

设计方法　将HER-2阳性局部晚期或炎性乳腺癌患者随机分为2个治疗组。①新辅助化疗EP→P→CMF联合曲妥珠单抗组：多柔比星60 mg/m²＋紫杉醇150 mg/m²，第1天，每3周为1个疗程，共3个疗程；序贯紫杉醇175 mg/m²，第1天，每3周为1个疗程，共4个疗程；序贯环磷酰胺600 mg/m²＋甲氨蝶呤40 mg/m²＋氟尿嘧啶600 mg/m²，第1、8天，每4周为1个疗程，共3个疗程；新辅助化疗同时联合曲妥珠单抗，首剂

8 mg/kg,此后 6 mg/kg 维持,每 3 周为 1 个疗程,共 10 个疗程。曲妥珠单抗与 CMF 联合时,亦可每 4 周为 1 个疗程。手术结束后继续给予曲妥珠单抗治疗,总疗程共 1 年。②单用新辅助化疗组:新辅助化疗 EP→P→CMF 方案同曲妥珠单抗组。

另外,由于当时罕有前瞻性试验比较 HER-2 阳性和 HER-2 阴性患者接受治疗后的预后情况,该试验还设立了 HER-2 阴性患者作为平行观察组,其入组标准与 HER-2 阳性患者相同,并且接受的新辅助化疗方案也相同,但不给予曲妥珠单抗治疗。

入组情况 共入组 334 例患者,其中 HER-2 阳性患者的曲妥珠单抗组和单纯新辅助化疗组分别有 117 例和 118 例,HER-2 阴性患者为 99 例。

研究终点 主要研究终点为 EFS;次要研究终点为乳腺 pCR、总 pCR(乳腺和腋窝)、总临床缓解率、心脏毒性、所有 3 组患者的生存期、HER-2 阴性患者的 EFS。

结果 经过 3.2 年的中位随访,HER-2 阳性患者中曲妥珠单抗组的 EFS 显著优于单用新辅助化疗组(3 年 EFS:71% 对比 56%,$HR=0.59$,$P=0.013$),但两组的 OS 并无显著差异(3 年 OS:87% 对比 79%,$HR=0.62$,$P=0.114$)。HER-2 阳性患者中单用新辅助化疗组的 EFS 与 HER-2 阴性患者相似,HER-2 阴性患者的 3 年 EFS 和 OS 分别为 67%(95% CI:56%~75%)和 86%(95% CI:77%~92%)。

经过 5.4 年的中位随访,HER-2 阳性患者接受联合曲妥珠单抗治疗仍有显著 EFS 获益,5 年 EFS 联合曲妥珠单抗组和单用新辅助化疗组分别为 58% 和 43%($HR=0.64$,95% CI:0.44~0.93,$P=0.016$)。接受曲妥珠单抗治疗患者的 EFS 与 pCR 显著相关。在 68 例获得 pCR 的患者中,45 例来自联合曲妥珠单抗组,23 例来自单用化疗组。接受曲妥珠单抗治疗与接受单用化疗患者 EFS 的 $HR=0.29$(95% CI:0.11~0.78)。

在 HER-2 阳性患者中,曲妥珠单抗组的 pCR(43% 对比 22%,$P=0.0007$)、总 pCR(38% 对比 19%,$P=0.001$)和总临床缓解率(87% 对比 74%,$P=0.009$)均明显高于单用新辅助化疗组。在单用新辅助化疗组,HER-2 阳性患者与 HER-2 阴性患者相比无显著差异。

3 组的不良反应发生率极为相近,且曲妥珠单抗组的 3~4 级非心脏毒性事件并未增加。虽然曲妥珠单抗组有少数患者的 LVEF 在研究阶段保持正常水平,但 LVEF 下降均为 1 级。而在治疗和随访阶段,曲妥珠单抗组中仅有 2 例患者出现 2 级 LVEF 下降(无症状),另有 2 例患者出现 3 级可逆性 LVEF 下降(充血性心力衰竭,NYHA 标准Ⅲ级)。另外,随访期间曲妥珠单抗组有 1 例 2 级淋巴瘀滞,1 例 2 级淋巴水肿;单用化疗组有 1 例 2 级血栓形成,1 例 2 级深静脉血栓。

结论 对于 HER-2 阳性局部晚期或炎性乳腺癌患者,应在新辅助化疗期间推荐联合曲妥珠单抗治疗,并应在辅助治疗阶段继续曲妥珠单抗治疗,不仅可显著提高患者的 pCR,预后也得到明显改善。需注意的是,该试验对照组在术后辅助治疗阶段并未使用曲妥珠单抗治疗,因此其结果仍不能回答在新辅助和辅助治疗阶段均加用曲妥珠单抗与仅在术后接受曲妥珠单抗辅助治疗相比能否提高 HER-2 阳性患者生存率这一重要问题。

文献出处 Lancet, 2010, 375(9712):377-384. Lancet Oncol, 2014, 15(6):640-647.

3. GeparQuattro 试验

目的 在 HER-2 阳性乳腺癌患者中评估曲妥珠单抗联合蒽环类+紫杉类新辅助化疗的疗效与安全性。

日期 该试验自 2005 年 8 月开始入组,在 15 个月内完成入组。

设计方法 对可手术但肿块较大或局部晚期乳腺癌患者在术前给予 EC 方案(表柔比星 90 mg/m² + 环磷酰胺 600 mg/m²,第 1 天,每 3 周为 1 个疗程)新辅助化疗 4 个疗程后,将其随机分为 3 个治疗组。①序贯多西他赛组(EC→T 组):序贯多西他赛 100 mg/m²,第 1 天,每 21 天为 1 个疗程,共 4 个疗程。②序贯多西他赛+卡培他滨组(EC→TX 组):序贯多西他赛 75 mg/m² 第 1 天+卡培他滨 900 mg/m²,每日 2 次,第 1~14 天,每 21 天为 1 个疗程,共 4 个疗程。③序贯多西他赛后序贯卡培他滨组(EC→T→X 组):序贯多西他赛 75 mg/m²,第 1 天,每 21 天 1 个疗程,共 4 个疗程;序贯卡培他滨 900 mg/m²,每日 2 次,第 1~14 天,每 21 天 1 个疗程,共 4 个疗程。

对于 HER-2 阳性患者,在 EC 方案化疗第 1 个疗程的第 1 天起联合曲妥珠单抗治疗,首剂 8 mg/kg,此后 6 mg/kg 维持,每 3 周为 1 个疗程,直至新辅助化疗结束。术后继续给予曲妥珠单抗治疗,方案同前,总疗程为 1 年。而 HER-2 阴性患者则仅接受化疗。

入组情况 共入组 1 509 例患者,其中 HER-2 阳性和 HER-2 阴性患者分别有 445 例和 1 050 例。

研究终点 主要研究终点为 pCR;次要研究终点为保乳率、临床和病理缓解率、不良反应、依从性、基线因素对病理缓解的影响。

结果 与 HER-2 阴性患者相比,HER-2 阳性患者中炎性乳腺癌、淋巴结阳性、激素受体阴性、细胞学分级 3 级、非小叶癌更为多见。HER-2 阳性和 HER-2 阴性患者的 pCR 分别为 31.7% 和 15.7%。在 HER-2 阳性患者中,EC→T 组、EC→TX 组和 EC→T→X 组的 pCR 分别为 32.9%、31.3% 和 34.6%。在 EC 方案化疗 4 个疗程后病灶无变化的患者中,HER-2 阳性者的 pCR 是 HER-2 阴性者的 5 倍(16.7% 对比 3.3%)。HER-2 阳性和 HER-2 阴性患者的保乳率相仿(63.1% 对比 64.7%)。在 154 例接受全乳切除术的 HER-2 阳性患者中,有 19.5% 在手术前达到临床完全缓解,20.8% 达到 pCR。

HER-2 阳性患者中有 1 例在第 5 个疗程化疗时出现不明原因死亡,HER-2 阴性患者中则有 5 例因败血症(4 例)和疾病进展(1 例)而死亡。与 HER-2 阴性患者相比,HER-2 阳性患者的 3~4 级中性粒细胞减少性发热和结膜炎更为多见。单用化疗组和曲妥珠单抗中各有 2 例患者发生充血性心力衰竭和心肌缺血。在治疗过程中,共有 5 例患者的 LVEF 下降≤45%;曲妥珠单抗组中有 2 例患者的 LVEF 比基线值下降>10%。单因素和多因素分析结果均发现,仅有激素受体阴性是 pCR 的独立预测因子。

2014 年发表了生存随访数据,中位随访时间为 5.4 年。相比 EC→T 组,EC→TX 组(DFS:$HR=0.92$,$P=0.463$;OS:$HR=93$,$P=0.618$)和 EC→T→X 组(DFS:$HR=0.97$,$P=0.818$;OS:$HR=0.97$,$P=0.825$)的预后均未改善。接受曲妥珠单抗治疗的 HER-2 阳性乳腺癌患者相比接受化疗的 HER-2 阴性乳腺癌患者,DFS 相似($P=0.305$),而 OS 稍有改善($P=0.040$)。

结论 该试验证实蒽环类+紫杉类新辅助化疗联合曲妥珠单抗可达到较高的 pCR,同时临床上未见相关的早期不良反应。因此,对于需接受新辅助治疗的 HER-2 阳性患者而言,应建议在新辅助化疗的同时联合曲妥珠单抗。另外,长期随访结果不支持卡培他滨在新辅助化疗中的应用。

文献出处 Ann Oncol,2014,25(1):81-89. J Clin Oncol,2010,28(12):2015-2023;2010,28(12):2024-2031.

4. TECHNO 试验

目的 评估表柔比星+环磷酰胺序贯紫杉醇+曲妥珠单抗新辅助化疗对 HER-2 阳性患者的疗效与安全性。

日期 2002 年 6 月至 2005 年 8 月。

设计方法 对入组的 HER-2 阳性乳腺癌患者在术前给予表柔比星+环磷酰胺序贯紫杉醇+曲妥珠单抗(EC→PH)的新辅助化疗。具体方案为:表柔比星 90 mg/m² + 环磷酰胺 600 mg/m²,第 1 天,每 3 周为 1 个疗程,共 4 个疗程;序贯紫杉醇 175 mg/m² + 曲妥珠单抗 6 mg/kg(首剂 8 mg/kg),第 1 天,每 3 周为 1 个疗程,共 4 个疗程。患者在新辅助治疗结束后接受手术,术后辅助治疗与曲妥珠单抗继续同时使用。

入组情况 共有 243 例患者登记该试验,其中 217 例患者符合入组标准。

研究终点 主要研究终点为 pCR;次要研究终点为安全性、依从性、乳腺病灶临床缓解率、病理淋巴结状态、保乳率、DFS、OS、pCR 与生存的关系。

结果 在 217 例患者中,有 84 例(38.7%)达到 pCR,其中有 49 例(22.6%)患者的乳腺和腋淋巴结标本中既无浸润性癌也无非浸润性癌成分。患者的保乳率达到 65%(141 例)。经过 41 个月的中位随访,有 48 例患者出现复发,3 年 DFS 为 77.9%。达到 pCR 患者的 3 年 DFS 显著优于未达到 pCR 的患者(88.1% 对比 71.4%,$P=0.003\,3$)。多因素分析结果发现,仅 pCR 是 DFS 的独立预后因子($P=0.013$)。

在治疗结束后的随访过程中,共有 23 例患者死亡,3 年 OS 为 89.4%。达到 pCR 患者的 3 年 OS 显著优于未达到 pCR 的患者(96.3% 对比 85.0%,$P=0.007$)。多因素分析结果发现,pCR($P=0.012$)和激素受体状态($P=0.034$)是 OS 的独立预后因子。

该试验中最常见的 3~4 级血液学毒性为中性粒细胞减少(48.4%)和白细胞减少(40.9%),但仅发生在新辅助化疗过程中。在术前和术后治疗过程中,3~4 级贫血和血小板减少的发生率极低(≤3%)。有 8 例患者出现心脏不良反应,1 例原因不明,1 例充血性心力衰竭(2 例均发生在术后曲妥珠单抗单药治疗的最后 1 个疗程),6 例 LVEF 下降。

结论 新辅助化疗联合曲妥珠单抗并在术后继续维持曲妥珠单抗治疗,可使 HER-2 阳性乳腺癌患者达到较高的 pCR,可改善其预后。而未达到 pCR 的患者则复发和死亡风险增高。

文献出处 J Clin Oncol, 2011, 29(25)3351-3357.

5. **NeoALTTO/BIG 01-06 试验** 详见拉帕替尼新辅助治疗试验。

6. **GeparQuinto/GBG44 试验** 详见拉帕替尼新辅助治疗试验。

7. **NeoSphere 试验** 详见帕妥珠单抗新辅助治疗试验。

(三) 解救治疗临床试验

H0648g、M77001、TAnDEM、eLEcTRA、GBG3-05、BCIRG007、AVEREL、EGF104900、CLEOPATRA、TDM4450g/BO21976 等临床试验详见本章第十节。

二、拉帕替尼(lapatinib)

(一) 解救治疗试验

1. EGF100151、EGF30008、EGF30001、EGF104900、3144A2-3003/B1891003、CEREBEL 等临床试验详见本章第十节。

2. **ALTERNATIVE 试验**

目的 旨在既往接受过(新)辅助或一线曲妥珠单抗治疗联合化疗后进展的 HER-2 阳性/HR 阳性绝经后转移性乳腺癌患者中评估拉帕替尼和曲妥珠单抗双靶向治疗联合芳香化酶抑制剂治疗的疗效与安全性。

日期 2010 年 7 月至 2016 年 3 月。

设计方法 该试验是Ⅲ期随机临床试验。经(新)辅助或一线曲妥珠单抗联合化疗治疗后进展的 HER-2 阳性/HR 阳性转移性乳腺癌,按 1∶1∶1 的比例随机分配至以下 3 组。①L+T+AI 组:曲妥珠单抗(首剂 8 mg/kg,序贯 6 mg/kg,每 3 周 1 次)+拉帕替尼(1 000 mg/d)+AI。②T+AI 组:曲妥珠单抗+AI。③L+AI 组:拉帕替尼(1 500 mg/d)+AI。AI 的选择由研究者决定。若患者拟接受化疗联合曲妥珠单抗治疗,将从本研究排除。

入组情况 共入组 355 例,其中 L+T+AI 组 120 例,T+AI 组 117 例,L+AI 组 118 例。

研究终点 主要研究终点为 L+T+AI 组和 T+AI 组的 PFS;次要终点包括 PFS(其他组之间)、OS、ORR、临床获益率(CBR)和安全性。

结果 截至 2016 年 3 月 11 日,共有 355 例患者参与本次分析,137 例事件数已达到终点分析 PFS 的要求。所有治疗组中患者的基线特征基本平衡。L+T+AI 组较 T+AI 组有更长的中位 PFS(11 个月对比 5.7 个月,$HR=0.62$,$95\% CI$:$0.45\sim0.88$,$P=0.006\ 4$)。L+T+AI 组的 PFS 获益在预设亚组分析中结果一致,针对 ORR、CBR、OS 也均观察到 L+T+AI 组的优势。L+AI 组和 T+AI 组的中位 PFS 为 8.3 个月对比 5.7 个月($HR=0.71$,$95\% CI$:$0.51\sim0.98$,$P=0.036\ 1$)。L+T+AI 组、T+AI 组、L+AI 组的 ORR 依次为 32%、14%、19%。最常见的不良反应在 L+T+AI 组、T+AI 组、L+AI 组(各组发生率≥15%)中依次为腹泻(69%、9%、51%)、皮疹(36%、2%、28%)、恶心(22%、9%、22%)和甲沟炎(30%、0、15%),多为 1~2 级不良反应。3 组之间严重不良反应发生率相似,而导致停止治疗的不良反应发生率在 L+T+AI 组相对较低。

结论 HER-2 阳性/HR 阳性转移性乳腺癌的双靶向治疗联合 AI 优于曲妥珠单抗单药联合 AI。为这类患者提供了一个有效的化疗联合曲妥珠单抗治疗以外的选择。

文献出处:J Clin Oncol, 2018, 36(8):741-748.

(二) 辅助治疗试验

1. **TEACH 试验**

目的 评估 HER-2 阳性早期乳腺癌患者完成新辅助或辅助化疗后给予拉帕替尼或安慰剂辅助治疗的疗效与安全性。

日期 2006 年 8 月至 2008 年 5 月。

设计方法 该试验是Ⅲ期、随机、双盲、安慰剂对照的国际多中心临床试验。将Ⅰ~Ⅲc 期完成(新)辅助化疗、未接受过曲妥珠单抗治疗(若曲妥珠单抗首次治疗时出现过敏反应而无法完成治疗者亦可入组)且无疾病复发证据的 HER-2 阳性乳腺癌患者,按 1∶1 随机分为 2 个治疗组。①拉帕替尼组:拉帕替尼 1 500 mg(6 片),每天口服,共治疗 12 个月;②安慰剂组:安慰剂 6 片,每天口服,共治疗 12 个月。

入组情况 共入组 3 147 例患者,其中拉帕替尼组和安慰组分别为 1 571 例和 1 576 例。

研究终点 主要研究终点为 DFS;次要研究终点为 OS、RFS、中枢神经系统转移率、不良反应和生活质量。

结果 3 147例患者自初始诊断至随访中位时间为2.7年。中位随访4年后,拉帕替尼组和安慰剂组的DFS无显著差异($HR=0.83$,分层log-rank $P=0.053$)。进一步在亚组中进行Cox回归分析后发现,激素受体阴性患者的拉帕替尼治疗($HR=0.68$, 95% CI: 0.52~0.89)是DFS的独立预后因子,而在诊断后1年内随访的患者中拉帕替尼治疗($HR=0.70$, 95% CI: 0.50~0.99)亦是DFS的独立预后因子。拉帕替尼组中有症状的中枢神经系统转移与安慰剂组相比不仅发生率低(13例对比21例, $HR=0.65$, 95% CI: 0.33~1.28),而且发生时间延迟。两组的OS无显著差异,拉帕替尼组和安慰剂组各有92例和97例患者死亡。患者入组时是根据地方实验室检测的HER-2结果来进行筛选,而经中心实验室再次采用FISH检测确认后,发现其中有2 490例患者为HER-2阳性,390例为HER-2阴性,216例无法评估。在2 490例中心实验室确认为HER-2阳性患者中,拉帕替尼可显著改善其DFS($HR=0.82$, $P=0.04$)。

拉帕替尼组中不良反应发生率高于安慰剂组(92%对比76%),3~4级不良反应亦是如此(23%对比8%)。拉帕替尼组和安慰剂组的严重不良反应(SAE)发生率相仿(6%对比5%)。拉帕替尼组中腹泻(61%对比16%)、皮疹(59%对比15%)和肝脏不良事件(主要是肝酶升高,8%对比3%)的发生率高于安慰剂组。研究过程中未发生与治疗相关的死亡。

结论 虽然拉帕替尼辅助治疗可降低HER-2阳性患者17%的疾病复发风险,但并未达到统计学意义。在中心实验室确证为HER-2阳性患者中,拉帕替尼可显著改善其DFS,在激素受体阴性和新近诊断为乳腺癌的患者亚群中亦是如此。拉帕替尼可降低35%的中枢神经系统转移风险。另外,在制订治疗决策前需进行中心实验室HER-2检测,以避免HER-2假阴性或假阳性结果的发生。

文献出处 34th Annual CTRC-AACR San Antonio Breast Cancer Symposium. 2011, Abtract S4-7. Lancet Oncol, 2013, 14(1): 88-96.

2. ALTTO试验

目的 评估拉帕替尼和曲妥珠单抗联合治疗与曲妥珠单抗单药治疗对早期乳腺癌的有效性。

日期 2007年1月至2011年7月。

设计方法 入组Ⅱ~ⅢA期可手术的HER-2阳性乳腺癌患者,随机分配到以下4个组。①曲妥珠单抗单药治疗组(T组):联合化疗用药时曲妥珠单抗4 mg/kg首剂,此后2 mg/kg每周维持;或单用曲妥珠单抗8 mg/kg首剂,此后6 mg/kg每3周维持)。②拉帕替尼单药治疗组(L组):联合化疗用药时拉帕替尼750 mg/d口服;单用拉帕替尼1 500 mg/d口服。③曲妥珠单抗序贯拉帕替尼治疗组(T→L组):曲妥珠单抗4 mg/kg首剂,此后2 mg/kg每周维持,共12周;间隔6周洗脱期后序贯拉帕替尼1 500 mg/d口服。④曲妥珠单抗+拉帕替尼治疗组(L+T组):联合化疗用药时曲妥珠单抗4 mg/kg首剂,此后2 mg/kg每周维持;或单用曲妥珠单抗8 mg/kg首剂,此后6 mg/kg,每3周维持。同时,联合化疗用药时拉帕替尼750 mg/d口服;化疗结束后拉帕替尼1 000 mg/d口服。在中期分析时显示,拉帕替尼单药治疗的效果不如曲妥珠单抗单药治疗。根据独立数据监控委员会的推荐,在2011年8月18日年关闭L组,L组中无疾病患者给予辅助曲妥珠单抗治疗。

入组情况 共入组8 381例患者,其中T组2 097例,L组2 100例,T→L组2 091例,L+T组2 093例。

研究终点 主要研究终点为DFS(无病生存事件是指浸润性乳腺癌复发,出现另一种原发性癌症或任何原因所致的死亡)。

结果 中位随访时间为4.5年,T组相比L+T组,DFS危险率降低16%(555例DFS事件, $HR=0.84$, 97.5% CI: 0.70~1.02, $P=0.048$);而相比T→L组,DFS危险率降低4%($HR=0.96$, 97.5% CI: 0.80~1.15, $P=0.61$)。3个治疗组患者的4年DFS相似,其中T组86%,L+T组88%,T→L组87%。与曲妥珠单抗单药治疗相比,联合治疗的某些不良反应的发生率更高,如腹泻、皮疹和肝毒性。该试验的另一个主要发现是,严重的心脏相关不良反应的发生率极低,充血性心力衰竭的发生率<1%。

结论 与曲妥珠单抗单药治疗相比,拉帕替尼和曲妥珠单抗序贯治疗或同时治疗HER-2阳性早期乳腺癌没有明显的优势。治疗组患者的4年DFS相似,而拉帕替尼与曲妥珠单抗联合治疗相比曲妥珠单抗单药治疗增加了毒性。1年曲妥珠单抗辅助治疗仍为临床标准治疗方法。

文献出处 J Clin Oncol, 2016, 34(10): 1034-1042.

(三) 新辅助治疗试验

1. NeoALTTO/BIG 01～06 试验

目的 在 HER-2 阳性早期乳腺癌患者中评估拉帕替尼单药或曲妥珠单抗单药或两药联合的新辅助治疗方案的疗效与安全性。

日期 2008 年 1 月 5 日至 2010 年 5 月 27 日。

设计方法 将 HER-2 阳性乳腺癌患者随机分为以下 3 个治疗组。①拉帕替尼组(A组)：拉帕替尼 1 500 mg/d 口服，治疗 6 周；序贯拉帕替尼 1 500 mg/d 口服，联合紫杉醇 80 mg/m², 每周 1 次，治疗 12 周。②曲妥珠单抗组(B组)：曲妥珠单抗 4 mg/kg 首剂，此后 2 mg/kg 每周维持，治疗 6 周；序贯曲妥珠单抗 2 mg/kg, 每周 1 次，联合紫杉醇 80 mg/m², 每周 1 次，治疗 12 周。③拉帕替尼联合曲妥珠单抗组(C组)：拉帕替尼 1 000 mg/d 口服，联合曲妥珠单抗 4 mg/kg 首剂，此后 2 mg/kg, 每周维持，治疗 6 周；序贯拉帕替尼 1 000 mg/d 口服，联合曲妥珠单抗 2 mg/kg, 每周 1 次，联合紫杉醇 80 mg/m², 每周 1 次，治疗 12 周。

于 2008 年 10 月 10 日对方案进行修改，为降低腹泻的发生率，当 C 组拉帕替尼与紫杉醇合用时，前者的剂量由 1 000 mg/d 减至 750 mg/d。由于该试验入组较快，C 组的 152 例患者仅有 54 例按方案修改后的剂量治疗。

入组情况 共入组 455 例患者，其中 A 组 154 例，B 组 149 例，C 组 152 例。

研究终点 主要研究终点为乳腺 pCR；次要研究终点为局部区域总 pCR、ORR、术后病理检查淋巴结阴性的患者数、行保乳手术的患者数、转为行保乳手术的患者比例、安全性和耐受性、DFS、OS、肿瘤缓解患者的分子特征、生物学标记表达。

结果 C组的乳腺 pCR(51.3%对比 29.5%, $P=0.000\ 1$)和局部区域总 pCR(46.8%对比 27.6%, $P=0.000\ 7$)显著高于 B组，但 A组和 B组的乳腺 pCR(24.7%对比 29.5%, $P=0.34$)和局部区域总 pCR(20.0%对比 27.6%, $P=0.13$)则无显著差异。C组的术后病理检查淋巴结阴性的患者比例高于 B组(73.0%对比 58.6%, $P=0.115$), A 组和 B 组的比例基本相仿(51.8%对比 58.6%, $P=0.14$)。

进一步根据激素受体状态进行亚组分析后发现，3 个组的激素受体阴性患者的乳腺 pCR 均高于受体阳性患者。同时，无论在激素受体阳性(41.6%对比22.7%, $P=0.013$)还是激素受体阴性(61.3%对比36.5%, $P=0.002$)患者中，C组的乳腺 pCR 均显著高于 B组，而 A 组和 B 组无显著差异(激素受体阳性：16.1%对比 22.7%, $P=0.31$; 激素受体阴性：33.7%对比 36.5%, $P=0.73$)。

在患者治疗 6 周后即紫杉醇化疗开始前，两个拉帕替尼治疗组即 A 组(52.6%对比 30.2%, $P<0.000\ 1$)和 C 组(67.1%对比 30.2%, $P<0.000\ 1$)的临床 ORR 均显著高于 B 组，但 3 个组的病理检查结果 ORR 无显著差异(C 组 80.2%对比 B 组 70.5%, $P=0.049$; A 组 74.0%对比 B 组 70.5%, $P=0.49$)。

A、B、C 组中分别有 42.9%、38.9% 和 41.4% 患者接受保乳手术。然而，随机分组时无保乳适应证的患者在治疗后接受保乳手术的患者比例在 3 个组中分别为 30.8%、27.7% 和 26.4%。

中位随访 3.77 年时(IQR：3.50～4.22 年)，A 组 3 年无事件生存率为 78%(95% CI：70%～84%)，B 组为 76%(95% CI：68%～82%)，C 组为 84%(95% CI：77%～89%)。A 组和 B 组间的无事件生存率无差异($HR=1.06$, 95% CI：0.66～1.69, $P=0.81$)，C 组与 B 组也无差异($HR=0.78$, 95% CI：0.47～1.28, $P=0.33$)。中位随访时间为 3.84 年(IQR：3.60～4.24 年)，A、B、C 组的 3 年 OR 分别为 93%(95% CI：87%～96%)、90%(95% CI：84%～94%)和 95%(95% CI：90%～98%)。A 组和 B 组之间的 OS 没有显著差异($HR=0.86$, 95% CI：0.45～1.63, $P=0.65$), C 组与 B 组间也无差异($HR=0.62$, 95% CI：0.30～1.25, $P=0.19$)。

界标性分析显示，与那些未实现 pCR 的患者相比，实现 pCR 的患者 3 年 DFS 明显改善($HR=0.38$, 95% CI：0.22～0.63, $P=0.000\ 3$), 3 年 OS 也明显改善($HR=0.35$, 95% CI：0.15～0.70, $P=0.005$)。

2012 年初步分析，两个拉帕替尼治疗组即 A 组(23.4%)和 C 组(21.1%)的 3 级腹泻较 B 组(2.0%)更为多见；3 级肝酶升高亦是如此，发生率分别为 17.5%、9.9% 和 7.4%。但所有≥3 级中性粒细胞减少事件均发生在紫杉醇开始治疗后。该试验中无 1 例患者发生严重心功能不全，每组仅有 1 例患者的 LVEF<50%, 且均较基线下降>10%。C 组中有 1 例患者发生 3 级冠心病，且在紫杉醇开始治疗后 LVEF 由 66% 下降至 55%，但治疗结束后 LVEF 指标恢复正常。

2014年最终结果显示,拉帕替尼组149例患者(99%)、曲妥珠单抗组142例患者(96%)、联合治疗组147患者(99%)出现不良反应。最常见的不良反应为腹泻、皮疹或红斑、肝功能不良事件和中性粒细胞减少(与FEC治疗无关),与拉帕替尼和曲妥珠单抗已知的安全谱一致。共发生3次主要及8次次要心脏事件,治疗组间的主要或次要心脏事件发病率无显著差异。

结论 拉帕替尼联合曲妥珠单抗的双重抑制HER-2方案对HER-2阳性早期乳腺癌患者的新辅助治疗可能是有效的治疗策略。虽然治疗组之间无事件生存(EFS)和OS无显著差异,研究结果提示在抗HER-2新辅助治疗后达到pCR患者相比未达到pCR患者具有更长的EFS和OS。

文献出处 Lancet,2012,379(9816):633-640. Lancet Oncol,2014,15(10):1137-1146.

2. GeparQuinto/GBG 44 试验

目的 在比较蒽环类+紫杉类新辅助化疗基础上加用拉帕替尼或曲妥珠单抗治疗HER-2阳性乳腺癌患者的疗效与安全性。

日期 2007年11月7日至2010年7月9日。

设计方法 将HER-2阳性可手术或局部晚期乳腺癌患者按1:1随机分为以下2个治疗组。①新辅助化疗联合曲妥珠单抗组(ECH→TH组):表柔比星 90 mg/m² + 环磷酰胺 600 mg/m²,第1天,每3周为1个疗程,共4个疗程;序贯多西他赛 100 mg/m²,第1天,每3周为1个疗程,共4个疗程;新辅助化疗同时联合曲妥珠单抗,首剂 8 mg/kg,此后 6 mg/kg 维持,每3周为1个疗程,共8个疗程。②新辅助化疗联合拉帕替尼组(ECL→TL组):新辅助化疗方案如上所述;自EC方案第1个疗程第1天起联合拉帕替尼 1 250 mg/d 口服,直至多西他赛第4个疗程,21天周期结束。

最初入组拉帕替尼组的30例患者自EC第1个疗程至多西他赛第1个疗程期间仅接受拉帕替尼 1 000 mg/d 剂量治疗;若患者耐受性较好,则后续疗程中将拉帕替尼剂量加至 1 250 mg/d。当拉帕替尼组入组患者数达到210例时进行方案修改,将拉帕替尼剂量减至 1 000 mg/d,以改善患者后续疗程中的治疗耐受性。若患者在化疗过程中出现疾病进展则中止治疗,并由研究者决定进一步治疗方案。该试验不推荐抗HER-2药物之间的交叉换药。

入组情况 共入组620例HER-2阳性患者,其中曲妥珠单抗组和拉帕替尼组分别为309例和311例。

研究终点 主要研究终点为乳腺和淋巴结的pCR;次要研究终点为不良反应、治疗依从性、术前乳腺原发灶和腋窝淋巴结缓解率(包括体检评估和影像学如超声、钼靶、MRI检查)、新辅助化疗后病理分期为T0(is)N0或T0N0(i+)或T0(is)N0(i+)的比例、保乳率。

结果 曲妥珠单抗组和拉帕替尼组中各有2例和3例患者在治疗开始前撤销知情同意书或接受手术治疗,因此两组中最终纳入分析的患者数为307例和308例。曲妥珠单抗组的乳腺及淋巴结pCR显著高于拉帕替尼组(30.3%对比22.7%,$OR=0.68$,$P=0.04$),而且对于其他定义的pCR如术后病理分期为T0N0(i+)($P=0.03$)、T0(is)N0($P<0.0001$)、T0(is)N0(i+)($P=0.001$)亦得到同样结果。STEPP分析结果显示,当拉帕替尼剂量低于 700 mg/d 时,患者的pCR较低;当剂量为 700~1 250 mg/d 时,患者的pCR则处在较为稳定的高水平。

该研究于2018年发表了长期随访结果,中位随访时间55个月。更新结果显示,两组的3年DFS、无远处转移生存(DDFS)和OS均无显著差异。患者预后与pCR相关(DFS:$HR=0.63$,$P=0.042$;DDFS:$HR=0.55$,$P=0.021$;OS:$HR=0.31$,$P=0.004$)。在只接受曲妥珠单抗治疗患者中,获得pCR的患者相比未获得pCR的患者,观察到OS获益($HR=0.15$,$P=0.010$);而在拉帕替尼治疗患者中未发现获得与未获得pCR患者之间的OS差异。不同激素受体状态的2个治疗组患者的DFS和DDFS均无显著改变;接受拉帕替尼序贯辅助曲妥珠单抗新辅助治疗的激素受体阳性患者的OS更好($HR=0.32$,$P=0.019$);在激素受体阴性患者中未发现OS差异。在激素受体阴性队列中,pCR与DFS、DDFS和OS显著相关(P值分别为0.002、0.005和0.002)。

曲妥珠单抗组和拉帕替尼组中分别有43例(14.0%)和102例(33.1%)患者中止治疗。几乎所有患者的不良反应均为3~4级。拉帕替尼组的3~4级非血液学毒性较曲妥珠单抗组更为多见,尤其是腹泻(11.7%对比2.6%,$P<0.0001$)和皮疹(7.1%对比0.7%,$P<0.0001$)。而曲妥珠单抗组中水肿(39.1%对比28.7%,$P=0.006$)和呼吸困难(29.6%对比21.4%,$P=0.02$)的发生率则高于

拉帕替尼组。拉帕替尼组并未显著增加充血性心力衰竭的发生率(2.3%对比0.3%，$P=0.07$)。该研究治疗过程中无1例患者发生死亡。

结论 HER-2阳性乳腺癌患者在新辅助化疗基础上联合拉帕替尼治疗后的pCR显著低于联合曲妥珠单抗。pCR与乳腺癌患者长期转归相关。激素受体阳性乳腺癌患者延长抗HER-2治疗、拉帕替尼新辅助治疗6个月、序贯曲妥珠单抗辅助治疗12个月，比单用曲妥珠单抗治疗可显著改善患者生存。

文献出处 J Clin Oncol, 2012, 13(2):135-144; 2018, 36(13):1308-1316. Lancet, 2012, 379(9816):633-640.

3. CHERLOB试验

目的 旨在评估多西他赛联合拉帕替尼和曲妥珠单抗的毒性与有效性。

日期 2006年8月至2010年11月。

设计方法 入组Ⅱ～ⅢA期可手术的HER-2阳性乳腺癌患者。患者均接受每周紫杉醇(80 mg/m², 每周1次, 共12周)、氟尿嘧啶+多柔比星+环磷酰胺(氟尿嘧啶600 mg/m²+多柔比星75 mg/m²+环磷酰胺600 mg/m²)，每3周1次，共4个周期。化疗期间联合用药者按1:1:1随机分为以下3组。①A组：曲妥珠单抗首剂4 mg/kg，此后2 mg/kg，每周维持，共26周。②B组：拉帕替尼1 500 mg/d口服，共26周。③C组：曲妥珠单抗首剂4 mg/kg，此后2 mg/kg，每周维持；联合拉帕替尼1 000 mg/d口服，共26周。

入组情况 共入组121例患者，其中A组36例，B组39例，C组46例。

研究终点 主要研究终点为pCR；次要终点为评估化疗联合曲妥珠单抗、化疗联合拉帕替尼、化疗联合曲妥珠单抗联合拉帕替尼方案的疗效与安全性。

结果 在接受拉帕替尼的患者中，腹泻、皮肤和肝毒性的发生率较高。该研究中未出现充血性心力衰竭。A、B、C组新辅助化疗后保乳手术率分别为66.7%、57.9%、68.9%；pCR分别为25% (90% CI: 13.1%～36.9%)、26.3% (90% CI: 14.5%～38.1%)、46.7% (90% CI: 34.4%～58.9%)；探索性$P=0.019$。

结论 相比化疗联合曲妥珠单抗和化疗联合拉帕替尼，化疗联合曲妥珠单抗+拉帕替尼组的pCR相对增加了80%。这些数据进一步证明了双药抗HER-2靶向治疗对HER-2阳性乳腺癌的优越性。

文献出处 Clin Oncol, 2012, 30(16):1989-1995.

4. NSAPB B-41试验

目的 蒽环类联合环磷酰胺序贯每周紫杉醇联合曲妥珠单抗方案是目前HER-2阳性乳腺癌新辅助化疗的标准方案。该试验旨在研究拉帕替尼替换曲妥珠单抗或加入上述方案的疗效与安全性。

日期 2007年7月16日至2011年6月30日。

设计方法 入组年龄>18岁ECOG评分0～1分、可手术的HER-2阳性乳腺癌患者。患者均接受多柔比星联合环磷酰胺(多柔比星60 mg/m²第1天+环磷酰胺600 mg/m²第1天，每3周为1个周期)4个周期后，序贯紫杉醇(80 mg/m²，每周1次，连用3周，每4周为1个周期)4个周期。

紫杉醇联合用药分为以下3个组。①曲妥珠单抗组：曲妥珠单抗首剂4 mg/kg，此后2 mg/kg，每周维持至手术。②拉帕替尼组：拉帕替尼1 250 mg/d口服至手术。③联合用药组：曲妥珠单抗首剂4 mg/kg，此后2 mg/kg，每周维持；联合拉帕替尼750 mg/d口服至手术。

所有入组患者按1:1:1随机分组时，根据临床肿瘤大小、临床淋巴结评估、激素受体状态及年龄进行分层。术后曲妥珠单抗组及联合用药组患者继续应用曲妥珠单抗直至用满52周。

入组情况 共入组529例患者，其中曲妥珠单抗组181例，拉帕替尼组174例，联合用药组174例。

研究终点 主要研究终点为pCR。

结果 在入组的529例患者中，有519例患者进行了术后评估。曲妥珠单抗组有93例($HR=52.5%$, 95% CI: 44.9%～59.5%)达到pCR，拉帕替尼组有91例($HR=53.2%$, 95% CI: 45.4%～60.3%)达到pCR($P=0.985\,2$)。而联合用药组有106例($HR=62.0%$, 95% CI: 54.3%～68.8%)达到pCR($P=0.095$)。最常见的3～4级毒性作用为中性粒细胞减少，其中曲妥珠单抗组29例(16%，有5例为4级)，拉帕替尼组28例(16%，有8例为4级)，联合治疗组29例(17%，有9例为4级)；3级腹泻，其中曲妥珠单抗组4例(2%)，拉帕替尼35例(20%)，联合治疗组46例(27%)($P<0.000\,1$)。纽约心脏协会定义为Ⅲ～Ⅳ级的伴有症状的充血性心力衰竭事件在曲妥珠单抗组中有7例(4%)，拉帕替尼组7例(4%)，联合用药组1例(<1%)($P=0.185$)。

结论 在 HER-2 阳性乳腺癌患者的新辅助治疗中,拉帕替尼联合化疗的 pCR 与曲妥珠单抗联合化疗相似。曲妥珠单抗联合拉帕替尼的 pCR 较曲妥珠单抗单药更高,但是未达到统计学意义。

文献出处 Lancet Oncol, 2013,14(12):1183-1192.

5. EORTC 10054 试验

目的 评估多西他赛联合拉帕替尼和曲妥珠单抗的毒性与有效性。

日期 2010 年 10 月至 2013 年 1 月。

设计方法 入组 ⅡA~ⅢC 期 HER-2 阳性乳腺癌患者。患者均接受 6 个周期化疗(多西他赛 3 个周期,序贯氟尿嘧啶+表柔比星+环磷酰胺 3 个周期),前 3 个周期与多西他赛联合用药。按 1:1:1 随机分为以下 3 个组。①拉帕替尼组:拉帕替尼 1 000 mg/d 口服。②曲妥珠单抗组首剂:曲妥珠单抗首剂 4 mg/kg,此后 2 mg/kg,每周维持。③联合用药组:曲妥珠单抗首剂 4 mg/kg,此后 2 mg/kg,每周维持;联合拉帕替尼 1 000 mg/d 口服。于 2012 年 6 月,根据其他研究的结果,拉帕替尼组因无效而关闭。

入组情况 共入组 128 例患者,其中拉帕替尼组 23 例,曲妥珠单抗组 53 例,联合用药组 52 例。

研究终点 主要研究终点为 pCR;次要终点包括安全性与毒性。pCR 定义为 ypT0(is)ypN0 作为探索性分析。

结果 在入组的 128 例患者中,122 例患者进行了术后评估。由高到低排列,各组的乳腺 pCR 分别为联合用药组 60%、曲妥珠单抗组 52%、拉帕替尼组 46%;各组的乳腺和淋巴结 pCR 分别为联合用药组 56%、曲妥珠单抗组 52%、拉帕替尼组 36%。在拉帕替尼组、曲妥珠单抗组、联合用药组最常见的 3~4 级不良反应为发热性中性粒细胞减少(23%、15%、10%)、腹泻(9%、2%、8%)、感染(其他)(9%、4%、8%)、肝毒性(0%、2%、8%)。

结论 通过双靶向联合化疗,pCR 数值上有所提高,但结果提示使用多西他赛替代紫杉醇并未降低药物毒性。

文献出处 Ann Oncol, 2015,26(2):325-332.

6. CALGB 40601 试验

目的 在 HER-2 阳性乳腺癌患者中评估曲妥珠单抗联合拉帕替尼双靶向治疗加紫杉醇新辅助化疗方案的治疗效果及其与肿瘤微环境分子特性的相关性。

日期 2008 年 12 月至 2012 年 2 月。

设计方法 将经肿瘤活检证实的 Ⅱ、Ⅲ 期 HER-2阳性乳腺癌患者,在术前 16 周随机分为以下 3 个新辅助治疗组。①THL 组:紫杉醇 80 mg/m²,每周 1 次,治疗 16 周;曲妥珠单抗首剂 4 mg/kg,此后 2 mg/kg,每周维持;拉帕替尼 1 000 mg/d 口服。②TH 组:紫杉醇 80 mg/m²,每周 1 次,治疗 16 周;曲妥珠单抗首剂 4 mg/kg,此后 2 mg/kg,每周维持。③TL 组:紫杉醇 80 mg/m²,每周 1 次,治疗 16 周;拉帕替尼 1 500 mg/d 口服。在研究进行过程中,因有多项临床试验提示严重腹泻,THL 组中的拉帕替尼剂量于 2010 年 4 月由 1 000 mg 改为 750 mg。要求治疗结束后 42 天以内行手术治疗。

入组情况 共入组 305 例患者,其中 THL 组 118 例,TH 组 120 例,TL 组 67 例。

研究终点 主要研究终点为 pCR;次要研究终点为通过基因表达分析分子特性。

结果 两药联合在激素受体阳性组无作用,而激素受体阴性组的 pCR 显著增加($P=0.01$)。肿瘤的分子异质性是通过 mRNA 测序进行基因表达分析(mRNA-seq),乳腺癌不同分型的 pCR 显著不同(HER-2 过表达 70%,腔面 A 型 34%,腔面 B 型 36%,$P<0.01$)。THL 组 pCR 为 56%(95% CI:47%~65%),TH 组 pCR 为 45%(95% CI:37%~55%)($P=0.13$)。多因素分析结果提示,乳腺癌分型、HER-2 扩增基因表达量、p53 基因突变、免疫细胞的特征是 pCR 的独立影响因素。治疗后残余病灶多为腔面 A 型(69%)。

结论 双重 HER-2 靶向治疗与单个 HER-2 靶向药物相比,并不能显著提高 pCR。组织分析表明,高度的肿瘤异质性对肿瘤基因组学和肿瘤微环境的影响可以显著影响 pCR,在解释和设计临床试验时应当考虑这些因素。

文献出处 J Clin Oncol, 2016,34(6):542-549.

三、T-DM1

解救治疗试验

TDM4450g/BO21976、EMILIA、TH3RESA、MARIANNE 等临床试验详见本章第十节。

四、来那替尼(neratinib)

(一)解救治疗试验

1. 3144A2-3003/B1891003 试验 详见本章

第十节。

2. TBCRC 022 试验

目的 旨在 HER-2 阳性乳腺癌脑转移患者中评估来那替尼的治疗效果。

日期 2012 年 2 月至 2013 年 6 月。

设计方法 入组一线治疗或多线针对中枢神经系统治疗(如全脑放疗、立体定向放射外科和手术切除)后疾病进展的 HER-2 阳性乳腺癌脑转移(最大直径≥1 cm)患者,予以来那替尼240 mg/d口服。

入组情况 共入组 40 例患者。

研究终点 主要终点为中枢神经系统病灶的 ORR。需要同时满足以下条件:中枢神经系统靶病灶体积总和减少≥50%、非靶病灶无进展、无新病灶、皮质激素无升高、无渐进性神经系统表现、无非中枢神经系统的进展。

结果 在入组的 40 例患者中,78%的患者曾接受过全脑放疗。3 例患者获得部分缓解(中枢神经系统 ORR=8%,95% CI:2%～22%)。中位治疗周期数为 2 个周期(1～7 个周期),中位 DFS 为 1.9 个月。5 例患者接受了 6 个周期或更多周期的治疗。常见的 3 级不良反应为腹泻(预防性应用洛哌丁胺患者的发生率为 21%,而未预防性用药患者的发生率为 28%)。在研究中,患者的生活质量随着时间的推移而降低。

结论 虽然来那替尼的疗效较低,未能达到试验预设的成功阈值,但 12.5%的患者接受了 6 个周期或更多周期的治疗。在中枢神经系统累及疾病的患者中,来那替尼联合化疗的研究正在进行中。

文献出处 J Clin Oncol,2010,28:1301-1307.

3. NEfERT-T 试验

目的 评估来那替尼＋紫杉醇与曲妥珠单抗＋紫杉醇用于一线治疗对复发和(或)转移性 HER-2 阳性乳腺癌的治疗效果。

日期 2009 年 8 月至 2014 年 12 月。

设计方法 未经治疗的复发和(或)转移性 HER-2 阳性乳腺癌患者随机分配为以下 2 组。①来那替尼＋紫杉醇组:来那替尼 240 mg/d;紫杉醇 80 mg/m²,第 1、8、15 天,每 4 周 1 次。曲妥珠单抗＋紫杉醇组:曲妥珠单抗首次剂量 4 mg/kg,随后 2 mg/kg,每周维持;紫杉醇 80 mg/m²,第 1、8、15 天,每 4 周 1 次。入组时无中枢神经系统转移症状。根据既往接受曲妥珠单抗和拉帕替尼治疗的情况、激素受体状态和地域进行分层。

入组情况 共入组 479 例,其中来那替尼＋紫杉醇组 242 例,曲妥珠单抗＋紫杉醇组 237 例。

研究终点 主要研究终点为 DFS;次要研究终点为缓解率、临床获益率、缓解时间、至症状和(或)中枢神经系统病灶进展时间及发病频率、用药安全性。

结果 来那替尼＋紫杉醇组的中位 PFS 为 12.9 个月(95% CI:11.1～14.9 个月),曲妥珠单抗＋紫杉醇组的中位 PFS 为 12.9 个月(95% CI:11.1～14.8 个月),HR=1.02,95% CI:0.81～1.27,P=0.89。来那替尼＋紫杉醇组的中枢神经系统复发率更低(HR=0.48,95% CI:0.29～0.79,P=0.002),且至中枢神经系统转移时间延长(HR=0.45,95% CI:0.26～0.78,P=0.004)。常见的 3～4 级不良反应为腹泻[来那替尼＋紫杉醇组有 73 例(30.4%),曲妥珠单抗＋紫杉醇组有 9 例(3.8%)]、中性粒细胞减少[31 例(12.9%)对比 34 例(14.5%)]、白细胞减少[19 例(7.9%)对比 25 例(10.7%)]。未观察到 4 级腹泻。

结论 在 HER-2 阳性转移性乳腺癌的一线治疗中,来那替尼＋紫杉醇治疗在 DFS 方面并不优于曲妥珠单抗＋紫杉醇治疗。尽管具有相似的总疗效,但是来那替尼＋紫杉醇可以延迟中枢神经系统进展的发病时间,并降低其发病频率。该研究结果还需大型研究进一步验证。

文献出处 JAMA Oncol,2016,2(12):1557-1564.

(二) 辅助治疗试验

ExteNET 试验

目的 评估经过曲妥珠单抗辅助治疗后的 HER-2 阳性早期乳腺癌患者序贯来那替尼治疗 12 个月的有效性与安全性。

日期 2009 年 7 月 9 日至 2011 年 10 月 24 日。

设计方法 年龄≥18 岁(日本患者年龄≥20 岁)、Ⅰ～ⅢC期(2010 年 2 月改为 Ⅱ～ⅢC期)可手术乳腺癌、随机前 2 年内完成新辅助和辅助化疗＋曲妥珠单抗治疗,且入组时无复发或转移的 HER-2 阳性乳腺癌患者,随机分为来那替尼组或安慰剂组,治疗时间为 1 年。

入组情况 共入组 2 840 例,其中来那替尼组 1 420 例、安慰剂组 1 420 例。

研究终点 主要研究终点为 2 年无浸润性疾病生存(iDFS)。

结果 在中位随访 5.2 年(IQR=2.1～5.3 年)后,来那替尼组与安慰剂组相比 iDFS 事件显著较少(来那替尼组116例,安慰剂组163例;分层$HR=0.73$,$95\% CI$:$0.57\sim0.92$,$P=0.008\ 3$)。来那替尼组5年iDFS为90.2%($95\% CI$:88.3%～91.8%),安慰剂组为87.7%($95\% CI$:85.7%～89.4%)。未行腹泻预防性治疗时,来那替尼组常见的3～4级不良反应为腹泻[3级561例(40%)和4级1例(<1%)]、呕吐[3级47例(3%)]、恶心[3级26例(2%)];而安慰剂组常见的3～4级不良反应为腹泻[3级23例(<2%)]、呕吐[3级5例(<1%)]、恶心[3级2例(<1%)]。来那替尼组与安慰剂组中分别发生了治疗相关性严重不良反应103例(7%)与85例(6%)。与安慰剂相比,没有证据表明来那替尼相关腹泻可导致长期毒性或长期不良后果。

结论 在5年随访时,化疗联合曲妥珠单抗治疗后予以来那替尼治疗1年可显著降低临床相关的乳腺癌复发事件(如远处转移或局部复发),而不增加长期毒性的风险。计划在248例不良事件后,对总体生存进行分析。

文献出处 Lancet Oncol,2016,17(3):367-377;2017,18(12):1688-1700。

五、帕妥珠单抗(pertuzumab)

(一)新辅助治疗试验

1. NeoSphere试验

目的 在局部晚期或炎性乳腺癌或早期乳腺癌患者的新辅助治疗中,比较帕妥珠单抗、曲妥珠单抗和多西他赛4种不同组合方案的疗效与安全性

日期 2007年12月17日至2009年12月22日。

设计方法 将HER-2阳性局部晚期或炎性乳腺癌或早期乳腺癌患者按1:1:1:1随机分为以下4个治疗组。①曲妥珠单抗联合多西他赛组(TH组):曲妥珠单抗首剂8 mg/kg,此后6 mg/kg维持,每3周为1个疗程,共4个疗程;联合多西他赛75 mg/m²(若患者可耐受,剂量加至100 mg/m²),每3周为1个疗程,共4个疗程。②帕妥珠单抗/曲妥珠单抗联合多西他赛组(THP组):帕妥珠单抗首剂840 mg,此后420 mg维持,每3周为1个疗程,共4个疗程;联合曲妥珠单抗和多西他赛,用法如上所述。③帕妥珠单抗联合曲妥珠单抗组(HP组):曲妥珠单抗和帕妥珠单抗用法如上所述。④帕妥珠单抗联合多西他赛组(TP组):帕妥珠单抗和多西他赛用法如上所述。

TH组、THP组和TP组患者在完成新辅助化疗后接受手术,并于术后采用FEC方案(氟尿嘧啶600 mg/m² + 表柔比星90 mg/m² + 环磷酰胺600 mg/m²,每3周为1个疗程)化疗3个疗程,而HP组患者则在术后采用多西他赛4个疗程序贯FEC 3个疗程的辅助化疗方案。另外,所有患者均在术后接受曲妥珠单抗治疗,每3周为1个疗程,共治疗1年。

入组情况 共入组417例患者,TH组、THP组和HP组均为107例,TP组为96例。有1例随机入THP组患者接受了TH组方案治疗,而有2例随机入TP组患者分别接受了THP组和HP组方案治疗,并且TH组有1例患者在接受治疗前撤销了知情同意书。

研究终点 主要研究终点为乳腺pCR;次要研究终点为CBR、至临床缓解时间、保乳率、DFS、PFS和安全性。

结果 THP组的乳腺pCR显著优于TH组(45.8%对比29.0%,$P=0.014\ 1$)和TP组(45.8%对比24.0%,$P=0.003$),TH组的乳腺pCR则显著优于HP组(29.0%对比16.8%,$P=0.019\ 8$),而TP组和HP组的乳腺pCR相仿[24.0%($95\% CI$:15.8%～33.7%)对比16.8%($95\% CI$:10.3%～25.3%)]。进一步的亚组分析结果显示,激素受体阳性患者的乳腺pCR较低;激素受体阴性患者中,THP组的乳腺pCR可高达63.2%。而且,即便是pCR最低的HP组(27.3%)也优于所有激素受体阳性患者的pCR(17.3%)。在淋巴结阴性患者中,THP组的pCR最高,为39.3%(53例)。

该试验的大部分患者病灶得以缓解,THP组的CBR最高,为88.1%。在新辅助化疗阶段,极少有患者病灶未充分缓解(由研究者判断)。TH组、THP组、HP组和TP组中分别有0例、1例(0.9%)、7例(6.5%)和1例(1.0%)患者的病灶未充分缓解。

该试验最常见的不良反应为脱发、中性粒细胞减少、腹泻、恶心、乏力、皮疹和黏膜炎症。大部分不良反应为1～2级。多西他赛治疗最常见的≥3级不良反应为中性粒细胞减少、中性粒细胞减少性发热和白细胞减少。THP组中有1例患者可能因治疗引起的爆发性肝炎死亡,且发生在治疗4个疗程后。该患者体重指数(body-mass index,BMI)较高,并有高血压病和2型糖尿病病史。另1例死亡则发

生在 TP 组,死因为肺转移和疾病进展。另外,在曲妥珠单抗基础上加用帕妥珠单抗后患者的 LVEF 水平未见显著变化,且无 1 例患者 LVEF 水平低于 40%。

2016 年发布 5 年随访数据,有 87 例患者病情发展或死亡。5 年 PFS 在 TH 例、THP 例、HP 例和 TP 组分别为 81%(95% CI:71%~87%)、86%(95% CI:77%~91%)、73%(95% CI:64%~81%)、73%(95% CI:63%~81%)。TH 组对比 THP 组 $HR=0.69$(95% CI:0.34~1.40)。HP 组对比 TH 组 $HR=1.25$(95% CI:0.68~2.30)。TP 组对比 THP 组 $HR=2.05$(95% CI:1.07~3.93)。DFS 结果与 PFS 结果一致,TH 组为 81%(95% CI:72%~88%),THP 组为 84%(95% CI:72%~91%),HP 组为 80%(95% CI:70%~86%),TP 组为 75%(95% CI:64%~83%)。达到 pCR 的患者(所有组合并)PFS 相比未达到 pCR 的患者(所有组合并)较好,达到 pCR 患者的 PFS 为 85%(95% CI:76%~91%),未达到 pCR 患者 PFS 为 76%(95% CI:71%~81%),$HR=0.54$(95% CI:0.29~1.00)。5 年随访时未观察到新的或长期的安全顾虑,各组间的耐受性相似(新辅助和辅助治疗期间合并)。最常见的 3 级或更严重的不良反应为中性粒细胞减少症(TH 组:71 例,66%;THP 组:59 例,55%;HP 组:40 例,37%;TP 组:60 例,64%)、中性粒细胞减少性发热(A 组:10 例,9%;B 组:12 例,11%;C 组:5 例,5%;D 组:15 例,16%)、白细胞减少症(A 组:13 例,12%;B 组:6 例,6%;C 组:4 例,4%;D 组:8 例,9%)。各组间发生一例或多例严重不良反应的患者例数相似(每组 19~22 例严重不良反应,占 18%~22%)。

结论 THP 方案较 HP 方案可显著改善患者的 pCR,并未显著增加不良反应。HP 方案可使部分患者达到 pCR,且安全性较好。该试验结果说明,目前亟待新辅助和辅助治疗的研究,以进一步探究帕妥珠单抗的疗效与安全性。

文献出处 Lancet Oncol,2012,13(1):25-32;2016,17(6):791-800.

2. NeoALTTO 试验 详见拉帕替尼新辅助治疗试验。

(二)辅助治疗试验

1. APHINITY 试验

目的 评估在 HER-2 阳性早期乳腺癌患者中帕妥珠单抗联合辅助化疗及曲妥珠单抗治疗对患者预后的作用。

日期 2011 年 11 月至 2013 年 8 月。

设计方法 将淋巴结阳性或淋巴结阴性但高复发风险的 HER-2 阳性可手术的乳腺癌患者,按 1:1 随机分配至安慰剂组(化疗+曲妥珠单抗+安慰剂)或帕妥珠单抗组(化疗+曲妥珠单抗+帕妥珠单抗)(帕妥珠单抗首剂 840 mg/kg,此后 420 mg/kg,每 3 周维持)。

入组情况 共入组 4 805 例,其中安慰剂组 2 405 例,帕妥珠单抗组 2 400 例。

研究终点 主要研究终点为无浸润性疾病生存(iDFS)(不包括非乳腺的第二原发肿瘤);次要终点包括 OS、DFS、iDFS(包括非乳腺的第二原发肿瘤)、RFI、DRFI、安全性、健康相关生活质量。

结果 在试验人群中,有 63% 的患者为淋巴结阳性,有 36% 的患者为激素受体阴性。在帕妥珠单抗组和安慰剂组中分别有 171 例(7.1%)和 210 例(8.7%)患者出现疾病复发;帕妥珠单抗组的 3 年 iDFS 为 94.1%,安慰剂组为 93.2%($HR=0.81$,95% CI:0.66~1.00,$P=0.045$)。在淋巴结阳性患者中,帕妥珠单抗组和安慰剂组的 3 年 iDFS 分别为 92.0% 和 90.2%($HR=0.77$,95% CI:0.62~0.96,$P=0.02$);在淋巴结阴性患者中,帕妥珠单抗组和安慰剂组的 3 年 iDFS 分别为 97.5% 和 98.4%($HR=1.13$,95% CI:0.68~1.86,$P=0.64$)。心力衰竭和心脏功能障碍在两组中均不常见。≥3 级腹泻几乎都是在化疗期间发生的,帕妥珠单抗组相比安慰剂组更常见(9.8% 对比 3.7%)。

结论 HER-2 阳性/HR 阳性转移性乳腺癌的双靶向治疗联合 AI 优于曲妥珠单抗单药联合 AI。为这一患者群体提供了一个有效的化疗联合曲妥珠单抗治疗以外的选择。

文献出处 N Engl J Med,2017,377(2):122-131.

(三)解救治疗试验

CLEOPATRA 试验

目的 比较帕妥珠单抗联合曲妥珠单抗+多西他赛和曲妥珠单抗+多西他赛一线治疗 HER-2 阳性转移性乳腺癌患者的疗效与安全性。

日期 2008 年 2 月 12 日至 2010 年 7 月 7 日。

设计方法 将未接受解救化疗或解救生物治疗的 HER-2 阳性转移性乳腺癌患者按 1:1 随机分为 2 个治疗组。①安慰剂组(曲妥珠单抗+多西他赛+安慰剂):曲妥珠单抗首剂 8 mg/kg,此后 6 mg/kg维持,每3周为1个疗程,直至研究者评估为疾病进展或出现无法有效处理的不良反应;联合多西他赛 75 mg/m² (若研究者认为患者可耐受不良反应,则可将剂量提高至 100 mg/m²),每3周为1个疗程,并建议患者至少接受6个疗程治疗;同时联合安慰剂治疗,每3周为1个疗程。②帕妥珠单抗组(曲妥珠单抗+多西他赛+帕妥珠单抗):曲妥珠单抗和多西他赛用法如上所述;联合帕妥珠单抗首剂840 mg,此后 420 mg维持,每3周为1个疗程,直至疾病进展或出现无法有效处理的不良反应。当因不良反应而中止化疗,患者仍继续抗体治疗,直至疾病进展,或出现不可耐受的不良反应,或撤销知情同意书。

入组情况 共入组808例患者,其中安慰剂组406例,帕妥珠单抗组402例。

研究终点 主要研究终点为IRF评估的PFS;次要研究终点为OS、研究者评估的PFS、ORR和安全性。

结果 2012年发表结果提示,帕妥珠单抗治疗可较安慰剂组显著改善IRF评估的PFS(中位PFS:18.5个月对比12.4个月,$HR=0.62$, $P<0.001$),而且在88例既往接受(新)辅助化疗联合曲妥珠单抗治疗的患者(16.9个月对比10.4个月,$HR=0.62$, 95% CI: 0.35~1.07)与288例既往接受(新)辅助化疗未联合曲妥珠单抗的患者(21.6个月对比12.6个月,$HR=0.60$, 95% CI: 0.43~0.83)亦得到同样结果。同时,帕妥珠单抗组中研究者评估的PFS优于安慰剂组(中位PFS:18.5个月对比12.4个月,$HR=0.65$, $P<0.001$)。帕妥珠单抗组和安慰剂组各有69例(17.2%)和96例(23.6%)患者死亡。虽然OS的$HR=0.64$(95% CI: 0.47~0.88, $P=0.005$),未达到此次中期分析设定的界值0.603($P\leq0.0012$),但加用帕妥珠单抗治疗仍显示改善患者生存的趋势。两组的中位随访时间均为19.3个月。另外,帕妥珠单抗组的ORR显著优于安慰剂组(80.2%对比69.3%, $P=0.001$)。

帕妥珠单抗组比安慰剂组发生率>5%的不良反应有腹泻(66.8%对比46.3%)、皮疹(33.7%对比24.2%)、黏膜炎症(27.8%对比19.9%)、中性粒细胞减少性发热(13.8%对比7.6%)和皮肤干燥(10.6%对比4.3%)。而帕妥珠单抗组比安慰剂组发生率>2%的≥3级不良反应有中性粒细胞减少(48.9%对比45.8%)、中性粒细胞减少性发热(13.8%对比7.6%)和腹泻(7.9%对比5.0%)。安慰剂组中左心室收缩功能障碍较为多见(8.3%对比4.4%),且≥3级左心室收缩功能障碍的发生率亦高于帕妥珠单抗组(2.8%对比1.2%)。帕妥珠单抗组和安慰剂组中各有3.8%和6.6%的患者LVEF较基线下降≥10%,从而导致LVEF绝对值<50%。帕妥珠单抗组和安慰剂组中分别有57例(14.0%)和81例(20.4%)患者死亡,且大部分患者的死因为疾病进展。两组中因不良反应死亡的患者数相仿,帕妥珠单抗组和安慰剂组分别为8例(2.0%)和10例(2.5%)。

2015年发表随访更新数据。帕妥珠单抗组的中位OS为56.5个月(95% CI: 49.3个月~未达到),安慰剂组的中位OS为40.8个月(95% CI: 35.8~48.3个月),两组相差15.7个月,相比较的$HR=0.68$(95% CI: 0.56~0.84, $P<0.001$)。该结果并没有对帕妥珠单抗组的交叉进行调整,因此得出的结果是保守的。在帕妥珠单抗组,研究者评估的DFS改善6.3个月($HR=0.68$, 95% CI: 0.58~0.80)。独立评估表示,帕妥珠单抗可延长中位缓解时间7.7个月。两组中绝大多数不良反应发生在多西他赛治疗期间,未观察到远期心脏毒性的增加。

结论 在曲妥珠单抗联合多西他赛的一线治疗方案基础上加用帕妥珠单抗可显著改善HER-2阳性转移性乳腺癌患者的PFS,且不显著增加心脏毒性。

文献出处 N Engl J Med, 2012, 366(2):109-119;2015, 372(8):724-734

六、贝伐单抗(bevacizumab)

(一)解救治疗试验

AVF2119g、ECOG100、AVADO、RIBBON-I、AVEREL临床试验详见本章第十节。

(二)新辅助治疗试验

1. NSABP B-40试验

目的 在HER-2阴性可手术乳腺癌患者中评估多西他赛新辅助化疗加卡培他滨或吉西他滨后序贯多柔比星+环磷酰胺的疗效和安全性,并评估在这些化疗方案基础上加用贝伐单抗的疗效与安全性。

日期 2007年1月5日至2010年6月30日。

设计方法　将 HER-2 阴性可手术乳腺癌患者随机分为以下 3 个新辅助化疗方案组。①多西他赛组(T→AC 组)：多西他赛 100 mg/m²，第 1 天，每 3 周为 1 个疗程，共 4 个疗程；序贯多柔比星 60 mg/m² + 环磷酰胺 600 mg/m²，第 1 天，每 3 周为 1 个疗程，共 4 个疗程。②多西他赛 + 卡培他滨组(TX→AC 组)：多西他赛 75 mg/m²，第 1 天，联合卡培他滨 825 mg/m²，每日 2 次，第 1～14 天，每 3 周为 1 个疗程，共 4 个疗程；序贯多柔比星 60 mg/m² + 环磷酰胺 600 mg/m²，第 1 天，每 3 周为 1 个疗程，共 4 个疗程。③多西他赛 + 吉西他滨组(GT→AC 组)：多西他赛 75 mg/m²，第 1 天，联合吉西他滨 1 000 mg/m²，第 1、8 天，每 3 周为 1 个疗程，共 4 个疗程；序贯多柔比星 60 mg/m² + 环磷酰胺 600 mg/m²，第 1 天，每 3 周为 1 个疗程，共 4 个疗程。

其中一半患者继续被随机分配至贝伐单抗治疗组(分组表示为多西他赛 + 贝伐单抗组、多西他赛 + 卡培他滨 + 贝伐单抗组和多西他赛 + 吉西他滨 + 贝伐单抗组)。具体方案为：在新辅助化疗的前 6 个疗程，同时联合贝伐单抗 15 mg/kg，每 3 周为 1 个疗程，共 6 个疗程；术后再继续贝伐单抗 15 mg/kg，每 3 周为 1 个疗程，共 10 个疗程。如果患者完成 4 个疗程 AC 方案化疗，则手术距贝伐单抗末次治疗至少 9 周；如果患者提早中止，未按计划完成新辅助化疗，则手术距贝伐单抗末次治疗至少 4 周，但更倾向于 6 周。

入组情况　共入组 1 206 例患者，其中多西他赛组 201 例，多西他赛 + 贝伐单抗组 199 例，多西他赛 + 卡培他滨组 204 例，多西他赛 + 卡培他滨 + 贝伐单抗组 201 例，多西他赛 + 吉西他滨组 197 例，多西他赛 + 吉西他滨 + 贝伐单抗组 204 例。

研究终点　主要研究终点为乳腺 pCR；次要研究终点为乳腺和淋巴结 pCR，以多西他赛为基础的新辅助化疗结束后的临床缓解、发生心脏事件(定义为 NYHA Ⅲ/Ⅳ级充血性心力衰竭)的患者比例、不良反应(包括除充血性心力衰竭之外的其他心脏事件)。

结果　在多西他赛新辅助化疗基础上加用卡培他滨或吉西他滨并未能显著增加患者的乳腺 pCR 或乳腺和淋巴结 pCR。多西他赛组、多西他赛 + 卡培他滨组和多西他赛 + 吉西他滨组的乳腺 pCR 分别为 32.7%、29.7% 和 31.8%($P=0.69$)，3 组的乳腺和淋巴结 pCR 分别为 25.8%、23.2% 和 26.9%($P=0.51$)。

加用卡培他滨或吉西他滨可增加患者不良反应的发生率，多西他赛 + 卡培他滨组主要是由于 2～3 级手足综合征增加，而多西他赛 + 吉西他滨组与多西他赛组相比增加最为显著的则是中性粒细胞减少。

在新辅助化疗基础上加用贝伐单抗可显著提高患者的乳腺 pCR(28.2% 对比 34.5%，$P=0.02$)，而这一效应在激素受体阳性患者中更为明显(15.1% 对比 23.2%，$P=0.007$)，但在激素受体阴性患者中则较微弱(47.1% 对比 51.5%，$P=0.34$)。同时，在多西他赛 + 卡培他滨新辅助化疗方案基础上联合贝伐单抗可显著提高患者的乳腺 pCR(36.1% 对比 23.5%，$P=0.009$)，但在多西他赛 + 吉西他滨(35.8% 对比 27.6%，$P=0.10$)或多西他赛方案(31.6% 对比 33.7%，$P=0.75$)基础上加用贝伐单抗并未发现同样结果。

虽然加用贝伐单抗可提高患者的乳腺和淋巴结 pCR，但其差异并无统计学意义(23.0% 对比 27.6%，$P=0.08$)。然而，在激素受体阳性患者中加用贝伐单抗则可显著提高患者的乳腺和淋巴结 pCR(11.1% 对比 16.8%，$P=0.03$)。

加用贝伐单抗同样会增加患者的不良反应，尤其是高血压、黏膜炎和手足综合征。接受贝伐单抗治疗的患者同样会显著增加左心室功能不全的发生率。接受和不接受贝伐单抗治疗的患者中各有 8 例(1.3%)和 1 例(0.2%)发生 3～4 级左心室功能不全。另外，贝伐单抗组的切口并发症发生率较低，但仍显著高于不接受贝伐单抗的患者(2% 对比 0%，$P=0.002$)。

结论　在新辅助化疗基础上加用卡培他滨或吉西他滨均未能显著提高患者的 pCR，这一结果验证了相关辅助治疗试验的阴性结果，如 FinXX、USON 01062 和 tAnGo 等临床试验。而在新辅助化疗基础上加用贝伐单抗则可显著提高患者的乳腺 pCR，但并未显著提高患者的乳腺和淋巴结 pCR。同时，加用贝伐单抗会增加患者的不良反应。

文献出处　N Engl J Med，2012，366(4)：310-320.

2. GeparQuinto 试验

目的　在 HER-2 阴性乳腺癌患者中比较新辅助化疗加用贝伐单抗与单纯新辅助化疗的疗效与安全性。

日期　2007 年 11 月至 2010 年 6 月。

设计方法　将 HER-2 阴性乳腺癌患者随机分为以下 2 个新辅助治疗组。①单纯新辅助化疗组

(EC→T组):表柔比星 90 mg/m² + 环磷酰胺 600 mg/m²,第 1 天,每 3 周为 1 个疗程,共 4 个疗程;序贯多西他赛 100 mg/m²,第 1 天,每 3 周为 1 个疗程,共 4 个疗程。②新辅助化疗联合贝伐单抗组(ECB→TB组):新辅助化疗方案同 EC→T组;自 EC 方案第 1 个疗程第 1 天起联合贝伐单抗 15 mg/kg,第 1 天,每 3 周为 1 个疗程,共 8 个疗程。

如果患者在 EC 化疗 4 个疗程后经超声检查未发现患者病灶缓解,则中止研究方案治疗,进一步随机分入紫杉醇周疗组或紫杉醇周疗联合依维莫司组。如果患者疾病进展,则中止研究方案治疗,进一步的局部或全身治疗方案由研究者决定。患者必须在末次贝伐单抗治疗 28 天以后才可接受手术。

入组情况 共入组 1 948 例 HER-2 阴性患者,单纯新辅助化疗组和贝伐单抗组均入组 974 例。

研究终点 主要研究终点为 pCR;次要研究终点为不良反应、治疗依从性、术前乳腺原发灶和淋巴结缓解率(包括体检评估和影像学如超声、钼靶、磁共振检查)、新辅助化疗后病理分期为 T0(is)N0 或 T0N0(i+)或 T0(is)N0(i+)的比例、保乳率。

结果 单纯新辅助化疗组和贝伐单抗组分别有 144 例(14.9%)和 176 例(18.4%)患者达到 pCR($OR=1.29$, 95% CI: 1.02~1.65, $P=0.04$)。进一步的亚组分析发现,669 例三阴性乳腺癌中,单纯新辅助化疗组和贝伐单抗组的 pCR 分别为 27.9% 和 39.3%($P=0.003$),而在 1 262 例激素受体阳性患者中,两组的 pCR 分别为 7.8% 和 7.7%($P=1.00$)。贝伐单抗组患者的总临床缓解率显著高于单纯新辅助化疗组(87.4% 对比 79.6%),两组的保乳率均为 66.6%。

贝伐单抗特有的不良反应包括出血(3~4 级出血:贝伐单抗组 0.4%,单纯新辅助化疗组 0.3%,$P=0.72$)和动脉性高血压(2.6% 对比 0.4%,$P<0.001$)等。另外,贝伐单抗组中性粒细胞减少性发热(13.7% 对比 7.2%,$P<0.001$)、感染(10.2% 对比 6.8%,$P=0.01$)、黏膜炎(16.5% 对比 2.7%,$P<0.001$)和手足综合征(5.5% 对比 3.4%,$P=0.04$)的发病率亦显著高于单纯新辅助化疗组。贝伐单抗组的手术并发症略高于对照组,但差异无统计学意义(14.7% 对比 10.9%,$P=0.13$)。

结论 在新辅助化疗基础上加用贝伐单抗可显著提高 HER-2 阴性乳腺癌患者 pCR,而这一疗效主要局限在三阴性乳腺癌患者。

文献出处 N Engl J Med, 2012, 366(4): 299-309.

(左文佳)

第十节 复发转移性乳腺癌靶向治疗相关临床研究

一、曲妥珠单抗(trastuzumab)

1. H0648g 试验

目的 比较单用标准化疗和标准化疗联合曲妥珠单抗一线治疗 HER-2 阳性转移性乳腺癌患者的疗效与安全性。

日期 1995 年 6 月至 1997 年 3 月。

设计方法 该试验是Ⅲ期、随机、开放的国际多中心临床试验,将既往未接受解救化疗的 HER-2 阳性转移性乳腺癌患者随机分为 2 组。

(1) 单用标准化疗组:对于从未接受过蒽环类药物治疗的患者,采用多柔比星 60 mg/m² 或表柔比星 75 mg/m² + 环磷酰胺 600 mg/m²;对于术后辅助化疗中接受过蒽环类药物治疗的患者,采用紫杉醇 175 mg/m²。上述化疗方案均为每 3 周 1 个疗程,共 6 个疗程,但研究者可适当考虑增加疗程数。

(2) 标准化疗联合曲妥珠单抗组:化疗方案同单用标准化疗组;联合曲妥珠单抗首剂 4 mg/kg,此后 2 mg/kg,每周维持,直至疾病进展;当发现疾病进展,则患者可选择入组一项非随机化、开放的临床试验。

在该试验中一组为单用曲妥珠单抗,另一组则是曲妥珠单抗联合其他治疗。最终有 66% 患者选择入组该临床试验。

入组情况 共入组 469 例患者,其中单用蒽环类药物和紫杉醇化疗的患者分别为 138 例和 92 例,而蒽环类化疗联合曲妥珠单抗组与紫杉醇化疗联合曲妥珠单抗组各为 143 例和 96 例。

研究终点 主要研究终点为至 TTP 和不良反

应发生率;次要研究终点为缓解率、缓解持续时间、至 TTF、OS。

结果 在化疗基础上加用曲妥珠单抗可较单用化疗显著改善患者的 TTP(中位 TTP:7.4 个月对比 4.6 个月,$P<0.001$)、总缓解率(32% 对比 50%,$P<0.001$)、缓解持续时间(6.1 个月对比 9.1 个月,$P<0.001$)和 TTF(中位 TTF:4.5 个月对比 6.9 个月,$P<0.001$),且该效应在接受不同化疗方案的患者中亦是如此。

与单用化疗相比,加用曲妥珠单抗可显著降低死亡率(22% 对比 33%,$P=0.008$),两组的中位 OS 分别为 20.3 个月和 25.1 个月($P=0.046$)。另外,截至 1999 年 10 月,共有 314 例患者死亡,其中联合曲妥珠单抗组和单用化疗组分别为 149 例和 165 例。95% 的死亡原因为疾病进展。

在心脏毒性方面,共有 63 例患者发生有症状或无症状的心功能不全,其中蒽环类化疗联合曲妥珠单抗组为 39 例(27%),单用蒽环类化疗组 11 例(8%),紫杉醇化疗联合曲妥珠单抗组 12 例(13%),单用紫杉醇化疗组 1 例(1%)。另外,NYHA Ⅲ 或 Ⅳ 级心功能不全的发生率在蒽环类化疗联合曲妥珠单抗组中最高,达 16%,而单用蒽环类化疗组、紫杉醇化疗联合曲妥珠单抗组和单用紫杉醇化疗组则分别为 3%、2% 和 1%。对于接受蒽环类化疗联合曲妥珠单抗治疗的患者而言,年龄是基线特征中唯一能独立预测心功能不全的危险因子。虽然心脏毒性可能会较严重,而且在某些情况下是致命的,但是通常在采用标准药物治疗后可改善症状。

结论 在 HER-2 阳性转移性乳腺癌患者中,一线化疗联合曲妥珠单抗的临床获益较单用化疗更为显著。

文献出处 N Engl J Med, 2001, 344(11):783-792.

2. M77001 试验

目的 比较曲妥珠单抗联合多西他赛和多西他赛单药一线治疗 HER-2 阳性转移性乳腺癌患者的疗效与安全性。

日期 2000 年 4 月至 2002 年 10 月。

设计方法 该试验是 Ⅱ 期、随机、开放的国际多中心临床试验,将 HER-2 阳性转移性乳腺癌患者随机分为 2 组。

(1) 多西他赛单药组:多西他赛 100 mg/m^2,每 3 周 1 个疗程,共 6 个疗程。

(2) 多西他赛联合曲妥珠单抗组:多西他赛用法同单药组;联合曲妥珠单抗首剂 4 mg/kg,此后 2 mg/kg,每周维持,直至疾病进展。研究者可考虑给予患者>6 个疗程的多西他赛治疗。

若多西他赛单药组的患者在治疗过程中出现疾病进展,则可选择交叉换药至曲妥珠单抗治疗。

入组情况 共入组 188 例患者,两组患者均为 94 例。但联合治疗组中有 2 例患者在接受治疗前即退出该试验。

研究终点 主要研究终点为总缓解率;次要研究终点为安全性、缓解持续时间、TTP、TTF、OS。

结果 与多西他赛单药组相比,加用曲妥珠单抗可显著改善患者的总缓解率(34% 对比 61%,$P=0.0002$)、OS(中位 OS:22.7 个月对比 31.2 个月,$P=0.0325$)、缓解持续时间(中位时间:5.7 个月对比 11.7 个月,$P=0.009$)、TTP(中位 TTP:6.1 个月对比 11.7 个月,$P=0.0001$)和 TTF(中位 TTF:5.3 个月对比 9.8 个月,$P=0.0001$)。截至数据分析时间,单药组和联合治疗组中分别有 37% 和 41% 的患者仍然存活。

多西他赛单药治疗组有 53 例(57%)患者交叉换药至曲妥珠单抗治疗,其中 30 例患者因疾病进展选择交叉换药,另有 10 例和 13 例患者分别因不良反应中止多西他赛治疗和其他原因而选择交叉换药。仅接受多西他赛单药治疗者的中位 OS 为 16.6 个月,而交叉换药者的中位 OS 为 30.3 个月。

大多数不良事件均为轻至中度。联合治疗组中 3 级(67% 对比 55%)和 4 级(34% 对比 23%)不良反应发生率高于单药组。在血液学毒性方面,联合治疗组中的 3~4 级白细胞减少(20% 对比 15%)和中性粒细胞减少(32% 对比 22%)的发生率高于单药组,中性粒细胞减少性发热亦是如此(23% 对比 17%)。联合治疗组和单药组的 1~2 级贫血发生率分别为 80% 和 66%,而两组的 3~4 级贫血发生率相仿。在心脏毒性方面,有 2 例患者发生有症状的充血性心力衰竭。这 2 例患者均为接受多西他赛联合曲妥珠单抗治疗,且既往均接受过蒽环类药物辅助治疗(多柔比星累积剂量 300 mg/m^2)。其中 1 例患者在曲妥珠单抗治疗过程中未发生心功能不全,但在因疾病进展而中止曲妥珠单抗治疗后 1 个月,该患者入组了一项研究新型蒽环类药物的临床试验,入组后 4 个月发生了致命的全心衰竭。研究者认为此次不良事件与新型蒽环类药物相关。

结论 在 HER-2 阳性患者一线治疗中,多西他赛联合曲妥珠单抗的疗效优于多西他赛单药。联合治疗可显著改善患者的OS、缓解率、缓解持续时间、TTP和TTF，且并不显著增加不良反应。

文献出处 J Clin Oncol，2005，23(19)：4265-4272。

3. TAnDEM试验

目的 评价曲妥珠单抗联合阿那曲唑治疗HER-2阳性、激素受体阳性绝经后转移性乳腺癌患者的疗效。

日期 2001年至2004年。

设计方法 该试验是Ⅲ期、随机、开放的国际多中心临床试验，将HER-2阳性、激素受体阳性的绝经后转移性乳腺癌患者随机分为2组。

(1) 阿那曲唑组（单药组）：阿那曲唑1 mg，每天口服。

(2) 阿那曲唑联合曲妥珠单抗组（联合组）：阿那曲唑用法如上所述；曲妥珠单抗首剂4 mg/kg，第1天，此后2 mg/kg，每周维持。患者持续治疗直至疾病进展。

阿那曲唑组患者在疾病进展后可改用含曲妥珠单抗方案治疗。

入组情况 共入组207例患者，其中联合组和单药组分别为103例和104例。

研究终点 主要研究终点为PFS；次要研究终点为临床获益率、总缓解率、TTP、缓解持续时间、至缓解时间、OS和2年生存率。

结果 单药组中有70例(70%)患者在疾病进展后采用含曲妥珠单抗方案治疗。在ITT分析中，联合组较单药组显著改善患者的PFS（中位PFS：4.8个月对比2.4个月，$HR=0.63$，$P=0.0016$）和TTP（4.8个月对比2.4个月，$P=0.0007$），而在中心实验室明确为激素受体阳性的患者中也得到了同样结果（中位PFS：5.6个月对比3.8个月，$P=0.006$；中位TTP：5.6个月对比3.9个月，$P=0.007$）。同时，联合组较单药组显著改善患者的临床获益率（42.7%对比27.9%，$P=0.026$）。但加用曲妥珠单抗未能显著改善OS（中位OS：28.5个月对比23.9个月，$P=0.325$）、缓解持续时间（中位时间：9.5个月对比10.0个月）和至缓解时间（中位时间：2.0个月对比2.0个月）。两组的2年生存率分别为57%和50%。

联合组常见的不良反应为乏力(21.3%)、呕吐(21.3%)和腹泻(20.4%)，单药组则为乏力(9.6%)、关节疼痛(9.6%)和呼吸困难(8.7%)。联合组和单药组的3级不良反应发生率分别为23%和5%，两组的4级不良反应为15%和1%。两组发生严重不良反应的患者各有47例和24例。另外，联合组有1例患者发生有症状的NYHA Ⅱ级充血性心力衰竭。

结论 虽然曲妥珠单抗联合阿那曲唑组的不良反应及严重不良反应较阿那曲唑单药更为多见，但加用曲妥珠单抗可显著改善HER-2阳性、激素受体阳性转移性乳腺癌患者的预后。

文献出处 J Clin Oncol，2009，27(33)：5529-5537。

4. eLEcTRA试验

目的 比较来曲唑联合曲妥珠单抗和来曲唑单药一线治疗HER-2阳性、激素受体阳性局部晚期或转移性乳腺癌患者的疗效与安全性。

日期 2003年至2007年。

设计方法 该试验是Ⅲ期、随机、开放的国际多中心临床试验，将HER-2阳性、激素受体阳性的绝经后转移性乳腺癌患者随机分为2组。

(1) 来曲唑单药组（A组）：来曲唑2.5 mg，每天口服，直至疾病进展。

(2) 来曲唑联合曲妥珠单抗组（B组）：来曲唑用法如上所述；联合曲妥珠单抗首剂4 mg/kg，此后2 mg/kg，每周维持治疗，直至疾病进展。

自2005年5月起，曲妥珠单抗也可按3周方案治疗，即首剂8 mg/kg，此后6 mg/kg，每3周维持治疗。另外，在德国研究点，根据修改后的方案又增设了第3组（C组），对HER-2阴性、激素受体阳性患者给予单药来曲唑2.5 mg，每天口服，直至疾病进展，且该组患者并不进行随机分组。

入组情况 共入组93例患者，其中有92例患者接受治疗，A、B、C组各有31例、26例和35例患者。

研究终点 主要研究终点为TTP；次要研究终点为TTF、ORR、临床获益率（CBR）、缓解持续时间和OS。

结果 B组的中位TTP优于A组，但两组之间的差异并未达到统计学意义（14.1个月对比3.3个月，$HR=0.67$，$P=0.23$）。然而，C组的中位TTP显著优于A组（15.2个月对比3.3个月，$HR=0.71$，$P=0.03$）。3组之间OS差异无显著性。

B组和C组的CBR均高于A组（B组对比A组：$OR=2.99$，$P=0.0636$；C组对比A组：$OR=5.34$，$P=0.0024$）。B组(27%对比13%，$OR=2.49$，$P=$

0.312 4)或 C 组(11% 对比 13%,$OR=0.87$,$P=1.00$)ORR 与 A 组比较差异无统计学意义。

在治疗过程中,A、B、C 组中 LVEF 自基线至最低水平的平均变化程度分别为 3%、7% 和 1%。A、B、C 组至少报道一个不良反应的患者比例分别为 71%、96% 和 80%。3 组的心脏不良反应发生率相仿,分别为 9.7%、7.7% 和 8.6%。

结论 来曲唑联合曲妥珠单抗治疗对于 HER-2 阳性、激素受体阳性转移性乳腺癌患者而言,是安全有效的一线治疗方案。

文献出处 Breast,2012,21(1):27-33.

5. **GBG 26/BIG 3-05 试验**

目的 在曲妥珠单抗治疗后进展的 HER-2 阳性转移性乳腺癌患者中比较卡培他滨单药和卡培他滨联合曲妥珠单抗的疗效。

日期 2003 年 9 月至 2007 年。

设计方法 该试验是Ⅲ期、随机、开放的国际多中心临床试验,将 HER-2 阳性局部晚期或转移性乳腺癌患者按 1∶1 随机分为 2 组。

(1) 卡培他滨单药组:卡培他滨 1 250 mg/m²,每日 2 次,第 1~14 天,每 21 天为 1 个疗程。

(2) 卡培他滨联合曲妥珠单抗组:卡培他滨用法如上所述;联合曲妥珠单抗 6 mg/kg,第 1 天,每 3 周为 1 个疗程。

患者持续治疗直至疾病进展或出现不可耐受的不良反应。入组患者既往接受曲妥珠单抗治疗必须持续 12 周以上,且距离末次曲妥珠单抗治疗必须少于 6 周。入组患者至多接受过一种解救化疗药物。

入组情况 共入组 156 例患者,其中单药组和联合组各为 78 例。

研究终点 主要研究终点为 TTP;次要研究终点为肿瘤缓解、临床获益、缓解持续时间、OS 和不良反应。

结果 中位随访 15.6 个月的结果显示,联合组可较单药组显著改善患者的 TTP(中位 TTP:8.2 个月对比 5.6 个月,$HR=0.69$,$P=0.033\ 8$)。单药组和联合组的肿瘤缓解率(完全缓解和部分缓解)分别为 27.0% 和 48.1%($OR=2.50$,$P=0.011\ 5$),两组的 CBR 分别为 54.1% 和 75.3%($OR=2.59$,$P=0.006\ 8$)。单药组和联合组的缓解持续时间(3.4 个月对比 3.9 个月,$HR=1.08$,$P=0.815\ 9$)和 OS(中位 OS:20.4 个月对比 25.5 个月,$HR=0.76$,$P=0.257\ 0$)差异无显著性。两组分别有 5 例(8.3%)和 8 例(13.8%)患者发生中枢神经系统转移。

中位随访 20.7 个月的更新结果显示,联合组和单药组的 OS 差异无显著性(中位 OS:24.9 个月对比 20.6 个月,$HR=0.94$,$P=0.734$),并且在达到临床缓解(32.0 个月对比 34.7 个月,$HR=1.08$,$P=0.83$)以及 CBR(28.0 个月对比 33.9 个月,$HR=1.25$,$P=0.35$)的患者中亦是如此。联合组和单药组的中位进展后生存期(自治疗开始后出现进展至任何原因死亡的时间)相仿($HR=1.20$,$P=0.33$)。对患者的三线治疗方案进行分析后发现,三线治疗中接受曲妥珠单抗的患者进展后生存期优于未接受抗 HER-2 治疗者($HR=0.63$,$P=0.02$)。

联合组中 1~4 级贫血较单药组更为多见($P=0.021$)。联合组中共有 4 例患者发生 7 例心脏事件。联合组中有 1 例(1.3%)患者发生 LVEF 下降 10%~40%,而单药组中无患者发生该不良反应。

结论 HER-2 阳性乳腺癌患者在曲妥珠单抗治疗进展后继续曲妥珠单抗联合卡培他滨治疗可显著改善患者的总体缓解率和 TTP。虽然曲妥珠单抗联合卡培他滨未能显著改善患者的 OS,但三线治疗中接受抗 HER-2 药物的患者进展后生存期优于未接受该靶向治疗者。

文献出处 J Clin Oncol,2009,27(12):1999-2006. Eur J Cancer,2011,47(15):2273-2281.

6. **BCIRG 007 试验**

目的 在 HER-2 阳性转移性乳腺癌患者中比较多西他赛+曲妥珠单抗与多西他赛+卡铂+曲妥珠单抗一线治疗方案的疗效与安全性。

日期 2001 年 12 月 11 日至 2004 年 3 月 23 日。

设计方法 该试验是Ⅲ期、随机、开放的国际多中心临床试验,将 HER-2 阳性转移性乳腺癌患者按 1∶1 随机分为 2 组。

(1) 多西他赛+曲妥珠单抗(TH 组):多西他赛 100 mg/m²,第 1 天,每 3 周 1 个疗程,共 8 个疗程;联合曲妥珠单抗 2 mg/kg,第 1、8、15 天,每 3 周 1 个疗程,共 8 个疗程。

(2) 多西他赛+卡铂+曲妥珠单抗(TCH 组):多西他赛 75 mg/m²,第 1 天,每 3 周 1 个疗程,共 8 个疗程;联合卡铂 AUC=6,第 1 天,每 3 周 1 个疗程,共 8 个疗程;联合曲妥珠单抗 2 mg/kg,第 1、8、15 天,每 3 周 1 个疗程,共 8 个疗程。完成 8 个疗程的治疗后,患者继续曲妥珠单抗 6 mg/kg,每 3 周维持治疗，直至疾病进展或毒性累积。

入组情况 共入组263例患者，其中TH组和TCH组各131例和132例。

研究终点 主要研究终点为TTP；次要研究终点为缓解率、缓解持续时间、OS、CBR、不良反应、预测疗效的分子和病理标记。

结果 TH组和TCH组的TTP（中位TTP：11.07个月对比10.35个月，$HR=0.914$，$P=0.57$）、OS（中位OS：37.1个月对比37.4个月，$HR=1.015$，$P=0.99$）、缓解率（72%对比72%，$P=0.97$）和缓解持续时间（中位时间：10.74个月对比9.43个月，$P=0.32$）均无显著差异。

该试验中有3例患者在接受研究药物治疗过程中死亡。其中，TCH组有2例患者死亡，均因中性粒细胞减少性感染（小肠炎和小肠结肠炎）后死于败血症，1例发生于化疗1个疗程后，另1例则在接受化疗3个疗程后发生。TH组有1例死亡患者，是在化疗第4个疗程中因不明原因心搏骤停死亡。

TCH组中3～4级血小板减少（15.3%对比2.3%，$P<0.001$）、恶心（76.3%对比55.0%，$P=0.001$）、呕吐（50.4%对比31.3%，$P=0.002$）和贫血（10.7%对比5.3%，差异无统计学意义）的发生率高于TH组，而TH组的肌肉疼痛（48.1%对比34.4%，$P=0.024$）、皮疹（44.3%对比21.4%，$P<0.001$）、中性粒细胞减少性感染（16.8%对比9.2%，$P=0.097$）、感觉神经病变（58.0%对比45.8%，$P=0.055$）、运动神经病变（8.4%对比4.6%，$P=0.0058$）、指甲改变（55.0%对比33.6%，$P<0.001$）和周围性水肿（39.7%对比29%，$P=0.069$）较TCH组更为多见。另外，TH组和TCH组中分别有5.5%和6.7%的患者发生LVEF下降>15%。

结论 在多西他赛＋曲妥珠单抗一线治疗方案基础上加用卡铂未能提高HER-2阳性转移性乳腺癌患者的疗效，却增加患者的治疗毒性。

文献出处 J Clin Ontol, 2011, 29(2): 149-156.

7. AVEREL试验 详见贝伐单抗解救治疗试验。

8. EGF 104900试验 详见拉帕替尼解救治疗试验。

9. CLEOPATRA试验 详见帕妥珠单抗解救治疗试验。

10. TDM 4450 g/BO 21976试验 详见T-DM1解救治疗试验。

二、贝伐单抗（bevacizumab）

1. AVF2119g试验

目的 在既往接受过蒽环类和（或）紫杉类药物化疗的转移性乳腺癌患者中比较卡培他滨单药或联合卡培他滨治疗的疗效与安全性。

日期 2000年11月至2002年3月。

设计方法 该试验是Ⅲ期、随机、开放的国际多中心临床试验，将既往接受过蒽环类和（或）紫杉类药物化疗的转移性乳腺癌患者随机分为2组。

（1）卡培他滨单药组：卡培他滨每日2 500 mg/m²（若肌酐清除率为30～50 ml/min者，则改为每日1 875 mg/m²），每日2次口服，第1～14天，每3周1个疗程。

（2）卡培他滨联合贝伐单抗组：卡培他滨用法如上所述；贝伐单抗15 mg/kg，第1天，每3周1个疗程。

患者持续直至满35个疗程或疾病进展或出现方案规定需中止治疗的不良反应。如果患者在完成35个疗程治疗后未出现疾病进展，则可在后续研究中继续采用相同方案治疗。联合组患者在首次疾病进展后可继续贝伐单抗单药或联合其他方案治疗。单药组患者在任何时间都不可采用贝伐单抗治疗。

入组情况 共入组462例患者，其中单药组230例，联合组232例。

研究终点 主要研究终点为由独立审查机构（independent review facility, IRF）评估的PFS、联合治疗的安全性；次要研究终点为由研究者（investigator, INV）评估的PFS，由IRF和INV评估ORR和客观缓解持续时间、生活质量和生存期。

结果 无论是IRF（19.8%对比9.1%，$P=0.001$）还是INV（30.2%对比19.1%，$P=0.006$）评估，联合组均较单药组显著改善患者的ORR。然而，无论是IRF（$HR=0.98$，$P=0.857$）还是INV评估（数据未提供），联合组均未能延长患者的PFS。联合组与单药组的中位缓解持续时间（5.0个月对比7.6个月）及中位OS均相仿（15.1个月对比14.5个月）。

加用贝伐单抗并不增加卡培他滨不良反应的发生率和严重性。两组的腹泻（3级：单药组10.7%对比联合组11.8%）、手足综合征（3级：单药组24.2%对比联合组27.5%）和需剂量调整的人数基本相同。联合组的高血压发生率较高，但大部分患者可以通过药物控制,且无1例患者发生4级高血压。有4例患者因高血压而中止贝伐单抗治疗。与单药组相比,蛋白尿在联合组中更为多见,但几乎无重要临床意义。2例患者因3级蛋白尿而中止治疗。其中1例患者随后发展成肾病综合征,肾穿刺结果诊断为塌陷性肾小球病(collapsing glomerulopathy)。该例患者在基线时有轻度的肾功能不全(肌酐清除率 41 ml/min),并曾接受帕米膦酸钠治疗2年,而帕米膦酸钠与塌陷性肾小球病具有相关性。同时接受贝伐单抗和帕米膦酸钠治疗者的蛋白尿发生率显著高于单用贝伐单抗患者(33.9% 对比 18.5%,$P=0.026$)。另外,联合组中发生蛋白尿的患者更易出现高血压(47.1% 对比 16.9%)。接受卡培他滨单药治疗的患者罕见蛋白尿,且同时联合帕米膦酸钠治疗并不会增加蛋白尿的发生率。贝伐单抗可明显增加轻度黏膜出血。两组患者均未发生3~4级鼻出血,然而联合组的1~2级鼻出血发生率高于单药组(15.7% 对比 1.4%)。该研究中有9例患者发生3~4级充血性心力衰竭或心肌病,其中单药组和联合组各有2例和7例。两组的平均 LVEF 以及基线 LVEF<50% 的患者数(单药组 14.9% 对比联合组 12.2%)相仿。单药组和联合组基线 LVEF<50% 的患者各有2例和6例(其中1例未测基线 LVEF),其中各有1例和3例患者发生充血性心力衰竭或心肌病。

结论 经过多次反复治疗的转移性乳腺癌患者对贝伐单抗耐受性较好。虽然在卡培他滨基础上加用贝伐单抗可显著提高缓解率,但未能明显改善 PFS 或 OS。

文献出处 J Clin Oncol, 2005, 23(4):792-799.

2. ECOG 2100 试验

目的 比较紫杉醇和紫杉醇联合贝伐单抗一线治疗转移性乳腺癌患者的疗效与安全性。

日期 2001年12月至2004年5月。

设计方法 该试验是Ⅲ期、随机、开放的国际多中心临床试验,将转移性乳腺癌患者随机分为2组。

(1) 紫杉醇单药治疗组:紫杉醇 90 mg/m^2,第1、8、15天,每4周1个疗程。

(2) 紫杉醇联合贝伐单抗治疗组:紫杉醇用法同单药治疗组;紫杉醇联合贝伐单抗 10 mg/kg,第1、15天,每4周1个疗程。

患者持续治疗直至疾病进展或出现试验规定需中止治疗的不良反应。若联合治疗组患者不是因疾病进展而中止紫杉醇治疗(如不良反应,或出于患者或研究者的考虑),则可继续贝伐单抗单药治疗直至疾病进展或出现不可耐受的不良反应。紫杉醇单药治疗组则在任何情况下都不能接受贝伐单抗治疗。

入组情况 共入组722例患者,其中紫杉醇单药治疗组354例,紫杉醇联合贝伐单抗治疗组368例。

研究终点 主要研究终点为 PFS;次要研究终点为 ORR、不良反应、OS、生活质量。

结果 2005年的中期分析结果显示,联合治疗组较单药治疗组显著改善患者的 PFS(中位 PFS:11.8个月对比5.9个月,$HR=0.60$,$P<0.001$)以及 ORR(36.9% 对比 21.2%,$P<0.001$)。截至2007年11月13日,共有483例患者死亡,其中大部分患者(88.8%)因疾病进展死亡。联合治疗组的1年生存率得到显著改善(81.2% 对比 73.4%,$P=0.01$),但两组的中位 OS 基本相同(26.7个月对比25.2个月,$HR=0.88$,$P=0.16$)。2009年的最终分析结果进一步验证了贝伐单抗的疗效,且对 PFS(中位 PFS:11.4个月对比5.8个月,$HR=0.42$,$P<0.0001$)和 ORR(48.0% 对比 23.4%,$P<0.0001$)的改善效果更为显著。

加用贝伐单抗几乎不增加紫杉醇相关不良反应的发生率和严重性。两组的血液学毒性(尤其是中性粒细胞减少性发热)、胃肠道和肌肉骨骼不良反应的发生率差异无显著性,且程度较轻。联合治疗组的3~4级神经病变(23.6% 对比 17.6%,$P=0.03$)、感染(9.3% 对比 2.9%,$P<0.001$)和乏力(8.5% 对比 4.9%,$P=0.04$)较为常见。另外,联合治疗组3~4级高血压(0.3% 对比 0,$P<0.001$)和3~4级蛋白尿(0.8% 对比 0,$P<0.001$)的发生率也较高。联合治疗组有1例患者因发生4级高血压而中止贝伐单抗治疗。同时,联合治疗组的3级出血并不多见,且与单药治疗组相比发生率差异无显著性。另外,联合治疗组的脑血管缺血(1.9% 对比 0,$P=0.02$)和3~4级头痛(2.2% 对比 0,$P=0.008$)的发生率显著增高。

Schneider 等进一步检测了该试验中部分患者的 VEFG 和 VEGFR-2 的表达及其基因多态性,发现联合治疗组中 VEGF-2578 AA 基因型患者的 OS 与其他基因型(CA+CC)相比得到显著改善($HR=0.58$,95% CI:0.36~0.93,$P=0.023$)。在联合治疗组,每增加1个 VEGF-1154 A 的活化等位基因（AA 对比 GA 对比 GG），都可使患者的 OS 得到显著改善（$HR=0.62$，$95\% CI$：$0.46\sim0.83$，$P=0.001$），但是单药治疗组未发现同类现象。另外，该研究还评估了 VEGF-2758 和 VEGF-1154 所有联合基因型与中位 OS 的关系，结果显示，联合治疗组 VEGF-2578/-1154 AA/AA 基因型患者的中位 OS 明显优于其他基因型患者（$P=0.041$），而 VEGF-2578/-1154 CA/GG 基因型患者的中位 OS 明显劣于其他基因型患者（$P=0.038$）。

在不良反应方面，联合治疗组 VEGF-634 CC（$P=0.005$）和 VEGF-1498 TT（$P=0.022$）基因型患者的 3~4 级高血压发生率均较联合组的其他基因型低。在该试验的所有患者中，发生 3~4 级高血压者的中位 OS 明显优于无高血压者（38.7 个月对比 25.3 个月，$P=0.002$）。

结论 与紫杉醇单药相比，紫杉醇联合贝伐单抗的一线治疗方案可显著改善晚期乳腺癌患者 PFS，但患者的 OS 未见明显延长。然而，VEGF 基因型以及 3~4 级高血压可有助于预测转移性乳腺癌患者接受贝伐单抗治疗时 OS 的获益程度。

鉴于该试验结果，美国 FDA 于 2008 年 2 月批准贝伐单抗用于乳腺癌治疗。

文献出处 N Engl J Med, 2007, 357(26): 2666-2676. J Clin Oncol, 2008, 26(28): 4672-4678. J Clin Oncol, 2009, 27(30): 4966-4972.

3. AVADO 试验

目的 评价贝伐单抗联合多西他赛一线治疗 HER-2 阴性局部复发或转移性乳腺癌患者的疗效与安全性。

日期 2006 年 3 月至 2007 年 4 月。

设计方法 该试验是Ⅲ期、随机、双盲、安慰剂对照的临床试验，将 HER-2 阴性局部复发或转移性乳腺癌患者按 1:1:1 随机分为以下 3 组。

（1）多西他赛联合安慰剂组：多西他赛 100 mg/m²，第 1 天，每 3 周 1 个疗程，至多 9 个疗程，可因治疗无法耐受而提前中止治疗；联合安慰剂，第 1 天，每 3 周 1 个疗程，直至疾病进展或出现不能耐受的不良反应。

（2）多西他赛联合贝伐单抗低剂量组：多西他赛用法同安慰剂组；贝伐单抗 7.5 mg/kg，第 1 天，每 3 周 1 个疗程，直至疾病进展或出现不能耐受的不良反应。

（3）多西他赛联合贝伐单抗高剂量组：多西他赛用法同安慰剂组；贝伐单抗 15 mg/kg，第 1 天，每 3 周 1 个疗程，直至疾病进展或出现不能耐受的不良反应。

当首次出现方案规定的 3~4 级不良反应，并且该事件是因贝伐单抗治疗所致，则应延迟治疗；若再次出现，则应中止治疗。患者疾病进展以后，有权选择贝伐单抗联合二线化疗方案治疗。

入组情况 共入组 736 例患者，其中安慰剂组、贝伐单抗低剂量组和贝伐单抗高剂量组分别有 241 例、248 例和 247 例。

研究终点 主要研究终点为 PFS；次要研究终点为总体最佳疗效、缓解持续时间、TTF、OS、安全性和生活质量。

结果 非分层分析结果显示，贝伐单抗高剂量组较安慰剂组显著改善患者的 PFS（$HR=0.77$，$P=0.006$），但在贝伐单抗低剂量组的这一效应并不明显（$HR=0.86$，$P=0.12$）。安慰剂组、贝伐单抗低剂量组和高剂量组的中位 PFS 分别为 8.2 个月、9.0 个月和 10.1 个月。分层分析同样发现类似结果，安慰剂组、贝伐单抗低剂量组和高剂量组的中位 PFS 分别为 8.1 个月、9.0 个月和 10.0 个月（贝伐单抗低剂量组对比安慰剂组：$HR=0.80$，$P=0.045$；贝伐单抗高剂量组对比安慰剂组：$HR=0.67$，$P<0.001$）。该试验设计时并未考虑比较不同剂量贝伐单抗的疗效差异，但从上述结果可以发现，无论是非分层分析还是分层分析结果均提示贝伐单抗高剂量组的 PFS 在数值上优于低剂量组，而且 PFS 的亚组分析也从侧面验证了这一结论。贝伐单抗高剂量组的缓解率明显高于安慰剂组（64.1% 对比 46.4%，$P<0.001$），前者的缓解持续时间也优于安慰剂组，但两组之间的未达到差异有统计学意义（8.3 个月对比 6.6 个月，$P=0.82$）。另外，贝伐单抗高剂量组亦较安慰剂组显著改善患者的 TTF（非分层 $HR=0.80$，$P=0.02$），但贝伐单抗低剂量组的效果并不明显（$HR=0.90$，$P=0.24$）。3 组的 OS 相近，所有患者的中位 OS 为 31 个月（贝伐单抗低剂量组 $HR=1.05$，贝伐单抗高剂量组 $HR=1.03$）。贝伐单抗两个剂量组的 1 年 OS 均较安慰剂组高，但仅有高剂量组达到差异有统计学意义（$P=0.02$）。

联合贝伐单抗治疗并未明显增加与多西他赛相关的不良反应。加用贝伐单抗治疗后，发生率上升最为显著的是出血（主要是鼻出血；安慰剂组、贝伐单抗低剂量组和高剂量组出血发生率分别为

19.5%、48.4%和49.4%)和高血压(3组分别为10.0%、14.3%和21.9%)。另外,贝伐单抗高剂量组中鼻出血、高血压和蛋白尿的发生率较低剂量组高,但大部分不良反应在贝伐单抗两个剂量组中的发生率相似。贝伐单抗两个剂量组的3~4级不良反应发生率显著高于安慰剂组,主要表现为高血压、中性粒细胞减少和中性粒细胞减少性发热,但安慰剂组中3~4级周围性水肿和感染的发生率较高。3~4级胃肠道穿孔、动脉和静脉血栓栓塞事件和出血在3组的发生率相似。贝伐单抗低剂量组中有3例患者发生3级充血性心力衰竭,但无4级充血性心力衰竭。

Pivot等则对该试验中的127例≥65岁老年乳腺癌患者进行了研究。分层分析结果发现,安慰剂组、贝伐单抗低剂量组和高剂量组的中位PFS分别为7.6个月、9.0个月和10.3个月,虽然数值上与总体患者相似,但未达到差异有统计学意义(贝伐单抗高剂量组 $HR=0.63$,$P=0.07$;贝伐单抗低剂量组 $HR=0.76$,$P=0.35$)。非分层分析亦得到同样结果。对于基线时有可测量病灶的老年患者而言,贝伐单抗高剂量组的总缓解率高于安慰剂组(50.0%对比44.7%),但贝伐单抗低剂量组的总缓解率(36.6%)低于安慰剂组。另外,贝伐单抗高剂量组的1年OS低于安慰剂组,但两组之间的未达到差异有统计学意义(65%对比71%,$P=0.49$)。贝伐单抗低剂量组的1年OS为73%,与安慰剂组同样差异无显著性。老年乳腺癌患者对贝伐单抗治疗的耐受性较好,最常见的不良反应是出血(主要是鼻出血;安慰剂组、贝伐单抗低剂量组和高剂量组的出血发生率分别为21.6%、61.0%和35.4%)和中性粒细胞减少(3组的发生率分别为18.9%、29.2%和43.8%)。另外,与贝伐单抗相关的≥3级不良反应主要是高血压,高剂量组和安慰剂组的发生率分别为6.3%和2.7%。老年患者高剂量组的不良反应发生率(6.3%)略高于总体的高剂量组(4.5%),但在低剂量组中未发现同类现象(0对比0.8%)。老年患者≥3级心血管事件并未较总体患者有所增加,然而在高剂量组中,老年患者≥3级蛋白尿(4.2%对比2.0%)、出血(4.2%对比0.8%)和静脉血栓事件(6.3%对比1.2%)发生率略高于总体患者。

结论 该试验验证了ECOG 2100试验的结果。在多西他赛基础上联合贝伐单抗(每3周15 mg/kg)的一线治疗方案可显著改善HER-2阴性转移性乳腺癌患者的PFS、缓解率和TTF,同时并不显著增加多西他赛相关的不良反应。另外,贝伐单抗联合多西他赛在老年患者中同样有效,且与总体相比并未明显增加不良反应。

文献出处 J Clin Oncol,2010,28(20):3239-3247. Eur J Cancer,2011,47(16):2387-2395.

4. RIBBON-1试验

目的 比较贝伐单抗联合多种标准解救化疗方案与这些化疗方案一线治疗HER-2阴性局部复发或转移性乳腺癌患者的疗效与安全性。

日期 2005年12月至2007年8月。

设计方法 该试验是Ⅲ期、随机、双盲、安慰剂对照的国际多中心临床试验。在随机分组之前,由研究者决定患者是接受卡培他滨治疗,还是以紫杉类或蒽环类为基础的化疗方案,具体治疗方案如下。

(1)卡培他滨治疗:卡培他滨1 000 mg/m²,每日2次口服,第1~14天,每3周1个疗程。

(2)以紫杉类为基础的化疗:多西他赛75~100 mg/m²或白蛋白结合紫杉醇260 mg/m²,第1天,每3周1个疗程。

(3)以蒽环类为基础的化疗:氟尿嘧啶500 mg/m²+表柔比星90~100 mg/m²+环磷酰胺500 mg/m²;或氟尿嘧啶500 mg/m²+多柔比星50 mg/m²+环磷酰胺500 mg/m²;或多柔比星50~60 mg/m²+环磷酰胺500~600 mg/m²;或表柔比星90~100 mg/m²+环磷酰胺500~600 mg/m²;上述方案均为每3周1个疗程。

随后再将患者按2:1随机分为2组。

(1)化疗联合贝伐单抗治疗组:化疗方案如上述;贝伐单抗15 mg/kg,每3周1个疗程。贝伐单抗治疗直至患者疾病进展或出现不可耐受的不良反应,或出于研究者的决定,或治疗满48个月,或死亡;化疗直至患者疾病进展,或出现不可耐受的不良反应,或出于研究者的决定,或以蒽环类为基础的化疗方案治疗满8个疗程。

(2)化疗联合安慰剂组:化疗方案如上述;化疗直至患者疾病进展或出现不可耐受的不良反应,或出于研究者的决定,或以蒽环类为基础的化疗方案治疗满8个疗程。

入组情况 共入组1 237例患者,卡培他滨组和紫杉/蒽环类组的患者分别为615例和622例(其中307例为紫杉类亚组,315例为蒽环类亚组)。

研究终点 主要研究终点为PFS(由研究者进行病灶评估);次要研究终点为ORR、OS、1年生存率、客观缓解持续时间、PFS(由 IRC 进行病灶评估)和安全性。

结果 无论是采用卡培他滨(8.6 个月对比 5.7 个月,$HR=0.69$,$P<0.001$)还是紫杉类/蒽环类方案(9.2 个月对比 8.0 个月,$HR=0.64$,$P<0.001$)治疗,加用贝伐单抗后均较安慰剂组显著改善患者的 PFS。

在有可测量病灶的患者中,加用贝伐单抗可显著提高患者的 ORR(卡培他滨方案:35.4% 对比 23.6%,$P=0.0097$;紫杉类/蒽环类方案:51.3% 对比 37.9%,$P=0.0054$)。在病灶缓解的患者中,加用贝伐单抗者的中位客观缓解持续时间优于安慰剂对照组(卡培他滨方案:9.2 个月对比 7.2 个月;紫杉类/蒽环类方案:8.3 个月对比 7.1 个月)。

无论采用何种化疗方案,加用贝伐单抗与安慰剂组的 OS 或 1 年生存率差异无显著性。在接受卡培他滨方案化疗的患者中,OS 的分层 $HR=0.85$($P=0.27$),卡培他滨加用贝伐单抗患者的 1 年 OS 高于安慰剂组(81.0% 对比 74.4%,$P=0.076$);而在接受紫杉类/蒽环类方案化疗的患者中,OS 的分层 $HR=1.03$($P=0.83$),紫杉类/蒽环类加用贝伐单抗患者的 1 年 OS 低于对照组(80.7% 对比 83.2%,$P=0.44$)。

在安全性方面,与既往贝伐单抗研究结果一致。贝伐单抗对于所有 3 种化疗方案,无论是卡培他滨、紫杉类还是蒽环类方案,贝伐单抗组的不良反应或 3~5 级不良反应发生率均高于安慰剂对照组,尤其是高血压和蛋白尿。在接受紫杉类化疗方案的患者中,加用贝伐单抗可使出血和中性粒细胞减少性发热的发生率较安慰剂对照组升高 5%。在所有接受蒽环类化疗的患者中,LVEF 在治疗后轻度下降,贝伐单抗组(基线值 65.7% 对比基线后最低值 59.6%)和安慰剂对照组(基线值 64.7% 对比基线后最低值 60.8%)的下降程度相仿。

结论 该试验再次验证了 ECOG 2100 和 AVADO 试验的结果。在转移性乳腺癌一线治疗中,贝伐单抗联合卡培他滨、紫杉类或蒽环类方案化疗可显著改善患者的 PFS 和 ORR,其安全性与既往的Ⅲ期临床研究结果一致。鉴于 AVADO 和 RIBBON-1 试验结果,FDA 专员 Hamburg 博士表示,现有的临床试验表明贝伐单抗并不能有效控制肿瘤并延长乳腺癌患者生存期或提高患者生存质量,相反会增加患者高血压、出血等潜在的严重不良反应。同时,Hamburg 博士建议进一步开展临床试验,以明确贝伐单抗对哪些人群有效。因此,2011 年 11 月 18 日,FDA 撤销贝伐单抗用于治疗乳腺癌的适应证批文。

文献出处 J Clin Oncol,2011,29(10):1252-1260.

5. RIBBON-2 试验

目的 比较贝伐单抗联合标准解救化疗方案与这些化疗方案二线治疗 HER-2 阴性转移性乳腺癌的疗效与安全性。

日期 2006 年 2 月至 2008 年 6 月。

设计方法 该试验是Ⅲ期、随机、双盲、安慰剂对照的国际多中心临床试验。在随机分组之前,由研究者决定患者是接受卡培他滨或紫杉类或吉西他滨或长春瑞滨的化疗方案,具体治疗方案如下。

(1)卡培他滨治疗:卡培他滨 1 000 mg/m^2,每日 2 次口服,第 1~14 天,每 3 周 1 个疗程。

(2)以紫杉类为基础的治疗:多西他赛 75~100 mg/m^2,第 1 天,每 3 周 1 个疗程;或白蛋白结合紫杉醇 260 mg/m^2,第 1 天,每 3 周 1 个疗程;或紫杉醇 90 mg/m^2,第 1、8、15 天,每 4 周 1 个疗程;或紫杉醇 175 mg/m^2,第 1 天,每 3 周 1 个疗程。

(3)吉西他滨化疗:吉西他滨 1 250 mg/m^2,第 1、8 天,每 3 周 1 个疗程。

(4)长春瑞滨化疗:长春瑞滨 30 mg/m^2,第 1 天,每 3 周 1 个疗程。

随后再将患者按 2∶1 随机分为以下 2 组。

(1)化疗联合贝伐单抗治疗组:化疗方案如上所述;根据不同方案,贝伐单抗 10 mg/kg 或 15 mg/kg,每 2 或 3 周 1 个疗程。贝伐单抗治疗直至患者疾病进展或出现不可耐受的不良反应,或出于研究者的决定,或治疗满 36 个月,或死亡;化疗直至患者疾病进展,或出现不可耐受的不良反应,或出于研究者的决定,或死亡。若患者在疾病进展前中止化疗,可继续贝伐单抗单药治疗。

(2)化疗联合安慰剂组:化疗方案如上所述;化疗直至患者疾病进展,或出现不可耐受的毒性反应,或出于研究者的决定,或死亡。若患者在疾病进展前中止化疗,可继续安慰剂单药治疗。

入组情况 共入组 684 例患者,其中安慰剂组和贝伐单抗组分别有 225 例和 459 例。

研究终点 主要研究终点为 PFS(由研究者进行病灶评估);次要研究终点为 ORR、OS、各个化疗方案的 PFS、1 年生存率、客观缓解持续时间和安全性。

结果 在二线治疗基础上联合贝伐单抗组较安慰剂组显著改善患者的PFS(中位PFS:7.2个月对比5.1个月,$HR=0.78$,$P=0.007\ 2$)。贝伐单抗组的ORR高于安慰剂组(39.5%对比29.6%,$P=0.019\ 3$)。由于该试验预设的α值为0.01,因此两组之间的ORR差异无显著性。进一步的亚组分析显示,对于接受紫杉类($HR=0.64$)、吉西他滨($HR=0.90$)或卡培他滨($HR=0.73$)化疗的患者,加用贝伐单抗可改善患者的PFS;相反,在长春瑞滨化疗基础上加用贝伐单抗并未发现PFS获益($HR=1.42$)。多因素Cox回归分析发现,不同化疗方案PFS获益的差异无统计学意义($P=0.284\ 3$),但长春瑞滨和其他3个化疗方案之间PFS获益的差异有统计学意义($P=0.018\ 3$)。这一结果在ORR方面也同样如此。对于接受紫杉类(48.7%对比38.3%)、吉西他滨(32.9%对比15.0%)或卡培他滨(35.8%对比15.4%)化疗的患者,加用贝伐单抗患者的ORR高于安慰剂对照组;相反,在长春瑞滨化疗基础上加用贝伐单抗降低了患者的ORR(26.1%对比52.6%)。化疗联合贝伐单抗与安慰剂对照组的OS差异无显著性($HR=0.90$,$P=0.374\ 1$)。贝伐单抗组与安慰剂组的1年生存率分别为69.5%和66.2%,但两组之间的差异无统计学意义。

贝伐单抗组中导致患者研究中止的不良反应发生率几乎是安慰剂组的2倍(13.3%对比7.2%),但两组因不良反应所致的治疗过程中死亡患者数并无差异。在≥3级不良反应中,中性粒细胞减少最为常见,且两组的发生率相似。高血压是唯一两组发生率相差≥5%的不良反应(贝伐单抗组9.0%对比安慰剂组0.5%)。两组发生率相差2%~5%的不良反应为蛋白尿和中性粒细胞减少,而且这两个不良反应均在接受贝伐单抗治疗的患者中更为多见。最常见的死亡原因为疾病进展,且在不同化疗方案均是如此。

结论 在二线治疗HER-2阴性转移性乳腺癌患者中,常用的解救化疗方案联合贝伐单抗可显著改善PFS。虽然ORR未达到差异有统计学意义,但加用贝伐单抗后可增加ORR逾10%。卡培他滨、紫杉类或吉西他滨化疗联合贝伐单抗均可显著改善患者预后,而长春瑞滨方案联合贝伐单抗并未发现明显的临床获益。长春瑞滨组样本量较小,因此尚不能对长春瑞滨联合贝伐单抗的疗效妄下论断。贝伐单抗联合化疗的安全性与既往Ⅲ期临床试验报道一致。

文献出处 J Clin Oncol,2011,29(32):4286-4293.

6. AVEREL试验

目的 评估贝伐单抗联合曲妥珠单抗/多西他赛一线治疗HER-2阳性局部复发或转移性乳腺癌患者的疗效。

日期 2006年9月至2010年2月。

设计方法 该试验是Ⅲ期、随机、对照、开放的国际多中心临床试验,将HER-2阳性局部复发或转移性乳腺癌患者随机分为以下2组。

(1) 曲妥珠单抗/多西他赛组(对照组):曲妥珠单抗首剂8 mg/kg,此后6 mg/kg维持,每3周1个疗程;联合多西他赛100 mg/m^2,每3周1个疗程。

(2) 曲妥珠单抗/多西他赛/贝伐单抗组(贝伐单抗组):曲妥珠单抗及多西他赛用法如上所述;联合贝伐单抗15 mg/kg,每3周1个疗程。曲妥珠单抗和贝伐单抗持续治疗直至患者疾病进展或出现不可耐受的不良反应。多西他赛至少化疗6个疗程,只有患者疾病进展或出现不可耐受的不良反应才可提前中止。

入组情况 共入组424例患者,其中贝伐单抗组216例,对照组208例。

研究终点 主要研究终点为研究者评估的PFS;次要研究终点为OS、ORR、缓解持续时间、TTF、安全性和生活质量。

结果 对研究者评估的PFS进行非分层分析发现,贝伐单抗组具有改善患者PFS的趋势(中位PFS:16.5个月对比13.7个月,$HR=0.82$,$P=0.077\ 5$)。而对IRC评估的PFS进行分层分析后发现,贝伐单抗组较对照组显著改善患者的PFS(中位PFS:16.8个月对比13.9个月,$HR=0.72$,$P=0.016\ 2$)。同时,贝伐单抗可显著改善IRC评估的ORR(76.5%对比65.9%,$P=0.026\ 5$),但两组在研究者评估的ORR方面差异无显著性(74.3%对比69.9%,$P=0.349\ 2$)。另外,贝伐单抗组未见OS获益(38.5个月对比38.3个月,非分层$HR=0.954\ 3$,分层$HR=0.707\ 8$)。

贝伐单抗组和对照组的不良反应发生率分别为97.7%和97.6%,两组中因不良反应引起的治疗中止分别有38.1%和28.2%。与贝伐单抗相关的不良反应与既往研究报道相同。贝伐单抗组中较为常见的≥3级不良反应包括心脏事件(5.1%对比2.9%)、中性粒细胞减少性发热(11.6%对比

8.7%)、高血压(11.6%对比0.5%)、瘘/脓肿(1.9%对比0)、蛋白尿(1.4%对比0)和伤口愈合并发症(0.5%对比0)。

在探索性分析中,该试验以整体患者血浆VEGF-A的中位值为分界点,将患者分为VEGF-A低水平组和高水平组。在低水平组,贝伐单抗组和对照组的中位PFS分别为16.5个月和13.6个月($HR=0.83$, 95% CI: 0.50～1.36);在高水平组,贝伐单抗组改善PFS的作用更甚(中位PFS: 16.6个月对比8.5个月, $HR=0.70$, 95% CI: 0.43～1.14)。

结论 在曲妥珠单抗/多西他赛基础上联合贝伐单抗的一线治疗方案可改善HER-2阳性局部复发或转移性乳腺癌患者的PFS,但未能明显改善OS。同时,在治疗安全性方面,并无新的不良反应发生。另外,血浆VEGF-A高水平患者或许更能从贝伐单抗治疗中获益,这与既往HER-2阴性患者的研究结果一致,但仍有待于GO25632(MERiDiAN)临床研究的进一步证实。

文献出处 34th Annual CTRC-AACR San Antonio Breast Cancer Symposium, 2011, Abstract S4-8. J Clin Oncol, 2013, 31(14): 1719-1725.

7. TANIA 试验

目的 评价贝伐单抗在已接受过贝伐珠单抗联合化疗后进展HER-2阴性晚期乳腺癌患者治疗中的有效性与安全性。

日期 2011年2月17日至2013年4月3日。

设计方法 该试验是一项开放、随机的Ⅲ期临床试验,将接受过12周以上贝伐单抗联合化疗并发生进展的HER-2阴性晚期乳腺癌患者按1∶1分为2组。

(1) 贝伐单抗联合化疗组:贝伐单抗15 mg/kg,每3周1次,或10 mg/kg,每2周1次。

(2) 单药化疗组:经研究者选择的单药化疗方案。

入组情况 共入组494例患者,每组各247例。

研究终点 主要研究终点为二线PFS;次要研究终点为亚组二线PFS,二线ORR,三线PFS、OS、安全性。

结果 贝伐单抗联合化疗组和单药化疗组的中位随访时间分别为16.1个月和15.9个月。贝伐单抗联合化疗组的PFS较单药化疗组显著延长($HR=0.75$, 95% CI: 0.61～0.93, $P=0.0068$),两组的中位PFS分别为6.3个月(95% CI: 5.4～7.2

个月)和4.2个月(95% CI: 3.9～4.7个月)。贝伐单抗联合组和单药化疗组中最常见的≥3级不良反应为高血压(13%对比7%)、中性粒细胞减少(12%对比8%)和手足综合征(11%对比11%)。3级蛋白尿在贝伐单抗联合组和单药化疗组分别出现17例(7%)和1例(<1%)。严重不良反应在贝伐单抗联合组和单药化疗组分别为61例(25%)和44例(18%)。

结论 这些结果表明,既往对贝伐单抗治疗有反应的局部复发或转移性HER-2阴性乳腺癌患者,采用进一步的贝伐单抗继续VEGF抑制是一种有效的治疗选择。

文献出处 Lancet Oncol, 2014, 15(11): 1269-1278.

三、拉帕替尼(lapatinib)

1. EGF 100151 试验

目的 在既往接受蒽环类、紫杉类和曲妥珠单抗治疗后失败的HER-2阳性局部晚期或转移性乳腺癌患者中比较拉帕替尼联合卡培他滨与卡培他滨单药的疗效与安全性。

日期 2004年3月29日至2006年4月3日。

设计方法 该试验是Ⅲ期、随机、开放的国际多中心临床试验,将既往接受蒽环类、紫杉类和曲妥珠单抗治疗后失败的HER-2阳性局部晚期(原发灶T4,ⅢB～ⅢC期)或转移性乳腺癌患者按1∶1随机分为以下2个治疗组。

(1) 拉帕替尼联合卡培他滨组(联合组):拉帕替尼每天1 250 mg/m^2,早餐前或早餐后1小时服药;卡培他滨2 000 mg/m^2,每天2次,第1～14天,每21天1个疗程。

(2) 卡培他滨单药组(单药组):卡培他滨2 500 mg/m^2,每天2次,第1～14天,每21天1个疗程。患者持续治疗直至研究者判断患者疾病进展或出现不可接受的不良反应。

入组情况 共入组408例患者,其中399例患者为随机分组(ITT人群),9例患者在2006年4月3日试验结束入组时因仍在筛选阶段而在结果公布后均接受拉帕替尼联合卡培他滨治疗。最终联合组和单药组分别有207例和201例。

研究终点 主要研究终点为TTP;次要研究终点为PFS、OS、总缓解率、CBR和安全性。

结果 2008年报道在ITT人群(399例患者)

中进行分析,结果显示联合组较单药组显著改善患者的TTP($HR=0.57$, $P<0.001$)和PFS($HR=0.55$, $P<0.001$),两组的中位TTP分别为6.2个月和4.3个月。但两组的OS差异无显著性($HR=0.78$, $P=0.177$)。联合组的总缓解率高于单药组,分别为24%和14%($P=0.017$)。另外,在卡培他滨基础上加用拉帕替尼还可降低中枢神经系统病变进展的发生率(2%对比6%, $P=0.045$)。

该研究进一步对血清HER-2的胞外结构域(extracellular domain, ECD)水平与预后的关系进行探索。结果发现,若将HER-2 ECD水平作为连续变量,则单药组中ECD水平较高者PFS较短($P<0.001$),但联合组中并未发现此类现象($P=0.12$)。若将HER-2 ECD水平作为分类变量,则单药组中ECD处于最高四分位数区间(>82 ng/ml)者的中位PFS明显劣于ECD位于其他四分位数区间者(2.6个月对比4.8个月, $HR=2.3$, $P<0.001$),但在联合组未得到同样结果(6.0个月对比6.7个月, $HR=1.5$, $P=0.12$)。上述结果提示,基线ECD水平并不影响拉帕替尼的疗效。事实上,无论基线ECD水平如何,在卡培他滨基础上加用拉帕替尼均可显著改善患者的PFS(基线ECD处于最高四分位数区间的患者: $HR=0.320$, $P<0.001$;基线ECD处于其他四分位数区间的患者: $HR=0.561$, $P=0.002$)。

2010年公布了该试验的最终分析结果,ITT人群的联合组和单药组的中位OS分别为75.0周和64.7周($HR=0.87$, $P=0.206$),而408例患者OS分析结果相仿(75.0周对比64.7周, $HR=0.87$, $P=0.210$)。2010年的最终分析结果还研究了交叉换药对患者预后的影响。当该研究结束入组时,有39例患者接受卡培他滨单药治疗。在这些患者中,有35例(90%)选择交叉至联合组治疗。另有1例接受单药治疗的患者因在入组结束前6天出现疾病进展而中止卡培他滨治疗,也改为联合组治疗。因此,共有36例患者交叉至联合组治疗。这些患者的基线特征与接受卡培他滨单药治疗中未交叉换药的165例患者基本相同。由于没有最佳的生存分析方法校正交叉换药,研究者采用多种统计方法进行探索性分析。第一种方法是将交叉换药的患者剔除,结果发现联合组和单药组的中位OS分别为75.0周和56.4周($HR=0.78$, $P=0.023$)。虽然采用这一方法会低估单药组的疗效,但可以剔除这些患者从联合治疗中获益对OS的影响。第二种方法是截尾法,即将交叉换药的患者作为截尾数据处理,截尾点为交叉换药的时间。结果发现联合组和单药组的中位OS分别为75.0周和62.6周($HR=0.82$, $P=0.074$)。由于作截尾处理的患者可能会在交叉换药后死亡,所以这一方法在一定程度上会高估单药组患者的疗效。另一种方法则是采用Cox回归模型,并将交叉换药作为时间依赖性变量,以校正交叉换药效应。这一方法并不剔除单药组中交叉换药患者因改变治疗对OS的影响。分析结果显示,交叉换药效应的$HR=0.63$, $P=0.042$。也就是说,交叉换药的患者死亡风险较低。而408例患者中治疗效应的$HR=0.80$, $P=0.043$,意味着联合组的死亡风险可降低20%。最后一种方法亦是采用Cox回归模型。在该模型中不仅将交叉换药作为时间依赖性变量,同时纳入ECOG PS(performance status,体能状况)评分、有无肝转移和转移部位数等因素。该分析发现,与单药组相比,联合组的$HR=0.75$, $P=0.013$,即联合组存在生存获益。

由此可见,无论采用何种分析方法,结果均相当一致,即与单药组相比,联合组均有明显的OS获益。

该试验还发现,曲妥珠单抗末次治疗至随机分组时间并不能预测拉帕替尼的疗效,但既往曲妥珠单抗治疗的方案个数对预后有影响。在既往仅接受一个曲妥珠单抗治疗方案的患者中,联合组的中位TTP显著优于单药组(31.3周对比18.6周, $P<0.001$),而中位OS分别为71.4周和56.6周($P=0.077$)。在既往接受超过1个曲妥珠单抗治疗方案的患者中,联合组较单药组有TTP改善的趋势(24.4周对比19.7周, $HR=0.64$, $P=0.09$)。然而,两组患者的中位OS相仿,联合组和单药组分别为77.1周和80.9周($P=0.669$)。

截至2008年10月1日,共有58例患者报道115项严重不良事件(SAE)。其中24例接受拉帕替尼联合卡培他滨治疗的患者发生47项SAE,6例交叉换药者有11项SAE,28例卡培他滨单药治疗者有57项SAE。最常见的SAE为腹泻、脱水和呕吐。有12例患者因SAE死亡。在联合组中,有4例患者经研究者评估分别死于心跳呼吸骤停、淋巴水肿、低钠血症和体质下降等SAE;另有2例患者的死因最终确定与疾病进展和中枢神经系统转移相关。在单药组,有6例患者经研究者评估死于以下SAE(有2例患者发生超过1项SAE):腹泻、呕吐、心跳骤停、肠梗阻、中性粒细胞减少、血小板减少、肺栓塞、呼吸困难和呼吸骤停。有 11 例患者发生 LVEF 下降，其中 8 例患者达到方案规定的严重程度，但这 8 例均无症状。另外，口服 TKI 具有一定的肝脏毒性，联合组和单药组各有 4 例(1.9%)和 3 例(1.6%)患者发生肝胆相关不良反应。

结论 虽然该试验提前结束入组并存在交叉换药情况，从而造成检验效能不足以检测到 OS 的差异，但探索性分析发现拉帕替尼联合卡培他滨有生存获益趋势，因此在 HER-2 阳性转移性乳腺癌患者中拉帕替尼仍是有效治疗药物。

文献出处 Breast Cancer Res Treat，2008，112(3)：533-543. Oncologist，2010，15(9)：924-934.

2. EGF 30008 试验

目的 评价拉帕替尼联合来曲唑一线治疗激素受体阳性转移性乳腺癌患者的疗效。

日期 2003 年 12 月 9 日至 2006 年 12 月 29 日。

设计方法 该试验是Ⅲ期、随机、双盲、安慰剂对照的国际多中心临床试验，将ⅢB/ⅢC 期或Ⅳ期 ER 和(或)PR 阳性的绝经后浸润性乳腺癌患者随机分为以下 2 个治疗组。

(1) 来曲唑联合拉帕替尼组(联合组)：拉帕替尼 1 500 mg，每天口服；来曲唑 2.5 mg，每天口服。

(2) 来曲唑联合安慰剂组(安慰剂组)：来曲唑用法如上所述；安慰剂，每天口服。

两组均持续治疗直至疾病进展或患者退出试验。

入组情况 共入组 1 286 例激素受体阳性患者，其中来曲唑联合拉帕替尼组 642 例，来曲唑联合安慰剂组 644 例，两组 HER-2 阳性患者各有 111 例和 108 例。

研究终点 主要研究终点为 PFS(由研究者评估)；次要研究终点为总缓解率、CBR、OS、安全性、激素受体阳性 ITT 患者的 PFS。

结果 经过 1.8 年中位随访后发现，联合组较安慰剂组显著改善 HER-2 阳性患者的 PFS(中位 PFS：8.2 个月对比 3.0 个月，$HR=0.71$，$P=0.019$)、总缓解率(28% 对比 15%，$OR=0.4$，$P=0.021$)和 CBR(48% 对比 29%，$OR=0.4$，$P=0.003$)，但两组中位 OS 差异无显著性(33.3 个月对比 32.3 个月，$HR=0.74$，$P=0.113$)。联合组可显著改善 ITT 人群即激素受体阳性患者的 PFS(中位 PFS：11.9 个月对比 10.8 个月，$HR=0.86$，$P=0.026$)，但两组的总缓解率和 CBR 差异无显著性。

在 952 例 HER-2 阴性患者中，联合组未见明显 PFS 获益($HR=0.90$，$P=0.188$)。多因素逐步 Cox 回归分析显示，在 HER-2 阳性患者中，联合治疗是 PFS 的独立预后因素($HR=0.65$，$P=0.008$)。而在 HER-2 阴性患者中，除了联合治疗之外，转移部位数(<3 个部位)和既往辅助抗雌激素治疗同样是 PFS 的独立预后因素。

鉴于这一结果，该研究进一步将患者按照既往抗雌激素治疗中止时间或未接受抗雌激素治疗时间进行分层分析。在 752 例中止治疗或未治疗时间≥6 个月的患者中，有 33% 既往接受辅助他莫昔芬治疗，中位持续时间为 5 年，中位中止时间为 3.5 年；其余 67% 患者既往未接受任何抗雌激素治疗。这 752 例患者 PFS 的 $HR=0.94(P=0.522)$，且联合组和安慰剂组的 CBR 基本相仿(62% 对比 64%)。在 200 例治疗中止时间<6 个月的患者中，既往辅助他莫昔芬治疗的中位持续时间为 2.8 年，中位中止时间仅 1 个月。这 200 例患者 PFS 的 $HR=0.78(P=0.117)$，联合组的中位 PFS(8.3 个月)优于安慰剂组(1.3 月)。同时，联合组的 CBR 高于安慰剂组(44% 对比 32%，$OR=0.6$，$P=0.112$)。

两组患者的治疗依从性均>95%。最常见的不良反应为腹泻、皮疹、恶心、关节疼痛和乏力(大部分为 1~2 级)，其中联合组的腹泻和皮疹发生率较高。联合组有 60 例(10%)患者出现 3~4 级腹泻，其中有 15% 要求中止治疗，其余患者则通过减量等方法处理。治疗引起的 LVEF 下降以及转氨酶升高并不多见。共有 7 例患者出现有症状的 LVEF 下降，其中安慰剂组和联合组分别为 2 例(0.3%)和 5 例(0.8%)。

VeriStrat 是一质谱分析技术，目前已被开发运用于肺癌患者，通过检测患者治疗前血清中的蛋白成分预测患者接受 EGFR-TKI 治疗的生存情况。Roder 等采用 VeriStrat 分析对该试验的 1 163 例可获得血清标本的患者进行检测，117 例患者因溶血无法检测，其余 1 046 例患者则根据检测结果进行分组，"良好结局"(VeriStrat good)组有 961 例，"不良结局"(VeriStrat poor)组有 80 例，"中间结局"(VeriStrat intermediate)组有 5 例。在接受来曲唑单药患者中，"良好结局"组的中位 PFS 明显优于"不良结局"组(10.8 个月对比 2.8 个月，$HR=0.36$，$P<0.0001$)，而且无论是 HER-2 阳性(3.0 个月对比 2.3 个月，$HR=0.29$，$P=0.046$)还是 HER-2 阴性(13.6 个月对比 3.1 个月，$HR=$

0.37，$P=0.0004$）患者均是如此。在接受拉帕替尼联合来曲唑患者中，"良好结局"组和"不良结局"组的中位 PFS 差异无显著性，而且在 HER-2 阳性（8.0 个月对比 8.6 个月，$HR=0.99$，$P=0.99$）和 HER-2 阴性（13.8 个月对比 11.0 个月，$HR=0.77$，$P=0.30$）患者中亦得到同样结果。另外，在总体患者中，无论是"良好结局"组（中位 PFS：11.4 个月对比 10.8 个月，$HR=0.84$，$P=0.028$）还是"不良结局"组（11.0 个月对比 2.8 个月，$HR=0.52$，$P=0.011$）的患者均能从拉帕替尼治疗中获益；在 HER-2 阳性（"良好结局"组：8.0 个月对比 3.0 个月，$HR=0.71$，$P=0.046$；"不良结局"组：8.6 个月对比 2.3 个月，$HR=0.17$，$P=0.021$）患者中亦是如此。但在 HER-2 阴性患者中，"良好结局"组未能从拉帕替尼治疗中获益（13.8 个月对比 13.6 个月，$HR=0.85$，$P=0.085$）。"不良结局"组在加用拉帕替尼后具有一定改善 PFS 的趋势（11.0 个月对比 3.1 个月，$HR=0.57$，$P=0.068$）。

结论 来曲唑联合拉帕替尼的一线治疗方案可显著改善激素受体阳性且 HER-2 阳性转移性乳腺癌患者的 PFS 以及 CBR。

VeriStrat 可在来曲唑单药治疗患者中预测 PFS 获益情况，但在拉帕替尼联合来曲唑治疗患者中无此效应。VeriStrat 可在来曲唑单药治疗组中筛选出 PFS 较差的患者亚群。在 HER-2 阳性患者中，加用拉帕替尼可显著改善患者的 PFS；在 HER-2 阴性患者中，则是"不良结局"患者可从拉帕替尼治疗中获得一定程度 PFS 的改善，而"良好结局"患者未能从拉帕替尼治疗中获益。若这一结果在前瞻性试验中得到验证，则有望在 HER-2 阴性、激素受体阳性患者中通过 VeriStrat 检测筛选能从拉帕替尼治疗中获益的亚群。

文献出处 J Clin Oncol，2009，27(33)：5538-5546. Oncologist，2010，15(2)：122-129. 34th Annual CTRC-AACR San Antonio Breast Cancer Symposium，2011，Abstract S1-4.

3. EGF 30001 试验

目的 鉴于拉帕替尼对 HER-2 阳性局部晚期或转移性乳腺癌患者有效，该试验旨在评估拉帕替尼一线治疗 HER-2 阴性或 HER-2 未检测转移性乳腺癌患者的疗效。

日期 2004 年 1 月至 2005 年 7 月。

设计方法 该试验是Ⅲ期、随机、双盲、安慰剂对照的国际多中心临床试验，将 HER-2 阴性或 HER-2 未检测的转移性乳腺癌患者随机分为以下 2 个治疗组。

（1）紫杉醇联合拉帕替尼组：拉帕替尼 1 500 mg，每天口服；紫杉醇 175 mg/m^2，第 1 天，每 3 周 1 个疗程，至多化疗 6 个疗程。

（2）紫杉醇联合安慰剂组：紫杉醇用法如上所述；安慰剂每天口服。患者持续治疗直至疾病进展或因不良反应退出试验或撤销知情同意书。

入组情况 共入组 580 例患者，其中 1 例患者因在治疗开始前退出试验，所以 579 例患者组成 ITT 分析人群，紫杉醇联合拉帕替尼组和安慰剂组各有 291 例和 288 例。

研究终点 主要研究终点为 TTP；次要研究终点为 ORR、CBR、缓解持续时间、EFS、OS 和安全性。

结果 在 ITT 人群中，拉帕替尼组的 ORR（$OR=1.7$，$P=0.008$）和 CBR（$OR=1.5$，$P=0.025$）显著优于安慰剂组，但拉帕替尼组和安慰剂组在 TTP（中位 TTP：29 周对比 22.9 周，$HR=0.87$，$P=0.142$）、EFS（中位 EFS：25.1 周对比 22.6 周，$HR=0.90$，$P=0.238$）以及 OS（中位 OS：99.1 周对比 87 周，$HR=0.86$，$P=0.216$）方面的差异无统计学意义。进一步的探索性分析发现，拉帕替尼组和安慰剂组分别有 7 例和 5 例患者发生中枢神经系统转移，以中枢神经系统为唯一转移部位的患者各有 2 例和 5 例，且两组至首次中枢神经系统转移的中位时间分别为 35.3 周和 20.4 周。有 86 例（15%）患者被检测为 HER-2 阳性，其中拉帕替尼组和安慰剂组各有 49 例和 37 例。拉帕替尼治疗较安慰剂组显著改善 HER-2 阳性患者的 TTP（中位 TTP：36.4 周对比 25.1 周，$HR=0.53$，$P=0.005$）、EFS（中位 EFS：35.1 周对比 21.9 周，$HR=0.52$，$P=0.004$）、ORR（63.3% 对比 37.8%，$P=0.023$）和 CBR（69.4% 对比 40.5%，$P=0.011$）。拉帕替尼组的中位 OS 优于安慰剂组，但两组之间差异无显著性（104.6 周对比 82.4 周，$HR=0.74$，$P=0.365$）。而 HER-2 阳性患者中，仅有 3 例发生中枢神经系统转移，其中 2 例为拉帕替尼组患者。HER-2 阴性患者中，两组的 ORR、CBR、TTP、EFS 和 OS 的差异均无统计学意义。

该试验中最常见的不良反应是脱发、皮疹、腹泻、恶心、呕吐、肌肉疼痛和中性粒细胞减少。拉帕替尼组的皮疹、腹泻、黏膜炎和呕吐的发生率高于安慰剂组。因不良反应导致治疗中止的患者在拉帕替尼组和安慰剂组中分别有48例(16%)和20例(7%)。两组中各有6例(2%)患者发生LVEF下降,且其中各有5例发生有症状的LVEF下降,并达到方案规定的SAE标准。拉帕替尼组和安慰剂组各有102例(35%)和63例(22%)患者至少发生1例SAE,包括中性粒细胞减少、中性粒细胞减少性发热、腹泻和有症状的LVEF下降。但其中仅有腹泻在两组中差异有显著统计学意义(拉帕替尼组24例对比安慰剂组2例,$P<0.0001$)。拉帕替尼组和安慰剂组各有8例(2.7%)和2例(0.6%)发生与SAE相关的死亡,其中拉帕替尼组是因感染性休克和腹泻(3例)、脑血管意外、心搏骤停、心力衰竭和肺栓塞死亡,而安慰剂组则因脑血管意外和不明原因死亡。

Finn等进一步对标本进行回顾性分析,采用免疫组化(IHC)方法检测ER、PR和EGFR状态,并采用荧光原位杂交法(FISH)检测HER-2状态。结果发现,拉帕替尼组较安慰剂组显著改善HER-2扩增患者的EFS(中位EFS:8.1个月对比5.0个月,$HR=0.49$, $P=0.008$)。进一步的亚组分析发现,HER-2扩增、ER/PR阳性患者在接受拉帕替尼治疗后,其EFS可得到一定程度的改善(中位EFS:5.7个月对比4.5个月,$HR=0.7$, $P=0.351$);HER-2扩增、ER/PR阴性患者的获益更甚(中位EFS:8.3个月对比5.0个月,$HR=0.34$, $P=0.007$)。而在HER-2无扩增、ER阳性患者中,拉帕替尼组治疗后EFS的获益程度随PR阳性程度的不同而变化:PR强阳性患者无改善(中位EFS:9.3个月对比7.3个月,$HR=0.83$, $P=0.373$),PR弱阳性患者有所改善(中位EFS:7.3个月对比2.4个月,$HR=0.49$, $P=0.026$),而PR阴性患者呈现劣效(中位EFS:3.7个月对比7.2个月,$HR=3.58$, $P=0.004$)。另外,拉帕替尼组未能改善TNBC患者的EFS(中位EFS:4.6个月对比4.8个月,$HR=1.25$, $P=0.255$);而且TNBC患者中EGFR状态并不能预测EFS获益(拉帕替尼组:EGFR阴性5.2个月对比EGFR阳性4.2个月,$P=0.064$;安慰剂组:4.3个月对比4.9个月,$P=0.450$)。

结论 在紫杉醇基础上加用拉帕替尼的一线治疗方案并未在HER-2阴性或HER-2未检测的转移性乳腺癌患者中体现出显著疗效。然而,紫杉醇联合拉帕替尼可显著改善HER-2阳性患者的预后,且在不同亚组中获益程度亦存在差异。

文献出处 J Clin Oncol,2008,26(34):5544-5552. J Clin Oncol,2009,27(24):3908-3915.

4. EGF 104900试验

目的 在曲妥珠单抗耐药的HER-2阳性难治性转移性乳腺癌患者中比较拉帕替尼单药和拉帕替尼联合曲妥珠单抗的疗效与安全性。

日期 2005年11月至2006年11月。

设计方法 该试验是Ⅲ期、随机、开放的国际多中心临床试验,将既往曲妥珠单抗治疗失败的HER-2阳性转移性乳腺癌患者按1:1随机分为以下2个治疗组。

(1) 拉帕替尼单药组:拉帕替尼1 500 mg,每天口服。

(2) 拉帕替尼联合曲妥珠单抗组:拉帕替尼1 000 mg,每天口服;曲妥珠单抗首剂4 mg/kg,此后2 mg/kg,每周维持。

若患者在拉帕替尼单药治疗至少4周后出现疾病进展,则可交叉换药至联合治疗组。

入组情况 共入组296例患者,两组各为148例。

研究终点 主要研究终点为研究者评估PFS;次要研究终点为ORR、CBR、OS、生活质量和安全性。

结果 单药组和联合组均接受中位数为3个含曲妥珠单抗的转移性乳腺癌治疗方案。其中73例患者(49%)选择交叉换药。联合组较单药组显著改善患者的PFS(中位PFS:12.0周对比8.1周,$HR=0.73$, $P=0.008$)和CBR(24.7%对比12.4%,$P=0.01$)。加用曲妥珠单抗具有改善OS的趋势(中位OS:51.6周对比39.0周,$HR=0.75$, $P=0.106$),联合组6个月和12个月OS分别为80%和45%,单药组则分别为70%和36%。但联合组与单药组的ORR差异无显著性(10.3%对比6.9%,$P=0.46$)。Cox多因素回归模型分析结果显示,联合治疗仍是PFS($HR=0.72$, $P=0.0095$)的独立预后因素,而OS存在改善趋势($HR=0.71$, $P=0.0596$)。

联合组和单药组的不良事件发生率相似(94%对比90%)。1~2级腹泻是两组唯一存在显著差异的不良反应,且联合组的发生率显著高于单药组($P=0.03$);两组≥3级腹泻发生率均为7%。单药组中皮疹发生率高于联合组(29%对比22%),可能是由于单药组中拉帕替尼剂量较高的缘故。两组中有症状和无症状心脏事件的发生率均较低,联合组分别为2%和3.4%,单药组分别为0.7%和1.4%。

2012 年发表的随访数据显示,联合组较单药组的 PFS($HR=0.74$,95% CI:0.58~0.94,$P=0.011$)和 OS($HR=0.74$,95% CI:0.57~0.97,$P=0.026$)有显著优势。联合组相比单药组,在 6 个月和 12 个月的绝对 OS 获益分别为 10%和 15%。

结论 对于既往曲妥珠单抗治疗失败的 HER-2 阳性患者,拉帕替尼联合曲妥珠单抗较拉帕替尼单药显著改善其 PFS 和 CBR。因此,这类患者可考虑选用拉帕替尼联合曲妥珠单抗的非化疗方案,并且该方案的治疗耐受性较好。

文献出处 J Clin Oncol,2010,28(7):1124-1130. J Clin Oncol,2012,30(21):2585-2592.

5. ALTERNATIVE 试验

目的 评估拉帕替尼和曲妥珠单抗双靶治疗联合芳香化酶抑制剂(AI)治疗的疗效与安全性。

日期 2010 年 7 月至 2016 年 3 月。

设计方法 入组的经(新)辅助或一线曲妥珠单抗联合化疗后进展的 HER-2 阳性、HR 阳性的转移性乳腺癌,按 1:1:1 的比例随机分为 3 组。

(1) T+L+AI 组:曲妥珠单抗(首剂 8 mg/kg,序贯 6 mg/kg,每 3 周 1 次)+拉帕替尼(1 000 mg/d)+AI。

(2) T+AI 组:曲妥珠单抗+AI。

(3) L+AI 组:拉帕替尼(1 500 mg/d)+AI。

AI 的选择由研究者决定。若患者拟接受化疗联合曲妥珠单抗治疗,将从本研究排除。

入组情况 共入组 355 例患者,T+L+AI 组 120 例,T+AI 组 117 例,L+AI 组 118 例。

研究终点 主要研究终点是评估 T+L+AI 组和 T+AI 组的 PFS;次要终点包括 PFS(其他组之间)、OS、ORR、CBR 和安全性。

结果 截至 2016 年 3 月 11 日,共有 355 例患者参与本次分析,137 例事件数已达到终点分析 PFS 要求。在所有治疗组中患者的基线特征基本平衡。T+L+AI 组较 T+AI 组有更长的中位 PFS(11.0 个月对比 5.7 个月,$HR=0.62$,95% CI:0.45~0.88,$P=0.006\ 4$)。T+L+AI 组的 PFS 获益在预设亚组分析中结果一致,ORR、CBR、OS 在 T+L+AI 组也有优势。L+AI 和 T+AI 组的中位 PFS 分别为 8.3 个月和 5.7 个月($HR=0.71$,95% CI:0.51~0.98,$P=0.036\ 1$)。T+L+AI组、T+AI组、L+AI组的 ORR 依次为 32%、14%、19%。在 T+L+AI 组、T+AI 组、L+AI 组最常见的不良反应(各组发生率≥15%)依次为腹泻(69%、9%、51%)、皮疹(36%、2%、28%)、恶心(22%、9%、22%)和甲沟炎(30%、0%、15%),多为 1 级或 2 级不良反应。3 组之间的严重不良反应发生率相似,而导致停止治疗的不良反应在 T+L+AI 组相对较低。

结论 HER-2、HR 阳性转移性乳腺癌的双靶治疗联合 AI 优于曲妥珠单抗联合 AI。为这类患者提供了一个有效的化疗联合曲妥珠单抗治疗以外的选择。

文献出处 J Clin Oncol,2018,36(8):741-748.

6. CEREBEL (EGF 111438)试验

目的 对比接受拉帕替尼联合卡培他滨或曲妥珠单抗联合卡培他滨治疗 HER-2 阳性晚期乳腺癌的疗效与安全性。

日期 2009 年 4 月 14 日至 2012 年 6 月 11 日。

设计方法 该试验是Ⅲ期、随机、开放的临床试验,将未发生过中枢神经系统转移的患者按 1:1 随机分为 2 组。

(1) 拉帕替尼+卡培他滨治疗组:拉帕替尼 1 250 mg,每天口服;卡培他滨 2 000 mg/m²,每天口服,第 1~14 天,每 21 天为 1 个疗程。

(2) 曲妥珠单抗+卡培他滨治疗组:曲妥珠单抗首剂 8 mg/kg,此后 6 mg/kg,每 3 周 1 次;卡培他滨 2 500 mg/m²,每天口服,第 1~14 天用药,每 21 天为 1 个疗程。

入组情况 共入组 650 例患者,两组各 325 例。试验终止时共入组 540 例患者,其中 217 例接受拉帕替尼+卡培他滨治疗,269 例接受曲妥珠单抗+卡培他滨治疗。

研究终点 主要研究终点为首次复发事件是中枢神经系统转移的概率;次要研究终点为首次出现中枢神经系统转移的时间、中枢神经系统进展概率、PFS、ORR、DOR、OS 和安全性。

结果 中枢神经系统转移是首个复发事件的概率在拉帕替尼+卡培他滨组为 3%,在曲妥珠单抗+卡培他滨组为 5%(治疗差异为-1.6%,95% CI:-2%~5%,$P=0.360$)。曲妥珠单抗+卡培他滨组的 PFS 和 OS 相较于拉帕替尼+卡培他滨组更长(PFS:$HR=1.30$,95% CI:1.04~1.64;OS:$HR=1.34$,95% CI:0.95~1.64)。严重不良反应的发生率在拉帕替尼+卡培他滨组和曲妥珠单抗+卡培他滨组分别为 13%和 17%。

结论 该项研究对于主要研究终点尚无定论,且目前观察到的中枢神经系统转移率在拉帕替尼+卡培他滨组和曲妥珠单抗+卡培他滨组之间并无差别。曲妥珠单抗+卡培他滨在整体人群中观察到更好的结果。然而,拉帕替尼+卡培他滨的疗效可能会受到之前曾暴露于曲妥珠单抗方案和(或)在转移性环境中作为一线或二线治疗时的影响。

文献出处 J Clin Oncol,2015,33(14):1564-1573.

7. NCIC CTG-MA.31 试验

目的 对比拉帕替尼或曲妥珠单抗联合紫杉类药物在 HER-2 阳性晚期乳腺癌患者一线治疗中的有效性与安全性。

日期 2008年7月17日至2011年12月1日。

设计方法 该试验是一项开放、随机的国际Ⅲ期临床试验,将尚未接受姑息性治疗的 HER-2 阳性晚期乳腺癌患者按1:1随机分为2组。

(1) 拉帕替尼+紫杉组:紫杉醇 80 mg/m², 第1、8、15天,每28天1个疗程;或多西他赛 75 mg/m²,每3周1次;拉帕替尼 1 250 mg,每天口服,与紫杉类药物联用24周,随后拉帕替尼单药 1 500 mg,每天口服。

(2) 曲妥珠单抗+紫杉组:多西他赛 75 mg/m²,每3周1次;曲妥珠单抗 8 mg/kg→6 mg/kg,每3周1次;或紫杉醇 80 mg/m²,每周1次,共24周;曲妥珠单抗 4 mg/kg→2 mg/kg,每周1次,共24周。

入组情况 共入组 652 例患者,每组各 326 例。

研究终点 主要研究终点为 PFS;次要研究终点为 OS、CBR、生活质量和不良反应。

结果 该试验中位随访时间为 21.5 个月。拉帕替尼组和曲妥珠单抗组的中位 ITT、PFS 分别为 9.0 个月和 11.3 个月。ITT 分析显示,拉帕替尼组 PFS 的表现不如曲妥珠单抗组($HR=1.37$,95% CI:1.13~1.65,$P=0.001$)。在基线状态确诊为 HER-2 阳性乳腺癌的患者中,拉帕替尼组的中位 PFS 为 9.1 个月,曲妥珠单抗组的中位 PFS 为 13.6 个月($HR=1.48$,95% CI:1.20~1.83,$P<0.001$)。拉帕替尼组3~4级腹泻和皮疹的发生率较高($P<0.001$)。PFS 的结果也被其他次要研究终点的结果支持。在基线状态确诊为 HER-2 阳性乳腺癌的患者中,两组 OS 的 $HR=1.47$(95% CI:1.03~2.09,$P=0.03$)。

结论 在 HER-2 阳性晚期乳腺癌患者的一线治疗中,拉帕替尼联合紫杉类药物相较于曲妥珠单抗联合紫杉类药物的 PFS 较短,且不良反应较多。

文献出处 J Clin Oncol,2015,33(14):1574-1583.

8. 3144A2-3003/B1891003 试验 详见来那替尼解救治疗试验。

四、T-DM1(trastuzumab emtansine)

1. TDM 4450g/BO 21976 试验

目的 评价 T-DM1 和曲妥珠单抗+多西他赛一线治疗 HER-2 阳性转移性乳腺癌患者的疗效与安全性。

日期 2008年9月至2009年12月。

设计方法 该试验是Ⅲ期、随机、开放的国际多中心临床试验,将 HER-2 阳性转移性乳腺癌患者按1:1随机分为以下2组。

(1) T-DM1 组:T-DM1 3.6 mg/kg,第1天,每3周1个疗程。

(2) 曲妥珠单抗+多西他赛组(HT组):曲妥珠单抗首剂 8 mg/kg,此后 6 mg/kg 维持,每3周1个疗程;多西他赛 75 mg/m² 或 100 mg/m²,每3周1个疗程。

患者持续治疗直至疾病进展或出现不可耐受的不良反应。HT 组患者在出现疾病进展后可交叉换药至 T-DM1 组。

入组情况 共入组 137 例患者,其中 T-DM1 组 67 例,HT 组 70 例。

研究终点 主要研究终点为研究者评估的 PFS 和安全性;次要研究终点为 ORR、CBR、缓解持续时间、OS、生活质量和 TTP。

结果 T-DM1 组较 HT 组显著改善 HER-2 阳性转移性乳腺癌患者的 PFS(中位 PFS:14.2 个月对比 9.2 个月,$HR=0.59$,$P=0.035$)。T-DM1 组的 ORR[64.2%(95% CI:51.8%~74.8%)对比 58.0%(95% CI:45.5%~69.2%)]高于 HT 组,但 CBR[74.6%(95% CI:63.2%~84.2%)对比 81.2%(95% CI:70.1%~89.1%)]较低。

T-DM1 组最常见的不良反应为乏力(49.3%)、恶心(47.8%)、天冬氨酸转氨酶(AST)升高(39.1%)和发热(39.1%),HT 组则是脱发(66.7%)、中性粒细胞减少(63.6%)、腹泻(45.5%)和乏力(45.5%)。T-DM1 组≥3级不良事件(46.4%对比 89.4%)、因不良反应导致治疗中止

(7.2%对比28.8%)以及严重不良反应(18.8%对比25.8%)均较HT组少见。T-DM1组的血小板减少(30.4%对比6.1%)、AST升高(39.1%对比6.1%)、发热(39.1%对比22.7%)、头痛(36.2%对比18.2%)、丙氨酸转氨酶(ALT)升高(23.2%对比6.1%)和肺炎(8.7%对比1.5%)的发生率高于HT组,而HT组中性粒细胞减少(63.6%对比17.4%)、中性粒细胞减少性发热(13.6%对比0%)、脱发(66.7%对比4.3%)、腹泻(45.5%对比15.9%)、周围性水肿(43.9%对比13.1%)发生率较高。经过中心实验室研究确认,T-DM1组和HT组各有0例和1例患者发生基线后LVEF水平≤40%,且这1例患者既往未接受过蒽环类药物治疗。另外,两组中各有1例患者因不良反应而死亡(T-DM1组死因为肝功能不全,HT组死因为心肺功能衰竭)。截至数据分析日期,T-DM1组和HT组有43.3%和21.4%患者在继续治疗。

Bianchi等在治疗前以及每个治疗周期的第1天采用乳腺癌患者生命质量测定(Functional Assessment of Cancer Therapy—Breast,FACT-B)量表对该试验患者的生活质量进行问卷调查直至疾病进展。该问卷调查结果称为试验结局指数(trial outcome index,TOI),其分值范围0~148分,分值越高则患者的生活质量越好。若FACT-B TOI分值变化≥5分,即认为有临床意义,TOI下降≥5分则意味着生活质量恶化。该试验中共有132例患者完成了基线以及至少1次基线后FACT-B问卷调查,其中T-DM1组65例,HT组67例。研究结果显示,T-DM1组较基线FACT-B TOI的变化均优于HT组,且T-DM1组中患者生活质量恶化的时间较TH组延迟(中位时间:7.5个月对比3.5个月,$HR=0.58$,$P=0.022$)。

结论 T-DM1在一线治疗HER-2阳性转移性乳腺癌中较曲妥珠单抗+多西他赛显著改善PFS,且治疗耐受性以及生活质量均优于曲妥珠单抗+多西他赛。但该结果仍有待进一步的大型Ⅲ期临床试验(如EMILIA和MARIANNE)结果证实。

文献出处 35th ESMO Congress, 2010, Abstract LBA3. 16th ECCO - 36th ESMO Multidisciplinary Cancer Congress, 2011, Abstract 5001. 34th Annual CTRC - AACR San Antonio Breast Cancer Symposium, 2011, Abstract P1-12-02. Breast Cancer Res, 2014,16(3):R50.

2. EMILIA试验

目的 比较T-DM1与曲妥珠单抗治疗失败后使用卡培他滨联合拉帕替尼(XL)方案治疗的疗效与安全性。

日期 2009年2月23日至2011年10月13日。

设计方法 该试验是一项随机、开放、国际化的Ⅲ期临床试验。共入组991例患者,1∶1随机分为T-DM1治疗组和拉帕替尼联合卡培他滨治疗组,两组的中位随访时间分别为12.9个月和12.4个月。

(1) T-DM1治疗组:T-DM1静脉用药3.6 mg/kg,每21天1次。

(2) 拉帕替尼联合卡培他滨治疗组:拉帕替尼1 250 mg,每日口服,卡培他滨1 000 mg/m²,每日口服,每12小时1次(每日最高剂量2 000 mg/m²),第1~14天用药,每21天为1个疗程。

入组情况 共入组991例患者,其中T-DM1治疗组495例,拉帕替尼联合卡培他滨治疗组496例。

研究终点 主要研究终点为PFS、OS和安全性;次要研究终点为研究者评估的PFS、ORR和TTP。

结果 T-DM1治疗组和拉帕替尼联合卡培他滨治疗组的中位PFS分别为9.6个月和6.4个月($HR=0.65$,95% CI:0.55~0.77,$P<0.001$),中位OS在第二次中期分析时分别达到30.9个月和25.1个月($HR=0.68$,95% CI:0.55~0.85,$P<0.001$)。从试验最终的描述性分析中可知,T-DM1治疗组的中位OS为29.9个月,较拉帕替尼联合卡培他滨治疗组的25.9个月有所延长($HR=0.75$,95% CI:0.64~0.88);T-DM1治疗组的ORR更高(43.6%对比30.8%,$P<0.001$);其余所有次要研究终点的结果都偏向T-DM1治疗组。拉帕替尼联合卡培他滨治疗组≥3级不良反应发生率较高(60%对比48%),血小板缺乏(14%)及AST水平升高(5%)的发生率在T-DM1治疗组较高,其余不良反应如腹泻(21%)、肢端红肿症(PPE)(18%)和呕吐(5%)的发生率在拉帕替尼联合卡培他滨组较高。共9例患者因严重不良反应死亡,其中5例被认为与治疗相关。

结论 该试验证实T-DM1相较于拉帕替尼联合卡培他滨显著延长曲妥珠单抗治疗失败的HER-2阳性进展期乳腺癌患者的PFS和OS。安全性分析证实T-DM1对患者来说是一种可以耐受的治疗方案。

文献出处 N Engl J Med,2012,367(19):1783-1791. Lancet Oncology,2017,18(6):732-742.

3. TH3RESA 试验

目的 评价在既往经过二线及以上治疗的 HER-2 阳性晚期乳腺癌患者中使用 T-DM1 和其他医生选择治疗方案的疗效与安全性。

日期 2011 年 9 月 14 日至 2012 年 11 月 19 日。

设计方法 该试验为一项随机、平行设计、开放的Ⅲ期临床试验,将既往经过二线及以上治疗,且使用过曲妥珠单抗、拉帕替尼以及紫杉类药物治疗的 HER-2 阳性晚期乳腺癌患者随机按 2:1 分为 T-DM1 组或医生选择治疗组(TPC 组)。

(1) T-DM1 组:T-DM1 3.6 mg/kg,静脉给药,每 21 天 1 次。

(2) TPC 组:包括化疗+曲妥珠单抗(68.5%)、单药化疗(16.8%)、拉帕替尼+曲妥珠单抗(10.3%)、化疗+拉帕替尼(2.7%)和内分泌治疗+曲妥珠单抗(1.6%)。

2012 年 9 月 12 日,试验设计规定发生疾病进展的患者可以从 TPC 组转移至 T-DM1 组。

入组情况 从 22 个国家 146 个肿瘤医学中心共收入患者 602 例,其中 T-DM1 组 404 例,TPC 组 198 例。

研究终点 主要研究终点为 PFS、OS;次要研究终点为 ORR、DOR、6 个月生存率、1 年生存率、安全性。

结果 T-DM1 组的中位 OS 较 TPC 组有显著延长,分别为 22.7 个月和 15.8 个月($HR=0.68$,$95\% CI:0.54 \sim 0.85$,$P=0.0007$)。≥3 级不良反应发生次数在 T-DM1 组为 161 例(40%),TPC 组为 87 例(44%)。常见的≥3 级不良反应中,TPC 组的发生率较 T-DM1 组更高,包括腹泻(4%对比 1%)、白细胞减少(16%对比 3%)、中性粒细胞缺少性发热(4%对比<1%)。T-DM1 组常见的不良反应包括血小板减少(6%对比 3%)和各种类型的出血事件(4%对比<1%)。严重不良反应事件数在 T-DM1 组和 TPC 组分别为 102 例(25%)和 41 例(21%),因不良反应死亡的事件发生率在两组均为 2%。

结论 在既往经过二线及以上治疗的 HER-2 阳性晚期乳腺癌患者中,使用 T-DM1 治疗较其他医生选择方案显著延长患者 OS。该试验结果进一步肯定了 T-DM1 对已接受过靶向治疗且发生进展的 HER-2 阳性晚期乳腺癌患者的治疗作用,且证实 HER-2 是在多线治疗之后仍有价值的一个治疗靶点。

文献出处 Lancet Oncol,2017,18(6):743-754.

4. MARIANNE 试验

目的 验证 T-DM1 对于已经治疗的 HER-2 阳性晚期乳腺癌患者的有效性和安全性,以及 T-DM1 和帕妥珠单抗在安全范围内的协同作用。

日期 2010 年 7 月 6 日至 2012 年 5 月 2 日。

设计方法 该试验是一项国际、随机Ⅲ期临床试验,将尚未接受姑息性治疗 HER-2 阳性晚期乳腺癌患者按照 1:1:1 随机分为 3 组。对照组(曲妥珠单抗联合紫杉类药物):多西他赛 75 mg/m² 或 100 mg/m²,每 3 周 1 次;曲妥珠单抗 8 mg/kg→6 mg/kg,每 3 周 1 次。或紫杉醇 80 mg/m²,每周 1 次,至少 18 周或达疾病进展;曲妥珠单抗 4 mg/kg→2 mg/kg,每 3 周 1 个疗程。T-DM1 组:T-DM1 13.6 mg/kg,每 3 周 1 次。T-DM1 联合帕妥珠单抗组:T-DM1 13.6 mg/kg,每 3 周 1 次;帕妥珠单抗 840 mg→420 mg,每 3 周 1 次。

入组情况 共入组 1 095 例患者,对照组 365 例,T-DM1 组 367 例,T-DM1 联合帕妥珠单抗组 363 例。

研究终点 主要研究终点为 PFS;次要研究终点为 OS、ORR、DOR、健康相关生活质量(HRQOL)。

结果 T-DM1 组或 T-DM1 联合帕妥珠单抗组的 PFS 均不劣于对照组,3 组的中位 PFS 分别为 13.7 个月、14.1 个月和 15.2 个月,两个试验组相较于对照组也没有显现优势。对照组的缓解率为 67.9%,T-DM1 组的缓解率为 59.7%,T-DM1 联合帕妥珠单抗组的缓解率为 64.2%;中位缓解时间分别为 12.5 个月、20.7 个月和 21.2 个月。对照组≥3 级不良反应发生率相对较高,为 54.1%,T-DM1 和 T-DM1 联合帕妥珠单抗组分别为 45.4% 和 46.2%。T-DM1 组因不良反应而停止治疗的患者相对较少,且健康相关生活质量能维持更久。

结论 在 HER-2 阳性晚期乳腺癌患者的一线治疗中,T-DM1 表现出既不劣于也不优于曲妥珠单抗联合紫杉类药物的有效性和可耐受性。

文献出处 J Clin Oncol,2017,35(2):141-148.

五、来那替尼(neratinib)

1. 3144A2-3003/B1891003 试验

目的 评价来那替尼和拉帕替尼+卡培他滨二线/三线治疗 HER-2 阳性局部进展期或转移性

乳腺癌的疗效与耐受性。

日期 2009年至2011年12月9日。

设计方法 该试验最初设计为Ⅲ期临床试验，并预计入组约1 000例患者。但在中期分析以前，为了对来那替尼相较于拉帕替尼+卡培他滨的疗效和安全性有更为详细的了解，遂将该试验改为随机Ⅱ期临床研究。将HER-2阳性、既往至多2个含曲妥珠单抗方案治疗失败或既往紫杉类治疗失败或既往蒽环类治疗失败的局部进展期或转移性乳腺癌患者按1:1随机分为以下2组。

（1）来那替尼组：来那替尼240 mg，每天口服。

（2）拉帕替尼联合卡培他滨组（LC组）：拉帕替尼1 250 mg，每天口服；卡培他滨2 000 mg，每天口服，第1~14天，每21日1个疗程。患者持续治疗直至疾病进展或出现不可耐受的不良反应。

入组情况 该试验共入组233例患者，其中来那替尼组117例，LC组116例。

研究终点 主要研究终点为PFS；次要研究终点为ORR、缓解持续时间、CBR、安全性和耐受性、OS。

结果 两组患者的大部分基线特征均衡，但LC组中既往接受曲妥珠单抗（新）辅助治疗的患者多于来那替尼组（32%对比20%），来那替尼组中则是接受曲妥珠单抗解救治疗的患者较LC组多（79%对比68%）。来那替尼组和LC组的中位治疗持续时间分别为127.5天（1~715天）和203天（12~622天）。来那替尼、拉帕替尼+卡培他滨的中位剂量强度分别为100%（38%~100%）、95%（38%~100%）和84%（26%~111%），三药减量的患者比例分别为23%、28%和70%。

来那替尼组中常见的不良反应是腹泻（85%），LC组则是腹泻（68%）和手足综合征（65%）。两组腹泻（$P=0.002$）和手足综合征（$P<0.001$）的发生率差异有显著性。来那替尼组和LC组常见的不良反应分别是3级腹泻（28%）、4级腹泻（10%）、手足综合征（14%）。来那替尼组和LC组的中位腹泻发生时间为3天和7天，但中位持续时间均仅为3天。同时，大部分腹泻较易处理，来那替尼组和LC组仅有2%和4%的患者因腹泻而中止治疗。LC组的药物减量（53%对比19%）和延迟给药（74%对比32%）较来那替尼组更为多见。另外，两组的心脏事件发生率均较低（来那替尼组7%对比LC组6%），且两组中无一例患者因不良反应死亡。

LC组的中位PFS（6.8个月对比4.5个月）及中位OS（23.6个月对比19.7个月）均优于来那替尼组，但两组差异均无统计学意义（P分别为0.231和0.280）。由于在ITT人群中PFS的$HR=1.19$，超过了非劣效性检验的界值1.15，所以该试验未能说明来那替尼不劣于LC治疗。但在PP（per protocol，按方案治疗）人群中，PFS的$HR=1.14$。另外，LC组的ORR（40%对比29%）和CBR（63%对比44%）均高于来那替尼组。

结论 来那替尼未能在PFS方面显示相较于拉帕替尼+卡培他滨的非劣效性。然而，对于经过多次反复治疗的局部进展期或转移性乳腺癌患者而言，来那替尼仍显示强大的抗肿瘤活性，其ORR和CBR分别达到29%和44%。同时，来那替尼单药的药物减量、延迟给药和治疗中止的发生率均低于拉帕替尼+卡培他滨方案。腹泻是其最常见的不良反应，但大部分是一过性且易于处理。因此，如何在HER-2阳性转移性乳腺癌患者中进一步优化来那替尼单药或联合治疗仍有待深入研究。目前正考虑开展拉帕替尼联合卡培他滨比较来那替尼联合卡培他滨的Ⅲ期临床试验。

文献出处 34th Annual CTRC - AACR San Antonio Breast Cancer Symposium, 2011, Abstract S5 - 7. Eur J Cancer, 2013, 49(18): 3763 - 3772.

2. TBCRC 022试验

目的 评估来那替尼对HER-2阳性乳腺癌脑转移患者的治疗效果。

日期 2012年2月至2013年6月。

设计方法 该试验是一项Ⅱ期、多中心、开放性临床试验，入组经过中枢神经系统治疗（如全脑放疗、立体定向放射外科和手术切除）后疾病进展的HER-2阳性乳腺癌脑转移（肿瘤最大直径≥1 cm）患者，给予来那替尼240 mg/d，口服。

入组情况 共入组40例患者。

研究终点 主要研究终点为中枢神经系统病灶的ORR。同时需要满足以下条件：中枢神经系统靶病灶体积只和减少≥50%，非靶病灶无进展、无新病灶、皮质激素无升高、无渐进性神经系统症状、无非中枢神经系统的进展。

结果 在入组的40例患者中有78%的患者曾接受过全脑放疗。3例患者获得部分缓解（中枢神经系统ORR为8%，95% CI：2%~22%）。中位治疗周期数为2（1~7个周期），中位PFS为1.9个月。5例患者接受了6个周期或更多周期的治疗。常见的3级不良反应为腹泻（在预防性服用洛哌丁胺患者中的发生率为21%,在未预防性用药患者中的发生率为28%)。在研究中,患者的生活质量随着时间的推移而降低。

结论 虽然来那替尼的疗效较低,未能达到试验预设的成功阈值,但12.5%的患者接受了6个周期或更多周期的治疗。在中枢神经系统累及疾病的患者中,来那替尼联合化疗的研究正在进行中。

文献出处 J Clin Oncol,2010,28:1301-1307.

3. NEfERT-T 试验

目的 评估来那替尼加紫杉醇与曲妥珠单抗加紫杉醇一线治疗复发或转移性 HER-2 阳性乳腺癌的治疗效果。

日期 2009年8月至2014年12月。

设计方法 该试验是一项Ⅲ期、随机、对照、国际多中心、开放性临床试验,入组了未经治疗的复发或转移性 HER-2 阳性乳腺癌患者,随机分配为以下2组。

(1)来那替尼+紫杉醇组:来那替尼 240 mg/d;紫杉醇 80 mg/m^2,第1、8、15天,每4周1个疗程。

(2)曲妥珠单抗+紫杉醇组:曲妥珠单抗首次剂量 4 mg/kg,随后 2 mg/kg 维持,每周1次;紫杉醇 80 mg/m^2,第1、8、15天,每4周1个疗程。

入组时患者无中枢神经系统转移症状。根据既往接受曲妥珠单抗和拉帕替尼治疗的情况、激素受体状态及地域进行分层。

入组情况 共入组479例,其中来那替尼+紫杉醇组242例,曲妥珠单抗+紫杉醇组237例。

研究终点 主要研究终点为PFS;次要研究终点为缓解率、CBR、缓解时间、至症状和(或)中枢神经系统病灶进展时间、用药安全性。

结果 来那替尼+紫杉醇组的中位 PFS 为12.9个月(95% CI:11.1~14.9个月),曲妥珠单抗+紫杉醇组中位 PFS 为12.9个月(95% CI:11.1~14.8个月;两组比较 HR=1.02,95% CI:0.81~1.27,P=0.89)。来那替尼+紫杉醇组的中枢神经系统复发率更低(HR=0.48,95% CI:0.29~0.79,P=0.002),且至中枢神经系统转移时间延长(HR=0.45,95% CI:0.26~0.78,P=0.004)。常见的3~4级不良反应为腹泻[来那替尼+紫杉醇组的240例患者中有73例(30.4%),曲妥珠单抗+紫杉醇组的234例患者中有9例(3.8%)]、中性粒细胞减少[31例(12.9%)对比34例(14.5%)]、白细胞减少[19例(7.9%)对比25例(10.7%)]。未观察到4级腹泻。

结论 在 HER-2 阳性转移性乳腺癌的一线治疗中,来那替尼+紫杉醇治疗在 PFS 方面并不优于曲妥珠单抗+紫杉醇治疗。尽管具有相似的总疗效,但是来那替尼+紫杉醇可延迟中枢神经系统进展的发病时间,并降低其发病率。该项研究结果还需大型研究进一步验证。

文献出处 JAMA Oncol,2016,2(12):1557-1564.

六、阿法替尼(afatinib)

1. LUX-Breast 1 试验

目的 对比阿法替尼联合长春瑞滨和曲妥珠单抗联合长春瑞滨对经曲妥珠单抗治疗后进展的 HER-2 阳性晚期乳腺癌患者的疗效与安全性。

日期 2010年8月26至2013年4月26。

设计方法 该试验是一项开放、随机的多中心Ⅲ期临床试验,将接受辅助或一线曲妥珠单抗治疗后进展的 HER-2 阳性晚期乳腺癌患者按照2:1随机分为阿法替尼+长春瑞滨组和曲妥珠单抗+长春瑞滨组。

(1)阿法替尼+长春瑞滨组:阿法替尼 40 mg,每日口服;长春瑞滨每周 25 mg/m^2,静脉用药。

(2)曲妥珠单抗+长春瑞滨组:曲妥珠单抗首剂 4 mg/kg,随后每周 2 mg/kg,静脉用药;长春瑞滨每周 25 mg/m^2,静脉用药。

入组情况 共入组来自41个国家350个医院的508例患者,其中阿法替尼+长春瑞滨组339例,曲妥珠单抗+长春瑞滨组169例。

研究终点 主要研究终点为 ITT 评估的 PFS;次要研究终点为 OS、ORR(CR 或 PR)。

结果 入组结束后,独立数据检测委员会进行了收益风险评估,得出不利于阿法替尼组的结果。因此,后续过程中部分阿法替尼+长春瑞滨组的患者转换治疗方法为曲妥珠单抗+长春瑞滨、阿法替尼单药、长春瑞滨单药或接受该试验之外的其他治疗方案。最终,阿法替尼+长春瑞滨组的中位 PFS 为5.5个月(95% CI:5.4~5.6个月),曲妥珠单抗+长春瑞滨组的中位 PFS 为5.6个月(95% CI:5.3~7.3个月),两组差异无显著性(HR=1.10,95% CI:0.86~1.41,P=0.43)。阿法替尼组和曲妥珠单抗组发生最多的≥3级药物相关不良反应有中性粒细胞减少(56%对比60%)、白细胞减少

(19%对比20%)和腹泻(18%对比0%)。

结论 基于曲妥珠单抗的治疗方案仍是曲妥珠单抗治疗后进展的HER-2阳性晚期乳腺癌患者的治疗选择。

文献出处 Lancet Oncol,2016,17(3):357-366.

2. LUX-Breast 3试验

目的 评价经曲妥珠单抗和(或)拉帕替尼治疗后发生脑转移的HER-2阳性乳腺癌患者,使用阿法替尼单药或联合长春瑞滨和其他研究者选择方案的有效性和安全性。

日期 2011年12月22日至2013年2月12日。

设计方法 该试验是一项随机、开放、多中心的Ⅱ期临床试验,将经过曲妥珠单抗和(或)拉帕替尼治疗后发生脑转移或进展的HER-2阳性晚期乳腺癌患者按照1:1:1分为3组。

(1)阿法替尼单药组:阿法替尼40 mg,每日口服。

(2)阿法替尼+长春瑞滨组:阿法替尼40 mg,每日口服;长春瑞滨每周25 mg/m^2,静脉用药。

(3)研究者选择治疗组:每3周1个疗程。

入组情况 共入组121例患者,其中40例患者接受阿法替尼单药治疗,38例患者接受阿法替尼联合长春瑞滨治疗,43例患者接受研究者选择的其他治疗。

研究终点 主要研究终点为入组12周之后患者有以下情况的获益,包括无脑转移、无肿瘤相关的神经系统症状、皮质醇使用剂量无增加及无新发脑转移病灶。次要研究终点为PFS、OS。

结果 阿法替尼单药组有12例患者获益(30.0%,95% CI:16.6%~46.5%),阿法替尼+长春瑞滨组有13例患者获益(34.2%,95% CI:19.6%~51.4%),研究者选择治疗组有18例患者获益(41.9%,95%CI:27.0%~57.9%)。阿法替尼单药组、阿法替尼+长春瑞滨组和研究者选择治疗组常见的≥3级药物相关不良反应为腹泻(18%对比24%对比5%)和中性粒细胞减少(0对比38%对比10%)。

结论 基于阿法替尼的治疗方案相较于研究者选择治疗方案并不能使患者有更多获益;同时,阿法替尼相关治疗方案出现不良反应的频率更高,耐受性更差。因此,目前暂无进一步将阿法替尼应用于HER-2阳性乳腺癌治疗的开发。

文献出处 Lancet Oncol,2015,16(16):1700-1710.

七、帕妥珠单抗(pertuzumab)

1. CLEOPATRA试验

目的 比较帕妥珠单抗+曲妥珠单抗+多西他赛和曲妥珠单抗+多西他赛一线治疗HER-2阳性转移性乳腺癌患者的疗效与安全性。

日期 2008年2月至2010年7月。

设计方法 该试验是Ⅲ期、随机、双盲、安慰剂对照的国际多中心临床试验,将未接受过解救化疗或解救生物治疗的HER-2阳性转移性乳腺癌患者按1:1随机分为以下2组。

(1)曲妥珠单抗+多西他赛+安慰剂组:曲妥珠单抗首剂8 mg/kg,此后6 mg/kg维持,每3周1个疗程,直至研究者评估为疾病进展或出现无法有效处理的不良反应;联合多西他赛75 mg/m^2(若研究者认为患者可耐受不良反应,则可将剂量提高至100 mg/m^2),每3周1个疗程,并建议患者至少接受6个疗程的治疗;同时联合安慰剂治疗,每3周1个疗程。

(2)曲妥珠单抗+多西他赛+帕妥珠单抗组:曲妥珠单抗和多西他赛用法如上所述;联合帕妥珠单抗首剂840 mg,此后420 mg维持,每3周1个疗程,直至疾病进展或出现无法有效处理的不良反应。

当因不良反应而中止化疗,患者仍继续单抗治疗,直至疾病进展或出现不可耐受的不良反应,或撤销知情同意书。

入组情况 共入组808例患者,其中安慰剂组406例,帕妥珠单抗组402例。

研究终点 主要研究终点为IRF评估的PFS;次要研究终点为OS,研究者评估的PFS、ORR和安全性。

结果 2015年发表的结果显示,帕妥珠单抗组较安慰剂组显著改善IRF评估的PFS(中位PFS:18.5个月对比12.4个月;$HR=0.62, P<0.001$),而且在88例既往接受(新)辅助化疗联合曲妥珠单抗治疗的患者(16.9个月对比10.4个月,$HR=0.62, 95\% CI:0.35\sim1.07$)以及288例既往接受(新)辅助化疗未联合曲妥珠单抗的患者(21.6个月对比12.6个月,$HR=0.60, 95\% CI:0.43\sim0.83$)中亦得到同样结果。同时,帕妥珠单抗组研究者评估的PFS优于安慰剂组(中位PFS:18.5个月对比12.4个月,$HR=0.65, P<0.001$)。

截至2012年5月14日,帕妥珠单抗组和安慰剂组各有113例(28%)和154例(38%)患者死亡,安慰剂组的中位生存时间为37.6个月,帕妥珠单抗组未达中位生存时间($HR=0.66$,95% CI:0.52～0.84)。最终试验结果显示,帕妥珠单抗组和安慰剂组各有168例(41.8%)和221例(54.4%)患者死亡,两组的中位生存时间分别为56.5个月和40.8个月($HR=0.68$,95% CI:0.56～0.84,$P<0.001$)。此外,帕妥珠单抗组的中位缓解时间也延长了7.7个月(20.2个月对比12.5个月)。

帕妥珠单抗组比安慰剂组发生率超过5%的不良反应有腹泻(66.8%对比46.3%)、皮疹(33.7%对比24.2%)、黏膜炎症(27.8%对比19.9%)、中性粒细胞减少性发热(13.8%对比7.6%)和皮肤干燥(10.6%对比4.3%)。而帕妥珠单抗组比安慰剂组发生率超过2%的≥3级不良反应有中性粒细胞减少(48.9%对比45.8%)、中性粒细胞减少性发热(13.8%对比7.6%)和腹泻(7.9%对比5.0%)。

安慰剂组的左心室收缩功能障碍较为多见(8.6%对比6.6%),且≥3级的左心室收缩功能障碍的发生率亦高于帕妥珠单抗组(2.8%对比1.2%)。帕妥珠单抗组和安慰剂组各有3.8%和6.6%的患者LVEF较基线下降≥10%,从而导致LVEF绝对值<50%。

2015年发表随访更新数据,帕妥珠单抗组的中位OS为56.5个月(95% CI:49.3个月～未达到预期目标),安慰剂组的中位OS为40.8个月(95% CI:35.8～48.3),两组相差15.7个月($HR=0.68$,95% CI:0.56～0.84,$P<0.001$)。该结果并没有对帕妥珠单抗组的交叉进行调整,因此得出的结果是保守的。在帕妥珠单抗组,研究者评估的PFS改善了6.3个月($HR=0.68$,95% CI:0.58～0.80)。独立评估显示,帕妥珠单抗组可延长中位缓解时间7.7个月。两组的大多数不良反应发生在多西他赛治疗期间,未观察到远期心脏毒性的增加。

结论 在曲妥珠单抗联合多西他赛的一线治疗方案基础上加用帕妥珠单抗可显著改善HER-2阳性转移性乳腺癌患者的PFS,且不显著增加心脏毒性。

文献出处 N Engl J Med,2012,366(2):109-119. Lancet Oncol,2013,14(6):461-471. Ann Oncol,2013,24(10):2630-2635. N Engl J Med,2015,372(8):724-734

2. PHEREXA试验

目的 评价经曲妥珠单抗治疗中或治疗后发生疾病进展的HER-2阳性晚期乳腺癌患者使用曲妥珠单抗联合卡培他滨治疗或联合帕妥珠单抗的有效性和安全性。

日期 2010年1月30日至2013年8月12日。

设计方法 该试验是一项多中心、开放、随机的Ⅲ期临床试验,将入组患者按照1:1随机分为两组,分别使用曲妥珠单抗+卡培他滨治疗(A组)和曲妥珠单抗+卡培他滨+帕妥珠单抗治疗(B组)。

(1) A组:曲妥珠单抗8 mg/kg→6 mg/kg,每3周1次;卡培他滨1 250 mg/m^2,每2天1次,连用2周,停药1周,每3周1个疗程。

(2) B组:帕妥珠单抗840 mg→420 mg,每3周1次;曲妥珠单抗和卡培他滨用法同A组。

入组情况 共入组患者452例,A组和B组分别为224例和228例。

研究终点 主要研究终点为IRF-PFS;次要研究终点为OS、安全性。

结果 A组和B组的中位随访时间分别为28.6个月和25.3个月,中位IRF-PFS分别为9.0个月和11.1个月($HR=0.82$,95% CI:0.65～1.02,$P=0.0731$);临时OS分别为28.1个月和36.1个月($HR=0.68$,95% CI:0.51～0.90)。A组常见的不良反应为手足综合征、恶心和中性粒细胞减少,B组常见的不良反应为腹泻、皮疹和鼻咽炎。

结论 在曲妥珠单抗+卡培他滨的基础上联合使用帕妥珠单抗并不能显著提高IRF-PFS,但可以观察到中位OS有8个月的提升。主要研究终点后进行的OS分级测试不能说明两组OS差异有统计学意义。但该试验显示的两组OS差异与既往晚期乳腺癌相关的帕妥珠单抗研究结果相符合。

文献出处 J Clin Oncol,2017,35(26):3030-3038.

八、依维莫司(everolimus)

1. BOLERO-1试验

目的 评价在曲妥珠单抗联合紫杉醇基础上加用依维莫司对HER-2阳性晚期乳腺癌患者一线治疗的有效性与安全性。

日期 2009年9月10日至2012年12月16日。

设计方法 该试验是一项国际、双盲、安慰剂对照的随机Ⅲ期临床试验,将局部复发或转移无法手术的HER-2阳性乳腺癌患者按2:1分为依维莫司组和对照组。

（1）依维莫司组：依维莫司 10 mg，每天口服；曲妥珠单抗 4 mg/kg→2 mg/kg，每周 1 次，每 4 周 1 个疗程；紫杉醇 80 mg/m^2，第 1、8、15 天，每 4 周 1 个疗程。

（2）对照组：安慰剂 10 mg，每天口服；曲妥珠单抗 4 mg/kg→2 mg/kg，每周 1 次，每 4 周 1 个疗程；紫杉醇 80 mg/m^2，第 1、8、15 天，每 4 周 1 个疗程。

入组情况 共入组患者 719 例，其中依维莫司组 480 例，对照组 239 例。

研究终点 主要研究终点为研究者评价 PFS；次要研究终点为 OS、ORR、CBR、安全性。

结果 中位随访时间为 41.3 个月（35.4～46.6 个月）。全部入组患者中，依维莫司组的中位 PFS 为 14.95 个月（95% CI：14.55～17.91 个月），对照组的中位 PFS 为 14.49 个月（95% CI：12.29～17.08 个月），两组 PFS 差异无统计学意义（$HR=0.89$，95% CI：0.73～1.08，$P=0.1166$）。在激素受体阴性亚组中（$n=311$），依维莫司组和对照组的中位 PFS 分别为 20.27 个月和 13.08 个月（$HR=0.66$，95% CI：0.48～0.91，$P=0.0049$），然而并未达到试验设计规定的显著差异阈值（$P=0.0044$）。依维莫司组常伴的不良反应有胃炎（67%对比 32%）、腹泻（57%对比 47%）、脱发（47%对比 53%）。依维莫司组和对照组常见的 3～4 级不良反应有中性粒细胞减少（25%对比 15%）、胃炎（13%对比 1%）、贫血（10%对比 3%）和腹泻（9%对比 4%）。依维莫司组有 17 例因治疗相关不良反应导致死亡，对照组没有相关病例。

结论 尽管试验中两组的 PFS 差异无显著性，但在 HR 阴性、HER-2 阳性亚组患者中，依维莫司组仍取得了 7.2 个月的中位 PFS 优势。安全性评价与 BOLERO-3 试验所报道的基本一致。在早期治疗中针对不良反应的保护性措施十分有必要。

文献出处 Lancet Oncol，2015，16(7)：816-829。

2. BOLERO-2 试验

目的 评价对依维莫司联合依西美坦对接受过非甾体类芳香化酶抑制剂治疗的激素受体阳性晚期乳腺癌患者的有效性与安全性。

日期 2009 年 6 月至 2011 年 1 月。

设计方法 该试验是一项国际、双盲的Ⅲ期临床试验，将接受过非甾体类芳香化酶抑制剂治疗的激素受体阳性晚期乳腺癌患者按 2∶1 比例分为 2 组。

（1）依维莫司组：依维莫司 10 mg，每天口服；依西美坦 25 mg，每天口服。

（2）对照组：安慰剂 10 mg，每天口服；依西美坦 25 mg，每天口服。

入组情况 共入组患者 724 例，依维莫司组 485 例，对照组 239 例。

研究终点 主要研究终点为 PFS；次要研究终点为 OS、缓解率、安全性。

结果 入组患者平均年龄 62 岁，56% 的患者有内脏转移，84% 的患者为激素敏感型。患者已接受过的治疗包括来曲唑或阿那曲唑（100%）、他莫昔芬（48%）、氟维司群（16%）和化疗（68%）。依维莫司组和对照组常见的不良反应有胃炎（8%对比 1%）、贫血（6%对比<1%）、呼吸困难（4%对比 1%）、高血糖（4%对比<1%）、乏力（4%对比 1%）和肺炎（3%对比 0）。中期分析显示，研究者评价的依维莫司组和对照组的中位 PFS 分别为 6.9 个月和 2.8 个月（$HR=0.43$，95% CI：0.35～0.54，$P<0.001$），中心评价的中位 PFS 在两组分别为 10.6 个月和 4.1 个月（$HR=0.36$，95% CI：0.27～0.47，$P<0.001$）。

结论 在接受过非甾体类芳香化酶抑制剂治疗的激素受体阳性晚期乳腺癌患者中，使用依维莫司联合芳香化酶抑制剂可以延长 PFS。

文献出处 N Engl J Med，2012，366(6)：520-529。

3. BOLERO-3 试验

目的 该试验旨在评价在曲妥珠单抗联合长春瑞滨的基础上联用依维莫司对曲妥珠单抗耐药且接受过紫杉类药物治疗的 HER-2 阳性晚期乳腺癌患者的有效性与安全性。

日期 2009 年 10 月 26 日至 2012 年 5 月 23 日。

设计方法 该试验是一项随机、双盲、安慰剂对照的Ⅲ期临床试验，将对曲妥珠单抗耐药且接受过紫杉类药物治疗的 HER-2 阳性晚期乳腺癌患者按 1∶1 分为 2 组。

（1）依维莫司组：依维莫司 5 mg，每天口服；曲妥珠单抗 2 mg/kg，每周 1 次；长春瑞滨 25 mg/m^2，每周 1 次，每 3 周 1 个疗程。

（2）对照组：安慰剂 5 mg，每天口服；曲妥珠单抗 2 mg/kg，每周 1 次；长春瑞滨 25 mg/m^2，每周 1 次，每 3 周 1 个疗程。

入组情况 共入组患者 569 例，依维莫司组 284 例，对照组 285 例。

研究终点 主要研究终点为 ITT - PFS；次要研究终点为 OS、ORR、CBR、安全性。

结果 中位随访时间为 20.2 个月。依维莫司组与对照组的中位 PFS 分别为 7.00 个月和 5.78 个月（$HR=0.78$，95% CI：0.65～0.95，$P=0.0067$）。依维莫司组与对照组常见的 3～4 级不良反应有中性粒细胞减少（73%对比 62%）、白细胞减少（38%对比 29%）、贫血（19%对比 6%）、粒细胞减少性发热（16%对比 4%）、胃炎（13%对比 1%）和乏力（12%对比 4%）。两组严重不良反应事件数分别为 117 例（42%）和 55 例（20%），两组各有 1 例因治疗相关不良反应导致死亡。

结论 将依维莫司与曲妥珠单抗、长春瑞滨联合使用可以延长对曲妥珠单抗耐药且接受过紫杉类药物治疗的 HER - 2 阳性晚期乳腺癌患者的 PFS。在临床获益的同时需要考虑不良反应。

文献出处 Lancet Oncol，2014，15(6)：580 - 591.

（陈 阳）

第十一节　复发转移性乳腺癌治疗相关临床研究

1. KCSG - BR07 - 02 试验

目的 评估吉西他滨联合紫杉醇方案在转移性乳腺癌维持治疗中的价值。

日期 2007 年 8 月至 2010 年 9 月。

设计方法 患者随机分组并分别接受以下方案治疗。①维持治疗组（116 例）：紫杉醇 175 mg/m²，第 1 天，每 3 周为 1 个周期；吉西他滨 1 250 mg/m²，第 1、8 天，每 3 周为 1 个周期。治疗持续至疾病进展、出现无法耐受的毒性或要求退出。②观察组（115 例）：观察至疾病进展或要求退出。

入组情况 共有 231 例转移性乳腺癌经 6 个周期吉西他滨联合紫杉醇方案一线化疗达疾病控制（完全缓解＋部分缓解＋疾病稳定）。

研究终点 主要研究终点为 PFS；次要研究终点为 OS、生活质量（QoL）、不良反应、反应维持时间。

结果 中位 PFS：维持治疗组对比观察组为 7.5 个月对比 3.8 个月（$P=0.026$）。中位 OS：维持治疗组对比观察组为 32.3 个月对比 23.5 个月（$P=0.047$）。维持治疗组≥3 级中性粒细胞减少发生率更高（61%对比 0.9%，$P<0.001$）。

结论 转移性乳腺癌一线吉西他滨联合紫杉醇 6 个周期的化疗，疾病控制后原方案维持化疗与观察组相比，能延长患者 PFS、OS。

文献出处 J Clin Oncol，2013，31(14)：1732 - 1739.

2. CONFIRM 试验

目的 评价氟维司群 500 mg 与 250 mg 两种剂量对绝经后激素受体阳性复发或转移性乳腺癌的疗效差别。

日期 2005 年 2 月至 2007 年 8 月。

设计方法 患者随机分为 2 组。①氟维司群 500 mg 组（362 例）：氟维司群 500 mg，第 14、28 天，每 28 天为 1 个周期，此后 500 mg，第 28 天；②氟维司群 250 mg 组（374 例）：氟维司群 250 mg，第 14、28 天，每 28 天为第 1 个周期，此后 250 mg，第 28 天。治疗持续至疾病进展、出现无法耐受的毒性或要求退出。

入组情况 共有 736 例经过内分泌治疗后进展的绝经后激素受体阳性复发或转移性乳腺癌患者。对于术后复发转移患者，要求复发转移时间距离辅助内分泌完成时间＞1 年；对于初治进展期乳腺癌患者，要求经过抗雌激素或芳香化酶抑制剂的一线内分泌治疗。

研究终点 主要研究终点为 PFS；次要研究终点为客观有效率、临床获益率（CBR）、临床获益持续时间（DoCB）、耐受性、OS、生活质量（QoL）。

结果 氟维司群 500 mg 组比氟维司群 250 mg 组可延长 PFS（6.5 个月对比 5.5 个月，$HR=0.80$，$P=0.006$），即减少 20% 进展的风险。客观有效率两者相似（9.1%对比 10.2%，$P=0.795$），CBR 两者相似（45.6%对比 39.6%，$P=0.100$），DoCB 分别为 16.6 个月、13.9 个月，OS 分别为 25.1 个月、22.8 个月（$P=0.091$）。氟维司群 500 mg 组耐受性良好，未发现剂量依赖性相关不良反应发生。QoL 两组相似。

结论 氟维司群 500 mg 组相较于 250 mg 组，可延长 PFS，未增加不良反应。氟维司群 500 mg 方案必须代替当前批准的氟维司群 250 mg 方案。

文献出处 J Clin Oncol,2010,28(30):4594-4600.

3. CBCSG006 试验

目的 评估顺铂联合吉西他滨方案一线治疗转移性三阴性乳腺癌是否非劣效或者优效于紫杉醇联合吉西他滨方案。

日期 2011年1月至2013年11月。

设计方法 患者随机分组并分别接受以下方案治疗。①顺铂联合吉西他滨组（120例）：顺铂75 mg/m^2，第1天，每3周为1个周期；吉西他滨1 250 mg/m^2，第1、8天，每3周为1个周期。②紫杉醇联合吉西他滨组（120例）：紫杉醇175 mg/m^2，第1天，每3周为1个周期；吉西他滨1 250 mg/m^2，第1、8天，每3周为1个周期。治疗持续至疾病进展、出现无法耐受的毒性或最多化疗8个周期。

入组情况 共入组240例初治的转移性三阴性乳腺癌。ER阴性定义为细胞核染色阳性比例≤10%，PR阴性定义为细胞核染色阳性比例≤10%。HER-2阴性定义为免疫组化为0或1+，或者FISH检测无HER-2扩增（比例<2.2）。

研究终点 主要研究终点为PFS；次要研究终点为OS、客观缓解率及安全性。

结果 顺铂联合吉西他滨方案在PFS方面既非劣效于也优效于紫杉醇联合吉西他滨方案（$HR=0.692$，95% CI：0.523~0.915；非劣效性检验 $P<0.000\ 1$，优效性检验 $P=0.009$）。中位PFS：顺铂联合吉西他滨组对比紫杉醇联合吉西他滨组为7.73个月对比6.47个月。

3~4级不良反应：顺铂联合吉西他滨组出现更多的恶心（7%对比<1%）、呕吐（11%对比<1%）、贫血（33%对比5%）及血小板减少（32%对比3%）等不良反应，而更少的肌肉骨骼疼痛（0对比8%）。顺铂联合吉西他滨组有4例出现严重药物相关性不良反应，包括病理性骨折、血小板减少伴皮下出血、重度贫血、心源性昏厥；而紫杉醇联合吉西他滨组有3例出现严重药物相关性不良反应，包括间质性肺炎、过敏、严重中性粒细胞减少。两组均未观察到治疗相关性死亡。

结论 顺铂联合吉西他滨方案对于转移性三阴性乳腺癌可以作为可替代或者优先考虑的一线治疗方案。

文献出处 Lancet Oncol,2015,16(4):436-446.

4. NCT02253459 试验

目的 评估Utidelone(UTD1)联合卡培他滨对蒽环类及紫杉类耐药的转移性乳腺癌的治疗价值。

日期 2014年8月至2015年12月。

设计方法 患者随机分组并分别接受以下方案治疗。①UTD1联合卡培他滨组（270例）：UTD1 30 mg/m^2，第1、5天，每3周为1个周期；卡培他滨1 000 mg/m^2，每日2次口服，第1~14天，每3周为1个周期。②卡培他滨单药组（135例）：卡培他滨1 250 mg/m^2，每日2次口服，第1~14天，每3周为1个周期。治疗持续至疾病进展或出现无法耐受的毒性。

入组情况 共入组405例既往接受过4种及以上化疗药物（包括蒽环类药物及紫杉类药物）处理的转移性乳腺癌。

研究终点 主要研究终点为PFS；次要研究终点为OS、客观缓解率、反应所需时间、反应维持时间及安全性。

结果 中心评估显示，联合组较单药组可延长PFS（8.44个月对比4.27个月，$HR=0.46$，$P<0.000\ 1$）。联合组较单药组3级周围神经病变发生率更高（22%对比<1%）。联合组有1例治疗相关性心包积液引起的死亡；对照组有1例治疗相关性呼吸困难引起的死亡。

结论 对既往多线化疗失败的转移性乳腺癌，UTD1联合卡培他滨较单药卡培他滨的PFS更长，毒性方面虽有更高的周围神经病变发生率，但易控。因此，该方案可作为转移性乳腺癌的一种治疗选择。

文献出处 Lancet Oncol,2017,18(3):371-383.

5. NCT02263495 试验

目的 评估艾日布林联合吉西他滨在HER-2阴性转移性乳腺癌一线化疗的价值。

日期 2015年3月至2016年3月。

设计方法 患者随机分组并分别接受以下方案治疗。①艾日布林联合吉西他滨组（59例）：艾日布林1.0 mg/m^2，第1、8天，每3周为1个周期；吉西他滨1 000 mg/m^2，第1、8天，每3周为1个周期。②紫杉醇联合吉西他滨组（59例）：紫杉醇175 mg/m^2，第1天，每3周为1个周期；吉西他滨1 250 mg/m^2，第1、8天，每3周为1个周期。治疗持续至疾病进展、出现无法耐受的毒性或患者要求退出。

入组情况 共入组118例既往未接受过化疗的HER-2阴性转移性乳腺癌。对于既往接受过辅助化疗或新辅助化疗的患者，要求其化疗结束至少12个月以上。

研究终点 主要研究终点为PFS；次要研究终

点为 OS、神经量表评价(用于紫杉类生活质量评估)、不良反应、CBR。

结果 艾日布林联合吉西他滨组对比紫杉醇联合吉西他滨组,6 个月 PFS 为 72%对比 73%($P=0.457$),似乎具有更短的 PFS 趋势(9.6 个月对比 12.6 个月,$P>0.05$)、更短的 OS 趋势(21.2 个月对比未达到,$HR=0.57$,95% CI:$0.23\sim1.45$,$P=0.24$)。CBR 分别为 44%和 49%。艾日布林联合吉西他滨组对比紫杉醇联合吉西他滨组有更少的≥2 级神经毒性发生率(13.6%对比 45.8%,$P<0.0001$)。

结论 艾日布林联合吉西他滨对比紫杉醇联合吉西他滨对 HER-2 阴性转移性乳腺癌一线治疗具有相似的临床获益,但有更少的神经毒性。

文献出处 Eur J Cancer,2017,86:385-393.

6. FALCON 试验

目的 评估氟维司群对激素受体阳性绝经后进展期乳腺癌一线内分泌治疗的临床价值。

日期 2012 年 10 月 17 日至 2014 年 7 月 11 日。

设计方法 患者随机分组并分别接受以下方案治疗。①氟维司群组(230 例):500 mg,第 14、28 天,此后每 28 天为 1 个周期;②阿那曲唑组(232 例):1 mg,每日 1 次口服,每 28 天为 1 个周期。治疗持续至客观疾病进展或者其他终止治疗标准,如不良反应、依从性、患者意愿。

入组情况 共有 462 例患者,需满足:①激素受体阳性(ER 阳性或 PR 阳性或 ER 阳性 PR 阳性);②既往未接受内分泌治疗;③绝经后;④局部进展期或转移性乳腺癌。

研究终点 主要研究终点为 PFS;次要研究终点为客观缓解率、反应维持时间、预期反应维持时间、OS。

结果 氟维司群较阿那曲唑可延长 PFS(16.6 个月对比 13.8 个月,$HR=0.797$,$P=0.0486$)。最常见的不良反应是关节痛(氟维司群发生率 17%,阿那曲唑 10%)、热潮红(氟维司群发生率 11%,阿那曲唑 10%)。氟维司群组(228 例)有 16 例(7%)、阿那曲唑组(232 例)有 11 例(5%)因不良反应终止治疗。

结论 对激素受体阳性进展期乳腺癌患者,氟维司群疗效优于阿那曲唑,可作为优先考虑的一线内分泌治疗方案。

文献出处 Lancet,2016,388(10063):2997-3005.

7. NCT01126138 试验

目的 评估卡培他滨联合多西他赛(TX)序贯卡培他滨单药维持治疗对进展期乳腺癌的治疗价值。

日期 2010 年 4 月至 2013 年 2 月。

设计方法 患者随机分组并分别接受以下方案治疗。①TX 组(104 例):多西他赛 75 mg/m²,第 1 天,每 3 周为 1 个周期;卡培他滨 1 000 mg/m²,每日 2 次口服,第 1~14 天,每 3 周为 1 个周期,共 6~8 个周期。②NX 组(102 例):长春瑞滨 25 mg/m²,第 1~8 天,每 3 周为 1 个周期;卡培他滨 1 000 mg/m²,每日 2 次口服,第 1~14 天,每 3 周为 1 个周期,共 6~8 个周期。

两组患者一线化疗结束后评估病情,肿瘤未进展(即 CR、PR 或 SD)者接受维持治疗(卡培他滨 1 000 mg/m²,每日 2 次口服,第 1~14 天,每 3 周为 1 个周期)至疾病进展、不能耐受的不良反应或者死亡。

入组情况 共入组 206 例局部进展或转移性乳腺癌。

研究终点 主要研究终点为 PFS;次要研究终点为 OS、反应率、反应维持时间(DOR)与安全性。

结果 TX 序贯卡培他滨方案较 NX 序贯卡培他滨方案的疗效更优,可延长 PFS(8.4 个月对比 7.1 个月,$HR=1.65$,$P=0.0026$)、反应维持时间(7.8 个月对比 6.6 个月,$P=0.0451$)。OS 数值上似乎更长,但没有统计学差异(35.3 个月对比 19.8 个月,$HR=1.48$,$P=0.1349$)。年龄>40 岁绝经后伴有内脏转移的患者更能从 TX 方案获益,而激素受体状态、HER-2 状态、既往有无紫杉类药物辅助治疗与疗效无关。不良反应方面,TX 序贯卡培他滨方案较 NX 序贯卡培他滨方案有更高的手足综合征发生率(47%对比 16.7%,$P<0.0001$),其他不良反应发生率相似。

结论 在进展期乳腺癌的一线治疗方案中,TX 序贯卡培他滨方案优于 NX 序贯卡培他滨方案,具有更长的 PFS 及反应维持时间,但需要进一步扩大样本证实该项研究结论。

文献出处 Cancer,2015,121(19):3412-3421.

8. SELECT BC

目的 证实口服氟尿嘧啶类药物 S-1 在 HER-2 阴性转移性乳腺癌一线化疗的治疗价值。

日期 2006 年 10 月 27 日至 2010 年 7 月 30 日。

设计方法 患者随机分组并分别接受以下方案治疗。①紫杉类组(309 例):根据医生的建议决定选择如下一种紫杉类药物方案,多西他赛 60~

75 mg/m², 第 1 天, 每 3~4 周为 1 个周期; 或紫杉醇 80~100 mg/m², 第 1、8、15 天, 每 4 周为 1 个周期; 或紫杉醇 175 mg/m², 第 1 天, 每 3~4 周为 1 个周期。治疗至疾病进展、不能耐受的不良反应或者达 6 个周期。②S-1 组 (309 例): 体表面积<1.25 m² 者 40 mg, 每日 2 次口服; 体表面积 1.25~1.5 m² 者 50 mg, 每日 2 次口服; 体表面积>1.5 m² 者 60 mg, 每日 2 次口服。服用 4 周, 休息 2 周。治疗至疾病进展、不能耐受的不良反应或者达 4 个周期。

入组情况　共入组 618 例 HER-2 阴性内分泌治疗抵抗的转移性乳腺癌患者, 要求未行姑息性化疗。

研究终点　主要研究终点为 OS; 次要研究终点为至治疗失败时间 (TTF)、PFS、安全性、健康相关的生活质量、成本效益。

结果　中位 OS: S-1 方案非劣效于紫杉类方案, 分别为 35.0 个月、37.2 个月 ($HR=1.05$, 95% CI: 0.86~1.27, 非劣效性检验 $P=0.015$)。S-1 方案与紫杉类方案相比, 有更好的健康相关生活质量, 脱发、外周周围神经病变、水肿等不良反应发生率较低。

结论　对于 HER-2 阴性转移性乳腺癌, S1 方案非劣效于紫杉类方案, 可作为一线化疗方案新的选择。S1 是否非劣效于蒽环类化疗药物, 有待另一项正在进行的临床试验研究 (SELECT BC CONFIRM) 结果。

文献出处　Lancet Oncol, 2016, 17(1): 90-98.

9. JO21095 试验

目的　评估低剂量卡培他滨联合多西他赛对蒽环类治疗失败的 HER-2 阴性转移性乳腺癌的治疗价值。

日期　2008 年 2 月至 2010 年 10 月。

设计方法　患者随机分组并分别接受以下方案治疗。①低剂量卡培他滨联合多西他赛 (XT) 组 (82 例): 多西他赛 60 mg/m², 第 1 天, 每 3 周为 1 个周期; 卡培他滨 825 mg/m², 每日 2 次口服, 第 1~14 天, 每 3 周为 1 个周期。②单药组 (81 例): 多西他赛 70 mg/m², 第 1 天, 每 3 周为 1 个周期; 或卡培他滨 1 250 mg/m², 每日 2 次口服, 第 1~14 天, 每 3 周为 1 个周期。对于单药多西他赛组治疗后进展者, 研究者建议给予卡培他滨单药方案化疗。

入组情况　共入组 163 例蒽环类治疗失败的 HER-2 阴性转移性乳腺癌。

研究终点　主要研究终点为 PFS; 次要研究终点为 OS、客观缓解率、反应出现时间、治疗失败时间、安全性、生活质量。

结果　联合组较单药组可延长 PFS (10.5 个月对比 9.8 个月, $HR=0.62$, $P=0.03$)。OS 无统计学差异 (33.8 个月对比 28.8 个月, $HR=0.89$, $P=0.68$)。>3 级不良反应发生率联合组 74%, 单药组 76%; 两组最常见的不良反应均为血液学毒性; 联合组较单药组更容易发生>3 级手足综合征 (7.3% 对比 0); 单药组较联合组更容易发生>3 级乏力 (10.0% 对比 2.4%) 及外周性水肿 (7.5% 对比 1.2%)。

结论　低剂量卡培他滨联合多西他赛较单药多西他赛治疗蒽环类治疗失败的 HER-2 阴性转移性乳腺癌可延长 PFS。

文献出处　Breast Cancer Res Treat, 2017, 161(3): 473-482.

10. TH3RESA 试验

目的　评估 T-DM1 用于既往治疗后 HER-2 阳性转移性乳腺癌的临床价值。

日期　2011 年 9 月 14 日至 2012 年 11 月 19 日。

设计方法　患者随机分组并分别接受以下方案治疗。①T-DM1 组 (404 例): 3.6 mg/kg, 第 1 天, 每 3 周为 1 个周期。治疗过程中出现血小板减少、肝毒性或者其他明显治疗相关不良反应, 则药物予梯度减量: 3.6 mg/kg→3.0 mg/kg→2.4 mg/kg→出组。②医生选择方案组 (198 例): 化疗 (任何单药方案), 或内分泌治疗 (单药或者两种药物), 或抗 HER-2 治疗 (单药抗 HER-2 治疗、双药抗 HER-2 治疗、抗 HER-2 治疗联合单药化疗、抗 HER-2 治疗联合单药内分泌治疗)。治疗至疾病进展或不可耐受的不良反应。至 2012 年 9 月 12 日, 在医生选择方案组中有 93 例进展交叉到 T-DM1 组。

入组情况　共入组 602 例患者, 满足如下条件: ①HER-2 阳性进展期乳腺癌; ②既往曾接受曲妥珠单抗、拉帕替尼、紫杉类治疗; ③患者曾用两种及以上针对抗 HER-2 制剂治疗后进展。

研究终点　主要研究终点为研究者评估的 PFS、意向性治疗分析的 OS; 次要研究终点为研究者评估的客观缓解率、客观缓解率持续时间、6 个月生存率、1 年生存率与安全性。

结果　T-DM1 组较医生选择方案组可延长 OS, 中位 OS 分别为 22.7 个月、15.8 个月 ($HR=0.68$, $P=0.000\ 7$。)医生选择方案组较 T-DM1 组

发生率更高的不良反应是腹泻(4%对比1%)、中性粒细胞减少(16%对比3%)、中性粒细胞减少性发热(4%对比<1%);T-DM1组较医生选择方案组发生率更高的不良反应是血小板减少(6%对比3%)、出血(4%对比<1%)。T-DM1组中有3例发生治疗相关性死亡,医生选择方案组有1例发生治疗相关性死亡。

结论 HER-2阳性既往经过两药或以上的抗HER 2治疗后进展的转移性乳腺癌,采用T-DM1治疗较医生选择方案可明显延长OS,而且安全性可接受。T-DM1为这类患者提供了一种治疗选择。

文献出处 Lancet Oncol, 2017, 18(6):743-754.

11. HERNATA试验

目的 评估多西他赛或长春瑞滨分别联合曲妥珠单抗作为一线治疗进展期HER-2阳性乳腺癌的临床价值。

日期 2004年5月至2008年8月。

设计方法 患者随机分组并分别接受以下方案治疗。①TH组(143例):多西他赛100 mg/m², 第1天,每3周为1个周期;曲妥珠单抗首剂8 mg/kg,第1天,以后6 mg/kg,每3周重复。②NH组(141例):长春瑞滨30~35 mg/m²,第1、8天,每3周为1个周期;曲妥珠单抗首剂8 mg/kg,第1天,以后6 mg/kg,每3周重复。治疗持续至疾病进展、出现无法耐受的不良反应或患者失访。

入组情况 共入组284例患者,18~75岁,经过免疫组化(3+)或FISH(+)确认的HER-2阳性转移性乳腺癌或局部进展乳腺癌,转移或局部进展后未经化疗和抗HER-2靶向治疗。

研究终点 主要研究终点为TTP;次要研究终点为OS、TTF。

结果 多西他赛组对比长春瑞滨组,中位TTP为12.4个月对比15.3个月($HR=0.94$, 95% CI:0.71~1.25, $P=0.67$);中位OS为35.7个月对比38.8个月($HR=1.01$, 95% CI:0.71~1.42, $P=0.98$);中位TTF为5.6个月对比7.7个月($HR=0.50$, 95% CI:0.38~0.64, $P<0.0001$)。两组具有可测量病灶患者的ORR均为59.3%[73例(59.3%)对比70例(59.3%), $P=1.00$]。多西他赛组对比长春瑞滨组,多西他赛组因不良反应中断治疗的患者较多($P<0.001$),更多3~4级粒细胞缺乏性发热(36.0%对比10.1%)、白细胞减少(40.3%对比21.0%)、感染(25.1%对比13.0%)、发热(4.3%对比0)、神经毒性(30.9%对比3.6%)、指甲改变(7.9%对比0.7%)以及水肿(6.5%对比0%)。

结论 疗效方面,多西他赛联合曲妥珠单抗对比长春瑞滨联合曲妥珠单抗没有明显优势,而后者不良反应较轻,故长春瑞滨联合曲妥珠单抗应作为优先考虑的治疗方案。

文献出处 J Clin Oncol, 2011, 29(3):264-271.

12. H0648g试验

目的 评估一线化疗中加入曲妥珠单抗治疗HER-2过表达型转移性乳腺癌的临床价值。

日期 1995年6月至1997年3月。

设计方法 ①治疗组(235例):其中HER-2阳性111例。根据患者是否接受过蒽环类药物治疗选择不同方案:多柔比星60 mg/m² + 环磷酰胺600 mg/m²,或表柔比星75 mg/m² + 环磷酰胺600 mg/m²,或紫杉醇175 mg/m²。以上方案每3周重复,共6个周期。同时接受曲妥珠单抗2 mg/kg,每周1次(首剂4 mg/kg)。②对照组(234例):化疗方案同治疗组,不接受曲妥珠单抗治疗。对照组允许交叉到治疗组。

入组情况 共入组469例HER-2过表达型转移性乳腺癌患者,转移以后未接受过化疗。235例进入治疗组(化疗联合曲妥珠单抗),234例进入对照组(单用化疗)。其中5例未接受治疗,2例拒绝治疗,1例在治疗开始前死亡,1例在入组时疾病进展,1例不符合入组条件。

研究终点 主要研究终点为TTP;次要研究终点为客观缓解率、缓解期、TTP、OS。

结果 治疗组与对照组比较,中位TTP延长(7.4个月对比4.6个月, $P<0.001$),客观缓解率提高(50%对比32%, $P<0.001$),中位缓解期延长(9.1个月对比6.1个月, $P<0.001$),1年死亡率下降(22%对比33%, $P=0.008$),中位OS延长(25.1个月对比20.3个月, $P=0.046$),死亡风险降低20%。主要不良反应是心功能不全,其中在蒽环类+环磷酰胺+曲妥珠单抗治疗组发生率最高,为27%,蒽环类+环磷酰胺组为8%,紫杉醇+曲妥珠单抗组为13%,单用紫杉醇组为1%。但经正规治疗可以控制。

结论 一线化疗中加入曲妥珠单抗可提高HER-2过表达型转移性乳腺癌患者的临床获益。

文献出处 N Engl J Med, 2001, 344(11):783-792.

13. M77001试验

目的 评估曲妥珠单抗联合多西他赛对比多

西他赛单药一线治疗 HER-2 阳性转移性乳腺癌的临床价值。

日期 2000 年 4 月至 2002 年 10 月。

设计方法 ①治疗组(94 例):接受多西他赛 100 mg/m², 每 3 周重复, 共 6 个周期;联合曲妥珠单抗 2 mg/kg, 每周 1 次(首剂 4 mg/kg)。②对照组(94 例):单用多西他赛, 剂量和周期同治疗组。治疗持续至疾病进展为止, 对照组在疾病进展后允许交叉至治疗组。

入组情况 共入组 188 例患者, 每组 94 例, 曲妥珠单抗联合多西他赛组有 2 例患者在接受首次治疗前出组。

研究终点 主要研究终点为总缓解率;次要研究终点为 OS、TTP、TTF、缓解期、安全性。

结果 治疗组与对照组比较, 总缓解率具有明显优势(61% 对比 34%, $P=0.0002$), 同时中位 OS (31.2 个月对比 22.7 个月, $P=0.0325$)、中位 TTP (11.7 个月对比 6.1 个月, $P=0.0001$)、中位 TTF (9.8 个月对比 5.3 个月, $P=0.0001$)、中位持续缓解时间(11.7 个月对比 5.7 个月, $P=0.009$) 也有优势。两组之间不良反应的发生数量和严重程度无明显差别。3~4 级粒细胞减少在治疗组更为常见(32% 对比 22%), 粒细胞减少性发热的发生率也略高(23% 对比 17%)。

结论 相对单用多西他赛, 曲妥珠单抗联合多西他赛一线治疗 HER-2 阳性转移性乳腺癌在 OS、总缓解率、TTP、TTF 等方面具有优势, 且不明显加大毒性。

文献出处 J Clin Oncol, 2005, 23(9):4265-4274.

14. EGF100151 试验

目的 评估拉帕替尼联合卡培他滨治疗 HER-2 阳性转移性乳腺癌的临床价值。

日期 2004 年 3 月 29 日至 2006 年 4 月 3 日。

设计方法 ①治疗组:口服拉帕替尼 1 250 mg, 每日 1 次;同时联合卡培他滨 2 000 mg/m², 每日 2 次口服, 连续 14 天, 每 3 周为 1 个疗程。②对照组:仅口服卡培他滨 2 500 mg/m², 每日 2 次, 周期同治疗组。

入组情况 共入组 408 例 HER-2 高表达且对曲妥珠单抗抵抗的患者, 其中 207 例接受拉帕替尼联合卡培他滨治疗, 201 例接受卡培他滨单药治疗。临床试验登记截止时有 36 例卡培他滨单药治疗组交叉至联合治疗组。

研究终点 主要研究终点为 TTP;次要研究终点为总缓解率、OS 与安全性。

结果 联合组与单药组对比, 中位 OS 为 75.0 周对比 64.7 周。亚组分析显示, 先前仅接受一种曲妥珠单抗为基础的化疗者, 中位 TTP 分别为 31.3 周、18.6 周($P<0.001$);先前接受一种以上曲妥珠单抗为基础的化疗者, 中位 TTP 分别为 24.4 周、19.7 周($P=0.09$)。

结论 拉帕替尼联合卡培他滨优于卡培他滨单药治疗蒽环类、紫杉类及曲妥珠单抗治疗后进展的 HER-2 阳性转移性乳腺癌。

文献出处 Oncologist, 2010, 15(9):924-934.

15. EGF105084 试验

目的 评估拉帕替尼治疗已接受曲妥珠单抗及头颅放疗的 HER-2 阳性乳腺癌伴脑转移患者的临床价值。

日期 2006 年 1 月至 2006 年 11 月。

设计方法 入组患者口服拉帕替尼 750 mg, 每日 2 次。

入组情况 共入组 238 例 HER-2 阳性患者, 之前接受过曲妥珠单抗及头颅放疗, ECOG 0~2 分, 影像学证实具有可测量病灶的脑转移患者。

研究终点 主要研究终点为缓解率;次要研究终点为 TTP。

结果 对最初 104 例的研究显示, 8 例(7.7%) 获得部分缓解, 平均中枢神经系统病灶缩小 3.6 cm³ (0.4~29.7 cm³); 17 例(16.3%)获得病灶体积缩小 20%(平均缩小 3.3 cm³), 这 17 例的中位 TTP 为 16 周(12~24 周)。所有 238 例患者的分析结果将在未来公布。

结论 拉帕替尼具有治疗已接受曲妥珠单抗及头颅放疗的 HER-2 阳性乳腺癌脑转移的应用价值。

文献出处 Asco Meeting Abstract, 2007, 25 (18-Suppl):51-58.

16. EGF104900 试验

目的 评估拉帕替尼单药或联合曲妥珠单抗治疗 HER-2 阳性且对曲妥珠单抗抵抗的转移性乳腺癌的临床价值。

日期 2005 年 11 月至 2009 年 1 月。

设计方法 ①治疗组(148 例):口服拉帕替尼 1 000 mg, 每日 1 次;同时联合曲妥珠单抗 2 mg/kg, 每周 1 次(首剂 4 mg/kg)。②对照组(148 例):单独口服拉帕替尼 1 500 mg, 每日 1 次。对照组允许交叉到治疗组。

入组情况 共入组 296 例 HER-2 高表达且对曲妥珠单抗抵抗的患者,其中 148 例接受拉帕替尼联合曲妥珠单抗治疗,148 例接受拉帕替尼单药治疗。

研究终点 主要研究终点为无进展生存期(PFS);次要研究终点为总缓解率、临床获益率(CBR)、OS、生活质量与安全性。

结果 治疗组与对照组比较,PFS 和 OS 具有优势,中位 PFS 分别为 11.1 周、8.1 周($HR=0.74$,95% CI:0.58~0.94,$P=0.011$),中位 OS 分别为 14 个月、9.5 个月($HR=0.74$,95% CI:0.57~0.97,$P=0.026$)。常见的不良反应是腹泻、皮疹、呕吐和乏力,治疗组腹泻和心血管事件发生率较高。

结论 相对单用拉帕替尼,拉帕替尼联合曲妥珠单抗治疗 HER-2 阳性且对曲妥珠单抗抵抗的转移性乳腺癌能延长患者 PFS 及 OS,为这些患者提供了一个安全性尚可的不含化疗药物的双靶向方案。

文献出处 J Clin Oncol,2012,30(21):2585-2592.

17. EGF 30008 试验

目的 评估来曲唑联合拉帕替尼一线治疗绝经后 HR 阳性转移性乳腺癌的临床价值。

日期 2003 年 12 月至 2006 年 12 月。

设计方法 ①治疗组(642 例):其中 HER-2 阳性乳腺癌 111 例,口服拉帕替尼 1 500 mg,每日 1 次;同时联合来曲唑 2.5 mg,每日 1 次。②对照组(644 例):其中 HER-2 阳性乳腺癌 108 例,仅口服来曲唑 2.5 mg,每日 1 次。内分泌治疗至疾病进展为止,对照组不允许交叉到拉帕替尼组。

入组情况 共入组 1 286 例患者,其中 642 例接受来曲唑联合拉帕替尼治疗,644 例接受来曲唑联合安慰剂治疗。

研究终点 主要研究终点为 PFS;次要研究终点为总缓解率、临床获益率(CBR)、OS 与安全性。

结果 在 HER-2 阳性乳腺癌患者中($n=219$),治疗组与对照组比较,疾病进展风险较低($HR=0.71$,95% CI:0.53~0.96,$P=0.019$),中位 PFS 为 8.2 个月、3.0 个月,临床获益率较高(48%对比 29%,$OR=0.4$,95% CI:0.2~0.8,$P=0.003$)。HR 阳性/HER-2 阴性乳腺癌患者($n=952$)的 PFS 无提高。治疗组 3~4 级不良反应发生较多(呕吐 10%对比 1%,皮疹 1%对比 0%),但都是可控的。

结论 来曲唑联合拉帕替尼治疗绝经后 HR 阳性/HER-2 阳性转移性乳腺癌能明显提高 PFS 和临床获益率。

文献出处 J Clin Oncol,2009,27(33):5538-5546.

18. TAnDEM 试验

目的 评估阿那曲唑联合曲妥珠单抗治疗 HER-2 阳性及 HR 阳性转移性乳腺癌的临床价值。

日期 2001 年至 2004 年。

设计方法 ①治疗组(103 例):口服阿那曲唑 1 mg/d,联合曲妥珠单抗 2 mg/kg,每周 1 次(首剂 4 mg/kg);②对照组(104 例):单用阿那曲唑 1 mg/d。治疗至疾病进展为止,疾病进展后对照组允许交叉到治疗组。

入组情况 共入组 207 例患者,其中阿那曲唑联合曲妥珠单抗组 103 例,阿那曲唑单药组 104 例。

研究终点 主要研究终点为 PFS;次要研究终点为总缓解率、临床获益率(CBR)、OS、TTP、缓解期、2 年生存率。

结果 治疗组与对照组比较,PFS 具有明显优势(中位 PFS 为 4.8 个月对比 2.4 个月,$HR=0.63$,95% CI:0.47~0.84,$P=0.001\ 6$)。OS 在两组间无明显差异,但对照组有 70%患者在疾病进展后交叉到治疗组接受曲妥珠单抗治疗。治疗组发生 3~4 级不良反应的发生率分别是 23%和 5%,对照组分别为 15%和 1%。治疗组有 1 例患者出现 NYHA Ⅱ级心力衰竭。

结论 相比阿那曲唑单药,阿那曲唑联合曲妥珠单抗治疗 HER-2 阳性及 HR 阳性转移性乳腺癌更具优势,虽然不良反应更为常见和严重。

文献出处 J Clin Oncol,2009,27(33):5529-5537.

19. EGF30001 试验

目的 评估拉帕替尼联合紫杉醇一线治疗 HER-2 阴性或未检测转移性乳腺癌的临床价值。

日期 2004 年 1 月至 2005 年 7 月。

设计方法 ①治疗组(291 例):紫杉醇(175 mg/m^2,每 3 周 1 次)+拉帕替尼(1 500 mg,每日 1 次)。②对照组(288 例):紫杉醇(175 mg/m^2,每 3 周 1 次)+安慰剂。

入组情况 共入组患者 579 例,均为不可治愈的Ⅲ~Ⅳ期患者,既往未经治疗,HER-2 阴性或未检测。其中,治疗组(拉帕替尼联合紫杉醇)291 例,对照组(安慰剂联合紫杉醇)288例。

研究终点 主要研究终点为TTP;次要研究终点为总缓解率、临床获益率(CBR)、缓解期、OS、无事件生存期(EFS)与安全性。

结果 在所有参加试验的患者中,治疗组与对照组比较,有效率分别为35.1%与25.3%($P=0.008$),临床获益率分别为40.5%与31.9%($P=0.025$)。但是,中位缓解期分别为6.5个月与6.2个月,中位TTP分别为6.7个月与5.3个月($P=0.142$),无事件生存期分别为5.8个月与5.2个月($P=0.238$),OS分别为22.8个月与20.0个月($P=0.216$)。治疗组与不良反应相关死亡发生较多(2.7%对比0.6%),4例为脓毒血症,2例为心脏病。

对531例患者的肿瘤组织重新检测HER-2,结果显示,研究组和对照组分别有52例(19%)与39例(15%)HER-2阳性,其有效率分别为60%与36%($P=0.027$);而HER-2阴性组的有效率分别为31%与24%($P=0.118$)。HER-2阳性组的TTP分别为8.1个月与5.8个月($P=0.001$),无事件生存期分别为7.9个月与5.2个月($P=0.007$),OS分别为24.0个月与19.0个月($P=0.160$);HER-2阴性组的TTP分别为5.9个月与5.3个月($P=0.747$),无事件生存期分别为5.5个月与5.3个月($P=0.458$),OS分别为22.8个月与20.7个月($P=0.576$)。

结论 相对单用紫杉醇,加入拉帕替尼并不能使HER-2阴性或未检测的转移性乳腺癌患者获益,但两药联合能使HER-2阳性患者获益。

文献出处 J Clin Oncol,2008,26(34):5544-5552.

20. LUX-Breast 3试验

目的 评估阿法替尼单药或联合长春瑞滨治疗HER-2阳性曲妥珠单抗、拉帕替尼治疗失败的乳腺癌脑转移的临床价值。

日期 2011年12月22日至2013年2月12日。

设计方法 阿法替尼单药组(40例):接受阿法替尼40 mg,每日1次。阿法替尼联合长春瑞滨组(38例):接受阿法替尼40 mg,每日1次,联合长春瑞滨25 mg/m²,每周1次。研究者选择组(43例):接受研究者的治疗选择。

入组情况 共入组121例HER-2高表达的乳腺癌中枢神经系统复发或进展,且对曲妥珠单抗和(或)拉帕替尼抵抗的患者。其中,40例接受阿法替尼单药治疗,38例接受阿法替尼联合长春瑞滨治疗,43例接受研究者治疗选择。

研究终点 主要研究终点为12周获益患者人数;次要研究终点为PFS、OS。

结果 12周获益患者数分别为:阿法替尼单药组12例(阿法替尼单药组对比研究者治疗选择组,$P=0.37$),阿法替尼联合长春瑞滨组13例(联合组对比研究者治疗选择组,$P=0.63$),研究者治疗选择组18例。

结论 对于HER-2阳性、曲妥珠单抗、拉帕替尼治疗失败的乳腺癌脑转移患者,阿法替尼疗效与研究者的治疗选择无差异。

文献出处 Lancet Oncol,2015,16(16):1700-1710.

21. AVADO试验

目的 观察多西他赛联合贝伐单抗或安慰剂一线治疗HER-2阴性复发或转移性乳腺癌的疗效与安全性。

日期 2006年3月至2007年4月。

设计方法 HER-2阴性复发或转移性乳腺癌患者随机分为3组:多西他赛联合贝伐单抗7.5 mg/kg组、多西他赛联合贝伐单抗15 mg/kg组、多西他赛联合安慰剂组。3组的多西他赛用法为100 mg/m²,第1天给药,每3周为1个疗程,最多9个疗程。贝伐单抗和安慰剂同样第1天给药,每3周为1个疗程,至疾病进展或出现无法耐受的不良反应

入组情况 共入组736例,其中多西他赛联合贝伐单抗15 mg组247例,多西他赛联合贝伐单抗7.5 mg组248例,多西他赛联合安慰剂组241例。

研究终点 主要研究终点为PFS;次要研究终点为客观缓解率、缓解维持时间、OS、治疗失败时间与安全性。

结果 贝伐单抗15 mg组的中位PFS明显较长,3组的中位PFS分别为安慰剂组8.2个月,贝伐单抗7.5 mg组9.0个月($HR=0.86$,$P=0.12$),贝伐单抗15 mg组10.1个月($HR=0.77$,$P=0.006$)。同时,贝伐单抗15 mg组的缓解率也较高(安慰剂组46%对比贝伐单抗7.5 mg 55%,$P=0.07$;贝伐单抗15 mg组64%,$P<0.001$)。安全性数据显示,联合贝伐单抗并未出现既往未观察到的不良反应。

结论 多西他赛联合贝伐单抗15 mg/kg一线治疗HER-2阴性复发或转移性乳腺癌可提高

PFS。安全性方面,并未显著增加多西他赛的毒性。

文献出处 J Clin Oncol,2010,28(20):3239-3247.

22. E2100 试验

目的 比较紫杉醇单药和紫杉醇联合贝伐单抗一线治疗转移性乳腺癌的疗效与安全性。

日期 2001年12月至2004年5月。

设计方法 患者随机分为紫杉醇联合贝伐单抗组和紫杉醇单药组。其中,紫杉醇 90 mg/m², 第1、8、15天;贝伐单抗 10 mg/kg,第1、15天,每4周为1个疗程。

入组情况 共入组722例患者,其中紫杉醇联合贝伐单抗368例,紫杉醇单药组354例。

研究终点 主要研究终点为PFS;次要研究终点为客观缓解率、OS、毒性作用和生活质量。

结果 联合组与单药组在中位PFS(11.8个月对比5.9个月,$HR=0.60$,$P<0.001$)和客观缓解率(36.9%对比21.2%,$P<0.001$)存在显著差异。但是,两组的OS相似(26.7个月对比25.2个月,$HR=0.88$,$P=0.16$)。同时,联合组在药物不良反应方面,如3~4级高血压(14.8%对比0,$P<0.001$)、蛋白尿(3.6%对比0,$P<0.001$)、头痛(2.2%对比0,$P=0.008$)和脑血管缺血(1.9%对比0,$P=0.02$)的发生率要高于单药组。联合组的感染发生率也较高(9.3%对比2.9%,$P<0.001$)。

结论 紫杉醇联合贝伐单抗一线治疗转移性乳腺癌较紫杉醇单药能延长PFS,但OS无明显差异。

文献出处 N Engl J Med,2007,357(26):2666-2676.

23. 比较贝伐单抗联合卡培他滨和卡培他滨单药治疗转移性乳腺癌随机化Ⅲ期临床试验

目的 比较贝伐单抗联合卡培他滨和卡培他滨单药治疗既往接受过蒽环类和紫杉类治疗的转移性乳腺癌的疗效与安全性。

日期 2000年11月至2002年3月。

设计方法 既往接受过蒽环类和紫杉类治疗的患者随机分为两组,即贝伐单抗联合卡培他滨组和卡培他滨单药治疗组。用法:卡培他滨 2 500 mg/m²,每日2次,第1~14天,每3周为1个疗程;贝伐单抗 15 mg/kg,第1天。

入组情况 共入组462例患者,其中贝伐单抗联合卡培他滨组232例,卡培他滨单药治疗组230例。

研究终点 主要研究终点为PFS(独立评估委员会评估)和安全性;次要研究终点为PFS(研究者评价)、ORR、客观缓解维持时间、生活质量和OS。

结果 贝伐单抗联合卡培他滨组的ORR明显较卡培他滨单药组高(19.8%对比9.1%,$P=0.001$),然而两组的PFS(4.86个月对比4.17个月,$HR=0.98$)和OS(15.1个月对比14.5个月)无明显差异。两组的不良反应如腹泻、手足综合征、血栓、严重出血的发生率无明显差异,但联用贝伐单抗组的高血压明显高于单药组(17.9%对比0.5%)。

结论 联用贝伐单抗可提高ORR,但PFS和OS无明显提高。

文献出处 J Clin Oncol,2005,23(4):792-799.

24. RIBBON-1 试验

目的 比较化疗联合或不联合贝伐单抗一线治疗HER-2阴性复发或转移性乳腺癌的疗效与安全性。

日期 2005年12月至2007年8月。

设计方法 按2:1随机接受贝伐单抗和安慰剂治疗,按照所用化疗药物又分为2组。第1组:卡培他滨联合贝伐单抗对照卡培他滨联合安慰剂。第2组:紫杉类或蒽环类联合贝伐单抗对照紫杉类或蒽环类联合安慰剂。用法:贝伐单抗 15 mg/kg,每3周给药;卡培他滨 1 000 mg/m² 口服,每日2次,第1~14天,每3周为1个疗程;多西他赛 75~100 mg/m² 或者白蛋白结合型紫杉醇 260 mg/m²,每3周给药;蒽环类化疗方案为AC、EC、FAC、FEC,每3周给药。

入组情况 共入组1 237例患者,第1组为卡培他滨联合贝伐单抗(409例)对照卡培他滨联合安慰剂(206例);第2组为紫杉类或蒽环类联合贝伐单抗(415例)对照紫杉类或蒽环类联合安慰剂(207例)。

研究终点 主要研究终点为PFS;次要研究终点为OS、1年生存率、ORR、客观缓解维持时间与安全性。

结果 联合贝伐单抗组的中位PFS较安慰剂组延长,其中卡培他滨分别为8.6个月和5.7个月($HR=0.69$,$P<0.001$),紫杉类分别为9.2个月和8.2个月($HR=0.75$,$P=0.054\ 7$),蒽环类分别为9.2个月和7.9个月($HR=0.55$,$P<0.001$)。联合贝伐单抗均可显著提高ORR(卡培他滨35.4%对比23.6%,$P=0.009\ 7$;紫杉类或蒽环类51.3%对比37.9%,$P=0.005\ 4$)。贝伐单抗组和安慰剂组的OS无明显差异。安全性与之前报道的一致。

结论 卡培他滨、紫杉类或蒽环类联合贝伐单抗一线治疗转移性乳腺癌可提高 PFS 和 ORR,但是并不延长 OS。

文献出处 J Clin Oncol,2011,29(10):1252-1260.

25. BCIRG 007 试验

目的 比较多西他赛、曲妥珠单抗联合或不联合卡铂一线治疗 HER-2 扩增的转移性乳腺癌。

日期 2001 年 12 月 11 日至 2004 年 3 月 23 日。

设计方法 HER-2 扩增的转移性乳腺癌患者随机分为 2 组。①TH 组(曲妥珠单抗联合多西他赛):多西他赛 100 mg/m², 第 1 天。②TCH 组(多西他赛加卡铂联合曲妥珠单抗):多西他赛 75 mg/m²,第 1 天,加用卡铂,AUC 6。两组曲妥珠单抗起始剂量 4 mg/kg,维持剂量 2 mg/kg,每周给药,或者起始剂量 8 mg/kg,以后 6 mg/kg,每 3 周给药。每 3 周为 1 个疗程,共 8 个疗程。

入组情况 共入组 263 例患者,其中 TH 组 131 例,TCH 组 132 例。

研究终点 主要研究终点为 TTP;次要研究终点为有效率、有效时间和 OS。

结果 TH 组和 TCH 组的中位 TTP(TH 组为 11.1 个月,TCH 组 10.4 个月,$HR=0.914$,95% CI:0.694~1.203,$P=0.57$)、有效率(两组都为 72%)、OS(TH 组为 37.1 个月,TCH 组 37.4 个月,$P=0.99$)无明显差异。TH 组和 TCH 组的 3~4 级不良反应发生率分别为:中性粒细胞下降 29%对比 23%,血小板减少 2%对比 15%,贫血 5%对比 11%,乏力 5%对比 12%,外周性水肿 3.8%对比 1.5%,腹泻 2%对比 10%。

结论 加用卡铂并未提高 TH 方案的疗效,两种方案(TH 和 TCH)均是有效的治疗方案,且耐受性良好。

文献出处 J Clin Oncol,2011,29(2):149-156.

26. CHAT MO16419 试验

目的 比较曲妥珠单抗+多西他赛联合或不联合卡培他滨一线治疗 HER-2 阳性转移性乳腺癌。

日期 2002 年 2 月至 2005 年 9 月。

设计方法 HER-2 阳性复发或转移性乳腺癌患者随机分为 2 组。①三药联用组:曲妥珠单抗起始剂量 8 mg/kg,第 1 天,维持剂量 6 mg/kg,每 3 周 1 次;同时联合多西他赛 75 mg/m²,第 1 天+卡培他滨 950 mg/m²,每日 2 次,第 1~14 天,每 3 周重复。②两药联用组:曲妥珠单抗用法一样,但仅联用单药多西他赛 100 mg/m²,第 1 天,每 3 周重复。

入组情况 共入组 225 例患者,其中 HTX 组 113 例,HT 组 112 例。

研究终点 主要研究终点为 ORR;次要研究终点为 PFS、TTP、OS 与安全性。

结果 中位随访时间近 24 个月,两组的 ORR 相似(HTX 组 70.5%,HT 组 72.7%,$P=0.717$);HTX 组的 CR 为 23.2%,HT 组的 CR 为 16.4%。但 HTX 组中位 PFS 较 HT 组延长 5 个月(17.9 个月对比 12.8 个月,$HR=0.72$,$P=0.045$);在中位 TTP 方面,HTX 组和 HT 组分别为 18.6 个月和 13.6 个月($P=0.033$)。2 年生存率 HTX 组和 HT 组分别为 75%和 66%。HT 组较 HTX 组更易发生中性粒细胞减少性发热(27%对比 15%)和 3~4 级中性粒细胞减少(77%对比 54%),而 HTX 组发生 3 级手足综合征(17%对比<1%)和 3~4 级腹泻(11%对比 4%)的可能性更高。

结论 HTX 方案作为一线治疗 HER-2 阳性复发或转移性乳腺癌是有效且可行的。

文献出处 J Clin Oncol,2010,28(6):976-983.

27. 比较吉西他滨联合多西他赛化疗与卡培他滨联合多西他赛化疗对转移性乳腺癌疗效的Ⅲ期临床试验

目的 评价吉西他滨+多西他赛化疗方案与卡培他滨+多西他赛化疗方案且后续交叉至单药方案对转移性乳腺癌的有效性与安全性。

日期 2002 年 2 月至 2008 年 12 月。

设计方法 符合入组标准的患者随机分成 2 组。①GD 组:患者接受吉西他滨 1 000 mg/m²,第 1、8 天;加多西他赛 75 mg/m²,第 1 天,3 周。②CD 组:患者接受卡培他滨 1 000 mg/m²,每日 2 次,第 1~14 天;加多西他赛 75 mg/m²,第 1 天,3 周。如果疾病进展,患者可以接受单药化疗。GD 组换用卡培他滨 1 000 mg/m²,每日 2 次,第 1~14 天,3 周(GD→C 组);CD 组换用吉西他滨 1 000 mg/m²,第 1、8 天,3 周(CD→G 组)。

入组情况 共入组 475 例患者,其中 GD 组 239 例,CD 组 236 例。

研究终点 主要研究终点为 TTP;次要研究终点为 ORR、OS 和不良反应。

结果 GD 组与 CD 组的有效性相仿,ORR、TTP 和 OS 均无统计学差异。GD 组的不良反应主要以乏力、肝毒性、中性粒细胞减少为主,CD 组的不良反应主要以手足皮肤反应和黏膜炎为主。

结论 GD 与 CD 化疗方案均是转移性乳腺癌

的有效方案,安全性也相仿。与 CD→G 相比,GD→C 的 TTP 延长 5.1 个月($P=0.093$)。但是,仅 1/3 的患者(158/475 例)进入换药治疗,病例数较少,延长 TTP 的证据尚不充分。另外,CD→G 组和 GD→C 组的 OS 并无显著性差异,因此 GD→C 用药顺序还不足以成为选择用药的根据,而且用药选择还应参考耐受性、患者依从性及生活质量等因素。从另一方面可以说卡培他滨单药优于吉西他滨单药,而吉西他滨单药也不是临床常用方案。

文献出处　Ann Oncol,2011,22(5):1094-1101.

28. EMBRACE 试验

目的　比较曾接受过 2~5 次包括蒽环类和紫杉类药物在内化疗方案治疗的局部复发或转移性乳腺癌患者接受艾日布林(eribulin)治疗与接受医生选择治疗方案 OS 的差别。

日期　2006 年 10 月至 2009 年 6 月。

设计方法　确诊为局部复发或转移性乳腺癌且符合入组标准的患者按照 2:1 的比例被随机分成 2 组。①艾日布林治疗组:接受 1.4 mg/m², 2~5 分钟静脉推注,第 1、8 天,每 21 天为 1 个疗程;②TPC 治疗组:医师选择的治疗,包括化疗、内分泌治疗、靶向治疗和支持治疗,其中 96%的患者接受化疗。

入组情况　共入组 762 例患者,艾日布林治疗组 508 例,TPC 治疗组 254 例。

研究终点　主要研究终点为 OS;次要研究终点为 PFS、最佳总疗效、反应期与安全性。

结果　两组中位生存期比较,艾日布林组对比 TPC 组为 13.1 个月对比 10.7 个月($P=0.041$);两组有效率比较,艾日布林组对比 TPC 组为 12.2%对比 4.7%($P=0.002$)。达到主要研究终点,可提高总生存率。两组中位有效维持时间,艾日布林组对比 TPC 组为 4.2 个月对比 6.7 个月($P=0.159$)。

结论　在曾接受过蒽环类和紫杉类 2~5 个化疗方案治疗的局部复发或转移性乳腺癌患者中,艾日布林组较 TPC 组可提高总生存率。

该临床试验有 4 个优点:选择已经接受多个方案治疗的患者;对照组的治疗选择更加接近于临床实践;多中心试验,包括所有患者的试验设计;足够的统计学效率,能够检验 OS 的差异。

该临床试验有 4 个缺陷:非盲法设计,容易引起偏倚;TPC 组可能重复使用了已经用过的药物;让患者接受最佳支持治疗是一个混杂因素;后续治疗的选择可能导致研究者偏倚。

文献出处　Lancet,2011,377(9769):914-923.

29. Geicam 2001-01 试验

目的　研究多柔比星脂质体对转移性乳腺癌维持治疗的疗效。

日期　该项临床试验于 2001 年启动,总共 56 个月。

设计方法　经过一线化疗方案[多柔比星(A) 75 mg/m²,第 1 天,3 个疗程,序贯多西他赛(T) 100 mg/m²,第 1 天,3 个疗程]治疗后无疾病进展的转移性乳腺癌患者随机分成 2 组。①维持治疗组:多柔比星脂质体 40 mg/m²,第 1 天,每 28 天为 1 个疗程,共 6 个疗程。②观察组。

入组情况　共入组 288 例转移性乳腺癌患者进入一线化疗方案 A→T 治疗后,有 155 例患者无疾病进展并随机分组,维持治疗组 78 例,观察组 77 例。

研究终点　主要研究终点为 TTP;次要研究终点为分子生物学标记与化疗反应的关系,如 XPD 多态性、微管蛋白Ⅲ过表达和 ERCC-1 过表达。

结果　维持治疗组与观察组比较,TTP 延长 3.3 个月(8.4 个月对比 5.1 个月,$HR=0.54$, $P=0.0002$)。两组的 OS 无统计学差异(24.8 个月对比 22.0 个月,$HR=0.86$, $P=0.44$)。维持治疗组的不良反应较轻,3~4 级不良反应主要是乏力、黏膜炎、手足综合征、中性粒细胞减少。维持治疗组只有 50%完成了 6 个疗程的治疗,未完成的原因是疾病进展(占多数)和药物毒性(占 20%)。

结论　对于经过一线化疗方案(多柔比星 75 mg/m²,第 1 天,3 个疗程,序贯多西他赛 100 mg/m²,第 1 天,3 个疗程)治疗后无疾病进展的转移性乳腺癌患者,多柔比星脂质体的维持治疗可以延长疾病进展时间。

文献出处　Breast Cancer Res Treat,2010,122(1):169-176.

30. TAX303 试验

目的　比较在曾接受过烷化剂化疗的转移性乳腺癌患者中,多西他赛与多柔比星的有效性与安全性。

日期　1994 年 7 月 4 日至 1997 年 2 月 24 日。

设计方法　符合入组标准的患者随机分成 2 组。①T 组:多西他赛 100 mg/m²,第 1 天,每 21 天为 1 个疗程。②A 组:多柔比星 75 mg/m²,第 1 天,每 21 天为 1 个疗程,最多疗程数为 7 个疗程。

入组情况　共入组 326 例患者(T 组 161 例,A

组 165 例)。

研究终点 TTP、ORR、OS。

结果 T 组的 ORR 明显高于 A 组(47.8%对比 33.3%,P=0.008)。具有不良预后因素的乳腺癌患者更能从 T 组获益,如内脏转移者的 ORR (46%对比 29%)和既往对化疗药物耐药者的 ORR (47%对比 25%)。T 组的中位 TTP 更长(26 周对比 21 周),但无明显统计学差异。中位生存期相仿(T 组 15 个月,A 组 14 个月)。A 组主要表现为非血液学毒性、心脏毒性、恶心、呕吐、胃黏膜炎,T 组主要表现为腹泻、神经系统不良反应、体液潴留、皮肤和指甲改变。

结论 多西他赛和多柔比星的疗效和不良反应不一样,为制订治疗方案奠定了基础,并进一步证实了早期乳腺癌患者联合化疗的合理性。

文献出处 J Clin Oncol,1999,17(8):2341-2354.

31. TAX311 试验

目的 比较经含蒽环类化疗后进展的晚期乳腺癌患者中多西他赛或紫杉醇的疗效与安全性。

日期 1994 年 10 月至 2001 年 10 月。

设计方法 符合入组标准的患者随机分成 2 组。①多西他赛组:100 mg/m²,第 1 天,每 21 天为 1 个疗程。②紫杉醇组:175 mg/m²,第 1 天,每 21 天为 1 个疗程。

入组情况 共入组 449 例患者(多西他赛组 225 例,紫杉醇组 224 例)。

研究终点 主要研究终点为 ORR、不良反应;次要研究终点为反应期、TTP、OS、生活质量。

结果 两组中位 OS 和中位 TTP 的差异有统计学意义,OS 为 15.4 个月对比 12.7 个月($HR=1.41$,$P=0.03$),TTP 为 5.7 个月对比 3.6 个月($HR=1.64$,$P=0.0001$)。两组的 ORR 无明显统计学差异(32%对比 25%,$P=0.10$)。多西他赛组的血液学和非血液学毒性较紫杉醇组重,但生活质量两组无明显统计学差异。

结论 与紫杉醇相比,多西他赛能明显延长患者的 OS 和 TTP,有较高的 ORR,血液学和非血液学毒性较大,但两组的生活质量评分并无差别。该临床试验无法证明多西他赛和紫杉醇周方案哪个疗效更好。

文献出处 J Clin Oncol,2005,23(24):5542-5551.

32. 比较卡培他滨联合多西他赛与单药多西他赛治疗转移性乳腺癌的疗效与安全性的Ⅲ期临床试验

目的 比较卡培他滨联合多西他赛与单药多西他赛治疗既往接受蒽环类化疗的转移性乳腺癌患者的疗效与安全性。

设计方法 符合入组标准的患者随机分成 2 组。①XT 组:口服卡培他滨 1 250 mg/m²,每日 2 次,第 1~14 天;加多西他赛 75 mg/m²,第 1 天,每 21 天为 1 个疗程。②T 组:单药多西他赛 100 mg/m²,第 1 天,每 21 天为 1 个疗程。

入组情况 共入组 511 例患者(XT 组 255 例,T 组 256 例)。

研究终点 主要研究终点为 TTP;次要研究终点为 OS。

结果 与 T 组相比,XT 组可明显延长 TTP(中位 TTP 6.1 个月对比 4.2 个月,$HR=0.652$,$P=0.0001$)、OS(中位 OS 14.5 个月对比 11.5 个月,$HR=0.775$,$P=0.0126$)和 ORR(42%对比 30%,$P=0.006$)。XT 组的胃肠道不良反应和手足综合征较常见,T 组主要以肌肉关节疼痛、中性粒细胞减少性发热和败血症为主。XT 组的 3 级不良反应较多见(71%对比 49%),T 组的 4 级不良反应较多见(31%对比 25%)。

结论 在经蒽环类化疗的转移性乳腺癌患者中,卡培他滨联合多西他赛是可供选择的一种有效的化疗方案。该方案不良反应较大,大多数患者需要下调给药剂量。

文献出处 J Clin Oncol,2002,20(12):2812-2823.

33. 对比多柔比星脂质体联合多西他赛与单药多西他赛治疗转移性乳腺癌的疗效与安全性研究

目的 比较多柔比星脂质体联合多西他赛与单药多西他赛治疗转移性乳腺癌的疗效与安全性。

日期 2004 年 9 月至 2006 年 11 月。

设计方法 既往蒽环类辅助/新辅助治疗(定义为多柔比星与表柔比星累积总量分别达到 180 mg/m² 或 360 mg/m²)、乳腺癌根治性手术至复发转移间歇≥1 年的转移性乳腺癌患者随机分为两组:联合组,多柔比星脂质体 30 mg/m² 联合多西他赛 60 mg/m²;单药组,单药多西他赛 75 mg/m²。

入组情况 共入组 751 例患者(联合组 378 例,单药组 373 例)。

研究终点 主要研究终点为 TTP;次要研究终点为 OS、ORR、心脏毒性和安全性。

结果 联合组的 TTP 明显延长(9.8 个月对比 7.0 个月,P=0.000 01);总有效率 35% 对比 25% (P=0.008 5);两组间 OS 没有显著差异(20.4 个月对比 20.7 个月)。联合组的 3~4 级手足综合征 (24%对比 0)和黏膜炎(12%对比 1%)发生率明显增加。两组的 LVEF 值均下降,充血性心力衰竭的发生率分别是 5%和 1%。

结论 多柔比星脂质体联合多西他赛是既往接受过蒽环类辅助/新辅助治疗、复发距根治性手术时间≥1 年转移性乳腺癌患者的有效化疗方案,并不会增加心脏毒性。请注意该方案有较严重的黏膜毒性。

文献出处 J Clin Oncol,2009,27(27):4522-4529.

(林叔陈 倪 晨 李 婷)

第十二节 复发转移性乳腺癌内分泌治疗相关临床研究

1. EFECT 试验

目的 探讨氟维司群与依西美坦在经非甾体类 AI 治疗失败的(辅助中或晚期一线治疗后)绝经后激素受体阳性晚期乳腺癌患者中的疗效。

日期 2003 年 8 月至 2005 年 11 月。

设计方法 经非甾体类 AI 治疗失败的(辅助中或晚期一线治疗后)绝经后激素受体阳性晚期乳腺癌患者接受氟维司群或依西美坦治疗。

入组情况 共入组 693 例患者。

研究终点 主要研究终点为 TTP。

结果 氟维司群对比依西美坦的中位 PFS 均为 3.7 个月(HR=0.963,95% CI:0.819~1.133, P=0.653 1;Cox 分析,P=0.702 1)。

结论 氟维司群和依西美坦对于绝经后晚期乳腺癌是有效且可耐受的治疗方案。

文献出处 J Clin Oncol,2008,26(10):1664-1670.

2. SOFEA 试验

目的 评估双内分泌治疗即非甾体类抗雌激素药物氟维司群联合长期雌激素剥夺的疗效。

日期 2004 年 3 月至 2010 年 8 月。

设计方法 参与者被随机分配(1:1:1)至以下组:①氟维司群(首先 500 mg,第 1 天,其后是 250 mg,第 15、29 天,每 28 天 1 个周期)+阿那曲唑(1 mg);②氟维司群+安慰剂;③依西美坦(25 mg)。受试者和研究者都知道被分配到氟维司群组或依西美坦组,但不清楚被分配到联合阿那曲唑组还是安慰剂组。

入组情况 共入组 723 例患者。

研究终点 主要研究终点为 TTP。

结果 中位 PFS:氟维司群为 4.8 个月(95% CI:3.6~5.5 个月),依西美坦为 3.4 个月(95% CI:3.0~4.6 个月)。该项试验获得的 63 份血液样本中,研究者发现 ESR1 突变率为 39.1%,其中 49.1%(n=27)多克隆;伴有 ESR1 突变的患者,氟维司群和依西美坦组的中位 PFS 分别为 5.7 个月 (95% CI:3~8 个月)和 2.6 个月(95% CI:2.4~6.2个月)(HR=0.52,95% CI:0.3~0.92)。依西美坦组中野生型 ESR1 患者的 PFS 更长,但差异无统计学意义(8 个月对比 5.4 个月,HR=1.07,95% CI:0.68~1.67)。虽然,该项试验没有足够的能力检测患者 OS 的差异,但是 ESR1 基因突变对于依西美坦治疗患者 OS 的影响与 PFS 分析一致。

结论 对非甾体类抗雌激素药物耐药的绝经后激素受体阳性晚期乳腺癌患者,双内分泌治疗(250 mg 氟维司群+阿那曲唑)与氟维司群单药或者依西美坦单药治疗的效果相当。

文献出处 Lancet Oncol,2013,14(10):989-998.

3. FACT 试验

目的 比较阿那曲唑和阿那曲唑联合氟维司群治疗女性激素受体阳性乳腺癌的疗效。

日期 2004 年 1 月至 2008 年 3 月。

设计方法 绝经后或使用 LHRH 达到绝经状态的激素受体阳性复发乳腺癌女性随机分组。①治疗组:氟维司群 500 mg,第 0 天,然后 250 mg,第 15、29 天,每 28 天为 1 个疗程;加用阿那曲唑 1 mg,每日 1 次。②对照组:阿那曲唑 1 mg,每日 1 次。

入组情况 共入组 514 例患者。

研究终点 主要研究终点为 TTP;次要研究终点为 ORR、CBR、DoR、TTF、OS、耐受性。

结果 中位 TTP 治疗组 10.8 个月,对照组 10.2 个月(HR=0.99,95% CI:0.81~1.20,P=0.91);OS 分别为 37.8 个月和 38.2 个月。治疗组常见的不良反应为潮热 63 例(24.6%),对照组为

35 例。

结论 氟维司群(250 mg)联合阿那曲唑对比阿那曲唑单药未显示临床获益。

文献出处 J Clin Oncol, 2012, 30(16): 1919-1925.

4. SWOG S02226 试验

目的 在绝经后转移性乳腺癌患者中对比阿那曲唑单药与阿那曲唑联合氟维司群的疗效。

日期 2004 年 6 月至 2009 年 7 月。

设计方法 ①阿那曲唑联合氟维司群组：氟维司群 500 mg,第 0 天,然后 250 mg,第 15、29,每 28 天为 1 个疗程；阿那曲唑 1 mg,每日 1 次,给药直至病情进展。②阿那曲唑单药组：阿那曲唑 1 mg,每日 1 次,病情进展后建议交叉到氟维司群组。

入组情况 共入组 694 例患者。

研究终点 主要研究终点为 PFS。

结果 相对于单药组,联合治疗组在 PFS(15.0 个月对比 13.5 个月)和 OS(47.7 个月对比 41.3 个月)方面均显著提高。亚组分析提示,未接受过他莫昔芬治疗的患者中,联合治疗组的获益更明显；接受过他莫昔芬辅助治疗者未能从联合治疗组获益。在不良反应方面,联合治疗组和单药组总体相似,但 5 级不良反应仅出现于联合治疗组。

结论 在绝经后转移性乳腺癌患者中验证了阿那曲唑单药与阿那曲唑联合氟维司群的疗效。

文献出处 N Engl J Med, 2012, 367(5): 435-444.

5. CONFIRM 试验

目的 在内分泌治疗后疾病进展的 ER 阳性绝经后晚期乳腺癌妇女中,比较氟维司群 500 mg 方案和批准的每月 250 mg 方案的疗效。

日期 2005 年 2 月至 2007 年 8 月。

设计方法 患者随机接受氟维司群 500 mg 方案(第 0 天,500 mg；第 14、28 天,500 mg；每 28 天 1 个疗程)或氟维司群 250 mg 方案,用法相同。

入组情况 共入组 736 例患者。

研究终点 主要研究终点为 TTP；次要研究终点为 ORR、CBR、DOR、DoCB、OS,安全性,生活质量。

结果 氟维司群 500 mg 方案($n=362$)PFS 显著长于 250 mg 方案($n=374$)($HR=0.80$, $95\% CI: 0.68 \sim 0.94$, $P=0.006$),进展风险相应减少 20%。两种方案客观有效率相近（9.1% 对比 10.2%)。两种方案 CBR 分别为 45.6% 和 39.6%。500 mg 方案 DoCB 和 OS 分别为 16.6 个月和 25.1 个月,而 250 mg 方案 DoCB 和 OS 分别为 13.9 个月和 22.8 个月。氟维司群 500 mg 方案耐受良好,无剂量依赖性不良反应。两种方案的生活质量评分相近。

结论 与氟维司群 250 mg 方案相比,氟维司群 500 mg 方案可显著改善 PFS,不良反应并无明显变化,获益/风险比有明显改善。

文献出处 J Clin Oncol, 2010, 28(30): 4594-4600.

6. FIRST 试验

目的 比较氟维司群与阿那曲唑一线治疗晚期乳腺癌的疗效与安全性。

日期 2006 年 1 月至 2009 年 8 月。

设计方法 选择既往未经治疗的绝经后激素受体阳性局部晚期或转移性乳腺癌患者,接受氟维司群 500 mg(第 0、14、28 天,此后每 28 天 1 次)或阿那曲唑 1 mg/d。

入组情况 共入组 205 例患者,其中氟维司群组 102 例,阿那曲唑组 103 例。

研究终点 主要研究终点为临床获益率；次要研究终点为 ORR、TTP、临床获益持续时间与安全性。

结果 相对于阿那曲唑,氟维司群(500 mg)可显著延长患者的 TTP(23.4 个月对比 13.1 个月,$P=0.04$)和 OS(54.1 个月对比 48.4 个月,$HR=0.70$, $95\% CI: 0.50\sim0.98$, $P=0.04$)。由于是 II 期临床试验,需要进一步大样本临床试验证实。

结论 氟维司群(500 mg)可显著延长激素受体阳性晚期乳腺癌患者的 TTP。

文献出处 J Clin Oncol, 2015, 33(32): 3781-3787.

7. FALCON III 期试验

目的 评估氟维司群(500 mg)单药治疗与阿那曲唑单药治疗的安全性与耐受性。

日期 2012 年 10 月至 2014 年 7 月。

设计方法 以 1:1 随机分配符合条件的患者,在第 0 天、14(±3)天、28(±3)天接受氟维司群(500 mg/d,肌内注射)单药治疗,每 28(±3)天后补加安慰剂,与阿那曲唑给药方案一致；或者接受阿那曲唑(1 mg/d,口服)单药治疗加安慰剂,与氟维司群给药方案一致。

入组情况 共入组 462 例患者,其中氟维司群组 230 例,阿那曲唑组 232 例。

研究终点 主要研究终点为 PFS；次要研究终点为 OS、ORR、CBR、DoR、DoCB、生活质量及安全性。

结果 中位随访25个月的结果显示,相较于阿那曲唑组,氟维司群组患者的PFS显著改善21%(16.6个月对比13.8个月)。进一步亚组分析显示,对于基线时肿瘤尚未侵犯肝或肺的乳腺癌患者,氟维司群对PFS的影响更为明显(22.3个月对比13.8个月)。研究中,两个干预组患者健康相关生活质量接近,而氟维司群和阿那曲唑最常见的不良反应分别为关节疼痛(16.7%对比10.3%)和潮热(11.4%对比10.3%)。

结论 氟维司群可延长乳腺癌患者的PFS。

文献出处 Lancet,2016,388(10063):2997-3005.

(刘哲斌)

第八十一章

精准医学时代临床决策:随机对照和真实世界数据

肿瘤治疗决策经历了经验医学、循证医学到精准医学的变革,临床试验的成熟、组学技术的进步及大数据分析工具的出现正是促进历次医学发展的核心要素。传统的临床研究,特别是随机对照研究(randomized controlled trial,RCT)优化了治疗方案,推动了治疗指南的制定和修改,带来了新的医学策略的思考,但其在现实世界中的外推效能仍需得到检验,因此真实世界研究(real-world study,RWS)应运而生,与 RCT 共同构建大数据平台,完善临床治疗决策。

第一节 真实世界研究和随机对照研究概述

一、RCT 和 RWS 的概念

1. RCT RCT 指的是将全部符合纳入标准的同质观察对象,按照随机原则分配纳入包括干预组和对照组的两个或多个组,平行使用干预药物或安慰剂或对照药物的临床研究方法。RCT 优势在于严格的随机降低了偏倚,而研究对象及处理方法的标准化提高了统计学检验的有效性,使得对比结果更加合理、可信。因此,循证医学证据等级的分级虽然历经更新,但 RCT 及基于多个 RCT 的 Meta 分析一直属于最高级别的证据。

结论外推性较差可能是制约 RCT 的重要原因,RCT 纳入人群限制较多,用药条件控制严格,使得研究结果的内部真实性较高,外部真实性却较差,研究结果的实际应用推广受限。因此,在实用性 RCT 的基础上,国际上提出了 RWS 的概念和方法,通过"真实世界样本"反映真实世界总体。

2. RWS RWS 起源于实用性临床试验,是指在较大样本量(覆盖具有代表性的更大受试人群)基础上,根据患者的实际病情和意愿非随机选择治疗措施,开展长期评价,并注重有意义的结局治疗,以进一步评价干预措施的外部有效性和安全性。RWS 涵盖的范围较 RCT 更宽,除治疗性研究外,还可用于诊断、预后、病因等方面的研究。RWS 最初主要用于对药物临床不良反应的监测,就某药物在现实临床中监测到的不良作用,采用药物流行病学分析方法,辨别是否属于该药的不良反应。其后逐步发展到上市药物有效性和安全性再评价及临床干预措施的评价,主要是在不限定临床干预措施的情况下研究其效果。

二、RCT 与 RWS 异同点

RWS 与 RCT 在入组人群、研究目的、分组方法、干预措施、统计学方法等方面有各自的特点(表81-1)。总体上,RCT 关注的是效力研究,RWS 则关注效果研究。RWS 强调真实的治疗,RCT 强调标准化治疗。两者都强调应严格控制数据采集、管理和分析过程,所采用的统计学方法基本相同,如卡方检验、Fisher 检验、ROC 曲线、Kaplan-Meier 生存曲线等。而伦理学问题一直是 RCT 的核心,贯穿于研究始终。按照伦理学要求,为避免受试者长期接受疗效较差的治疗,绝大多数 RCT 的持续时间较短。同于 RCT,RWS 也必须遵守医学伦理学的规定,必须经受试者知情同意,并通过伦理委员会审查。由于是在患者知情选择下进行的,受试者不会接受没有任何疗效的治疗,更易满足伦理学要求。而且 RWS 是对真实的临床情况进行"汇总分析",不存在干预等问题,故伦理学原则不会对研究时间、样本量等因素产生制约。

表 81-1 RCT 与 RWS 特点比较

特点	RCT	RWS
入组人群	严格的纳入标准,样本量较小	无纳入标准,符合适应证即可,样本量较大
研究目的	在标准控制下为临床实践提供证据	为无法随机的问题提供证据,在真实世界中验证 RCT 证据
分组方法	随机、安慰剂对照的原则	非随机,无安慰剂,分为暴露组与公认有效对照组
干预措施	标准化治疗,严格的观察与控制	真实性治疗,无干预与控制
统计学方法	根据方案定义统计分析方法	只作描述性分析,无假设检验
局限性	结果外推性差,部分问题无须随机、无法随机	存在观察偏倚,研究成本高,工作难度大,需多方合作

三、大数据的发展历程

2008 年 9 月,美国《自然》(*Nature*)杂志专刊——The next google,第一次正式提出"大数据"概念。2011 年 2 月,《科学》(*Science*)杂志专刊——Dealing with data,通过社会调查的方式,第一次综合分析了大数据对人们生活造成的影响,详细描述了人类面临的"数据困境"。2011 年 5 月,麦肯锡研究院发布报告——Big data: the next frontier for innovation, competition, and productivity,第一次给大数据作出相对清晰的定义:"大数据是指其大小超出了常规数据库工具获取、储存、管理和分析能力的数据集。"

医疗行业是大数据的重要领域,拥有大量的病例、病理报告、治疗方案、药物报告等,通过对这些数据进行整理和分析,将会极大地辅助医生提出治疗方案,促进合理诊疗。但这些数据(如影像数据)往往只是一次性的应用,不能持续应用,还没有做到数据分析。在中国,医疗行业的大数据应用一直在进行,但是数据并没有完全打通,基本上都是各个中心的孤岛数据,没办法进行大规模的应用。如何将这些数据统一采集起来,纳入统一的大数据平台,成为亟待解决的问题。

面对海量的数据,人类的分析数据能力还远远不够,因此人工智能、机器学习成为大数据发展的重要依托。目前基于大数据与人工智能的影像、病理等分析系统发展迅速,智能机器人在临床诊疗方面开始崭露头角。从肿瘤学角度而言,人工智能主要基于大数据为临床医生提供决策参考,如最合适的手术时间、最合适的治疗方案,起充实辅助信息的良好作用,这也是未来大数据及人工智能协助临床诊疗的重要方式和发展方向。

第二节 真实世界研究与随机对照研究启承互补

一、RCT 影响思维,改变行为

由于 RCT 的严格纳入标准、随机分组、标准用药,可以在理想、严格控制的环境下评估药物与干预措施的效益,着重于研究对象的有效性和安全性,为临床治疗决策提供有力证据。以乳腺癌靶向治疗为例,1987 年,HER-2 扩增被证实与乳腺癌预后相关,其后对 HER-2 阳性乳腺癌的探索不断,其治疗决策成为人们研究的重点。2001 年,Slamon 等设计的临床试验将HER-2阳性晚期乳腺癌患者随机分为化疗组及化疗靶向联合组,观察组间生存差异。最终结果显示,靶向治疗的加入明显改善了患者的预后,这也影响了HER-2阳性晚期患者的临床决策,曲妥珠单抗联合化疗成为该类患者的标准治疗。随后大量的临床研究使HER-2阳性乳腺癌靶向治疗由晚期解救治疗走向早期预防复发转移的辅助治疗,由于化疗联合治疗走向与内分泌的联合,不断改变了临床疗效(表81-2)。

2014年基于英国哥伦比亚人群的数据显示,2004~2008年与1986~1992年相比,HER-2阳性患者的预后得到明显改善(5年内复发风险HRR:3.2对比6.9),这正是RCT使临床工作获益。由此看到,这些数据弥补了既往传统医学模式和个体医生临床经验的不足,从循证医学的角度增加了人类对乳腺癌的认识和了解,更有利于全面评价和比较现有的治疗方案,更好地论证新的治疗方法的疗效和安全性,进而探索疾病的防治策略,从而改变治疗领域的临床实践指南。

表81-2 RCT改变HER-2阳性乳腺癌治疗的临床实践

临床实践	RCT	试验组	对照组
HER-2阳性晚期乳腺癌			
一线解救治疗:化疗+H	Slamon等	化疗+H	化疗
二线抗HER-2治疗:LX	Cameron等	LX	X
二线抗HER-2治疗:T-DM1	Verma等	T-DM1	LX
一线解救治疗:TH+帕妥珠单抗	Baselga等	TH+帕妥珠单抗	TH
HER-2阳性早期乳腺癌			
辅助治疗标准疗程为1年	HERA	化疗+H 1/2年	化疗
辅助治疗可选AC-TH方案	N9831	AC-TH	AC-T
辅助治疗可选TCbH方案	BCIRG006	TCH 6/AC-TH	AC-T
新辅助治疗加入H提高pCR率	NOAH/GeparQuinto	化疗+H	化疗

注:H:曲妥珠单抗;L:拉帕替尼;X:卡培他滨;T:紫杉类;TCbH:多西他赛、卡铂联合曲妥珠单抗;AC:多柔比星联合环磷酰胺。

二、RCT的局限性

RCT是评价药品和干预措施有效性和安全性的基础,是改变临床实践的重要依据。但RCT理想的试验环境与现实医疗环境相去甚远,所获产品有效性、安全性的信息不能充分回答在现实医疗环境中医患双方所面临的各类复杂问题。而且,现实世界中往往存在一些无须随机、无法随机的问题,基于RCT与RWS的异同性(表81-1),其实践需要从真实世界数据中获得证据的支持。

1. 部分问题无须随机 1896年,乳腺癌根治术的实施开启了乳腺癌标准化手术治疗的历程。随着治疗理念的进步,乳腺癌保乳问题成为外科领域研究的重点。NSABP-B068共纳入2 163例肿瘤直径≤4 cm的乳腺癌患者,随机分为乳腺肿瘤切除术+淋巴结清扫术+术后放疗/不放疗与改良乳腺癌根治术组。结果显示,两组并没有统计学差异,提示保乳手术对于早期乳腺癌是安全的手术方式,同时强调了术后放疗对降低局域复发风险的重要性,建立了保乳手术+放疗对于可手术Ⅰ、Ⅱ期乳腺癌患者的优先治疗方式。随后,荷兰开展基于人群的回顾性分析,纳入2000~2004年共37 207例pT1-2N0-1M0的患者,中位随访11.3年,比较保乳和全乳切除10年的OS和DFS。结果显示,保乳手术+放疗甚至优于全切,这可能与现实世界高选择性相关。此时基于RCT的证据在现实世界得已验证,无论是基于伦理学还是可行性,小肿瘤保乳问题已无须随机。

2. 部分问题无法随机 随着乳腺癌的年轻化及预后的提高,生育问题引起越来越多的关注。在讨论生育对预后影响时,首先要明确生育问题的特殊性。因为生育涉及伦理学、政策、个人意愿以及生理功能,所面对更多的是现实生活中"他"和"她"的能力和意愿,甚至他们的感情深厚。此时无法限定患者随机分入生育组与未生育组,因而真实世界中的大数据就显得非常重要。回顾性研究显示,怀孕有可能改善早期年轻乳腺癌患者的预后,特别是ER阴性的早期乳腺癌。当然,并不能以此鼓励早期患者都去生育,因为真实世界的数据具有很强的选择性,这些生育的患者往往是因为被临床医生评估为低危者,且已经接受了标准治疗。但至少证实,真实世界数据提示对于那些年轻、预后好的患者,可以考虑生育问题。

此外,高质量的RCT要求在试验过程中采用随机分配、盲法、标准化治疗,有时甚至需要使用安慰剂。通过上述措施,可以对已知、未知或未观察到的混杂因素进行调整,这是RCT的突出优势。但也可能产生3个方面的弊端:一是限制结果的外推应用。在RCT中,如果多数患者因无法随机接受干预治疗而被排除,那得到的结果也仅适用于与类似RCT符合入选标准的患者。二是影响结果的可行性。三是不符合临床实际。而RWS的设计思路与之相反,患者对诊疗的选择完全取决于病情和自己意愿,是一个非随机、开放性、不使用安慰剂的非盲试验,与现实医疗环境更接近,不存在外推困难的问题,结果也相对真实可靠。但是,由于"开放"产生了明显的观察者偏倚。

三、RWS可以改变临床实践

2016年,美国国会通过法案,专门提到"可将真实世界研究的结果作为药品扩大适应证批准的证据",将真实世界数据提到了新的高度,这无疑会促进大数据的发展。RWS并不只是为了评估RCT的外推效能,对于那些无须随机、无法随机的问题,

RWS也可以改变治疗决策。

HER-2阳性小肿瘤(直径≤3 cm)的治疗一直以来备受关注,APT研究入组406例HER-2阳性、淋巴结阴性、肿瘤最大径≤3 cm的女性乳腺癌患者,给予12周紫杉醇联合曲妥珠单抗靶向治疗1年。结果显示3年DFS高达98.7%。此时不需要对照组进行对比,因为如此高的统计结果本身就足以说明问题。因此,中国HER-2阳性乳腺癌诊疗共识专家组普遍认为,对于HER-2阳性小肿瘤早期乳腺癌患者,可以接受紫杉醇联合曲妥珠单抗治疗。

对于HER-2阳性老年患者的治疗,由于既往RCT对于年龄的限定,缺乏临床实践的参考依据。而现实世界中真实存在接受曲妥珠单抗治疗的老年患者,即便在美国这样的发达国家,也因为高药价的经济刺激、患者对新型治疗方法的急切尝试以及新药使用早期没有规范的用药指南而存在无证据(non-evidence)使用靶向药物的患者,她们的疗效可以为治疗提供依据。对2000~2009年美国SEER数据库中年龄≥65岁乳腺癌患者的信息分析显示,老年患者无证据使用曲妥珠单抗并不能带来生存期的获益,而且会导致充血性心力衰竭发生率显著提高($P=0.036$)。因此,真实世界数据提示不能将RCT的研究证据简单扩大应用到老年患者中,因为这可能会有害而无利。

启承,即RWS可以验证RCT的外推效能,"实践是检验真理的唯一标准";互补,即RCT本身具有一定的局限性,部分问题或无法随机或无须随机,此时RWS是数据获取的重要来源,它与RCT数据共同组成大数据平台,无限接近于真实世界,以新的方式提供证据,影响临床治疗决策。

第三节 当前大数据发展的困境与出路

大数据技术的出现促进了社会的发展,在互联网、医疗、交通、金融、环保、公安、制造等行业,大数据均开始崭露头角。大数据的积累,已经可以预测台风,也可以实时分析路况。而在医疗方面,通过大数据分析,看到了几十年来肿瘤患者5年生存率的提高,不同类型肿瘤患者的预后"好的更好,差的变好",也看到了大数据联合云技术促进了新型数字

医疗的发展。

一、大数据发展的困境

当前大数据的发展仍然处于初级阶段,"只见树木,不见森林",主要存在以下困境。

1. **数据共享与隐私如何平衡** 大数据是由一

个个小数据组成,而共享正是数据由小变大的重要措施。2007年,在英国成立的"生物银行"(BioBank),收集了50万人的健康数据和基因组信息。成立之初的策略就是数据不公开、不共享。美国NIH研究组将收集100万人群的生理学指标、健康记录以及基因组信息,通过分析多样数据来理解基因、环境和生活方式如何影响疾病和治疗效果,目前该研究会不会和患者(或参与者)共享收集到的数据也受到挑战。在大数据共享的同时,尊重个体数据的隐私也需要重视。患者的医疗信息往往影响其工作和家庭生活,如何保护他们的隐私权将直接影响大数据的发展。

2. 政府、医疗机构、数据公司严重隔离　目前政府可手握大数据,但未好好利用;医疗机构享有大数据,但缺乏技术支持;数据公司掌握技术,却难以接触大数据。政府依靠其社会职能可以建立登记制度,收集医疗信息,且拥有超级计算机等技术支持。但是,目前如何将这些信息转化为社会效益仍存在问题。医生每天都面对患者的个体数据,但缺乏技术支持,不能将这些个体小数据整合为大数据。数据公司拥有当前先进的技术手段,但与政府或医疗机构合作匮乏,难以得到重视。

3. 冗杂数据的标准化　目前医疗数据来源复杂,用户上传的数据并不具备临床科学研究价值,其他商业化机构如检验中心和体检中心的数据因为过于片面、不涉及治疗或者不全面、不连贯等问题,也不是合适的大数据获取渠道。有意义的临床数据只能来源于医疗机构,但目前各个医疗机构病例系统并不统一,难以将各个孤岛数据标准化整合在一起。

二、大数据发展的出路

1. 设立合理的信息共享机制　对于企业、政府的大数据,特别是与行业发展、社会效益相关的数据,鼓励公开透明;而对于个体的私人数据,个体信息是否公开、公开的程度,需要个体能够掌控,即用户自主决定其向外界公开的个人信息的广度和深度,也可随时自行或要求收集数据方删除其掌握的任何关于用户个体的数据。

2. 鼓励医疗机构、政府、数据公司的紧密合作　三方分别作为数据的接触者、收集者以及分析者,合作才能共赢。政府部门应发挥其公信力,促进合作的开展,或给予政策支持。医疗机构应重视大数据的发展,合理全面地收集患者信息,组建数据库,积累数据。同时,数据公司要积极服务于临床,提供技术及理论支持,并确保信息的隐私性。2016年,国务院刊发《关于促进和规范健康医疗大数据应用发展的指导意见》,专门提到推动健康医疗大数据资源的应用与共享开放。中国临床肿瘤学会乳腺癌专家委员会(CSCO-BC)发起的大数据平台,截至2017年6月已联合全国10家中心,建立了2万例患者数据库,并先后在ASCO、CSCO等国内外会议上进行了成果展示汇报,成为我国乳腺癌大数据发展很好的开端。

未来的临床肿瘤学的三大革命,将是大数据、精准医学和患者支付方式的变革。医疗行业之所以追求精准医学,就是不希望在以总生存为终点的研究中,以 P 值告慰那些牺牲的对照组,而是可以精准预测其获益的治疗方案。但目前大数据与小随机仍需要共存。一方面,需要通过不断的随机研究建立新的标准的医疗方案;另一方面,更需要对于那些无须随机、无法随机的患者通过大数据平台找到证据,完善临床实践。

(许凤锐　江泽飞)

参考文献

[1] 江泽飞,邵志敏,徐兵河.人表皮生长因子受体2阳性乳腺癌临床诊疗专家共识2016.中华医学杂志,2016,96(14):158-160.

[2] 江泽飞.乳腺癌治疗决策:从个体化治疗到精准医学.中国实用外科杂志,2015,(7):697-700.

[3] Baselga J, Cortés J, Kim SB, et al. Pertuzumab plus trastuzumab plus docetaxel for metastatic breast cancer. N Engl J Med, 2012,366(2):109-119.

[4] Cameron D, Casey M, Press M, et al. A phase Ⅲ randomized comparison of lapatinib plus capecitabine versus capecitabine alone in women with advanced breast cancer that has progressed on trastuzumab: updated efficacy and biomarker analyses. Breast Cancer Res Treat, 2008,112(3):533-543.

[5] Cossetti RJ, Tyldesley SK, Speers CH, et al. Comparison of breast cancer recurrence and outcome

[6] Fisher B, Jeong JH, Anderson S, et al. Twenty-five-year follow-up of a randomized trial comparing radical mastectomy, total mastectomy, and total mastectomy followed by irradiation. N Engl J Med, 2002,347(347):567-575.

[7] Maaren MCV, Munck LD, Bock GHD, et al. 10 year survival after breast-conserving surgery plus radiotherapy compared with mastectomy in early breast cancer in the Netherlands: a population-based study. Lancet Oncol, 2016,17(8):1158-1170.

[8] Shih YCT, Xu Y, Dong W, et al. First do no harm: population-based study shows non-evidence-based trastuzumab prescription may harm elderly women with breast cancer. Breast Cancer Res Treat, 2014, 144(2):417-425.

[9] Slamon DJ, Leyland-Jones B. Use of chemotherapy plus a monoclonal antibody against HER2 for metastatic breast cancer that over expresses HER2. N Engl J Med, 2001,344:783-792.

[10] Tolaney SM, Barry WT, Dang CT, et al. Adjuvant paclitaxel and trastuzumab for node-negative, HER2-positive breast cancer. N Engl J Med, 2015,372(2):134-141.

[11] Verma S, Miles D, Gianni L, et al. Trastuzumab emtansine for HER2-positive advanced breast cancer. N Engl J Med, 2012,367(19):1783-1791.

patterns between patients treated from 1986 to 1992 and from 2004 to 2008. J Clin Oncol, 2015,33(1):65-73.